Striebel

Die Anästhesie

Zwar weiß ich viel,
doch möcht ich alles wissen!

(Goethe, Faust)

Die Anästhesie

Grundlagen und Praxis

Herausgegeben von
H. Walter Striebel

Mit 786 Abbildungen und 229 Tabellen

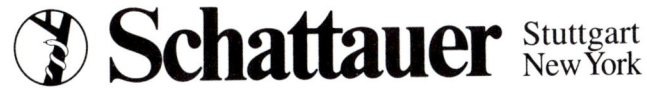 Schattauer Stuttgart New York

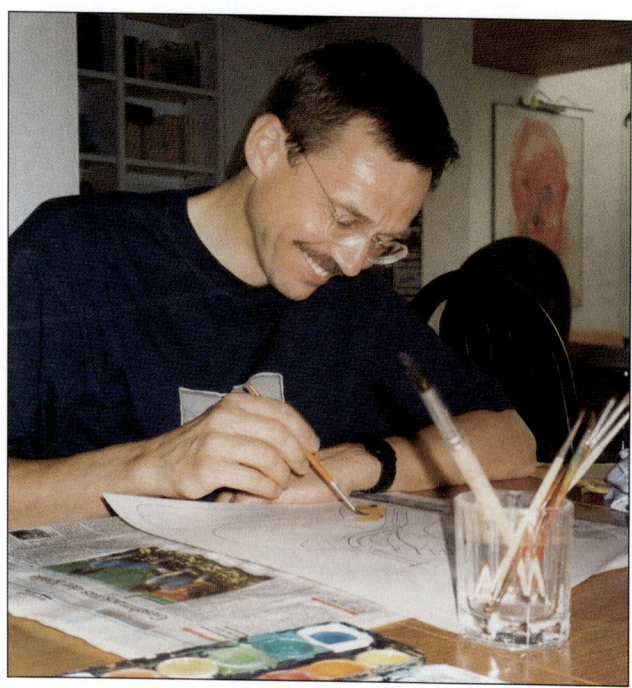

Prof. Dr. med. H. W. Striebel, D.E.A.A.
Chefarzt des Instituts für Anästhesiologie,
Intensiv- und Notfallmedizin der Städtischen Kliniken
Frankfurt/M.-Höchst
Gotenstraße 6–8, 65929 Frankfurt/M.

Sämtliche Aquarellzeichnungen wurden vom Autor selbst gefertigt und koloriert. Alle Photos wurden vom Autor aufgenommen.

Bibliografische Information der Deutschen Bibliothek
Die Deutsche Bibliothek verzeichnet diese Publikation in der Deutschen Nationalbibliografie; detaillierte bibliografische Daten sind im Internet über <http://dnb.ddb.de> abrufbar.

© 2003 by Schattauer GmbH, Hölderlinstraße 3, D-70174 Stuttgart, Germany
Verlag für Medizin und Naturwissenschaften
E-Mail: info@schattauer.de
Internet: http://www.schattauer.de
Printed in Germany

Lektorat: s|t|m Verlagsdienstleistungen Gbr, www.s-t-m.de
Grafiken: Angelika Kramer, Sophienstraße 25, 70178 Stuttgart
Umschlaggestaltung und Layout: Bernd Burkart, Stuttgart
Satz, Druck und Einband:
Mayr Miesbach, Am Windfeld 15, 83714 Miesbach

Gedruckt auf chlor- und säurefrei gebleichtem Papier.

ISBN 3-7945-1985-X

Besonderer Hinweis:
Die Medizin unterliegt einem fortwährenden Entwicklungsprozess, sodass alle Angaben, insbesondere zu diagnostischen und therapeutischen Verfahren, immer nur dem Wissensstand zum Zeitpunkt der Drucklegung des Buches entsprechen können. Hinsichtlich der angegebenen Empfehlungen zur Therapie und der Auswahl sowie Dosierung von Medikamenten wurde die größtmögliche Sorgfalt beachtet. Gleichwohl werden die Benutzer aufgefordert, die Beipackzettel und Fachinformationen der Hersteller zur Kontrolle heranzuziehen und im Zweifelsfall einen Spezialisten zu konsultieren. Fragliche Unstimmigkeiten sollten bitte im allgemeinen Interesse dem Verlag mitgeteilt werden. Der Benutzer selbst bleibt verantwortlich für jede diagnostische oder therapeutische Applikation, Medikation und Dosierung.
In diesem Buch sind eingetragene Warenzeichen (geschützte Warennamen) nicht besonders kenntlich gemacht. Es kann also aus dem Fehlen eines entsprechenden Hinweises nicht geschlossen werden, dass es sich um einen freien Warennamen handelt.

Widmung

Meiner Frau Ursula
und unseren Kindern Julia und Matthias
gewidmet

Geleitwort

Schon der Blick in das Inhaltsverzeichnis dieses neuen Buches über „Die Anästhesie" zeigt, wie breit das heute vom Anästhesiologen erwartete Wissen ist. Es umfasst Bereiche der Anatomie, Physiologie, Pathophysiologie, Biochemie und Pharmakologie. Darüber hinaus muss der Anästhesiologe detaillierte Kenntnisse physikalischer und technischer Prozesse und Mechanismen haben, denn nur mit diesen Kenntnissen ist es möglich, den Zustand eines Patienten während einer Anästhesie so zu kontrollieren und zu manipulieren, dass operative Erfordernisse ohne Gefährdung der Sicherheit des Patienten jederzeit gewährleistet sind.

Die Entwicklung des Faches – dessen State of the art in dem Buch dargestellt ist – hat wenig mehr als eine Generation benötigt. Noch vor gut 50 Jahren wurden Narkosen von Schwestern oder den jeweils jüngsten Assistenzärzten vor allem mit Äther, Chloroform oder Chloräthyl durchgeführt. Alternativ bestand die Möglichkeit eines Barbiturat-Dauerschlafs mit Evipan. Zur Analgesie gab es Morphium oder einige wenige Opiatderivate. Die fünf Sinne desjenigen, der die Narkose durchführte, waren das zur Verfügung stehende Monitoring, vor allem die Beobachtung der Beschaffenheit der Haut, das Fühlen des Pulsschlags, die gelegentliche Blutdruckmessung. Infusionen oder gar Transfusionen und künstliche Beatmung gehörten in den Bereich des Experimentierens.

Mit den Erfahrungen, die junge deutsche Ärzte in den Jahren nach dem zweiten Weltkrieg bei Kollegen vorwiegend in England, Skandinavien und in den Vereinigten Staaten gesammelt haben, und ihrem Engagement wurden sie Pioniere unseres Fachs. 1954 gründeten sie eine Arbeitsgruppe, aus der sich letzten Endes die „Deutsche Gesellschaft für Anästhesiologie und Intensivmedizin", eine der heutigen großen wissenschaftlichen Gesellschaften in Deutschland, entwickelte. Sie definierte und definiert die Anforderungen an einen Anästhesisten.

Als Ergebnis haben wir, nicht zuletzt auch dank der Weiterentwicklung in der pharmazeutischen und medizintechnischen Industrie, hervorragende Möglichkeiten, eine Anästhesie optimal durchzuführen. Dies ist um so bewundernswerter, als wir derzeit noch nicht mit Sicherheit wissen, wie eine Narkose funktioniert und warum eigentlich ein Patient „auf Kommando" schlafen und wieder aufwachen kann.

Hans Walter Striebel stellt mit seinem Werk ein Wissen vor, das in jahrelanger klinischer, wissenschaftlicher und organisatorischer Arbeit, verbunden mit didaktischer Tätigkeit auf Kongressen, Fortbildungsveranstaltungen und im Unterricht bei Mitarbeitern, Studenten und Pflegekräften gereift ist. Eingeflossen sind seine Erfahrungen, die er während seiner Karriere vom jungen Mitarbeiter zum Chefarzt und Professor gesammelt hat und deren publizistische Aufbereitung er in Form von Originalarbeiten, der Mitarbeit an Fachbüchern und in seinen Übersetzungen von Arbeiten ausländischer Kollegen vielfach unter Beweis gestellt hat.

Mit großer Freude und mit ebenso großer persönlicher Genugtuung wünsche ich meinem früheren langjährigen Mitarbeiter, zuletzt als „leitender Oberarzt" bei mir tätig, eine breite Leserschaft. Dieses Buch lädt zum Lesen und zum Lernen ein. Es stellt Wissen bereit, macht das Erkennen von Zusammenhängen leicht und bietet auch in Notsituationen schnelle und gute Hilfe.

Univ.-Prof. (em.) Dr. med. Klaus Eyrich

Vorwort

Es liegen inzwischen eine Reihe deutschprachiger Anästhesie-lehrbücher vor, sodass sich jeder Autor eines neuen Lehr-buches der Frage stellen muss, durch was sich sein Buch von den anderen abhebt und was dem potenziellen Leser die Entscheidung für gerade dieses Buch erleichtern soll.

Ziel dieses Buches ist es, die Anästhesie umfassend und in didaktisch klarer und leicht verständlicher Weise darzustellen. Die Tatsache, dass es sich um ein „Ein-Mann-Buch" handelt, bietet die Vorteile, dass die für „Viel-Autoren-Bücher" typischen zahlreichen Überschneidungen entfallen, dass es in Form und Stil einheitlich und daher leicht verständlich ist und dass es alle Gebiete eher nach ihrer tatsächlichen klinischen Relevanz berücksichtigt, während der Detailfachmann, der ein einzelnes Buchkapitel eines „Viel-Autoren-Werkes" verfasst, sich oft in klinisch weniger relevanten Einzelfakten verliert. Bei nahezu allen anderen auf dem Markt befindlichen Büchern handelt es sich übrigens um solche „Viel-Autoren-Werke".

Während die Duchführung einer Standardnarkose zumeist keine Schwierigkeit darstellt, treten die meisten Probleme bei der Betreuung von Patienten mit anästhesierelevanten Begleiterkrankungen auf. Die Betreuung dieser Patienten verlangt gute Kenntnisse dieser Krankheiten. Daher werden anästhesiologisch relevante Begleiterkrankungen sowie deren Auswirkungen auf die Narkoseführung sehr ausführlich dargestellt.

Grundstock für dieses Buch waren zahlreiche Vortragsmanuskripte, die ich im Rahmen von Fortbildungsveranstaltungen sowie nationalen und internationalen Kongressen zu den unterschiedlichsten Themen gehalten habe. Da ich beispielsweise viele Jahre Referent in dem von Prof. Dr. Dr. K. Lehmann (für angehende Anästhesiefachärzte) organisierten REPETITORIUM ANAESTHESIOLOGICUM der Deutschen Akademie für anästhesiologische Fortbildung (DAAF) in Mayrhofen war, fanden auch die dort gehaltenen Vorlesungen Eingang in das Buchmanuskript.

Es wurde versucht, auch die neuesten Erkenntnisse, sofern sie praxisrelevant erschienen, mit aufzunehmen. Außerdem wurde für jedes Kapitel eine umfangreiche Literaturliste erstellt, um dem interessierten Leser den Zugang zur Primärliteratur zu erleichtern. Zahlreiche Abbildungen ergänzen und veranschaulichen die textliche Darstellung.

An dieser Stelle darf ich mich ganz herzlich bei folgenden Kollegen bedanken, die das Manuskript überarbeitet und konstruktive Ergänzungen, Anmerkungen und Korrekturen vorgenommen haben:

Drs. F. Lindenberg, C. Raab, W. Philippi und A. Buckert, alle tätig am Institut für Anästhesiologie, Intensiv- und Notfallmedizin, Städtische Kliniken Frankfurt/M.-Höchst;

Prof. Dr. W.-J. Stelter (Leiter der Chirurgischen Klinik), Prof. Dr. S. Şen (Leiter der Klinik für Innere Medizin, Abteilung 1), Dr. M. Mittag (Klinik für Innere Medizin, Abteilung 1) und Prof. Dr. J. Koltai (Leiter der Kinderchirurgischen Klinik) der Städtischen Kliniken Frankfurt/M.-Höchst;

Priv.-Doz. Dr. H. Kern, Klinik für Anästhesiologie und operative Intensivtherapie, Universitätsklinikum Charité, Campus Mitte.

Herrn M. Kortenhaus sowie Herrn Dr. W. Bertram und Frau Dr. P. Mülker vom Lektorat des Schattauer-Verlags möchte ich für die sehr gute Zusammenarbeit danken.

Mein größter Dank gilt meiner Familie. Da ich dieses Buch noch nach dem oft anstrengenden Klinikalltag verfasst habe, bedeutete dies zwangsläufig eine Einschränkung des Familienlebens. Ohne die verständnisvolle Nachsicht und Geduld meiner Frau und unserer Kinder Julia und Matthias wäre dies nicht möglich gewesen.

Frankfurt/M.; im Herbst 2002
H. Walter Striebel

Inhalt

Teil A:
Anästhesie – Allgemeiner Teil

Teil B:
Lokal- und Regionalanästhesieverfahren

Teil C:

Spezielle Narkosevorbereitungen, Überwachungsmaßnahmen, Medikamente

Teil D:

Typische Narkoseprobleme

Teil E:
Anästhesie bei Begleiterkrankungen

Teil F:
Anästhesie – Spezieller Teil

Teil G:
Der Aufwachraum

Teil H:
Lebensrettende Sofortmaßnahmen

Teil A

Anästhesie — Allgemeiner Teil

Allgemeine Bemerkungen zur Anästhesie

1

1.1 Ziele der Anästhesie

Anästhesie (»An-Ästhesie«) bedeutet Empfindungslosigkeit, also das Fehlen sämtlicher Wahrnehmungen. Ziel jeder Vollnarkose muss es sein, den Patienten vorübergehend in einen Zustand zu versetzen, in dem eine Operation sowohl für den Patienten als auch für den Operateur optimal durchgeführt werden kann. Optimal für den Patienten bedeutet:

- Bewusstlosigkeit
- Schmerzfreiheit (Analgesie)
- Dämpfung vegetativer Reflexe

Optimal für den Operateur bedeutet, dass er einen guten Zugang zum Operationsgebiet (z.B. Bauchraum) hat, d.h., es muss auch eine

- Muskelerschlaffung (Relaxation)
  gewährleistet sein.

1846 wurde erstmals Äther erfolgreich für eine Operation eingesetzt. In der Folgezeit kam es zu einem stürmischen Fortschritt in der Narkosetechnik. Die Apparaturen zur Ätherverabreichung wurden verbessert und sicherer. Neue Narkosemedikamente und neue Narkosetechniken wurden entdeckt. Erst die Möglichkeit zur Narkose erlaubte die Ausweitung der Chirurgie. Heute können Operationen fast unbegrenzter Dauer durchgeführt werden. Operationszeiten von bis zu 15 Stunden sind keine Seltenheit mehr. Ein Patient, der sich heute einer Operation in Vollnarkose unterziehen muss, kann sicher sein, dass er während der Operation nichts wahrnimmt.

1.2 Aufgaben des Anästhesisten

Die ursprünglichste und wichtigste Aufgabe des Anästhesisten ist die Schaffung eines schmerzfreien Zustands, in dem z.B. Operationen sowie diagnostische oder therapeutische Maßnahmen vorgenommen werden können. Dies kann mithilfe einer Vollnarkose (Allgemeinanästhesie), in bestimmten Fällen auch mithilfe einer Lokal- oder Regionalanästhesie erreicht werden. Der Anästhesist ist für die **Durchführung dieser Anästhesien** sowie deren Überwachung verantwortlich. Auch die **postoperative Weiterbetreuung** von schwer kranken Patienten auf einer operativen Intensivstation untersteht zumeist der Anästhesieabteilung.

Eine weitere Aufgabe des Anästhesisten ist die **Notfallmedizin**, die Wiederbelebung des Herz-Kreislauf- und Atmungssystems (kardiopulmonale Reanimation) und die anschließende Stabilisierung dieser lebensnotwendigen (vitalen) Systeme. Diese Aufgabe wird vom Anästhesisten vielerorts bei einer evtl. notwendig werdenden Reanimation von Neugeborenen im Kreißsaal, bei der Aufnahme schwer verletzter Patienten in die Erste-Hilfe-Station eines Krankenhauses, auf operativen Intensivstationen, auf den Normalstationen sowie im Notarzt-dienst und manchmal auch im Operationssaal wahrgenommen.

Ein weiterer Betätigungsbereich des Anästhesisten ist die **Schmerztherapie** bei chronischen Schmerzzuständen wie z.B. Karzinomschmerzen. In vielen großen Kliniken wurden inzwischen Schmerzambulanzen eingerichtet, die von der Anästhesieabteilung geführt werden.

1.3 Geschichte der Allgemeinanästhesie

Die Ära vor der Äthernarkose

John Collins Warren, ein berühmter chirurgischer Chefarzt in der zweiten Hälfte des 19. Jahrhunderts am Massachusetts General Hospital in Boston, schrieb in seinen Memoiren: »Bei einer Amputation war es üblich, den Patienten in den Operationssaal zu schaffen und ihn auf einen Tisch zu legen. Der Chirurg pflegte seine Hände hinter dem Rücken zu verbergen und zu fragen: ›Wollen Sie das Bein abgenommen haben oder nicht?‹ Verlor der Patient den Mut und sagte ›Nein‹, so wurde er wieder in sein Krankenbett gebracht. Sagte er jedoch ›Ja‹, wurde der Patient unverzüglich von mehreren kräftigen Helfern gepackt und die Operation nahm ihren Lauf, was immer er danach auch sagen mochte« (Warren 1849).

Vor Etablierung der Äthernarkose im Jahre 1846 wurden lediglich kleinere geplante urologische Eingriffe wie Zirkumzisionen oder auch kleinere ophthalmologische Eingriffe vorgenommen. Größere chirurgische Eingriffe wurden nur in extremen Notsituationen durchgeführt, denn die Wahrscheinlichkeit, eine größere Operation zu überleben, war gering. 1821 lag die postoperative Infektionsrate im Massachusetts General Hospital bei insgesamt nur wenigen Operationen nahezu bei 100%. Die Mortalität bei chirurgischen Eingriffen betrug mehr als 80%. In den 25 Jahren vor der Einführung der Äthernarkose fanden z.B. im Massachusetts General Hospital insgesamt lediglich 333 Operationen statt.

In den Zeiten, als noch keine (Äther-)Narkose möglich war, wurden die unterschiedlichsten **Verfahren zur Schmerzreduktion** während operativer Manipulationen versucht. So wurden Alkohol, Mohnextrakte (Opium) oder Extrakte der Mandragora-Pflanze (Alraune mit hohem Scopolamingehalt), Bilsenkraut oder andere Pflanzenextrakte zusammen mit Flüssigkeiten verabreicht oder mithilfe von Schwämmen, die mit diesen Extrakten getränkt waren (»Schlafschwämme«), dem Patienten vor Mund und Nase gehalten. Entscheidendes Problem dieser Pflanzenextrakte war deren Dosierung. Viele Patienten verstarben an überdosierungsbedingten Vergiftungen. Aus Angst vor solchen Dosierungsproblemen wurde auf diese Pflanzenextrakte oft verzichtet. Weitere Verfahren waren die Betäubung der zu operierenden Extremität mittels Eispackungen oder das Abbinden der Extremität, um eine Ischämie und Schmerzreduktion zu erzeugen. Als Verfahren zur vorübergehenden Schmerzausschaltung galten zudem Schläge gegen den Schädel, die kurzfristige Kompression beider Karotiden oder die kurzdauernde Strangulation der Patienten bis zur Bewusstlosigkeit.

Entwicklung seit der Äther-Entdeckung

Äther wurde bereits 1275 entdeckt, und schon 1540 erkannte Paracelsus bei Experimenten mit Hühnern dessen Schlaf erzeugende und analgetische Wirkungen. Eine therapeutische Anwendung erfolgte jedoch nicht. 1775 gelang die Synthese von **Lachgas**. Obwohl kurz darauf die schmerzlindernde Wirkung des Lachgases beschrieben wurde, wurde es nicht zur Schmerztherapie eingesetzt.

In der Folgezeit wurde Lachgas – kurze Zeit später auch Äther – als Rausch- und Belustigungsmittel bekannt. Äther- und Lachgaspartys waren damals in England und Amerika sehr beliebt. Auch auf Jahrmärkten und in Varietés amüsierten sich die Leute über das sonderbare Benehmen von Menschen, die sich im Äther- oder Lachgasrausch befanden.

Horace Wells, einem Zahnarzt aus Connecticut, fiel auf, dass sich manche dieser im Lachgasrausch torkelnden Menschen verletzten und zunächst anscheinend keine Schmerzen empfanden. Er träumte von einer neuen Ära des schmerzlosen Zahnziehens. Eine öffentliche Demonstration einer Zahnextraktion unter Lachgasnarkose im Massachusetts General Hospital in Boston schlug jedoch fehl.

Am 30. März 1842 führte Crawford Williamson Long, ein Allgemeinmediziner in Georgia, die **erste Operation unter Verabreichung von Ätherdämpfen** durch. Sein Tun blieb jedoch ohne Beachtung und wurde nicht publiziert.

Mehr Beachtung fand der Zahnarzt William Thomas Green **Morton**. Er konstruierte einen neuen Verabreichungsmechanismus für Ätherdämpfe. Der Patient atmete Luft aus einem Glaskolben ein, in dem sich ein äthergetränkter Schwamm befand. Die Ausatmung erfolgte über ein Ventil in die Umgebungsluft.

Am 16. Oktober 1846 operierte John Collins **Warren** bei dem ca. 20-jährigen Patienten Gilbert Abbott einen Tumor an der linken Halsseite. Morton führte hierzu eine **Äthernarkose** durch. Im Auditorium saßen Chirurgen, Medizinstudenten und ein Zeitungsreporter. Am Ende der Operation äußerte Warren seinen bekannten Ausspruch: »Gentlemen, this is no humbug.« Am darauf folgenden Tag erschien im Boston Daily Journal ein Bericht über diese »ether demonstration«. Der Hörsaal, in dem diese Demonstration stattfand, kann heute noch besichtigt werden. Er wird seither als »ether dome« (»Äther-Dom«) bezeichnet.

Die Nachricht von der Möglichkeit zur Äthernarkose und damit einer schmerzlosen Operation verbreitete sich innerhalb weniger Wochen in der gesamten zivilisierten Welt (Plötz 1999). Wenige Wochen später schrieb Oliver Wendell Holmes, Anatomieprofessor am Massachusetts General Hospital, an

Morton folgenden Brief: »Mein lieber Herr, jeder möchte gerne einmal an einer großen Entdeckung beteiligt sein. Ich möchte Ihnen jedoch lediglich einen Hinweis geben, wie man den von Ihnen demonstrierten Zustand und das dazu verwendete Agens nennen könnte. Der Zustand sollte nach meiner Meinung als ›Anästhesie‹ bezeichnet werden. Darunter versteht man ganz allgemein eine Unempfindlichkeit oder genauer gesagt Unempfindlichkeit gegen Berührung. Das Adjektiv würde dann ›anästhetisch‹ lauten. So könnte man dann von einem Zustand der Anästhesie oder von einem anästhetischen Zustand sprechen. Die verwendete Substanz müsste dann eigentlich folgerichtig als antiästhetisches Agens bezeichnet werden. Ich stelle jedoch zur Diskussion, es als anästhetisches Agens zu bezeichnen. Hochachtungsvoll O. W. Holmes.«

Die Möglichkeit zur Äthernarkose und damit zur schmerzfreien Operation war innerhalb weniger Monate in Amerika und auch Europa bekannt. Bereits am 24. Januar 1847 wurden auch in Deutschland, gleichzeitig sowohl in Erlangen als auch in Leipzig, die ersten Äthernarkosen durchgeführt. 1847 schrieb der Chirurg Johann Friedrich Dieffenbach in Berlin: »Der schöne Traum, dass der Schmerz von uns genommen, ist zur Wirklichkeit geworden. Der Schmerz, dies höchste Bewusstwerden unserer irdischen Existenz, diese deutliche Empfindung der Unvollkommenheit unseres Körpers, hat sich beugen müssen vor der Macht des Ätherdunstes« (Dieffenbach 1847).

Morton, der Mann, der die erste öffentliche Demonstration einer Äthernarkose für einen operativen Eingriff durchführte, verstarb 1869 vergessen und verarmt im Alter von 49 Jahren auf einer Parkbank. Auf seinem Grabstein steht zu Recht: »Before whom, in all time, surgery was agony.« Von Warrens Ruhm zeugen heute noch riesige Gedenktafeln in der Eingangshalle des Massachusetts General Hospital.

Bereits kurz nach Einführung der Äthernarkose nahm die Zahl der Operationen sprunghaft zu. Schon in den ersten Jahren nach Einführung der Äthernarkose hatte sich die Operationsfrequenz im Massachusetts General Hospital versechsfacht. Den größten Anteil der Operationen stellten damals **Amputationen** dar. Es war jetzt nicht mehr eine möglichst schnelle Operation notwendig. Es konnte nun sorgfältig und ohne Zeitdruck operiert werden.

Schon ein Jahr nach der »ether demonstration« in Boston publizierte John **Snow** ein Buch mit dem Titel »On the Inhalation of the Vapour of Ether in Surgical Operations«. Er konstruierte einen Apparat zur dosierbaren Ätherverabreichung, den ersten **Vapor**.

1847 wurde **Chloroform** als neues Anästhetikum eingeführt und vor allem von Snow populär gemacht. Königin Victoria von England brachte ihr achtes Kind, Prinz Leopold, 1853 unter einer von Snow durchgeführten Chloroformnarkose zur Welt, wodurch Chloroform sehr populär wurde. Snow widmete sich ganz der Durchführung von Anästhesien und kann als erster Berufsanästhesist bezeichnet werden.

Tab. 1.1 Meilensteine in der Geschichte der Allgemeinanästhesie.

Jahr	Ereignis
1846	erste publizierte Äthernarkose durch Th. G. Morton am Massachusetts General Hospital in Boston
1847	Einführung von Chloroform als neues Anästhetikum
1868	erste Intubationsnarkose über eine Tracheotomiekanüle durch Friedrich Trendelenburg
1880	Erstbeschreibung der orotrachealen Intubation durch William Maceven
1890	Einführung einer speziellen Gesichtsmaske zur Ätherverarbeitung durch Curt Schimmelbusch (Schimmelbusch-Maske)
1911	Erscheinen des Buches »Die perorale Intubation«
1920	Beschreibung der Narkosetiefe anhand verschiedener Narkosestadien durch Arthur Ernest Guedel (Guedel-Schema)
1922	Erscheinen der ersten Anästhesiezeitschrift »Current Researches in Anesthesia and Analgesia« (heute: »Anesthesia and Analgesia«)
1932	Einführung des Induktionshypnotikums Evipan durch Helmut Weese
1934	Einführung des Induktionshypnotikums Thiopental durch John S. Lundy
1942	Einführung von d-Tubocurarin durch H. R. Griffith und G. E. Johnson
1943	Beschreibung des gebogenen Laryngoskopspatels durch Sir Robert R. MacIntosh (MacIntosh-Spatel)
1949	Einführung von Succinylcholin
1952	Erscheinen der Zeitschrift »Der Anästhesist«
1953	Gründung der »Deutschen Gesellschaft für Anästhesie«
1953	Einführung des Facharztes für Anästhesiologie
1956	Einführung von Halothan
1959	Einführung der Neuroleptanästhesie durch J. DeCastro
1960	Einrichtung des ersten Extraordinariats für das Fach Anästhesie an der Universität Mainz; Besetzung durch Rudolf Frey
1966	Einrichtung des ersten Ordinariats für das Fach Anästhesie an der Universität Hamburg; Besetzung durch Karl Horatz
1967	Umwandlung des Extraordinariats von Rudolf Frey in ein ordentliches Ordinariat
1972	klinische Einführung von Enfluran
1981	klinische Einführung von Isofluran
1990	klinische Einführung von Sevofluran
1992	klinische Einführung von Desfluran

Anästhesien wurden zu dieser Zeit allerdings teilweise auch bei recht fragwürdigen Indikationen eingesetzt. Beispielsweise kam angeblich in einer norddeutschen Stadt bei Trauerfeierlichkeiten Chloroform zum Einsatz, »um Angehörigen das Geräusch des Zunagelns des Sarges zu ersparen« (nach Böhrer u. Goerig 1995). Bald erschienen auch die ersten Berichte über **Narkosekomplikationen**: »Der Äther, der den Schmerz tötet, ist gleichermaßen großartig und furchtbar.« »Es ist nicht zu bezweifeln, dass, wenn die Ätherberauschung zu weit getrieben wird, der Tod auf der Stelle eintreten kann.«

Mit Beginn des 20. Jahrhunderts propagierte Franz Kuhn, Chirurg in Kassel, die Intubationsnarkose mit **Überdruckbeatmung**, während Ferdinand Sauerbruch in Berlin, damals Deutschlands bekanntester Chirurg, die Operation in einer Unterdruckkammer unter Spontanatmung des Patienten propagierte. Sauerbruch setzte sich aufgrund seiner Popularität durch und behinderte damit die Weiterentwicklung der Anästhesie in Deutschland ganz entscheidend. Während die Anästhesie zu dieser Zeit in England und in den USA gewaltige Fortschritte machte, wurden in Deutschland die Narkosen lange Zeit unter Anleitung der Chirurgen durchgeführt – zumeist von einer Krankenschwester oder dem jüngsten chirurgischen Assistenzarzt.

Wichtige **Meilensteine** in der Entwicklung der Allgemeinanästhesie sind in Tabelle 1.1 aufgelistet.

1.4 Literatur

Böhrer H, Goerig M. Indikationen zur Anästhesie. Anasthesiol Intensivmed Notfallmed Schmerzther 1995; 30: 111–2.

Dieffenbach JF. Der Äther gegen den Schmerz. Berlin: Verlag von August Hirschmann 1847.

Plötz J. Die Kunde von der Äthernarkose in der Lokalpresse des Jahres 1847 am Beispiel von Bamberg. Anaesthesist 1999; 48: 444–8.

Warren JC. Effects of chloroform and of strong chloric ether as narcotic agents. Boston: William D. Ticknor & Company 1849.

Weiterführende Literatur

Brandt L (Hrsg.). Illustrierte Geschichte der Anästhesie. Stuttgart: Wissenschaftliche Verlagsgesellschaft 1997.

Brandt L, Krauskopf K. Eine Entdeckung in der Chirurgie. Anaesthesist. 1996; 45: 970–5.

Präoperative Visite 2

2.1 Allgemeine Bemerkungen

Normalerweise liegt am frühen Nachmittag der Operationsplan für den folgenden Tag vor. Der Anästhesist kann daraus ersehen, in welchem Operationssaal er eingeteilt ist und welche Patienten er am nächsten Tag zu betreuen hat (Tab. 2.1). Möglichst derjenige Anästhesist, der für die Narkose eingeteilt ist, sollte »seine« Patienten am Nachmittag zuvor persönlich aufsuchen und die sog. präoperative Visite (Prämedikationsvisite) durchführen.

Ziele

Ziel der präoperativen Visite ist eine Senkung der perioperativen Morbidität und Mortalität, indem evtl. Risikofaktoren erkannt und – sofern möglich – beseitigt werden bzw. indem das am besten geeignete Narkoseverfahren ausgewählt und entsprechende perioperative Überwachungsmaßnahmen festgelegt werden.

Ablauf

Die präoperative Visite beginnt mit der Sichtung der vorliegenden Patientenunterlagen. Gegebenenfalls sind zu diesem Zeitpunkt die Bestimmung noch notwendiger Laborwerte oder die Anfertigung eines EKG und/oder einer Thoraxröntgenaufnahme zu veranlassen.

Im Anschluss an die Sichtung der Patientenunterlagen ist eine anästhesiebezogene Anamnese und eine körperliche Untersuchung des Patienten erforderlich, bei der auch evtl. Intubationshindernisse erkannt und mögliche Punktionsstellen beurteilt werden sollten.

Auf der Grundlage von Patientenunterlagen, Anamnese und körperlicher Untersuchung wird der Gesundheitszustand des Patienten eingeschätzt. Weitere therapeutische oder diagnostische Maßnahmen sind notwendig, wenn die Möglichkeit besteht, dass hierdurch das perioperative Risiko des Patienten vermindert werden kann.

Schließlich wird das Narkoserisiko geschätzt, und es wird eine Entscheidung über das Narkoseverfahren und das Ausmaß der notwendigen Überwachungsmaßnahmen getroffen.

Abschließend muss der Patient aufgeklärt und es muss eine Prämedikation verordnet werden.

2.2 Patientenunterlagen

Der Anästhesist nimmt auf der Krankenstation Einsicht in die gesamten Unterlagen des zu operierenden Patienten. Diese umfassen meist:

- Akte des Patienten mit anamnestischen Daten
- Laborwerte
- 12-Kanal-EKG-Ableitung
- Thoraxröntgenaufnahme
- evtl. zusätzliche Untersuchungsergebnisse, z.B. ein internistisches Konsil

In einer »Entschließung zur anästhesiologischen Voruntersuchung« (DGAI 1982) der Deutschen Gesellschaft für Anästhesiologie und Intensivmedizin (DGAI) wurde festgestellt: »Unverzichtbar sind:

- eine gründliche Anamnese,
- eine körperliche Voruntersuchung,
- eine Auswertung vom Patienten mitgebrachter oder im Krankenhaus erhobener Vorbefunde.«

Und weiter: »Aufgrund der damit gewonnenen anamnestischen und diagnostischen Ergebnisse entscheidet sich, ob darüber hinaus ergänzende Laborbefunde, ein EKG und/oder eine Röntgenuntersuchung der Thoraxorgane erforderlich sind.«

2.3 Laboruntersuchungen

»Bei organgesunden Patienten in jungen und mittleren Lebensjahren ohne spezifische Risikohinweise besteht in der Regel keine zwingende medizinische Notwendigkeit, ergänzende Untersuchungen routinemäßig durchzuführen« (DGAI 1982). Diese Feststellungen wurden 1990 als »Fazit der Sitzung vom 27. April 1989 im Rahmen des Deutschen Anästhesiekongresses in Bremen« in vollem Umfang in ihrer Gültigkeit bestätigt (Dick 1990).

Welche Untersuchungen aus anästhesiologischer Sicht vor elektiven Operationen sinnvoll sind, wird nicht einheitlich gesehen (Dick 1996; Tarnow 1996; Rolf u. van Aken 1996). Sicher ist, dass häufig unnötige präoperative Voruntersuchungen routinemäßig vorgenommen werden. Es wird geschätzt, dass 1984 in den USA ca. 30 Milliarden Dollar für präopera-

Tab. 2.1 Beispiel für einen Operationsplan.

Operationssaal Nr. 4						7.8.2001
Patient	Alter	Station	Diagnose	Operation	Operateur	Anästhesist
Müller, H. (w.)	54 J.	14 A	Cholezystolithiasis	laparoskopische Cholezystektomie	Kre/Wag	Ham
Häberle, I. (m.)	78 J.	02	Rektumkarzinom	Rektumamputation	Kre/Wag	Ham
Maier, R. (w.)	81 J.	10	Niereninsuffizienz	Shuntrevision	Hae/Bad	Ham

tive Untersuchungen ausgegeben wurden, und es wird davon ausgegangen, dass ca. 12–18 Milliarden Dollar pro Jahr hätten eingespart werden können, wenn lediglich die medizinisch notwendigen Untersuchungen durchgeführt worden wären (Apfelbaum 1995). In Tabelle 2.2 ist eine sinnvoll erscheinende Empfehlung (Rolf u. van Aken 1996) zu den aus anästhesiologischer Sicht erforderlichen präoperativen Untersuchungen wiedergegeben. Diese Empfehlung orientiert sich am Gesundheitszustand entsprechend der Klassifikation der American Society of Anesthesiologists (ASA I–IV; Tab. 2.3) sowie am Alter der Patienten. Auch von anderen Autoren wird inzwischen ein ähnlich zurückhaltendes Routine-Screening empfohlen (Narr et al. 1991; Tarnow 1996; Hesse et al. 1999).

Je kränker und älter der Patient und je größer der operative Eingriff ist, desto mehr zusätzliche präoperative Daten bzw. Untersuchungen sind zu fordern (Tab. 2.2). Bei dring-

Tab. 2.2 Aus anästhesiologischer Sicht erforderliche Untersuchungen vor elektiven Operationen, abhängig von ASA-Risikoeinstufung und Lebensalter (nach Rolf u. van Aken 1996).

Risikogruppe	Alter in Jahren	Untersuchungen
ASA-Klassifikation I oder II (s. auch Tab. 2.3), d.h. gesunder Patient ohne regelmäßige Einnahme von Medikamenten oder Patient mit nur geringgradiger Gesundheitsstörung, die keine regelmäßige Medikation erfordert und Aktivitäten nicht beeinträchtigt	< 40	▪ Anamnese ▪ klinische Untersuchung ▪ bei Frauen evtl. Hämatokrit und Schwangerschaftstest ▪ keine weiteren laborchemischen oder apparativen Untersuchungen
ASA-Klassifikation I oder II (s. auch Tab. 2.3)	40–64	▪ Anamnese ▪ klinische Untersuchung ▪ EKG ▪ bei Frauen evtl. Hämatokrit und Schwangerschaftstest ▪ keine weiteren laborchemischen oder apparativen Untersuchungen
ASA-Klassifikation I oder II (s. auch Tab. 2.3)	65–74	▪ Anamnese ▪ klinische Untersuchung ▪ EKG ▪ Hämoglobin/Hämatokrit ▪ Serumelektrolyte (Na, K, Cl, Ca), Serumkreatinin ▪ Harnstoff-N ▪ Blutzucker ▪ ggf. Digoxin-/Digitoxin-Spiegel
ASA-Klassifikation I oder II (s. auch Tab. 2.3)	> 74	▪ Anamnese ▪ klinische Untersuchung ▪ Röntgenbild des Thorax ▪ EKG ▪ Hämoglobin/Hämatokrit ▪ Serumelektrolyte (Na, K, Cl, Ca), Serumkreatinin ▪ Harnstoff-N ▪ Blutzucker ▪ ggf. Digoxin-/Digitoxin-Spiegel
ASA-Klassifikation III oder IV; (s. auch Tab. 2.3), d.h. ernste Gesundheitsstörung, die eine medikamentöse Behandlung erfordert und (oder) die normale Aktivität geringgradig beeinträchtigt oder noch schwerere Gesundheitsstörungen mit schwerer, dauerhafter Beeinträchtigung der Aktivität	unabhängig vom Alter	▪ Anamnese ▪ klinische Untersuchung ▪ Röntgenbild des Thorax ▪ EKG ▪ Hämoglobin, Hämatokrit ▪ Serumelektrolyte (Na, K, Cl, Ca) ▪ Serumkreatinin ▪ Harnstoff-N ▪ Blutzucker ▪ ggf. Digoxin-/Digitoxin-Spiegel ▪ weitere laborchemische, apparative oder konsiliarische Untersuchungen je nach Zustand des Patienten und geplantem Eingriff

lichen Eingriffen (verfügbare Vorbereitungszeit: Stunden bis 1–2 Tage) sowie bei Noteingriffen (verfügbare Vorbereitungszeit: <1 Stunde) müssen die präoperativen Untersuchungen ggf. aus Zeitgründen eingeschränkt werden.

Hämoglobin/Hämatokrit

Bei unter 65-jährigen gesunden Patienten, die keine oder nur gelegentlich Medikamente einnehmen, oder bei Patienten mit geringgradiger Gesundheitsstörung, die keine regelmäßige Medikation erfordert und die normale Aktivitäten nicht beeinträchtigt, ist nach Rolf u. van Aken 1996 (Tab. 2.2) eine routinemäßige Hämoglobin- oder Hämatokritkontrolle vor einer elektiven Operation nicht notwendig – sie wird allerdings zum Teil auch empfohlen (Dick 1996). Eventuell kann bei Frauen die Kontrolle des Hämoglobin- oder Hämatokritwerts ratsam sein (Rolf u. van Aken 1996).

Bei jüngeren Säuglingen ist es sinnvoll, den Hämoglobinwert zu bestimmen, um ggf. eine stärkere Trimenonanämie zu erkennen. Weitere Indikationen sind geplante Operationen mit absehbarem größerem Blutverlust sowie anamnestische Auffälligkeiten:

- bekannte Anämie
- Blutungsneigung
- akute Blutverluste
- maligne Grunderkrankung
- vorausgegangene Chemo- oder Bestrahlungstherapie

- chronische Nierenerkrankungen
- chronische Systemerkrankungen

Der **Hämoglobinwert** sollte im (altersabhängigen) Normbereich liegen. Als Untergrenze wird normalerweise noch ein Wert von ca. 9–10 g/dl bei Erwachsenen toleriert. Bei Patienten mit einer chronischen Anämie, z.B. aufgrund einer Niereninsuffizienz, werden auch deutlich niedrigere Werte (< 7 g/dl) noch akzeptiert. Ist bei Patienten mit präoperativ erniedrigtem Hämoglobinwert intraoperativ ein größerer Blutverlust zu erwarten, sollte bereits präoperativ Blut transfundiert werden, um den Hämoglobinwert in den ggf. individuell zu definierenden Zielbereich anzuheben.

Besteht beim Erwachsenen eine Polyzythämie mit einem **Hämatokritwert** größer 55%, ist das Risiko einer Thrombose erhöht. Es ist dann bereits vor der Operation intravenös Flüssigkeit zuzuführen, um eine weitere Hämokonzentration aufgrund der präoperativen Nüchternheit zu vermeiden. Meist tritt das Problem allerdings bei Kindern mit einem zyanotischen Herzfehler auf. In diesen Fällen ist mit dem pädiatrischen Kardiologen zu klären, ob eine präoperative Hämodilution (Abnahme einer Eigenblutkonserve) sinnvoll ist.

Blutgruppe

Bei allen Patienten, bei denen im Rahmen invasiver oder operativer Eingriffe die Möglichkeit transfusionspflichtiger

Tab. 2.3 Klassifikation nach den Empfehlungen der American Society of Anesthesiologists (ASA 1963; Adams u. Lundy 1942).

ASA-Klasse	Gesundheitszustand des Patienten	Beispiele
I	keine Erkrankung	
II	leichte Systemerkrankung	- essenzielle Hypertonie - leichter Diabetes mellitus - mäßige Anämie - chronische Bronchitis - mäßige Azidose - extremes Lebensalter - Adipositas
III	schwere Systemerkrankung mit Leistungseinschränkung	- Diabetes mellitus mit Gefäßschädigungen - chronische Lungenerkrankung mit Leistungseinschränkung - Angina pectoris - älterer Herzinfarkt - schlecht eingestellter Hypertonus
IV	Systemerkrankung mit schwerer Leistungsbeeinträchtigung, die mit oder ohne Operation lebensbedrohlich ist	- manifeste Herzinsuffizienz - fortgeschrittene Lungen-, Nieren- oder Leberschädigung - instabile Angina pectoris
V	moribunder Patient, von dem angenommen wird, dass er mit oder ohne Operation nicht länger als 24 h leben wird (als letzter Therapieversuch wird eine Operation durchgeführt)	- rupturiertes Aortenaneurysma - Schädel-Hirn-Trauma - Lungenarterienembolie

Zusatz E: Jeder Patient, bei dem eine Notfalloperation durchgeführt wird, erhält hinter die ASA-Gruppe ein »E« (für »emergency« = Notfall). So ist z.B. eine sonst gesunde Frau, bei der aber wegen einer postpartalen Blutung ex utero eine sofortige Kürettage notwendig ist, der ASA-Klasse I–E zuzuordnen

Blutungskomplikationen besteht, ist die Blutgruppe zu bestimmen und ein Antikörpersuchtest durchzuführen (Wissenschaftlicher Beirat der Bundesärztekammer u. des Paul-Ehrlich-Instituts 2000). Die Anzahl der evtl. bereitzustellenden Blutkonserven sollte an dem Regelbedarfskatalog (Kap. 24.2.2, S. 517) orientiert werden.

Elektrolyte

Bei unter 65-jährigen Patienten kann vor einer elektiven Operation auf eine Elektrolytkontrolle verzichtet werden, wenn Anamnese und klinische Untersuchung unauffällig sind oder nur eine geringgradige Gesundheitsstörung vorliegt, die die normale Aktivität nicht beeinträchtigt und keine regelmäßige Medikation erforderlich macht (Rolf u. van Aken 1996; Tab. 2.2).

Bei entsprechenden anamnestischen Hinweisen (z.B. auf eine Nierenerkrankung oder einen Diabetes mellitus) oder bei bekannter Einnahme von Diuretika, Digitalis, Laxanzien oder Steroiden ist die Bestimmung der Elektrolyte jedoch wichtig.

Zum Teil wird allerdings auch empfohlen, bei Erwachsenen routinemäßig die Elektrolyte Natrium und Kalium zu bestimmen, da die Einnahme von Laxanzien oder Diuretika von Patienten häufiger nicht angegeben wird (Dick 1996).

Leberwerte

Bei unter 65-jährigen gesunden Patienten, die keine oder nur gelegentlich Medikamente einnehmen, oder bei Patienten mit einer nur geringgradigen Gesundheitsstörung, die keine regelmäßige Medikation erfordert und die normale Aktivität nicht beeinträchtigt, kann vor einer elektiven Operation auf die Bestimmung der Leberwerte verzichtet werden (Rolf u. van Aken 1996; Tab. 2.2).

Die Bestimmung der Leberwerte – vor allem SGPT und γ-GT – ist jedoch bei Vorliegen entsprechender anamnestischer Hinweise, z.B. auf chronischen Alkoholabusus, oder bei bekannter Lebererkrankung (z.B. Leberzirrhose, Hepatitis) wichtig.

Zum Teil wird allerdings eine routinemäßige Bestimmung von SGOT, SGPT, γ-GT und alkalischer Phosphatase empfohlen, um auch unerkannte Leberschädigungen erfassen zu können (Dick 1996).

Gerinnungsstatus/Thrombozyten

Bei anamnestisch unauffälligen Patienten kann aus anästhesiologischer Sicht auf den präoperativen **Gerinnungsstatus** verzichtet werden. Bei Operationen, bei denen häufiger Nachblutungen auftreten, z.B. bei einer Tonsillektomie, wünschen dagegen viele Operateure einen Gerinnungsstatus. Auch bei Patienten mit Verdacht auf Leberschädigung, Blutungsnei-

gung oder Malabsorptionssyndrom sollte der Gerinnungsstatus bestimmt werden. Darüber hinaus ist die Überprüfung des Gerinnungsstatus bei Einnahme gerinnungshemmender Substanzen wie Phenprocoumon (Marcumar) oder Heparin notwendig. Durch eine längerfristige Heparin-Gabe kann z.B. auch eine Thrombozytopenie ausgelöst werden (Kap. 16.2.1, S. 329).

Die Bestimmung der **Thrombozyten** ist vor allem dann wichtig, wenn eine Blutbildungsstörung, ein Hypersplenismus, eine Blutungsneigung oder eine vorausgegangene Chemo- bzw. Bestrahlungstherapie bekannt ist.

Vor einer rückenmarknahen Regionalanästhesie oder einer sonstigen Leitungsanästhesie, bei der sich aufgrund einer Gerinnungsstörung ein Hämatom ausbilden und den Patienten zusätzlich gefährden kann, wird zum Teil aus anästhesiologischen Gründen die Bestimmung des Gerinnungsstatus (Quick, PTT) sowie der Thrombozytenzahl empfohlen (Dick 1996) – dies ist jedoch nicht zwingend (ausführliche Diskussion in Kap. 16.2.1, S. 330).

Harnstoff/Kreatinin

Bei unter 65-jährigen gesunden Patienten, die keine oder nur gelegentlich Medikamente einnehmen, oder bei Patienten mit nur geringgradiger Gesundheitsstörung, die keine regelmäßige Medikation erfordert und die normale Aktivität nicht beeinträchtigt, kann vor einer elektiven Operation auf die Bestimmung der Harnstoff- bzw. Kreatininkonzentration verzichtet werden (Rolf u. van Aken 1996; Tab. 2.2).

Die Bestimmung von Harnstoff und Kreatinin im Serum ist jedoch insbesondere bei Nierenerkrankungen, Einnahme von Diuretika oder Diabetes mellitus sinnvoll.

Zum Teil wird auch eine routinemäßige Bestimmung des Kreatininwerts ab dem 45. Lebensjahr empfohlen (Dick 1996).

Blutzuckerkonzentration

Bei über 65-jährigen gesunden Patienten, die keine oder nur gelegentlich Medikamente einnehmen, oder bei Patienten mit nur geringgradiger Gesundheitsstörung, die keine regelmäßige Medikation erfordert und die normale Aktivität nicht beeinträchtigt, kann vor einer elektiven Operation auf die Bestimmung der Blutzuckerkonzentration verzichtet werden (Rolf u. van Aken 1996; Tab. 2.2).

Die Blutzuckerkonzentration sollte insbesondere bei anamnestischen Hinweisen, z.B. auf einen Diabetes mellitus, oder bei Einnahme von Steroiden bestimmt werden.

Bei insulinpflichtigen Patienten empfiehlt sich perioperativ, insbesondere auch während der präoperativen Nüchternheit, eine engmaschige Blutzuckerbestimmung.

Zum Teil wird auch ab dem 45. Lebensjahr eine routinemäßige Bestimmung empfohlen (Dick 1996).

2.4 Elektrokardiogramm (EKG)

Bei der präoperativen Ableitung eines Routine-EKG werden relativ häufig **Veränderungen** festgestellt. Die Inzidenz solcher Veränderungen nimmt mit dem Alter zu. Bei ca. 62% der Patienten mit bekanntem Herzleiden und bei 44% der Patienten, bei denen hohe Risikofaktoren für eine koronare Herzerkrankung bekannt waren, ergab sich ein pathologisches EKG (Callaghan et al. 1995). Bei über 50-jährigen Patienten ohne Risikofaktoren war in 7% der Fälle ein pathologisches EKG nachweisbar (Callaghan et al. 1995). Bei Patienten unter 45 Jahren ohne anamnestische oder klinische Hinweise auf eine kardiale Erkrankung ergab die routinemäßige Ableitung eines Ruhe-EKG in nur 0,4% einen zusätzlichen Informationsgewinn (Moorman et al. 1985). Dagegen ergab sich bei Patienten über 45 Jahren mit bekannten kardialen Problemen in 8,4% der Fälle eine weitere Erkenntnis (Moorman et al. 1985).

Bei unter 40-jährigen gesunden Patienten, die keine oder nur gelegentlich Medikamente einnehmen, oder bei Patienten mit nur geringgradiger Gesundheitsstörung, die keine regelmäßige Medikation erfordert und die normale Aktivität nicht beeinträchtigt, scheint vor einer elektiven Operation eine **präoperative EKG-Ableitung** nicht notwendig zu sein (Rolf u. van Aken 1996). Dies wird auch von anderen Autoren bestätigt. Zum Teil wird die Grenze auch mit 45 Jahren angegeben. Die Tatsache, dass über 25% der abgelaufenen Infarkte stumm verlaufen und lediglich anhand des EKG retrospektiv erfassbar sind (Q-Zacke, R-Verlust; Kannel u. Abbott 1985), sowie die Tatsache, dass bei älteren Patienten die Inzidenz von Myokardinfarkten erhöht ist, unterstreicht die Empfehlung, bei Patienten über 40 Jahren routinemäßig ein präoperatives 12-Kanal-EKG abzuleiten.

Wurde während des vorausgehenden Jahres eine EKG-Ableitung angefertigt, sollte die Entscheidung, ob präoperativ eine erneute EKG-Ableitung notwendig erscheint, anhand der anamnestischen kardialen Angaben des Patienten getroffen werden.

Grundlagenwissen: »Normales« EKG

Reizbildung und Reizleitung

Das Herz verfügt nicht nur über die Arbeitsmuskulatur, sondern auch über ein spezifisches Reizbildungs- und Reizleitungssystem (Abb. 2.1), das für die rhythmische Bildung der Erregung (Automatie) sowie deren Weiterleitung in die Arbeitsmuskulatur verantwortlich ist. Das primäre Reizbildungszentrum, der Sinusknoten, liegt in der Nähe der in den rechten Vorhof einmündenden V. cava superior. Der Sinusknoten depolarisiert normalerweise mit einer Frequenz von 60–80 pro Minute. Der Impuls wird über ein anteriores, mittleres und posteriores Internodalbündel zum Vorhofmyokard und zum Atrioventrikular-(AV-)Knoten geleitet. Der AV-Knoten liegt im Bereich des rechten Vorhofs in der Nähe der Mündung des Sinus coronarius und des Ansatzes der Trikuspidalklappe. Im AV-Knoten wird die vom Sinusknoten ausgehende Erregung erst nach einer gewissen Verzögerung weitergeleitet. Danach verläuft der Impuls – jetzt bereits im Ventrikelmyokard – über das kurze HIS-Bündel, das sich in den linken und rechten Tawara-Schenkel aufteilt. Der linke Tawara-Schenkel teilt sich weiter in den linksanterioren und den linksposterioren Schenkel auf. Die Endaufzweigungen dieser Schenkel werden als Purkinje-Fasern bezeichnet. Diese versorgen das gesamte Ventrikelmyokard. Bei Ausfall des Sinusknotens

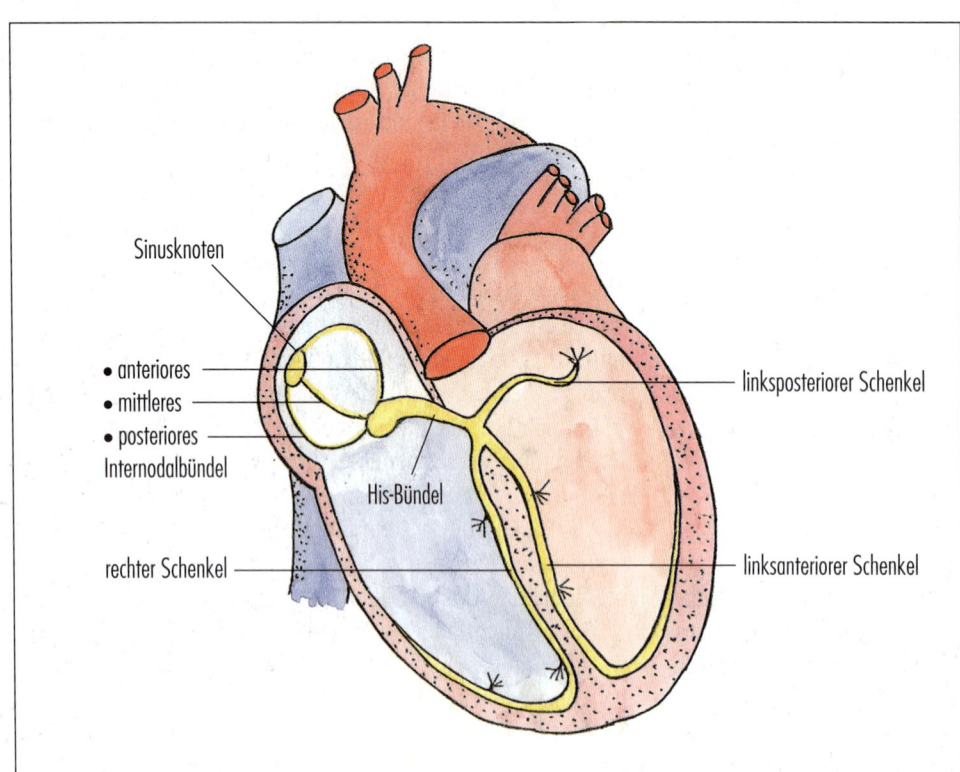

Abb. 2.1 Reizbildungs- und Erregungsleitungssystem.

übernimmt der AV-Knoten als sekundäres Automatiezentrum die Schrittmacherfunktion. Seine Depolarisationsfrequenz beträgt ungefähr 40–60 pro Minute. Wird keine Erregung in die Ventrikel übergeleitet, kann ein tertiäres Automatiezentrum der Ventrikel bzw. des HIS-Bündels mit einer Frequenz von 20–40 pro Minute in Aktion treten.

EKG-Ableitung

Die Muskelpotenziale des Herzens werden normalerweise mithilfe von zwölf Standardableitungen (bipolare sowie unipolare Extremitätenableitungen und unipolare Thoraxwandableitungen; Abb. 2.2) registriert.

Bipolare Extremitätenableitungen nach Einthoven: Bei den Ableitungen I, II, III nach Einthoven werden die Elektroden oberhalb der Handgelenke bzw. des linken Fußgelenks platziert (Abb. 2.2a links):

- Ableitung I: rechter Arm/linker Arm
- Ableitung II: rechter Arm/linkes Bein
- Ableitung III: linker Arm/linkes Bein

Unipolare Extremitätenableitungen nach Goldberger: Bei den unipolaren Extremitätenableitungen aVR, aVL, aVF werden die Elektroden oberhalb des rechten und linken Handgelenks sowie oberhalb des linken Fußgelenks angelegt (Abb. 2.2a rechts). Es wird die Potenzialdifferenz zwischen einer dieser Extremitätenelektroden (differente Elektrode) und den beiden anderen, zusammengeschalteten Extremitätenelektroden (indifferente Elektrode, 0-Elektrode), gemessen. Der Buchstabe »a« bedeutet augmented (verstärkt). Der Buchstabe »V« steht für Voltage. Die Buchstaben »R«, »L« und »F« entsprechen der differenten Elektrode am rechten (right, R) Arm, linken (left, L) Arm oder Fuß (foot, F).

Unipolare Thoraxableitungen nach Wilson: Die unipolaren Thoraxableitungen werden an sechs definierten Thoraxpunkten abgeleitet und als V_{1-6} bezeichnet (Abb. 2.2b). Der Buchstabe »V« steht hier ebenfalls für Voltage. Als indifferente Elektrode wird der Zusammenschluss der drei Extremitätenableitungen verwendet (0-Elektrode):

- V_1: rechter Sternalrand im 4. Interkostalraum
- V_2: linker Sternalrand im 4. Interkostalraum
- V_3: Mitte zwischen V_2 und V_4 (etwa Herzspitze)
- V_5: linke vordere Axillarlinie auf gleicher Höhe wie V_4
- V_6: linke mittlere Axillarlinie auf gleicher Höhe wie V_4 und V_5

Beim Aufzeichnen eines EKGs ist zuerst eine **Eichzacke** zu schreiben. Dabei sollte 1 mV einem Ausschlag von 1 cm entsprechen. Normalerweise wird im deutschsprachigen Raum für EKG-Ableitungen eine Papiergeschwindigkeit von 50 mm/Sekunde eingestellt. Eine horizontale Strecke von 5 mm entspricht dabei 0,1 Sekunde (Abb. 2.3).

EKG-Interpretation

Anhand der elektrischen Achse des Herzens (die etwa dem größten QRS-Komplex in den Extremitätenableitungen entspricht) kann mithilfe des Cabrera-Kreises der **Lagetyp** bestimmt werden (Abb. 2.4). Der Lagetyp ist altersabhängig. Im Säuglings- und Kleinkindesalter zeigt sich physiologischerweise eine rechtstypische Herzachse. Mit zunehmendem Lebensalter entwickelt sich ein Linkstyp. Eine plötzliche Änderung des Lagetyps ist pathologisch und tritt z. B. bei akuter Lungenembolie auf. Bei Erwachsenen ist der Rechtstyp pathologisch und Folge einer Rechtsherzhypertrophie. Der Steiltyp ist bei Kindern und Jugendlichen physiologisch. Der Mitteltyp (Normaltyp) und der Linkstyp sind

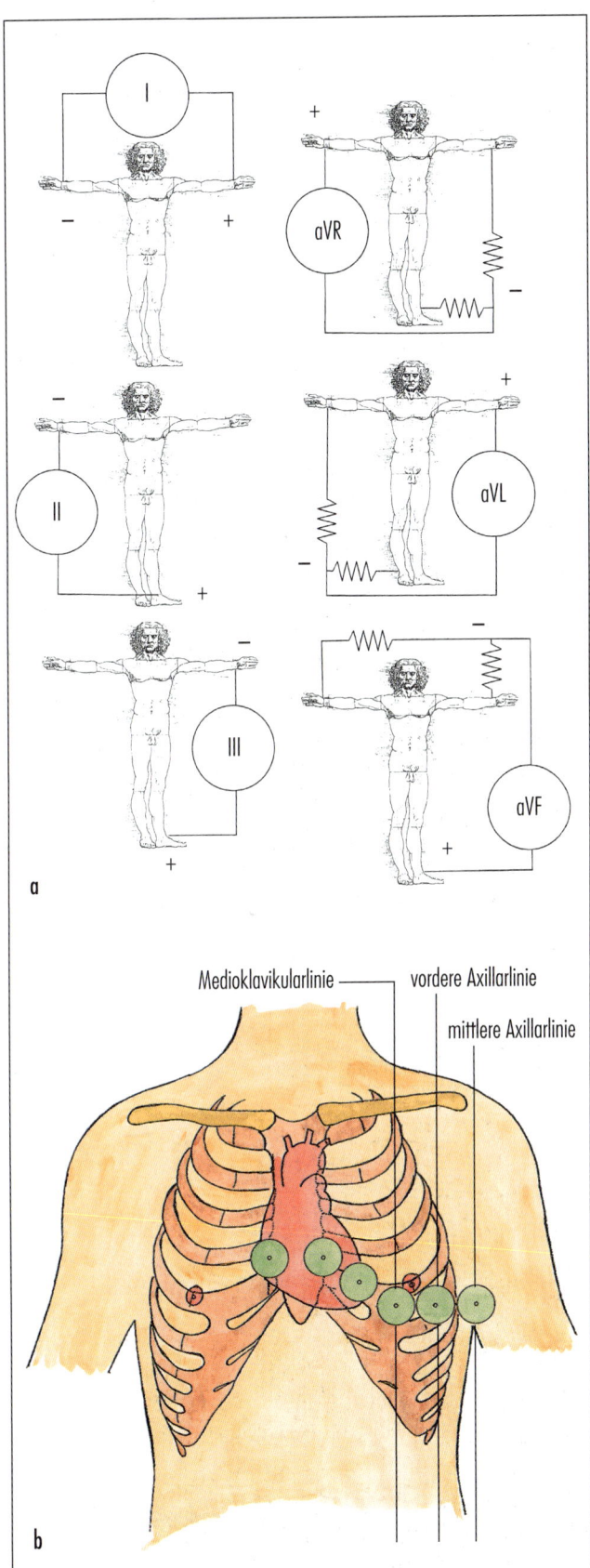

a

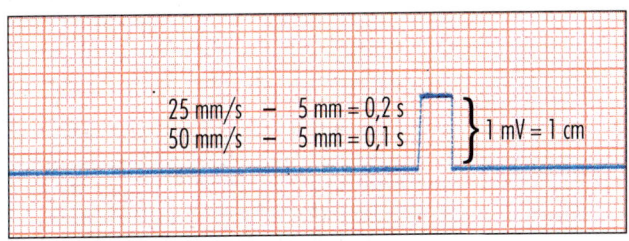

Abb. 2.2 EKG-Standardableitungen; **a**: bipolare Extremitätenableitungen nach Einthoven (I, II, III) und unipolare Extremitätenableitungen nach Goldberger (aVR, aVL, aVF); **b**: unipolare Thoraxableitungen nach Wilson (V_{1-6}).

Abb. 2.3 Papiergeschwindigkeit und Eichzacke in einer EKG-Aufzeichnung.

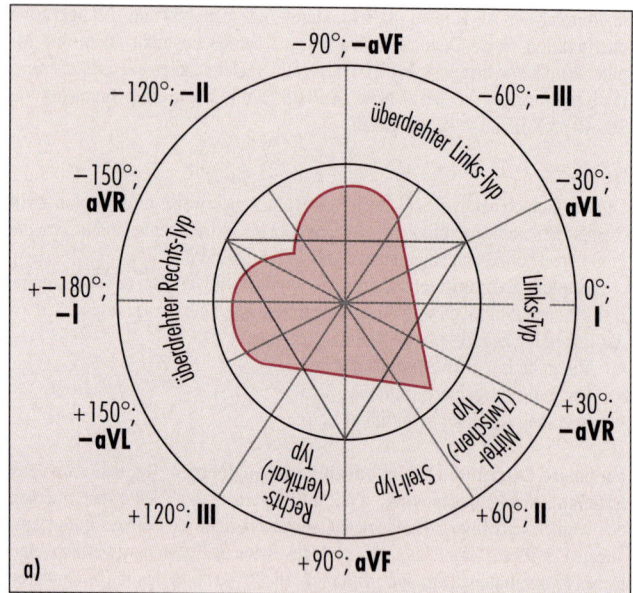

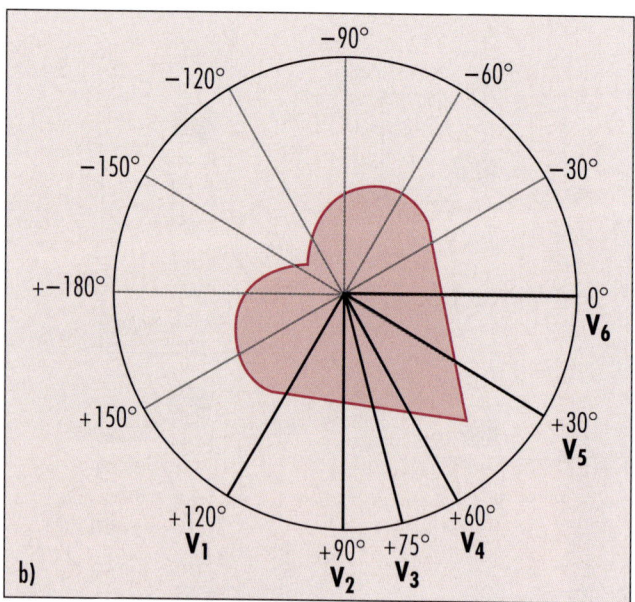

Abb. 2.4 Cabrera-Kreis; a: Lagetypen und QRS-Winkel;   b: Winkelzuordnung bei Thoraxableitungen.

im Erwachsenenalter normal. Der Linkstyp kommt aber auch bei einer Linksherzhypertrophie vor. Der überdrehte Linkstyp unterscheidet sich vom Linkstyp dadurch, dass in der Ableitung II die S-Zacke tiefer ist als die R-Zacke. Ein überdrehter Linkstyp findet sich häufig bei einem linksanterioren Hemiblock.

Der **normale Erregungsablauf** ist in Abbildung 2.5 dargestellt:

- **P-Welle**: Die P-Welle entspricht der Vorhoferregung. Sie ist bei Erwachsenen normalerweise maximal 0,2 mV hoch und dauert bis zu 0,11 Sekunden. Da die Erregung des linken Vorhofs zeitlich etwas nach der Erregung des rechten Vorhofs stattfindet, kann die P-Welle evtl. doppelgipfelig sein.
- **PQ-Dauer**: Die PQ-Dauer entspricht der Erregungsüberleitung vom Vorhof in die Kammern. Sie beträgt normalerweise 0,12–0,21 Sekunden. Je höher die Herzfrequenz, desto kürzer ist die PQ-Dauer. Die PQ-Dauer ist z.B. beim AV-Block verlängert, beim WPW-Syndrom verkürzt.
- **QRS-Komplex**: Der QRS-Komplex entspricht der intraventrikulären Erregungsausbreitung (»Kammerkomplex«). Seine Breite beträgt normalerweise weniger als 0,12 Sekunden. Die Höhe des QRS-Komplexes ist in der Brustwandableitung V_1 relativ klein bzw. negativ und nimmt normalerweise bis zur Brustwandableitung V_5 zu, in V_6 ist sie meist wieder etwas geringer. Die S-Zacke verhält sich umgekehrt, sie hat ihren tiefsten Ausschlag normalerweise in der Ableitung V_2 und nimmt bis zur Ableitung V_6 immer weiter ab. In der Brustwandableitung, in der die R-Zacke und die S-Zacke ungefähr gleich groß sind, liegt die sog. Übergangszone (meist bei V_3 oder V_4).
- **ST-Strecke**: Die ST-Strecke entspricht der vollständigen Depolarisation der Ventrikel. Sie soll normalerweise in den Thorax-(Brustwand-)Ableitungen nicht mehr als 0,1 mV (= 1 mm) unter die isoelektrische Nulllinie abgesenkt und nicht mehr als 0,2 mV (= 2 mm) über die isoelektrische Linie angehoben sein. Bei herzgesunden Patienten kann, vor allem bei einer Tachykardie, eine aszendierende ST-Strecke vorliegen.
- **T-Welle**: Die T-Welle repräsentiert die Repolarisation (Erregungsrückbildung) der Ventrikel. Die Höhe der T-Welle soll normalerweise mehr als ⅐ der R-Zacke betragen. In Ableitung III kann die T-Welle positiv, negativ oder biphasisch sein. In der Ableitung aVR ist die T-Welle, ebenso wie die R-Zacke, negativ.
- **QT-Dauer**: Die QT-Dauer repräsentiert die gesamte elektrische Kammersystole und reicht vom Beginn der Q-Zacke bis zum Ende der T-Welle. Die QT-Dauer ist in erster Linie bei einer Hypokalzämie verlängert. Eine verkürzte QT-Dauer kommt vor allem bei Hyperkalzämie vor. Die QT-Dauer ist frequenzabhängig. Sie beträgt z.B. bei einer Herzfrequenz von 40 pro Minute unter 0,5 Sekunden, bei 70 pro Minute unter

0,42 Sekunden, bei 90 pro Minute unter 0,36 Sekunden und bei 110 pro Minute unter 0,33 Sekunden.

- **U-Welle**: Die U-Welle entspricht möglicherweise einem Nachpotenzial der Kammererregung. Eine hohe positive U-Welle ist typisch für eine Hypokaliämie (Kap. 26.3, S. 569).

Bei der Beurteilung des EKG interessiert den Anästhesisten besonders, ob pathologische EKG-Veränderungen vorliegen:

- Reizbildungsstörungen (z.B. Extrasystolen; Kap. 26.4.5, S. 572)
- Reizleitungsstörungen (z.B. AV-Block, Schenkelblockbilder; Kap. 26.1.4, S. 564)

Bezeichnung	P-Welle	PQ-Strecke	QRS-Komplex	ST-Strecke	T-Welle	U-Welle
Maße	≤0,11 s ≤0,2 mV	0 mV	≤0,11 sec	0 mV	>¹/₇ von R	

Q: ≤0,04 s, <¼ von R
R: 0,6–2,6 mV
S: <0,06 mV

↑ isoelektrische Linie   ↑ isoelektrische Linie   J

PQ-Dauer 0,12–0,21 s   QT-Dauer   QU-Dauer

Abb. 2.5 Normale Zeitwerte im Elektrokardiogramm; J = »junction point«, Kap. 26.5.4, S. 579.

- Hinweise auf eine Koronarinsuffizienz bzw. einen stattgehabten oder akuten Herzinfarkt (Kap. 26.2, S. 567)
- Zeichen einer Rechts- oder Linksherzhypertrophie (Kap. 26.1.3, S. 562)
- Zeichen einer Perikarditis (Kap. 26.2, S. 569)
- Hinweis auf Elektrolytstörungen (Kap. 26.3, S. 569)

2.5 Thoraxröntgenaufnahme

In zahlreichen Kliniken wird vor elektiven Operationen immer noch routinemäßig eine Röntgenaufnahme des Thorax durchgeführt. Dieses Vorgehen ist zu hinterfragen. Die aus solchen **Routineaufnahmen** evtl. zu ziehenden Konsequenzen für das operative oder anästhesiologische Vorgehen scheinen sehr gering zu sein (Hubbel et al. 1985). Anhand einer Metaanalyse wurde festgestellt, dass zwar bei ca. 10% der präoperativ routinemäßig durchgeführten Thoraxröntgenaufnahmen ein pathologischer Befund feststellbar ist, dass aber lediglich in 1,3% der Fälle der erhobene Befund unerwartet ist und in nur 0,1% der Fälle das anästhesiologische Vorgehen aufgrund dessen geändert wird (Archer et al. 1993). Bei gesunden Patienten oder Patienten mit nur geringgradiger Gesundheitsstörung, die keine regelmäßige Medikation erfordert und die normale Aktivität nicht beeinträchtigt, kann vor einer elektiven Operation – unabhängig vom Alter – auf eine Thoraxröntgenaufnahme verzichtet werden (Rolf u. van Aken 1996). Anderen Autoren zufolge ist bei klinisch und anamnestisch unauffälligen Erwachsenen eine Thoraxröntgenaufnahme ab einem Alter von ca. 60 Jahren (Dick 1996) bzw. 75 Jahren (Tarnow 1996) routinemäßig empfehlenswert.

Grundlagenwissen: »Normale« Thoraxröntgenaufnahme

Anfertigung einer Thoraxröntgenaufnahme

Thoraxröntgenaufnahmen werden, um eine optimale Bildqualität zu erzielen, idealerweise am Wandstativ einer fest installierten Röntgenröhre durchgeführt. Es wird eine Aufnahme im posterior-anterioren (= p.a. = dorsoventralen = d.v.) Strahlengang gemacht. Der Fokus-Film-Abstand beträgt 1,5–2 m. Für eine gute Röntgenaufnahme der Lunge sind folgende Kriterien zu fordern (Abb. 2.6):

- Die Aufnahme sollte in tiefer Inspiration erfolgen, d.h., der dorsale Ansatz der 10. Rippe rechts sollte kranial des Zwerchfells erkennbar sein.
- Der Thorax sollte in strengem p.a. Strahlengang getroffen werden, d.h., der Processus spinosus des 3. Brustwirbelkörpers sollte zwischen den beiden Sternoklavikulargelenken liegen. Eine schräge Aufnahme kann eine einseitige Transparenzminderung, eine einseitige Hilusbetonung oder eine Mediastinalverbreiterung vortäuschen.
- Die Belichtung ist dann optimal, wenn die thoraxwandnahen Lungengefäße sowie die Brustwirbelkörper (BWK) gut zu erkennen sind.
- Sämtliche Lungenanteile sollten dargestellt werden. Um eine Überlagerung durch die Schulterblätter zu vermeiden, sollten bei der Aufnahme am Wandstativ die Handrücken in die Hüfte gestützt und die Arme der Stativwand angelagert werden, da so die Schulterblätter aus dem darzustellenden Lungenbereich herausdreht werden.

Die Röhrenspannung wird bei der Hartstrahltechnik auf 125 kV eingestellt. Bei der Hartstrahltechnik ist die Lungenstruktur gut zu beurteilen, die Rippen sind transparent.

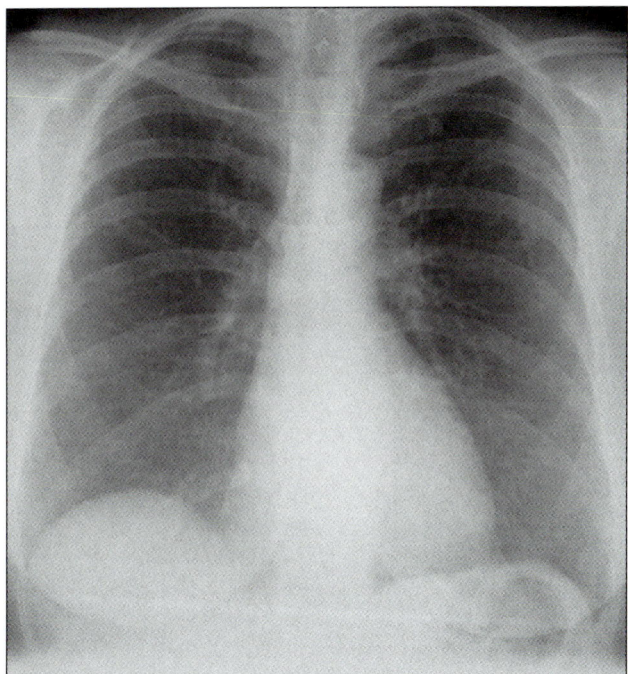

Abb. 2.6 Thoraxröntgenaufnahme in posterior-anteriorem Strahlengang und tiefer Inspiration; **a:** ohne Erläuterungen;

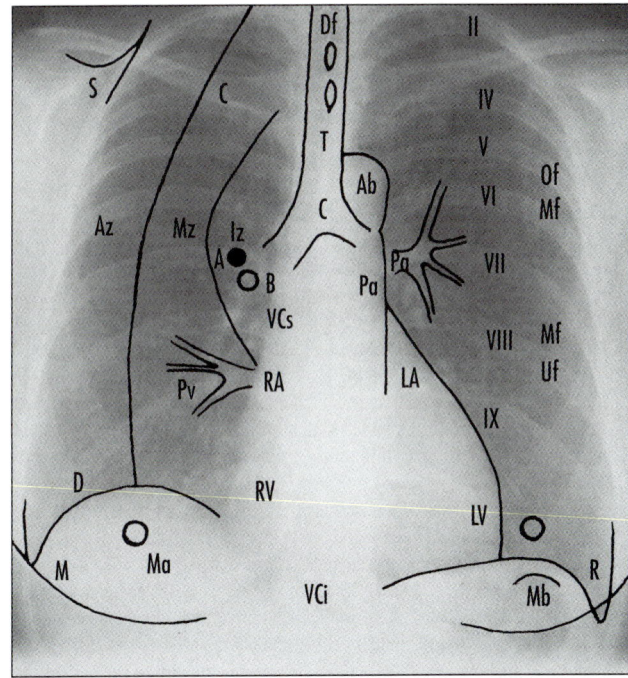

Abb. 2.6 b kommentierte Aufnahme; A = Arterie (Querschnitt), Ab = Aortenbogen, Az = Außenzone, B = Bronchus (Querschnitt), C = Klavikula, D = Diaphragma, Df = Dornfortsatz (Processus spinosus), Iz = Innenzone, LA = linker Vorhof, LV = linker Ventrikel, M = Mamma, Ma = Mamille, Mb = Magenblase, Mf = Mittelfeld, Mz = Mittelzone, Of = Oberfeld, Pa = A. pulmonalis, PV = Vv. pulmonales, R = Recessus phrenicocostalis, RA = rechter Vorhof, S = Skapula, T = Trachea, Uf = Unterfeld, VCi = V. cava inferior, VCs = V. cava superior, I–IX = 1.–9. hintere Rippe.

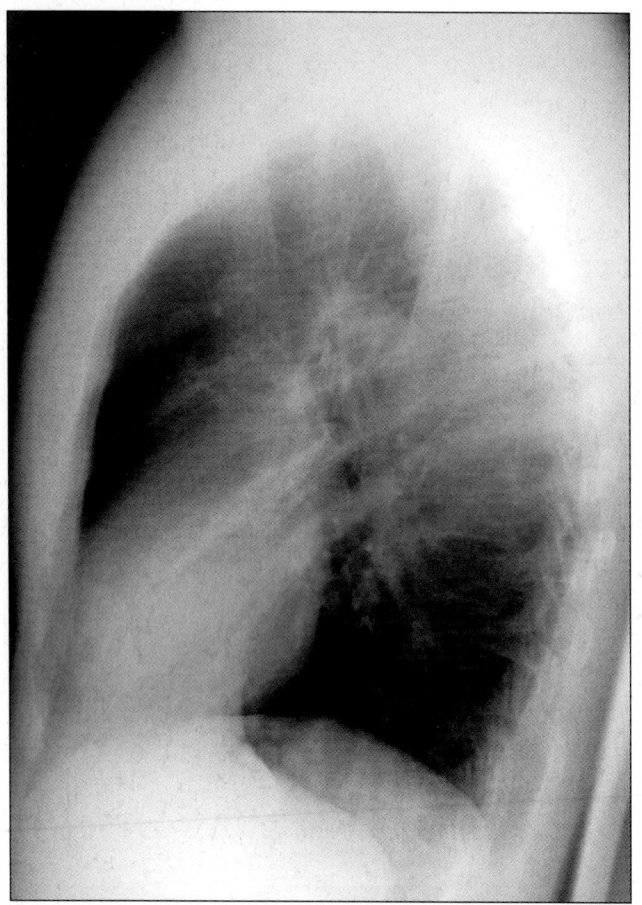

Abb. 2.7 Thoraxröntgenaufnahme im linksanliegenden Seitenbild (linken Seitenbild); **a:** ohne Erläuterungen;

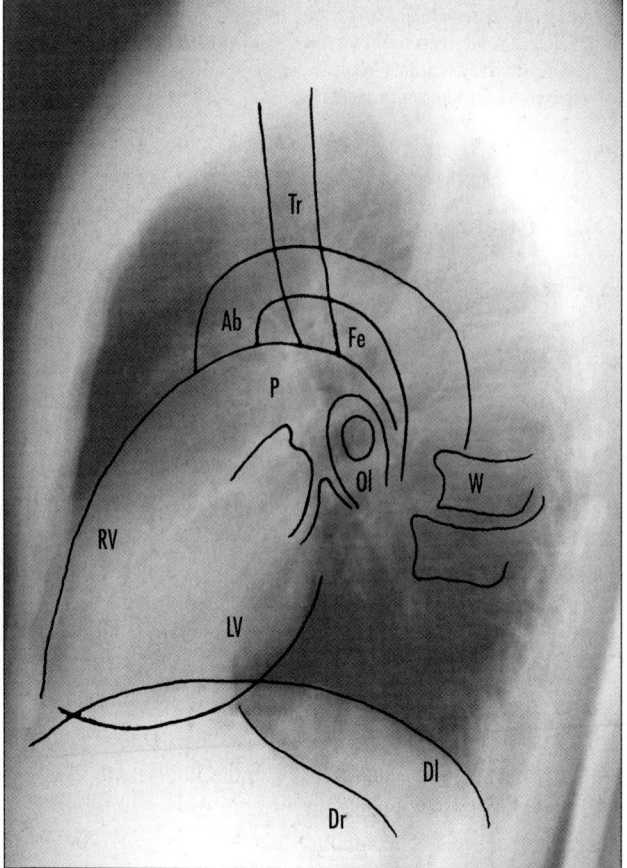

Abb. 2.7b kommentierte Aufnahme, Ab = Aortenbogen, Dl = linkes Diaphragma, Dr = rechtes Diaphragma, Fe = aortopulmonales Fenster, LV = linker Ventrikel, Ol = Querschnitt des linken Oberlappenbronchus, P = Pulmonalarterie, RV = rechter Ventrikel, Tr = Trachea, W = Wirbelkörper.

Interpretation einer Thoraxröntgenaufnahme

Zur näheren Beschreibung wird die Lunge von oben nach unten in ein Ober-, Mittel- und Unterfeld unterteilt. Bei der Beurteilung eines Röntgenbilds des Thorax (Abb. 2.6a) sollten insbesondere folgende Strukturen beurteilt werden:

- **Thoraxwand:** Im dorsalen Anteil verlaufen die Rippen nahezu horizontal, im ventralen Anteil sind die Rippen nach medial und kaudal geneigt. Im unteren Lungenfeld kann sich der Mammaschatten als eine Transparenzminderung darstellen. Eventuell sind die Mamillen als runde Verschattungen erkennbar, die ggf. differenzialdiagnostisch von Lungenrundherden abzugrenzen sind.
- **Zwerchfell:** Bei einer Thoraxaufnahme im Stehen und in Inspiration liegt die Zwerchfellkuppel unterhalb des dorsalen Ansatzes der 10. Rippe.
- **Lungenparenchym:** Die Bronchialäste sind normalerweise nicht sichtbar, da sie genauso wie die sie umgebenden Alveolen lufthaltig sind. Die normale Lungenzeichnung ist ausschließlich durch die Lungengefäße bedingt. Die normale Gefäßzeichnung reicht bis zur lateralen Thoraxwand. Der Lungenhilus, der sich im Mittelfeld beidseits paravertebral darstellt, wird normalerweise nur durch die Lungengefäße gebildet. Am Lungenhilus treten Arterien, Venen, Bronchien und Lungengefäße vom Mediastinum in die Lungenflügel. Der linke Lungenhilus steht meist etwas höher als der rechte. Die Pulmonalarterien begleiten die Bronchien. Ein vor allem im Bronchusbereich in Strahlrichtung verlaufendes (= orthogrades) Gefäß wird als scheibenförmige, ein orthograd getroffener (lufthaltiger) Bronchus als ringförmige Verschattung dargestellt. Das untere Lungenfeld wird bei Frauen beidseits durch die Mammae verschattet. Es muss zwischen einem verminderten und einem vermehrten Luftgehalt der Lunge differenziert werden.

Ist z.B. die intraalveoläre Luft resorbiert (Atelektase) oder durch ein Exsudat ersetzt, werden die Röntgenstrahlen in diesem Bereich stärker geschwächt und daher der Röntgenfilm weniger geschwärzt. Es zeigt sich auf dem Thoraxbild eine Verschattung. Eine vermehrte Strahlendurchlässigkeit entspricht einem vermehrten Luftgehalt (z.B. Emphysem, Pneumothorax). Der Röntgenfilm ist stärker geschwärzt (Aufhellung).

- **Mediastinum und Herz:** Die Trachea teilt sich in Höhe des BWK 4 in den linken und rechten Hauptbronchus. Auf der normalen Thoraxröntgenaufnahme können aus den Herzkonturen und ihren Formveränderungen Rückschlüsse auf die Größe der einzelnen Herzhöhlen gezogen werden. Die röntgenologische Beurteilung des Herzens sollte jedoch immer im Zusammenhang mit den klinischen Untersuchungsergebnissen erfolgen (Abb. 2.6b).

Im p.a. Bild sind links von oben nach unten normalerweise folgende Strukturen randbildend:

- Aortenbogen
- Hauptstamm der Pulmonalarterie
- linkes Herzohr
- linker Ventrikel

Auf der rechten Seite sind von oben nach unten randbildend:

- V. cava superior
- rechter Vorhof

Die Herzgröße darf nur anhand eines dorsoventralen Bildes beurteilt werden. Bei Bildern, die ausnahmsweise im ventrodorsalen Strahlengang aufgenommen werden (z.B. bei bettlägerigen Intensivpatienten), wird das Herz wegen seines atypischen Abstands zum Film vergrößert dargestellt.

Zur Beurteilung des Herzens kann üblicherweise auch das **linksanliegende Seitenbild** (linkes Seitenbild; Abb. 2.7), bei dem die linke Thoraxseite dem Film anliegt, verwendet werden.

Bei der Thoraxröntgenaufnahme im linksanliegenden Seitenbild sind folgende Strukturen von oben nach unten ventral randbildend:
– Aorta ascendens
– Hauptstamm der A. pulmonalis
– rechter Ventrikel
Die dorsale Begrenzung bilden von oben nach unten:
– Aorta descendens und Pulmonalgefäße
– linker Vorhof
– linker Ventrikel
– (untere Hohlvene)

Die möglichen pathologischen Veränderungen in einer Thoraxröntgenaufnahme und deren Interpretation sind ausführlich im Kap. 25.2, S. 543 beschrieben.

2.6 Anästhesiebezogene Anamneseerhebung

Nachdem sich der Anästhesist durch das Studium der vorliegenden Unterlagen einen Überblick über die aktuelle Krankheit und über den allgemeinen Gesundheitszustand des Patienten verschafft hat, sucht er diesen auf, stellt sich vor und erhebt eine kurze Anamnese mit anästhesiologisch relevanten Fragen. Eine gründliche, anästhesierelevante Anamnese durch den Anästhesisten ist laut »Entschließung zur anästhesiologischen Voruntersuchung« der Deutschen Gesellschaft für Anästhesiologie und Intensivmedizin unverzichtbar (DGAI 1982). Der Anästhesist sollte die anästhesierelevante Anamnese stets selbst erheben, auch dann, wenn vom Operateur schon ein Anamnesebogen ausgefüllt wurde.

> Eine sorgfältige Anamneseerhebung ergibt zumeist mehr und wichtigere Informationen als Labor- oder sonstige diagnostische Voruntersuchungen.

Von besonderem anästhesiologischem Interesse sind Organsysteme oder Begleiterkrankungen, die evtl. durch Narkosemedikamente beeinflusst werden können, bzw. Begleiterkrankungen, die Auswirkungen auf die Narkoseführung haben oder die zu Narkoseproblemen führen könnten. Weiterhin ist die Kenntnis der aktuell und früher eingenommenen Medikamente sowie der Konsumgewohnheiten des Patienten, z.B. ob ein Alkohol-, Nikotin-, Medikamenten- oder Drogenabusus vorliegt, wichtig.

Vorerkrankungen und Gesundheitsstatus

■ **Herz- und Gefäßerkrankungen**: z.B. Bluthochdruck, Koronarsklerose, Angina pectoris, Herzinfarkt, Herzinsuffizienz. Die wichtigsten kardiovaskulären Vorerkrankungen und Risikofaktoren sind arterielle Hypertonie, koronare Herzerkran-

kung, Herzrhythmusstörungen, periphere und zerebrale Gefäßerkrankungen sowie Herzinsuffizienz (Mangano 1990). Insbesondere bei älteren Patienten können diese Risikofaktoren vorliegen. Ihre Inzidenz nimmt mit steigendem Lebensalter zu. Eine sorgfältige Anamneseerhebung ist wichtig:
– Wie viele Stockwerke können Sie zu Fuß hochsteigen? Müssen Sie stehen bleiben, weil Sie Schmerzen in der Brust haben oder weil Ihnen die Luft ausgeht?
– Haben Sie manchmal ein Engegefühl im Brustbereich oder haben Sie Herzschmerzen? Wann treten diese Schmerzen auf, bei körperlicher Belastung, in Ruhe, bei kalter Luft?
– Hatten Sie einen oder mehrere Herzinfarkte? Falls ja, wann?
– Welche Medikamente nehmen Sie für das Herz ein?
– Wie häufig müssen Sie nachts aufstehen, um Wasser zu lassen?
– Schlafen Sie flach oder mit etwas erhöhtem Oberkörper?
– Hatten Sie schon einmal »Wasser in den Beinen« oder »Wasser in der Lunge«? Nehmen Sie »Wassertabletten« ein?
– Wie ist Ihr Blutdruck? Falls er erhöht ist, nehmen Sie deswegen Medikamente ein und ggf. welche?

■ **Atemwegs- bzw. Lungenerkrankungen:** z.B. Asthma bronchiale, Bronchitis, Lungenentzündungen. Dem Patienten sollten folgende Fragen gestellt werden:
– Haben Sie eine chronische Bronchitis?
– Haben Sie morgendlichen Husten oder Auswurf? Welche Farbe hat dieser Auswurf?
– Haben Sie Asthmaanfälle? Falls ja, wie häufig treten diese Anfälle auf und was für Medikamente nehmen Sie ein? Wodurch werden die Asthmaanfälle ausgelöst?
– Rauchen Sie? Falls ja, wie viele Zigaretten täglich und seit wann?
– Hatten Sie schon einmal eine Lungenentzündung? Falls ja, ist sie gut ausgeheilt?
– Ist bei Ihnen eine Lungenüberblähung bzw. ein Lungenemphysem bekannt?

■ Lebererkrankungen: z.B. Leberzirrhose, Gelbsucht, Hepatitis
■ Nierenerkrankungen: z.B. Niereninsuffizienz
■ neurologische Erkrankungen: z.B. zerebrales Krampfleiden, Hirntumor, Schlaganfall, Lähmungserscheinungen oder andere neurologische Störungen
■ Muskelerkrankungen: beim Patienten oder seinen Blutsverwandten
■ sonstige Erkrankungen: Diabetes mellitus, Blutgerinnungsstörungen
■ frühere Narkosezwischenfälle: beim Patienten oder seinen Blutsverwandten
■ bestehende Schwangerschaft: bei Frauen im gebärfähigen Alter an diese Möglichkeit denken
■ Allergien: Medikamente, sonstige Substanzen
■ Zahnstatus: wackelnde Zähne, Zahnprothesen

Tab. 2.4 Mögliche Auswirkungen von Konsumgewohnheiten und/oder einer vom Patienten eingenommenen Dauermedikation auf die zur Narkose verwendeten Medikamente.

Konsumgewohnheiten	Dauermedikation	Folge
chronischer Alkoholabusus	–	erhöhter Bedarf an volatilen Inhalationsanästhetika
akute Alkoholintoxikation	■ Clonidin ■ Verapamil ■ α-Methyldopa	verminderter Bedarf an volatilen Inhalationsanästhetika
–	■ Magnesium ■ Aminoglykoside ■ Lithium ■ Lidocain	verstärkte Wirkung von Muskelrelaxanzien
–	■ trizyklische Antidepressiva	verstärkte Wirkung von Sympathomimetika
chronischer Alkoholabusus	■ Barbiturate ■ Phenytoin ■ Steroide	verstärkter Metabolismus und erhöhter Anästhetikabedarf

Dauermedikation, Konsumgewohnheiten

Eine Reihe von Konsummitteln (z. B. Alkohol) oder Medikamenten kann Auswirkungen auf den Bedarf an Narkotika, z. B. an verdampfbaren (volatilen) Inhalationsanästhetika wie Halothan, Enfluran, Isofluran (s. auch Kap. 5.1.3, S. 93) oder Muskelrelaxanzien (s. auch Kap. 5.3, S. 142) haben (Tab. 2.4).

Auf die Einnahme einer Dauermedikation kann am Operationstag zumeist verzichtet werden. Lediglich einige wenige medikamentöse Therapien sollten perioperativ (z. B. durch orale Einnahme der betreffenden Medikamente am frühen Morgen des Operationstages) weitergeführt werden:

- antihypertensive Therapie
- antipektanginöse Therapie
- antiarrhythmische Therapie
- antidepressive Therapie
- antiasthmatische Therapie
- Diuretikatherapie
- Therapie mit Antikonvulsiva
- Hormonsubstitutionstherapie

Die Auswirkungen evtl. vorbestehender Begleiterkrankungen auf Prämedikation, präoperative Diagnostik, Prämedikationsmedikamente sowie die Narkoseführung werden in Teil E (Kap. 40–64, S. 665) beschrieben.

2.7 Anästhesiebezogene körperliche Untersuchung

Im Anschluss an die Anamneseerhebung ist eine anästhesiebezogene körperliche Untersuchung notwendig (DGAI 1982). Diese muss eine Untersuchung des kardiovaskulären Systems und der Lunge umfassen. Außerdem ist zu überprüfen, ob voraussehbare Intubationshindernisse erkennbar sind. Weiterhin sind voraussichtliche Punktionsstellen zu inspizieren (Tab. 2.5).

Tab. 2.5 Bestandteile der präoperativen körperlichen Untersuchung.

präoperative körperliche Untersuchung

kardiovaskuläres System
- Herzfrequenz?
- Herzrhythmus?
- Herzgeräusche?
- Geräusche über den Karotiden?

Lunge
- normales, vesikuläres Atemgeräusch?
- (trockene/feuchte) Rasselgeräusche (s. u.)?
- sonstige pathologische Atemgeräusche (Kap. 50.2.1, S. 746)?

voraussehbare Intubationshindernisse
- Einsehbarkeit der oberen Atemwege bei weit geöffnetem Mund bis auf die Rachenhinterwand (Mallampati-Score; s. u.)?
- Überstreckbarkeit im Atlantookzipitalgelenk?
- Größe des Mandibularraums (s. u.)?
- Gebissabnormalitäten bzw. schadhaftes Gebiss?
- starke Adipositas?

Beurteilung voraussichtlicher Punktionsstellen
- bei geplanter Regionalanästhesie (Kap. 16, S. 321):
  - lokale Infektion?
  - anatomische Besonderheiten?
- bei geplanter Anlage eines zentralen Venenkatheters (Kap. 18, S. 411):
  - anatomische Verhältnisse?
  - Venenverhältnisse?
- bei geplanter blutig-arterieller Druckmessung (Kap. 17, S. 401):
  - Arterie gut tastbar?
  - arterielle Kollateralversorgung (Allen-Test; Kap. 17.2, S. 403)?

Kardiovaskuläres System

Bei allen Patienten sollte der Anästhesist das Herz auskultieren. Bei entsprechendem Verdacht sind auch die großen Arterien zu auskultieren, um ggf. Hinweise auf Gefäßstenosen zu erhalten (stenotische Strömungsgeräusche).

Grundlagenwissen: Auskultation des Herzens

Eventuell vorhandene Geräusche der Aortenklappe werden am besten im 2. Interkostalraum rechts parasternal, Geräusche der Pulmonalklappe im 2. Interkostalraum links parasternal auskultiert. Die **Klappengeräusche** der Trikuspidalklappe werden rechts parasternal am Ansatz der 5. Rippe, die Mitralklappe wird am besten im Bereich der Herzspitzenregion auskultiert. Als **Erb-Punkt** wird der zentrale Auskultationspunkt des Herzens im 3. Interkostalraum links parasternal bezeichnet, an dem fast alle Geräuschphänomene wahrnehmbar sind. Der Ort, an dem ein Auskultationsbefund am lautesten ist, wird als Punctum maximum bezeichnet (Abb. 2.8).

Der 1. **Herzton** markiert den Beginn, der 2. Herzton das Ende der Systole. Der 1. Herzton entsteht durch kontraktionsbedingte Schwingungen der gesamten Kammerwand (»Anspannton«) und weniger durch den direkten Verschluss der atrioventrikulären (AV-)Klappen. Der 2. Herzton entsteht durch den Verschluss der Aorten- und Pulmonalklappe (»Klappenton«). Die Lautstärke des Aorten- oder Pulmonalklappentons hängt von der Höhe des Blutdrucks im betreffenden Gefäß ab.

Neben dem 1. und 2. Herzton können oft zusätzliche **Herzgeräusche** auskultiert werden (Abb. 2.9). Herzgeräusche können in organische und akzidentelle (funktionelle) Geräusche unterteilt werden. Organische Herzgeräusche sind vor allem Folge entzündlicher Veränderungen der Herzklappen (Stenosen oder Insuffizienzen) oder Fehlbildungen (z.B. Ventrikelseptumdefekt). Akzidentelle Herzgeräusche können z.B. durch eine Steigerung des Herzminutenvolumens (bei Anämie, Fieber) bedingt sein. Herzgeräusche werden weiterhin in systolische und diastolische Geräusche unterteilt. Systolische akzidentelle Geräusche sind oft bei Kindern und Jugendlichen zu hören und besitzen keine pathologische Bedeutung.

Die **Lautstärke der Herzgeräusche** kann in sechs Grade unterteilt werden. Grad I bedeutet ein sehr leises Geräusch, das nur bei entsprechender Aufmerksamkeit wahrgenommen werden kann. Grad II entspricht einem leisen Geräusch, das noch leicht erkannt werden kann, Grad III einem mittellauten und Grad IV einem sehr lauten Geräusch. Grad V ist das lauteste Geräusch, das nach Abheben des Stethoskops noch nicht als Distanzgeräusch wahrnehmbar ist. Grad VI bedeutet ein Distanzgeräusch, das auch ohne Stethoskop hörbar ist.

Lunge

Bei allen Patienten sollte die Lunge auskultiert werden.

Grundlagenwissen: Auskultation der Lunge

Das normale, **vesikuläre Atemgeräusch** entsteht hauptsächlich durch die inspiratorische Entfaltung der Lungenbläschen.

Trockene Rasselgeräusche (RG) oder bronchitische Geräusche sind durch zähes Sekret in den Bronchien bedingt. Das zähe Sekret füllt das Bronchialvolumen nicht vollständig aus, wird jedoch durch den Luftstrom in Schwingungen versetzt. Es lässt sich ein Brummen und ein Giemen auskultieren. Trockene Rasselgeräusche sind typisch für eine akute Bronchitis oder eine obstruktive Lungenerkrankung. Typisch für ein Asthma bronchiale ist neben bronchitischen Geräuschen auch eine auskultierbare Verlängerung des Exspiriums.

Feuchte Rasselgeräusche sind dadurch bedingt, dass Luft durch Bronchien strömt, die mit dünnflüssigem Sekret oder entzündlichem Exsudat (Ödemflüssigkeit, Blut) gefüllt sind. Je nach Größe der Bronchien variiert die Frequenz dieser feuchten Rasselgeräusche. Feinblasige Rasselgeräusche entstehen in den

Bronchioli terminales und den Alveolen, grobblasige Rasselgeräusche dagegen in den größeren Bronchien. Typisch für eine Pneumonie sind feinblasige (»ohrnahe«) Rasselgeräusche, daneben treten hierbei aber auch grobblasige und trockene Rasselgeräusche auf. Feuchte Rasselgeräusche sind vor allem während der Inspiration auskultierbar.

Ein evtl. vorhandenes knackendes **Pleurareiben** lässt sich meist während der In- und Exspiration auskultieren, in der Regel kann es auch gefühlt werden.

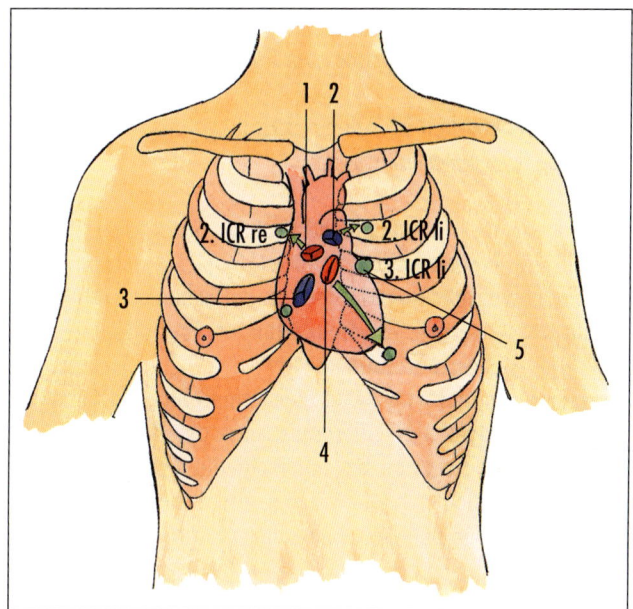

Abb. 2.8 Auskultationsstellen der Herzklappen, 1 = Aortenklappe, 2 = Pulmonalklappe, 3 = Trikuspidalklappe, 4 = Mitralklappe, 5 = Erb-Punkt. ICR = Interkostalraum.

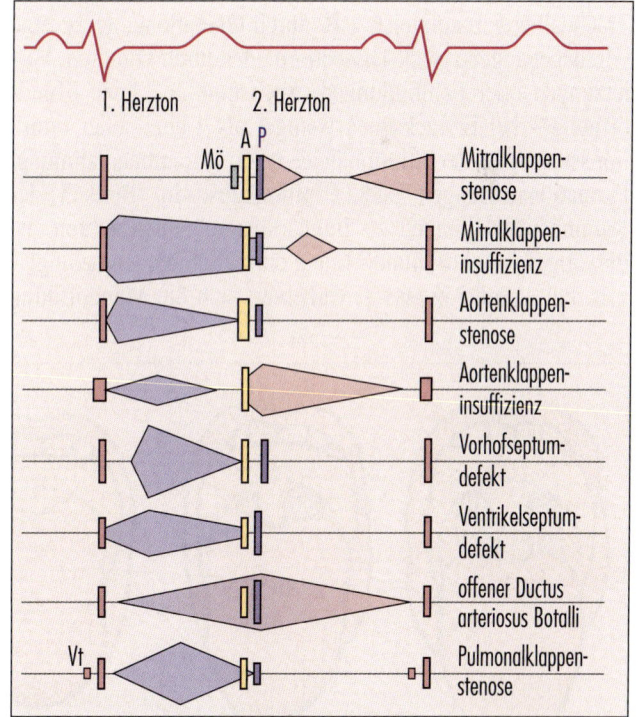

Abb. 2.9 Zeitliche Zuordnung wichtiger Herzgeräusche zum 1. und 2. Herzton. A = Aortenklappenschluss, Mö = Mitralöffnungston, P = Pulmonalklappenschluss, Vt = Vorhofton.

Beurteilung der Intubationsverhältnisse

Um unerwartete Intubationsprobleme bei der Narkose zu vermeiden, ist im Rahmen der präoperativen Visite stets zu prüfen, inwieweit hier mit Problemen zu rechnen ist. Dabei können entsprechende anamnestische Hinweise helfen. Außerdem bieten sich vor allem folgende Beurteilungskriterien an:

- Relation der Zungengröße zum Pharynx (sog. Mallampati-Score)
- Überstreckbarkeit im Atlantookzipitalgelenk
- Größe des Mandibularraums

Diese Kriterien sind schnell und leicht zu bestimmen. Werden sie alle drei berücksichtigt, kann relativ sicher der zu erwartende Schwierigkeitsgrad einer endotrachealen Intubation vorausgesagt werden. Die Beurteilung mehrerer Kriterien erlaubt eine sicherere Voraussage über den Schwierigkeitsgrad der Intubation und wird daher meist empfohlen (El-Ganzouri 1996). Zu beachten ist allerdings, dass die Beurteilung der verschiedenen Kriterien bei unterschiedlichen Untersuchern deutlich verschieden ausfallen kann. Dies scheint insbesondere für den Mallampati-Score zu gelten (Karkouti et al. 1996).

Berücksichtigung anamnestischer Hinweise

Anamnestisch ist zu erfragen, ob bei einer früheren Narkose Intubationsprobleme aufgetreten sind. Es ist zu klären, ob der Patient Veränderungen im Nasen-, Rachen-, Kehlkopf- oder Trachealbereich aufweist, z.B. durch Operationen (z.B. eine vorausgegangene Neck-Dissection) oder durch Tumoren, Verletzungen oder Fehlbildungen. Auch eine zu kleine Mundöffnung – bei Erwachsenen weniger als 4 cm – oder Funktionsstörungen der Stimmbänder (z.B. Stimmbandlähmung, Phonationsstörungen oder Papillomatose im Bereich der Stimmbänder) können zu Intubationsproblemen führen. Ist die eingeschränkte Mundöffnung durch Schmerzen bedingt – z.B. bei einem Abszess –, verbessert sich die Mundöffnung meist unter Narkose und Relaxation. Bei chronischen Veränderungen wie dem Zustand nach Bestrahlung, einer arthritischen Kiefergelenksveränderung oder Ähnlichem ist unter Narkose keine bessere Mundöffnung zu erwarten. Ist eine nasale Intubation geplant, sind evtl. Fehlbildungen oder Schwierigkeiten bei der Nasenatmung von Bedeutung. Des Weiteren ist der Zahnstatus zu erfragen und zu inspizieren (z.B. Suche nach wackelnden Zähnen, Zahnprothesen, Kronen der Frontzähne). Auch vorstehende Schneidezähne führen häufiger zu Intubationsproblemen. Liegen ungünstige Zahnverhältnisse vor, ist der Patient auf die Gefährdung seiner Zähne durch die Intubation hinzuweisen. Gegebenenfalls kann eine mögliche Gefährdung der Zähne auch ein Grund sein, ein alternatives Verfahren (z.B. eine fiberbronchoskopische Intubation) durchzuführen. Außerdem ist die Beweglichkeit des Halses – die z.B. bei Bechterew-Krankheit, kurzem Hals oder Halstumoren eingeschränkt sein kann – und des Kiefergelenks zu erfragen und zu überprüfen.

Zungengröße-Pharynx-Relation (Mallampati-Score)

Um beurteilen zu können, ob bei einem Patienten Intubationsprobleme zu erwarten sind, wurde von S. R. Mallampati vorgeschlagen, die Einsehbarkeit des Rachens zu beurteilen (Mallampati et al. 1985). Hierfür wird der aufrecht sitzende Patient, der seinen Kopf in neutraler Position hat, gebeten, seinen Mund so weit wie möglich zu öffnen und die Zunge möglichst weit herauszustrecken. Die Patienten sollten beim Beurteilen des Mallampati-Scores nicht zum A-Sagen aufgefordert werden, da hierdurch das Ergebnis verfälscht werden kann. Nun wird beurteilt, welche Pharynxstrukturen sichtbar sind.

In der Originalarbeit werden drei Grade unterteilt. Samsoon und Mitarbeiter untersuchten einen **modifizierten, 4-stufigen Mallampati-Score** (Samsoon u. Young 1987), der inzwischen meistens angewendet wird (Abb. 2.10).

Zwischen der Einsehbarkeit des Rachens nach dem (modifizierten) Mallampati-Score und der Leichtigkeit der endotrachealen Intubation konnte eine positive Korrelation nachge-

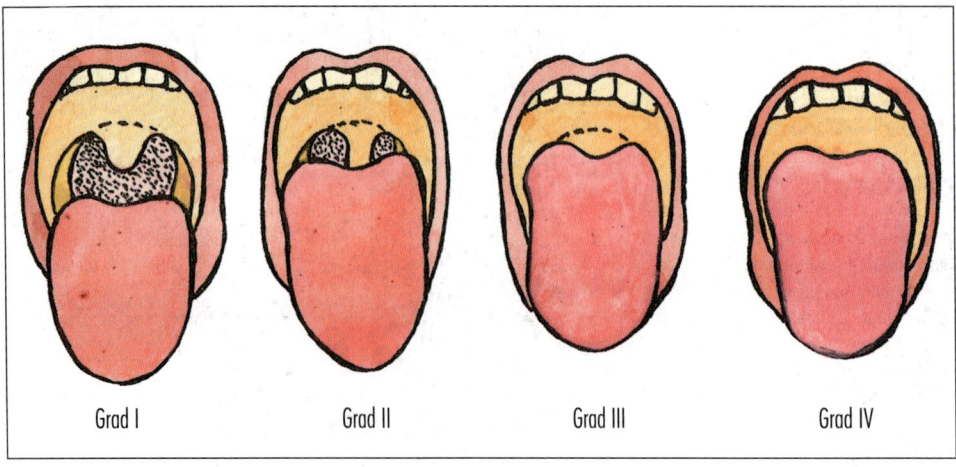

Grad I Grad II Grad III Grad IV

Abb. 2.10 Modifizierter Mallampati-Score (Grad I–IV). Grad I = weicher Gaumen, Uvula und seitliche Tonsillenbögen sind voll einsehbar, Grad II = seitliche Tonsillenbögen sind nicht mehr sichtbar, Grad III = weicher Gaumen und Uvula sind nur noch teilweise sichtbar, Grad IV = weicher Gaumen nicht mehr sichtbar. Mallampati-Score I: Laryngoskopische Einstellung der Glottis voraussichtlich einfach: Mallampati-Score IV: Laryngoskopische Einstellung der Glottis voraussichtlich sehr schwierig bis unmöglich.

wiesen werden (Samsoon u. Young 1987; Mallampati et al. 1985). Patienten mit Grad III oder IV sind signifikant häufiger schwierig zu intubieren (Bergler et al. 1997). Bei Patienten mit Mallampati-Grad I lässt sich laryngoskopisch in 99–100% der Fälle die Glottis voll oder teilweise einsehen (Mallampati et al. 1985, Grad I oder II nach Cormack; Kap. 27.1.1, S. 584). Bei Patienten mit Mallampati-Grad IV ist in nahezu 100% der Fälle lediglich die Epiglottis oder lediglich der Zungengrund erkennbar. Bei Patienten mit einem Mallampati-Grad II oder III kann die Einstellbarkeit der Glottis sehr unterschiedlich sein.

Obwohl der Mallampati-Score mehrfach als guter Parameter beschrieben wurde (Samsoon u. Young 1987; Mallampati et al. 1985), kann er nicht als absolut zuverlässig bezeichnet werden. Die Sensitivität wird zum Teil mit nur ca. 60–65% angegeben (Savva 1994; Bergler et al. 1997), die Spezifität mit nur ca. 70% (Bergler et al. 1997). Es sind sowohl falsch negative (Wilson u. John 1990) als auch falsch positive Beurteilungen möglich. Auch kann derselbe Patient von verschiedenen Untersuchern deutlich unterschiedlich eingestuft werden (Wilson u. John 1990; Karkouti et al. 1996). Der Mallampati-Score sollte daher mit anderen Parametern kombiniert werden.

Überstreckbarkeit im Atlantookzipitalgelenk

Ist eine Überstreckung im Atlantookzipitalgelenk gut möglich, können Mund, Pharynx und Larynx leicht in eine gemeinsame Achse (Schnüffelposition; Kap. 7.1.2, S. 192) gebracht werden. Der aufrecht sitzende Patient mit geradeaus gerichtetem Kopf (mit horizontaler Okklusionsfläche der oberen Zahnreihe) wird gebeten, den Kopf (im Atlantookzipitalgelenk) zu überstrecken. Normalerweise ist eine Überstreckung um ca. 35° möglich (Bellhouse u. Doré 1988). Eine Reduktion der Überstreckbarkeit um ca. ein Drittel führt dazu, dass das Risiko einer schwierigen Intubation um mehr als 20% höher ist (Bellhouse u. Doré 1988). Bei Patienten mit kurzem, muskulösem (und meist schlecht überstreckbarem) Hals liegen oft schwierige Intubationsverhältnisse vor.

Größe des Mandibularraums

Der Mandibularraum kann bei maximaler Dorsalflexion des Kopfes in Form des Abstands zwischen Kinn und Zungenbein (hyomentaler Abstand; Abb. 2.11), des Abstands zwischen Schildknorpelprominenz und Kinn (thyreomentaler Abstand) oder des Abstands zwischen Kinn und Kieferwinkel abgeschätzt werden (Tab. 2.6). Je größer der Kinn-Zungenbein- bzw. Kinn-Kieferwinkel-Abstand ist, desto besser kann der Pharynx mithilfe des Laryngoskops eingestellt werden, da ausreichend Platz für die Verdrängung der Zunge vorhanden ist. Die Sensitivität z.B. des thyreomentalen Abstands wird mit nur ca. 65% angegeben (Savva 1994). Die Aussagekraft

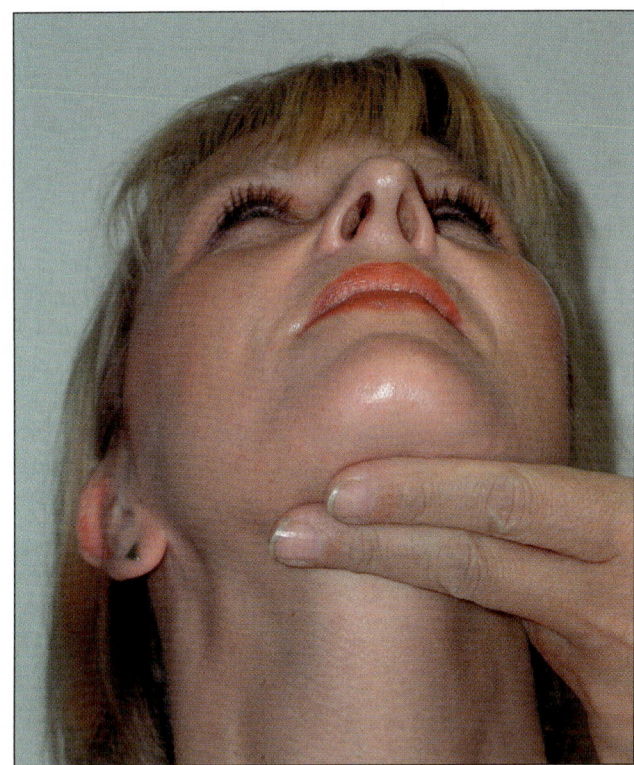

Abb. 2.11 Hyomentaler Abstand (normal > 2 Querfinger) zur Beurteilung der Größe des Mandibularraums.

Tab. 2.6 Parameter zur Beurteilung der Größe des Mandibularraums.

Parameter	normal	vermindert
thyreomentaler Abstand	>7 cm	<6,5 cm
hyomentaler Abstand	>2 Querfinger	<2 Querfinger
Kinn-Kieferwinkel-Abstand	ca. 9 cm	<6–7 cm

des thyreomentalen Abstands und des Kinn-Kieferwinkel-Abstands wird unterschiedlich eingestuft (Jacobsen et al. 1996; Frerk et al. 1996).

> Bei Patienten mit fliehendem Kinn (»Vogelgesicht«) ist der Mandibularraum deutlich verkleinert!

Sonstige Parameter

Von einigen Autoren wird auch die Ermittlung des Abstands zwischen dem Oberrand des Sternums und der Kinnspitze bei maximal überstrecktem Kopf und geschlossenem Mund als Parameter empfohlen (Savva 1994). Ein Abstand unter 12,5 cm gilt bei Erwachsenen als Indikator für zu erwartende Intubationsprobleme. Die Sensitivität dieses Parameters wurde mit ca. 80% angegeben (Savva 1994).

Auch wenn der Patient den Unterkiefer nicht so weit vorschieben kann, dass die untere Zahnreihe vor der oberen steht, sowie ein Körpergewicht über 110 kg werden von manchen Autoren als Risikofaktoren eingestuft (El-Ganzouri 1996; Übersicht bei Randell 1996). Außerdem wird ein Winkel von unter 80° im Atlantookzipitalgelenk zwischen maximaler Kopfbeugung und Kopfstreckung teilweise als Risikofaktor angesehen (El-Ganzouri 1996).

Beurteilung möglicher Punktionsstellen

Ist die Durchführung eines Regionalanästhesieverfahrens, die Anlage eines zentralen Venenkatheters oder eine Arterienpunktion zur blutigen arteriellen Druckmessung geplant, ist die voraussichtliche Punktionsstelle auf evtl. vorhandene lokale Infektionen oder anatomische Besonderheiten zu überprüfen (Tab. 2.5). Zum Beispiel ist zu klären, ob der Patient die zur Durchführung der Regionalanästhesie notwendige Körperhaltung (z.B. ausreichendes Abspreizen des Arms bei geplanter Blockade des Plexus brachialis in der Axilla) einnehmen kann. Außerdem sind die entsprechenden Punktionsorte zu inspizieren und zu palpieren. Bei geplanter arterieller Punktion sollte die arterielle Kollateralversorgung überprüft werden (Allen-Test; Kap. 17.2, S. 403).

2.8 Befunddokumentation und Einschätzung des Gesundheitszustands

Nach der präoperativen Visite müssen die wichtigsten Befunde, die bei der Anamnese und der körperlichen Untersuchung festgestellt wurden, im **Narkoseprotokoll** dokumentiert werden. Auch die relevanten Labordaten sind in das Narkoseprotokoll zu übertragen.

Der **Gesundheitszustand** des Patienten sollte vorzugsweise anhand der ASA-Klassifikation beschrieben werden (Tab. 2.3). Ziel der ASA-Klassifikation ist es nicht, das Narkoserisiko einzustufen. Bei der ASA-Klassifikation werden z.B. Kriterien, die für das perioperative Risiko wichtig sind, nicht berücksichtigt (z.B. die Dauer des operativen Eingriffs, das Alter des Patienten sowie das Ausmaß der Operation und die Erfahrung von Anästhesist und Operateur). Ziel der ASA-Klassifikation ist es vor allem, eine einheitliche Nomenklatur zu schaffen. Dennoch korrelieren ASA-Klassifikation und perioperative Mortalität positiv (Marx et al. 1973; Wolters et al. 1996).

Von besonderer klinischer Relevanz ist die präoperative Einschätzung des **kardialen Risikos**. Das perioperative kardi-

ale Risiko hängt bei nicht kardiochirurgischen Operationen vor allem von der Art des Eingriffs ab. In Tabelle 2.7 sind Eingriffe mit hohem, mittlerem und niedrigem kardialen Risiko zusammengestellt. Außerdem kann das perioperative kardiale Risiko anhand bestimmter klinischer Parameter eingestuft werden. In Tabelle 2.8 sind stark, mittelgradig und schwach prädisponierende klinische Faktoren, die auf erhöhtes perioperatives kardiales Risiko hinweisen, angegeben.

Liegen ein oder mehrere stark prädisponierende Faktoren für ein erhöhtes kardiales Risiko vor, sollte die Operation ggf. verschoben werden und zuerst eine präoperative kardiale Abklärung erfolgen (Abb. 2.12). Mittelgradig oder schwach prädisponierende klinische Faktoren erfordern eine präoperative Diagnostik und ggf. Therapie (Abb. 2.12).

2.9 Zusätzliche therapeutische oder diagnostische Maßnahmen

In Einzelfällen kann es sinnvoll sein, weitere präoperative diagnostische Maßnahmen wie die Bestimmung der Digitalis-Plasmakonzentration, die Ableitung eines Belastungs-EKG, eine (Dobutamin-Stress-)Echokardiographie, eine Dipyridamol-Thallium-Myokardszintigraphie, eine Lungenfunktionsprüfung, eine arterielle Blutgasanalyse, einen Schwangerschaftstest oder sonstige Untersuchungen zu veranlassen.

Digitalis-Plasmakonzentration

Bei Patienten, die unter Digitalismedikation stehen, sollte präoperativ die Digoxin- bzw. Digitoxinkonzentration gemessen werden (Rolf u. van Aken 1996), da digitalisinduzierte Herzrhythmusstörungen evtl. zu schweren intra- und postoperativen Komplikationen führen können. Der therapeutische Bereich beträgt für die Digoxin-Plasmakonzentration 0,7–1,8 ng/ml und für die Digitoxin-Plasmakonzentration 8–25 ng/ml.

Belastungs-EKG

Eine EKG-Ableitung beim ruhenden Patienten kann selbst bei ausgeprägten koronaren Stenosen normal sein. Bei Verdacht

hohes Risiko (> 5%)	mittleres Risiko (1–5%)	niedriges Risiko (< 1%)
■ Notfalleingriffe, speziell bei älteren Patienten	■ Karotisendarteriektomie	■ endoskopische Eingriffe
■ große gefäßchirurgische Eingriffe	■ Eingriffe am Hals und Kopf	■ oberflächliche Eingriffe
■ Eingriffe mit langer Dauer und großen Flüssigkeitsverschiebungen	■ intraperitoneale und intrathorakale Eingriffe	■ Kataraktoperationen
	■ orthopädische Eingriffe	■ mammachirurgische Eingriffe
	■ Eingriffe an der Prostata	

Tab. 2.7 Perioperatives kardiales Risiko verschiedener nicht herzchirurgischer Eingriffe bei kardialen Risikopatienten (mit koronarer Herzerkrankung, Herzvitium, ausgeprägter Herzinsuffizienz, höhergradiger Arrhythmie und/oder Kardiomyopathie; nach Strom et al. 1998).

Tab. 2.8 Klinische prädisponierende Faktoren für ein erhöhtes perioperatives kardiales Risiko (nach Strom et al. 1998).

prädisponierende Faktoren für ein erhöhtes perioperatives kardiales Risiko		
stark prädisponierend	mittelgradig prädisponierend	schwach prädisponierend
■ instabile koronare Syndrome: schwere Angina pectoris CCS III–IV (Kap. 40.1.2, S. 667), kürzlich abgelaufener Infarkt, Postinfarkt-Angina ■ höhergradige AV-Blockierung ■ symptomatische ventrikuläre Arrhythmien bei Herzerkrankungen ■ supraventrikuläre Arrhythmien mit ■ unkontrollierter Schlagfolge dekompensierte Herzinsuffizienz	■ milde Angina pectoris CCS I–III (Kap. 40.1.2, S. 667) ■ Zeichen eines abgelaufenen Myokardinfarkts im EKG (Q-Zacke) ■ kompensierte oder frühere Herzinsuffizienz ■ Diabetes mellitus ■ Apoplex in der Anamnese	■ höheres Patientenalter ■ auffälliges EKG: linksventrikuläre Hypertrophie, Linksschenkelblock, absolute Arrhythmie bei Vorhofflimmern mit kontrollierter ventrikulärer Schlagfolge ■ geringe Leistungsfähigkeit ■ unbehandelter arterieller Hypertonus
CCS = Canadian Cardiovascular Society		

auf eine koronare Herzerkrankung kann ggf. ein Belastungs-EKG (Kap. 26.2, S. 567) abgeleitet werden. Durch die belastungsbedingte Tachykardie und Hypertonie können Einengungen großer Koronararterien um mehr als 50% in der Regel erfasst werden. Anhand derjenigen EKG-Ableitungen, in denen die Ischämiezeichen am stärksten auftreten, kann evtl. auf die stenosierte Koronararterie geschlossen werden. Das Belastungs-EKG scheint allerdings keine zuverlässige Aussage über das perioperative kardiale Risiko zu erlauben. Fällt das Belastungs-EKG pathologisch aus, können weitere kardiologische Voruntersuchungen sinnvoll sein.

Echokardiographie

Transthorakale oder transösophageale Echokardiographie

Mittels transthorakaler oder transösophagealer Echokardiographie (ausführliche Beschreibung s. Kap. 21, S. 457) können z.B. Ventrikel- und Herzklappenfunktion, regionale Wandbewegungen, Defekte des Ventrikelseptums, intrakardiale Thromben oder Tumoren, Ventrikelaneurysmen und Perikardergüsse gut erfasst werden. Das Verfahren steht inzwischen in den meisten Kliniken zur Verfügung und ist relativ kostengünstig.

Die routinemäßige transthorakale Echokardiographie ist bei Patienten mit einer koronaren Herzerkrankung nicht sinnvoll (Böhm 1998; Strom et al. 1998). Eine routinemäßige präoperative Echokardiographie sollte lediglich bei Patienten mit Verdacht auf Herzvitium, akute Herzinsuffizienz, Kardiomyopathie oder bei vorausgegangener Herztransplantation durchgeführt werden (Strom et al. 1998).

Die transösophageale Echokardiographie eignet sich gut zur intraoperativen Überwachung der Ventrikelfunktion bei kardialen Risikopatienten (Übersicht bei Roewer u. Greim 1994).

Stress-Echokardiographie

Die Stress-Echokardiographie ist eine Echokardiographie unter körperlicher (Fahrradergometrie im Liegen) oder pharmakologischer Belastung (mit Dobutamin, Enoximon, Dipyridamol, Adenosin oder Atropin).

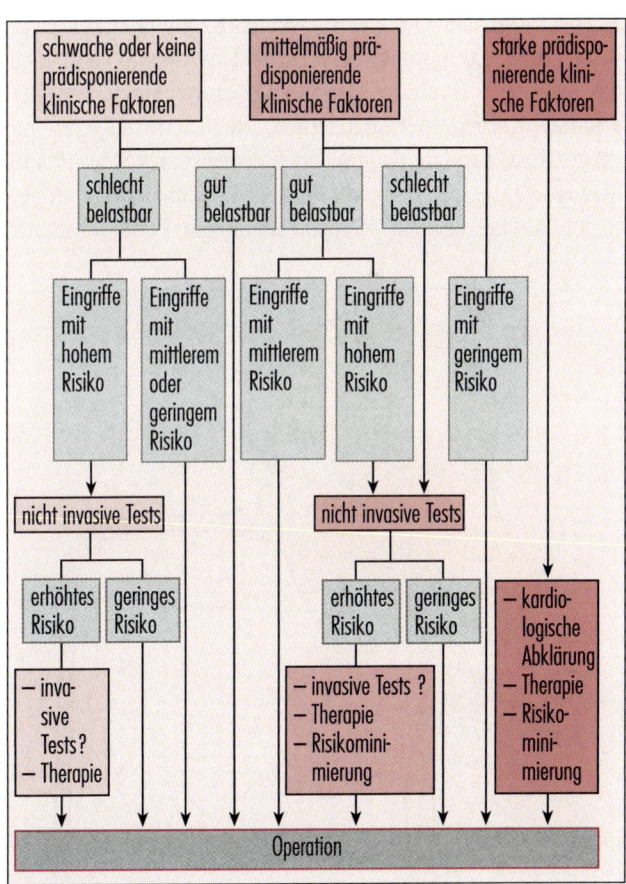

Abb. 2.12 Präoperative kardiovaskuläre Abklärung bei schwach, mittelgradig und stark prädisponierenden Faktoren (nach Strom et al. 1998).

Bei der häufig durchgeführten Dobutamin-Stress-Echokardiographie (Kap. 21.3, S. 466) wird die Herzkraft mit steigender Zufuhr des positiv inotrop wirkenden Dobutamins (bis 40 µg/kg KG/Minute; Kap. 23.2.1, S. 489) stimuliert und damit der Sauerstoffverbrauch der Herzmuskulatur erhöht. Die Herzwandbewegungen werden gleichzeitig echokardiographisch beurteilt. Mit diesem Verfahren können Myokardfunktionsstörungen in ischämischen Bereichen erfasst werden. Es scheint eine gute Korrelation zwischen einem pathologischen Dobutamin-Stress-Echo, d.h. unter Dobutamin neu auftretenden Wandbewegungsstörungen, und dem Risiko perioperativ auftretender kardialer Komplikationen zu bestehen (Poldermans et al. 1993). Die Dobutamin-Stress-Echokardiographie ist jedoch relativ aufwendig und aufgrund einer evtl. induzierten Myokardischämie nicht risikolos.

Wird aufgrund einer Dobutamin-Stress-Echokardiographie ein hohes perioperatives Risiko vermutet, kann mittels Koronarangiographie (im Rahmen einer Linksherzkatheteruntersuchung) geklärt werden, ob der Patient von einer präoperativ durchgeführten perkutanen transluminalen Koronarangioplastie (PTCA; Kap. 40.1.4, S. 669) oder einer aortokoronaren Bypassoperation (ACVB; Kap. 79.5.1, S. 1139) profitieren würde.

Dipyridamol-Thallium-Myokardszintigraphie

Bei der Dipyridamol-Thallium-Myokardszintigraphie (DTMS) wird zuerst das koronardilatierende Dipyridamol und dann das Isotop ^{201}Thallium verabreicht. Dipyridamol erweitert gesunde Koronararterien deutlich, stenosierte dagegen nur gering. Es verursacht dadurch ein nachweisbares Steal-Phänomen (Kap. 5.1.3, S. 101). Mit der DTMS können Myokardperfusionsdefekte erkannt werden. Bleibt ein Perfusionsdefekt auch in einer 2–4 Stunden später durchgeführten Aufnahme nachweisbar (fixierter Defekt), spricht dies für einen infarzierten Myokardbereich. Ist ein Perfusionsdefekt in der Spätaufnahme nicht mehr nachweisbar, spricht dies für einen ischämischen Bezirk (Kap. 21.3, S. 466; Kap. 40.1.3, S. 667).

Die DTMS scheint in Bezug auf perioperativ auftretende kardiale Komplikationen eine geringere prognostische Aussagekraft zu haben als die Stress-Echokardiographie. Während ältere Studien (Boucher et al. 1985) über positive Korrelationen berichten, konnte in neueren Studien zum Teil keine Beziehung zwischen dem Ergebnis der Dipyridamol-Thallium-Myokardszintigraphie und dem perioperativen kardialen Risiko aufgezeigt werden (Mangano et al. 1991). Von der Anwendung als routinemäßiges präoperatives Screeningverfahren bei koronarkranken Patienten wird inzwischen abgeraten (Mangano et al. 1991; Baron et al. 1994).

Lungenfunktionsprüfung

Indikationen

Ob eine Lungenerkrankung vorliegt oder nicht, ergibt sich zumeist aus der sorgfältigen Anamnese und körperlichen Untersuchung. Das Ausmaß einer Lungenerkrankung kann dann mittels einer zusätzlichen Lungenfunktionsprüfung eingestuft werden. Außerdem kann durch eine Wiederholung der Lungenfunktionsprüfung nach Gabe z.B. eines bronchodilatatorisch wirkenden β$_2$-Sympathomimetikums überprüft werden, ob eine evtl. vorliegende Atemwegsobstruktion reversibel ist (Bronchospasmolysetest).

Eine Lungenfunktionsprüfung (»Lufu«) wird präoperativ insbesondere in folgenden Fällen empfohlen:

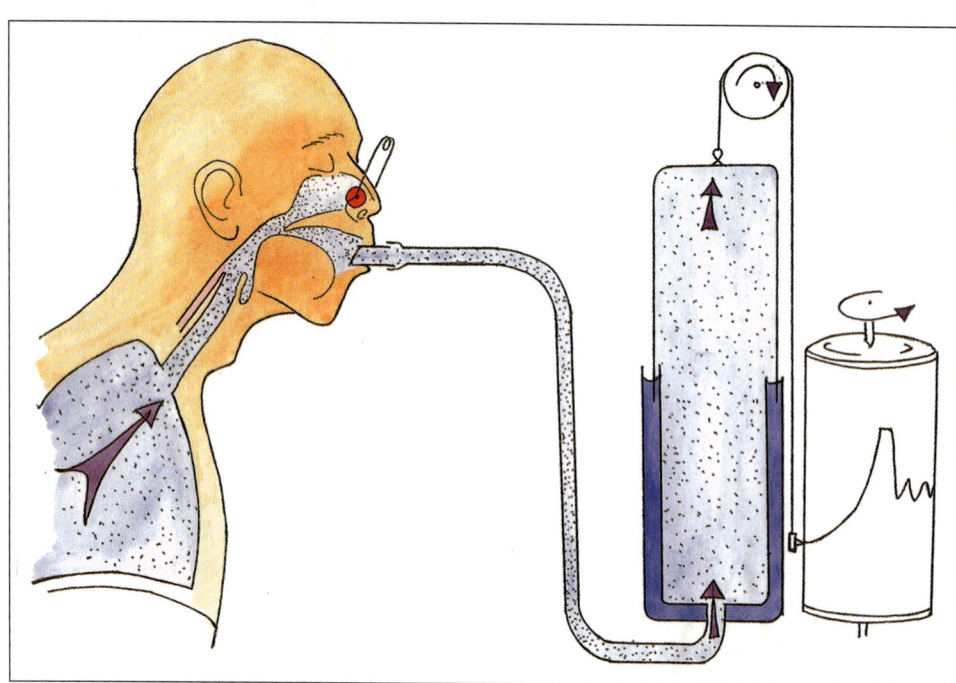

Abb. 2.13 Prinzip der Lungenfunktionsprüfung mittels Glockenspirometer.

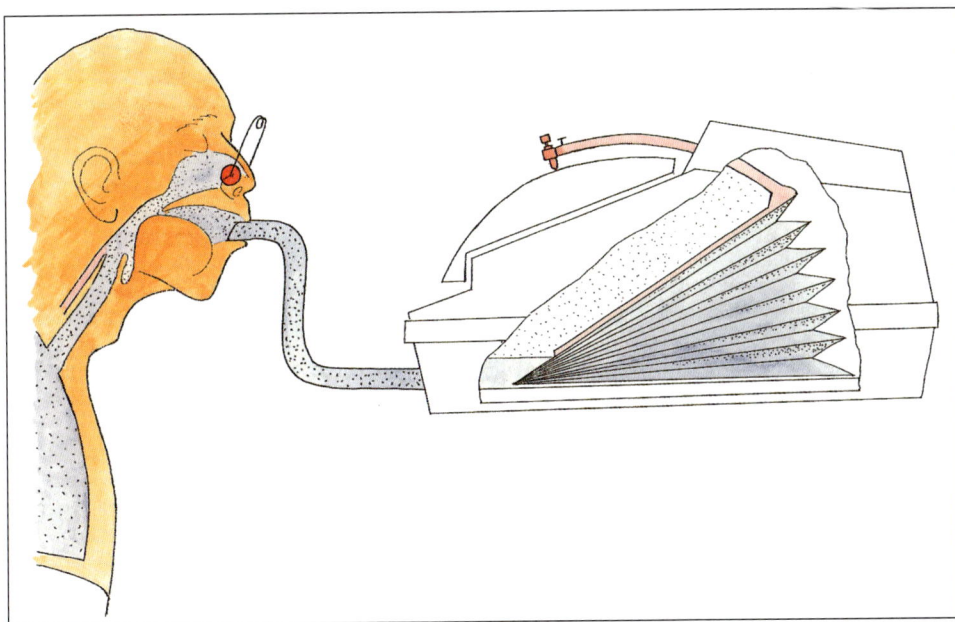

Abb. 2.14 Funktionsprinzip eines Keilbalgspirometers.

- vor thorakalen, abdominothorakalen oder sehr großen Abdominaleingriffen
- vor Herzoperationen
- bei Verdacht auf eine obstruktive oder restriktive Lungenerkrankung
- bei anatomischer Thorax- oder Brustwirbelsäulendeformierung
- bei ausgeprägter Adipositas
- bei Nikotinabusus
- bei hohem Lebensalter

Grundlagenwissen: Lungenfunktionsprüfung

Die Lungenfunktion wurde ursprünglich mithilfe der Spirometrie überprüft. Unter **Spirometrie** wird die Messung zeitunabhängiger (statischer) und zeitabhängiger (dynamischer) Lungenvolumina verstanden.

Während der Lungenfunktionsprüfung wird dem Patienten eine Nasenklemme aufgesetzt. Es ist auf eine ruhige Umgebung zu achten. Die Lungenfunktionsprüfung hat stets in gleicher Körperhaltung (stehend oder sitzend) zu erfolgen. Zumeist ist die Messung zweimal zu wiederholen. Es gilt der maximal ermittelte Wert.

Die ein- und ausgeatmeten Lungenvolumina können mit verschiedenen **Messgeräten** bestimmt werden.

Spirometer sind Geräte, die variierende Gasvolumina aufnehmen können. Je nach Konstruktion wird zwischen Glocken- oder Keilbalgspirometer unterschieden (Abb. 2.13 und Abb. 2.14). Die Glocken- bzw. Keilbalgbewegungen und damit die ausgeatmeten Volumina können über die Zeit registriert werden (Spirogramm). Beim Glockenspirometer ist die Glocke durch ein Gegengewicht austariert, sodass eine weitgehende Druckkonstanz besteht. Im meist verwendeten offenen Spirometersystem atmet der Patient Raumluft ein, die er in das Spirometer ausatmet (im geschlossenen System wird sowohl aus dem Spirometer eingeatmet als auch wieder über einen Kohlendioxidabsorber in das Spirometer zurückgeatmet; bei längerem Anschluss an das Spirometer muss kontinuierlich Sauerstoff zugeleitet werden, um den Sauerstoffverbrauch zu kompensieren und Volumenkonstanz zu garantieren).

Heute werden anstatt klassischer Spirometer meist **Pneumotachographen** verwendet, deren Messköpfe im Wesentlichen aus einem weitlumigen Rohr mit einem eingebauten kleinen Strömungswiderstand (in Form eines Siebes

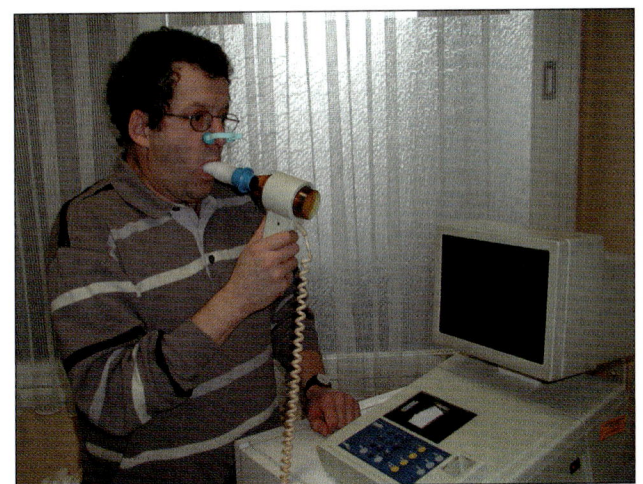

Abb. 2.15 Pneumotachograph »Custovit« (Fa. Customed, München) in der praktischen Anwendung.

oder zahlreicher parallel geschalteter Röhren) bestehen (Abb. 2.15). Strömt die Atemluft durch den Messkopf, bestehen vor und hinter dem Strömungswiderstand unterschiedliche Druckverhältnisse: Vor dem Strömungswiderstand baut sich ein sog. Staudruck auf. Hinter dem Strömungswiderstand ist der Druck niedriger. Diese Druckdifferenz kann mit zwei Druckaufnehmern gemessen werden. Die Druckdifferenz ist direkt proportional der Volumengeschwindigkeit, d. h. dem Gasvolumen, das pro Zeiteinheit den Querschnitt passiert. Aus einer Darstellung der Volumengeschwindigkeit über die Zeit (Pneumotachogramm) können die geförderten Volumina durch Integration ermittelt werden. In den meisten Pneumotachographen wird diese Integration bereits elektronisch durchgeführt, sodass neben dem Pneumotachogramm auch die Kurve der Atemvolumina über die Zeit (Spirogramm) direkt aufgezeichnet werden kann (»Spirometrie ohne Spirometer«).

Lungenvolumina und -kapazitäten

Zeitunabhängige, **statische Lungenvolumina** (Abb. 2.16) sind:

- **Atemzugvolumen (AZV):** Das spontane Atemzugvolumen (AZV), das nach dem englischen »tidal volume« auch als Tidalvolumen (TV) bezeichnet wird, beträgt in jedem Lebensalter ca. 7–8 ml/kg KG. Bei einem ca.

70 kg schweren Erwachsenen sind dies ca. 500 ml; bei einem Neugeborenen mit einem Gewicht von 3 kg ca. 20 ml. ⅓ (ca. 2,5 ml/kg KG) des Atemzugvolumens ist Totraumventilation, ⅔ des Atemzugvolumens nehmen an der alveolären Ventilation teil.

- **Inspiratorisches Reservevolumen (IRV):** Das Luftvolumen, das nach einer normalen Einatmung zusätzlich noch maximal eingeatmet werden kann, wird als inspiratorisches Reservevolumen bezeichnet. Beim Erwachsenen beträgt das inspiratorische Reservevolumen ca. 3 l.
- **Exspiratorisches Reservevolumen (ERV):** Unter dem exspiratorischen Reservevolumen wird das Luftvolumen verstanden, das nach einer normalen Ausatmung noch maximal ausgeatmet werden kann. Beim Erwachsenen beträgt das exspiratorische Reservevolumen ca. 1,2 l.
- **Residualvolumen (RV):** Als Residualvolumen wird das Luftvolumen bezeichnet, das nach einer maximalen Ausatmung noch in der Lunge verbleibt. Beim Erwachsenen beträgt das Residualvolumen ca. 1,3 l. Bei Vorliegen einer obstruktiven Lungenerkrankung ist das Residualvolumen erhöht. Das Residualvolumen wird dadurch bestimmt, dass die funktionelle Residualkapazität gemessen und von diesem Wert das exspiratorische Reservevolumen subtrahiert wird (RV = FRC – ERV).

Werden mehrere einzelne Lungenvolumina zusammengefasst, wird von einer Lungenkapazität gesprochen.

- **Funktionelle Residualkapazität (FRC):** Die funktionelle Residualkapazität entspricht der Summe aus exspiratorischem Reservevolumen und Residualvolumen. Beim Erwachsenen beträgt sie ca. 2,5 l. Für den Anästhesisten ist die funktionelle Residualkapazität eine besonders wichtige Größe. Sie übernimmt eine Art Pufferfunktion für die An- und Abflutung von Inhalationsanästhetika (s. auch Kap. 5.1.2, S. 90). Durch diese Pufferfunktion werden auch stärkere atemsynchrone Schwankungen des arteriellen Sauerstoff- und Kohlendioxidpartialdrucks verhindert. Die funktionelle Residualkapazität ist auch im Rahmen der Narkoseeinleitung bei der sog. Präoxygenierung (Kap. 7.1.1, S. 184) die entscheidende Lungengröße. Die funktionelle Residualkapazität ist bei chronisch obstruktiven Lungenerkrankungen erhöht, nach Lungenteilresektion vermindert. Sie kann nur

indirekt gemessen werden, z.B. mit der Heliumeinwaschmethode, der Stickstoffauswaschmethode oder der Ganzkörperplethysmographie.

- **Vitalkapazität (VC):** Die Vitalkapazität entspricht der Summe aus ex- und inspiratorischem Reservevolumen sowie Atemzugvolumen, d.h. dem Volumen, das nach einer langsamen maximalen Exspiration langsam maximal eingeatmet werden kann. Beim Erwachsenen beträgt die Vitalkapazität ca. 4,5 l. Sie ist vor allem größen- und geschlechtsabhängig. Eine Abnahme der Vitalkapazität auf weniger als 80% des normalen Wertes ist Zeichen einer restriktiven Störung (verminderte Dehnbarkeit des Lungegewebes). Um postoperativ einen effektiven Hustenstoß zu ermöglichen, sollte die Vitalkapazität mindestens noch dreimal so groß wie das Atemzugvolumen sein. Ist die Vitalkapazität präoperativ auf 50% der Norm erniedrigt, ist postoperativ häufig (> 30% der Fälle) eine Ateminsuffizienz zu erwarten.
- **Totalkapazität (TC):** Die Totalkapazität entspricht der Summe aus Vitalkapazität und Residualvolumen. Beim Erwachsenen beträgt sie ca. 6,0 l.

Wird bei der Messung von Lungenvolumina bestimmt, in welcher Zeit definierte Volumina geatmet werden können, so wird von zeitabhängigen, **dynamischen Lungenvolumina** gesprochen. Anhand dynamischer Lungenvolumina lassen sich wichtige Größen zur Beurteilung einer Atemwegsobstruktion bestimmen:

- **Atemminutenvolumen (AMV):** Das Atemminutenvolumen ergibt sich aus Atemzugvolumen (ca. 500 ml beim erwachsenen, 70 kg schweren Patienten) multipliziert mit der Atemfrequenz (12–16/Minute) und beträgt beim Erwachsenen 6–8 l/Minute.
- **Einsekundenkapazität (FEV_1):** Die Einsekundenkapazität ist das Gasvolumen, das beim Tiffeneau- oder Atemstoßtest (AST) nach einer maximalen Inspiration in der 1. Sekunde einer maximal forcierten Exspiration ausgeatmet werden kann (FEV_1 = forciertes exspiratorisches Volumen in der ersten Sekunde). Es ist erniedrigt bei einer Obstruktion (Einengung der Luftwege). Bei einer FEV_1 von 60–70% des Normwerts wird meist von einer leichten, bei einer FEV_1 von 40–60% des Normwerts von einer mittelschweren und bei einer FEV_1 von unter 40% des Normwerts von einer schweren Obstruktion gesprochen. Die Einsekundenkapazität beträgt beim Erwachsenen ca. 3–3,5 l.
  Die FEV_1 wird meist relativ, d.h. bezogen auf die Vitalkapazität, angegeben (FEV_1/VC). So ergibt sich z.B. bei einer absoluten FEV_1 von 3,4 l und einer Vitalkapazität von 4,5 l eine relative Einsekundenkapazität von 3,4 l/4,5 l = ca. 75%. Der FEV_1/VC-Wert ist bei einer Obstruktion erniedrigt. Bei einer Restriktion bleibt die relative Einsekundenkapazität weitgehend normal, da sowohl die FEV_1 als auch die Vitalkapazität erniedrigt sind.
- **Forcierte exspiratorische Vitalkapazität (FVC):** Die forcierte exspiratorische Vitalkapazität entspricht der möglichst schnell ausgeatmeten Vitalkapazität. Sie ist etwas kleiner als die zeitunabhängig gemessene Vitalkapazität. Das bei der Bestimmung der forcierten exspiratorischen Vitalkapazität in der 1. Sekunde ausgeatmete Volumen entspricht der FEV_1.
- **FEV_1%:** Als FEV_1% wird der Quotient FEV_1/FVC bezeichnet (zum Teil wird auch der Quotient FEV_1/VC als FEV_1% bezeichnet). Die forcierte exspiratorische Vitalkapazität kann sowohl mittels Spirometer als auch mittels Pneumotachograph aufgezeichnet werden. Bei einem Abfall der FEV_1% unter 70% liegt eine Obstruktion vor. Bei Registrierung der forcierten exspiratorischen Vitalkapazität mittels Pneumotachogramm wird die maximale Atemstromstärke über der Zeit aufgetragen (s.u.). Durch Setzen einer Zeitmarke nach 1 Sekunde und durch Integration kann aus dieser Kurve auch die FEV_1 ermittelt werden. Bei einer Obstruktion sind die FEV_1 sowie der maximale exspiratorische Fluss (MEF_{max}) erniedrigt.
- **Atemgrenzwert (AGW):** Das Atemzeitvolumen bei maximal forcierter, willkürlicher Hyperventilation wird als Atemgrenzwert (»maximal voluntary ventilation« = MVV) bezeichnet. Bei der Bestimmung des Atemgrenzwerts sollte mit einer Atemfrequenz von 40–60/Minute geatmet werden. Die Untersuchung wird höchstens für die Dauer von etwa 10–15 Sekunden durchgeführt, um die nachteiligen Auswirkungen einer massiven Hyperventilation zu vermeiden. Das ermittelte Ergebnis wird auf eine Minute extrapoliert. Der Sollwert hängt von Alter, Geschlecht sowie den Körpermaßen ab und liegt bei einem jungen Mann etwa zwischen 120 und 170 l/Minute. Der Patient muss während der Untersuchung verbal angetrie-

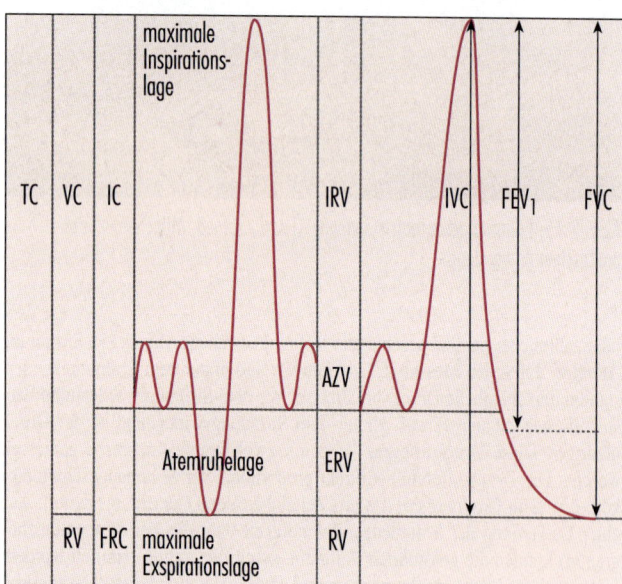

Abb. 2.16 Statische (zeitunabhängige) Lungenvolumina und Lungenkapazitäten (links) und dynamische (zeitabhängige) Lungenvolumina (rechts), AZV = Atemzugvolumen (ca. 500 ml), ERV = exspiratorisches Reservevolumen (ca. 1,2 l), FEV_1 = forciertes Exspirationsvolumen in 1 Sekunde (ca. 3–3,5 l), FRC = funktionelle Residualkapazität (ca. 2,5 l), FVC = forcierte Vitalkapazität, IC = inspiratorische Kapazität, IRV = inspiratorisches Reservevolumen (ca. 3 l), IVC = inspiratorische Vitalkapazität, RV = Residualvolumen (ca. 1,3 l), TC = Totalkapazität (ca. 6 l), VC = Vitalkapazität (ca. 4,5 l).

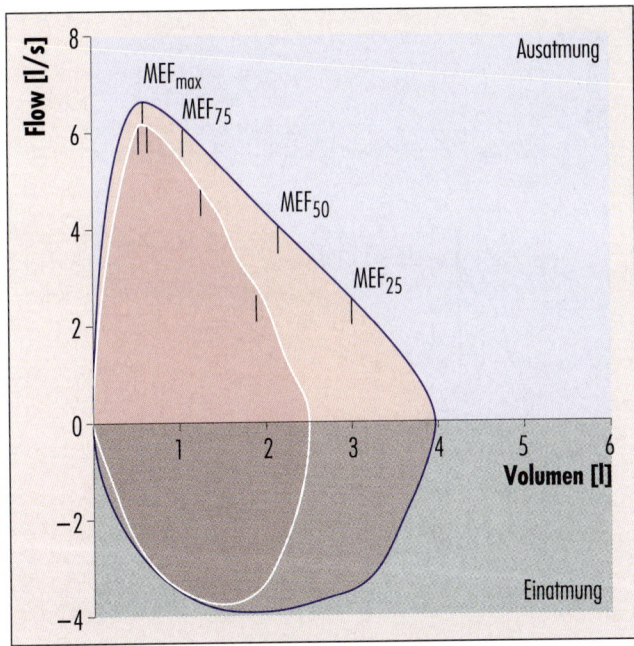

Abb. 2.17 Restriktive und obstruktive Störung der unteren Atemwege im Fluss-Volumen-Diagramm; **a**: restriktive Ventilationsstörung; blaue Linie = normaler Kurvebverlauf, weiße Linie = pathologischer Kurvenverlauf;

Abb. 2.17 b obstruktive Ventilationsstörung; blaue Linie = normaler Kurvenverlauf, weiße Linie = pathologischer Kurvenverlauf. MEF = maximaler exspiratorischer Fluss.

ben werden. Zu einer Abnahme des Atemgrenzwerts kommt es bei restriktiven und obstruktiven Funktionsstörungen. Zur näheren Differenzierung der Lungenfunktionsstörung ist die zusätzliche Bestimmung der Vitalkapazität und Einsekundenkapazität notwendig.

Fluss-Volumen-Diagramm

Wird mittels Pneumotachograph die maximale exspiratorische Atemstromstärke über dem ausgeatmeten Volumen registriert, ergibt sich die maximale exspiratorische Fluss-Volumen-Kurve (MEFV-Kurve, Abb. 2.17). Die MEFV-Kurve ist leicht und schnell zu bestimmen und enthält wertvolle Informationen. Häufig wird bei der Bestimmung des Fluss-Volumen-Diagramms auch die (wenig aussagekräftige) Inspiration mit gemessen. Die MEFV-Kurve wird in drei Abschnitte unterteilt:

- (initiale) anstrengungsabhängige Phase der Volumenbeschleunigung
- zweite (mittlere) Phase, die nur wenig anstrengungsabhängig ist, sondern von der strömungsregulierenden Funktion der Atemwege bestimmt wird
- anstrengungsabhängige (endexspiratorische) Phase

Es gibt noch keine internationale Übereinstimmung, wie die MEFV-Kurve am besten auszuwerten ist. Am gebräuchlichsten bei der **Auswertung** sind folgende Indizes:

- **PEF** (»**peak expiratory flow**«): Pneumotachographisch gemessener maximaler exspiratorischer Fluss, zum Teil wird auch von MEF_{max} gesprochen.
- $MEF_{25/50/75}$: Maximaler exspiratorischer Fluss bei 75%/50%/25% der forcierten exspiratorischen Vitalkapazität. Die Prozentzahlen zeigen an, wie viel der forcierten exspiratorischen Vitalkapazität (FVC) noch in den Lungen enthalten ist. Bei MEF_{75} sind also noch 75% der forcierten exspiratorischen Vitalkapazität in den Lungen bzw. erst 25% ausgeatmet. Teilweise wird statt der Abkürzung MEF auch FEF (forcierter exspiratorischer Fluss) verwendet.

Form und Größe einer Fluss-Volumen-Kurve sowie die daraus abgeleiteten Indizes hängen von Alter, Geschlecht, Form und Lage des Körpers und den Rauchgewohnheiten ab. Die für den Patienten zu erwartenden Sollwerte sind den entsprechenden Tabellen zu entnehmen bzw. werden von den Pneumota-

chographen zusammen mit dem Ist-Wert ausgedruckt. Die Pneumotachographen geben jeweils den Ist- sowie den Sollwert dieser Größen an.

Volumen-Zeit-Kurve

Wird bei Durchführung des FVC-Manövers das ausgeatmete Volumen über der Zeit aufgetragen, ergibt sich die exspiratorische Volumen-Zeit-Kurve, anhand derer ebenfalls MEF_{max}, MEF_{25}, MEF_{50}, MEF_{75} ermittelt werden können (Abb. 2.18). MEF_{max}, MEF_{75}, MEF_{50}, MEF_{25} sind durch Anlegen der Tangente an die exspiratorische Volumen-Zeit-Kurve ermittelbar. Aus der Geraden lässt sich der exspiratorische Flow in l/Sekunde ablesen.

Bronchospasmolyse-Test

Nachdem die Ausgangswerte für die Lungenfunktion ermittelt wurden, wird dem Patienten beim Bronchospasmolysetest per inhalationem ein Bronchospasmolytikum verabreicht, z.B. ein β_2-Sympathomimetikum (Fenoterol, z.B. Berotec) oder ein Anticholinergikum (Ipratropiumbromid, z.B. Atrovent). Zehn Minuten nach Gabe eines β_2-Sympathomimetikums bzw. 20 Minuten nach Gabe eines Anticholinergikums werden die Lungenfunktionsparameter erneut gemessen (Abb. 2.19). Von einer reversiblen Obstruktion wird gesprochen, wenn sich die FEV_1 um 15% und mehr verbessert (positiver Spasmolysetest).

Sonstige Parameter

Die **Verschlusskapazität** (»closing capacity« = CC) ist dasjenige noch in der Lunge befindliche Gasvolumen, bei dem es während langsamer Ausatmung zu einem ersten Verschluss der terminalen Luftwege kommt. Als **Verschlussvolumen** (»closing volume« = CV) wird dagegen dasjenige Volumen oberhalb des Residualvolumens (RV) bezeichnet, bei dem der Verschluss der terminalen Luftwege beginnt. Es gilt also:

$$CV = CC - RV$$

Kann in bestimmten Lungenbereichen während einer Exspiration nicht das üblicherweise abatembare Volumen ausgeatmet werden, liegt ein sog. **Air-(Gas-)Trapping** vor (»trap« = Falle), das Gas distal von verschlossenen Atemwegen kann also nicht entweichen. Während eines Asthmaanfalls kommt es zu einem deutlichen Air-Trapping. Durch den im Asthmaanfall hohen exspiratorischen intrathorakalen Druck werden die kleinen Luftwege stärker komprimiert,

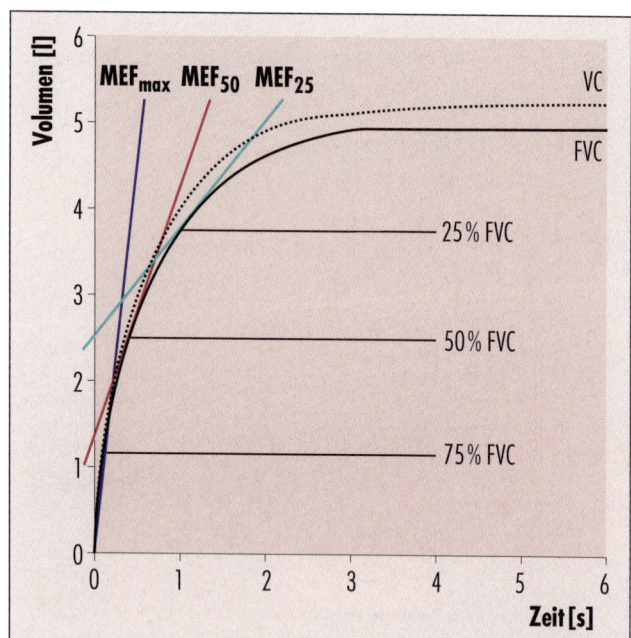

Abb. 2.18 Exspiratorische Volumen-Zeit-Kurve, anhand derer MEF$_{max}$, MEF$_{25}$, MEF$_{50}$, MEF$_{75}$ ermittelt werden können (s. auch Text). VC = Vitalkapazität, FVC = forcierte exspiratorische Vitalkapazität, MEF = maximaler exspiratorischer Fluss.

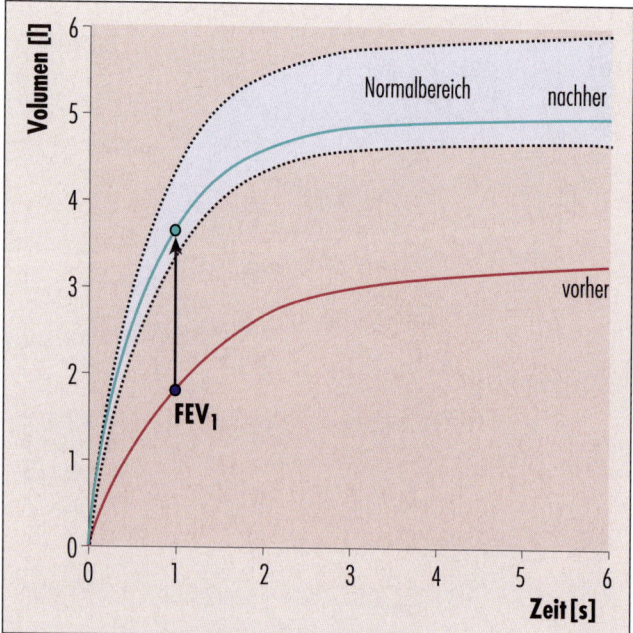

Abb. 2.19 Bronchospasmolysetest bei obstruktiver Lungenerkrankung; **a:** vollständige Reversibilität in der exspiratorischen Volumen-Zeit-Kurve, FEV$_1$ = Einsekunden-kapazität;

wodurch ein Air-Trapping distal der komprimierten Luftwege leicht möglich ist. Durch eine Exspiration gegen leichten Widerstand (z.B. gespitzte Lippen) versuchen die Patienten, das Air-Trapping zu minimieren. Wird gefesseltes Gas (»trapped gas«) vollständig resorbiert (was z.B. bei reiner Sauerstoffatmung leicht möglich ist), bilden sich Mikroatelektasen aus. Handelt es sich beim gefesselten Gas um Luft, werden nur die 21% Sauerstoff resorbiert, der verbleibende, nicht resorbierbare Stickstoff hält die Alveolen noch offen.

Bei der Bestimmung der forcierten Vitalkapazität (FVC) kommt es nach ca. vier Sekunden zu einer Plateaubildung in der exspiratorischen Volumen-Zeit-Kurve. Beim Air-Trapping fehlt dieses Plateau. Ganz langsam wird aus den verschlossenen Bereichen noch weiterhin etwas Gas abgegeben.

Einschätzung des perioperativen pulmonalen Risikos

In Tabelle 2.9 sind für verschiedene Lungenoperationen die präoperativen Minimalwerte von Einsekundenkapazität, forcierter exspiratorischer Vitalkapazität und Atemgrenzwert angegeben, bei deren Unterschreitung von einem deutlich erhöhten Risiko für eine postoperative Ateminsuffizienz ausgegangen werden kann. Auch ein p$_a$CO$_2$ über 45 mm Hg stellt einen deutlichen Risikofaktor dar.

Anhand einer präoperativen Lungenventilationsszintigraphie kann ermittelt werden, welchen Anteil der zu resezierende Lungenteil an der Gesamtlungenfunktion ausmacht. Damit kann die zu erwartende **postoperative FEV$_1$** ermittelt werden:

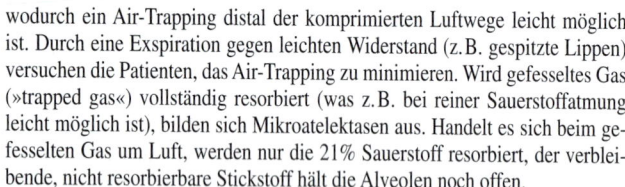

$$(FEV_1) \text{ postop} = \frac{(FEV_1) \text{ präop} \times \text{Aktivität über der verbleibenden Lunge}}{\text{Aktivität über beiden Lungenflügeln}}$$

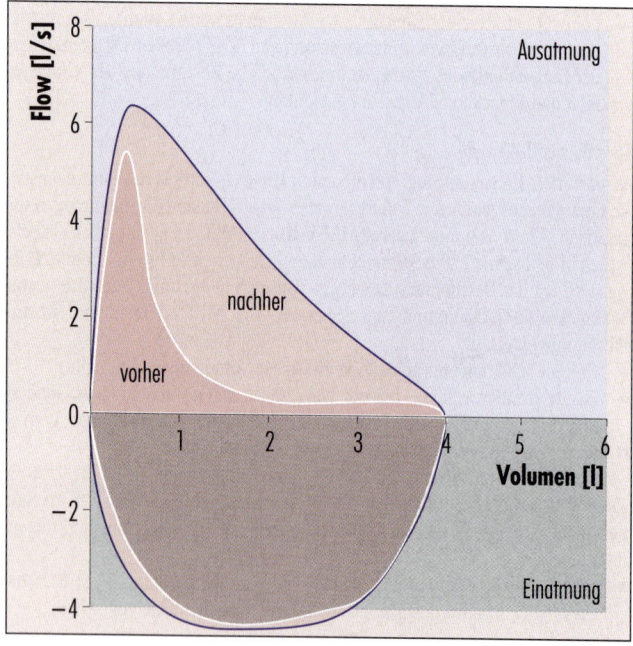

Abb. 2.19 b vollständige Reversibilität in der Fluss-Volumen-Kurve;

Normalerweise wird eine vorausgesagte postoperative FEV$_1$ von ca. 1 l bzw. ca. 30–40% des Normalwertes als Untergrenze für eine Lobektomie angegeben (Nakahara et al. 1988; Markos et al. 1989). Patienten, für die eine postoperative FEV$_1$ von unter 30% des Normalwertes errechnet wird, werden postoperativ zumeist beatmungspflichtig (Nakahara et al. 1988).

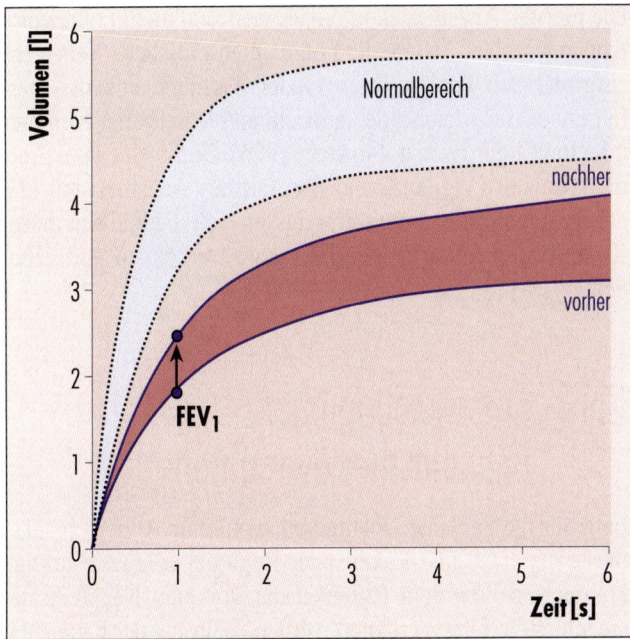

Abb. 2.19c partielle Reversibilität in der exspiratorischen Volumen-Zeit-Kurve, FEV$_1$ = Einsekundenkapazität;

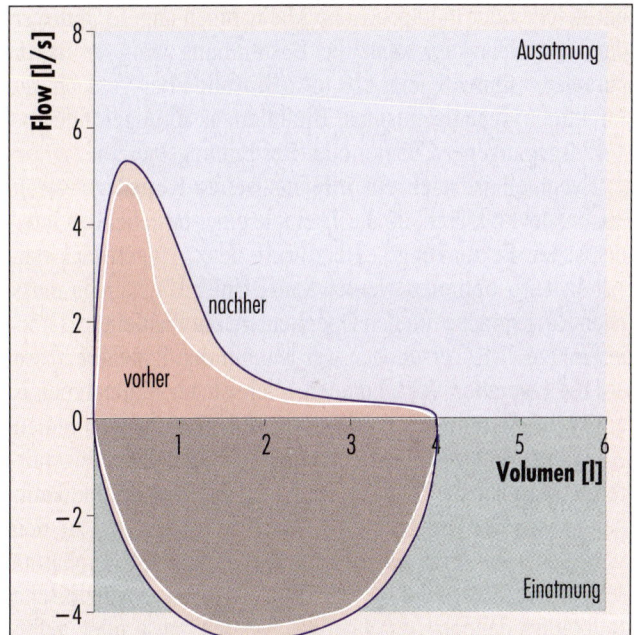

Abb. 2.19e fehlende Reversibilität in der Fluss-Volumen-Kurve.

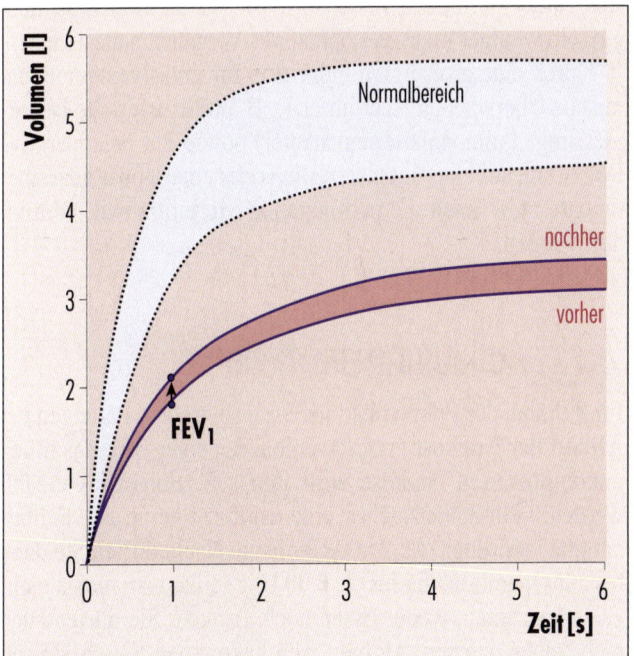

Abb. 2.19d fehlende Reversibilität in der exspiratorischen Volumen-Zeit-Kurve, FEV$_1$ = Einsekundenkapazität;

Arterielle Blutgasanalyse

Bei Verdacht auf eine stärkere Lungenfunktionsstörung kann es hilfreich sein, eine präoperative arterielle Blutgasanalyse (Kap. 20, S. 439) durchzuführen, um die »Ausgangswerte« für den Sauerstoff- und Kohlendioxidpartialdruck (p$_a$O$_2$, p$_a$CO$_2$) sowie den pH-Wert und die arterielle Sauerstoffsättigung (S$_a$O$_2$) zu bestimmen. Die während und nach der Operation gemessenen Blutgaswerte sollten stets in Relation zu diesen »Ausgangswerten« beurteilt werden.

Schwangerschaftstest

In Zukunft – zum Teil bereits heute (Tab. 2.2) – wird möglicherweise bei allen Frauen im gebärfähigen Alter routinemäßig ein präoperativer Schwangerschaftstest empfohlen werden.

Sonstige Untersuchungen

Sollten sich bei der präoperativen Visite Hinweise auf eine relevante Erkrankung ergeben, müssen ggf. noch weitere dia-

Tab. 2.9 Minimale präoperative Lungenfunktionswerte in Prozent des Normalwerts, bei deren Unterschreitung das perioperative pulmonale Risiko je nach Eingriff deutlich ansteigt (Putnam et al. 1990; Gass u. Olsen 1986; Conrad et al. 1995).

Lungenfunktionswert	Pneumektomie	Lobektomie	Segmentresektion
FEV$_1$	50–65%	50%	30–40%
FVC	50–65%	45%	30%
AGW	50–55%	40%	35%

gnostische oder therapeutische Maßnahmen angefordert werden. Beispielsweise kann die Bestimmung weiterer Laborparameter sinnvoll sein, z. B. des **Blutbilds** bei Verdacht auf Infektion, Hypersplenismus, Blutbildungsstörungen oder bei vorausgegangener Chemo- oder Bestrahlungstherapie.

Eventuell ist auch ein **internistisches Konsil** zu veranlassen, um zu klären, ob die Therapie einer bestehenden internistischen Erkrankung – Herzinsuffizienz, Hypertonus oder Ähnliches – optimiert werden kann. Unter Umständen muss, nach Rücksprache mit den Operateuren, ein Wahleingriff noch um einige Tage verschoben werden, um den Patienten besser auf die Operation vorzubereiten. Ziel solcher Maßnahmen ist eine Minimierung des perioperativen Risikos für den Patienten. Der Anästhesist muss den Operateur umgehend informieren, »wenn aus der Sicht seines Fachgebiets Kontraindikationen gegen den Eingriff oder seine Durchführung zu dem vorgesehenen Zeitpunkt erkennbar werden« (Vereinbarung 1996). Die Entscheidung, ob der Eingriff aus medizinischer Indikation dennoch durchgeführt werden muss oder aufgeschoben werden kann, obliegt dem Operateur. »Wenn sich dieser entgegen den Bedenken des Anästhesisten für den Eingriff entscheidet, so übernimmt er damit die ärztliche und rechtliche Verantwortung für die richtige Abwägung der indizierenden und der ihm vom Anästhesisten mitgeteilten kontraindizierenden Faktoren« (Vereinbarung 1996).

2.10 Abschätzung des Anästhesierisikos

Das durchschnittliche Risiko, an den Folgen einer Narkose zu versterben, liegt heute bei ca. 1:10 000. Bei Patienten ohne relevante Nebenerkrankungen, bei denen eine einfache elektive Operation durchgeführt wird, liegt dieses Risiko vermutlich sogar im Bereich von 1:50 000–1:100 000. Bei ambulant durchgeführten Anästhesien liegt die anästhesiebedingte Mortalität noch niedriger (ca. 1:500 000), da es sich hierbei zumeist um Patienten ohne relevante Nebenerkrankungen und relativ kleine operative Eingriffe handelt (Übersichten bei Derrington u. Smith 1987; Sigurdsson u. McAteer 1996).

> Verstirbt ein Patient während einer Operation, muss dies nicht zwangsläufig anästhesiebedingt sein. Es muss unterschieden werden zwischen einem Todesfall während der Anästhesie und einem Todesfall durch die Anästhesie.

Etwa 50–75% der anästhesiebedingten Todesfälle sind vermeidbar. Die häufigsten Ursachen vermeidbarer Fehler sind:

- unzureichende Beatmung
- unbemerkte Intubation in den Ösophagus
- versehentliche Extubation
- unbemerkte Diskonnektion am Narkosegerät
- pulmonale Aspiration
- Medikamentenüberdosierung

Die meisten Anästhesiekomplikationen sind nicht Folge eines Apparatefehlers, sondern Folge menschlichen Versagens aufgrund von Fehlern, mangelnder Aufmerksamkeit, Unerfahrenheit, unzureichender Aufsicht und fehlerhafter Kommunikation (Sigurdsson u. McAteer 1996). Durch eine hohe Aufmerksamkeit (Vigilanz) und Sorgfalt des Anästhesisten und ein entsprechendes Monitoring lassen sich die meisten dieser Komplikationen vermeiden bzw. sofort erkennen und beheben.

2.11 Entscheidung über das Anästhesieverfahren

Falls für die geplante Operation sowohl eine Allgemeinanästhesie als auch eine Lokal- oder Regionalanästhesie infrage kommen, sollten dem Patienten die Vor- und Nachteile der einzelnen Verfahren erläutert werden. Wünscht der Patient ein bestimmtes Verfahren, sollte dies, falls medizinisch vertretbar, berücksichtigt werden.

Liegt bei einem Patienten ein sehr hohes anästhesiologisches oder perioperatives Risiko vor, so ist dem Operateur ggf. ein weniger invasives operatives Vorgehen nahe zu legen.

Durch eine großzügige Indikation für invasive hämodynamische Überwachungsverfahren (z. B. blutig-arterielle Druckmessung, Pulmonalarterienkatheter) sowie die postoperative Betreuung auf einer Intensivstation oder einer »post-anaesthetic care unit« kann die perioperative Mortalität evtl. vermindert werden.

2.12 Aufklärung des Patienten

Im Rahmen der Prämedikationsvisite sollte dem Patienten der **Ablauf der Narkose** erklärt werden. Bei einer voraussichtlich unkomplizierten Narkose wird ihm z. B. Folgendes erzählt werden: »Für heute Nacht würde ich Ihnen gerne eine Schlaftablette verordnen. Ab 24.00 Uhr heute Nacht dürfen Sie dann bis zur Operation, die für ca. 8.00 Uhr geplant ist, nichts mehr zu sich nehmen, weder Essen noch Trinken. Sie dürfen auch nicht mehr rauchen. Morgen früh bekommen Sie ca. 45–60 Minuten vor Narkosebeginn von einer Pflegekraft noch eine Beruhigungstablette, die Sie bitte nur mit relativ wenig Wasser einnehmen sollten. Etwa 30 Minuten danach, wenn die Tablette also schon angefangen hat zu wirken, werden Sie in den Operationsbereich gefahren. Wichtig ist, dass Sie – falls vorhanden – Ihren Schmuck, Ihre Uhr sowie Ihre Zahnprothese und Brille in Ihrem Zimmer lassen. In einem Vorbereitungsraum werden Sie dann von der Narkoseschwester für die Narkose vorbereitet. Die Narkoseschwester wird den Blutdruck bei Ihnen messen und eine EKG-Ableitung zur Herzüberwachung anbringen. Außerdem muss am Handrücken eine Kanüle gelegt werden, woran eine Tropfinfusion angeschlossen wird. Vor dem Legen der Kanüle wird eine örtliche Betäubung vorgenommen, sodass es nicht schmerzhaft sein wird. Über diese Kanüle wird dann später auch das Schlafmittel gespritzt. Wenn Sie das Schlafmittel bekommen haben, schlafen Sie innerhalb von ca. 30 Sekunden tief ein. Wenn Sie aufwachen, wird die Operation bereits vorbei sein. Sie werden dann noch vorübergehend in einem sog. Aufwachraum einige Zeit überwacht werden. Sollten Sie im Aufwachraum ausnahmsweise Übelkeit oder, was wahrscheinlicher ist, zunehmend Schmerzen empfinden, sagen Sie es bitte der Sie betreuenden Schwester oder dem Arzt. Wir können Ihnen dann etwas gegen die Übelkeit oder die Schmerzen verabreichen. Sie brauchen keine unnötigen Schmerzen ertragen. Zumeist können die Patienten nach ca. 30–45 Minuten aus dem Aufwachraum wieder auf ihr Zimmer zurückgebracht werden.«

Falls der Patient postoperativ voraussichtlich nachbeatmet wird, auf die Intensivstation verlegt wird, einen Dauerkatheter, einen zentralen Venenkatheter oder Ähnliches erhalten muss, sollte er darüber informiert werden.

> Je dringlicher der Eingriff ist, desto weniger umfangreich braucht die Aufklärung zu sein. Im Notfall kann ggf. auf eine Aufklärung verzichtet werden. Je weniger dringlich der Eingriff ist (z.B. kosmetische Operation), desto ausführlicher hat die Aufklärung zu sein.

Bestehen für den Patienten (z.B. aufgrund seiner Nebenerkrankungen) spezielle Risiken (Kap. 40–64, S. 665), ist er darüber aufzuklären. Auch über verfahrenstypische Komplikationsmöglichkeiten (Kap. 17–22, S. 401) ist er aufzuklären (z.B. Nervenschäden bei Regionalanästhesieverfahren, Teil B, S. 290). Auch auf die allgemeinen, narkosetypischen Komplikationen (z.B. Zahnverletzung bei Intubationsnarkose) ist hinzuweisen (Kap. 7.1.2, S. 201). Spezielle Risiken, invasive Überwachungsmaßnahmen wie die Anlage eines zentralen Venenkatheters, einer blutig-arteriellen Druckmessung oder eines Pulmonalarterienkatheters oder die geplante Anlage eines Periduralkatheters sollten auf dem Aufklärungsbogen notiert werden, bevor ihn der Patient zur schriftlichen Einwilligung erhält. Möchte ein Patient nicht aufgeklärt werden, ist es ratsam, diesen Verzicht des Patienten zu dokumentieren (Ulsenheimer 1996). Weder die Einwilligung noch die Aufklärung bedürfen zu ihrer Wirksamkeit der Schriftform. Aus Beweissicherungsgründen ist jedoch dringend zu empfehlen, Einwilligung und Details der Aufklärung schriftlich zu fixieren.

Anzustreben ist, dass derjenige Arzt, der später auch den Patienten betreut, die Aufklärung durchführt. Die Aufklärung ist jedoch grundsätzlich delegierbar. Für den später tätig werdenden Arzt entfällt dann die (nochmalige) Aufklärungspflicht. Er hat jedoch die Verpflichtung, zu überprüfen, ob eine ordnungsgemäße Aufklärung stattgefunden hat (Ulsenhei-

mer 1996). Wird einem Arzt die Aufklärung eines Patienten übertragen, muss er das hierfür notwendige Wissen und einen entsprechenden Erfahrungsstand aufweisen. Ist dies nicht der Fall, liegt ein Delegationsfehler und ein Übernahmeverschulden vor. Die Delegation an das Pflegepersonal ist nicht möglich.

Bei **minderjährigen Patienten** ist (auch) mit den Eltern zu sprechen, die auch die Einwilligungserklärung unterschreiben müssen. Bei kleinen Routineeingriffen kann ein Elternteil alleine entscheiden. Bei großen Eingriffen müssen beide Elternteile einwilligen. Falls nur ein Elternteil persönlich zur Einwilligung anwesend sein kann, sollte aber eine Ermächtigung des anderen Elternteils vorliegen (Weißauer 1999). Verweigern die Eltern bei einem Kind die Einwilligung in einen lebensrettenden Eingriff (z.B. Zeugen Jehovas aus Angst vor einer notwendigen Bluttransfusion), kann eine richterliche Genehmigung eingeholt und das Kind gegen den Willen der Eltern operiert und narkotisiert werden.

Unter Umständen kann ein Minderjähriger in den geplanten Eingriff einwilligen. Ab welchem Alter ein Minderjähriger die dazu nötige Einsichtsfähigkeit hat, ist allerdings umstritten. Sicherlich liegt diese bei Minderjährigen unter 14 Jahren nicht vor (Weißauer 1999). Minderjährige kurz vor Vollendung des 18. Lebensjahr sind dagegen regelmäßig schon einwilligungsfähig. Ob bei 14- bis 18-Jährigen eine Einwilligungsfähigkeit vorliegt, hängt nicht nur von der Einsichtsfähigkeit des Minderjährigen ab, sondern auch von der Schwere und der Dringlichkeit des Eingriffs und dem Ausmaß der Risiken. Im Zweifelsfall ist es immer ratsam, die Einwilligung der Eltern bzw. des Sorgeberechtigten einzuholen (Ulsenheimer 1996).

Bei **entmündigten Patienten** muss die Einwilligung des Vormunds eingeholt werden.

Bei **nicht mehr einwilligungsfähigen Patienten** geht (entgegen weit verbreiteter Ansicht) die »Einwilligungskompetenz« nicht auf den nächsten Angehörigen (z.B. Ehepartner oder die erwachsenen Kinder) über (Ulsenheimer 1996; Weißauer 1999). Angehörige können einen Einwilligungsunfähigen nur dann vertreten, wenn sie gerichtlich bestellte Betreuer sind, durch eine Vollmacht des Patienten im Vorfeld dazu legitimiert wurden oder wenn es sich um die Eltern minderjähriger Kinder handelt. Entsprechend § 1896 ff. BGB muss für einen willensunfähigen Kranken vom Vormundschaftsgericht ein Betreuer bestellt werden. Dieser darf auch ohne die Genehmigung des Vormundschaftsgerichts (§ 1904 BGB) über die Einwilligung in den Eingriff entscheiden, sofern der Eingriff nicht mit einem hohen Risiko verbunden ist. Der Betreuer ist daher aufzuklären (Ulsenheimer 1996). Ist noch kein Betreuer bestellt, kann das Vormundschaftsgericht in unaufschiebbaren Fällen nach § 1846 BGB auch unmittelbar entscheiden, d.h. ggf. in die Operation einwilligen.

Nach § 1904 Abs. 2 BGB kann ein Erwachsener im Zustand voller Entscheidungsfreiheit einen oder mehrere nahe

Angehörige oder andere Vertrauenspersonen ermächtigen, ihn im Falle einer späteren Einwilligungsunfähigkeit im Bereich der medizinischen Versorgung zu vertreten (Weißauer 1999). Eine solche Vorsorgevollmacht kann z.B. nur für eine bevorstehende Behandlung oder aber für alle künftigen Erkrankungen und Verletzungen erteilt werden. Von Weißauer wurde ein Formblatt für eine solche Vorsorgevollmacht sowie eine Patienteninformation zu diesem Formblatt erarbeitet und publiziert (Weißauer 1999).

Bleibt aufgrund der Dringlichkeit nicht genügend Zeit, um die Einwilligung eines legitimierten Patientenvertreters einzuholen oder eine Entscheidung des Vormundschaftsgerichts herbeizuführen, darf und muss der Arzt selbst nach dem mutmaßlichen Willen des Patienten entscheiden.

Die Aufklärung hat zu einem **Zeitpunkt** zu erfolgen, zu dem der Patient noch volle Erkenntnis- und Entscheidungsfreiheit besitzt. Liegt ein Patient bereits auf dem Operationstisch oder steht er unter dem Einfluss von Medikamenten, ist dies nicht mehr der Fall (Ulsenheimer 1996). Für die Anästhesieaufklärung bei stationären Operationen genügt die Aufklärung am Vorabend der Operation (Ulsenheimer 1996). Bei ambulanten Operationen kann im Normalfall auch am Tag des Eingriffs aufgeklärt werden, der Patient muss allerdings noch ausreichend Gelegenheit haben, sich danach selbstständig für oder gegen den Eingriff zu entscheiden. Eine Aufklärung »zwischen Tür und Angel«, wenn der Patient sich also offensichtlich nicht mehr aus einem bereits in Gang gekommenen Geschehensablauf lösen kann, ist als nicht mehr rechtzeitig zu bezeichnen (Ulsenheimer 1996). Bei größeren ambulanten Eingriffen mit beträchtlichem Risiko ist es vom Bundesgerichtshof offen gelassen, ob hier genauso strenge Grundsätze wie für stationäre Operationen gelten (Ulsenheimer 1996).

Am Ende des Aufklärungsgespräches muss der Patient noch die »Einwilligungserklärung in die Narkose« in Ruhe durchlesen und unterschreiben.

2.13 Literatur

Adams RC, Lundy JS. Anesthesia in case of poor surgical risk. Some suggestions for decreasing the risk. Surg Gynecol Obstet 1942; 74: 1011–9.

Apfelbaum JL. Preoperative evaluation for day surgery. Acta Anaesthesiol Scand 1995; 39: 84–8.

Archer C, Levy AR, McGregor M. Value of routine preoperative chest x-rays: A meta-analysis. Can J Anaesth 1993; 40: 1022–7.

ASA (American Society of Anesthesiologists). New classification of physical status. Anesthesiology 1963; 24: 111.

Baron JF, Mundler O, Bertrand M, Vicaut E, Barré E, Godet G, Samama CM, Coriat P, Kieffer E, Viars P. Dipyridamole-thallium scintigraphie and graded radionuclide angiography to assess cardiac risk before abdominal aortic surgery. N Engl J Med 1994; 330: 663–9.

Bellhouse CP, Doré C. Criteria for estimating likelihood of difficulty of endotracheal intubation with Macintosh laryngoscope. Anaesth Intens Care 1988; 16: 329–37.

Bergler W, Maleck W, Baker-Schreyer A, Ungemach J, Petroianu G, Hormann K. Der Mallampati-Score. Vorhersage der schwierigen Intubation in der HNO-Laserchirurgie mittels Mallampati-Score. Anaesthesist 1997; 46: 437–40.

Böhm M. Echokardiographie. Gibt es einen Nutzen in der präoperativen Risikoabschätzung bei nichtkardialen operativen Eingriffen? Editorial. Anaesthesist 1998; 47: 901–2.

Boucher CA, Brewster DC, Darling RC, Okada RD, Strauss HW, Pohost GM. Determination of cardiac risk by dipyridamole-thallium imaging before peripheral vascular surgery. N Engl J Med 1985; 312: 389–94.

Callaghan LC, Edwards ND, Reilly CS. Utilisation of the pre-operative ECG. Anaesthesia 1995; 50: 488–90.

Conrad SA, Jayr C, Peper EA. Thoracic trauma, surgery, and perioperative management. In: George RB, Light RW, Matthay MA, Matthay RA (eds). Chest Medicine. 3rd ed. Baltimore: Williams & Wilkins 1995; 629–57.

Derrington MC, Smith G. A review of studies of anaesthetic risks, morbidity and mortality. Br J Anaesth 1987; 59: 815–33.

DGAI (Deutsche Gesellschaft für Anästhesiologie und Intensivmedizin). Entschließung zur anästhesiologischen Voruntersuchung der Deutschen Gesellschaft für Anästhesiologie und Intensivmedizin. Anaesthesiol Intensivmed 1982; 11: 446.

Dick W. Die Beurteilung der Narkosefähigkeit – Fazit der Sitzung am 27. April 1989 im Rahmen des Deutschen Anästhesie-Kongresses in Bremen. Anaesthesiol Intensivmed 1990; 31: 150–1.

Dick W. Präoperative Risikoabschätzung. Wieviel Diagnostik ist nötig? Frauenarzt 1996; 37: 234–7.

El-Ganzouri AR, McCarthy RJ, Tuman KJ, Tanck EN, Ivankovich AD. Preoperative airway assessment: Preoperative value of a multivariate risk index. Anesth Analg 1996; 1197–204.

Frerk CM, Till CBW, Bradley AJ. Difficult intubation: Thyromental distance and the atlanto-occipital gap. Anaesthesia 1996; 51: 738–40.

Gass GD, Olsen GN. Preoperative pulmonary function testing to predict postoperative morbidity and mortality. Chest 1986; 89: 127–35.

Hesse S, Seebauer A, Schwender D. Ambulante Anästhesie: Welche Voruntersuchungen sind notwendig? Anaesthesist 1999; 48: 108–15.

Hubbel FA, Greenfield S, Tyler JL, Chetty K, Wyle FA. The impact of routine admission chest x-ray films on patient care. N Engl J Med 1985; 312: 209–13.

Jacobsen J, Jensen E, Waldau T, Poulsen TD. Preoperative evaluation of intubation conditions in patients scheduled for elective surgery. Acta Anaesthesiol Scand 1996; 40: 421–4.

Kannel WB, Abbott RD. Incidence and prognosis of unrecognized myocardial infarctions. An update of the Framingham study. N Engl J Med 1984; 311: 1144–7.

Karkouti K, Rose DK, Ferris LE, Wigglesworth DF, Meisami-Fard T, Lee H. Inter-observer reliability of ten tests used for predicting difficult tracheal intubation. Can J Anaesth 1996; 43: 554–9.

Mallampati SR, Gatt SP, Gugino LD, Desai SP, Waraksa B, Freiberger D, Liu PL. A clinical sign to predict difficult tracheal intubation: A prospective study. Can Anaesth Soc J 1985; 32: 429–34.

Mangano DT. Perioperative cardiac morbidity. Anesthesiology 1990; 72: 153–84.

Mangano DT, London MJ, Tubau JF, Browner WS, Hollenberg M, Krupski W, Layug EL, Massie B. Dipyridamole thallium-201 scintigraphy as a preoperative screening test. Circulation 1991; 84: 493–502.

Markos J, Mullan BP, Hillman DR, Musk AW, Antico VF, Lovegrove FT, Carter MJ, Finucane KE. Preoperative assessment as a predictor of mortality and morbidity after lung resection. Am Rev Resp Dis 1989; 139: 902–10.

Marx GF, Mateo CV, Orkin LR. Computer analysis of postanesthetic deaths. Anesthesiology 1973; 39: 54–8.

Moorman JR, Hlatky MA, Eddy DM, Wagner GS. The yield of the routine admission electrocardiogram. A study in a general medical service. Ann Intern Med 1985; 103: 590–5.

Nakahara K, Ohno K, Hashimoto J, Miyoshi S, Maeda H, Matsumura A, Mizuta T, Akashi A, Nakagawa K. Prediction of postoperative respiratory failure in patients undergoing lung resection for lung cancer. Ann Thorac Surg 1988; 46: 549–52.

Narr BJ, Hansen TR, Warner MA. Preoperative laboratory screening in healthy Mayo patients: Cost-effective elimination of tests and unchanged outcome. Mayo Clin Proc 1991; 66: 155–9.

Poldermans D, Fioretti PM, Forster T, Thomson IR, Boersma E, El-Said ESM, du Bois NAJJ, Roelandt JRTC, van Urk H. Dobutamine stress echocardiography for assessment of perioperative cardiac risk in patients undergoing major vascular surgery. Circulation 1993; 87: 1506–12.

Putnam JB, Lammermeier DE, Colon R, McMurtrey J, Ali MK, Roth JA. Predicted pulmonary function and survival after pneumonectomy for primary lung cancer. Ann Thorac Surg 1990; 49: 909–15.

Randell T. Prediction of difficult intubation. Acta Anaesthesiol Scand 1996; 40: 1016–23.

Roewer N, Greim CA. Perioperativer Einsatz der transösophagealen Echokardiographie. Anasthesiol Intensivmed Notfallmed Schmerzther 1994; 29: 458–74.

Rolf N, van Aken H. Perioperatives Risiko und präoperative Untersuchungen aus anästhesiologischer Sicht. Dtsch Med Wochenschr 1996; 121: 453–7.

Samsoon GLT, Young JRB. Difficult tracheal intubation. A retrospective study. Anaesthesia 1987; 42: 487–90.

Savva D. Prediction of difficult tracheal intubation. Br J Anaesth 1994; 73: 149–53.

Sigurdsson GH, McAteer E. Morbidity and mortality associated with anaesthesia. Acta Anaesthesiol Scand 1996; 40: 1057–63.

Strom C, Kilger E, Scheidt W von, Peter K. Der Stellenwert der Echokardiographie in der präoperativen Diagnostik bei kardialen Risikopatienten vor nicht-herzchirurgischen Eingriffen. Anaesthesist 1998; 47: 903–11.

Tarnow J. Nutzen und Kosten präoperativer »Screening«-Untersuchungen aus anästhesiologischer Sicht. Anaesthesiol Intensivmed 1996; 37: 268–72.

Ulsenheimer K. Arzthaftungsrecht – die zivil- und strafrechtliche Verantwortung des Arztes. In: Raem HM, Schlieper P (Hrsg). Der Arzt als Manager. München: Urban & Schwarzenberg 1996; 371–412.

Vereinbarung über die Zusammenarbeit in der operativen Gynäkologie und in der Geburtshilfe der Deutschen Gesellschaft für Anästhesiologie und Intensivmedizin und des Berufsverbandes Deutscher Anästhesisten mit der Deutschen Gesellschaft für Gynäkologie und Geburtshilfe und dem Berufsverband der Frauenärzte. Anaesthesiol Intensivmed 1996; 37: 414–8.

Weißauer W. Vorsorgevollmacht und »Patiententestament«. Der nicht einwilligungsfähige Patient. Anaesthesiol Intensivmed 1999; 40: 209–13.

Wilson ME, John R. Problems with the Mallampati sign. Anaesthesia 1990; 45: 486–7.

Wissenschaftlicher Beirat der Bundesärztekammer und Paul-Ehrlich-Institut. Richtlinien zur Gewinnung von Blut und Blutbestandteilen und zur Anwendung von Blutprodukten (Hämotherapie). Neu bearbeitete Fassung 2000. Köln: Deutscher Ärzte-Verlag 2000.

Wolters U, Wolf T, Stützer H, Schröder T. ASA classification and perioperative variables as predictors of postoperative outcome. Br J Anaesth 1996; 77: 217–22.

Medikamentöse Prämedikation

3

3.1 Allgemeine Bemerkungen

Trotz des beruhigenden und aufklärenden Gesprächs während der präoperativen Visite (psychologische Prämedikation) ist es meist notwendig, dem Patienten angstmindernde und ggf. schmerzlindernde Medikamente unmittelbar präoperativ zu verordnen. Zusätzlich empfiehlt es sich, Erwachsenen eine Schlafmedikation für die präoperative Nacht anzubieten, weil sich dadurch die Schlafqualität signifikant verbessert und Tachykardie, Angstgefühle und Übelkeit am Morgen vor der Operation signifikant geringer ausgeprägt sind (Skubella et al. 1981).

3.2 Medikamente

Für die unmittelbar präoperative Medikation werden meist Medikamente aus folgenden Substanzgruppen angewandt:

- Benzodiazepine
- Barbiturate
- Neuroleptika
- Opioide
- Parasympathikolytika

3.2.1 Benzodiazepine

Benzodiazepine sind die im Rahmen der Prämedikation in Deutschland am häufigsten eingesetzten Medikamente (ca. 95% der Fälle, Tolksdorf et al. 1999). Sie wirken über spezifische Benzodiazepin-Rezeptoren (s. auch Kap. 5.2.3, S. 116). Benzodiazepine gehören zur Gruppe der Tranquilizer. Während Sedativa (z. B. Barbiturate) eher unspezifisch auf sämtliche Funktionen des zentralen Nervensystems wirken, dämpfen Tranquilizer lediglich überschießende emotionale Reaktionen und beeinträchtigen andere Funktionen kaum (z. B. Motorik, Reaktionsgeschwindigkeit, logische Gedächtnisleistungen).

Wirkungen

- anxiolytisch (angst- und spannungslösend)
- leicht sedierend
- antikonvulsiv (Erhöhung der zerebralen Krampfschwelle und damit Unterdrückung epileptischer Anfälle)

Einige Präparate (z. B. Midazolam) bewirken eine starke anterograde Amnesie.

Nebenwirkungen

- bei älteren Patienten u. U. Auftreten paradoxer Erregungszustände
- Erniedrigung des Muskeltonus, daher kontraindiziert bei vorbestehender Muskelschwäche wie z. B. Myasthenia gravis
- bei einigen Patienten übermäßige und/oder lang anhaltende Wirkung, evtl. auch Atemdepression

Die individuelle Empfindlichkeit auf Benzodiazepine (insbesondere Midazolam) kann stark variieren.

Substanzen, Darreichungsform und Dosierung

In Tabelle 3.1 sind die zur Prämedikation am häufigsten verwendeten Benzodiazepine und deren Dosierungen beim Erwachsenen aufgelistet.

Tab. 3.1 Die am häufigsten zur Prämedikation verwendeten Benzodiazepine und ihre Dosierung beim Erwachsenen.

Präparat	Beispiel	Darreichungsform	Dosierungsempfehlung
Midazolam*	Dormicum	Tabletten: 7,5 mg	7,5(–15) mg p.o.
		Ampullen: 5 mg/1 ml	(5–15 mg i.m.)
Flunitrazepam	Rohypnol	Tabletten: 1 mg	1–2 mg p.o.
		Ampullen: 2 mg/1 ml	(1–2 mg i.m.)
Oxazepam	Adumbran	Tabletten: 10 mg	10–20 mg p.o.
Diazepam	Valium	Tabletten: 2,5/5/10 mg	5–10 mg p.o.
	Diazepam-Lipuro	Ampullen: 10 mg/2 ml	5–10 mg i.m.
Bromazepam	Lexotanil	Tabletten: 6 mg	(3–)6(–12) mg p.o.
Lormetazepam	Noctamid	Tabletten: 0,5/1/2 mg	0,5–1–2 mg p.o.
Dikaliumclorazepat	Tranxilium	Tabletten: 50 mg	10–20 mg p.o.
		Kapseln: 5/10/20 mg	

* Midazolam (in Ampullenform) wird auch bei der Prämedikation von Kindern eingesetzt. Dosierungsempfehlung: 0,5 mg/kg KG rektal oder p.o. (s. auch Kap. 64.4.1, S. 866)

Klinische Anwendung

Benzodiazepine zeichnen sich durch eine große therapeutische Breite aus. Sie eignen sich oral als Schlafmedikation für die präoperative Nacht (z.B. Flunitrazepam, Oxazepam, Diazepam, Bromazepam, Lormetazepam, Dikaliumclorazepat) und als eigentliche Prämedikationsmedikamente (z.B. Midazolam, Flunitrazepam, Dikaliumclorazepat, Diazepam). In Deutschland wird für die Prämedikation in ca. 75% der Fälle Midazolam, in ca. 12% Dikaliumclorazepat und in 6,5% bzw. 2,9% der Fälle Diazepam bzw. Flunitrazepam verwendet (Tolksdorf et al. 1999).

Die intramuskuläre Injektion der meisten Benzodiazepine ist sehr schmerzhaft – durch einen relativ geringen Injektionsschmerz zeichnen sich jedoch z.B. Midazolam (aufgrund seiner Wasserlöslichkeit) oder Diazepam-Lipuro aus. Intramuskuläre Injektionen haben im Rahmen der Prämedikation jedoch zugunsten der patientenfreundlichen oralen Applikation weitgehend an Bedeutung verloren.

3.2.2 Barbiturate

Alle Barbiturate stellen Derivate der Barbitursäure dar (s. auch Kap. 5.2.3, S. 113). Sie gehören in die Gruppe der Sedativa, denen eine eher unspezifische Dämpfung sämtlicher ZNS-Funktionen eigen ist. Barbiturate haben bei der für eine Prämedikation üblichen Dosierung nur eine geringe atem- und kreislaufdepressive Wirkung. Übelkeit und Brechreiz sind nach oraler Gabe selten.

Wirkungen

- je nach Dosierung Sedierung, Schlaf oder Bewusstlosigkeit
- antikonvulsiv

Nebenwirkungen

- Enzyminduktion in der Leber bei chronischer Anwendung, wodurch Barbiturate und andere Medikamente beschleunigt abgebaut werden, sodass immer höhere Dosen zur Erzielung der gleichen Wirkung benötigt werden (bei der einmaligen Gabe im Rahmen der Prämedikation spielt die Enzyminduktion jedoch keine Rolle)
- vor allem bei älteren Patienten u.U. paradoxe Reaktionen
- Atemdepression bei höheren Dosierungen

Substanzen, Darreichungsform und Dosierung

- Phenobarbital (z.B. Luminal)
  - Darreichungsform: Tabletten à 100 mg
  - Dosierung: 100–200 mg p.o. beim Erwachsenen

Klinische Anwendung

Barbiturate eignen sich vor allem als Schlafmedikation für die präoperative Nacht. Sie wurden im Rahmen der Prämedikation inzwischen aber weitgehend durch Benzodiazepine verdrängt.

3.2.3 Neuroleptika

Neuroleptika (s. auch Kap. 5.2.3, S. 125) sind zentral wirksame Dopamin-Antagonisten. Sie werden primär zur Therapie psychiatrischer Erkrankungen (z.B. Schizophrenie) eingesetzt, häufiger aber auch bei einer manchmal noch durchgeführten intramuskulären Prämedikation.

Wirkungen

- Sedierung, Gleichgültigkeit, Antriebsminderung
- antiemetisch
- antihistaminerg

Nebenwirkungen

- extrapyramidale Bewegungsstörungen (als Folge einer Blockade der zentralen Dopamin-Rezeptoren)
- Neigung zu orthostatischer Hypotonie
- Erniedrigung der zerebralen Krampfschwelle und damit Begünstigung epileptischer Anfälle

> Kein Neuroleptikum bei Epileptikern!

Substanzen, Darreichungsform und Dosierung

- Promethazin (z.B. Atosil): Am häufigsten benutztes Neuroleptikum zur intramuskulären Prämedikation
  - Darreichungsform: Ampullen à 50 mg/2 ml; Tabletten à 25 mg; Sirup 1 mg/1 ml; Tropfen 20 mg/1 ml
  - Dosierung: 1 mg/kg KG i.m, maximal 50 mg i.m.
- Droperidol (z.B. Dehydrobenzperidol, »DHBP«; Kap. 5.2.3, S. 125)
  - Darreichungsform: Ampullen à 2 und 10 ml; 1 ml = 2,5 mg
  - Dosierung: 2,5–5,0 mg i.m.

Droperidol ist in Thalamonal (zusammen mit Fentanyl) enthalten (0,05 mg Fentanyl und 2,5 mg Droperidol in 1 ml). Dieses Präparat sollte jedoch nicht mehr verabreicht werden (s. auch Kap. 5.2.3, S. 126). Inzwischen wird es in Deutschland nur noch in weniger als 1% der Prämedikationen eingesetzt (Tolksdorf et al. 1999).

Klinische Anwendung

Ein Neuroleptikum wird selten allein, sondern zumeist in Kombination mit einem Opioid und einem Parasympathikolytikum im Rahmen der (allerdings nur noch selten angewandten) intramuskulären Prämedikation eingesetzt. Bei Verabreichung eines Opioids im Rahmen einer intramuskulären Prämedikation sollte es mit einem Neuroleptikum kombiniert werden, da die antiemetische Wirkung der Neuroleptika die emetische Wirkung der Opioide abschwächen kann.

3.2.4 Opioide

Die im Opium enthaltenen Analgetika (mit Alkaloid-Struktur) werden als Opiate bezeichnet. Wichtigster Vertreter ist das Morphin. Synthetisch hergestellte, morphinartig wirkende Analgetika sowie die natürlich vorkommenden Opiate werden unter dem Oberbegriff »Opioide« zusammengefasst (s. auch Kap. 5.2.4, S. 127).

Wirkungen (bei akuter Anwendung)

- starke Analgesie
- Sedierung

Nebenwirkungen (bei akuter Anwendung)

- Atemdepression (!)
- Übelkeit und Brechreiz (emetische Wirkung)
- Miosis (»stecknadelkopfgroße« Pupillen)
- Euphorie
- Obstipation
- Neigung zu orthostatischer Hypotonie, insbesondere bei Patienten mit einem intravasalen Flüssigkeitsmangel
- Juckreiz, insbesondere an der Nase
- Bradykardie (durch Stimulation der zentralen Vaguskerne in der Medulla oblongata)

Substanzen, Darreichungsform und Dosierung

- Pethidin (z.B. Dolantin)
  - Darreichungsform: Ampullen à 50 mg/1 ml, 100 mg/ 2 ml; Tropfen zu 50 mg/1 ml
  - Dosierung: 0,5–1 mg/kg KG i.m., maximal 75 mg i.m. beim Erwachsenen
- Piritramid (z.B. Dipidolor)
  - Darreichungsform: Ampullen à 15 mg/2 ml
  - Dosierung: 0,1–0,2 mg/kg KG i.m. = 7,5–15 mg i.m. beim Erwachsenen

- Morphin (z.B. MSI)
  - Darreichungsform: Ampullen à 10 mg/1 ml, 20 mg/1 ml, 100 mg/5 ml, 200 mg/10 ml
  - Dosierung: 0,1 mg/kg KG i.m. = 5–10 mg i.m. beim Erwachsenen

Klinische Anwendung

Die früher übliche routinemäßige i.m. Gabe eines Opioids im Rahmen der Prämedikation hat historische Ursachen. Zur Zeit der Äthernarkosen wurde durch eine tiefe Prämedikation versucht, die für die Äthernarkose typische langsame Narkoseeinleitung (Übergang in das sog. Toleranzstadium, Kap. 5.1.3, S. 107) zu beschleunigen. Es sollte hierdurch auch Äther eingespart werden. Im Zeitalter moderner Anästhetika und der zumeist intravenösen Narkoseeinleitung erfolgt die Einleitung der Narkose aber ohnehin sehr schnell.

Soll durch Gabe eines Opioids die Dosierung anderer Anästhetika vermindert werden, bietet sich die intravenöse Opioid-Gabe unmittelbar vor der Narkoseeinleitung an.

Eine eindeutige Indikation für ein Analgetikum im Rahmen der Prämedikation besteht inzwischen nur noch, wenn der Patient bereits präoperativ Schmerzen hat (Kanto et al. 1996). In Deutschland wird hierzu in ca. 50% der Fälle Piritramid und in ca. 30% der Fälle Pethidin verwendet (Tolksdorf et al. 1999). Auch wenn bereits vor Narkoseeinleitung schmerzhafte Manipulationen (z.B. Platzierung eines Pulmonalarterienkatheters oder blutig-arterielle Druckmessung) vorgenommen werden sollen, kann ein Opioid im Rahmen der Prämedikation verabreicht werden. Besser scheint auch hier die intravenöse Opioid-Gabe kurz vor Durchführung solcher Manipulationen.

Falls Opioide im Rahmen der Prämedikation verabreicht werden, werden sie zumeist mit einem Neuroleptikum und einem Parasympathikolytikum kombiniert (s.u.).

3.2.5 α_2-Agonisten

In den letzten Jahren wird zunehmend der perioperative Einsatz von Clonidin empfohlen. Clonidin (s. auch Kap. 23.1, S. 482) ist ein α_2-Agonist, der den Sympathikotonus senkt. Bereits präoperativ verabreichtes Clonidin wirkt sedierend, hemmt außerdem die Speichelproduktion und dämpft über seine sympathikolytische Wirkung den Anstieg von Blutdruck und Herzfrequenz während der Narkoseeinleitung (vor allem während der endotrachealen Intubation) und bei besonders schmerzhaften operativen Manipulationen. Außerdem verringert es den Bedarf an Anästhetika. In zahlreichen Studien wurde der erfolgreiche Einsatz von Clonidin zum Zwecke der Prämedikation beschrieben. Die routinemäßige klinische Anwendung von Clonidin im Rahmen der Prämedikation hat sich allerdings noch nicht durchgesetzt.

3.2.6 Parasympathikolytika

Im Rahmen der früher üblichen intramuskulären Prämedikation wurde stets auch ein Parasympathikolytikum, vor allem Atropin, verabreicht. Auch heute wird noch öfters (aus Gewohnheit?) ein Parasympathikolytikum (meist in Kombination mit einem Neuroleptikum und einem Opioid) gegeben. Die routinemäßige Atropin-Gabe ist jedoch als Relikt aus der Zeit der Äthernarkose zu betrachten.

Grundlagenwissen: Vegetatives Nervensystem

Das Nervensystem wird unterteilt in das somatische (willkürliche) und das vegetative (autonome oder unwillkürliche) Nervensystem. Das vegetative Nervensystem kann seinerseits in das parasympathische und das sympathische Nervensystem unterteilt werden. Es versorgt Herz, Blutgefäße, Drüsen, Eingeweide sowie glatte Muskelzellen. Während der Sympathikus den Körper an eine Kampf- oder Fluchtsituation (»fight or flight«) anpasst, vermittelt der Parasympathikus eine gegenteilige, eine Art »Frieden-Feierabend-Filzpantoffeln«-Einstellung (Tab. 3.2).

Aufbau

Während die Efferenzen des somatischen Nervensystems aus nur einem Neuron (Aα-Motoneuron) bestehen, umfassen Efferenzen des autonomen Nervensystems stets zwei Neurone (Abb. 3.1).

Bei sympathischen Efferenzen liegen die Umschaltstellen von den 1. (präganglionären) auf die 2. (postganglionären) Neurone rückenmarknah in den Grenzstrangganglien (paravertebrale Ganglien) oder den prävertebralen Ganglien (z. B. dem Ganglion coeliacum).

Die Umschaltstellen der parasympathischen präganglionären Nervenfasern auf die postganglionären Neurone befinden sich dagegen rückenmarkfern in der Nähe der Erfolgsorgane oder in diesen selbst (z. B. in den intramuralen Ganglien des Magen-Darm-Trakts).

Neurotransmitter

Die Fasern des somatischen Nervensystems setzen als Transmitter Acetylcholin (ACh) frei. Im sympathischen Nervensystem wird von den präganglionären Fasern Acetylcholin und von den postganglionären Fasern Noradrenalin freigesetzt (auch vom Nebennierenmark werden Noradrenalin und Adrenalin – im Verhältnis 1 : 4 – als Neurotransmitter freigesetzt). Funktionell gesehen stellt das Nebennierenmark ein sympathisches Ganglion dar.

Im parasympathischen Nervensystem wird sowohl von präganglionären als auch von postganglionären Neuronen Acetylcholin als Neurotransmitter freigesetzt. Wird als Neurotransmitter Acetylcholin freigesetzt, wird von cholinergen Neuronen (oder cholinerger Neurotransmission) gesprochen, wird dagegen Noradrenalin freigesetzt, wird von adrenergen Fasern (oder adrenerger Neurotransmission) gesprochen.

Es gibt von diesem Schema jedoch eine Ausnahme: Von den postganglionären sympathischen Fasern, die die Schweißdrüsen versorgen, wird als Transmitter nicht Noradrenalin, sondern Acetylcholin freigesetzt. Dies ist bei bestimmten Intoxikationen (z. B. mit Organophosphaten wie E 605).

Ursprungs- und Versorgungsgebiete

Der Sympathikus entspringt den Rückenmarksegmenten C8–L2 (Abb. 3.2). Ober- oder unterhalb davon existieren keine sympathischen Ursprungsfasern. Die Ursprünge der präganglionären parasympathischen Fasern liegen in bestimmten Hirnabschnitten sowie im Sakralmark (Abb. 3.3).

Die meisten inneren Organe werden sowohl vom Sympathikus als auch vom Parasympathikus innerviert. Einige wenige innere Organe werden jedoch nur vom Parasympathikus oder nur vom Sympathikus nerval versorgt. So werden z. B. die Tränendrüsen ausschließlich vom Parasympathikus und die Schweißdrüsen (und die Mm. erectores pilorum) sowie die meisten Arteriolen nur vom Sympathikus innerviert.

Tab. 3.2 Auswirkungen einer Sympathikus- bzw. Parasympathikusstimulierung.

Erfolgsorgan	Stimulierung	
	Sympathikus	Parasympathikus
Sinusknoten	Tachykardie	Bradykardie
AV-Knoten	schnelle Überleitung	langsame Überleitung
Bronchialmuskulatur	Relaxierung	Kontraktion
Magen-Darm-Trakt		
▪ Motilität	vermindert	vermehrt
▪ Sekretion	vermindert	vermehrt
Blase	Relaxierung	Kontraktion
Schweißdrüsen	Sekretionssteigerung	–
sonstige Drüsen	Sekretionshemmung	Sekretionssteigerung
Auge	Mydriasis	Miosis

– = kein Effekt

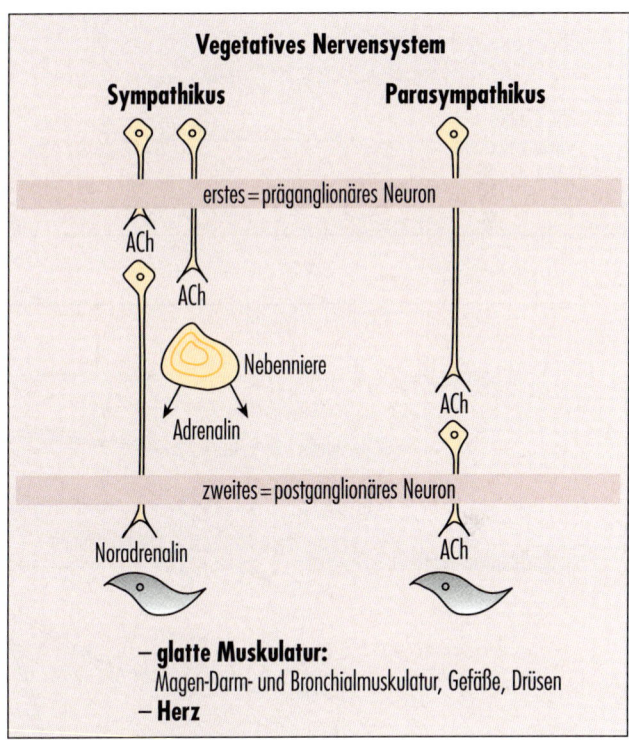

Abb. 3.1 Vegetatives Nervensystem.

Die kranialen Parasympathikusanteile verlaufen zusammen mit den Hirnnerven III, VII, IX und X:

- Die parasympathischen Fasern des N. oculomotorius führen zu einer Pupillenverengung.
- Die parasympathischen Fasern des N. facialis (N. VII) innervieren Drüsen des Nasen-Rachen-Raums, Tränendrüsen und die Glandula submandibularis (über die Chorda tympani).
- Die parasympathischen Fasern des N. glossopharyngeus (N. IX) innervieren die Glandula parotis.
- Der N. vagus (N. X) versorgt vor allem Herz, Lunge sowie den Gastrointestinaltrakt bis zur Flexura coli sinistra. Ungefähr 75 % aller parasympathischen Fasern verlaufen über den N. vagus.

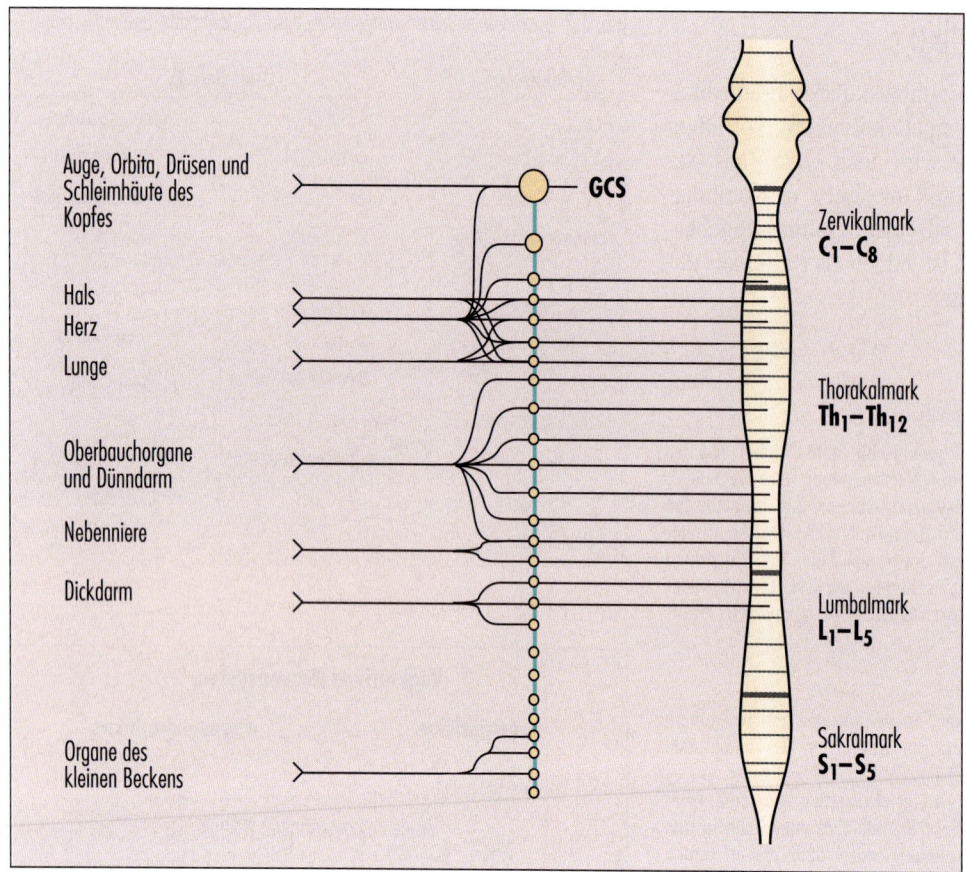

Abb. 3.2 Ursprungsgebiete des Sympathikus im Rückenmark, Grenzstrang sowie sympathisch innervierte Organe. GCS = Ganglion cervicale superius.

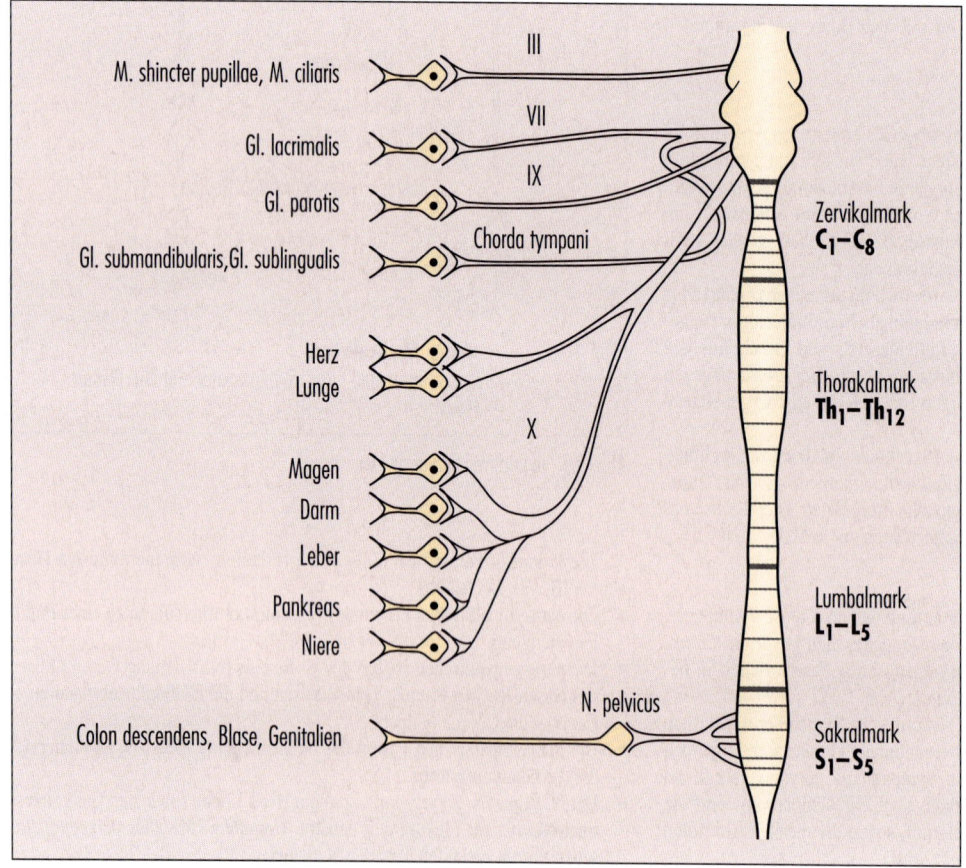

Abb. 3.3 Ursprungs- und Versorgungsgebiete des Parasympathikus. Gl = Glandula, III = N. oculomotorius, VII = N. facialis, IX = N. glossopharyngeus, X = N. vagus.

Der sakrale Parasympathikus entspringt den Segmenten S2–S4. Die Fasern innervieren vor allem die Beckenorgane (Colon descendens, Colon sigmoideum, Rektum, Blase und äußeres Genitale). Die Blockade dieser Fasern (z.B. im Rahmen einer Spinal- oder Periduralanästhesie) kann z.B. zum Harnverhalt führen.

Acetylcholin als Neurotransmitter

Mit Ausnahme des 2. sympathischen Neurons – das mit Noradrenalin als Neurotransmitter arbeitet – wird von allen anderen peripheren Neuronen des zentralen Nervensystems Acetylcholin als Transmitter freigesetzt (cholinerge Neurotransmission).

Acetylcholin wird in der präsynaptischen Nervenendigung in Form von synaptischen Vesikeln gespeichert und bei Reizung abgegeben. Es hat am Rezeptor nur eine sehr kurze Wirkung. Sehr schnell, innerhalb von ca. 15 Millisekunden oder weniger, wird es durch die sog. echte Cholinesterase, die sich im Bereich der Synapsen befindet, wieder in Cholin und Acetat gespalten (s. auch Kap. 5.3.2, S. 143). Cholin wird erneut in die cholinergen Nervenendigungen aufgenommen und zur Neusynthese von Acetylcholin verwendet. Die echte Cholinesterase ist eines der wirkungsvollsten Enzyme des Körpers. Ein einziges Molekül hydrolysiert pro Minute ca. 300 000 Moleküle Acetylcholin. Die im Blut vorhandene sog. Plasmacholinesterase (Pseudocholinesterase) scheint beim Abbau des Acetylcholins keine Rolle zu spielen (s. auch Kap. 5.3.5, S. 165).

Cholinerge Rezeptoren (Acetylcholin-Rezeptoren) können in nikotinartige und muscarinartige cholinerge Rezeptoren unterteilt werden. Diese Einteilung ist alt und geht darauf zurück, dass Nikotin, ein Alkaloid aus den Blättern der Tabakpflanze, und Muscarin, das aus verschiedenen Pilzen (z.B. Fliegenpilz) gewonnen wird, unterschiedliche acetylcholinvermittelte Wirkungen verursachen.

- Die **nikotinartigen (N-)Acetylcholin-Rezeptoren** können heute weiter in N_1- und N_2-Rezeptoren subklassifiziert werden. Die N_1-Rezeptoren sind sowohl im sympathischen als auch im parasympathischen Nervensystem bei der Umschaltung vom 1. auf das 2. Neuron lokalisiert. Die N_2-Rezeptoren befinden sich an den Schaltstellen der somatischen $A\alpha$-Motoneurone auf die quer gestreiften Muskelfasern, den sog. neuromuskulären Endplatten (s. auch Kap. 5.3.2, S. 143). Muskelrelaxanzien (Kap. 5.3, S. 142) wirken also über diese N_2-Rezeptoren.
- Die **muscarinartigen Acetylcholin-Rezeptoren** sind nur postganglionär im parasympathischen Nervensystem zu finden. Die Muscarin-Rezeptoren werden weiter in M_1-, M_2- und M_3-Rezeptoren subklassifiziert.

Cholinergika

Cholinergika (s. auch Kap. 72.3, S. 1027) sind Medikamente, die acetylcholinartige Wirkungen vermitteln. Sie werden unterteilt in direkt und indirekt wirkende Cholinergika.

Direkt wirkende Cholinergika sind Substanzen, die wie Acetylcholin am Acetylcholin-Rezeptor wirken. Sie verhalten sich dort als Agonisten, ähnlich wie Opioide am Opioidrezeptor. Sie können im Prinzip über nikotinartige oder muscarinartige cholinerge Rezeptoren angreifen. Das depolarisierende Muskelrelaxans Succinylcholin (Kap. 5.3.5, S. 165) ist ein direkt wirkendes Cholinergikum vor allem an den N_2-, zum Teil auch an den N_1-Rezeptoren und an den muscarinartigen ACh-Rezeptoren. Sonst gibt es keine direkt wirkenden Cholinergika mit klinisch relevanter Bedeutung. Außerhalb der Anästhesie werden nur direkt wirkende muscarinartig wirkende Cholinergika verwendet. Diese werden auch als Parasympathomimetika bezeichnet, da sie zu einer Stimulation des Parasympathikus führen. Direkt wirkende muscarinerge Cholinergika sind z.B. die in der Augenheilkunde verwendeten Medikamente Pilocarpin und Carbachol. Sie führen bei lokaler Anwendung am Auge zu einer Pupillenverengung.

Indirekt wirkende Cholinergika entfalten ihre Wirkung dadurch, dass sie den Abbau des physiologischen Neurotransmitters Acetylcholin hemmen. Sie werden als Cholinesterasehemmer bezeichnet. Durch Hemmung der Cholinesterase erhöht sich die Konzentration von Acetylcholin am Rezeptor, und es entstehen cholinerge Wirkungen. Zu den Cholinesterasehemmern (s. auch Kap. 5.3.4, S. 163) gehören Medikamente wie Neostigmin (Prostigmin), Pyridostigmin (Mestinon) und Physostigmin (Anticholium). Durch die Gabe von z.B. Pyridostigmin kann die Acetylcholin-Konzentration vor allem an den N_2-Rezeptoren erhöht werden. Dadurch können nicht depolarisierende Muskel-

relaxanzien, die die N_2-Rezeptoren besetzen, verdrängt (antagonisiert) werden. Allerdings wirken Cholinesterasehemmer auch an den muscarinartigen cholinergen Rezeptoren und (minimal) an den N_1-Rezeptoren. Typische Nebenwirkungen bei der Antagonisierung von Muskelrelaxanzien sind daher parasympathomimetische (über die Muscarin-Rezeptoren) vermittelte Wirkungen wie z.B. Bradykardie und vermehrte Produktion von Speichel und Tracheobronchialsekret.

Anticholinergika

Anticholinergika sind Medikamente, die sich an den Acetylcholin-Rezeptor binden, aber keine Wirkung (»intrinsic activity«) haben. Anticholinergika können Acetylcholin aus seiner Rezeptorbindung verdrängen und dadurch die Wirkung des Acetylcholins an den Acetylcholin-Rezeptoren aufheben. Es sind kompetitive Antagonisten des Acetylcholins am Acetylcholin-Rezeptor. Bei den Anticholinergika kann zwischen Antagonisten an den nikotinartigen oder muscarinartigen cholinergen Rezeptoren unterschieden werden:

- Nicht depolarisierende Muskelrelaxanzien (s. auch Kap. 5.3.4, S. 144) sind im Prinzip Anticholinergika an den cholinergen Rezeptoren vom N_2-Typ. Sie verdrängen Acetylcholin aus der Rezeptorbindung, binden sich an die N_2-Rezeptoren, ohne eine Intrinsic Activity zu entfalten, und führen dadurch zu einer Muskelerschlaffung (Relaxation).
- Ganglienblocker (z.B. Trimetaphan) stellten Anticholinergika an den N_1-Rezeptoren dar. Sie werden heute nicht mehr eingesetzt.
- Anticholinergika, die über die muscarinartigen cholinergen Rezeptoren wirken, werden als Parasympathikolytika bezeichnet.

Wirkungen

Parasympathikolytika hemmen die für die Parasympathikusaktivität typischen Wirkungen (Tab. 3.3). Sie unterdrücken die Speichel- und Bronchialsekretion und führen mit zunehmender Dosierung auch zur Herzfrequenzsteigerung, Pupillenerweiterung, Hemmung der Motilität des Gastrointestinal- und Urogenitaltrakts und zur Verminderung der Magensäuresekretion. Zur Hemmung der Magensäuresekretion wären allerdings so hohe Dosen notwendig, dass unerwünschte Wirkungen deutlich im Vordergrund stehen würden.

Die klinisch verfügbaren Parasympathikolytika sind Atropin, Scopolamin und Glycopyrrolat. Während das Parasympathikolytikum Scopolamin z.B. in den USA perioperativ noch häufiger eingesetzt wird, kommt es inzwischen in Deutschland kaum noch zum Einsatz in der Anästhesie. Aufgrund seiner guten antiemetischen und sedierenden Wirkung wird es aber öfters zur Therapie der Reisekrankheit eingesetzt. In Tabelle 3.4 ist das Wirkungsprofil der einzelnen Parasympathikolytika nach intravenöser Applikation dargestellt.

Scopolamin weist eine stärkere Hemmung der Speichelsekretion (antisialogene Wirkung) und eine stärkere Pupillenerweiterung (Mydriasis) auf als Atropin. Außerdem bewirkt es eine deutliche Sedierung. Atropin führt dagegen zu einer Steigerung der Herzfrequenz sowie zu einer stärkeren Bronchodilatation und stärkeren Hemmung der Magen-Darm-Aktivität.

Atropin und Scopolamin gehören zur Gruppe der tertiären Amine. Aufgrund der für tertiäre Amine typischen unpolaren Struktur können sie leicht die Blut-Hirn-Schranke überwinden und damit auch zentrale Wirkungen verursachen. Im Gegensatz dazu ist Glycopyrrolat eine quartäre Ammoniumverbin-

Tab. 3.3 Dosisabhängige Wirkungen der Parasympathikolytika.

niedrige Dosis						hohe Dosis
Hemmung der Speichelsekretion	Hemmung der Bronchialsekretion	Steigerung der Herzfrequenz	Mydriasis	Minderung der Motilität im Gastrointestinaltrakt	Minderung der Motilität im Urogenitaltrakt	Verminderung der Magensäureproduktion

Tab. 3.4 Wirkungsprofil der einzelnen Parasympathikolytika nach intravenöser Applikation.

Medikament	Sedierung	Hemmung der Speichelsekretion	Steigerung der Herzfrequenz	Mydriasis
Atropin +	+	+++	+	
Scopolamin	+++	+++	+	+++
Glycopyrrolat	–	++	++	–

– = keine Wirkung; + = leichte Wirkung; ++ = mittlere Wirkung; +++ = starke Wirkung

dung mit polarer Struktur. Glycopyrrolat kann daher biologische Membranen – also auch die Blut-Hirn-Schranke – kaum durchdringen. Es hat somit keine zentralen Effekte (s. auch zentrales anticholinerges Syndrom; Kap. 23.7, S. 503).

Klinische Anwendung

Parasympathikolytika können zur Therapie einer **reflektorischen Bradykardie** eingesetzt werden. Insbesondere Atropin führt zu einer deutlichen Tachykardie und aufgrund der zugrunde liegenden Blockade der parasympathischen Fasern zu einem Schutz vor bradykarden Rhythmusstörungen, wie sie im Falle einer Reizung des N. vagus auftreten können (vagaler Reflex). Durch die im Rahmen einer eventuellen intramuskulären Prämedikation normalerweise verabreichten Dosis von ca. 0,5 mg Atropin beim Erwachsenen können reflektorische Bradykardien – z.B. bei der endotrachealen Intubation, bei Augenoperationen mit Zug an den äußeren Augenmuskeln (okulokardialer Reflex) oder nach Gabe von Succinylcholin – nicht sicher blockiert werden. Es wären hierfür 2- bis 4fach höhere Dosen (1–2 mg i.m.) notwendig. Derartig hohe Dosen sind aber wegen der drohenden Nebenwirkungen (Tachykardie, Wärmestau) zu vermeiden. Bei einer eventuellen i.m. Prämedikation ist die routinemäßige Gabe eines Anticholinergikums, wie es früher gefordert wurde (Falick u. Smiler 1975), daher nicht notwendig (Kanto et al. 1996).

Sollen die vagalen Reflexe des Herzens sicher blockiert werden, sollte z.B. Atropin vor der Intubation intravenös verabreicht werden. Dies scheint besonders bei der Intubation von Kindern wichtig, da bei ihnen durch vagale Reflexe während der endotrachealen Intubation oder durch die Gabe von Succinylcholin leicht eine Bradykardie bzw. im Extremfall ein Herzstillstand ausgelöst werden kann (s. auch Kap. 5.3.5, S. 168).

Falls Cholinesterasehemmer (z.B. Pyridostigmin) zur Antagonisierung nicht depolarisierender Muskelrelaxanzien ver-

abreicht werden (s.o., S. 41 und Kap. 5.3.4, S. 163), ist zusätzlich ein Parasympathikolytikum zu verabreichen, um muscarinartige cholinerge (parasympathikusartige) **Nebenwirkungen zu blockieren**.

Im Rahmen einer eventuellen **intramuskulären Prämedikation** wird oft ein Parasympathikolytikum (meist in Kombination mit Pethidin und Promethazin) gegeben, um die Speichel-, Bronchial- und Schweißsekretion zu hemmen. Die früher verwendeten Inhalationsanästhetika – insbesondere der Diäthyläther – führten zu einer deutlichen Stimulation der Speichel- und Tracheobronchialsekretion. Aus diesem Grund wurde eine präoperative Gabe von Atropin als zwingend angesehen. Die heute verwendeten Anästhetika stimulieren (mit Ausnahme von Ketamin) dagegen die Sekretion im Bereich des oberen Respirationstrakts nicht. Dennoch befürworten etliche Anästhesisten die Gabe eines Parasympathikolytikums bei einer Allgemeinanästhesie – dies ist jedoch sicherlich nicht mehr obligat (»old habits die hard«). Die Prämedikation mit einem Parasympathikolytikum scheint insbesondere bei einer Regionalanästhesie nicht notwendig. Eine routinemäßige (intravenöse) Atropin-Gabe ist noch vor der Verabreichung von Ketamin sinnvoll.

Seltenere Indikationen für den Einsatz von Parasympathikolytika sind:

- Bronchodilatation: Ipratropiumbromid (Atrovent) ist ein Anticholinergikum, das als Dosieraerosol zur Bronchodilatation zum Einsatz kommt (s. auch Kap. 2.9, S. 27). Es ist ein quartäres, d.h. polares und schlecht membrangängiges Molekül. Da es deshalb nicht zu einer nennenswerten systemischen Resorption (nur ca. 1%) kommt, sind systemische Nebenwirkungen, wie z.B. eine Tachykardie, nicht zu erwarten.

- Tonusminderung im Bereich der Gallenwege, Ureteren sowie des Magen-Darm-Trakts: Atropin vermindert den Tonus der Gallengänge und Ureteren. Diese Wirkung ist jedoch zu gering, als dass damit z.B. die spasmogene Wirkung der Opioide auf den Sphincter Oddi durchbrochen werden könnte. Morphinbedingte Spasmen der Ureteren können durch Atropin jedoch vermutlich vermindert werden. Parasympathikolytika können auch den Tonus des unteren Ösophagussphinkters negativ beeinflussen. Die Verabreichung von Parasympathikolytika, z. B. Atropin (0,5 mg i.v.) oder Glycopyrrolat (0,2–0,3 mg i.v.), vermindert auch den Tonus des unteren Ösophagussphinkters und könnte das Risiko einer Regurgitation, d. h. eines passiven Hochlaufens von Mageninhalt in den Ösophagus, erhöhen. Inwieweit dies allerdings bei einer schnellen (Blitz-)Einleitung (Ileuseinleitung) klinisch relevant ist, scheint bisher nicht eindeutig geklärt.

■ Erzeugung einer Mydriasis: Hierzu wird Atropin lokal am Auge appliziert. Bei einer Gabe von Atropin im Rahmen einer eventuellen intramuskulären Prämedikation in üblicher Dosierung (ca. 0,5 mg i.m. beim Erwachsenen) ist keine relevante Wirkung auf die Pupillomotorik zu erwarten. Daher ist die intramuskuläre Atropin-Gabe im Rahmen der Prämedikation auch bei einem Glaukom nicht kontraindiziert. Der mydriatische Effekt des Scopolamins ist allerdings deutlich stärker ausgeprägt als der des Atropins, sodass hier Vorsicht geboten ist. Glycopyrrolat führt zu keiner relevanten Pupillenerweiterung bei systemischer Gabe.

■ Hemmung der Reisekrankheit: Scopolamin wird in Deutschland inzwischen vor allem zur Therapie der Reisekrankheit eingesetzt. Hierzu bieten sich wirkstoffhaltige Pflaster an, die eine transdermale Resorption ermöglichen.

Nebenwirkungen

Bei Verwendung von Atropin im Rahmen einer eventuellen intramuskulären Prämedikation kann es u. U. zu folgenden Nebenwirkungen kommen:

■ Steigerung der Herzfrequenz
■ insbesondere bei Kindern Fieber durch die Hemmung der Schweißsekretion (»Atropinfieber« mit trockener und roter Haut, besonders im Gesicht)
■ Mundtrockenheit, die von den Patienten meist als sehr unangenehm empfunden wird
■ Akkomodations- und Sehstörungen
■ Harnverhalt
■ zähes Tracheobronchialsekret (Dyskrinie)
■ zentrale anticholinerge Symptome wie Verwirrung, Halluzination oder Schläfrigkeit (ZAS; Kap. 23.7, S. 503)
■ schmerzhafte intramuskuläre Injektion

Bei Erkrankungen, bei denen eine (weitere) Steigerung der Herzfrequenz vermieden werden muss (z. B. koronare Herzkrankheit, Mitralklappenstenose, Hyperthyreose), ist die Gabe von Parasympathikolytika normalerweise kontraindiziert!

Substanzen, Darreichungsform und Dosierung

■ Atropin (z. B. Atropinsulfat Braun): Atropin ist das in Deutschland im Rahmen der Prämedikation am häufigsten (fast 90%) eingesetzte Parasympathikolytikum (Tolksdorf et al. 1999). Nach intravenöser Gabe hält die Wirkung ca. 30 Minuten, nach intramuskulärer Gabe ca. 2 Stunden an.
  – Darreichungsform: Ampullen à 0,5 mg/1 ml (Abb. 3.4a)
  – Dosierung: intramuskuläre Prämedikation bei Erwachsenen 0,01 mg/kg KG i.m., bei Säuglingen und Kleinkindern 0,02 mg/kg KG i.m.; intravenöse Gabe 0,01 mg/kg KG i.v.
■ Glycopyrrolat (z. B. Robinul)
  – Darreichungsform: Ampullen à 0,2 mg/1 ml (Abb. 3.4b)
  – Dosierung: bei Erwachsenen: 0,1–0,2 mg i.m. oder i.v.

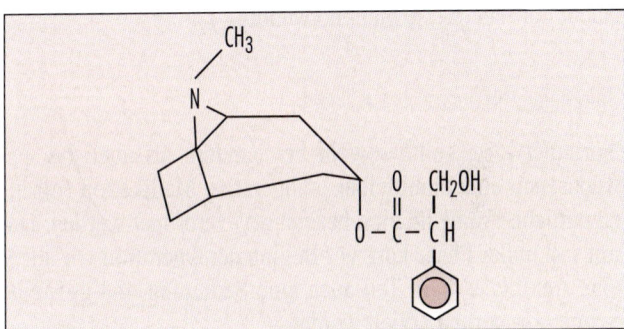

Abb. 3.4 Parasympathikolytika; **a:** Atropin;

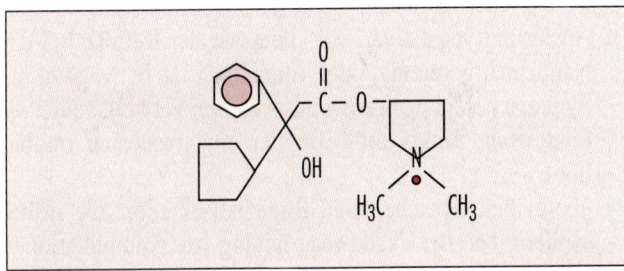

Abb. 3.4 b Glycopyrrolat;

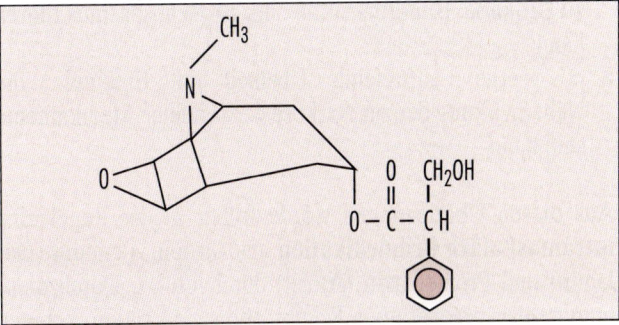

Abb. 3.4 c Scopolamin.

3.3 Verordnung einer medikamentösen Prämedikation

Die Schlafmedikation für die präoperative Nacht sowie die unmittelbar präoperative Medikation sind vom Anästhesisten schriftlich auf dem Narkoseprotokoll anzuordnen.

Schlafmedikation für die präoperative Nacht

Normalerweise empfiehlt sich bei erwachsenen Patienten die Verordnung einer Schlafmedikation für die Nacht vor der Operation. Hierfür wird zumeist ein Benzodiazepin wie Flunitrazepam (Rohypnol), Oxazepam (Adumbran), Diazepam (Valium) oder Bromazepam (Lexotanil), Lormetazepam (Noctamid) oder Dikaliumclorazepat (Tranxilium) oral verabreicht. Nur relativ selten wird noch ein Barbiturat wie Phenobarbital (Luminal) verordnet.

Bei Kindern ist eine Schlafmedikation für die präoperative Nacht normalerweise nicht notwendig.

Unmittelbar präoperative Medikation

Normalerweise sollte sowohl bei Kindern als auch bei Erwachsenen eine unmittelbar präoperative Medikation (oft als eigentliche Prämedikation bezeichnet) verordnet werden. Damit soll in der Phase kurz vor Beginn der Operation vor allem eine Anxiolyse, zum Teil auch eine Sedierung und ggf. eine Schmerzlinderung erzielt werden.

Manche Anästhesisten möchten mit der medikamentösen Prämedikation auch möglichen **Narkoseproblemen vorbeugen**. Mögliche Narkoseprobleme (s. auch Teil D, S. 581) sind:

- Auslösung vegetativer, vor allem vagaler Reflexe bei der Narkosevorbereitung oder -einleitung (z.B. vagovasale Synkope beim Legen einer intravenösen Verweilkanüle, reflektorische Bradykardie bei der endotrachealen Intubation)
- übermäßige Speichel- und Bronchialsekretion, die insbesondere bei der Narkoseausleitung zu Komplikationen führen kann
- anaphylaktoide Reaktion wegen Histamin-Freisetzung nach Verabreichung eines Narkosemedikaments, die z.B. zu Urtikaria, Blutdruckabfall oder Bronchospasmus führen kann
- postoperativ auftretende Übelkeit mit Brechreiz, die Nebenwirkung der zur Narkose verwendeten Medikamente sein kann

Aus diesen Überlegungen wurde früher in der Regel eine **intramuskuläre Prämedikation** aus Atropin, Pethidin (Dolantin) und Promethazin (Atosil) durchgeführt. Durch diese unmittelbar präoperative Kombinationsmedikation konnten die Speichel- und Tracheobronchialsekretion vermindert,

Schmerzen gelindert sowie eine Sedierung und antiemetische Wirkung erzielt werden. Als Dosierung wurden meist ca. 1,0 mg Pethidin/kg KG (max. 75 mg), ca. 1,0 mg Promethazin/kg KG (max. 50 mg) und 0,01 mg Atropin/kg KG (max. 0,5 mg) empfohlen. Beim normalgewichtigen Erwachsenen bestand die häufig verordnete Standardmedikation aus 50 mg Pethidin, 50 mg Promethazin und 0,5 mg Atropin i.m. Bei alten und schwer kranken Patienten, die häufig geringere Mengen als die nach dem Körpergewicht errechnete Dosierung benötigen, war eine individuelle Dosisanpassung wichtig.

Inzwischen wird diese intramuskuläre Prämedikation zunehmend seltener angewandt. Bei Erwachsenen, bei denen eine Elektivoperation geplant ist, wird nur noch in ca. 12% der Fälle eine intramuskuläre Prämedikation durchgeführt (Tolksdorf et al. 1999). Zum einen sind intramuskuläre Injektionen schmerzhaft und daher von vielen Patienten (insbesondere von Kindern) gefürchtet, zum anderen konnte gezeigt werden, dass eine Dämpfung vegetativer (vagaler) Reflexe durch eine intramuskuläre Gabe von Atropin in der üblichen Dosierung nicht sicher erzielt werden kann (s.o., S. 42). Außerdem wird durch Neuroleptika zwar eine Sedierung und Antriebsminderung, jedoch keine echte Anxiolyse erzielt. So erscheinen Patienten nach Verabreichung eines Neuroleptikums häufig äußerlich ruhig, innerlich sind sie jedoch oft ängstlich und aufgewühlt (Kap. 5.2.3, S. 126). Durch Gabe eines Neuroleptikums (z.B. Promethazin) kann eine gewisse antiemetische Wirkung sowie eine geringe Blockade der H_1-Rezeptoren und damit eine Dämpfung histaminbedingter anaphylaktoider Reaktionen erzielt werden. Bei entsprechend gefährdeten Patienten erscheint jedoch eine gezielte Therapie durch intravenöse Gabe eines Antiemetikums (Kap. 31.2, S. 622) oder Gabe von H_1- bzw. H_2-Blockern (Kap. 30.5, S. 617) sinnvoller zu sein.

Hauptziel der medikamentösen Prämedikation muss eine ausreichende **Anxiolyse** sein, wie sie z.B. mit einem oralen Benzodiazepin gut erreichbar ist. Aus diesen Gründen hat sich bei Erwachsenen die orale Prämedikation mit einem Benzodiazepin inzwischen weitgehend durchgesetzt. Für die Prämedikation kommen häufiger Midazolam (Dormicum), Flunitrazepam (Rohypnol), Dikaliumclorazepat (Tranxilium) und Diazepam (Valium) zur Anwendung. Für die Einnahme einer oralen Prämedikation kann dem Patienten etwas klare(!) Flüssigkeit erlaubt werden.

Wichtig ist die Verabreichung der Prämedikation zum **richtigen Zeitpunkt**, d.h. ca. 45 Minuten vor Narkosebeginn, sodass der Patient angstfrei und sediert, aber leicht erweckbar und kooperativ in den Operationssaal gebracht werden kann. Im klinischen Routinebetrieb wird die Prämedikation leider häufig erst unmittelbar vor dem Transport in den Operationssaal verabreicht. Dies ist zu spät! Um eine zu späte Prämedikation aufgrund organisatorischer Unzulänglichkeiten möglichst zu vermeiden, wird inzwischen in vielen Kliniken eine

Prämedikation mit Dikaliumclorazepat (Tranxilium) durchgeführt (Manz 1990). Da Dikaliumclorazepat eine lange Wirkungsdauer (Plasmahalbwertszeit von 25–70 Stunden) aufweist, können sämtliche Patienten unabhängig vom Operationszeitpunkt bzw. der Reihenfolge des Operationsprogramms frühmorgens um ca. 7.00 Uhr des Operationstages prämediziert werden (Manz 1990; Drautz et al. 1991). Dikaliumclorazepat weist eine gute anxiolytische und eine relativ geringe sedierende und amnestische Wirkung auf. Die Dosierung beträgt 0,3(–0,7) mg/kg KG p.o., also 20(–50) mg beim Erwachsenen.

Bei Kindern sollte eine intramuskuläre Prämedikation vermieden werden. Hier bietet sich neben der oralen evtl. auch eine rektale Prämedikation an (Kap. 64.4.1, S. 866).

3.4 Nüchternheitsgebot

Aus Sicherheitsgründen wird gefordert, dass erwachsene Patienten vor einem geplanten Eingriff mindestens sechs Stunden nichts gegessen (und nicht geraucht) haben dürfen. Bis vor einigen Jahren wurde auch eine mindestens 6-stündige Flüssigkeitskarenz gefordert. Inzwischen ist jedoch bekannt, dass Wasser und Elektrolytlösungen normalerweise bereits innerhalb von 20 Minuten zu 50% den Magen passiert haben. Es konnte sogar gezeigt werden, dass die Magensaftmenge bei fastenden Patienten nicht geringer war als bei Patienten, die bis zu 2–3 Stunden vor Narkoseeinleitung klare Flüssigkeit zu sich genommen hatten (Phillips et al. 1993).

Bei Wahleingriffen scheint für Erwachsene die folgende moderne Empfehlung für die präoperative Nüchternheitsdauer sinnvoll zu sein (Strunin 1993; Übersicht bei Eriksson u. Sandin 1996):

■ bis drei Stunden präoperativ noch klare(!) Flüssigkeit erlaubt
■ präoperativ für mindestens sechs Stunden keine feste Nahrung

Die empfohlenen präoperativen Nüchternheitsspannen bei Kindern sind im Kap. 64.4.1, S. 865 ausführlich beschrieben.

> Die im Rahmen einer oralen Prämedikation ca. 45 Minuten präoperativ zur Einnahme der Beruhigungstablette verabreichte geringe Wassermenge widerspricht nicht dem Nüchternheitsgebot.

3.5 Literatur

Drautz M, Feucht A, Heuser D. Vergleichende Untersuchung der Wirksamkeit und Verträglichkeit von Dikaliumclorazepat und Flunitrazepam zur oralen Prämedikation. Anaesthesist 1991; 40: 651–60.

Eriksson LI, Sandin R. Fasting guidelines in different countries. Acta Anaesthesiol Scand 1996; 40: 971–4.

Falick YS, Smiler BG. Is anticholinergic premedication necessary? Anesthesiology 1975; 43: 472–3.

Kanto J, Watanabe H, Namiki A. Pharmacological premedication for anaesthesia. Acta Anaesthesiol Scand 1996; 40: 982–90.

Manz R. Erfahrungen mit der oralen Prämedikation bei Erwachsenen. Anaesthesiol Intensivmed 1990; 31: 111–3.

Phillips S, Hutchinson S, Davidson T. Preoperative drinking does not affect gastric contents. Br J Anaesth 1993; 70: 6–9.

Skubella U, Henschel WF, Franzke HG. Abendliche Prämedikation mit Dikaliumclorazepat in der Anästhesiologie – Doppelblindstudie gegen Diazepam und Plazebo. Anasthesiol Intensivmed Notfallmed Schmerzther 1981; 16: 327–32.

Strunin L. How long should patients fast before surgery? Time for new guidelines. Br J Anaesth 1993; 70: 1–3.

Tolksdorf W, Schou J, Brenneisen A. Untersuchung zur Prämedikation in Deutschland 1998. Anaesthesiol Intensivmed 1999; 40: 72–6.

Instrumentarium
und Geräte für die Narkose

4.1 Instrumente für die endotracheale Intubation

4.1.1 Endotrachealtuben (»Tubus«)

Tubus-Aufbau

Unter einem Endotrachealtubus wird ein Rohr oder ein Schlauch (lat. tubus = Rohr) verstanden, der durch die Stimmritze (selten auch durch ein Tracheostoma) bis in die Trachea vorgeschoben wird. Welche Anforderungen an einen Endotrachealtubus gestellt werden, ist in der Europäischen Norm EN 1782 von 1998 festgelegt. Endotrachealtuben werden in unterschiedlichen Größen und Formen sowie aus unterschiedlichen Materialien geliefert.

Die meisten Tuben (Abb. 4.1a/b) besitzen am Patientenende einen aufblasbaren **Cuff** (engl. »cuff« = Manschette), der über einen teilweise in die Tubuswand eingearbeiteten Füllschlauch aufgebläht werden kann. Durch das Aufblasen (»Blocken«) wird die Manschette gegen die Trachealwand gedrückt. Somit ist sichergestellt, dass der Tubus dicht sitzt. Anhand des Füllungszustandes eines in diese Leitung eingebauten Kontrollballons kann grob abgeschätzt werden, wie stark der Tubus-Cuff geblockt ist (Abb. 4.1c). Am Ende des Füllschlauches befindet sich ein Füllventil. Wird die Tubusspitze vom Maschinenende aus über die konkave Krümmung aus betrachtet, ist sie auf der linken Seite mit ca. 38 ± 10° angeschrägt (Abb. 4.1d). Die Spitze dieser Anschrägung ist also auf der rechten Seite, wodurch bei zu tiefem Vorschieben eine rechtsseitige endobronchiale Lage begünstigt wird. Die Anschrägung der Tubusspitze ist deshalb links, um während der Intubation, bei der der Tubus leicht von der rechten Seite auf die Stimmritze zugeführt wird, eine bessere Sicht auf die Glottis zu haben.

Endotrachealtuben können gerade oder gekrümmt sein. Am oralen Maschinenende besitzen alle Trachealtuben einen zumeist abziehbaren **Konnektor** aus Kunststoff mit 15 mm Außendurchmesser (Abb. 4.1e). Der Konnektor eines neuen Tubus ist normalerweise nur leicht aufgesteckt, damit er – falls ausnahmsweise notwendig – leicht entfernt werden kann (z.B. für eine fiberbronchoskopische Intubation). Vor Verwendung des Tubus ist daher der Konnektor normalerweise vollends fest (in einer rotierenden Bewegung) in den Tubus einzudrücken.

Um zu verhindern, dass bei der Überdruckbeatmung Luft am Tubus vorbei aus der Trachea entweicht bzw. dass Flüssigkeit oder Fremdkörper aus dem Rachenraum in die Trachea gelangen, muss der Tubus-Cuff ausreichend aufgeblasen sein. Die Tubusmanschette sollte aber nur so stark geblockt werden, dass bei der Beatmung, die normalerweise mit einem Beatmungsdruck von maximal 20–25 mm Hg erfolgt, gerade keine entweichende Luft mehr hörbar ist. Falls der **Manschettendruck** auf die Trachealschleimhaut ca. 20–25 mm Hg beträgt, kann bei normalen Beatmungsdrücken zumeist eine Undichtigkeit verhindert sowie ein Eindringen von Sekreten aus dem Mund-Rachen-Raum an dem Tubus vorbei in die Trachea vermieden werden. Wird die Manschette deutlich stärker geblockt, kann die angrenzende Trachealschleimhaut stark komprimiert und die Schleimhautdurchblutung gedrosselt

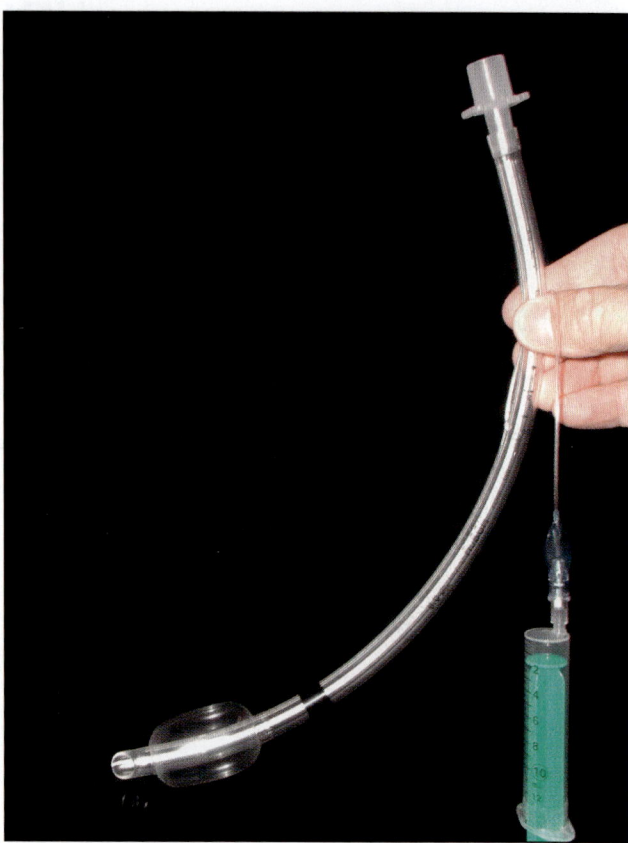

Abb. 4.1 Endotrachealtubus; **a:** geblockte Manschette;

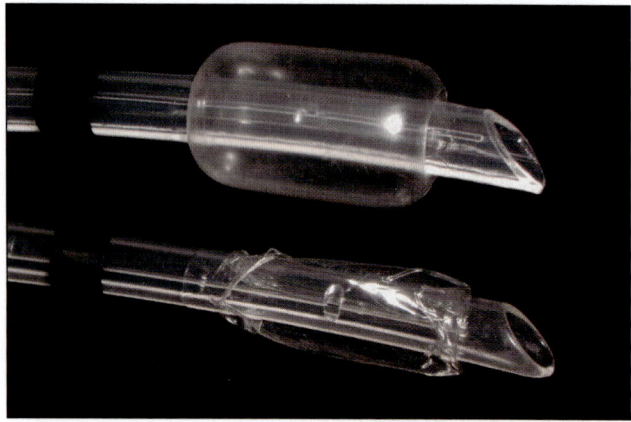

Abb. 4.1b entleerter und geblockter Cuff; Tubus verfügt über Kennzeichnung (schwarze Ringmarkierung), wie weit die Tubusspitze durch die Glottis einzuführen ist, Detailaufnahme;

werden. Ein Schleimhautschaden droht, wenn der Druck auf die Schleimhaut höher als der entsprechende Kapillardruck von ca. 32–35 mm Hg ist.

Bei Gummituben mit einer Gummimanschette ist wegen der Elastizität der Tubusmanschette ein hoher Druck erforderlich, um den Cuff zu entfalten (»**high-pressure-cuff**«, Abb. 4.2a). Dabei entspricht der Druck im Cuff (zum Teil über 150 mm Hg) nicht dem auf die Schleimhaut wirkenden Druck.

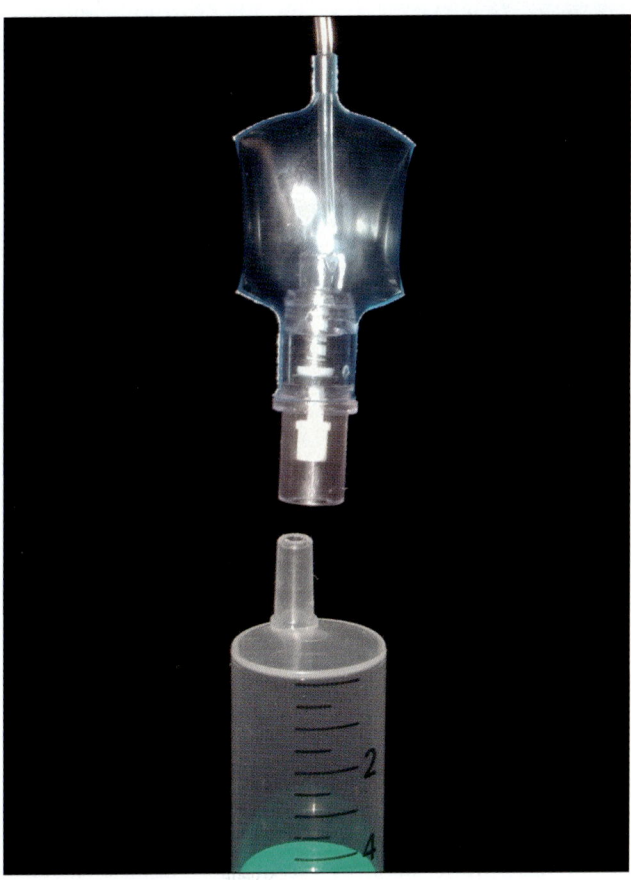

Abb. 4.1c Füllschlauch mit Kontrollballon und Füllventil, Detailaufnahme;

Da diese Gummi-Cuffs außerdem ein kleines Volumen aufweisen, wird von »low-volume-cuffs« gesprochen. Bei solchen »low-volume-high-pressure-cuffs« besteht die Gefahr, dass der hohe Manschettendruck auf die Trachealschleimhaut übertragen wird und es zu Schleimhautschäden kommt. »High-pressure-cuffs« tendieren zur asymmetrischen Entfaltung, vor allem wenn sie mehrfach verwendet werden. Hierdurch können Schädigungen der Trachea begünstigt werden (Striebel et al. 1995).

»**Low-pressure-cuffs**« bestehen aus nicht elastischem Material. Sie entfalten sich symmetrisch und legen sich großflächig der Trachealschleimhaut an. Zu ihrer Entfaltung muss kaum Druck aufgebracht werden. Sie haben zumeist auch ein großes Cuff-Volumen, weshalb dann auch von »high-volume-low-pressure-cuffs« gesprochen wird (Abb. 4.2b). Der in der Manschette herrschende Druck entspricht dem Druck auf die Schleimhaut. Druckbedingte Trachealschäden sind bei diesem Cuff-Typ seltener (Klainer et al. 1975). Der Einsatz von Tuben mit »high-volume-low-pressure-cuffs« wird empfohlen, wenn mit einer längeren postoperativen Nachbeatmung des Patienten zu rechnen ist. Inzwischen werden auch für kürzer dauernde Intubationsnarkosen zunehmend Endotrachealtuben mit einem Niederdruck-Cuff eingesetzt. Weisen Niederdruckmanschetten ein niedriges Cuff-Volumen auf, wird von »low-volume-low-pressure-cuffs« gesprochen (Abb. 4.2c).

Manche Tuben verfügen über einen **speziellen Kontrollballon**, der übermäßig hohe Cuff-Drücke verhindern soll. Das im Rahmen einer Narkose häufig verwendete Lachgas diffundiert in sämtliche lufthaltigen Räume und damit auch in die luftgefüllte Blockmanschette. Hierdurch nehmen Cuff-Volumen und Druck im Laufe der Narkose zu. Daher sollte während einer längeren Narkose – falls Lachgas verwendet wird – mehrfach sichergestellt werden, dass der Cuff-Druck nicht zu hoch ist. Dazu sollte der Cuff-Druck langsam soweit abgelassen werden, bis gerade bei der manuellen oder maschinellen Inspiration eine Undichtigkeit gehört wird. Es ist dann erneut soweit zu blocken, dass gerade keine Luft

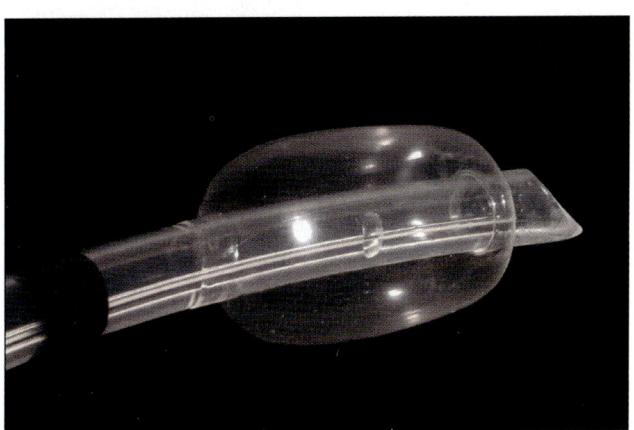

Abb. 4.1d angeschrägte Tubusspitze, Detailaufnahme;

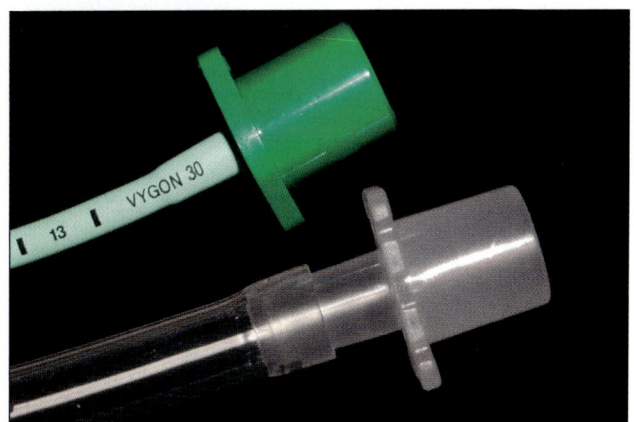

Abb. 4.1e Konnektor, Detailaufnahme.

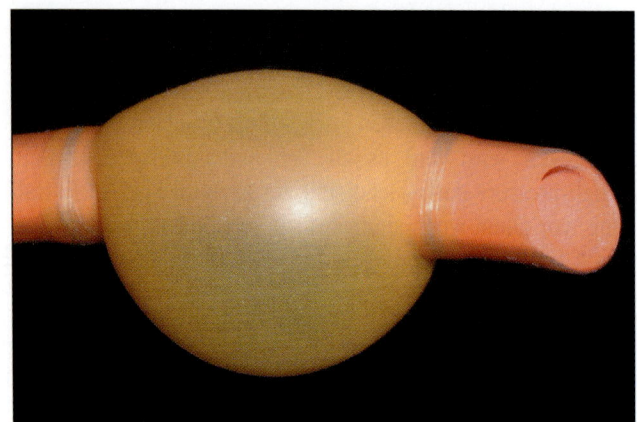

Abb. 4.2 Verschiedene Cuff-Formen; **a:** low-volume-high-pressure-cuff;

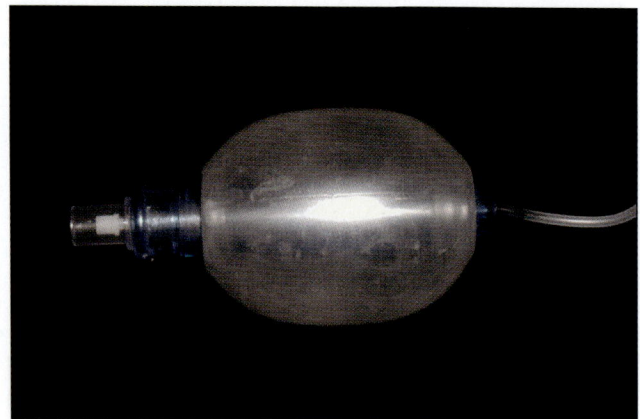

Abb. 4.3 Kontrollballons; **a:** Kontrollballon eines Brandt-Tubus;

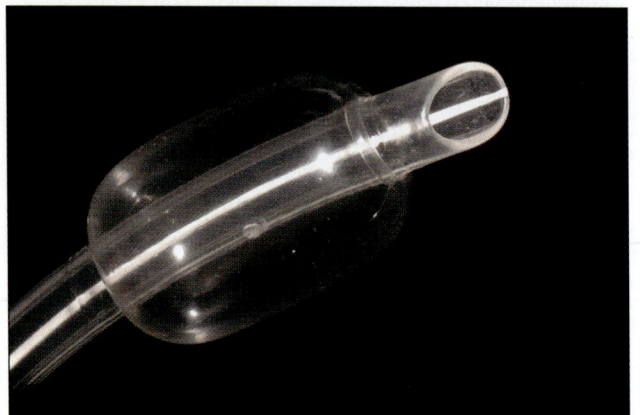

Abb. 4.2b high-volume-low-pressure-cuff;

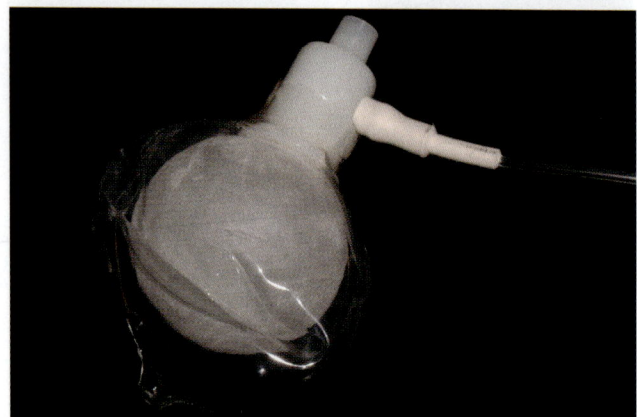

Abb. 4.3b Kontrollballon eines Lanz-Tubus.

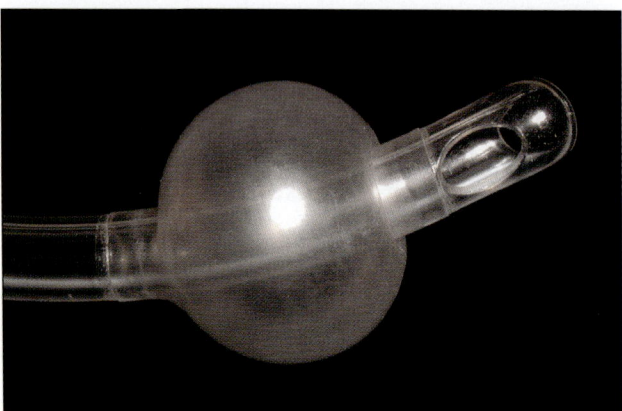

Abb. 4.2c low-volume-low-pressure-cuff.

mehr am Tubus vorbei entweicht. Der nach seinem Erfinder benannte **Brandt-Tubus** verfügt über einen ausgesprochen großen Kontrollballon (Abb. 4.3a). Das in die Tubusmanschette diffundierende Lachgas gelangt über den Füllschlauch auch in den großen Kontrollballon und kann über dessen große Oberfläche in die Umgebung diffundieren. Dadurch steigt

unter Lachgas-Gabe der Manschettendruck nur vernachlässigbar an.

Der nach seinem Erfinder benannte **Lanz-Tubus** verfügt über einen elastischen, luftballonartigen Kontrollballon (Abb. 4.3b). Dieser befindet sich in einer Plastikschutzhülle, damit er nicht beschädigt und nicht zu weit aufgeblasen werden kann. Der Kontrollballon darf nicht so stark geblockt werden, dass er fest an der Plastikhülle anliegt. Ist der Tubus – wie empfohlen – mit ca. 40 ml Luft geblockt und der Kontrollballon entsprechend gebläht, führt der elastische und sich zusammenziehende Kontrollballon dazu, dass in der Blockermanschette stets ein Druck von ca. 22–25 mm Hg besteht. Da beim Lanz-Tubus durch den elastischen Kontrollballon ein konstanter Cuff-Druck aufrechterhalten wird, ist auch unter Lachgas-Gabe keine Drucksteigerung zu erwarten. Daher sind auch keine späteren Nachkontrollen des Cuff-Drucks notwendig. Ist der Beatmungsdruck höher als ca. 25 mm Hg, kann durch den Lanz-Tubus keine ausreichende Dichtigkeit erzielt werden.

Endotrachealtuben sollten einen **röntgendichten Streifen** besitzen, damit ihre Lage bei Bedarf röntgenologisch überprüft werden kann. Außerdem sollten sie aus **durchsichtigem**

Material bestehen, um Sekrete im Tubus und auch einen während der Ausatmung stattfindenden Niederschlag von Wasserdampf (der ein Hinweis auf die korrekte endotracheale Lage des Tubus ist) erkennen zu können.

Früher wurden Endotrachealtuben aus natürlichem (rotem) Gummi hergestellt. Diese Tuben können gereinigt, resterilisiert und daher vielfach wieder verwendet werden. Diese **Gummituben** haben jedoch eine Reihe von Nachteilen: Sie werden mit zunehmenden Alter immer härter, sie knicken relativ leicht ab, werden durch die Körpertemperatur nicht weicher, verstopfen leichter durch Sekrete, sind nicht durchsichtig und können eine Latexallergie auslösen. Daher sind sie für den Routineeinsatz nicht mehr empfehlenswert. Inzwischen werden fast ausschließlich Einmaltuben aus Plastikmaterial verwendet, zumeist kommen **PVC-Tuben** (aus **P**oly**vinylch**lorid) zum Einsatz. Sie knicken nur schwer ab, haben eine glatte Oberfläche (was das Einführen eines Absaugschlauchs erleichtert), werden bei Erwärmung weicher und passen sich daher nach ihrer Platzierung relativ gut der Körperanatomie an. Da sie durchsichtig sind, kann der während der Exspiration auftretende Feuchtigkeitsbeschlag im Tubuslumen erkannt werden. Manche Tuben werden inzwischen aus Silikon gefertigt. Silikon ist teurer als PVC. Diese Silikontuben können gereinigt, resterilisiert und mehrfach wieder verwendet werden.

Kennzeichnung von Endotrachealtuben

Endotrachealtuben müssen mit folgenden Angaben versehen sein (Abb. 4.4a):
- Größe: Innendurchmesser = »internal diameter« (ID) in mm und Außendurchmesser = »outside diameter« (OD) in mm; der ID muss größer als der OD angegeben werden und fett gedruckt sein
- Bezeichnung »oral«, »nasal« oder »oral/nasal«, je nachdem, ob der Tubus für die orale und/oder nasale Intubation bestimmt ist
- bei nicht zur Wiederverwendung bestimmten Tuben die Angabe »zum Einmalgebrauch« oder ein gleichwertiger Hinweis (z. B. »do not reuse«, »single use only«)
- Längenmarkierungen in cm, gemessen vom Patientenende aus
- Namen und/oder Handelsname des Herstellers oder Lieferanten

Zusätzlich können Markierungen angebracht sein, die beim Positionieren des Tubus hilfreich sind. Zum Beispiel ist – vor allem bei Kindertuben – oft markiert, wie weit der Tubus durch die Glottis eingeführt werden soll (Abb. 4.4b; s. auch Abb. 4.1b).

Die Tubusgröße wird meist mit dem in Millimetern gemessenen Innendurchmesser (ID) angegeben. Teilweise wird noch

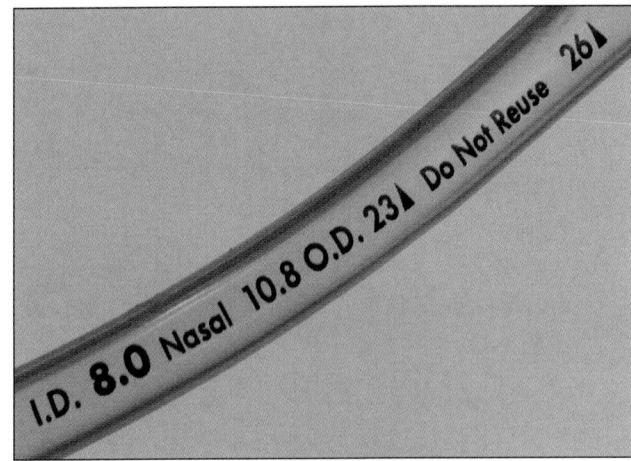

Abb. 4.4 Kennzeichnung von Endotrachealtuben; **a**: Detailaufnahme;

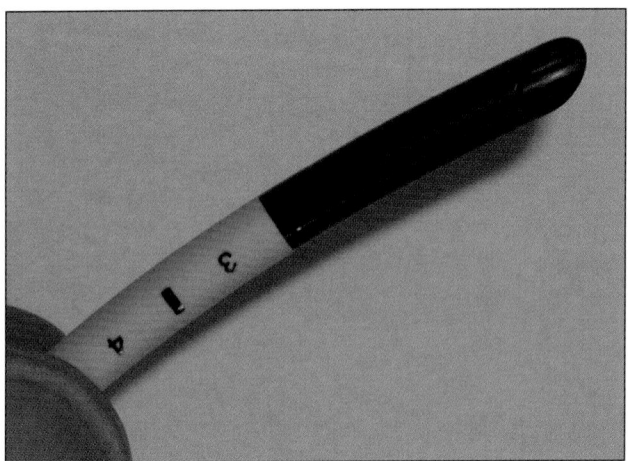

Abb. 4.4 b Kindertubus mit Kennzeichnung, wie weit die Tubusspitze durch die Glottis einzuführen ist.

die alte französische Einheit Charrière (Charr) benutzt, die ein Maß für den Tubusumfang darstellt:

Tubusumfang in Charr = (4 × Innendurchmesser in mm) + 2
Tubusumfang in Charr = (Außendurchmesser in mm) × 3

Der kleinste zur Verfügung stehende Tubus hat einen Innendurchmesser von 2,0 mm und entspricht einem Tubusumfang von 10 Charr. Die nächstgrößeren Tuben haben jeweils einen um 0,5 mm größeren Innendurchmesser, was einer Zunahme des Tubusumfangs um jeweils 2 Charr entspricht: 2,5 mm Innendurchmesser (2,5er-Tubus), 3,0 mm Innendurchmesser (3,0er-Tubus) usw. (Tab. 4.1) Der größte Tubus hat einen Innendurchmesser von 11 mm (11er-Tubus) entsprechend 46 Charr. Es gibt sowohl Tuben für die orotracheale als auch solche für die nasotracheale Intubation. Nasotracheale Tuben sind etwas länger.

Für erwachsene Männer wird meist ein Tubus mit einem Innendurchmesser von 8–8,5 mm empfohlen, bei erwachse-

Tab. 4.1 Empfohlene Tubusgrößen und -tiefen.

Patient		Tubusgröße		Tubustiefe für orale Tuben [cm]	Cuff
Alter	Körpergewicht [kg]	Innendurchmesser [mm]	Tubusumfang [Charr]		
Frühgeborene	–	2,5	12	7–8[2]	ohne
Neugeborene	3,3	3,0	14	8–9 (–10[2])	ohne
6 Monate	8,0	3,5	16	11	ohne
1 Jahr	10	4,0	18	11,5	ohne
1,5 Jahre	12	4,5	20	12	ohne
2 Jahre	13	5,0	22	13[3]	ohne
4 Jahre	17	5,5	24	14[3]	ohne
6 Jahre	22	6,0	26	15[3]	ohne
8 Jahre	28	6,5	28	16[3]	ohne
10 Jahre	31	6,5	28	17–18[3]	mit
12 Jahre	39	7,0	30	18–20	mit
14 Jahre	48	7,5	32	20–22	mit
Erwachsene	75	8,0	34	21–23[4]	mit

[1] unter Tubustiefe wird bei oralen Tuben der Abstand zwischen Zahnreihe und Tracheamitte verstanden. Bei nasalen Tuben ist der Abstand zwischen Nasenrand und Tracheamitte gemeint. Bei Erwachsenen ist ein nasaler Tubus ca. 3 cm tiefer einzuführen als ein oraler Tubus

[2] 7–8–9er-Regel: Bei Frühgeborenen mit 1 kg Körpergewicht 7 cm, bei Frühgeborenen mit 2 kg Körpergewicht 8 cm und bei Neugeborenen mit ca. 3 kg Körpergewicht ca. 9 cm Einführtiefe

[3] von ca. 2–10 Jahren: (Alter : 2)+12 = cm orale Einführtiefe

[4] bei Frauen ca. 21 cm, bei Männern ca. 23 cm orale Einführtiefe. Bei Erwachsenen sollte das proximale Manschettenende ca. 3 cm hinter der Glottis verschwinden

nen Frauen sollten 7,5er- oder 8er-Tuben eingesetzt werden. Der Richtwert für die **Tubusgröße bei Kindern** im Alter von 2–8 Jahren lässt sich nach folgender Formel ermitteln:

Tubusgröße (Innendurchmesser in mm) = 4,5 + (Alter [in Jahren]/4)

Bei Kindern unter 8–10 Jahren wird die Verwendung eines Tubus ohne Manschette empfohlen.

> Zu kleine Tuben können undicht sein und weisen einen höheren Atemwegswiderstand auf. Bei zu großen Tuben droht eine Druckschädigung im Bereich des Kehlkopfs.

Verschiedene Endotrachealtuben

Magill-Tuben (Abb. 4.1a) sind leicht vorgebogene Tuben mit normiertem Krümmungsradius. Bei Magill-Tuben > 6 mm ID ist der Krümmungsradius mit 14 ± 2 cm vorgegeben. Die Spitze ist auf der linken Seite ca. 45° angeschrägt. Magill-Tuben gibt es für die orotracheale und/oder für die nasotracheale Intubation. Sie bestehen aus Plastik (meist PVC) oder aus Weichgummi. Insbesondere bei den für den Einmalgebrauch bestimmten Plastiktuben gibt es ein riesiges Angebot. Die Magill-Einmaltuben liegen sowohl mit als auch ohne Tubus-

manschette vor. Wieder verwendbare Magill-Tuben aus Weichgummi mit Hochdruck-Cuff werden zunehmend seltener eingesetzt. Magill-Tuben besitzen an der Tubusspitze kein sog. Murphy-Auge (s.u.).

Der **Murphy-Tubus** unterscheidet sich vom Magill-Tubus nur dadurch, dass er auf der rechten Seite gegenüber der angeschrägten Tubusspitze ein zusätzliches, rechtsseitiges Loch, ein sog. **Murphy-Auge** besitzt (Abb. 4.5 und Abb. 4.2c). Die Querschnittsfläche des Murphy-Auges muss mindestens 80% der Tubusquerschnittsfläche betragen. Falls die angeschrägte Tubusspitze der Trachealwand anliegen sollte, kann noch über das seitliche Murphy-Auge beatmet werden. Über dieses Murphy-Auge kann auch ein möglicherweise bereits aus der distalen Trachea entspringender rechter Oberlappenbronchus besser belüftet werden. Zumeist werden Endotrachealtuben mit einem Murphy-Auge verwendet.

Der **Woodbridge-Tubus** (Abb. 4.6) wird aus Latex, Gummi, Silikon oder PVC hergestellt und zeichnet sich durch eine in die Tubuswand eingebaute Metallspirale aus. Dadurch erhält dieser Tubus seine enorme Flexibilität. Er ist nicht knickbar. Um ihn für die Intubation zu stabilisieren, muss immer ein Führungsstab verwendet werden. Für die nasale Intubation ist er kaum geeignet. Bei modernen Woodbrige-Tuben ist der Konnektor meist fest mit dem Tubus verschweißt. Ein Woodbridge-Tubus wird bevorzugt in Fällen eingesetzt, in denen intraoperativ atypische Kopflagerungen notwendig sind oder in denen der aus dem Mund ragende Tubus auf Wunsch des Operateurs stark abgeknickt werden muss, wie z. B. bei Schilddrüsenoperationen und bei vielen Eingriffen im Kopfbereich. Bei der Herstellung der Woodbrige-Tuben kann es u.U. zu Lufteinschlüssen in das Tubusmaterial kommen. Werden solche Woodbridge-Tuben mehrfach mittels Gas oder Wasserdampf sterilisiert, können sich zwischen den einzelnen Latexschichten Blasen bilden. In solche Luftblasen kann verwendetes Lachgas diffundieren, wodurch es zu einer deutlichen Volumenzunahme der Blasen – im Extremfall mit einer Verlegung des Tubusinnenlumens – kommen kann.

Der **Kamen-Wilkinson-Tubus** besitzt einen Cuff aus einem schwammartigen Polyurethangewebe, das normalerweise ballonförmig entfaltet ist. Zur Intubation muss dieser Cuff über die Blockerleitung leergesaugt werden. Nach der Intubation wird die Blockerleitung wieder freigegeben, das Polyurethangewebe füllt sich wieder mit Luft und entfaltet sich. Dieser Cuff legt sich besonders schonend der Trachealwand an. Bei hohen Beatmungsdrücken reicht diese Eigenblockung jedoch häufig nicht aus. Die Blockerzuleitung kann dann an einen zwischen Tubus und Y-Stück gesteckten speziellen Adapter angeschlossen werden, der bewirkt, dass sich der Beatmungsdruck bei jedem maschinellen Atemhub auf den Cuff überträgt. Der Cuff wird bei jedem Atemhub »nachgeblockt« und während der Exspiration wieder etwas »entblockt«.

Der **Oxford-Tubus** (Abb. 4.7) ist ein nicht knickbarer, L-förmiger Tubus, der nur zur orotrachealen Intubation verwendet werden kann. Mit dem Oxford-Tubus lässt sich relativ leicht intubieren, meist auch in schwierigen Situationen. Oxford-Tuben wurden ursprünglich aus rotem Gummi mit »low-volume-high-pressure-cuff« gefertigt. Heute stehen auch Oxford-Tuben aus Kunststoff mit Niederdruckmanschette zur Verfügung. Die Krümmung des Tubus kommt im Rachen zu liegen. Die Tuben sind relativ kurz, eine zu tiefe endobronchiale Intubation ist weitgehend ausgeschlossen. Oxford-Tuben werden inzwischen eher selten verwendet.

RAE-Tuben (Abb. 4.8) sind speziell vorgeformte Tuben. Die Abkürzung RAE leitet sich von den Initialen der Erfinder W. H. Ring, J. C. Adair und R. A. Elwyn ab. RAE-Tuben werden vor allem in der HNO- und Kieferchirurgie, aber auch in der Augenchirurgie verwendet. Sie ermöglichen eine stark gekrümmte Tubusableitung am Mundwinkel, sodass der Operateur nicht durch den weit aus dem Mund ragenden Tubus behindert wird.

Sonstige Endotrachealtuben: Mikrolaryngealtuben, Laryngektomietuben und Lasertuben kommen vor allem in der HNO-Chirurgie zum Einsatz und werden dort beschrieben. Inzwischen stehen auch Endotrachealtuben zur Verfügung, die ein oder mehrere zusätzliche dünne Lumina besitzen, um z.B. Medikamente gezielt endotracheal applizieren und um ggf. eine Gasprobe aus der Trachea abnehmen zu können

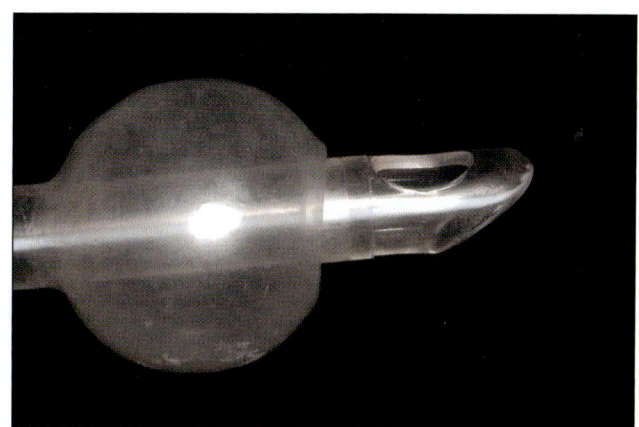

Abb. 4.5 Spitze eines Murphy-Tubus mit Murphy-Auge.

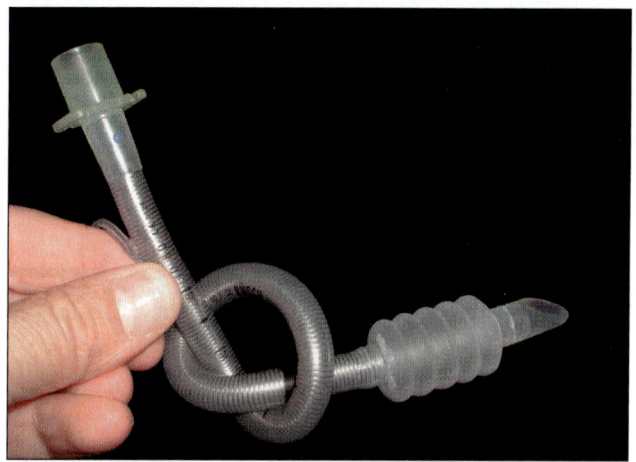

Abb. 4.6 Woodbridge-Tubus (selbst wenn er verknotet wird, knickt dieser Tubustyp nicht ab).

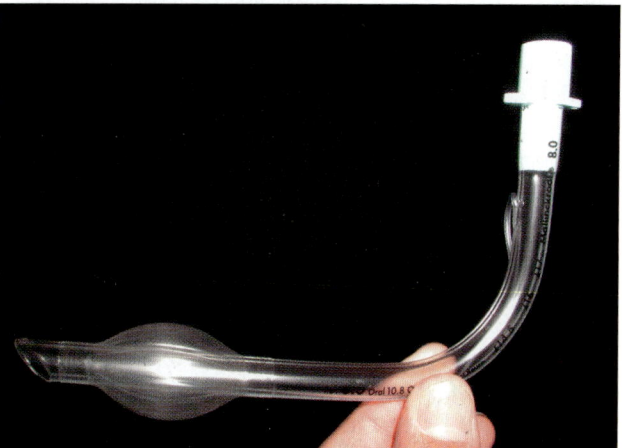

Abb. 4.7 Oxford-Tubus.

(Abb. 4.9a). Bestimmte Endotrachealtuben verfügen über ein zusätzliches dünnes Lumen, das knapp oberhalb der Tubusmanschette an der Tubusaußenfläche endet. Über dieses Lumen können Sekrete, die sich oberhalb der Blockermanschette angesammelt haben, abgesaugt werden (Abb. 4.9b). Solche

Spezialtuben kommen insbesondere in der Intensivmedizin zum Einsatz.

Bei den sog. Doppellumentuben handelt es sich um spezielle Tuben, die eine gleichzeitige oder getrennte Beatmung der linken und/oder rechten Lunge bzw. eine nur einseitige

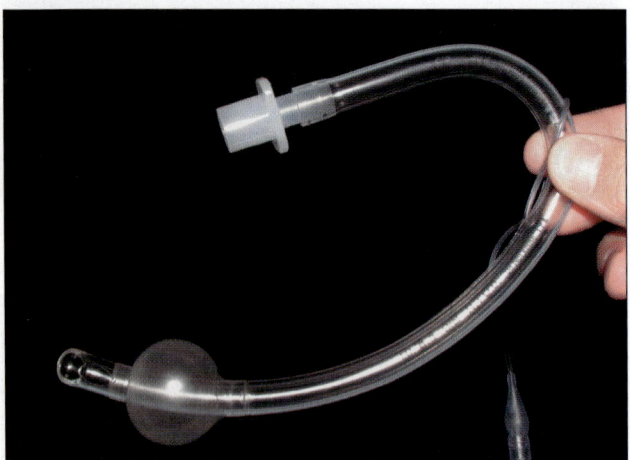

Abb. 4.8 RAE-Tubus für die orale Intubation.

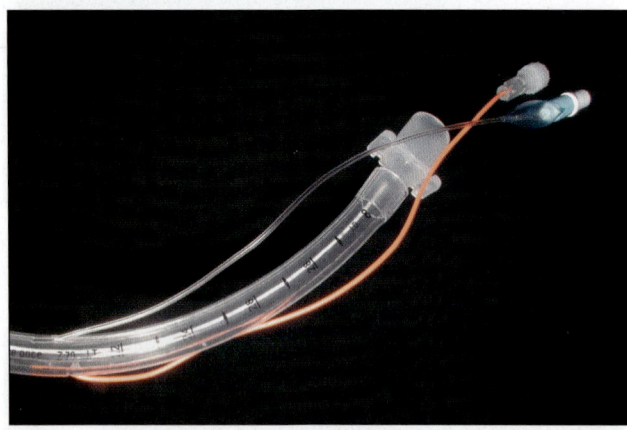

Abb. 4.9 Spezielle Tuben; **a:** Tubus mit zusätzlichem Lumen, über das z. B. gezielt Medikamente endotracheal appliziert werden können;

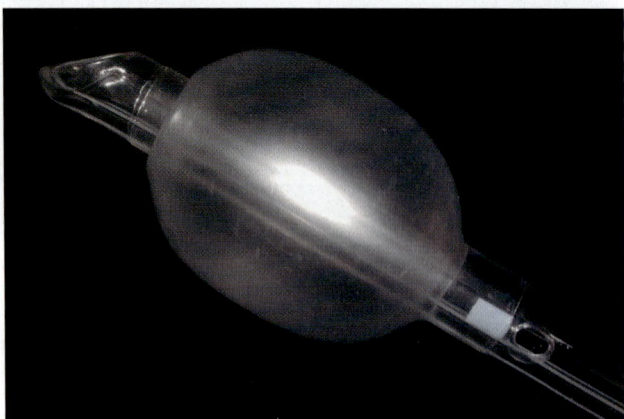

Abb. 4.9b Tubus mit Absaugkanal, der knapp oberhalb der Tubusmanschette endet.

Beatmung ermöglichen. Sie finden in der Thoraxchirurgie (Kap. 78.3, S. 1101) Anwendung.

4.1.2 Führungsstäbe

Führungsstäbe (Abb. 4.10a) sind kunststoffbeschichtete, biegsame Metalldrähte, die in Tuben für die orale Intubation eingeführt werden können. Dadurch kann ein »oraler« Tubus bei schwierigen Intubationsverhältnissen in eine für die Intubation günstigere Form vorgebogen werden (Abb. 4.10b). Woodbridge-Tuben (Kap. 4.1.1, S. 52) werden immer mit einem Führungsstab platziert, um eine innere Schienung der sehr flexiblen Tuben zu garantieren. Ein Führungsstab sollte möglichst nicht aus der Tubusspitze herausragen, da er sonst eine Verletzungsgefahr darstellen kann.

Doppellumentuben werden immer mit einem speziellen (bereits vom Hersteller eingeführten) Führungsstab verwendet (Kap. 78.3.1, S. 1101).

Nach dem Einführen eines Führungsstabes sollte das aus dem oralen Ende des Tubus noch herausragende Ende mindestens rechtwinklig abgeknickt werden, damit der Führungsstab bei der Intubation nicht unkontrolliert über die Tubusspitze hinausrutschen kann (Abb. 4.10c). Metallführungsstäbe verfügen zu diesem Zwecke zum Teil über eine Feststellschraube.

Es empfiehlt sich, die Führungsstäbe mit einem Gleitmittel zu versehen, damit sie sich nach erfolgter Intubation wieder problemlos aus dem Tubus herausziehen lassen.

4.1.3 Laryngoskope

Laryngoskope sind Hilfsinstrumente, mit denen der Kehlkopf eingestellt, also sichtbar gemacht werden kann. Sie werden normalerweise zur endotrachealen Intubation unter Sicht, manchmal aber auch zum Einführen einer Magen- oder Ösophagustemperatursonde und zur Rachen- und Kehlkopfinspektion verwendet.

Die **konventionellen Laryngoskope** bestehen aus einem Griff und einem Spatel. An der Spatelspitze ist ein Lämpchen angebracht, dessen Stromquelle (z. B. Trockenbatterien) im Griff untergebracht ist. Griff und Spatel sind über ein leicht ausklinkbares Scharniergelenk miteinander verbunden. Zusammengeklappt kann das Laryngoskop Platz sparend aufbewahrt werden (Abb. 4.11a). Im aufgeklappten Zustand schließt sich ein Kontakt, sodass das Lämpchen leuchtet (Abb. 4.11b). Heute werden vor allem Laryngoskope mit einem gebogenem Spatel nach MacIntosh (Abb. 4.11) oder leichte Modifikationen davon, seltener Laryngoskope mit geradem Spatel, z. B. nach Miller (Abb. 4.12), verwendet – Letztere vor allem bei Säuglingen und Kleinkindern (Kap. 64.3.1, S. 859). Die gebogenen Spatel haben den Vorteil, dass sie

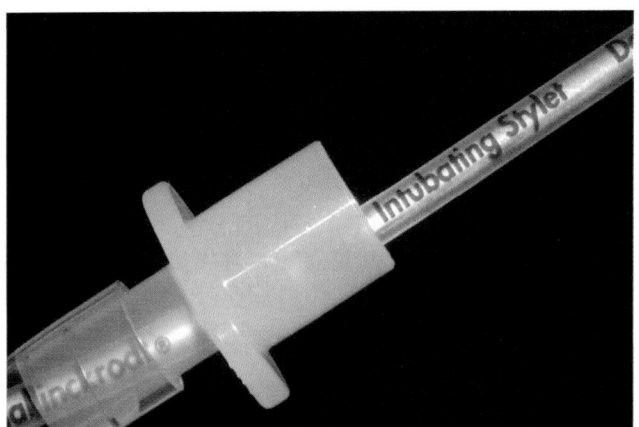

Abb. 4.10 Führungsstäbe; **a:** in Endotrachealtubus eingeführter Führungsstab;

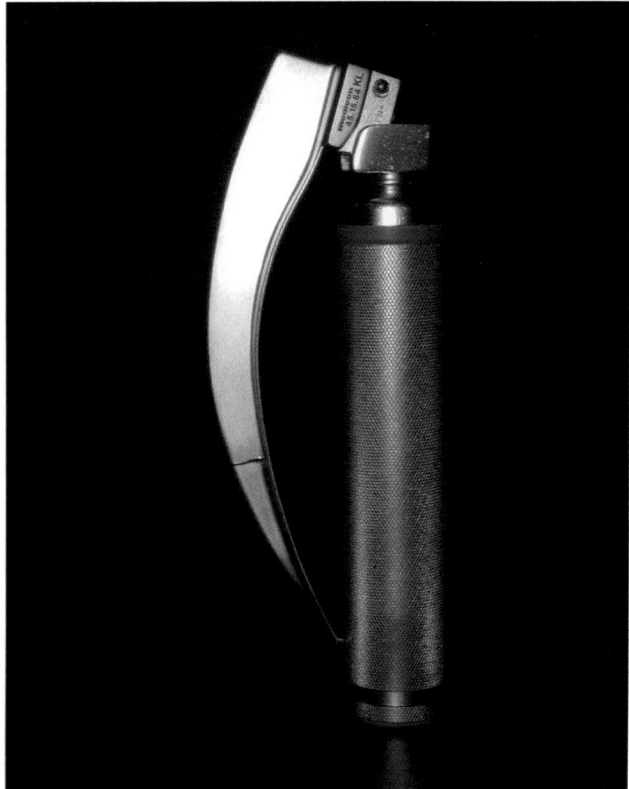

Abb. 4.11 MacIntosh-Laryngoskop; **a:** zusammengeklappt;

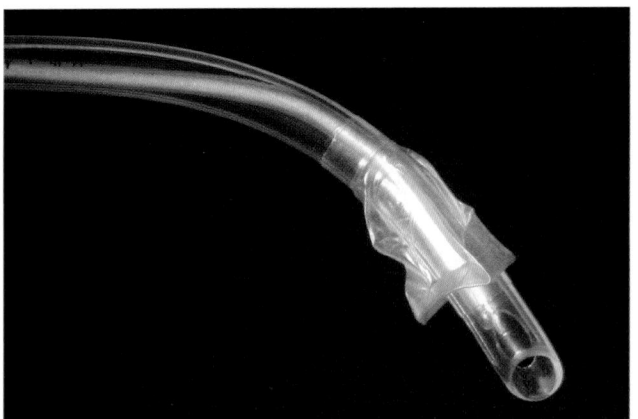

Abb. 4.10b in intubationsgünstige Form gebogene Spitze eines Tubus, in den ein Führungsdraht eingeführt ist;

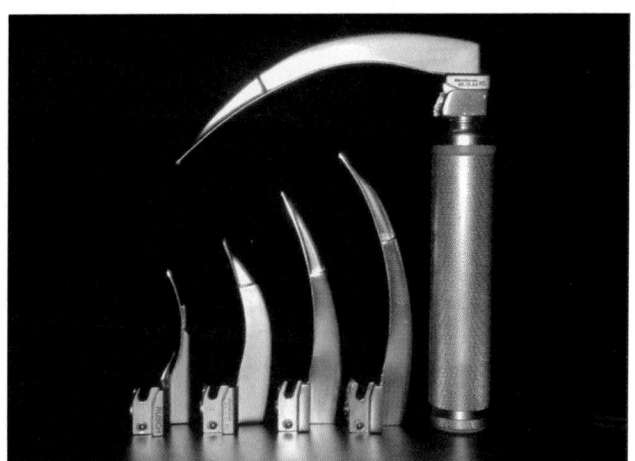

Abb. 4.11b geöffnet, mit fünf verschieden großen Spateln.

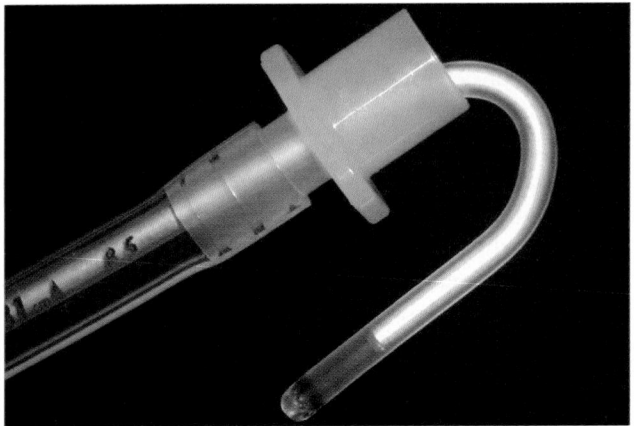

Abb. 4.10c umgebogenes Ende des Führungsstabs, damit er nicht zu weit in den Tubus gleiten und aus der Tubusspitze herausragen kann.

sich besser der Anatomie der Mundhöhle anpassen und so das Risiko einer Zahnschädigung verringert ist. Spatel gibt es in verschiedenen Größen, bei den gebogenen Spateln nach MacIntosh sind es z.B. fünf verschiedene Größen: 0, 1, 2, 3 und 4 (Abb. 4.11).

Das **McCoy-Laryngoskop** (Abb. 4.13) zeichnet sich durch eine bewegliche Laryngoskopspitze aus, die bei Bedarf angehoben werden kann. Dadurch kann der Kehlkopf auch unter schwierigen Intubationsbedingungen – z.B. bei Patienten, bei denen wegen des Verdachts einer Verletzung der Halswirbelsäule der Hals mit einer stabilisierenden »Halskrawatte« immobilisiert ist – leichter eingestellt werden (Gabbot 1996).

Das **Bullard-Laryngoskop** ist eine Kombination aus einem modifizierten konventionellen Laryngoskop und einem

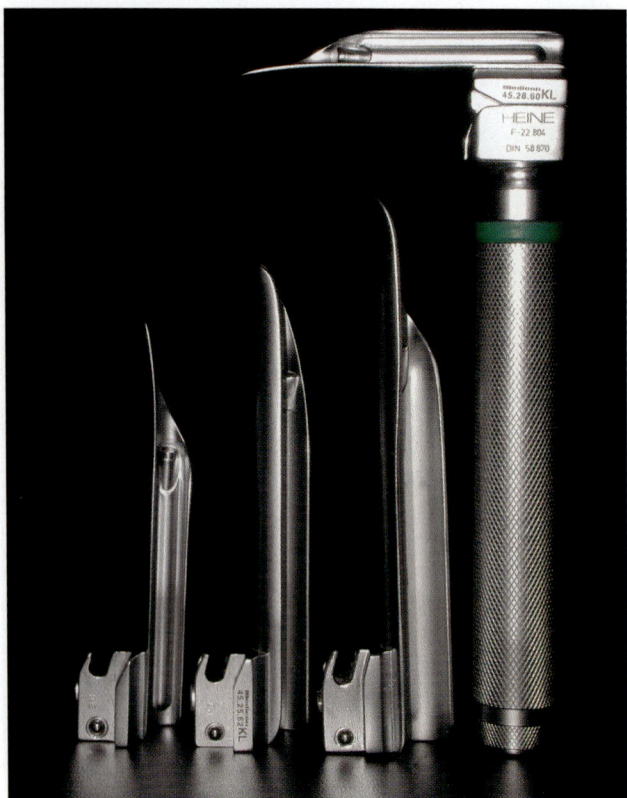

Abb. 4.12 Laryngoskop mit geradem Spatel nach Miller.

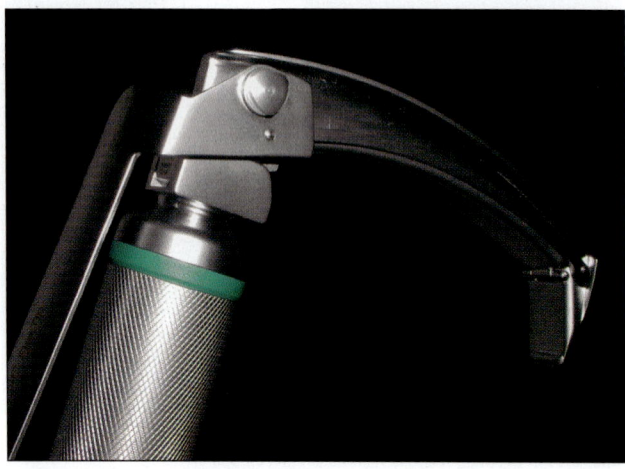

Abb. 4.13 McCoy-Laryngoskop.

Fiberoptikinstrument. Zusätzlich verfügt es über einen Kanal zur Absaugung bzw. zur Sauerstoff- oder Medikamentengabe (Abb. 4.14). Der Tubus wird auf einen Metalldraht aufgefädelt, der sich an der Unterseite des Spatels befindet. Wegen des flachen Spatelprofils lässt sich das Bullard-Laryngoskop auch bei nur geringer Mundöffnung ohne Überstreckung des Kopfes einführen. Nach dem Einführen des Laryngoskops sind beim Blick durch die Optik normalerweise die Stimmritze sowie der rechts im Blickfeld erscheinende Tubus zu er-

kennen. Unter direkter Sicht kann der Tubus mit der rechten Hand vom Führungsdraht abgestreift werden. Normalerweise gelingt mit dem Bullard-Laryngoskop eine schnellere und leichtere Einstellung der Stimmritze als mit einem Fiberbronchoskop. Es empfiehlt sich die Verwendung flexibler Spiraltuben, da sie sich leichter vom Führungsdraht abstreifen lassen. Der Einsatz eines Bullard-Laryngoskops scheint insbesondere in Situationen mit plötzlich auftretenden Intubationsproblemen vorteilhaft (Kiefer u. Hentrich 1996).

4.1.4 Magill-Zange

Häufig wird bei der nasotrachealen Intubation unter Sicht eine Fasszange benötigt, um den Tubus durch die Stimmritze dirigieren zu können. Am gebräuchlichsten ist die Magill-Zange (Abb. 4.15), deren scherenförmiger Griff stark zur rechten Seite gebogen ist, damit bei Gebrauch der Blick auf den Kehlkopf frei bleibt. Sie liegt in verschiedenen Größen vor. Fasszangen wie die Magill-Zange werden auch beim Einführen von Magensonden unter Sicht eingesetzt. Falls mit der Magill-Zange ein nasaler Endotrachealtubus durch die Glottis dirigiert wird, sollte der Tubus möglichst nicht im Bereich des Cuffs mit der Zange gefasst werden, da dieser sonst beschädigt werden kann.

4.1.5 Guedel-Tubus

Guedel-Tuben (Abb. 4.16) sind Oropharyngealtuben, die z.B. beim bewusstlosen Patienten in den Mund-Rachen-Raum eingelegt werden, um ein Zurückfallen der Zunge mit Verlegung der oberen Luftwege zu verhindern (Abb. 4.17a). Oft kommen Sie auch bei der Maskenbeatmung narkotisierter Patienten zum Einsatz. Bei oral intubierten Patienten werden sie häufig zusätzlich eingelegt, als Beißschutz für den Orotrachealtubus.

Guedel-Tuben werden wie in Abbildung 4.17b gezeigt in den Mund eingeführt. Da sie zu einer starken Reizung der Rachenwand mit Husten, Würgen und Brechreiz führen können, dürfen sie erst eingeführt werden, wenn der Patient in ausreichender Narkosetiefe ist und die Schutzreflexe sicher ausgeschaltet sind. Aus denselben Gründen muss ein Guedel-Tubus bei der Narkoseausleitung vor der Rückkehr der Reflexe wieder entfernt werden.

Bei der Auswahl des Tubus ist auf die richtige Größe zu achten. Es stehen insgesamt neun verschiedene Größen zur Verfügung: 6, 5, 4, 3, 2, 1, 0, 00, 000. Ist der Guedel-Tubus zu klein gewählt (Abb. 4.17d), kann es trotz Tubus zu einer Verlegung der oberen Luftwege kommen. Ist der Guedel-Tubus zu groß (Abb. 4.17e), kann die Epiglottis vor den Kehlkopfeingang gedrückt werden, wodurch der Kehlkopfeingang verschlossen wird und beim Beatmen Luft in den Magen eingeblasen werden kann.

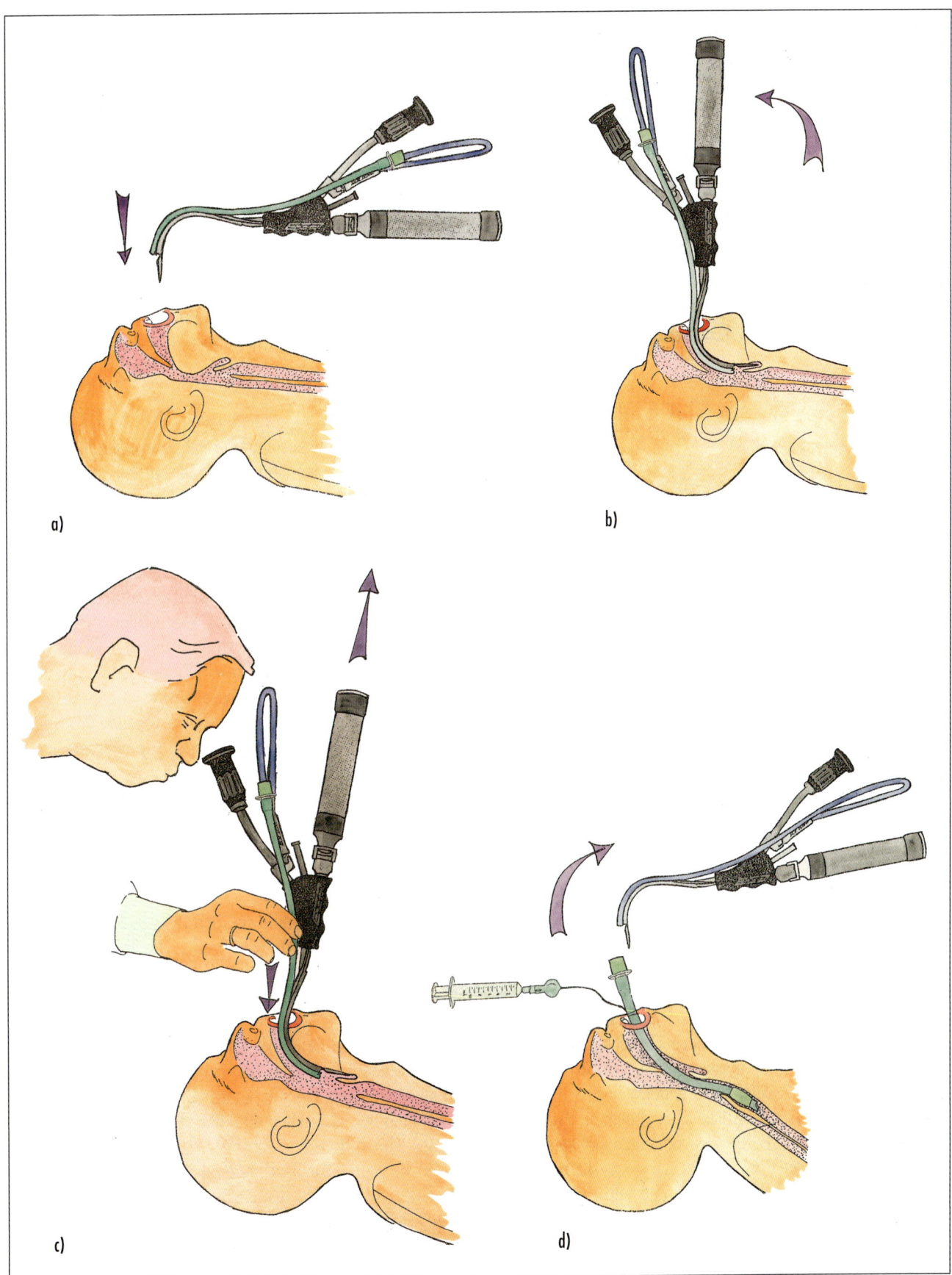

a)

b)

c)

d)

Abb. 4.14 Intubation mit dem Bullard-Laryngoskop **(a–d)**, das zusätzlich über ein Fiberoptikinstrument und einen Kanal zur Absaugung bzw. für die Sauerstoff- oder Medikamentengabe verfügt.

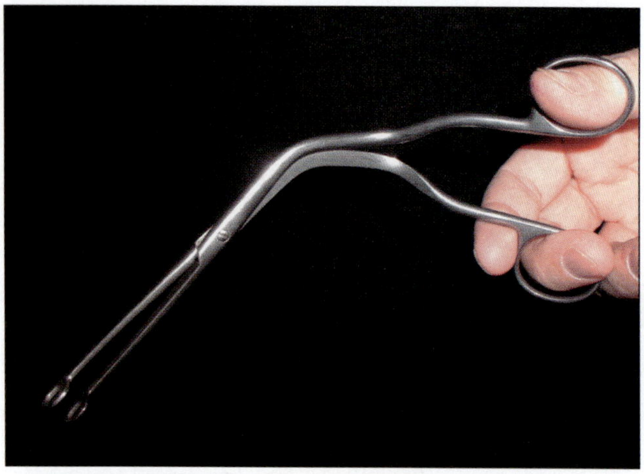

Abb. 4.15 Magill-Zange.

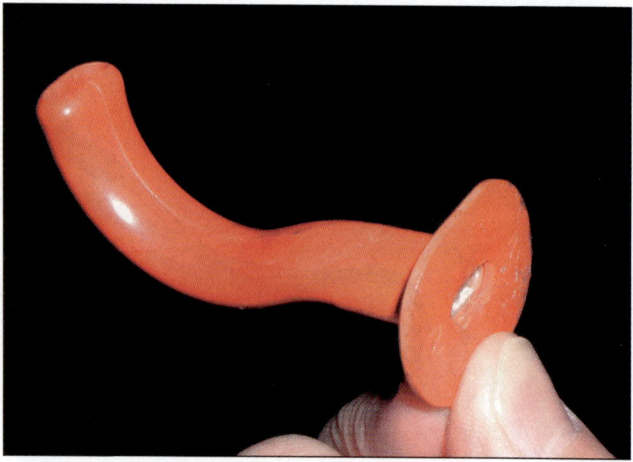

Abb. 4.16 Guedel-Tubus.

4.2 Gesichtsmaske

Bei Intubationsnarkosen und Narkosen unter Verwendung einer Larynxmaske, eines COPA-Tubus oder eines Larynxtubus werden die Patienten normalerweise nach der Injektion des Einleitungshypnotikums so lange über eine dicht um Mund und Nase geschlossene Gesichtsmaske beatmet, bis die Larynxmaske, der COPA- oder Larynxtubus eingeführt werden kann bzw. bis sie relaxiert sind und die endotracheale Intubation möglich ist. Bei kurzen Narkosen kann die Beatmung u.U. auch ganz über die Gesichtsmaske erfolgen (Kap. 7.1.1, S. 183).

Gesichtsmasken gibt es in verschiedenen Größen. Sie bestehen meist aus schwarzem, antistatischem Gummi (Abb. 4.18). Für Erwachsene stehen, je nach Modell, meist 3–4 Ausführungen zur Verfügung. Für Säuglinge und Kleinkinder werden zumeist sog. Rendell-Baker-Masken verwendet (Kap. 64.3.2, S. 859).

4.3 Larynxmaske (Kehlkopfmaske)

Die Larynxmaske wurde 1988 eingeführt. Sie bietet eine größere Sicherheit für den Patienten und mehr Komfort für den Anästhesisten als die herkömmliche Gesichtsmaske. Durch den Einsatz einer Kehlkopfmaske können die oberen Luftwege gesichert und die Risiken einer endotrachealen Intubation vermieden werden. Der Anästhesist hat zudem die Hände frei für andere Aufgaben, z.B. die Medikamentenapplikation oder Protokollführung. Der Einsatz einer Larynxmaske bietet sich häufig anstelle einer Maskennarkose und öfters alternativ zu einer endotrachealen Intubation an. Bereits wenige Jahre nach ihrer Einführung hat sich die Larynxmaske einen festen Platz im anästhesiologischen Repertoire erobert. Bis zum Jahr 2000 wurden weltweit schon über 100 Millionen Narkosen unter Verwendung einer Larynxmaske durchgeführt.

Die Larynxmaske besteht im Prinzip aus einem Plastikrohr, das mit einem gekürzten Endotrachealtubus vergleichbar ist, jedoch unmittelbar vor dem Kehlkopfeingang endet. Am distalen Ende dieses Rohres, das meist aus Silikon besteht, ist schräg eine ovale, leicht trichterförmige kleine Maske angebracht, deren Randwulst über eine Blockerzuleitung – ähnlich der Blockermanschette eines Endotrachealtubus – aufgeblasen werden kann (Abb. 4.19). Der geblockte Wulst der Larynxmaske legt sich trichterförmig um den Kehlkopfeingang und dichtet diesen ab. Um ein Eindringen und Einklemmen der Epiglottis in das Tubusende mit konsekutiver Lumenverlegung zu verhindern, wird die Mündung des Silikontubus von zwei Längsstegen unterteilt. Am oberen Ende der Larynxmaske befindet sich ein Konnektor für die Beatmungsschläuche bzw. den Beatmungsbeutel. Larynxmasken sind zur mehrfachen Verwendung vorgesehen. Sie sind vielfach dampfsterilisierbar. Es gibt sie zur Zeit in den Größen 1, 1,5, 2, 2,5, 3, 4, 5 und 6 (Tab. 4.2, S. 61).

> Die Larynxmaske kommt mit den inneren Strukturen des Larynx nicht in direkte Berührung. Das Einführen einer Larynxmaske ist daher weniger invasiv als eine endotracheale Intubation.

Wird eine Larynxmaske bei Eingriffen in der HNO-Heilkunde, Kieferchirurgie oder Ophthalmologie eingesetzt, muss der aus dem Mund ragende Tubusteil der Larynxmaske meist aus operationstechnischen Gründen stark zur Seite abgeleitet werden. Hierfür sind seit 1993 spezielle Larynxmasken verfügbar, deren Tubusteil durch einen spiralförmigen Draht verstärkt ist – ähnlich wie ein konventioneller Woodbridge-Tubus (Kap. 4.1.1, S. 52). Diese Larynxmaskenmodelle werden als **RT-Larynxmasken** (RT = »reinforced tube«) bezeichnet. RT-Larynxmasken haben einen etwas längeren Tubusteil. Da gleichzeitig das Innenlumen des Tubusteils geringer ist, sind die Atemwegswiderstände etwas höher. Die

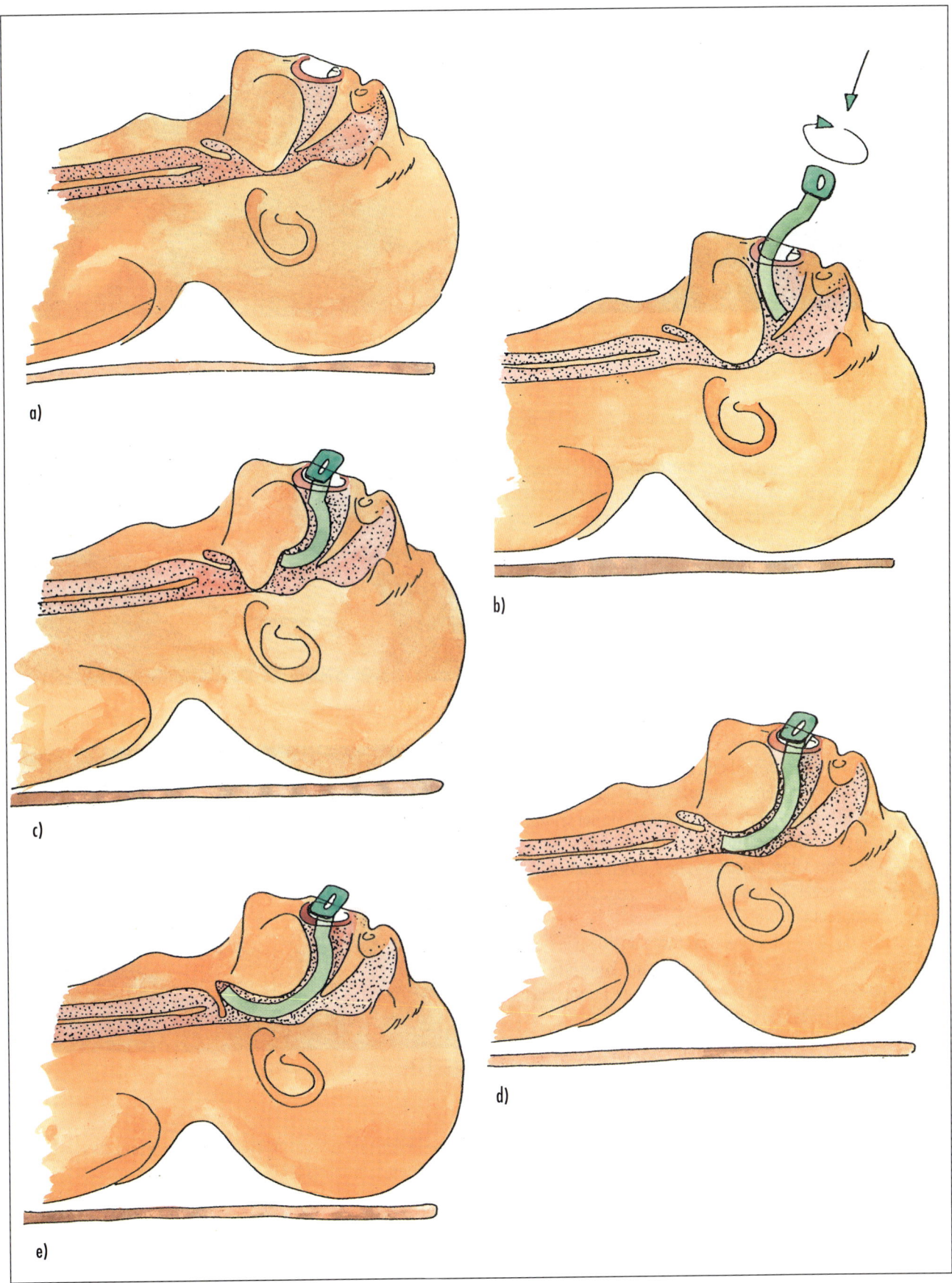

Abb. 4.17 Guedel-Tubus; **a**: Situation ohne Guedel-Tubus: Verschluss der oberen Luftwege durch zurückfallende Zunge; **b**: Einführen eines Guedel-Tubus; Situation bei richtiger Größe **(c)**, zu kleinem **(d)** und zu großem Guedel-Tubus **(e)**.

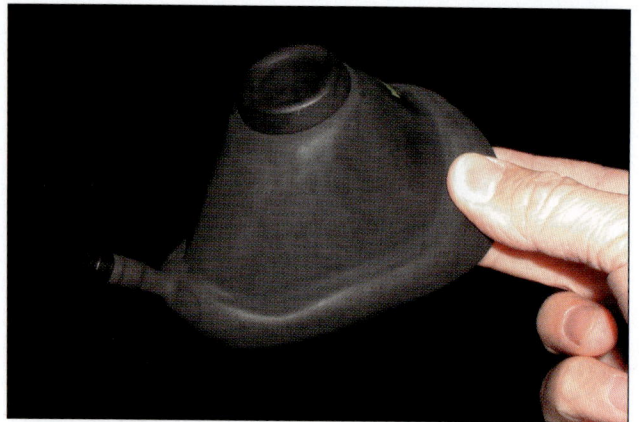

Abb. 4.18 Standard-Gesichtsmaske mit aufblasbarem Randwulst.

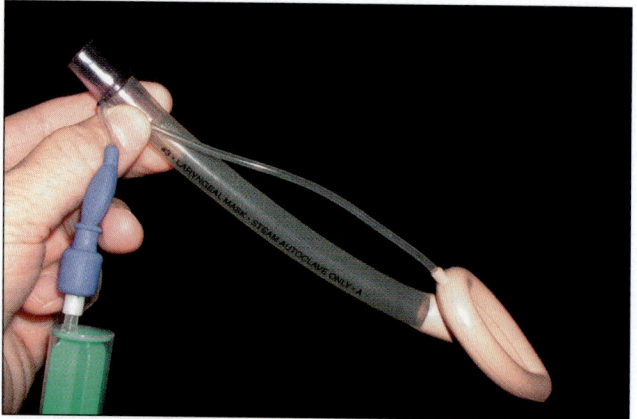

Abb. 4.19 Larynxmaske (Kehlkopfmaske); **a:** Gesamtansicht;

RT-Larynxmasken liegen in den Größen 2, 2,5, 3 und 4 vor.

Seit 1997 gibt es auch sog. **Intubationslarynxmasken** (ILM; Fastrach, Fa. LMA-Vertriebs-GmbH; Windhagen). Sie sind vor allem für Situationen gedacht, in denen wegen Intubationsproblemen anstatt eines Endotrachealtubus eine Larynxmaske verwendet werden soll (Langenstein u. Möller 1998a, b). Durch diese Intubationslarynxmaske kann dann ggf. relativ leicht ein Tubus bis in die Trachea vorgeschoben werden (Kap. 27.6, S. 591).

Seit 1999 stehen auch Larynxmasken aus PVC für den **Einmalgebrauch** (LMA-Unique; LMA-Vertriebs-GmbH) zur Verfügung. Sie sind vor allem für Patienten mit hohem Infektionsrisiko (z.B. HIV-positive Patienten) gedacht. Sie sind in den Größen 3, 4 und 5 erhältlich.

Seit 2001 gibt es auch **doppelläufige Larynxmasken** (LMA ProSeal). Das zweite Lumen endet an der Spitze des trichterförmigen Maskenwulstes, die im Ösophaguseingang zu liegen kommt. Über dieses zweite Lumen kann ggf. eine Magensonde vorgeschoben oder Sekret abgesaugt werden. Diese Maske enthält im Tubusteil einen fest integrierten Beißschutz. Da dieser Larynxmaskentyp auch einen höheren Leckagedruck aufweist, scheint er für eine kontrollierte Beatmung besser geeignet zu sein als bisherige Larynxmaskentypen (Füllekrug 2001).

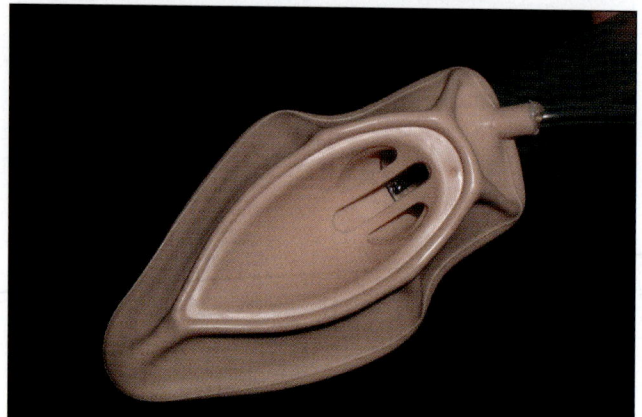

Abb. 4.19b ungeblockte, Larynxmaske;

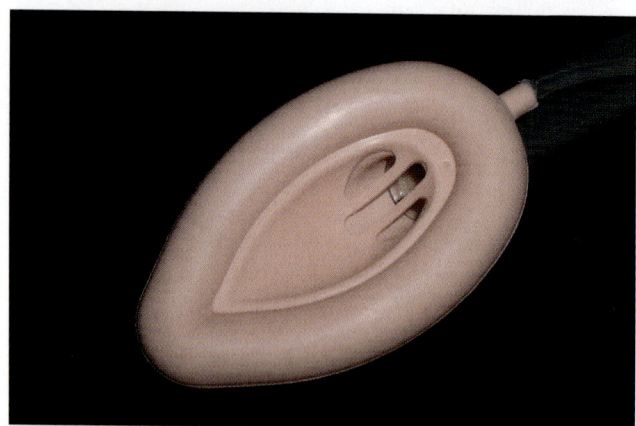

Abb. 4.19c geblockte, Larynxmaske;

4.4 COPA-Tubus und Larynxtubus

Seit 1997 steht der sog. **COPA-Tubus** (»cuffed oropharyngeal airway tube«) zur Verfügung (Abb. 4.20a). Bei diesem speziellen Oropharyngealtubus handelt es sich um einen modifizierten Guedel-Tubus, der am distalen Ende eine im Mund- bzw. Rachenbereich zu liegen kommende blockbare Manschette aufweist. Er kann bei nüchternen Patienten als Alternative zu Endotrachealtubus, Larynxmaske oder Larynxtubus angewandt werden. Den COPA-Tubus gibt es in vier

verschiedenen Ausführungen mit 8, 9, 10 und 11 cm Länge. Es handelt sich um einen Einwegartikel.

Seit 1999 ist auch ein sog. **Larynxtubus** erhältlich (Abb. 4.20b), der beim nüchternen Patienten als Alternative zu Endotrachealtubus, Larynxmaske oder COPA-Tubus angeboten wird. Aufgrund seiner leichten Positionierung scheint er auch eine sinnvolle Möglichkeit bei einer unerwartet schwierigen Intubation zu sein. Bisher liegen zwar wenige, aber po-

Tab. 4.2 Empfohlene Larynxmaskengrößen.

Körpergewicht des Patienten [kg]	Larynxmasken- größe	Länge des Tubusteils [cm]	Innendurch- messer [mm]	max. Cuff- Volumen [ml]	maximale Größe	
					Endotrachealtubus[1] [mm]	Fiberbronchoskop[2] [mm]
<5	1	8,0	5,25	4	3,5	2,7
5–10	1,5	10	6,1	7,0	4,0	3,0
10–20	2	11,0	7,0	10	4,5	3,5
20–30	2,5	12,5	8,4	14	5,0	4,0
30–50	3	16,0	10,0	20	6,0 (mit Cuff)	5,0
50–70	4	16,0	10,0	30	6,0 (mit Cuff)	5,0
70–100	5	18,0	10,0	40	7,0 (mit Cuff)	7,3
>100	6	18,0	11,5	50	7,0 (mit Cuff)	7,3

[1] max. Tubusgröße, die durch die Larynxmaske endotracheal eingeführt werden kann
[2] max. Größe des Fiberbronchoskops, über das der entsprechende Tubus platziert werden kann

sitive Erfahrungen zum Larynxtubus vor (Genzwürker et al. 2000a, b; Dörges et al. 2000). Larynx-Tuben liegen in den Größen 0 (bis 6 kg KG), 1 (6–15 kg KG), 2 (15–30 kg KG), 3 (Jugendliche und kleine Erwachsene bis 155 cm Größe), 4 (Erwachsene von 155–180 cm Größe) und 5 (Erwachsene über 180 cm Größe) vor. Sie bestehen aus Silikon und weisen einen großen Pharynx-Cuff auf, der den Naso- und Oropharynx blockt und einen kleineren Ösophageal-Cuff, der den Ösophaguseingang blockt. Beide Cuffs werden über einen gemeinsamen Füllschlauch geblockt. Zwischen den beiden Cuffs befindet sich auf Höhe des Larynx die Tubusöffnung. Larynx-Tuben können wie Larynxmasken nach entsprechender Reinigung und Sterilisation wieder verwendet werden.

An einen COPA- bzw. Larynxtubus kann das Winkelstück des Beatmungssystems genauso konnektiert werden wie an eine Larynxmaske oder einen Endotrachealtubus.

4.5 Narkoseapparat

Zur Durchführung einer Narkose stehen neben den intravenös zu verabreichenden Medikamenten (Kap. 5.2, S. 108) auch sog. Inhalationsanästhetika (Kap. 5.1, S. 88) zur Verfügung. Inhalationsanästhetika sind Gase (z. B. Lachgas) oder Dämpfe von leicht verdampfbaren Flüssigkeiten (z. B. Halothan, Enfluran, Isofluran, Sevofluran oder Desfluran), die über das Einatmungs-(Inspirations-)Gemisch dem Patienten zugeführt

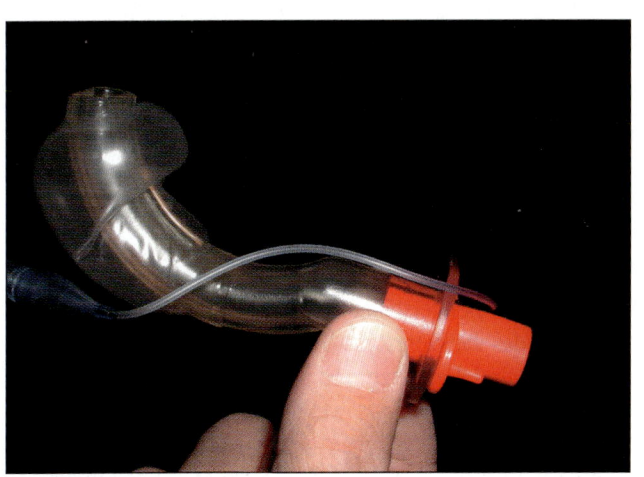

Abb. 4.20 COPA- und Larynxtubus; **a:** COPA-Tubus;

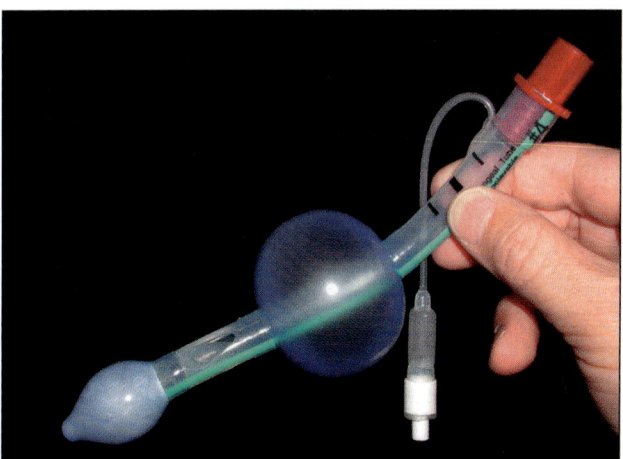

Abb. 4.20 b Larynxtubus.

und über die Lungen ins Blut aufgenommen werden. Ein Narkoseapparat diente ursprünglich nur der Verabreichung von Inhalationsanästhetika – mittlerweile kann der Patient damit aber auch manuell oder maschinell beatmet werden. Inzwischen werden häufig total intravenöse Anästhesien durchgeführt, d.h. sämtliche Narkosemedikamente werden intravenös

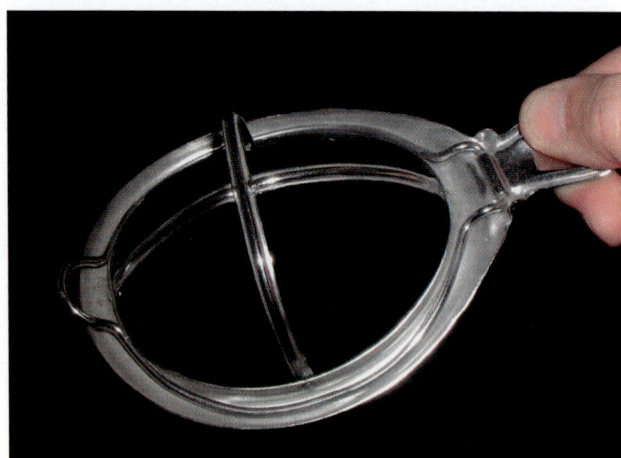

Abb. 4.21 Schimmelbusch-Maske.

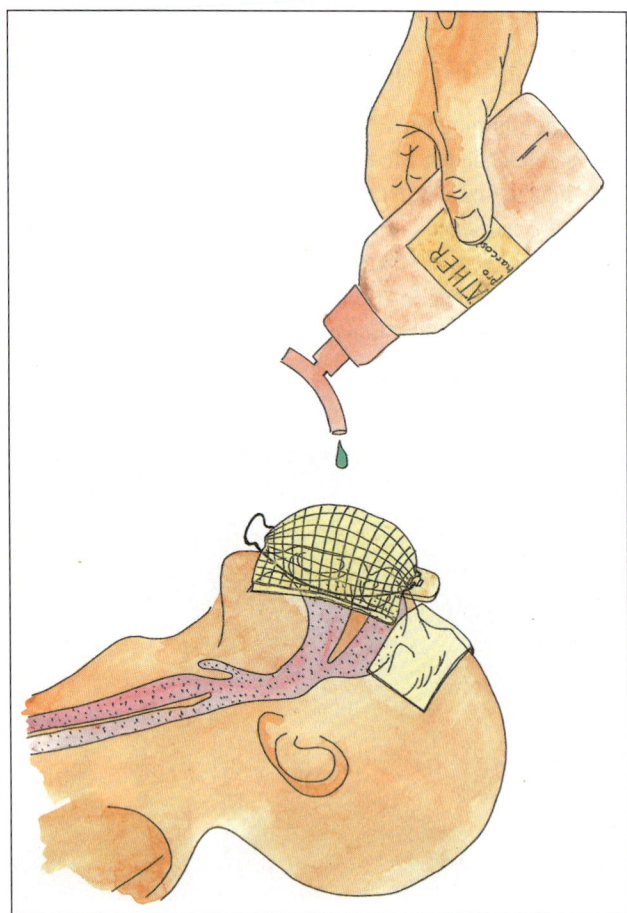

Abb. 4.22 Offenes Narkosesystem, Auftropfen von Äther auf eine mit Mull bespannte Schimmelbusch-Maske.

injiziert (Kap. 7.2, S. 223). Der Narkoseapparat dient dann nur noch zur Beatmung des Patienten. Die Verabreichung des Einatmungs- bzw. Inspirationsgemisches kann nach vier verschiedenen Prinzipien erfolgen, dementsprechend werden folgende Narkosesysteme unterschieden:

- offene Narkosesysteme
- halboffene Narkosesysteme
- halbgeschlossene Narkosesysteme
- geschlossene Narkosesysteme

4.5.1 Narkosesysteme

Offene Narkosesysteme

Beim offenen Narkosesystem atmet der Patient Luft aus der Umgebung ein. Das Ausatemvolumen wird wieder vollständig in die Umgebung abgegeben. Der Einatemluft wird ein Inhalationsanästhetikum zugemischt.

Bekanntestes Beispiel für die Anwendung eines offenen Systems ist die früher übliche Äthertropfnarkose. Mithilfe einer Schimmelbusch-Maske (Abb. 4.21) wurden der Einatemluft Ätherdämpfe zugemischt. Sie bestand aus einem mit Mull bespanntem Metallrahmen, der dem spontan atmenden Patienten über Mund und Nase gelegt wurde (Abb. 4.22). Der Äther wurde auf den Mull getropft, und die dabei entstehenden Ätherdämpfe wurden vom Patienten eingeatmet (leider zum Teil auch vom Anästhesisten).

Die Konzentration der eingeatmeten Ätherdämpfe kann mit diesem System nicht genau kontrolliert werden. Zudem ist eine Beatmung nicht möglich. Das offene Narkosesystem hat daher fast nur noch historische Bedeutung.

Halboffene Narkosesysteme

Beim halboffenen System wird das Inspirationsgemisch, das normalerweise aus Sauerstoff und Lachgas besteht, aus einem Reservoir (Sauerstoff- bzw. Lachgasflasche, zentrale Gasversorgungsanlage) bezogen und über ein Schlauchsystem zum Patienten geleitet. Dem Sauerstoff-Lachgas-Gemisch wird meist noch ein verdampfbares (volatiles) Inhalationsanästhetikum (z.B. Isofluran) zugemischt. Das Ausatmungsgemisch wird vollständig in den freien Raum abgegeben.

Beispiele für halboffene Narkosesysteme sind das Kuhn-System und die verschiedenen Variationen des Mapleson-Systems, das Jackson-Rees-System sowie das Bain-System, wobei die drei Letzteren vor allem in den angloamerikanischen Ländern eingesetzt wurden. Da die Frischgase stets relativ kalt sind (meist haben sie Zimmertemperatur) und zur Vermeidung einer Korrosion der zentralen Gasleitungen und Gasflaschen auch trocken sind, müssen sie im Tracheobronchialsystem stark angewärmt und angefeuchtet werden. Da im halboffenen System das Exspirationsgemisch vollständig in den freien Raum abgegeben wird, ist damit ein erheblicher Wärme- und Feuchtigkeitsverlust des Körpers verbunden. Die eingeatmeten Narkosegase können so schnell zu einer Austrocknung und Schädigung des Flimmerepithels im Tracheobronchialsystem führen: Bei hohem Frischgasfluss von 6 l/min sind bereits nach einer Stunde signifikante Epithelveränderungen nachweisbar (Chalon et al. 1972). Halboffene Narkosesysteme kommen inzwischen kaum noch zum Einsatz.

Detailwissen: Kuhn-System und Ayre-T-Stück

Funktionsprinzip des Ayre-T-Stücks

Bei der Ausatmung (Abb. 4.23a) wird das in den Exspirationsschenkel ausgeatmete Gas schnell durch den Frischgasfluss ausgespült. Damit es bei der nächsten Einatmung zu keiner Rückatmung des abgeatmeten Gases aus dem Exspirationsschenkel (mit CO_2-Rückatmung) kommen kann, muss der Frischgas-

fluss mindestens das 2–3fache des Atemminutenvolumens betragen. Das Exspirationsvolumen wird dadurch schnell aus dem Exspirationsschenkel ausgespült. Es wird daher auch von einem **Spülgassystem** gesprochen.

Bei der spontanen Einatmung (Abb. 4.23b) über das Ayre-T-Stück wird Frischgas aus der Frischgaszufuhr sowie das bis in den Exspirationsschenkel eingeströmte Frischgas angesaugt. Durch Verschluss des Exspirationsschenkels mit dem Finger (Abb. 4.23c) kann der Patient manuell beatmet werden. Die Ausatmung erfolgt passiv nach Öffnen des Exspirationsschenkels. Mit dem Ayre-T-Stück ist also sowohl eine Spontanatmung als auch eine Beatmung möglich.

Kuhn-System

Dieses früher in der Kinderanästhesie weit verbreitete Narkosesystem besticht durch seine unkomplizierte Konstruktion (Abb. 4.24). Durch den Verzicht auf jegliche Ein- und Ausatmungsventile wird ein minimaler Atemwegswiderstand erreicht.

Bei der manuellen Beatmung mit dem Kuhn-System – das eine Weiterentwicklung des Ayre-T-Stücks darstellt – wird das Ausflussloch am Beutel mit dem Daumen verschlossen und der Beutel etwas komprimiert (Abb. 4.24a). Während der passiven Exspiration wird das Ausflussloch wieder freigegeben (Abb. 4.24b, s. auch Kap. 64.3.4, S. 860).

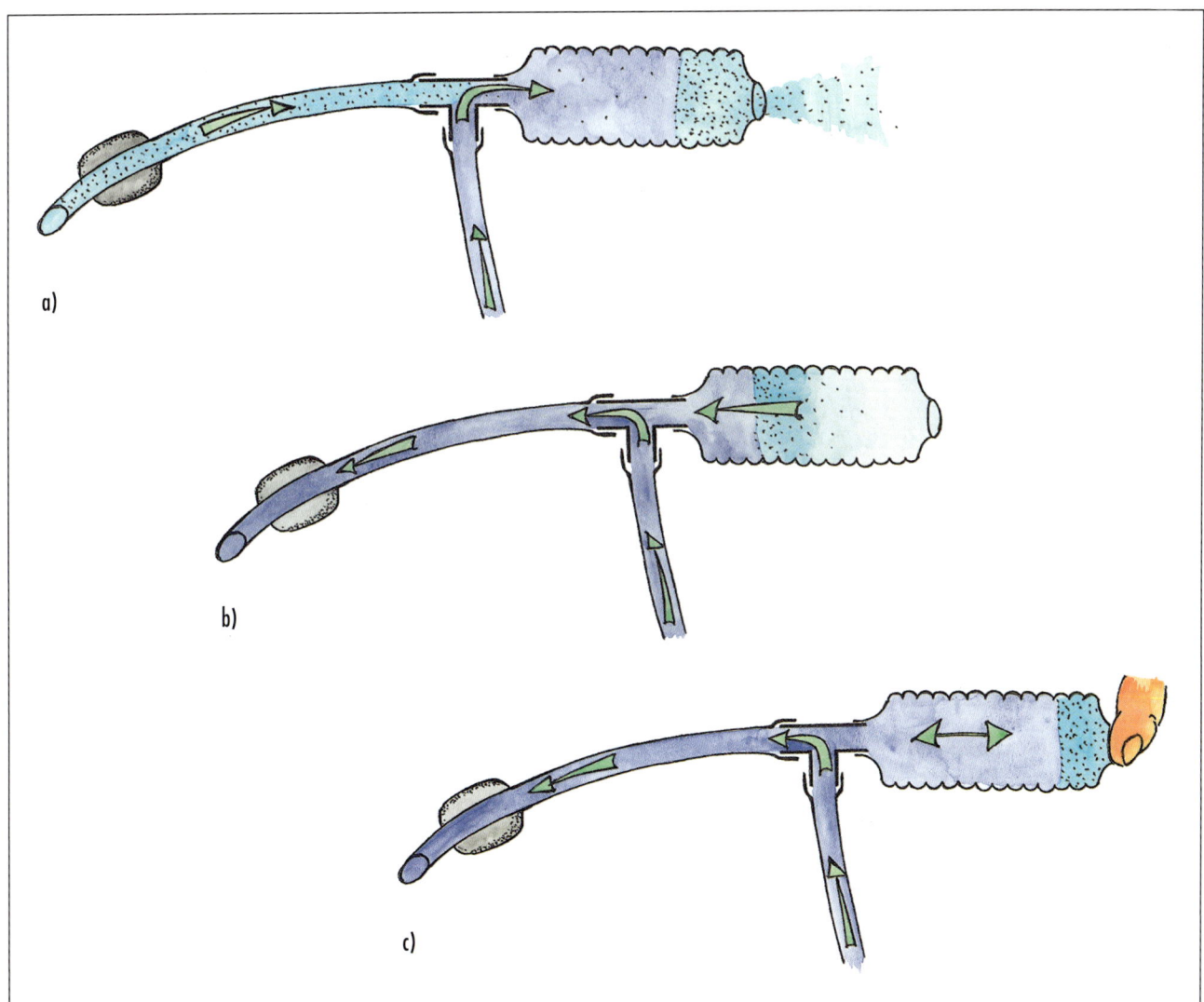

Abb. 4.23 Ayre-T-Stück; **a**: Exspiration; **b**: Inspiration; **c**: manuelle Beatmung mit dem Ayre-T-Stück durch wiederholtes Öffnen und Schließen des Exspirationsschenkels mit dem Finger.

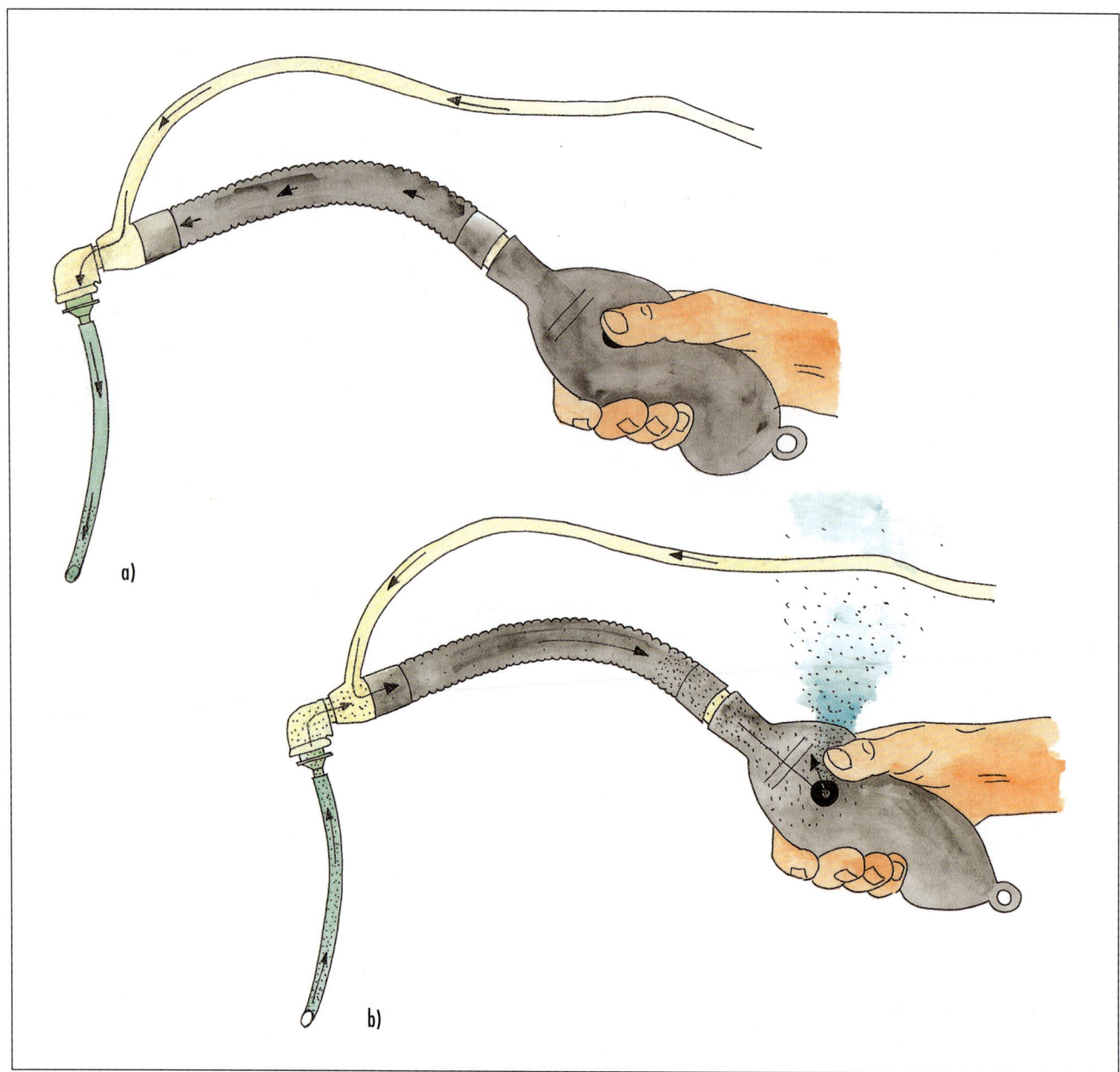

Abb. 4.24 Manuelle Beatmung mit dem Kuhn-System; **a:** Inspiration, Verschluss des Ausflusslochs am Beutel und leichte Kompression des Beatmungsbeutels (dadurch Blähung der Lunge); **b:** Exspiration, Freigabe des Ausflusslochs (dadurch Ausatmung).

Halbgeschlossene Narkosesysteme

Beim halbgeschlossenen System wird nur ein Teil des Exspirationsvolumens als Überschussgas in die Umgebung bzw. in die zentrale Absaugvorrichtung abgegeben. Der andere Teil wird nach Herausfiltern des darin enthaltenen Kohlendioxids mittels eines CO_2-Absorbers wieder eingeatmet. Zusätzlich erhält der Patient bei der Einatmung noch Frischgas aus einem Reservoir (Gasflasche oder zentrale Gasversorgungsanlage).

Aufgrund dieser teilweisen Rückatmung des Exspirationsgemisches genügt ein wesentlich geringerer Frischgasfluss als beim halboffenen System. Normalerweise reichen 3(–6) l Frischgas/Minute aus. Der Frischgasfluss ist beim halbge-

schlossenen System geringer als das Atemminutenvolumen. Das Rückatmungsvolumen lässt sich folgendermaßen errechnen:

Rückatmungsvolumen = Atemminutenvolumen – Frischgasvolumen

Beispiel: Bei einem Atemminutenvolumen von 7 l/min und einem Frischgasfluss von 3 l/min beträgt die Rückatmung also 4 l/min.

Der Wärme- und Feuchtigkeitsverlust des Körpers über die Lungen ist durch die teilweise stattfindende Rückatmung geringer als beim halboffenen System. Auch der Verbrauch an volatilen Anästhetika ist geringer, weil das teilweise rückgeatmete Ausatmungsgemisch diese noch in relativ hoher Konzentration enthält. Damit können Kosten gespart und die Belastung der Umwelt mit Narkosegasen vermindert werden. Diese Vorteile der Rückatmung werden aber erst dann klinisch relevant, wenn mindestens 50% des Exspirationsvolumens nach der CO_2-Absorption zurückgeatmet werden, also der Frischgasfluss weniger als 50% des Atemminutenvolumens beträgt. Als Nachteil des halbgeschlossenen Narkosesystems ist vor allem der durch die Richtungsventile und den CO_2-Absorber erhöhte Atemwegswiderstand zu nennen.

Durch Erhöhung des Frischgasflusses z. B. kurz vor Ende der Operation kann die Rückatmung entsprechend der obigen Formel vermindert und das verabreichte, ggf. noch in hoher Konzentration im Exspirationsgemisch enthaltene volatile Inhalationsanästhetikum schneller ausgewaschen werden, d. h., die Abflutungsphase wird beschleunigt. Wird der Frischgasfluss ausnahmsweise höher als das Atemminutenvolumen eingestellt, so wird der Patient im Prinzip mit reinem Frischgas beatmet und die gesamte Ausatemluft als Überschussgas aus dem System abgeleitet. Unter funktionellem Aspekt liegt dann ein halboffenes System vor.

Fast alle im deutschen Sprachraum gebräuchlichen Narkosegeräte arbeiten nach dem Prinzip des halbgeschlossenen Systems und sind als Kreissysteme konstruiert.

Funktionsprinzip des Kreissystems

Sowohl beim halbgeschlossenen als auch beim geschlossenen Narkosesystem (s. u., S. 68) wird das ausgeatmete Gasvolumen (teilweise bzw. vollständig) wieder zum Patienten zurückgeleitet. Das hierfür notwendige Schlauchsystem wird als Kreissystem bezeichnet. Da die gebräuchlichen Narkoseapparate im deutschen Sprachraum fast alle nach dem Prinzip des halbgeschlossenen Systems arbeiten, soll das Funktionsprinzip des Kreissystems anhand dieses Systems beschrieben werden (Abb. 4.25).

Das vom Patienten ausgeatmete Gas strömt über den Exspirationsschlauch und das Exspirationsventil ab. Ein eingebautes Volumeter misst das Ausatemvolumen. Ein Manometer zeigt die während des Atemzyklus auftretenden Drücke im Kreissystem an. Die früher üblichen mechanischen Manometer sind heute meist durch elektronische Manometer ersetzt, die den im Exspirationsschenkel gemessenen Druck im Display des Beatmungsgerätes oder eines separaten Geräts wiedergeben. Exspirationsschlauch und -ventil, Volumeter und Manometer werden zusammen als **Ausatem- oder Exspirationsschenkel** bezeichnet.

Beim halbgeschlossenen System wird ein Teil des Ausatemvolumens in eine zentrale Absaugvorrichtung geleitet. Der andere Teil wird, nach Herausfiltern des enthaltenen Kohlendioxids durch die CO_2-Absorber, über das Inspirationsven-

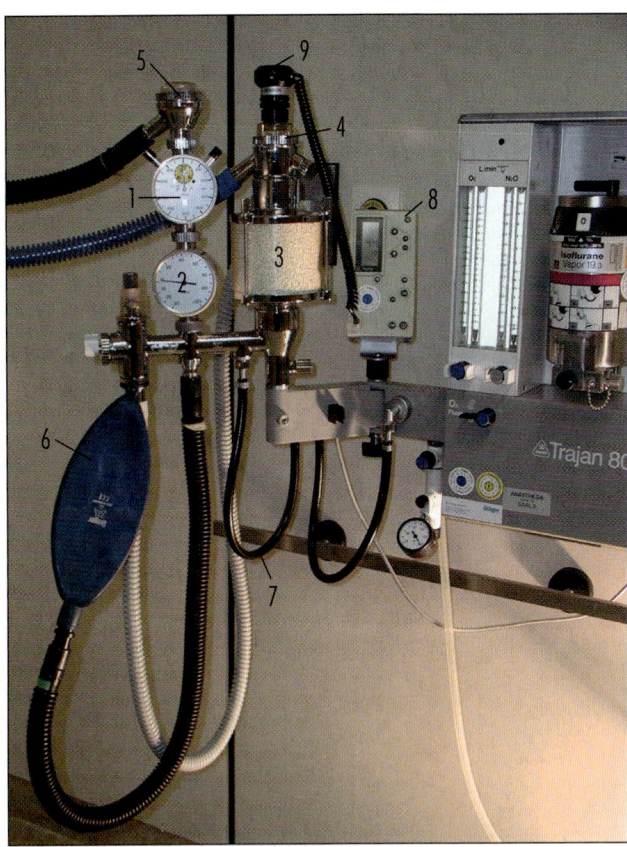

Abb. 4.25 Kreissystem eines üblichen Narkoseapparats für Erwachsene (Kreissystem 8 ISO [Fa. Dräger, Lübeck]); 1 = Volumeter, 2 = Manometer, 3 = CO_2-Absorber, 4 = Inspirationsventil, 5 = Exspirationsventil, 6 = Beatmungsbeutel, 7 = Frischgasleitung, 8 = Sauerstoffmessgerät mit Sensor (9) im Inspirationsschenkel.

til und den Inspirationsschlauch wieder dem Patienten zugeführt. CO_2-Absorber, Inspirationsventil und Inspirationsschlauch werden zusammen als **Einatmungs- oder Inspirationsschenkel** bezeichnet. Die CO_2-Absorber könnten im Prinzip auch im Exspirationsschenkel eingebaut werden. Aus ökonomischen Gesichtspunkten ist es jedoch nicht sinnvoll, das gesamte Exspirationsvolumen vom Kohlendioxid zu befreien und danach einen Teil dieses CO_2-freien Ausatemvolumens in die Absaugung zu leiten. Bei Integration des CO_2-Absorbers in den Inspirationsschenkel wird nur der tatsächlich rückgeatmete Anteil des Exspirationsvolumens vom Kohlendioxid befreit.

Der rückgeatmete Anteil »kreist« also in dem System zum Patienten zurück, weshalb das beschriebene System als »Kreissystem« bezeichnet wird.

Voraussetzung für die vollständige Trennung von In- und Exspirationsschenkel ist die exakte Funktion des **Inspirations- und Exspirationsventils** (Abb. 4.26). Es handelt sich um relativ leichtgängige Plättchenventile. Ihre Wirkungsweise lässt sich wie folgt beschreiben:

- **Inspiration**: Atmet der Patient spontan ein und saugt das Inspirationsgemisch an, entsteht – vom Patienten aus gesehen – im Inspirations- und Exspirationsschenkel ein Unter-

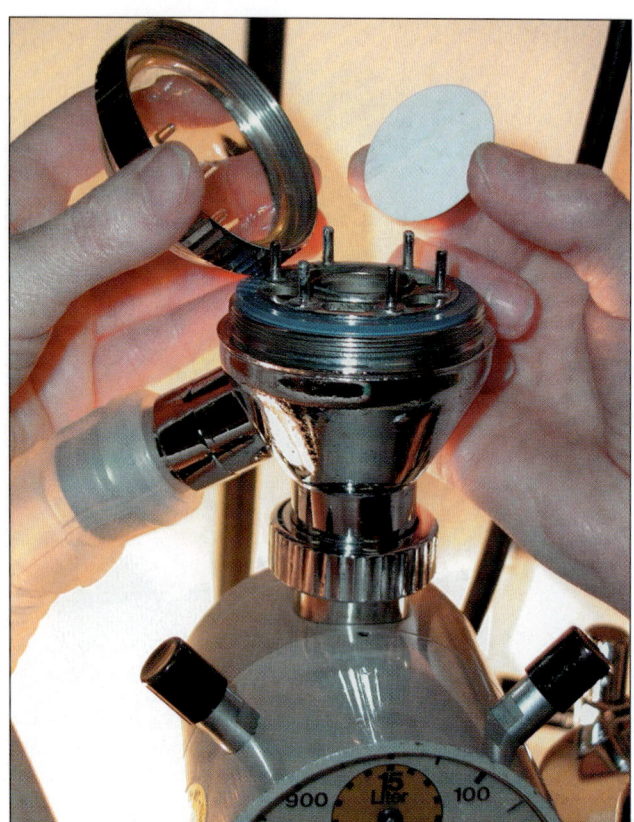

Abb. 4.26 Ventile im Kreissystem; **a**: Exspirationsventil;

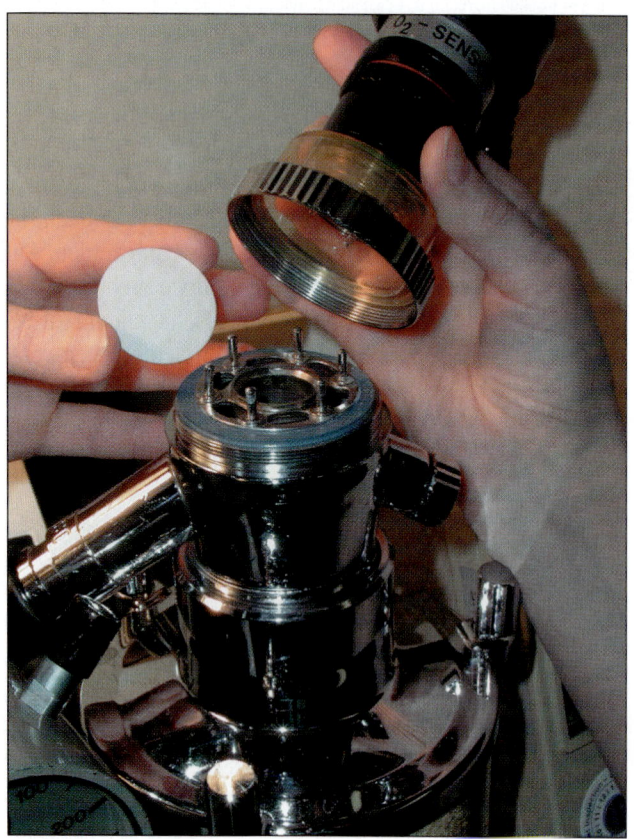

Abb. 4.26 b Inspirationsventil.

druck proximal des Einatmungs- bzw. Ausatmungsventils. Dadurch öffnet sich das Inspirationsventil und schließt sich das Exspirationsventil: Der Patient kann über den Inspirationsschenkel einatmen.

Wird der Patient mit Überdruck (maschinell oder manuell) beatmet, erhöht sich – vom Patienten aus gesehen – der Druck distal des Einatmungs- bzw. Ausatmungsventils. Dadurch wird das Inspirationsventil geöffnet und das Exspirationsventil verschlossen. Das Atemhubvolumen kann über den Inspirationsschenkel zum Patienten strömen.

■ **Exspiration**: Bei der (aktiven oder passiven) Ausatmung sind die Druckverhältnisse über dem Inspirations- und dem Exspirationsventil umgekehrt. Das Inspirationsventil wird durch den positiven Druck proximal des Inspirationsventils verschlossen, das Exspirationsventil wird durch den proximal herrschenden Überdruck geöffnet: Das Exspirationsgemisch kann über den Exspirationsschenkel abströmen.

Wurde beim Zusammenbau des Kreissystems das Plättchen des Inspirationsventils vergessen oder schließt es unzureichend, kann das Atemgemisch bei der Exspiration auch über den Inspirationsschenkel abströmen. Das Volumeter, mit dem das durch den Exspirationsschenkel strömende Volumen gemessen wird, zeigt ein zu geringes Ausatemvolumen an. Fehlt dagegen das Plättchen des Exspirationsventils bzw. schließt es nicht richtig, strömt bei der Inspiration auch Inspirationsgemisch über den Exspirationsschenkel zum Patienten. Das Volumeter im Exspirationsschenkel läuft rückwärts.

Das Kreissystem besitzt im Nebenschluss einen **Ausgleichsbeutel**, der bei Spontanatmung akute Volumenschwankungen im Kreissystem auffängt. Durch die Reservoirfunktion des Ausgleichsbeutels wird sichergestellt, dass der spontan atmende Patient auch bei einem plötzlichen tiefen Atemzug (schnellerer Inspirationsstrom als Frischgasfluss) genügend Inspirationsvolumen erhält. Dieser Beutel wird auch **Beatmungsbeutel** genannt, da mit ihm (durch rhythmische Kompressionen) manuell beatmet wird.

Der Inspirationsschlauch und der Exspirationsschlauch werden über ein **Winkelstück** (»Maskenkrümmer«) verbunden (Abb. 4.27a). An dieses Winkelstück kann z.B. eine Gesichtsmaske (Abb. 4.27b), ein Endotrachealtubus (Abb. 4.27c), eine Larynxmaske oder ein COPA- bzw. ein Larynxtubus angeschlossen werden. Zur Verbindung der In- und Exspirationsschläuche mit einem Endotrachealtubus kann auch ein sog. **Y-Stück** verwendet werden (Abb. 4.28a u. b). Falls aus operationstechnischen Gründen Winkel- bzw. Y-Stück nicht direkt neben dem Gesicht des Patienten zu liegen kommen sollen, kann ggf. zwischen Winkel- bzw. Y-Stück und Endotrachealtubus noch ein kurzes, sehr flexibles Schlauchstück, eine sog. Gänsegurgel konnektiert werden (Abb. 4.29).

In das Kreissystem wird kontinuierlich Frischgas eingeleitet. Die **Frischgaszuleitung** in das Kreissystem kann vor oder hinter dem CO_2-Absorber erfolgen. Normalerweise wird

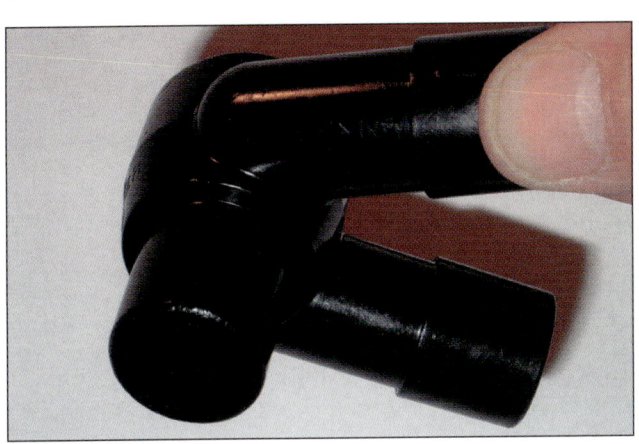

Abb. 4.27 Winkelstücke; **a:** isoliertes Winkelstück;

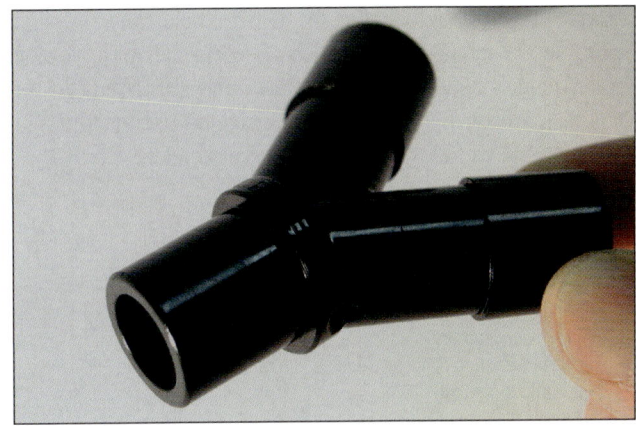

Abb. 4.28 Y-Stücke; **a:** isoliertes Y-Stück;

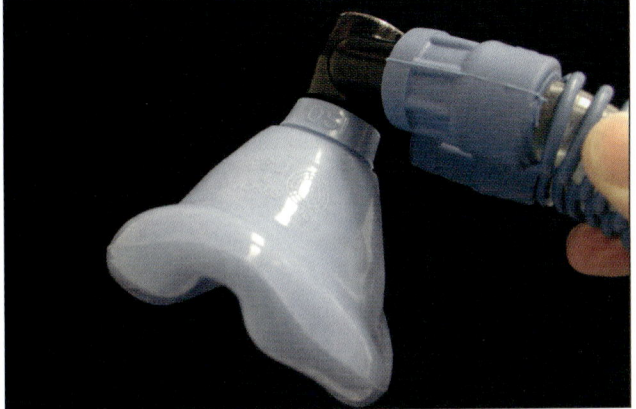

Abb. 4.27 b Winkelstück, das die Ein- und Ausatemschläuche mit einer Gesichtsmaske verbindet;

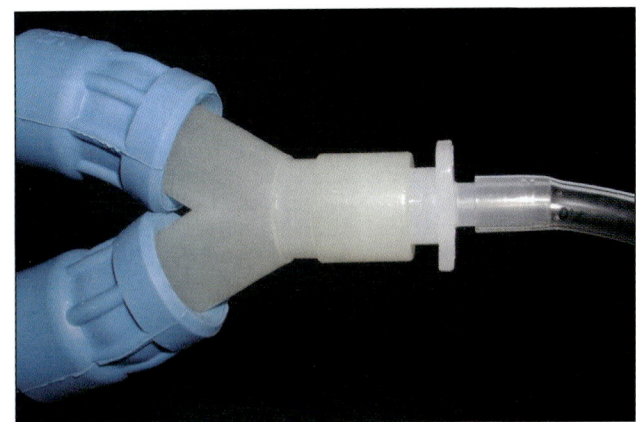

Abb. 4.28 b Y-Stück, das die Ein- und Ausatemschläuche mit einem Endotrachealtubus verbindet.

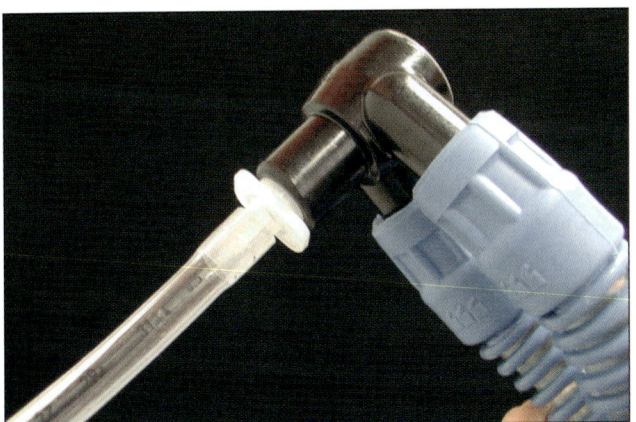

Abb. 4.27 c Winkelstück, das die Ein- und Ausatemschläuche mit einem Endotrachealtubus verbindet.

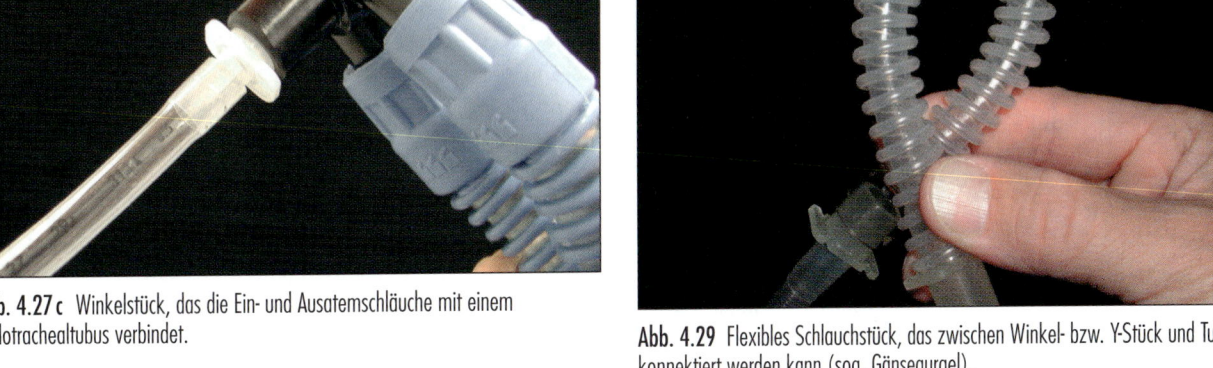

Abb. 4.29 Flexibles Schlauchstück, das zwischen Winkel- bzw. Y-Stück und Tubus konnektiert werden kann (sog. Gänsegurgel).

jedoch das Frischgas vor dem Absorber in das Kreissystem geleitet (s. auch Abb. 4.25), da so das trockene und kalte Frischgas im CO_2-Absorber auf einfache Weise angewärmt und angefeuchtet werden kann (Kap. 4.5.2, S. 74). Um das Volumen im Kreissystem konstant zu halten, muss im halbgeschlossenen System ebenso viel ausgeatmetes Gas in die Ab-

saugung gelangen, wie Frischgas in das Kreissystem geleitet wird. Je höher der Frischgasfluss und damit der Anteil des in die Absaugung gelangten Ausatemvolumens ist, desto größer ist der Wärme- und Feuchtigkeitsverlust über das respiratorische System, desto höher und teurer ist der Frischgasverbrauch und desto größer ist die Umweltbelastung. Deshalb sollte der Frischgasfluss möglichst niedrig gehalten werden. Insbesondere neuere Narkosegeräte sind für Niedrigflussnarkosen mit geringem bzw. sehr geringem Frischgasfluss gut geeignet und werden immer häufiger verwendet.

Detailwissen: Hoch- und Niedrigflussnarkosen

In Abhängigkeit von der Höhe des Frischgasflusses werden folgende Systeme bzw. Techniken definiert:
- High-flow-System (Frischgasfluss $\geqq$ 3 l/min)
- Niedrigfluss-Systeme
  - Low-flow-System (Frischgasfluss 1 l/min).
  - Minimal-flow-System (Frischgasfluss 0,5 l/min)

Die Definitionen sind allerdings nicht ganz einheitlich, zum Teil werden etwas andere Frischgasflüsse angegeben (Übersicht bei Hargasser et al. 1995).

Bei einer **High-flow-Anästhesie** (Kap. 7.1.1, S. 186) werden Sauerstoff und Lachgas normalerweise in der Relation 1 : 2 eingestellt. Der O_2-Anteil am Frischgas muss mindestens 21% betragen, aus Sicherheitsgründen werden aber meist 33% ($\frac{1}{3}$) eingestellt. Ein intubierter Patienten wird in der Regel mit 1 l O_2/min und 2 l N_2O/min beatmet. Bei der Beatmung über eine Gesichtsmaske werden wegen der häufigen Undichtigkeit der Maske oft 2 l O_2/min und 4 l N_2O/min eingestellt. Daneben kann dem Inspirationsgemisch noch ein Inhalationsanästhetikum, z.B. Isofluran, zugemischt werden.

Ein Vorteil des High-flow-Systems ist, dass sich die Zusammensetzung des Inspirationsgases relativ schnell der Zusammensetzung des eingestellten Frischgases annähert, denn zum Frischgas addiert sich lediglich ein relativ geringes rückgeatmetes Gasvolumen mit anderer Zusammensetzung. Für das Low-flow- und Minimal-flow-System trifft dies nicht zu. Je höher der Frischgas-Flow ist, desto schneller führt eine Änderung der Frischgaszusammensetzung (z.B. Erhöhung der Konzentration des volatilen Inhalationsanästhetikums) zu einer entsprechenden Änderung in der Zusammensetzung des Inspirationsgemisches (s.u.; s. auch Kap. 5.1.2, S. 90).

In den letzten Jahren gewinnen die **Niedrigflussnarkosen** zunehmend an Bedeutung. Hierbei handelt es sich um halbgeschlossene Systeme mit geringem bzw. sehr geringem Frischgasfluss.
- Bei der **Low-flow-Anästhesie** (Kap. 7.1.5, S. 217), die erstmals 1952 beschrieben wurde (Foldes et al. 1952), wird zunächst in einer ca. 10-minütigen Initialphase ein hoher Frischgasfluss von ca. 6 l/min verabreicht. Diese Initialphase dient dazu, den Stickstoff aus dem Körper auszuwaschen (Denitrogenisierung) und die Narkosegase einzuwaschen (Einwaschphase). Im Anschluss daran wird der Frischgasfluss auf 1 l/min (0,5 l O_2/min und 0,5 l N_2O/min) reduziert.
- Bei der von Virtue 1974 erstmals beschriebenen **Minimal-flow-Anästhesie** (Kap. 7.1.5, S. 217) wird zur Denitrogenisierung und Einwaschung der Narkosegase in einer 15–20 Minuten dauernden Initialphase ein hoher Frischgasfluss von ca. 6 l/min verabreicht. Danach wird der Frischgasfluss auf 0,5 l/min (0,3 l O_2/min und 0,2 l N_2O/min) reduziert.

Nachteil von Niedrigfluss-Systemen ist, dass sich die Zusammensetzung des Inspirationsgemisches nur sehr langsam der Zusammensetzung des Frischgases annähert. Diese Trägheit nimmt mit sinkendem Frischgasfluss zu und ist dadurch bedingt, dass das Inspirationsgemisch nur zu einem relativ geringen Prozentsatz aus Frischgas besteht, zum Großteil dagegen aus dem anders zusammengesetzten, rückgeatmeten Gasvolumen. Da Änderungen der Frischgaszusammensetzung bei Niedrigflussanästhesien nur langsam zu entsprechenden Veränderungen in der Zusammensetzung des Inspirationsgemisches führen, sind Veränderungen der Narkosetiefe somit nur langsam möglich. Zur raschen Narkosevertiefung bzw. zur -ausleitung wird daher auf das High-flow-System übergegangen (Ausnahme: PhysioFlex-Narkosegerät; Kap. 4.5.2, S. 82).

Außerdem ist bei Niedrigflussnarkosen zu beachten, dass die Rückatmung und dadurch die Belastung für die CO_2-Absorber umso höher ist, je niedriger der Frischgasfluss ist.

Vorteile der Niedrigflussnarkosen sind die geringeren Kosten durch einen verminderten Verbrauch an Narkosegasen, ein verminderter Wärme- und Feuchtigkeitsverlust sowie eine geringere Belastung der Umwelt. Bei konsequenter Anwendung des Minimal-flow-Systems ist es möglich, 80–90% des Lachgases, 60–80% des Sauerstoffes und 50–75% des volatilen Anästhetikums einzusparen. Dies gilt natürlich vor allem für längere Narkosen.

Generell gilt für Niedrigflussnarkosen, dass umso höhere Anforderungen an das Narkosegerät sowie an die Überwachungsmaßnahmen (Monitoring) zu stellen sind, je niedriger der Frischgasfluss ist.

Geschlossene Narkosesysteme

Das geschlossene Narkosesystem (»closed circuit«) wurde erstmals 1924 beschrieben (Waters 1924). Beim geschlossenen System wird dem Patienten das gesamte Ausatmungsgemisch nach Herausfiltern des darin enthaltenen Kohlendioxids mit einem CO_2-Absorber wieder zugeführt. Es findet also eine totale Rückatmung statt.

Nach einer initialen, ca. 20 Minuten dauernden Narkosephase mit hohem Frischgasfluss (6 l/min) kann auf das geschlossene System mit einem Frischgasfluss von ca. 0,4 l/min (0,3 l O_2/min und 0,1 l N_2O/min) übergegangen werden.

Als Frischgas muss theoretisch nur die **Gesamtgasaufnahme**, also der vom Körper im Stoffwechsel verbrauchte Sauerstoff (ca. 4 ml/kg KG/min bzw. ca. 250–300 ml/min beim Erwachsenen) sowie die vom Körper gespeicherten oder verstoffwechselten Anteile der Inhalationsanästhetika zugeführt werden. Es ist jedoch zu beachten, dass zusätzlich gewisse Gasverluste auftreten können: durch Undichtigkeiten im System, durch Diffusion über den eröffneten Darm, die Haut oder auch Kunststoffteile (Endotrachealtuben, Beatmungsbeutel) sowie durch teilweise Absorption und Zersetzung des volatilen Anästhetikums am Absorberkalk. Diese Verluste sind ebenfalls zu ersetzen, um eine Volumenkonstanz im System zu garantieren. Da im zeitlichen Verlauf der Narkose immer weniger Gesamtgas aufgenommen wird, muss der Frischgasfluss ständig angepasst werden. Die Änderung der Gesamtgasaufnahme ist vor allem dadurch bedingt, dass die initial hohe Gasspeicherkapazität im Gewebe (gasspezifisch) im Verlauf der Narkose immer weiter abnimmt.

Während beim High-flow-, Low-flow- und Minimal-flow-System ein mehr oder weniger großes Überschussvolumen in das Kreissystem geleitet und damit letztlich Gas über die Absaugung verworfen wird, liegt ein geschlossenes System per definitionem nur dann vor, wenn kein Überschussgasvolumen vorhanden ist. Zur Überwachung der Volumenkonstanz im System ist ein hoher **Monitoring-Aufwand** notwendig. Es werden noch strengere Kriterien als zur Überwachung des Low-flow- und Minimal-flow-Systems gefordert. Es sind fortlaufende Änderungen der Frischgaszufuhr notwendig, da sich die Gasaufnahme des Körpers im Verlauf der Narkose ständig ändert.

Bei Verwendung konventioneller Narkosegeräte kann das geschlossene System nicht zur Narkoseein- oder -ausleitung bzw. zur Änderung der Narkosetiefe verwendet werden. Es eignet sich nur zur Aufrechterhaltung einer konstanten Narkosetiefe. In der Praxis hat sich das geschlossene System mit den bisher üblichen Narkosegeräten daher nicht durchsetzen können. Inzwischen steht jedoch mit dem PhysioFlex-Narkosegerät (Fa. Dräger, Lübeck) eine vollkommen neue Gerätegeneration zur Verfügung, die auch eine Narkoseein- und -ausleitung sowie eine Änderung der Narkosetiefe im geschlossenen System (sog. **quantitative Narkose**) ermöglicht (Kap. 4.5.2, S. 82).

Vorteile des geschlossenen Systems sind der extrem niedrige Frischgasverbrauch und – bedingt durch die vollständige Rückatmung – ein weitgehend fehlender Verlust von Wärme und Feuchtigkeit über die Lungen. Außerdem kann die Umweltbelastung durch abgeatmete Narkosegase minimiert werden.

> In der klinischen Praxis kann das Kreissystem auf verschiedene Weise genutzt werden:
> - als halbgeschlossenes System mit teilweiser Rückatmung (Frischgasfluss < Atemminutenvolumen; Highflow-, Low-flow-, Minimal-flow-Anästhesie)
> - als geschlossenes System mit kompletter Rückatmung (Frischgasfluss = verbrauchter Sauerstoff [ca. 250 ml O_2/min] + metabolisiertes oder im Gewebe gespeichertes Inhalationsanästhetikum + sonstige Gasverluste)
> - als halboffen funktionierendes System ohne Rückatmung (Frischgasfluss >> Atemminutenvolumen)

4.5.2 Elemente eines Narkoseapparats

Rotameter

Sauerstoff und Lachgas (sowie Druckluft) werden entweder der zentralen Gasversorgung oder Gasflaschen entnommen. Die jeweils zum Patienten geleitete Gasmenge wird im Narkosegerät mithilfe von Rotametern (Flowmetern) gemessen (Abb. 4.30a). Es handelt sich hierbei um Präzisionsmessröhren zur Bestimmung der Durchflussmengen von Gasen. Je nach Gasfluss wird ein (kegel- oder ballförmiger) »Schwimmer« mehr oder weniger weit angehoben.

> Rotameter und Schwimmer sind nur für ein bestimmtes Gas geeicht. Durch das O_2-Rotameter darf nur Sauerstoff, durch das N_2O-Rotameter nur Lachgas geleitet werden.

Der jeweils aktuelle Gasfluss in Liter pro Minute wird bei kegelförmigen Schwimmern am Oberrand des Schwimmers abgelesen (Abb. 4.30b), bei kugelförmigen Schwimmern in der Mitte. Kegelförmige Schwimmer müssen sich um ihre Achse drehen, kugelförmige müssen im Gasstrom rotieren.

Neuere Rotameterblöcke verfügen zusätzlich noch über einen **Rotameter für Luft** (AIR), der notwendig ist, wenn auf Lachgas verzichtet werden und weniger als 100% Sauerstoff verabreicht werden soll.

Moderne Rotameterblöcke haben zudem eine **Lachgassperre:** Kommt es aufgrund einer leeren Sauerstoffflasche oder einer Diskonnektion der Steckkupplung zu einem O_2-Druckabfall, wird ein O_2-Mangelsignal ausgelöst und gleichzeitig die Lachgaszufuhr abgeschaltet.

> Die Lachgassperre reagiert nur auf einen Abfall des O_2-Drucks. Sie kann daher die Zufuhr eines hypoxischen Inspirationsgemisches aufgrund fehlerhafter Geräteeinstellungen nicht verhindern.

Eine weitere Verbesserung stellt das **ORC-System** (ORC = »oxygen ratio controller«) dar, das in neueren Narkosegeräten (Cato, Cicero; Fa. Dräger, Lübeck) integriert ist. Es verhindert die Einstellung von weniger als 25% O_2- bzw. mehr als 75% N_2O-Anteil im Frischgasgemisch.

Die **Dosiergenauigkeit** der üblichen Rotameter liegt im Bereich von ± 10% des angezeigten Wertes. Bei geringem und sehr geringem Frischgasfluss sind jedoch größere Abweichungen zu erwarten. Für Narkosegeräte, die bei der Low- und Minimal-flow-Anästhesie zum Einsatz kommen und mit niedrigem bzw. sehr niedrigem Frischgasfluss arbeiten, sind daher spezielle Rotameter mit besonders hoher Genauigkeit im unteren Bereich notwendig.

Narkosegeräte besitzen noch ein sog. **Flush-Ventil**, bei dessen Betätigung Sauerstoff mit hohem Fluss (35–70 l/min) an den Rotametern vorbei ins Kreissystem geleitet werden kann (Abb. 4.30a). Dieses Flush-Ventil kann betätigt werden, wenn z. B. bei einer Maskennarkose der Beatmungsbeutel aufgrund einer undicht sitzenden Maske nicht gefüllt ist. Es sollte jedoch besser der Sitz der Gesichtsmaske korrigiert werden. Gelingt dies nicht, ist es sinnvoller, den Frischgasfluss so zu erhöhen, dass das aufgrund der undichten Gesichtsmaske entweichende Volumen kontinuierlich ersetzt wird (z. B. auf 3 l O_2/min und 6 l N_2O/min). Bei plötzlich dicht sitzender Gesichtsmaske besteht die Gefahr, dass durch Betätigung des Flush-Ventils ein zu hoher Beatmungsdruck mit der Folge einer Luftinsufflation in den Magen auftritt.

Verdampfer (Vapor)

Die meisten Inhalationsanästhetika liegen als leicht verdampfbare Flüssigkeiten vor. Sie müssen in einen dampfförmigen Zustand gebracht und in genau bestimmbaren Konzentrationen dem Frischgas zugemischt werden. Hierzu wird ein Verdampfer (Vapor) verwendet.

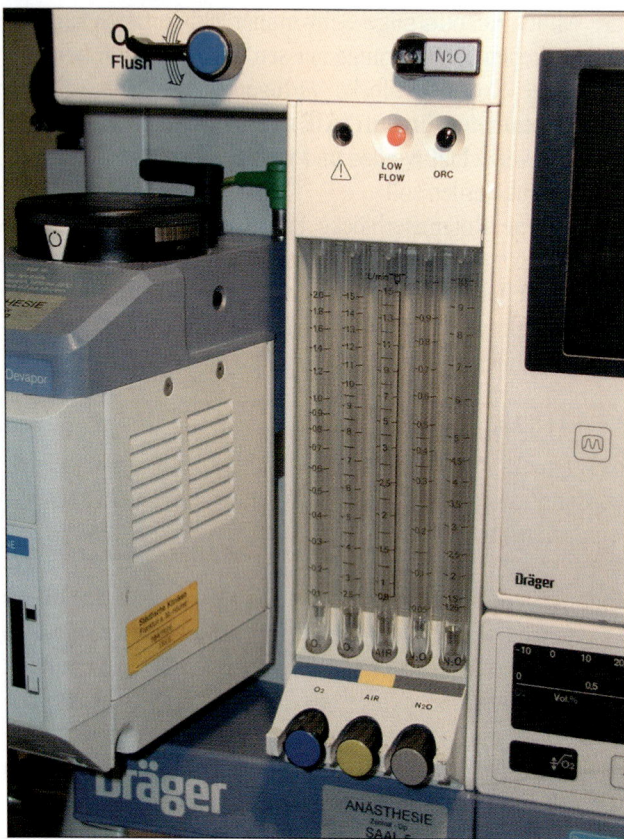

Abb. 4.30 Rotameter; **a:** Rotameterblock für Sauerstoff (O₂), Luft (AIR) und Lachgas (N₂O);

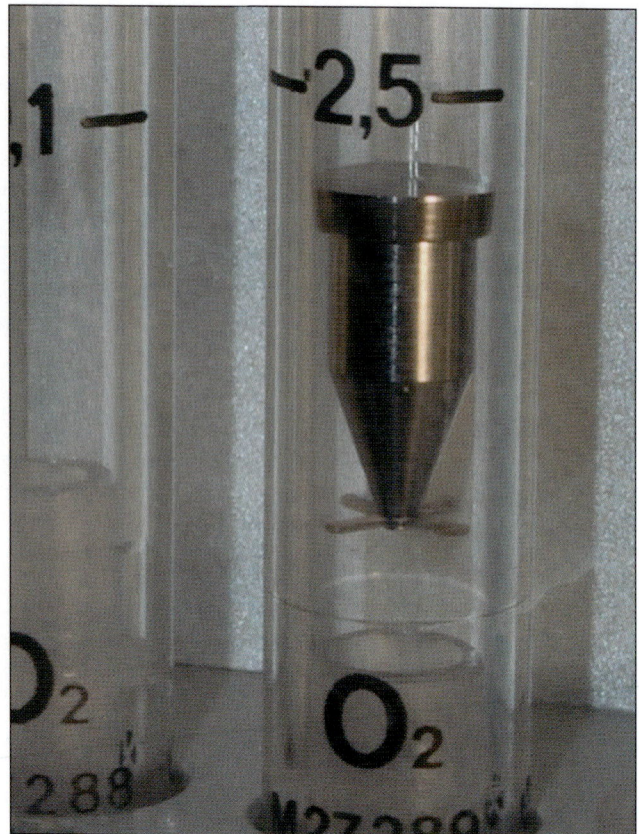

Abb. 4.30 b kegelförmiger Schwimmer.

Verdampfertypen

Konventionelle Vaporen stellen sog. Bypass-Verdampfer dar. Nach diesem Prinzip können Halothan, Enfluran, Isofluran und Sevofluran verdampft werden. Für das erst seit 1996 in Deutschland verfügbare Desfluran ist dagegen eine neue Verdampfertechnologie, ein spezieller Desfluran-Verdampfer, notwendig.

Bei **Bypass-Verdampfern**, die auch als Flow-Verdampfer bezeichnet werden, wird ein Teil des Frischgases (ca. 20%) durch die Verdampferkammer geleitet. Dort streicht es über das flüssige Inhalationsanästhetikum hinweg und wird dabei mit dem dampfförmigen Inhalationsanästhetikum gesättigt. Das übrige Frischgas umgeht die Verdampferkammer über den Bypass. Am Verdampferausgang vermischen sich gesättigter und ungesättigter Anteil (Abb. 4.31). Es ergibt sich eine definierte Konzentration des Inhalationsanästhetikums im Frischgas. Eine Veränderung der Konzentration des volatilen Anästhetikums im Inspirationsgemisch wird dadurch erreicht, dass der Anteil des Frischgases, der durch den Verdampfertopf geleitet (bzw. am Verdampfertopf vorbeigeleitet) wird, am Verdampfer eingestellt wird. Ist der Verdampfer ausgeschaltet, strömt das gesamte Frischgas durch den Bypass und kein Frischgas in die Verdampferkammer.

Typisches Beispiel für einen Bypass-Verdampfer ist der Vapor 19.n bzw. Vapor 19.3 der Fa. Dräger, Lübeck, (Abb. 4.32). Er ist in verschiedenen Modifikationen jeweils für Halothan, Enfluran, Isofluran oder Sevofluran geeignet.

Das neue volatile Inhalationsanästhetikum Desfluran kann wegen seines sehr niedrigen Siedepunktes von 22,8 °C nicht mittels Bypass-Verdampfern verabreicht werden. Es wurde eine neue Verdampfertechnologie notwendig (Abb. 4.33). **Desfluran-Verdampfer** (TEC 6 [Fa. Ohmeda]; Devapor [Fa. Dräger]) sind in der Bedienung anderen konventionellen Verdampfern ähnlich. Sie sind allerdings etwas größer und benötigen einen elektrischen Anschluss. Das flüssige Desfluran wird in einer beheizbaren Verdampferwanne bei erhöhter Temperatur und unter Überdruck in den dampfförmigen Zustand überführt.

Anforderungen an einen Verdampfer

Von einem guten Vapor muss gefordert werden, dass die eingestellte Dampfkonzentration weitgehend unabhängig ist von:

- der Größe des Frischgasflusses
- der Zusammensetzung des Frischgases (Sauerstoff oder z. B. Sauerstoff/Lachgas)

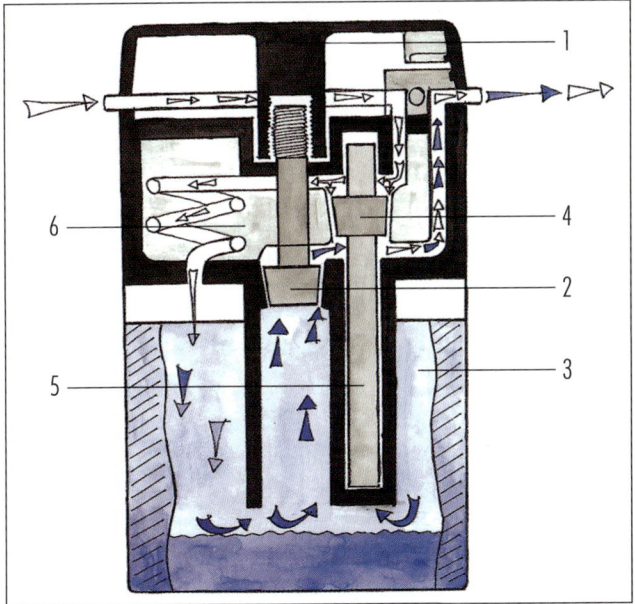

Abb. 4.31 Verdampfer Vapor 19.n. Durch Drehen des Handrads (1) kann der Steuerkonus (2) unterschiedlich weit geöffnet und damit ein mehr oder weniger großer Anteil des Frischgases durch die Verdampferkammer (3) geleitet werden. Das nicht durch die Verdampferkammer geleitete Frischgas strömt am Bypass-Konus (4) vorbei. Dieser Bypass-Konus ist mit einem Ausdehnungskörper (5) verbunden, wodurch eine Temperaturkorrektur ermöglicht wird. Bei Abfall der Temperatur im Verdampfer zieht sich der Ausdehnungskörper zusammen, der Bypass-Konus (4) wird etwas nach unten gezogen und das Bypass-Ventil (6) verschließt sich stärker, sodass ein größerer Anteil des Frischgases durch die Verdampferkammer geleitet wird.

- Druckschwankungen während der Beatmung
- Änderungen der Umgebungstemperatur

Außerdem muss der Verdampfer eine Temperaturkorrektur besitzen, da die Verdampfung von Flüssigkeiten temperaturabhängig ist.

Bei hohem Frischgasfluss besteht die Gefahr, dass die **Kontaktzeit** des Frischgases mit dem flüssigen Inhalationsanästhetikum zu kurz ist. Die Konzentration des volatilen Anästhetikums im Inspirationsgemisch entspricht dann nicht dem eingestellten Wert. Durch verschiedene Kompensationsmechanismen, z.B. einer Vergrößerung der Kontaktfläche mittels Dochten, die sich mit dem volatilen Anästhetikum vollsaugen (s. auch Abb. 4.31), konnte dieses Problem weitgehend ausgeschaltet werden. Nur bei einem sehr hohen Frischgasfluss (> 15 l/min) kann daher die Konzentration des Inhalationsanästhetikums im Inspirationsgemisch geringer als die eingestellte Konzentration sein. Da die Verdampfung eines volatilen Anästhetikums ein Energie verbrauchender Prozess ist, kühlt sich der Bypass-Verdampfer konstruktionsbedingt ab. Bei länger dauernden Narkosen könnte sich dieser Effekt negativ auf die Konzentration des Inhalationsanästhetikums im Inspirationsgemisch auswirken. Verdampfer besitzen deshalb eine Kupferhülle, die dank ihrer hohen Wärmeleitfähigkeit einen schnellen Temperaturausgleich mit der Umgebung (Zimmertemperatur) ermöglicht. Außerdem wird bei einer

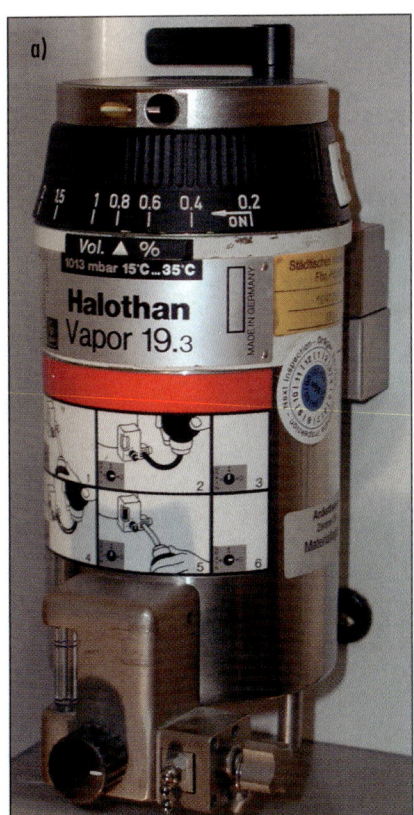

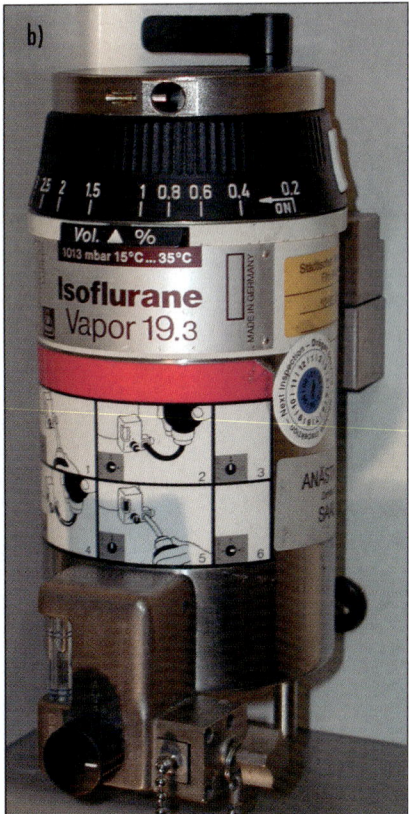

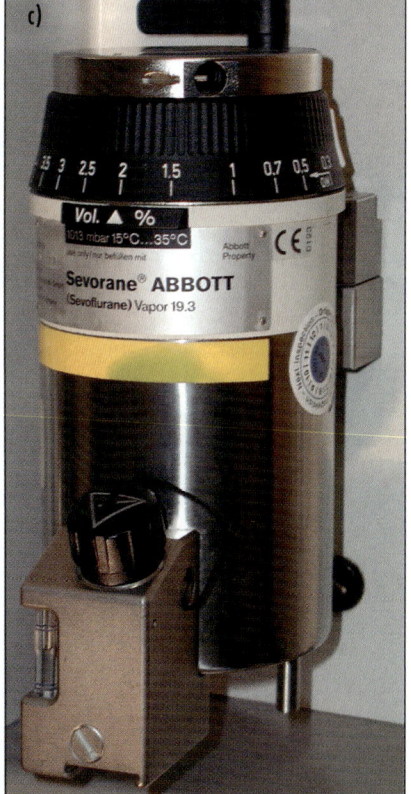

Abb. 4.32 Verdampfer für verschiedene volatile Anästhetika; **a:** Halothan; **b:** Isofluran; **c:** Sevofluran.

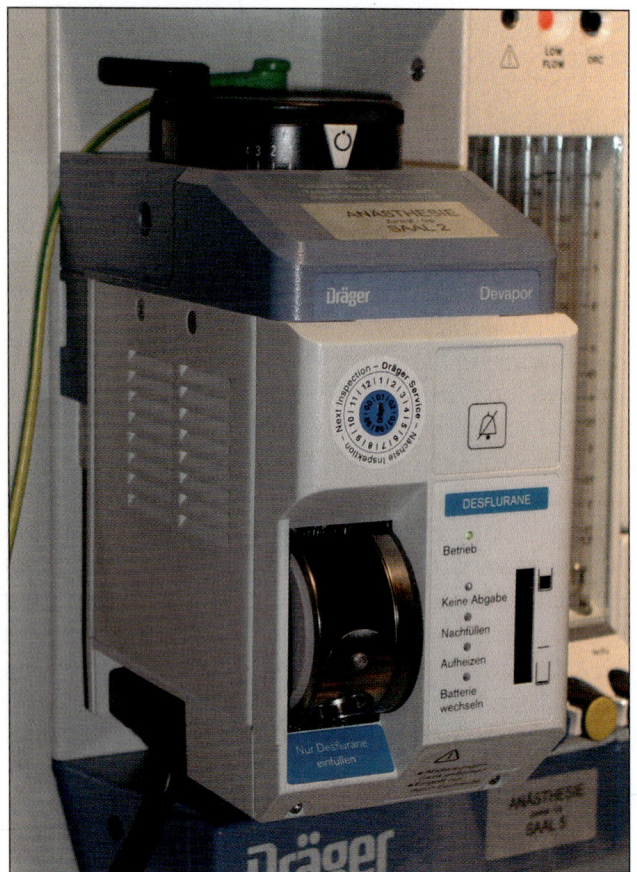

Abb. 4.33 Desfluran-Verdampfer Devapor (Fa. Dräger, Lübeck).

Temperaturabnahme der Flüssigkeit mehr Frischgas durch die Verdampferkammer geleitet. Dies kann durch Ausdehnungskörper oder Bimetalle geregelt werden. Moderne Vaporen weisen im Bereich von 0,5–15 l/min Frischgasfluss eine Dosiergenauigkeit von ± 15% (bzw. 0,15 Vol%) auf.

Nachfüllen eines Verdampfers

Für jedes verdampfbare Inhalationsanästhetikum muss ein speziell dafür bestimmter Verdampfer verwendet werden (Abb. 4.32 und Abb. 4.33). Die Isofluran-, Enfluran- oder Halothan-Verdampfer müssen mithilfe eines speziellen Einfüllschlauchs (Fülladapter) aufgefüllt werden (Abb. 4.34a). Da das eine Ende des Einfüllschlauchs nur auf eine bestimmte Nachfüllflasche (z.B. Isofluran) geschraubt werden und das andere Ende nur in den Einfüllstutzen des entsprechenden Isofluran-Verdampfers eingesteckt werden kann, sind Verwechslungen nicht möglich. Bei Sevofluran und Desfluran kann der spezielle Stutzen der Nachfüllflasche direkt in den entsprechenden Vapor gesteckt werden (Abb. 4.34b). Muss ein Verdampfer ausnahmsweise während einer Narkose nachgefüllt werden, ist unbedingt darauf zu achten, dass der Verdampfer vorher ausgeschaltet und danach wieder eingeschaltet wird. Nur beim Desfluran-Verdampfer kann flüssiges Desfluran nachgefüllt werden, ohne dass der Verdampfer vom Betrieb genommen werden muss.

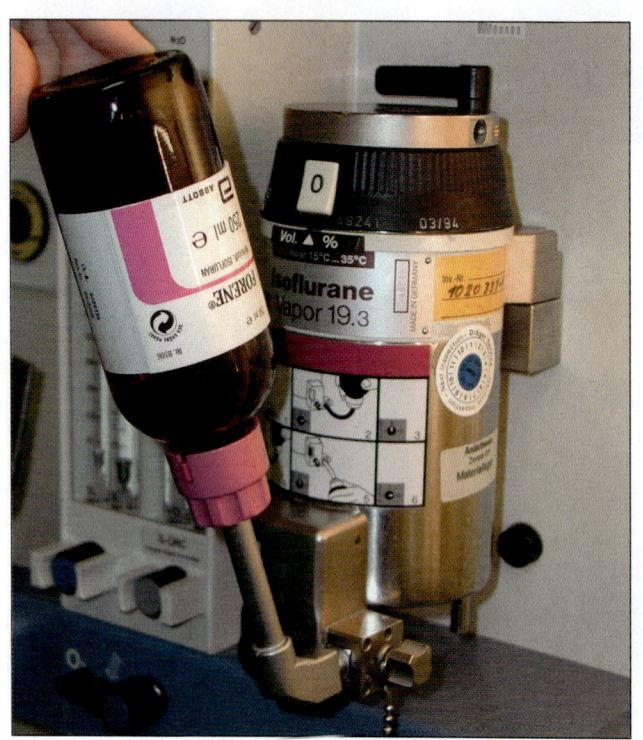

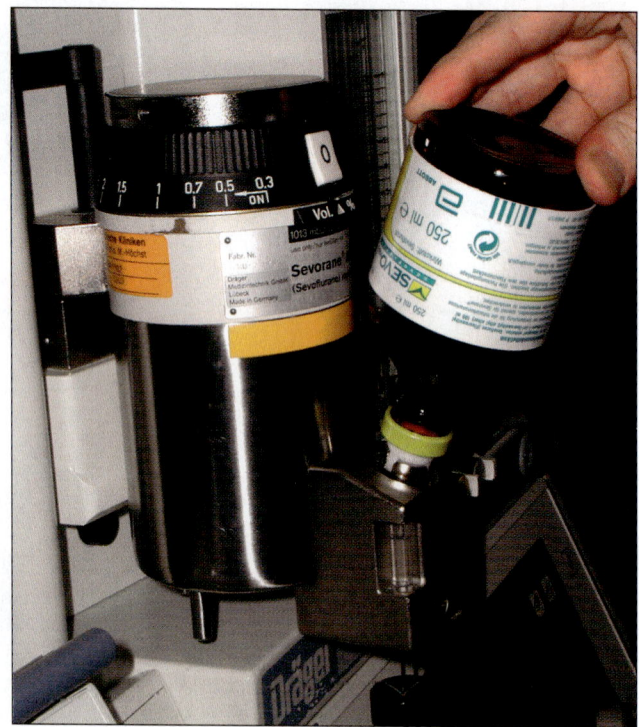

Abb. 4.34 Nachfüllen von Verdampfern; **a:** Nachfüllen eines Isofluran-Verdampfers;

Abb. 4.34 b Nachfüllen eines Sevofluran-Verdampfers.

Anhand eines Sichtfensters kann der Füllungszustand eines Verdampfers überprüft werden. Beim Transport eines Verdampfers muss dieser stets senkrecht gehalten werden. Wird ein Verdampfer schräg gehalten, kann volatiles Anästhetikum aus der Verdampferkammer in den Bypass gelangen: Bei Inbetriebnahme des Vapors werden dann zu hohe Konzentrationen an volatilem Anästhetikum abgegeben.

Volumeter

Das vom Patienten ausgeatmete Volumen kann mithilfe eines **mechanischen Volumeters** gemessen werden (Abb. 4.35). Da bei Einbau des Volumeters in den Inspirationsschenkel im Falle einer Leckage zwischen Volumeter und Patient das am Beatmungsgerät eingestellte Volumen angezeigt würde, obwohl der Patient weniger als das angezeigte Hubvolumen erhält, muss das Volumen im Exspirationsschenkel bestimmt werden.

> Um das vom Patienten kommende Exspirationsvolumen sicher erfassen zu können, wird das Volumeter stets im Ausatemschenkel angebracht.

Zu einer falschen Anzeige kann es bei der maschinellen Beatmung mit Beatmungsgeräten mit exspiratorisch fallendem, zwangsentfaltendem Balg (z.B. Sulla 800, Sulla 808V) kommen: Infolge der Platzierung des Volumeters im Ausatemschenkel dreht sich das Volumeter auch bei einer Diskonnektion im Kreissystem weiter, da durch den fallenden Beatmungsbalg Luft über den Exspirationsschenkel angesaugt wird.

Dreht sich das Volumeter bei der maschinellen oder manuellen Beatmung rückwärts, ist dies dadurch zu erklären, dass im Exspirationsventil das Ventilplättchen fehlt (oder das Plättchen nicht dicht schließt) und das Inspirationsgemisch bei der Beatmung auch durch den Exspirationsschenkel zum Patienten strömt. Fehlt dagegen das Plättchen im Inspirationsventil (oder schließt es nicht dicht), strömt Exspirationsvolumen auch über den Inspirationsschenkel ab und das am Volumeter im Exspirationsschenkel gemessene Exspirationsvolumen wird zu niedrig angegeben.

Neben mechanischen Volumetern gibt es auch **elektronisch arbeitende Geräte** zur Messung des Ausatemvolumens. Bei modernen Narkosegeräten (z.B. Cicero, Fa. Dräger, Lübeck; Abb. 4.42) ist ein elektronisches Volumeter bereits integriert. Bei Verwendung einfacherer Narkosegeräte wird inzwischen zusätzlich meist ein Kombinationsgerät eingesetzt, das noch weitere beatmungs- und kreislaufrelevante Größen messen und anzeigen kann (z.B. Multifunktionsmonitor PM 8060 [Fa. Dräger, Lübeck], Abb. 4.36). Moderne Multifunktionsmonitore messen meist folgende Parameter: nicht invasiver systolischer, diastolischer und mittlerer arterieller Druck, in- und

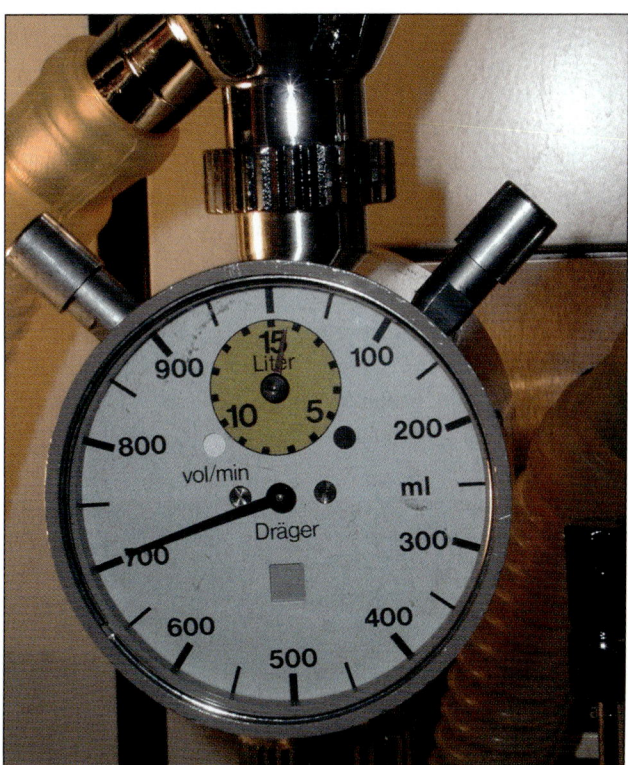

Abb. 4.35 Mechanisches Volumeter.

exspiratorische CO_2-Konzentration, pulsoximetrische arterielle Sauerstoffsättigung, Körpertemperatur, in- und exspiratorische Konzentration von Sauerstoff, Lachgas und volatilem Inhalationsanästhetikum, Atemminutenvolumen, Atemhubvolumen, Atemfrequenz sowie den Beatmungsdruck (Spitzendruck, Plateaudruck, mittlerer Druck, endexspiratorischer Druck). Der elektronische Messfühler (Flow-Sensor) für die Bestimmung des Atemhub- und Atemminutenvolumens wird im Kreissystem anstelle des mechanischen Volumeters eingebaut (Abb. 4.41). Die Volumen- bzw. Druckanzeige erfolgt dann entweder im Display des Narkosegeräts oder des entsprechenden Zusatzgeräts.

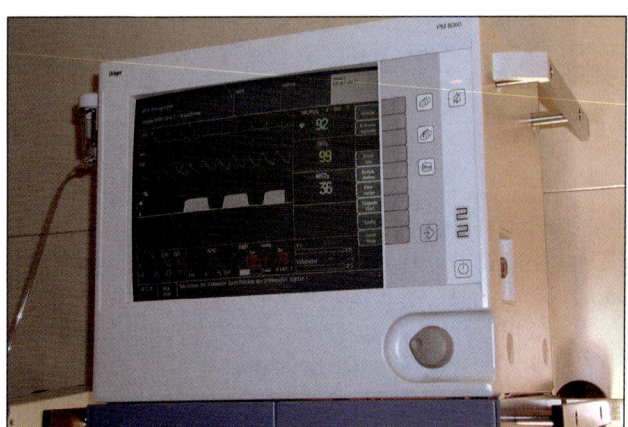

Abb. 4.36 Multifunktionsmonitor mit integriertem elektronischem Volumeter (PM 8060, Fa. Dräger, Lübeck).

Manometer

Mithilfe eines in den Exspirationsschenkel eingebauten mechanischen Manometers kann der Druck im Kreissystem angezeigt werden (Abb. 4.37). Diese mechanischen Manometer sind inzwischen nur noch für die manuelle Beatmung (jedoch nicht mehr für die maschinelle Beatmung) zugelassen. Inzwischen werden zumeist elektronisch arbeitende Manometer (z.B. Barolog [Fa. Dräger, Lübeck], Abb. 4.38) oder Kombinationsgeräte (z.B. Atemwegmonitor PM 8060 [Fa. Dräger, Lübeck], Abb. 4.36) verwendet. Der Druckabnehmer für diese elektronischen Manometer wird im Kreissystem anstelle des mechanischen Manometers eingebaut (Abb. 4.41).

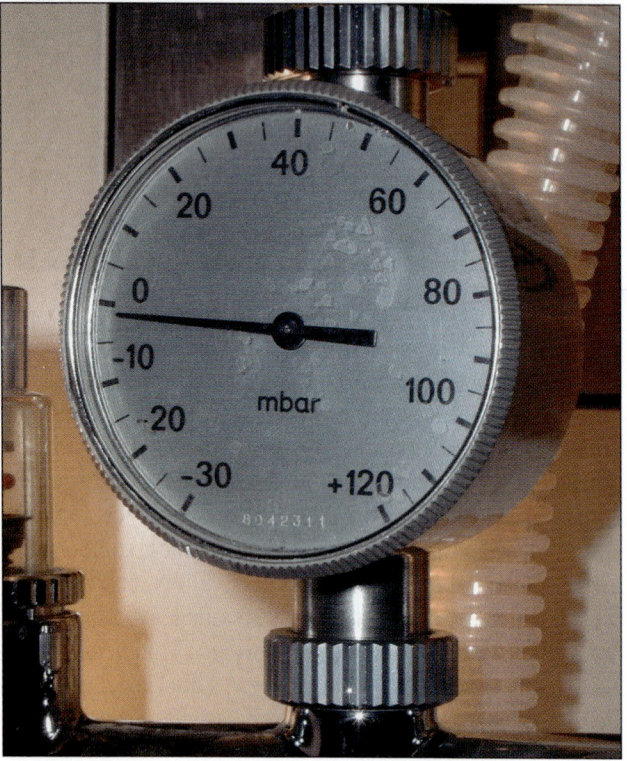

Abb. 4.37 Kreissystem mit integriertem mechanischem Manometer.

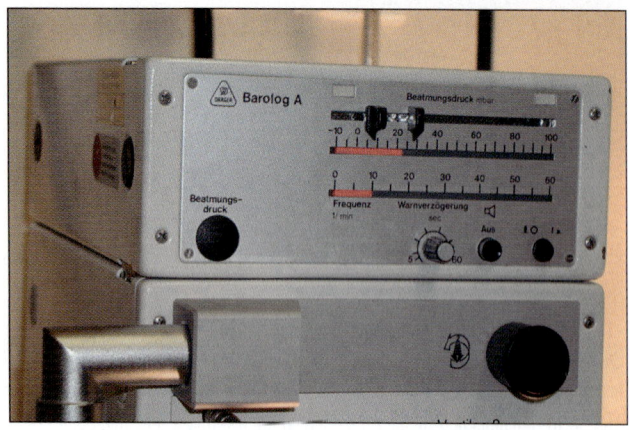

Abb. 4.38 Elektronisches Manometer (Barolog, Fa. Dräger, Lübeck).

Auch Manometer verfügen über entsprechende Alarmvorrichtungen. Die wählbaren **Alarmgrenzen** müssen so eingestellt werden, dass der Manometerzeiger bei der Inspiration den unteren Alarmwert überschreitet, den oberen Grenzwert dagegen nicht erreicht! Wird der untere Alarmwert vom Manometerzeiger nicht (!) überschritten, ertönt ein akustisches und meist auch ein optisches Alarmsignal. Ursache für eine solche Alarmauslösung ist ein ungenügender Druckaufbau, zumeist aufgrund einer Diskonnektion von Schlauchverbindungen oder einer Undichtigkeit im Kreissystem. Wird dagegen ein zu hoher Druck im Beatmungssystem aufgebaut und der obere Grenzwert überschritten, wird ebenfalls Alarm ausgelöst. Ursache ist zumeist ein Abknicken des Tubus, eine Tubusverlegung (z.B. durch Sekret) oder ein gegen die Beatmungsmaschine »kämpfender« Patient, der z.B. gerade in dem Zeitraum hustet oder ausatmet, in dem die Beatmungsmaschine das Atemhubvolumen abgibt.

CO$_2$-Absorber

CO$_2$-Absorber kommen nur in Narkosesystemen zum Einsatz, in denen eine Rückatmung stattfindet, also in halbgeschlossenen und geschlossenen Narkosesystemen. Sie dienen der Entfernung des ausgeatmeten Kohlendioxids. Es sind mit einem Absorberkalk gefüllte, durchsichtige Behälter, durch die das rückgeatmete Ausatemvolumen zum Patienten zurückgeleitet wird (Abb. 4.39).

Der **Absorberkalk** besteht aus weißen Granula von wenigen Millimetern Größe. In einer Wärme produzierenden (exothermen) Reaktion wird das CO$_2$ des rückzuatmenden Ausatemvolumens (unter Freisetzung von Wasser) an den Absorberkalk gebunden. In Europa kommt als Atemkalk fast nur Natronkalk zum Einsatz.

Die früher in Deutschland vertriebenen **Natronabsorberkalke** (Sodalime) enthielten meist ca. 90% Calciumhydroxid (Ca(OH)$_2$) und jeweils wenige Prozent Natriumhydroxid (NaOH) und Kaliumhydroxid (KOH). Die Zumischung von Natrium- und Kaliumhydroxid erfolgte mit dem Ziel, die CO$_2$-Absorption zu verbessern, die Wärmeentwicklung bei der CO$_2$-Absorption zu vermindern und den Feuchtigkeitsgehalt des Absorberkalks konstant zu halten. Da vor allem die Zumischung von Kaliumhydroxid für Zersetzungsreaktionen von volatilen Inhalationsanästhetika im CO$_2$-Absorber angeschuldigt wird, werden inzwischen in Deutschland nur noch KOH-freie Natron-Kalke angeboten. Inzwischen enthält z.B. der Drägersorb 800 plus (Fa. Dräger; Lübeck) 78–84% Ca(OH)$_2$, 2–4% NaOH und 14–18% Wasser (Baum u. van Aken 2000). Da bei der Einatmung von Absorberkalkstäuben eine Irritation der Atemwege mit Bronchospasmus drohen würde, sind die einzelnen Komponenten zur Verhinderung von Staubbildung durch Silica verkittet und verhärtet. Die Absorberkalkgranula enthalten ca. 17% Wasser, um eine

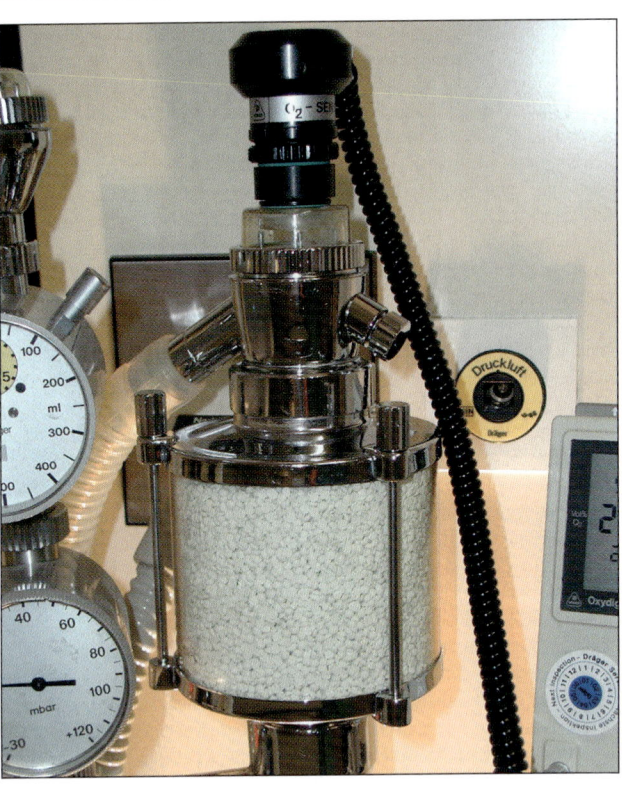

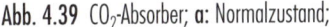

Abb. 4.39 CO$_2$-Absorber; **a**: Normalzustand;

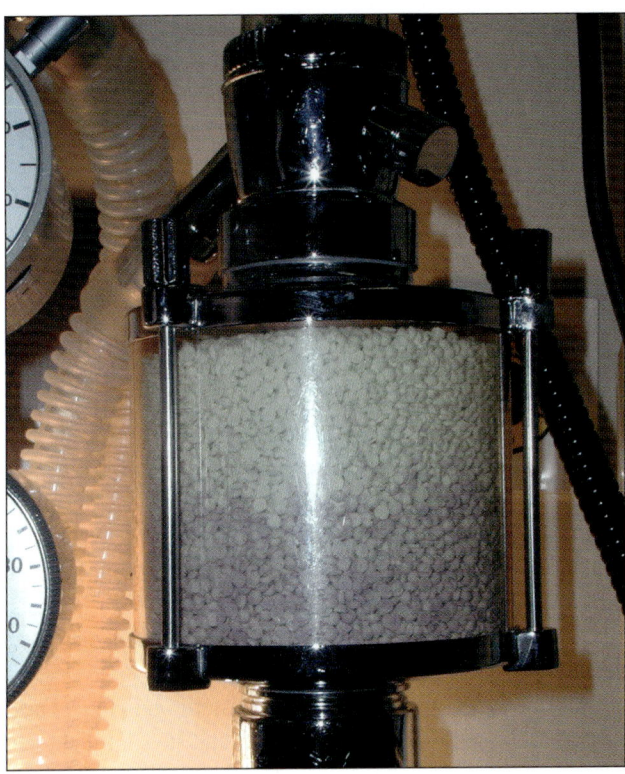

Abb. 4.39 b teilweise erschöpfter (violett verfärbter) Doppelabsorber.

optimale Wirkung zu garantieren und um eine Zersetzung der volatilen Anästhetika, die durch trockenen Atemkalk begünstigt wird, zu verhindern (s.u.).

Die chemische CO$_2$-Bindung im Natronabsorberkalk läuft folgendermaßen ab:

$$CO_2 + H_2O \rightarrow H_2CO_3$$
$$H_2CO_3 + Ca(OH)_2 \rightarrow CaCO_3 + 2\ H_2O + Wärme$$
$$H_2CO_3 + 2\ NaOH \rightarrow Na_2CO_3 + 2\ H_2O + Wärme$$

Die initiale Reaktion besteht in der Bildung von Kohlensäure (H$_2$CO$_3$) aus dem ausgeatmeten Kohlendioxid und dem Wasser des Atemkalks. Die Kohlensäure reagiert dann mit Calcium- und Natriumhydroxid. Als Endprodukte entstehen Calcium- und Natriumcarbonat. Nur ein geringer Anteil des Kohlendioxids reagiert (in einer sehr langsam ablaufenden Reaktion) direkt mit Calciumhydroxid.

Der bisher vor allem in den USA verwendete **Bariumabsorberkalk** (Baralyme) besteht zum Hauptteil ebenfalls aus Calciumhydroxid. Statt des Natriumhydroxids der Natronabsorberkalke enthalten Bariumabsorberkalke Bariumhydroxid (Ba(OH)$_2$). Bariumabsorberkalke benötigen zur Härtung kein Silica. Als Endprodukte entstehen Barium- und Calciumcarbonat. Die gewichtsbezogene CO$_2$-Bindungskapazität von Bariumkalk ist ca. 15% geringer als die von Natronkalk. Der Wassergehalt der Granula beträgt ca. 13%.

Bariumabsorberkalk wird nicht mehr empfohlen (Baum u. van Aken 2000), da er Zersetzungsreaktionen der volatilen Inhalationsanästhetika begünstigt (s. auch »Detailwissen: Trockener Absorberkalk und seine Folgen«).

Die **CO$_2$-Absorption** ist eine exotherme und H$_2$O freisetzende Reaktion. Pro absorbiertem Mol Kohlendioxid werden 115 kJ (27,5 kcal) freigesetzt. Das gleichzeitig gebildete Wasser führt an der durchsichtigen Absorberinnenwand häufig zu einem Wasserniederschlag und zu einer Anfeuchtung des durchströmenden Inspirationsgemisches. Während einer Narkose kann aufgrund der exothermen Reaktion eine Erwärmung des Absorbers gefühlt werden.

Normalerweise werden von 100 g Absorberkalk ca. 10–15 l Kohlendioxid gebunden. Die theoretische maximale Absorptionskapazität beträgt sogar ca. 26 l CO$_2$/100 g Absorberkalk.

Ein erschöpfter Absorberkalk wird trocken, hart und erwärmt sich nicht mehr.

Die Absorberkalke sind mit einem **Indikatorfarbstoff** versehen. Ist der Absorberkalk verbraucht, häuft sich Kohlensäure an und der pH-Wert fällt, was zur Violett- bzw. Blaufärbung des Indikatorfarbstoffs führt (Abb. 4.39b). Wird ein verfärbter Absorberkalk einige Stunden nicht benutzt, verschwindet die Verfärbung wieder. Sie tritt allerdings bei erneuter Benutzung wieder auf, wenn auch etwas weniger intensiv.

Aus Sicherheitsgründen werden häufig zwei Absorber hintereinander geschaltet. Die Funktionsdauer solcher **Doppelabsorber** wird meist mit ca. fünf Stunden angegeben. Wird sie jedoch tatsächlich gemessen, ergibt sich bei einem hohen Frischgasfluss von ca. 4,5 l/min für einen Einzelabsorber mit 1 l Volumen eine Funktionsdauer von ca. 40–60 Stunden (Baum et al. 1993). Werden Low-flow-Anästhesien durchgeführt, ist die Belastung der CO_2-Absorber größer. Bei Low-flow-Anästhesien fällt die tatsächliche Funktionsdauer eines solchen Absorbers evtl. bis auf 25% des Wertes bei hohem Frischgasfluss ab.

Bei Doppelabsorbern wird immer der (untere) Absorber, durch den das Gas zuerst strömt, als erster verbraucht. Ein **verbrauchter Absorber** muss mit frischem Absorberkalk gefüllt werden. Um »Gasstraßen« zu vermeiden, muss das Granulat dicht und gleichmäßig gepackt werden. Nach dem Auffüllen ist der Absorber daher auch zu schütteln. Der Absorber kommt dann nicht mehr in die alte (untere) Position, sondern wird oben eingesetzt, sodass das Gas nun zuerst den nicht erneuerten Absorber durchströmt.

Absorberkalk wird in Plastikkanistern geliefert. Diese Kanister müssen schnell aufgebraucht und stets luftdicht verschlossen werden, damit der Absorberkalk nicht austrocknet. Trockener Atemkalk kann zu einer Zersetzung von volatilen Anästhetika führen und dadurch die Narkoseeinleitung verzögern (s. auch »Detailwissen: Trockener Absorberkalk und seine Folgen«).

> Da es nicht möglich ist, den Feuchtigkeitsgehalt des Absorberkalks zu überprüfen, sollte beim geringsten Verdacht auf eine Austrocknung des Kalks der CO_2-Behälter ausgewechselt werden.

CO_2-Absorber werden stets in den Inspirationsschenkel eingebaut. Durch diese **Positionierung im Kreissystem** ist sichergestellt, dass nur das tatsächlich rückgeatmete Volumen von Kohlendioxid befreit wird. Andernfalls würde das Kohlendioxid aus dem gesamten Ausatemvolumen, also auch aus dem später in die Absaugung gelangenden Anteil des Exspirationsvolumens, herausgefiltert. Dies würde eine raschere Erschöpfung des CO_2-Absorbers zur Folge haben.

Detailwissen: Trockener Absorberkalk und seine Folgen

Kommen volatile Inhalationsanästhetika mit trockenem Absorberkalk in Kontakt, kann es zu einer deutlichen Wärmeentwicklung im Absorber kommen. Eine derartige Wärmeentwicklung kann bei allen volatilen Inhalationsanästhetika beobachtet werden. Sie tritt vor allem bei einem Wassergehalt von weniger als 5% auf. Die erreichten Maximaltemperaturen wurden für Desfluran mit 56–58 °C, für Enfluran und Isofluran mit 76–80 °C, für Halothan mit 84–88 °C und für Sevofluran mit 126–130 °C angegeben (Wissing et al. 1997). Diese fulminanten chemischen Reaktionen traten vor allem in Anwesenheit von Kaliumhydroxid im Absorberkalk auf. Daher wurde in den letzten Jahren die Zusammensetzung der Atemkalke intensiv untersucht und geändert. Inzwischen sind sie frei von Kaliumhydroxid. Derart hohe Temperaturen deuten auf ab-

laufende Zersetzungsreaktionen hin. Ein bekanntes Zersetzungsprodukt ist Kohlenmonoxid (Strauß et al. 1996; Fang et al. 1995). Zumeist entstehen aber weitere Zufallsprodukte, beim Sevofluran z.B. vor allem Compound A, aber auch Compound B, C, D und E. Für Desfluran und Isofluran ist bekannt, dass neben Kohlenmonoxid auch Trifluormethan entsteht, das jedoch als ungefährlich eingestuft wird. Da die meisten dieser Zerfallsprodukte noch nicht identifiziert sind, kann zu ihrer Toxizität noch nichts ausgesagt werden. Auch bei feuchtem Atemkalk finden solche chemischen Zersetzungsreaktionen statt. Jedoch ist das Ausmaß dieser Reaktionen dann so gering, dass ihnen keine klinische Relevanz beigemessen wird. Lediglich bei Sevofluran entsteht auch unter diesen Bedingungen der Metabolit Compound A.

Kommt es in trockenem Absorberkalk zu solchen Zersetzungsreaktionen, dann ist die inspiratorische Konzentration des volatilen Anästhetikums zu niedrig, und die erzielte Narkosetiefe ist unzureichend. Sevofluran wird dann u.U. so stark abgebaut, dass in den ersten 15–20 Minuten gar kein Sevofluran mehr zum Patienten gelangt (Förster u. Dudziak 1997). Bei den anderen volatilen Narkosegasen wird unter solchen Bedingungen allerdings nur ein Teil zersetzt, und der Effekt ist nicht so ausgeprägt.

Wenn derartige Reaktionen auftreten, färbt sich der CO_2-Absorber schnell blau (Janshon u. Dudziak 1997). Dies ist dadurch bedingt, dass der Indikator ebenfalls reagiert und seine Eigenschaften verändert (Förster u. Dudziak 1997).

Intensiv untersucht wurde das bei diesen Zersetzungsreaktionen evtl. entstehende Kohlenmonoxid. Wie viel Kohlenmonoxid bei diesen Zersetzungsreaktionen entsteht, hängt von verschiedenen Faktoren ab (Fang et al. 1995), insbesondere von der Trockenheit des Absorberkalks: Je trockener und damit alkalischer der Absorberkalk ist, desto mehr Kohlenmonoxid wird gebildet. In den meisten Kasuistiken, in denen über eine höhere Kohlenmonoxidkonzentration berichtet wurde, handelte es sich um den ersten Patienten am Montagmorgen. Dieses Phänomen lässt sich durch eine Austrocknung des unbenutzten Absorberkalks im Verlauf des vorhergehenden Wochenendes erklären. Die Gefahr für ein Austrocknen des Kalks ist dann besonders groß, wenn der Frischgasfluss versehentlich nicht ganz ausgestellt war. Falls z.B. Sauerstoff mit einem Flow von ca. 0,5 l/min von Freitag Nachmittag bis Montag früh durch den Absorberkalk fließt, ist ein Austrocknen mit einer deutlichen Verminderung des Wassergehalts bis auf unter 5% zu erwarten. Durch Verwendung von Absorberkalk mit hohem Wassergehalt (fabrikneuer Natronkalk enthält je nach Hersteller 12–19 Gewichtsprozent) sowie Verwendung eines niedrigen Frischgasflusses von weniger als 2–3 l/min (um ein Austrocknen des Atemkalks zu vermeiden) kann eine Kohlenmonoxidbildung verhindert werden. Über Fälle, in denen Patienten durch eine solche Kohlenmonoxidbildung zu Schaden gekommen wären, liegen laut Fang und Mitarbeiter bisher keine Berichte vor.

Weitere Faktoren, die die Kohlenmonoxidbildung und die Zersetzungsreaktionen beeinflussen, sind:

- verwendetes volatiles Anästhetikum (Desfluran ≙ Enfluran > Isofluran >> Halothan ≙ Sevofluran)
- Konzentration des volatilen Anästhetikums (CO-Bildung steigt mit zunehmender Konzentration des Anästhetikums)
- verwendeter Absorberkalk (Bariumkalk > Natronkalk)
- Temperatur im Absorberkalk (CO-Bildung steigt mit zunehmender Temperatur)

Trockener Absorberkalk führt nicht nur zu einer Zersetzung des volatilen Anästhetikums, er begünstigt auch eine Absorption des Inhalationsanästhetikums. In den letzten Jahren wurden modifizierte und neue CO_2-Absorbersubstanzen wie Lithiumhydroxid eingehend untersucht. Bei Verwendung von Lithiumhydroxid würden z.B. nur noch Spuren an Compound A entstehen (Förster et al. 2000).

Überdruckventil

Wird in einem halbgeschlossenen Narkosesystem ein Frischgasfluss von z.B. 3 l/min eingestellt, müssen auch 3 l/min Gas in die Absaugung gelangen. Das in die Absaugung gelangende Gas entweicht im halbgeschlossenen System (bei manueller Beatmung oder Spontanatmung des Patienten) über ein Überdruckventil (Druckbegrenzungsventil). Konventionelle Kreissysteme (Kreissystem 8 ISO [Fa. Dräger, Lübeck] verfügen über ein etwas anderes Überdruckventil als moderne Kreissysteme (Kreissystem 9 [Fa. Dräger, Lübeck]).

Konventionelles Überdruckventil

Das konventionelle Überdruckventil muss für die **manuelle Beatmung** eingeschaltet werden, indem der Umschalthahn (Abb. 4.40a) nach oben gestellt wird. Mithilfe eines Drehknopfs kann eingestellt werden, wie hoch der Druck im Kreissystem sein muss, damit sich das Überdruckventil öffnet und Gas aus dem Exspirationsschenkel über das Überdruckventil entweichen kann. Die Überdruckgrenze kann auf Werte zwischen 5 und 40 mbar eingestellt werden (1 mbar = 1,36 cm H_2O). Bei manueller Beatmung werden meist 15 (–20) mbar eingestellt (s. auch Kap. 7.1.1, S. 185).

Für die **maschinelle Beatmung** wird der Umschalthahn bei erwachsenen Patienten meist horizontal gestellt (Abb. 4.40b): Das in die Absaugung gelangende Gasvolumen entweicht dann nicht mehr über das Überdruckventil, sondern über einen gesonderten Mechanismus im Beatmungsgerät. Häufig ist bei der maschinellen Beatmung Erwachsener das Überdruckven-

til jedoch eingeschaltet, d.h. der Umschalthahn ist nicht horizontal, sondern nach oben gestellt (Abb. 4.40a), wobei eine hohe, 15–20 mbar über dem Beatmungsdruck liegende Überdruckgrenze von normalerweise ca. 40 mbar eingestellt wird. Sollte der Druck im Kreissystem 40 mbar überschreiten, kann das Gas über das eingeschaltete Überdruckventil entweichen. Das Risiko eines Barotraumas kann auf diese Weise vermindert werden (die Überdrucksicherung am Beatmungsgerät wird erst bei Drücken über 70 ± 10 mbar aktiv). Bei der maschinellen Beatmung von Kindern muss das Überdruckventil wegen des höheren Risikos eines Barotraumas immer in Betrieb sein. Am Feinregulierventil ist eine Druckgrenze einzustellen, die etwas über dem Beatmungsspitzendruck liegt. Überschreitet dieser allerdings die eingestellte Überdruckgrenze, erhält der Patient nicht mehr das eingestellte Atemhubvolumen! Wird der Patient mit horizontal gestelltem Umschalthahn maschinell beatmet und treten hohe Beatmungsdrücke auf, dann wird erst bei einem Druck von 70 ± 10 mbar eine Überdrucksicherung aktiv.

Bei **Spontanatmung** des Patienten wird der Umschalthahn manchmal nach unten gestellt (Abb. 4.40c). Das Überdruckventil ist dann ausgeschaltet und das Gas kann ohne Widerstand über ein Auslassventil entweichen. Im Kreissystem kann kein Druck aufgebaut werden, eine manuelle oder maschinel-

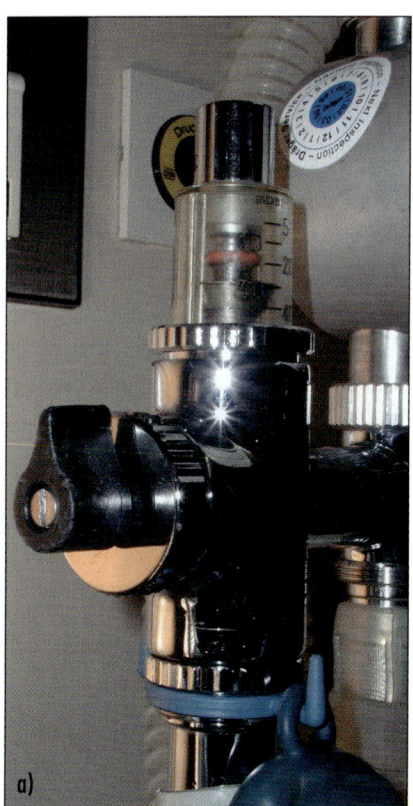
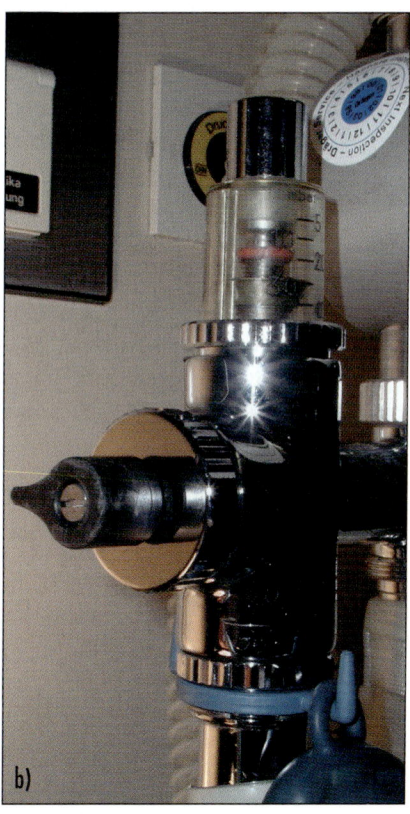
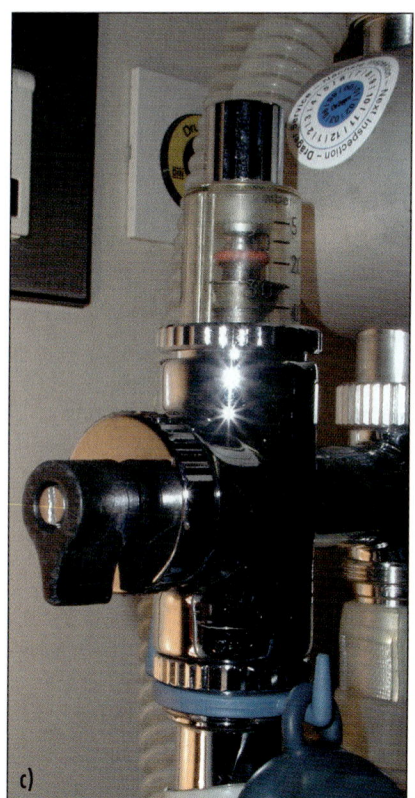

Abb. 4.40 Konventionelles Überdruckventil;
a: Einstellung für die manuelle Beatmung, der Umschalthahn weist nach oben, das Ventil ist in Betrieb.
b: Einstellung für die maschinelle Beatmung, der Umschalthahn steht horizontal, das Ventil ist geschlossen.
c: Einstellung für die Spontanatmung, der Umschalthahn weist nach unten, das Ventil ist geöffnet.

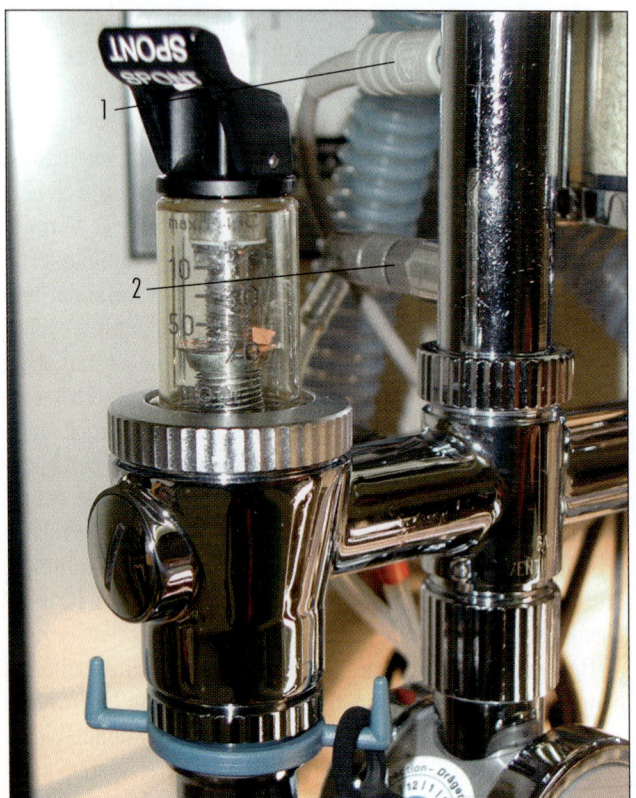

Abb. 4.41 Modernes Überdruckventil (Kreissystem 9; Fa. Dräger, Lübeck) mit nur zwei möglichen Kipp-Stellungen zum Umschalten von manueller/maschineller Beatmung (MAN) auf Spontanatmung (SPONT). Durch Drehen kann die Überdruckgrenze verstellt werden. Neben dem Überdruckventil sind im Exspirationsschenkel auch die Sensoren für das elektronische Volumeter (1) und Manometer (2). Die Anzeige erfolgt in einem separaten Multifunktionsmonitor (vgl. Abb. 4.36).

le Beatmung ist nicht möglich. Die Reservoirfunktion des Atembeutels entfällt, der Atembeutel kollabiert. Im Kreissystem herrscht am Ende der Ausatmung kein positiver Druck. Da die Reservefunktion des (jetzt kollabierten) Beatmungsbeutels entfällt, muss bei dieser Einstellung des Überdruckventils der Frischgasfluss so hoch sein, dass auch bei einem plötzlichen tiefen Atemzug der Frischgasfluss noch über dem Inspirationsfluss liegt. Besser ist es, wenn bei der Spontanatmung des Patienten das Überdruckventil eingeschaltet ist. Das Feinregulierventil wird in diesem Fall auf den Minimalwert von 5 mbar eingestellt. So ist sichergestellt, dass zumindest während der Ausatmungsphase ein positiver Druck von 5 mbar im Kreissystem herrscht. Der Beatmungsbeutel ist dann stets leicht gebläht. Bei einer plötzlichen tiefen spontanen Inspiration erhält der Patient auch Gas aus dem als Reservoir dienenden Atembeutel. Es reicht ein üblicher Frischgasfluss von ca. 3–6 l/min aus.

Modernes Überdruckventil

Bei modernen Überdruckventilen (Abb. 4.41) gibt es nur zwei unterschiedliche Einstellungen:

- »Manuell«-Stellung (MAN; entspricht dem eingeschalteten konventionellen Überdruckventil, wobei die Überdruckgrenze zwischen 5 und 70 mbar verstellt werden kann)
- »Spontan«-Stellung (SPONT; entspricht dem eingeschalteten und auf den Minimalwert von 5 mbar eingestellten konventionellen Überdruckventil. Die Überdruckgrenze kann nicht verändert werden)

Ist der Kipp-Hebel des Druckbegrenzungsventils auf die Position »MAN« gestellt und wird der Hebel noch weiter heruntergedrückt, wird der im Kreissystem herrschende Druck sofort abgelassen (sog. Schnellentlüftung).

Beatmungsbeutel

Bei der **Spontanatmung** wird während der Exspiration der Frischgasfluss in den Beatmungsbeutel geleitet, der sich dadurch bläht. Während der spontanen Inspiration atmet der Patient das ins Kreissystem strömende Frischgas sowie Gas aus dem gefüllten Atembeutel ein. Beim spontan atmenden Patienten ist also ein atemsynchrones Blähen (während der Exspiration) und Zusammenfallen des Beatmungsbeutels (während der Inspiration) zu erkennen. Der Beatmungsbeutel hat dabei auch eine Reservoirfunktion. Sie wird beim spontan atmenden Patienten immer dann beansprucht, wenn das vom Patienten pro Zeiteinheit eingeatmete Gasvolumen den an den Frischgasrotametern eingestellten Gesamt-Flow überschreitet. Atmet der Patient sehr stark spontan, sodass der Beatmungsbeutel während der Inspiration kollabiert, muss der Frischgasfluss erhöht werden. Gegebenenfalls muss am eingeschalteten Überdruckventil die Überdruckgrenze höher eingestellt werden, damit der Beatmungsbeutel während der Exspiration stärker gebläht wird und ein größeres Reservevolumen enthält.

Soll der Patient **manuell beatmet** oder soll die Spontanatmung unterstützt werden, muss der Beatmungsbeutel rhythmisch komprimiert werden. Auf eine korrekte Einstellung des Überdruckventils ist zu achten (s. auch Kap. 7.1.1, S. 185).

Atemschläuche

Zum Kreissystem gehören ein Inspirations- und ein Exspirationsschlauch. Die Atemschläuche sollten möglichst kurz und möglichst weitlumig sein. Normalerweise werden knicksichere, großlumige, antistatische Faltenschläuche verwendet.

Bei positivem Druck in den Beatmungsschläuchen dehnen sie sich etwas, wodurch ihr Fassungsvolumen geringfügig zunimmt (sog. **Schlauch-Compliance**). Dieses Volumen muss zum funktionellen Totraum, der sich – vom Patienten aus gesehen – distal der Gasaustauschfläche und proximal des Y- bzw. Winkelstücks befindet, addiert werden. Bei Kindern unter 20 kg Körpergewicht werden oft spezielle Schläuche mit integrierter

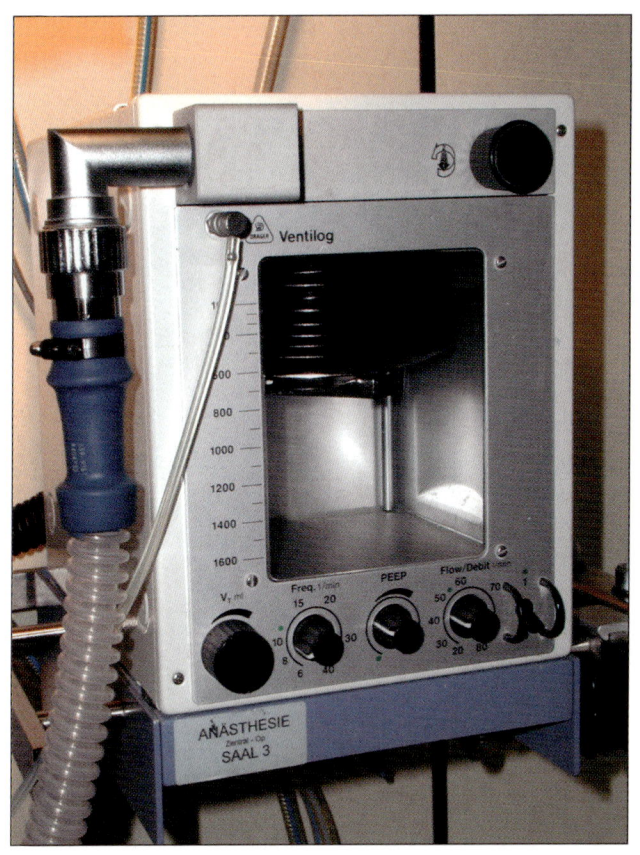

Abb. 4.42 Narkosegeräte; **a:** Ventilog 2 (Fa. Dräger; Lübeck), einfaches Narkosegerät;

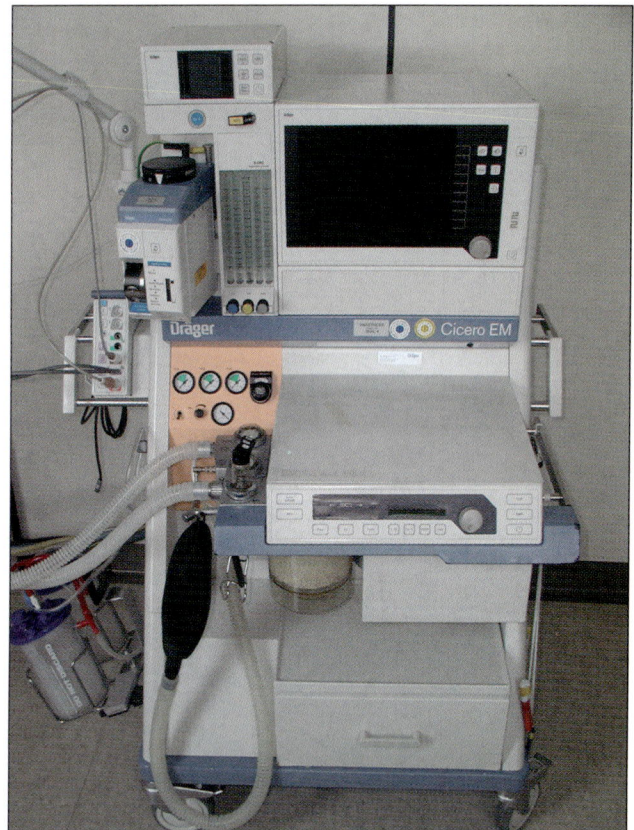

Abb. 4.42 b Cicero (Fa. Dräger, Lübeck), modernes Narkosegerät;

Metallspirale verwendet, um die Schlauch-Compliance zu minimieren. Moderne Narkosegeräte (z.B. Cicero [Fa. Dräger, Lübeck] oder Cato [Fa. Dräger, Lübeck]) führen geräteintern einen Compliance-Test durch und kompensieren das kompressible Volumen. Es sind dann für Kinder keine Beatmungsschläuche mit integrierter Metallspirale mehr notwendig.

Beatmungsgerät

Bei der maschinellen Beatmung wird der bei der »Handbeatmung« manuell zu komprimierende Beatmungsbeutel durch ein mehr oder weniger aufwendiges Beatmungsgerät (Abb. 4.42, Abb. 4.44) ersetzt. An diesen Respiratoren können die verschiedenen **Parameter der Beatmung** eingestellt werden. Dies sind z.B.:

- Atemhubvolumen
- Atemfrequenz
- Flow (Geschwindigkeit in l/min, mit der das Volumen in den Patienten gedrückt werden soll)
- I:E-Verhältnis (Verhältnis der Inspirationszeit [I] zur Exspirationszeit [E])
- positiver endexspiratorischer Druck (PEEP)

Genaue Einstellung des Beatmungsgerätes (Kap. 7.1.2, S. 207).

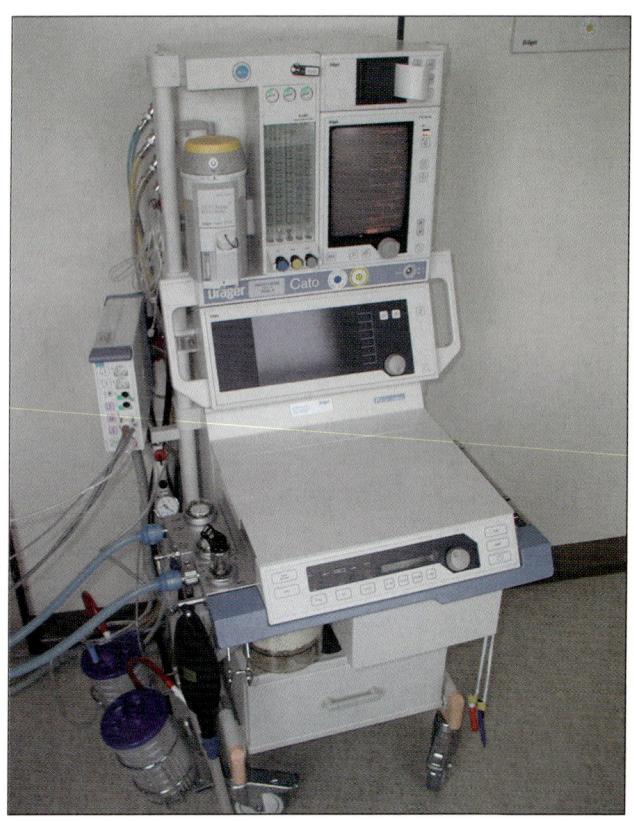

Abb. 4.42 c Cato (Fa. Dräger, Lübeck), modernes Narkosegerät.

Tab. 4.3 Module eines Beatmungsgerätes.

Modul	Beschreibung	

Versorgung	Energie	■ elektrische Energie
		  – öffentliche Versorgungsnetze
		  – Batterien am Gerät
		  – Ersatzstromversorgung (Notstromaggregate, Batterien)
		■ mechanische Energie
		  – 5-bar-Netz für Druckluft, Sauerstoff und Lachgas
		  – Cave: 10-bar-Netz für chirurgische Instrumente!

	Atemgase	■ Umgebungsluft ■ Flaschen am Respirator ■ zentrale Gasversorgung (Flaschenbatterien oder Tankanlage)
Antrieb	■ direkt ■ indirekt (mit Primär- und Sekundärsystem) ■ ohne Primär- und Sekundärsystem ■ Flow-Zerhacker (intermittierender Constant-Flow-Generator) ■ Respiratoren mit angesteuerten Auslassventilen, Constant-Flow-Prinzip	

Steuerung	Prinzip	■ Steuerung durch Patienten über seinen spontanen Atmungszyklus
		■ maschinelle Steuerung
		  – druckgesteuert
		  – volumengesteuert
		  – Flow-gesteuert
		  – zeitgesteuert
		  – gesteuert durch Kombination der obigen Parameter
		■ Steuerung durch festgelegten Wechsel zwischen Maschinen- und Patientensteuerung (Kombinationssteuerung)

	Einflussgrößen	■ physikalische Größen
		  – Atemwegdruck
		  – Gasfluss
		  – Atemhub- oder Atemzugvolumen
		  – Dauer der inspiratorischen Flow-Phase und Pausendauer
		  – Dauer der exspiratorischen Flow-Phase und Pausendauer
		■ physiologische Parameter
		  – Compliance
		  – Resistance

Messsysteme	Druck	■ U-Rohr ■ induktive Druckaufnehmer ■ kapazitive Druckaufnehmer
	Volumen	■ Rotameter ■ Turbinenradzähler ■ Hitzedraht-Anemometer (Volumenmessung durch flow-abhängige Abkühlung eines beheizten Widerstanddrahtes)
	Sauerstoff	■ elektromechanisch in Brennstoffzellen ■ elektromagnetisch
	Temperatur	■ Thermometer ■ Bimetallfühler
Messwertanzeige	■ analog ■ digital	
Messwertverarbeitung	Alarmsysteme	■ Alarm bei Verlegung/Leckage ■ Volumenalarm ■ Sauerstoffmangelalarm ■ Lachgassperre ■ »oxygen ratio controller« (ORC) ■ Temperaturgrenzwerte
	Rechnersysteme	■ Berechnung von Compliance ■ Berechnung der Resistance
Entsorgung	Narkosegasabsaugung Filtersysteme	

Tab. 4.4 Einteilung von Beatmungsgeräten.

Antriebsart	Steuerungsprinzip
▪ Direktantrieb (Kolben-/Zylindereinheit	▪ Druck
– Primär-/Sekundärsystem	▪ Volumen
– Druckgeneratoren	▪ Flow
– Flussgeneratoren	▪ Zeit
▪ Strömungssysteme	
– Flow-Zerhacker	
– Respiratoren mit angesteuerten Auslassventilen	

Außerdem verfügen Respiratoren zum Teil auch über verschiedene akustische und/oder optische **Alarmsysteme** zur schnellen Erkennung von Beatmungsfehlern. In Tabelle 4.3 sind die verschiedenen Module eines Beatmungsgerätes aufgelistet.

Die meisten **konventionellen Narkosegeräte** besitzen eine kontinuierliche Frischgaszufuhr in das Kreissystem, d. h., während der Inspiration wird das am Beatmungsgerät eingestellte Hubvolumen sowie das während der Inspiration ins Kreissystem fließende Frischgas verabreicht. Eine Erniedrigung bzw. Erhöhung des Frischgasflusses führt dadurch zu einer Erniedrigung bzw. Erhöhung des tatsächlich verabreichten Atemhubvolumens.

Moderne Narkosegeräte, die zur Durchführung von Lowflow- und Minimal-flow-Narkosen konzipiert sind, verfügen normalerweise über eine diskontinuierliche Frischgaszufuhr (Frischgasentkoppelung). Das Frischgas wird nur während der Exspiration ins Kreissystem eingeleitet. Während der Inspiration wird das Frischgas z. B. in den als Gasreservoir dienenden Handbeatmungsbeutel geleitet (z. B. beim Cicero, Fa. Dräger). Eine Änderung des Frischgasflusses führt damit zu keiner Veränderung des Hubvolumens.

Die **Einteilung von Beatmungsgeräten** erfolgt häufig nach der Art ihres Antriebs oder ihres Steuerprinzips (Tab. 4.4). Beispiele: Der Cicero (Fa. Dräger, Lübeck) ist ein zeitgesteuertes Beatmungsgerät mit liegender Kolben-/Zylindereinheit und elektromechanischem Direktantrieb. Der Sulla 808V (Fa. Dräger, Lübeck) ist ein zeitgesteuertes Beatmungsgerät mit fallendem Balg und pneumatischem Antrieb.

Detailwissen: Funktionsprinzipien von Beatmungsgeräten

Systeme zur Steuerung des Atemhubvolumens

An Beatmungsgeräten kann u. a. das gewünschte Atemhubvolumen eingestellt werden. Die Abgabe des gewählten Atemhubvolumens kann über verschiedene Systeme erfolgen:
- Behältersysteme
- Strömungssysteme
- Demand-flow-Systeme

Behältersysteme können in isochore Systeme (mit konstantem Volumen) und in isobare Systeme (mit konstantem Druck) unterteilt werden.

Isochore Behältersysteme bestehen aus einem starren Behälter, in den das Beatmungsgas geleitet wird. Sie funktionieren über eine Änderung des Behälterinnendrucks. Der volumenkonstante Behälter wird so lange mit Beatmungsgas gefüllt, bis sich ein definierter Druck aufgebaut hat. Anschließend wird so lange Beatmungsgas abgegeben, bis ein bestimmter Restdruck im Behälter erreicht ist. Das abgegebene Volumen an Beatmungsgas wird also durch Messung des Behälterinnendrucks reguliert. Isochore Beatmungssysteme sind von untergeordneter klinischer Bedeutung.

Isobare Behältersysteme weisen ein veränderliches Behältervolumen, dafür aber einen relativ konstanten Behälterdruck auf. Diese Behältersysteme sind meist vergleichbar einem Blasebalg konstruiert. Es wird daher auch von **Balgsystemen** gesprochen.

Es kann zwischen verschiedenen Balgsystemen unterschieden werden:
- **Systeme mit fallendem Balg** (Abb. 4.43a) haben den Vorteil, dass der Balg während der spontanen Exspiration der Schwerkraft folgend nach unten fällt und sich entfaltet. Er ist selbstfüllend, und die Ausatmung ist ohne Widerstand möglich. Ein Nachteil ist darin zu sehen, dass – insbesondere bei geringem Frischgasfluss – der fallende Balg eine Sogwirkung mit negativen Druckspitzen im Kreissystem erzeugen kann (Wechseldruckbeatmung). Außerdem sind Diskonnektionen im Kreissystem evtl. schlecht zu erkennen. So dreht sich trotz einer Diskonnektion im Exspirationsschenkel ein mechanisches Volumeter in der Exspiration weiter, da durch den fallenden Balg Luft über die Leckage angesaugt wird.
- **Systeme mit steigendem Balg** haben den Nachteil, dass die spontane Ausatmung ein aktives Füllen des Balges verlangt, dass also gegen einen positiven endexspiratorischen Druck (PEEP) ausgeatmet werden muss. Ein Vorteil ist jedoch darin zu sehen, dass sich bei Leckagen der Balg (in Abhängigkeit vom Ausmaß der Leckage) nicht mehr voll entfaltet. Bei einer Diskonnektion kollabiert der Balg vollständig, wodurch diese Störungen leicht zu erkennen sind.
- **Systeme mit liegender Kolben-/Zylindereinheit** (Abb. 4.43b) haben den Vorteil, dass weder negative Druckspitzen noch ein positiver endexspiratorischer Druck während der spontanen Exspiration auftreten (z. B. Cicero, Fa. Dräger, Lübeck). Direktangetriebene Kolben-/Zylindereinheiten weisen den Vorteil auf, dass das Beatmungsvolumen sehr genau dosierbar ist.

Bei den **Strömungssystemen** wird von einer Atemgasquelle eine definierte Gasströmung abgegeben. Sie können nach folgenden Arbeitsprinzipien unterteilt werden:
- Beim **Constant-flow-Prinzip** wird von der Atemgasquelle kontinuierlich Frischgas zum Patienten und zum Exspirationsventil geleitet. Der Frischgasfluss wird über Vorrichtungen zur Einstellung des Flows und zur Begrenzung des Drucks gesteuert. Durch Verschluss des Exspirationsventils entsteht ein Überdruck im Beatmungssystem. Der Patient wird dann mit Frischgas beatmet. Nach Öffnen des Exspirationsventils erfolgt die Ausatmung, das Frischgas fließt über das Exspirationsventil ab.
- Beim **intermittierenden Constant-flow-Generator** (sog. Flow-Zerhacker) wird der kontinuierliche Frischgasfluss nur während der Inspiration zum Patienten geleitet. Während der Exspirationsphase fließt das Gas am Patienten vorbei (z. B. Evita, Fa. Dräger, Lübeck; Babylog, Fa. Dräger, Lübeck).

Demand-flow-Systeme sind Spontanatmungssysteme. Durch den bei der spontanen Einatmung entstehenden Unterdruck wird das Inspirationsventil geöffnet und der Frischgasfluss strömt zum Patienten. Beendet der Patient seine Inspiration und beginnt er mit der Exspiration, schaltet das Demand-Ventil die Volumenzufuhr zum Patienten ab.

Systeme zur Steuerung des Beatmungszyklus

Ein maschineller Beatmungszyklus kann in mehrere Phasen unterteilt werden:
- Inspirationsphase
- Umschaltung des Beatmungsgerätes von Inspiration auf Exspiration
- Exspirationsphase
- Umschaltung des Beatmungsgerätes von Exspiration auf Inspiration

Der Mechanismus, der bewirkt, dass das Beatmungsgerät im richtigen Moment von der Inspiration in die normalerweise passive Exspiration umschaltet, wird **Steuerung** genannt. Es wird zwischen einer volumen-, druck-, flow- bzw. zeit-

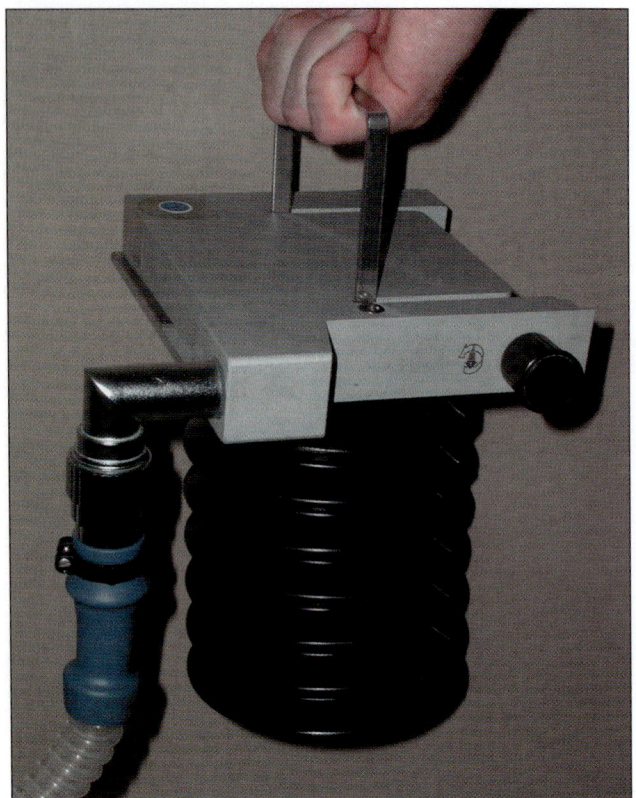

Abb. 4.43 Balgsysteme; **a:** fallender Balg;

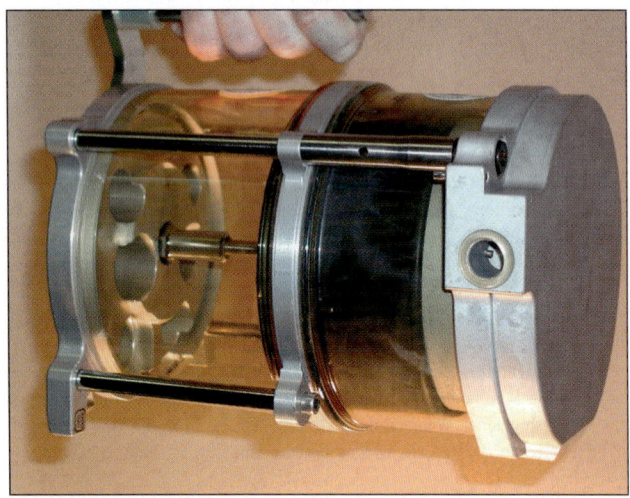

Abb. 4.43b liegende Kolben-/Zylindereinheit.

abhängigen Steuerung unterschieden. Bei der volumenabhängigen Steuerung schaltet der Respirator nach Abgabe des eingestellten Volumens in die Ausatmung um. Bei der druckabhängigen Steuerung geschieht dies nach Erreichen des eingestellten Drucks. Bei der Flow- bzw. Zeitsteuerung wird nach Abfall auf einen minimalen Flow bzw. nach Verstreichen eines vorgegebenen Zeitintervalls auf die Exspiration umgeschaltet.

Antriebsarten

Durch Ausdrücken des Balges oder der Kolben-/Zylindereinheit wird das vorbestimmte Beatmungsvolumen in den Patienten gepresst. Die Kompression des Kolbens oder Balges kann entweder direkt (Direktantrieb) oder indirekt über ein Primär-/Sekundärsystem (»Doppelkreissystem«) erfolgen.

Bei **Primär-/Sekundärsystemen** befindet sich der Balg in einer volumenkonstanten Kammer. Es wird auch vom »Bellows-in-bottle«-Prinzip (engl. »bellows« = Balg; engl. »bottle« = Kammer) gesprochen. Indirekte Antriebssysteme können pneumatisch oder elektromechanisch angetrieben werden.

Beim indirekten pneumatischen Antrieb wird normalerweise Druckluft in das Primärsystem geleitet. Durch einen Druckanstieg im Primärsystem wird das Volumen des darin befindlichen Balges (Sekundärsystem) ausgedrückt. Der im Primärsystem herrschende Überdruck entspricht dem sog. Arbeitsdruck.

Wird der Überdruck im Primärsystem durch Anschluss an ein Gasdrucksystem (z.B. zentrale Gasversorgung) erzielt, wird von einem **Druckgenerator** gesprochen. Je nach Regelung des Gaseinflusses ins Primärsystem, kann der dortige Druckanstieg rechteckförmig (Constant-Druck-Generator) oder langsam ansteigend sein (Nonconstant-Druck-Generator).

Von **Flussgeneratoren** wird gesprochen, wenn der Überdruck im Primärsystem unabhängig von der Gasversorgung erzeugt wird, z.B. durch eine Kolbenpumpe. Bei Antrieb durch eine exzentrische Kolbenpumpe entsteht ein nicht konstanter Flussverlauf (Nonconstant-Flow-Generator;). Bei linearem Antrieb entsteht ein nahezu konstanter Gasfluss (Constant-Flow-Generator).

Bei pneumatischem Antrieb wird die Geschwindigkeit, mit der das eingestellte Atemhubvolumen verabreicht werden soll, darüber gesteuert, mit welchem Gasfluss das Antriebsgas in das Primärsystem strömt. Bei direktem oder indirektem elektromechanischem Antrieb wird die Geschwindigkeit, mit der das eingestellte Atemhubvolumen verabreicht werden soll, über die Drehzahl des Motors gesteuert.

Beatmungsgerät für die quantitative Anästhesie

Die Technik des Narkosegeräts PhysioFlex (Fa. Dräger, Lübeck, Abb. 4.44) ist zukunftsweisend. Das Gerät erlaubt die einfache praktische Anwendung des geschlossenen Systems nicht nur im Steady State, sondern auch während der Narkoseein- und -ausleitung sowie bei einer Änderung der Narkosetiefe. Mit diesem Gerät kann erstmals eine sog. **quantitative Anästhesie** durchgeführt werden. Die Summe der zugeführten Gase entspricht zu jedem Zeitpunkt der tatsächlichen Gasaufnahme des Patienten. Da damit die geringste mögliche Frischgaszufuhr realisiert ist, können Sauerstoff, Lachgas und volatiles Inhalationsanästhetikum eingespart werden. Das Gerät zeigt zudem kontinuierlich den aktuellen O_2-Verbrauch des Patienten an. Veränderungen des O_2-Verbrauchs, z.B. weil sich die Narkose vertieft oder verflacht (oder durch den Beginn einer malignen Hyperthermie) können damit sofort erkannt werden.

Am Bildschirm des Geräts wird die gewünschte inspiratorische Konzentration von Sauerstoff und die gewünschte endexspiratorische Konzentration an volatilem Inhalationsanästhetikum (Halothan, Enfluran, Isofluran oder Sevofluran) als Zahlenwert eingegeben. Außerdem kann noch zwischen der Zumischung von Lachgas bzw. von Luft gewählt werden. Die Regulation der **Gaszufuhr** wird vom Gerät kontinuierlich elektronisch geregelt und sehr schnell angepasst. Das volatile Inhalationsanästhetikum wird in flüssiger Form in ein zirkulierendes Systemvolumen (ca. 2,5–4,5 l) des Geräts eingespritzt. Durch ein Gebläse, das das Systemvolumen mit einer Geschwindigkeit von ca. 70 l/min durch das System (das vor allem die Membrankammern und die In- und Exspirationsschläuche umfasst) rotieren lässt (Abb. 4.45), kommt es zu einer sehr schnellen Durchmischung der Gase. Die Zeitkonstante des Systems ist dadurch extrem kurz.

Das Gerät verfügt über vier **Membrankammern**, die mit einem Antriebsgas (Primärgas) gesteuert werden und über die der Patient beatmet wird (Sekundärsystem). Je nach benötigtem Hubvolumen werden 1, 2 oder 4 dieser Membrankammern (à 625 ml) aktiv. Bei einem Atemhubvolumen von weniger als 275 ml wird nur eine Membrankammer, bei einem Atemhubvolumen von 275–575 ml werden zwei Membrankammern und bei einem Atemhubvolumen größer 575 ml werden vier Membrankammern aktiv. Durch Verwendung möglichst weniger Membrankammern kann das kompressible Volumen des Systems (z. B. bei kleineren Hubvolumina) vermindert werden.

Das Gerät verfügt über einen **Narkosemittelfilter:** Soll die Konzentration des volatilen Anästhetikums vermindert werden, kann das Beatmungsgemisch durch diesen Narkosemittelfilter geleitet werden, in dem das volatile Anästhetikum durch Aktivkohle gebunden wird.

Vor der Benutzung des Geräts ist ein **automatischer Systemtest** abzurufen. Hierfür sind die Patientendaten am Bildschirm des Geräts einzugeben. Das Gerät schlägt dann Beatmungseinstellungen vor, die akzeptiert oder korrigiert werden können.

In die beiden Patientenschläuche ist jeweils eine **Wasserfalle** integriert, in denen Wasserdampf, der an den inneren Schlauchwänden kondensiert ist, gesammelt werden soll. Wenn die Operation kürzer als drei Stunden dauert oder der Patient weniger als 12 kg wiegt, brauchen laut Hersteller keine Wasserfallen benutzt zu werden. Dennoch scheint es ratsam, stets Wasserfallen zu benutzen.

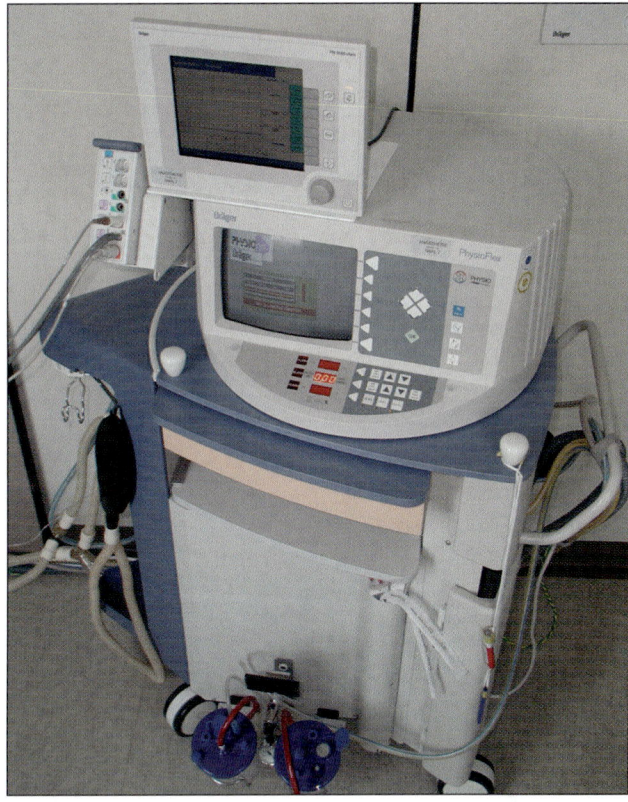

Abb. 4.44 Narkosegerät PhysioFlex (Fa. Dräger, Lübeck) für die quantitative Narkose.

An HME-Filtern kann der Probenentnahmeschlauch für eine Kapnometrie im Seitenstrom (Kap. 8.1.3, S. 245) sowie zur Bestimmung der Konzentration von Lachgas, Sauerstoff und volatilem Inhalationsanästhetikum konnektiert werden.

Mikrobenfilter

Um eine Besiedelung des Kreissystems durch Bakterien, die im Exspirationsgemisch des Patienten enthalten sein können, zu verhindern, können Bakterienfilter verwendet werden. Sie werden zwischen Gesichtsmaske, Endotrachealtubus, Larynxmaske, COPA- oder Larynxtubus und Winkelstück konnektiert (Abb. 4.46). Heute werden häufig spezielle Bakterienfilter eingesetzt, die zusätzlich die Wärme und Feuchtigkeit des Espirationsgemisches speichern und an das Inspirationsgemisch wieder abgeben, sog. Heat-and-moisture-exchange-(HME-)Filter (s. auch Kap. 37.4, S. 652). Bei konsequenter Verwendung solcher HME-Filter müssen die In- und Exspirationsschläuche nicht nach jeder Narkose ausgetauscht werden. Sie stellen eine gute (mechanische und elektrostatische) Bakterien- und Vireneliminierung sicher (z. B. 99,999% mit Hygrobac, Fa. Mallinckrodt). Bei Verwendung solcher Filter würde ein ca. wöchentlicher Wechsel der Beatmungsschläuche ausreichen. Meist werden die In- und Exspirationsschläuche jedoch täglich gewechselt.

Anfeuchten und Erwärmen des Einatmungsgemischs

Die aus Gasflaschen oder der zentralen Gasversorgung bezogenen Gase sind trocken und relativ kalt. Bereits innerhalb einer Stunde kann es bei hohem Frischgasfluss ($\geqq$ 6 l/min) zu einer starken Austrocknung und zu einer signifikanten Schädigung des Respirationsepithels kommen (Chalon et al. 1972). Da die trockenen und relativ kalten Gase im Körper angefeuchtet und angewärmt werden, anschließend aber normalerweise ein Großteil des Exspirationsgemisches verworfen wird (d. h. in die Absaugung gelangt), kann ein beachtlicher Feuchtigkeits- und Wärmeverlust auftreten (Stone et al. 1981).

Die Anfeuchtung der Atemgase kann verbessert werden, indem das Frischgas nicht nach, sondern vor den CO_2-Absorbern in das Kreissystem eingeleitet wird (Abb. 4.25). Auf diese Weise können die bei der CO_2-Absorption im Absorberkalk produzierte Wärme und Feuchtigkeit genutzt werden.

Eine weitere Möglichkeit zur Minimierung des Feuchtigkeits- und Wärmeverlustes besteht darin, z. B. zwischen En-

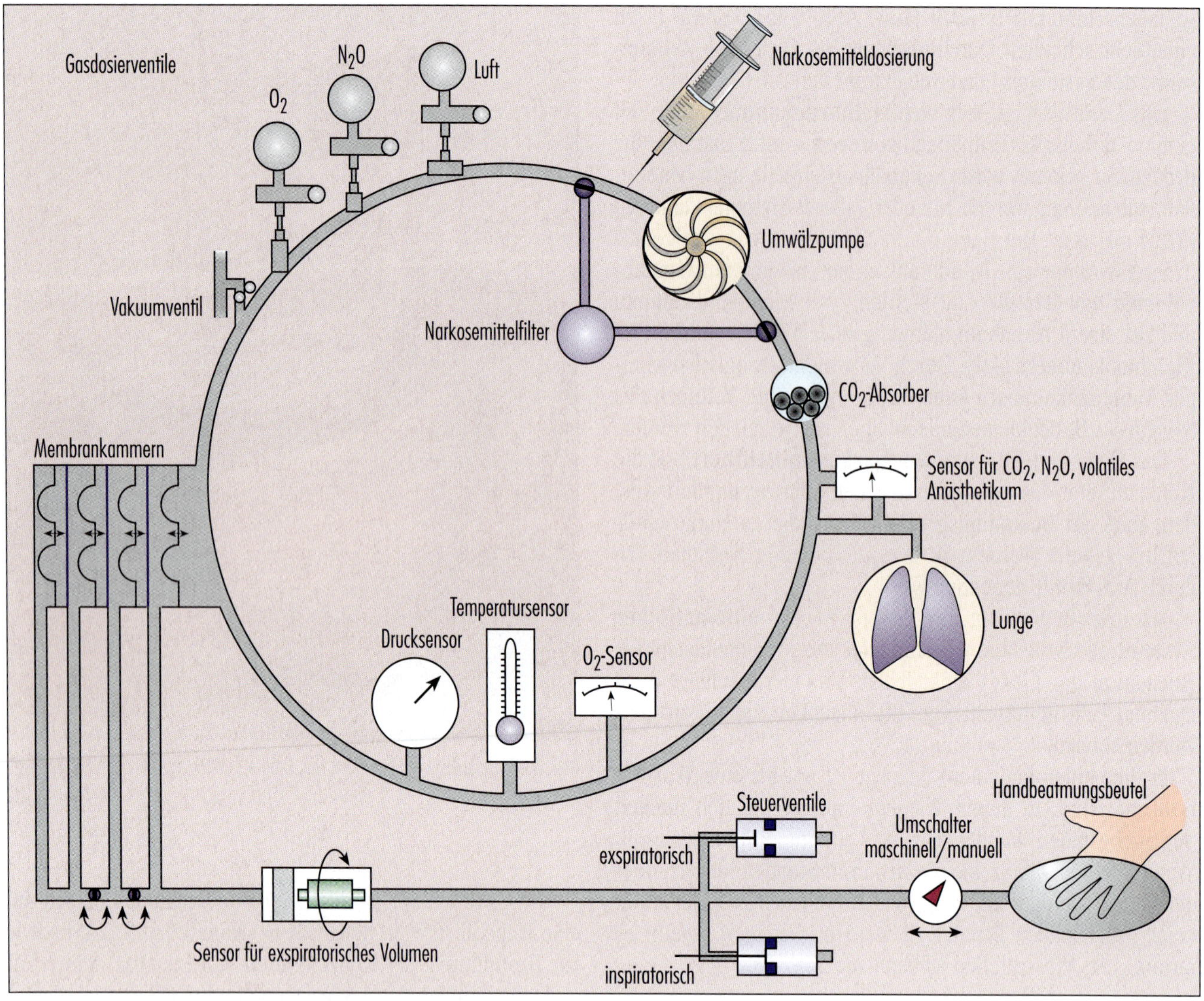

Gasdosierventile

N₂O

Luft

O₂

Narkosemitteldosierung

Umwälzpumpe

Vakuumventil

Narkosemittelfilter

CO₂-Absorber

Membrankammern

Sensor für CO₂, N₂O, volatiles Anästhetikum

Temperatursensor

Drucksensor

O₂-Sensor

Lunge

Sensor für exspiratorisches Volumen

Steuerventile

exspiratorisch

Umschalter maschinell/manuell

Handbeatmungsbeutel

inspiratorisch

Abb. 4.45 Funktionsprinzip des Narkosegeräts PhysioFlex (Fa. Dräger, Lübeck) für die quantitative Narkose.

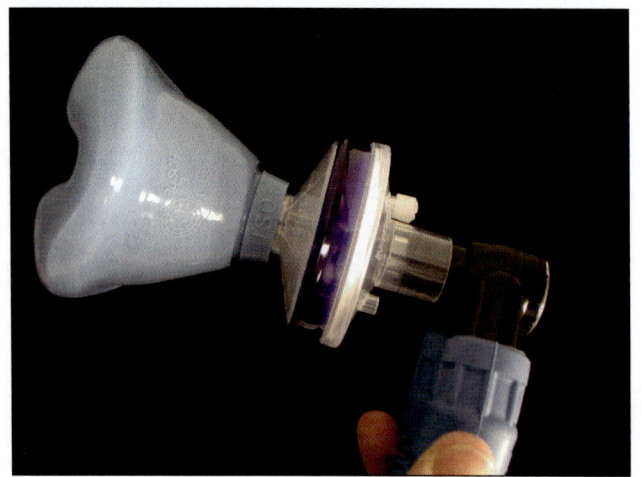

Abb. 4.46 Filter mit antibakterieller und antiviraler Funktion sowie der Fähigkeit, Wärme und Feuchtigkeit des Exspirationsgemisches zu speichern und an das Inspirationsgemisch wieder abzugeben.

dotrachealtubus und Winkel-(oder Y-)Stück einen HME-Filter (HME = »heat and moisture exchange«; s.o.) zu konnektieren. Obwohl der Einfluss dieser Filter auf den Atemwegswiderstand relativ gering ist und sie zudem den Vorteil haben, dass Bakterien und Viren bei der Exspiration nicht bis in die Atemschläuche verschleppt werden, wird ihr Einsatz jedoch kontrovers diskutiert.

Darüber hinaus besteht die Möglichkeit, das Inspirationsgemisch aktiv anzufeuchten. Zur Anfeuchtung stehen Verdampfer sowie Vernebler zur Verfügung:

- Bei **Verdampfern** wird das anzufeuchtende Gas über bzw. durch Wasser geleitet, wodurch es sich mit Wasserdampf anreichert. Durch Erwärmung des Wassers kann der Anfeuchtungseffekt deutlich verstärkt werden.
- Bei einem **Vernebler** werden dem anzufeuchtenden Gasgemisch kleine Wassertröpfchen zugemischt. Je nach Gerät variiert die Größe der Wassertröpfchen.

Die in der Intensivmedizin routinemäßig eingesetzten Verdampfer bzw. Vernebler werden in der Anästhesie wegen der meist relativ kurzen Dauer der künstlichen Beatmung sowie der Tatsache, dass sie relativ sperrig sind und eine mögliche Infektionsquelle darstellen, nur selten eingesetzt.

4.6 Literatur

Baum J, Enzenauer J, Krause T, Sachs G. Atemkalk – Nutzungsdauer, Verbrauch und Kosten in Abhängigkeit vom Frischgasfluss. Anaesthesiol Reanimat 1993; 18: 108–13.

Baum J, van Aken H. Die Wahl des »richtigen Atemkalks«. – Zum differenzierten Einsatz neuer Kohlendioxidabsorbentien. Anaesthesiol Intensivmed 2000; 41: 648–52.

Chalon J, Loew DAY, Malebranche J. Effects of dry anesthetic gases on tracheobronchial ciliated epithelium. Anesthesiology 1972; 37: 338–43.

Dörges V, Ocker H, Wenzel V, Schmucker P. The laryngeal tube: A new simple airway device. Anesth Analg 2000; 90: 1220–2.

Fang ZX, Eger EI, Laster MJ, Chortkoff BS, Kandel L, Jonescu P. Carbon monoxide production from degradation of desflurane, enflurane, isoflurane, halothane and sevoflurane by soda lime and baralyme. Anesth Analg 1995; 80: 1187–93.

Foldes FF, Ceravolo AJ, Carpenter SL. The administration of nitrous oxide-oxygen anaesthesia in closed systems. Ann Surg 1952; 136: 978–81.

Förster H, Dudziak R. Über die Ursachen der Reaktion zwischen trockenem Atemkalk und halogenierten Inhalationsanästhetika. Anaesthesist 1997; 46: 1054–63.

Förster H, Behne M, Warnken UH, Asskali F, Dudziak R. Die Anwendung von Lithiumhydroxid als Kohlendioxidabsorbens verhindert das Entstehen von Compound A während Sevofluirananästhesie. Anaesthesist 2000; 49: 106–112.

Füllekrug B, Reissmann H, Pothmann W, Masch T, Schulte am Esch J. Die ProSeal-LM, eine neue Variante der Larynxmaske: Beschreibung und erste klinische Erfahrungen. Anästhesiol Intensivmed Notfallmed Schmerzther 2001; 36: 213–8.

Gabbot DA. Laryngoscopy using the McCoy laryngoscope after application of a cervical coller. Anaesthesia 1996; 51: 812–4.

Genzwürker H, Finteis T, Kuhnert-Frey B. Der Larynxtubus. Ein neues Instrument für die Notfallbeatmung. Notfall und Rettungsmedizin 2000a; 3: 371–4

Genzwürker H, Hilker T, Hohner E, Kuhnert-Frey B. The Laryngeal tube: A new adjunct for airway management. Prehospital Emergency Care 2000b; 4: 168–72.

Hargasser S, Mielke L, Entholzner E, Hipp R. Anästhesie mit niedrigem Frischgasfluss in der klinischen Routine. Anasthesiol Intensivmed Notfallmed Schmerzther 1995; 30: 268–75.

Janshon GP, Dudziak R. Interaktion von trockenem Atemkalk mit Enfluran und Sevofluran. Klinischer Bericht über zwei ungewöhnliche Anästhesieverläufe. Anaesthesist 1997; 46: 1050–3.

Kiefer G, Hentrich B. Das Bullard-Laryngoskop. Anaesthesist 1996; 45: 70–4.

Klainer AS, Turndorf H, Wu WH, Maewal H, Allender P. Surface alterations due to endotracheal intubation. Am J Med 1975; 58: 674–83.

Langenstein H, Möller F. Der Stellenwert der Larynxmaske bei schwieriger Intubation und erste Erfahrungen mit der Intubationslarynxmaske (Intubating Laryngeal Mask Airway – ILMA) – Fastrach®. Anasthesiol Intensivmed Notfallmed Schmerzther 1998a; 33: 772–80.

Langenstein H, Möller F. Erste Erfahrungen mit der Intubationslarynxmaske. Anaesthesist 1998b; 47: 311–9.

Stone DR, Downs JB, Paul WL, Perkins HM. Adult body temperature and heated humidification of anesthetic gases during general anesthesia. Anesth Analg 1981; 60: 736–41.

Strauß JM, Baum J, Sümpelmann R, Krohn S, Callies A. Zersetzung von Halothan, Enfluran und Isofluran an trockenem Atemkalk zu Kohlenmonoxid. Anaesthesist 1996; 45: 798–801.

Striebel HW, Pinkwarth LU, Karavias T. Trachealruptur durch zu stark geblockte Tubusmanschette. Anaesthesist 1995; 44: 186–8.

Virtue RW. Minimal-flow nitrous oxide anesthesia. Anesthesiology 1974; 40: 196–8.

Waters RM. Clinical scope and utility of carbon dioxide filtration in inhalation anesthesia. Anesth Analg 1924; 3: 20.

Wissing H, Kuhn I, Dudziak R. Zur Temperaturentwicklung von Inhalationsanästhetika auf trockenem Atemkalk. Anaesthesist 1997; 46: 1064–70.

Medikamente für die Anästhesie

5.1 Inhalationsanästhetika

5.1.1 Allgemeine Bemerkungen

Inhalationsanästhetika sind Gase (z. B. Lachgas; Kap. 51.3, S. 93) oder Dämpfe von leicht verdampfbaren Flüssigkeiten (z. B. Halothan, Enfluran, Isofluran, Sevofluran, Desfluran; Kap. 5.1.3, S. 96), die dem Einatmungsgemisch zugeführt und über die Lungen ins Blut aufgenommen werden. Die leicht verdampfbaren (volatilen) Anästhetika haben einen relativ niedrigen Siedepunkt. Bereits bei Zimmertemperatur kommt es zu einem relevanten Verdampfungsprozess, d. h. Moleküle des volatilen Anästhetikums verlassen die Flüssigkeit und bilden einen Dampf.

Befindet sich ein volatiles Anästhetikum in einem nur teilweise gefüllten, aber verschlossenen Gefäß, steigt der Dampfdruck über der Flüssigkeit mit zunehmender Verdampfung. Wird ausreichend lange gewartet, erreicht der **Dampfdruck** einen für jedes volatile Anästhetikum charakteristischen (maximalen) Wert. Der Dampfdruck ist temperaturabhängig und nimmt mit steigender Temperatur zu. Ist der individuelle Dampfdruck erreicht, gehen pro Zeiteinheit genauso viele Moleküle vom flüssigen in den dampfförmigen Zustand über wie dampfförmige Moleküle in den flüssigen Zustand. Es hat sich ein Gleichgewicht eingestellt. Die **Sättigungskonzentration** des Dampfes ist erreicht. Der Dampfdruck eines volatilen Anästhetikums ist unabhängig davon, ob noch andere Gase – wie z. B. Lachgas – oder Luft vorhanden sind. Jedes einzelne Gas eines Gasgemischs übt einen bestimmten **Partialdruck** aus. Der Gesamtdruck eines Gasgemischs ergibt sich aus der Summe der für die einzelnen Gase typischen Partialdrücke (Dalton-Gesetz).

Wird ein bestimmter Partialdruck eines Gases z. B. dem Blut (oder sonstigen Kompartimenten) ausgesetzt, löst sich dort ein Teil des Gases. Wie gut sich ein Gas z. B. im Blut (oder den sonstigen Kompartimenten) löst, kann mithilfe eines **Löslichkeitsfaktors** ausgedrückt werden. Die Löslichkeit wird meistens durch einen sog. Verteilungskoeffizienten (Kap. 5.1.2, S. 91) beschrieben. Wird ein Gas z. B. dem Blut ausgesetzt, kann dessen Löslichkeit im Blut mithilfe des **Blut-Gas-Verteilungskoeffizienten** beschrieben werden. Ist ein Gas gut im Blut löslich, kann viel Gas darin gelöst werden – es dauert lange, bis das Blut gesättigt ist und eine Partialdruckdifferenz zwischen zwei Kompartimenten ausgeglichen ist. Ist die Löslichkeit dagegen schlecht, ist sehr schnell die Sättigungsgrenze erreicht und eine Partialdruckdifferenz zwischen zwei Kompartimenten ist schnell ausgeglichen. Im Gleichgewichtszustand herrscht in der Gasphase und im Blut der gleiche Partialdruck, die Konzentration des Gases ist jedoch normalerweise in den beiden Kompartimenten unterschiedlich. Je weniger Gas sich im Blut löst, desto niedriger ist der Blut-Gas-Verteilungskoeffizient. Wird ein Gas mehreren Kompartimenten, z. B. dem Gehirn und dem Blut aus-

gesetzt, löst es sich in den einzelnen Kompartimenten zumeist unterschiedlich gut. Die unterschiedliche Löslichkeit im Gehirn und im Blut kann mithilfe des Gehirn-Blut-Verteilungskoeffizienten bestimmt werden (Tab. 5.3). *Beispiel:* Löst sich von einem bestimmten Gas im Gleichgewichtszustand doppelt so viel in 100 g Gehirn wie in 100 g Blut, dann ist der Gehirn-Blut-Verteilungskoeffizient 2,0. Der Partialdruck ist in beiden Geweben gleich, die Konzentration im Gehirn aber doppelt so hoch wie im Blut.

Ein über die Lungen verabreichtes Gas löst sich zuerst im Blut, wo es relativ schnell zur Sättigung kommt. Das Gas diffundiert aus dem Blut weiter in die verschiedenen Gewebe ab. Je besser die Durchblutung und je geringer die Löslichkeit in einem Gewebe ist, desto schneller ist dieses Gewebe gesättigt. Der Partialdruck in den einzelnen Körpergeweben gleicht sich im Laufe der Zeit immer stärker an den Partialdruck in den Alveolen an.

5.1.2 Pharmakokinetik und dynamik

Wirkungsweise

Die Wirkungsweise der Inhalationsanästhetika ist nicht genau bekannt. Sie scheinen jedoch mehrere Wirkungen zu haben und sind in der Lage, Membraneigenschaften, Neurotransmitteraktivitäten (z. B. verminderter Abbau des inhibitorischen Neurotransmitters γ-Aminobuttersäure [GABA; Kap. 5.2.3, S. 116]), Rezeptorempfindlichkeiten, Ionenkanalaktivitäten und Enzyme zu beeinflussen. Eine Theorie zur Erklärung der anästhetischen Wirkung der Inhalationsanästhetika geht davon aus, dass sich die Inhalationsanästhetika in den lipidhaltigen Zellmembranen lösen und dadurch zu einer Aufquellung der Membranen und zur Kompression der darin befindlichen Natriumkanäle führen. Dadurch kann die Membrandepolarisation behindert werden. Diese Theorie gründet auf der Erkenntnis, dass mit zunehmender Lipophilie (d. h. zunehmendem Öl-Gas-Verteilungskoeffizient) die anästhetische Potenz (s. u.) einer Substanz zunimmt.

Aufnahme, Verteilung und Ausscheidung

Inhalationsanästhetika sind Gase oder Dämpfe, die eingeatmet und über die Lungen ins Blut aufgenommen werden. Mit dem Blut werden sie auch zum zentralen Nervensystem transportiert, wo sie vorübergehende Veränderungen verursachen. Sie wirken dadurch anästhetisch, d. h. sie erzeugen Bewusstlosigkeit, Schmerzdämpfung, Muskelerschlaffung und eine Dämpfung vegetativer Reflexe. Diese einzelnen Wirkungen sind jedoch bei den verschiedenen Inhalationsanästhetika unterschiedlich stark ausgeprägt, und u. U. sind sehr hohe Konzentrationen notwendig, damit der Patient einen operativen Eingriff toleriert. Um solch hohe Konzentrationen mit ihren Nebenwirkungen zu vermeiden, werden die Inhalationsanästhetika meist mit anderen Medikamenten kombiniert (balancierte Anästhesie; Kap. 7.3, S. 230).

Inhalationsanästhetika werden fast vollständig wieder über die Lungen abgeatmet. Nur ein unterschiedlich kleiner Anteil wird in der Leber metabolisiert. Da sich die Ventilation der Lunge gut beeinflussen lässt, ist sowohl die Aufnahme als auch die Abatmung der Inhalationsanästhetika gut steuerbar. Diese **gute Steuerbarkeit** ist ein großer Vorteil der Inhalationsanästhetika. Ein Nachteil der Inhalationsanästhetika ist allerdings der relativ langsame Wirkungseintritt.

Inhalationsanästhetika verteilen sich durch Diffusion innerhalb verschiedener Körperräume. Voraussetzung dafür, dass ein Inhalationsanästhetikum in ein anderes Gewebe diffundieren kann, ist ein **Partialdruckgefälle**. Gase und Dämpfe diffundieren immer vom Ort eines hohen Partialdrucks zum Ort eines niedrigen Partialdrucks.

Bei Narkosebeginn diffundiert fast das gesamte Inhalationsanästhetikum aus dem arteriellen Blut (mit hohem Partialdruck) in die verschiedenen Gewebe ab, da diese noch völlig ungesättigt sind (einen niedrigen Partialdruck haben). Das zur Lunge zurückfließende Blut enthält damit fast kein Inhalationsanästhetikum mehr und muss in der Lunge wieder deutlich mit Inhalationsanästhetikum angereichert werden.

Von besonderem Interesse ist der Partialdruck des Inhalationsanästhetikums im Gehirn, denn davon ist die Narkosetiefe abhängig. Da das Gehirn sehr gut durchblutet wird und der Gehirn-Blut-Verteilungskoeffizient relativ niedrig ist (Tab. 5.3), gleicht sich der Partialdruck des Inhalationsanästhetikums im Gehirn sehr schnell dem Partialdruck im Blut an. Zur Aufrechterhaltung eines bestimmten Partialdrucks im arteriellen Blut und damit eines bestimmten Partialdrucks im Gehirn (und damit einer bestimmten Narkosetiefe) muss bei Narkosebeginn viel Inhalationsanästhetikum über die Lungen ins Blut aufgenommen werden, um die starke Diffusion an andere Gewebekompartimente zu kompensieren. Es ist daher initial eine hohe Konzentration des Inhalationsanästhetikums im Inspirationsgemisch (s.u.) notwendig. Mit zunehmender Narkosedauer nimmt die Sättigung der Gewebe stetig zu. Es diffundiert immer weniger Inhalationsanästhetikum aus dem arteriellen Blut in die Gewebe ab. Der Partialdruck des Inhalationsanästhetikums im zur Lunge zurückströmenden Blut wird zunehmend höher. Zur Aufrechterhaltung eines bestimmten Partialdrucks im arteriellen Blut und damit eines bestimmten Partialdrucks im Gehirn (bzw. einer bestimmten Narkosetiefe) muss immer weniger Inhalationsanästhetikum pro Zeiteinheit über die Lungen ins Blut aufgenommen werden.

> Mit zunehmender Narkosedauer genügt eine immer geringer werdende inspiratorische Konzentration zur Aufrechterhaltung einer bestimmten Narkosetiefe.

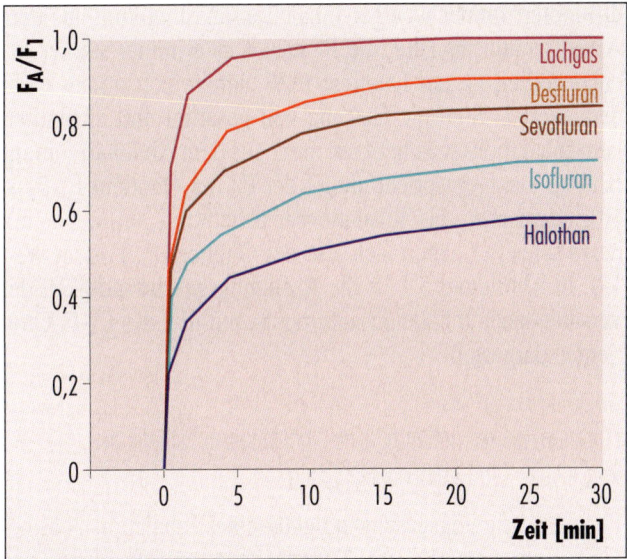

Abb. 5.1 Anflutungscharakteristik verschiedener Inhalationsanästhetika bei Verabreichung einer konstanten inspiratorischen Konzentration (F_I): Nach Beginn der Zufuhr eines Anästhetikums nähert sich die alveoläre Konzentration (F_A) der inspiratorischen Konzentration (F_I) mehr oder weniger schnell. Je schneller der Quotient F_A/F_I ansteigt, desto schneller flutet das Inhalationsanästhetikum an.

Je besser ein Gewebe durchblutet ist, desto mehr Inhalationsanästhetikum kann es pro Zeiteinheit aus dem Blut aufnehmen und desto schneller wird es mit dem Inhalationsanästhetikum gesättigt sein. Wie schnell ein Gewebe gesättigt ist, hängt auch von der Löslichkeit in diesem Kompartiment sowie der Größe des Kompartiments ab.

Die gut durchbluteten Organe Herz, Lunge, Leber, Niere und Gehirn machen nur 10% des Körpergewichts aus, erhalten jedoch 75% des Herzminutenvolumens. Sie sind nach ca. 15 Minuten mit den volatilen Anästhetika aufgesättigt. Bis es zur **Aufsättigung** der schlechter durchbluteten Muskulatur kommt, vergehen Stunden. Eine Äquilibration zwischen dem Partialdruck der volatilen Anästhetika im arteriellen Blut und dem Fettgewebe wird vermutlich unter klinischen Bedingungen nie erreicht. Dies ist dadurch bedingt, dass Fettgewebe relativ schlecht durchblutet ist, dass sich die meisten volatilen Inhalationsanästhetika extrem gut im Fettgewebe lösen (sehr hoher Fett-Blut-Verteilungskoeffizient; Tab. 5.3) und dass das Fettkompartiment relativ groß ist. Erst wenn es zum Ausgleich der Partialdrücke in den verschiedenen Geweben gekommen ist, findet keine Diffusion mehr statt.

Anflutungsgeschwindigkeit (F_A/F_I): Zu Beginn der Verabreichung eines Inhalationsanästhetikums wird eine bestimmte inspiratorische Konzentration (»**f**raction **i**nspiratory« = F_I) des Inhalationsanästhetikums eingestellt. Zu diesem Zeitpunkt diffundieren jedoch große Mengen des Inhalationsanästhetikums aus den Alveolen ins Blut. Daher ist initial die alveoläre Konzentration (»**f**raction **a**lveolar« = F_A) deutlich niedriger als die eingestellte F_I. Der errechenbare Quotient F_A/F_I ist klein. Mit zunehmender Aufsättigung der Gewebe diffundiert immer weniger Inhalationsanästhetikum aus dem Alveolarraum ins Blut, die F_A nähert sich immer stärker der eingestellten F_I; der Quotient F_A/F_I nähert sich immer mehr dem Wert 1. Sind die Gewebe voll gesättigt und diffundiert kein Inhalationsanästhetikum mehr aus dem Alveolarraum ins Blut ab, dann entspricht die F_A der F_I; der Quotient F_A/F_I ist 1,0. Je rascher das Inhalationsanästhetikum anflutet (s.u.), desto schneller nähert sich also der Quotient F_A/F_I dem Wert 1,0. In Abbildung 5.1 ist die Anflutungsgeschwindigkeit der verschiedenen Inhalationsanästhetika mithilfe des F_A-F_I-Quotienten dargestellt.

Faktoren, die die Anflutung eines Inhalationsanästhetikums im Gewebe (im Gehirn) beeinflussen

Für die Anflutungsgeschwindigkeit eines Inhalationsanästhetikums im Gewebe (im Gehirn) ist es entscheidend, wie schnell das Inhalationsanästhetikum in die Alveolen, von den Alveolen ins pulmonalkapilläre (arterielle) Blut und aus dem arteriellem Blut ins Gewebe (Gehirn) transportiert wird (Tab. 5.1).

Faktoren, die den Transport des Inhalationsanästhetikums in die Alveolen beeinflussen

Die Geschwindigkeit der Aufnahme eines Inhalationsanästhetikums in die Lungen und des Anstiegs der alveolären Konzentration hängt von folgenden Faktoren ab:

Inspiratorischer Partialdruck des Inhalationsanästhetikums: Je höher der Partialdruck des Inhalationsanästhetikums im Inspirationsgemisch ist, desto höher ist der maximal erzielbare Partialdruck in den Alveolen. Je höher der alveoläre Partialdruck ist, desto mehr Inhalationsanästhetikum kann pro Zeiteinheit ins Blut diffundieren und desto schneller können die Gewebe aufgesättigt werden. Zur Beschleunigung der

Narkoseeinleitung wird deshalb initial die inspiratorische Konzentration des Inhalationsanästhetikums relativ hoch gewählt, um schnell den für die gewünschte Narkosetiefe notwendigen Partialdruck im Blut bzw. im Gehirn zu erreichen.

Effektive Lungenbelüftung pro Minute (alveoläre Ventilation): Bei Beginn der Verabreichung eines Inhalationsanästhetikums (oder bei einer Konzentrationssteigerung) wird das eingeatmete Inhalationsanästhetikum im Volumen der funktionellen Residualkapazität verteilt und damit verdünnt. Als funktionelle Residualkapazität (Kap. 2.9, S. 26) wird das nach einer normalen Ausatmung noch in der Lunge befindliche Luftvolumen (beim Erwachsenen ca. 2,5 l) bezeichnet. Erst nach mehrfachem Ein- und Ausatmen ist die gesamte funktionelle Residualkapazität mit dem nun neu zugeführten (oder in seiner Konzentration veränderten) Inhalationsanästhetikum angereichert. Durch eine Steigerung der alveolären Ventilation über die Norm hinaus (Hyperventilation) wird der Partialdruckanstieg des Inhalationsanästhetikums in der funktionellen Residualkapazität beschleunigt. Je größer die Löslichkeit eines Inhalationsanästhetikums im Blut ist, desto wichtiger ist dieses Phänomen, da sich dann die alveoläre Konzentration nur sehr langsam der inspiratorischen Konzentration angleicht. Durch eine Hyperventilation kann also die Narkoseeinleitung oder eine Vertiefung der Narkose beschleunigt werden.

Narkosesystem/Frischgasfluss: Höhe des Frischgasflusses, Volumen und Aufbau des Narkosesystems beeinflussen die An- und Abflutung von Inhalationsanästhetika:
- Je höher der Frischgasfluss, desto mehr Inhalationsanästhetikum kann pro Zeiteinheit zum Patienten transportiert werden, desto schneller wird eine Änderung der inspiratorischen Gaskonzentration am Patienten wirksam, desto kürzer ist die sog. Zeitkonstante (Kap. 7.1.5, S. 218). Im halboffenen Kuhn-System (Frischgasfluss 2–3fach höher als Atemminutenvolumen; Kap. 4.5.1, S. 63) kann daher die Narkose deutlich schneller vertieft werden als im halbgeschlossenen High-flow-System (Frischgasfluss $\geqq$ 3 l/min) oder im halbgeschlossenen Niedrigfluss-System (Low-flow- bzw. Minimal-System; Frischgasfluss 1 bzw. 0,5 l/min; Kap. 4.5.1, S. 68).
- Auch das Volumen des Narkosesystems beeinflusst die Geschwindigkeit der Anflutung von Inhalationsanästhetika, da es als eine Art Puffervolumen (ähnlich wie die FRC der Lunge) anzusehen ist. Je größer das Volumen des Narkosesystems, desto verzögerter wird eine Änderung der inspiratorischen Konzentration am Patienten wirksam werden. Durch einen höheren Frischgasfluss kann dieses Phänomen weitgehend ausgeschaltet werden.
- Außerdem ist der Aufbau des Narkosesystems wichtig. Es ist z.B. zu beachten, dass sich volatile Anästhetika wie z.B. Halothan (Kap. 5.1.3, S. 96) in die evtl. ins Narkosesystem eingebauten Gummiteilen lösen oder an den Absorberkalk binden können und dadurch in niedrigerer Konzentration in den Alveolen anfluten.

Tab. 5.1 Faktoren, die die An- und Abflutung eines volatilen Anästhetikums in die Gewebe (Gehirn) beeinflussen.

Transport in die Alveolen
inspiratorischer Partialdruck
effektive Lungenbelüftung (alveoläre Ventilation)
Narkosesystem/Frischgasfluss
Transport aus den Alveolen ins pulmonalkapilläre Blut
Blut-Gas-Verteilungskoeffizient
Herzminutenvolumen
Partialdruckdifferenz zwischen Alveolen und pulmonalkapillärem Blut
Second-gas-Effekt (s.u., S. 91)/Konzentrationseffekt
Transport vom arteriellen Blut ins Gewebe (z.B. ins Gehirn)
Gewebe-Blut-(z.B. Gehirn-Blut)-Verteilungskoeffizient
Gewebedurchblutung (z.B. zerebraler Blutfluss)
Partialdruckdifferenz zwischen arteriellem Blut und Gewebe (z.B. Gehirn)

Faktoren, die den Transport des Inhalationsanästhetikums aus den Alveolen in das pulmonalkapilläre (arterielle) Blut beeinflussen

Blut-Gas-Verteilungskoeffizient: Der Verteilungskoeffizient gibt die Relation an, mit der sich ein Inhalationsanästhetikum zwischen zwei Phasen verteilt (Tab. 5.3, S. 94). Ein Blut-Gas-Verteilungskoeffizient von z. B. 2,4 bedeutet, dass bei gleichem Partialdruck (bei Äquilibration) die Konzentration im Blut 2,4fach höher ist als im Alveolarbereich. Löslichkeitskoeffizienten sind temperaturabhängig, weil in kälteren Flüssigkeiten (z. B. Blut) mehr Gas gelöst werden kann. Normalerweise werden Löslichkeitskoeffizienten für 37 °C angegeben. Der Blut-Gas-Verteilungskoeffizient ist ein Maß dafür, wie gut sich ein Inhalationsanästhetikum im Blut löst. Er ist damit ein wichtiger Parameter für die Geschwindigkeit, mit der das Inhalationsanästhetikum über die Lungen aufgenommen wird. Inhalationsanästhetika, die sich nur sehr schlecht im Blut lösen (z. B. Lachgas; Kap. 5.1.3, S. 93), haben einen sehr niedrigen Blut-Gas-Verteilungskoeffizienten (Tab. 5.3). Löst sich nur ein geringer Teil des Inhalationsanästhetikums im Blut, ist das Blut sehr schnell gesättigt. Löst sich ein Inhalationsanästhetikum dagegen in hohem Maße im Blut (z. B. Halothan), ist der Blut-Gas-Verteilungskoeffizient entsprechend hoch, eine Aufsättigung des Blutes und ein Ausgleich der Partialdrücke von Blut und Einatmungsgemisch erfolgt langsamer.

> Je niedriger der Blut-Gas-Verteilungskoeffizient, desto schneller gleicht sich der Partialdruck im Blut dem Partialdruck im Einatmungsgemisch an (Abb. 5.1), desto schneller flutet das Inhalationsanästhetikum an und desto besser ist seine Steuerbarkeit.

Herzminutenvolumen (HMV): Bei einer Steigerung des Herzminutenvolumens fließt pro Zeiteinheit mehr Blut durch die Lungen, es kann daher pro Zeiteinheit mehr Inhalationsanästhetikum aus den Alveolen abtransportiert werden. Die dadurch bedingte schnellere Diffusion aus dem Alveolarraum bewirkt jedoch bei konstanter inspiratorischer Konzentration einen langsameren Anstieg des Partialdrucks im Alveolarraum, wodurch das Partialdruckgefälle abnimmt. Bei hohem pulmonalem Blutfluss wird ein niedrigerer Partialdruck im pulmonalkapillären Blut erreicht. Bei erniedrigtem Herzminutenvolumen wird dagegen ein erhöhter Partialdruck im pulmonalkapillären Blut erreicht, da weniger Inhalationsanästhetikum pro Zeiteinheit abtransportiert wird. Die alveoläre Konzentration nähert sich schneller der inspiratorischen Konzentration. Insgesamt haben Änderungen des Herzminutenvolumens keinen so gravierenden Effekt wie möglicherweise vermutet werden könnte.

Neben Größenveränderungen des Herzminutenvolumens sind vor allem Umverteilungen des Herzminutenvolumens zu beachten. Normalerweise fließen ca. 14% des Herzminuten-

volumens zum Gehirn. Im Volumenmangelschock kommt es aufgrund der Kreislaufzentralisation zu einer verminderten Durchblutung der Körperperipherie (Muskulatur, Fett, Magen-Darm). Lebensnotwendige Organe wie Gehirn und Herz werden auch im Volumenmangel noch relativ gut durchblutet. Das Gehirn erhält unter diesen Bedingungen also einen prozentual größeren Anteil des Herzminutenvolumens. Der Antransport zum Gehirn und damit die Narkoseeinleitung erfolgen schneller. Bei einer Erhöhung des Herzminutenvolumens durch Stress, Muskeltätigkeit oder Hyperthyreose kommt es dagegen zu einer Umverteilung der Organperfusion zugunsten der Muskulatur. Das Gehirn erhält einen prozentual geringeren Anteil des Herzminutenvolumens. Die Ein- und Ausleitung einer Inhalationsnarkose ist damit unter diesen Bedingungen verzögert.

Partialdruckdifferenz zwischen Alveolen und pulmonalkapillärem Blut: Je höher der Partialdruck in dem zur Lunge zurückströmenden (pulmonalkapillären) Blut ist, desto weniger Gas braucht aus den Alveolen aufgenommen werden, damit das arterielle Blut wieder gesättigt ist. Mit zunehmender Sättigung der Gewebe nimmt der Partialdruck im pulmonalkapillären Blut zu. Es diffundiert weniger Inhalationsanästhetikum aus den Alveolen ins Blut. Die inspiratorische Konzentration kann deutlich reduziert werden.

Konzentrationseffekt/Second-gas-Effekt: Je höher die inspiratorische Konzentration eines Inhalationsanästhetikums ist, desto schneller gleicht sich die alveoläre Konzentration der inspiratorischen Konzentration an. Dieses Phänomen wird als Konzentrationseffekt bezeichnet. Werden z. B. 80% Lachgas und 20% Sauerstoff in die Lunge eingeatmet, bewirkt eine schnelle Aufnahme von z. B. 50 Vol% des Lachgases aus dem Alveolarbereich in die Blutbahn, dass das Lungenvolumen auf 60% des Ausgangswertes abnimmt. Das im Alveolarbereich verbleibende Lachgas macht nun 40/60 = 67% des verbleibenden Gesamtvolumens aus. Das fehlende Lungenvolumen (40%) wird aufgrund einer Sogwirkung nun wiederum durch ein Gemisch aus 80% Lachgas und 20% Sauerstoff aufgefüllt. Dadurch steigt die Lachgaskonzentration in der Lunge von 67 auf 72% an. Obwohl also die Hälfte des ursprünglich in der Lunge befindlichen Lachgases aufgenommen wurde, fiel die Lachgaskonzentration von 80% lediglich bis auf 72% ab. Es wird von einem sog. Konzentrationseffekt gesprochen. Folge dieses Konzentrationseffektes ist auch, dass in der Frühphase der Einleitung mit Lachgas die alveoläre Sauerstoffkonzentration höher ist als die O_2-Konzentration im Einatmungsgemisch.

Werden z. B. Lachgas und zusätzlich eine niedrige Konzentration eines anderen Gases, z. B. eines relativ langsam diffundierenden volatilen Inhalationsanästhetikums wie Halothan gleichzeitig verabreicht, führt das initial in großen Mengen aus den Alveolen diffundierende Lachgas (»first gas«, das dem Konzentrationseffekt unterliegt) dazu, dass es aufgrund des Mangels an Gasvolumen im Alveolarbereich zu einem

Nachströmen von halothanhaltigem Frischgas kommt. Damit nimmt die Menge und Konzentration des in der Lunge befindlichen Halothans zu. Die alveoläre Halothan-Konzentration wird dadurch schneller ansteigen und eine Konzentration erreichen, die über der Konzentration im Inspirationsgemisch liegt (Stoelting u. Eger 1969). Es wird vom Second-gas-Effekt gesprochen. Langsam anflutende volatile Inhalationsanästhetika wie Halothan (»second gas«) sollen damit bei gleichzeitiger Lachgas-Gabe schneller anfluten wie wenn sie ohne gleichzeitige Lachgas-Gabe verabreicht würden. Nach einer aktuellen Studie scheint der Second-Gas-Effekt jedoch keine klinisch relevante Rolle zu spielen (Sun et al. 1999)

Faktoren, die den Transport des Inhalationsanästhetikums aus dem arteriellen Blut in die Gewebe (z. B. Gehirn) beeinflussen

Gewebe-Blut-(z. B. Gehirn-Blut-)Verteilungskoeffizient: Es gelten die gleichen Überlegungen wie sie beim Blut-Gas-Verteilungskoeffizienten beschrieben wurden (s. o.). Je niedriger der Gewebe-Blut-(z. B. der Gehirn-Blut-)Verteilungskoeffizient, desto schneller ist das betreffende Gewebe (z. B. Gehirngewebe) gesättigt.

Gewebedurchblutung (z. B. zerebraler Blutfluss): Je höher die Gewebe-(Gehirn-)Durchblutung ist, desto schneller sind der Antransport und die Sättigung des Gewebes (z. B. des Gehirngewebes) möglich. Eine massive Hyperventilation führt zur Engstellung der Gehirngefäße (zerebrale Vasokonstriktion) mit Verringerung des zerebralen Blutflusses (Kap. 69.2.1, S. 967). Dadurch können die Aufnahme des Inhalationsanästhetikums ins Gehirn vermindert und der Wirkungsbeginn verzögert sein.

Partialdruckdifferenz zwischen arteriellem Blut und Gewebe (z. B. Gehirn): Je niedriger die Partialdruckdifferenz ist, desto weniger Inhalationsanästhetikum wird pro Zeiteinheit ins Gewebe (z. B. Gehirn) aufgenommen (s. o.).

Faktoren, die die Abflutung eines Inhalationsanästhetikums beeinflussen

Bei Narkoseausleitung, d. h. Reduktion oder Abbruch der Zufuhr des Inhalationsanästhetikums kehren sich die **Partialdruckgefälle** um. Das Inspirationsgemisch enthält nun weniger oder kein Inhalationsanästhetikum. Das Inhalationsanästhetikum diffundiert nun aus dem Blut (mit jetzt höherem Partialdruck) in die Alveolarluft (mit jetzt niedrigerem Partialdruck) und wird abgeatmet. Außerdem diffundiert das Inhalationsanästhetikum aus dem Gewebe zurück ins Blut. Handelte es sich um eine nur kurze Narkosedauer und blieb z. B. der Partialdruck im Fettgewebe noch sehr niedrig, diffundiert das Inhalationsanästhetikum bei Unterbrechung der Zufuhr nicht nur aus dem Blut zurück in die Alveolen, sondern auch noch aus dem Blut in die Gewebe mit niedrigerem Partialdruck (z. B. Fettgewebe), wodurch das Erwachen des Patienten be-

schleunigt wird. Nach lang dauernden Narkosen mit bereits hohen Partialdrücken in allen Geweben entfällt dieser Effekt. Die Dauer der Anästhesie kann also Einfluss auf die Geschwindigkeit des Erwachens nach einer Inhalationsanästhesie haben.

Die Abflutung eines Inhalationsanästhetikums ist – ähnlich wie die Anflutung – z. B. von der Partialdruckdifferenz zwischen Gewebe und Blut, der Gewebedurchblutung, dem Gewebe-Blut-Verteilungskoeffizienten, dem Second-gas-Effekt/Konzentrationseffekt, dem Partialdruckgefälle zwischen pulmonalkapillärem Blut und der Alveole, dem Herzminutenvolumen, dem Blut-Gas-Verteilungskoeffizienten sowie der alveolären Ventilation, dem inspiratorischen Partialdruck, dem Narkosesystem, der effektiven Lungenbelüftung und dem inspiratorischen Partialdruck abhängig (Tab. 5.1).

Allgemein gelten bei der Abflutung vergleichbare Verhältnisse wie bei der Anflutung. Inhalationsanästhetika, die langsam bzw. schnell anfluten, fluten auch langsam bzw. schnell wieder ab.

Die Elimination eines volatilen Anästhetikums hängt jedoch nicht nur von der Abflutung, sondern zusätzlich auch noch von dessen **Metabolisierung** ab. Die Konzentration eines Inhalationsanästhetikums, das zwar langsam über die Lungen abflutet, aber gleichzeitig in einem hohen Prozentsatz schnell metabolisiert wird (z. B. Halothan), kann ähnlich schnell abfallen wie die Konzentration eines schneller abflutenden Inhalationsanästhetikums, das aber kaum metabolisiert wird (z. B. Isofluran). In Abbildung 5.2 ist die Abflutungsgeschwindigkeit der einzelnen Inhalationsanästhetika in Form des Quotienten aus der aktuellen alveolären Konzentration im Exspirationsgemisch (F_E) und der unmittelbar vor Abschalten des volatilen Anästhetikums (F_{E0}) gemessenen Konzentration dargestellt.

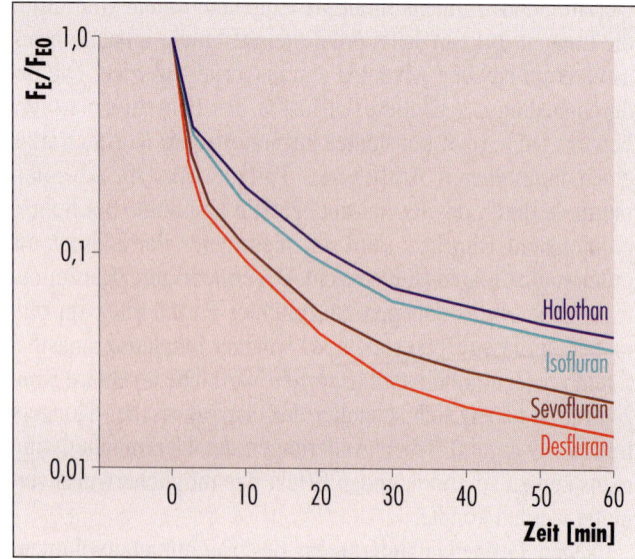

Abb. 5.2 Abflutungscharakteristik verschiedener Inhalationsanästhetika (Einzelheiten s. Text).

MAC-Wert

Jedes Inhalationsanästhetikum besitzt eine bestimmte Wirkungsstärke, eine bestimmte **narkotische Potenz**. Diese wird mit dem sog. MAC-Wert ausgedrückt. Der MAC-Wert, die Abkürzung für minimale alveoläre (oder auch anästhetische) Konzentration (»**m**inimal **a**lveolar **c**oncentration«), ist die Konzentration eines Inhalationsanästhetikums, bei der 50% der Patienten auf einen definierten Schmerzreiz (Hautschnitt) mit keiner Schmerzreaktion (Wegziehen) der gereizten Extremität mehr reagieren (Merkel u. Eger 1963). Entscheidend ist die Konzentration des Inhalationsanästhetikums im Gehirn. Diese entspricht jedoch im Gleichgewichtszustand der Konzentration in den Alveolen. Je niedriger der MAC-Wert, desto potenter ist das Inhalationsanästhetikum. Für klinische Belange sind Konzentrationen von >1,0 MAC notwendig. Der MAC-Wert eines Inhalationsanästhetikums kann durch eine Reihe von Faktoren erniedrigt oder erhöht werden (Tab. 5.2). Der MAC-Wert kann z. B. durch zusätzliche Gabe eines Opioids oder durch Kombination mit Lachgas erniedrigt werden. Durch die während der Narkose üblicherweise eingesetzten Opioide (Fentanyl, Alfentanil, Sufentanil; Kap. 5.2.4, S. 127) kann im Tiermodell der MAC-Wert um maximal 60–70% vermindert werden. Bei Kombination zweier Inhalationsanästhetika addieren sich – nach älteren Studien – die MAC-Werte: 0,5 MAC Halothan plus 0,5 MAC Lachgas sollen die gleiche Wirkung am Gehirn wie 1 MAC Halothan oder 1 MAC Lachgas haben. Da der theoretische MAC-Wert von Lachgas ca. 100 Vol% beträgt, soll der MAC-Wert des volatilen Anästhetikums pro Prozent zugesetztes Lachgas um ca. 1% erniedrigt werden. In neueren Studien wird eine deutlich geringere MAC-Reduktion beschrieben (s. u.; Lachgas). Häufig werden dem Inspirationsgemisch 66–75% Lachgas zugesetzt. Auch andere zentral dämpfende Medikamente wie Barbiturate oder Benzodiazepine reduzieren den MAC-Wert deutlich, ebenso ein Abfall der Körpertemperatur. Pro Abfall der Körpertemperatur um 1 °C nimmt der MAC-Wert um ca. 7% ab. Außerdem ist der MAC-Wert altersabhängig: Bei Erwachsenen wird der MAC-Wert für Halothan mit 0,75 Vol% angegeben, bei ca. sechs Monate alten Säuglingen mit 1,08 Vol%, bei Patienten >70 Jahre mit 0,64 Vol%. Bei Früh- oder Mangelgeborenen ist der MAC-Wert deutlich, bei Schwangeren um ca. 25% erniedrigt (Kap. 67.1.2, S. 931).

Neben der klassischen, oben beschriebenen MAC-Definition gibt es inzwischen auch noch andere MAC-Definitionen:
- **MAC-awake**: die alveoläre Konzentration, bei der ein vorher mit dem Inhalationsanästhetikum narkotisierter Patient die Augen auf Ansprache wieder öffnet
- **MAC-EI95** (»**e**ndotracheal **i**ntubation«): die alveoläre Konzentration, bei der 95% der Patienten nicht mit Husten oder Bewegungen auf die endotracheale Intubation reagieren
- **MAC-BAR95** (»**b**lock of **a**drenergic **r**esponse«): die alveoläre Konzentration, bei der in 95% der Fälle sympa-

Tab. 5.2 Faktoren, die den MAC-Wert der Inhalationsanästhetika beeinflussen können.

Erniedrigung des MAC-Wertes	Erhöhung des MAC-Wertes
<ul><li>Opioide</li><li>Sedativa, Hypnotika, Anästhetika</li><li>zunehmendes Alter</li><li>Hypothermie</li><li>Schwangerschaft</li><li>akute Alkoholintoxikation</li><li>Medikamente, die die Katecholamin-Konzentration im ZNS erniedrigen (z. B. Clonidin)</li><li>Lidocain</li></ul>	<ul><li>Hyperthermie</li><li>chronischer Alkoholabusus</li><li>Medikamente, die die Katecholamin-Konzentration im ZNS erhöhen (z. B. trizyklische Antidepressiva, akute Cocain- oder Amphetamin-einnahme)</li></ul>

thikotone Reaktionen auf schmerzhafte Stimuli unterdrückt sind

MAC-EI und MAC-BAR sind deutlich höher als die konventionellen MAC-Werte. Insbesondere aufgrund der hohen MAC-BAR-Werte wird deutlich, dass eine Kombination der Inhalationsanästhetika mit anderen Anästhetika, z. B. Opioiden, sinnvoll ist, um die sonst notwendigen, sehr hohen Konzentrationen an volatilen Anästhetika mit ihren möglichen Nebenwirkungen vermeiden zu können.

> Zur Steuerung des volatilen Inhalationsanästhetikums wird idealerweise die exspiratorische Konzentration des volatilen Inhalationsanästhetikums verwendet. Bei gleichzeitiger Verabreichung mit Lachgas sollte eine exspiratorische Konzentration von ca. 0,7 MAC des jeweiligen volatilen Inhalationsanästhetikums angestrebt werden. Durch zusätzliche Opioid-Gabe kann die notwendige exspiratorische Konzentration auf ca. 0,4–0,5 MAC reduziert werden.

5.1.3 Wichtige Inhalationsanästhetika

Inhalationsanästhetika können in Gase (z. B. Lachgas) und verdampfbare (volatile) Inhalationsanästhetika unterteilt werden. Sämtliche volatilen Inhalationsanästhetika weisen ähnliche Wirkungen und Nebenwirkungen auf. Die therapeutische Breite der volatilen Anästhetika ist relativ gering. Moderne volatile Anästhetika sind halogenierte Kohlenwasserstoffe.

Lachgas (Stickoxydul, N_2O)

Lachgas ($N \equiv N = O$; N_2O) ist ein geruchloses, nicht reizendes, farbloses Gas. Es kann entweder der zentralen Gasversorgung oder Lachgaszylindern entnommen werden. Lachgasleitungen oder Lachgaszylinder hatten bisher die Kennfarbe grau (Kap. 6.1, S. 174). Der Lachgasgehalt eines Lachgaszylinders kann durch Wiegen ermittelt werden (Kap. 6.1, S. 175).

Tab. 5.3 Inhalationsanästhetika.

Inhalations-anästhetikum	Siedepunkt [°C]	Dampfdruck (bei 20 °C) [kPa]	Blut-Gas-Verteilungs-koeffizient	Gehirn-Blut-Verteilungs-koeffizient	Fett-Blut-Verteilungs-koeffizient	MAC-Wert [Vol%] in 100% O_2	MAC-Wert [Vol%] in 70% N_2O*
Lachgas	−88,5	500	0,47	1,1	2,3	105	–
Halothan	50,2	32,5	2,4	1,9	62	0,75	0,29*
Enfluran	56,5	22,9	1,9	1,3	36	1,68	0,57*
Isofluran	48,5	31,7	1,4	1,6	45	1,15	0,5*
Sevofluran	58,5	21,3	0,65	1,7	48	2,0	0,8*
Desfluran	22,8	88,5	0,45	1,3	27	6,0	2,8*
Äther	34,6	58,9	12,1	1,1	5	1,92	–

* In neueren Publikationen wird durch ca. 70 % Lachgas eine lediglich ca. 30%ige MAC-Reduktion beschrieben

Lachgas galt lange Zeit das sicherste aller Inhalationsanästhetika und wurde normalerweise bei fast allen Narkosen als Basisnarkotikum in Konzentrationen bis 70(–75)% zugesetzt. In den letzten Jahren wird die routinemäßige Gabe von Lachgas zunehmend infrage gestellt, und es wird vermehrt auf dessen mögliche Nebenwirkungen hingewiesen. Immer öfter werden inzwischen routinemäßig lachgasfreie Narkosen empfohlen. Anstatt Lachgas wird dann Luft zum Sauerstoff zugemischt. Als alleiniges Anästhetikum hat Lachgas eine unzureichende Wirkung, es vermag aber als Zusatzanästhetikum die Wirkung der anderen Anästhetika zu verstärken. Durch Lachgas kann die Dosierung eines gleichzeitig verabreichten volatilen oder intravenösen Anästhetikums reduziert werden. Die Kombination Lachgas plus volatiles Anästhetikum zeichnet sich durch geringere atemdepressive und kardiovaskuläre Nebenwirkungen aus als eine entsprechend höher dosierte alleinige Gabe des volatilen Anästhetikums. Werden z. B. 60% Lachgas zugesetzt, dann konnte – nach älteren Studien – ein zusätzliches volatiles Anästhetikum um den gleichen Anteil (ca. 60%) niedriger dosiert werden (s.o.). In aktuellen Studien wird darauf hingewiesen, dass durch ca. 66% Lachgas der Bedarf an volatilen Anästhetika nur um ca. 30% vermindert werden kann (Röpcke u. Schwilden 1996). Auch die Dosierung des Injektionshypno-tikums Propofol (Kap. 5.1.3, S. 121) kann durch ca. 66% Lachgas nur um 30% vermindert werden. Bei lachgasfreien Narkosen ist daher die exspiratorische Konzentration eines volatilen Inhalationsanästhetikums um ca. 0,3 MAC höher zu dosieren. Die analgetische Wirkung von Lachgas wird dadurch erklärt, dass es Interaktionen mit den Opioid-Rezeptoren eingeht und zu einer Erhöhung der Endorphinkonzentration führt.

Pharmakokinetik

Da sich Lachgas nur in geringem Ausmaß im Blut löst, ist das Blut bereits nach wenigen Minuten mit Lachgas gesättigt. Lachgas hat einen sehr niedrigen Blut-Gas-Verteilungskoeffizienten, es flutet also sehr schnell an (s. auch Abb. 5.1) und ist damit gut steuerbar. Nach Abstellen der Lachgaszufuhr flutet das Lachgas ebenso schnell wieder ab. Innerhalb kurzer Zeit diffundieren nun große Mengen Lachgas aus dem Körper zurück in die Lunge und können dort, bei Atmung von Raumluft, zu einer Verdrängung des Sauerstoffes mit Hypoxie führen. Dieses Phänomen wird als »**Diffusionshypoxie**« bezeichnet. Nach Abstellen des Lachgases muss deshalb mindestens über drei Minuten 100% Sauerstoff verabreicht werden, um dieser Diffusionshypoxie vorzubeugen.

Im Zusammenhang mit Lachgas wird oft auf den sog. Second-gas-Effekt (Kap. 5.1.2, S. 91) und den Konzentrationseffekt (s.o.) verwiesen.

Lachgas wird nahezu vollständig über die Lungen wieder abgeatmet. Es findet fast kein Abbau im Körper statt. Lediglich 0,004% werden metabolisiert. Anaerobe Bakterien wie Pseudomonas aeruginosa sind für diesen reduktiven Metabolismus verantwortlich.

Wirkungen

- gute analgetische Wirkung
- schwache narkotische Potenz; der theoretische MAC-Wert beträgt 105 Vol%
- keine muskelrelaxierende Wirkung
- erzeugt eine Amnesie (Erinnerungslücke)

Nebenwirkungen

Herz-Kreislauf-System: Bei Patienten mit bereits erhöhtem pulmonalvaskulärem Druck kann Lachgas zu einem weiteren Druckanstieg führen (Schulte-Sasse et al. 1982). Lachgas hat eine leichte negativ inotrope Wirkung. Die Konzentration kann leicht (ca. 15%) abnehmen, der linksventrikuläre enddiastolische Füllungsdruck kann leicht (ca. 20%) zunehmen. Ob diese experimentellen Ergebnisse allerdings klinische Relevanz haben, ist umstritten. Außerdem kann es den Sympathikotonus stimulieren und zu einem minimalen Anstieg von

Blutdruck und Herzminutenvolumen führen. Über eine Erhöhung der Noradrenalin-Konzentration kann ein bereits erhöhter pulmonalvaskulärer Widerstand evtl. weiter ansteigen (Kap. 42.5.1, S. 695).

Kurzinformation Lachgas (N_2O)

Geruch	geruchlos, nicht reizend
MAC	in 100% O_2: 105 Vol%
An-/Abflutung	sehr schnell, Blut-Gas-Verteilungskoeffizient: 0,47
Wirkungen	■ gute analgetische Wirkung ■ schwache narkotische Potenz ■ keine muskelrelaxierende Wirkung ■ erzeugt unsichere Amnesie
Pharmakokinetik	■ bei Abstellen: Diffusionshypoxie ■ kein relevanter Metabolismus (0,004%)
Herz-Kreislauf	■ normalerweise keine relevanten Herz-Kreislauf-Wirkungen ■ kann erhöhten pulmonalvaskulären Druck weiter steigern ■ wirkt leicht negativ inotrop
Atmung	Atemfrequenz ↑, Atemzugvolumen ↓
ZNS	steigert bereits erhöhten intrakraniellen Druck deutlich
Leber	keine relevanten Nebenwirkungen, keine relevante Metabolisierung
Niere	keine relevanten Nebenwirkungen
Sonstiges	■ diffundiert in lufthaltige Räume (Tubusmanschette, Mittelohr, Darmschlingen, Pneumothorax usw.) mit Gefahr von Volumen- und Druckzunahme ■ Interaktionen mit Vitamin B_{12} bei längerer Verabreichung oder chronischem B_{12}-Mangel (perniciosaähnliche Symptome, funikuläre Myelose)
Kontraindikationen	■ erhöhter intrakranieller Druck ■ Eingriffe am Mittelohr mit Tympanoplastik ■ Ileus ■ Pneumothorax ■ Pneumenzephalon ■ chronischer Vitamin B_{12}-Mangel ■ Neutropenie ■ während Anschluss an Herz-Lungen-Maschine
Dosierung	■ High-flow-Anästhesie: zumeist O_2/N_2O wie 1/2 Liter/min = 66% Lachgas ■ Low-flow-Anästhesie: 0,5/0,5 = 50% Lachgas ■ Minimal-flow-Anästhesie: 0,3/0,2 = 40% Lachgas
Beurteilung	in den letzten Jahren wird zunehmend auf Lachgasrisiken hingewiesen: immer häufiger wird empfohlen, wenn möglich (oder gar prinzipiell) auf Lachgas zu verzichten

Atmung: Lachgas führt zu einer deutlichen Steigerung der Atemfrequenz, das Atemzugvolumen nimmt dagegen ab. Der Kohlendioxidpartialdruck verändert sich unter Lachgas nicht wesentlich.

ZNS: Lachgas kann zu einer Steigerung eines bereits vorher erhöhten intrakraniellen Drucks führen. Deshalb ist bei Patienten mit Verdacht auf erhöhten intrakraniellen Druck kein Lachgas zu verwenden (Kap. 69.2.2, S. 973).

Leber, Nieren: Die Nebenwirkungen von Lachgas auf Leber und Nieren sind vernachlässigbar gering.

Lachgas **diffundiert schnell in lufthaltige Räume**, z. B. in lufthaltige Darmschlingen, in die Blockermanschette eines Endotrachealtubus, einer Larynxmaske oder eines Larynxtubus (Kap. 4.1.1, S. 49), in einen evtl. vorhandenen Pneumothorax, in das luftgefüllte Mittelohr (Kap. 71.5.4, S. 1016) oder in eine Luftembolieblase (Kap. 69.3.1, S. 976). Hierdurch nehmen Druck- und Volumen dieser lufthaltigen Räume zu, was nachteilige Auswirkungen haben kann. Dieses Phänomen ist durch die unterschiedlichen Blut-Gas-Verteilungskoeffizienten von Lachgas (0,47) und Stickstoff (0,014) bedingt. Aufgrund seines 34-mal niedrigeren Blut-Gas-Verteilungskoeffizienten kann Lachgas 34-mal schneller in luftgefüllte Räume diffundieren als Stickstoff aus dem luftgefüllen Raum ins Blut diffundiert. Dadurch nehmen das Volumen und evtl. auch der Druck eines luftgefüllten Raumes bei Lachgas-Gabe vorübergehend zu. Im Tierexperiment konnte gezeigt werden, dass durch die Gabe von 75% Lachgas das Volumen eines Pneumothorax innerhalb von zehn Minuten verdoppelt wurde (Eger u. Saidman 1965). Das Gasvolumen im Darm nahm innerhalb von zwei bzw. vier Stunden um 75–100% bzw. 100–200% zu (Eger u. Saidman 1965).

Sonstige Nebenwirkungen: Lachgas geht eine Bindung mit Vitamin B_{12} ein, wodurch es bei längerfristiger Anwendung (> 6 Stunden) zu Blutbildungsstörungen ähnlich wie bei Vitamin-B_{12}-Mangel (perniziöser Anämie) kommen kann. Es tritt dann eine Störung der Erythrozyten- und der Granulozytenbildung auf. Bei Patienten mit schwerer Neutropenie sollte auf Lachgas verzichtet werden (Fiege et al. 1998).

Lachgas und Vitamin B_{12}

Durch Lachgas wird das Kobaltatom des Vitamin B_{12} irreversibel oxidiert (von Co^+ zu Co^{3+}). Die beiden biochemisch aktiven Formen des Vitamin B_{12} sind Adenosyl-Cobalamin und Methyl-Cobalamin. Fehlt Adenosyl-Cobalamin, ist der Abbau von Fettsäuren gestört. Bestimmte Metabolite häufen sich dadurch an, wodurch letztlich unphysiologische ungeradzahlige Fettsäuren vermehrt synthetisiert und in neuronale Lipide eingebaut werden. Methyl-Cobalamin stellt einen Cofaktor der Methioninsynthetase dar. Eine Aktivitätsminderung der Methioninsynthetase führt zu einer verminderten Methionin- und Folsäuresynthese. Methionin ist für die Proteinsynthese und für zahlreiche Methylierungsprozesse entscheidend wichtig. Folsäure ist für die DNA-Bildung und damit vor allem für schnell wachsende Gewebe (wie das Knochenmark) notwendig. Folgen einer längerfristigen Lachgasexposition kann daher eine Knochenmarksdepression sein. Außerdem kann es durch eine Vitamin-B_{12}-Hemmung zu Demyelinisierungsprozessen kommen. Bei vorbestehenden chronischen Vitamin-B_{12}-Mangelzuständen kann Lachgas-Gabe u.U. zu einer akuten funikulären Myelose führen (Takás 1996).

Lachgas hat außerhalb des Körpers eine sehr lange Halbwertszeit von ca. 150 Jahren. Es kann bis in die Stratosphäre aufsteigen und die Ozonschicht schädigen. Obwohl lediglich ca. 1–2% des in die Umwelt gelangenden Lachgases aus medizinischen Anwendungen (der größte Teil entsteht durch bakteriellen Nitratabbau) stammen, sollte dennoch umweltbewusst mit dieser Substanz umgegangen werden.

Lachgas wurde wiederholt angeschuldigt, dass es postoperative Übelkeit begünstigt (Kap. 31.1, S. 620). Ursächlich wurde eine evtl. Druckzunahme im Mittelohr mit Stimulation des vestibulären Systems und/oder eine Überblähung der Darmschlingen durch die Lachgasdiffusion in diese lufthaltigen Räume angenommen.

Kontraindikationen

- erhöhter intrakranieller Druck
- Eingriffe am Mittelohr mit Tympanoplastik
- Ileus
- Pneumothorax
- Pneumenzephalon
- chronischer Vitamin-B_{12}-Mangel
- Neutropenie
- während Anschluss an die Herz-Lungen-Maschine

Halothan (Halothan ASID, Fluothane)

Halothan (CF_3-CBrClH; Abb. 5.3) ist eine klare, süßlich riechende und leicht verdampfbare Flüssigkeit. Durch Lichteinwirkung zersetzt sich Halothan und bildet toxische Abbauprodukte. Halothan muss deshalb in dunklen Flaschen verwahrt werden. Außerdem muss ein **Stabilisator** (Thymol) zugesetzt werden. In speziellen, nur für Halothan zulässigen Verdampfern (Kap. 4.5.2, S. 69) werden dem Inspirationsgemisch Halothan-Dämpfe in der eingestellten Konzentration zugemischt. Halothan ist gut in Gummi löslich. Während es bei Erwachsenen zunehmend seltener eingesetzt wird, stellt es bei Kindern weiterhin das noch am häufigsten angewandte verdampfbare Inhalationsanästhetikum dar (Kap. 64.4.2, S. 870).

Pharmakokinetik

Halothan flutet mäßig schnell an und ab. Der Blut-Gas-Verteilungskoeffizient beträgt 2,4. Die ca. 20% betragende Metabolisierungsrate (s. u.) ist bereits so hoch, dass sie relevanten Einfluss auf die Eliminationsgeschwindigkeit von Halothan hat. Der Abfall des Halothan-Partialdrucks (nach Abstellen der Halothan-Zufuhr) wird also vor allem von der Abatmung, aber zum Teil auch durch die hohe Metabolisierungsrate beeinflusst. Daher ist der Konzentrationsabfall nach Zufuhrstopp nahezu so schnell wie bei dem deutlich schneller abflutenden aber nur gering metabolisierten Isofluran (Abb. 5.2).

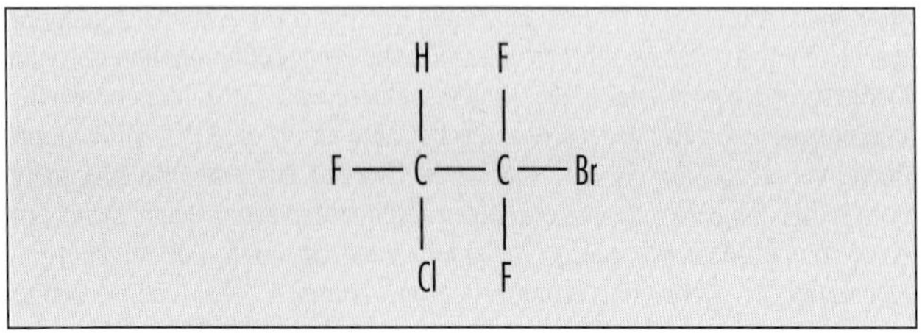

Bis zu 20% des Halothans werden im Körper metabolisiert. Der allergrößte Teil der **Metabolisierung** findet in der Leber statt, nur ein minimaler Anteil in Lunge, Nieren und Gastrointestinaltrakt. Für die hepatische Metabolisierung von volatilen Anästhetika ist das Cytochrom-P450-System wichtig, das durch eine Reihe von Medikamenten stimuliert werden kann (Enzyminduktion). Halothan unterliegt vor allem einem oxidativen und nur zum geringeren Teil einem reduktiven Metabolismus. Beim oxidativen Metabolismus entsteht Trifluoressigsäure. Diese kann direkt hepatotoxisch wirken oder evtl. eine immunologisch vermittelte fulminante »Halothan-Hepatitis« (s. u.) auslösen. An einem solchen fulminanten Leberversagen scheinen aber auch die beim reduktiven Stoffwechsel entstehenden freien Radikale beteiligt zu sein. Im reduktiven Stoffwechsel entstehen freie Radikale. Diese können (in bis zu 20%) zu einer leichten Leberschädigung mit Erhöhung der Transaminasen-Konzentration führen. Ein reduktiver Stoffwechsel ist vor allem bei mangelnder Oxygenierung der Hepatozyten oder einer Enzyminduktion zu erwarten. Ursache für die mangelnde Oxygenierung der Leber kann eine verminderte Leberdurchblutung sein, die durch die Narkose (halothanbedingter Abfall des Perfusionsdrucks) oder durch operative Manipulationen entsteht.

Wirkungen

- sehr potentes Narkotikum; der MAC-Wert beträgt 0,75 Vol%
- nur minimale analgetische Wirkung, Halothan wird deshalb normalerweise mit Lachgas kombiniert
- erzeugt eine leichte Muskelerschlaffung und verstärkt die Wirkung von nicht depolarisierenden Muskelrelaxanzien (Kap. 5.3.4, S. 150), deren Dosierung deshalb bei einer Halothan-Narkose reduziert werden kann

Nebenwirkungen

Herz-Kreislauf-System: Halothan bewirkt eine konzentrationsabhängige Blutdrucksenkung. Ursache ist vor allem eine direkte Minderung der Herzkraft (negativ inotrope Wirkung) mit Abnahme des Herzminutenvolumens. Der Blutdruckabfall ist also nicht durch eine Gefäßweitstellung, d.h. Abnahme des peripheren Gesamtwiderstands bedingt. Der periphere Gesamtwiderstand bleibt unter Halothan annähernd konstant. Lediglich Haut und Gehirn werden über eine Vasodilatation

Abb. 5.3 Struktur von Halothan.

vermehrt durchblutet. Die Herzfrequenz bleibt weitgehend konstant oder nimmt leicht ab. Unter Halothan-Gabe kann manchmal ein AV-Knotenrhythmus (Kap. 26.4.3, S. 572) auftreten. Ursache ist eine halothanbedingte Dämpfung des Sinusknotens. Aufgrund der negativ inotropen Wirkung ist der myokardiale Sauerstoffbedarf vermindert, die Sauerstoffversorgung eines koronarsklerotischen Herzens kann damit verbessert werden. Zur Beurteilung der Narkosetiefe einer Halothan-Narkose eignen sich am besten das Blutdruck- und das Herzfrequenzverhalten. Halothan »sensibilisiert das Herz gegen Katecholamine« (Kap. 35.1, S. 642). Bei endogener Katecholamin-Freisetzung z.B. aufgrund einer zu flachen Narkose oder bei exogener Katecholamin-Verabreichung (z.B. Adrenalin-Injektion) neigt das Herz – bei gleichzeitiger Halothan-Gabe – zu Rhythmusstörungen. Dies muss insbesondere in der HNO- und Kieferchirurgie (Kap. 71.3.2, S. 1008) beachtet werden. Hier werden oft adrenalinhaltige Lokalanästhetika ins Operationsgebiet injiziert, damit sich die Gefäße kontrahieren und die Blutung im Operationsgebiet vermindert wird.

> Die Kombination adrenalinhaltiger Lokalanästhetika mit Halothan sollte vermieden werden.

Atmung: Halothan bewirkt ab 0,5 Vol% eine dosisabhängige Atemdepression, die bei 1–1,5 Vol% die Ventilationsgrößen stark verändert. Der Atmungstyp ist dann durch eine Tachypnoe und kleine Atemzugvolumina gekennzeichnet. Der arterielle CO_2-Wert steigt an. Die atemdepressive Wirkung der volatilen Anästhetika ist vermutlich durch eine direkte dämpfende Wirkung auf das Atemzentrum und evtl. auch eine Hemmung der Interkostalmuskulatur bedingt. Die CO_2-Antwortkurve ist unter volatilen Inhalationsanästhetika abgeflacht und nach rechts verschoben, d.h. erst bei einem höheren CO_2-Partialdruck kommt es zur Stimulation der Atmung und das Ausmaß dieser Atemstimulation ist vermindert. Während normalerweise ein $p_aO_2 < 60$ mm Hg zu einer Erhöhung des Atemminutenvolumens führt, ist diese hypoxisch ausgelöste Ventilationssteigerung bereits bei niedrigen Konzentrationen an Inhalationsanästhetika (0,1 MAC) deutlich abgeschwächt. Bei anästhetischen Konzentrationen ist dieser Mechanismus aufgehoben. Insbesondere im Aufwachraum kann dies relevant sein, wenn Patienten trotz einer Hypoxämie aufgrund subanästhetischer Konzentrationen an Inhalationsanästhetika hypoventilieren. Bei Halothan-Gabe ist also zumindest eine assistierte Beatmung notwendig. Halothan weist eine bronchodilatierende Komponente auf, die allerdings nicht stärker ausgeprägt zu sein scheint als z.B. bei Enfluran oder Isofluran. Halothan und auch andere Inhalationsanästhetika können die **»hypoxische pulmonale Vasokonstriktion«** (von-Euler-Liljestrand-Reflex) negativ beeinflussen. Darunter wird die Tatsache verstanden, dass es in minderbelüfteten Lungenarealen zu einer Vasokonstriktion kommt, wodurch stärke-

re Störungen des Ventilations-Perfusions-Verhältnisses mit Shunt-Zunahme (Kap. 78.4, S. 1109) und Hypoxämieentwicklung verhindert werden sollen.

ZNS: Halothan erhöht durch eine Gefäßweitstellung die Hirndurchblutung. Bei bereits erhöhtem intrakraniellem Druck – z.B. nach einem Schädel-Hirn-Trauma (SHT) – kann dies zu einer weiteren, evtl. lebensbedrohlichen Steigerung

Kurzinformation Halothan (Fluothane)	
Geruch	süßlich riechend, relativ angenehmer Geruch, gut geeignet für Inhalationseinleitung
MAC	■ in 100% O_2: 0,75 Vol% ■ in 30% O_2/70% Lachgas: ca. 0,5 Vol%
An-/Abflutung	langsam, Blut-Gas-Verteilungskoeffizient: 2,4
Wirkungen	■ minimale analgetische Wirkung ■ sehr starke narkotische Potenz ■ geringe muskelrelaxierende Wirkung ■ erzeugt tiefe Bewusstlosigkeit
Pharmakokinetik	ca. 20% Metabolisierung in der Leber
Herz-Kreislauf	■ Blutdruckabfall durch negativ inotrope Wirkung, nicht durch Abfall des peripheren Gefäßwiderstandes ■ manchmal AV-Knoten-Rhythmus ■ deutliche Sensibilisierung gegen Katecholamine
Atmung	■ dosisabhängige Atemdepression; Atemfrequenz ↑, Atemzugvolumen ↓ ■ Bronchodilatation ■ Abschwächung der hypoxischen pulmonalen Vasokonstriktion
ZNS	steigert bereits erhöhten intrakraniellen Druck deutlich
Leber	bei Halothanabbau in der Leber entstehende Trifluoressigsäure kann sehr selten eine (Halothan-)Hepatitis auslösen; bei Kindern Risiko deutlich geringer; daneben entstehen freie Radikale, die zu einer toxischen Leberschädigung führen können
Niere	keine relevanten Nebenwirkungen
Sonstiges	gehört zu den FCKW
Kontraindikationen	■ frühere Hepatitis nach Gabe eines volatilen Inhalationsanästhetikums ■ Neigung zu maliger Hyperthermie ■ perioperative Strahlentherapie ■ schwere Leberschädigung
Dosierung	■ Einleitung: Vaporeinstellung kurzfristig 1,5–2,5 Vol%, dann ca. 1,0 Vol% ■ Aufrechterhaltung: 0,7 MAC exspiratorisch bei 70% Lachgas; bei zusätzlicher Opioidgabe ca. 0,4–0,5 MAC exspiratorisch
Beurteilung	noch häufig für Narkosen bei Kindern; bei Erwachsenen (fast) obsolet

des intrakraniellen Drucks führen (Kap. 69.2.2, S. 972). Bei Verdacht auf erhöhten intrakraniellen Druck ist Halothan kontraindiziert. Auch bei elektiven intrakraniellen Eingriffen sollte auf Halothan verzichtet werden.

Auge: Während einer Halothan-Narkose vermindert sich der Augeninnendruck. Dies ist für intraokuläre Operationen erwünscht (Kap. 72.2, S. 1026).

Leber: In sehr seltenen Fällen soll es zu einer akuten Leberzellschädigung 1–14 Tage (bis vier Wochen) nach einer Halothan-Narkose kommen. Dies kann vermutlich folgendermaßen erklärt werden: Hauptmetabolit des oxidativen Abbauweges ist die **Trifluoressigsäure**. Trifluoressigsäure geht kovalente Bindungen mit Leberproteinen ein, wodurch eine immunologisch vermittelte »Halothan-Hepatitis« ausgelöst werden kann. Sie kann tödlich verlaufen. Häufig können dann Anti-Trifluoressigsäure-Antikörper nachgewiesen werden. Zusätzlich scheinen an einer solchen fulminanten Leberschädigung auch die beim reduktiven Stoffwechsel entstehenden freien Radikale (s.o.) beteiligt zu sein. Die Inzidenz einer fulminanten Leberschädigung nach Gabe eines volatilen Inhalationsanästhetikums ist umso höher, je stärker das volatile Inhalationsanästhetikum metabolisiert wird. Werden innerhalb kurzer Zeit (Wochen) mehrere Halothan-Narkosen beim gleichen Patienten durchgeführt, soll die Gefahr einer **Halothan-Hepatitis** erhöht sein. Im Kindesalter scheint das Risiko einer Halothan-Hepatitis – selbst nach wiederholter Exposition – geringer zu sein. Es scheint eine familiäre Disposition für die Entwicklung einer Halothan-Hepatitis zu geben (Farrell et al. 1985).

Uterus: Hier bewirkt Halothan eine dosisabhängige Relaxation und erhöht damit die Gefahr einer stärkeren Blutung aus dem Uterus (ex utero) nach der Entbindung.

Maligne Hyperthermie: Halothan kann bei prädisponierten Patienten eine maligne Hyperthermie verursachen (s. auch Kap. 32, S. 627)

Sonstiges: Halothan stellt eine Fluor- und chlorhaltige Hydrokarbonverbindung dar. Chlorhaltige Hydrokarbonverbindungen können durch ultraviolettes Licht zersetzt werden. Es kann dadurch zu einer Schädigung der Ozonschicht kommen. Halothan gehört in die Gruppe der FCKW (Fluorchlorkohlenwasserstoffe). Das ozonschädigende Potenzial der teilhalogenierten Kohlenwasserstoffe beträgt lediglich ca. 5% des Potenzials der in der Industrie verwendeten FCKW. Die Lebensdauer dieser teilhalogenierten FCKW-Anästhetika ist außerhalb des Körpers mit 2–6 Jahren auch relativ kurz. Dennoch sollte Halothan umweltbewusst eingesetzt werden. Eventuelle Reaktionen von Halothan mit ausgetrocknetem Absorberkalk sind im Kap. 4.5.2 beschrieben.

Kontraindikationen

- nachgewiesene Hepatitis nach Gabe eines volatilen Inhalationsanästhetikum in der Anamnese

- maligne Hyperthermie (s. auch Kap. 32, S. 627) in der Anamnese des Patienten oder seiner Angehörigen
- perioperativ durchgeführte Strahlentherapie
- mäßige Leberzellschädigung, z. B. im Rahmen einer Leberzirrhose, stellt nur eine relative Kontraindikation dar

Dosierung

- Narkoseeinleitung: initiale Vaporeinstellung kurzfristig ca. 1,5–2,5 Vol%, dann ca. 1,0 Vol%
- Aufrechterhaltung der Inhalationsnarkose: ca. 0,7 MAC exspiratorisch in ca. 70% N_2O; mit Opioid-Gabe ca. 0,4–0,5 MAC

Enfluran (Ethrane)

Enfluran (CF_2H-O-CF_2-CFHCl; Abb. 5.4) ist eine klare, leicht verdampfbare Flüssigkeit. Im Gegensatz zu Halothan ist es lichtstabil und ohne Stabilisator haltbar. Mit speziellen, nur für Enfluran zulässigen Verdampfern werden dem Inspirationsgemisch Enfluran-Dämpfe in der eingestellten Konzentration zugemischt. In seinen physikalischen und anästhesiologischen Eigenschaften ist Enfluran dem Halothan sehr ähnlich. Der Siedepunkt von Enfluran beträgt 56,5 °C. Enfluran löst sich in Gummi.

Pharmakokinetik

Enfluran flutet aufgrund seines geringeren Blut-Gas-Verteilungskoeffizienten von 1,9 schneller an und ab als Halothan, wodurch die Narkosein- und -ausleitungsphasen im Vergleich zu Halothan verkürzt werden.

Es werden nur ungefähr 2,4% des zugeführten Enflurans metabolisiert – dadurch wird die Enfluran-Elimination nicht relevant beeinflusst. Enfluran wird damit hauptsächlich unverändert über die Lungen eliminiert. Beim Enfluran-Abbau entstehen Spuren von Fluoridionen (Nebenwirkungen; s.u.).

Wirkungen

- die narkotische Potenz ist nur etwa halb so groß wie bei Halothan; der MAC-Wert beträgt 1,68 Vol%
- die analgetische Wirkung ist gering, reicht jedoch in Kombination mit Lachgas aus

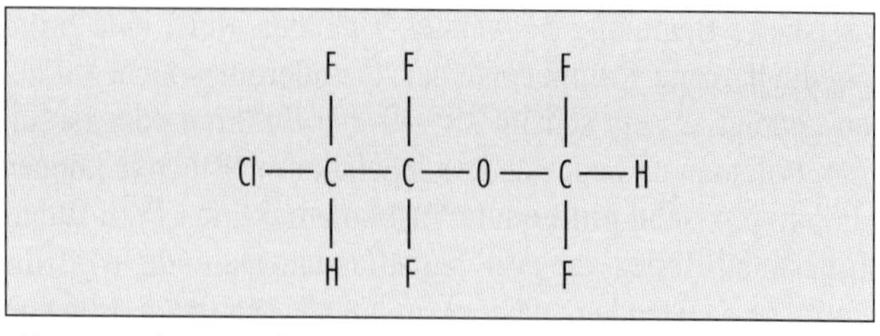

Abb. 5.4 Struktur von Enfluran.

■ die muskelrelaxierende Wirkung ist stärker als die von Halothan. Nicht depolarisierende Muskelrelaxanzien (Kap. 5.3.4, S. 144) können bei einer Enfluran-Narkose deutlich niedriger dosiert werden

Nebenwirkungen

Herz-Kreislauf-System: Entgegen der früheren Auffassung bestehen heute kaum noch Zweifel, dass Enfluran ähnlich stark negativ inotrop wirkt wie Halothan. Der konzentrations-

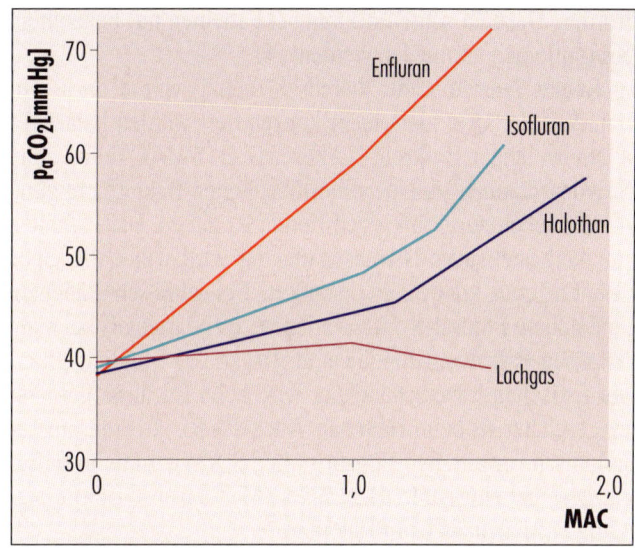

Abb. 5.5 Atemdepressive Wirkung volatiler Inhalationsanästhetika.

Kurzinformation Enfluran (Ethrane)	
Geruch	unangenehmer Geruch
MAC	■ in 100% O_2: 1,68 Vol% ■ in 30% O2/70% Lachgas: ca. 1,15 Vol%
An-/Abflutung	relativ langsam, Blut-Gas-Verteilungs-koeffizient: 1,9
Wirkungen	■ geringe analgetische Wirkung ■ mäßig starke narkotische Potenz ■ mäßige muskelrelaxierende Wirkung ■ erzeugt tiefe Bewusstlosigkeit
Pharmakokinetik	ca. 2,4% Metabolisierung in der Leber
Herz-Kreislauf	■ Blutdruckabfall durch negativ inotrope Wirkung und durch Abfall des peripheren Gefäßwiderstandes ■ mäßige Sensibilisierung gegen Katecholamine
Atmung	■ deutliche dosisabhängige Atemdepression; Atemfrequenz ↑, Atemzugvolumen ↓ ■ Bronchodilatation ■ Abschwächung der hypoxischen pulmonalen Vasokonstriktion
ZNS	steigert bereits erhöhten intrakraniellen Druck deutlich; u.U. epileptiforme EEG-Veränderungen (cave bei Epileptikern)
Leber	Risiko einer immunologisch vermittelten Hepatitis oder einer toxischen Leberschädigung geringer als bei Halothan
Niere	beim Abbau entstehen Fluoridionen, sie werden zum Teil für Nierenschädigugen verantwortlich gemacht (cave bei Nierenschäden)
Sonstiges	gehört zu den FCKW
Kontraindikationen	■ frühere Hepatitis nach Gabe eines volatilen Inhalationsanästhetikums ■ Neigung zu maligner Hyperthermie ■ perioperative Strahlentherapie ■ schwere Leberschädigung
Dosierung	■ Einleitung: Vaporeinstellung kurzfristig 2–3 Vol%, dann ca. 2,0 Vol% ■ Aufrechterhaltung: 0,7 MAC exspiratorisch bei 70% Lachgas; bei zusätzlicher Opioid-Gabe ca. 0,4–0,5 MAC exspiratorisch
Beurteilung	wird zunehmend seltener eingesetzt

abhängige, blutdrucksenkende Effekt von Enfluran ist bei äquipotenter Dosierung stärker als beim Halothan. Die Ursachen sind zum einen ein deutlicher Abfall des peripheren Gefäßwiderstands und zum anderen die negativ inotrope Wirkung mit Verminderung des Herzminutenvolumens. Die Herzfrequenz bleibt unter Enfluran annähernd konstant oder steigt leicht an. Aufgrund der negativ inotropen Wirkung und der Erniedrigung des peripheren Gefäßwiderstands ist der myokardiale Sauerstoffbedarf vermindert, die Sauerstoffversorgung eines arteriosklerotischen Herzens kann damit verbessert werden. Zur Beurteilung der Narkosetiefe einer Enfluran-Narkose eignet sich am besten das Blutdruckverhalten. Die Sensibilisierung des Herzens gegen Katecholamine ist bei Enfluran deutlich geringer ausgeprägt als bei Halothan bzw. soll fehlen. Es wird deshalb z.B. in der HNO- und Kieferchirurgie dem Halothan vorgezogen, da dort häufig zusätzlich adrenalinhaltige Lokalanästhetika lokal appliziert werden (Kap. 14.3, S. 306).

Atmung: Enfluran führt zu einer dosisabhängigen Atemdepression, die zumindest eine assistierte Beatmung notwendig macht. Die atemdepressive Wirkung von Enfluran ist höher als bei Halothan oder Isofluran (Abb. 5.5). Die bronchodilatierende Wirkung von Enfluran scheint nicht geringer zu sein als die von Halothan.

ZNS: Enfluran steigert die Hirndurchblutung. Diese ist zwar geringer als beim Halothan, kann aber bei bereits erhöhtem intrakraniellem Druck zu einer weiteren, u.U. bedrohlichen Steigerung des intrakraniellen Drucks führen (Kap. 69.2.2, S. 972). Bei Verdacht auf einen erhöhten intrakraniellen Druck ist Enfluran kontraindiziert. Ein dem Enfluran eigenes Phänomen sind – vor allem bei hohen Enfluran-Konzentrationen – manchmal auftretende periphere Muskelzuckungen und epileptiforme EEG-Veränderungen. Diese Phänomene können durch eine Hyperventilation verstärkt werden. Deshalb sollte Enfluran bei Patienten mit bekanntem Krampfleiden vermieden werden.

Leber, Nieren: Eine Nierenschädigung würde dazu führen, dass der Urin nicht mehr konzentriert werden kann. Vor allem bei langen Enfluran-Narkosen (z. B. 1 MAC für ca. zehn Stunden) kann es zu einer fluoridbedingten Beeinträchtigung der Fähigkeit zur Urinkonzentrierung kommen. Bei Patienten mit vorbestehender Nierenschädigung wird daher die Gabe von Enfluran kontrovers diskutiert. Bei adipösen Patienten sind höhere Fluorid-Konzentrationen zu erwarten als bei nicht adipösen Patienten (Bentley et al. 1979). Die Möglichkeit einer toxischen Leberschädigung wird beim Enfluran geringer eingeschätzt als beim Halothan. Auch das Risiko einer immunologisch vermittelten Hepatitis (s. o., S. 98) wird beim Enfluran geringer eingestuft, da geringere Mengen an Trifluoressigsäure entstehen als beim Halothan.

Uterus: Enfluran bewirkt eine dosisabhängige Uterusrelaxierung.

Maligne Hyperthermie: Enfluran kann bei prädisponierten Patienten eine maligne Hyperthermie verursachen (Kap. 32, S. 627).

Sonstiges: Enfluran stellt eine Fluor- und chlorhaltige Hydrokarbonverbindung dar. Chlorhaltige Hydrokarbonverbindungen können durch ultraviolettes Licht zersetzt werden. Es kann dadurch zu einer Schädigung der Ozonschicht kommen. Eventuelle Reaktionen von Enfluran mit ausgetrocknetem Absorberkalk sind im Kap. 4.5.2 beschrieben.

Kontraindikationen

- nachgewiesene Hepatitis nach Gabe eines volatilen Inhalationsanästhetikums (Kap. 5.1.3, S. 98) in der Anamnese
- maligne Hyperthermie (Kap. 32, S. 627) in der Anamnese des Patienten oder seiner Angehörigen
- perioperativ durchgeführte Strahlentherapie
- mäßige Leberzellschädigung, z. B. im Rahmen einer Leberzirrhose, stellt nur eine relative Kontraindikation dar. Hier scheint Enfluran besser geeignet als Halothan
- zerebrale Krampfleiden sowie Niereninsuffizienz sind ebenfalls relative Kontraindikationen

Dosierung

- Narkoseeinleitung: initiale Vaporeinstellung kurzfristig ca. 2–3 Vol%, dann 2 Vol%
- Aufrechterhaltung der Inhalationsnarkose: ca. 0,7 MAC exspiratorisch in ca. 70% N_2O; mit Opioid-Gabe ca. 0,4–0,5 MAC.

Isofluran (Forene)

Isofluran (CHF_2-O-CHCl-CF_3, Abb. 5.6) ist ein chemisch dem Enfluran sehr eng verwandtes Inhalationsanästhetikum. Es

stellt ein Strukturisomer des Enflurans dar (Strukturisomere habe zwar die gleiche Summenformel, sie sind aber molekular anders angeordnet und verhalten sich normalerweise wie

Kurzinformation Isofluran (Forene)	
Geruch	ätherischer, stechender Geruch
MAC	▪ in 100% O_2: 1,15 Vol% ▪ in 30% O_2/70% Lachgas: ca. 0,8 Vol%
An-/Abflutung	relativ schnell, Blut-Gas-Verteilungskoeffizient: 1,4
Wirkungen	▪ geringe analgetische Wirkung ▪ starke narkotische Potenz ▪ mäßige muskelrelaxierende Wirkung ▪ erzeugt tiefe Bewusstlosigkeit
Pharmakokinetik	ca. 0,17% Metabolisierung in der Leber
Herz-Kreislauf	▪ Blutdruckabfall durch Vasodilatation, fast keine negativ intrope Wirkung ▪ geringe Sensibilisierung gegen Katecholamine ▪ fragliches Coronary-Steal-Phänomen
Atmung	▪ deutliche dosisabhängige Atemdepression; Atemfrequenz ↑, Atemzugvolumen ↓ ▪ Bronchodilatation ▪ Abschwächung der hypoxischen pulmonalen Vasokonstriktion
ZNS	▪ steigert bereits erhöhten intrakraniellen Druck deutlich ▪ vermindert zelebralen Sauerstoffbedarf deutlich
Leber	Risiko einer immunologisch vermittelten Hepatitis oder einer toxischen Leberschädigung geringer als bei Halothan
Niere	keine relevanten Nebenwirkungen
Sonstiges	gehört zu den FCKW
Kontraindikationen	▪ frühere Hepatitis nach Gabe eines volatilen Inhalationsanästhetikums ▪ Neigung zu maligner Hyperthermie ▪ perioperative Strahlentherapie ▪ auch bei deutlicher Leberschädigung einsetzbar
Dosierung	▪ Einleitung: Vaporeinstellung kurzfristig 2–3 Vol%, dann ca. 1,5 Vol% ▪ Aufrechterhaltung: 0,7 MAC exspiratorisch in 70% Lachgas; bei zusätzlicher Opioid-Gabe ca. 0,4–0,5 MAC exspiratorisch
Beurteilung	wird vielerorts als Standardgas verwendet

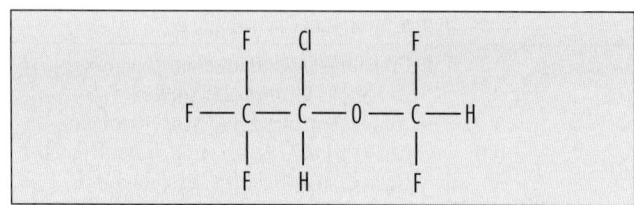

Abb. 5.6 Struktur von Isofluran.

verschiedene Substanzen). Isofluran ist eine klare, farblose Flüssigkeit, die lichtstabil und ohne Stabilisator haltbar ist. Es hat einen ätherischen, stechenden Geruch. Der Siedepunkt von Isofluran liegt bei 48,5 °C. Auch Isofluran löst sich in Gummi. Bei einer Narkoseeinleitung per inhalationem (Kap. 7.1.1, S. 186) husten die Patienten oft oder halten den Atem an.

Pharmakokinetik

Aufgrund seines niedrigen Blut-Gas-Verteilungskoeffizienten von 1,4 flutet Isofluran noch schneller als Enfluran an und ab, daher verlaufen Narkoseeinleitung sowie eine Vertiefung der Narkose schneller. Nach Abstellen der Isofluran-Zufuhr fällt der Isofluran-Partialdruck jedoch nicht wesentlich schneller ab als bei Halothan. Dies ist dadurch bedingt, dass Isofluran nur zu einem vernachlässigbar geringen Anteil metabolisiert wird (s.u.). Halothan flutet zwar langsamer ab, wird aber zusätzlich zu ca. 20% metabolisiert, sodass es aufgrund der hohen Metabolisierungsrate und der etwas langsameren Abflutung zu einem nahezu ähnlich schnellen Abfall der Halothan-Partialdrücke kommt wie beim Isofluran (Abb. 5.2).

Die Metabolisierungsrate ist mit ungefähr 0,17% noch niedriger als beim Enfluran.

Wirkungen

- Die narkotische Potenz liegt zwischen der von Halothan und Enfluran; der MAC-Wert beträgt 1,15 Vol%
- die analgetische Wirkung ist schwach. Isofluran wird deshalb normalerweise mit Lachgas kombiniert
- die muskelrelaxierende Wirkung ist gut und der von Enfluran vergleichbar; die Wirkung der nicht depolarisierenden Muskelrelaxanzien wird durch Isofluran verstärkt, weshalb sie entsprechend niedriger dosiert werden können

Nebenwirkungen

Herz-Kreislauf-System: Die negativ inotrope Wirkung von Isofluran ist minimal. Bei z.B. 1 MAC Isofluran fällt das Herzminutenvolumen nicht signifikant ab. Isofluran führt zu einem dosisabhängigen Blutdruckabfall, der vergleichbar stark oder stärker ausgeprägt ist als beim Enfluran und stärker ist als beim Halothan. Seine Ursache ist nicht eine Abnahme des Herzminutenvolumens wie beim Halothan, sondern eine starke Verminderung des peripheren Gefäßwiderstandes durch eine direkte vasodilatierende Wirkung. Die Herzfrequenz bleibt unter Isofluran annähernd konstant. Manchmal tritt eine Tachykardie auf, insbesondere bei jüngeren Patienten. Die Sensibilisierung des Herzens gegen Katecholamine ist bei Isofluran deutlich geringer als beim Halothan. Isofluran führt im Gegensatz zu Enfluran und Halothan zu einer Dilatation der Koronararteriolen. Durch Dilatation gesunder Koronararteriolen könnten koronarsklerotische, nicht dilatationsfähige Arteriolen einen geringeren Anteil des koronaren Blutflusses erhalten. Inwieweit dieses »**Coronary-steal-Phänomen**« aber klinische Relevanz hat, ist umstritten. Zur Beurteilung der Narkosetiefe eignen sich am besten Herzfrequenz und Blutdruckverhalten.

Atmung: Isofluran führt zu einer starken, dosisabhängigen Atemdepression (Abb. 5.5), sodass mindestens eine assistierte Beatmung notwendig ist.

ZNS: Isofluran erzeugt eine Vasodilatation mit Steigerung der Durchblutung. Dieser Effekt ist zwar geringer als bei Halothan und Enfluran, kann aber bei bereits erhöhtem intrakraniellem Druck zu einer weiteren, u.U. lebensbedrohlichen Steigerung des intrakraniellen Drucks führen. Bei Patienten mit erhöhtem intrakraniellen Druck ist Isofluran zu vermeiden. Die Steigerung des intrakraniellen Drucks ist aber geringer als bei Halothan oder Enfluran, da Isofluran gleichzeitig den zerebralen Stoffwechsel stark vermindert (Kap. 69.2.2, S. 972).

Leber: Die Möglichkeit einer toxischen Leberzellschädigung soll beim Isofluran noch geringer sein als beim Enfluran. Auch das Risiko einer immunologisch vermittelten (Isofluran-)Hepatitis ist geringer, da die Menge an freigesetzter Trifluoressigsäure deutlich niedriger ist als bei Halothan oder Enfluran (Kap. 5.1.3, S. 98). Es gibt bisher nur wenige Kasuistiken einer fulminanten Leberschädigung nach Isofluran (Weitz et al. 1997). Diese weitgehend fehlende Lebertoxizität ist wohl der entscheidende Grund, warum Isofluran inzwischen sehr häufig eingesetzt wird, während Halothan fast nur noch in der Kinderanästhesie verwendet wird.

Uterus: Isofluran bewirkt eine dosisabhängige Uterusrelaxierung.

Maligne Hyperthermie: Isofluran kann bei prädisponierten Patienten eine maligne Hyperthermie verursachen (Kap. 32, S. 627).

Sonstiges: Isofluran stellt eine Fluor- und chlorhaltige Hydrokarbonverbindung dar. Chlorhaltige Hydrokarbonverbindungen können durch ultraviolettes Licht zersetzt werden. Es kann dadurch zu einer Schädigung der Ozonschicht kommen. Eventuelle Reaktionen von Isofluran mit ausgetrocknetem Absorberkalk sind im Kap. 4.5.2 beschrieben.

Kontraindikationen

- nachgewiesene Hepatitis nach Gabe eines volatilen Inhalationsanästhetikums (Kap. 5.1.3, S. 98) in der Anamnese
- maligne Hyperthermie (Kap. 32, S. 627) in der Anamnese des Patienten oder seiner Angehörigen
- perioperativ durchgeführte Strahlentherapie
- mäßige Leberzellschädigung, z.B. im Rahmen einer Leberzirrhose (stellt nur eine relative Kontraindikation dar). Hier scheint Isofluran jedoch aufgrund seiner geringen hepatischen Metabolisierung besser geeignet zu sein als Halothan und Enfluran

Dosierung

- Narkoseeinleitung: initiale Vaporeinstellung kurzfristig ca. 2–3 Vol%, dann ca. 1,5 Vol%
- Aufrechterhaltung der Inhalationsnarkose: ca. 0,7 MAC exspiratorisch in ca. 70% N_2O; mit Opioid-Gabe ca. 0,4–0,5 MAC

Sevofluran (Sevorane)

Sevofluran ($C_4H_3OF_7$; Abb. 5.7) ist ein chlorfreier, 7fach fluorierter Methylisopropyläther. Die sieben Fluoratome haben Sevofluran seinen Namen gegeben. Der Siedepunkt liegt bei 58,6 °C. Sevofluran ist seit Oktober 1995 in Deutschland zugelassen. In Japan wurde es bereits 1990 eingeführt. Dort stellt Sevofluran inzwischen das am häufigsten angewandte volatile Inhalationsanästhetikum dar. Der MAC-Wert beträgt bei Erwachsenen 2,0 Vol% und bei Kindern 2,5 Vol%.

Nachfolgend sollen vor allem die Unterschiede von Sevofluran im Vergleich zu den bereits beschriebenen volatilen Anästhetika dargestellt werden.

Pharmakokinetik

Die Vorteile des Sevoflurans sind darin zu sehen, dass es schneller an- und abflutet als Halothan, Enfluran oder Isofluran. Im Vergleich zu Halothan (bzw. Isofluran) ist die Aufnahmegeschwindigkeit von Sevofluran ca. 65% (bzw. 20%) schneller. Der Blut-Gas-Verteilungskoeffizient beträgt 0,65. Lediglich Desfluran und Lachgas fluten noch schneller an und ab (Tab. 5.3). Erholungsparameter wie die Zeitspanne bis zum Augenöffnen, Handdrücken und Wiedererlangen der Orientierung nach Zufuhrende sind nach Sevofluran signifikant kürzer als nach Isofluran (Scholz et al. 1996). Die Zeitspannen bis zum Wiedererlangen der kognitiven und psychomotorischen Leistungsfähigkeit in den ersten 60 Minuten sowie die Aufwachzeiten werden nach Sevofluran-Gabe genauso kurz, zum Teil sogar kürzer als nach einer Narkose mit dem kurz wirksamen Hypnotikum Propofol angegeben (Motsch et al. 1996; Picard et al. 2000). Es bietet daher bei Kurzeingriffen und

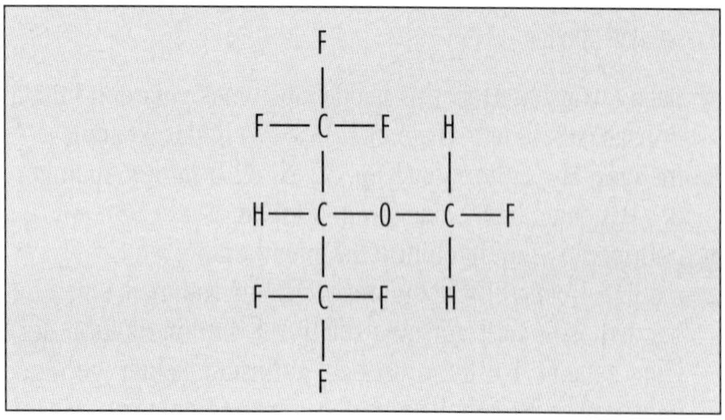

Abb. 5.7 Struktur von Sevofluran.

Kurzinformation Sevofluran (Sevorane)	
Geruch	relativ angenehmer Geruch, gut für Inhalationseinleitung geeignet
MAC	- in 100% O_2: 2,0 Vol% - in 30% O_2/70% Lachgas: ca. 1,4 Vol%
An-/Abflutung	schnell, Blut-Gas-Verteilungskoeffizient: 0,65
Wirkungen	- schwache analgetische Wirkung - geringe narkotische Potenz - mäßige muskelrelaxierende Wirkung - erzeugt tiefe Bewusstlosigkeit
Pharmakokinetik	ca. 3–5% Metabolisierungsrate in der Leber
Herz-Kreislauf	- kreislaufneutral (gut geeignet bei kardiovaskulären Risikopatienten) - geringe Sensibilisierung gegen Katecholamine
Atmung	- dosisabhängige Atemdepression - Bronchodilatation - Abschwächung der hypoxischen pulmonalen Vasokonstriktion
ZNS	- steigert bereits erhöhten intrakraniellen Druck weiter - vermindert zerebralen Sauerstoffbedarf deutlich
Leber	Risiko einer immunologisch vermittelten Hepatitis oder einer toxischen Leberschädigung gering
Niere	beim Abbau werden Fluoridionen freigesetzt; die geringen Konzentrationen scheinen keine Nephrotoxizität zu verursachen
Sonstiges	im Absorberkalk kann es zur Zersetzung mit Compound A(B, C, D, E)-Bildung kommen; Compound A scheint keine Nierenschädigung zu verursachen
Kontraindikationen	- frühere Hepatitis nach Gabe eines volatilen Inhalationsanästhetikums - Neigung zu maligner Hyperthermie - perioperative Strahlentherapie - schwere vorbestehende Leberschädigung
Dosierung	- Einleitung: Vaporeinstellung kurzfristig 3–4 Vol%, dann ca. 2,5 Vol% - Aufrechterhaltung: 0,7 MAC exspiratorisch bei 70% Lachgas; bei zusätzlicher Opioid-Gabe ca. 0,4–0,5 MAC exspiratorisch
Beurteilung	besonders zur Inhalationseinleitung bei Kindern geeignet; weiterer Vorteil: Kreislaufstabilität

ambulanten Operationen den Vorteil des schnellen Wachwerdens. Folge der schnellen Abflutung kann jedoch sein, dass die Patienten postoperativ früher ein Analgetikum benötigen. Aufgrund der schnellen An- und Abflutungscharakteristik sowie der Tatsache, dass Sevofluran relativ teuer ist, sollte es möglichst bei Niedrigflussnarkosen eingesetzt werden.

Sevofluran wird durch das Enzymsystem Cytochrom P450 zu ca. 3–5% hepatisch biotransformiert. Als Abbauprodukte entstehen neben nicht organischen Fluoratomen auch Kohlendioxid und **Hexafluorisopropanol**. Die freigesetzten nicht organischen Fluoratome können nach Aufnahme eines Elektrons als negativ geladene Fluoridionen gemessen werden. Dem Hexafluorisopropanol wird kein wesentliches toxisches Potenzial zugeschrieben, da es schnell in der Leber glucuroniert wird. Es unterscheidet sich deutlich von der Trifluoressigsäure, die bei der Biotransformation von Halothan, Enfluran und Isofluran entsteht und durch kovalente Bindung an Leberproteine eine immunologisch vermittelte Hepatitis (Kap. 5.1.3, S. 98) auslösen kann.

Die nach einer 2- bis 4-stündigen Sevofluran-Narkose auftretenden Fluorid-Konzentrationen betragen 30–35 μmol/l (die nierentoxische Grenze wurde wiederholt mit ca. 50 μmol/l angegeben). Dieser Wert beruht jedoch auf Studien mit dem in den 60er-Jahren verwendeten Methoxyfluran. Dieser Schwellenwert ist nicht auf Enfluran-, Isofluran- oder Sevofluran-Narkosen übertragbar (Nuscheler et al. 1996). Bei Sevofluran-Gabe braucht keine nephrotoxische Nebenwirkung befürchtet werden (s. u.).

Wirkungen

■ die narkotische Potenz ist noch geringer als bei Enfluran; der MAC-Wert beträgt 2,0 Vol%
■ die analgetische Wirkung ist schwach; Sevofluran wird deshalb normalerweise mit Lachgas kombiniert
■ die Wirkung nicht depolarisierender Muskelrelaxanzien (Kap. 5.3.4, S. 144) wird durch Sevofluran vergleichbar wie durch Isofluran verstärkt

Nebenwirkungen

Herz-Kreislauf-System: Dosisabhängig führt Sevofluran zu einer Vasodilatation und zu einem Blutdruckabfall. Insgesamt ist Sevofluran durch eine gute hämodynamische Stabilität ausgezeichnet. Da die hämodynamischen Veränderungen geringer sind als bei den anderen Inhalationsanästhetika, kann es bei kardialen Risikopatienten Vorteile haben. Die Sensibilisierung des Myokards durch Sevofluran gegenüber Katecholaminen ist vernachlässigbar gering. Unter Sevofluran werden jedoch häufiger Tachykardien beschrieben.

Atmung: Sevofluran ist – ähnlich wie Halothan – gut für eine Inhalationseinleitung bei Kindern geeignet. Es scheint auch gut für eine Inhalationseinleitung bei Erwachsenen geeignet (Hobbhahn et al. 1998). Die Irritation der Atemwege ist vergleichbar gering wie beim Halothan (Funk et al. 1996) und geringer als bei Enfluran, Isofluran oder Desfluran. Sevofluran riecht relativ angenehm, sodass es zur Inhalationseinleitung in der Kinderanästhesie besonders geeignet erscheint. Die Inzidenz von Laryngo- oder Bronchospasmen während der Narkoseeinleitung scheint geringer zu sein als beim Halothan. Die Einschlaf- und die Aufwachzeiten sind signifikant kürzer als beim Halothan (Funk et al. 1996). Es wird daher in der Kinderanästhesie zunehmend häufiger dem Halothan vorgezogen. Es führt zu einer dosisabhängigen Atemdepression.

ZNS: Wie andere volatile Inhalationsanästhetika kann Sevofluran zu einer weiteren Steigerung eines bereits erhöhten intrakraniellen Drucks führen. Bei erhöhtem intrakraniellen Druck ist Sevofluran zu vermeiden. Im Tierexperiment konnte gezeigt werden, dass bei einer Konzentration von 1 MAC die zerebrale Autoregulation noch intakt ist und dass der zerebrale Blutfluss noch unverändert ist. Bei 2 MAC war jedoch die zerebrale Autoregulation gestört, und der zerebrale Blutfluss war erhöht (Lu et al. 1998). Die Auswirkungen von Sevofluran auf den zerebralen Sauerstoffverbrauch (cerebral metabolic rate of oxygen, $CMRO_2$; Kap. 69.1.4, S. 963) sind vergleichbar wie beim Isofluran (Kap. 69.2.2, S. 972). Nach Sevofluran-Narkosen treten in der frühen postoperativen Phase häufiger Agitationszustände auf (Picard et al. 2000). Diese Exzitationsphänomene werden zum Teil als ernstes Problem angesehen und führten bereits zu ausführlichen Diskussionen in der Literatur (Trieschmann 2000; Kretz 2000; Holzki 2000). Zum Teil wird auch über epileptiforme EEG-Veränderungen unter Sevofluran berichtet. Diese treten anscheinend meist zusammen mit deutlichen Tachykardien unter Sevofluran auf. Manche Autoren empfehlen deshalb Sevofluran nur zur Narkoseeinleitung per inhalationem, falls eine intravenöse Einleitung nicht möglich ist (Kretz 2000).

Leber, Nieren: Der Sevofluran-Metabolit Hexafluorisopropanol scheint sich nicht an Leberproteine zu binden (s. o.). Außerdem scheint Sevofluran die Leberdurchblutung aufrechtzuerhalten, sodass sein hepatotoxisches Potenzial minimal erscheint. Durch die Fluoridionenfreisetzung nach Sevofluran-Gabe (s. o.) braucht offensichtlich keine Nephrotoxizität befürchtet werden (Funk et al. 1996; Wiesner et al. 1996). Dies scheint dadurch bedingt zu sein, dass aufgrund der schnellen Eliminationskinetik nur sehr kurzfristige Fluoridspitzenkonzentrationen auftreten. Wichtig ist nicht nur die absolute Höhe der Fluoridkonzentration, sondern vor allem die Dauer der Konzentrationserhöhung (also die »area under the concentration curve«; AUC).

Im basischen Milieu des (feuchten) Absorberkalks wird ein geringer Anteil des Sevoflurans dehydrofluoriert. Es entsteht vor allem das Olefin 2,2-Difluor-1-trifluormethyl-vinyläther), das als **Compound A** bezeichnet wird. Die Degradationsrate zu Compound A ist erhöht bei niedrigem Frischgasfluss (verstärkte Rückatmung, auch von Compound A; Kap. 4.5.2, S. 76), bei hohen Temperaturen im Absorberkalk (im feuchten Bariumabsorberkalk werden ca. 50 °C, im feuchten Natronabsorberkalk ca. 44 °C erreicht; Kap. 4.5.2, S. 76), bei höheren Sevofluran-Konzentrationen und gesteigerter CO_2-Produktion (höhere Temperatur im CO_2-Absorber bei der vermehrt ablaufenden exothermen CO_2-Bindung an den Absorberkalk). Compound A ist bei Ratten potenziell nephrotoxisch. Die beim Menschen gemessenen Konzentrationen (normal 3–10 ppm, maximal bis 40 ppm bei 2 l/min Frischgasfluss) liegen aber deutlich unter der bei der Ratte nephrotoxischen Schwellendosis, die mit ca. 100 ppm angegeben wird. Die im Rattenmodell gewonnenen Ergebnisse scheinen allerdings nicht auf den Menschen übertragbar. Beim Menschen wären vermutlich sogar Konzentrationen >500 ppm notwendig, um eine fassbare Nierenschädigung auszulösen. Bisher gibt es keinen Hinweis, dass Compound A beim Menschen ein (nephro-)toxisches Potenzial besitzt. Seit 1992 ist Sevofluran auch von der amerikanischen »Food and Drug Administration« (FDA) für Niedrigflussnarkosen zugelassen. Inzwischen ist es in Deutschland auch für Minimal-flow-Systeme zugelassen. In trockenem Absorberkalk entstehen neben höheren Compound-A-Konzentrationen auch die weniger wichtigen Metabolite Compound B, C, D und E. Außerdem kommt es im Rahmen der dann auftretenden exothermen Zersetzungsreaktionen zur Bildung von Kohlenmonoxid (Kap. 4.5.2, S. 76).

> Da Sevofluran nur mit Fluor halogeniert ist, schädigt es die Ozonschicht kaum.

Maligne Hyperthermie: Isofluran kann bei prädisponierten Patienten eine maligne Hyperthermie verursachen (Kap. 32, S. 627)

Sonstiges: Eventuelle Reaktionen von Sevofluran mit ausgetrocknetem Absorberkalk sind im Kap. 4.5.2 beschrieben.

Kontraindikationen

- nachgewiesene Hepatitis nach Gabe eines volatilen Inhalationsanästhetikums (Kap. 5.1.3, S. 98) in der Anamnese
- maligne Hyperthermie in der Anamnese des Patienten oder seiner Angehörigen
- perioperativ durchgeführte Strahlentherapie
- Leberzellschädigung, z. B. im Rahmen einer Leberzirrhose, stellt nur eine relative Kontraindikation dar

Dosierung

- Narkoseeinleitung: initiale Vaporeinstellung kurzfristig ca. 3–4 Vol%, dann ca. 2,5 Vol%
- Aufrechterhaltung der Inhalationsnarkose: ca. 0,7 MAC exspiratorisch in ca. 70% N$_2$O; mit Opioid-Gabe ca. 0,4–0,5 MAC.

Desfluran (Suprane)

Desfluran (CF$_2$H-O-CFH-CF$_3$, Abb. 5.8) ist chemisch dem Isofluran eng verwandt. Es unterscheidet sich vom Isofluran dadurch, dass dessen einziges Cl-Atom durch Fluor ersetzt wurde. Es besitzt allerdings ein Fluoratom weniger als das Sevofluran. Die respiratorischen, kardiovaskulären und neu

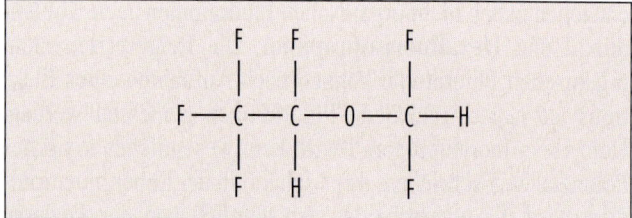

Abb. 5.8 Struktur von Desfluran.

romuskulären Eigenschaften des Desfluran sind denen von Isofluran sehr ähnlich.

Bei einem atmosphärischen Druck liegt der Siedepunkt von Desfluran ungefähr bei Zimmertemperatur (22,8 °C). Der Dampfdruck von Desfluran ist bei Raumtemperatur fast dreimal so groß wie der von Isofluran. Zur Verabreichung von Desfluran ist daher eine neue Verdampfertechnologie (Kap. 4.5.2, S. 70) notwendig. Der notwendige Tec-6-Verdampfer wird beheizt und das flüssige Desfluran wird dadurch in die Gasphase übergeführt.

Pharmakokinetik

Desfluran hat von allen volatilen Anästhetika den geringsten Blut-Gas-Verteilungskoeffizienten, er beträgt 0,45. Die alveoläre Konzentration (F$_A$) von Desfluran gleicht sich schneller an die inspiratorische Konzentration (F$_I$) an als bei allen anderen volatilen Anästhetika. Es flutet damit sehr schnell an und ab und ist besonders gut steuerbar. Lediglich Lachgas zeigt trotz seines etwas höheren Blut-Gas-Verteilungskoeffizienten eine noch schnellere Anflutung als Desfluran. Dies kann dadurch erklärt werden, dass Desfluran im Fettgewebe besser löslich ist. Die Elimination von Desfluran findet ähnlich schnell statt (Abb. 5.2). Die Aufwachzeit nach einer Desfluran-Narkose scheint kürzer als nach allen anderen Anästhetika (auch dem sehr kurz wirksamen Injektionsanästhetikum Propofol; Kap. 5.2.3, S. 121) zu sein. So ist z. B. die Aufwachzeit nach Desfluran fast zwei- bis viermal so schnell wie beim Isofluran. Die schnelle Abflutung scheint insbesondere bei ambulanten Anästhesien (wirtschaftliche) Vorteile zu haben. Dadurch ist evtl. eine schnellere Entlassung aus dem Aufwachraum möglich (Loscar et al. 1996). Folge der schnellen Abflutung kann jedoch sein, dass die Patienten postoperativ früher ein Analgetikum benötigen. Da das Desfluran extrem schnell an- und abflutet, ist es insbesondere für den Einsatz bei Narkosen mit niedrigem Frischgasfluss (Kap. 7.1.5, S. 217) sehr gut geeignet. Auch die Tatsache, dass Desfluran relativ teuer ist, spricht für dessen Einsatz möglichst bei Niedrigflussanästhesien.

Desfluran widersteht mehr als alle anderen halogenierten Inhalationsanästhetika der Biodegradation. Es wird lediglich zu ca. 0,002% metabolisiert. Die beim biologischen Abbau entstehende Trifluoressigsäure tritt in Konzentrationen auf, die ca. 100-mal geringer sind als nach Gabe von Isofluran.

Wirkungen

- die narkotische Potenz ist geringer als bei allen anderen volatilen Inhalationsanästhetika; der MAC-Wert von Desfluran beträgt 6,0 Vol% beim jungen Erwachsenen; 5,2 Vol% beim 70-Jährigen und ca. 9 Vol% beim Einjährigen

Kurzinformation Desfluran (Suprane)	
Geruch	● stechender, reizender Geruch ● Inhalationseinleitung würde zu Atemanhalten, Husten, Laryngospasmus führen
MAC	● in 100% O_2: 6,0 Vol% ● in 30% O_2/70% Lachgas: ca. 4,2 Vol%
An-/Abflutung	sehr schnell, Blut-Gas-Verteilungskoeffizient: 0,45
Wirkungen	● schwache analgetische Wirkung ● sehr geringe narkotische Potenz ● mäßige muskelrelaxierende Wirkung ● erzeugt tiefe Bewusstlosigkeit
Pharmakokinetik	ca. 0,002% Metabolisierung in der Leber
Herz-Kreislauf	● Blutdruckabfall durch Vasodilatation, fast keine negativ inotrope Wirkung ● keine Sensibilisierung gegen Katecholamine ● bei schneller Dosissteigerung oft Tachykardie
Atmung	● starke Irritation der Atemwege ● dosisabhängige Atemdepression ● Abschwächung der hypoxischen pulmonalen Vasokonstriktion
ZNS	● steigert bereits erhöhten intrakraniellen Druck deutlich ● vermindert zerebralen Sauerstoffbedarf deutlich
Leber	Risiko einer immunologisch vermittelten Hepatitis extrem niedrig; Gefahr einer toxischen Leberschädigung weitgehend ausgeschlossen
Niere	Menge an freigesetzten Fluoridionen und das Risiko einer Nierenschädigung sind minimal
Sonstiges	gehört zu den FCKW
Kontraindikationen	● frühere Hepatitis nach Gabe eines volatilen Inhalationsanästhetikums ● Neigung zu maligner Hyperthermie ● perioperative Strahlentherapie ● bei Leberschädigung geeignetstes volatiles Inhalationsanästhetikum
Dosierung	● Einleitung: Vaporeinstellung kurzfristig 8–12 Vol%, dann ca. 8 Vol% ● Aufrechterhaltung: 0,7 MAC exspiratorisch in 70% Lachgas; bei zusätzlicher Opioid-Gabe ca. 0,4–0,5 MAC exspiratorisch
Beurteilung	wird zunehmend eingesetzt wegen der sehr guten Steuerbarkeit und sehr geringen Metabolisierungsrate; möglichst im Low-flow-System verwenden (Kosten)

- da die analgetische Wirkung schwach ist, wird Desfluran normalerweise mit Lachgas kombiniert
- die Wirkung nicht depolarisierender Relaxanzien (Kap. 5.3.4, S. 150) wird durch Desfluran vergleichbar stark wie durch Isofluran verstärkt

Nebenwirkungen

Herz-Kreislauf-System: Desfluran führt wie Isofluran zu einem ähnlich stark ausgeprägten Blutdruckabfall, vor allem aufgrund einer Verminderung des peripheren Gefäßwiderstands. Die negativ inotrope Wirkung ist gering ausgeprägt, das Herzminutenvolumen fällt nur leicht ab. Es findet keine Sensibilisierung des Myokards gegenüber Katecholaminen statt. Mit zunehmender Konzentration steigert Desfluran die Herzfrequenz. Bei einer schnellen Konzentrationserhöhung kann es (aufgrund einer zentralen Sympathikusstimulation) zu einer einige Minuten dauernden stärkeren Steigerung von Herzfrequenz und Blutdruck kommen (Wilhelm et al. 1996). Durch langsame Dosissteigerung ist dies vermeidbar (Wilhelm et al. 1996).

Atmung: Desfluran irritiert ab einer Dosierung von 6 Vol% die Atemwege. Eine Inhalationseinleitung mit Desfluran führt häufig zu Laryngospasmus, Atemanhalten, Husten sowie zu einer Stimulation der tracheobronchialen Sekretion. Dies ist bei Kindern noch stärker ausgeprägt als bei Erwachsenen. Durch eine Prämedikation scheint sich dies nicht vermindern zu lassen. Zur Inhalationseinleitung bei Kindern kann es daher nicht empfohlen werden. Es führt zu einer dosisabhängigen Atemdepression.

ZNS: Die Wirkungen von Desfluran auf den zerebralen Gefäßwiderstand und den intrakranialen Druck entsprechen ungefähr denen von Isofluran. Ab einer Dosierung von 0,8–1,1 MAC kann Desfluran den intrakraniellen Druck steigern. Bei Patienten mit erhöhtem intrakraniellem Druck ist Desfluran zu vermeiden. Es konnte gezeigt werden, dass unter einer normokapnischen Desfluran-Narkose (1 MAC) der zerebrale Sauerstoffverbrauch ca. 50% niedriger ist als beim wachen Patienten (Mielck et al. 1998). Gleichzeitig war die Sauerstoffsättigung in der V. jugularis interna signifikant erhöht (Mielck et al. 1998). Dass der zerebrale Blutfluss geringer abfiel als der zerebrale Sauerstoffbedarf, ist dadurch zu erklären, dass Desfluran auch zu einer zerebralen Vasodilatation führt. Die CO_2-Reagibilität war unter 1 MAC Desfluran erhalten (Mielck et al. 1998).

Leber, Nieren: Die Menge an gebildeter Trifluoressigsäure ist so gering (s.o.), dass die Gefahr einer immunvermittelten »Hepatitis« extrem niedrig scheint. Eine toxische Leberschädigung durch Desfluran-Metabolite ist weitgehend ausgeschlossen. Außerdem wird unter Desfluran die Leberdurchblutung nicht beeinträchtigt. Die Menge an freigesetzten Fluoridionen und damit das Risiko einer Nierenschädigung ist ebenfalls minimal.

Da Desfluran lediglich mit Fluor halogeniert ist, schädigt es die Ozonschicht kaum.

Maligne Hyperthermie: Desfluran kann bei prädisponierten Patienten eine maligne Hyperthermie verursachen (Kap. 32, S. 627)

Sonstiges: Eventuelle Reaktionen von Desfluran mit ausgetrocknetem Absorberkalk sind im Kap. 4.5.2 beschrieben.

Kontraindikationen

- nachgewiesene Hepatitis nach Gabe eines volatilen Inhalationsanästhetikums in der Anamnese
- maligne Hyperthermie (Kap. 32, S. 627) in der Anamnese des Patienten oder seiner Angehörigen
- perioperativ durchgeführte Strahlentherapie
- Leberzellschädigung, z. B. im Rahmen einer Leberzirrhose, stellt nur eine relative Kontraindikation dar

Dosierung

- Narkoseeinleitung: initiale Vaporeinstellung kurzfristig ca. 8–12 Vol%, dann ca. 8 Vol%
- Aufrechterhaltung der Inhalationsnarkose: ca. 0,7 MAC exspiratorisch in 70% N_2O; mit Opioid-Gabe ca. 0,4 bis 0,5 MAC.

Xenon

Xenon ist eines der am seltensten vorkommenden Edelgase. Sein Anteil in der Atmosphäre beträgt lediglich 0,0086 ppm. Es ist ein farb-, geruch- und geschmackloses Gas. Der Gefrierpunkt liegt bei minus 107 °C.

Xenon weist anästhetische Eigenschaften auf. 1990 wurden erstmals Studien über Xenon-Narkosen am Menschen durchgeführt. Das Interesse an den anästhetischen Eigenschaften von Xenon ist erheblich gewachsen, seit mit dem geschlossenen und dem quantitativen System die apparativen Voraussetzungen für den sparsamen Einsatz des teuren und nur im begrenzten Umfang verfügbaren Xenons vorhanden sind. Zusätzlich wäre die Rückgewinnung von Xenon aus dem Exspirationsgas wichtig und ein noch zu lösendes Problem.

Xenon weist zwar eine negativ inotrope Wirkung auf (Preckel et al. 2000), diese ist jedoch im Vergleich zu anderen Inhalationsanästhetika ausgesprochen gering. Die hämodynamische Stabilität ist einer der großen Vorteile einer Xenonanästhesie. Blutdruck, peripherer Gefäßwiderstand und Herzminutenvolumen bleiben weitgehend konstant. Da Xenon im Körper weder metabolisiert noch gespeichert wird, sind keinerlei toxische Risiken zu erwarten.

Der Blut-Gas-Verteilungskoeffizient ist mit ca. 0,14 extrem niedrig. Xenon flutet damit schneller als Lachgas oder Desflu-

ran an. Nach tierexperimentellen Studien ist die Einwaschphase (bei 3 l/min Frischgas und 70% Xenon) bereits nach ca. drei Minuten abgeschlossen. Xenon diffundiert sehr leicht durch Gummi und Plastik. Unter Xenon ist die Atemfrequenz verlangsamt und das Atemzugvolumen sogar erhöht. Das Atemminutenvolumen bleibt weitgehend konstant.

Xenon weist analgetische Eigenschaften auf, die vermutlich mit seiner antagonistischen Wirkung an den N-methyl-D-Aspartat-(NMDA)-Rezeptoren zu erklären sind. Unter Xenon kommt es zu einer nur geringen Steigerung der Hirndurchblutung (Frietsch et al. 2000). Wird die Xenonzufuhr unterbrochen, muss vorübergehend mit 100% Sauerstoff beatmet werden, um der Gefahr einer Diffusionshypoxie vorzubeugen.

Äther und Narkosestadien

Äther (Aether zur Narkose ASID)

Äther ($C_4H_{10}O$) ist eine leicht flüchtige, farblose Flüssigkeit mit stechendem Geruch.

Nachteile von Äther:

- **Explosivität**: Ätherdämpfe ergeben mit Sauerstoff ein explosibles Gemisch. Aufgrund der zahlreichen elektrischen Geräte in modernen Operationssälen und der damit stets drohenden Explosionsgefahr kann Äther nicht mehr eingesetzt werden. In Entwicklungsländern, in denen noch kaum elektrische Geräte im Operationssaal eingesetzt werden, wird Äther dagegen noch häufiger verwendet (Reff u. Eckert 1996).
- **Reizung der Atemwege, Speichelsekretion**: Durch seinen stechenden Geruch ist Äther stark schleimhautreizend, eine gesteigerte Speichelsekretion macht Atropin in der Prämedikation erforderlich (Kap. 3.2.6, S. 39).
- **Langsame An- und Abflutung**: Aufgrund seiner guten Blutlöslichkeit (hoher Blut-Gas-Verteilungskoeffizient von 12,1) flutet Äther nur sehr langsam an und ab. Bei einer Narkoseeinleitung per inhalationem (Kap. 7.1.1, S. 186) mit Äther wird daher ein ausgeprägtes Exzitationsstadium (s.u.) durchlaufen.
- **Postoperative Übelkeit**: Nach einer Äthernarkose stellt sich meist eine lange anhaltende Übelkeit mit Brechreiz ein.

Vorteile von Äther:

- **Geringe Toxizität**: Äther ist nur wenig toxisch. Ein geringer Prozentsatz wird über »physiologische« Zwischenprodukte bis zu CO_2 abgebaut, der Rest wird über die Lungen wieder abgeatmet. Äther hat eine große therapeutische Breite und ist immer noch das sicherste verdampfbare Inhalationsanästhetikum.
- **Analgesie**: Äther hat eine gute analgetische Wirkung.
- **Relaxation:** Äther führt zu einer ausgeprägten Muskelerschlaffung.
- **Stabile Kreislaufverhältnisse**: Das Herzminutenvolumen ist während einer Äthernarkose eher erhöht, der systemische Gefäßwiderstand ist leicht erniedrigt. Der arterielle Blutdruck bleibt annähernd konstant, die Herzfrequenz steigt an, die Koronardurchblutung nimmt zu.
- **Geringe Atemdepression**: Die Atmung ist bei einer flachen Äthernarkose eher gesteigert. Mit zunehmender Narkosetiefe nehmen die Atembewegungen ab und erst in tiefer Narkose wird die Atmung unzureichend. Aufgrund seiner bronchodilatierenden Wirkung eignet sich Äther gut bei asthmatischen Patienten.
- **Preis:** Äther ist preiswert.
- **Einfache Narkoseführung**: Aufgrund der stabilen Kreislaufverhältnisse, der stabilen Atemfunktion und der geringen Toxizität kann in Katastrophenfällen auch schlechter geschultes Personal eine Äthernarkose relativ sicher durchführen.

Historische Details: Narkosestadien – Guedel-Schema

Bereits bei den Anfängen der Äthertropfnarkose wurde versucht, die Narkosetiefe in verschiedene Stadien einzuteilen. Erst Guedel entwickelte die lange

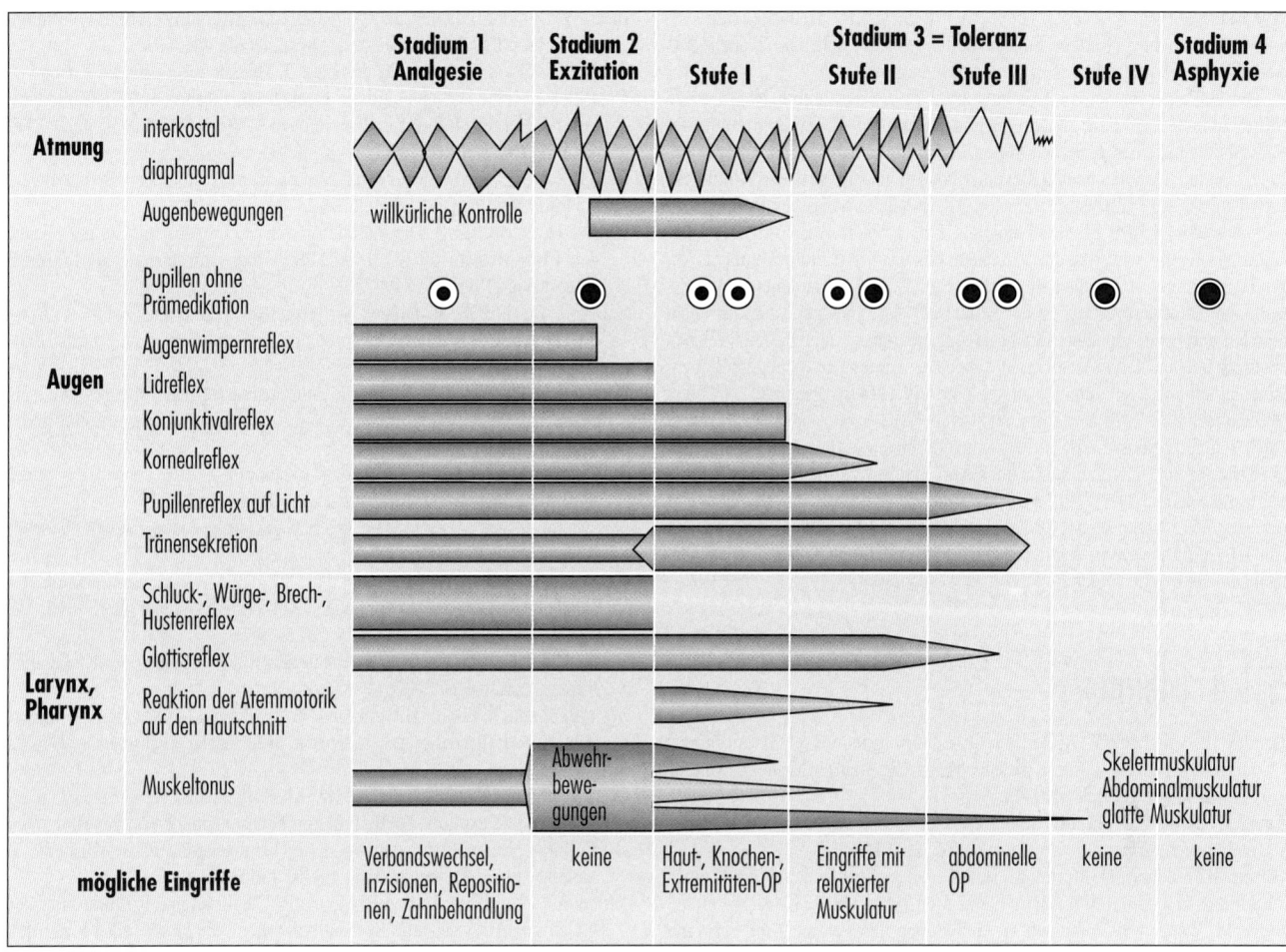

Abb. 5.9 Guedel-Schema.

Zeit für die Äthernarkose gültige Stadieneinteilung, das sog. Guedel-Schema (Abb. 5.9). Das Guedel-Schema unterteilt die Narkosetiefe in vier Stadien. Für die Zuordnung zu einem bestimmten Stadium ist das Verhalten der **Atmung**, der **Pupillen**, der **vegetativen Reflexe** sowie das Verhalten des **Muskeltonus** entscheidend.

Stadium 1 – Stadium der Amnesie und Analgesie: Es ist definiert vom Beginn der Äthernarkose bis zum Verlust des Bewusstseins. Kennzeichnend sind eine Amnesie und eine zunehmende Analgesie. Der Patient kann u. U. noch ansprechbar und kooperativ sein. Weniger schmerzhafte Eingriffe wie z. B. ein Verbandswechsel werden toleriert. Dieses Stadium wird auch als Rauschstadium bezeichnet.

Stadium 2 – Erregungs- oder Exzitationsstadium: Es ist definiert vom Bewusstseinsverlust bis zum Beginn einer automatischen, regelmäßigen Atmung. Das Exzitationsstadium entspricht der langsamen Ausschaltung der Großhirnaktivität und ist gekennzeichnet durch überschießende motorische Aktivität. Reize werden übersteigert beantwortet, die Pupillen sind weit, die Augen wandern unruhig hin und her, eine gesteigerte Speichelproduktion, Schlucken sowie Atemstörungen (Husten, Atemanhalten, gesteigerte, unregelmäßige Atmung usw.) sind typisch für das Exzitationsstadium. Gelegentlich können Erbrechen oder ein Laryngospasmus (Kap. 33.2, S. 636) auftreten. Das Exzitationsstadium muss möglichst schnell durchlaufen werden. Der Patient muss während dieser Zeit von äußeren Reizen abgeschirmt werden.

Stadium 3 – Stadium der chirurgischen Toleranz: Es ist definiert vom Beginn der regelmäßigen Atembewegungen bis zum Einsetzen der Atemlähmung. Das Toleranzstadium wird weiter unterteilt in Planum I–IV. Im Planum I sind die Pupillen eng. Das Auge wandert noch umher. Mit zunehmender Narkosetiefe werden die Pupillen weiter und sind im Planum IV weit und reaktionslos. Der Atemtyp verlagert sich mit zunehmender Narkosetiefe vom thora-

kalen Atmungstyp zum diaphragmal-abdominalen Atmungstyp. Im Planum II sind die Augen fixiert. Im Planum III erlischt die Interkostalatmung, im Planum IV kommt auch die Zwerchfellatmung zum Erlöschen. Mit zunehmender Narkosetiefe nehmen Muskeltonus, Schluck-, Würge-, Husten- und Kornealreflexe ab. Auch der Blutdruck sinkt mit zunehmender Narkosetiefe immer weiter ab.

Stadium 4 – Paralyse-Stadium: Es ist definiert vom Beginn der Zwerchfelllähmung bis zum Tod des Patienten durch Atemstillstand mit nachfolgendem Kreislaufstillstand.

Klinische Relevanz des Guedel-Schemas: Das Guedel-Schema wurde für die Äthernarkose entwickelt und hat nur beim nicht prämedizierten, mit Äther narkotisierten, spontan atmenden Patienten volle Gültigkeit. Bei den neueren Narkoseformen wird durch die Verabreichung von Muskelrelaxanzien die Beurteilung des Muskeltonus und damit auch der Spontanatmung und der Reflexe unmöglich gemacht. Durch die Verabreichung von Analgetika der Opioidgruppe ist aufgrund deren pupillenverengender Nebenwirkung (Kap. 5.2.4, S. 130) die Beurteilung der Pupillengröße nicht mehr möglich. Bei der heute üblichen Narkoseeinleitung mit intravenösen Hypnotika wie z. B. Thiopental (Kap. 5.2.3, S. 113) werden Stadium 1 und 2 übersprungen. Das Durchlaufen der einzelnen Stadien entfällt damit. Durch die Prämedikation wird die Stadieneinteilung verfälscht. Das Guedel-Schema hat daher bei einer reinen Inhalationsnarkose mit Halothan, Enfluran, Isofluran, Sevofluran oder Desfluran nur begrenzten Aussagewert. Wird ausnahmsweise eine Narkose per inhalationem eingeleitet (Kap. 7.1.1, S. 186), dann wird das Exzitationsstadium durchlaufen und ist zu beachten. Auch bei der Ausleitung einer Inhalationsnarkose wird das Exzitationsstadium (»rückwärts«) durchlaufen (Kap. 7.1.1, 7.1.2, S. 187, 210) und ist zu beachten. Bei einer intravenösen (IVA, Kap. 7.2, S. 223) oder totalen intravenösen Anästhesie (TIVA; Kap. 7.2, S. 223) bzw. einer Neuroleptanästhesie (Kap. 7.4, S. 232) oder einer balancierten Anästhesie (Kap. 7.3, S. 230) ist es nicht verwertbar. Ein Nachteil des Guedel-Schemas ist auch, dass hierbei das Kreislaufverhalten nicht berücksichtigt ist.

Die bei einer modernen Kombinationsnarkose angestrebte Narkosetiefe entspricht im Guedel-Schema dem Stadium 3, Planum I–II. Die Beurteilung der Narkosetiefe bei einer modernen Allgemeinanästhesie ist abhängig von den dazu verwendeten Medikamenten. Bei einer Inhalationsnarkose ist das Blutdruckverhalten der zuverlässigste Parameter. Alle Inhalationsanästhetika führen zu einer dosisabhängigen Blutdrucksenkung. Eine zu hohe Dosierung der Inhalationsanästhetika wird sich daher in einem erniedrigten Blutdruck äußern. Andererseits kommt es in einem zu flachen Narkosestadium zu einem schmerzbedingten Blutdruckanstieg. Ist der Patient bei einer Inhalationsnarkose nicht relaxiert und hat er spontane Atembewegungen, können durch Schmerzreize in einem zu flachen Narkosestadium Störungen der Atmung auftreten. Der Patient atmet plötzlich tiefer durch, oder es kann ein Hustenanfall oder bei einer Maskenbeatmung ein Laryngospasmus (Kap. 33.2, S. 636) ausgelöst werden. Auch schmerzbedingte Abwehrbewegungen können auftreten. Eine Herzfrequenzsteigerung (in Kombination mit einem Blutdruckanstieg) spricht für eine zu flache Narkose. Der Abfall einer erhöhten Herzfrequenz spricht umgekehrt für eine tiefere Narkose oder für das Nachlassen des operativen Schmerzreizes. Ein Tränenfluss oder ein deutliches Hervortreten der Gefäße der Augenbindehaut sind als Zeichen einer zu flachen Narkose zu werten.

5.1.4 Literatur

Bentley JB, Vaughan RW, Miller MS, Calkins JM, Gandolfi AJ. Serum inorganic fluoride levels in obese patients during and after enflurane anesthesia. Anesth Analg 1979; 58: 409–12.

Eger EI, Saidman LJ. Hazards of nitrous oxide anesthesia in bowel obstruction and pneumothroax. Anesthesiology 1965; 26: 61–6.

Farrell G, Predergast D, Murray M. Halothane hepatitis: Detection of a constitutional susceptibility factor. N Engl J Med 1985; 313: 1310–4.

Fiege M, Wappler F, Pothmann W. Gefährdung von Patienten mit schwerer chronischer Neutropenie durch Lachgasexposition – ein Fallbericht. Anaesthesiol Intensivmed 1998; 39: 347–50.

Frietsch T, Bogdanski R, Blobner M, Werner C, Kuschinsky W, Waschke KF. Xenonwirkung auf regionale Hirndurchblutung und Hirnstoffwechsel. Anaesthesiol Intensivmed 2000; 41: 813–46.

Funk W, Moldaschl J, Fujita Y, Taeger K, Hobbhahn J. Sevofluran oder Halothan bei inhalativ eingeleiteten Narkosen im Kindesalter. Anästhesiequalität und Serum-Fluoridspiegel. Anaesthesist 1996; 45: 22–30.

Hobbhahn J, Schwall B, Hoerauf K, Koppenberg J, Englmeier C, Mrotzek Th, Taeger K. Inhalative Einleitung mit Sevofluran bei Erwachsenen – Effektivität, Sicherheit, Patientenakzeptanz und Arbeitsplatzkonzentrationen. Anaesthesiol Intensivmed 1998; 39: 118–29.

Holzki J. Exzitation nach Sevofluran: Ein Problem in der Kinderanästhesie? Anaesthesist 2000; 49: 552–4.

Kretz F-J. Exzitation nach Sevofluran: Ein Problem in der Kinderanästhesie? Anaesthesist 2000; 49: 909–10.

Loscar M, Allhoff T, Ott E, Conzen P, Peter K. Aufwachverhalten und kognitive Funktion nach Desfluran oder Isofluran. Anaesthesist 1996; 45: 140–5.

Lu H, Werner Ch, Engelhard K, Scholz M, Kochs E. The effect of sevoflurane on cerebral blood flow autoregulation in rats. Anesth Analg 1998; 87: 854–8.

Merkel G, Eger EI. A comparative study of halothane and halopropane anesthesia. Including method for determining equipotency. Anesthesiology 1963; 24: 346–57.

Mielck F, Stephan H, Buhre W, Weyland A, Sonntag H. Effects of 1 MAC desflurane on cerebral metabolism, blood flow and carbon dioxide reactivity in humans. Br J Anaesth 1998; 81: 155–60.

Motsch J, Wandel CH, Neff S, Martin E. Eine vergleichende Untersuchung zum Einsatz von Sevofluran und Propofol bei tageschirurgischen Eingriffen. Anaesthesist 1996; 54 (Suppl. 1): S57–62.

Nuscheler M, Conzen P, Schwender D, Peter K. Fluoridinduzierte Nephrotoxizität: Fakt oder Fiktion? Anästhesist 1996; 45 [Suppl. 1] S32–40.

Picard V, Dumont L, Pellegrini M. Quality of recovery in children: sevoflurane versus propofol. Acta Anaesthesiol Scand 2000; 44: 307–10.

Preckel B, Rütten H, Ebel D, Müllenheim J, Thämer V, Schlack W. Xenon-Anästhesie: Regionale myokardiale Effekte und Einfluss auf die Hämodynamik bei Herzinsuffizienz im Tierversuch. Anaesthesiol Intensivmed 2000; 41: 813–46.

Reff P, Eckert C. Wie sicher sind Narkosen unter einfachen Bedingungen? Anaesthesiol Intensivmed 1996; 2: 93–7.

Röpcke H, Schwilden H. Die Interaktion von Stickoxidul und Enfluran bei einem EEG-Median von 2–3 Hz ist additiv, aber schwächer als bei 1,0 MAC. Anaesthesist 1996; 45: 819–25.

Scholz J, Bischoff P, Szafarczyk W, Heetel S, Schulte am Esch. Sevofluran im Vergleich zu Isofluran bei ambulanten Operationen. Anaesthesist 1996; 45 (Suppl. 1): S63–70.

Schulte-Sasse U, Hess W, Tarnow J. Pulmonary vascular responses to nitrous oxide in patients with normal and high vascular resistance. Anesthesiology 1982; 57: 9–13.

Stoelting RK, Eger EI. An additional explantion for the second gas effect: A concentrating effect. Anaesthesiology 1969; 30: 273–7.

Sun X, Su F, Shi Y, Lee C. The »second gas effect« is not a valid concept. Anesth Analg 1999; 88: 188–92.

Takás J. N$_2$0-induzierte akute funikuläre Myelose bei latentem Vitamin-B$_{12}$-Mangel. Anasthesiol Intensivmed Notfallmed Schmerzther 1996; 31: 525–8.

Trieschmann U. Exzitation nach Sevofluran: Ein Problem in der Kinderanästhesie? Anaesthesist 2000; 49: 551–2.

Weitz J, Kienle P, Böhrer H, Hofmann W, Theilmann L, Otto G. Case Report. Fatal hepatic necrosis after isoflurane anaesthesia. Anaesthesia 1997; 52: 884–95.

Wiesner G, Wild K, Schwürzer S, Merz M, Hobbhahn J. Serumfluoridkonzentrationen und exokrine Nierenfunktion bei Anwendung von Sevofluran und Enfluran. Eine offene, randomisierte, vergleichende Phase-III-Studie an nierengesunden Patienten. Anaesthesist 1996; 45: 31–6.

Wilhelm W, Kuster M, Larsen B, Larsen R. Desfluran und Isofluran. Ein Vergleich von Aufwach- und Kreislaufverhalten bei chirurgischen Eingriffen. Anaesthesist 1996; 45: 37–46.

5.2 Intravenöse Anästhetika

5.2.1 Allgemeine Bemerkungen

Bei den *Inhalationsanästhetika* wird die für die gewünschte Wirkung notwendige Blutkonzentration nur langsam erreicht (innerhalb von 5–10 Minuten). Sie haben also den Nachteil des langsamen Wirkungseintritts. Da die Inhalationsanästhetika zum allergrößten Teil wieder über die Lungen abgeatmet werden und die Ventilation gut beeinflussbar ist, haben sie den großen Vorteil der guten Steuerbarkeit (Kap. 5.1.2, S. 89).

Bei den *intravenös zu verabreichenden Anästhetika* wird die notwendige Blutkonzentration sehr schnell erreicht (innerhalb von 20–30 Sekunden). Sie haben also den großen Vorteil des schnellen Wirkungseintritts. Den meisten intravenös zu verabreichenden Anästhetika ist jedoch der Nachteil der schlechten Steuerbarkeit gemeinsam. Nach der Injektion sind sie durch den Anästhesisten nicht mehr beeinflussbar. Lediglich einige neue, ultrakurz wirkende intravenöse Substanzen wie z.B. Remifentanil oder Propofol (Kap. 5.2.4, 5.2.3, S. 136, 121) sind gut steuerbar.

Zur Einleitung einer Allgemeinnarkose werden zumeist entsprechende Medikamente intravenös verabreicht. Weil sie schnell wirken, schläft der Patient schnell und angenehm ein. Zur Weiterführung der Narkose werden dann oft die gut steuerbaren Inhalationsanästhetika verwendet.

5.2.2 Pharmakokinetik und dynamik

Detailwissen: Pharmakokinetik, Pharmakodynamik

Dem Anästhesisten muss sowohl die Pharmakokinetik als auch die Pharmakodynamik der verwendeten Medikamente bekannt sein. Die **Pharmakokinetik** (Lehre von der Wirkung des Organismus auf das Pharmakon) beschreibt die Resorption, Verteilung, Metabolisierung und Ausscheidung von Medikamenten. Die **Pharmakodynamik** (Lehre von der Wirkung des Pharmakons auf den Organismus) beschreibt die Interaktion der Medikamente mit entsprechenden Rezeptoren und deren Wirkungen.

Wichtige pharmakokinetischen Größen sind Verteilungsvolumen, Clearance und Plasmakonzentration.

Das **Verteilungsvolumen** (V_d = »**v**olume of **d**istribution«) eines intravenös verabreichten Medikaments ergibt sich aus der verabreichten Dosis und der sich daraus initial ergebenden Plasmakonzentration. Es gilt: V_d = i.v. Dosis/Plasmakonzentration (initial). Dieses Verteilungsvolumen stellt jedoch eine fiktive Größe dar. Wichtiger ist das Verteilungsvolumen im Fließgleichgewicht (V_{dss} = Verteilungsvolumen im Steady State). Das V_{dss} von Medikamenten hängt von deren Proteinbindung und Verteilung im Fettgewebe, also von deren Lipophilie ab.

Allgemein kann festgestellt werden, dass eine nicht ionisierte (nicht polare) Substanz eher fettlöslich ist und damit Membranen relativ gut durchdringen kann (Kap. 14.1.3, S. 299), während eine ionisierte (polare) Substanz eher wasserlöslich ist und Membranen nur schlecht durchdringen kann.

Viele Substanzen können sowohl ionisiert als auch nicht ionisiert vorliegen. Es liegt ein sog. **Dissoziationsgleichgewicht** vor. Der Dissoziationsgrad eines Medikaments ist vom pK-Wert der Substanz (pK-Wert = pH-Wert, bei dem 50% ionisiert und 50% nicht ionisiert vorliegen) und vom aktuellen pH-Wert des umgebenden Milieus abhängig. Diese Phänomene sind insbesondere bei Lokalanästhetika wichtig (Kap. 14.1.3, S. 299). Der Ionisationsgrad hat auch Auswirkungen auf Aufnahme und Elimination von Substanzen. Medikamente, die hoch ionisiert und damit nur schwach fettlöslich sind (z.B. Muskelrelaxanzien) und/oder stark an Plasmaproteine gebunden sind, weisen ein geringes Verteilungsvolumen auf, während nicht ionisierte und damit fettlösliche Medikamente (z.B. Thiopental; Kap. 5.2.3, S. 113) und/oder eiweißgebundene Substanzen ein höheres Verteilungsvolumen haben.

Ein intravenös verabreichtes Medikament diffundiert (ähnlich wie die Inhalationsanästhetika; Kap. 5.1, S. 89) entlang eines Konzentrationsgradienten in die verschiedenen Gewebe ab. Die Diffusion in die einzelnen Körperkompartimente findet unterschiedlich schnell statt. Unmittelbar nach der intravenösen Injektion verteilt sich das Medikament im Blutvolumen. Je besser ein bestimmtes Gewebe durchblutet ist, desto mehr Medikament wird dort pro Zeiteinheit mit dem Blut antransportiert und desto mehr Medikament kann pro Zeiteinheit aufgenommen werden. Voraussetzung für die Aufnahme ins Gewebe ist zusätzlich eine gute Fettlöslichkeit des Medikaments. Die gut durchbluteten parenchymatösen Organe Gehirn, Herz, Leber und Niere machen nur ca. 10% des Körpergewichtes aus, sie erhalten aber ca. 75% des Herzminutenvolumens. Aus diesem Grund entsteht sehr schnell ein Konzentrationsausgleich zwischen Blut und diesen gut durchbluteten Organen. Erst mit Verzögerung nimmt nun auch die schlechter durchblutete Muskulatur das Medikament auf. Die Blutkonzentration sinkt dadurch ab. Das Medikament diffundiert nun, aufgrund der Konzentrationsabnahme im Blut, wieder aus parenchymatösen Organen (wie dem Gehirn) zurück ins Blut und von dort teilweise weiter in die großen Muskeldepots. Es findet also eine *Umverteilung* aus den parenchymatösen Organen in die Muskulatur statt. Noch langsamer beginnt das Medikament

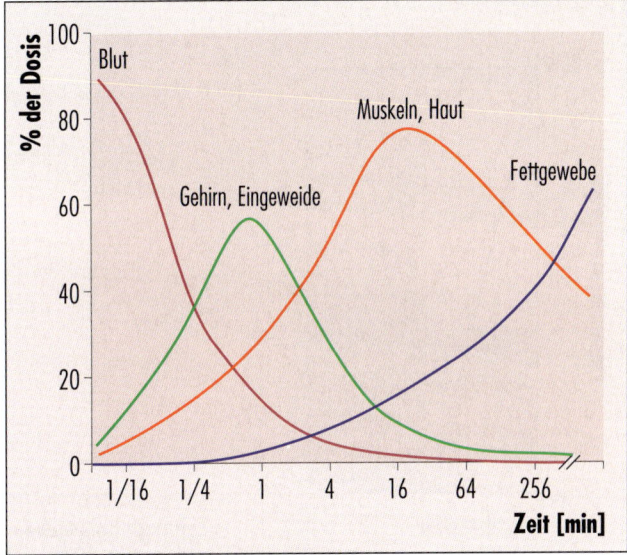

Abb. 5.10 Umverteilung eines intravenösen Anästhetikums im Organismus.

auch in das sehr schlecht durchblutete Fettgewebe abzudiffundieren. Die Blutkonzentration fällt weiter ab. Teilweise diffundiert das Medikament nun wieder aus der Muskulatur zurück und wird mit dem Blut in die Fettdepots transportiert (Abb. 5.10).

Ein ins Blut injiziertes Medikament befindet sich also kurze Zeit später hauptsächlich in den gut durchbluteten Organen wie z.B. dem Gehirn. Danach befindet sich der größte Anteil des Medikaments in der Muskulatur und zuletzt wird sich der Großteil des Medikaments im Fettgewebe befinden. Der beschriebene Mechanismus wird als Umverteilungsphänomen bezeichnet. Durch diese Umverteilungsphänomene ist der schnelle Konzentrationsabfall im Gehirn und damit die Wirkungsbeendigung vieler intravenös verabreichter Medikamente hauptsächlich bedingt. Aufgrund dieser schnellen *Umverteilungsphänomene* ist die Wirkdauer zumeist wesentlich kürzer als die Verweildauer im Körper. Bei wiederholter Nachinjektion besteht daher eine *Kumulationsgefahr*, d.h. bei Nachinjektionen müssen immer niedrigere Dosierungen verabreicht werden, da die Fett- und Muskeldepots zunehmend gesättigt sind.

Die **Clearance** (Cl) eines Medikaments ist definiert als dasjenige Plasmavolumen in Milliliter, das pro Minute vom Medikament befreit (»geklärt«) wird. Die Clearance von intravenös zu verabreichenden Anästhetika kann durch renale Elimination und/oder durch hepatobiliäre Elimination oder Metabolisierung erfolgen. Wichtigen Anteil an der Clearance hat die renale Elimination. Wasserlösliche und nur schwach proteingebundene Substanzen werden leicht renal eliminiert, während fettlösliche und stärker proteingebundene Substanzen schlecht renal eliminiert werden. Daher ist die Metabolisierung fettlöslicher Medikamente zu gut wasserlöslichen (hydrophilen) Abbauprodukten wichtig. Vor allem in der Leber (zum Teil auch in Lunge, Niere und Gastrointestinaltrakt) werden viele fettlösliche Medikamente in inaktive und wasserlösliche Metabolite abgebaut. Die Umwandlungsprozesse in der Leber werden als *Biotransformation* bezeichnet. Hierbei können sog. Phase-I- und Phase-II-Reaktionen unterschieden werden.

- Bei Phase-I-Reaktionen wird das Molekül oxidativ, reduktiv oder hydrolytisch bzw. durch Decarboxylierung verändert. Die z.B. für die oxidative Biotransformation verantwortlichen Enzyme sind Oxidasen, Monooxygenasen und Dioxygenasen. Das wichtigste Monooxygenasesystem ist das mikrosomale Cytochrom-P450-System.
- Bei Phase-II-Reaktionen erfolgt eine Koppelung (Konjugation) mit körpereigenen Substanzen. Hierzu zählen Konjugation mit Glucuronsäure (Glucuronidierung), Schwefelsäure, Glycin, die Acetylierung, Methylierung sowie die Bildung von Mercaptursäure-Derivaten.

Häufig laufen Phase-I- und Phase-II-Reaktionen gleichzeitig ab. Das in einer Phase-I-Reaktion veränderte Molekül wird evtl. anschließend noch in einer Phase-II-Reaktion konjugiert.

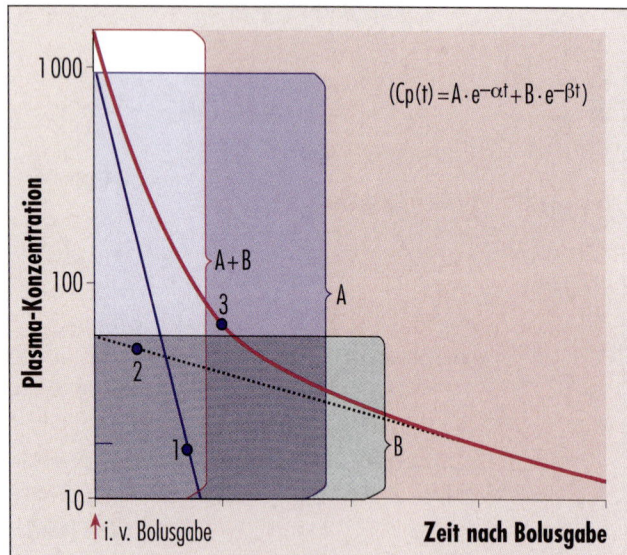

Abb. 5.11 Plasmakonzentrationskurve eines Zweikompartiment-Modells (halblogarithmische Darstellung); 1 = Umverteilungsgerade (Gerade für die α-Phase), 2 = Eliminationsgerade (Gerade für die β-Phase), 3 = Zweikompartiment-Modell, A = Ordinatenabschnitt der Umverteilungsgerade, B = Ordinatenabschnitt der Eliminationsgerade; Einzelheiten s. Text.

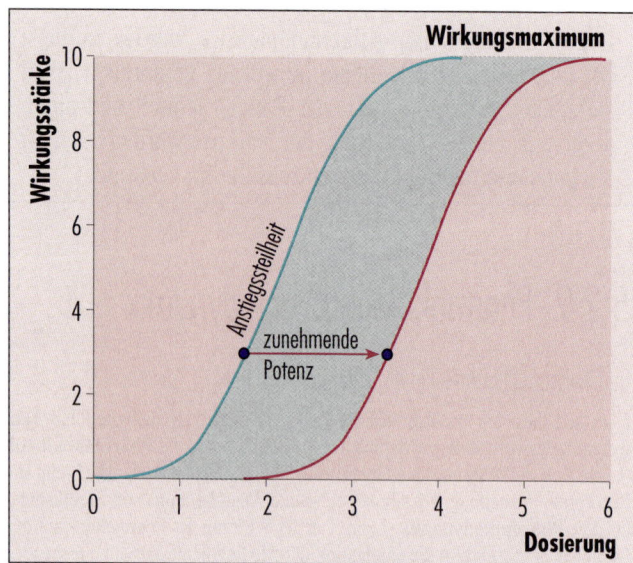

Abb. 5.12 Dosis-Wirkungs-Kurve sowie deren Charakterisierung (Einzelheiten s. Text).

Wie schnell die **Plasmakonzentration** nach Injektion abfällt, ist direkt vom Verteilungsvolumen des Medikaments abhängig und ist proportional zu dessen Clearance. Ist eine kontinuierliche Medikamentenzufuhr größer als die Clearance, kommt es zum Anstieg der Plasmakonzentration, zur Kumulation.

Wird die Plasmakonzentration eines Medikaments nach schneller intravenöser Injektion halblogarithmisch gegen die Zeit aufgetragen, ergibt sich zumeist der in Abbildung 5.11 dargestellte Konzentrations-Zeit-Verlauf. Der initiale schnelle Abfall der Plasmakonzentration entspricht vor allem der Umverteilungsphase (**α-Phase**). Das Pharmakon wird aus dem zentralen Kompartiment in die peripheren Kompartimente umverteilt. Der späte langsamere Abfall der Plasmakonzentration entspricht der Eliminationsphase (**β-Phase**) vor allem durch hepatische und biliäre oder renale Elimination. Die Eliminationsphase beginnt zwar unmittelbar nach Injektion, sie wird aber erst nach weitgehendem Abschluss der Umverteilungsphase klinisch relevant und entscheidend für den weiteren Plasmakonzentrationsabfall.

Bei einem 2-phasigen Plasmakonzentrationsabfall wird von einem **Zweikompartiment-Modell** gesprochen. Das zentrale Kompartiment wird dem Blutvolumen und den stark durchbluteten Organen zugeordnet. Die anderen Gewebe werden dem peripheren Kompartiment zugeordnet. Die pharmakokinetischen Kompartimente entsprechen normalerweise keinem anatomisch definierten Verteilungsraum.

Die Plasmakonzentrationskurve eines Zweikompartiment-Modells kann mithilfe einer biexponenziellen Gleichung beschrieben werden. Es gilt:

$$Cp(t) = Ae^{-\alpha t} + Be^{-\beta t}$$

- Cp (t) = Konzentration im Plasma zum Zeitpunkt t
- α = Geschwindigkeitskonstante vor allem in der Verteilungsphase
- β = Geschwindigkeitskonstante vor allem in der Eliminationsphase
- A = Ordinatenabschnitt der Geraden für die α-Phase
- B = Ordinatenabschnitt der Geraden für die β-Phase
- t = Zeitpunkt

Als **Eliminationshalbwertszeit** ($t_{1/2}\beta$) wird die Zeitspanne bezeichnet, die notwendig ist, bis die Plasmakonzentration während der Eliminationsphase um 50% abfällt. Bis ein Medikament vollständig eliminiert ist, vergehen ca. fünf Halbwertszeiten. Die Verteilungs- und Eliminationshalbwertszeiten können anhand der Steigungen der Geraden für die α-Phase bzw. die β-Phase ermittelt werden.

Inzwischen wird zunehmend häufiger der Begriff der kontextsensitiven Halbwertszeit (»context-sensitive half-time«) verwendet (Kapila et al. 1995). Unter **kontextsensitiver Halbwertszeit** wird die Zeitspanne verstanden, die nach einer kontinuierlichen Medikamenteninfusion vergeht, bis die Medikamentenkonzentration nach Beendigung der Zufuhr auf 50% abgefallen ist (Kap. 5.2.4, S. 132). Es wird also die Dauer der Verabreichung mit berücksichtigt.

Zu beachten ist stets, dass die Pharmakokinetik eines Medikaments bei zahlreichen Erkrankungen verändert sein kann sowie meist vom Alter des Patienten abhängig ist.

Die **pharmakodynamischen Wirkungen** der Anästhetika werden im Folgenden ausführlich bei den einzelnen Medikamenten besprochen. Hier soll lediglich auf die möglichen Interaktionen eines Medikaments mit den entsprechenden Rezeptoren sowie den Begriff der Hysterese eingegangen werden.

Viele Medikamente wirken über membrangebundene Rezeptoren. Die Dosis-Wirkungs-Kurve aller Medikamente, die über Rezeptoren wirken, hat einen sigmoiden Verlauf und weist typischerweise einen sog. **Ceiling-Effekt** (»Decken-Effekt«) auf: Spätestens wenn alle Rezeptoren mit dem Medikament besetzt (und dadurch erregt bzw. blockiert) sind, kann die Wirkung trotz Dossteigerung nicht weiter zunehmen. Der Ceiling-Effekt ist erreicht (Abb. 5.12). Bei einer weiteren Dosissteigerung können nun höchstens noch nicht rezeptorvermittelte Nebenwirkungen (z.B. eine Histamin-Liberation) zunehmen.

Durch die Bindung vieler Medikamente an einen Rezeptor wird die intrazelluläre Konzentration des zyklischen Adenosinmonophosphats (c-AMP) beeinflusst (z.B. bei den Katecholaminen; Kap. 23.2.1, S. 485). Durch Bindung anderer Medikamente an entsprechende Rezeptoren können transmembranöse Ionenströme mittels Veränderung der Membrankanäle beeinflusst werden. Die Anzahl an Rezeptoren ist nicht immer konstant. Nimmt die Rezeptorzahl zu, wird von »up-regulation« gesprochen; nimmt die Rezeptorzahl ab, handelt es sich um »down-regulation«. Eine langfristige Verabreichung eines rezeptorbindenden Medikaments (z.B. Adrenalin; Kap. 23.2.1, S. 488) kann zu einer »down-regulation« der entsprechenden Rezeptoren (β-Rezeptoren; Kap. 23.2.1, S. 487) führen. Hierdurch nimmt bei konstanter Medikamentendosierung die Wirkungsstärke ab. Andererseits kann – z.B. im Alter – trotz gleicher Rezeptorzahl die Rezeptorempfindlichkeit verändert sein.

Unter dem Begriff der **Hysterese** wird in der Pharmakologie die Tatsache verstanden, dass die maximale Wirkung der maximalen Plasmakonzentration hinterherhinkt. Dies ist dadurch bedingt, dass z.B. für die Wirkung von Hypnotika nicht die Plasmakonzentration, sondern die Konzentration im Hirngewebe entscheidend ist. Zur Bestimmung der Hysterese bei Hypnotika wird die Zeit bis zur maximalen Veränderung des EEGs ermittelt. Bei den üblichen Hypnotika beträgt die Hysterese einige Minuten (z.B. Propofol ca. 3 Minuten, Thiopental 1–2 Minuten, Fentanyl ca. 6 Minuten).

Wirkungsdauer

Die Wirkungsdauer eines intravenös verabreichten Medikaments ist abhängig von folgenden Faktoren:

Umverteilungsphänomene: Das ins Blut injizierte Medikament diffundiert entlang eines Konzentrationsgefälles in die verschiedenen Gewebe ab. Dadurch fällt die Plasmakonzentrationskurve initial steil ab, meist schnell bis unter den therapeutischen Bereich (Abb. 5.11). Die Wirkungsdauer bei den meisten intravenös zu verabreichenden Medikamenten (z. B. Thiopental; Kap. 5.2.3, S. 113) ist primär vor allem durch diese Umverteilungsphänomene bedingt.

Elimination und Metabolisierung: Die Wirkungsdauer nach einer intravenösen Bolusinjektion hängt (in einem meist geringeren Ausmaß) auch von der Medikamentenmetabolisierung in der Leber und der Ausscheidung über Galle und Nieren (Clearance; s. o., S. 109) ab. Die hepatische Clearance z. B. ist abhängig von der sog. hepatischen Extraktionsrate und der Leberdurchblutung. Eine hepatische Extraktionsrate von 0,5 bedeutet, dass bei einem Durchfluss durch die Leber 50 % des Medikaments aus dem portalvenösen Blut entfernt (extrahiert) werden. Erkrankungen von Leber und Galle sowie Nierenleiden können daher zu einer Wirkungsverlängerung bestimmter Medikamente führen. Medikamente, die z. B. großteils über die Nieren ausgeschieden werden, müssen bei einer Niereninsuffizienz entsprechend niedriger dosiert werden.

Wirkungsintensität

Die Wirkungsintensität eines intravenös verabreichten Medikaments ist vor allem von folgenden Faktoren abhängig:

Verabreichte Dosis: Je höher die Dosis und damit die Plasmakonzentration, desto stärker ist zumeist die Wirkung (s. auch Ceiling-Effekt; Kap. 5.2.4, S. 128).

Grad der Plasmaeiweißbindung des Medikaments: Nahezu alle in der Anästhesie gebräuchlichen intravenös verabreichten Medikamente werden im Blut in einem mehr oder weniger großen Prozentsatz an Plasmaeiweiße, insbesondere an Albumin, gebunden. Für die Wirkung verantwortlich ist jedoch nur der freie, also nicht an Eiweiß gebundene Medikamentenanteil. Bei Eiweißmangelzuständen wie z. B. bei Patienten mit einer Leberzirrhose, einem Karzinom oder einem nephrotischen Syndrom kann daher vor allem bei schneller Injektion (s. u.) eines stark an Eiweiß gebundenen Medikaments die Bindungskapazität des Plasmaeiweißes überschritten werden. In diesem Fall nimmt der ungebundene Anteil zu. Damit nehmen auch Wirkungen und Nebenwirkungen des Medikaments zu. Bei Plasmaeiweiß-Mangelzuständen müssen also stark plasmaeiweißgebundene Medikamente niedriger dosiert werden. Außerdem ist auf eine besonders langsame Injektion zu achten (s. u.).

Injektionsgeschwindigkeit: Wird ein Medikament intravenös injiziert, so wird es zuerst nur in dem kleinen Teil des Blutvolumens (Eingangskompartiment) verteilt, das während der Applikation an der Injektionsstelle vorbeifließt. Bei langsamer Injektion ist dieses Eingangskompartiment, in das das Medikament injiziert wird, relativ groß. Das in diesem relativ großen Eingangskompartiment enthaltene Eiweiß reicht normalerweise aus, um den üblichen Prozentsatz des Medikaments zu binden. Wird dagegen die gleiche Medikamentendosis viel schneller injiziert, so ist das Eingangskompartiment wesentlich kleiner. Unter Umständen reicht die in diesem kleinen Teil des Blutvolumens enthaltene Eiweißmenge nicht mehr aus, um den üblichen Prozentsatz des Medikaments zu binden, d. h. der nicht an Eiweiß gebundene Medikamentenanteil nimmt zu. Erreicht dieses Blutvolumen mit dem hohen, ungebundenen Medikamentenanteil das Zielorgan (z. B. das Gehirn) bevor eine ausreichende Vermischung mit dem restlichen Blut stattgefunden hat, sind stärkere Wirkungen und Nebenwirkungen zu erwarten. Hieraus werden die Gefahren einer zu schnellen Injektion ersichtlich.

Herzminutenvolumen: Hat der Patient ein deutlich erniedrigtes Herzminutenvolumen (z. B. eine schwere Herzinsuffizienz), so ist das Blutvolumen, das während der Applikation an der Injektionsstelle vorbeifließt, ebenfalls erniedrigt. Das Eingangskompartiment ist also erniedrigt. Ein erniedrigtes Herzminutenvolumen hat damit die gleichen Folgen wie eine zu schnelle Injektion (s. o.). Bei einem Patienten mit einem verminderten Herzminutenvolumen müssen daher vor allem stark eiweißgebundene Medikamente entsprechend langsamer injiziert und ggf. auch niedriger dosiert werden.

> Intravenös zu verabreichende Medikamente dürfen nicht schematisch (z. B. streng nach kg Körpergewicht) verabreicht werden! Die Dosierung muss, wegen vieler unbekannter Einflussgrößen auf Wirkungsdauer und Wirkungsintensität, stets nach Wirkung erfolgen. Es muss also eine wirkungsorientierte Dosistitration vorgenommen werden!

Medikamenteninteraktionen

Bereits bei den volatilen Inhalationsanästhetika wurde beschrieben, dass deren Wirkungsstärke durch zusätzliche Gabe anderer Medikamente beeinflusst werden kann (MAC; Kap. 5.1.2, S. 93). Auch durch die gleichzeitige Gabe mehrerer intravenös verabreichter Medikamente kann deren Wirkung gegenseitig beeinflusst werden:

- Eine Medikamenteninteraktion wird als *antagonistisch* bezeichnet, falls die Gesamtwirkung geringer als die Summe der Einzelwirkungen ist.
- Bei einer *additiven* Wirkung entspricht die Gesamtwirkung der Summe der Einzelwirkungen.

■ Eine Medikamenteninteraktion wird als *synergistisch* bezeichnet, wenn die Gesamtwirkung größer als die Summe der Einzelwirkungen ist.

Häufig kann durch die Kombination mehrerer Hypnotika eine synergistische Wirkung erzielt werden. Bei dem Konzept der sog. **Co-Induktion** wird versucht, z.B. durch Kombination von zwei niedrig dosierten Hypnotika deren synergistische Wirkung auszunutzen, wodurch relativ niedrige Dosen der Einzelsubstanzen ausreichen. Die Co-Induktion kommt jedoch nur relativ selten zur Anwendung, dann vor allem bei kreislaufinstabilen Patienten.

Kontinuierliche Gabe intravenöser Anästhetika

Inzwischen wurden mehrere kurz wirksame, intravenös zu verabreichende Medikamente eingeführt. Diese werden meist kontinuierlich per Spritzenpumpe verabreicht. Bei kontinuierlicher Zufuhr eines Medikaments stellt sich nach einer Infusionsdauer von ca. fünf Halbwertszeiten eine Steady-State-Konzentration ein. Bei dieser Applikationsform ist es wichtig, dass initial ein Bolus, eine sog. loading-dose verabreicht wird, um schnell die gewünschte **Steady-State-Plasmakonzentration** zu erreichen. Anschließend reicht dann eine kontinuierliche *Erhaltungsdosis* aus, durch die die pro Zeiteinheit eliminierte Substanzmenge wieder ersetzt wird. Die Konzentration im Steady-State (Css) ist proportional zur Infusionsgeschwindigkeit und umgekehrt proportional zur Medikamenten-Clearance. Es gilt:

Css = Infusionsgeschwindigkeit/Clearance

1997 wurde die sog. **TCI (»target controlled infusion«)** für das Hypnotikum Propofol (Kap. 7.2, S. 121) eingeführt. Hierbei wird eine spezielle computergesteuerte Infusionspumpe verwendet, an der die gewünschte Plasmakonzentration an Propofol eingestellt wird. Der Computer errechnet konti-

nuierlich die aktuelle Plasmakonzentration anhand pharmakokinetischer Daten und ändert kontinuierlich die Infusionsgeschwindigkeit, um die eingestellte Zielkonzentration im Plasma zu erreichen bzw. aufrechtzuerhalten (Kap. 7.2, S. 228).

5.2.3 Hypnotika

Allgemeine Bemerkungen

Hypnotika können unterteilt werden in Barbiturat-Hypnotika (die Derivate der Barbitursäure darstellen) und in Nicht-Barbiturat-Hypnotika, die keiner einheitlichen chemischen Gruppe zuzuordnen sind.

Der Wirkmechanismus der Hypnotika ist noch nicht vollständig geklärt. Die meisten Hypnotika scheinen vor allem die Wirkung des Neurotransmitters **γ-Aminobuttersäure (GABA)** zu verstärken. GABA ist der wichtigste inhibitorische Neurotransmitter des zentralen Nervensystems, es wird von GABAerger Neurotransmission gesprochen (Aufbau und Funktionsweise der GABA-Rezeptoren; s.u., S. 116).

Barbiturat-Hypnotika

Barbiturate sind die am längsten bekannten, intravenös zu verabreichenden Anästhetika und wohl immer noch die am häufigsten zur Narkoseeinleitung verwendeten Hypnotika. Barbiturate sind Derivate der **Barbitursäure** (Abb. 5.13). Wird bei der Barbitursäure das C_2-Atom durch ein O_2-Atom ersetzt, liegen **Oxybarbiturate** vor. Wird das C_2-Atom dagegen durch ein Schwefelatom ersetzt, dann handelt es sich um sog. **Thiobarbiturate** (Abb. 5.13).

Barbiturate weisen keine analgetischen Wirkungen auf. Sie sind daher nicht als Monoanästhetika geeignet. Barbiturate sind

Tab. 5.4 Pharmakokinetische Daten der wichtigsten Hypnotika.

Substanz	Verteilungsvolumen [l/kg]	Clearance (ml/kg x min)	Eliminations-halbwertszeit [h]	Proteinbindung [%]	hepatische Extraktionsrate
Thiopental	2,5	3,4	11,5	85	0,15
Methohexital	2,2	10,9	4,0	73	0,50
Etomidat	3–4	15–20	3,0	77	0,90
Diazepam	1–2	0,2–0,5	20–50	98	0,03
Midazolam	1,5	7,5	2,5	94	0,50
Flunitrazepam	3	2	15–20	80	–
Propofol	5	25–30	1	97	0,90
Ketamin	3,0	15	2,5	12	0,90
Droperidol	2,0	14	2,0	90	–

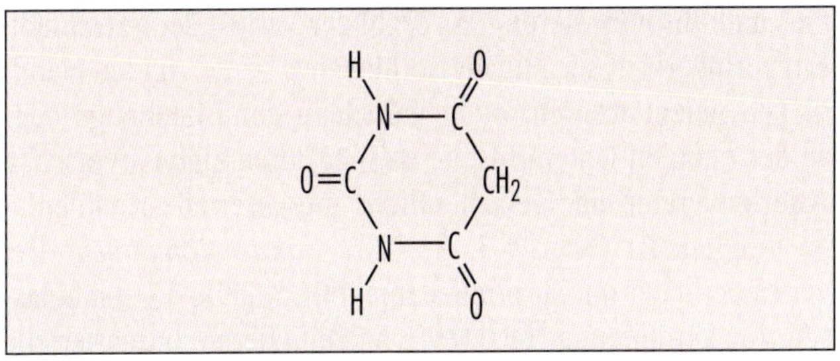

Abb. 5.13 Struktur von Barbitursäure.

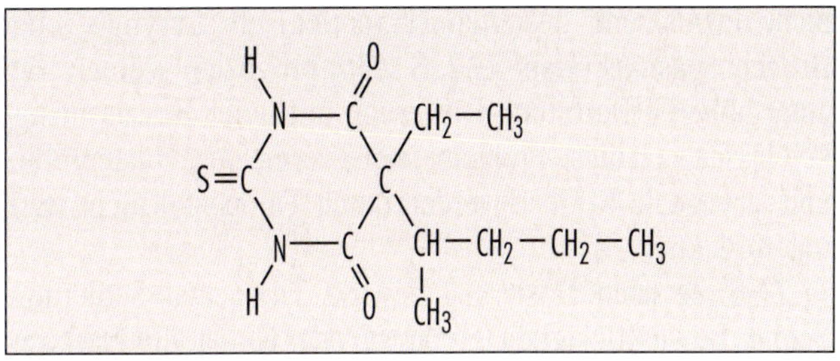

Abb. 5.14 Struktur von Thiopental.

sehr gut fettlöslich und treten daher sehr schnell z. B. ins Gehirn über. Bereits nach ca. 60 Sekunden sind maximale Hirnkonzentrationen erreicht. Barbiturate führen in niedriger Dosierung dazu, dass der inhibitorische Neurotransmitter γ-Aminobuttersäure (GABA) langsamer wieder vom GABA-Rezeptor abdiffundiert und damit stärker wirkt. In hohen Dosierungen scheinen sie zusätzlich den Chloridkanal direkt zu aktivieren.

Thiopental (Trapanal)

Thiopental (Abb. 5.14) gehört zu den Thiobarbituraten und ist durch einen schnellen Wirkungsbeginn und eine kurze Wirkungsdauer gekennzeichnet ist. Es wird vor allem zur Narkoseeinleitung verwendet. Thiopental ist wahrscheinlich das weltweit immer noch am häufigsten angewandte Hypnotikum zur Narkoseeinleitung. Thiopental weist keine analgetische Wirkung auf. Es eignet sich daher nicht als alleiniges Mittel für eine Kurznarkose.

Nach Injektion einer Einleitungsdosis tritt innerhalb von 20–30 Sekunden der Wirkungsbeginn ein. Es stellt sich eine Bewusstlosigkeit ein, die anfänglich von einer Atemdepression oder einem Atemstillstand begleitet ist. Während oder kurz nach der Injektion von Thiopental geben viele Patienten eine Geschmacksempfindung nach Zwiebeln oder Knoblauch an, bevor sie »einschlafen«. Manchmal tritt ein Schluckauf (Singultus) auf. Die Beendigung der Bewusstlosigkeit nach ca. zehn Minuten ist durch den rasch einsetzenden Konzentrationsabfall im Gehirn vor allem durch Umverteilungsphänomene (s. o.) bedingt, d. h. der Großteil des Thiopentals wird relativ schnell in die Muskulatur und anschließend vor allem in das Fettgewebe umverteilt. Die Eliminationshalbwertszeit ($t_{1/2}\beta$) beträgt ca. 11,5 Stunden. Durch die hepatische Metabolisierung fällt die Blutkonzentration langsam weiter ab und unterschreitet die Konzentration im Fettgewebe. Nun diffundiert Thiopental entsprechend dem Konzentrationsgefälle wieder aus dem Fettgewebe zurück ins Blut. Dadurch können längere Zeit niedrige Blutspiegel entstehen, die u. U. ausreichen, um einen langen postoperativen Nachschlaf oder eine lange postoperative Sedierung zu erzeugen (»Überhang«). Die Thiopental-Elimination erfolgt fast ausschließlich durch hepatische Metabolisierung. Die entstehenden wasserlöslichen Abbauprodukte werden über die Nieren eliminiert,

weniger als 1% des Thiopentals wird unverändert über die Nieren ausgeschieden. Thiopental weist mit ca. 85% eine relativ hohe Eiweißbindung auf.

(Pharmakokinetische Daten s. auch Tab. 5.4, S. 112).

Wirkungen und Nebenwirkungen

Herz-Kreislauf-System: Thiopental bewirkt einen dosisabhängigen Blutdruckabfall. Ursache ist vor allem eine Weitstellung der venösen Kapazitätsgefäße und eine negativ inotrope Wirkung (Kap. 41.2, S. 683). Das Blut versackt im venösen System (venöses Pooling). Dieser Blutdruckabfall ist vor allem bei einem vorbestehenden intravasalen Volumenmangel ausgeprägt. Die negativ inotrope Wirkung des Thiopentals mit Abfall des Herzminutenvolumens wird vor allem bei Patienten mit bereits vorbestehender Herzinsuffizienz (Kap. 41, S. 681) klinisch relevant, sodass Thiopental hier vorsichtig dosiert oder vermieden werden sollte. Durch eine reflektorische, vermutlich über Barorezeptoren vermittelte Steigerung der Herzfrequenz wird der durch Vasodilatation und Abnahme des Herzminutenvolumens bedingte Abfall des Blutdrucks teilweise kompensiert.

> **Detailwissen: Barorezeptoren**
>
> Arterielle Barorezeptoren befinden sich im Sinus caroticus und im Bereich des Aortenbogens. Eine Dehnung durch Blutdrucksteigerung führt zu einer Steigerung des Vagotonus mit Vasodilatation und Abnahme der Herzfrequenz. Inhalationsanästhetika können die Funktion dieser Barorezeptoren beeinträchtigen.
>
> Venöse Barorezeptoren sind im rechten Vorhof und den großen, herznahen Venen lokalisiert. Werden diese Strukturen durch einen erhöhten Venendruck (Füllungsdruck) gedehnt, kommt es zu einer reflektorischen Tachykardie (Bainbridge-Reflex).

Atmung: Thiopental bewirkt in hypnotischen Dosen eine zentrale Atemdepression bis zum Atemstillstand. Nach Injektion einer Induktionsdosis atmen die Patienten oft noch einige Male tief durch, bevor ein Atemstillstand eintritt. Thiopental kann über eine zentral vermittelte Dämpfung des Sympathikotonus zu einem Überwiegen der Parasympathikusaktivität mit Stimulierung des N. vagus führen. Werden bei zu flacher Bewusstlosigkeit Manipulationen im Bereich der Atemwege vorgenommen, kann (wie auch bei anderen, nicht ausreichend dosierten Hypnotika) ein Laryngo- oder Bronchospasmus (Kap. 33.2, S. 636) provoziert werden. Bei einer höheren Barbiturat-Dosierung mit tiefer Bewusstlosigkeit lassen sich diese Probleme meist vermeiden. Hustenreflex und laryngeale Reflexe werden durch Thiopental nicht stark unterdrückt.

ZNS: Je nach Dosierung bewirkt Thiopental Sedierung, Schlaf, Bewusstlosigkeit (Hypnose) oder Koma. Zur Narkoseeinleitung wird Thiopental in hypnotischer Dosierung verabreicht. Wie die meisten anderen Barbiturate erhöht auch Thiopental die zerebrale Krampfschwelle. Ein epileptischer Anfall kann daher mit Thiopental durchbrochen werden. Thiopental erniedrigt dosisabhängig die neuronale Aktivität und damit den Sauerstoffbedarf des Gehirns (s. auch Kap. 69.1.4, S. 963). Da eine enge Koppelung zwischen zerebralem Metabolismus und Hirndurchblutung besteht, kommt es bei einer (medikamentös) bedingten Verminderung des zerebralen Stoffwechsels zu einer Abnahme der Hirndurchblutung (mit Abfall eines evtl. erhöhten intrakraniellen Drucks; Kap. 69.2.1, S. 971). So ist Thiopental zur akuten Senkung des intrakraniellen Drucks z.B. bei einem Schädel-Hirn-Verletzten oder einem neurochirurgischen Patienten sehr gut geeignet. Eine maximale Reduktion der $CMRO_2$ ist dann erreicht, wenn im EEG eine nahezu vollständige Hemmung der elektrischen Aktivität (»burst suppression«) erreicht ist. Eine weitere Thiopental-Gabe ist dann nicht sinnvoll (Kap. 69.2.1, S. 971).

Leber: Bei chronischer Anwendung stimuliert Thiopental in der Leber verschiedene Leberenzyme (Enzyminduktion; Kap. 3.2.2, S. 37), wodurch der Abbau von körpereigenen Substanzen sowie von Medikamenten beschleunigt wird. Um eine bestimmte Wirkung zu erzielen, müssen die Medikamente dann immer höher dosiert werden. Besonders wichtig ist die Enzyminduktion bei dem Krankheitsbild der Porphyrie (Kap. 52.2, S. 786), bei der eine abnorm hohe Porphyrinkonzentration vorliegt. Durch eine Barbiturat-Gabe kann unter der eintretenden Enzyminduktion noch eine weitere Steigerung der Porphyrinsynthese auftreten. Hierdurch kann eine akute **Porphyrieattacke** ausgelöst werden. Typische Zeichen einer Porphyrieattacke sind Bauchschmerzen, Erbrechen, Tachykardie und Blutdruckanstieg, neurologische Störungen, Fieber, zerebrale Krampfanfälle und Verwirrung oder Eintrübung.

Histamin-Freisetzung: Nach einer Thiopental-Injektion kann eine anaphylaktoide Reaktion (Kap. 30, S. 611) aufgrund einer Histamin-Freisetzung auftreten.

Versehentliche paravenöse oder intraarterielle Injektion, Venenreizung: Thiopental hat einen pH-Wert von 10,5 und ist damit ausgesprochen alkalisch. Dadurch kann es bei versehentlicher paravenöser Injektion zu Gewebeschädigungen und Nekrosen kommen. Bei einer paravasalen Injektion klagen die Patienten über deutliche Schmerzen. Nach versehentlicher arterieller Injektion treten schwerste Schmerzen auf, die vom Injektionsort bis in die Finger ziehen, und es kommt zur Schädigung der Arterienintima, zu Arterienspas-

mus und -thrombosierung. Es droht der Verlust der Extremität. Ein periphervenöser Zugang sollte daher bevorzugt am Handrücken gelegt werden, nicht jedoch in der Ellenbeuge oder an der radialen Unterarmseite da hier durch einen atypischen Arterienverlauf eine versehentliche intraarterielle Kanülenlage möglich ist (Kap. 6.3, S. 178). *Sofortmaßnahmen:* Bei versehentlicher intraarterieller Injektion Kanüle vorerst belassen, zur Verdünnung NaCl 0,9% nachinjizieren. Intraarterielle Injektion von 5–10 ml Lidocain 1% zur Minderung des Gefäßspasmus; zum Teil wird auch die intraarterielle Gabe von Heparin empfohlen, um das Risiko einer Thrombose zu vermindern. Zusätzlich ist die Anlage einer Stellatumblockade (Blockade des Ganglion stellatum auf Höhe des 6. Halswirbels und damit der Sympathikusfasern für Hals, Arm und obere Thoraxhälfte) oder einer Blockade des Plexus axillaris (Kap. 16.2.2, S. 331) zu erwägen.

Auch bei regelrechter intravenöser Injektion können in 1–2% Venenschmerzen auftreten.

Sonstiges: Thiopental sollte möglichst in einen i.v. Zugang injiziert werden, an dem eine Infusion zügig läuft, sodass das Thiopental nach Injektionsende schnell aus dem Zugang bzw. dem Schlauchsystem ausgespült wird. Falls Thiopental (pH-Wert ca. 10,5) mit z.B. einem nicht depolarisierenden Muskelrelaxans vermischt wird (pH-Wert ca. 4,0), können unlösliche Thiopental-Kristalle ausgefällt werden, die einen Bronchospasmus oder Lungenschädigungen auslösen können (Heier u. Guttormsen 2000).

Kontraindikationen

- vorausgegangene anaphylaktoide Reaktion auf Barbiturate (selten, ca. 1 : 30000)
- Porphyrie
- schwere Herzinsuffizienz
- ausgeprägter intravasaler Volumenmangel

Darreichungsform und Dosierung

- Darreichungsform: Thiopental liegt als gelbes, wasserlösliches Pulver (Natrium-Salz) in einer 500 mg Durchstechflasche vor (Abb. 5.15). Es wird üblicherweise mit 20 ml Aqua ad injectabilia (zu einer 2,5%igen Lösung) aufgelöst und ist dann 24–48 Stunden haltbar. 1 ml entspricht 25 mg.
- Dosierung: Thiopental sollte streng nach Wirkung dosiert werden. Zur Narkoseeinleitung werden beim Erwachsenen im Mittel 3–5 mg/kg KG i.v. benötigt. Bei Kindern sind meistens deutlich höhere Dosierungen notwendig. Bei alten und kranken Patienten sind niedrigere, bei alkohol- oder drogenabhängigen Patienten meist deutlich höhere Dosen notwendig. Durch Vermeidung einer schematischen Dosis und Durchführung einer bedarfsadaptierten Dosistitration lässt sich auch beim Thiopental eine Fehldosierung am ehesten vermeiden.

Da Thiopental zu einem relativ hohen Prozentsatz (ca. 85%) an Plasmaeiweiße gebunden wird, kann bei zu schneller Injektion der nicht eiweißgebundene, freie Anteil erhöht sein (Kap. 5.2.2, S. 111)! Dadurch sind die Wirkungen und Nebenwirkungen verstärkt (Kap. 5.2.2, S. 111). Ähnliches muss bei Eiweißmangelzuständen (z.B. im Rahmen einer Leberzirrhose) oder bei einer Herzinsuffizienz (mit vermindertem Herzminutenvolumen und erniedrigtem Blutfluss) beachtet werden (Kap. 41, S. 681).

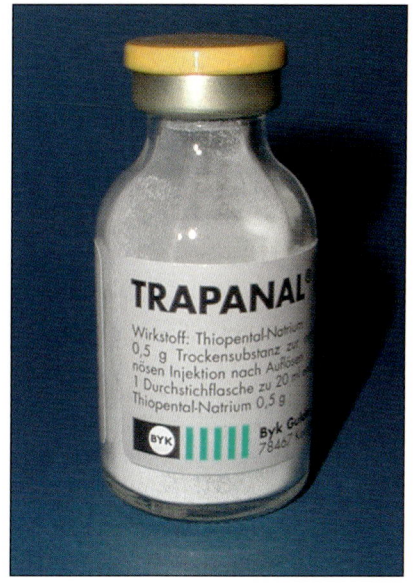

Abb. 5.15 Darreichungsform von Thiopental.

Kurzinformation Thiopental (Trapanal)

Substanzgruppe	Hypnotikum der Barbituratgruppe (Thiobarbiturat)
Wirkungen	dosisabhängig Müdigkeit, Schlaf, Bewusstlosigkeit
Wirkungsbeginn	■ nach ca. 20–30 Sekunden Wirkungsbeginn, kurz wirksam, Einleitungsdosis ca. 10 Minuten Wirkungsdauer
Wirkungsdauer	■ Wirkungsbeendigung vor allem durch Umverteilungsphänomene
Pharmakokinetik	Elimination über hepatischen Abbau
Herz-Kreislauf	Abfall von Blutdruck und Herzminutenvolumen, da negativ inotrope Wirkung und Weitstellung der venösen Kapazitätsgefäße
Atmung	dosisabhängige Atemdepression bis Atemstillstand; Hustenreflex und laryngeale Reflexe werden nicht stark gedämpft; manchmal Singultus
ZNS	■ erhöht die zerebrale Krampfschwelle ■ vermindert den zerebralen Sauerstoffverbrauch stark und führt dadurch zur zerebralen Vasokonstriktion und zum Abfall des intrakraniellen Drucks
Leber	Enzyminduktion
Niere	–
Sonstiges	■ versehentliche paravenöse Injektion kann zu Nekrosen führen ■ versehentliche intraarterielle Injektion kann zu Verlust der Extremität führen (pH-Wert 10,5) ■ Vermischung mit nicht depolarisierenden Muskelrelaxanzien vermeiden (Ausfällung)
Indikationen	■ Narkoseeinleitung ■ Senkung eines erhöhten intrakraniellen Drucks
Kontraindikationen	■ Allergie auf Barbiturate ■ Porphyrie ■ schwere Herzinsuffizienz ■ ausgeprägter Volumenmangel
Dosierung	Einleitung: 3–5 mg/kg KG i.v.
Beurteilung	■ Standardeinleitungshypnotikum ■ weltweit das am häufigsten verwendete Einleitungshypnotikum

Methohexital (Brevimytal)

Methohexital (Abb. 5.16) ist ein sehr kurz wirksames Hypnotikum. Es gehört zu den Oxybarbituraten (s.o., S. 112). In seinem Wirkmechanismus, seinen Wirkungen und Nebenwirkungen ist es dem Thiopental sehr ähnlich, sodass hier nur die Unterschiede zum Thiopental genannt werden.

Methohexital ist noch etwas schneller wirksam als Thiopental. Es ist ungefähr dreimal so potent wie Thiopental, d.h. zur Erzielung einer bestimmten Wirkung ist nur ca. $\frac{1}{3}$ der gewichtsbezogenen Dosis notwendig. Die Wirkungsdauer ist nur ca. halb so lang wie die des Thiopentals. Der Abbau in der Leber erfolgt bei Methohexital wesentlich schneller als bei Thiopental, sodass es das schlecht durchblutete Fettgewebe kaum erreicht und sich dort nur in geringem Ausmaß anreichern kann. Die Eliminationshalbwertszeit beträgt ca. vier Stunden. Aufgrund dieser schnellen Metabolisierung und der sehr kurzen Wirkungsdauer wird z.B. nach einer Narkoseeinleitung zu einem Kaiserschnitt beim Neugeborenen fast keine (Atem-)Depression gesehen. Aus diesem Grund wird Methohexital häufiger zur Einleitung einer Narkose für eine Sectio caesarea (Kap. 67.2.4, S. 948) verwendet.

(Pharmakokinetische Daten s. auch Tab. 5.4, S. 112).

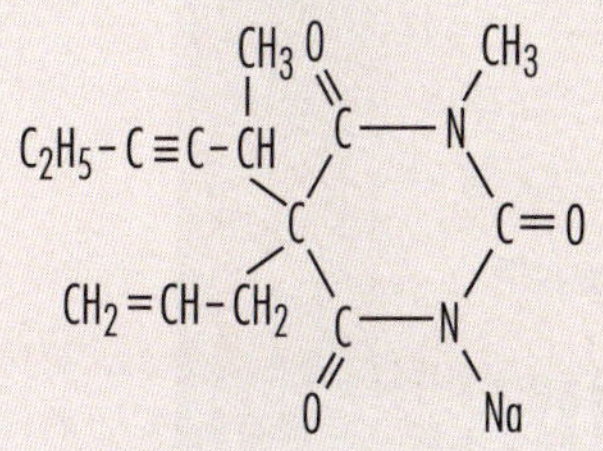

Abb. 5.16 Struktur von Methohexital.

> Im Gegensatz zu anderen Barbituraten führt Methohexital nicht zu einer Reduktion der zerebralen Aktivität. Methohexital kann zerebrale Epilepsieherde sogar stimulieren.

Während der Injektion von Methohexital treten häufiger als bei Thiopental Venenschmerzen auf (in ca. 5%). Eine paravasale Injektion kann – wie auch bei Thiopental (s.o.) – zu Nekrosen, eine intraarterielle Injektion ebenfalls zu Gefäßspasmus, evtl. mit Gangrän, führen.

Darreichungsform und Dosierung

- Darreichungsform: Methohexital liegt als Pulver in Ampullen zu 100 oder 500 mg vor. 100-mg-Ampullen werden mit 10 ml, 500-mg-Ampullen mit 50 ml Aqua ad injectabilia zu einer 1%igen Lösung aufgelöst (Abb. 5.17), die stark alkalisch ist (pH-Wert ca. 11). Die Lösung wäre im Gegensatz zum Thiopental wochenlang haltbar, was jedoch aus hygienischen Gründen nicht ausgenutzt werden darf.
- Dosierung: Narkoseeinleitung mit 1–2 mg/kg KG i.v.

Nicht-Barbiturat-Hypnotika: Benzodiazepine

Angstlösende Medikamente (Tranquilizer, Ataraktika) können unterteilt werden in Meprobamat und die große Gruppe der Benzodiazepine. Benzodiazepine wirken angstmindernd (anxiolytisch), zentral muskelrelaxierend, antikonvulsiv, (anterograd) amnestisch und schlafanstoßend. Denkvermögen und Leistungsfähigkeit werden relativ wenig beeinflusst.

Benzodiazepine wirken über eine Verstärkung der GABAergen Neurotransmission (Richter 1981). An etwa 30–50% aller Synapsen des Gehirns wirkt der Neurotransmitter γ-Aminobuttersäure (GABA) über entsprechende GABA-Rezeptoren. Es wird von **GABAerger Neurotransmission** gesprochen. GABA ist ein inhibitorischer Neurotransmitter. Die zentral dämpfende Wirkung der GABA steht normalerweise in einem Gleichgewicht mit zentral erregenden Transmittern wie N-Methyl-D-Aspartat (NMDA), das über NMDA-Rezeptoren wirkt (Kap. 5.2.3, S. 124). Hypnotika verschieben das Gleichgewicht zwischen GABA und NMDA zugunsten der GABA-vermittelten zentralen Hemmung.

Detailwissen: Neurotransmission über GABA-Rezeptoren

GABA-Rezeptoren können in Typ-A- und Typ-B-Rezeptoren unterteilt werden. Der **GABA-A-Rezeptor** ist Teil der postsynaptischen Membran. Er ist aus mehreren funktionellen Komponenten zusammengesetzt (Abb. 5.18): einem Chloridkanal, der aus fünf Untereinheiten (2 α-, 2 β-, 1 γ-Heteropentamer) besteht, der eigentlichen GABA-Bindungsstelle (auf der β-Untereinheit) und modulierenden Komponenten: der Bindungsstelle für Benzodiazepine (Benzodiazepin-Rezeptor, auf der α-Untereinheit) und Barbiturate (Barbituratrezeptor, auf der β-Untereinheit). Steuergröße der GABA-A-Rezeptoren ist der Chloridkanal. Eine Stimulation der GABA-A-Rezeptoren erhöht die Permeabilität für Chloridionen und führt zum Einstrom von Chlorid in die Zelle. Das Zellinnere wird dadurch stärker negativ geladen. Die postsynaptische Zelle ist hyperpolarisiert und schwerer erregbar, da der Abstand des Ruhepotenzials zum Schwellenpotenzial von –60 mV vergrößert ist. Benzodiazepine verstärken die GABA-Wirkung am GABA-A-Rezeptor. Diese Wirkungsverstärkung ist vermutlich dadurch bedingt, dass die Bindungsneigung (Affinität) der GABA an den GABA-A-Rezeptoren erhöht wird, wenn ein Benzodiazepin im modulierenden Benzodiazepin-Rezeptor gebunden ist.

GABA-B-Rezeptoren hemmen in der präsynaptischen Nervenendigung den Calciumeinstrom und vermindern dadurch die präsynaptische Öffnung der Transmittervesikel und damit die Impulsübertragung. Die Aktivierung der GABA-B-Rezeptoren führt zur Öffnung der Kaliumkanäle und zum Verschluss der Calciumkanäle.

Benzodiazepine werden in der Anästhesie vor allem zur medikamentösen Prämedikation, zur Anxiolyse und Sedierung (z.B. während eines diagnostischen oder therapeutischen Eingriffs in Lokal- oder Regionalanästhesie; Kap. 16.2.4, S. 355) sowie zur intravenösen Supplementierung anderer Anästhetika wie z.B. Ketamin (s.u., S. 123) oder eines Opioids (Kap. 5.2.4, S. 127) eingesetzt. Außerdem werden sie zur Therapie zerebraler Krampfanfälle, zur Sedierung oder zur Einleitung bzw. zur Aufrechterhaltung einer modifizierten Neuroleptanästhesie (Kap. 7.4, S. 232) – insbesondere bei kardiovaskulären Risikopatienten – verwendet.

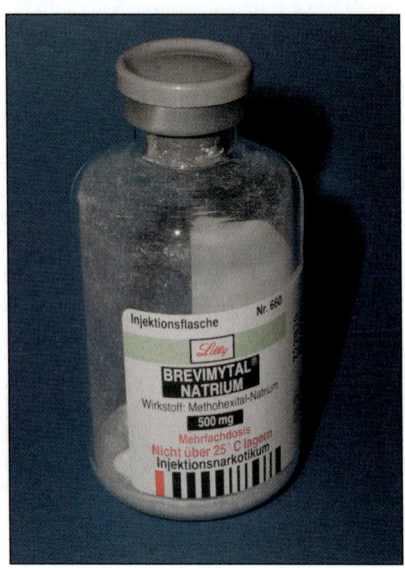

Abb. 5.17 Darreichungsform von Methohexital.

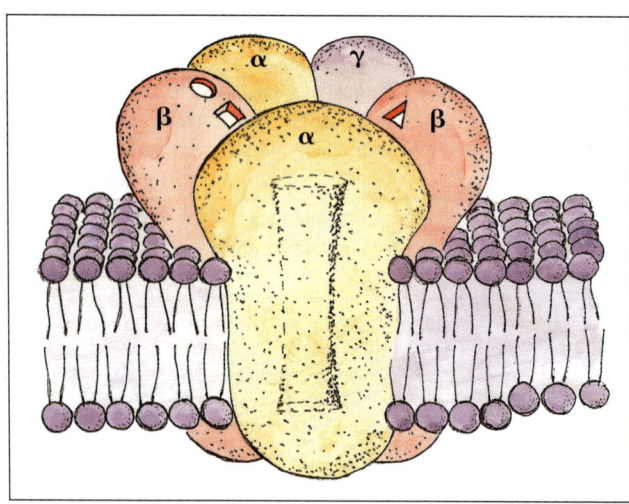

Abb. 5.18 Aufbau eines GABA-A-Rezeptors: Chloridkanal mit Bindungsstellen für GABA (○), Barbiturate (□) und Benzodiazepine (▽).

Manche Patienten – insbesondere ältere Menschen – reagieren auf Benzodiazepine anstatt mit einer Anxiolyse mit einem **paradoxen Erregungszustand.** Benzodiazepine sind bei einer Überempfindlichkeit auf Benzodiazepine sowie bei Myasthenia gravis (Kap. 57.3.2, S. 813) oder Muskelhypotonien anderer Ursache kontraindiziert.

Die Wirkung der Benzodiazepine kann ggf. durch den Benzodiazepin-Antagonisten Flumazenil (Anexate, s.u.) antagonisiert werden.

Diazepam (Valium)

Diazepam (Abb. 5.19) ist die Referenzsubstanz der Benzodiazepine, mit der alle anderen Benzodiazepine verglichen werden.

Diazepam ist gut fettlöslich, wird deshalb nach oraler Gabe gut resorbiert und überschreitet auch gut andere biologische Membranen wie die Blut-Hirn-Schranke. Die Proteinbindung ist mit ca. 98 % sehr hoch. Diazepam wird in der Leber in aktive Metabolite (z.B. Desmethyldiazepam) abgebaut, deren Halbwertszeit länger ist als die der Muttersubstanz. Mit zunehmendem Alter nimmt die Empfindlichkeit auf Diazepam zu und auch die Eliminationshalbwertszeit wird länger. Diazepam gehört zu den lang wirksamen Benzodiazepinen. Die Eliminationshalbwertszeit wird mit 20–50 Stunden angegeben. Bei wiederholter Gabe droht eine Kumulation. Bei Patienten mit einer Leberzirrhose ist die Eliminationshalbwertszeit verlängert. Benzodiazepine weisen ein Suchtpotenzial auf, das jedoch im Vergleich zu dem der Opioide gering ist. Ein akuter Benzodiazepin-Entzug führt zu Unruhe und selten zu zerebralen Krampfanfällen.

(Pharmakokinetische Daten s. auch Tab. 5.4; s.o., S. 112).

Interaktionen mit anderen Substanzen: Durch Diazepam wird der MAC-Wert volatiler Anästhetika vermindert (Kap. 5.1.2, S. 93). Auch die notwendige Induktionsdosis von z.B. Thiopental wird nach einer Prämedikation mit Diazepam vermindert. Die gleichzeitige Gabe des H_2-Antagonisten Cimetidin (Kap. 28.3.2, S. 601) verzögert die Clearance und verlängert die Wirkung von Diazepam.

Wirkungen und Nebenwirkungen

Herz-Kreislauf-System: Diazepam führt auch in höheren Dosierungen nur zu einem geringen Abfall von Herzfrequenz und arteriellem Blutdruck. Bei herzkranken Patienten sowie bei einer Kombination von Benzodiazepinen mit einem Opioid können jedoch Beeinträchtigungen des kardiovaskulären Systems mit Abfall von Blutdruck und myokardialer Kontraktilität auftreten.

Atmung: Diazepam hat bei einer Dosierung von <0,2 mg/kg KG i.v. nur eine geringe atemdepressive Wirkung. Wird es jedoch mit anderen zentral dämpfenden Substanzen (vor allem Alkohol oder Opioiden) verabreicht, kann es zu einer ausgeprägten und lang anhaltenden Atemdepression, evtl. sogar zum Atemstillstand kommen.

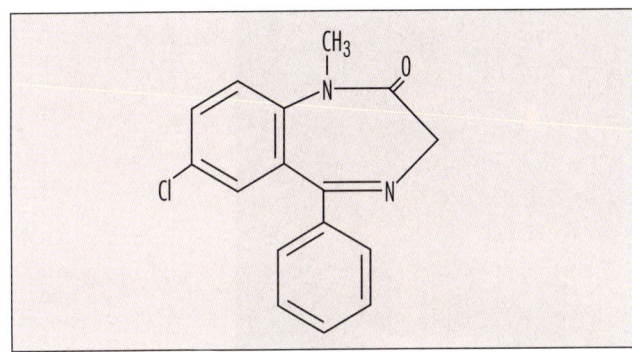

Abb. 5.19 Struktur von Diazepam.

ZNS: Wie andere Benzodiazepine wirkt Diazepam zentral relaxierend, antikonvulsiv, (anterograd) amnestisch und schlafanstoßend. Die zentral muskelrelaxierende Wirkung kann bei Muskelverspannungen erfolgreich ausgenutzt werden. Intraoperativ kann jedoch keine Einsparung an Muskelrelaxanzien (Kap. 5.3, S. 142) erzielt werden. Benzodiazepine vermindern ähnlich wie Barbiturate den zerebralen Blutfluss und den zerebralen Sauerstoffbedarf (CMRO$_2$; Kap. 69.1.4, S. 963). Diese Wirkung ist jedoch weniger stark ausgeprägt als bei den Barbituraten.

Indikationen, Einsatzgebiete

- **Prämedikation** (Kap. 3, S. 35): Normalerweise wird hierbei die orale Gabe vorgezogen, da die intramuskuläre Gabe der konventionellen Diazepamlösung sehr schmerzhaft ist. Die Schmerzhaftigkeit ist vor allem dadurch bedingt, dass für das wasserunlösliche Diazepam in der konventionellen Diazepam-Lösung Lösungsvermittler (Natriumbenzoat, Äthanol, Propylenglykol) enthalten sind, die einen sauren pH-Wert aufweisen. Diazepam kann aus dem gleichen Grund nach Gabe über eine periphervenöse Kanüle leicht zu einer Thrombophlebitis führen. Inzwischen stehen mit Diazepam-Lipuro oder Stesolid auch in Sojabohnenöl gelöste Diazepam-Präparationen zur Verfügung, die schmerzarme Injektionen ermöglichen.
- **Sedierung und Anxiolyse** bei diagnostischen (z.B. Gastroskopie) und therapeutischen Maßnahmen (z.B. Operationen) in Lokal- oder Regionalanästhesie.
- Therapie **zerebraler Krampfanfälle**
- **Intravenöse Narkoseeinleitung** im Rahmen einer modifizierten Neuroleptanästhesie (Kap. 7.4, S. 232): Hier ist Diazepam aufgrund seines langsamen Wirkungsbeginns und seiner langen Wirkungsdauer weitgehend durch andere Benzodiazepine (wie Midazolam oder Flunitrazepam; s.u.) ersetzt worden.
- Therapie des **Alkoholentzugssyndroms** (Kap. 63.5.2, S. 848): Alkohol und Benzodiazepine wirken über den gleichen Mechanismus (Verstärkung der GABAergen Neurotransmitter; s.o.). Aus diesem Grund eignen sich Benzo-

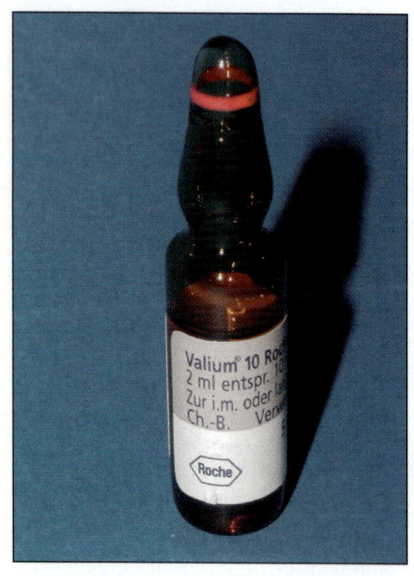

Abb. 5.20 Darreichungsform von Diazepam.

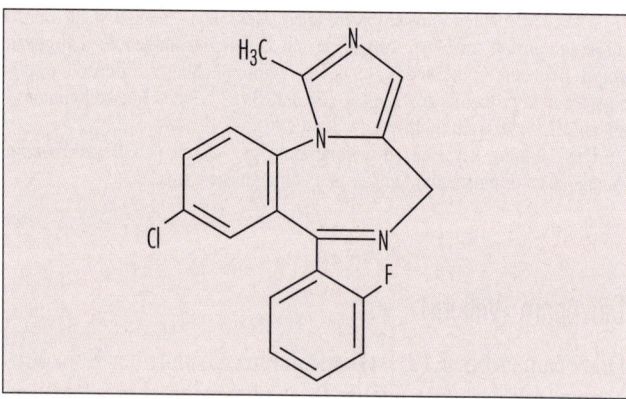

Abb. 5.21 Struktur von Midazolam.

Kurzinformation Midazolam (Dormicum)	
Substanzgruppe	Anxiolytikum der Benzodiazepin-Gruppe
Wirkungen	▪ anxiolytisch ▪ zentral muskelrelaxierend ▪ antikonvulsiv ▪ amnestisch ▪ schlafanstoßend oder hypnotisch in höheren Dosierungen
Wirkungsbeginn, Wirkungsdauer	relativ schnell und kurz wirksames Benzodiazepin
Pharmakokinetik	hepatische Metabolisierung
Herz-Kreislauf	weitgehend kreislaufneutral
Atmung	u.U. Atemdepression, auch in anxiolytischen/sedierenden Dosen!
ZNS	▪ erhöht die zerebrale Krampfschwelle ▪ vermindert zerebralen Sauerstoffbedarf (aber geringer als Barbirurate)
Leber	–
Niere	–
Sonstiges	▪ wirkt über GABA-Rezeptoren ▪ da im Vergleich zu anderen Benzodiazepinen wasserlöslich, kaum Injektionsschmerzen
Indikationen	▪ orale Prämedikation ▪ zur Anxiolyse/Sedierung bei Regionalanästhesien, diagnostischen Maßnahmen
Kontraindikationen	Erkrankungen mit Muskelschwäche
Dosierung	▪ Prämedikation ca. 0,1 mg/kg KG = 7,5 mg oral beim Erwachsenen; bei Kindern ca. 0,5 mg/kg KG oral ▪ Anxiolyse: Boli à 1 mg i.v. beim Erwachsenen
Beurteilung	inzwischen Standardpräparat für orale Prämedikation bei Erwachsenen und Kindern

diazepine auch gut zur Therapie von Alkoholentzugssymptomen; verwendet wird häufig Flunitrazepam.

▪ Therapie von **Muskelverspannungen**, z.B. bei einem Bandscheibenvorfall.

Darreichungsform und Dosierung

▪ Darreichungsform (Abb. 5.20): Valium als Ampullen à 2 ml = 10 mg (1 ml = 5 mg), Diazepam-Lipuro als Ampullen à 2 ml = 10 mg (1 ml = 5 mg)

▪ Dosierung: Der individuelle Dosisbedarf kann bei den einzelnen Patienten sehr stark variieren. Oral werden beim Erwachsenen meist (5–)10 mg verabreicht (ca. 0,15 mg/kg KG). Intravenös empfiehlt sich zur Sedierung eine fraktionierte Dosierung mit Einzelboli von z.B. 2,5 mg beim Erwachsenen. Im Einzelfall (z.B. Alkoholentzugssyndrom) können sehr hohe Dosen bis ca. 1 mg/kg KG notwendig werden (s. auch Kap. 63.5.2, S. 848). Zur Therapie zerebraler Krampfanfälle ist häufig eine Dosis von 0,1 mg/kg KG Diazepam i.v. ausreichend.

Midazolam (Dormicum)

Da alle Benzodiazepine ein vergleichbares Wirkungsspektrum aufweisen, sollen hier vor allem die Unterschiede von Midazolam im Vergleich zur Referenzsubstanz Diazepam dargestellt werden.

Midazolam (Abb. 5.21) ist ein relativ neu entwickeltes, kurz wirksames Benzodiazepin (Wirkmechanismus, S. 116, pharmakokinetische Daten s. auch Tab. 5.4, S. 112).

Midazolam hat gegenüber anderen Benzodiazepinen einige **Vorteile**:

▪ Die **hypnotische Wirkung** ist wesentlich stärker als bei den anderen Benzodiazepinen. Es verursacht eine ausgeprägte (anterograde) Amnesie und eignet sich daher gut zur Prämedikation (Kap. 3, S. 35), zur Sedierung und Anxiolyse bei diagnostischen oder therapeutischen Maßnahmen sowie im Rahmen der Einleitung oder Aufrechterhaltung einer modifizierten Neuroleptanästhesie (Kap. 7.4, S. 232).

Die Wirkung setzt nach intravenöser Gabe bereits nach ca. 1,5 Minuten und damit schneller als nach Diazepam ein.

■ Ein großer Vorteil des Midazolams ist seine **Wasserlöslichkeit**. Dadurch sind keine Lösungsvermittler wie z. B. beim Diazepam notwendig und dadurch ist Midazolam sowohl intravenös, als auch intramuskulär gut verträglich. Die intramuskuläre Injektion von Midazolam ist relativ schmerzarm. Nach intravenöser Gabe treten nur selten Thrombophlebitiden auf.

■ **Kurze Wirkungsdauer**: Die hepatische Metabolisierung und die renale Ausscheidung finden bei Midazolam schneller statt als bei den anderen Benzodiazepinen. Die Eliminationshalbwertszeit von Midazolam wird mit ca. 2,5 Stunden angegeben. Bei der hepatischen Metabolisierung entsteht der aktive Metabolit Hydroxymidazolam, dessen Wirkungsdauer ca. eine Stunde beträgt.

■ **Gute rektale Resorption**: Die rektale Gabe von Midazolam hat sich für die Prämedikation von Kindern (Kap. 64.4.2, S. 869) gut bewährt.

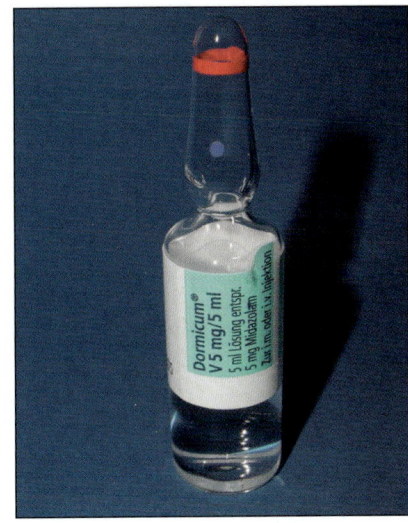

Abb. 5.22 Darreichungsform von Midazolam.

Die fraktionierte Gabe in ca. 1-mg-Boli i.v. ist beim Erwachsenen zu empfehlen. Meist genügen insgesamt 0,05 (–0,1) mg/kg KG i.v. Bei einer Überdosierung droht eine Atemdepression, evtl. sogar eine Apnoe!

Wirkungen und Nebenwirkungen

Herz-Kreislauf-System: Nach einer Injektion von Midazolam bleiben die Herz-Kreislauf-Parameter zumeist weitgehend stabil. Manchmal kann ein Blutdruckabfall auftreten. Dies ist vor allem Folge einer vasodilatierenden Wirkung im venösen System und ist besonders bei vorbestehendem Volumenmangel zu erwarten.

Atmung: Bei der für eine Narkoseeinleitung üblichen Dosierung ist mit einer Atemdepression zu rechnen.

ZNS: Benzodiazepine vermindern ähnlich wie Barbiturate den zerebralen Blutfluss und den zerebralen Sauerstoffbedarf ($CMRO_2$; Kap. 69.1.4, S. 963). Diese Wirkung ist jedoch weniger stark ausgeprägt als bei den Barbituraten.

Darreichungsform und Dosierung

■ Darreichungsform (Abb. 5.22): Brechampullen à 5 ml = 5 mg bzw. 1 ml = 1 mg sind vor allem für die intravenöse Applikation zu empfehlen. Außerdem gibt es Tabletten à 7,5 mg (zur i.m. Applikation sollten Brechampullen à 1 ml = 5 mg bzw. 3 ml = 15 mg bevorzugt werden.)

■ Dosierung
  – Prämedikation: 0,05–0,2 mg/kg KG, zumeist 0,1 mg/kg KG = 7,5 mg (= 1 Tbl.) beim Erwachsenen. Bei Kindern wird inzwischen häufig eine geschmackskorrigierte Midazolam-Lösung in einer Dosierung von 0,5 mg/kg KG (Kap. 64.4.1, S. 866) verabreicht. Auch die rektale Gabe von Midazolam in einer Dosierung von ca. 0,5–0,75 mg/kg KG hat sich für die Prämedikation von Kindern bewährt.
  – Narkoseeinleitung: 0,15–0,2 mg/kg KG i.v.
  – Sedierung und Anxiolyse z.B. bei Regionalanästhesien:

Flunitrazepam (Rohypnol)

Flunitrazepam (Abb. 5.23) wird nach oraler Gabe sehr schnell resorbiert. Die Bioverfügbarkeit beträgt ca. 90%. Flunitrazepam wird zu ca. 80% an Plasmaproteine gebunden. Die Metabolisierung erfolgt in der Leber, wobei noch aktive Metabolite entstehen, deren Eliminationshalbwertszeit länger ist als die der Muttersubstanz. Flunitrazepam wird zu den mittellang wirkenden Benzodiazepinen gerechnet. Die Eliminationshalbwertszeit wird mit ca. 15–20 Stunden angegeben. Flunitrazepam ist wie Diazepam wasserunlöslich und enthält als Lösungsvermittler ebenfalls Natriumbenzoat, Äthanol und Propylenglykol (pharmakokinetische Daten s. auch Tab. 5.4, S. 112).

Wirkungen und Nebenwirkungen

■ Herz-Kreislauf-System: selten Blutdruckabfall
■ Atmung: stärkere Atemdepression, die bereits nach einer üblichen oralen Prämedikation auftreten kann

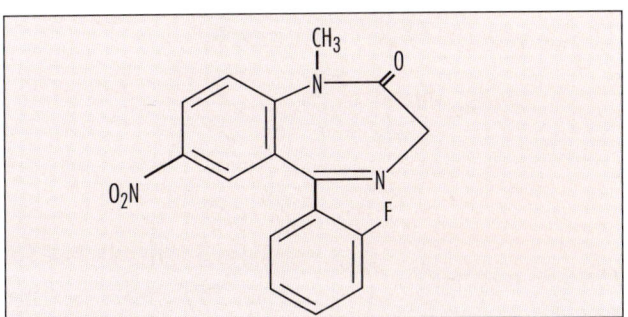

Abb. 5.23 Struktur von Flunitrazepam.

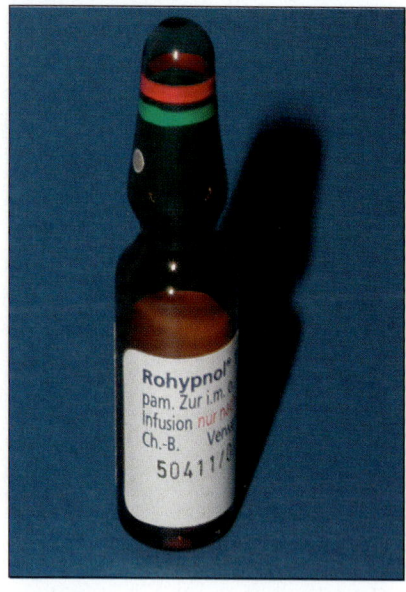

Abb. 5.24 Darreichungsform von Flunitrazepam.

Kurzinformation Etomidat (Etomidat-Lipuro)	
Substanzgruppe	Hypnotikum, gehört nicht zu den Barbituraten
Wirkungen	wird nur in hypnotischen Dosen zur Narkoseeinleitung eingesetzt
Wirkungsbeginn	■ Wirkungsbeginn innerhalb von ca. 30 Sekunden
Wirkungsdauer	■ kurze Wirkungsdauer (ca. 3–4 Minuten bei Einleitungsdosis)
Pharmakokinetik	Wirkungsbeendigung vor allem durch schnelle hepatische Metabolisierung
Herz-Kreislauf	keine relevanten Nebenwirkungen
Atmung	relativ geringe Atemdepression; nach Einleitungsdosis nur kurzfristiger Atemstillstand
ZNS	kann u.U. zerebrale Anfälle begünstigen
Leber	–
Niere	–
Sonstiges	löst u.U. Myoklonien (Muskelzuckungen) aus; hemmt Cortisolsynthese in der Nebennierenrinde, vor allem bei wiederholter/längerfristiger Gabe relevant
Indikationen	Narkoseeinleitung vor allem bei kardiovaskulären Risikopatienten, alten Patienten, zerebralsklerotischen Patienten, intravasalem Volumenmangel
Kontraindikationen	Langzeitanwendung
Dosierung	0,2–0,3 mg/kg KG zur Narkoseeinleitung (zusätzlich sollte ein Opioid verabreicht werden)
Beurteilung	oft als Einleitungshypnotikum der Wahl bei kardiovaskulären Risikopatienten bezeichnet

- ZNS: schlafanstoßende, amnestische und antikonvulsive Wirkung sind stärker ausgeprägt als beim Diazepam
- geringere Inzidenz von Thrombophlebitiden nach intravenöser Gabe als bei Diazepam

Darreichungsform und Dosierung

- Darreichungsform (Abb. 5.24): Ampullen à 1 ml = 2 mg plus 1 ml Lösungsmittel (Aqua ad injectabilia); 1 ml = 1 mg (nach Verdünnung), Tabletten à 1 mg
- Dosierung: zur Prämedikation ca. 1 mg p.o. beim Erwachsenen, zur Narkoseeinleitung 0,02 mg/kg KG i.v.

Andere Nicht-Barbiturat-Hypnotika

Etomidat (Etomidat-Lipuro, Hypnomidate)

Etomidat (Abb. 5.25) ist ein sehr potentes Nicht-Barbiturat-Hypnotikum. Es scheint wie die Barbiturate (und z. B. die Benzodiazepine) über eine Verstärkung der GABAergen Neurotransmitter zu wirken (S. 116). Etomidat ist durch geringe kardiovaskuläre Nebenwirkungen, schnellen Wirkungseintritt, geringe Atemdepression und eine sehr kurze Wirkungsdauer ausgezeichnet. Es eignet sich insbesondere zur Narkoseeinleitung bei Risikopatienten. Etomidat hat keine analgetische Wirkung.

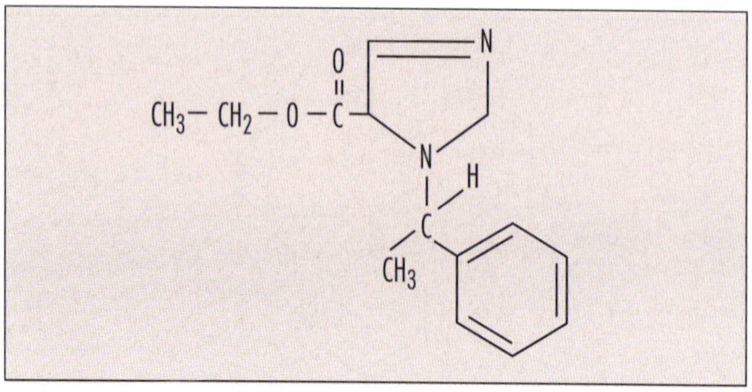

Die Wirkung setzt nach intravenöser Gabe von Etomidat innerhalb von 30 Sekunden ein. Die Wirkungsdauer beträgt bei der normalerweise zur Narkoseeinleitung verwendeten Dosis ca. 3–4 Minuten und ist damit kürzer als bei den Barbituraten Thiopental und Methohexital. Die kurze Wirkungsdauer ist hauptsächlich durch eine sehr schnelle hepatische Metabolisierung bedingt. Wegen der sehr kurzen Wirkungsdauer ist Etomidat als alleiniges Einleitungsmittel bei Inhalationsnarkosen schlecht geeignet. Die Etomidatwirkung klingt oft ab, bevor das meist anschließend verabreichte und nur langsam anflutende Inhalationsanästhetikum ausreichend hohe Partialdrücke erreicht hat. Etomidat wird daher zur Narkoseeinleitung meist mit einem Opioid (z.B. Fentanyl, Sufentanil; Kap. 5.2.4, S. 127) kombiniert.

(Pharmakokinetische Daten s. auch Tab. 5.4, S. 112).

Abb. 5.25 Struktur von Etomidat.

Wirkungen

Herz-Kreislauf-System: Etomidat wird vor allem zur Narkoseeinleitung bei kardiovaskulären Risikopatienten empfohlen, da es keine klinisch nennenswerten Nebenwirkungen am Herz-Kreislauf-System aufweist. Etomidat sollte jedoch stets mit einem Opioid kombiniert werden (s.o.).

Atmung: Etomidat erzeugt eine nur leichte Atemdepression. Gelegentlich kann ein kurzfristiger Atemstillstand auftreten.

ZNS: Etomidat führt zu einer Abnahme von zerebralem Sauerstoffbedarf (CMRO$_2$; Kap. 69.1.4, S. 963), zerebralem Blutfluss und intrakraniellem Druck. Der zerebrale Perfusionsdruck bleibt unbeeinflusst. Ähnlich wie Methohexital kann es zerebrale Epilepsieherde aktivieren.

Keine Histamin-Freisetzung: Wegen einer fehlenden Histamin-Freisetzung ist Etomidat auch bei Patienten geeignet, die zu anaphylaktoiden Reaktionen aufgrund einer Histamin-Freisetzung neigen.

Nebenwirkungen

Venenreizung: Häufig treten während der Injektion von Hypnomidate Venenschmerzen auf. Ursache ist der Lösungsvermittler Propylenglycol. Durch besonders langsame Injektion, Verdünnen von Hypnomidate mit NaCl 0,9% oder Vorgabe einer kleinen Dosis Fentanyl (0,05–0,1 mg; Kap. 5.2.4, S. 131) oder Lidocain 1% (ca. 2 ml; bei kurzfristig gestauter Armmanschette; Kap. 14, S. 296) können diese Venenschmerzen vermindert werden. Inzwischen steht mit Etomidat-Lipuro auch eine weiße Fettemulsion zur Verfügung, die durch weitgehend fehlende Venenschmerzen bei der Injektion gekennzeichnet ist und inzwischen zumeist bevorzugt wird.

Myokloni: Vor allem bei nicht prämedizierten Patienten können Myokloni (Muskelzuckungen) einzelner oder mehrerer Muskelgruppen auftreten. Vom Neokortex ausgehende Hemmungen werden durch Etomidat unterdrückt. Myokloni sind also durch Enthemmung subkortikaler Strukturen bedingt. Durch Vorgabe eines Opioids oder Prämedikation mit einem Benzodiazepin kann die Inzidenz dieser Myokloni vermindert werden.

Hemmung der Cortisolsynthese: Etomidat führt durch eine reversible Blockade der Enzyme 11-β-Hydroxylase und 17-α-Hydroxylase zu einer Hemmung der körpereigenen Cortisolsynthese in der Nebennierenrinde. Folge ist eine verminderte Cortisol- und Mineralokortikoidproduktion. Dies wurde zwar bereits nach wiederholter intraoperativer Gabe beschrieben (Wagner et al. 1984), scheint jedoch vor allem bei längerfristiger Gabe klinisch relevant zu sein. Aus diesem Grund ist Etomidat zur Langzeitsedierung auf der Intensivstation nicht geeignet (Watt u. McLedingham 1984).

Übelkeit und Erbrechen: Übelkeit und Erbrechen treten nach Etomidat häufiger auf (die Inzidenz ist ca. dreimal so hoch wie nach Thiopental).

Indikationen

- kardiovaskuläre Risikopatienten; kardiochirurgische Patienten
- alte Patienten
- zerebralsklerotische Patienten
- Patienten mit intravasalem Volumenmangel

Kontraindikationen

- Langzeitanwendung (s.o.)

Darreichungsform und Dosierung

- Darreichungsform (Abb. 5.26): Etomidat-Lipuro gibt es als Brechampullen à 10 ml (1 ml = 2 mg), Hypnomidate als Brechampullen à 10 ml (1 ml = 2 mg). Es hat sich bewährt, Hypnomidate 1:1 mit Aqua ad injectabilia zu verdünnen (1 ⟋ ml = 1 mg)
- Dosierung: zur Narkoseeinleitung 0,2–0,3 mg/kg KG i.v.

Propofol (Disoprivan)

Propofol (Abb. 5.27) ist ein sehr kurz wirksames Hypnotikum mit schnellem Wirkungsbeginn, das nicht zu den Barbiturat-Hypnotika gehört. Es scheint wie z. B. die Benzodiazepine und Barbiturate über eine Verstärkung der GABAergen Neurotransmission (s.o., S. 116) zu wirken. Es weist keine schmerzlindernde Wirkung auf. Die Wirkung setzt nach intravenöser Gabe innerhalb von ca. 30–40 Sekunden ein. Aufgrund seiner hohen Lipophilie sind bereits nach ca. drei Minuten die maximalen Hirnkonzentrationen nachweisbar. Propofol wird schnell in der Leber metabolisiert. Die Metabo-

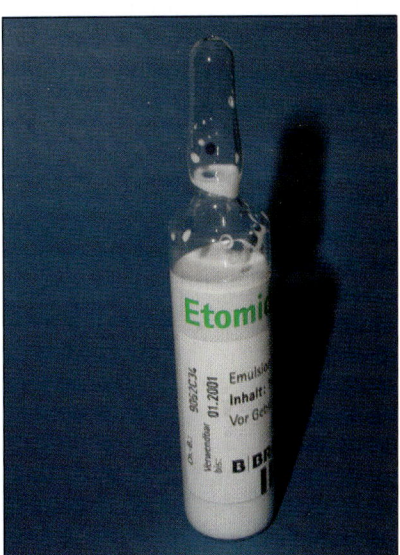

Abb. 5.26 Darreichungsform von Etomidat.

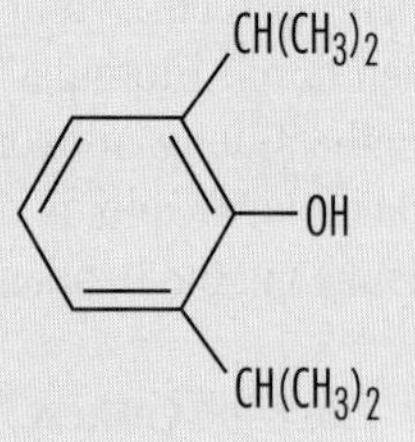

Abb. 5.27 Struktur von Propofol.

lite werden renal eliminiert. Lediglich ca. 2% des Propofols werden unverändert über den Stuhl und ca. 0,3% unverändert über den Urin ausgeschieden. Propofol wird zu ca. 97% an Plasmaproteine gebunden.

(Pharmakokinetische Daten s. auch Tab. 5.4, S. 112).

Wirkungen und Nebenwirkungen

Herz-Kreislauf-System: Propofol wirkt negativ inotrop und senkt den peripheren Gefäßwiderstand. Blutdruck und Herzminutenvolumen nehmen dadurch oft ab (insbesondere bei älteren und koronargeschädigten Patienten). Es empfiehlt sich eine fraktionierte, bedarfsadaptierte Dosierung. Die Herzfrequenz bleibt meist relativ konstant, selten kann sie auch deutlich abfallen.

Atmung: Propofol wirkt deutlich atemdepressiv. Nach Injektion einer üblichen Intubationsdosis tritt eine ca. einminütige Apnoe auf. Propofol dämpft die Atemwegsreflexe deutlich stärker als z.B. Barbiturate oder Etomidat. Um beim Einführen einer Larynxmaske (Kap. 7.1.3, S. 215) möglichst keine Atemwegsreflexe auszulösen, ist als Induktionshypnotikum der ersten Wahl daher Propofol zu empfehlen. Durch Propofol kann auch eine Bronchokonstriktion deutlich vermindert werden. Propofol dämpft vor allem die neuronal vermittelte Bronchokonstriktion, ein direkter Angriff an den glatten Muskelzellen des Bronchialsystem ist dagegen nur von vernachlässigbar geringer Bedeutung (Brown u. Wagner 1999).

ZNS: Nach der Injektion einer klinisch üblichen Dosis treten innerhalb von 30–40 Sekunden ein angenehmes Einschlafen und eine ca. 5–8 Minuten dauernde Bewusstlosigkeit auf. Ein wichtiger Vorteil des Propofols ist darin zu sehen, dass die Patienten sehr schnell und angenehm wach werden. Übelkeit und Brechreiz sind selten (Klockgether-Radke et al. 1995), da Propofol eigene antiemetische Eigenschaften aufweist. Relativ häufig (60%, Käsmacher et al. 1996) berichten die Patienten über Traumerlebnisse. Die Trauminhalte werden ganz überwiegend als angenehm empfunden (Käsmacher et al. 1996). In einzelnen Fallberichten wurde über sexuelle Trauminhalte berichtet. Die Patientenakzeptanz gegenüber einer »Propofol-Narkose« ist normalerweise sehr hoch. Propofol senkt den zerebralen Sauerstoffverbrauch (CMRO$_2$; Kap. 69.1.4, S. 963) und dadurch die zerebrale Durchblutung sowie einen evtl. erhöhten intra-

kraniellen Druck. Propofol wirkt einerseits dosisabhängig antikonvulsiv und wurde in Einzelfällen erfolgreich zur Therapie zerebraler Krampfanfälle eingesetzt bzw. problemlos bei Epileptikern verabreicht (Cheng et al. 1996). Andererseits gibt es auch einzelne Fallbeschreibungen über zerebrale Krampfanfälle bis zu sechs Tage nach Propofol-Gabe (Inzidenz: ca. 1 : 50 000), bei denen ein Zusammenhang mit der Propofol-Gabe diskutiert wird (Collier u. Kelly 1991), zumeist handelte es sich um Patienten mit bekannter Epilepsie. Eine **Histamin-Freisetzung** ist bisher nicht beobachtet worden. Es ist daher auch bei Patienten mit Neigung zu anaphylaktoiden Reaktionen (s. auch Kap. 30, S. 611) gut geeignet.

Indikationen, Einsatzgebiete

Propofol wird vor allem zur Narkoseeinleitung und zur Aufrechterhaltung der hypnotischen Komponente während einer sog. intravenösen bzw. totalen intravenösen Anästhesie (IVA/TIVA; Kap. 7.2, S. 223) mittels Infusionspumpe verabreicht. Unter einer TIVA wird eine Narkoseführung unter Vermeidung von Lachgas und volatilen Anästhetika verstanden. Es wird z.B. eine Kombination von Sauerstoff, Opioid (z.B. Fentanyl), Relaxans und Propofol verabreicht. Propofol ist inzwischen auch zur Sedierung während Lokal- und Regionalanästhesien zugelassen (Kap. 16.2.4, S. 355).

Zubereitung, Darreichungsform und Dosierung

Das wasserunlösliche Propofol wird in einer milchig weißen, 1- oder 2%igen Öl-in-Wasser-Emulsion (Sojabohnenöl) aufbereitet. Vor Gebrauch sollte die Ampulle geschüttelt werden. Wiederholt sind Berichte erschienen, in denen **perioperative Infektionen** mit kontaminiertem Propofol in Verbindung gebracht wurden. Mikroorganismen können sich in der Tat gut in Lipidemulsionen vermehren (Crowther et al. 1996), sodass angebrochene Behältnisse unverzüglich zu verbrauchen sind. Bei kontinuierlicher Verabreichung von Propofol über Spritzenpumpe darf die Infusionszeit aus einem Infusionssystem zwölf Stunden nicht überschreiten. Die Hersteller weisen explizit auf eine streng aseptische Handhabung hin. Die Firma AstraZeneca hat die Formulierung ihres Propofols mittlerweile geändert, und durch Zusatz von 0,005 Gewichtsprozent Dinatriumedetat (Na$_2$EDTA) konnte ein wirksamer Schutz gegen ein Keimwachstum erzielt werden (Hart 2000).

Die **intravenöse Injektion** wird in ca. 30–80% als schmerzhaft angegeben, vor allem bei Injektionen in kleinere Venen. Ursache ist möglicherweise eine Aktivierung der Kininkaskade durch die Substanz selbst. Oft wird daher vor Gabe von Propofol etwas Lokalanästhetikum (z.B. 20 mg Lidocain) in die entsprechende (leicht gestaute) Vene vorinjiziert. Auch durch Zugabe von z.B. 40 mg Lidocain zu 180 mg Propofol (Nathanson et al. 1996) oder durch Vorgabe eines Opioids (z.B. 1,0 mg Alfentanil, Nathanson et al. 1996 oder

Kurzinformation Propofol (Disoprivan)	
Substanzgruppe	Hypnotikum, Sedativum; gehört nicht zu den Barbituraten
Wirkungen	dosisabhängig Sedierung oder Hypnose
Wirkungsbeginn Wirkungsdauer	■ Wirkungsbeginn innerhalb 30–40 Sekunden ■ sehr kurze Wirkungsdauer (ca. 5–8 Minuten nach Einleitungsdosis)
Pharmakokinetik	Wirkungsbeendigung vor allem durch schnelle hepatische Metabolisierung
Herz-Kreislauf	u.U. Abfall von Blutdruck und Herzminuten-volumen, da negativ inotrop und vasodila-tierend
Atmung	■ dosisabhängige Atemdepression ■ dämpft Atemwegsreflexe besser als andere Hynotika
ZNS	■ vermindert zerebralen Sauerstoffbedarf ■ sehr selten postoperative Übelkeit, antieme-tische Wirkung ■ in Einzelfällen wurden zerebrale Krampf-anfälle provoziert
Leber	–
Niere	–
Sonstiges	■ sehr schnelles und angenehmes Erwachen, oft angenehme Träume ■ intravenöse Injektion ist meist schmerzhaft
Indikationen	Narkoseeinleitung und Aufrechterhaltung einer IVA/TIVA, Sedierung bei Regionalanästhesien, diagnostischen Maßnahmen
Kontraindikationen	–
Dosierung	■ Einleitung 1,5–2–2,5 mg/kg KG i.v. ■ Aufrechterhaltung : 4–6(–10) mg/kg KG ■ Sedierung bei Regionalanästhesien: 1–4 mg/kg KG/h
Beurteilung	Hypnotikum der Wahl für IVA/TIVA, Larynx-maskennarkose, ambulante Operationen, sehr kurzen Operationen; hohe Patientenakzeptanz

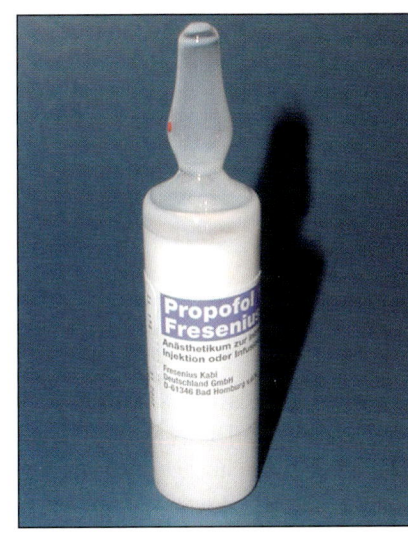

Abb. 5.28 Darreichungs-form von Propofol.

■ 1%ige Lösung: Ampulle à 20 ml. Flasche à 50 ml bzw. 100 ml, Applikationsset für kontinuierlich intravenöse Infusion, ggf. TCI (Kap. 7.2, S. 228)
■ 2%ige Lösung: Flasche à 50 ml

Dosierung: Je nach Verwendung werden die folgenden Dosierungen empfohlen:
■ Narkoseeinleitung: 1,5–2–2,5 mg/kg KG i.v.; bei geriatrischen Patienten ist eine Dosisreduktion auf ca. 1,5 mg/kg KG i.v. notwendig (2,4 mg/kg KG Propofol entsprechen einer Dosierung von ca. 5,5 mg/kg KG Thiopental, Striebel et al. 1995)
■ Aufrechterhaltung einer IVA/TIVA: manuelle Gabe von Repetitionsboli à 10–40 mg
■ kontinuierliche Applikation über Pumpenspritze
  – anfangs (nach der Einleitungsdosis) für ca. zehn Minuten 10 mg/kg KG/h, danach für weitere ca. zehn Minuten ca. 8 mg/kg KG/h, danach Erhaltungsdosis
  – Erhaltungsdosis: ca. 4–6(–10) mg/kg KG/h im Rahmen der IVA (bei einer TIVA wird zur Erhaltung eine etwas höhere Dosierung von fast 10 mg/kg KG/h benötigt)
  – für eine Sedierung werden ca. 1–4 mg/kg KG/h benötigt.

Sonstiges: Lange Zeit war Propofol für Kinder unter drei Jahren nicht zugelassen. Seit September 2000 gibt es für Propofol-lipuro 1% (Fa. Braun, Melsungen) auch für Säuglinge und Kleinkinder, die älter als ein Monat sind, eine Zulassung. Andere Propofol-Hersteller erwarten eine entsprechende Zulassung für ihre Propofol-Präparate in Kürze.

0,1 mg Fentanyl; Kap. 5.2.4, S. 131) können solche Venen-schmerzen vermindert werden. Auch durch Wärmen des Propofols auf 37 °C vor der Injektion kann die Häufigkeit und Intensität des Injektionsschmerzes deutlich vermindert werden (Fletcher et al. 1996). Auch durch Verwendung neuer Öl-phasen (die nicht nur langkettige Triglyceride sondern nun auch mittelkettige Triglyceride enthalten; Propofol-Lipuro 1%; Fa. Braun Melsungen) soll eine bessere Venenverträg-lichkeit erreicht werden (Doenicke et al. 1997).

Darreichungsform (Abb. 5.28): Propofol liegt als 1%ige (bzw. 2%ige) Lösung vor. 1 ml = 10 mg (bzw. 20 mg) Propo-fol. Die 2%ige Lösung wird vor allem zur Sedierung beatme-ter Intensivpatienten eingesetzt. Dadurch kann bei einer län-gerfristigen Gabe die damit verbundene Fettzufuhr (und Volu-menzufuhr) vermindert werden.

Ketamin (Ketanest)

Ketamin (Abb. 5.29) unterscheidet sich sowohl chemisch als auch in seiner Wirkung deutlich von allen anderen intravenös zu verabreichenden Anästhetika und Hypnotika. Es gehört nicht zu den Barbituraten, sondern hat eine strukturelle Ähn-lichkeit mit Halluzinogenen. Ketamin erzeugt einen Zustand,

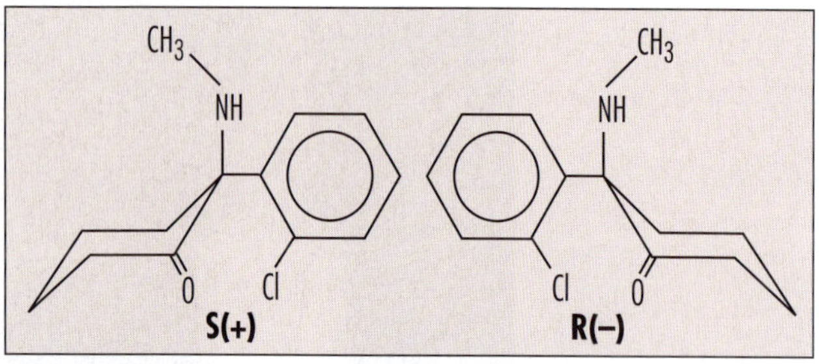

Abb. 5.29 Struktur von Ketamin: S(+)-Ketamin (links), R(-)-Ketamin (rechts).

der als **»dissoziative Anästhesie«** (kataleptischer Zustand) bezeichnet wird. Dieser Zustand ist durch eine gute Analgesie bei nur oberflächlichem Schlaf gekennzeichnet. Die Wirkung von Ketanest setzt nach intravenöser Gabe innerhalb von 60 Sekunden und nach intramuskulärer Gabe innerhalb von 3–4 Minuten ein. Die Wirkungsdauer beträgt nach intravenöser Gabe ca. 5–10, nach intramuskulärer Gabe ca. 12–25 Minuten.

Detailwissen: Ketaminstruktur

Ketamin stellt ein **razemisches Phencyclidinderivat** dar. Unter einem Razemat wird ein optisch inaktives Gemisch einer chemischen Verbindung verstanden, das zu zwei gleichen Anteilen aus strukturell spiegelbildlichen (enantiomeren) und daher optisch entgegengesetzt aktiven Stereoisomeren besteht (rechtsdrehendes S(+)-Ketamin, linksdrehendes R(–)-Ketamin). Das Isomer S(+)-Ketamin ist stärker analgetisch wirksam als das R(–)-Ketamin. Das Isomer R(–)-Ketamin wird für die halluzinogenen Nebenwirkungen des Ketamins (s.u.) verantwortlich gemacht. Das S(+)-Ketamin kann aufgrund der stärkeren Wirkung in der Dosierung halbiert werden. Die Aufwachphase ist bei S(+)-Ketamin kürzer, psychomimetische Reaktionen (s.u.) scheinen jedoch nicht seltener zu sein (Engelhardt 1997). Die Wirkungsdauer von S(+)-Ketamin ist ca. 30% kürzer als die einer entsprechenden (doppelten) Dosis des Razemats. Die kardiovaskulären Nebenwirkungen von S(+)-Ketamin unterscheiden sich jedoch nicht vom Razemat (Zielmann et al. 1997; Zickmann et al. 2000). Bei Patienten mit eingeschränkter Koronarreserve ist ein zurückhaltender Einsatz von S(+)-Ketamin zu empfehlen (Zickmann et al. 2000). Seit 1997 steht das reine S(+)-Ketamin als Ketanest S in Deutschland zur Verfügung. Das S(+)-Ketamin braucht nur halb so hoch dosiert werden wie das Razemat (Übersicht bei Himmelseher u. Pfenniger 1998).

Ketamin hemmt die Wiederaufnahme von Noradrenalin in die synaptischen Nervenendigungen und weist damit eine cocainartige (sympathikussteigernde) Wirkung auf (Kap. 14.1.4, S. 302). Ketamin bindet u.a. auch an die früher zu den Opioid-Rezeptoren gerechneten σ-Rezeptoren (Kap. 5.2.4, S. 127). Die Stimulation der σ-Rezeptoren führt zu den für Ketamin typischen Nebenwirkungen wie Tachykardie, Blutdruckanstieg, Dysphorie und Tachypnoe. Daneben wirkt Ketamin auch erregend (agonistisch) an den μ-Rezeptoren (den Bindungsstellen, über die die meisten Opioide ihre analgetische Wirkung entfalten; Kap. 5.2.4, S. 128). Hierdurch mag ein Teil seiner analgetischen Wirkung bedingt sein. Weiterhin wirkt Ketamin auch erregend (agonistisch) an den muscarinartigen cholinergen Rezeptoren (Kap. 3.2.6, S. 41). Daneben blockiert Ketamin die sog. **N-M**ethyl-**D-A**spartat-Rezeptoren

(NMDA-Rezeptoren, Übersicht bei Kress 1997). Der im zentralen Nervensystem vorkommende exzitatorische Neurotransmitter Glutaminsäure wirkt über NMDA-Rezeptoren und steht in einem Gleichgewicht mit dem inhibitorischen Neurotransmitter γ-Aminobuttersäure, der über GABA-Rezeptoren (s.o., S. 116) wirkt. Eine akute oder chronische Überstimulierung der NMDA-Rezeptoren kann die Nervenzellen schädigen. Ketamin wird inzwischen aufgrund seiner Blockade der NMDA-Rezeptoren eine neuroprotektive Wirkung zugeschrieben (Übersicht bei Pfenninger u. Himmelseher 1997). Die Blockade der NMDA-Rezeptoren vermittelt die anästhetische sowie zum Teil die analgetische Wirkung des Ketamins. (Pharmakokinetische Daten s. auch Tab. 5.4, S. 112)

Wirkungen und Nebenwirkungen

Herz-Kreislauf-System: Über eine Sympathikusaktivierung steigert Ketamin den systolischen und diastolischen Blutdruck. Der myokardiale Sauerstoffverbrauch steigt an. Bei bereits erhöhtem intrakraniellen Druck wird zum Teil eine weitere Drucksteigerung beschrieben. Bei katecholaminpflichtigen Intensivpatienten kann bei Verwendung von Ketamin zur Analgosedierung eine Kreislaufstabilisierung mit Verminderung des exogenen Katecholamin-Bedarfs erwartet werden.

Atmung: Die Atmung wird bei langsamer Injektion kaum beeinflusst. Bei zu schneller Injektion kann ein kurzfristiger Atemstillstand auftreten. Da die Reflexe des Rachens und des Kehlkopfes erhalten bleiben, sollte auf die Einlage eines Guedel-Tubus (Kap. 4.1.5, S. 56) verzichtet werden. Da Ketamin den Speichelfluss und die tracheobronchiale Sekretion steigert, ist eine Prämedikation mit Atropin dringend angezeigt. Beim spontan atmenden Patienten ist es sinnvoll, Sauerstoff über eine Nasensonde zu verabreichen sowie die Atmung genau zu überwachen. Ketamin besitzt durch seinen sympathikusstimulierenden Effekt eine unspezifische bronchodilatierende Wirkung und eignet sich daher auch gut bei Patienten mit Asthma bronchiale. Die bronchodilatierende Wirkung des Ketamins ist sogar etwas stärker ausgeprägt als die des Propofols (Brown u. Wagner 1999). Wie beim Propofol wird auch beim Ketamin vor allem die neuronal vermittelte Bronchokonstriktion gedämpft. Ein direkter Angriff an den glatten Muskelzellen des Bronchialsystems ist dagegen nur von vernachlässigbar geringer Bedeutung (Brown u. Wagner 1999). Ketamin kann beim Status asthmaticus auch als Ultima Ratio versuchsweise eingesetzt werden.

ZNS: Nach Ketamin-Injektion bietet sich ein ungewohntes Bild: Der Patient schaut – nach anfänglichem Nystagmus – meist mit geöffneten Augen ausdruckslos in die Ferne. Trotz Bewusstlosigkeit sind die Lid- und Kornealreflexe erhalten. Der Muskeltonus sowie die Muskeleigenreflexe sind eher erhöht. Die Schutzreflexe (Husten, Schlucken) sind vorhanden, ebenso die Spontanatmung. Im Vordergrund stehen eine gute Analgesie und eine Amnesie (Erinnerungslosigkeit). Es wird von einer »dissoziativen Anästhesie« gesprochen. In der Aufwachphase können, vor allem bei jüngeren Erwachsenen, in bis zu 30% lebhafte Träume – zum Teil auch bedrohliche Angstträume und Erregungszustände – auftreten. Durch zusätzliche Gabe eines Benzodiazepins (z. B. Midazolam, Diazepam; Kap. 5.2.3, S. 116) oder eines Hypnotikums (vor allem Propofol) und durch Abschirmung gegen Umweltreize (z. B. Lärm, grelles Licht) können diese Nebenwirkungen vermindert werden. Diese Angstträume und Halluzinationen schränken die Anwendung von Ketamin stark ein. Diese psychomimetischen Nebenwirkungen scheinen bei dem S(+)-Ketamin nicht seltener zu sein. Bei Verdacht auf einen erhöhten intrakraniellen Druck (z. B. Schädel-Hirn-Trauma) wird der Einsatz von Ketamin kontrovers diskutiert. Zum Teil wird der unter Ketamin evtl. ansteigende intrakranielle Druck auf eine ketaminbedingte Atemdepression zurückgeführt. Durch eine kontrollierte Beatmung sei deshalb ein ketamininduzierter Anstieg des intrakraniellen Drucks vermeidbar (ausführliche Diskussion Kap. 69.2.2, S. 973, Übersicht bei Werner et al. 1997).

Magen-Darm-Trakt: Im Gegensatz zu Opioiden führt Ketamin zu einer wesentlich geringeren Mobilitätshemmung im Bereich des Gastrointestinaltrakts. Aus diesem Grunde wird es öfters für die Analgosedierung von Intensivpatienten propagiert. Insgesamt stellt Ketamin ein sog. Nischenpräparat dar.

Indikationen, Einsatzgebiete

- **Vielfach-Narkosen** z. B. für vielfach zu wiederholende, schmerzhafte Verbandswechsel, Wundversorgungen oder Nekrosenabtragungen – wie dies insbesondere nach Verbrennungen der Fall ist. Der Patient soll hierbei weiterhin spontan atmen.
- **Narkoseeinleitung** vor allem bei Patienten mit einem akuten intravasalen Volumenmangel (z. B. hämorrhagischer anaphylaktoider oder septischer Schock). Bei diesen Patienten droht während der Narkoseeinleitung meist ein weiterer Blutdruckabfall. Bei Verwendung von Ketamin zur Narkoseeinleitung dieser Patienten bleibt der Kreislauf meist relativ stabil.
- **Notfall-, Katastrophen-, Wehrmedizin**: aufgrund der relativ hohen Sicherheitsbreite ist Ketamin für solche Situationen besonders geeignet
- **Sonstige Indikationen**: schwerer Bronchospasmus, schwere Leberinsuffizienz, Perikardtamponade, konstriktive Perikarditis, evtl. Einleitung zur Sectio caesarea oder Ergänzung einer inkompletten Regionalanästhesie

Kontraindikationen

- Erkrankungen, bei denen eine Steigerung der Herzfrequenz oder eine Zunahme des myokardialen Sauerstoffverbrauchs vermieden werden muss, z. B. instabile Angina pectoris, Herzinfarkt in den letzten sechs Monaten

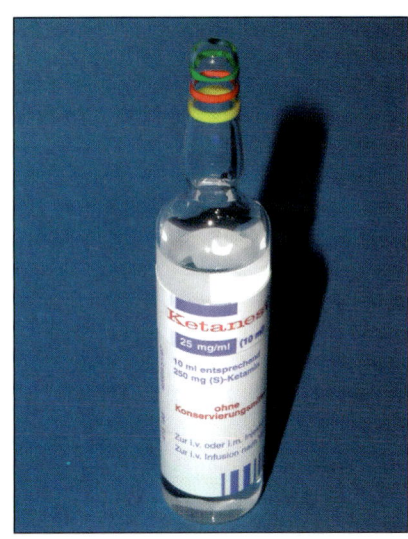

Abb. 5.30 Darreichungsform von Ketamin.

- offene Augenverletzungen (Kap. 72.2, S. 1076)
- Erkrankungen, bei denen eine Blutdrucksteigerung vermieden werden muss, z. B. arterieller Hypertonie, Zerebralsklerose, Präeklampsie, Eklampsie
- erhöhter intrakranieller Druck (allerdings kontrovers diskutiert; s. o. und Kap. 69.2.2, S. 973)
- chronischer Alkoholismus, psychische Erkrankungen
- Epilepsie, da Ketamin u. U. einen epileptischen Anfall auslösen kann

Darreichungsform und Dosierung

- Darreichungsform (Abb. 5.30)
  - Ketamin 50/100/500 mg Curamed: Ampulle à 5/2/10 ml enthält 50/100/500 mg
  - Ketanest S Ampulle à 5/20 ml = 25/100 mg, Injektionsflasche à 10/50 ml = 250/1250 mg
- Dosierung von Ketamin-Razemat
  - intravenöse Narkoseeinleitung: 1–2 mg/kg KG langsam i. v. (bei zu schneller Injektion droht ein Atemstillstand; als Wiederholungsdosis empfiehlt sich die halbe Initialdosis)
  - intramuskuläre Narkoseeinleitung: ca. 4 mg/kg KG i. m.
  - Schmerztherapie: ca. 0,25–0,5 mg/kg KG (z. B. Verbandswechsel; gewünschte starke Analgesie unter erhaltener Spontanatmung in der präklinischen Notfallmedizin bei nicht intubierten Patienten)
  - kontinuierliche Applikation zur Analgosedierung in der Intensivmedizin: initial 0,2–0,8 mg/kg KG, danach kontinuierlich 0,4–1(–2) mg/kg KG/h

Droperidol (Dehydrobenzperidol)

Droperidol (**Deh**ydro**b**enz**p**eridol; Abk. DHBP, Abb. 5.31) gehört zur Gruppe der Neuroleptika. Neuroleptika können unterteilt werden in Butyrophenone (z. B. Droperidol, Haloperidol),

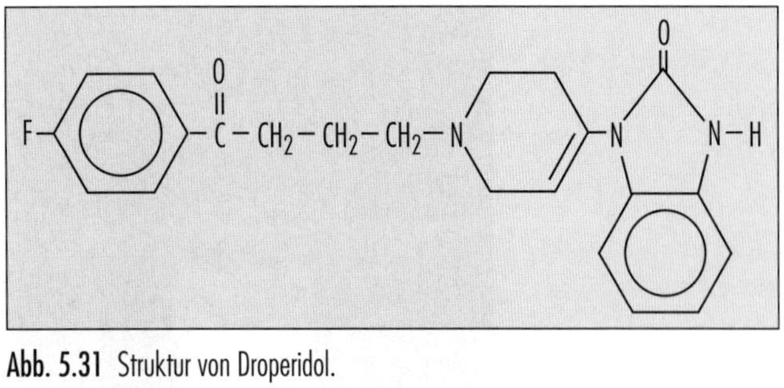

Abb. 5.31 Struktur von Droperidol.

Phenothiazine (z. B. Promethazin; Kap. 3.2.3, S. 37) und Thioxantene (z. B. Chlorprothixen, das früher zur Prämedikation von Kindern eingesetzt wurde). Wie andere Neuroleptika wirkt Dehydrobenzperidol antagonistisch an den $Dopamin_2$-Rezeptoren.

Detailwissen: Dopamin-Rezeptoren

Dopamin-Rezeptoren können inzwischen in D_{1-5}-Rezeptoren unterteilt werden. Eine Stimulation der D_1-Rezeptoren erhöht die Aktivität der Adenylatcyclase. Eine Stimulation des Enzyms Adenylatcyclase führt zur Bildung von zyklischem Adenosinmonophosphat (cAMP; Kap. 23.2.1, S. 485). D_1-Rezeptoren werden durch das Katecholamin Dopamin stimuliert (Kap. 23.2.1 S. 489). Eine Aktivierung der D_2-, D_4- und D_5-Rezeptoren führt u.a. zu einer Hemmung der Adenylatcyclase. Die Aktivierung der D_3-Rezeptoren bewirkt eine Schließung von Calciumkanälen. In der Anästhesie werden neben D_1-Agonisten oft D_2-Antagonisten (z.B. DHBP) eingesetzt.

Die Wirkungsdauer von Droperidol beträgt ca. 8–10 Stunden, die Plasmahalbwertszeit liegt bei lediglich zwei Stunden. Ursache hierfür ist die lange Bindung an den Rezeptor und die relativ schnelle Elimination des nicht rezeptorgebundenen Anteils.

(Pharmakokinetische Daten s. auch Tab. 5.4, S. 112)

Wirkungen und Nebenwirkungen

Herz-Kreislauf-System: Droperidol bewirkt normalerweise eine Vasodilatation durch partielle Blockade der für die Gefäßkonstriktion wichtigen α-Rezeptoren (α-Blockade; Kap. 23.2.1, S. 485). Folge dieser α-Blockade kann ein **Blutdruckabfall** nach Droperidol-Gabe sein. Besteht bei dem Patienten ein intravasaler Volumenmangel, der durch eine Gefäßengstellung kompensiert wird, so erzeugt die Gefäßweitstellung nach einer größeren Dosis an Droperidol u.U. einen ausgeprägten Blutdruckabfall.

Die **Atmung** wird kaum beeinflusst.

ZNS: Neuroleptika bewirken Sedierung, Gleichgültigkeit und motorische Antriebshemmung (sog. **neuroleptisches Syndrom**). Neuroleptika führen weder zu Schlaf noch zu Amnesie. Sie weisen keine analgetische Wirkung auf. Während sie Angstzustände im Rahmen psychiatrischer Erkrankungen gut dämpfen, sind sie bei Situationsängsten, wie z.B. präoperativer Angst, wenig wirksam. Es kann evtl. zu dysphorischen Zustän-

den und Antriebsarmut kommen. Die Patienten erscheinen daher äußerlich oft ruhig, können aber innerlich erregt sein. Neuroleptika dämpfen die Temperaturregulation und können daher auch bei postoperativem Kältezittern erfolgreich eingesetzt werden. Neuroleptika haben eine starke **antiemetische Wirkung** (Hemmung von Übelkeit und Brechreiz), die durch den Dopamin-Antagonismus im Bereich der Chemorezeptortriggerzone erklärt wird (Kap. 31.1, S. 621). Folge der dopaminantagonistischen Wirkung der Neuroleptika können **extrapyramidale Bewegungsstörungen** sein. Diese können unterteilt werden in:

- Frühdyskinesien (fast nur zu Beginn der Therapie): Blickkrämpfe, Hyperkinesien der mimischen Muskulatur, z.B. plötzliches Herausstrecken der Zunge
- Neuroleptika-bedingtes Parkinson-Syndrom: hypokinetische Bewegungsstörungen ähnlich wie bei Morbus Parkinson, die durch Rigor, Tremor und Akinese gekennzeichnet sind
- Spätdyskinesien: hyperkinetisches Syndrom
- malignes neuroleptisches Syndrom: schwere hypokinetische extrapyramidal-motorische Störungen mit Kreislauf- und Bewusstseinsstörungen sowie hohem Fieber; Mortalität bis zu 20%

Die perioperative Gabe von Droperidol kann bei Patienten mit einer **Depression** zu einem postoperativen Rezidiv führen. Bei Patienten mit einer Epilepsie kann durch Droperidol u.U. ein epileptischer Anfall ausgelöst werden, da Neuroleptika die zerebrale Krampfschwelle erniedrigen.

Leber, Niere: Leber und Nieren werden kaum beeinflusst.

Antihistaminwirkung durch Blockade der H_1-Rezeptoren mit Dämpfung anaphylaktoider Reaktionen (Kap. 30, S. 611).

Sonstiges: Droperidol (wie viele andere Psychopharmaka auch) verlängert die QT-Zeit im EKG und kann damit zu Herzrhythmusstörungen führen (Reilly et al. 2000). Das Risiko solcher Herzrhythmusstörungen wird z.B. durch Hypokaliämie oder myokardiale Ischämie verstärkt. Die Firma Janssen-Cilag (Neuss), der bisherige Droperidol-Hersteller, wird die Produktion von Droperidol einstellen.

Indikationen, Einsatzgebiete

Prämedikation: Droperidol wurde früher sehr häufig in einer fixen Kombination mit Fentanyl zur intramuskulären Prämedikation eingesetzt. (Mischpräparat Thalamonal = 1 ml Injektionslösung enthält 2,5 mg Droperidol und 0,05 mg Fentanyl). Dies ist heute sehr umstritten, da lediglich eine Antriebshemmung, nicht jedoch eine Anxiolyse erreicht wird.

Neuroleptanästhesie: Droperidol wurde vor allem im Rahmen der sog. klassischen Neuroleptanästhesie (NLA; Kap. 7.4, S. 232) verwendet. Heute wird bei der nur noch selten durchgeführten NLA anstatt des Droperidols meist ein Benzodiazepin verwendet.

Verwendung als (postoperatives) **Antiemetikum** (Kap. 31.2.2, S. 622).

Kontraindikationen

- ausgeprägter intravasaler Volumenmangel
- Parkinsonismus, Epilepsie oder Depressionen in der Anamnese, da diese Krankheitsbilder verschlimmert werden können (s.o.)
- Phäochromozytom (Kap. 51.4.5, S. 780).
- ausgeprägte Aortenstenose (Kap. 43.2.1, S. 703)

Darreichungsform und Dosierung

- Darreichungsform (Abb. 5.32): Ampullen à 2 ml = 5 mg (1 ml = 2,5 mg)
- Dosierung
  - als Antiemetikum: 0,0625–1,25–2,5 mg i.v. beim Erwachsenen
  - Narkoseeinleitung für eine Neuroleptanästhesie: 0,1 bis 0,2 mg/kg KG = 5–15 mg i.v. beim Erwachsenen. Bei intravasalem Volumenmangel muss vor der Narkoseeinleitung ausreichend Flüssigkeit infundiert werden. Gegebenenfalls muss Droperidol niedriger dosiert oder fraktioniert verabreicht werden, um einen stärkeren Blutdruckabfall zu vermeiden. Nachinjektionen von Droperidol sind bei einer NLA nur bei langen Operationen (nach einigen Stunden) notwendig. Es empfiehlt sich eine Wiederholungsdosis von ca. 5 mg langsam i.v. Bei zu schneller Injektion droht ein Atemstillstand. Als Wiederholungsdosis empfiehlt sich die halbe Initialdosis.

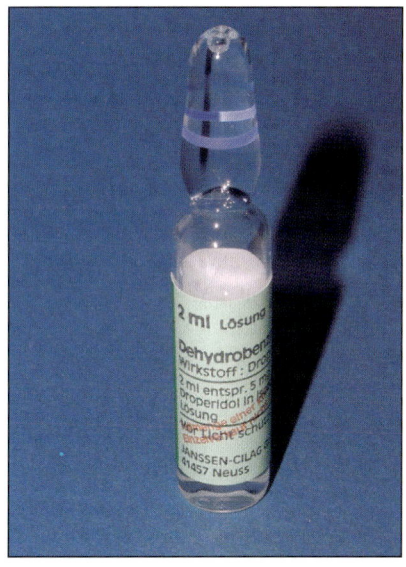

Abb. 5.32 Darreichungsform von Droperidol.

5.2.4 Opioide

Allgemeine Bemerkungen

Unter dem Begriff »**Opiate**« werden die aus dem Opium gewonnenen, schmerzlindernden Alkaloide verstanden. Alkaloide sind alkalisch reagierende, stickstoffhaltige Naturstoffe, die in vielen Pflanzen gebildet werden. Das wichtigste Alkaloid ist Morphium. Die Bezeichnung **Opioid** ist ein Überbegriff für alle Opiate und opiatartig wirkenden Substanzen. Zum Teil werden alle Substanzen, die über Opioid-Rezeptoren ihre Wirkung entfalten, zu den Opioiden gerechnet, deshalb werden teilweise auch die körpereigenen morphinartigen Substanzen (Endorphine, Dynorphine, Enkephaline) sowie die Opioidantagonisten zu den Opioiden gerechnet (der Begriff Endorphin ist eine Abkürzung für **end**ogene **morphin**artige Substanzen).

Durch Opioide wird vor allem das protopathische Schmerzempfinden (das über C-Fasern vermittelt wird) und weniger der epikritische Schmerz (der über Aδ-Fasern vermittelt wird) gehemmt. Andere Sinneswahrnehmungen wie Druck-, Temperatur- und Lageempfinden werden dagegen nicht beeinflusst. Opioide dämpfen auch das emotionale Schmerzempfinden sehr stark. Sie führen zu einer Distanzierung vom Schmerz. Der Schmerz wird evtl. noch wahrgenommen, er stört den Patienten aber kaum.

Opioid-Rezeptoren

Die Opioide wirken vor allem über spezifische Opioid-Rezeptoren des zentralen Nervensystems (Terenius 1973; Hughes et al. 1975). Diese Opioid-Rezeptoren befinden sich vor allem im Bereich des Rückenmarkhinterhorns (in der sog. Substantia gelatinosa) sowie im Bereich des zentralen Höhlengrau (im periaquäduktalen Grau), daneben in Thalamus, Hypothalamus, Hirnstamm, limbischem System und in geringer Anzahl auch in der Großhirnrinde. Im Kleinhirn gibt es vermutlich keine Opioid-Rezeptoren. Inzwischen wurden Opioid-Rezeptoren allerdings vereinzelt auch in der Körperperipherie nachgewiesen (North u. Egans 1983). Es sind mittlerweile fünf verschiedene Opioid-Rezeptoren postuliert worden (Pasternak 1988): μ- (μ$_1$ und μ$_2$), δ-, κ-, ε- und σ-Rezeptoren (Tab. 5.5). Die Opioid-Rezeptoren sind primär die Bindungsstellen für körpereigene Endorphine, Enkephaline und Dynorphine. Diese stellen die *endogenen Liganden* dar. An den μ-Rezeptoren wirken vor allem die Endorphine (zum Teil auch die Enkephaline und Dynorphine). Enkephaline wirken vor allem über die δ-Rezeptoren und Dynorphine vor allem über die κ-Rezeptoren. Über die ε-Rezeptoren wirkt das vom Hypophysenvorderlappen im Rahmen von Stresssituationen ins Blut freigesetzte β-Endorphin. σ-Rezeptoren werden inzwischen nicht mehr zu den Opioid-Rezeptoren gerechnet, da deren Wirkungen nicht durch Opioidantagonisten (Naloxon) antagonisierbar sind. Ketamin (s.o.) scheint an die σ-Rezeptoren zu binden. Deren Stimulation führt zu Dysphorie, Tachykardie und Hypertension. Die μ-Rezeptoren werden zum Teil subklassifiziert in μ_1-Rezeptoren (Analgesie, Euphorie, Miosis, Übelkeit, Harnretention, Juckreiz) und μ_2-Rezeptoren (Atemdepression, Sedierung, Euphorie, Bradykardie). Wünschenswert wären exogen zuführbare, selektive μ_1-Agonisten. δ-Rezeptoren modulieren vermutlich die μ-Rezeptoren.

Über die Opioid-Rezeptoren wirken auch von exogen zugeführte Opioide. Die klinisch wichtigsten Opioid-Rezeptoren sind die μ- und die κ-Rezeptoren. Über die μ-Rezeptoren werden bei einer Zufuhr exogener Opioide vor allem sehr starke (supraspinale) Analgesie, Atemdepression, psychische Abhängigkeit und Euphorie vermittelt. Die κ-Rezeptoren sind für eine relativ schwache (spinale) Analgesie (s. u.) und Sedierung verantwortlich. Die κ-Rezeptoren vermitteln nur eine geringe Atemdepression.

Klassifizierung der Opioide

Opioide binden an Opioid-Rezeptoren und führen zu einer entsprechenden Wirkung (»intrinsic activity«). Ein bestimmtes Opioid bindet sich normalerweise nicht nur an einen Opioid-Rezeptortyp, sondern meist an mehrere Rezeptortypen. Ein Opioid kann an den einzelnen Rezeptoren unterschiedlich wirken:

- reiner Agonist
- Partialagonist
- reiner Antagonist
- gemischter Agonist/Antagonist

Reiner Agonist: Reine Agonisten entfalten nach Bindung an einem (oder mehreren) Rezeptortyp(en) die maximal durch diesen Rezeptortyp vermittelte Wirkung (»intrinsic activity«). Morphin z. B. (wie auch Fentanyl, Alfentanil, Sufentanil, Remifentanil, Piritramid, Pethidin, s. u.) wirkt an μ-Rezeptoren (und in geringerem Ausmaß an κ-Rezeptoren) als reiner Agonist.

Partialagonist: Von Partialagonisten wird gesprochen, wenn das Opioid an einem (oder mehreren) Opioid-Rezeptoren nur eine submaximale Wirkung (»partielle intrinsic ac-

tivity«) entfaltet (Martin 1979). Die maximale analgetische Wirkung von Partialagonisten ist also immer geringer als die von reinen Agonisten am gleichen Rezeptortyp. Trotz weiterer Dosissteigerung nimmt bei den Partialagonisten relativ bald die Wirkung nicht weiter zu, lediglich die nicht rezeptorvermittelten Nebenwirkungen können verstärkt werden. Es wird von einem Deckeneffekt, dem sog. **Ceiling-Effekt** gesprochen (Abb. 5.33). Werden Partialagonisten verabreicht, nachdem vorher bereits ein reiner Agonist verabreicht wurde, können sie im Falle einer stärkeren Affinität zum Rezeptortyp den reinen Agonisten verdrängen und ihre geringere Wirkung entfalten. Dadurch kann ein antagonistischer Effekt imponieren. Buprenorphin (Temgesic, S. 138) wird zu den μ-Partialagonisten gerechnet. Da es von allen Opioiden die höchste Affinität zum μ-Opioidrezeptor hat, kann es einen solchen antagonistischen Effekt aufweisen (Latasch u. Christ 1986).

Reiner Antagonist: Reine Opioidantagonisten binden sich ebenfalls an die Opioid-Rezeptoren, haben aber keine »intrinsic activity«. Mit einem Opioidantagonisten kann die Wirkung eines Opioids aufgehoben (antagonisiert) werden. Naloxon (Narcanti) wirkt an den μ-, δ-, κ- und ε-Rezeptoren antagonistisch.

Agonist/Antagonist: Ein Opioid-Agonist/Antagonist verhält sich an einem (oder mehreren) Rezeptortyp(en) als reiner Agonist, an einem (oder mehreren) anderen als Antagonist. Beispiel für einen Agonisten/Antagonisten ist Pentazocin (Fortral, S. 139), das an μ-Rezeptoren als Antagonist, an κ- (und σ-)Rezeptoren als Agonist wirkt. Auch Nubain (Nalbuphin) gehört in die Gruppe der Agonisten/Antagonisten.

Potenz eines Opioids: Potenz bedeutet Wirkung pro Dosis. Fentanyl ist z.B. 70-mal so potent wie Morphin. Zur Erzielung einer bestimmten Wirkung ist daher lediglich ein 70stel der Morphin-Dosis notwendig. Das Wirkungsmaximum dieser beiden Medikamente ist jedoch gleich. Beides sind reine Agonisten am μ-Rezeptortyp und haben deshalb das gleiche Wirkungsmaximum. Von Buprenorphin wird meist angegeben, dass es ca. 40–50-mal so potent ist wie Morphin. Sein Wirkungsmaximum ist jedoch wesentlich niedriger als von Morphin, da es am μ-Rezeptor als Partialagonist wirkt, während Morphin ein reiner Agonist ist (Abb. 5.33). Die Angabe einer Potenzrelation von Partialagonisten bzw. Agonisten/Antagonisten zu reinen μ-Agonisten ist dabei problematisch, da deren Dosis-Wirkungs-Kurven nicht parallel verlaufen. Zur Therapie stärkster Schmerzen sollten nur reine μ-Agonisten verwendet werden, die im Prinzip fast unbegrenzt hoch dosiert werden können. Ein Ceiling-Effekt tritt bei ihnen erst sehr spät ein. Im Rahmen von Narkosen werden daher ausschließlich reine μ-Agonisten wie Fentanyl, Sufentanil, Alfentanil oder Remifentanil verwendet. Die Mittel der Wahl für stärkste Tumorschmerzen sind ebenfalls reine μ-Agonisten wie Morphin oder Fentanyl.

Die hoch potenten Opioide Fentanyl, Sufentanil, Alfentanil und Remifentanil weisen geringere unspezifische, nicht

Tab. 5.5 Die über die verschiedenen Opioid-Rezeptoren vermittelten Wirkungen

Rezeptor	Wirkungen
μ_1 (My 1)	starke (supraspinale) Analgesie, Bradykardie, Sedierung
μ_2 (My 2)	Atemdepression, physische Abhängigkeit, Euphorie
δ (Delta)	Modulation der μ-Rezeptorenwirkung, schwache Analgesie
κ (Kappa)	schwache (spinale) Analgesie (die über die Kappa-Rezeptoren vermittelte Analgesie erreicht sehr bald einen Ceiling-Effekt); geringe Atemdepression; Sedierung
ε (Epsilon)	Stressreaktion (Angriffspunkt für β-Endorphin)

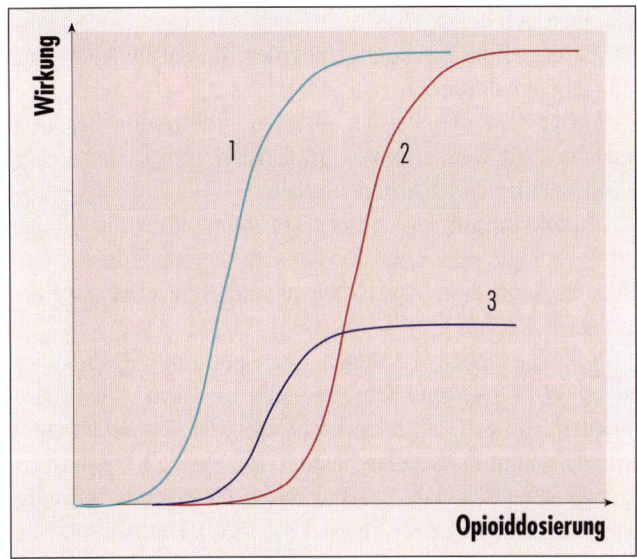

Abb. 5.33 Dosis-Wirkungs-Beziehung von reinen Opioidagonisten mit hoher Potenz (1, z. B. Fentanyl), Partialagonisten (2, z. B. Morphin) bzw. Agonisten/Antagonisten (3, z. B. Buprenorphin).

Tab. 5.6 Wirkungen und Nebenwirkungen einer akuten Opioid-Therapie.

Wirkungen	Nebenwirkungen
▪ Analgesie	▪ Atemdepression (!)
▪ Sedierung	▪ Übelkeit/Brechreiz
	▪ Euphorie
	▪ Obstipation
	▪ Miosis

rezeptorvermittelte Nebenwirkungen (wie z. B. eine Histamin-Freisetzung) auf als weniger potente Opioide.

Wirkungen und Nebenwirkungen der Opioide

Die einzelnen Opioide unterscheiden sich vor allem in ihren pharmakokinetischen Eigenschaften. Dagegen sind die pharmakodynamischen Eigenschaften der einzelnen Opioide vergleichbar. Sämtliche Opioide haben das gleiche Wirkungs- und Nebenwirkungsspektrum (Tab. 5.6).

Hauptwirkungen einer akuten Opioid-Therapie sind Analgesie und Sedierung. An **Nebenwirkungen** treten bei den Opioiden aufgrund einer zentralen Dämpfung bestimmter Hirnareale z. B. eine Atemdepression sowie eine Hustendämpfung (antitussive Wirkung) auf. Aufgrund einer zentralen Erregung bestimmter Hirnareale kommt es z. B. zu stecknadelgroßen Pupillen (Miosis) und evtl. zum Erbrechen. Periphere Nebenwirkungen sind eine Kontraktion der glatten Muskulatur mit spastischer Obstipation, Erhöhung des Sphinktertonus im Bereich von Gallenwegen, Blase oder Magenausgang.

Herz-Kreislauf-System: Die meisten Opioide zeichnen sich durch eine ausgesprochen geringe Beeinträchtigung des kardiovaskulären Systems aus. Ausnahmen bilden z. B. Pethidin, das negativ inotrop wirkt (Kap. 41.2, S. 683), Pentazocin (s. u., S. 139), das über eine Stimulation der σ-Rezeptoren zu Tachykardie und Hypertonie führt, und das Morphin (S. 131), das aufgrund einer deutlichen Histamin-Freisetzung zu einem Blutdruckabfall führen kann. Die Kreislaufregulationsmechanismen sind jedoch unter Opioiden eingeschränkt, es

besteht eine Neigung zur orthostatischen Dysregulation, d. h. beim Aufstehen des Patienten kann der Blutdruck deutlich abfallen. Mögliche Ursachen der hierfür verantwortlichen Dilatation arterieller und venöser Gefäße sind eine direkte Vasodilatation, eine Histamin-Freisetzung (insbesondere bei Morphin) sowie eine Beeinträchtigung der neuronalen Kontrolle der Kreislaufregulation. Opioide führen meist zu einer leichten Abnahme der Herzfrequenz. Ursache ist eine zentrale Sympathikushemmung und eine Aktivierung vagaler Zentren. Durch Parasympatholytika wie Atropin kann eine solche Bradykardie therapiert oder verhindert werden. Bei schmerzgeplagten Patienten bewirken Opiode oft einen deutlichen Abfall der erhöhten Herzfrequenz, da die schmerzbedingte Tachykardie dadurch beseitigt wird.

Atmung, Atemwege: Die mit Abstand wichtigste Nebenwirkung im Rahmen einer akuten Opioid-Therapie ist die **Atemdepression**. Die CO_2-Antwortkurve ist unter Opioid-Gabe nach rechts verschoben. Der CO_2-Partialdruck steigt an. Außerdem sind typischerweise die Atemfrequenz erniedrigt, das Atemzugvolumen erhöht und das Atemminutenvolumen erniedrigt. Das Ausmaß der Atemdepression ist bei äquianalgetischer Dosierung verschiedener Opioide gleich stark ausgeprägt. Lediglich der Zeitpunkt der maximalen Atemdepression ist je nach Pharmakokinetik der einzelnen Opioide unterschiedlich. Eine Atemdepression ist allerdings nur bei einer Opioid-Überdosierung zu befürchten, weshalb beim spontan atmenden Patienten eine streng bedarfsadaptierte Dosistitration wichtig ist (Kap. 83.2.1, S. 1188). Bei höheren Dosierungen kann es zum Atemstillstand kommen. Typisch für eine Opioid-Gabe ist, dass die Patienten auf Aufforderung durchatmen, werden sie in Ruhe gelassen, »vergessen« sie zu atmen. Die atemdepressive und sedierende Wirkung der Opioide kann durch Benzodiazepine deutlich verstärkt werden.

Vor allem schnell wirkende Opioide (vor allem Alfentanil, Remifentanil; s. u.) können nach intravenöser Gabe zu einer Muskelrigidität, insbesondere der Atemmuskulatur (**Thoraxrigidität**) und der Abdominalmuskulatur führen. Hierdurch kann die Atmung/Beatmung erschwert werden. Durch eine schnelle Opioid-Injektion oder die zusätzliche Gabe von Lachgas kann die Inzidenz einer Muskelrigidität erhöht werden. Bei Beatmung des Patienten über eine Gesichtsmaske ist hierbei ein hoher Beatmungsdruck notwendig, wodurch die

Gefahr besteht, dass Beatmungsgemisch in den Magen insuffliert wird. Gegebenenfalls kann eine umgehende Relaxierung des Patienten notwendig werden. Opioide wirken antitussiv (sie hemmen den Hustenreflex), wodurch z.B. anästhesierte und intubierte Patienten oder langfristig intubierte Intensivpatienten den Endotrachealtubus besser tolerieren.

ZNS: Opioide können aufgrund ihrer atemdepressiven Wirkung mit Anstieg des arteriellen Kohlendioxidpartialdrucks (p_aCO_2) zu einer Steigerung eines evtl. bereits erhöhten intrakraniellen Drucks führen (Kap. 69.2.1, S. 971). Extrem hohe Dosen an Opioiden können sehr selten zu zerebralen Krampfanfällen führen, die sich mit einem Opioidantagonisten (z. B. Naloxon) aufheben lassen. Dies ist insbesondere bei Pethidin (s. u., S. 138) möglich, da dessen Metabolit Norpethidin ZNS-stimulierende Eigenschaften aufweist. Opioide haben typischerweise eine emetische Wirkung, die vor allem durch eine direkte Stimulation der Chemorezeptortriggerzone bedingt ist. Eine opioidbedingte Übelkeit scheint auch durch eine Reizung des Vestibularorgans verstärkt zu werden, denn bei postoperativ immobilisierten Patienten ist nach einer Opioid-Gabe die Inzidenz von Übelkeit und Erbrechen seltener als bei schnell mobilisierten ambulanten Patienten. Die für eine Opioid-Gabe typische Miosis (»stecknadelkopfgroße Pupillen«) kann als diagnostisches Kriterium für eine relevante Opioid-Plasmakonzentration herangezogen werden.

Magen-Darm-Trakt: Opioide senken die Säureproduktion des Magens und vermindern die Pankreas- und Gallensaftsekretion. Der Tonus in Magenantrum, Dünndarm und Dickdarm ist erhöht, wodurch eine spastische Obstipation verursacht werden kann. Die Vorwärtsperistaltik ist vermindert. Der Druck in den Gallenwegen kann deutlich ansteigen. Ursache ist ein opioidbedingter Spasmus des Sphincter Oddi. Hierdurch sind kolikartige Schmerzen möglich, die durch einen Opioidantagonisten (z. B. Naloxon, S. 140) aufgehoben werden können.

Harn ableitendes System: Hier kommt es zu einer Tonussteigerung. Eine Tonussteigerung des Blasensphinkters kann zu Harnverhalt führen.

Leber: Da die meisten Opioide größtenteils hepatisch metabolisiert werden, muss ihre Dosierung bei einer Leberinsuffizienz meist reduziert werden.

Endokrinium: Durch sehr hohe Opioid-Dosen können stressbedingte endokrine Reaktionsmuster unterdrückt werden, es kann eine »stress-free anaesthesia« erzielt werden (Kap. 79.4.2, S. 1128).

Sonstige Nebenwirkungen: Die Gabe eines Opioids führt zu einem Wärme- und Schweregefühl vor allem in den Extremitäten. Ein evtl. auftretender Juckreiz ist vermutlich durch eine Histamin-Freisetzung bedingt. Bei ehemals Opioidsüchtigen kann durch Gabe eines Opioids eine erneute Abhängigkeit ausgelöst werden (Kap. 64.5.3, S. 850). Deshalb sollte bei ihnen perioperativ auf Opioide verzichtet und intraoperativ ein volatiles Inhalationsanästhetikum vorgezogen werden. Im Rahmen der postoperativen Schmerztherapie sind dann z. B. Lokal- und Regionalanästhesieverfahren oder antipyretische Analgetika (wie z.B. Novaminsulfon; Kap. 83.2.1, S. 1183) vorzuziehen. Bei gleichzeitiger Gabe von Monoaminooxidase-Hemmern (MAO-Hemmern) und Pethidin können unerwünschte Interaktionen auftreten (Kap. 63.1.3, S. 843)

Wichtige Opioide

Im Rahmen der Narkoseführung sowie bei beatmeten Intensivpatienten kommen fast ausschließlich die Opioide Fentanyl, Alfentanil, Sufentanil und Remifentanil zum Einsatz. Die anderen in Tabelle 5.7 aufgelisteten Opioide werden zum Teil im Rahmen der postoperativen Schmerztherapie (Kap. 83, S. 1179) oder der Tumorschmerztherapie eingesetzt.

Tab. 5.7 Relative Potenz, pharmakokinetische Daten sowie äquianalgetisch (gleich stark) wirksame Dosen verschiedener Opioide.

Opioid	analgetische Potenz	Eliminationshalbwertszeit [h]	Verteilungsvolumen [l/kg KG]	Clearance [ml/kg x min]	Proteinbindung [%]	pK_a-Wert	äquianalgetische Dosen
Morphin	1	2–4	3,3	25–23	30	8,0	10 mg
Fentanyl	100	3–5	3,5–6	8–20	80–85	8,4	0,1 mg
Alfentanil	10–20	1,0	0,3–1	3–8	90–93	6,5	0,5–1 mg
Sufentanil	500–1000	3	2,0–3,0	10–15	93	8,0	10–20 µg
Buprenorphin	30–50	4	2	15	95	8,5	0,2–0,3 mg
Pethidin	0,125	3,5–8,0	3–4	10–15	40	8,5	80 mg
Piritamid	0,8	3–4	7	20	65	8,5	8 mg
Pentazocin	0,3–0,5	3–4	7	20	65	8,5	30–50 mg
Nalbuphin	1	5	–	42	50–70	8,7	10 mg
Remifentanil	250–500	0,15–0,3	0,2–0,3	30–40	80	7,1	20–40 µg

Morphin

Morphin (Abb. 5.34) ist die Referenzsubstanz für sämtliche Opioide. Es gehört zu den reinen μ-Agonisten. Die Plasmaproteinbindung beträgt ca. 30%. Morphin ist im Vergleich zu anderen Opioiden relativ gut wasserlöslich (hydrophil). Das große Verteilungsvolumen des schlecht fettlöslichen Morphins ist durch dessen starke Aufnahme in hydrophile Gewebe, besonders in die Muskulatur, zu erklären. Morphin wird in der Leber metabolisiert und in glucuronidierter Form über die Nieren ausgeschieden. Hauptmetabolite sind das Morphin-3- und Morphin-6-Glucuronid. Morphin-3-Glucuronid ist pharmakologisch inaktiv. Morphin-6-Glucuronid hat die Wirkungen eines sehr potenten Opioids. Es wird renal eliminiert. Etwa $\frac{1}{3}$ der Morphindosis wird extrahepatisch überwiegend in der Niere metabolisiert. Knapp 15% des Morphins werden unverändert renal eliminiert. Diese extrahepatische Metabolisierung ist der Grund dafür, dass es bei einer Leberzirrhose zu keiner wesentlichen Beeinträchtigung der Morphin-Clearance kommt. Bei einer Niereninsuffizienz können höhere Plasmakonzentrationen an Morphin-6-Glucuronid zu einer lange anhaltenden Atemdepression führen (Osborne et al. 1986). Die Eliminationshalbwertszeit der Glucuronide ist beträchtlich länger als die des freien Morphins. Die Bioverfügbarkeit nach oraler Morphin-Gabe beträgt ca. 20–25% (Osborne et al. 1990; Hoskin et al. 1989; Gourlay et al. 1986).

Aufgrund des pK_a-Wertes von 8,0 liegen bei physiologischem pH-Wert nur knapp 10% des Morphins als nicht ionisierte Moleküle vor. Lediglich dieser nicht ionisierte Anteil kann die Blut-Hirn-Schranke überwinden. Da Morphin deshalb nur langsam über die Blut-Hirn-Schranke diffundiert, korreliert die Wirkung relativ schlecht mit der Plasmakonzentration. Die Hirnkonzentration folgt nach einer intravenösen Bolusgabe mit einer deutlichen zeitlichen Verzögerung der Plasmakonzentration. Die Wirkungsdauer von Morphin beträgt ca. vier Stunden. Morphin kann die MAC von Inhalationsanästhetika um max. 70% senken.

Wirkungen und Nebenwirkungen

Nach Morphin-Gabe tritt häufiger ein **Blutdruckabfall** auf, der vor allem auf eine Histamin-Liberation zurückzuführen ist. Durch eine Verlangsamung der Injektionsgeschwindigkeit kann die Histamin-Freisetzung und damit das Ausmaß des Blutdruckabfalls minimiert werden.

Indikationen, Einsatzgebiete

Morphin wird in Deutschland selten zur Schmerztherapie bei Intensivpatienten, häufig jedoch zur Therapie chronischer Tumorschmerzen verwendet. Intraoperativ wird es in Deutschland so gut wie nicht mehr eingesetzt.

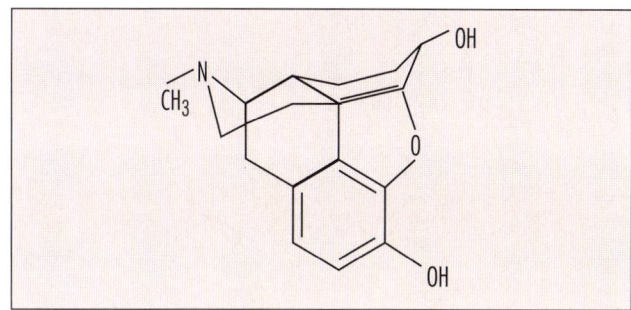

Abb. 5.34 Struktur von Morphin.

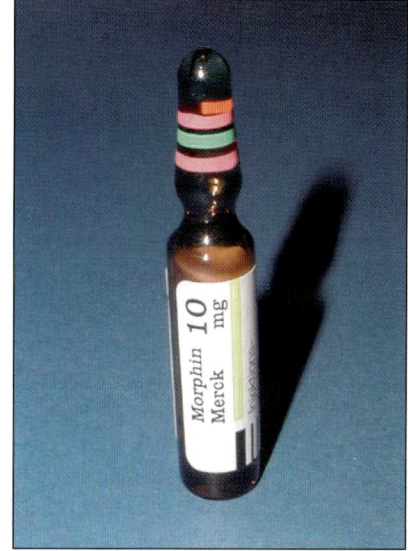

Abb. 5.35 Darreichungsform von Morphin.

Darreichungsform und Dosierung

- Darreichungsform (Abb. 5.35): Morphinum-hydrochloricum-Amphiolen à 10 mg oder 20 mg; MSI-Mundipharma-Ampullen à 10 mg (10 mg/ml), 20 mg (20 mg/ml), 100 mg (100 mg/5 ml) bzw. 200 mg (200 mg/10 ml)
- Dosierung: im Rahmen der postoperativen Schmerztherapie beim Erwachsenen zumeist (5–)10 mg Morphin als mittlere Erfolgsdosis

Fentanyl (Fentanyl-Janssen)

Fentanyl (Abb. 5.36) ist ein in der Anästhesie und Intensivmedizin sehr gebräuchliches, intravenös zu verabreichendes synthetisches Opioid-Analgetikum, das chemisch dem Pethidin verwandt ist. Es gehört wie Sufentanil, Alfentanil und Remifentanil (s. u.) in die Gruppe der 4-Anilinopiperidin-Opioide. Fentanyl ist ca. 800-mal potenter als Pethidin und ca. 100-mal potenter als Morphin. Fentanyl erzeugt seine Wirkungen vor allem durch Bindung an die μ-Opioid-Rezeptoren in Gehirn und Rückenmark. Die Eiweißbindung im Blut beträgt ca. 80–85%. Bei intravenöser Gabe setzt die Wirkung sehr rasch ein. Nach ca. zwei Minuten beginnt die atemdepressive Wir-

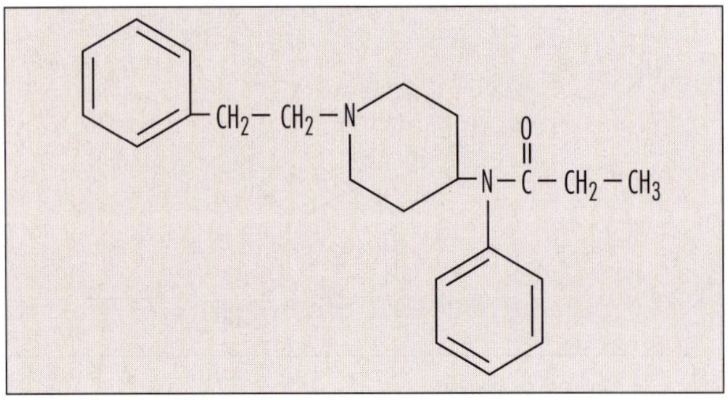

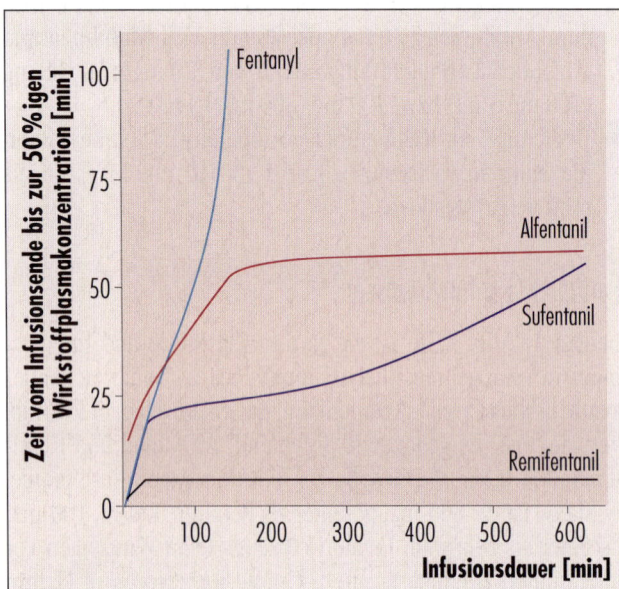

Abb. 5.36 Struktur von Fentanyl.

kung. Die maximale Hirnkonzentration und damit die maximale Wirkung ist nach ca. sechs Minuten zu erwarten. Dieser schnelle Wirkungsbeginn ist vor allem durch die hohe Lipophilie von Fentanyl bedingt. Die Analgesie dauert ca. 20–30 Minuten an. Die Eliminationshalbwertszeit beträgt dagegen 3–5 Stunden und ist sogar länger als bei Morphin. Ursache dieser langen Eliminationshalbwertszeit ist das relativ große Verteilungsvolumen aufgrund seiner Anhäufung im (Fett-) Gewebe. Daher kommt es bei wiederholter Gabe zur Kumulation. Mit zunehmender Infusionsdauer steigt die kontextsensitive Halbwertszeit (Kap. 5.2.2, S. 110) schnell an (Abb. 5.37). Die Wirkungsbeendigung ist primär durch Umverteilungsphänomene (Kap. 5.2.2, S. 109) bedingt. Durch die starke Gewebespeicherung kann es postoperativ beim Erwachen des Patienten mit der damit verbundenen vermehrten Durchblutung der Muskulatur zu einer verstärkten Auswaschung aus der Muskulatur mit einem **sekundären Plasma-Peak** und der erhöhten Gefahr einer postoperativen Atem-

depression kommen. Fentanyl wird in der Leber zu inaktiven Metaboliten abgebaut. Außerdem findet ein deutlicher »first-pass-uptake« in der Lunge statt, d.h. 45–85% des Fentanyls werden bei der ersten Passage durch die Lungenstrombahn dort gebunden und nur allmählich wieder ins Blut abgegeben. Die MAC von Inhalationsanästhetika kann maximal um ca. 70% vermindert werden (s.o.).

Wirkungen und Nebenwirkungen

Herz-Kreislauf-System: Selbst hohe Fentanyldosen führen normalerweise zu keinen stärkeren Veränderungen der kardiovaskulären Parameter. Die Myokardkontraktilität und das Herzminutenvolumen nehmen nur minimal ab. Der arterielle Blutdruck kann etwas abfallen, was dann auch dazu führt, dass der myokardiale Sauerstoffbedarf etwas abnimmt. Bei Kombination eines Opioids mit Lachgas kann jedoch eine gewisse Myokarddepression nachgewiesen werden, insbesondere bei vorbestehender eingeschränkter myokardialer Leistungsfähigkeit. Auch die Kombination eines Opioids mit einem Benzodiazepin kann zu einem Abfall von arteriellem Blutdruck, Herzminutenvolumen und peripherem Gefäßwiderstand führen.

Atmung: Bereits ab 0,1 mg ist mit einer deutlichen Atemdepression zu rechnen. Beim nicht relaxierten Patienten tritt manchmal eine Versteifung der Thoraxmuskulatur auf (Thoraxrigidität; s.o.).

Leber und Nieren: Toxische Nebenwirkungen sind nicht zu erwarten.

Magen-Darm-Trakt: Die Erhöhung des Gallenwegstonus ist bei Fentanyl stärker ausgeprägt als bei Morphin. Etwa 30% der Patienten entwickeln nach Fentanyl-Gabe einen Spasmus des Sphinkter Oddi.

Histamin-Freisetzung: Im Gegensatz zu Morphin führt Fentanyl zu keiner relevanten Histamin-Freisetzung.

Indikationen, Einsatzgebiete

Narkoseeinleitung und -aufrechterhaltung: Fentanyl wird vor allem im Rahmen einer intravenösen bzw. totalen intravenösen Anästhesie (IVA/TIVA; Kap. 7.2, S. 223) angewandt. Auch bei einer Inhalationsnarkose wird häufig, vor allem bei Narkoseeinleitung, zusätzlich eine kleinere Fentanyl-Dosis verabreicht, um eine schonende Narkoseeinleitung zu ermöglichen und Inhalationsanästhetika einzusparen (balancierte Anästhesie; Kap. 7.3, S. 230). Fentanyl wird vor allem zur intraoperativen Analgesie bei länger dauernden Eingriffen verwendet.

Bei der **Analgosedierung** von Intensivpatienten wird Fentanyl häufig in Kombination mit einem Benzodiazepin eingesetzt. Bei kontinuierlicher Infusion kumuliert Fentanyl jedoch schnell, und die kontextsensitive Halbwertszeit nimmt deutlich zu (Kap. 5.2.2, S. 110, Abb. 5.37).

Abb. 5.37 Kontextsensitve Halbwertszeit von Opioiden. Aufgetragen ist die Infusionsdauer gegen die Zeitspanne nach Infusionsende bis zum Abfall der Plasmakonzentration auf 50% (= kontextsensitive Halbwertszeit).

Außerdem wird (transdermales) Fentanyl zur Therapie chronischer Schmerzen bei **Tumorpatienten** eingesetzt.

Darreichungsform und Dosierung

- Darreichungsform (Abb. 5.38): Brechampullen à 2 ml = 0,1 mg (1 ml = 0,05 mg); Brechampullen à 10 ml = 0,5 mg (1 ml = 0,05 mg)
- Dosierung
  - Initialdosierung bei Narkoseeinleitung: balancierte Anästhesie: 1,5–3 µg/kg KG (= 0,1–0,2 mg beim Erwachsenen); IVA/TIVA: 1,5–3 µg/kg KG (= 0,1–0,2 mg i.v. beim Erwachsenen). Wichtig ist eine ausreichende Initialdosis, um die Opioid-Rezeptoren aufzusättigen. Eine zu hohe Dosierung ist jedoch sinnlos. Sind alle Opioid-Rezeptoren besetzt, kann auch durch eine weitere Dosissteigerung keine bessere Analgesie mehr erreicht werden.

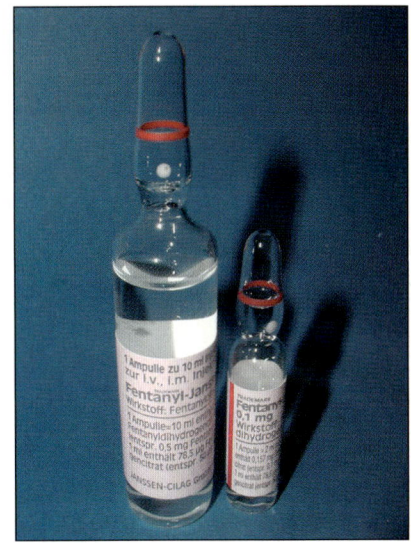

Abb. 5.38 Darreichungsform von Fentanyl.

Kurzinformation Fentanyl (Fentanyl-Janssen)	
Substanzgruppe	synthetisches Opioid, reiner µ-Agonist
Wirkungen	■ potente Analgesie (ca. 100-mal potenter als Morphium) ■ Atemdepression ■ Sedierung
Wirkungsbeginn	■ schneller Wirkungsbeginn; Wirkungsmaximum nach 6 Minuten
Wirkungsdauer	■ Wirkungsdauer einer Bolusgabe ca. 20–30 Minuten
Pharmakokinetik	Wirkungsbeendigung vor allem durch Umverteilungsphänomene, daher Kumulationsgefahr
Herz-Kreislauf	keine stärkeren Veränderungen; u. U. leichter Abfall von Blutdruck und Herzfrequenz
Atmung	dosisabhängige Atemdepression; manchmal Thoraxrigidität
ZNS	–
Leber	–
Niere	–
Sonstiges	–
Indikationen	■ balancierte Anästhesie, ■ IVA, TIVA ■ Analgosedierung ■ (Tumorschmerztherapie)
Kontraindikationen	–
Dosierung	■ balancierte Anästhesie; Bolus 1,5–3 µg/kg KG (= 0,1–0,2 mg beim Erwachsenen). ■ Repetitionsdosis ca. 0,5–1,5 µg/kg KG (= 0,05–0,1 mg beim Erwachsenen)
Beurteilung	bisher noch Standardopioid für Narkosen

- Wiederholungsdosen: balancierte Anästhesie: Nach ca. 30–45 Minuten 0,5–1,5 µg/kg KG (= 0,05–0,1 mg i.v. beim Erwachsenen); IVA/TIVA: Nach ca. 30 Minuten 0,5–1,5 µg/kg KG (= 0,05–0,1 mg i.v. beim Erwachsenen). Da die Wirkungsbeendigung von Fentanyl nicht durch eine schnelle Metabolisierung, sondern vor allem durch Umverteilungsphänomene (Kap. 5.2.2, S. 109) bedingt ist, müssen bei wiederholten Nachinjektionen zunehmend niedrigere Dosen verwendet werden, da die Muskel- und Fettdepots zunehmend gefüllt sind. Je näher das Operationsende, desto niedriger sollte die Wiederholungsdosis sein. Die letzte Dosis sollte mindestens 30 Minuten vor Operationsende gegeben werden, um einen postoperativen Fentanyl-Überhang mit Atemdepression zu vermeiden. Gegebenenfalls muss die Fentanyl-Wirkung mit einem Opioidantagonisten aufgehoben werden (S. 140).
- Kontinuierliche Applikation bei Patienten, die postoperativ nachbeatmet werden: Initialbolus (loading-dose): 1,5–4 µg/kg KG; Infusionsrate: 2–6 µg/kg KG/h (= 0,15–0,4 mg/h); Bedarfsbolus 0,1–0,2 mg

Alfentanil (Rapifen)

Alfentanil ist ein potentes Analgetikum vom Opioid-Typ. In seiner chemischen Struktur (Abb. 5.39), sowie bezüglich seiner Wirkungen und Nebenwirkungen ist es dem Fentanyl (Kap. 15.2.4, S. 131) ähnlich. Durch folgende Unterschiede zeichnet sich Rapifen gegenüber Fentanyl aus: Die Wirkung des Alfentanils tritt 3-mal schneller als bei Fentanyl ein; bereits nach ca. 1,8 Minuten ist die maximale Hirnkonzentration erreicht. Die Wirkungsdauer beträgt mit ca. zehn Minuten nur ungefähr $^1/_3$ der Wirkungsdauer von Fentanyl. Die analgetische Potenz von Alfentanil beträgt ca. $^1/_5$–$^1/_{10}$ der des Fentanyls. Der rasche Wirkungsbeginn des Alfentanils ist dadurch

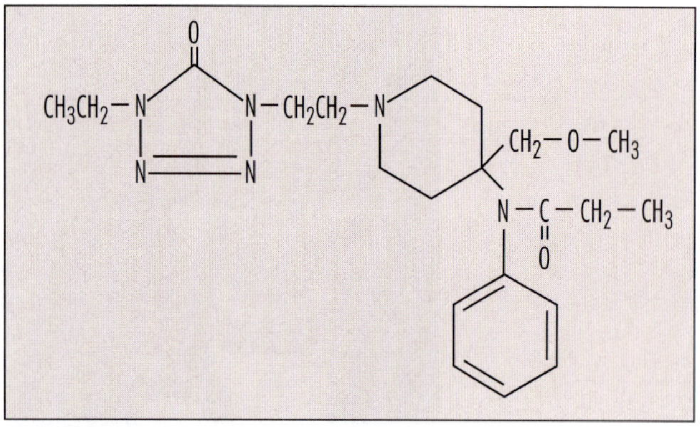

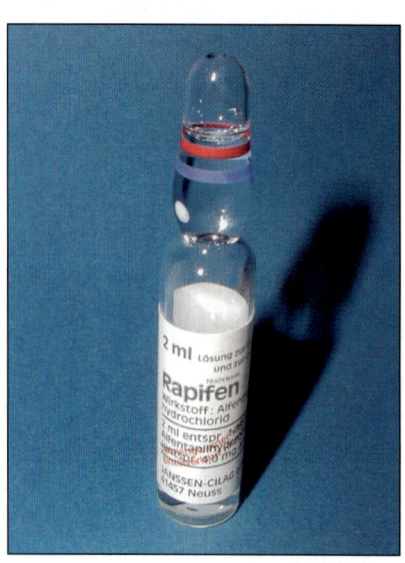

Abb. 5.39 Struktur von Alfentanil.

bedingt, dass es (aufgrund seines niedrigen pK_a-Werts; Tab. 5.7) in einem wesentlich höheren Prozentsatz (90%) als andere Opioide in nicht ionisierter Form vorliegt und daher leicht durch Membranen diffundieren kann. Da Alfentanil etwas weniger lipophil ist als Fentanyl und eine relativ hohe Plasmaproteinbindung von ca. 90–93% aufweist, ist sein Verteilungsvolumen wesentlich kleiner als das von Fentanyl. Die Gefahr einer Kumulation bei wiederholter Gabe ist daher beim Alfentanil geringer. Die Eliminationshalbwertszeit beträgt ca. eine Stunde (Glass et al. 1993). Alfentanil wird in der Leber schnell zu inaktiven Metaboliten abgebaut. Liegt eine Leberzirrhose vor, kann daher die Clearance von Alfentanil stärker beeinträchtigt sein. Durch Alfentanil kann die MAC von Inhalationsanästhetika um maximal 70% vermindert werden.

Indikationen, Einsatzgebiete

Narkoseeinleitung und -aufrechterhaltung: Aufgrund seiner kurzen Wirkungsdauer eignet sich Alfentanil vor allem für kurze Eingriffe (z. B. Kürettagen); die Verabreichung erfolgt

dann in Form intravenöser Boli. Bei lange dauernden Operationen wird Alfentanil per Spritzenpumpe verabreicht. Aufgrund des kleinen Verteilungsvolumens und der kurzen Eliminationshalbwertszeit eignet es sich besser als Fentanyl für eine kontinuierliche Infusion. Die kontextsensitive Halbwertszeit nimmt im Verlauf der Zeit wesentlich weniger stark zu als bei Fentanyl (Abb. 5.37).

Analgosedierung von Intensivpatienten: Es wird vor allem bei kurzfristigen Beatmungen (z.B. postoperative Nachbeatmung bis Patient wieder aufgewärmt ist) eingesetzt.

Wirkungen und Nebenwirkungen

Herz-Kreislauf-System: Es liegen unterschiedliche Mitteilungen vor: Während manche Autoren von einer ähnlich geringen Beeinflussung des Herz-Kreislauf-Systems wie durch Fentanyl (s.o.) berichten, beschreiben andere Autoren nach Alfentanil-Gabe einen häufiger auftretenden Abfall des Blutdrucks und vor allem einen Abfall der Herzfrequenz um bis zu 22%. Durch die vorherige intravenöse Gabe von Atropin können diese Kreislaufveränderungen jedoch weitgehend verhindert werden.

Atmung: Nach Alfentanil-Gabe ist aufgrund der kurzen Wirkungsdauer seltener mit einer postoperativen Atemdepression zu rechnen. Allerdings kann es nach Alfentanil-Gabe häufiger zu einer Thoraxstarre (Thoraxrigidität; Kap. 5.2.4, S. 129) mit nachfolgenden Problemen bei der Maskenbeatmung kommen. Bei Gabe einer Initialdosis von ca. 25 (µ/kg KG muss in ca. 5% mit einer Muskelrigidität gerechnet werden. Durch langsame Injektion lässt sich die Häufigkeit einer solchen Thoraxstarre deutlich vermindern. Notfalls kann mit einer kleinen Dosis eines Muskelrelaxans (Kap. 5.3, S. 142) die Thoraxstarre durchbrochen werden.

Darreichungsform und Dosierung

- Darreichungsform (Abb. 5.40): Brechampullen à 2 ml = 1 mg (1 ml = 0,5 mg); Brechampullen à 10 ml = 5 mg (1 ml = 0,5 mg)
- Dosierung
  - Initialdosierung bei Narkoseeinleitung: balancierte Anästhesie 15–30 µg/kg KG (= 1,0–2,0 mg i.v. beim Erwachsenen); IVA/TIVA 15–30 µg/kg KG (= 1,0–2,0 mg i.v. beim Erwachsenen)
  - Wiederholungsdosen: balancierte Anästhesie nach ca. 15 Minuten 0,5–1,0 mg i.v. beim Erwachsenen; IVA/TIVA nach ca. 10–15 Minuten 0,5–1,0 mg i.v. beim Erwachsenen
  - kontinuierliche Applikation bei Patienten, die postoperativ nachbeatmet werden: Initialbolus (loading-dose): ca. 15–30 µg/kg KG i.v.; Infusionsrate: 40–80 µg/kg KG/h (ca. 3–6 mg/h bei 70 kg KG); Bedarfsbolus: 1,0–2 mg

Abb. 5.40 Darreichungsform von Alfentanil.

Sufentanil (Sufenta, Sufenta mite 10)

Sufentanil (Abb. 5.41) ist das potenteste zur Zeit verfügbare Opioid. Es ist ca. 500- bis 1000-mal potenter als Morphin und 5- bis 10-mal potenter als Fentanyl. 0,1 mg Fentanyl entsprechen ca. 15 µg Sufentanil. Bezüglich Nebenwirkungen, Indikation und Kontraindikation entspricht es weitgehend dem Fentanyl (S. 131). Unterschiede bestehen in einigen pharmakokinetischen Größen. Die maximale Wirkung ist bereits nach 2–3 Minuten und damit doppelt so schnell wie beim Fentanyl zu erwarten. Die Wirkungsdauer ist etwas kürzer. Bei einer kontinuierlichen Sufentanil-Infusion von unter acht Stunden Dauer ist die kontextsensitive Halbwertszeit bei Sufentanil mit ca. 25 Minuten kürzer(!) als bei Alfentanil (Abb. 5.37), d.h. nach Abbruch der Infusion fällt die Konzentration von Sufentanil im Gehirn schneller ab, obwohl Alfentanil eine ca. 2fach höhere Clearance aufweist. Dies ist durch das extrem hohe Verteilungsvolumen von Sufentanil zu erklären. Selbst nach Beendigung einer weniger als acht Stunden dauernden Infusion wandert Sufentanil noch in die als Reservoir dienenden Verteilungsräume ab.

Die Bindung an Plasmaproteine ist mit ca. 93% hoch. Dies begünstigt die bei Sufentanil geringere Umverteilung ins Fettgewebe. Die Gefahr einer Kumulation bei Mehrfachgabe ist geringer als beim Fentanyl. Sufentanil wird in der Leber zu inaktiven oder nur schwach aktiven Metaboliten umgewandelt. Die Substanz weist wie Fentanyl (aber im Unterschied zu Alfentanil und Morphin) einen deutlichen pulmonalen firstpass-uptake auf.

Sufentanil vermindert den MAC-Wert von volatilen Inhalationsanästhetika möglicherweise etwas stärker als Fentanyl oder Alfentanil.

Wirkungen und Nebenwirkungen

Herz-Kreislauf-System: Die therapeutische Breite von Sufentanil bezüglich kardiovaskulärer Nebenwirkungen ist ca. 100-mal größer als bei Fentanyl. Es wird daher relativ häufig in der Kardioanästhesie eingesetzt. Um vagotone Reaktionen (Bradykardie) zu vermeiden, darf es nur langsam injiziert werden.

Atmung: Nach Sufentanil-Gabe kann es zu einer Thoraxstarre (Thoraxrigidität, S. 129) mit nachfolgenden Problemen bei der Maskenbeatmung kommen. Durch langsame Injektion lässt sich die Häufigkeit einer solchen Thoraxstarre deutlich vermindern.

ZNS: Sufentanil wirkt stärker sedierend als Fentanyl.

Indikationen, Einsatzgebiete

Narkoseeinleitung und -aufrechterhaltung: Intraoperativ wird es inzwischen zunehmend häufiger anstelle von Fentanyl verwendet. Aufgrund seiner geringeren Kumulation und

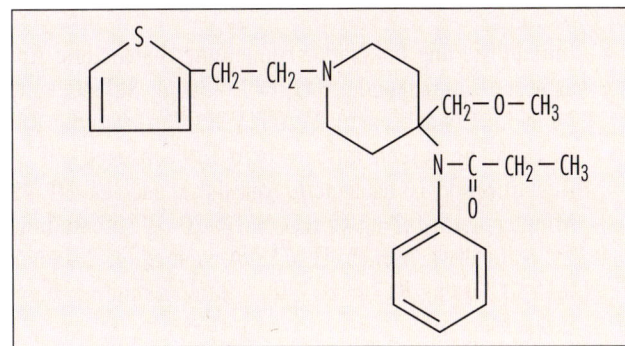

Abb. 5.41 Struktur von Sufentanil.

kürzeren kontextsensitiven Halbwertszeit (Abb. 5.37) ist es bei längeren Operationen deutlich besser für eine kontinuierliche Gabe per Spritzenpumpe geeignet als Fentanyl oder Alfentanil.

Analgosedierung von Intensivpatienten: Aufgrund seiner guten Stressabschirmung, seiner guten hämodynamischen Stabilität, seiner besseren sedierenden Komponente und seiner günstigeren kontextsensitiven Halbwertszeit ist Sufentanil für die Analgosedierung von Intensivpatienten gut geeignet.

Darreichungsform und Dosierung

- Darreichungsform (Abb. 5.42): Sufenta mite 10 ist 10fach weniger konzentriert als die Sufenta-Lösung; die hoch konzentrierte Sufenta-Lösung wird vor allem für die Kardioanästhesie empfohlen, bei kleineren und mittelgroßen Eingriffen wird meist die Sufenta-mite-10-Lösung verwendet; Sufenta: Ampullen à 5 ml (1 ml = 50 µg); Sufenta mite 10: Ampulle à 10 ml (1 ml = 5 µg)

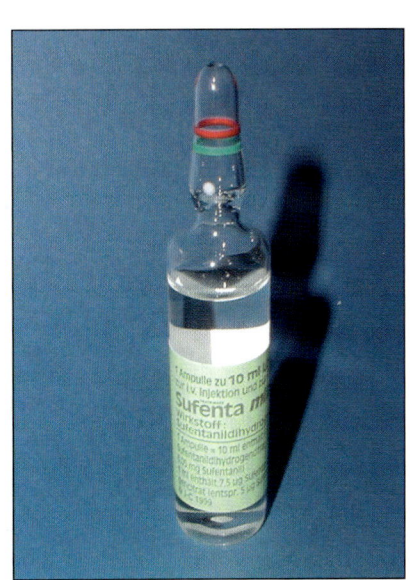

Abb. 5.42 Darreichungsform von Sufentanil.

- Dosierung
  - Initialdosierung bei Narkoseeinleitung: balancierte Anästhesie 0,2–0,4 µg/kg KG (= 15–30 µg Sufenta mite i.v. beim Erwachsenen); IVA/TIVA: 0,2–0,4 µg/kg KG (= 15–30 µg Sufenta mite i.v. beim Erwachsenen)
  - Repetitionsdosis: balancierte Anästhesie nach ca. 30–40 Minuten 0,15–0,3 µg/kg KG (= 10–20 µg Sufenta mite i.v. beim Erwachsenen; IVA/TIVA nach ca. 30 Minuten 0,15–0,3 µg/kg KG (= 10–20 µg Sufenta mite i.v. beim Erwachsenen)
  - kontinuierliche Applikation bei länger dauernden Operationen: Initialbolus (loading-dose): 0,2–0,4 µg/kg KG i.v.; Infusionsrate: 0,3–1 µg/kg KG/h; Bedarfsbolus: 10–30 µg

Kurzinformation Sufentanil (Sufenta mite 10)	
Substanzgruppe	synthetisches Opioid, reiner µ-Agonist
Wirkungen	▪ sehr potente Analgesie (potentestes Opioid, ca. 500- bis 1000-mal potenter als Morphium) ▪ Atemdepression ▪ Sedierung (stärker als bei Fentanyl)
Wirkungsbeginn Wirkungsdauer	▪ sehr schneller Wirkungsbeginn; Wirkungsmaximum nach ca. 2–3 Minuten ▪ Wirkungsdauer ca. 20 Minuten
Pharmakokinetik	Wirkungsbeendigung vor allem durch Umverteilungsphänomene, daher Kumulationsgefahr (aber geringer als bei Fentanyl)
Herz-Kreislauf	ausgesprochene Kreislaufstabilität; bei zügiger Injektion aber vagotone Reaktion mit Bradykardie möglich
Atmung	dosisabhängige Atemdepression; manchmal Thoraxrigidität
ZNS	–
Leber	–
Niere	–
Sonstiges	–
Indikationen	▪ balancierte Anästhesie ▪ IVA, TIVA ▪ Analgosedierung ▪ peridurale Gabe für vaginale Entbindung, postoperative Schmerztherapie
Kontraindikationen	–

Dosierung	balancierte Anästhesie, IVA/TIVA:
	▪ Initialbolus 0,2–0,4 µg/kg KG
	  (= 15–30 µg beim Erwachsenen)
	▪ Repetitionsdosis: ca. 0,15–0,3 µg/kg KG
	  (= 10–20 µg beim Erwachsenen)

Beurteilung	zunehmender Einsatz; scheint Fentanyl als Standardopioid für Narkosen abzulösen

Remifentanil (Ultiva)

1996 wurde das ultrakurz wirksame Opioid Remifentanil in Deutschland eingeführt. Remifentanil ist ein reiner µ-Agonist und strukturell dem Fentanyl verwandt (Abb. 5.43). Remifentanil weist als einziges Opioid eine Esterbindung auf. Dadurch kann dieses Opioid schnell durch unspezifische (und ubiquitär vorhandene) Plasma- und Gewebeesterasen zu inaktiven Metaboliten hydrolysiert werden. Ein genetisch bedingter Pseudocholinesterasemangel hat keinen Einfluss auf die Metabolisierung von Remifentanil. Es wird von einem »esterase metabolized opioid« (EMO) gesprochen. Der Metabolismus ist unabhängig von der Pseudocholinesterase, die für den Abbau des Muskelrelaxans Succinylcholin (Kap. 5.3.5, S. 165) verantwortlich ist. Remifentanil ist nur sehr wenig fettlöslich, wodurch eine schnelle Äquilibrierung zwischen Blut und Gehirn erreicht wird. Dadurch kommt es auch bei längerfristiger Gabe kaum zur Akkumulation im peripheren Kompartiment. Das Verteilungsvolumen ist deutlich kleiner als bei Fentanyl und Sufentanil (Tab. 5.7). Der Wirkungsbeginn ist ähnlich schnell wie beim Alfentanil (s.o., S. 133). Die maximale Gehirnkonzentration wird nach ca. 1,8 Minuten erreicht. Die Eliminationshalbwertszeit wird mit ca. zehn Minuten angegeben (Glass et al. 1993), unabhängig von Leber- oder Nierenschädigungen, Alter und Gewicht. Die Plasma-Clearance ist extrem hoch, ca. 3- bis 4-mal höher als der durchschnittliche hepatische Blutfluss (Westmoreland et al. 1993). Die Erholungszeit ist weitgehend unabhängig von der Dauer der Infusion und/oder der verabreichten Gesamtdosis. Durch hoch dosiertes Remifentanil kann der MAC volatiler Inhalationsanästhetika um bis 90% reduziert werden. Remifentanil ist 2,5- bis 5-mal potenter als Fentanyl. Bei der Gabe von Remifentanil wird sehr häufig auf Lachgas verzichtet. Die analgetische Wirkung des Lachgases ist nicht mehr notwendig.

Wirkungen und Nebenwirkungen

Herz-Kreislauf-System: Auch nach langsamer Gabe eines Initialbolus von 0,5–1,0 µg/kg KG über eine Minute nehmen Herzfrequenz und Blutdruck meist deutlich ab (Sebel et al. 1995). Ursache ist eine erhöhte zentrale Vagusaktivität und/oder eine verminderte Sympathikusaktivität.

Eine **Histamin-Freisetzung** tritt nicht auf (Sebel et al. 1995).

Atmung: Unter Remifentanil kommt es zu einer ähnlich häufig auftretenden Muskel- bzw. Thoraxrigidität wie bei Alfentanil, denn beide Opioide sind durch einen sehr schnellen Wirkungseintritt gekennzeichnet.

Indikationen, Einsatzgebiete

Remifentanil wird fast ausschließlich **intraoperativ** eingesetzt. Aufgrund seiner kurzen Wirkungsdauer empfiehlt sich eine kontinuierliche Gabe mittels Spritzenpumpe. Die kontextsensitive Halbwertszeit wurde nach einer 3-stündigen Infusionsdauer mit ca. 3,2 Minuten angegeben (Abb. 5.37). Intraoperativ ist, bedingt durch die kurze Wirkungsdauer, die Gabe höherer Dosierungen (bei geringeren zusätzlichen Hypnotikadosen) möglich. Dadurch kann postoperativ ein besonders schnelles Erwachen der Patienten erreicht werden. Das schnelle Abklingen der Opioid-Wirkung scheint z. B. bei bestimmten neurochirurgischen Patienten von Vorteil zu sein, da hierdurch eine frühzeitige postoperative neurologische Beurteilung ermöglicht wird. Mit Beginn der Spontanatmung öffnen die Patienten zumeist auch die Augen und können nun sofort – zumeist ohne zu husten oder zu pressen – extubiert werden und sind meist sofort wach und orientiert.

Da nach Verwendung von Remifentanil postoperativ meist sehr schnell stärkere Schmerzen auftreten, ist eine konsequente **postoperative Schmerztherapie** notwendig. Oft wird empfohlen, ca. 15 Minuten vor Operationsende z. B. 3–5 mg Piritramid zu verabreichen und nach der Extubation Piritramid weiter streng nach Bedarf zu geben. Da die postoperative Schmerztherapie nach Remifentanil deutlich schwieriger ist als z. B. nach intraoperativer Gabe von Sufentanil, wird es in vielen Kliniken vor allem für weniger schmerzhafte Eingriffe wie zum Beispiel Bronchoskopien, ophthalmologische Eingriffe oder Adenotomien eingesetzt.

Remifentanil enthält die Aminosäure Glycin, die im ZNS als inhibitorischer Neurotransmitter wirkt. Aus diesem Grund ist eine **rückenmarknahe Gabe** von Remifentanil kontraindiziert.

Inzwischen liegen auch erste Erfahrungen von Remifentanil für schmerzhafte Untersuchungen am spontan atmenden Patienten vor. Zum Beispiel wurde Remifentanil (0,05 µg/kg KG/min) in Kombination mit wiederholten Propofol-Boli erfolgreich für **Bronchoskopien** am spontan atmenden Patienten eingesetzt (Reyle-Hahn et al. 2000).

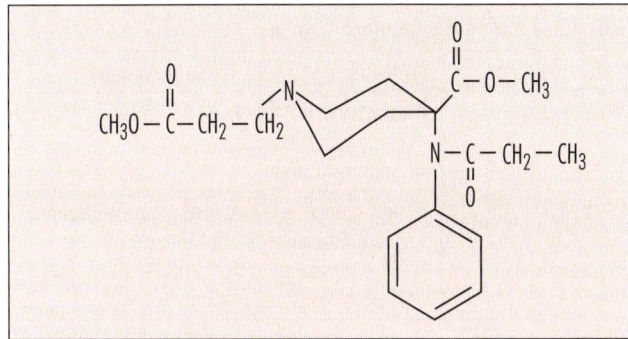

Abb. 5.43 Struktur von Remifentanil.

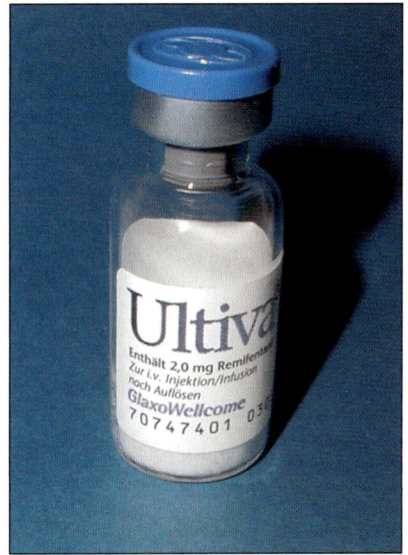

Abb. 5.44 Darreichungsform von Remifentanil.

Darreichungsform und Dosierung

Darreichungsform (Abb. 5.44): Remifentanil liegt als lyophilisiertes Pulver (mit der Hilfssubstanz Glycin) vor. Es ist mit NaCl-Injektionslösung, Aqua ad injectabilia oder 5%iger Glukoselösung aufzulösen. Durchstechampullen à 1 mg, 2 mg und 5 mg zur i.v. Infusion nach Auflösen (Auflösung z. B. 1 mg in 20 ml = 50 µg/ml).

Dosierung: In der Produktinformation wird beschrieben, dass evtl. ein Initialbolus (loading-dose) von 1,0 µg/kg KG über mindestens 30 Sekunden verabreicht werden kann. Es hat sich jedoch gezeigt, dass hierbei sehr häufig starke Blutdruck- und Herzfrequenzabfälle auftreten – insbesondere bei älteren oder geschwächten Patienten. Es empfiehlt sich daher ein deutlich geringerer Initialbolus von ca. 0,2–0,5 µg/kg KG. Ratsam ist es, auf die loading-dose ganz zu verzichten

(Wilhelm et al. 1998) und sofort mit der kontinuierlichen Infusionsrate zu beginnen. Wenn die Patienten nach ca. 2–5 Minuten Benommenheit, Schwindel und andere Opioid-Wirkungen empfinden, sollte zusätzlich das Einleitungshypnotikum verabreicht werden. Es genügt zumeist eine etwas geringere Dosierung des Hypnotikums (ca. 50–60%) als normalerweise üblich (Wilhelm et al. 1998). Zur Aufrechterhaltung der Narkose wird eine Remifentanil-Dosierung von (0,1–) 0,2–0,3 (–0,4) µg/kg KG/min in Kombination mit Propofol (3–6 mg/kg KG/h) oder einem volatilen Inhalationsanästhetikum (z.B. Isofluran 0,4–0,6 Vol% exspiratorisch oder Desfluran 2,0–3,0 Vol% exspiratorisch) empfohlen (Wilhelm et al. 1998).

Sonstiges

Für Neugeborene und Säuglinge können für Remifentanil aufgrund mangelnder Daten keine Dosierungsempfehlungen gegeben werden. Erste Studien (Wee et al. 1999) legen eine ähnliche Dosierung (0,025 µg/kg KG/min) wie oben für Erwachsene beschrieben nahe.

Kurzinformation Remifentanil (Ultiva)	
Substanzgruppe	synthetisches Opioid, reiner µ-Agonist
Wirkungen	■ sehr potente Analgesie (ca. 250- bis 500-mal potenter als Morphium) ■ Atemdepression
Wirkungsbeginn Wirkungsdauer	■ sehr schneller Wirkungsbeginn, Wirkungs-maximum nach ca 1,8 Minuten ■ Wirkungsdauer extrem kurz; kontextsensitive Halbwertszeit ca. 3 Minuten
Pharmakokinetik	Wirkungsbeendigung durch Spaltung der Esterverbindung (esterase metabolized opioid)
Herz-Kreislauf	u.U. deutlicher Abfall von Herzfrequenz und Blutdruck; möglichst keine Bolusgabe, sondern sofort Erhaltungsdosis
Atmung	Atemdepression, u.U. Thoraxrigidität
ZNS	–
Leber	–
Niere	–
Sonstiges	Pseudocholinesterasemangel führt zu keiner Wirkungsverlängerung
Indikationen	balancierte Anästhesie, IVA, TIVA
Kontraindikationen	–
Dosierung	■ möglichst kein Initialbolus, sondern sofort Erhaltungsdosis von 0,2–0,4 µg/kg KG/min ■ nur Gabe per Spritzenpumpe
Beurteilung	zunehmender Einsatz vor allem bei Operationen mit geringen postoperativen Schmerzen; extrem kurze Wirkungsdauer verursacht schnell postoperative Schmerzen; suffiziente post-operative Schmerztherapie wichtig

Buprenorphin (Temgesic)

Buprenorphin wird meist als µ-Partialagonist (S. 128) ein-geordnet. Es ist ca. 30- bis 50-mal potenter als Morphin. Die Bioverfügbarkeit nach sublingualer Gabe beträgt ca. 60%. Buprenorphin hat eine enorm starke Bindung zu den µ-Opioid-Rezeptoren. Diese gute Rezeptorbindung erklärt, warum Buprenorphin (im Gegensatz zu allen anderen Opioi-den) von dem Opioidantagonisten Naloxon nicht aus der Re-zeptorbindung verdrängt und damit auch nicht antagonisiert werden kann. Als Antidot kann das Atemstimulans Doxapram (1 mg/kg KG) verabreicht werden. Buprenophin weist einen ausgeprägten Ceiling-Effekt auf, der bei stärksten Schmerzen erreicht werden kann (S. 128). Bei stärksten Tumorschmerzen reicht z.B. Buprenorphin wegen unzureichender Wirkung öf-ters nicht aus, und es muss auf einen reinen µ-Agonisten (der ein höheres Wirkungsmaximum hat), also z.B. auf Morphin, gewechselt werden. Die Wirkungsdauer von Buprenorphin beträgt sechs bis acht Stunden. Buprenorphin ist zwar gut

lipophil, trotzdem geht es nur langsam die Rezeptorbindung ein, sodass selbst nach intravenöser Injektion der Wirkungs-beginn nur stark verzögert einsetzt. Buprenorphin scheint keine so ausgeprägte Obstipation zu verursachen wie andere starke Opioide.

Indikationen, Einsatzgebiete

■ postoperative Schmerztherapie
■ Therapie chronischer (Tumor-)Schmerzen

Darreichungsform und Dosierung

Ein Vorteil von Buprenorphin ist darin zu sehen, dass es sublingual verabreicht werden kann. Es eignet sich daher be-sonders bei Tumorpatienten mit Schluckstörungen oder rezi-divierendem Erbrechen, bei denen eine orale Morphin-Gabe nicht möglich ist.
■ Darreichungsform: Ampullen à 0,3 mg; Sublingualtablet-ten à 0,2 mg (Temgesic) oder 0,4 mg Buprenorphin (Tem-gesic forte)
■ Dosierung: postoperative Schmerztherapie (mittlere Er-folgsdosis): 0,2 mg s.l., 0,15–0,3 mg i.v. oder i.m.; manch-mal werden z.B. 0,15 mg peridural alle acht Stunden empfohlen (Kap. 83.2.1, 83.2.2, S. 1185, 1195).

> Im Rahmen der postoperativen Schmerztherapie ist bei Buprenorphin stets eine bedarfsorientierte Dosistitration (Kap. 83.2.1, S. 1188) notwendig!

Pethidin (Dolantin)

Pethidin ist ein reiner µ-Agonist. Die analgetische Potenz be-trägt ca. $\frac{1}{8}$ der des Morphins. Pethidin weist einen schnelleren Wirkungsbeginn auf als Morphin. Bei der schnell ablaufenden hepatischen Metabolisierung entsteht u.a. Norpethidin, das ca. 50% der analgetischen Potenz von Pethidin aufweist. Die Bioverfügbarkeit nach oraler Gabe beträgt ca. 50%.

Wirkungen und Nebenwirkungen

Herz-Kreislauf-System: Pethidin hat eine vagolytische Wir-kung und kann daher zu einer Tachykardie führen. Zur Schmerztherapie im Rahmen eines Herzinfarktes ist es daher nicht geeignet. Es erhöht den myokardialen Sauerstoffbedarf. Außerdem wirkt Pethidin in höheren Dosierungen negativ inotrop.

ZNS: Der Metabolit Norpethidin begünstigt das Auftreten zerebraler Krampfanfälle. Wird Pethidin bei Patienten ver-abreicht, die einen Monoaminooxidase-Hemmer (MAO-Hemmer; Kap. 63.1.3, S. 843) einnehmen, können zerebrale

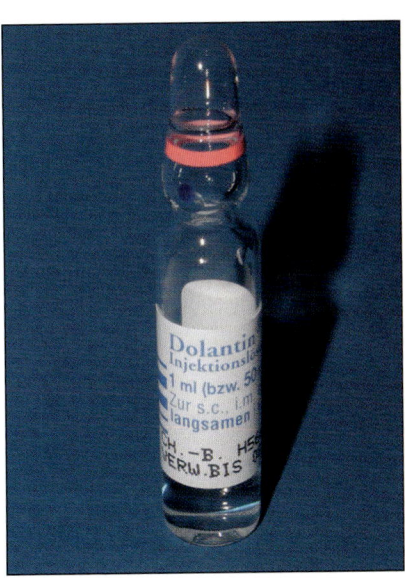

Abb. 5.45 Darreichungsform von Pethidin.

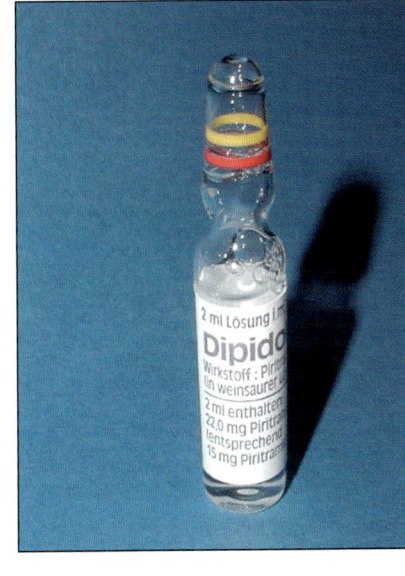

Abb. 5.46 Darreichungsform von Piritramid.

Krampfanfälle, schwere Atemdepression sowie hohes Fieber
auftreten.

Niere: Bei einer Niereninsuffizienz droht eine Akkumulation des renal eliminierten Norpethidins.

Indikationen, Einsatzgebiete

- postoperative Schmerztherapie

Darreichungsform und Dosierung

- Darreichungsform (Abb. 5.45): Ampullen à 1 ml = 50 mg;
  Suppositorien à 100 mg; Tropfen: 1 ml (ca. 24 Tropfen) =
  50 mg
- Dosierung: postoperative Schmerztherapie (mittlere Erfolgsdosis): 0,5–1 mg/kg KG i.m. bzw. 0,5 mg/kg KG i.v.

> Im Rahmen der postoperativen Schmerztherapie ist bei
> Pethidin stets eine bedarfsorientierte Dosistitration (Kap.
> 83.2.1, S. 1185) notwendig!

Piritramid (Dipidolor)

Piritramid ist ein reiner μ-Agonist. Die analgetische Potenz
beträgt ca. 0,7–1,0 der des Morphins. Die Eliminationshalbwertszeit ist mehr als doppelt so lang wie die von Morphin
(Übersicht bei Kumar u. Rowbotham 1999).

Wirkungen und Nebenwirkungen

Piritramid erzeugt etwas seltener Übelkeit und Brechreiz als
vergleichbare Opioide.

Indikationen, Einsatzgebiete

Piritramid stellt inzwischen in Deutschland wohl das Stan-
dardopioid zur Therapie postoperativer Schmerzen im Aufwachraum dar (s. auch Kap. 83.2.1, S. 1158).

Darreichungsform und Dosierung

- Darreichungsform: Ampullen à 2 ml = 15 mg (Abb. 5.46)
- Dosierung: postoperative Schmerztherapie (mittlere Erfolgsdosis): 0,05–0,1–0,2 mg/kg KG i.m. bzw. 0,05–0,1
  mg/kg KG i.v.

> Im Rahmen der postoperativen Schmerztherapie ist bei
> Piritramid stets eine bedarfsorientierte Dosistitration
> (Kap. 83.2.1, S. 1185) notwendig!

Pentazocin (Fortral)

Pentazocin war der erste in die Klinik eingeführte Ago-
nist/Antagonist. Er wirkt an den μ-Rezeptoren antagonistisch;
eine analgetische Wirkung vermittelt er über die κ-Rezeptoren. Die über die κ-Rezeptoren vermittelte maximale Analgesie ist allerdings relativ niedrig (deutlich geringer als die
über die μ-Rezeptoren vermittelte maximale Analgesie) und
erreicht schnell (bei 30–50 mg Pentazocin) einen Ceiling-
Effekt. Pentazocin erregt zusätzlich die σ-Rezeptoren, S. 127).

Wirkungen und Nebenwirkungen

Herz-Kreislauf-System: Durch Erregung der σ-Rezeptoren
verursacht Pentazocin Tachykardie, Blutdruckanstieg und

Dysphorie und ist daher bei Patienten mit einem frischen Myokardinfarkt kontraindiziert.

Indikationen, Einsatzgebiete

Pentazocin wird heute nur noch selten im Rahmen der postoperativen Schmerztherapie eingesetzt.

Darreichungsform und Dosierung

- Darreichungsform: Ampullen à 1 ml = 30 mg; Kapseln à 50 mg; Suppositorien à 50 mg
- Dosierung: postoperative Schmerztherapie (mittlere Erfolgsdosis): 0,15–0,4 mg/kg KG i.m. oder i.v. bei Erwachsenen; 50 mg p.o. bei Erwachsenen

> Im Rahmen der postoperativen Schmerztherapie ist bei Pentazocin stets eine bedarfsorientierte Dosistitration (Kap. 83.2.1, S. 1185) notwendig!

Nalbuphin (Nubain)

Nalbuphin gehört zu den Opioiden der Agonisten/Antagonisten-Gruppe. Am μ-Rezeptor wirkt es stark antagonistisch. Seine relativ schwache analgetische Wirkung entfaltet es über die κ-Rezeptoren. Wird Nalbuphin bei einem Patienten verabreicht, der vorher kein anderes Opioid erhielt, verursacht es eine (relativ schwache) Analgesie über die agonistische Wirkung an den κ-Rezeptoren. Die antagonistische Wirkung an den μ-Rezeptoren kommt nicht zu tragen. Wird es bei einem Patienten verabreicht, der eine Atemdepression aufgrund eines an den μ-Rezeptoren gebundenen Opioids aufweist, verdrängt es dieses Opioid aus der Rezeptorbindung und antagonisiert dessen analgetische sowie atemdepressive Wirkung:

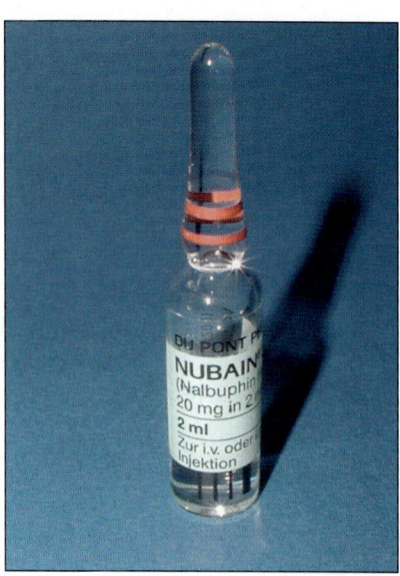

Abb. 5.47 Darreichungsform von Nalbuphin.

Über die Bindung an die κ-Rezeptoren wird eine schwächere (und etwas verzögert einsetzende) Analgesie erreicht. Nalbuphin kann daher als Opioidantagonist eingesetzt werden. Da es schneller an die μ- als an die κ-Rezeptoren bindet, kann es initial antagonistisch wirken und die Schmerzintensität deutlich steigern. Erst mit der verzögerten Bindung an die κ-Rezeptoren werden die Schmerzen wieder reduziert. Durch eine langsame Nalbuphin-Gabe in mehreren kleinen Dosen lässt sich eine solche akute Schmerzspitze vermeiden. Über die Bindung an κ-Rezeptoren bewirkt Nalbuphin eine stärkere Sedierung.

Wirkungen und Nebenwirkungen

Nalbuphin bindet nicht an σ-Rezeptoren und weist daher (im Gegensatz zu Pentazocin) keine relevanten Nebenwirkungen am Herz-Kreislauf-System und am zentralen Nervensystem auf.

Indikationen, Einsatzgebiete

Nalbuphin wird zum Teil im Rahmen der postoperativen Schmerztherapie (oder manchmal zur Antagonisierung eines Opioids) eingesetzt.

Darreichungsform und Dosierung

- Darreichungsform (Abb. 5.47): Ampullen à 1 oder 2 ml = 10/20 mg
- Dosierung: 0,1–0,25 mg/kg KG i.v., maximal 10–20 mg i.v.

Opioidantagonisten

Opioide entfalten ihre Wirkung durch Bindung an spezifische Rezeptoren in Gehirn und Rückenmark. Opioidantagonisten sind dem Morphinmolekül strukturell sehr ähnlich, können deshalb Opioide aus der Rezeptorbindung verdrängen und selbst an den Rezeptoren binden. Die für die Opioide typischen Wirkungen fehlen den Opioidantagonisten vollständig, sodass die Wirkung von verabreichten Opioiden antagonisiert werden kann. Voraussetzung für eine Antagonisierung ist, dass der Antagonist eine größere Affinität zum Rezeptor aufweist als das dort gebundene Opioid. Dadurch wird das Opioid aus seiner Verbindung verdrängt. Der wichtigste Opioidantagonist ist Naloxon (s.u.). Gegebenenfalls kann auch Nalbuphin (s.o.) zur Antagonisierung eines Opioids eingesetzt werden.

Naloxon (Narcanti)

Naloxon stellt den potentesten Opioidantagonisten dar. Obwohl Naloxon chemisch dem Morphin sehr ähnlich ist, ist es frei von morphinartigen Nebenwirkungen, es weist keine »in-

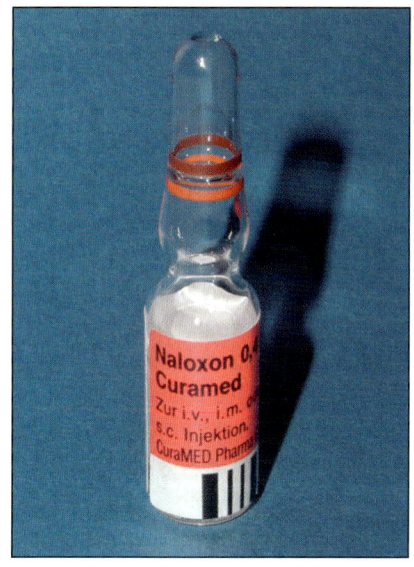

Abb. 5.48 Darreichungsform von Naloxon.

trinsic activity« auf. Es ist also ein reiner Opioid-Antagonist. Da Naloxon eine stärkere Affinität zum Opioid-Rezeptor hat als (fast) alle Opioide, kann es diese ggf. aus der Rezeptorbindung verdrängen und antagonisieren. Einzige Ausnahme stellt das Buprenorphin (s.o., S. 138) dar, das noch stärker an den Rezeptor bindet und nicht (oder nur schwer) mit Naloxon zu antagonisieren ist: Die Antagonisierung von Buprenorphin gelingt nicht oder nur unzureichend. Naloxon wirkt an allen bekannten Opioid-Rezeptortypen antagonistisch, besonders effektiv an den µ-Rezeptoren (S. 127). Zur Antagonisierung von Opioiden, die an den κ-Rezeptoren binden, sind höhere Naloxon-Dosen notwendig.

Indikationen, Einsatzgebiete

Naloxon wird vor allem zur Antagonisierung einer opioidbedingten Atemdepression angewandt, also z.B. bei einem postoperativen Fentanyl-Überhang (Kap. 7.2, S. 224).

Darreichungsform und Dosierung

Darreichungsform (Abb. 5.48): Narcanti Ampullen à 1 ml = 0,4 mg; Narcanti Neonatal Ampullen à 1 ml = 0,04 mg.

Dosierung: Naloxon sollte in kleinen Dosen so oft wiederholt gegeben werden, bis zwar die Atemdepression, nicht aber die analgetische Wirkung des Opioids antagonisiert ist. Bei einer schnellen Injektion hoher Naloxon-Dosen können Blutdruck und Herzfrequenz stark ansteigen, da schlagartig Operationsschmerzen auftreten.

Es hat sich bewährt, eine Ampulle Naloxon = 0,4 mg = 1 ml mit 9 ml NaCl 0,9% zu verdünnen. 1 ml enthält dann 0,04 mg. Nach Injektion von jeweils 1 ml = 0,04 mg i.v. wird die Wirkung abgewartet. Bei unzureichender Wirkung wird nach 2–3 Minuten wiederum 1 ml injiziert, so oft, bis eine ausreichende Spontanatmung erreicht ist. Zumeist reichen

0,001–0,002 mg/kg KG i.v. (= 0,08–0,16 mg = 2–4 ml der verdünnten Lösung beim Erwachsenen) aus.

> Die dosisabhängige Wirkungsdauer von Naloxon ist mit 1–4 Stunden relativ kurz. Wurde intraoperativ eine hohe Opioid-Dosis bzw. ein lange wirksames Opioid verwendet, kann u.U. eine Stunde nach Naloxon-Gabe wieder eine opioidbedingte Atemdepression auftreten. Nach einer Opioidantagonisierung ist deshalb eine ca. zweistündige postoperative Überwachung des Patienten im Aufwachraum ratsam!

Naltrexon

Naltrexon ist ein sehr wirksamer Opioidantagonist, der oral verabreicht wird. Die Eliminationshalbwertszeit beträgt ca. zehn Stunden. Er wird bei Opioidabhängigen zur längerfristigen Therapie eingesetzt. In Deutschland ist Naltrexon noch nicht zugelassen.

5.2.5 Literatur

Brown RH, Wagner EM. Mechanisms of bronchoprotection by anesthetic induction agents. Anesthesiology 1999; 90: 822–8.

Cheng MA, Tempelhoff R, Silbergeld DL, Theard MA, Haines SK, Miller JW. Large-dose propofol alone in adult epileptic patients: electrocorticographic results. Anesth Analg 1996; 83: 169–74.

Collier C, Kelly K: Propofol and convulsions – the evidence mounts. Anesthesia and Intensive Care 1991; 19: 573–5.

Crowther J, Hrazdil J, Jolly DT, Galbraith JC, Greacen M, Grace M. Growth of microorganisms in propofole, thiopental and a 1 : 1 mixture of propofole and thiopental. Anesth Analg 1996; 82: 475–8.

Doenicke AW, Roizen MF, Rau J, OíConnor M, Kugler J, Klotz U, Babl J. Pharmacokinetics and pharmacodynamics of Propofol in a new solvent. Anesth Analg 1997; 85: 1399–403.

Engelhardt W. Aufwachverhalten und psychomimetische Reaktionen nach S-(+)-Ketamin. Anaesthesist 1997; 46 (Suppl. 1): S38–42.

Fletcher GC, Gillespie JA, Davidson JAH. The effect of temperature upon pain during injection of propofol. Anaesthesia 1996; 51: 498–9.

Glass PSA, Hardman D, Kamiyama Y, Quill TJ, Marton G, Donn KH, Grosse CM, Hermann D. Preliminary pharmacokinetics and pharmacodynamics of an ultra-short-acting opioid: remifentanil (GI87084B). Anesth Analg 1993; 77: 1031–40.

Gourlay GK, Cherry DA, Cousins MJ. A comparative study of the efficacy and pharmacokinetics of oral methadone and morphine in the treatment of severe pain in patients with cancer. Pain 1986; 25: 297–312.

Hart B. `Diprivan': a change of formulation. Eur J Anaesthesiol 2000; 17: 71–3.

Heier T, Guttormsen AB. Anaphylactic reactions during induction of anaesthesia using rocuronium for muscle relaxation: a report including 3 cases. Acta Anaesthesiol Scand 2000; 44: 775–81.

Himmelseher S, Pfenninger E. Die klinische Anwendung von S-(+)-Ketamin – eine Standortbestimmung. Anasthesiol Intensivmed Notfallmed Schmerzther 1998; 33: 764–70.

Hoskin PJ, Hanks GW, Aherne GW, Chapman D, Littleston P, Filshie J. The bioavailability and pharmacokinetics of morphine after intravenous, oral and buccal administration in healthy volunteers. Brit J Clin Pharmacol 1989; 27: 499–505.

Hughes J, Smith TW, Kosterlitz HW, Fothergill LA, Morgan BA, Morris HR. Identification of two related pentapeptides from the brain with potent opiate agonist activity. Nature 1975; 258: 577–9.

Kapila A, Glass PSA, Jacobs JR, Muir KT, Hermann DJ, Shiraishi M, Howell S. Measured context-sensitive half-time of remifentanil and alfentanil. Anesthesiology 1995; 83: 968–75.

Käsmacher H, Petermeyer M, Decker C. Inzidenz und Qualität traumähnlicher Wahrnehmungen unter Propofol im Vergleich zu Enfluran. Anaesthesist 1996; 45: 146–53.

Klockgether-Radke A, Junge M, Braun U, Mühlendyck H. Einfluss von Propofol auf das Erbrechen nach Strabismusoperationen bei Kindern. Anaesthesist 1995; 44: 755–60.

Kress HG. Wirkmechanismus von Ketamin. Anaesthesist 1997; 46 (Suppl 1): S8–19.

Kumar N, Rowbotham DJ. Piritramide. Editorial II. Br J Anaesthesia 1999; 82: 3–5.

Latasch L, Christ R. Opiatrezeptoren. Anaesthesist 1986; 35: 55–65.

Martin RW. History and development of mixed opioid antagonists, partial agonists and antagonists. Br J Clin Pharmacol 1979; 7: 273S–9S.

Nathanson MH, Gajraj NM, Russell JA. Presentation of pain on injection of propofol: a comparison of lidocaine with alfentanil. Anesth Analg 1996; 82: 469–71.

North RA, Egans TM. Actions and distributions of opioid peptides in peripheral tissues. Br Med Bull 1983; 39: 71–5.

Osborne JR, Joel SP, Slevin ML. Morphine intoxication in renal failure: the role of morphine-6-glucuronide. Br Med J 1986; 292: 1548–9.

Osborne R, Joel S, Trew D, Slevin M. Morphine and metabolite behavior after different routes of morphine administration: Demonstration of the importance of the active metabolite morphine-6-glucuronide. Clin Pharmacol Ther 1990; 47: 12–9.

Pasternak GW. Multiple morphine and enkephalin receptors and the relief of pain. JAMA 1988; 259: 1362–7.

Pfenninger E, Himmelseher S. Neuroprotektion durch Ketamin auf zellulärer Ebene. Anaesthesist 1997; 46 (Suppl. 1): S47–54.

Reilly JG, Ferrier IN, Jones SJ, Thomas SHL. QTc-interval abnormalities and psychotropic drug therapy in psychiatric patients. Lancet 2000; 355: 1048–52.

Reyle-Hahn M, Niggemann B, Max M, Streich R, Rossaint R. Remifentanil and propofol for sedation in children and young adolescents undergoing diagnostic flexible bronchoscopy. Paediatr Anaesth 2000; 50: 59–63.

Richter JJ. Current theories about the mechanisms of benzodiazepines and neuroleptic drugs. Anesthesiology 1981; 54: 66–72.

Sebel PS, Hoke JF, Westmoreland C, Hug CC, Muir KT, Szlam F. Histamine concentrations and hemodynamic responses after remifentanil. Anesth Analg 1995; 80: 990–3.

Striebel HW, Hölzl M, Rieger A, Brummer G. Endotracheale Intubation unter Propofol und Fentanyl. Anaesthesist 1995; 44: 809–17.

Terenius L. Characteristics of the »receptor« for narcotic analgesics in synaptic plasma membrane fraction from rat brain. Acta Pharmacol Toxicol 1973; 33: 377–84.

Wagner RL, White PF, Kan PB, Rosenthal MH, Feldman D. Inhibition of adrenal steroidogenesis by the anesthetic etomidate. N Engl J Med 1984; 310: 1415–21.

Watt I, McLedingham A. Mortality amongst multiple trauma patients admitted to an intensive therapy unit. Anaesthesia 1984; 39: 973–81.

Wee LH, Moriarty A, Cranston A, Bagshaw O. Remifentanil infusion for major abdominal surgery in small infants. Paediatr Anaesth 1999; 9: 415–8.

Werner C, Reeker W, Engelhardt K, Lu H, Kochs E. Ketamin-Razemat und S-(+)-Ketamin. Zerebrovaskuläre Effekte und Neuroprotektion nach fokaler Ischämie. Anaesthesist 1997; 46 (Suppl. 1): S55–60.

Westmoreland CL, Hoke JF, Sebel PS, Hug CC, Muir KT. Pharmacokinetics of remifentanil (GI87084B) and its major metabolite (GI90291) in patients undergoing elective inpatient surgery. Anesthesiology 1993; 79: 893–903.

Wilhelm W, Grüneß V, Kleinschmidt S, Larsen R. Anästhesie-Konzepte mit Remifentanil. Anaesthesiol Intensivmed 1998; 39: 353–61.

Zickmann B, Kling D, Quis S. S-(+)-Ketamin versus Ketamin-Razemat: Hämodynamische Untersuchungen. Anasthesiol Intensivmed Notfallmed Schmerzther 2000; 35: 333–9.

Zielmann S, Kazmaier S, Weyland A. S-(+)-Ketamin und Kreislauf. Anaesthesist. 1997; 46 (Suppl. 1): S43–6.

5.3 Muskelrelaxanzien

5.3.1 Allgemeine Bemerkungen

Muskelrelaxanzien sind Medikamente, die die neuromuskuläre Übertragung vorübergehend blockieren und damit eine vorübergehende Lähmung (Relaxierung) der quergestreiften Muskulatur bewirken können. Die Anwendung von Muskelrelaxanzien verlangt eine künstliche Beatmung, da sonst der Tod durch periphere Lähmung der Atemmuskulatur droht! Muskelrelaxanzien können unterteilt werden in:

- nicht depolarisierende Muskelrelaxanzien (Kap. 5.3.4, S. 144)
- depolarisierende Muskelrelaxanzien (Kap. 5.3.5, S. 165)

Detailwissen: Geschichte der Muskelrelaxanzien

Nach der Entdeckung Amerikas wurde von einem geheimnisvollen Pfeilgift berichtet, das von südamerikanischen Indianern im Amazonas- und Orinokogebiet verwendet wurde.

Alexander von Humboldt schreibt in seinen Reiseberichten »Vom Orinoko zum Amazonas: Reise in die Äquinoktalgegenden des neuen Kontinents«: »Esmeralda ist berühmt als der Ort, wo am besten am Orinoko das starke Gift bereitet wird, das im Krieg, zur Jagd und, was seltsam klingt, als Mittel gegen gastrische Beschwerden dient. Das Gift der Ticunas am Amazonasstrom und das Curare in Guayana sind die tödlichsten Substanzen, die man kennt.« »Der Indianer, der uns Auskunft erteilen sollte,« (erzählte) »Ich weiß«, sagte er, »die Weißen verstehen die Kunst Seife zu machen und das schwarze Pulver, bei dem das Übel ist, dass es Lärm macht und das Tier verscheucht, wenn man es fehlt. Das Curare, dessen Bereitung bei uns vom Vater auf den Sohn übergeht, ist besser als alles, was ihr dort drüben (über dem Meer) zu machen wisst. Es ist der Saft einer Pflanze, der ganz leise tötet (ohne dass man weiß, woher der Schuss kommt).«

Dieses Pfeilgift wurde von Robertson 1778 erstmals als Curare bezeichnet, und etwa 1850 wies der französische Physiologe Claude Bernard an Froschmuskeln nach, dass Curare zu einer Lähmung der quergestreiften Muskulatur führt. C. Bernard beschreibt die Wirkung von Curare auf einen lebenden Organismus folgendermaßen: »Im Innern des regungslosen Körpers, hinter dem starren Auge, wenn der Tod bereits eingetreten zu sein scheint, bleibt Gefühl und Verstand ohne die geringste Beeinträchtigung voll funktionsfähig. Kann man sich etwas Grausameres vorstellen als die Qualen eines Verstandes, der genau registriert, wie alle Organe, die in seinem Dienst stehen, nacheinander ausfallen, der sich zum Schluss selbst lebend in einem Leichnam gefangen weiß?«

1942 führten H. A. Griffith und G. E. Johnson in Kanada das aus dem natürlichen Curare isolierte d-Tubocurarin in die Anästhesie ein.

1947 zeigte C. Bovet die Unterschiede zwischen nicht depolarisierenden und depolarisierenden Muskelrelaxanzien auf.

1952 wurde mit Succinylcholin das erste synthetische Muskelrelaxans eingeführt. Aufgrund seiner nur kurz dauernden aber sehr guten Wirkung war es insbesondere für die endotracheale Intubation geeignet. Seine Einführung bedeutete einen großen Fortschritt für die Anästhesie.

5.3.2 Physiologie der neuromuskulären Übertragung

Quergestreifte Muskelfasern werden von myelinisierten motorischen Nerven (Aα-Motoneurone; Kap. 15.1, S. 314) innerviert. Diese myelinisierten Aα-Motoneurone verzweigen sich kurz vor den zu innervierenden Muskelfasern in mehrere, nicht myelinisierte Endäste. Jede dieser Endaufzweigungen der Motoneurone steht in Kontakt mit der Muskelzellmembran einer Muskelfaser. Ein Aα-Motoneuron mit seinen Endaufzweigungen und die von ihnen innervierten Muskelfasern werden als **motorische Einheit** bezeichnet. Bei feinmotorischen Muskeln wie z. B. den Augenmuskeln innerviert ein Axon gleichzeitig ca. 10–20 Muskelfasern. Bei grobmotorischen Muskeln wie z. B. dem M. biceps brachii versorgt ein Axon dagegen ca. 750 Muskelfasern gleichzeitig.

Der Teil einer Endaufzweigung eines Motoneurons, der in direktem Kontakt mit der Muskelzellmembran liegt, wird als präsynaptische Membran bezeichnet. Das Areal der Muskelzellmembran, das der präsynaptischen Membran anliegt, wird als postsynaptische Membran bezeichnet. Die Verbindungsstelle zwischen Endaufzweigung eines Aα-Motoneurons und Muskelzelle wird als neuromotorische Synapse oder **motorische Endplatte** bezeichnet. Ihr schematischer Aufbau ist in der Abbildung 5.49a dargestellt.

Ein an der motorischen Nervenendigung ankommender Nervenimpuls löst die Entleerung dort vorhandener Vesikel aus. Diese Vesikel enthalten die Überträgersubstanz (den Transmitter) **Acetylcholin**. Das freigesetzte **A**cetyl**ch**olin (ACh) wandert durch den ca. 20 nm breiten synaptischen Spalt zur Muskelzellmembran.

Die unter der (präsynaptischen) Nervenendigung liegende postsynaptische (postjunktionale) Membran bildet faltenartige Einstülpungen und synaptische Leisten. Auf den Schultern dieser synaptischen Leisten sind spezifische Rezeptoren lokalisiert, an die sich das freigesetzte Acetylcholin binden kann. Bei diesen Rezeptoren handelt es sich um nikotinartige cholinerge Rezeptoren (N_2-Rezeptoren; Kap. 3.2.6, S. 41). Die postjunktionalen Acetylcholin-Rezeptoren bestehen aus fünf Untereinheiten (zwei α- und je eine β-, δ- und ϵ-Untereinheit, Abbildung 5.49b, embryonale und extrajunktionale Rezeptoren [s. u.] enthalten anstelle der ϵ-Untereinheit eine γ-Untereinheit). Im Zentrum der Rezeptoren befindet sich ein Ionenkanal. Acetylcholin bindet an die zwei α-Untereinheiten. Dadurch öffnet sich der zentrale Ionenkanal der Rezeptoren. Natrium kann so von extrazellulär in die Zelle einströmen und Kalium von intrazellulär nach extrazellulär austreten. Das Ruhemembranpotenzial von normalerweise ca. –90 mV wird im Bereich des Ionenkanals weniger negativ. Erst wenn mehr als ca. 25% dieser postsynaptischen Acetylcholin-Rezeptoren gleichzeitig erregt werden, entsteht ein überschwelliges Potenzial, ein sog. Schwellenpotenzial von ca. –60 mV. Bei Überschreiten des Schwellenpotenzials depolarisiert die gesamte Muskelzellmembran. Calcium wird aus dem sarkoplasmatischen Retikulum freigesetzt, und die Muskelfasern kontrahieren sich. Die Kontraktion einer einzelnen Muskelfaser folgt dem »Alles-oder-Nichts-Gesetz«. Die Anzahl der pro Impuls freigesetzten Acetylcholin-Moleküle ist im Sinne einer Sicherheitsreserve um ein Mehrfaches größer als für die

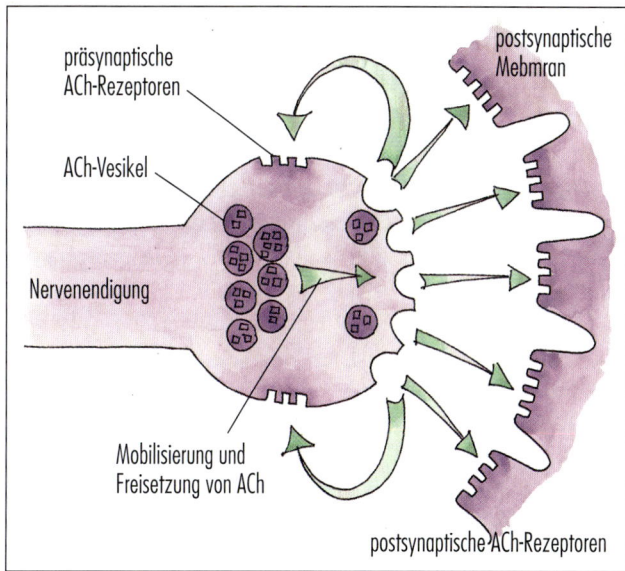

Abb. 5.49 Motorische Endplatte und postsynaptische ACh-Rezeptoren; **a:** Motorische Endplatte; ein ankommender Nervenimpuls führt zur Entleerung von Acetylcholin (ACh)-Vesikeln. ACh bindet an die ACh-Rezeptoren der postsynaptischen Membran und führt außerdem zur Erregung präsynaptischer ACh-Rezeptoren (positive Rückkopplung);

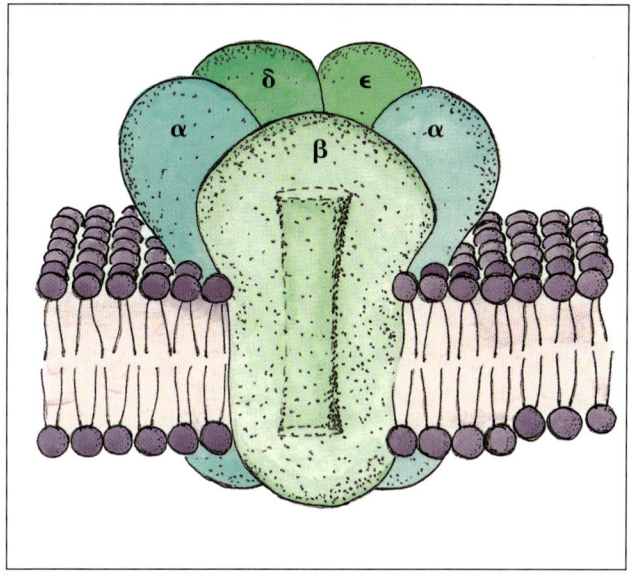

Abb. 5.49 b postjunktionaler Acetylcholin-Rezeptor.

Membrandepolarisierung (d. h. zur Besetzung von ca. 25% der postsynaptischen Rezeptoren) mindestens notwendig ist.

Das präsynaptisch freigesetzte Acetylcholin bindet sich für lediglich ca. eine Millisekunde an die postsynaptischen nikotinartigen Acetylcholin-Rezeptoren. Innerhalb von 15 Millisekunden wird das im synaptischen Spalt befindliche Acetylcholin durch das Enzym Acetylcholinesterase (sog. echte Cholinesterase), die vor allem in den postsynaptischen Einfaltungen lokalisiert ist, wieder gespalten und damit inaktiviert. Ein neuer Impuls kann nun übergeleitet werden.

5.3.3 Struktur und Wirkung

Sämtliche Muskelrelaxanzien haben eine strukturelle Ähnlichkeit mit dem Acetylcholin (Abb. 5.50). Acetylcholin weist eine positiv geladene quartäre Ammoniumgruppe auf, was für die Bindung an den negativ geladenen cholinergen Acetylcholin-Rezeptor wichtig ist. Muskelrelaxanzien besitzen zumeist zwei (selten ein oder drei) solch positiv geladene quartäre Ammoniumgruppen.

Muskelrelaxanzien sind bei physiologischem pH-Wert hoch ionisiert. Hoch ionisierte Moleküle sind aufgrund ihrer Polarität gut wasserlöslich und diffundieren nur schlecht durch biologische (Lipid-)Membranen wie z.B. die Blut-Hirn-Schranke oder die Plazentaschranke. Aus diesem Grund werden sie auch nach oraler Gabe nicht nennenswert durch die Magen-Darm-Schleimhaut resorbiert. Da Muskelrelaxanzien aufgrund ihrer geringen Lipophilie auch kaum in die Hepatozyten aufgenommen werden, findet fast keine hepatische Metabolisierung statt. Eine Ausnahme bilden lediglich einige Relaxanzien mit Steroidstruktur, vor allem Pancuronium und Vecuronium (Kap. 5.3.4, S. 150). Muskelrelaxanzien werden aufgrund ihrer Polarität und guten Wasserlöslichkeit leicht über die Nieren ausgeschieden.

Nach Gabe einer hohen Dosis eines Muskelrelaxans tritt die Muskelerschlaffung in folgender zeitlicher Reihenfolge auf:

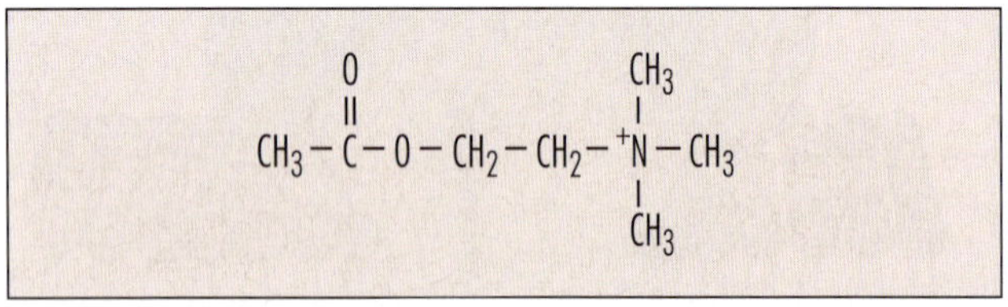

- Blockade von Zwerchfell-, Kehlkopf-, Augen-, Gesichts- und Halsmuskulatur
- Blockade der Extremitäten- und Abdominalmuskulatur.

An Zwerchfell und Kehlkopf wirken Muskelrelaxanzien einerseits sehr schnell, andererseits aber auch nur sehr kurz (Donati et al. 1990, 1991). Dies ist dadurch bedingt, dass das Relaxans aufgrund der guten Durchblutung dieser Strukturen dort schnell anflutet, aus dem gleichen Grund aber auch schnell wieder abtransportiert wird. Einzelne Muskelgruppen reagieren außerdem unterschiedlich empfindlich auf Muskelrelaxanzien. Zum Beispiel sind zur Blockade des Larynx (Donati et al. 1991) oder des Zwerchfells fast zweifach höhere Dosierungen notwendig als zur Blockade der Extremitätenmuskulatur (Kap. 8.2, S. 259).

Muskelrelaxanzien weisen wie alle über Rezeptoren wirkenden Medikamente eine sigmoide Dosis-Wirkungs-Kurve (Kap. 5.2.2, S. 110) auf. Die Dosis-Wirkungs-Kurven der einzelnen Relaxanzien verlaufen weitgehend parallel, sie sind lediglich – je nach größerer oder geringerer Potenz – weiter nach links oder rechts verschoben (Abb. 5.51).

Sind alle Rezeptoren besetzt, nimmt auch bei steigender Dosis die Wirkung nicht mehr zu. Die Dosis-Wirkungs-Kurve hat dann ein Plateau erreicht (Ceiling-Effekt). Zwischen einer 25- und 75%igen neuromuskulären Blockade verläuft die Dosis-Wirkungs-Kurve linear (Abb. 5.51).

Das Ausmaß der Relaxation kann mithilfe eines Relaxometers (Kap. 8.2, S. 247) überprüft werden.

Abb. 5.50 Struktur von Acetylcholin.

5.3.4 Nicht depolarisierende Muskelrelaxanzien

Curare, der Prototyp der nicht depolarisierenden Muskelrelaxanzien, ist ein Extrakt aus den Wurzeln und Blättern der tropischen Kletterpflanze Chondrodendron tomentosum und wurde ursprünglich von südamerikanischen Indianern als Pfeilgift verwendet. Sämtliche wie Curare wirkende nicht depolarisierende Muskelrelaxanzien werden daher auch als curareähnliche (curariforme) Muskelrelaxanzien bezeichnet.

Wirkungsweise

Nicht depolarisierende Muskelrelaxanzien sind Medikamente, die sich an die (N_2)-Rezeptoren des Acetylcholins (Kap. 3.2.6, S. 41) binden, jedoch den Ionenkanal des Rezeptors nicht öffnen, also die Muskelzellmembran nicht(!) zu depolarisieren vermögen und demnach keine Muskelkontraktion erzeugen können. Sie besitzen also keine »intrinsic activity«.

Damit eine beginnende Muskellähmung erreicht wird, müssen mindestens 75% der Rezeptoren einer neuromuskulä-

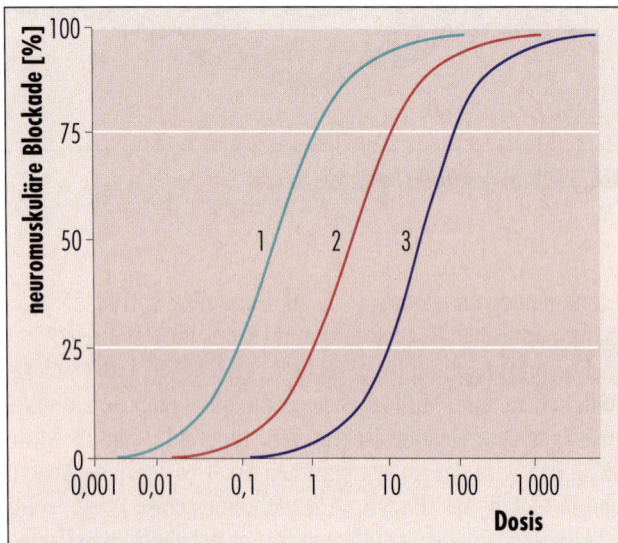

Abb. 5.51 Dosis-Wirkungs-Kurve: Medikament mit hoher (1), mittlerer (2) bzw. niedriger (3) relaxierender Potenz.

ren Synapse blockiert sein. Eine vollständige neuromuskuläre Blockade liegt erst vor, wenn mindestens 95% der Rezeptoren durch das Relaxans blockiert sind. Das bei einer vollständigen neuromuskulären Blockade nach einem Nervenimpuls freigesetzte Acetylcholin hat nun keine Chance mehr, an ausreichend viele freie Rezeptoren zu gelangen, um eine Depolarisation auszulösen (Abb. 5.52). Die Muskeln bleiben also vorübergehend unerregbar (relaxiert); es wird von einem **Nichtdepolarisationsblock** gesprochen.

Die nicht depolarisierenden Muskelrelaxanzien können von dem Enzym Acetylcholinesterase nicht abgebaut werden. Die Muskeln sind erst dann wieder erregbar, wenn ein ausreichender Anteil des nicht depolarisierenden Muskelrelaxans über Lymphe und Blut langsam abtransportiert wurde und wieder genügend Rezeptoren für das Acetylcholin zugänglich sind (= normale Wirkungsbeendigung; Abb. 5.52c).

Die Wirkung eines nicht depolarisierenden Muskelrelaxans kann auch dadurch beendet werden, dass die Konzentration des Acetylcholins medikamentös erhöht wird. Durch eine so erzielte hohe Acetylcholin-Konzentration kann das nicht depolarisierende Muskelrelaxans aus seiner Rezeptorbindung verdrängt werden (Wirkungsbeendigung durch Antagonisierung, S. 163). Nicht depolarisierende Muskelrelaxanzien konkurrieren mit dem Acetylcholin um den Rezeptorplatz. Beide können sich gegenseitig aus dieser Verbindung verdrängen, je nachdem, welche Substanz in höherer Konzentration vorhanden ist. Es wird daher von einer sog. kompetitiven Blockade gesprochen.

Der **Verlauf eines Nichtdepolarisationsblocks** kann unterteilt werden in:

Anschlagszeit (»time of onset«): Die Anschlagszeit entspricht der Zeitspanne vom Ende der Injektion bis zum Wirkungsmaximum. Sie ist vom verwendeten Relaxans, aber auch von dessen Dosierung abhängig. Durch eine Dosiserhöhung kann die Anschlagszeit verkürzt werden (van Aken et al. 1995). Auch wenn einige Minuten vor der Gabe einer Vollwirkdosis eine kleine, nicht lähmende Dosis (10–20% der Vollwirkdosis) vorweggegeben wird (sog. Priming-Prinzip, S. 148) kann die Anschlagszeit verkürzt werden. Die Anschlagszeit kann mittels Relaxometrie erfasst werden (Kap 8.2, S. 247).

Klinische Wirkungsdauer (»clinical duration of action«; DUR_{25}): Die klinische Wirkungsdauer entspricht der Zeitspanne vom Ende der Injektion bis zur 25%igen Erholung der neuromuskulären Blockade. Die 25%ige Erholung der neuromuskulären Übertragung kann mittels Relaxometrie erfasst werden (Kap. 8.2, S. 247). Die klinische Wirkungsdauer ist abhängig vom verwendeten Relaxans, aber auch von der verabreichten Dosis. Mit steigender Dosis nimmt die klinische Wirkungsdauer zu. Während der klinischen Wirkungsdauer ist bei den meisten Operationen eine ausreichende Relaxationstiefe garantiert. Beträgt der neuromuskuläre Erholungsgrad mehr als 25%, ist die Relaxationstiefe normalerweise für operative Eingriffe nicht mehr ausreichend (Kap. 8.2, S. 255).

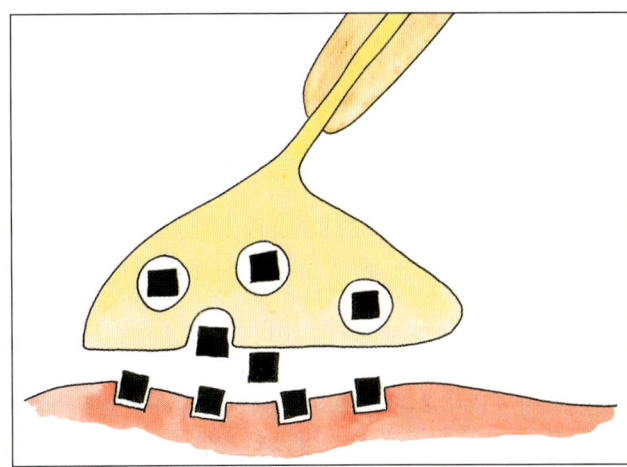

Abb. 5.52 Verdrängung des Acetylcholins durch das nicht depolarisierende Muskelrelaxans; **a:** Impulsübertragung durch die Überträgersubstanz Acetylcholin (■);

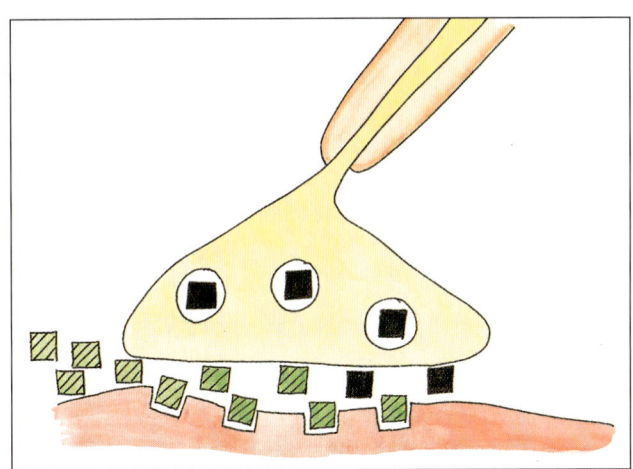

Abb. 5.52b Acetylcholin wird durch das nicht depolarisierende Muskelrelaxans (▨ gestrichelt) verdrängt;

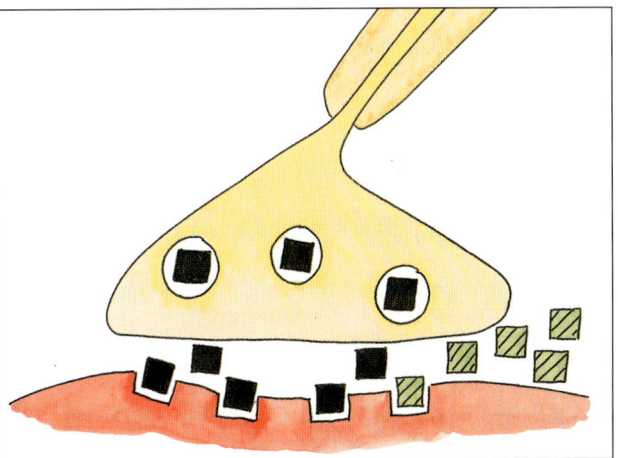

Abb. 5.52c das nicht depolarisierende Muskelrelaxans (▨ gestrichelt) diffundiert aus der motorischen Endplatte; Acetylcholin (■) kann wieder an den Rezeptor.

Wirkungszeit (DUR$_{75}$): Die Wirkungszeit entspricht der Zeitspanne vom Ende der Injektion bis zur 75%igen Erholung der neuromuskulären Blockade.

Erholungsindex (»recovery index«; RI [= Erholungszeit]): Die Erholungszeit entspricht der Zeitspanne zwischen 25- und 75%iger Erholung von einer neuromuskulären Blockade (Abb. 5.51, S. 144). Ihre Dauer ist abhängig vom verwendeten Relaxans. Insbesondere bei den lang wirksamen Relaxanzien führt eine Dosiserhöhung zu einer Verlängerung des Erholungsindex. Insgesamt ist der Erholungsindex allerdings weniger dosisabhängig als die Anschlagszeit und die klinische Wirkungsdauer. Liegt eine mindestens 75%ige neuromuskuläre Erholung vor, wird meist von einer völligen Erholung gesprochen (Kap. 8.2, S. 254), der Patient kann dann z. B. länger als fünf Sekunden den Kopf anheben, verfügt über eine ausreichende Kraft zur suffizienten Spontanatmung und kann nun extubiert werden. Die Erholungszeit sollte möglichst kurz sein, denn während dieser Zeit ist weder ein zufrieden stellender chirurgischer Relaxationsgrad zu erwarten, noch ist eine ausreichende Muskelfunktion mit suffizienter Spontanatmung vorhanden (Kap. 8.2, S. 254). Die 25–75%ige Erholung der neuromuskulären Übertragung kann mittels Relaxometrie erfasst werden (Kap. 8.2, S. 247).

Gesamtwirkungsdauer: Die Gesamtwirkungsdauer entspricht dem Zeitraum zwischen Ende der Injektion und Erholung der neuromuskulären Übertragung auf 90% des Ausgangswerts. Die (90%ige) Erholung der neuromuskulären Übertragung kann mittels Relaxometrie erfasst werden (Kap. 8.2, S. 247).

ED$_{50}$-Dosis (ED = »effective dose«): Unter der ED$_{50}$-Dosis wird die Dosis verstanden, die notwendig ist, um eine 50%ige neuromuskuläre Blockade zu erzielen. Die 50%ige Blockade der neuromuskulären Übertragung kann mittels Relaxometrie erfasst werden (Kap. 8.2, S. 247).

ED$_{95}$-Dosis (ED = »effective dose«): Unter der ED$_{95}$-Dosis wird die Dosis verstanden, die notwendig ist, um eine 95%ige neuromuskuläre Blockade zu erzielen. Die 95%ige Blockade der neuromuskulären Übertragung kann mittels Relaxometrie erfasst werden (Kap. 8.2, S. 247). Je potenter ein Relaxans ist (je niedriger die ED$_{95}$; s.u.), desto länger ist die Anschlagszeit.

Dosierung nicht depolarisierender Muskelrelaxanzien

Die im Folgenden angegebenen Dosierungen können nur als Richtwerte verstanden werden. Aufgrund der großen interindividuellen Empfindlichkeit auf Muskelrelaxanzien ist ggf. eine Anpassung der Dosierung an die individuellen Bedürfnisse notwendig.

Intubation: Soll unter der Relaxation mit einem nicht depolarisierenden Relaxans intubiert werden, wird zumeist eine ca. zweifache ED$_{95}$-Dosis empfohlen (s. auch Tab. 5.10;

S. 151). Bei kurz wirksamen nicht depolarisierenden Relaxanzien (S. 147) werden eher etwas höhere Dosierungen, bei lang wirksamen nicht depolarisierenden Relaxanzien (S. 147) eher etwas niedrigere Dosierungen empfohlen. Im Prinzip kann auch mit der einfachen ED$_{95}$ oder einer knapp darunter liegenden Dosierung (bei Kombination mit einem Hypnotikum und Opioid) so tief relaxiert werden, dass auch eine Intubation möglich ist (Prien et al. 1995). Um die Anschlagszeit des Relaxans zu beschleunigen, wird jedoch normalerweise mit einer höheren Dosis für die Intubation relaxiert. Für eine Blitzintubation (»rapid sequence induction«; Kap. 28.4, S. 602) mit einem nicht depolarisierenden Relaxans (vorzugsweise Rocuronium; s.u.) ist eine um ca. 50–100% höhere Dosis als die übliche Intubationsdosis (ca. 3–4fache ED$_{95}$) zu empfehlen. Dadurch kann die Anschlagszeit verkürzt werden, sodass zumeist innerhalb von 90 Sekunden gute Intubationsbedingungen erzielt werden. Die Folgen relativ hoher Dosen sind eine dosisabhängige Verlängerung der klinischen Wirkungsdauer sowie stärkere Nebenwirkungen (S. 145). Die klinische Wirkungsdauer der 1,5-, 2,0-, 3,0- und 4,0fachen ED$_{95}$ von z. B. Rocuronium beträgt 25, 35, 55 und 75 Minuten. Eine ähnliche dosisabhängige Wirkungsdauer findet sich auch bei anderen Relaxanzien.

Wurde der Patient ausnahmsweise ohne initiale Vollrelaxierung mit einem nicht depolarisierenden Relaxans intubiert (z. B. nach Gabe von Succinylcholin, Kap. 5.3.5, S. 167 oder unter völligem Verzicht auf ein Relaxans; Kap. 7.1.2, S. 205) und wird er mit Sauerstoff/Lachgas beatmet, dann reicht zur Relaxierung für einen chirurgischen Eingriff eine Dosis aus, die knapp über der einfachen ED$_{95}$ liegt. Da hierbei ein schneller Wirkungsbeginn, wie er bei einer Intubation erwünscht ist, nicht notwendig ist, kann auf die Verabreichung einer mehrfachen ED$_{95}$-Dosis verzichtet werden. Häufig wird dennoch ähnlich hoch wie für eine Intubation unter Verwendung eines nicht depolarisierenden Relaxans dosiert.

Als **Repetitionsdosis** sollten ca. 10–30% der üblichen Intubationsdosis verabreicht werden, wobei lang wirksame Relaxanzien eher etwas niedriger, kurz wirksame Relaxanzien eher etwas höher dosiert werden. Erhält der Patient zusätzlich ein volatiles Inhalationsanästhetikum, ist zu beachten, dass die volatilen Anästhetika bei üblicher Dosierung die Wirkung der nicht depolarisierenden Muskelrelaxanzien um ca. 30–70% verstärken. Dadurch ist eine entsprechende Dosisreduktion des Relaxans auf unter die einfache ED$_{95}$-Dosis möglich. Es ist jedoch zu beachten, dass die Verminderung des Bedarfs an Relaxanzien von der Zeitspanne abhängig ist, seit der das volatile Anästhetikum verabreicht wird. Bei Kindern und Säuglingen dauert es z.B. ca. eine Stunde, bis Halothan bzw. Isofluran seine maximale relaxanssparende Wirkung (um 35 bzw. 70%) entfaltet hat (Meretoja 1995c).

Die Wirkung der nicht depolarisierenden Muskelrelaxanzien geht nicht genau parallel der Plasmakonzentration, sondern hinkt der Plasmakonzentration (bis zu einigen Minuten) hinterher (sog. Hysterese; Kap. 5.2.2, S. 110). Bereits unmittelbar nach Ende der Injektion fällt die Plasmakonzentration schon ab, obwohl die Wirkung noch zunimmt. Ursache hierfür ist, dass das aus dem Plasma ins Gewebe diffundierende Muskelrelaxans erst bis ganz an die motorischen Endplatten diffundieren muss. Die Anflutung in der Muskulatur ist abhängig vom Herzminutenvolumen und von der Durchblutung der Muskulatur. Bei gut durchbluteten Muskeln tritt daher auch die Relaxation früher ein. Die Intubation kann schon kurz vor der mittels Relaxometrie (Kap. 8.2, S. 247) am M. adductor pollicis gemessenen maximalen Zuckungsdepression durchgeführt werden, da die Muskeln des Kehlkopfes und des Zwerchfells etwas früher als die peripheren Muskeln (und damit auch der M. adductor pollicis) blockiert werden. Da der M. orbicularis oculi ähnlich schnell wie die Muskeln des Kehlkopfes blockiert wird, hat die Überwachung dieses Muskels zur Beurteilung der Intubationsfähigkeit Vorteile. Die am M. adductor pollicis bestimmte Anschlagzeit von Mivacurium (S. 158) beträgt z. B. ca. 2,5 Minuten, jedoch sind bereits ca. 60–90 Sekunden nach Injektionsende zumeist gute Intubationsbedingungen erreicht (van Aken et al. 1995). Außerdem ist zu beachten, dass die Sensibilität einzelner Muskelrelaxanzien unterschiedlich ist, d. h. bei empfindlichen Muskeln reichen bereits geringere Plasmakonzentrationen aus, um eine Relaxation zu erzielen. Diese unterschiedliche Sensibilität ist jedoch nur relevant, wenn relativ niedrige Dosierungen verwendet werden. Bei Gabe einer üblichen 2–3fachen ED_{95} werden sowohl sensible als auch weniger sensible Muskelgruppen voll blockiert. Bei Gabe relativ geringer Dosen zeigt sich z. B., dass die Blockade des Zwerchfells nicht nur schneller einsetzt (aufgrund dessen guter Durchblutung), sondern dass auch das Ausmaß einer partiellen Blockade geringer ist (aufgrund dessen geringerer Sensibilität) als z. B. an Extremitätenmuskeln wie dem M. adductor pollicis. Das Ausmaß der neuromuskulären Blockade wird mittels Relaxometer (Kap. 8.2, S. 247) zumeist am M. adductor pollicis beurteilt.

Einteilung

Einteilung nach chemischer Struktur

Fast alle verfügbaren sowie in Erprobung befindlichen nicht depolarisierenden Relaxanzien können entsprechend ihrer chemischen Struktur in Benzylisochinolinderivate und Aminosteroide unterteilt werden:

- Benzylisochinolinderivate
  - Atracurium
  - Cis-Atracurium
  - Mivacurium
  - d-Tubocurarin (ist inzwischen obsolet)
- Aminosteroide
  - Pancuronium
  - Vecuronium
  - Rocuronium
  - (Rapacuronium: in Deutschland noch nicht verfügbar)
- sonstige Muskelrelaxanzien
  - Alcuronium (nur noch selten eingesetzt)
  - Gallamin (ist inzwischen obsolet)

Einteilung nach Wirkungsdauer

Nicht depolarisierende Muskelrelaxanzien können klinisch anhand ihrer Wirkungsdauer unterteilt werden in:

- lang wirksame Muskelrelaxanzien
- mittellang wirksame Muskelrelaxanzien
- kurz wirksame Muskelrelaxanzien

Lang wirksame nicht depolarisierende Muskelrelaxanzien

Die Anschlagzeit (S. 145) nach einer üblichen Intubationsdosis (S. 146) eines lang wirksamen nicht depolarisierenden Muskelrelaxans beträgt meist zwischen drei und sechs Minuten. Die klinische Wirkungsdauer nach einer Vollrelaxierung beträgt zwischen 80 und 120 Minuten. Nach Gabe höherer Dosen ist die klinische Wirkungsdauer meist deutlich und der Erholungsindex geringfügig verlängert. Aus diesem Grund wird von den lang wirksamen Relaxanzien normalerweise nur ca. die 1,5fache ED_{95} zur Intubation verwendet. Bei ca. 20–50% der Patienten, bei denen ein lang wirksames Relaxans ausschließlich anhand klinischer Parameter dosiert wurde, konnte im Aufwachraum mittels Relaxometrie (Kap. 8.2, S. 247) ein Relaxansüberhang nachgewiesen werden.

Mittellang wirksame nicht depolarisierende Muskelrelaxanzien

Die Anschlagzeit nach einer üblichen Intubationsdosis beträgt ca. (1–)2–3–4 Minuten. Die klinische Wirkungsdauer beträgt 30–60 Minuten. Zur Intubation werden diese Substanzen in einer Dosis verabreicht, die der 1,5–2,0–3,0fachen ED_{95} entspricht. Diese relativ hohe Dosierung ist möglich, da hierdurch zwar die Anschlagzeit verkürzt, die klinische Wirkungsdauer und der Erholungsindex jedoch nur gering verlängert werden. Bei Gabe mittellang wirksamer Relaxanzien ausschließlich anhand klinischer Parameter wurde im Aufwachraum bei lediglich 0–9% der Patienten mittels Relaxometrie (Kap. 8.2, S. 247) ein Relaxansüberhang gefunden.

Kurz wirksame nicht depolarisierende Muskelrelaxanzien

Die Anschlagzeit nach einer üblichen Intubationsdosis beträgt ca. 2–3 Minuten. Die klinische Wirkungsdauer beträgt ca. 12–15 Minuten. Die Gefahr eines postoperativen Relaxansüberhangs ist sehr unwahrscheinlich.

Soll ein Patient am Ende der Operation extubiert werden, bietet sich die Relaxierung mit einem mittellang wirksamen oder kurz wirksamen nicht depolarisierenden Relaxans an. Lang wirksame Relaxanzien sollten dagegen höchstens noch bei Patienten zur Anwendung kommen, bei denen eine postoperative Nachbeatmung geplant ist.

Priming-Prinzip, Timing-Prinzip, Präcurarisierung

Einige Minuten vor Gabe eines nicht depolarisierenden Muskelrelaxans kann evtl. bereits eine kleine, nicht lähmende Teildosis (»priming dose«) vorweggegeben werden (Foldes 1984). Die Größe der Priming-Dosis sollte ca. 15% der üblichen Intubationsdosis betragen. Im Idealfall wird hierdurch schon der Großteil der Rezeptoren blockiert werden, es tritt jedoch noch keine Muskellähmung auf. Eine nachweisbare Muskellähmung tritt erst auf, wenn mehr als 75% der Rezeptoren blockiert sind (S. 144). Die ca. 2–4 Minuten nach dieser »priming dose« verabreichte restliche Intubationsdosis (ca. 85% der gesamten Intubationsdosis) wirkt dadurch ca. 30–90 Sekunden schneller (Pühringer et al. 2000). Dieses Vorgehen wird als **Priming-Prinzip** bezeichnet. Das Priming-Prinzip wird insbesondere dann angewandt, wenn eine kurze Anschlagszeit erwünscht ist. Von vielen Anästhesisten wird dies bei der Intubation unter Relaxation mit einem nicht depolarisierenden Relaxans routinemäßig durchgeführt. Gibt der Patient bereits vor Ablauf der ca. 2–4 Minuten Doppelbilder durch eine beginnende Lähmung der empfindlichen Augenmuskeln an, so kann davon ausgegangen werden, dass die »priming dose« bereits wirkt (und eher hoch dosiert war), es sollte dann unverzüglich mit der Narkoseeinleitung (der Gabe des Hypnotikums) begonnen werden. Der Zeitgewinn durch das Priming-Prinzip ist allerdings nicht allzu groß. Außerdem können dadurch auch Nachteile entstehen. In einzelnen Fällen kann es bereits durch diese Priming-Dosis zu einer partiellen Lähmung der Atemmuskulatur mit Luftnot, zu Schluckbeschwerden (mit Aspirationsrisiko) oder zu einer Ptosis kommen.

Neben dem Priming-Prinzip ist auch ein sog. **Timing-Prinzip** möglich. Hierbei wird beim wachen Patienten zuerst die Vollrelaxierungsdosis verabreicht, und erst kurz vor dem Auftreten erster Wirkungen des Relaxans wird zügig das Hypnotikum nachinjiziert. Voraussetzung für dieses Verfahren ist, dass der Patient kooperativ ist und ggf. die ersten Zeichen an Muskelschwäche sofort mitteilt. Dieses Verfahren kommt manchmal bei der Einleitung von nicht nüchternen Patienten zur Anwendung, wenn eine Blitzintubation (»rapid sequence induction«; Kap. 28.4, S. 602) notwendig ist, aber auf das hierfür normalerweise verwendete und sehr schnell wirkende depolarisierende Relaxans Succinylcholin (Kap. 5.3.5, S. 167) verzichtet werden muss. Bei nicht nüchternen Patienten muss

die Zeitspanne zwischen Eintritt der Bewusstlosigkeit und tiefer Relaxation, die eine endotracheale Intubation und damit eine Sicherung der Atemwege erlaubt, möglichst kurz sein (Kap. 28.4, S. 602).

Wird zur Vollrelaxierung für die endotracheale Intubation ausnahmsweise das depolarisierende Relaxans Succinylcholin (Kap. 5.3.5, S. 167) verwendet, das sich durch eine sehr schnelle Anschlagszeit und eine sehr kurze klinische Wirkungsdauer auszeichnet, so wird ca. 2–4 Minuten vorher ebenfalls eine geringe Dosis (ca. 15% der Vollrelaxierungsdosis) eines nicht depolarisierenden Relaxans verabreicht. Dieses Vorgehen wird als **Präcurarisierung** bezeichnet. Durch die dadurch angestrebte Blockade von knapp 75% der Rezeptoren können die bei Wirkungsbeginn des depolarisierenden Relaxans Succinylcholin auftretenden Muskelfaszikulationen und die dadurch meist verursachten postoperativen Muskelschmerzen vermindert werden (Kap. 5.3.5, S. 167). Kinder unter ca. fünf Jahren entwickeln keine Faszikulationen und benötigen keine Präcurarisierung.

Nebenwirkungen

Mögliche Nebenwirkungen der nicht depolarisierenden Muskelrelaxanzien sind:

- Beeinflussung des vegetativen Nervensystems
- Histamin-Freisetzung
- sonstige Nebenwirkungen

Beeinflussung des vegetativen Nervensystems

Detailwissen: Vegetatives Nervensystem

Zum besseren Verständnis der Nebenwirkungen der (nicht depolarisierenden) Muskelrelaxanzien am vegetativen Nervensystem sei dessen Aufbau kurz wiederholt (genaue Beschreibung Kap. 3.2.6, S. 39; Abb. 3.1, S. 39).

Die Fasern des vegetativen Nervensystems bestehen jeweils aus zwei peripheren Neuronen. Sowohl im sympathischen als auch im parasympathischen Nervensystem wird bei der Impulsübertragung vom 1. (präganglionären) Neuron auf das 2. (postganglionäre) Neuron Acetylcholin (ACh) als Transmitter freigesetzt, das an den postsynaptischen N_1-Rezeptoren (Kap. 3.2.6, S. 39) wirkt. Die Überträgersubstanz vom postganglionären Neuron auf das Erfolgsorgan ist im parasympathischen Nervensystem Acetylcholin, das über muscarinartige Rezeptoren wirkt (Kap. 3.2.6, S. 39); im sympathischen Nervensystem wird von den postganglionären Neuronen dagegen Noradrenalin freigesetzt (Kap. 3.2.6, S. 39).

Sämtliche Muskelrelaxanzien wirken nicht nur an den Acetylcholin-Rezeptoren der motorischen Endplatten (N_2-Rezeptoren; Kap. 3.2.6, S. 41), sondern können auch an den ACh-Rezeptoren des vegetativen Nervensystems wirken (an den N_1-Rezeptoren und vor allem an den muscarinergen Rezeptoren) und dadurch vegetative Nebenwirkungen verursachen.

Zur Blockade der cholinergen Rezeptoren des vegetativen Nervensystems werden jedoch relativ hohe Relaxansdosen benötigt. Die muscarinartigen cholinergen Rezeptoren des Parasympathikus werden leichter blockiert als die nikotinartigen cholinergen (N_1-)Rezeptoren. Insbesondere die muscarinartigen Rezeptoren am Herzen sind relativ leicht zu blockieren. Andere muscarinartige Rezeptoren, z.B. an Darm, Bronchien, Pupillen oder Blase, werden dagegen kaum beeinflusst. Bei Pancuronium müsste die ca. dreifache neuromuskuläre ED_{95} verabreicht werden, damit in 50% eine Parasympathikusblockade erzielt wird (erkennbar an einer Tachykardie, evtl. mit begleitendem Blutdruckanstieg). Bei Mivacurium müsste die ca. 50fache neuromuskuläre ED_{95} verabreicht werden, um in 50% eine Blockade des Parasympathikus zu erzielen (Tab. 5.8). Der Sicherheitsfaktor beträgt bei Pancuronium also 3, bei Mivacurium 50.

Eine vegetative Blockade kann als klinisch nicht relevant bezeichnet werden, wenn der Sicherheitsfaktor >5 ist. Beträgt der Sicherheitsfaktor 3–4, liegt eine geringe, bei einem Sicherheitsfaktor von 2–3 eine mittlere und bei einem Sicherheitsfaktor von ≦1 eine starke Blockade des vegetativen Nervensystems vor.

> Durch eine Verlangsamung der Injektionsgeschwindigkeit kann das Ausmaß der Rezeptorblockade im vegetativen Nervensystem nicht vermindert werden.

Histamin-Freisetzung

Lediglich die Benzylisochinolinderivate begünstigen eine mehr oder weniger starke Histamin-Freisetzung, evtl. mit Hypotension. Meist handelt es sich um eine direkte Wirkung auf die Mastzellmembranen, nur selten um eine echte allergische Reaktion (Kap. 30.1, S. 612). Dies ist vor allem bei hohen Dosierungen oder bei schneller Injektionsgeschwindigkeit zu befürchten. Bei Atracurium ist mit einer relevanten Histamin-Freisetzung zu rechnen, wenn das ca. 2,5fache der ED_{95} verabreicht oder wenn bei geringerer Dosis schnell injiziert wird. d-Tubocurarin führt dagegen bereits bei der 0,6fachen ED_{95}-Dosis zur Histamin-Liberation. Aus diesem Grund gilt es inzwischen als obsolet. In Tabelle 5.8 sind diejenigen Dosierungen als Vielfaches der neuromuskulären ED_{95} aufgelistet, die bei 50% der Patienten zu einer relevanten Histamin-Freisetzung führen. Folgen einer evtl. Histamin-Freisetzung können Blutdruckabfall mit Tachykardie, bronchospastische Zustände sowie fleckförmiges Exanthem insbesondere im Gesicht und am oberen Körperstamm sein. Diese Veränderungen treten auf, wenn sich die Plasmahistaminkonzentration verdoppelt bis verdreifacht und sie halten meist 1–5 Minuten an. Durch eine Verlangsamung der Injektionsgeschwindigkeit kann die Histamin-Freisetzung vermindert werden. Außerdem kommt es sehr schnell zu einer Tachyphylaxie. Wird nach einer Erstdosis, die zu einer geringen Histamin-Freisetzung führte, eine zweite (nicht größere) Dosis injiziert, kommt es nun zu einer geringeren oder zu keiner Histamin-Freisetzung mehr.

Tab. 5.8 Mehrfaches der neuromuskulären ED_{95}, die bei 50% der Patienten entsprechende Nebenwirkungen verursacht.

Medikament	Blockade des Para- sympathikus	Blockade sympathischer Ganglien	relevante Histamin- Freisetzung
Benzylisochinoline			
(d-Tubocurarin)	0,6	2,0	0,6
Atracurium	16	40	2,5
Cis-Atracurium	25	60	0
Mivacurium	> 50	> 100	3,0
Steroidverbindungen			
Pancuronium	3,0	> 250	0
Vecuronium	20	> 250	0
Rocuronium	3,0	> 100	0
Sonstige			
Alcuronium	3,0	4,0	0

Sonstige Nebenwirkungen

Nicht depolarisierende Muskelrelaxanzien sind aufgrund ihrer Polarität (Kap. 5.3.3, S. 144) und ihres hohen Molekulargewichts nicht in der Lage, Zellmembranen und damit auch die intakte Plazentaschranke nennenswert zu überschreiten und führen daher bei einer Verabreichung zur Sectio caesarea (bei intakter Plazentaschranke) nicht zur Muskelerschlaffung des Neugeborenen (Kap. 67.2.1, S. 943). Aus den gleichen Gründen können sie die intakte Blut-Hirn-Schranke nicht überschreiten und damit auch keine zentralen Wirkungen entfalten.

Als Ursache für eine evtl. Hypotonie nach Injektion eines nicht depolarisierenden Muskelrelaxans kommen eine u.U. auftretende Histamin-Freisetzung (s.o.), selten eine Blockade sympathischer Ganglien und zum Teil auch die einsetzende Muskelrelaxierung infrage. Die einsetzende Muskelrelaxierung kann eine indirekte Abnahme des venösen Gefäßtonus mit Verminderung des venösen Rückflusses und einen dadurch bedingten Blutdruckabfall begünstigen.

Echte (IgE-vermittelte) anaphylaktische Reaktionen (Kap. 30.1, S. 612) sind bei nahezu allen Medikamenten, insbesondere aber bei sämtlichen Muskelrelaxanzien beschrieben. Ca. 60–80% der anaphlylaktischen Reaktionen während einer Narkose sind durch Relaxanzien bedingt. Durch den inzwischen häufigen Einsatz von Rocuronium wird dieses Relaxans häufiger als auslösendes Agens beschrieben (Heier u. Guttormsen 2000).

Aufnahme, Verteilung und Ausscheidung

Nicht depolarisierende Muskelrelaxanzien sind nur nach intramuskulärer und intravenöser Injektion wirksam. Nach oraler Applikation werden sie nicht resorbiert. Die Wirkungsbeendigung der nicht depolarisierenden Muskelrelaxanzien ist durch deren Abdiffusion von den ACh-Rezeptoren und von deren Abtransport über Lymphe und Blut bedingt. Die meisten nicht depolarisierenden Muskelrelaxanzien werden innerhalb des Körpers schnell umverteilt. Der initial schnelle Abfall der Plasmakonzentration und damit die Wirkungsbeendigung ist bei den meisten nicht depolarisierenden Muskelrelaxanzien durch Umverteilungsphänomene (Kap. 5.2.2, S. 109) zu erklären. Erst nach ca. 30 Minuten wird der weitere langsame Abfall der Plasmakonzentration bei den meisten Substanzen von der relativ langsamen Ausscheidung des unveränderten Moleküls vor allem über die Nieren, bei manchen Substanzen auch über die Galle, bedingt. Einige Substanzen weisen auch eine gewisse Metabolisierung in der Leber oder andere Metabolisierungsmechanismen (z. B. Hofmann-Elimination; S. 155) auf. Da einerseits die Umverteilungsphänomene schnell stattfinden und die Wirkungsdauer dadurch relativ kurz ist, andererseits Elimination und Metabolismus aber relativ langsam ablaufen, ist die Verweildauer dieser Medikamente im Körper meist deutlich länger als die Wirkungsdauer. Bei wiederholten Nachinjektionen besteht daher bei vielen nicht depolarisierenden Muskelrelaxanzien eine Kumulationsgefahr, d. h. bei mehrmaligen Nachinjektionen müssen immer niedrigere Dosen verwendet werden, da die verschiedenen Speichergewebe zunehmend gesättigt sind.

Lang wirksame Relaxanzien werden normalerweise ausschließlich renal eliminiert. Sie weisen eine Clearance von ca. 1–2 ml/kg KG/min auf, was ungefähr der glomerulären Filtrationsrate entspricht. Von den lang wirksamen Relaxanzien wird lediglich Pancuronium zusätzlich noch über die Galle ausgeschieden und hepatisch metabolisiert. Dieser Anteil ist jedoch zu gering, als dass die Elimination wesentlich beschleunigt würde.

Die **mittellang wirksamen Relaxanzien** weisen eine Clearance von ca. 3–6 ml/kg KG/min auf. Diese höhere Clearance ist dadurch bedingt, dass neben der renalen Elimination eine zusätzliche hepatische Elimination und/oder hepatische Metabolisierung stattfindet. Beim Atracurium (S. 155) findet z. B. neben der renalen Elimination auch eine unspezifische Esterhydrolyse sowie die sog. Hofmann-Elimination statt.

Bei dem **kurz wirksamen** Mivacurium, das im Plasma enzymatisch hydrolysiert wird (S. 158), beträgt die Clearance ca. 50–100 ml/kg KG/min.

Interaktionen mit anderen Medikamenten

Alle nicht depolarisierenden Muskelrelaxanzien werden in ihrer relaxierenden Wirkung durch volatile **Inhalationsanästhetika** dosisabhängig verstärkt. Bei Enfluran und Isofluran ist dies stärker ausgeprägt als bei Halothan. Bei Kindern konnte eine Dosisreduktion um ca. 35 bzw. 70% für Halothan bzw. Isofluran nachgewiesen werden (Meretoja 1995c). Die

Wirkungsverstärkung ist jedoch zeitabhängig und erreicht erst nach ca. 30–80 Minuten ihr Maximum (Meretoja et al. 1995c, 1996). Als Ursachen für die Wirkungsverstärkung durch volatile Anästhetika werden angenommen:

■ Verbesserung der Muskeldurchblutung und dadurch besserer Antransport des Relaxans an die motorischen Endplatten (dies scheint insbesondere beim Isofluran wichtig zu sein)
■ Beeinflussung des zentralen Nervensystems mit zentral vermittelter Erniedrigung des Muskeltonus
■ Verminderung der Sensibilität der postsynaptischen Membran
■ Beeinträchtigung der Depolarisation der motorischen Endplatte

Auch durch die zusätzliche Gabe eines **Hypnotikums** kann die Wirkung der Muskelrelaxanzien verstärkt werden, sodass sich ein solches Vorgehen z. B. zur kurzfristigen Vertiefung der Relaxation (z. B. kurz vor Operationsende zum Verschluss der Bauchdecken) eignet.

Verschiedene **Antibiotika** (z. B. Aminoglykosidantibiotika wie Neomycin, Gentamicin, Streptomycin) können – zum Teil über eine verminderte präsynaptische Freisetzung des Acetylcholins, zum Teil auch über eine Hemmung der postsynaptischen Membran – die Wirkung nicht depolarisierender Relaxanzien stark verlängern.

Durch manche Medikamente wird auch die Amplitude des Endplattenpotenzials negativ beeinflusst. **Magnesium, Dantrolen, Antiarrhythmika, Lithium, Furosemid und Lokalanästhetika** verlängern u. U. ebenfalls die Wirkung der nicht depolarisierenden Muskelrelaxanzien. Wird z. B. bei einem noch anrelaxierten Patienten zur Therapie von Herzrhythmusstörungen ein Antiarrhythmikum (Lokalanästhetikum) verabreicht, kann die Restwirkung des Relaxans verstärkt werden und ein bedrohlicher Relaxationsgrad auftreten. Lokalanästhetika können die präsynaptische Acetylcholin-Freisetzung negativ beeinflussen, die postsynaptische Membran stabilisieren sowie die Öffnungszeiten der Rezeptorkanäle verkürzen.

Bei Patienten, die unter einer **antiepileptischen Therapie** mit Phenytoin oder Carbamazepin stehen, kann dagegen die Wirkung der mittellang- und langwirksamen Muskelrelaxanzien deutlich verkürzt werden. Calciumkanalblocker und β-Rezeptorenblocker scheinen dagegen keinen klinisch relevanten Einfluss auf die Wirkung von Muskelrelaxanzien zu haben.

Klinisch wichtige nicht depolarisierende Muskelrelaxanzien

Pancuronium (Pancuronium)

Pancuronium wurde 1967 als erstes Relaxans der Aminosteroidgruppe eingeführt. Es stellt ein synthetisch hergestelltes biquartäres Aminosteroid (Abb. 5.53) dar. Die Anschlagszeit nach Pancuronium-Gabe beträgt ca. 3–6 Minuten. Die klinische Wirkungsdauer einer üblichen Intubationsdosis beträgt ca. 60–120 Minuten, die einer Repetitionsdosis ca. 30–40 Minuten. Pancuronium gehört zu den lang wirksamen Relaxanzien und eignet sich insbesondere für mehrstündige Operatio-

Medikament	Elimination über Niere [%]	Elimination über Leber [%]	Metabolismus [%]
	lang wirksam		
Pancuronium	80	5–10	Leber (10–20%)
Alcuronium	80–90	10–20	0
	mittellang wirksam		
Vecuronium	15–25	40–70	Leber (20–30%)
	Metabolite werden über Urin und Galle ausgeschieden		
Atracurium	10	0 und unspezifische Esterhydrolyse (ca. 90%)	Hofmann-Elimination
Cis-Atracurium	ca. 10	0 (ca. 90%)	Hofmann-Elimination
	Metabolite werden über Urin und Galle ausgeschieden		
Rocuronium	ca. 10–30	ca. 70–90	–
	kurz wirksam		
Mivacurium	< 5	0	Pseudocholinesterase (95–99%)
	Metabolite werden über Urin und Galle ausgeschieden		

Tab. 5.9 Metabolisierung und Elimination der wichtigsten nicht depolarisierenden Muskelrelaxanzien. Die Elimination über die Leber erfolgt zum Teil auch in Form der Muttersubstanz.

Tab. 5.10 Empfohlene Priming- bzw. Präcurarisierungsdosen, Intubationsdosen, Repetitionsdosen sowie ED_{95}, klinische Wirkungsdauer, Erholungsindex und Anschlagszeit der wichtigsten nicht depolarisierenden Muskelrelaxanzien.

Relaxans	ED_{95} [mg/kg KG]	Intubationsdosis [Vollblockade in mg/kg KG]	Vielfaches der ED_{95}	Priming-Dosis bzw. Präcurarisierungsdosis	Äquivalenzdosierung zu Pancuronicum	Repetitionsdosis [mg/kg KG]	klinische Wirkung [min] (2fache ED_{95} für die initiale Vollrelaxierung)	Erholungsindex [min] (2fache ED_{95})	Anschlagszeit [min] [2–3fache ED_{95}]
				lang wirksam					
Pancuronium	0,06–0,07	0,08–0,1	1,5	0,015 0,015	1	0,01–0,015	60–120	40	3–6
Alcuronium	0,25 (0,25)*	0,25–0,3 (0,11–0,17)*	1–1,2 (0,6)*	0,025 0,025	3	0,05–0,25	(60–120) 40–60	(60) 40–50	(3–4) 5–6
				mittellang wirksam					
Vecuronium	0,05	0,08–0,1	2,0	0,015 0,015	0,8	0,01–0,02	30–40	20	3–4
Rocuronium	0,3–0,4	0,6–1,0	2,0	0,1 keine	6	0,1–0,15	30–40	15	0,75– 1,2–1,5
Atracurium	0,25	0,5–0,6	2,0	0,05–0,1 0,05–0,1	3,5	0,1–0,15	30–40	15–20	2–4
Cis-Atracurium	0,05	0,1	2,0	0,01–0,02 0,01–0,02	8	0,02–0,03	45	15–20	3–5
				kurz wirksam					
Mivacurium	0,07–0,08	(0,15–0,2) 0,2–0,25	2,5	(0,02–0,03) (0,02–0,03)	1,6	0,05–0,1	15–20	5–7	2,5

* nähere Begründung der normalerweise atypisch niedrigen Dosierung s. Text

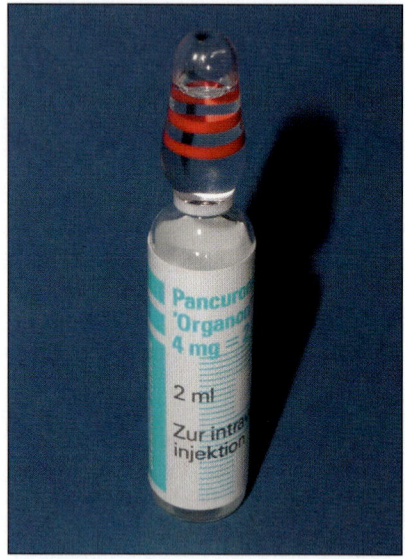

Abb. 5.53 Struktur von Pancuronium.

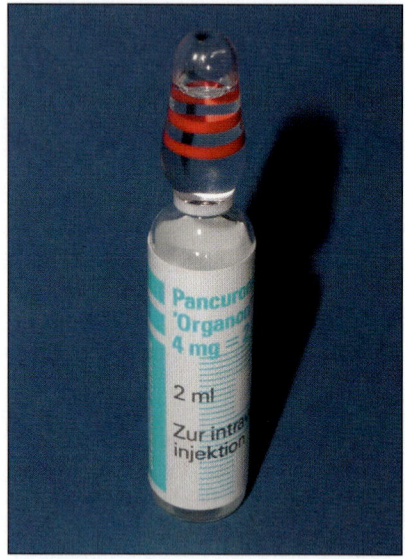

Abb. 5.54 Darreichungsform von Pancuronium.

ronium die Wiederaufnahme von Noradrenalin in die Nervenendigung und scheint auch über diese Mechanismen eine leichte Tachykardie zu begünstigen. Pancuronium kann aufgrund dieser **kardiovaskulären Nebenwirkungen** bei Patienten, die hohe Opioiddosen erhalten (und dadurch eher bradykard sind), Vorteile gegenüber anderen Relaxanzien aufweisen.

Pancuronium verursacht **keine Histamin-Freisetzung**. Es kann daher auch bei Patienten mit Neigung zu anaphylaktoiden Reaktionen (z.B. Asthmatikern) empfohlen werden. Pancuronium wird in der Leber zu 10–20% zu 3-OH-, 17-OH- und 3,17-OH-Pancuronium metabolisiert. Der 3-OH-Metabolit ist quantitativ der wichtigste sowie der noch wirksamste Metabolit. Er ist etwa halb so potent und ähnlich lange wirksam wie Pancuronium. Da Pancuronium zu ca. 80% unverändert über die Nieren ausgeschieden wird, ist bei niereninsuffizienten Patienten eine vorsichtige Dosierung bzw. dessen Vermeidung zugunsten anderer Relaxanzien notwendig. Auch bei Leberinsuffizienz oder Cholestase kann eine Dosisreduktion notwendig werden, um eine überlange Wirkung zu vermeiden. Nach wiederholter Gabe von Pancuronium nimmt die Erholungszeit zu, während die klinische Wirkungsdauer konstant bleibt.

Darreichungsform und Dosierung

- Darreichungsform (Abb. 5.54): Brechampulle zu 2 ml = 4 mg (1 ml = 2 mg)
- Verdünnung: Es hat es sich bewährt, Pancuronium 1:1 mit NaCl 0,9% zu verdünnen. 1 ml enthält dann 1 mg.
- Dosierungsempfehlung Tabelle 5.11

> Bei einer Bromallergie darf Pancuronium nicht verabreicht werden!

Vecuronium (Norcuron)

Vecuronium ist ein Abkömmling des Pancuroniums, besitzt also ebenfalls eine Aminosteroidstruktur (Abb. 5.55) und wird auch synthetisch hergestellt.

Vecuronium unterscheidet sich von Pancuronium durch seine kürzere klinische Wirkungsdauer. Es gehört zu den

nen. Der Erholungsindex einer 2fachen ED_{95}-Dosis wird mit ca. 40 Minuten angegeben. Pancuronium bewirkt in höherer Dosierung eine zusätzliche Blockade vor allem der postganglionären (muscarinartigen) Parasympathikusfasern und erzeugt damit eine mäßige Vagusblockade (Kap. 3.2.6, S. 41), die meist zu einer Herzfrequenzsteigerung (um 10–15%) und gelegentlich zu einem leichten Anstieg des Blutdrucks (um 10–15%) führt. Pancuronium scheint auch die Freisetzung von Noradrenalin aus den postganglionären sympathischen Nervenendigungen zu stimulieren. Außerdem hemmt Pancu-

	Dosis [mg/kg KG]	Dosis beim Erwachsenen mit 70 kg KG [mg]	klinische Wirkungsdauer [min]
ED_{95}	0,06–0,07		
Intubationsdosis	0,08–0,1	6–9	60–120
Präcurarisierung	0,015	1	
Priming-Dosis	0,015	1	
Repetitionsdosis	0,01–0,015	1	30–40

Tab. 5.11 Empfohlene Dosierungen für Pancuronium.

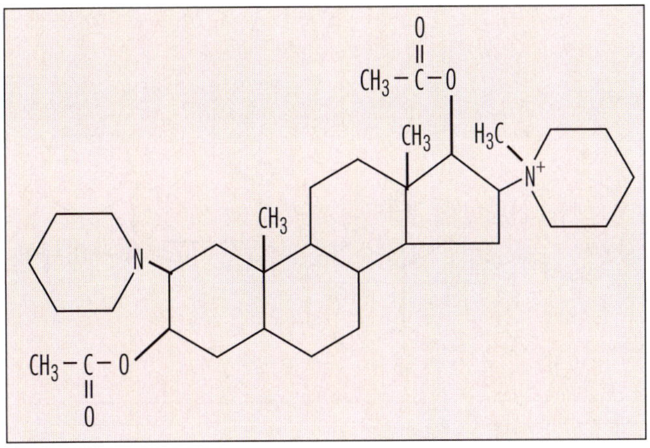

Abb. 5.55 Struktur von Vecuronium.

Kurzinformation Vecuronium (Norcuron)

Substanzgruppe	nicht depolarisierendes Muskelrelaxans aus der Aminosteroidgruppe
Wirkungen	■ Relaxation der quergestreiften Muskulatur ■ keine relevante Wirkung an sympathischen oder parasympathischen Acetylcholin-Rezeptoren ■ ED_{95} = 0,05 mg/kg KG
Wirkungsbeginn Wirkungsdauer	■ Ausschlagszeit 3–4 Minuten ■ mittellang wirkend (Intubationsdosis ca. 30–40 Minuten) ■ bei Säuglingen und älteren Patienten verlängerte Wirkung
Pharmakokinetik	bei Erkrankungen der Leber/Gallenwege niedriger dosieren
Herz-Kreislauf	gute hämodynamische Stabilität
Atmung	periphere Atemlähmung
ZNS	–
Leber	20–30% werden hepatisch metabolisiert, 40–70% werden hepatisch ausgeschieden
Niere	15–25% werden renal ausgeschieden
Sonstiges	keine relevante Histamin-Freisetzung
Indikationen	Muskelrelaxation bei mittellangen und langen Operationen
Kontraindikationen	–
Dosierung	■ Intubationsdosis: 0,08–0,1 mg/kg KG (ca. 6–7 mg beim Erwachsenen) ■ Repetitionsdosis: 0,01–0,02 mg/kg KG (ca. 1 mg beim Erwachsenen) ■ Präcurarisierungs-/Priming-Dosis: 0,01–0,015 mg/kg KG (ca. 1 mg beim Erwachsenen)
Beurteilung	vielerorts noch das nicht depolarisierende Muskelrelaxans der Wahl

mittellang wirksamen Muskelrelaxanzien. Eine übliche Intubationsdosis wirkt etwa 30–40 Minuten, eine übliche Repetitionsdosis etwa 15–30 Minuten. Die klinische Wirkungsdauer ist wie bei den anderen Relaxanzien dosisabhängig und beträgt bei der 1,5-, 2,0-, 3,0- oder 4,0fachen ED_{95} ca. 25, 30, 40 oder 50 Minuten. Die Anschlagszeit beträgt ca. 3–4 Minuten. Bei Gabe einer zwei- bzw. dreifachen ED_{95} kann bereits nach 120 bzw. 90 Sekunden intubiert werden. Der Erholungsindex wird mit 20 Minuten angegeben. Die Erholungszeit nimmt auch nach wiederholter Vecuronium-Gabe nicht zu. Vecuronium hat keine Wirkungen an den sympathischen oder parasympathischen Acetylcholin-Rezeptoren. Es zeichnet sich durch eine gute hämodynamische Stabilität aus (Soukup et al. 1996). Eine Histamin-Freisetzung tritt nicht auf. Die Ausscheidung von Vecuronium über die Nieren beträgt ca. 15–25%. Etwa 40–70% werden (zum Teil unverändert) über die Leber ausgeschieden. Etwa 20–30% (bei Niereninsuffizienz >50%) des Vecuroniums werden in der Leber zu 3-OH-Vecuronium metabolisiert. Der 3-OH-Metabolit weist noch ca. 50–70% der Potenz von Vecuronium auf. Diese im Vergleich zu Pancuronium höhere Metabolisierungsrate ist durch die höhere Fettlöslichkeit des Vecuroniums bedingt, wodurch ein größerer Prozentsatz in die Leberzellen aufgenommen und metabolisiert werden kann. Wegen dieser im Vergleich zu Alcuronium und Pancuronium relativ geringen Ausscheidung

über die Nieren ist die Wirkung von Vecuronium bei niereninsuffizienten Patienten nicht wesentlich verlängert. Bei Patienten mit Erkrankungen der Leber und Gallenwege kann eine Dosisreduktion notwendig werden, um eine Wirkungsverlängerung zu vermeiden. Vecuronium wirkt bei Säuglingen und

Tab. 5.12 Empfohlene Dosierungen für Vecuronium.

	Dosis [mg/kg KG]	Dosis beim Erwachsenen mit 70 kg KG [mg]	klinische Wirkungsdauer [min]
ED_{95}	0,05		
Intubationsdosis	0,08–0,1	6–7	30–40
Präcurarisierung	0,01–0,015	1	
Priming-Dosis	0,01–0,015	1	
Repetitionsdosis	0,01–0,02	1	15–30
Infusionsdosis	0,8–1,5 µg/kg KG/min		

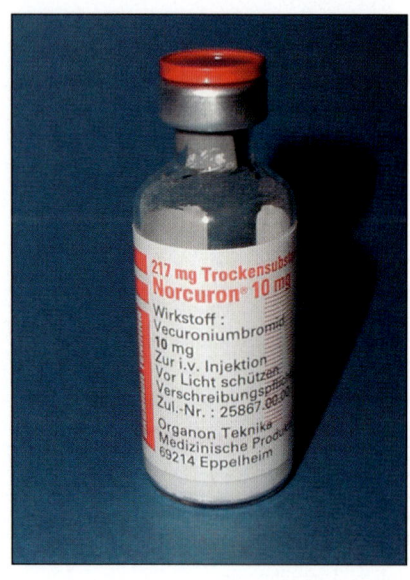

Abb. 5.56 Darreichungsform von Vecuronium.

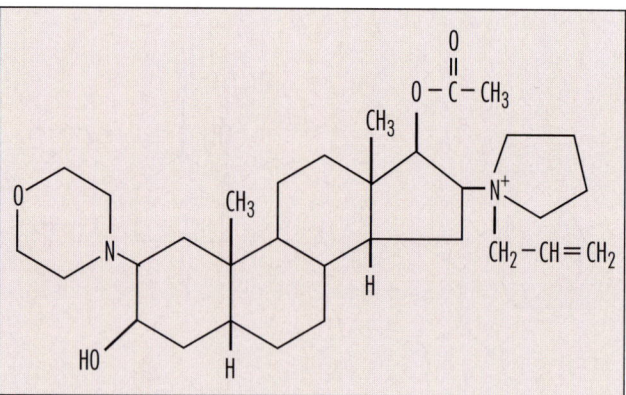

Abb. 5.57 Struktur von Rocuronium.

älteren Patienten deutlich länger, bei Neugeborenen ist es als ein lang wirksames Muskelrelaxans zu betrachten. Die verlängerte Wirkung ist durch das vergrößerte Verteilungsvolumen bedingt. Die Clearance ist dagegen normal. Der Wirkungsbeginn tritt bei Kindern schneller ein als bei Erwachsenen.

Darreichungsform und Dosierung

- Darreichungsform (Abb. 5.56): Durchstechflasche à 10 mg Trockensubstanz
- Verdünnung: 1 Durchstechflasche à 10 mg mit 10 ml Aqua ad injectabilia aufzulösen. 1 ml enthält dann 1 mg
- Dosierungsempfehlung: Tabelle 5.12

Rocuronium (Esmeron)

Rocuronium gehört zur Gruppe der Aminosteroide (Abb. 5.57). Es ist in den USA seit Anfang der 90er-Jahre, in Deutschland seit 1996 verfügbar. Rocuronium wird immer häufiger verwendet. Beim Rocuronium handelt es sich um ein mittellang wirkendes, rein synthetisch hergestelltes Relaxans. Die klinische Wirkungsdauer einer üblichen Intubationsdosis

beträgt 30–40 Minuten, die Repetitionsdosis wird mit 15–25 Minuten angegeben. Die Wirkungsdauer ist, wie bei anderen Relaxanzien, dosisabhängig. Die klinische Wirkungsdauer einer 1,5-, 2,0-, 3,0- oder 4,0fachen ED_{95} beträgt ca. 25, 30–40, 55 oder 75 Minuten. Die Erholungszeit beträgt 15 Minuten. Bei Gabe der zwei- bzw. dreifachen ED_{95} kann bereits nach 60 bzw. 45 Sekunden intubiert werden. Diese kurze Anschlagszeit ist der entscheidende Vorteil und gab der Substanz auch den Namen (»rapid onset vecuronium« = Rocuronium). Im Vergleich zu dem ultrakurz wirksamen Succinylcholin (Kap. 5.3.5, S. 165) ist jedoch eine größere Schwankung der Werte für die Anschlagszeit zu beachten. Zufrieden stellende Intubationsbedingungen sind nach ca. 60–90 Sekunden erreicht. Es ist damit nach dem Succinylcholin das Relaxans mit der zweitschnellsten Anschlagszeit. Trotz dieses relativ schnellen Wirkungsbeginns ist es für die Relaxierung bei einer Blitzintubation (»rapid sequence induction«; Kap. 28.4, S. 602) bei Notfallpatienten kein vollwertiger Ersatz (Sparr et al. 1996). Wird Rocuronium im Rahmen einer Blitzintubation verwendet, weil Succinylcholin kontraindiziert ist, kann durch Kombination mit Propofol eine schnellere Intubationsbereitschaft erzielt werden, als wenn es in Kombination mit Thiopental verabreicht wird (Dobson 1999). Aufgrund dieses schnellen Wirkungsbeginns wird bei der Intubation unter einer Rocuronium-Relaxation normalerweise auf eine Priming-Dosis verzichtet. Durch Anwendung des Priming-Prinzips

	Dosis [mg/kg KG]	Dosis beim Erwachsenen mit 70 kg KG [mg]	klinische Wirkungsdauer [min]
ED_{95}	0,3–0,4		
Intubationsdosis	0,6–1,0	40–70	30–40
Präcurarisierung	ca. 0,1		
Priming-Dosis	keine		
Repetitionsdosis	0,075–0,1–0,15	5–10	15–25
Infusionsdosis	5–12 µg/kg KG/min		

Tab. 5.13 Empfohlene Dosierungen für Rocuronium.

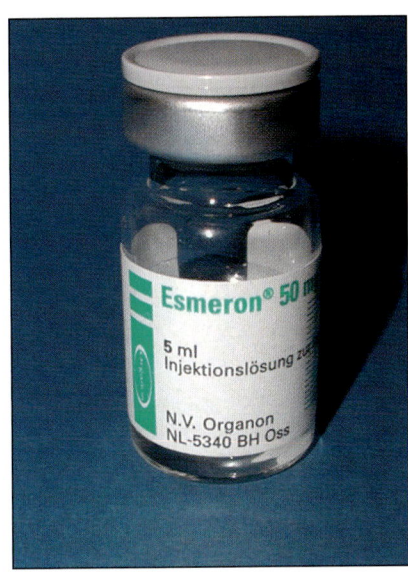

Abb. 5.58 Darreichungsform von Rocuronium.

Kurzinformation Rocuronium (Esmeron)

Substanzgruppe	nicht depolarisierendes Muskelrelaxans aus der Aminosteroidgruppe
Wirkungen	■ Relaxation der quergestreiften Muskulatur ■ keine relevante Wirkung an sympathischen oder parasympathischen Acetylcholin-Rezeptoren ■ ED_{95} = 0,3–0,4 mg/kg KG
Wirkungsbeginn	■ Anschlagzeit mit 60–90 Sekunden sehr schnell, aber größere Variabilität als Succinylcholin
Wirkungsdauer	■ mittellang wirkend (Intubationsdosis ca. 30–40 Minuten)
Pharmakokinetik	bei schwerer Leber- oder Nierenschädigung ist Wirkung verlängert
Herz-Kreislauf	gute hämodynamische Stabilität
Atmung	periphere Atemlähmung
ZNS	–
Leber	keine hepatische Metabolisierung, ca. 70–90% werden unverändert hepatisch ausgeschieden
Niere	ca. 10–30% werden renal ausgeschieden
Sonstiges	■ das am schnellsten wirkende nicht depolarisierende Muskelrelaxans ■ der Name Rocuronium kommt von rapid onset vecuronium ■ Priming-Dosis nicht sinnvoll ■ keine relevante Histamin-Freisetzung
Indikationen	Muskelrelaxation bei mittellangen und langen Operationen
Kontraindikationen	–
Dosierung	■ Intubationsdosis: 0,6–1,0 mg/kg KG (= 40–70 mg beim Erwachsenen) ■ Repetitionsdosis: 0,075–0,1–0,15 mg/kg KG (= 5–10 mg beim Erwachsenen) ■ Präcurarisierungs-/Priming-Dosis: ca. 0,1 mg/kg KG (= 5–10 mg beim Erwachsenen)
Beurteilung	wird zunehmend häufiger eingesetzt; zum Teil schon Standardpräparat für nicht depolarisierende Muskelrelaxanzien

wird die Anschlagzeit nicht weiter verkürzt (Redai u. Feldman 1995). Wiederholte Gabe führt nicht zu einer Kumulation. Rocuronium wird anderen mittellang wirksamen Relaxanzien zunehmend häufiger vorgezogen, falls für die Intubation ein nicht depolarisierendes Muskelrelaxans verwendet werden soll. Abgesehen von seinem schnellen Wirkungsbeginn weist Rocuronium ein ähnliches pharmakokinetisches und pharmakodynamisches Profil auf wie Vecuronium.

Rocuronium wird nicht hepatisch metabolisiert, es wird unverändert zu ca. 70–90% über die Galle und zu 10–30% über die Nieren ausgeschieden. Eine Metabolisierung findet nicht statt. Bei einer schweren Leber- oder Nierenfunktionsstörung ist die Wirkung verlängert. Es ist nicht mit einer Histamin-Ausschüttung zu rechnen. Bei höherer Dosierung tritt eine geringe vagolytische Wirkung mit Anstieg der Herzfrequenz auf. Bei Kleinkindern ist die ED_{95} ca. 15% höher, bei Säuglingen ca. 30% niedriger als bei Erwachsenen (Meretoja 1995a).

Darreichungsform und Dosierung

■ Darreichungsform (Abb. 5.58): Ampullen à 5 ml/10 ml = 50 mg/100 mg (1 ml = 10 mg)
■ Dosierungsempfehlung Tabelle 5.13

Atracurium (Tracrium)

Atracurium ist ein rein synthetisch hergestelltes, nicht depolarisierendes Muskelrelaxans mit mittellanger Wirkungsdauer. Es stellt ein Benzylisochinolinderivat dar. Chemisch gehört es zu den Estern. Atracurium stellt eine Mischung aus zehn Stereoisomeren dar (Abb. 5.59).

Die Anschlagzeit beträgt ungefähr 2–4 Minuten, die klinische Wirkungsdauer einer üblichen Intubationsdosis beträgt ca. 30–40 Minuten, die Dauer einer Repetitionsdosis beträgt ca. 15–20 Minuten. Der Erholungsindex liegt bei ca. 15–20 Minuten. Auch nach mehrfachen Repetitionsdosen ist nicht mit einer Kumulation zu rechnen. Der Abbau von Atracurium findet im Gegensatz zu den anderen nicht depolarisierenden Muskelrelaxanzien zu $^1/_3$ durch einen überall ablaufenden, spontanen, nicht enzymatischen Abbau – durch die sog. **Hofmann-Elimination** – und zu $^2/_3$ rein enzymatisch durch Esterspaltung (unabhängig von der Pseudocholinesterase) statt. Die Hofmann-Elimination ist unabhängig von biologischen Funktionen wie z.B. der Leber- oder Nierenfunktion und auch unabhängig von enzymatischen Prozessen. Etwa 90% des Atracuriums werden im Plasma metabolisiert und ca. 10%

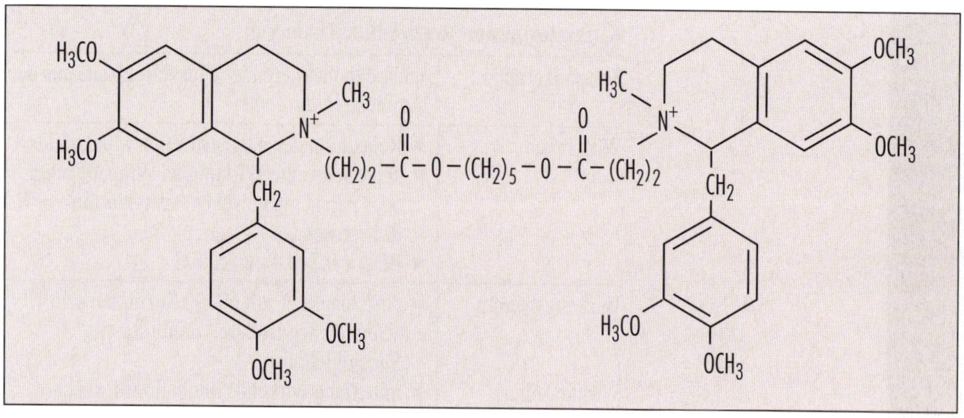

Abb. 5.59 Struktur von Atracurium.

unverändert über die Nieren eliminiert. Die Wirkung von Atracurium ist daher selbst bei Leber- oder Niereninsuffizienz nicht verlängert. Die Hofmann-Elimination ist allerdings ein pH-Wert- und temperaturabhängiger Prozess. Bei Hypothermie und Azidose kann die Wirkung von Atracurium verlängert sein. Besonders relevant sind Abfälle der Körpertemperatur, während physiologische pH-Wert-Veränderungen keinen klinisch relevanten Effekt haben. Ein Abfall der Körpertemperatur auf <34 °C verlängert die Wirkung deutlich. Atracurium führt nicht zu einer Blockade der vegetativen Ganglien oder der muscarinartigen cholinergen Rezeptoren am Herzen.

Die Wirkungsdauer ist beim Neugeborenen, Säugling und Kleinkind (im Gegensatz zum Vecuronium) nicht länger als beim Erwachsenen. Der Verteilungsraum ist in dieser Altersklasse zwar größer, da aber gleichzeitig die Elimination beschleunigt ist, bleibt die Wirkungsdauer ungefähr gleich. Die Wirkung setzt bei Kindern schneller ein als bei Erwachsenen. Die Dosierung entspricht der des Erwachsenen.

Abbauprodukte des Atracuriums sind **Laudanosin** und Monoacrylat. Diese Metabolite wirken nicht mehr relaxierend. Laudanosin hat strychninartige Wirkungen. Bei extrem hoher Dosierung können u.U. zerebrale Krämpfe auftreten. Die Laudanosin-Konzentrationen sind allerdings unter der für eine Operation üblichen Dosierung klinisch nicht relevant. Die Elimination von Laudanosin erfolgt über Nieren und Leber und ist bei schwerer Nieren- oder Leberinsuffizienz verzögert. Bisher sind jedoch noch keine eindeutigen Fälle

mit zerebralen Krampfanfällen aufgrund von Laudanosin beschrieben – auch nicht bei Patienten mit einer Leber- oder Niereninsuffizienz.

Darreichungsform und Dosierung

- Darreichungsform (Abb. 5.60): 1 Brechampulle à 2,5 ml enthält 25 mg Atracurium (1 ml = 10 mg); 1 Brechampulle à 5,0 ml enthält 50 mg Atracurium (1 ml = 10 mg)
- Verdünnung: in der Praxis hat es sich bewährt, Atracurium mit NaCl 0,9% 1:1 zu verdünnen, sodass 1 ml der Lösung 5 mg Atracurium enthält
- Dosierungsempfehlung Tabelle 5.14

Nach schnellerer Injektion höherer Atracuriumdosen ($\geqq$ 2,5facher ED_{95}) kann es zu einer Histamin-Freisetzung vor allem mit Hautrötung kommen. Tachykardie, Blutdruckabfall und Bronchokonstriktion sind dagegen relativ selten. Durch eine langsame Injektionsgeschwindigkeit (über ca. 30 Sekunden) kann – wie auch bei anderen Medikamenten – die Histamin-Freisetzung deutlich vermindert werden!

Cis-Atracurium (Nimbex)

Atracurium (s.o.) besteht aus einem Gemisch aus zehn Stereoisomeren. Cis-Atracurium enthält lediglich das 1R-cis-

	Dosis [mg/kg KG]	Dosis beim Erwachsenen mit 70 kg KG [mg]	klinische Wirkungsdauer [min]
ED_{95}	0,25	–	
Intubationsdosis	0,5–0,6	35–45	30–40
Präcurarisierung	0,05–0,1	ca. 5	
Priming-Dosis	0,05–0,1	ca. 5	
Repetitionsdosis	0,1–0,15	5–10	15–20
Infusionsdosis	4–12 µg/kg KG/min		

Tab. 5.14 Empfohlene Dosierungen für Atracurium.

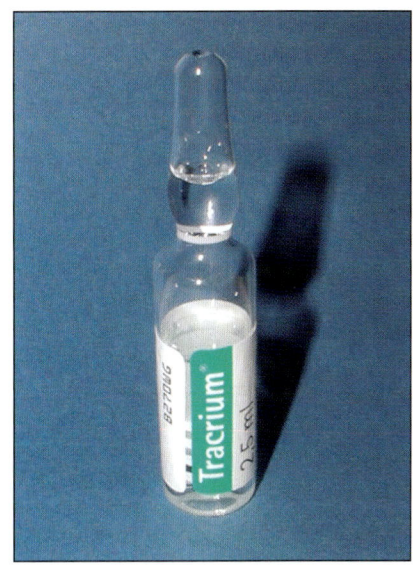

Abb. 5.60 Darreichungsform von Atracurium.

Kurzinformation Cis-Atracurium (Nimbex)	
Substanzgruppe	nicht depolarisierendes Muskelrelaxans aus der Benzylisochinolingruppe
Wirkungen	■ Relaxation der quergestreiften Muskulatur ■ keine relevante Wirkung an sympathischen oder parasympathischen Acetylcholin-Rezeptoren ■ ED_{95} = 0,05 mg/kg KG
Wirkungsbeginn Wirkungsdauer	■ lange Anschlagszeit (3–5 Minuten) ■ mittellang wirkend (Intubationsdosis ca. 45 Minuten)
Pharmakokinetik	ca. 90% Metabolisierung über Hofmann-Elimination (= spontaner, nicht enzymatischer Abbau)
Herz-Kreislauf	gute hämodynamische Stabilität
Atmung	periphere Atemlähmung
ZNS	–
Leber	keine hepatische Metabolisierung oder Ausscheidung
Niere	10% werden renal eliminiert
Sonstiges	Nachfolgepräparat von Atracurium; im Gegensatz zum Atracurium keine relevante Histamin-Freisetzung
Indikationen	Muskelrelaxation bei mittellangen und langen Operationen
Kontraindikationen	bei Kindern unter 2 Jahren nicht zugelassen
Dosierung	■ Intubationsdosis: 0,1–0,15 mg/kg KG (ca. 7–10 mg beim Erwachsenen) ■ Repetitionsdosis: 0,02–0,03 mg/kg KG (ca. 1–2 mg beim Erwachsenen) ■ Präcurarisierungs-/Priming-Dosis: 0,01–0,015 mg/kg KG (ca. 1 mg beim Erwachsenen)
Beurteilung	da der Abbau (und die Ausscheidung) weitgehend unabhängig von der Leber- (und Nieren-)funktion ist, ist es bei Leber- (bzw. Nieren-)funktionsstörungen besonders geeignet

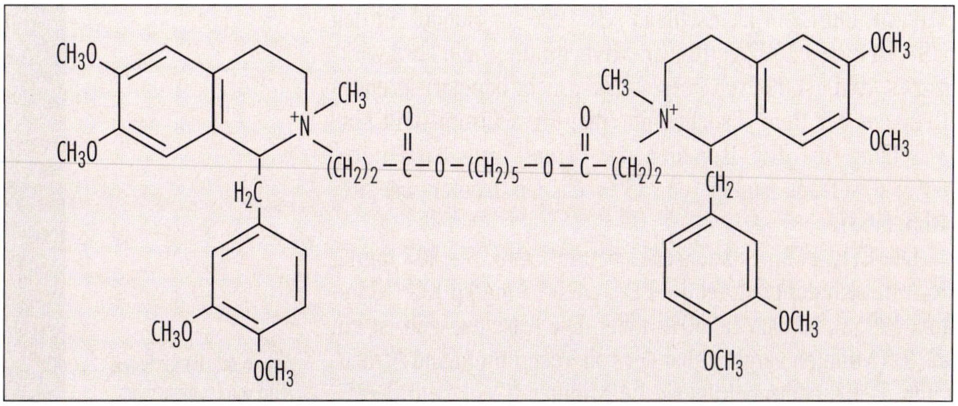

1'R-cis-Stereoisomer des Atracuriums (Abb. 5.61). Es macht ca. 15% des Atracurium-Gemisches aus.

Cis-Atracurium ist als Nachfolgerelaxans von Atracurium zu betrachten. Es gehört wie Atracurium zu den mittellang wirksamen Relaxanzien und wird ebenfalls durch die Hofmann-Elimination abgebaut (S. 155). Im Gegensatz zum Atracurium findet jedoch beim Menschen kein zusätzlicher nennenswerter Abbau durch Esterspaltung (S. 155) statt. Repetitionsdosen führen zu keiner Kumulation (Meretoja 1995b). Die pharmakokinetischen Größen des Cis-Atracuriums entsprechen weitgehend denen des Atracuriums. Die Wirkungsdauer einer zweifachen ED_{95} (= 0,1 mg/kg KG) wird mit ca. 45 Minuten angegeben. Durch Steigerung der Dosis von 0,1 auf 0,15 mg/kg KG kann die Anschlagszeit von 4,5 auf 3,5 Minuten verkürzt werden, allerdings nimmt auch die klinische Wirkungsdauer von ca. 45 auf 55 Minuten zu (Bluestein et al. 1996). Bei Gabe einer zweifachen ED_{95} entsprechen die pharmakodynamischen Größen weitgehend einer äquipotenten Dosis von Atracurium (Tab. 5.8). Bei niereninsuffizienten Patienten kommt es unter Cis-Atracurium

Abb. 5.61 Struktur von Cis-Atracurium.

	Dosis [mg/kg KG]	Dosis beim Erwachsenen mit 70 kg KG [mg]	klinische Wirkungsdauer [min]
ED_{95}	0,05		
Intubationsdosis	0,1–0,15	7–10	45
Präcurarisierung	0,01–0,015	1	
Priming-Dosis	0,01–0,015	1	
Repetitionsdosis	0,02–0,03	1–2	20–25
Infusionsdosis	0,8–2 µg/kg KG/min		

Tab. 5.15 Empfohlene Dosierungen für Cis-Atracurium.

zu keiner signifikanten Wirkungsverlängerung (Boyd et al. 1995). Der Erholungsindex ist bei Cis-Atracurium tendenziell länger als bei Atracurium (Boyd et al. 1995). Die Anschlagszeit scheint etwas länger zu sein.

Cis-Atracurium führt in klinischer Dosierung (Soukup et al. 1997) sowie bis zur achtfachen ED_{95} (Lien 1995) zu keiner relevanten Histamin-Freisetzung. Cis-Atracurium führt auch zu keinen relevanten Kreislaufveränderungen (Soukup et al. 1996; Konstadt 1995). Es weist eine dem Vecuronium vergleichbar gute hämodynamische Stabilität auf. Die Laudanosin-Konzentrationen nach Cis-Atracurium betragen nur ca. 10–20% derjenigen nach Atracurium (Boyd et al. 1996; Eastwood et al. 1995). Bei Patienten mit Niereninsuffizienz sind die Laudanosin-Konzentrationen zwar signifikant höher, sie betragen jedoch lediglich ca. 10% der für Atracurium angegebenen Werte (Boyd et al. 1995). Wiederholte Gabe führt nicht zu einer Kumulation. Im Bereich einer zwei- bis achtfachen ED_{95} sind die pharmakokinetischen Größen dosisunabhängig. Cis-Atracurium ist bei Kindern unter zwei Jahren nicht zugelassen. Die Dosierung bei Kindern über zwei Jahren entspricht derjenigen von Erwachsenen.

Darreichungsform und Dosierung

- Darreichungsform (Abb. 5.62): Ampulle à 2,5 ml bzw. 5 ml = 5 bzw. 10 mg (1 ml = 2 mg)
- Dosierungsempfehlung Tabelle 5.15

Mivacurium (Mivacron)

Mivacurium ist in Deutschland seit 1996 im Handel, in den USA ist es seit 1992 verfügbar. Mivacurium ist ein kurz wirksames, rein synthetisch hergestelltes, nicht depolarisierendes Relaxans der Benzylisochinolinreihe. Mivacurium stellt eine Mischung aus drei Isomeren dar (Trans-Trans-Isomer: ca. 60%; Cis-Trans-Isomer: ca. 35%; Cis-Cis-Isomer: ca. 5%; Abb. 5.63).

Die ED_{95} beim Erwachsenen beträgt ca. 0,07–0,08 mg/kg KG. Bei Kindern beträgt die ED_{95} ca. 0,13 mg/kg KG (Meretoja 1995a), ist also ca. 30% höher. Die Anschlagszeit ist mit ca. 2,5 Minuten vergleichbar der von Vecuronium und Atracurium. Bei Kindern beträgt sie 1,4 Minuten (Cook et al. 1995).

Die klinische Wirkungsdauer einer üblichen Intubationsdosis beträgt 15–20 Minuten, die einer üblichen Repetitionsdosis liegt in der Größenordnung von 10–15 Minuten. Der Erholungsindex beträgt bei Erwachsenen 5–7 Minuten, bei Kindern und Säuglingen ist er noch deutlich kürzer (Cook et al. 1995). Mivacurium wird – ähnlich wie Succinylcholin (Kap. 5.3.5, S. 167) – nahezu vollständig (zu 95–99%) von der Plasmacholinesterase (Pseudocholinesterase) abgebaut. Die Metabolisierungsgeschwindigkeit durch die Pseudocholinesterase beträgt ca. 70% der Metabolisierungsrate von Succinylcholin. Weniger als 5% werden unverändert über die Nieren ausgeschieden. Bei Patienten mit einer deutlich erniedrigten Konzentration an Pseudocholinesterase, z.B. aufgrund einer schweren Leberfunktionsstörung mit Synthesestörung, einer schweren Nierenschädigung (die häufiger mit einer erniedrigten Konzentration verbunden ist) oder bei Vorliegen einer atypischen Pseudocholinesterase, ist – wie bei Succinylcholin (Kap. 5.3.5, S. 166) – mit einer Wirkungsverlängerung zu rechnen. Ist der Patient genotypisch homozygot für eine atypische Pseudocholinesterase (Inzidenz 1:3000), dann ist die Wirkungsdauer einer üblichen Intubationsdosis auf ca. 3–4 Stunden verlängert. Bei genotypisch heterozygoten Patienten (ca. 3–4%) ist die Wirkungsdauer lediglich um 30–50% verlängert (Kap. 5.3.5, S. 166).

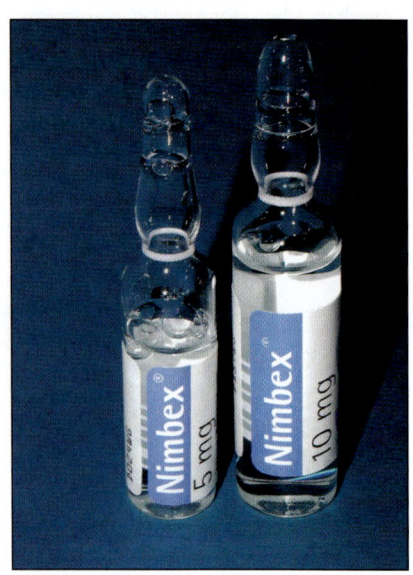

Abb. 5.62 Darreichungsform von Cis-Atracurium.

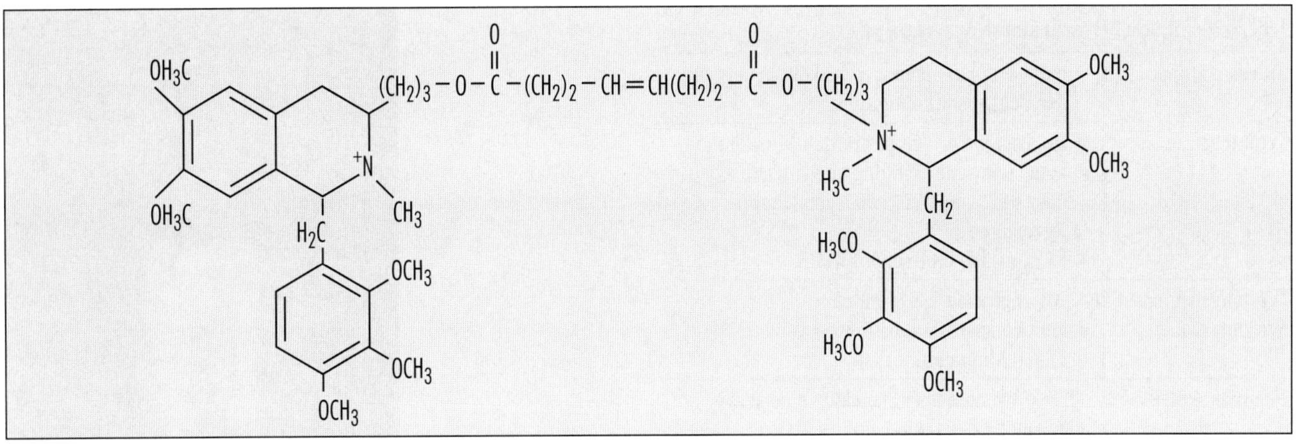

Abb. 5.63 Struktur von Mivacurium.

Aufgrund der schnellen Metabolisierung ist bei Mivacurium keine Kumulation zu erwarten. Mivacurium eignet sich nach initialer Bolusgabe gut für eine kontinuierliche Infusion, da es gut steuerbar ist, und die Patienten sich schnell und sicher erholen. Die Gefahr eines Relaxansüberhangs stellt kein größeres Problem mehr dar. Auch nach einer längeren Infusion über mehrere Stunden ist die Erholungszeit nicht verlängert. Die Wirkungsdauer ist altersabhängig (D'Honneur et al. 1995). Eine Histamin-Freisetzung kann bei hoher Dosierung (ca. dreifache ED_{95}) und schneller Injektionsgeschwindigkeit auftreten und zu Gesichtsrötung und leichtem Blutdruckabfall führen. Es ist daher eine langsame Injektionsgeschwindigkeit zu empfehlen (über ca. 30 Sekunden). Dadurch lässt sich dieses Problem minimieren. Eine klinisch relevante Blockade vegetativer cholinerger Synapsen tritt nicht auf. Mivacurium wird – im Gegensatz zu länger wirksamen Relaxanzien – im Plasma schneller metabolisiert als aus der Muskulatur abtransportiert. Der Abtransport vom Wirkort wird dadurch zum limitierenden Faktor. Dies kann die Beurteilung des Relaxationsgrades erschweren. Kommt es während einer Mivacuriuminfusion zu einer Auskühlung des Patienten, kann die Wirkung in den ausgekühlten Muskeln, z.B. am M. adductor pollicis, an dem der Relaxationsgrad in der Regel überwacht wird, noch einige Zeit vorhanden sein, während an gut durchbluteten Muskeln, wie z.B. der Atemmuskulatur, die Blocka-

de bereits abgeklungen ist. Als **Indikationen** für das kurz wirksame Mivacurium bieten sich vor allem kurze elektive Eingriffe, wie z.B. kurze HNO-Eingriffe, Bronchoskopien, Laparoskopien, und ambulante Eingriffe an (Platt 1993). Für Säuglinge jünger als zwei Monaten ist Mivacurium nicht zugelassen.

Wird bei abklingender Wirkung eines mittellang oder lang wirksamen Relaxans Mivacurium verabreicht, muss mit einer deutlichen Wirkungsverlängerung des Mivacuriums gerechnet werden. Wird Mivacurium z.B. nach Atracurium oder Cis-Atracurium verabreicht, so wurde bei Kindern eine Wirkungsverlängerung von ca. 200% beschrieben (Jalkanen 1998). Dies ist folgendermaßen zu erklären: Selbst bei einer anscheinend gerade erreichten vollständigen klinischen neuromuskulären Erholung sind immer noch ca. 75% der Rezeptoren mit dem Relaxans blockiert. Wird nun das kurz wirksame Mivacurium verabreicht, so wird die Erholungsgeschwindigkeit kaum vom Mivacurium, sondern vor allem vom zuvor verabreichten länger wirkenden Relaxans abhängen.

Darreichungsform und Dosierung

- Darreichungsform (Abb. 5.64): Ampullen à 5 ml/10 ml = 10 mg/20 mg (1 ml = 2 mg)
- Dosierungsempfehlung Tabelle 5.16

Tab. 5.16 Empfohlene Dosierungen für Mivacurium.

	Dosis [mg/kg KG]	Dosis beim Erwachsenen mit 70 kg KG [mg]	klinische Wirkungsdauer [min]
ED_{95}	0,07–0,08	–	
Intubationsdosis	(0,15–)0,2(–0,25)	ca. 14	15–20
(Präcurarisierung)	0,02		
Priming-Dosis	0,02–0,03		
Repetitionsdosis	(0,05–)0,1	(4–)8	10–15
Infusionsdosis	Erw.: 6–8 µg/kg KG/min Kinder: ca. 14 µg/kg KG/min		

Kurzinformation Mivacurium (Mivacron)

Substanzgruppe	■ nicht depolarisierendes Muskelrelaxans aus der Benzylisolinolingruppe
Wirkungen	■ Relaxation der quergestreiften Muskulatur ■ keine relevante Wirkung an sympathischen oder parasympathischen Acetylcholin-Rezeptoren ■ ED_{95} = 0,07–0,08 mg/kg KG
Wirkungsbeginn Wirkungsdauer	■ Anschlagszeit 2,5 Minuten ■ kurz wirksam (Intubationsdosis ca. 15–20 Minunten)
Pharmakokinetik	95–99% werden über Pseudocholinesterase abgebaut (wie Succinylcholin)
Herz-Kreislauf	gute hämodynamische Stabilität
Atmung	periphere Atemlähmung
ZNS	–
Leber	keine hepatische Metabolisierung oder Ausscheidung
Niere	<5% werden renal eliminiert
Sonstiges	■ deutliche Histamin-Freisetzung, bei atypischer Pseudocholinesterase deutliche Wirkungsverlängerung wie beim Succinylcholin ■ oft klinisch auffällige, aber unrelevante Hautreaktionen ■ für Kinder unter 2 Monaten nicht zugelassen
Indikationen	kurz dauernde Eingriffe (Adenotomie, Tonsillektomie, Bronchoskopie) oder, falls eine gute Steuerung der Relaxation erwünscht ist, Muskelrelaxation bei mittellangen und langen Operationen
Kontraindikationen	–
Dosierung	■ Intubationsdosis: ca. 0,2 mg/kg KG (ca. 14 mg beim Erwachsenen) ■ Repetitionsdosis: (0,05)–0,1 mg/kg KG (ca. 4–8 mg beim Erwachsenen) ■ Präcurarisierungs-/Priming-Dosis: 0,02–0,03 mg/kg KG (ca. 1,5–2 mg beim Erwachsenen) ■ Infusionsdosis: Erwachsene: 6–8 µg/kg KG/min, Kinder: ca. 14 µg/kg KG/min
Beurteilung	inzwischen das nicht depolarisierende Muskelrelaxans der Wahl bei kurzen Eingriffen oder falls eine gute Steuerung der Relaxation gewünscht wird

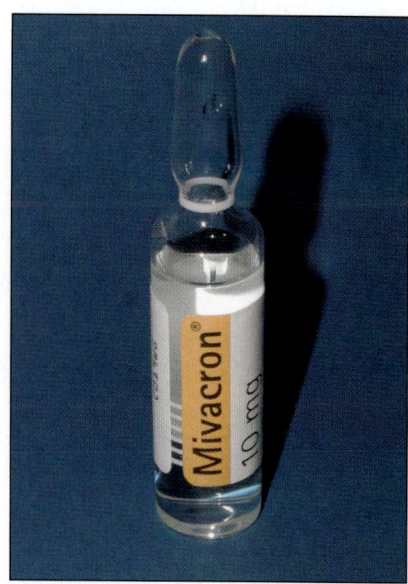

Abb. 5.64 Darreichungsform von Mivacurium.

Alcuronium (Alloferin)

Alcuronium ist ein halbsynthetisches Derivat des Toxiferins, das aus der tropischen Pflanze Strychnos toxifera gewonnen wird (Abb. 5.65).

In früheren Studien wurde es häufiger als mittellang wirkendes Relaxans beschrieben. Es gehört jedoch zu den lang wirksamen Relaxanzien und eignet sich vor allem für mehrstündige Operationen. Die Anschlagszeit nach Alcuronium-Gabe beträgt 3–4–6 Minuten. Die klinische Wirkungsdauer ist stark dosisabhängig und variabel und beträgt bei einer Intubationsdosis (1–1,2fache ED_{95}) 60–120 Minuten, bei einer üblichen Repetitionsdosis ca. 30–45 Minuten. Alcuronium hat einen langen und sehr variablen Erholungsindex von ca. 40–60 Minuten. Die chirurgisch nutzbare, klinische Wirkungsdauer ist im Vergleich zur Erholungszeit überdurchschnittlich kurz. Aufgrund der stark dosisabhängigen Gesamtwirkungsdauer und des langen und variablen Erholungsindex wird Alcuronium zur Vollrelaxierung meist in einer relativ niedrigen Dosierung von nur 8–12 mg (0,11–0,17 mg/kg KG) beim Erwachsenen verwendet. Dies entspricht lediglich der ca. 0,6fachen ED_{95}. Aus diesem Grund verwundert es auch nicht, dass selbst bei zusätzlicher Gabe eines volatilen Anästhetikums oft eine nicht zufrieden stellende Blockade erzielt wird. Aufgrund dieses langen und variablen Erholungsindex ist dieses Relaxans nicht mehr zu empfehlen.

In hoher Dosierung wirkt Alcuronium leicht vagolytisch. Eine Histamin-Freisetzung ist nach Alcuronium nicht zu erwarten. Die Wirkung wird vor allem durch Umverteilung beendet. Es findet kein Metabolismus statt. Alcuronium wird unverändert zu 80–90% über die Nieren und zu 10–20% über die Galle ausgeschieden. Die fast ausschließliche Ausscheidung über die Nieren verlangt bei niereninsuffizienten Patienten eine entsprechende Dosisreduktion. Es empfiehlt sich jedoch, in diesen Fällen Alcuronium zugunsten anderer Relaxanzien, deren Ausscheidung weniger nierenabhängig ist (s. u.), zu vermeiden. Alcuronium hat inzwischen seine Popularität in Europa weitgehend verloren. In den USA ist es nicht erhältlich.

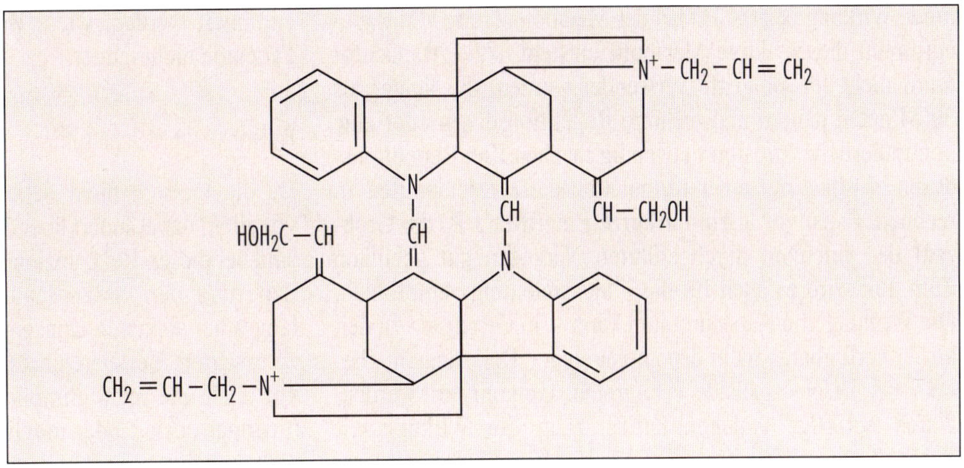

Abb. 5.65 Struktur von Alcuronium.

Darreichungsform und Dosierung

- Darreichungsform: Brechampullen à 5/10 ml = 5/10 mg (1 ml = 1 mg)
- Dosierungsempfehlung Tabelle 5.17

Alcuronium muss kühl (< 8 °C) gelagert werden!

In Erprobung befindliche nicht depolarisierende Muskelrelaxanzien

Rapacuronium (ORG 9487)

Rapacuronium ist ein neues, bisher in Deutschland noch nicht zugelassenes nicht depolarisierendes Muskelrelaxans. Es gehört in die Gruppe der Relaxanzien vom Aminosteroid-Typ und stellt ein Abkömmling des Vecuronium-Moleküls dar. Es weist eine relativ niedrige Potenz auf. Die Affinität des Rapacuroniums zu den Acetylcholin-Rezeptoren der motorischen Endplatten beträgt lediglich ein 20stel der des Vecuroniums. Da eine geringe Potenz von Muskelrelaxanzien normalerweise mit einem schnellen Wirkungseintritt verbunden ist, zeichnet sich Rapacuronium durch eine sehr schnelle Anschlagszeit aus. Die Larynxmuskulatur ist nach ca. 30–40 Sekunden und der M. abductor pollicis ist nach ca. 45–60 Sekunden relaxiert. Die Anschlagszeit von Rapacuronium ist damit noch schneller als die von Rocuronium. Die Zeit bis zur möglichen Sicherung der Atemwege ist unter Rapacuronium nur ca. $1/3$ länger als bei Succinylcholin. Die Anschlagszeit von Rapacuronium ist jedoch variabler als die von Succinylcholin. Die klinische Wirkungsdauer (DUR_{25}) ist mit 8–14 Minuten kurz, die Wirkungszeit (DUR_{75}; Injektionszeitpunkt bis $T_4/T_1 = 75\%$) beträgt 24–30 Minuten. Als Intubationsdosis werden bei Erwachsenen 1,5 mg/kg KG und bei Kindern ca. 2 mg/kg KG empfohlen. Werden beim Erwachsenen Dosierungen über 2,0 mg/kg KG verwendet, muss es (wie Rocuronium oder Atracurium) zu den mittellang wirkenden Relaxanzien gerechnet werden. Nach intramuskulärer Gabe bei Säuglingen bzw. Kleinkindern wurden die maximalen Pharmakonzentrationen nach vier bzw. fünf Minuten ermittelt und die Bioverfügbarkeit wurde mit 56% errechnet (Reynolds et al. 2000).

Rapacuronium wird vor allem durch nicht enzymatische Hydrolyse zu einem 3-OH-Metaboliten umgebaut, der ebenfalls eine – wenn auch wesentlich geringere – muskelrelaxie-

Tab. 5.17 Empfohlene Dosierungen für Alcuronium.

	Dosis [mg/kg KG]	Dosis beim Erwachsenen mit 70 kg KG [mg]	klinische Wirkungsdauer [min]
ED$_{95}$	0,25		
Intubationsdosis	0,25–0,3* (0,11–0,17)*	–* (8–12)*	60–120 (40–60)
Präcurarisierung	0,025	ca. 2	
Priming-Dosis	0,025	ca. 2	
Repetitionsdosis	0,025–0,05	2–4	30–45

* normalerweise wird Alcuronium zur initialen Vollrelaxierung zu niedrig dosiert (ca. 0,11–0,17 mg/kg KG); nähere Erklärung s. Text

rende Wirkung besitzt. Da bei der Metabolisierung von Rapacuronium dieser aktive Metabolit entsteht, sollte Rapacuronium nicht für Eingriffe verwendet werden, die länger als 30 Minuten dauern und mehrere Repetitionsdosen oder eine kontinuierliche Infusion notwendig machen. Bei Repetitionsdosen ist sonst mit einer Kumulation dieses Metaboliten zu rechnen. Es ist vor allem für kurze Eingriffe, z. B. die Großzahl der ambulant durchgeführten Narkosen gut geeignet. Zum Teil wird es auch für die »Ileuseinleitung« empfohlen. Die Wirkung von Rapacuronium kann – im Gegensatz zu den bisher verfügbaren nicht depolarisierenden Relaxanzien – bereits bei tiefer Blockade erfolgreich antagonisiert werden. Durch sofortige Antagonisierung kann die Wirkungszeit (DUR_{75}) von ca. 24–30 nur auf 12–15 Minuten verkürzt werden. Obwohl Rapacuronium zu den Relaxanzien der Aminosteroidgruppe gehört, setzt es Histamin frei.

Rapacuronium führt – ähnlich stark wie Pancuronium – zu einer Blockade der parasympathischen Acetylcholin-Rezeptoren. Durch die so bedingte Vagusblockade ist eine ca. 20%ige Steigerung der Herzfrequenz zu erklären.

Häufiger (in ca. 12%) kann es nach Injektion auch zu einer vorübergehenden obstruktiven Ventilationsstörung mit Anstieg des Atemwegswiderstands oder gar zu einem Bronchospasmus kommen.

Nicht depolarisierende Muskelrelaxanzien unter speziellen Bedingungen

Neugeborene und Säuglinge

Die Wirkung vieler Muskelrelaxanzien ist bei Neugeborenen und Säuglingen verlängert. Dies ist vor allem dadurch bedingt, dass das Extrazellulärvolumen – in dem sich die Relaxanzien verteilen – in diesem Alter relativ groß ist. Außerdem ist die Elimination über die Nieren und Leber noch vermindert. Bei Neugeborenen und Säuglingen muss daher Vecuronium als lang wirksames Relaxans betrachtet werden. Besonders geeignet scheinen in diesem Lebensalter Atracurium und Mivacurium zu sein.

Ältere Patienten

Viele Muskelrelaxanzien wirken bei älteren Patienten länger. Dies ist nicht durch eine erhöhte Empfindlichkeit dieser Patienten auf Muskelrelaxanzien zu erklären, denn um eine bestimmte Blockadetiefe zu erzielen, sind auch in diesem Lebensalter vergleichbare Plasmakonzentrationen notwendig wie beim jüngeren Erwachsenen. Ursache für die verlängerte Wirkung ist die altersbedingte verminderte Nieren- und Leberfunktion und die dadurch verzögerte Elimination. Medikamente, die unabhängig von der Leber- oder Nierenfunktion

eliminiert werden, wie z. B. Atracurium, wirken bei älteren Patienten nicht länger.

Patienten mit Niereninsuffizienz

Da die meisten nicht depolarisierenden Muskelrelaxanzien vor allem unverändert über die Nieren ausgeschieden werden, sind bei diesen Relaxanzien im Falle einer Niereninsuffizienz (aufgrund der verlangsamten renalen Ausscheidung) eine langsamer sinkende Konzentration und eine längere Wirkung zu erwarten. Bei niereninsuffizienten Patienten müssen daher vor allem die renal eliminierten Muskelrelaxanzien deutlich niedriger dosiert oder möglichst ganz vermieden werden. Es sollten diejenigen nicht depolarisierenden Muskelrelaxanzien verwendet werden, die unabhängig von der Leber- und Nierenfunktion metabolisiert bzw. nur zu einem relativ geringen Teil über die Nieren ausgeschieden werden (Tab. 5.9). Der initiale schnelle Abfall der Plasmakonzentration der meisten Relaxanzien ist vor allem durch schnelle Umverteilungsphänomene bedingt. Daher unterscheidet sich die Plasmakonzentrationskurve von niereninsuffizienten und nierengesunden Patienten nach Gabe einer Einzeldosis erst nach ca. 30 Minuten. Erst ab diesem Zeitpunkt haben Niereninsuffiziente eine höhere Plasmakonzentration, da dann die Eliminationsprozesse für den weiteren Abfall des Plasmaspiegels wichtig werden.

Patienten mit Leber- und Gallenwegserkrankungen

Leber- und Gallenwegserkrankungen (z. B. Gallenwegsverschluss) können u. U. die Wirkung derjenigen nicht depolarisierenden Muskelrelaxanzien verlängern, die über die Galle ausgeschieden oder hepatisch metabolisiert werden. Bei diesen Krankheitsbildern sollten solche nicht depolarisierenden Muskelrelaxanzien bevorzugt werden, die möglichst gering über die Galle ausgeschieden bzw. die nur gering oder nicht hepatisch metabolisiert werden (Tab. 5.9).

Hypothermie und Azidose

Bei einer Hypothermie ist die Wirkung der nicht depolarisierenden Relaxanzien verlängert, weil sie schlechter metabolisiert und verzögert renal und biliär eliminiert werden.

Eine Azidose verstärkt einen Nichtdepolarisationsblock. Ein postoperativer Relaxansüberhang mit dadurch bedingter Hypoventilation und respiratorischer Azidose kann daher zu einem Circulus vitiosus mit wechselseitiger Verstärkung von Relaxierung und Hypoventilation führen.

> Nicht depolarisierende Muskelrelaxanzien sollten nicht kombiniert werden! Wird z. B. nach initialer Vollrelaxierung mit einem lang wirksamen Relaxans und nun abklingender Wirkung ein mittellang bzw. kurz wirkendes Rela-

xans wie z.B. Vecuronium bzw. Mivacurium nachinjiziert, ergibt sich hierdurch kein wesentlicher Vorteil. Die Ursache ist darin zu sehen, dass auch bei langsam zurückkehrender Motorik noch mindestens 75% der Rezeptoren mit dem zuerst verabreichten lang wirksamen Relaxans besetzt sind. Die Pharmakokinetik ist damit entscheidend von dem zuerst verabreichten, länger wirkenden Relaxans abhängig.

Antagonisierung nicht depolarisierender Muskelrelaxanzien

Prinzip

Nicht depolarisierende Muskelrelaxanzien konkurrieren mit dem Neurotransmitter Acetylcholin (ACh) um den Rezeptorplatz. Beide können sich gegenseitig aus dieser Verbindung verdrängen, je nachdem, welche Substanz in höherer Konzentration vorhanden ist (kompetitive Bindung). Diese Tatsache wird genutzt, wenn die Wirkung der nicht depolarisierenden Muskelrelaxanzien mit einem Gegenmittel (**Antidot**) aufgehoben (antagonisiert) werden soll. Die Antidote hemmen das Enzym Acetylcholinesterase, das normalerweise das freigesetzte Acetylcholin sehr schnell spaltet und damit inaktiviert (Kap. 3.2.6, S. 41). Wird der Acetylcholin-Abbau durch einen sog. **Cholinesterasehemmer** gehemmt, erhöht sich die Konzentration des Acetylcholins deutlich. Dadurch kann Acetylcholin nun das nicht depolarisierende Muskelrelaxans aus seiner Rezeptorbindung verdrängen, wieder an seine Rezeptoren gelangen sowie eine Depolarisation und damit eine Kontraktion auslösen. Diese Cholinesterasehemmer wirken jedoch nicht ausschließlich an den cholinergen Rezeptoren der motorischen Endplatte, sondern in geringerem Ausmaß auch an den cholinergen Synapsen des vegetativen Systems, vor allem an den muscarinartigen cholinergen Synapsen des postganglionären Neurons im parasympathischen Nervensystem (in geringem Ausmaß auch an den nikotinartigen cholinergen Synapsen der präganglionären Neurone im sympathischen und parasympathischen Nervensystem; Kap. 3.2.6, S. 39). Diese Neurone setzen als Überträgersubstanz ebenfalls Acetylcholin frei. Eine Vermehrung des Acetylcholins am relativ leicht erregbaren muscarinartigen cholinergen Rezeptor verstärkt die Wirkung des Parasympathikus.

Nebenwirkungen

Es zeigen sich folgende, für eine Stimulierung des parasympathischen Nervensystems typische Nebenwirkungen:
- Bradykardie
- vermehrte Speichel- und Bronchialsekretion
- Krampfzustände (Spasmen) der glatten Muskulatur (vor allem im Darmbereich und im Bronchialsystem)
- Miosis
- Übelkeit und Erbrechen

Diese unerwünschten Nebenwirkungen bei der Antagonisierung eines nicht depolarisierenden Muskelrelaxans können dadurch vermieden werden, dass gleichzeitig ein Parasympathikolytikum (z.B. **Atropin**; Kap. 3.2.6, S. 42) verabreicht wird, das die muscarinartigen cholinergen Synapsen hemmt (Kap. 3.2.6, S. 41). Es ist möglich, zuerst Atropin intravenös zu injizieren und erst nach Einsetzen der Parasympathikusblockade (erkennbar am Anstieg der Herzfrequenz) einen Cholinesterasehemmer, z.B. Neostigmin oder Pyridostigmin (s.u.), zu verabreichen. Der Cholinesterasehemmer kann aber auch zusammen mit Atropin aus einer Mischspritze verabreicht werden, denn Atropin wirkt schneller als Cholinesterasehemmer. Wird dagegen der Cholinesterasehemmer zusammen mit dem Parasympathikolytikum Glycopyrrolat verabreicht, tritt evtl. initial eine durch den Cholinesterasehemmer ausgelöste Bradykardie auf, da Glycopyrrolat einen relativ langsamen Wirkungsbeginn aufweist.

Bei der Antagonisierung der nicht depolarisierenden Muskelrelaxanzien ist Vorsicht geboten bei Patienten mit
- **Asthma bronchiale**: Trotz Gabe eines Parasympathikolytikums (z.B. Atropin) kann es zu einem Bronchospasmus und zu einer vermehrten Sekretbildung im Bronchialsystem kommen!
- **Bradykardien oder AV-Blockierungen**: Trotz Gabe eines Parasympathikolytikums (z.B. Atropin) kann es zu einer weiteren Abnahme der Herzfrequenz oder zu einer Verstärkung der AV-Blockierung bis hin zum Herzstillstand kommen!

Eintritt der Antagonisierung

Wie schnell sich eine Blockade mit einem nicht depolarisierenden Muskelrelaxans antagonisieren lässt, hängt von folgenden Parametern ab:

Cholinesterasehemmer: Neostigmin wirkt schneller als Pyridostigmin (s.u.). Je höher die Dosis des Cholinesterasehemmers ist, desto schneller lässt sich eine Blockade antagonisieren. Es ist jedoch eine Maximaldosierung zu beachten (s.u.). Ist durch den Cholinesterasehemmer die echte Cholinesterase maximal gehemmt, dann ist eine weitere Dosissteigerung sinnlos. Höhere Dosen können evtl. sogar eine neuromuskuläre Blockade verursachen.

Tiefe des zu antagonisierenden neuromuskulären Blocks: Eine flache neuromuskuläre Blockade lässt sich schneller antagonisieren als ein tiefer Block. Insbesondere wenn die Reizantwort (Kap. 8.2, S. 253) weniger als 10% beträgt, ist die für die Antagonisierung notwendige Zeit deutlich verlängert. Bei lang wirksamen Relaxanzien dauert die Antagonisierung einer tiefen Blockade (90–95%ige Reduktion) mit Neostigmin 20–40 Minuten, bei mittellang wirkenden Relaxans ca. 12–15 Minuten und bei dem kurz wirksamen Mivacurium ca. 7–8 Minuten. Eventuell gelingt bei einem tiefen nicht depolarisierenden Block mit einem lang wirksamen Relaxans die ausreichende Antagonisierung für einige Zeit nicht, sodass so lange nachbeatmet werden muss, bis ausreichend Muskelrelaxans eliminiert ist und nur noch eine geringe Blockadetiefe vorliegt. Der maximale antagonistische Effekt scheint bei Neostigmin innerhalb von ca. zehn Minuten erreicht zu sein. Ist hiermit noch keine ausreichende Antagonisierung (TOF >0,7; Kap. 8.2, S. 254) erreicht, hängt die weitere neuromuskuläre Erholung vor allem von der Eliminationsgeschwindigkeit des Muskelrelaxans ab. Eine Antagonisierung sollte erst dann durchgeführt werden, wenn die Zuckungsamplitude mindestens wieder 10% beträgt bzw. beim Train-of-four-(TOF-)Test mindestens eine Reizantwort (eine Zuckung) nachweisbar ist (Kap. 8.2, S. 253, 261).

Muskelrelaxans: Ein kurz oder mittellang wirkendes nicht depolarisierendes Muskelrelaxans kann bei Gabe einer definierten Dosis eines Cholinesterasehemmers schneller antagonisiert werden als ein lang wirkendes Relaxans, denn die antagonistische Wirkung ist die Summe aus der medikamentösen Cholinesterasehemmung mit kompetitiver Verdrängung des Relaxans und der spontanen Erholung durch Elimination, Abbau und Umverteilung des Relaxans.

Konzentration eines evtl. zusätzlich verabreichten volatilen Anästhetikums: Je höher die Konzentration des volatilen Anästhetikums ist, desto langsamer lässt sich ein neuromuskulärer Block antagonisieren.

Bei unzureichender Antagonisierung ist auch daran zu denken, dass eine **respiratorische Azidose** einen neuromuskulären Block verstärkt und außerdem eine Antagonisierung erschwert! Auch eine **Hypokaliämie** verstärkt einen neuromuskulären Block und erschwert dessen Antagonisierung. Ursache ist der größere intra-extrazelluläre Kaliumgradient, der zu einer Hyperpolarisation führt und eine Membrandepolarisation erschwert!

Nach Antagonisierung eines nicht depolarisierenden Muskelrelaxans sollte der Patient für ca. zwei Stunden im Aufwachraum überwacht werden! Zum Beispiel ist es denkbar, dass es nach Wirkungsende von Atropin bei fortbestehender Wirkung des Cholinesterasehemmers (vor allem Pyridostigmin) zu einer **Bradykardie** kommt. Ein Wiederauftreten der Muskelrelaxation nach Wirkungsende des Cholinesterasehemmers (**Recurarisierung**) ist dagegen bei korrekt durchgeführter Antagonisierung unwahrscheinlich.

Neostigmin (Prostigmin)

Neostigmin (Prostigmin) ist neben dem Pyridostigmin (Mestinon) eins der klinisch gebräuchlichsten Antidote für nicht depolarisierende Muskelrelaxanzien. Die Wirkung von Neostigmin setzt relativ schnell ein (schneller als beim Pyridostigmin; s. u.). Die maximale Wirkung wird (bei Antagonisierung einer nicht zu tiefen Blockade) nach ca. 7–11 Minuten erreicht. Die Wirkungsdauer ist mit ca. 60 Minuten relativ kurz (kürzer als beim Pyridostigmin; s. u.). Neostigmin wird zu ca. 50% über die Niere ausgeschieden. Bei einer Niereninsuffizienz wird die Eliminationshalbwertszeit von Neostigmin von ca. 80 auf 180 Minuten mehr als verdoppelt. Wird korrekt antagonisiert, d. h. kein zu tiefer neuromuskulärer Block (Reizantwort >10%; Kap. 8.2, S. 261) antagonisiert und Neostigmin korrekt dosiert, ist nicht mit einer Recurarisierung zu rechnen.

Darreichungsform und Dosierung

- Darreichungsform (Abb. 5.66): Brechampulle à 1 ml = 0,5 mg
- Dosierungsempfehlung: durchschnittliche Dosierung beim Erwachsenen: 2,5 mg (bzw. 35 µg/kg KG); die Maximaldosis beträgt ca. 5 mg beim Erwachsenen (bzw. 70 µg/kg KG), ggf. empfiehlt sich eine fraktionierte Verabreichung, bei lang wirksamen Relaxanzien scheint eine relativ hohe Dosierung sinnvoll

Zusätzlich zu einer durchschnittlichen Neostigmin-Dosis sollten beim Erwachsenen ca. 0,5–0,75 mg Atropin (7–10 µg/kg KG) oder ca. 0,5–1,0 mg Glycopyrrolat (7–15 µg/kg KG) i. v. verabreicht werden, um möglichen muscarinergen Nebenwirkungen (Kap. 3.2.6, S. 42) vorzubeugen.

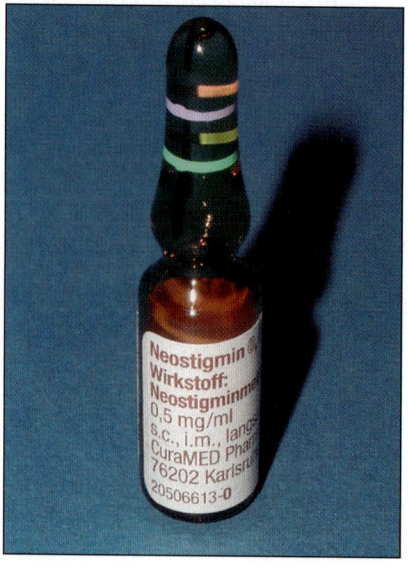

Abb. 5.66 Darreichungsform von Neostigmin.

Pyridostigmin (Mestinon)

Die Wirkung von Pyridostigmin setzt relativ langsam (langsamer als nach Neostigmin) ein, die Wirkungsdauer ist dagegen mit 90 Minuten relativ lang (länger anhaltend als bei Neostigmin). Pyridostigmin wird zu ca. 75% über die Niere ausgeschieden. Bei einer Niereninsuffizienz wird die Eliminationszeit von Pyridostigmin von ca. 110 auf 380 Minuten mehr als verdreifacht. Wird korrekt antagonisiert, d.h. kein zu tiefer Block (Reizantwort >10%; Kap. 8.2, S. 253, 261) antagonisiert und Pyridostigmin korrekt dosiert, ist mit keiner Recurarisierung zu rechnen.

Darreichungsform und Dosierung

- Darreichungsform (Abb. 5.67): Stechampullen à 5 ml = 25 mg (1 ml = 5 mg)
- Dosierungsempfehlung: durchschnittliche Dosierung beim Erwachsenen: 10 mg (bzw. 150 µg/kg KG); die Maximaldosis beträgt ca. 20 mg beim Erwachsenen (bzw. 300 µg/kg KG), ggf. empfiehlt sich eine fraktionierte Verabreichung, bei lang wirksamen Relaxanzien scheint eine relativ hohe Dosierung sinnvoll

> Zusätzlich zu einer durchschnittlichen Pyridostigmin-Dosis sollten beim Erwachsenen ca. 0,5–0,75 mg Atropin (7–10 µg/kg KG) oder ca. 0,5–1,0 mg Glycopyrrolat (7–15 µg/kg KG) i.v. verabreicht werden, um möglichen muscarinergen Nebenwirkungen (Kap. 3.2.6, S. 42) vorzubeugen.

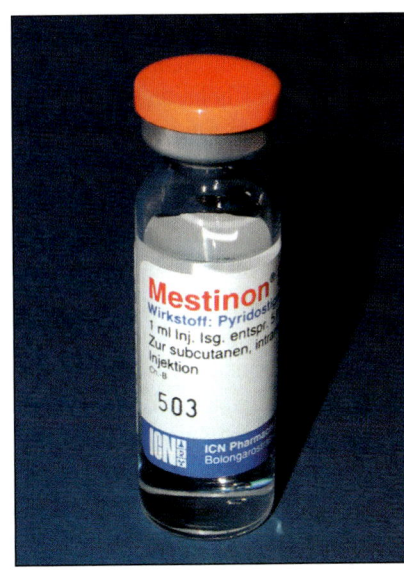

Abb. 5.67 Darreichungsform von Pyridostigmin.

5.3.5 Depolarisierende Muskelrelaxanzien

Wirkungsweise

Depolarisierende Muskelrelaxanzien sind Medikamente, die sich wie der physiologische Transmitter ACh an die Acetylcholin-Rezeptoren im Bereich der motorischen Endplatten anlagern können (Kap. 5.3.4, S. 144). Sie lagern sich – wie Acetylcholin – an die zwei α-Untereinheiten des Acetylcholin-Rezeptors und führen dazu, dass der im Zentrum des Rezeptors befindliche Ionenkanal geöffnet bleibt. Sie erzeugen also wie Acetylcholin eine Depolarisation der Muskelzellmembran und werden deshalb als depolarisierende Muskelrelaxanzien bezeichnet. **Succinylcholin** ist das einzige klinisch gebräuchliche depolarisierende Muskelrelaxans.

Während Acetylcholin innerhalb von Millisekunden durch das Enzym Acetylcholinesterase (die echte Cholinesterase) wieder abgebaut und inaktiviert wird (Kap. 3.2.6, S. 41), können depolarisierende Muskelrelaxanzien von der echten Acetylcholinesterase nicht inaktiviert werden. Depolarisierende Muskelrelaxanzien bleiben einige Minuten in der Rezeptorbindung und erzeugen dabei eine Dauerdepolarisation der Muskelzellmembran. Auf diese Dauerdepolarisation kann die Muskelzelle jedoch nicht mit einer Dauerkontraktion, sondern nur mit einer kurzfristigen Muskelzuckung bei Beginn der Depolarisation reagieren. Danach ist die Muskelzelle erschlafft und nicht erregbar (**Depolarisationsblock** oder **Phase-I-Block**). Das bei einem neu ankommenden Nervenimpuls freigesetzte Acetylcholin kann nun keine Muskelkontraktion mehr auslösen, da es auf besetzte Rezeptoren und eine bereits depolarisierte Muskelzellmembran trifft.

Succinylcholin wird durch die **Plasmacholinesterase** (Pseudocholinesterase) abgebaut. Im Bereich der motorischen Endplatte befindet sich jedoch keine Pseudocholinesterase. Die Wirkung des depolarisierenden Succinylcholin wird erst beendet, wenn dieses sich nach einigen Minuten wieder aus der Rezeptorbindung löst, in die extrazelluläre Flüssigkeit und nach intravasal diffundiert und durch die im Blut befindliche Plasmacholinesterase (Pseudocholinesterase) abgebaut wird. Die Pseudocholinesterase wird in der Leber synthetisiert. Sie weist eine enorme Enzymaktivität auf. Bevor Succinylcholin nach intravenöser Injektion an den Rezeptoren ankommt, ist daher bereits der größte Teil durch die im Plasma befindliche Pseudocholinesterase hydrolysiert.

Im Gegensatz zu den nicht depolarisierenden Muskelrelaxanzien, die durch eine erhöhte Acetylcholin-Konzentration aus dieser Rezeptorbindung verdrängt werden können (kompetitive Bindung; Kap. 5.3.4, S. 145), ist dies bei den depolarisierenden Muskelrelaxanzien nicht möglich. Sie sind damit auch **nicht antagonisierbar**.

Wirkungsverlängerung von Succinylcholin

Dualblock

Beim Abbau des Succinylcholins durch die Pseudocholinesterase entsteht in einem ersten, sehr schnell ablaufenden Schritt das Succinylmonocholin. In einem zweiten, sechsmal langsamer ablaufenden Schritt wird dieses Succinylmonocholin vollständig zu Cholin und Bernsteinsäure gespalten. Müssen hohe Dosen von Succinylcholin abgebaut werden, so staut sich dieses Succinylmonocholin an. Da Succinylmonocholin die Eigenschaften eines nicht depolarisierenden Muskelrelaxans hat, kann es hierdurch zu einer lange anhaltenden nicht depolarisierenden Muskelblockade, zu einem sog. **Dualblock (Phase-II-Block)** kommen. Dieser Dualblock tritt aber erst auf, wenn sehr hohe Dosen von Succinylcholin verabreicht wurden (mehr als ca. 400 mg beim Erwachsenen). Ein Dual-Block kann durch einen Cholinesterasehemmer (wie Neostigmin oder Pyridostigmin; s.o.) antagonisiert werden.

Pseudocholinesterasemangel

Sehr schwere Leberschädigungen können u.U. zu einer verminderten Bildung der Pseudocholinesterase und damit zu einem verzögerten Abbau des Succinylcholins mit einer Wirkungsverlängerung führen. Allerdings wird erst ein ausgeprägter Mangel klinisch manifest. Enzymaktivitäten von z.B. nur 20% verlängern die Apnoephase lediglich von ca. drei auf ca. neun Minuten. Bei einem schweren Mangel der Pseudocholinesterase muss Succinylcholin vorsichtig dosiert werden. Selten gibt es Patienten, die aufgrund einer genetischen Störung eine abnorme (atypische) Pseudocholinesterase besitzen. Drei bis vier von 100 Patienten sind heterozygote Träger und einer von ca. 3000 Patienten ist ein homozygoter Träger für eine atypische Pseudocholinesterase. Durch diese **atypische Pseudocholinesterase** kann Succinylcholin (ebenso Mivacurium; Kap. 5.3.4, S. 157) nur sehr langsam abgebaut werden: Bei heterozygoten Patienten kann die Wirkung des Succinylcholins dadurch geringfügig, bei homozygoten Patienten allerdings deutlich (um 3–6 Stunden) verlängert sein. Da depolarisierende Muskelrelaxanzien wie Succinylcholin nicht antagonisiert werden können (s.o.), muss ein Patient mit atypischer Cholinesterase normalerweise bis zum Wirkungsende des Succinylcholins nachbeatmet werden. Früher wurden teilweise auch Blut- bzw. FFP-Transfusionen durchgeführt, wodurch dem Patienten, die im FFP bzw. im Transfusionsblut enthaltene normale Pseudocholinesterase zugeführt wurde. Es standen später dann hochgereinigte Präparate dieser Pseudocholinesterase zur Verfügung. Seit Februar 1998 ist allerdings die Produktion des Präparates Serumcholinesterase eingestellt. Bei einer verlängerten Relaxationsdauer nach Gabe von Mivacurium bzw. Succinylcholin ist folgendes Vorgehen von der DGAI empfohlen (Prien u. Diefenbach 1998):

- Die Beatmung wird unter ausreichender Gabe von Hypnotika und ggf. Analgetika fortgesetzt.
- Tritt nach Mivacurium die erste Reizantwort bei Vierfachreizung (Train-of-four-[TOF-]Nervenstimulation; Kap. 8.2,

S. 253) innerhalb von 30–60 Minuten auf, kann die Blockade mit Neostigmin antagonisiert werden.
- Dauert es nach Mivacurium mehr als 60 Minuten (meist 3–4 Stunden) bis zum Auftreten der ersten TOF-Reizantwort, kann, wenn mindestens zwei TOF-Reizantworten nachweisbar sind, eine Antagonisierung mit Neostigmin (0,04 mg/kg KG) plus Atropin versucht werden. Tritt innerhalb von 30 Minuten keine deutliche Zunahme der Muskelkraft auf, sollte unter Beatmung die Spontanerholung abgewartet werden.
- Bei einem verlängerten Succinylcholinblock ist mittels Relaxometrie (Kap. 8.2, S. 254) festzustellen, ob ein Phase-I- oder Phase-II-Block vorliegt. Bei einem Phase-II-Block kann ein Antagonisierungsversuch (s.o.) unternommen werden. Alternativ kann die Gabe von frisch gefrorenem Plasma (FFP, Kap. 24.1.2, S. 513) erwogen werden (500–1000 ml = 3–5 Einheiten beim Erwachsenen). Es ist hierbei eine entsprechende Nutzen-Risiko-Abwägung (Kap. 24.2.7, S. 524) im Vergleich zu einer Nachbeatmung notwendig.
- Der Patient ist danach über die verlängerte Wirkung zu informieren. Es sind ihm und seinen Blutsverwandten entsprechende Untersuchungen anzuraten.

Bei fraglich vorliegender atypischer Pseudocholinesterase kann die sog. **Dibucain-Zahl** bestimmt werden. Dibucain ist ein Lokalanästhetikum der Amidgruppe (Kap. 14.1.1., S. 296), das die normale Pseudocholinesterase zu ca. 70–80% hemmt, während eine atypische Pseudocholinesterase lediglich zu 20–30% gehemmt wird. Die Dibucain-Zahl gibt an, wie viel Prozent der Pseudocholinesterase durch Dibucain gehemmt werden; sie beträgt bei Patienten mit einer normalen Pseudocholinesterase ca. 70–80, bei heterozygoten Trägern ca. 50–60 und bei homozygoten Trägern lediglich ca. 20–30. Anhand der Dibucain-Zahl kann der Genotyp eines Patienten in Bezug auf seine Pseudocholinesterase erfasst werden. Die Dibucain-Zahl sagt aber nichts aus über die Konzentration der Pseudocholinesterase, sondern ermöglicht eine Aussage über ihre Aktivität. Ihre Aktivität kann erniedrigt sein, obwohl die Konzentration normal ist.

Anticholinergika

Anticholinergika (insbesondere Neostigmin, in geringerem Ausmaß auch Pyridostigmin; Kap. 5.3.4, S. 164) hemmen die Pseudocholinesterase. Wird z.B. kurz nach Antagonisierung eines nicht depolarisierenden Muskelrelaxans nochmals eine kurzfristige Relaxation notwendig und hierfür Succinylcholin verwendet, kann dessen Wirkung aufgrund dieser Enzymhemmung bis zu 60 Minuten verlängert sein (ähnliche Phänomene sind auch beim Mivacurium zu beachten; bei der Antagonisierung sind daher unnötig hohe Dosen eines Cholinesterasehemmers zu vermeiden).

Klinisch wichtige depolarisierende Muskelrelaxanzien

Succinylcholin ist das einzige klinisch gebräuchliche depolarisierende Muskelrelaxans. Succinylcholin kann als ein ultrakurz wirksames Muskelrelaxans bezeichnet werden (s. u.). Dexamethonium, ein ebenfalls depolarisierendes Muskelrelaxans, wird nicht klinisch, sondern nur zu Forschungszwecken eingesetzt.

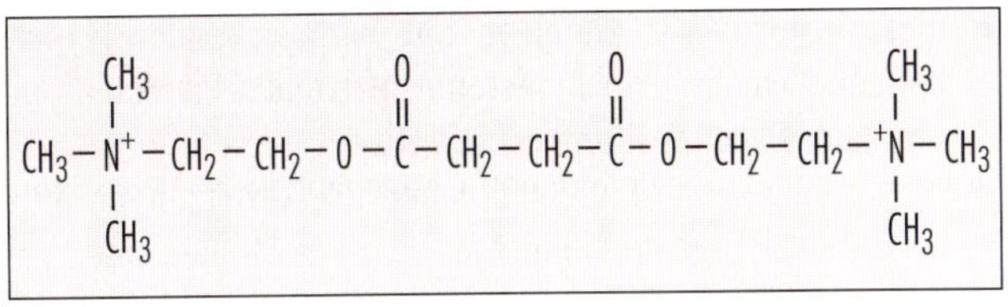

Abb. 5.68 Struktur von Succinylcholin.

Succinylcholin (Pantolax, Lysthenon)

Succinylcholin (Suxamethonium, Succinylbi(s)cholin) hat große strukturelle Ähnlichkeiten mit Acetylcholin (Abb. 5.50; Kap. 5.3.3, S. 144). Es besteht aus zwei Acetylcholin-Molekülen (Diacetylcholin), die über eine Methylgruppe miteinander verbunden sind (Abb. 5.68).

Vergleichbar den nicht depolarisierenden Muskelrelaxanzien ist auch Succinylcholin stark ionisiert und kann daher Membranen wie z.B. die Plazentaschranke oder die Blut-Hirn-Schranke nicht nennenswert überschreiten. Succinylcholin ist nach intravenöser Gabe durch eine sehr schnelle Anschlagszeit gekennzeichnet. Bei etwa 2,5facher ED_{95} ist innerhalb von 60–90 Sekunden die maximale Zuckungsdepression des M. adductor pollicis erzielt. Bereits nach ca. 30 Sekunden sind ausreichende Intubationsbedingungen erzielt. Succinylcholin ist auch durch eine ultrakurze klinische Wirkungsdauer von nur 7 ± 2 Minuten (bei 1 mg/kg KG) gekennzeichnet (Latorre et al. 1996). Die Apnoephase beträgt ca. drei Minuten. Bei Wirkungsbeginn tritt aufgrund der depolarisierenden Wirkung für einige Sekunden ein unkoordiniertes Muskelzucken auf (s.o.), danach tritt eine schlaffe Lähmung ein. Nach intramuskulärer Gabe setzt die Wirkung nach 3–4 Minuten ein.

Die Pseudocholinesterase spaltet Succinylcholin zwar sehr schnell und bewirkt die ultrakurze Wirkungsdauer. Dennoch wird Succinylcholin ca. 40 000-mal langsamer gespalten als Acetylcholin von der echten Cholinesterase.

Nebenwirkungen

Mögliche Nebenwirkungen des Succinylcholins sind:
- Muskelfibrillationen
- Kaliumfreisetzung
- Wirkungen am vegetativen Nervensystem
- Histamin-Freisetzung
- Steigerung des Augeninnendrucks
- Steigerung des Mageninnendrucks
- maligne Hyperthermie
- Rhabdomyolyse

Muskelfibrillationen: Bei Wirkungsbeginn des Succinylcholins treten bei Erwachsenen und Kindern über ca. fünf Jahren für einige Sekunden unkoordinierte Muskelzuckungen auf, die oft als Muskelfibrillationen (Muskelfaszikulationen) erkennbar sind. Dieses initiale Muskelfibrillieren ist häufig die Ursache postoperativer Muskelschmerzen, ähnlich einem Muskelkater. Wird vor der Injektion des Succinylcholins eine kleine, gerade noch nicht lähmende Dosis eines nicht depolarisierenden (curareähnlichen) Muskelrelaxans vorweggegeben – zumeist ca. 15% der zur initialen Vollblockade üblichen Dosis (z.B. 1 mg Pancuronium, 1 mg Vecuronium, 5 mg Atracurium beim Erwachsenen; Kap. 5.3.4, S. 148) –, wird hierdurch bereits ein Teil der Acetylcholin-Rezeptoren (im Idealfall knapp 75% der Acetylcholin-Rezeptoren; Kap. 5.3.4, S. 148) blockiert und für Succinylcholin unzugänglich. Ein solches Vorgehen wird als **Präcurarisierung** (Kap. 5.3.4, S. 148) bezeichnet. Das initiale Muskelfibrillieren nach Succinylcholin-Gabe kann dadurch vermindert oder ganz vermieden werden. Eine Präcurarisierung schwächt allerdings die Wirkung des Succinylcholins. Durch eine ca. 50%ige Dosiserhöhung des Succinylcholins kann dieser Effekt kompensiert werden. Wird keine Präcurarisierung vorgenommen, beträgt die empfohlene Intubationsdosis für Succinylcholin ca. 1 mg mg/kg KG, bei der inzwischen routinemäßig durchgeführten Präcurarisierung wird eine Dosis von ca. 1,5 mg/kg KG empfohlen. Bei Präcurarisierung mit z.B. Atracurium oder Vecuronium ist die Succinylcholin-Wirkung verkürzt (Ebeling et al. 1996). Ursache ist der kompetitive Antagonismus an den cholinergen Rezeptoren, wodurch der Anteil an nicht rezeptorgebundenem, freiem Succinylcholin erhöht ist. Durch eine Präcurarisierung mit Pancuronium wird die Wirkungsdauer von Succinylcholin verlängert (Ebeling et al. 1996). Ursache ist vermutlich eine Hemmung der Cholinesterase durch Pancuronium.

Kaliumfreisetzung: Da Succinylcholin ein depolarisierendes Muskelrelaxans ist, bewirkt es eine Depolarisation der Muskelzellmembran mit Einstrom von Natrium in die Muskelzelle und Ausstrom von Kalium aus der Muskelzelle. Durch diesen Kaliumausstrom aus der Zelle steigt normalerweise die extrazelluläre Kaliumkonzentration geringfügig (um ca. 0,5 mmol/l) und vorübergehend an. Bei einigen Krankheitsbildern kann es jedoch nach Succinylcholin-Gabe zu einem enormen Kaliumausstrom aus den Zellen mit deutlicher Hyperkaliämie im Plasma kommen, wodurch u.U. Herzrhythmusstörungen, Kammerflimmern oder gar ein Herzstillstand (Asystolie) verursacht werden können. Besonders gefährdet sind vor allem:

- niereninsuffiziente Patienten mit vorbestehender Hyper-kaliämie (nicht jedoch niereninsuffiziente Patienten mit normaler Plasmakaliumkonzentration)
- polytraumatisierte Patienten, wenn die Verletzungen älter als ca. zwei Tage und jünger als ca. zwei Monate sind
- Patienten mit großflächigen Verbrennungen, die älter als ca. zwei Tage sind
- Patienten, bei denen kurz vorher eine Tumorbestrahlung durchgeführt wurde
- Patienten mit einer Innervationsstörung der Muskulatur, wie z. B. einer Querschnittslähmung, die älter als zwei Tage ist
- Patienten, die schon längere Zeit immobilisiert sind (»Langlieger«)
- Patienten mit einem apoplektischen Insult (gesteigerte Empfindlichkeit in den ersten sechs Monaten nach dem Insult)

Ursache für die erhöhte Empfindlichkeit bei Krankheits-bildern mit verminderter Muskelinnervation ist vor allem eine Ausbildung extrajunktionaler Acetylcholin-Rezeptoren (s. auch Kap. 5.3.2, S. 143). Extrajunktionale Rezeptoren sind genauso aufgebaut wie embryonale Rezeptoren. Beim Embryo ist die gesamte Muskelzelloberfläche übersät mit Rezeptoren. Nur im Bereich der motorischen Endplatte bleiben die Rezeptoren erhalten, die anderen (extrajunktionalen) Rezeptoren bilden sich zurück. Bei verminderter Innervation stellt sich wieder der embryonale Zustand ein.

Wirkungen am vegetativen Nervensystem: Succinylcho-lin wirkt nicht selektiv an den nikotinartigen ACh-Rezeptoren der motorischen Endplatte, sondern kann, wie auch die nicht depolarisierenden Muskelrelaxanzien, zusätzlich an den ACh-Rezeptoren des vegetativen Nervensystems wirken (Kap. 3.2.6, S. 41). Succinylcholin wirkt dabei normalerweise stärker an den leichter erregbaren postganglionären muscarin-artigen cholinergen Neuronen des parasympathischen Nervensystems als an den präganglionären nikotinartigen cho-linergen Rezeptoren des sympathischen und parasympathi-schen Nervensystems. Als depolarisierendes Muskelrelaxans führt Succinylcholin zu einer Depolarisation mit einer anfäng-lichen kurzfristigen Stimulierung. Auch an den relativ leicht erregbaren muscarinartigen cholinergen Rezeptoren des para-sympathischen Nervensystems, insbesondere denjenigen im Bereich des Sinusknotens am Herzen, kommt es zu einer kurzfristigen, initialen Stimulierung. Eine **Stimulierung des parasympathischen Nervensystems** kann sich in Form einer Bradykardie, einer Bradyarrhythmie oder im Extremfall einer Asystolie äußern. Die initiale Stimulierung des Parasympathi-kus erklärt auch eine nach Succinylcholin-Gabe auftretende Zunahme der Bronchial-, Speichel- und Magensaftproduktion sowie eine Tonussteigerung im Magen-Darm-Trakt. Vagale Reaktionen am Herzen können vor allem bei zu schneller In-jektionsgeschwindigkeit oder bei Nachinjektionen von Succi-

nylcholin auftreten. Da es insbesondere bei Repetitionsdosen, die ca. fünf Minuten nach der Erstdosis verabreicht werden, zu einer Bradykardie kommen kann, wird vermutet, dass mög-licherweise Abbauprodukte des Succinylcholins zu dieser Sensibilisierung führen. Bei Patienten mit einem relativ hohen Sympathikotonus, vor allem bei Kindern und Schwangeren, sind diese vagalen Reflexe besonders häufig und treten oft schon bei der Erstinjektion des Succinylcholins auf. Durch eine **Vagusblockade** mittels intravenöser Gabe eines Cholin-esterasehemmers (vor allem Atropin) lassen sich diese über den N. vagus vermittelten Herzrhythmusstörungen des Succi-nylcholins vermeiden bzw. zumeist sofort therapieren. Die bei einer eventuellen intramuskulären Prämedikation oft ver-abreichte Atropin-Gabe ist hierfür allerdings nicht aus-reichend. Durch Vorgabe einer kleinen Menge eines nicht depolarisierenden Muskelrelaxans (**Präcurarisierung**) kön-nen diese vagalen Reaktionen vermindert werden. Wird die succinylcholinbedingte Stimulation des Parasympathikus durch Atropin geblockt, kann eine geringe Stimulierung der präganglionären cholinergen Rezeptoren des sympathischen Nervensystems durch Succinylcholin in Form einer Blut-druck- und Herzfrequenzsteigerung auffallen.

Histamin-Freisetzung: Succinylcholin kann relativ häufig eine Histamin-Freisetzung verursachen. Folgen sind z. B. ein fleckförmiges Exanthem (vor allem im Gesicht und am oberen Körperstamm), Blutdruckabfall und Tachykardie sowie eine Bronchospastik. Es wurden auch schon schwere anaphylak-toide Reaktionen (Kap. 30, S. 611) beschrieben.

Steigerung des Augeninnendrucks: Etwa eine Minute nach Gabe von Succinylcholin steigt der Augeninnendruck an, erreicht nach 2–4 Minuten ein Maximum und klingt nach ca. sechs Minuten wieder ab (Kap. 72.2, S. 1026). Die Ursa-che ist nicht ganz geklärt, möglicherweise kommt es auch an den äußeren Augenmuskeln zu kurzfristigen Muskelkontrak-tionen und dadurch zur passageren Steigerung des Augenin-nendrucks.

Steigerung des Mageninnendrucks: Vor allem die initia-len Muskelkontraktionen der quergestreiften Bauchmuskula-tur sowie zu einem geringen Teil auch die initiale Parasym-pathikusstimulierung können den Druck im Magen steigern und zu einer Regurgitation (Kap. 28.1, S. 600) führen. Ins-besondere bei der Narkoseeinleitung von nicht nüchternen Patienten ist dies zu beachten. Eine korrekte Präcurarisierung ist daher in diesen Fällen dringend notwendig. Damit kann eine Drucksteigerung aufgrund der Faszikulationen der quer-gestreiften Bauchmuskulatur verhindert werden. Durch die Vorgabe eines Vagolytikums könnte im Prinzip eine zusätzli-che parasympathisch vermittelte Drucksteigerung blockiert werden. Eine Regurgitation droht, wenn der Mageninnen-druck über den Druck des unteren Ösophagussphinkters von ca. 20 mm Hg ansteigt. Bei einer Beeinträchtigung des öso-phagogastralen Übergangs (z. B. bei Schwangeren, einem Ileus, einer Hiatusgleithernie o. Ä.) droht evtl. bereits bei einem intragastralen Druck von <12 mm Hg eine Regurgitation. Bei Kindern unter ca. fünf Jahren verändert sich dagegen der Mageninnendruck nicht wesentlich, da in diesem Alter noch keine Faszikulationen auftreten (Kap. 64.4.3, S. 872).

Maligne Hyperthermie: Succinylcholin kann eine maligne Hyperthermie (MH; Kap. 32, S. 627) auslösen (»triggern«).

Rhabdomyolyse: Insbesondere bei Kindern kann es nach einer Succinylcholin-Gabe evtl. zu einem Herzstillstand kommen, der meist nicht erfolgreich therapierbar ist. Meist ist ein solcher Herzstillstand mit einer Rhabdomyolyse (Auflösung der quergestreiften Muskelfasern) mit massiver Kaliumausschüttung sowie einer Azidose vergesellschaftet. Eine Rhabdomyolyse ist eines der Symptome einer MH. Die meisten Fälle einer durch Succinylcholin bedingten Rhabdomyolyse werden bei Jungen beobachtet. Es wird vermutet, dass es sich um klinisch noch unauffällige Jungen handelt, bei denen eine bisher unbekannte Muskelstörung (Myopathie; vor allem eine Muskeldystrophie vom Typ Duchenne) vorlag (Breuking 2000). Viele Muskelerkrankungen sind im Kindesalter klinisch noch nicht manifest. Beispielweise wird die häufigste kongenitale Muskelerkrankung, die X-chromosomal rezessiv vererbte Muskeldystrophie Duchenne (Inzidenz: 3–5/10000 Lebendgeburten), meist erst im Alter von 2–5 Jahren diagnostiziert (Kap. 57.3.1, S. 811).

Bei diesen Myopathien befinden sich Acetylcholin-Rezeptoren auch in großer Anzahl außerhalb der motorischen Endplatte (auf der gesamten Muskelzelloberfläche; s.o.). Bei Gabe von Succinylcholin wird durch die initiale Erregung dieser großen Anzahl an Acetylcholin-Rezeptoren massiv Kalium aus den Muskelzellen freigesetzt. Folge kann eine Bradykardie und evtl. ein therapieresistenter Herzstillstand sein. Die Chancen, dass die sofort einzuleitende Reanimation erfolgreich ist, sind gering. Die Gabe von Calcium ist wichtig, kann aber erfolglos bleiben. Eventuell kann es lebensrettend sein, den Patienten unter Reanimationsbedingungen an eine Dialysemaschine anzuschließen. Eine Rhabdomyolyse führt auch zu einer Freisetzung von Myoglobin und dessen Ausscheidung über den Urin (Myoglobinurie) mit rot-brauner Verfärbung des Urins.

Da viele Myopathien im Kindesalter klinisch noch nicht erkennbar sind, sondern sich meist erst im späteren Alter manifestieren, hat die »Malignant Hyperthermia Association« der USA inzwischen vom routinemäßigen Einsatz von Succinylcholin in der Kinderanästhesie abgeraten. Diese Empfehlung löste in Deutschland allerdings heftige Diskussionen aus und wird bisher nicht generell akzeptiert (s.u.).

Sonstiges: Succinylcholin kann die Plazentaschranke nicht überschreiten (Kap. 67.2.1, S. 943). Bei Succinylcholin-Gabe zur Narkoseeinleitung beim Kaiserschnitt ist daher nicht mit einer Relaxierung des Neugeborenen zu rechnen.

Eine mögliche Steigerung des intrakraniellen Drucks durch Succinylcholin wurde diskutiert, aber nicht von allen Autoren bestätigt (Brown et al. 1996). Als Ursache wurden die initialen Faszikulationen mit Steigerung des ZVD und damit Behinderung des zerebralvenösen Abflusses diskutiert. Bei entsprechender Präcurarisierung scheint dieses Phänomen keine klinisch relevante Rolle zu spielen. Als weitere Ursache wurde eine Histamin-Freisetzung mit Vasodilatation und Permeabilitätssteigerung der Hirngefäße angeschuldigt.

Indikationen für Succinylcholin

Die Frage, ob auf den routinemäßigen Einsatz von Succinylcholin verzichtet werden soll oder kann, hat heftige Diskussionen ausgelöst (Adams 1994; Schulte-Sasse 1993, 1994, 1995, 1996; Link u. Eyrich 1996; Thierbach et al. 1996). Das Präsidium der DGAI »sieht derzeit noch keine zwingende Notwendigkeit für eine generelle Verbannung des Succinylcholins aus der anästhesiologischen Praxis, einschließlich der Kinderanästhesie« (Stellungnahme 1995). »Das Präsidium weist zugleich auf die möglicherweise noch größeren Gefahren, insbesondere bei Kindern (Aspiration, Bronchospasmus, negativ inotrope Wirkung) hin, die durch die Anwendung alternativer Methoden entstehen können (z.B. Intubation in tiefer Inhalationsanästhesie)« (Stellungnahme 1995). Dennoch wird der routinemäßige Einsatz von Succinylcholin zunehmend kritisch beurteilt. Bei einer geplanten, voraussichtlich unkomplizierten Intubation wird immer häufiger auf Succinylcholin zugunsten eines nicht depolarisierenden Muskelrelaxans verzichtet (Alternativen zu Succinylcholin Kap. 7.1.2, S. 205). Anerkannte Indikationen für Succinylcholin sind sowohl bei Kindern, Jugendlichen als auch bei Erwachsenen wegen der sehr schnellen Anschlagszeit (und der ultrakurzen klinischen Wirkungsdauer) die Blitzintubation (»rapid sequence induction«; Kap. 28.4, S. 602) beim nicht nüchternen Patienten (Kap. 28, S. 599) sowie die Notwendigkeit, eine sofortige Intubation oder ein sofortiges Freimachen der Atemwege (z.B. bei einem Laryngospasmus) zu ermöglichen.

> Das Vorgehen scheint sich vielerorts folgendem Zitat zu nähern: »Succinylcholin, always have it, never use it!«.

Darreichungsform und Dosierung

- Darreichungsform für Pantolax (Abb. 5.69): Ampullen à 5 ml = 100 mg (2%ige Lösung, 1 ml = 20 mg), Ampullen à 5 ml = 50 mg (1%ige Lösung), Ampullen à 2 ml = 100 mg (5%ige Lösung)
- Dosierungsempfehlung: Zur initialen Vollrelaxierung ca. 1,5 mg/kg KG i.v. (bei der extrem selten durchgeführten intramuskulären Gabe werden 2–3 mg/kg KG benötigt); falls nötig, wird empfohlen, ggf. ca. die Hälfte der Initialdosis nachzuinjizieren; Dosierung bei Patienten mit einer neuromuskulären Erkrankung siehe Kap. 57.3.1, S. 811.

Kurzinformation Succinylcholin (Lysthenon, Pantolax)

Substanzgruppe	einziges depolarisierendes Muskelrelaxans, das klinisch eingesetzt wird
Wirkungen	■ Relaxation der quergestreiften Muskulatur ■ u.U. relevante Nebenwirkungen an den (muscarinergen) Acetylcholinrezeptoren des parasympathischen Nervensystems mit Bradykardie!
Wirkungsbeginn Wirkungsdauer	■ Anschlagszeit sehr schnell mit 60–90 sec ■ ultrakurz wirksam (Intubationsdosis ca. 7 Minuten)
Pharmakokinetik	Metabolisierung durch die Pseudocholin-esterase (= Plasmacholinesterase); bei hoher Dosierung (>400 mg beim Erwachsenen) evtl. Phase-II-Block = Dualblock
Herz-Kreislauf	u.U. Bradykardie, selten Asystolie, doch initiale Stimulation muscarinerger Acetylcholin-Rezeptoren
Atmung	periphere Atemlähmung
ZNS	–
Leber	keine hepatische Metabolisierung oder Aus-scheidung
Niere	bei Nereninuffizienz mit Hyperkaliämie droht starker Kaliumanstieg
Sonstiges	■ Antagonisierung mit einem Cholinesterase-hemmer ist nicht möglich ■ bei atypischer Pseudocholinesterase deutliche Wirkungsverlängerung ■ mögliche Nebenwirkungen: – Muskelfibrillationen – Kaliumfreisetzung – Bradykardie – Histamin-Freisetzung – Steigerung des Augeninnendrucks – Steigerung des Mageninnendrucks – maligne Hyperthermie – Rhabdomyolyse
Indikationen	■ falls schnelle Sicherung der Atemwege notwendig (bei Ileuseinleitung, akuten Atemwegsproblemen) ■ sonst möglichst: »always have it, never use it«
Kontraindikationen	■ Neigung zu maligner Hyperthermie ■ Hyperkaliämie ■ länger bestehende Innervationsstörungen (z.B. Querschnittslähmung, »Langlieger«)
Dosierung	■ Intubationsdosis: 1,5 mg/kg KG, vorher Präcurarisierung mit nicht depolarisierendem Musekelrelaxans ■ Repetitionsdosis: möglichst vermeiden, ggf. 50% der Initialdosis
Beurteilung	möglichst nicht rountinemäßig einsetzen wegen seltener, aber schwerer Komplikationsmöglich-keiten; eindeutige Indikationen ist die Not-wendigkeit einer schnellen Intubation (Ileuseinleitung, akute Atemwegsprobleme)

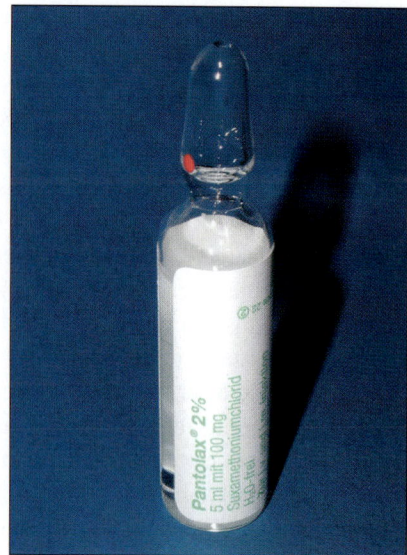

Abb. 5.69 Darreichungs-form für Succinylcholin.

5.3.6 Literatur

Adams HA. Auf Succinylcholin kann in der Anästhesie verzichtet werden: Kontra. Anasthesiol Intensivmed Notfallmed Schmerzther 1994; 29: 120–4.

Bluestein LS, Stinson LW, Lennon RL, Quessy SN, Wilson RM. Evaluation of cisatracurium, a new neuromuscular blocking agent, for tracheal intubation. Can J Anaesth 1996; 43: 925–31.

Boyd AH, Eastwood NB, Parker CJR, Hunter JM. Pharmacodynamics of the 1 Rcis-1R'cis isomer of atracurium (51W89) in health and chronic renal failure. Br J Anaesth 1995; 74: 400–4.

Boyd AH, Eastwood NB, Parker CJR, Hunter JM. Comparison of the pharma-codynamics and pharmacokinetics of an infusion of cis-atracurium (51 W 89) or atracurium in critically ill patients undergoing mechanical ventilation in an intensive therapy unit. Br J Anaesth 1996; 76: 382–8.

Breuking E, Reimnitz P, Schara U, Mortier W. Narkosezwischenfälle. Inzidenz schwerer Narkosezwischenfälle bei Patienten und in Familien mit progres-siven Muskeldystrophien vom Typ Duchenne und Becker. Anaesthesist 2000; 49: 187–95.

Brown MM, Parr MJA, Manara AR. The effect of suxamethonium on intracra-nial pressure and cerebral perfusion pressure in patients with severe head injuries following blunt trauma. Eur J Anaesthesiol 1996; 13: 474–7.

Cook DR, Gronert BJ, Woelfel SK. Comparison of the neuromuscular effects of mivacurium and suxamethonium in infants and children. Acta Anaesthesiol Scand 1995; 39 (Suppl. 106);35–40.

D'Honneur G, Duvaldestin P, Slavov V, Merle JC. The influence of ageing on the pharmacodynamics of mivacurium chloride. Acta Anaesthesiol Scand 1995; 39 (Suppl. 106);45–6.

Dobson AP, McCluskey, Meakin G, Baker RD. Effective time to satisfactory intubation conditions after administration of rocuronium in adults. Anaes-thesia 1999; 54: 172–6.

Donati F, Meistelman C, Plaud B. Vecuronium neuromuscular blockade at the diaphragm, the orbicularis oculi, and adductor pollicis muscles. Anesthe-siology 1990; 73: 870–5.

Donati F, Meistelman C, Plaud B. Vecuronium neuromuscular blockade at the adductor muscles of the larynx and adductor pollicis. Anesthesiology 1991; 74: 833–7.

Eastwood NB, Boyd AH, Parker CJR, Hunter JM. Pharmacokinetics of 1R-cis 1'R-cis atracurium besylate (51W89) and plasma laudanosine concentra-tions in health and chronic renal failure. Br J Anaesth 1995; 75: 431–5.

Ebeling BJ, Keienburg T, Hausmann D, Apfelstaedt C. Das Wirkungsprofil von Succinylcholin nach Präcurarisierung mit Atracurium, Vecuronium oder Pancuronium. Anasthesiol Intensivmed Notfallmed Schmerzther 1996; 31: 304–8.

Heier T, Guttormsen AB. Anaphylactic reactions during induction if anaesthesia using rocuronium for muscle relaxation: a report including 3 cases. Acta Anaesthesiol Scand 2000; 44: 755–81.

Konstadt SN, Reich D, Stanley TE, DePerio M, Schwartzbach C, Abou-Donia M. A two-center comparison of the cardiovascular effects of cis atracurium (NimbexTM) and vecuronium in patients with coronary artery disease. Anesth Analg 1995; 81: 10010–4.

Latorre F, Stanek A, Gervais HW, Kleemann PP. Intubationsbedingungen nach Rocuronium und Succinylcholin. Anasthesiol Intensivmed Notfallmed Schmerzther 1996; 31: 470–3.

Link J, Eyrich K. Hersteller warnt vor der Routineanwendung von Succinylcholin bei Kindern. Anaesthesist 1996; 45: 183–7.

Meretoja OA, Taivainen T, Erkola O, Rautoma P, Juvakoski M. Dose-response and time-course of effect of rocuronium bromide in paediatric patients. Eur J Anaesth 1995a; 12 (Suppl. 11): 19–22.

Meretoja OA, Taivainen T, Wirtavuori K. Pharmacodynamic effects of 51W89, an isomer of atracurium, in children during halothane anaesthesia. Br J Anaesth 1995b; 74: 6–11.

Meretoja OA, Taivainen T. Mivacurium chloride in infants and children. Acta Anaesthesiol Scand 1995c; 39 (Suppl 106): 41–4.

Meretoja OA, Wirtavuori K, Taivainen T, Olkkola KT. Time course of potentiation of mivacurium by halothane and isoflurane in children. Br J Anaesth 1996; 76: 235–8.

Platt MW. Mivacvurium in day-case surgery. J Drug Dev 1993; 5 (Suppl 1): 5–19.

Prien Th, Zahn P, Menges M, Brüssel Th. 1 x ED90 dose of rocuronium bromide: tracheal intubation conditions and time-course of action. Eur J Anesth 1995; 12 (Suppl. 11): 85–90.

Prien Th, Diefenbach C. Empfehlung zum Vorgehen bei prolongierter Apnoe nach Succinylcholin und Mivacurium. Anaesthesiol Intensivmed 1998; 39: 413–4.

Pühringer FK, Scheller A, Kleinsasser A, Löckinger A, Keller P, Raedler C, Keller C. Die Wirkung unterschiedlicher Primingdosierungen auf die Pharmakodynamik von Cisatracurium. Anaesthesist 2000; 49: 102–5.

Redai I, Feldman SA. Priming studies with rocuronium and vecuronium. Eur J Anaesth 1995; 12 (Suppl. 11): 11–3.

Reynolds LM, Infosino A, Brown R, Hsu J, Fisher DM. Pharmacokinetics of rapacuronium in infants and children with intravenous and intramuscular administration. Anesthesiology 2000; 92: 376–86.

Schulte-Sasse U, Eberlein HJ, Kirch E-M, Schlittenhardt W, Schmücker IA, Underwood D. Ist nach 40 Jahren die Zeit der Routineverwendung von Succinylcholin abgelaufen? Anaesthesiol Intensivmed 1993; 34: 230–4.

Schulte-Sasse U, Eberlein HF. Auf Succinylcholin kann in der Anästhesie verzichtet werden: Pro. Anasthesiol Intensivmed Notfallmed Schmerzther 1994; 29: 115–9.

Schulte-Sasse U. Hersteller warnt vor der Routineanwendung von Succinylcholin bei Kindern. Anaesthesist 1995; 44: 368.

Schulte-Sasse U. Alternativen zu Succinylcholin: seit Jahrzehnten bekannt, erprobt und empfohlen. Anaesthesist 1996; 45: 184–7.

Soukup J, Doenicke A, Hoernecke R, Vorhammer B, Seebauer A, Moss J. Kardiovaskuläre Effekte nach Bolusapplikation von Cisatracurium. Ein Vergleich mit Vecuronium. Anaesthesist 1996; 45: 1024–9.

Soukup J, Doenicke A, Hoernecke R, Moss J. Cisatracurium – ein Stereoisomer als «ideales» Relaxans? Histaminfreisetzung und Tryptasebestimmung nach Bolusappliktion von Cisatracurium: ein Vergleich mit Vecuronium. Anaesthesist 1997; 46: 486–91.

Sparr HJ, Luger TJ, Heidegger T, Putensen-Himmer G. Comparison of intubating conditions after rocuronium and suxamethonium following, rapid-sequence induction with thiopentone in elective cases. Acta Anaesthesiol Scand 1996; 40: 425–30.

Stellungnahme der DGAI zum Einsatz von Succinylcholin. Beschluss des Präsidiums der DGAI vom 20.11.1994. Verbandsmitteilungen. Anaesthesiol Intensivmed 1995; 36: 31–2.

Thierbach A, Lipp M, Dick W. Succinylcholin zur Anästhesie von Kindern. Editorial: Anaesthesiol Intensivmed 1996; 37: 505–8.

van Aken H, Ory J-P, Vandermeersch E, Vertommen ID, Crul JF. Intubation conditions and neuromuscular effects of mivacurium during propofol-alfentanil anaesthesia. Acta Anaesthesiol Scand 1995; Suppl 106: 26–9.

Narkosevorbereitung

6

Die Narkosevorbereitung umfasst die folgenden Schritte (Abb. 6.1):

- Narkosegerät überprüfen
- Narkosewagen vorbereiten
- Medikamente aufziehen
- Patienten auf Narkose vorbereiten

Außerdem wird in diesem Kapitel noch die Lagerung des Patienten beschrieben, die meistens erst nach der Narkoseeinleitung stattfindet, aber natürlich bei der Vorbereitung und Auswahl der Narkoseform berücksichtigt werden muss.

6.1 Überprüfung des Narkosegerätes vor Inbetriebnahme

Die meisten tödlichen Narkosezwischenfälle sind durch eine unbemerkte Funktionsstörung des Narkosegerätes (z.B. Diskonnektion, falsche Gerätebedienung) bedingt und damit im Prinzip vermeidbar. Der Anästhesist sollte mit der Funktionsweise des verwendeten Narkosegerätes bestens vertraut sein. Entsprechend dem Gesetz über Medizinprodukte (Medizinproduktegesetz – MPG) sollten Medizinprodukte (z.B. Beatmungsgeräte) »nur von Personen angewendet werden, die aufgrund ihrer Ausbildung oder ihrer Kenntnisse und praktischen Erfahrungen die Gewähr für eine sachgerechte Handhabung bieten« (Gesetz 1994)

Zur Narkosevorbereitung gehört stets die Überprüfung der voraussichtlich benötigten Narkosegeräte im Vorbereitungsraum und im Operationssaal:

Narkosegerät: Ist das Narkosegerät korrekt zusammengebaut? Sind unbenutzte In- und Exspirationsschläuche, ein unbenutztes Winkelstück und eine unbenutzte Gesichtsmaske angebracht? Schläuche, Winkelstück und Maske müssen

normalerweise nach jeder Narkose ausgewechselt werden. Sie werden in der Regel am Narkosegerät im Narkoseeinleitungsraum angebracht, später zusammen mit dem intubierten Patienten mit in den Operationssaal genommen und an das dortige Beatmungsgerät angeschlossen. Wird konsequent pro Patient ein neuer Bakterien- und Virenfilter (Kap. 4.5.2, S. 84) zwischen Gesichtsmaske bzw. Endotrachealtubus und Winkelstück geschaltet, ist ein täglicher Wechsel der Schläuche ausreichend.

Verdampfer: Enthält der Verdampfer genügend **volatiles Anästhetikum** (Halothan, Enfluran, Isofluran, Sevofluran oder Desfluran)? Gegebenenfalls muss der Verdampfer mit dem dafür bestimmten Inhalationsanästhetikum nachgefüllt werden (Kap. 4.5.2, S. 72).

Sauerstoff-, Lachgas-, Druckluft- und Vakuumanschlüsse: Sind die Sauerstoff-, Lachgas-, Druckluft- und Vakuumanschlüsse in die Buchsen der zentralen Gasversorgungsanlage korrekt eingesteckt? Durch die bisher in Deutschland gültige Gasarten-Farbkodierung (DIN 13252) werden die verschiedenen Leitungen durch »**Kennfarben**« vor Verwechslung geschützt:

- Sauerstoff: blau
- Lachgas: grau
- Druckluft: gelb
- Vakuum: weiß

Diese Kennfarben sollen in einigen Jahren im Rahmen der Entwicklung einheitlicher Normen in der Europäischen Union entsprechend der EN (Europäischen Norm EN 739) geändert werden (Deutsche Gesellschaft 1997). Dann gelten folgende Farbkodierungen:

- Sauerstoff: weiß
- Lachgas: blau
- Druckluft: weiß/schwarz
- Vakuum: gelb
- Gasabsaugung: magenta

> Während der bis 1.7.2006 bestehenden 10-jährigen Übergangsfrist können farbneutrale Komponenten (z.B. schwarz oder weiß und Kennzeichnung mit schwarzer Schrift auf weißem Grund) gewählt werden.

Befindet sich ausreichend Sauerstoff in den Reserveflaschen? Bei Verwendung von Gasflaschen ist zu überprüfen, ob sie noch ein ausreichendes Gasvolumen enthalten.

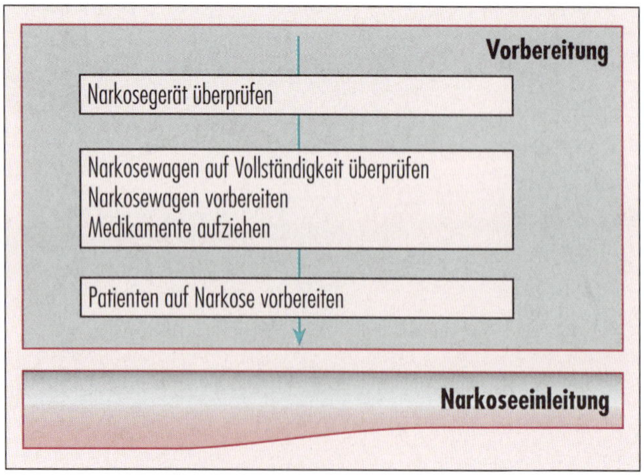

Detailwissen: Gasflaschen

Nur noch relativ selten – z.B. beim Transport beatmeter Patienten oder in kleineren Krankenhäusern – können Narkosegeräte nicht an eine zentrale Gasversorgung angeschlossen werden. Hier wird das Narkosegerät an entsprechende Gaszylinder angeschlossen.

Sauerstoffzylinder hatten bisher (s.o.) die Kennfarbe blau. Eine volle Sauerstoffflasche weist einen Druck von 200 bar auf. Nach dem Boyle-Mariotte-Ge-

Abb. 6.1 Schritte der Narkosevorbereitung.

setz (Druck × Volumen = konstant) errechnet sich das in der Sauerstoffflasche enthaltene Sauerstoffvolumen anhand von Flaschenvolumen × Flascheninnendruck. Eine 10-l-Sauerstoffflasche, die unter einem Druck von 200 bar steht, enthält also 2000 l Sauerstoff. Wird Sauerstoff entnommen, fällt am Gasaustrittsventil der Gasdruck ab. Durch diesen Druckabfall kühlt sich der Sauerstoff stark ab. Deshalb beschlagen oder gefrieren manchmal die Gasaustrittsventile an den Sauerstoffflaschen.

Lachgaszylinder hatten bisher (s.o.) die Kennfarbe grau. Lachgas wird unter hohem Druck (51 atm) in Stahlzylindern (z.B. mit drei oder zehn Litern) geliefert. Lachgas liegt dabei zu ca. 3/4 in flüssiger Form vor. Der Rest ist gasförmig. 1 kg Lachgasflüssigkeit ergibt ca. 500 l gasförmiges Lachgas. Solange noch ein flüssiger Anteil vorliegt, bleibt der Manometerdruck (51 atm) konstant. Aus dem Druck in der Lachgasflasche kann also nicht auf den Lachgasvorrat geschlossen werden. Es muss die Flasche gewogen und das Leergewicht abgezogen werden, um das Gewicht der Lachgasflüssigkeit zu ermitteln. Eine volle 3- bzw. 10-Liter-Flasche enthält 2,5 bzw. 8 kg Lachgas. Beim Verdampfen von Lachgas wird der Umgebung Wärme entzogen. Wird Lachgas entnommen, fällt am Gasaustrittsventil der Gasdruck stark ab, weshalb manchmal die Lachgasflaschen am Gasaustrittsventil beschlagen oder gefrieren.

> Gasflaschen dürfen weder gerollt noch geworfen werden; offenes Feuer in der Nähe von Sauerstoffflaschen ist verboten! Druckminderer dürfen nur von Hand festgeschraubt werden! Ventile dürfen keinesfalls geölt oder gefettet werden!

Gasflussmengen: Sind beim Öffnen der Rotameter die maximal einstellbaren Gasflussmengen für Sauerstoff bzw. Lachgas (15 bzw. 10 l/min) gewährleistet?

Kreissystem: Ist das Kreissystem dicht? Dichtigkeitsprüfung: Hierzu muss das konventionelle Überdruckventil (Kreissystem 8 ISO) durch Horizontalstellen des Umschalthahnes geschlossen werden. Bei einem modernen Überdruckventil (Kreissystem 9) muss der Kippschalter auf manuell (MAN) gestellt und das Feinregulierventil auf den Maximalwert (70 mbar) eingestellt werden. Es sind der In- und Exspirationsschlauch anzubringen. Der Beatmungsbeutel muss vom Handbeatmungsschlauch diskonnektiert (getrennt) werden. Der Handbeatmungsschlauch ist auf das freie Ende (den Maskenkonus) des Winkelstücks (bzw. des Y-Stücks) zu konnektieren. Damit wird ein Verschluss (»Kurzschluss«) des Kreissystems erzeugt. Nach langsamem Einstellen eines Frischgasflusses am Rotameter baut sich ein Druck im Kreissystem auf, der am Manometer abgelesen werden kann. Bei einem Druck von ca. 30 mbar wird der Frischgasfluss abgestellt. Ist das Gerät dicht, bleibt der angezeigte Druck im Kreissystem konstant. Bei einem Leck im System sinkt der Druck ab. Der O_2-Flow ist nun so fein einzustellen, dass der Druck weder abfällt noch ansteigt. Gleichzeitig ist darauf zu achten, ob der Rotameterschwimmer vorschriftsmäßig rotiert. Außerdem ist auf den Volumeterzeiger zu achten. Sollte er sich rückwärts bewegen, würde dies auf eine Funktionsstörung der Richtungsventile hinweisen. Eine kleine Undichtigkeit (d.h. Aufrechterhaltung eines konstanten Drucks im Kreissystem durch einen Frischgasfluss bis ca. 150 ml/min)

darf noch akzeptiert werden. In den »Technischen Regeln für Gefahrstoffe« (TRGS 905; Bundesministerium 1977) wird festgestellt: »Leckagen über 150 ml/min bei 3 kPa (30 cm H_2O) im Niederdrucksystem sollten nicht toleriert werden« (Bundesministerium 1997). Moderne Narkosegeräte führen diesen Test automatisch durch und zeigen die bei einem Druck von 30 cm H_2O auftretende aktuelle Leckagerate digital an. Eine evtl. vorhandene Leckage muss gesucht und beseitigt werden.

Absorberkalk: Ist der Absorberkalk (Kap. 4.5.2 S. 74) noch funktionstüchtig (Verfärbung, bisherige Expositionszeit)?

Absauggerät: Funktioniert das Absauggerät? Sind genügend sterile Absaugschläuche vorhanden? Prüfung des Absauggerätes: Beim Zuhalten der Absaugöffnung muss sich ein ausreichender Sog (> 4 mbar) aufbauen. Außerdem muss darauf geachtet werden, dass die Saugerschläuche und die Sekretauffangbehälter regelmäßig (spätestens nach einigen Tagen) erneuert werden. Weiterhin muss kontrolliert werden, ob der Spülbehälter genügend Spülflüssigkeit enthält, damit nach einem Absaugmanöver das Schlauchsystem mit der Spülflüssigkeit sofort klargespült werden kann. Da das Absauggerät nicht nur zum Absaugen von Speichel oder Bronchialsekret benutzt wird, sondern u.U. bei einer plötzlichen Regurgitation (passives Hochlaufen von Mageninhalt entlang eines Druckgefälles) oder einem (aktiven) Erbrechen des Patienten notfallmäßig benötigt wird, muss die Funktionstüchtigkeit stets gewährleistet sein.

Sauerstoffsensor: Ist der im Kreissystem messende Sauerstoffsensor kalibriert? Gegebenenfalls ist eine Neukalibrierung des Gerätes vorzunehmen.

> Moderne Narkosegeräte können mithilfe einer abrufbaren und automatisch ablaufenden **Systemüberprüfung** automatisch überprüft werden.

6.2 Überprüfung des Narkosewagens und Vorbereitung des Zubehörs

Überprüfung des Narkosewagens

Der fahrbare Narkosewagen (Abb. 6.2) muss nicht nur sämtliche für eine Routinenarkose notwendigen Utensilien, sondern auch die für die Behandlung eines Narkosezwischenfalls wichtigen Instrumente und Medikamente enthalten:

- Endotrachealtuben (Kap. 4.1.1, S. 48), evtl. auch Larynxmasken (Kap. 4.3, S. 58)
- Blockerspritze (Kap. 7.1.2, S. 198)
- Laryngoskop mit verschiedenen Spatelgrößen (Kap. 4.1.3, S. 54)

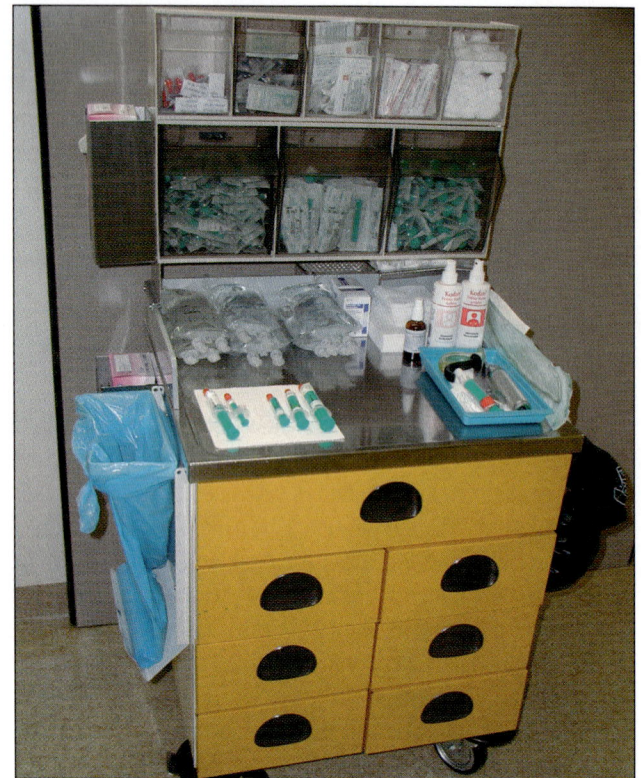

Abb. 6.2 Narkosewagen.

- Gesichtsmasken (Kap. 4.2, S. 58)
- Guedel- (und Wendl-)Tuben (Kap. 4.1.5, S. 56)
- Führungsstäbe in verschiedenen Größen (Kap. 4.1.2, S. 54)
- Gleitmittel (z. B. Lidocaingel)
- Magill-Zange (Kap. 4.1.4, S. 56)
- Stahlkanülen
- Blutdruckmessgerät und Stethoskop
- Staubinde
- intravenöse Plastikverweilkanülen in verschiedenen Größen (Abb. 6.5, Kap. 6.2, S. 179)
- Einwegspritzen
- Magensonden in verschiedenen Größen (Kap. 28.4, S. 603)
- sterile Absaugschläuche (Kap. 7.1.2, S. 210)
- Infusionslösungen (kolloidale und kristalloide Infusionslösung; Kap. 9.2, 9.3, S. 264, 265), Infusionsbestecke
- Dreiwegehähne und entsprechende Verschlussstopfen
- Einweghandschuhe
- Fixationsmaterial (diverse Pflastersorten)
- sterile Tupfer, Zellstoff
- Desinfektionsspray
- **Routine- und Notfallmedikamente**
  - Einleitungshypnotika (z. B. Thiopental, Etomidat, Propofol, Ketamin; Kap. 5.2.3, S. 112)
  - Tranquilizer (z. B. Midazolam; Kap. 3.2.1, S. 118)
  - Opioide (z. B. Fentanyl, Alfentanil, Sufentanil; Kap. 5.2.4, S. 131)

- nicht depolarisierende Muskelrelaxanzien (z. B. Rocuronium, Mivacurium, Atracurium, Kap. 5.3.4, S. 154)
- depolarisierendes Muskelrelaxans (Succinylcholin; Kap. 5.3.5, S. 167)
- Cholinesterasehemmer (z. B. Pyridostigmin; Kap. 5.3.4, S. 164)
- Opioidantagonist (Naloxon; Kap. 5.2.4, S. 140)
- Parasympathikolytikum (Atropin, (Kap. 3.2.6, S. 43)
- Bronchospasmolytikum (z. B. Reproterol, Theophyllin; Kap. 50.3, S. 750)
- kardiovaskuläre Medikamente (Vasopressoren, Vasodilatatoren, inotrope Substanzen; Kap. 23.2.1, S. 485)
- Antiarrhythmikum (z. B. Lidocain 2%; Kap. 35.2.2, S. 645)
- Lokalanästhetikum (z. B. Mepivacain 1%; Kap. 14, S. 295)

Das Anästhesiepflegepersonal ist für den stets kompletten Zustand des Narkosewagens verantwortlich und hat sich dessen bei jeder Narkosevorbereitung zu vergewissern. Während der Narkose muss sich der Narkosewagen immer in unmittelbarer Reichweite des Anästhesisten befinden.

Vorbereitung des Narkosewagens

Das Anästhesiepflegepersonal informiert sich beim zuständigen Anästhesisten über die geplante Narkosetechnik sowie über vorzubereitende Kanülen, Medikamente, Tuben etc. Das für die Narkose voraussichtlich benötigte Zubehör wird auf dem Narkosewagen bereitgelegt. Für eine Routinenarkose wird folgendes **Standardzubehör** gerichtet:

- Blutdruckmessgerät und Stethoskop
- Desinfektionsspray oder alkoholgetränkte Tupfer (zur Hautdesinfektion vor Anlage eines periphervenösen Zugangs)
- 2 ml-Spritze mit z. B. Mepivacain 1% für die Lokalanästhesie vor Anlage des periphervenösen Zugangs
- dünne Stahlkanüle, z. B. 26 G (G = Gauge, Maß für den Durchmesser; bei Stahlkanülen reicht die Gauge-Zahl normalerweise von 18–26)
- intravenöse Plastikverweilkanüle (z. B. 18 G; intravenöse Plastikverweilkanülen sind von 14–26 G erhältlich), Pflaster zur späteren Fixierung der Kanüle
- Infusion mit angeschlossenem und entlüftetem Infusionsbesteck
- EKG-Elektroden
- Laryngoskop (Kap. 4.1.3, S. 54; die Lichtquelle muss vorher auf Funktionstüchtigkeit überprüft werden!)
- Endotrachealtubus (Kap. 4.1.1, S. 48) oder Larynxmaske (Kap. 4.3, S. 58; die Blockermanschette muss vorher durch Aufblasen mit Luft auf Dichtigkeit geprüft und anschließend wieder entlüftet werden!)
- Lidocaingel zum Bestreichen des Endotrachealtubus
- 10- oder 20-ml-Spritze zum Aufblasen (Blocken) der Tubusmanschette nach erfolgreicher endotrachealer Intuba-

Tab. 6.1 Periphere Venenverweilkanülen (nach: EN ISO 10555–5: 1997).

Farbkodierung	Außendurchmesser [mm]	Größe [Gauge]	maximale Durchflussrate* [ml/min]
orange	1,9; 2,0; 2,1; 2,2	14	330
grau	1,6; 1,7; 1,8	16	200
weiß (früher gelb)	1,4; 1,5	17	130
grün	1,2; 1,3	18	100
rosa (pink)	1,0; 1,1	20	60
blau	0,8; 0,9	22	35
gelb	0,7	24	20
violett	0,6	26	15

* = Anhaltswerte

tion (Kap. 7.1.2, S. 190). Diese Spritze muss gekennzeichnet werden. Da sie unsteril wird, darf sie später nicht versehentlich zum Aufziehen von Medikamenten verwendet werden!

■ voraussichtlich benötigte Medikamente (s. u.)
■ Pflaster zur späteren Fixierung des Endotrachealtubus

Vorbereitung der Medikamente

Die Anästhesiepflegekraft zieht die vom Anästhesisten gewünschten Medikamente auf und legt die Spritzen auf dem Narkosewagen bereit. Jede aufgezogene Spritze muss beschriftet werden. Für die meisten Medikamente liefert die Pharmaindustrie bereits entsprechende Aufkleber. Das Aufstecken der leeren Ampulle auf die unbeschriftete Spritze ist nicht zulässig.

6.3 Vorbereitung des Patienten für die Narkose

Der Patient wird meist von einer Pflegekraft der Station in seinem Bett an die Schleuse des Operationsbereichs oder in den Vorbereitungsraum des entsprechenden Operationssaals gebracht. Die Anästhesiepflegekraft begrüßt den Patienten, stellt sich vor und überprüft die Identität des Patienten sowie dessen Unterlagen.

Nun wird der Patient vom Bett auf den Operationstisch gelegt. Er muss sich jetzt seines Flügelhemdes entledigen und wird umgehend mit einem Tuch zugedeckt. Die Arme werden bequem auf Armstützen gelagert, ggf. unterpolstert und locker angeschnallt. Der Körper wird leicht mit einem »Bauchgurt« am Operationstisch fixiert (Abb. 6.3). Erst nach der Narkoseeinleitung wird der Patient in die eigentliche Operationslagerung gebracht. Bei Patienten mit Gelenkerkrankungen empfiehlt sich u.U. die endgültige Lagerung im Wachzustand, da der Patient so noch angeben kann, ob die ge-

wählte Lagerung für ihn tolerabel ist oder nicht (Lagerung s.u.).

Während der nun folgenden Vorbereitung des Patienten auf die Narkose ist es wichtig, dass dem Patienten immer erklärt wird, was und ggf. warum etwas mit ihm gemacht wird. Es empfiehlt sich folgendes Vorgehen:

EKG und Blutdruckmanschette: Die EKG-Elektroden werden angebracht (Abb. 6.4) und der EKG-Monitor angeschlossen:

■ rotes EKG-Kabel: rechter Thorax oben
■ gelbes EKG-Kabel: linker Thorax oben
■ grünes (oder schwarzes) EKG-Kabel: linke Thoraxseite unten

Am EKG-Monitor ist hierbei die Ableitung II (Kap. 2.4, S. 12) einzuschalten. Gelegentlich werden die Elektroden – insbesondere bei Patienten mit einer Koronarsklerose – auch anders geklebt, gleichzeitig ist am EKG-Monitor eine andere Ableitung einzustellen (Kap. 26.5.2, S. 578). Die Blutdruckmanschette wird angelegt (auskultatorische Blutdruckmessung nach Riva-Rocci, Kap. 8.1.1, S. 238).

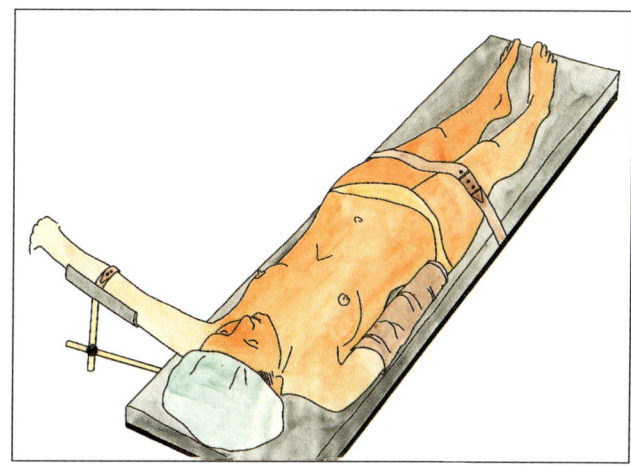

Abb. 6.3 Rückenlagerung des Patienten.

Legen eines periphervenösen Zugangs: Wenn irgend möglich, sollten die Venen des Handrückens bevorzugt werden. Eine Punktion in der Ellenbeuge sowie an der radialen Unterarmseite sollte vermieden werden, da hier eine versehentliche intraarterielle Nadellage möglich ist. Bei versehentlicher intraarterieller Injektion bestimmter Medikamente kann der Verlust der Hand oder des Arms drohen (Kap. 5.2.3, S. 114). Außerdem besteht in der Ellenbeuge die Gefahr einer Verletzung des hier verlaufenden N. medianus. Durchführung:

- Aufpumpen der Blutdruckmanschette bis zu einem Druck, der etwas über dem Venendruck liegt (z.B. 40–50 mm Hg). Hierdurch wird der venöse Abfluss gedrosselt, während der arterielle Zufluss noch weitgehend unbehindert ist. Die Venen treten dabei meist deutlich hervor und können gut punktiert werden. Bei aufgeregten Patienten ist trotz korrekter Stauung häufig nur eine schlechte Venenfüllung vorhanden. Durch Tieflagerung des Arms, rhythmisches Öffnen- und Schließenlassen der Faust, leichtes Beklopfen der voraussichtlichen Punktionsstelle oder vor allem durch längerfristiges Stauen treten die Venen deutlicher hervor.
- **Desinfektion** mit einem zugelassenen Desinfektionsspray: Eine reichliche Benetzung der Haut mit Desinfektionsmittel ist erforderlich. Die entsprechende Einwirkzeit muss gewährleistet werden. Danach ist ein Palpieren im Injektionsgebiet nur zulässig, wenn der palpierende Finger zugleich mit der Haut des Patienten desinfiziert wurde.
- Lokalanästhesie-Quaddel neben der zu punktierenden Vene
- Fixierung der zu punktierenden Vene, z. B. durch Straffung der Haut (mit dem Daumen der nicht punktierenden Hand; Abb. 6.5b, c)

- Punktion durch die Hautquaddel schräg in die Vene (Abb. 6.5b, c), die erfolgreiche Punktion der Vene wird durch Einströmen von Blut in die Indikatorkammer der Kanüle angezeigt
- Festhalten des Stahlmandrins und Vorschieben der Plastikverweilkanüle
- Öffnen der Stauung
- Fixierung der Kanüle mit Pflaster
- Anschluss der vorbereiteten Infusion
- Legen von zusätzlich benötigten periphervenösen Zugängen normalerweise (aus Gründen des Patientenkomforts) erst nach der Narkoseeinleitung

Routinefragen: Während der Vorbereitung des Patienten auf die Narkose müssen immer nochmals folgende Routinefragen an den Patienten gestellt werden:

- »Wann haben Sie das letzte Mal gegessen, getrunken, geraucht?« Manchmal gestehen die Patienten auf diese gezielten Fragen, das Nüchternheitsgebot gebrochen zu haben. In diesem Fall muss eine elektive Operation verschoben werden.
- »Haben Sie eine Zahnprothese? Wenn ja, haben Sie diese entfernt?« Manchmal gestehen die Patienten, dass sie ihre Prothese aus Eitelkeit nicht (wie bei der präoperativen Visite besprochen) entfernt haben. Diese muss dann herausgenommen und sicher aufbewahrt werden.

6.4 Lagerung des Patienten

Die endgültige Operationslagerung wird in der Regel erst nach Einleitung der Narkose vorgenommen. Lediglich bei Patienten mit Gelenkerkrankungen empfiehlt sich u.U. die endgültige Lagerung im Wachzustand (s.o.). Bei Rückenlagerung sollten die Hüften und die Knie leicht gebeugt sein. Die Beine dürfen nicht überkreuzt und Fersen und Hinterhaupt müssen bei längeren Operationen unterpolstert sein. Bei unsachgemäßer Lagerung des anästhesierten Patienten drohen vor allem Nervenschädigungen sowie Schädigungen des Auges oder der Haut (Lagerungsschäden; Kap. 38, S. 655).

In einer Vereinbarung des Berufsverbandes Deutscher Anästhesisten und des Berufsverbandes der Deutschen Chirurgen ist die Verantwortung für die prä-, intra- und postoperative Lagerung des Patienten festgelegt worden (Berufsverband 1987):

Präoperative Phase: »Für die Lagerung des Patienten zur Einleitung der Narkose und für die Überwachung bis zur operationsbedingten Lagerung ist der Anästhesist verantwortlich« (Berufsverband 1987). »Hilfskräfte, die bei der Lagerung zum Betäubungsverfahren mitwirken, stehen unter Weisung und Aufsicht des Anästhesisten, auch wenn sie dienstplanmäßig einer anderen Abteilung zugeordnet sind« (Weißauer 1987).

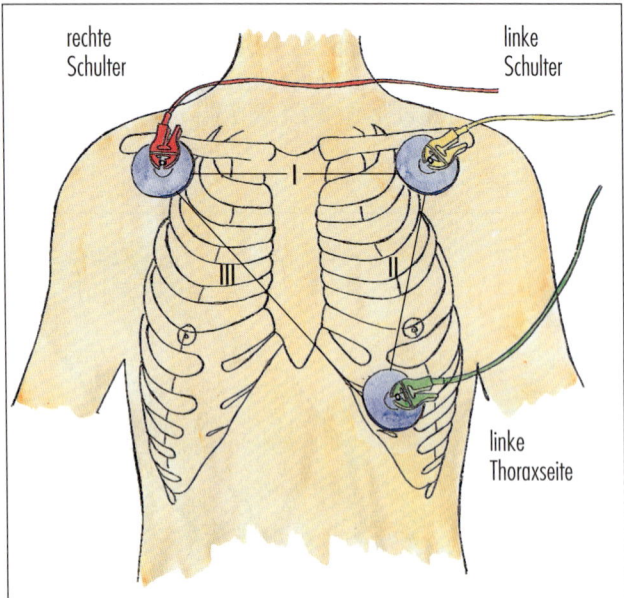

rechte Schulter

linke Schulter

linke Thoraxseite

Abb. 6.4 Platzieren der EKG-Elektroden: am rechten Thorax oben wird das rote Kabel, am linken Thorax oben das gelbe, an der linken Thoraxseite unten das grüne (oder schwarze) Kabel angeschlossen.

Lagerung zur Operation (»Anfangslagerung«): »Die Entscheidung über die Art der Lagerung zur Operation bestimmt sich nach den Erfordernissen des operativen Vorgehens unter Berücksichtigung des anästhesiologischen Risikos. Hat der Anästhesist gegen die vom Chirurgen gewünschte Lagerung Bedenken wegen der Erschwerung der Überwachung und der Aufrechterhaltung der Vitalfunktion oder der Gefahr von Lagerungsschäden, hat er den Chirurgen darauf hinzuweisen. Dieser wägt die für und gegen die Lagerung sprechenden Gesichtspunkte gegeneinander ab. Er trägt die ärztliche und rechtliche Verantwortung dafür, dass Gründe des operativen Vorgehens die erhöhten Risiken der von ihm gewünschten Lagerung rechtfertigen« (Berufsverband 1987). »Er trägt die volle ärztliche und rechtliche Verantwortung dafür, dass er diese Abwägung mit der gebotenen Sorgfalt vornimmt« (Weißauer 1987). »Die Durchführung der Lagerung auf dem Operationstisch fällt prinzipiell in den Aufgabenbereich des Chirurgen. Pflegekräfte, die den Patienten auf dem Operationstisch lagern, handeln dabei in seinem Auftrag und unter seiner Verantwortung, gleichgültig welcher Fachabteilung sie dienstplanmäßig zugeordnet sind. Der Chirurg hat die erforderlichen Weisungen zu erteilen; er hat die Lagerung vor dem Beginn der Operation zu kontrollieren« (Berufsverband 1987). »Auf erkennbare Fehler bei der Lagerung hat jedoch der Anästhesist hinzuweisen« (Berufsverband 1987). »Nach dem Grundsatz der strikten Arbeitsteilung und nach dem Vertrauensgrundsatz darf der Anästhesist, wenn sich keine gegenteiligen Anhaltspunkte aufdrängen, darauf vertrauen, dass der Operateur die ihm im Rahmen der Anfangslagerung obliegenden Pflichten mit der gebotenen Sorgfalt erfüllt hat« (Weißauer 1987). »Der Anästhesist ist verantwortlich für die Lagerung der Extremitäten, die er für die Narkoseüberwachung sowie für die Applikation von Narkosemitteln und Infusionen benötigt« (Berufsverband 1987). Eine entsprechende Vereinbarung wurde auch mit der Deutschen Gesellschaft für Gynäkologie und Geburtshilfe und dem Berufsverband der Frauenärzte geschlossen (Deutsche Gesellschaft 1996).

Intraoperative Lageveränderung: »Für die Entscheidung über planmäßige Lageveränderungen während der Operation und für die Durchführung gelten die eben angeführten Grundsätze über die Arbeitsteilung zwischen Chirurg und Anästhesist sinngemäß. Im Verlauf eines Eingriffs können sich unbeabsichtigte Lageänderungen ergeben, die das Lagerungsrisiko erhöhen. Soweit solche Lageveränderungen und andere Einwirkungen auf den Körper des Patienten vom Operateur und seinen Mitarbeitern ausgehen, ist dieser für die Kontrolle verantwortlich« (Berufsverband 1987). »Nach dem Vertrauensgrundsatz muss der Anästhesist nicht kontrollieren, ob der Operateur mit der gebotenen Sorgfaltspflicht auf Lageveränderungen achtet und zutreffend reagiert« (Weißauer 1987). »Bemerkt der Anästhesist eine nicht beabsichtigte Lageveränderung oder andere Einwirkungen, die mit Risiken für den Patienten verbunden sind, so muss er den Operateur

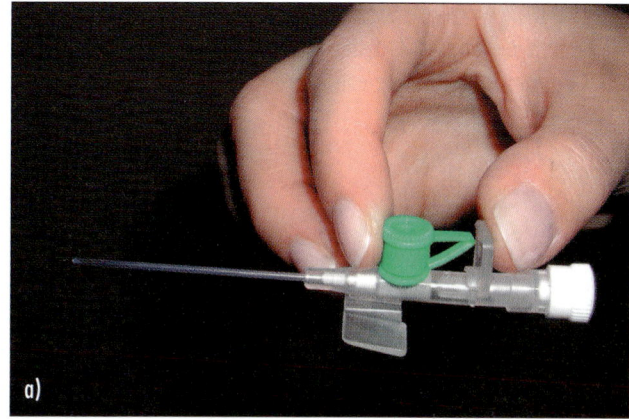
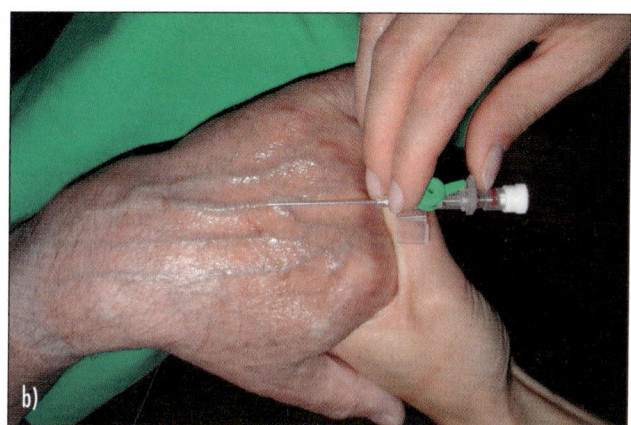
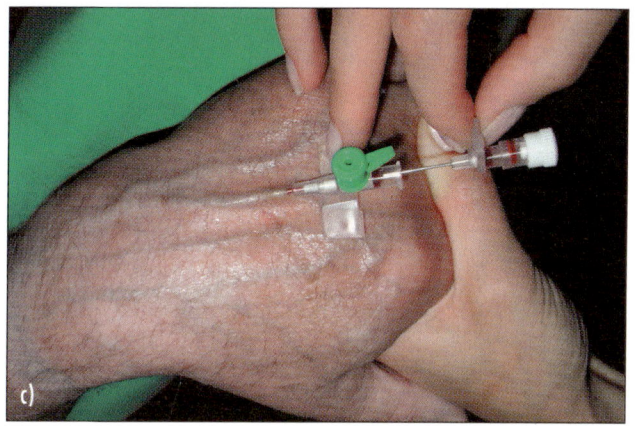

Abb. 6.5 Verweilkanüle und Venenpunktion; **a**: häufig verwendete periphervenöse Verweilkanüle; **b, c**: Punktion einer peripheren Vene.

darauf hinweisen« (Berufsverband 1987). »Bemerkt der Anästhesist etwa, dass der Operateur oder seine Assistenten sich auf den Körper des Patienten stützen, so muss er sie darauf hinweisen« (Weißauer 1987). »Dem Anästhesisten obliegt die intraoperative Kontrolle hinsichtlich der Extremitäten, die er für die Überwachung und die Infusion benötigt« (Berufsverband 1987).

Postoperative Phase: »Die Verantwortung für die Lagerung einschließlich der Umlagerung des Patienten nach Beendigung der Operation bis zur Beendigung der postanästhesiologischen Überwachung trägt der Anästhesist, soweit nicht besondere Umstände die Mitwirkung des Operateurs bei der Umlagerung erfordern« (Berufsverband 1987).

6.5 Literatur

Berufsverband Deutscher Anästhesisten und Berufsverband der Deutschen Chirurgen (BDADC). Verantwortung für die prä-, intra- und postoperative Lagerung des Patienten. Vereinbarung des BDADC. Anaesthesiol Intensivmed 1987; 28: 65.

Bundesministerium für Arbeit und Soziales. Technische Regeln für Gefahrstoffe (TRGS 905). Bundesarbeitsblatt G/1997; 4 ff.

Deutsche Gesellschaft für Anästhesiologie und Intensivmedizin (DGAI). Umstellung der Gaskennfarben an Anästhesiearbeitsplätzen. Der Übergang von der nationalen Norm DIN 13 252 auf die europäische Norm EN 740. Stellungnahme der Kommission für Normung und Technische Sicherheit der DGAI. Anaesthesiol Intensivmed 1997; 38: 268–9.

Deutsche Gesellschaft für Anästhesiologie und Intensivmedizin (DGAI), Berufsverband Deutscher Anästhesisten, Deutsche Gesellschaft für Gynäkologie und Geburtshilfe, Berufsverband der Frauenärzte. Vereinbarung über die Zusammenarbeit in der operativen Gynäkologie und Geburtshilfe. Anaesthesiol Intensivmed 1996; 37: 414–8.

Gesetz über Medizinprodukte (Medizinproduktegesetz MPG) vom 2. August 1994 (BGBC. I. S. 1963).

Weißauer W. Vereinbarung der Berufsverbände Deutscher Anästhesisten und Deutscher Chirurgen. Anaesthesiol Intensivmed 1987; 28: 66–7.

Formen der Allgemeinanästhesie

7

Eine Allgemeinanästhesie (Vollnarkose) kann als Inhalationsanästhesie, als intravenöse oder totale intravenöse Anästhesie (IVA/TIVA) oder als balancierte Anästhesie (und – nur noch sehr selten – als Neuroleptanästhesie, NLA) durchgeführt werden. Die verschiedenen Formen der Allgemeinanästhesie können jeweils mit verschiedenen Methoden zum Offenhalten der Atemwege kombiniert werden (Tab. 7.1).

7.1 Inhalationsanästhesie

Bei einer Inhalationsanästhesie wird zur Aufrechterhaltung der Narkose ein volatiles Inhalationsanästhetikum verabreicht.

Hierbei gibt es verschiedene Möglichkeiten, um die Atemwege offen zu halten bzw. eine maschinelle oder manuelle Beatmung des Patienten zu ermöglichen:
- eine (Gesichts-)Maske wird fest auf das Gesicht des Patienten aufgesetzt
- es wird endotracheal intubiert
- eine Larynxmaske, ein Larynxtubus bzw. ein COPA-Tubus wird in die oberen Luftwege eingeführt

In diesem Kapitel sollen diese Möglichkeiten am Beispiel einer Inhalationsanästhesie ausführlich besprochen werden. Ein weiteres Thema sind Niedrigflussnarkosen, da diese vor allem im Rahmen einer Inhalationsanästhesie durchgeführt werden.

Tab. 7.1 Indikationen und Kontraindikationen für die verschiedenen Formen der Allgemeinanästhesie und die Methoden zum Offenhalten der Atemwege.

	Indikationen	Kontraindikationen
Formen der Allgemeinanästhesie*		
reine Inhalationsanästhesie	vor allem bei Kindern	▪ erhöhter intrakranieller Druck ▪ Neigung zu maligner Hyperthermie ▪ schwerer Leberschaden ▪ kreislaufinstabile Patienten
balancierte Anästhesie	Standardnarkose bei mittellangen und langen Eingriffen bei Erwachsenen	▪ erhöhter intrakranieller Druck ▪ Neigung zu maligner Hyperthermie ▪ schwerer Leberschaden
IVA/TIVA	▪ kurze, mittellange und lange Eingriffe (insgesamt immer häufiger durchgeführt) ▪ TIVA, wenn auf Lachgas verzichtet werden soll/muss	keine
NLA	mittellange und lange Eingriffe (nur noch sehr selten)	kurze Eingriffe
Möglichkeiten zum Offenhalten der Atemwege*		
Gesichtsmaske	nur bei sehr kurzen, unkomplizierten Eingriffen	▪ nicht nüchterner Patient ▪ große Operationen, z. B. Operationen im Thorax- und Bauchraum ▪ Bauch-, Seitenlage
Larynxmaske	▪ kurze und mittellange Eingriffe ▪ (Sänger, vorbestehende Stimmbandschäden)	▪ nicht nüchterner Patient ▪ große Operationen, z. B. Operationen im Thorax- und Bauchraum ▪ Bauch-, Seitenlage, starke Adipositas, hohe Beatmungsdrücke
Endotrachealtubus	▪ nicht nüchterner Patient ▪ kurze, lange, sehr lange Eingriffe ▪ Operationen im Thorax-, Bauchraum (Gesichts-, Atemwegsbereich), Kraniotomien	▪ keine absoluten Kontraindikationen ▪ relative Indikation: Sänger (dann möglichst Larynxmaske)
Larynxtubus	kurze und mittellange Eingriffe	▪ nicht nüchterner Patient ▪ große Operationen, z.B. Operationen im Thorax- und Bauchraum ▪ Bauch-, Seitenlage
COPA-Tubus	kurze und mittellange Eingriffe	▪ nicht nüchterner Patient ▪ Operationen im Thorax- und Bauchraum ▪ Bauchlage

* alle Anästhesieoformen können prinzipiell mit allen Methoden zum Offenhalten kombiniert werden mit Ausnahme der NLA, die nur mit einem Endotrachealtubus kombiniert wird

7.1.1 Maskennarkose

Allgemeine Bemerkungen

Bei der Maskennarkose wird der Patient während der gesamten Dauer der Narkose über eine dicht um Mund und Nase geschlossene Gesichtsmaske mit einem Beatmungsbeutel von Hand beatmet. Auf das Einführen eines Endotrachealtubus, einer Larynxmaske, eines Larynxtubus bzw. eines COPA-Tubus wird verzichtet. Besteht eine absolute Indikation zur Intubation (Kap. 7.1.2, S. 188), verbietet sich eine Maskennarkose.

> Bei jedem nicht nüchternen Patienten (Kap. 28, S. 599) ist eine Maskennarkose absolut kontraindiziert!

Maskennarkosen sollten nur bei voraussichtlich unkomplizierten Eingriffen mit einer Dauer von weniger als ca. 30 Minuten vorgenommen werden. Für die Aufrechterhaltung einer Maskennarkose wird entweder ein verdampfbares Inhalationsanästhetikum alleine (Inhalationsanästhesie) oder in Kombination mit einem Opioid (balancierte Anästhesie, Kap. 7.3, S. 230) verwendet oder es wird (vor allem bei sehr kurzen Eingriffen wie einer Kürettage) Propofol mit einem Opioid (z.B. Alfentanil) kombiniert und zusätzlich Sauerstoff und ggf. auch Lachgas gegeben. Diese letztere Möglichkeit stellt eine Form der **intravenösen Anästhesie** (**IVA**; Kap. 7.2, S. 223) dar, da zur Aufrechterhaltung der Narkose kein volatiles Inhalationsanästhetikum verabreicht wird, sondern stattdessen ein Hypnotikum intravenös verabreicht wird. Wird dabei auf Lachgas verzichtet, handelt es sich um eine **totale intravenöse Anästhesie** (**TIVA**; Kap. 7.2, S. 223). Bei lachgasfreien Narkosen wird zusätzlich zu Sauerstoff anstatt N_2O Luft zugeführt, um eine unnötig hohe inspiratorische Sauerstoffkonzentration zu vermeiden. Da ca. 66% Lachgas zu einer ungefähr 20–30%igen Reduktion des Bedarfs des volatilen Inhalationsanästhetikums bzw. des zumeist per infusionem verabreichten Hypnotikums (Propofols) führt, sind bei lachgasfreien Narkosen diese Substanzen entsprechend höher zu dosieren. Nachfolgend soll die Maskennarkose am Beispiel einer Inhalationsanästhesie erklärt werden.

Indikationen: Folgende Operationen werden häufig in Maskennarkose durchgeführt:

- Kürettagen; nicht jedoch bei einem Abort oder einem Schwangerschaftsabbruch, wenn die Schwangerschaftsdauer das erste Trimenon überschritten hat oder bei einer Kürettage unmittelbar nach einer Entbindung. Diese Patientinnen sind prinzipiell als nicht nüchtern zu betrachten, sie müssen endotracheal intubiert werden (Kap. 7.1.2, S. 188).
- Abszessspaltungen, soweit sich der Abszess nicht im Mund-Rachen-Bereich oder auf dem Rücken befindet
- kurze kinderchirurgische Eingriffe, z.B. Herniotomien, Zirkumzisionen

Narkosevorbereitung

- Überprüfung des Narkosegerätes (Kap. 6.1, S. 174)
- Überprüfung des Narkosewagens auf Vollständigkeit, Vorbereitung des Narkosewagens (Kap. 6.2, S. 175)
- Aufziehen der Medikamente (Kap. 6.2, S. 177)
- Vorbereitung des Patienten für die Narkose (Kap. 6.3, S. 177)

> Auch bei einer Maskennarkose müssen die für eine evtl. notwendige endotracheale Intubation nötigen Medikamente und Instrumente griffbereit liegen.

Narkoseeinleitung

Die Maskennarkose wird mit den folgenden Schritten eingeleitet (Abb. 7.1):

- Präoxygenierung
- Injektion eines Einleitungshypnotikums
- kontrollierte manuelle Beatmung über die Gesichtsmaske
- Einstellen des Beatmungsgemisches
- kontrollierte/assistierte (manuelle) Maskenbeatmung
- Kreislaufüberwachung
- Transport in den OP und Lagerung des Patienten

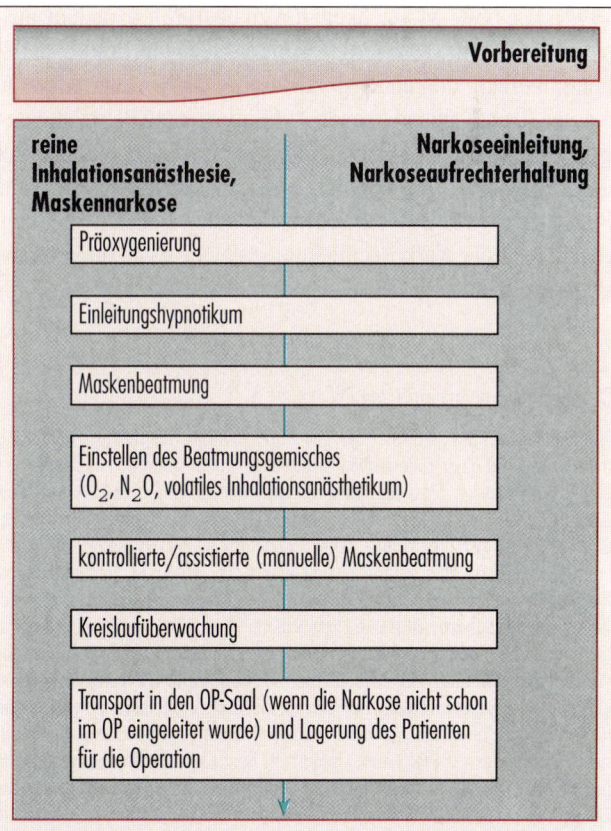

Abb. 7.1 Narkoseeinleitung und -aufrechterhaltung bei der Maskennarkose.

Präoxygenierung

Über die auf das Gesicht des Patienten aufgesetzte Gesichtsmaske wird Sauerstoff (mit hohem Fluss, ca. 8–10 l O_2/min) verabreicht. Dieses Einatmen von reinem Sauerstoff für ca. drei Minuten vor Beginn der Narkoseeinleitung wird als Präoxygenierung bezeichnet und dient dazu, den Stickstoff (ca. 78% der Umgebungsluft) aus der Lunge (der funktionellen Residualkapazität; FRC) auszuwaschen und die FRC und den Körper maximal mit Sauerstoff aufzusättigen (Denitrogenisierung). Eine Präoxygenierung ist umso effektiver, je höher der Frischgaszufluss ist, je dichter die Gesichtsmaske sitzt und je länger sie dauert. Wird mit einem üblichen Narkosekreissystem bei dicht sitzender Gesichtsmaske und einem Frischgasfluss von 8–10 l/min für drei Minuten präoxygeniert, lässt sich der Stickstoff zu 90–95% aus der FRC auswaschen. Vor Beginn der Präoxygenierung sollte das Kreissystem sorgfältig durchgespült werden, um evtl. vorhandene Reste des im Rahmen der vorausgegangenen Narkose verabreichten volatilen Anästhestikums auszuwaschen. Sonst beklagen sich die Patienten oft (berechtigterweise) über den unangenehmen Geruch des verabreichten »reinen Sauerstoffs«. Das Kreissystem muss für eine schnelle Denitrogenisierung mit 100% O_2 gefüllt sein. Idealerweise sollte hierzu das Y- bzw. Winkelstück – bei geöffnetem Überdruckventil – verschlossen und das Kreissystem durch Betätigen des Flush-Ventils (»Flush«, 30 l/min) mit reinem Sauerstoff durchgespült werden (Voigt 1994). Die beste Möglichkeit, um zu überprüfen, ob eine ausreichende Denitrogenisierung stattgefunden hat, besteht darin, kontinuierlich die endexspiratorische O_2-Konzentration zu messen. Durch entsprechende Aufklärung kann dem Patienten der Sinn dieser Maßnahme vermittelt werden, sodass er normalerweise diese »Gesichtsmaske« tolerieren wird. Eine Präoxygenisierung ist bei jedem Patienten indiziert, bei dem es während der Narkoseeinleitung zu einer Hypoxie kommen könnte (Brandt et al. 1994).

Detailwissen: Sauerstoffreserve FRC

(Eine gute Präoxygenisierung gewährleistet u.a. die Sicherheit des Patienten während einer endotrachealen Intubation oder während des Einführens einer Larynxmaske: Da während dieser Maßnahme ein Atemstillstand [eine Apnoe] besteht, droht aufgrund des schnellen Sauerstoffverbrauchs von ca. 250 ml Sauerstoff pro Minute beim Erwachsenen ein schneller Abfall des arteriellen Sauerstoffpartialdrucks und damit eine Hypoxie. Bei suffizienter Präoxygenisierung ist die funktionelle Residualkapazität von ca. 2500 ml beim Erwachsenen] nahezu vollständig mit Sauerstoff gefüllt. Der erwachsene Patient hat damit eine Sauerstoffreserve für fast zehn Minuten. Diese Zeitspanne von fast zehn Minuten kann durch eine sog. **apnoische Oxygenierung** sogar mehrfach verlängert werden. Bei der apnoischen Oxygenierung wird einem Patienten mit Atemstillstand [nach suffizientem Auswaschen von Stickstoff bzw. Lachgas aus der FRC] reiner Sauerstoff insuffliert. Der Patient verbraucht pro Minute ca. 250 ml Sauerstoff und nimmt diese Sauerstoffmenge aus der Lunge auf [Kap. 4.5.1, S. 68]. Pro Minute werden ca. 200 ml Kohlendioxid produziert. Davon werden aber lediglich ca. 20 ml [ca. 10%] über die Lungen abgegeben, während der Großteil im Blut bei einem Atemstillstand gespeichert

wird [Kap. 20.3.1, S. 445]. Dadurch wird Gas in die Lungen »gesaugt«. Es kommt zu einem alveolärwärts gerichteten Gasstrom. Wird den Patienten 100% O_2 angeboten, kann eine fast einstündige apnoische Oxygenierung überlebt werden [Übersicht bei Zander u. Merzlufft 1994]. Bei einer Apnoe steigt der p_aCO_2 während der ersten Minute um 10–13 mm Hg an, danach nimmt er um ca. 3–4 mm Hg pro Minute zu [Übersicht bei Zander u. Merzlufft 1994].

Bei kleineren **Kindern** stellt eine suffiziente Präoxygenierung öfters ein praktisches Problem dar. Oft bekommen die Kinder Angst, falls ihnen die Gesichtsmaske aufgesetzt wird, und sie wehren sich daher dagegen. Da somit einerseits eine suffiziente Präoxygenierung oft nicht gelingt, andererseits z.B. Säuglinge einen deutlich erhöhten Sauerstoffverbrauch und eine höhere alveoläre Ventilation aufweisen, droht bei ihnen im Rahmen einer Apnoe wesentlich schneller eine Hypoxie als bei Erwachsenen.

Zur Optimierung der Präoxygenierung und um während der endotrachealen Intubation eine apnoische Oxygenierung zu ermöglichn, kann das sog. NasOral-System verwendet werden [Merzlufft 1994, 1996]. Hierbei atmet der Patient über die Nasenmaske ein und über ein Mundstück wieder aus. Nasenmaske und Mundstück sind mit Einwegventilen versehen und geben einen unidirektionalen Gasfluss [nasal-oral] vor. Dieses System ist zwar effektiv, scheint aber wenig praktikabel [Füllekrug et al. 2000] und hat sich bisher nicht durchgesetzt).

Injektion eines Einleitungshypnotikums (intravenöse Narkoseeinleitung)

Um einen gesunden erwachsenen Patienten in Narkose zu versetzen, eignet sich als Einleitungshypnotikum z.B. Thiopental (3–5 mg/kg KG i.v.; Kap. 5.2.3, S. 113) oder Methohexital (1 mg/kg KG i.v.; Kap. 5.2.3, S. 115), evtl. in Kombination mit einer niedrigen Dosis eines Opioids, z.B. Alfentanil (1 mg), Fentanyl (0,1 mg) bzw. Sufentanil (15 µg). Bei der reinen Inhalationsanästhesie wird kein zusätzliches Opioid verabreicht. Wird – wie meist üblich – bei einer Inhalationsanästhesie noch ein Opioid verabreicht, handelt es sich per definitionem um eine sog. balancierte Anästhesie (Kap. 7.3, S. 230). Häufig wird auch Propofol (ca. 1,5–2–2,5 mg/kg KG i.v.; Kap. 5.2.3, S. 121), evtl. in Kombination mit einem Opioid (1 mg Alfentanil, 0,1 mg Fentanyl oder 20 µg Sufentanil) verwendet. Bei Patienten in schlechtem Allgemeinzustand müssen die angegebenen Dosen reduziert werden (Kap. 65.3, S. 906). Bei Patienten, die regelmäßig Alkohol oder Medikamente zu sich nehmen, müssen diese Dosen meist erhöht werden (Kap. 63.5, S. 847). Wichtig ist stets die **langsame Injektion** und die **Dosierung nach Wirkung** (Kap. 5.2.3, S. 111). Nach Injektion des Hypnotikums werden die Patienten zumeist innerhalb von ca. 30 Sekunden bewusstlos. Dies ist bei genauem Beobachten des Patienten erkennbar, aber auch durch leichtes Bestreichen der Wimpern oder Hochziehen des Oberlids. Normalerweise verursachen diese Manipulationen ein reflektorisches Zusammenkneifen der Lider. Erst bei ausreichend tiefer Bewusstlosigkeit erlischt dieser Reflex. Bei Verwendung von Propofol sind diese Zeichen allerdings weniger zuverlässig (Striebel et al. 1995a): Die Propofol-Dosis, die zur Akzeptanz der Maskenbeatmung notwendig ist, kann deutlich höher sein als die, die zur Ausschaltung des Lidreflexes notwendig ist.

Kontrollierte manuelle Beatmung über eine Gesichtsmaske

Ist der Patient nach Injektion des Einleitungshypnotikums tief bewusstlos, wird der Sauerstofffluss, der für die Präoxygenierung auf ca. 8–10 l/min eingestellt war, auf ca. 4–6 l/min reduziert. Die Gesichtsmaske wird nun mit der linken Hand fest auf das Gesicht gesetzt und um Mund und Nase dicht verschlossen. Mit der rechten Hand kann jetzt der Beatmungsbeutel bedient werden (Abb. 7.2; Kap. 4.5.1, S. 66).

Die Gesichtsmaske ist über ein Winkelstück mit dem Ein- und Ausatemschlauch des Narkosegerätes verbunden (Kap. 4.5.1, S. 65).

Die kontrollierte manuelle Beatmung eines Patienten über eine Gesichtsmaske wird folgendermaßen durchgeführt: Das Überdruckventil wird eingeschaltet (Umschalthahn muss nach oben zeigen bzw. bei dem neuen Kreissystem 9 muss der Kippschalter auf »MAN« gestellt sein) und am Feinregulierventil wird eine Druckgrenze von ca. 15 (–20) mbar eingestellt (Kap. 4.5.2, S. 77). Nun wird die Gesichtsmaske mit der linken Hand fest auf das Gesicht des Patienten gesetzt und um Mund und Nase dicht verschlossen (Abb. 7.2). Der Daumen kommt oberhalb, der Zeigefinger unterhalb des Winkelstücks zu liegen. Mittel-, Ring- und Kleinfinger umgreifen den Unterkiefer im Bereich des Unterkieferwinkels. Besonders wichtig ist hierbei eine gleichzeitige Überstreckung des Kopfes mit der linken Hand, um zu verhindern, dass durch die bei Bewusstlosigkeit zurückfallende Zunge der Rachenraum verlegt und die Maskenbeatmung behindert wird. Mit der rechten

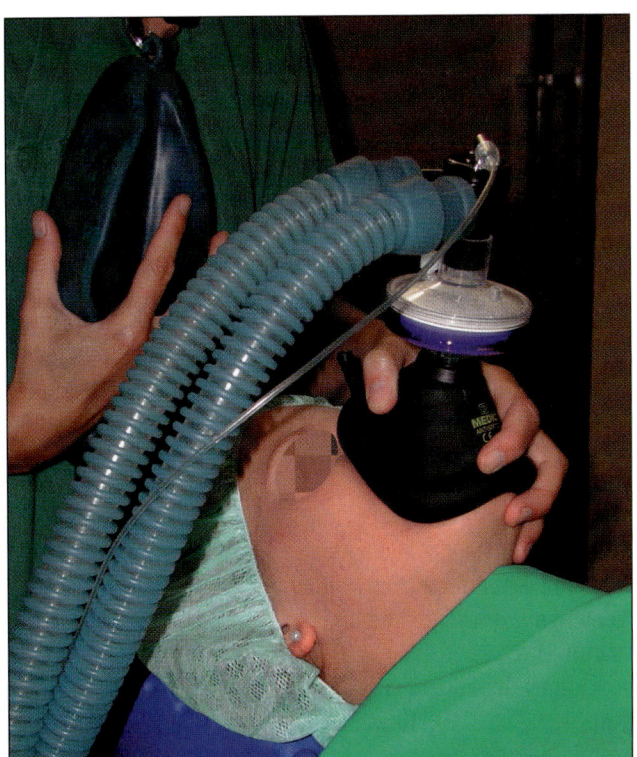

Abb. 7.2 Korrektes Halten der Gesichtsmaske.

Hand wird nun der Beatmungsbeutel intermittierend komprimiert. Bei der Maskenbeatmung ist streng darauf zu achten, dass mit einem **möglichst geringen Beatmungsdruck** beatmet wird. Ist der am Manometer angezeigte Beatmungsdruck höher als ca. 20 mbar, muss befürchtet werden, dass der Verschlussdruck des unteren Ösophagussphinkters evtl. überwunden wird und ein Teil des insufflierten Volumens in den Magen gelangt.

Probleme bei der Maskenbeatmung

Fehlender Druckaufbau: Baut sich bei gut sitzender Gesichtsmaske während der Beatmung fast kein Druck am Manometer auf, dann ist möglicherweise die Druckbegrenzung am Überdruckventil zu niedrig eingestellt.

Undichte Maske: Bleibt der Beatmungsbeutel trotz ausreichend hoher Einstellung des Überdruckventils und ausreichendem Frischgasfluss zu schlaff, liegt der Grund meistens in einer nicht ausreichend abdichtenden Maske. Gelingt es nicht, die Maske gut abzudichten, sollte der Frischgasfluss erhöht werden.

Zu hoher Beatmungsdruck: Ist der Beatmungsdruck zu hoch und der Beatmungsbeutel stark gebläht, ist die Druckbegrenzung am Überdruckventil zu hoch eingestellt.

Verlegung der Luftwege: Lässt sich der Patient trotz dicht sitzender Gesichtsmaske und korrekt eingestelltem Überdruckventil nicht beatmen (keine Thoraxbewegungen, keine ausreichenden Bewegungen des Volumeterzeigers), ist zumeist der Kopf des Patienten nicht ausreichend überstreckt und die nach hinten fallende Zunge verlegt die oberen Luftwege des Patienten. Durch eine korrekte Überstreckung des Kopfes kann dies meist beseitigt werden. Manchmal ist allerdings trotz korrekten Überstreckens des Kopfes eine Verlegung der oberen Luftwege durch die zurückfallende Zunge nicht zu vermeiden. In diesem Fall empfiehlt es sich, dem Patienten einen entsprechend großen Guedel-Tubus einzulegen (Kap. 4.1.5, S. 56). Voraussetzung für das Einlegen eines Guedel-Tubus ist jedoch eine ausreichend tiefe Narkose mit Ausschaltung der Rachen- und Larynxreflexe. Bei zu flacher Narkose muss bei Reizung der Rachenschleimhaut mit Husten und Würgen, im schlimmsten Falle mit Erbrechen oder einem Laryngospasmus (Kap. 33.2, S. 636) gerechnet werden.

Nicht bewusstloser Patient: Eine andere Ursache für zu hohe Beatmungsdrücke und für Beatmungsschwierigkeiten kann darin liegen, dass der Patient noch nicht bewusstlos ist und sich gegen die Maskenbeatmung wehrt. Es ist dann meist eine zu niedrige Dosis des Einleitungshypnotikums verabreicht worden und es empfiehlt sich eine Nachinjektion. Vor dem Einlegen eines Guedel-Tubus in dieser Situation ist zu warnen!

Thoraxrigidität: Selten kann bei Beatmungsproblemen auch eine sog. Thoraxrigidität nach Vorgabe eines Opioids vorliegen (Kap. 5.2.4, S. 127).

Narkoseeinleitung per inhalationem

In seltenen Fällen muss auf die intravenöse Narkoseeinleitung verzichtet und eine Narkose durch Einatmen eines verdampfbaren Inhalationsanästhetikums eingeleitet werden. Es wird dann von einer Einleitung per inhalationem gesprochen.

Indikationen für eine Narkoseeinleitung per inhalationem sind:

- Kinder, die das Legen eines periphervenösen Zugangs oft nicht tolerieren und bei denen daher eine intravenöse Narkoseeinleitung nicht durchgeführt werden kann (unmittelbar nach der Narkoseeinleitung per inhalationem ist dann aber ein intravenöser Zugang zu legen)
- evtl. bei schwerem Asthma bronchiale
- bei voraussichtlichen Intubationsschwierigkeiten, um bei noch erhaltener Spontanatmung eine Intubation zu versuchen (Kap. 27.3, S. 586; früher häufiges Vorgehen); seit Einführung der fiberbronchoskopischen Intubation beim wachen, spontan atmenden Patienten (Kap. 27.4, S. 586) wird dieses Vorgehen nur noch selten durchgeführt
- nach Einführung des schnell anflutenden und relativ angenehm riechenden Sevofluran wurde wiederholt darauf hingewiesen, dass auch Erwachsene eine Inhalationseinleitung mit Sevofluran gut tolerieren und dass damit eine relativ schnelle Narkoseeinleitung (in ca. 1–3 Minuten) möglich ist (Janshon u. Thomas 1998)

Am Rotameter wird Sauerstoff (z. B. 2 l/min) und Lachgas (z. B. 4 l/min) eingestellt und dem Patienten wird die Maske dicht auf das Gesicht gesetzt. Der Patient wird zum tiefen Durchatmen aufgefordert. Nachdem er das Lachgas-Sauerstoff-Gemisch einige Minuten eingeatmet hat, ist seine Geruchswahrnehmung stark vermindert (Hyposmie), und das volatile Inhalationsanästhestikum (meist Sevofluran oder Halothan) kann nun langsam und schrittweise zugesetzt werden. Es empfiehlt sich, die Konzentration des Sevoflurans bzw. Halothans am Verdampfer alle 3–5 Atemzüge um ca. 1,0 Vol% bzw. 0,5 Vol% bis auf 4–5 (–7) Vol% bzw. 1,5–2,5 (–3,5) Vol% zu erhöhen. Bei der Einleitung per inhalationem wird das Exzitationsstadium, das bei der intravenösen Einleitung übersprungen wird, relativ langsam durchlaufen. Während dieser Zeit muss der Patient von äußeren Reizen abgeschirmt werden. Jegliche Manipulationen am Patienten sind zu unterlassen, es sollte Ruhe im Operationssaal herrschen. Insbesondere ein Guedel-Tubus darf erst eingelegt werden, wenn das Exzitationsstadium sicher durchlaufen ist. Sobald dies geschehen ist, wird die Spontanatmung vorsichtig manuell unterstützt, um eine schnelle Anflutung der Inhalationsanästhetika zu erreichen: Die Konzentration des Inhalationsanästhetikums wird nun möglichst bald (vor allem bei Halothan-Gabe) auf die Erhaltungsdosis (s. u.) reduziert.

Detailwissen: Single breath induction

Bei Kindern wird gelegentlich (vor allem in den USA) eine sog. **Single breath induction** propagiert. Hierzu wird das Kreissystem mit Sauerstoff und ca. 7 Vol% Sevofluran bzw. 5 Vol% Halothan durchgespült. Hierzu sollte das Winkelstück mit der Hand verschlossen und am Überdruckventil wird eine möglichst niedrige Überdruckgrenze eingestellt werden, damit sich der Ausgleichsballon nicht übermäßig bläht. Nun wird das Kind zum ganz tiefen Ausatmen aufgefordert. Bei Beginn der darauf folgenden Inspiration wird ihm die Gesichtsmaske mit der hohem Konzentration an Sevofluran bzw. Halothan vorgehalten. Kinder schlafen bei diesem Vorgehen oft schon nach dem ersten Atemzug ein.

Narkoseaufrechterhaltung

Einstellen von Rotameter und Vapor

Nach Einleitung der Narkose werden nun am Rotameter 1 l O_2/min und 2 l N_2O/min (oder 2 l O_2/min und 4 l N_2O/min) eingestellt (High-flow-Anästhesie).

Nach intravenöser Narkoseeinleitung wird bei Durchführung einer Maskennarkose in Inhalationsanästhesie am Vapor die gewünschte Dampfkonzentration des ausgewählten Inhalationsanästhetikums eingeschaltet. Zur anfänglichen **Anflutung** sind kurzfristig relativ hohe Vaporeinstellungen notwendig, bei Halothan ca. 1,5–2,5 Vol%, bei Verwendung von Isofluran oder Enfluran ca. 2–3 Vol%, bei Sevofluran ca. 3–4 Vol% und bei Desfluran ca. 8–12 Vol%. Möglichst bald soll dann bei Halothan am Vapor auf ca. 1,0 Vol%, bei Enfluran auf ca. 2 Vol%, bei Isofluran auf ca. 1,5 Vol% und bei Sevofluran bzw. Desfluran auf ca. 2,5 Vol% bzw. ca. 8 Vol% reduziert werden.

Nach einigen Minuten kann die Konzentration des Inhalationsanästhestikums am Vapor schrittweise weiter erniedrigt werden und die **Erhaltungsdosis** von ca. 0,7 MAC exspiratorisch angestrebt werden. Wird zusätzlich ein Opioid verabreicht, ist eine exspiratorische Konzentrationen des volatilen Inhalationsanästhetikums von 0,4–0,5 MAC ausreichend.

Assistierte Spontanatmung über das Kreissystem

Insbesondere bei einer Inhalationsanästhesie setzt nach einigen Minuten die Spontanatmung meist wieder ein. Durch leichte manuelle Hyperventilation kann dies verhindert, durch leichte Hypoventilation dagegen provoziert werden. Die Maskenbeatmung muss bei zurückkehrender Spontanatmung dem Rhythmus des Patienten angepasst werden. Dadurch kann mit nur minimalem Beatmungsdruck beatmet und die Eigenatmung des Patienten unterstützt werden (**assistierte Beatmung**). Bewegt sich der Zeiger des mechanischen Volumeters, atmet der Patient aus (Messung im Ausatmungsschenkel; Kap. 4.5.2, S. 73). Kommt der Volumeterzeiger zum Stillstand, sollte der Beatmungsbeutel erneut komprimiert werden. Mit einiger Erfahrung kann die Eigenatmung des Patienten auch sehr gut am rhythmisch praller und schlaffer werdenden Beatmungsbeutel gefühlt und an den Thoraxbewegungen gesehen werden. Füllt sich der Beatmungsbeutel, atmet der Patient aus. Beginnt der Beatmungsbeutel zu erschlaffen, fängt der Patient mit der Einatmung an und der Beatmungsbeutel muss gedrückt werden, d.h. die Einatmung wird unterstützt. Beim Erwachsenen sollte ein Atemminutenvolumen von ca. 10(–12) ml/kg KG/min angestrebt werden.

Reine Spontanatmung über das Kreissystem

Soll der Patient bei ausreichender Eigenatmung über das Kreissystem spontan atmen und dabei nicht manuell unterstützt werden, muss der Umschalthahn bei älteren Modellen des Überdruckventils nach oben geschaltet (Kap. 4.5.2, S. 77) und die Überdruckgrenze normalerweise so niedrig wie möglich (5 mbar) eingestellt werden. Bei einem modernen Überdruckventil des Kreissystems 9 ist der Hebel auf »SPONT« (Spontanatmung) zu stellen. Im Kreissystem baut sich hierbei ein Überdruck von ca. 5 mbar auf (PEEP; Kap. 7.1.2, S. 207), gegen den der Patient ausatmen muss. Der Beatmungsbeutel ist aufgrund dieses Überdrucks leicht gebläht und stellt damit ein Reservevolumen dar. Bei älteren Modellen des Druckbegrenzungsventils sollte während der Spontanatmung der Umschalthahn nicht nach unten gestellt werden, weil dadurch der Beatmungsbeutel kollabieren kann und somit das Reservevolumen fehlt. Bei einem übermäßig tiefen spontanen Atemzug erhält der Patient möglicherweise nicht genügend Inspirationsgas (Kap. 4.5.2, S. 77).

Bei der Spontanatmung über das Kreissystem muss der Patient vermehrte Atemarbeit aufbringen. Entscheidende **Widerstände** bei der Spontanatmung sind der (deshalb möglichst groß zu wählende) Endotrachealtubus sowie sonstige Lumeneinengungen wie z.B. Y- bzw. Winkelstück (Kap. 4.5.1, S. 67) oder eine Kapnometerküvette im Hauptstrom (Kap. 8.1.3, S. 244). Bei einer längerfristigen reinen Spontanatmung des narkotisierten Patienten droht eine Atelektasenbildung in der Lunge. Normalerweise sollte eine assistierte Spontanatmung (s.o.) vorgezogen werden.

Bei den relativ langsam anflutenden volatilen Inhalationsanästhetika (Halothan, Enfluran, Isofluran; Kap. 5.1.3, S. 96) kann mit der Operation normalerweise erst 5–10 Minuten nach Narkoseeinleitung begonnen werden. Bei den schnell anflutenden volatilen Inhalationsanästhetika (Sevofluran, Desfluran) ist dies früher möglich.

Zur Beurteilung der Narkosetiefe eignen sich Blutdruck, Herzfrequenz, spontane Atembewegungen sowie der Muskeltonus des Patienten. Bei einer zu flachen Narkoseführung ist mit einem Blutdruck- und Herzfrequenzanstieg zu rechnen. Ursache ist eine stressbedingte vermehrte Katecholamin-Ausschüttung, die insbesondere bei einer Halothan-Narkose u.U. auch zu Extrasystolen führen kann (Kap. 5.1.3, S. 97). Außerdem kann es schmerzbedingt plötzlich zu einer vertief-

ten Spontanatmung des Patienten kommen. Bei sehr starken Schmerzreizen in ungenügender Narkosetiefe kann es auch zum Atemanhalten oder zum Auslösen eines Laryngospasmus (Kap. 33.2, S. 636) kommen.

Wichtig ist stets die **genaue Beobachtung der Operation**. Bei voraussichtlich schmerzhaften Manipulationen sollte bereits vorher die Konzentration des Inhalationsanästhetikums erhöht werden. Bei nachlassendem Operationsschmerz kann die Konzentration des volatilen Anästhetikums entsprechend niedriger eingestellt werden.

Narkoseausleitung

Wichtig ist bei sehr kurzen Eingriffen die genaue **Absprache mit dem Operateur**. Da das voraussichtliche Operationsende vom Anästhesisten oft nicht genau abgeschätzt werden kann, ist es von Vorteil, wenn der Operateur das Operationsende z.B. fünf Minuten vorher ankündigt. Bereits zu diesem Zeitpunkt kann die Konzentration des zugeführten Inhalationsanästhetikums reduziert werden. Je länger die Operationsdauer, desto früher kann das Inhalationsanästhetikum vor Operationsende reduziert bzw. ausgeschaltet werden (Kap. 5.1.2, S. 92). Falls der Patient bisher noch kontrolliert manuell bearbeitet wird, muss spätestens jetzt durch eine leichte Hypoventilation eine Spontanatmung des Patienten angestrebt werden. Anfangs muss die nun bald einsetzende Spontanatmung des Patienten noch manuell assistiert werden. Die Lachgaszufuhr sollte erst am Ende der Operation beendet werden. Anschließend wird für mindestens drei Minuten ca. sechs Liter Sauerstoff zugeführt, um eine Diffusionshypoxie (Kap. 5.1.3, S. 94) zu verhindern. Zumeist setzt schnell eine ausreichende Spontanatmung ein, die immer weniger und bald nicht mehr unterstützt werden muss, da die Patienten nach kurzen Maskennarkosen normalerweise sehr schnell wieder wach und ansprechbar sind. Bei der Ausleitung einer Inhalationsanästhesie durchläuft der Patient ein Exzitationsstadium (Kap. 5.1.3, S. 107). Während dieser Phase sind Irritationen (z.B. Absaugen des Rachens) zu vermeiden (s. auch Kap. 7.1.2, S. 210).

7.1.2 Intubationsnarkose

Allgemeine Bemerkungen

Eine Intubationsnarkose (ITN) ist dadurch ausgezeichnet, dass der Patient intubiert und über diesen Endotrachealtubus beatmet wird. Die kontrollierte Beatmung kann sowohl von Hand (Kap. 4.5.2, S. 78) als auch mithilfe eines Beatmungsgerätes (Kap. 4.5.2, S. 79) durchgeführt werden. Der Patient kann über den Endotrachealtubus auch spontan atmen oder seine Spontanatmung kann manuell assistiert werden. Eine

Allgemeinanästhesie muss als Intubationsnarkose durchgeführt werden, wenn eine absolute Kontraindikation für eine Maskennarkose oder eine Narkose unter Verwendung einer Larynxmaske (Kap. 7.1.1, S. 183), eines Larynxtubus bzw. eines COPA-Tubus besteht. Die Durchführung einer Allgemeinanästhesie als Intubationsnarkose bietet sich an, wenn die Vorteile einer Intubation (s. u.) genutzt werden sollen. Eine Intubationsnarkose kann entweder unter Verwendung eines verdampfbaren Inhalationsanästhetikums (s. u.), als balancierte Anästhesie (Kap. 7.3, S. 230), als intravenöse Anästhesie (IVA; Kap. 7.2, S. 223) bzw. als totale intravenöse Anästhesie (TIVA; Kap. 7.2, S. 223) oder als sog. Neuroleptanästhesie (Kap. 7.4, S. 232) durchgeführt werden. Die Intubationsnarkose soll nachfolgend am Beispiel einer Inhalationsanästhesie ausführlich beschrieben werden.

Endotracheale Intubation

Allgemeine Bemerkungen

Unter endotrachealer Intubation wird das Einführen eines Schlauches oder Rohres (lat. tubus = Röhre) durch die Stimmritze in die Trachea verstanden. Bei der endotrachealen Intubation muss die Stimmritze möglichst sichtbar gemacht und der Tubus unter visueller Kontrolle durch die Stimmritze in die Trachea vorgeschoben werden. Über diesen Tubus kann der Patient entweder selbstständig atmen oder künstlich beatmet werden.

Wird der Tubus durch den Mund in die Trachea eingeführt, so wird von **orotrachealer Intubation**, beim Einführen des Tubus durch die Nase in die Trachea von **nasotrachealer Intubation** gesprochen.

Vorteile einer endotrachealen Intubation

Die Beatmung während einer Narkose kann sowohl über eine dicht um Mund und Nase geschlossene Gesichtsmaske (Kap. 7.1.1, S. 183), eine Kehlkopfmaske (Kap. 7.1.3, S. 210), einen Larynxtubus (Kap. 7.1.4, S. 216), einen COPA-Tubus (Kap. 7.1.4, S. 216) oder über einen endotrachealen Tubus erfolgen. Vorteile einer endotrachealen Intubation gegenüber den anderen Verfahren sind:

- Schutz vor einem Eindringen von Speichel, Blut, Magen-Darm-Inhalt und sonstigen Fremdkörpern in die Trachea (Aspiration; s. auch Kap. 29, S. 607)
- maschinelle Beatmung problemlos möglich
- gezieltes, endotracheobronchiales Absaugen möglich
- geringere Personal- und Umweltbelastung durch Narkosegase (bei einer Maskenbeatmung z.B. können durch die meist nicht völlig abdichtende Maske Narkosegase in den Operationsraum entweichen; bei einer Intubationsnarkose werden alle Narkosegase sicher abgesaugt)

Indikationen zur endotrachealen Intubation

- **absolute Indikationen**
  - nicht nüchterner Patient (z.B. Patienten mit Ileus, Schwangere ab dem zweiten Drittel der Schwangerschaft, Notfallpatienten; s. auch Kap. 28.1, S. 600)
  - Operationen im Gesichts-, Mund- und Halsbereich
  - Oberbauch- und Thoraxeingriffe, Kraniotomien
  - ungünstige Operationslagerungen wie Bauchlage, Seitenlage oder sitzende Lagerung, bei denen Maskenbeatmung, Larynxmaske, Larynxtubus bzw. COPA-Tubus zu vermeiden sind
  - Notwendigkeit zum wiederholten endotrachealen Absaugen
- **relative Indikationen**
  - sehr lang dauernde Eingriffe (hier ist die Verwendung einer Gesichtsmaske, Larynxmaske, Larynxtubus oder COPA-Tubus nicht sinnvoll)

Anatomie

Bei der endotrachealen Intubation muss die Stimmritze möglichst sichtbar gemacht werden; der Tubus sollte unter Sicht durch die Stimmritze in die Trachea eingeführt werden.

Der Kehlkopf ist aus einem Knorpelskelett aufgebaut. Die wichtigsten Knorpel sind der **Schildknorpel** (Cartilago thyreoidea), dessen prominentester ventraler Punkt normalerweise als »Adamsapfel« getastet werden kann und der unmittelbar darunter sitzende, ventral enge und dorsal breite Ringknorpel (Cartilago cricoidea, sog. Krikoidknorpel), der die Form eines Siegelrings aufweist.

Detailwissen: Anatomie des Kehlkopfs

Die ventrale Lücke zwischen dem Schildknorpel und dem darunter liegenden Ringknorpel wird von der **Membrana cricothyreoidea** überspannt (Abb. 7.3a). Dorsal sitzen auf dem Ringknorpel die beiden Stellknorpel (Cartilagines arytaenoideae, sog. **Aryknorpel**) beweglich auf, die die Form einer dreiseitigen Pyramide haben. Vom Processus vocalis, einem nach ventral zeigenden Fortsatz des jeweiligen Aryknorpels, zieht das entsprechende **Stimmband** (**Lig. vocale**) nach ventral zur Innenseite des Schildknorpels (Abb. 7.3b, Abb. 7.4a). Von den beiden Stellknorpeln zieht je eine nach kranial vorstehende Schleimhautfalte – die Plica aryepiglottica – nach ventral-lateral zur Epiglottis. Seitlich dieser beiden nach kranial vorragenden Plicae aryepiglotticae befindet sich jeweils der Recessus piriformis, durch den der Speiseweg in den Ösophagus hineinführt. Der Kehlkopfeingang, die Stimmritze (**Glottis**), wird durch die beiden Stimmbänder begrenzt (Abb. 7.3b, Abb. 7.4b). Während des Schluckaktes wird die Glottis von der darüber sitzenden **Epiglottis** (Kehldeckel) bedeckt, wodurch das Eindringen von Speisen in die Luftwege verhindert wird. Auch die etwas kranial der Stimmbänder gelegenen »falschen Stimmbänder« können sich weitgehend verengen und einer Aspiration vorbeugen.

Die Stellknorpel können durch eine Reihe von Muskeln rotiert werden sowie nach lateral oder medial gleiten, wodurch die Stimmbänder verschlossen, geöffnet oder gespannt werden können. Der M. crico-arytaenoideus posterior (sog. Postikus) rotiert den Stellknorpel nach lateral, sodass die Stimmritze geöffnet wird (Abb. 7.5 c).

Fast alle anderen Kehlkopfmuskeln führen dazu, dass die Stimmritze verengt oder die Stimmbänder gespannt werden. Alle Kehlkopfmuskeln einschließlich des Postikus werden durch den N. recurrens innerviert. Eine Lähmung des N. recurrens führt zu einer **Intermediärstellung** (unbewegliche »Kadaverstellung« etwa in der Mitte zwischen Phonations- und Respirationsstellung; mittlere Abduktionsstellung) des entsprechenden Stimmbandes.

Häufiger als die Intermediärstellung (»Kadaverstellung«) ist allerdings die sog. **Paramedianstellung**, bei der das Stimmband nur wenig von der Mittellinie abweicht (Abb. 7.6 b). Eine Paramedianstellung ist meist durch eine teilweise Lähmung des N. recurrens (Überwiegen des Muskeltonus der vielen, die Stimmritze verengenden Muskeln gegenüber dem Muskeltonus des relativ schwachen Postikus) bedingt. Bei einer totalen Lähmung mit Ausfall aller Muskeln tritt dagegen die Intermediärstellung ein.

Bei einseitiger Stimmbandlähmung in Paramedianstellung ist die Stimme oft kaum verändert. Eventuell bleibt die Lähmung unbemerkt. Bei einer einseitigen Lähmung in Intermediärstellung ist die Stimme angestrengt, hauchend, da durch den mangelnden Glottisverschluss viel Luft zur Stimmbildung verbraucht wird. Ein kraftvolles Husten ist nicht möglich. Eine beidseitige Rekurrenslähmung in Paramedianstellung führt zu Atemnot und Erstickungsgefahr. Es besteht ein inspiratorischer Stridor. Die Stimme ist meist noch einigermaßen erhalten, aufgrund der Atemnot sind jedoch nur kurze Wortfolgen möglich. Es ist meist eine operative Lateralfixation der Stimmbänder notwendig. Bei beidseitiger Rekurrenslähmung in Intermediärstellung tritt ein Phonationsausfall (Atemnot) auf.

Die engste Stelle des Kehlkopfes ist beim Erwachsenen die Glottis. Die Größe eines Endotrachealtubus (s.u.) muss sich daher an der Größe der Glottis orientieren. Beim Kind dagegen ist die engste Stelle des Kehlkopfes unterhalb der Stimmritze im Bereich des Ringknorpels. Ein Endotrachealtubus, der sich durch die Glottis vorschieben lässt, kann daher beim Kind knapp unterhalb der Glottis auf Widerstand stoßen (Kap. 64.2.1, S. 854). Er darf dann nicht mit Gewalt vorgeschoben werden, sondern muss gegen einen kleineren Tubus ausgetauscht werden!

> Beim Erwachsenen ist die Trachea ca. 12–15 cm lang. Die hufeisenförmigen Trachealspangen sind dorsal offen. Diese dorsale Öffnung wird von der Pars membranacea überspannt. Unmittelbar dorsal der Trachea verläuft der Ösophagus.

Vorbereitungen zur endotrachealen Intubation

- Überprüfung des Narkosegerätes (Kap. 6.1, S. 174)
- Überprüfung des Narkosewagens auf Vollständigkeit (Kap. 6.2, S. 175)
- **Vorbereitung des Narkosewagens** (Kap. 6.2 S. 177), d.h. Bereitlegen des für die Intubation notwendigen Zubehörs
  - Laryngoskop (Lichtquelle auf Funktionsfähigkeit prüfen!)

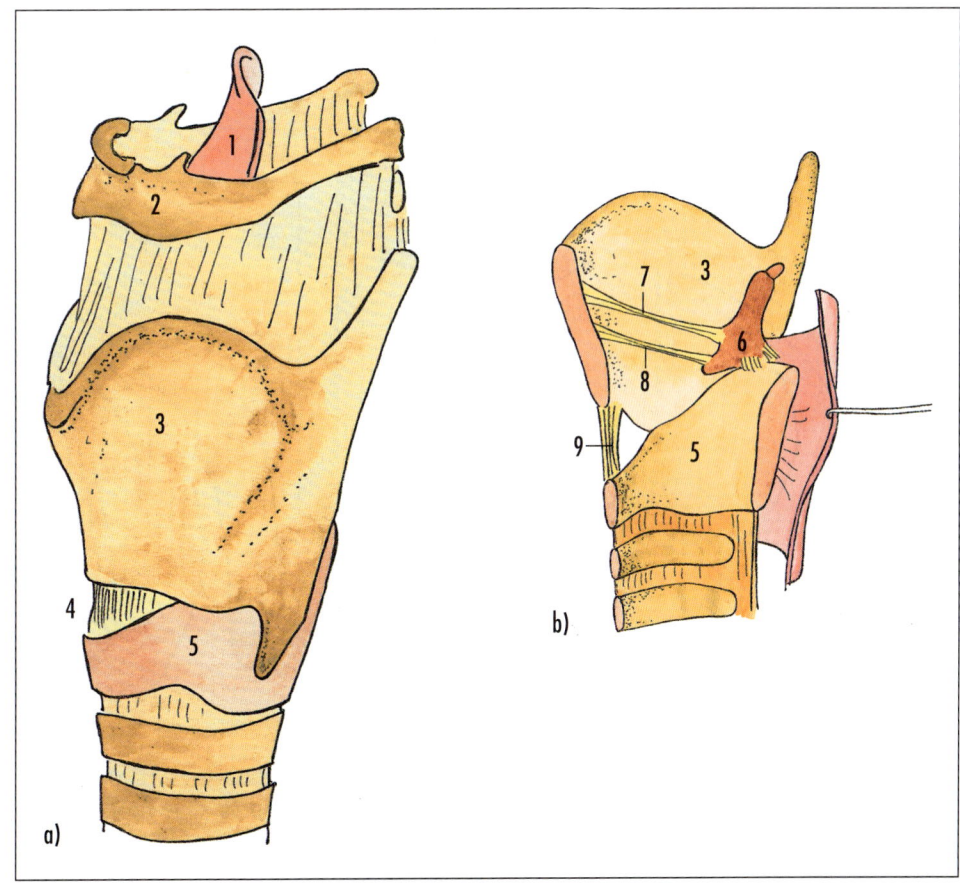

Abb. 7.3 Kehlkopfskelett; **a**: Außenansicht; **b**: Sagittalschnitt, Blick von medial; 1 = Epiglottis, 2 = Zungenbein, 3 = Schildknorpel (Cartilago thyroidea), 4 = Membrana cricothyreoidea, 5 = Ringknorpel (Cartilago cricoidea), 6 = Stellknorpel (Aryknorpel, Cartilago arytaenoidea), 7 = Taschenband (Lig. vestibulare), 8 = Stimmband (Lig. vocale), 9 = Lig. cricothyroideum.

– Tubus (Cuff durch Aufblasen auf Dichtigkeit prüfen; der Cuff sollte hierbei mindestens eine Minute geblockt bleiben, damit auch ein kleines Leck mit langsamem Druckabfall im Cuff erkannt werden kann); zusätzlich

müssen noch der nächstkleinere und der nächstgrößere Tubus griffbereit gelegt werden
– 10-ml- oder 20-ml-Spritze zum Blocken des Cuffs nach der Intubation (10-ml-Spritze für »low-volume-cuffs«, 20-ml-Spritze für »high-volume-cuffs«)

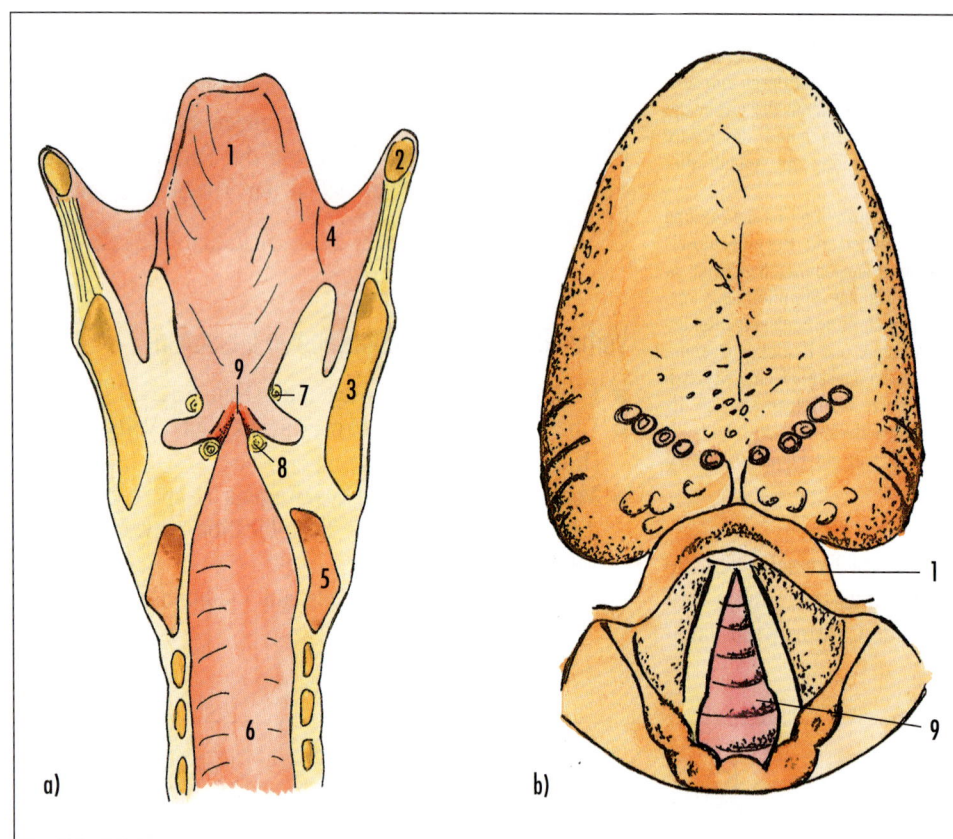

Abb. 7.4 Kehlkopf;
a: Frontalschnitt durch den Kehlkopf, Blick auf die vordere Hälfte;
b: Sicht auf den Kehlkopfeingang;
1 = Epiglottis, 2 = Zungenbein, 3 = Schildknorpel (Cartilago thyroidea), 4 = Plica aryepiglottica, 5 = Ringknorpel (Cartilago cricoidea), 6 = Trachea, 7 = Taschenband (Lig. vestibulare, »falsches Stimmband«), 8 = Stimmband (Lig. vocale), 9 = Stimmritze.

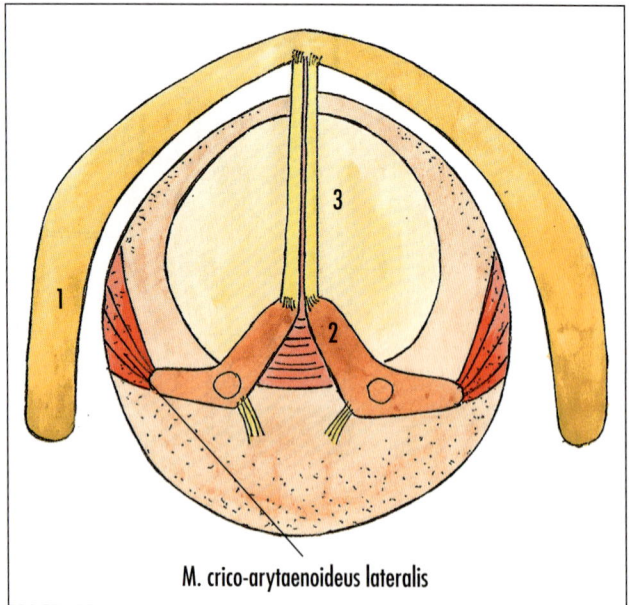

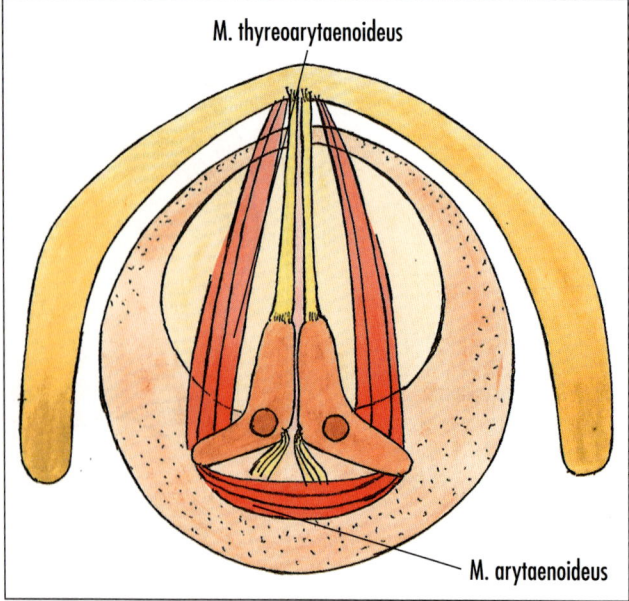

Abb. 7.5 Stimmbandstellungen; **a:** Bänderschluss, Wirkung der Mm. crico-arytaenoidei laterales, Stellung bei Flüstersprache (1 = Schildknorpel, 2 = Aryknorpel, 3 = Stimmbänder);

Abb. 7.5b totaler Glottisverschluss, Wirkung des M. thyreoarytaenoideus und des M. arytaenoideus (Phonationsstellung);

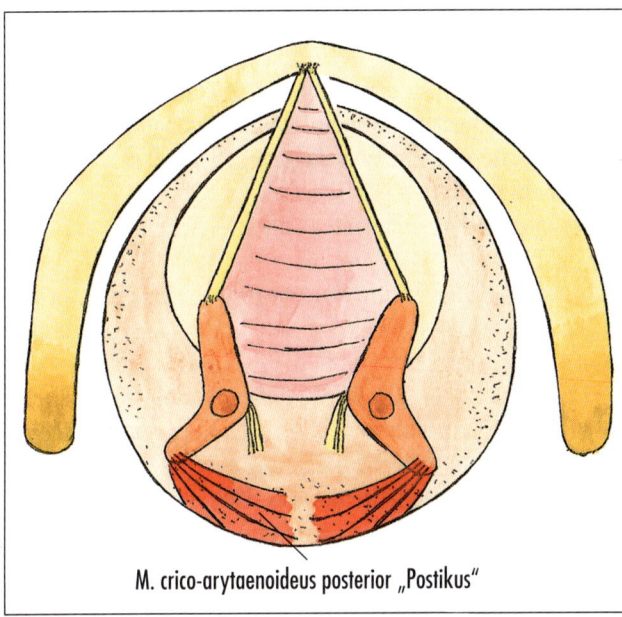

M. crico-arytaenoideus posterior „Postikus"

Abb. 7.5c weiteste Öffnung, Wirkung des M. crico-arytaenoideus posterior bei forciertem Einatmen;

– Guedel-Tubus (Kap. 4.1.5, S. 56) bei geplanter orotrachealer Intubation
– Führungsstab (Kap. 4.1.2, S. 54) bei geplanter orotrachealer Intubation

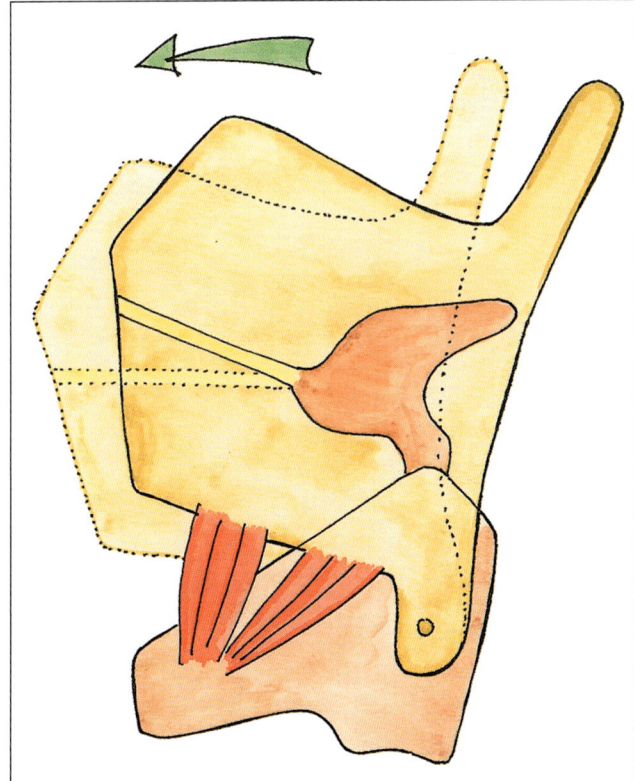

Abb. 7.5d Spannung der Stimmbänder durch Wirkung der Mm. cricothyreoidei, Kippung des Schildknorpels bei festgestellten Aryknorpeln.

– Magill-Zange (Kap. 4.1.4, S. 56) bei geplanter nasotrachealer Intubation
– Pflaster zum Fixieren des Tubus
– unsterile Einmalhandschuhe (für die endotracheale Intubation sollten Einweghandschuhe angezogen werden, um einen Hautkontakt mit Speichel oder evtl. mit Blut – im Falle einer schwierigen, traumatischen Intubation – zu vermeiden. Wichtig ist es, nach erfolgreicher Intubation die schmutzigen Handschuhe sofort auszuziehen

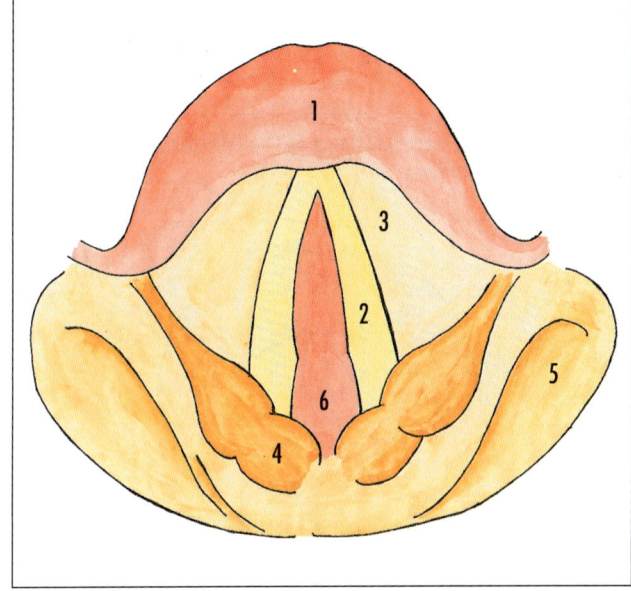

Abb. 7.6 Sicht auf den Kehlkopfeingang (bei der direkten Laryngoskopie; s.u.); a: Stimmbandstellungen: normaler Kehlkopf beim narkotisierten Patienten (1 = Epiglottis, 2 = Stimmband, 3 = Taschenband, 4 = Spitze des Stellknorpels, 5 = Recessus piriformis, 6 = Glottis);

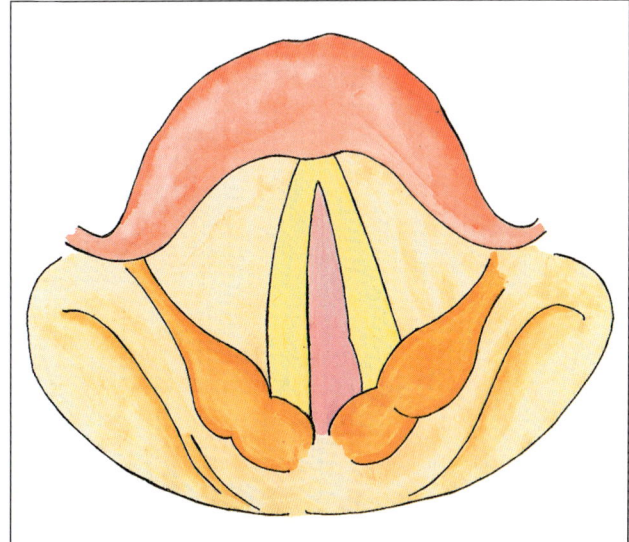

Abb. 7.6b einseitige partielle Rekurrenslähmung mit Postikuslähmung, linkes Stimmband in Paramedianstellung fixiert;

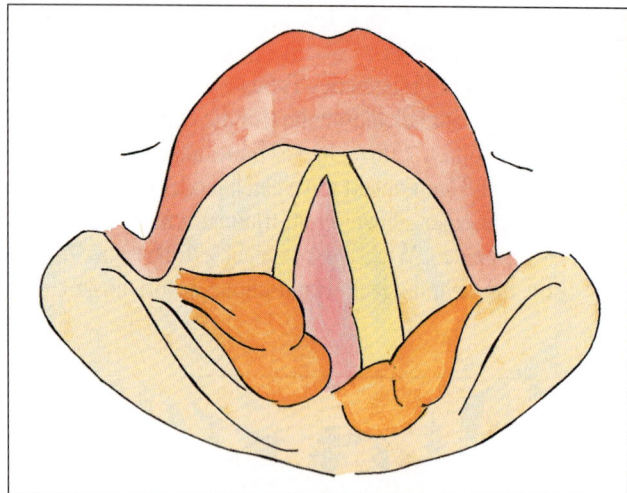

Abb. 7.6 c vollständige Rekurrenslähmung links bei Inspiration; das atrophische Stimmband in Kadaverstellung;

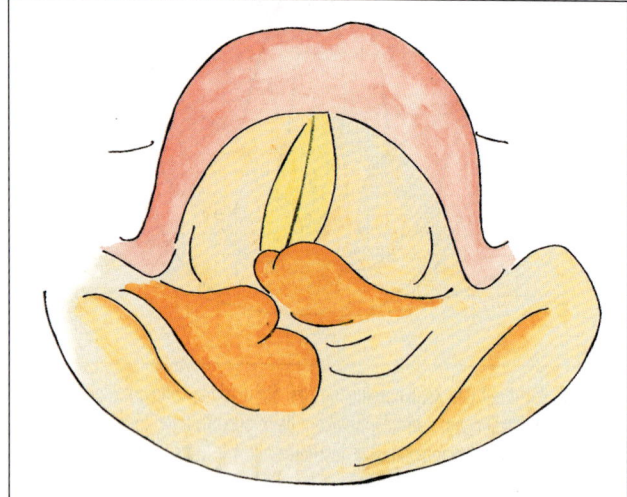

Abb. 7.6 d Schließen der Stimmritze gelingt durch kompensatorisches Übergreifen des rechten Stimmbandes zur linken Seite;

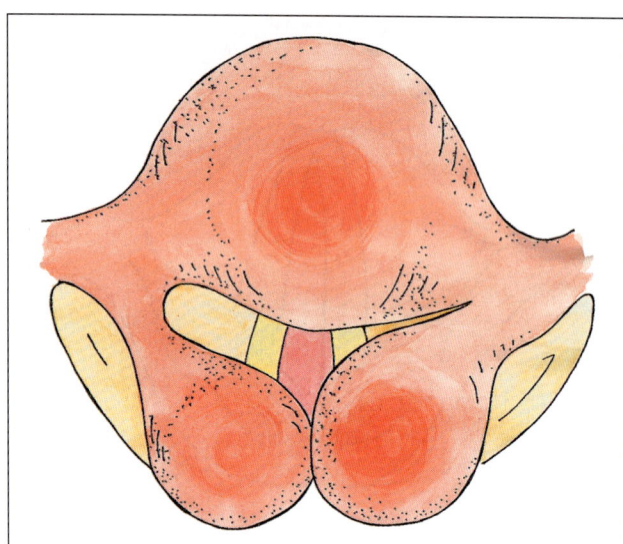

Abb. 7.6 e akutes Glottisödem.

und nicht mit evtl. verunreinigten Handschuhen das Narkosegerät zu bedienen. Muss ein erfolgloser Intubationsversuch unterbrochen und nochmals mit der Maske zwischenbeatmet werden, sollten auch hierzu die bereits benutzten Handschuhe ausgezogen werden)

- Aufziehen der Medikamente (Kap. 6.2, S. 177)
- Vorbereitung des Patienten auf die Narkose (Kap. 6.3, S. 177)
- **Inspektion des Intubationsweges:** Unmittelbar vor Beginn der Narkoseeinleitung sollte nochmals der Intubationsweg inspiziert und z. B. der Zahnstatus betrachtet werden (Kap. 2.7, S. 20). Der Patient sollte hierzu den Mund weit öffnen. Abschließend sollte der Kopf des Patienten in eine intubationsgerechte Lagerung gebracht werden.
- **Lagerung des Patientenkopfes**: Der auf einem ca. 10 cm hohen Polster gelagerte Kopf des erwachsenen Patienten wird nun im Nacken überstreckt (sog. verbesserte Jackson-Position oder »Schnüffelposition«; Abb. 7.7). In dieser Lagerung bilden die Mundhöhle, der Pharynx (Rachen), der Larynx (Kehlkopf) und die Trachea annähernd eine Gerade, was den Einblick auf die Stimmritze und damit die Intubation unter laryngoskopischer Sicht erleichtert.

Technik der endotrachealen Intubation

Orotracheale Intubation unter laryngoskopischer Sicht

Die orotracheale Intubation unter Sicht ist die Intubationsmethode der Wahl bei Routineoperationen. Nachdem die Nar-

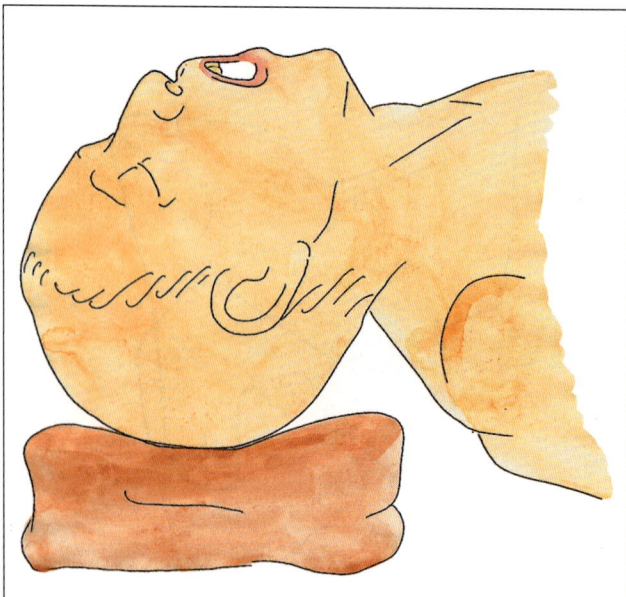

Abb. 7.7 Kopflagerung für die endotracheale Intubation (verbesserte Jackson-Position).

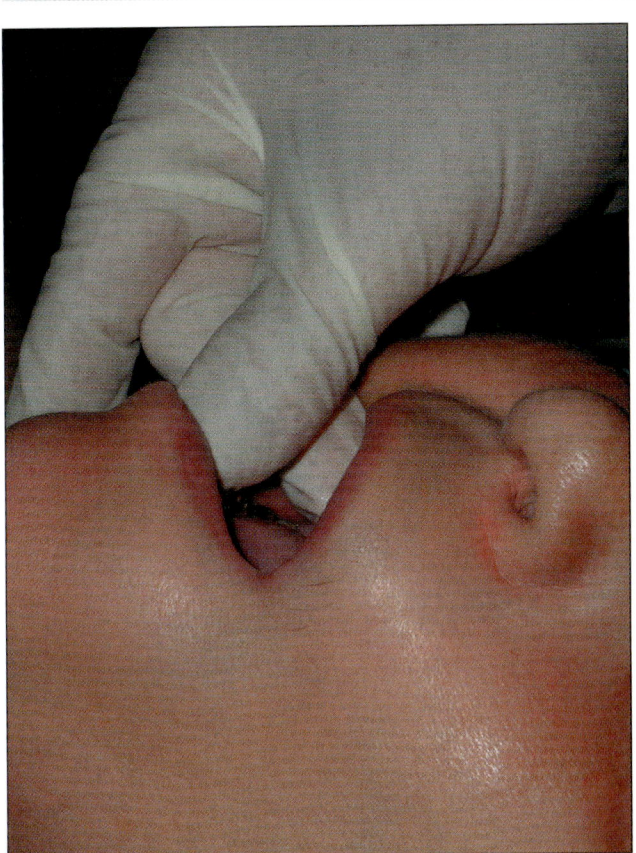

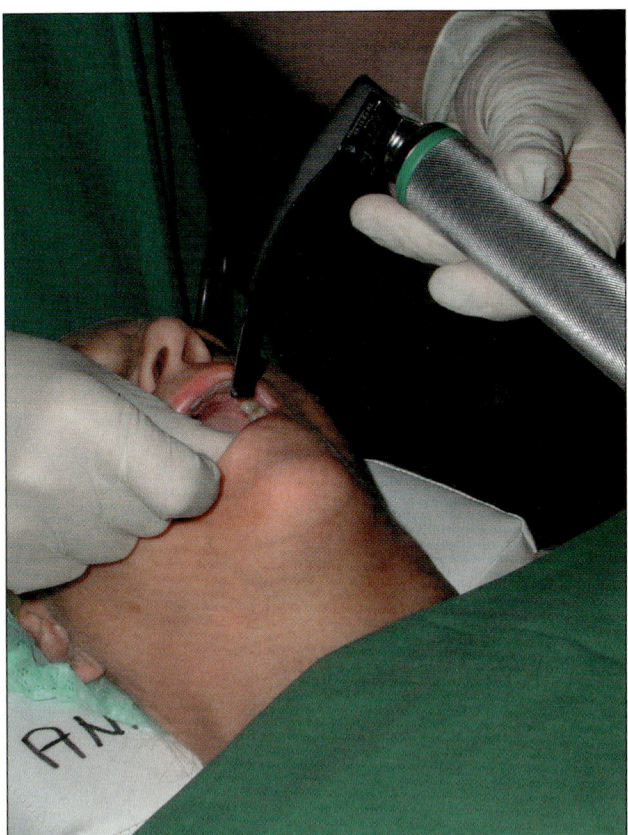

Abb. 7.8 Orotracheale Intubation unter laryngoskopischer Sicht; **a:** Öffnen der Zahnreihen mit Daumen und Zeigefinger am rechten Mundwinkel;

Abb. 7.8 b vorsichtiges Einführen des Laryngoskops mit der linken Hand;

kose eingeleitet wurde und der Patient bewusstlos ist, wird der Mund des Patienten mit den Fingern der rechten Hand im Bereich des rechten Mundwinkels geöffnet (Abb. 7.8a). Dies ist gut möglich, wenn im Bereich des rechten Mundwinkels der rechte Mittelfinger auf die obere Zahnreihe und der Daumen auf die untere Zahnreihe gelegt wird. Mit diesem Griff kann der Mund ggf. kraftvoll geöffnet und auch der Kopf überstreckt gehalten werden. Das angereichte **Laryngoskop** wird in die linke Hand genommen. Es sollte unten am Griff (kurz vor dem Laryngoskopspatel) gehalten werden. Nun wird das Laryngoskop vorsichtig am rechten Mundwinkel eingeführt und unter Wegdrängen der Zunge nach links zur Mundmitte gebracht (Abb. 7.8a–c). Der Laryngoskopspatel wird vorgeführt, bis die Epiglottis erkennbar ist. Bei Verwendung eines Laryngoskops mit gebogenem Spatel nach MacIntosh (Kap. 4.1.3, S. 54) wird die Spatelspitze in der Falte zwischen Zungengrund und Epiglottis, der sog. glossoepiglottischen Falte, platziert (Abb. 7.8 d). Nun wird das Laryngoskop in Griffrichtung(!), also nach fußwärts und oben gezogen (Abb. 7.8 c, Abb. 7.9 d). Dadurch wird die Zungenbasis angehoben und die daran fixierte Epiglottis aufgerichtet. Der Blick auf die Stimmritze (Glottis) wird frei, die Glottis ist eingestellt (Abb. 7.8 d, e).

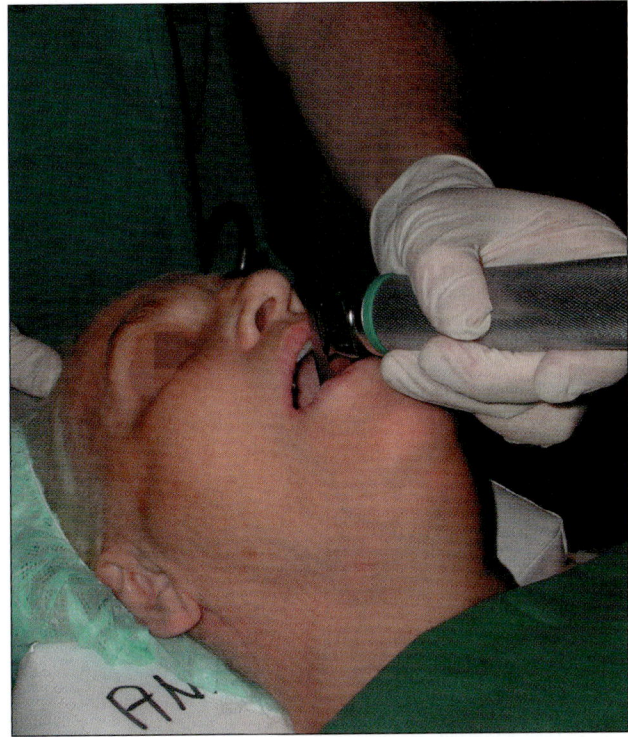

Abb. 7.8 c eingeführtes Laryngoskop mit angedeuteter Zugrichtung;

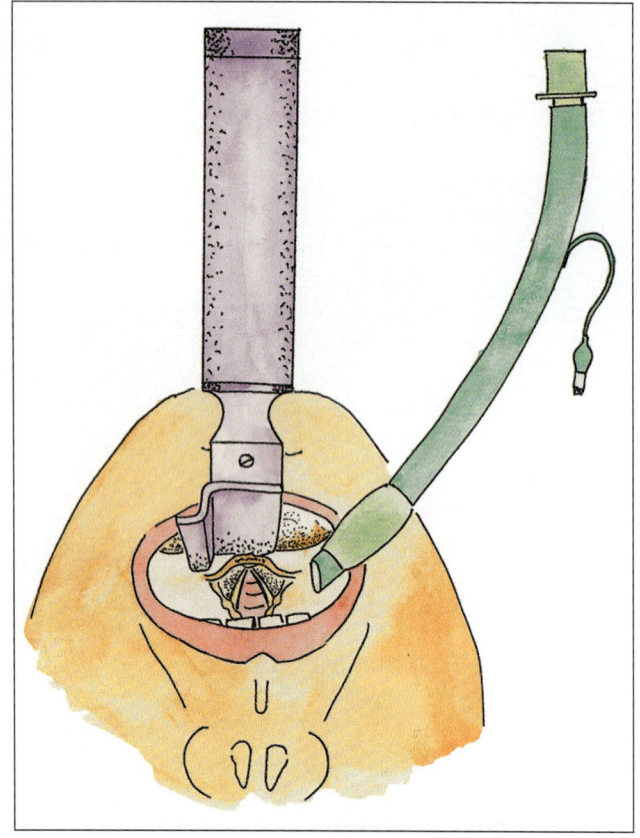

Abb. 7.8d eingeführtes Laryngoskop mit Sicht auf die geöffnete Stimmritze;

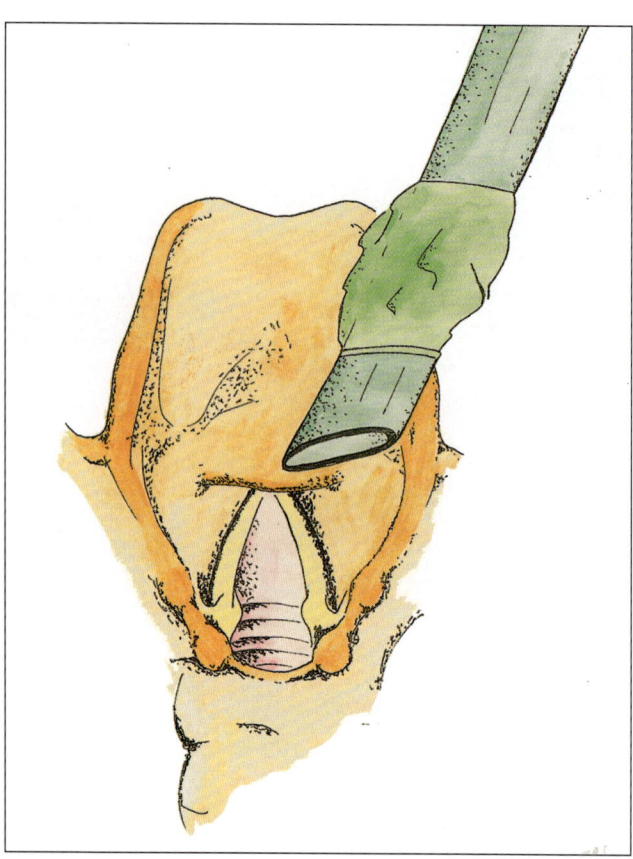

Abb. 7.8e Sicht auf den Kehlkopfeingang (Detaildarstellung);

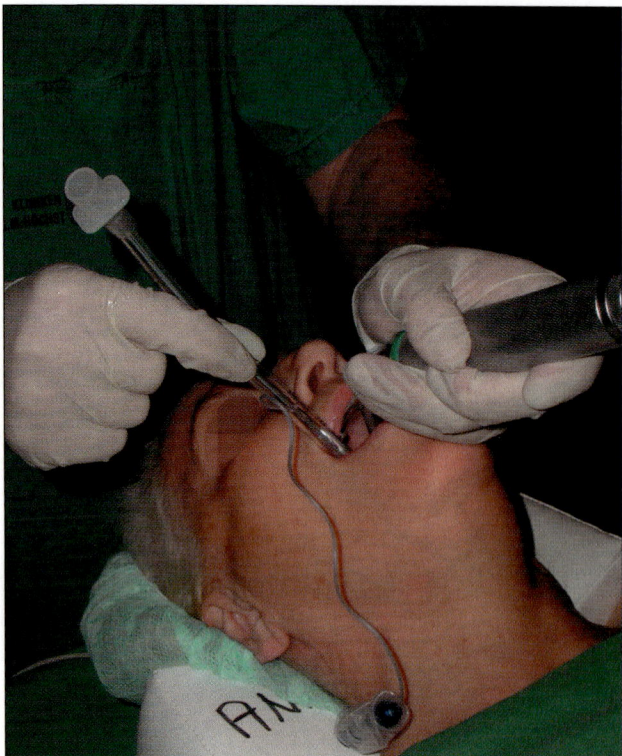

Abb. 7.8f laryngoskopische Einstellung des Kehlkopfes mit der linken Hand und Einführen des Endotrachealtubus mit der rechten Hand vom rechten Mundwinkel aus;

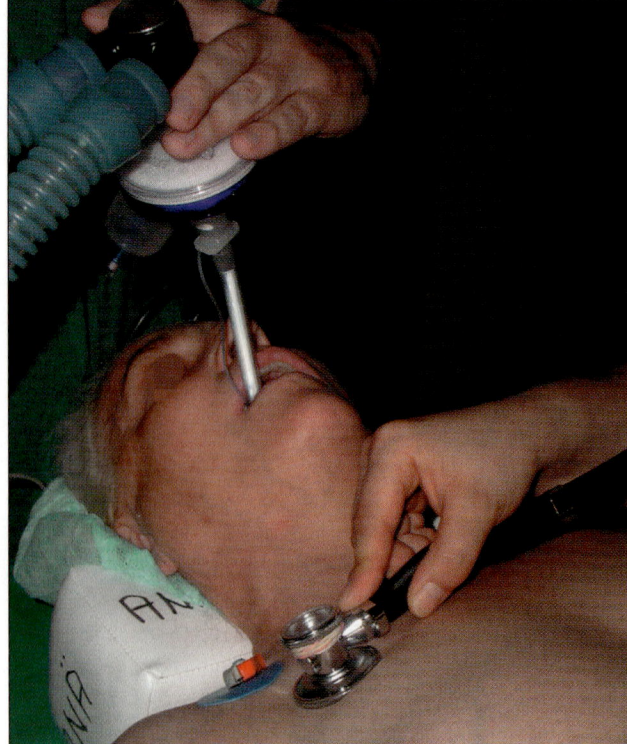

Abb. 7.8g korrekt platzierter orotrachealer Tubus;

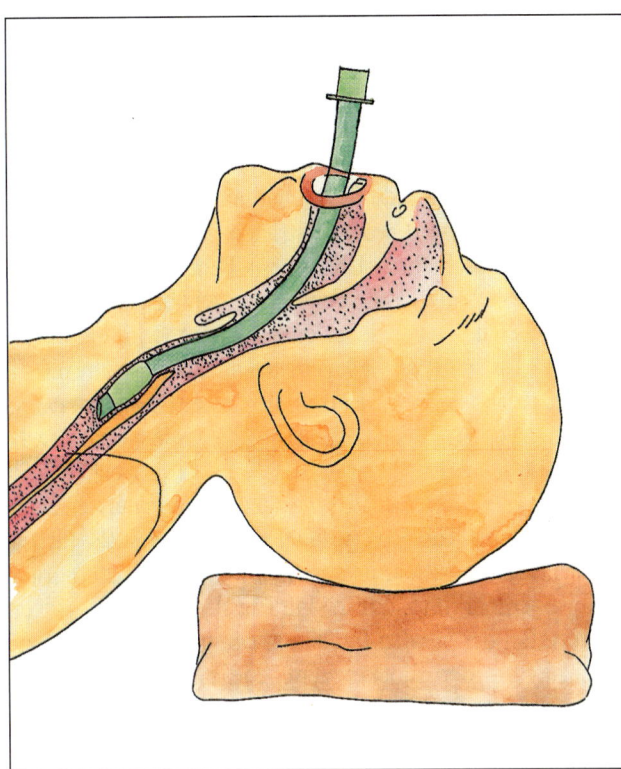

Abb. 7.8 h korrekt platzierter orotrachealer Tubus (schematisch).

> Zum Aufrichten der Epiglottis darf niemals nur die Spatel-
> spitze angehoben werden, indem der Laryngoskopgriff
> nach hinten gezogen und gegen die oberen Schneidezähne
> gehebelt wird! Es besteht die Gefahr des Herausbrechens
> selbst gesunder oberer Schneidezähne!

Mit der rechten Hand kann der nun angereichte **Tubus** vorsichtig unter Sicht(!) durch die Stimmritze geführt werden
(Abb. 7.8 c, d). Der Tubus wird mit der rechten Hand wie ein
Bleistift gehalten. Er sollte möglichst vom rechten Mundwinkel aus eingeführt werden, damit zwischen Laryngoskopspatel und dem einzuführenden Tubus immer auf die Stimmritze
gesehen werden kann (Abb. 7.8 e, f). Beim Durchtritt durch
die Stimmritze muss der Tubus manchmal leicht hin und her
rotiert werden, damit er schonend durch die Stimmritze gleitet. Den Tubus nie gewaltvoll in die Trachea vorschieben! Die
Blockermanschette muss beim Erwachsenen ca. 2,5 cm hinter
der Stimmritze verschwinden. Hierzu muss der Tubus z. B. bei
der erwachsenen Frau bzw. beim erwachsenen Mann ca.
21 bzw. 23 cm über die Zahnreihe eingeführt werden
(Abb. 7.8 f–h, s. auch Tab. 4.1). Bei Tuben ohne Cuff (für Kinder unter 8–10 Jahren) sollte der Tubus soweit in die Trachea
eingeführt werden, dass der meist markierte Anteil der Tubusspitze gerade hinter der Glottis verschwindet (und sich die
Tubusspitze ungefähr in der Tracheamitte befindet). Die
Spitze des Endotrachealtubus sollte im mittleren Drittel der
Trachea zu liegen kommen. Falls (z. B. auf der Intensivstation)

die **Tubuslage** röntgenologisch kontrolliert wird, sollte die
Tubusspitze beim Neugeborenen, Säugling und Kleinkind ca.
2 cm, beim 5- bis 6-jährigen Kind ca. 3 cm und beim Erwachsenen in neutraler Kopfposition ca. 5 cm kranial der Carina
liegen. Ist vor allem bei Frühgeborenen, Neugeborenen oder
Säuglingen unklar, wie tief der Tubus liegt, kann er ggf. bis
nach endobronchial vorgeschoben werden, sodass nur einseitige Atemgeräusche und Thoraxbewegungen nachweisbar
sind. Nun ist der Tubus langsam zurückzuziehen. In dem Moment, in dem wieder eine beidseitige Beatmung auftritt, liegt
die Tubusspitze auf der Höhe der Carina. Wird nun der Tubus
z. B. beim Neugeborenen 2 cm zurückgezogen, liegt die Tubusspitze ca. in Tracheamitte.
Nach erfolgreicher Intubation:
■ Blocken des Tubus (s. u.)
■ Lagekontrolle des Tubus (s. u.)
■ Fixierung des Tubus (s. u.)
■ erneute Lagekontrolle des Tubus (s. u.)

Bei Neugeborenen und Kleinkindern lässt sich mit einem gebogenen Laryngoskopspatel nach MacIntosh die Epiglottis
manchmal nicht richtig aufrichten, da sie in diesem Alter relativ groß und leicht verformbar ist. Von manchen Anästhesisten
wird deshalb in dieser Altersgruppe ein Laryngoskop mit
geradem Spatel (z. B. Laryngoskop nach Miller, Kap. 4.1.3,
S. 54) bevorzugt. Hierbei wird die Epiglottis meist mit auf
die Spatelspitze aufgeladen. Da die Unterseite der Epiglottis
von Ästen des N. vagus innerviert wird, können deshalb beim
Aufladen der Epiglottis mit dem geraden Spatel leichter vagale Reflexe ausgelöst werden (z. B. Bradykardie, Laryngospasmus). Es ist daher ein tieferes Narkosestadium nötig als
bei der Verwendung eines gebogenen Spatels, bei dem die
Spatelspitze in die Falte zwischen Zungengrund und Epiglottis (Plica glossoepiglottica) eingeführt wird. Dieses Gebiet wird nicht vom N. vagus innerviert. Vagale Reflexe sind
deshalb hierbei seltener, sodass ein flacheres Narkosestadium
für die Intubation genügt.
  (Besonderheiten bei der Intubation von Kindern s. auch
Kap. 64.4.3, S. 870).

Nasotracheale Intubation unter laryngoskopischer Sicht

Die nasotracheale Intubation unter laryngoskopischer Sicht ist
wesentlich schwieriger als die orotracheale Intubation unter
Sicht und wird deshalb nur bei bestimmten Indikationen vorgenommen. **Indikationen** für die nasotracheale Intubation
sind z. B.:
■ Operationen im Mund- und Rachenbereich, bei denen ein
  oraler Tubus den Operateur behindern würde
■ Langzeitintubationen bei Patienten auf der Intensivstation:
  Die nasotracheale Intubation wird hierbei öfters bevorzugt,
  da der nasale Tubus besser fixierbar ist und vom Patienten
  langfristig besser toleriert wird.

Ist eine nasale Intubation geplant, kann der Patient bei der Voruntersuchung zum tiefen Durchatmen durch die Nase aufgefordert werden, während jeweils ein Nasenloch manuell zugedrückt wird. Hiermit kann ggf. entschieden werden, welcher Nasengang besser durchgängig ist und sich eher für die nasotracheale Intubation anbietet.

Vor der nasalen Intubation empfiehlt es sich, abschwellende Nasentropfen (z.B. Nasivin) in das entsprechende Nasenloch einzubringen und damit die Gefahr von Schleimhautblutungen zu vermindern. Zusätzlich ist das sorgfältige Besprühen der Nasen- und Rachenschleimhaut mit einem Lokalanästhetikum wichtig. Geeignet ist hierfür sowohl 4%iges Lidocain-Spray (Kap. 14, S. 295) als auch das vasokonstringierende Lokalanästhetikum Cocain (Kap. 14.1.4, S. 302). Der nasale Tubus sollte gut mit einem Gleitmittel (z.B. Lidocain-Gel; Kap. 16.1.1, S. 323) bestrichen werden. Normalerweise wird für die nasotracheale Intubation ein Tubus verwendet, der eine Nummer kleiner ist als der bei der oralen Intubation normalerweise benutze Tubus; bei Männern wird also meist ein 7,5er oder 8er-Tubus verwendet.

Der Kopf des Patienten wird in die verbesserte Jackson-Position gebracht (Abb. 7.7 und Abb. 7.9d). Der Tubus wird nun vorsichtig durch den unteren Nasengang nach dorsal vorgeschoben, bis er in den Rachenraum eintritt. Jetzt wird, wie bei der orotrachealen Intubation unter laryngoskopischer Sicht, mithilfe des Laryngoskops die Stimmritze eingestellt (Abb. 7.9c, d). Mittels einer mit der rechten Hand gehaltenen Magill-Zange dirigiert der Anästhesist die Tubusspitze durch die Stimmritze, während die Anästhesiepflegekraft ggf. den Tubus nach Aufforderung am aboralen Ende fasst und weiter vorschiebt. Bei einiger Erfahrung ist es meist möglich, den Tubus ohne Magill-Zange durch die Stimmritze zu dirigieren. Der Anästhesist fasst dabei den Tubus am aboralen Ende selbst mit der rechten Hand und schiebt ihn voran. Durch leichtes Drehen des Tubus kann dessen Spitze dirigiert werden. Alternativ kann der Kehlkopfeingang durch Manipulation mit dem Laryngoskop der Tubusspitze genähert werden. Außerdem kann die Anästhesiepflegekraft nach Aufforderung durch Druck auf den Schildknorpel den Kehlkopf nach dorsal, links oder rechts zur Tubusspitze hin verschieben.

Nach Intubation (Abb. 7.9e):
- Blocken des Tubus (s.u.)
- Lagekontrolle des Tubus (s.u.)
- Fixierung des Tubus (s.u.)
- erneute Lagekontrolle des Tubus (s.u.)

Bei einer geplanten nasotrachealen Intubation empfiehlt es sich meistens, den Patienten zunächst oral zu intubieren (S. 192). Anschließend kann der nasale Tubus langsam und vorsichtig über die Nase in den Rachen vorgeschoben und unter laryngoskopischer Sicht bis unmittelbar vor den Kehlkopfeingang dirigiert werden. Erst jetzt wird auf Aufforderung von einem Helfer der orale Tubus wieder herausgezogen und der nasale Tubus kann durch die Stimmritze dirigiert werden. Stößt der nasal eingeführte Tubus gegen die Rachenhinterwand und lässt sich nicht weiter Richtung Pharynx vorschieben, ist es oft sinnvoll, durch den etwas zurückgezogenen Tubus eine dünne Sonde (z.B. eine lange Magensonde) einzuführen und diese – was meist leicht gelingt – bis in den Pharynx vorzuschieben. Über diese Führungsschiene kann dann meist auch der nasale Tubus vorgeschoben werden.

Auch bei der nasotrachealen Intubation wird normalerweise ein Laryngoskop mit gebogenem Spatel nach MacIntosh verwendet. Nur in Einzelfällen (meist Säuglinge und Kleinkinder) wird ein Laryngoskop mit geradem Spatel (z.B. Laryngoskop nach Miller; Kap. 4.1.3, S. 54) verwendet.

Da für die nasotracheale Intubation normalerweise ein etwas dünnerer Tubus verwendet werden muss als für die orotracheale Intubation, ist der Atemwegswiderstand normalerweise erhöht und das endotracheale Absaugen ist erschwert. Bei der nasalen Intubation kommt es manchmal zur Beschädigung der Blockermanschette und gelegentlich zu stärkerem Nasenbluten (stärkere Gerinnungsstörungen stellen eine Kontraindikation für eine nasotracheale Intubation dar). Bei Kopfbewegungen kommt es zu stärkeren Bewegungen der Tubusspitze als bei einem orotrachealen Tubus. Ein nasotrachealer Tubus lässt sich besser fixieren, sodass versehentliche Extubationen seltener sind.

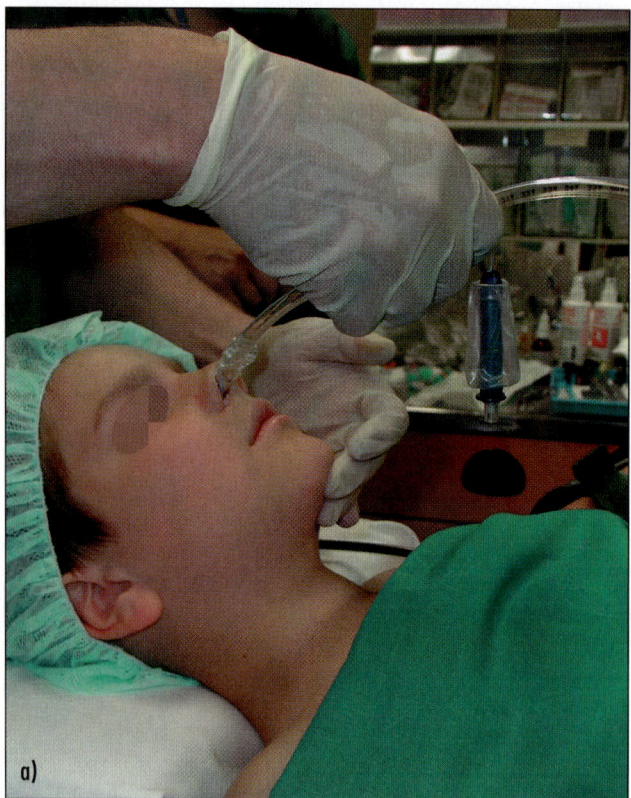

Abb. 7.9 Nasotracheale Intubation unter laryngoskopischer Sicht; **a**: Einführen des nasotrachealen Tubus in den Naseneingang;

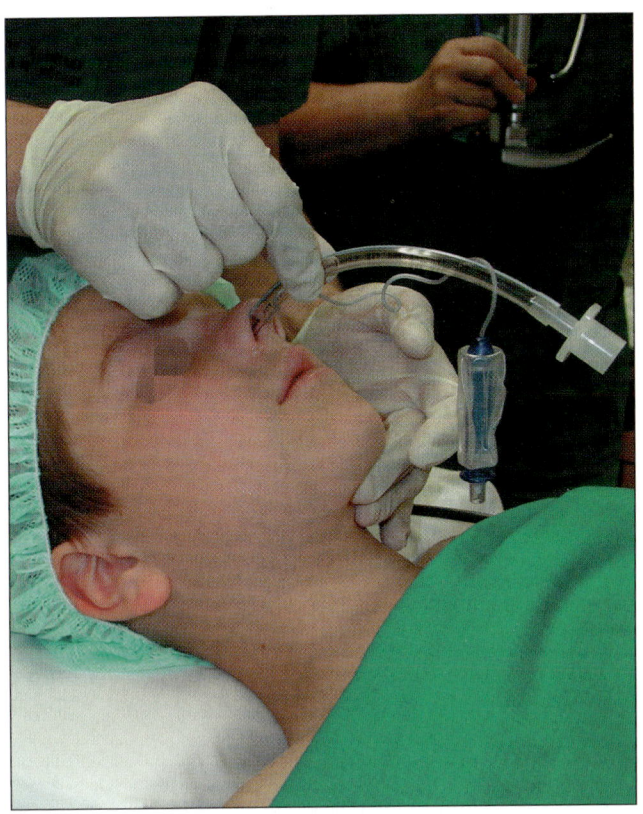

Abb. 7.9 b vorsichtiges Vorschieben des Tubus durch die Nase;

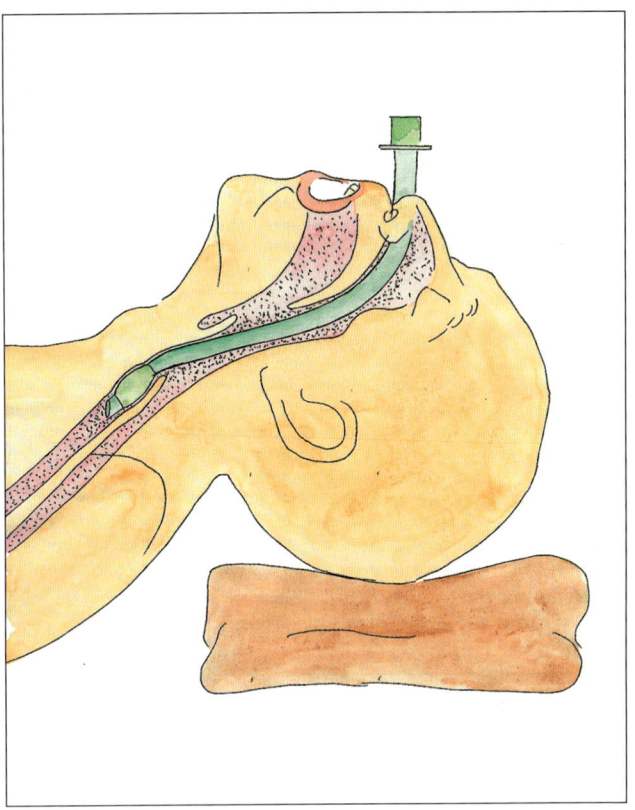

Abb. 7.9 d korrekt platzierter nasotrachealer Tubus;

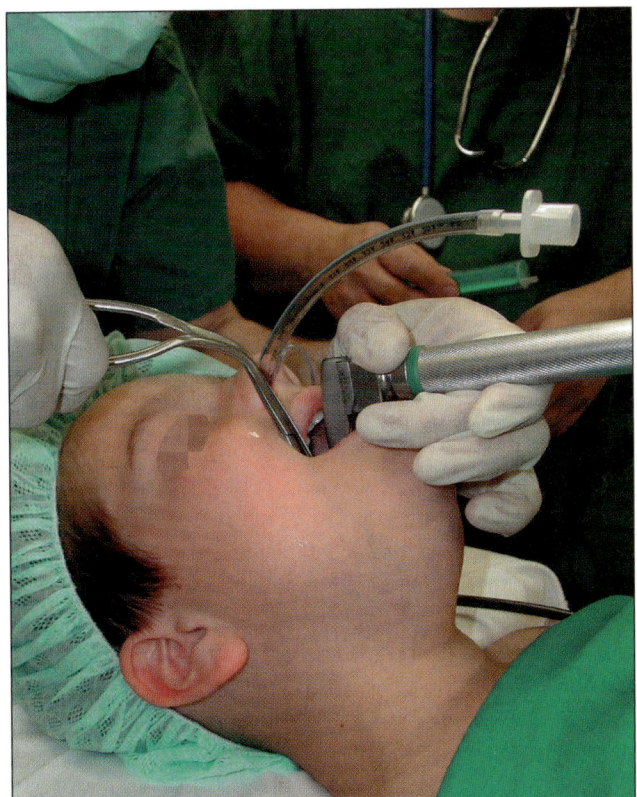

Abb. 7.9 c Fassen der Tubusspitze mit der Magill-Zange;

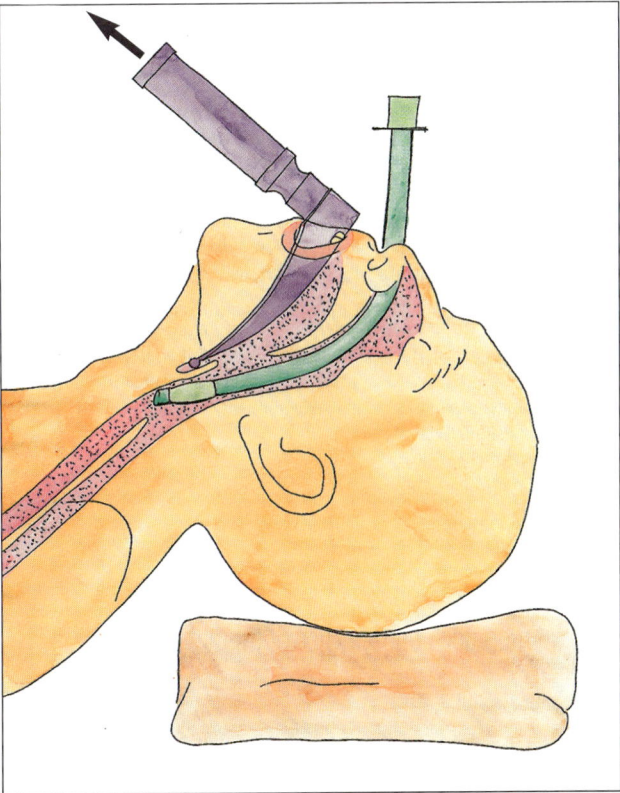

Abb. 7.9 e eingeführtes Laryngoskop mit angedeuteter Zugrichtung (schematisch).

Intubation des wachen, spontan atmenden Patienten

Eine Intubation am wachen, spontan atmenden Patienten ist stets dann zu empfehlen, wenn Intubations- und/oder Maskenbeatmungsprobleme erwartet werden. Zumeist wird hierbei eine fiberbronchoskopische Intubation (Kap. 27.4, S. 586), nur noch sehr selten eine blinde nasotracheale Intubation (s.u.) vorgenommen.

Detailwissen: Blinde nasotracheale Intubation

In Ausnahmefällen kann eine sog. blinde nasotracheale Intubation versucht werden. Seit Einführung der fiberoptischen Intubation wird die blinde nasotracheale Intubation nur noch sehr selten durchgeführt. Sie darf nur am spontan atmenden Patienten durchgeführt werden. Der Patient kann zum Intubationsversuch sediert und analgesiert werden oder der Intubationsversuch kann unter einer Inhalationsanästhesie bei erhaltener Spontanatmung vorgenommen werden. Es wird ein etwas kleinerer Tubus verwendet als für die orotracheale Intubation normalerweise üblich, bei Erwachsenen meist ein 7,0er- oder 7,5er-Tubus.

Für die Intubation wird der Kopf des Patienten durch Hochlagern auf einem ca. 10 cm hohen Kissen in die verbesserte Jackson-Position gebracht. Der nasale Tubus wird nun, wie bei der Technik der nasotrachealen Intubation unter laryngoskopischer Sicht beschrieben, durch die Nase bis in den Pharynx eingeführt. Am Tubusende ist bei Annäherung des Ohres eine Luftströmung hör- und fühlbar. Der Tubus wird nun unter Hörkontrolle dirigiert. Je näher die Tubusspitze vor dem Kehlkopfeingang liegt, desto besser sind die Strömungsgeräusche am Tubusende hör- und fühlbar. Liegt die Tubusspitze direkt vor der Stimmritze, sind die Strömungsgeräusche am lautesten. Während einer Inspiration wird nun versucht, den Tubus durch die Stimmritze zu schieben. Gleitet der Tubus durch die Stimmritze, ist eine kräftige Luftströmung am Tubusende hör- und fühlbar. Der Patient hustet meist auch kurzfristig. Beim Abgleiten des Tubus in den Ösophagus ist plötzlich keine Luftströmung mehr am Tubusende nachweisbar, obwohl der Patient weiteratmet. Das beschriebene Intubationsmanöver muss nun wiederholt werden. Bei der blinden nasalen Intubation gelingt es häufig nicht auf Anhieb, die Tubusspitze durch die Stimmritze zu dirigieren. Die Tubusspitze kann sich z.B. vor der Stimmritze in der Falte zwischen Zungengrund und Epiglottis (Plica glossoepiglottica) verfangen. Beim Vorschieben des Tubus tritt ein Widerstand auf und der Hals wölbt sich meist nach ventral vor. Bei einem erneuten Versuch empfiehlt es sich, den Kopf des Patienten etwas anzuheben, wodurch die Tubusspitze weiter nach dorsal verlagert wird. Kommt die Tubusspitze dagegen zu weit dorsal, also hinter dem Kehlkopfeingang, zu liegen, gleitet der Tubus in den Ösophagus ab. Bei einem erneuten Versuch empfiehlt es sich, den Kopf des Patienten stärker zu überstrecken, wodurch die Tubusspitze weiter nach ventral verlagert wird. Verfängt sich dagegen die Tubusspitze seitlich der Stimmritze, tritt beim Vorschieben des Tubus Widerstand auf und der Hals wölbt sich meist seitlich vor. Bei einem erneuten Versuch empfiehlt es sich, den Tubus etwas zur Gegenseite zu rotieren, wodurch die Tubusspitze zur Mitte hin verlagert wird.

Nach Intubation (Abb. 7.9e):
- Blocken des Tubus (s.u.)
- Lagekontrolle des Tubus (s.u.)
- Fixierung des Tubus (s.u.)
- erneute Lagekontrolle des Tubus (s.u.)

Maßnahmen nach endotrachealer Intubation

Blocken des Tubus

Sofort nach der Intubation muss die Anästhesiepflegekraft den Tubus-Cuff blocken, indem mit einer üblichen 10- oder 20-ml-Spritze, einer sog. Blockerspritze, soviel Luft in die Manschettenzuleitung eingeblasen wird, bis der Tubus bei

Beatmung gerade dicht ist, also keine Luft mehr am Tubus vorbei aus der Trachea entweicht. Dies muss durch genaues Hören am Mund des Patienten festgestellt werden.

> Also: Blocken nach Gehör!

Bei »low-pressure-cuffs« sollte der Manschettendruck normalerweise ca. 20–25 mm Hg betragen. Bei zu geringem Blocken ist der Tubus undicht. Bei der Beatmung entweicht ein Teil des Atemhubvolumens neben dem *unzureichend geblockten Tubus* aus der Trachea. Dieses Entweichen von Luft kann meist auf Distanz oder am Mund des Patienten gehört bzw. mit dem Stethoskop am Hals des Patienten auskultiert werden. Bei unzureichender Blockung des Cuffs kann eine u.U. im Rachen befindliche Flüssigkeit in die Trachea eindringen (Aspiration; Kap. 29, S. 607). Ist der Tubus dagegen *zu stark geblockt,* droht eine druckbedingte Schädigung der Trachealschleimhaut im Bereich des Tubus-Cuffs.

> Normalerweise ist bei den heute üblichen »low-pressure-cuffs« ein Druck von ca. **20–25 mm Hg** notwendig (Kap. 4.1.1, S. 48)

Das bei einer Narkose üblicherweise verwendete Lachgas diffundiert in sämtliche lufthaltige Räume (des Körpers), also auch in die geblockte Tubusmanschette (Kap. 5.1.3, S. 95). Hierdurch nehmen Volumen und Druck im Cuff zu, wodurch die Trachealschleimhaut stärker komprimiert und ihre Durchblutung gestört werden kann (S. 201). Deshalb muss der Cuff bei längeren Narkosen – bei denen Lachgas verwendet wird – mehrmals neu geblockt werden. Hierbei soll der Cuff-Druck langsam nur soweit abgelassen werden, dass der Tubus gerade undicht wird. Danach ist der Tubus erneut nach Gehör zu blocken. Im Idealfall sollte zur Kontrolle ein **Cuff-Druckmesser** verwendet werden. Dieses Gerät wird an die Blockerzuleitung angeschlossen und zeigt den aktuellen Cuff-Druck an. Außerdem ermöglicht es, den Cuff-Druck entsprechend nachzuregeln (Abb. 7.10).

Lagekontrolle des Tubus

Die Spitze des Endotrachealtubus sollte im mittleren Drittel der Trachea zu liegen kommen. Eine stets drohende Gefahr bei der endotrachealen Intubation ist die versehentliche **Fehlintubation in den Ösophagus**. Deshalb ist es unmittelbar nach jeder Intubation zwingend notwendig, sich von der korrekten Lage des Tubus zu überzeugen. Um die richtige endotracheale Lage des Tubus zu überprüfen, gibt es eine Reihe von Möglichkeiten (Tab. 7.2, Birmingham et al. 1986). Wurde der Tubus unter guter laryngoskopischer Sicht sicher durch die Stimmritze vorgeschoben, stellt dies ein sicheres Zeichen für eine erfolgreiche endotracheale Intubation dar. Leider ist die Stimmritze bei der direkten Laryngoskopie oft nur schlecht einsehbar. Die einfachste Kontrollmaßnahme besteht darin, die Lunge beidseits in den lateral-peripheren Ober- und Unterfeldern zu **auskultieren**. Bei richtiger Tubuslage ist normalerweise über beiden Lungen ein seitengleiches Atemgeräusch zu hören und gleichzeitig ist erkennbar, dass sich der Thorax beatmungssynchron und beidseitig hebt. Die Auskultation der Lunge sowie die Beobachtung der Atemexkursionen sind allerdings kein sicheres Verfahren (Andersen u. Schulz-Lebahn 1994). Bei Fehlintubation in die Speiseröhre können u. U. die aus dem Ösophagus fortgeleiteten Strömungsgeräusche als Atemgeräusche fehlinterpretiert werden. Andererseits können manchmal trotz richtiger Intubation – z.B. bei Emphysematikern – nur sehr schwer Atemgeräusche gehört werden. Falls über beiden Lungen kein Atemgeräusch auskultierbar ist, wurde vermutlich in den Ösophagus intubiert (Abb. 7.11). Beim sofortigen Auskultieren über der Magengegend ist dann normalerweise das von der Lagekontrolle der Magensonde bekannte Blubbern über dem Magen zu hören. Teilweise wird daher die routinemäßige Auskultation beider Axillen sowie der Magengegend empfohlen (Andersen u. Schulz-Lebahn 1994). Eine andere Möglichkeit besteht darin, unmittelbar nach der Intubation kurz mit dem Handballen auf das Sternum des Patienten zu drücken. Am aboralen Tubusende kann mit dem angenäherten Ohr bei Intubation ins Tracheobronchialsystem die **entweichende Luftströmung** aus der Lunge gehört und gefühlt werden. Diese Methode ist jedoch nicht absolut sicher, insbesondere beim starren Emphysematiker kann diese Methode manchmal versagen. Bei durchsichtigen Plastiktuben kann während der Exspiration ein Niederschlag von Wasserdampf im Tubuslumen erkannt werden. Dies ist zwar ein Hinweis, aber kein sicherer Beweis für eine endotracheale Lage des Tubus. Ist es sicher, dass der Tubus im Tracheobronchialsystem liegt, kann die Lunge in Ruhe mehrfach auskultiert werden, um eine einseitige Intubation auszuschließen.

Das sicherste Verfahren, um zu überprüfen, ob eine ösophageale oder endotracheale Intubation vorliegt, besteht darin, kurz nach der Intubation ein **Kapnometer** anzuschließen (Buckingham 1986). Lässt sich im Exspirationsgemisch CO_2 nachweisen, ist der Patient ziemlich sicher endotracheal intubiert. Es sind lediglich einige seltene Ausnahmen zu beachten: wurden vorher kohlensäurehaltige Getränke getrunken, ist bei ösophagealer Intubation zumindest initial CO_2 in der Ausatemluft nachweisbar (»Coca-Cola-Komplikation«). Innerhalb von ca. fünf Atemzügen ist das CO_2 jedoch aus dem Magen ausgewaschen. Auch nach einer schwierigen Maskenbeatmung kann bei einer ösophagealen Intubation während der ersten Beatmungshübe evtl. CO_2 nachgewiesen werden, falls Ausatemgemisch in den Magen geblasen wird. Nach wenigen Atemhüben ist das CO_2 jedoch ausgewaschen. Andererseits kann trotz endotrachealer Intubation kein CO_2 nachgewiesen werden, falls z. B. aufgrund eines Herzstillstands kein CO_2 in den Lungen abgeatmet wird (Kap. 8.1.3, S. 246). Die

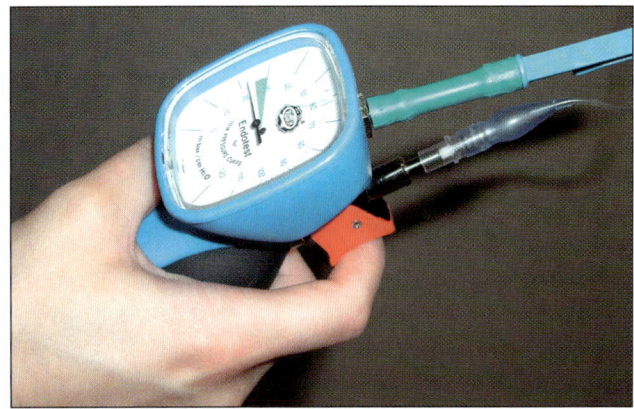

Abb. 7.10 Cuff-Druckmesser.

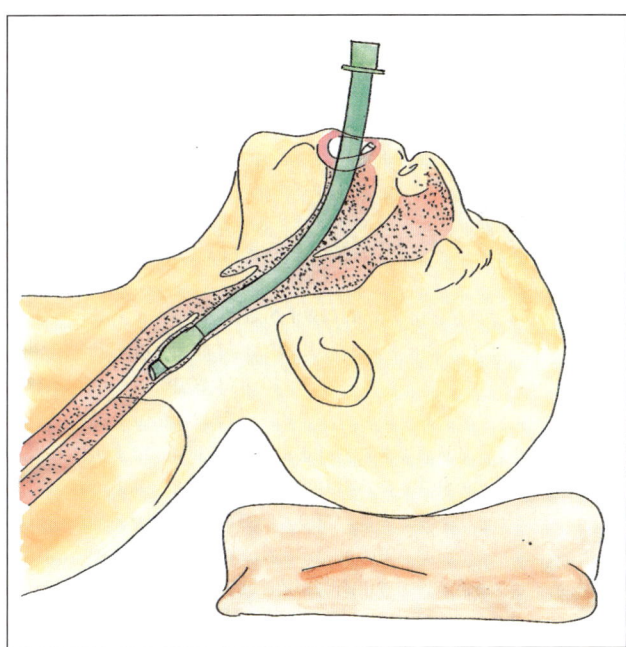

Abb. 7.11 Fehlplatzierter Orotrachealtubus (Intubation in den Ösophagus).

CO_2-Messung ist dann absolut sicher, wenn über mindestens eine Minute relativ konstante CO_2-Werte ungefähr im Normbereich nachweisbar sind.

Ein weiteres sicheres Zeichen für die endotracheale Tubuslage ist die bronchoskopische Bestätigung. Auch eine laryngoskopische Inspektion des Kehlkopfes nach erfolgter Intubation ist ein sicheres Zeichen, falls hierbei der Kehlkopfeingang gut einstellbar ist und der Tubus zwischen den Stimmbändern liegt. Auch anhand einer (allerdings meist erst deutlich verzögert) abfallenden pulsoximetrischen Sättigung kann eine bisher nicht erkannte Fehlintubation bemerkt werden.

Nach einer versehentlichen ösophagealen Intubation muss der Tubus umgehend entfernt, der Patient mit 100% Sauerstoff zwischenbeatmet und erneut intubiert werden. Nach geglückter endotrachealer Intubation muss nun eine Magen-

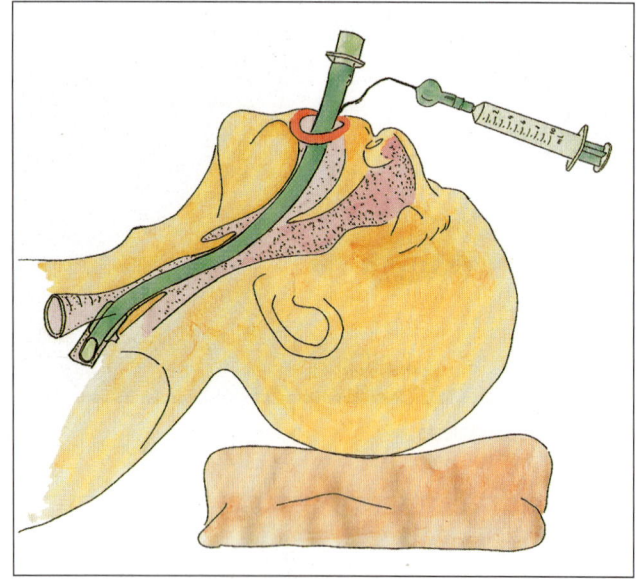

Abb. 7.12 Fehlplatzierter Orotrachealtubus (endobronchiale Intubation).

schen Verhältnisse ähnlich wie beim Erwachsenen, sodass auch in dieser Altersgruppe ein zu tief eingeführter Tubus zumeist in den rechten Hauptbronchus eindringt (Kap. 64.2, S. 855). Im Falle einer nicht bemerkten einseitigen endobronchialen Lage der Tubusspitze droht eine Atelektase (mit Rechts-links-Shunt) in der nicht belüfteten Lunge. Bei einseitiger Intubation muss der vorher wieder entblockte Tubus 1–2 cm zurückgezogen werden, anschließend wird die Lage erneut kontrolliert.

Nach jeder Intubation sollte der Patient auf jeden Fall kurzfristig von Hand (manuell) beatmet werden. Bei der manuellen Beatmung kann einerseits wesentlich besser auskultiert werden als bei der maschinellen Beatmung, andererseits kann bei einiger Erfahrung meistens auch am Beatmungsbeutel gefühlt werden, wenn an der Beatmung »etwas nicht stimmt« (Andersen u. Schulz-Lebahn 1994).

Bestehen Zweifel, ob der Tubus richtig platziert wurde, gilt stets die Regel:

> »When in doubt – take it out!« (falls Zweifel bestehen – ziehe ihn heraus!)

Fixierung des Tubus

Ist der Tubus geblockt und die Tubuslage als richtig befunden, muss der Tubus in dieser Lage fixiert werden. Hierbei ist der Tubus beim erwachsenen Patienten ca. 22 cm (bei Frauen ca. 21 cm, bei Männern ca. 23 cm) über die Lippen (bis in die Tracheamitte) eingeführt. Ein nasaler Tubus sollte beim Erwachsenen ca. 3 cm tiefer eingeführt werden. Als Beißschutz für einen orotrachealen Tubus muss zusätzlich ein Guedel-Tubus (Kap. 4.1.5, S. 56) eingeführt werden. Der Guedel-Tubus kann ein Zusammenbeißen und damit eine Einengung des Lumens des Endotrachealtubus wirksam verhindern. Es hat sich die Fixierung des orotrachealen Tubus mit zwei langen Leukoplaststreifen bewährt (Abb. 7.13 a). Der Leukoplaststreifen wird erst über die eine Wange geklebt, dann möglichst nahe am Mund einmal um den Tubus geschlungen und

sonde gelegt werden, um die in den Magen geblasene Luft zu entfernen.

Ist das Atemgeräusch auf einer Seite wesentlich lauter oder gar nur auf einer Seite zu auskultieren, spricht dies dafür, dass der Tubus zu weit, bis in einen **Hauptbronchus**, eingeführt wurde. Da beim Erwachsenen der rechte Hauptbronchus etwas größer ist und richtungsmäßig ungefähr die Fortsetzung der Trachea darstellt – während der linke Hauptbronchus etwas kleiner ist und in einem größeren Winkel abgeht (Abb. 7.12) – gleitet ein zu weit eingeführter Tubus bei Erwachsenen zumeist in den rechten Hauptbronchus ab. Auch die Tatsache, dass Endotrachealtuben stets an der linken Seite der Tubusspitze angeschrägt sind (Kap. 4.1.1, S. 48), begünstigt im Falle eines zu weiten Vorschiebens eine rechtsendobronchiale Lage. Im Falle einer rechtsseitigen endobronchialen Tubuslage ist die linke Lunge schwächer oder gar nicht ventiliert. Beim Säugling und Kleinkind sind die anatomi-

Tab. 7.2 Sichere und unsichere Zeichen bei der Überprüfung der Tubuslage.

sichere Zeichen	unsichere Zeichen
▪ endexspiratorische CO_2-Messung: >60 Sekunden; CO_2 > 40 mm Hg; Ausnahme: bei Herzstillstand ist trotz endotrachealer Intubation kein CO_2 nachweisbar; bei vorangegangenem Genuss kohlensäurehaltiger Getränke ist trotz ösophagealer Intubation CO_2 nachweisbar, allerdings nur für eine Dauer von < 60 Sekunden; Kap. 8.1.3, S. 246 ▪ bronchoskopische Bestätigung ▪ direkte Inspektion der Glottis (falls gut einsehbar) ▪ S_aO_2-Abfall (verzögert) ▪ rhythmische, atemsynchrone Volumenänderungen des Beatmungsbeutels beim spontan atmenden Patienten	▪ Auskultation ▪ beatmungssynchrone Thoraxbewegungen ▪ Luftstrom am aboralen Tubusende bei Thoraxkompression ▪ beamtmungssynchroner Feuchtigkeitsbeschlag bei durchsichtigen Endotrachealtuben ▪ Auskultation des Magens ▪ exspiratorische Füllung des Beatmungsbeutels bei manueller Beatmung

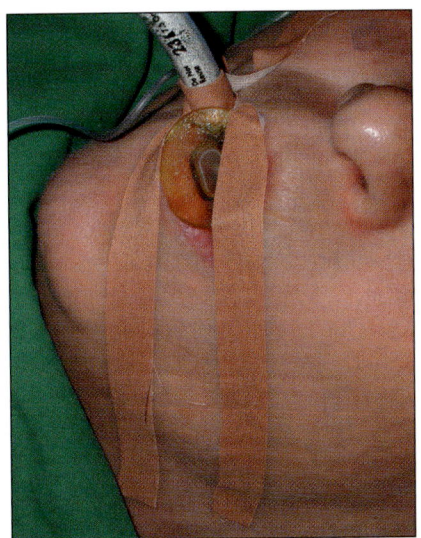 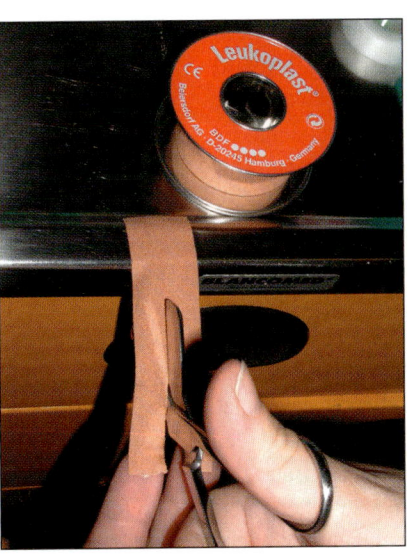 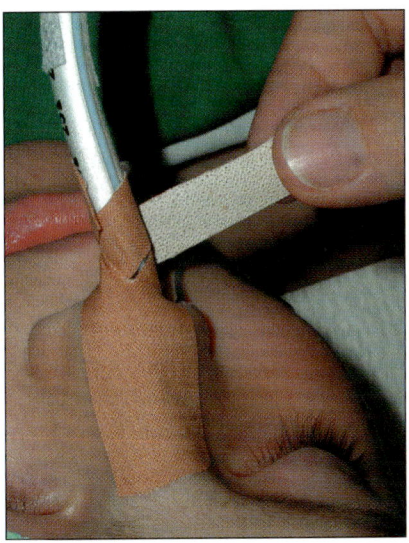

Abb. 7.13 Tubusfixierung; **a**: mit Pflasterstreifen im Mundwinkel fixierter Orotrachealtubus;

Abb. 7.13b Vorbereitung eines Pflasters für die Fixierung eines nasotrachealen Tubus;

Abb. 7.13c mit Pflasterstreifen fixierter nasotrachealer Tubus.

sodann über die andere Wange geklebt. Ein zweiter Leukoplaststreifen wird in gleicher Art und Weise (aber gegenläufig) festgeklebt. Dieser zweite Pflasterstreifen wird jedoch zusätzlich noch über die auf den Lippen liegende Abschlussplatte des Guedel-Tubus geklebt, wodurch dieser mit fixiert wird. Falls der Patient einen Vollbart hat, kann meist kein Pflaster verwendet werden. Der Tubus muss dann z. B. mit einem um den Nacken geschlungenen Band (z. B. Mullbinde) festgebunden werden.

Zur Fixierung eines nasotrachealen Tubus hat sich ein breiter, ca. 7–10 cm langer Leukoplaststreifen bewährt, der an einem Ende ca. 4 cm weit eingeschnitten wird (Abb. 7.13b). Das breite Ende wird auf die Nase geklebt, die beiden Füßchen jeweils von einer Seite um den Tubus geschlungen (Abb. 7.13c).

Nach der Fixierung des Tubus muss immer nochmals auskultiert werden, ob das Atemgeräusch noch beidseits gleich laut ist. Manchmal disloziert der Tubus während des Fixierens, rutscht z.B. weiter in die Trachea hinein und es kommt zur einseitigen endobronchialen Intubation.

Mögliche Komplikationen durch Intubation und Endotrachealtubus

Verletzungen bzw. Ausbrechen von Zähnen: Bei unsachgemäßer Handhabung des Laryngoskops kann es zur Beschädigung von Zähnen, insbesondere der oberen Schneidezähne kommen. Die Inzidenz wird mit ca. 1:1800–1:6000 angegeben (Wulf et al. 1993; Deppe et al. 1998). Zahnverletzungen können in intraalveolare Verletzungen (Zahnwurzelfraktur, Zahnluxation) und in extraalveolare Frakturen (Fraktur der Zahnkrone) unterteilt werden. Während intraalveolare Verlet-

zungen normalerweise durch weiche Gewalteinwirkung (mit zwischen Zahn und Laryngoskop eingeklemmter Lippe) entstehen, sind extraalveolare Zahnverletzungen durch direkte, harte Traumen bedingt. Ausgebrochene Gebissteile müssen umgehend entfernt werden, damit sie nicht in die Trachea eindringen können. Bereits ins Tracheobronchialsystem eingedrungene Gebissteile müssen evtl. radiologisch dargestellt und bronchoskopisch entfernt werden. Vollständig luxierte, gesunde Zähne sollten idealerweise in einer sog. Zahnrettungsbox aufbewahrt werden. Dadurch kann das an der Wurzeloberfläche verbliebene Desmodentalgewebe für 24 Stunden überlebensfähig gehalten werden, während bei einer trockenen Aufbewahrung die Überlebensfähigkeit dieses Gewebes nur ca. 30 Minuten beträgt. Solche Zahnrettungsboxen sind auf Rezept über die Apotheken zu beziehen. Sowohl im Notarztwagen als auch im Operationsbereich sollte eine solche Zahnrettungsbox vorrätig sein. Zahnbeschädigungen sind stets zu dokumentieren. Es ist umgehend ein zahnärztliches oder kieferchirurgisches Konsil anzufordern.

Quetschung der Lippe: Bei unvorsichtiger Intubation kann es zur Quetschung der Lippe, insbesondere der Oberlippe zwischen Zahnreihe und Laryngoskop kommen.

Verletzung der Nasen-, Rachen- und Trachealschleimhaut: Eine nasotracheale Intubation kann zu Verletzungen und u.U. starken Blutungen aus der Nasen- und Rachenschleimhaut führen. Verletzungen der Nasenscheidewand, der Nasenmuscheln, der Adenoide, Verlegung der Tuba eustachii und Sinusitis maxillaris sind weitere Komplikationsmöglichkeiten einer nasotrachealen Intubation. Zu starkes Blocken des Tubus-Cuffs sowie eine Langzeitintubation können zu Druckschädigung der Trachealschleimhaut führen. Der Manschettendruck sollte bei »low-pressure-cuffs« normalerweise ca. 20–25 mm Hg betragen. Der kapilläre Perfusionsdruck in der Trachealschleimhaut beträgt ca. 32–35 mm Hg. Es wird davon ausgegangen, dass er überschritten wird, wenn der Druck in der Blockermanschette ca. 32 mm Hg übersteigt. Es drohen Schleimhautnekrosen, im Extremfall können Trachealnekrosen mit ösophagotrachealer Fistel auftreten (Abbey et al. 1989). Schon nach wenigen Stunden können bei einer übermäßigen Blockung Ulzera entstehen, die sich postoperativ meist in Form von Schmerzen und Heiserkeit äußern. Bleiben solche Beschwerden postoperativ längere Zeit bestehen, ist eine tracheoskopische Untersuchung angezeigt. Falls die Schleimhaut bereits zum Zeitpunkt der Intubation entzündet ist (z. B. Infekt), ist von einer erhöhten Vulnerabilität der Schleimhaut auszugehen. Außerdem kommt es während der maschinellen Beatmung zu geringfügigen, atemsynchronen Scheuerbewegungen des Tubus an der Schleimhaut, vor allem an der Tubusspitze sowie an der Rachenhinterwand. Auch Kopfbewegungen des Patienten begünstigen solche Scheuerläsionen. Folge kleiner Schleimhautläsionen sind 2–3 Tage dauernde Halsschmerzen, Schluckbeschwerden und Heiserkeit nach der Extubation. Vor allem bei Kindern kann eine Verletzung der subglottischen Trachealschleimhaut nach der Extubation zu einer starken Schwellung mit Einengung des Tracheallumens und damit zu Atemnot führen. Sehr selten können größere, subglottische Trachealschäden zu einer schweren, narbigen Stenose der Trachea führen, die u. U. eine operative Korrektur notwendig macht. Diese Probleme treten zumeist bei langzeitintubierten intensivpflichtigen Patienten auf. Die Stenosen entwickeln sich zumeist dort, wo die Tubusmanschette bzw. die Tubusspitze auf die Schleimhaut Druck ausübt! Bei Verwendung von Führungsstäben zur orotrachealen Intubation kann es zu Verletzungen, im Extremfall zur Perforation der Trachea kommen, wenn diese versehentlich deutlich über die Tubusspitze herausragen und falls nicht mit dem notwendigen Feingefühl intubiert wird (Kap. 4.1.2, S. 54). Schleimhautschädigungen durch den Tubus treten bei Kindern aufgrund der sehr engen anatomischen Verhältnisse sowie der sehr empfindlichen und zu Ödemen neigenden Schleimhaut besonders leicht auf (Kap. 64.2.1, S. 854). Auch bei Frauen sind aufgrund der kleineren Strukturen häufiger Larynx- und Trachealschäden zu erwarten.

Trachealruptur: Im Rahmen einer schwierigen endotrachealen Intubation (Bein et al. 1991), Tracheoskopie, Bronchoskopie, einer Intubation durch Unerfahrene (Rollins u. Tocino 1987) – insbesondere unter Verwendung eines Führungsstabes –, einer übermäßigen Blockung der Tubusmanschette (Striebel et al. 1995b; Törnvall et al. 1971) oder möglicherweise einer exzentrischen Entfaltung einer Low-volume-high-pressure-Manschette (Striebel et al. 1995b) kann evtl. eine iatrogene Trachealruptur auftreten. Häufiger wird eine solche Verletzung bei Verwendung eines Doppellumentubus beschrieben, aber auch nach anscheinend atraumatischen Intubationen wurde dies beobachtet (Wagner et al.

1985). Auch massives Husten oder Kopfbewegungen wurden bei intubierten Patienten für eine Trachealverletzung angeschuldigt. Die Läsionen befinden sich zumeist im Bereich der Pars membranacea kurz oberhalb der Carina (Rollins u. Tocino 1987). Operative Manipulationen, eine Mediastinitis oder eine bakterielle Tracheitis können mit dafür verantwortlich sein, dass es auch trotz sorgfältiger Manschettendruckkontrolle zu einer Trachealzerreißung kommen kann. Symptome einer Trachealruptur sind Hautemphysem, Beatmungsprobleme, Pneumothorax und Mediastinalemphysem. Als typisches radiologisches Zeichen wird eine im Verhältnis zur Trachea stark nach rechts verlagerte Tubusspitze beschrieben (Rollins u. Tocino 1987). Eine Hämoptoe ist dagegen kein typisches Zeichen. Die Diagnose einer Trachealruptur wird oft dadurch erschwert, dass sie evtl. erst nach vielen Stunden klinisch manifest wird. Wichtig ist jedoch die frühzeitige Diagnosestellung. Bei Verdacht auf eine Trachealruptur sollte umgehend eine fiberbronchoskopische Untersuchung durchgeführt werden. Zumeist wird eine umgehende operative Versorgung propagiert. In Einzelfällen wurde allerdings auch ein erfolgreicher konservativer Therapieversuch beschrieben (d'Odemont 1991).

Heiserkeit: Postoperativ kommt es öfter zu einer 2–3 Tage anhaltenden Heiserkeit. Bei Verwendung relativ großer Tuben scheint die Inzidenz erhöht zu sein.

Verletzung des Kehlkopfes: Bei grober Intubation, nach Langzeitintubation sowie bei der Wahl eines zu großen Tubus kann es zu Ulzerationen und Druckschädigungen an den Stimmbändern kommen. Sehr selten wurden auch meist vorübergehende ein- oder doppelseitige Stimmbandlähmungen durch druckbedingte Nervenschädigungen beschrieben. Eine druckbedingte Nervenschädigung droht vor allem dann, wenn der Cuff zu knapp hinter der Glottis liegt. Eine mögliche Spätkomplikation nach Intubation können auch sog. Stimmbandgranulome sein, die sich meist in einer hartnäckigen Heiserkeit äußern. Wenn sie sich durch Stimmschonung nicht zurückbilden, müssen sie entfernt werden. Sie treten selten bei Kindern, meist bei Erwachsenen, vor allem bei Frauen auf und befinden sich meist unilateral im dorsalen Stimmbandbereich. Es wird angenommen, dass initial ein kleines Ulkus an der späteren Granulomstelle bestand. Selten kann es durch die Intubation oder den liegenden Tubus auch zu einer (Sub-) Luxation des Aryknorpels kommen. Dies äußert sich postoperativ in Phonationsstörungen, Schluckschmerzen und evtl. in Dyspnoe.

Auslösen vegetativer Reflexe bei der Intubation: Bei der Intubation in zu oberflächlicher Narkose können vegetative Reflexe ausgelöst werden. Eine Vagusstimulierung (Kap. 3.2.6, S. 39) kann sich als Bradykardie, Laryngospasmus (Kap. 33.2, S. 636) mit Intubationsschwierigkeiten und/oder als Bronchospasmus (Kap. 33.3, S. 637) mit Beatmungsproblemen äußern. Eine stressbedingte Sympathikusstimulierung führt zur Herzfrequenzsteigerung, evtl. mit Herzrhythmusstörungen, und zur Blutdrucksteigerung. Insbesondere bei koronarsklerotischen Patienten und bei Hypertonikern sind intubationsbedingte Blutdruckanstiege und Tachykardien unerwünscht (Kap. 40.3, S. 677).

Fehlintubation: Die Gefahr einer Fehlintubation in den Ösophagus sowie eine zu tiefe Intubation mit einseitiger Ventilation sind durch eine sofortige Lagekontrolle des Tubus (s. o., S. 198) stets auszuschließen.

Tubusdislokation: Es ist zu beachten, dass die Tubusspitze bei Kopfbewegungen dislozieren kann. Bei Überstreckung des Kopfes kann bei Erwachsenen die Tubusspitze um bis zu 1,9 cm nach kranial wandern, beim Beugen des Kopfes kann die Tubusspitze bis zu 1,9 cm tiefer treten. Hierdurch kann es evtl. auch zu einer versehentlich zu tiefen, endobronchialen Intubation kommen. Wird der Kopf zur Seite gedreht, wandert die Tubusspitze um ca. 0,7 cm nach kranial. Auch für Kinder sind ausgeprägte Lageveränderungen der Tubusspitze beschrieben, wenn z. B. die für HNO-Operationen (z. B. Adenotomie, Tonsillektomie; Kap. 71.5.1, S. 1011) notwendigen Kopflagerungen durchgeführt werden (Sugiyama u. Yokoyama 1996). Bei einer Laparotomie mit Anlage eines Kapnoperitoneums, bei Schocklagerung oder in der Steinschnittlagerung kommt es durch das nach kranial verlagerte Zwerchfell auch zu einer Kranialverlagerung der Carina, evtl. mit sekundärer endobronchialer Lage der Tubusspitze.

Tubusverlegung: Ursachen einer Tubusverlegung können ein abgeknickter Tubus, eingetrocknetes Sekret oder sonstiges Fremdmaterial im Tubus sein. Sehr selten kann auch eine sog. Cuff-Hernie (Abb. 7.14) den Tubus akut verlegen. Vor allem bei wieder verwendbaren Tuben kann durch eine Materialermüdung eine hernienartige Vorwölbung des geblockten Cuffs an seiner schwächsten Stelle entstehen. Diese Cuff-Hernie kann sich u. U. bis vor die Tubusöffnung ausdehnen und diese verlegen. Die Beatmung ist plötzlich erschwert. Es fallen hohe Beatmungsdrücke auf. Beim Überprüfen der Tubusdurchgängigkeit mit einem Absaugkatheter tritt an der Tubusspitze ein Hindernis auf. Nach Entblocken des Tubus-Cuffs ist der Tubus typischerweise wieder durchgängig. Auch bei dem nicht erlaubten Zurückziehen eines geblockten Tubus kann sich die Cuff-Manschette evtl. vor die Tubusöffnung legen. Bei Lagekorrektur des Tubus muss der Tubus-Cuff vorher immer entblockt werden. Auch hier wird die Störung durch Entblocken des Cuffs beseitigt.

Beschrieben wurde auch eine Verlegung des Innenlumens des Tubus durch eine lachgasgefüllte Blase. Dies kann bei Latex-Tuben (Woodbridge-Tuben; Kap. 4.1.1, S. 52) auftreten, die aufgrund von Materialdefekten unter der Innenschicht eine Luftblase besitzen. Bei Verwendung von Lachgas diffundiert dieses in diese Luftblase und kann zu einer Volumen- und Druckzunahme in der Blase mit teilweiser oder vollständiger Tubusverlegung führen. Wird der Tubus mit einem Absaugkatheter auf Durchgängigkeit geprüft, tritt ein Hinder-

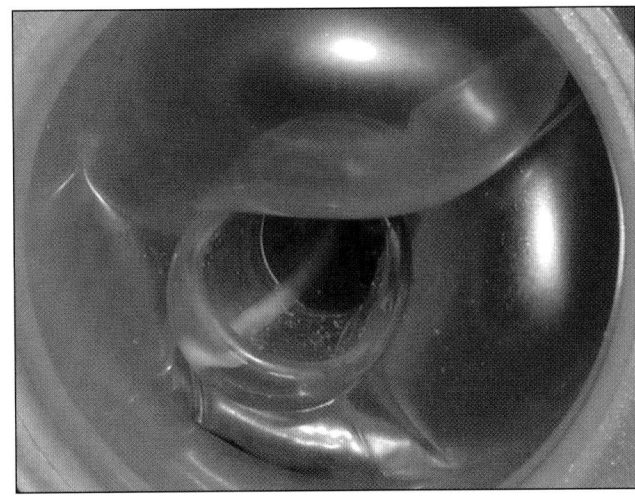

Abb. 7.14 Geblockter Endotrachealtubus mit vorgewölbter Cuff-Hernie.

nis auf. Durch ein Entblocken des Tubus-Cuffs lässt sich dieses Beatmungshindernis jedoch nicht beheben. Der Tubus muss umgehend entfernt bzw. ausgetauscht werden.

Diskonnektion: Ein nicht sofort bemerktes Lösen einer Schlauchverbindung, eine sog. Diskonnektion, kann fatale Folgen haben.

> Die Alarmsysteme des Narkoseapparates dürfen wegen der Gefahr einer Diskonnektion niemals ausgeschaltet sein!

Extubationsprobleme: Bei oder kurz nach der Extubation kann ein Laryngospasmus (Kap. 33.2, S. 636) entstehen, wenn z. B. Sekret, Blutkoagel oder Fremdmaterial den Kehlkopfeingang irritieren oder wenn zu einem ungünstigen Zeitpunkt (z. B. während des Exzitationsstadiums; Kap. 5.1.3, S. 107) extubiert wird. Vor der Extubation ist daher immer ein sorgfältiges Absaugen des Rachens (ggf. unter laryngoskopischer Sicht) erforderlich. Die Extubation sollte möglichst am ausreichend spontan atmenden Patienten mit zurückgekehrten Schutzreflexen vorgenommen werden. Während oder nach der Extubation müssen Patienten des Öfteren erbrechen. Sind hierbei die Schutzreflexe noch nicht zurückgekehrt, droht eine Aspiration (s. auch Kap. 29, S. 607).

Nach der Extubation kann auch ein Kehlkopfödem oder ein subglottisches Ödem imponieren. Zumeist handelt es sich um ein- bis vierjährige Kinder, die nach der Extubation an Heiserkeit, einem bellenden, trockenen (Krupp-artigen) Husten, evtl. auch unter einem deutlichen Stridor leiden. Therapeutisch kommen ggf. eine medikamentöse Sedierung, die Gabe eines Steroids oder die Verneblung von Adrenalin bzw. eines Adrenalin-Razemats (Infectokrupp Inhal bzw. microNEFRIN; Kap. 64.4.2, S. 867) sowie die Gabe von Sauerstoff infrage. Es ist eine ausreichend lange Überwachung der Patienten sicherzustellen.

Durchführung einer Intubationsnarkose

Vorbereitungen zur Intubationsnarkose

- Überprüfung des Narkosegerätes (Kap. 6.1, S. 174)
- Überprüfung des Narkosewagens auf Vollständigkeit (Kap. 6.2, S. 175)
- Vorbereiten des Narkosewagens (Kap. 6.2, S. 176)
- Aufziehen der Medikamente (Kap. 6.2, S. 177)
- Vorbereiten des Patienten auf die Narkose (Kap. 6.3, S. 177)

Narkoseeinleitung

Die Narkose wird mit den folgenden Schritten eingeleitet (Abb. 7.15):

- Präoxygenierung (Kap. 7.1.1, S. 184)
- Priming oder Präcurarisierung (s.u.)
- Injektion eines Einleitungshypnotikums (intravenöse Narkoseeinleitung, Kap. 7.1.1, S. 184)
- kontrollierte manuelle Beatmung über eine Gesichtsmaske (Kap. 7.1.1, S. 185)
- Vollrelaxierung (s.u.)
- endotracheale Intubation (s.o.)
- kontrollierte manuelle Beatmung über den Endotrachealtubus (s.u.)
- Einstellen von Rotameter und Vapor (s.u.)
- Kreislaufüberwachung (s.u.)
- ggf. sekundäre Vollrelaxierung (s.u.)
- Transport in den Operationssaal (s.u.)
- kontrollierte maschinelle Beatmung (s.u.)
- Lagerung des Patienten (s.u.)

Priming oder Präcurarisierung: Nachdem der Patient für ca. 3 Minuten reinen Sauerstoff eingeatmet hat (präoxygeniert wurde; Kap. 7.1.1, S. 184), wird ihm zumeist eine geringe, nicht lähmende Dosis eines nicht depolarisierenden Muskelrelaxans verabreicht. Je nachdem, welches nicht depolarisierende Muskelrelaxans gewählt wird, wird beim Erwachsenen z.B. eine der folgenden Präcurarisierungsdosen verabreicht:

- 5 mg Rocuronium (0,06–0,15 mg/kg KG; Kap. 5.3.4, S. 154)
- 1,5–2 mg Mivacurium (0,02–0,03 mg/kg KG; Kap. 5.3.4, S. 158)
- 1 mg Vecuronium (0,01–0,015 mg/kg KG; Kap. 5.3.4, S. 152)
- 5–10 mg Atracurium (0,05–0,1 mg/kg KG; Kap. 5.3.4, S. 155)
- 1 mg Cis-Atracurium (0,01–0,02 mg/kg KG; Kap. 5.3.4, S. 156)
- 1 mg Pancuronium (0,015 mg/kg KG; Kap. 5.3.4, S. 150)
- 2 mg Alcuronium (Kap. 5.3.4, S. 160)

Zweck dieser kleinen Dosis eines nicht depolarisierenden Muskelrelaxans ist es, die nach einer evtl. Succinylcholin-Gabe

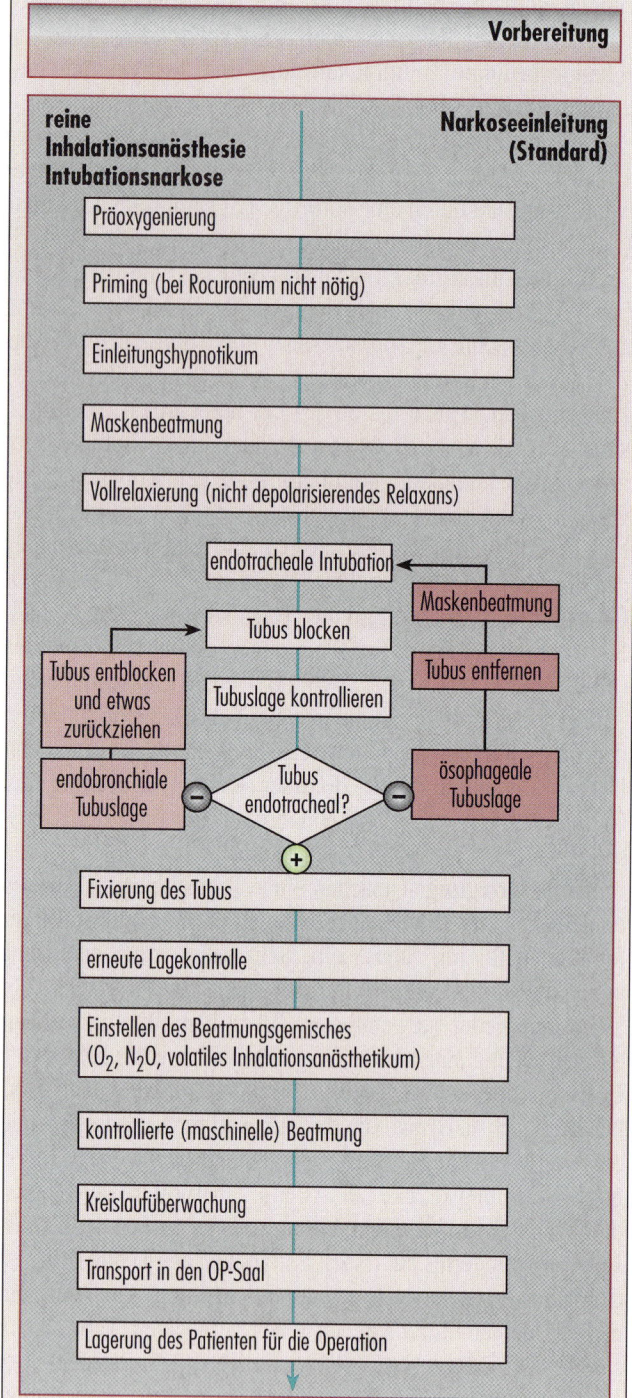

Abb. 7.15 Narkoseeinleitung bei der Intubationsnarkose.

auftretenden Muskelfaszikulationen und die dadurch evtl. postoperativ auftretenden Muskelschmerzen zu vermindern (Kap. 5.3.5, S. 167). In den letzten Jahren wird bei der routinemäßigen endotrachealen Intubation zunehmend auf Succinylcholin verzichtet (s. auch Kap. 5.3.5, S. 169) und stattdessen bereits zur Intubation eine Vollrelaxierung mit einem nicht depolarisierenden Muskelrelaxans (meist Rocuronium, Mivacurium, Atracurium, Vecuronium oder Cis-Atracurium) durchgeführt. Auch dann empfiehlt es sich zumeist, einige Minuten vorher eine nicht lähmende Dosis (entsprechend der Präcurarisierungsdosis; ca. 10–20% der Intubationsdosis) zu verabreichen. Dadurch wirkt die danach verabreichte Hauptdosis schneller. Es wird vom Priming-Prinzip (Kap. 5.3.4, S. 148) gesprochen. Lediglich bei Verwendung von Rocuronium soll auf eine Priming-Dosis verzichtet werden, da dieses Relaxans einen sehr raschen Wirkungseintritt aufweist. Durch eine Priming-Dosis kann die Wirkung nicht weiter beschleunigt werden. Gibt der Patient an, Doppelbilder zu sehen und Schwierigkeiten beim Augenöffnen zu haben, so sind dies erste leichte Lähmungserscheinungen durch die (etwas zu hoch dosierte) Präcurarisierungs- oder Priming-Dosis. Es ist dann umgehend mit der Narkoseinduktion zu beginnen.

Anschließend wird ein Einleitungshypnotikum injiziert (Kap. 7.1.1, S. 184) und manuell über eine Gesichtsmaske kontrolliert beatmet (Kap. 7.1.1, S. 185).

Vollrelaxierung für die endotracheale Intubation mit Succinylcholin bzw. einem nicht depolarisierenden Muskelrelaxans: Erst wenn sich der Patient nach Narkoseinduktion gut über eine Gesichtsmaske beatmen lässt, darf er voll relaxiert werden. Zur Intubation kann der Patient ausnahmsweise mit Succinylcholin (ca. 1,5 mg/kg KG i.v., Kap. 5.3.5, S. 167) relaxiert werden. Die Injektion hat langsam und unter Kontrolle der Herzfrequenz zu erfolgen. Mit Wirkungsbeginn des Succinylcholins kann oft gefühlt werden, dass sich der Patient durch die nun einsetzende Muskelerschlaffung leichter beatmen lässt. Trotz Präcurarisierung kann es manchmal noch zu leichtem Muskelfaszikulieren beim Patienten kommen. Nach völliger Erschlaffung der Muskulatur kann der Patient jetzt endotracheal intubiert werden. Wegen möglicher schwerwiegender Nebenwirkungen des Succinylcholins wird inzwischen bereits zur endotrachealen Intubation zumeist eine Relaxierung mit einem nicht depolarisierenden Relaxans durchgeführt. Zur primären Vollrelaxierung mit einem nicht depolarisierenden Relaxans wird beim Erwachsenen (ca. 70 kg KG) eine der folgenden Dosen verabreicht:

- 50 mg Rocuronium (Kap. 5.3.4, S. 154)
- 14 mg Mivacurium (Kap. 5.3.4, S. 158)
- 6 mg Vecuronium (Kap. 5.3.4, S. 152)
- 35 mg Atracurium (Kap. 5.3.4, S. 155)
- 8 mg Cis-Atracurium (Kap. 5.3.4, S. 156)
- 6 mg Pancuronium (Kap. 5.3.4, S. 150)
- 10 mg Alcuronium (Kap. 5.3.4, S. 160)

Detailwissen: Endotracheale Intubation des narkotisierten Patienten unter Verzicht auf ein Muskelrelaxans

Die Verwendung von Succinylcholin zur endotrachealen Intubation wird (insbesondere bei Kindern) wegen seiner typischen Komplikationsmöglichkeiten (Kap. 5.3.5, S. 167) in den letzten Jahren zunehmend kontrovers diskutiert (Kap. 5.3.5, S. 169). Der routinemäßige Einsatz von Succinylcholin scheint nicht mehr wünschenswert. Bei voraussichtlich problemloser endotrachealer Intubation wird inzwischen zunehmend häufiger primär mit einem nicht depolarisierenden Muskelrelaxans relaxiert. Die meisten bisher verfügbaren nicht

depolarisierenden Muskelrelaxanzien weisen im Gegensatz zu Succinylcholin eine relativ langsame Anschlagszeit und eine deutlich längere klinische Wirkungsdauer auf, sodass z.B. im Hinblick auf evtl. Intubationsprobleme oder bei sehr kurzen, in Intubationsnarkose durchgeführten Eingriffen, ein ähnlich schnell und kurz wirkendes nicht depolarisierendes Relaxans zur Erleichterung der endotrachealen Intubation wünschenswert wäre. Das in Deutschland zur Zeit noch nicht verfügbare Rapacuronium käme diesen Anforderungen am nächsten.

Die kinderanästhesiologische Alltagserfahrung zeigt, dass in tiefer Sevofluran- oder Halothan-Narkose eine endotracheale Intubation auch ohne Verabreichung eines Muskelrelaxans gut möglich ist, und aus der Notfallmedizin ist bekannt, dass bei tief komatösen Patienten normalerweise die endotracheale Intubation ebenfalls ohne Relaxansgabe leicht durchführbar ist. Es wurde daher untersucht, ob eine endotracheale Intubation auch unter tiefer medikamentöser Hypnose und Analgesie, insbesondere nach Propofol- und Opioid-Gabe (ohne Gabe eines Relaxans) möglich ist. Propofol zeichnet sich u.a. dadurch aus, dass es die laryngealen Reflexe besser unterdrückt als andere Induktionshypnotika wie z.B. Thiopental (McKeating et al. 1988). Dies wird z.B. dadurch bestätigt, dass das Einführen einer Larynxmaske unter 2,5 mg/kg KG Propofol signifikant besser toleriert wird als nach Gabe von 5 mg/kg KG Thiopental (Samsoon u. Young 1987). In mehreren Studien konnte inzwischen gezeigt werden, dass unter Propofol-Gabe (ca. 2,5 mg/kg KG) und einer zusätzlichen Alfentanil- bzw. Fentanyl- oder Sufentanil-Gabe akzeptable Intubationsbedingungen erzielbar sind (Alcock et al. 1993; Beck et al. 1993; Coghlan et al. 1993; Davidson u. Gillespie 1993; Saarnivaara u. Klemola 1991; Striebel et al. 1995). Unter Succinylcholin wird eine Intubationserfolgsrate von 100% und unter Propofol plus Alfentanil eine Erfolgsquote von 90% bzw. 83% berichtet (Alcock et al. 1993; Coghlan et al. 1993). Aufgrund der Propofol-Gabe kann es evtl. zu einem deutlichen Blutdruckabfall kommen. Es ist daher eine langsame bzw. fraktionierte Propofol-Gabe zu empfehlen.

Dieses Vorgehen unter Verzicht auf ein Relaxans erfordert jedoch größere Erfahrungen bei der endotrachealen Intubation. Nach gelungener endotrachealer Intubation husten die Patienten öfters kurzfristig. Wird mit der Tubusspitze wegen schwieriger Intubationsbedingungen der Kehlkopfeingang irritiert, bevor die endotracheale Intubation gelingt, kann es zur Verengung der Stimmritze kommen, wodurch eine problemlose und schonende Intubation behindert wird. Dieses Vorgehen bietet sich somit nur bei voraussichtlich unkomplizierten (und nicht notfallmäßigen) Intubationen als Alternative an, falls auf Relaxanzien verzichtet werden soll. Seit Einführung des kurz wirksamen Mivacuriums wird diese Vorgehensweise nur noch selten angewandt.

Nun erfolgen orotracheale Intubation (S. 188), Blocken (S. 198), Lagekontrolle (S. 198), Fixierung (S. 200) und erneute Lagekontrolle des Tubus (S. 201)

Kontrollierte manuelle Beatmung über den Endotrachealtubus: Zumindest unmittelbar nach Platzieren eines Endotrachealtubus sollte kurzfristig eine kontrollierte manuelle Beatmung durchgeführt werden, da hierbei die beidseitige Lungenbelüftung bzw. die ausreichende Dichtigkeit einer Larynxmaske besser überprüft werden kann. Treten bei der anschließend meist maschinellen Beatmung eines intubierten Patienten (s.u.) Probleme auf, sollte stets vorübergehend auf eine manuelle Beatmung übergegangen werden. Bei einiger Erfahrung kann am Beatmungsbeutel gefühlt werden, ob z.B. eine bronchiale Obstruktion vorliegt, ob der Patient selbst atmet oder hustet. Auch wenn eine Inhalationsnarkose schnell vertieft werden muss, sollte neben einer Erhöhung der Konzentration des Inhalationsanästhetikums (und ggf. einer vorübergehenden Erhöhung des Frischgasflusses am Rotameter) auch kurzfristig manuell beatmet werden. Hierbei kann der Patient kurzfristig leicht hyperventiliert werden, wodurch das Inhalationsanästhetikum schneller anflutet (Kap. 5.1.2, S. 90). Auch bei bestimmten Operationsabschnitten, z.B. im Rahmen operativer Eingriffe an der Lunge, lässt sich durch die manuelle Beatmung die Ventilation besser dem operativen Vorgehen anpassen. Soll gegen Ende einer Narkose die Spontanatmung des Patienten wieder stimuliert werden, empfiehlt sich ebenfalls eine manuelle Beatmung. Beginnt der Patient nun langsam spontan zu atmen, kann die manuelle Beatmung seinem Eigenrhythmus leicht angepasst werden (assistierte Beatmung). Im Prinzip kann ein intubierter Patient auch während der gesamten Narkose manuell beatmet werden.

Einstellen von Rotameter und Vapor: Am Rotameter für Sauerstoff werden zumeist 1 l O_2/min und am Rotameter für Lachgas 2 l N_2O/min eingestellt (Kap. 4.5.1, S. 68). Am Verdampfer wird die gewünschte Dampfkonzentration des ausgewählten Inhalationsanästhetikums eingeschaltet. Zur anfänglichen Anflutung sind kurzfristig relativ hohe Vaporkonzentrationen notwendig:

- Halothan kurzfristig ca. 1,5–2,5 Vol%, dann ca. 1,0 Vol% (Kap. 5.1.3, S. 96)
- Enfluran kurzfristig ca. 2,0–3,0 Vol%, dann ca. 2,0 Vol% (Kap. 5.1.3, S. 98)
- Isofluran kurzfristig ca. 2,0–3,0 Vol%, dann ca. 1,5 Vol% (Kap. 5.1.3, S. 100)
- Sevofluran kurzfristig ca. 3–4 Vol%, dann ca. 2,5 Vol% (Kap. 5.1.3, S. 102)
- Desfluran kurzfristig ca. 8–12 Vol%, dann ca. 8 Vol% (Kap. 5.1.3, S. 104)

Durch die relativ hohe Anflutungskonzentration soll die angestrebte exspiratorische Konzentration von ca. 0,7 MAC schnell erreicht werden. Wird bei einer Inhalationsanästhesie zusätzlich ein Opioid verabreicht, dann sind exspiratorische Konzentrationen von ca. 0,4–0,5 MAC ausreichend. Lachgasfreie Narkosen werden normalerweise nur dann vorgenommen, wenn auf ein volatiles Inhalationsanästhetikum verzichtet wird und stattdessen intravenöse Anästhetika verabreicht werden (s. auch IVA/TIVA; Kap. 7.2, S. 223). Anstatt Lachgas wird dann Luft zum Sauerstoff gemischt. Zur Beschleunigung der Anflutung des Inhalationsanästhetikums empfiehlt es sich, den Patienten initial kurzfristig zu hyperventilieren (Kap. 5.1.2, S. 90). Sobald als möglich ist die initial hohe Anflutungskonzentration des volatilen Inhalationsanästhetikums auf die Erhaltungsdosis zu reduzieren (s.u.).

> Bei Patienten mit koronarer oder zerebraler Gefäßsklerose ist eine stärkere Hyperventilation zu vermeiden, da hierdurch eine Gefäßkonstriktion mit gefährlicher Minderperfusion der betreffenden Stromgebiete ausgelöst werden kann!

Kreislaufüberwachung: Da die Narkoseeinleitung, insbesondere auch die endotracheale Intubation, eine relativ kri-

tische Phase der Narkose darstellt, müssen nach der Intubation unbedingt Blutdruck und Herzfrequenz kontrolliert werden. Zum einen droht (oft kurz vor der Intubation) ein Blutdruckabfall bei zu tiefer Narkose, zum anderen droht ein schmerzbedingter Blutdruck- und Herzfrequenzanstieg vor allem bei einer Intubation in zu flacher Narkose.

- Vorgehen bei kritischem Blutdruckabfall nach Narkoseeinleitung
  - Erniedrigung der Konzentration des Inhalationsanästhetikums
  - Steigerung der Infusionsgeschwindigkeit, evtl. Austauschen einer kristalloiden Infusionslösung gegen ein künstliches kolloidales Plasmaersatzmittel (z.B. HAES; Kap. 9.3, S. 267) mit größerem Volumeneffekt
  - Kippen des Operationstisches (Kopf-tief-Bein-hoch-Lagerung)
  - Injektion eines blutdrucksteigernden Medikaments (z. B. Akrinor; Kap. 23.2.1, S. 491)
  - vorerst Verzicht auf eine sekundäre Vollrelaxierung (falls mit Succinylcholin zur endotrachealen Intubation relaxiert wurde; s.u.), da hierdurch ein weiterer Blutdruckabfall begünstigt werden kann
- Vorgehen bei Blutdruckanstieg, Tachykardie, Spontanbewegungen des Patienten als Zeichen einer zu flachen Narkose nach Narkoseeinleitung
  - Narkosevertiefung durch Erhöhung der Konzentration des Inhalationsanästhetikums oder Nachinjektion des Einleitungshypnotikums
  - Vollrelaxierung bei Bedarf (s.u.)

Ggf. **sekundäre Vollrelaxierung** (nach endotrachealer Intubation unter Verwendung von Succinylcholin): Ist der Blutdruck normal, so kann, falls für die Operation notwendig und die endotracheale Intubation mit Succinylcholin durchgeführt wurde, der Patient jetzt mit einem nicht depolarisierenden Muskelrelaxans voll relaxiert werden. Beim Erwachsenen (ca. 70 kg KG) sind hierzu folgende Dosen notwendig

- 50 mg Rocuronium (Kap. 5.3.4, S. 154)
- 14 mg Mivacurium (Kap. 5.3.4, S. 158)
- 6 mg Vecuronium (Kap. 5.3.4, S. 152)
- 35 mg Atracurium (Kap. 5.3.4, S. 155)
- 8 mg Cis-Atracurium (Kap. 5.3.4, S. 156)
- 6 mg Pancuronium (Kap. 5.3.4, S. 150)
- 10 mg Alcuronium (Kap. 5.3.4, S. 160)

Je nach Operation kann die Relaxansdosis evtl. reduziert werden, selten kann ganz auf eine sekundäre Vollrelaxierung verzichtet werden.

Da Inhalationsanästhetika über eine eigene muskelerschlaffende Wirkung verfügen bzw. die Wirkung der Muskelrelaxanzien verstärken, kann die notwendige Dosis bei Kombination mit einem volatilen Inhalationsanästhetikum deutlich niedriger (ca. 30–70%) sein. Allerdings setzt dieser relaxanzieneinsparende Effekt der Inhalationsanästhetika erst mit einer deutlichen zeitlichen Verzögerung (Kap. 5.3.4, S. 150) ein, sodass initial normalerweise die angegebene Dosis verabreicht werden muss.

Transport in den Operationssaal: Erst wenn die Kreislaufverhältnisse stabil sind, sollte der Patient vom Narkosevorbereitungsraum in den angrenzenden Operationssaal gefahren werden. Hierzu kann der Patient z. B. mit einem Ambu-Beutel beatmet werden oder es kann – falls die Beteiligten routiniert sind – während dieser kurzen Zeitspanne (meist <30 Sekunden) ganz auf eine Ventilation verzichtet werden. Im Operationssaal muss der Patient sofort wieder an das Narkosegerät angeschlossen und beatmet werden. Am Narkosegerät im Operationssaal werden vorerst die gleichen Gasflussmengen am Rotameter und die gleiche Dampfkonzentration des Inhalationsanästhetikums eingestellt wie zuletzt im Einleitungsraum. Bevor die maschinelle Beatmung eingeschaltet wird, sollte zuerst kurzfristig von Hand beatmet werden. Hierdurch kann an dem nun verwendeten Narkosegerät die Funktionsfähigkeit des Kreissystems beurteilt, bzw. es können Funktionsmängel relativ leicht erkannt werden. Anschließend kann von der manuellen auf die maschinelle Beatmung (Kap. 4.5.2, S. 79) übergegangen werden.

Kontrollierte maschinelle Beatmung: Soll von der manuellen auf die maschinelle Beatmung übergegangen werden, wird der Umschalthahn eines konventionellen Überdruckventils horizontal gestellt und das Beatmungsgerät eingeschaltet und korrekt eingestellt (s.u.). Das Überdruckventil ist nun ganz geschlossen, sodass darüber kein Gas entweichen kann. Die eingeschaltete Beatmungsmaschine kontrolliert selbstständig die Gasmenge, die in die Absaugung gelangen muss. Bei konventionellen Überdruckventilen kann der Umschalthahn ggf. auch nach oben gestellt und die maximale Überdruckgrenze von 40 mbar eingestellt werden. Hierdurch wird eine Art Druckbegrenzung eingeschaltet. Sollte der Beatmungsdruck während der maschinellen Beatmung, z. B. durch Husten des Patienten, 40 mbar überschreiten, öffnet das Überdruckventil. Höhere Spitzendrucke können so verhindert werden (Kap. 4.5.2, S. 77). Bei modernen Überdruckventilen (Kreissystem 9) ist der Hebel während der maschinellen Beatmung auf »MAN« (manuell) zu stellen (Kap. 4.5.2, S. 78). Bei älteren Narkosegeräten (z.B. Sulla 808; Fa. Dräger) muss nun am Feinregulierventil eines modernen Überdruckventils die Überdruckgrenze auf z.B. 40 mbar (auf einen deutlich über dem Beatmungsspitzendruck liegenden Wert) eingestellt werden. Bei modernen Narkosegeräten wie z.B. dem Cicero (Fa. Dräger), ist bei der maschinellen Beatmung das ins Beatmungsgerät integrierte moderne Überdruckventil vollständig inaktiv, seine Einstellung damit belanglos. Die Beatmungsmaschine kontrolliert selbstständig die Gasmenge, die in die Absaugung gelangen muss.

Folgende **Beatmungswerte** sind beim lungengesunden Patienten am Beatmungsgerät einzustellen:

- Das **Atemhubvolumen** sollte ungefähr 10–12 ml/kg KG betragen, also ca. 700–840 ml beim 70 kg schweren, lungengesunden Erwachsenen. Es wird damit ein Atemhubvolumen eingestellt, das größer ist als das spontane Atemzugvolumen von 7–8 ml/kg KG.

- Die **Atemfrequenz** sollte beim lungengesunden Erwachsenen auf 8–12 Atemzüge/Minute, d.h. etwas unterhalb der altersabhängigen physiologischen Frequenz, eingestellt werden. Durch die erniedrigte Atemfrequenz bei gleichzeitig erhöhtem Atemhubvolumen soll die Bildung von Atelektasen (kollabierten Lungenabschnitten) verhindert werden (das Problem der Atelektasenbildung sowie die entsprechenden Therapieansätze werden ausführlich im Kap. 50.7.3, S. 762 diskutiert).

- Der **Flow**, d.h. die Geschwindigkeit in Litern pro Minute, mit der das Atemhubvolumen in den Patienten geblasen wird, kann bei vielen Beatmungsgeräten (z.B. Sulla 808; Fa. Dräger, Lübeck) direkt eingestellt werden. Er sollte beim Erwachsenen normalerweise ca. 30 l/min betragen. Diese Einstellung lässt sich folgendermaßen herleiten: Bei einem I:E-Verhältnis von 1:2 macht die Inspirationszeit lediglich $^1/_3$ der Dauer des gesamten Atemzyklus aus. Damit in dieser Zeit das gesamte Atemminutenvolumen verabreicht werden kann, ist ein Flow notwendig, der mindestens dem 3fachen Atemminutenvolumen entspricht (bei einem Atemminutenvolumen von 8 l/min wären das 3×8 l/min = 24 l/min).

- Das Verhältnis von Inspirations- zu Exspirationsdauer (I:E) wird normalerweise auf 1:2 (oder 1:1,5) eingestellt.

- Am Ende der Ausatmung fällt der Beatmungsdruck normalerweise auf Null ab. Durch Einschalten eines positiven endexspiratorischen Drucks (PEEP = »positive end-exspiratory pressure«; s. auch Kap. 50.5, S. 756) fällt der Beatmungsdruck am Ende der Ausatmung nicht auf Null, sondern nur bis auf den gewählten **PEEP-Wert** ab (zumeist 5–15 cm H$_2$O). Damit bleibt die Lunge auch am Ende der Ausatmung noch etwas gebläht, d. h., die funktionelle Residualkapazität der Lunge (FRC) wird vergrößert. Damit kann einem Alveolarkollaps (einer Atelektasenbildung) vorgebeugt und vorhandene Atelektasen können evtl. wieder eröffnet werden. Die funktionelle Residualkapazität (FRC) stellt das Gasvolumen dar, das nach einer normalen Ausatmung noch in der Lunge verbleibt (30 ml/kg KG bzw. ca. 2,5 l beim Erwachsenen). Mit Einleitung der Narkose nimmt die funktionelle Residualkapazität regelmäßig um ca. 15–20% ab. Bei Lungenschädigungen mit Rechts-links-Shunt, d.h. Durchblutung nicht mehr belüfteter Lungenbereiche (Atelektasen), kann der Sauerstoffgehalt im arteriellen Blut (p$_a$O$_2$) durch Anwendung eines PEEP erhöht werden. Bei Operationen, die mit Eröffnung größerer Venen und damit der Gefahr einer Luftembolie einhergehen, kann bei lungengesunden Patienten prophylaktisch ein PEEP eingesetzt werden. Bei hohen PEEP-Werten kann es durch den erhöhten intrathorakalen Druck zur Kompression der großen intrathorakalen Gefäße mit Drosselung des venösen Rückstroms und nachfolgendem Abfall des Herzminutenvolumens und des arteriellen Blutdrucks kommen.

> Sämtliche Alarmvorrichtungen eines Beatmungsgerätes müssen sinnvoll eingeschaltet werden!

Während der Narkose wird normalerweise eine **kontrollierte Beatmung** mit dem Beatmungsgerät durchgeführt. Bei einer kontrollierten Beatmung werden die Beatmungsfrequenz sowie das maschinelle Atemhubvolumen vorbestimmt. Der Patient kann diese Parameter nicht beeinflussen. Da bei narkotisierten Patienten die Spontanatmung meist durch Relaxanzien, Hypnotika, Opioide sowie eine meist durchgeführte leichte Hyperventilation ausgeschaltet ist, kommt es normalerweise intraoperativ nicht zu einer Konkurrenz zwischen der kontrollierten maschinellen Beatmung und der Spontanatmung des Patienten. Bei Intensivpatienten ist dagegen meist lediglich eine maschinelle Unterstützung der unzureichenden Spontanatmung erwünscht.

Lagerung des Patienten: Nun wird der Patient vom Operateur (bzw. unter seiner Anleitung) in die eigentliche Operationslagerung gebracht. Hierbei ist auf eine sachgerechte Lagerung (Kap. 6.4, S. 178) zu achten, damit keine Lagerungsschäden entstehen.

Narkoseaufrechterhaltung

Dosierung des Inhalationsanästhetikums: Je länger das Inhalationsanästhetikum verabreicht wird, desto niedriger kann die am Vapor eingeschaltete Konzentration bzw. die inspiratorische Konzentration eingestellt werden, um eine angestrebte Narkosetiefe zu erreichen. Der Grund liegt in der zunehmenden Aufsättigung der Muskel- und Fettdepots (Kap. 5.1.2, S. 89).

> Die Narkosetiefe wird am besten mittels der exspiratorischen Gaskonzentration gesteuert. Bei einer reinen Inhalationsanästhesie (mit ca. 66% Lachgas) sollte die exspiratorische Konzentration des volativen Inhalationsanästhetikums ca. 0,7 MAC betragen. Bei zusätzlicher Opioid-Gabe reichen ca. 0,4–0,5 MAC exspiratorisch aus.

Nachinjektion von Muskelrelaxanzien: Bei der Nachinjektion von nicht depolarisierenden Muskelrelaxanzien ist zu beachten, dass Wiederholungsdosen ca. 10–30% der initialen Vollrelaxierungsdosis betragen sollten. Bei lang wirksamen Relaxanzien sollte eher die niedrigere, bei kurz wirk-

samen Relaxanzien sollte eher die höhere Repetitionsdosis verwendet werden (Kap. 5.3.4, S. 146). Bei einer Narkose unter Verwendung eines volatilen Inhalationsanästhetikums werden seltenere und niedrigere Nachinjektionen eines nicht depolarisierenden Muskelrelaxans notwendig als bei einer IVA/TIVA (Kap. 7.2, S. 223) oder einer Neuroleptanästhesie (Kap. 7.4, S. 232), da die Inhalationsanästhetika selbst über eine muskelerschlaffende Wirkung verfügen und die Wirkung von nicht depolarisierenden Muskelrelaxanzien verstärken. Diese muskelerschlaffende Wirkung der volatilen Anästhetika setzt allerdings erst verzögert ein (Kap. 5.3.4, S. 150). Die letzte Dosis eines nicht depolarisierenden Muskelrelaxans muss mindestens so lange vor dem Operationsende verabreicht werden, wie dessen übliche Wirkungsdauer beträgt; d.h. die letzte Rocuronium-, Atracurium- oder Vecuroniumdosis sollte spätestens ca. 30 Minuten und die letzte Mivacuriumdosis spätestens ca. 15 Minuten vor Operationsende verabreicht werden, um nicht einen Überhang eines Muskelrelaxans zu riskieren.

Beurteilung der Narkosetiefe: Zur Beurteilung der Narkosetiefe unter Verwendung eines volatilen Inhalationsanästhetikums eignet sich insbesondere das Blutdruckverhalten, da alle Inhalationsanästhetika zu einem dosisabhängigen Blutdruckabfall führen.

- Zeichen einer zu tiefen Narkoseführung können sein
  - Blutdruckabfall
  - niedrige Herzfrequenz
- Vorgehen bei zu tiefer Narkoseführung
  - Konzentration des Inhalationsanästhetikums verringern
  - Infusionsgeschwindigkeit steigern, evtl. Austauschen einer kristalloiden Infusionslösung gegen ein künstliches kolloidales Plasmaersatzmittel (z.B. HAES; Kap. 9.3, S. 267) mit größerem Volumeneffekt
  - Kippen des Operationstisches (Kopf-tief-Bein-hoch-Lagerung)
  - Injektion eines blutdrucksteigernden Medikaments (z.B. Akrinor; Kap. 23.2.1, S. 491)
- Zeichen einer zu flachen Narkoseführung können sein
  - Blutdruckanstieg
  - Herzfrequenzsteigerung
  - Schwitzen
  - tränende Augen und rote, gefäßinjizierte Bindehaut
  - Abwehrbewegungen beim nicht relaxierten Patienten
  - vertiefte Atemzüge beim spontan atmenden Patienten
- Vorgehen bei zu flacher Narkoseführung
  - Konzentration des Inhalationsanästhetikums erhöhen
  - Übergang auf manuelle Beatmung, kurzfristige Hyperventilation des Patienten, um eine raschere Anflutung des Inhalationsanästhetikums zu erreichen (Kap. 5.1.2, S. 90). Durch eine vorübergehende Erhöhung des Frischgasflusses (z.B. 2 l O$_2$/min und 4 l N$_2$O/min) kann die Anflutung des volatilen Anästhetikums und die Vertiefung der Narkose beschleunigt werden.

Die Zeichen **Blutdruckanstieg, Herzfrequenzsteigerung und Schwitzen** können allerdings auch Folgen einer Hypoventilation des Patienten sein! Wird bei der Narkose als Inhalationsanästhetikum Halothan verwendet, können bei einer zu flachen Narkose gehäuft Extrasystolen auftreten, da Halothan das Herz gegen Katecholamine sensibilisiert (Kap. 5.1.3, S. 97).

Sollten plötzliche Probleme mit der Narkosetiefe oder der Beatmung auftreten, empfiehlt es sich stets, den Patienten vorübergehend manuell zu beatmen. Eventuelle Beatmungsprobleme (Diskonnektion, Bronchospasmus ö. Ä.) können von erfahrenen Anästhesisten bei der manuellen Beatmung meist leicht erkannt werden.

Beobachtung der Operation: Zur optimalen Narkoseführung ist es enorm wichtig, stets genau das operative Geschehen zu verfolgen, denn die benötigte Narkosetiefe hängt entscheidend von der momentanen operativen Manipulation ab. Bei erfahrungsgemäß sehr schmerzhaften Maßnahmen wie Hautschnitt bei Operationsbeginn, Zug am Peritoneum oder den Eingeweiden, Durchtrennung des Sternums (Sternotomie) bei Herz-Thorax-Eingriffen, Dehnung von Anus oder Cervix uteri oder Schaben am Periost ist eine tiefere Narkose erforderlich als bei schmerzarmen Manipulationen wie einer Darmnaht, einer Operation an Lunge, Muskeln, Faszien oder Bindegewebe. Mit zunehmender Erfahrung ist der Ablauf der Operation besser bekannt, und die Narkose kann dann bereits vor Beginn einer schmerzhaften Operationsphase vertieft werden. Die Zeichen einer zu flachen Narkoseführung können dadurch vermieden werden. Umgekehrt kann während schmerzarmer Operationsphasen die Narkose flacher gehalten werden, unnötig tiefe Narkosestadien können dadurch vermieden werden. Nach den gleichen Kriterien müssen auch die Muskelrelaxanzien dosiert werden. Die Kunst einer guten Narkoseführung besteht darin, die Narkose nicht unnötig tief zu führen. Der weniger erfahrene Anästhesist tendiert zu einer zu tiefen Narkoseführung!

Narkoseausleitung

Bei einer gut gesteuerten Narkose unter Verwendung eines Inhalationsanästhetikums ist der Patient einige Minuten nach Operationsende bereits extubiert und ansprechbar. Dies verlangt jedoch, dass mit Ende der Operation der Patient das Inhalationsanästhetikum bereits weitgehend abgeatmet hat und die Wirkung des Muskelrelaxans abgeklungen ist. Es empfiehlt sich folgendes Vorgehen:

Spontanatmung anstreben: Während einer Intubationsnarkose wird der Patient meist leicht hyperventiliert, d.h. es wird vermehrt Kohlendioxid (CO_2) abgeatmet. Der CO_2-Partialdruck im arteriellen Blut ist unter die Norm (40 mm Hg [5,3 kPa]; Kap. 20.3.2, S. 446) erniedrigt. Da der Atemantrieb

über den CO_2-Wert reguliert wird, ist bei Patienten mit einem leicht erniedrigten CO_2-Wert (meist ca. 35 mm Hg [4,6 kPa]) der Atemantrieb vermindert. Um den Patienten zur Spontanatmung zu bringen (zu spontanisieren), muss er leicht hypoventiliert werden. Der CO_2-Wert kann dazu leicht über die Norm erhöht werden (meist auf ca. 45 mm Hg [6 kPa]). Der natürliche Atemanreiz stellt sich dadurch wieder ein. Besteht keine Muskelrelaxation mehr, wird der Patient bald beginnen, spontan zu atmen. Diese Spontanatmung sollte bereits vor Ende der Operation angestrebt werden, solange das Inhalationsanästhetikum noch eingeschaltet ist. Bei beginnender Spontanatmung muss der Patient durch eine manuelle Beatmung leicht unterstützt (assistiert) werden. Die Konzentration des Inhalationsanästhetikums kann nun nach Bedarf weiter reduziert werden.

(Assistierte) Spontanatmung über das Kreissystem: Eine reine Spontanatmung sollte möglichst nur kurzfristig vorgenommen werden, z.B. um zu prüfen, ob der Patient bereits über ein ausreichendes spontanes Atemminutenvolumen verfügt. Bei längerfristiger Spontanatmung des narkotisierten Patienten droht eine Atelektasenbildung. Vorzuziehen ist normalerweise eine assistierte Spontanatmung (Kap. 7.1.1, S. 187).

Reduktion des Inhalationsanästhetikums: Nach einer mehr oder weniger langen Inhalationsanästhesie sind die Muskulatur- und Fettdepots mehr oder weniger mit dem Inhalationsanästhetikum aufgesättigt. Wird das Inhalationsanästhetikum ausgeschaltet, so wird sein Partialdruck in der Lunge und im Blut schnell abfallen und dort bald niedriger als der Partialdruck in der Muskulatur und im Fettgewebe sein. Das Inhalationsanästhetikum diffundiert nun entlang des Partialdruckgefälles wieder aus den Geweben ins Blut zurück. Die hierdurch entstehende Konzentration im Blut reicht meist aus, um noch für eine gewisse Zeit die Narkose aufrechtzuerhalten. Wird dies beachtet, so wird der erfahrene Anästhesist das Inhalationsanästhetikum frühzeitig reduzieren und bereits vor Operationsende ausschalten, und zwar umso früher, je mehr Inhalationsanästhetikum aus den Geweben freigesetzt werden kann; also umso früher, je länger die Narkosedauer war und je mehr Fettdepots der Patient hat. Spätestens bei Beginn der Subkutannaht oder der Hautnaht kann normalerweise das Inhalationsanästhetikum ausgeschaltet werden.

Abstellen des Lachgases: Erst bei der letzten Hautnaht sollte das normalerweise verabreichte Lachgas abgeschaltet werden. Zur Vermeidung einer Diffusionshypoxie (Kap. 5.1.3, S. 94) durch das nun sehr schnell abflutende Lachgas muss jetzt für mindestens drei Minuten mit reinem Sauerstoff beatmet werden. Hierzu werden ca. 6 l O_2/min am Rotameter eingestellt. Bei einer ausnahmsweise lachgasfreien Inhalationsanästhesie wird nun die zusätzliche Luftzufuhr abgestellt und ebenfalls mit reinem Sauerstoff beatmet. Eine Diffusionshypoxie kann hierbei allerdings nicht auftreten.

Extubation: Die Extubation kann sowohl am noch bewusstlosen, aber trotz eingeschaltetem Inhalationsanästhetikum spontan atmenden Patienten, als auch am fast wachen Patienten mit zurückgekehrten Schutzreflexen vorgenommen werden. Die Extubation darf jedoch nicht während des Exzitationsstadiums (Kap. 5.1.3, S. 107), das bei der Ausleitung einer Narkose unter Verwendung eines volatilen Inhalationsanästhetikums durchlaufen wird, vorgenommen werden. Empfehlenswert scheint normalerweise die Extubation erst nach Durchlaufen des Exzitationsstadiums und nach Rückkehr der Schutzreflexe beim fast wachen Patienten zu sein. Beim nicht nüchternen Patienten ist dies sogar zwingend (Kap. 28.4, S. 604). Die Extubation beim noch bewusstlosen, unter Inhalationsanästhetikum spontan atmenden Patienten wird empfohlen, wenn der Patient bei und nach der Extubation nicht husten oder pressen darf. Dies wird von manchen Operateuren z. B. nach Bandscheibenoperationen, nach bestimmten Augenoperationen oder nach Leistenbruchoperationen gewünscht. Bei Patienten mit Asthma bronchiale sollte die Extubation ebenfalls in noch ausreichend tiefer Narkose bei zurückgekehrter Spontanatmung vorgenommen werden (bei zu später Extubation kann bei diesen Patienten leicht ein Asthmaanfall ausgelöst werden). Gelegentlich ist nach der Extubation noch vorübergehend eine assistierende Maskenbeatmung (Kap. 7.1.1, S. 186) notwendig.

Vor der Extubation muss der Patient über eine ausreichende Spontanatmung verfügen; das Atemzugvolumen sollte mindestens 5 ml/kg KG betragen. Vor der Extubation müssen Mund- und Rachenraum des Patienten mit einem Einmalkatheter von Speichel und Sekreten freigesaugt werden. Besteht der Verdacht, dass sich Blut, Fremdkörper oder Erbrochenes im Mund-Rachen-Raum befinden könnten, sollte er unter laryngoskopischer Sicht abgesaugt werden. Bei ausreichender Spontanatmung und möglichst vorhandenen Schutzreflexen wird der Patient nun extubiert. Die Tubusfixierung wird zuvor gelöst. Es hat sich bewährt, unmittelbar vor dem Herausziehen des Tubus den (erwachsenen) Patienten mit einem sterilen Einmalkatheter durch den Tubus endotracheal abzusaugen und unter Absaugung den Tubus herauszuziehen. Unmittelbar vorher ist durch die Anästhesiepflegekraft der Tubus-Cuff mit der Blockerspritze zu entblocken. Eventuell kann auch auf das endotracheale Absaugen bei der Extubation verzichtet und stattdessen die Lunge (idealerweise am Ende einer Inspiration) stark gebläht, der Cuff zügig entblockt und dann der Tubus entfernt werden. Durch die starke Lungenblähung wird unmittelbar nach Entblocken des Cuffs Luft am Tubus vorbei in den Mund entweichen, wodurch evtl. Sekret – das sich unmittelbar oberhalb der Blockermanschette angesammelt haben kann – in den Mund-Rachen-Raum geblasen wird.

Nach der Extubation wird der Patient zum kräftigen Durchatmen aufgefordert, während ihm über eine leicht vors Gesicht gehaltene Maske weiter Sauerstoff zugeführt wird. Wurde in tiefer Narkose extubiert, sollte der Patient nach der Extubation so lange auf dem Operationstisch verbleiben, bis die Schutzreflexe sicher zurückgekehrt sind. Nach der Ex-

tubation muss sich der Anästhesist wiederholt von der ausreichenden Spontanatmung des Patienten überzeugen. Ist diese plötzlich nicht mehr ausreichend, so ist es meist zu einem Zurückfallen der Zunge und zur Verlegung der oberen Luftwege gekommen. Durch Überstrecken des Kopfes und Hochziehen des Unterkiefers (Esmarch-Handgriff; Kap. 82.2.2, S. 1173) kann dies meist leicht behoben werden. In seltenen Fällen kann es nach der Extubation zum Auftreten eines Laryngospasmus kommen (Kap. 33.2, S. 636).

Ablegen des Patienten vom Operationstisch: Bei ausreichender Spontanatmung und sicher zurückgekehrten Schutzreflexen kann der Patient nun »abgelegt«, d. h. vom Operationstisch in ein möglichst vorgewärmtes Bett gelegt werden. Anschließend muss der Patient vom verantwortlichen Anästhesisten in den Aufwachraum gebracht und der dort zuständigen Pflegekraft oder einem Arzt übergeben werden (Kap. 82.2, S. 1170).

7.1.3 Narkose unter Verwendung einer Larynxmaske

Allgemeine Bemerkungen

Eine Narkose unter Verwendung einer Kehlkopfmaske (Larynxmaske) ist dadurch ausgezeichnet, dass der Patient anstelle eines Endotrachealtubus eine Kehlkopfmaske erhält. Über die Kehlkopfmaske kann der Patient entweder spontan atmen oder manuell (Kap. 4.5.2, S. 77) bzw. maschinell mittels Beatmungsgerät (Kap. 4.5.2, S. 79) beatmet werden. Wichtig für die erfolgreiche Anwendung einer Larynxmaske sind die Beachtung der Indikationen und Kontraindikationen für ihren Einsatz, eine korrekte Platzierungstechnik (s. u.) sowie eine ausreichende Narkosetiefe während der Operation, um einen Laryngospasmus zu vermeiden. Nur selten wird eine Larynxmaske bei einer Operation verwendet, die länger als ca. 2 Stunden dauert. Eine Narkose unter Verwendung einer Larynxmaske kann als Inhalationsanästhesie, als balancierte Anästhesie (Kap. 7.3, S. 230) oder (zumeist) als IVA/TIVA (Kap. 7.3, S. 223) durchgeführt werden. Sie wird nachfolgend am Beispiel einer Inhalationsanästhesie beschrieben.

Larynxmaske (Kehlkopfmaske)

Vorbereitung der Larynxmaske

Vor ihrer Benutzung muss die Larynxmaske dahingehend überprüft werden, ob der Cuff dicht ist und ob der Silikontubus Risse aufweist. Das Silikonmaterial des Tubus-Cuffs kann durch das wiederholte Autoklavieren der Larynxmaske geschädigt werden. Die geblockte Larynxmaske wird nun mit

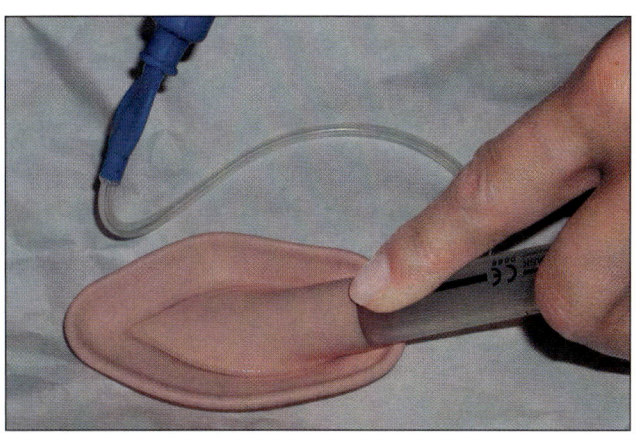

Abb. 7.16 Vorbereitung der Larynxmaske.

geblocktem Cuff auf eine saubere Unterlage gelegt (z. B. sterile Kompresse). Danach wird der Cuff vorzugsweise mit einer 20-ml-Spritze leergesaugt, während gleichzeitig mit dem Finger auf die Verbindungsstelle zwischen Tubus- und Maskenteil gedrückt wird. Hierdurch wölbt sich der entlüftete Maskensaum nach dorsal (Abb. 7.16). Die dorsale Fläche der Larynxmaske wird nun mit einem Gleitmittel (z. B. Endosgel oder künstlichem Speichel; Glandosane) versehen. Die später dem Kehlkopf anliegende Innenseite sollte nicht mit Gleitmittel versehen werden, damit das Gleitmittel nicht aspiriert werden kann. Beim Aufbringen des Gleitmittels ist darauf zu achten, dass dieses weder auf den Tubusteil noch die Finger gelangt. Sonst ist das Einführen der Larynxmaske erschwert, da der führende Finger leicht abgleitet. Lokalanästhetikahaltige Gleitmittel sind nicht notwendig, sie können bei kurzen Eingriffen sogar die Schutzreflexe am Ende der Operation beeinträchtigen.

Handhabung der Larynxmaske

Einführen der Larynxmaske

Für die Narkoseeinleitung wird der Patient üblicherweise in die verbesserte Jackson-Position (Kap. 7.1.2, S. 192) gebracht. Nachdem der Patient in ausreichender Narkosetiefe ist, wird sein Kopf weiter überstreckt. Die Larynxmaske wird vom Rechtshänder (ähnlich einem Bleistift) in die rechte Hand genommen. Der gestreckte Zeigefinger sollte mit seiner Spitze am Übergang zwischen dem Tubus und der entblockten Maskenmanschette liegen (Abb. 7.17a). Das Hinterhaupt des Patienten wird in die linke Hand genommen. Die Larynxmaske wird nun in die Mundhöhle eingeführt, wobei es entscheidend ist, dass sie unter beständigem Druck des Zeigefingers gegen den harten Gaumen vorgeschoben wird (Abb. 7.17b). Während des Einführens wird evtl. mit dem 3. und 4. Finger der einführenden Hand (oder von einer Hilfsperson) der Unterkiefer des Patienten aufgedrückt. Die Larynxmaske wird unter Führung des Zeigefingers – also ohne Verwendung des Laryngoskops (was seltenen Ausnahme-

fällen vorbehalten bleibt, Elwood u. Vox 1996) und ohne Sichtkontrolle – so weit vorgeschoben, bis sie ihre prälaryngeale Position erreicht hat (Abb. 7.17c) und sich ein Widerstand beim Vorschieben ergibt. Die Spitze der Larynxmaske befindet sich jetzt im Bereich des oberen Ösophagussphinkters, und die trichterförmige Manschettenöffnung liegt nun vor dem Kehlkopfeingang. Die lateralen Anteile des Cuffs liegen im Bereich der Recessus piriformes, der kraniale Cuff-Anteil liegt dem Zungengrund an. Im Idealfall liegt die Epiglottis außerhalb der trichterförmigen Maskenöffnung. Die schwarze Strichmarkierung am Tubusteil der Larynxmaske muss stets zur Nase des Patienten zeigen.

Manchmal treten beim Vorschieben der Larynxmaske **Hindernisse** auf. Eventuell gelingt es nicht, die Larynxmaske über den Zungenwulst vorzuschieben. Durch Herunterdrücken der Zunge (z. B. mit dem Finger oder einem Holzspatel) oder durch etwas seitliches Eingehen in den Mund kann dieses Hindernis überwunden werden.

Gelegentlich stößt die Spitze der Larynxmaske gegen die Rachenhinterwand und gleitet nicht in den Hypopharynx vor. Gegebenenfalls kann mit dem in den Mund eingeführten Zeigefinger dann die Maskenspitze in Richtung Hypopharynx gelenkt werden. Meist ist dies leicht möglich. Wird die Larynxmaske beim Vorschieben fest gegen den harten Gaumen gepresst, wodurch sie die in den Hypopharynx gerichtete Krümmung des Gaumens annimmt, kann dieses Hindernis meist überwunden werden.

Relativ häufig ($^2/_3$–$^3/_4$ der Fälle) wird die Epiglottis beim Einführen der Kehlkopfmaske nach kaudal umgeklappt und ragt dann mehr oder weniger in das trichterförmige Lumen der Larynxmaske hinein. Hierdurch ist ihre Funktionstüchtigkeit meist nicht beeinträchtigt. Auch durch eine gute Platzierungstechnik kann dies nicht sicher verhindert werden.

Die Erfolgsrate beim ersten Platzierungsversuch wird in der Literatur zwischen 67 und 94 % angegeben. Die häufigsten Fehler bestehen darin, dass die Larynxmaske beim Vorschieben nicht ausreichend stark gegen den harten Gaumen gepresst wird und dass der Kopf des Patienten nicht in die Hand genommen wird.

Beim **Einführen einer flexiblen RT-Larynxmaske** muss die Maske mit dem Zeigefinger bis in ihre endgültige Position vorgeschoben werden. Ein Vorschieben am Tubusteil ist aufgrund dessen starker Flexibilität nicht möglich. Gegebenenfalls kann der flexible Tubusteil geschient werden, um das Einführen der Larynxmaske zu erleichtern. Als »Führungsstab« eignet sich z. B. ein Endotrachealtubus ohne Blockermanschette. Durch Befeuchtung mit Wasser kann dieser »Führungsstab« gleitfähig gemacht werden.

Blocken der Larynxmaske

Der Manschetten-Cuff wird nach erfolgreicher Platzierung geblockt. Die hierfür notwendigen Luftvolumina können Ta-

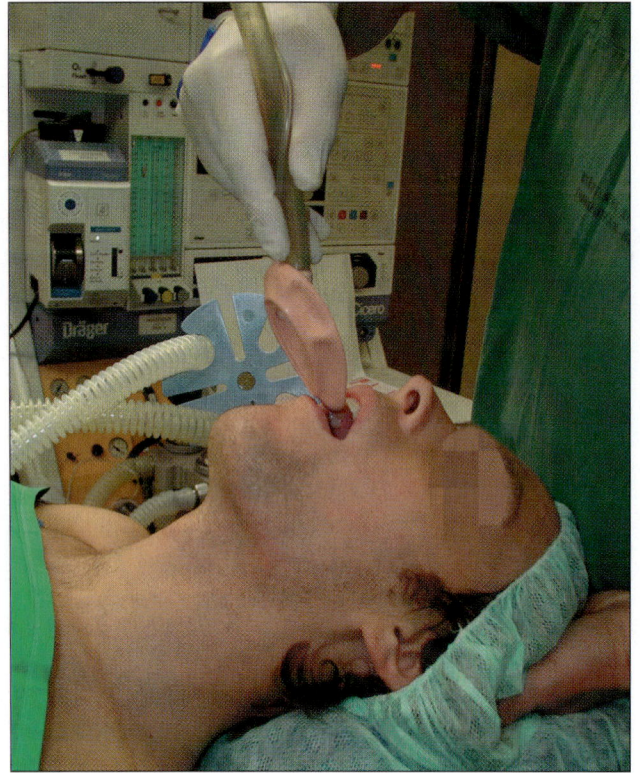

Abb. 7.17 Einführen einer Larynxmaske; **a:** Richtiges Halten der Larynxmaske;

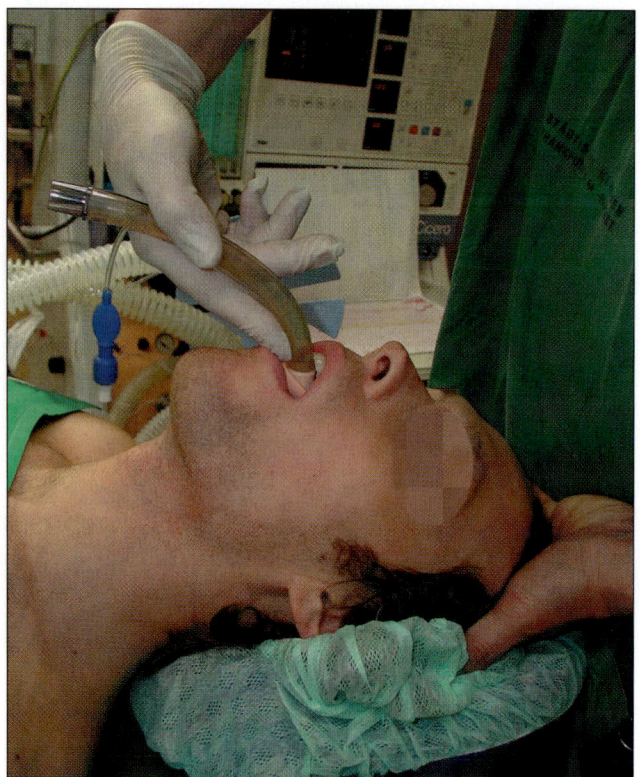

Abb. 7.17 b Einführen der Larynxmaske unter Führung des Zeigefingers und Druck der Larnyxmaske gegen den harten Gaumen;

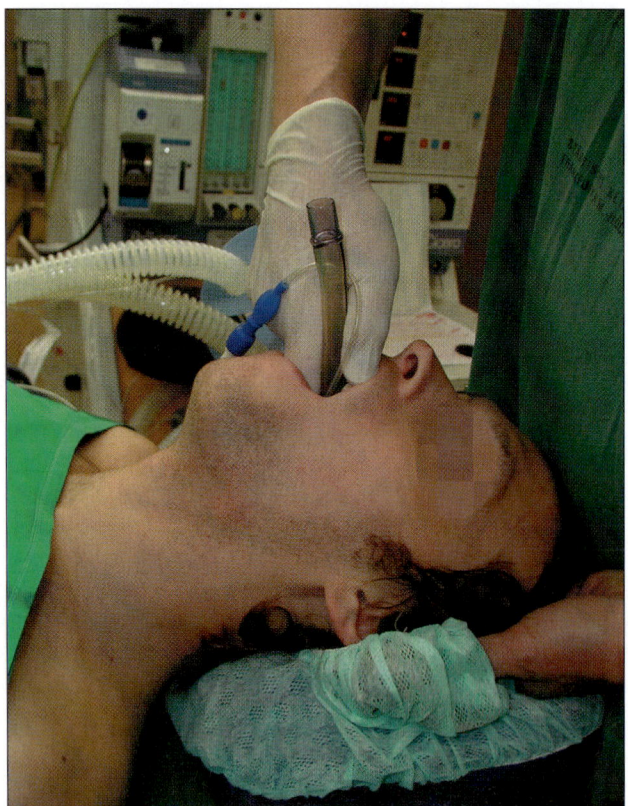

Abb. 7.17 c weiteres Vorschieben, bis die Larynxmaske ihre prälaryngeale Position erreicht hat.

belle 4.2 entnommen werden. Durch das Blocken des Larynx-
maskenrandsaumes zentriert sich die Larynxmaske zumeist
im Pharynx und der Tubusschaft tritt ca. 0,5–0,8 cm nach
kranial (Abb. 7.18).

Es ist zu beachten, dass durch Diffusion von Lachgas in
die geblockte Manschette das Volumen (um ca. 20%) und
der Druck auf die Schleimhaut zunehmen kann. Wichtig erscheint – ähnlich wie beim blockbaren Endotrachealtubus –,
den Cuff der Larynxmaske nur so weit zu blocken, dass gerade
eine ausreichende Dichtigkeit erreicht wird. Der Druck des geblockten Cuffs auf die Schleimhaut soll den Perfusionsdruck
der Schleimhaut (von ca. 32–35 mm Hg) nicht überschreiten.
Normalerweise ist der auf die Schleimhaut wirkende Druck
geringer als der kapilläre Perfusionsdruck (Keller 1999).

Überprüfung der Larynxmaske auf Dichtigkeit

Bei korrekter Platzierung der Larynxmaske darf es erst bei
Beatmungsdrücken von mehr als ca. 15–20 mbar zu einer
Leckage kommen. Ist die Larynxmaske bereits bei niedrigeren
Beatmungsdrucken undicht, muss sie nachgeblockt werden.
Ein wiederholtes Nachblocken und Verwenden übergroßer
Volumina zum Blocken des Maskenwulstes sind jedoch zu
vermeiden. Gegebenenfalls sollte die Kehlkopfmaske noch-
mals entfernt und erneut platziert werden. Oft kann dadurch
ein besserer Sitz und eine bessere Dichtigkeit erzielt werden.

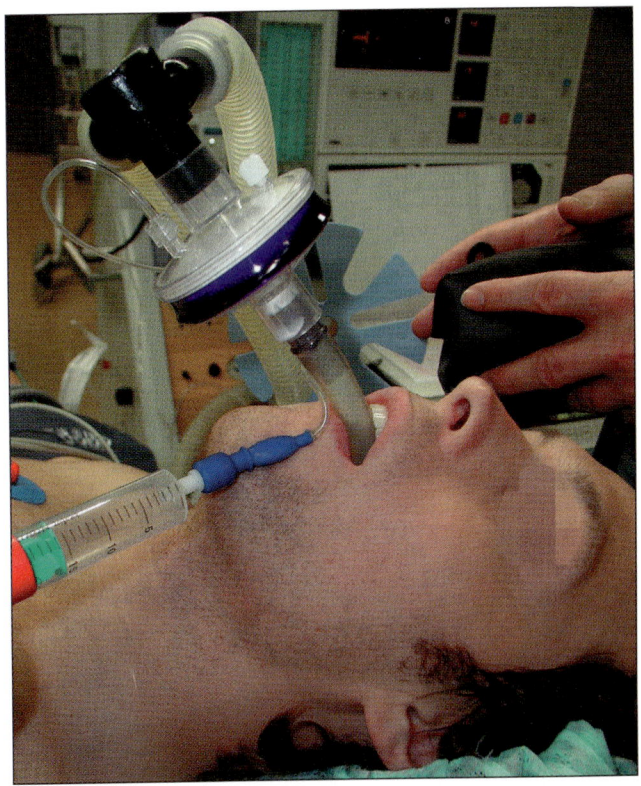

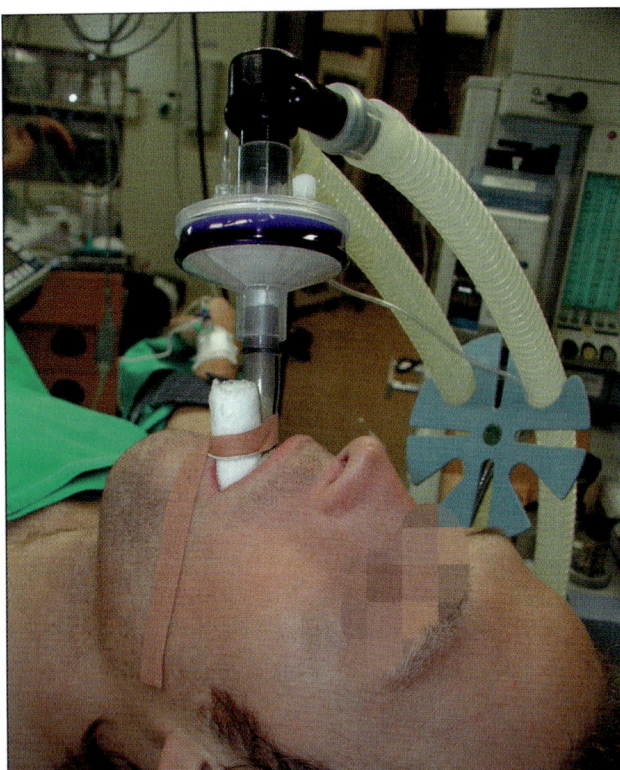

Abb. 7.18 Blocken und Fixieren der Larynxmaske; **a:** Blocken der korrekt platzierten Larynxmaske;

Abb. 7.18b Fixierungsmöglichkeit der Larynxmaske.

Für eine evtl. Neupositionierung wird die Maske am besten
nochmals ganz entfernt, der Patient kurz mit der Gesichtsmaske zwischenbeatmet und anschließend ein erneuter
Platzierungsversuch unternommen. In Einzelfällen gelingt es
nicht, die Kehlkopfmaske korrekt zu platzieren, sodass eine
endotracheale Intubation notwendig werden kann. Bei nicht
korrekt sitzender Larynxmaske kann das entweichende Beatmungsgemisch nicht nur nach kranial, sondern evtl. auch
nach distal in den Ösophagus entweichen, wodurch der Magen überbläht werden kann. Der maximale Beatmungsdruck
sollte daher 20 mbar nicht überschreiten.

Fixieren der Larynxmaske

Neben dem aus der Mundhöhle ragenden Tubusteil der Larynxmaske wird nun ein spezieller (kommerziell erhältlicher)
Beißschutz (der gleichzeitig eine Fixierung der Kehlkopfmaske ermöglicht) oder z. B. eine angefeuchtete Mullbinde
zwischen die Zahnreihen eingeführt (Abb. 7.18b). Ein Guedel-Tubus ist nicht geeignet, da er die normalerweise mittig
im Mund und Rachen liegende Larynxmaske nach lateral verdrängt. Es wird meist eine Pflasterfixierung ähnlich wie beim
endotrachealen Tubus vorgenommen (Kap. 7.1.2, S. 200). Bestimmte kommerziell erhältliche Fixierungsmöglichkeiten
(Beißschutz) für die Kehlkopfmaske werden mit einem um
den Hals geschlungenen Elastikband fixiert.

Entfernen der Larynxmaske

Der Cuff der Larynxmaske sollte erst entblockt werden, wenn
die Schutzreflexe zurückgekehrt sind und der Patient auf Aufforderung den Mund öffnet.

Besonderheiten

Aspirationsrisiko: Bei ca. 6% der Patienten konnte fiberoptisch gezeigt werden, dass sich der Eingang zum Ösophagus innerhalb des Maskenlumens befand. Bei nicht nüchternen Patienten kann also die Larynxmaske auch aus diesem
Grund keine Alternative zur endotrachealen Intubation darstellen. In Einzelfällen ist auch bei nüchternen Patienten unter
Verwendung einer Larynxmaske eine schwere Aspiration beschrieben (Vogelsang et al. 2001).

Nebenwirkungen: Nach einer Larynxmasken-Narkose
kann es in ca. 5–15% zu Halsschmerzen, in 4–24% zu
Schluckstörungen, in ca. 10% zu trockenem Mund und in
4–47% zu vorübergehender Beeinträchtigung der Aussprache
kommen. Insgesamt sind jedoch diese Probleme seltener
als nach einer endotrachealen Intubation. Durch Verwendung
eines möglichst geringen Cuff-Drucks lassen sich bei der
Larynxmaske die Frequenz und die Intensität von Hals-
beschwerden vermindern. In Einzelfällen wurde auch über
eine postoperative Druckschädigung des N. recurrens (Jones

u. Hegabe 1996; Brimacombe u. Keller 1999) oder des N. hypoglossus berichtet. Treten bei einer korrekt platzierten Larynxmaske Beatmungsprobleme wie reflektorischer Glottiskrampf, Laryngo- oder Bronchospasmus auf, ist primär von einer ungenügenden Narkosetiefe auszugehen. Die Narkose sollte vertieft, ggf. sollte kurzfristig auch relaxiert werden.

Indikationen und Kontraindikationen einer Larynxmaskennarkose

Indikationen

In England wird eine Larynxmaske bereits bei ca. $^1/_3$ aller Narkosen eingesetzt. Insbesondere bei etwas länger dauernden Operationen bietet die Larynxmaske **Vorteile gegenüber der Gesichtsmaske**. Der Anästhesist hat hierbei die Hände für sonstige Tätigkeiten frei, die Narkosegasbelastung im Operationssaal ist aufgrund der geringeren Maskenundichtigkeit niedriger. Die Larynxmaske bietet einen gewissen Schutz vor einer stillen Aspiration, außerdem ist sie – im Gegensatz zu einer Maskennarkose – auch bei zahnlosen Patienten meist problemlos möglich. Zusätzlich ist bei Verwendung einer Larynxmaske (ausnahmsweise) auch eine maschinelle Beatmung möglich. Die Larynxmaske kann stets als Alternative zur Gesichtsmaske eingesetzt werden.

Als **Ersatz für die endotracheale Intubation** bietet sie sich dann an, wenn sich der Patient in Rückenlage einem extraperitonealen und extrapleuralen Eingriff unterziehen muss. Besonders geeignet sind Eingriffe im Bereich von Extremitäten, Haut, Unterhaut, Faszien, Muskulatur und Knochen, also vor allem kürzere und voraussichtlich unkomplizierte Narkosen. Die Larynxmaske kann zwar auch bei Eingriffen in Steinschnittlage, in Seiten- oder Bauchlage, bei HNO-/kieferchirurgischen Eingriffen sowie in der Ophthalmologie verwendet werden, dies verlangt jedoch eine große Sicherheit im Umgang mit der Larynxmaske.

In mehreren Kasuistiken wurde beschrieben, dass bei Patienten, die weder intubiert noch beatmet werden konnten (»cannot ventilate, cannot intubate«; Kap. 27.1, S. 584), eine Larynxmaske korrekt platziert und die Patienten beatmet werden konnten. Durch die platzierte Larynxmaske kann ggf. auch ein Endotrachealtubus blind oder unter fiberoptischer Kontrolle endotracheal eingeführt werden (Kap. 27.6, S. 592). In einzelnen Kasuistiken wurde auch bei einer erwarteten schwierigen Intubation initial eine Larynxmaske eingelegt und sekundär wurde dann über die Larynxmaske fiberoptisch oder blind intubiert.

Die Einführung einer Larynxmaske wird häufig auch bei Patienten empfohlen, bei denen eine Irritation der Stimmbänder möglichst vermieden werden sollte (z. B. bei Sängern).

Die Larynxmaske wird zunehmend auch bei der Anästhesie von Kindern eingesetzt. Obwohl die für **Kinder** verfügbaren Larynxmasken lediglich eine Miniaturisierung der für Erwachsene entwickelten Larynxmasken darstellen, können sie häufig mit gutem Erfolg eingesetzt werden. Lediglich die Larynxmaske Nr. 1 führt zu häufigeren Problemen und sollte daher mit Zurückhaltung bzw. nur von sehr erfahrenen Anästhesisten verwendet werden. In einem relativ hohen Prozentsatz kommt es hierbei im Verlauf der Narkose zu einer Dislokation mit Verlegung der Atemwege.

Kontraindikationen

Absolute Kontraindikationen für den Einsatz der Larynxmaske sind:
- nicht nüchterner Patient
- Neigung zu gastroösophagealem Reflux
- ausgeprägte Adipositas
- hohe Atemwegswiderstände
- niedrige Lungen-Compliance mit hohen Beatmungsdrücken
- Eingriffe im Bereich des Oberbauches

Relative Kontraindikationen für den Einsatz der Larynxmaske sind:
- extreme Kopflagerungen
- Bauchlage oder Kopftieflage
- Eingriffe, bei denen der Kopf nicht zugänglich ist (z.B. augenchirurgische Eingriffe mit abgedecktem Kopf)
- stärkere Veränderungen im Bereich von Mund/Rachen und Kehlkopf

Der Einsatz der Larynxmaske bei den genannten relativen Kontraindikationen setzt eine entsprechende Erfahrung voraus!

Durchführung einer Narkose unter Verwendung einer Larynxmaske

Vorbereitungen zur Larynxmaskennarkose

- Überprüfung des Narkosegerätes (Kap. 6.1, S. 174)
- Überprüfung des Narkosewagens auf Vollständigkeit (Kap. 6.2, S. 175)
- Vorbereitung des Narkosewagens (Kap. 6.2, S. 176)
- Aufziehen der Medikamente (Kap. 6.2, S. 177)
- Vorbereitung des Patienten auf die Narkose (Kap. 6.3, S. 177)

Auch bei einer Narkose unter Verwendung einer Larynxmaske muss das für eine evtl. Intubation notwendige Zubehör (Kap. 7.1.2, S. 189) griffbereit vorhanden sein!

Narkoseeinleitung

Die Narkose wird mit den folgenden Schritten eingeleitet:
- Präoxygenierung (Kap. 7.1.1, S. 184)

- Einleitungshypnotikum (und normalerweise zusätzlich ein Opioid, s.u.)
- kontrollierte manuelle Beatmung über eine Gesichtsmaske
- Einführen der Larynxmaske (s.u.)
- Einstellen von Rotameter und Vapor (Kap. 7.1.2, S. 206)
- Atmung/Beatmung über die Larynxmaske (s.u.)
- Kreislaufüberwachung (Kap. 7.1.2, S. 206)
- Transport in den Operationssaal (Kap. 7.1.2, S. 207)
- Lagerung des Patienten (Kap. 7.1.2, S. 208)

Einleitungshypnotikum (und normalerweise zusätzlich ein Opioid): Als Einleitungshypnotikum wird fast ausnahmslos Propofol (Kap. 5.2.3, S. 121) verwendet, da es die laryngealen Reflexe stärker als andere Hypnotika dämpft. Es muss jedoch beachtet werden, dass nach Injektion von Propofol der arterielle Blutdruck deutlich sinken kann. Die intravenöse Gabe von 3–5 mg/kg KG Thiopental reicht für das Einführen einer Larynxmaske normalerweise nicht aus, da es die pharyngealen Reflexe nicht ausreichend unterdrückt. Wird ausnahmsweise Thiopental verwendet, ist eine ausreichende Narkosevertiefung durch Gabe eines Inhalationsanästhetikums notwendig, bevor die Larynxmaske platziert wird. Bei Kindern wird die Larynxmaske öfters auch nach einer Inhalationseinleitung platziert. Herzfrequenz und Blutdruck steigen beim Einführen einer Larynxmaske normalerweise weniger stark an als bei einer endotrachealen Intubation. Zumeist wird zusätzlich zum Propofol noch ein Opioid (z.B. 0,1–0,2 mg Fentanyl, 15–30 µg Sufentanil oder 1,0–2,0 mg Alfentanil beim Erwachsenen) verabreicht, wodurch eine Propofol-Dosierung von 1,5–2,0 mg/kg KG ausreichend ist. Wird – wie meist üblich – zusätzlich zum Einleitungshypnotikum ein Opioid verabreicht und anschließend die Narkose mit einem Inhalationsanästhetikum aufrechterhalten, handelt es sich per definitionem um eine balancierte Anästhesie (Kap. 7.3, S. 230). Wird bei einer reinen Inhalationsanästhesie das Einleitungshypnotikum Propofol ohne zusätzliche Gabe eines Opioids zum Einführen der Larynxmaske verwendet, so ist eine relativ hohe Dosierung von ca. 2,5–3,0 mg/kg KG notwendig.

Kontrollierte manuelle Beatmung über eine Gesichtsmaske: Nach Narkoseeinleitung wird der Patient kurzfristig über die Gesichtsmaske kontrolliert beatmet (Kap. 7.1.1, S. 183), anschließend wird die Larynxmaske platziert. Eine vorherige Gabe eines Muskelrelaxans ist nicht notwendig.

Einführen der Larynxmaske (S. 211): Wichtig für das korrekte Einführen und sichere Platzieren der Larynxmaske sind ein vollständig entlüfteter und nach dorsal entfalteter Randsaum, das Aufbringen von Gleitmittel auf die Dorsalseite der trichterförmigen Kehlkopfmaske, die korrekte Haltung der Larynxmaske und deren Führung streng entlang des harten Gaumens durch den ausgestreckten Zeigefinger. Wichtig für die erfolgreiche Positionierung ist auch, dass die Larynxmaske erst dann eingeführt wird, wenn der Patient in ausreichender Narkosetiefe ist. Wird die Larynxmaske bei unzureichender Narkosetiefe eingeführt, kann es zu einem vorübergehenden Glottisverschluss oder gar zu einem Laryngospasmus kommen.

Blocken der Larynxmaske (S. 211); Überprüfen der Larynxmaske auf Dichtigkeit (S. 212) unter kontrollierter manueller Beatmung (s.u.); Fixierung der Larynxmaske (S. 213). Anschließend Einstellen von Rotameter und ggf. Vapor (Kap. 7.1.2, S. 206).

Atmung/Beatmung über die Larynxmaske: Hierbei ist genauso vorzugehen wie bei einer kontrollierten manuellen Beatmung über einen Endotrachealtubus.

> Es ist ganz besonders streng darauf zu achten, dass der Beatmungsdruck möglichst niedrig ist (und nicht über ca. 20 mm Hg ansteigt)!

Über die Larynxmaske kann der Patient entweder spontan atmen oder aber manuell (bzw. ausnahmsweise maschinell) beatmet werden. Bei Patienten, bei denen eine Larynxmaske eingeführt wurde, sollte jedoch möglichst nicht maschinell, sondern manuell beatmet werden. Idealerweise wird eine intraoperative Spontanatmung des Patienten (mit manueller Unterstützung) angestrebt (s.u.). Bei der maschinellen Beatmung über eine Larynxmaske würde bei höheren Atemwegsdrücken leicht Beatmungsgemisch in den Ösophagus und Magen gelangen bzw. im Falle einer nicht ganz dichten Blockung in den umgebenden Raum entweichen. Inzwischen wird manchmal auf die Möglichkeit der maschinellen Beatmung hingewiesen (Keller u. Brimacombe 2001). Falls maschinell beatmet wird, sollte der Beatmungsdruck 20 cm H_2O nicht überschreiten, das Atemhubvolumen nur ca. 6–8 ml/kg KG betragen und der Inspirationsfluss erniedrigt sein (Keller u. Brimacombe 2001). Unter Verwendung eines volatilen Anästhetikums kann jedoch relativ leicht eine Spontanatmung des Patienten angestrebt werden. Wegen der atemdepressiven Wirkung der volatilen Anästhetika empfiehlt es sich, stets manuell zu assistieren und den endexspiratorischen CO_2 kapnometrisch zu überwachen. Normalerweise wird bei einer Narkose unter Verwendung einer Larynxmaske nicht relaxiert. Die Kreislaufüberwachung wird wie im Kap. 7.1.2, S. 206 beschrieben durchgeführt. Auch bezüglich des Transportes in den Operationssaal (Kap. 7.1.2, S. 207) und der Lagerung des Patienten (Kap. 6.4, S. 178) sind bei einer Larynxmaskennarkose keine spezifischen Besonderheiten zu beachten.

Narkoseaufrechterhaltung

Das Vorgehen hierbei entspricht großteils dem Vorgehen, wie es bei der Aufrechterhaltung einer Intubationsnarkose mit einem verdampfbaren Inhalationsanästhetikum (Kap. 7.1.2, S. 208) beschrieben ist. Während der Narkoseführung ist eine ausreichende Narkosetiefe wichtig. Bei operativer Stimulation vor allem viszeraler Nervenendigungen kann es in zu flacher Narkose evtl. zu einem Glottisverschluss (Brewer-Luckhardt-Reflex) kommen. In diesem Fall ist eine sofortige Narkosevertiefung durch intravenöse Injektion von z. B. Propofol sinnvoll. Die Injektion von Succinylcholin wäre zwar ebenfalls erfolgreich, ist jedoch normalerweise nicht notwendig. Um solchen Problemen vorbeugen zu können, ist eine genaue Beobachtung des operativen Vorgehens notwendig.

Narkoseausleitung

Bei Patienten mit eingelegter Larynxmaske wird normalerweise erst extubiert, wenn der Patient aus der Narkose erwacht ist und auf Aufforderung den Mund öffnet. Nun wird der Cuff der Larynxmaske entblockt und die Larynxmaske entfernt. Weder vor noch beim Entfernen der Larynxmaske wird (im Unterschied zum endotracheal intubierten Patienten) endotracheal abgesaugt.

> Erst nach (nicht vor!) Entfernen der Larynxmaske werden Mund- und Rachenraum ggf. abgesaugt.

Normalerweise gestalten sich das Aufwachen der Patienten sowie die Extubation ausgesprochen ruhig und verlaufen zumeist ohne Husten und Würgen. Das Ablegen des Patienten vom Operationstisch ist in Kap. 7.1.2, S. 210 beschrieben.

7.1.4 Narkose unter Verwendung eines COPA-Tubus oder eines Larynxtubus

COPA-Tubus und Larynxtubus sind noch relativ neue Weiterentwicklungen der Larynxmaske. Bisher wird noch relativ selten eine Narkose unter Verwendung eines COPA-Tubus oder eines Larynxtubus durchgeführt. Eine Narkose unter Verwendung eines COPA-Tubus oder eines Larynxtubus kann als Inhalationsanästhesie (Kap. 7.1, S. 182), als balancierte Anästhesie (Kap. 7.3, S. 230), als IVA oder TIVA (Kap. 7.2, S. 223) durchgeführt werden.

COPA-Tuben liegen in vier verschiedenen Größen vor (Kap. 4.4, S. 60). Um die richtige Größe des benötigten **COPA-Tubus** (»cuffed oropharyngeal airway tube«) vor dem Einführen auszuwählen, sollte der COPA-Tubus neben das Gesicht des Patienten gehalten werden, wobei sich die Tubusspitze am Kieferwinkel des Patienten befinden sollte (Abb. 7.19a). Bei der richtig ausgewählten Größe projiziert sich die Abschlussplatte des COPA-Tubus ca. 1 cm über die Lippen. Das Platzieren eines COPA-Tubus ist normalerweise sehr einfach. Der COPA-Tubus wird vergleichbar einem Guedel-Tubus mit einer Drehbewegung in den Mund-Rachen-Raum eingeführt (Abb. 7.19b). In ca. 92% gelingt eine richtige Positionierung beim ersten Versuch (für die Larynxmaske wird die entsprechende Erfolgsrate mit 88% ange-

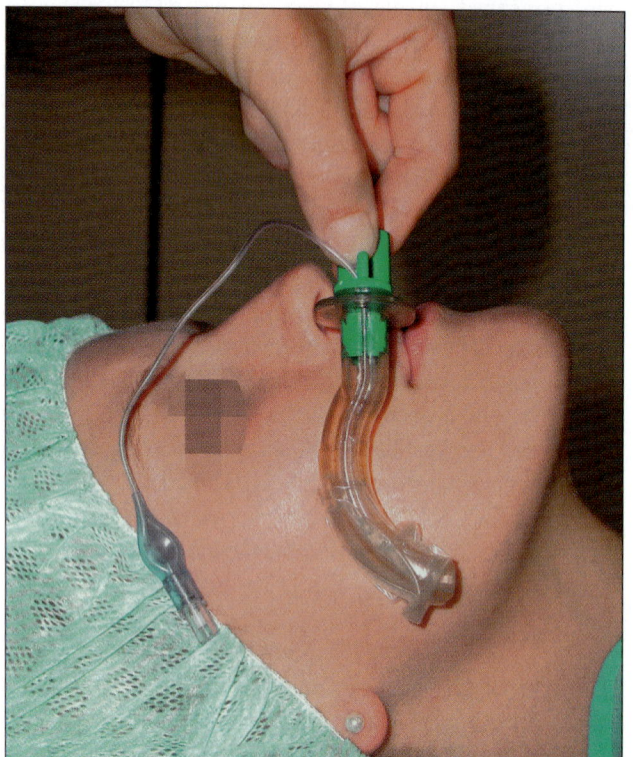

Abb. 7.19 COPA-Tubus; **a:** Auswahl der richtigen Größe eines COPA-Tubus: Die Tubusspitze sollte sich am Kieferwinkel des Patienten befinden;

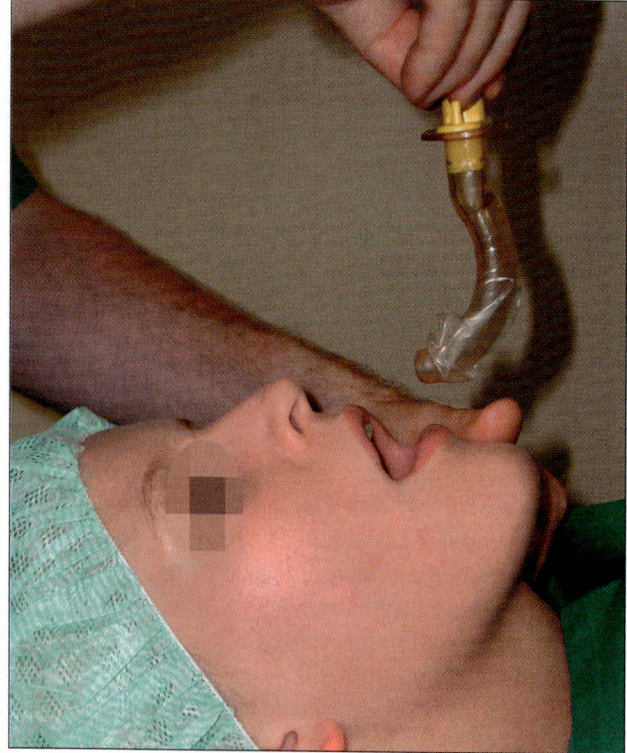

Abb. 7.19b Einführen des COPA-Tubus.

geben, van Vlymen et al. 1999). Zur Blockung der Manschette werden je nach Größe ca. 25 ml (8 cm), 30 ml (9 cm), 35 ml (10 cm) bzw. 40 ml (11 cm) Luft empfohlen. Anschließend ist die Lunge zu auskultieren und zu prüfen, ob eine beidseitige Ventilation der Lunge hörbar ist. Nach der Platzierung wird der COPA-Tubus mit einem mitgelieferten, um den Nacken zu legenden Gummiband fixiert. Hierzu werden die entsprechenden Perforationslöcher des Gummibandes über die beiden Noppen der Abschlussplatte gestülpt.

Der COPA-Tubus wird vor allem zum **Einsatz** bei narkotisierten Patienten empfohlen, bei denen bald nach der Narkoseeinleitung eine Spontanatmung des Patienten angestrebt wird. Es sollte – wie bei der Larynxmaske – möglichst eine assistierte Spontanatmung durchgeführt werden. Im Ausnahmefall kann der Patient über einen COPA-Tubus längere Zeit kontrolliert beatmet werden, wobei zu beachten ist, dass (wie bei der Beatmung über eine Gesichtsmaske) Beatmungsgemisch in den Magen gelangen kann, falls ein höherer Beatmungsdruck verwendet wird.

Zur Einleitung einer Narkose unter Verwendung eines COPA-Tubus empfiehlt sich normalerweise – wie beim geplanten Einführen einer Larynxmaske (Kap. 7.1.3, S. 215) – Propofol in Kombination mit einem Opioid. Der COPA-Tubus wird vor allem bei kleineren peripheren Operationen empfohlen.

> Der bei dem COPA-Tubus auf die Schleimhäute wirkende Druck ist größer als bei einer Larynxmaske.

Larynxtuben liegen in fünf verschiedenen Größen vor (Kap. 4.4, S. 60). Vor dem Einführen des Larynxtubus sind beide Niederdruck-Cuffs komplett zu entlüften und mit Gleitmittel zu versehen. Der Kopf des Patienten sollte – wie bei einer geplanten endotrachealen Intubation – überstreckt gelagert werden. Der Larynxtubus sollte wie ein Bleistift gehalten und bei geöffnetem Mund mittig entlang des harten Gaumens vorgeschoben werden. Mit der anderen Hand sollte der Mund des Patienten offen gehalten werden. Die Cuffs sollten mithilfe eines Cuff-Druckmessers initial bis auf ca. 80 cm H_2O geblockt werden. Durch eine spezielle Blockerzuleitung wird hierbei zuerst der Pharyngeal-Cuff entfaltet, wodurch der Larynxtubus stabilisiert wird. Erst danach entfaltet sich der Ösophageal-Cuff. Nach diesem initialen Überblähen der Cuffs auf 80 cm H_2O wird der Druck auf einen Wert zwischen 60 und 70 cm H_2O abgelassen. Anschließend ist die Lunge zu auskultieren und zu prüfen, ob eine beidseitige Ventilation der Lunge hörbar ist. Neben dem Larynxtubus sollte ein Beißblock zwischen die Zahnreihen eingelegt und zusammen mit dem Larynxtubus mittels Plasterstreifen fixiert werden. Für die Größen 3, 4 und 5 wird ein solcher Beißblock bereits mitgeliefert. Bisher liegen kaum Erfahrungsberichte über den Einsatz des Larynxtubus vor.

7.1.5 Niedrigflussnarkosen

Allgemeine Bemerkungen

Niedrigflussnarkosen werden normalerweise nur bei intubierten Patienten, vor allem im Rahmen einer reinen Inhalationsanästhesie oder einer balancierten Anästhesie durchgeführt. In Einzelfällen wurden auch Niedrigflussnarkosen bei Inhalationsanästhesien unter Verwendung einer (gut sitzenden!) Larynxmaske beschrieben. Durch Erniedrigung des Frischgasflusses kann der Verbrauch der relativ teuren volatilen Inhalationsanästhetika deutlich reduziert werden. Eine Niedrigflussnarkose kann im Prinzip aber auch im Rahmen einer intravenösen oder einer totalen intravenösen Anästhesie (Kap. 7.2, S. 223) bzw. einer Neuroleptanästhesie (Kap. 7.4, S. 232) durchgeführt werden. Im Rahmen einer Niedrigflussanästhesie sind einige Besonderheiten zu beachten.

Bei Niedrigflussnarkosen wird nur ein kleiner bzw. ein sehr kleiner Teil des Rückatmungsvolumen als Überschussgas in die zentrale Absaugvorrichtung abgegeben, der andere Teil wird nach Herausfiltern des Kohlendioxids wieder eingeatmet. Zusätzlich atmet der Patient bei einer Inhalationsanästhesie oder einer balancierten Anästhesie (Kap. 7.3, S. 230) Frischgas ein, das eine mehr oder weniger hohe Konzentration eines volatilen Inhalationsanästhetikums enthält. Der Frischgasfluss ist bei Niedrigflussnarkosen wesentlich geringer als das Atemminutenvolumen. Das Rückatmungsvolumen entspricht der Differenz aus Atemminutenvolumen minus Frisch-

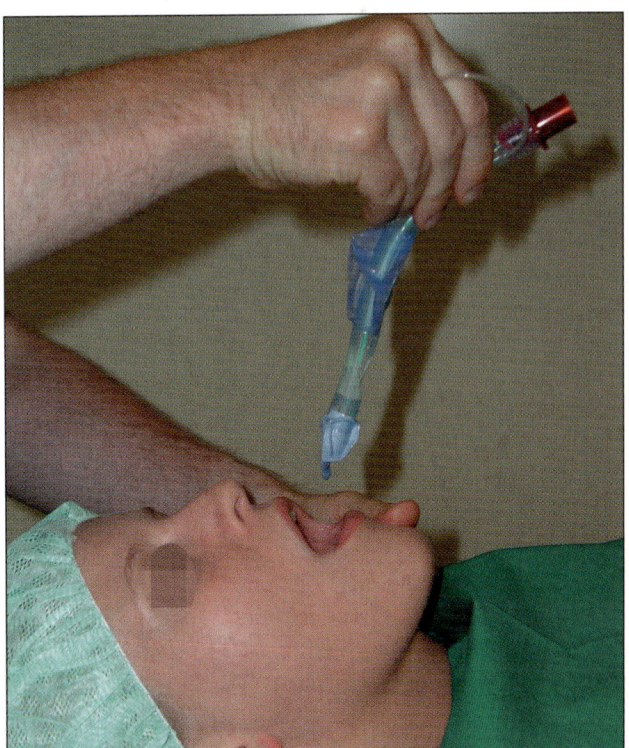

Abb. 7.20 Larynxtubus.

gasvolumen (Funktionsprinzip, Vor- und Nachteile des halbgeschlossenen Kreissystems Kap. 4.5.1, S. 64).

Weitere Vorteile der Niedrigflussnarkosen sind – neben der Einsparung vor allem von volatilen Inhalationsanästhetika – ein verminderter Wärme- und Feuchtigkeitsverlust (Kap. 4.5.1, S. 67) sowie eine geringere Belastung des Operationspersonals und der Umwelt. Bei konsequenter Anwendung des Minimalflow-Systems ist es möglich, 80–90% des Lachgases, 60–80% des Sauerstoffs und 50–75% des volatilen Anästhetikums einzusparen. Dies gilt vor allem bei längeren Narkosen.

> Eine Niedrigflussnarkose verbietet sich bei Leckagen des gasführenden Systems sowie bei Leckagen aufseiten des Patienten (z.B. Lungenfistel; Lungenoperation mit Parenchymverletzung).

Anästhesie-Typen nach Höhe des Frischgasflusses

Je nach Höhe des Frischgasflusses kann zwischen High-flow- (>3 l/min), Low-flow- (1 l/min) und Minimal-flow-Anästhesie (0,5 l/min) unterschieden werden (Kap. 4.5.1, S. 68). Low-flow- und Minimal-flow-Anästhesien werden als Niedrigflussanästhesien zusammengefasst.

Niedrigflussanästhesien werden zunehmend häufiger durchgeführt, da inzwischen in den meisten Krankenhäusern die gerätetechnischen Voraussetzungen gegeben sind. Bei manchen Rotameterblöcken ist allerdings die Flow-Messröhre für Luft im Niedrigflussbereich weder kalibriert noch graduiert, sodass ein Luftflow von unter 0,8 l/min nicht eingestellt werden kann. Niedrigflussanästhesien sind vor allem bei Narkosen sinnvoll, bei denen ein volatiles Inhalationsanästhetikum verabreicht wird, da hierbei der Verbrauch der teuren volatilen Anästhetika deutlich gesenkt werden kann. Niedrigflussanästhesien sind nur im Rahmen von Intubationsnarkosen üblich, auch wenn gezeigt werden konnte, dass auch bei einer Narkose unter Verwendung einer Larynxmaske bei 98% der untersuchten Patienten eine Minimal-flow-Narkose problemlos durchgeführt werden konnte (Döbel et al. 2000). In den letzten Jahren werden immer öfter lachgasfreie Niedrigflussnarkosen propagiert.

Bei der Low-flow-Anästhesie wird in einer Initialphase von mindestens zehn Minuten Dauer ein hoher Frischgasfluss (ca. 6 l/min) verabreicht. Während dieser Initialphase mit hohem Frischgasfluss soll der Stickstoff aus dem Körper ausgewaschen werden (Denitrogenisierung) und die Narkosegase sollen eingewaschen werden (Einwaschphase). Anschließend wird der Frischgasfluss auf 1 l/min (0,5 l O$_2$/min und 0,5 l N$_2$O/min bzw. 0,5 l Luft/min) reduziert.

Für die Minimal-flow-Anästhesie wird nach einer 15 bis 20 Minuten dauernden Initialphase mit hohem Frischgasflow (ca. 6 l/min) zur Denitrogenisierung und Einwaschung der Narkosegase der Frischgasfluss auf 0,5 l/min (0,3 l O$_2$/min und 0,2 l N$_2$O/min bzw. 0,2 l Luft/min) reduziert.

Zeitkonstante

Bei einem High-flow-System beträgt der Frischgasfluss >3 l/min. Vorteil eines High-flow-Systems ist, dass die Zusammensetzung des Inspirationsgases ungefähr der Zusammensetzung des Frischgases entspricht, denn zum Frischgas addiert sich lediglich ein relativ geringes rückgeatmetes Volumen mit anderer Gaszusammensetzung. Die eingestellte Gaskonzentration des in das Kreissystem eingeleiteten Frischgases ist nur etwas höher als die Gaskonzentration des Inspirationsgemisches im Kreissystem. Nachteil von Niedrigfluss-Systemen ist, dass sich die Zusammensetzung des Inspirationsgemisches deutlich von der Zusammensetzung des Frischgases unterscheidet. Je niedriger der Frischgasfluss ist, desto größer ist der Unterschied. Dies ist dadurch bedingt, dass das Inspirationsgemisch nur zu einem relativ geringen Prozentsatz aus dem Frischgas besteht, zum größten Teil dagegen aus dem anders zusammengesetzten, rückgeatmeten Gasvolumen.

In der Low-flow- bzw. Minimal-flow-Phase führen Veränderungen der Frischgaszusammensetzung nur verzögert zu entsprechenden Veränderungen der Gaszusammensetzung im Kreissystem. Es wird von einer langen Zeitkonstante gesprochen. Die Zeitkonstante ist ein Parameter dafür, wie schnell Veränderungen der Frischgaszusammensetzung zu einer entsprechenden Veränderung des Inspirationsgases führt. Die Zeitkonstante verhält sich proportional zum Gesamtgasvolumen des Systems (Beatmungsgerät plus Lungenvolumen). Daneben ist die Zeitkonstante abhängig von der Differenz aus der Menge des Gases, die pro Zeit mit dem Frischgas in das System eingespeist wird, und der Gasmenge, die vom Patienten aufgenommen wird. Mit abnehmender Gesamtgasaufnahme wird die Zeitkonstante kürzer. Da vor allem Desfluran – aber auch Sevofluran – aufgrund ihrer sehr niedrigen Blut-Gasverteilungs-Koeffizienten nur gering gewebelöslich sind (Gewebeaufnahme; uptake), verkürzt ihre Verwendung (im Vergleich zu gut gewebelöslichen volatilen Anästhetika) die Zeitkonstante. Sie sind daher besonders für Niedrigflussnarkosen geeignet. Außerdem ist ein Gas umso geeigneter für Niedrigflussnarkosen, je geringer seine Metabolisierungsrate ist und je größer die maximale Abgabeleistung des substanzspezifischen Verdampfers ist. Zum Beispiel gibt bei maximaler Abgabeleistung ein Sevofluran-Verdampfer (8 Vol%) bei einem Frischgasfluss von 0,5 l/min 43,5 ml/min, ein Desfluran-Verdampfer (18 Vol%) 110 ml/min und z.B. ein Isofluran-Verdampfer bzw. ein Enfluran-Verdampfer (5 Vol%) maximal 26 ml/min Narkosemitteldampf ab. Desfluran ist also aufgrund seiner pharmakokinetischen Kenngrößen besonders für Niederflussnarkosen geeignet. Für die Zeitkonstante gilt folgende Beziehung:

$$T = V_s / (\dot{V}_{Del} - \dot{V}_U)$$

- T = Zeitkonstante
- V_s = Volumen des Gesamtsystems (Beatmungsgerät plus Lunge)

- $\dot{V}_U$ = Menge an aufgenommenem Gas (uptake) pro Minute
- $\dot{V}_{Del}$ = mit dem Frischgasfluss ins System geleitete Narkosegasmenge pro Minute

> Bei vorgegebenem Systemvolumen, konstanter Gasaufnahme (uptake) und konstanter Frischgaskonzentration ist die Zeitkonstante umgekehrt proportional zum Frischgasfluss: je niedriger der Frischgasfluss, desto länger ist die Zeitkonstante.

Bei einem Systemvolumen von 7,5 l (5 l Beatmungsgerät und 2,5 l Lungenvolumen) und einer Gesamtgasaufnahme von 0,35 l/min beträgt die Zeitkonstante im High-flow-System mit 3 l/min ca. 2,1 Minuten, im Low-flow-System mit 1 l/min 11,5 Minuten und im Minimal-flow-System mit 0,5 l/min 50 Minuten.

Minimale Sauerstoffkonzentration

Als minimale Sauerstoffkonzentration im Frischgasgemisch sollten bei der High-flow-Anästhesie 33%, bei der Low-flow-Anästhesie 50% und bei der Minimal-flow-Anästhesie 66% nicht unterschritten werden. Mit abnehmendem Frischgasfluss ist also eine immer höhere Sauerstoffkonzentration im Frischgasfluss notwendig. Würde das Mischungsverhältnis von Sauerstoff und Lachgas im Frischgas konstant gehalten, käme es bei einer Verminderung des Frischgasflows zu einem Abfall der inspiratorischen Sauerstoffkonzentration (Schilling u. Weis 1973). Dies wäre dadurch bedingt, dass mit abnehmendem Frischgasfluss der prozentuale Anteil des rückgeatmeten Volumens zunimmt. Das rückgeatmete Exspirationsvolumen ist jedoch relativ sauerstoffarm und wird mit dem nur geringen Frischgasfluss vermischt, wodurch die Sauerstoffkonzentration im Inspirationsgemisch stärker unter die Konzentration im Frischgas abfällt. Je geringer der Frischgasflow ist, desto höher muss daher die Sauerstoffkonzentration im Frischgas sein, damit eine ausreichende inspiratorische Sauerstoffkonzentration aufrechterhalten werden kann. Ähnliche Verhältnisse gelten auch für das zugeführte Inhalationsanästhetikum, sofern das Gewebe noch nicht gesättigt ist, also noch viel volatiles Inhalationsanästhetikum ins Gewebe diffundiert und dadurch das Exspirationsvolumen noch eine relativ niedrige Konzentration an volatilem Inhalationsanästhetikum enthält. Je niedriger der Frischgasfluss, desto weiter liegt während der Einwaschphase die im Inspirations- und vor allem die im Exspirationsgemisch gemessene Konzentration des Inhalationsanästhetikums unterhalb der am Vapor (im Frischgas) eingestellten Konzentration. Idealerweise erfolgt die Dosierung des volatilen Inhalationsanästhetikums anhand der exspiratorischen Konzentration. Es ist bei einer reinen Inhalationsanästhesie mit ca. 70% Lachgas eine endexspiratorische Konzentration von ca. 0,7 MAC anzustreben.

Wird eine lachgasfreie Inhalationsanästhesie durchgeführt, ist eine exspiratorische Konzentration des volatilen Inhalationsanästhetikums von ca. 1,0 MAC anzustreben. Wird ein Inhalationsanästhetikum mit Lachgas und einem Opioid kombiniert, genügt eine exspiratorische Konzentration von ca. 0,4–0,5 MAC.

Aufnahmecharakteristik von Sauerstoff, Lachgas und volatilen Anästhetika

Der **Sauerstoffverbrauch** scheint nach Erreichen einer ausreichenden Narkosetiefe auf die Größenordnung des Grundumsatzes abzufallen und ist damit deutlich geringer als im aufmerksamen Wachzustand, aber höher als im physiologischen Schlafzustand (Arndt 1987). Die Sauerstoffaufnahme bleibt während der Narkose – solange stabile Kreislaufverhältnisse bestehen – nahezu konstant bei 3–4 ml/kg KG/min, entsprechend ca. 250 ml/min beim Erwachsenen (Abb. 7.21).

Die **Aufnahme von Lachgas** weist die Charakteristik einer Exponenzialfunktion auf. Während der ersten Minuten einer Narkose ist die Lachgasaufnahme sehr hoch, beim Erwachsenen beträgt sie initial ca. 1000 ml/min. Im Verlauf der Narkose nimmt die Lachgasaufnahme mit zunehmender Lachgassättigung des Blutes schnell ab (Abb. 7.21), nach zehn Minuten beträgt sie bereits weniger als 400 ml/min und nach ca. 75–90 Minuten wird eine annähernde Konstanz der Lachgasaufnahme erreicht. In den ersten ca. 45 Minuten nach dem Übergang zum Low- bzw. Minimal-flow-System ist die Lachgasaufnahme in den Körper noch hoch. Im Exspirations-

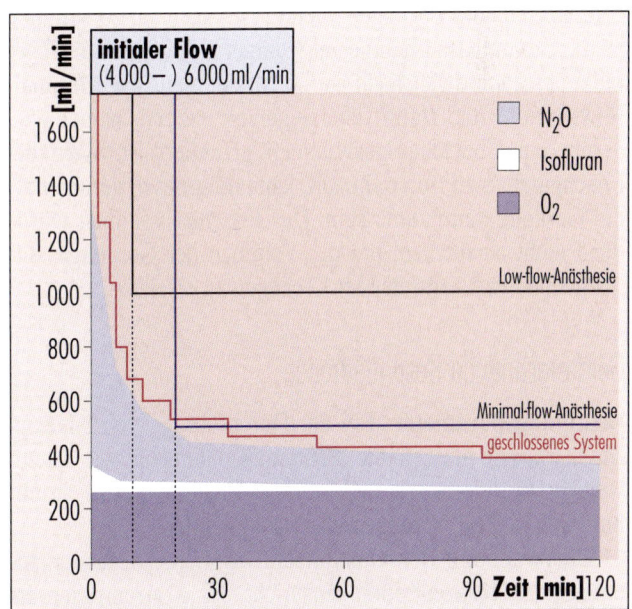

Abb. 7.21 Gesamtgasaufnahme eines 75 kg schweren Patienten (Summe aus O_2-, N_2O- und Isofluran-Uptake). Nach einer initialen Narkosephase mit hohem Frischgasfluss wird eine Low-flow- oder Minimal-flow-Anästhesie durchgeführt und der Flow damit der abnehmenden Gasgesamtaufnahme angepasst.

gemisch befindet sich wenig Lachgas. Die Sauerstoffkonzentration im Inspirationsgemisch steigt dadurch leicht an. In der Folgezeit nimmt die Lachgasaufnahme des Körpers ab, wodurch die Lachgaskonzentration im Exspirationsgemisch ansteigt. Durch den Konzentrationsanstieg des Lachgases im Kreissystem fällt die Sauerstoffkonzentration im Inspirationsgemisch langsam ab. Sinkt die inspiratorische O_2-Konzentration auf weniger als 30%, sollte der O_2-Flow um 10% des Gesamtflows (ca. 100 ml beim Low-flow-System und 50 ml beim Minimal-flow-System) erhöht und der Lachgasflow um ca. 10% des Gesamtflows (ca. 100 ml beim Low-flow-System und ca. 50 ml beim Minimal-flow-System) vermindert werden. Gegebenenfalls muss eine gleichsinnige Veränderung zu einem späteren Zeitpunkt wiederholt werden.

Auch die **Aufnahme der volatilen Inhalationsanästhetika** folgt einer Exponenzialfunktion. Der initialen Einwaschphase von 5–15 Minuten Dauer folgt schnell eine zunehmende Sättigung des Blutes mit dem volatilen Anästhetikum (Aufsättigungsphase; Abb. 7.21).

Die **Gesamtgasaufnahme** eines Patienten (Sauerstoff, Lachgas und volatiles Anästhetikum) weist ebenfalls die Charakteristik einer Exponenzialfunktion auf und nimmt nach einer initial hohen Aufnahme ebenfalls im zeitlichen Ablauf der Narkose kontinuierlich ab (Abb. 7.21). Das aufgenommene Gasvolumen wird im Wesentlichen von der Sauerstoff- und Lachgasaufnahme bestimmt. Initial beträgt die Gesamtgasaufnahme ca. 1,4 l/min. Nach ca. zehn Minuten ist die Gesamtgasaufnahme auf ca. 600 ml/min abgefallen. Es kann daher nach ca. zehn Minuten auf das Low-flow-System (1 l/min) übergegangen werden, wobei trotzdem ein gewisses Überschussgasvolumen garantiert wird, das zum Ausgleich evtl. auftretender Leckagen wichtig ist. Nach ca. 20 Minuten ist die Gesamtgasaufnahme auf weniger als 500 ml/min abgefallen, es kann daher nach ca. 20 Minuten auf das Minimal-flow-System (0,5 l/min) übergegangen werden, wobei wiederum ein Überschussgasvolumen garantiert ist. Wird der Frischgasfluss zu früh reduziert, kann dieser evtl. geringer als die Gesamtgasaufnahme sein. Das Frischgasvolumen würde dann nicht ausreichen, um das Volumen der Gesamtgasaufnahme und evtl. auftretender Leckagen zu ersetzten.

Gerätetechnische Besonderheiten

Beatmungsparameter: Bei der Durchführung von Niedrigflussnarkosen müssen die Beatmungsparameter wie Atemwegsdruck oder exspiratorisches Minutenvolumen kontinuierlich in engen Grenzen überwacht werden.

Überwachung der Gaskonzentrationen: Die am Vapor eingestellte Konzentration entspricht der Konzentration im Frischgas. Bei Niedrigfluss-Systemen ist zusätzlich sowohl die in- als auch die exspiratorische Konzentrationsmessung des volatilen Anästhetikums notwendig. Je niedriger der Frischgasfluss ist, desto weiter muss die Konzentration des Frischgases über der Konzentration im In- und Exspirationsgemisch liegen. Entscheidend ist die Messung der *exspiratorischen* Konzentration. Wird vom Low-flow- oder Minimal-flow-System zum High-flow-System übergegangen, muss das volatile Inhalationsanästhetikum niedriger dosiert werden. Die Konzentration im Frischgas bleibt bei einer Flow-Erhöhung konstant, im Inspirationsgemisch steigt sie allerdings meist deutlich an (da sich nun im Verhältnis weniger Exspirationsgas mit einer zumeist relativ niedrigen Konzentration zumischt). Diese im Inspirationsgemisch ansteigende Konzentration kann nur bei einer Konzentrationsmessung im Kreissystem erfasst werden. Bei einer Konzentrationsmessung lediglich im Frischgas bestünde z. B. die Gefahr einer unbemerkten Überdosierung, falls der Frischgasfluss erhöht und die gleichzeitig notwendige Konzentrationserniedrigung des volatilen Inhalationsanästhetikums versäumt würde. Die Konzentrationsbestimmung im Kreissystem erlaubt auch eine sinnvolle Überwachung der Dosierung. Die am Vapor eingestellte Konzentration des volatilen Inhalationsanästhetikums liefert beim Low-flow- und Minimal-flow-System dagegen wenig Information, denn während beim High-flow-System die inspiratorische Konzentration des volatilen Anästhetikums nur knapp unter der am Vapor eingestellten Konzentration liegt (geringere Rückatmung; Kap. 4.5.1, S. 64), ist diese Beziehung bei Niedrigflussnarkosen nicht mehr gegeben.

Messung der Sauerstoffkonzentration: Aus vergleichbaren Gründen erlaubt auch die prozentuale Sauerstoffgabe im Frischgas (z. B. $O_2 : N_2O = 1 : 3$) bei Niedrigflussnarkosen keine nähere Aussage über die Sauerstoffkonzentration im Inspirationsgemisch! Daher muss die inspiratorische Sauerstoffkonzentration (Kap. 8.1.4, S. 246) bestimmt werden. Aufgrund der unterschiedlich schnellen Aufnahme von Lachgas bzw. Sauerstoff in den Körper verändert sich die inspiratorische Sauerstoffkonzentration im zeitlichen Verlauf der Narkose, sodass wiederholt Korrekturen der Frischgaszusammensetzung erforderlich sein können.

> Die kontinuierliche Überwachung der inspiratorischen Sauerstoffkonzentration ist unabdingbar! Die untere Alarmgrenze sollte auf ca. 30 Vol% eingestellt werden.

CO_2-Messung: Auch die kontinuierliche in- und exspiratorische CO_2-Messung ist notwendig. Die Belastung der CO_2-Absorber ist im Niedrigfluss-System um ein Mehrfaches erhöht (im Minimal-flow-System ca. um den Faktor 4), da fast das gesamte Exspirationsvolumen durch die CO_2-Absorber geleitet wird (Kap. 4.5.2, S. 74). Daher erschöpfen die Absorber relativ schnell.

Der zunehmende Einsatz von **Multigasmonitoren**, mit denen die Konzentrationen von Kohlendioxid, Sauerstoff, Lachgas sowie des volatilen Inhalationsanästhetikums (in- und exspiratorisch) gemessen werden kann, erleichtert die Durchführung von Niedrigflussanästhesien.

Geeignete Narkosegeräte: Bei Niedrigfluss-Systemen sind Ungenauigkeiten relevanter als beim High-flow-System. Das betrifft die Messgenauigkeit der Frischgasrotameter (Kap. 4.5.2, S. 69) oder Ungenauigkeiten bei der vom Verdampfer abgegebenen Konzentration des volatilen Anästhetikums (Kap. 4.5.2, S. 69). Auch Gasverluste aufgrund von Systemundichtigkeiten oder Diffusion und/oder Absorption von Inhalationsanästhetika in Teile des Narkosegerätes (z. B. Beatmungsschläuche, Absorberkalk; Kap. 4.5.2, S. 68) fallen stärker ins Gewicht. Je niedriger der Frischgasfluss, desto höhere Anforderungen sind an die Narkosegerätschaften zu stellen. Für die Durchführung von Low-flow-Narkosen sind auch die meisten Narkosegeräte älteren Baujahrs (ohne Reservoirfunktion; s.u.) geeignet. Für die Minimal-flow-Narkosetechnik sind allerdings nur sehr moderne Narkosegeräte empfehlenswert (z. B. Cicero, Fa. Dräger), da hierfür **hohe Anforderungen** an das Narkosegerät gestellt werden müssen. Es muss z. B. ein ausreichend präziser Rotameter im Niedrigflussbereich vorhanden sein; außerdem sollte das Gerät eine Reservoirfunktion zum Ausgleich kurzfristiger Volumenimbalancen besitzen. Eine ausreichende Dichtigkeit muss gewährleistet sein, d.h. bei einem bestimmten, konstant gehaltenen Systemdruck darf nicht mehr als die vom Gerätehersteller exakt definierte Gasmenge pro Minute verloren gehen (z. B. 100 ml/min bei 70 mbar).

Für Minimal-flow-Anästhesien ist eine diskontinuierliche Frischgaszufuhr (**Frischgasentkoppelung**) empfehlenswert. Konventionelle Narkosegeräte (z. B. Sulla 808V, Fa. Dräger) besitzen keine Frischgasentkoppelung, d.h. das Frischgas wird kontinuierlich (auch während der Inspiration) in das Narkosesystem eingeleitet. Während jeder Inspiration werden also nicht nur das am Ventilator eingestellte Hubvolumen, sondern zusätzlich das während dieser Zeit in das System einströmende Frischgas dem Patienten zugeleitet. Eine Änderung des Frischgasflusses führt also bei fehlender Frischgasentkoppelung zu einer gleichsinnigen Änderung des Atemhubvolumens. Bei der Durchführung von Niedrigflussnarkosen mit üblichen Narkosegeräten nimmt das Atemhubvolumen proportional zur Verminderung des Frischgasflows ab, falls die Einstellung der Beatmungsparameter nicht nachkorrigiert wird. Eine Erniedrigung des Frischgasflusses von 3 auf 1 l/min führt beim Sulla 808 und 808V zu einer Abnahme des Atemminutenvolumens um ca. 0,5 l/min. Durch eine Steigerung des Atemhubvolumens kann dies korrigiert werden. Bei diskontinuierlicher Frischgaszufuhr ist eine solche Nachjustierung nicht notwendig. Moderne Narkosegeräte wie z. B. der Cicero (Fa. Dräger) besitzen eine solche Frischgasentkoppelung. Das Frischgas wird nur während der Exspiration in das System eingeleitet. Während der Inspiration wird das Frischgas zumeist in den Beatmungsbeutel geleitet (z. B. Cato; Cicero; Fa. Dräger), der sich hierdurch intermittierend leicht bläht (Gasreservoirfunktion) (Kap. 4.5.2, S. 81).

Wird der Frischgasflow zu niedrig eingestellt, können dadurch Atemhubvolumen, Atemminutenvolumen und Beatmungsdruck abnehmen. Es ist daher eine kontinuierliche Überwachung des Beatmungsspitzendrucks und des Atemminutenvolumens notwendig. Die untere Alarmgrenze sollte 5 mbar unterhalb des Beatmungsspitzendrucks und 0,5 l/min unterhalb des Atemminutenvolumens eingestellt werden. Wird bei einem Gerät mit exspiratorisch zwangsentfaltendem, hängendem Beatmungsbalg (z. B. Sulla 800 oder 808 V) der Frischgasfluss zu niedrig eingestellt, reicht das Frischgas zur Beutelfüllung nicht aus, es wird noch Gas aus der Patientenlunge angesaugt. Es resultiert eine unerwünschte Wechseldruckbeatmung, eine sog. Druck-Saug-Beatmung (mit inspiratorisch positiven und exspiratorisch negativen Beatmungsdrücken). Gleichzeitig nehmen das Beatmungsvolumen und die Beatmungsspitzendrücke ab. Bei Narkosegeräten mit Gasreservoir (z. B. im Handbeatmungsbeutel) tritt ein Abfall der Beatmungsdrücke und -volumina erst dann auf, wenn das Reservoir ganz entleert ist (kollabierter Handbeatmungsbeutel).

Praktische Durchführung von Niedrigflussnarkosen

Sowohl bei der Low-flow- als auch bei der Minimal-flow-Anästhesie muss zur Narkoseeinleitung ein hoher Frischgasfluss (4–6 l/min) eingestellt werden, um in einer angemessenen Zeit eine Denitrogenisierung und eine zügige Einwaschung des Lachgases und des volatilen Narkosegases zu erreichen, um also rasch eine ausreichende Narkosetiefe zu erzielen.

Beim Niedrigfluss-System sollten für die ersten zehn Minuten 2 l O_2/min und 4 l N_2O/min zugeführt werden. Die Denitrogenisierung ist unter diesen Bedingungen nach ca. 6–8 Minuten abgeschlossen. Während dieser Einwaschphase sollte Halothan kurzfristig auf 1,5–2,5 Vol%, dann auf ca. 1,0 Vol%, Enfluran kurzfristig auf 2–3 Vol%, dann auf ca. 2,0 Vol%, Isofluran kurzfristig auf 2–3 Vol%, dann auf ca. 1,5 Vol%, Sevofluran kurzfristig auf 3–4 Vol%, dann auf ca. 2,5 Vol% und Desfluran kurzfristig auf 8–12 Vol%, dann auf ca. 8 Vol% am Vapor eingestellt werden. Dadurch kann innerhalb von 10–15 Minuten die gewünschte exspiratorische Konzentration von ca. 0,7 MAC des jeweiligen Inhalationsanästhetikums erreicht werden (Kap. 7.1.2, S. 206). Bei zusätzlicher Opioid-Gabe ist eine exspiratorische Konzentration von ca. 0,4–0,5 MAC ausreichend. Sobald wie möglich ist die hohe Anflutungskonzentration auf die Erhaltungsdosis zu reduzieren, um die gewünschte exspiratorische Konzentration aufrechtzuerhalten (Kap. 7.1.2, S. 206). Bei zusätzlicher Verabreichung von Lachgas kann dadurch bei ca. 95% der Patienten eine Abwehrreaktion beim Hautschnitt verhindert werden. Um die exspiratorische Konzentration des volatilen Inhalationsanästhetikums konstant zu halten, muss seine am Vapor eingestellte Konzentration nach Reduktion des Frischgasflusses von 3 l/min (High-flow-System) auf 1 l/min (Low-flow-System) bzw. 0,5 l/min (Minimal-flow-System) deutlich bzw. stark erhöht werden. Bei Desfluran braucht die Verdauungskonzentration bei Reduktion auf Low-flow nicht erhöht werden, und bei Reduktion auf Minimal-flow muss die Verdampferkonzentration nur um 1–2 Vol% höher als die gewünschte inspiratorische Konzentration eingestellt werden (Baum 1997).

Bei konstanter Verdampfereinstellung ist die mit dem Frischgasstrom in das Narkosesystem eingespeiste Menge an volatilen Anästhetika umso geringer, je niedriger der Frischgasflow ist. Je niedriger der Frischgasfluss ist, desto größer wird die Differenz zwischen der Konzentration des volatilen Anästhetikums in Frisch- und Inspirationsgas. Diese Differenz ist bei Sevofluran und Desfluran geringer als bei den älteren volatilen Inhalationsanästhetika.

Aufgrund der verlängerten Zeitkonstanten ist eine **Veränderung der Narkosetiefe** mittels volatilem Anästhetikum bei Niedrigflussnarkosen nur verzögert möglich. Zur Veränderung der Narkosetiefe sollte bei einer Niedrigflussnarkose die Konzentration des volatilen Inhalationsanästhetikums um ca. 1–2 Vol% verändert werden. Ist eine schnelle Änderung der Narkosetiefe erforderlich, müssen Sauerstoff- und Lachgasfluss vorübergehend erhöht werden. Zur Narkoseausleitung kann – aufgrund der langen Zeitkonstante – der Vapor (abhängig von der Narkosedauer) bereits ca. 20 Minuten vor dem Ende der Operation ausgeschaltet werden. Ca. 5–10 Minuten vor der geplanten Extubation werden dann Sauerstoff- und Lachgasfluss wieder erhöht, um eine schnelle Ausspülung des Gases zu ermöglichen.

> Beim Übergang vom Niedrigfluss- zum High-flow-System muss die inspiratorische Konzentration des volatilen Inhalationsanästhetikums unbedingt erniedrigt werden!

Quantitative Anästhesie

Mit dem neuen Narkosegerät PhysioFlex ist erstmals eine sog. quantitative Anästhesie möglich. Hierbei wird sowohl die Narkoseeinleitung, Narkoseaufrechterhaltung als auch die Narkoseausleitung im geschlossenen System durchgeführt. Die quantitative Anästhesie wird ausführlich im Kap. 4.5.2, S. 82 beschrieben.

7.1.6 Literatur

Abbey NC, Green DE, Cicale MJ. Massive tracheal necrosis complicating endotracheal intubation. Chest 1989; 95: 459–60.

Alcock R, Peachey T, Lynch M, McEwan T. Comparison of alfentanil with suxamethonium in facilitating nasotracheal intubation in day-case anaesthesia. Br J Anaesth 1993; 70: 34–7.

Andersen KH, Schulz-Lebahn T. Oesophageal intubation can be undetected by auscultation of the chest. Acta Anaesthesiol Scand 1994; 38: 580–2.

Arndt JO. Inhalationsanästhetika und Stoffwechsel: O2-Verbrauch wacher, schlafender oder narkotisierter Hunde unter Grundumsatzbedingungen. In: Schwindenhaar-Stoeckel H (Hrsg). Die Inhalationsnarkose: Steuerung und Überwachung. INA-Schriftenreihe Band 58. Stuttgart: Georg Thieme Verlag 1987; 42–3.

Baum J, Berghoff M, Stanke HG, Petermeyer M, Kalff G. Niedrigflussnarkosen mit Desfluran. Anaesthesist. 1997; 46: 287–93.

Beck GN, Masterson GR, Richards J, Bunting P. Comparison of intubation following propofol and alfentanil with intubation following thiopentone and suxamethonium. Anaesthesia 1993; 48: 876–80.

Bein T, Lenhart FP, Berger H, Schilling V, Briegel J, Haller M, Forst H. Ruptur der Trachea bei erschwerter Intubation. Anaesthesist 1991; 40: 456–7.

Birmingham PK, Cheney FW, Ward RJ. Esophageal intubation. A review of detection techniques. Anaesth Analg 1986; 65: 886–91.

Brandt L, Rudlof B, Merkelbach D. Prä-Oxygenierung: Anspruch und Wirklichkeit. Anasthesiol Intensivmed Notfallmed Schmerzther 1994; 29: 227–30.

Brimacombe JR, Brimacombe JC, Berry AM, Morris R, Mecklem D, Clarke G, Barry J, Kirk T. A comparison of the laryngeal mask airway and cuffed oropharyngeal airway in anesthetized adult patients. Anesth Analg 1998; 87: 147–52.

Brimacombe J, Keller C. Recurrent laryngeal nerve injury with the laryngeal mask. Anasthesiol Intensivmed Notfallmed Schmerzther 1999; 34: 189–92.

Coghlan SFE, McDonald PF, Csepregi G. Use of alfentanil with propofol for nasotracheal intubation without neuromuscular block. Br J Anaesth 1993; 70: 89–91.

Davidson JAH, Gillespie JA. Tracheal intubation after induction of anaesthesia with propofol, alfentanil and i.v. lignocaine. Br J Anaesth 1993; 70: 163–6.

Deppe H, Reeker W, Horch H.-H, Kochs E. Intubationsbedingte Zahnschäden – diagnostische und therapeutische Aspekte. Anasthesiol Intensivmed Notfallmed Schmerzther 1998; 33: 722–5.

D'Odemont JP, Pringot J, Goncette L, Goenen M, Rodenstein DO. Spontaneous favorable outcome of tracheal laceration. Chest 1991; 99: 1290–2.

Döbel KU, Schäfer C, Stenckart R. Klinischer Einsatz der Larynxmaske unter Verwendung von Sevofluran im Minimal-flow-Bereich. Anasthesiol Intensivmed 2000; 41: 654–8.

Elwood T, Vox RG. Laryngeal mask insertion with a laryngoscope in paediatric patients. Can J Anaesth 1996; 43: 435–7.

Füllekrug B, Beyer R, Reissmann H, Pothmann W. Praktikabilität, Patientenkomfort und Effizienz des Präoxygenierungssystems NasOral(. Anasthesiol Intensivmed Notfallmed Schmerzther 2000; 35: 623–9.

Janshon GP, Thomas H. Maskeneinleitung und Ein-Lungenventilation mit Sevofluran. Anaesthesist 1998 (Suppl. 1); 47: S52–7.

Jones FRL, Hegabe A. Recurrent laryngeal nerve palsy after laryngeal mask airway insertion. Anaesthesia 1996; 51: 171–2.

Keller C, Brimacombe J, Benzer A. Calculated vs. measured phayngeal mucosal pressures with the laryngeal mask airway during cuff inflation: assessment of four locations. Br J Anaesth 1999; 82: 399–401.

Keller C, Brimacombe J. Spontanatmung versus kontrollierte Beatmung mit der Larynxmaske. Anaesthesist 2001; 50: 187–91.

McKeating K, Bali IM, Dundee JW. The effects of thiopentone and propofol on upper airway integrity. Anaesthesia 1988; 43: 638–40.

Merzlufft F, Zander R. Die intrapulmonale O2-Speicherung mit dem NasOral-System. Anasthesiol Intensivmed Notfallmed Schmerzther 1994; 29: 235–7.

Merzlufft F, Zander R. Optimale O2-Applikation über den nas-oralen Weg. Anasthesiol Intensivmed Notfallmed Schmerzther 1996; 31: 381–5.

Nakata Y, Goto T, Saito H, Ichinose F, Uezono S, Morita S. The placement of a cuffed oropharyngeal airway with suvoflurane in adults: a comparison with the laryngeal mask airway. Anesth Analg 1998; 87: 143–6

Rollins RJ, Tocino I. Early radiographic signs of tracheal rupture. Am J Roentgenol 1987; 148: 695–8.

Saarnivaara L, Klemola U-M. Injection pain, intubating conditions and cardiovascular changes following induction of anaesthesia with propofol alone or in combination with alfentanil. Acta Anaesth Scand 1991; 35: 19–23.

Samsoon GLT, Young JRB. Difficult tracheal intubation: A retrospective study. Anaesthesia 1987; 42: 487–90.

Schilling R, Weis KH. Zur Sauerstoffkonzentration im Narkosesystem. Anaesthesist 1973; 22: 198–201.

Striebel HW, Hölzl M, Rieger A, Brummer G. Endotracheale Intubation unter Propofol und Fentanyl. Anaesthesist 1995a; 44: 809–17.

Striebel HW, Pinkwart LU, Karavias T. Trachealruptur durch zu stark geblockte Tubusmanschette. Anaesthesist 1995b; 44: 186–8.

Sugiyama K, Yokoyama K. Displacement of the endotracheal tube caused by change of head position in pediatric anesthesia: Evaluation by fiberoptic bronchoscopy. Anesth Analg 1996; 82: 251–3.

Törnvall SS, Jackson KH, Oyanedel E. Tracheal rupture, complication of cuffed endotracheal tube. Chest 1971; 59: 237–9.

van Vlymen JM, Fu W, White PF, Klein KW, Griffin JD. Use of the cuffed oropharyngeal airway as an alternative to the laryngeal mask airway with positive-pressure ventilation. Anesthesiology 1999; 90: 1306–10.

Vogelsang H, Uhlig T, Schmucker P. Schweres Multiorganversagen nach Aspiration mit der Larynxmaske. Anästhesiol Intensivmed Notfallmed Schmerzther 2001; 36: 63–5.

Voigt E. Effektivität eines herkömmlichen Kreissystems zur Prä-Oxygenierung. Anästhesiol Intensivmed Notfallmed Schmerzther 1994; 29: 231–3.

Wagner DL, Gammage GW, Wong ML. Tracheal rupture following the insertion of a disposable double-lumen endotracheal tube. Anesthesiology 1985; 63: 698–700.

Wulf H, Eickbohm JE, Becker C. Zahntrauma bei Allgemeinanästhesien. Anästhesiol Intensivmed 1993; 34: 55–8.

Zander R, Merzlufft F. Sauerstoffversorgung trotz Atemstillstandes. Anästhesiol Intensivmed Notfallmed Schmerzther 1994; 29: 223–7.

7.2 Intravenöse Anästhesie (IVA) und totale intravenöse Anästhesie (TIVA)

Allgemeine Bemerkungen zur intravenösen Anästhesie

Bei einer totalen intravenösen Anästhesie (TIVA) werden – abgesehen von Sauerstoff – ausschließlich intravenös zu verabreichende Narkosemedikamente verwendet. Auf die Gabe von Lachgas wird verzichtet. Wird zusätzlich Lachgas verabreicht, handelt es sich per definitionem nicht mehr um eine totale intravenöse Anästhesie, sondern es wird von einer intravenösen Anästhesie (IVA) gesprochen. Eine IVA/TIVA kann als Maskennarkose, als Intubationsnarkose oder als Narkose unter Verwendung einer Larynxmaske, eines Larynxtubus bzw. eines COPA-Tubus durchgeführt werden.

Eine intravenöse oder total intravenöse Narkose wird durch Gabe entsprechender intravenöser Boli eines Hypnotikums (z.B. Propofol; Kap. 5.2.3, S. 121), zumeist auch eines Opioids (z.B. Fentanyl, Sufentanil, Remifentanil; Kap. 5.2.4, S. 131) und evtl. eines Relaxans (z.B. Rocuronium, Mivacurium oder Vecuronium; Kap. 5.3, S. 152) eingeleitet. Anschließend erfolgt die weitere Gabe des Hypnotikums und des Opioids entweder durch wiederholte Gabe von Einzelboli oder meist kontinuierlich über Spritzenpumpe. Die Relaxansgabe nach der Intubation kann ebenfalls intermittierend oder kontinuierlich per Spritzenpumpe erfolgen. Nachteil einer TIVA/IVA unter Verwendung des ultrakurz wirksamen

Opioids **Remifentanil** ist, dass die Patienten aufgrund der bei Infusionsende sehr schnell nachlassenden analgetischen Wirkung bereits kurz nach der Operation starke Schmerzen haben können. Es ist daher bei stark schmerzhaften Eingriffen frühzeitig eine konsequente und suffiziente postoperative Schmerztherapie notwendig (s. auch Kap. 83.2, S. 1182).

Seit Einführung des Hypnotikums **Propofol** hat die TIVA/IVA einen enormen Aufschwung erlebt. Dies ist vermutlich dadurch bedingt, dass mit Propofol erstmals ein Hypnotikum zur Verfügung stand, das auch für die Aufrechterhaltung einer Narkose geeignet war. Außerdem sind seine pharmakokinetischen Eigenschaften sehr günstig: Aufgrund eines großen Verteilungsvolumens, einer kurzen Halbwertszeit und einer schnellen Elimination ergeben sich schneller Wirkungsbeginn, gute Steuerbarkeit und schnelles Erwachen nach Unterbrechung der Zufuhr. Wird auf die Gabe von Lachgas verzichtet, muss Propofol zur Aufrechterhaltung der Narkose ca. 30% höher dosiert werden. Nach Beendigung einer TIVA mit Remifentanil und Propofol dauert es ca. 5–7,5 Minuten, bis die Patienten wieder wach und orientiert sind, d.h. z.B. ihren Namen korrekt benennen können. Die kognitiven Störungen (z.B. Beeinträchtigung von Gedächtnisleistung, Aufmerksamkeits- und Konzentrationsfähigkeit sowie die Geschwindigkeit der allgemeinen Informationsverarbeitung) sind nach eine solchen TIVA mindestens genauso lange beeinträchtigt wie nach einer balancierten Anästhesie unter Verwendung von Fentanyl und Sevofluran (Biedler et al. 2000). Seit kurzem kann Propofol auch nach den Prinzipien der TCI (»target controlled infusion«; s.u.) verabreicht werden. Hierzu wird eine spezielle computergesteuerte Spritzenpumpe verwendet, an der die gewünschte Propofol-Plasmakonzentration eingestellt wird. Anhand pharmakokinetischer Modelle errechnet die Spritzenpumpe die hierfür notwendige und sich im Verlaufe der Narkose ständig ändernde Infusionsgeschwindigkeit. Hierdurch kann die gewünschte Propofol-Plasmakonzentration automatisch aufrechterhalten werden.

Indikationen und Kontraindikationen für eine TIVA/IVA

Eine TIVA/IVA kann im Prinzip bei allen Patienten bzw. Operationen durchgeführt werden. Eine Indikation für eine TIVA/IVA sind z.B. Patienten, bei denen sich die Gabe eines volatilen Inhalationsanästhetikums verbietet (z.B. Disposition zur Malignen Hyperthermie; Kap. 32, S. 627). Da inzwischen für eine TIVA/IVA sehr kurz wirksame Hypnotika, Opioide und Relaxanzien zur Verfügung stehen, kann die TIVA/IVA (im Gegensatz zu einer NLA; Kap. 7.4, S. 232) auch sehr gut bei kurz dauernden Narkosen (z.B. für Kürettagen) zur Anwendung kommen. Eine TIVA ist immer dann sinnvoll, wenn mögliche Nachteile von Lachgas aufgrund der drohenden Druck-/Volumenzunahme in lufthaltigen Körperhöhlen (Gefahr eines Pneumenzephalons, Aufblähen lufthaltiger Darmschlingen, Druckzunahme im Mittelohr bei Verschluss der Paukenröhre usw.) bestehen. Eine TIVA/IVA unter Verwendung eines kurz wirksamen Hypnotikums, Opioids und Relaxans bietet sich aufgrund des schnelleren Aufwachens der Patienten sowie des fehlenden Medikamentenüberhangs auch gut für ambulant zu operierende Patienten an. Daneben sprechen die weitgehend fehlende Belastung von Umwelt und Personal für den vermehrten Einsatz der TIVA. Auch bei Kindern wird zunehmend häufiger eine TIVA/IVA durchgeführt, seit das zumeist verwendete Propofol schon bei Säuglingen ab dem zweiten Lebensmonat zugelassen ist (Kap. 5.2.3, S. 123).

Durchführung einer TIVA/IVA

Vorbereitungen zur TIVA/IVA

- Überprüfung des Narkosegerätes (Kap. 6.1, S. 174)
- Überprüfung des Narkosewagens auf Vollständigkeit (Kap. 6.2, S. 175)
- Vorbereitung des Narkosewagens (Kap. 6.2, S. 176)
- Aufziehen der Medikamente (Kap. 6.2, S. 177)
- Vorbereiten des Patienten auf die Narkose (Kap. 6.3, S. 177)

TIVA/IVA für eine Maskennarkose

Narkoseeinleitung

Die Narkose wird mit den folgenden Schritten eingeleitet:
- Präoxygenierung (Kap. 7.1.1, S. 184)
- Opioid-Gabe (s.u.)
- Einleitungshypnotikum (s.u.)
- Maskenbeatmung (Kap. 7.1.1, S. 185)
- Einstellen von O_2 und evtl. von N_2O bei IVA am Rotameter (s.u.)
- Kreislaufkontrolle (Kap. 7.1.2, S. 206)
- Transport des Patienten in den Operationssaal (Kap. 7.1.2, S. 207)
- Lagerung des Patienten (Kap. 6.4, S. 178)

Opioid-Gabe: Als Initialbolus werden ca. 0,2–0,4 µg/kg KG Sufentanil i.v., 15–30 µg/kg KG Alfentanil i.v. oder 1,5 bis 3 µg/kg KG Fentanyl i.v. empfohlen (beim Erwachsenen also ca. 15–30 µg Sufentanil; 1–2 mg Alfentanil oder 0,1–0,2 mg Fentanyl).

Einleitungshypnotikum: Zumeist wird die Narkoseinduktion mit Propofol vorgenommen. Initial wird ein Bolus von ca. 1,5–2(–2,5) mg/kg KG empfohlen. Eventuell kann Propofol nach den Prinzipien der TCI (»target controlled infusion«; s.u.) verabreicht werden.

Einstellen von O_2 und evtl. von N_2O bei IVA am Rotameter: Bei einer IVA wird Lachgas verabreicht, bei einer TIVA darauf verzichtet. Bei einer TIVA wird zum Sauerstoff normalerweise Luft zugemischt, da eine längerfristige Gabe

von 100% Sauerstoff zu vermeiden ist (Kap. 50.7.3, S. 763). Es wird normalerweise eine F_IO_2 von ca. 30% angestrebt.

Narkoseaufrechterhaltung

Zur Aufrechterhaltung einer TIVA bzw. IVA in Maskennarkose wird das Hypnotikum (zumeist Propofol) zumeist nach Bedarf repetiert (z.B. jeweils 20–30 mg Propofol i.v.). Selten wird auch das Opioid repetiert. Eine kontinuierliche Propofol- und evtl. Opioid-Infusion wird hierbei nur selten durchgeführt, da es sich bei Maskennarkosen fast immer um kurze Narkosen handelt. Aus den gleichen Gründen wird hierbei auch eine kontinuierliche Propofol-Zufuhr nach den Prinzipien der TCI nur selten durchgeführt.

Wird Propofol jedoch ausnahmsweise kontinuierlich infundiert, beträgt die anfängliche Infusionsdosis ca. 10 mg/kg KG/h. Nach ca. zehn Minuten kann auf ca. 8 mg/kg KG/h reduziert und nach ca. 20 Minuten kann dann bei einer IVA langsam auf die Erhaltungsdosis von ca. 6 mg/kg KG/h reduziert werden. Bei einer TIVA wird – weil auf Lachgas verzichtet wird – oft eine Propofol-Erhaltungsdosis von fast 10 mg/kg KG/h notwendig.

Die Dosierungen des Propofols sowie des Opioids müssen anhand des Operationsgeschehens, der klinischen Parameter Blutdruck, Herzfrequenz, evtl. Tränen der Augen, Schwitzen des Patienten bzw. auftretenden Bewegungen gesteuert werden. Soll die Narkose vertieft werden, ist die Förderrate der Spritzenpumpe schneller zu stellen und/oder es ist ein zusätzlicher Bolus zu verabreichen.

Narkoseausleitung

Eine Propofol-Infusion kann meist wenige (ca. 5) Minuten vor Ende des operativen Eingriffs abgestellt werden. Die Patienten erwachen meist sehr schnell nach Beendigung einer TIVA/IVA.

Nach Gabe einer höheren Dosis eines länger wirksamen Opioids (Fentanyl, Sufentanil) kann ein postoperativer Opioid-Überhang auftreten.

Opioid-Überhang?

Besteht bei einem Patienten ein Opioid-Überhang, wird er nur langsam wieder anfangen, spontan zu atmen. Wird der Patient aufgefordert, tief durchzuatmen, so macht er dies (sog. Kommandoatmung). Wird er jedoch in Ruhe gelassen, »vergisst« er das Atmen. Der Atemtyp ist durch eine langsame Atemfrequenz bei relativ großem Atemzugvolumen gekennzeichnet. Die Pupillen des Patienten sind opioidbedingt noch sehr eng (sog. stecknadelkopfgroße Pupillen; Kap. 5.2.4, S. 130). Der Patient verneint die Frage nach Schmerzen. Er liegt ruhig da und kommt Aufforderungen, wie z.B. zum Anheben des Kopfes, nach. Der Patient sollte entsprechend lange engmaschig überwacht oder ggf. mit einem Opioidantagonisten,

z. B. Naloxon antagonisiert werden, wobei auf eine vorsichtige Dosistitration zu achten ist (Kap. 5.2.4, S. 141). Insgesamt ist nach einer TIVA/IVA in Maskennarkose ein Opioid-Überhang eher selten, da hierbei zumeist relativ niedrige Opioid-Dosen verabreicht werden.

Ablegen des Patienten vom Operationstisch (Kap. 7.1.2, S. 210)

TIVA/IVA für eine Intubationsnarkose

Narkoseeinleitung

Die Narkose wird mit den folgenden Schritten eingeleitet (Abb. 7.22):
- Präoxygenierung (Kap. 7.1.1, S. 184)
- Priming oder Präcurarisierung (Kap. 7.1.2, S. 204)
- Opioid-Gabe (s. u.)
- Einleitungshypnotikum (s. u.)
- Maskenbeatmung (Kap. 7.1.1, S. 185)
- Relaxierung mit einem nicht depolarisierenden Relaxans oder selten mit Succinylcholin (Kap. 7.1.2, S. 205)
- orotracheale Intubation (Kap. 7.1.2, S. 192)
- Einstellen von O_2 und evtl. von N_2O bei IVA am Rotameter (s. u.)
- Kreislaufkontrolle (Kap. 7.1.2, S. 206)
- ggf. Vollrelaxierung (Kap. 7.1.2, S. 205)
- Transport des Patienten in den Operationssaal (Kap. 7.1.2, S. 207)
- Lagerung des Patienten (Kap. 6.4, S. 178)

Opioid-Gabe: Als Initialbolus werden ca. 0,2–0,4 µg/kg KG Sufentanil i.v., 15–30 µg/kg KG Alfentanil i.v., 1,5–3 µg Fentanyl oder evtl. 0,2–0,5 µg/kg KG Remifentanil i.v. empfohlen. Bei Remifentanil wird öfters auf einen Initialbolus verzichtet und primär mit der Erhaltungsdosis ([0,1–]0,2–0,3 [–0,4] µg/kg KG/min) begonnen (s. auch Kap. 5.2.4, S. 136).

Einleitungshypnotikum: Zumeist wird die Narkoseinduktion mit Propofol vorgenommen. Initial wird ein Bolus von ca. 1,5–2 mg/kg KG empfohlen. Eventuell kann Propfol nach den Prinzipien der TCI (»target controlled infusion«; s.u.) verabreicht werden.

Einstellen von O_2 und evtl. von N_2O am Rotameter: Bei Durchführung einer IVA wird Lachgas verabreicht, bei Durchführung einer TIVA wird auf Lachgaszufuhr verzichtet. Bei einer TIVA wird zum Sauerstoff normalerweise Luft zugemischt, da eine längerfristige Gabe von 100% Sauerstoff zu vermeiden ist (Kap. 50.7.3, S. 763). Es wird normalerweise eine F_IO_2 von ca. 30% angestrebt.

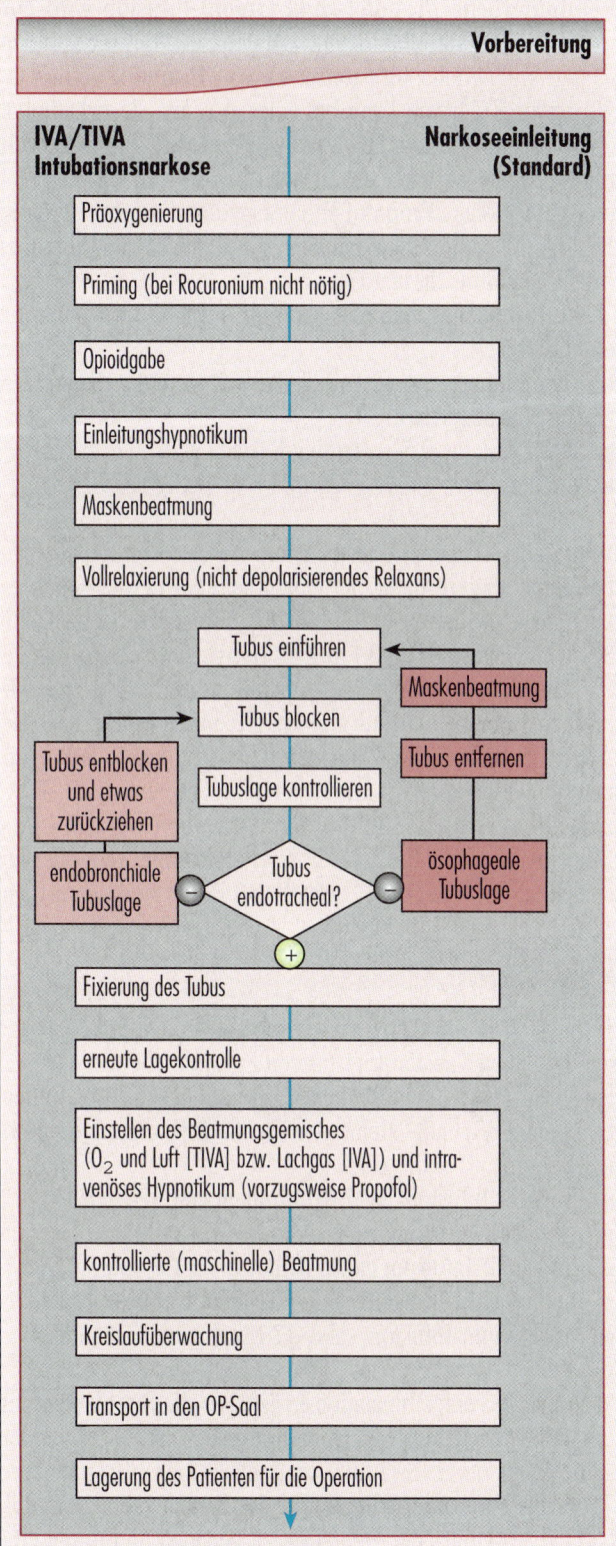

Abb. 7.22 Narkoseeinleitung für die Intubationsnarkose bei TIVA/IVA.

Narkoseaufrechterhaltung

Zur Aufrechterhaltung einer TIVA bzw. IVA für eine Intubationsnarkose werden ein Hypnotikum (zumeist Propofol) und ein Opioid im Idealfall mittels Spritzenpumpe kontinuierlich verabreicht. Vor allem das Relaxans wird häufig noch intermittierend verabreicht. Vor allem Mivacurium wird manchmal auch kontinuierlich über Spritzenpumpe verabreicht. Die

kontinuierliche Propofol- und Opioid-Infusion wird normalerweise unmittelbar nach Gabe des Initialbolus begonnen.

Die anfängliche Infusionsdosis von **Propofol** beträgt ca. 10 mg/kg KG/h und kann bei einer IVA auf die Erhaltungsdosis von ca. 6 mg/kg KG/h reduziert werden. Bei Durchführung einer TIVA wird – weil auf Lachgas verzichtet wird – meist eine höhere Propofol-Erhaltungsdosis (oft fast 10 mg/kg KG/h) notwendig. Eventuell kann Propfol nach den Prinzipien der TCI verabreicht werden.

Als Erhaltungsdosis des Opioids mittels Spritzenpumpe empfiehlt sich:

- Remifentanil: ca. (0,1–)0,2–0,3(–0,4) µg/kg KG/min = 15–20 µg/kg KG/h
- Sufentanil: ca. 0,5–1,0 µg/kg KG/h
- Alfentanil: ca. 1 µg/kg KG/min = 60 µg/kg KG/h

Wird z. B. Sufentanil oder Fentanil in Form von Repetitionsboli nachinjiziert, dann empfehlen sich bei Erwachsenen ca. alle 30–40 Minuten ca. 10–20 µg Sufentanil oder ca. alle 30 Minuten ca. 0,05–0,1 mg Fentanil. Die Dosierung der Substanzen wird anhand des Operationsgeschehens, der klinischen Parameter (Blutdruck, Herzfrequenz, evtl. Tränen der Augen, Schwitzen des Patienten bzw. auftretende Bewegungen) sowie apparativer Überwachungsparameter (z. B. Relaxometrie) gesteuert. Soll die Narkose vertieft werden, ist die Infusionsgeschwindigkeit der Spritzenpumpe schneller zu stellen und/oder es ist ein zusätzlicher Bolus zu verabreichen.

Narkoseausleitung

Je nach Wirkungsdauer und verabreichter Gesamtdosis der verabreichten Substanzen ist deren Zufuhr mehr oder weniger lange vor dem voraussichtlichen Operationsende abzustellen. Es können folgende Richtwerte für die Beendigung empfohlen werden:

- Propofol-Infusion: ca. 5–10 Minuten vor OP-Ende
- Alfentanil-Infusion: ca. 30 Minuten vor OP-Ende
- Sufentanil-Infusion: ca. 40 Minuten vor OP-Ende
- Remifentanil-Infusion ca. 5–10 Minuten vor OP-Ende
- Mivacurium-Infusion: ca. 8–12 Minuten vor OP-Ende

Während bei einer Inhalationsanästhesie die Spontanatmung des Patienten bereits vor Operationsende angestrebt werden sollte (Kap. 7.1.2, S. 209), empfiehlt es sich bei einer IVA/TIVA, die kontrollierte Beatmung des Patienten erst unmittelbar vor Abschluss der Operation zu beenden und durch eine Hypoventilation einen Anstieg des CO_2-Werts und damit eine Spontanatmung des Patienten zu provozieren. Erst bei der letzten Hautnaht sollte das evtl. verabreichte Lachgas abgeschaltet werden. Zur Vermeidung einer Diffusionshypoxie (Kap. 7.1.2, S. 209) durch das nun sehr schnell abflutende Lachgas muss für mindestens drei Minuten mit reinem Sauerstoff (ca. 6 Liter O_2 pro Minute) beatmet werden.

Besteht kein Überhang des Opioids oder Muskelrelaxans, wird der Patient bald beginnen, spontan zu atmen. Da die analgetische Wirkung länger wirkender Opioide (z. B. Fentanyl, Sufentanil) meist noch einige Zeit anhält, tolerieren die nun spontan atmenden und wach werdenden Patienten den Tubus normalerweise relativ gut. Eventuell kommt es auch zu einem postoperativen Opioid-Überhang (s. u.).

Bei dem inzwischen zunehmend häufiger verwendeten Opioid Remifentanil ist aufgrund der ultrakurzen Wirkungsdauer ein Opioid-Überhang weitgehend ausgeschlossen. Die analgetische Wirkung des Remifentanils ist bereits wenige Minuten nach dem Infusionsende abgeklungen und macht eine konsequente postoperative Schmerztherapie notwendig (Kap. 83.2, S. 1182).

Opioid-Überhang?

Besteht bei einem Patienten ein Opioid-Überhang, wird er nur verzögert anfangen, spontan zu atmen. Wird der Patient aufgefordert, tief durchzuatmen, so macht er dies (sog. Kommandoatmung). Wird er jedoch in Ruhe gelassen, »vergisst« er das Atmen. Der Atemtypus ist durch eine langsame Atemfrequenz bei relativ großem Atemzugvolumen gekennzeichnet. Die Pupillen des Patienten sind opioidbedingt noch sehr eng (sog. stecknadelkopfgroße Pupillen; Kap. 5.2.4, S. 130). Der Patient verneint die Frage nach Schmerzen. Er liegt meist ruhig da und kommt Aufforderungen, wie z. B. zum Anheben des Kopfes, nach. Er fühlt sich jedoch durch den Endotrachealtubus nicht gestört. Es muss entweder ein Abklingen der Opioidwirkung abgewartet werden, oder der Patient sollte mit einem Opioidantagonisten, z. B. Naloxon antagonisiert werden, wobei auf eine vorsichtige Dosistitration zu achten ist (Kap. 5.2.4, S. 141).

Relaxansüberhang?

Ein postoperativer Relaxansüberhang ist bei Verwendung des kurz wirksamen Mivacuriums nur selten, bei Verwendung eines mittellang wirkenden Relaxans dagegen öfters zu erwarten. Besteht bei einem Patienten ein Überhang an Muskelrelaxans, bietet sich meist folgendes Bild: Der Atemtypus des Patienten ist eher schnell und die Atemzüge sind sehr flach. Der Patient versucht krampfhaft nach Luft zu ringen und ist unruhig. Der Aufforderung, tief durchzuatmen, kann er kaum nachkommen. Bei der Aufforderung, die Augen zu öffnen, versucht er typischerweise auch mithilfe der Stirnmuskulatur die Lider zu heben. Die Stirn wirft sich in Falten, die Augen können aber nur andeutungsweise geöffnet werden. Auch anderen Aufforderungen, wie Hochheben des Kopfes, Öffnen des Mundes oder Drücken der Hand kann der Patient nur andeutungsweise nachkommen. Bei dem Patienten sollte die Restwirkung des nicht depolarisierenden Muskelrelaxans z. B. mit Pyridostigmin oder Neostigmin (in Kombination mit Atropin) antagonisiert werden (Kap. 5.3.4, S. 163).

Extubation

Vor der Extubation sind Mund- und Rachenraum des Patienten mit einem Einmalkatheter von Speichel und Sekret freizusaugen. Besteht der Verdacht, dass sich Blut, Fremdkörper oder Erbrochenes im Mund-Rachen-Raum befinden, ist der Mund-Rachen-Raum unter laryngoskopischer Sicht abzusaugen. Bei ausreichender Spontanatmung (Atemzugvolumen > ca. 5 ml/kg KG) kann der Patient extubiert werden. Die Tubusfixierung wird gelöst. Es hat sich bewährt, unmittelbar vor dem Herausziehen des Tubus den erwachsenen Patienten mit einem sterilen Einmalkatheter durch den Tubus endotracheal abzusaugen und anschließend unter Absaugung den Tubus herauszuziehen. Unmittelbar vorher muss der Tubus-Cuff mit einer Blockerspritze entblockt werden.

Nach der Extubation wird der Patient zum kräftigen Durchatmen aufgefordert, während ihm über eine leicht vor das Gesicht gehaltene Maske weiter Sauerstoff zugeführt wird. Nach der Extubation muss sich der Anästhesist wiederholt von der ausreichenden Spontanatmung des Patienten überzeugen. Nach der Gabe länger wirkender Opioide kommt es öfters vor, dass die noch intubierten Patienten, bedingt durch den schmerzhaften Reiz des Tubus, gut durchatmen. Wird ihnen der Tubus, d.h. der Schmerzreiz, genommen, hören sie nach der Extubation auf zu atmen. Stets muss überprüft werden, ob der Patient auch genügend durchatmet, wenn er nicht(!) dazu aufgefordert wird.

Ablegen des Patienten vom Operationstisch (Kap. 7.1.2, S. 210)

TIVA/IVA für eine Narkose unter Verwendung einer Larynxmaske (oder eines Larynxtubus bzw. eines COPA-Tubus)

Narkoseeinleitung

Die Narkose wird mit folgenden Schritten eingeleitet (Abb. 7.23):
- Präoxygenierung (Kap. 7.1.1, S. 184)
- Opioid-Gabe (s.u.)
- Einleitungshypnotikum (s.u.)
- Maskenbeatmung (Kap. 7.1.1, S. 185)
- Einführen der Larynxmaske (Kap. 7.1.3, S. 211) oder des Larynxtubus bzw. des COPA-Tubus (Kap. 7.1.4, S. 216)
- Einstellen von O_2 und evtl. von N_2O am Rotameter (s.u.)
- Kreislaufkontrolle (Kap. 7.1.2, S. 206)
- Relaxierung nur in Ausnahmefällen (Kap. 7.1.3, S. 215)
- Transport des Patienten in den Operationssaal (Kap. 7.1.2, S. 207)
- Lagerung des Patienten (Kap. 6.4, S. 178)

Opioid-Gabe: Als Initialbolus werden ca. 0,2–0,4 µg/kg KG Sufentanil i.v., 15–30 µg/kg KG Alfentanil i.v. oder 1,5–3 µg

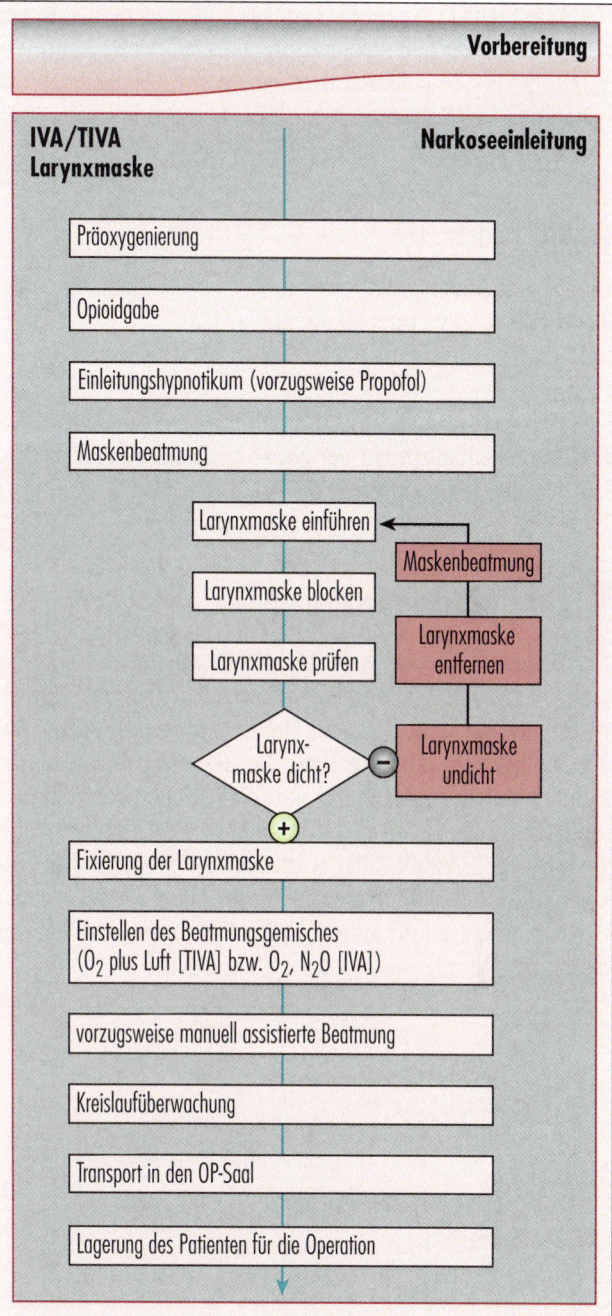

Abb. 7.23 Narkoseeinleitung für die Larynxmaske bei IVA/TIVA.

Fentanyl (= 15–30 µg Sufentanil, 1–2 mg Alfentanil oder 0,1–0,2 mg Fentanyl i.v. beim Erwachsenen) verabreicht.

Einleitungshypnotikum: Zumeist wird die Narkoseinduktion mit Propofol vorgenommen. Initial wird ein Bolus von ca. 1,5–2(–2,5) mg/kg KG empfohlen. Anschließend wird Propofol meist mittels Spritzenpumpe verabreicht. Die Dosierungen entsprechen denen einer IVA/TIVA in Intubationsnarkose (s.o.). Eventuell kann Propfol nach den Prinzipien der TCI verabreicht werden.

Einstellen von O_2 und evtl. von N_2O am Rotameter: Bei Durchführung einer IVA wird Lachgas verabreicht, bei Durchführung einer TIVA wird auf Lachgaszufuhr verzichtet. Bei einer TIVA wird zum Sauerstoff normalerweise Luft zugemischt, da eine längerfristige Gabe von 100% Sauerstoff zu vermeiden ist (Kap. 50.7.3, S. 763). Es wird normalerweise eine F_IO_2 von ca. 30% angestrebt.

Narkoseaufrechterhaltung

Das Vorgehen entspricht der Narkoseaufrechterhaltung einer TIVA/IVA für eine Intubationsnarkose (s.o.).

Narkoseausleitung

Das Vorgehen entspricht der Narkoseausleitung einer TIVA/IVA für eine Intubationsnarkose (s.o.).

TCI (»target controlled infusion«)

Sämtliche intravenös verabreichten Medikamente unterliegen nach Verabreichung den Gesetzen der Pharmakokinetik. Aufgrund ständig ablaufender Umverteilungsphänomene und Metabolisierungsprozesse kann die aktuelle Plasmakonzentration bei konventionellen Bolusapplikationen oder kontinuierlicher Infusion von z.B. Propofol vom Anwender kaum zuverlässig ermittelt oder vorausgesagt werden. Mit den konventionellen Applikationsmethoden wird die gewünschte Plasmakonzentration häufig deutlich über- oder unterschritten

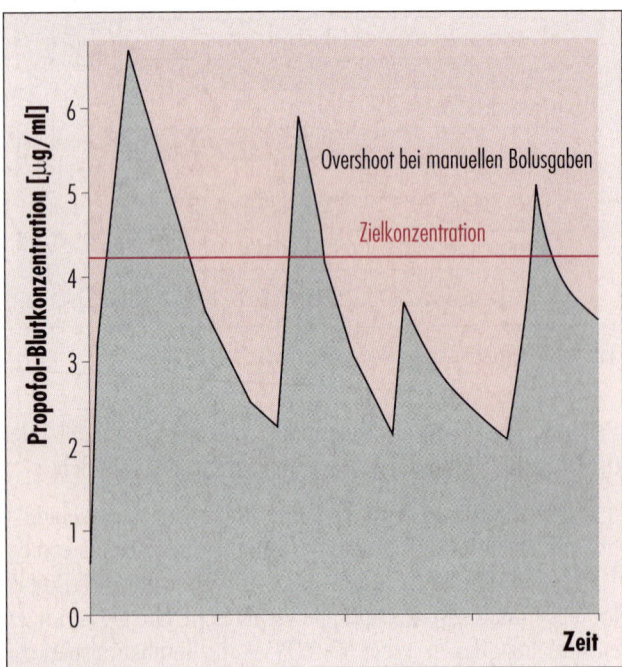

Abb. 7.24 Manueller »Overshoot«: Manuelle Bolusgaben (zur Narkoseeinleitung) führen sehr oft zu einem »Overshoot«, d.h. zu einem »Über-das-Ziel-hinaus-schießen« der Blutkonzentration des Hypnotikums. Gegebenenfalls wird auch die gewünschte Zielkonzentration (vor allem bei Nachinjektionen) nicht erreicht.

(Abb. 7.24). Das Überschreiten des gewünschten Plasmaspiegels (Overshoot) kann vor allem bei älteren oder kränkeren Patienten kardiovaskuläre Nebenwirkungen wie Hypotension und/oder Bradykardie auslösen, eine zu niedrige Plasmakonzentration hat andererseits eine zu flache Narkose mit sympathikoadrenergen Reaktionen oder intraoperativer Wachheit zur Folge.

TCI-Prinzip

Die »target controlled infusion« (TCI) stellt eine neue Form der intravenösen Applikation von Propofol dar (Übersicht bei Schraag et al. 2000). Mithilfe spezieller, computerunterstützer Spritzenpumpen kann für Propofol eine gewünschte Plasmakonzentration an der Spritzenpumpe eingestellt werden. Es wird von der Ziel-(target-)Plasmakonzentration gesprochen. 1997 wurde die computergesteuerte Infusionspumpe für die TCI, der TCI-Diprifusor, in die klinische Praxis eingeführt. Dieser TCI-Diprifusor enthält die pharmakokinetischen Daten von 25 000 Patienten. Damit errechnet er kontinuierlich die zu erwartende aktuelle Plasmakonzentration und reguliert ständig die aktuelle Infusionsgeschwindigkeit, um die vorgegebene Plasmakonzentration zu erreichen bzw. aufrechtzuerhalten.

Hierdurch ist eine konstante Propofol-Plasmakonzentration möglich – die beabsichtigte Narkosetiefe kann besser und kontrollierbarer erreicht und aufrechterhalten werden als bei der bisherigen intermittierenden Bolusinjektion bzw. bei der kontinuierlichen konstanten Infusion. Auch bei einer schrittweisen Reduktion der kontinuierlichen Erhaltungsdosis (step-down-Infusionsregime) und Abschätzung der zu erwartenden Plasmakonzentrationen kann die gewünschte Plasmakonzentration weniger genau eingestellt werden als mit TCI.

Bei der TCI wird die eingestellte Plasmakonzentration nicht überschritten. Bei Erreichen der Zielkonzentration wird die Injektionsgeschwindigkeit automatisch reduziert (Abb. 7.25). Hierdurch kann ein konstanteres Verhalten der hämodynamischen Parameter während der Narkoseeinleitung erzielt werden. Mit TCI sollen auch grobe Fehldosierungen und ihre Folgen, z.B. intraoperative Wachheit (awareness; Kap. 39, S. 661), vermeidbar sein. Neben der Qualität scheint dadurch auch die Sicherheit der Narkose besser zu sein. Die TCI ist als hilfreiches Instrument zur Durchführung und Optimierung einer TIVA/IVA zu verstehen.

Geräte

Es sind zwei Spritzenpumpen mit der Diprifusor-Technik verfügbar, die Master-TCI-Pumpe von Becton Dickinson (Abb. 7.26a) und die Graseby 3500 von Graseby Medical Limited (Abb. 7.26b). Während die konventionelle Pilot-Anästhesie-Spritzenpumpe von Becton Dickinson (BD) mittels eines Zusatzmoduls (Master-TCI-Modul) für TCI umrüstbar ist, wurde von Graseby das neue Pumpenmodell 3500

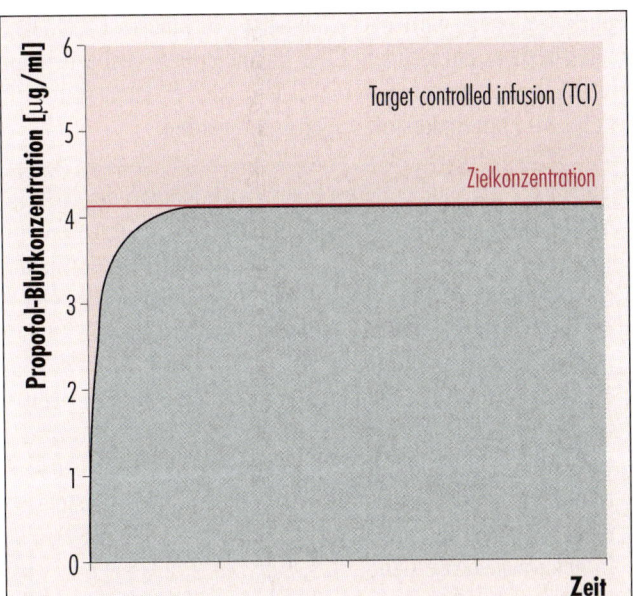

Abb. 7.25 Target controlled infusion (TCI). Ein TCI-System reduziert automatisch die Infusionsrate nach Erreichen der vorgegebenen »Ziel«-konzentration und hält die gewünschte Zielkonzentration aufrecht.

Für den TCI-Diprifusor sind spezielle Propofol-Fertigspritzen (PFS = pre-filled syringes) mit einem Kodierungsstreifen an einem Spritzenflügel (zur automatischen elektronischen Erkennung der Spritzen) zu verwenden. Vor Verwendung der Propofol-Fertigspritze ist ein Plastik-Spritzenstempel in den Gummipfropfen am hinteren Teil des Glaszylinders einzuschrauben. Es stehen Propofol-Fertigspritzen à 50 ml mit 1- oder 2%iger Lösung zur Verfügung. Nach Verabreichung des gesamten Spritzeninhaltes wird der Kodierungsstreifen automatisch gelöscht, um einer missbräuchlichen Wiederbefüllung vorzubeugen.

Durchführung

In den TCI-Diprifusor sind vor Narkosebeginn die patienteneigenen Daten für Alter und Körpergewicht sowie die Zielkonzentration im Plasma einzugeben. Die Pumpe erkennt anhand des Kodierungsstreifens, ob es sich um 1- oder 2%iges Propofol handelt. Die erkannte Propofol-Konzentration wird angezeigt und muss bestätigt werden.

Für die **Anästhesieeinleitung** kann ein sog. Flash-(Blitz-) Modus bzw. ein Gradual-Modus gewählt werden. Beim Flash-Modus wird die eingestellte Zielkonzentration so schnell wie möglich angestrebt. Die initiale Injektionsgeschwindigkeit beträgt hierbei 1200 ml/h. Dieses Vorgehen ist vor allem jungen, gesunden und normovolämischen Patienten vorbehalten. Beim Gradual-Modus kann eine Zeitspanne (zwischen 0,5 und 10 Minuten) gewählt werden, bis die Zielkonzentration erreicht sein soll. Es kommt hierbei zu einer langsamen, treppenförmigen Anhebung der Zielkonzentration bis zum gewünschten Wert. Die aktuelle Förderrate der Pumpe wird wahlweise in mg/kg KG/h bzw. in ml/h angezeigt.

Die gewählte **Zielkonzentration** bei der Narkoseeinleitung sollte vom Alter des Patienten sowie vom gesundheitlichen Zustand (ASA-Klassifikation) sowie von einer zusätzlichen Medikation wie z.B. einer vorausgegangenen medikamen

entwickelt, das eine Weiterentwicklung der konventionellen Graseby-3400-Anästhesie-Spritzenpumpe darstellt. Die TCI-Diprifusor-Technologie ist in beiden Spritzenpumpen identisch. Von der BD Master-TCI-Pumpe wird auch der vorausberechnete Zeitraum bis zum Augenöffnen angegeben.

Im Display dieser Pumpen wird die Zielkonzentration sowie die errechnete, aktuelle Konzentration angezeigt. Muss bei einem Spritzenwechsel die TCI-Pumpe kurzfristig abgeschaltet werden, wird nach erneutem Infusionsstart der zwischenzeitlich abgefallene Plasmaspiegel automatisch durch eine entsprechende Anpassung der Infusionsgeschwindigkeit wieder auf den alten Zielbereich angehoben. Auch bei Stopp der Pumpe errechnet der Computer also weiterhin die aktuelle Plasmakonzentration.

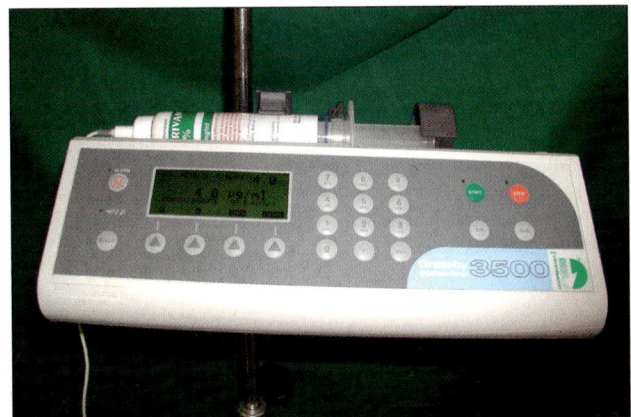

Abb. 7.26 Diprifusor-Spritzenpumpen; **a**: Master-TCI-Anästhesie-Spritzenpumpe mit »Diprifusor« (von Becton Dickinson);

Abb. 7.26 b Graseby-3500-Anästhesie-Spritzenpumpe mit »Diprifusor«-Technologie.

tösen Prämedikation oder einer zusätzlichen Opioid-Gabe im Rahmen der Narkoseeinleitung abhängig gemacht werden.

- Zur Einleitung der Narkose bei Patienten der ASA-Gruppe I oder II und bei Patienten unter 60 Jahren, bei denen zusätzlich eine moderate Opioid-Dosis verabreicht wird, sollte initial eine Zielkonzentration von ca. 4 bis max. 6 µg/ml angestrebt werden. Nach wenigen Minuten sollte auf eine Erhaltungsdosis von ca. 3–4 µg/ml reduziert werden.
- Bei Patienten der ASA-Gruppen III oder IV oder bei Patienten über 60 Jahren sind deutlich niedrigere Zielkonzentrationen notwendig.
- Bei nicht prämedizierten Patienten wird zur Einleitung bzw. zur Aufrechterhaltung der Narkose eine Blutkonzentration von ca. 6(–8) µg/ml bzw. 4–6 µg/ml benötigt.
- Bei einer Plasmakonzentration von $\leqq 1,5$ µg/ml öffnen die Patienten normalerweise wieder die Augen.

Die TCI mit dem TCI-Diprifusor darf nur für Verabreichung von Propofol für die Einleitung und Aufrechterhaltung von Anästhesien beim Erwachsenen verwendet werden. Der Einsatz dieses Gerätes ist dagegen bei Kindern oder bei der Sedierung von Intensivpatienten nicht erlaubt. Dies erfordert andere, noch zu entwickelnde Softwarepakete.

Die durchschnittlich infundierte Propofol-Menge (9,0 vs. 6,6 mg/kg KG/h) und die mittlere Propofol-Plasmakonzentration (3,7 vs. 3,0 µg/ml) wurden bei der TCI signifikant höher ermittelt als bei einer manuell gesteuerten Infusion (Fechner 1998). Die Korrelation der gemessenen Propofol-Plasmakonzentration mit der eingestellten Zielkonzentration scheint akzeptabel (Fechner 1998).

In Zukunft werden vermutlich auch andere Medikamente wie z. B. Muskelrelaxanzien oder Opioide mittels TCI-Prinzip verabreicht werden können.

Literatur

Biedler A, Juckenhöfel S, Feisel C, Wilhelm W, Larsen R. Kognitive Störungen in der frühen postoperativen Phase nach Remifentanil/Propofol- und Sevofluran/Fentanyl-Anästhesie. Anaesthesist 2000; 49: 286–90.

Fechner J. Prädiktivität und Präzision einer »target-controlled infusion« (TCI) von Propofol mit dem System »Disoprifusor TCI«. Anaesthesist 1998; 47: 663–8.

Schraag S, Flaschar J, Georgieff M. Target Controlled Infusion (TCI) – Stellenwert und klinische Perspektiven. Übersicht. Anasthesiol Intensivmed Notfallmed Schmerzther 2000; 35: 12–20.

7.3 Balancierte Anästhesie

Die Kombination eines intravenös applizierten Opioids (z. B. Fentanyl, Sufentanil, Remifentanil) mit einem Inhalationsanästhetikum, einem Hypnotikum und zumeist auch einem Muskelrelaxans wird als balancierte Anästhesie (»balanced anaesthesia«) bezeichnet. Eine balancierte Anästhesie kann mit Lachgas supplementiert werden, oder es kann statt N_2O auch Luft zum Sauerstoff zugemischt werden.

Durch die zusätzliche Gabe eines Opioids kann der MAC-Wert der Inhalationsanästhetika deutlich vermindert werden (Kap. 5.1.2, S. 93), d. h. das Inhalationsanästhetikum kann sowohl in der Anflutungsphase als auch während der Narkoseunterhaltung niedriger dosiert werden als bei einer reinen Inhalationsanästhesie (Kap. 7.1.2, S. 206), womit auch dessen Nebenwirkungen geringer sind. Für die Narkoseunterhaltung genügt zumeist eine exspiratorische Konzentration von ca. 0,6 MAC anstatt von 0,8 MAC bei der reinen Inhalationsanästhesie. Eine balancierte Anästhesie kann als Maskennarkose (Abb. 7.27, Kap. 7.1.1, S. 183), als Intubationsnarkose (Abb. 7.28, Kap. 7.1.2, S. 187) oder als Narkose unter Verwendung einer Larynxmaske (Abb. 7.29, Kap. 7.1.3, S. 210) bzw. eines Larynxtubus oder eines COPA-Tubus (Kap. 7.1.4, S. 216) durchgeführt werden.

Eine balancierte Anästhesie ermöglicht eine schonende Narkoseführung. Die initiale Opioid-Gabe (z. B. 0,1–0,2 mg Fen-

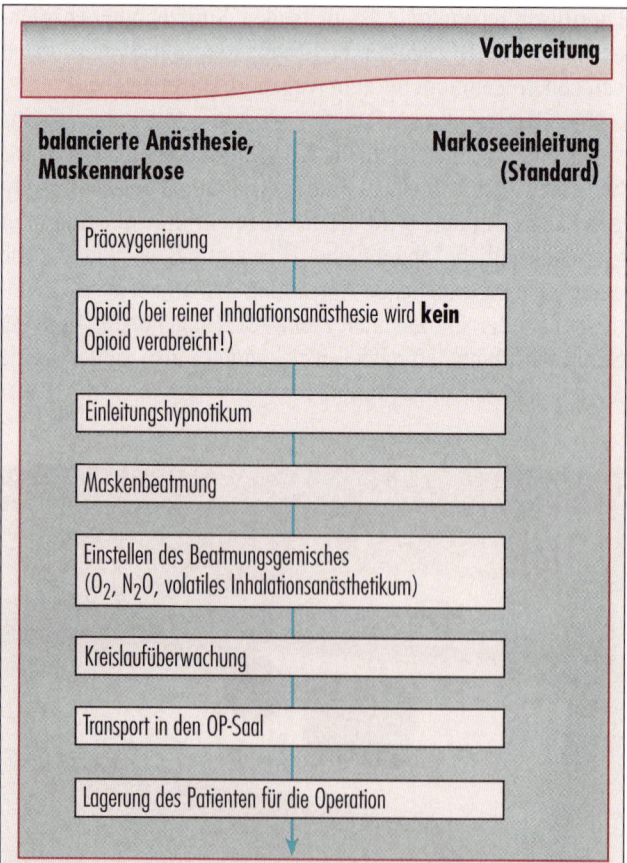

Abb. 7.27 Narkoseeinleitung für eine balancierte Anästhesie unter Verwendung einer Maskennarkose.

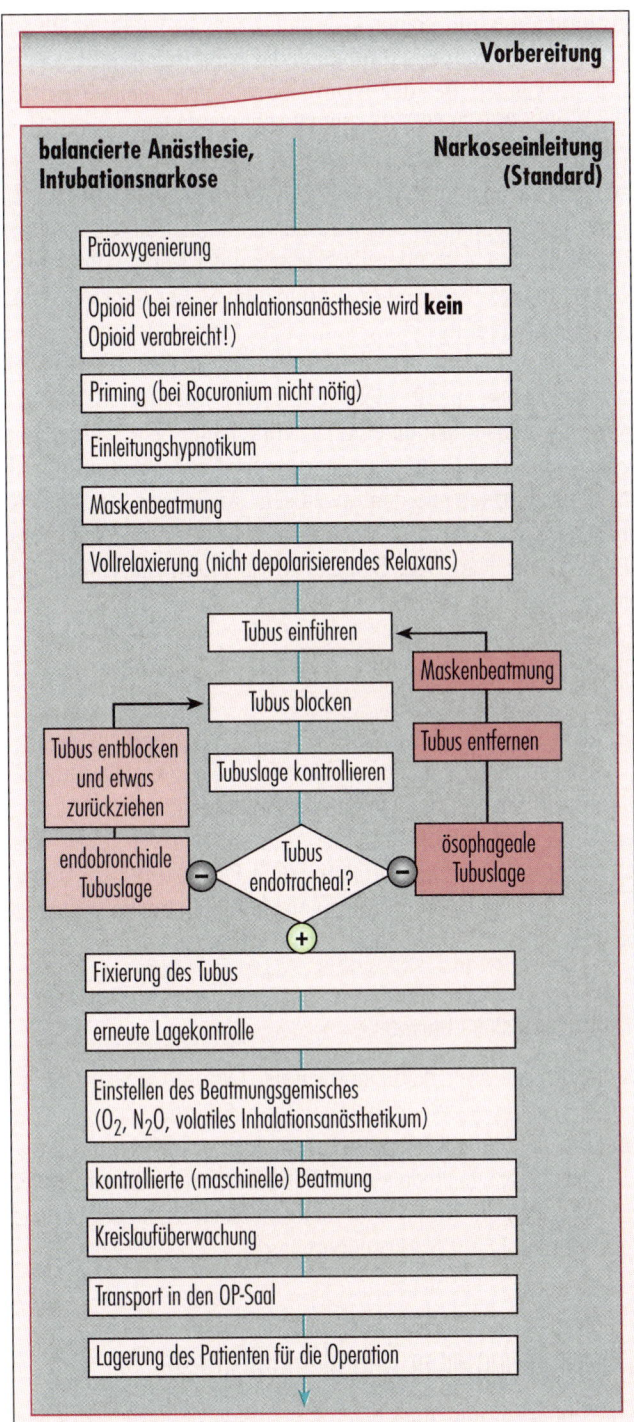

Abb. 7.28 Narkoseeinleitung für eine balancierte Anästhesie als Intubationsnarkose.

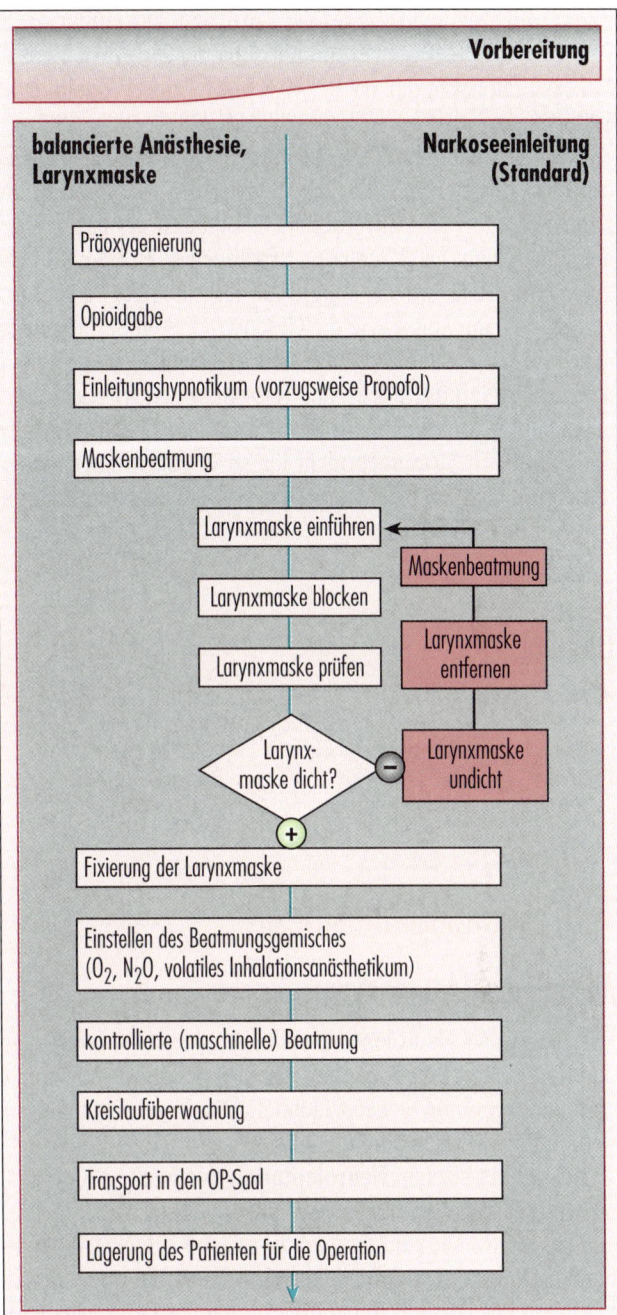

Abb. 7.29 Narkoseeinleitung für eine balancierte Anästhesie unter Verwendung einer Larynxmaske.

tanyl, 15–30 µg Sufentanil beim Erwachsenen) sollte bereits vor der Intubation verabreicht werden, um dessen starken analgetischen Effekt auch während der endotrachealen Intubation ausnutzen zu können. Falls Remifentanil verwendet wird, kann normalerweise auf einen Initialbolus verzichtet und primär mit der Erhaltungsdosis von (0,1–)0,2–0,3(–0,4) µg/kg KG begonnen werden. Einleitungshypnotikum und Inhalationsanästhetikum können aufgrund des Opioids niedriger

dosiert werden. Herz-Kreislauf-Probleme bei der Narkoseeinleitung sind damit seltener. Nachinjektionen von Fentanyl oder Sufentanil sollten bei kürzeren Operationen (weniger als ca. 45 Minuten) möglichst vermieden werden. Bei längeren Operationen sollten nur niedrige Repetitionsdosen (z.B. 0,05–0,1 mg Fentanyl) nach 30–40 Minuten verabreicht werden. Wird Remifentanil infundiert, dann wird häufig auf die Gabe von Lachgas verzichtet, und vom volatilen Anästhetikum reicht zumeist eine sehr niedrige Dosierung (z.B. 0,4–0,6 Vol% Isofluran exspiratorisch oder 2–3 Vol% Desfluran exspiratorisch; d.h. ca. 0,3–0,5 MAC) aus (Wilhelm et al. 1998).

Nach Beendigung einer balancierten Anästhesie dauert es ca. 9–15 Minuten, bis die Patienten wieder wach und orientiert sind, d.h. auf Aufforderung z.B. ihren Namen wieder nennen können. Die kognitiven Störungen (z.B. Beeinträchtigung von Gedächtnisleistung, Aufmerksamkeits- und Konzentrationsfähigkeit sowie die Geschwindigkeit der allgemeinen Informationsverarbeitung) sind jedoch auch vier Stunden nach einer Narkose noch zum Teil nachweisbar. Nach einer balancierten Anästhesie mit Sevofluran und Fentanyl dauern die kognitiven Störungen nicht länger als nach einer totalen intravenösen Anästhesie mit Propofol und Remifentanil (Biedler et al. 2000).

Literatur

Biedler A, Juckenhöfel S, Feisel C, Wilhelm W, Larsen R. Kognitive Störungen in der frühen postoperativen Phase nach Remifentanil/Propofol- und Sevofluran/Fentanyl-Anästhesie. Anaesthesist 2000; 49: 286–90.

Wilhelm W, Grüneß V, Kleinschmidt S, Larsen R. Anästhesie-Konzepte mit Remifentanil. Anaesthesiol Intensivmed 1998; 39: 353–61.

7.4 Neuroleptanästhesie

Allgemeine Bemerkungen

Die klassische Neuroleptanalgesie ist, wie der Name sagt, durch die Kombination eines Neuroleptikums mit einem Opioidanalgetikum gekennzeichnet. Die Neuroleptanalgesie wird nur noch selten durchgeführt.

Bei der klassischen **Neuroleptanalgesie** werden ein potentes Opioidanalgetikum, zumeist Fentanyl (Kap. 5.2.4, S. 131) und das Neuroleptikum Droperidol (Kap. 5.2.3, S. 125) kombiniert. Durch das Neuroleptikum können Sedierung, Gleichgültigkeit und Antriebsminderung, durch das Opioidanalgetikum eine Schmerzfreiheit erzielt werden. Bei dieser **klassischen Neuroleptanalgesie** ist der Patient also ansprechbar und kooperativ. Dieser Zustand ist z.B. bei bestimmten neurochirurgischen Operationen (stereotaktischen Operationen) notwendig, wenn die Mitarbeit des Patienten erwünscht ist. Auch bestimmte diagnostische Eingriffe (Ösophagoskopie, Gastroskopie, Angiographie usw.) sind in einer Neuroleptanalgesie möglich. Zumeist wird Fentanyl in einer Dosierung von 0,05–0,1 mg und Dehydrobenzperidol in einer Dosierung von 5–10 mg verabreicht. Bei höheren Dosierungen ist das Risiko einer Atemdepression normalerweise deutlich erhöht.

Bei der **Neuroleptanästhesie** handelt es sich um eine Narkose. Dabei wird kein volatiles Inhalationsanästhetikum, sondern es werden nur i.v. applizierbare Medikamente in

Kombination mit Sauerstoff und Lachgas verabreicht. Als Hypnotikum wurde ursprünglich das Neuroleptikum Droperidol verwendet. Bei der Neuroleptanästhesie handelt es sich um einen »Vorläufer« der modernen intravenösen Anästhesie (IVA; Kap. 7.2, S. 223), für die jedoch ein wesentlich kürzer wirksames Hypnotikum verwendet wird (zumeist Propofol). Eine Neuroleptanästhesie wird nur als Intubationsnarkose, nie als Maskennarkose oder als Narkose unter Verwendung einer Larynxmaske bzw. eines Larynxtubus oder eines COPA-Tubus durchgeführt.

Die Neuroleptanästhesie (NLA) wird für Routinenarkosen normalerweise nicht mehr eingesetzt. Sie ist inzwischen speziellen Risikopatienten (s.u.) vorbehalten. Die weitgehend erloschene Popularität ist zum einen durch die Einführung neuerer Formen der intravenösen Anästhesie (vgl. IVA; Kap. 7.2, S. 223) bzw. der totalen intravenösen Anästhesie (vgl. TIVA; Kap. 7.2, S. 223) sowie durch die Einführung neuer Inhalationsanästhetika bedingt.

Indikationen (Auswahl)

- Narkose bei schwer kranken Intensivpatienten: hierbei wird anstelle von Droperidol meist das (kreislaufneutralere) Benzodiazepin Midazolam verwendet
- wenn sich volatile Inhalationsanästhetika verbieten (Verdacht auf erhöhten intrakraniellen Druck, schwere Leberschädigungen, Empfindlichkeit für maligne Hyperthermie)
- Patienten mit manifester Herzinsuffizienz

Kontraindikationen (Auswahl)

- Sectio caesarea, da die notwendige Opioid-Gabe zur Atemdepression des Neugeborenen führen würde
- kurz dauernde Operationen (unter ca. 45 Minuten Operationsdauer), nach denen der Patient sofort extubiert werden soll, denn die Narkose ist relativ schlecht zu steuern und es droht leicht ein Narkoseüberhang

Durchführung einer Neuroleptanästhesie

Die Durchführung einer Neuroleptanästhesie wird sehr unterschiedlich gehandhabt. Es sind viele Variationen mit gutem Erfolg durchführbar. Das im Folgenden beschriebene Vorgehen kann daher nur eine von vielen möglichen Vorgehensweisen aufzeigen.

Medikamente

Für eine Neuroleptanästhesie werden folgende Medikamente kombiniert:

Potentes Opioid: Normalerweise kommen Fentanyl oder Sufentanil zur Anwendung.

Droperidol: Durch das wirkstarke Neuroleptikum Droperidol können Sedierung, Gleichgültigkeit und Antriebsminderung erzielt werden. Bei der klassischen Neuroleptanästhesie wurde Droperidol relativ hoch dosiert (15–25 mg). Inzwischen wird Droperidol normalerweise deutlich niedriger dosiert oder (meist) durch ein Benzodiazepin, z. B. Midazolam, Flunitrazepam oder Diazepam, ersetzt. Dann sollte jedoch möglichst nicht von modifizierter NLA, sondern besser von einer möglichen Form einer IVA (Kap. 7.2, S. 223) gesprochen werden.

Lachgas: Lachgas verstärkt die Wirkung von Opioiden. Außerdem ist Lachgas in Kombination mit Droperidol bzw. einem Benzodiazepin für die Amnesie und Bewusstlosigkeit des Patienten verantwortlich.

Muskelrelaxans: Die notwendige Relaxansdosierung ist höher als bei einer Inhalationsanästhesie (Kap. 5.3.4, S. 150), da die muskelerschlaffende Eigenwirkung des volatilen Anästhetikums fehlt.

Einleitungshypnotikum: Zur schonenden und schnellen Narkoseeinleitung wird ein Einleitungshypnotikum (s. u.) injiziert.

Vorbereitungen zur Neuroleptanästhesie

- Überprüfung des Narkosegerätes (Kap. 6.1, S. 174)
- Überprüfung des Narkosewagens auf Vollständigkeit (Kap. 6.2, S. 175)
- Vorbereiten des Narkosewagens (Kap. 6.2, S. 176)
- Aufziehen der Medikamente (Kap. 6.2, S. 177)
- Vorbereiten des Patienten auf die Narkose (Kap. 6.3, S. 177)

Mögliche Narkoseeinleitung

Eine NLA kann folgendermaßen eingeleitet werden:
- Präoxygenierung (Kap. 7.1.1, S. 184)
- Priming oder Präcurarisierung (Kap. 7.1.2, S. 204)
- Gabe von Droperidol (s. u.)
- Opioid-Gabe (s. u.)
- Einleitungshypnotikum (s. u.)
- Maskenbeatmung (Kap. 7.1.1, S. 185)
- Relaxierung mit einem nicht depolarisierenden Relaxans (oder ausnahmsweise Succinylcholin, Kap. 7.1.2, S. 204)
- orotracheale Intubation (Kap. 7.1.2, S. 188)
- Einstellen von O_2 und N_2O am Rotameter (Kap. 7.1.2, S. 206)
- Blutdruck- und Herzfrequenzkontrolle (Kap. 7.1.2, S. 206)
- ggf. Vollrelaxierung (Kap. 7.1.2, S. 206)
- Transport in den Operationssaal (Kap. 7.1.2, S. 207)
- Lagerung des Patienten (Kap. 6.4, S. 178)

Gabe von Droperidol: Droperidol führt zu einer Blockade der Alpha-Rezeptoren und kann dadurch u. U. einen deutlichen Blutdruckabfall bewirken. Insbesondere wenn ein intravasaler Volumenmangel besteht, der durch eine Vasokon-

striktion noch kompensiert ist, kann eine Alpha-Blockade einen starken Blutdruckabfall verursachen. Mithilfe einer kleinen Dosis von Droperidol kann geradezu getestet werden, ob der Patient einen kompensierten Volumenmangel hat. Fällt der Blutdruck nach einer ersten kleinen Testdosis von Droperidol (ca. 5 mg) schon deutlich ab, sollte die Narkoseeinleitung unterbrochen und erst Volumen zugeführt werden, um den Kreislauf aufzufüllen. Droperidol hat einen ausgesprochen starken antiemetischen Effekt. Damit kann der emetische Effekt der Opiode verhindert werden. Droperidol sollte daher bereits vor dem Opioid (Fentanyl oder Sufentanil) verabreicht werden.

Zur Narkoseeinleitung eignen sich ca. 0,1–0,2 mg/kg KG Droperidol (= 5–15 mg beim Erwachsenen). Ursprünglich wurden für eine Neuroleptanästhesie sogar deutlich höhere Dosierungen an Droperidol (15–25 mg) verabreicht.

Opioid-Gabe (z. B. Fentanyl oder Sufentanil): Um anfänglich möglichst eine Vollbesetzung der Opioid-Rezeptoren zu garantieren, sollte eine hohe Erstdosis von Fentanyl (ca. 5–7 µg/kg KG = 0,3–0,5 mg beim Erwachsenen) oder Sufentanil (0,7–1 µg/kg = 50–70 µg beim Erwachsenen) verabreicht werden. Der Patient wird während und nach der Opioid-Gabe aufgefordert, tief durchzuatmen.

Einleitungshypnotikum: Als Einleitungshypnotikum eignen sich z. B. Thiopental, Methohexital, Propofol, Etomidat oder Midazolam. Vor allem bei kardialen Risikopatienten werden häufig Etomidat oder Midazolam verwendet. Aufgrund der zusätzlichen Opioid-Gabe reicht im Vergleich zu einer reinen Inhalationsanästhesie eine geringere Dosis des Einleitungshypnotikums. Ist der Patient bewusstlos (Kap. 7.1.1, S. 184), wird er über die Gesichtsmaske kontrolliert beatmet.

Narkoseaufrechterhaltung

Nachinjektion von Muskelrelaxanzien: Der Bedarf an Muskelrelaxanzien ist bei einer Neuroleptanästhesie deutlich höher als bei einer Narkose unter Verwendung eines volatilen Inhalationsanästhetikums. Den verdampfbaren Inhalationsanästhetika ist eine muskelrelaxierende Wirkung und eine Wirkungsverstärkung der nicht depolarisierenden Muskelrelaxanzien eigen (Kap. 5.3.4, S. 150). Dadurch reichen seltenere und geringere Repetitionsdosen an Relaxans aus. Diese Tatsache entfällt bei der Neuroleptanästhesie und erklärt den höheren Relaxansverbrauch. Es muss daher auf eine regelmäßige Nachinjektion des Muskelrelaxans geachtet werden. Diese müssen zum einen an der momentanen Operationsphase, zum anderen an der dem Muskelrelaxans eigenen Wirkungsdauer sowie an dem evtl. Ergebnis einer Relaxometrie (Kap. 8.2, S. 247) orientiert werden. Bewegt sich ein Patient während der Operation aufgrund schmerzhafter Stimuli, so wäre es falsch, ihn nur wieder zu relaxieren. Er würde sich zwar nicht mehr bewegen, aber der Grund für die Bewegungen, nämlich die Schmerzen, wären noch vorhanden. In diesem Fall muss also primär ein Analgetikum oder Hypnotikum zur Vertiefung der Analgesie oder Narkose verabreicht werden, zusätzlich kann ein Relaxans nachinjiziert werden. Die letzte Dosis des Muskelrelaxans sollte mindestens so lange vor Operationsende verabreicht werden, wie dessen normale Wirkungsdauer beträgt. Sonst besteht die Gefahr eines postoperativen Überhanges des Muskelrelaxans mit einer peripheren Atemlähmung.

Nachinjektion des Opioids (z.B. Fentanyl oder Sufentanil): Nachinjektionen von Fentanyl oder Sufentanil sollten ebenfalls zum einen an der momentanen Operationssituation und zum anderen an der mittleren Wirkungsdauer von Fentanyl bzw. Sufentanil von jeweils ca. 30 Minuten orientiert werden. Als Wiederholungsdosen beim Erwachsenen eignen sich für Fentanyl 0,05–0,1 mg (bis maximal 0,2 mg), beim Sufentanil 10–15 µg (bis maximal 30 µg). Bei langen Operationen sollten die anfänglichen Wiederholungsdosen eher hoch, spätere Wiederholungsdosen sollten eher niedrig gewählt werden (»am Anfang klotzen, dann kleckern«). Weitere Kriterien für eine nötige Nachinjektion von Fentanyl sind Anzeichen einer nachlassenden Analgesie wie:

- Anstieg des Blutdrucks
- Anstieg der Herzfrequenz
- tränende Augen
- Schwitzen des Patienten

Fentanyl und Sufentanil wirken wie alle Opioide durch Bindung an spezifische Opioid-Rezeptoren. Sind diese besetzt, kann auch durch eine weitere Opioid-Gabe keine bessere Analgesie mehr erzielt werden. Insbesondere bei abdominal- und herzchirurgischen Operationen kommt es jedoch manchmal vor, dass Zeichen einer ungenügenden Analgesie vorhanden sind, die aber durch Nachinjektion auch größerer Opioid-Gaben nicht zu beseitigen sind. Gegebenenfalls kann durch die kurzfristige, zusätzliche Gabe eines volatilen Inhalationsanästhetikums in niedriger Dosierung diese Situation beherrscht werden.

Die letzte, möglichst geringe Dosis von Fentanyl bzw. Sufentanil sollte mindestens 30 Minuten vor Operationsende verabreicht werden, um keine postoperative Atemdepression zu riskieren. Muss gegen Ende der Narkose kurzfristig die Narkose vertieft werden, hat es sich oft bewährt, statt einer Opioid-Nachinjektion (mit der Gefahr einer postoperativen Atemdepression) evtl. kurzfristig ein Inhalationsanästhetikum zusätzlich zu verabreichen, um den kritischen Moment zu überbrücken. Es ist jedoch zu beachten, dass durch die Kombination eines Opioids mit höheren Konzentrationen eines verdampfbaren Inhalationsanästhetikums der Opioid-Metabolismus verzögert wird. Die atemdepressive Wirkung des Opioids kann damit stark verlängert werden. Das Inhalationsanästhetikum sollte also nur kurzfristig zugegeben werden. Auch ist es möglich, statt Fentanyl oder Sufentanil z.B. das kürzer wirksame

Opioid Alfentanil noch zu verabreichen. Es wird dann von einer »on-top«-Gabe gesprochen. Hierdurch wird die gesamte Wirkungsdauer des primär verabreichten Opioids Fentanyl bzw. Sufentanil normalerweise nicht verlängert.

Nachinjektion von Droperidol: Im Normalfall braucht Droperidol nach einer ausreichenden Initialdosis meist nicht nachinjiziert werden. Nur bei sehr lange dauernden Operationen wird Droperidol nach ca. 4–6 Stunden in einer Dosis von ca. 5 mg repetiert.

Beobachten des operativen Vorgehens (Kap. 7.1.2, S. 209).

Narkoseausleitung

Während bei einer Inhalationsanästhesie die Spontanatmung des Patienten bereits vor Operationsende angestrebt werden sollte (Kap. 7.1.2, S. 209), empfiehlt es sich bei einer Neuroleptanästhesie, die kontrollierte Beatmung des Patienten erst unmittelbar vor Abschluss der Operation zu beenden und durch eine Hypoventilation einen Anstieg des CO_2-Wertes und damit eine Spontanatmung des Patienten zu provozieren. Erst bei der letzten Hautnaht sollte das Lachgas abgeschaltet werden. Zur Vermeidung einer Diffusionshypoxie (Kap. 7.1.2, S. 209) durch das nun sehr schnell abflutende Lachgas muss für mindestens drei Minuten mit reinem Sauerstoff (ca. 6 Liter O_2 pro Minute) beatmet werden.

Besteht kein Überhang des Opioids oder Muskelrelaxans, wird der Patient bald beginnen, spontan zu atmen. Da die analgetische Wirkung des Fentanyls oder Sufentanils meist noch einige Zeit anhält, tolerieren die nun spontan atmenden und wach werdenden Patienten den Tubus normalerweise relativ gut. Bei einer Neuroleptanästhesie kommt es aufgrund der Verwendung relativ lang wirksamer Medikamente (Fentanyl, Droperidol, Midazolam) häufiger zu einem Narkoseüberhang.

Opioid-Überhang?

Besteht bei einem Patienten ein Opioid-Überhang, wird der Patient nur verzögert anfangen, spontan zu atmen. Wird der Patient aufgefordert, tief durchzuatmen, so macht er dies (sog. Kommandoatmung). Wird er jedoch in Ruhe gelassen, »vergisst« er das Atmen. Der Atemtyp ist durch eine langsame Atemfrequenz bei relativ großem Atemzugvolumen gekennzeichnet. Die Pupillen des Patienten sind opioidbedingt noch sehr eng (sog. stecknadelkopfgroße Pupillen; Kap. 5.2.4, S. 130). Der Patient verneint die Frage nach Schmerzen. Er liegt ruhig da und kommt Aufforderungen, wie z.B. zum Anheben des Kopfes, nach. Er fühlt sich jedoch durch den Tubus nicht gestört. Der Patient sollte mit einem Opioid-Antagonisten, z.B. Naloxon antagonisiert werden, wobei auf eine vorsichtige Dosistitration zu achten ist (Kap. 5.2.4, S. 141).

Relaxansüberhang?

Besteht bei dem Patienten ein Überhang an Muskelrelaxans, bietet sich meist folgendes Bild: Der Atemtypus des Patienten ist eher schnell und die Atemzüge sind sehr flach. Der Patient versucht krampfhaft nach Luft zu ringen und ist unruhig. Der Aufforderung, tief durchzuatmen, kann er kaum nachkommen. Bei der Aufforderung, die Augen zu öffnen, versucht er typischerweise auch mithilfe der Stirnmuskulatur die Lider zu heben. Die Stirn wirft sich in Falten, die Augen können aber nur andeutungsweise geöffnet werden. Auch anderen Aufforderungen, wie Hochheben des Kopfes, Öffnen des Mundes, Drücken der Hand kann der Patient nur andeutungsweise nachkommen. Bei dem Patienten sollte die Restwirkung des nicht depolarisierenden Muskelrelaxans z. B. mit Pyridostigmin oder Neostigmin (in Kombination mit einem Anticholinergikum, z. B. Atropin) antagonisiert werden (Kap. 5.3.4, S. 163).

Extubation

Vor der Extubation sind Mund- und Rachenraum des Patienten mit einem Einmalkatheter von Speichel und Sekret freizusaugen. Besteht der Verdacht, dass sich Blut, Fremdkörper oder Erbrochenes im Mund-Rachen-Raum befinden, so sollte der Mund-Rachen-Raum unter laryngoskopischer Sicht abgesaugt werden. Bei ausreichender Spontanatmung (Atemzugvolumen größer ca. 5 ml/kg KG) kann der Patient extubiert werden. Die Tubusfixierung wird gelöst. Es hat sich bewährt, unmittelbar vor dem Herausziehen des Tubus den erwachsenen Patienten mit einem sterilen Einmalkatheter durch den Tubus endotracheal abzusaugen und anschließend unter Absaugung den Tubus herauszuziehen. Unmittelbar vorher muss der Tubus-Cuff mit einer Blockerspritze entblockt werden.

Nach der Extubation wird der Patient zum kräftigen Durchatmen aufgefordert, während ihm über eine leicht vor das Gesicht gehaltene Maske weiter Sauerstoff zugeführt wird. Nach der Extubation muss sich der Anästhesist wiederholt von der ausreichenden Spontanatmung des Patienten überzeugen. Nach einer höher dosierten Opioid-Verabreichung kommt es öfters vor, dass die noch intubierten Patienten, bedingt durch den schmerzhaften Reiz des Tubus, gut durchatmen. Wird ihnen der Tubus, d.h. der Schmerzreiz, genommen, hören sie nach der Extubation auf zu atmen. Stets muss überprüft werden, ob der Patient auch genügend durchatmet, wenn er nicht(!) dazu aufgefordert wird.

> Das Risiko eines Narkoseüberhangs (Opioid, Relaxans) ist bei einer Neuroleptanästhesie besonders hoch!

Ablegen des Patienten vom Operationstisch (Kap. 7.1.2, S. 210).

Nachteile einer Neuroleptanästhesie

Sehr selten kann die durch Lachgas und Droperidol bewirkte Bewusstlosigkeit unzureichend sein und die Patienten können sich u.U. daran erinnern, was während einer bestimmten Operationsphase gesprochen wurde (sog. intraoperative Wachheit; awareness; Kap. 39, S. 661). Bei Inhalationsanästhesien oder moderneren Formen der intravenösen Anästhesie unter Verwendung einer Propofol-Infusion ist dieses Risiko wesentlich geringer.

Nach Droperidol-Gabe kann, vor allem bei bestehendem Volumenmangel, ein deutlicher Blutdruckabfall auftreten.

Manchmal treten Anzeichen einer zu flachen Narkoseführung auf, die trotz hoher Fentanyl-Dosen nicht zu beherrschen sind.

Da für eine NLA relativ lang wirksame intravenös zu verabreichende Medikamente (Fentanyl, Droperidol, Midazolam, mittellang wirkendes Relaxans) verwendet werden, droht häufiger ein postoperativer Opioid- oder Relaxansüberhang.

Postoperativ müssen die Patienten relativ lang im Aufwachraum überwacht werden.

Intraoperative Standardüberwachung des Patienten

Allgemeine Bemerkungen

Um das perioperative Narkoserisiko für den Patienten zu minimieren, ist vom Anästhesisten eine **kontinuierliche klinische Überwachung** des Patienten zu fordern. Diese erfordet:

■ eine konstante Aufmerksamkeit (Vigilanz)
■ ein stets sorgfältiges Arbeiten
■ eine entsprechende Sachkompetenz

Die klinische Überwachung des Patienten ist jedoch stark von der Erfahrung des Anästhesisten abhängig. Unter bestimmten Bedingungen kann sie aber trotz großer Erfahrung unzureichend sein. Zum Beispiel kann eine Hypoxie erst bei einer arteriellen Sauerstoffsättigung von ca. 80% oder weniger anhand einer Zyanose erkannt werden. Neben einer klinischen Überwachung ist daher eine zusätzliche apparativ-technische Überwachung, ein sog. **Monitoring**, notwendig. Damit sollen Änderungen physiologischer Größen sowie die Fehlfunktion der Anästhesiegerätschaften (z.B. Beatmungsgerät) sofort erkennbar werden.

> Die meisten Anästhesiekomplikationen sind nicht Folge eines Apparatefehlers, sondern Folge menschlichen Versagens, d.h. von Fehlern, mangelnder Aufmerksamkeit, Unerfahrenheit, unzureichender Aufsicht und fehlerhafter Kommunikation (Sigurdsson u. McAteer 1996). Durch hohe Aufmerksamkeit (Vigilanz) und Sorgfalt des Anästhesisten und ein adäquates apparatives Monitoring lassen sich die meisten Narkosekomplikationen vermeiden bzw. sofort erkennen und beheben.

Klinische Überwachung

Die klinische Überwachung des Patienten während der Narkose umfasst:

■ Beobachtung des Patienten (z.B. Hautfarbe? Atembewegungen bzw. Thoraxexkursionen? Schwitzen? Tränende Augen? Spontane Bewegungen?)
■ intermittierend Auskultation der Lunge (und des Herzens), bei Kindern kontinuierlich mittels präkordial aufgeklebtem Stethoskop oder mittels Ösophagusstethoskop (s. auch Kap. 64.4.5, S. 873)
■ Palpation des peripheren Pulses
■ Beurteilung der Rekapillarisierungszeit (nach Druck z.B. auf Stirn oder Fingernagelbett; Kap. 64.4.5, S. 873)
■ Beurteilung der Farbe der Bindehaut (Konjunktiva) zur groben Abschätzung des Hb-Wertes

Anästhesie-Arbeitsplatz

Um eine adäquate apparative Überwachung des Patienten sicherstellen zu können, sind entsprechende Anforderungen an den anästhesiologischen Arbeitsplatz zu stellen. Die Deutsche Gesellschaft für Anästhesiologie und Intensivmedizin und der Berufsverband Deutscher Anästhesisten hat entsprechende Empfehlungen für die Ausstattung eines »Standard-Arbeitsplatzes« veröffentlicht (Tab. 8.1, Ausstattung 1999).

Hierbei werden folgende Definitionen verwendet:

■ »essenziell«: Standard, der nicht unterschritten werden sollte (»Minimalanforderung«)
■ »empfohlen«: apparative oder technische Ausstattung, die den Anästhesisten bei der Erfüllung seiner Aufgaben unterstützt
■ »Arbeitsplatz«: Ausstattung wird unmittelbar am Arbeitsplatz benötigt
■ »verfügbar«: Ausstattung sollte im Bedarfsfall in angemessener Zeit in Anspruch genommen werden können (z.B. auch bei Aufstellung in anderen Bereichen)

Bei einer Routineoperation und Routinenarkose beim relativ gesunden Patienten sind die in Tabelle 8.1 als essenziell bezeichneten nicht invasiven apparativen Überwachungsmaßnahmen zu empfehlen:

> Bei sämtlichen Überwachungsgeräten sind die verfügbaren Alarmgrenzen (sinnvoll) einzuschalten!

Nachfolgend sollen die im Rahmen der Standardüberwachung essenziellen Überwachungsgeräte und Messmethoden näher beschrieben werden.

8.1 Apparative Standardüberwachung

Narkosegerät (Beatmungsgerät Kap. 4.5.2, S. 79; kontrollierte maschinelle Beatmung Kap. 7.1.2, S. 207), EKG-Monitor (Kap. 6.3, S. 177).

8.1.1 Nicht invasive oszillometrische Blutdruckmessung

Der arterielle Blutdruck wird in der Anästhesie nur noch selten mit der Methode nach Riva-Rocci (Palpation) oder durch die Auskultation der Korotkow-Geräusche bestimmt (Kap. 17.1, S. 402). Standard ist meist eine indirekte (nicht invasive) automatische Blutdruckmessung nach dem oszillometrischen Verfahren (z. B. mittels Dinamap-Gerät). Diese Geräte messen den Blutdruck in einem wählbaren Zeitintervall vollautomatisch und geben den systolischen, diastolischen und mittleren arteriellen Druck sowie die Herzfrequenz an. Es wird meist von NIBP (**n**on-**i**nvasive **b**lood-**p**ressure) gesprochen.

Tab. 8.1 Ausstattung eines »Standard-Arbeitsplatzes« (nach: Ausstattung 1999).

Gerät	Arbeitsplatz	verfügbar
essenziell	x	
Narkosegerät (EN 740)	x	
EKG-Monitor	x	
Blutdruck, nicht invasiv	x	
Pulsoximetrie	x	
Kapnometrie	x	
Narkosegasmessung[1, 2]	x	
EKG-Registrierung		x
Defibrillator		x
Temperatur-Monitoring		x
Notfall-Instrumentarium[3]		x
Relaxometrie[4]		x
ZVD-Messung		x
empfohlen		
invasive arterielle Druckmessung[5, 6]		x
Infusions-/Spritzenpumpe		x
Respirator	x	
Notfall-Labor		x
Thermokonditionierung[7]		

1: ist bereits durch die EN 740 gefordert, wird aber insbesondere wegen der
   erforderlichen Nachrüstung von Altgeräten hier gesondert aufgeführt
2: Messung patientennah im Atemsystem
3: inkl. Material zur Schaffung eines alternativen Zugangs zur Trachea,
   z. B. durch Notkoniotomie
4: verzichtbar, wenn keine Muskelrelaxanzien eingesetzt werden
5: abhängig von der Art der behandelten Patienten und den durchgeführten Operationen
   u. U. essenziell, z. B. bei Patienten mit hohem Risiko
6: Ausnahmen sind in Abhängigkeit von der Art und Schwere der am Arbeitsplatz
   durchgeführten Eingriffe und den individuellen Risikofaktoren der versorgten Patienten
   (z. B. ambulante Operationen) möglich
7: bei Arbeitsplätzen, an welchen auch länger dauernde Eingriffe durchgeführt werden,
   und insbesondere bei Kinderanästhesie-Arbeitsplätzen ist eine Thermokonditionierung,
   z. B. auf der Basis von konvektiven Wärmesystem, vorzuziehen

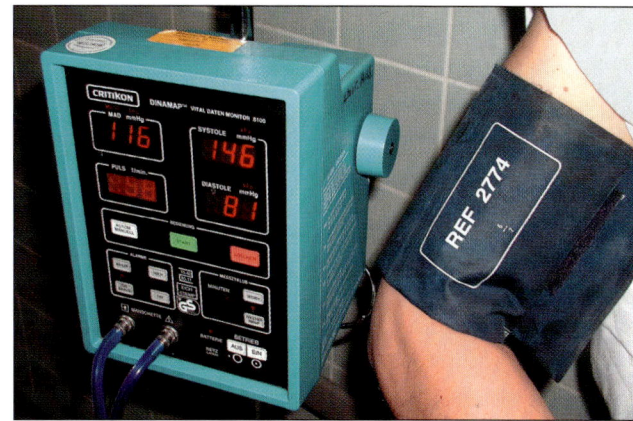

Abb. 8.1 Dinamap-Gerät.

ten (arteriellen) Blutdruckmessung (Kap. 17, S. 401) erfassten Werten. Oft ist es auch möglich, hierdurch auf die invasive arterielle Blutdruckmessung zu verzichten. Diese oszillometrische Messmethode hat sich selbst bei schwer kranken Neugeborenen als zuverlässig erwiesen. Für die oszillometrische Messung stehen inzwischen Einzelgeräte (stand-alone-Geräte) oder entsprechende Einschubmodule für große Multifunktionsmonitore zur Verfügung. Die oszillometrische Blutdruckmessung beruht auf folgendem **Prinzip**: Nach Anlegen einer Blutdruckmanschette (normalerweise) im Bereich des Oberarms wird diese von dem Blutdruckmessgerät auf einen suprasystolischen Blutdruck aufgepumpt. Anschließend wird der Manschettendruck langsam abgelassen. Solange die Manschette auf einen suprasystolischen Druck aufgeblasen ist, fließt kein Blut unter der Manschette nach distal. Wenn die auf die Blutdruckmanschette übertragenen Druckoszillationen plötzlich größer werden, weil nun unter der Manschette wieder Blut nach distal fließt, dann entspricht dies dem systolischen Druck. Beim Auftreten der maximalen Oszillationen liegt der arterielle Mitteldruck vor und wenn die Oszillationen plötzlich kleiner werden, handelt es sich um den diastolischen Druck (Abb. 8.2). Da die oszillometrische Erfassung des diastolischen Drucks allerdings relativ schwierig ist, wird bei den meisten Geräten der diastolische Druck aus dem ermittelten systolischen Druck und dem Mitteldruck errechnet. Es gibt folgende Beziehung:

$$\text{Mitteldruck} = \text{diastolischer Druck} + \frac{1}{3} [\text{systolischer} - \text{diastolischer Druck}]$$

Die oszillometrische Blutdruckmessung wird meist auf einen 5-minütigem Abstand eingestellt. Engmaschigere Blutdruckmessungen sollten nur in Ausnahmefällen durchgeführt werden, weil sie u. U. mit dem Risiko von Druckschädigungen im Manschettenbereich (z. B. Nervenschädigung) einhergehen. Die Manschettenbreite sollte etwa $\frac{2}{3}$ der Oberarmlänge betragen.

> Eine zu schmale Blutdruckmanschette ergibt zu hohe, eine zu breite Manschette zu niedrige Blutdruckwerte.

Durch die Möglichkeit zur intermittierenden maschinellen Blutdruckmessung ist eine deutliche Entlastung des Anästhesiepersonals gegeben. Inzwischen korrelieren die mit solchen Geräten erfassten Werte sehr gut mit den anhand einer direk-

8.1.2 Pulsoximetrie

Allgemeine Bemerkungen

Die Pulsoximetrie ist ein nicht invasives Verfahren zur kontinuierlichen Messung der arteriellen Sauerstoffsättigung des Hämoglobins.

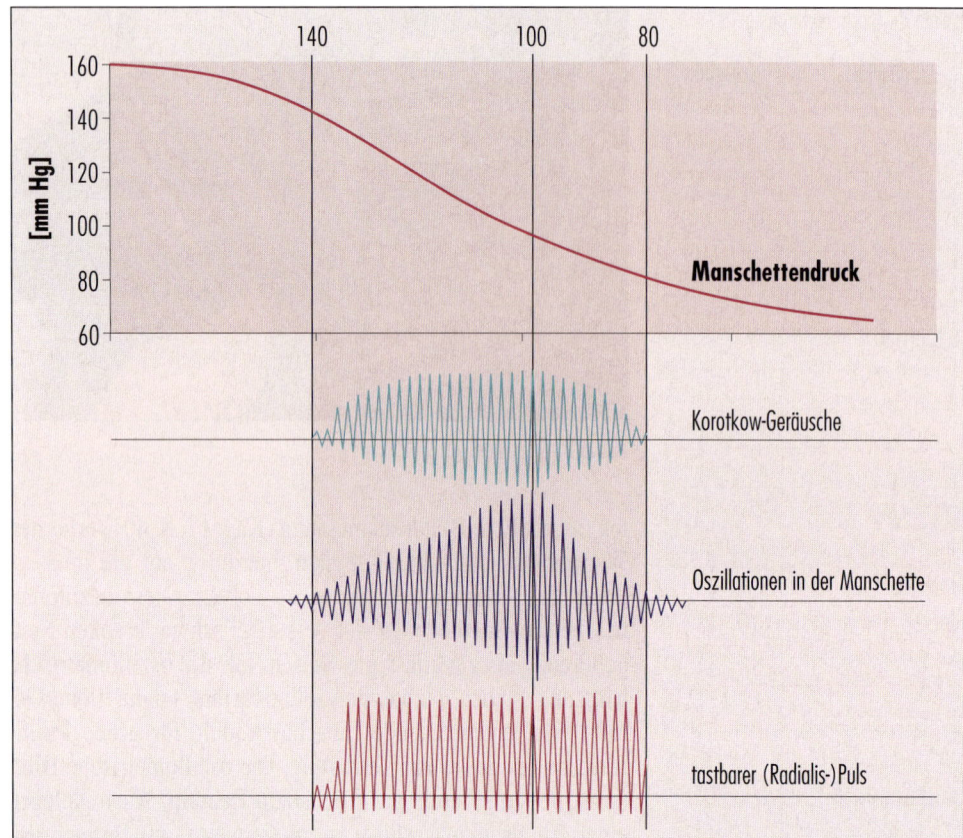

Abb. 8.2 Nichtinvasive Blutdruck-messung: Beim Ablassen des Drucks in der Blutdruckmanschette können Korotkow-Geräusche, Oszillationen in der Manschette und ein wieder tastbarer (Radialis-)Puls erfasst werden.

Die Bedienung ist denkbar einfach. Ein Sensor wird an einem Finger, einem Ohr, einem Zeh oder an der Nase festgeklemmt (Abb. 8.3). Wenige Sekunden nach dem Einschalten des Gerätes zeigt es digital die momentane arterielle Sauerstoffsättigung sowie die periphere Pulsfrequenz an. Zusätzlich ertönt ein pulssynchroner Piepton, der bei einer Änderung der arteriellen Sättigung seine Tonhöhe verändert. Bei einem Sauerstoffsättigungsabfall wird er niederfrequenter. Damit kann eine Hypoxämie auch akustisch erkannt werden.

Die pulsoximetrische Überwachung hat im letzten Jahrzehnt enorme Verbreitung gefunden. Seit 1990 wird sie von der American Association of Anesthesiologists als Basis-Monitoring empfohlen.

Vorteile der Pulsoximetrie

Die Pulsoximetrie weist folgende Vorteile auf:
- nicht invasives Verfahren
- kontinuierliche, nahezu zeitidentische Wertangabe, damit schnelle Ansprechbarkeit innerhalb weniger Sekunden
- keine Kalibrierung durch den Benutzer nötig (beim Einschalten durchläuft das Gerät automatisch einen Systemcheck und eine Kalibrierung)
- keine Hyperämisierung des Messortes nötig
- zuverlässig im klinisch relevanten Bereich einer arteriellen Sauerstoffsättigung von 70–100%
- keine Beeinflussung durch die Hautbeschaffenheit wie Pigmentation usw.
- kostengünstiges Verfahren; die Anzahl arterieller Blutgasanalysen kann dadurch reduziert werden
- bei intravasaler Hypovolämie ist die plethysmographische Pulskurve meist typisch verändert

Funktionsprinzip

Oxygeniertes Hämoglobin (HbO_2) und reduziertes Hämoglobin (Hb) haben aufgrund ihres unterschiedlichen Lichtabsorp-

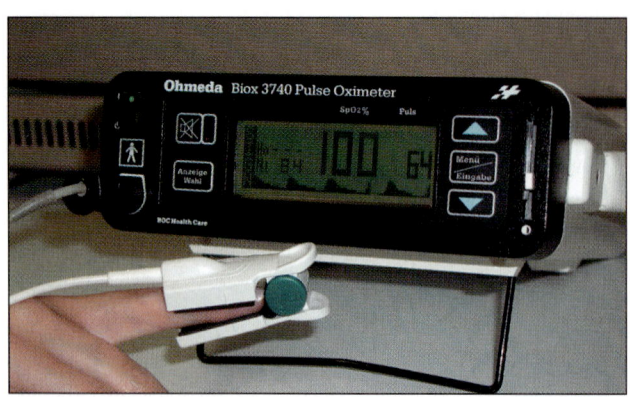

Abb. 8.3 Pulsoximeter und Sonde.

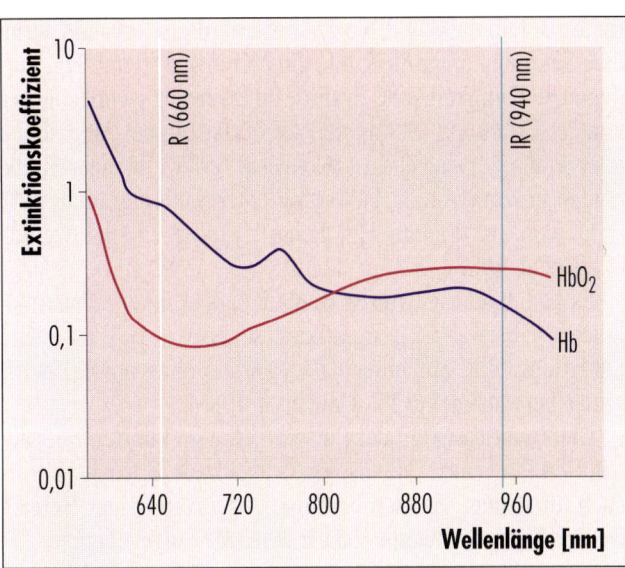

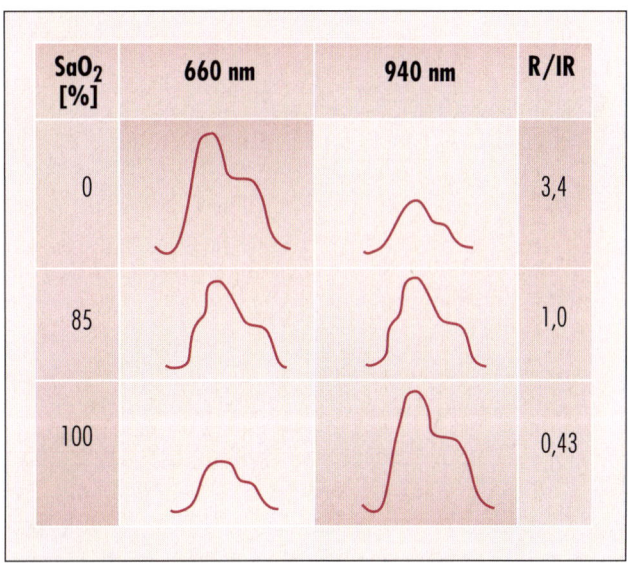

Abb. 8.4 Extinktionsverhalten von reduziertem Hämoglobin (Hb) und oxygeniertem Hämoglobin (HbO$_2$).

Abb. 8.6 Verhältnis der plethysmographischen Pulskurvenamplituden von rotem und infrarotem Licht bei drei definierten Hämoglobinsättigungswerten.

tionsverhaltens (Extinktionsverhalten) eine unterschiedliche Farbe. Oxygeniertes Hämoglobin wird von rotem Licht besser durchdrungen als reduziertes Hämoglobin und erscheint dem Auge daher rot.

Pulsoximeter messen bei zwei unterschiedlichen Wellenlängen im sichtbaren roten Bereich (ca. 660 nm) und im unsichtbaren infraroten Bereich (ca. 940 nm).

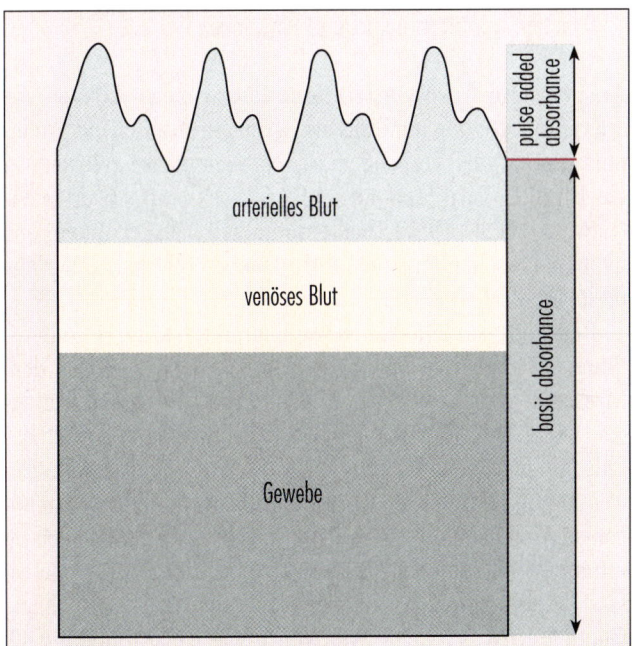

Abb. 8.5 Absorptionsverhalten eines durchstrahlten Körperteils: Während das pulsierende arterielle Blut zu einer pulssynchronen Volumenänderung und damit zu einer Absorptionsänderung führt (»pulse added absorbance«), bewirken die anderen Anteile wie Gewebe, Knochen, Bänder und venöses Blut eine konstante Absorption (»basic absorbance«).

Oxygeniertes Hämoglobin absorbiert im roten Wellenlängenbereich (660 nm) wesentlich weniger Licht als reduziertes Hämoglobin (Abb. 8.4).

Beim Durchstrahlen von Gewebe wird ein konstanter Anteil des Lichts durch Haut, Pigmentation, Gewebe, Knochen und nicht pulsatilem venösem Blut absorbiert (»basic absorbance«, Abb. 8.5). Daneben ändern sich das Volumen und damit auch die Absorption des durchstrahlten Gewebes mit dem Puls. Diese »pulse added absorbance« repräsentiert selektiv das arterielle Blut und beträgt im Mittel ca. 3%, im günstigen Fall 10–11% der »basic absorbance«.

Die »pulse added absorbance« repräsentiert nur das arterielle Blut. Nur der pulsatile Anteil ist für die Sättigungsmessung des arteriellen Bluts entscheidend. Daher der Name »Pulsoximeter«. Die Pulsoximetrie kombiniert also die spektralphotometrische Oximetrie mit der Photoplethysmographie.

Das Pulsoximeter vergleicht kontinuierlich die Lichtabsorption bei 660 und bei 940 nm. Das Verhältnis der korrigierten pulsatilen Amplitude des roten (660 nm, R) und infraroten (940 nm, IR) Lichts wird zur Berechnung der Sättigung benutzt (Abb. 8.6). Die Sättigung ist direkt abhängig von dem Amplitudenverhältnis dieser beiden (korrigierten) plethysmographischen Kurven (R/IR). Bei einem Quotienten R/IR von 3,4 ist die Sättigung 0%, bei einem Quotienten R/IR von 1,0 ist die Sättigung 85% und bei einem Quotienten von 0,43 ist die Sättigung 100% (Abb. 8.6).

Im Pulsoximeter sind die zu einem bestimmten R-IR-Verhältnis gehörenden Sättigungswerte gespeichert (Abb. 8.7). Diese Werte sind empirisch an gesunden, erwachsenen Probanden erstellt, die niedrige Konzentrationen an Methämoglobin (Met-Hb) und Kohlenmonoxidhämoglobin (HbCO) aufwiesen. Wird ein so geeichtes Pulsoximeter bei einem Patienten mit pathologisch hohen Konzentrationen an Dyshämo-

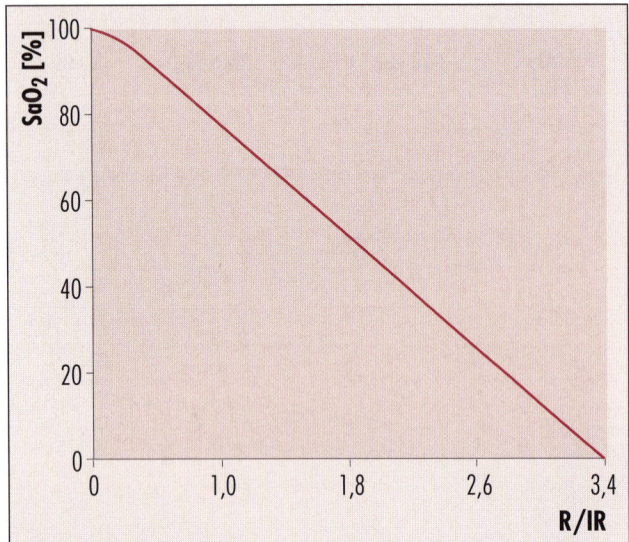

Abb. 8.7 Empirische Zuordnung eines R/IR-Quotienten zu einem Sättigungswert.

globinen eingesetzt, stimmt die einem bestimmten R/IR-Wert entsprechende Sättigung nicht mehr, denn diese Dyshämoglobine beeinflussen genauso wie verschiedene Farbstoffe das Absorptionsverhalten des roten und infraroten Lichtes (s.u.).

Plethysmographische Pulskurve

Von mehreren Pulsoximetermodellen werden die durch die arteriellen Pulsationen bedingten Absorptionsänderung (»pulse added absorbance«) als plethysmographische Pulskurve dargestellt. Diese erlaubt eine subjektive Beurteilung der Signalqualität.

Diese plethysmographische Pulskurve ist bei hypovolämischen beatmeten Patienten meist typisch verändert. Die plethysmographische Pulskurve weist dann stärkere beatmungssynchrone Schwankungen der Grundlinie auf (Shamir et al. 1999). Ähnliche Veränderungen können an der arteriellen Druckkurve bei hypovolämischen, kontrolliert beatmeten Patienten erkannt werden (Kap. 17.5, S. 409). Auch hier imponieren stärkere atemsynchrone Schwankungen der Grundlinie der arteriellen Druckkurve, falls es aufgrund einer atemsynchronen Änderung des intrathorakalen Drucks zu stärkerer intermittierender Drosselung von venösem Rückstrom und linksventrikulärem Auswurf kommt.

Klinische Anwendung

Zuverlässigkeit im klinisch relevanten Bereich

Eine akute Hypoxämie stellt mit Abstand die häufigste Ursache für tödliche Komplikationen während einer Narkose dar (Cooper et al. 1984). Es ist seit langem bekannt, dass die klinische Beurteilung der Oxygenierung unzureichend ist (Com-

roe u. Botelho 1947). Eine Zyanose wird erst erkannt, wenn eine Sättigung unter 80%, d.h. ein p_aO_2 unter 50 mm Hg, vorliegt. Die Fähigkeit, eine Zyanose zu erkennen, ist unabhängig von der Erfahrung (Schwester, Anästhesist in der Ausbildung oder erfahrener Anästhesist [Coté et al. 1988]). In einer Studie konnte in neun von 24 Fällen mit einer Sättigung unter 72% (p_aO_2 von ca. 40 mm Hg) keine Zyanose erkannt werden (Coté et al. 1988).

Es konnte nachgewiesen werden, dass es unter pulsoximetrischer Überwachung signifikant seltener (15%) zu einem Sättigungsabfall auf unter 85% kam als ohne pulsoximetrische Überwachung (32%, Coté et al. 1988).

Die Zuverlässigkeit der Pulsoximetrie im klinisch relevanten Bereich wurde inzwischen sowohl für Erwachsene als auch für Kinder vielfach bestätigt. Als zuverlässiger Bereich werden Sättigungswerte von ca. 70–100% angegeben.

Grenzen und Fehlermöglichkeiten

Mögliche Störquellen bei der praktischen Anwendung sind:
- ausgeprägte Vasokonstriktion
- Bewegungsartefakte
- Pulsationen im venösen System (z.B. aufgrund von Husten, Trikuspidalinsuffizienz)
- Interferenzen mit Dyshämoglobinen (COHb, Met-Hb)
- Interferenzen mit Farbstoffen (z.B. Methylenblau)
- evtl. ungenaue Messung im extrem niedrigen Sättigungsbereich
- sonstige Störquellen: elektrisches Messer, Lichtquellen, falscher Applikationsort und Ähnliches

Ausgeprägte Vasokonstriktion: Pulsoximeter können die arterielle Sättigung nur erfassen, wenn ein ausreichend großes pulsatiles Signal vorhanden ist. Normalerweise reicht zwar ein Blutfluss zwischen 4,0 und 8,6% des Normalwertes aus (Lawson et al. 1987), bei verunfallten, ausgekühlten und hypovolämischen Patienten liegt dennoch oft eine zu geringe periphere Perfusion vor.

Bewegungsartefakte: Bewegungsartefakte (z.B. Zittern) führen zu Relativbewegungen des Sensors gegenüber dem Messort. Kommt es zu länger dauernden Bewegungsartefakten, wie z.B. bei starkem postoperativem Zittern, zeigt das Pulsoximeter oft eine Sättigung von ca. 85% an. Solche Bewegungsartefakte erzeugen sehr große Volumenschwankungen des durchstrahlten Gewebes. Sowohl im roten als auch im infraroten Wellenbereich werden nun sehr große Signale erfasst. Hierdurch nähert sich der vom Pulsoximeter errechnete Quotient R/IR (s.o.) dem Wert von 1, was nach Abbildung 8.7 einem Sättigungswert von ca. 85% entspricht.

Pulsationen im venösen System: Auch bei kräftigem Husten kann es zu einer falsch niedrigen Sättigungsmessung des Pulsoximeters kommen. Während eines Hustenstoßes kommt es zu enormen Volumenschwankungen im venösen Gefäßbett, die um ein Vielfaches größer sein können als die arteriellen Pulswellen. Diese venösen Pulswellen werden vom Pulsoximeter erfasst und mitgemessen, wodurch ein falsch niedriger Sättigungswert resultiert.

Interferenzen mit Dyshämoglobinen: Jede Substanz im Blut, die Licht der Wellenlängen 660 oder 940 nm absorbiert, beeinflusst die vom Photodetektor registrierte Lichtmenge. Hierdurch kann die pulsoximetrische Messgenauigkeit beeinträchtigt werden.

Die **Kohlenmonoxid-Hb-Konzentration** (COHb) liegt bei Nichtrauchern meistens unter 2%. Bei starken Rauchern kann der COHb-Gehalt morgens zwischen 5–10%, abends 10% bis maximal 20% betragen. Erhöhte Konzentrationen von COHb stellen ein Problem bei der pulsoximetrischen Messung dar. Der Extinktionskoeffizient von COHb ist bei 660 nm ähnlich dem Extinktionskoeffizienten von oxygeniertem Hämoglobin (HbO_2). Deshalb wird es weitgehend als HbO_2 gemessen. Dadurch werden falsch hohe pulsoximetrische Sättigungswerte angezeigt. Bei 940 nm absorbiert COHb kein Licht, und es kommt zu keiner Beeinträchtigung der Messung in diesem Wellenlängenbereich. COHb wird vom Pulsoximeter als ca. 90% HbO_2 gemessen. Liegt z.B. die letale COHb-Konzentration von 70% vor, so zeigt das Pulsoximeter ungefähr 90% Sättigung an, während die korrekte, mit einem CO-Oximeter bei mehreren Wellenlängen gemessene (fraktionelle) Sättigung (Kap. 20.3.1, S. 444) bei 30% liegt.

Methämoglobin (**Met-Hb**) im Blut beeinträchtigt ebenfalls die pulsoximetrische Messgenauigkeit. Da Met-Hb sowohl bei 660 als auch bei 940 nm Licht absorbiert, ist der Effekt von Met-Hb auf die pulsoximetrische Messung abhängig von der Konzentration an HbO_2 und Hb. Bei höheren Met-Hb-Konzentrationen wird die pulsoximetrische Sättigung falsch niedrig angezeigt, falls die arterielle Sättigung über 85% liegt. Bei arteriellen Sättigungswerten unter 85% wird die pulsoximetrische Sättigung dagegen falsch hoch gemessen.

Eine **Kohlenmonoxid-Intoxikation** (Rauchgasvergiftung, Nikotinabusus) oder hohe Konzentrationen an Methämoglobin (z.B. nach Verabreichung von Prilocain, Nitroglycerin, Sulfonamiden usw.) müssen daher entweder anamnestisch oder anhand der Bestimmung der COHb- und Met-Hb-Konzentrationen mithilfe eines Co-Oximeters (z.B. OSM-3-Hemoximeter; Fa. Radiometer, Kopenhagen) ausgeschlossen werden. Co-Oximeter geben auch unter diesen Bedingungen die korrekte fraktionelle Sättigung an (Übersicht bei Striebel u. Kretz 1989).

Interferenzen mit Farbstoffen: Farbstoffe im arteriellen Blut können zu einer Beeinträchtigung der pulsoximetrischen Messgenauigkeit führen. Methylenblau wird manchmal während urologischer Eingriffe intravenös verabreicht. Das über die Nieren ausgeschiedene Methylenblau erleichtert das Auffinden einer Leckage im Urogenitaltrakt. Methylenblau führt zu einer falsch niedrigen Pulsoximetersättigung, da Methylenblau bei 668 nm ein Absorptionsmaximum aufweist und als

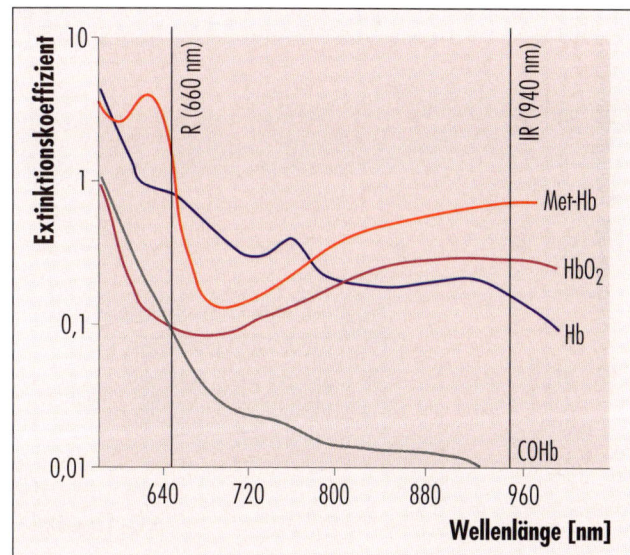

Abb. 8.8 Extinktionsverhalten von reduziertem Hämoglobin (Hb), oxygeniertem Hämoglobin (HbO_2), Methämoglobin (Met-Hb) und Kohlenmonoxidhämoglobin (CO-Hb).

reduziertes Hämoglobin interpretiert wird. Bei 940 nm absorbiert Methylenblau kein Licht. Zu beachten ist allerdings, dass Methylenblau auch die CO-oximetrische Messung negativ beeinflusst.

Zuverlässigkeit im extrem tiefen Sättigungsbereich: Selten (Kinder mit zyanotischen Herzvitien) kann es notwendig werden, auch im extrem tiefen Sättigungsbereich zu messen. Die Daten, mithilfe derer die Pulsoximeter geeicht werden, wurden zumeist an gesunden Probanden ermittelt, bei denen eine Hypoxämie induziert wurde. Hierbei wurden Daten im Bereich einer Sättigung von 70–100% erhoben. Der Bereich unter 70% Sättigung wurde dann durch Extrapolation vervollständigt. Die Beziehung zwischen Lichtabsorption und Sättigung folgt jedoch nicht streng mathematischen Gesetzen (s.o.), sondern ist empirisch, sodass die Extrapolation in den Bereich unter 70% problematisch und meist fehlerbehaftet ist. Durch Änderung des Algorithmus konnte inzwischen eine wesentlich bessere Korrelation im tiefen Sättigungsbereich erzielt werden.

Sättigungsmessung im Bereich der Hyperoxämie: Aufgrund der S-förmigen Sauerstoffdissoziationskurve (Abb. 8.9) hat die Sättigungsmessung im Bereich der Hyperoxämie einen prinzipiellen Schwachpunkt. Bei einer Vollsättigung von 98–99(–100)% kann nicht erkannt werden, ob der p_aO_2 bei 100, 200 oder gar 500 mm Hg liegt. Kommt es bei einer Hyperoxämie (p_aO_2 z.B. 400 mm Hg) zu einem akuten Abfall des p_aO_2 z.B. aufgrund einer einseitigen endobronchialen Intubation auf einen Wert, der noch über 100 mm Hg liegt, bleibt das Ereignis am Pulsoximeter unerkannt. Das Pulsoximeter zeigt hierbei stets eine Sättigung von knapp 100% an.

Durch eine Hyperoxämie kann beim Neugeborenen eine retrolentale Fibroplasie ausgelöst werden. Zwar kann mit der

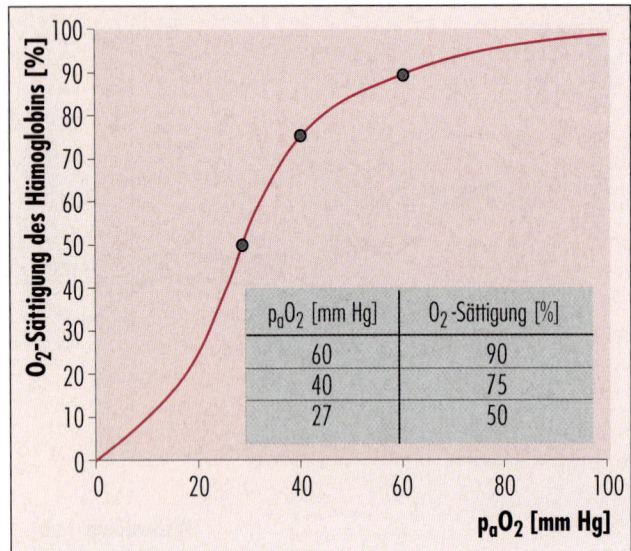

Abb. 8.9 Sauerstoffdissoziationskurve.

p_aO_2 [mm Hg]	O_2-Sättigung [%]
60	90
40	75
27	50

Pulsoximetrie keine Hyperoxämie erkannt werden, trotzdem ist sie bei der Überwachung von Neugeborenen mit der Gefahr einer retrolentalen Fibroplasie von Wert. Zumeist wird bei Neugeborenen empfohlen, eine pulsoximetrische Sättigung in der für dieses Alter physiologischen Größenordnung von 90–95% anzustreben, womit eine Hyperoxämie weitgehend ausgeschlossen werden kann.

Sonstige Fehlermöglichkeiten: Wird während der Operation das elektrische Messer benutzt, kann es zu kurzfristigen Funktionsstörungen der pulsoximetrischen Messung kommen. Um diese Störung zu minimieren, sollten das Pulsoximeter sowie der Sensor möglichst weit vom Operationsfeld und der am Patienten fixierten Erdungselektrode platziert werden.

Weitere Fehlermöglichkeiten für die pulsoximetrische Messung können infrarote Heizlampen, intensives Umgebungslicht und fiberoptische Lichtquellen sein.

Pulsoximetersensoren sind jeweils für einen bestimmten Messort, z. B. den Finger oder das Ohr kalibriert. Bei Messung an anderen Geweben kann es u. U. zu einer Beeinflussung der Messgenauigkeit kommen. Auch Universalklebeelektroden sollten nur an den vom Hersteller empfohlenen Applikationsorten verwendet werden.

Situationen, bei denen öfters mit Sättigungsabfällen zu rechnen ist

In folgenden Situationen treten öfters plötzliche Hypoxämien auf:

- Kinderanästhesie
- fiberoptische Intubation
- Thoraxchirurgie
- Herzvitien mit Rechts-links-Shunt

- Einzementierung von Endoprothesen
- Extubationsphase
- frühe postoperative Phase, insbesondere nach langen Operationen oder bei adipösen oder schwer kranken Patienten
- intensivmedizinische Überwachung, insbesondere während der Entwöhnungsphase

8.1.3 Endexspiratorische CO_2-Messung

Die endexspiratorische Messung der CO_2-Konzentration wird als Kapnometrie bezeichnet (griechisch: metrein = messen). Diese kann kontinuierlich und nicht invasiv im Exspirationsgemisch erfolgen. Wird die gemessene CO_2-Kurve kontinuierlich graphisch dargestellt, wird von Kapnographie gesprochen (griechisch: graphein = graphisch darstellen). Die Messung der endexspiratorischen CO_2-Konzentration wird seit 1991 von der American Association of Anesthesiologists als Basis-Monitoring empfohlen.

Die abgeatmete CO_2-Menge hängt entscheidend ab von:
- Atemminutenvolumen
- Herzminutenvolumen
- Stoffwechselaktivität

Normalerweise kann bei einer problemlosen Narkose davon ausgegangen werden, dass Herzminutenvolumen und Stoffwechselrate weitgehend konstant sind. Damit kann mithilfe der endexspiratorischen CO_2-Messung vor allem die Suffizienz der Ventilation des Patienten überprüft werden. Bei einer Hyperventilation kommt es zu einem Abfall des arteriellen pCO_2-Wertes unter den Normbereich von 5,3 ± 0,7 kPa (40 ± 5 mm Hg, Hypokapnie), bei einer Hypoventilation zu einem Anstieg des CO_2-Wertes über die Norm (Hyperkapnie).

Mess- und Funktionsprinzip

Die CO_2-Messung kann im Haupt- oder im Nebenstrom erfolgen. Bei der **Messung im Hauptstrom** wird eine Messküvette zwischen Endotrachealtubus und Winkelstück konnektiert (Abb. 8.10). Durch diese Messküvette strömt das gesamte In- und Exspirationsgas. Auf diese Messküvette wird ein entsprechender Messkopf aufgesetzt. Nachteil der Hauptstromgeräte ist, dass die Messküvette relativ groß und schwer ist und dass durch sie das Totraumvolumen des Systems erhöht wird, was bei Neugeborenen oder Säuglingen relevant werden kann. Selten kann die Messung durch eine evtl. innere Verunreinigung der Küvette, z.B. durch abgehustetes Tracheobronchialsekret, beeinträchtigt werden. Vorteil der Kapnometrie im Hauptstrom ist die nahezu zeitgleiche Wertanzeige. Für Neugeborene/Säuglinge werden Messküvetten mit einem speziell kleinen Innenvolumen verwendet, um den Totraum möglichst gering zu halten (Kap. 64.2.1, S. 856).

Bei der **Messung im Seitenstrom** wird kontinuierlich ein Teil des Atemgemisches (meist 50–200 ml/min) möglichst tubusnah (im Bereich des Winkelstückes oder eines zwischen Tubus und Winkel- bzw. Y-Stück geschalteten Bakterienfilters) abgesaugt (Abb. 37.2, S. 652) und dem Analysegerät zugeführt. Bei Seitenstromgeräten treten häufiger Probleme durch Leckagen, Diskonnektionen oder Verlegungen des Absaugschlauches sowie Probleme aufgrund der Feuchtigkeit des Exspirationsgemisches auf. Nachteil ist auch die zeitliche Verzögerung der Messwertanzeige durch den notwendigen und meist langen Probenabsaugschlauch. Dadurch gelangt die Gasprobe erst mit einigen Sekunden Verzögerung in die Messkammer.

Die üblichen Geräte arbeiten nach dem Prinzip der **CO_2-Absorptionsspektrometrie** im infraroten Bereich. Die Methode beruht darauf, dass infrarotes Licht der Wellenlänge 628 nm durch CO_2-Moleküle absorbiert wird. Die Lichtabsorption ist hierbei proportional der CO_2-Konzentration des durchstrahlten Gemisches. Allerdings kommt es bei dieser Wellenlänge auch durch Lachgas zu einer Lichtabsorption, sodass eine Lachgasanalyseeinheit notwendig ist. Es ist inzwischen eine automatische elektronische Korrektur durch die Geräte möglich. Änderungen von Luftdruck, Wasserdampfdruck sowie Sauerstoffgehalt können die Messgenauigkeit ebenfalls beeinflussen.

Daneben ist auch eine massenspektrometrische Methode möglich. Außerdem steht inzwischen auch ein einfaches **Einweg-Nachweisgerät** zu Verfügung, das zwischen Tubus und Winkelstück konnektiert wird (Abb. 8.11). Durch eine Farbänderung eines Indikatorpapieres kann hiermit die ungefähre CO_2-Konzentration erfasst werden, es wird von einer semiquantitativen CO_2-Messung gesprochen. Die Farbänderung dieses Indikatorpapiers ist pH-abhängig. Es wird hierbei die Tatsache ausgenützt, dass mit steigender CO_2-Konzentration die Azidität zunimmt ($CO_2 + H_2O \leftrightarrows H_2CO_3 \leftrightarrows H^+ + HCO_3^-$). Diese kolorimetrische Messmethode wird vor allem in der Notfallmedizin ersatzweise verwendet, um einen Anhalt für die Ventilationsgröße zu erhalten oder um die Frage beantworten zu können, ob der Tubus endotracheal oder ösophageal liegt, denn die endexspiratorische CO_2-Messung ist der sicherste Parameter dafür, ob eine endotracheale Intubation oder eine ösophageale Intubation vorliegt (Kap. 7.1.2, S. 199).

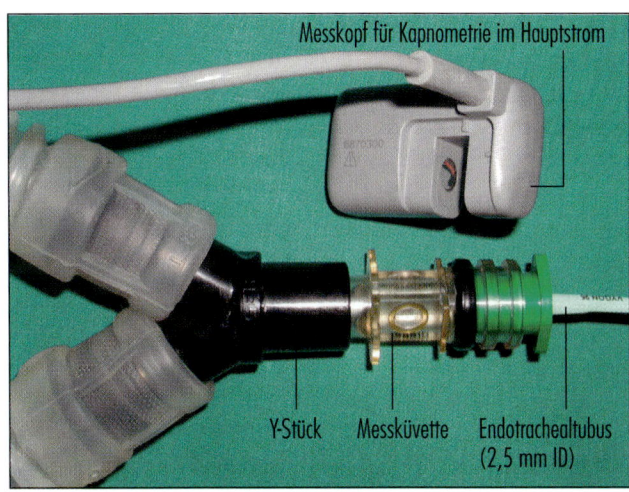

Abb. 8.10 CO_2-Messung im Hauptstrom (Messküvette).

Messkopf für Kapnometrie im Hauptstrom

Y-Stück   Messküvette   Endotrachealtubus (2,5 mm ID)

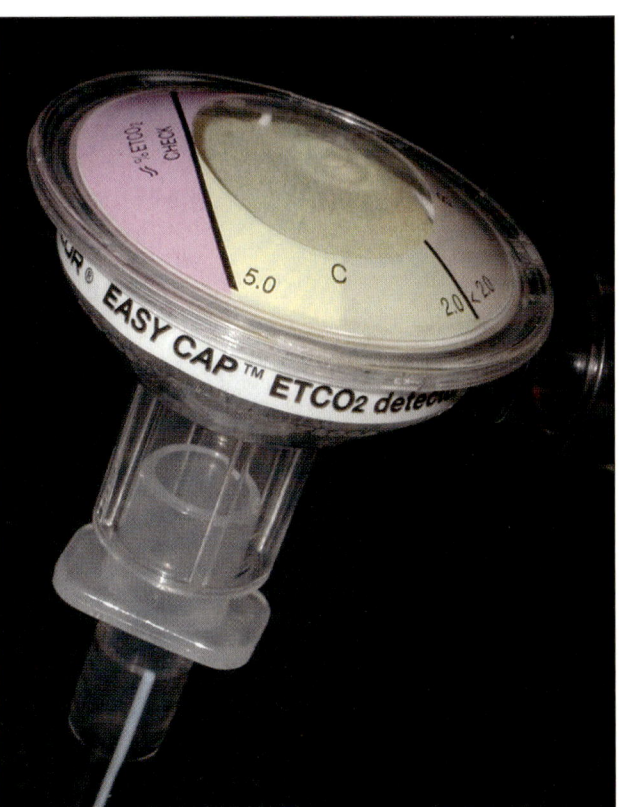

Abb. 8.11 CO_2-Einweggerät.

Klinische Bedeutung

Mittels der endexspiratorischen CO_2-Messung kann auf den arteriellen CO_2-Wert geschlossen werden. Liegt ein physiologisches Ventilations-Perfusions-Verhältnis vor, so beträgt die Differenz zwischen p_aCO_2 und dem mittels Kapnometer am Ende der Exspiration (endexspiratorisch) gemessenen CO_2 nur ca. 1–5 mm Hg. Bei Auftreten einer Totraumventilation (z. B. Luftembolie) nimmt diese alveolo-arterielle CO_2-Partialdruckdifferenz (A-aDCO_2) plötzlich zu. Liegen konstante Störungen des Ventilations-Perfusions-Verhältnisses vor, kann aus dem endexspiratorischen CO_2-Wert und dem mittels einer Blutgasanalyse ermittelten arteriellen p_aCO_2-Wert errechnet werden, um welchen Betrag der endexspiratorische CO_2-Wert niedriger ist als der arterielle Wert. Es wird also die A-aDCO_2 ermittelt. Bei konstanten Ventilations-Perfusions-Störungen kann davon ausgegangen werden, dass der arterielle CO_2-Wert nun ungefähr um den Differenzbetrag über den aktuell gemessenen endexspiratorischen CO_2-Werten liegt.

Eine endexspiratorische Messung des CO_2-Wertes ist nur im halbgeschlossenen oder geschlossenen Kreissystem zuverlässig möglich. Eine endexspiratorische CO_2-Messung ist im halboffenen System (z. B. Kuhn-System) oder bei einer Spontanatmungsform mit kontinuierlichem Gasfluss (z. B. CPAP) nicht zuverlässig möglich, denn der auch während der Exspiration vorhandene Frischgasfluss gelangt bis in die Messküvette und führt so zu einer Vermischung der Exspirationsluft mit dem Frischgas, sobald die Exspirationsstärke unterhalb des Frischgasflows liegt. Damit werden falsch niedrige CO_2-Werte gemessen.

Normalerweise wird die CO_2-Messung im Inspirations- und Exspirationsgemisch vorgenommen. Anhand der endexspiratorischen CO_2-Konzentration kann die alveoläre Ventilation (Normo-, Hypo- oder Hyperventilation) beurteilt werden. Ein Anstieg des endexspiratorischen CO_2-Wertes spricht entweder für eine alveoläre Hypoventilation oder eine vermehrte CO_2-Produktion (z. B. im Rahmen einer malignen Hyperthermie).

Unter bestimmten Umständen kann anhand der endexspiratorischen CO_2-Konzentration auch eine gewisse Aussage zur Kreislaufsituation gemacht werden. Falls im Exspirationsgemisch kein CO_2 nachweisbar ist, ist entweder der Patient fälschlicherweise in den Ösophagus intubiert oder die Beatmungsschläuche sind diskonnektiert. Fällt bei gleich bleibender alveolärer Ventilation innerhalb weniger Atemhübe das endexspiratorische CO_2 deutlich ab, kann eine plötzliche Abnahme des pulmonalen Blutflusses (z. B. durch Luftembolie, plötzliche Hypotension oder einen Herzstillstand) vorliegen. Ein Anstieg des inspiratorischen CO_2-Wertes beweist eine Rückatmung von CO_2. Ursache ist eine Erschöpfung der CO_2-Absorber des Beatmungskreissystems. In Tabelle 8.2 sind mögliche Ursachen von Störungen der endexspiratorischen CO_2-Messung aufgezeigt und in Abbildung 8.12 sind mögliche Veränderungen des Kapnogramms dargestellt.

8.1.4 Narkosegasmessung

Zur sicheren Narkoseführung ist es wichtig, dass sowohl die inspiratorische als auch die exspiratorische Konzentration der Inhalationsgase, also Sauerstoff, Lachgas und volatiles Inhalationsanästhetikum, gemessen werden können. Moderne Narkosegeräte zeigen diese Werte im Display an. Vor allem für ältere Narkosegeräte ist zusätzlich ein Atemgasmonitor (z.B. PM 8050; Fa. Dräger, Lübeck) notwendig. Für jedes dieser Gase ist eine sinnvolle obere und untere Alarmgrenze ein-

Tab. 8.2 Mögliche Ursachen für Störungen der endexspiratorischen CO_2-Messung.

Falsch niedrige und falsch hohe CO_2-Messungen
Falsch niedrige CO_2-Messungen
▪ Fehlintubation in den Ösophagus: aus dem Magen entweicht »endexspiratorisch« wieder das CO_2-freie Atemgemisch, das inspiratorisch in den Magen geblasen wurde
▪ Diskonnektion oder Leckage im Probenabsaugsystem
▪ Diskonnektion des Kreissystems (Hauptstrom- und Seitenstromgeräte)
▪ Gerätestörung. Ob eine Gerätestörung oder z. B. eine Fehlintubation in den Ösophagus Ursache einer mangelnden CO_2-Anzeige ist, kann dadurch innerhalb weniger Sekunden überprüft werden, dass z. B. bei einem Hauptstromgerät vom Benutzer in den Messkopf geblasen wird (mit CO_2-haltiger Ausatemluft). Wird hierbei weiterhin kein CO_2-angezeigt, liegt vermutlich ein Gerätefehler vor. Wird ein CO_2-Wert angegeben, funktioniert das Gerät und die vorherige Anzeige war z. B. Hinweis auf eine ösophageale Intubation.
▪ Apnoephase
▪ undichter Tubus mit Entweichen von Beatmungsgemisch neben dem Tubus (häufig auch bei Beatmung über undichtes starres Bronchoskop)
▪ Verlegung/Abknickung des Endotrachealtubus
▪ massive Totraumventilation (durch starke Abnahme der Lungendurchblutung, z. B. bei Lungenembolie, Luftembolie, operativ bedingtem Komprimieren/Abbinden/ Abklemmen der A. pulmonaris, ausgeprägter Hypotension, starkem Abfall des Herzminutenvolumens oder Herzkreislaufstillstand). Bei Auftreten eines akuten Kreislaufstillstandes fällt innerhalb von ca. 90 Sekunden der endexspiratorische CO_2-Wert ab. Nach Wiedereinsetzen des Kreislaufes kommt es innerhalb von ca. 30 Sekunden zu einem erneuten (überschießenden) Abfluten von CO_2. Die endexspiratorische CO_2-Messung kann daher zur Beurteilung der Suffizienz einer kardiopulmonalen Reanimation verwendet werden.
Falsch hohe CO_2-Messungen
Trotz Fehlintubation in den Ösophagus kann evtl. »endexspiratorisches« CO_2 nachgewiesen werden. Dies ist jedoch nur möglich, falls vorher CO_2-haltige Getränke (Coca-Cola, Mineralwasser u. Ä.) oder Antazida aufgenommen wurden und sich daher CO_2 im Magen angesammelt hat. Nach etlichen Atemhüben kommt es jedoch hierbei zum raschen Abfall des CO_2-Wertes. Eine weitere Ursache können vorausgegangene Probleme bei der Maskenbeatmung sein. Falls hierbei CO_2-haltige Ausatemluft in den Magen gepresst wird, kann nach einer nun stattfindenden fehlerhaften ösophagealen Intubation initial CO_2 (ca. 2 Vol%) in der Ausatemluft nachweisbar sein. Die CO_2-Konzentration nimmt jedoch innerhalb weniger Atemzüge auf Null ab. Zur sicheren Interpretation, ob eine endotracheale oder eine ösophageale Intubation vorliegt, muss die CO_2-Kurve initial über ca. eine Minute beobachtet werden. Die CO_2-Konzentration muss hierbei ungefähr im Normalbereich liegen.

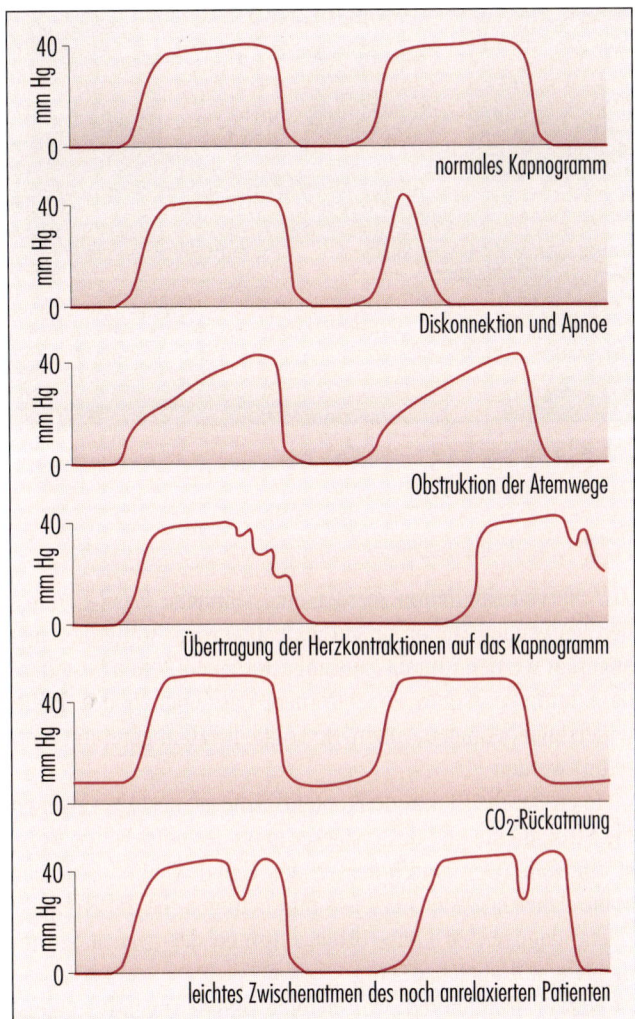

Abb. 8.12 Störungen des Kapnogramms.

(von oben nach unten:)

normales Kapnogramm

Diskonnektion und Apnoe

Obstruktion der Atemwege

Übertragung der Herzkontraktionen auf das Kapnogramm

CO_2-Rückatmung

leichtes Zwischenatmen des noch anrelaxierten Patienten

zustellen. Bei einer Inhalationsnarkose mit Lachgas (und einem Opioid) sollte das volatile Inhalationsanästhetikum so dosiert werden, dass ungefähr eine exspiratorische Konzentration von 0,7 MAC (bzw. 0,4–0,5 MAC) erreicht wird.

8.2 Neuromuskuläres Monitoring – Relaxometrie

Allgemeine Bemerkungen

Die Wirkungsdauer eines Muskelrelaxans kann von Patient zu Patient enorm variieren. Eine Nieren- oder Lebererkrankung, extremes Gewicht bzw. Alter des Patienten oder Arzneimittelinteraktionen (z.B. mit volatilen Inhalationsanästhetika) und eine Änderung der Körpertemperatur können z.B. die Wirkungsdauer eines Relaxans deutlich beeinflussen (Kap. 5.3.4, S. 162). Anhand der statistischen mittleren Wirkungsdauer

kann für den Einzelpatienten nicht sicher gesagt werden, ob die Wirkung des Relaxans bereits abgeklungen ist oder ob sie noch andauert.

> Bei Patienten, bei denen Nachinjektionsdosen eines lang wirksamen nicht depolarisierenden Muskelrelaxans nur anhand klinischer Kriterien verabreicht wurden, konnte im Aufwachraum in 20–50% der Fälle ein klinisch relevanter Relaxansüberhang (mittels Relaxometrie; s.u.) nachgewiesen werden.

Bei Gabe eines mittellang wirksamen Relaxans ist dieses Problem zwar wesentlich seltener (0–9%), dennoch scheint es wichtig, auch hierbei den aktuellen Relaxierungszustand möglichst genau einzuschätzen. Bei dem kurz wirksamen Relaxans Mivacurium ist die genaue Beurteilung des Relaxationsgrades vor allem deshalb empfehlenswert, um ein evtl. vorzeitiges Abklingen der Relaxierung rechtzeitig erfassen zu können.

Der aktuelle Relaxierungsgrad kann subjektiv anhand klinischer Parameter oder objektiv mittels Relaxometrie (s.u.) beurteilt werden.

Beurteilung des Relaxationsgrades anhand klinischer Parameter

Bei der klinischen Beurteilung des Relaxationsgrades während einer Narkose werden vor allem

- beginnende bzw. kräftiger werdende Spontanatmung,
- Rückkehr von Spontanbewegungen und
- Zunahme des Muskeltonus (z.B. Bauchpresse)
  als Hinweise dafür gewertet, dass die Relaxierung abklingt.

Die klinische Beurteilung des Relaxationsgrades unmittelbar vor der Extubation erfolgt auch danach, inwieweit der Patient den Aufforderungen nach aktiven Bewegungen (z.B. Kopfanheben, Augenöffnen, Hand drücken; Kap. 7.2, S. 226) bereits ausreichend nachkommen kann.

Die klinische Beurteilung des Relaxationsgrades setzt eine entsprechende Erfahrung voraus. Durch den Überhang eines volatilen Anästhetikums oder eines Opioids kann evtl. ein Relaxansüberhang vorgetäuscht werden.

Beurteilung des Relaxationsgrades mittels Relaxometer

Eine objektive Abschätzung des Relaxationsgrades kann relativ einfach mittels Relaxometrie durchgeführt werden. Bei der Relaxometrie wird ein peripherer Nerv, der einen bestimmten Kennmuskel innerviert, mittels eines peripheren Nervenstimulators elektrisch gereizt. Die auftretende Reizantwort des Kennmuskels wird visuell, taktil oder apparativ-technisch beurteilt. Die Relaxometrie weist im Vergleich zur klinischen Beurteilung des Relaxierungsgrades folgende Vorteile auf:

- der Relaxationsgrad vor der Intubation und intraoperativ sowie bei der Narkoseausleitung kann objektiv beurteilt werden
- die Wirkungsdauer eines Einzelbolus kann objektiv beurteilt werden (dadurch kann bei unerwartet langer oder kurzer Wirkungsdauer des Relaxans eine zeitgerechte Nachinjektion vorgenommen werden)
- ein evtl. auftretender Phase-II-Block (Kap. 5.3.5, S. 165) ist erkennbar
- ein evtl. Relaxansüberhang am Narkoseende ist nachweisbar
- es kann beurteilt werden, ob die Antagonisierung eines nicht depolarisierenden Relaxans bereits durchgeführt werden kann bzw. ob eine vorgenommene Antagonisierung erfolgreich war

Grundlagen

Geräte und Elektroden

Relaxometer

Ein Nervenstimulator sollte einen unipolaren (monophasischen) Gleichstromimpuls mit Rechteckform abgeben. Die Impulsdauer sollte 0,2–0,3 Millisekunden betragen. Da für die Auslösung eines Nervenaktionspotenzials vor allem die Stromstärke und weniger die Stromspannung wichtig ist, sollte von einem Nervenstimulator ein Strom konstanter Stärke abgegeben werden, der unabhängig vom Widerstand der Elektroden und der Haut ist. Der Hautwiderstand beträgt meist 1–2 kOhm, evtl. aber bis 5 kOhm. Schwankungen des Hautwiderstandes sollten durch eine Änderung der Ausgangsspannung kompensiert werden. Bei einem Temperaturabfall der Haut nimmt der Widerstand zu.

Unter den zahlreichen verfügbaren Relaxometriegeräten hat sich z.B. das TOF-Guard-Gerät gut bewährt, das Einzelreizstimulation (mit 1,0 oder 0,1 Hz), TOF-Stimulation, PTC-Stimulation und eine DB-(3,3/3,2)-Stimulation (s.u.) ermöglicht. Die Reizantwort wird akzelerographisch registriert. Die Reizantworten werden als Balkendiagramm sowie digital (z.B. als TOF-Quotient) dargestellt.

Von diesem Gerät wird bei steigendem Hautwiderstand die Stimulationsspannung automatisch gesteigert. Falls der Hautwiderstand über 5 kOhm ansteigt, wird die Stimulation abgebrochen und eine Fehlermeldung angezeigt. Bei einem Stimulationsstrom von 60 mA und einem Hautwiderstand von 5 kOhm wird eine Spannung von 300 Volt abgegeben (R = U/I). Eventuell kann die Impulsbreite von 200 auf 300 Millisekunden verlängert werden. Dadurch wird der Stimulationsstrom um 50% erhöht. Die Ermittlung der supramaximalen Reizstärke (s.u.) kann mit diesem Gerät vor der Relaxierung automatisch durchgeführt werden (dennoch stimuliert es anschließend mit einem Standardwert von 60 mA).

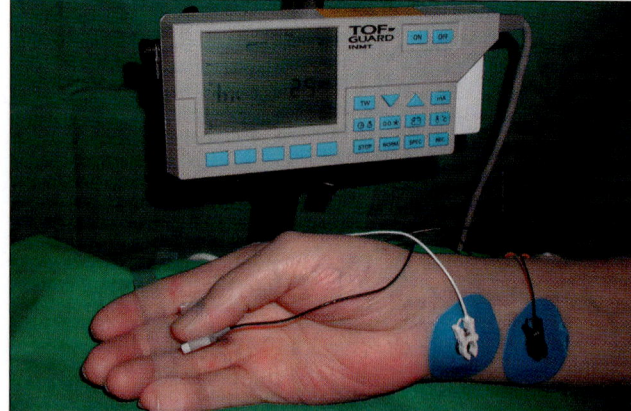

Abb. 8.13 TOF-Guard-Gerät. Standardpositionierung für die Stimulationselektroden.

Platzierung der Elektroden

Zur Nervenstimulation werden meist übliche EKG-Elektroden verwendet. Bevor sie aufgeklebt werden, sollte die Haut angeraut werden (um das aus abgestorbenen Zellen bestehende Stratum corneum zu entfernen, das einen hohen Hautwiderstand bedingt). Außerdem sollte die Haut gereinigt (entfettet) werden.

Je größer die Elektrodenkontaktfläche ist, desto geringer ist die Stromdichte und desto stärker muss der notwendige Reizstrom sein. Der Durchmesser der Elektrodenkontaktfläche sollte daher höchstens ca. 7–8 mm betragen. Ist die Kontaktfläche dagegen zu klein, droht aufgrund der großen Stromdichte eine Hautschädigung.

Nervenstimulatoren weisen eine aktive (negative, meist schwarze) Elektrode und eine inaktive (positive, meist weiße oder rote) Elektrode auf. Werden die Stimulationselektroden im Verlauf eines Nervs sehr eng nebeneinander platziert (was erstrebenswert ist, um eine hohe Stromdichte am Nerv zu erzielen), dann ist es unwichtig, ob die Elektrodenanschlüsse evtl. vertauscht werden. Wird dagegen nur eine Elektrode unmittelbar über dem Nerv, die andere Elektrode aber nervenfern platziert, sollte die aktive (negative) Elektrode über dem Nerv platziert werden. Gegebenenfalls sollte die Polarität der Elektrodenanschlüsse versuchsweise vertauscht und die Polarität mit der besten Reizantwort gewählt werden.

Nervenstimulation

Stimulationsreiz

Bei der elektrischen Stimulation eines peripheren Nervs muss ein sog. supramaximaler Reiz verabreicht werden (s.u.). Bei einem nicht (an-)relaxierten Muskel hängt die Reizantwort (Kontraktionskraft des Gesamtmuskels) bei Stimulation eines peripheren Nervs davon ab, wie viele Nervenfasern (mit den dazugehörenden Muskelfasern) des Nervs erregt werden. Mit zunehmender Reizstärke werden immer mehr Nervenfasern mit den zugehörenden Muskelfasern (d.h. motorische Einheiten) erregt, bis schließlich alle rekrutierbaren Nervenfasern erregt werden und damit die maximale Reizantwort des Muskels erzielt wird. Ein für die Relaxometrie verwendeter Reiz sollte supramaximal sein, also mindestens um ca. 25% größer als derjenige Reiz, mit dem gerade die maximale Reizantwort erzielt wird. Die Ermittlung der individuellen supramaximalen Reizstromstärke wird beim bereits narkotisierten, aber noch nicht relaxierten Patienten durchgeführt, also zumeist kurz nach Gabe des Induktionshypnotikums. Es kann hierfür eine Stimulation mittels Einzelreizen (mit einer Frequenz von 1 Hz; s.u.) durchgeführt werden. Die Reizstromstärke wird langsam in 10-mA-Schritten soweit gesteigert, bis die maximale Reizantwort erreicht ist. Anschließend wird die so ermittelte Reizstromstärke um mindestens 25% erhöht, um eine sog. supramaximale Reizung zu ermöglichen. Diese Sicherheitsreserve ist notwendig, um auch bei einem im Laufe der Zeit zunehmenden Hautwiderstand (z.B. bei intraoperativer Auskühlung) weiterhin eine maximale Stimulation zu garantieren.

Bei der Ermittlung der maximalen Stimulation muss überprüft werden, dass es nicht zu einer scheinbar weiteren Steigerung der Reizantwort kommt, die jedoch nicht durch eine weitere Rekrutierung von Muskelfasern des Testmuskels bedingt ist, sondern durch eine Erregung benachbarter Nerven (z.B. des N. medianus bei der Stimulation des N. ulnaris) verursacht wird.

> In der klinischen Praxis wird die Relaxometrie oft erst nach der Narkoseeinleitung (Relaxierung) begonnen. Hierbei kann die supramaximale Reizstromstärke nicht mehr ermittelt werden. Es wird dann (normalerweise) mit einer Standardreizstärke von 60 mA stimuliert, was sich in ca. 90% der Fälle als supramaximaler Reiz erwiesen hat.

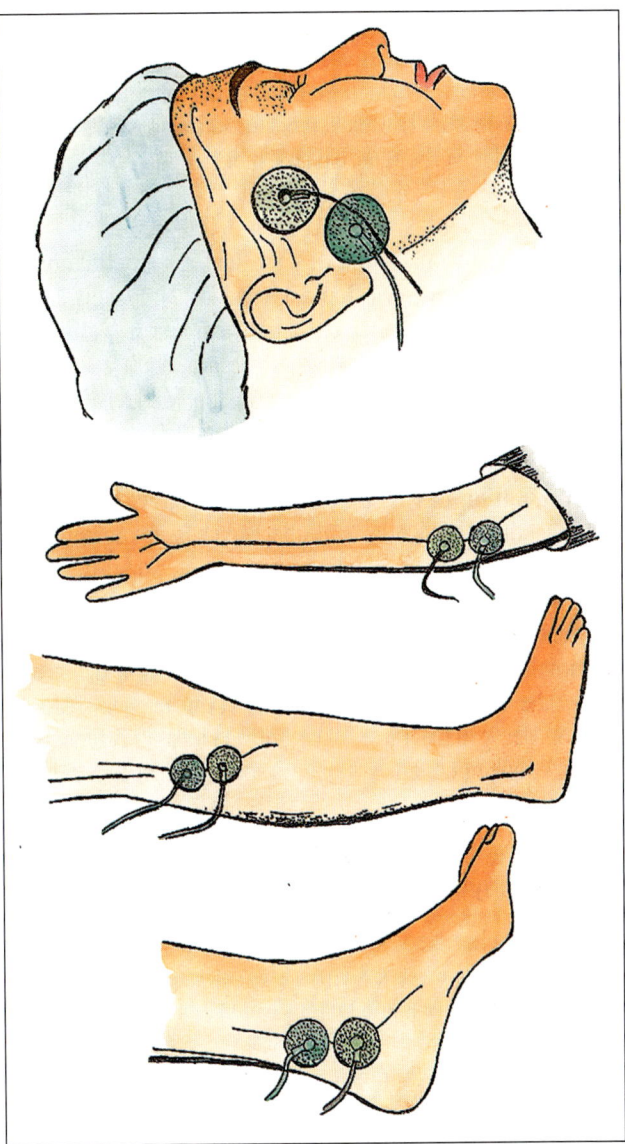

Abb. 8.14 Mögliche alternative Elektrodenpositionen für die Reizung des N. facialis (oben), N. ulnaris, N. peroneus, N. tibialis posterior (unten).

Stimulationsorte

Eine periphere Nervenstimulation wird vor allem am N. ulnaris, selten auch am N. facialis, peroneus oder tibialis posterior durchgeführt.

Stimulation des N. ulnaris: Der M. adductor pollicis ist der einzige Muskel des Daumens, der ausschließlich vom N. ulnaris innerviert wird. Die anderen Muskeln des Daumenballens werden vom N. medianus innerviert. Eine Stimulation des N. ulnaris führt allerdings auch zu einer Kontraktion des M. flexor carpi ulnaris.

Zur Stimulation des N. ulnaris werden normalerweise zwei Elektroden ca. 2 bzw. 4 cm proximal der Handgelenksfurche im Verlauf des N. ulnaris platziert (Abb. 8.13). Zur Orientierung kann dabei die A. ulnaris getastet werden, da sie auf der volaren Unterarmseite neben dem N. ulnaris verläuft. Die proximale – in diesem Fall positive – Elektrode kann evtl. auch über dem N. ulnaris am Ellenbogen platziert werden. Selten (z.B. bei Säuglingen) werden beide Elektroden im Ellenbogenbereich platziert. In Abbildung 8.14 sind verschiedene alternative Möglichkeiten der Elektrodenpositionierung bei Stimulation des N. ulnaris, N. facialis, N. peroneus und N. tibialis posterior dargestellt.

Bei Stimulation des Nervs mit einem supramaximalen Reiz kann das Ausmaß der auftretenden Daumenadduktion gut ertastet bzw. leicht optisch oder apparativ erfasst werden. Der Daumen wird im Grundgelenk gebeugt und adduziert.

Zur supramaximalen Stimulation des N. ulnaris sind meist 50–70 mA notwendig. Im Idealfall reichen bereits ca. 20 mA aus. Mit mehr als 80 mA sollte nicht stimuliert werden.

Stimulation des N. facialis: Falls aus operationstechnischen Gründen eine Stimulation des N. ulnaris nicht möglich ist, aber der Kopf intraoperativ gut zugänglich ist, bietet sich alternativ die Stimulation des N. facialis an. Die Elektroden werden wie in Abbildung 8.14 dargestellt, angebracht.

Der N. facialis teilt sich im Bereich der Glandula parotis in mehrere Äste auf. Die einzelnen Fazialisäste sind mehrfach untereinander verbunden, sodass meist mehrere Nervenäste stimuliert werden. Die Stimulation des N. facialis eignet sich vor allem zur taktilen oder visuellen Beurteilung.

Als Reizantwort kommt es vor allem zur Kontraktion des M. orbicularis oculi. Die Temporaläste des N. facialis können auch weiter distal (näher am Auge) stimuliert werden, um eine selektive Reizung des M. orbicularis oculi zu erzielen. Hierbei kann es jedoch zu einer direkten Muskelstimulation kommen. Für die supramaximale Stimulation des N. facialis reichen meist 30–40 mA aus.

Stimulation des N. tibialis posterior oder des N. peroneus: Ist das Bein für den Anästhesisten besser zugänglich als der Arm, kann der N. tibialis posterior hinter dem Innenknöchel oder der N. peroneus unmittelbar distal des Wadenbeinköpfchens stimuliert werden (Abb. 8.14). Die Stimulation des N. tibialis posterior führt zu einer Plantarflexion der großen Zehe, die Reizung des N. peroneus verursacht eine Dorsalflexion des ganzen Fußes. Die auftretenden kräftigen Beinkontraktionen können evtl. bei mikrochirurgischen Eingriffen störend sein.

Stimulationsarten

Ein motorischer Nerv kann mittels folgender Reizstromarten stimuliert werden (Abb. 8.15):

- Einzelreizung (»single twitch«)
- tetanische Reizung
- TOF-Reizung (»train-of-four«-Reizung)
- PTC-Stimulation (»post-tetanic-count«-Stimulation)
- DB-Stimulation (»double-burst«-Stimulation)

Einzelreizung (»single twitch«)

Bei der Einzelreizung werden repetitive Reize mit supramaximaler Reizstärke und langsamer Frequenz von 0,1 Hz (= ein Impuls pro 10 Sekunden) oder 1,0 Hz (= ein Impuls pro Sekunde) verwendet (Abb. 8.15a). Falls beim relaxierten Patienten Einzelreizungen durchgeführt werden, wird normalerweise mit einer Frequenz von 0,1 Hz stimuliert. Lediglich beim narkotisierten, aber noch nicht relaxierten Patienten, bei dem die maximale Zuckungsamplitude bzw. die supramaximale Reizstromstärke ermittelt werden soll, wird meist eine Frequenz von 1,0 Hz benutzt.

> Zur Überwachung der intraoperativen Relaxierung wird jedoch unter klinischen Bedingungen nur noch sehr selten mit Einzelreizen stimuliert. Fast immer wird hierbei eine TOF-Stimulation (s.u.) durchgeführt.

Bei der Stimulation mit Einzelreizen muss vor Gabe des Muskelrelaxans die Amplitude der Muskelzuckung (ein Ausgangswert) bestimmt werden. Anschließend kann das Ausmaß der Blockade dadurch ermittelt werden, dass die aktuelle Zuckungsamplitude mit dem Ausgangswert verglichen wird. Das Ausmaß der neuromuskulären Blockade wird als 100 minus verbleibende Zuckungshöhe angegeben. Eine noch 40%ige Zuckungsamplitude entspricht also einer 60%igen Blockade der neuromuskulären Übertragung. Damit die Zuckungsamplitude abnimmt, müssen mindestens 70–75% der Rezeptoren blockiert sein. Diejenige Dosis eines Relaxans, die eine 50- bzw. 95%ige Reduktion der Zuckungsamplitude verursacht, wird als Effektivdosis$_{50}$ (ED$_{50}$) bzw. Effektivdosis$_{95}$ (ED$_{95}$) bezeichnet. Die Zuckungsamplitude ist bei einer inkompletten Relaxierung im Vergleich zum Ausgangswert vermindert, bei Vollrelaxierung ganz aufgehoben.

Mit zunehmendem Relaxierungsgrad nimmt die Zuckungsamplitude ab. Dies ist dadurch bedingt, dass eine zunehmende Anzahl an Muskelfasern sich nicht mehr kontrahiert. Die Kraft des Gesamtmuskels hängt davon ab, wie viele Muskelfasern sich noch kontrahieren. Die einzelne Muskelfaser folgt (im Gegensatz zum Gesamtmuskel) dem Alles-oder-nichts-Gesetz.

Für die Intubation sollte die Zuckungsamplitude im Idealfall auf »Null« abgefallen sein. Es reicht aber auch eine 90- bis 95%ige Reduktion der Zuckungsamplitude. Intraoperativ ist eine Reduktion der Zuckungsamplitude um 90% ausreichend. Dann sind für die meisten operativen Eingriffe noch gute Relaxationsbedingungen gegeben.

Sowohl nach Gabe eines nicht depolarisierenden als auch eines depolarisierenden Muskelrelaxans kommt es zu einer vorübergehenden Abnahme der Zuckungsamplitude. Bei einer Reizung mit Einzelimpulsen kann nicht entschieden werden, ob ein depolarisierendes Relaxans verabreicht wurde, d.h. ein Depolarisationsblock vorliegt oder ob ein nicht depolarisierendes Relaxans verabreicht wurde, d.h. ein Nichtdepolarisationsblock vorliegt. Die Tatsache, dass es sich um einen succinylcholinbedingten Depolarisationsblock handelt, kann nur daran erkannt werden, dass hierbei die Wirkung schneller einsetzt und kürzer dauert als bei Gabe eines nicht depolarisierenden Relaxans.

Das Problem bei der Beurteilung der Zuckungsamplitude ist, dass nach Abklingen der neuromuskulären Blockade das initiale Niveau nicht mehr erreicht wird. Die Einzelreizung ist eine relativ einfache aber wenig sensible Stimulationsmethode.

Tetanische Reizung

Unter einem tetanischen Reiz wird eine Stimulation mit hoher Frequenz verstanden. Normalerweise wird 5 Sekunden lang mit einer Frequenz von 50(–100) Hz stimuliert. Bei einer Stimulationsfrequenz von über 5 Hz verschmelzen die einzelnen Reizantworten. Aufgrund dieser Verschmelzung der Einzel-

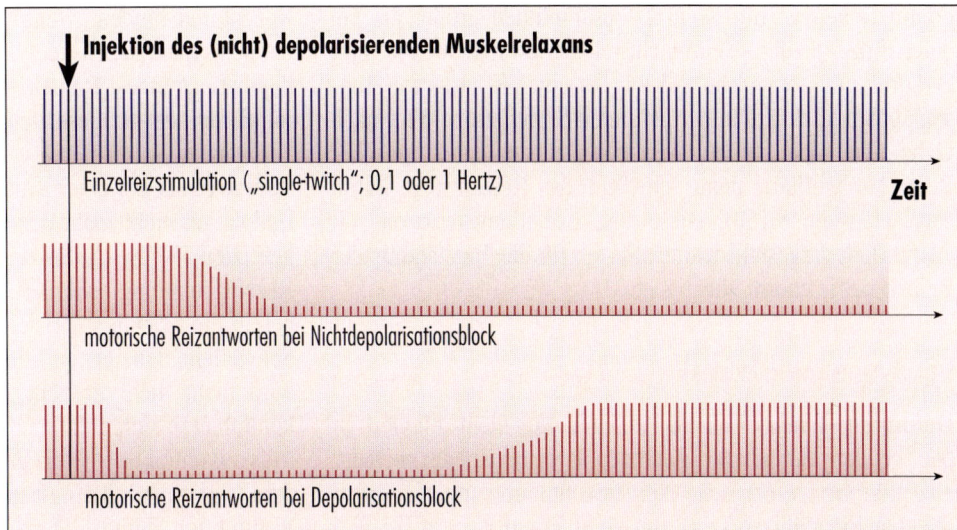

Abb. 8.15 Stimulationsarten/Reizantworten; a: Einzelreizung;

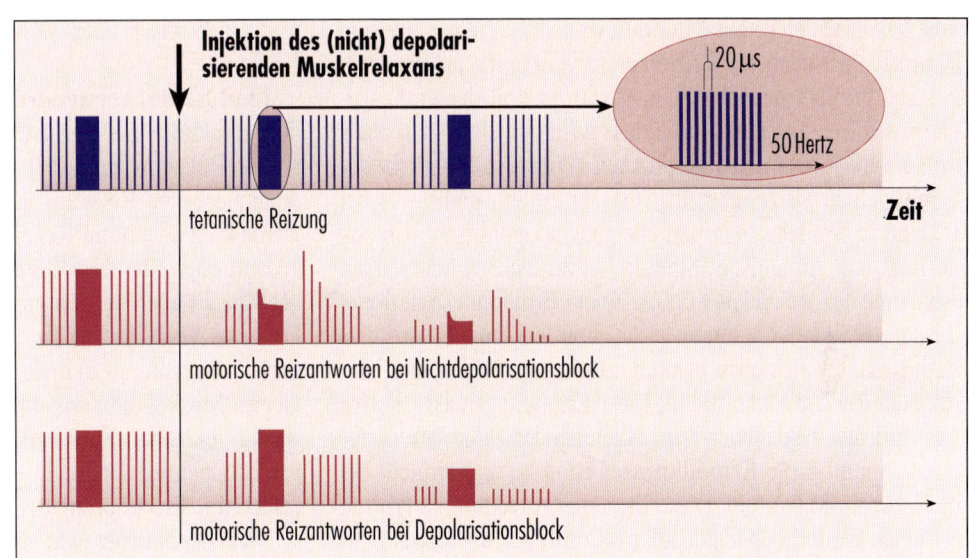

Abb. 8.15b tetanische Reizung;

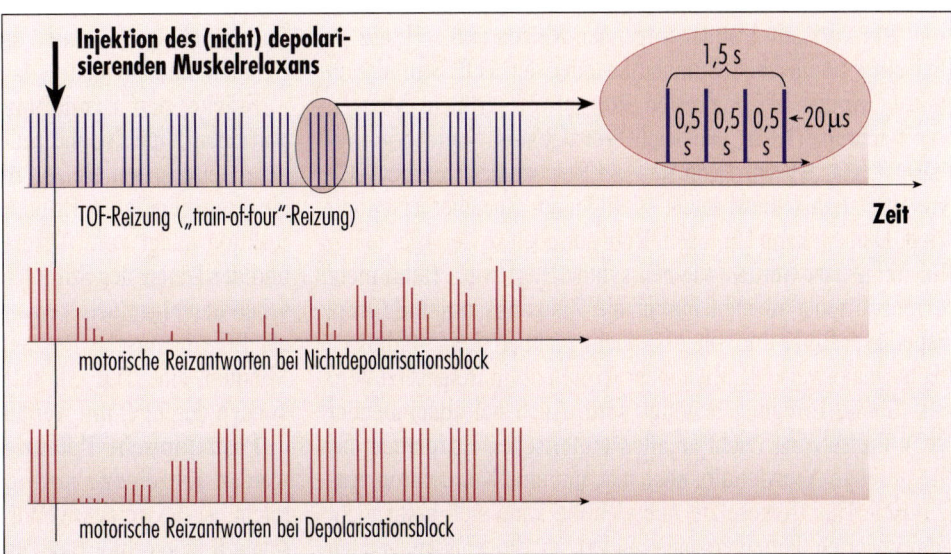

Abb. 8.15c TOF-Reizung.

kontraktionen ist die Kontraktionsamplitude größer als bei einer Einzelreizung. Beim nicht relaxierten Patienten kommt es durch eine tetanische Reizung zu einer Kontraktion konstanter Stärke während der gesamten Stimulation. Wird nach Gabe eines nicht depolarisierenden Relaxans ein tetanischer Reiz durchgeführt, dann schwächt die Reizantwort initial stark ab (Abb. 8.15b). Diese sog. Ermüdungsreaktion soll ausführlich dargestellt werden, da sie für das Verständnis der Relaxometrie enorm wichtig ist.

Ermüdungsreaktion (»fading«)

Definition: Wird bei einem Patienten, der nicht relaxiert ist oder bei dem ein partieller Nichtdepolarisationsblock vorliegt, eine periphere elektrische Nervenstimulation mit niederfrequenten Einzelreizen (z. B. mit einer Frequenz von 0,1 Hz) durchgeführt, kommt es zu einer gleich bleibenden Reizantwort. Die zwischen zwei Reizen zur Verfügung stehende Zeit von 10 Sekunden reicht dafür aus, dass die Synapse bis zum Eintreffen des nächsten Reizes bereits wieder ihren Ausgangszustand erreicht hat. Die Reizantwort ist von der vorausgegangenen Reizung unbeeinflusst, es wird von einer »unkonditionierten« Reizantwort gesprochen. Wird die Frequenz der verabreichten Reize aber über 0,1 Hz erhöht, kommt es bei Patienten, bei denen ein partieller Nichtdepolarisationsblock vorliegt, am Anfang der Stimulation zu einer zunehmenden Abnahme der Muskelantwort, zu einer »Ermüdungsreaktion«, d.h. die Reizantwort nimmt initial von Reizimpuls zu Reizimpuls ab, bis sich nach mehreren Reizungen eine Stabilisierung der Reizantwort einstellt. Diese Ermüdungsreaktion wird als »**fading**« bezeichnet. Mit zunehmender Stimulationsfrequenz nimmt diese **Ermüdungsreaktion** zu und erreicht bei ca. 2 Hz ein Maximum. Diese Ermüdungsreaktion ist typisch für einen partiellen Nichtdepolarisationsblock und einen Phase-II-Block. Beim Depolarisationsblock tritt dieses Phänomen nicht auf.

Erklärung: Dieses »fading« ist folgendermaßen zu erklären: Bei kurz aufeinander folgenden Reizen (>0,1 Hz), z. B. bei einer tetanischen Stimulation oder der TOF-Stimulation (s.u.), werden bei der ersten Reizantwort größere Mengen Acetylcholin (ACh) aus leicht verfügbaren Speichern freigesetzt. Danach wird von Reiz zu Reiz immer weniger ACh freigesetzt, bis diese leicht verfügbaren Speicher erschöpft sind. Danach kann bei jedem Reiz nur noch soviel Acetylcholin freigesetzt werden wie neu synthetisiert wird. Beim nicht anrelaxierten Patienten nimmt die Zuckungsamplitude trotz repetitiver Reize mit hoher Frequenz nicht ab (kein »fading«), da normalerweise deutlich mehr Acetylcholin freigesetzt wird als für die Erregung benötigt wird. Auch bei abnehmender ACh-Freisetzung reicht an allen motorischen Endplatten das freigesetzte Acetylcholin noch aus, um eine Kontraktion auszulösen. Das freigesetzte Acetylcholin kann sich beim nicht anrelaxierten Patienten ungehindert an die entsprechenden

Rezeptoren binden. Wenn jedoch eine zunehmende Anzahl der postsynaptischen Acetylcholin-Rezeptoren durch ein nicht depolarisierendes Relaxans blockiert ist, wird diese Verminderung der freigesetzten Acetylcholin-Menge bei repetitiver Reizung klinisch relevant, und die genannte Sicherheitsreserve reicht bei einer zunehmenden Anzahl an motorischen Endplatten nicht mehr aus. Die verminderte Menge an freigesetztem Acetylcholin wird also zusätzlich noch an der Rezeptorbindung behindert, da an einem Teil der Rezeptoren bereits ein nicht depolarisierendes Relaxans gebunden ist. Das Schwellenpotenzial an einzelnen motorischen Endplatten wird nicht mehr erreicht, die zugehörenden Muskelfasern kontrahieren sich nicht mehr. Eine Abnahme der registrierten Muskelkontraktion (Reizantwort) ist also dadurch bedingt, dass jetzt nur noch eine geringe Anzahl an Muskelfasern zur Kontraktion fähig ist. Der Gesamtmuskel weist eine geringere Muskelkontraktion auf (die einzelnen Muskelfasern folgen dagegen dem »Alles-oder-nichts-Gesetz«, d.h. sie sind entweder blockiert oder sie kontrahieren sich mit normaler Kraft).

Einfluss des verwendeten Muskelrelaxans: Eine Ermüdungsreaktion tritt nur nach Gabe eines nicht depolarisierenden Relaxans auf, nicht jedoch nach Gabe eines nicht depolarisierenden Relaxans. Dies kann folgendermaßen erklärt werden: Acetylcholin-Rezeptoren sind nicht nur an der postsynaptischen Membran vorhanden, sie befinden sich in geringer Anzahl auch an den präsynaptischen Nervenendigungen. Freigesetztes Acetylcholin diffundiert auch an diese präsynaptischen Rezeptoren und aktiviert dadurch beim nicht anrelaxierten Muskel die vermehrte Bereitstellung aus weiter rückwärtig gelegenen Speichervesikeln im Sinne einer positiven Rückkopplung. Dadurch wird bei höheren Impulsraten eine frühzeitige Erschöpfung der ACh-Freisetzung verhindert.

Nicht depolarisierende Muskelrelaxanzien blockieren neben den postsynaptischen ACh-Rezeptoren auch diese präsynaptischen Rezeptoren und beeinträchtigen damit den ACh-Nachschub. Dadurch begünstigen sie die Ermüdungsreaktion. Succinylcholin blockiert die präsynaptischen ACh-Rezeptoren nicht und begünstigt dadurch kein »fading«.

Stärke der Ermüdungsreaktion: Bei Vorliegen eines partiellen Nichtdepolarisationsblocks kommt es im Rahmen eines tetanischen Reizes oder einer TOF-Reizung (s.u.) zu einer ausgeprägten Ermüdungsreaktion. Diese Ermüdungsreaktion hängt vom Ausmaß des Blocks, von der Frequenz und der Dauer der Stimulation sowie der Intervalllänge zwischen den einzelnen Reizungen (tetanischer Reiz, TOF-Reiz) ab. Eine tetanische Reizung sollte daher maximal alle fünf Minuten, eine TOF-Stimulation (s.u.) höchstens alle 10 Sekunden durchgeführt werden.

Posttetanische Potenzierung: Wird ein Einzelreiz (oder werden Einzelreize niedriger Frequenz [< 0,1 Hz]) verabreicht, ist die Reizantwort ausschließlich von der postsynaptischen Rezeptorblockade abhängig, da die zwischen den Einzelreizen verfügbare Zeit ausreicht, die sofort verfügbaren ACh-Vesikel wieder aufzufüllen (s.o.). Wird nach Gabe eines nicht depolarisierenden Muskelrelaxans ein tetanischer Reiz ausgelöst und kurz nach dem tetanischen Reiz eine Einzelreizung vorgenommen, so kommt es vorübergehend zu einer vergrößerten Zuckungsamplitude, zu einer sog. posttetanischen Potenzierung. Diese posttetanische Potenzierung ist dadurch bedingt, dass die unter dem tetanischen Reiz ausgelöste erhöhte Syntheserate und erhöhte Mobilisation von Acetylcholin (durch Stimulation der präsynaptischen ACh-Rezeptoren; s.o.) nach dem Ende des tetanischen Reizes noch für kurze Zeit (bis zu 60–120 Sekunden) anhält. Die kurz nach dem tetanischen Reiz bei einer Stimulation noch vermehrt stattfindende ACh-Freisetzung führt während dieses Zeitraums zu einer stärkeren Reizantwort.

Bei einem Depolarisationsblock tritt nach einer tetanischen Reizung keine posttetanische Potenzierung auf. Bei einem Depolarisationsblock kommt es bei einem tetanischen Reiz auch zu keiner Ermüdungsreaktion (s.o.). Die maximale Reizantwort ist jedoch gegenüber dem nicht relaxierten Zustand des Muskels vermindert. Anhand einer tetanischen Reizung kann somit zwischen depolarisierendem und nicht depolarisierendem Block unterschieden werden. Mit einem tetanischen Reiz kann die neuromuskuläre Blockade besser überprüft werden als mit einer Einzelreizstimulierung. Es kann auch ein geringgradiger Nichtdepolarisationsblock festgestellt werden. Eine tetanische Reizung ist allerdings sehr schmerzhaft und kann daher nur beim anästhesierten Patienten vorgenommen werden. In der klinischen Routine wird sie nur selten durchgeführt. Eine tetanische Reizung wird vor allem bei neurophysiologischen Studien eingesetzt. Sie macht eine aufwendige Registrierung der Ermüdungsreaktion mittels mechano- oder elektromyographischer Aufzeichnung notwendig.

»Train-of-four«-Reizung (TOF; Vierfachreizung)

Die »train-of-four«-Reizung wurde 1970 eingeführt und stellt inzwischen intraoperativ die Standardreizungsart zur Überwachung der neuromuskulären Übertragung dar. Bei der TOF-Reizung werden vier supramaximale Reize mit 2 Hz, d.h. einem zeitlichen Abstand von 0,5 Sekunden, durchgeführt (Abb. 8.15c). Die Frequenz ist einerseits so hoch, dass eine ausgeprägte Ermüdungsreaktion (s.o.) provoziert wird, falls ein partieller Nichtdepolarisationsblock vorliegt, andererseits ist sie noch so niedrig, dass die Reizantworten nicht verschmelzen und auch keine (für eine tetanische Reizung typische) posttetanische Potenzierung auftritt. Die TOF-Reizung sollte höchstens alle zehn Sekunden erfolgen. Dann kann der erste Reiz als unbeeinflusst von den vorausgehenden Reizen und als nicht konditioniert betrachtet werden (s.o.). Wird der TOF-Reiz in kürzeren Intervallen als zehn Sekunden angewandt, ist die T_1-Antwort (s.u.) im Sinne einer Ermüdung noch vermindert und die Relaxationstiefe wird überschätzt.

TOF-Quotient: Durch einen TOF-Reiz kommt es beim nicht relaxierten Patienten zu vier gleich starken Kontraktionen. Bei inkompletter Blockade mit einem nicht depolarisierenden Muskelrelaxans nimmt die Zuckungsamplitude von Reizantwort zu Reizantwort ab. Es kommt zu einer Ermüdungsreaktion. Die Zuckungsamplitude des ersten Reizes wird nun mit der Zuckungsamplitude des vierten Reizes verglichen. Der Quotient aus der Amplitude der vierten Zuckung (T_4) und der Amplitude der ersten Zuckung (T_1) (die als Kontrollwert genommen wird) wird als »train-of-four«-Quotient (T_4–T_1-Quotient; TOF-Ratio) bezeichnet. Beim nicht relaxierten Patienten mit vier gleich starken Zuckungsamplituden ist der T_4–T_1-Quotient 1,0. Je niedriger der T_4–T_1-Quotient, desto stärker ist der Relaxierungsgrad. Diesem Test liegt zugrunde, dass es bei wiederholten Stimulationen zur Entleerung der Acetylcholin-Speicher und Abnahme der Zuckungsamplitude, zu einem »fading« (s.o.), kommt. Die ausgeprägte Ermüdungsreaktion ist vor allem Folge der präsynaptischen Blockade der ACh-Rezeptoren durch das nicht depolarisierende Muskelrelaxans (s.o.). Nach Gabe von Succinylcholin tritt kein wesentliches »fading« auf, da es die präsynaptischen Rezeptoren nicht blockiert (s.o.). Alle vier Reizantworten sind hierbei gleichmäßig vermindert und Folge der (ausschließlichen) Blockade der postsynaptischen ACh-Rezeptoren.

Reizantwort und TOF-Zahl: Innerhalb weniger Minuten nach Vollrelaxation mit einem nicht depolarisierenden Muskelrelaxans verschwinden nacheinander die Antworten auf die vier TOF-Reize. Wie bei der Beurteilung der Reizantwort auf einen Einzelreiz kann auch beim TOF-Reiz die Reizantwort dadurch beurteilt werden, dass die Antwort auf den ersten Reiz des TOF (T_1-Reiz) in Beziehung zum Ausgangswert vor Relaxation gesetzt und als Prozentzahl ausgedrückt wird. – Die Stärke der T_1- und T_4-Reizantwort kann entweder visuell oder taktil grob abgeschätzt oder apparativ z.B. mittels Akzelerographie (s.u.) genau gemessen werden. – Die Anzahl der Reizantworten (0, 1, 2, 3 oder 4) bei der TOF-Stimulation werden als TOF-Zahl (0, 1, 2, 3 oder 4) bezeichnet.

Verschwindet die vierte Reizantwort gerade, dann beträgt die Höhe der ersten Zuckung (T_1) noch ca. 25% des Ausgangswertes. Verschwindet die dritte bzw. zweite Zuckung, so beträgt die T_1-Amplitude noch ca. 20% bzw. 10% des Ausgangswerts (Abb. 8.16). Verschwindet auch die erste Zuckung, liegt eine 95–100%ige Blockade vor. Je kleiner die Reizantwort ist, desto mehr Muskelfasern sind blockiert. Dadurch nimmt die Kraft des Gesamtmuskels immer mehr ab. Die einzelne Muskelfaser folgt dagegen stets dem »Alles-oder-nichts-Gesetz« (s.o.).

Kommt es nach einem TOF-Reiz zu keiner motorischen Antwort, wird von einer tiefen Relaxation gesprochen. Für die meisten chirurgischen Eingriffe liegt normalerweise dann eine ausreichende Relaxationstiefe vor, wenn nur ein oder zwei (oder drei) Reizantworten vorhanden sind. Dennoch sind hierbei evtl. Bewegungen, vor allem Zwerchfellbewegungen (Schluckauf, Husten) möglich (s.o.).

Klinische Bedeutung: Die Erholungsphase beginnt, wenn die vierte Reizantwort (T_4) bei der TOF-Reizung 25% der ersten Reizantwort (T_1) beträgt (TOF-Quotient 0,25; bezüglich Anschlagszeit, klinischer Wirkungsdauer und Erholungsindex Kap. 5.3.4, S. 145). Bei einem T_4-Quotienten von 0,4 kann zwar bereits das Atemzugvolumen normal sein, die Vitalkapazität und die inspiratorische Kraft sind aber noch vermindert. Der Patient ist noch nicht in der Lage, den Arm oder den Kopf anzuheben. Erst wenn der T_4-Quotient ca. 0,7–0,75 (70–75%) beträgt, ist die Relaxation soweit abgeklungen, dass der Patient wieder eine weitgehend normale Muskelkraft hat und extubiert werden kann. Der Patient ist nun in der Lage, den Kopf für mindestens fünf Sekunden anzuheben und die Augen weit zu öffnen. Er kann nun kräftig gegen den Tubus anhusten und auch die Zunge herausstrecken. Die Ergebnisse der TOF-Messung korrelieren gut mit der klinisch beurteilten Erholung der neuromuskulären Blockade. In einigen Studien wird jedoch darauf hingewiesen, dass bei einem TOF-Quotienten von ca. 0,7–0,75 zwar eine ausreichende Atemkraft und ein ausreichender Hustenstoß vorhanden ist, dass aber die Steigerung der Atmung im Falle einer Hypoxie noch unzureichend ist. Erst bei einem TOF-Quotienten von 0,9 ist die hypoxiebedingte Atemstimulation wieder im Normbereich. Außerdem wurde nachgewiesen, dass die Koordination der Larynx- und Pharynxmuskulatur bei einem TOF-Quotienten von 0,7–0,75 noch gestört ist, d.h. Sprach- und Schluckstörungen und eine erhöhte Aspirationsinzidenz vorliegen. Erst bei einem TOF-Quotienten von 0,9 sind auch diese Probleme nicht mehr vorhanden. Daher wird zum Teil erst ein TOF-Quotient von 0,8–0,9 als sicher angesehen (Fuchs-Buder 1998).

Die »train-of-four«-Methode ermöglicht auch die Differenzierung eines Depolarisationsblocks von einem Nichtdepolarisationsblock. Während der Nichtdepolarisationsblock (kompetitiver Block) nach Vierfachreizung ein charakteristisches »fading« aufweist (durch zusätzliche Blockade der präsynaptischen Rezeptoren), sind beim Depolarisationsblock (Phase-I-Block) alle vier Zuckungen gegenüber dem nicht relaxierten Zustand weitgehend gleichmäßig vermindert (keine Blockade der präsynaptischen Rezeptoren; s.o.) – die Relation des ersten zum vierten Stimulus ist zumindest größer 0,7, meist nahezu 1,0. Da hierbei kein »fading« auftritt, ergibt der TOF wenig weitere Informationen.

Auch ein Phase-II-Block (Dualblock) kann mit der »train-of-four«-Stimulation erfasst werden. Kommt es nach Gabe größerer Dosen (> ca. 6 mg/kg KG) von Succinylcholin zu einer deutlichen Ermüdungsreaktion, einem »fading« (TOF-Quotient <0,4), hat sich ein Phase-II-Block (Dualblock) entwickelt (Kap. 5.3.5, S. 165).

Der TOF ist vor allem bei einer Blockade mit einem nicht depolarisierenden Muskelrelaxans von großem Aussagewert. Es kann damit relativ einfach der Relaxierungsgrad beurteilt

werden (Abb. 8.16). Auch wenn kein Ausgangswert vor der Relaxierung ermittelt wurde, ist die TOF-Stimulation möglich. Dies ist als wesentlicher Vorteil des TOF zu betrachten. In der klinischen Praxis wird die TOF-Stimulation oft erst nach der Relaxierung begonnen. Es kann hierbei zwar nicht mehr beurteilt werden, wie viel Prozent die T_1-Antwort vom Ausgangswert ausmacht, der TOF-Quotient (T_4/T_1) kann jedoch trotzdem beurteilt werden.

Die TOF-Stimulation bietet sich zur Überwachung der Intubationsbedingungen, zur intraoperativen Überwachung des Relaxationsgrades sowie insbesondere während der Ausleitungsphase als Standardverfahren an. In der Ausleitungsphase können evtl. submaximale Stromstärken (von z.B. 20 mA) verwendet werden, die vom wachen Patienten besser toleriert werden (s.u., S. 261).

Während ein TOF-Quotient von <0,4 auch visuell oder taktil gut erfassbar ist, gelingt dies bei einem TOF-Quotienten von >0,4 nicht mehr. Alle vier Reize werden dann (fälschlicherweise) als gleich stark eingeschätzt, d.h. die Erholung wird überschätzt. Da eine sichere Extubation allerdings erst bei einem TOF-Quotienten von mindestens 0,7–0,75 möglich ist, empfiehlt sich während der Narkoseausleitung eine akzelerographische Messung der Reizantwort (s.u.). Falls eine taktile Beurteilung durchgeführt werden muss, sollte hierbei eine Reizung nach dem »double-burst«-Muster (s.u.) durchgeführt werden.

PTC-Stimulation (»post-tetanic-count«-Stimulation; posttetanische Zählung)

Bei einer tiefen neuromuskulären Blockade ist es weder mit der Einzel- noch mit der TOF-Reizung möglich, eine Reizantwort auszulösen. Um trotzdem die Blockadetiefe einstufen zu können, kann die Methode des »**p**ost-**t**etanic **c**ount« (= PTC) angewendet werden. Diesem Verfahren liegt Folgendes zugrunde:

Während eines tetanischen Reizes werden verstärkt Acetylcholin-Reserven in der motorischen Nervenendigung mobilisiert und es wird vermehrt Acetylcholin synthetisiert (s.o., S. 252). Auch kurze Zeit nach einer tetanischen Stimulation sind daher noch kurzfristig mehr sofort freisetzbare Acetylcholin-Vesikel vorhanden als vor der tetanischen Stimulation. Eine Einzelreizung unmittelbar nach einer tetanischen Stimulation führt bei einem Nichtdepolarisationsblock dadurch zu einer verstärkten Muskelantwort, einer »posttetanischen Potenzierung« (Abb. 8.17a). Diese verstärkte Muskelantwort schwächt sich nach mehreren Einzelreizen wieder ab. Bei der PTC-Stimulation wird ermittelt, wie viele Einzelreizantworten unmittelbar posttetanisch auslösbar sind.

Stimulationsschema: Das Ausmaß der posttetanischen Potenzierung und damit die Anzahl der posttetanisch auslösbaren Einzelreize (»post-tetanic count«; posttetanische Zählung) hängt von der Relaxationstiefe, aber auch z.B. von der

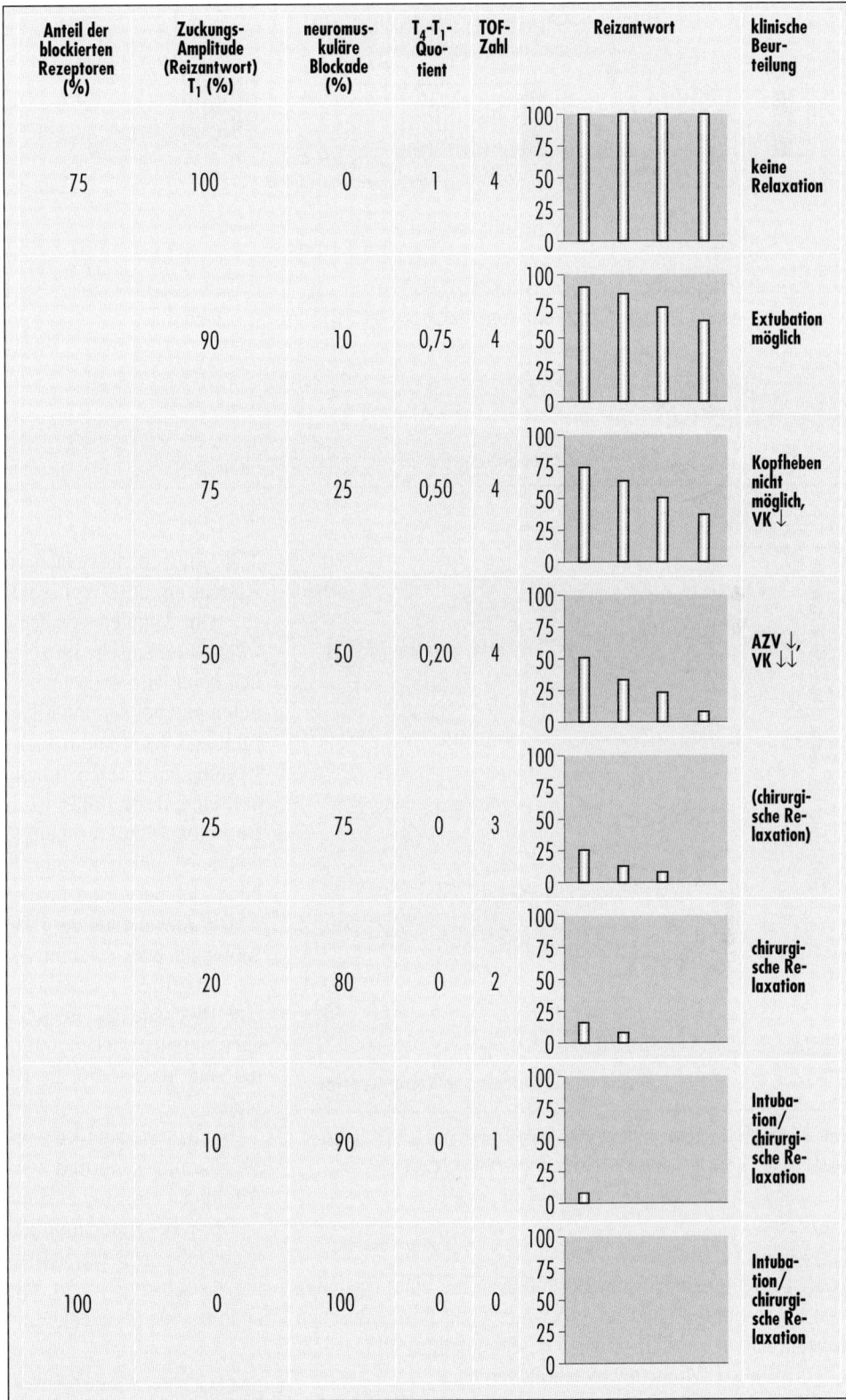

Anteil der blockierten Rezeptoren (%)	Zuckungs-Amplitude (Reizantwort) T₁ (%)	neuromuskuläre Blockade (%)	T₄-T₁-Quotient	TOF-Zahl	Reizantwort	klinische Beurteilung
75	100	0	1	4		keine Relaxation
	90	10	0,75	4		Extubation möglich
	75	25	0,50	4		Kopfheben nicht möglich, VK↓
	50	50	0,20	4		AZV↓, VK↓↓
	25	75	0	3		(chirurgische Relaxation)
	20	80	0	2		chirurgische Relaxation
	10	90	0	1		Intubation/ chirurgische Relaxation
100	0	100	0	0		Intubation/ chirurgische Relaxation

Abb. 8.16 Relaxationstiefe (nähere Erklärung siehe Text); VK = Vitalkapazität, AZV = Atemzugvolumen.

Dauer und Frequenz des tetanischen Reizes, dem Zeitintervall zwischen Ende des tetanischen Reizes und Beginn der Einzelreizstimulierung und der Frequenz der Einzelreizstimulierung ab. Um vergleichbare Ergebnisse zu erzielen, wird bei der PTC-Stimulation normalerweise nach folgendem Stimulationsschema vorgegangen: Über einen kurzen Zeitraum (z.B. drei Sekunden) werden Einzelreize mit einer Frequenz von 1 Hz verabreicht. Nach einer dann folgenden tetanischen Reizung (50 Hz über fünf Sekunden) folgt eine Pause von drei Sekunden. Danach wird über einen kürzeren Zeitraum

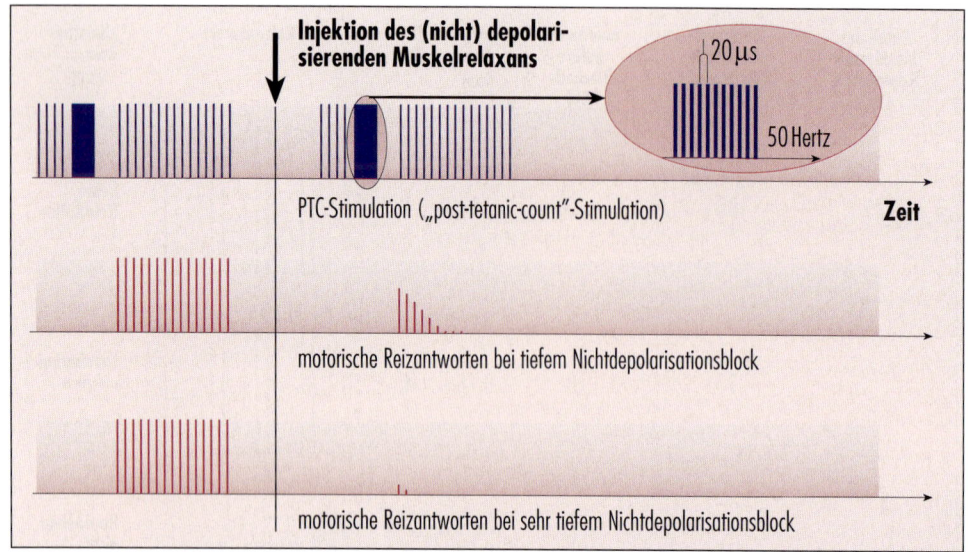

Abb. 8.17a PTC-Stimulation;

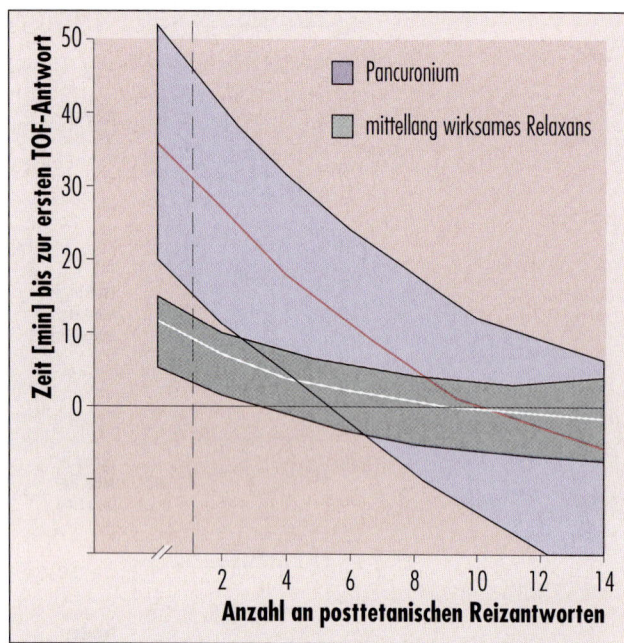

Abb. 8.17b die Anzahl der posttetanischen Reizantworten lässt einen Rückschluss darauf zu, in wie viel Minuten auch eine TOF-Reizung wieder beantwortet wird;

(z. B. 10–15 Sekunden) mit Einzelreizen (mit einer Frequenz von 1 Hz) stimuliert und es werden hierbei die posttetanischen Reizantworten gezählt. Eine PTC-Stimulation sollte nicht öfters als alle 6 Minuten wiederholt werden.

Klinische Bedeutung: Für die einzelnen Relaxanzien konnte eine enge zeitliche Korrelation zwischen dem Auftreten der ersten posttetanischen Reizantwort (PTC = 1) und dem Auftreten der ersten TOF-Antwort nachgewiesen werden (Abb. 8.17b). Bei einem Nichtdepolarisationsblock tritt die erste PTC-Reizantwort nach einer üblichen Vollrelaxierung mit Pancuronium im Schnitt ca. 35 Minuten vor der ersten

TOF-Antwort auf. Nach einer üblichen Vollrelaxierung mit Atracurium oder Vecuronium tritt die erste PTC-Reizantwort ca. zehn Minuten vor der ersten TOF-Antwort auf. Werden zwei posttetanische Einzelreize beantwortet (PTC = 2), vergehen beim lang wirksamen Pancuronium noch ca. 25–30 Minuten und bei den mittellang wirkenden Relaxanzien Atracurium und Vecuronium noch ca. sieben Minuten bis zur Beantwortung einer TOF-Stimulation. Je mehr PTC-Reizantworten auftreten, desto früher ist nun mit dem Auftreten einer TOF-Reizantwort zu rechnen. Tritt auch bei der »post-tetanic-count«-Stimulation keine Reaktion auf, liegt ein sehr tiefer Nicht-depolarisationsblock vor.

Die Anwendung der PTC ist sinnvoll, wenn plötzliche Bewegungen oder Zwerchfellkontraktionen (z. B. bei intraokulären Eingriffen) unbedingt vermieden werden müssen. Um eine Blockade des Zwerchfells zu garantieren und Husten sicher zu unterdrücken, muss die neuromuskuläre Blockade so tief sein, dass selbst die PTC-Stimulation ohne Reizantwort bleibt.

Bei dem kurz wirksamen nicht depolarisierenden Relaxans Mivacurium kann mittels PTC ein unerwünscht frühzeitiges Abklingen einer tiefen Blockade rechtzeitig erkannt werden.

Die PTC-Stimulation ist ebenso wie die TOF-Stimulation nach Gabe eines depolarisierenden Relaxans nicht aussagefähig, da es hierbei weder zu einer posttetanischen Potenzierung noch zu einem »fading« kommt (s. o.).

DB-Stimulation (»double-burst«-Stimulation)

Wird bei der »train-of-four«-Stimulation die Reizantwort taktil (oder visuell) erfasst, treten bei abklingender Relaxierung Differenzierungsprobleme auf, wenn der T_4-T_1-Quotient 0,4 oder größer ist. Das »fading« ist bei einem T_4-T_1-Quotienten > 0,4 taktil meist nicht mehr erfassbar. Alle vier Reizantworten erscheinen taktil (oder visuell) gleich stark. 1989 wurde

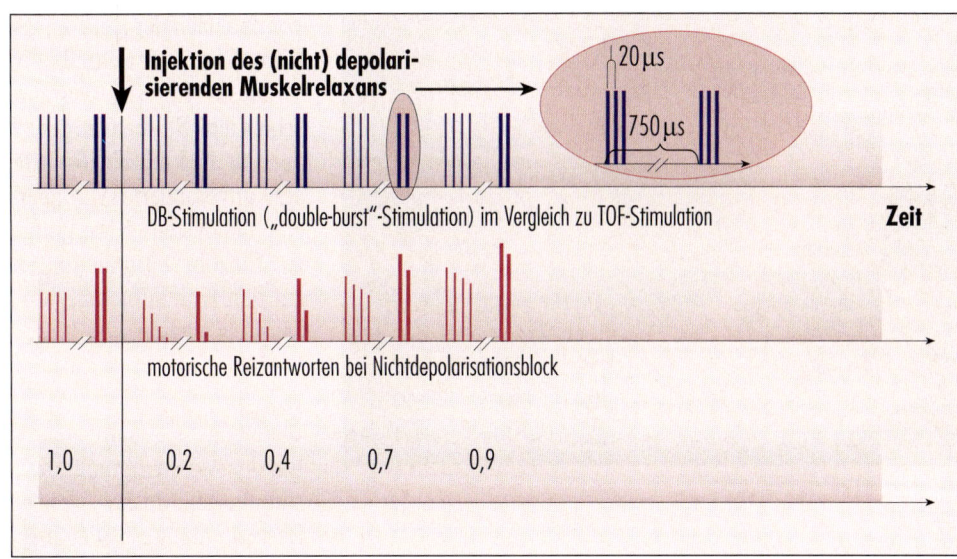

Abb. 8.17 c DB-Stimulation.

als neues Stimulationsverfahren die »**d**ouble-**b**urst«-**S**timulation (DBS) beschrieben (Engbaek et al. 1989), mit der auch eine geringere Restwirkung der Relaxanzien noch relativ gut taktil (oder visuell) nachweisbar ist.

Stimulation: Die »double-burst«-Stimulation besteht aus zwei kurzen tetanischen Stimuli (»bursts« = Salven) mit einer Frequenz von 50 Hz, die im Abstand von 750 msec appliziert werden (Abb. 8.17c). Die beiden tetanischen Stimuli werden meist aus drei Einzelreizen von jeweils 0,2 msec Dauer gebildet, es wird dann von DBS 3,3 gesprochen. Es werden auch DB-Stimulationen beschrieben, bei denen die beiden tetanischen Reize aus jeweils vier Einzelreizen (DBS 4,4) oder vier und danach drei Einzelstimuli (DBS 4,3) bzw. drei und danach zwei Einzelstimuli (DBS 3,2) bestehen. Die DB-(3,3)-Stimulation scheint für die taktile Beurteilung am besten geeignet (Engbaek et al. 1989). Zwischen zwei DB-Stimulationen sollten mindestens 20 Sekunden vergangen sein, damit sich die neuromuskuläre Synapse wieder ausreichend erholen kann.

Klinische Bedeutung: Als Antwort auf das DBS-Reizmuster treten zwei separate Muskelkontraktionen auf. Da die Reizantworten der schnell aufeinander folgenden Reize (»bursts«) verschmelzen, ist die Muskelkontraktion nach einem »burst« stärker als nach einem Einzelreiz (Abb. 8.17c). Beim nicht relaxierten Patienten sind sie gleich stark ausgeprägt. Liegt ein partieller Nichtdepolarisationsblock vor, ist die zweite Reizantwort im Sinne eines »fading« abgeschwächt. Wird die Relation der beiden Reizantworten – vergleichbar dem TOF – ebenfalls in Form eines Quotienten ausgedrückt, so korreliert dieser DBS-Quotient gut mit dem TOF-Quotienten (Kirkegaard-Nielsen u. May 1995). Bei abklingender neuromuskulärer Blockade ist der DBS-Quotient jedoch besser taktil zu erfassen als der TOF-Quotient, da nur zwei Reizantworten taktil (oder visuell) erfasst werden müssen. Die »double-burst«-Methode ermöglicht es, noch eine Restrelaxierung zu erfassen, die einem T_4-Quotienten von 0,6

entspricht. Ist der Quotient $\geqq 0,6$, dann werden die Reizantworten (fälschlicherweise) als gleich stark ertastet. Ein schwerer Relaxansüberhang kann hierbei taktil besser ausgeschlossen werden als mit der TOF-Reizung (s.o.), jedoch kann die Spontanatmung noch nicht ganz ausreichend sein, da hierfür ein TOF-Quotient von mindestens ca. 0,7–0,75 notwendig ist.

Die DB-Stimulation bietet sich vor allem während der Erholungsphase an, wenn eine taktile (oder visuelle) Beurteilung der Reizantwort notwendig ist, weil keine apparativ-technische Erfassung der Reizantwort (vor allem mittels Akzelerographie; s.u.) möglich ist.

Bei abklingender Relaxierung tritt die erste Reizantwort der »double-burst«-Stimulation bereits vor der ersten Reizantwort des TOF auf. Bei weiter fortgeschrittener Erholung entspricht der bei der »double-burst«-Stimulation auftretende »fade« demjenigen der TOF-Stimulation.

Die »double-burst«-Stimulation ist am wachen Patienten schmerzhafter als die TOF-Stimulation.

Registrierung der Reizantwort

Die durch den elektrischen Reiz ausgelöste Muskelantwort kann folgendermaßen registriert werden:

- visuell oder taktil
- mittels Mechanomyographie
- mittels Akzelerographie
- mittels evoziertem Elektromyogramm

Visuelle oder taktile Registrierung

Die einfachste Methode zur Beurteilung der Reizantwort nach peripherer Nervenstimulation besteht darin, die Muskelkontraktion mit der Hand zu erfühlen oder sie visuell zu beurteilen. In den meisten Kliniken wird die Reizantwort bisher taktil oder visuell beurteilt, da nicht ausreichend Geräte

258   8 Intraoperative Standardüberwachung des Patienten

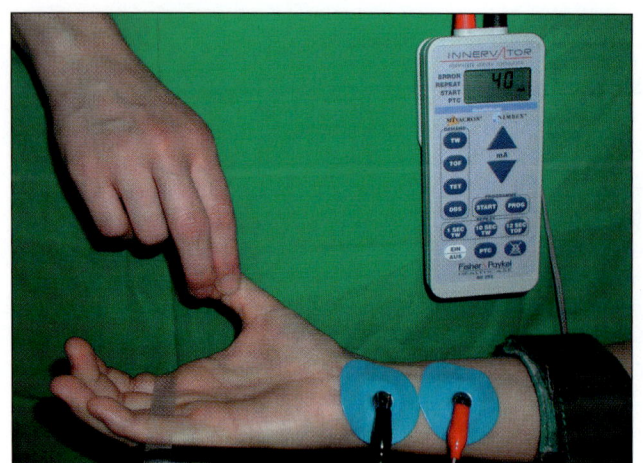

Abb. 8.18 Taktile Registrierung.

zur apparativ-technischen Reizregistrierung (s.u.) verfügbar sind.

Es hat sich gezeigt, dass das Erfühlen der Reizantwort genauer ist als das Beobachten. Bei der visuellen Beurteilung wird die Reizantwort meist zu stark eingeschätzt. Zur taktilen Beurteilung der neuromuskulären Blockade eignet sich vor allem eine Reizung des M. adductor pollicis. Die taktile Beurteilung kann dadurch erleichtert werden, dass der Daumen mit den tastenden Fingern etwas vorgedehnt wird.

Die taktile Beurteilung ist zur Steuerung der intraoperativen Relaxationstiefe meist ausreichend. Bei Rückkehr der dritten (und vierten) Reizantwort ist die Relaxierung für chirurgische Eingriffe meist als nicht mehr ausreichend zu betrachten (Abb. 8.16). In der Erholungsphase ist das taktile Auflösungsvermögen jedoch nicht ausreichend. Taktil kann ein TOF-Quotient bis zu 0,4 erfasst werden. Bei größerem TOF-Quotient, also geringem Relaxierungsgrad werden die Reizantworten als gleich stark empfunden und können nicht mehr differenziert werden. Da für eine sichere Extubation ein TOF-Quotient von mindestens 0,7–0,75 gefordert wird, ist die taktile Beurteilung des TOF während der Narkoseausleitung nicht ausreichend genau möglich. Hier sollten die Reizantworten nach »double-burst«-Stimulation getastet werden (s.o.). Um die Extubationsfähigkeit beurteilen zu können, muss neben der Palpation der Reizantwort immer auch die Klinik (z.B. Kopf hochheben; s.u.) beurteilt werden.

Evozierte Mechanomyographie

Die Reizantwort kann mittels evoziertem Mechanomyogramm, d.h. durch Registrierung der isometrischen Muskelkraft beurteilt werden. Untersucht wird hierbei meist der M. adductor pollicis. Voraussetzung für eine isometrische Kraftentwicklung ist eine (konstante!) Vorspannung des M. adductor pollicis (von. ca. 2–3 Newton). Mithilfe eines Druckaufnehmers wird die Spannungsentwicklung im Muskel

vor und nach der Relaxansgabe gemessen und kann auf einem Bildschirm oder Schreiber dargestellt werden.

Dieses Registrierverfahren wird vor allem für wissenschaftliche Studien eingesetzt. Es stellt das Referenzverfahren dar. Für die klinische Routine ist es zu aufwendig. Es sind z.B. eine unveränderte Armlagerung bis zum Untersuchungsende, eine mindestens 10-minütige initiale Stabilisierungsphase unter Einzelreizstimulation, eine senkrechte Krafteinwirkung auf den Kraftaufnehmer und eine adäquate Vorspannung des Muskels wichtig.

Akzelerographie

Bei der Akzelerographie wird nicht die Kraftentwicklung des stimulierten Muskels, sondern die nachfolgende proportionale Beschleunigungsbewegung (z.B. des Daumens) registriert. Grundlage für diese Messmethode ist das zweite Newton-Gesetz, das besagt:

$$\text{Kraft} = \text{Masse} \times \text{Beschleunigung} \ (F = m \times a).$$

Nach diesem Gesetz verhält sich die auf eine Masse einwirkende Kraft proportional zur auftretenden Beschleunigung der konstanten Masse (des Daumens).

Zur Registrierung der Reizantwort wird ein Beschleunigungswandler am Daumen festgeklebt. Dieser enthält einen piezoelektrischen Mechanosensor, der zu einer Spannungsänderung führt, die proportional der Beschleunigung ist.

Die Akzelerographie wurde 1987 entwickelt. Sie bietet sich als einfache Methode zur Quantifizierung des Reizantwort und damit des Relaxationsgrades in der klinischen Routine an. Die einzige Voraussetzung ist eine freie Beweglichkeit des Daumens, an dem der Beschleunigungswandler befestigt wird. Mit dem akzelerographischen Messprinzip können Muskelantworten auf Einzelstimuli, TOF- und PTC-Stimuli erfasst werden.

Es besteht eine für klinische Belange ausreichend enge Korrelation der Messergebnisse mit der Kraftmessung mittels Mechanomyographie (s.o.). Für wissenschaftliche Fragestellungen ist die Akzelerographie vermutlich nicht präzise genug. Ein Nachteil der Akzelerographie ist, dass nach Abklingen der Relaxation der Ausgangswert oft nicht mehr erreicht wird. Dies ist jedoch lediglich im Rahmen wissenschaftlicher Studien von Relevanz.

Evoziertes Elektromyogramm

Bei der Ableitung eines evozierten Elektromyogramms wird über Oberflächenelektroden das evozierte Summenaktionspotenzial des stimulierten Muskels abgeleitet, das der Muskelkontraktion vorausgeht. Es wird vorausgesetzt, dass sich das elektrische Signal proportional zur mechanischen Kontraktion verhält. Normalerweise wird die Registrierung am M. adductor pollicis (oder am Hypothenar) durchgeführt. Die Elektroden werden über dem Muskelbauch und dem Sehnenansatz des untersuchten Muskels aufgeklebt. Das biphasische Aktionspotenzial wird gegenüber einer dritten Neutralelektrode abgeleitet. Entweder wird die Fläche unter der Kurve oder die Summe der positiven und negativen Amplitude ermittelt. Das abgeleitete evozierte Elektromyogramm wird auf einem Bildschirm dargestellt. Die Signalverarbeitung ist elektronisch aufwendig und störanfällig.

Mittels evoziertem Elektromyogramm kann der Relaxationsgrad auch an solchen Muskeln erfasst werden, die eine Akzelerographie oder evozierte Mechanomyographie nicht zulassen, wie z.B. der M. orbicularis oculi oder Muskeln der Bauchdecke. Mittels simultanen Ableitungen lässt sich zeigen, dass verschiedene Muskeln eine unterschiedliche Sensibilität auf Muskelrelaxanzien aufweisen. Für klinische Belange stimmen die mit diesem Verfahren erhobenen Messwerte ausreichend genau mit der evozierten Mechanomyographie (s.o.) überein.

Dieses Verfahren ist anfällig gegen fehlerhafte Elektrodenplatzierung, gegen elektrische Artefakte (Elektrokauter) und Temperaturschwankungen. Eventuell kann der Ableitungsmuskel, falls er nahe der Stimulationselektrode liegt, auch direkt stimuliert werden. Die Ableitelektroden erfassen dann evtl. auch ein elektrisches Signal, obwohl eine komplette Muskelrelaxation vorliegt.

Klinische Anwendung

Relaxationsgrad einzelner Muskelgruppen

Wird ein Muskelrelaxans verabreicht, ist die motorische Reizantwort umso geringer, je mehr Rezeptoren blockiert sind. Eine beginnende Muskellähmung bzw. eine Abnahme der Zuckungsamplitude tritt erst auf, wenn mehr als ca. 70–75% der Rezeptoren blockiert sind. Sind mehr als ca. 95% der Rezeptoren besetzt, ist der Muskel vollständig (100%ig) gelähmt, es kommt zu keiner Zuckungsreaktion mehr.

Bei der Relaxometrie wird normalerweise der Relaxierungsgrad des **M. adductor pollicis** überprüft. Die Kehlkopfmuskulatur und vor allem das Diaphragma sind jedoch weniger empfindlich auf Relaxanzien als dieser Muskel. Um einen bestimmten Relaxationsgrad zu erzielen, werden für den Zwerchfellmuskel ca. 1,5- bis 2,0-mal höhere Relaxanziendosierungen benötigt als für den M. adductor pollicis. Von der Reizantwort nach Stimulation des M. adductor pollicis kann also nicht unmittelbar auf den Relaxationsgrad der Kehlkopf- und Atemmuskulatur geschlossen werden. An Larynx, Diaphragma und der Kiefermuskulatur ist (vermutlich aufgrund der besonders guten Durchblutung) die Anflutung und damit die Anschlagszeit für Relaxanzien kürzer. Die Abflutung ist aus dem gleichen Grund ebenfalls beschleunigt, dadurch ist

auch die Relaxationsdauer im Vergleich zur peripheren Muskulatur verkürzt. Das heißt, die Überwachung des M. adductor pollicis hat den Nachteil, dass trotz totaler Blockade dieses Muskels noch Zwerchfellkontraktionen (z.B. Schluckauf oder Husten) möglich sind. Dies kann insbesondere bei augen- oder bauchchirurgischen Eingriffen unerwünscht sein. Andererseits ist die relative Empfindlichkeit des M. adductor pollicis beim Abklingen der Relaxation ein Vorteil, weil von einer weitgehenden Erholung am Diaphragma ausgegangen werden kann, wenn die Muskelkraft am M. adductor pollicis gerade wieder ausreichend ist.

Der **M. orbicularis oculi** verhält sich bezüglich Anschlagzeit, Relaxationstiefe und Erholung ähnlich wie die Larynxmuskulatur. Durch die Relaxometrie am M. orbicularis oculi kann daher gut beurteilt werden, ob z.B. gute Intubationsbedingungen anzunehmen sind. Allerdings wird dies nicht immer bestätigt (Koscielniak-Nielsen et al. 1996). Die **Bauch- und Beinmuskulatur** ist dagegen ähnlich empfindlich wie der M. adductor pollicis.

Grenzen der Relaxometrie

Die mittels Relaxometer erfasste Blockadetiefe kann unter bestimmten Bedingungen unzuverlässig sein. Bei der **willkürlichen Innervation** eines Muskels kommt es zu einer neuronalen Entladungsfrequenz mit ca. 50 Hz, was einem tetanischen Eigenreiz entspricht. Hierbei wird mehr Acetylcholin freigesetzt als bei den meisten elektrischen Nervenstimulationsverfahren. Diese relativ großen Mengen an freigesetztem Acetylcholin können vorübergehend das Relaxans aus dem Rezeptor verdrängen. Dadurch kann es z.B. trotz relaxometrisch nachgewiesener 90%iger Blockade zu Muskelbewegungen kommen, falls wegen einer zu flachen Narkoseführung eine solche Willkürbewegung ausgelöst wird. Eine vom Operateur bemängelte ungenügende Relaxation kann daher trotz relaxometrisch nachweisbarer guter Relaxation evtl. vorliegen. In diesen Fällen ist zuerst die Narkosetiefe und nicht die Relaxationstiefe zu verstärken.

Die einzelnen **Muskelgruppen** sind gegenüber Muskelrelaxanzien unterschiedlich empfindlich: Zwerchfell- und Larynxmuskulatur sind z.B. deutlich unempfindlicher als die periphere Muskulatur (s.o.). Die Blockade des M. orbicularis oculi verläuft (aufgrund einer höheren Resistenz und schnelleren Erholung) ähnlich wie die des Zwerchfells.

Bei der Beurteilung der Relaxometrie ist auch die **Hauttemperatur** über dem Testmuskel zu berücksichtigen. Bei einer Hypothermie von Haut und Muskulatur ist die Reizantwort abgeschwächt. Es wird eine hypothermiebedingte Verminderung der neuromuskulären Übertragung (sowohl auf prä- als auch postsynaptischer Ebene) angenommen. Ist z.B. die Temperatur im Testmuskel niedriger als im Operationsgebiet, kann z.B. eine deutliche Verlängerung der Anschlagszeit und der Wirkungsdauer des Relaxans vorgetäuscht werden.

Anwendung der Relaxometrie

Relaxometrie während der Narkoseeinleitung

Ein peripherer Nervenstimulator sollte im Idealfall schon vor Narkoseeinleitung angeschlossen werden (Diefenbach 1999). Nach Injektion des Hypnotikums, aber noch vor Gabe des Relaxans, kann dann mittels Einzelreizstimulation (vorzugsweise mit einer Frequenz von 1 Hz) der supramaximale Stimulationsreiz ermittelt werden. Danach wird normalerweise auf TOF-Reizung umgestellt und das Muskelrelaxans verabreicht. Mit modernen Relaxometriegeräten kann die supramaximale Reizstromstärke automatisch ermittelt werden.

Da Relaxanzien an der Kehlkopfmuskulatur und am Zwerchfell schneller wirken als am M. adductor pollicis (s.o.), ist die Intubation bereits vor dem völligen Erlöschen der Reizantwort am M. adductor pollicis möglich.

Wurde zur endotrachealen Intubation Succinylcholin verwendet, sollte eine anschließende Vollrelaxierung mit einem nicht depolarisierenden Relaxans erst dann vorgenommen werden, wenn wieder eine beginnende Reizantwort nachweisbar ist. Bei diesem Vorgehen können Patienten mit einer verlängerten Succinylcholinwirkung aufgrund einer atypischen Pseudocholinesterase erfasst werden (s. auch Kap. 5.3.5, S. 166).

In der klinischen Routine wird eine Relaxometrie meist erst nach der Relaxierung begonnen. Bei Patienten, bei denen ein Husten und Würgen während der Intubation sicher ausgeschlossen werden muss, (z. B. Patienten mit einer perforierenden Augenverletzung, erhöhtem ICP oder einem Ileus), sollte jedoch bereits bei der Narkoseeinleitung die Relaxationstiefe überwacht werden, um eine zu frühzeitige Intubation mit Würgen und Husten vermeiden zu können. Auch bei erhöhter Sensibilität (z. B. Myasthenia gravis) oder verminderter Sensibilität (z. B. Verbrennungskrankheiten) gegenüber nicht depolarisierenden Relaxanzien empfiehlt sich die Relaxometrie in der Einleitungsphase in Kombination mit einer titrierenden Relaxansgabe.

Relaxometrie während der Narkoseführung

Die Relaxometrie während der Operation ermöglicht es,

- den richtigen Zeitpunkt für die Gabe eines Repetitionsbolus erfassen zu können,
- die Intervalle und die Größe der Repetitionsboli individuell vornehmen zu können,
- eine evtl. Gabe des Relaxans per infusionem sinnvoll steuern zu können.

Sind bei der TOF-Stimulation höchstens 2(–3) Reizantworten auslösbar, reicht dieser Relaxierungsgrad für viele chirurgische Eingriffe aus. Bei einer Inhalationsanästhesie dürfen meist bis zu 2–3 Reizantworten nachweisbar sein, bei einer (totalen) intravenösen Anästhesie können meist bis zu 1–2

Reizantworten vorhanden sein. Durch Gabe kleiner Repetitionsdosen kann das gewünschte Relaxationsniveau leicht eingestellt werden. Insbesondere bei dem kurz wirksamen Mivacurium muss mittels Relaxometrie das schnelle Abklingen der Relaxation erfasst werden. Bei den lang wirksamen Relaxanzien ist mit der Relaxometrie insbesondere ein evtl. Überhang zu erfassen.

> Das Ergebnis einer elektrischen Nervenstimulation sollte jedoch lediglich als Entscheidungshilfe betrachtet werden, wenn über das Dosierungsintervall oder die Bolusgröße entschieden werden soll. Trotz Relaxometrie ist es wichtig, die Relaxierung an den (operativen) Bedürfnissen zu orientieren.

Relaxometrie während der Erholungsphase

Von einer ausreichenden Muskelkraft wird meist ausgegangen, wenn der TOF-Quotient >0,7–0,75 beträgt oder wenn nach DB-Stimulation kein taktil erfassbares »fading« nachweisbar ist. Für eine sichere Extubation wird jedoch inzwischen oft ein TOF-Quotient von 0,8–0,9 empfohlen (s.o.).

Bei der Frage, ob ein Patient extubationsfähig ist, sind auch **klinische Funktionsprüfungen** wichtig und zusätzlich zu berücksichtigen. Es sollten vor allem die Willkürmotorik und die Spontanatmung überprüft werden. Der Patient sollte auf Aufforderung mindestens fünf Sekunden lang

- den Kopf anheben (besonders sensibler Test),
- die Augen öffnen,
- die Zunge herausstrecken und
- die Hand drücken
  können.

Außerdem

- sollte der Patient (beim endotrachealen Absaugen) gegen den Tubus anhusten können,
- die Vitalkapazität sollte mindestens 15–20 ml/kg betragen, und
- die Atemfrequenz sollte unter 25–30/min liegen.

Für einen **Relaxansüberhang** sprechen:

- unruhige, ruckartige Bewegungen der Extremitäten
- nur unvollständige Augenöffnung unter Runzeln der Stirn
- unkoordinierte Schaukelatmung
- schwacher, kraftloser Hustenstoß beim endotrachealen Absaugen
- kraftloser Händedruck, unzureichende Willkürmotorik auf Aufforderung
- evtl. sympathikoadrenerge Reaktionen wie Tachykardie, Blutdruckanstieg

Es muss jedoch beachtet werden, dass klinische Funktionsprüfungen wie das Kopfheben z.B. nach einer Bauchopera-

Tab. 8.3 Zusätzliche Ausstattung eines erweiterten Arbeitsplatzes (nach Ausstattung 1999).

Gerät	Arbeitsplatz	verfügbar
essenziell	x	
Respirator	x	
mind. 2 Module zur invasiven Druckmessung[1]	x	
Herzminutenvolumen[2]		x
Dopplersonde[3]		x
Neuromonitoring[4]		x
Infusions-/Spritzenpumpen		x
Messung von mind. 2 Temperaturen	x	
Notfalllabor		x

1: z. B. arterieller, zentralvenöser, pulmonal-arterieller, intrakranieller Druck. Letzterer in Absprache mit dem Operateur und ggf. mithilfe eines speziellen Messgerätes
2: z. B. durch Thermodilution
3: Speziell in der Neurochirurgie bei Operationen am sitzenden Patienten, ggf. zur Überwachung der extrakorporalen Zirkulation in der Herzchirurgie.
4: Fachspezifisch vor allem in der Neurochirurgie in Absprache mit dem Operateur. Zum Beispiel EEG-evozierte Potenziale

tion schmerzbedingt eingeschränkt sein können. Auch ein Narkoseüberhang (z. B. durch ein volatiles Inhalationsanästhetikum) kann die klinische Überprüfung der Restrelaxation verfälschen. Außerdem ist eine solche klinische Einschätzung erst in der späten Ausleitungsphase beurteilbar, wenn der Patient wieder zur Kooperation fähig ist.

Beim wach werdenden Patienten wird für die TOF-Stimulation zum Teil auch eine Reizung mit einem submaximalen Reiz befürwortet. Dies ist für den Patienten weniger unangenehm. Es ist hierbei jedoch der Einsatz eines apparativen Registrierverfahrens notwendig. Die submaximale Reizstromstärke muss (bei einer akzelerographischen Registrierung) jedoch mindestens 10 mA über der Reizstromstärke liegen, bei der gerade noch alle vier TOF-Reize beantwortet werden.

Relaxometrie bei Patienten mit neuromuskulären Erkrankungen

Bei Patienten mit einer neuromuskulären Erkrankung empfiehlt sich stets eine Überwachung des Relaxationsgrades mithilfe eines Relaxometers. Es ist jedoch zu beachten, dass bei Patienten mit einer neuromuskulären Erkrankung die Reizantwort des Testmuskels nicht repräsentativ für die übrige Muskulatur sein muss. Bei vielen neuromuskulären Erkrankungen sind die einzelnen Muskelgruppen oft unterschiedlich betroffen, sodass auch deren Ansprechen auf Muskelrelaxanzien unterschiedlich sein kann. Es empfiehlt

sich meist die Gabe kurz- bzw. mittellang wirksamer nicht depolarisierender Relaxanzien (z. B. Mivacurium bzw. Rocuronium, Vecuronium oder Atracurium).

Überwachung der Antagonisierung nicht depolarisierender Muskelrelaxanzien mittels Relaxometer

Ein Nichtdepolarisationsblock sollte frühestens dann antagonisiert werden, wenn bereits zwei oder besser drei Reizantworten bei der TOF-Reizung nachweisbar sind. Bei tieferen Relaxationsgraden ist eine Antagonisierung meist unzuverlässig und sollte unterlassen werden. Der Erfolg der Antagonisierung kann mittels rückkehrender Reizantwort objektiv überwacht werden.

8.3 Erweiterte apparative Überwachungsmaßnahmen

Je kränker der Patient und je risikoreicher eine Operation ist, desto großzügiger ist die Indikation zu stellen für

- spezielle Narkosevorbereitung (wie blutig arterielle Druckmessung, zentraler Venenkatheter, Pulmonalarterienkatheter; Kap. 17, 18, 19)
- spezielle apparative Überwachungsmaßnahmen (wie Blutgasanalyse, transösophageale Echokardiographie, Neuromonitoring; Kap. 20, 21, 22)
- den Einsatz spezieller anästhesierelevanter Medikamente (Kap. 23, S. 481)

Um eine adäquate apparative Überwachung solcher Patienten sicherstellen zu können, haben die Deutsche Gesellschaft für Anästhesiologie und Intensivmedizin und der Berufsverband Deutscher Anästhesisten entsprechende Empfehlungen für die Ausstattung eines »Erweiterten Arbeitsplatzes« veröffentlicht (Tab. 8.3).

8.4 Literatur

Ausstattung des anästhesiologischen Arbeitsplatzes. Entschließungen, Empfehlungen, Vereinbarungen, Leitlinien. Ein Beitrag zur Qualitätssicherung in der Anästhesiologie. 3. Aufl. 1999; Edelsbach: Aktiv Druck & Verlag GmbH. VIII-2–VIII-7 (Erstpublikation: Anaesthesiol Intensivmed 1995; 36: 250–4).

Comroe JH, Botelho S. The unreliability of cyanosis in the recognition of arterial anoxemia. Am J Med Sci 1947; 214: 1–6.

Cooper JB, Newbower RS, Kitz RJ. An analysis of major errors and equipment failures in anesthesia management: considerations for prevention and detection. Anesthesiology 1984; 60: 34–42.

Coté CJ, Goldstein EA, Coté MA, Hoaglin DC, Ryan JF. A single-blind study of pulse oximetry in children. Anesthesiology 1988; 68: 184–8.

Diefenbach C. Relaxometrie schon in der Einleitung? – Pro. Anasthesiol Intensivmed Notfallmed Schmerzther 1999; 34: 316–7.

Engbaek J, Ostergaard D, Viby-Mogensen J. Double burst stimulation (DBS): a new pattern of nerve stimulation to identify residual neuromuscular block. Br J Anaesth 1989; 62: 274–8.

Fuchs-Buder T. Neuromuskuläres Monitoring. Anaesthesist 1998; 47: 629–37.

Kirkegaard-Nielsen H, May O. The influence of the double burst stimulation (DBS) pattern on the DBS – train-of-four ratio relationship. Anasthesiol Intensivmed Notfallmed Schmerzther 1995; 30: 163–6.

Koscielniak-Nielsen ZJ, Horn A, Sztuk F, Eriksen K, Teil Skovgaard L, Viby-Mogensen J. Timing of tracheal intubation: monitoring the orbicularis oculi, the adductor pollicis or use a stopwatch? Eur J Anaesthesiol 1996; 13: 130–5.

Lawson D, Norley I, Korbon G, Loeb R, Ellis J. Blood flow limits and pulse oximeter signal detection. Anesthesiology 1987; 67: 599–603.

Shamir M, Eidelmann LA, Flomann Y, Kaplan L, Pizov R. Pulse oximetry plethysmographic waveform during changes in blood volume. Br J Anesth 1999; 82: 178–81.

Sigurdsson GH, McAteer E. Morbidity and mortality associated with anaesthesia. Acta Anaesthesiol Scand 1996; 40: 1057–63.

Striebel HW, Kretz FJ. Funktionsprinzip, Zuverlässigkeit und Grenzen der Pulsoximetrie. Anaesthesist 1989; 38: 649–57.

9

Infusionslösungen

9.1 Allgemeine Bemerkungen

1832 wurde erstmals beim Menschen (im Rahmen einer Cholera-Epidemie) eine intravenöse Infusion mit einer Kochsalzlösung durchgeführt (nach Cosnett 1989). Inzwischen stellt die Infusions- und Transfusionstherapie eine wichtige Therapiemaßnahme in Anästhesie und Intensivmedizin dar. Zur perioperativen Flüssigkeitstherapie können je nach Bedarf eingesetzt werden:

- kristalloide Lösungen
- künstliche kolloidale Plasmaersatzlösungen
- Plasmaderivate (vor allem die körpereigenen kolloidalen Plasmaersatzlösungen)
- Blutkomponenten (Kap. 24.1, S. 510)

Detailwissen: Flüssigkeitskompartimente, Flüssigkeits- und Elektrolythaushalt

Flüssigkeitskompartimente des Körpers

Das Körpergesamtgewicht eines erwachsenen Menschen besteht zu ca. 60% aus Wasser. Der Flüssigkeitsanteil am Körpergesamtgewicht ist alters- und geschlechtsabhängig: Je jünger der Patient, desto höher ist der Flüssigkeitsanteil am Körpergesamtgewicht. Er beträgt bei Säuglingen ca. 80% und bei Greisen ca. 45–50%. Der mit zunehmendem Alter abnehmende Flüssigkeitsanteil ist vor allem durch eine Verminderung des Extrazellulärvolumens bedingt.

Die **Gesamtkörperflüssigkeit** verteilt sich auf verschiedene Flüssigkeitskompartimente. Der Flüssigkeitsanteil von ca. 60% am Körpergesamtgewicht beim Erwachsenen besteht zu

- ca. 40% aus *Intrazellulärflüssigkeit*;
- ca. 20% aus *Extrazellulärflüssigkeit*;
- einem relativ geringen Anteil aus *transzellulärer Flüssigkeit* (Flüssigkeit im Pleuraspalt, Peritonealspalt und Liquor cerebrospinalis; Sekrete des Magen-Darm-Trakts, des Tracheobronchialsystems, Nieren und Drüsen).

Die **Extrazellulärflüssigkeit** kann weiter unterteilt werden in:

- intravasale Flüssigkeit (= Plasmavolumen: ca. $\frac{1}{5}$ der Extrazellulärflüssigkeit = ca. 4% des Körpergewichts)
- interstitielle Flüssigkeit (ca. $\frac{4}{5}$ der Extrazellulärflüssigkeit = ca. 16% des Körpergewichts)

Wird zum intravasalen Flüssigkeitsvolumen auch das Volumen der Blutzellen gerechnet, ergibt sich beim Erwachsenen ein **Blutvolumen** von ca. 7–8% des Körpergesamtgewichts.

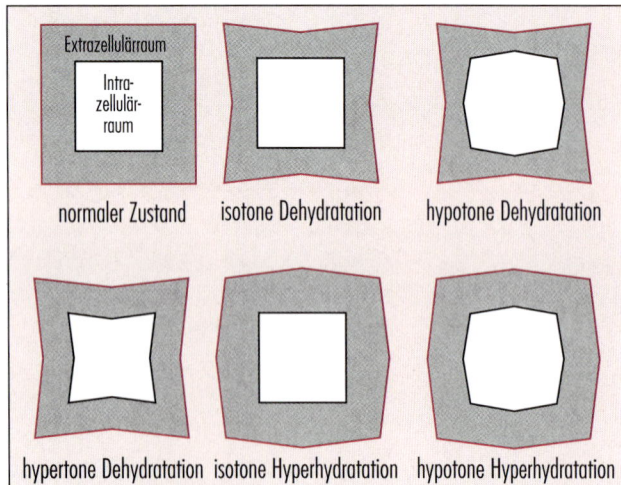

Abb. 9.1 Flüssigkeitskompartimente.

Störungen des Flüssigkeits- und Elektrolythaushalts

Ein Überschuss an Extrazellulärflüssigkeit wird als Hyperhydratation, ein Mangel an Extrazellulärflüssigkeit wird als Dehydratation bezeichnet. Störungen des Flüssigkeitshaushalts betreffen primär immer den Extrazellulärraum. Bleibt bei einer Störung die Konzentration des Natriums konstant, wird von einer isotonen Störung gesprochen. Natrium ist das wichtigste Kation des Extrazellulärraums, es bestimmt die Osmolarität der Extrazellulärflüssigkeit. Eine isotone Störung (mit einem zu großen oder zu kleinen Extrazellulärvolumen) bleibt auf den Extrazellulärraum beschränkt, das Volumen des Intravasalraums bleibt also unbeeinflusst. Es wird von **isotoner Hyperhydratation** oder **isotoner Dehydratation** gesprochen (Abb. 9.1).

Kommt es dagegen zu einer stärkeren Zu- bzw. Abnahme des Extrazellulärvolumens und zu einer gleichzeitigen Zu- oder Abnahme des extrazellulären Natriumgehalts, resultiert eine **hypertone** oder **hypotone Hyperhydratation** bzw. **Dehydratation**. Bei einer hypertonen Veränderung ist die Natriumkonzentration des Extrazellulärvolumens erhöht, bei einer hypotonen Veränderung ist sie erniedrigt. Hypertone oder hypotone Hyperhydratation bzw. Dehydratation der Extrazellulärflüssigkeit führen – aufgrund des unterschiedlichen osmotischen Gradienten (s.u.) zwischen intra- und extrazellulärer Flüssigkeit – zu einer Veränderung des Intrazellulärvolumens. Ist z. B. die Extrazellulärflüssigkeit hyperton, diffundiert Wasser aus dem Intrazellulärraum nach extrazellulär. Es wird ein Osmolaritätsausgleich zwischen Intra- und Extrazellulärflüssigkeit angestrebt.

Die **Osmolarität** ist ein Maß für die osmotisch wirksame Konzentration von Teilchen, bezogen auf die Volumeneinheit der Lösung (mosmol/l). Anhand der Plasmaosmolarität kann zwischen hyperosmolaren oder hypoosmolaren Störungen des Wasserhaushalts unterschieden werden. Die Osmolarität hängt entscheidend von der Natriumkonzentration ab. Es gilt folgende Beziehung:

Plasmaosmolarität = 2 × Natrium (mmol/l) + Glukose (mmol/l) + Harnstoff (mmol/l)

Plasmaosmolarität = 2 × Natrium (mmol/l) + Glukose (mg% bzw. mg/dl / 18) + Harnstoff (mg/dl / 6)

Die Osmolarität des Plasmas beträgt normalerweise 285–295 mosmol/l.

Ursache einer **Hypernatriämie** (> 145 mmol/l) ist zumeist ein Mangel an Körpergesamtwasser und nicht ein zu hoher Natriumgesamtgehalt des Körpers. Ursache einer **Hyponatriämie** (< 135 mmol/l) ist zumeist ein Überschuss an Körpergesamtwasser und nicht ein zu niedriger Natriumgesamtgehalt. Wenn die Serumnatriumkonzentration auf weniger als 110 mmol/l abfällt, ist mit zentralnervösen Veränderungen zu rechnen (s. auch TUR-Syndrom; Kap. 66.2.3, S. 915).

Die häufigste Störung ist die isotone Hyperhydratation.

Die **Beurteilung der Flüssigkeitskompartimente** kann anhand klinischer Parameter (wie Hautturgor, Feuchtigkeit der Schleimhäute, Herzfrequenz, Blutdruck im Liegen und Stehen, Urinausscheidung, Ödembildung, z.B. prätibial oder pulmonal) und laborchemischer Parameter (Osmolarität, Na⁺-Konzentration) erfolgen.

9.2 Kristalloide Lösungen

Kristalloide sind kristallisierbare Lösungen. Zu den kristalloiden Lösungen zählen:

- Elektrolytlösungen
- niederprozentige Glukoselösungen (z. B. Glukose 5%)

Kristalloide Lösungen können ungehindert durch Zellmembranen diffundieren. Isotone kristalloide Lösungen verteilen sich im Extrazellulärraum. Da der Extrazellulärraum zu ca. 80% aus extravasalen Räumen besteht, verlassen ca. 80% der infundierten kristalloiden Lösungen den Intravasalraum (das

Gefäßsystem). Lediglich ca. 20% verbleiben im Intravasalraum. Kristalloide Lösungen sind vor allem dann sinnvoll, wenn das intravasale und interstitielle Flüssigkeitsvolumen (z.B. im Rahmen einer Dehydratation, s. Kap. 9.1, S. 264) verringert ist. Auch bei einem länger bestehenden intravasalen Volumenmangel sind kristalloide Lösungen sinnvoll, da hierbei bald eine Mobilisierung von interstitieller Flüssigkeit nach intravasal auftritt.

Elektrolytlösungen

Elektrolytlösungen können nach ihrem Elektrolytgehalt im Vergleich zum Plasma eingeteilt werden:

- Vollelektrolytlösungen
- ⅔-Elektrolytlösungen
- Halbelektrolytlösungen

Wird die Osmolarität der Kristalloidlösung mit der des Plasmas verglichen, können

- isotone Kristalloidlösungen,
- hypotone Kristalloidlösungen und
- hypertone Kristalloidlösungen
  unterschieden werden. Isotone Lösungen haben die gleiche Osmolarität wie das Plasma. Hypo- bzw. hypertone Lösungen haben eine niedrigere bzw. höhere Osmolarität als Plasma.

Perioperativ werden zumeist Vollelektrolytlösungen verwendet. Deren Osmolarität und Elektrolytzusammensetzung entspricht annähernd dem Plasma. Häufig eingesetzt wird z.B. Sterofundin (Fa. Braun), Jonosteril (Fa. Fresenius) 0,9%ige (physiologische) Natriumchlorid-(Kochsalz-) sowie Ringer-Laktat-Lösung und Ringer-Lösung (Tab. 9.1). Es stehen auch Elektrolytlösungen zur Verfügung, die Glukose (meist 5%) enthalten.

0,9%ige Natriumchlorid-Lösung (NaCl 0,9%) enthält 9 g NaCl pro Liter Lösung. Sie wird meist als »physiologische Kochsalzlösung« bezeichnet. Die Natrium- und Chloridkonzentrationen dieser Lösung betragen jeweils 154 mmol/l. Die Natrium-Plasmakonzentration ist mit ca. 140 mmol/l zwar niedriger, da NaCl aber nicht vollständig dissoziiert (und 1 mmol/l NaCl 1,86 mosmol/l ergibt), weist »physiologische« NaCl-Lösung eine Osmolarität von ca. 286 mosmol/l auf und ist damit isoton. Physiologische Kochsalzlösung ist sauer (pH-Wert von 5,7) und enthält deutlich mehr Chlorid als das Plasma (103 mval/l). Die Gabe größerer Mengen an physiologischer Kochsalzlösung kann daher evtl. zu einer hyperchlorämischen metabolischen Azidose führen (Kap. 20.5.4, S. 450).

Ringer-Laktat enthält die Elektrolyte Natrium, Kalium, Chlorid, Magnesium und Calcium in annähernd physiologischer Konzentration (Tab. 9.1). Zusätzlich enthält die Lösung noch Laktat, das in der Leber zu Bikarbonat abgebaut wird.

Ringer-Laktat ist leicht hypoton. Die öfters vertretene Meinung, dass die Gabe von Ringer-Laktat bei Patienten im Kreislaufschock aufgrund der Umwandlung von Laktat zu Bikarbonat Vorteile habe (Pufferung der schockbedingten Azidose; Kap. 20.5.4, S. 450), ist nicht bewiesen. Weil Ringer-Laktat Calcium enthält, ist die gleichzeitige Gabe von Blut sowie einer Reihe von Medikamenten über den gleichen intravenösen Zugang zu vermeiden. Es könnten hierbei Inkompatibilitätsprobleme auftreten.

Niederprozentige Glukoselösungen

Glukose 5% (50 g Glukose pro Liter) weist eine Osmolarität von 278 mosmol auf (Tab. 9.1). Nach Verstoffwechselung der Glukose verbleibt hypotones, freies Wasser, das zu einer Hypoosmolarität der Extrazellulärflüssigkeit führt. Hierdurch kommt es zur Diffusion von Extrazellulärwasser nach intrazellulär (s.o.). Dadurch kann z.B. ein Hirnödem mit Anstieg des intrakraniellen Drucks begünstigt werden. Bei Patienten mit erhöhtem intrakraniellen Druck ist auf Glukose 5% zu verzichten (s. auch Kap. 69.3.3, S. 979). Außerdem sind Glukoselösungen bei Patienten mit zerebraler Ischämie (z.B. einem apoplektischen Insult) möglichst zu vermeiden, da eine evtl. dadurch bedingte Hyperglykämie schädlich sein kann.

9.3 Kolloidale Lösungen

Kolloide sind große, hoch molekulare Substanzen mit einem Molekulargewicht von über 10000. Kolloidale Lösungen sind normalerweise nicht in der Lage, durch Zellmembranen zu diffundieren. Kolloide haben die Fähigkeit, Wasser an sich zu binden. Dadurch üben sie – wie die Plasmaeiweiße – einen kolloidosmotischen (onkotischen) Druck (KOD; s.u.) aus.

Detailwissen: Kolloidosmotischer Druck

Zellmembranen sind für Substanzen mit einem Molekulargewicht > ca. 30000 nicht permeabel, wohl aber für Wasser (semipermeable Membran). Besteht ein Konzentrationsunterschied der gelösten Teilchen beidseits einer semipermeablen Membran, diffundiert Wasser zur Seite der höheren Teilchenkonzentration (Osmose). Dort nimmt das Volumen so lange zu, bis es zum Konzentrationsausgleich gekommen ist bzw. bis sich (falls eine Volumenzunahme nicht möglich ist) ein entsprechender Druck (**kolloidosmotischer Druck**) eingestellt hat, der einer weiteren Diffusion von Wasser ausreichend entgegenwirkt. Der Normalwert für den kolloidosmotischen Druck (KOD) wird mit **26–28 mm Hg** angegeben. Der KOD kann anhand folgender Formel geschätzt werden:

$$\text{KOD (mm Hg)} = 4 \times \text{Gesamteiweißkonzentration (g/dl)} - 0,8$$

Die Gesamteiweißkonzentration beträgt normalerweise ca. 6,5–7,5 g/dl. Um ein interstitielles Lungenödem aufgrund eines niedrigen intravasalen KOD zu vermeiden, sollte der KOD nicht unter (15–)20 mm Hg abfallen.

Die Druckverhältnisse am Beginn der **Kapillarstrecke** (der **arteriellen** Seite) setzen sich folgendermaßen zusammen:

Lösung	Natrium	Kalium	Osmolarität	sonstiges
Plasma	140 mmol/l	4–5 mmol/l	290 mmol/l	Bikarbonat 26 mmol Magnesium 1,5 mmol/l Calcium 2,5 mmol/l
NaCl 0,9%	154 mmol/l	–	isoton	Chlorid 154 mmol/l
Sterofundin	140 mmol/l	4	isoton	Laktat 45 mmol/l Calcium 2,5 mmol/l Magnesium 1 mmol/l Chlorid 106 mmol/l
Normofundin sKG 5	100 mmol/l	–	hyperton	Acetat 38 mmol/l Chlorid 72 mmol/l Calcium 2 mmol/l Magnesium 2 mmol/l
Ringer-Laktat*	130 mmol/l	4 mmol/l	leicht hypoton (276 mosmol/l)	Laktat 27 mmol/l Magnesium 1 mmol/l Calcium 1 mmol/l Chlorid 112 mmol/l
Ringer-Lösung*	147 mmol/l	4,0	hyperton (309 mosmol/l)	Calcium 2,2 mmol/l
Glukose 5%	–	–	hypoton	–

* Zusammensetzung je nach Hersteller verschieden

Tab. 9.1 Zusammensetzung von Plasma sowie wichtigen kristalloiden Lösungen.

- hydrostatischer Gefäßdruck: + 32,5 mm Hg
- KOD im Interstitium: + 5,0 mm Hg
- KOD im Plasma: –25,0 mm Hg
- hydrostatischer Gewebsdruck: –3,0 mm Hg

Hieraus ergibt sich auf der arteriellen Kapillarseite ein wirksamer Filtrationsdruck nach extravasal von ca. 9,5 mm Hg.

Die Druckverhältnisse am Ende der **Kapillarstrecke** (der **venösen** Seite) setzen sich folgendermaßen zusammen:

- hydrostatischer Gefäßdruck: + 15,0 mm Hg
- KOD im Interstitium: + 5,0 mm Hg
- KOD im Plasma: –25,0 mm Hg
- hydrostatischer Gewebsdruck: –3,0 mm Hg

Hieraus ergibt sich auf der venösen Kapillarseite ein wirksamer Resorptionsdruck nach intravasal von 8 mm Hg.

Da der Filtrationsdruck (von ca. 9,5 mm Hg) etwas höher ist als der Resorptionsdruck (von ca. 8,0 mm Hg) werden ungefähr 10% der vor allem am Anfang der Kapillarstrecke filtrierten Flüssigkeit nicht mehr resorbiert. Dieser Anteil muss über die Lymphe abtransportiert werden. Daraus ergibt sich, dass ein Abfall des intravasalen KOD zu einer Zunahme des effektiven Filtrationsdrucks und zu einer Abnahme der Resorptionsdrucks führt. Sind die Kompensationsmöglichkeiten der Lymphdrainage erschöpft, entstehen Ödeme. Als Ödemschwelle wird normalerweise ein KOD von (15–)20 mm Hg angesehen. Idealerweise sollte der KOD (mithilfe eines Onkometers) direkt gemessen werden. Die **Ödemschwelle** wird behelfsmäßig auch bei einer Albuminkonzentration von ca. 2,5 g/dl oder einer Gesamteiweißkonzentration von ca. 5 g/dl angegeben.

Zur Steigerung des KOD sind 20%ige Humanalbuminlösungen (Kap. 24.1.1, S. 510) notwendig. Mit isoonkotischen 5%igen Humanalbuminlösungen kann kein wesentlicher positiver Effekt erzielt werden. Der KOD von künstlichen Kolloiden ist zum Teil deutlich höher als der von Plasma.

Ist die Wasserbindungsfähigkeit kolloidaler Lösungen genauso groß wie bei den Plasmaproteinen, werden sie als isoonko-tisch bezeichnet. Einige Kolloide haben eine größere Wasserbindungsfähigkeit als die Plasmaeiweiße und ziehen dadurch noch Wasser aus dem Gewebe und binden es an sich. Sie werden als hyperonkotisch bezeichnet. Die intravasale Volumenzunahme ist daher nach Infusion solcher Kolloide größer als das eigentlich zugeführte Volumen. Es kommt also durch diese Kolloide zu einer überproportionalen intravasalen Volumenexpansion. Diese Substanzen werden daher als **Plasmaexpander** bezeichnet.

Kolloide sollten vor allem dann verabreicht werden, wenn insbesondere das intravasale Volumen aufgefüllt werden muss. Häufige Indikationen für ihren Einsatz sind mäßige oder starke Blutungen (Volumenmangel). Kolloide werden auch als **Plasmaersatzmittel** bezeichnet. Bei den kolloidalen Plasmaersatzmitteln kann unterschieden werden zwischen Plasmaersatzmitteln, die synthetisch hergestellt werden und Plasmaersatzmitteln, die aus menschlichem Plasma gewonnen werden (körpereigene kolloidale Plasmaersatzmittel).

Synthetische kolloidale Plasmaersatzmittel

Künstliche kolloidale Plasmaersatzmittel werden aus körperfremden Stoffen hergestellt. Sie bieten die Vorteile von unbegrenzter Beschaffbarkeit, relativ kostengünstiger Herstellung, langer Haltbarkeit und fehlendem Infektionsrisiko.

Die künstlichen Plasmaersatzmittel ermöglichen einen vorübergehenden Ersatz der körpereigenen Plasmaproteine, bis diese nach einem Verlust wieder neu synthetisiert sind. Sie übernehmen die onkotische Aktivität der Plasmaproteine, d. h. die Funktion, Wasser an sich zu binden. Sie können aber keine sonstigen biologischen Funktionen der Plasmaproteine, z. B. die Transportfunktion für viele körperfremde Substanzen (z. B. Medikamente) und körpereigene Substanzen (z. B. Hormone, Bilirubin) übernehmen. Die wichtigsten künstlichen kolloidalen Plasmaersatzmittel sind:

- Dextrane
- Gelatinepräparate
- Stärkepräparate

Dextran-Präparate

Dextranmoleküle sind aus Zuckermolekülen aufgebaute Riesenmoleküle, die über 1-6-glykosidische Verbindungen verkettet sind. Für den Anästhesisten besonders wichtig sind Dextran-Präparate mit einem mittleren Molekulargewicht von 60 000 (**Dextran 60**, z. B. Macrodex) oder 40 000 (**Dextran 40**, z. B. Rheomacrodex). Die Dextran-Präparate mit einem Molekulargewicht von 40 000 zeichnen sich durch eine hohe onkotische Aktivität aus. Ihre Wasserbindungsfähigkeit ist größer als die der Plasmaproteine, der Volumeneffekt beträgt 1,4; sie gehören also zu den Plasmaexpandern (s. o.). Dextrane mit einem Molekulargewicht von 60 000 sind dagegen isoonkotisch mit einem Volumeneffekt von 1,0. Dextrane beeinträchtigen die Blutgerinnung. Ursache ist ein sog. Coating-Effekt, d. h. Dextrane umgeben Gefäßintima und Blutzellen mit einem dünnen, monomolekularen Dextranmantel (englisch: coat = Mantel). Hierdurch werden die für die Blutgerinnung wichtige Freisetzung von Gewebefaktoren sowie die Thrombozytenaggregation behindert. Aus diesem Grund sollte eine Höchstdosis für Dextran-Präparate von ca. 15–20 ml/kg KG/Tag (ca. 1,5 Liter beim Erwachsenen) nicht überschritten werden. Dextrane überziehen aufgrund des Coating-Effekts auch die Oberflächen der Erythrozyten und können dadurch die Kreuzprobe (Kap. 24.2.3, S. 519) beeinträchtigen. Die intravasale Wirkungsdauer von Dextran 60 000 beträgt ca. 6–8 Stunden. Innerhalb von zehn Tagen werden 90 % des infundierten Dextrans ausgeschieden, eine Speicherung im Körper findet nicht statt. Der Abbau zu Glukose, CO_2 und Wasser erfolgt durch Dextranasen. Dextrane werden vor allem über die Niere wieder ausgeschieden. In sehr seltenen Fällen kann es bereits nach Gabe weniger Milliliter eines Dextran-Präparats zu einer **schweren anaphylaktoiden Reaktionen** (Kap. 30, S. 611) kommen. Die Inzidenz anaphylaktoider Reaktionen Grad III und IV wird bei Dextran-Gabe mit 0,054 % angegeben. Die Ursache lebensbedrohlicher anaphylaktoider Reaktionen sind hierbei echte Antigen-Antikörper-Reaktionen. Diese Reaktionen sind auf weit verbreitete Antikörper gegen bakterielle Polysaccharide bedingt, die mit Dextran kreuzreagieren. Durch die vorherige Gabe von 20 ml **Promit-Injektionslösung** können diese Allergien abgeschwächt oder vermieden werden. Promit ist ein monovalentes Hapten-Dextran.

Es bindet sich an evtl. vorhandene Antikörper und kann diese blockieren und damit die Antigen-Antikörper-Reaktionen verhindern. Wird im Abstand von mehr als 48 Stunden erneut Dextran infundiert, ist nochmals Promit vorwegzugeben. Dextranlösungen sind inzwischen in der Anästhesiologie weitgehend entbehrlich.

Gelatinepräparate

Gelatinepräparate werden aus dem in Knochen, Sehnen usw. enthaltenen wasserunlöslichen Kollagen hergestellt. Durch mehrere chemische Schritte wird daraus wasserlösliche Gelatine gemacht. Es kann zwischen **harnstoffvernetzter** Gelatine (z. B. Haemaccel), **Oxypolygelatine** (z. B. Gelifundol) und succinylierter Gelatine (z. B. Plasmagel) unterschieden werden. Das mittlere Molekulargewicht der Gelatinepräparate liegt bei ca. 30 000. Die intravasale Wirkungsdauer beträgt ca. 2–3 Stunden, die Plasmahalbwertszeit 5–8 Stunden. Ihre Fähigkeit zur Wasserbindung ist wesentlich geringer als die der Dextrane und vergleichbar der von HAES und 5%igem Albumin. Die Gelatinepräparate werden großteils über die Nieren (zum Teil auch extrarenal) ausgeschieden. Sie werden nicht im retikuloendothelialen System (RES) gespeichert. Durch ihre Fähigkeit, Wasser an sich zu binden, kommt es während ihrer raschen Ausscheidung über die Nieren auch zu einer vermehrten Urinausscheidung, einer sog. osmotischen Diurese. Gelatinelösungen verursachen keinen Coating-Effekt (s. o.). Auch nach Gelatinepräparaten können **Unverträglichkeitsreaktionen** auftreten, die jedoch meist erst nach Infusion größerer Mengen auftreten. Die Inzidenz anaphylaktoider Reaktionen Grad III und IV wird bei Gelatine-Gabe mit 0,065 % angegeben.

Stärkepräparate (Hydroxyäthylstärke; HAES)

Stärkepräparate werden aus hoch molekularem Amylopektin hergestellt. Amylopektin ist z. B. in Mais, Getreide und Reis enthalten und aus 1-4-glykosidisch verbundenen Glukosemolekülen aufgebaut. Verzweigungen entstehen durch 1-6-glykosidische Verbindungen (Abb. 9.2). Die Wachsmaisstärke bzw. die Kartoffelstärke, die einen sehr hohen Amylopektinanteil (> 95 %) enthalten, werden zur Herstellung von handelsüblichen HAES-Präparationen verwendet.

Amylopektin wird vom körpereigenen Enzym α-1,4-Amylase schnell gespalten, wodurch es nur ca. zehn Minuten intravasal verbleibt. Zur Verhinderung dieser raschen Spaltung werden durch eine sog. Hydroxyäthylierung Hydroxyäthylgruppen in diese Moleküle eingefügt. Normalerweise sind ca. 50–70 % der Glukosemoleküle mit einer Hydroxyäthylgruppe substituiert. Es wird von einem Substitutionsgrad von 50–70 % (bzw. von 0,5–0,7) gesprochen. Die Substitution kann entweder am C_2- oder C_6-Kohlenstoffatom (oder selten am C_3-Atom) durchgeführt sein (Abb. 9.3). C_2-Substitutionen

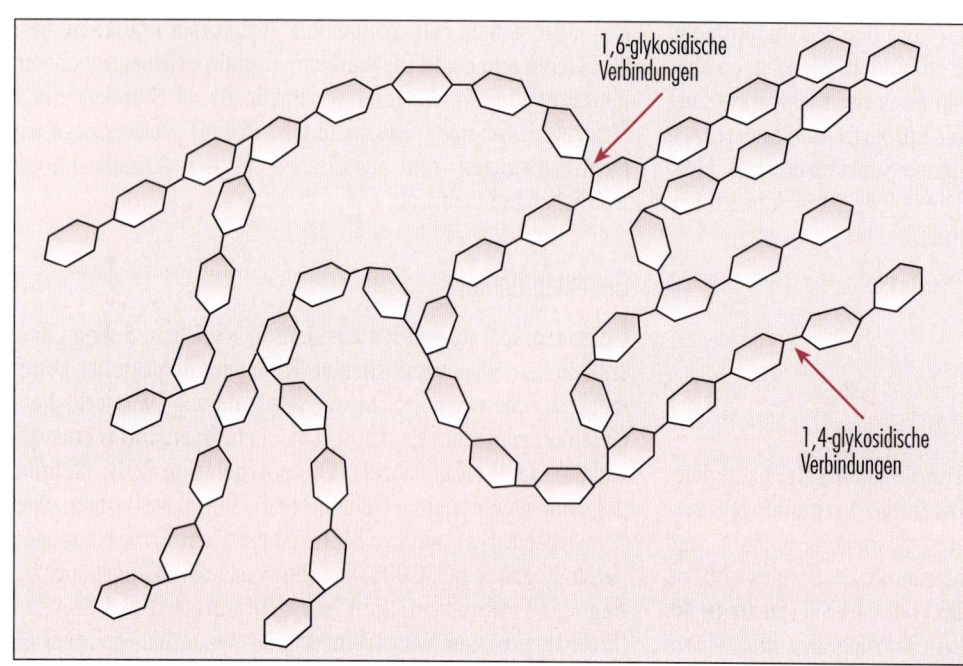

1,6-glykosidische
Verbindungen

1,4-glykosidische
Verbindungen

Abb. 9.2 Amylopektinmolekül.

behindern die Spaltung durch α-Amylase stärker als C_6-Substitutionen. Wichtig ist daher auch das Verhältnis C_2- zu C_6-Substitutionen, das sog. Substitutionsmuster bzw. Substitutionsverhältnis. Substitutionsgrad und Substitutionsmuster bestimmen die Metabolisierungsgeschwindigkeit und damit die Wirkungsdauer.

Je nach molarer Masse werden hoch molekulare Hydroxyäthylstärke (MG 450000; z.B. Plasmasteril), mittelmolekulare HAES (MG 200000; z.B. HAES-steril) und niedermolekulare Hydroxyäthylstärke (MG 70000; z.B. Rheohes) unterschieden. HAES kann zu einer Beeinträchtigung der Blutgerinnung führen (Egli et al. 1997). Dies trifft vor allem für hoch molekulares HAES zu (Leitlinien 2001). Bei mittelmolekularem HAES ist dies bereits wesentlich geringer ausgeprägt. Zum Teil wird auch beschrieben, dass mittelmolekulares HAES in klinisch empfohlener Dosierung die Blutgerinnung nicht beeinträchtigt (Blaicher et al. 1998).

HAES wird nach Aufspaltung durch die Serumamylase über die Nieren ausgeschieden. Falls eine Niereninsuffizienz vorliegt, ist die Eliminationshalbwertszeit deutlich verlängert. Aufgrund des hohen Molekulargewichts kann HAES bei der Hämodialyse nicht eliminiert werden. Eine dialysepflichtige Niereninsuffizienz stellt deshalb eine Kontraindikation für HAES dar. Bei einer Hämofiltration wird es dagegen ausgeschieden. Bei mangelnder renaler Ausscheidung wird eine Speicherung im Körper begünstigt. Dass die durch eine Niereninsuffizienz begünstigte Speicherung in retikuloendothelialem System, Tubuluszellen der Niere und Hepatozyten zu klinisch manifesten Störungen führt, konnte bisher allerdings nicht gezeigt werden. Vor allem bei Verabreichung größerer Dosen über einen längeren Zeitraum (z.B. zur Verbesserung der Rheologie) kann Juckreiz (aufgrund der

Speicherung) beobachtet werden. Die Inzidenz anaphylaktoider Reaktionen Grad III und IV beträgt bei HAES-Gabe 0,019%. Lebensbedrohliche anaphylaktoide Reaktionen sind in 0,0006% zu erwarten.

Es muss zwischen einzelnen **HAES-Präparaten** unterschieden werden. Das Ausmaß von Volumeneffekt und Wirkungsdauer der HAES hängt deutlich von Molekulargewicht und Substitutionsgrad ab. Zur Angabe einer Maximaldosis müssten Molekulargewicht, Substitutionsgrad und HAES-Menge in g (nicht in ml Lösung) berücksichtigt werden. Die Tagesmaximaldosierung von HAES beträgt 2 g/kg KG, d.h. 20 ml/kg KG HAES 10% oder 33 ml/kg KG HAES 6% bzw. 66 ml/kg KG HAES 3% (auch wenn schon niedrigere oder höhere Dosierungen empfohlen wurden [Vogt et al. 1999]). Für die häufig verwendete HAES 6% 200/0,5 (6% HAES pro Liter, Molekulargewicht 200000, Substitutionsgrad 0,5) wird nach aktuellen Herstellerempfehlungen daher die maximale Obergrenze mit 33 ml/kg KG angegeben.

Intravasale Verweildauer und Volumeneffekt der einzelnen HAES-Präparate sind in Tabelle 9.2 aufgelistet. HAES wird durch die Serumamylase gespalten. Die Gabe von HAES führt zu einer 2–3fachen Konzentrationserhöhung der Serumamylase. Im Rahmen diagnostischer Maßnahmen (z.B. Pankreatitis-Diagnostik) ist nach HAES-Gabe die Konzentration der Serumamylase nicht mehr verwendbar (es ist jedoch noch der Lipasewert aussagekräftig). Nach Gabe von HAES führt die Berechnung des kolloidosmotischen Drucks anhand der Gesamteiweißkonzentration (s.o.) zu falsch niedrigen Werten. In diesen Fällen ist der kolloidosmotische Druck zu messen.

In den letzten Jahren wurde wiederholt eine neu entwickelte 6%ige HAES-Präparation (Voluven) mit einer engen Mole-

Tab. 9.2 Wichtige Kenngrößen verschiedener HAES-Präparationen. Nähere Erläuterungen zu C_2-C_6-Relation und Substitutionsgrad s. Text (KOD = kolloidosmotischer Druck).

	Konzen-tration	molare Masse	C_2-C_6-Relation	Substitu-tionsgrad	KOD [mm Hg]	Volumen-effekt	Wirkungs-dauer	Plasma-viskosität	Thrombozyten-aggregation
kurz wirksame Lösungen									
HAES-steril	3%	20000	5:1	0,5	12	ca. 0,6	1–2	↓	↓
mittellang wirksame Lösungen									
HAES-steril	6%	20000	5:1	0,5	34	ca. 1,0	3–4	↓↓	↓↓
HAES-steril	10%	20000	5:1	0,5	80	ca. 1,4	3–4	↓↓↓	↓↓↓
lang wirksame Lösungen									
Plasmasteril	6%	45000	5:1	0,7	29–32	ca. 1,0	6–8	↑	↑

↓ vermindert; ↑ erhöht

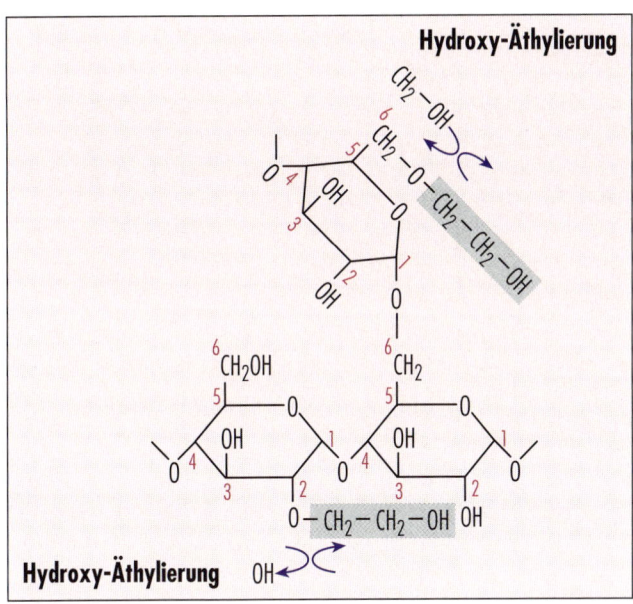

Abb. 9.3 Hydroxyäthylstärke (HAES); **a:** Strukturformel;

Abb. 9.3b sterische Behinderung der Hydroxyäthylgruppe gegen den Abbau durch die α-1,4-Amylase (Pfeile zeigen den Angriff der α-1,4-Amylase; nähere Erklärung s. Text).

kulargewichtsverteilung von 130000 Dalton und einem Substitutionsgrad von 0,4 als vorteilhafte Weiterentwicklung propagiert. Der initiale Volumeneffekt wird mit 1,0 angegeben. Der relativ geringe Substitutionsgrad von 0,4 wird durch ein günstigeres Substitutionsmuster (C_2-C_6-Verhältnis von ≈ 9:1) kompensiert, sodass die Wirkungsdauer vergleichbar derjenigen von HAES 6% 200/0,5 ist. Aufgrund des relativ niedrigen Molekulargewichts scheinen die möglichen Nebenwirkungen wie Beeinträchtigung der Blutgerinnung (Waitzinger et al. 1998), Speicherung und Kumulation (Waitzinger et al. 1998) weiter vermindert. Als maximale Tagesdosis werden ebenfalls 33 ml/kg KG (ca. 2,5 l beim 75 kg schweren Erwachsenen) angegeben.

1998 wurden als kolloidale Plasmaersatzmittel in ca. 63% HAES-Präparate verwendet. Dextrane finden dort keine Verwendung mehr.

Transfusionslösungen (Plasmaderivate und Blutkomponenten werden im Kap. 24.1, S. 510 beschrieben.

9.4 Literatur

Blaicher AM, Reiter WJ, Blaicher W, Kettner SC, Felternig M, Grabner CM, Zimpfer M. The effect of Hydroxyethyl starch on platelet aggregation in vitro. Anaesth Analg 1998; 86: 1318–21.

Cosnett JE. The origins of intravenous fluid therapy. Lancet 1989; 768–71.

Egli GA, Zollinger A, Seifert B, Popovic D, Pasch T, Spahn DR. Effect of progressive haemodilution with hydroxyethyl starch, gelatin and albumin on blood coagulation. Br J Anaesth 1997; 78: 684–9.

Leitlinien zur Therapie mit Blutkomponenten und Plasmaderivaten. Herausgegeben von: Vorstand und Wissenschaftlichem Beirat der Bundesärztekammer. 2. überarbeitete Aufl. Köln: Deutscher Ärzte-Verlag; 2001.

Vogt NH, Bothner U, Lerch G, Lindner KH, Georgieff M. Large dose administration of 6% hydroxyethyl starch 2000/0,5 for total hip arthroplasty plasma homeostasis, hemostasis and renal function compared to use of 5% human albumin. Anaest Analg 1996; 83: 262–8.

Waitzinger J, Bepperling F, Pabst G, Opitz J, Müller M, Baron JF. Pharmacokinetics and tolerability of a new hydroxyethyl starch (HES) specification (HES [130/0.4]) after single-dose infusion of 6% or 10% solutions in healthy volunteers. Clin Drug Invest 1998; 16: 151–60.

Perioperative Flüssigkeitstherapie mit Infusionslösungen

10

10.1 Allgemeine Bemerkungen

Die Empfehlungen für die perioperative Flüssigkeitssubstitution sind zum Teil recht unterschiedlich, sowohl was die Menge als auch die Art der zuzuführenden Lösungen betrifft. Die im Folgenden angegebenen Werte sind daher als grobe Richtlinien gedacht und müssen ggf. nach der klinischen Situation des Patienten modifiziert werden.

Bei der Berechnung der perioperativ notwendigen Flüssigkeitsmenge muss prinzipiell zwischen Basis-, Nachhol- und Verlustbedarf unterschieden werden.

10.2 Basis-, Nachhol- und Verlustbedarf

Basisbedarf

Der Basisbedarf (oder Erhaltungsbedarf) beim Erwachsenen beträgt ca. 1,5 ml/kg KG/h, das sind ca. 2500 ml/d (Tab. 10.1). Der übliche Flüssigkeitsverlust setzt sich zusammen aus Urinausscheidung (ca. 1500 ml/d), Stuhlausscheidung (ca. 100 ml/d) sowie der nicht direkt messbaren Perspiratio insensiblilis, also

den Flüssigkeitsverlusten über die Haut und den Respirationstrakt (ca. 10 ml/kg KG/d). Zusätzlich können noch Flüssigkeitsverluste durch Schwitzen (Perspiratio sensibilis) z.B. bei körperlicher Anstrengung auftreten. Falls zusätzlich Fieber vorliegt, steigt der Flüssigkeitsbedarf pro Grad Fieber um ca. 2 ml/kg KG/d an. Bei unzureichender Flüssigkeitszufuhr wird kompensatorisch vor allem die Urinausscheidung gedrosselt. Es kommt zur Harnkonzentrierung.

Nachholbedarf

Der Nachholbedarf (oder Korrekturbedarf) ergibt sich aus dem Zeitraum der Flüssigkeitskarenz multipliziert mit dem Basisbedarf. Zusätzlich sind sonstige Flüssigkeitsverluste, z.B. durch präoperatives Erbrechen, Durchfall, Sondenableitung usw. zu addieren. Bei einem Erwachsenen (70 kg KG) ist präoperativ von einer oft mindestens sechsstündigen Flüssigkeitskarenz auszugehen, d.h. der Erwachsene hat bei einem Basisbedarf von 1,5 ml/kg KG/h nach sechs Stunden einen Nachholbedarf von mindestens $1,5 \times 70 \times 6 = 630$ ml (Tab. 10.1). Dieser Nachholbedarf aufgrund der Flüssigkeitskarenz sollte bei Erwachsenen innerhalb der ersten Operationsstunde ausgeglichen werden.

Kinder unter 6 Monaten dürfen inzwischen meist bis ca. zwei Stunden, Kinder über 6 Monaten meist bis ca. drei Stunden präoperativ noch klare Flüssigkeit zu sich nehmen (Kap. 64.4.1, S. 865). Für feste Nahrung gilt auch für Kinder weiterhin eine 6-stündige Nüchternheitszeit. Diese Nüchternheitszeiten sollten möglichst nicht wesentlich überschritten werden, da bei Säuglingen und Kleinkindern sehr schnell eine Entgleisung des Wasser- und Elektrolythaushaltes droht. Der Nachholbedarf aufgrund der präoperativen Flüssigkeitskarenz sollte bei Kindern zu ca. 50% in der ersten Operationsstunde, zu je 25% in der zweiten und dritten Operationsstunde bzw. postoperativ ausgeglichen werden (Tab.10.2).

Tab. 10.1 Richtwerte für den Basisbedarf an Flüssigkeit.

Patient	Alter/Gewicht	Bedarf
Erwachsene	70 kg KG	1,5 ml/kg KG/h
Schulkind	14 Jahre/50 kg KG	2,0 ml/kg KG/h
	6 Jahre/20 kg KG	3,5 ml/kg KG/h
Kleinkind	5 Jahre/20 kg KG	3,5 ml/kg KG/h
	2 Jahre/12 kg KG	4,0 ml/kg KG/h
Säugling	1 Jahr/10 kg KG	5,0 ml/kg KG/h
	ab 5. Lebenstag	5,5 ml/kg KG/h
	1., 2., 3., 4. Lebenstag	2,5–3–3,5–4,5 ml/kg KG/h

Tab. 10.2 Nachholbedarf aufgrund der präoperativen Flüssigkeitskarenz.

Patient	Nüchternheit	Nachholbedarf	Ausgleich in der 1. Operationsstunde
Erwachsener: 70 kg KG	>6 h	630 ml	100% = 630 ml
Schulkind:			
14 Jahre/50 kg KG	6 h	600 ml	100% = 600 ml
6 Jahre/20 kg KG	6 h	420 ml	50% = 210 ml
Kleinkind:			
5 Jahre/20 kg KG	3 h	210 ml	50% = 105 ml
2 Jahre/12 kg KG	3 h	144 ml	50% = 72 ml
Säugling:			
1 Jahr/10 kg KG	3 Stunden	150 ml	50% = 75 ml
ab 5. Lebenstag/3 kg KG	2 Stunden	33 ml	50% = ca. 17 ml
1.–4. Lebenstag/3 kg KG	2 Stunden	22–17 ml	50% = 6–14 ml

Tab. 10.3 Beispiele für die perioperative Infusionsmenge bei Erwachsenen.

	Gewebetrauma		
	gering	**mittel**	**ausgeprägt**
Sequestration ins Gewebe und Verdunstung	3 ml/kg KG/h = 210 ml	6 ml/kg KG/h = 420 ml	10 ml/kg KG/h = 700 ml
Basisbedarf	1,5 ml/kg KG/h = 105 ml		
Nachholbedarf	6-stündige Flüssigkeitskarenz, 100% in der 1. Operationsstunde = 630 ml		
aktueller Verlustbedarf (z. B. Blutung)			
Summe (in der 1. Operationsstunde)	945 ml	1155 ml	1435 ml

Intraoperativer Verlustbedarf

Der intraoperative Verlustbedarf ergibt sich vor allem aus der Verdunstung über Wundflächen (z.B. eröffnetes Abdomen), durch Sequestration (Absonderung) von Flüssigkeit in das durch die Operation geschädigte ödematöse Gewebe sowie durch Blutverluste. Die Flüssigkeitsverluste durch Verdunstung und Sequestration in den »dritten Raum« sind nur sehr schwer abzuschätzen.

Es werden hierfür folgende Richtwerte angegeben:
- mäßige Gewebetraumatisierung: 1–4 ml/kg KG/h (z.B. Tonsillektomie, Herniotomie)
- mittlere Gewebetraumatisierung: 5–7 ml/kg KG/h (z.B. Gallenoperation, Appendektomie, Thoraxoperationen)
- ausgeprägte Gewebetraumatisierung: 8–10(–15) ml/kg KG/h (z.B. große Bauchoperationen)

Bei Operationen mit minimaler Gewebetraumatisierung wie Operationen am Auge, mikrochirurgischen Eingriffen am Ohr, Extremitätenoperationen in Blutleere usw. kann der intraoperative Verlustbedarf oft vernachlässigt werden.

Zum intraoperativen Verlustbedarf können zusätzlich noch Blutverluste sowie Verluste über Drainagen und Sonden hinzukommen.

10.3 Durchführung der perioperativen Flüssigkeitstherapie mit Infusionslösungen

Ziel der perioperativen Flüssigkeitstherapie mit Infusionslösungen ist es, Basis-, Nachhol- und Verlustbedarf adäquat zu ersetzen. Zum einen ist eine **Orientierung** an den errechneten Bedarfsmengen möglich, zum anderen auch an den Kreislaufparametern Herzfrequenz, Blutdruck, am zentralen Venendruck, am Durstempfinden des Patienten und an der Feuchtigkeit der Schleimhäute sowie an der (evtl. über einen liegenden Dauerkatheter) ausgeschiedenen Urinmenge, die beim Erwachsenen mindestens 1 ml/kg KG/h, beim Säugling und Kleinkind mindestens 2 ml/kg KG/h betragen sollte.

Tab. 10.4 Beispiele für die perioperative Infusionsmenge bei Kindern.

	Patient und Operation		
	Säugling, 2 Monate, 4 kg KG, Leistenhernie	**Säugling, 1 Jahr 10 kg KG, Leistenhernie**	**Kleinkind, 5 Jahre, 20 kg KG, Appendektomie**
Sequestration ins Gewebe und Verdunstung	3 ml/kg KG/h = 12 ml	4 ml/kg KG/h = 20 ml	6 ml/kg KG/h = 120 ml
Basisbedarf	5,5 ml/kg KG/h = 22 ml	5,0 ml/kg KG/h = 50 ml	3,5 ml/kg KG/h = 70 ml
Nachholbedarf	2-stündige Flüssigkeitskarenz, 50% in der 1. Operationsstunde = 22 ml	3-stündige Flüssigkeitskarenz, 50% in der 1. Operationsstunde = 75 ml	3-stündige Flüssigkeitskarenz, 50% in der 1. Operationsstunde = 105 ml
aktueller Verlustbedarf (z. B. Blutung)			
Summe (in der 1. Operationsstunde)	56 ml	145 ml	295 ml

bei einer nur halbstündigen Operationsdauer halbieren sich die angegebenen Werte

Bei **Erwachsenen** (Tab.10.3) eignet sich für den Basisbedarf und zum Ausgleich eines Nachholbedarfs aufgrund der Flüssigkeitskarenz eine Vollelektrolytlösung. Besteht ein Nachholbedarf aufgrund von Blutung, Erbrechen oder z.B. Durchfall, sollten diese Verluste möglichst bereits vor Narkosebeginn ausgeglichen werden. Für den intraoperativen Verlustbedarf sowie für einen Nachholbedarf aufgrund von Erbrechen oder Durchfall eignen sich ebenfalls vor allem Vollelektrolytlösungen. Verluste von Blut sollten primär durch künstliche kolloidale Ersatzmittel, ggf. durch Blutkomponenten ausgeglichen werden (s. auch Kap. 24.1, S. 510).

Bei **Kindern** (Tab. 10.4) hat sich zum Ersatz von Basis-, Nachhol- und Verlustbedarf eine niederprozentige Glukoselösung mit ca. 30–75 mmol/l Natriumchlorid bewährt. Hierzu werden für die unterschiedlichen Altersstufen je nach Hersteller meist mehrere verschiedene Infusionslösungen angeboten (z.B. Ionosteril päd I/II/III; I: 4% Glukose, 29,4 mmol/l Natrium, II: 3,3% Glukose, 41,1 mmol/l Natrium; III: 2,5% Glukose, 73,6 mmol/l Natrium). Viele Infusionslösungen (z.B. Pädiafusin I oder II) enthalten mit 5,5% Glukose einen relativ hohen Glukoseanteil. In Kombination mit dem durch das operative Trauma bedingten Anstieg der Kortikosteroid- und Katecholamin-Sekretion sowie der verminderten Insulinsekretion kann es hierbei leicht zu einer Hyperglykämie kommen. Bei Kindern bis zu 3 Jahren sollten Lösungen mit ca. 30 mmol/l Natrium (z.B. Ionosteril päd I oder II), bei Kindern ab 3 Jahren sollten Lösungen mit ca. 50 mmol/l Natrium (z.B. Ionosteril päd II oder III) verwendet werden. Ab ca. dem 4.–5. Lebensjahr können wie beim Erwachsenen übliche Vollelektrolytlösungen verwendet werden.

Treten geringe Blutverluste auf, können diese mit einem entsprechenden Volumen an kristalloider Infusionslösung (ca. 1:4) oder besser einem entsprechenden Volumen an künstlichen kolloidalen Plasmaersatzmitteln (1:1) ersetzt werden. Treten perioperativ mäßige oder starke Blutverluste auf, wird die Gabe größerer Mengen an künstlichen oder körpereigenen kolloidalen Plasmaersatzmitteln und ggf. auch die Gabe von Blutkomponenten notwendig. Die Therapie perioperativ relevanter Blutverluste wird ausführlich in Kap. 24.3, S. 534 beschrieben.

Dokumentation in der Anästhesie

Die Pflicht zur medizinischen Dokumentation ist ein grundsätzlicher Bestandteil der ärztlichen Tätigkeit. Sie wird in den ärztlichen Berufsordnungen sowie dem fünften Sozialgesetzbuch geregelt. Die wahrheitsgetreue, zeitgerechte und dokumentensichere Protokollierung in der Anästhesie muss normalerweise bei der präoperativen Visite beginnen und endet üblicherweise mit der Entlassung des Patienten aus dem Aufwachraum. Hierfür werden vorgedruckte Narkoseprotokolle verwendet. Das Narkoseprotokoll dient einerseits dem Anästhesisten als Gedächtnisstütze, andererseits hat es juristische Bedeutung und ist insbesondere bei einem Narkosezwischenfall als Beweisstück zu betrachten. Daneben ist es Grundlage für die spätere Weiterbehandlung des Patienten. Außerdem kann es für wissenschaftlich-statistische Auswertungen, für einen detaillierten Leistungsnachweis und damit für die krankenhausinterne Budgetierung sowie zur internen und externen **Qualitätssicherung** verwendet werden. Qualitätssichernde Maßnahmen werden inzwischen durch gesetzliche Regelungen (§ 137 SGB V) und die ärztliche Berufsordnung vorgeschrieben. Ziel der Qualitätssicherung muss ein kontinuierliches Streben nach Optimierung sein. Qualitätssichernde Maßnahmen werden oft unterteilt in Strukturqualität (z. B. Qualität der organisatorischen Strukturen wie räumliche, apparative und personelle Voraussetzungen), Prozessqualität (Qualität der Durchführung der Patientenbehandlung) und Ergebnisqualität (Behandlungsergebnis, Patientenzufriedenheit). Die Dokumentation wird vom Anästhesisten und/oder von der Anästhesiepflegekraft vorgenommen. Für die Richtigkeit der Dokumentation bürgt der verantwortliche Anästhesist mit seiner Unterschrift auf dem Narkoseprotokoll. Eine lückenhafte Dokumentation wird im Falle eines Schadensersatzprozesses meist zu Ungunsten des Arztes ausgelegt, während eine sorgfältige Dokumentation normalerweise als Hinweis für sorgfältiges und gewissenhaftes Arbeiten gewertet wird. Ein größeres praktisches Problem stellt die Tatsache dar, dass oft nur unvollständig dokumentiert wird. Da evtl. Schadensersatzpflichten erst nach 30 Jahren verjähren, ist es ratsam, Narkoseprotokolle über diesen Zeitraum zu archivieren.

Narkoseprotokolle müssen keine vorgeschriebene Form aufweisen, sodass leider in fast jeder Klinik andere Protokolle verwendet werden. Die »Kommission« für Qualitätssicherung und Datenverarbeitung« der Deutschen Gesellschaft für Anästhesiologie und Intensivmedizin hat inzwischen Empfehlungen über einen »**Kerndatensatz**« mit 112 Einzelfeldern erarbeitet (Kerndatensatz 1993). Es wurde damit ein Minimalstandard des Protokolls zum Zwecke der Qualitätssicherung erarbeitet. In diesen Kerndatensatz gehören z. B. administrative Daten (ambulanter/stationärer Patient), Alter und Geschlecht des Patienten, Dringlichkeit der Operation, die Einstufung anhand der ASA-Klassifikation, differenzierte Risikofaktoren, Zeiterfassung, Personalerfassung, Ort des Eingriffs sowie eine Liste von Auffälligkeiten, die während einer Narkose auftreten können (sog. AVB's, Anästhesie-Verlaufsbeobachtungen; s. u.) und postanästhesiologischer Verlauf. 1999 ist eine überarbeitete Version des Kerndatensatzes publiziert worden (Modifikation 1999), der logischer aufgebaut ist und eine klarere Aufteilung in einen gekürzten Pflichtteil und einen zusätzlichen fakultativen Teil aufweist. Außerdem sind die AVB's neu strukturiert und sowohl für den intra- als auch den postoperativen Zeitraum identisch. Inzwischen wurde auch eine modulare Ergänzung des Kerndatensatzes für die Kardioanästhesie publiziert (Schirmer et al. 2000). Zur Form des Narkoseprotokolls wurden keine Empfehlungen gegeben. Inzwischen wird anstatt der konventionellen reinen Papierdokumentation zunehmend häufiger ein maschinenlesbares Narkoseprotokoll verwendet. Die handschriftlich vorgenommenen Strichmarkierungen werden später mittels Beleglesersystem in einen Standard-PC eingelesen und erlauben eine entsprechende statistische Auswertung. Beim maschinellen Einlesen werden Fehlerkontrollen sowie Plausibilitätsprüfungen vorgenommen. In Abbildung 11.1 ist ein bewährtes modernes Anästhesieprotokoll dargestellt, das die obigen Forderungen erfüllt und mittels Markierungsleser in einen Computer eingelesen werden kann. Reine Online-Systeme (maschinelle Narkoseprotokolle), bei denen alle relevanten Daten direkt im Computer erfasst werden, sind bisher nur vereinzelt realisiert.

Die üblichen **Narkoseprotokolle** sind meist dreigeteilt.

Im **ersten Teil** werden meist die Personalien des Patienten, die aktuelle Diagnose, der durchzuführende Eingriff, die Begleiterkrankungen des Patienten, vorherige Operationen und Narkosen, aktuelle Medikamente usw. dokumentiert. Es wird also der präoperative Zustand des Patienten erfasst. Außerdem wird in diesem Teil auch die Prämedikation verordnet (Abb. 11.1a).

Im **zweiten Teil** des Protokolls werden die während des Eingriffs erhobenen Messwerte sowie die vorgenommenen anästhesiologischen Maßnahmen notiert (Abb. 11.1b). Es wird also der Anästhesieverlauf dokumentiert. Dazu gehören insbesondere:

- Dokumentation aller verabreichten Medikamente einschließlich der Inhalationsanästhetika
- Dokumentation aller gemessenen biologischen Größen wie Herzfrequenz und Blutdruck. Je nach Operation und Begleiterkrankungen des Patienten sind mehr oder weniger viele biologische Größen zu erheben. Je schneller sich eine biologische Größe verändern kann, desto engmaschiger muss deren Kontrolle und Dokumentation durchgeführt werden. Es ist normalerweise eine fünfminütige Kontrolle und Dokumentation der Vitalparameter zu fordern. Als Minimum ist bei jeglichem Eingriff die Kontrolle der Vitalfunktionen Kreislauf und Atmung zu dokumentieren. An Kreislaufparametern werden im Normalfall der oszillometrisch (z. B. mittels Dinamap-Gerät) oder die mithilfe der Riva-Rocci-Methode gemessene systolische und diastolische Blutdruck sowie die Herzfrequenz kontrolliert.

Zur Dokumentation der Oxygenierung ist die pulsoximetrische Sauerstoffsättigung zu protokollieren.

Bei beatmeten Patienten müssen alle für die Beatmungseinstellung maßgeblichen Größen dokumentiert werden, wie Atemfrequenz, Atemhubvolumen, Atemminutenvolumen, Beatmungsdrücke, endexspiratorische CO_2-Konzentration, die inspiratorische Sauerstoffkonzentration, die in- oder exspiratorische Konzentration des volatilen Anästhetikums sowie Beginn und Ende der Beatmung usw.

- Dokumentation der Flüssigkeitszufuhr: Die Bezeichnung und Menge der infundierten Flüssigkeiten ist zu protokollieren. Bei Blutkomponenten oder Plasmaderivaten sind zusätzlich die entsprechenden Konserven- und Chargennummern zu dokumentieren (s. auch Kap. 24.2.6, S. 523).
- Protokollierung aller Flüssigkeitsverluste, insbesondere Urinausscheidung, Verluste über Drainagen, Sonden, Blutungen usw.
- Dokumentation aller Gefäßpunktionen unter Angabe des Punktionsortes sowie des dazu verwendeten Punktionsmaterials. Auch frustrane (zentrale) Punktionsversuche (z. B. Punktionsversuch der V. jugularis interna) sind zu dokumentieren.
- Dokumentation aller sonstigen invasiven Maßnahmen wie Intubation, Extubation, Legen eines Dauerkatheters, Legen einer Temperatursonde
- Dokumentation der Lagerung des Patienten (z. B. Rückenlage, Steinschnittlage, Knie-Ellenbogen-Lage)
- Dokumentation aller Komplikationen wie Herzrhythmusstörungen, Erbrechen, Laryngospasmus, Bradykardie. Während solche **Z**wischenfälle, **E**reignisse und **K**omplikationen früher als ZEK's bezeichnet wurden (Maßnahmen 1992), wird heute von AVB (**A**nästhesie-**V**erlaufs**b**eobachtungen; s.o.) gesprochen. In dem in Abbildung 11.1 dargestellten Narkoseprotokoll ist die von der Deutschen Gesellschaft für Anästhesiologie und Intensivmedizin erstellte Liste der AVB sowie deren Schweregrad dargestellt (Maßnahmen 1992). Für alle AVB's sind die entsprechenden Kodierungsnummern, der Zeitpunkt sowie der Schweregrad (I–V; Abb. 11.1c) festzuhalten.
- Dokumentation aller evtl. zusätzlich erhobener Größen wie Körpertemperatur, zentraler Venendruck usw.
- Dokumentation von Beginn und Ende des operativen Eingriffs
- eine abschließende Bilanz der ein- und ausgeführten Flüssigkeiten
- Dokumentation der an der Narkose beteiligten Ärzte und Anästhesiepflegekräfte
- eventuelle Verordnungen für die postoperative Nachbehandlung auf der Station

Bei Durchführung eines Regionalanästhesieverfahrens sollten folgende Punkte dokumentiert werden (Vorschläge 1995):
- evtl. anatomische Normvarianten
- Gerinnungsstatus (Anamnese, laborchemisch)
- Lagerung zur Regionalanästhesie
- Technik
- Punktionsort
- Kanülentyp und -stärke (z. B. Quincke-Schliff, Sprotte-, Whitacre-Kanüle, Stimuplex-Kanüle)
- Stärke und Einführtiefe eines evtl. verwendeten Katheters
- Konzentration und Volumen des Lokalanästhetikums (Test-, Haupt-, Repetitionsdosis mit Zeitangabe)
- Barizität des Lokalanästhetikums (isobar, hyperbar)
- evtl. Zusätze zum Lokalanästhetikum (z. B. Adrenalin)
- Handelsname des Lokalanästhetikums
- Anästhesieausbreitung (kranial, kaudal, bei rückenmarknaher Regionalanästhesie Ausbreitung sowohl an rechter als auch linker Körperseite)
- Anästhesieausbreitung über die Zeit (Spinalanästhesie: nach 5–10 min sowie nach 30 min; Periduralanästhesie: nach 30 min)
- bei Verwendung eines Nervenstimulators: minimale erfolgreiche Reizstromstärke
- Einstichtiefe, Anzahl der Punktionsversuche
- Effizienz der Regionalanästhesie: A: suffiziente Anästhesie, B: Supplementierung mit Analgetika erforderlich; C: unzureichende Regionalanästhesie, Übergang auf ein anderes Anästhesieverfahren erforderlich. Gegebenenfalls empfiehlt sich auch die Beurteilung der motorischen Blockade nach dem sog. Bromage-Schema (Kap. 16.2.4, S. 375) oder vereinfacht als: A: komplette, B: eingeschränkte, C: fehlende motorische Blockade.
- Besonderheiten und/oder Komplikationen sollten beschrieben werden, z. B. evtl. ausgelöste Parästhesien, Gefäßpunktion, versehentliche Duraperforation bei Periduralanästhesie, Blutaspiration.
- erneute Überprüfung und Dokumentation des Analgesieniveaus vor jeder Nachinjektion oder vor Verlegung des Patienten in einen anderen Verantwortungsbereich (z. B. OP/Aufwachraum; Aufwachraum/Allgemeinstation).

Im **dritten Teil** des Narkoseprotokolls wird der postoperative Zustand des Patienten dokumentiert, vor allem während seines Aufenthalts im Aufwachraum. In diesem Teil werden ggf. noch Empfehlungen bzw. Anordnungen für die Weiterbehandlung des Patienten gegeben (Abb. 11.1d).

Von besonderen Vorkommnissen wie einer Reanimation, einem Transfusionszwischenfall oder z. B. dem Ausbrechen eines Zahns bei der endotrachealen Intubation empfiehlt es sich, zusätzlich noch ein gesondertes, ausführliches Zwischenfallsprotokoll anzufertigen.

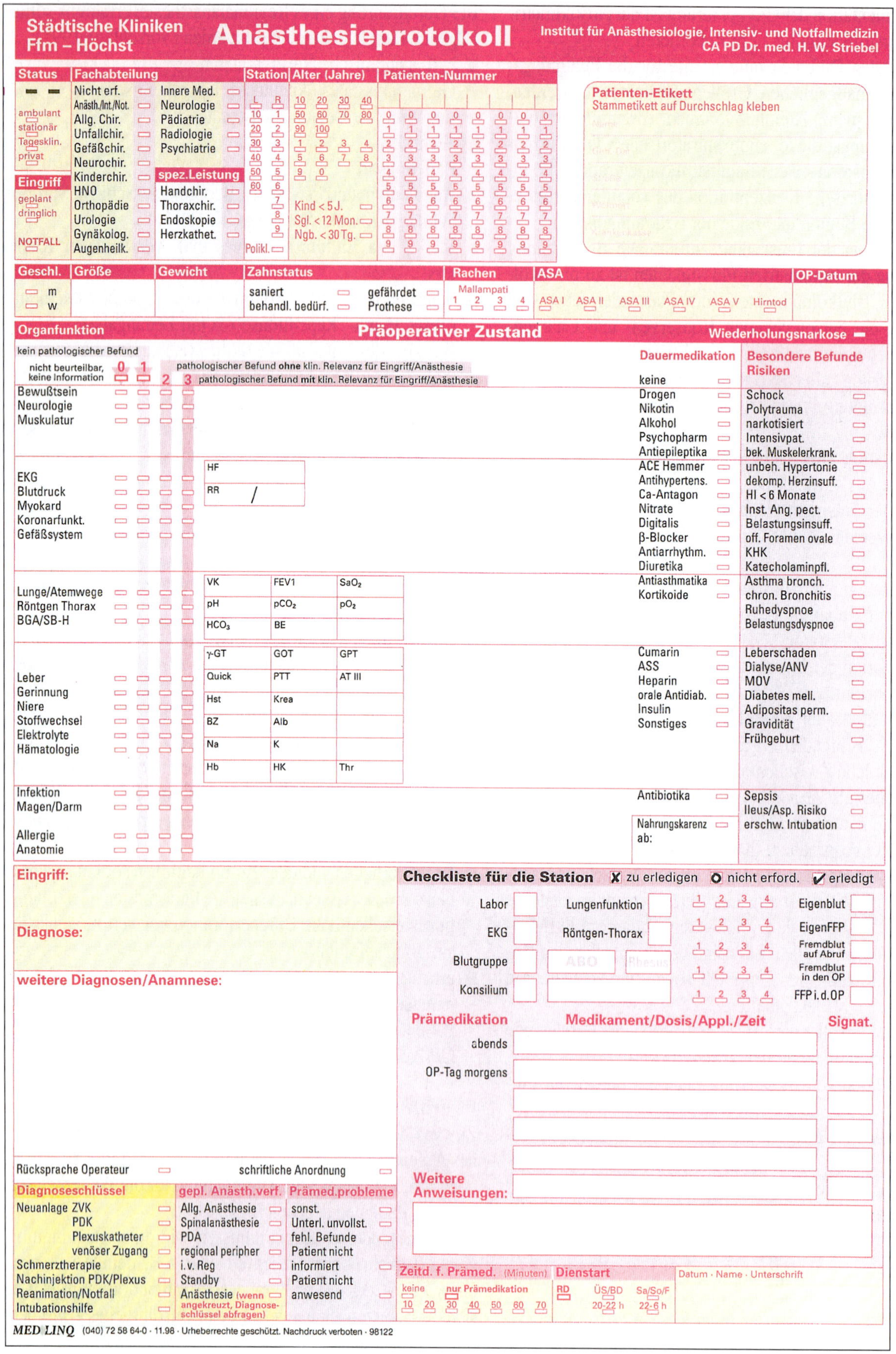

Städtische Kliniken Ffm – Höchst

Anästhesieprotokoll

Institut für Anästhesiologie, Intensiv- und Notfallmedizin
CA PD Dr. med. H. W. Striebel

Status
Nicht erf.
ambulant
stationär
Tagesklin.
privat

Eingriff
geplant
dringlich

NOTFALL

Fachabteilung
Nicht erf.
Anästh./Int./Not.
Allg. Chir.
Unfallchir.
Gefäßchir.
Neurochir.
Kinderchir.
HNO
Orthopädie
Urologie
Gynäkolog.
Augenheilk.

Innere Med.
Neurologie
Pädiatrie
Radiologie
Psychiatrie

spez. Leistung
Handchir.
Thoraxchir.
Endoskopie
Herzkathet.

Station
Polikl.

Alter (Jahre)
Kind < 5 J.
Sgl. < 12 Mon.
Ngb. < 30 Tg.

Patienten-Nummer

Patienten-Etikett
Stammetikett auf Durchschlag kleben

Geschl. m / w
Größe
Gewicht
Zahnstatus saniert / behandl. bedürf. / gefährdet / Prothese
Rachen Mallampati 1 2 3 4
ASA ASA I ASA II ASA III ASA IV ASA V Hirntod
OP-Datum

Organfunktion   **Präoperativer Zustand**   **Wiederholungsnarkose**

kein pathologischer Befund
nicht beurteilbar, keine Information   0 1
pathologischer Befund **ohne** klin. Relevanz für Eingriff/Anästhesie   2 3
pathologischer Befund **mit** klin. Relevanz für Eingriff/Anästhesie

Bewußtsein
Neurologie
Muskulatur

EKG   HF
Blutdruck   RR   /
Myokard
Koronarfunkt.
Gefäßsystem

Lunge/Atemwege   VK   FEV1   SaO$_2$
Röntgen Thorax   pH   pCO$_2$ pO$_2$
BGA/SB-H   HCO$_3$ BE

Leber γ-GT   GOT   GPT
Gerinnung   Quick   PTT   AT III
Niere   Hst   Krea
Stoffwechsel   BZ   Alb
Elektrolyte   Na   K
Hämatologie   Hb   HK   Thr

Infektion
Magen/Darm

Allergie
Anatomie

Dauermedikation
keine
Drogen
Nikotin
Alkohol
Psychopharm
Antiepileptika
ACE Hemmer
Antihypertens.
Ca-Antagon
Nitrate
Digitalis
β-Blocker
Antiarrhythm.
Diuretika
Antiasthmatika
Kortikoide
Cumarin
ASS
Heparin
orale Antidiab.
Insulin
Sonstiges
Antibiotika
Nahrungskarenz ab:

Besondere Befunde Risiken
Schock
Polytrauma
narkotisiert
Intensivpat.
bek. Muskelerkrank.
unbeh. Hypertonie
dekomp. Herzinsuff.
HI < 6 Monate
Inst. Ang. pect.
Belastungsinsuff.
off. Foramen ovale
KHK
Katecholaminpfl.
Asthma bronch.
chron. Bronchitis
Ruhedyspnoe
Belastungsdyspnoe
Leberschaden
Dialyse/ANV
MOV
Diabetes mell.
Adipositas perm.
Gravidität
Frühgeburt
Sepsis
Ileus/Asp. Risiko
erschw. Intubation

Eingriff:

Diagnose:

weitere Diagnosen/Anamnese:

Checkliste für die Station   X zu erledigen   O nicht erford.   ✔ erledigt

Labor   Lungenfunktion   1 2 3 4   Eigenblut
EKG   Röntgen-Thorax   1 2 3 4   EigenFFP
Blutgruppe   ABO Rhesus   Fremdblut auf Abruf
                                1 2 3 4   Fremdblut in den OP
Konsilium   1 2 3 4   FFP i. d. OP

Prämedikation   **Medikament/Dosis/Appl./Zeit**   **Signat.**
abends
OP-Tag morgens

Rücksprache Operateur   schriftliche Anordnung

Weitere Anweisungen:

Diagnoseschlüssel
Neuanlage ZVK
PDK
Plexuskatheter
venöser Zugang
Schmerztherapie
Nachinjektion PDK/Plexus
Reanimation/Notfall
Intubationshilfe

gepl. Anästh.verf.
Allg. Anästhesie
Spinalanästhesie
PDA
regional peripher
i. v. Reg
Standby
Anästhesie (wenn angekreuzt, Diagnoseschlüssel abfragen)

Prämed.probleme
sonst.
Unterl. unvollst.
fehl. Befunde
Patient nicht informiert
Patient nicht anwesend

Zeitd. f. Prämed. (Minuten)
keine   nur Prämedikation
10 20 30 40 50 60 70

Dienstart
RD   ÜS/BD 20-22 h   Sa/So/F 22-6 h

Datum · Name · Unterschrift

MED LINQ   (040) 72 58 64-0 · 11.98 · Urheberrechte geschützt. Nachdruck verboten · 98122

Abb. 11.1 Modernes, maschinenlesbares Narkoseprotokoll (mit freundlicher Genehmigung durch Fa. Med Linq); **a:** präoperativer Zustand;

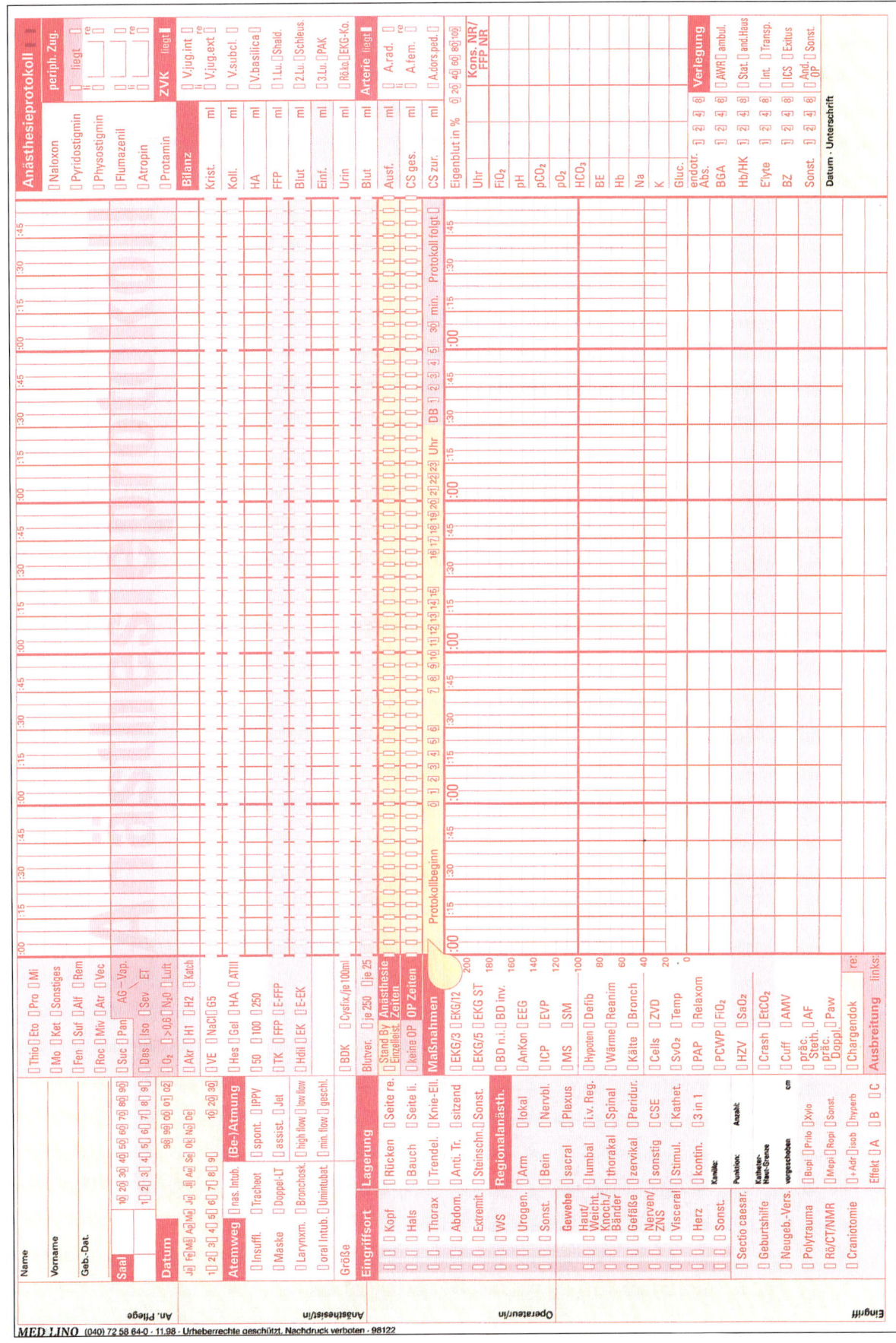

Abb. 11.1b Narkoseprotokoll;

Liste der AVB
Anästhesie Verlaufsbeobachtung

Atemwege Gasaustausch

01 Dekonnektion
02 Tubus verlegt/abgeknickt
03 Akzidentelle Extubation
04 Nicht vorhergesehene
   schwierige Intubation 1)
05 Intubation nicht möglich
06 Fehlintubation 2)
07 Einseitige Intubation 3)
08 Reintubation
09 Laryngospasmus
10 Bronchospasmus
11 Aspiration
12 Hypoventilation/Hypoxämie
13 Lungenödem
15 Andere respiratorische
   Störungen

1) Mehr als drei Versuche zur Intubation
   oder Intubation durch zweiten Arzt
2) Zweiter Intubationsvorgang erforderlich
3) Lagekorrektur nach Tubusfixierung
   erforderlich

Herz-Kreislaufsystem

18 Hypotension
19 Hypertension
20 Arrhythmie
21 Tachykardie
22 Bradykardie
23 Hypovolämie
24 Dekompensierte Herzinsuffizienz
25 Lungenembolie (Thrombo-,
   Luft-, Fett-Embolie)
26 Kreislaufstillstand
28 Myokardinfarkt
30 Andere Störungen des
   Herz-Kreislauf-Systems

Allgemeine Reaktionen

33 Übelkeit/Erbrechen
40 Anaphylaktisch-allergische
   Reaktion
41 Zittern
42 Hypothermie
43 Maligne Hyperthermie
44 Transfusionsreaktion
45 Oligurie/Anurie/
   Akutes Nierenversagen
48 Andere allgemeine Reaktionen

Laborwerte

51 Anämie
52 Störungen des
   Säure-Basen-Haushaltes
53 Störungen des
   Elektrolythaushaltes
54 Hyper-/Hypoglykämie
55 Andere Störungen von
   Laborwerten

Zentrales Nervensystem

58 Zentrales anticholinerges
   Syndrom
59 Ischämie
60 Krampfanfall
64 Andere zentrale
   neurologische Störungen

Medizintechnik

67 Narkosegerät/Beatmungsgerät
68 EKG-Überwachungsgerät
69 Automatische
   Blutdruckmessung 4)
70 Externer Schrittmacher
71 Defibrillator
72 Pulsoxymetrie
73 Intubationsbesteck
74 Medikamentenzufuhr
   (Infusionssysteme/Pumpen)
75 Andere Störungen
   Medizintechnik

4) Oszillometrisch oder invasiv

Läsionen

77 Fehl-/Mehrfachpunktion
   Regionalanästhesie 5)
78 Fehl-/Mehrfachpunktion
   Gefäße 5)
79 Zähne
80 Gefäße
81 Muskel/Weichteile
82 Haut
83 Atemwege
84 Augen
85 Epistaxis
86 Pneumo-/Hämatothorax
87 Nerven
89 Andere Läsionen

5) Mehr als drei Punktionsversuche oder
   Punktion durch zweiten Arzt
   erforderlich

Schweregrade der AVB
(Krankenhäuser ohne AWR)

I AVB ohne Bedeutung für die unmittelbare postoperative Phase - keine besondere Betreuung nach
dem Ende der Anästhesie notwendig (auch Beinahe-
Zwischenfälle).

II AVB klinisch bedeutsam für die unmittelbare postoperative Phase - erhöhter Betreuungsaufwand unmittelbar postoperativ notwendig (z.B. Überwachung im Vor-
raum, längere Ausleitungszeit), jedoch ohne Bedeutung
nach Verlegung auf die Station.

III AVB klinisch bedeutsam für die unmittelbare postoperative Phase - deutlich verlängerte Verweilzeit im
OP-Bereich unter anästhesiologischer Kontrolle und/oder
besondere Beobachtung auf der Station erforderlich.

IV AVB klinisch bedeutsam für die unmittelbare postoperative Phase - Problem kann im OP oder auf
der Station nicht zufriedenstellend gelöst werden und
bedingt Verlegung auf die Intensiv- oder Wachstation.

V Voraussichtlich schwerwiegender Dauerschaden oder Tod.

Schweregrade der AVB
(Krankenhäuser mit AWR)

I AVB ohne Bedeutung für die Betreuung im
AWR - keine besondere Betreuung im AWR
notwendig (auch Beinahe-Zwischenfälle).

II AVB klinisch bedeutsam für die Betreuung
im AWR - keine Bedeutung für die Verlegung
auf die Station.

III AVB klinisch bedeutsam für die Betreuung
im AWR; deutlich verlängerte Verweilzeit im
AWR und/oder Beobachtung über die Zeit
im AWR hinaus auf der Station erforderlich.

IV AVB klinisch bedeutsam für die Betreuung
im AWR; Problem kann im AWR nicht
zufriedenstellend gelöst werden und bedingt:
Verlegung auf die Intensiv- oder Wachstation.

V Voraussichtlich schwerwiegender Dauerschaden oder Tod.

Basierend auf der Studie Qualitätssicherung Anästhesie der DGAI/DKI (Dr. Kersting)

Abb. 11.1c Liste der AVB (Anästhesie-Verlaufsbeobachtungen);

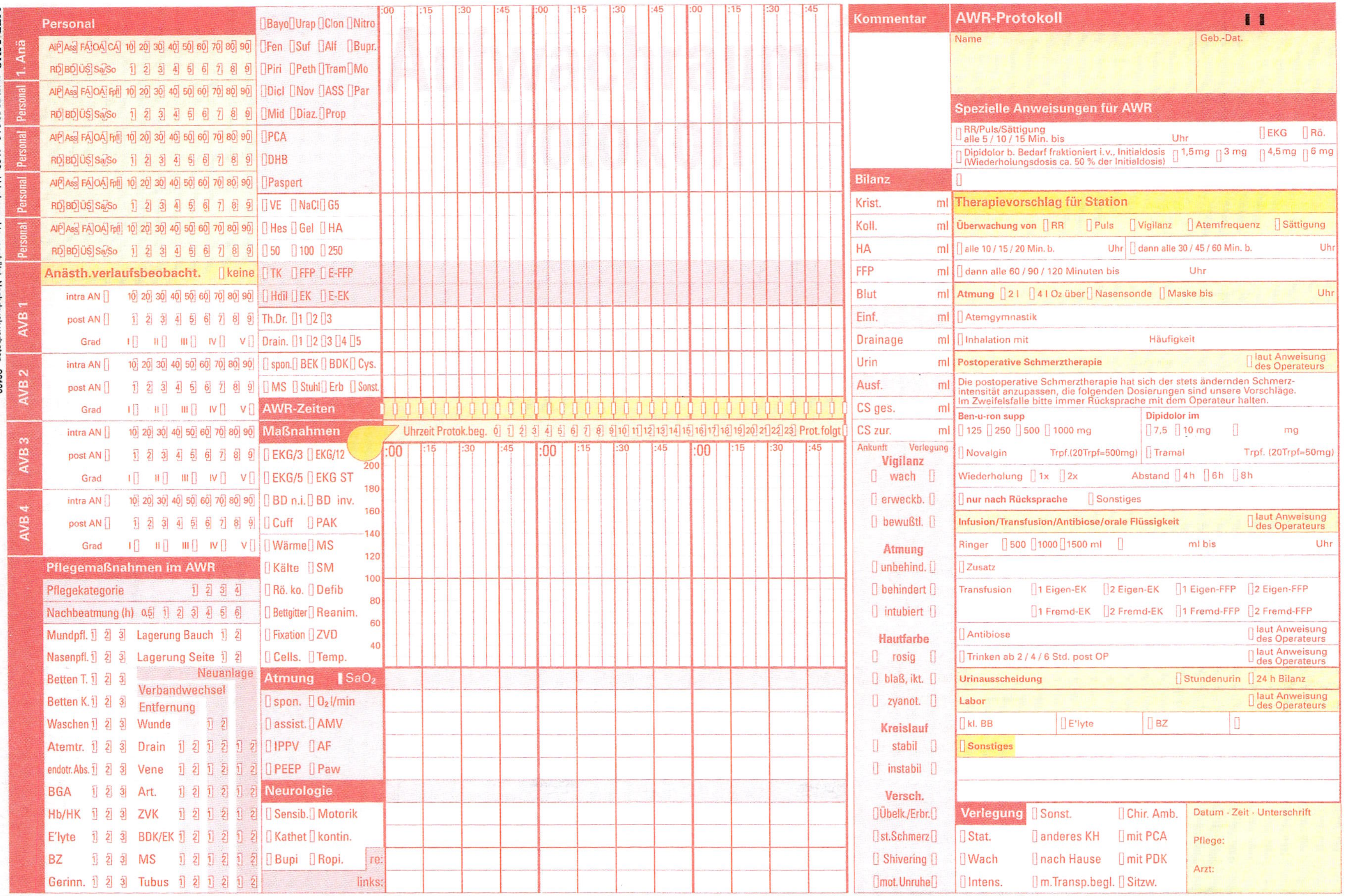

Abb. 11.1d Aufwachraumprotokoll.

Das Original des Narkoseprotokolls bleibt im Besitz des entsprechenden Anästhesieinstitutes, der Durchschlag wird den Patientenakten zugeheftet.

Inzwischen können Narkoseprotokolle auch weitgehend maschinell (online) erstellt werden, indem z. B. Daten von den Monitorgeräten und dem Beatmungsgerät direkt in einen Dokumentationscomputer eingespeist werden. Diese papierlose Online-Dokumentation wirft in der Praxis jedoch noch erhebliche logistische Probleme auf.

Literatur

Kerndatensatz Qualitätssicherung in der Anästhesie. Empfehlung der DGAI-Kommission »Qualitätssicherung und Datenverarbeitung in der Anästhesie«. Anaesthesiol Intensivmed 1993; 34: 330–5.

Maßnahmen zur Qualitätssicherung von Anästhesieverfahren. Empfehlungen der Deutschen Gesellschaft für Anästhesiologie und Intensivmedizin. Anaesthesiol Intensivmed 1992; 33: 78–83.

Modifikation des Kerndatensatzes Anästhesie. Anaesthesiol Intensivmed 1999; 40: 649–58.

Schirmer U, Dietrich W, Lüth JU, Baulig. Der erweiterte Datensatz Kardioanästhesie. Anaesthesiol Intensivmed 2000; 41: 683–91.

Vorschläge des Wissenschaftlichen Arbeitskreises Regionalanästhesie der DGAI zur Dokumentation regionaler Anästhesietechniken. Anaesthesiol Intensivmed 1995; 36: 111–3.

Reinigung, Desinfektion und Sterilisation von Narkosegerät und Narkosezubehör sowie Gefahren für das Anästhesiepersonal

»Fehler wider die Hygiene können mit dem Tode bestraft werden«
Max Pettenkofer, 1865
»Nur der wäscht seine Hände in Unschuld, der sie wäscht.«
Unertl, 2000

12.1 Reinigung, Desinfektion und Sterilisation von Narkosegerät und Narkosezubehör

Allgemeine Bemerkungen

Bereits nach kurzfristigem Gebrauch von Narkosegerätschaften ist von einer Verunreinigung mit infektiösen Keimen auszugehen. Um eine Keimübertragung auf den nächsten Patienten durch infektiöse Gerätschaften zu vermeiden, kommt einer sachgerechten Reinigung, Desinfektion oder Sterilisation des benutzten Narkosezubehörs eine große Bedeutung zu. Da die einzelnen Anästhesiegerätschaften aus zum Teil recht unterschiedlichen Materialien hergestellt werden, ist hierzu jedoch kein einheitliches Verfahren möglich. Auch die Frage, ob für ein bestimmtes Zubehör eine Reinigung, eine Desinfektion oder eine Sterilisation nötig ist, ist nicht immer eindeutig zu beantworten.

Reinigung

Möglichst unmittelbar nach der Benutzung müssen verunreinigte Gerätschaften (z.B. Laryngoskopspatel) in eine Desinfektionslösung (möglichst mit zusätzlicher Reinigungswirkung) eingelegt werden. In dieser Lösung werden diese Gerätschaften später in einen »unreinen« Geräteraum gebracht. Hier erfolgt eine manuelle oder maschinelle Reinigung. Bei der manuellen Reinigung werden die Gerätschaften zuerst unter fließendem Leitungswasser abgewaschen und anschließend mit einer schonenden Bürste mechanisch gereinigt. Nachdem die Geräte abgetropft oder getrocknet sind, können sie dem gewünschten Desinfektions- oder Sterilisationsverfahren zugeführt werden. Diese mechanische Reinigung ist Voraussetzung für eine sichere Wirkung der nachfolgenden Desinfektion oder Sterilisation.

> Im Bereich von nicht entfernten und eingetrockneten Sekret- oder Blutrückständen ist keine sichere Desinfektionswirkung zu erwarten!

Desinfektion

»Des-Infektion« bedeutet soviel wie Entkeimung, Entseuchung. Bei einer Desinfektion werden alle Mikroorganismen (mit Ausnahme der Sporen) entfernt, abgetötet oder in ihrer Infektiosität gehemmt. Mit einem desinfizierten Gegenstand kann also keine Infektion mehr übertragen werden. Eine Desinfektion kann durch chemische Desinfektionsmittel, durch Hitze oder durch Strahlen erzielt werden.

Händedesinfektion

Eine regelmäßige Händedesinfektion (z.B. mit Sterilium) vor und nach jedem Patientenkontakt stellt die wirkungsvollste Einzelmaßnahme im Krankenhaus dar. Insbesondere bei Intensivpatienten ist eine unzureichende Händedesinfektion eine häufige Infektionsquelle für nosokomiale (im Krankenhaus erworbene) Infektionen. Durch konsequente Einhaltung hygienischer Basismaßnahmen (z.B. konsequente Händedesinfektion) kann die Inzidenz nosokomialer Infektionen um bis zu 30% reduziert werden (Robert-Koch-Institut 2000). Bei Tätigkeiten, die mit einem besonders hohen Kontaminationsrisiko der Hände einhergehen wie z.B. der endotrachealen Intubation oder der Extubation des Patienten, sollten Handschuhe getragen werden. Es ist jedoch zu beachten, dass Handschuhe ein falsches Sicherheitsgefühl erzeugen können. Werden die Handschuhe nicht unmittelbar nach dem Patientenkontakt ausgezogen, kann dies zu einer Kreuzübertragung oder zur Kontamination von Gerätschaften führen.

Wischdesinfektion

Gerätschaften wie Narkosegeräte, Narkosewagen und Ähnliches müssen täglich einer Wischdesinfektion unterzogen werden. Nach einer vorausgehenden mechanischen Reinigung ist mit einem geeigneten Desinfektionsmittel (z.B. Meliseptol) die Wischdesinfektion vorzunehmen. Hierbei müssen die vorgeschriebenen Einwirkzeiten genau beachtet werden.

Desinfektion mit dem Eintauchverfahren

Die Eintauchdesinfektion war die früher übliche Desinfektionsmethode und wird heute noch in vielen kleineren Krankenhäusern durchgeführt. Bei Beachtung der vorher notwendigen Reinigung (s.o.), dem notwendigen Abtropfenlassen der gereinigten Geräte, der korrekten Einwirkzeit sowie der richtigen Konzentration des Desinfektionsmittels garantiert das Einlegen von Narkosezubehör in eine Desinfektionslösung (z.B. Gigasept) eine ausreichende Desinfektion. Bei Unachtsamkeiten kann die Desinfektion mit diesem Verfahren jedoch unzureichend sein, wenn z.B. in Schläuchen oder Beatmungsbeuteln Luftblasen verbleiben, die eine Befeuchtung und damit eine Einwirkung auf die gesamte Oberfläche verhindern. Auf ein korrektes, luftblasenfreies Einlegen ist daher zu achten. Ebenso müssen Gegenstände, die evtl. an der Oberfläche schwimmen und teilweise aus der Flüssigkeit ragen, z.B. durch ein aufgelegtes Gitter völlig in die Flüssigkeit eingetaucht werden.

Nach der Eintauchdesinfektion müssen die Geräte in einem desinfizierten Spülbecken mit nachweislich keimfreiem Leitungswasser ausgiebig nachgespült werden. Abschließend ist eine Trocknung der Gegenstände nötig. Für Faltenschläuche und Ähnliches eignet sich ein Gebläse mit steriler Warmluft, für Kleinzubehör bietet sich eine Trocknung im Wärmeschrank an.

Desinfektion mit Spülautomaten

Die Desinfektion mit dem oben genannten Eintauchverfahren ist sehr personalaufwendig. Aus Rationalisierungsgründen wurden daher spülmaschinenartige Geräte entwickelt, die durch Heißwasserspülungen und die Anwendung von Desinfektionsmitteln einen thermochemischen Reinigungs- und Desinfektionsvorgang garantieren. Hierzu zählt z.B. der sog. Desinfektor von Miele, der das Narkosezubehör von etwa fünf Narkosen aufnehmen kann und dessen Reinigungs- und Desinfektionsprogramm 35 Minuten dauert.

Eine Desinfektion mit dem Eintauchverfahren oder mit Spülautomaten eignet sich für Anästhesiezubehör, das zwar desinfiziert werden muss, bei dem aber eine sterile Lagerung nicht nötig erscheint. Hierzu zählen z.B. Faltenschläuche, Beatmungsbeutel, Gesichtsmasken sowie Y- und Winkel-Stücke, außerdem Guedel- und Wendl-Tuben und Ähnliches.

Sterilisation

Unter Sterilisation wird das Abtöten sämtlicher Mikroorganismen verstanden. Eine Sterilisation kann z.B. durch Hitzeeinwirkung, Chemikalien oder Bestrahlung erzielt werden.

Sterilisation durch Hitze

Die Sterilisation durch Hitzeeinwirkung ist die einfachste und billigste Sterilisationsmethode und sollte immer dann angewandt werden, wenn das zu sterilisierende Material hitzebeständig ist. Prinzipiell muss bei der Hitzesterilisation zwischen Sterilisation mit trockener Hitze und Sterilisation mit feuchter Hitze unterschieden werden.

Die Sterilisation mit trockener Hitze hat weitgehend an praktischer Bedeutung verloren. Hierbei wird atmosphärische Luft in einem Heißluftsterilisator auf 180 °C erhitzt. Die Sterilisationsdauer beträgt 30 Minuten. Hierfür sind Metall- und Glasteile geeignet. Thermolabile Materialien wie Kunststoffe und Gummi sind nicht geeignet.

Bei der üblichen Sterilisation mit feuchter Hitze wird unter Überdruck stehender, gesättigter und luftfreier Wasserdampf eingesetzt. Hierzu werden sog. Dampfdrucktöpfe (Autoklaven) verwendet. Bei einem Überdruck von einer Atmosphäre (1 atü) kocht das Wasser bei 120 °C, bei einem Überdruck von 2 atü kocht das Wasser im Autoklaven bei 134 °C. Ein Dampf von 120 °C muss ca. 20 Minuten, ein 134 °C heißer Dampf muss ca. fünf Minuten auf das zu sterilisierende Material einwirken, um eine sichere Sterilisation zu garantieren. Geeignet für die Dampfsterilisation sind Metallteile, Glas- sowie verschiedene Gummi- und Plastikmaterialien und Textilien. Durch die Dampfsterilisation (Autoklavierung) kommt es jedoch zu einem beschleunigten Alterungsprozess von Gummiteilen. Die zu sterilisierenden Geräte können vorher in spezielle Sterilguttüten eingeschweißt oder in Siebe gepackt und darin anschließend steril gelagert werden.

Gassterilisation mit Äthylenoxyd (z. B. mit der Sterivit-Anlage)

Äthylenoxyd liegt bei Raumtemperatur als explosionsfähiges und hoch giftiges Gas vor. Es eignet sich zur Sterilisation von Geräten, die nicht hitzebeständig sind. Die zu sterilisierenden Teile müssen vorher gereinigt werden und trocken(!) sein. Außerdem können sie zuvor in spezielle Sterilisationstüten eingeschweißt werden. Vor allem bei den aus mehreren Latexschichten bestehenden Woodbridge-Tuben kann es durch das eindringende Äthylenoxydgas zur Abhebung von Latexschichten und zur Blasenbildung kommen. Diese Materialschäden können später während des Gebrauchs u.U. ernsthafte Probleme heraufbeschwören (Kap. 4.4.1, S. 53). Aufgrund der hohen Giftigkeit des Äthylenoxyds ist nach der Desinfektion auf eine ausreichend lange »Entgasung« der sterilisierten Geräte zu achten. Die Sterilisation mit Äthylenoxyd sollte nur durchgeführt werden, wenn keine andere Sterilisationsmethode verfügbar ist.

Sterilisation durch Strahlen

Die Sterilisation mit ionisierenden Strahlen wird vor allem zur Sterilisation von pharmazeutischen Produkten verwendet. Die Produkte können in der endgültigen Verpackung bestrahlt werden. Da es hierbei kaum zu einer Erwärmung des Sterilisationsgutes kommt, kann dieses Verfahren auch für sämtliche hitzeempfindliche Produkte verwendet werden.

Beatmungsgerät als mögliche Infektionsquelle?

Theoretisch können infektiöse Keime auch über das Narkosegerät auf spätere Patienten übertragen werden. Ob eine bakterielle Kontamination von Narkosegerät und Narkosezubehör als mögliche Infektionsquelle für nachfolgende Patienten infrage kommt, wird jedoch kontrovers diskutiert (du Moulin u. Hedley-Whyte 1982). Das Risiko ist jedoch sicherlich gering. Am Ende einer Narkose sind Gesichtsmaske und Beatmungsschläuche durch frische, desinfizierte Teile auszutauschen. Werden zwischen Endotrachealtubus und Beatmungsschläu-

Anästhesie –
Allgemeiner Teil

286   12 Reinigung, Desinfektion und Sterilisation von Narkosegerät und Narkosezubehör sowie Gefahren für das Anästhesiepersonal

che hydrophobe Membranfilter geschaltet, können die Schlauchsysteme für mehrere Patienten verwendet werden (Hauer et al. 2000). Dadurch können oft schon ab der zweiten Narkose Kosten eingespart werden. Durch die Verwendung steriler Einwegartikel (anstatt der frischen, nur desinfizierten Mehrwegartikel) und den Einbau von Bakterienfilter ins Kreissystem konnte z.B. die Inzidenz postoperativer pulmonaler Infekte nicht gesenkt werden. Dies scheint dadurch bedingt zu sein, dass aerogen übertragene Erkrankungen sehr selten sind und dass Bakterien im Narkosegerät kaum überleben können (bei Verwendung eines Beatmungsgerätes mit Befeuchtertöpfen, wie dies vor allem auf Intensivstationen üblich ist, besteht dagegen ein relativ hohes Kontaminations- und Infektionsrisiko).

Bisher ist zwar nicht belegt, dass eine Tuberkulose durch das Narkosegerät auf den nachfolgenden Patienten übertragen worden wäre (du Moulin u. Hedley-Whyte 1982), säureresistente Bakterien sind jedoch sehr widerstandsfähig. Daher muss bei Patienten, die möglicherweise Tuberkulosebakterien über die Lunge ausscheiden, sehr vorsichtig verfahren werden. Es sind möglichst Einwegartikel (z.B. Einwegschläuche) zu verwenden. Verwendete Mehrwegartikel sind mit entsprechenden Chemikalien (z.B. Glutaraldehyd) zu desinfizieren.

Bei HIV-positiven Patienten scheint es sinnvoll, Einwegschläuche und Einwegbeatmungsbeutel zu verwenden. Wieder verwendbare Artikel wie Laryngoskope sollten mit Natriumhypochlorid desinfiziert werden.

12.2 Gefahren für das Anästhesiepersonal

12.2.1 Narkosegasbelastung

Die chronische Exposition gegenüber niedrigen Narkosegaskonzentrationen stellt möglicherweise ein Risiko für das im Operationsbereich arbeitende Personal dar. Daher werden entsprechende Narkosegasabsaugungen verlangt. Außerdem dürfen Anästhesiesysteme eine bestimmte Leckagerate nicht überschreiten. In der Neufassung der technischen Regeln für Gefahrstoffe (TRGS 905) von 1997 wird zu Narkosegeräten festgestellt: »Leckagen größer als 150 ml pro Minute bei 3 kPa (30 cm H$_2$O) im Niedersystem sollten nicht toleriert werden« (Neufassung 1997). Für die einzelnen Inhalationsanästhetika wurden außerdem **m**aximale **A**rbeitsplatz**k**onzentrationen (**MAK**) definiert. Unter maximaler Arbeitsplatzkonzentration wird die höchstzulässige Konzentration eines Arbeitsstoffes, als Gas, Dampf oder Schwebstoff in der Luft am Arbeitsplatz verstanden, die nach dem gegenwärtigen Stand der Kenntnis auch bei wiederholter und langfristiger, in der Regel täglich 8-stündiger Exposition im Allgemeinen die

Gesundheit der Beschäftigten nicht beeinträchtigt und diese nicht unangenehm belästigt. Dieser MAK-Wert wird als Durchschnittswert über einen Arbeitstag oder eine Arbeitsschicht berechnet. Der MAK-Wert für Lachgas beträgt 100 ml/m^3 (= ppm; »parts per million«), für Halothan 5 ppm, für Enfluran 20 ppm und für Isofluran 10 ppm. Für Sevofluran und für Desfluran sind noch keine MAK-Werte festgelegt worden. Daneben gibt es noch den Begriff des Kurzzeitwertes. Für Anästhetika kann für die Dauer von maximal 15 Minuten ein **Kurzzeitwert** von bis zum 4fachen MAK-Wert (pro Arbeitsschicht nicht länger als insgesamt eine Stunde) toleriert werden. Insbesondere bei unvorsichtigem Nachfüllen der Vaporen mit Verschütten von flüssigem volatilem Anästhetikum können die Konzentrationen in der Raumluft stark ansteigen. Falls z.B. nach Verschütten von Halothan dies gerochen werden kann, beträgt die Konzentration vermutlich schon mehr als 30 ppm.

In der Kinderanästhesie ist die Narkosegasbelastung des Personals in der Regel deutlich höher als bei Narkosen bei Erwachsenen (Meier et al. 1995). Ursachen sind vor allem die häufig durchgeführten Narkoseeinleitungen per inhalationem sowie die Weiterführung der Narkose als Maskennarkose. Durch Verwendung effizienter Absauganlagen (Doppelmaskensystem) sowie durch Verwendung niedriger Frischgasflows kann die Exposition bei der Maskenbeatmung um ca. 85% vermindert werden (Meier et al. 1995). Entscheidenden Stellenwert nimmt auch die Arbeitstechnik vor allem bei der Maskennarkose ein. Durch schlechte Arbeitstechnik kann die Narkosegasexposition um ein Mehrfaches erhöht sein. Durch geeignete Schutzmaßnahmen lassen sich auch in der Kinderanästhesie die entsprechenden Grenzwerte einhalten (Meier et al. 1995).

Die Narkosegasbelastung ist bei Maskennarkosen ca. 2-mal größer als bei Intubationsnarkosen mit nicht geblocktem Tubus und ca. 5-mal größer als bei Intubationsnarkosen mit geblocktem Endotrachealtubus (Meier et al. 1995). Auch bei Verwendung von Larynxmasken ist die Exposition wesentlich geringer als bei einer Maskennarkose. Hohe Lachgas-Konzentrationen (> 50 ppm) sind vor allem während Maskenbeatmung, bei Verwendung ungeblockter Kindertuben und bei Geräteleckagen zu erwarten (Kanmura et al. 1999). Eine mögliche Quelle für Spuren von Lachgas im Operationssaal sind auch evtl. Leckagen im Bereich der Entnahmestellen von Hochdrucksystemen. An den Entnahmestellen (»Lachgassteckdose«) für Lachgas aus dem Hochdrucksystem (5 bar Vordruck) sind nach DIN 13260 Leckageraten bis 250 ml/min zulässig. Ist der Stecknippel der Lachgasleitung des Narkosegerätes in der Entnahmequelle, sind bis 1000 ml/min Leckage zulässig (= 1440 l/d!). Die Lachgasexposition des Aufwachraumpersonals liegt unter den Bedingungen einer modernen Baukonzeption und einer modernen raumlufttechnischen Anlage deutlich unter dem angegebenen Grenzwert von 100 ppm (Hoerauf et al. 1995). Bisher gibt es keine Beweise dafür, dass die Exposition gegenüber von Spurenkonzentrationen an Lachgas schädlich ist.

Werdende Mütter dürfen nach § 4 Abs. 2 Nr. 6 des Mutterschutzgesetzes nicht mit Arbeiten beschäftigt werden, bei denen Berufskrankheiten entstehen können, sofern sie infolge ihrer Schwangerschaft bei diesen Arbeiten in besonderem Maße für eine Berufserkrankung gefährdet sind. Halogenierte Kohlenwasserstoffe – also auch z. B. volatile Inhalationsanästhetika – sind in die Berufskrankheitenverordnung aufgenommen. Für Schwangere besteht jedoch kein Beschäftigungsverbot in Räumen, in denen Lachgas verwendet wird.

Von den Anästhetika wird derzeit nur dem Halothan eine fruchtschädigende Wirkung unterstellt.

12.2.2 HIV-Exposition

Kommt es zu einem Kontakt zwischen einer HIV-negativen und einer HIV-positiven Person mit relevantem Übertragungsrisiko, dann wird von der Deutschen und Österreichischen AIDS-Gesellschaft sowie dem Robert-Koch-Institut (mit Stand vom Mai 1998) das in Tabelle 12.1 dargestellte Vorgehen (innerhalb von Sekunden) empfohlen. Um das HIV-Expositionsrisiko und um Nutzen und Risiken einer medikamentösen HIV-Postexpositionsprophylaxe beurteilen zu können, sollte ein in der HIV-Therapie erfahrener Arzt hinzugezogen werden.

Eine medikamentöse Postexpositionsprophylaxe sollte nur dann empfohlen werden, wenn ein erhöhtes Übertragungsrisiko besteht. Das durchschnittliche Übertragungsrisiko bei perkutanen Stich- oder Schnittverletzungen beträgt ca. 0,3%. Es ist erhöht bei:

- sehr tiefen Stich- oder Schnittverletzungen (ca. 16fach)
- sichtbaren frischen Blutspuren auf dem verletzenden Instrument (ca. 5fach)
- falls die verletzende Kanüle zuvor in einer Vene oder Arterie platziert war (ca. 5fach)
- hoher Viruslast der infizierten Kontaktperson (z. B. akute HIV-Infektion, AIDS ohne antivirale Therapie; ca. 6fach)

Das Risiko einer Serokonversion nach Kontakt von HIV-haltigem Blut mit Schleimhäuten (oder mit entzündeter Haut) wird mit 0,03% angegeben.

Zur medikamentösen Expositionsprophylaxe sollten drei Substanzen kombiniert werden (Tab. 12.2). Hierzu werden zwei Inhibitoren der reversen Transkriptase (z. B. Zidovudin und Lamivudin) und ein Proteaseinhibitor (z. B. Nelfinavir) empfohlen (eine sog. »highly active antiretroviral therapy«; HAART). Die Therapie sollte über 4 Wochen durchgeführt werden.

Ein maximaler Schutz ist wahrscheinlich nur dann zu erzielen, wenn noch innerhalb von zwei Stunden die Prophylaxe begonnen wird. Nach einer perkutanen oder intravenösen Exposition ist eine Prophylaxe vermutlich sinnlos, wenn sie erst nach 24 Stunden begonnen wird. Nach einer Schleim-

Tab. 12.1 Empfohlene Sofortbehandlung nach HIV-Kontakt.

Stich- oder Schnittverletzung	Kontamination von geschädigter Haut, Auga oder Mundhöhle
↓	↓
Blutfluss fördern durch Druck auf das umliegende Gewebe (≧ 1 Minute) chirurgische Inzision zur Blutungsförderung nur, wenn ohne Zeitverzögerung fachärztlich möglich	intensive Spülung mit nächstmöglich erreichbarem Wasser oder Kochsalz, ggf. PVP-Jod-Lösung
↓	↓
intensive antiseptische Spülung bzw. Anlegen eines antiseptischen Wirkstoffdepots	
geschädigte Haut: Hautantiseptika mit einem Äthanolgehalt >80 Vol%	
Wunde: Betaseptic oder Freka-Derm farblos	
Mundhöhle: 4- bis 5-mal 20 ml unvergälltes Äthanol 80 Vol%	
Auge: sterile, 5%ige PVP-Jod-Lösung als Apothekenzubereitung gemäß DAC, alternativ 10%ige PVP-Jodlösung (z. B. Betaisodona®) 1:1 mit sterilem Aqua dest.	
↓	
systemische, medikamentöse Postexpositionsprophylaxe (s. Text)	
↓	
Unfalldokumentation (D-Arzt)	
↓	
erster HIV-Antikörper-Test; Hepatitis-Serologie Kontrollen nach 6 Wochen, 3, 6 und 12 Monaten	

Zidovudin (Retrovir) 2 × 250 mg oder	Lamivudin (Epivir) 2 × 150 mg	Nelfinavir (Viracept) 3 × 750 mg
Combivir 2 × 450 mg (à Zidovudin 300 mg und Lamivudin 150 mg)		Indinavir (Crixivan) 3 × 800 mg
alternativ: D$_4$T (Zerit) 2 × 40 mg	alternativ: DDI (Videx) 2 × 200 mg	alternativ: Saquinavir (Fortovase) 3 × 1200 mg, Ritonavir (Norvir) 2 × 600 mg, Nevirapin (Viramune) 2 × 200 mg

Tab. 12.2 Standardtherapie der Postexpositionsprophylaxe

hautexposition ist eine Prophylaxe vermutlich sinnlos, wenn sie erst nach 72 Stunden beginnt.

1999 waren in Deutschland 25 berufsbedingte HIV-Injektionen bei medizinischem Personal gemeldet. Lediglich bei 6 dieser Fälle galt die beruflich bedingte Ursache als gesichert.

Da vermutlich bei einem Großteil der HIV-positiven Patienten die Infektiosität dem medizinischen Personal nicht bekannt ist, muss bei jedem Patienten so sorgfältig vorgegangen werden, als wäre er HIV-positiv.

Anästhesiologische Besonderheiten bei HIV-positiven bzw. an AIDS erkrankten Patienten sind ausführlich im Kap. 62.2, S. 838 dargestellt.

12.3 Literatur

du Moulin GC, Hedley-Whyte J. Bacterial interactions between anesthesiologists, their patients, and equipment. Anesthesiology 1982; 57–61.

Hauer T, Dziekan G, Krüger WA, Rüden H, Daschner F. Sinnvolle und nicht sinnvolle Hygienemaßnahmen in der Anästhesie und auf Intensivsationen. Anaesthesist 2000; 49; 96–101.

Hoerauf K, Koller Ch, Fröhlich D, Taeger K, Hobbhahn J. Lachgasexposition des Aufwachraumpersonals unter moderner Klimatechnik. Anaesthesist 1995; 44: 590–4.

Kanmura Y, Sakai J, Yoshinaka H, Shirao K. Causes of nitrous oxide contamination in operating room. Anesthesiology 1999; 90: 693–6.

Meier A, Jost M, Rüegger M, Knutti R, Schlatter CH. Narkosegasbelastung des Personals in der Kinderanästhesie. Anaesthesist 1995; 44: 154–62.

Neufassung Technische Regeln für Gefahrstoffe (TRGS 905). Im Bundesarbeitsblatt 6/1997 (S. 40 ff) veröffentlichte Bekanntmachung des Bundesministeriums für Arbeit und Sozialordnung (BMA) vom 15.5.1997 über die Neufassung der TRGS 905.

Robert-Koch-Institut. Prävention der nosokomialen Pneumonie. Mitteilung der Kommission für Krankenhaushygiene und Infektionsprävention am Robert-Koch-Institut. Intensivmed 2000; 37: 653–61.

Teil B

Lokal- und Regionalanästhesieverfahren

13

Einführung und Geschichte

Bei einer Allgemeinanästhesie sind sämtliche Empfindungen und damit auch die Schmerzwahrnehmung im Gehirn vorübergehend ausgeschaltet. Bei Lokal- oder Regionalanästhesieverfahren wird dagegen versucht, die Schmerzleitung aus einem bestimmten Körpergebiet zum Gehirn zu verhindern, indem die entsprechenden peripheren Nerven reversibel blockiert werden. Hierzu wird ein Lokalanästhetikum neben den zu blockierenden Nerv injiziert. Die Empfindungswahrnehmungen in anderen Körperregionen sind bei einer Lokal- oder Regionalanästhesie unbeeinflusst, d.h. der Patient ist normalerweise wach und reagiert adäquat.

13.1 Geschichte der Regionalanästhesie

Die Entdeckung der Lokalanästhetika geht auf das Jahr 1884 zurück. Damals entdeckten der Wiener Neurologe Siegmund Freud und Karl Koller die lokal betäubende Wirkung von Cocain, einem natürlich vorkommenden Alkaloid. Siegmund Freud führte daraufhin ein Experiment durch, in dem das Auge mit Cocain lokal anästhesiert werden sollte. Das Experiment schlug jedoch fehl, weil der zur Herstellung des Cocains beauftragte Apotheker zu viel Alkohol zumischte, sodass die Lösung nicht ausreichend konzentriert war. Wegen dieses Fehlers ging Siegmund Freud nicht als Entdecker der Oberflächenanästhesie in die Annalen der Anästhesie ein.

Karl Koller – ein junger Arzt, der sich um eine Stelle als Augenarzt bemühte – experimentierte weiter und konnte beim Tier und beim Menschen eine gute Lokalanästhesie am Auge erzielen. Er ließ 1884 seine Erkenntnisse über die lokalanästhetische Wirkung von Cocain am Auge auf dem Ophthalmologenkongress in Heidelberg verlesen, da er selbst aus Geldmangel nicht dorthin reisen konnte. Diese Ergebnisse wurden begeistert aufgenommen. Obwohl diese Entdeckung als bahnbrechend erkannt wurde und innerhalb weniger Wochen um die Welt ging, erhielt Karl Koller keine Stelle als Augenarzt.

Siegmund Freud war sehr enttäuscht, dass er diese Entdeckung nur knapp verfehlt hatte. Er begann erneut Experimente mit Lokalanästhetika und kam auf die Idee, zur Therapie einer Trigeminusneuralgie Cocain neben den V. Hirnnerven zu injizieren. Mangels ausreichender anatomischer Kenntnisse injizierte er das Cocain jedoch weitab vom N. trigeminus, und wiederum verfehlte er nur knapp eine große Entdeckung, die der **Leitungsanästhesie**.

1885, also schon ein Jahr nach der Entdeckung der lokalanästhetischen Wirkung von Cocain, wollte der amerikanische Neurologe J. L. Corning bei einem Hund Cocain zwischen die lumbalen Dornfortsätze spritzen und hoffte, dass die Cocainlösung über Venengeflechte in den Rückenmarkkanal gelangt. Dieser Versuch war erfolgreich, aber vermutlich nur deshalb, weil es versehentlich zu einer Spinalpunktion kam. Corning erkannte diese Zusammenhänge noch nicht richtig. Erst 9 Jahre später, also 1894, injizierte Corning als

erster zielgerichtet cocainhaltige Lösungen zur Schmerztherapie in den Liquorraum.

Die erste gewollte **Spinalanästhesie** wurde 1898 von dem deutschen Chirurgen August Bier (erster Oberarzt an der königlich chirurgischen Universitätsklinik Kiel) zur Amputation eines Fußes durchgeführt und publiziert. 1899 veröffentlichte A. Bier seinen Artikel zum Thema »Versuche über Cocainisierung des Rückenmarks« (Bier 1899; Wulf 1998) und schon im gleichen Jahr wurden auch in den USA die ersten Operationen unter Spinalanästhesie durchgeführt. Da offensichtlich erst A. Bier die Tragweite der Spinalanästhesie und die sich hieraus ergebenden Möglichkeiten für chirurgische Eingriffe erkannte und umsetzte, ist die Entdeckung der Spinalanästhesie wohl ihm zuzuschreiben (Goerig u. Beck 1996).

Eine bekannte Anekdote aus der Pionierzeit der rückenmarknahen Leitungsanästhesie ist die Geschichte über die Selbstversuche von August Bier mit seinem Assistenten Hildebrandt. Bier wollte sich von seinem Assistenten eine Spinalanästhesie anlegen lassen, die jedoch fehlschlug, da die das Cocain enthaltende Spritze nicht auf die bereits eingeführte Spinalkanüle passte. Es kam bei diesem frustranen Manöver bei Bier zu einem erheblichen Liquorverlust. Anschließend führte Bier eine Spinalanästhesie bei Hildebrandt durch. Diese war erfolgreich, wie sich durch Hammerschläge gegen die Kniescheibe von Hildebrandt feststellen ließ. Am Tage nach seiner erfolglos erlebten Spinalanästhesie entwickelten sich bei Bier Kopfschmerzen, die im Liegen besser und im Stehen schlimmer waren. Als Ursache vermutete er den punktionsbedingten Liquorverlust. Sein Assistent Hildebrandt litt dagegen für längere Zeit an Knieschmerzen, die wohl auf den rüden Analgesietest zurückzuführen waren.

In den folgenden Jahren wurde die Spinalanästhesie intensivst untersucht. Dieser Forschungsdrang trieb allerdings auch exotische Blüten, von denen einige kuriositätshalber erwähnenswert scheinen: 1907 publizierte Barker erste Arbeiten zur Spinalanästhesie unter Verwendung hyperbarer (Kap. 16.2.4, S. 361) Lokalanästhetika. Unter Zuhilfenahme verschiedener Lagerungstechniken wurde die Ausbreitung dieser hyperbaren Lokalanästhetika im Spinalraum beeinflusst. Es wurden dabei auch Operationen an den Armen und am Kopf beschrieben. Der rumänische Chirurg Jonnesco führte 1908 absichtlich totale Spinalanästhesien (Kap. 16.2.4, S. 367) durch, wobei er dem Lokalanästhetikum Strychnin zusetzte. Er berichtete von 400 totalen Spinalanästhesien, wobei angeblich keine einzige ernsthafte Komplikation aufgetreten sei. 1909 beschreibt der gleiche Autor auch 80 Spinalanästhesien im Halsbereich für Operationen an Schädel, Gesicht und Hals. Der Engländer McGavin berichtet z.B. über einen Patienten, bei dem eine Schädeltrepanation unter Spinalanästhesie durchgeführt wurde. Die Spinalanästhesie reichte dabei vom Scheitel bis zum Nabel und er schrieb; »Während der gesamten Operation plauderte der Patient über verschiedene Dinge ... es bestanden keinerlei Veränderungen des Pulses oder der

Atmung ... und nach der Operation bedankte sich der Patient, ging zu seinem Bett zurück und sagte, dass er keine unangenehmen Empfindungen habe«.

Aufgrund dieser spinalanästhesiologischen Auswüchse verwunderte es nicht, dass z.B. der Amerikaner Murphy die Spinalanästhesie als eine so gefährliche Methode ansah, dass er forderte, die Spinalanästhesie müsse per Gesetz verboten werden.

Es kristallisierten sich aber bald ein sicheres methodisches Vorgehen und klare Indikationen für die Spinalanästhesie heraus. Die Spinalanästhesie wurde bald als ein zuverlässiges und risikoarmes Anästhesieverfahren in das anästhesiologische Repertoire integriert. Bereits zu Beginn der 30er-Jahre berichtete Babcock über Erfahrungen bei mehr als 40 000 Spinalanästhesien. Er beschrieb, dass zu Beginn seiner Tätigkeit die Mortalität bei Spinalanästhesien 1:600 betrug, dann aber in seiner Klinik im Laufe der Jahre auf 1:10 000 sank.

1892 führte der Berliner Chirurg Carl Ludwig Schleich die **Infiltrationsanästhesie** in die Klinik ein. Er verwandte niedriger konzentriertes Cocain, wodurch die Toxizität vermindert und größere Körperareale betäubt werden konnten. Die hohe Toxizität und das hohe Suchtpotenzial waren ein großes Problem beim Cocain, weshalb weiter nach Alternativen gesucht wurde. 1903 empfahl Heinrich Braun den Zusatz von Adrenalin zum Cocain, um so die Toxizität zu vermindern. 1904 gelang Alfred Einhorn die Synthese von **Procain**, dem ersten gut zur Injektion geeigneten und klinisch nutzbaren Lokalanästhetikum. Es wurde 1905 von Heinrich Braun in die chirurgische Praxis eingeführt und verdrängte das Cocain vor allem aufgrund seiner wesentlich geringeren Toxizität. Danach wurden viele Verbindungen ähnlicher Struktur (sog. **Esterverbindungen**; s.u.) entwickelt. Insbesondere Tetracain und Chlorprocain waren klinisch häufig benutzte Ester-Lokalanästhetika.

1943 synthetisierte Nils Löfgren Lidocain. Die damit eingeführte Gruppe der **Amid-Lokalanästhetika** wies Vorteile bezüglich der Wirkungsdauer und Wirkintensität im Vergleich zu den bis dahin eingesetzten Ester-Lokalanästhetika auf. Dem Lidocain folgten viele ähnliche Lokalanästhetika wie Mepivacain, Prilocain, Bupivacain (1963), Etidocain und Ropivacain.

Der Amerikaner Philip Bromage machte sich insbesondere um die Periduralanästhesie verdient; der Pharmakologe Yaksh aus der Mayo-Klinik führte 1976 die peridurale Opioidapplikation ein.

13.2 Bedeutung der Regionalanästhesie

Allgemeine Bemerkungen

Die meisten Anästhesisten bevorzugen die Allgemeinanästhesie gegenüber einer Lokal- oder Regionalanästhesie. Dieses Vorgehen steht in deutlichem Widerspruch zu dem von vielen Anästhesisten immer wieder geäußerten Bedauern, dass Lokal- und Regionalanästhesien zu selten durchgeführt würden. Da jedoch jeder Anästhesist im Rahmen der Prämedikationsvisite die infrage kommenden Anästhesieformen mit dem Patienten bespricht, kann er sehr wohl die Häufigkeit von Lokal- und Regionalanästhesien selbst beeinflussen. Hierzu muss das entsprechende Wissen erworben, die Anwendung gewollt, und die Verfahren müssen in die Praxis umgesetzt werden. Wird vom Anästhesisten ein Regionalanästhesieverfahren als gleichwertig zu einer Allgemeinanästhesie eingestuft, beherrscht er dieses Verfahren und bietet es dem Patienten überzeugend als gute Wahlmöglichkeit neben einer Allgemeinanästhesie an, dann ergeben sich genügend Anwendungsmöglichkeiten für Lokal- und Regionalanästhesieverfahren.

Allgemeinanästhesie versus Allgemeinanästhesie und Regionalanästhesie

Durch die Kombination einer Allgemeinanästhesie mit einem Regionalanästhesieverfahren, insbesondere einer Periduralanästhesie, sollen die Vorteile der jeweiligen Einzelverfahren kombiniert und deren Nachteile möglichst vermindert werden. Beispielsweise kann bei einer solchen kombinierten Anästhesie die Allgemeinanästhesie sehr flach gehalten und Hypnotika, Opioide und Relaxanzien bzw. volatile Anästhetika deutlich niedriger dosiert werden. Bei Verwendung eines Sauerstoff-Lachgas-Gemischs (1:2) und eines volatilen Anästhetikums in Kombination mit einer Periduralanästhesie genügt zumeist eine exspiratorische Konzentration des volatilen Anästhetikums von ca. 0,3 (–0,4) MAC.

Obwohl häufig auf die Vorteile solcher Kombinationsnarkosen hingewiesen wird (Übersicht bei Litz et al. 1999), ist es nicht eindeutig belegt, dass hierdurch die Mortalität signifikant reduziert werden kann. Der eigentliche Vorteil einer

Tab. 13.1 Meilensteine in der Geschichte der Lokal- und Regionalanästhesie.

Jahr	Ereignis
1884	Entdeckung der lokalanästhetischen Wirkung von Cocain durch Siegmund Freud und Karl Koller
1885	erste (versehentliche) Spinalanästhesie beim Hund durch James Leonard Corning
1892	Einführung der Infiltrationsanästhesie durch Carl Ludwig Schleich
1898	erste Spinalanästhesie beim Menschen durch Bier und Hildebrandt
1903	Heinrich Braun empfiehlt den Zusatz von Adrenalin zum Cocain
1904	Synthese von Procain als erstem Ester-Lokalanästhetikum
1943	Synthese von Lidocain als erstem Amid-Lokalanästhetikum
1963	Synthese von Bupivacain
1976	Einführung der periduralen Opioidapplikation

Allgemeinanästhesie mit einer (thorakalen) Periduralanästhesie kommt erst richtig zum Tragen, wenn das Regionalanästhesieverfahren auch ausreichend lang für die postoperative Schmerztherapie ausgenützt wird (Wulf 1999). Die Frage, ob z.B. die Kombination Allgemeinanästhesie und thorakale Periduralanästhesie sinnvoll und nützlich ist, bleibt »ärztlicher Ermessensspielraum« (Wulf 1999).

Allgemeinanästhesie oder Regionalanästhesie?

Die Frage, ob eine rückenmarknahe Regionalanästhesie einer Allgemeinnarkose vorzuziehen ist und welches der beiden Verfahren mit einem geringeren Risiko behaftet ist, wird oft diskutiert und zum Teil zugunsten der rückenmarknahen Regionalanästhesieverfahren (Rodgers et al. 2000), zum Teil zugunsten der Allgemeinanästhesie beantwortet. Wissenschaftlich lässt sich jedoch meist kein signifikanter Unterschied nachweisen (Sutcliffe u. Parker 1994; Valentin et al. 1986).

Patienten, bei denen periphere gefäßchirurgische Eingriffe durchgeführt werden, weisen ein besonders hohes perioperatives kardiales Risiko auf, da sie meist schwere kardiovaskuläre Erkrankungen haben. Nach peripheren gefäßchirurgischen

Eingriffen ließ sich in der bisher größten postoperativen Studie zu dieser Frage kein signifikanter Unterschied zwischen einer Operation in Allgemeinanästhesie, in Spinalanästhesie oder in Periduralanästhesie bezüglich kardialer Komplikationen, bezüglich des Outcomes oder des Krankenhausaufenthaltes nachweisen (Bode et al. 1996).

Bei Operationen im Bereich des Arms sind die Verhältnisse eindeutiger. Eine axilläre Plexusblockade stellt für den Patienten meist eine größere Sicherheit dar als die Allgemeinanästhesie. Diese Tatsache hat inzwischen auch Eingang in die Rechtsprechung gefunden. So wurde z.B. vom Oberlandesgericht in Düsseldorf festgestellt, dass »bei objektiver Würdigung aller Umstände die axilläre Plexusblockade die Methode ist, die dem Patienten dringend angeraten werden muss« (OLG Düsseldorf 8 U 163/83).

Eine Abwägung einzelner Verfahren ist jedoch nur dann vorurteilsfrei möglich, wenn beide Verfahren vergleichbar gut beherrscht werden. Häufig werden jedoch Regionalanästhesieverfahren weniger gut beherrscht als die Allgemeinanästhesie*.

---

* Gesamtliteratur zu den Kapiteln 13–16 s. S. 396 ff.

Lokalanästhetika

Lokalanästhetika sind chemische Substanzen, deren pharmakologische Hauptwirkung darin besteht, dass sie die Erregungsweiterleitung in peripheren Nerven vorübergehend hemmen. Aber auch an anderen erregbaren Strukturen, z. B. dem Reizleitungssystem des Herzens, können Lokalanästhetika – falls sie dort in entsprechender Konzentration anfluten – über den gleichen Mechanismus Membranen stabilisieren und die Reizleitung bzw. Reizbildung blockieren.

Um eine Nervenblockade zu erzielen, muss das Lokalanästhetikum in die Nähe des zu blockierenden Nervs injiziert werden. Durch Diffusion gelangt es dann vollends zum Nerv und blockiert diesen.

14.1 Chemische Struktur und Wirkung

14.1.1 Struktur und Metabolisierung

Lokalanästhetika bestehen üblicherweise aus einem lipophilen aromatischen Ring und einem hydrophilen tertiären Amidrest sowie einer zwischengeschalteten Kohlenstoffkette, die entweder eine Ester- oder eine Amidbindung enthält (Abb. 14.1). Die klinisch eingesetzten Lokalanästhetika können daher in 2 chemisch verschiedene Gruppen unterteilt werden;

■ Lokalanästhetika, die eine Esterbrücke (C=O) zwischen dem aromatischen Ring und der Zwischenkette besitzen, werden als Aminoester (Ester) bezeichnet. Zu ihnen zählen z.B. Procain, Chlorprocain und Tetracain.
■ Lokalanästhetika mit einer Amidbindung (C-NH) zwischen aromatischem Ende und Zwischenkette werden als Aminoamide (Amide) bezeichnet. Zu ihnen zählen z.B. Lidocain, Mepivacain, Prilocain, Bupivacain, Etidocain und Ropivacain.

> Die Aminoamidverbindungen sind chemisch stabiler, wirken länger und führen seltener zu anaphylaktoiden Reaktionen (s. auch Kap. 30, S. 611) als die Aminoesterverbindungen.

Die Esterbrücke der **Aminoester** ist dagegen instabil und kann durch die im Plasma vorhandenen Plasma-(Pseudo-)Cholinesterasen rasch hydrolysiert werden. Bei Patienten mit einer sog. atypischen Pseudocholinesterase (Kap. 5.3.5, S. 166) werden Ester-Lokalanästhetika jedoch wesentlich langsamer abgebaut und sind daher zu vermeiden. Zum Nachweis einer atypischen Pseudocholinesterase wird die Metabolisierung des Ester-Lokalanästhetikums Dibucain bestimmt (sog. Dibucainzahl; Kap. 5.3.5, S. 166).

Die **Amid-Lokalanästhetika** werden in der Leber langsam enzymatisch (durch das Cytochrom-P450-System; Kap. 5.2.2,

S. 109) abgebaut (Oda et al. 1995). Daher sind bei ihnen toxisch hohe Konzentrationen leichter möglich als bei den rasch metabolisierten Ester-Lokalanästhetika. Die Abbaugeschwindigkeit der Amide wird in erheblichem Maße von der Leberdurchblutung mitbestimmt. Ist die Leberdurchblutung stark vermindert oder die Leberfunktion stark eingeschränkt, finden sich signifikant erhöhte Plasmakonzentrationen der Aminoamid-Lokalanästhetika. Auch die Wirkung der Ester-Lokalanästhetika kann bei einer Lebererkrankung evtl. verlängert sein, denn das Enzym Pseudocholinesterase, das die Ester-Lokalanästhetika abbaut, wird durch die geschädigte Leber u.U. nur vermindert synthetisiert.

Bei der hydrolytischen Spaltung von Esterverbindungen entsteht als Abbauprodukt u.a. **Paraaminobenzoesäure**. Paraaminobenzoesäure kann häufiger zu anaphylaktoiden Reaktionen führen. Die Aminoamide werden hingegen nicht zu Paraaminobenzoesäure metabolisiert, anaphylaktoide Reaktionen sind bei ihnen ausgesprochen selten (s.u.).

14.1.2 Wirkungsmechanismus

Detailwissen: Membranpotenzial

In Ruhe besteht im Inneren einer Nervenfaser – im Vergleich zur Membranaußenfläche – ein negatives elektrochemisches Potenzial von etwa –90 mV (Abb. 14.2). Der elektrische Gradient zwischen Außen- und Innenseite einer Nervenmembran ist Folge einer ungleichen Ionenverteilung. Die Natriumkonzentration ist außerhalb der Zelle höher als in der Zelle (extrazellulär befinden sich ca. 148 mmol/l, intrazellulär ca. 15 mmol/l Natrium; ca. 10:1). Die Kaliumkonzentration verhält sich dagegen umgekehrt und ist in der Zelle höher als extrazellulär (extrazellulär befinden sich ca. 4 mmol/l, intrazellulär ca. 130 mmol/l Kalium; ca. 1:30). Da Kaliumionen (im Gegensatz zu Natriumionen) durch die Zellmembran diffundieren können, diffundieren sie im Ruhezustand gemäß ihres Konzentrationsgradienten zum Teil aus der Zelle, woraus an der Membraninnenseite ein negativer Ladungszustand resultiert. Das Ruhemembranpotenzial entspricht daher einem Kalium-Diffusionspotenzial.

Bei Reizung eines Nervs nimmt die Natriumleitfähigkeit (der Natriumeinstrom in die Zelle) zu, das Ruhemembranpotenzial wird positiver. Erreicht das Membranpotenzial bei einem starken Reiz einen Wert von nur noch ca. –60 mV, dann ist das sog. Schwellenpotenzial erreicht, und die Natriumleitfähigkeit nimmt massiv zu (Abb. 14.2). Der Natriumkanal geht vom bisher geschlossenen in den nun offenen Zustand über, Natrium diffundiert entsprechend dem Konzentrationsgradient ungehindert von extra- nach intrazellulär. Es wird eine spontane, schnelle Phase der Depolarisation eingeleitet. Grundlage eines Aktionspotenzials ist also ein schnell einsetzender Natriumeinstrom in das Zellinnere.

Kurz nach der Depolarisation kommt es zu einer Repolarisationsphase, während der sich die Natriumkanäle wieder verschließen und gleichzeitig Kaliumionen von intra- nach extrazellulär strömen. Die endgültige Wiederherstellung der ursprünglichen Ionenverteilung wird durch aktive Ionentransportmechanismen bewirkt. Die Natrium-Kalium-Pumpe bewegt entgegen des Konzentrationsgefälles Natrium nach extrazellulär und Kalium wieder in die Zelle (Abb. 14.2). Das gesamte Aktionspotenzial dauert nur ca. 1–2 Millisekunden.

Wird ein nicht myelinisierter Nerv an einer bestimmten Stelle depolarisiert, breitet sich die Depolarisation auch auf die Nachbarsegmente aus. Ein an einem Ende des Nervs ausgelöster Reiz wird dadurch über die ganze Länge der Nervenfaser weitergeleitet (Abb. 14.3). In markhaltigen Nerven springt die Erregung dagegen von einem Ranvier-Schnürring zum nächsten.

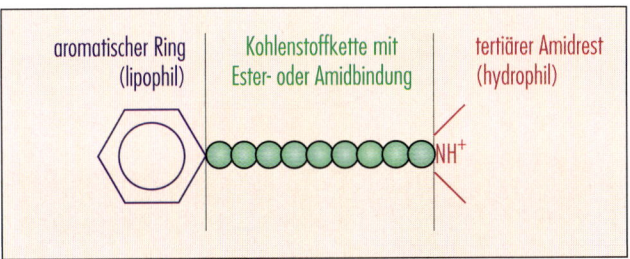

aromatischer Ring
(lipophil)

Kohlenstoffkette mit
Ester- oder Amidbindung

tertiärer Amidrest
(hydrophil)

NH⁺

Abb. 14.1 Strukturformeln von Lokalanästhetika; **a**: allgemeine chemische Struktur.

Lokalanästhetika verhindern eine Depolarisation der Nervenzellmembran dadurch, dass sie den schnellen, während eines Aktionspotenzials nach zelleinwärts gerichteten Natriumstrom hemmen. Sie sind also reversible Natriumkanalblocker. Kaliumströme werden dagegen kaum beeinflusst. Das Ruhemembranpotenzial wird durch Lokalanästhetika nicht beeinflusst.

Klinisch gebräuchliche Lokalanästhetika wie z. B. Lidocain müssen durch die Nervenmembran ins Axoplasma dif-

Lokal- und Regionalanästhesieverfahren

Cocain

Procain

Tetracain

Chlorprocain

Abb. 14.1 b Lokalanästhetika vom Ester-Typ.

Lidocain

Mepivacain

Prilocain

Bupivacain

Etidocain

Ropivacain

Abb. 14.1 c Lokalanästhetika vom Amid-Typ.

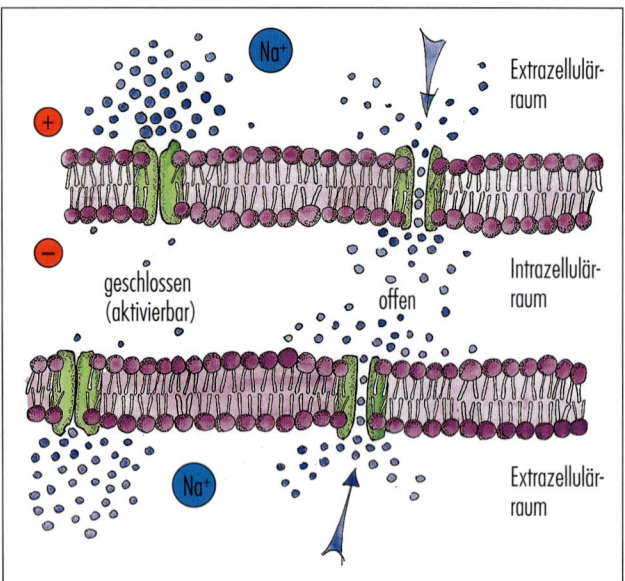

Abb. 14.2 Entstehung eines Membranpotenzials. In Ruhe sind die Natriumkanäle geschlossen; die Natriumionen befinden sich vor allem extrazellulär (links). Das intrazelluläre elektrochemische Potenzial ist negativ. Mit Beginn eines Aktionspotenzials öffnen sich die Natriumkanäle und Natrium strömt nach intrazellulär (rechts).

fundieren und gelangen dann von innen in die Natriumkanäle (Abb. 14.4), wo sie an spezifischen Rezeptoren angreifen.

Es wird davon ausgegangen, dass die Natriumkanäle erregbarer (Nerven-)Zellmembranen 3 Zustandsphasen aufweisen können: Sie können geschlossen, geöffnet oder inaktiv sein (Abb. 14.5). Im geschlossenen Zustand kann kein Natrium – und auch kein Lokalanästhetikum – in die Kanäle gelangen. Bei Auftreten eines Aktionspotenzials öffnet sich der geschlossene Kanal und gibt den Weg frei für den Einstrom von Natriumionen nach intrazellulär. In dieser Phase kann nicht nur Natrium, sondern es kann auch ein evtl. vorhandenes Lokalanästhetikum von innen in den Natriumkanal eindringen, sich an den Rezeptor binden und den Natriumkanal blockieren. Im Anschluss an ein Aktionspotenzial folgt eine Phase des abnehmenden Natriumeinstroms. Die Natriumkanäle gehen hierbei in den inaktiven Zustand über. Auch während dieser Phase dringen sowohl Natrium als auch Lokalanästhetika in den Natriumkanal ein. Während des inaktiven Zustandes der Natriumkanäle kann keine erneute Depolarisation erfol-

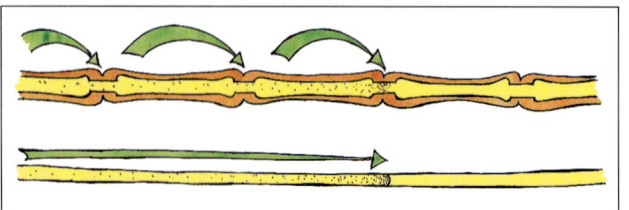

Abb. 14.3 Saltatorische Weiterleitung im Nervenaxon von einem Ranvier-Schnürring zum nächsten bei einer myelinisierten Nervenfaser (oben) im Vergleich zur kontinuierlichen Weiterleitung bei einer nicht myelinisierten Nervenfaser (unten).

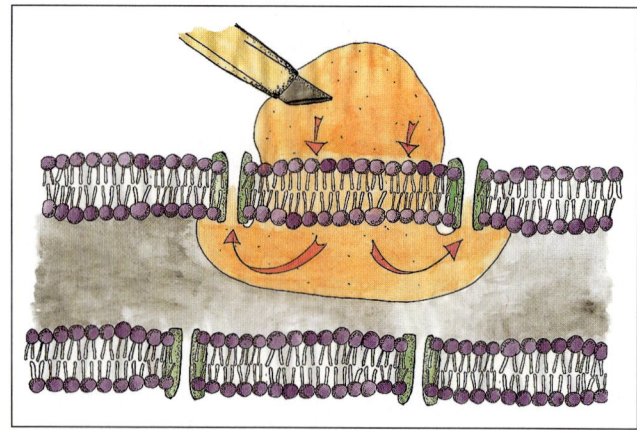

Abb. 14.4 Wirkungsweise der Lokalanästhetika; **a:** das perineural injizierte Lokalanästhetikum diffundiert in die Nervenfasern und dringt dann von intrazellulär in die Natriumkanäle ein.

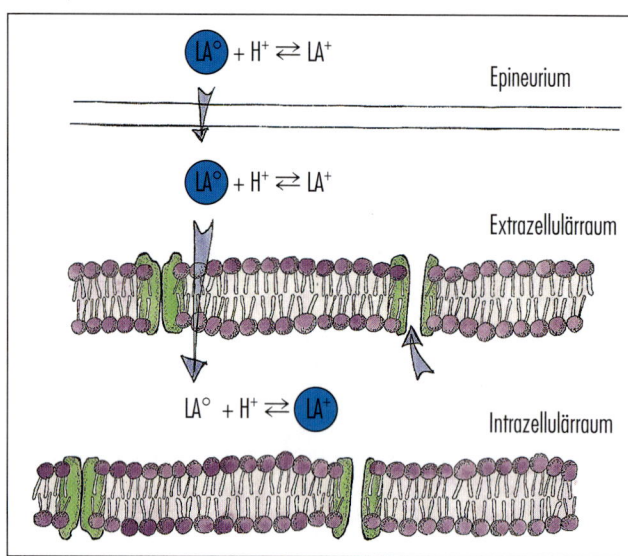

Abb. 14.4 b: die nicht ionisierten Lokalanästhetikamoleküle (LA°) diffundieren vom Injektionsort bis nach intrazellulär. Dort stellt sich ein neues Dissoziationsgleichgewicht ein, und die ionisierten Lokalanästhetikamoleküle binden an die Rezeptoren in den Natriumkanälen.

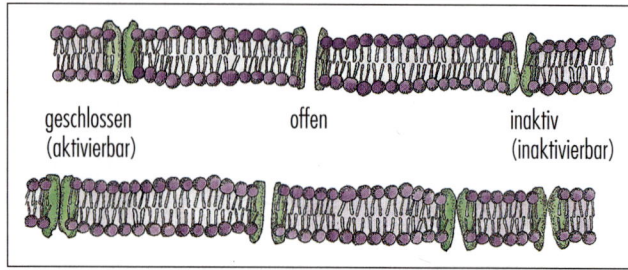

Abb. 14.5 Funktionszustände der Natriumkanäle: geschlossen (links), offen (Mitte), inaktivierbar (rechts). Bei Auslösung eines Reizes geht der aktivierbare und bisher geschlossene Natriumkanal kurzfristig in den offenen und danach kurzfristig in den inaktivierbaren Zustand über.

gen. Es liegt eine absolute Refraktärphase vor. Anschließend geht der Kanal wieder in den geschlossenen Ruhezustand über und ist damit wieder aktivierbar.

Das an den Rezeptor eines Natriumkanals gebundene Lokalanästhetikum hemmt dessen Natriumleitfähigkeit. Je mehr Natriumkanäle blockiert sind, desto stärker nimmt das Aktionspotenzial ab. Sind ausreichend viele Natriumkanäle blockiert, wird das Schwellenpotenzial nicht mehr erreicht, und es tritt kein Aktionspotenzial mehr auf. Es liegt eine Leitungsblockade vor (s. auch S. 297). Außerdem erhöhen Lokalanästhetika das Schwellenpotenzial und verlängern die Refraktärzeit.

14.1.3 Physikochemische Eigenschaften

Bezüglich der physikochemischen Eigenschaften der Lokalanästhetika sind vor allem der pK_a-Wert, die Lipophilie sowie die Proteinbindung wichtig.

pK_a-Wert und Dissoziationsgleichgewicht

Lokalanästhetikamoleküle (LA) liegen zum Teil als ungeladene tertiäre Amine (LA°) vor. Durch Bindung von H^+-Ionen sind sie quarternierbar, d.h., das ungeladene tertiäre Amin (LA°) wird zum positiv geladenen, quartären Amin (LA$^+$, s. auch Abb. 14.4b). Diese chemische Reaktion läuft auch in umgekehrter Richtung ab. Lokalanästhetika liegen also in einem sog. Dissoziationsgleichgewicht vor, d.h., es gibt sie im biologischen Milieu in 2 Formen:

■ als geladene (= ionisierte, protonierte, quartäre, kationische) Moleküle (LA$^+$), die gut wasserlöslich (hydrophil) sind
■ als ungeladene (= nicht ionisierte, deprotonierte, tertiäre, anionische) Moleküle, d.h. sog. freie Basen (LA°), die gut fettlöslich (lipophil) sind

Die Tatsache, dass Lokalanästhetika sowohl in geladener (LA$^+$) als auch in ungeladener Form (LA°) vorliegen, ist für ihre Diffusionseigenschaften und ihre Bindung an die Rezeptoren der Natriumkanäle sehr wichtig.

> Das Mengenverhältnis zwischen ungeladener Base (LA°) und geladenem Kation (LA$^+$) hängt vom pKa der jeweiligen Verbindung und vom pH-Wert der Lösung bzw. des Gewebes, in das es injiziert wird, ab.

Der pK_a-Wert entspricht demjenigen pH-Wert, bei dem die Substanz zu 50% ionisiert und zu 50% nicht ionisiert vorliegt. Der pH-Wert und der pK_a-Wert sind über die Henderson-Hasselbalch-Gleichung miteinander verknüpft. Es gilt:

$$pH = pK_a + \log([Base]/[Kation]) = pK_a + \log([LA°]/[LA^+])$$

Falls die Konzentration von LA° ([LA°]) der Konzentration von LA$^+$ ([LA$^+$]) entspricht, gilt $\log([LA°]/[LA^+]) = \log 1$. Da der Logarithmus von 1 Null ist, gilt für den Fall, dass [LA°] = [LA$^+$] Folgendes: $pH = pK_a$.

Da der pK_a-Wert für jede dissoziierende Substanz eine konstante Größe darstellt, hängt damit das Verhältnis von freier Base und geladenem Kation in erster Linie vom pH-Wert der Lokalanästhetikalösung ab. Aber auch der pH-Wert des Gewebes, in das das Lokalanästhetikum injiziert wird, beeinflusst das Dissoziationsgleichgewicht.

Bei abfallendem pH-Wert muss laut Henderson-Hasselbalch-Gleichung auch der Quotient $\log([LA°]/[LA^+])$ kleiner werden, d.h. die LA$^+$-Konzentration muss zunehmen.

> Das Dissoziationsgleichgewicht verschiebt sich bei abfallendem pH-Wert zur geladenen Kationenform.

Bei niedrigem pH-Wert führt die hohe H^+-Ionenkonzentration zur H^+-Anlagerung an das Lokalanästhetikum und zur vermehrten Bildung der LA$^+$-Form. Umgekehrt wird sich bei steigendem pH-Wert das Gleichgewicht zur freien Base (LA°) hin verschieben.

Am Vorgang der Nervenblockade sind sowohl die ungeladene, freie Basenform (LA°) als auch die geladene, kationische Form eines Lokalanästhetikums (LA$^+$) beteiligt (Abb. 14.4). Lokalanästhetika können nur von intrazellulär in den Natriumkanal gelangen. Sie müssen hierfür also zuerst nach intrazellulär diffundieren.

Bei ihrer Diffusion vom Applikations- zum Wirkort, d.h. an den Rezeptor im Natriumkanal müssen Lokalanästhetika verschiedene Membranen wie Epi-/Perineurium, Myelinscheide und die Nervenzellmembran überwinden. Dies ist nur für den lipophilen, nicht ionisierten Anteil, also den gut fettlöslichen Basenanteil (LA°) problemlos möglich. Er ist daher für eine schnelle Diffusion des Lokalanästhetikums bis in das Innere der Nervenzelle (ins Axoplasma) erforderlich. Die protonierte (ionisierte, geladene) Form (LA$^+$) diffundiert dagegen sehr schlecht durch Membranen. Nachdem die ungeladenen LA°-Moleküle in das Zellinnere diffundiert sind, stellt sich dort durch Anlagerung von H^+-Ionen ein neues Dissoziationsgleichgewicht ein. Da intrazellulär ein niedrigerer pH-Wert vorliegt, verschiebt sich das Gleichgewicht zugunsten der geladenen Form (LA$^+$). Das intrazellulär entstehende, geladene Kation (LA$^+$) ist für die Bindung an den Rezeptor im Natriumkanal und damit die Verminderung der Natriumleitfähigkeit verantwortlich.

Obwohl die Wirkung des Kations (LA$^+$) für die Blockade der Natriumkanäle bei den klinisch üblichen Lokalanästhetika entscheidend ist, kann die freie Base etwas zur lokalanästhetischen Wirkung beitragen, indem sie durch Einlagerung in die Membran zu einer Auftreibung und Schwellung der Nervenmembran (Quelleffekt) führt und dadurch den Querschnitt der Natriumkanäle verengt und diese zum Teil verschließt.

Lipophilie – Oktanol-Wasser-Verteilungskoeffizient

Die Lipophilie einer Substanz wird zumeist danach ermittelt, dass geprüft wird, wie sich die Substanz in dem organischen Lösungsmittel Oktanol bzw. in Wasser löst. Die Lipophilie wird daher meist in Form des sog. Oktanol-Wasser-Verteilungskoeffizienten ausgedrückt. Lipophile Lokalanästhetika (z.B. Bupivacain, Ropivacain, Etidocain; s. auch Tab. 14.1) haben einen hohen Oktanol-Wasser-Verteilungskoeffizienten. Sie binden vor allem an den inaktiven Natriumkanal. Die weniger lipophilen Lokalanästhetika (Lidocain, Mepivacain, Prilocain; s. auch Tab. 14.1) binden vor allem an den offenen Natriumkanal. Je lipophiler ein Lokalanästhetikum ist, desto potenter ist es zumeist. Außerdem nimmt mit der Lipophilie normalerweise auch die Kardiotoxizität zu (s.u.).

Proteinbindung

Je stärker sich ein Lokalanästhetikum an Proteine (z.B. die Rezeptorglykoproteine des Natriumkanals) bindet, desto länger ist seine Wirkungsdauer (s.u.). Mit zunehmender Proteinbindung nimmt auch die Kardiotoxizität zu (s.u.). Als Maß für die Proteinbindung einer Substanz wird normalerweise das Ausmaß der Plasmaeiweißbindung angegeben (s. auch Tab. 14.1).

14.1.4 Pharmakodynamische Eigenschaften

Die pharmakodynamischen Eigenschaften eines Lokalanästhetikums hängen in starkem Maße von dessen physikochemischen Eigenschaften ab (s.o.). Wichtige pharmakodynamische Größen der Lokalanästhetika sind lokalanästhetische Potenz, Anschlagszeit und Wirkungsdauer.

Lokalanästhetische Potenz

Damit ein Nerv blockiert ist, muss eine bestimmte Mindestanzahl an Lokalanästhetikamolekülen in die Nervenzelle diffundieren, um eine ausreichende Anzahl von Natriumkanälen blockieren zu können. Muss von einem bestimmten Lokalanästhetikum eine große Anzahl an Molekülen extraneural appliziert werden, damit eine bestimmte Mindestanzahl nach intraneural diffundiert, dann handelt es sich um ein wenig potentes Lokalanästhetikum. Von einem potenten Lokalanästhetikum muss extraneural nur eine relativ geringe Dosis appliziert werden, um die entsprechende intraneurale Mindestanzahl an Molekülen zu erhalten. Die Potenz (Wirkung pro Dosis) eines Lokalanästhetikums hängt also u.a. davon ab, wie leicht das Lokalanästhetikum nach intrazellular diffundiert.

Nervenmembranen sind aus einer Lipoproteinmatrix aufgebaut. Das Axolemm besteht zu ca. 90% aus Lipiden. Da lipophile Verbindungen lipidhaltige Strukturen wie Nerven-

membranen pro Zeiteinheit leichter und initial in einem höheren Prozentsatz überwinden, müssen bei lipophilen Lokalanästhetika weniger Moleküle neben den zu blockierenden Nerv injiziert werden.

> Die Lipophilie eines Lokalanästhetikums korreliert etwa mit der lokalanästhetischen Potenz.

Gut fettlösliche Lokalanästhetika sind also potente Substanzen (Tab. 14.1). Ein Parameter für die Fettlöslichkeit ist der sog. Oktanol-Wasser-Verteilungskoeffizient: Je fettlöslicher eine Substanz ist, desto höher ist ihr Oktanol-Wasser-Verteilungskoeffizient (s.o.). Bei gut fettlöslichen, potenten Lokalanästhetika ist auch die Anschlagszeit verkürzt. Die Potenz eines Lokalanästhetikums hängt jedoch neben der Lipophilie auch noch von anderen Faktoren ab: Ein stark vasodilatierendes Lokalanästhetikum (wie z.B. Lidocain) wird schneller resorbiert. Dadurch verbleiben weniger Lokalanästhetikummoleküle für die Wirkung am Nerv, die Potenz wird dadurch negativ beeinflusst.

Anschlagszeit

Die Geschwindigkeit des Wirkungseintrittes eines Lokalanästhetikums hängt vor allem von dem pK_a-Wert der Substanz ab (s.o.). Da vor allem die ungeladene Form des Lokalanästhetikums für die Diffusion durch die Nervenhüllen verantwortlich ist, besteht ein unmittelbarer Zusammenhang zwischen Schnelligkeit des Wirkungseintrittes und derjenigen Menge des Pharmakons, die als freie Base vorliegt.

Der pH-Wert des Gewebes beträgt normalerweise 7,4. Der pK_a-Wert aller gebräuchlichen Lokalanästhetika ist jedoch größer als 7,4 (Tab. 14.1). Da also das Gewebsmilieu im Vergleich zum pK_a-Wert saurer ist, also mehr H^+-Ionen enthält, wird das Dissoziationsgleichgewicht nach Injektion des Lokalanästhetikums ins Gewebe zugunsten der protonierten Kationenform verschoben.

> Je höher der pK_a-Wert über dem pH-Wert des Gewebes liegt, desto mehr protoniertes Lokalanästhetikum liegt nach Injektion ins Gewebe vor, desto schlechter diffundiert das entsprechende Lokalanästhetikum.

Lidocain, Prilocain, Etidocain und Mepivacain haben z.B. einen pK_a-Wert um 7,7. Nach Injektion in Gewebe mit einem pH-Wert von 7,4 liegen diese Pharmaka zu etwa 65–75% in ionisierter Form und zu etwa 25–35% als nicht ionisierte Base vor. Der pK_a-Wert von Bupivacain beträgt dagegen 8,1; bei physiologischem Gewebe-pH-Wert von 7,4 liegen ca. 85% des Pharmakons als geladene Kationen und nur ca. 15% in ungeladener (nicht ionisierter) Form vor. Lidocain, Prilocain, Etidocain und Mepivacain weisen daher einen rascheren Wirkungseintritt auf als z.B. Bupivacain.

Tab. 14.1 pK$_a$-Werte der wichtigsten Lokalanästhetika sowie der prozentuale nicht ionisierte Anteil nach Injektion in Gewebe mit einem pH-Wert von 7,4 bzw. 7,2. Der Oktanol-Wasser-Verteilungskoeffizient der Base ist ein Parameter für die Lipophilie eines Lokalanästhetikums.

Lokalanästhetikum	Plasmaproteinbindung [%]	pK$_a$-Wert	nicht ionisierter Anteil bei pH 7,4	pH 7,2 (Azidose)	Oktanol-Wasser-Verteilungskoeffizient der Base	Potenz (relative Wirkstärke)
Ester						
Procain	5,8	8,9	3	2	100	1
Chlorprocain		8,7	5	3	810	2
Tetracain	76	8,5	7	5	5 822	8,0
Aminoamide						
Lidocain	64	7,9	25	17	366	2,0
Mepivacain	77,5	7,6	39	28	130	1,5
Bupivacain	95	8,1	15	11	3 420	8,0
Etidocain	94	7,7	33	24	7 320	8,0
Prilocain	55	7,9	24	17	129	1,8
Ropivacain	94	8,1	15	11	1 140	8,0

Tetracain hat einen hohen pK$_a$ von 8,5. Nur 7% liegen bei einem Gewebs-pH-Wert von 7,4 nicht ionisiert vor, 93% hingegen als geladene Kationen. Aus dem geringen Anteil an diffusionsfähiger, nicht ionisierter Basenform ergibt sich ein verzögerter Wirkungsbeginn für Tetracain. Vergleichbares gilt auch für andere Lokalanästhetika mit hohem pK$_a$-Wert.

Vereinfachend gilt, dass die Esterverbindungen aufgrund ihres hohen pK$_a$-Werts (ca. 8,5–9) durch ungünstige Diffusionseigenschaften gekennzeichnet sind. Die lang wirkenden Amid-Lokalanästhetika Bupivacain, Etidocain und Ropivacain haben einen etwas niedrigeren pK$_a$-Wert (von ca. 8) und etwas bessere Diffusionseigenschaften. Die mittellang wirkenden Lokalanästhetika Lidocain, Mepivacain und Prilocain weisen einen noch niedrigeren pK$_a$-Wert (von ca. 7,7) und relativ schnelle Penetrationseigenschaften auf.

Um eine gute Haltbarkeit zu erzielen, werden Lokalanästhetika in einer sauren Lösung angeboten. Der niedrige pH-Wert der Lösung führt jedoch dazu, dass das Dissoziationsgleichgewicht zugunsten der ionisierten Form (LA$^+$) verschoben ist, sodass nur ein sehr geringer Anteil des Lokalanästhetikums in der ungeladenen, diffusionsfähigen Form (LA°) vorliegt. Eine **Alkalisierung der Lokalanästhetikalösung** (durch Zusatz von Natriumbikarbonat) unmittelbar vor der Injektion steigert den Basenanteil und verbessert dessen Penetrationseigenschaften. Durch Zusatz von 8,4%igem Natriumbikarbonat im Volumenverhältnis 1:10 zu den mittellang wirksamen Lokalanästhetika kann eine Wirkungsbeschleunigung erzielt werden. Eine Alkalisierung bei dem lang wirksamen Bupivacain ist dagegen nicht möglich. Es fällt schon bei einem Zusatz von Natriumbikarbonat im Verhältnis 1:100 aus.

Das vom pH-Wert abhängige Dissoziationsgleichgewicht der Lokalanästhetika hat auch dann klinische Bedeutung, wenn z.B. ein Lokalanästhetikum in ein entzündlich verändertes Gewebe injiziert wird. In **entzündetem Gewebe** (z.B. im Bereich eines Abszesses) liegt ein relativ niedriger pH-Wert vor. Dadurch nimmt die geladene Form des Lokalanästhetikums überproportional zu, die für die Diffusion zum Wirkort wichtige Basenform nimmt ab. Es ist unter diesen Bedingungen mit schlechten Diffusionseigenschaften und dadurch mit einem Wirkungsverlust des Lokalanästhetikums zu rechnen. Abszessspaltungen werden daher zumeist nicht in Lokalanästhesie sondern in Allgemeinanästhesie durchgeführt.

Die Geschwindigkeit des Wirkungseintrittes eines Lokalanästhetikums hängt auch davon ab, wie schnell ein Lokalanästhetikum an den Rezeptor bindet. Die Bindungsgeschwindigkeit ist u.a. von den physikochemischen Eigenschaften des Lokalanästhetikums abhängig. Lokalanästhetika mit guten Diffusionseigenschaften wie z.B. Lidocain, Prilocain, Mepivacain weisen eine schnelle Diffusion an den Rezeptor sowie eine schnelle Abdiffusion vom Rezeptor auf (»fast-in-fast-out«). Die Kardiotoxizität von Substanzen mit »fast-out«-Eigenschaften ist relativ gering (s. auch Kap. 14.2.1, S. 303). Bupivacain und Etidocain diffundieren aufgrund ihrer hohen Lipophilie relativ schnell an die Rezeptoren (»fast-in«), bedingt durch ihre gute Eiweißbindung diffundieren sie aber nur langsam wieder vom Rezeptor ab (»fast-in-slow-out«). Ropivacain nimmt eine Zwischenstellung ein (»fast-in-medium-out«). Eine gute Eiweißbindung (»slow-out«) erklärt u.a. die relativ hohen kardiotoxischen Eigenschaften der meisten lang wirkenden Lokalanästhetika sowie die Tatsache, dass die Blockade deutlich von der Depolarisationsfrequenz der Nervenfaser abhängig ist (s.u.).

Für die Geschwindigkeit des Wirkungseintrittes ist auch die Konzentration der verwendeten Lokalanästhetikalösung wichtig. Zum Beispiel zeigt 0,25%iges Bupivacain einen etwas langsameren Wirkungseintritt als höher konzentriertes, z.B. 0,5%iges Bupivacain.

Auch durch Anwärmen des Lokalanästhetikums auf Körpertemperatur (37 °C) kann es schneller wirken.

Wirkungsdauer

Die Wirkungsdauer eines Lokalanästhetikums hängt vor allem von seiner Proteinbindung (zum Teil auch von seiner Lipophilie) sowie von seiner vasodilatierenden Wirkung ab. Je höher die Proteinbindung (und die Lipophilie) ist, desto länger wirkt das Lokalanästhetikum. Bei Rezeptoren handelt es sich normalerweise um Eiweißstrukturen. Lokalanästhetika mit hoher **Plasmaproteinbindung** (s. auch Tab. 14.1) und damit auch hoher Affinität zum Rezeptorprotein des Natriumkanals werden den Rezeptor längere Zeit besetzen und die anästhetische Wirkung verlängern (die höhere Lipophilie führt zu einer stärkeren und länger dauernden unspezifischen Einlagerung in die Nervenzellmembran).

Fast alle Lokalanästhetika wirken in klinisch verwendeten Konzentrationen vasodilatierend. Eine **Vasodilatation** im Injektionsgebiet beschleunigt die Resorption des Lokalanästhetikums in den Blutkreislauf. Eine hohe Resorptionsgeschwindigkeit vermindert die zur Blockade verfügbare Substanzmenge und begünstigt höhere Plasmakonzentrationen. Die vasodilatierende Wirkung kann bei verschiedenen Lokalanästhetika unterschiedlich sein und daher Wirkstärke und -dauer beeinflussen. Untersuchungen zu Mepivacain und Lidocain zeigen z.B. eine etwas längere Wirkungsdauer des Mepivacains. Dieser Unterschied scheint vor allem durch eine ausgeprägtere Vasodilatation unter Lidocain bedingt zu sein.

Das einzige Lokalanästhetikum, das in klinisch üblicher Konzentration vasokonstriktorisch wirkt, ist Cocain. Die vasokonstriktorische Wirkung von Cocain ist dadurch bedingt, dass es die Wiederaufnahme des gefäßverengenden Neurotransmitters Noradrenalin verhindert und so dessen Wirkung verstärkt. Cocain wird deshalb häufiger z.B. zur Betäubung und Abschwellung der Nasenschleimhaut vor einer (fiberoptischen) nasalen Intubation (Kap. 27.2, S. 585) verwendet. Bei Drogenabhängigen, die langfristig Cocain schnupfen, ist aus den gleichen Gründen häufiger die Nasenschleimhaut geschädigt.

Durch Zugabe eines Vasokonstriktors (z.B. Adrenalin; Kap. 14.3, S. 305) kann die Wirkungsdauer von Lokalanästhetika erhöht, die Blockade vertieft und die Plasmakonzentration vermindert werden (Kap. 14.3, S. 306).

Lokalanästhetika werden aufgrund ihrer Wirkungsdauer in 3 Gruppen eingeteilt:
- kurz wirksame Lokalanästhetika
- mittellang wirksame Lokalanästhetika
- lang wirkende Lokalanästhetika

Wirkungsdauer sowie lokalanästhetische Potenz korrelieren in gewisser Weise positiv miteinander. Daher können Lokalanästhetika auch in folgende Gruppen eingeteilt werden:
- schwach potente und kurz wirkende Lokalanästhetika; z.B. Procain und Chlorprocain
- mittelpotente Lokalanästhetika mit mittellanger Wirkungsdauer; z.B. Lidocain, Mepivacain und Prilocain
- Lokalanästhetika hoher Potenz und protrahierter Wirkungsdauer; z.B. Bupivacain, Ropivacain und Etidocain.

14.2 Nebenwirkungen der Lokalanästhetika

Bei der Gabe von Lokalanästhetika sind toxische, anaphylaktoide und sonstige Nebenwirkungen möglich. Auch durch den Zusatz von Vasokonstriktoren können u. U. Nebenwirkungen verursacht werden.

14.2.1 Toxische Nebenwirkungen

Formen toxischer Nebenwirkungen

Lokalanästhetika üben ihre membranstabilisierende Wirkung nicht nur an peripheren Nervenfasern aus, sondern sie können prinzipiell an allen erregbaren Zellen, also auch an den Neuronen des zentralen Nervensystems (ZNS) oder des Reizleitungssystem des Herzens membranstabilisierend wirken, falls sie dort in genügend hoher Konzentration (über das Blut) anfluten. Es sind daher zerebrale und/oder kardiale Nebenwirkungen der Lokalanästhetika zu erwarten, falls die toxische Schwellenkonzentration (s. auch Tab. 14.4) überschritten wird. Wird z.B. ein Lokalanästhetikum versehentlich intravasal injiziert, diffundiert es im Bereich gut durchbluteter Organe (z.B. Herz, ZNS) umso schneller in diese Gewebe und verursacht dort unerwünschte Wirkungen, je lipophiler es ist. Je lipophiler ein Lokalanästhetikum also ist, desto höher ist seine systemische Toxizität (s. o.). Toxische Konzentrationen sind vor allem möglich bei:
- versehentlicher intravasaler Injektion größerer Mengen eines Lokalanästhetikums
- Überschreitung der »empfohlenen Grenzdosis« (Kap. 14.4.3, S. 310)

Die häufigste **Ursache** für schwere systemische Intoxikationen ist eine versehentliche intravasale Injektion. Um diese Komplikation zu vermeiden, ist es wichtig, vor der Injektion stets sorgfältig zu aspirieren und das Lokalanästhetikum möglichst langsam und fraktioniert zu injizieren.

Für die toxischen Nebenwirkungen eines Lokalanästhetikums ist lediglich der freie, nicht an Plasmaeiweiße gebundene Medikamentenanteil verantwortlich. Das spezifische Plasmabindungsprotein für Amid-Lokalanästhetika ist das saure α_1-Glykoprotein. Es weist eine hohe Spezifität, aber eine nur relativ geringe Kapazität auf. Eine größere Bindungskapazität für Lokalanästhetika hat Albumin, das jedoch eine geringere Affinität und Spezifität aufweist. Erniedrigte Konzentrationen an saurem α_1-Glykoprotein (Neugeborene, junge Säuglinge; s. auch Kap. 64.6.2, S. 887) bzw. an Albumin können das Risiko toxischer Nebenwirkungen der Lokalanästhetika erhöhen. Aminoamid-Lokalanästhetika werden in der Leber metabolisiert (Kap. 14.1.1, S. 296). Aminoamid-Lokalanästhetika mit relativ geringer Eiweißbindung unterliegen einem hohen hepatischen First-pass-Effekt. Bei ihnen droht bei einer verminderten Leberdurchblutung – z. B. im Rahmen einer Herzinsuffizienz – eine deutliche Einschränkung der hepatischen Elimination. Es drohen dann schnell höhere Plasmakonzentrationen. Dies trifft z. B. für Lidocain zu. Bei Lokalanästhetika mit hoher Eiweißbindung (wie z. B. Bupivacain) wird die Metabolisierung durch eine verminderte Leberdurchblutung dagegen kaum beeinflusst.

Toxische Nebenwirkungen am Gehirn

Bei toxisch hohen Blutkonzentrationen eines Lokalanästhetikums wird es auch an den Neuronen des Gehirns stärker anfluten und dort ebenfalls eine – allerdings unerwünschte – Membranstabilisierung erzeugen. Folge dieser Membranstabilisierung können – je nach Höhe der Plasmakonzentration – eine zentralnervöse Übererregbarkeit oder Dämpfung sein. Dies ist folgendermaßen zu erklären: Normalerweise stehen im ZNS hemmende (inhibitorische) und erregende (exzitatorische) Neurone im Gleichgewicht. Die inhibitorischen Neurone werden durch Lokalanästhetika leichter blockiert als die exzitatorischen Neurone, sodass diese bei niedrigen toxischen Blutkonzentrationen zuerst ausgeschaltet werden. Damit überwiegen die exzitatorischen Neurone, und es entstehen Erregungszustände (präkonvulsives Stadium) mit Kopfschmerzen, metallischem Geschmack, Kribbeln und Taubheitsgefühl auf Zunge und Lippen, Unruhe, Benommenheit, Desorientierung, Schwindel, Seh-, Hör- sowie Sprachstörungen und Muskelzuckungen. Im Extremfall können tonisch-klonische zerebrale Krampfanfälle auftreten (konvulsives Stadium). Während der Entstehungsort eines üblichen, genuinen epileptischen Anfalls im Großhirn liegt, gehen durch Lokalanästhetika verursachte zerebrale Krampfanfälle vom limbischen System aus. Aufgrund dieses unterschiedlichen Ausgangspunktes der zerebralen Krampfanfälle stellt eine Epilepsie keine Kontraindikation für eine Regionalanästhesie dar.

> Durch Lokalanästhetika ausgelöste Krampfanfälle äußern sich klinisch wie eine Temporallappenepilepsie (fokaler Beginn und Übergang in einen generalisierten Krampfanfall).

Bei hohen toxischen Blutkonzentrationen werden nicht nur die inhibitorischen, sondern auch die exzitatorischen ZNS-Neurone blockiert, sodass eine allgemeine **Depression** des Gehirns mit Bewusstlosigkeit, zentraler Atemdepression und zentral vermittelter Kreislaufdepression entsteht.

Erwachsene, Kinder und auch Schwangere sind gleichermaßen empfindlich für solche – durch eine Lokalanästhetikum-Intoxikation bedingte – zerebrale Krampfanfälle.

Toxische Nebenwirkungen am Herz

Bei toxischen Blutkonzentrationen eines Lokalanästhetikums entsteht auch am Reizleitungssystem des Herzens eine – allerdings unerwünschte – Membranstabilisierung. Zusätzlich scheinen auch die Calcium- und Kaliumkanäle sowie die intrazelluläre Synthese von Adenosintriphosphat (ATP) beeinträchtigt zu sein, wodurch die drohende negative Inotropie zu erklären ist. Im Allgemeinen reagiert das kardiovaskuläre System weniger empfindlich auf toxische Lokalanästhetika-Konzentrationen als das ZNS (Knudsen et al. 1997, erst EEG-, dann EKG-Veränderungen).

> Bei Patienten, die im Rahmen der Prämedikation ein Benzodiazepin erhalten, ist die toxische Schwellendosis für das ZNS deutlich erhöht. Treten bei diesen Patienten neurologische Intoxikationszeichen auf, ist auch bald mit kardiotoxischen Problemen zu rechnen!

Eine Membranstabilisierung im Bereich des Reizleitungssystems äußert sich vor allem in Bradykardie, AV-Blockierungen, Bradyarrhythmien und im Extremfall in einem Herzstillstand. Die PQ-Strecke kann verlängert, der QRS-Komplex verbreitert sein, und es kann eine AV-Dissoziation auftreten. Die Beeinträchtigung des Reizleitungssystems ist auf Ventrikelebene deutlich stärker ausgeprägt als auf Vorhofebene. Initial können auch Tachykardie und Hypertension auftreten. Solche initialen Veränderungen sind als Kompensationsversuche des Körpers zu interpretieren. Da Lokalanästhetika während des offenen und inaktiven Zustandes (d. h. während der Depolarisation der Reizleitungszellen) in die Natriumkanäle des Reizleitungssystems eindringen können, nicht jedoch während des geschlossenen Zustandes (d. h. der Diastole der Reizleitungszellen), ist eine Tachykardie bei toxisch hohen Plasmakonzentrationen von Nachteil. Bei einer Tachykardie wird vor allem die Diastolendauer verkürzt, also die Zeit, während der die Natriumkanäle geschlossen sind und das Lokalanästhetikum wieder vom Rezeptor abdiffundieren kann. Mit zunehmender Entladungsfrequenz sind die Natriumkanäle immer häufiger offen und damit öfter pro Zeiteinheit für das Lokalanästhetikum zugänglich und blockierbar (Frequenzabhängigkeit der Blockade). Bei einer Lokalanästhetika-Intoxikation kann es neben einer Bradyarrhythmie auch zu einer ausgeprägten Hypotension kommen, die durch eine direkte negativ inotrope Wirkung der Lokalanästhetika und eine relaxierende Wirkung auf die glatten Gefäßmuskeln im Bereich der Arteriolen bedingt ist.

Dass Lokalanästhetika im Bereich des Reizleitungssystems des Herzens eine membranstabilisierende Wirkung aufweisen, kann therapeutisch bei der Behandlung ventrikulärer Extrasystolen ausgenutzt werden. Hier stellt das Lokalanästhetikum Lidocain das Mittel der Wahl dar, da es sehr schnell wieder aus der Rezeptorbindung abdiffundiert (Kap. 14.1.4, S. 301).

Therapie toxischer Nebenwirkungen

Wichtig ist, dass bei einer Lokalanästhetika-Intoxikation bereits die Frühsymptome erkannt werden und dass – falls noch möglich – die weitere Zufuhr des Lokalanästhetikums sofort unterbrochen wird. Zuerst treten normalerweise zerebrale und erst bei höheren Konzentrationen kardiale Nebenwirkungen auf (s.o.). Bei Lidocain sind z.B. für das Auslösen kardialer toxischer Probleme ca. vierfach höhere Plasmakonzentrationen notwendig als für das Auslösen zerebraler toxischer Nebenwirkungen. Bei Bupivacain ist die kardiotoxische Konzentration lediglich zweifach höher als die neurotoxische Konzentrationen, was die relativ hohe Kardiotoxizität von Bupivacain unterstreicht (s. auch »fast-in-slow-out«, Kap. 14.1.4, S. 301).

Therapie toxischer zerebraler Nebenwirkungen

Bei zerebralen Intoxikationserscheinungen kommen vor allem folgende therapeutische Maßnahmen infrage.

Erhöhung der zerebralen Krampfschwelle: Hierfür eignen sich Benzodiazepine oder Barbiturate, z.B. Diazepam (0,1 mg/kg KG i.v.), Midazolam (0,05 mg/kg KG i.v.) oder Thiopental (ca. 1–3 mg/kg KG i.v.). Damit können zerebrale Erregungszustände sowie zerebrale Krampfanfälle normalerweise unterdrückt werden. Klassische Antiepileptika wie Diphenylhydantoin oder Rivotril sind nicht wirksam.

Hyperventilation: Der Patient sollte zum tiefen Durchatmen (Hyperventilieren) aufgefordert werden. Durch eine Hyperventilation fällt der CO_2-Partialdruck im Blut. Hierdurch kann die zerebrale Krampfschwelle gegenüber Lokalanästhetika erhöht werden. Ein Abfall des arteriellen pCO_2 führt zu einer Vasokonstriktion auch der zerebralen Gefäße und reduziert so die Gehirndurchblutung (s. auch Kap. 69.2.1, S. 967). Dadurch wird die Anflutung von Lokalanästhetika ans ZNS vermindert. Eine Hypoventilation mit hohem CO_2-Partialdruck würde nicht nur die Hirndurchblutung steigern, sondern außerdem dazu führen, dass vermehrt CO_2 über die Nervenmembranen nach intrazellulär diffundiert und der intrazelluläre pH-Wert fällt. Dies würde eine Konzentrationserhöhung der protonierten, am Rezeptor angreifenden Lokalanästhetikaform in der Nervenzelle begünstigen.

Sauerstoffgabe: Im Falle zerebraler Krämpfe droht neben einer hypoventilationsbedingten Hyperkapnie schnell eine Hypoxämie mit metabolischer Azidose (Moore et al. 1980). Daher sollte bei den ersten Anzeichen einer Intoxikation (im

Idealfall jedoch bei jedem Patienten, bei dem ein Regionalanästhesieverfahren durchgeführt wird), Sauerstoff verabreicht werden. Bei einer schweren Intoxikation mit zerebraler Depression muss der Patient ggf. beatmet werden, wobei eine Hyperventilation anzustreben ist. Lässt sich ein Patient aufgrund zerebraler Krämpfe nicht beatmen, kann eine Relaxation notwendig werden.

Therapie toxischer kardialer Nebenwirkungen

Die Therapie muss symptomatisch erfolgen.

Sauerstoffgabe: Beim spontan atmenden Patienten ist die inspiratorische Sauerstoffkonzentration zu erhöhen. Liegt eine Hypoventilation oder Apnoe vor, ist eine assistierte oder kontrollierte Beatmung durchzuführen, denn durch die dabei drohende Hypoxie und Hyperkapnie mit intrazellulärer Azidose wird die Kardiotoxizität von Lokalanästhetika wesentlich gesteigert.

Therapie einer Hypotonie: Bei einer Hypotonie ist die Gabe von Infusionslösungen und vasokonstringierenden und positiv inotropen Medikamenten, z.B. Akrinor oder Adrenalin (s. auch Kap. 23.2.1, S. 485), indiziert.

Reanimation: Tritt eine schwere Herz-Kreislauf-Depression auf, kann eine kardiopulmonale Reanimation (Kap. 87, S. 1219) notwendig werden.

Tachykardieprophylaxe: Eine Tachykardie ist zu vermeiden, da hierdurch die Toxizität von Lokalanästhetika zunimmt (s. auch Kap. 14.2.1, 15.1, S. 303, 316).

14.2.2 Sonstige Nebenwirkungen

Anaphylaktoide Nebenwirkungen

Anaphylaktoide Reaktionen (Kap. 30, S. 611) wurden fast ausschließlich nach Anwendung von Ester-Lokalanästhetika beschrieben. Ursache ist der entstehende Metabolit **Paraaminobenzoesäure** (Kap. 14.1.1, S. 296). Da Paraaminobenzoesäure ein häufig benutzter Konservierungsstoff für Lebensmittel darstellt, sind viele Menschen bereits entsprechend sensibilisiert. Der Schweregrad der anaphylaktoiden Reaktion ist unabhängig von der applizierten Dosis. Amid-Lokalanästhetika führen dagegen extrem selten zu anaphylaktoiden Komplikationen. Vereinzelte Fälle waren möglicherweise auf spezielle Konservierungsmittel wie Methyl-4-Hydroxybenzoat (**Methylparaben**) zurückzuführen, das manchmal sowohl Ester- als auch Amid-Lokalanästhetika als Konservierungsstoff zugesetzt wird. Da sowohl der Konservierungsstoff Methylparaben als auch der Ester-Metabolit Paraaminobenzoesäure eine Para-Gruppe besitzen, sind Kreuzallergien zwischen Ester-Lokalanästhetika und solchen Amid-Lokalanästhetika, die Methylparaben als Konservierungsstoff enthalten, möglich. Stechampullen zur Mehrfachentnahme enthalten evtl. das Konservierungsmittel Methylparaben, während Ampullen für die Einmalentnahme ohne Konservierungsstoffe sind. Auch handelsübliche adrenalinhaltige Lokalanästhetikalösungen (Kap. 14.3, S. 305) enthalten (mit Ausnahme von Bupivacainlösungen) den Konservierungsstoff Methylparaben. Stechampullen sowie kommerziell erhältliche adrenalinhaltige Lokalanästhetikalösungen enthalten zumeist auch das Antioxidans **Natriumbisulfit**, das (seltener) ebenfalls anaphylaktoide Reaktionen auslösen kann.

Zwischen reinen Ester- und reinen Amid-Lokalanästhetikalösungen besteht jedoch keine Kreuzallergie. Bei bekannter Allergie auf Ester-Lokalanästhetika kann daher ein reines Amid-Lokalanästhetikum (ohne Konservierungsmittel) verwendet werden.

Relativ häufig werden jedoch toxische Nebenwirkungen bzw. vasovagale oder psychische Reaktionen als anaphylaktoide Reaktionen fehlinterpretiert.

Die **Therapie** anaphylaktoider Nebenwirkungen von Lokalanästhetika entspricht der allgemeinen Therapie einer anaphylaktoiden Reaktion (Kap. 30, S. 611).

Methämoglobinämie

Speziell bei Prilocain kann – falls es höher dosiert wird – eine relevante Methämoglobinämie auftreten, denn bei der Biotransformation von Prilocain häuft sich der Metabolit o-Toluidin an. O-Toluidin kann Hämoglobin zu Methämoglobin oxidieren. Da Methämoglobin (Met-Hb) nicht mehr zum Transport von Sauerstoffmolekülen fähig ist, nimmt die Menge des chemisch gebundenen Sauerstoffes und damit die Sauerstofftransportkapazität ab (Kap. 19.4.2, S. 432). Der arterielle Sauerstoffpartialdruck (der physikalisch gelöste Sauerstoffanteil) bleibt dagegen unbeeinflusst. Bei einer Prilocain-Dosis über ca. 600 mg können bis zu 15–20% Methämoglobin auftreten. Die maximale Methämoglobinkonzentration wird meist ca. 2 Stunden nach einer Prilocain-Blockade erreicht. Bei gesunden Patienten bleiben Methämoglobin-Konzentrationen zwischen 10% und 15% ohne klinische Symptome. Patienten mit höheren Met-Hb-Konzentrationen sehen öfters grau-zyanotisch aus. Bei Konzentrationen über 20% Met-Hb können weitere klinische Symptome auftreten. Ist die Sauerstofftransportkapazität bereits eingeschränkt (z.B. Anämie) oder handelt es sich um Patienten mit einer verminderten kardiopulmonalen Leistungsfähigkeit und erhöhter Sauerstoffausschöpfung des Blutes, dann ist der Patient durch eine stärkere Methämoglobinämie möglicherweise gefährdet. Durch intravenöse Gabe von 1–3 mg/kg KG Methylenblau 2% kann eine Methämoglobinämie ggf. schnell und erfolgreich therapiert werden.

Bei einer relevanten Methämoglobinämie geben Pulsoximeter einen falschen Sättigungswert an, der von der arteriellen Sättigung (> oder <85%) abhängt (Kap. 8.1.2, S. 243).

Neurotoxizität

Den Lokalanästhetika werden zum Teil neurotoxische Nebenwirkungen nachgesagt. Belegt sind neurotoxische Eigenschaften bei Chlorprocain, weshalb es nicht für die Spinalanästhesie empfohlen wird. Nach einer versehentlichen Injektion hoher Dosen von Chlorprocain in den Subarachnoidalraum (bei unbemerkter Duraperforation im Rahmen einer Periduralanästhesie) wurden bleibende neurologische Schäden beschrieben. Möglicherweise sind diese Probleme auf den sehr niedrigen pH-Wert (3,0) dieser Lösung und das als Antioxidans beigemischte Natriumbisulfit (s.o.) zurückzuführen. Aber auch bei Verwendung hochprozentiger hyperbarer und wenig lipophiler Lokalanästhetika (z.B. Lidocain 5% hyperbar) sind vereinzelt Nervenschädigungen nach kontinuierlicher Spinalanästhesie (Kap. 16.2.4, S. 369) mit hoher Dosierung beschrieben worden.

14.3 Zusatz von Vasokonstriktoren zu Lokalanästhetika

Einem Lokalanästhetikum kann evtl. Adrenalin (oder ein Vasopressinderivat) zugesetzt werden. Unter Umständen können durch den Vasokonstriktor Nebenwirkungen verursacht werden.

Adrenalin als Vasokonstriktor

Den Lokalanästhetika kann Adrenalin (Kap. 23.2.1, S. 488) im Verhältnis 1:200 000 zugesetzt werden. Ein Mischungsverhältnis von 1:200 000 bedeutet, dass 1 ml Lokalanästhetikum 5 µg Adrenalin enthält. Innerhalb von zehn Minuten sollten beim Erwachsenen (ca. 70 kg KG) maximal 20 ml und innerhalb von 60 Minuten nicht mehr als 50 ml einer solchen Lösung verabreicht werden. Adrenalin führt zu lokaler Vasokonstriktion mit Reduktion der Durchblutung, es verzögert die Resorption des Lokalanästhetikums, verlängert seine Wirkung und vertieft so die Blockade. Folgen sind eine geringere Blutung im Operationsgebiet sowie niedrigere Plasmakonzentrationen und damit ein geringeres toxisches Risiko. Bei mikrochirurgischen Operationen ist der Einsatz adrenalinhaltiger Lokalanästhetika von Vorteil, da die geringere Blutungsneigung die Operationsbedingungen verbessert. Aufgrund der langsameren Resorption und der dadurch niedrigeren Plasmakonzentrationen können höhere Dosierungen verabreicht werden (s. auch Tab. 14.5). Durch Zugabe von Adrenalin wird z.B. die Wirkung von Lidocain um ca. 50% verlängert und die systemische Resorption um ca. 30% vermindert. Je stärker die vasodilatierende Wirkung eines **Lokalanästhetikums** ist, desto deutlicher kann seine Wirkungsdauer durch einen Adrenalin-Zusatz verlängert werden.

> Durch einen Adrenalin-Zusatz wird die Wirkungsdauer von Lidocain deutlich, die von Mepivacain und Prilocain weniger deutlich und die Wirkungsdauer der lang wirksamen Lokalanästhetika Bupivacain und Etidocain kaum verlängert. Auch die Wirkungsdauer von peridural appliziertem Ropivacain kann durch einen Adrenalin-Zusatz nicht signifikant verlängert werden (Cederholm et al. 1994).

Vasokonstriktorzusätze sind vor allem dann wirksam, wenn in gut durchblutetes **Gewebe** mit schneller Resorption injiziert wird. In schlecht durchblutetem Gewebe oder z. B. bei einer Spinalanästhesie (Kap. 16.2.4, S. 355) bringt ein Adrenalin-Zusatz nur eine geringe Wirkungsverlängerung. Ein Adrenalin-Zusatz hat keinen relevanten Einfluss auf den Wirkungseintritt der Blockade.

Ein Adrenalin-Zusatz kann auch eine **Indikatorfunktion** haben. Bereits bei intravasaler Injektion einer geringen Menge eines adrenalinhaltigen Lokalanästhetikums tritt eine Tachykardie auf. Diese Tatsache wird z. B. bei Durchführung einer Periduralanästhesie häufig genutzt. Bleibt nach Gabe einer adrenalinhaltigen Testdosis von wenigen Millilitern eine Tachykardie aus, kann eine intravasale Lage des Periduralkatheters weitgehend ausgeschlossen werden (Kap. 16.2.4, S. 374).

Mögliche **Gefahren** eines adrenalinhaltigen Lokalanästhetikums sind jedoch z. B. ein Blutdruck- und Herzfrequenzanstieg, falls es dennoch zur schnelleren Resorption bzw. zur (teilweisen) intravasalen Injektion des adrenalinhaltigen Lokalanästhetikums kommt. Dies kann insbesondere bei kardiovaskulären Risikopatienten (z. B. mit Koronarsklerose) nachteilige Auswirkungen haben. Über die Frequenzabhängigkeit der Nervenblockade (s. u.) steigert eine Tachykardie die Toxizität der Lokalanästhetika. Bei der Resorption eines adrenalinhaltigen Lokalanästhetikums werden außerdem Herzrhythmusstörungen begünstigt, falls der Patient zusätzlich Halothan erhält (s. auch Kap. 5.1.3, S. 96).

Kontraindiziert ist die Anwendung eines Adrenalin-Zusatzes in Gebieten mit Endarterien wie Finger, Ohrmuschel, Nase oder Penis. Im Falle einer starken adrenalinbedingten Vasokonstriktion könnte es zu Nekrosen aufgrund einer Mangeldurchblutung kommen. Auch eine Therapie mit Antidepressiva (die den Re-uptake von Katecholaminen in den Synapsen hemmen; Kap. 63.1.2, S. 842), eine Sulfitallergie (wegen dem enthaltenen Stabilisator Natriumbisulfit; s. o.) und ein unzureichend therapiertes Engwinkelglaukom stellen eine Kontraindikation für adrenalinhaltige Lokalanästhetika dar.

Vasopressinderivate

Anstatt Adrenalin kann dem Lokalanästhetikum auch ein Vasopressinderivat (ADH-Derivat) zugesetzt werden. Zur Anwendung kommt selten noch das **Ornipressin** (Por 8). Während beim Vasopressin die antidiuretische und die vasopressorische Komponente vergleichbar stark ausgeprägt sind, überwiegt bei Ornipressin die vasopressorische Komponente bei weitem. Es empfiehlt sich eine Konzentration von 0,05 IE/ml. Die Maximaldosierung von 1 IE Ornipressin sollte nicht überschritten werden. Initial wurde angenommen, dass bei Ornipressin kardiale Nebenwirkungen geringer seien als bei einem Adrenalin-Zusatz. Aufgrund von tierexperimentellen Studien konnte allerdings eher das Gegenteil nachgewiesen werden.

Vasopressinderivate sind bei Schwangeren **kontraindiziert**, da sie auf die Uterusmuskulatur stimulierend wirken können. Insgesamt ist Ornipressin inzwischen weitgehend verlassen worden.

14.4 Klinische Anwendung

14.4.1 Charakteristika klinisch wichtiger Lokalanästhetika

Lidocain (z. B. Xylocain): Hohe hepatische Extraktionsrate. Bei Leberfunktionsstörungen sind höhere Plasmakonzentrationen zu erwarten. Lidocain liegt als 0,5%ige, 1%ige, 2%ige, 4%ige sowie als (hyperbare) 5%ige Lösung vor.

Mepivacain (z. B. Meaverin): Für Oberflächenanästhesie nicht geeignet. Hohe hepatische Extraktionsrate. Bei Leberfunktionsstörungen sind höhere Plasmakonzentrationen zu erwarten. Mepivacain liegt als 0,5%ige, 1%ige, 2%ige, 3%ige und 4%ige Lösung vor.

Prilocain (Xylonest): Prilocain ist das Lokalanästhetikum mit der größten therapeutischen Breite (sehr hohes Verteilungsvolumen, hohe Absorption in der Lungenstrombahn). Es sollte daher vor allem dann bevorzugt werden, wenn große Volumina an Lokalanästhetika benötigt werden, wie z. B. bei einer axillären Plexusanästhesie (Tryba et al. 1987) oder einer intravenösen Regionalanästhesie (Kap. 16.2.7, S. 392). Hohe Dosen können zur Methämoglobinbildung führen (s. o.). Prilocain liegt als 0,5%ige, 1%ige, 2%ige und 3%ige Lösung vor.

Ropivacain (Naropin): Ropivacain (Naropin) wurde 1997 in Deutschland eingeführt. Naropin liegt nicht als Razemat, d. h. nicht als ein Gemisch von rechts- (R[+]–) und linksdrehender (S[–]–) Form vor. Naropin ist die Lösung des reinen S(–)-Enantiomers (das R[+]-Enantiomer hätte eine kürzere Wirkung und eine höhere Toxizität). Dagegen stellen z. B. Bupivacain und Mepivacain 1:1 Mischungen von R(+)- und S(–)-Enantiomeren dar. Ropivacain weist im Vergleich zu Bupivacain eine geringere ZNS-Toxizität (1:1,25–1:1,5; Santos et al. 1995; Scott et al. 1989) und Kardiotoxizität (ca. 1:2; Nancarrow et al. 1989; Reiz et al. 1989) auf. Mit niedrig konzentrierten Lösungen (0,2%) kann relativ gut eine

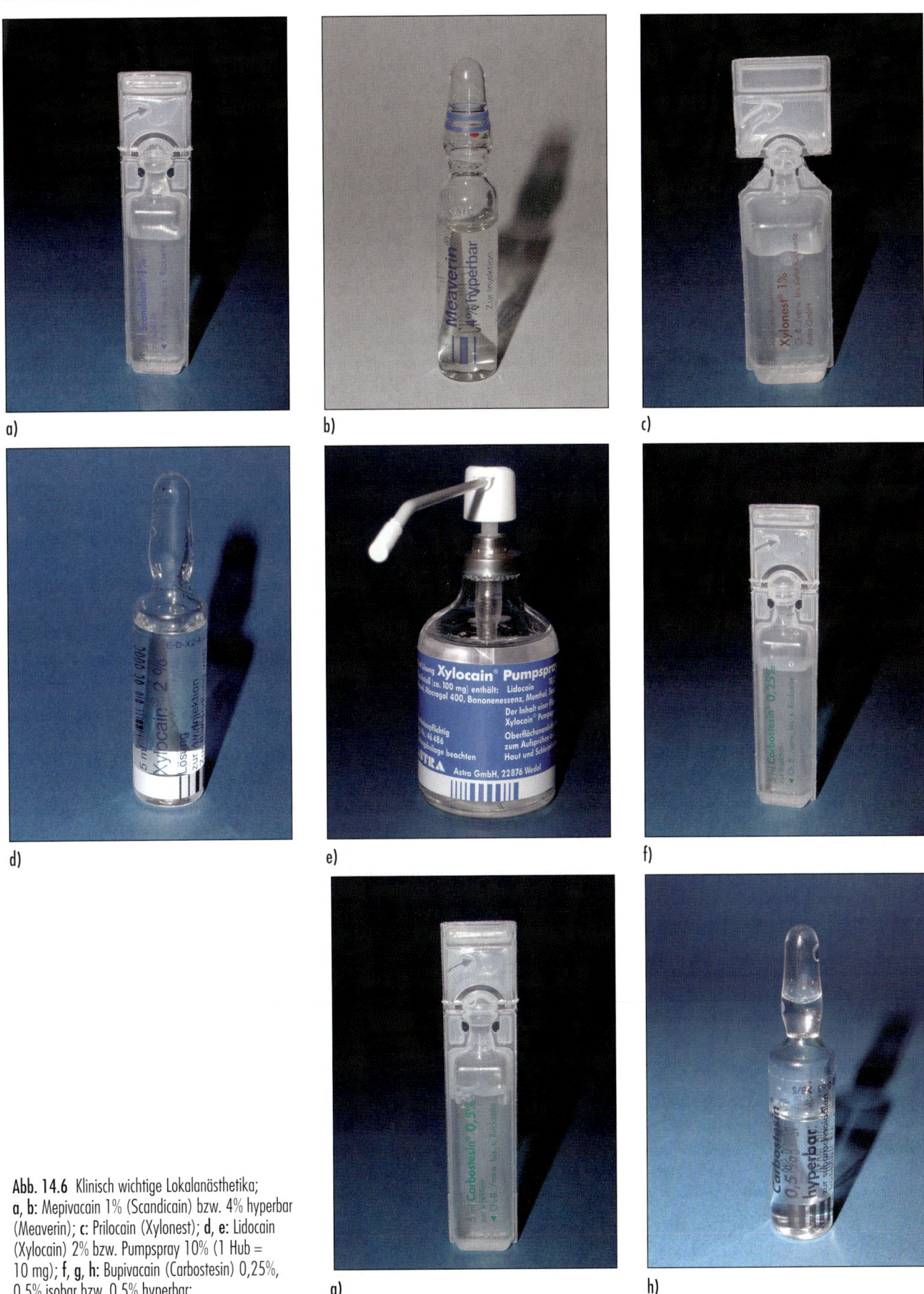

a)

b)

c)

d)

e)

f)

Abb. 14.6 Klinisch wichtige Lokalanästhetika;
a, b: Mepivacain 1% (Scandicain) bzw. 4% hyperbar
(Meaverin); **c:** Prilocain (Xylonest); **d, e:** Lidocain
(Xylocain) 2% bzw. Pumpspray 10% (1 Hub =
10 mg); **f, g, h:** Bupivacain (Carbostesin) 0,25%,
0,5% isobar bzw. 0,5% hyperbar;

g)

h)

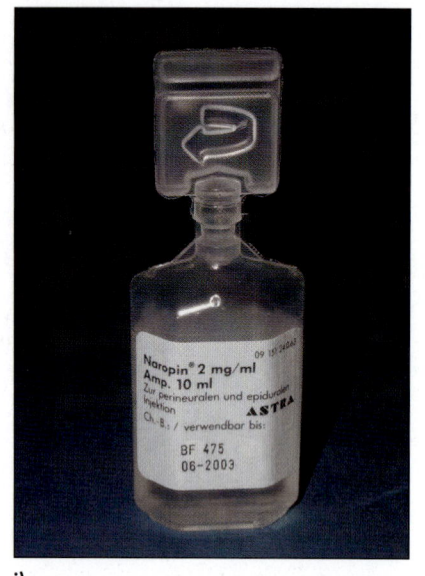

i)

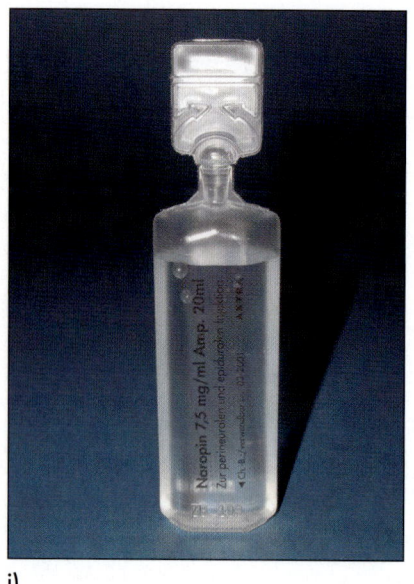

j)

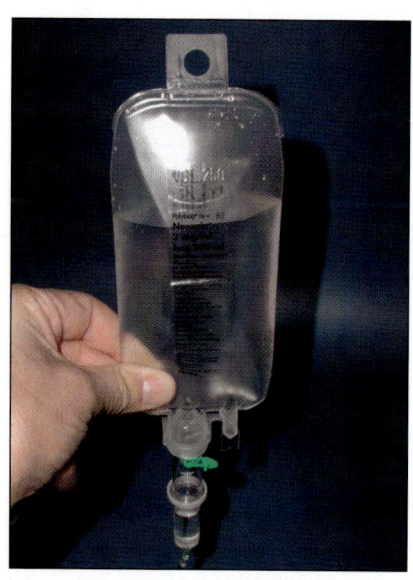

k)

Abb. 14.6 i, j, k: Ropivacain (Naropin) 0,2%, 0,75% bzw. Polybag.

selektive sensible Blockade erzielt werden (sog. Differenzial-block, s. auch Kap. 15.1, S. 314). Die motorische Blockade ist hierbei geringer als mit 0,25%igem Bupivacain. Ursache ist die geringere Lipophilie, wodurch es zu einer geringeren Anhäufung in den stark myelinisierten Aα-Motoneuronen kommt. Mit 0,75%igem und 1,0%igem Ropivacain ist auch eine gute motorische Blockade möglich. Mit zunehmender Ropivacain-Konzentration nimmt z.B. bei einer periduralen Applikation auch die Blockadedauer zu (Brockway et al. 1991). Einprozentiges Ropivacain ermöglicht nach peridura-ler Gabe eine längere und tiefere sensible und motorische Blockade als Bupivacain 0,5% (Wolff et al. 1995). Ropivacain wird in Konzentrationen von 0,2%, 0,75% und 1,0% angebo-ten (2 mg/ml, 7,5 und 10 mg/ml). Es ist als einziges Lokal-anästhetikum in Form von Infusionsbeuteln (Polybags) ver-fügbar (100 und 200, Abb. 14.6 k). Solche Polybags (mit 0,2%igem Ropivacain) sind für die kontinuierliche Gabe über einen Periduralkatheter im Rahmen der postoperati-ven Schmerztherapie geeignet. Für die Spinalanästhesie ist Ropivacain bisher nicht zugelassen – obwohl bereits erfolg-reiche Studien zur Spinalanästhesie mit vor allem 3 ml 0,75%igem Ropivacain vorliegen (Kleef et al. 1994; Wahedi et al. 1996).

Bupivacain (z.B. Carbostesin): Lokalanästhetikum mit langer Wirkung. Einsatz vor allem bei Kathetertechniken, wenn eine lang anhaltende Wirkung einer Repetitionsdosis erwünscht ist. Die Kardiotoxizität ist relativ hoch (ca. 4-mal höher als bei Lidocain). Bupivacain liegt als 0,25%ige, 0,5%ige und 0,75%ige Lösung vor. Die Anwendung der 0,75%igen Lösung ist aufgrund mehrfach beschriebener kar-diotoxischer Komplikationen umstritten und kommt nur noch selten zur Anwendung. In der geburtshilflichen Regionalanäs-thesie ist es kontraindiziert. Mit 0,25%igem Bupivacain kann meist eine selektive Blockade der dünnen Nervenfasern (Schmerz-, Temperaturempfinden, sympathische Fasern) er-zielt werden, während die dicken motorischen Fasern noch nicht blockiert sind (sog. Differenzialblock, s. auch Kap. 15.1, S. 314). Durch 0,5%iges Bupivacain können auch die dicken Motoneurone blockiert werden (Kap. 15.1, S. 314).

Bupivacain liegt als Razemat vor (s.o.). Es besteht zu glei-chen Teilen aus rechts- (R[+]–) und linksdrehendem (S[–]–) Bupivacain (s.o.). Zum reinen S[–]-Bupivacain (Levobupiva-cain) liegen bereits Studien vor; es scheint eine geringere Neurotoxizität (Van et al. 1998; Huang et al. 1998) und Kar-diotoxizität (Huang et al. 1998; Mazoit et al. 1993) aufzuwei-sen als das entsprechende Razemat. Dazu liegen auch erste

Tab. 14.2 Resorptionsgeschwindigkeit der Lokalanästhetika bei verschiedenen Lokal- bzw. Regionalanästhesieformen. Die schnellste Resorption ist nach einer Schleim-hautanästhesie, die langsamste nach einer Spinalanästhesie zu erwarten. Je schneller die Resorptionsgeschwindigkeit, desto höher ist die zu erwartende maximale Plasma-konzentration.

hohe Resorptions-geschwindigkeit						niedrige Resorptions-geschwindigkeit
Schleimhaut-anästhesie	Interkostalblockade	Peridural-anästhesie	Infiltrations-anästhesie	3-in-1-Block, axilläre Plexusblockade	periphere Nervenblockade	Spinalanästhesie

positive klinische Erfahrungen vor (Cox et al. 1998a, 1998b). **Etidocain** (inzwischen in Deutschland nicht mehr im Handel): Etidocain zeichnet sich durch eine starke motorische Blockade aus. Die Toxizität ist etwas geringer als beim Bupivacain. Es wird vor allem für die Periduralanästhesie eingesetzt. Für die Spinalanästhesie ist es nicht geeignet.

14.4.2 Plasmakonzentrationen von Lokalanästhetika

Für Lokalanästhetika werden häufig sog. maximale Einzeldosierungen angegeben (Tab. 14.3). Das Konzept der fixen Maximaldosierungen wird jedoch inzwischen infrage gestellt. Wie hoch die Plasmakonzentration nach Injektion eines Lokalanästhetikums ins Gewebe ist, hängt vor allem ab von:
- der verabreichten Gesamtdosis
- der Durchblutungsstärke im Applikationsbereich (d.h. der Resorptionsgeschwindigkeit)
- Medikamenteneigenschaften und einem evtl. Vasokonstriktorzusatz
- sonstigen Bedingungen

Verabreichte Gesamtdosis

Je höher die applizierte Dosis eines Lokalanästhetikums, desto höher ist die zu erwartende Plasmakonzentration. Die auftretende Plasmakonzentration hängt jedoch vor allem von der verabreichten Gesamtdosis in Milligramm und nicht von der Konzentration der Lösung ab. Es ist also unerheblich, ob z.B. 30 ml Bupivacain 0,5% (= 150 mg) oder 60 ml Bupivacain 0,25% (= 150 mg) verabreicht werden.

Durchblutung im Applikationsbereich

Die Resorptionsgeschwindigkeit und damit die auftretende Plasmakonzentration eines Lokalanästhetikums hängt entscheidend von demjenigen Gewebe ab, in das es injiziert oder auf das es aufgetragen wird. In gut vaskularisierten Gebieten findet die Resorption schneller als in schlecht durchbluteten Arealen statt. Die schnellste Resorption ist beim Aufbringen eines Lokalanästhetikums auf eine Schleimhaut zu erwarten (s. auch Kap. 16.1.1, S. 322). Hier können Plasmakonzentrationsverläufe ähnlich wie nach einer intravenösen Injektion auftreten. Die niedrigsten Plasmakonzentrationen sind bei peripheren Nervenblockaden zu erwarten (Tab. 14.2).

Tab. 14.3 Häufig angegebene »maximale Einzeldosierungen von Lokalanästhetika«. Bei Zusatz von Adrenalin können Lokalanästhetika zumeist höher dosiert werden (s. Text). Die Maximaldosierungen sind jedoch nicht als allgemein gültige Dosierungen zu betrachten. Sinnvoller scheinen nach der Regionalanästhesie-Technik differenzierte »empfohlene Grenzdosen« zu sein (Tab. 14.4).

Freiname (Handelsname)	maximale Einzeldosis [mg/kg KG] Gesamtdosis beim Erwachsenen [mg] ohne Adrenalin	mit Adrenalin	Anschlagszeit	Wirkungsdauer [Stunden]	Plasmaproteinbindung [%]
Lokalanästhetika vom Amid-Typ					
Lidocain (Xylocain)	3 mg/kg KG max. 200 mg	7 mg/kg KG max. 500 mg	schnell	1,5–2 (M)	64
Mepivacain (Meaverin)	4 mg/kg KG max. 300 mg	7 mg/kg KG max. 500 mg	schnell	1,5–2 (M)	77
Prilocain (Xylonest)	6 mg/kg KG max. 400 mg	8,5 mg/kg KG max. 600 mg	schnell	1–2,5 (M)	55
Bupivacain (Carbostesin)	2 mg/kg KG max. 150 mg	2 mg/kg KG max. 150–225 mg	langsam	3–8 (L)	95
Ropivacain (Naropin)	3 mg/kg KG max. 250 mg	3 mg/kg KG max. 250 mg	langsam	3–8 (L) 94	
Etidocain (Duranest)	4 mg/kg KG max. 300 mg	6 mg/kg KG max. 400 mg	mittellangsam	3–8 (L)	94
Lokalanästhetika vom Ester-Typ					
Tetracain (Pantocain)	100 mg	langsam	2–4 (K)	76	
Procain (Novocain)	500 mg	langsam	0,5–1 (K)	5,8	
Chlorprocain	600 mg	langsam	0,5–1 (K)		

K = kurz, M = mittel, L = lang wirksam

Lokal- und Regionalanästhesieverfahren

Tab. 14.4 Wichtige pharmakokinetische Größen der klinisch gebräuchlichen Lokalanästhetika (s. Text). Die toxische Schwellenkonzentration ist keine fixe Größe, sondern u. a. abhängig davon, wie schnell die Plasmakonzentration des Lokalanästhetikums ansteigt.

	Lidocain	Mepivacain	Prilocain	Bupivacain	Ropivacain	Etidocain
toxische Schwellenkonzentration: Gesamtkonzentration [µg/ml]	>5	>5	>5	ca. 2	ca. >4	>2
Verteilungsvolumen [1 l/70 kg]	91	84	198	75	59	133
theoretische maximale Einzeldosis [mg]	>455	>420	>990	ca. 150	>236	>266
vom Hersteller empfohlene Maximaldosierung ohne Adrenalin [mg]	200	300	400	150	250	300
Clearance [1 l/h]	57	47	170	28	44	73
theoretische maximale Erhaltungsdosis [mg/h]	>285	>235	*	ca. 56	>176	>156
empfohlene maximale Erhaltungsdosis [mg/h]	300	240	*	30	37,5	65

* nicht für kontinuierliche Gabe geeignet wegen Methämoglobinämiebildung; s. Text

Medikamenteneigenschaften und evtl. Vasokonstriktorzusatz

Lokalanästhetika, die eine stärkere vasodilatierende Wirkung aufweisen, werden schneller resorbiert als Lokalanästhetika mit geringer vasodilatierender Wirkung. Durch Zugabe eines Vasokonstriktors zum Lokalanästhetikum (z. B. Adrenalin; Kap. 14.3, S. 305) können eine verzögerte Resorption und damit niedrigere Plasmakonzentrationen vor allem solcher Lokalanästhetika erwartet werden, die eine stärkere Vasodilatation verursachen. Bei Lokalanästhetika, die eine relativ geringe vasodilatierende Wirkung aufweisen – wie z. B. Prilocain und Bupivacain – kann die Plasmakonzentration durch Adrenalin-Zusatz nur relativ wenig vermindert werden.

Sonstige Bedingungen

Die Resorptionsgeschwindigkeit eines Lokalanästhetikums kann unter speziellen pathophysiologischen Bedingungen verändert sein. Bei Patienten mit einer chronischen Nierenin-

suffizienz ist z. B. eine raschere Resorption zu erwarten. Ursache ist vermutlich der bei diesen Patienten meist deutlich erniedrigte Hämoglobinwert und der dadurch erheblich verminderte Sauerstoffgehalt des Blutes (Kap. 19.4.2, S. 432). Um einen ausreichenden Sauerstofftransport ans Gewebe zu erreichen, kommt es bei diesen Patienten zu einer kompensatorischen Steigerung des Herzminutenvolumens mit verbesserter Gewebedurchblutung. Dies bedingt eine beschleunigte Resorption des Lokalanästhetikums.

14.4.3 Empfohlene Höchst- bzw. Grenzdosierungen

Die empfohlene Höchstdosis eines Lokalanästhetikums (Tab. 14.3) muss einerseits an der noch akzeptablen Blutkonzentration (an der sog. toxischen Schwellenkonzentration) sowie an dem Verteilungsvolumen (für das allerdings eine

Tab. 14.5 Empfohlene Grenzdosen in Milligramm differenziert nach Injektionsort und Injektionstechnik (modifiziert nach Niesel u. Kaiser 1991).

Injektionsort/-technik	Mepivacain ohne/mit Adrenalin	Lidocain ohne/mit Adrenalin	Prilocain ohne/mit Adrenalin	Bupivacain ohne/mit Adrenalin	Etidocain ohne/mit Adrenalin
Injektion und Infiltration in stark durchblutete Regionen (Hals, Gesicht, Beckenboden, intrapleural) mit hoher Resorption	200 mg	200 mg	300 mg	75 mg	150 mg
Einzelinjektion (z. B. Plexusanästhesie)	400/500 mg	400/500 mg	600 mg	150 mg	300 mg
subkutane Injektion	400/500 mg	400/500 mg	600 mg	150 mg	300 mg
protrahierte Injektion (Kathetertechnik, fraktionierte Injektion, kombinierte Techniken)	500 mg (a)	500 mg	700 mg (b)	200 mg	300 mg
bisher empfohlene Maximaldosis	300/500 mg	200/500 mg	400/600 mg	150 mg	300 mg

a = bei häufigen und kurzzeitigen Wiederholungsdosen droht eine Kumulation, b = keine anschließende Repetitionsdosis homogene Verteilung im Körper angenommen wird) orientiert werden (Tab. 14.4). Die theoretisch maximale Einzeldosis entspricht dann ungefähr dem Produkt aus der toxischen Schwellendosis (bei deren Überschreitung toxische Nebenwirkungen zu erwarten sind) und dem Verteilungsvolumen bei homogener Verteilung im Körper (im Steady State). Da jedoch normalerweise nach einer Einzeldosis von keiner homogenen Verteilung im Körper auszugehen ist, sind die offiziell (von den Herstellern) empfohlenen Einzeldosierungen niedriger als die theoretischen maximalen Einzeldosen unter homogener Verteilung.

Die häufig empfohlene maximale Erhaltungsdosis (für eine kontinuierliche Gabe über Spritzenpumpe) eines Lokalanästhetikums muss an dem Produkt aus toxischer Schwellendosis und Clearance des Lokalanästhetikums orientiert werden (Tab. 14.4).

Da es nach Gabe einer bestimmten Dosis eines Lokalanästhetikums – in Abhängigkeit von Applikationsort und pathophysiologischen Gegebenheiten – zu unterschiedlich hohen Plasmakonzentrationen kommen kann, wird das Konzept der allgemein gültigen Maximaldosierung für Lokalanästhetika inzwischen infrage gestellt (Niesel u. Kaiser 1991). Es sollte besser von »empfohlenen Grenzdosen« gesprochen werden, die orientierenden Charakter haben sollten (Niesel u. Kaiser 1991). Die empfohlenen Grenzdosen sind abhängig davon, in welches Gewebe und wie das jeweilige Lokalanästhetika injiziert wird (Tab. 14.5)*.

* Gesamtliteratur zu den Kapiteln 13–16 s. S. 396 ff.

Blockierung von Nerven – Grundlagen, Techniken

15.1 Physiologische Grundlagen

Klassifizierung verschiedener Nervenfasertypen

Nervenfasern werden in verschiedene Gruppen (A-, B-, und C-Fasern) und zum Teil in Untergruppen (Aα, Aβ, Aγ, Aδ) eingeteilt. Den einzelnen Nervenfasertypen wird die Übermittlung zum Teil spezifischer sensibler oder motorischer Impulse zugeordnet (Tab. 15.1).

Blockade einzelner Nervenfasertypen

Es kann davon ausgegangen werden, dass Nervenfasern normalerweise umso leichter durch Lokalanästhetika blockiert werden,

- je dünner ihr Durchmesser,
- je stärker ihr Myelinisierungsgrad und
- je höher die Entladungsfrequenz (s.u.)
  ist.

Würde die **Empfindlichkeit** lediglich von der Dicke der Nervenfasern abhängen, müssten zuerst die sehr dünnen C-Fasern, danach die etwas dickeren B-Fasern und anschließend die verschiedenen relativ dicken A-Fasern blockiert werden. Weil aber die C-Fasern als einzige nicht myelinisiert sind und nicht myelinisierte Fasern schwerer zu blockieren sind als myelinisierte, werden die B-Fasern vor den dünneren C-Fasern blockiert.

Selbst die noch dickeren, schmerzleitenden Aδ-Fasern werden fast so leicht blockiert wie die sehr dünnen C-Fasern. Dies ist ebenfalls dadurch zu erklären, dass ein myelinisierter Nerv bereits blockiert ist, wenn 3 aufeinander folgende Ranvier-Schnürringe blockiert sind.

> Die Blockade der verschiedenen Nervenfasertypen erfolgt im Prinzip in der Reihenfolge: B-, C-, Aδ-, Aγ-, Aβ- und zuletzt Aα-Fasern (d.h. zuerst Ausfall von Vasokonstriktion, dann Schmerz-, Wärme-/Kälte-, Berührungs-, Druckempfinden und zuletzt der Motorik).

Die minimale Konzentration einer Lokalanästhetikumlösung, die gerade noch in der Lage ist, die dicken motorischen Fasern zu blockieren, ist ca. doppelt so hoch wie diejenige minimale Konzentration, mit der gerade noch die dünnen sensiblen Fasern blockiert werden können. Hierauf beruht die Tatsache, dass mit niedrigen Lokalanästhetika-Konzentrationen nur die sensiblen, dagegen nicht (oder nur andeutungsweise) die motorischen Fasern blockierbar sind (sog. **Differenzialblock**). Dies wird z.B. in der Schmerztherapie ausgenutzt, um eine selektive Blockade der dünnen, für die Schmerzleitung zuständigen Fasern zu erzielen.

Das Austesten einer Lokal- oder Regionalanästhesie sollte nicht mittels Kneifen erfolgen, da z.B. bei einer selektiven sensiblen Blockade zwar das Schmerzempfinden, nicht aber das über dickere Fasern vermittelte Druck-/Berührungsempfinden ausgeschaltet ist. Beim Kneifen kann Druck oder Berührung empfunden werden und vom Patienten evtl. als eine unzureichende Blockade interpretiert werden. Vorzuziehen ist es, den Blockadeerfolg durch Kältereize zu überprüfen, z.B. indem ein Eiswürfel verwendet wird.

Blockade eines gemischten peripheren Nervs

Die oben erwähnte Reihenfolge bei der Blockade verschiedener Nervenfasertypen trifft primär bei der Blockade von Einzelfasern zu. Auch bei einer Spinalanästhesie (Kap. 16.2.4, S. 355) imponiert zumeist diese Reihenfolge der Fasern-

Tab. 15.1 Klassifizierung verschiedener Nervenfasertypen.

Nervenfasertyp	Durchmesser [μm]	Nervenleitge-schwindigkeit [m/s]	myelinisiert	Blockierbarkeit durch Lokalanästhetika	vermittelte Funktionen
A-Fasern					
▪ α	15	70–120	ja	+	motorische Efferenzen
▪ β	8	50	ja	++	Druck, Berührung
▪ γ	5	20	ja	++	Muskelspindel-Afferenzen
▪ δ	< 3	15	ja	+++	epikritischer Schmerz, Temperaturempfinden
B-Fasern	3	7	ja	++++	präganglionäre, sympathische Fasern
C-Fasern	1	1	nein	+++	protopathischer Schmerz und postganglionäre sympathische Fasern

+ = gering, ++ = mäßig, +++ = stark, ++++ = sehr stark

blockade. Bei einer Periduralanästhesie ist diese Reihenfolge der Fasernblockade bereits weniger klar. Wird Lokalanästhetikum gar neben einen dicken gemischten peripheren Nerv injiziert, dann werden die verschiedenen Fasertypen oft nicht in der beschriebenen Reihenfolge blockiert. Dies ist folgendermaßen zu erklären: Bei Blockade eines kaliberstarken, gemischten peripheren Nervs diffundiert das Lokalanästhetikum zuerst in die außen liegenden Fasern und erst später in die zentral gelegenen Nervenfasern (Abb. 15.1). Da in der Nervenperipherie verlaufende Fasern (sog. Hüllenfasern) meist proximale Strukturen und zentral im Nerv verlaufende Fasern meist distale Strukturen versorgen (Abb. 15.2), wird verständlich, dass z.B. die einsetzende Analgesie normalerweise von proximal nach distal fortschreitet.

Insbesondere bei (supraklavikulären) **Plexusanästhesien** an der oberen Extremität (Kap. 16.2.2, S. 331) tritt oft zuerst eine deutliche Muskelschwäche und erst danach eine nach peripher fortschreitende Blockade der Sensibilität auf. Dies ist vor allem dadurch bedingt, dass es sich bei den peripher gelegenen Hüllenfasern zumeist um motorische Fasern handelt, die proximale Armbereiche versorgen, während zentral vor allem sensible Fasern verlaufen, die zu distalen Bereichen, vorzugsweise der Hand, ziehen.

> Der Beginn einer Plexusanästhesie sollte daher am besten anhand der nachlassenden Motorik überprüft werden.

Bei der **Rückbildung** der Blockade nimmt die Konzentration des Lokalanästhetikums im Kernfaserbereich normalerweise langsamer ab als in den peripher verlaufenden Nervenfasern. Daher können die zentralen, nach distal ziehenden sensiblen Fasern länger blockiert sein als die weiter außen gelegenen motorischen Fasern. Verläuft jedoch in der Mitte eines größeren Nervs (bzw. Nervengeflechtes) ein Gefäß, wird in den zentralen Bereichen des Nervs (bzw. Nervengeflechtes) das Lokalanästhetikum relativ schnell ausgewaschen, sodass die beschriebene Reihenfolge des Abklingens nicht zutrifft. Unter diesen Bedingungen können die zentralen Fasern relativ bald ihre Funktion wieder aufnehmen.

Einfluss der Depolarisationsfrequenz von Nervenfasern auf die Reizleitungsblockade

Das an den Rezeptor gebundene Lokalanästhetikum kann in der Phase des geschlossenen Natriumkanals (Kap. 14.1.2, S. 298) von diesem wieder abdiffundieren. Bei höheren Depolarisationsfrequenzen der Nervenfaser verkürzen sich diese Ruhephasen der Natriumkanäle. Bei Lokalanästhetika, die relativ langsam vom Rezeptor abdiffundieren, reicht diese Zeitspanne des geschlossenen Kanalzustands nicht mehr dafür aus, dass das Lokalanästhetikum vom Rezeptor abdiffundiert. Dies ist vor allem bei den lang wirksamen Lokalanästhetika (z. B.

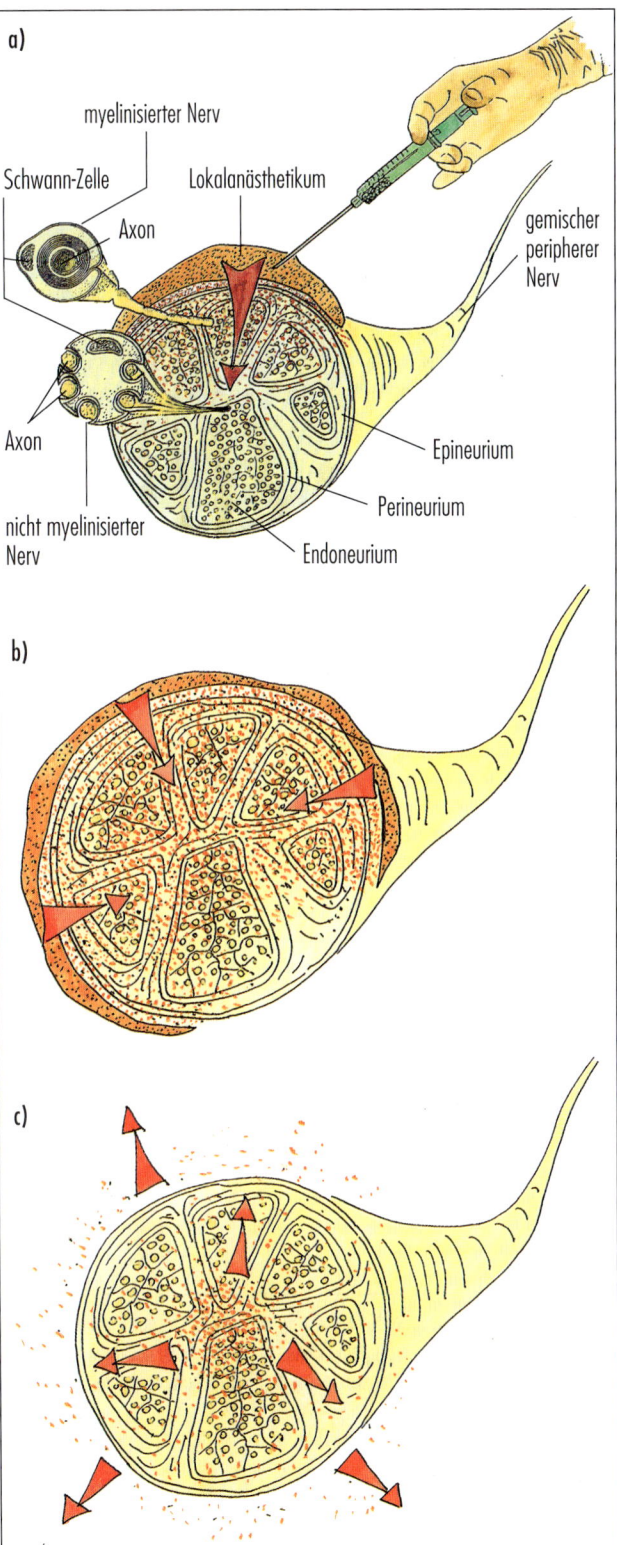

Abb. 15.1 Wirkung eines Lokalanästhetikums an einem peripheren gemischten Nerv: **a:** Injektion des Lokalanästhetikums neben den Nerv; **b:** Diffusion des Lokalanästhetikums in den Nerv, wobei zuerst die außen gelegenen Nervenfasern und erst verzögert auch die zentralen Fasern erreicht und damit blockiert werden; **c:** Abdiffusion des Lokalanästhetikums aus dem Nerv. In den außen gelegenen Fasern fällt durch Abtransport des Lokalanästhetikums die Lokalanästhetikakonzentration schneller ab. Die zentralen Fasern werden meistens erst verzögert ausgewaschen und sind daher länger betäubt.

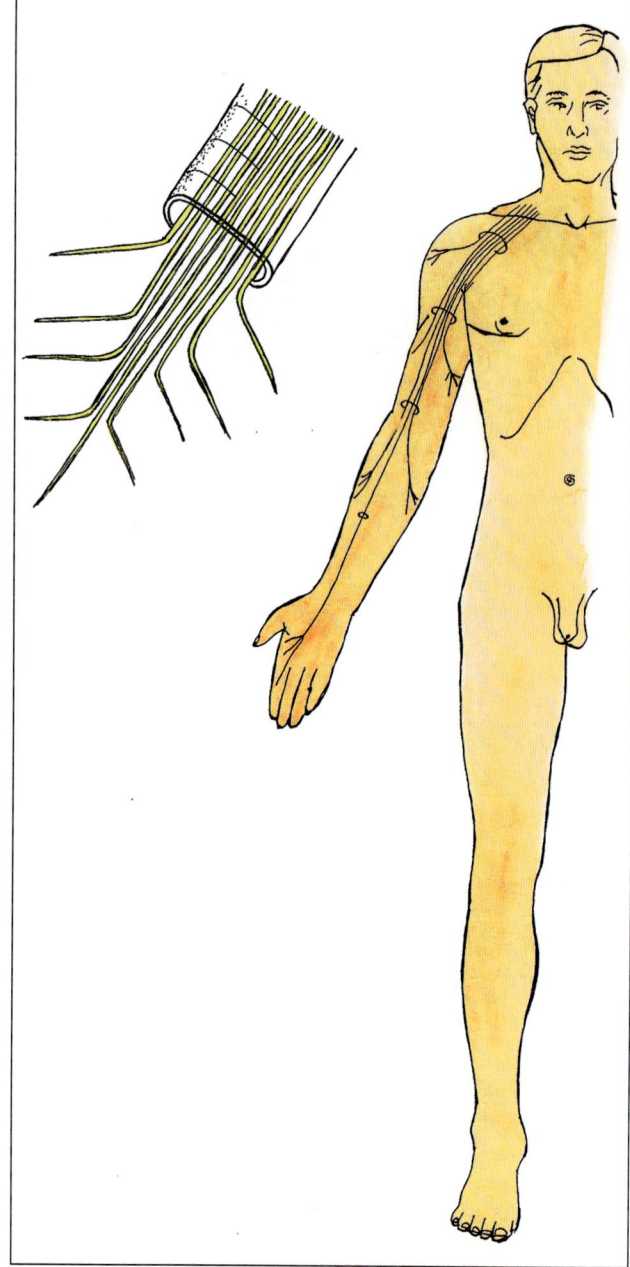

Abb. 15.2 Faserverteilung im Nerv: Die zentral in einem dicken Nerv verlaufenden Fasern ziehen bis zu distalen Körperbereichen, während die in der Nervenperiphere verlaufenden (zumeist motorischen) Fasern den Nerv schon proximal verlassen.

zens oder an ZNS-Neuronen ist sie dagegen nicht erwünscht (Kap. 14.2.1, S. 303).

Wird die Depolarisationsfrequenz der zu blockierenden Nervenfasern gesteigert, z.B. durch Aufforderung zu aktiven Bewegungen, ist der Eintritt des Lokalanästhetikums in den Natriumkanal pro Zeiteinheit häufiger möglich. Bei höherer Depolarisationsfrequenz kann es daher zu einer schneller einsetzenden Blockade kommen (Stevens et al. 1996). Es wird von einem »frequenzabhängigen Block« gesprochen.

Gelangen Lokalanästhetika allerdings in höherer Konzentration z.B. ans Reizleitungssystem des Herzens, ist eine stärkere Kumulation des Blocks unerwünscht. Bereits ab einer Entladungsfrequenz von ca. 40/Minute kommt es bei Bupivacain zu einer Kumulation des Blocks. Bei Lidocain ist dies erst bei mehrfach höheren Entladungsfrequenzen der Fall. Es ist damit leicht ersichtlich, dass Bupivacain wesentlich stärkere kardiotoxische Nebenwirkungen aufweist als z.B. Lidocain (Kap. 14.1.4, S. 301). Je höher die Herzfrequenz ist, desto höher ist daher auch die Kardiotoxizität der Lokalanästhetika (Kap. 14.2.1, S. 303).

15.2 Techniken zum Aufsuchen des Injektionsortes

15.2.1 Auslösen von Parästhesien

Zum sicheren Aufsuchen von Nerven wurde früher versucht, Parästhesien auszulösen, d.h. die Punktionskanüle wurde soweit an den Nerv angenähert, dass der Nerv mechanisch irritiert wurde. Es galt lange die Lehrmeinung: »Keine Parästhesie – keine Anästhesie«. Nach Auslösen von Parästhesien wurde die Kanüle leicht zurückgezogen und anschließend wurde das Lokalanästhetikum injiziert. Beim Auslösen von Parästhesien kann es jedoch zu einer vorübergehenden, selten auch bleibenden Nervenschädigung kommen.

15.2.2 Periphere elektrische Nervenstimulation

Bupivacain) der Fall. Strömt beim nächsten Öffnen des Kanals neues Lokalanästhetikum in den Kanal, bevor das vorher gebundene abdiffundiert ist, nimmt die Leitungsblockade zu (Kumulation). Das kurz wirksame Lokalanästhetikum Lidocain diffundiert z.B. in 0,15 Sekunden vom Rezeptor wieder ab, während dies bei dem lang wirksamen Lokalanästhetikum Bupivacain 1,5 Sekunden dauert. Daher kommt es bei Bupivacain leichter zu einer Kumulation des Blocks. Im Rahmen einer Nervenblockade wird eine Kumulation angestrebt – bei toxischen Nebenwirkungen am Reizleitungssystem des Her-

Detailwissen: Geschichte der elektrischen Nervenstimulation

Bereits 1912 berichtete der Tübinger Chirurg G. Perthes »Über die Leitungsanästhesie unter Zuhilfenahme elektrischer Reizung«. G. Perthes schrieb schon damals: »Die Sicherheit der Leitungsunterbrechung der großen Nervenstämme lässt sich beträchtlich steigern, wenn wir uns mithilfe elektrischer Reizung ein sicheres Urteil darüber verschaffen, ob die Spitze der anästhesiebringenden Kanüle den gesuchten Nerv tatsächlich erreicht hat«.

Die periphere elektrische Nervenstimulation war damals jedoch noch sehr aufwendig und geriet für lange Zeit wieder in Vergessenheit. Erst Anfang der 60er-Jahre begann die Entwicklung kleiner, tragbarer Nervenstimulatoren. Heute werden Nervenstimulatoren relativ häufig zum Aufsuchen großer motorischer Nerven oder Nervengeflechte eingesetzt (Abb. 15.3).

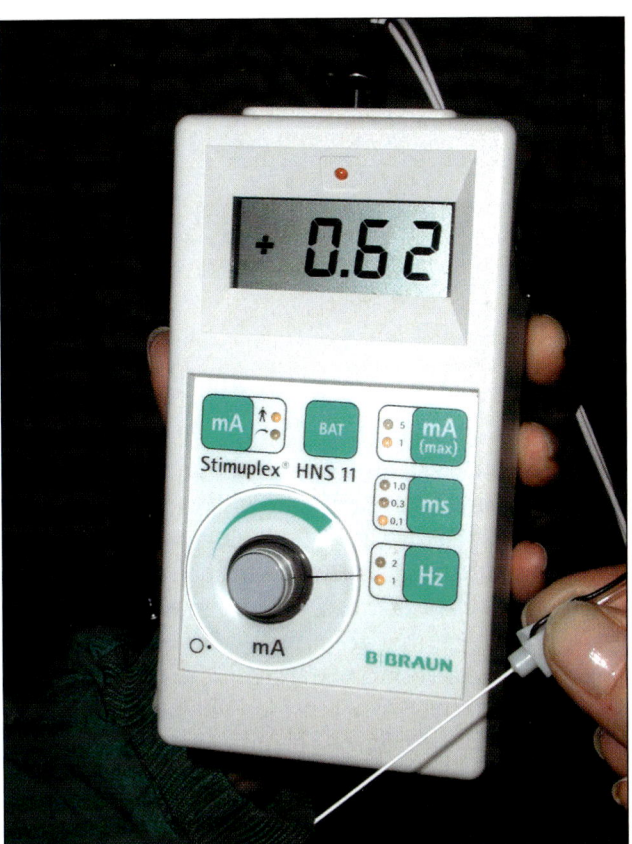

Abb. 15.3 Häufig eingesetztes Modell eines Nervenstimulators (Stimuplex HNS 11, Fa. Braun, Melsungen).

Indikationen und Vorteile

Durch Verwendung eines Nervenstimulators kann bei der Blockade peripherer Nerven oder Nervengeflechte die Erfolgsrate meist erhöht und die Inzidenz punktionsbedingter traumatischer Nervenschäden signifikant vermindert werden. Lassen sich entsprechende motorische Reaktionen bei einer gewünscht niedrigen Reizstromstärke auslösen (s. u.), ist die Erfolgsrate der Blockade höher und die Latenzzeit bis zur Ausbildung der Blockade kürzer als wenn entsprechende motorische Reizantworten erst bei relativ hohen Stromstärken auslösbar sind.

Wird ein Nervenstimulator verwendet, können folgende Vorteile genutzt werden:

- Zur sicheren Nervenlokalisation brauchen keine Parästhesien ausgelöst zu werden. Die nach Auslösen von Parästhesien häufiger auftretenden (vorübergehenden) Nervenschäden können damit verhindert werden.
- Eine sichere Nervenblockade ist auch bei sedierten oder narkotisierten (jedoch nicht relaxierten!) Patienten möglich, da eine zu starke Annäherung an den Nerv (mit der Gefahr einer Nervenverletzung) mithilfe des Nervenstimulators erkannt werden kann. Voraussetzung ist jedoch ein sicher funktionierender Nervenstimulator (s. u.).

- Es können auch Blockaden in einem schon anästhesierten Gebiet (distal einer bereits durchgeführten Blockade) sicher durchgeführt werden. Zum Beispiel kann damit ein 3-in-1-Block in der Leiste auch dann angelegt werden (Kap. 16.2.5, S. 381), wenn bereits eine Spinalanästhesie durchgeführt wurde.

Ein peripherer Nervenstimulator kann auch bei einem Patienten mit einem implantierten Herzschrittmacher verwendet werden.

Bei peripheren Blockaden kleinerer Nerven, z. B. im Hand- oder Fußbereich, wird normalerweise kein Nervenstimulator verwendet. Hier handelt es sich meist um rein sensible Nervenendäste, bei denen keine motorische Reizantwort erzeugt werden kann.

Funktionsprinzip

Bei einer Punktion unter Verwendung eines Nervenstimulators wird mit einer speziellen Punktionskanüle, die über ein Kabel mit einem Nervenstimulator verbunden ist, punktiert. Über ein zweites Kabel wird der Nervenstimulator an eine auf die Haut aufgeklebte (Erdungs-)Elektrode angeschlossen. Wo diese Hautelektrode platziert wird, ist von untergeordneter Bedeutung. Als Hautelektrode können übliche EKG-Elektroden verwendet werden. Von dem Nervenstimulator werden Reizstromimpulse mit einstellbarer Impulsstärke und Frequenz an die Punktionskanüle abgegeben. Bei den Reizstromimpulsen handelt es sich um monophasische Rechteckimpulse, d.h. nach sprunghaftem Anstieg steht während der gesamten Impulsbreite ein Impuls gleicher Stromstärke zur Verfügung, am Ende fällt die Impulshöhe genauso schnell wieder auf »Null« ab.

Für die elektrische Nervenstimulation werden normalerweise **Kanülen** verwendet, die – mit Ausnahme der Kanülenspitze – mit isolierendem, nicht Strom leitenden Kunststoff beschichtet sind (Abb. 15.4). An der Kanülenspitze bildet sich ein konzentrisches Stromfeld aus, dessen Stärke von der eingestellten Stromstärke abhängig ist. Die Stromdichte nimmt mit zunehmendem Abstand von der Kanülenspitze ab. Isolierte Kanülen haben den Vorteil, dass die zur Auslösung einer Zuckung notwendige Stromstärke (bei konstanter Impulsdauer) von der Distanz zwischen Kanülenspitze und Nerv abhängig ist. Je näher die Kanülenspitze sich am Nerv befindet, desto geringer ist die zur Auslösung einer Muskelkontraktion notwendige Stromstärke. Wird die Kanülenspitze am Nerv weiter vorbeigeschoben, so werden mit steigendem Abstand zwischen Nerv und Kanülenspitze wieder zunehmende Stromstärken benötigt (Abb. 15.5). Würde eine nicht isolierte Kanüle verwendet werden, dann käme es nicht zu einem Wiederanstieg der notwendigen Stromstärke, nachdem die Kanülenspitze den Nerv passiert hat. Dies wäre dadurch bedingt, dass bei diesen Kanülen auch eine Stimulation vom Ka-

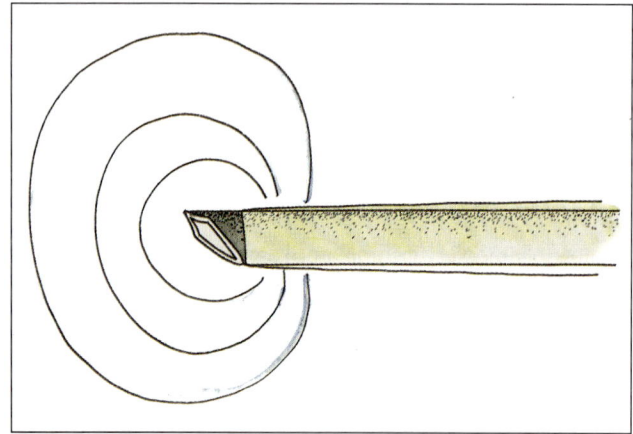

Abb. 15.4 Vergrößerung der Spitze einer isolierten Punktionskanüle mit 45°-Schliff. Für die elektrische Nervenstimulation werden inzwischen fast nur noch isolierte Kanülen verwendet.

Tab. 15.2 Technische Daten des Nervenstimulationsgerätes Stimuplex HNS 11 (Fa. Braun, Melsungen, Abb. 15.3). Die normalerweise empfohlenen Einstellungsparameter sind fett gedruckt.

Impulsstärke	regelbar: **0–1 mA** bzw. 0–5 mA
Impulsfrequenz	1 oder **2 Hz**
Impulsbreite	**0,1 msec**, 0,3 msec oder 1,0 msec
Impulsform	monophasischer Rechteckimpuls
Energie	9-Volt-Batterie
Abmessungen	ca. 14 × 8 × 3,5 cm

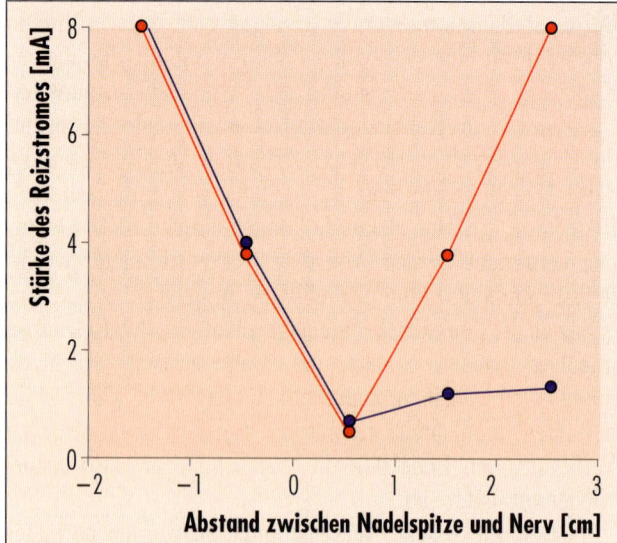

Abb. 15.5 Für die Stimulation notwendige Stromstärke in Abhängigkeit von der Entfernung der Kanülenspitze zum Nerv bei isolierter (1) und nicht isolierter Punktionskanüle (2).

nülenschaft aus möglich ist und dass sich der Kanülenschaft auch bei weiterem Vorschieben stets in gleicher Entfernung zum Nerv befindet. Nicht isolierte Punktionskanülen kommen inzwischen kaum noch zum Einsatz.

Die elektrische **Stimulierbarkeit einzelner Nervenfasertypen** ist unterschiedlich. Während motorische Aα-Fasern durch Impulse mit einer Impulsdauer von mindestens 50 bis 100 μsec erregt werden können, wird zur Stimulation der schmerzleitenden Aδ-Fasern eine Impulsdauer von mindestens 150 μsec und zur Erregung der ebenfalls schmerzleitenden C-Fasern eine Impulsdauer von mindestens 400 μsec benötigt. Bei der (üblichen) Verwendung kurzer Impulsbreiten von 100 μsec (= 0,1 msec) gelingt es daher, weitgehend selektiv die motorischen Aα-Fasern eines gemischten Nervs zu

stimulieren, während die schmerzleitenden Fasern normalerweise nicht erregt werden. Die Impulsbreite ist bei manchen Geräten nicht veränderbar auf 0,1 msec eingestellt.

An einem Nervenstimulator kann die gewünschte Stromstärke (in Milli-Ampere, mA) eingestellt werden. Das Gerät sollte (unabhängig von den aktuellen Gewebewiderständen) einen Strom konstanter Größe abgeben.

Im Idealfall sollte an einem Nervenstimulationsgerät der tatsächlich fließende Strom ablesbar sein (z. B. Stimuplex HNS 11; Fa. Braun, Melsungen). Ein Nervenstimulator sollte auch technische Fehler wie Kabelbruch, Diskonnektion oder zu schwache Batteriespannung anzeigen, da sonst – falls solche Fehler nicht erkannt werden – eine Verletzungsgefahr für die Nerven durch versehentlich zu nahe Annäherung besteht.

Ein häufig verwendetes Nervenstimulationsgerät ist der Stimuplex HNS 11 (Fa. Braun, Melsungen) (Abb. 15.3, Tab. 15.2).

Praktisches Vorgehen

1. Aufkleben der Erdungselektrode an einer Stelle nahe des Punktionsortes und Anschluss des Nervenstimulationsgerätes
2. Einstellen des Nervenstimulationsgerätes
   – Stimulationsfrequenz einstellen: Für den Patienten ist es (im Fall einer erfolgreichen Stimulation) angenehmer, wenn eine möglichst niedrige Stimulationsfrequenz verwendet wird. Unter Sicherheitsaspekten sollte jedoch eine eher hohe Reizfrequenz verwendet werden, damit eine kontinuierlich vorgeschobene Kanüle zwischen 2 Impulsen keine zu weite Wegstrecke vorgeschoben wird, da sonst die Gefahr einer Nervenverletzung erhöht ist. Bei der elektrischen peripheren Nervenstimulation wird als Kompromiss meist eine Stimulationsfrequenz von ca. 2 Hz empfohlen.
   – initiale Reizstromstärke einstellen: ca. 1 mA
3. Nach Desinfektion, Lokalanästhesie und Vorpunktion der Haut mit einer spitzen Stahlkanüle oder einem Hämostilett Punktieren mit einer isolierten und vorzugsweise stumpf angeschliffenen Kanüle (Kurzschliffkanüle: ca. 45°-Schliff).

4. Vorsichtiges Vorschieben der Kanüle (möglichst in spitzem Winkel) in Richtung Nerv. Treten Muskelkontraktionen auf, ist sofort die Impulsamplitude so weit zu erniedrigen, dass die impulssynchronen Muskelkontraktionen nur noch ganz schwach sind. Vorschieben der Kanüle und Erniedrigen der Impulsamplitude so oft wiederholen, bis bereits bei einer gewünscht niedrigen Impulsamplitude (s. u.) Muskelkontraktionen auftreten.

5. Injizieren des Lokalanästhetikums. Bereits nach Injektion von 2–3 ml des Lokalanästhetikums nehmen die motorischen Reizantworten innerhalb weniger Sekunden ab oder verschwinden ganz, da durch das injizierte Volumen die Distanz zwischen Kanülenspitze und Nerv zunimmt. Während der Injektion eines Lokalanästhetikums dürfen keine Nervenschmerzen auftreten! In diesem Fall müsste von einer (unbedingt zu vermeidenden) intraneuralen Injektion ausgegangen werden.

Anzustrebende Impulsamplitude

Werden eine Kanüle mit isoliertem Schaft und eine definierte Impulsdauer verwendet, ist die zur Auslösung motorischer Reizantworten notwendige Stromstärke umso niedriger, je geringer die Distanz zwischen Nerv und Kanülenspitze ist. Beträgt die Impulsbreite (wie meist üblich) 0,1 msec (s. o.), so kann dann von einer optimalen Annäherung an den Nerv ausgegangen werden, wenn bereits bei einer Stromstärke von 0,2–0,5 mA motorische Reizantworten auslösbar sind. Noch niedrigere Impulsamplituden sollten nicht angestrebt werden. Sonst muss die Kanüle zu stark an den Nerv angenähert werden und es droht evtl. eine Nervenverletzung*.

* Gesamtliteratur zu den Kapiteln 13–16 s. S. 396 ff.

Lokal- und Regionalanästhesieverfahren

Formen der Lokal- und Regionalanästhesie

Das Ziel von Lokal- und Regionalanästhesien ist die Unterbrechung der Schmerzleitung aus einem bestimmten Körperareal zum Gehirn. Dies kann auf verschiedenen Ebenen geschehen (Abb. 16.1).

Lokalanästhesieverfahren: Bei einer Lokalanästhesie handelt es sich um eine reversible, zumeist durch Lokalanästhetika (selten auch z. B. durch Kältereize) herbeigeführte Empfindungs- und Schmerzlosigkeit eines kleineren Körperareals. Zu den Lokalanästhesieverfahren gehören:

- Oberflächenanästhesie
- Infiltrationsanästhesie

Regional- oder Leitungsanästhesieverfahren: Bei einer Regional- oder Leitungsanästhesie handelt es sich um eine reversible, durch Lokalanästhetika herbeigeführte Empfindungs- und Schmerzlosigkeit eines größeren Körperareals. Zu den Regional- oder Leitungsanästhesieverfahren gehören:

- Blockade einzelner Nerven
- Blockade von Nervengeflechten (Plexusanästhesie)
- rückenmarknahe Regionalanästhesien:
  - Spinalanästhesie
  - Periduralanästhesie
  - Kaudalanästhesie (Kap. 64.6.3, S. 890)

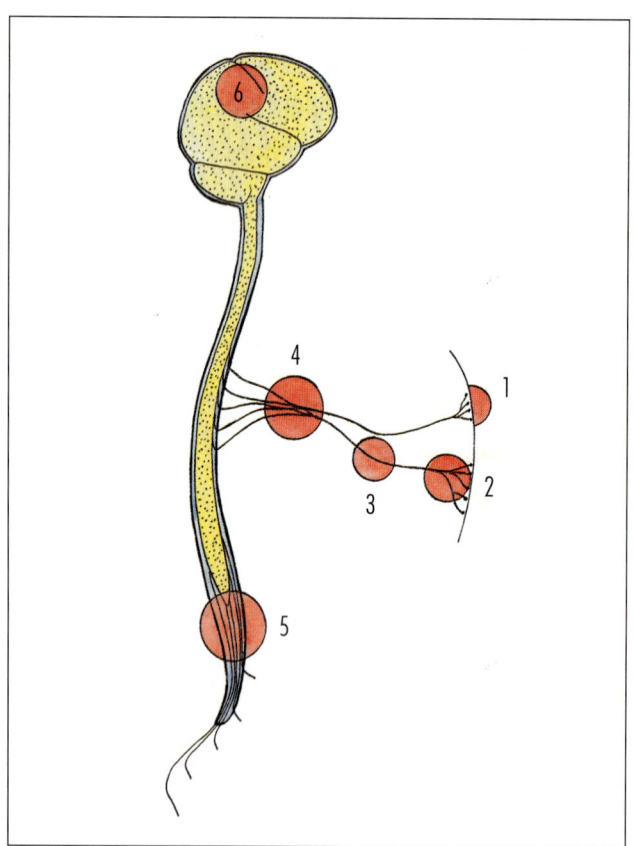

Abb. 16.1 Lokal- und Regionalanästhesieverfahren: 1 = Schleimhautanästhesie, 2 = Infiltrationsanästhesie, 3 = Nervenblockade, 4 = Plexusanästhesie, 5 = rückenmarknahe Regionalanästhesie, (6 = Allgemeinanästhesie).

16.1 Lokalanästhesieverfahren

16.1.1 Oberflächenanästhesie

Bei einer Oberflächenanästhesie wird ein Oberflächenareal mit einem höherprozentigen Lokalanästhetikum besprüht oder z. B. bestrichen. Normalerweise kann nur die dünne Schleimhaut von Lokalanästhetikum durchdrungen werden, nicht dagegen die normale Haut. Lediglich mit der sog. EMLA-Creme (s. u.) ist auch eine Betäubung der normalen Haut möglich.

Bei Aufbringen eines Lokalanästhetikums auf die Schleimhaut (Haut) werden die in der Schleimhaut (Haut) liegenden sensiblen Nervenendigungen blockiert. Nach Aufbringen eines Lokalanästhetikums auf eine Schleimhaut wird dieses sehr schnell resorbiert. Es können evtl. Plasmakonzentrationen des Lokalanästhetikums auftreten, die ähnlich hoch sind wie nach intravenöser Injektion einer entsprechenden Dosis (Kap. 14.4.2, S. 309).

EMLA

Der für die Diffusion durch das Gewebe verantwortliche Anteil an nicht protoniertem (basischem) Lokalanästhetikum ist bei normaler Galenik zu gering (Kap. 14.1.3, S. 301), als dass eine Penetration durch die dicke Haut möglich wäre. EMLA 5% ist eine Öl-in-Wasser-Emulsion mit gleichen Teilen von Lidocainbase und Prilocainbase (je 25 mg/ml).

Während der Schmelzpunkt von Lidocain bei 67 °C und der von Prilocain bei 37 °C liegt, ist der Schmelzpunkt der Mischung beider Lokalanästhetika auf 18 °C erniedrigt. Eine solche Mischung wird als sog. **eutektische Mischung** bezeichnet (»eutectic mixture of local anaesthetic«: EMLA). Der für die Diffusion entscheidende, nicht ionisierte (Basen-)Anteil (Kap. 14.1.3, S. 299) beträgt in dieser Mischung 80%, während in einer üblichen Lidocain- bzw. Prilocain-Lösung der nicht ionisierte (Basen-)Anteil lediglich ca. 20% beträgt. Dieser hohe Anteil an der diffusionsfähigen Basenform ist entscheidend wichtig für die Diffusionsfähigkeit durch die intakte Haut.

Diese galenische Zubereitung ermöglicht ab ca. 30–60 Minuten nach Aufbringen eine gute Betäubung der Haut bis ca. 5 mm Tiefe. Der schmerzlindernde Effekt ist auch nach 300 Minuten noch gleich gut (Hopkins et al. 1988). Nennenswerte Nebenwirkungen wurden nicht gesehen. Die zu erwartenden Prilocain- und Lidocain-Plasmakonzentrationen sind sehr niedrig.

EMLA wird in der Anästhesie eingesetzt, um bei Kindern eine schmerzarme **Venenpunktion** zu ermöglichen (Abb. 16.2, Cooper et al. 1987). Nach Aufbringen von EMLA auf die beabsichtigte Venenpunktionsstelle sind signifikant geringere Schmerzen bei der Venenpunktion zu beobachten (Hopkins et al. 1988). Mehrere Autoren empfehlen, bei allen Kindern, bei denen eine intravenöse Einleitung geplant ist, gleichzeitig mit der Prämedikation die voraussichtliche Punktionsstelle mit EMLA zu versehen (Hopkins et al. 1988: Manner 1987). Hierzu ist es jedoch nötig, dass der Anästhesist die voraussichtliche Punktions- und damit Applikationsstelle bei der präoperativen Visite mit einem Stift markiert. Initial kann es in dem behandelten Hautareal zu einer Vasokonstriktion, später (bei Erreichen höherer Lokalanästhetika-Konzentrationen) zu einer Vasodilatation kommen.

Indikationen und Kontraindikationen

- Indikationen (Beispiele)
  - Legen eines Harnröhrenkatheters beim Mann (Einspritzen eines lokalanästhetikumhaltigen Gleitmittels in die Harnröhre)
  - lokalanästhetikumhaltige Augentropfen
  - Venenpunktion beim Kind
- Kontraindikationen
  - Allergie gegen Lokalanästhetika (Kap. 14.2.2, S. 304)

Medikamente

- Lidocain 2% oder 4%
- Cocain: Cocain wird manchmal (wieder) zur Schleimhautanästhesie verwendet, z.B. zur Betäubung der Nasen-, Rachen- und Trachealschleimhaut vor einer nasotrachealen (fiberoptischen) Intubation (Kap. 27.2, S. 585). Die Dosis beträgt bis 1–2 mg/kg KG (= 0,7–1,5 ml einer 10%igen Lösung beim Erwachsenen). Die Maximaldosierung sind 3 mg/kg KG. Cocain führt als einziges Lokalanästhetikum nicht zu einer Vasodilatation, sondern zur Vasokonstriktion (Kap. 14.1.4, S. 302).

16.1.2 Infiltrationsanästhesie

Bei der Infiltrationsanästhesie wird – nach entsprechender Desinfektion – ein Lokalanästhetikum intradermal, subkutan oder intramuskulär injiziert, wodurch die dort liegenden sensiblen Nervenendigungen mit Lokalanästhetikum umspült und blockiert werden. Dies ist eine gebräuchliche Methode in der »kleinen Chirurgie«, um z.B. eine zu versorgende Wunde zu umspritzen.

Vorgehen

Vor einer intradermalen, subkutanen oder intramuskulären Injektion ist eine hygienische Händedesinfektion obligat (3–5 ml alkoholisches Desinfektionsmittel über 30 Sekunden einreiben). Die voraussichtliche Punktionsstelle ist ebenfalls zu desinfizieren. Hierzu ist eine satte Benetzung der Haut mit einem zugelassenen Desinfektionsmittel erforderlich. Die Einwirkzeit von mindestens 15 Sekunden muss gewährleistet

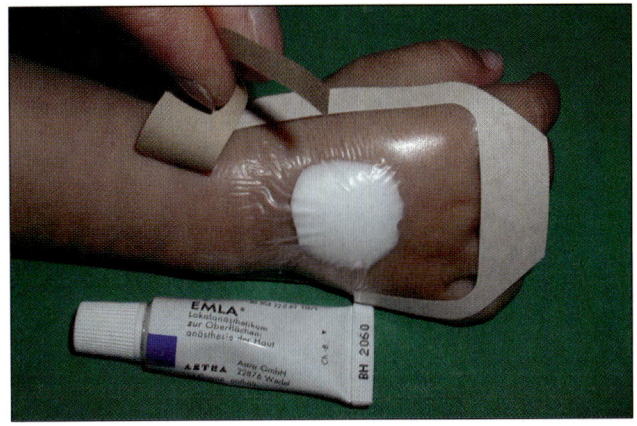

Abb. 16.2 Aufbringen eines EMLA-Pflasters zur Betäubung der Haut vor einer geplanten Venenpunktion beim Kind.

werden (Hygieneanforderungen 1995). Danach ist ein Palpieren im Injektionsgebiet nur noch zulässig, wenn der palpierende Finger zusammen mit der Haut des Patienten desinfiziert wurde (Hygieneanforderungen 1995).

Bei der Infiltrationsanästhesie empfiehlt es sich, während des Vorschiebens der Kanüle kleinere Mengen des Lokalanästhetikums zu injizieren. Die Hauptmenge des Lokalanästhetikums sollte unter langsamem Zurückziehen der Kanüle injiziert werden. Wird an einer Extremität z.B. eine Schnittverletzung vor der operativen Versorgung rautenförmig umspritzt (Feldblock), sollte die Unterspritzung stets proximal begonnen werden, damit die anschließende Punktion und Injektion im distalen Bereich bereits weniger intensiv oder nicht mehr empfunden wird.

Indikationen und Kontraindikationen

- Indikationen (Beispiele)
  - Wundnaht
  - Gewebeentnahme (z.B. Leberflecken, Warzen, Atherome)
- Kontraindikationen
  - Allergie gegen Lokalanästhetika (Kap. 14.2.2, S. 304)
  - entzündliche Veränderungen im Punktionsbereich

Medikamente

- Lidocain 0,5–1,0%
- Mepivacain 0,5–1,0%
- Prilocain 0,5–1,0%
- Bupivacain 0,125–0,5%
- Etidocain 0,5%
- Ropivacain 0,2–0,75%

Bei der Infiltrationsanästhesie wird häufig ein Lokalanästhetikum mit Adrenalin-Zusatz (1:200 000) verwendet (Kap. 14.3, S. 305). Es sind jedoch die Kontraindikationen zu beachten (nicht z.B. an Akren, Penis, Ohrmuschel, Nase, Kap. 14.3, S. 306).

Lokal- und
Regionalanästhesieverfahren

16.2 Regionalanästhesieverfahren

16.2.1 Allgemeine Bemerkungen

Von einer Regional- oder Leitungsanästhesie wird gesprochen, wenn größere Körperareale mittels Lokalanästhetikum blockiert werden. Bei einer Leitungs- oder Regionalanästhesie wird das Lokalanästhetikum in die Nähe eines größeren peripheren Nervs oder eines Nervengeflechts injiziert. Es soll dann vollends selbstständig in die Nervenstrukturen diffundieren. Das distal des Injektionsortes gelegene Versorgungsgebiet dieses Nervs wird hierdurch blockiert. Zu den Regionalanästhesieverfahren gehören: Blockaden einzelner Nerven, Plexusanästhesien, rückenmarknahe Regionalanästhesieverfahren wie Spinal-, Peridural- oder Kaudalanästhesie.

Vorgehen und Kontraindikationen

Vorgehen

Eine Regionalanästhesie wird in folgenden Schritten durchgeführt:

- Patient sollte wach und kooperativ sein
- Hautquaddel setzen
- Aufsuchen des Nervs/Plexus unter Annäherung der Kanüle im flachen Winkel und Abstützen der Hand am Patienten
- Ausschluss der intravasalen Lage der Kanüle
- Injektion des Lokalanästhetikums

Wacher und kooperativer Patient: Eine periphere Regionalanästhesie sollte möglichst nur am wachen und kooperativen Patienten vorgenommen werden (Ausnahme sollten nur kleinere unkooperative Kinder sein: Kap. 64.6.2, S. 887). Der wache Patient kann evtl. auftretende Parästhesien, die für eine bedrohlich enge Annäherung der Kanülenspitze an den Nerv sprechen, sofort angeben. Die Punktionskanüle muss dann wieder etwas zurückgezogen werden. Beim narkotisierten Patienten entfällt dieser Sicherheitsfaktor. Falls ausnahmsweise bei einem narkotisierten (aber nicht relaxierten!) Patienten eine periphere Regionalanästhesie vorgenommen wird, muss bei motorischen Nerven ein Nervenstimulator (Kap. 15.2.2, S. 316) verwendet werden, um die Gefahr einer Nervenverletzung zu minimieren. Die Frage, ob eine rückenmarknahe Regionalanästhesie am narkotisierten Patienten vorgenommen werden darf, wird ausführlich in Kap. 16.2.4, S. 355 besprochen.

Hautquaddel: Vor jeder Regionalanästhesie sollte im beabsichtigen Punktionsbereich eine intradermale Anästhesie (eine sog. Hautquaddel) angelegt werden. Hierbei wird mit einer möglichst dünnen Kanüle in einem sehr flachen Winkel in das Korium der Haut gestochen. Der Nadelschliff soll dabei zur Hautoberfläche zeigen. Es wird langsam ein geringes Volumen (maximal 0,5 ml) injiziert. Bei richtiger Technik bildet sich eine centgroße, etwas erhabene und abgeblasste Hautquaddel.

Aufsuchen des Nervs/Plexus: Bei Blockade eines Nervs oder eines Plexus sollte die Kanüle möglichst nicht senkrecht, sondern in einem flachen Winkel (von ca. 30–45°) zum Nerv geführt werden. Hierdurch ist eine langsamere Annäherung an den Nerv möglich und bei einem plötzlichen Widerstandsverlust im Gewebe (Kap. 16.2.2, S. 337) dringt die Kanüle nicht so leicht bis in die Nerven vor. Stets muss die punktierende Hand am Patienten abgestützt werden, um z. B. bei plötzlichen Bewegungen des Patienten ein unkontrolliertes Vordringen der Kanüle zu verhindern.

Lokalanästhetika: Da bei einer Regionalanästhesie relativ große Volumina an Lokalanästhetika injiziert werden, sollte vorher stets mehrfach aspiriert und die Kanüle dabei 180° um ihre Achse gedreht werden, um eine intravasale Lage der Kanülenspitze auszuschließen. Die Injektion des Lokalanästhetikums hat langsam, möglichst fraktioniert und unter wiederholter Aspiration zu erfolgen.

Der **Erfolg einer Nerven- oder Plexusblockade** wird meist einer von 3 Kategorien zugeteilt:

- A: Der Eingriff kann in alleiniger Nerven- oder Plexusanästhesie durchgeführt werden.
- B: Der Eingriff erfordert eine Ergänzung der Nerven- oder Plexusblockade durch Gabe eines Analgetikums oder durch Anwendung einer zusätzlichen Blockadetechnik.
- C: Kein Erfolg. Der Eingriff erfordert einen Wechsel auf eine Allgemeinnarkose.

Auch Regionalanästhesieverfahren, die mit einem hohen Anästhesierisiko behaftet sind, dürfen von einem »Nicht-Anästhesiologen« durchgeführt werden. Dieser muss jedoch in der Lage sein, die methodenimmanenten Komplikationen frühzeitig erkennen und ggf. therapieren zu können. Da die Patienten einen Anspruch auf »Facharztstandard« haben, muss sich der »Nicht-Anästhesiologe« bei evtl. Komplikationen mit nachfolgendem Rechtsstreit an dem Facharztstandard des Anästhesiologen messen lassen (Stellungnahme 1996).

Allgemeine Kontraindikationen der Regionalanästhesie

In Tabelle 16.1 sind allgemeine Kontraindikationen für eine Regionalanästhesie aufgelistet.

Tab. 16.1 Allgemeine Kontraindikationen einer Regionalanästhesie.

Kontraindikationen einer Regionalanästhesie
▪ Allergie gegen Lokalanästhetika (Kap. 14.2.2, S. 304)
▪ entzündliche Veränderungen im Punktionsbereich
▪ Ablehnung durch den Patienten bzw. nicht kooperative Patienten
▪ evtl. vorbestehende Nervenschädigungen (relative Kontraindikation)
▪ Gerinnungsstörungen

Gerinnungsstörungen und Regionalanästhesie

Gerinnungsstörungen können plasmatisch (z. B. Mangel eines Gerinnungsfaktors), thrombozytär (z. B. Thrombozytenfunktionsstörungen) oder vaskulär (z. B. Morbus Osler) bedingt sein. Am häufigsten sind plasmatische oder thrombozytäre Störungen.

Plasmatische Gerinnungsstörungen sind zumeist medikamentös (insbesondere durch die Therapie mit Antikoagulanzien) verursacht. Zu den **Medikamenten**, die die Blutgerinnung beeinträchtigen und die im Rahmen einer Regionalanästhesie evtl. relevant sein können, gehören vor allem Heparine und Phenprocoumon (Marcumar). Auch Acetylsalicylsäure und andere nicht steroidale Antirheumatika werden häufig für eine Beeinträchtigung der Blutgerinnung angeschuldigt. Ob die in der perioperativen Phase inzwischen routinemäßig durchgeführte Low-dose-Heparinisierung bei einer rückenmarknahen Regionalanästhesie das Risiko einer punktionsbedingten Blutung im Periduralraum erhöht, wird insbesondere seit Einführung der sog. niedermolekularen Heparine intensiv diskutiert. Aufgrund ihrer klinischen Relevanz soll diese Thematik nachfolgend ausführlich diskutiert werden.

Perioperative Thromboembolie-Prophylaxe mit Heparin

Falls keine Thromboembolie-Prophylaxe durchgeführt wird, werden – je nach Operationstyp – folgende Häufigkeiten für tiefe Venenthrombosen angegeben:

- abdominalchirurgische Eingriffe: 30–35%
- Leistenoperationen: 10%
- gynäkologische Eingriffe: 2–30%
- Knieoperationen: 75%
- Operationen von Hüftgelenksfrakturen: 60%
- elektive Hüftgelenksoperationen: 50–55%

Eine tiefe Venenthrombose kann Ausgangspunkt für eine evtl. tödliche Lungenembolie sein. Wird keine perioperative Thromboembolie-Prophylaxe durchgeführt, dann ist eine tödliche Lungenembolie mit folgender Inzidenz zu erwarten:

- nach abdominalchirurgischen Eingriffen: 0,8%
- nach elektiven hüftchirurgischen Eingriffen: 2,4%
- nach notfallmäßigen hüftchirurgischen Eingriffen (Hüftgelenksfraktur): 5,9%

> Da die Thrombusbildung – zumindest in der Hüftchirurgie – bei mehr als 50% der Fälle bereits intraoperativ stattfindet, sollte eine medikamentöse Thromboembolie-Prophylaxe spätestens begonnen werden, wenn auch die Operation beginnt.

Die medikamentöse Thromboembolie-Prophylaxe mit niedrig dosiertem Heparin (**Low-dose-Heparinisierung**) wurde 1975 eingeführt und hat sich inzwischen als wirksam und praktika-

bel erwiesen. Insgesamt gelang es damit, die Inzidenz tödlicher Lungenembolien von im Gesamtmittel 0,8% auf 0,2% zu senken. Die Indikation zur perioperativen Low-dose-Heparinisierung ist bei mittleren und insbesondere hohem Thromboserisiko gegeben (Expertengespräche 2000). Bei geringem Thromboserisiko (z.B. kleiner operativer Eingriff) wird keine generelle medikamentöse Thrombosenprophylaxe empfohlen (Expertengespräche 2000).

Grundlagenwissen: Wirkungsmechanismus von Heparin

Gerinnungskaskade

Es wird zwischen dem Intrinsic-System und dem Extrinsic-System unterschieden (Abb. 16.3). Im Intrinsic-System wird der kontaktlabile Faktor XII durch verletzte Gefäßendothelien (z.B. atheromatöse Plaques) aktiviert. Über den Faktor XI wird dadurch auch der Faktor IX aktiviert. Dieser führt zusammen mit Faktor VIII, Ca^{2+} und Plättchenfaktor III zur Aktivierung von Faktor X. Ab dem Faktor X beginnt die gemeinsame Endstrecke von Intrinsic- und Extrinsic-System. Der aktivierte Faktor X leitet zusammen mit Faktor V in Anwesenheit von Ca^{2+} (Faktor IV) die Umwandlung von Prothrombin (Faktor II) in Thrombin ein.

Das Extrinsic-System wird durch die Freisetzung von Gewebsthromboplastin (Faktor III) aus zerstörten perivaskulären Gewebezellen angestoßen. Es kommt zur Aktivierung des Faktors VII, der seinerseits den Faktor X aktiviert.

Durch das physiologischerweise vorhandene Antithrombin III (AT III) (Kap. 23.9.3, S. 505) werden vor allem die Gerinnungsfaktoren IIa (Thrombin) und der Faktor Xa (in geringem Ausmaß aber auch die Faktoren IXa, XIa und XIIa) in ihrer Aktivität gehemmt. Antithrombin III bindet sich nur sehr langsam an die Faktoren IIa (Thrombin) und Xa (und an die anderen Gerinnungsfaktoren). Die Bindung von AT III an diese aktivierten Gerinnungsfaktoren (und dadurch deren Inaktivierung) kann durch die Gabe von Heparin beschleunigt werden. Heparin führt also zu einer katalytischen Beschleunigung dieser Reaktion. Heparin kann also seinen antithrombotischen Effekt nur ausüben, wenn AT III, der sog. Heparin-Cofaktor vorhanden ist.

Die Komplexbildung aus Heparin, AT III und bestimmten aktivierten Gerinnungsfaktoren ist abhängig von der Molekülgröße des Heparins: Durch kleinere Heparinmoleküle mit einem niedrigen Molekulargewicht wird in Kombination mit AT III vor allem der Faktor Xa inaktiviert (also die Frühphase der Gerinnung). Größere Heparinmoleküle inaktivieren vor allem Thrombin (Faktor IIa), also die Endphase der Gerinnung.

Heparin-Präparate

Beim Heparin handelt es sich chemisch gesehen um Muccopolysaccharid-Polyschwefelsäureester-Moleküle (also um Zuckerketten). Standardheparine stellen ein Gemisch aus Heparinmolekülen unterschiedlicher Molekulargröße dar (4000–30 000 Dalton): sie enthalten sowohl nieder- als auch hochmolekulare Heparinmoleküle. Standardheparine hemmen daher zusammen mit AT III den Faktor IIa und den Faktor Xa ungefähr gleich stark (außerdem werden die Faktoren IXa, XIa und XIIa gehemmt).

Aus dem Gemisch der »natürlichen« (Standard-)Heparine wurde durch Fraktionierung ein homogener, niedrig-molekularer Anteil mit einem Molekulargewicht von ca. 4000–9000 Dalton abgetrennt (niedermolekulare Heparine = NMH). Diese Abtrennung der niedermolekularen Heparinfraktion erfolgte unter 2 Vorstellungen:

- Die antithrombotische Wirkung des Heparins ist vor allem an die Anti-Faktor-Xa-Aktivität gekoppelt, die beim NMH relativ hoch ist.
- Die für alle Heparine typische Blutungsneigung soll bei NMH relativ gering sein, denn diese ist vor allem von der Hemmung des Faktors IIa abhängig, und die Faktor-IIa-Hemmung ist beim NMH relativ gering. Bei niedermolekularen Heparinen ist die Faktor-Xa-Hemmung etwa 4-mal so stark wie die Faktor-IIa-Hemmung.

Zahlreiche Untersuchungen zeigten inzwischen, dass die antithrombotische Wirkung der NMH gleich oder besser (Geerts et al. 1996) ist als bei nicht frak-

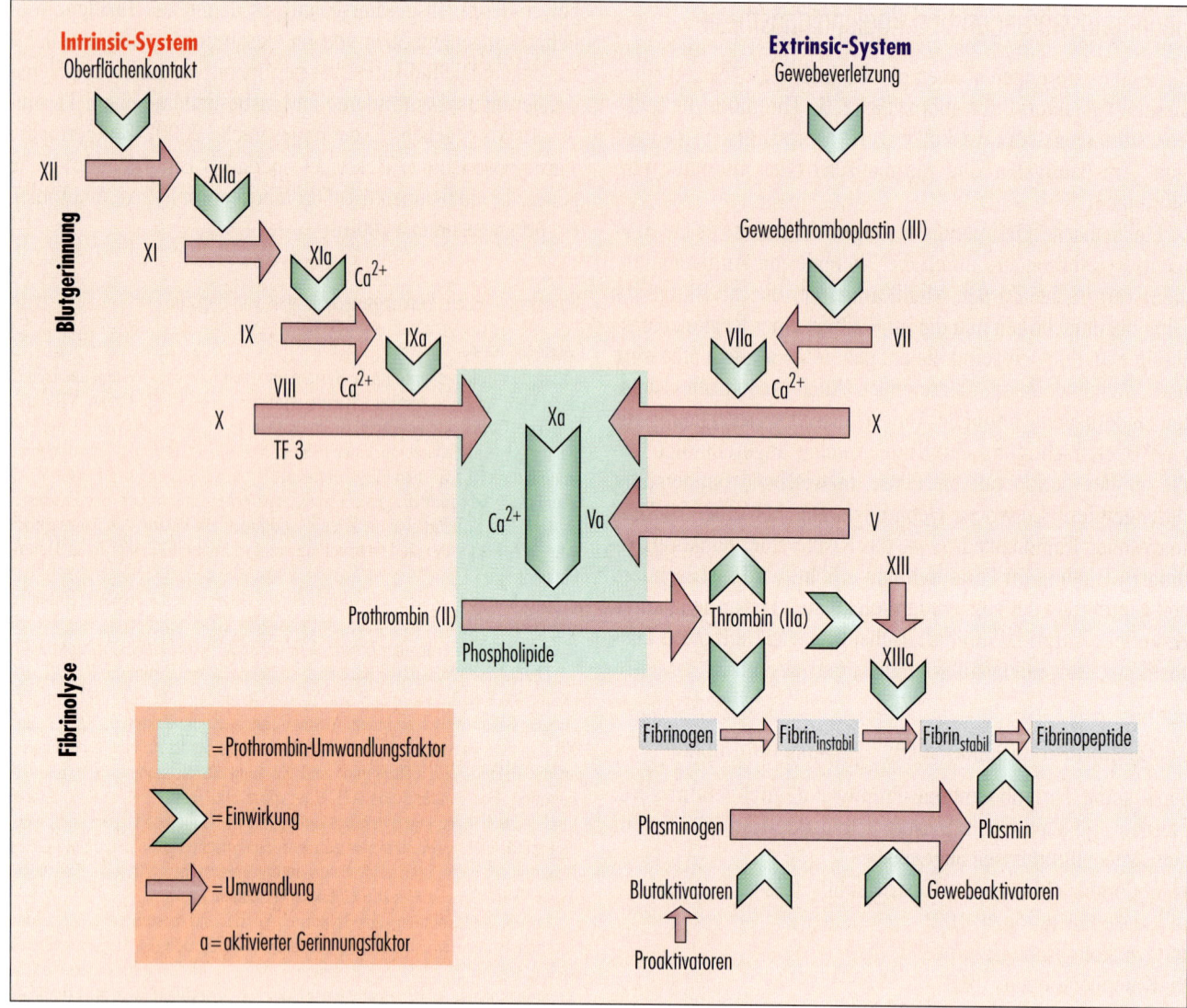

Intrinsic-System
Oberflächenkontakt

Extrinsic-System
Gewebeverletzung

Blutgerinnung

Gewebethromboplastin (III)

XII → XIIa

XI → XIa Ca^{2+}

IX → IXa

VIII Ca^{2+}

X   TF 3

Xa

VIIa Ca^{2+} VII

X

Ca^{2+} Va   V

Prothrombin (II)   Phospholipide

Thrombin (IIa)   XIII → XIIIa

Fibrinolyse

Fibrinogen → Fibrin$_{instabil}$ → Fibrin$_{stabil}$ → Fibrinopeptide

Plasminogen → Plasmin

Blutaktivatoren   Gewebeaktivatoren

Proaktivatoren

■ = Prothrombin-Umwandlungsfaktor

⋁ = Einwirkung

➪ = Umwandlung

a = aktivierter Gerinnungsfaktor

Abb. 16.3 Gerinnungskaskade.

tioniertem Heparin. Das Blutungsrisiko ist jedoch nicht geringer als bei unfraktioniertem Heparin. In manchen Studien wurde unter NMH sogar eine erhöhte Rate an Blutungen gefunden.

Eindeutiger Vorteil von NMH im Vergleich zu konventionellem, unfraktioniertem Heparin ist, dass seine Halbwertszeit deutlich länger ist und dass es nur einmal pro Tag appliziert werden muss. Inzwischen gibt es bereits mehrere niedermolekulare Heparine, z. B. die Handelspräparate Fragmin, Fraxiparin, Embolex und Clexane. Niedermolekulare Heparine werden zumeist in einer Dosierung von ca. 2500 IE Anti-Faktor-Xa subkutan verabreicht. Für viele Präparate wird die Aktivität in mg des internationalen Standards angegeben, für Fragmin P/-forte sind dies z. B. 15/30 mg.

Rückenmarknahe Anästhesie unter Low-dose-Heparinisierung

Jede pharmakologische Thromboembolie-Prophylaxe – auch eine Low-dose-Heparinisierung – stellt einen Eingriff in das fein abgestimmte Gerinnungssystem dar. Es stellt sich die Frage, ob bei rückenmarknahen Anästhesien unter Low-dose-Heparinisierung das Risiko eines periduralen Hämatoms

erhöht ist, falls bei der Durchführung einer Spinal- oder Periduralanästhesie (Kap. 16.2.4, S. 355) eine peridurale Vene versehentlich verletzt wird. Diese Frage ist klinisch relevant, denn bei Spinalanästhesien kommt es in ca. 7% und bei der Periduralanästhesie in bis ca. 10% zu einer versehentlichen Verletzung periduraler Venen. Zum Teil wird bei rückenmarknaher Punktion sogar eine Inzidenz bis 22% angegeben (Horlocker et al. 1995). Außerdem stellt sich die Frage, ob bezüglich des Risikos, dass sich ein peridurales Hämatom entwickelt, klinisch relevante Unterschiede zwischen konventionellem unfraktioniertem Heparin und den verschiedenen Präparationen der fraktionierten, niedermolekularen Heparine nachweisbar sind.

Lange Zeit herrschte Unsicherheit bezüglich der Frage »Rückenmarknahe Regionalanästhesie und Antikoagulanzien« (Maier et al. 1991, Tryba et al. 1989, 1995). Inzwischen gibt es neuere Empfehlungen der Deutschen Gesellschaft für Anästhesiologie und Intensivmedizin über »Rückenmarknahe

Regionalanästhesien und Thromboembolie-Prophylaxe/Antikoagulation« (Gogarten 1997). Diese Empfehlungen sind nachfolgend (großteils wörtlich) wiedergegeben:

Hämatomentstehung

- Spinale oder peridurale Hämatome können spontan auftreten (s. auch Schmidt u. Nolte 1992). Die Inzidenz ist unbekannt.
- Spinale oder peridurale Hämatome können auch im Zusammenhang mit einer Spinal-/Periduralanästhesie (Kap. 16.2.4, S. 367) auftreten. Die Inzidenz epiduraler Blutungen wurde anhand retrospektiver Fallanalysen für die Periduralanästhesie mit 1:190 000–1 : 200 000 angegeben. Die Inzidenz ist am höchsten bei der Katheterperiduralanästhesie, geringer bei der sog. Single-Shot-Periduralanästhesie (ohne Katheteranlage) und am geringsten bei der Spinalanästhesie. Das Entfernen eines Periduralkatheters ist genauso kritisch zu bewerten wie das Einführen eines Katheters.

Unfraktioniertes Heparin

- Eine niedrig dosierte Thromboembolie-Prophylaxe mit unfraktioniertem Heparin führt nicht zu einem erhöhten Blutungsrisiko bei rückenmarknahen Regionalanästhesien, wenn ein Intervall von 4 Stunden bei unfraktioniertem Heparin zwischen Heparin-Gabe und rückenmarknaher Punktion bzw. Entfernung des Katheters beachtet wird. Eine erneute niedrig dosierte Gabe von unfraktioniertem Heparin kann anschließend bereits nach 1 Stunde erfolgen.
- Gerinnungsanalysen sind bei klinisch und anamnestisch unauffälligen Patienten nicht notwendig. Lediglich wenn eine niedrig dosierte Heparin-Therapie über mehr als 5 Tage durchgeführt wurde, ist zum Ausschluss einer heparininduzierten Thrombozytopenie eine Bestimmung der Thrombozytenzahl notwendig.
- Erhält ein Patient keine prophylaktische, sondern eine therapeutische Heparin-Dosierung (z. B. kontinuierliche Heparin-Gabe über Spritzenpumpe), so ist das Blutungsrisiko erhöht: es darf weder eine Punktion durchgeführt noch darf ein Katheter entfernt werden. Soll nach sorgfältigem Abwägen dennoch eine rückenmarknahe Punktion durchgeführt oder ein (Spinal- oder Peridural-)Katheter entfernt werden, muss die Heparin-Zufuhr mindestens 4 Stunden vorher unterbrochen werden und die Gerinnungsparameter sowie die Thrombozytenzahl (heparininduzierte Thrombozytopenie?) müssen vorher kontrolliert werden.

Niedermolekulare Heparine

- Niedermolekulare Heparine führen in den in Europa empfohlenen Dosierungen zu keiner erhöhten Rate an Blutungskomplikationen. In den USA werden höhere Dosierungen (um bis 50% für Clexane; Enoxaparin) empfohlen. Für höhere Dosierungen konnte eine dosisabhängige erhöhte Inzidenz an periduralen Hämatomen nachgewiesen werden.
- Niedermolekulare Heparine weisen im Gegensatz zu unfraktionierten Heparinen eine dosisabhängige fibrinolytische Aktivität sowie eine geringere Thrombozytenaggregation auf.
- Zwischen der subkutanen Gabe eines niedermolekularen Heparins und der Anlage bzw. dem Entfernen eines (Spinal- oder Peridural-)Katheters sollte aus o.g. Gründen ein Zeitintervall von 10–12 Stunden nicht unterschritten werden. Es empfiehlt sich eine Gabe des niedermolekularen Heparins am Abend vor der Operation. Eine Gabe am Morgen des Operationstages muss unterbleiben, falls eine rückenmarknahe Punktion geplant ist.
- Nach rückenmarknaher Punktion bzw. nach Entfernen eines (Spinal- oder Peridural-)Katheters sollte niedermolekulares Heparin frühestens nach 4 Stunden wieder gegeben werden.

Andere Antikoagulanzien

- Eine therapeutische Antikoagulation mit Vitamin-K-Antagonisten (Phenprocoumon) stellt in der Regel eine absolute Kontraindikation für Regionalanästhesieverfahren dar. Sie müssen mehrere Tage vorher abgesetzt sein, und die Gerinnungsparameter müssen wieder im Normbereich liegen. Die Gerinnung muss laborchemisch überprüft werden.
- Die Einnahme von Acetylsalicylsäure (ASS) führt in der Regel zu keiner erhöhten Blutungsneigung, wenn nicht gleichzeitig andere Antikoagulanzien verabreicht werden (s.u.). Daher ist die Einnahme von Acetylsalicylsäure nicht unbedingt eine Kontraindikation für ein Regionalanästhesieverfahren. Da ASS die Thrombozytenaggregation irreversibel hemmt, hält der Effekt auch nach Absetzen von ASS für die Lebensdauer der Thrombozyten (ca. 7–10 Tage) an. Ein gesundes Knochenmark ist jedoch in der Lage, innerhalb von 3 Tagen 30–50% der irreversibel gestörten Thrombozyten zu ersetzen. Falls auch während der letzten 3 Tage ASS eingenommen wurde, ist eine Nutzen-Risiko-Abwägung unter Zuhilfenahme von Blutungsanamnese, körperlicher Untersuchung (Zeichen von Petechien, Hämatomen), Laborkontrolle (Thrombozyten) und evtl. der Blutungszeit nach Ivy (s.u.) individuell notwendig. Der Stellenwert der Blutungszeit ist jedoch weiterhin umstritten.
- Nicht steroidale Antiphlogistika hemmen die Thrombozytenaggregation reversibel. Entsprechend der Halbwertszeit der verwendeten Substanz normalisiert sich die Thrombozytenfunktion innerhalb von 1–3 Tagen nach Absetzen der Antiphlogistika wieder. Paracetamol hat keinen Einfluss auf die Thrombozytenfunktion und kann unbedenklich vor

einer rückenmarknahen Regionalanästhesie verabreicht werden.

■ ASS bzw. nicht steroidale Antiphlogistika führen für sich alleine zu keiner erhöhten Blutungsneigung. In Kombination mit einem Heparin kann jedoch ein additiver oder synergistischer (supraadditiver) Effekt nicht ausgeschlossen werden, sodass bei deren Kombination Vorsicht bei rückenmarknahen Regionalanästhesien geboten ist.

Intraoperative Heparinisierung

■ Eine geplante intraoperative Vollheparinisierung ist nicht zwingend eine Kontraindikation für eine rückenmarknahe Regionalanästhesie. Verbindliche Aussagen zur Sicherheit einer intravenösen Vollheparinisierung nach Anlage oder Entfernen eines Periduralkatheters sind aufgrund des insgesamt geringen Blutungsrisikos sowie der in Relation hierzu geringen Patientenzahlen noch nicht möglich. Unfraktioniertes Heparin darf generell frühestens eine Stunde nach der spinalen oder periduralen Punktion gegeben werden. Die Gerinnungsparameter müssen dann kontrolliert und innerhalb akzeptabler Grenzen (1,5-bis 2faches der Norm-PTT) gehalten werden. Ein Periduralkatheter sollte frühestens 2–4 Stunden nach Ende der Heparin-Gabe und nach Normalisierung der Gerinnung entfernt werden.

■ Tritt bei einem Patienten mit beabsichtigter intraoperativer Heparinisierung eine blutige Punktion auf, erscheint es angebracht, die Operation um mindestens 12 Stunden zu verschieben. Um organisatorische Verzögerungen zu vermeiden, kann der Periduralkatheter bereits am Vorabend gelegt werden.

Diagnostik und Therapie eines Hämatoms

■ Nach Anwendung eines rückenmarknahen Anästhesieverfahrens sollte der Patient zumindest so lange beobachtet werden, bis die Wirkung der Regionalanästhesie deutlich rückläufig ist (z. B. Abnahme der Analgesie-Ausdehnung um 2 Segmente). Es ist insbesondere auf persistierende sensible oder motorische Ausfälle, radikuläre Rückenschmerzen und Blasenentleerungsstörungen zu achten. Bei einem kontinuierlichen oder patientenkontrollierten periduralen Analgesieverfahren sind regelmäßig Visiten durch den Anästhesisten sowie eine erhöhte Aufmerksamkeit aller an der Betreuung des Patients beteiligten Personen notwendig.

■ Postoperativ sollte über einen Periduralkatheter möglichst ein niedrig konzentriertes Lokalanästhetikum verabreicht werden, sodass zwar die Sensibilität blockiert, die motorische Funktion aber weitgehend erhalten ist (sog. Differenzialblock: Kap. 14.4.1, S. 314). Die motorische Funktion kann damit als Indiz für neurologische Komplikationen herangezogen werden.

■ Bei Verdacht auf ein rückenmarknahes Hämatom ist die Magnetresonanztomographie die diagnostische Methode der Wahl, da hiermit Lokalisation und Ausdehnung der Blutung bestimmbar sind. Alternativ ist ggf. sofort eine Myelographie oder eine Computertomographie durchzuführen.

■ Die einzige Therapie besteht in der schnellstmöglichen entlastenden Laminektomie. Nur hierdurch kann bei frühzeitigem Eingriff die Prognose des Patienten verbessert werden.

Die aus den obigen Punkten abgeleiteten Empfehlungen für die Praxis sind in Tab. 16.2 zusammengefasst.

Sonstiges

Periphere Regionalanästhesieverfahren

Im Rahmen peripherer Regionalanästhesieverfahren wie z. B. einer Nerven- oder Plexusanästhesie im Bereich der oberen

Tab. 16.2 Empfohlene Zeitintervalle zwischen Antikoagulanzien-Gabe und periduraler/spinaler Punktion bzw. Entfernen eines Katheters (nach Gogarten 1997).

	vor Punktion/ Katheterentfernung	nach Punktion/ Katheterentfernung	Laborkontrolle
UFH (low dose)	4 h	1 h	Thrombozyten bei Therapie > 5 Tage
UFH (high dose)	4 h	1–2 h	PTT, ACT, Thrombozyten
NMH (low dose)	10–12 h	4 h	Thrombozyten bei Therapie > 5 Tage
ASS*	> 3 Tage	nach Entfernen des Katheters	Blutungszeit?
NSAIDS	1–2 Tage		
Vitamin-K-Antagonisten	mehrere Tage	nach Entfernen des Katheters	INR, Quick

UFH = unfraktionierte Heparine, NMH = niedermolekulare Heparine, ASS = Acetylsalicylsäure, NSAIDS = nicht steroidale Antiphlogistika, INR = international normalized ratio, ACT = activated clotting time (Kap. 79.3, S. 1123), PTT = partielle Thromboplastinzeit

* evtl. auch kürzer nach individueller Nutzen-Risiko-Analyse

oder unteren Extremität spielt die Diskussion um das niedrig dosierte fraktionierte oder unfraktionierte Heparin keine wesentliche Rolle.

Intervertebrale Blutung

Vor einer rückenmarknahen Anästhesie (mit oder ohne Thromboembolie-Prophylaxe) muss über das außerordentlich geringe Risiko einer periduralen oder spinalen intervertebralen Blutung mit möglicherweise nachfolgenden neurologischen Schäden (im Extremfall Querschnittslähmung) aufgeklärt werden (zwar sehr seltene, aber typische! Komplikation).

Neue gerinnungshemmende Substanzen

In den oben zitierten Empfehlungen der Deutschen Gesellschaft für Anästhesiologie und Intensivmedizin wurden neue gerinnungshemmende Substanzen wie moderne ADP-Antagonisten (Clopidrogel, Ticlopidin), Glykoprotein-IIb/IIIa-Rezeptorantagonisten (Abciximab, Tirofiban), direkte Thrombininhibitoren (Desirudin) und selektive Faktor-Xa-Inhibitoren nicht berücksichtigt (Übersicht bei Keser 2000; Gogarten 1999; Bauer 2001; Eriksson 2001). Eine aktuelle Therapie mit diesen Substanzen sollte daher vor einer rückenmarknahen Punktion ausgeschlossen werden.
- Moderne ADP-Antagonisten: Die Thienopyridin-Derivate Clopidrogel (Plavix, Iscover, Nootrop) und Ticlopidin binden an thrombozytäre ADP-Rezeptoren und hemmen dadurch die ADP-induzierte Thrombozytenaggregation. Diese Substanzen sollen bei der Prävention ischämischer Hirn- bzw. Myokardinfarkte der bisher üblichen Acetylsalicylsäure-Gabe überlegen sein. Die Eliminationshalbwertszeit dieser Substanzen beträgt bei Langzeiteinnahme über 90 Stunden. Erst ca. 10 Tage nach dem Absetzen dieser Substanzen wird wieder eine normale Blutungszeit erreicht. Diese Substanzen sollen ca. 1–2 Wochen vor einem operativen Eingriff abgesetzt werden, falls keine Thrombozytenaggregationshemmung gewünscht ist.
- Glykoprotein-IIb/IIIa-Rezeptorantagonisten: Die Substanzen hemmen die Bindung von Fibrinogen und von-Willebrand-Faktor an die Thrombozytenoberfläche. Sie werden vor allem in der interventionellen Kardiologie eingesetzt. Bisher sind zur intravenösen Kurzzeitanwendung Tirofiban (Aggrastat Infusionslösungskonzentrat) und Abciximab (ReoPro) zugelassen. Die intravenöse Gabe dieser Substanzen scheint der therapeutischen Antikoagulation (durch intravenöse Heparin-Gabe) vergleichbar. Nach einmaliger Gabe von Abciximab bleiben bis zu 2 Wochen signifikante Mengen dieser Substanz an der Thrombozytenoberfläche nachweisbar.
- Direkte Thrombininhibitoren: Direkte Thrombininhibitoren wie das rekombinante (gentechnisch hergestellte) Hirudin, Lepirudin (Refludan: s.u. HIT II) oder Desidurin

(Revasc) wird zur Prophylaxe und Therapie tiefer Venenthrombosen eingesetzt. Im Gegensatz zu den Heparinen können diese Substanzen auch bereits an Fibrin gebundenes Thrombin inaktivieren. Auch bei niedriger, einmaliger Dosierung dieser Substanzen ist die PTT verlängert. Auch 8 Stunden nach subkutaner Gabe von 15 mg Hirudin ist die PTT noch verlängert.
- Selektive Faktor-Xa-Inhibitoren: Mit Fondaparinux-Natrium (Arixtra) steht seit kurzem ein erster selektiver Faktor-Xa-Inhibitor zur Verfügung. Es stellt ein synthetisch hergestelltes Pentasaccharid dar. Fondaparinux greift über AT-III selektiv nur am Faktor Xa an. Im Vergleich zu dem niedermolekularen Heparin Enoxaparin (s.o) konnte mit dieser Substanz eine über 50%ige Reduktion des Thromboembolierisikos nach Hüftfrakturoperationen (Eriksson 2001) und größeren Knieoperationen (Bauer 2001) erzielt werden. Die erste Gabe erfolgt 6 Stunden nach Operationsende. Es soll normalerweise über 5–9 Tage verabreicht werden. Die Dosierung ist unabhängig von Alter und Körpergewicht und beträgt einmal täglich 2,5 mg subkutan. Die Blutungsinzidenz ist nicht höher als bei dem niedermolekularen Heparin Enoxaparin (Bauer 2001; Eriksson 2001).

Heparininduzierte Thrombozytopenie

Wird eine Low-dose-Heparinisierung oder eine höher dosierte therapeutische Heparinisierung schon mehr als 5 Tage durchgeführt (s.o.), dann sollten in den letzten 24 Stunden vor einer zentralen Blockade nicht nur die partielle Thromboplastinzeit (PTT) und der Quickwert, sondern auch die Thrombozytenzahl kontrolliert werden. Die Kontrolle der Thrombozytenzahl ist in diesen Fällen angezeigt, um eine heparininduzierte Thrombozytopenie (HIT) auszuschließen. Diese kann evtl. nach einer ca. 5–12-tägigen Heparin-Therapie auftreten. Bei der leichten Form der HIT (Typ I, ca. 10–12%) fallen die Thrombozyten um ca. 10–20% (selten auf unter 100000/µl) ab und normalisieren sich meist unter weiterer Heparin-Gabe wieder. Die schwere Form (Typ II) ist gekennzeichnet durch Thrombozytenwerte von ca. 50000/µl und gelegentlich sogar weniger (Velten u. Mücke 1996). Die Inzidenz einer HIT Typ II wird mit 0,3% angegeben (Demasi et al. 1994), zum Teil wird für große orthopädische und unfallchirurgische Operationen unter unfraktioniertem Heparin auch eine Inzidenz von ca. 2–3,0% angegeben (Expertengespräche 2000). **Ursache** der HIT Typ II ist eine Komplexbildung aus dem zugeführten Heparin und dem Plättchenfaktor 4 (PF_4). Gegen diese Komplexe (die ein Neoantigen darstellen) werden Antikörper gebildet. Letztlich wird dadurch eine Thrombozytenaggregation ausgelöst. Es treten dadurch häufig rezidivierende schwerwiegende arterielle und venöse Thromboembolien auf (White-Clot-Syndrom), wodurch es z.B. zu Schlaganfall, Myokardinfarkt, Lungenembolie oder Mesenterialinfarkt kommen kann. Es wurde auch eine komplette Thrombosierung von Aorta und Aa. iliacae beschrieben (Patrassi u. Luzzatto 1994). Die HIT Typ II weist eine hohe Letalität auf (Demasi et al. 1994).

Die Inzidenz der Ausbildung heparinabhängiger Antikörper und damit die Gefahr einer HIT ist unter **niedermolekularem Heparin** geringer als unter unfraktioniertem Heparin (Warkentin et al. 1995). Aufgrund einer hohen Kreuzallergie sollten niedermolekulare Heparine bei einer HIT nicht anstelle von unfraktioniertem Heparin weitergegeben werden.

Bei einer HIT Typ I ist keine **Therapie** notwendig, Heparin kann weiter gegeben werden. Bei Verdacht auf eine HIT Typ II muss Heparin dagegen sofort abgesetzt werden. Falls weiterhin eine prophylaktische Dosierung notwendig ist, sollte auf das Heparinoid Danaparoid-Natrium (Orgaran), das seit 1998 in Deutschland zugelassen ist, oder auf das rekombinante (= gentechnisch hergestellte) Hirudin Lepirudin (Refludan) umgestellt werden. Die antithrombotische Wirkung von Danaparoid und Lepirudin ist vergleichbar, das Risiko von Blutungskomplikationen ist jedoch unter Danaparoid geringer. Bei Orgaran empfiehlt sich im Falle eines niedrigen Thromboserisikos eine Dosierung von 3 × 750 IE (= 1 Amp.) subkutan pro Tag. Muss anstatt einer therapeutischen (kontinuierlichen) Heparin-Therapie Orgaran verabreicht werden, werden initial 3 Ampullen (= 2250 IE) i.v. und anschließend 400 IE/h über 4 Stunden, dann 300 IE/h über weitere 3 Stunden und danach als Erhaltungsdosis 200 IE/h empfohlen (Kemkes-Matthes 1997).

Grenzwerte für Gerinnungsparameter

Vor einer (rückenmarknahen) Regionalanästhesie sind laborchemische Untersuchungen der Gerinnungsparameter nur dann zwingend notwendig, wenn sich anamnestisch oder anhand der klinischen Untersuchung bzw. der vorliegenden Unterlagen Hinweise auf eine Blutungsneigung ergeben (Thöns u. Zenz 1997). Dennoch werden bisher noch in vielen Kliniken routinemäßig Quickwert, PTT und Thrombozytenzahl bestimmt. Da der Quickwert je nach Labor bzw. Bestimmungsverfahren sehr unterschiedlich ausfallen kann, wird inzwischen anstatt des Quickwerts zumeist die INR (international normalized ratio) bestimmt. Eine INR von 1,0 entspricht einem Quickwert von 100 %, eine INR von 2,0 bzw. 3,0 entspricht einem Quickwert von 35 % bzw. 25 %.

Tab. 16.3 Empfohlene Grenzwerte für rückenmarknahe Regionalanästhesien (Tryba et al. 1989, weitere Erläuterungen s. Text).

Parameter	problemlos	nach besonderer Abwägung
Quickwert	> 45 %	45–40 %
PTT	< 45 Sekunden	46–50
Thrombozytenzahl	> 50 000/µl	–

Die in einem Workshop über »Hämostaseologische Voraussetzungen zur Durchführung von Regionalanästhesien« (Tryba et al. 1989) vorgeschlagenen und publizierten Grenzwerte für eine rückenmarknahe Punktion (Tab. 16.3) sind relativ niedrig. Die von vielen anderen Autoren genannten Grenzwerte für Quickwert und Thrombozytenzahl liegen dagegen höher (Quick > 60 %, Thrombozytenzahl > 80 000 bis 100 000/µl) und können eher empfohlen werden.

Detailwissen: Bestimmung der Blutungszeit

Acetylsalicylsäure (ASS) hemmt die Thrombozytenaggregation irreversibel. Die Störung wird erst durch Neubildung von Thrombozyten behoben. Da die Lebensdauer der Thrombozyten ca. 7–10 Tage beträgt, wird empfohlen, ASS mindestens 3 Tage vor einer rückenmarknahen Punktion abzusetzen (s.o.). Dadurch können sich wieder ausreichend neue, funktionstüchtige Thrombozyten bilden. Eine Thrombozytenaggregationshemmung ist mit üblichen Gerinnungstests (Bestimmung von Quick-, PTT-Wert, Thrombozytenzahl) nicht erfassbar. Zur Beurteilung einer Thrombozytenfunktionsstörung (z.B. aufgrund einer Einnahme von ASS oder eines nicht steroidalen Antirheumatikums) wurde wiederholt die Bestimmung der In-vivo-Blutungszeit empfohlen.

- Die Bestimmung der sog. **subaqualen Blutungszeit** wird inzwischen als obsolet betrachtet. Hierbei wurde z.B. die Fingerkuppe punktiert und der Finger anschließend in Wasser getaucht. Bestimmt wurde die Zeit, bis der unter Wasser (subaqual) abfließende Blutfaden abriss, die Blutung also zum Stillstand kam. Da der Test kaum standardisierbar ist und auch keine verbindlichen Norm- und Grenzwerte anzugeben sind, kann dieser Test nicht mehr empfohlen werden.
- Die sog. **Blutungszeit nach Ivy** stellt einen sensitiveren Test dar, vorausgesetzt, er wird äußerst sorgfältig nach einer standardisierten Methode (z.B. Surgycut-Set) durchgeführt (definierter Schnitt, 1 mm tief, 7 mm lang, Unterarminnenseite, Blut von der Seite mit Fließpapier wegtupfen bis zum Stillstand der Blutung).

Der Stellenwert der Blutungszeit ist weiterhin umstritten, da sichere Grenzwerte für eine erhöhte Blutungsneigung nicht verbindlich definiert sind. Eine Blutungszeit bis 7 Minuten wird oft als normal angegeben (dennoch zeigt die Erfahrung, dass erst ab stark verlängerten Zeiten von 15 Minuten und mehr mit einer verstärkten chirurgischen Blutung zu rechnen ist).

Seit kurzem steht ein Gerät (**Plättchenfunktionsanalysator**: PFA-100™) zur Verfügung, mit dem ein Globaltest möglich ist, der der In-vitro-Blutungszeit (s.o.) entspricht und der die In-vivo-Blutungszeit ersetzen kann (Übersicht bei Kretschmer 1997; Kretschmer u. Weippert-Kretschmer 1999). In den PFA-100™ wird eine mit Citrat versetzte Vollblutprobe gegeben. In dem PFA-100™ fließt ein Blutstrom durch eine entweder mit Kollagen-Adrenalin bzw. Kollagen-ADP beschichtete Membranöffnung. Es wird die Zeit gemessen, bis die Membranöffnung durch einen Thrombozytenpfropf verschlossen ist (sog. Verschlusszeit). Eine Thrombozytenfunktionsstörung (z.B. durch Acetylsalicylsäure) führt zu einer Verlängerung der Verschlusszeit in der Kollagen-Adrenalin-Messzelle. Mit dem PFA-100™-Gerät ist die In-vitro-Blutungszeit messbar. Diese Methode ist zuverlässiger als die herkömmliche Bestimmung der In-vivo-Blutungszeit. Ist die Verschlusszeit pathologisch, wird ein Desmopressin-Test empfohlen (Latza et al. 1999, s. u.). Bei einem Von-Willebrand-Jürgens-Syndrom ist die Verschlusszeit sowohl in der Kollagen-Adrenalin- als auch in der Kollagen-ADP-Messzelle verlängert. Es wird empfohlen, Acetylsalicylsäure mehr als 3 Tage vor einer rückenmarknahen Leitungsanästhesie abzusetzen (s.o.).

Durch die prä- und postoperative Gabe von Desmopressin (1-Desamino-8-D-Arginino-Vasopressin: DDAVP; Minirin 0,3 µg/kg KG alle 12 h über 5 d) kann eine durch ASS oder durch NSAR induzierte Thrombopathie aufgehoben werden (Koscielny et al. 1996). Der Wirkungsmechanismus ist jedoch nicht vollkommen geklärt (Lethagen 1997). Die Wirkung der Desmopressin-Gabe kann mittels PFA-Test (s.o.) überprüft werden.

16.2.2 Plexusblockaden an den oberen Extremitäten

Anatomie des Plexus brachialis

Jeder Arm wird über ein Nervengeflecht, den Plexus brachialis innerviert. Der Plexus brachialis entstammt den Segmenten C5–C8 sowie Th1 (zusätzlich können noch variable Anteile aus C4 und Th2 stammen). Die aus diesen Wurzeln stammenden Fasern bilden 3 Trunci, aus denen weiter peripher 3 Faszikel hervorgehen.

Die Wurzeln aus C5 und C6 bilden den Truncus superior, aus der Wurzel C7 bildet sich der Truncus medius, und aus den Wurzeln C8 und Th1 entsteht der Truncus inferior (Abb. 16.4). Die **Trunci** bilden sich etwa in Höhe der Skalenusmuskeln und ziehen unmittelbar hinter dem M. scalenus anterior (durch die sog. hintere Skalenuslücke) hindurch. Kaudal und etwas weiter ventral der Trunci (unmittelbar hinter dem M. scalenus anterior) zieht auch die A. subclavia durch die hintere Skalenuslücke. Vor Durchtritt des Plexus durch die Skalenuslücke gesellen sich auch (postganglionäre) sympathische Fasern aus dem mittleren Zervikalganglion zum Plexus.

Knapp oberhalb der Klavikula teilen sich diese Trunci jeweils in einen ventralen und dorsalen Anteil. Die ventralen Anteile von Truncus superior und medius bilden den Fasciculus lateralis, der lateral der A. axillaris zu liegen kommt. Der vordere Anteil des Truncus inferior bildet den **Fasciculus** medialis, der medial der A. axillaris zu liegen kommt. Die dorsalen Anteile der 3 Trunci bilden den Fasciculus dorsalis der kranial-dorsal von der A. axillaris verläuft.

Im Bereich der Medioklavikularlinie ziehen die Faszikel über die erste Rippe in die Axilla. In Höhe der Axilla teilen sie sich auf in:

- N. medianus
- N. radialis
- N. ulnaris
- N. musculocutaneus

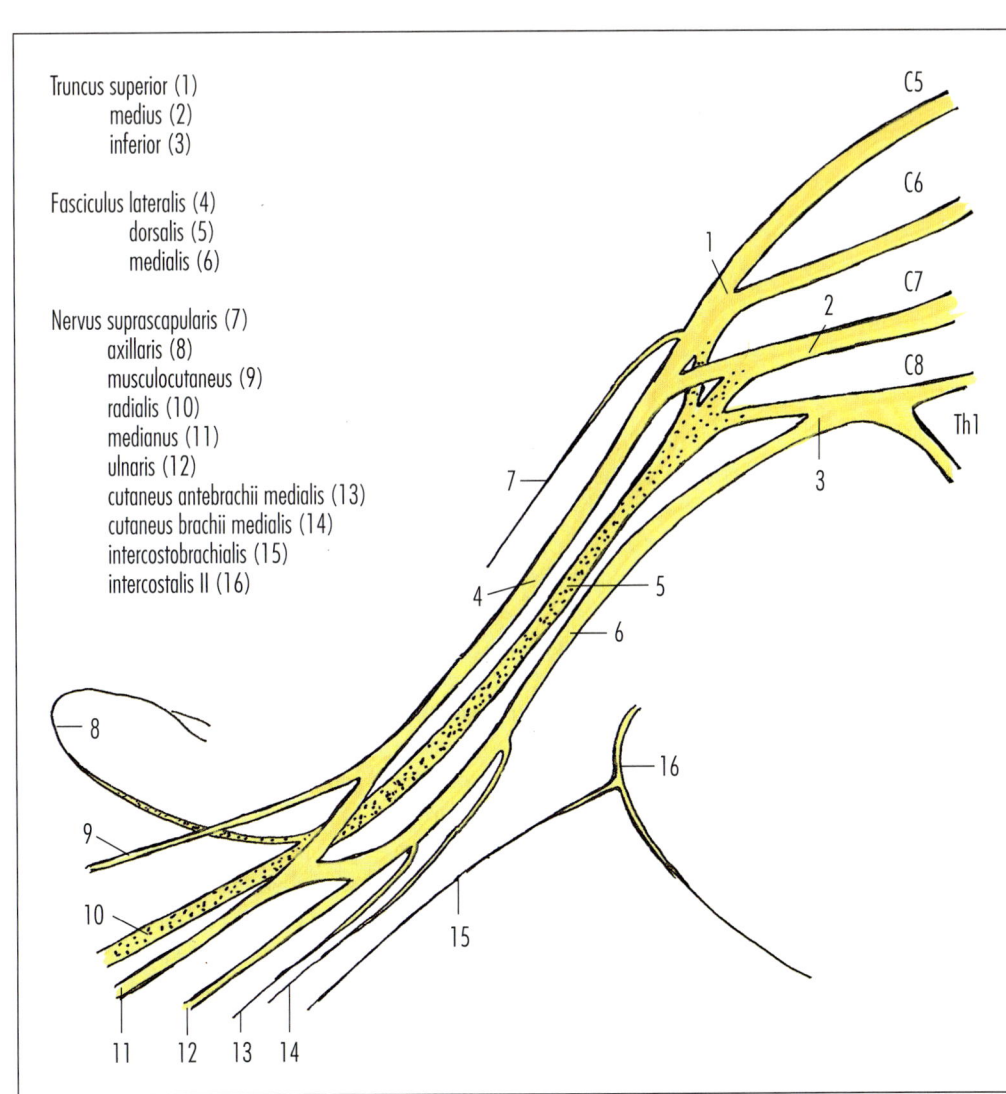

Truncus superior (1)
medius (2)
inferior (3)

Fasciculus lateralis (4)
dorsalis (5)
medialis (6)

Nervus suprascapularis (7)
axillaris (8)
musculocutaneus (9)
radialis (10)
medianus (11)
ulnaris (12)
cutaneus antebrachii medialis (13)
cutaneus brachii medialis (14)
intercostobrachialis (15)
intercostalis II (16)

Abb. 16.4 Anatomie des Plexus brachialis: **a:** Aufteilung der Wurzeln in Stämme, Faszikel und Nerven.

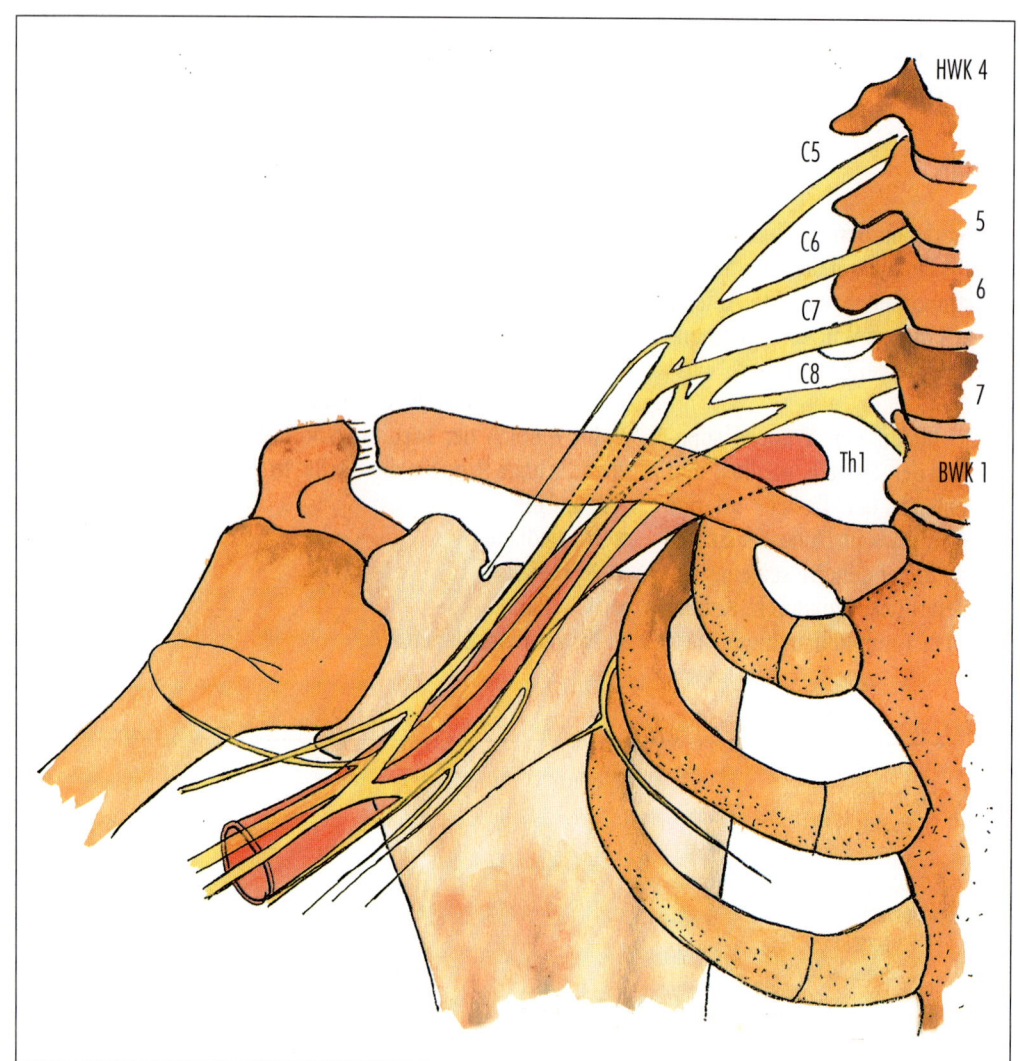

Abb. 16.4 b: Lage in Bezug auf Klavikula und Rippen.

Der Fasciculus lateralis bildet den N. musculocutaneus und zusammen mit einem Teil des Fasciculus medialis den N. medianus. Der andere Teil des Fasciculus medialis bildet den N. ulnaris. Der Fasciculus posterior bildet den N. radialis.

Sonstige wichtige Nerven, die aus dem Plexus brachialis abgehen, sind:
- N. axillaris (er entspringt aus dem Fasciculus posterior),
- N. cutaneus brachii medialis und N. cutaneus antebrachii medialis (sie entspringen aus dem Fasciculus medialis).

Von den Querfortsätzen der Halswirbelsäule bis zum Oberarmbereich zieht ein sich nach distal verengender faszienartiger Schlauch. In ihm verlaufen die aus den Foramina intervertebralia kommenden Nerven des Plexus brachialis bis in die Axilla. In Höhe der ersten Rippe werden auch die unmittelbar vor dem M. scalenus anterior über die erste Rippe ziehende V. subclavia sowie die unmittelbar hinter dem M. scalenus anterior über die erste Rippe ziehende A. subclavia mit in diesen faszienartigen Schlauch aufgenommen, der aufgrund der darin verlaufenden Strukturen als Gefäß-Nerven-Scheide bezeichnet

wird (Abb. 16.7c). Diese Gefäß-Nerven-Scheide wird durch Septen unterteilt, wodurch zum Teil inkomplette Plexusblockaden erklärt werden. Die Septen scheinen jedoch lückenhaft zu sein (Partridge et al. 1987), sodass eine einzelne Injektion in die Gefäß-Nerven-Scheide normalerweise dennoch zu einer zufrieden stellenden Verteilung und ausreichenden Blockade aller 3 wichtigen Armnerven führt.

Sensible Innervationsgebiete der Nerven des Plexus brachialis

In Abbildung 16.5 sind die Innervationsgebiete der die Haut der oberen Extremitäten versorgenden Nerven dargestellt. Der N. radialis versorgt die Lateral- und Rückseite des Oberarms, die Rückseite des Unterarms sowie die radiale Hälfte des Handrückens. Der N. medianus versorgt die radialen $3\frac{1}{2}$ Finger auf der Palmarseite sowie das dazu gehörende Nagelbett auf der Dorsalseite. Der N. ulnaris versorgt auf der Ulnarseite die $2\frac{1}{2}$ dorsalen Finger und auf der Palmarseite die $1\frac{1}{2}$ ulnaren Finger. Der N. musculocutaneus endet als N. antebrachii lateralis und versorgt die radiale Unterarmseite.

Lokal- und
Regionalanästhesieverfahren

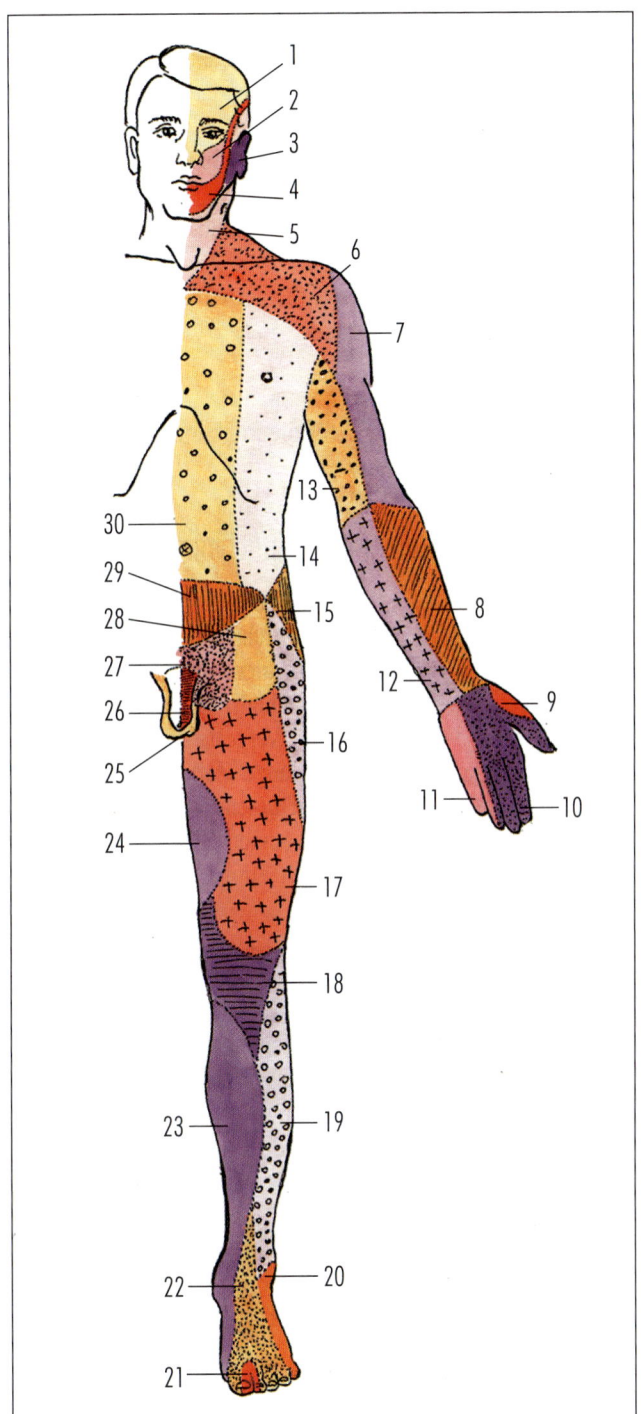

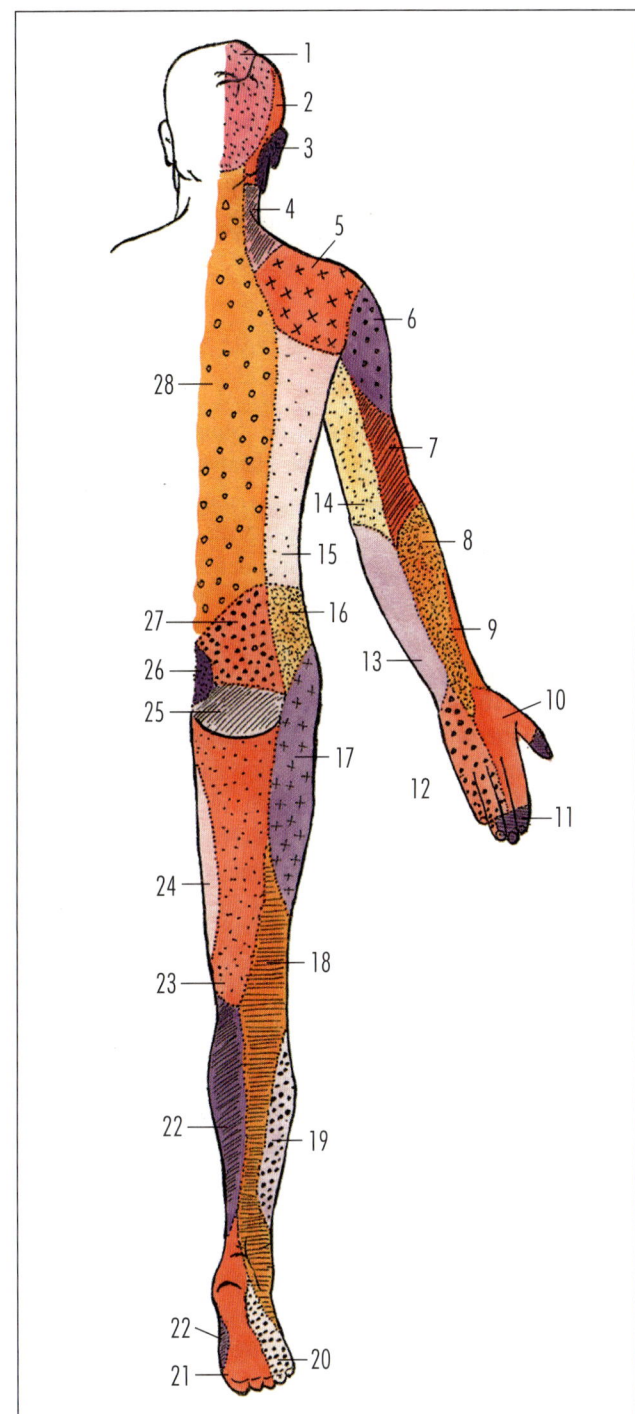

Abb. 16.5 Innervationsgebiete der wichtigsten Nerven: **a:** Frontalansicht: 1 = N. trigeminus (V₁), 2 = N. trigeminus (V₂), 3 = N. auricularis magnus, 4 = N. trigeminus (V₃),
5 = N. transversus colli, 6 = Nn. suprascapulares, 7 = N. cutaneus brachii lateralis,
8 = N. cutaneus antebrachii lateralis (Endast des N. musculocutaneus), 9 = N. radialis,
10 = N. medianus, 11 = N. ulnaris, 12 = N. cutaneus antebrachii medialis, 13 = N. cutaneus brachii medialis, 14 = Rr. cutanei laterales der Nn. intercostales, 15 = R. cutaneus lateralis der N. iliohypogastricus, 16 = N. cutaneus femoris lateralis, 17 = N. femoralis, 18 = N. saphenus (R. infrapatellaris, vgl. 23), 19 = N. cutaneus suralis lateralis,
20 = N. suralis, 21 = N. peroneus profundus, 22 = N. peroneus superficialis:
23 = N. saphenus (vgl. 18), 24 = N. obturatorius, 25 = N. genitofemoralis (vgl. 28),
26 = N. dorsalis penis, 27 = N. ilioinguinalis, 28 = R. femoralis des N. genitofemoralis
(vgl. 25), 29 = R. cutaneus anterior des N. iliohypogastricus, 30 = Rr. cutanei anteriores der Nn. intercostales.

Abb. 16.5b Dorsalansicht: 1 = N. occipitalis major, 2 = N. occipitalis minor,
3 = N. auricularis magnus, 4 = N. transversus colli, 5 = Nn. suprascapulares, 6 = N. cutaneus brachii lateralis, 7 = N. cutaneus brachii posterior, 8 = N. cutaneus antebrachii
posterior, 9 = N. cutaneus antebrachii lateralis, 10 = N. radialis, 11 = N. medianus,
12 = N. ulnaris, 13 = N. cutaneus antebrachii medialis, 14 = N. cutaneus brachii medialis, 15= Rr. cutanei der Nn. intercostales, 16 = R. cutaneus lateralis des N. iliohypogastricus, 17 = N. cutaneus femoris lateralis, 18 = N. suralis, 19 = N. cutaneus suralis
lateralis, 20 = N. plantaris lateralis (fibularis), 21 = N. plantaris medialis (tibialis),
22 = N. saphenus, 23 = N. cutaneus femoris posterior, 24 = N. obturatorius,
25 = Nn. clunium inferiores, 26 = Nn. clunium medii, 27 = Nn. clunium superiores,
28 = Rr. cutanei dorsales.

Die Innervationsgebiete einzelner Nerven überlappen sich zum Teil deutlich. Ein Hautareal, das lediglich von einem Nerv innerviert wird, wird als Area propria bezeichnet. Um auszutesten, ob ein bestimmter Nerv sicher blockiert ist, muss dessen Area propria auf Blockadeerfolg überprüft werden (N. ulnaris: Kleinfinger; N. medianus: Palmarseite des 2. und 3. Fingers; N. radialis: Daumengrundgelenk; N. musculocutaneus: radiale Unterarmseite).

Motorische Innervation der Nerven des Plexus brachialis

Der N. radialis (C5–C8) versorgt den M. triceps brachii und die Extensoren. Seine elektrische Stimulation führt zur Streckung von Ellenbogengelenk, Handgelenk und Fingern. Es kommt zur Supinationsbewegung (Abb. 16.6b).

Der N. medianus (C6–Th1) versorgt die Unterarmflexoren, die Pronatoren des Unterarms sowie den M. opponens pollicis. Die elektrische Stimulation des N. medianus führt zur Beugung von Handgelenk, der Finger 1–3 in den End- und Mittelgliedern, zur Pronation der Hand und zur Daumenopposition (Abb. 16.6c).

Der N. ulnaris (C8–Th1) vermittelt motorisch die Beugung des 3., 4. und 5. Fingers, die Beugung und Ulnarflexion der Hand und die Daumenadduktion (Abb. 16.6d).

Der N. musculocutaneus (C5–C6) versorgt die Mm. biceps brachii, coracobrachialis und brachialis. Eine elektrische Stimulation des N. musculocutaneus führt zur Beugung im Ellenbogengelenk und zur Supination der Hand (Abb. 16.6e).

Überprüfung des motorischen Blockadeerfolgs

Der motorische Blockadeerfolg der einzelnen Nerven der oberen Extremität kann folgendermaßen überprüft werden:

- Blockade des N. radialis: Streckung von Ellenbogen- und Handgelenk sowie der Finger ist nicht mehr möglich (»Fallhand«)
- Blockade des N. medianus: Handbeugung, Pronation und Abspreizung des Daumens sowie Beugung der Finger 1–3 sind nicht mehr möglich (»Schwurhand«)
- Blockade des N. ulnaris: Spreizung der Finger und Beugung des 3., 4. und 5. Fingers im Grundgelenk sind nicht mehr möglich
- Blockade des N. musculocutaneus: Beugung des Ellenbogengelenks und Supinationsstellung sind nicht mehr möglich

Material für eine Blockade des Plexus brachialis

- Einmalrasierer zur evtl. Rasur der voraussichtlichen Punktionsstelle
- Desinfektionsspray und sterile Kompressen
- sterile Handschuhe, Mütze, Mundschutz

- steriles Lochtuch
- sterile 2-ml-Spritze, 26-Gauge-Stahlkanüle und z.B. Lidocain 1% für die Lokalanästhesie der voraussichtlichen Punktionsstelle
- Lokalanästhetikum für die lokale Betäubung der Punktionsstelle
- »immobile Nadel« oder Spezialkanüle zum Anschluss eines Nervenstimulators (s.u.)
- (30–)40–50 ml Lokalanästhetikum (zumeist Prilocain 1,0%) für die Plexusblockade sowie (3–)4–5 sterile 10-ml-Spritzen
- möglichst auch ein Nervenstimulator
- steriles Verbandsmaterial für die Punktionsstelle

Axilläre Blockade des Plexus brachialis

1911 wurde erstmals von G. Hirschel die transkutane axilläre Blockade des Plexus brachialis beschrieben. Wenige Monate später, ebenfalls 1911, beschrieb Kulenkampff die supraklavikuläre Blockade des Plexus brachialis (s.u.). Während der axilläre Zugang vorerst wieder in Vergessenheit geriet, wurde die supraklavikuläre Blockade lange Zeit sehr populär. Inzwischen wurden mehr als 3 Dutzend verschiedener Methoden und Varianten der transkutanen Blockade des Plexus brachialis beschrieben. Lediglich einige Verfahren konnten sich etablieren.

> Die axilläre Blockade ist die einfachste, risikoärmste und daher am häufigsten durchgeführte Blockadeform des Plexus brachialis. Sie erlaubt jedoch lediglich Eingriffe am distalen Drittel des Oberarms sowie an Ellenbogengelenk, Unterarm und Hand (z.B. für die Reposition einer Radiusfraktur oder Metallentfernung). Es empfiehlt sich die Verwendung eines Nervenstimulators.

Vorgehen

Die axilläre Blockade wird in den folgenden Schritten durchgeführt:

- Lagerung des Patienten
- Aufsuchen des Plexus
- Injektion des Lokalanästhetikums
- ggf. zusätzliche Blockade der Nn. cutaneus brachii medialis und N. intercostobrachialis
- Pflasterverband

Lagerung

Für die axilläre Blockade des Plexus brachialis wird der auf dem Rücken liegende Patient gebeten, den betreffenden Arm im Schultergelenk ca. 90–100° zu abduzieren und im Ellenbogengelenk ca. 90° zu beugen (**Lagerung** ähnlich wie beim

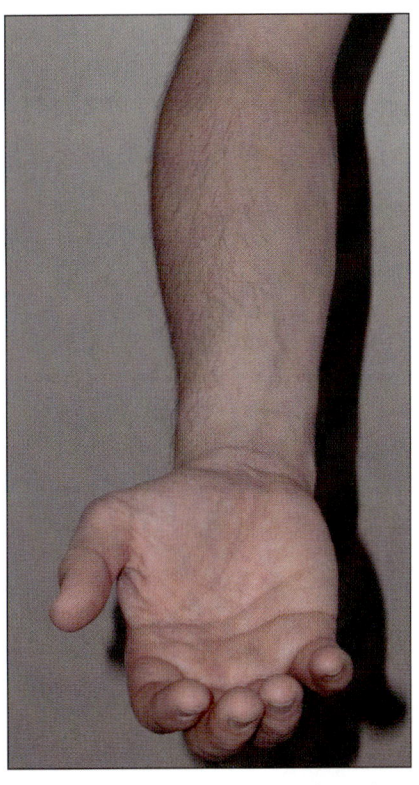

Abb. 16.6 Hand- und Unterarmhaltung ohne und mit Nervenstimulation; **a:** Hand- und Unterarmhaltung vor Stimulation;

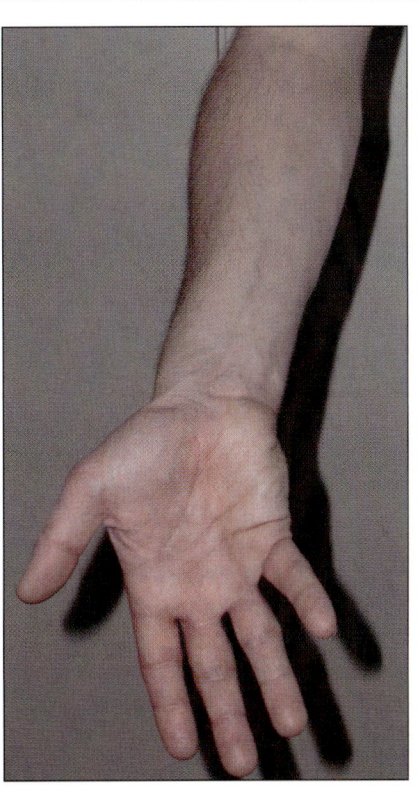

Abb. 16.6b Stimulation des N. radialis;

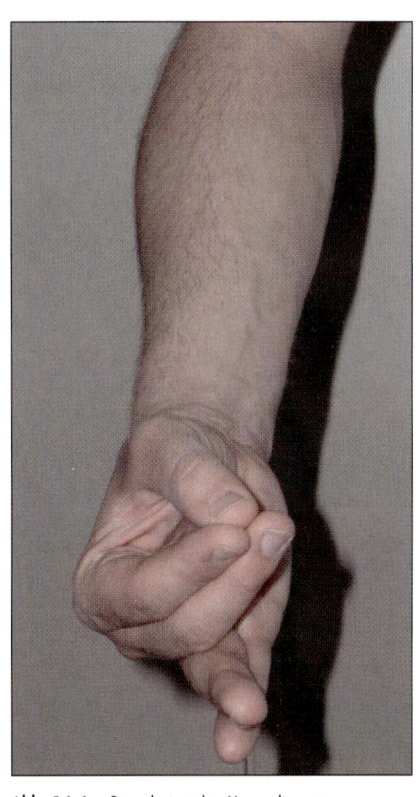

Abb. 16.6c Stimulation des N. medianus;

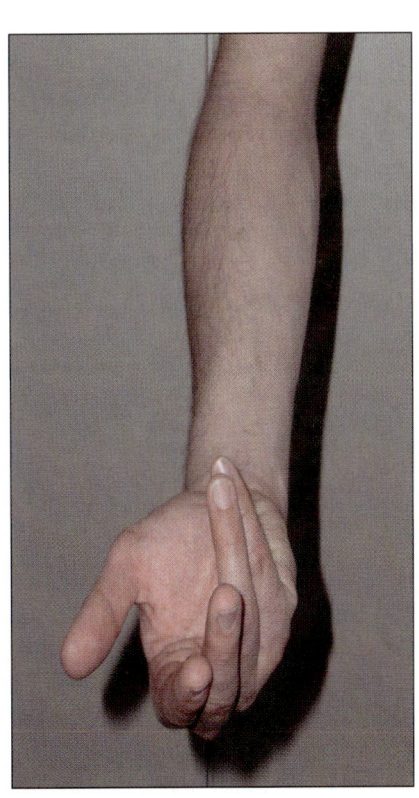

Abb. 16.6d Stimulation des N. ulnaris;

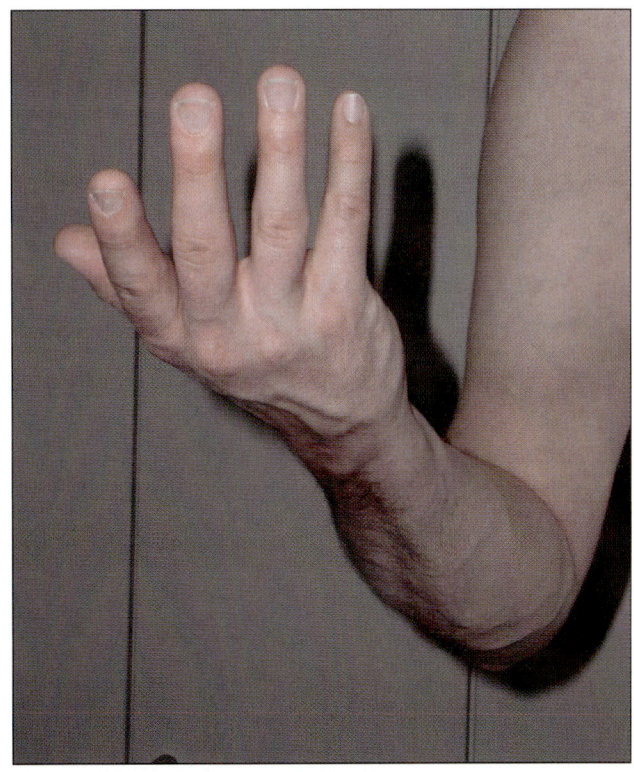

Abb. 16.6e Stimulation des N. musculocutaneus.

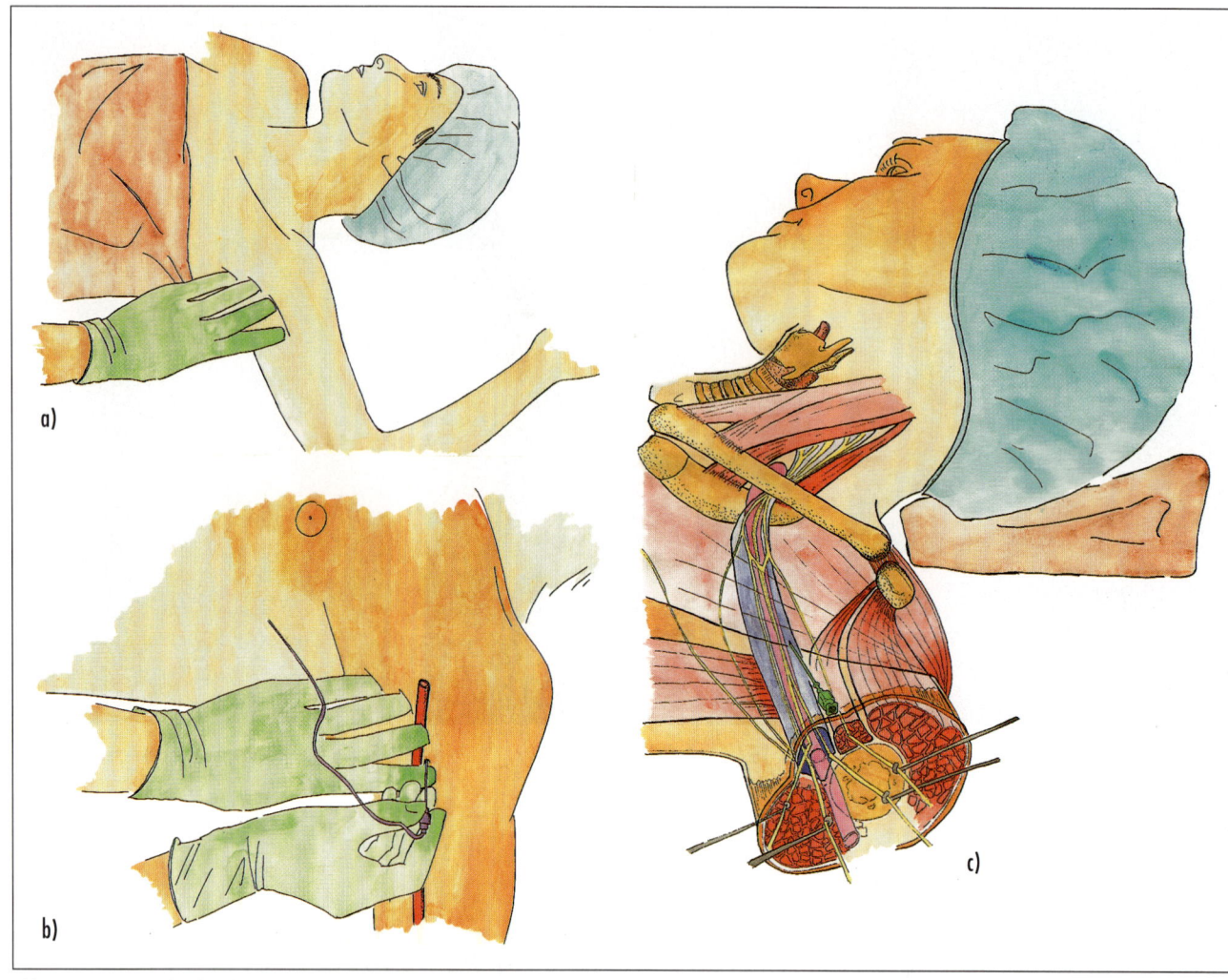

Abb. 16.7 Anatomie bei der Blockade des Plexus axillaris; **a:** Armlagerung und Palpation der A. axillaris tief in der Achselhöhle; **b:** Palpation der A. axillaris mit Zeige- und Mittelfinger. Punktion knapp kranial der Arterie; **c:** Plexus brachialis mit platzierter Kanüle.

»militärischen Gruß«, Abb. 16.7). Der Patient kann auch gebeten werden, die Hand unter den Kopf zu legen, wodurch eine ähnliche Lagerung erzielt wird. Eine zu starke Abduktion des Arms ist zu vermeiden, da die A. axillaris hierdurch komprimiert werden kann und dann schlechter zu palpieren ist. Bei Blockade des linken (und rechten) Arms sitzt der rechtshändige Anästhesist am besten kaudal des Arms und tastet von kaudal (bei Blockade des rechten Arms ziehen es manche Rechtshänder vor, kranial des Arms zu stehen und von kranial zu palpieren).

Aufsuchen des Plexus

Detailwissen: Frühere Techniken

Früher wurde die axilläre Blockade meist folgendermaßen durchgeführt: Mit einer normalen Stahlkanüle wurde unmittelbar kranial der A. axillaris in verschiedene Richtungen punktiert, bis die Kanülenspitze in die Nähe des N. radialis kam. War dies der Fall, gab der Patient ein elektrisierendes Gefühl, sog. **Parästhesien** im Versorgungsbereich des N. radialis an. Die Kanüle wur-

de nun minimal zurückgezogen, und Lokalanästhetikum wurde injiziert. Nach evtl. erneuter Punktion unterhalb der A. axillaris wurde auf die gleiche Weise ggf. auch der N. ulnaris aufgesucht und blockiert. Nach leichtem Zurückziehen und Platzieren der Kanülenspitze vor der Arterie wurde der N. medianus ausgeschaltet. Durch dieses Auslösen von Parästhesien kann es jedoch zu Nervenverletzungen mit bleibenden Nervenschäden kommen.

Ein anderes häufiges Verfahren bestand früher darin, gezielt die **A. axillaris zu durchstechen** und ca. 50% des Lokalanästhetikums hinter und ca. 50% des Lokalanästhetikums direkt vor die Arterie zu injizieren.

Das absichtliche Auslösen von Parästhesien sollte inzwischen vermieden werden. Auch die transarterielle Technik sollte nicht mehr durchgeführt werden.

Im Bereich der Axilla verlaufen die Nn. radialis, medianus und ulnaris unmittelbar neben der A. axillaris. Beim Aufsuchen dieser Nerven dient daher der Verlauf der A. axillaris als Orientierungshilfe. Am Oberarm, möglichst tief in der Axilla, wird die A. axillaris mit leicht gespreiztem Zeige- und Ringfinger getastet (Abb. 16.8a). In dieser Armposition liegt der N. radialis oberhalb und etwas hinter der A. axillaris, der N. ulnaris liegt unterhalb und etwas hinter der Arterie, der

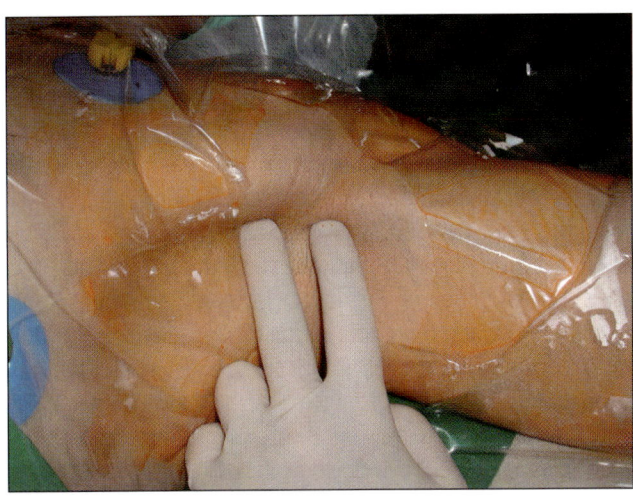

Abb. 16.8 Blockade des Plexus axillaris; **a:** Palpation der A. axillaris;

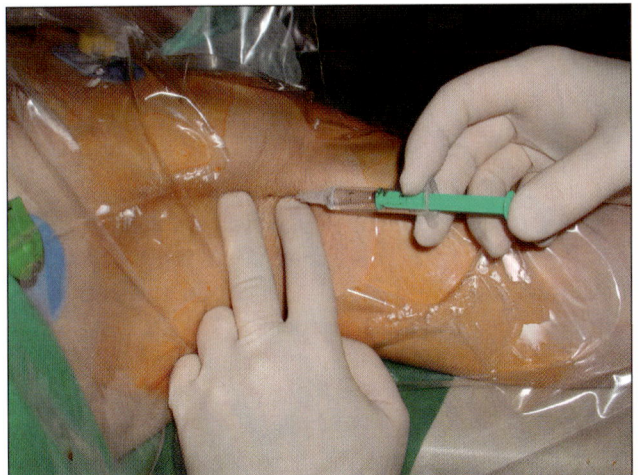

Abb. 16.8 b lokale Betäubung der Haut über der A. axillaris;

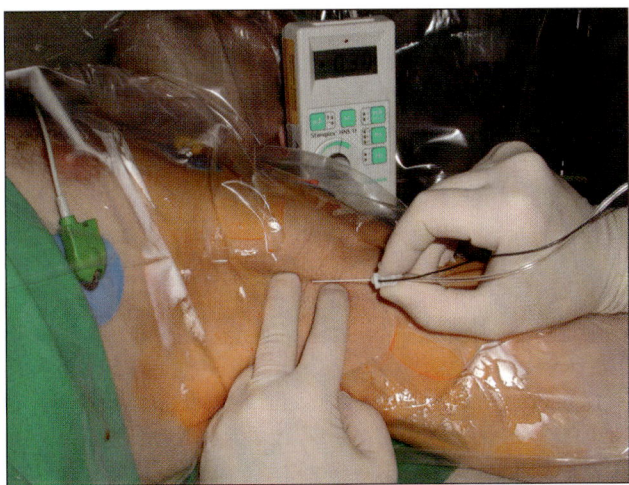

Abb. 16.8 c Punktion und Aufsuchen des Plexus axillaris mithilfe eines Nerven-stimulators (Stichrichtung als ob eine retrograde Punktion der Arterie beabsichtigt wäre);

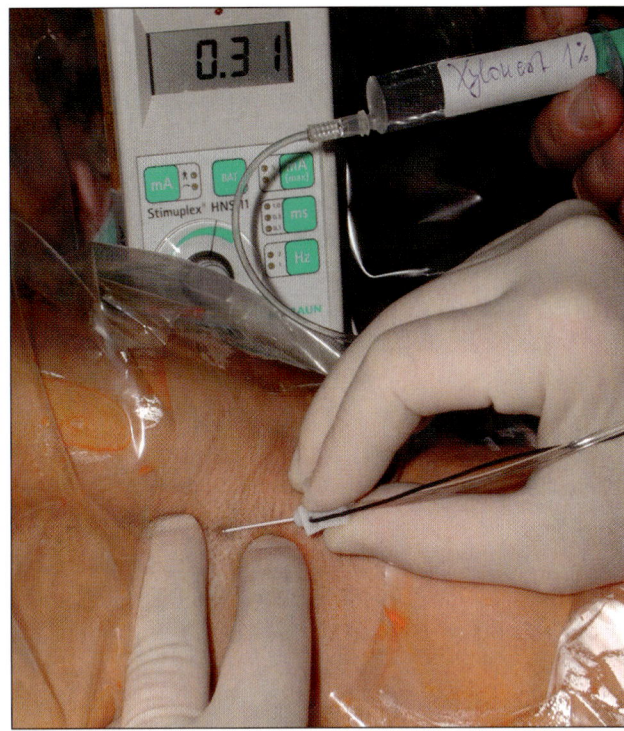

Abb. 16.8 d Ausschluss einer Gefäßpunktion durch Aspiration und anschließende Injektion des Lokalanästhetikums (durch einen Helfer).

N. medianus liegt vor der A. axillaris. Die tastenden Finger werden nun etwas nach kranial geschoben, sodass sie in der Mulde zwischen der A. axillaris und dem M. coracobrachialis liegen und die Arterie gleichzeitig etwas nach kaudal gedrückt wird. Es sollte in einem flachen Winkel von ca. 30° zur Haut in Richtung Axilla punktiert werden. Die Stichrichtung sollte ungefähr so sein als ob eine retrograde Kanülierung der Arterie beabsichtigt wäre (Abb. 16.8c).

Gelingt die Palpation der A. axillaris initial nicht, kann ggf. an verschiedenen Stellen mit den palpierenden Fingern fest in die Axilla gedrückt und gleichzeitig am Handgelenk die fast immer palpierbare A. radialis getastet werden. Verschwindet der tastbare Radialispuls, so wurde die A. axillaris kompri-miert und es ist nun bekannt, wo sich die A. axillaris ungefähr befindet. Inzwischen wird in solchen Fällen zunehmend häu-figer die Lokalisation der A. axillaris mittels Dopplersonde oder Sonographiegerät propagiert.

Kanülen

Wird ausnahmsweise keine spezielle Kanüle zur elektrischen Nervenstimulation verwendet (Abb. 16.8), empfiehlt es sich, zur Punktion z.B. eine »immobile Nadel« zu verwenden. Dies ist eine spezielle, etwas stumpf angeschliffene Kanüle, die über eine kurze Perfusorleitung mit der Injektionsspritze ver-bunden wird (Abb. 16.9). Durch den stumpfen Anschliff (ca. 45°) kann meist ein »Klick« beim Durchstechen der Gefäß-Nerven-Scheide gefühlt werden.

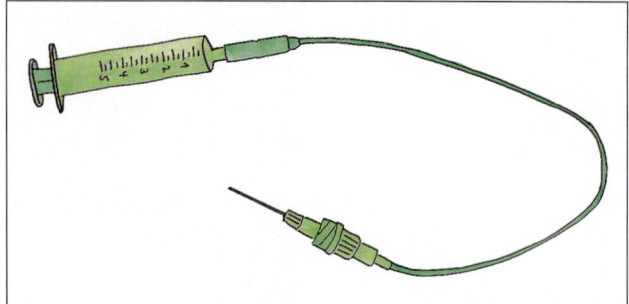

Abb. 16.9 Immobile Kanüle (Verbindungsschlauch zwischen Punktionskanüle und Spritze).

Wird dagegen eine spitz angeschliffene Kanüle zur Punktion verwendet, kann kein plötzlicher Widerstandsverlust beim Durchstechen der Gefäß-Nerven-Scheide erfasst werden. Solche Kanülen sollten stets nur in Kombination mit einem Nervenstimulator verwendet werden, während Kanülen mit 45°-Schliff sowohl mit als auch ohne Nervenstimulator verwendet werden können. Ein weiterer Vorteil der »immobilen« Kanüle ist, dass sie durch eine Schlauchverbindung von der Injektionsspritze »getrennt« ist, d.h. bei Manipulationen an der Spritze braucht keine Verlagerung der Punktionskanüle befürchtet zu werden.

Vor der Punktion mit einer stumpf angeschliffenen Kanüle ist – z. B. mit einer Lanzette – eine Vorpunktion der Haut durchzuführen. Bei Anwendung von Kurzschliffkanülen müssen evtl. erhebliche Widerstände beim Durchdringen von Faszienstrukturen überwunden werden. Eine dann auftretende ruckartige Perforation einer Faszie kann jedoch dazu führen, dass die Kanülenspitze unkontrolliert in darunter liegende Strukturen vordringt. Es ist daher stets eine gefühlvolle Punktion mit Abstützung der punktierenden Hand notwendig (Abb. 16.10).

Normalerweise verläuft der Plexus sehr oberflächlich und es würde meist eine nur 2 cm lange Kanüle ausreichen.

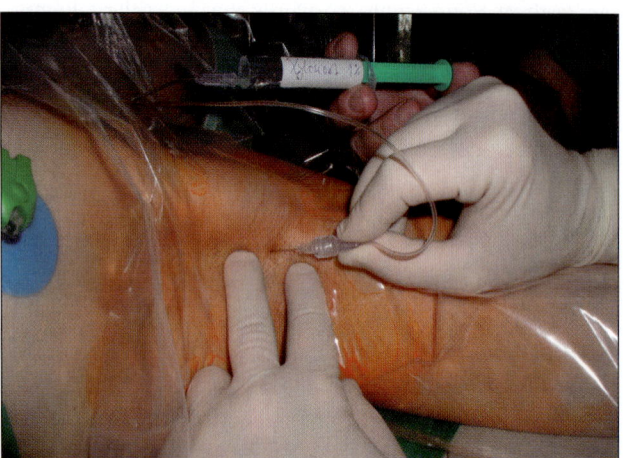

Abb. 16.10 Blockade des Plexus axillaris mit einer »immobilen Nadel« (Kurzschliffkanüle mit kurzem Verbindungsschlauch).

Nervenstimulation

Normalerweise sollte die Punktion unter elektrischer Nervenstimulation vorgenommen werden (Abb. 16.8). Stimulationskanülen haben normalerweise einen ca. 45°-Schliff sowie eine Schlauchverbindung zur Injektionsspritze. Die Kanülenspitze muss innerhalb der Gefäß-Nerven-Scheide platziert sein. Falls bei einer Stimulationsamplitude von ca. 0,2–0,5 mA (bei einer Impulsbreite von 0,1 msec) Muskelkontraktionen auslösbar sind, kann von einer optimalen Kanülenposition ausgegangen werden (s. auch Kap. 15.2.2, S. 319). Bei höheren Stimulationsamplituden können Muskelkontraktionen auch dann ausgelöst werden, wenn die Kanülenspitze noch außerhalb der Gefäß-Nerven-Scheide liegt. Reizantworten des N. musculocutaneus (Beugung im Ellenbogengelenk: s.o.) sind nicht beweisend für eine korrekte Lage der Kanülenspitze in der Gefäß-Nerven-Scheide, da dieser Nerv meist schon proximal der üblichen Punktionsstelle die Gefäß-Nerven-Scheide verlässt. Es sind stets motorische Reizantworten im Bereich der Finger aufzusuchen.

Injektion des Lokalanästhetikums

Bei sicherer Punktion der Gefäß-Nerven-Scheide und Injektion des Lokalanästhetikums innerhalb der Gefäß-Nerven-Scheide reicht normalerweise ein einziges Depot an Lokalanästhetikum aus. Soll das Lokalanästhetikum weit nach kranial aufsteigen (um möglichst auch eine Blockade des N. musculocutaneus zu erzielen, der die gemeinsame Gefäß-Nerven-Scheide schon weit proximal verlässt), kann bei der Injektion distal der Punktionsstelle die Gefäß-Nerven-Scheide komprimiert werden, um so zu verhindern, dass das Lokalanästhetikum nach kaudal abfließt.

Als Lokalanästhetikum kommt vor allem Prilocain 1% zum Einsatz. Es sollte ein relativ großes Volumen von ca. 40 (–50) ml beim Erwachsenen zum »Fluten« der Gefäß-Nerven-Scheide verwendet werden.

Durch eine Alkalisierung (Zusatz von 8,4%igem Natriumbikarbonat im Volumen 1:10 zu den mittellang wirksamen Lokalanästhetika) kann die Wirkung beschleunigt werden (Kap. 14.1.4, S. 301). Eine Alkalisierung bei dem lang wirksamen Bupivacain ist nicht möglich, weil es schon bei einem Zusatz von Natriumbikarbonat in der Relation 1 : 100 ausfällt (Kap. 14.1.4, S. 301).

Der N. musculocutaneus wird aufgrund der Tatsache, dass er zumeist schon tief in der Axilla die gemeinsame Gefäß-Nerven-Scheide verlässt, häufig nicht blockiert. Um dies zu verhindern, kann er durch zusätzliche Injektion von ca. 5 ml Lokalanästhetikum in den M. coracobrachialis – in dessen Muskelbauch er verläuft – blockiert werden. Der M. coracobrachialis kann meist direkt vor oder kranial der Gefäß-Nerven-Scheide getastet werden. Es ist nicht notwendig, hierbei Parästhesien oder mittels Nervenstimulator motorische Reizantworten auszulösen. Insbesondere bei der Reposition von Radiusfrakturen kann die unzureichende Blockade des N. musculocutaneus evtl. Probleme bereiten. Der noch weiter kranial als der N. musculocutaneus abgehende N. axillaris wird bei der axillären Blockade fast nie zufrieden stellend blockiert.

Optionale zusätzliche Blockade der Nn. cutaneus brachii medialis und intercostobrachialis

Nach Anlage der axillären Blockade empfiehlt es sich, über der zu tastenden A. axillaris durch eine subkutane, großflächige Infiltration von ca. 3–5 ml den N. cutaneus brachii medialis (der aus dem Fasciculus medialis entspringt und weit proximal die Gefäß-Nerven-Scheide verlässt; Abb. 16.11) und den N. intercostobrachialis (der aus dem N. intercostalis Th2 und Th3 entspringt und außerhalb der Gefäß-Nerven-Scheide verläuft) zu blockieren (Abb. 16.4, 16.11). Diese Nerven versorgen die Innenseite des Oberarms. Durch deren Blockade wird eine am Oberarm anzulegende Manschette (für eine Blutleere oder Blutsperre) besser toleriert.

Nach Durchführung der axillären Plexusblockade wird die Punktionsstelle mit sterilem Pflaster bedeckt.

Bis die Blockade des Plexus brachialis komplett ist, vergehen mindestens 20 Minuten.

Erfolg und Misserfolg der axillären Plexusblockade

Komplikationen

- Nervenverletzungen
- Hämatombildung nach versehentlicher Punktion der A. axillaris (in ca. 0,5–1%). Da die Ausbreitung eines solchen Hämatoms durch die Gefäß-Nerven-Scheide behindert ist, kann es durch das Hämatom innerhalb der Gefäß-Nerven-Scheide zu einer Kompression und Druckschädigung der dort verlaufenden Nerven kommen. Eine versehentliche Punktion der A. axillaris erfordert eine längerfristige (3- bis 5-minütige) manuelle Kompression der Arterie. Liegt eine stärkere Blutungsneigung vor, sollte eine axilläre Plexusblockade möglichst vermieden werden.

Kontraindikationen

- allgemeine Kontraindikationen für Regionalanästhesieverfahren (Tab. 16.1)
- entzündliche Veränderungen der Lymphgefäße (Lymphangitis) oder Lymphknoten (Lymphadenitis) am entsprechenden Arm. Solche Veränderungen können z. B. bei einer eitrigen Entzündung des Fingerbettes (Panaritium) vorliegen. Entzündliche Lymphknotenvergrößerungen in der Axilla müssen vorher ausgeschlossen werden, sonst könnte es zu einer punktionsbedingten Keimverschleppung kommen.

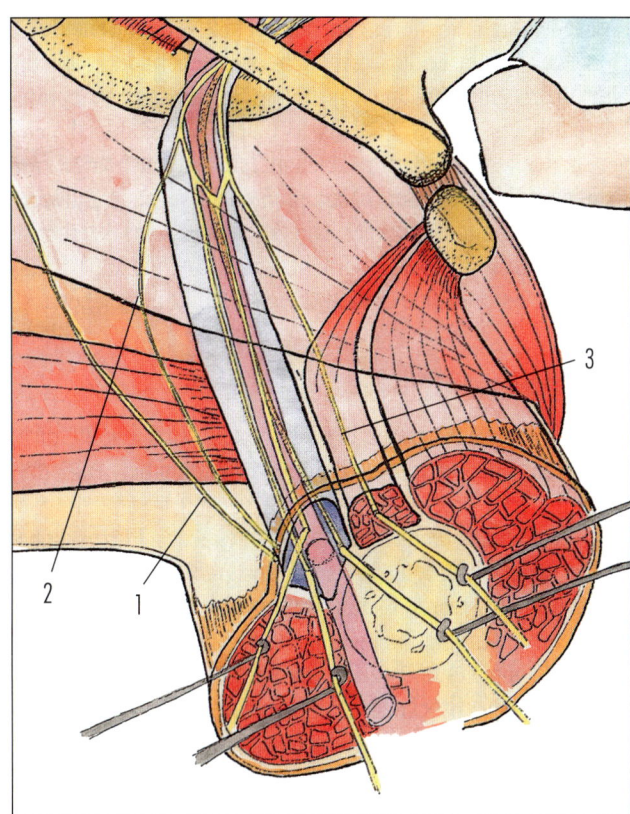

Abb. 16.11 Verlauf des N. intercostobrachialis (1) und des N. cutaneus antebrachii medialis (2) (und des N. musculocutaneus [3]).

Erfolgsquote der axillären Plexusblockade

Der Beginn einer Plexusanästhesie kann anhand der nachlassenden Motorik überprüft werden. Beim hierfür geeigneten sog. Finger-Nase-Versuch des auf dem Rücken liegenden Patienten kann der Patient den gestreckten Arm meist in der Schulter noch anheben. Ist der N. radialis schon blockiert und kann dadurch das Ellenbogengelenk nicht mehr gestreckt werden, knickt das Ellenbogengelenk ein, und der Unterarm kann plötzlich auf das Gesicht des liegenden Patienten fallen. Es muss jedoch verhindert werden, dass der (evtl. eingegipste) Unterarm tatsächlich auf das Gesicht fällt, sonst könnte es zu einer Gesichtsverletzung kommen.

Die Erfolgsquote der axillären Plexusblockade wird in vielen Publikationen mit ca. 95% angegeben. In ca. 5% treten echte Versager auf (Erfolg: Kategorie C: Kap. 16.2.1, S. 324), die auch durch eine Supplementierung nicht zu »retten« sind. Zirka 70% der axillären Blockaden sitzen komplett (Erfolg: Kategorie A). Bei ca. 20–25% müssen supplementierende Maßnahmen wie Nachinjektion eines Lokalanästhetikums (falls ein Katheter in die Plexusscheide eingeführt wurde), Gabe eines Analgetikums oder eine periphere Blockade an der Hand vorgenommen werden (Erfolg: Kategorie B).

Öfters werden bei der axillären Blockade vor allem der N. ulnaris und der N. medianus gut blockiert, während der N. radialis weniger gut blockiert ist. Dies wird zum Teil durch bindegewebige Septierungen der Gefäß-Nerven-Scheide in Höhe der Axilla erklärt. Möglicherweise befinden sich die Nn. ulnaris und medianus in einem gemeinsamen Septumkompartiment, der N. radialis in einem weiter dorsal gelegenen zweiten Kompartiment. Zum Teil wird auch angenommen, dass sich jeder der 3 Nerven in einem eigenen Bindegewebskompartiment befindet. Die Septen scheinen jedoch inkomplett zu sein, sodass normalerweise eine einzelne Injektion in die gemeinsame Gefäß-Nerven-Scheide ausreichend ist.

Vorgehen bei inkompletter Plexusanästhesie

Falls die Plexusanästhesie nur inkomplett »sitzt«, sollte nicht im Bereich der ersten Blockade erneut punktiert und dort nachinjiziert werden. Bei diesem Vorgehen besteht die Gefahr, dass evtl. bereits blockierte Anteile des Plexus unbemerkt verletzt werden, da das Warnsignal »Schmerz« nicht mehr ausgelöst werden kann. Bereits blockierte Nerven sind einer Nervenstimulation nicht mehr zugänglich.

Zur Komplettierung einer inkompletten Plexusanästhesie kann z.B. eine Blockade des N. radialis, N. medianus oder N. ulnaris im Bereich des Ellenbogengelenks (s.u.) oder des Handgelenks (s.u.) vorgenommen werden. Da bei diesen Verfahren selektiv derjenige Nerv nachblockiert wird, der noch nicht erfasst wurde, ist eine unbemerkte Nervenverletzung nicht zu befürchten. Die Warnfunktion »Schmerz« ist in diesem nicht blockierten Einzelnerv noch intakt. Zumeist wird bei einer inkompletten Blockade jedoch eine Infiltrationsanästhesie im Operationsbereich durch den Operateur vorgenommen.

Weitere Möglichkeiten zur Komplettierung einer Regionalanästhesie sind:
- Opioid-Gabe (z.B. 0,05–0,1–0,15 mg Fentanyl)
- Ketamin (in Kombination mit einem Benzodiazepin)
- Allgemeinanästhesie

> Bei einem inkompletten Regionalanästhesieblock sollte nicht versucht werden, den Patienten medikamentös nur zu sedieren. Dies führt meist zur Unruhe des schmerzgeplagten Patienten.

Kontinuierliche Blockade des Plexus brachialis

Neben einer einzeitigen Blockade des Plexus brachialis können auch Katheterverfahren zum Einsatz kommen. Hierfür stehen spezielle Kathetersets zur Verfügung. Zur Lagekontrolle des Katheters können ca. 3–5 ml kühlschrankkalte physiologische Kochsalzlösung zügig über den Katheter injiziert werden. Bei korrekter Positionierung werden hierdurch thermische Dysästhesien provoziert.

Mögliche Indikationen für ein Katheterverfahren sind:
- Verbesserung der Durchblutung und Schmerztherapie nach Replantation

- längerfristige Sympathikusblockade bei sympathischer Reflexdystrophie

Normalerweise sollten Plexuskatheter nur ca. 5 cm über die Kanülenspitze vorgeschoben werden. Gelingt es, den Katheter relativ weit nach kranial vorzuschieben (ca. 10 cm), kann dadurch evtl. eine weitere Ausbreitung der Blockade nach proximal erzielt und die für Operationen im Bereich des proximalen Oberarms normalerweise notwendige Anlage eines infra- oder supraklavikulären Blocks (s.u., S. 343, 345) umgangen werden. Ein weiteres Vorschieben des Katheters scheitert häufig an einem horizontal verlaufenden Septum, das auf Höhe der Klavikula den supraklavikulären von dem axillären Teil der Gefäß-Nerven-Scheide trennt.

Wahl des Lokalanästhetikums

Für die axilläre Blockade des Plexus brachialis werden zumeist relativ hohe Volumina eines Lokalanästhetikums eingesetzt, um den Blockadeerfolg zu verbessern. Aus diesem Grund kommt vorzugsweise Prilocain zur Anwendung, da seine große therapeutische Breite hohe Volumina erlaubt. Im Folgenden sind Dosierungsempfehlungen für Erwachsene angegeben (für Kinder s. Kap. 64.6.2, S. 887). Die niederprozentigen Lokalanästhetikalösungen sind im Rahmen der (postoperativen) Schmerztherapie, die höherprozentigen Lösungen im Rahmen von Operationen zur Anästhesie empfehlenswert.
- Prilocain: 0,5–1%, ca. 40–50 ml, Wirkungsdauer: 3–4 Stunden
- Mepivacain: 0,5–1%, bis 40 ml, Wirkungsdauer: 3–4 Stunden
- Lidocain: 0,5–1%, bis 40 ml, Wirkungsdauer ca. 3 Stunden
- Bupivacain: 0,25–0,5%, bis 30 ml, Wirkungsdauer: 10–16 Stunden
- Ropivacain: 0,2–0,75%, ca. 30 ml, Wirkungsdauer: 10–16 Stunden
- Etidocain: 0,5–1%, bis 30–40 ml, Wirkungsdauer: 10–16 Stunden

Bei korrekter Injektion des Lokalanästhetikums in die Gefäß-Nerven-Scheide wird es nur relativ langsam resorbiert. Die systemischen Plasmakonzentrationen sind verhältnismäßig niedrig. Bei Verwendung hoher Dosen von Prilocain ist eine Methämoglobinbildung zu beachten (Kap. 14.2.2, S. 305).

Bei Verwendung lang wirksamer Lokalanästhetika (z.B. Bupivacain) kann zum Teil eine extrem lange Wirkung (in Einzelfällen bis zu fast 24 Stunden) erzielt werden. Die hierdurch bedingte lang anhaltende Schmerzfreiheit kann insbesondere bei ambulanten Patienten evtl. von Nachteil sein. Hier droht eine Verletzung der Extremität, falls der Patient den Arm nicht entsprechend schont. Es kann auch zu einer Schädigung der Extremität kommen, falls Verband oder Gips einschnüren und dies aufgrund der Schmerzfreiheit lange Zeit unbemerkt bleibt. Bei ambulanten Patienten scheinen daher mittellang wirksame Lokalanästhetika sinnvoller zu sein.

Auch die geringe therapeutische Breite und die relativ hohe Kardiotoxizität lassen vor allem Bupivacain und Ropivacain für die einzeitige Plexusanästhesie weniger geeignet erscheinen. Bupivacain bzw. Ropivacain werden dagegen häufig bei gut sitzendem Plexuskatheter verabreicht, wenn es gilt, postoperativ wiederholt eine gute und lang anhaltende sensible Blockade bzw. eine Sympathikusblockade zu erzielen. Hier bietet sich die Gabe von z. B. 0,25%igem Bupivacain bzw. 0,2–0,375%igem Ropivacain an. Zum Teil wird hierbei Bupivacain bzw. Ropivacain auch über eine Infusionspumpe – mit ca. 5–10(–15) ml/h – verabreicht. Die maximale Infusionsdosis von Bupivacain wird mit 30 mg/h angegeben, die von Ropivacain mit 37,5 mg/h (Kap. 14.4.3, S. 310). Bei Lidocain wird die maximale Erhaltungsdosis mit 300 mg/h, bei Mepivacain mit 240 mg/h und bei Etidocain mit ca. 65 mg/h angegeben (s. auch Tab. 14.4). Prilocain ist aufgrund der Methämoglobinbildung nicht für die kontinuierliche Gabe geeignet.

Mischen von Lokalanästhetika

Insbesondere im Rahmen der Plexusanästhesie wird von einigen Anästhesisten ein Lokalanästhetikum mit schnellem Wirkungseintritt, aber nur mittellanger Wirkung (z. B. Prilocain) mit einem lang wirkenden Lokalanästhetikum (z. B. Bupivacain) gemischt. Ziel ist ein schnell einsetzender und lang anhaltender Block.

Für die Mischung von Lokalanästhetika gilt, dass sich ihre toxischen Wirkungen addieren: Werden z. B. jeweils 50% derjenigen Dosis von Prilocain und Bupivacain verabreicht, die zur toxischen Grenzkonzentration führen, so ist die maximale Gesamtdosis dieses Gemischs erreicht.

Interskalenäre Blockade des Plexus brachialis

Die interskalenäre Blockade des Plexus brachialis (ein sog. Interskalenusblock) bietet sich an, wenn Oberarm und Schulter betäubt werden sollen. Eine häufigere Indikation für den Interskalenusblock ist die Schulterluxation. Ein Interskalenusblock kann auch sinnvoll sein, wenn z.B. an Unterarm oder Hand operiert werden soll, der Patient aber den Arm nicht abduzieren kann und daher ein axillärer Block technisch nicht durchführbar ist. Für Operationen an Unterarm und Hand ist dieser Block allerdings nicht ideal, da häufig die kaudalen Plexusanteile (N. ulnaris) nicht sicher blockiert werden.

Grundlagenwissen: Anatomie des Plexus in der Skalenuslücke

Der Plexus brachialis zieht durch die am Hinterrand des M. sternocleidomastoideus tastbare hintere Skalenuslücke, die ventral vom M. scalenus anterior und dorsal vom M. scalenus medius begrenzt wird. Die Skalenusmuskeln

Kurzinformation axilläre Plexusblockade	
Charakteristika	einfach, risikoarm, am häufigsten von allen Plexusblockaden durchgeführt
Einsatz	Eingriffe am distalen Drittel des Oberarms sowie an Ellenbogengelenk, Unterarm und Hand
Kontraindikationen	■ allgemeine Kontraindikationen für Regionalanästhesieverfahren (Tab. 16.1) ■ entzündliche Veränderungen der Lymphgefäße (Lymphangitis) oder Lymphknoten (Lymphadenitis) am entsprechenden Arm
Medikamente	vorzugsweise Prilocain 0,5%–1%
Empfehlungen	immobile Kanüle, Nervenstimulator

ziehen von den Querfortsätzen der Halswirbel zur ersten Rippe. Sie stellen Atemhilfsmuskeln dar. Der Plexus brachialis zieht im dorsalen Anteil durch die Skalenuslücke. Er liegt also unmittelbar vor dem Vorderrand des M. scalenus medius. Ventral des Plexus brachialis, also unmittelbar hinter dem M. scalenus anterior, zieht zusätzlich die (meist tastbare) A. subclavia durch den kaudalen Teil der hinteren Skalenuslücke (direkt auf der ersten Rippe, Abb. 16.12).

Vorgehen

Die interskalenäre Blockade wird in den folgenden Schritten durchgeführt:

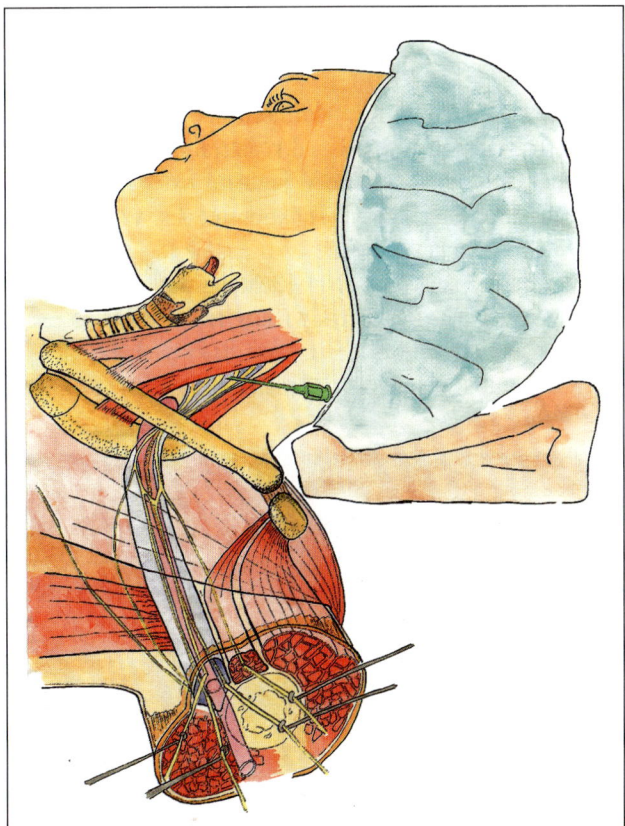

Abb. 16.12 Anatomie und in der Skalenuslücke platzierte Kanüle bei der interskalenären Blockade.

- Lagerung des Patienten
- Aufsuchen und Punktion der hinteren Skalenuslücke, zumeist unter Verwendung eines Nervenstimulators
- Injektion des Lokalanästhetikums
- ggf. zusätzliche periphere Blockade des N. ulnaris, ggf. zusätzliche Blockade der Nn. cutaneus brachii medialis und intercostobrachialis
- Pflasterverband

Der Block ist relativ einfach durchzuführen, die anatomischen Orientierungspunkte sind meist leicht aufzufinden. Der auf dem Rücken liegende Patient sollte den Kopf leicht zur Gegenseite drehen. Zum **Aufsuchen der hinteren Skalenuslücke** wird zuerst der Hinterrand des M. sternocleidomastoideus getastet. Dieser lässt sich leicht palpieren, wenn der Patient gebeten wird, den Kopf (ggf. gegen Widerstand) etwas anzuheben, wodurch sich der M. sternocleidomastoideus anspannt. Die hinter dem Hinterrand des M. sternocleidomastoideus tastenden Finger (Zeige- und Mittelfinger) liegen nun auf dem Bauch des M. scalenus anterior. Nach Zurücklegen des Kopfes und Auffordern zum tiefen Durchatmen werden die tastenden Finger etwas nach dorsal gedrängt und können die hintere Skalenuslücke leicht ertasten (Abb. 16.13a).

> Die Skalenusmuskeln sind Atemhilfsmuskeln, die sich bei tiefer Einatmung kontrahieren und verhärten. Dadurch kann die Skalenusfurche bei tiefer Inspiration besser getastet werden.

Die hintere Skalenuslücke wird normalerweise in Höhe des Processus transversus von C6, d.h. lateral des Ringknorpels, **punktiert**. Oft überquert die V. jugularis externa die hintere Skalenuslücke ungefähr am Punktionsort. Es wird mit einer kurzen (ca. 4 cm langen) Kurzschliffkanüle ca. 45° nach kaudal und leicht nach dorsal in Richtung auf den Querfortsatz vorgestochen. Besonders wichtig ist, dass ca. 45° nach kaudal punktiert wird. Eine zu stark nach medial gerichtete Punktion muss vermieden werden, da hierbei evtl. eine

Punktion durch ein Foramen intervertebrale bis in den Peridural- oder Spinalraum (evtl. mit Rückenmarkverletzung) oder auch eine Verletzung der A. vertebralis möglich wäre (Abb. 16.13b).

Es wird versucht, unter Verwendung eines **Nervenstimulators** motorische Reizantworten unterhalb der Schulter auszulösen. Reizantworten im Bereich der Schulter können durch Stimulation des N. suprascapularis (der den M. supra- und infraspinatus innerviert und eine Außenrotation des Oberarms bewirkt) bedingt sein. Der N. suprascapularis verläuft im Punktionsbereich meist dorsal und lateral außerhalb der Gefäß-Nerven-Scheide. Bei seiner Stimulierung ist weiter ventral zu punktieren. Kommt es dagegen zu einer Stimulation des N. phrenicus mit Zwerchfellkontraktionen, wurde zu weit ventral und medial punktiert. Bei Verwendung einer Kurzschliffkanüle kann oft ein plötzlicher Widerstandsverlust festgestellt werden, wenn die den Plexus umgebende Gefäß-Nerven-Scheide durchstochen wird. Der Plexus ist meist sehr oberflächlich anzutreffen. Wird kein Nervenstimulator verwendet, treten meist Parästhesien in den Segmenten C5/C6 auf. Wird in weniger als ca. 2 cm Tiefe auf Knochen punktiert, so handelt es sich um einen Querfortsatz. Es kann dann fächerförmig von ventral nach dorsal wiederholt auf den Querfortsatz punktiert werden, bis der Nerv lokalisiert ist.

Nach Lokalisation des Plexus wird die Kanüle fixiert, und es werden nach sorgfältiger mehrfacher Aspiration auf Blut – und Liquor – (20–)40 ml **Lokalanästhetikum** fraktioniert injiziert. Da von kranial auf den Plexus zupunktiert wird, werden zumeist die kranial liegenden Fasern C5/C6 gereizt und meist auch leicht blockiert. Insbesondere wenn relativ niedrige Volumina (ca. 20 ml) verwendet werden, sind die kaudalen Plexusanteile (C8, Th1: ulnare Unterarmseite) öfters nicht ausreichend blockiert (in 30–50%). Wird während der Injektion kranial der Punktionsstelle komprimiert, kann ein Abfließen des Lokalanästhetikums nach kaudal begünstigt werden. Dennoch wird öfters eine zusätzliche periphere Blockade des N. ulnaris notwendig. Bei Operationen an der Schulter müssen

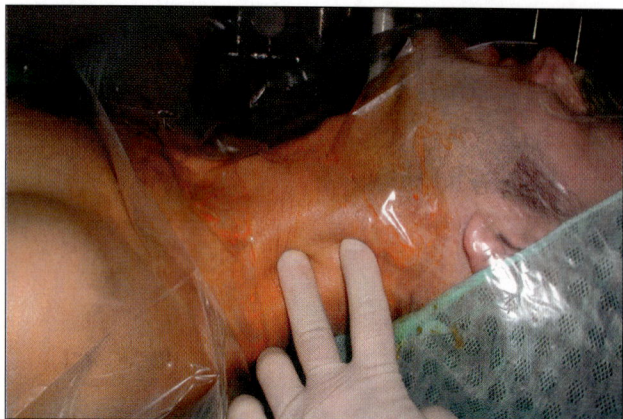

Abb. 16.13 Interskalenäre Blockade; a: Tasten der Skalenuslücke;

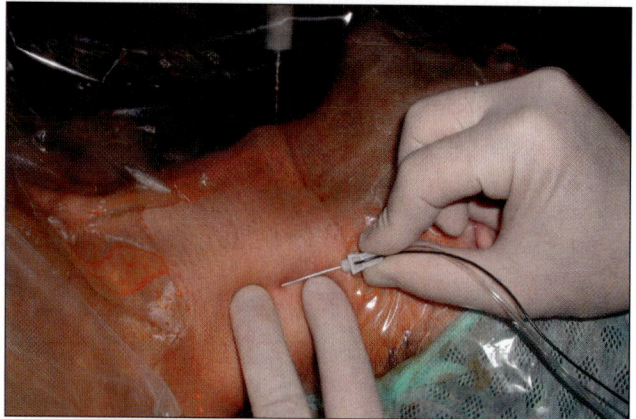

Abb. 16.13b Punktion für eine Interskalenusblockade.

auch die Segmente C3 und C4 betäubt sein. Es empfiehlt sich dann, während der Injektion kaudal zu komprimieren, um ein Aufsteigen des Lokalanästhetikums zu begünstigen. Soll am Oberarm eine Manschette für eine Blutsperre angelegt werden, empfiehlt sich – wie beim axillären Block – eine subkutane Injektion von ca. 5 ml Lokalanästhetikum fächerförmig über der zu palpierenden A. axillaris, um auch den N. cutaneus brachii medialis und den N. intercostobrachialis zu blockieren (s.o., S. 339). Eine erfolgreiche Interskalenusblockade kann meist zuerst daran erkannt werden, dass der Patient den Oberarm nicht mehr abduzieren kann.

Risiken

Der interskalenäre Block ist die Blockadeform des Plexus brachialis, bei der die meisten Komplikationen denkbar sind. Ernsthafte Komplikationen treten dennoch sehr selten auf. Insgesamt handelt es sich um eine wirkungssichere und nebenwirkungsarme Methode, wenn sie von einem erfahrenen Anästhesisten durchgeführt wird. Evtl. Komplikationen treten sehr bald auf, daher kann dieses Verfahren mit Einschränkungen auch bei ambulanten Eingriffen durchgeführt werden.

Mögliche Komplikationen können sein:

- Phrenikusparese, evtl. mit Dyspnoe. Beim lungengesunden Patienten stellt dies kein Problem dar. Bei vorbestehender kontralateraler Phrenikusparese ist dagegen eine Kontraindikation für diese Blockadeform gegeben. Auch bei lungenkranken Patienten ist Zurückhaltung geboten. Meist wird eine Phrenikusparese klinisch nicht erkannt. Wird aber eine Röntgenkontrolle durchgeführt, lässt sich dieses Problem in ca. 50% anhand eines Zwerchfellhochstandes nachweisen. Eine Phrenikusparese kann aufgrund des hierbei abgeschwächten Atemgeräusches einen Pneumothorax vortäuschen.
- Horner-Syndrom durch Blockade des zervikalen Grenzstrangs (in 30%)
- Blockade des N. laryngeus recurrens mit Heiserkeit (in ca. 10%)
- Pneumothorax (relativ niedriges Risiko)
- Peridural-/Spinalanästhesie (bei falscher, zu stark nach medial und zu wenig nach kaudal gerichteter Punktionsrichtung)
- Punktion der A. vertebralis oder A. carotis (bereits bei Injektion weniger Milliliter in eine der Hirnarterien kann ein zerebraler Krampfanfall ausgelöst werden: durch sorgfältige Aspiration vor der Injektion und kaudale Punktionsrichtung ist dies auszuschließen)
- Plexusschädigung: Eine postoperativ festgestellte Läsion des Plexus brachialis muss nicht zwangsläufig punktionsbedingt sein, ggf. ist – z.B. nach Schulteroperationen – auch eine operationsbedingte Plexusschädigung zu diskutieren (Funk et al. 2000).

Kurzinformation interskalenäre Plexusblockade	
Charakteristika	technisch relativ einfach, dennoch viele Komplikationen möglich
Einsatz	Eingriffe an Oberarm und Schulter, z.B. Schulterluxation: bei Eingriffen an Unterarm und Hand ist evtl. eine zusätzliche Blockade des N. ulnaris notwendig
Kontraindikationen	- allgemeine Kontraindikationen für Regionalanästhesieverfahren (Tab. 16.1) - kontralaterale Phrenikusparese
Risiken	insbesondere Phrenikusparese und Horner-Syndrom
Empfehlungen	Nervenstimulator

Kontinuierliche interskalenäre Blockade

Insbesondere bei Schulteroperationen bietet sich oft auch die Anlage eines interskalenären Plexuskatheters an. Damit lässt sich eine gute postoperative Schmerzlinderung erzielen. Die Patientenakzeptanz wurde als sehr hoch beschrieben (97%, Meier et al. 1997). Zur Katheteranlage wurde eine modifizierte Punktionstechnik beschrieben (Meier et al. 1997): Hierbei wird ca. 2–3 cm kranial des Ringknorpels (der klassischen Punktionshöhe: s.o.) punktiert und in einem Winkel von ca. 30° zur Haut punktiert. Die Kanüle soll hierbei in Richtung auf den Übergang vom mittleren zum lateralen Drittel der gleichseitigen Klavikula vorgeschoben werden. Der Plexus ist zumeist in einer Tiefe von maximal 2,5–3 cm zu finden. Zur Lokalisation des Plexus wird die Verwendung eines Nervenstimulators empfohlen. Der Katheter sollte ca. 3–5 cm über das Kanülenende hinaus vorgeschoben werden. In ca. 94% der Fälle kann unter dieser alleinigen Blockadeform auch die Operation durchgeführt werden (Meier et al. 1997). Nach dem initialen Austesten des Katheters mit ca. 30–40 ml Prilocain bieten sich für die Fortsetzung der Regionalanalgesie Bolusapplikationen (z.B. à 10–30 ml Ropivacain 0,2–0,375%) oder eine kontinuierliche Gabe von 5–10(–15) ml/h Ropivacain 0,2–0,375% (maximal 37,5 mg/h) an.

Supraklavikuläre Blockade nach Kulenkampff

Bei den supraklavikulären Blockadetechniken wird der Plexus brachialis von einer Punktionsstelle knapp oberhalb der Klavikula blockiert. Supraklavikuläre Punktionstechniken kommen selten zur Anwendung. Manchmal werden die von Kulenkampff publizierte Blockadetechnik oder die von Winnie und Collins beschriebene perivaskuläre Methode eingesetzt.

Der Plexus brachialis zieht ungefähr in der Medioklavikularlinie zwischen der Klavikula und der ersten Rippe in Richtung Schulterhöhe. An der Stelle, an der die 3 Faszikel des Plexus brachialis (zusammen mit der direkt ventral davon gelegenen A. subclavia) über die erste Rippe ziehen, wird der Plexus bei der Kulenkampff-Methode blockiert.

Vorgehen

Der Patient sollte mit leicht zur Gegenseite gedrehtem Kopf auf dem Rücken gelagert werden. Der Arm sollte adduziert und die Hand möglichst weit in Richtung des Knies des Patienten gelagert werden. Es wird die Mitte der Klavikula markiert und anschließend (wie bei der interskalenären Blockade beschrieben: S. 342) die hintere Skalenuslücke aufgesucht. Während der **Punktion** wird mit dem Zeigefinger in der Tiefe der hinteren Skalenuslücke die A. subclavia palpiert. Punktiert wird in der hinteren Skalenuslücke, knapp dorsolateral der tastbaren A. subclavia am kaudalen Ende und im Bereich der Medioklavikularlinie knapp oberhalb der Klavikula. Zielpunkt ist der dorsolateral der A. subclavia über die erste Rippe verlaufende Plexus. Es wird mit einer kurzen Kanüle nach kaudal und leicht nach medial und dorsal (senkrecht zur Haut) vorgestochen. Die Zielrichtung ist so, als ob auf den Processus spinosus von Th2 gezielt würde. Es wird vorgestochen, bis (entweder Parästhesien oder) bei Verwendung eines Nervenstimulators motorische Reizantworten ausgelöst werden bzw. bis es zum Knochenkontakt mit der ersten Rippe in ca. 3–4 cm Tiefe kommt. Die erste Rippe ist flach und breit. Daher trifft die Kanüle normalerweise auf die erste Rippe, falls der Plexus verfehlt und zu tief punktiert wird. Punktionsziel ist jedoch der Plexus und nicht die erste Rippe. Bei Kontakt mit der ersten Rippe sollte die Kanüle nochmals zurückgezogen und erneut (meist näher an der Arterie) punktiert werden. Kulenkampff beschreibt, dass bei Kontakt mit der ersten Rippe die Kanüle zu tief liegt und das Lokalanästhetikum nicht injiziert werden sollte. Zum Teil wird zwar empfohlen, bei Punktion bis auf die Rippe nun fächerförmig auf der ersten Rippe entlang zu punktieren, bis der Plexus lokalisiert ist. Dieses Vorgehen wurde jedoch nicht von Kulenkampff empfohlen, sondern stellt eine spätere, eher fragwürdige Modifikation dar. Auch die manchmal geäußerte Empfehlung, die 3 Faszikel einzeln aufzusuchen, stellt ebenfalls eine nicht empfehlenswerte spätere Modifikation dar und geht nicht auf Kulenkampff zurück. Diese später beschriebenen Modifikationen steigern nicht die Erfolgs-, sondern lediglich die Komplikationsrate.

Nach Lokalisation des Plexus und negativer Aspiration auf Blut werden 20(–30) ml Lokalanästhetikum injiziert. Bei diesem Block wird ein relativ geringes Volumen an Lokalanästhetikum benötigt, da der Plexus beim Zug über die erste Rippe dicht gebündelt verläuft. Aus dem gleichen Grund ist die Anschlagszeit meist kurz und der Blockadeerfolg gut.

Mit dieser Blockadetechnik wird die gesamte obere Extremität einschließlich der Schulter betäubt.

Risiken

Pneumothorax: Typisches Risiko ist ein Pneumothorax, der oft erst nach 2–6 Stunden, selten nach 12–24 Stunden klinisch manifest wird. Wird nach einem frustranen Blockadeversuch mit Pleuraverletzung wegen unzureichender Wirkung eine Vollnarkose mit Lachgas durchgeführt, kann es zur rapiden Entwicklung eines Pneumothorax kommen. Meist wird die Inzidenz eines Pneumothorax bei dieser Blockadeform mit bis zu 6% angegeben. Je erfahrener der Anästhesist ist, desto seltener tritt diese Komplikation auf. In Studien, in denen eine routinemäßige Röntgenkontrolle durchgeführt wurde, ließ sich jedoch bei ca. 25% der Patienten ein Pneumothorax nachweisen. Bei Punktion der Pleura wird oft Husten ausgelöst. Da ein punktionsbedingter Pneumothorax auch erst nach 12–24 Stunden klinisch symptomatisch werden kann, ist dieses Verfahren für ambulante Anästhesien nicht geeignet.

Phrenikusparese: Sie tritt in ca. 50% der Patienten auf. Eine einseitige Phrenikusparese wird normalerweise gut toleriert. Eine vorbestehende kontralaterale Phrenikusparese ist jedoch vorher auszuschließen. Eine Phrenikusparese kann aufgrund des dadurch abgeschwächten Atemgeräuschs einen Pneumothorax vortäuschen.

Horner-Syndrom mit der Trias Ptosis, Miosis, Enophthalmus. Die Inzidenz wird mit ca. 50% angegeben.

Sonstige Probleme

Das Aufsuchen der Mitte der Klavikula kann schwierig sein (insbesondere bei adipösen Patienten). Hierbei darf das laterale Ende der Klavikula nicht mit dem lateralen Rand des Akromions gleichgesetzt werden. Sonst wird der Punktionsort zu weit lateral ermittelt. Außerdem kann die Klavikula sehr starke Abweichungen von ihrer normalen S-förmigen Biegung aufweisen, wodurch diese Orientierungsmarke zweifelhaft wird.

Eine beidseitige supraklavikuläre Blockade wird wegen der Gefahr, dass ein Pneumothorax oder eine Phrenikusparese auf beiden Seiten auftritt, nicht empfohlen. Sollte eine Blutsperre am Oberarm angelegt werden, empfiehlt es sich – genauso wie beim axillären oder interskalenären Block – am Oberarm direkt über der A. axillaris ca. 5 ml Lokalanästhetikum subkutan zu injizieren, um auch den dort verlaufenden N. intercostobrachialis und den N. cutaneus brachii medialis zu blockieren.

Der früher sehr populäre supraklavikuläre Block nach Kulenkampff hat inzwischen (aufgrund des hohen Risikos für einen Pneumothorax) seine Popularität fast vollständig verloren. Von den meisten Autoren wird diese Blockadetechnik als obsolet betrachtet. Bereits 1978 wurde festgestellt: »…sollte… auf die Anlage einer supraklavikulären Plexusanästhesie und damit auch auf deren praktische Erlernung verzichtet werden.« (Pichlmayr u. Galaske 1978).

Kurzinformation supraklavikuläre Blockade nach Kulenkampff	
Charakteristika	hohes Risiko eines Pneumothorax
Einsatz	Eingriffe, die die Blockade des gesamten Plexus erfordern
Kontraindikationen	■ allgemeine Kontraindikationen für Regionalanästhesieverfahren (Tab. 16.1) ■ geplante beidseitige Plexusblockade
Risiken	Pneumothorax, Phrenikusparese, Horner-Syndrom
Medikamente	relativ geringer Bedarf an Lokalanästhetika
Empfehlungen	nicht mehr einsetzen wegen der hohen Pneumothorax-Gefahr

Bei der perivaskulären Blockade wird der N. ulnaris meist mitblockiert, während er bei der interskalenären Blockade oft ausgespart bleibt.

Indikationen für die perivaskuläre Blockade sind vor allem dann zu sehen, wenn
■ im Bereich des Oberarms operiert werden soll
■ im Bereich des N. ulnaris operiert werden soll, der Patient den Arm aber nicht abduzieren kann, was Voraussetzung für die normalerweise durchgeführte axilläre Blockade (s. o., S. 334) ist
■ eine Infektion in der Axilla vorliegt, was die zumeist durchgeführte axilläre Blockade verbietet

Perivaskuläre Blockade nach Winni und Collins

Die perivaskuläre Methode stellt eine moderne Modifikation der oben beschriebenen supraklavikulären Blockade nach Kulenkampff dar. Die perivaskuläre Methode nach Winni und Collins führt deutlich seltener zu einem Pneumothorax als die Kulenkampff-Methode und ist dieser daher vorzuziehen.

Vorgehen

Der Patient wird mit etwas zur Gegenseite gedrehtem Kopf auf dem Rücken gelagert. Die hintere Skalenuslücke wird in Höhe von C6 aufgesucht (wie bei der interskalenären Plexusblockade beschrieben: S. 341) und mit dem Zeigefinger möglichst weit nach kaudal palpiert. Zumeist kann kaudal in der hinteren Skalenuslücke die A. subclavia getastet werden. Kranial des palpierenden Fingers und unmittelbar dorsolateral der palpierbaren Arterie wird streng nach kaudal punktiert. Bei der streng nach kaudal gerichteten Punktion liegt der Kanülenschaft der Haut auf. Zielpunkt ist – wie bei der supraklavikulären Blockade nach Kulenkampff – der unmittelbar dorsolateral der A. subclavia verlaufende Plexus. Es sind motorische Reizantworten unterhalb der Schulter aufzusuchen. Falls der Plexus verfehlt wird, trifft die Kanüle beim Vorstechen auf die erste Rippe. Die Punktion der ersten Rippe sollte jedoch nicht angestrebt werden. Um eine evtl. Punktion der A. subclavia zu verhindern, sollte im dorsolateralen Bereich der hinteren Skalenuslücke (unmittelbar vor dem M. scalenus medius) punktiert werden. Während bei der supraklavikulären Blockade nach Kulenkampff leicht nach medial und dorsal (fast rechtwinkelig zu dem Gefäß-Nerven-Bündel) punktiert wird, erfolgt die streng kaudale Punktion bei der perivaskulären Methode eher in Richtung des Verlaufs des Gefäß-Nerven-Bündels. Durch diese nicht nach medial zielende Punktionsrichtung ist die Gefahr eines Pneumothorax minimal.

Das notwendige Volumen an **Lokalanästhetikum** beträgt (wie bei der supraklavikulären Blockade nach Kulenkampff) ca. 20(–30) ml.

Risiken

Die Risiken der perivaskulären Blockadetechnik sind vergleichbar denen der supraklavikulären Blockade nach Kulenkampff. Die Gefahr eines Pneumothorax ist jedoch deutlich geringer. Dennoch ist dieses Risiko nicht auszuschließen, sodass dieser Block z.B. für ambulante Anästhesien nicht zu empfehlen ist. Insgesamt kommt diese Technik eher selten zum Einsatz.

Infraklavikuläre Blockade des Plexus brachialis

Es sind eine Vielzahl von infraklavikulären Punktionstechniken zur Blockade des Plexus brachialis beschrieben worden. Aufgrund der zumeist komplizierten Vorgehensweisen sowie relativ hoher Komplikationsraten hatte sich bisher keine infraklavikuläre Punktionstechnik sonderlich bewährt.

1995 wurde erstmals die **v**ertikale **i**nfraklavikuläre **B**lockade (VIB) des Plexus brachialis beschrieben (auch als VIP, vertikale infraklavikuläre Plexusblockade bezeichnet) und als Alternative zu der zumeist durchgeführten axillären Blockade dargestellt (Kilka et al. 1995). Diese Technik findet inzwischen zunehmend Verbreitung.

Kurzinformation perivaskuläre Blockade nach Winni und Collins	
Charakteristika	Variante der Kulenkampff-Methode
Einsatz	Eingriffe am Oberarm und im Bereich des N. ulnaris, wenn sich die axilläre Blockade verbietet
Kontraindikationen	allgemeine Kontraindikationen für Regionalanästhesieverfahren (Tab. 16.1)
Risiken	Pneumothorax (geringer als bei der Kulenkampff-Methode), Phrenikusparese, Horner-Syndrom
Medikamente	relativ geringer Bedarf an Lokalanästhetika
Empfehlungen	nicht bei ambulanten Eingriffen

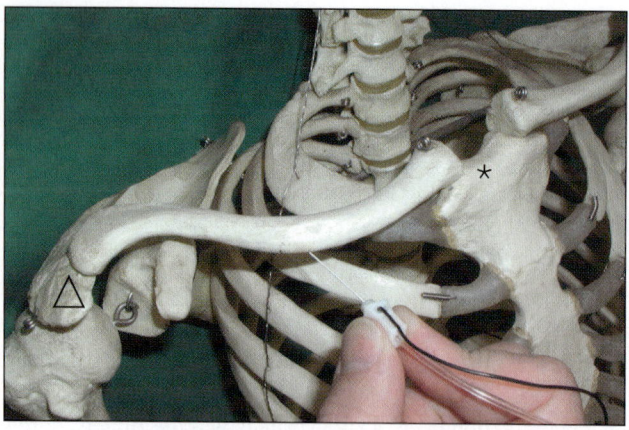

Abb. 16.14 Vertikaler infraklavikulärer Block (VIB); **a:** Punktionsort auf halber Strecke zwischen Jugulum sternae (✳) und ventralem Akromion (△).

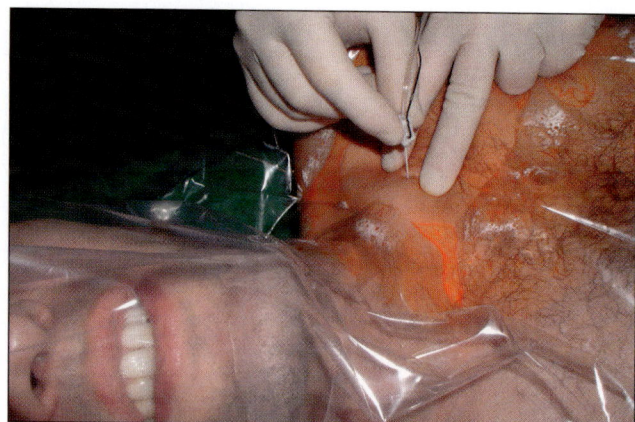

Abb. 16.14 b streng vertikale Punktion knapp kaudal der Klavikula.

Vorgehen bei der vertikalen infraklavikulären Blockade

Der Patient wird in Rückenlage gelagert und der Anästhesist sollte vorzugsweise am Kopfende des Patienten stehen. Die Hand der zu blockierenden Seite wird möglichst auf dem Bauch gelagert, um evtl. motorische Reizantworten beim Aufsuchen des Plexus brachialis mittels Nervenstimulator gut erkennen zu können.

Der **Punktionsort** befindet sich genau in der Mitte zwischen Fossa jugularis (Jugulum sternae) und dem ventralen Anteil des Akromions (Abb. 16.14). Das Aufsuchen des ventralen Anteils des Akromions kann u.U. schwierig sein. Das Akromion darf nicht mit dem Processus coracoideus oder dem lateral davon gelegenen Humeruskopf verwechselt werden. Gegebenenfalls ist die Crista scapulae des Schulterblattes zu tasten und bis über die Schulter nach vorne zu verfolgen. Sie endet ventral im Akromion, das eine Art Überdachung des Schultergelenks darstellt. Es wird unmittelbar unterhalb der Klavikula punktiert. Da in diesem Bereich die Gefäß-Nerven-Scheide weniger derb ist, kann bei dieser Blockadeform kein plötzlicher Widerstandsverlust erwartet werden, so wie es z.B. für die axilläre Blockade beim Durchstechen der Gefäß-Nerven-Scheide typisch ist. Es muss daher stets ein Nervenstimulator verwendet werden. Es ist auf eine streng nach dorsal gerichtete Kanülenführung zu achten. Wird zu weit medial punktiert, bietet der Verlauf der ersten Rippe einen gewissen Schutz vor einer versehentlichen Pleurapunktion. Medial des Punktionsortes verlaufen die A. und V. subclavia, die daher bei zu medialer Punktion evtl. getroffen werden können. Der Plexus ist an der Punktionsstelle relativ dicht gebündelt und befindet sich zumeist in ca. 3 cm Tiefe (tiefer als ca. 5–6 cm sollte nie punktiert werden, Abb. 16.15). Nach Auffinden des Plexus empfiehlt sich die Injektion von ca. 40 ml Lokalanästhetikum. Falls über eine spezielle Kanüle mit seitlicher Öffnung ein Katheter eingelegt wurde, bietet sich neben Bolusapplikationen auch eine kontinuierliche Gabe von z.B. 5–10(–15) ml/h Ropivacain 0,2–0,375% an (maximal 37,5 mg/h).

Erfolge und Risiken

Die Erfolgsquote wurde mit ca. 90%, die Versagerquote mit ca. 5% und die Anzahl der Blockaden, bei denen eine Zusatzmedikation notwendig wurde, ebenfalls mit ca. 5% angegeben (Kilka et al. 1995). Diese hohe Erfolgsquote wurde inzwischen in anderen Studien bestätigt (Neuburger et al. 1998).

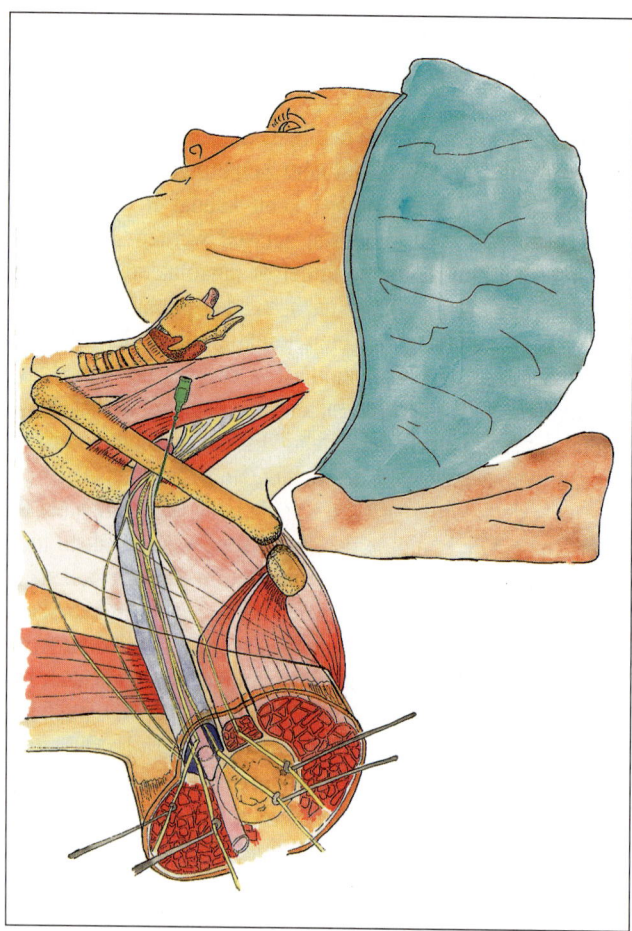

Abb. 16.15 Anatomie und platzierte Kanüle bei der vertikalen infraklavikulären Blockade (VIB).

Bei ca. 10% der Punktionen muss mit einer (normalerweise folgenlosen) Punktion der V. axillaris und in ca. 7% der Fälle mit einem passageren Horner-Syndrom gerechnet werden (Kilka et al. 1995).

Im Durchschnitt ist bereits 13,5 Minuten nach Injektion mit einer chirurgischen Toleranz zu rechnen (Kilka et al. 1995). Dies ist deutlich schneller als bei einer axillären Plexusblockade, bei der meist ca. (20–)30 Minuten Latenz zwischen Injektion und chirurgischer Toleranz notwendig sind. Bei Durchführung einer Operation in Blutleere wird das Tourniquet normalerweise gut toleriert, während dies bei einer axillären Plexusblockade in fast 10% ein Problem darstellt.

Gegebenenfalls kann im Bereich des Oberarms direkt über der A. axillaris durch eine subkutane Infiltration noch der N. intercostobrachialis blockiert werden (S. 339), der die Oberarminnenseite im Bereich einer evtl. anzulegenden Manschette mitversorgt. Der bei einer axillären Plexusblockade häufig unzureichend blockierte N. musculocutaneus wird bei der VIB-Blockadetechnik miterfasst. Ferner entfällt die bei der axillären Blockade notwendige Abduktion des Arms, die bei manchen Hand-/Armverletzungen nur unzureichend möglich oder evtl. schmerzhaft ist.

Da selten (0,2–0,7%) auch ein Pneumothorax möglich ist (Neuburger et al. 2000), sollte dieses Verfahren möglichst nicht bei ambulant durchgeführten Operationen vorgenommen werden. Befindet sich bei dem Patienten auf der entsprechenden Seite infraklavikulär ein implantierter Port oder ein Schrittmacherapparat, dann verbietet sich diese Blockadetechnik.

16.2.3 Blockaden einzelner Nerven der oberen Extremitäten

An der oberen Extremität wird zumeist der gesamte Plexus brachialis blockiert. Die periphere Blockade eines einzelnen Nervs dient dagegen meist der Vervollständigung einer inkompletten Plexusanästhesie. Manchmal wird sie auch durchgeführt, falls lediglich ein kleines Areal blockiert werden muss. Da periphere

Kurzinformation infraklavikuläre Blockade	
Charakteristika	als VIB zunehmend verbreitet (ältere infraklavikuläre Blockadeformen zum Teil technisch schwierig und relativ risikoreich)
Einsatz	Alternative zur axillären Blockade
Kontraindikationen	■ allgemeine Kontraindikationen für Regionalanästhesieverfahren (Tab. 16.1) ■ Schrittmacher oder Port auf der zu blockierenden Seite
Risiken	Pneumothorax (selten)
Empfehlungen	Nervenstimulator, nicht bei ambulanten Eingriffen

Nerven oft sehr oberflächlich auf Knochen oder Faszien verlaufen, scheint ihre Verletzungsgefahr durch die Punktionskanüle größer, denn sie sind stärker fixiert und können einer Kanüle weniger ausweichen. Bei peripheren Blockaden wird oft keine elektrische Nervenstimulation vorgenommen, da es sich häufig um rein sensible Nervenendäste handelt. Es sind dann keine motorischen Reizantworten auslösbar. Außerdem ist der Blockadeerfolg bei peripheren Blockaden von motorischen Nerven auch ohne Stimulator relativ hoch.

Durch Blockaden im Handgelenkbereich kann die Sensibilität der Hand blockiert werden. Auch durch Blockaden im Ellenbogenbereich kann lediglich die Sensibilität der Hand ausgeschaltet werden, nicht jedoch die Sensibilität des Unterarms, denn die den Unterarm versorgenden Nervenäste verlassen die großen Nervenbündel bereits im Oberarmbereich.

Medikamente für eine Nervenblockade

- Lidocain 0,5–1%
- Mepivacain 0,5–1%
- Prilocain 0,5–1%
- Bupivacain 0,25–0,5%
- Ropivacain 0,2–0,75%
- Etidocain 0,5%

Blockade des N. radialis

Blockade des N. radialis am Oberarm

Der aus der Axilla kommende N. radialis windet sich auf der Dorsalseite um den Humerus zur radialen Seite der Ellenbeuge. Im Bereich des distalen Oberarms verläuft der N. radialis auf der lateralen Humerusseite. Etwa 8–10 cm oberhalb des Epicondylus lateralis des Humerus kann er dort blockiert werden. Um den Blockadeort zu ermitteln, wird mit der Hand der distale Oberarm umfasst. Während der Daumen medial zu liegen kommt, wird mit den restlichen 4 Fingern der distale Oberarm direkt oberhalb des Epicondylus lateralis des Humerus von außen umgriffen (Abb. 16.16). Nach Anlegen einer Hautquaddel wird über eine Strecke von ca. 3 cm fächerförmig in Längsrichtung des Humerus bis auf den Knochen punktiert und Lokalanästhetikum injiziert. Beim Auslösen von Parästhesien (in Daumen und Handrücken) werden ca. 5 ml Lokalanästhetikum injiziert.

Blockade des N. radialis in der Ellenbeuge

Auf einer in der Ellenbeuge gedachten Verbindungslinie zwischen Epicondylus humeri medialis und lateralis wird ca. 1–2 cm lateral der Bizepssehne (nach Anlegen einer Hautquaddel) auf den lateralen Epicondylus punktiert (Abb. 16.17a). Bei Auslösen von Parästhesien werden ca. 5 ml Lokalanästhetikum injiziert. Sind keine Parästhesien aus-

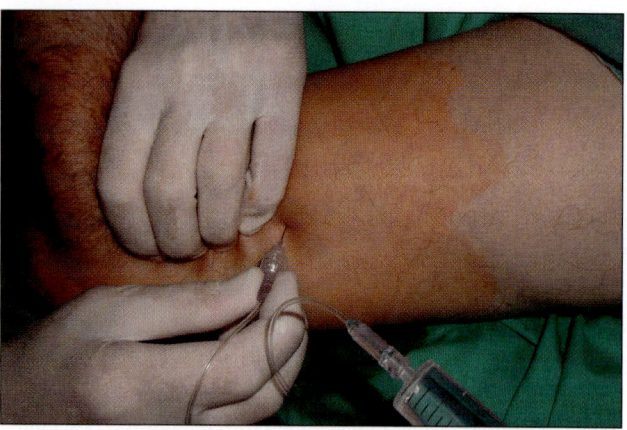

Abb. 16.16 Blockade des N. radialis im Bereich der Oberarmaußenseite.

lösbar, wird auf der oben beschriebenen Verbindungslinie fächerförmig über eine Strecke von ca. 2 cm bis zum Knochenkontakt punktiert und Lokalanästhetikum injiziert.

Blockade der Hautäste des N. radialis am Handgelenk

Die verschiedenen Endäste des N. radialis im Bereich des Handgelenks können durch einen Feldblock ausgeschaltet werden. Bei Extension des Daumens können die Sehnen von M. extensor pollicis longus und brevis leicht identifiziert werden. Punktiert wird im Bereich der Basis des Metakarpale I über der Sehne des M. extensor pollicis longus (Abb. 16.18 a, b). Es werden entlang dieser Sehne nach proximal ca. 5 ml Lokalanästhetikum infiltriert. Anschließend wird vom gleichen Punktionsort aus im Winkel von ca. 90° zur ersten Injektion über die Tabatière vorgestochen, und es werden ca. 3 ml Lokalanästhetikum infiltriert.

Blockade des N. medianus

Blockade des N. medianus in der Ellenbeuge

Zur Punktion muss das Ellenbogengelenk weitgehend gestreckt und die Handfläche nach oben gedreht werden. Auf einer in der Ellenbeuge gedachten Verbindungslinie zwischen Epicondylus humeri medialis und lateralis liegt der N. medianus medial der dort zu tastenden A. brachialis. Die A. brachialis ist medial der Bizepssehne zu tasten. Nach Anlage einer Hautquaddel wird punktiert und ggf. fächerförmig auf dieser gedachten Verbindungslinie nach Parästhesien gesucht (Abb. 16.17 b). Bei Auslösen von Parästhesien werden (3–)5 ml Lokalanästhetikum injiziert. Lässt sich keine Parästhesie auslösen, wird das Lokalanästhetikum fächerförmig injiziert.

Blockade des N. medianus am Handgelenk

Der N. medianus kann ca. 2–3 cm proximal der Handgelenkfalte zwischen der gut erkennbaren Sehne des M. palmaris longus und des M. flexor carpi radialis blockiert werden. Es wird knapp neben der Sehne des M. palmaris longus vorgestochen (Abb. 16.18 c). Es genügt die Injektion von ca. 3 ml Lokalanästhetikum.

Durch die zusätzliche subkutane Injektion von ca. 1 ml Lokalanästhetikum lässt sich ein oberflächlicher Hautast blockieren, der die Haut des Daumenballens versorgt. Da der N. medianus im Karpaltunnel fixiert ist und einer vordringenden Kanüle nicht ausweicht, sollten keine Parästhesien ausgelöst werden.

Blockade des N. ulnaris

Blockade des N. ulnaris am Ellenbogengelenk

Auf einer gedachten Verbindungslinie zwischen Condylus humeri medialis und dem Olekranon der Ulna zieht der N. ulnaris nahe dem Condylus medialis durch den Sulcus nervi ulnaris. Durch Stoßen dieses Bereichs können bekanntermaßen leicht Parästhesien im Ulnarisbereich (vor allem im Kleinfingerbereich) ausgelöst werden. Der N. ulnaris wird ca. 1 cm proximal des Sulcus ulnaris blockiert. Hierzu wird

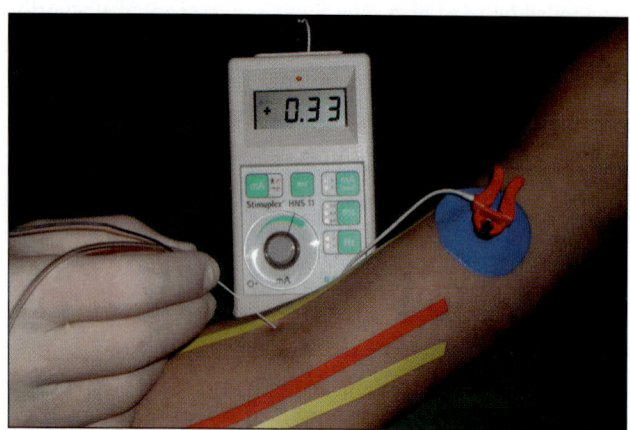

Abb. 16.17 Nervenblockade im Bereich der Ellenbeuge; **a:** Blockade des N. radialis;

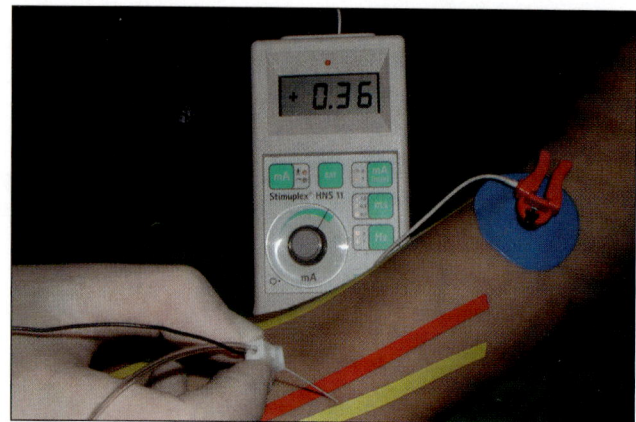

Abb. 16.17 b Blockade des N. medianus.

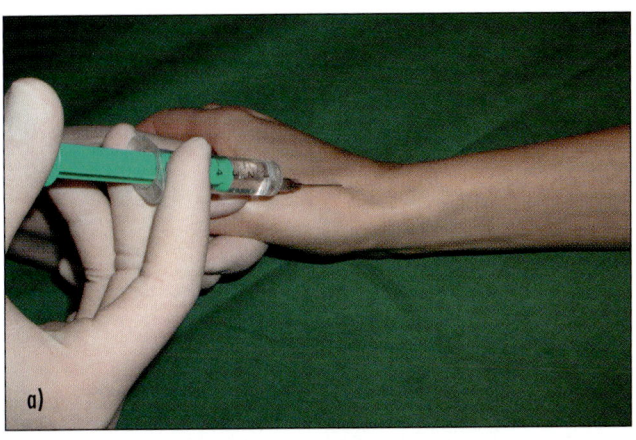

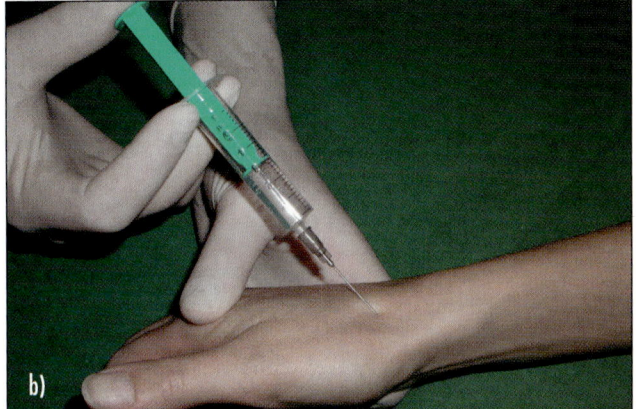

Abb. 16.18 Nervenblockade im Bereich des Handgelenks;
a/b: Blockade des N. radialis;

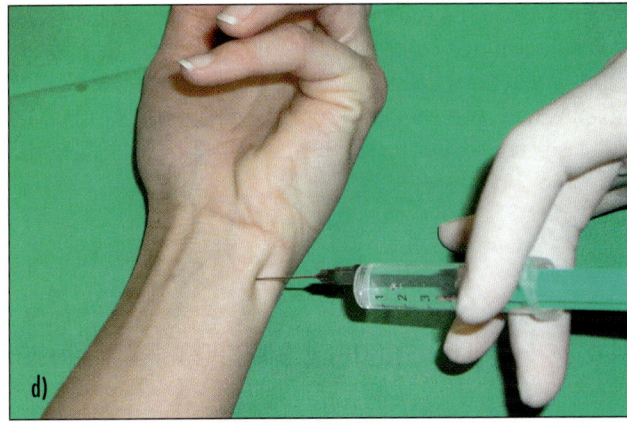

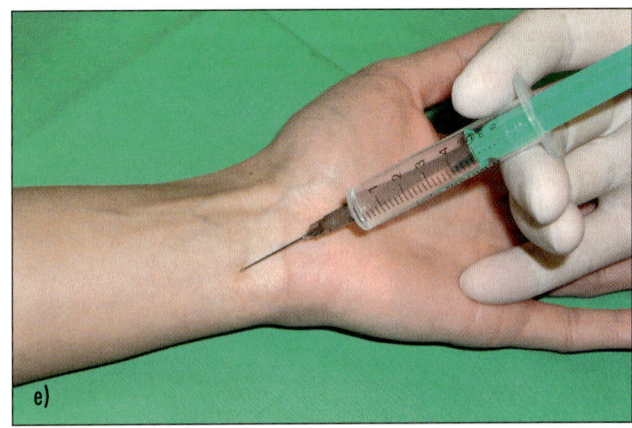

Abb. 16.18 d/e Blockade des N. ulnaris, alternative Punktionsverfahren.

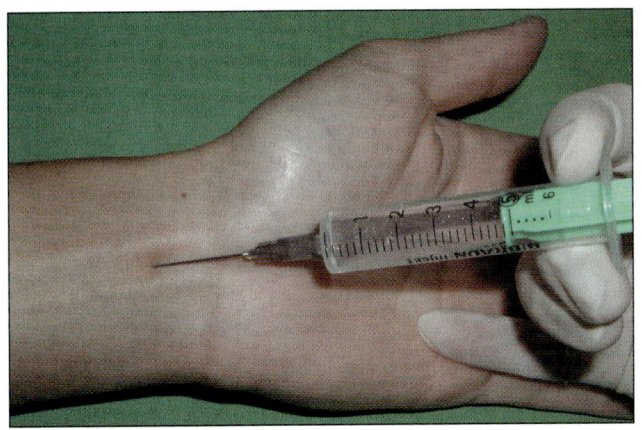

Abb. 16.18 c Blockade des N. medianus;

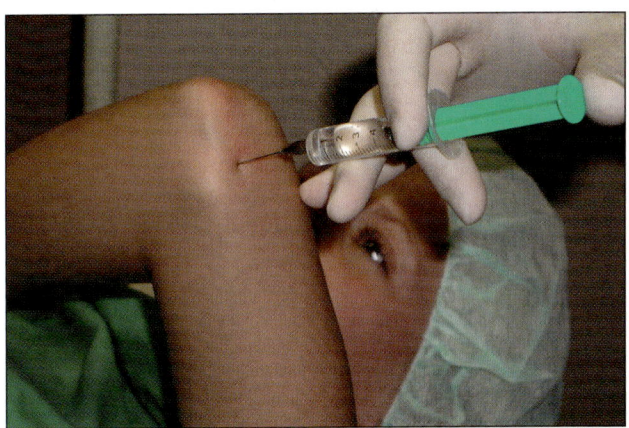

Abb. 16.19 Blockade des N. ulnaris im Bereich des Ellenbogengelenks.

das Ellenbogengelenk ca. 90° angewinkelt. Die Punktionsrichtung entspricht der verlängerten Achse des Unterarms (Abb. 16.19). Es genügen hierfür ca. 2–5 ml Lokalanästhetikum. Da der Nerv hier gut bindegewebig fixiert ist und einer Kanüle kaum ausweicht, können leicht Nervenverletzungen verursacht werden. Alternativ kann der N. ulnaris auch 3–5 cm proximal des Sulcus ulnaris blockiert werden. Hierbei werden 5–10 ml Lokalanästhetikum fächerförmig injiziert. Die Gefahr einer Nervenverletzung ist hierbei geringer.

Blockade des N. ulnaris am Handgelenk

Der N. ulnaris und seine Hautäste können auch im Bereich des Handgelenks blockiert werden. Hierzu wird etwas proximal der Handgelenkfalte und ulnar der Sehne des M. flexor carpi ulnaris punktiert und unter der Sehne nach radialwärts in Richtung des dort verlaufenden N. ulnaris vorgestochen. Zur Blockade der ulnaren Hautäste können noch vom gleichen Punktionsort ein dorsaler und volarer subkutaner Wall angelegt werden. Es kann auch ca. 2–3 cm proximal der Handgelenkfalte direkt radial der Sehne des M. flexor carpi ulnaris (bzw. direkt ulnar der A. ulnaris) nach dorsal auf den N. ulnaris punktiert werden. Der N. ulnaris verläuft direkt ulnar der oft tastbaren A. ulnaris. Es werden ca. 3 ml Lokalanästhetikum injiziert.

16.2.4 Rückenmarknahe Regionalanästhesie

Zu den rückenmarknahen Regionalanästhesieverfahren gehören:

- Spinalanästhesie
- Periduralanästhesie
- Kaudalanästhesie (Kap. 64.6.3, S. 890)

Voraussetzung für die korrekte Durchführung einer rückenmarknahen Regionalanästhesie sind entsprechende anatomische und physiologische Kenntnisse.

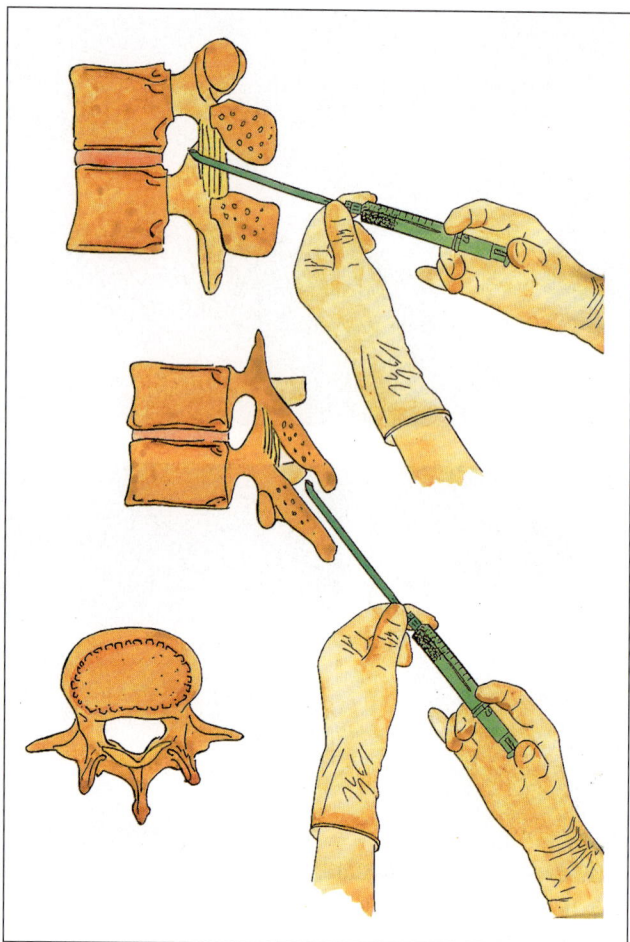

Abb. 16.21 Mediane Zugangswege zu den Wirbelkörpern bei einem Lendenwirbelkörper mit Punktionsrichtung ca. 10° nach kranial (oben) und einem Wirbelkörper aus dem mittleren Thorakalbereich mit Punktionsrichtung ca. 60° nach kranial. Wirbelkörper in der Aufsicht (unten).

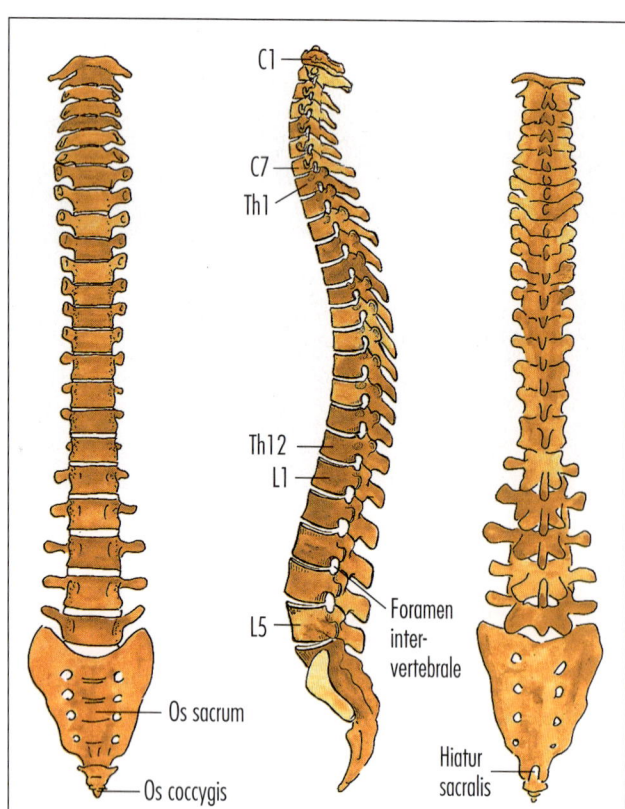

Abb. 16.20 Anatomie der knöchernen Wirbelsäule in Frontalansicht (links), Lateralansicht (Mitte) und Dorsalansicht (rechts).

Grundlagenwissen: Anatomie von Wirbelsäule und Rückenmark

Die Wirbelsäule besteht aus 7 zervikalen Wirbeln, 12 Brustwirbeln und 5 Lendenwirbeln (Abb. 16.20). Kaudal schließen sich das Os sacrum und das Os coccygis an.

Jeder Wirbel besteht aus einem Wirbelkörper, einem Wirbelbogen, den lateralen Processus transversi sowie einem Processus spinosus (Abb. 16.21). Im lumbalen und im unteren thorakalen Bereich verlaufen die Dornfortsätze nahezu horizontal. Im mittleren thorakalen Bereich sind die Dornfortsätze stark nach kaudal geneigt, mit einem Maximum zwischen Th4–Th9. Im zervikalen Bereich sind die Dornfortsätze jedoch wieder nahezu horizontal.

Die paarigen **Spinalnerven** verlassen den Spinalkanal jeweils nach lateral durch die Foramina intervertebralia. Jedem Spinalnerv kann ein von ihm versorgtes Hautareal (Dermatom) zugeordnet werden (Abb. 16.22). Die Spinalnerven C1–C7 ziehen jeweils oberhalb und die restlichen Spinalnerven ziehen jeweils unterhalb des entsprechenden Wirbelkörpers durch das Foramen intervertebrale nach lateral.

Der Spinalkanal enthält das **Rückenmark sowie seine Hüllen** (Pia mater, Arachnoidea, Dura mater). Die Pia mater liegt dem Rückenmark und den abgehenden Spinalnerven direkt auf. Sie bildet auch das Filum terminale, einen fadenförmigen Strang, der vom kaudalen Ende des Rückenmarks bis zum Os coccygis zieht. Der das Rückenmark umgebende Liquor befindet sich im sog. Subarachnoidalraum, der einerseits von der Pia mater, andererseits von der Arachnoidea begrenzt wird. Pia mater und Arachnoidea sind mit einem zartem Geflecht aus Bindegewebsfasern, die den Liquorraum durchspannen,

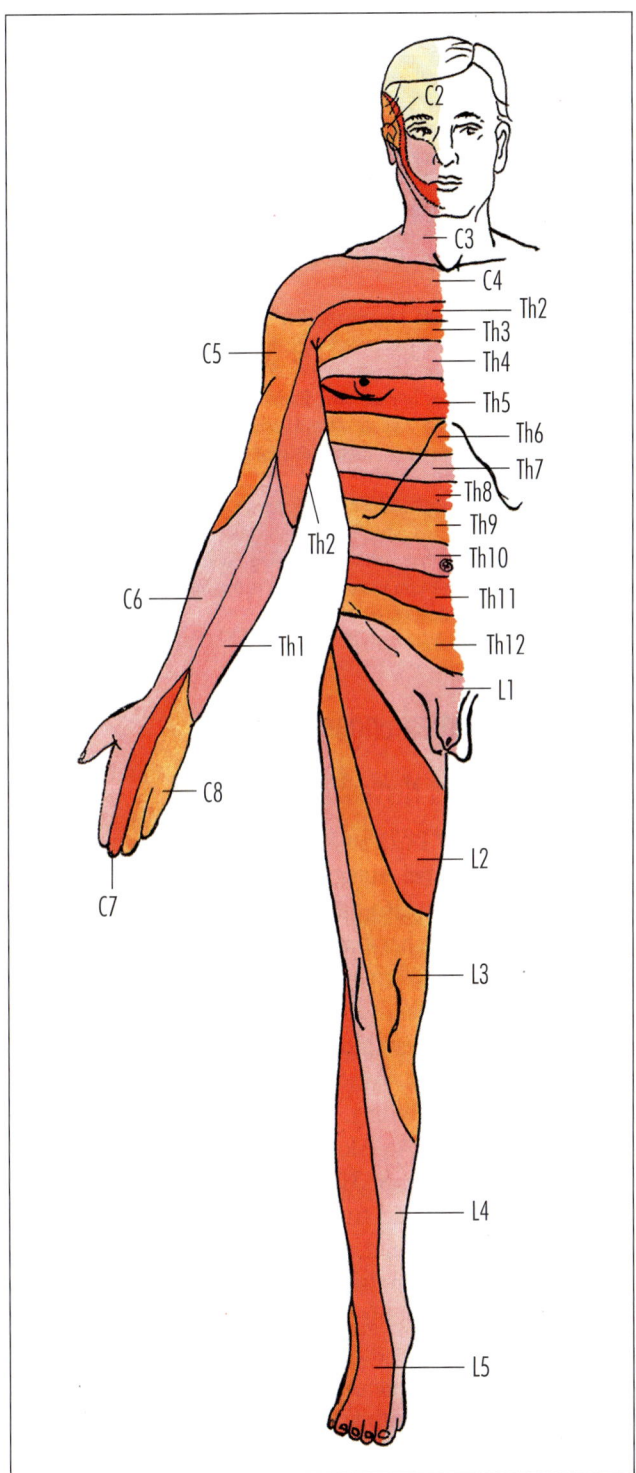

Abb. 16.22 Dermatomeinteilung; **a:** Frontalansicht;

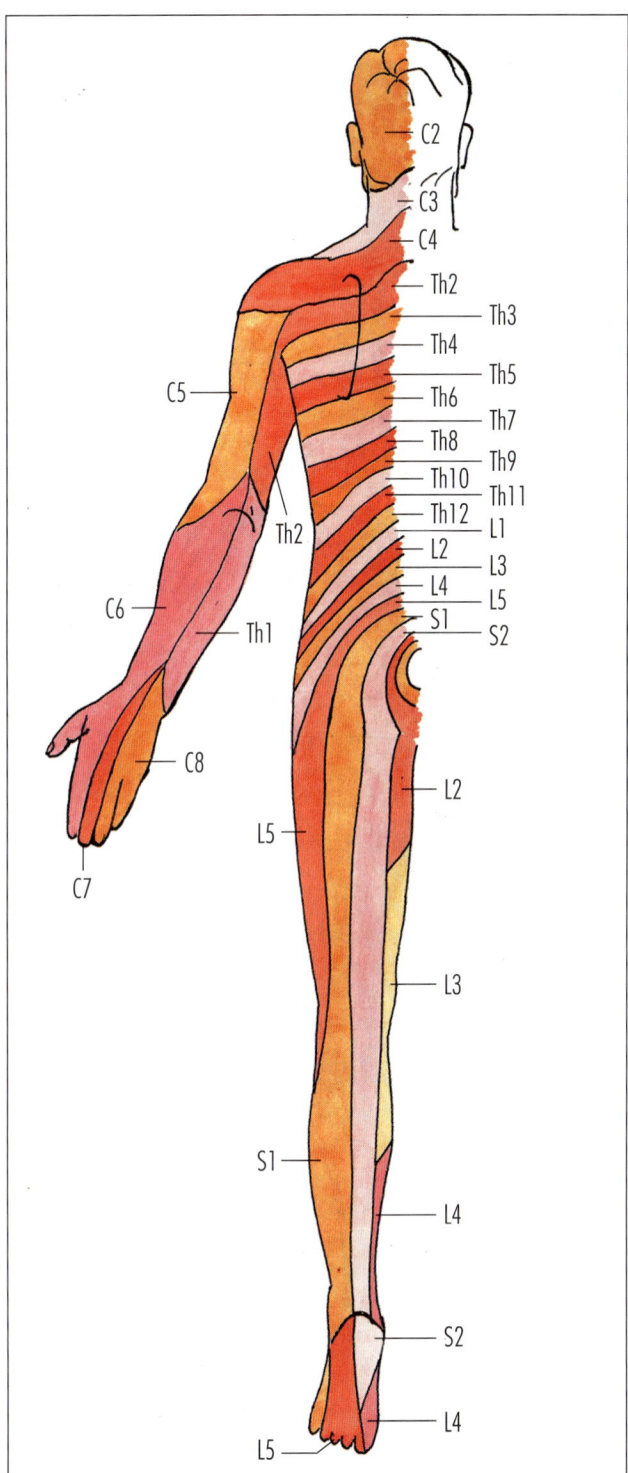

Abb. 16.22b Dorsalansicht.

verbunden. Durch den Subarachnoidalraum ziehen auch die das Rückenmark versorgenden Blutgefäße. Die Arachnoidea liegt direkt der Dura mater an.

Die Dura mater (Theka) wird vom sog. **Periduralraum** umgeben, der reichlich Venengeflechte (vor allem in den lateralen Bereichen), Bindegewebe und Fettgewebezellen enthält (Abb. 16.24). Der Periduralraum reicht vom Foramen magnum bis zum Hiatus sacralis. Er ist im Lumbalbereich ca. 5–7 mm, im mittleren Thorakalbereich ca. 3–5 mm breit. Im Bereich des Foramen magnum spaltet sich von der dort fixierten Dura die äußere Durascheide, die als

Periost dem knöchernen Wirbelkanal anliegt. Die Dura begleitet die zu den Foramina intervertebralia ziehenden Spinalnerven nach lateral und verschmilzt lateral des Spinalganglions mit dem Epineurium der Spinalnerven. Das äußere Blatt der Durascheide (s.o.) überzieht als Periost den Wirbelkanal und verschmilzt ebenfalls mit den Spinalnerven. Es kommt also zu einer Fusion der inneren und der äußeren Durascheide. Bei Leichen konnte durch Injektion von Röntgenkontrastmittel in den Periduralraum gezeigt werden, dass das Kontrastmittel nicht aus dem Periduralraum nach lateral in den paravertebralen Raum abfließt. Der Periduralraum ist also ein nach lateral geschlossener Raum. Dies

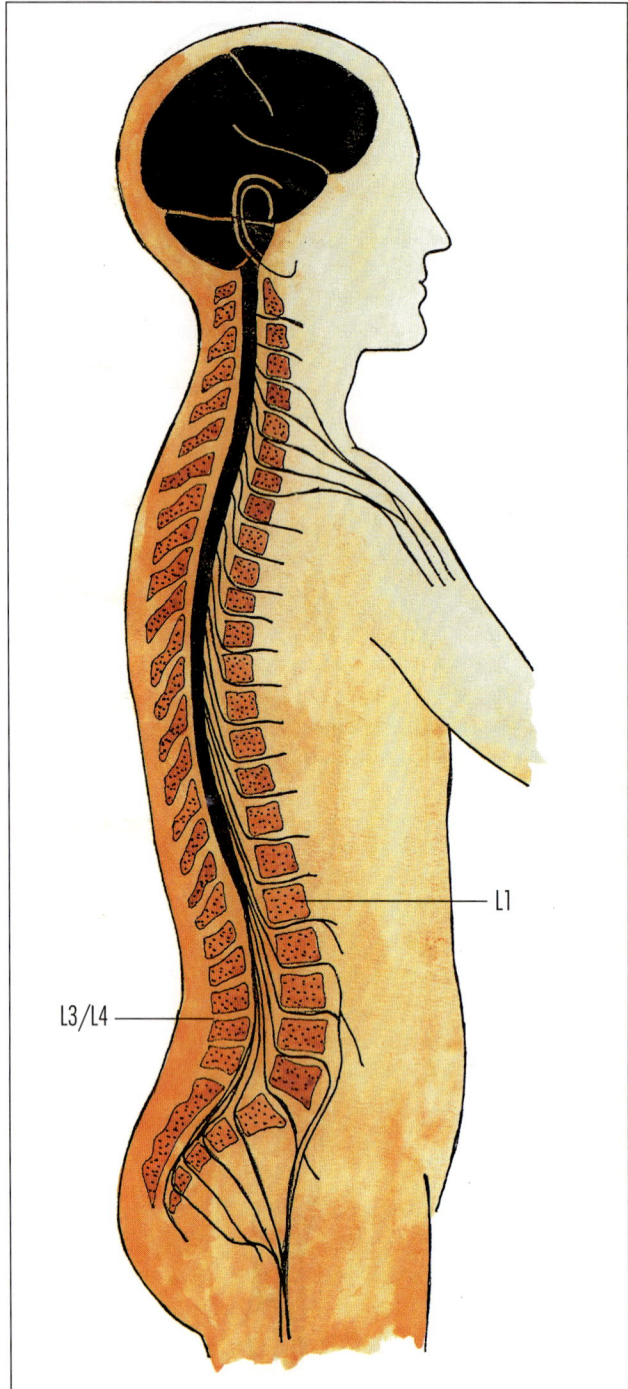

L1

L3/L4

Abb. 16.23 Lage des Rückenmarks im Spinalkanal. Das Rückenmark endet auf Höhe von L1–L2: die übliche Punktionsstelle für eine Spinal- oder Periduralanästhesie liegt zwischen L3 und L4.

ist für die Ausbreitung des Lokalanästhetikums bei der Periduralanästhesie zu beachten (S. 374).

Beim Embryo füllt das Rückenmark initial den Wirbelkanal noch in der ganzen Länge aus. Ab ca. dem dritten Embryonalmonat wächst das Rückmark langsamer als die knöcherne Wirbelsäule. Es kommt zum sog. **Ascensus** des Rückenmarks. Bei Kindern unter einem Jahr endet das Rückenmark normalerweise in Höhe des Lendenwirbelkörpers (LWK) 3–4 (s. auch Kap. 64.6.3, S. 891). Bei Kindern, die älter als ca. ein Jahr sind, liegen vergleichbare Verhältnisse wie beim Erwachsenen vor.

Da das Rückenmark bei Erwachsenen auf Höhe von LWK1 bis LWK2 endet, müssen die unteren Lumbal- und Sakralnervenwurzeln beim Erwachsenen bis zu ihrem Austritt durch das entsprechende Foramen intervertebrale einen längeren intraspinalen Weg zurücklegen, zum Teil bis zu 20 cm. Diese Fasern bilden die **Cauda equina** (»Pferdeschweif«, Abb. 16.23). Spinalpunktionen dürfen daher nur unterhalb von LWK2 durchgeführt werden, damit das Rückenmark nicht versehentlich verletzt werden kann. Die Fasern der Cauda equina weichen einer eindringenden Kanüle leicht aus. Bei einer Spinalanästhesie wird das Lokalanästhetikum kaudal von LWK2, zumeist zwischen LWK3 und LWK4 in die Liquorflüssigkeit des Subarachnoidalraumes eingebracht.

Während das gesamte Liquorvolumen ungefähr 150 ml beträgt, werden Rückenmark und Cauda equina von lediglich ca. 25 ml Liquor umspült. Unterhalb von LWK3 befinden sich nur noch ca. 5 ml Liquor.

Beim Aufsuchen des Spinal- oder Periduralraumes wird von dorsal zwischen den Dornfortsätzen eingestochen. Hierbei müssen das Lig. supraspinale (das von Processus spinosus zu Processus spinosus zieht), das Lig. interspinale (das zwischen den Dornfortsätzen liegt) und das Lig. flavum (das zwischen den dorsalen Wirbelbögenanteilen ausgespannt ist), durchstochen werden (Abb. 16.24).

Direkt nach dem derben, sehnenartigen Lig. flavum beginnt der Periduralraum. Das Lig. flavum ist im Lumbalbereich in der Mittellinie ca. 5 mm stark, nach lateral wird es schmaler.

Allgemeine Bemerkungen

Blockade einzelner Nervenfasertypen

Bei Injektion eines Lokalanästhetikums in den lumbalen Subarachnoidalraum (bei einer Spinalanästhesie: s.u.) werden zuerst die B-Fasern, also die präganglionären sympathischen Fasern, blockiert. Daher kommt es zuerst zu einer Gefäßweitstellung, zu einem Wärmegefühl in den Beinen und evtl. zu einem Abfall des Blutdrucks. Danach werden die C-Fasern und dann die Aδ-Fasern blockiert, also Wärme und Kälteempfinden ausgeschaltet. Anschließend werden die Aβ-Fasern, also Druck und Berührung, blockiert und zuletzt werden die dicksten Fasern, die Aα-Motoneurone, also die Motorik ausgeschaltet (Kap. 15.1, S. 314: s. auch Tab. 15.1). Diese Reihenfolge der Blockade trifft insbesondere für die Spinalanästhesie (s.u.) zu. Bei der Periduralanästhesie (S. 369) oder Kaudalanästhesie (Kap. 64.6.3, S. 890) ist diese Reihenfolge der Nervenfasernblockade weniger klar ausgeprägt.

Bei Abklingen einer rückenmarknahen Regionalanästhesie kehrt meistens zuerst die Motorik, dann die Sensibilität und schließlich die Sympathikusfunktion wieder zurück. Trotz abgeklungener sensibler und motorischer Blockade kann also evtl. noch eine sympathische Denervierung bestehen. Deshalb sollten Patienten nach dem scheinbaren Abklingen einer rückenmarknahen Regionalanästhesie anfangs nur mit Unterstützung aufstehen, da evtl. Kreislaufdysregulationen auftreten können.

Blockade der Sympathikusfasern

Präganglionäre Fasern verlassen das Rückenmark mit den Spinalnerven C8 bis L2 (Abb. 16.25). Die postganglionären

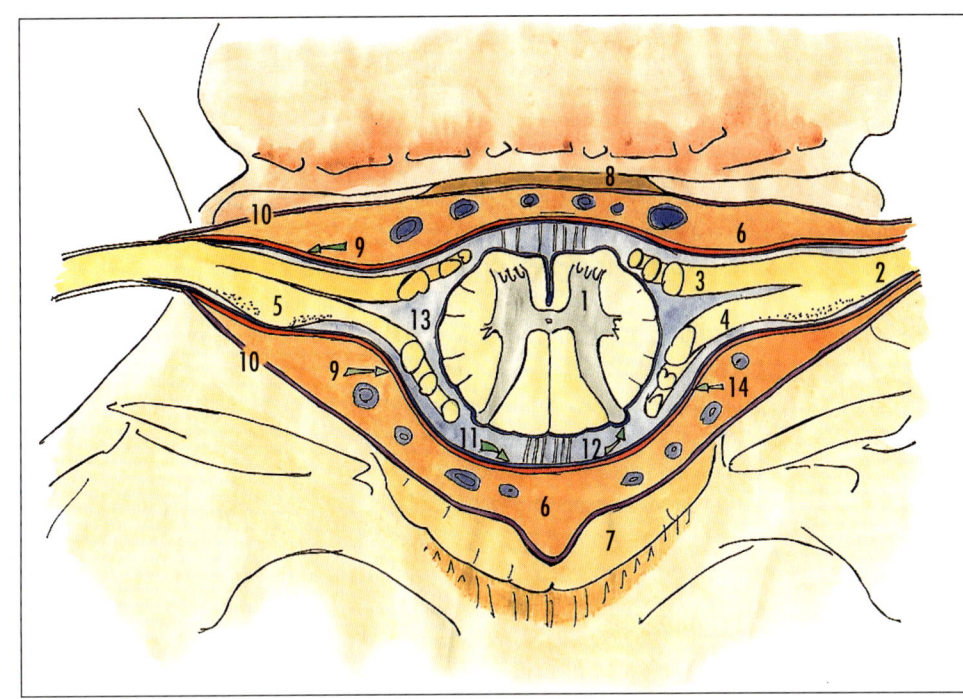

Abb. 16.24 Querschnitt durch die thorakale Wirbelsäule, 1 = Rückenmark, 2 = Spinalnerv (Interkostalnerv), 3 = afferente Hinterwurzel, 4 = motorische Vorderwurzel, 5 = dorsales Spinalganglion, 6 = Periduralraum, 7 = Lig. flavum, 8 = Lig. longitudinale posterius, 9 = Dura mater (inneres Blatt), 10 = Dura mater (äußeres Blatt), 11 = Arachnoidea, 12 = Pia mater, 13 = Subarachnoidalraum, 14 = Subduralraum (zwischen äußerem Blatt der Dura mater und der Arachnoidea).

Fasern verlaufen zu den Spinalnerven zurück, evtl. auch zu Spinalnerven höherer oder tieferer Segmente und mit ihnen zu deren Versorgungsbereichen. Alle Spinalnerven enthalten daher postganglionäre Fasern, während nur 15 Spinalnerven (C8–L2) auch präganglionäre Fasern enthalten (Abb. 3.2). Eine rückenmarknahe Leitungsanästhesie kann eine ausgedehnte Blockade der präganglionären sympathischen Nerven hervorrufen. Da die sympathischen Fasern leichter als die sensiblen Fasern zu blockieren sind, reicht die Sympathikusblockade bei einer Spinalanästhesie normalerweise ca. 2 Segmente weiter nach kranial als die sensible Blockade. Die Sympathikusblockade kann erhebliche Auswirkungen auf die Kreislaufregulation und die Magen-Darm-Funktion haben.

Je größer die Zahl der blockierten präganglionären sympathischen Fasern, desto stärker ist z. B. der zu erwartende **Blutdruckabfall** durch die auftretende arterielle und vor allem die venöse Gefäßweitstellung. Der periphere Gefäßwiderstand sinkt jedoch nur ca. 15–18% ab, falls das Herzminutenvolumen konstant bleibt. Der Abfall des arteriellen Blutdrucks im Rahmen einer rückenmarknahen Regionalanästhesie ist dadurch bedingt, dass es aufgrund der vor allem venösen Gefäßweitstellung mit venösem Pooling zu einem verminderten venösen Rückstrom mit Abfall des Herzminutenvolumens kommt. Die verminderte Füllung des rechten Ventrikels führt unter Vermittlung entsprechender Dehnungsrezeptoren außerdem typischerweise zu einer Bradykardie mit weiterem Abfall des Herzminutenvolumens. Im Extremfall kann eine Asystolie auftreten. Bei Normovolämie und nicht übermäßig abfallendem Preload fällt die Herzfrequenz über diesen Reflex nur ca. 10–15% ab. Einen Blutdruckabfall versucht der Körper durch eine Vasokonstriktion in nicht blockierten höheren Segmenten

aufzufangen. Ist diese Kompensationsmöglichkeit – z. B. durch eine zusätzliche Allgemeinanästhesie – eingeschränkt, können stärkere Blutdruckabfälle begünstigt werden. Periedurale Blockaden unterhalb von Th5 sind selten von einer ausgeprägten Hypotonie begleitet. Bei einer weiter aufsteigenden Blockade wird jedoch nicht nur eine kompensatorische Vasokonstriktion in den höheren Segmenten verhindert, sondern es werden evtl. auch die aus den Segmenten Th1–Th4 abgehenden sympathischen Nn. accelerantes blockiert. Diese vermitteln die sympathische Innervation des Herzens. Durch

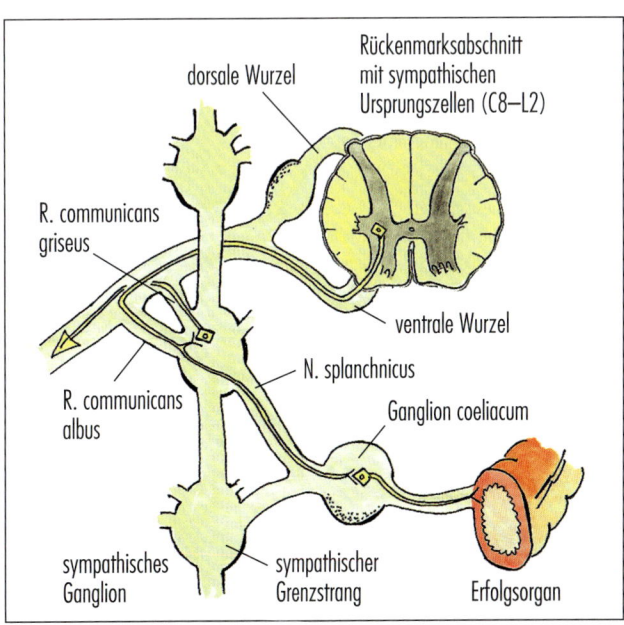

Abb. 16.25 Anatomischer Ausschnitt aus dem sympathischen Nervensystem.

Blockade dieser N. accelerantes können Herzfrequenz und Herzminutenvolumen – und damit der aktuelle Blutdruck – weiter abfallen (Therapie eines solchen Blutdruckabfalles s. u., S. 364).

> Der Blutdruckabfall ist bei hypovolämischen Patienten deutlich ausgeprägter, da die bei ihnen vorbestehende kompensatorische Vasokonstriktion aufgehoben wird.

Um einem stärkeren Blutdruckabfall aufgrund einer Sympathikusblockade vorzubeugen, ist eine vorbestehende Hypovolämie durch eine vorherige adäquate Volumensubstitution auszugleichen. Oft werden bei allen Patienten ca. 500 ml Infusionslösung vor Anlage der rückenmarknahen Regionalanästhesie empfohlen. Ob dies auch bei normovolämischen Patienten notwendig ist, wird inzwischen zum Teil verneint. Wegen der bei einer rückenmarknahen Regionalanästhesie eingeschränkten vaskulären Kompensationsmöglichkeiten sollte bei voraussichtlich stärker blutenden Operationen von einer rückenmarknahen Leitungsanästhesie abgesehen werden bzw. bei einer Kombinationsnarkose (Allgemeinanästhesie plus Periduralkatheter) sollte der Periduralkatheter erst gegen Ende der Operation, nachdem die Blutung gestillt werden konnte und eine Normovolämie besteht, verwendet werden.

Bei einem sog. Sattelblock, einer Modifikation der Spinalanästhesie (S. 361), werden nur die Sakralsegmente blockiert. In diesem Bereich treten keine präganglionären Sympathikus-

fasern aus dem Rückenmark aus, es ist also hierbei kein Blutdruckabfall zu erwarten.

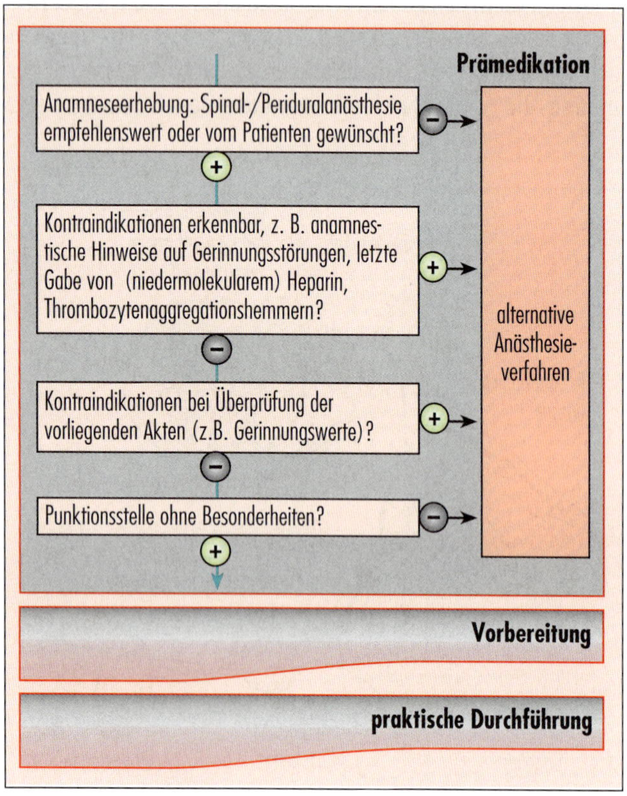

Blockade der Parasympathikusfasern

Parasympathische Fasern entspringen im Hirnstamm und verlaufen mit verschiedenen Hirnnerven, vor allem dem N. vagus, nach peripher (Abb. 3.3). Außerdem entspringen parasympathische Fasern auch aus dem sakralen Rückenmark und verlaufen mit den Sakralnerven S2–S4 nach peripher. Der N. vagus versorgt die viszeralen Organe bis zum Colon transversum. Die parasympathischen Sakralnerven innervieren den Dickdarm distal des Colon transversums sowie Blase, Sphinkteren und Genitale (Abb. 3.3).

Eine vorübergehende Lähmung der Blasenmuskulatur ist nach Anlage einer Spinal-, Kaudal- oder (lumbalen) Periduralanästhesie zu erwarten. Die dadurch evtl. auftretenden Miktionsbeschwerden beruhen auf einer Parasympathikusblockierung. Diese Parasympathikusdenervierung hält relativ lange an, da das Lokalanästhetikum in den kaudalen Abschnitten des Subarachnoidalraumes relativ lange verbleibt, und die dort befindlichen feinen, parasympathischen Nervenfasern gegenüber Lokalanästhetika sehr empfindlich sind.

Patientenvorbereitung

Bei der Aufklärung eines Patienten ist zu beachten, dass es eine zwingende Indikation für eine rückenmarknahe Regionalanästhesie nur äußerst selten gibt. Fast immer kann eine Operation alternativ auch in Allgemeinnarkose durchgeführt werden (Abb. 16.26). Auch für die postoperative Schmerztherapie ist dies zu beachten. Alternativ bietet sich z. B. meist eine patientenkontrollierte Analgesie (PCA; Kap. 83.2.1, S. 1188) an. Ein Patient, der eine rückenmarknahe Regionalanästhesie ablehnt oder dieser gegenüber sehr skeptisch eingestellt ist, sollte nicht dazu gedrängt werden. Es sollte die Devise gelten: »Überzeugen ja, überreden nein«. Im Rahmen der Aufklärung muss auf die verfahrenstypischen Komplikationen hingewiesen werden. Auch auf das Risiko einer Blutung, einer Entzündung und einer Nervenschädigung muss hingewiesen werden (s. auch Kap. 16.2.1, S. 329).

Sind klinisch und anamnestisch keine Hinweise auf eine Gerinnungsstörung erkennbar, dann sind vor einer rückenmarknahen Regionalanästhesie keine gerinnungsphysiologischen Untersuchungen zwingend (Thöns u. Zenz 1997; Wulf 1995; Diskussion der Gerinnungsproblematik s.o.).

Prämedikation und Sedierung

Prämedikation

Eine anticholinerge Medikation (z. B. eine Atropin-Gabe) sollte nach Meinung vieler Autoren vor Regionalanästhesien

Abb. 16.26 Prämedikation eines Patienten für die Spinal- oder Periduralanästhesie.

nur ausnahmsweise verabreicht werden, da die sekretionshemmende und vagolytische Wirkung nicht notwendig ist. Die dadurch auftretende Mundtrockenheit wird von vielen wachen Patienten als sehr störend empfunden. Meist wird ein orales Benzodiazepin, z.B. Midazolam in einer Dosierung von 7,5 mg per os beim Erwachsenen zur Prämedikation empfohlen (Kap. 3.3, S. 44). Benzodiazepine haben eine beruhigend-anxiolytische Wirkung und können außerdem die Krampfschwelle erhöhen, sodass oft ein gewisser Schutz vor potenziell ZNS-toxischen Nebenwirkungen höherer Lokalanästhetikadosen erwartet wird (s.u.). Es ist jedoch zu beachten, dass Patienten nach Anlage einer rückenmarknahen Regionalanästhesie (vermutlich aufgrund der auftretenden Deafferenzierung) müde werden (Schaer u. Essig 1998). Daher kann evtl. auf eine medikamentöse Prämedikation verzichtet werden (Schaer u. Essig 1998). Bei einer medikamentösen Prämedikation ist aufgrund der Interaktion mit der blockadebedingten Sedierung eine erhöhte Aufmerksamkeit notwendig.

Sedierung

Während einer Operation in Regionalanästhesie sollte – falls möglich – nicht medikamentös sediert werden, sondern der Patient sollte z.B. in ein Gespräch verwickelt und dadurch abgelenkt werden. Häufig kann auch durch Abspielen von Musik (über einen Kopfhörer) eine gute anxiolytische Wirkung erzielt werden. Nur falls solche nicht medikamentösen Verfahren unzureichend sind, sollte eine medikamentöse Anxiolyse durchgeführt werden. Hierzu bietet sich z.B. eine sehr vorsichtige, fraktionierte Dosierung von z.B. Midazolam an (z.B. 0,5–1,0 mg Boli beim Erwachsenen bei Bedarf). Wiederholt wurde inzwischen auch die kontinuierliche Infusion von Disoprivan (ca. 1,5–2–3 mg/kg KG/h) empfohlen (Conrad et al. 1990; Dertwinkel u. Nolte 1988). Initial ist eine bedarfsadaptierte Bolusgabe (bis 1 mg/kg KG) zu verabreichen. Stets ist bei einer medikamentösen Anxiolyse/Sedierung eine engmaschige Kontrolle von Ventilation und Oxygenierung wichtig. Unter großzügiger medikamentöser Sedierung während Regionalanästhesieverfahren sind schon häufiger Hypoventilationen und Apnoen beschrieben worden. Ein höher dosiertes Sedativum/Analgetikum (z.B. Midazolam), das die zerebrale Krampfschwelle deutlich anhebt, scheint auf den ersten Blick einen wünschenswerten Schutz vor ZNS-toxischen Nebenwirkungen darzustellen. Da ZNS-toxische Nebenwirkungen normalerweise deutlich früher als die gefährlicheren kardiotoxischen Nebenwirkungen auftreten, können ZNS-Symptome einen frühen und wichtigen Hinweis auf eine ernste Intoxikation geben. Ist die zerebrale Krampfschwelle durch entsprechende Sedativa (Anxiolytika) deutlich erhöht, können schon kurz nach den zerebralen Symptomen oder gleich primär kardiotoxische Probleme auftreten. Eine deutliche Anhebung der zerebralen Krampfschwelle hat damit auch Nachteile.

Rückenmarknahe Regionalanästhesie beim narkotisierten Patienten?

Rückenmarknahe Regionalanästhesien sollten (mit Ausnahme der Kaudalanästhesie beim Kind) nicht bei anästhesierten Patienten durchgeführt werden, da hierbei punktionsbedingte Nervenverletzungen oder intraneurale Injektionen nicht bemerkt werden können und der Patient die schmerzhafte Punktion bzw. Injektion nicht mitteilen kann. Außerdem ist es nicht möglich, Qualität und Ausbreitung der Blockade zuverlässig zu beurteilen. In einem Statement wird sogar festgestellt: »Aus der Sicht des wissenschaftlichen Arbeitskreises Regionalanästhesie und des Präsidiums unserer Fachgesellschaft wird die Anlage eines thorakalen Epiduralkatheters beim Erwachsenen in Allgemeinanästhesie nicht als lege artis erachtet«. »Sinngemäß gilt dies auch für lumbale Epiduralkatheter, wenngleich hierzu kein klares Verdikt des Präsidiums vorliegt.« (Wulf et al. 1999).

Spinalanästhesie

Unter einer Spinalanästhesie wird das Einbringen eines Lokalanästhetikums in den lumbalen Liquorraum (Subarachnoidalraum) mit Blockade der entsprechenden Spinalnerven verstanden. Hierdurch kann die Schmerzempfindung an der unteren Körperhälfte ausgeschaltet werden. Bezüglich der Entdeckung der Spinalanästhesie wird auf das Kapitel Geschichte der Regionalanästhesie verwiesen (Kap. 13.1, S. 292). Die allgemeine Vorbereitung des Patienten auf eine rückenmarknahe Regionalanästhesie ist in Abb. 16.27 wiedergegeben.

Indikationen und Kontraindikationen

Als Indikationen für eine Spinalanästhesie gelten heute nur noch Eingriffe an der unteren Körperhälfte, also Unterbauchoperationen, Leisten-, Dammoperationen, Sectio caesarea und Eingriffe an den Beinen.

Es gibt nur relativ wenige absolute Kontraindikationen für eine Spinalanästhesie. Dazu gehören:

- Gerinnungsstörungen (Kap. 16.2.1, S. 325)
- Allergien gegen Lokalanästhetika (Kap. 14.22, S. 304)
- Ablehnung durch den Patienten
- nicht kooperative Patienten
- starke Hypovolämie
- lokale Infektionen im Punktionsbereich oder eine systemische bakterielle Infektion (Sepsis oder perioperative Bakteriämie sind jedoch auch als nur relative Kontraindikation bezeichnet worden, Beland et al. 1997)
- erhöhter intrakranieller Druck

Relative Kontraindikationen sind:

- anatomische Veränderungen im Bereich der Lendenwirbelsäule

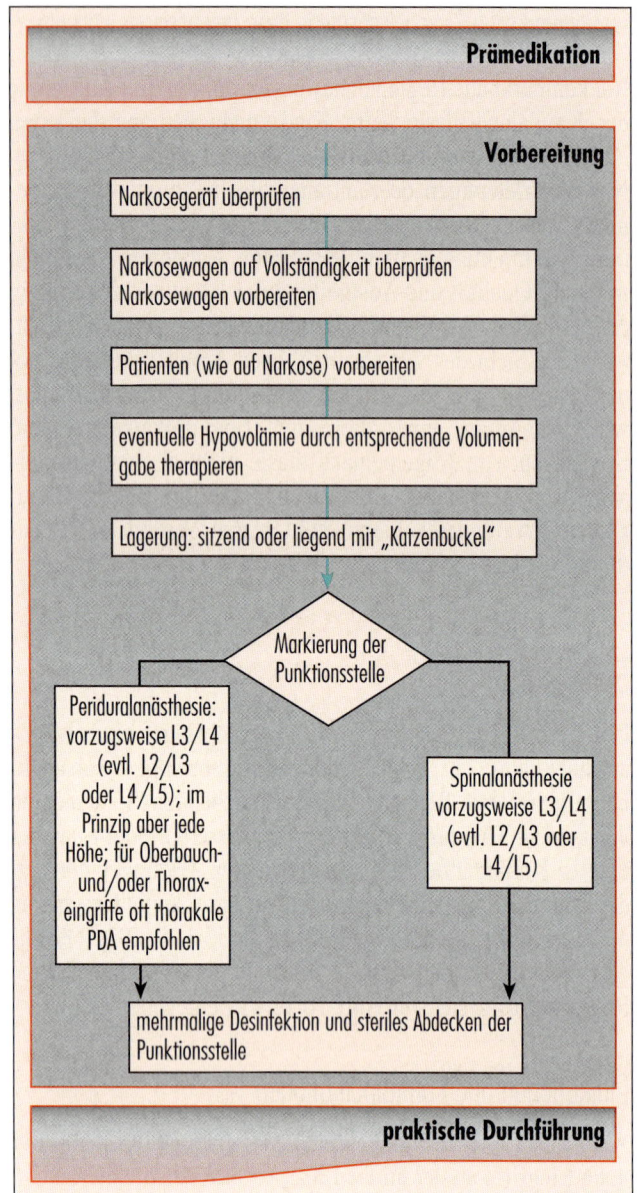

Prämedikation

Vorbereitung

Narkosegerät überprüfen

Narkosewagen auf Vollständigkeit überprüfen
Narkosewagen vorbereiten

Patienten (wie auf Narkose) vorbereiten

eventuelle Hypovolämie durch entsprechende Volumengabe therapieren

Lagerung: sitzend oder liegend mit „Katzenbuckel"

Markierung der
Punktionsstelle

Periduralanästhesie:
vorzugsweise L3/L4
(evtl. L2/L3
oder L4/L5); im
Prinzip aber jede
Höhe; für Oberbauch-
und/oder Thorax-
eingriffe oft thorakale
PDA empfohlen

Spinalanästhesie
vorzugsweise L3/L4
(evtl. L2/L3 oder
L4/L5)

mehrmalige Desinfektion und steriles Abdecken der
Punktionsstelle

praktische Durchführung

Abb. 16.27 Vorbereitung eines Patienten für die Spinal- oder Periduralanästhesie.

- Kopfschmerzanamnese (z.B. Migräne)
- jugendliche Patienten (aufgrund der häufiger auftretenden postspinalen Kopfschmerzen; S. 365)
- neurologische Erkrankungen

Neurologische Erkrankungen werden vielfach als Kontraindikation für eine Spinalanästhesie angeführt, obwohl dies wissenschaftlich nicht belegt ist. Auch z.B. ein Morbus Parkinson oder eine multiple Sklerose sind keine absoluten Kontraindikationen einer Spinal- oder insbesondere einer Periduralanästhesie. Aus Beweissicherungsgründen kann es jedoch sinnvoll sein, auf eine rückenmarknahe Regionalanästhesie zu verzichten. Zum Beispiel könnte ein stressbedingter postoperativer akuter Schub einer multiplen Sklerose mit neurologischen Ausfällen fälschlicherweise der Spinalanästhesie angelastet werden.

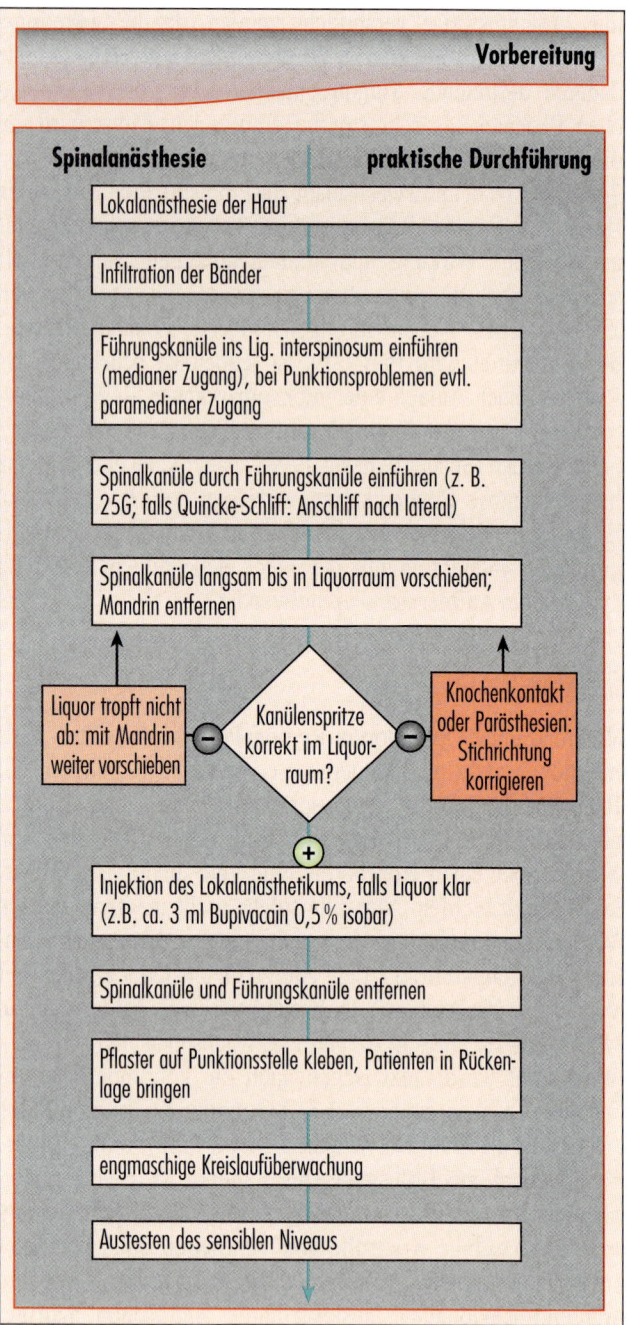

Vorbereitung

Spinalanästhesie   **praktische Durchführung**

Lokalanästhesie der Haut

Infiltration der Bänder

Führungskanüle ins Lig. interspinosum einführen
(medianer Zugang), bei Punktionsproblemen evtl.
paramedianer Zugang

Spinalkanüle durch Führungskanüle einführen (z. B.
25G; falls Quincke-Schliff: Anschliff nach lateral)

Spinalkanüle langsam bis in Liquorraum vorschieben;
Mandrin entfernen

Liquor tropft nicht
ab: mit Mandrin
weiter vorschieben

Kanülenspritze
korrekt im Liquor-
raum?

Knochenkontakt
oder Parästhesien:
Stichrichtung
korrigieren

Injektion des Lokalanästhetikums, falls Liquor klar
(z.B. ca. 3 ml Bupivacain 0,5 % isobar)

Spinalkanüle und Führungskanüle entfernen

Pflaster auf Punktionsstelle kleben, Patienten in Rückenlage bringen

engmaschige Kreislaufüberwachung

Austesten des sensiblen Niveaus

Abb. 16.28 Durchführung einer Spinalanästhesie (Einzelheiten s. Text).

Material

- sterile Handschuhe, Mundschutz und Kopfhaube (ein steriler Kittel ist nicht notwendig, van Aken u. Meyer 1999)
- Desinfektionslösung
- Lokalanästhetikum für die lokale Betäubung der Punktionsstelle
- Lokalanästhetikum für die Spinalanästhesie, z.B. Bupivacain 0,5% isobar: Kap. 14.4.1, S. 308
- Fertigset für die Spinalanästhesie, das meist alle weiteren Utensilien enthält:
  - Gefäß für die Desinfektionslösung

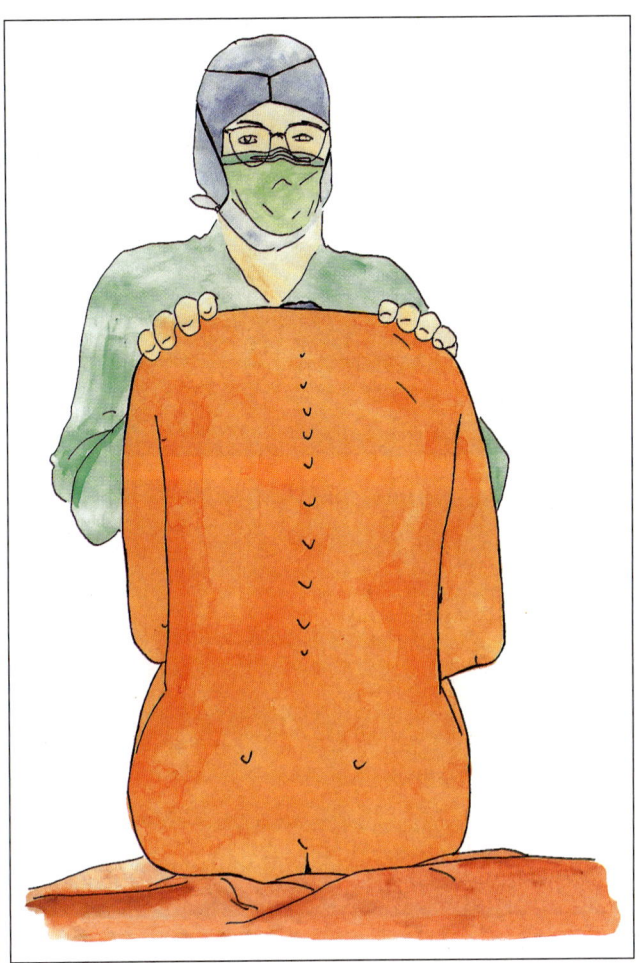

Abb. 16.29 Sitzende Position für eine rückenmarknahe Punktion (»Katzen-buckel«).

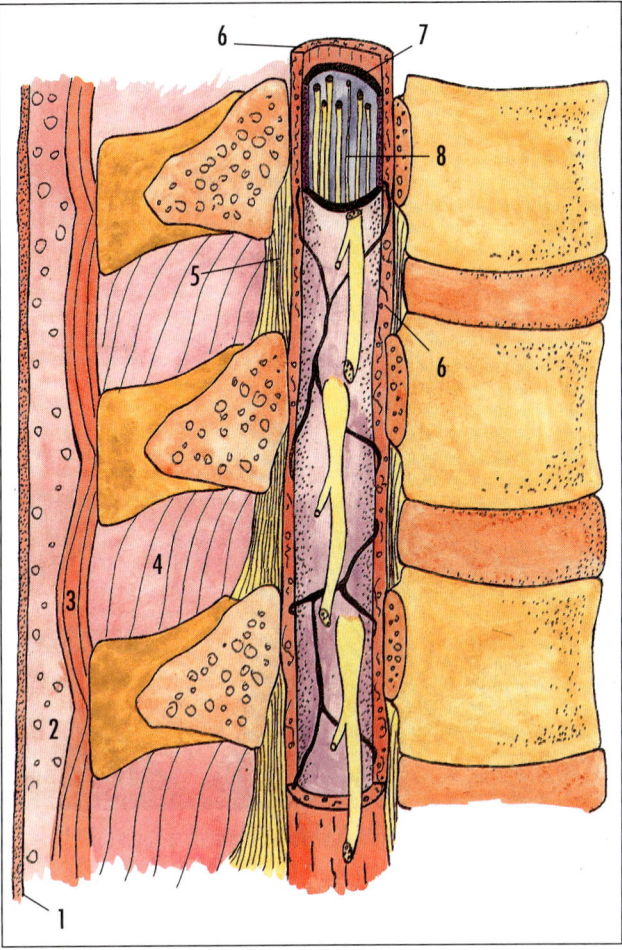

Abb. 16.31 Längsschnitt durch das Rückenmark im Lumbalbereich: 1 = Haut, 2 = subkutanes Fettgewebe, 3 = Lig. supraspinale, 4 = Lig. interspinale, 5 = Lig. flavum, 6 = Periduralraum, 7 = Dura mater, 8 = Spinalraum mit Cauda equina.

– sterile Tupfer und Kompressen
– sterile Klemme (die Tupfer werden mit der Klemme gefasst, in die Desinfektionslösung getaucht und zur Desinfektion der Punktionsstelle verwendet)
– steriles Lochtuch
– 2-ml-Spritze für die lokale Betäubung der Haut

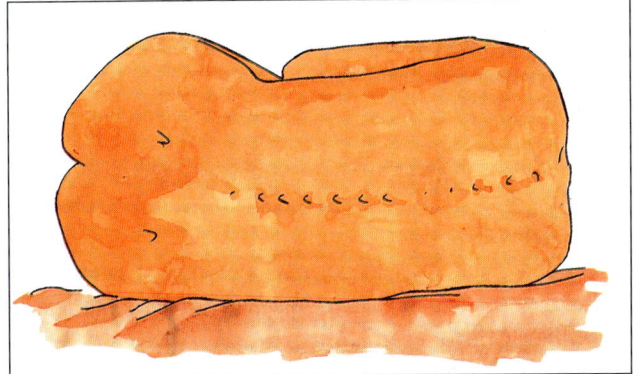

Abb. 16.30 Liegende Position für eine rückenmarknahe Punktion (»Katzenbuckel«).

– 5-ml-Spritze zur Injektion des Lokalanästhetikums in den Liquorraum
– Stahlkanülen zum Aufziehen der Medikamente und zur lokalen Betäubung der Punktionsstelle sowie zur In-filtration der tieferen Bandstrukturen, außerdem eine dicke Führungskanüle (s. u.) für die dünne Spinalkanüle
– Spinalkanüle (z. B. 25 G Sprottekanüle)
■ steriles Verbandsmaterial für die Punktionsstelle

Vorgehen

Eine Spinalpunktion (Abb. 16.28) kann am sitzenden (Abb. 16.29) oder am liegenden (Abb. 16.30) Patienten vorge-nommen werden. Der Patient muss hierbei einen Rundrücken, einen »Katzenbuckel« machen. Hierzu muss er das Kinn auf die Brust nehmen und bei der Punktion im Liegen die Beine an den Bauch anziehen. Bei der Punktion im Sitzen sollte der am Bettrand sitzende Patient die Beine auf eine Fußbank stel-len. Durch diesen Rundrücken vergrößern sich die Abstände zwischen den Dornfortsätzen, was die Punktion zwischen den

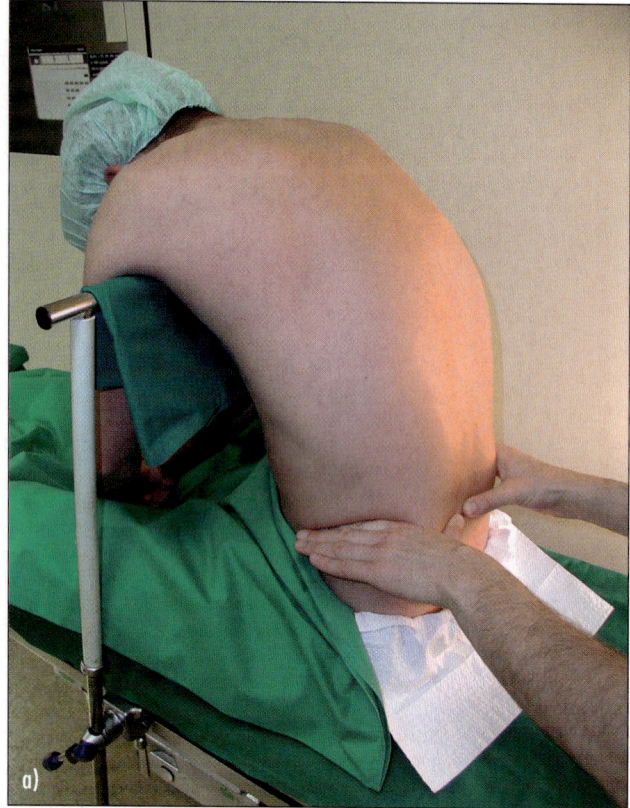

Abb. 16.32 Spinalanästhesie; **a:** Aufsuchen des Processus spinosus von L4;

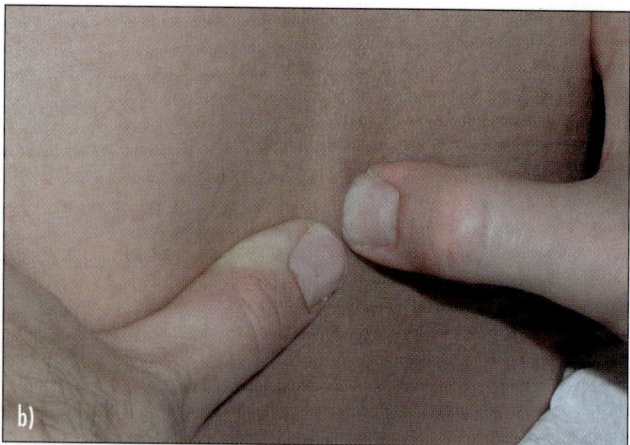

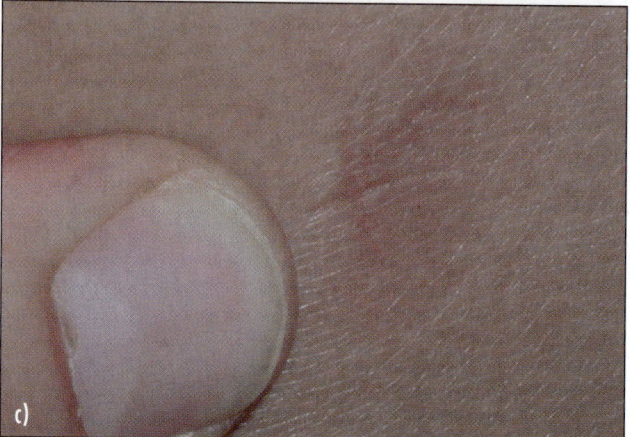

Abb. 16.32b, c Markieren der voraussichtlichen Punktionsstelle mit dem Fingernagel durch Eindrücken eines Kreuzes;

Dornfortsätzen hindurch in den Spinalraum wesentlich erleichtert. Die Punktion am sitzenden Patienten ist technisch einfacher. Der Patient muss jedoch hierbei von einer Hilfsperson festgehalten werden, da Patienten nach Injektion des Lokalanästhetikums aufgrund eines plötzlichen Blutdruckabfalles (S. 364) kollabieren und vom Bett fallen könnten.

Die beabsichtigte Punktionsstelle muss aufgesucht werden. Als Orientierungsmarke gilt die Verbindungslinie der Beckenkämme, die die Wirbelsäule auf Höhe des Dornfortsatzes des vierten Lendenwirbels schneidet. Bei Auflegen der flachen Hände auf die Beckenkämme treffen sich die Daumen in Höhe des Dornfortsatzes von LWK4 (Abb. 16.32a). Zumeist wird zwischen LWK3 und LWK4, seltener zwischen LWK2 und LWK3 punktiert. Die beabsichtigte Punktionsstelle kann nun z.B. durch einen längeren und kräftigen Druck mit dem Daumennagel markiert werden, damit sie auch nach der Desinfektion noch erkennbar ist (Abb. 16.32b, c).

Bei der Punktion des Spinalraumes werden folgende Strukturen durchstochen (Abb. 16.31):
- Haut
- subkutanes Fettgewebe
- Lig. supraspinale (Band, das von Dornfortsatzspitze zu Dornfortsatzspitze zieht)
- Lig. interspinale (Band, das sich zwischen den Dornfortsätzen befindet)

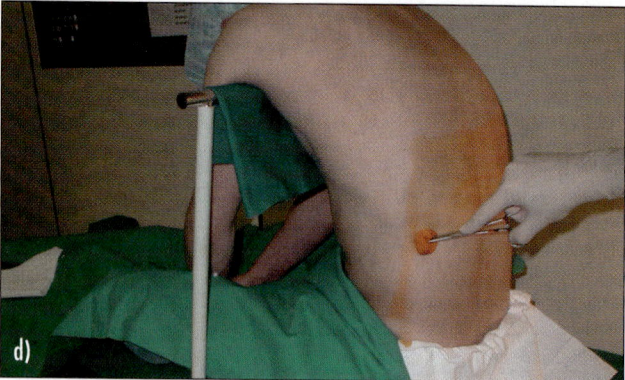

Abb. 16.32d mehrmalige Desinfektion;

- Lig. flavum = gelbes Band (elastisches, aber sehr festes, derbes Band, das zwischen den dorsalen Wirbelbögenanteilen ausgespannt ist)
- Periduralraum (bestehend aus lockerem Bindegewebe, Fettgewebe und reichlich Venengeflechten), nur einige Millimeter breit
- Dura (harte Hirnhaut)
- Spinalraum (mit Liquor und Cauda equina)

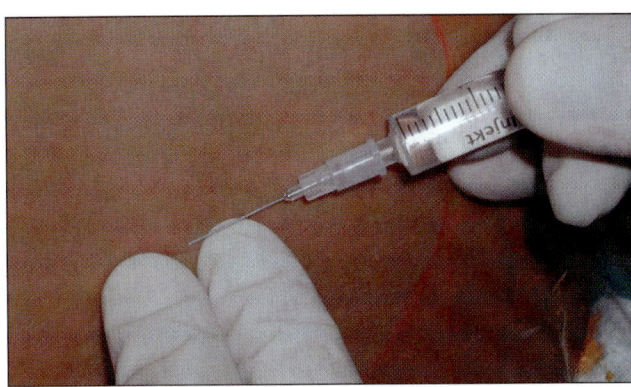

Abb. 16.32e sterile Abdeckung mit Lochtuch und lokale Infiltration der Haut;

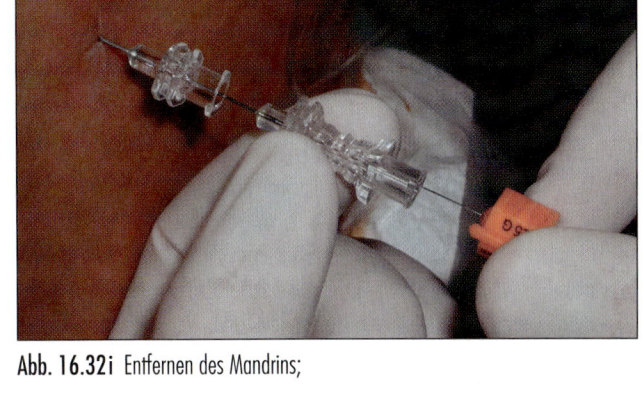

Abb. 16.32i Entfernen des Mandrins;

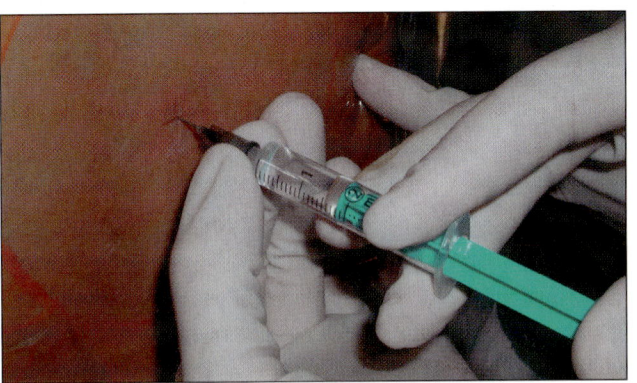

Abb. 16.32f Infiltration der tieferen Bandstrukturen;

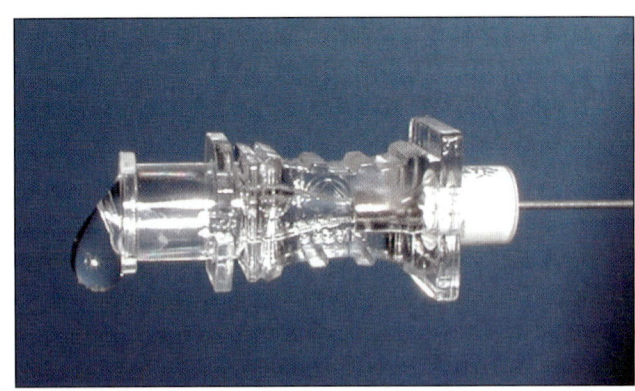

Abb. 16.32j Abtropfen von klarem Liquor;

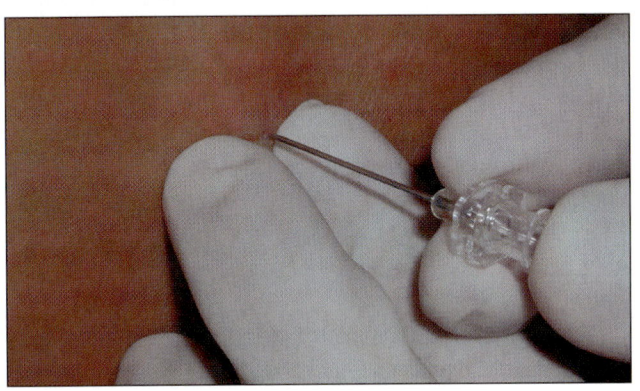

Abb. 16.32g Einstechen einer Führungskanüle;

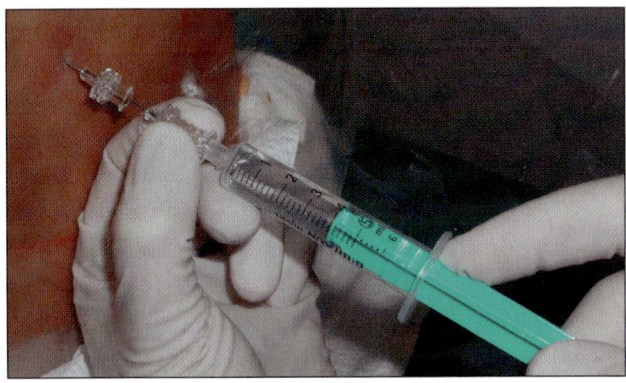

Abb. 16.32k Aufsetzen der Spritze mit Lokalanästhetikum und vorsichtige Aspiration auf Liquor;

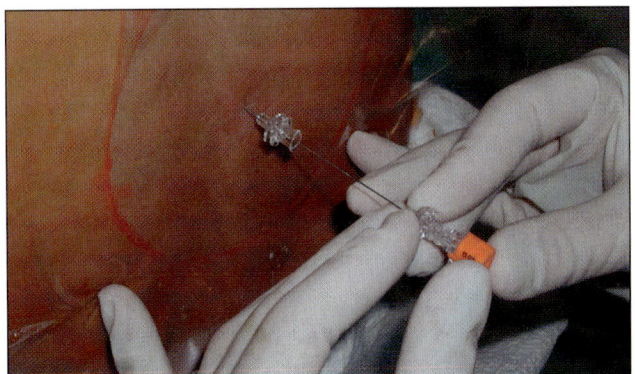

Abb. 16.32h Einführen der Spinalkanüle;

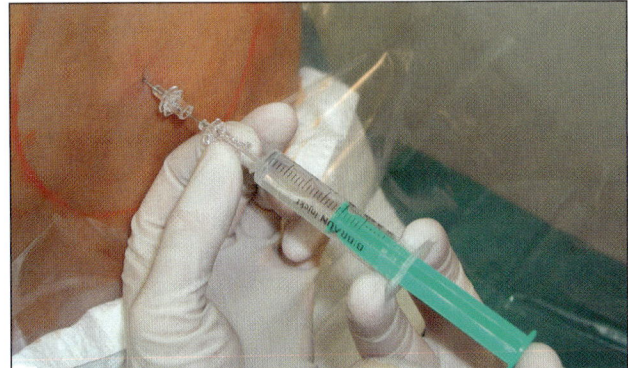

Abb. 16.32l Injektion des Lokalanästhetikums in den Subarachnoidalraum. Danach Verband der Punktionsstelle.

Nach mehrmaliger großflächiger Desinfektion der Punktionsstelle wird diese mit einem sterilen Lochtuch abgeklebt. Normalerweise wird in der Mittellinie (medianer Zugang) zwischen dem Dornfortsatz des dritten und vierten Lendenwirbelkörpers (LWK3/4) mit einem Lokalanästhetikum (z. B. Lidocain 1%) eine Hautquaddel (Abb. 16.32e) gesetzt. Zusätzlich werden die tiefer liegenden Bandstrukturen betäubt (Abb. 16.32f). Es empfiehlt sich nun, durch die Hautquaddel eine dickere »Führungskanüle« bis ins Lig. interspinale einzustechen (Abb. 16.32g). Durch diese Führungskanüle wird eine möglichst dünne Spinalkanüle (z. B. 25 G) eingeführt. Bei Verwendung einer Führungskanüle verbiegt sich die Spinalkanüle nicht so leicht, es können daher sehr dünne Spinalkanülen verwendet werden. Die Stichrichtung der Spinalkanüle sollte horizontal bis leicht nach kranial (ca. 10–15°) verlaufen. Da die Bindegewebsfasern der zu durchstechenden Dura von kranial nach kaudal verlaufen, empfiehlt es sich, bei Spinalkanülen mit schräg angeschliffener Spitze (Quincke-Schliff, Abb. 16.35) den Schliff nach lateral zu halten. Hierdurch werden die Bindegewebsfasern der Dura auseinander gedrängt. Wird der Kanülenschliff nach kranial oder kaudal gerichtet, so werden diese Bindegewebsfasern der Dura durchtrennt und es entsteht ein größeres Loch in der Dura.

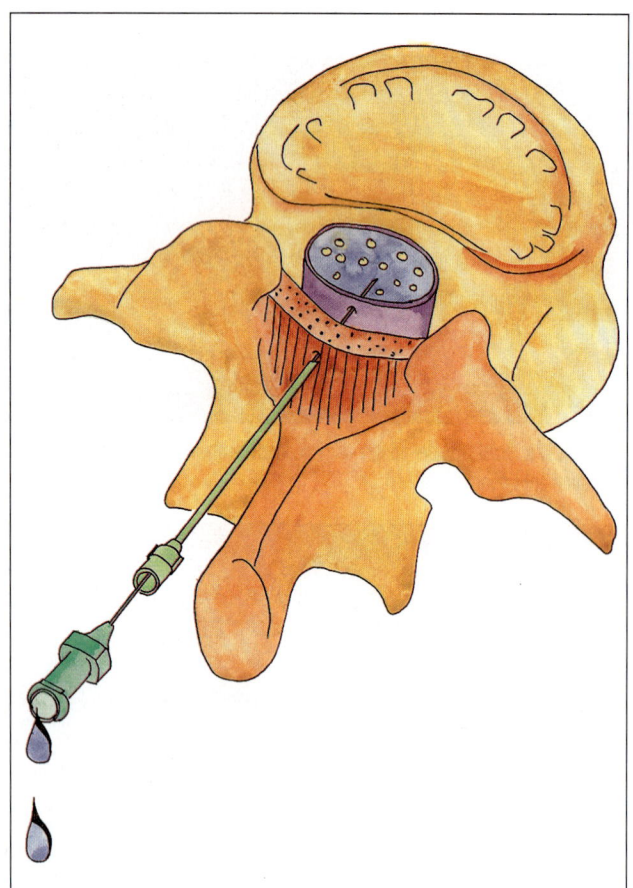

Abb. 16.33 Spinalkanüle und Führungskanüle. Die Kanülenspitze liegt im Bereich der Cauda equina. Es tropft Liquor ab.

Durch Entfernen des Mandrins aus der Spinalkanüle kann geprüft werden, ob bereits Liquor abtropft, d. h. ob die Kanülenspitze im Liquorraum liegt (Abb. 16.33).

> Falls kein Liquor abtropft, muss der Mandrin wieder eingeführt und die Kanüle mit Mandrin etwas weiter vorgeschoben werden. Bei der Spinalpunktion ist es wichtig, dass Kanülen mit Quincke-Schliff immer nur mit Mandrin vorgeschoben werden! Wird die Kanüle ohne Mandrin weiter vorgeschoben, kann evtl. ein Gewebszylinder ausgestanzt werden, der die Kanüle verstopft. Auch bei erfolgreicher Punktion des Spinalkanals fließt dann kein Liquor ab.

Kommt es zum Knochenkontakt, so muss die Stichrichtung der Spinalkanüle korrigiert werden. Häufig kann die Duraperforation als zarter Klick empfunden werden. Nach der Entfernung des Mandrins tropft nun langsam **Liquor** ab. Die Kanüle sollte nun um 90° gedreht werden. Manchmal sind die ersten Liquortropfen blutig gefärbt, falls versehentlich ein Gefäß perforiert wurde. Beim Abtropfen des Liquors werden die Tropfen jedoch bald klarer. Es darf erst injiziert werden, wenn klarer Liquor kommt. Nun wird das Ende der Spinalkanüle zwischen Zeigefinger und Daumen der linken Hand gehalten, wobei der Handrücken am Rücken des Patienten abgestützt werden sollte. Auf die so fixierte Spinalkanüle kann nun die Spritze aufgesetzt werden, die das Lokalanästhetikum enthält. Vor der Injektion des Lokalanästhetikums sollte mit der Spritze etwas Liquor aspiriert werden, um sich nochmals von der richtigen Lage der Kanüle zu überzeugen. Aspirierter Liquor ist in der mit Lokalanästhetikum gefüllten Spritze an einer Schlierenbildung erkennbar. Das Lokalanästhetikum ist über ca. 3–5 Sekunden zu injizieren (Abb. 16.32I).

Nach der Injektion empfiehlt es sich, die Spinalkanüle, die noch konnektierte Spritze sowie die Führungskanüle gemeinsam zu entfernen.

Nach Entfernen der Spinalkanüle muss die Punktionsstelle mit sterilem Verbandsmaterial verklebt werden.

Punktionsprobleme

Bei alten oder körperlich schwer arbeitenden Patienten ist das Lig. supraspinale öfters verknöchert. Die Punktion in der Mittellinie (medianer Zugang) kann dann schwierig bis unmöglich sein. Meist ist es dann leichter, wenn der laterale (paramediane) Zugang gewählt wird. Auch falls der Patient keinen Rundrücken machen kann, bietet der paramediane Zugang Vorteile. Hierbei wird ca. 1–1,5 cm lateral der Mittellinie und etwas tiefer (ca. Oberkante des darunter liegenden Dornfortsatzes) eingegangen und nach mediokranial (ca. 15° Grad nach kranial und ca. 15° Grad nach medial) vorpunktiert, sodass das Lig. flavum möglichst mittig, d. h. an der gleichen Stelle wie beim medianen Zugang durchstochen wird.

Manchmal kommt es vor, dass die Kanüle von der Mittellinie abweicht und eine Wurzeltasche punktiert wird. Falls der Patient z. B. plötzlich eine motorische Zuckung im rechten Bein verspürt, dann wurde eine motorische Vorderwurzel auf der rechten Seite irritiert, und es sollte bei einem erneuten Punktionsversuch weiter nach links punktiert werden. Gibt der Patient dagegen einschießende Parästhesien im rechten Gesäß oder rechten Bein an, wurde eine sensible Hinterwurzel tangiert. Ein erneuter Punktionsversuch muss ebenfalls mehr nach links orientiert werden.

Manchmal kommt es auch vor, dass nur ganz zögerlich Liquor abtropft. Wird die Kanülenposition nur minimal verändert, fließt kein Liquor mehr zurück. Im Bereich der Cauda equina beträgt die lichte Weite des Durasackes 14–17 mm, sodass trotz leichter Veränderung der Kanülenposition noch Liquor zurückfließen wird. Daher ist dieses Phänomen vermutlich ebenfalls dadurch bedingt, dass die Kanülenspitze lateral in einer engen Wurzeltasche liegt. Wird hier injiziert, ist normalerweise eine fleckförmige Spinalanästhesie zu erwarten.

Medikamente

Angestrebte Höhe des sensiblen Niveaus: Th10
- 3–4 ml Bupivacain 0,5% isobar oder 1,5–2 ml hyperbar (s.u.): Wirkungsdauer: ca. 2–3 Stunden
- 1,0–1,5 ml Lidocain 5% hyperbar (s.u.): Wirkungsdauer: ca. 0,5–1,5 Stunden
- 1–2 ml Mepivacain 4% hyperbar (s.u.): Wirkungsdauer: ca. 1–1,5 Stunden (in den USA wird häufig Tetracain 1% [1–1,4 ml] hyperbar verwendet)
- Ropivacain ist für die Spinalanästhesie nicht zugelassen (Kap. 14.4.1, S. 306)

Angestrebte Höhe des sensiblen Niveaus: Th4
- 1,5–2 ml Lidocain 5% hyperbar
- 1,5–2,5 ml Mepivacain 4% hyperbar
- Bupivacain 0,5% isobar ist für ein so hohes sensibles Niveau wenig geeignet

Angestrebte Höhe des sensiblen Niveaus (Sattelblock): L4
> 1–1,5 ml Bupivacain 0,5% hyperbar
> 1,5–2 ml Bupivacain 0,5% isobar
> 0,5–1 ml Lidocain 0,5% hyperbar
> 0,5–1,5 ml Mepivacain 4% hyperbar
> 3–4 ml Bupivacain 0,5% hyperbar

Bei kurzen Eingriffen bietet sich das kurz wirksame Lidocain an, denn eine unnötig lang anhaltende motorische Lähmung wird von den Patienten oft als unangenehm empfunden. Für Operationen, bei denen die Dauer nicht sicher voraussehbar ist, empfiehlt sich zumeist die Gabe des länger wirkenden Bupivacains.

Die Wirkung der Spinalanästhesie beginnt fast unmittelbar nach Injektion des Lokalanästhetikums. Die Wirkungsdauer eines subarachnoidal verabreichten Lokalanästhetikums wird nicht durch dessen Metabolisierung, sondern durch dessen Resorption und Abtransport über subarachnoidal und peridural verlaufende Gefäße bedingt. Wird mit einer definierten Menge eines Lokalanästhetikums ausnahmsweise eine übermäßig große Ausdehnung der Blockade erreicht, so ist in diesem Falle die Blockadedauer kürzer, da das Lokalanästhetikum über mehr Gefäße resorbiert und abtransportiert werden kann.

Isobare Lokalanästhetika

Der Liquor hat ein spezifisches Gewicht von 1,001–1,005. Isobare Lokalanästhetika sind gleich schwer wie Liquor. Die Lagerung des Patienten ist für die Ausbreitung eines isobaren Lokalanästhetikums in der Regel ohne Bedeutung. Nach der Injektion des Lokalanästhetikums könnte der Patient im Prinzip sofort für die Operation gelagert werden.

Hyperbare Lokalanästhetika

Durch Zusatz von 5–9,5% Glukose werden Lokalanästhetika hyperbar, also schwerer als Liquor. Hyperbare Lokalanästhetika sinken im Liquorraum nach unten ab. Bei Punktion in Seitenlage und langsamer Injektion wird daher das unten liegende Bein stärker und schneller betäubt. Wird der Patient auf die kranke Seite gelagert und ein hyperbares Lokalanästhetikum verwendet, kann gezielt nur das kranke Bein betäubt werden. Bei langsamer Injektion eines hyperbaren Lokalanästhetikums am sitzenden Patienten sinkt das Lokalanästhetikum nach kaudal ab und betäubt nur die unteren, also die Sakralnerven. Hierdurch werden nur die Anal-, Damm- und Genitalbereiche sowie die Oberschenkelinnenseite betäubt, also die Bereiche, mit denen ein Reiter im Sattel sitzt. Diese Form der Spinalanästhesie wird deshalb als »**Sattelblock**« bezeichnet und eignet sich z.B. bei Eingriffen an Anus oder Genitale. Hierbei werden nur ca. 50% der Dosis benötigt, die für eine Blockade bis Th10 notwendig ist. Bei Bupivacain 0,5% hyperbar sind dies ca. 1–1,5 ml Lokalanästhetikum (s.o.). Nach der Injektion muss der Patient ca. 5 Minuten sitzen bleiben. Bei der Injektion eines hyperbaren Lokalanästhetikums ist auf eine besonders langsame Injektion zu achten, um stärkere Turbulenzen und eine weite Ausbreitung des Lokalanästhetikums im Liquor zu vermeiden. Ziel einer Halbseitenspinale bzw. eines Sattelblocks ist es, das Ausmaß der Sympathikusblockade und damit den evtl. auftretenden Blutdruckabfall zu minimieren. Wird ein Patient nach Injektion eines hyperbaren Lokalanästhetikums sofort auf den Rücken gelegt, fließt das Lokalanästhetikum evtl. bis zum tiefsten Punkt der Brustkyphose, wodurch das sensible Niveau bis Th5/Th6 aufsteigen kann.

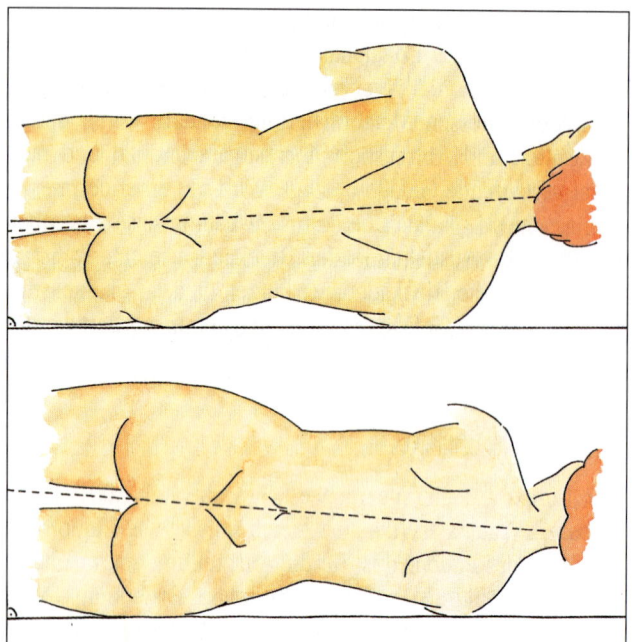

Abb. 16.34 Verlauf der Wirbelsäule in Seitenlage: leichter Anstieg nach kranial beim Mann (oben), leichter Abfall nach kranial bei der Frau (unten).

Lagerung (Hochlagerung des Beckens) die Ausbreitung hyperbarer Lokalanästhetika nicht wesentlich beeinflusst werden (Sinclair et al. 1982).

Werden allerdings die Schultern des Patienten durch ein Keilkissen unterpolstert, kann die Lendenlordose aufgehoben werden. Dadurch wird eine gleichmäßige Verteilung im Lenden- und unteren Thorakalbereich ermöglicht. Außerdem kann hierdurch ein zu hohes Aufsteigen des hyperbaren Lokalanästhetikums verhindert, bzw. durch Lagerungsmanöver (leichte Oberkörperhoch- bzw. Oberkörpertieflagerung) kann die Ausbreitung nach kranial beeinflusst werden.

Bei einer Seitenlagerung des Patienten sind folgende anatomische Aspekte zu berücksichtigen (falls der Patient horizontal gelagert ist). Während die Wirbelsäule bei Frauen wegen des breiteren Beckens und der schmaleren Schultern nach kranialwärts leicht abfällt, steigt sie dagegen bei Männern mit schmaleren Hüften und breiteren Schultern kranial leicht an (Abb. 16.34). Daher kann sich ein hyperbares Lokalanästhetikum schon während der Injektion in Seitenlage je nach Habitus nach kranial oder kaudal ausbreiten. Nach Umlagerung auf den Rücken verteilt sich das Lokalanästhetikum in der Regel auch auf die vorher oben liegende Seite.

Werden hyperbare Lokalanästhetika eingesetzt, müssen verschiedene **anatomische Gegebenheiten** beachtet werden: Die Krümmungen der Wirbelsäule spielen für die Ausbreitung hyperbarer Lokalanästhetika eine entscheidende Rolle. In Rückenlage breitet sich das Lokalanästhetikum vom höchsten Punkt der Lendenlordose, die der üblichen Einstichstelle bei LWK3/4 entspricht, sowohl nach kranial als auch nach kaudal aus. Dies ist der Grund, warum die Ausbreitung der Blockade bei normaler Rückenlage sehr häufig den tiefsten Punkt der Brustkyphose bei ca. Th5–Th6 erreicht, diesen Bereich aber nicht wesentlich überschreitet. Meist reichen schon z. B. 3 ml hyperbares Bupivacain für eine Ausbreitung bis ca. Th6 aus. Bei Verwendung von 4 ml Bupivacain nimmt die Ausbreitung nicht wesentlich zu. Das zusätzliche Lokalanästhetikum sammelt sich dann aber u.a. am tiefsten Punkt der Brustkyphose und bleibt dort relativ lange ungebunden. Mit zunehmender Dosis des hyperbaren Lokalanästhetikums wird die sog. Fixierungszeit verlängert. Im Einzelfall beträgt sie bis zu 60–70 Minuten. Dadurch kann das Niveau bei späteren Umlagerungen des Patienten noch weiter aufsteigen.

Wird die Injektion eines hyperbaren Lokalanästhetikums im Sitzen durchgeführt, sinkt ein Teil des Lokalanästhetikums nach kaudal. Im Modellversuch erreicht ein Großteil dieses Lokalanästhetikums bereits am Ende der Injektion den tiefsten Punkt. Dieser Teil steht für die Kranialausbreitung nicht mehr zur Verfügung, denn auch bei deutlicher Kopftieflage verhindert die Lendenlordose eines flach auf dem Rücken liegenden Patienten eine Rückverteilung nach kranial. Bei flacher Rückenlage kann daher durch eine Trendelenburg-

Isobare versus hyperbare Lokalanästhetika (Tab. 16.4)

Bei Verwendung isobarer Lokalanästhetika setzt die Blockade etwas langsamer ein als nach hyperbaren Lokalanästhetika. Der langsamere Blockadebeginn der isobaren Lokalanästhetika ist vielleicht der Grund dafür, dass bei dieser Technik Blutdruckabfälle und Bradykardien seltener auftreten als bei Verwendung von hyperbaren Lokalanästhetika. Nach isobarem Tetracain wurde z. B. bei 4 % der Patienten ein stärkerer Blutdruckabfall beschrieben, während dies bei hyperbarem Tetracain bei 10 % der Patienten der Fall war. Bei isobaren Lokalanästhetika scheint die Wirkung etwas länger anzuhalten als bei hyperbaren.

Isobare Lokalanästhetika haben eine Osmolarität von 260–300 mosmol/l. Hyperbare Lösungen haben durch ihren

Tab. 16.4 Unterschiede zwischen isobaren und hyperbaren Lokalanästhetika bei der Spinalanästhesie.

Kriterium	isobare Lokalanästhetika	hyperbare Lokalanästhetika
Osmolarität	260–300 mosmol/l	345–800 mosmol/l
Blockadebeginn	langsamer	schneller
Ausbreitung abhängig von der Lagerung des Patienten	nein	ja
Wirkungsdauer	etwas länger	etwas kürzer
Blutdruckabfall/ Bradykardie	seltener	häufiger

Glukosezusatz eine deutlich höhere Osmolarität von 345 bis 800 mosmol/l. Die isobaren Lokalanästhetika dürften daher gewebeverträglicher sein. Neurologische Defizite nach einer Spinalanästhesie wurden vor allem im Zusammenhang mit hyperbaren Lokalanästhetika beschrieben (Auroy et al. 1997, s. auch S. 369). Während nach Gabe eines isobaren Lokalanästhetikums der Patient sofort in die Operationslagerung gebracht werden kann, muss bei hyperbaren Lokalanästhetika die Fixierungszeit möglichst abgewartet werden. Wird wegen stärkerem Blutdruckabfall nach Anlage einer Spinalanästhesie eine Oberkörpertieflage vorgenommen, kann es bei Verwendung eines hyperbaren Lokalanästhetikums zu einem weiteren Aufsteigen des sensiblen Niveaus kommen. Es dürfen nur die Beine hoch gelagert werden.

Die isobaren Lokalanästhetika eignen sich vor allem bei folgenden Indikationen:

- kardiovaskulär gefährdete Patienten (Kreislaufänderungen sind seltener und geringer als bei hyperbaren Lokalanästhetika)
- respiratorisch gefährdete Patienten (eine evtl. Kopftieflagerung zur Beeinflussung des Analgesie-Niveaus entfällt)
- Patienten, bei denen die Spinalanästhesie in sitzender Lagerung angelegt wird (ein unterhalb der Lendenlordose abgesacktes hyperbares Lokalanästhetikum kann bei normaler Rückenlagerung auch durch Lagerungsmanöver nur noch schwer nach kranial mobilisiert werden)
- Operationstisch oder Bett, auf dem der Patient gelagert wird, kann nicht gekippt und damit die Ausbreitung nicht beeinflusst werden
- evtl. Kopftieflagerung des Patienten während der Operation (bei unzureichender Fixierung eines hyperbaren Lokalanästhetikums könnte das sensible Niveau weiter aufsteigen)

> Es empfiehlt sich normalerweise die Verwendung isobarer Lokalanästhetika. Die Anwendung eines hyperbaren Lokalanästhetikums ist jedoch für die Durchführung einer Halbseitenspinale oder eines Sattelblocks zwingend.

Ausbreitung der Spinalanästhesie

Wie viel Lokalanästhetikum benötigt wird, um bei der Single-Shot-Spinalanästhesie ein bestimmtes sensibles Niveau zu erzielen, kann im Einzelfall nicht genau vorausgesagt werden. Von 25 Faktoren wurde vermutet, dass sie die Ausbreitung des Lokalanästhetikums im Spinalraum beeinflussen (Greene 1985).

Einen wichtigen Einfluss auf die Ausbreitung haben:

- Dosis des injizierten isobaren Lokalanästhetikums. Je größer die verwendete Dosis eines bestimmten Lokalanästhetikums ist, desto höher ist die Ausbreitung der

Spinalanästhesie. Entscheidend für die Ausbreitung von subarachnoidal verabreichtem isobarem Lokalanästhetikum ist kaum das Volumen oder die Konzentration der Lösung, sondern die verabreichte Dosis in Milligramm (van Zundert et al. 1996: Tay et al. 1992). Zum Beispiel kann mit 0,7 ml einer 10%igen Lidocain-Lösung (= 70 mg) eine vergleichbare Ausbreitung erzielt werden wie mit 14 ml 0,5%igem Lidocain (= 70 mg) (van Zundert et al. 1996).

- spezifisches Gewicht des Lokalanästhetikums (hyper- oder isobar)
- Lagerung des Patienten bei und nach der Injektion eines hyperbaren Lokalanästhetikums
- Höhe des Punktionsortes
- Liquormenge des Patienten (verminderte Liquormenge bei erhöhtem intraabdominellem Druck; z.B. bei Schwangeren, adipösen Patienten)

Einen geringen Einfluss auf die Ausbreitung haben:
- Alter und Größe des Patienten
- Injektionsgeschwindigkeit (Stienstra u. van Poorten 1990), obwohl häufig vermutet wird, dass eine schnellere Injektion stärkere Turbulenzen verursacht und deshalb das Lokalanästhetikum weiter nach oben gewirbelt wird
- Anatomie des Spinalkanals
- Temperatur des Lokalanästhetikums

Keinen Einfluss auf die Ausbreitung haben:
- Gewicht
- Geschlecht
- Barbotage (wiederholte Aspiration von Liquor)
- Richtung der Kanülenspitze
- Zusatz von Adrenalin zum Lokalanästhetikum
- Husten, Pressen (z.B. Geburtswehen)

Angestrebt wird meist eine Ausbreitung der Analgesie bis ungefähr Nabelhöhe (Th10, Abb. 16.22). Etwa 3–4 ml Bupivacain 0,5% isobar führen zu einem mittleren Analgesie-Niveau bis Th10. Das sensible Niveau kann bei einer Single-Shot-Spinalanästhesie öfters zu gering oder zu hoch aufsteigen (Logan et al. 1986; Mitchell et al. 1988; Pitkänen et al. 1984). Nach lumbaler Injektion (L3/L4) von hyperbarem Bupivacain 0,5% sind starke Schwankungen des erzielten sensiblen Niveaus beschrieben (Th1–Th10, Mitchel 1988). Ein zuverlässiger Anhalt für den Bedarf an Lokalanästhetikum, um ein bestimmtes sensibles Niveau bei einem bestimmten Patienten zu erreichen, ist das bei einer evtl. vorausgegangenen Spinalanästhesie angewandte Vorgehen. Werden beim selben Patienten bei einer wiederholten Spinalanästhesie die gleichen Bedingungen bezüglich Punktion und Dosis an Lokalanästhetikum eingehalten, kann mit großer Zuverlässigkeit eine ähnliche Ausbreitung der Spinalanästhesie erwartet werden (Taivainen et al. 1990; Tuominen et al. 1992).

Austesten der sensiblen Ausbreitung einer Spinalanästhesie

Hierzu eignet sich am besten ein mittels Eiswürfel gesetzter Kältereiz. Die Patienten geben im betäubten Gebiet kein Kältegefühl mehr an. Bei Ausbreitung der Spinalanästhesie z. B. bis zum Nabel (= Th10) empfindet der Patient oberhalb des Nabels einen normalen Kältereiz, im betäubten Gebiet unterhalb des Nabels gibt er eher ein Wärmegefühl bei Berührung mit dem Kältereiz an. Das Austesten der Spinalanästhesie durch Schmerzreize wie z.B. Kneifen, Nadelstiche und ähnlichem sollte möglichst vermieden werden (Kap. 15.1, S. 314).

> Es ist zu beachten, dass das sensible Niveau normalerweise etwas höher liegt als das motorische Niveau. Die Blockade des Sympathikus liegt meist nochmals (ca. 2 Dermatome) höher als die sensible Blockade.

Mögliche Nebenwirkungen einer Spinalanästhesie

Blutdruckabfall

Ursache eines Blutdruckabfalls ist normalerweise die schnell einsetzende Sympathikusblockade (Kap. 15.1, S. 314) mit arterieller und vor allem venöser Vasodilatation. Aufgrund der einsetzenden Vasodilatation mit venösem Pooling nehmen der venöse Rückstrom (Preload: Kap. 79.2.2, S. 1117) und damit auch das Herzminutenvolumen ab. Bemerkenswerterweise führt ein verminderter venöser Rückstrom und ein Abfall des Herzminutenvolumens im Rahmen einer Spinalanästhesie zu keiner kompensatorischen Tachykardie über die Barorezeptoren im Karotissinus und Aortenbogen. Der verminderte Preload mit erniedrigtem rechtsatrialen Druck führt – unter Vermittlung entsprechender Druckrezeptoren – zu einer reflektorischen Bradykardie (s.o., S. 353).

> Leichte Blutdruckabfälle beruhen auf einer Abnahme des totalen peripheren Gefäßwiderstandes. Starke Blutdruckabfälle sind meist durch eine zusätzliche kritische Abnahme des Herzminutenvolumens (verminderter Preload, Bradykardie) bedingt. Der Blutdruckabfall ist bei vorbestehender Hypovolämie oder Hypertension ausgeprägter. In den nicht blockierten Körperbereichen kommt es zu einer kompensatorischen Vasokonstriktion.

Bei kardiovaskulär gesunden Patienten kann ein Blutdruckabfall bis ca. 30% unter den Normalwert toleriert werden. Bei koronarsklerotischen Patienten kann ein Blutdruckabfall um ca. 25% meist toleriert werden. Der Blutdruckabfall führt zwar zu einem verminderten myokardialen O_2-Angebot, die verminderte Nachlast führt jedoch zu einem ähnlich großen Abfall des myokardialen O_2-Bedarfs, sodass Blutdruckabfälle bis ca. 25% folgenlos bleiben sollten.

Insbesondere bei Patienten mit **Koronar- oder Zerebralsklerose** muss ein stärkerer Blutdruckabfall vermieden bzw. sofort therapiert werden, denn diese Patienten tolerieren Blutdruckabfälle schlecht. Da ein stärkerer Blutdruckabfall meist Folge eines verminderten venösen Rückstroms mit Bradykardie und Abfall des Herzminutenvolumens ist, sollte zuerst der venöse Rückstrom durch adäquate Lagerung des Patienten (Beine hoch; ggf. Trendelenburg-Lage) verbessert werden. Zusätzlich ist Sauerstoff (z. B. 2 l/min über Nasensonde) zu verabreichen. Durch intravenöse Gabe von Atropin (ca. 0,25–0,5 mg beim Erwachsenen) können die Herzfrequenz und das Herzminutenvolumen gesteigert werden. Gegebenenfalls ist eine zusätzliche intravenöse Volumengabe indiziert. Eine überschießende Volumengabe kann jedoch bei älteren Patienten mit grenzwertiger Herzleistung zu einer Dekompensation führen. Auch eine nach einer rückenmarknahen Regionalanästhesie vorübergehend noch bestehende Miktionsbehinderung spricht (vor allem bei Männern mit einer Prostatahypertrophie) gegen eine zu großzügige Volumengabe.

Die Applikation von Vasopressoren ist gerechtfertigt, wenn es durch die bisherigen Maßnahmen (vor allem adäquate Lagerung) nicht gelingt, die Kreislaufverhältnisse zu stabilisieren. Ziel ist jedoch nicht nur eine Anhebung des peripheren Gefäßwiderstandes, sondern auch eine Anhebung des Herzminutenvolumens. Hierzu eignet sich Akrinor (z. B. wiederholt 2 ml einer 1:8 verdünnten Ampulle), das auch eine gute konstringierende Wirkung auf die venösen Kapazitätsgefäße hat. Das Herzminutenvolumen wird außerdem über seine positiv inotrope Wirkung gesteigert (Kap. 23.2.1, S. 491). Öfters wird eine Akrinor-Gabe auch als erste Maßnahme durchgeführt. In Extremfällen kann auch eine Adrenalin-Gabe notwendig werden.

Bradykardie

Die Sympathikusblockade reicht meist ca. 2 (zum Teil bis 4) Segmente höher als die analgetische Blockade. Die Ursache ist darin zu sehen, dass die im Spinalraum nach kranial abnehmende Konzentration des Lokalanästhetikums noch für die leicht blockierbaren sympathischen Fasern, nicht jedoch für die schwerer blockierbaren Schmerzfasern ausreicht. Steigt die Sympathikusblockade höher als bis zu den Brustwarzen auf (Th4, Abb. 16.22, S. 351), so können die aus Th1–Th4 kommenden sympathischen Fasern des Herzens blockiert werden, d.h. die parasympathische (Vagus-)Wirkung auf das Herz überwiegt nun, und es tritt eine Bradykardie auf (s.o., S. 353). Der eintretende Frequenzabfall kann z.B. mit Atropin (0,25 bis 0,5 mg i.v.; Kap. 3.2.6, S. 42), ein eintretender Frequenz- und Blutdruckabfall kann evtl. mit Adrenalin (wiederholt 0,05 mg i.v.; Kap. 23.2.1, S. 488) therapiert werden. Ist die Bradykardie durch das venöse Pooling mit vermindertem venösem Rückfluss (mit-)bedingt, dann ist die oben unter »Blutdruckabfall« beschriebene Therapie (zusätzlich) notwendig.

Postspinaler Kopfschmerz

Durch das punktionsbedingte Leck in der Dura kann nach der Punktion Liquor aus dem Spinalraum in den Periduralraum abfließen. Durch diesen Liquorverlust kann es evtl. zu geringfügigen Verlagerungen von Gehirn und Rückenmark mit Zug an Hirnhäuten und Gefäßen kommen. Dadurch können Kopfschmerzen auftreten, die meist analgetikaunempfindlich sind (Übersicht bei Gielen 1989; Schwarz et al. 1999). Die International Headache Society definiert den postpunktionellen Kopfschmerz als einen bilateralen Kopfschmerz, der sich weniger als 7 Tage nach einer Spinalpunktion einstellt, der innerhalb von 15 Minuten nach Einnahme der aufrechten Körperhaltung einsetzt oder sich verschlechtert und der sich innerhalb von 30 Minuten nach dem Hinlegen bessert oder wieder verschwindet. Differenzialdiagnostisch muss stets eine bakterielle meningeale Reizung anhand einer klinischen Untersuchung (z. B. Fieber, Somnolenz, Nackensteifigkeit, Opisthotonus, positives Kernig-, Brudzinski- und Lasègue-Zeichen) ausgeschlossen werden. Die **Inzidenz** postspinaler Kopfschmerzen soll bei jungen Patienten höher als bei älteren Patienten und bei Frauen höher als bei Männern sein. Hierzu gibt es allerdings auch widersprüchliche Studien. Bei Schwangeren ist die Inzidenz sicherlich deutlich höher. Der Hauptgrund für die größere Inzidenz bei Frauen wird vermutlich durch die geburtshilflichen Spinalanästhesien bedingt, die in entsprechenden Gesamtstatistiken mit berücksichtigt sind. So wird z. B. insbesondere in den angloamerikanischen Ländern häufig für eine Sectio caesarea eine Spinalanästhesie bzw. für eine instrumentelle vaginale Entbindung oder für die Austreibungsphase ein Sattelblock angelegt. Bei Spinalanästhesien in der Geburtshilfe ist die Inzidenz des Kopfschmerzes bekanntermaßen hoch. Sie wird zum Teil mit 22% angegeben. In den USA sind postspinale Kopfschmerzen nach geburtshilflichen Anästhesien die dritthäufigste Ursache für Schadensersatzklagen (Chadwick et al. 1991).

Die postspinalen Kopfschmerzen können alle Schweregrade aufweisen, von leichtem Druckgefühl bis zu unerträglichen Schmerzen. Bei wiederholter Duraperforation (z. B. erneuter Punktion bei unzureichender Primärwirkung) nimmt das Risiko postspinaler Kopfschmerzen signifikant zu (Seeberger et al. 1996). Der während des Punktionsvorganges durch die Punktionskanüle abtropfende Liquor ist für das Auftreten von postspinalen Kopfschmerzen von untergeordneter Bedeutung. Entscheidend ist der spätere Liquorabfluss durch das Punktionsloch in den Periduralraum. Dieser Liquorverlust ist vor allem von 3 Faktoren abhängig:

- von der hydrostatischen Druckdifferenz über dem Dura-Leck
- der Liquorproduktionsrate
- der Größe des Dura-Lecks

Hydrostatische Druckdifferenz: Je höher der hydrostatische Liquordruck im Bereich des Dura-Lecks ist, desto mehr Liquor wird abfließen und desto stärker wird der Kopfschmerz sein. Beim stehenden Patienten beträgt im lumbalen Bereich der hydrostatische Druck im Subarachnoidalraum ca. 40–50 cm Wassersäule. Leitsymptom der postspinalen Kopfschmerzen ist daher auch die Lageabhängigkeit. Der postspinale Kopfschmerz tritt auf, sobald sich der Patient erhebt. Legt sich der Patient hin, verschwinden die postspinalen Kopfschmerzen wieder.

Liquorproduktionsrate: Die Liquorproduktion beträgt ca. 15 ml/d. Bei einem Liquorverlust kann die Liquorproduktion enorm zunehmen, bis zu ca. 400 ml/d.

> Die noch häufig ausgesprochene Empfehlung, postoperativ größere Mengen zu trinken, um eine Steigerung der Liquorproduktion zu induzieren, ist nicht Erfolg versprechend, denn die Liquorproduktion ist ein aktiver Prozess und daher nur wenig vom Hydratationszustand anhängig.

Größe des Dura-Lecks: Durch die Benutzung dünner Spinalkanülen sowie durch Verwendung von Kanülen mit speziell geformter Spitze (Abb. 16.35) lässt sich die Inzidenz postspinaler Kopfschmerzen deutlich reduzieren. Im Rahmen von diagnostischen Punktionen oder Myelographien werden meist relativ dicke Kanülen (z. B. 20–22 G) verwendet. Die Inzidenz an postpunktionellen Kopfschmerzen wird hierbei meist mit ca. 20–30% angegeben. Da bei Verwendung dünnerer Kanülen die Inzidenz postspinaler Kopfschmerzen signifikant abnimmt, sollten inzwischen möglichst nur noch ca. 25 G starke Kanülen für die Spinalanästhesie verwendet werden. Wird eine **Spinalkanüle mit Quincke-Schliff** verwendet, sollte der Kanülenschliff bei der Durapunktion nach lateral zeigen. Dadurch kann die Inzidenz postspinaler Kopfschmerzen signifikant vermindert werden (Mihic 1995), da die von kranial nach kaudal verlaufenden Fasern der Dura mater auseinander gedrängt werden. Zeigt der Kanülenschliff jedoch nach kranial oder kaudal, so werden diese Fasern zerschnitten. Die korrekte Kanülenausrichtung scheint wichtiger zu sein als z. B. Kanülengröße, Alter des Patienten oder Geschlecht (Mihic 1985). Auch durch Verwendung von Kanülen mit einer konischen (bleistiftspitzenartigen) Kanülenspitze (Whitacre-Kanüle) kann ein Zerschneiden der Fasern verhindert werden.

Die sog. atraumatische **Sprotte-Kanüle** ist eine Weiterentwicklung des Konstruktionsprinzips der Whitacre-Kanüle (Abb. 16.35). Vorteil dieser Kanüle ist die geringe Wandstärke und das relativ große Innenlumen. Der Liquor läuft damit gut zurück. Die Kanüle ist sehr stabil und gut zu handhaben. Das seitliche Loch ist größer als der Innendurchmesser. Dadurch kommt es – im Unterschied zur Whitacre-Kanüle – zu keinem Düseneffekt an der Nadelspitze bei der Injektion. Die Sprotte-Kanüle ist durch eine sehr geringe Kopfschmerzinzidenz ausgezeichnet (Cesarini et al. 1990; Jäger et al. 1991; Ross et al. 1992; Sprotte et al. 1987). Für Quincke-Kanülen mit 22, 25 bzw. 27 Gauge wurden Kopfschmerzinzidenzen von ca. 19%,

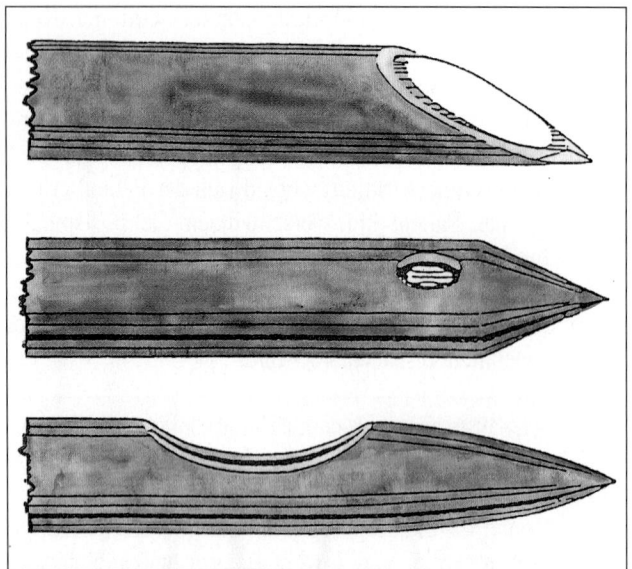

Abb. 16.35 Spinalkanüle mit Quincke-Schliff (oben), Whitacre-Kanüle (»pencil-point needle«, Mitte) und »atraumatische« Spinalkanüle nach Sprotte (unten).

ca. 14% bzw. ca. 2,5% und für konische Punktionskanülen mit 22, 25, bzw. 27 Gauge wurden Inzidenzen von ca. 6,5%, ca. 1,0% bzw. ca. 0,5% angegeben.

Zur **Therapie** postspinaler Kopfschmerzen haben sich Bettruhe, Flachliegen, Analgetika und Antiemetika bewährt. Aus Tradition wird noch in vielen Kliniken bei Patienten, die eine Spinalpunktion hatten, wegen der Gefahr postspinaler Kopfschmerzen prophylaktisch eine 12(–24)-stündige Bettruhe verordnet. Der Wert dieser Maßnahme ist genauso wenig belegt wie eine großzügige Flüssigkeitszufuhr (s.o.). Zur Therapie postspinaler Kopfschmerzen kann auch eine straffer angelegte Bauchbinde versucht werden. Durch diese Erhöhung des intraabdominellen Drucks kann ein vermehrter venöser Blutfluss über die Periduralvenen mit Erhöhung des Liquordrucks und Besserung der postspinalen Kopfschmerzen erzielt werden. Der Erfolg dieser Maßnahmen ist nicht wissenschaftlich belegt. An medikamentösen Maßnahmen kann die ca. 2- bis 3-tägige konsequente Gabe eines antipyretischen Analgetikums (Paracetamol oder Metamizol) versucht werden. Zum Teil wird auch die Gabe von Theophyllin (400 mg i.v.) empfohlen (Schwarz et al. 1999).

Falls ein intensiver postspinaler Kopfschmerz trotz obiger Maßnahmen länger als ca. 7 Tage bestehen bleibt, kann eine peridurale autologe Blutinjektion, eine sog. Blutplombe (»blood patch«) angelegt werden (Maier 1997). Die Idee der Blutplombe geht auf die Feststellung zurück, dass es nach einer blutigen Spinalpunktion wesentlich seltener zu postspinalen Kopfschmerzen kommt als nach einer unblutigen Punktion. Für einen »blood patch« werden 6–10 ml steril entnommenes venöses Eigenblut in den Periduralraum (vorzugsweise in Höhe der ehemaligen Spinalpunktion: ggf. im Nachbarsegment) injiziert. Der Periduralraum wird – wie bei der Peri-

duralanästhesie (s.u.) beschrieben – mit der Widerstandsverlustmethode aufgesucht. Da das injizierte Blut gerinnt, verschließt sich das Dura-Leck innerhalb von ca. 30 Minuten. Die Erfolgsquote wird bei Mittelung mehrerer Studien mit ca. 93% angegeben (Gerig 1987). Meist wird empfohlen, dass der Patient nach Anlegen der Blutplombe noch 30–60 Minuten liegen bleiben sollte. Eine Blutplombe hat jedoch wie jede therapeutische Maßnahme Risiken, deren Inzidenz häufiger ist als zumeist angenommen wird (Maier 1997). An leichten Nebenwirkungen können Rückenschmerzen und Rückensteife, Nackenschmerzen, Par- und Dysästhesien auftreten. Es besteht auch die Gefahr einer erneuten Duraverletzung mit Verschlimmerung der Kopfschmerzen. Im Extremfall kann es zu periduralem Abszess, adhäsiver Arachnoiditis oder Obliteration des Periduralraumes kommen. Die Inzidenz dieser ernsten Komplikationen wurde mit 0,01–0,08% errechnet (Maier 1997). Über die Risiken einer Blutplombe sollte aufgeklärt werden (Maier 1997).

Anstatt eines Blutpatches kann auch eine peridurale Infusion von ca. 1000–1500 ml Ringer-Laktat pro Tag vorgenommen werden.

Vor Anlage eines Blutpatches sind evtl. bestehende Gerinnungsstörungen auszuschließen (s. auch Kap. 16.2.1, S. 325). Insbesondere ist z.B. zu klären, ob bisher eine Therapie der Kopfschmerzen mit z.B. Acetylsalicylsäure durchgeführt wurde (Tab. 16.2, S. 328).

Hirnnervenstörungen und neurologische Schädigungen

Durch einen Liquorverlust kann es zu geringfügigen Verlagerungen des ZNS und damit zu Zug an **Hirnnerven** kommen. Insbesondere der VI. Hirnnerv, der N. abducens ist hiervon betroffen, wodurch vorübergehende Sehstörungen (Doppelbilder) möglich sind. Nach einer Spinalanästhesie können auch Hörstörungen auftreten. Diese sind aber in den meisten Fällen nicht durch eine Irritation des VIII. Hirnnervs bedingt, sondern sie werden vermutlich durch eine Hypotension der kochleären Flüssigkeit bewirkt. Dies wird durch eine anatomische Verbindung zwischen Cochlea und Subarachnoidalraum möglich: Ein Druckabfall im Subarachnoidalraum bewirkt über diese anatomische Verbindung auch einen Druckabfall in der kochleären Flüssigkeit.

Eine **Rückenmarkverletzung** ist bei zu hoher Spinalpunktion denkbar. Bleibende neurologische Schädigungen nach einer Spinalanästhesie sind jedoch sehr selten. Zwei Drittel der Patienten mit einem neurologischen Defizit nach einer Spinalanästhesie klagten entweder über Parästhesien bei der Punktion oder über Schmerzen bei der Injektion (Auroy et al. 1997). Die Inzidenz neurologischer Probleme nach einer Spinalanästhesie wurde in einer prospektiven Studie mit 5,9: 10000 angegeben (Auroy et al. 1997). Zum größten Teil handelte es sich um vorübergehende (radikuläre) Defizite. In extrem seltenen Fällen muss aufgrund des Liquorverlustes nach einer Spinalanästhesie mit dem Auftreten eines zerebralen **subduralen Hämatoms** gerechnet werden. Ursache sind die durch den Liquorverlust auftretenden Verlagerungen des ZNS mit Zug an Meningen und Gefäßstrukturen, wodurch ein venöses Gefäß einreißen kann. Bei persistierenden Kopfschmerzen, die nicht typisch lageabhängig sind und bei denen es evtl. zu Erbrechen, Unruhe und Verwirrtheit kommt, muss daher an ein subdurales Hämatom gedacht werden. Es ist dann eine kraniale Computertomographie durchzuführen. Auch ein punktionsbedingtes **peridurales Hämatom** mit Nervenkompression ist denkbar, aber extrem selten. Nach einem oft unvermeidbaren Durchstechen eines der zahlreichen venösen Gefäße des Periduralraumes kann vor allem bei vorbestehenden Gerinnungsstörungen ein Hämatom im Periduralraum entstehen. Im Extremfall kann es hierdurch zur Kompression des Rückenmarks mit Querschnittsymptomatik kommen (s. auch Kap. 16.2.1, S. 327).

»Hohe« und »totale« Spinalanästhesie

Bei zu hohem Aufsteigen einer Spinalanästhesie kann es zur Hemmung der interkostalen Atemmuskulatur, zur Blockade des Herzsympathikus mit Bradykardie und – vor allem bei vorbestehender Hypovolämie – zu ausgeprägtem venösem Pooling mit Abfall von Vorlast und Herzminutenvolumen und dadurch zu Blutdruckabfall und zu Bradykardie kommen. Von einer »**hohen**« **Spinalanästhesie** wird normalerweise gesprochen, wenn die Blockade bis Th3 oder höher reicht. Therapeutisch sind eine Steigerung des venösen Rückstroms durch Lagerung (s.o.), Sauerstoffgabe, Atropin-, Volumen- und Vasopressorengabe notwendig. Unter Umständen kann wegen geschwächter Atmung eine Beatmung notwendig werden.

Bei Gabe einer zu hohen Dosis oder bei zu hohem Aufsteigen des Lokalanästhetikums trotz richtiger Dosierung kann es zu einer »**totalen**« **Spinalanästhesie** kommen. Ein dabei drohender Herzkreislauf- und Atemstillstand ist nicht durch eine direkte Wirkung der Lokalanästhetika auf medulläre Strukturen bedingt, sondern Folge davon, dass Herzminutenvolumen und Blutdruck massiv abfallen und die Medulla oblongata unzureichend perfundiert wird. Entscheidend sind entsprechende Steigerungen von Herzminutenvolumen, Herzfrequenz und Blutdruck (s.o.). Der Patient ist vorübergehend maschinell zu beatmen. Durch die Blockade des zentralen Parasympathikus ist auch eine vorübergehende Pupillendilatation möglich.

Toxische Komplikationen?

Durch Resorption der im Rahmen einer Spinalanästhesie verabreichten Dosis eines Lokalanästhetikums können keine toxischen Nebenwirkungen resultieren. Beispielsweise ist die Plasmakonzentration von Bupivacain, bei der zerebrale Krampfanfälle auftreten können, fast 10-mal höher als die nach intrathekaler Injektion einer üblichen Lokalanästhetika-

dosis zu erwartende maximale Blutkonzentration. In einer prospektiven Studie wurde bei über 40 000 Spinalanästhesien in keinem Falle ein zerebraler Krampfanfall festgestellt (Auroy 1997).

Bakterielle Infektion mit Abszess/Meningitis bei unsterilem Arbeiten

Um die Gefahr einer bakteriellen Kontamination mit dem Risiko eines Abszesses bzw. einer Meningitis zu vermeiden, ist besonders streng auf ein steriles Arbeiten zu achten. Bereits benutzte Tupfer oder Kanülen sollten nicht auf dem Abdecktisch abgelegt, sondern sofort abgeworfen werden. Der Schaft von Punktionskanülen sollte trotz steriler Handschuhe nicht berührt werden. Trotz steriler Handschuhe ist so zu arbeiten, als ob lediglich die Fingerspitzen steril wären. Erneutes Tasten der Beckenkämme oder sonstige Manipulationen sollten am steril abgedeckten Rücken vermieden bzw. auf ein Minimum beschränkt werden.

Vorübergehender Harnverhalt

Da bei einer Spinalanästhesie die lumbalen Parasympathikusfasern blockiert werden und dadurch die Innervation der Blase gestört ist, kann es bei großzügiger intravenöser Flüssigkeitsgabe zu einer Überdehnung der Blase kommen. Diese äußert sich in stärksten Unterbauchschmerzen und erfordert eine Einmalkatheterisierung der Blase. Eine übermäßige Volumenzufuhr sollte daher – vor allem bei älteren Männern mit einer Prostatahyperplasie – vermieden werden. Kurzfristige Blutdruckabfälle sollten eher mit einem entsprechenden Lagerungsmanöver und/oder einem Vasokonstriktor (s.o.) als mit einer übermäßigen Volumenzufuhr therapiert werden.

Übelkeit

Tritt kurz nach Anlegen einer Spinalanästhesie Übelkeit auf, muss an eine Hypotension mit zerebraler Minderperfusion gedacht werden. Die Therapie besteht vor allem in einem entsprechenden Lagerungsmanöver, O_2-, Atropin-, Volumen- und/oder Vasokonstriktorgabe (s.o.). Auch eine Blockade der den Gastrointestinaltrakt versorgenden Sympathikusfasern kann – aufgrund der nun überwiegenden parasympathischen Innervation des Gastrointestinaltrakts – zu Übelkeit führen. In diesem Fall kann die intravenöse Gabe von Atropin therapeutisch sinnvoll sein.

Rückenschmerzen

Nach einer Spinalanästhesie treten in bis ca. 25% Rückenschmerzen auf. Diese sind normalerweise nicht Folge der Punktion, sondern durch eine Überdehnung der Lendenlordose (aufgrund der Muskelrelaxation) bedingt. Nach einer Allgemeinanästhesie mit Muskelrelaxation treten (aufgrund des gleichen Mechanismus) ebenfalls in bis ca. 25% der Fälle postoperative Rückenschmerzen auf.

Sonstiges

Evtl. kann eine vasovagale Synkope beim Anlegen der Spinalanästhesie auftreten. Die Versagerquote bei der Spinalanästhesie wird mit ca. 2–5% angegeben.

Kontinuierliche Spinalanästhesie

1899 wurde von August Bier erstmalig eine Operation in Spinalanästhesie durchgeführt (Bier 1899) und bereits 1907 wurde von dem britischen Chirurgen H. P. Dean die kontinuierliche Spinalanästhesie beschrieben. Dabei wurde die Spinalkanüle für spätere Nachinjektionen in situ belassen (Dean 1907). Hierzu wurde ein spezieller Operationstisch mit einem entsprechenden Loch in der Liegefläche benötigt. Nachinjiziert wurde von unterhalb des OP-Tisches. 1944 beschrieb Tuohy die Einführung eines Katheters in den Spinalraum (Tuohy 1944). Die kontinuierliche Spinalanästhesie wurde jedoch nicht in größerem Umfang in der klinischen Routine eingesetzt, obwohl sie wiederholt propagiert wurde. Bedenken gegen dieses Verfahren bestanden insbesondere deshalb, da zumeist nur relativ dicke Katheter verfügbar waren (Kallos u. Smith 1972). Dadurch war eine hohe Inzidenz

Kurzinformation Spinalanästhesie	
Charakteristika	technisch relativ einfach
Einsatz	Eingriffe an der unteren Körperhälfte, also Unterbauchoperationen, Leisten-, Dammoperationen, Sectio caesarea und Eingriffe an den Beinen

Kontraindikationen	■ allgemeine Kontraindikationen für Regionalanästhesieverfahren (Tab. 16.1)
	■ starke Hypovolämie
	■ erhöhter intrakranieller Druck
	■ relative Kontraindikationen
	  – anatomische Veränderungen im Bereich der Lendenwirbelsäule
	  – Kopfschmerzanamnese, z. B. Migräne
	  – jugendliche Patienten (aufgrund der häufiger auftretenden postspinalen Kopfschmerzen)
	  – neurologische Erkrankungen

Risiken	Blutdruckabfall, postspinale Kopfschmerzen, Hirnnervenstörungen, Meningitis, Harnverhalt
Medikamente	abhängig von der Höhe des angestrebten sensiblen Niveaus, iso- und hyperbare Lokalanästhetika verwendbar
Empfehlungen	normalerweise isobare Lokalanästhetika einsetzen

postpunktioneller Kopfschmerzen zu erwarten. Außerdem ist das theoretische Risiko einer Liquorinfektion zu beachten. Routineverfahren blieb daher die einzeitige (Single-Shot-) Spinalanästhesie. Nachteile des Single-Shot-Verfahrens sind der bei Blockadebeginn öfters auftretende stärkere Blutdruckabfall sowie die Tatsache, dass die Höhe des sensiblen Niveaus nur schlecht voraussehbar ist (Logan et al. 1986; Mitchell et al. 1988; Pitkänen et al. 1984). Seit einigen Jahren stehen nun sehr dünne Spinalkatheter (28–32 G) aus gewebefreundlichem Material zur Verfügung, bei deren Einsatz das Risiko postspinaler Kopfschmerzen relativ gering ist.

Vor- und Nachteile

Die kontinuierliche Spinalanästhesie bietet einige **Vorteile**: Als Initialdosis kann eine geringere Menge an Lokalanästhetikum injiziert werden als bei einer einzeitigen Spinalanästhesie, da die Möglichkeit zu Nachinjektionen besteht. Das gewünschte sensible Niveau kann mittels Spinalkatheter aufgrund der Möglichkeit zur Nachinjektion relativ exakt eingestellt und über die notwendige Zeit durch evtl. Nachinjektionen aufrechterhalten werden (Striebel 1993b). Das Blutdruckverhalten unter kontinuierlicher Spinalanästhesie ist ausgesprochen stabil (Striebel 1993b; Favarel-Garrigues et al. 1996; Holst et al. 1997). Auch bei ASA-III- und ASA-IV-Patienten konnte ein weitaus stabileres Kreislaufverhalten unter kontinuierlicher Spinalanästhesie als unter einzeitiger Spinalanästhesie festgestellt werden (Palas 1989). Die kontinuierliche Spinalanästhesie wird aufgrund der besseren Kreislaufstabilität im Vergleich zum Single-Shot-Verfahren vor allem bei kardiovaskulären Risikopatienten empfohlen (Holst et al. 1997). Die relativ einfache Punktion des Spinalraumes kann allgemein als **Vorteil gegenüber der Periduralanästhesie** (s. u.) angesehen werden. In einer großen Studie wurde berichtet, dass in nur 1,7% der Fälle die Platzierung des Spinalkatheters misslang, während die Anlage eines Periduralkatheters in 9% missglückte (Sutter et al. 1989). Ein Spinalkatheter lässt sich außerdem deutlich schneller platzieren als ein Periduralkatheter (Kestin 1991). Als weitere Vorteile der kontinuierlichen Spinalanästhesie im Vergleich zur kontinuierlichen Periduralanästhesie werden der deutlich schnellere Wirkungsbeginn (Kashanipour et al. 1991; Kestin 1991) sowie die ausgeprägtere sensible und motorische Blockade (Kashanipour et al. 1991) beschrieben. Bei der kontinuierlichen Spinalanästhesie ist außerdem eine wesentlich geringere Dosis an Lokalanästhetikum erforderlich, d.h. es sind keine toxischen Reaktionen zu erwarten (Tab. 16.5).

Als **Nachteil** ist vor allem die Gefahr postspinaler Kopfschmerzen zu nennen. Ein weiteres Risiko bei einer längerfristigen kontinuierlichen Spinalanästhesie ist sicherlich eine drohende Keimbesiedelung des Liquorraumes. Ein aseptisches Vorgehen bei den Nachinjektionen ist daher zwingend. Wird der Katheter nur in der unmittelbar perioperativen Phase in situ belassen, scheint diese Gefahr vernachlässigbar klein zu sein. Bezüglich der Diskussion (rückenmarknahe) Regionalanästhesie versus Allgemeinanästhesie sei auf Kap. 13.2, S. 293 verwiesen.

Vorgehen

Nach erfolgreicher Punktion des Liquorraumes ist der Kanülenschliff nach kranial zu drehen und der Spinalkatheter ca. 3–4 cm tief in den Spinalraum einzuführen. Bei den ca. 28 G starken Spinalkathetern kann die korrekte Lage des Katheters durch Aspiration von Liquor überprüft werden. Bei ultradünnen Kathetern (32 G) ist die Handhabung öfters mit technischen Problemen verbunden (Silvanto et al. 1992). Eine Liquoraspiration ist über diese Katheter nicht mehr möglich. Bei dem nach Positionierung des Katheters wieder in Rückenlage gebrachten Patienten empfiehlt sich eine erste Injektion von ca. 0,5 ml Lokalanästhetikum. Weitere Injektionen können in 5- bis 10-minütigen Abständen mit jeweils 0,25 ml erfolgen, bis das gewünschte sensible Niveau (von z. B. Th10) erreicht ist. Es ist hierbei auf eine zügige Injektion über den Spinalkatheter zu achten. Bei schneller Injektion kann aufgrund von stärkeren, injektionsbedingten Turbulenzen eine bessere Verteilung des Lokalanästhetikums im Liquorraum erzielt werden (Rigler u. Drasner 1991a), während bei langsamer Injektion über die sehr dünnen Katheter ein langsames Abtropfen mit fleckförmiger Verteilung droht.

Cauda-equina-Syndrom

Inzwischen wurden einige Kasuistiken beschrieben, in denen es nach einer Katheterspinalanästhesie zu einer Schädigung der Cauda equina kam (Cauda-equina-Syndrom, Rigler et al. 1991b: Auroy et al. 1997). Diesen Patienten war gemeinsam, dass sich initial eine unzureichende Blockade ausbildete und dass zur Komplettierung der Spinalanästhesie zum Teil mehrere Nachinjektionen vorgenommen und insgesamt relativ hohe Gesamtmengen an Lokalanästhetikum (in 3 Fällen handelte es sich um hyperbares Lidocain 5%) verabreicht wurden.

Es wurde vermutet, dass eine ungleichmäßige Verteilung und relativ hohe Gesamtdosierungen des Lokalanästhetikums zu hohen lokalen Konzentrationen mit neurotoxischer Wirkung geführt haben (Lambert u. Hurley 1991: Rigler et al. 1991b: Auroy et al. 1997).

Insgesamt wird die kontinuierliche Spinalanästhesie relativ selten durchgeführt.

Periduralanästhesie

Unter einer **Peridural**anästhesie (PDA) wird das Einbringen eines Lokalanästhetikums in den Periduralraum mit Blockade der entsprechenden Spinalnerven verstanden. Die PDA ist im Vergleich zur Spinalanästhesie technisch wesentlich schwieriger. Korrekt durchgeführt hat sie jedoch zahlreiche Vorteile und kann theoretisch auf allen Etagen der Wirbelsäule durchgeführt werden. Zumeist wird eine lumbale Periduralanästhesie zur Blockade der unteren Körperhälfte vorgenommen.

Indikationen und Kontraindikationen

Indikationen für eine PDA sind:

- Operationen vor allem an der unteren Körperhälfte
- Schmerztherapie (»Schmerzkatheter« z. B. zur schmerzarmen Entbindung: Kap. 67.2.3, S. 944)
- Verbesserung der Durchblutung (z. B. nach Gefäßoperationen an den Beinen)
- Stimulierung der Darmtätigkeit (z. B. nach großen abdominalchirurgischen Operationen)

Es gelten die gleichen **absoluten Kontraindikationen** wie bei der Spinalanästhesie (s. o.). Auch die **relativen Kontraindikationen** sind die gleichen wie bei der Spinalanästhesie (s. o.) mit Ausnahme der Kopfschmerzanamnese und den jugendlichen Patienten, da bei einer Periduralanästhesie (im Gegensatz zu einer Spinalanästhesie) Kopfschmerzen nur auftreten können, wenn es versehentlich zu einer Duraperforation gekommen ist.

Tab. 16.5 Vor- und Nachteile der kontinuierlichen Spinalanästhesie im Vergleich zur Periduralanästhesie.

Vorteile	Nachteile
- schnellerer Wirkungseintritt	- stärkerer Blutdruckabfall
- größere Treffsicherheit	- häufigere postspinale Kopfschmerzen
- bessere Muskelerschlaffung	- bei ultradünnen Kathetern (32 G) ist die Handhabung oft technisch sehr schwierig
- fehlende toxische Reaktionen	- drohende Keimbesiedelung des Liquors
	- geringe Popularität

Grundlagenwissen: Anatomische Voraussetzungen für die PDA

Bezüglich der anatomisch wichtigen Strukturen, die bei der Anlage einer Periduralanästhesie zu beachten sind, sei auf das Grundlagenwissen: Anatomie von Wirbelsäule und Rückenmark verwiesen (S. 350). Nach Durchstechen von Haut, subkutanem Fettgewebe, Lig. supraspinale und Lig. interspinale stößt die Punktionskanüle auf das Lig. flavum (gelbes Band, Abb. 16.38). Direkt nach Passieren des derben, festen Lig. flavum tritt die Kanülenspitze in den lockeren Periduralraum ein. Das Lig. flavum ist im Lumbalbereich in der Mittellinie ca. 5 mm stark. Nach lateral wird es schwächer. Oft weist das Lig. flavum genau in der Mittellinie eine kleine Einkerbung auf (durch die Blutgefäße in den Spinalkanal eintreten und wieder austreten). Diese Spaltbildung erklärt, warum eine Periduralkanüle mitunter nur auf geringen Widerstand im Bereich des Lig. flavum stößt.

Der Periduralraum enthält zartes Fett- und Bindegewebe sowie (vor allem im lateralen Bereich) Venengeflechte. Im Bereich von L3/L4 ist der Periduralraum ca. 5–7 mm breit. Danach kommt die Dura mater und dann der Spinalraum (Abb. 16.24). Dieser schmale Periduralraum muss mit der Kanülenspitze aufgefunden werden. Bei einer korrekt durchgeführten Periduralanästhesie wird die Kanülenspitze nur bis in den Periduralraum vorgeschoben, die Dura wird also nicht verletzt (s.u.). Deshalb kann eine PDA theoretisch auf jeder Höhe der Wirbelsäule durchgeführt werden. Im Normalfall wird jedoch bei einer PDA – wie auch bei einer Spinalanästhesie – bei L3/L4 (oder L2/L3) punktiert. Falls dennoch versehentlich die Dura punktiert wird, ist nun keine Rückenmarkverletzung zu befürchten, da das Rückenmark bei L1/L2 endet (S. 352). Eine Punktion unterhalb von L4 ist schwierig, weil das Lig. interspinale dort nicht leicht zu identifizieren ist. Bei einer Punktion oberhalb von L2 besteht die Gefahr einer Rückenmarkverletzung. Wird ausnahmsweise eine thorakale PDA (S. 378) vorgenommen, so verlangt dies größte Vorsicht und Erfahrung. Wird der Periduralraum nicht erfasst und die Periduralkanüle weiter vorgeschoben, droht eine Rückenmarkverletzung! Im Lumbalbereich beträgt die Punktionstiefe von der Haut bis zum Periduralraum bei ca. 80% der Erwachsenen 4–6 cm.

Material

- Mundschutz und Kopfhaube, sterile Handschuhe (die Verwendung eines sterilen Kittels ist aus hygienischer Sicht dringend zu empfehlen; van Aken u. Meyer 1999)
- Desinfektionslösung
- Ampulle mit 10 ml NaCl 0,9%
- Periduralkatheter (evtl. mit Mandrin), Bakterienfilter und Adapter (S. 372)
- Lokalanästhetikum für die lokale Betäubung der Punktionsstelle, z.B. eine Ampulle mit 5 ml Lidocain 1%
- Lokalanästhetikum für die Periduralanästhesie, z.B. eine Ampulle mit 20 ml Bupivacain 0,5%
- Periduralset, das meist alle weiteren Utensilien enthält:
  - Gefäß für die Desinfektionslösung
  - sterile Tupfer und Kompressen
  - sterile Klemme (die Tupfer werden mit der Klemme gefasst, in die Desinfektionslösung getaucht, und zur Desinfektion der Punktionsstelle verwendet)
  - steriles Lochtuch
  - 2-ml-Spritze für die Lokalanästhesie
  - leichtgängige 10 ml (Glas-)Spritze zum »Aufsuchen« des Periduralraumes
  - Stahlkanülen zum Aufziehen der Medikamente und zur lokalen Betäubung
  - spezielle Periduralkanüle (sog. Tuohy-Kanüle, meist 17 oder 18 G, Abb. 16.36)
- steriles Verbandsmaterial für die Punktionsstelle und Pflaster zur Fixierung des PDA-Katheters

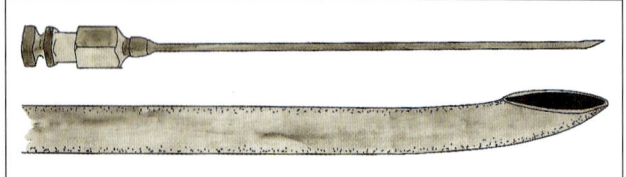

Abb. 16.36 Periduralkanüle (Tuohy-Kanüle).

Vorgehen

Eine PDA (Abb. 16.37) kann am sitzenden oder liegenden Patienten durchgeführt werden. Der Patient muss hierzu –

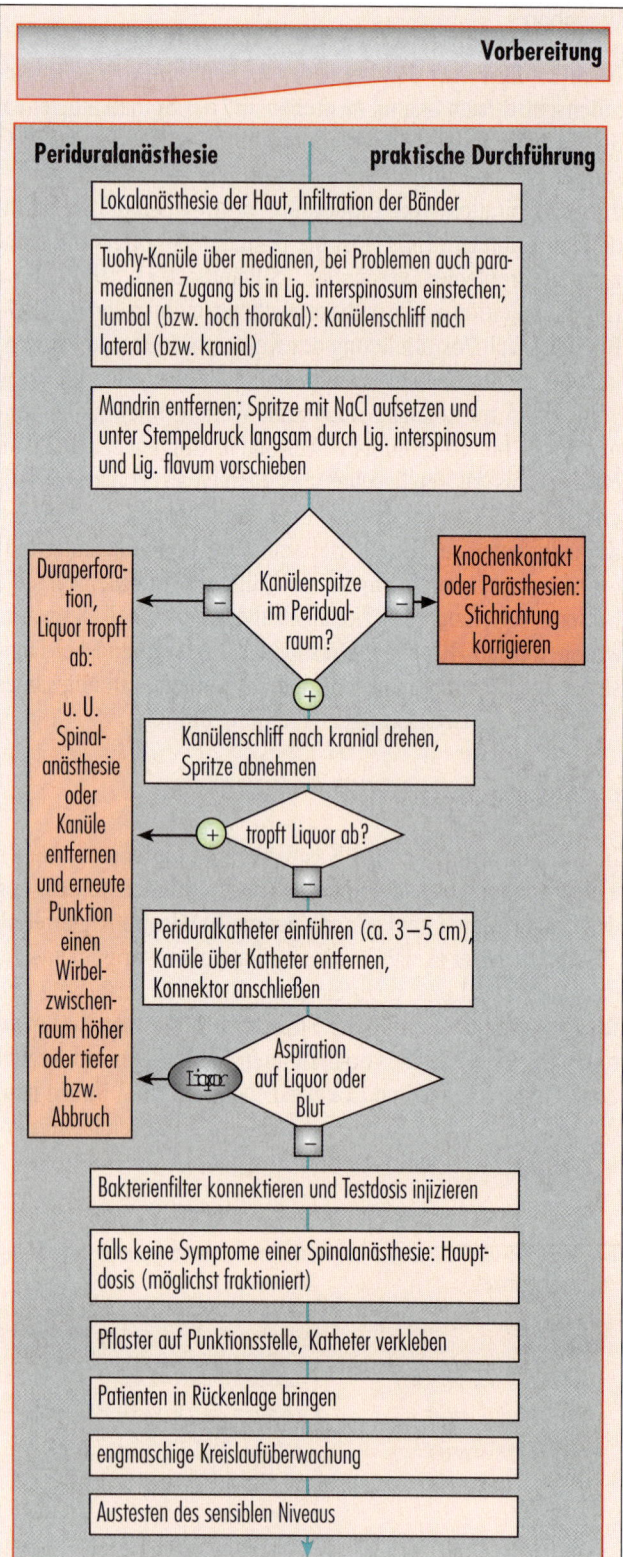

Abb. 16.37 Durchführung einer Periduralanästhesie.

wie bei der Spinalanästhesie beschrieben (S. 357) – einen Katzenbuckel machen (Abb. 16.29, Abb. 16.30).

■ Aufsuchen und Markieren der üblichen Punktionsstelle bei L3/L4 (oder L2/L3) in der Mittellinie (Abb. 16.32 a–c, S. 358; Abb. 16.39 a–c, S. 372). Selten wird der seitliche/paramediane Zugang gewählt (hierbei wird im Lumbalbereich 1–1,5 cm lateral der Mittellinie und etwas tiefer – am Unterrand des nächst tieferen Dornfortsatzes ca. 45° nach kranial und ca. 15° nach medial – punktiert). Die Kanüle wird nach kranial und medial vorgeschoben, um in der Mittellinie durch das Lig. flavum zu stoßen.

■ Desinfektion der Punktionsstelle
■ steriles Lochtuch aufkleben

■ lokale Betäubung der Haut und der tieferen Bandstrukturen (Abb. 16.39 d–f)

Nun wird die Periduralkanüle (Tuohy-Kanüle) bis ins Lig. interspinale (Abb. 16.39 g–h) vorgeschoben. Der Anschliff der Tuohy-Kanüle sollte nach lateral zeigen (denn sollte versehentlich die Dura perforiert werden, so werden die von kranial nach kaudal verlaufenden Bindegewebsfasern der Dura mater nicht durchtrennt, sondern auseinander gedrängt; S. 365). Nun wird der Mandrin der Kanüle entfernt, und auf die Tuohy-Kanüle wird eine spezielle, besonders leichtgängige Spritze aufgesetzt, die mit NaCl 0,9% gefüllt ist. Mit der rechten Hand wird die NaCl-gefüllte Spritze unter Stempel-

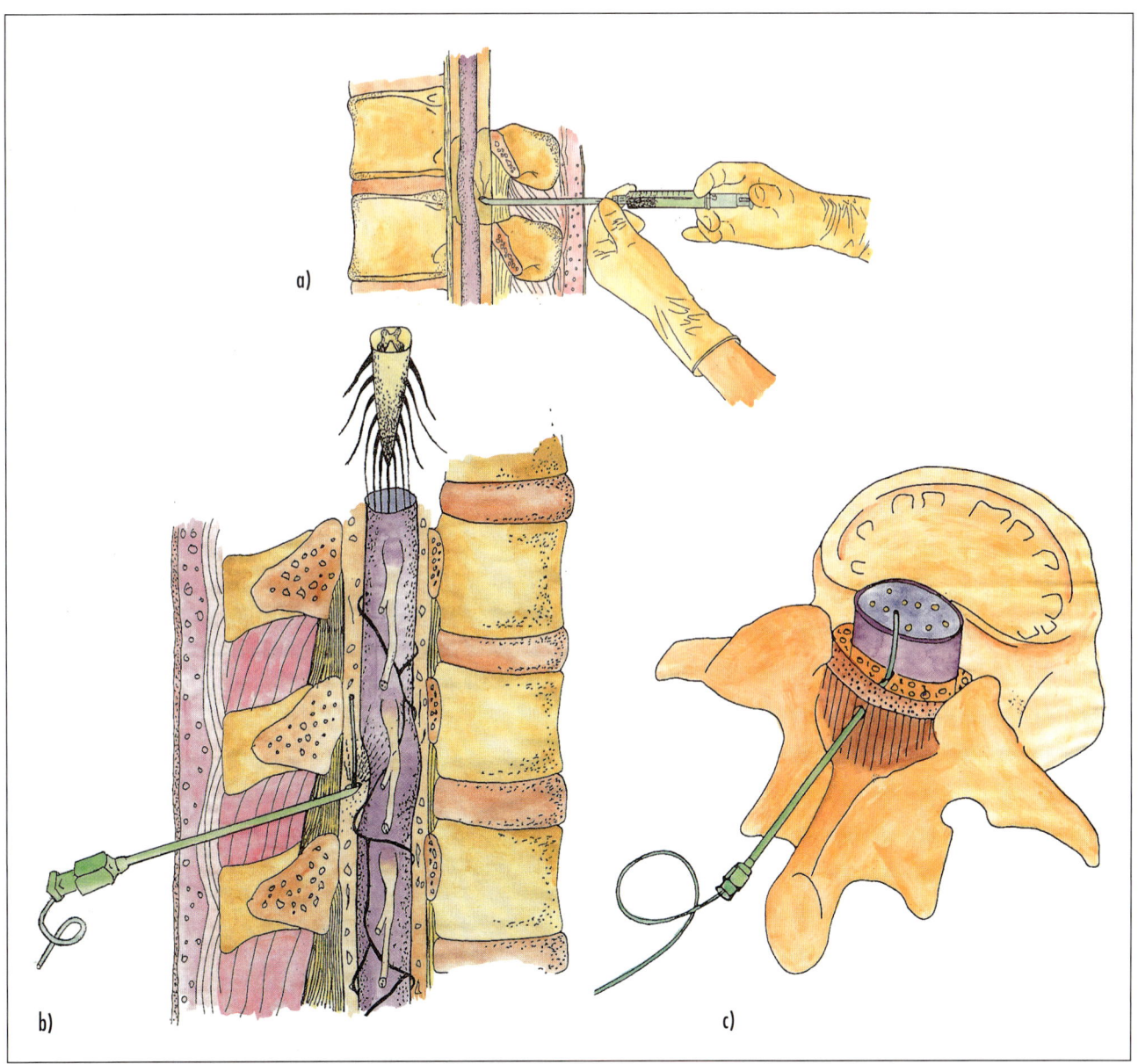

Abb. 16.38 Anlage einer lumbalen PDA; **a:** Schematische Handhaltung: feste Abstützung des linken Handrückens am Patienten, Führung der Kanüle mit der linken Hand; Widerstandsverlust mit Injektion von physiologischer Kochsalzlösung in den Periduralraum, dadurch Verdrängen der Dura und Aufweitung des Periduralraumes; **b:** nach kranial eingeführter Periduralkatheter; **c:** in den Periduralraum eingeführter Katheter.

druck langsam weiter vorgeschoben. Die linke Hand wird hierbei fest am Rücken des Patienten abgestützt und hält die Tuohy-Kanüle fest zwischen Daumen und Zeigefinger, damit bei plötzlichen Bewegungen des Patienten die Kanüle nicht unkontrolliert vordringen kann (Abb. 16.38a). Das Wesentliche beim Vorschieben der Tuohy-Kanüle ist es, den Moment zu erfassen, in dem die Kanülenspitze den Periduralraum erreicht. Hierzu wird normalerweise die »**Widerstandsverlust-Methode**« verwendet. Die Spritze wird unter Stempeldruck langsam Millimeter um Millimeter vorgeschoben. Bei Verwendung von Glasspritzen ist es von Vorteil, in die mit ca. 5–8 ml NaCl 0,9% gefüllte 10-ml-Spritze auch etwas Luft aufzuziehen. Dann federt der Glasstempel bei unterschiedlich starkem Stempeldruck, wodurch erkennbar ist, dass der Stempel der Glasspritze nicht blockiert, was bei Glasspritzen manchmal vorkommen kann. Inzwischen werden hierfür zumeist spezielle Kunststoffspritzen verwendet. Solange sich die Kanülenspitze in dem derben, festen Lig. flavum befindet, besteht ein hoher Injektionswiderstand. Es lässt sich keine Kochsalzlösung injizieren. In dem Moment, in dem die Kanülenspitze beim langsamen Vorschieben aus dem Lig. flavum in den lockeren Periduralraum eintritt, ist plötzlich der hohe Injektionswiderstand verschwunden. Die Kochsalzlösung lässt sich leicht injizieren und dehnt den Periduralraum auf (Abb. 16.38a). Die Kanüle darf nicht weiter vorgeschoben werden.

Nach Auffinden des Widerstandsverlustes kann nun eine Katheter-Periduralanästhesie oder eine einzeitige (sog. Single-Shot-)Periduralanästhesie durchgeführt werden. Zumeist wird eine Katheter-Periduralanästhesie vorgezogen. Der Katheter sollte immer nach kranial, möglichst nicht nach lateral (Richardson u. Wissler 1999) und nie nach kaudal vorgeschoben werden. Die Tuohy-Kanüle wird hierzu um 90° gedreht, sodass der Schliff nach kranial zeigt. Nun kann durch die Tuohy-Kanüle der **P**eri**d**ural**k**atheter (PDK) – über den später wiederholt Nachinjektionen möglich sind – vorsichtig eingeführt werden (Abb. 16.39j). Die Katheterspitze sollte nur ca. 3–5 cm tief in den Periduralraum eingeführt werden (Abb. 16.38c). Bei tieferem Einführen kann der Katheter leicht abknicken und evtl. Schlaufen bilden (Striebel u. Dopjans 1991). Nach Platzieren des Katheters wird die Tuohy-Kanüle über den Katheter herausgezogen, und auf das Katheterende werden ein Adapter sowie ein Bakterienfilter aufgeschraubt.

> Treten beim Einführen des Katheters irgendwelche Probleme auf, darf er niemals durch die liegende Kanüle wieder herausgezogen werden: Er könnte dabei abscheren und die Katheterspitze könnte im Periduralraum verbleiben! Es muss ggf. also immer zuerst die Kanüle und danach evtl. auch der Katheter entfernt werden.

Zum Ausschluss einer intraspinalen oder intravasalen Lage der Katheterspitze muss vor der Injektion stets aspiriert

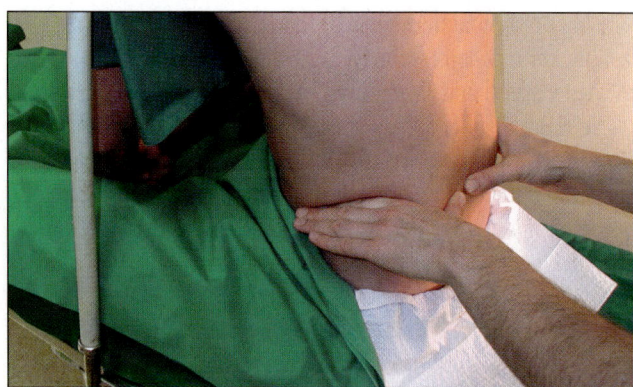

Abb. 16.39 Vorgehen bei einer PDA; **a:** Aufsuchen des Processus spinosus von L4;

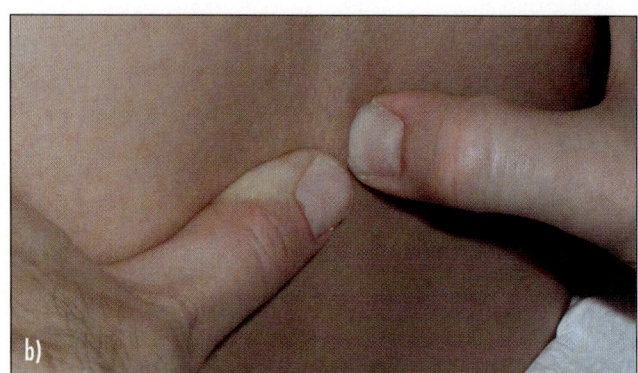

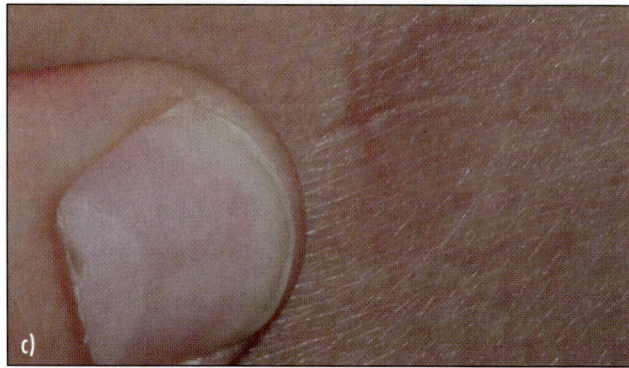

Abb. 16.39 b, c Markieren der voraussichtlichen Punktionsstelle mit einem Kreuz durch längeren Druck mit dem Daumennagel;

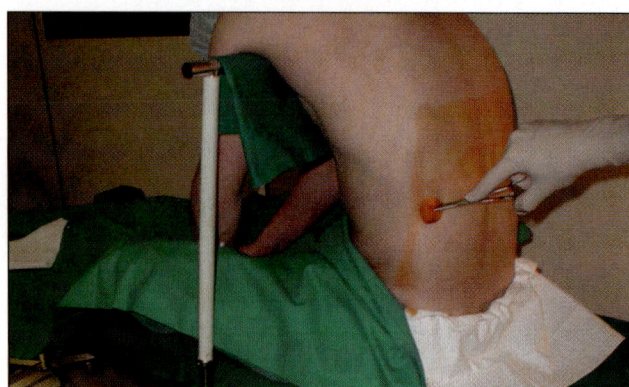

Abb. 16.39 d mehrfache großflächige Desinfektion der voraussichtlichen Punktionsstelle;

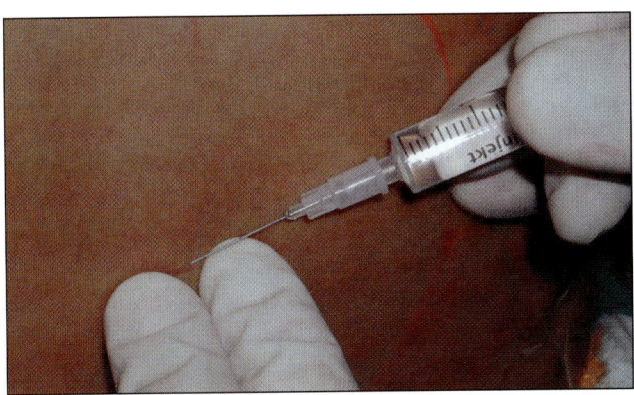

Abb. 16.39 e lokale Betäubung der Haut;

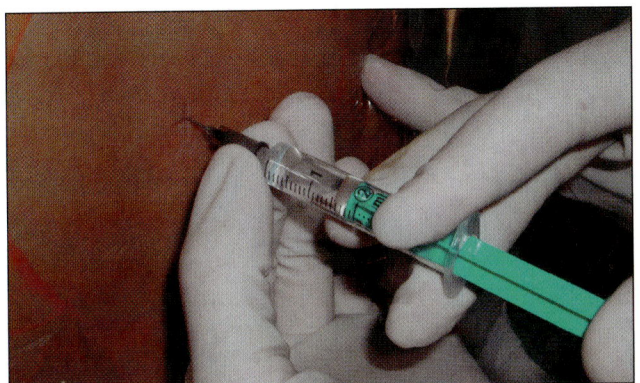

Abb. 16.39 f Betäubung der tieferen Bandstrukturen;

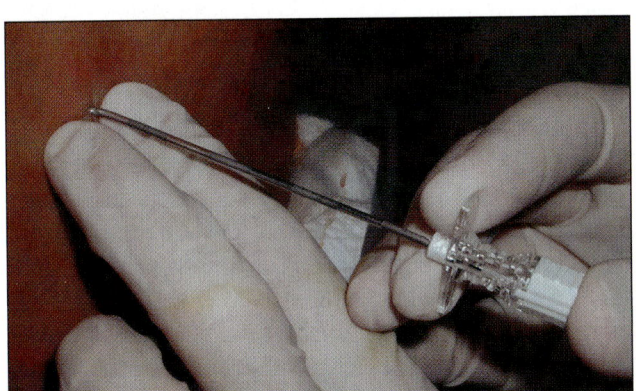

Abb. 16.39 g Einführen der Periduralkanüle mit nach lateral gerichtetem Schliff;

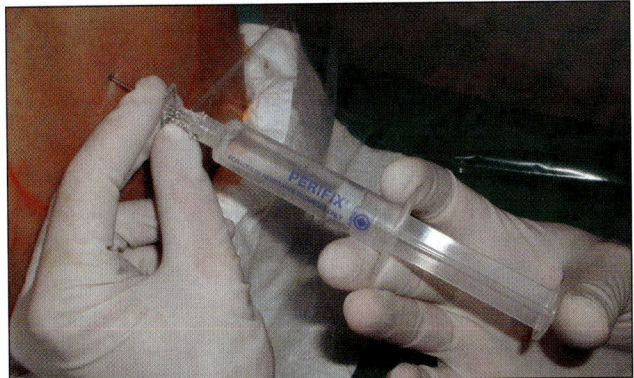

Abb. 16.39 h Vorschieben der Periduralkanüle unter kontinuierlichem Stempeldruck;

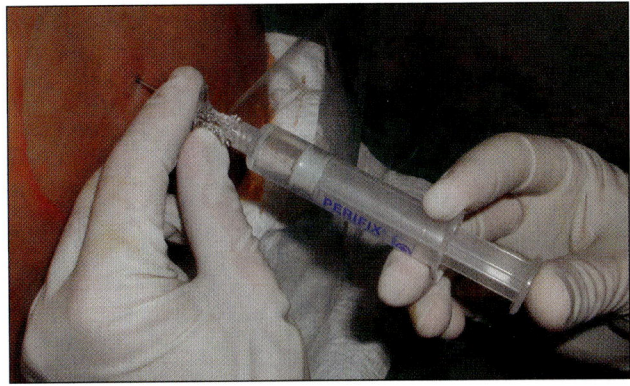

Abb. 16.39 i Widerstandsverlust, die physiologische Kochsalzlösung lässt sich leicht in den Periduralraum injizieren;

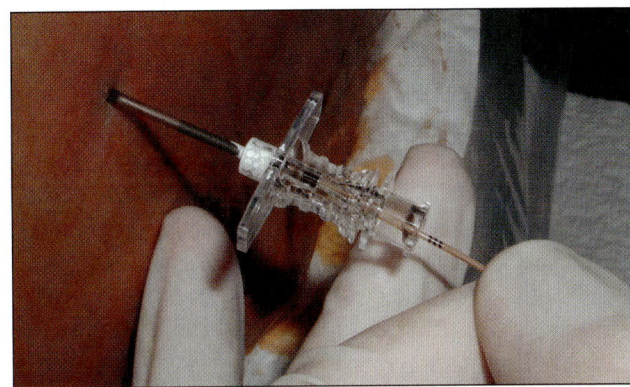

Abb. 16.39 j vorsichtiges Einführen eines Periduralkatheters (mit am Patientenrücken abgestützter Hand) nach Diskonnektion der Spritze und ausbleibendem Liquorabfluss: die Periduralkanüle ist um 90° gedreht, sodass der Kanülenschliff nach kranial zeigt;

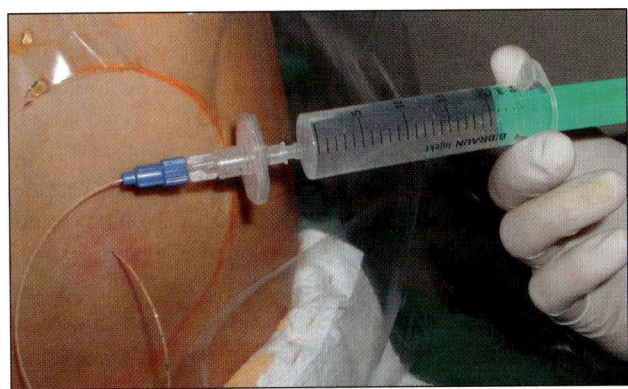

Abb. 16.39 k Injektion einer Testdosis von 3–4 ml beim Erwachsenen (vorher Zurückziehen der Periduralkanüle bei festgehaltenem Periduralkatheter und Aufschrauben eines Konnektors und eines Bakterienfilters auf den Periduralkatheter sowie Aspiration auf Blut und Liquor), anschließend Fixierung des über die linke Schulter abgeleiteten Periduralkatheters.

werden. Kann kein Liquor oder Blut aspiriert werden, wird eine »Testdosis« von z. B. 3–4 ml Bupivacain 0,5% isobar (entsprechend einer für die Spinalanästhesie üblichen Dosis) gespritzt. Liegt der Katheter dennoch im Spinalraum, treten nun sehr schnell die Zeichen einer Spinalanästhesie auf

(S. 364, der Katheter kann ggf. noch für die Durchführung einer kontinuierlichen Spinalanästhesie verwendet werden oder sofort wieder entfernt werden). Liegt der Katheter korrekt, wird sich das Empfinden an den unteren Extremitäten innerhalb von 5 Minuten kaum verändern. Häufig wird eine adrenalinhaltige Testdosis (1:200 000; 5 µg/ml Adrenalin, Kap. 14.3, S. 305) empfohlen. Hierdurch kann eine evtl. intravasale Lage der Katheterspitze an einer auftretenden (durch den Adrenalin-Zusatz bedingten) Tachykardie erkannt werden. Bleibt eine solche Tachykardie und bleiben Symptome einer Spinalanästhesie aus, dann darf die Hauptdosis von z. B. 12 ml beim Erwachsenen (s.u.) injiziert werden.

Bis zur vollständigen Ausbreitung der PDA vergehen meist ca. 20 Minuten.

Bei der einzeitigen (Single-Shot-)Periduralanästhesie wird nach erfolgreicher Punktion des Periduralraums eine Testdosis über die Tuohy-Kanüle verabreicht. Anschließend muss der Patient so lange ganz ruhig sitzen bzw. liegen, bis die Wirkung der Testdosis beurteilt werden kann. Bei Ausschluss einer subarachnoidalen Lage der Kanülenspitze kann nun die Hauptdosis langsam über die Kanüle verabreicht werden. Nachteile der Single-Shot-PDA sind, dass der Patient mit der Kanüle in situ relativ lange ruhig sitzen bzw. liegen bleiben muss und dass nach Gabe der Hauptdosis im Falle eines zu geringen Hochsteigens der PDA keine Nachinjektion mehr möglich ist.

Periduralanästhesie bei Schwangeren

Die technische Durchführung einer PDA ist bei Schwangeren relativ schwierig. Aufgrund der schwangerschaftsbedingten Auflockerung der Bänder ist die Widerstandsverlustmethode nicht mehr so eindeutig. Außerdem sind die Schwangeren während der Wehen naturgemäß oft sehr unruhig und können schlecht still sitzen oder liegen. Die Anlage einer PDA bei einer Schwangeren erfordert also entsprechende Erfahrung. Durch eine Periduralanästhesie unter Verwendung von niedrigprozentigen Lokalanästhetika kann der Geburtsschmerz weitgehend gelindert werden. Bei Verwendung höherprozentiger Lokalanästhetika ist eine operative Schnittentbindung möglich. Im Rahmen der geburtshilflichen Periduralanästhesie wird inzwischen zunehmend häufiger ein Lokalanästhetikum mit einem Opioid (vor allem Sufentanil) eingesetzt.

Tab. 16.6 Benötigte Lokalanästhetika-Mengen für die lumbale PDA.

Alter des Patienten	Lokalanästhetikum pro Segment	Lokalanästhetikum für Th10–S2
20	1,5 ml	15 ml
40	1,2 ml	12 ml
60	1,0 ml	10 ml
80	0,7 ml	7 ml

Die Besonderheiten der geburtshilflichen PDA werden im Kap. 67.2.3, S. 944 ausführlich beschrieben.

Medikamente

- Bupivacain 0,125–0,25–0,5% (–0,75%); Wirkungsdauer: ca. 2–5 Stunden
- Ropivacain 0,2–0,75–1,0%; Wirkungsdauer: ca. 3–5 Stunden
- Prilocain 1–2%; Wirkungsdauer: ca. 2 Stunden
- Lidocain 1–2%; Wirkungsdauer ca. 2 Stunden
- Mepivacain 1–2%; Wirkungsdauer ca. 2 Stunden

Soll das sensible Niveau intraoperativ längere Zeit aufrechterhalten werden, dann wird eine Nachinjektion von ca. 50% der Initialdosis meist dann empfohlen, wenn das sensible Niveau um 2 Dermatome abgefallen ist.

Benötigte Lokalanästhetikamenge und Ausbreitung der Periduralanästhesie

> Die Ausbreitung der Periduralanästhesie hängt vor allem vom Volumen des injizierten Lokalanästhetikums ab. Je größer das injizierte Lokalanästhetikumvolumen, desto höher wird das Lokalanästhetikum und damit die Betäubung nach kranial steigen.

Meistens wird ein Aufsteigen der PDA bis ungefähr Nabelhöhe (Th10; Abb. 16.22) angestrebt, es sollen dann meist die Segmente Th10–Th12, L1–L5 sowie S1–S2, also 10 Segmente, betäubt werden. Bei einem 20-jährigen Patienten werden bei einer lumbalen PDA ca. 1,5 ml Lokalanästhetikum benötigt, um ein Segment auszuschalten, insgesamt ca. 15 ml für 10 Segmente. Mit zunehmendem Alter genügt ein immer geringes Volumen, um die gleiche Ausbreitung der PDA nach kranial zu erreichen. Beim 40-jährigen Patienten werden pro Segment ca. 1,2 ml, beim 60-jährigen ca. 1 ml pro Segment und beim 80-jährigen ca. 0,7 ml pro auszuschaltendem Segment benötigt (Tab. 16.6). Dass mit zunehmendem Alter geringere Volumina an Lokalanästhetika benötigt werden, scheint nicht damit zusammenzuhängen, dass es zu einer altersabhängigen Einengung der Foramina intervertebralia mit geringem Abfluss des Lokalanästhetikums in den Paravertebralraum kommt (S. 351), sondern damit, dass mit zunehmendem Alter der Anteil an Fettgewebe im Periduralraum abnimmt. Bei einer geburtshilflichen PDA wird eine ca. 30% geringere Dosierung (ca. 1,0 ml/Segment) benötigt (s. auch Kap. 67.2.3, S. 946) Die Lagerung des Patienten bei und nach der Injektion hat keinen Einfluss auf die Höhe des sensiblen Niveaus. Durch eine Seitenlagerung bei und nach der Injektion kann die unten liegenden Seite möglicherweise etwas stärker betäubt werden. Durch Erhöhung der Konzentration kann die Anschlagszeit verkürzt und die motorische Blockade verstärkt werden. Die benötigte Dosis hängt auch ab von dem Injektionsort: Bei einer Periduralanästhesie im unteren Thorakalbereich sollte die Dosis um ca. 30%, im oberen Thorakalbereich um ca. 50% reduziert werden; S. 379. Die Barizität des Lokalanästhetikums hat bei einer Periduralanästhesie – anders als bei der Spinalanästhesie – keinen relevanten Einfluss auf die Ausbreitung des Lokalanästhetikums. Die Injektionsgeschwindigkeit sowie die Größe des Patienten haben ebenfalls keinen Einfluss auf die Ausbreitung des Lokalanästhetikums. Aus Sicherheitsgründen empfiehlt sich jedoch stets eine langsame und fraktionierte Gabe des Lokalanästhetikums.

Wirkungsweise peridural applizierter Lokalanästhetika

Ursprünglich wurde angenommen, dass peridural injizierte Lokalanästhetika durch die Foramina intervertebralia entweichen und in den Paravertebralräumen eine Leitungsblockade der gemischten Spinalnerven verursachen. Neuere Studien zeigten jedoch, dass der Periduralraum weitgehend abgeschlossen ist, dass Lokalanästhetika also nicht durch die Foramina intervertebralia abfließen können (S. 351). Peridural injizierte Lokalanästhetika erscheinen rasch im Liquor. Trotz einer nachgewiesenen Diffusion bis ins Rückenmark dürfte auch dies nicht der Hauptwirkort peridural applizierter Lokalanästhetika sein. Dadurch kommt es lediglich zu einer Diffusion der Lokalanästhetika in die Randzonen des Rückenmarks.

Peridural verabreichte Lokalanästhetika wirken vor allem im Bereich der durch den Periduralraum zu den Foramina intervertebralia ziehenden Nervenwurzeln. Die sie umgebende Dura mater ist relativ dünn. Anhand von Konzentrationsmessungen konnte gezeigt werden, dass das Lokalanästhetikum in den abgehenden Spinalnerven hoch konzentriert ist. Für die Annahme, dass peridural verabreichte Lokalanästhetika primär an den Spinalwurzeln wirken, sprechen auch klinische Untersuchungen über das Entwicklungsmuster eines peridualen Blocks. Fast konstant setzt die Anästhesie in den Dermatomen S1 und S2 verzögert ein, in manchen Fällen kommt hier auch nur eine unzureichende Anästhesie zustande. Der den Außenknöchel versorgende Nerv (L5/S1, Abb. 16.22) ist der dickste Nerv des Plexus lumbosacralis, und häufig vermag das Lokalanästhetikum diesen Nerv bei der Periduralanästhesie nicht vollständig zu durchdringen. Außerdem ist er noch von Bindegewebe umgeben, wodurch seine Blockade weiter erschwert wird. Deshalb kann bei einer Periduralanästhesie im Bereich des Außenknöchels eine fleckförmige Schmerzempfindlichkeit erhalten bleiben. Dies kann insbesondere bei einer Außenbandnaht am oberen Sprunggelenk manchmal Probleme bereiten.

Ausmaß der motorischen Blockade

Das Ausmaß der motorischen Blockade kann bei einer Periduralanästhesie mithilfe des sog. Bromage-Schemas beurteilt werden:

0 = normale Bewegung in den Knien und normale Beweglichkeit der Füße
1 = Patient kann Kniegelenke gerade noch beugen, Füße sind noch voll beweglich
2 = Patient kann Kniegelenke nicht mehr beugen, Füße sind noch beweglich
3 = Patient kann weder Kniegelenke noch Füße bewegen

Austesten der Ausbreitung einer Periduralanästhesie

Vorzugsweise mit einem Eiswürfel (S. 364).

Differenzialblock bei einer Periduralanästhesie

Mit niedrigprozentigen Lokalanästhetika, z.B. 0,25%igem Bupivacain oder 0,2%igem Ropivacain, werden nur die dünnen Nervenfasern (Aδ-, B- und C-Fasern), die das Schmerz- sowie Wärme- und Kälteempfinden leiten, ausgeschaltet. Die dicken Nervenfasern, also die das Druck-/Berührungsempfinden und die Motorik vermittelnden Fasern sind dabei noch weitgehend intakt (vgl. Differenzialblock; Kap.15.1, S. 314). Ein solcher Differenzialblock ist vermutlich auch mit anderen Lokalanästhetika erzielbar. Für die kontinuierliche peridurale Gabe von Lokalanästhetika im Rahmen der **postoperativen Schmerztherapie** haben sich insbesondere Ropivacain 0,2% (ca. 10 ml/h beim Erwachsenen; Scott et al. 1995; Turner et al. 1996) und Bupivacain 0,125–0,25% bewährt (s. auch Kap. 83.2.2, S. 1195). Der Karzinompatient ist also mit seinem »Schmerzkatheter« nach Gabe niederprozentiger Lokalanästhetika noch mobilisierbar, die Gebärende kann trotz des »Schmerzkatheters« noch auf Aufforderung durch eine aktive Bauchpresse die Geburt unterstützen.

Auch bei arteriosklerotischen Durchblutungsstörungen oder z.B. nach einer **Gefäßoperation** können durch niederprozentige, peridural applizierte Lokalanästhetika eine Sympathikusblockade mit Verbesserung der Durchblutung und eine Analgesie erzielt werden, während die Motorik erhalten bleibt.

Ein solcher Differenzialblock kann auch zur **Stimulation der Magen-Darm-Tätigkeit** verwendet werden. Der Magen-Darm-Trakt wird von Sympathikus und Parasympathikus beeinflusst. Der Parasympathikus stimuliert, der Sympathikus hemmt die Darmtätigkeit. Werden die präganglionären sympathischen Fasern durch eine PDA blockiert, überwiegt nun der stimulierende Effekt des Parasympathikus. Dies kann bei Patienten mit einer Darmatonie (z.B. nach großen Bauchoperationen) ausgenutzt werden. Die gastrointestinale Mobilität setzt dadurch postoperativ schneller wieder ein (Übersicht bei

Litz et al. 1999). Wird hier zur Stimulierung der Darmtätigkeit eine PDA angelegt, reicht 0,25%iges Bupivacain bzw. 0,2%iges Ropivacain aus.

Verschiedene Autoren beschreiben unter einer PDA eine Zunahme der Peristaltik, wobei die Zahl der peristaltischen Wellen gleich bleibt, jedoch deren vorwärtstreibende Kraft zunimmt. Es wurde daher früher zum Teil eine Gefährdung frisch angelegter Darmnähte vermutet und manchmal die Forderung erhoben, **Darmoperationen** als relative Kontraindikationen für eine rückenmarknahe Leitungsanästhesie anzusehen. Es konnte jedoch gezeigt werden, dass nach Operationen in rückenmarknaher Leitungsanästhesie bzw. nach Operationen in Vollnarkose mit zusätzlicher rückenmarknaher Leitungsanästhesie die Inzidenz an Nahtinsuffizienzen im Magen-Darm-Bereich nicht höher ist als nach Operationen in alleiniger Allgemeinanästhesie. Umgekehrt überwiegt sogar der positive Effekt einer Periduralanästhesie: Die Durchblutung z.B. im Kolon nimmt um 22% zu, und die Blutversorgung der Anastomose ist dadurch verbessert.

Durch höherprozentige Lokalanästhetikalösungen, z.B. Bupivacain 0,5% oder Ropivacain 0,75% bzw. 1,0%, werden auch die dickeren Fasern, also das Druck-/Berührungsempfinden sowie die motorischen Nerven blockiert (Tab. 15.1). Für Operationen müssen hochprozentige Lokalanästhetikalösungen verwendet werden, um auch eine Muskelerschlaffung zu erzielen.

Tachyphylaxie

Unter einer Tachyphylaxie eines Lokalanästhetikums wird eine abnehmende Wirkungsintensität, eine abnehmende Wirkungsdauer und eine abnehmende segmentale Ausbreitung einer Nervenblockade verstanden, obwohl wiederholt gleich große Dosen eines Lokalanästhetikums verabreicht werden. Bei längerfristiger periduraler Gabe von Lokalanästhetika kommt es meist innerhalb einiger Tage zu einer Tachyphylaxie – bei einer kontinuierlichen Spinalanästhesie scheint dieses Phänomen dagegen nicht aufzutreten. Vermutlich lässt dabei nicht die Wirkung des Medikaments an den Neuronen nach, sondern es gelangt nicht mehr in genügender Konzentration an die Neurone. Mögliche Ursache ist eine Fibrosierung des Periduralraumes. Dafür spricht auch, dass bei freipräparierten und längerfristig mit Lokalanästhetikum behandelten Nerven keine Tachyphylaxie entsteht. Durch eine kontinuierliche Verabreichung eines Lokalanästhetikums über eine Spritzenpumpe lässt sich die Entwicklung einer Tachyphylaxie oft hinauszögern. Zum Teil wird die Meinung vertreten, dass eine Tachyphylaxie unabhängig von den Regionalanästhesieverfahren, unabhängig von der Applikationsform und unabhängig vom verwendeten Lokalanästhetikum ist (Übersicht bei Kottenberg-Assenmacher u. Peters 1999). Zum Teil wird auch eine Erniedrigung des Gewebe-pH-Wertes durch die wiederholten Lokalanästhetika-Gaben angeschuldigt.

Peridurale Opioid-Gabe

Neben Lokalanästhetika können auch Opioide peridural verabreicht werden (Übersicht bei Cousins u. Mather 1984). Hierdurch sollen Opioid-Rezeptoren im Bereich der Substantia gelatinosa des Rückenmarkhinterhorns stimuliert und so die Weiterleitung von Schmerzimpulsen gehemmt werden. Hierbei kann mit relativ niedrigen Opioiddosen eine lang anhaltende und meist suffiziente Schmerzlinderung erzielt werden.

An Opioiden werden vor allem Sufentanil (0,15–0,3 µg/kg KG = 10–20 µg beim Erwachsenen) Fentanyl (1–2 µg/kg KG = 0,1–0,15 mg), Morphin (0,05 mg/kg KG = 3–4 mg) oder Buprenorphin (2–4 µg/kg KG = 0,15–0,3 mg) peridural verabreicht.

Die **lipophilen Opioide** Sufentanil, Fentanyl oder Buprenorphin diffundieren schnell durch den Liquor und binden sich im Rückenmark. Sie haben daher einen relativ schnellen Wirkungseintritt. Die lipophilen Opioide diffundieren allerdings auch schnell in das Gefäßsystem. Sie werden daher schnell resorbiert, und ihre Plasmakonzentrationen sind relativ hoch. Die peridural notwendige Dosis ist nahezu so hoch wie die systemisch notwendig Dosis.

Das **hydrophile Morphin** verbleibt dagegen lange im Liquor, bevor es ins Rückenmark diffundiert und dort bindet. Morphin wandert daher mit der physiologischen Liquorzirkulation langsam nach rostral und kann – auch nach Injektion in den lumbalen Periduralraum – eine analgetische Wirkung im Thorakalbereich oder höher vermitteln (Angst et al. 2000, Kap. 83.2.2, S. 1194). Die hydrophilen Opioide diffundieren nur langsam in das Gefäßsystem, sie werden daher auch nur langsam resorbiert. Die resultierenden Plasmakonzentrationen sind niedrig. Die peridural notwendige Dosis ist deutlich niedriger als die bei einer systemischen Gabe notwendige Dosis.

Die peridurale Gabe von Opioiden zur Therapie postoperativer Schmerzen wird ausführlich im Kap. 83.2.2, S. 1194 beschrieben.

Im Prinzip können nach periduraler Opioid-Gabe die gleichen **Nebenwirkungen** auftreten wie nach systemischer Opioid-Applikation. Die Inzidenz der Nebenwirkungen ist allerdings bei periduraler Gabe geringer. Die wichtigsten Nebenwirkungen nach periduraler Opioid-Gabe sind:

Atemdepression: Nach periduraler Opioid-Gabe kann eine sog. frühe oder eine sog. späte Atemdepression auftreten. Eine frühe Atemdepression beginnt etwa 30–60 Minuten nach Injektion. Ursache ist die systemische Resorption des Opioids mit relativ hohen Opioid-Plasmakonzentrationen. Eine frühe Atemdepression ist vor allem bei den lipophilen Opioiden zu erwarten, da diese relativ schnell auch in die Gefäßstrukturen diffundieren und damit schnell resorbiert werden. Eine späte Atemdepression kann ca. 6–12 Stunden nach periduraler Injektion auftreten. Die Ursache ist darin zu sehen, dass das aus dem Periduralraum auch in den Liquor diffundierende Opioid vermutlich mit der physiologischen Liquorzirkulation nach rostral zum 4. Hirnventrikel gelangt und zu einer Dämpfung des Atemzentrums, das sich am Boden des 4. Hirnventrikels befindet, führt. Eine solche verzögerte Atemdepression wurde wiederholt bei der Behandlung akuter postoperativer Schmerzen beschrieben (Häufigkeit etwa 1 : 300).

> Aufgrund des Risikos einer evtl. verzögerten Atemdepression sollten Opioide nur dann peridural gegeben werden, wenn postoperativ ein adäquates Atem-Monitoring gewährleistet ist (s. auch Kap. 83.2.2, S. 1194).

Verzögerte Atemdepressionen sind meist nach rückenmarknaher Gabe von Morphin beschrieben worden. Dies könnte dadurch bedingt sein, dass Morphin lange das am häufigsten rückenmarknah verwendete Opioid war. Es könnte aber auch daran liegen, dass das hydrophile Morphin länger im Liquor verbleibt und eher nach rostral transportiert wird als die gut lipophilen Opioide wie Sufentanil, Buprenorphin oder Fentanyl, die schnell durch den Liquor in die fetthaltigen Strukturen des Rückenmarks diffundieren.

Eine Atemdepression nach alleiniger periduraler Opioid-Gabe ist selten. Bei Kombination einer periduralen Opioid-Gabe mit einer i.v. oder i.m. Gabe eines Opioids steigt das Risiko einer Atemdepression deutlich an.

Eine Atemdepression bei der Behandlung chronischer Schmerzzustände mit periduraler Opioid-Gabe ist dagegen nur extrem selten beobachtet worden.

Harnverhalt: Nach rückenmarknaher Opioid-Gabe kann ein 10–20 Stunden anhaltender Harnverhalt auftreten. Dies kommt offenbar häufiger bei Männern als bei Frauen vor. Diese Nebenwirkung wird in 10–30% der Fälle beobachtet. Der zugrunde liegende Mechanismus ist unklar, möglicherweise beeinflussen Opioide im Periduralraum die sakrale Parasympathikusaktivität. Es kann eine Katheterisierung der Blase notwendig werden.

Juckreiz: In 10–30% kann es nach periduraler Opioid-Gabe zu einem generalisierten Juckreiz kommen. Eine Teilursache hierfür ist vermutlich eine Histamin-Freisetzung. Durch die intravenöse Gabe von 2,5 mg Droperidol kann ein Juckreiz nach periduraler Morphin-Gabe oft erfolgreich therapiert werden (Horta et al. 1996).

Übelkeit und Erbrechen: In 10–30% kann es nach periduraler Opioid-Gabe zu Übelkeit kommen. Meist tritt die Übelkeit ca. 60 Minuten nach periduraler Gabe auf und ist dann durch die systemische Opioidresorption bedingt. Selten können Übelkeit und Erbrechen auch erst nach 6–10 Stunden auftreten und sind dann Folge des Opioidtransports mit dem Liquor nach rostral zur Chemorezeptortriggerzone. Diese befindet sich im Bereich der Area postrema, die am Boden des 4. Hirnventrikels liegt und Verbindungen zum Brechzentrum hat.

Zur Therapie von Juckreiz, Übelkeit, Erbrechen oder Harnverhalt kann ggf. Naloxon i.v. verabreicht werden. Bei vorsichtiger Titration gelingt eine Therapie der Nebenwirkungen ohne Aufhebung der analgetischen Wirkung.

Mögliche Komplikationen einer Periduralanästhesie

Medikamentös bedingte Komplikationen
- Blutdruckabfall durch die lokalanästhetikabedingte Sympathikusblockade (S. 352). Wird über den PDA-Katheter lediglich ein Opioid, z.B. Morphin, verabreicht, so tritt keine Sympathikusblockade und damit auch kein Blutdruckabfall auf (S. 379).
- Bradykardie durch venöses Poolen mit vermindertem venösem Rückstrom (S. 364) und/oder Blockade der Nn. accelerantes des Herzens (Th1–Th4, S. 353)
- »Hohe Periduralanästhesie« durch zu weites Aufsteigen des Lokalanästhetikums aufgrund einer Überdosierung
- vasovagale Synkope beim Anlegen der Periduralanästhesie
- Atemdepression, Juckreiz und/oder Harnverhalt nach periduraler Injektion eines Opioids (s.o.)

Traumatisch bedingte Komplikationen

- Rückenmarks- bzw. Nervenverletzungen bei versehentlicher Duraperforation und Punktion oberhalb von L2. Ein neurologisches Defizit ist nach einer Periduralanästhesie signifikant seltener als nach einer Spinalanästhesie (Auroy et al. 1997). In einer prospektiven Studie wurde die Häufigkeit mit 2:10000 angegeben (Auroy et al. 1997). Zum größten Teil handelte es sich um vorübergehende radikuläre Defizite.
- Epidurales Hämatom bei bestehenden Gerinnungsstörungen und Verletzung einer Vene im Periduralraum (S. 326). Im Extremfall kann dies zur Kompression des Rückenmarks und zur Querschnittsymptomatik führen.
- Versehentliche Duraperforation, die meist von starken postspinalen Kopfschmerzen gefolgt ist (S. 365). Die Inzidenz wird – je nach Publikation – mit ca. 0,15–1,3–3,5% angegeben. Wird der Kanülenschliff nach lateral gehalten, so ist die Inzidenz postspinaler Kopfschmerzen bei einer versehentlichen Duraperforation geringer (Norris et al. 1989). Die prophylaktische Anlage einer Blutplombe (S. 366) unmittelbar nach der Durapunktion sollte unterlassen werden. Bei einer versehentlichen Duraperforation bietet es sich oft an, nun anstatt der geplanten PDA eine Spinalanästhesie durchzuführen. Gegebenenfalls sollte – vorzugsweise einen Wirbelzwischenraum höher – nochmals ein Punktionsversuch durchgeführt werden.

Iatrogen bedingte Komplikationen

- Katheterabscherung: Treten Probleme beim Vorschieben des Katheters auf, darf der Katheter niemals durch die liegende Kanüle zurückgezogen werden, da er hierbei an der Kanülenspitze abscheren kann. Stets ist zuerst die Kanüle und dann der Katheter zu entfernen.
- versehentliche intravenöse Katheterlage mit toxischen Nebenwirkungen bei intravenöser Injektion
- Abszessbildung bei nicht aseptischem Vorgehen: als Erreger wurde hierbei zumeist Staphylococcus aureus identifiziert (Kindler et al. 1998)

Die Versagerquote wird bei der Periduralanästhesie mit ca. 3–5% angegeben (weiterführende Literatur Vandermeulen et al. 1997).

Therapie eines übermäßigen Blutdruckabfalls bei einer Periduralanästhesie

- Beine hoch lagern (Autotransfusion)
- Sauerstoffgabe
- i.v. Atropin-Gabe
- Infusion beschleunigen bzw. Austausch gegen eine kolloidale Infusionslösung (z.B. HAES, Kap. 9.3, S. 267)
- Vasopressorgabe (z.B. Akrinor)

Ursache und Therapie von Blutdruckabfall und Bradykardie im Rahmen einer rückenmarknahen Regionalanästhesie werden ausführlich auf S. 353 beschrieben.

Da die Wirkung einer Periduralanästhesie wesentlich langsamer beginnt als die einer Spinalanästhesie, setzt auch der Blutdruckabfall hierbei relativ langsam ein. Er kann normalerweise problemlos abgefangen werden. Bereits vor Beginn der Periduralanästhesie sollte eine evtl. intravasale Hypovolämie ausgeglichen werden.

Thorakale Periduralanästhesie

Zumeist wird eine lumbale Periduralanästhesie, vor allem bei L3/L4, durchgeführt. Sollen jedoch auch mittlere oder hohe Thorakalsegmente blockiert werden, müssten bei einer lumbalen Periduralanästhesie sehr hohe Volumina an Lokalanästhetika verabreicht werden, um ein ausreichend hohes Aufsteigen der PDA zu erzielen. Vor allem für die postoperative Analgesie ist in diesen Fällen eine lumbale Periduralanästhesie von Nachteil, weil sich die Blockade dann von thorakal bis sakral erstreckt. Es kommt dann auch zu einer motorischen Schwäche der Beine sowie zu einer Blockade des sakralen Parasympathikus mit Miktionsstörungen. Daneben droht durch die ausgedehnte Blockade auch ein stärkerer Blutdruckabfall.

> Im Idealfall sollte die Spitze eines Periduralkatheters ungefähr in der Mitte der auszuschaltenden Segmente liegen.

Eine PDA im Bereich der Brustwirbelsäule (thorakale Periduralanästhesie) kann bei größeren Oberbaucheingriffen, bei abdominothorakalen Eingriffen, bei thorakalen Operationen oder nach Rippenserienfrakturen angelegt werden (Kap. 83.2.2, S. 1193), damit diese pneumoniegefährdeten Patienten postoperativ besser durchatmen und weitgehend schmerzfrei abhusten können.

Eine thorakale **Punktion** sollte möglichst am sitzenden Patienten vorgenommen werden. Der Widerstandsverlust ist bei einer thorakalen Punktion oft deutlich geringer als bei einer lumbalen Punktion (schwächer ausgebildetes Lig. flavum: nur ca. 3 mm stark bei Th6). In ca. 90–95% der Fälle gelingt zwar der mediane **Zugangsweg**, vor allem im mittleren Thorakalbereich wird jedoch oft routinemäßig die laterale Punktionstechnik durchgeführt. Hierbei wird ca. 1,5 cm lateral der Mittellinie und am Unterrand des über dem ausgewählten Zwischenraum liegenden Dornfortsatzes punktiert (ca. 15° nach medial, ca. 35° nach kranial). Das Lig. flavum soll hierbei in der Mittellinie (an seiner stärksten Stelle) punktiert werden. Bei der lateralen Punktionstechnik wird weniger steil nach kranial gestochen als bei dem medialen Zugangsweg (ca. 60°). Bei einer thorakalen Periduralanästhesie muss wegen des Verlaufs der Wirbelkörperdornfortsätze steil nach kranial gestochen werden (Abb. 16.21). Bei der Punktion im Thorakalbereich sollte der Kanülenschliff nach kranial zeigen, wodurch die Gefahr einer Duraverletzung minimiert werden kann. Wegen der stark nach kranial gerichteten Punktion gelangt die Tuohy-Kanüle relativ spitzwinklig in den Periduralraum. Eine Durapunktion ist daher unwahrscheinlicher als im Lumbalbereich, obwohl der Periduralraum schmäler ist (ca. 3–5 mm). Die Inzidenz einer Duraperforation wurde im unteren Thoraxbereich mit 3,4%, im mittleren Thoraxbereich mit 0,9% und im oberen Thoraxbereich mit 0,4% angegeben (Giebler et al. 1997). Bleibende neurologische Defizite wurden in dieser Studie bei über 4000 thorakalen Periduralanästhesien nicht beobachtet (Giebler et al. 1997).

> Eine thorakale Periduralanästhesie ist nur dem erfahrenen Anästhesisten vorbehalten. Bei einer versehentlichen Duraperforation droht eine Rückenmarkverletzung!

Idealerweise wird ein PDA-Katheter im Zentrum der zu blockierenden Segmente gelegt (Tab. 83.3, S. 1193). Für Oberbauchoperationen wäre eine Periduralanästhesie bei Th8–10 optimal (Kap. 83.2.2, S. 1193). Bei Thorakotomien werden noch höhere Blockaden (Th6/Th7) notwendig sein. Technisch ist die Punktion im mittleren Thoraxbereich deutlich schwieriger als im unteren Thorakalbereich, sodass oft auch für Thorakotomien bei z.B. Th9/Th10 punktiert wird. Sofern es organisatorisch möglich ist, empfiehlt es sich, den

Katheter bereits am Vorabend der Operation zu legen und auszutesten. Für hoch thorakale Blockaden wird ca. 50% weniger Volumen an Lokalanästhetikum und bei einer tief thorakalen Blockade wird ca. 30% weniger Volumen an Lokalanästhetikum pro auszuschaltendem Segment empfohlen als bei einer lumbalen Blockade. Die Ursache ist darin zu sehen, dass der thorakale Periduralraum ein deutlich geringeres Volumen aufweist als der lumbale Periduralbereich. Insbesondere der thorakale ventrale Periduralraum ist sehr klein bzw. nicht existent, da in diesem Bereich meist das Lig. longitudinale posterius direkt mit der Dura mater verwachsen ist. Bei Gabe eines Lokalanästhetikums kann es zur Blockade der Nn. accelerantes mit Bradykardie (S. 353) kommen.

Es empfiehlt sich eine fraktionierte Gabe des Lokalanästhetikums. Wird ein thorakaler Periduralkatheter unmittelbar vor Narkoseeinleitung mit einem Lokalanästhetikum angespritzt, sollte zur Narkoseeinleitung Atropin verabreicht werden, um einer leicht drohenden Bradykardie (vor allem durch Blockade der Nn. accelerantes) vorzubeugen. Wird die postoperative Schmerztherapie über einen thorakalen PDK durchgeführt, dann wird zumeist ein Opioid mit einem niedrigprozentigen Lokalanästhetikum (z.B. Ropivacain, Bupivacain) kombiniert, z.B. Bupivacain 0,175% plus 1 µg/ml Sufentanil (s. auch Kap. 83.2.2, S. 1195).

Der thorakale PDA-Katheter kann auch ausschließlich mit einem Opioid, z.B. mit 3–4 mg Morphin oder 0,15 mg Buprenorphin jeweils Verdünnung mit NaCl 0,9% auf [3–]5 ml) zwei- bis 3-mal pro Tag angespritzt werden. Es ist auf das Risiko einer evtl. verzögerten Atemdepression zu achten (s.o.). Der Vorteil einer rückenmarknahen Opioid-Gabe ist, dass es hierbei zu keinem Blutdruckabfall und zu keiner Bradykardie kommt, was bei Verwendung eines Lokalanästhetikums möglich ist. Es wird eine reine Analgesie erzielt.

Mittels thorakaler PDA ist nach großen Oberbaucheingriffen (z.B. Whipple-Operation, Gastrektomie) und Thorakotomien eine sehr effektive Schmerztherapie möglich. Während die thorakale Periduralanästhesie vor etlichen Jahren heftig umstritten war, erfreut sie sich zur Zeit einer gewissen Renaissance (Nolte 1997; Giebler et al. 1997; Brodner et al. 1997).

Kombinierte Spinal-/Periduralanästhesie

Bei der kombinierten Spinal-/Periduralanästhesie (combined spinal/epidural anesthesia: CSE) wird versucht, die Vorteile der Spinalanästhesie (schneller Wirkungsbeginn, gute motorische Blockade) mit den Vorteilen der Periduralanästhesie (Möglichkeit der wiederholten Nachinjektion über einen peridural liegenden Katheter) zu kombinieren.

Vorgehen

Nachdem der Periduralraum mithilfe z.B. einer konventionellen Tuohy-Kanüle aufgesucht wurde, wird durch die

Periduralkanüle eine möglichst dünne (26–32 G starke) und überlange Spinalkanüle eingeführt und damit die Dura perforiert und eine Spinalanästhesie durchgeführt (Abb. 16.40). Die Spinalkanüle sollte ca. 1,5 cm über die Spitze

Kurzinformation Periduralanästhesie

Charakteristika	technisch wesentlich schwieriger als die Spinalanästhesie, postoperative Analgesie möglich
Einsatz	Eingriffe vor allem an unterer Körperhälfte, aber auch im Bauchraum und u.U. im Thoraxbereich, Schmerztherapie, Verbesserung der Durchblutung, Stimulierung der Darmtätigkeit
Kontraindikationen	■ allgemeine Kontraindikationen für Regionalanästhesieverfahren (Tab. 16.1) ■ starke Hypovolämie ■ erhöhter intrakranieller Druck ■ relative Kontraindikationen – anatomische Veränderungen im Bereich der Lendenwirbelsäule – neurologische Erkrankungen
Risiken	Blutdruckabfall, Duraverletzung, Nerven- oder Rückenmarkverletzung, peridurales Hämatom, Katheterabscherung, Abszessbildung
Medikamente	Ausbreitung der PDA abhängig vom injizierten Volumen. Tachyphylaxie berücksichtigen, Differenzialblockade und peridurale Opioid-Gabe möglich
Empfehlungen	falls möglich, die kontinuierliche Katheter-Periduralanästhesie vorziehen

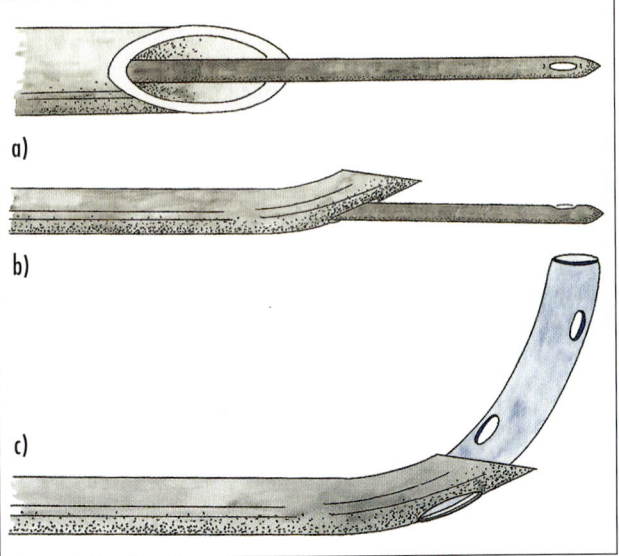

Abb. 16.40 Kanülen für die kombinierte Spinal-/Periduralanästhesie (combined spinal/epidural anaesthesia = CSE); **a**: konventionelle Periduralkanüle mit eingeführter Spinalkanüle; **b**: spezielle Periduralkanüle mit sog. back eye und eingeführter Spinalkanüle; **c**: anschließend eingeführter Periduralkatheter.

der Periduralkanüle hinaus vorgeschoben werden. Da bei der CSE meist ultradünne Spinalkanülen verwendet werden, ist das Risiko von postspinalen Kopfschmerzen (S. 365) minimiert. Die Liquoraspiration ist allerdings bei diesen ultradünnen Kanülen deutlich erschwert. Außerdem muss beachtet werden, dass die Spinalkanüle bei Konnektion der Spritze, bei der Liquoraspiration bzw. bei der Injektion des Lokalanästhetikums leicht dislozieren kann. Zum Einführen der Spinalkanüle sollte die Öffnung der PDA-Kanüle nach kaudal gedreht werden, sodass die eingeführte Spinalkanüle durch die gebogene Spitze der Tuohy-Kanüle leicht nach kaudal abweicht. Anschließend wird die Spinalkanüle entfernt und die Öffnung der Tuohy-Kanüle nach kranial gedreht. Dann wird ein Periduralkatheter über die Periduralkanüle eingeführt. Durch die beschriebene Drehung der Tuohy-Kanüle soll verhindert werden, dass der PDA-Katheter in Richtung des punktionsbedingten Dura-Lecks vorgeschoben wird. Nachteil dieses Verfahrens ist, dass die korrekte Lage des Periduralkatheters nicht mittels einer »Testdosis« geprüft werden kann (S. 373), da dies aufgrund der zuvor angelegten Spinalanästhesie nicht mehr möglich ist. Es ist daher eine besonders vorsichtige fraktionierte Injektion über den PDA-Katheter notwendig, um eine versehentliche subarachnoidale Katheterlage sicher erfassen zu können.

Bei Verwendung einer konventionellen Tuohy-Kanüle kann es zu Metallabschilferungen kommen, wenn die Spinalkanüle durch die gebogene Spitze der Periduralkanüle vorgeschoben wird. Inzwischen stehen auch spezielle Tuohy-Kanülen für die CSE zur Verfügung. Es handelt sich z.B. um Tuohy-Kanülen, die an der gekrümmten Kanülenspitze ein Auge (back eye) aufweisen, durch das die Spinalkanüle vorgestochen werden kann (z.B. ESPOCAN, Fa. Braun, Melsungen, Abb. 16.40). Hierdurch sind Metallabschürfungen beim Vorschieben der Spinalkanüle durch die Tuohy-Kanüle vermeidbar. Das ESPOCAN-CSE-Set verfügt außerdem über eine Zentrier- sowie eine Arretierleiste, damit die Spinalkanüle problemlos durch das back eye gleitet und damit die Spinalkanüle nach erfolgter Duraperforation nicht mehr verrutscht. Bei Verwendung einer Tuohy-Kanüle mit einem back eye sind die oben beschriebenen Drehungen der Tuohy-Kanüle nicht sinnvoll.

Inzwischen stehen auch zweilumige CSE-Kanülen zur Verfügung, über die zuerst der Periduralkatheter eingeführt und anschließend über den zweiten Kanal die Spinalkanüle vorgeschoben und eine Spinalanästhesie durchgeführt werden kann. Hierbei ist eine vorherige Testung des Periduralkatheters theoretisch möglich (S. 373). Dazu muss der Patient allerdings mit eingeführter Periduralkanüle ca. 5 Minuten ruhig sitzen bleiben, um den Erfolg einer Testdosis abwarten zu können.

Insgesamt hat sich die relativ neue Methode der CSE bisher noch nicht weit verbreitet.

16.2.5 Plexusblockaden an den unteren Extremitäten

Allgemeine und anatomische Bemerkungen

Plexusblockaden sowie Blockaden einzelner Nerven werden an den unteren Extremitäten seltener als an den oberen Extremitäten durchgeführt. Dies ist vor allem dadurch bedingt, dass Spinal- und Periduralanästhesie sehr populär und relativ einfach sind. Außerdem sind die Fasern des Plexus lumbosacralis, der die unteren Extremitäten versorgt, nicht eng gebündelt und können daher nicht durch eine einzelne Injektion blockiert werden. Des Weiteren sind die Blockadetechniken an den unteren Extremitäten zum Teil komplizierter als an den oberen Extremitäten. Auf der anderen Seite haben die peripheren Blockaden geringere Risiken, sodass sie als Alternative zu den rückenmarknahen Verfahren in Erwägung gezogen werden sollten (Beland 2000).

Grundlagenwissen: Anatomie des Plexus lumbosacralis

Die Innervation der unteren Extremitäten erfolgt über den Plexus lumbosacralis, der sich aus dem Plexus lumbalis (L1–L4, zum Teil auch Fasern aus Th12 und L5) und dem Plexus sacralis (L5–S4, zum Teil auch Fasern aus L4) zusammensetzt (Abb. 16.41). Der Plexus lumbosacralis kann stärkeren anatomischen Variationen unterworfen sein. Auch die Versorgungsgebiete der einzelnen Nerven an Bein und Fuß können deutlich variieren. Der Plexus lumbalis verläuft im Lendenbereich zwischen dem (ventral davon gelegenen) M. psoas major und dem (dorsal davon gelegenen) M. quadratus lumborum. Im Bereich des Beckens verläuft der Plexus lumbalis zwischen M. psoas und M. iliacus. Die Nerven des Plexus lumbalis verlaufen zur Vorderseite des Beins. Der Plexus sacralis verläuft kaudal des Plexus lumbalis und verlässt das Becken durch das Foramen ischiadicus majus nach dorsal. Die Nerven des Plexus sacralis ziehen zur Rückseite des Beins. Aufgrund dieser unterschiedlichen anatomischen Lage können der Plexus lumbalis und der Plexus sacralis nicht mittels einer einzelnen Injektion gemeinsam blockiert werden.

Die wichtigsten Nerven des Plexus lumbalis sind:
- N. cutaneus femoris lateralis (L2/L3): Er stellt einen rein sensiblen Nerv dar und versorgt die Oberschenkelaußenseite und damit auch den Bereich, in dem zumeist der operative Zugang für Hüft- und Schenkelhalsoperationen liegt.
- N. femoralis (L2–L4, zum Teil auch Fasern aus L1): Er versorgt sensibel den ventralen und medialen Oberschenkel, zum Teil das Hüftgelenk, großteils das Periost des Femurs sowie große Teile des Kniegelenks. Sein sensibler Endast, der N. saphenus, versorgt die mediale Seite des Unterschenkels bis zur Großzehe. Motorisch versorgt der N. femoralis den M. quadriceps femoris (Kniestreckung, Hüftbeugung), den M. sartorius und den M. pectineus.
- N. obturatorius (L3/L4, zum Teil auch Fasern aus L2): Er versorgt sensibel einen Teil der Oberschenkelinnenseite und teilweise die Haut über dem medialen Knie, zum Teil auch das Hüft- und Kniegelenk. Motorisch innerviert er die Adduktoren und den M. gracilis.

Die wichtigsten Nerven des Plexus sacralis sind:
- Der N. ischiadicus (L5–S3, zum Teil auch Fasern aus L4). Er ist der dickste Nerv des Körpers und versorgt sensibel den dorsalen Oberschenkel (über den N. cutaneus femoris posterior) sowie den gesamten Unterschenkel und Fuß mit Ausnahme eines Hautstreifens am medialen Unterschenkel und medialen Fuß, der durch den N. saphenus (den Endast des N. femoralis) innerviert wird. Motorisch vermittelt der N. femoralis die Kniebeugung, außerdem innerviert er die Wadenmuskulatur. Der N. ischiadicus teilt sich

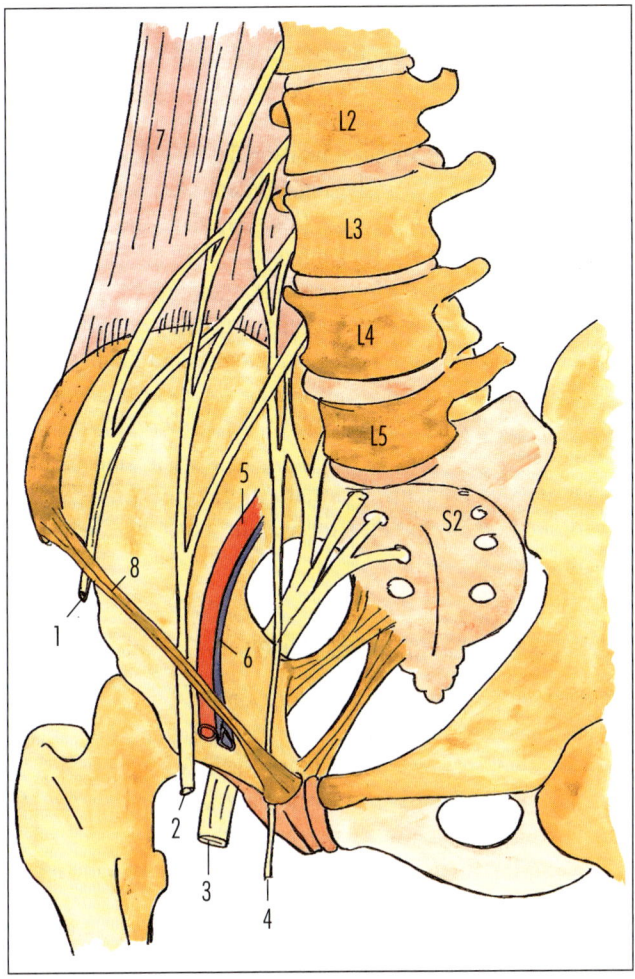

Abb. 16.41 Anatomie des Plexus lumbosacralis, 1= N. cutaneus femoris lateralis, 2 = N. femoralis, 3 = N. ischiadicus, 4 = N. obturatorius, 5 = A. femoralis, 6 = V. femoralis, 7 = M. quadratus lumborum, 8 = Lig. inguinale.

im Bereich der kranialen Kniekehle in den N. tibialis und den N. peroneus (fibularis) communis. Der N. tibialis (L5–S3) vermittelt Plantarflexion und Supination des Fußes; der N. peroneus communis (L5–S3) vermittelt Dorsalflexion und Pronation des Fußes.

- Der N. pudendus (S2–S4). Er versorgt motorisch den Beckenboden. Sensibel versorgt er den Damm und zum Teil die Labien bzw. das Skrotum.

Sonstige wichtige Nerven des Plexus lumbosacralis sind:
- N. iliohypogastricus (Th12–L1): Er versorgt sensibel die Haut der Leistengegend.
- N. ilioinguinalis (L1): Er versorgt sensibel die oberen ⅔ des Skrotums beim Mann bzw. den Mons pubis und die Labien bei der Frau.
- N. genitofemoralis (L1/L2): Der R. femoralis versorgt den ventralen Oberschenkel direkt unterhalb des Leistenbandes, der R. genitalis versorgt zum Teil das Skrotum bzw. die Labien.

Die Hautinnervation an der unteren Extremität lässt sich gut den entsprechenden Rückenmarksegmenten zuordnen (L1 = Leiste: L5 = 1.–3. Zehe: S1 = 4. und 5. Zehe: S3–5 = Gluteal- und Analbereich, s. auch Abb. 16.22).

Psoas-Kompartmentblock des Plexus lumbalis

Der Plexus lumbalis kann sowohl von dorsal als auch von der Leiste aus blockiert werden.

Der dorsale Zugang, der »Psoas-Kompartmentblock«, bei dem das Lokalanästhetikum zwischen den M. quadratus lumborum (dorsal) und den M. psoas major (ventral) an den dort verlaufenden Plexus lumbalis injiziert wird (s. o.), ist weitgehend verlassen worden. Meist wird hierbei am auf der Seite liegenden Patienten ca. 3 cm kaudal und 5 cm lateral des Processus spinosus vom LWK 4 senkrecht zur Haut punktiert. Nach evtl. Kontakt mit dem Querfortsatz des LWK 5 in ca. 5–8 cm Tiefe wird die Kanüle leicht nach kranial korrigiert und unter Verwendung eines Nervenstimulators die ca. 11–12 cm lange Kanüle bis zum Auslösen von motorischen Reizantworten im Bereich des Oberschenkels vorgeschoben. Es werden ca. 40–50 ml Prilocain 1% injiziert.

Die Methode der Wahl ist die Blockade des Plexus lumbalis im Bereich der Leiste, wie sie erstmals 1973 von A. P. Winnie unter der Bezeichnung »3-in-1-Block« beschrieben wurde (Winnie et al. 1973). Der 3-in-1-Block stellt – ähnlich wie die axilläre Blockade – ein sehr sicheres und risikoarmes Regionalanästhesieverfahren dar.

3-in-1-Block des Plexus lumbalis

Bei dem 3-in-1-Block wird versucht, gleichzeitig 3 Nerven (N. femoralis, N. obturatorius und N. cutaneus femoris lateralis) von einer Punktionsstelle aus zu blockieren (Winnie et al. 1973).

Vorgehen

Zur Anlage eines 3-in-1-Blocks wird der Patient im flachgestellten Bett auf dem Rücken gelagert. Das zu punktierende Bein wird ca. 15° abduziert. Um die meist leichte Beugehaltung im Hüftgelenk aufzuheben und die Punktion zu erleichtern, sollte unter die entsprechende Gesäßseite ein Polster geschoben werden. Ca. 2–3 cm unterhalb des Leistenbandes und ca. 1–1,5 cm lateral der A. femoralis wird in einem Winkel von ca. 30–40° nach kranial punktiert.

Hier verläuft der N. femoralis ungefähr 1–1,5 cm lateral der gut tastbaren A. femoralis. (IVAN: I = innen beginnend; V = V. femoralis; A = A. femoralis; N = N. femoralis). Während V. und A. femoralis zwischen oberflächlicher Fascia lata und tieferer Fascia iliaca verlaufen, liegt der N. femoralis unterhalb der Fascia iliaca (Abb. 16.42). Beim Vorstechen bis zum N. femoralis kann daher oft ein zweimaliger charakteristischer Widerstandsverlust bei der Perforation dieser beiden Faszien bemerkt werden. (Khoo u. Brown 1983). Obwohl einige Autoren (Tierney et al. 1987) die Punktion am narkotisierten Patienten durchführen, sollte aus Sicherheitsgründen auch dieses Regionalanästhesieverfahren möglichst am wachen Patienten vorgenommen werden.

Empfehlenswert ist der Einsatz eines peripheren **Nervenstimulators**. Dadurch kann eine hohe Erfolgsquote erzielt

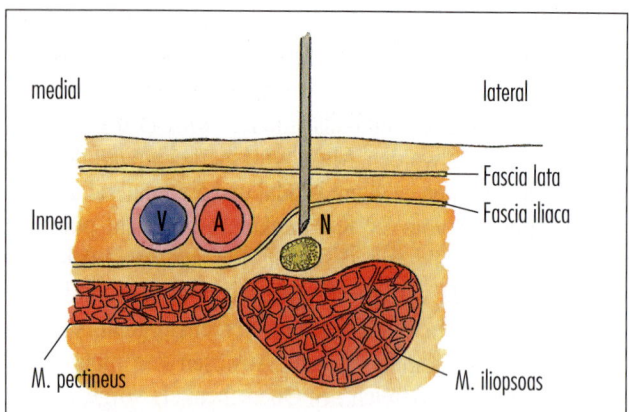

Abb. 16.42 Blockade des N. femoralis bzw. 3-in-1-Block, V = V. femoralis, A = A. femoralis, N = N. femoralis.

werden. Bei richtiger Kanülenlage müssen Kontraktionen des M. quadriceps femoris mit Kranialwärtsbewegungen der Kniescheibe auftreten. Muskelzuckungen lediglich im Bereich des M. sartorius sprechen nicht für eine korrekte Kanülenposition, denn der den M. sartorius motorisch versorgende Ast des N. femoralis verlässt die gemeinsame inguinale Faszienloge weit kranial. Oft handelt es sich hierbei auch um eine direkte Stimulation des lateral des N. femoralis liegenden M. sartorius. Die Kanülenspitze ist dann optimal an den Nerv angenähert, wenn bei einer Reizstromstärke von ca. 0,2 bis 0,5 mA (bei einer Impulsbreite von 0,1 msec) motorische Reizantworten auslösbar sind.

Für den 3-in-1-Block werden 30–40 ml **Lokalanästhetikum** empfohlen (zumeist Prilocain 1%). Es empfiehlt sich, bei der Injektion distal der Punktionsstelle zu komprimieren und ein relativ großes Volumen an Lokalanästhetikum zu verwenden, damit das Lokalanästhetikum entlang des N. femoralis nach kranial bis zum Psoas-Kompartiment aufsteigt, wo die 3 Hauptnerven des Plexus lumbalis noch eng beieinander liegen. Nur dann können der N. cutaneus femoris lateralis und der N. obturatorius mit erfasst werden. Dieses »Hochzwingen« des Lokalanästhetikums ist dadurch möglich, dass der N. femoralis bis zum Leistenkanal bindegewebig umscheidet ist.

Insbesondere bei Kindern wird anstatt eines 3-in-1-Blocks häufig der sog. Fascia-iliaca-Kompartment-Block durchgeführt (Kap. 64.6.3, S. 897). Für die transurethrale Resektion eines Blasentumors wird häufiger die **Kombination** eines 3-in-1-Blocks mit einer Spinalanästhesie durchgeführt (s.u.). Hierbei kann zwar zuerst die Spinalanästhesie angelegt und anschließend mithilfe eines Nervenstimulators (im nun schon betäubten Gebiet) ein 3-in-1-Block durchgeführt werden. Unter Sicherheitsaspekten ist es jedoch empfehlenswert, zuerst den 3-in-1-Block anzulegen. Bei diesem Vorgehen ist das Schmerzempfinden des Patienten (im Fall einer mechanischen Nervenirritation) noch intakt und stellt damit einen zusätzlichen Sicherheitsfaktor dar.

Bei einer 3-in-1-Blockade muss öfters mit einer **unvollständigen Plexusblockade** gerechnet werden. Während der N. femoralis mit hoher Wahrscheinlichkeit blockiert ist, sind der N. cutaneus femoris lateralis und vor allem der N. obturatorius öfters nicht oder nur unvollständig blockiert (Parkinson et al. 1989). Dies ist insbesondere dann der Fall, wenn ein relativ geringes Volumen an Lokalanästhetikum verwendet wurde. Ein 3-in-1-Block kann evtl. auch in Kombination mit einer Ischiadikusblockade durchgeführt werden (Kap. 16.2.6, S. 384). Damit kann das gesamte Bein betäubt werden.

Bei der Blockade des Plexus lumbalis sind keine wesentlichen Blutdruckveränderungen zu erwarten (Brands u. Callanan 1978; White u. Chappell 1980). Weitere Vorteile der 3-in-1-Blockade gegenüber der Periduralanästhesie sind darin zu sehen, dass es zu keiner beidseitigen motorischen Schwäche der Beine kommt und dass die Gefahr möglicher Nebenwirkungen geringer ist.

Indikationen und Kontraindikationen

Indikationen für einen 3-in-1-Block sind:

- Initiale Schmerztherapie bei einer Schenkelhalsfraktur oder einer Femurschaftfraktur: Nach Anlage eines 3-in-1-Blocks ist eine schmerzarme Lagerung der Patienten für die Röntgendiagnostik oder zur Durchführung einer Spinalanästhesie, in der die operative Versorgung dann häufig durchgeführt wird, möglich.
- Arthroskopie: Das Knie wird vom N. femoralis und N. cutaneus femoris lateralis innerviert. Der N. obturatorius und der N. ischiadicus sind bei der Innervation des Knies von geringerer Bedeutung. Beim 3-in-1-Block ist allerdings der N. cutaneus femoris lateralis öfters nicht ausreichend blockiert.
- Schmerztherapie nach Knieoperationen, z.B. auch bei einer postoperativen Kniemobilisierung
- Muskelbiopsie im Bereich des M. quadriceps, z.B. zur Abklärung bei Verdacht auf Sensibilität für eine maligne Hyperthermie (Kap. 32, S. 627)
- Schmerztherapie nach Hüftoperationen: Nach endoprothetischen Hüftoperationen reicht eine alleinige kontinuierliche 3-in-1-Blockade (s. u.) für die postoperative Schmerztherapie meist nicht aus. Der zusätzlich benötigte Opioidbedarf kann jedoch signifikant reduziert werden (Striebel 1993a).
- Mobilisierung im Hüftgelenk
- Unterdrückung des Obturatoriusreflexes bei einer transurethralen Resektion eines Blasentumors in Spinalanästhesie. Häufig gelingt es allerdings nicht, den Obturatoriusreflex mit einem 3-in-1-Block zu unterdrücken. Die Ursache ist darin zu sehen, dass der N. obturatorius weit kranial den Plexus lumbalis verlässt. Beim 3-in-1-Block kann der N. obturatorius nur dann blockiert werden, wenn das Lokalanästhetikum weit nach kranial aufsteigt. Die

Blockade des N. obturatorius findet dann außerdem meist nur proximal der Blase statt. Dadurch kann eine weiter peripher stattfindende elektrische Reizung – z. B. im Rahmen einer transurethralen Operation im Bereich der lateralen Blasenwand – noch zu motorischen Reizantworten führen. Das Lokalanästhetikum müsste für eine erfolgreiche Unterdrückung des Obturatoriusreflexes bis zum Abgang des N. obturatorius hochsteigen und dann entlang dieses Nervs bis distal der lateralen Blasenwand abfließen und dort den Nerv erfolgreich blockieren. Durch eine Blockade proximal der lateralen Blasenwand kann der Obturatoriusreflex nicht ausgeschaltet werden. Eine peripher der Operationsstelle durchgeführte isolierte Blockade des N. obturatorius wäre hierfür notwendig, wird aber nur sehr selten vorgenommen (S. 384).

Ein 3-in-1-Block ist **kontraindiziert**, falls bei den Patienten früher ein gefäßprothetischer Ersatz der A. femoralis vorgenommen wurde.

Kontinuierliche 3-in-1-Blockade

Für eine kontinuierliche 3-in-1-Blockade (Rosenblatt 1980; Postel u. März 1984) stehen entsprechende Kathetersets zur Verfügung. Nach richtiger Kanülenpositionierung sollte der 3-in-1-Katheter ca. 10 cm tief in die Faszienloge des N. femoralis vorgeschoben und dann festgenäht werden. Die Platzierung eines 3-in-1-Katheters ist zumeist problemlos möglich. Die Erfolgsrate bei der Katheterplatzierung wird mit 91,3% angegeben (Neßler u. Schwippel 1988). Nach negativer Aspiration auf Blut werden als Initialdosis meist ca. 30–40 ml Prilocain 1% injiziert. Als Repetitionsdosen bieten sich im Rahmen der postoperativen Schmerztherapie ca. 20–30 ml Bupivacain 0,125–0,25% oder Ropivacain 0,2% alle 8 Stunden an. Die Analgesiequalität scheint bei postoperativer kontinuierlicher Gabe von 0,125%igen Bupivacain-Konzentrationen vergleichbar gut zu sein wie bei 0,25%igem Bupivacain (Anker-Moller et al. 1990). Inzwischen wird meist für eine kontinuierliche Blockade Ropivacain 0,2–0,375% (5–10[–15] ml/h) verwendet (maximal 37,5 mg/h). Bei 85,7% der Patienten konnte mittels 3-in-1-Katheter eine gute Schmerzlinderung erzielt werden (Neßler u. Schwippel 1988).

16.2.6 Blockaden einzelner Nerven der unteren Extremitäten

Blockade des N. femoralis

Das Vorgehen bei der isolierten Blockade des N. femoralis entspricht demjenigen, das beim 3-in-1-Block beschrieben ist.

Kurzinformation 3-in-1-Block

Charakteristika	Anästhesie nur eines Beins, geringere Nebenwirkungen als bei der PDA
Einsatz	Eingriffe an einem Bein, Schmerztherapie, z. B. initial bei Schenkelhalsfraktur
Kontraindikationen	▪ allgemeine Kontraindikationen für Regionalanästhesieverfahren (Tab. 16.1) ▪ gefäßprothetischer Ersatz der A. femoralis
Risiken	unvollständige Plexusblockade
Medikamente	30–40 ml Lokalanästhetikum, zumeist Prilocain 1%
Empfehlungen	Nervenstimulator, möglichst am wachen Patienten durchführen

Werden im Gegensatz zum 3-in-1-Block nicht 30–40 ml Lokalanästhetikum, sondern lediglich (10–)20 ml Lokalanästhetikum verwendet, wird nur der N. femoralis blockiert. Bei der Punktion wird – im Vergleich zum 3-in-1-Block – weniger stark nach kranial punktiert. Bei der Injektion des Lokalanästhetikums braucht nicht – wie beim 3-in-1-Block – kaudal der Punktionsstelle komprimiert zu werden.

Eine isolierte Femoralisblockade kann z. B. für eine Muskelbiopsie aus dem M. quadriceps femoris (bei Verdacht auf Empfindlichkeit für eine maligne Hyperthermie) oder bei anderen kleinen Eingriffen am ventralen oder medialen Oberschenkel angewandt werden.

Blockade des N. cutaneus femoris lateralis

Der rein sensible N. cutaneus femoris lateralis (aus L2/L3) zieht ca. 1–2 cm medial der Spina iliaca anterior superior unter dem Leistenband zum Oberschenkel. Dort verläuft er anfänglich unter der Fascia lata. Zirka 2 cm kaudal und 2 cm medial der Spina iliaca anterior superior kann er mit 5–10 ml Lokalanästhetikum leicht blockiert werden.

Der Nerv versorgt die Oberschenkelaußenseite, weist aber eine große Variabilität seines Versorgungsgebietes auf.

Zur Blockade ist eine kurze Kanüle mit stumpfem Schliff zu verwenden, sodass die Perforation der Fascia lata leicht erfasst werden kann. Nachdem die Fascia lata durchstoßen wurde, wird das Lokalanästhetikum subfaszial injiziert (Abb. 16.43). Parästhesien sollten nicht aufgesucht werden. Da es sich um einen rein sensiblen Nerv handelt, können mit einem Nervenstimulator keine motorischen Reizantworten ausgelöst werden.

Die isolierte Blockade des N. cutaneus femoris lateralis kann z. B. bei Spalthautentnahmen am äußeren Oberschenkel oder bei der Meralgia paraesthetica (schmerzhafte Neuritis des N. cutaneus femoris lateralis) durchgeführt werden.

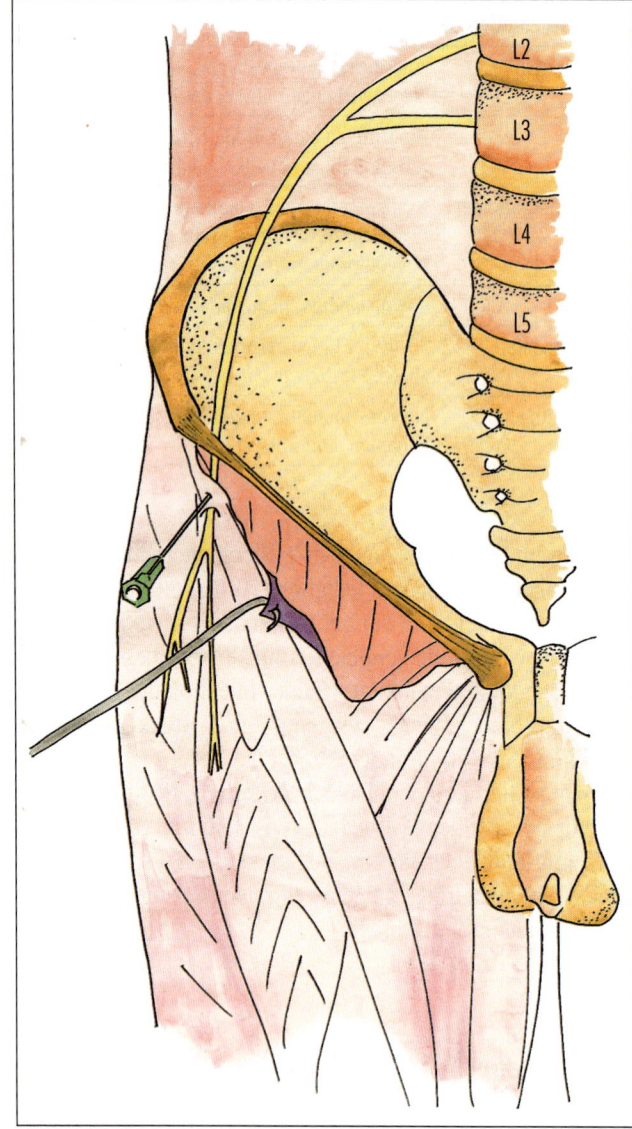

Abb. 16.43 Blockade des N. cutaneus femoris lateralis.

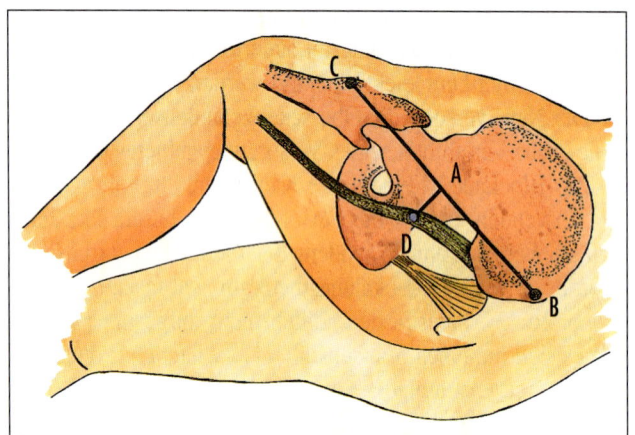

Abb. 16.44 Hintere Ischiadikusblockade. Auf einer gedachten Verbindungslinie zwischen Trochanter major des Femurs (**C**) und der Spina iliaca posterior superior (**B**) wird nach kaudal das Mittellot gefällt (**A**). Der Punktionsort befindet sich ca. 3–5 cm kaudal auf diesem Lot (**D**).

Blockade des N. obturatorius

Der N. obturatorius kann z.B. bei einer transurethralen Resektion eines lateralen Blasentumors (vgl. 3-in-1-Block) oder bei Adduktorenspasmen isoliert blockiert werden. Bei dem auf dem Rücken liegenden Patienten wird das Bein leicht abduziert und der proximale Sehnenansatz des M. adductor longus palpiert, indem der Patient gebeten wird, das Bein gegen die haltende Hand zu adduzieren. Unmittelbar ventral dieses Sehnenansatzes wird in einem Winkel von ca. 45° zur Haut nach kranial und lateral (in Richtung der tastbaren Spina iliaca anterior superior) und etwas nach dorsal vorgeschoben. Es ist ein Nervenstimulator zu verwenden. Nach 3–8 cm können Muskelzuckungen der Adduktoren ausgelöst werden. Es werden dann ca. 15 ml Lokalanästhetikum injiziert.

Ischiadikusblock

Der N. ischiadicus ist punktionstechnisch nur relativ schwierig zu erreichen. Es sind eine Reihe von Punktionstechniken (posteriorer oder anteriorer Zugangsweg, lateraler Zugangsweg in Steinschnittlage) beschrieben worden. Bei der Stimulation des N. ischiadicus sprechen sämtliche Muskelkontraktionen im Bereich von Unterschenkel und Fuß (Dorsalflexion und Pronation des Fußes und der Zehen bei Stimulation der Fasern des N. peroneus oder Plantarflexion und Supination des Fußes und der Zehen bei Stimulation der Fasern des N. tibialis) für eine erfolgreiche Punktion. Es kann auch zu einer Beugung im Kniegelenk kommen. Motorische Antworten oberhalb des Kniegelenks sprechen nicht für eine Stimulation des N. ischiadicus. Nach erfolgreicher Lokalisation des Nervs werden 20–30 ml Lokalanästhetikum (z.B. Prilocain 1%) verabreicht.

Hintere Ischiadikusblockade

Die Standardtechnik der hinteren, transglutealen Ischiadikusblockade ist nach G. Labat (einem bekannten Regionalanästhesisten aus Frankreich) benannt.

Der Patient wird auf die nicht zu blockierende Seite gelagert. Das zu blockierende, oben liegende Bein wird im Kniegelenk ca. 90° angewinkelt. Die Hüfte wird leicht (30–40°) gebeugt, sodass die gedachte Verlängerung des Femurs durch die Spina iliaca posterior superior verläuft. Auf der gedachten Verbindungslinie zwischen Trochanter major des Femurs und der Spina iliaca posterior superior wird nach kaudal das Mittellot gefällt. Der Punktionsort befindet sich ca. 3–5 cm kaudal auf diesem Lot (Abb. 16.44). Zum Teil wird empfohlen, zusätzlich vom Trochanter major bis zum Hiatus sacralis eine Linie zu ziehen. Am Schnittpunkt dieser Linie mit dem Mittellot der Strecke zwischen Trochanter major und Spina iliaca posterior superior befindet sich die Punktionsstelle. Es wird senkrecht zur Haut (mit einer 10 cm langen Stimulationskanüle) punktiert. In ca. 7–9 cm Tiefe lässt sich normalerweise der N. ischiadicus auffinden. Nach erfolgreicher Elektrostimulation erfolgt die Injektion des Lokalanästhetikums (ca. 20–30 ml). Falls der N. ischiadicus verfehlt wird, kommt es meist ca. 1 cm tiefer zum Knochenkontakt. Gegebenenfalls wird auf einer spiralförmigen Bahn mehrfach vorpunktiert und der Nerv aufgesucht. Falls zu weit nach kranial punktiert wird und falls überlange Kanülen verwendet werden, kann evtl. durch das Foramen ischiadicum bis ins kleine Becken vorpunktiert werden.

Nachteilig ist die relativ lange Punktionsdistanz zwischen Haut und Nerv. Die Methode ist technisch schwierig und erfordert Geduld.

Häufige Ursache für Misserfolge ist die Fehlinterpretation fortgeleiteter motorischer Reizantworten, die z.B. durch Stimulation von Ästen der Nn. glutei bedingt sind, die zu einer Kontraktion der Glutealmuskulatur führen. Auch eine Stimulation des M. tensor fasciae latae kann zu Fehlinterpretationen führen. Beweisend sind lediglich motorische Reizantworten im oder unterhalb des Knies. Unter Umständen kann auch über eine Spezialkanüle ein Katheter bis ca. 5 cm über die Kanülenspitze eingeführt werden. Dann können wiederholt Boli à 20–30 ml Ropivacain 0,2–0,375% oder Bupivacain 0,25% bzw. es kann dann eine kontinuierliche Gabe von z.B. 5–10(–15) ml/h Ropivacain 0,2–0,375% (maximal 37,5 mg/h) verabreicht werden.

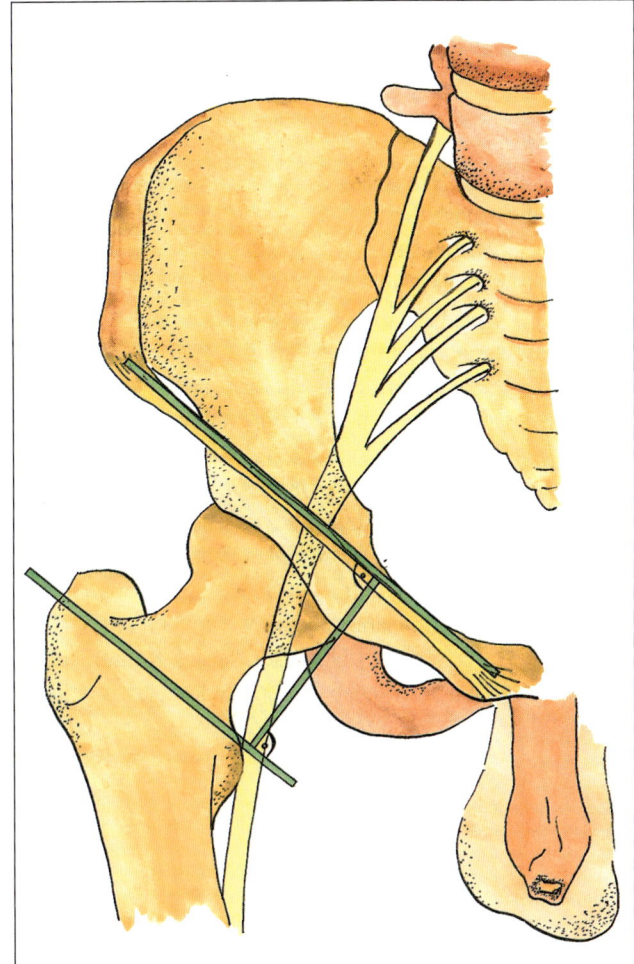

Abb. 16.45 Vordere Ischiadikusblockade. Beim Übergang vom medialen zum mittleren Drittel einer Verbindungslinie zwischen Spina iliaca anterior superior und Tuberculum pubicum wird das Lot nach kaudal gefällt. Dessen Schnittpunkt mit einer Parallelen zur genannten Verbindungslinie durch den Trochanter major ergibt den Punktionsort.

Vordere Ischiadikusblockade

Die vordere Ischiadikusblockade wird z.B. dann durchgeführt, wenn der Patient wegen Schmerzen nicht für die klassische hintere Ischiadikusblockade gelagert werden kann. (Wird zuvor der N. femoralis blockiert, kann die vordere Ischiadikusblockade schmerzärmer durchgeführt werden).

Bei dem auf dem Rücken liegenden Patienten wird eine Verbindungslinie zwischen Spina iliaca anterior superior und Tuberculum pubicum und dazu eine Parallele durch den Trochanter major angenommen. Beim Übergang vom medialen zum mittleren Drittel der Verbindungslinie zwischen Spina iliaca anterior superior und Tuberculum pubicum wird das Lot nach kaudal gefällt. Dessen Schnittpunkt mit der oben genannten Parallelen durch den Trochanter major ergibt den Punktionsort (Abb. 16.45). Das Bein soll nicht außenrotiert werden, sondern in neutraler Position gelagert werden.

Es wird mit einer 10 cm langen Kanüle leicht nach lateral bis zum Knochenkontakt mit dem Femur punktiert. Diese Haut-Knochen-Distanz muss erfasst werden. Anschließend wird senkrecht nach dorsal punktiert und die Kanüle ca. 5 cm weiter als die ermittelte Haut-Knochen-Distanz vorgeschoben. Es empfiehlt sich dringend die Verwendung eines Nervenstimulators. Es sind Kontraktionen unterhalb des Knies

aufzusuchen. Nach Lokalisation des N. ischiadicus werden ca. 30 ml Lokalanästhetikum injiziert. Inzwischen wurde auch eine kontinuierlich anteriore Ischiadikusblockade (KAI) propagiert. Bei Verwendung einer Spezialkanüle und leicht nach kranial gerichteter Punktionsrichtung gelingt es meist, einen Katheter ca. 5 cm über die Kanülenspitze vorzuschieben. Für Nachinjektionen bieten sich Boli à 10–30 ml Ropivacain 0,2–0,375% oder Bupivacain 0,25% bzw. eine kontinuierliche Gabe von z.B. 5–10(–15) ml/h Ropivacain 0,2–0,375% (maximal 37,5 mg/h) an.

Ischiadikusblockade in Steinschnittlage

Der N. ischiadicus kann auch in Steinschnittlage blockiert werden. Diese Lagerung ist für den Patienten bequem. Es wird hierbei zwischen dem Trochanter major und dem Tuber ischiadicum senkrecht zur Haut punktiert. In ca. 5–8 cm Tiefe kann der Nerv lokalisiert werden. Der Nerv ist hierbei gespannt und kann daher leichter verletzt werden.

Sonstiges

Die Blockade des N. ischiadicus ist relativ schwierig. Manchmal wird die Anlage dieser Blockade als schmerzhaft empfunden. Der Ischiadikusblock (Blockade des Plexus sacralis) kann in Kombination mit einer Blockade des N. femoralis oder dessen sensiblem Endast, dem N. saphenus, für Operationen peripher des Knies eingesetzt werden. Bei der häufiger durchgeführten Kombination eines Ischiadikusblocks mit einem 3-in-1-Block werden auch Operationen am distalen Oberschenkel und Knie toleriert. Es wird dann auch eine Manschette für die Blutsperre/-leere am Oberschenkel toleriert. Limitierend ist allerdings die Tatsache, dass eine evtl. angelegte Blutsperre am Oberschenkel nach ca. 75–90 Minuten zu unangenehmen Tourniquet-Schmerzen führt. Die Erfolgsquoten des Kombinationsblocks werden mit ca. 90–95% angegeben (Eifert et al. 1996). Bei diesen Kombinationsblöcken werden relativ hohe Dosen an Lokalanästhetikum benötigt. Es konnte aber gezeigt werden, dass selbst bei Ver-

wendung von 650 mg Prilocain 1% keine relevante Toxizität oder Methämoglobinämie zu erwarten ist (Wagner u. Missler 1997). Anstatt dieser Kombinationsblöcke ist es allerdings meist sinnvoller, eine Spinal- oder Periduralanästhesie durchzuführen. Bei den rückenmarknahen Regionalanästhesieverfahren kommt es allerdings zu einer Sympathikolyse, was manchmal (z.B. bei Patienten mit einer Aortenstenose) vermieden werden muss.

Blockade des N. tibialis im Kniebereich

Der N. ischiadicus teilt sich in der Mitte des dorsalen Oberschenkels oder im Bereich der kranialen Knieraute in den N. tibialis und den N. peroneus communis (Abb. 16.46). In der Kniekehle verläuft der N. tibialis lateral von den dort tastbaren Poplitealgefäßen relativ oberflächlich unter der Fascia poplitea. In der Kniekehle gibt er nach lateral den N. cutaneus surae medialis ab, der später auch Fasern aus dem N. peroneus communis erhält und als N. suralis lateralen Fußrand, Außenknöchel und Ferse versorgt. Der N. tibialis vermittelt motorisch die Plantarflexion und die Supination des Fußes. Sensibel wird die Fußsohle versorgt.

Zur Punktion sollte der Patient mit gestreckten Beinen auf dem Bauch gelagert werden. Die rautenförmige Kniekehle wird kranial auf der lateralen Seite vom Ansatz des M. biceps femoris, auf der medialen Seite vom Ansatz des M. semimembranosus und kaudal von den beiden Ansätzen des M. gastrocnemius begrenzt.

Der N. tibialis kann etwas lateral der Mitte der gedachten Verbindungslinie **zwischen dem medialen und lateralen Epikondylus des Femurs** (und lateral der palpierbaren Arterie) blockiert werden. Hier wird mit einer stumpfen Stimulationskanüle punktiert (1,5–3 cm tief). Bei Auslösen von motorischen Reizantworten bzw. Parästhesien werden ca. 5 ml Lokalanästhetikum injiziert. Gelingt eine elektrische Stimulation des Nervs nicht (im Idealfall eine Plantarflexion der Zehen), werden nach Vorpunktion bis zum Knochenkontakt und anschließendem Zurückziehen der Kanüle um 1–2 cm 30 ml Lokalanästhetikum injiziert. Diese Blockade wird relativ selten durchgeführt. Sie ist eine mögliche Ergänzung bei inkompletter Ischiadikusblockade.

Der N. tibialis kann auch kranial in der Kniekehle blockiert werden. Der Punktionsort befindet sich ca. 0,5–1 cm lateral und ca. 10 cm kranial der Mitte der Verbindungslinie zwischen medialem und lateralem Epikondylus des Femurs (Abb. 16.46). Hierbei wird zumeist der N. peroneus communis mitblockiert, sodass es sich bei dieser Punktionstechnik um eine sehr **tiefe Ischiadikusblockade** handelt. Es sollte in kranialer Richtung (ca. 30–45° zur Haut) punktiert werden. Hierbei kann u.U. auch ein Katheter eingeführt werden. Der Nerv ist bei dieser Punktionsrichtung in ca. 5 cm Tiefe zu finden. Normalerweise wird diese tiefe Ischiadikusblockade der

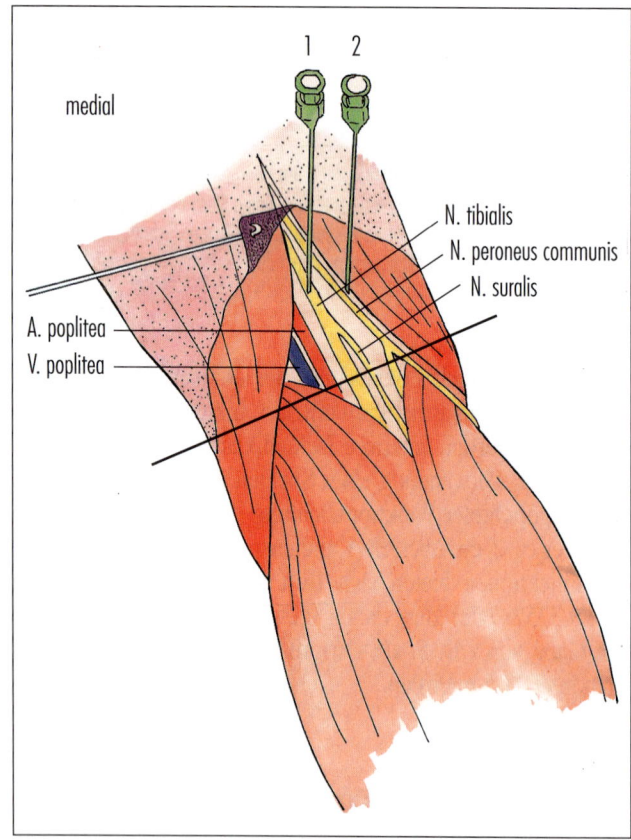

Abb. 16.46 Blockade des N. tibialis im Bereich der kranialen rechten Kniekehle (1). Hierbei kann evtl. der N. peroneus communis mitblockiert und dadurch eine tiefe Ischiadikusblockade erzielt werden. Isolierte Blockade des N. peroneus communis (2). Durchgezogene Linie = Beugungsachse des Kniegelenks.

Labels in figure:
medial
1   2
N. tibialis
N. peroneus communis
N. suralis
A. poplitea
V. poplitea

oben beschriebenen isolierten Tibialisblockade bevorzugt. Es werden zumeist ca. 20–25 ml Lokalanästhetikum injiziert.

Bei Blockade des N. ischiadicus (in der Rautengrube) in Kombination mit einem Saphenusblock im Bereich des Knies (s.u.) ist der gesamte Unterschenkel anästhesiert. Es ist hierbei auch die Anlage einer Manschette für die Blutsperre/Blutleere am Unterschenkel möglich.

Blockade des N. peroneus communis

Der N. peroneus communis (N. fibularis communis) zieht lateral des N. tibialis durch die Rautengrube der Kniekehle und dann von dorsal schräg nach ventral-kaudal um das Fibulaköpfchen. Kurz danach spaltet sich der N. peroneus communis in den N. peroneus superficialis und den N. peroneus profundus. Der N. peroneus superficialis versorgt sensibel den Fußrücken und die Zehen. Der N. peroneus profundus vermittelt motorisch die Dorsalflexion und die Pronation des Fußes, sensibel versorgt er den Raum zwischen der ersten und zweiten Zehe. Der N. peroneus communis gibt den N. cutaneus surae lateralis ab, der den lateralen Unterschenkel versorgt.

Der N. peroneus communis kann in der Kniekehle zusammen mit dem N. tibialis (s.o.) oder isoliert am medialen Rand des Ansatzes des M. semimembranosus kranial der Kniefalte (Abb. 16.46) oder besser im Bereich des Fibulaköpfchens blockiert werden.

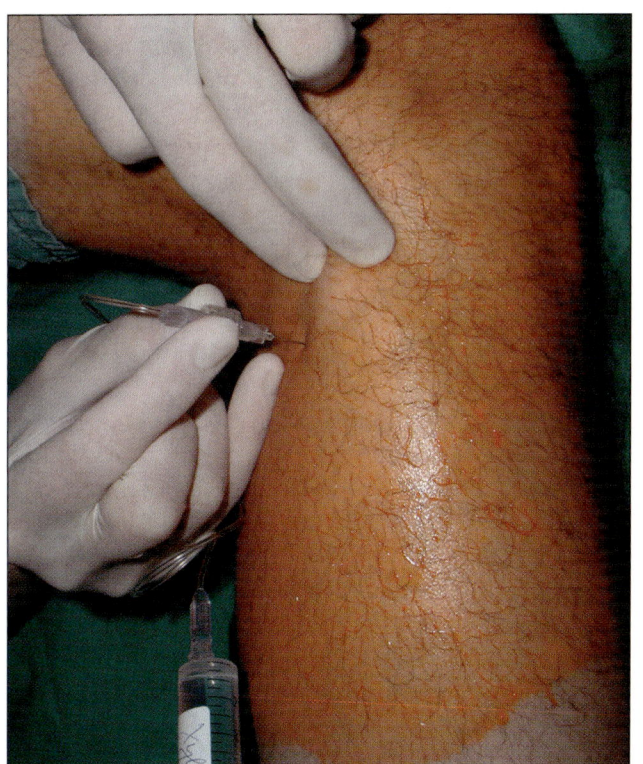

Abb. 16.47 Blockade des N. peroneus communis im Bereich des Fibulaköpfchens. Mit der nicht punktierenden Hand wird das Fibulaköpfchen palpiert.

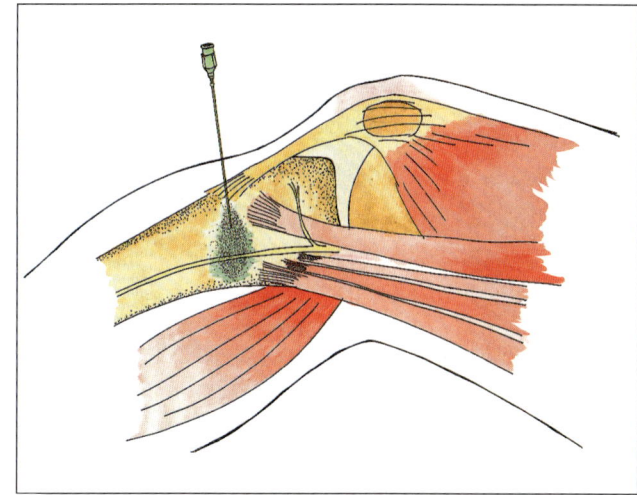

Abb. 16.48 Blockade des N. saphenus am Knie.

Punktiert wird am Hinterrand des Fibulaköpfchens ca. 2 cm kaudal des kranialen Endes der Fibula (Abb. 16.47). Nach senkrechter Punktion zur Haut (mit nach medial zielender Stichrichtung) wird unter Nervenstimulation ca. 1 cm bis zum Auslösen von motorischen Reizantworten (Dorsalflexion und Pronation des Fußes) vorgestochen und das Lokalanästhetikum (5–10 ml) hinter das Fibulaköpfchen injiziert.

Blockade des N. saphenus im Kniebereich

Der N. saphenus stellt den sensiblen Endast des N. femoralis dar, der zusammen mit der V. saphena magna in Richtung Innenknöchel verläuft. Der N. saphenus versorgt sensibel die Unterschenkelinnenseite bis zur Großzehe. Zusammen mit der V. saphena magna verläuft er subkutan vor dem Innenknöchel.

Zur Blockade des N. saphenus wird im Bereich des Condylus medialis der Tibia ein subkutaner Wall (zwischen Tuberositas tibiae und dem beginnenden Muskelbauch des M. gastrocnemius) mit 5–10 ml Lokalanästhetikum angelegt (Abb. 16.48). Im Infiltrationsbereich verläuft die meist gut erkennbare V. saphena magna. Eine intravenöse Injektion ist durch wiederholte Aspiration auszuschließen. Bei Durchführung einer zusätzlichen tiefen Ischiadikusblockade (s.o.) sind Operationen im Fuß- und Sprunggelenksbereich möglich.

Fußblock

Im Bereich des oberen Sprunggelenks können der N. tibialis, der N. suralis, der N. peroneus superficialis, der N. peroneus profundus (die aus dem N. ischiadicus stammen) und der N. saphenus (sensibler Endast des N. femoralis) blockiert werden. Es wird dann von einem Fußblock gesprochen.

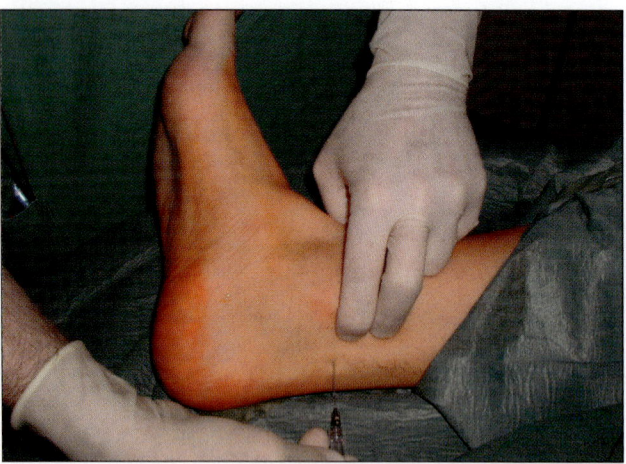

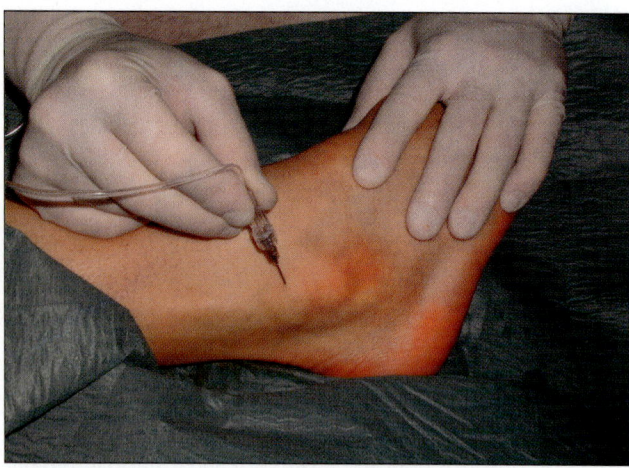

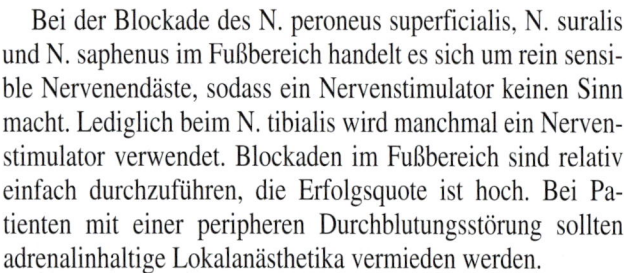

Abb. 16.49 Blockade der Nn. tibialis und suralis; **a:** Blockade des N. tibialis hinter dem Innenknöchel zwischen A. tibialis und Achillessehne;

Abb. 16.49b Blockade des N. suralis hinter dem Außenknöchel durch einen subkutanen Infiltrationswall vom Außenknöchel bis fast zur Achillessehne. Dargestellt ist der Beginn des Infiltrationswalles am Außenknöchel.

Bei der Blockade des N. peroneus superficialis, N. suralis und N. saphenus im Fußbereich handelt es sich um rein sensible Nervenendäste, sodass ein Nervenstimulator keinen Sinn macht. Lediglich beim N. tibialis wird manchmal ein Nervenstimulator verwendet. Blockaden im Fußbereich sind relativ einfach durchzuführen, die Erfolgsquote ist hoch. Bei Patienten mit einer peripheren Durchblutungsstörung sollten adrenalinhaltige Lokalanästhetika vermieden werden.

Die Indikation für einen Fußblock kann bei allen Eingriffen distal des oberen Sprunggelenks gestellt werden, z. B. bei einer Hallux-valgus-Operation, Zehenamputation oder Metallentfernung am Fuß, wenn keine Blutsperre angelegt werden muss. Die Versagerrate wird beim Fußblock zumeist mit 5% oder weniger angegeben. Blockaden im Fußbereich werden öfters auch bei einer inkompletten Blockade proximaler Nervenstämme oder Nervenbündel angewandt. Für die Durchführung eines Fußblocks wird der Patient normalerweise auf dem Rücken gelagert.

Blockade des N. tibialis

Der N. tibialis zieht zusammen mit der A. tibialis posterior dorsal um den Innenknöchel. Motorisch innerviert er die Fußbeuger, sensibel den medialen und vorderen Bereich der Fußsohle.

Der Patient soll zur Blockade das entsprechende Bein im Knie leicht anwinkeln und den Fuß auf den Unterschenkel des anderen Beins legen. (Ggf. kann der Patient auch auf dem Bauch gelagert werden, im Bereich des distalen Unterschenkels ist dann ein Polster unterzuschieben). Punktiert wird mit einer kurzen Kanüle lateral der meist gut tastbaren A. tibialis posterior und medial der Achillessehne am Oberrand des Innenknöchels (Abb. 16.49a). Es ist ungefähr senkrecht zur Haut zu punktieren. Idealerweise wird für diese Blockade ein Nervenstimulator verwendet. Treten motorische Reizantworten auf (Plantarflexion und Supination des Fußes), werden ca. 5 ml Lokalanästhetikum injiziert. Treten keine motorische

Reizantworten auf, wird bis zum Knochenkontakt vorgestochen, und nach Zurückziehen der Kanüle um ca. 1 cm werden 10–12 ml Lokalanästhetikum injiziert.

Blockade des N. suralis

Der N. suralis besteht aus Fasern des aus dem N. tibialis stammenden N. cutaneus surae medialis und zusätzlich aus Fasern des N. peroneus communis. Der N. suralis versorgt sensibel den Außenknöchel und den lateralen Fußrand bis zur Kleinzehe.

Zumeist wird der N. suralis in Rückenlage bei nach innen gedrehtem Fuß blockiert. Der N. suralis verläuft relativ oberflächlich, zieht dorsal um den Außenknöchel und kann hier durch eine subkutane Infiltration zwischen Außenknöchel und Achillessehne mit 5–10 ml Lokalanästhetikum blockiert werden (Abb. 16.49b). (Der Patient kann hierzu u. U. auch in Bauchlage [mit Unterpolsterung des distalen Unterschenkels] gelagert werden. Es wird dann lateral der Achillessehne in Richtung auf den Außenknöchel punktiert).

Blockade des N. peroneus profundus

Der N. peroneus profundus innerviert sensibel den Bereich zwischen der ersten und zweiten Zehe. Motorisch versorgt der Endast des N. peroneus profundus die kleinen Zehenstrecker. Knapp unterhalb einer durch den Innen- und Außenknöchel gezogenen Linie kann der N. peroneus profundus blockiert werden (Abb. 16.50a). Hier verläuft er neben der A. dorsalis pedis. Wegen häufiger anatomischer Variationen empfiehlt sich eine Punktion beidseits der A. dorsalis pedis. Nach senkrechter Punktion bis auf den Knochen wird die Kanüle etwas zurückgezogen und es werden ca. 5 ml Lokalanästhetikum injiziert. Die Kanüle wird nur bis subkutan zurückgezogen, es können dann von diesen Einstichstellen aus auch der N. peroneus superficialis und der N. saphenus blockiert werden (s. u.).

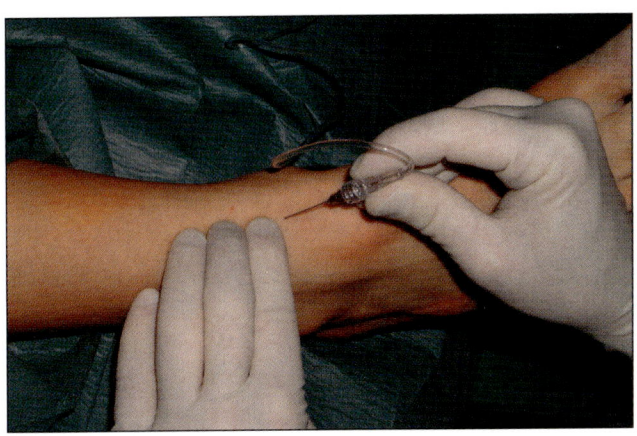

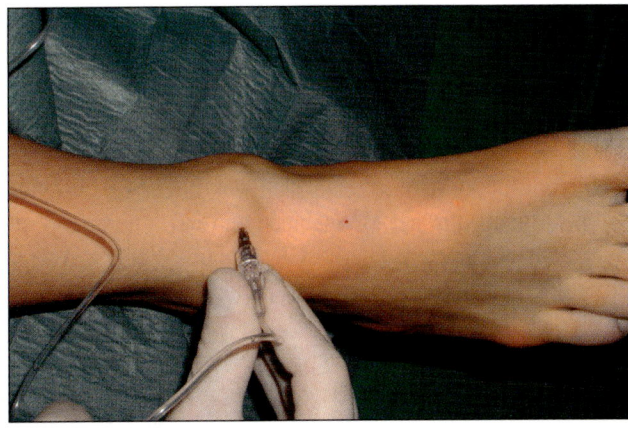

Abb. 16.50 Blockade der Nn. peronei superficialis und profundus sowie des N. saphenus; **a:** Blockade des N. peroneus profundus neben der tastbaren A. dorsalis pedis;

Abb. 16.50b Blockade des N. saphenus vom gleichen Punktionsort nach Zurückziehen der Kanüle bis knapp unter die Haut und subkutaner Infiltration in Richtung Innenknöchel;

Blockade des N. peroneus superficialis

Der N. peroneus superficialis versorgt den Fußrücken sensibel (mit Ausnahme des vom N. peroneus profundus versorgten Bereich zwischen der ersten und zweiten Zehe). Er verläuft vor dem Außenknöchel und kann durch einen subkutanen Wall zwischen Außenknöchel und Tibiavorderkante mit 5(–10) ml Lokalanästhetikum blockiert werden (Abb. 16.50c). Hierzu wird meist nach Blockade des N. peroneus profundus von der gleichen Einstichstelle aus nach lateral infiltriert.

Blockade des N. saphenus

Der N. saphenus versorgt den Innenknöchel. Er verläuft (zusammen mit der V. saphena magna) vor dem Innenknöchel. Durch einen subkutanen Wall zwischen Innenknöchel und Tibiavorderkante kann er mit 5(–10) ml blockiert werden. Hierzu wird meist nach Blockade des N. peroneus profundus von der gleichen Einstichstelle aus nach medial auf den Innenknöchel zu infiltriert (Abb. 16.50b).

16.2.7 Sonstige Regionalanästhesieverfahren

Interkostalblockade

Unter den 12 Rippen verläuft (jeweils zusammen mit der Interkostalarterie und der Interkostalvene) der Interkostalnerv. Der N. intercostalis Th1 gibt noch Fasern an den Plexus brachialis ab. Die Nn. intercostalis Th2 und Th3 geben noch Fasern ab, die den N. intercostobrachialis bilden. Dieser versorgt Hautareale im Bereich der Oberarminnenseite (Kap. 16.2.2, S. 331). Der N. intercostalis Th12 gibt Fasern zum N. iliohypogastricus ab.

Jeder **Interkostalnerv** hat 4 Äste, den R. communicans albus, der nach ventral zu den sympathischen Ganglien zieht,

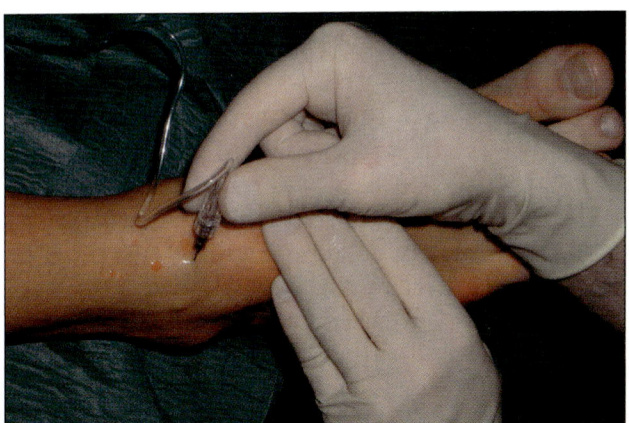

Abb. 16.50c Blockade des N. peroneus superficialis unter entsprechender Infiltration nach lateral ebenfalls vom gleichen Punktionsort aus.

Kurzinformation Fußblock	
Charakteristika	technisch relativ einfache Blockade der Nn. tibialis, suralis, peroneus superficialis, peroneus profundus, saphenus
Einsatz	Eingriffe distal des oberen Sprunggelenks, z.B. bei einer Hallux-valgus-Operation, Zehen- amputation oder Metallentfernung am Fuß
Kontraindikationen	■ allgemeine Kontraindikationen für Regional- anästhesieverfahren (Tab. 16.1) ■ Eingriffe, bei denen eine Blutsperre notwen- dig ist
Medikamente	■ ca. 10–12 ml Lokalanästhetikum für den N. tibialis ■ ca. jeweils 5–10 ml für die Nn. peroneus superficialis und saphenus ■ ca. 5 ml für den N. peroneus profundus
Empfehlungen	Nn. peroneus superficialis, peroneus profundus und saphenus können von einem Zugang aus blockiert werden; evtl. Nervenstimulator bei Blockade des N. tibialis

den dorsalen Hautast, der paravertebral die Haut und zum Teil auch die Muskulatur versorgt, den lateralen Hautast, der ungefähr in der mittleren Axillarlinie abgeht, und den ventralen Hautast, der die Endaufzweigung des Interkostalnervs darstellt (Abb. 16.51).

Interkostalblockaden bieten sich vor allem im Rahmen schmerztherapeutischer Maßnahmen an (z. B. Therapie postoperativer Schmerzen, Interkostalneuralgie). Für die Anlage einer Interkostalblockade wird der Patient in schräger Seitenlage gelagert. Die zu blockierende Seite liegt oben, der Arm wird über den Kopf hochgelegt. Es kann aber auch in sitzender Position oder in Bauchlage punktiert werden. Punktiert wird zwischen dem Angulus costae und der hinteren Axillarlinie (ca. 7–8 cm lateral der Mittellinie). Hier sind die Rippen am leichtesten zu palpieren. Es soll aber nicht zu weit ventral punktiert werden, damit auch der R. cutaneus lateralis (Abb. 16.51) blockiert wird. Zumeist wird eine 22- oder 26-Gauge-Stahlkanüle verwendet. Zwischen Zeigefinger und Mittelfinger der linken Hand wird die Kanüle geführt. Die beiden Finger liegen auf dem Ober- und Unterrand der Rippe. Es sollte mit ca. 20° nach kranial auf die Rippe zu gestochen werden, bis es zum Knochenkontakt kommt. Nun werden Haut und Kanüle bei gleich bleibender Stichrichtung nach kaudal verschoben. Wenn die Kanüle über den kaudalen Rand der Rippe gleitet, wird sie noch 2–3 mm vorgeschoben (Abb. 16.52). Es soll nicht versucht werden, Parästhesien auszulösen. Bewährt hat es sich, auf die Stahlkanüle einen kurzen

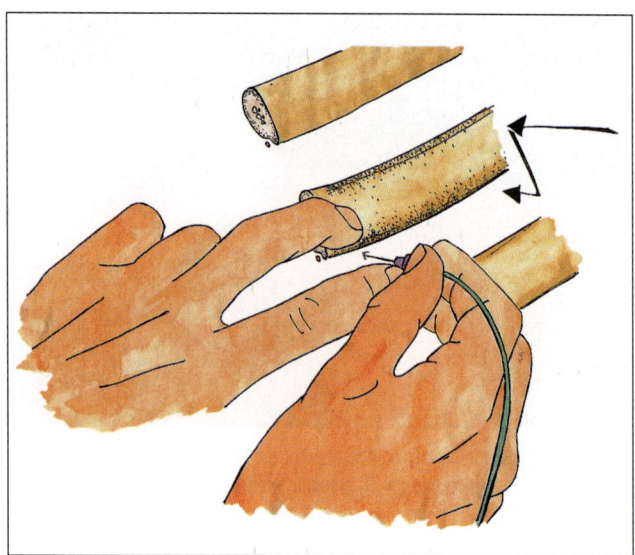

Abb. 16.52 Interkostalblockade. Zustechen auf die Rippe bis zum Knochenkontakt, anschließend Verschiebung von Haut und Kanüle bei gleich bleibender Stichrichtung nach kaudal und weiteres Vorschieben der Kanüle um 2–3 mm.

Verlängerungsschlauch aufzusetzen. Die Kanüle kann dadurch gut fixiert werden, während eine Assistenzperson aspiriert und injiziert. Dadurch kann eine versehentliche Dislokation der Kanüle weitgehend vermieden werden. Nachdem durch Aspiration eine intravasale oder intrathorakale Lage der Kanüle ausgeschlossen wurde, werden z. B. 3–5 ml Bupivacain 0,25–0,5% bzw. Ropivacain 0,2–0,75% injiziert. Da sich die Innervationsgebiete der Interkostalnerven überlappen, müssen immer mindestens 3 Interkostalnerven blockiert werden.

Mögliche **Komplikationen** sind ein Pneumothorax und eine intravasale Injektion des Lokalanästhetikums. Bei Verletzung der Pleura husten die Patienten meist. Die Inzidenz eines Pneumothorax liegt bei knapp unter 0,1%. Zumeist braucht ein dadurch bedingter (Mantel-)Pneumothorax nicht therapiert zu werden. Er wird resorbiert. Der Patient muss engma-

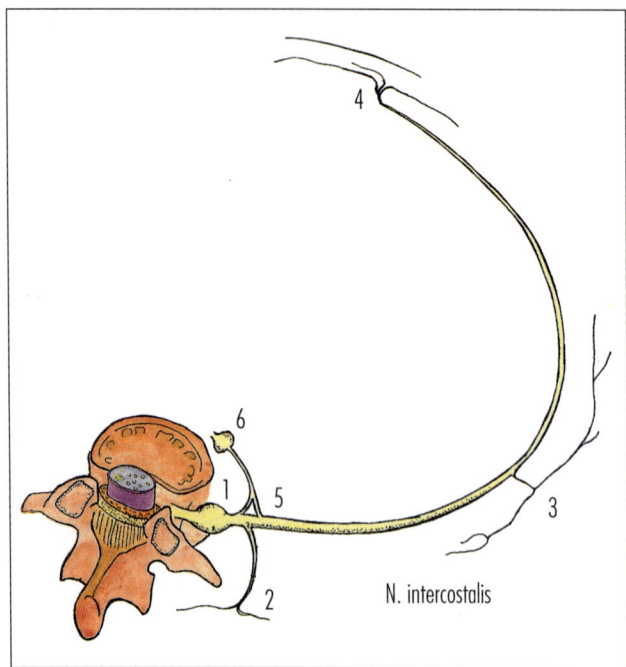

Abb. 16.51 Interkostalnerv, 1 = Spinalganglion, 2 = R. dorsalis des N. intercostalis, 3 = R. cutaneus lateralis des N. intercostalis, 4 = R. cutaneus anterior des N. intercostalis, 5 = Rr. communicantes, 6 = Ganglion des sympathischen Grenzstrangs.

Kurzinformation Interkostalblockade	
Charakteristika	Anästhesie eines Interkostalnerven erfordert Blockade auch der Nachbarnerven
Einsatz	Schmerztherapie
Kontraindikationen	allgemeine Kontraindikationen für Regionalanästhesieverfahren (Tab. 16.1)
Risiken	Pneumothorax, intravasale Injektion des Lokalanästhetikums
Medikamente	3–5 ml Bupivacain 0,25–0,5% bzw. Ropivacain 0,2–0,75% pro Nerv
Empfehlungen	kurzen Verlängerungsschlauch auf die Stahlkanüle aufsetzen

schig überwacht werden und es ist Sauerstoff zu verabreichen.

Die Blockade hält bei Verwendung von Bupivacain oder Ropivacain im Mittel 4–5–8 Stunden an.

Die Tatsache, dass die Interkostalnerven in unmittelbarer Nachbarschaft zu den Interkostalvenen und Interkostalarterien verlaufen, erklärt, dass bei dieser Blockadeform eine schnelle Resorption und relativ hohe Plasmakonzentrationen zu erwarten sind (Kap. 14.4.2, S. 309). Die Patienten sind während der ersten 30 Minuten nach der Blockade engmaschig zu überwachen.

Nervenblockade nach Oberst

Hierbei werden die 4 Nerven, die jeweils einen Finger versorgen, an der Fingerbasis (Abb. 16.53) mit Lokalanästhetikum umspritzt (Abb. 16.54). Von einer Punktionsstelle aus werden 3 Nerven betäubt. Für den vierten Nerv muss ein zweites Mal punktiert werden. Pro Nerv werden ca. 0,5–1 ml Lokalanästhetikum injiziert.

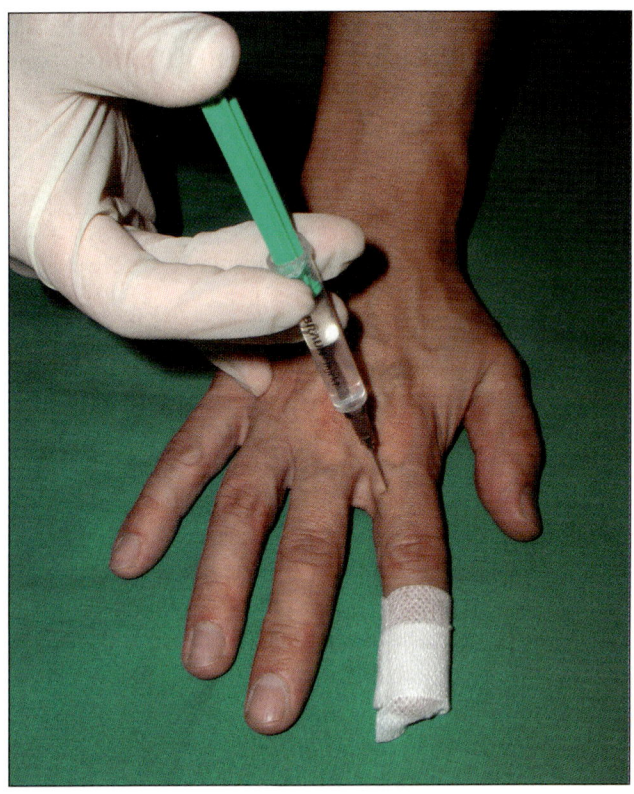

Abb. 16.54 Oberst-Leitungsblockade am Zeigefinger.

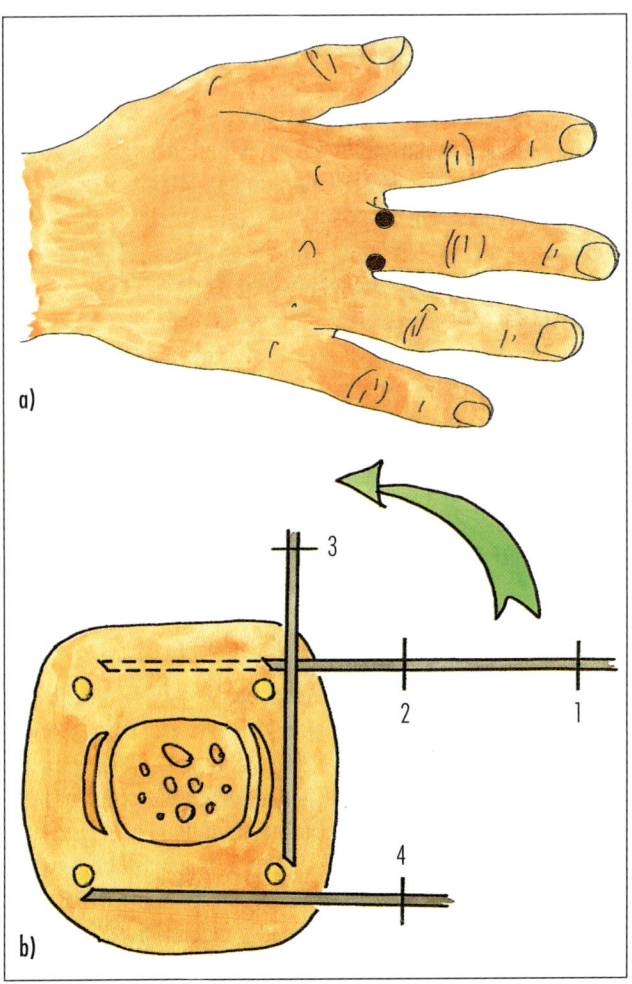

Abb. 16.53 Oberst-Leitungsblockade am Mittelfinger; **a:** Punktionsstellen; **b:** Betäubung von 3 Fingernerven durch die erste und Betäubung des 4. Fingernervs durch eine zweite Punktion an der Fingerbasis.

Intrapleurale Analgesie

Die intrapleurale Instillation von Lokalanästhetika wurde mehrfach zur postoperativen Schmerztherapie nach z.B. konventionellen Cholezystektomien, Thorakotomien oder Rippenfrakturen empfohlen. Bei der beschriebenen Punktionstechnik wird der zwischen den Pleurablättern herrschende negative Druck ausgenutzt.

Die **Punktion** sollte beim spontan atmenden (aber evtl. intubierten) Patienten in der Medioaxillarlinie zwischen der 4. und 5. oder der 5. und 6. Rippe vorgenommen werden. Der Patient wird hierzu auf die nicht zu punktierende Seite gelagert. Es kann hierfür eine konventionelle Tuohy-Kanüle verwendet werden. Es sollte nach kranial in einem Winkel von ca. 45° zur Haut auf den Oberrand der Rippe zu punktiert werden. Der Kanülenschliff sollte hierbei nach kranial zeigen. Nach Aufsetzen einer luftgefüllten, leichtgängigen Spritze wird die Kanüle über den Rippenrand vorgeschoben. Bei Perforation der Pleura parietalis wird der Spritzenstempel – durch den Unterdruck im Pleuraspalt – etwas angezogen. Es kann nun zügig (um Eintritt von Luft in den Pleuraspalt möglichst zu verhindern) ein Periduralkatheter eingeführt werden. Die Identifikation des Pleuraspalts erfolgt inzwischen zumeist über ein spezielles Punktionsbesteck, bei dem seitlich an der Punktionskanüle ein luftgefüllter Ballon angebracht ist, der sich beim Eindringen in den Pleuraspalt entleert und kollabiert (Pleurocert, Fa. Braun, Melsungen).

Initial werden z.B. 1,5–2 mg/kg KG **Bupivacain** 0,5% empfohlen, für spätere Nachinjektionen 10–20 ml Bupivacain 0,25%. Insbesondere bei der zum Teil beschriebenen kontinuierlichen Gabe von Bupivacain wurden sehr hohe Bupivacain-Plasmakonzentrationen beschrieben.

Die von einigen Autoren als sehr gut beschriebene Schmerzlinderung wurde nicht immer bestätigt (Rosenberg et al. 1987; Elman et al. 1990; McEllistrem et al. 1990). Entzündliche Veränderungen im Pleuraraum scheinen eine Kontraindikation darzustellen, da hierbei die Resorptionsgeschwindigkeit für Lokalanästhetika deutlich erhöht sein kann. Manchmal können atemabhängige Schmerzen auftreten, deren Ursache am ehesten ein pleuraler Reiz durch den liegenden Katheter ist. Die Inzidenz eines Pneumothorax wird bei diesem Verfahren mit ca. 0,1–2% angegeben.

Ein Adrenalin-Zusatz zum Lokalanästhetikum verringert die Resorptionsquote bei der intrapleuralen Applikation nur gering. Die Wirkungsdauer wird mit ca. 5 Stunden angegeben. Die Methode ist bisher nicht weit verbreitet (s. auch Kap. 64.6.3, S. 897).

Intravenöse Regionalanästhesie

Die **i**ntravenöse **R**egional**a**nästhesie (IVRA) wurde bereits 1908 von dem Kieler Chirurgen August Bier beschrieben (englisch: Bier's block). Das Verfahren fand in den ersten Jahrzehnten wenig Anwendung. Es wurde erst in den 60er-Jahren populär.

Vorgehen

Nach Anlage einer periphervenösen Verweilkanüle an der zu operierenden Hand bzw. dem Fuß (sowie Platzierung einer zweiten Kanüle an dem nicht zu operierenden Arm für die Infusionstherapie) wird am Oberarm bzw. Ober- oder Unterschenkel eine spezielle, zweikammerige Blutdruckmanschette um die mit Watteband abgepolsterte Extremität gelegt. Es ist auf die richtige Platzierung der Doppelmanschette zu achten. Die als proximal und distal bezeichneten Manschettenkammern müssen korrekt liegen. Nun wird die Extremität von peripher nach zentral mit einer elastischen Gummibinde (Esmarch-Binde) ausgewickelt, um das Blut weitgehend aus dem Gefäßsystem auszupressen (Abb. 16.55c, d). Kann die Extremität verletzungs- bzw. schmerzbedingt nicht ausgewickelt werden, ist sie für ca. 5 Minuten nach oben zu halten und vorsichtig auszustreichen, um so eine Blutarmut im Arm zu erzielen. Nun wird die proximal gelegene Manschette auf einen Wert von ca. 100–150 mm Hg über dem systolischen arteriellen Blutdruck aufgepumpt. Anschließend wird die elastische Binde wieder entfernt und das blutleere Gefäßsystem über den venösen Zugang mit Lokalanästhetikum gefüllt.

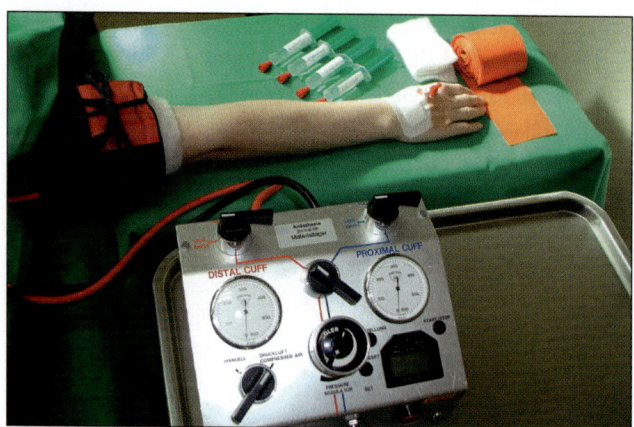

Abb. 16.55 Intravenöse Regionalanästhesie; **a:** Anlage einer peripheren Verweilkanüle und einer speziellen Doppelkammermanschette sowie Verwendung eines speziellen Gerätes für die intravenöse Regionalanästhesie. Die Doppelmanschette sollte mit Polsterungswatte unterpolstert werden;

Falls nach einiger Zeit ein Druckgefühl im Manschettenbereich auftritt, kann nun die distale Manschette ebenfalls geblockt werden. Da diese sich im nun bereits anästhesierten Bereich befindet, wird sie besser toleriert. Von der proximalen Manschette kann jetzt der Druck abgelassen werden. Bei kurzen Eingriffen wird es von den Patienten auch toleriert, wenn beide Manschettenkammern geblockt werden.

Die Operationszeit sollte ca. 90 Minuten möglichst nicht überschreiten. Am Ende der Operation empfiehlt sich stets ein intermittierendes Öffnen der Blutsperre durch kurzfristiges Ablassen des Drucks und anschließend erneutes Blocken auf den suprasystolischen Ausgangswert (in ca. 10-Sekunden-Intervallen). Moderne Geräte verfügen hierfür über einen speziellen Ablassknopf: wird dieser betätigt, entleert sich die Manschette, wird er losgelassen, wird automatisch wieder der Ausgangsdruck hergestellt. Wird der Manschettendruck dagegen langsam zunehmend abgelassen, droht bei Druckabfall unter den systolischen Druck ein arterieller Bluteinstrom bei noch gedrosseltem venösem Ausfluss. Dadurch können Nachblutungen im Operationsgebiet begünstigt werden.

Wirkungsweise der i.v. Regionalanästhesie

Ursprünglich wurde die These vertreten, dass das Lokalanästhetikum über die Vasa nervorum in die größeren Nervenstämme gelangt und diese blockiert (Raj et al. 1972). Spätere Untersuchungen wiesen jedoch darauf hin, dass der primäre Wirkungsort im Bereich der Nervenendigungen liegen muss (Tryba 1985; Lillie et al. 1984). Das Lokalanästhetikum diffundiert aus dem Gefäßsystem ins umgebende Gewebe und blockiert die peripheren Nervenendigungen. Die Wirkung ist also einer Infiltrationsanästhesie ähnlich. Außerdem ist zu beachten, dass allein durch Kompression und Ischämie die Nervenleitgeschwindigkeit um bis zu 40% vermindert wird. Es ist also von einem multifaktoriellen Wirkungsmecha-

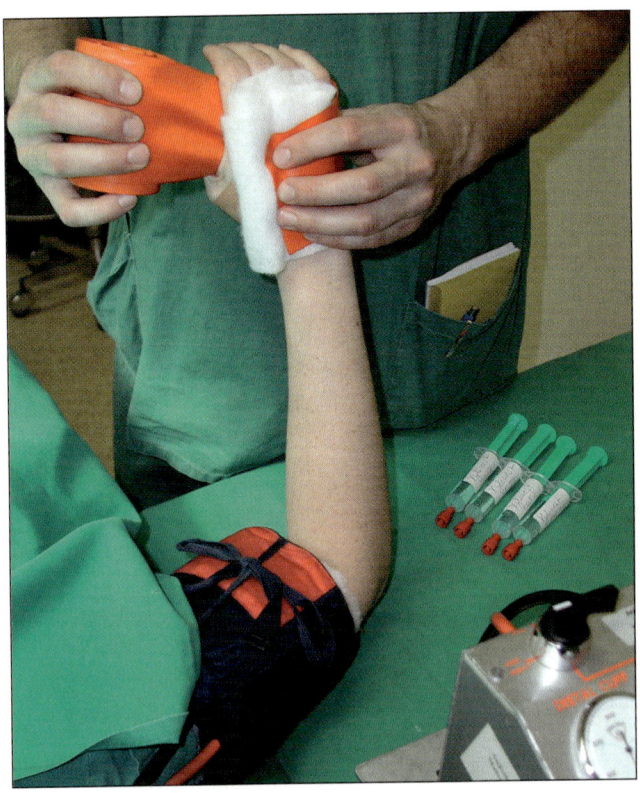

Abb. 16.55b Abdecken der periphervenösen Verweilkanüle;

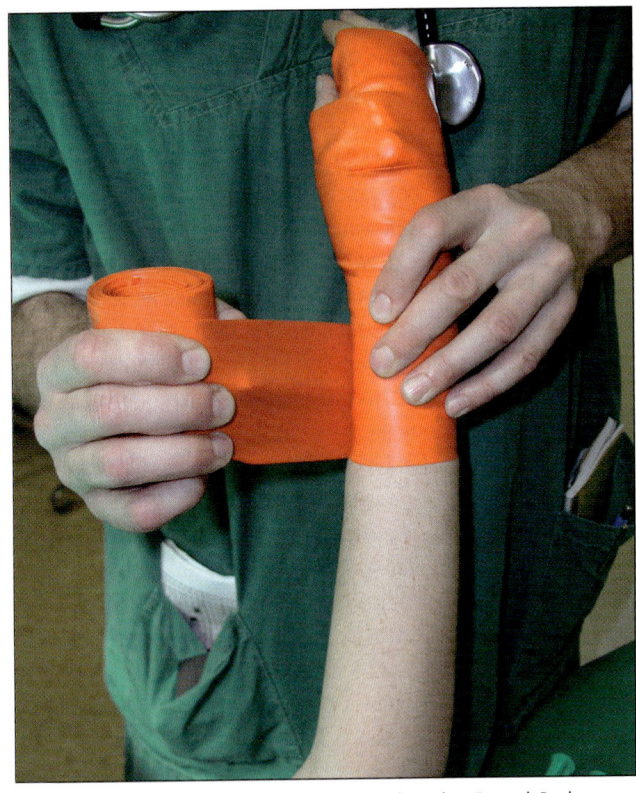

Abb. 16.55c Auswickeln der Extremität mit einer elastischen Esmarch-Binde;

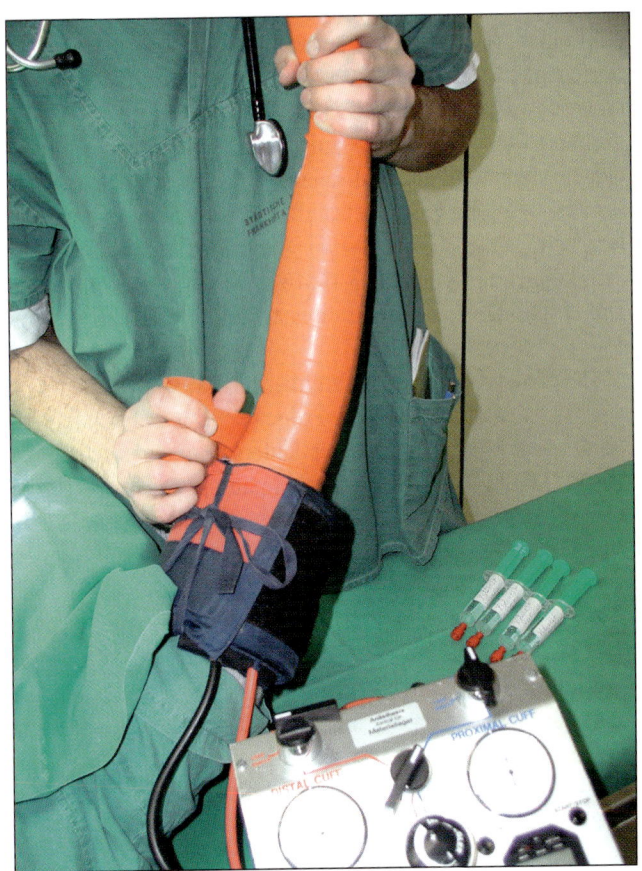

Abb. 16.55d nach vollständigem Auswickeln Blocken der proximalen Manschettenkammer ca. 100–150 mm Hg über dem systolischen Blutdruck;

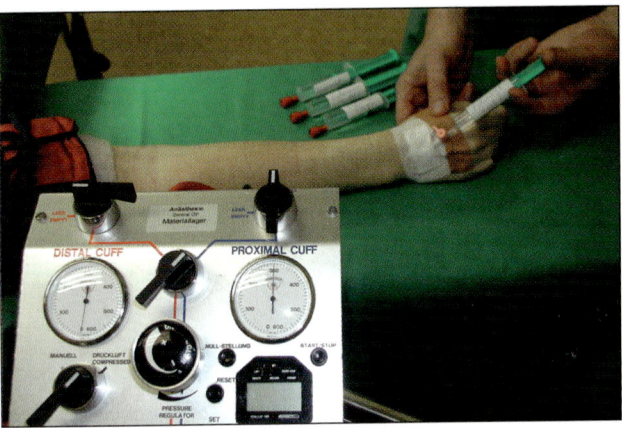

Abb. 16.55e Entfernen der Esmarch-Binde von der blutleeren Extremität und Injektion des Lokalanästhetikums (0,5%iges Prilocain).

nismus auszugehen. Lediglich ca. 25–30% des Lokalanästhetikums verbleiben im blutentleerten Gefäßbett. Der Rest diffundiert ins Gewebe ab.

Mittels i.v. Regionalanästhesie kann eine erfolgssichere und schnell (innerhalb von 5–10 Minuten) einsetzende Anästhesie erzielt werden.

Nachteile, Risiken und Probleme

Nachteile des Verfahrens sind, dass nach Öffnen der Blutleere und beginnender Rezirkulation Motorik und Sensibilität schnell (innerhalb von 5–10 Minuten) zurückkehren und damit sehr früh auch postoperative Schmerzen einsetzen. Eine Blutstillung und ein Wundverschluss erst nach Öffnen der Blutleere (was z. B. bei einer Dupuytren-Operation notwendig ist) sind bei diesem Verfahren daher nicht möglich. In i.v. Regionalanästhesie begonnene Operationen müssen also in Blutleere abgeschlossen werden.

Das entscheidende **Risiko** dieser Methode besteht darin, dass bei einem verfrühten Öffnen der Manschette das noch intravasal befindliche Lokalanästhetikum plötzlich in die systemische Zirkulation eingeschwemmt wird und möglicherweise toxische Nebenwirkungen hervorruft. Daher darf die Manschette frühestens nach 20–30 Minuten abgelassen werden, wenn bereits der Großteil des Lokalanästhetikums aus dem Gefäßsystem ins Gewebe abdiffundiert ist.

Bei Verwendung moderner Geräte mit Anschluss an die zentrale Druckluftversorgung wird die Gefahr eines ungewollten Druckverlustes in der Manschette mit Einschwemmung des Lokalanästhetikums weitgehend ausgeschlossen. Solche modernen Geräte pumpen (bei einer evtl. Undichtigkeit) automatisch Luft nach und halten so den eingestellten Manschettendruck konstant.

Bei ca. 25–30% der Patienten sind bei einer intravenösen Regionalanästhesie Schmerzen durch die Manschette, sog. **Tourniquet-Schmerzen**, zu erwarten. Sie treten bei zunehmender Dauer der Blutsperre häufiger auf und können einen Blutdruckanstieg verursachen. Auch bei einer kompletten Spinalanästhesie oder einer Allgemeinnarkose kann eine Blutsperre aufgrund solcher Tourniquet-Schmerzen zu einem Blutdruckanstieg führen. Die Ursache des Tourniquet-Schmerzes ist unklar. Es handelt sich jedoch vermutlich nicht um einen Ischämieschmerz. Möglicherweise ist das Druckempfinden nicht vollständig blockiert. Diese Tourniquet-Schmerzen limitieren häufiger die Anwendungsdauer der IVRA.

Bei Anwendung am Unterschenkel ist darauf zu achten, dass die Manschette mindestens 6 cm unterhalb des Fibulaköpfchens oder in der Mitte des Unterschenkels platziert wird, um eine Druckschädigung des N. peroneus zu verhindern. Die Manschette kann auch am Oberschenkel angebracht werden, was von den Patienten allerdings öfters als unangenehmer empfunden wird als eine Platzierung am Unterschenkel.

Medikamente

Um das blutleere Gefäßsystem ausreichend mit Lokalanästhetikum zu füllen, werden relativ große Volumina benötigt. Aufgrund seiner großen therapeutischen Breite stellt Prilocain das Lokalanästhetikum der Wahl dar. Mittel der zweiten Wahl sind Lidocain und Mepivacain. Bupivacain und Ropivacain können aufgrund ihrer relativ hohen Kardiotoxizität nicht

Kurzinformation intravenöse Regionalanästhesie	
Charakteristika	schnell einsetzende, aber auch schnell wieder abklingende Anästhesie am Arm (oder Bein)
Einsatz	Eingriffe an Unterarm und Hand, die in Blutleere abgeschlossen werden können
Kontraindikationen	■ allgemeine Kontraindikationen für Regionalanästhesieverfahren (Tab. 16.1), evtl. vorbestehende Nervenverletzungen oder Gerinnungsstörungen stellen jedoch keine Kontraindikation dar ■ Eingriffe, die nicht in Blutleere abgeschlossen werden können ■ Herzrhythmusstörungen (vor allem bradykarder Art oder höhergradige Blockbilder) ■ Gefäßerkrankungen (arterielle Durchblutungsstörung, Thrombophlebitis) ■ Neuropathien ■ Sichelzellanämie
Risiken	Einschwemmen des Lokalanästhetikums in den Kreislauf, Tourniquet-Schmerzen, am Unterschenkel Fibularisläsion
Medikamente	Prilocain als Lokalanästhetikum der Wahl (3–4 mg/kg KG Prilocain 0,5%)
Empfehlungen	bei ambulanten Eingriffen günstig

empfohlen werden. Auch adrenalinhaltige Lokalanästhetika dürfen nicht verwendet werden (höhere Toxizität, falls sie eingeschwemmt werden: Kap. 14.3, S. 305). Bei Verwendung größerer Mengen an Prilocain können höhere Konzentrationen an Methämoglobin auftreten. Prilocain wird in Dosen von bis zu 3–4 mg/kg KG angewandt. Die verwendete Konzentration beträgt meist 0,5% (–1%). Auch Mepivacain und Lidocain können in Dosen bis 3–4 mg/kg KG verabreicht werden. Die empfohlenen Konzentrationen liegen zwischen 0,25 und 1%.

Bei Anlegen einer Oberarmmanschette werden beim Erwachsenen meist ca. 40 ml Prilocain 0,5% verwendet. Am Bein werden bei Anlage einer Unterschenkelmanschette ca. 40–60 ml, bei einer Oberschenkelmanschette ca. 80–100 ml an Lokalanästhetikum (normalerweise Prilocain 0,5%) benötigt.

Indikationen und Kontraindikationen

Indikationen für die IVRA sind z. B.:
■ Ganglienoperation, Metallentfernungen oder geschlossene Reposition einer Radiusfraktur am Arm
■ Eingriffe am distalen Unterschenkel und am Fuß (selten angewandt)

Vor allem bei ambulanten Eingriffen hat die IVRA einige Vorteile.

Als **Kontraindikationen** für die intravenöse Regionalanästhesie sind vor allem zu nennen:

- Herzrhythmusstörungen (vor allem bradykarder Art oder höhergradige Blockbilder)
- Gefäßerkrankungen (arterielle Durchblutungsstörung, Thrombophlebitis)
- Neuropathien
- Sichelzellanämie

Sonstiges

Da inzwischen gezeigt wurde, dass Opioid-Rezeptoren nicht nur im Bereich des ZNS, sondern auch in peripheren Geweben (im Bereich dünner afferenter Nervenfasern) nachweisbar sind (Fields et al. 1980), wurde die alleinige Gabe bzw. Beimischung eines Opioids zum Lokalanästhetikum im Rahmen einer intravenösen Regionalanästhesie untersucht. Hierdurch konnte allerdings in den meisten Studien keine zufrieden stellende Schmerzlinderung bzw. keine Wirkungsverbesserung erzielt werden (Arendt-Nielsen et al. 1990), auch wenn in einzelnen Studien (z. B. durch Zusatz von 0,05 mg Fentanyl) eine signifikante Verbesserung der Analgesie beschrieben wurde (Abdulla et al. 2000).

In experimentellen und klinischen Studien konnte gezeigt werden, dass durch die zusätzliche Gabe von 0,5 mg Pancuronium die motorische Blockade verstärkt wird (Prippenow et al. 1985; Abdulla et al. 2000). Dieses Vorgehen hat sich allerdings in der Praxis nicht durchgesetzt.

Im Rahmen der Schmerztherapie wird die intravenöse Regionalanästhesie auch bei der Therapie der sympathischen Reflexdystrophie eingesetzt. Als Medikament wird hierfür das Sympathikolytikum Guanethidin verwendet.

16.2.8 Sonstiges

Lokal-/Regionalanästhesieverfahren bei Kindern

Im Gegensatz zu den meisten Erwachsenen haben die wenigsten Kinder eine Einsicht in ihren krankhaften Zustand und die evtl. notwendige Operation. Dadurch kann auch keine Kooperation von den kleinen Patienten erwartet werden, und somit können Regionalanästhesieverfahren auch fast nie am wachen Kind angelegt werden. Damit können diese Verfahren auch fast nie als alleiniges intraoperatives Analgesieverfahren angewandt werden. Lediglich bei Kindern ab ca. 8–10 Jahren kann bei entsprechendem Umfeld eine Operation in alleiniger axillärer Regionalanästhesie – insbesondere in Plexusanästhesie – durchgeführt werden. Eine Indikation hierfür ist z. B. eine Notfalloperation beim nicht nüchternen Kind. Voraussetzung für ein alleiniges Regionalanästhesieverfahren bei Kindern sind:

- Kooperation
- keine stärkeren präoperativen Schmerzen
- guter, vertrauensvoller Kontakt zum Kind

> Die Qualität einer solchen Regionalanästhesie beim Kind muss jedoch 100%ig sein, denn kein Kind erduldet Missempfindungen oder Schmerzen im Falle eines inkompletten Blocks.

Regionalanästhesien werden bei Kindern daher fast ausschließlich zum Zweck der postoperativen Schmerztherapie angelegt. Die Blockaden (z. B. ein Peniswurzelblock) werden normalerweise in Narkose angelegt. Die verschiedenen Verfahren der Lokal- und Regionalanästhesie bei Kindern werden ausführlich im Kap. 64.6, S. 887 beschrieben.

Zu den Regionalanästhesieverfahren, die häufiger bei Kindern durchgeführt werden, gehören z. B.:

- Peniswurzelblock
- Ilioinguinalis-/Iliohypogastrikusblock
- Kaudalanästhesie

Pflege eines länger liegenden »Schmerzkatheters«

Wird z. B. im Rahmen einer Plexusanästhesie, einer Periduralanästhesie oder einer 3-in-1-Blockade ein Katheter eingeführt und dieser für die Fortführung einer postoperativen Regionalanästhesie oder Sympathikolyse mehrere Tage benutzt, dann ist mindestens einmal täglich die Einstichstelle durch den intakten Verband zu palpieren und es ist nach Schmerzen, Brennen und Spannungsgefühl zu fragen. Gegebenenfalls ist (nach entsprechender Händedesinfektion und Anziehen von Handschuhen) die Kathetereinstichstelle zu inspizieren. Empfehlenswert sind sterile, durchsichtige Klebefolien, die eine Inspektion der Punktionsstelle ohne Entfernung des Verbandes erlauben. Solche durchsichtigen Verbände sollten jedoch nicht initial, sondern erst beim ersten Verbandswechsel verwendet werden. Initial sollte ein Verbandsmaterial verwendet werden, das evtl. Mikroblutungen aufsaugt. Transparente Verbände besitzen keine Saugfähigkeit und dürfen nur auf trockene, nicht nachblutende Punktionsstellen aufgeklebt werden. Sind Infektionszeichen im Bereich der Kathetereinstichstelle festzustellen (insbesondere Schmerzen), dann ist der Katheter umgehend zu entfernen. Die Katheterspitze sollte dann stets zur bakteriologischen Untersuchung eingeschickt werden. Evtl. verwendete Bakterienfilter sollten nicht jeden Tag, sondern möglichst selten gewechselt werden. Es konnte eine positive Korrelation zwischen Häufigkeit des Filterwechsels und Kolonisation des Katheterlumens nachgewiesen werden (De Cicco et al. 1995). Bei kontinuierlicher Zufuhr eines Lokalanästhetikums sollten die zuführenden Infusionsbestecke möglichst nicht jeden Tag, sondern eher erst nach ca. 72 Stunden gewechselt werden. Bei sämtlichen Diskon-

Lokal- und
Regionalanästhesieverfahren

nektionen und Rekonnektionen besteht die Gefahr einer Kontamination des Systems. Spätestens wenn ein Katheter nicht mehr benutzt wird, ist er ebenfalls zu entfernen.

16.3 Literatur zu den Kapiteln 13–16

Abdulla W, Kroll S, Eckhardt-Abdulla R. Intravenöse Regionalanästhesie. Ein neues Konzept in klinischer Prüfung. Anasthesiol Intensivmed 2000; 41: 95–103.

Angst MS, Ramaswamy B, Riley T, Stanski DR. Lumbar epidural morphine in humans and supraspinal analgesia to experimental heat pain. Anesthesiology 2000; 92: 312–24.

Anker-Moller E, Spangsberg N, Dahl JB, Christensen EF, Schultz P, Carlsson P. Continuous blockade of the lumbar plexus after knee surgery: A comparison of the plasma concentrations and analgesic effect of bupivacaine 0.250% and 0.125%. Acta Anaesthesiol Scand 1990; 34: 468–72.

Arendt-Nielsen L, Oberg B, Bjerring P. Laser-induced pain for quantitative comparison of intravenous regional anesthesia using saline, morphine, lidocaine, or prilocaine. Reg Anesth 1990; 15: 186–93.

Auroy Y, Narchi P, Messiah A, Litt L, Rouvier B, Samii K. Serious complications related to regional anesthesia. Anesthesiology 1997; 87: 479–86.

Bauer KA, Eriksson BI, Lassen MR, Turpie AGG. Fondaparinux compared with Enoxaparin for the prevention of venous thromboembolism after elective major knee surgery. N Engl J Med 2001; 345: 1305–10.

Beland B, Prien T, van Aken H. Rückenmarknahe Regionalanästhesien bei Bakteriämie. Anaesthesist 1997; 46: 536–47.

Beland B, Prien T, van Aken H. Differentialindikation zentraler und peripherer Leitungsanästhesien. Anaesthesist 2000; 49: 495–504.

Bier A. Versuche über Cocainisierung des Rückenmarkes. Dtsch Z Chir 1899; 51: 361–9.

Bode RH, Lewis KP, Zarich SW, Pierce ET, Roberts M, Kowalchuk GJ, Satwicz PR, Gibbons GW, Hunter JA, Espanola CC, Nesto RW. Cardial outcome after peripheral vascular surgery. Comparison of general and regional anesthesia. Anesthesiology 1996; 84: 3–13.

Brands E, Callanan VI. Continuous lumbar plexus block-analgesia for femoral neck fractures. Anesth Intensive Care 1978; 6: 256–8.

Brockway MS, Bannister J, McClure JH, McKeown D. Comparison of extradural ropivacaine and bupivacaine. Br J Anaesth 1991; 66: 31–7.

Brodner G, Meißner A, Rolf N, van Aken H. Die thorakale Epiduralanästhesie – mehr als ein Anästhesieverfahren. Anaesthesist 1997; 46: 751–62.

Cederholm I, Anskär S, Bengtsson M. Sensory, motor, and sympathetic block during epidural analgesia with 0.5% and 0.75% ropivacaine with and without epinephrine. Reg Anesth 1994; 19: 18–33.

Cesarini M, Torrielli R, Lahaye F, Mene JM, Cabiro C. Sprotte needle for intrathecal anaesthesia for caesarean section: incidence of postdural puncture headache. Anaesthesia 1990; 45: 656–8.

Chadwick HS, Posner K, Caplan RA, Ward RJ, Cheney FW. A comparison of obstetric and non-obstetric anesthesia malpractice claims. Anesthesiology 1991; 74: 242–9.

Conrad B, Larsen R, Rathgeber J, Lange H, Stüber H, Crozier T. Propofol-Infusion zur Sedierung bvei Regionalanästhesien. Ein Vergleich mit Midazolam. Anasthesiol Intensivmed Notfallmed Schmerzther 1990; 25: 186–92.

Cooper CM, Gerrish SP, Hardwick M, Kay R. EMLA cream reduces the pain of venepuncture in children. Eur J Anaesthesiol 1987; 4: 441–8.

Cousins MJ, Mather LE. Intrathecal and epidural administration of opioids. Anesthesiology 1984; 61: 276–310.

Cox CR, Checketts MR, Mackenzie N, Scott NB, Bannister J. Comparison of S(-)-bupivacaine with racemic (RS)-bupivacaine in supraclavicular brachial plexus block. Br J Anaesth 1998a; 80: 594–8.

Cox CR, Faccenda KA, Gilhooly C, Bannister J, Scott NB, Morrison LMM. Extradural S(-) -bupivacaine: comparison with racemic RS-bupivacaine. Br J Anaesth 1998b; 80: 289–93.

Dean HP. Discussion on the relative value of inhalation and injection methods of inducing anaesthesia. Br Med J 1907; 5: 869–77.

De Cicco M, Matovic M, Castellani GT, Basaglia G, Santini G, Del Pup C, Fantin D, Testa V. Time-dependent efficacy of bacterial filters and infection risk in long-term epidural. Anesthesiology 1995; 82: 765–71.

Demasi R, Bode AP, Knupp C, Bogey W, Powell S. Heparin-induced thrombocytopenia. Am J Surg 1994; 60: 26–9.

Dertwinkel R, Nolte H. Kontinuierliche Sedierung zur Regionalanästhesie mit Propofol (Disoprivan) und Midazolam. Reg Anesth 1988; 11: 84–91.

Eifert B, Hahn R, Maier B, Konrad F, Georgieff M. Die kombinierte »3-in-1«/Ischiadicus-Blockade. Blockadeerfolg, Serumspiegel und Nebenwirkungen bei Einsatz von je 700 mg Mepivacain 1% ohne und mit Adrenalin sowie Prilocain 1%. Anaesthesist 1996; 45: 52–8.

Elman A, Debaene B, Orhant E, Metrot CM, Murciano G. Intrapleural analgesia with bupivacaine following thoracotomy is ineffecient: results of a controlled study and pharamcokinetics. Anesthesiology 1990; 73: A767.

Eriksson BI, Bauer KA, Lassen MR, Turpie AGG. Fondaparinux compared with Enoxaparin for the prevention of venous thromboembolism after hip-fracture surgery. N Engl J Med 2001; 345: 1298–304.

Expertengespräche zur Thromboembolie-Prophylaxe 1997 und 2000. Leitlinien zur stationären und ambulanten Thromboembolie-Prophylaxe in der Chirurgie. Anasthesiol Intensivmed 2000; 41: 911–6.

Favarel-Garrigues JF, Sztark F, Petitjean ME, Thicoipè M. Hemodynamic effects of spinal anesthesia in the elderly: single dose versus titration through a catheter. Anesth Analg 1996; 82: 312–6.

Fields HL, Emson PC, Leigh BK, Gilbert RFT, Iversen LL. Multiple opiate receptor sites on primary afferent fibres. Nature 1980; 284: 351–3.

Funk W, Angerer M, Sauer K, Altmeppen J. Plexus brachialis. Langanhaltendes neurologisches Defizit nach interskalenärer Blockade des Plexus brachialis (Winnie). Anaesthesist 2000; 49: 625–8.

Geerts WH, Jay RM, Code KI, Chen E, Szalai JP, Saibil EA, Hamilton PA. A comparison of low-dose heparin with low-molecular-weight heparin as prophylaxis against venous thromboembolism after major trauma. N Engl J Med 1996; 335: 701–7.

Gerig HJ. Postpunktionelle Kopfschmerzen und Blut-Plombe. Reg Anesth 1987; 10: 43–54.

Giebler RM, Scherer RU, Peters J. Incidence of neurologic complications related to thoracic epidural catheterization. Anesthesiology 1997; 86: 55–63.

Gielen M. Post dural puncture headache (PDPH): A review. Reg Anesth 1989; 14: 101–6.

Goerig M, Beck H. Der Prioritätenstreit um die Entdeckung der Lumbalanästhesie zwischen August Bier und August Hildebrand. Anasthesiol Intensivmed Notfallmed Schmerzther. 1996; 31: 111–9.

Gogarten W, van Aken H, Wulf H, Klose R, Vandermeulen E, Harenberg J. Rückenmarksnahe Regionalanästhesien und Thromboembolieprophylaxe/Antikoagulation. Empfehlung der Deutschen Gesellschaft für Anästhesiologie und Intensivmedizin, Oktober 1997. Anaesthesiol Intensivmed 1997; 38: 623–8.

Gogarten W, van Aken H. Rückenmarknahe Regionalanästhesien. Einnahme von ADP-Antagonisten oder Gabe von direkten Thrombininhibitoren. Anaesthesist 1999; 48: 119–20.

Greene NM. Distribution of local anesthetic solutions within the subarachnoid space. Anesth Analg 1985; 64: 715–30.

Holst D, Möllmann M, Karmann S, Wendt M. Kreislaufverhalten unter Spinalanästhesie. Kathetertechnik versus singl-dose-Verfahren. Anaesthesist 1997; 46: 38–42.

Hopkins CS, Buckley CJ, Bush GH. Pain-free injection in infants. Use of a lignocaine-prilocaine cream to prevent pain at intravenous induction of general anaesthesia in 1–5-year-old children. Anaesthesia 1988; 43: 198–201.

Horlocker T, Wedel DJ, Schroeder DR, Rose SH, Elliot BA, Mc Gregor DG, Wong GY. Preoperative antiplatelet therapy does not increase the risk of spinal hematoma associated with regional anesthesia. Anesth Analg 1995; 80: 303–9.

Horta ML, Ramos L, Goncalves ZR, Oliveira MAD, Tonellotto D, Teixeira JPS, Melo PRM. Inhibition of epidural morphine-induced pruritus by intravenous droperidol. The effect of increasing the dose of morphine and or droperidol. Reg Anesth 1996; 21: 312–7.

Huang YF, Pryor ME, Mather LE, Veering BT. Cardiovascular and central nervous system effects of intravenous levobupivacaine and bupivacaine in sheep. Anesth Analg 1998; 86: 797–804.

Hygieneanforderungen bei der parenteralen Verabreichung von Arzneimitteln. Stand: 11. Februar 1995. Hyg Med 1995; 20: 303–7.

Jäger H, Schimrigk K, Haaß A. Das postpunktionelle Syndrom – selten bei Verwendung der Punktionsnadel nach Sprotte. Akt Neurol 1991; 18: 61–4.

Kallos T, Smith TC. Continuous spinal anesthesia with hypobaric tetracaine for hip surgery in lateral decubitus. Anesth Analg 1972; 51: 766–73.

Kashanipour A, Strasser K, Klimscha W, Taslimi R, Aloy A, Semsroth M. Kontinuierliche Spinalanaesthesie versus kontinuierliche Epiduralanaesthesie bei Operationen an den unteren Extremitäten. Eine prospektive randomisierte Studie. Reg Anaesth 1991; 14: 83–7.

Kemkes-Matthes B. Heparin-induzierte Thrombozytopenie. Arzneimitteltherapie 1997; 7: 212–4.

Keser C. Thrombozytenaggregationshemmer bei Spinalanästhesie. Anaesthesist 2000; 49: 234–5.

Kestin IG, Madden AP, Mulvein JT, Goodman NW. Comparison of incremental spinal anaesthesia using a 32-gauge catheter with extradural anaesthesia for elective caesarean section. Br J Anaesth 1991; 66: 232–6.

Khoo ST, Brown TCK. Femoral nerve block – the anatomical basis for a single injection technique. Anaesth Intensive Care 1983; 11: 40–2.

Kilka H-G, Geiger P, Mehrkens H-H. Die vertikale infraklavikuläre Blockade des Plexus brachialis. Eine neue Methode zur Anästhesie der oberen Extremität. Eine anatomische und klinische Studie. Anaesthesist 1995; 44: 339–44.

van Kleef JW, Veering Bt, Burm AGL. Spinal anesthesia with ropivacaine: a double-blind study on the efficacy and safety of 0.5% and 0.75% solutions in patients undergoing minor lower limb surgery. Anesth Analg 1994; 78: 1125–30.

Kindler CH, Seeberger MD, Staender SE. Epidural abscess somplicating epidural anesthesia and analgesia. Acta Anaesthesiol Scand 1998; 42: 614–20.

Knudsen K, Suurküla BS, Blomberg J, Sjövall J, Edvardsson N. Central nervous and cardiovascular effects of i.v. infusions of ropivacaine, bupivacaine and placebo in volunteers. Br J Anaesth 1997; 78: 507–14.

Koscielny J, Radke H, Ziemer S, Pindur G, Jung F, Kiesewetter H, Wenzel E. Normalisierung der Thrombozytenfunktion durch Desmopressin. Anästhesiol Intensivmed 1996; 36: 205–10.

Kottenberg-Assenmacher E, Peters J. Mechanismen der Tachyphylaxie bei lang dauernden Regionalanästhesien. Anasthesiol Intensivmed Notfallmed Schmerzther 1999; 34: 733–42.

Kretschmer V. Clinical implications of in vitro bleeding test – a review. Infusionsther Transfusionsmed 1997; 24: 428–34.

Kretschmer V, Weippert-Kretschmer M. Desmopressin bei Thrombozytenfunktionsstörung: Nachweis des Therapieeffektes mit dem Platelet Fuction Analyzer PFA-100. Anasthesiol Intensivmed 1999; 40: 555–62.

Lambert DH, Hurley RJ. Cauda equina syndrome and continuous spinal anesthesia. Anesth Analg 1991; 72: 817–9.

Latza R, Koscielny J, Pruß A, Kiesewetter H. Klinischer Einsatz von Desmopressin und Antifibrinolytika. Anasthesiol Intensivmed 1999; 40: 548–53.

Leserbrief zum Beitrag von Schwarz U, Zenz M, Strumpf M, Junger S. Braucht man wirklich einen Nervenstimulator für regionale Blockaden?. Anasthesiol Intensivmed 2000; 41: 32–6.

Lethagen S. Desmopressin-a haemostatic drug: state-of-the-art review. Eur J Anaesthesiol 1997; 14: 1–9.

Lillie PE, Glynn CJ, Fenwick DG. Site of action of intravenous regional anesthesia. Anesthesiology 1984; 61: 507–10.

Litz RJ, Bleyl JU, Frank M, Albrecht DM. Kombinierte Anästhesieverfahren. Anaesthesist 1999; 48: 359–72.

Logan MR, McClure JH, Wildsmith JAW. Plain bupivacaine: an unpredictable spinal anaesthetic agent. Br J Anaesth 1986; 58: 292–6.

Maier C. Aufklärung bei epiduralem Blutpatch. Anaesthesist 1997; 46: 255–8.

Maier C, Wawersik J, Wulf H. Hämostaseologische Voraussetzungen zur Durchführung von Regionalanästhesien. Briefe an die Herausgeber. Reg Anesth 1991; 14: 40–2.

Mazoit JX, Boico O, Samii K. Myocardial uptake of bupivacaine: II. pharmacokinetics and pharmacodynamics of bupivacaine enantiomers in the isolated prefused rabbit heart. Anesth Analg 1993; 77: 477–82.

McEllistrem RF, Hurley J, O'Toole DP. Intrapleural bupivacaine versus saline placebo after thoracotomy. Anesthesiology 1990; 73: A759.

Meier G, Bauereis C, Heinrich C. Der interskalenäre Plexuskatheter zur Anästhesie und postoperativen Schmerztherapie: Erfahrungen mit einer modifizierten Technik. Anaesthesist 1997; 46: 715–9.

Mihic DN. Postspinal headache and relationship of needle bevel to longitudinal dural fibers. Reg Anesthesie 1985; 10: 76–81

Mitchell RWD, Bowler GMR, Scott DB, Edström HH. Effects of posture and baricity on spinal anaesthesia with 0.5% bupivacaine 5 ml. A double-blind study. Br J Anaesth 1988; 61: 139–43.

Moore DC, Crawford RD, Scurlock JE. Severe hypoxia and acidosis following local anesthetic-induced convulsion. Anesthesiology 1980; 53: 259–60.

Nancarrow C, Rutten AJ, Runciman WB, Mather LE, Carapetis RJ, McLean CF, Hipkins SF. Myocardial and cerebral drug concentrations and the mechanisms of death after fatal intravenous doses of lidocaine, bupivacaine, and ropivacaine in the sheep. Anesth Analg 1989; 69: 276–83.

Neuburger M, Kaiser H, Rembold-Schuster I, Landes H. Vertikale infraklavikuläre Plexus-brachialis-Blockade. Anaesthesist 1998; 47: 595–9.

Neuburger M, Landes H, Kaiser H. Pneumothorax bei der Vertikalen Infraklavikulären Blockade des Plexus brachialis. Anaesthesist 2000; 49: 901–4.

Neßler R, Schwippel U. Die kontinuierliche Blockade des Plexus lumbalis mit der »3-in-1-Block-Kathetertechnik« in der Schmerztherapie. Reg Anaesthesie 1988; 11: 54–7.

Niesel HC, Kaiser H. Grenzdosis für Lokalanästhetika. Empfehlungen nach toxikologischen und pharmakologischen Daten. Reg Anaesthesie 1991; 14: 79–82.

Nolte H. Die thorakale Epiduralanästhesie – noch immer strittig? Anaesthesist 1997; 46: 749–50.

Norris MC, Leighton BL, DeSimone CA. Needle Bevel Direction and headache after inadvertent dural puncture. Anesthesiology 1989; 70: 729–31.

Oda Y, Furuichi K, Tanaka K, Hiroi T, Imaoka S, Asada A, Fujimori M, Funae Y. Metabolism of a new local anesthetic, ropivacaine, by human hepatic cytochrome P450. Anesthesiology 1995; 82: 214–20.

Palas TAR. Continuous spinal anesthesia versus single shoot technique in the elderly. Reg Anesth 1989 (Supplement); 14: 9.

Parkinson SK, Mueller JB, Little WL, Bailey SL. Extent of blockade with various approaches to the lumbar plexus. Anesth Analg 1989; 68: 243–8.

Partridge BL, Katz J, Benirschke K. Functional anatomy of the brachial plexus sleath: implications for anesthesia. Anesthesiology 1987; 66: 743–7.

Patrassi GM, Luzzatto G. Heparin-induced thrombocytopenia with thrombosis of the aorta, iliac arteries and right axillary vein sucessfully treated by low-molekular weight heparin. Acta Haematol 1994; 91: 55–6.

Pichlmayr I, Galaske W. Auswertung von 821 inpraklavikulären und subaxillären Plexusanästhesien in Bezug auf Effektivität, Nebenerscheinungen und Komplikationen – unter Berücksichtigung der Ausbildungsverpflichtung einer medizinischen Hochschule. Prakt Anästhesie 1978; 13: 469–73.

Pitkänen M, Haapaniemi L, Tuominen M, Rosenberg PH. Influence of age on spinal anaesthesia with isobaric 0.5% bupivacaine. Br J Anaesth 1984; 56: 279–84.

Postel J, März P. Die kontinuierliche Blockade des Plexus lumbalis (»3-in-1-Block«) in der perioperativen Schmerztherapie. Reg Anaesthesie 1984; 7: 140–3.

Prippenow G, Fruhstorfer H, Seidlitz P, Nolte H. Zusatz von Muskelrelaxanzien zur intravenösen Regionalanästhesie. Reg Anaesthesie 1985; 8: 15–20.

Raj PP, Garcia CE, Burleson IW, Jenkins MT. The site of action of intravenous regional anesthesia. Anaesth Analg 1972; 51: 776–86.

Reiz S, Häggmark S, Johansson G, Nath S. Cardiotoxicity of ropivacaine – a new amide local anaesthetic agent. Acta Anaesthesiol Scand 1989; 33: 93–8.

Richardson MG, Wissler RN. The effects of needle bevel orientation during epidural catheter insertion in laboring parturients. Anesth Analg 1999; 88: 352–6.

Rigler ML, Drasner K. Distribution of catheter-injected local anesthetic in a model of subarachnoid space. Anesthesiology 1991a; 75: 684–92.

Rigler ML, Drasner K, Krejcie TC, Yelich SJ, Scholnick FT, DeFontes J, Bohner D. Cauda equina syndrome after continuous spinal anesthesia. Anesth Analg 1991b; 72: 275–81.

Rodgers A, Walker N, Schug S et al. Reduction of postoperative mortality and morbidity with epidural or spinal anaesthesia: results from overview of randomised trials. BMJ 2000; 32: 1–12.

Rosenberg PH, Scheinin BM, Lepäntalo MJA, Lindfors O. Continuous intrapleural infusion of bupivacaine for analgesia after thoracotomy. Anesthesiology 1987; 67: 811–3.

Rosenblatt RM. Continuous femoral anesthesia for lower extremity surgery. Anesth Analg 1980; 59: 631–2.

Ross BK, Chadwick HS, Mancuso JJ, Benedetti C. Sprotte needle for obstetric anesthesia: decreased incidence of post dural puncture headache. Reg Anesth 1992; 17: 29–39.

Santos AC, Arthur GR, Wlody D, De Armas P, Morishima HO, Finster M. Comparative systemic toxicity of ropivacaine and bupivacaine in nonpregnant and pregnant ewes. Anesthesiology 1995; 82: 734–40.

Schaer H, Essig J. Sedation durch Spinalanästhesie. Anaesthesist 1998; 47: 469–74.

Schmidt A, Nolte H. Subdurale und epidurale Hämatome nach rückenmarknahen Regionalanästhesien. Eine Literaturübersicht. Anaesthesist 1992; 41: 276–84.

Schwarz U, Schwan C, Strumpf M, Witscher K, Zenz M. Postpunktioneller Kopfschmerz. Diagnose, Prophylaxe und Therapie. Schmerz 1999; 13: 332–40.

Scott DA, Chamley DM, Mooney PH, Deam RK, Mark AH, Hägglöf B. Epidural ropivacaine infusion for postoperative analgesia after major lower abdominal surgery – a dose finding study. Anesth Analg 1995; 81: 982–6.

Scott DB, Lee A, Fagan D, Bowler GMR, Bloomfield P, Lundh R. Acute toxicity of ropivacaine compared with that of bupivacaine. Anesth Analg 1989; 69: 563–9.

Seeberger MD, Kaufmann M, Staender S, Schneider M, Scheidegger D. Repeated dural punctures increase the incidencce of postdural puncture headache. Anesth Analg 1996; 82: 302–5.

Silvanto M, Pitkänen M, Tuominen M, Rosenberg PH. Technical problems associated with the use of 32-gauge and 22-gauge spinal catheters. Acta Anaesthesiol Scand 1992; 36: 295–9.

Sinclair CJ, Scott DB, Edström HH. Effect of the trendelenberg position on spinal anaesthesia with hyperbaric bupivacaine. Br J Anaesth 1982; 54: 497–500.

Sprotte G, Schedel R, Pajunk H, Pajunk H. Eine »atraumatische« Universalkanüle für einzeitige Regionalanästhesien. Klinische Ergebnisse nach sechsjähriger Erprobung bei über 30000 Regionalanästhesien. Reg Anaesthesie 1987; 10: 104–8.

Stellungnahme des Arbeitskreises Regionalanästhesie der DGA. Zur Frage der Durchführung von Regionalanästhesie durch Operateure. Anasthesiol Intensivmed 1996; 37: 412–3.

Stevens MF, Klement W, Lipfert P. Leitungsblockaden beim Menschen sind stimulationsfrequenzabhängig. Anaesthesist 1996; 45: 533–7.

Stienstra R, Poorten van F. Speed of injection does not affect subarachnoid distribution of plain bupivacaine 0,5%. Reg Anesth 1990; 15: 208–10.

Striebel HW, Dopjans D. Verknotung eines Periduralkatheters. Fallbericht. Reg Anaesth 1991; 14: 104–5.

Striebel HW, Wilker E. Postoperative Schmerztherapie nach totalendoprothetischen Operationen an der Hüfte mittels kontinuierlicher 3-in-1-Blockade. Anasthesiol Intensivmed Notfallmed Schmerzther 1993a; 28: 168–73.

Striebel HW, Hölzl M, Wessel A. Einzeitige Spinalanästhesie versus kontinuierliche Spinalanästhesie mit dem CoSPANTM-Katheter. Anasthesiol Intensivmed Notfallmed Schmerzther 1993b; 28: 292–9.

Sutcliffe AJ, Parker M. Forum. Mortality after spinal and general anaesthesia for surgical fixation of hip fractures. Anaesthesia 1994; 49: 237–40.

Sutter P-A, Gamulin Z, Forster A. Comparison of continuous spinal and continuous epidural anaesthesia for lower limb sugery in elderly patients. A retrospective study. Anaesthesia 1989; 44: 47–50.

Taivainen TR, Tuominen MK, Kuulasmaa KA, Rosenberg PH. A prospective study on reproducibility of the spread of spinal anesthesia using plain 0.5% bupivacaine. Reg Anesth 1990; 15: 12–4.

Tay DHB, Tay SM, Thomas E. High-volume spinal anaesthesia. A dose-response study of bupivacaine 0.125%. Anesth Intensive Care 1992; 443–7.

Tierney E, Lewis G, Hurtig JB, Johnson D. Femoral nerve block with bupivacaine 0.25 per cent for postoperative analgesia after open knee surgery. Can J Anaesth 1987; 34: 455–8.

Thöns M, Zenz M. Vorbereitung des Patienten zur Regionalanästhesie. Anasthesiol Intensivmed 1997; 38: 464–9.

Tryba M und die Teilnehmer des Workshops über hämostaseologische Probleme bei Regionalanästhesien. Hämostaseologische Voraussetzungen zur Durchführung von Regionalanästhesien. Tagungsbericht. Reg Anaesthesie 1989; 12: 127–31.

Tryba M, Kurth H, Zenz M. Klinische und toxikologische Untersuchung zur axillären Plexusblockade mit Prilocain oder Mepivacain. Reg Anaesthesie 1987; 10: 31–6.

Tryba M, Zenz M. Schlusswort: Hämostaseologische Voraussetzungen zur Durchführung von Regionalanästhesien. Reg Anaesth 1995; 14: 42–5.

Tryba M. Experimentelle und klinische Untersuchung zum Wirkort und mechanismus der intravenösen Regionalanästhesie. Schmerz-Pain-Doleur 1985; 4: 136–42.

Tuominen M, Pitkänen M, Taivainen T, Rosenberg PH. Prediction of the spread of repeated spinal anaesthesia with bupivacaine. Br J Anaesth 1992; 68: 136–8.

Turner G, Blake D, Buckland M, Chamley D, Dawson P, Goodchild C, Mezzatesta J, Scott D, Sultana A, Walker S, Hendrata M, Mooney P. Continuous extradural infusion of ropivacaine for prevention of postoperative pain after major orthopaedic surgery. Br J Anaesth 1996; 76: 606–10.

van Aken H, Meyer J. Mitglieder fragen – der BDA antwortet. Anasthesiol Intensivmed 1999; 40: 595–6.

van Zundert AAJ, Grouls RJE, Korsten HHM, Lambert DH. Spinal Anesthesia. Volume or concentration – what matters?. Reg Anesth 1996; 21: 112–8.

Valentin N, Lomholt B, Jensen JS, Hejgaard N, Kreiner S. Spinal or general anaesthesia for surgery of the fractured hip? A prospective study of mortality in 578 patients. Br J Anaesth 1986; 58: 284–91.

Van F, Rolan PE, Brennan N, Gennery B. Differenzial effects of levo – and racemic bupivacaine on the eeg in volunteers. Reg Anaesth Pain Med 1998; 23.

Vandermeulen E, Gogarten W, van Aken H. Risiken und Komplikationsmöglichkeiten der Periduralanästhesie. Anaesthesist 1997; 46: 179–86.

Velten U, Mücke Th. Heparin-induzierte Thrombozytopenie. Anasthesiol Intensivmed 1996; 37: 76–80.

Wagner F, Missler. Kombinierter Ischiadicus/3-in-1-Block. Prilocain 500 mg vs. 650 mg. Anaesthesist 1997; 46: 195–200.

Wahedi W, Nolte H, Klein P. Ropivacain zur Spinalansäthesie. Eine Dosisfindungsstudie. Anaesthesist 1996; 45: 737–44.

Warkentin TE, Levine MN, Hirsh J, Horsewood P, Roberts RS, Gent M, Kelton JG. Heparin-induced thrombocytopenia in patients treated with low-molecular-weight Heparin or unfractionated Heparin. N Engl J Med 1995; 332: 1330–5.

White IWC, Chappell WA. Anaesthesia for surgical correction of fractured femoral neck. A comparison of three techniques. Anaesthesia 1980; 35: 1107–10.

Winnie AP, Ramamurthy S, Durrani Z. The inguinal paravascular technic of lumbar plexus anesthesia: The »3-in-1 block«. Anesth Analg 1973; 52, 6: 989–96.

Wolff AP, Hasselström L, Kerkkamp HE, Gielen MJ. Extradural ropivacaine and bupivacaine in hip surgery. Br J Anaesth 1995; 74: 458–60.

Wulf H. Throboembolieprophylaxe und rückenmarknahe Regionalöanästhesie. Bericht von der Sitzung des Wissenschaftlichen Arbeitskreises »Regionalanästhesie« der DGAI auf dem Deutschen Anästhesie-Kongress 1995 in Hamburg. Anasthesiol Intensivmed 1995; 36: 216–7.

Wulf H. The centennial of spinal anesthesia. Anesthesiology 1998; 89: 500–6.

Wulf H. Kombination von thorakaler Epiduralanästhesie und Allgemeinanästhesie. Riskanter Luxus oder evidenter Nutzen? Anaesthesie 1999; 48: 357–8.

Wulf H, van Aken H, Klose R. Erwiderung auf die vorstehenden Bemerkungen von W. Günther und B. Bang. Anaesthesist 1999; 48: 839.

Teil C

Spezielle Narkosevorbereitungen, Überwachungsmaßnahmen, Medikamente

Blutige arterielle Druckmessung

Spezielle
Narkosevorbereitungen

Das Vorgehen bei einer problemlosen Allgemein- bzw. Regionalanästhesie wurde in Teil A bzw. in Teil B beschrieben. Im folgenden Teil C sollen anästhesiologische Besonderheiten besprochen werden, die bei der Narkose von Risikopatienten häufig notwendig werden bzw. zu beachten sind. Hierzu gehören spezielle Überwachungsmaßnahmen sowie spezielle anästhesierelevante Medikamente. Außerdem sollen hier noch der Einsatz von Plasmaderivaten und Blutkomponenten sowie das »pathologische« Röntgenbild und das »pathologische« EKG ausführlich beschrieben werden.

17.1 Allgemeine Bemerkungen

Geschichte

Tab. 17.1 Geschichte der blutigen arteriellen Druckmessung.

Jahr	Ereignis
ca. 400 vor Christus	Hippokrates beschreibt verschiedene Pulsqualitäten
1628	Harvey beschreibt die Entdeckung des Blutkreislaufs
1733	Hales misst beim Pferd in der A. carotis direkt den arteriellen Blutdruck mittels eines Steigrohres
1856	Faivre misst anlässlich einer Amputation erstmals am Menschen den Blutdruck in der A. femoralis
1896	Riva-Rocci entwickelt die indirekte Druckmessung mit einer aufblasbaren Manschette. Der Puls wird dabei palpiert
1905	Korotkow beschreibt die Auskultation von Schwingungsgeräuschen über der A. brachialis in der Ellenbeuge während des Entlüftens der Blutdruckmanschette zur Bestimmung des systolischen und diastolischen Blutdrucks
1931	Wolf und von Bonsdorff beschreiben eine Methode zur blutigen Messung des Blutdrucks am Menschen bei intaktem Kreislauf und vergleichen diese mit dem indirekt gemessenen Blutdruck
1945	Einführung der intraarteriellen Kanülierung in die klinische Praxis; zuerst in der Mayo-Klinik in Rochester; USA

Messmethoden

Der arterielle Blutdruck kann nicht invasiv oder invasiv gemessen werden.
Zu den nicht invasiven Methoden gehören:

- das Verfahren nach Riva-Rocci (s.o.)
- die Auskultation der Korotkow-Strömungsgeräusche (s.o.) sowie
- die oszillometrische Messmethode (z.B. mittels Dinamap-Gerät; Kap. 8.1.1, S. 238).

Zu den invasiven Methoden gehört:

- die blutig-arterielle Druckmessung durch Kanülierung einer peripheren Arterie.

Die nicht invasive Blutdruckmessung nach Riva-Rocci bzw. die Auskultation der Korotkow-Geräusche führt bei Patienten mit erniedrigtem Herzminutenvolumen oft zu deutlichen Fehlmessungen (falsch niedrige Messwerte). Moderne Geräte zur oszillometrischen Messung des arteriellen Blutdrucks sind inzwischen für einen weiten Blutdruckbereich und unter vielen Bedingungen sehr zuverlässig (Kap. 8.1.2, S. 239). Dennoch sollte der Blutdruck bei schwer kranken Patienten direkt arteriell gemessen werden. Dieses Verfahren ist weiterhin die genaueste Messmethode.

Der blutig-arteriell gemessene Druck ist nicht im gesamten Arteriensystem gleich hoch. Mit zunehmender Entfernung vom Herzen steigt der **systolische arterielle Druck** an. In den Arterien der distalen Extremitäten ist der systolische Druck ca. 15–20 mm Hg höher als in der Aorta. Der diastolische arterielle Druck ist dagegen distal niedriger als in der Aorta. Der arterielle Mitteldruck ist innerhalb des gesamten arteriellen Systems weitgehend konstant. Dass weiter distal der systolische Druck erhöht ist, ist dadurch bedingt, dass die sich nach distal ausbreitenden Pulswellen an Gefäßverengungen (z.B. Gefäßbifurkationen) reflektiert werden. Diese nach retrograd reflektierten Wellen überlagern sich mit den anterograden Pulswellen. Dies ist insbesondere dann relevant, wenn die Compliance des Gefäßsystems niedrig ist, wie z.B. bei älteren Patienten.

Indikationen

Eine blutige arterielle Druckmessung sollte durchgeführt werden:

- wenn eine besonders **engmaschige Kontrolle** des arteriellen Blutdrucks erforderlich ist, z.B.
  - bei Patienten im Schock
  - bei Durchführung einer kontrollierten Hypotension (Kap. 69.3.2, S. 977)
  - bei Herz-, Thorax- und großen Gefäßoperationen, bei Operationen mit voraussichtlich massiven Blutverlusten
  - bei Patienten, die durch perioperative Blutdruckschwankungen besonders gefährdet sind, z.B. bei der Operation eines zerebralen Aneurysmas, einer Thrombendarteriektomie der A. carotis
  - bei Patienten mit schwerer Koronarsklerose, einem erst vor kurzem stattgehabten Myokardinfarkt usw.
- wenn eine engmaschige Kontrolle der arteriellen Blutgase nötig ist, z.B. bei einer kontrollierten Hyperventilation (Kap. 69.2.1, S. 967) usw.

Ort

Eine blutige arterielle Druckmessung sollte vorzugsweise in der A. radialis vorgenommen werden. Nur ausnahmsweise sollten die A. femoralis oder die A. dorsalis pedis (oder extrem selten z.B. die A. brachialis oder A. temporalis) punktiert werden.

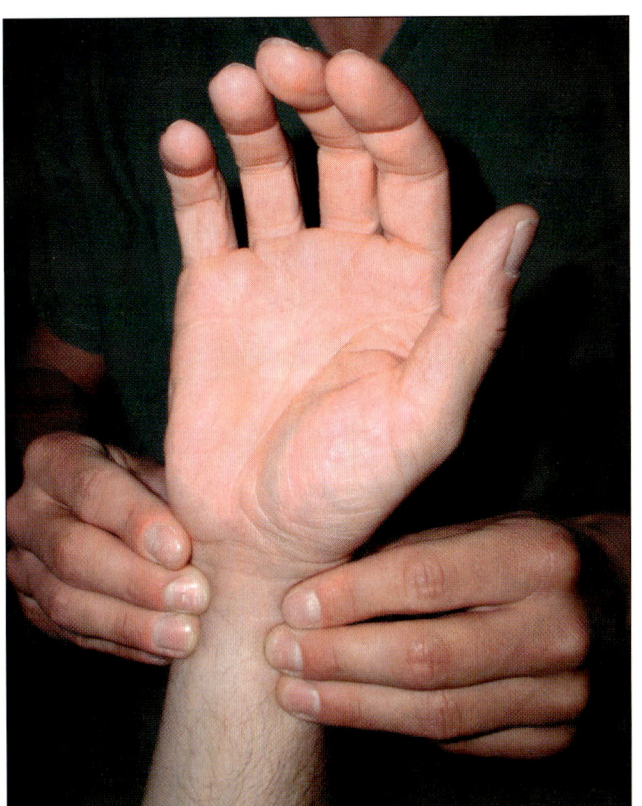

Abb. 17.1 Allen-Test; **a:** unter kontinuierlicher Kompression der A. radialis und der A. ulnaris wird der Patient gebeten,

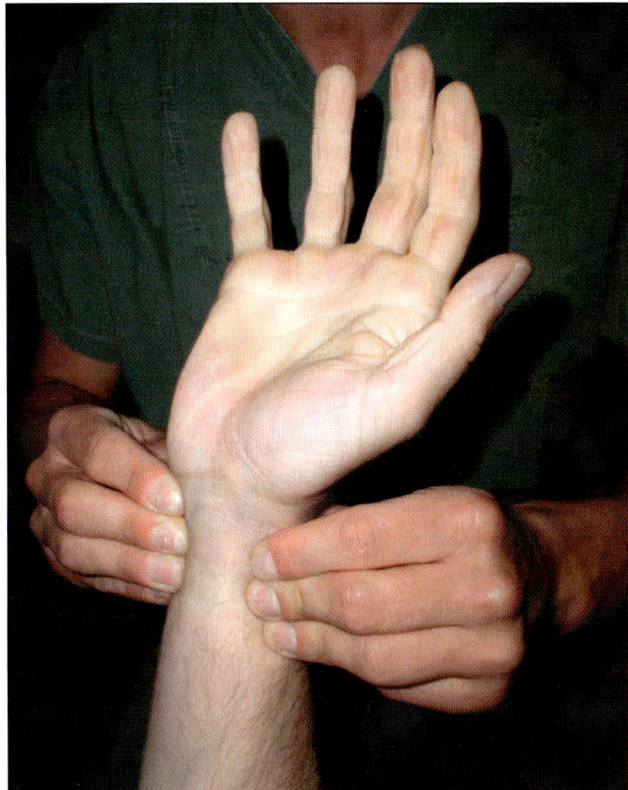

Abb. 17.1 b rhythmisch die Hand zu öffnen und zu schließen, bis die Hand anämisch blass wird;

Bei der Kanülierung der A. femoralis ist die Verwendung eines ausreichend langen Katheters erforderlich. Bei der Punktion sind die medial der A. femoralis verlaufende V. femoralis sowie der lateral verlaufende N. femoralis zu beachten.

Bei der Kanülierung der A. dorsalis pedis ist zu beachten, dass in diesem Gefäß eine evtl. deutliche Verzerrung der Druckkurve (mit erhöhtem systolischem und erniedrigtem diastolischem Druck) vorliegen kann. Bei Patienten mit einer peripheren Durchblutungsstörung sollte die A. dorsalis pedis nicht kanüliert werden.

17.2 Vorbereitung

Allen-Test

Vor Punktion der A. radialis wird häufig der Allen-Test empfohlen. Dieser Test beruht auf der Tatsache, dass die Hohlhand sowohl von der A. radialis als auch von der A. ulnaris versorgt wird. Geprüft werden soll, ob die A. ulnaris notfalls alleine ausreicht, um die Hohlhand ausreichend zu durchbluten. Hierzu werden die A. radialis und A. ulnaris am Handgelenk des Patienten abgedrückt (Abb. 17.1a), und er wird aufgefordert, die Faust rhythmisch zu öffnen und zu schließen (Abb. 17.1b). Innerhalb kurzer Zeit wird die Hohlhand aufgrund der Mangeldurchblutung blass und fahl. Wird nun plötzlich die

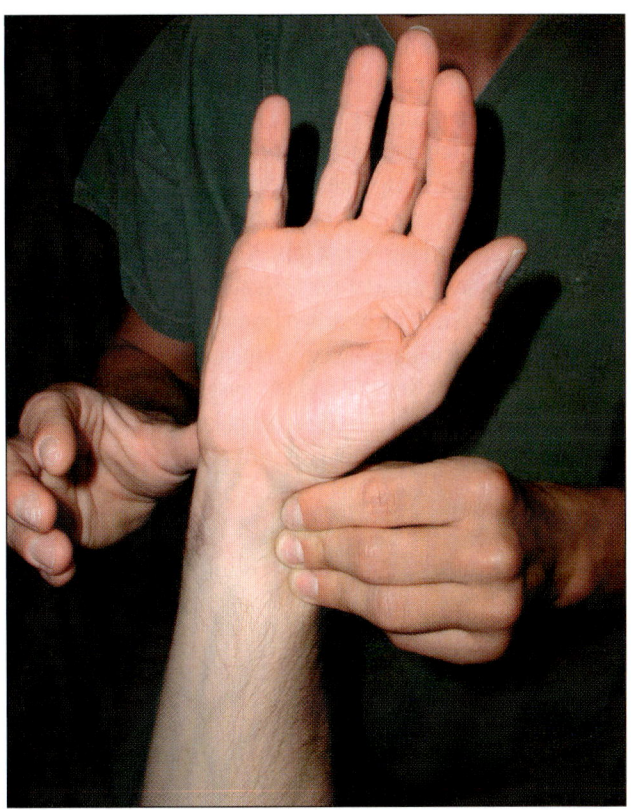

Abb. 17.1 c bei weiterhin komprimierter A. radialis wird die A. ulnaris freigegeben und die wieder einsetzende Durchblutung der Hand beobachtet.

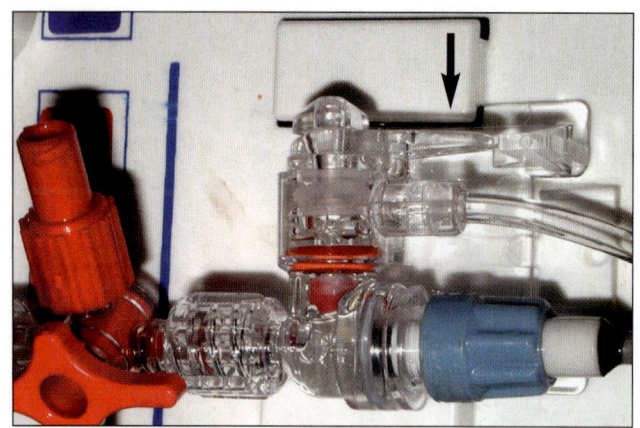

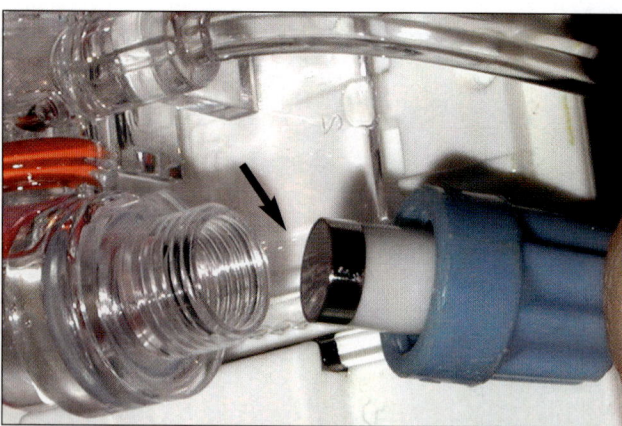

Abb. 17.2 Elektromechanischer Druckwandler mit kontinuierlichem Spülsystem (1–3 ml/h); **a:** durch Betätigung eines Druckhebels (↓) kann eine Schnellspülung durchgeführt werden;

Abb. 17.2b der im Schlauchsystem herrschende Druck wird nach dem Zusammenbau des Systems auf die Membran (↓) des Druckwandlers übertragen.

A. ulnaris wieder freigegeben, während die A. radialis weiterhin komprimiert bleibt (Abb. 17.1c), kommt es nur dann relativ rasch zur normalen Rötung der Hohlhand, wenn die Blutversorgung der Hohlhand durch die A. ulnaris ausreicht. Von einem suffizienten Kollateralkreislauf über die A. ulnaris wird gesprochen, wenn zuvor ischämische Finger innerhalb von 7 Sekunden wieder rosig werden. Beträgt die Zeit bis zum Wiedereintritt einer normalen Hautfärbung 14 Sekunden oder mehr, wird von einer unzureichenden Kollateralversorgung über die A. ulnaris gesprochen.

Bei einem normal ausfallenden Allen-Test kann angeblich die A. radialis kanüliert werden, ohne dass eine Minderperfusion befürchtet werden muss – auch im Fall einer vorübergehenden Thrombosierung der A. radialis braucht nicht mit einer Mangeldurchblutung der Hohlhand gerechnet werden. Lässt der Allen-Test dagegen den Schluss zu, dass die Kollateralversorgung über die A. ulnaris vermutlich unzureichend ist, wurde dies früher meist als Kontraindikation für die Platzierung einer intraarteriellen Kanüle in der betreffenden A. radialis betrachtet. Inzwischen liegen jedoch Untersuchungen vor, die zeigen, dass hierbei nicht von einer unzureichenden Perfusion mit Komplikationen ausgegangen zu werden braucht (Slogoff et al. 1983). Insgesamt kann die Kanülierung der A. radialis als ein relativ risikoarmes Monitoring-Verfahren bezeichnet werden (Slogoff et al. 1983).

Material

- Desinfektionsspray und sterile Tupfer
- 2-ml-Spritze mit z. B. Lidocain 1% und 26-G-Stahlkanüle für die lokale Betäubung
- Set für die (zu empfehlende) Seldinger-Punktionstechnik. Hierfür werden eine Stahlkanüle zur Punktion, ein durch diese Kanüle vorzuschiebender Führungsdraht sowie eine intraarterielle Verweilkanüle benötigt. Die intraarterielle Verweilkanüle wird – nach Entfernung der Punktionskanü-

le über den platzierten Führungsdraht (Seldinger-Draht) – eingeführt (S. 405); alternativ zur Seldinger-Technik kann bei Erwachsenen auch mit einer üblichen 20-G-Teflon-Kanüle oder bei Kindern mit einer 22- oder 24-G-Teflon-Kanüle (z. B. Abbocath-Kanülen) punktiert werden

- steriles Pflaster zum Abdecken der Punktionsstelle
- mehrere Pflasterstreifen, z. B. zwei schmale und zwei breite Leukoplaststreifen zum Fixieren des arteriellen Zugangs
- (rotes) Klebeschild, möglichst mit der Aufschrift: »ARTE-RIE – keine Injektion«
- Zweiwegehahn, der später direkt an die platzierte intraarterielle Kanüle konnektiert wird
- »Arterienverlängerung« (ca. 10 cm langer Druckschlauch, vgl. 2 in Abb. 17.5) mit konnektiertem (rotem) Dreiwegehahn
- 2-ml-Spritze (mit NaCl 0,9% gefüllt) zum Durchspülen der Kanüle nach erfolgreicher Punktion
- starrer Druckschlauch
- drei (rote) Dreiwegehähne
- Mikrospülsystem für eine kontinuierliche Spülvorrichtung des arteriellen Zugangs (Abb. 17.2a)
  - garantiert eine kontinuierliche Spülung mit 1–3 ml/h; bei Bedarf kann auch eine Schnellspülung betätigt werden (z. B. nach einer Blutentnahme aus dem arteriellen Zugang)
  - 500 ml NaCl 0,9% als Spülflüssigkeit, die mit 500–1000 IE Heparin versetzt wurden
  - Druckbeutel, da diese Spülflüssigkeit unter einen Druck von 250–300 mm Hg gesetzt werden muss (Abb. 17.3)
- Druckdom
- Druckwandler (Transducer, Abb. 17.2); zumeist wieder verwendbar, zum Teil als Einwegdruckwandler
- Monitor mit »Druckmodul«. Inzwischen werden meist Fertigsets, die aus bereits zusammengebauter Arterienverlängerung, Dreiwegehahn, Druckleitung, zwei Dreiwegehähnen und Druckdom bestehen, verwendet. Nach

Benetzung der Membran des Druckaufnehmers braucht dieser lediglich mit dem Druckdom dieses Fertigsets verschraubt werden. Zusätzlich braucht nur noch der Beutel mit der Spülflüssigkeit an den entsprechenden Schlauch des Mikrospülsystems angeschlossen werden.

Vorbereitung des arteriellen Druckmess-Systems

- Beim Gebrauch von **wieder verwendbaren Druckaufnehmern** muss die Membran des Druckaufnehmers mit Aqua ad injectabilia benetzt und der Druckaufnehmer muss in den Druckdom geschraubt werden (Abb. 17.2). Dann werden der Dom und das angeschlossene Fertigset (bzw. das konnektierte Spülsystem, die Dreiwegehähne, Druckleitung und die Arterienverlängerung) luftblasenfrei gefüllt.
- Bei den zunehmend häufiger verwendeten **Einmaldruckwandlern** sind sämtliche Elemente des Druckmesssystems bereits konnektiert und verschweißt (Abb. 17.3). Vor Inbetriebnahme muss lediglich die Druckleitung luftblasenfrei mit Spülflüssigkeit gefüllt werden.

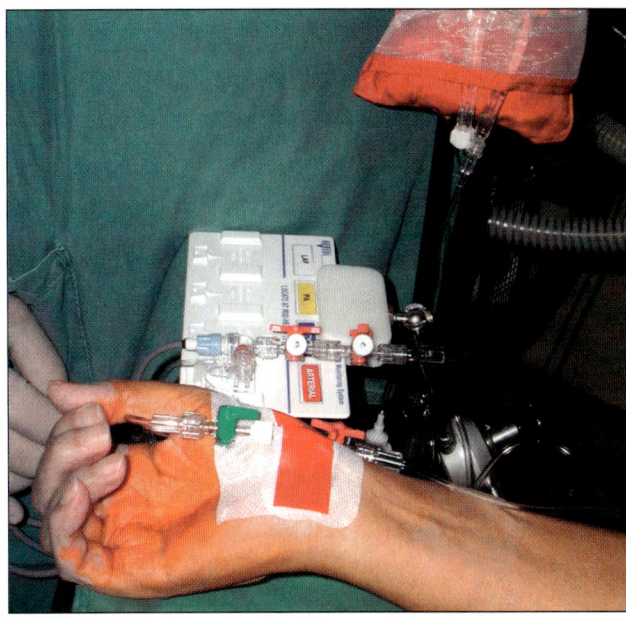

Abb. 17.3 Vorrichtung zur blutig-arteriellen Druckmessung mit angeschlossenem Mikrospülsystem, Druckwandler und unter Druck stehendem Beutel mit Spülflüssigkeit.

17.3 Vorgehen

Punktion der A. radialis und Anschluss der Druckmessung

Wenn immer möglich, sollte die arterielle Druckmessung bereits vor Narkoseeinleitung beim noch wachen Patienten angelegt werden, damit eine fortlaufende Blutdruckkontrolle auch während der Narkoseeinleitung, die eine der gefahrenträchtigsten Phasen einer Narkose darstellt, möglich ist. Außerdem kann so noch eine arterielle **B**lut**g**as**a**nalyse (BGA) vor Narkoseeinleitung, also unter Spontanatmung abgenommen werden, sodass ein Ausgangswert zum Vergleich mit intra- oder postoperativ abgenommenen Blutgasanalysen vorliegt.

Für die Punktion sollte die Hand des Patienten im Handgelenk über eine Tuchrolle ca. 40–60° nach dorsal überstreckt und in dieser **Lagerung** mittels Pflasterstreifen an der Armstütze des Operationstisches fixiert werden.

Störende Behaarung ist vor der **Desinfektion** zu entfernen. Eine satte Benetzung der Haut mit dem Desinfektionsmittel ist unerlässlich. Eine Einwirkzeit von 1 Minute muss gewährleistet werden. Die Punktionsstelle ist verrutschsicher abzudecken oder abzukleben, sodass nur das desinfizierte Hautareal frei bleibt. Es ist ausschließlich steriles Material zu verwenden (Hygieneanforderungen 1995).

Vor der Punktion ist eine hygienische **Händedesinfektion** (3–5 ml alkoholisches Desinfektionsmittel über 30 Sekunden einreiben) obligat. Beim Legen der Kanüle sind Haube, Maske und sterile Handschuhe zu tragen (Hygieneanforderungen 1995).

Nach dem Anlegen einer Lokalanästhesie (bei wachen Patienten) und evtl. Vorpunktion der Haut mit einer Stahlkanüle sollte bei Erwachsenen vorzugsweise mit der Stahlkanüle eines Seldinger-Bestecks, (alternativ bei Erwachsenen mit einer 20-G-Teflon-Kanüle, bei Kindern mit einer 22- oder 24-G-Teflon-Kanüle) in einem Winkel von ca. 30° die Arterie knapp proximal des Processus styloideus radii punktiert werden. Während der **Punktion** wird mit dem Zeige- und Ringfinger der nicht punktierenden Hand der Arterienverlauf genau ertastet (Abb. 17.4); dabei sollten die palpierenden Finger unverändert liegen bleiben. Nach erfolgreicher Punktion der Arterie mittels Stahlkanüle wird durch die Punktionskanüle ein dünner Seldinger-Draht eingeführt. Nach Entfernen der Punktionskanüle über den Seldinger-Draht wird über diesen Führungsdraht eine Plastikverweilkanüle bis nach intravasal vorgeschoben (Abb. 17.4). Bei Punktion mit einer üblichen Teflon-Verweilkanüle wird die Plastikverweilkanüle nach erfolgreicher Arterienpunktion über den festzuhaltenden Stahlmandrin vorgeschoben.

> Stets ist darauf zu achten, dass der Seldinger-Draht noch aus dem distalen Ende der Plastikverweilkanüle ragt, sodass er nicht versehentlich ganz in das Gefäß vorgeschoben wird.

Nun wird die Arterie an der Stelle, an der die intravasal liegende Verweilkanüle endet, kräftig komprimiert (damit kein Blut zurückfließen kann) und der Seldinger-Draht (bzw. bei Punktion mit einer üblichen intravasalen Verweilkanüle der Stahlmandrin) entfernt und ein verschlossener Zweiwegehahn auf die Kanüle aufgeschraubt. Jetzt wird mittels einer (2-ml)-

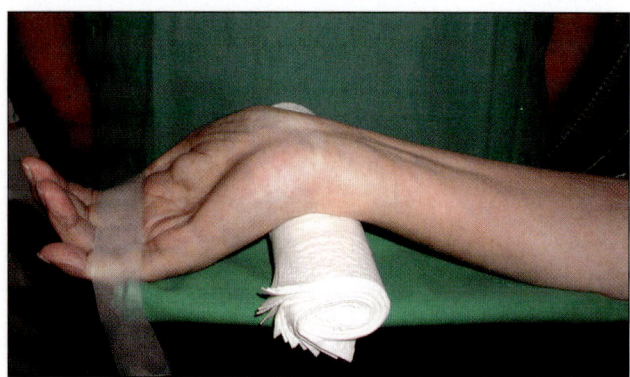

Abb. 17.4 Punktion der A. radialis mittels Seldinger-Technik; **a:** Lagerung und Fixierung der Hand;

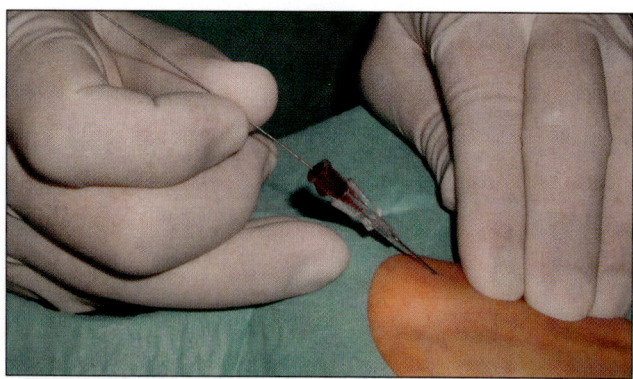

Abb. 17.4e Einführen des Seldinger-Drahts durch die Kanüle;

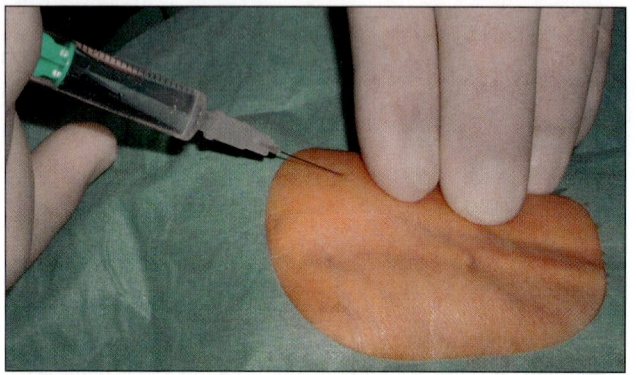

Abb. 17.4b Anlegen der Lokalanästhesie nach Desinfektion und steriles Abdecken der Punktionsstelle;

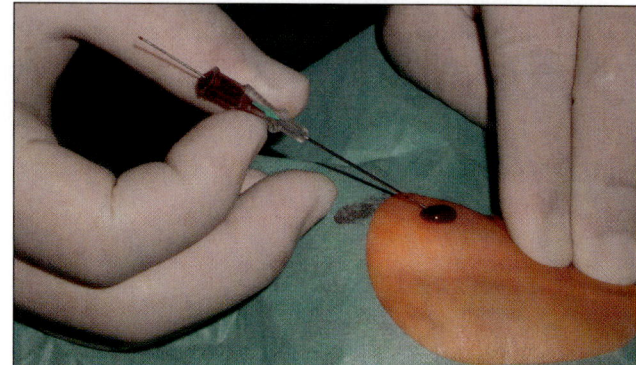

Abb. 17.4f Entfernen der Kanüle über liegenden Seldinger-Draht;

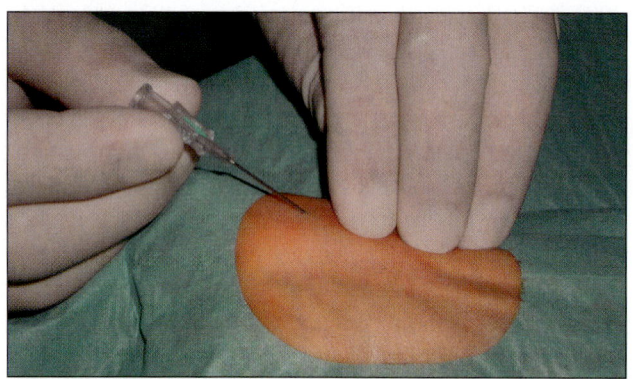

Abb. 17.4c Tasten des Arterienverlaufs und Punktion;

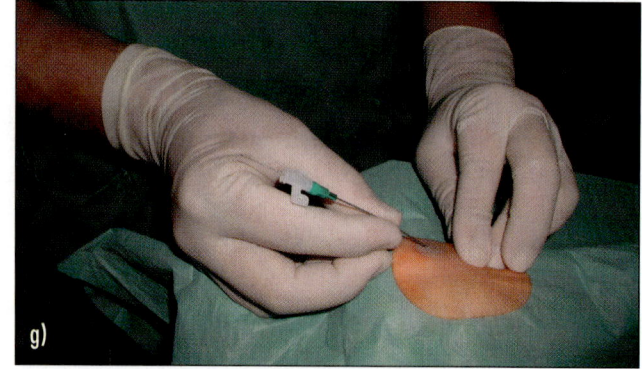

g)

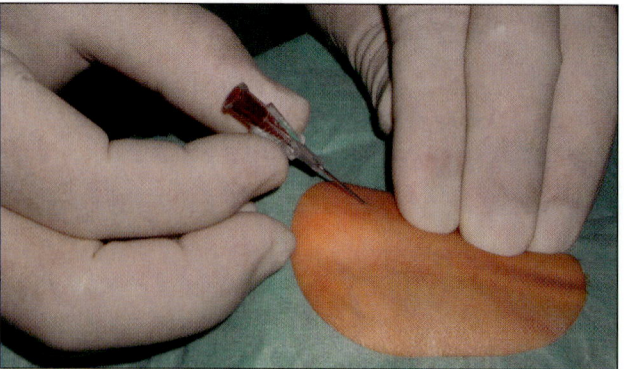

Abb. 17.4d erfolgreiche Punktion, Kompression der Arterie, damit kein Blut aus der Kanüle austritt;

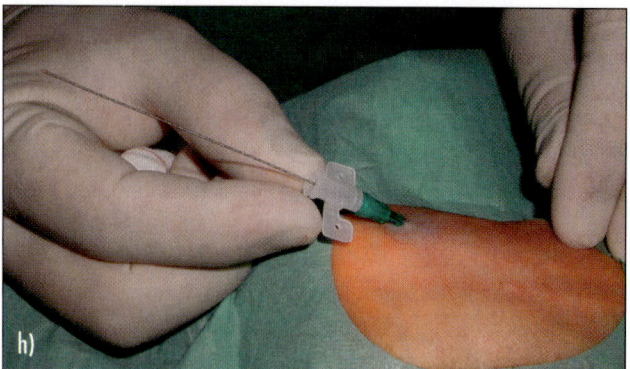

h)

Abb. 17.4g–h Vorschieben der Plastikverweilkanüle über liegenden Seldinger-Draht;

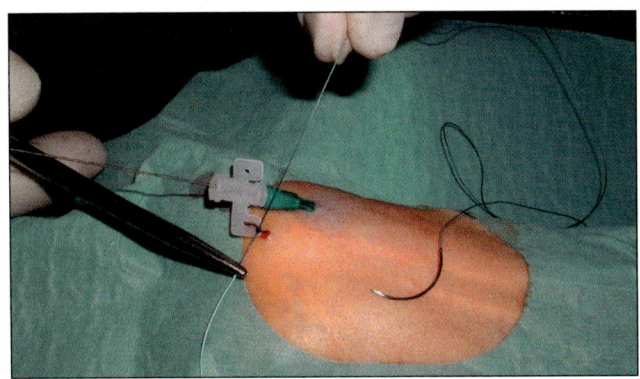

Abb. 17.4i Festnähen der Verweilkanüle;

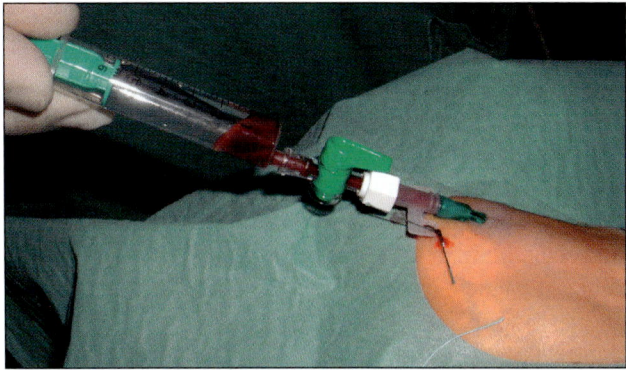

Abb. 17.4j nach Entfernen des Seldinger-Drahts und Konnektion eines Zweiwegehahns Aspirationstest und Wiederklarspülen der Kanüle.

Spritze ein Aspirationstest vorgenommen, und danach kann die Kanüle wieder mit NaCl 0,9% klar gespült werden. An den Zweiwegehahn wird nun die **»Arterienverlängerung«** mit konnektiertem Dreiwegehahn und angeschlossenem Druckschlauch aufgeschraubt. Die arterielle Kanüle wird dann sorgfältig, z. B. wie in Abbildung 17.5 fixiert. Gegebenenfalls kann die Kanüle auch festgenäht werden. Durch diese zwischen der intraarteriellen Kanüle und einem Dreiwegehahn eingebaute »Arterienverlängerung« braucht nicht befürchtet zu werden, dass die intraarterielle Verweilkanüle z. B. beim Blutabnehmen aus dem arteriellen Zugang am Dreiwegehahn wackelt, abknickt oder verrutscht. Nach sorgfältiger Fixierung ist die Überstreckung im Handgelenk wieder aufzuheben, um keine Schädigung des N. medianus zu riskieren.

> Absolut zwingend ist das Kenntlichmachen des Zugangs als »Arterie«, z. B. durch Aufkleben eines roten Pflasterstreifens oder eines (roten) vorgedruckten Klebeschildes bzw. durch entsprechende Beschriftung eines aufgeklebten Pflasterstreifens (Abb. 17.5). Bei Verwechslung mit einem venösen Zugang und intraarterieller Injektion von z. B. Thiopental droht der Verlust der Hand (Kap. 5.2.3, S. 114).

Die intraarterielle Kanüle ist nun über »Arterienverlängerung«, starre Druckleitung, Dreiwegehähne, Mikrospülsystem und den Druckdom mit dem elektromechanischen Druckwandler (der den mechanischen Druck in ein elektrisches Signal umwandelt) angeschlossen. Das Kabel des Druckwandlers ist in den Druckeinschub eines geeigneten Gerätes einzustecken, der das Signal des Druckwandlers verstärkt und auf einem Monitor digital als Zahlenwert und analog als Druckkurve anzeigt.

Null-Abgleich

Der Dreiwegehahn zwischen Druckwandler und Druckleitung (Abb. 17.2a) wird so gestellt, dass der Druckwandler zur Atmosphäre hin geöffnet ist, die Verbindung zwischen Druckleitung und Druckwandler dagegen geschlossen ist. Auf das

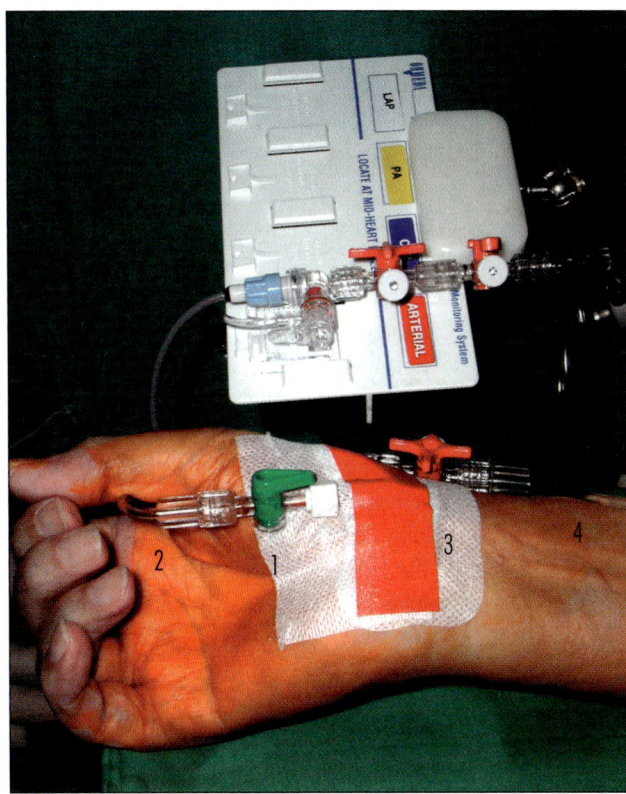

Abb. 17.5 Sorgfältig fixierte intraarterielle Kanüle. Kennzeichnung des arteriellen Zugangs durch (roten!) Pflasterstreifen; 1= Zweiwegehahn, 2 = Arterienverlängerung, 3 = roter Dreiwegehahn, 4 = starrer Druckschlauch.

Druckelement wirkt nun der atmosphärische Luftdruck. Dieser wird als Bezugspunkt gleich Null gesetzt. Nach Drücken der entsprechenden Null-Taste am Monitor muss die angezeigte Linie mit der Null-Linie des Monitors übereinstimmen.

Kalibrierung

Hiermit wird kontrolliert, ob ein definierter Druck immer einen bestimmten Kurvenausschlag ergibt. Zum Beispiel muss ein Druck von 100 mm Hg immer einen 5 cm hohen Ausschlag ergeben. Nach Drücken der entsprechenden Kalibrierungstaste muss ein definierter Kurvenausschlag erscheinen. Auch während der Kalibrierung muss der Druckwandler zur Atmosphäre hin offen sein. Moderne Geräte führen sowohl Nullpunktabgleich als auch Kalibrierung automatisch durch.

Nach Nullpunktabgleich und Kalibrierung des Gerätes wird die Verbindung Druckleitung-Druckwandler wieder freigegeben. Der Druckwandler muss noch auf Höhe des Herzens (ungefähr Mitte des Thorax beim liegenden Patienten) angebracht werden. Nun kann der aktuelle Druck am Monitor abgelesen werden.

> Es sollte stets nochmals sorgfältig überprüft werden, ob alle Schraubverbindungen der Druckleitung fest angezogen sind, damit eine versehentliche Lösung mit einer drohenden Entblutung ausgeschlossen ist!

17.4 Probleme und Komplikationen

Folgende Probleme und Komplikationen können auftreten:
- abgerundeter, sog. gedämpfter Kurvenverlauf: Ursache sind meist Luftblasen im System oder eine ungünstige Lagerung des kanülierten Arms
- falsch hohe oder falsch niedrige Druckanzeige, falls der Druckwandler anstatt auf Herzniveau unterhalb oder oberhalb davon angebracht ist. Dies ist vor allem zu befürchten, falls der Druckwandler z. B. am Infusionsständer befestigt wird. Wird zu einem späteren Zeitpunkt von den Operateuren eine Verstellung der Operationstischhöhe gewünscht, muss unbedingt die Höhe des Druckwandlers nachjustiert werden! Um solche Probleme zu vermeiden, sollte der Druckwandler stets am Operationstisch (oder am Patienten) fixiert werden.
- Thrombosierung der arteriellen Kanüle: Zur Verminderung der Thrombosierungsgefahr wird inzwischen fast in allen Kliniken ein kontinuierliches Mikrospülsystem verwendet (Kap. 17.2, S. 404; Abb. 17.3). Die früher übliche intermittierende manuelle Spülung wird nur noch selten vorgenommen.
- Thrombosierung der Arterie: In ca. 25% der Fälle kommt es nach der Dekanülierung zu einer vorübergehenden Thrombosierung der Arterie (Slogoff et al. 1983). Lediglich in ca. 3% der Fälle bleibt das Gefäß verschlossen.
- Messtechnische Probleme: Bei der blutig-arteriellen Messung ist zu beachten, dass es durch das Messsystem zu Störungen der Druckkurve kommen kann. Liegt die Eigenfrequenz des Systems sehr nahe bei der Frequenz des ankommenden Signals, droht die Addition dieser Signale, das System ist zu wenig gedämpft. Die Druckkurve zeigt dann eine spitz überhöhte arterielle Druckkurve. Ist dagegen das System zu stark gedämpft, weil sich z. B. Luftblasen im Schlauchsystem befinden oder falls zu weiche Druck-

leitungen verwendet werden, ergibt sich eine abgerundete, erniedrigte arterielle Druckkurve. Der Druckschlauch sollte möglichst kurz, starr und großvolumig sein. Das Mess-System sollte eine möglichst hohe Eigenfrequenz aufweisen.
- Hämatom im Punktionsbereich, vor allem bei Fehlpunktionen oder nach Entfernen der arteriellen Kanüle. Mindestens 3 Minuten komprimieren!
- lokale Infektion, katheterbedingte systemische Infektionen (Kap. 18.5, S. 422), im Extremfall Sepsis. Bei ca. 1–3% der Patienten mit einer arteriellen Kanüle kommt es zu einer hierdurch bedingten Infektion.
- arteriovenöse Fistel
- Durchblutungsstörungen mit z. B. Nekrosen von Fingern
- versehentliche intraarterielle Medikamenteninjektion
- arterielle Entblutung bei unbemerkter Diskonnektion der arteriellen Druckleitung

17.5 Interpretation des arteriellen Drucks

In Abbildung 17.6 ist eine typische arterielle Druckkurve aufgezeichnet. Normalerweise werden der systolische, der diastolische und der mittlere arterielle Druck von modernen Monitorgeräten angezeigt. Bedingt z. B. durch Reflexionen der arteriellen Pulswelle sowie durch unterschiedliche Dehnungseigenschaften der einzelnen Abschnitte des arteriellen Gefäßsystems nimmt der systolische Druck z. B. von der Aorta nach peripher zu, während der diastolische Druck nach peripher abnimmt. Der arterielle Mitteldruck fällt dagegen normalerweise (d. h. keine Stenosen im arteriellen System) von zentral nach peripher nur wenige mm Hg ab.

Zur Überwachung hämodynamisch instabiler Patienten bietet sich daher vor allem die Beurteilung des **arteriellen Mitteldrucks** (MAP, mean arterial pressure) an. Der Normalbereich für den MAP beträgt 70–105 mm Hg. Gegebenenfalls kann der MAP aus dem systolischen und diastolischen Druck anhand folgender Formel abgeschätzt werden:

$$MAP = \text{diastolischer Druck} + \frac{1}{3}(\text{systolischer Druck} - \text{diastolischer Druck})$$

Zuverlässiger ist jedoch die elektronische Ermittlung des mittleren arteriellen Drucks anhand der Fläche unter der arteriellen Druckkurve, wie er von modernen Monitoring-Geräten meist errechnet und angezeigt wird. Für die Organperfusion ist jedoch der **Perfusionsdruck** entscheidend, d. h. die Differenz aus dem vor dem zu durchströmenden Organ herrschenden arteriellen Blutdruck und dem hinter dem Organ herrschenden Druck, der den venösen Abstrom ggf. behindert. Der arterielle systemische Perfusionsdruck ergibt sich damit aus MAP minus zentralvenösem Druck (ZVD). Unter normalen

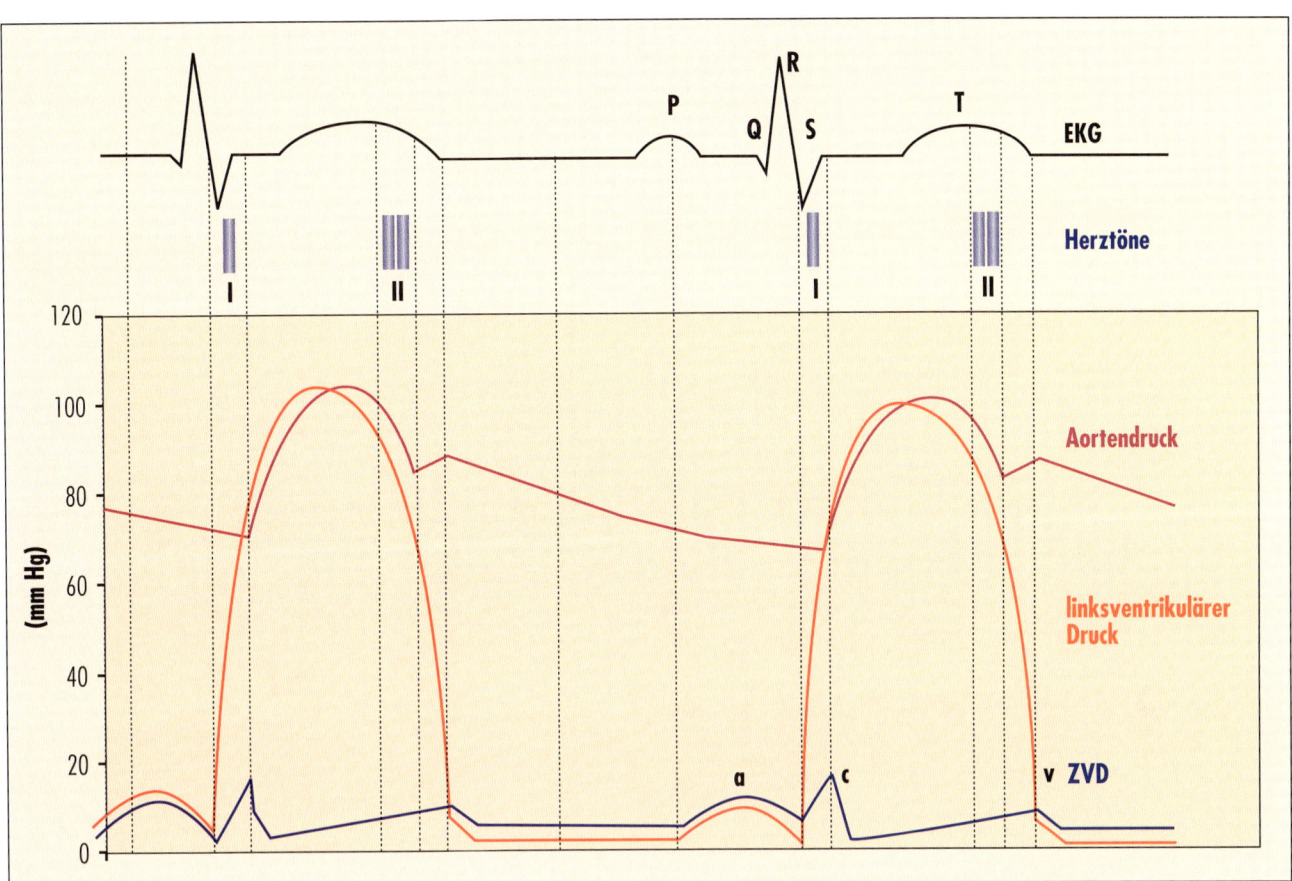

Abb. 17.6 Abgeleitete arterielle Druckkurve sowie deren Beziehung zum EKG. P = P-Welle, QRS = QRS-Komplex, T = T-Welle, (I = erster Herzton, II = zweiter Herzton, a = A-Welle bei Kontraktion des rechten Vorhofs; c = C-Welle durch Vorwölbung der Trikuspidalklappe in den rechten Vorhof bei Kontraktion des rechten Ventrikels; v = V-Welle (Vorhoffüllung bei noch geschlossener Trikuspidalklappe).

Bedingungen ist der Perfusionsdruck nur wenig niedriger als der MAP (und wird daher manchmal zur Vereinfachung dem MAP gleichgesetzt).

Die Höhe des Perfusionsdrucks (die unter normalen Bedingungen annäherungsweise dem MAP entspricht) hängt von dem Blutfluss und dem Gefäßwiderstand ab. Es gelten die in Tabelle 17.2 dargestellten Beziehungen:

Weist die arterielle Druckkurve stärkere beatmungssynchrone Schwankungen auf, spricht dies für einen deutlichen intravasalen Volumenmangel: Bereits durch den relativ geringen intrapulmonalen Druckanstieg während des maschinellen Atemhubes wird hierbei der venöse Rückstrom zum Herzen relevant gedrosselt. Dadurch vermindert sich der Blutauswurf, und der arterielle Druck fällt ab. Umgekehrt fällt während der Exspiration der intrapulmonale Druck ab, der venöse Rückstrom zum Herzen nimmt zu, es wird mehr Blut ausgeworfen und der arterielle Blutdruck steigt.

Tab. 17.2 Zusammenhang zwischen Perfusionsdruck, Blutfluss und Gefäßwiderstand. HMV = Herzminutenvolumen (Kap. 19.4.2, S. 442); SVR = Gefäßwiderstand im Systemkreislauf (Kap. 19.4.2, S. 434), PVR = Gefäßwiderstand im Pulmonalkreislauf (Kap. 19.4.2, S. 434); MPAP = mittlerer pulmonalarterieller Druck (Kap. 19.4.2, S. 434).

Parameter	Berechnung
Perfusionsdruck	= Blutfluss × Gefäßwiderstand (s. auch Tab. 19.1)
systemischer, arterieller Perfusionsdruck (MAP – ZVD)	= HMV × SVR

der mittlere systemische arterielle Perfusionsdruck entspricht der Differenz aus MAP – ZVD.

der mittlere pulmonalarterielle Perfusionsdruck entspricht der Differenz aus mittlerem pulmonalarteriellem Druck (MPAP) – pulmonalarteriellem Verschlussdruck (PCWP)

17.6 Literatur

Slogoff S, Keats AS, Arlund C. On the safety of radial artery cannulation. Anesthesiology 1983; 59: 42–7.

Hygieneanforderungen bei der parenteralen Verabreichung von Arzneimitteln. Stand: 11. Februar 1995. Hyg Med 1995; 20: 303–7.

18

Zentraler Venenkatheter

18.1 Allgemeine Bemerkungen

Ein zentraler Venenkatheter (ZVK) ist ein über eine größere Vene eingeführter Katheter, dessen Spitze bis in die klappenfreie V. cava kurz vor deren Einmündung in den rechten Vorhof vorgeschoben wird. Es wird daher auch von einem Kavakatheter gesprochen. Prinzipiell kann ein ZVK über die V. cava inferior (Punktionsstelle: V. femoralis) oder über die V. cava superior (Punktionsstelle: V. jugularis externa, V. jugularis interna, V. subclavia oder eine Armvene in der Ellenbeuge) eingeführt werden. Da der Zugang über die V. cava inferior mit einer wesentlich höheren Komplikationsrate aufgrund von Thrombosen, Thrombophlebitiden und Infektionsproblemen behaftet ist, wird fast ausnahmslos der Zugang über die V. cava superior gewählt.

Hinweise zur Punktionstechnik

Normalerweise (v.a. bei V. jugularis externa, V. basilica) wird für die Anlage eines ZVK eine dicke Punktionskanüle verwendet, durch die dann der Kavakatheter direkt vorgeschoben werden kann. Bei dieser Technik werden Katheter mit Schutzhülle verwendet (Abb. 18.5). Erst nach der endgültigen Platzierung des Katheters darf die Schutzhülle geöffnet und entfernt werden.

Öfters wird ein Kavakatheter auch nach der sog. **Seldinger-Technik** gelegt, insbesondere für Punktionen der V. subclavia oder V. jugularis interna. Die relativ dicken, mehrlumigen Kavakatheter (2- oder 3-lumig) müssen über eine Seldinger-Technik platziert werden. Hierbei wird mit einer relativ dünnkalibrigen Stahlkanüle punktiert. Nach erfolgreicher Punktion wird ein flexibler, langer Stahldraht durch die Kanüle eingeführt. Es ist darauf zu achten, dass das flexible Ende (bzw. bei manchen Drähten ein J-förmig gebogenes Ende) in das Gefäß eingeführt und bis in den Bereich der V. cava superior vorgeschoben wird. Der Stahldraht soll jedoch nicht zu weit vorgeschoben werden, um nicht eine Irritation des Myokards (evtl. mit Herzrhythmusstörungen) zu provozieren. Danach wird die Punktionskanüle über den Draht entfernt.

Anschließend wird neben dem Stahldraht mittels Skalpell eine kleine Stichinzision zur Erweiterung der Hautperforation vorgenommen. Bei bestimmten Kathetermodellen (vor allem mehrlumigen Kathetern; Abb. 18.3) kann nun ein etwas stärkerer Dilatator über den Stahldraht zum Aufdehnen von Haut und Gewebe bis ins Gefäß vorgeschoben werden. Dieser Dilatator wird anschließend gleich wieder entfernt. Nun kann der Kavakatheter über den Führungsdraht (durch den vorgedehnten Gewebekanal) eingeführt werden. Stets ist darauf zu achten, dass der Führungsdraht noch aus dem proximalen Ende des Dilatators bzw. des Kavakatheters herausragt, sodass nicht versehentlich der Führungsdraht ganz ins Gefäßsystem vorgeschoben wird und dort »verschwindet«. Bei der Seldinger-Technik wird primär mit einer relativ dünnen Kanüle punktiert, sodass das Trauma bei einer versehentlichen Punktion der A. carotis relativ gering ist. Bei Verwendung einer dickkalibrigen Punktionskanüle mit aufgesetzter Plastikverweilkanüle droht bei versehentlicher Punktion der A. carotis dagegen ein größeres Hämatom.

Insbesondere bei intensivmedizinpflichtigen Patienten wird zunehmend häufiger ein zwei- oder dreilumiger Kavakatheter gelegt. Über solche Katheter können z.B. gleichzeitig eine Ernährungslösung gegeben, Medikamente herznah appliziert (z.B. Katecholamine, Kap. 23.2.1, S. 485) und der zentrale Venendruck gemessen werden.

Das Risiko von Fehlpunktionen und evtl. Verletzungen kann dadurch deutlich verringert werden, dass anstatt der üblichen, anhand äußeren anatomischen Leitstrukturen orientierten Punktion eine ultraschallgesteuerte Punktion von zentralen Venen vorgenommen wird (Böck et al. 1999; Hatfield u. Bodenham 1999). Die Zahl der erfolglosen Erstpunktionen konnte dadurch z.B. von 45% auf 17% reduziert werden (Böck et al. 1999). Die **ultraschallgesteuerte Punktion** wird dennoch bisher relativ selten eingesetzt. Ursachen scheinen die geringe Verfügbarkeit entsprechender Geräte in Anästhesieabteilungen und die relativ zeitaufwendigen Vorbereitungen zu sein. Nach dem ersten oder zweiten Fehlversuch wird zum Teil ein Wechsel auf eine ultraschallgesteuerte Punktionstechnik und bei erschwerten Punktionsbedingungen (z.B. Adipositas, anatomische Besonderheiten) wird eine primär ultraschallgesteuerte Punktion empfohlen (Böck et al. 1999). Anstatt einer Punktionssteuerung mit Ultraschall ist auch eine Punktionskontrolle mit transösophagealer Echokardiographie beschrieben (Sha et al. 1999).

Indikationen

- Messung des ZVD z.B. bei Operationen mit voraussichtlich großen Blutverlusten oder bei grenzwertiger Herzleistung. Beurteilung des ZVD (Kap. 18.6, S. 423)
- parenterale Ernährung mit Zufuhr hyperosmolarer Lösungen (Kap. 9.1, S. 264)
- Zufuhr stark venenreizender Medikamente: z.B. Zytostatika, Natriumbicarbonat (Kap. 20.5.4, S. 451)
- herznahe Gabe bestimmter Medikamente: z.B. Katecholamine (Kap. 23.2.1, S. 487)
- falls das Legen eines periphervenösen Zugangs nicht gelingt, z.B. bei Patienten im hypovolämischen Schock

Die Indikation zur Anlage eines zentralen Venenkatheters sollte ähnlich wie bei Anlage einer arteriellen Kanüle zur blutig-arteriellen Druckmessung (Kap. 17, S. 402) oder zur Platzierung eines Pulmonalarterienkatheters (Kap. 19, S. 428) relativ eng gestellt werden. Außerdem sollte die Katheterverweildauer möglichst kurz gehalten werden.

Spezielle Narkosevorbereitungen

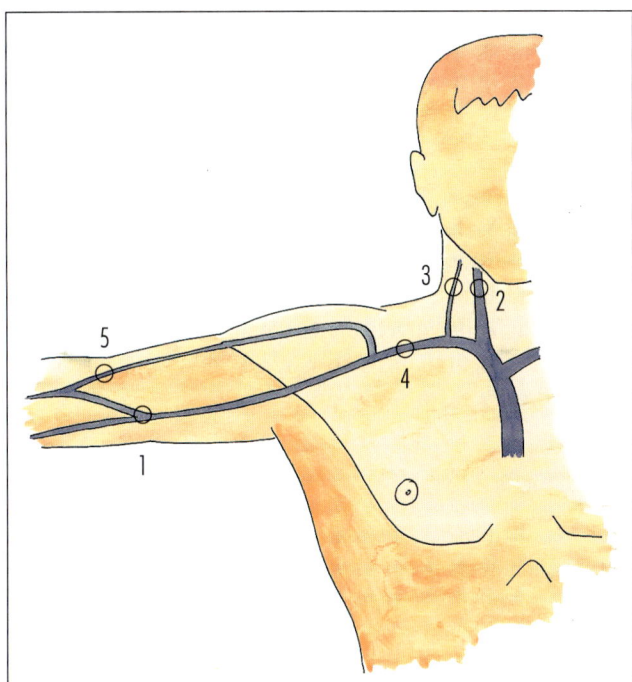

Abb. 18.1 Punktionsorte für die Anlage eines zentralen Venenkatheters:
1 = V. basilica, 2 = V. jugularis interna, 3 = V. jugularis externa, 4 = V. subclavia,
5 = V. cephalica. Die V. cephalica sollte möglichst nicht punktiert werden (s. Text).

Punktionsorte

Es können periphervenöse (in der Ellenbeuge) und zentralvenöse Punktionsorte (V. jugularis externa, V. jugularis interna, V. subclavia) unterschieden werden (Abb. 18.1). Bei allen Zugangswegen sollte möglichst rechtsseitig punktiert werden, um einen kürzeren intravasalen Katheterverlauf zu erhalten.

18.2 Allgemeine Vorbereitung

Material

- Desinfektionsspray
- mehrere sterile Kompressen, steriles Lochtuch
- Kavakatheter, z. B. Cavafix Certodyn SD 375; Fa. Braun
- sterile Handschuhe, Mundschutz, Kopfhaube
- Lokalanästhetikum, z. B. Lidocain 1%ig
- physiologische Kochsalzlösung
- sterile 5-ml- sowie 10-ml-Spritze (zum Aufziehen von Lokalanästhetikum sowie physiologischer Kochsalzlösung)
- sterile Stahlkanülen (zum Aufziehen von Lokalanästhetikum und physiologischer Kochsalzlösung, zum evtl. Anlegen einer Lokalanästhesie sowie zur evtl. Vorpunktion der V. jugularis interna bei schwierigen Punktionsverhältnissen)

Vorbereitung des Patienten

- EKG anschließen, da beim Vorschieben des Katheters Herzrhythmusstörungen auftreten können
- periphervenösen Zugang legen, da während der Punktion therapiebedürftige Komplikationen auftreten können, die evtl. eine intravenöse Medikamentengabe erfordern
- Anlegen einer Lokalanästhesie beim wachen Patienten

Desinfektion

- Desinfektion der beabsichtigten Punktionsstelle: Eine satte Benetzung der Haut mit dem Desinfektionsmittel ist unerlässlich. Eine Einwirkzeit von 1 Minute muss gewährleistet werden (Hygieneanforderungen 1995). Es ist ausschließlich steriles Material zu verwenden (Hygieneanforderungen 1995). Störende Behaarung ist vor der Desinfektion ggf. zu entfernen.
- Vor der Punktion ist eine hygienische Händedesinfektion (3–5 ml alkoholisches Desinfektionsmittel über 30 Sekunden einreiben) obligat. Wird ein geschlossenes Punktionssystem (Kavakatheter mit Schutzhülle) verwendet, sind bei der Punktion Haube, Maske und sterile Handschuhe zu tragen. Falls kein geschlossenes Punktionssystem, sondern eine Seldinger-Technik angewandt wird, muss zusätzlich ein steriler Mantel angezogen werden (Hygieneanforderungen 1995; Meyer u. Hermann 1998).
- Die Punktionsstelle ist verrutschsicher mit sterilen Tüchern (Lochtuch) abzudecken oder abzukleben, sodass nur das desinfizierte Hautareal frei bleibt.

18.3 Vorgehen

18.3.1 Periphervenöse Punktion in der Ellenbeuge (Abb. 18.2)

Schrittweises Vorgehen

- allgemeine Vorbereitungen (s.o.)
- Lagerung: Rückenlagerung, leicht ausgelagerter Arm
- Venenstauung mit einer Blutdruckmanschette
- Punktion (Abb. 18.2)
- Lagekontrolle des Kavakatheters (Kap. 18.4, S. 420)

Vorteile

Die Punktion in der Ellenbeuge gelingt meist leicht.

Gefahren

Das Vorschieben des Venenkatheters ist aufgrund von Venenklappen oft erschwert. Durch Außenrotation oder Abspreizen

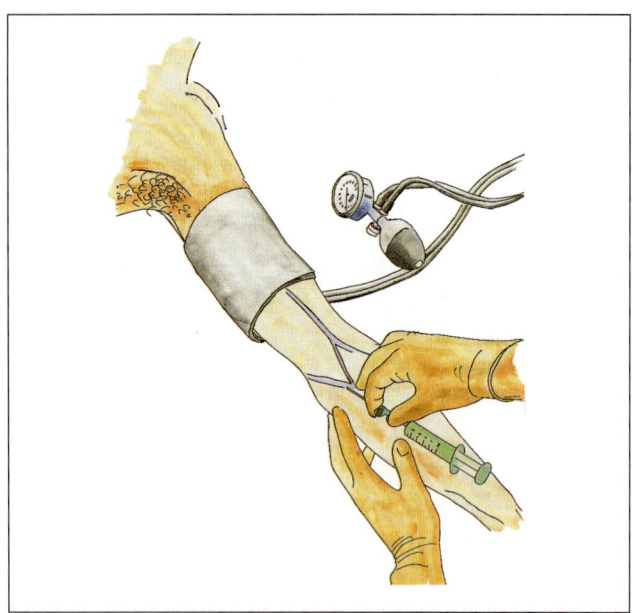

Abb. 18.2 Punktion der V. basilica in der Ellenbeuge zur Anlage eines zentralen Venenkatheters.

des Arms sowie Drehen des Kopfes lassen sich Hindernisse beim Vorschieben oft überwinden. Die V. basilica, die an der Ellenbeugeinnenseite verläuft (1 in Abb. 18.1), sollte stets der V. cephalica, die an der Ellenbeugeaußenseite verläuft (5 in Abb. 18.1), vorgezogen werden, da die V. cephalica fast rechtwinklig in die V. axillaris einmündet und dadurch oft unüberwindbare Probleme beim Vorschieben des Katheters auftreten. Katheterfehllagen sind bei der periphervenösen Punktion häufig (bis zu 30%). Bei Armbewegungen können Lageveränderungen der Katheterspitze um bis zu 15 cm auftreten. Bleibt ein in der Ellenbeuge gelegter Katheter mehrere Tage liegen, drohen aufgrund des engen Venenlumens relativ schnell Thrombosen und Thrombophlebitiden der Armvenen.

Kontraindikationen

- entzündliche Hautveränderungen im Punktionsbereich
- voraussichtlich lange Liegedauer des Katheters

18.3.2 Zentralvenöse Punktionsorte

Punktion der V. jugularis interna (Abb. 18.3)

Schrittweises Vorgehen

- allgemeine Vorbereitung (s.o.)
- Lagerung (s.u.)
- Punktion (s.u.), meist mittels Seldinger-Technik (Kap. 17.2, S. 405)
- Lagekontrolle des Kavakatheters (Kap. 18.4, S. 420)

- evtl. Verwendung eines mehrlumigen Katheters (Kap. 18.1, S. 412; Abb. 18.3i)

Lagerung

Durch Oberkörpertieflage sowie durch Einstellen eines PEEP (Kap. 7.1.2, S. 207) bei beatmeten Patienten kann die Venenfüllung verbessert und damit die Punktion erleichtert werden. Außerdem kann hierdurch der Gefahr einer Luftembolie während der Punktion vorgebeugt werden. Der Kopf des Patienten sollte zur Punktion leicht überstreckt und etwas zur Gegenseite gedreht werden.

Punktionstechnik

Der Verlauf der V. jugularis interna im Bereich des Halses entspricht ungefähr der gedachten Linie vom Mastoid zum medialen Anteil des lateralen Ansatzes des M. sternocleidomastoideus.

Es sind viele Punktionsmethoden beschrieben worden; zum Teil wird unmittelbar vor, zum Teil knapp hinter dem M. sternocleidomastoideus durch die Haut punktiert. Zumeist wird aber durch den M. sternocleidomastoideus (transmuskulär) punktiert und direkt auf die V. jugularis interna vorgestochen (Abb. 18.3). Die Punktion der V. jugularis interna kann u. U. technisch schwierig sein.

> Bei schwierigen anatomischen Verhältnissen kann evtl. mit einer dünnen Stahlkanüle vorpunktiert werden, um sich über den Verlauf der V. jugularis interna zu vergewissern.

Im Bereich des Halses verlaufen die V. jugularis interna, die A. carotis sowie der N. vagus nebeneinander (in einer faszienartigen, schlauchförmigen Hülle). Die V. jugularis interna verläuft normalerweise unmittelbar lateral und leicht dorsal der A. carotis. Vor der **Punktion** wird die A. carotis mit den Fingern 2–5 der linken Hand (bei Punktion der V. jugularis interna rechts) palpiert. Punktiert wird unmittelbar lateral der palpierenden Finger. Auf die Punktionskanüle wird eine ca. $^2/_3$ mit NaCl 0,9% gefüllte 10-ml-Spritze aufgesetzt. Punktiert wird in Höhe des Ringknorpels.

Nach Punktion der Haut sollten ca. 1–2 ml NaCl 0,9% in das subkutane Fettgewebe injiziert werden. Hierdurch soll ein evtl. aus der Haut ausgestanzter Gewebezylinder aus der Kanüle ausgespült werden. Würde ein solcher Hautzylinder nach versehentlicher Punktion der A. carotis in diese injiziert, könnte der embolisierte Hautzylinder einen Hirninfarkt hervorrufen.

Die Kanüle wird nun unter Aspiration langsam in Richtung auf den medialen Anteil des lateralen Ansatzes des M. sternocleidomastoideus vorgeschoben (Abb. 18.3b). Beim **Vorstechen der Kanüle** wird die V. jugularis interna evtl. komprimiert, Vorder- und Hinterwand legen sich aneinander und werden ggf. gemeinsam durchstochen. Oft gelingt es daher

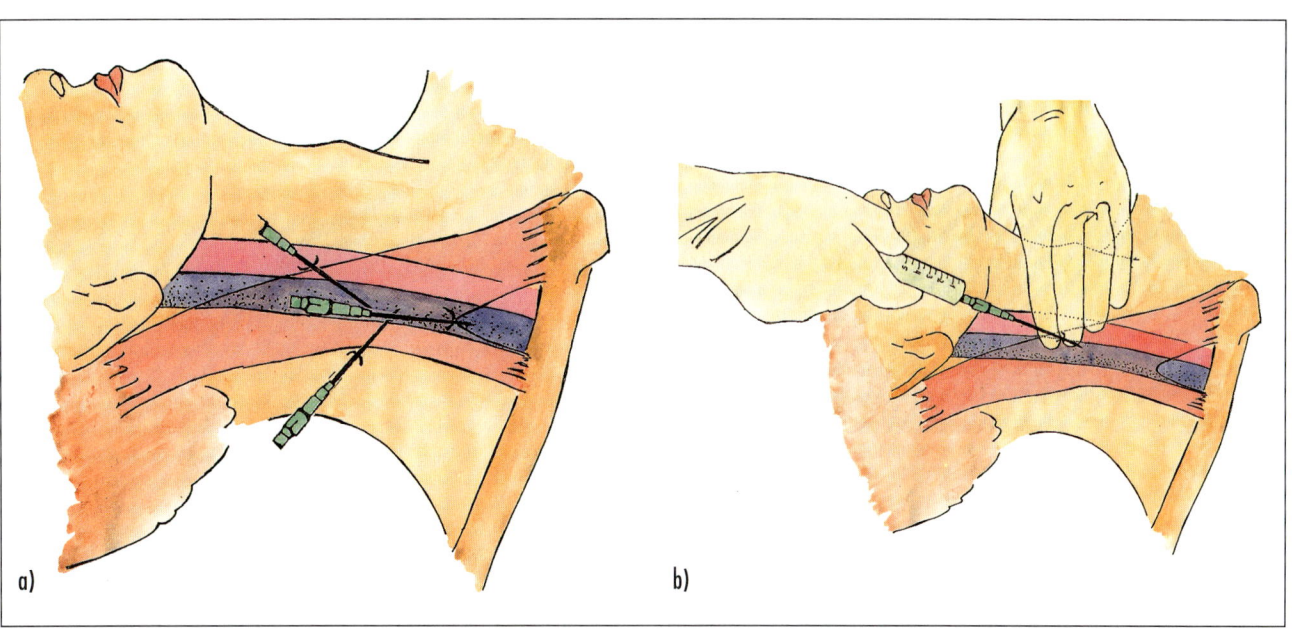

Abb. 18.3 Punktion der V. jugularis interna mittels Seldinger-Technik zur Anlage eines zweilumigen zentralen Venenkatheters (Certofix Duo SB 730, Firma Braun); **a**: mögliche Punktionstechniken knapp vor bzw. hinter dem M. sternocleidomastoideus bzw. transmuskulär; **b**: transmuskuläre Punktionstechnik (Standard);

Spezielle
Narkosevorbereitungen

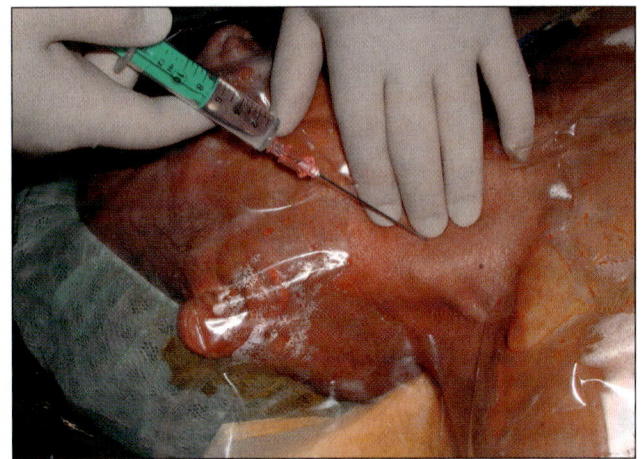

Abb. 18.3c Tasten der A. carotis;

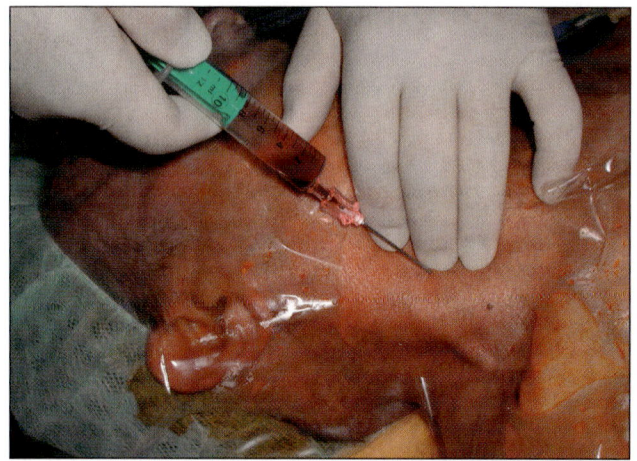

Abb. 18.3d Punktion direkt lateral der A. carotis bis in die V. jugularis interna;

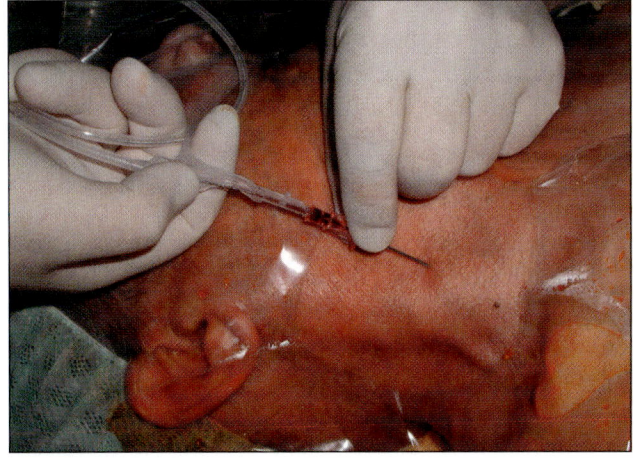

Abb. 18.3e Vorschieben des Seldinger-Drahts über Punktionskanüle;

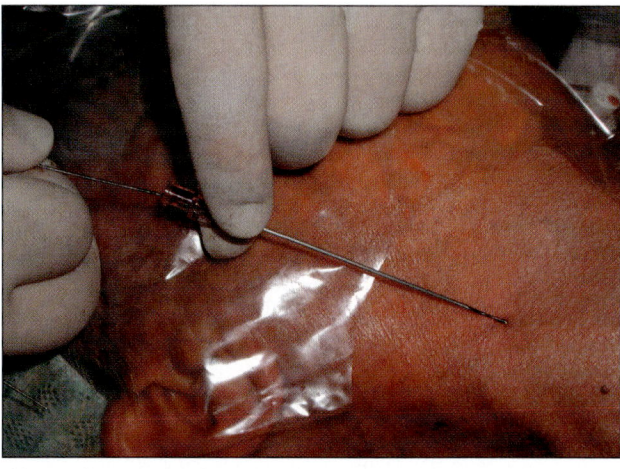

Abb. 18.3f Entfernen der Punktionskanüle über den Draht;

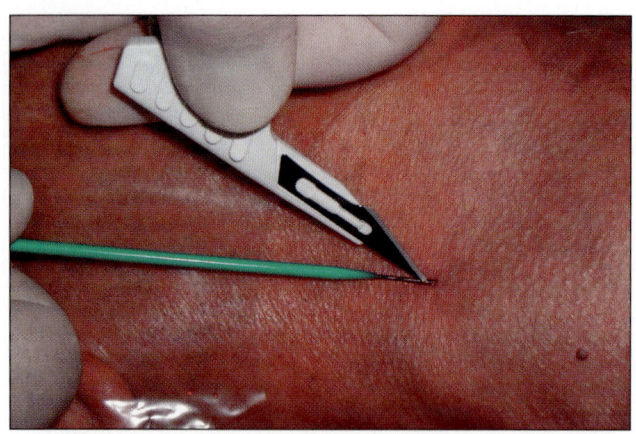

Abb. 18.3g Stichinzision der Haut neben dem Draht und Vorschieben eines Dilatators bis in die Vene;

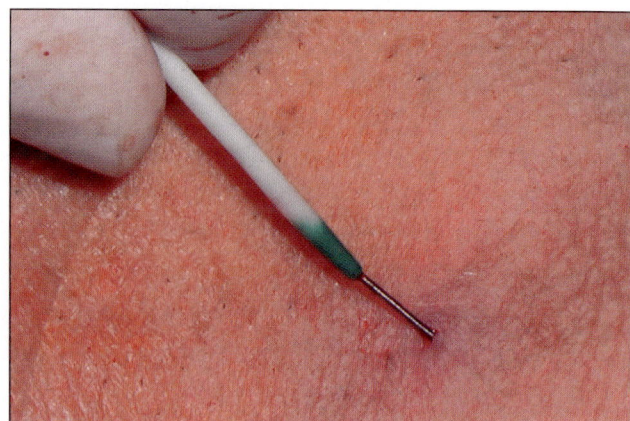

Abb. 18.3h nach Entfernen des Dilatators Einführen des Kavakatheters;

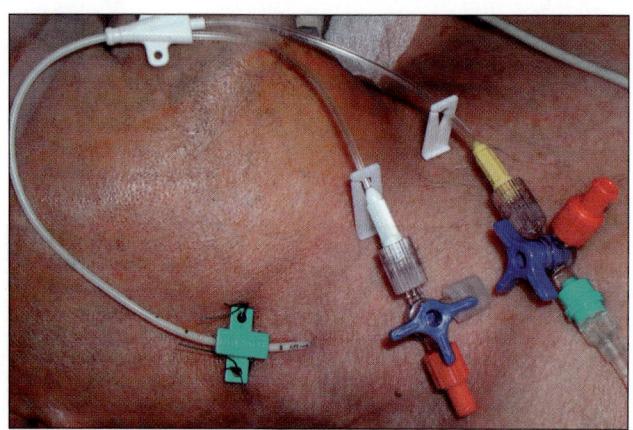

Abb. 18.3i Entfernen des Drahtes und Konnektion des Katheters an Infusion, ggf. Verschluss des zweiten Lumens;

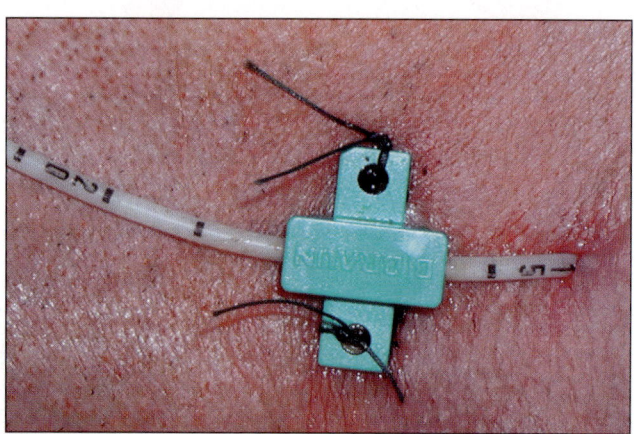

Abb. 18.3j Katheter ist 15 cm tief über Hautniveau eingeführt und festgenäht.

erst beim anschließenden langsamen Zurückziehen der Punktionskanüle (unter ständiger Aspiration), Blut zu aspirieren. Bei korrekter Punktion lässt sich normalerweise Blut »im Schwall« aspirieren. Nach erfolgreicher Punktion wird der Seldinger-Draht ca. 12–15 cm weit in die V. jugularis interna vorgeschoben. Nun wird die Punktionskanüle über den Seldinger-Draht entfernt. Nach einer Stichinzision der Haut direkt neben dem Draht wird der Dilatator über den Draht vorgeschoben und wieder entfernt. Danach wird der Katheter über den Draht vorgeschoben.

Bei einer **alternativen Punktionstechnik** wird im Bereich der kranialen Spitze des muskelfreien Dreiecks zwischen dem sternalen (medialen) und dem klavikulären (lateralen) Ansatz des M. sternocleidomastoideus punktiert (Abb. 18.3a). Es wird ungefähr in Richtung auf die gleichseitige Mamille punktiert. Aufgrund des relativ tiefen Punktionsortes ist hierbei die Gefahr eines Pneumothorax erheblich größer.

> Bei normal großen Erwachsenen muss der Katheter meist 16–17 cm über das Hautniveau eingeführt werden.

Vorteile

Thrombosen und Thrombophlebitiden sind seltener als bei einer periphervenösen Punktion.

Gefahren

- versehentliche Punktion der unmittelbar medial verlaufenden A. carotis in ca. 1% (3–5 Minuten komprimieren!)
- evtl. Eintritt von Luft in die punktierte Vene. Die Luft führt zu einer Verlegung von Ästen der Lungenstrombahn (= Luftembolie; Kap. 69.3.1, S. 973). Falls ein noch funktionell offenes Foramen ovale vorliegt, kann u. U. Luft vom rechten in den linken Vorhof gelangen und von dort in den großen Kreislauf (Kap. 69.3.1, S. 975). Dann können arterielle (zerebrale oder koronare) Gefäße durch Luftblasen verlegt werden (Kap. 69.3.1, S. 975). Bei Eintritt größerer Luftmengen kann Luft evtl. in die arterielle Strombahn gelangen, ohne dass eine Rechts-links-Verbindung (z.B. Foramen ovale) auf Herzebene vorliegt (Schlotterbeck et al. 1997). Dieser Luftübertritt vom venösen ins

arterielle System scheint im Bereich des Lungenstrombettes stattzufinden.

- Pneumo- oder Hämatothorax
- Verletzung des Plexus brachialis
- Verletzung des Halssympathikus (mit Horner-Syndrom; Kap. 16.2.2, S. 344)
- bei Patienten mit erhöhtem intrakraniellem Druck (z. B. Schädel-Hirn-Trauma) sind eine Oberkörpertieflage sowie ein PEEP zur Erleichterung der Punktion möglichst zu vermeiden (Kap. 69.2.1, S. 970). Da ein Hämatom bei versehentlicher Punktion der A. carotis den venösen Abfluss aus dem Gehirn drosseln und dadurch den intrakraniellen Druck steigern könnte, sollte in diesen Fällen die Punktion der V. juglularis interna vermieden und eine Punktion der V. jugularis externa, der V. basilica oder ggf. die Punktion der V. subclavia vorgezogen werden (s.u.)
- Verletzung des Ductus thoracicus bei linksseitiger Punktion
- Punktion der Trachea (und evtl. der geblockten Tubusmanschette)

Kontraindikationen

- Gerinnungsstörungen (Kontrolle von Quick, PTT, Thrombozyten. Es sind Grenzwerte ähnlich wie bei der Anlage einer rückenmarknahen Regionalanästhesie zu beachten; Kap. 16.2.1, S. 330)
- entzündliche Hautveränderungen im Punktionsbereich
- deutliche Schilddrüsenvergrößerung

Punktion der V. subclavia (Abb. 18.4)

Schrittweises Vorgehen

- allgemeine Vorbereitung (s.o.)
- Lagerung (s.u.)
- Punktion (s.u.), evtl. mittels Seldinger-Technik (Kap. 17.2, S. 405)
- Lagekontrolle des Katheters (Kap. 18.4, S. 420)
- evtl. Verwendung eines mehrlumigen Katheters (Kap. 18.1, S. 412; Abb. 18.3i)

Lagerung

Durch eine bindegewebige Verspannung wird das Lumen der V. subclavia immer, auch im hypovolämischen Schock, offen gehalten. Zur Punktion ist also eine Oberkörpertieflagerung nicht notwendig. Daher wird die Vena-subclavia-Punktion oft bei Patienten mit Schädel-Hirn-Trauma vorgezogen, bei denen eine Kopftieflagerung vermieden werden muss (Kap. 69.2.1, S. 412). Zur Verhinderung einer evtl. Luftembolie bei der Punktion empfiehlt sich dennoch, sofern erlaubt, eine

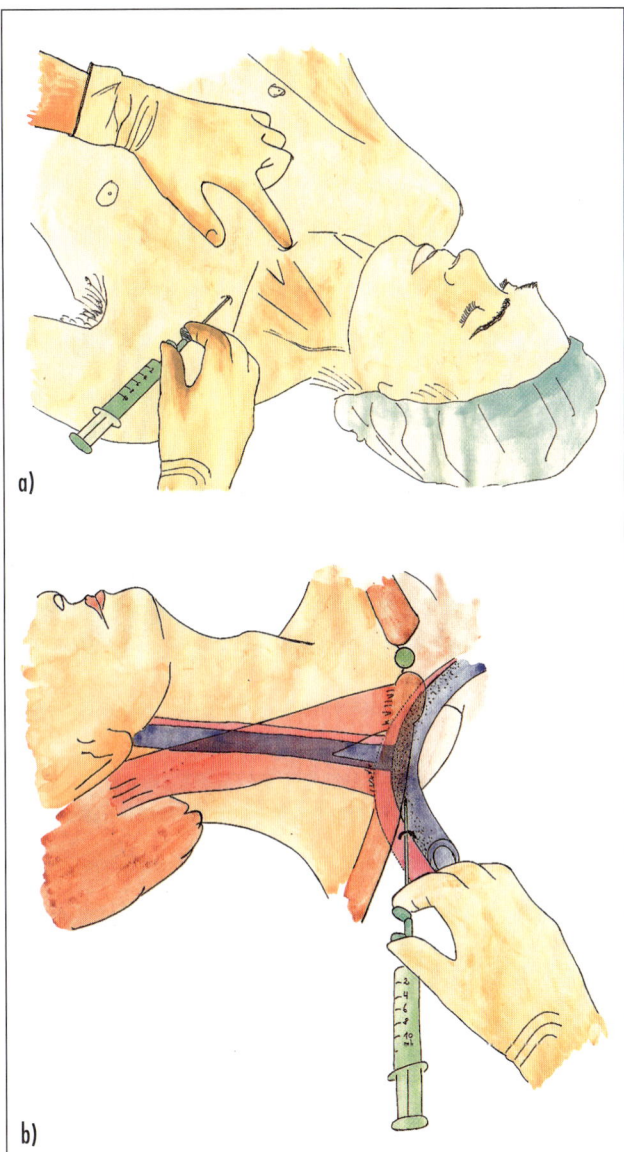

Abb. 18.4 Punktion der V. subclavia; **a–b:** es sollte unter der Klavikula in Richtung Fossa jugularis vorgestochen werden (Schemazeichnung);

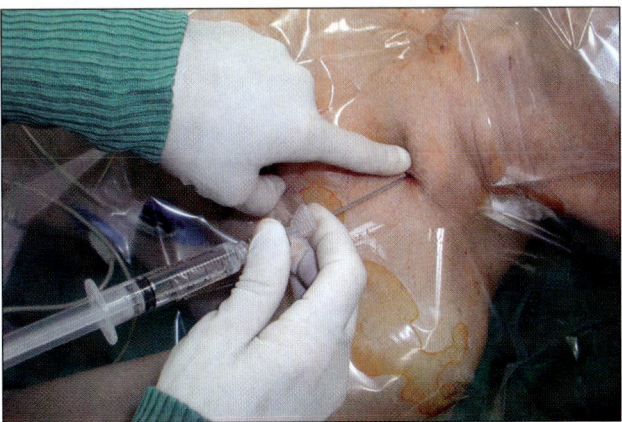

Abb. 18.4c Tasten der Klavikulamitte und Einstechen durch die Haut bis auf bzw. an den Unterrand der Klavikula;

Spezielle Narkosevorbereitungen

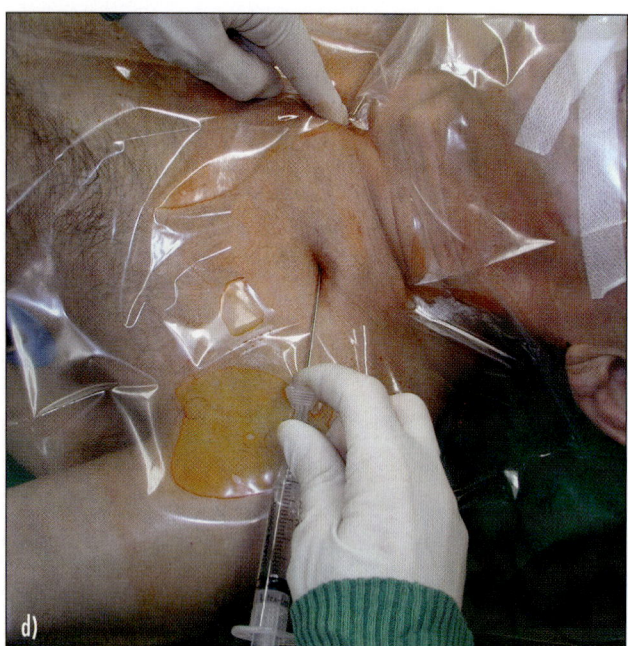

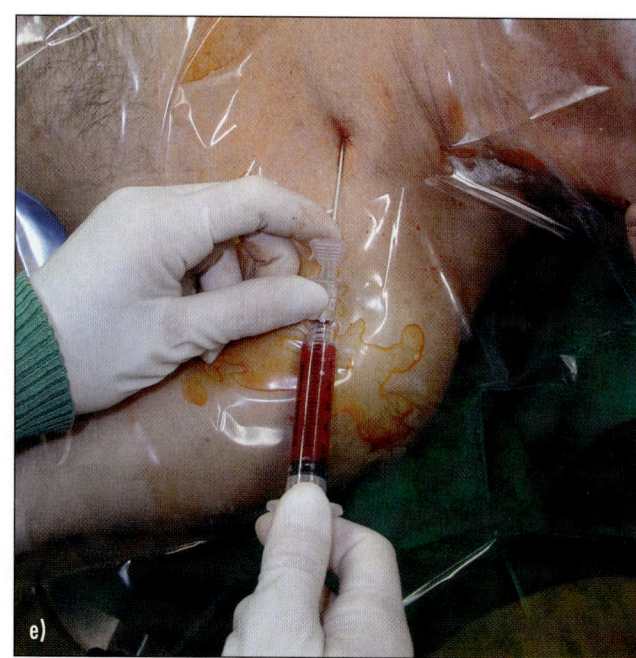

Abb. 18.4d–e Änderung der Punktionsrichtung. Die Punktionskanüle sollte nun knapp unterhalb der Klavikula langsam in Richtung Fossa jugularis (die mit dem Finger ertastet werden sollte) vorgeschoben werden;

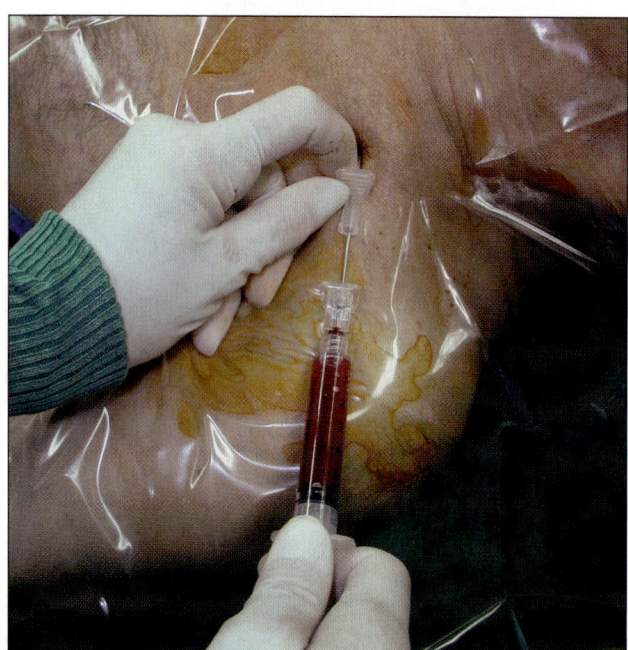

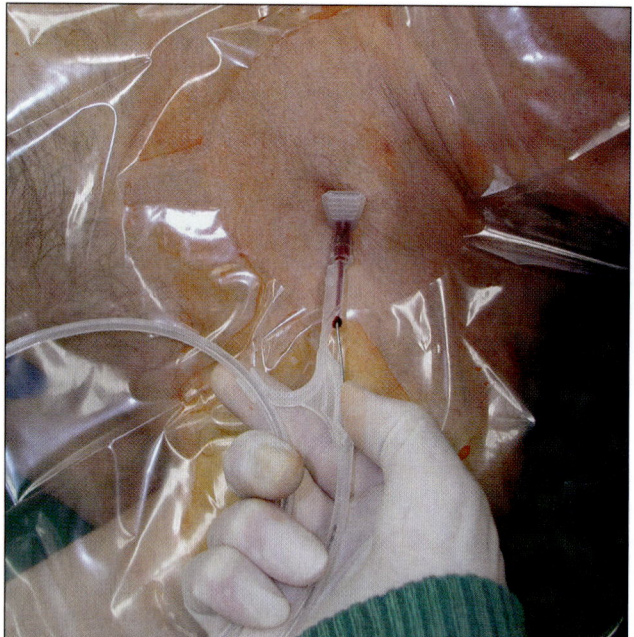

Abb. 18.4f Blutaspiration im Schwall;

Abb. 18.4g Einführen des Seldinger-Drahts;

Oberkörpertieflage. Bei Punktion der V. subclavia ist ein relativ hohes Pneumothorax-Risiko zu beachten.

Punktionstechnik

Punktiert wird in der Medioklavikularlinie unmittelbar unterhalb der Klavikula. Es sollte mit einer ca. 8 cm langen Punk-

tionskanüle auf die Fossa jugularis zupunktiert werden, wobei die Punktionskanüle unter der Klavikula (unter Knochenkontakt) entlang gleiten sollte. Bei beatmeten Patienten sollte im Moment der Punktion das Beatmungsgerät ggf. von einem Helfer kurzfristig diskonnektiert werden. Dadurch kann ein inspirationsbedingtes Hochsteigen der Pleurakuppen (mit Erhöhung des punktionsbedingten Pneumothorax-Risikos) vermindert werden.

Gefahren

- Pneumothorax! Wegen der relativ großen Gefahr eines Pneumothorax darf bei erfolgloser Punktion nicht auf der kontralateralen Seite ebenfalls punktiert werden! Bei Patienten mit eingeschränkter Lungenfunktion sollte die Punktion der V. subclavia möglichst vermieden werden.
- Hämatothorax
- Punktion der lateral verlaufenden A. subclavia (3–5 Minuten lang versuchen, die Gefäße zu komprimieren)
- Verletzung des Plexus brachialis
- Luftembolie
- bei linksseitiger Punktion Verletzung des Ductus thoracicus

Kontraindikationen

- Gerinnungsstörungen (Kontrolle von Quick, PTT, Thrombozyten. Es sind Grenzwerte ähnlich wie bei der Anlage einer rückenmarknahen Regionalanästhesie zu beachten; Kap. 16.2.1, S. 330)
- entzündliche Hautveränderungen im Punktionsbereich
- Frakturen des Schultergürtels (veränderte Anatomie!)
- schweres Lungenemphysem (erhöhte Gefahr eines Pneumothorax)
- kontralaterale schwere Lungenveränderungen

Punktion der V. jugularis externa (Abb. 18.5)

Vorteile

Punktionsort der ersten Wahl, weil die Punktion meist einfach und wesentlich komplikationsärmer als an anderen Punktionsorten ist. Die Punktion wird durch leichte Oberkörpertieflage und Einschalten eines PEEP bei beatmeten Patienten erleichtert.

Evtl. Probleme

Das Vorschieben des Katheters ist manchmal schwierig, da die V. jugularis externa fast rechtwinklig in die V. subclavia einmündet (Abb. 18.1). Bei Verwendung eines Kathetersystems mit einem Mandrin mit J-förmig gebogener Spitze (z. B. Cavafix Certodyn SD 375) lässt sich dieses Problem meist überwinden (Blitt et al. 1974).

Punktion der V. femoralis

Aufgrund des hohen Infektions- und Thromboserisikos sollte dieser Zugangsweg nur ausnahmsweise gewählt werden.

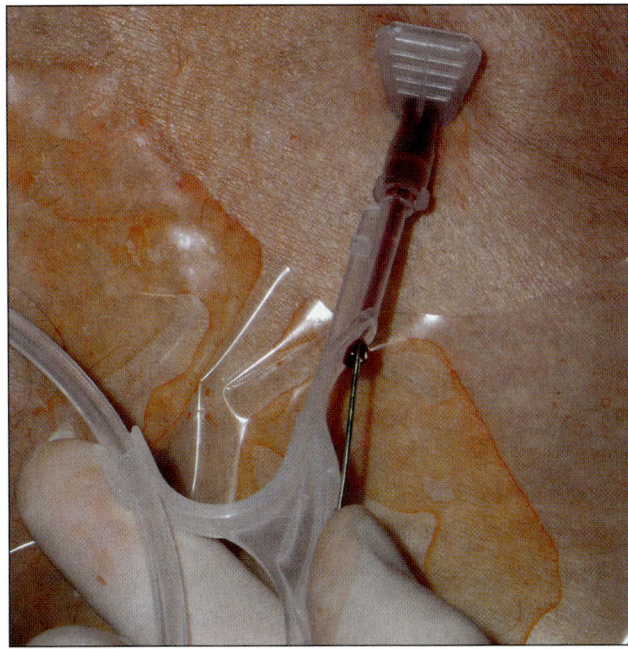

Abb. 18.4h Vorschieben des Seldinger-Drahts;

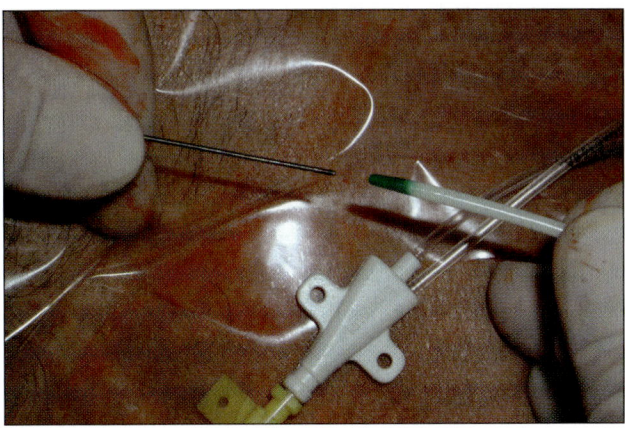

Abb. 18.4i nach Entfernen der Punktionskanüle über den Seldinger-Draht und Stichinzision der Haut an der Katheteraustrittsstelle wird der Katheter (hier Certofix Mono B 330/5; Firma Braun) über den Draht eingeführt;

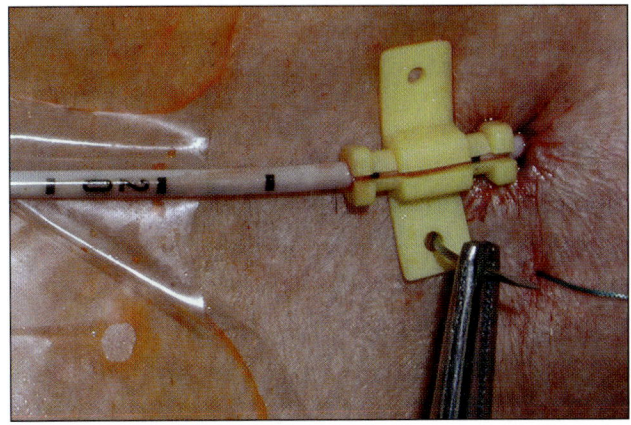

Abb. 18.4j der verschiebbare Fixierungsflügel wird bis an die Hautaustrittsstelle herangeführt und per Naht fixiert.

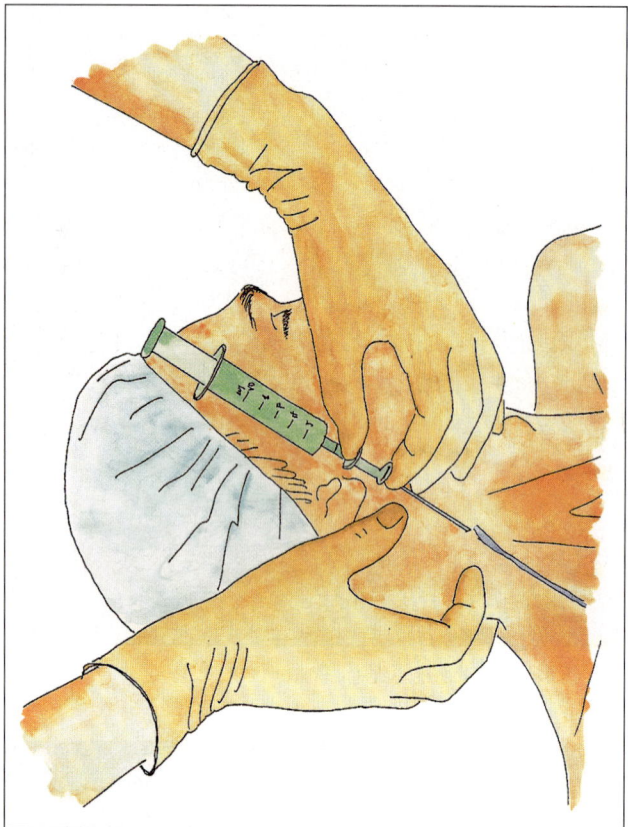

Abb. 18.5 Punktion der V. jugularis externa rechts; **a:** Schemazeichnung;

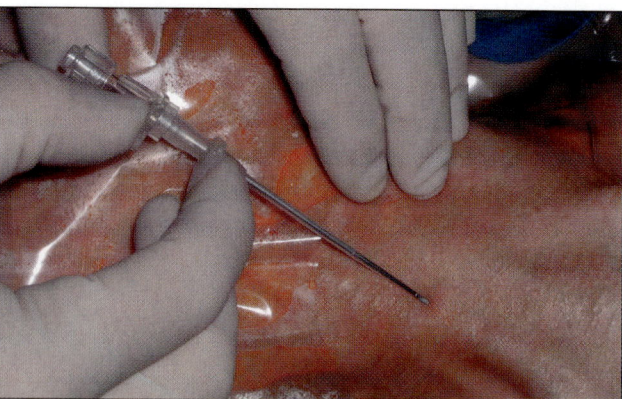

Abb. 18.5b Spannen der Haut und Punktion in die V. jugularis externa;

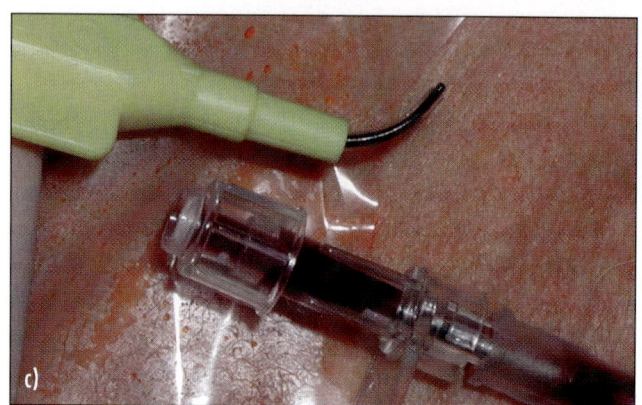

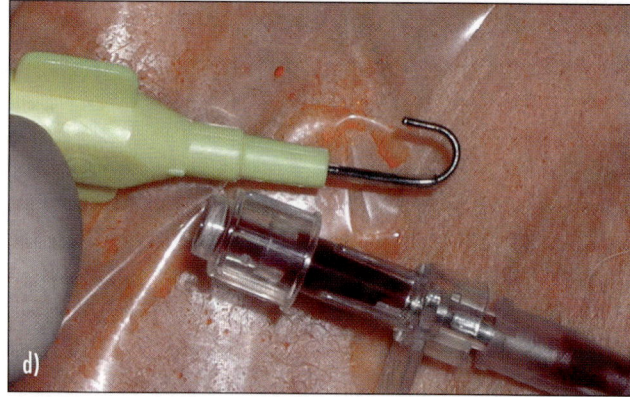

Abb. 18.5c–d durch mehr oder weniger weites Zurückziehen des Metallmandrins kann bei diesem Kathetertyp die Biegung der Spitze beeinflusst werden;

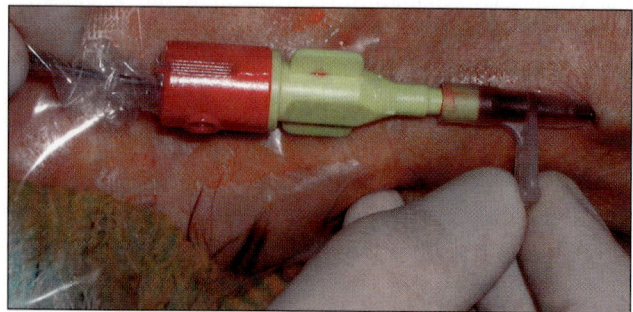

Abb. 18.5e Vorschieben des Katheters (Cavafix Certodyn SD 375).

Punktiert wird knapp unterhalb des Leistenbandes ca. 1–2 cm medial der palpierbaren A. femoralis (Eselsbrücke: IVAN: von **i**nnen beginnend: **V**ene, **A**rterie, **N**erv; Kap. 16.2.5, S. 381).

18.4 Lagekontrolle des Kavakatheters

Die Spitze des Kavakatheters sollte in der V. cava superior ca. 2 cm vor deren Einmündung in den rechten Vorhof liegen (ca. 4 cm unterhalb des Sternoklavikulargelenks, Kap. 25.4, S. 557). Wird ein Kavakatheter zu tief eingeführt, können hierdurch evtl. Herzrhythmusstörungen auftreten. Als Erfahrungswert kann gelten, dass ein beim Erwachsenen über die rechte V. jugularis externa oder interna eingeführter Katheter ca. 16–17 cm über Hautniveau eingeführt sein sollte. Werden zentrale Venenkatheter lediglich anhand klinischer Erfahrung positioniert, muss in ca. 2% der Fälle von einer Fehlpositionierung ausgegangen werden (Muhm et al. 1997). Die Lage des Kavakatheters kann mit verschiedenen Möglichkeiten kontrolliert werden (s.u.). Auch durch Auflegen des herausgezogenen Mandrins entlang des vermuteten Katheterverlaufes kann die Lage der Katheterspitze ungefähr abgeschätzt werden.

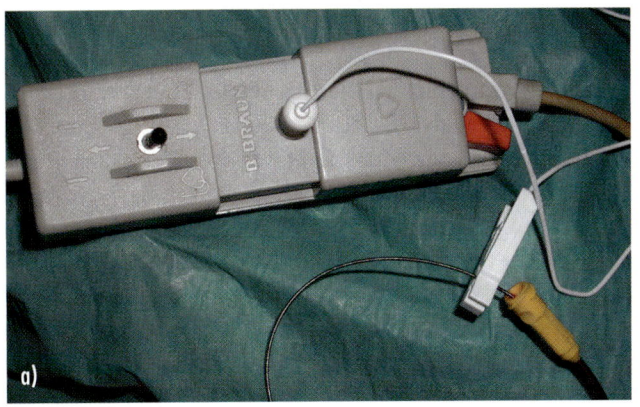

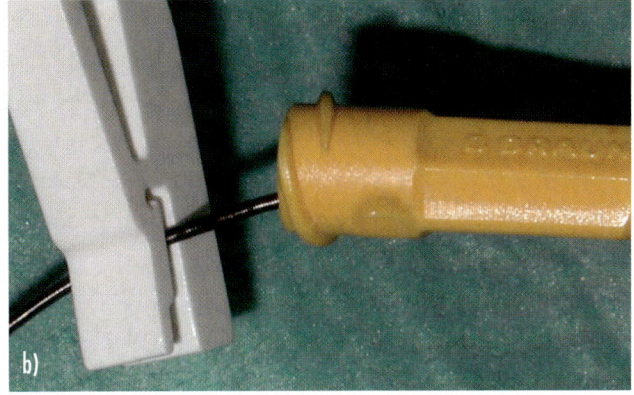

Abb. 18.6 Überprüfung der zentralen Lage der Katheterspitze mittels intrakardialer EKG-Ableitung. Hierzu wird ein sog. Alphacard-Kabel zwischen die im Bereich der rechten Schulter geklebten EKG-Elektrode und das entsprechende EKG-Kabel konnektiert; **a, b:** bei Kathetern, die über Seldinger-Draht gelegt werden, wird der Seldinger-Draht des Katheters über ein Verbindungskabel mit Krokodilklemme mit dem Alphacard-Kabel verbunden;

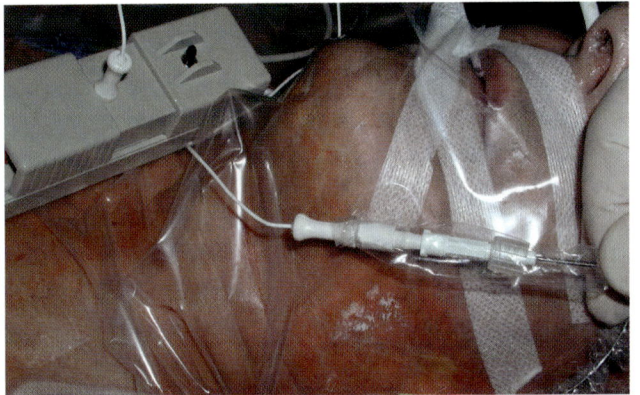

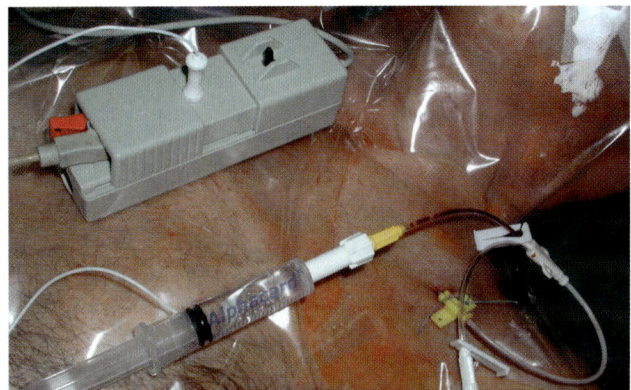

Abb. 18.6 c Verbindung des Kavakatheters mit dem Alphacard-Kabel bei Kathetern mit Strom leitendem Mandrin durch entsprechendes Kabel mit Steckverbindungen;

Abb. 18.6 d bei mandrinlosen Kathetern wird eine Spezialspritze mit angeschlossenem Kabel zwischengeschaltet. Die Spritze und das Katheterlumen sind mit Strom leitender Kochsalzlösung zu füllen.

18.4.1 Intrakardiale EKG-Ableitung

Inzwischen stehen zahlreiche zentrale Venenkatheter mit integriertem EKG-Lagekontrollsystem zur Verfügung (Abb. 18.6). Diese Katheter enthalten zumeist einen Strom leitenden Führungsdraht, über den ein intrakardiales EKG abgeleitet werden kann (z.B. Cavafix Certodyn SD 375; Fa. Braun). Hierzu wird ein steriles Verbindungskabel einerseits mit einer Kontaktbuchse am distalen Ende des Führungsdrahtes und andererseits mit einem speziellen Patienten-EKG-Kabel (Alphacard-Kabel) verbunden. Das Alphacard-Kabel wird an die Elektrode angeschlossen, die im Bereich der rechten Schulter geklebt ist. Das entsprechende rote EKG-Kabel wird nun nicht direkt an die Elektrode, sondern an das dort angeschlossene Alphacard-Kabel konnektiert. Bei bestimmten Modellen ohne Strom leitenden Mandrin kann nach Entfernen des Mandrins der Kavakatheter mit Strom leitender Elektrolytlösung (NaCl 0,9%) gefüllt werden. Hierfür stehen spezielle Spritzen mit eingeschweißtem Kabel zum Anschluss an das spezielle Patienten-EKG-Kabel zur Verfügung. Auch bei Kavakathe-

tern, die über Seldinger-Technik gelegt werden, ist eine Platzierung über eine intrakardiale EKG-Ableitung möglich (Marouche et al. 1998; Michaelis u. Biscoping 1998). Wird der Seldinger-Draht bis zu einer bestimmten Markierung in den Katheter eingeführt, dann endet der Draht direkt an der Spitze. Über ein Verbindungskabel mit einer Art »Krokodilklemme« kann eine Verbindung zwischen Seldinger-Draht und speziellem Patienten-EKG-Kabel hergestellt werden.

Dieses spezielle Patienten-EKG-Kabel muss nach Verbindung mit dem Kavakatheter vom externen auf den intrakardialen Ableitungsmodus umgeschaltet werden. Wird das EKG-Kabel unter intrakardialer Ableitung vorgeschoben, vergrößert sich die P-Welle deutlich, sobald sich die Katheterspitze dem Sinusknoten nähert. Die P-Welle kann hierbei evtl. größer werden als die R-Zacke (Abb. 18.7b). Anschließend muss der Katheter wieder zurückgezogen werden, bis die P-Zacke wieder ihre normale Größe erreicht (Abb. 18.7c). Nun muss der Katheter weitere 1–2 cm zurückgezogen werden, um die richtige Position zu erreichen. Dann kann das Patienten-EKG-Kabel wieder auf externe Ableitung umge-

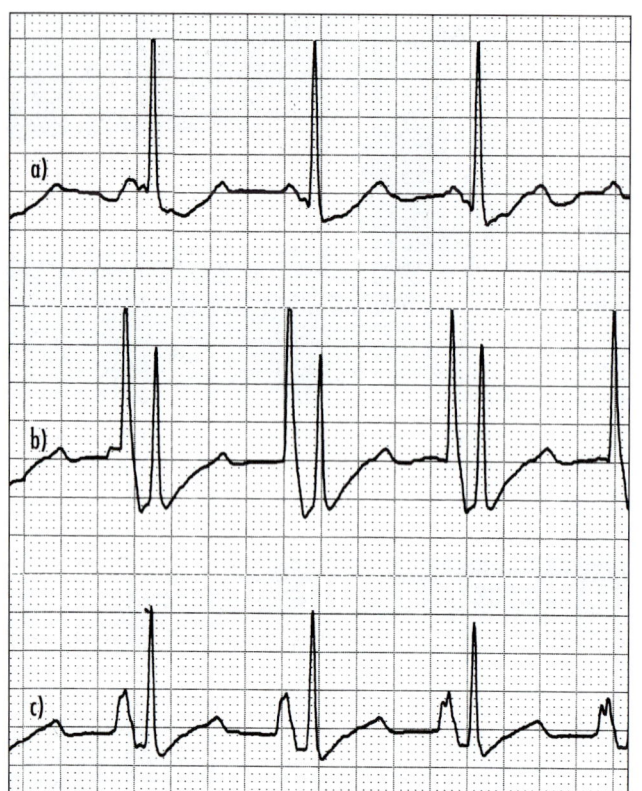

Abb. 18.7 Intrakardiale EKG-Ableitung über einen (Strom leitenden) zentralen Venenkatheter;

a: normales EKG

b: stark überhöhte P-Zacke; die Spitze des zentralen Venenkatheters liegt im Bereich des Sinusknotens

c: der zentrale Venenkatheter wurde zurückgezogen, die P-Zacke ist wieder deutlich kleiner. Der Katheter muss noch weiter zurückgezogen werden: zunächst bis die P-Zacke gerade wieder normal hoch ist und danach nochmals ca. 1–2 cm.

18.4.2 Infusionsprobe

Wird eine angeschlossene Infusion unter Herzniveau gehalten, muss Blut in den Katheter zurücklaufen. Dies spricht für eine intravasale Lage. Fängt die Infusion wieder an zu tropfen, falls die Infusionsflasche ca. 10–20 cm über Herzniveau gehalten wird, spricht dies für eine korrekte intra*venöse* Lage des Katheters. Bei versehentlich intraarterieller Lage würde das Blut weiter in die Infusion hochsteigen. Die Tropfgeschwindigkeit der Infusion muss außerdem atemabhängig sein. Stets muss sich aus dem Katheter leicht Blut aspirieren lassen.

18.4.3 Thoraxröntgenaufnahme

Nach einer zentralvenösen Punktion empfiehlt es sich häufig, eine Thoraxröntgenaufnahme durchzuführen. Es sind dabei folgende Fragestellungen zu beantworten:

- Verlauf des Kavakatheters (z.B. Schlingenbildung?)
- Lage der Katheterspitze?
- Pneumohämatothorax (können sich auch später bilden, werden also durch eine »Sofortaufnahme« nicht ausgeschlossen!)

Die Kavakatheter sind normalerweise ausreichend kontrastgebend. Gegebenenfalls kann zur besseren Darstellung ein Katheter ausnahmsweise mit Kontrastmittel (z.B. 2 ml Angiografin) angespritzt werden. Eine Kontrastmittelallergie muss hierbei stets vorher ausgeschlossen werden!

schaltet werden. Die Platzierung eines Kavakatheters mittels intrakardialer EKG-Ableitung ist so zuverlässig, dass auf eine anschließend röntgenologische Lagekontrolle verzichtet werden kann (Hansen et al. 1998, Weißauer 1998). Dennoch wird öfters eine zusätzliche Röntgenkontrolle durchgeführt, um einen punktionsbedingten Pneumothorax und eine intravasale Schlaufenbildung auszuschließen. Nach einer Punktion der V. subclavia scheint eine röntgenologische Kontrolle empfehlenswert (Pneumothorax?). Eine (sehr seltene) intravasale Schlaufenbildung ist dann anzunehmen, wenn zwar mittels intrakardialer EKG-Ableitung die Katheterspitze richtig platziert werden kann, hierfür aber ein übermäßig weites Einführen des Katheters über das Hautniveau notwendig ist. Es wird beschrieben, dass sogar bei fehlendem Sinusrhythmus und Vorliegen einer absoluten Arrhythmie eine zuverlässige EKG-kontrollierte Katheterplatzierung möglich sei (Engelhardt et al. 1989).

Die EKG-Kontrolle führt im Vergleich zur röntgenologischen Lagekontrolle zu einer enormen finanziellen Ersparnis (Marouche et al. 1998).

18.5 Probleme und Komplikationen

An lebensbedrohlichen Komplikationen ist eine katheterbedingte Sepsis häufiger als punktionsbedingte Verletzungen. Bei zentralvenösen Kathetern wird die Häufigkeit katheterbedingter **Infektionen** meist mit 1–10% angegeben. Zum Teil wird davon ausgegangen, dass es durch die Anlage eines zentralen Venenkatheters in ca. 1% der Fälle zu einer Sepsis (mit einer Letalität von ca. 50%) kommt. Dies würde bedeuten, dass durch die ca. 1–2 Millionen zentrale Venenkatheter, die pro Jahr in Deutschland gelegt werden, ca. 5000–10000 Todesfälle bedingt sind (Übersicht bei Bach 1996). Ca. 90% der katheterassoziierten Infektionen sind durch perkutan angelegte zentrale Venenkatheter bedingt (Meyer u. Hermann 1998). Die Keimbesiedelung des intravasalen Katheterteils erfolgt entweder extraluminär, d.h. entlang der Katheteraußenwand (ausgehend von der Haut), intraluminär (ausgehend vom Katheteransatzstück) oder durch Absiedelung von Bakterien am Katheter nach einer Bakteriämie. Eine bakterielle Besiedelung eines intravasalen Katheterendes ist zumeist durch koagulasenegative Staphylokokken oder durch Staphylococcus aureus bedingt. Des Weiteren lassen sich bei ca. 30% der Patienten mit einem zentralen Venenkatheter bei der Obduktion katheterbedingte Thrombosen nachweisen.

An punktionsbedingten **Verletzungen** sind vor allem Pneumothorax, Punktion einer begleitenden Arterie, Ausbildung eines stärkeren Hämatoms und Verletzung von begleitenden Nervenstrukturen zu nennen.

18.6 Messen des zentralen Venendrucks

Um den zentralen Venendruck messen zu können, wird zwischen Kavakatheter und das daran konnektierte Infusionssystem ein Dreiwegehahn geschaltet. Dieser wird über eine Schlauchverbindung mit einem Druckwandler verbunden (Abb. 17.3). Der Dreiwegehahn muss so geschaltet werden, dass die Verbindung zwischen Spitze des Kavakatheters und Druckwandler hergestellt wird. Die Vorbereitung des elektro-

nischen Druckwandlers wird im Kap. 17, S. 404 ausführlich beschrieben.

Der ZVD wird nur intermittierend gemessen. Normalerweise soll die angeschlossene Infusion über den ZVK einlaufen, um zu verhindern, dass der Katheter durch sonst evtl. in das Katheterlumen eintretende und möglicherweise gerinnendes Blut verstopft.

An der ZVD-Kurve sind Druckschwankungen zu erkennen, die synchron zu den Herzaktionen verlaufen (Abb. 18.8, oben). Außerdem sind überlagerte atem- bzw. beatmungssynchrone Druckschwankungen zu erkennen (Abb. 18.8, unten). Die A-Wellen der ZVD-Kurve entstehen durch Kontraktionen des rechten Vorhofs, die C-Wellen durch die Vorwölbung der Trikuspidalklappe in den Vorhof bei Kontraktion des rechten Ventrikels und die V-Welle durch die Füllung des rechten Vorhofs bei noch geschlossener Trikuspidalklappe. Überhöhte A-Wellen treten z.B. dann auf, falls eine Stenose der AV-Klappe die Vorhofentleerung behindert. Sehr hohe A-Wellen treten auf, falls sich der Vorhof gegen eine geschlossene AV-Klappe kontrahiert, z.B. bei Vorliegen eines drittgradigen AV-Blocks (einer Dissoziation von Vorhof- und Ventrikelkontraktion; Kap. 26.1.2, S. 564).

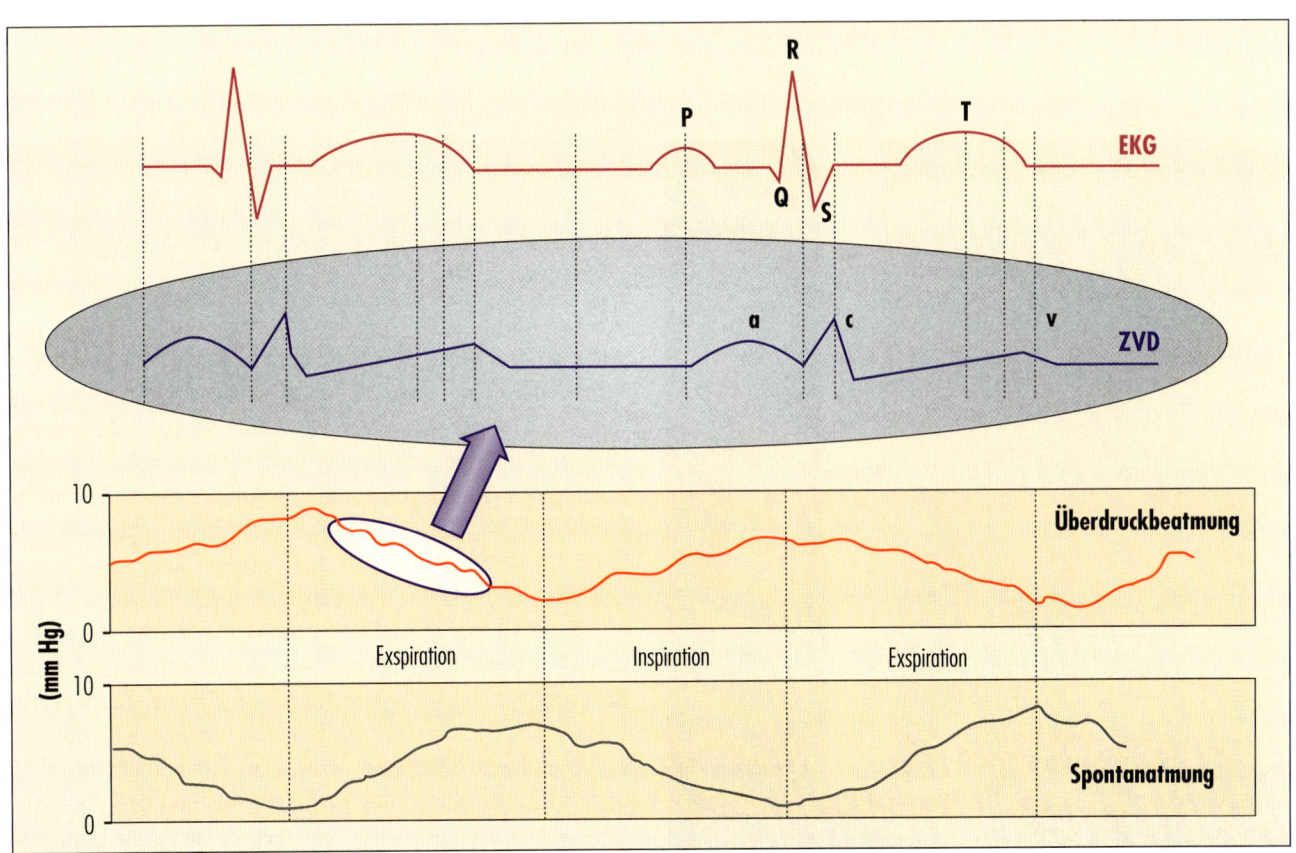

Abb. 18.8 Schwankungen des zentralen Venendrucks. Bei Spontanatmung wird der ZVD am Kurvengipfel abgelesen, bei Überdruckbeatmung im Kurvental (unten). Die Ausschnittvergrößerung (oben) stellt die Druckschwankung in Relation zu den Herzaktionen dar. Nomenklatur der zentralen Venendruckkurve: a = A-Welle bei Kontraktion des rechten Vorhofs; c = C-Welle durch Vorwölbung der Trikuspidalklappe in den rechten Vorhof bei Kontraktion des rechten Ventrikels; v = V-Welle (Vorhoffüllung bei noch geschlossener Trikuspidalklappe).

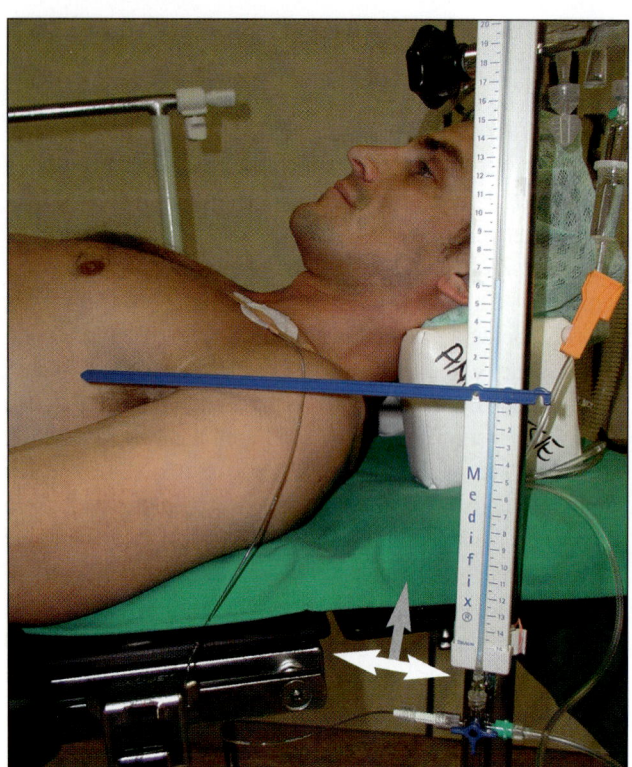

Abb. 18.9 Konventionelle Messung des zentralen Venendrucks mit »Messlatte« nach dem Prinzip der kommunizierenden Röhren
a: Stellung des Dreiwegehahns (unterhalb der Messlatte) für Infusion über den Kavakatheter;

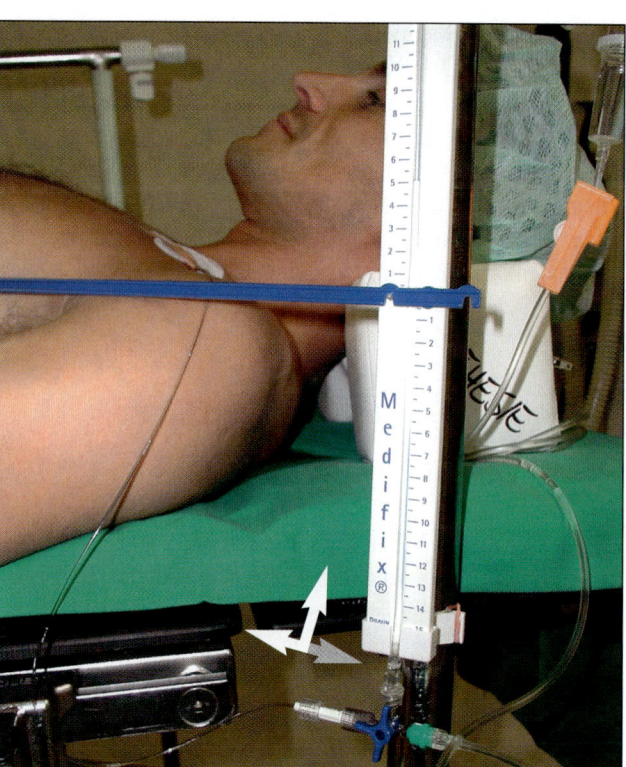

Abb. 18.9c Messen des ZVD. Die Wassersäule der Steigleitung fließt bis zum Druckausgleich nach intravasal zurück.

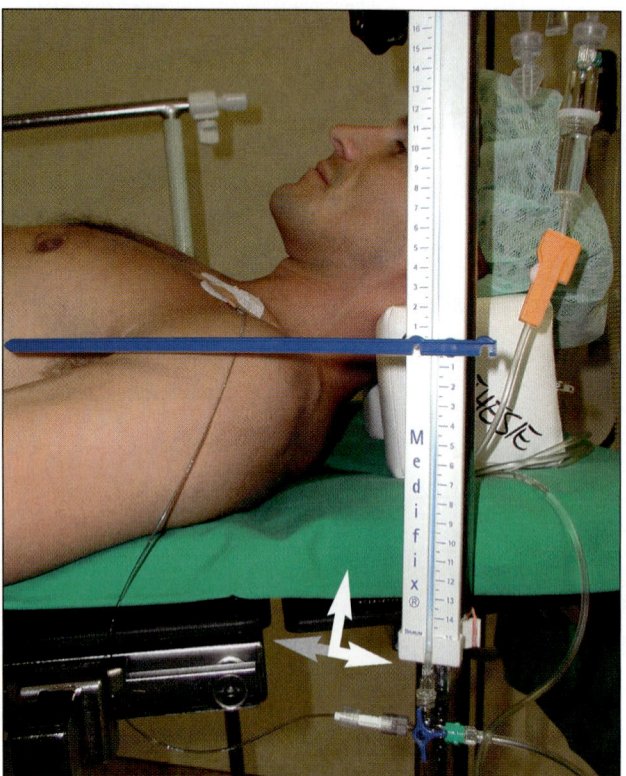

Abb. 18.9b Füllen der Messlatte bis deutlich über die Höhe des zentralen Venendrucks;

Beim spontan atmenden Patienten ist der ZVD-Wert an den atemsynchronen Kurvengipfeln abzulesen. Bei beatmeten Patienten ist der ZVD dagegen in den atemsynchronen Kurventälern abzulesen.

Alternativ zur elektronischen Druckmessung kann (nach dem Prinzip der kommunizierenden Röhren) auch eine Art Steigrohr zur Messung des ZVD verwendet werden. Hierzu wird eine großkalibrige Schlauchverbindung mit möglichst großem Innenlumen (zur Minimierung von Adhäsionskräften) an den Dreiwegehahn, der zwischen Kavakatheter und Infusionsbesteck konnektiert ist (Abb. 18.9) angeschlossen und in eine skalierte »Messlatte« eingespannt. Der Nullpunkt dieser Messlatte ist zuvor in Thoraxmitte zu justieren. Nun wird durch Umlegen des Dreiwegehahns Infusionslösung in dieses Steigrohr geleitet, sodass ein übernormal hoher Flüssigkeitsspiegel (ca. 30 cm über Thoraxmitte) angezeigt wird. Anschließend wird der Dreiwegehahn umgedreht und die Verbindung zwischen Spitze des Kavakatheters und dem Steigrohr freigegeben. Der Flüssigkeitsspiegel im Steigrohr fällt langsam auf den aktuellen ZVD-Wert ab. Die Wassersäule muss hierbei atemsynchron schwanken. An der »Messlatte« kann der ZVD in mm Hg oder cm Wassersäule abgelesen werden (1 mm Hg = 1,359 cm H_2O = 0,133 kPa).

Der ZVD beträgt normalerweise 1–5 mm Hg. Die Interpretation des ZVD-Wertes wird im Kap. 19.5, S. 435 beschrieben.

18.7 Literatur

Bach IA, Borneff M. Infektionen durch intravasale Katheter. Anaesthesist 1996; 45: 1111–26.

Blitt CD, Wright WA, Petty WC, Webster TA. Central venous catheterization via the external jugular vein. A technique employing the J-wire. JAMA 1974; 228: 817–8.

Böck U, Möllhoff T, Förster R. Ultraschallgesteuerte versus anatomisch orientierte Punktion der V. jugularis interna zur zentralvenösen Katheterisierung. Ultraschall in Med. 1999; 20: 98–103.

Engelhardt W, Sold M, Helzel MV. EKG-kontrollierte Platzierung zentralvenöser Katheter bei Patienten mit Vorhofflimmern. Anaesthesist 1989; 38: 476–9.

Hansen E, Kutz N, Keyl C, Taeger K. ZVK-Lagekontrolle durch EKG-Ableitung über den Einführdraht. Anästhesiol Intensivmed Notfallmed Schmerzther 1998; 33: 110–3.

Hatfield A, Bodenham A. Portable ultrasound for difficult central venous access. Br J Anaesth 1999; 82: 822–6.

Hygieneanforderungen bei der parenteralen Verabreichung von Arzneimitteln. Stand: 11. Februar 1995. Hyg Med 1995; 20: 303–7.

Marouche A, Engelhardt W, Drüge G, Hartung E, Roewer N. EKG-Lagekontrolle zentalvenöser Katheter über den Seldinger-Führungsdraht: Klinische und ökonomische Aspekte. Anästhesiol Intensivmed Notfallmed Schmerzther 1998; 33: 114–7.

Meyer J, Hermann M. Prävention katheterassoziierter Infektionen. Die offiziellen amerikanischen Empfehlungen – fundierte Antworten auf alltägliche Fragen. Anaesthesist 1998; 47: 136–42.

Michaelis G, Biscoping J. Entwicklung und derzeitiger Stand der elektrokardiographischen Lagekontrolle zentralvenöser Katheter. Anästhesiol Intensivmed Notfallmed Schmerzther 1998; 33: 106–10.

Muhm M, Sunder-Plassmann G, Apsner R, Pernerstorfer T, Rajek A, Lassnigg A, Prokesch R, Derfler K, Druml W. Malposition of central venous catheters. Incidence, management and preventive practices. Wien Klin Wochenschr 1997; 109: 400–5.

Schlotterbeck K, Tanzer H, Alber G, Müller P. Zerebrale Luftembolie nach zentralem Venenkatheter. Anästhesiol Intensivmed Notfallmed Schmerzther 1997; 32: 458–62.

Sha K, Simokawa M, Kawaguchi M, Iwasaka T, Kurehara K, Kitaguchi K, Furuya H. Use of transesophageal echocardiography probe imaging to guide internal jugular vein cannulation. Anaesth Analg 1998; 87: 1032–3.

Weißauer W. Der Cava-Katheter aus medico-legaler Sicht. Anästhesiol Intensivmed Notfallmed Schmerzther 1998; 33: 117–8.

Spezielle Narkosevorbereitungen

Pulmonalarterienkatheter

19.1 Allgemeine Bemerkungen

Der Pulmonalarterienkatheter (Pulmonaliskatheter, Swan-Ganz-Katheter, Einschwemmkatheter) wurde 1970 von W. Ganz und H. J. Swan eingeführt (Swan et al. 1970). Beim Pulmonalarterienkatheter handelt es sich um einen meist vierlumigen Katheter, dessen Spitze über das venöse System und durch das rechte Herz bis in einen Ast der A. pulmonalis eingeführt wird. Mithilfe eines Pulmonalarterienkatheters können das **H**erz**m**inuten**v**olumen (HMV), der Druck in der Pulmonalarterie, der sog. pulmonalkapilläre Verschlussdruck (pulmo-capillary wedge-pressure, Wedge-Druck; s.u.) sowie der **z**entrale **V**enen**d**ruck (ZVD) gemessen werden. Werden diese Daten sowie Körpergröße, Körpergewicht, aktuelle Herzfrequenz und arterieller Blutdruck in ein entsprechendes Computerprogramm eingegeben, können Gefäßwiderstand im Lungenkreislauf, Gefäßwiderstand im großen Kreislauf, Herzindex (Herzminutenvolumen/m² Körperoberfläche) und Schlagarbeit des linken und rechten Ventrikels errechnet werden. Dieses errechnete, sog. »hämodynamische Profil« ist bei Risikopatienten wichtig, um eine differenzierte Katecholamin-, Vasodilatanzien- und Volumentherapie durchführen zu können.

Indikationen

Als Indikationen für die Platzierung eines Pulmonalarterienkatheters werden von der Deutschen Interdisziplinären Vereinigung für Intensiv- und Notfallmedizin DIVI) folgende Situationen empfohlen (Burchardi 2000):

- akuter Myokardinfarkt (zur Kontrolle von Therapiemaßnahmen wie Volumengabe, Katecholamin-Gabe, Einsatz der intraaortalen Gegenpulsation)
- akute Linksherzinsuffizienz (zur Steuerung der Therapie)
- schwere Schockzustände
- Sepsis
- bei herzchirurgischen Eingriffen, z.B. bei Patienten mit aortokoronarem Bypass mit schlechter linksventrikulärer Funktion (Ejektionsfraktion <40%), bei über 75%iger Hauptstammstenose, bei diversen großen herz-thorax-chirurgischen Eingriffen
- Operationen bei Patienten mit z.B. schwerer Herzinsuffizienz (Stadium III oder IV nach NYHA), notwendiger Aortenabklemmung
- akutes Lungenversagen (zur Differenzierung zwischen respiratorischem und kardialem Funktionsversagen)
- akute Lungenembolie

Als **Kontraindikationen** für einen Pulmonalarterienkatheter werden von der DIVI vor allem folgende Situationen angegeben (Burchardi 2000):

- absolute Kontraindikationen
  - Trikuspidalklappenstenose oder Pulmonalklappenstenose

  - Tumor oder Thrombus im rechten Vorhof bzw. rechten Ventrikel
- relative Kontraindikationen
  - schwere vorbestehende Herzrhythmusstörungen
  - schwere Gerinnungsstörungen
  - neu gelegte Schrittmacherelektrode (Dislokationsrisiko)

Aufbau eines Pulmonalarterienkatheters (Abb. 19.1)

Ballonzuleitung: Sie dient zum Aufblasen (blocken, wedgen; s.u.) des kurz vor der Katheterspitze befindlichen Ballons (5 in Abb. 19.1). Der Ballon wird mit 1–1,5 ml Luft aufgeblasen.

Distaler Schenkel: Der distale Schenkel (zumeist gelber Anschluss) endet an der Katheterspitze (6 in Abb. 19.1) und dient zur Messung des Drucks in der Pulmonalarterie sowie des pulmonalkapillären Verschlussdrucks (pulmonary-capillary wedge-pressure = PCWP, kurz: Wedge-Druck genannt, s.u.) und zur Entnahme von gemischtvenösem Blut (s.u.).

Proximaler Schenkel: Der proximale Schenkel (zumeist blauer Anschluss) endet 30 cm vor der Katheterspitze (8 in Abb. 19.1) und kommt kurz vor dem rechten Herzen zu liegen. Über ihn kann der ZVD gemessen werden. Außerdem wird über diesen proximalen Schenkel die (meist) eisgekühlte 0,9%ige NaCl-Lösung zur Messung des HMV injiziert (s.u.).

Thermistorzuleitung: Sie dient zur Verbindung des kurz vor der Katheterspitze befindlichen Temperaturfühlers (Thermistors, 7 in Abb. 19.1) mit einem HMV-Gerät (cardiac output monitor).

Daneben verfügen manche Pulmonalarterienkatheter über einen weiteren Schenkel (zumeist weißer Anschluss), der unmittelbar neben dem proximalen Schenkel endet. Er wird meist zur herznahen Applikation von Medikamenten, insbesondere von Katecholaminen verwendet. Doppellumige

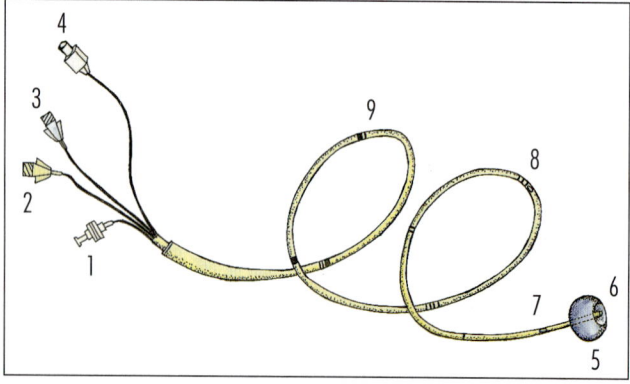

Abb. 19.1 Pulmonalarterienkatheter; Schemazeichnung, 1 = Ballonzuleitung, 2 = distaler Schenkel, 3 = proximaler Schenkel, 4 = Thermistorzuleitung, 5 = aufgeblasener (geblockter) Ballon, 6 = Öffnung des distalen Schenkels, 7 = Thermistor, 8 = Öffnung des proximalen Schenkels (bei 30 cm) zur Messung des zentralen Venendrucks, 9 = Markierungsringe alle 10 cm, hier Markierung 60 cm.

Spezielle
Narkosevorbereitungen

Pulmonalarterienkatheter sind meist 7,0 F oder 7,5 F (French) stark. Die meisten Pulmonalarterienkatheter sind 120 cm lang.

Punktionsort und -technik

Ein Pulmonalarterienkatheter wird vorzugsweise über die rechte V. jugularis interna oder die V. subclavia eingeführt. Prinzipiell kommen jedoch alle für einen Kavakatheter möglichen Punktionsorte (Kap. 18.3, S. 413) infrage.

19.2 Allgemeine Vorbereitung

Material

- Kopfhaube, Mundschutz, sterile Handschuhe, steriler Kittel
- Hautdesinfektionsspray
- steriles Lochtuch
- vier sterile Abdecktücher zum großflächigen Abdecken
- Lokalanästhetikum (z.B. Lidocain 1%)
- physiologische Kochsalzlösung
- sterile 5-ml- und 10-ml-Spritze (zum Aufziehen von Lokalanästhetikum und physiologischer Kochsalzlösung)
- sterile Stahlkanülen (zum Aufziehen des Lokalanästhetikums und der physiologischen Kochsalzlösung, zum Anlegen der Lokalanästhesie sowie evtl. zum orientierenden Vorpunktieren der zentralen Vene bei schwierigen anatomischen Verhältnissen)
- mehrere sterile Kompressen
- steriles, spitzes Skalpell
- drei Dreiwegehähne (für einen vierlumigen Pulmonalarterienkatheter)
- Pulmonalarterienkatheter (übliche Größe beim Erwachsenen: 7,5 French)
- Einführschleuse (= Introducer-Set, Größe beim Erwachsenen: meist 8,0 oder 8,5 French)
- Nahtmaterial und Nadelhalter zum Festnähen des platzierten Katheters sowie sterile Schere.

Vorbereitung der Druckmessung

- elektronischen Druckwandler mit Mikrospülsystem vorbereiten und luftleer mit NaCl 0,9% füllen (Kap. 17.2, S. 404).
- Nullpunktabgleich (Kap. 17.3, S. 407)
- Kalibrierung (Kap. 17.3, S. 407)

19.3 Vorgehen

Punktionstechnik

Ein Pulmonalarterienkatheter wird mithilfe der Seldinger-Technik in das venöse Gefäßsystem eingeführt (Kap. 17.2,

S. 405). Neben dem eingeführten Seldinger-Draht muss mit einem Skalpell eine Stichinzision der Haut vorgenommen werden, damit ein großlumiger, zur Spitze hin konisch zulaufender Dilatator eingeführt werden kann, über den dann eine großkalibrige Einführungskanüle (ein sog. Introducer) in die Vene vorgeschoben werden kann (Abb. 19.2b). Danach wird der Dilatator entfernt. Um einer nun drohenden Luftembolie vorzubeugen, ist der Schraubverschluss am Ende des Introducers zu verschließen. Es gibt auch Introducer mit Rückschlagventil.

Funktionsprüfung und Anschließen des Katheters

Vor Einführen des Pulmonalarterienkatheters muss dieser auf Funktionstüchtigkeit überprüft werden: Nachdem der Ballon des Pulmonalarterienkatheters versuchsweise mit Luft aufgeblasen und auf Dichtigkeit geprüft wurde, müssen alle Schenkel mit 0,9%iger NaCl-Lösung durchgespült und mit einem Dreiwegehahn verschlossen werden. Der distale Schenkel des Pulmonalarterienkatheters wird über eine Druckleitung (s.o.) an den Dom des Druckwandlers angeschlossen. Der Dreiwegehahn am Dom wird so gestellt, dass die Verbindung Druckdom-distaler Schenkel freigegeben ist. Es wird nun der an der Katheterspitze herrschende Druck registriert.

Vorschieben des Katheters

Nun wird der Katheter unter kontinuierlicher Kontrolle der Druckkurve über den Introducer in die Vene (z.B. V. jugularis interna) vorgeschoben. Hierzu muss der Schraubverschluss des Introducers wieder geöffnet werden. Nachdem die Katheterspitze ca. 15 cm eingeführt ist, wird der unmittelbar hinter der Katheterspitze befindliche Ballon mit 1–1,5 ml Luft aufgeblasen und der Katheter langsam vorgeschoben. Der aufgeblasene Ballon und damit die Katheterspitze wird mit dem Blutstrom über die V. cava superior in den rechten Vorhof, nach maximal 30 cm in den rechten Ventrikel und nach maxi-

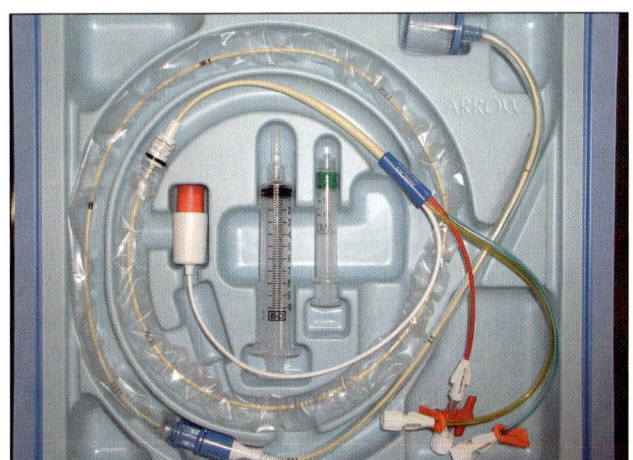

Abb. 19.2 Pulmonalarterienkatheter; a: steriles Set für die Anlage eines Pulmonalarterienkatheters; 4-lumig, 7 French (Fa. Arrow, Artikel-Nr. AH-05000);

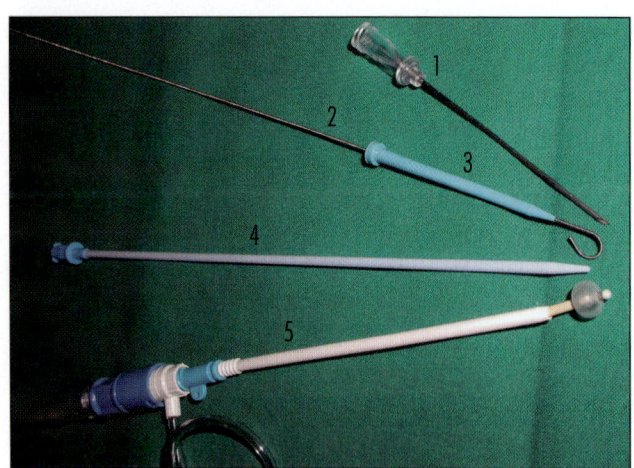

Abb. 19.2b 1 = Punktionskanüle, 2 = Seldinger-Draht, 3 = Einführhilfe für den Seldinger-Draht in die Kanüle, 4= Dilatator, 5 = Introducer (Einführschleuse) mit eingeführtem Pulmonalarterienkatheter;

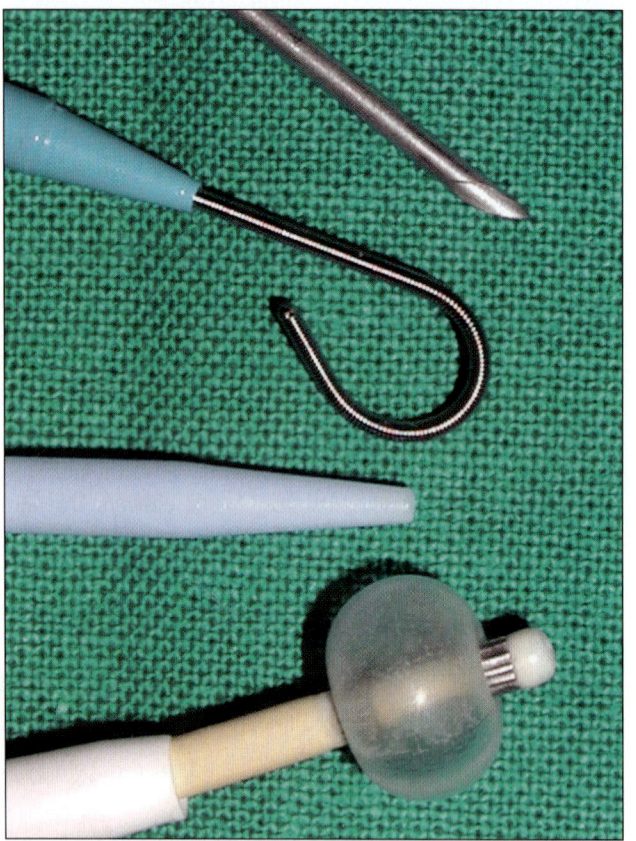

Abb. 19.2c Detailaufnahme.

mal ca. 45 cm in die A. pulmonalis »eingeschwemmt«. Der Pulmonalarterienkatheter wird deshalb auch als »Einschwemmkatheter« bezeichnet. Da sich die A. pulmonalis in immer kleinere Äste aufzweigt, bleibt der aufgeblasene Ballon meist nach ca. 50 cm in einem kleineren Ast der A. pulmonalis stecken und verschließt diesen (sog. Wedge-Position; to wedge = verkeilen, festklemmen). Der Katheter sollte nie tiefer als ca. 60 cm eingeführt werden (Burchardi 2000). Wird

der Ballon nun wieder entblockt, muss wieder die typische Druckkurve der A. pulmonalis erscheinen.

19.4 Druckmessung mit Pulmonalarterienkatheter

19.4.1 Verlauf der Druckkurve

V. cava: Während der Pulmonalarterienkatheter bis in die A. pulmonalis »eingeschwemmt« wird, muss über den distalen Schenkel kontinuierlich der an der Katheterspitze herrschende Druck registriert werden. Befindet sich die Katheterspitze in der V. cava, kann eine typische atemverschiebliche ZVD-Kurve abgelesen werden (1 in Abb. 19.3). Der normale Druckbereich in der V. cava beträgt ca. 1–5 mm Hg (Tab. 19.1). Wenn die Katheterspitze in den rechten Ventrikel eingeschwemmt wird, verändert sich die Druckkurve eindrucksvoll. Im rechten Herz lässt sich während der Systole ein Druck von ca. 25 (±7) mm Hg, während der Diastole ein Druck von ca. 4 (±3) mm Hg ableiten (2 in Abb. 19.3).

A. pulmonalis: Wird die Katheterspitze weiter durch die Pulmonalklappe bis in die A. pulmonalis geschwemmt, ändert sich die Druckkurve erneut. Der systolische Druck bleibt mit 25 (±7) mm Hg gleich. In der A. pulmonalis herrscht jedoch ein diastolischer Druck von ca. 9 (±4) mm Hg, sodass der Druck jetzt nicht mehr so weit wie bei der Ventrikelkurve abfällt (3 in Abb. 19.3). Die pulmonalarterielle Druckkurve weist im Gegensatz zur Ventrikelkurve auch eine dikrote Einkerbung (Doppelgipfligkeit) auf (wie sie auch bei der blutigen arteriellen Druckmessung auftritt).

Pulmonalkapillärer Verschlussdruck: Wird die Spitze des Pulmonalarterienkatheters so weit vorgeschoben, bis der aufgeblasene Ballon der Katheterspitze einen Ast der A. pulmonalis total verschließt, verschwinden plötzlich diese Druckschwankungen zwischen ca. 25 und 9 mm Hg. Der Druck fällt auf durchschnittlich 9 (±4) mm Hg ab. Die Kurve zeigt nur noch minimale Druckschwankungen und die Pulmonalarterie wird hinter dem Ballon nicht mehr durchblutet. Der nun an der Katheterspitze gemessene Druck entspricht dem im Lungenkapillarsystem herrschenden Druck. Dieser Druck wird als pulmonalkapillärer Verschlussdruck (pulmonary-capillary wedge-pressure = PCWP oder kurz: Wedge-Druck) bezeichnet (s.u., 4 in Abb. 19.3). Wird nun der an der Katheterspitze befindliche Ballon wieder entleert (entblockt), so wird der hinter der Katheterspitze befindliche Pulmonalarterienast wieder durchblutet. Es lässt sich jetzt wieder die für die A. pulmonalis typische Druckkurve ableiten (3 in Abb. 19.3). Durch Aufblasen (Blocken, wedgen) des Ballons kann wiederholt der Wedge-Druck gemessen werden. Der Pulmonalarterienkatheter darf immer nur für einige Sekunden in Wedge-Position sein. Ist der Katheter versehentlich längere

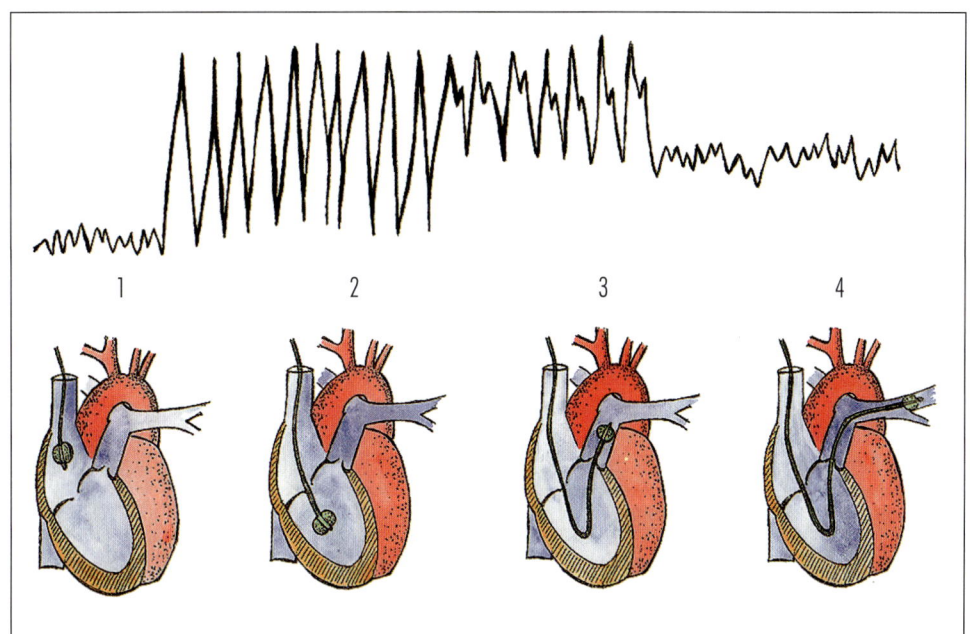

Abb. 19.3 Über den Pulmonalarterienkatheter abgeleitete Druckkurve beim Einschwemmen des Katheters: 1 = zentraler Venendruck, 2 = Druck im rechten Ventrikel, 3 = Druck in der A. pulmonalis, 4 = PCWP = pulmonalkapillärer Verschlussdruck nach Blocken des Ballons.

Zeit in Wedge-Position, droht ein Infarkt des hinter der Katheterspitze gelegenen Lungengebietes. Um dies zu vermeiden, d.h., um eine versehentliche Wedge-Position des Katheters sofort erkennen zu können, muss die Druckkurve der Pulmonalarterie stets auf dem Monitor dargestellt sein.

ZVD: Außer dem distalen Schenkel zur Messung des Wedge-Drucks und des Drucks in der A. pulmonalis verfügt ein Pulmonalarterienkatheter noch über einen proximalen Schenkel (zumeist blauer Anschluss), der 30 cm vor der Katheterspitze mündet. Diese Öffnung kommt normalerweise kurz vor dem rechten Herzen zu liegen und erlaubt die Messung des ZVD. Dieser distale Schenkel wird über eine Druckleitung mit einem Dreiwegehahn des Doms verbunden. Durch Umstellen des Dreiwegehahns kann die Verbindung Druckdom/distaler Schenkel verschlossen und die Verbindung Druckdom/proximaler Schenkel freigegeben werden. Nachdem der ZVD gemessen wurde, muss der Dreiwegehahn wieder so gestellt werden, dass nur die Verbindung Druckdom/distaler Schenkel freigegeben ist. Auf dem Monitor muss normalerweise immer der pulmonalarterielle Druck (3 in Abb. 19.3) angezeigt werden, der ZVD wird immer nur kurzfristig gemessen.

19.4.2 Mess- und ableitbare Größen

Die zahlreichen mittels Pulmonalarterienkatheter messbaren Größen sowie die daraus ableitbaren Größen sind in Tabelle 19.1 dargestellt. Diese Größen werden zusammen als hämodynamisches Profil bezeichnet. Die ableitbaren Größen des hämodynamischen Profils werden mithilfe spezieller Computerprogramme errechnet. Wie die einzelnen ableitbaren hämo-

dynamischen Parameter errechnet werden, ist Tabelle 19.2 zu entnehmen.

Messbare Größen

Zentraler Venendruck

Der zentrale Venendruck (ZVD) kann über die proximale Öffnung des Pulmonalarterienkatheters, die im rechten Vorhof zu liegen kommt, gemessen werden. Normalerweise entspricht der zentrale Venendruck dem Druck im rechten Vorhof und (falls keine Trikuspidalklappenstenose vorliegt) dem rechtsventrikulären enddiastolischen Druck (RVEDP). Der ZVD beträgt normalerweise 1–5 mm Hg, wird jedoch durch die Atmung/Beatmung, durch einen PEEP (Kap. 7.1.2, S. 207), durch die Körperlage sowie durch den Kontraktionszustand und den Füllungszustand des venösen Gefäßsystems beeinflusst. Deshalb kann der ZVD nur mit Vorbehalt dem rechtsventrikulären enddiastolischen Druck und damit der rechtsventrikulären Leistungsfähigkeit gleichgesetzt werden.

Bei der Messung des zentralen Venendrucks sind folgende Einschränkungen zu beachten:

■ Er sollte bei beatmeten Patienten am Ende der Exspiration (in den atemabhängigen Kurventälern; Kap. 18.6, S. 423) gemessen werden.

■ Erst Druckänderungen von 4 mm Hg oder mehr können als klinisch relevant betrachtet werden.

■ Die Absolutwerte des zentralen Venendrucks korrelieren relativ schlecht mit dem intravasalen Volumen. Wichtiger sind zeitabhängige Änderungen des Wertes, die eher mit Änderungen des Blutvolumens korrelieren.

Tab. 19.1 Mit Pulmonalarterienkatheter messbare und daraus errechenbare Größen (hämodynamisches Profil): ZVD = zentraler Venendruck, PCWP = pulmonary-capillary wedge-pressure, HMV = Herzminutenvolumen, SvO_2 = gemischtvenöse Sauerstoffsättigung, (M)PAP = (mittlerer) pulmonalarterieller Druck, CI = cardiac index, Herzindex, I = Index = bezogen auf die Körperoberfläche; CI = HMV pro m^2 Körperoberfläche (s. auch Tab. 19.2); SVI = stroke volume index, Schlagvolumenindex, LVSWI = left ventricular stroke work index, linksventrikulärer Schlagarbeitsindex, RVSWI = right ventricular stroke work index, rechtsventrikulärer Schlagarbeitsindex; SVRI = systemic vascular resistance index, systemischer Gefäßwiderstandsindex, SVR = systemic vascular resistance, systemischer Gefäßwiderstand; TPR = total peripheral resistance, totaler peripherer Widerstand; PVRI = pulmonary vascular resistance index, $\dot{D}O_2I$ = delivery of oxygen index; Sauerstoffangebotsindex, $\dot{D}O_2$ = Sauerstoffangebot = Sauerstofftransportkapazität, $\dot{V}O_2I$ = oxygen consumption index, Sauerstoffverbrauchsindex, O_2ER oxygen extraction rate, Sauerstoffextraktionsrate; dyn: Einheit der Kraft; 1 dyn = 1 g $\times$ cm $\times$ sec^2; heute oft durch Newton = N ersetzt; 1 dyn = 10^{-5} N.

Parameter	Normalwert	Einheit
messbare Parameter		
ZVD	1–5	mm Hg
Druck im rechten Vorhof	0–4	mm Hg
Druck im rechten Ventrikel (systolisch/diastolisch)	25 (± 7)/4 (± 3)	mm Hg
PCWP	9 ± 4	mm Hg
HMV (= cardiac output; CO)	4–8 abhängig von Alter, Größe, Geschlecht	l/min
SvO_2	75	%
PAP (systolisch/diastolisch) MPAP = mittlerer PAP	25 (± 7)/9 (± 4) 15 (± 5)	mm Hg
ableitbare (errechenbare) Größen		
Herzindex (CI)	2,5–4	$l/min/m^2$
SVI	36–48	$ml/Schlag/m^2$
LVSWI	44–56	$g \times m/m^2$
RVSWI	7–10	$g \times m/m^2$
SVRI	900–1500	$dyn \times sec/cm^5/m^2$
(SVR = TPR	1400–2500	$dyn \times sec/cm^5$
PVRI	90–150	$dyn \times sec/cm^5/m^2$
(PVR	140–250	$dyn \times sec/cm^5$
$\dot{D}O_2I$ (Kap. 22.7, S. 478)	500–800	$ml/min/m^2$
$\dot{D}O_2$	900–1400	ml/min
$\dot{V}O_2I$ (Kap. 22.7, S. 478)	125–200	$ml/min/m^2$
O_2ER	25	%

Pulmonalkapillärer Verschlussdruck

Der Wedge-Druck entspricht weitgehend dem Druck im linken Vorhof. Er beträgt normalerweise 9 (±4) mm Hg. Gegen Ende der diastolischen Ventrikelfüllung steigt die Wandspannung der Ventrikelmuskulatur an. Die Muskelspannung des Ventrikels vor Beginn der systolischen Kontraktion, die sog. enddiastolische Wandspannung, wird als Vorlast (= »**preload**«) bezeichnet. Die linksventrikuläre (bzw. rechtsventriku-

läre) Vorlast wird meist vereinfachend mit dem enddiastolischen Druck im linken (bzw. rechten) Ventrikel gleichgesetzt. Unter der Voraussetzung, dass das Blut während der Diastole ungehindert vom linken Vorhof in den linken Ventrikel fließen kann, dass also die Mitralklappe nicht stenosiert ist, entspricht der Druck vor dem linken Herzen (also der PCWP) annähernd dem linksventrikulären enddiastolischen Füllungsdruck (LVEDP, Kap. 79.2.2, S. 1117). Dieser ist ein Maß für die Leistungsfähigkeit des linken Ventrikels. Der PCWP korreliert relativ gut mit dem enddiastolischen pulmonalvaskulären Druck, sofern keine pulmonalvaskuläre Hypertension vorliegt. Der enddiastolische pulmonalarterielle Druck kann unter diesen Bedingungen also als Maß für den LVEDP herangezogen werden. Liegt eine Mitralstenose vor, weist die Wedge-Druck-Kurve eine überhöhte A-Welle auf. Bei einer Mitralinsuffizienz ist eine große V-Welle typisch (A-/V-Welle, vgl. beim ZVD, Abb. 18.8, S. 423).

Bei der Messung des pulmonalkapillären Verschlussdrucks sind folgende Einschränkungen zu beachten:

■ Er sollte bei beatmeten Patienten am Ende der Exspiration (in den beatmungsabhängigen Kurventälern; Kap. 18.6, S. 423) gemessen werden.

■ Erst Druckänderungen von 4 mm Hg oder mehr können als klinisch relevant betrachtet werden.

■ Die Absolutwerte des pulmonalkapillären Verschlussdrucks korrelieren relativ schlecht mit dem intravasalen Volumen. Wichtiger sind zeitabhängige Änderungen der Werte, die eher mit Änderungen des Blutvolumens korrelieren.

Herzminutenvolumen

Kälteverdünnungsmethode

Zur Bestimmung des Herzminutenvolumens wird über den proximalen Schenkel ein definiertes Volumen (normalerweise 10 ml) einer (meist eisgekühlten) NaCl-Lösung möglichst schnell (in weniger als 5 Sekunden) in den rechten Vorhof (möglichst nahe der Trikuspidalklappe) injiziert. Häufiger wird auch der Einfachheit halber nur eine zimmerwarme NaCl-Lösung verwendet. Diese (eiskalte) 0,9%ige NaCl-Lösung wird mit dem Blutstrom durch den rechten Vorhof und durch den rechten Ventrikel in die A. pulmonalis transportiert. Auf diesem Weg wird die Injektionslösung erwärmt und verdünnt. Ca. 4 cm vor der Spitze des Pulmonalarterienkatheters befindet sich ein Temperaturfühler (Thermistor, 7 in Abb. 19.1), mit dem Temperaturschwankungen in der A. pulmonalis registriert werden können. Die Thermistorzuleitung (4 in Abb. 19.1) wird an ein Gerät angeschlossen, das anhand des Injektionszeitpunktes und der Temperaturänderungen am Thermistor das Herzminutenvolumen (HMV, cardiac output = CO) aus der Fläche unter der Temperatur-Zeit-Kurve errechnet. Dieses Gerät wird deshalb als HMV-Gerät oder meist als

Tab. 19.2 Berechnungsmodus für die ableitbaren Parameter des hämodynamischen Profils. MAP = mittlerer arterieller Druck; ZVD = zentraler Venendruck; MPAP = mittlerer pulmonalarterieller Druck; weitere Abkürzungserklärungen bzw. Einheiten sowie Normalwerte vgl. Legende zu Tab. 19.1.

Parameter	Berechnung	Bemerkung
KOF	Gewicht (kg)^{0,425} × Größe (cm)^{0,725} × 0,007184	160 cm, 70 kg: 1,7 m^2; 170 cm, 70 kg: 1,8 m^2; 180 cm, 70 kg: 1,85^2; 190 cm, 70 kg: 1,9 m^2; 190 cm, 90 kg, 2,15 m^2
CI	HMV/m^2 Körperoberfläche (l/min/m^2)	
SVI	(CI /Herzfrequenz) × 1000 (ml/Schlag/m^2)	
LVSWI	[(MAP − PCWP) × SVI] × 0,0136	der Faktor 0,0136 dient der Umrechnung von mm Hg × cm^3 auf Gramm
RVSWI	[(MPAP − ZVD) x SVI] × 0,0136	
SVRI	[(MAP − ZVD) × 80]/CI	der Faktor 80 dient der Umrechnung von Druck und Volumen in die Einheit [dyn × sec/cm^5]
SVR = TPR	[(MAP − ZVD) × 80]/CO	
PVRI	(MPAP − PCWP × 80)/CI	
PVR	[(MPAP − PWCP) × 80]/CO	
$\dot{D}O_2$I	CI × CaO$_2$ (Sauerstoffangebotsindex)	CaO$_2$ s. Fußzeile der Tabelle
$\dot{D}O_2$	CO × CaO$_2$ (Sauerstoffangebot = Sauerstofftransportkapazität)	CaO$_2$ s. Fußzeile der Tabelle
$\dot{V}O_2$I	(CaO$_2$ × CI) − (CvO$_2$ × CI) = CI × (CaO$_2$ − CvO$_2$) (Sauerstoffverbrauchsindex)	CaO$_2$, CvO$_2$ s. Fußzeile der Tabelle; CaO$_2$ − CvO$_2$ = arteriovenöse Sauerstoffgehaltsdifferenz
$\dot{V}O_2$	CO × (CaO$_2$ − CvO$_2$)	CaO$_2$, CvO$_2$ s. Fußzeile der Tabelle
ExO$_2$ (O$_2$ER)	($\dot{V}O_2$I/$\dot{D}O_2$I) × 100 (Sauerstoffextraktionsrate)	

I = Index, bezogen auf die Körperoberfläche; CI = HMV pro m^2 Körperoberfläche = HMV geteilt durch Körperoberfläche; s. auch Tab. 19.1

CaO$_2$ = arterieller Sauerstoffgehalt = (Hb × 1,37 × SaO$_2$) + (p$_a$O$_2$ × 0,0032), wobei 1,37 (sog. Hüfner-Zahl) die O$_2$-Transportkapazität pro Gramm Hämoglobin darstellt und 0,0032 die physikalisch gelöste O$_2$-Menge in 100 ml Blut pro 1 mm Hg paO$_2$
→ CaO$_2$ = (15 × 1,37 × 0,97) + (100 × 0,0032) = ca. 20 ml/100 ml Blut

CvO$_2$ = gemischtvenöser Sauerstoffgehalt = (Hb × 1,37 × SvO$_2$) + (PvO$_2$ × 0,0032) = (15 × 1,37 × 0,75) + (40 × 0,0032) = ca. 15 ml/100 ml Blut

Cardiac-Output-Monitor bezeichnet. Das beschriebene Verfahren zur Bestimmung des Herzminutenvolumens beruht auf der Kälteverdünnungsmethode (Thermodilutionsmethode). An dem HMV-Gerät muss eingegeben werden, welche Temperatur die injizierte Lösung hat. Die intermittierende Messung des HMV mit der Kälteverdünnungsmethode stellt den internationalen »Gold-Standard« zur Messung des HMV dar. Die Genauigkeit dieses Verfahrens wird mit ±4–9% angegeben. Normalerweise sollte das HMV dreimal gemessen und der Mittelwert gebildet werden. Nur Änderungen des Herzminutenvolumens von mehr als 10–15% können als klinisch relevant bezeichnet werden.

Alternative Verfahren

Neben dieser intermittierenden Messung des HMV (intermitta.nt cardiac output; ICO) wurden vor allem in den letzten Jahren eine Reihe unterschiedlicher Methoden zur kontinuierlichen Messung des Herzminutenvolumens (continuous cardiac output; CCO) untersucht. Lediglich eine Modifikation der Thermodilutionsmethode hat bisher klinische Anwendung ge-

funden. Hierzu muss ein spezieller Pulmonalarterienkatheter mit »Heizspirale« verwendet werden. Dieser gibt Wärmeimpulse ab, und die dadurch verursachten Änderungen der Bluttemperatur werden an der Katheterspitze bestimmt. Das Herzminutenvolumen wird anhand der Fläche unter der ermittelten Thermodilutionskurve ermittelt. Die Vorteile der CCO-Bestimmung sind darin zu sehen, dass keine Injektionen notwendig sind und der Patient daher nicht mit Flüssigkeit belastet wird (was bei schwer kranken Intensivpatienten evtl. wichtig sein kann). Außerdem können bei der kontinuierlichen Messwertanzeige Änderungen des HMV sofort erkannt werden. Diese CCO-Bestimmung ist auch unter variablen hämodynamischen Bedingungen ein valides Messverfahren (Schulz et al. 1997). Pulmonalarterienkatheter zur CCO-Bestimmung zeigen außerdem kontinuierlich den aktuellen Wert der gemischtvenösen Sauerstoffsättigung an (fiberoptische Methode). In den bisher zur CCO-Messung und kontinuierlichen Messung der gemischtvenösen Sauerstoffsättigung vorliegenden Studien konnten allerdings keine Vorteil bezüglich des Outcomes der Patienten im Vergleich zur intermittierenden Messung mittels konventioneller PAK-Modelle festgestellt werden.

Das Herzminutenvolumen (HMV = cardiac output; CO) des Erwachsenen beträgt normalerweise vier bis acht Liter pro Minute. Es ist erniedrigt bei einer Herzinsuffizienz und im Volumenmangelschock und erhöht im septischen Schock (Kap. 19.5, S. 435). Zumeist wird inzwischen der Herzindex (HMV/m² Körperoberfläche; s.u.) dem HMV vorgezogen.

Gemischtvenöse Sauerstoffsättigung (SvO₂)

Über den distalen Schenkel des Pulmonalarterienkatheters kann Blut aus der A. pulmonalis entnommen werden. Dieses Blut wird als gemischtvenös bezeichnet, da in der A. pulmonalis das Blut aus der V. cava inferior (Blut aus der unteren Körperhälfte) und Blut aus der V. cava superior (Blut aus der oberen Körperhälfte) gemischt ist. Aus einem Kavakatheter, dessen Spitze in der V. cava superior liegt, wird dagegen sog. zentralvenöses Blut entnommen. Es repräsentiert nur das Blut aus der oberen Körperhälfte.

Gemischtvenöses Blut wird vor allem abgenommen, um die sog. gemischtvenöse Sättigung zu messen.

Der Normalwert beträgt ca. 75%. Fällt die gemischtvenöse Sättigung ab, hat dies (bei konstantem Hb-Wert, konstanter arterieller Sauerstoffsättigung und gleich bleibendem Sauerstoffverbrauch) seinen Grund in einer vermehrten Ausschöpfung des Blutes aufgrund eines erniedrigten Herzminutenvolumens. Ist die SvO₂ erhöht, spricht dies für eine erniedrigte Sauerstoffextraktionsrate. Dies ist z.B. für eine Sepsis typisch, da hierbei arteriovenöse Shunts eröffnet werden. Bei der Abnahme einer gemischtvenösen Blutprobe muss darauf geachtet werden, dass langsam aspiriert wird. Wird zu schnell aspiriert, kann u.U. bereits oxygeniertes Blut aus dem Lungenkapillargebiet angesaugt werden, was eine falsch hohe Sauerstoffsättigung ergibt. Es gibt auch Pulmonalarterienkathetermodelle mit integrierter Fiberoptik, die eine kontinuierliche Messung der gemischtvenösen Sättigung an der Katheterspitze ermöglichen, ohne dass hierzu eine Blutprobe entnommen werden muss. Sie arbeiten nach dem Prinzip der Reflexionsspektrophotometrie.

Pulmonalarteriendruck (pulmonary artery pressure = PAP)

Der pulmonalarterielle Druck wird über den distalen Schenkel des Pulmonalarterienkatheters gemessen. Die Normalwerte für den systolischen, diastolischen bzw. mittleren Druck in der Pulmonalarterie betragen 25 ± 7; 9 ± 4 bzw. 15 ± 5 mm Hg. Unter normalen Verhältnissen entspricht der diastolische Druck in der A. pulmonalis ungefähr dem pulmonalkapillären Verschlussdruck. Der PAP ist z.B. bei einer Lungenembolie erhöht.

Ableitbare (errechenbare) Größen

Herzindex

Der Herzindex (cardiac index, CI) wird errechnet, indem das Herzminutenvolumen durch die Körperoberfläche des Patienten geteilt wird (HMV/m² Körperoberfläche, s. auch Tab. 19.2). Der Normalwert liegt bei 2,5–4 Litern pro Minute pro m².

Gefäßwiderstandsindex im großen Kreislauf (systemic vascular resistance index = SVRI)

Er kann aus arteriellem Mitteldruck, ZVD und Herzindex errechnet werden (Tab. 19.2). Er fällt ab bei einer Sepsis oder der Gabe von gefäßerweiternden Medikamenten (wie Nitroprussid-Natrium, Nitroglycerin, Kap. 23.3, S. 494) und wird erhöht z.B. durch die Gabe von gefäßverengenden Medikamenten wie Noradrenalin (Kap. 23.2.1, S. 487). Der Normalwert beträgt 1200–2500 dyn × Sekunde × cm⁻⁵. Anstatt des SVRI wird oft auch der TPR (total peripheral resistance) angegeben, bei dem nicht der cardiac index (CI), sondern das Herzminutenvolumen (HMV = CO) mit in die Berechnungsformel eingeht (Tab. 19.2). Der Normalbereich wird mit 900–1500 dyn × Sekunde × cm⁻⁵ angegeben.

Der periphere (bzw. pulmonalvaskuläre) Gefäßwiderstand und der diastolische arterielle (bzw. pulmonalvaskuläre) Blutdruck werden oft als einfaches Maß für die Nachlast des linken (bzw. rechten) Ventrikels bezeichnet. Die Nachlast (= »afterload«) entspricht streng genommen aber derjenigen (mittleren) Muskelspannung des linken (bzw. rechten) Ventrikels, die während der Auswurfsphase aufgebracht werden muss. Im Einzelfall kann es jedoch sein, dass diese Nachlast nicht vom arteriellen (bzw. pulmonalvaskulären) Druck oder vom peripheren (bzw. pulmonalvaskulären) Gefäßwiderstand abhängt, sondern z.B. besonders von einer stenosierten Aortenklappe (bzw. Pulmonalklappe), die den systolischen Blutauswurf stark behindert.

Gefäßwiderstandsindex im Lungenkreislauf (pulmonary vascular resistance index = PVRI)

Er kann aus arteriellem Mitteldruck, Wedge-Druck und Herzindex errechnet werden. Er ist z.B. bei einer Lungenembolie erhöht. Der Normalwert beträgt 80–240 dyn × Sekunde × cm⁻⁵. Anstatt des PVRI wird oft auch der PVR (pulmonary vascular resistance) angegeben, bei dem nicht der Herzindex (CI), sondern das Herzminutenvolumen (HMV = CO) in die Berechnungsformel eingeht (Tab. 19.2). Der Normalbereich wird mit 90–150 dyn × Sekunde × cm⁻⁵ angegeben.

Tab. 19.3 Veränderungen der mittels Pulmonalarterienkatheter gemessenen Werte bei verschiedenen Erkrankungen, ↑ = erhöht, ↓ = erniedrigt, ± = kaum verändert.

Parameter	Rechtsherzinsuffizienz	Linksherzinsuffizienz	Volumenmangel	septischer Schock
ZVD	↑	↑ /±	↓	↓
HMV	↓	↓	↓	↑
Schlagvolumen	↓	↓	↓	↑
mittlerer arterieller Druck	↓	↓	↓	↓
systemischer Gefäßwiderstand	↑	↑	↑	↓
PCWP	±	↑	↓	↓

19.5 Interpretation der über einen Pulmonalarterienkatheter gemessenen Werte

Beurteilung der Ventrikelfunktion

Die *links*ventrikuläre Funktion kann anhand der linksventrikulären Vorlast (PCWP), der linksventrikulären Nachlast (SVRI) und dem linksventrikulären Schlagvolumenindex (LVSVI) beurteilt werden.

Die *rechts*ventrikuläre Funktion kann anhand der rechtsventrikulären Vorlast (ZVD), der rechtsventrikulären Nachlast (PVRI) und dem rechtsventrikulären Schlagvolumenindex (RVSVI) beurteilt werden.

Veränderung des hämodynamischen Profils bei Herzinsuffizienz, intravasalem Volumenmangel oder Sepsis

Rechtsherzinsuffizienz

Der rechte Ventrikel ist nicht mehr in der Lage, das ihm angebotene Blutvolumen adäquat wegzupumpen. Das Blut staut sich vor dem rechten Herzen. Klinische Zeichen sind z.B. gestaute Halsvenen und prätibiale Ödeme, der ZVD ist erhöht, das Herzminuten- und das Schlagvolumen sind erniedrigt, die Herzfrequenz kompensatorisch erhöht (Kap. 41.4, S. 685). Der mittlere arterielle Druck ist vermindert, der systemische Gefäßwiderstand ist erhöht. Der PCWP ist meist im Normbereich. Die SvO_2 ist typischerweise erniedrigt. Die Herzinsuffizienz wird ausführlich im Kap. 41, S. 681 beschrieben.

Linksherzinsuffizienz

Der linke Ventrikel ist nicht mehr in der Lage, das ihm angebotene Blutvolumen adäquat wegzupumpen. Das Blut staut sich vor dem linken Herzen, u.U. tritt ein Lungenödem auf. Der über den Pulmonalarterienkatheter messbare Wedge-Druck (der normalerweise weitgehend dem Druck im linken

Vorhof entspricht) ist erhöht. Herzminutenvolumen und Schlagvolumen sind erniedrigt, die Herzfrequenz ist kompensatorisch erhöht. Der mittlere arterielle Druck ist vermindert, der systemische Gefäßwiderstand ist erhöht. Der ZVD kann normal oder erhöht sein. Die SvO_2 ist als Folge einer erhöhten O_2-Extraktion typischerweise erniedrigt (Kap. 19.4.2, S. 434).

Volumenmangel

ZVD, Wedge-Druck, Herzminutenvolumen und Blutdruck sind erniedrigt. Die Herzfrequenz ist kompensatorisch erhöht. Die SvO_2 ist typischerweise erniedrigt.

Septischer Schock

Weitstellung der Gefäße: Während eines septischen Schocks ist das Gefäßsystem durch bakterielle Toxine weitgestellt. Der Gefäßwiderstand im großen Kreislauf ist deutlich erniedrigt. Folge der Gefäßweitstellung können ein relativer Volumenmangel mit niedrigem ZVD und niedrigem Wedge-Druck sowie eine Hypotension mit dadurch bedingten Perfusionsstörungen und Organdysfunktion sein. In der Frühphase einer Sepsis liegt meist eine hyperdyname Kreislaufsituation mit erhöhtem Herzminutenvolumen vor. Trotz des erhöhten HMV ist meist schon von einer myokardialen Funktionseinschränkung durch kardiodepressive Mediatoren (z.B. Tumornekrosefaktor-α [TNF-α] und Interleukin-1 [IL-1]) auszugehen.

Pulmonalvaskuläre Hypertension: Im septischen Schock ist meist von einer zusätzlichen pulmonalvaskulären Hypertension auszugehen. Ursache sind Thromboxan und andere Mediatoren. Daher kommt es im Rahmen der Sepsis meist zu einer rechtsventrikulären Belastung.

Mikrozirkulation: Typisch für einen septischen Schock ist neben einer Störung der Makrozirkulation mit Hypotension auch eine Störung der Mikrozirkulation. Aufgrund eröffneter Gefäßshunts wird das Blut am Kapillarsystem vorbeigeleitet. Folge ist eine Störung der Sauerstoffextraktion. Die SvO_2 ist als Folge einer gestörten O_2-Aufnahme der Gewebe typischerweise erhöht. Der früher oft empfohlene Therapieversuch, das Sauerstoffangebot ggf. durch Katecholamine auf einen hochnormalen Wert zu steigern ($\dot{D}O_2I > 600$ ml/min/m²;

$\dot{D}O_2$ >1100 ml/min, CI >4–4,5 l/min/m², ist in mehreren Arbeiten schon widerlegt. Dass sich Morbidität und Letalität dadurch verringern lassen, ist nicht belegt.

Medikamentöse Maßnahmen: Im septischen Schock mit hyperdynamer Kreislaufsituation sind der SVR und MAP erniedrigt, CI und HF sind erhöht. ZVD und PCWP sind erniedrigt. Erste Maßnahme zur Stabilisierung der Hämodynamik ist eine adäquate Volumenzufuhr. Im Rahmen eines septischen Schocks werden häufiger Katecholamine per Spritzenpumpe verabreicht (Kap. 23.2.1, S. 485). Bleibt der Blutdruck trotz adäquater Volumenzufuhr zu niedrig, stellt zumeist Noradrenalin das Katecholamin der Wahl dar. Auf eine Adrenalin-Gabe sollte dagegen eher verzichtet werden, da es hierbei zu einer selektiven Minderperfusion im Splanchnikusbereich kommen kann. Ist die myokardiale Pumpfunktion in der Sepsis eingeschränkt, stellt Dobutamin das Katecholamin der Wahl dar. Häufig wird im Rahmen einer Sepsis Dopamin in niedriger Dosis (»low-dose«; Nierendosis; 0,5–3 µg/kg KG/min) verabreicht. Ob die Nierenfunktion dadurch wirklich verbessert werden kann, ist inzwischen umstritten. Außerdem gibt es zahlreiche Hinweise darauf, dass diese niedrige Dosierung (sowie eine höhere Dosierung) ungünstig auf die Perfusion und Oxygenierung im Splanchnikusgebiet wirken. Die vorliegenden Studien zur Gabe von Dopexamin im Rahmen der Sepsis sind noch widersprüchlich.

19.6 Gefahren eines Pulmonalarterienkatheters

Risiken

Herzrhythmusstörungen: Geringfügige (in ca. 5–65%) sowie schwere Herzrhythmusstörungen (in bis ca. 60%) können beim Einführen eines Pulmonalarterienkatheters auftreten. Gegebenenfalls muss der Katheter vorübergehend zurückgezogen werden, wodurch die Rhythmusstörungen normalerweise wieder verschwinden. Gegebenenfalls sind ca. 50–100 mg Lidocain zu injizieren. Auch akute Rechtsschenkelblöcke (bis ca. 4%) oder komplette AV-Blockierungen (bis ca. 8%) wurden berichtet. Sofern bereits ein Linksschenkelblock vorliegt, droht bei Auftreten eines Rechtsschenkelblocks ein kompletter AV-Block. Bei vorbestehendem Linksschenkelblock sollte daher ein Pulmonalarterienkathetermodell platziert werden, über das ggf. eine Schrittmachersonde zur Stimulation eingeführt werden kann (Burchardi 2000).

Mechanische Komplikationen: Selten kann die Ruptur eines Pulmonalarterienastes (in ca. 0,1–1,5%) beim Blocken des Ballons auftreten, Trikuspidal- und Pulmonalklappe können verletzt werden und der Katheter kann sich im Herz verknoten, vor allem bei zu schnellem Vorschieben.

Gefäßkomplikationen: Dazu gehören der Lungeninfarkt bei versehentlicher, länger dauernder Wedge-Position des

Katheters (ca. 0,1–5,5%), eine Thrombophlebitis (6,5%) bzw. venöse Thrombosen (bis ca. 65%) und die Komplikationen der Gefäßpunktion wie arterielle Punktion (ca. 1–13%), Pneumothorax (bis ca. 5%) oder Luftembolie (ca. 0,5%).

> Nach dem Legen eines Pulmonalarterienkatheters (auch nach einem vergeblichen Versuch) muss stets der Thorax geröntgt werden! Aufgrund des großen Katheterkalibers und des Risikos einer evtl. Arterienpunktion wird ein Pulmonalarterienkatheter mittels Seldinger-Technik eingeführt (Kap. 17.2, S. 405).

Infektionsgefahr: Sepsis (ca. 1–11%), bakterielle Endokarditis, valvuläre und/oder endokardiale Vegetationen (bis 100%). Ein Pulmonalarterienkatheter sollte daher spätestens nach 5 Tagen gewechselt werden (Meyer u. Hermann 1998).

> Tödliche Komplikationen kommen in 0,4% vor (Burchardi 2000).

Beurteilung

Die Überwachung mittels **P**ulmonal**a**rterien**k**atheter (PAK) wurde als entscheidender Fortschritt bei der Therapie schwer kranker Patienten beschrieben. Hiermit ist eine gute Diagnostik möglich. In einer neuen Metaanalyse wird festgestellt, dass bei Intensivpatienten, bei denen die Behandlungsstrategien nach den mittels Pulmonalarterienkatheter erhöhten Werten ausgerichtet wurden, die Mortalität signifikant vermindert werden konnte (Ivanov et al. 2000).

Wiederholt wurden jedoch tödliche Komplikationen im Zusammenhang mit einem PAK publiziert (Ortmann et al. 1996). In einer (allerdings nicht randomisierten, nicht prospektiven) Studie wurde beschrieben, dass Patienten mit einem Pulmonalarterienkatheter eine erhöhte 30-Tages-Mortalität, einen längeren Aufenthalt auf der Intensivstation und höhere Krankenhauskosten aufweisen (Connors et al. 1996). Dieser Arbeit war ein sehr kritisches Editorial gewidmet, das die Aussagen dieser Studie noch verschärfte (Dahlen u. Bone 1996). Die Autoren forderten aufgrund ihrer Ergebnisse, dass eine große, randomisierte Studie zur Überprüfung ihrer Ergebnisse durchgeführt werden müsse oder, falls dies nicht möglich sei, sollte ggf. erwogen werden, ob der Einsatz des Pulmonalarterienkatheters verboten werden sollte. Hierauf erschienen einige Kommentare, Editorials (Reinhardt 1997; van Ackern 1997; Pasch 1997) und Bestandsaufnahmen (Sakka et al. 1997) zum Swan-Ganz-Katheter. In einer offiziellen Stellungnahme der Deutschen Gesellschaft für Anästhesiologie und Intensivmedizin wurde ausdrücklich festgestellt; dass Patienten »bei korrekter Indikationsstellung durch den Rechtsherzkatheter *nicht* in unvertretbarem Maße gefährdet« werden und dass »an der positiven Einschätzung dieser Maßnahme« festgehalten wird. »Nicht eine risikobehaftete Methode gefährdet Patienten, sondern deren unkritische Anwendung durch schlecht ausgebildetes, mit der Methode nicht ausreichend vertrautes Personal« (Hempelmann 1997; Stellungnahme 1997). In einer Befragung zum Pulmonalarterienkatheter zeigten sich jedoch bei Intensivmedizinern erschreckende Wissenslücken (Gnaegi et al. 1997).

19.7 Alternative Messverfahren zur Bestimmung des Herzminutenvolumens

Echokardiographie

Die Echokardiographie wird ausführlich im Kap. 21, S. 457 beschrieben.

Transpulmonale Indikatordilution

Die HMV-Bestimmung mittels transpulmonaler Indikatordilution (TPID) stellt ein alternatives Verfahren zum Pulmonalarterienkatheter dar. Das Herzminutenvolumen wird dabei wesentlich weniger invasiv ermittelt. Bei der TPID wird im Bereich des rechten Vorhofs ein Bolus einer kalten Injektionslösung injiziert. Die dadurch bedingten Temperaturänderungen werden nicht wie beim Swan-Ganz-Katheter in der A. pulmonalis, sondern in der thorakalen Aorta gemessen. Der hierzu notwendige Thermistorkatheter wird über die A. femoralis eingeführt. Da inzwischen sehr dünne Thermistorkatheter verfügbar sind, kann dieses Verfahren auch bei Kindern angewandt werden.

Die Werte für das HMV, die mit der TPID ermittelt werden, stimmen über einen großen Gewichts-, Größen- und Altersbereich der untersuchten Patienten mit den Werten überein, die mit dem Swan-Ganz-Katheter ermittelt werden (von Spiegel 1996). Die TPID kann den Pulmonalarterienkatheter allerdings nicht bei allen Fragestellungen ersetzen.

Sonstige Verfahren

Das Herzminutenvolumen kann auch mittels transthorakaler oder transösophagealer **Bioimpedanzmessung** nicht invasiv erfasst werden. Hierbei wird der menschliche Thorax nach mathematisch-physikalischen Modellen als Zylinder oder Kegelstumpf angenommen. Am Hals und der unteren Thoraxwand werden 4 Elektrodenpaare angebracht. Die durch die Herzkontraktionen verursachten Flussänderungen in der thorakalen Aorta führen zu entsprechenden (pulsatilen) Impedanz-(Widerstands-)Veränderungen, anhand derer das Herzminutenvolumen ermittelt werden kann.

Auch anhand der **CO_2-Rückatmung** oder der Rückatmung löslicher Gase kann das Herzminutenvolumen im Prinzip ermittelt werden (Übersicht bei Huber u. Segiet 1997). Während die CO_2-Rückatmung nicht ausreichend valide ist, zeigt die HMV-Bestimmung durch Rückatmung löslicher Gase gute Ergebnisse.

19.8 Literatur

Burchardi H. Leitlinie Pulmonalarterien-Katheter: Indikationen und Komplikationen. Leitlinien der Deutschen Interdisziplinären Vereinigung für Intensiv- und Notfallmedizin (DIVI). Intensivmed 2000; 37: 247–8.

Connors AFJ, Speroff T, Dawson NV, Thomas C, Harrell FE, Wagner D, Desbiens N, Goldman L, Wu AW, Califf RM, Fulkerson WJ Jr, Vidaillet H, Broste S, Bellamy P, Lynn J, Knaus WA. The effectiveness of right heart catheterization in the initial care of critically ill patients. JAMA 1996; 276: 889–97.

Dalen JE, Bone RC. Is it time to pull the pulmonary artery catheter? JAMA 1996; 276: 916–8.

Gnaegi A, Feihl F, Perret C. Intensive care physiciansí insufficient knowledge of right-heart catheterization at the bedside: Time to act?. Crit Care Med 1997; 26: 213–20.

Hempelmann G. Zur Diskussion um den Pulmonalarterienkatheter. Anästhesiol Intensivmed Notfallmed Schmerzther 1997; 32: 269–70.

Huber T, Segiet W. Nicht invasives Monitoring des Herzminutenvolumens. Anästhesiol Intensivmed 1997; 38: 233–44.

Ivanov R, Allen J, Calvin JE. The incidence of major morbidity in critically ill patients managed with pulmonary artery catheters: a meta-analysis. Crit Care Med 2000; 28: 615–9.

Meyer J, Hermann M. Prävention katheter-assoziierter Infektionen. Die offiziellen amerikanischen Empfehlungen – fundierte Antworten auf alltägliche Fragen. Anaesthesist 1998; 47: 136–42.

Ortmann C, Diallo R, Du Chesne A, Brinkmann B. Pulmonalarterienkatheter: Sind tödliche Komplikationen vermeidbar? Anaesthesist 1996; 45: 755–9.

Pasch T. Der Pulmonaliskatheter. Vom Boom zum Bann? Anaesthesist 1997; 46: 79–80.

Reinhardt K. Schwanengesang auf den Swan-Ganz-Katheter? Editorial. Anästhesiol Intensivmed Notfallmed Schmerzther 1997; 32: 207–9.

Sakka SG, Meier-Hellmann A, Reinhart K. Zur Effektivität der Pulmonalarterienkatheterisierung beim kritisch Kranken – Der Versuch einer Bestandsaufnahme. Anasthesiol Intensivmed. Notfallmed Schmerzther 1997; 32: 271–82.

Schulz K, Abel HH, Werning P. Vergleich zwischen kontinuierlicher und intermittierender Thermodilutionsmessung des Herzminutenvolumens während koronarer Bypass-Operation. Anästhesiol Intensivmed Notfallmed Schmerzther 1997; 32: 226–33.

Stellungnahme des Präsidiums der Deutschen Gesellschaft für Anästhesiologie und Intensivmedizin. Rechtsherzkatheter (Swan-Ganz-Katheter). Anästhesiol Intensivmed 1997; 38: 246–7.

Swan HJ, Ganz W, Forrester J, Marcus H, Diamond G, Chonette D. Catheterization of the heart in man with the use of a flow-directed balloon-tipped catheter. New Engl J Med 1970; 283: 447–51.

van Ackern K. Rechtsherzkatheter – eine »linke« Sache. Editorial. Anästhesiol Intensivmed 1997; 38: 233–44.

von Spiegel T, Wietasch G, Bürsch J, Hoeft A. HZV-Bestimmung mittels transpulmonaler Thermodilution. Eine Alternative zum Pulmonaliskatheter? Anaesthesist 1996; 45: 1045–50.

Weiterführende Literatur

Practice guidelines for pulmonary artery catheterization. A report by the American Society of Anesthesiologists Task Force on pulmonary artery catherization. Anesthesiology 1993; 78: 380–95.

20 Blutgasanalyse

20.1 Allgemeine Bemerkungen

Eine **B**lutgas**a**nalyse (BGA) ermöglicht eine genaue Beurteilung der Blutgase, also des Sauerstoffpartialdrucks und des Kohlendioxidpartialdrucks, d.h. der Oxygenierung und der Ventilation. Außerdem kann mittels Blutgasanalyse auch der pH-Wert gemessen werden. Aus diesen gemessenen BGA-Werten können zahlreiche andere Parameter abgeleitet und errechnet werden, die von BGA-Geräten mit ausgedruckt werden und eine genaue Beurteilung von Oxygenierung, Ventilation und Säure-Basen-Haushalt erlauben.

Mit modernen Blutgasanalysegeräten können – je nach Gerätetyp – außerdem noch die Natrium- und Kalium-Konzentrationen, die Blutzuckerkonzentration (und evtl. die Laktatkonzentration) sowie u.U. auch die Dyshämoglobine Kohlenmonoxid (CO-Hb) und Methämoglobin (Met-Hb) und der Hämoglobinwert bestimmt werden.

20.2 Vorgehen

Abnahme und Lagerung einer BGA-Probe

Zur Abnahme der Blutprobe für eine Blutgasanalyse wird am besten eine 2-ml-Spritze benutzt. Bei Abnahme aus einem Katheter ist zu beachten, dass zuvor das ca. 2–4fache des Kathetervolumens an Blut abgenommen und verworfen werden sollte, um ein Vermischen der Blutprobe mit der zuvor im Katheter befindlichen Lösung zu verhindern. Als Antikoagulans wird Heparin der Blutprobe zugesetzt.

> Andere Antikoagulanzien wie EDTA oder Citrat verfälschen die Ergebnisse der BGA und sind nicht erlaubt.

Es ist jedoch zu beachten, dass der pH-Wert des zu verwendenden Heparins sauer ist (ca. 7,0). Daher darf sich nicht zu viel Heparin in der Abnahmespritze befinden. Normalerweise wird nur eine kleine Menge an Heparin in die noch leere Spritze aufgezogen und anschließend wird das Heparin wieder herausgespritzt. Die im Spritzenkonus verbleibende geringe Menge (ca. 0,1 ml) genügt zur Gerinnungshemmung. Inzwischen werden häufig auch heparinisierte Fertigspritzen verwendet.

Eine Blutprobe kann aus arteriellem Blut, arterialisiertem Kapillarblut, zentralvenösem Blut, gemischtvenösem Blut oder periphervenösem Blut entnommen werden.

BGA-Probe aus arteriellem Blut

Eine zuverlässige Beurteilung der Blutgase, also des Sauerstoffpartialdrucks (pO_2) und des Kohlendioxidpartialdrucks

(pCO_2) ist nur in arteriellem Blut möglich. Die Gaspartialdrücke im arteriellem Blut werden mit »a« bezeichnet (p_aO_2, p_aCO_2).

Die sicherste und am leichtesten zugängliche Punktionsstelle hierfür ist die **A. radialis** am Handgelenk. Diese Arterie liegt oberflächlich, größere benachbarte Venen oder Nerven fehlen. Außerdem besteht zumeist ein ausreichender Kollateralkreislauf über die A. ulnaris. Die Arterie wird ähnlich punktiert wie bei der Kanülierung zur blutig-arteriellen Druckmessung beschrieben (Kap. 17.3, S. 405).

Wird bei einem Neugeborenen eine arterielle BGA-Probe abgenommen, ist die **rechtsseitige A. radialis** Punktionsort der Wahl. Aus der rechten A. radialis ist Blut aus dem sog. präduktalen Bereich erhältlich. Dies ist von Bedeutung, falls der Ductus arteriosus Botalli noch offen sein sollte und hierüber ein Rechts-links-Shunt besteht. Für den Bereich des Kopfes, also für Gehirn und Auge, ist die präduktale p_aO_2-Spannung von Bedeutung.

Bei Punktion der **A. femoralis** liegt der Punktionsort knapp unterhalb des Leistenbandes. Hier verlaufen (innen beginnend) V. femoralis, A. femoralis und N. femoralis nebeneinander (»Eselsbrücke«: IVAN). Die Kanüle wird senkrecht zur Haut eingestochen. Die A. femoralis ist jedoch nicht der Punktionsort der ersten Wahl. Die unmittelbare Nachbarschaft zum N. femoralis sowie der schlechte Kollateralkreislauf stellen hier typische Risiken dar.

Inzwischen gibt es Geräte (z.B. Trend Care; Fa. Agilent), die eine kontinuierliche Messung von pH-Wert, pCO_2, pO_2 und Körpertemperatur ermöglichen. Anhand dieser gemessenen Parameter werden Bikarbonat, Basenüberschuss (BE) und Sauerstoffsättigung errechnet und ebenfalls angezeigt. Der hierfür notwendige Mess-Sensor wird – ähnlich einer Kanüle zur blutig-arteriellen Druckmessung – in eine Arterie eingelegt.

BGA-Probe aus arterialisiertem Kapillarblut

Bei Neugeborenen und Kleinkindern kann arterialisiertes Kapillarblut aus Ferse, Ohrläppchen, Fingerbeere oder Großzehe ausreichend genaue Werte liefern, falls die Durchblutung im Punktionsbereich gut ist. Bei p_aO_2-Werten > 200 mm Hg wird die Korrelation zu den arteriellen pO_2-Werten zunehmend schlechter. Die Arterialisierung kann durch hyperämisierende Salben (z.B. Finalgon), durch vorherige Massage der Entnahmestelle oder durch lokale Wärmeanwendung erzielt werden. Das Blut darf jedoch nicht stärker aus dem Gewebe gepresst werden. Es muss leicht in die waagrecht gehaltene Kapillare fließen. Bei der Blutabnahme bei Kindern ist zu beachten, dass ein Schreien des Kindes zu einem schnellen Abfall des pO_2-Wertes führt und eine unter solchen Bedingungen abgenommene Probe mit Vorbehalt zu interpretieren ist.

BGA-Probe aus zentralvenösem Blut

Zentralvenöses Blut wird aus einer zentralen Vene, zumeist über einen Kavakatheter aus der V. cava superior abgenommen. Das zentralvenöse Blut repräsentiert normalerweise nur das Blut aus der oberen Körperhälfte, nicht das Blut des Gesamtkörpers. Gaspartialdrücke in zentral- und gemischtvenösem Blut werden mit »v« gekennzeichnet (p_vO_2, p_vCO_2).

BGA-Probe aus gemischtvenösem Blut

Eine gemischtvenöse Blutgasanalyse ist nur aus dem Blut der A. pulmonalis möglich. Es wird von gemischtvenösem Blut gesprochen, da dieses Blut ein repräsentatives Mischblut aus dem Gesamtkörper, also der V. cava superior und der V. cava inferior darstellt. Die gemischtvenöse Blutgasanalyse (und ersatzweise evtl. auch die zentralvenöse Blutgasanalyse) sind zur Beurteilung vor allem der gemischtvenösen Sauerstoffsättigung (SvO_2) sinnvoll. Eine erniedrigte gemischtvenöse Sauerstoffsättigung spricht – bei normaler arterieller Sauerstoffsättigung und normalem peripherem Sauerstoffverbrauch – für eine vermehrte Ausschöpfung aufgrund eines zu geringen Blutflusses. Ursache hierfür ist normalerweise eine Herzinsuffizienz.

BGA-Probe aus periphervenösem Blut

Blutgasanalysen aus periphervenösem Blut sind in keiner Weise für die pO_2- und pCO_2-Bestimmung geeignet – die Partialdrücke sind zu stark abhängig von der lokalen Perfusion. Mit periphervenösen Blutgasanalysen aus gut perfundiertem Gewebe kann lediglich der Säure-Basen-Haushalt grob beurteilt werden.

Aufbewahrung einer BGA-Probe

Stoffwechselaktivität: Die Blutzellen leben nach der Entnahme weiter und verbrauchen Sauerstoff. Nach der Entnahme sollte das Blut daher sofort analysiert werden. Ist dies nicht möglich, muss die Stoffwechselaktivität des entnommenen Blutes durch Lagerung in Eiswasser gesenkt werden. Dann kann das Blut ohne wesentliche Veränderungen der Blutgaswerte ca. 1–2 Stunden aufbewahrt werden. Bei einem Abfall der Körpertemperatur um jeweils 1 °C nimmt die Stoffwechselrate um jeweils 7–9% ab. Dies trifft auch für den O_2-Verbrauch und für die CO_2-Bildung zu.

Diffusionsprozesse: Es ist darauf zu achten, dass sich möglichst keine Luftblasen in der Blutprobenspritze befinden. Viele kleine Luftblasen sind aufgrund der größeren Oberfläche und damit größeren Diffusionsfläche ungünstiger als eine größere Luftblase. Zwischen Blut und Luftblasen kommt es entsprechend eines evtl. bestehenden Konzentrationsgefälles

zu einer Diffusion von CO_2 und O_2. CO_2 diffundiert immer aus dem CO_2-haltigen Blut in die Luftblase, da in der Luft und damit auch in der Luftblase der CO_2-Partialdruck stets nahezu Null ist. Raumluft und damit eine Luftblase weisen einen pO_2 von ca. 160 mm Hg auf. O_2 diffundiert daher aus der Luftblase ins Blut, falls der Partialdruck im Blut niedriger als 160 mm Hg ist. Ist der O_2-Partialdruck im Blut dagegen höher als 160 mm Hg, diffundiert Sauerstoff aus dem Blut in die Luftblase. Wird eine BGA-Probe längere Zeit aufbewahrt, dann können solche Diffusionsprozesse auftreten.

Temperaturkontrolle

Zur Probenanalyse wird die Blutprobe in ein Blutgasanalysegerät gegeben. Falls sie vorher längere Zeit in Eiswasser aufbewahrt wurde, muss die Blutprobenspritze vor der Analyse mehrmals hin und her gekippt werden, um Plasma und evtl. sedimentierte Blutzellen gleichmäßig zu durchmischen.

Die Blutgasanalysatoren drucken normalerweise O_2- und CO_2-**Partialdrucke** für eine Körpertemperatur von 37 °C aus. Bei Unterkühlung oder Fieber kann die aktuelle Körpertemperatur des Patienten am Blutgasanalysegerät eingestellt werden, und es werden dann die auf die aktuelle Körpertemperatur angepassten (korrigierten) Werte ausgedruckt. Ob bei einer Hypo- oder Hyperthermie die gleichen Normalwerte wie bei einer Körpertemperatur von 37 °C gelten und ob ggf. für die bei einer Hypo- oder Hyperthermie temperaturkorrigierten Werte die für 37 °C geltenden Normalwerte angestrebt werden sollen, ist umstritten (s. auch alpha-stat, Kap. 79.4.6, S. 1134).

Mit abnehmender Temperatur nimmt die **physikalische Löslichkeit** von O_2 und CO_2 zu, ihr Partialdruck nimmt ab. Bei einem Abfall der Bluttemperatur um jeweils 1 °C kommt es zu einer Erniedrigung des pCO_2-Wertes um jeweils 4,5%. Wird unterkühltes Blut in einem BGA-Gerät für die Analyse auf 37° C erwärmt, nimmt die Löslichkeit ab und es wird ein höherer Partialdruck für O_2 und CO_2 gemessen als bei 37° C.

Bei Abfall der Bluttemperatur um je 1 °C steigt der **pH-Wert** um jeweils ca. 0,015 Einheiten an. Dies ist dadurch bedingt, dass bei einem Temperaturabfall weniger Wasser in OH^- und H^+ dissoziiert, der pH-Wert steigt dadurch an. Wird die BGA-Probe bei der Analyse erwärmt, dissoziiert mehr Wasser zu OH^- und H^+, der pH-Wert wird niedriger gemessen als bei 37° C.

20.3 BGA-Werte

20.3.1 Werte und ihre Bedeutung

Übliche Blutgasanalysegeräte können lediglich den
- pH-Wert,

- den pO_2- und
- den pCO_2-Wert

messen.

Alle anderen ausgedruckten Werte zum Sauerstoff- und Säure-Basen-Haushalt (Abb. 20.2) werden mithilfe dieser gemessenen Werte und bestimmter Algorithmen und Nomogramme abgeleitet.

pO_2

Je nach Blutgasanalysengerät wird der Sauerstoffpartialdruck noch in mm Hg oder in kPa ausgedrückt. Der Umrechnungsfaktor lautet 7,5: Partialdruck in kPa $\times$ 7,5 = Partialdruck in mm Hg.

Die **Normalwerte** für den Sauerstoffpartialdruck im arteriellen Blut sind altersabhängig. Das Neugeborene hat einen p_aO_2 zwischen 60 und 80 mm Hg (ca. 8–10,7 kPa). Der junge Erwachsene weist einen p_aO_2 von knapp unter 100 mm Hg (ca. 12,8 kPa) auf, und mit zunehmendem Alter nimmt der p_aO_2 wieder ab. Er beträgt beim ca. 80-Jährigen normalerweise 75 mm Hg (ca. 10 kPa, s. auch Tab. 20.1). Als Anhalt für den physiologischen p_aO_2 kann gelten: p_aO_2 = 102 – (Alter in Jahren/3).

Liegt der p_aO_2-Wert im Blut deutlich unter dem Normbereich, wird von Hypoxämie gesprochen. Von Hyperoxämie wird gesprochen, falls der Partialdruck im Blut über dem Normbereich liegt. Eine Hypoxie wird meist als Sauerstoffmangel im Gewebe definiert. Diese Definitionen werden jedoch unterschiedlich verwendet.

Warum beim jungen gesunden Erwachsenen der Sauerstoffpartialdruck im arteriellen Blut knapp unter **100 mm Hg** beträgt, lässt sich leicht folgendermaßen herleiten:

Der Luftdruck beträgt (auf Meereshöhe) 760 mm Hg. Im Bereich der Luftwege kommt es zur Anfeuchtung der Atemgase mit einem Wasserdampfdruck von 47 mm Hg. Da die Summe der Partialdrücke konstant ist, müssen diese 47 mm

Hg von 760 mm Hg abgezogen werden. 21% davon sind bei Atmung von Raumluft Sauerstoff. Im Bereich der Alveolen (A) wird O_2 gegen CO_2 ausgetauscht. Es wird davon ausgegangen, dass der arterielle (a) pCO_2 (p_aCO_2) nur unwesentlich höher ist als der alveoläre (A) pCO_2 ($PACO_2$). Die alveoloarterielle CO_2-Partialdruckdifferenz (A-$aDCO_2$) beträgt beim Lungengesunden < 4 mm Hg. Im Bereich der Alveolen beträgt der $PACO_2$ ca. 40 mm Hg. Da an der Alveolarmembran O_2 nicht im Verhältnis 1 : 1 gegen CO_2 ausgetauscht wird, sondern 100 ml O_2 gegen 80 ml CO_2 ausgetauscht werden (80 ml CO_2/100 ml O_2 = 0,8), muss der pCO_2 noch durch diesen sog. **R**espiratorischen **Q**uotienten (RQ) von 0,8 geteilt werden (Kleen u. Zwissler 2000). Hiermit ergibt sich für den alveolären pO_2 die folgende Rechnung:

$$p_aO_2 = (760 \text{ mm Hg} - 47 \text{ mm Hg}) \times FiO_2 - p_aCO_2/RQ$$
$$= 713 \text{ mm Hg} \times 0,21 - 40 \text{ mm Hg}/0,8$$
$$= 150 \text{ mm Hg} - 50 \text{ mm Hg}$$
$$= 100 \text{ mm Hg}$$

RQ = Respiratorischer Quotient = CO_2-Abgabe/O_2-Aufnahme pro Zeiteinheit = 0,8

Der so errechnete O_2-Partialdruck entspricht dem in den Alveolen herrschenden Sauerstoffpartialdruck, er beträgt ca. 100 mm Hg. Der alveoläre Sauerstoffpartialdruck wird als PAO_2 bezeichnet. Der Sauerstoffpartialdruck in den Lungenkapillaren und damit in den Arterien ist beim lungengesunden jungen Erwachsenen lediglich wenige mm Hg niedriger und beträgt ca. 96 mm Hg (mit zunehmender FiO_2 soll diese Differenz zunehmen und wird bei einer FiO_2 von 1,0 meist mit ca. 50–70 mm Hg angegeben; in neueren Publikationen wird diese zunehmende Differenz jedoch bestritten und sog. präanalytischen Fehlern [bei Probenabnahme, durch Probenlagerung, durch Aspiration von Luftblasen] zugeschrieben [Risch 2000]). Der arterielle pO_2 wird als p_aO_2 bezeichnet. Die Differenz zwischen alveolärem und arteriellem pO_2 wird als alveoloarterielle Sauerstoffpartialdruck-Differenz, als A-aDO_2 bezeichnet. Je höher diese Differenz über dem Normalwert liegt, desto schlechter ist die Lungenfunktion.

Patienten mit einer schweren **Pneumonie** hyperventilieren initial. Der Grund hierfür lässt sich anhand obiger Formel erklären. Falls aufgrund einer massiven Hyperventilation der p_aCO_2 von 40 auf z. B. 30 mm Hg abfällt, werden von 150 mm Hg in der obigen Formel nicht mehr 40/0,8 = 50 mm Hg, sondern nur noch 30/0,8 = 37,5 mm Hg subtrahiert. Dadurch wird der alveoläre pO_2 um den Differenzbetrag von 12,5 mm Hg höher. Der alveoläre pO_2 beträgt nun anstatt 100 mm Hg 112,5 mm Hg. Dadurch erhöht sich auch der arterielle pO_2. Vergleichbare Verhältnisse liegen auch bei **Schwangeren** vor. Aufgrund ihrer schwangerschaftsbedingten Hyperventilation haben sie normalerweise einen leicht erhöhten p_aO_2 von ca. 106–108 mm Hg (Kap. 67.1.2, S. 930). Da der respiratorische Quotient <1,0 beträgt, ist die Änderung des PAO_2 etwas größer als die Änderung des p_aCO_2.

Tab. 20.1 Sauerstoffpartialdrücke im arteriellen Blut (p_aO_2) in Abhängigkeit vom Alter.

Alter	Normalwert [mm Hg]	Normalwert [kPa]
1. Lebenstag	60–70	8,0–9,3
1. Lebenswoche	73–80	9,7–10,7
1. Lebensmonat	80	10,7
Säugling	85	11,3
Kind	90	12,0
junger Erwachsener	96	12,8
40 Jahre	92	12,3
60 Jahre	83	11,1
80 Jahre	75	10,0

pCO$_2$

Der arterielle Kohlendioxidpartialdruck beträgt bei ungestörter Atmung normalerweise 40 ± 5 mm Hg (5,3 ± 0,7 kPa, Kap. 20.3.2, S. 446, Normalwerte). Ist der p_aCO_2 zu hoch, wird von Hyperkapnie gesprochen, ist er zu niedrig, wird von Hypokapnie gesprochen (bei einem Atemstillstand steigt beim Erwachsenen der pCO$_2$ um ca. 3–4 mm Hg/min an; Kap. 7.1.1, S. 184).

Bikarbonat

Im Körper liegen verschiedene Puffersysteme vor. Das wichtigste Puffersystem ist der Kohlensäure-Bikarbonatpuffer. Kohlensäure bildet sich aus Wasser und Kohlendioxid und sie zerfällt in Bikarbonat und Wasserstoffionen.

$$H_2O + CO_2 \leftrightarrows H_2CO_3 \leftrightarrows HCO_3^- + H^+$$

Die Bildung von Kohlensäure aus CO$_2$ und H$_2$O wird durch das Enzym Carboanhydrase katalysiert. Die Carboanhydrase ist nur in vereinzelten Geweben, z.B. in den Erythrozyten vorhanden, nicht jedoch im Plasma. Kohlensäure und Bikarbonat liegen in einem Dissoziationsgleichgewicht vor. Auf Dissoziationsgleichgewichte kann die sog. Henderson-Hasselbalch-Gleichung angewandt werden.

$$pHa = pK + \log \frac{HCO_3^- \text{ mmol/l}}{pCO_2 \text{ mm Hg} \times 0{,}03 \text{ mmol/l} \times \text{mm Hg}}$$

Der K-Wert in der o.g. Formel ist die Dissoziationskonstante der Kohlensäure, der pK-Wert der negativ genommene 10er-Logarithmus der Dissoziationskonstante K. Der pK-Wert entspricht demjenigen pH-Wert, bei dem ionisierte und nicht ionisierte Anteile in gleicher Menge vorliegen (Kap. 14.1.3, S. 299). Der pK-Wert für Kohlensäure $\leftrightarrows$ Bikarbonat beträgt 6,1.

Werden in die Henderson-Hasselbalch-Gleichung die Durchschnittswerte für den arteriellen pH-Wert (7,4) und den arteriellen CO$_2$-Partialdruck (40 mm Hg) eingesetzt, lässt sich eine Bikarbonatkonzentration von 24 mmol/l errechnen (Kap. 20.3.2, S. 446). Der Faktor von 0,03 ist die Löslichkeitskonstante α für CO$_2$.

Blutgasanalysegeräte geben einen Bikarbonat- und einen Standard-Bikarbonat-Wert an. Es sollte stets der Standard-Bikarbonat-Wert beurteilt werden. Warum? Bei der Interpretation der BGA müssen respiratorische und metabolische Störungen des Säure-Basen-Haushalts unterschieden werden (s.u.). Hierzu wird ein Parameter benötigt, der respiratorische Störungen anzeigt sowie ein Parameter, der metabolische Störungen anzeigt. Als Parameter für respiratorische Störungen eignet sich der CO$_2$-Partialdruck. Als Parameter für metabolische Störungen bietet sich das Bikarbonat an.

Bei Betrachtung des Dissoziationsgleichgewichtes

$$H_2O + CO_2 \leftrightarrows H_2CO_3 \leftrightarrows HCO_3^- + H^+$$

fällt jedoch auf, dass die **aktuelle Bikarbonatk**onzentration (actual bicarbonate concentration, aBc) vom respiratorischen Parameter CO$_2$ abhängig ist. Wichtig scheint jedoch ein rein metabolischer Parameter, der unabhängig vom respiratorischen Parameter CO$_2$ ist. Daher wird das Bikarbonat bei standardisierten Bedingungen gemessen, d.h. u.a. bei einem definierten CO$_2$-Partialdruck von 40 mm Hg. Damit hat die CO$_2$-Konzentration keinen Einfluss mehr auf die Bikarbonat-Konzentration. Das unter standardisierten Bedingungen gemessene Bikarbonat wird als Standardbikarbonat (SBc) bezeichnet. Bei Interpretation der BGA sollte vor allem das Standardbikarbonat beurteilt werden.

Liegt keine Störung des CO$_2$-Partialdrucks vor (p_aCO_2 = 40 mm Hg), entspricht das Bikarbonat dem Standardbikarbonat.

Bei einer respiratorischen Azidose ist das Bikarbonat größer als das Standard-Bikarbonat (der erhöhte p_aCO_2 führt zu einer Zunahme des Bikarbonats). Bei einer respiratorischen Alkalose bildet sich weniger Bikarbonat aus CO$_2$. Das Bikarbonat ist geringer als das Standardbikarbonat (immer wenn der pCO$_2$ erhöht bzw. erniedrigt ist, ist das Bikarbonat höher bzw. niedriger als das Standardbikarbonat).

»Base excess«

Ein anderer Parameter für nicht respiratorische, also metabolische Störungen des Säure-Basen-Haushaltes ist der »**b**ase **e**xcess« (BE). Damit wird der gesamte Basenüberschuss oder Basenmangel erfasst. Der BE erfasst nicht nur den Kohlensäure-/Bikarbonatpuffer, sondern alle intravasalen Puffersysteme (s.u.). Bei der Messung des BE-Wertes wird im Prinzip ermittelt, welche Menge an Säure oder Base in mmol notwendig ist, um die Blutprobe (bei einem p_aCO_2 von 40 mm Hg und einer Temperatur von 37 °C) auf einen pH-Wert von 7,4 zurückzutitrieren. Hierzu wurden in vitro für bestimmte pCO$_2$-Werte und pH-Werte entsprechende Titrationskurven ermittelt. Blutgasanalysegeräte ermitteln den BE anhand bestimmter Algorithmen, die von Hersteller zu Hersteller verschieden sind und denen Nomogrammkurven zugrunde liegen (z.B. das sog. Sigaard-Andersen-Nomogramm). Anhand des gemessenen pCO$_2$- und pH-Wertes kann aus dem Sigaard-Andersen-Nomogramm der »base excess« ermittelt werden.

Ein Überschuss an Basen wird als positiver BE, ein Mangel an Basen als negativer BE bezeichnet (sprachlich richtig wäre die Bezeichnung »negative bzw. positive Basenabweichung«). Der Normalwert für den **aktuellen BE** (aBE) ist 0 ± 3. Der **S**tandard-**BE** (SBE) ist unabhängig vom CO$_2$-Wert des Plasmas (s.o., Standard-Bikarbonat). Von manchen Blutgasanalysatoren werden ein BE$_B$ (B = Blut) und ein BE$_{ecf}$ (ecf = Extracellulärflüssigkeit) ermittelt und ausgedruckt. Bei der (als in vitro bezeichneten) Bestimmung des BE$_B$ wird eine 100%ige Sauerstoffsättigung des Blutes angenommen. Bei der (als in vivo bezeichneten) Bestimmung des BE$_{ecf}$ wird der aktuelle Sättigungswert des Hämoglobins verwendet.

Sauerstoffsättigung

Von einem üblichen BGA-Gerät wird auch die Sauerstoffsättigung angegeben. Der Sättigungswert wird anhand einer normalen Sauerstoffsättigungskurve (Abb. 8.9, S. 244) und anhand des gemessenen p_aO_2-Partialdrucks ermittelt. Dieser Wert ist – ähnlich wie dies auch für die pulsoximetrische Sättigungsmessung zutrifft – nur dann verlässlich, falls keine höheren Konzentrationen an Dyshämoglobinen (MetHb, COHb; Kap. 8.1.2, S. 243) vorliegen. Der Normalwert für die arterielle Sauerstoffsättigung beträgt 96–98%, für die zentral- oder gemischtvenöse Sättigung ca. 75% (vgl. Normalwerte; Kap. 20.3.2, S. 446). Lediglich mithilfe eines CO-Oximeters können die Konzentrationen der Dyshämoglobine genau gemessen werden. Ist das Blutgasanalysegerät mit einem solchen CO-Oximeter verbunden, kann es die genaue (fraktionelle) Sättigung unter Berücksichtigung der tatsächlichen Dyshämoglobinfraktionen errechnen und anzeigen (s. auch Pulsoximetrie, Kap. 8.1.2, S. 243).

O₂-Gehalt

Von Blutgasanalysatoren wird auch der O_2-Gehalt (O_2-Content, CtO_2) angegeben. Der Sauerstoffgehalt des Blutes setzt sich aus dem chemisch gebundenen und dem physikalisch gelösten Sauerstoff zusammen. Es gilt:

$$O_2\text{-Gehalt} = Hb \times 1{,}37 \times SaO_2 + p_aO_2 \times 0{,}003$$

Der **chemisch gebundene Sauerstoff** ergibt sich aus dem Hb-Wert multipliziert mit der Hüfner-Zahl (= Sauerstoffbindungskapazität in ml pro Gramm Hämoglobin; 1,37 ml/g; von Hüfner wurde ursprünglich ein Wert von 1,34 angegeben. Die errechnete Hüfner-Zahl beträgt dagegen 1,39. In diesem Buch wird ein ebenfalls häufiger verwendeter Wert von 1,37 angenommen) multipliziert mit der arteriellen Sauerstoffsättigung (normalerweise 96–98% = 0,96–0,98). Für den chemisch gebundenen Sauerstoff ergibt sich damit: $15 \times 1{,}37 \times 0{,}98 = 20{,}1$ ml/100 ml Blut. Übliche Blutgasanalysegeräte messen jedoch den Hb-Wert nicht, sondern gehen von einem normalen Hb-Wert aus. Lediglich BGA-Geräte, die mit einem sog. CO-Oximeter (s.u.) kombiniert sind, können auch den Hb-Wert messen.

Der **physikalisch gelöste Sauerstoff** errechnet sich aus dem p_aO_2 multipliziert mit der Löslichkeitskonstanten (α) für O_2 ($\alpha O_2 = 0{,}00314$). Bei einem normalen p_aO_2 von ca. 100 mm Hg ergeben sich (100 mm Hg $\times$ 0,003) 0,3 ml/100 ml Blut.

Insgesamt beträgt der **O₂-Gehalt** (O_2-Content) 20,4 ml/100 ml Blut (= 20,1 ml/100 ml Blut + 0,3 ml/100 ml Blut = ca. 20 Vol%). Während der Partialdruck lediglich den physikalisch gelösten Sauerstoff erfasst, gibt der Sauerstoffgehalt die Summe aus physikalisch gelöstem und chemisch gebundenem Sauerstoffanteil wieder.

Ziel einer **Sauerstoffverabreichung** muss es sein, eine Vollsättigung von knapp 100% zu garantieren. Damit ist das Maximum an chemisch gebundenem Sauerstoff erreicht. Wird eine höhere Sauerstoffkonzentration verabreicht, kann nur noch der physikalisch gelöste Sauerstoffanteil zunehmen. Wird die inspiratorische Sauerstoffkonzentration so weit erhöht, dass z.B. der p_aO_2 von 100 mm Hg auf 200 mm Hg pO_2 ansteigt, dann bleibt der chemisch gebundene Anteil gleich, da die Sättigung nicht über den Normalwert von 96–98% erhöht werden kann. Lediglich der physikalisch gelöste Anteil wird also von 100 mm Hg $\times$ 0,003 = 0,3 ml auf 200 mm Hg $\times$ 0,003 = 0,6 ml erhöht. Der O_2-Gehalt nimmt dadurch lediglich von 20,4 ml/100 ml auf 20,7 ml/100 ml zu.

CO-Hb/Met-Hb

Häufig sind übliche Blutgasanalysegeräte noch an sog. **CO-Oximeter** angeschlossen (z.B. OSM₃-Hemoximeter, Fa. Radiometer Copenhagen; 865 vollautomatisches Blutgas-Elektrolyt-Glukose-Laktat-CO-Oximeter-System, Chiron Diagnostics). CO-Oximeter sind Geräte, die bei mehreren (zum Teil bis zu 6 verschiedenen) Wellenlängen die einzelnen Fraktionen des Hämoglobins (Hb) messen. Sie messen z.B. das oxygenierte Hb, das reduzierte Hb sowie die Dyshämoglobine MetHb und COHb und das Gesamthämoglobin. Hieraus bestimmen sie den korrekten (den sog. fraktionellen) Sättigungswert.

Die **Sauerstoffsättigung** ist definiert als derjenige Prozentsatz des Gesamthämoglobins, der mit Sauerstoff beladen ist. Das gesamte Hämoglobin setzt sich zusammen aus einer Reihe von Hämoglobinfraktionen, dem reduzierten (desoxygenierten) Hämoglobin (Hb), dem oxygenierten Hämoglobin (HbO_2) sowie zusätzlichen Hämoglobinfraktionen wie dem Kohlenmonoxidhämoglobin (COHb) und dem Methämoglobin (Met-Hb).

$$\text{Sättigung} = 100\% \times [(HbO_2)/(Hb + HbO_2 + COHb + MetHb)]$$

Übliche BGA-Geräte bestimmen die Sättigung anhand einer normalen Sauerstoffbindungskurve und des gemessenen p_aO_2-Wertes (Abb. 8.9, S. 244). Diese Geräte gehen davon aus, dass die MetHb- und die COHb-Konzentration normalerweise vernachlässigbar gering ist. Normalerweise ist diese Annahme auch richtig. Allerdings kann z.B. nach Applikation einer hohen Prilocain-Dosis die MetHb-Konzentration 10–15% betragen, oder ein starker Raucher kann abends bis ca. 20% COHb aufweisen.

Die einzelnen Fraktionen des Hb können nur von einem CO-Oximeter gemessen werden. Das OSM₃-CO-Oximeter (Fa. Radiometer, Kopenhagen) gibt die gemessene (fraktionelle) Sättigung z.B. als O_2Hb-Wert an. Dies ist der korrekte Sättigungswert. Liegen pathologisch hohe Konzentrationen an Dyshämoglobinen vor, geben die üblichen Blutgasanalysegeräte einen falschen Sättigungswert an – es ist eine Bestimmung mittels CO-Oximeter notwendig.

FiO₂	0,21	
TEMP	37,0	C
TYP	arteriell	
PH	7,068	
PCO₂	4,65	kPa
PO₂	17,65	kPa
OSM:		
HB	11,2	G%
HBO₂	46,4	%
HBCO	49,9	%
METHB	2,2	%
HCO₃	9,6	mm/l
TCO₂	10,6	mm/l
ABE	-19,7	mm/l
SBE	-18,8	mm/l
SBIC	10,2	mm/l
SAET	96,9	%
O₂GE	7,6	Vol%

Abb. 20.1 Arterielle Blutgasanalyse bei schwerer Rauch-(CO-)Vergiftung (nähere Erklärung s. Text).

In Abbildung 20.1 ist die bei einer Patientin mit einer schweren Rauchvergiftung abgenommene BGA dargestellt (Striebel et al. 1988). Die anhand der Sauerstoffdissoziationskurve ermittelte Sättigung (SAET) beträgt 96,9%. Dies schien gut zu dem kirschroten Aussehen der Patientin zu passen. Auch das angeschlossene Pulsoximeter zeigte einen nahezu normalen Sättigungswert an (Kap. 8.1.2, S. 243). Die vom CO-Oximeter gemessene (fraktionelle) Sättigung wurde mit ca. 46% angegeben, denn die COHb-Fraktion betrug lediglich ca. 50%. Die Patientin war also schwer hypoxisch, was sich auch in dem pH-Wert von 7,068 sowie einem O_2-Content von 7,6 ml/dl äußerte.

Detailwissen: CO₂-Gehalt

CO₂-Vorkommen im Blut

Manche BGA-Geräte geben noch den sog. totalen CO₂-Gehalt (tCO₂) an. CO₂ liegt (wie Sauerstoff) im Blut zum Teil physikalisch gelöst vor. Der größte Teil des CO₂ liegt jedoch chemisch gebunden vor – in Form von HCO_3^- sowie gebunden an terminale Aminogruppen von Eiweißen:

Physikalisch gelöstes CO₂: Der Löslichkeitskoeffizient von CO_2 beträgt bei 37 °C 0,03 mmol/l pro mm Hg. Der physikalisch gelöste Anteil ist daher gering und beträgt bei 40 mm Hg CO_2 und 37 °C 1,2 mmol/l, das entspricht im arteriellen Blut lediglich ca. 5% und im venösen Blut ca. 5,5% des gesamten CO_2-Gehaltes. Der physikalisch gelöste CO_2-Anteil ist jedoch sehr wichtig, da CO_2 gut Membranen penetrieren kann, z.B. auch die Blut-Hirn-Schranke. Bikarbonat kann dagegen die Blut-Hirn-Schranke kaum penetrieren. Auch kann nur das physikalisch gelöste CO_2 über die Lungen abgeatmet werden. Für CO₂-bedingte Änderungen des pH-Wertes ist ebenfalls nur der physikalisch gelöste CO_2-Anteil verantwortlich. Außerdem wird CO_2 vor allem im physikalisch gelösten Zustand aus den Geweben ins Blut aufgenommen. Mit BGA-Geräten kann lediglich dieser physikalisch gelöste CO_2-Anteil (ca. 40 mm Hg im arteriellen Blut) gemessen werden.

HCO_3^-: Nur eines von ca. 1000 physikalisch im Plasma gelösten CO₂-Molekülen bildet zusammen mit H_2O ein Kohlensäuremolekül (H_2CO_3, Kap. 30.3.1, S. 443). Diese Reaktion läuft im Blut sehr langsam ab, da dort das katalysierende Enzym (die Carboanhydrase) fehlt. Das entstandene H_2CO_3 dissoziiert zu H^+ und HCO_3^-. Etwa 90% des ins arterielle Blut aufgenommenen CO_2 diffundiert in die Erythrozyten und bildet dort zusammen mit H_2O Kohlensäure (H_2CO_3). Diese Reaktion läuft in den Erythrozyten sehr schnell ab, da dort das Enzym Carboanhydrase vorhanden ist. Die Bildung von $H_2O + CO_2$ verläuft in den Erythrozyten ca. 10000-mal schneller ab als im Plasma. Etwa 96% des gebildeten H_2CO_3 dissoziiert zu H^+ und HCO_3^-. Die anfallenden H^+-Ionen werden vom Hämoglobin abgefangen (Hämoglobinpuffer, s.u.). In der Lunge wird bei der Aufnahme und Bindung von O_2 an das Hämoglobin H^+ wieder abgegeben (s.u.). Das freigesetzte H^+ bildet nun mit HCO_3^- Kohlensäure, die in CO_2 und H_2O zerfällt. Das bei O_2-Aufnahme vermehrt entstehende CO_2 wird gleichzeitig abgeatmet. Das in den Erythrozyten gebildete und negativ geladene Bikarbonat diffundiert aus den Erythrozyten ins Plasma. Um hierbei die Elektroneutralität zu wahren, diffundiert im Austausch Cl^- in die Erythrozyten. Dieses Phänomen ist als Chlorid-Shift bekannt (der Austausch von Bikarbonat gegen Cl^- ist auch im Bereich der Niere wichtig und hat bei der sog. Anionen-Lücke und einer längerfristigen Diuretika-Gabe Bedeutung (s.u.).

Carbaminoverbindungen: CO_2 bindet sich an terminale Aminogruppen von Eiweißen ($R-NH_2 + CO_2 \leftrightarrows R-NH-COOH$). Etwa 5% des CO_2 im arteriellen und ca. 7% des CO_2 im venösen Blut sind an Plasmaproteine gebunden. Ein Großteil des CO_2 bindet sich an das Hämoglobineinweiß, denn CO_2 diffundiert sehr leicht und in hohem Prozentsatz in die Erythrozyten. Die Bindung von CO_2 an das Hämoglobin wird erleichtert, wenn Hämoglobin den gebundenen Sauerstoff abgibt. Reduziertes Hämoglobin kann ca. 3,5-mal so viel CO_2 binden wie oxygeniertes Hb. Nimmt andererseits das Hämoglobin Sauerstoff in der Lunge auf, nimmt die CO_2-Bindungskapazität deutlich ab, CO_2 diffundiert dann aus den Erythrozyten ab und wird über die Lungen abgeatmet. Umgekehrte Verhältnisse finden im Gewebe statt. Dieses Phänomen wird als Haldane-Effekt bezeichnet. Insgesamt werden nur ca. 1,7 mmol CO_2 im venösen Blut an Hb gebunden transportiert. Dennoch macht dieser geringe Anteil ca. 30% der arteriovenösen CO_2-Gehaltsdifferenz aus.

Normalwerte

Der CO₂-Content (tCO₂) beträgt im arteriellen Blut normalerweise ca. 21,5 mmol/l, im gemischtvenösen Blut ca. 23,3 mmol/l. Die arteriovenöse Differenz beträgt damit 1,8 mmol/l. Viele Blutgasanalysegeräte geben den tCO₂ auch in Vol% (ml/100 ml) an. Für das arterielle Blut beträgt der Normalwert ca. 48 ml/dl, im gemischtvenösen Blut sind es 52 ml/dl. Die a-v-CO_2-Gehaltsdifferenz beträgt 4 ml/dl. 60% dieser arteriovenösen CO_2-Gehaltsdifferenz stammt aus dem HCO_3^-, 30% aus den Carbaminoverbindungen und 10% aus dem physikalisch gelösten CO_2.

Mit ansteigendem pCO₂ nimmt der CO₂-Content im Blut stetig zu. Während der O_2-Content sehr schnell ein Plateau erreicht (s.o.), ist dies beim CO_2-Content nicht der Fall.

BGA-Geräte bestimmen den CO₂-Content anhand bestimmter Nomogramme (z.B. Sigaard-Andersen-Nomogramm).

pH-Wert

Die normale Wasserstoffionenkonzentration von arteriellem Blut und extrazellulärer Flüssigkeit beträgt 36–44 nmol $\times$ l^{-1}. Da diese Zahl extrem klein ist, wird sie in Form des pH-Wertes angegeben. Der pH-Wert stellt den negativ genommenen 10er-Logarithmus der Wasserstoffionenkonzentration dar. Eine Wasserstoffionenkonzentration von 36–44 nmol $\times$ l^{-1} entspricht einem pH-Wert von 7,44–7,36. Der normale pH-Wert beträgt 7,4 ± 0,04 (7,36–7,44).

Eine zu hohe Wasserstoffionenkonzentration führt zu einem Abfall des pH-Wertes unter 7,36, d.h. zu einer Azidose. Eine zu niedrige Wasserstoffionenkonzentration führt zu einem Anstieg des pH-Wertes über 7,44, d.h. zu einer Alkalose. Beide Störungen beeinträchtigen gleichermaßen die Funktion der Organe.

Um Störungen des pH-Wertes und damit des Säure-Basen-Haushaltes besser verstehen zu können, soll nochmals der Begriff der Säure bzw. Base definiert werden.

Säuren sind Substanzen, die in wässriger Lösung Wasserstoffionen (H⁺) abgeben. Eine der wichtigsten Säuren des Körpers ist die Kohlensäure (H_2CO_3). Sie bildet sich aus CO_2 und H_2O. Die Kohlensäure ist eine relativ schwache Säure. Sie kann Wasserstoffionen abgeben, dabei entsteht Bikarbonat (HCO_3^-).

$$H_2CO_3 \rightarrow H^+ + HCO_3^-$$

Basen sind Substanzen, die in wässriger Lösung Wasserstoffionen (H⁺) aufnehmen. Eine der wichtigsten Basen im Körper ist das Bikarbonat (HCO_3^-). Durch Aufnahme von Wasserstoffionen entsteht Kohlensäure (H_2CO_3).

$$HCO_3^- + H^+ \rightarrow H_2CO_3$$

Für den ungestörten Ablauf vieler Funktionen im Organismus ist es wichtig, dass ein möglichst normaler pH-Wert, d.h. eine normale Wasserstoffionenkonzentration aufrechterhalten wird.

Ein normaler pH-Wert ist wichtig für:

- Funktion der Enzymsysteme: Viele enzymatische Stoffwechselreaktionen sind pH-Wert-abhängig und werden damit durch pH-Änderungen beeinflusst.
- Elektrolytverteilung: Bei einer Azidose wird z.B. Kalium aus den Zellen freigesetzt, und es entsteht eine Hyperkaliämie im Plasma. Durch die im Rahmen einer Alkalose auftretende Hypokaliämie können Herzrhythmusstörungen verschlimmert werden.
- Myokardiale Kontraktilität: Eine Azidose vermindert die myokardiale Kontraktilität. Liegt der arterielle pH-Wert unter ca. 7,1, ist die Ansprechbarkeit des Herzens auf Katecholamine vermindert.
- Gefäßwiderstand: Eine Alkalose verursacht eine Vasokonstriktion z.B. der Zerebral- und Koronararterien.
- Optimale Sauerstoffsättigung des Hämoglobins: Eine Alkalose führt zu einer Linksverschiebung der Sauerstoffdissoziationskurve. Hierdurch wird die Oxygenierung des Gewebes negativ beeinträchtigt. Eine Azidose führt dagegen zu einer Rechtsverschiebung der Sauerstoff-Bindungskurve, wodurch die O_2-Abgabe ans Gewebe verbessert wird.
- Medikamentenwirkungen: Die Wirkung vieler Medikamente ist stark vom pH-Wert abhängig. Zum Beispiel führt eine Azidose/Alkalose zur Verschiebung des Dissoziationsgleichgewichtes von Lokalanästhetika (Kap. 14.1.3, S. 299). Im azidotischen Bereich nimmt die Konzentration der freien Base und damit die Diffusionsgeschwindigkeit ab (Kap. 14.1.3, S. 299).

20.3.2 Normalwerte einer BGA

In Abbildung 20.2b ist ein Ausdruck eines BGA-Gerätes dargestellt. In Tabelle 20.2 sind die von einem BGA-Gerät ausgedruckten Werte (Normalwerte) angegeben.

Normalwerte in gemischtvenösem Blut

Gemischtvenöses Blut ist sauerstoffarm, der p_aO_2 beträgt nur ca. 40 ± 5 mm Hg (5,3 ± 0,7 kPa). Der pCO_2 beträgt normalerweise 46 mm Hg (6,1 kPa), die Sauerstoffsättigung ca. 75%. Zumeist wird aus gemischtvenösem Blut der Sättigungswert beurteilt. Ist die gemischtvenöse Sättigung zu niedrig, spricht dies – falls arterielle Sättigung, Hb-Wert sowie peripherer Sauerstoffverbrauch normal sind – für einen zu geringen Blutfluss mit vermehrter Ausschöpfung des Blutes. Dies ist typisch für eine Herzinsuffizienz. Bei einer niedrigen gemischtvenösen Sauerstoffsättigung muss meist ein Katecholamin (z.B. Dobutamin; Kap. 23.2.1, S. 489) verabreicht werden, um die Inotropie und damit das Herzminutenvolumen zu steigern.

Eine Sauerstoffsättigung im gemischtvenösen Blut von 75% bedeutet, dass die arterielle Sättigung (normalerweise knapp 100%) um ca. 25% abgefallen ist. Der Sauerstoffgehalt des gemischtvenösen Blutes ist ebenfalls um ca. 25% niedriger als der des arteriellen Blutes (s.o.) und beträgt anstatt ca. 20 ml/100 ml Blut noch ca. 15 Vol%.

20.4 Kompensationsmechanismen des Körpers zur Korrektur von pH-Wert-Abweichungen

Die Konstanz des pH-Wertes des Körpers wird durch stetig anfallende Säuren und Basen gefährdet. Ein Teil der **anfallen-**

Tab. 20.2 Normalwerte der Parameter eines Blutgasanalysegeräts; HCO₃-Std = Standardbikarbonat, HCO₃-akt = aktuelles Bikarbonat, BE_B = Base excess (Blut), BE_ecf Base excess (Extracellulärflüssigkeit), S = Sättigung.

Parameter	Normalwert in arteriellem Blut	Normalwert in zentral-/gemischtvenösem Blut
pH	7,4 ± 0,04	
p_aO_2	97 mm Hg (13 kPa)	40 ± 5 mm Hg (5,3 ± 0,7 kPa)
p_aCO_2	40 mm Hg (5,3 kPa)	46 ± 5 mm Hg (6,1 ± 0,7 kPa)
HCO₃-Std	22–26 mmol/l	
HCO₃-akt	22–26 mmol/l	
BE_B	0 ± 3	
BE_ecf	0 ± 3	
SO₂	96–98%	75%
O₂-Content	ca. 20 Vol%	ca. 15 Vol%
CO₂-Content	48 ml/dl (48 Vol%)	52 ml/dl (52 Vol%)

den Säuren stammt aus der Nahrung. Die meisten Säuren entstehen jedoch im Stoffwechsel. Zum Beispiel entstehen bei körperlicher Arbeit in den Muskelzellen saure Stoffwechselprodukte, insbesondere Milchsäure (Laktat), und beim Abbau der Kohlenhydrate entstehen große Mengen Kohlendioxid. Bereits beim ruhenden Erwachsenen entstehen pro Tag ca. 20000 mmol CO_2. Unter körperlicher Arbeit kann der CO_2-Anfall pro Tag sogar 10fach höher sein. Im Rahmen des Proteinkatabolismus fallen außerdem pro Tag ca. 50–80 mmol (nicht flüchtige) Säuren an. Es wird zwischen flüchtigen Säuren, die über die Lunge abgeatmet werden (CO_2) und nicht flüchtigen Säuren, die über die Niere ausgeschieden werden, unterschieden.

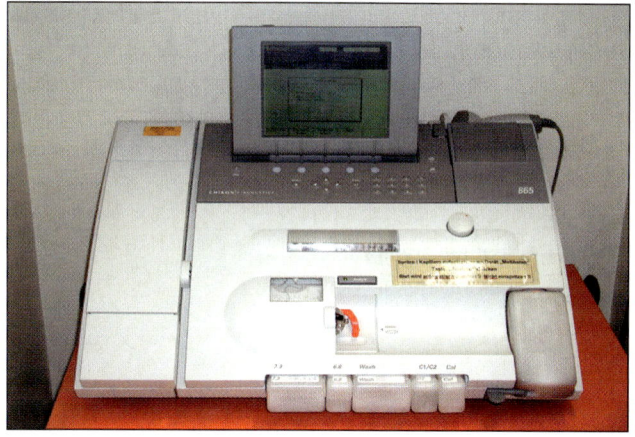

a)

Patientenprobenbericht

System	865 - 4857	Datum	05. September
		Uhrzeit	12.54
Sequenznr.:	13710	Entnahmedatum	
Proben - ID		Entnahmezeit	
Art:	arteriell	Bediener - ID	61
Patient – ID	13	Geschlecht	
Geburtsdatum		Arzt – ID	
Alter		Abteilung	

Spritze Säure/Base 37°C		**Einheiten**	**Normalbereich**	
pH	7,258 ↓		(7,350 -	7,450)
pCO₂	80,7 ↑	mmHg	(35,0 -	45,0)
pO₂	486,7 ↑	mmHg	(75,0 -	100,0)
HCO₃ – akt	35,2	mmol/l		
HCO₃ – std	29,7	mmol/l		
BE (B)	5,7	mmol/l		
BE (ecf)	8,1	mmol/l		

Sauerstoff 37°C				
cHb	12,2	g/dl	(12,0 -	18,0)
Hkt	36	%		
ctO₂ (a)	18,2	ml/dl	(15,0 -	23,0)
pO₂	486,7 ↑	mmHg	(75,0 -	100,0)
sO₂	99,7 ↑	%	(92,0 -	98,5)
FO₂Hb	98,6 ↑	%	(94,0 -	97,0)
FCOHb	0,3	%	(0,0 -	1,5)
FMetHb	0,8	%	(0,0 -	1,5)
FHHb	0,3	%	(0,0 -	5,0)

Elekrolyte				
Na⁺	135,1	mmol/l	(135,0 -	148,0)
K⁺	3,61	mmol/l	(3,50 -	5,30)
Ca⁺⁺	1,13	mmol/l	(1,13 -	1,32)
Cl⁻	103	mmol/l	(98 -	106)

Metabolite				
Glukose	145 ↑		(67 -	93)

↑ oder ↓ = außerhalb des Normalbereiches

Abb. 20.2 Blutgasanalysegerät und -ausdruck; **a:** modernes Blutgasanalysegerät (Serie 865; vollautomatisches Blutgas-, Elektrolyt-, Glukose-, Laktat-, CO-Oximetersystem; Fa. Chiron Diagnostics) **b:** Ausdruck einer »Blutgasanalyse« aus einem modernen Blutgasanalysegerät (865, Fa. Chiron Diagnostics); Patientin, die wegen massiver Glottiseinengung und eines Stridors bei Kehlkopfkarzinom mit 4,0er-Tubus notfallmäßig intubiert und mit 100% Sauerstoff beatmet wurde (respiratorische Azidose); nach operativer Versorgung Intubation mit 7,0er-Tubus und Normalisierung der Blutgase. p = Partialdruck, c = Konzentration, ct = content = Gehalt, f = Fraktion, O₂Hb = oxygeniertes Hämoglobin, COHb = Kohlenmonoxidhämoglobin, MetHb = Methämoglobin, HHb = desoxygeniertes Hämoglobin, s = Sättigung.

b)

Der Körper besitzt eine Reihe von **Kompensationsmechanismen**, um drohenden Entgleisungen des Säure-Basen-Haushaltes entgegenzuwirken. Ziel sämtlicher Kompensationsmechanismen ist es stets, den pH-Wert im Normbereich zu halten bzw. in den Normbereich zurückzubringen. Zu den Kompensationsmöglichkeiten gehören:

- Puffersysteme
- das Regulationsorgan Lunge
- das Regulationsorgan Niere

Puffersysteme

Überangebote an Säuren oder Basen werden zunächst kompensatorisch gepuffert. Die Pufferung setzt sofort ein. Als »Puffer« werden Substanzgruppen bezeichnet, die saure oder basische Valenzen abfangen, chemisch binden und dadurch stärkere pH-Änderungen verhindern können. Puffersubstanzen sind Lösungen, deren pH-Wert sich bei Zugabe einer Säure oder Base nicht wesentlich ändert. Werden dem Puffergemisch H^+-Ionen zugeführt, bindet der Puffer diese Ionen. Werden hingegen Basen hinzugefügt, setzt der Puffer H^+-Ionen frei. Auf dieser Weise bleibt der pH-Wert weitgehend konstant. Puffer bestehen aus dem Gemisch einer schwachen Säure mit einem ihrer Salze oder aus dem Gemisch einer schwachen Base mit einem ihrer Salze.

Dem Körper stehen mehrere solcher Puffersysteme zur Verfügung:

- Kohlensäure-Bikarbonat-Puffersystem
- Hämoglobin-Puffersystem
- Phosphat-Puffersystem
- Protein-Puffersystem

Das Kohlensäure-Bikarbonat-Puffersystem wird als sog. Bikarbonatpuffer den anderen sog. Nicht-Bikarbonatpuffern gegenübergestellt. Die Pufferkapazität des Blutes wird zu ungefähr gleichen Teilen von den Bikarbonatpuffern und den Nicht-Bikarbonatpuffern abgedeckt. Der Hämoglobinpuffer macht ca. 80% der Nicht-Bikarbonatpuffer aus.

Von den Puffersystemen im Plasma ist der Kohlensäure-Bikarbonat-Puffer von großer klinischer Bedeutung, da er sich durch die Laboranalyse leicht erfassen lässt. Er wird anhand der Bestimmung des Standardbikarbonat-Wertes (s.o.) überwacht.

Fallen viele nicht flüchtige Säuren an, werden deren H^+-Ionen von HCO_3^- gebunden. Bikarbonat wird verbraucht (Kap. 20.3.1, S. 443). Das Standardbikarbonat ist erniedrigt, der »base excess« wird negativ. Außerdem scheidet die Niere vermehrt H^+-Ionen aus und resorbiert mehr Bikarbonat zurück (s.u.). Ist dies jedoch aufgrund einer Nierenschädigung nicht möglich, droht eine renal bedingte Azidose (Kap. 55.2, S. 801).

Regulationsorgan Lunge

Der weitaus größte Anteil der Säure wird durch Abgabe von flüchtigem CO_2 über die Lunge ausgeschieden. Ein Anstieg des CO_2-Partialdrucks im Blut stimuliert das Atemzentrum und führt zu einer vermehrten CO_2-Abgabe über die Lunge. Sinkt die CO_2-Konzentration durch vermehrte Atmung hingegen ab, steigt der pH-Wert an.

Metabolische Störungen werden über die Lunge relativ schlecht kompensiert (z.B. ist bei einer schweren metabolischen Alkalose keine starke Hypoventilation zu erwarten, da die hypoventilationsbedingte Hypoxie zu einer Atemstimulation führt). Der p_aCO_2 kann kompensatorisch maximal bis ca. 55 mm Hg ansteigen.

Während Puffersysteme sofort wirken, beginnt der Kompensationsmechanismus über die Lunge erst nach einigen Minuten.

Regulationsorgan Niere

Neben den großen Mengen an abatembarem CO_2 entstehen im Körper auch geringe Mengen an nicht flüchtigen, sog. fixen Säuren. Diese können definitionsgemäß nicht über die Lungen abgeatmet werden. Hier muss das Regulationsorgan Niere aktiv werden. Durch verschiedene Austauschvorgänge an den Tubuluszellen kann mehr oder weniger Bikarbonat rückresorbiert werden. In den Zellen der Nierentubuli ist das Enzym Carboanhydrase vorhanden, sodass sich leicht aus CO_2 und H_2O Kohlensäure bildet, die in H^+ und HCO_3^- dissoziiert. Eine mäßige chronische respiratorische Störung kann durch renale Kompensationsmechanismen nahezu vollständig kompensiert werden. Diese renalen Kompensationsmechanismen laufen relativ langsam ab. Sie benötigen 48–72 Stunden, bis sie maximal wirken. Sie sind deshalb besonders für chronische Störungen des Säure-Basen-Haushaltes von Bedeutung. Das renal rückresorbierte Bikarbonat kann die Lipidmembranen der Zellen nur schwer überschreiten. Daher wird sich der intrazelluläre pH-Wert nicht im selben Ausmaß verändern wie der pH-Wert des Blutes oder der extrazellulären Flüssigkeit.

20.5 Beurteilung von Störungen des Säure-Basen-Haushalts

20.5.1 Allgemeine Bemerkungen

Anhand des pH-Wertes kann festgestellt werden, ob eine Alkalose (>7,44) oder eine Azidose (>7,36) vorliegt. Ob eine Azidose bzw. Alkalose respiratorisch oder metabolisch bedingt ist, muss letztlich anhand des arteriellen Kohlendioxidpartialdrucks und anhand der Konzentration des Standardbikarbonats erkannt werden. Zur Beurteilung von Störungen des

Säure-Basen-Haushalts müssen also pH-Wert, Kohlendioxid-partialdruck und Plasmabikarbonatkonzentration (oder »base excess«) bekannt sein.

Anhand der Henderson-Hasselbalch-Gleichung (Kap. 20.3.1, S. 443) können Störungen des Säure-Basen-Haushalts erklärt und verstanden werden.

$$pH = pK + \log \frac{HCO_3^-}{pCO_2} = \frac{HCO_3^-}{0,03 \times pCO_2} = \frac{24}{0,03 \times 40} = \frac{24}{1,2} = \frac{20}{1}$$

Werden in diese Gleichung die Normalwerte für die arterielle Standardbikarbonat-Konzentration (24 mmol/l) und den arteriellen CO_2-Partialdruck (40 mm Hg) eingesetzt, ergibt sich ein Quotient von 20:1. Ist z.B. die Bikarbonatkonzentration (bei normalem pCO_2) erhöht, wird dieser Quotient größer, d.h. der pH-Wert steigt an und verändert sich in Richtung Alkalose. Ist die CO_2-Konzentration erhöht, wird dieser Quotient kleiner, der pH-Wert fällt ab und verändert sich in Richtung Azidose.

Falls die Veränderungen der Bikarbonat- und Kohlendioxidkonzentration im Plasma proportional verlaufen, also z.B. die Bikarbonat- und die CO_2-Konzentration gleichzeitig erhöht oder gleichzeitig erniedrigt sind, sodass der Quotient von 20 : 1 ungefähr gewahrt ist, dann bleibt der pH-Wert innerhalb oder nahe des Normalbereiches, auch wenn eine Störung des Säure-Basen-Haushalts vorliegt. Auf dieser Tatsache beruhen respiratorische und renale Kompensationsmechanismen.

Es können primär respiratorisch und primär nicht respiratorisch (= metabolisch) bedingte Störungen des Säure-Basen-Haushaltes unterschieden werden (auch kombinierte respiratorische und metabolische Störungen sind möglich).

Bei einer **primär respiratorischen Störung** ist initial der CO_2-Partialdruck pathologisch verändert. Der p_aCO_2 wird als sog. »respiratorischer Parameter« bezeichnet.

Bei einer **primär metabolischen Störung** ist initial der Standardbikarbonatwert (und der »base excess«; BE) verändert. Standardbikarbonat und BE werden als sog. »metabolische Parameter« bezeichnet.

Von einer **dekompensierten Störung** wird gesprochen, wenn der pH-Wert außerhalb des Normbereichs (7,36–7,44) liegt. Reichen die Kompensationsmöglichkeiten des Organismus noch aus, um einen pH-Wert im Normbereich zu halten, wird von einer **kompensierten Störung** des Säure-Basen-Haushaltes gesprochen.

Eine primär metabolische Störung versucht der Körper durch eine gleichsinnige Änderung des respiratorischen Parameters zu kompensieren. Ist z.B. initial das Standardbikarbonat zu niedrig, versucht der Körper auch den CO_2-Wert zu erniedrigen, um den Quotienten HCO_3^-/CO_2 (s. auch Tab. 20.3) und damit den pH-Wert in den Normbereich zu bringen.

Bei einer primär respiratorischen Störung z.B. bei einem chronisch erhöhten p_aCO_2 versucht der Körper kompensatorisch HCO_3^- über die Niere zurückzubehalten. Die Kompen-

Tab. 20.3 Primäre Störung des Säure-Basen-Haushalts und Kompensationsmechanismen.

$$\text{Ziel: } \frac{HCO_3^-}{pCO_2 \times 0,03} = \frac{20}{1} = \text{normal}$$

primäre Störung	Kompensation
↑ pCO_2 (respiratorische Azidose)	↑ HCO_3^- (metabolische Alkalose)
↓ pCO_2 (respiratorische Alkalose)	↓ HCO_3^- (metabolische Azidose)
↓ HCO_3^- (metabolische Azidose)	↓ pCO_2 (respiratorische Alkalose)
↑ HCO_3^- (metabolische Alkalose)	↑ pCO_2 (respiratorische Azidose)

sation besteht wiederum darin, dass sich die Konzentration des anderen Parameters in die gleiche Richtung verändert wie die des primär gestörten Parameters, um den Quotienten HCO_3^-/pCO_2 und damit den pH-Wert im Normbereich zu halten bzw. wieder in den Normbereich zu bringen.

Das Ausmaß der zu erwartenden Kompensationsmechanismen kann im Prinzip quantitativ berechnet werden (s.u.).

20.5.2 Primär respiratorische Azidose

Ursache einer primär respiratorischen Azidose ist eine verminderte CO_2-Ausscheidung über die Lungen (Hypoventilation) mit erhöhtem p_aCO_2. Ein Anstieg des arteriellen Kohlendioxidpartialdrucks führt – aufgrund der Hydratation des Kohlendioxids (Kap. 20.3.1, S. 443) – initial zu einer Erhöhung der Wasserstoffionenkonzentration.

Die wichtigsten **Ursachen** einer respiratorischen Azidose sind Verlegung der Atemwege, zentrale Atemdepression, Lungenerkrankungen, Erkrankungen der Thoraxwand, neurologische oder neuromuskuläre Erkrankungen. Sehr selten kann eine respiratorische Azidose auch durch eine enorm erhöhte Kohlendioxidproduktion im Stoffwechsel (z.B. maligne Hyperthermie; Kap. 32, S. 627) bedingt sein.

Akute respiratorische Azidosen müssen respiratorisch(!) behandelt werden. Die der Hypoventilation zugrunde liegende Störung muss beseitigt werden.

Gegebenenfalls ist eine Steigerung der Ventilation durch assistierte oder kontrollierte Beatmung notwendig. Eine Gabe von Puffersubstanzen (z.B. Natriumbikarbonat; s.u.) ist normalerweise nicht indiziert.

Kompensation

Bei einem chronischen Anstieg der Kohlendioxidkonzentration im Plasma kommt es über renale Kompensationsmechanismen zu einer vermehrten Bikarbonatrückresorption und einer vermehrten Ausscheidung von H^+-Ionen und Chloridionen über die Nierentubuli. Ein chronisch stark erhöhter

pCO_2 sollte mittels maschineller Beatmung nicht akut normalisiert werden, denn die Nieren können die kompensatorisch stark erhöhten Plasmabikarbonat-Konzentrationen nur langsam ausscheiden. Die Folge wäre eine metabolische Alkalose, die evtl. zu neuromuskulärer Übererregbarkeit, zentralvenöser Übererregbarkeit und zerebralen Krampfanfällen führen könnte.

Detailwissen:

Messwerte-Konstellation bei primär respiratorischer Azidose

Liegt eine akute nicht kompensierte respiratorische Azidose vor, ändert sich der pH-Wert um jeweils 0,07 pH-Wert-Einheiten, wenn der pCO_2-Wert um 10 mm Hg ansteigt (bzw. bei Änderung des CO_2 um 1 kPa ändert sich der pH-Wert um 0,053). Ist die pH-Änderung pro 10 mm Hg pCO_2 größer als 0,07, liegt eine begleitende metabolische Azidose vor. Beträgt die pH-Änderung pro 10 mm Hg pCO_2 0,03–0,07, handelt es sich um eine teilweise kompensierte respiratorische Azidose. Bei einer chronischen, kompensierten Azidose ist der pH-Wert nur noch um 0,03 Einheiten pro Änderung des pCO_2-Wertes um 10 mm Hg verändert (bzw. pro 1 kPa = 0,025). Beträgt die pH-Änderung pro pCO_2 dagegen weniger als 0,03, liegt eine begleitende metabolische Alkalose vor.

Durch Bindung von CO_2 an H_2O kommt es zur Bildung von H_2CO_3. Durch dessen Dissoziation steigt das Bikarbonat akut um 0,8–1,0 mmol/l pro Anstieg des CO_2 um 10 mm Hg. In der Kompensation (chronische Störung) beträgt der Anstieg des HCO_3^- ca. 3–4 mmol/l pro Anstieg des pCO_2 um 10 mm Hg.

20.5.3 Primär respiratorische Alkalose

Eine primär respiratorische Alkalose ist durch einen erniedrigten pCO_2 aufgrund einer gesteigerten CO_2-Ausscheidung der Lunge (Hyperventilation) gekennzeichnet. Die wichtigsten Ursachen einer respiratorischen Alkalose sind absichtliche (kontrollierte) Hyperventilation (z.B. bei Patienten mit Schädel-Hirn-Trauma), unbeabsichtigte Hyperventilation (z.B. falsche Einstellung des Respirators), Hyperventilationstetanie, Angst oder Aufregung.

Tab. 20.4 (Nicht) kompensierter Zustand bei primär respiratorischer Azidose.

Parameter	nicht kompensiert	kompensiert
pCO_2	↑: >45 mm Hg	↑: >45 mm Hg
pH-Wert	↓: pro 10 mm Hg (bzw. 1 kPa) CO_2-Anstieg fällt der pH-Wert um 0,07 (bzw. 0,053) ab	leicht ↓, unterer Normbereich: pro Änderung des pCO_2 um 10 mm Hg (bzw. 1 kPa) Abfall des pH-Wertes um 0,03 (bzw. 0,023)
BE	Normbereich	↑: > +3
Bikarbonat	leicht ↑: pro Anstieg des pCO_2 um 10 mm Hg steigt das Bikarbonat um 0,8–1,0 mmol/l an	↑: pro 10 mm Hg CO_2-Anstieg ist das Bikarbonat ca. 3–4 mmol/l erhöht
tCO_2	↑	↑

> Bei einer respiratorischen Alkalose muss die der Hyperventilation zugrunde liegende Störung beseitigt werden.

Kompensation

Länger anhaltende respiratorische Alkalosen werden metabolisch kompensiert. Über die Nieren wird vermehrt Bikarbonat mit dem Urin ausgeschieden. Um den Abfall der Plasmabikarbonatkonzentration auszugleichen und um die Elektroneutralität aufrechtzuerhalten, wird Chlorid zurückgehalten. Daher tritt bei einer respiratorischen Alkalose (neben einer leichten Hypokaliämie) auch eine Hyperchlorämie auf.

Detailwissen:

Messwerte-Konstellation bei primärer respiratorischer Alkalose

Bei einer akuten und nicht kompensierten respiratorischen Alkalose erhöht sich der pH-Wert um jeweils 0,08 pro Abfall des pCO_2-Wertes um 10 mm Hg (bzw. um 0,06 pro Erniedrigung des p_aCO_2 um 1 kPa). Bei einem pH-Anstieg um 0,03–0,08 pro Abfall des p_aCO_2 um 10 mm Hg handelt es sich um eine teilweise kompensierte respiratorische Azidose. Liegt eine chronische, kompensierte Alkalose vor, beträgt der Anstieg des pH-Wertes lediglich 0,03 pro Abfall des pCO_2 um 10 mm Hg (bzw. Anstieg des pH-Wertes um 0,021 pro Abfall des p_aCO_2 um 1 kPa). Ist diese pH-Änderung pro pCO_2-Abfall um 10 mm Hg kleiner als 0,03, liegt eine begleitende metabolische Azidose vor. Ist diese pH-Änderung dagegen pro Abfall des p_aCO_2 um 10 mm Hg größer als 0,08, liegt eine begleitende metabolische Alkalose vor.

Durch Verschiebung des Gleichgewichtes $H_2O + CO_2 \rightleftarrows H_2CO_3 \rightleftarrows H^+ + HCO_3^-$ kommt es zu einem Abfall des Bikarbonats um 2 mmol pro Erniedrigung des p_aCO_2 um 10 mm Hg. In der Kompensation kommt es zu einem Abfall des HCO_3^- um 4–6 mmol/l pro Abfall des CO_2 um 10 mm Hg.

20.5.4 Metabolische Azidose

Bei einer metabolischen Azidose sind fixe Säuren vermehrt oder Basen vermindert. Die Bikarbonatkonzentration (bzw. der BE) ist vermindert, da bei der Pufferung überschüssiger Säuren Bikarbonat verbraucht wird oder da Bikarbonat z.B. durch eine Dünndarmdrainage verloren geht.

Eine Anhäufung nicht flüchtiger Säuren ist möglich durch:
- Schock (vermehrte Milchsäureproduktion [Laktatbildung] aufgrund einer anaeroben Glykolyse)
- diabetische Ketoazidose
- Hungerazidose

Ein Verlust von Bikarbonat ist möglich durch:
- Verlust von Pankreassaft
- Durchfälle
- Dünndarmdrainage

Kompensation

Bei der metabolischen Azidose wird kompensatorisch die alveoläre Ventilation und damit die Abatmung von CO_2 ge-

Tab. 20.5 (Nicht) kompensierter Zustand bei primär respiratorischer Alkalose.

Parameter	nicht kompensiert	kompensiert
CO_2	↓: <35 mm Hg	↓: <35 mm Hg
pH-Wert	↑: >7,44; pro Abfall des p_aCO_2 um 10 mm Hg (bzw. 1 kPa) steigt der pH-Wert um 0,08 (bzw. 0,06) an	leicht ↑, oberer Normbereich: pro Abfall des p_aCO_2 um 10 mm Hg (bzw. 1 kPa) steigt der pH-Wert um 0,03 (bzw. 0,021) an
BE	Normbereich	↓: <−3
Bikarbonat	normal oder leicht ↓: pro Abfall des p_aCO_2 um 10 mm Hg ist das Bikarbonat um 2 mmol/l erniedrigt	↓: pro Abfall des p_aCO_2 um 10 mm Hg ist das Bikarbonat um ca. 4–6 mmol/l erniedrigt (Bikarbonat < Standardbikarbonat)
tCO_2	↓	↓

steigert. In den Nieren kommt es zu einer kompensatorisch vermehrten Ausscheidung von H^+-Ionen in Form von Ammoniumionen (NH^+). Ein dritter Kompensationsmechanismus besteht darin, dass im Knochen vorhandene Puffersubstanzen (Bikarbonate) verbraucht werden, um die im Kreislauf vorhandenen fixen Säuren zu neutralisieren. Eine chronische metabolische Azidose (z.B. im Rahmen einer chronischen Niereninsuffizienz) vermindert daher normalerweise die Knochenmasse und begünstigt evtl. pathologische Frakturen.

Metabolische Azidosen müssen metabolisch kompensiert werden, nicht respiratorisch.

Neben einer kausalen Therapie (z.B. Therapie des Volumenmangelschocks) kann evtl. auch eine Puffersubstanz, z.B. 8,4%iges Natriumbikarbonat oder 0,3%iges TRIS (THAM) verabreicht werden. Es gibt jedoch keine zuverlässigen Studien, die unter der Therapie mit Puffersubstanzen ein besseres Outcome (z.B. nach einer Reanimation) hätten nachweisen können (Kap. 87.2, S. 1239). Insgesamt wird die Gabe von

Bikarbonat in den letzten Jahren zunehmend kritischer gesehen. Die Nebenwirkungen einer Azidose wurden deutlich über- und die Nebenwirkungen einer Bikarbonat-Gabe wurden deutlich unterschätzt. Eine Bikarbonat-Gabe wird oft erst empfohlen, wenn die Plasmabikarbonatkonzentration unter 15 mmol/l abgefallen ist. Es reicht sicherlich aus, die Bikarbonatkonzentration auf einen Wert von 18–20 mmol/l anzuheben. Oft wird es auch als ausreichend angesehen, wenn erst bei einem Abfall des pH-Wertes unter 7,2 gepuffert wird; zum Teil wird selbst dann die Indikation zur Pufferung als nicht gegeben angesehen. Normalerweise wird die Hälfte der errechneten Puffermenge infundiert, danach sollte der Therapieerfolg anhand einer arteriellen BGA überprüft werden, ggf. wird eine weitere Dosis an Pufferlösung verabreicht.

Natriumbikarbonat

Berechnung des Natriumbikarbonatbedarfs

BE × 0,3 × kg KG = mmol 8,4%iges Natriumbikarbonat (da 1 mmol = 1 ml, gilt: BE × 0,3 × kg KG = ml 8,4%iges Natriumbikarbonat).

Der Faktor 0,3 erklärt sich dadurch, dass der Extrazellulärraum einschließlich des Intravasalraums (wo sich die Pufferlösung verteilen soll) knapp 30% des Körpergewichts ausmacht. Initial sollten nicht mehr als 1–2 mmol/kg KG Natriumbikarbonat per infusionem (nicht als Bolus) verabreicht werden.

Wirkungsweise

Normalerweise wird als Puffersubstanz Natriumbikarbonat verwendet. Bikarbonat wirkt vor allem extrazellulär, da es Zellmembranen (im Unterschied zu CO_2) nur schlecht durchdringen kann. Es ist jedoch zu beachten, dass eine Bikarbonat-Gabe zu einer deutlichen CO_2-Produktion führt (Kap. 20.3.1, S. 443), sodass eine effiziente CO_2-Elimination sichergestellt sein sollte. Ist die Ventilation nicht steigerbar oder liegt eine

Tab. 20.6 (Nicht) kompensierter Zustand bei metabolischer Azidose.

Parameter	nicht kompensiert	kompensiert
Bikarbonat	↓: < 22 mmol/l	↓: < 22 mmol/l
BE	↓: <−3 mmol/l	↓: <−3
pH-Wert	↓: <7,36; pro Abfall des HCO_3^- um 1 mmol/l fällt der pH-Wert um 0,02	leicht ↓, unterer Normbereich
pCO_2	± 0	↓: <35 mm Hg); pro Abfall des HCO_3^- um 1 mmol/l kommt es zu einem CO_2-Abfall um 1,1 mm Hg (0,15 kPa)

Spezielle Narkosevorbereitungen

unzureichende Gewebeperfusion mit ungenügendem Abtransport von CO_2 vor, besteht die Gefahr einer paradoxen intrazellulären Azidose. Durch das entstehende CO_2 kann die puffernde Wirkung vermindert werden, insbesondere intrazellulär (z.B. im Gehirn), da CO_2 wesentlich leichter durch Zellmembranen und auch durch die Blut-Hirn-Schranke diffundiert als Bikarbonat.

Reanimationsbedingungen

Unter Reanimationsbedingungen entsteht typischerweise eine metabolische (Lakt-)azidose (s. S. 453). Aufgrund der stark verminderten Gewebs- und Lungenperfusion ist die CO_2-Elimination stark beeinträchtigt. Im Gewebe und im venösen Blut ist der pCO_2 erhöht, meist auch dann, wenn im arteriellen Blut der CO_2-Wert erniedrigt ist. Auch aufgrund dieser Tatsachen wird die Gabe von Bikarbonat im Rahmen einer Reanimation inzwischen nur sehr zurückhaltend empfohlen (s. auch Kap. 87.2, S. 1239). Falls eine Hypernatriämie vorliegt, ist die Gabe von Natriumbikarbonat kontraindiziert, denn mit Natriumbikarbonat werden große Mengen Natrium verabreicht. In diesen Fällen sollte (natriumfreier) TRIS-Puffer (s.u.) verwendet werden.

Eine unkritische Dosierung von Puffersubstanzen kann zu einer Alkalose führen, die eine Reihe von Nebenwirkungen hat. Es droht z.B. eine Linksverlagerung der Sauerstoffdissoziationskurve. Außerdem führt eine Alkalose zu einer Bindung des ionisierten Calciums an Bikarbonat und damit zu einem entsprechenden Abfall der freien Plasmacalciumkonzentration.

> Bikarbonat ist ungefähr sechsmal hypertoner als Plasma (ca. 2000 mosmol), sodass eine Hyperosmolarität des Plasmas erzeugt wird und bei peripherer Gabe eine Thrombophlebitis droht.

TRIS

Berechnung des Bedarfs an TRIS-Puffer

BE $\times$ 0,3 $\times$ kg KG = mmol TRIS. Da 0,3 mmol = 1 ml entsprechen, gilt:

BE $\times$ kg KG = ml TRIS (1 ml entspricht 0,3 mmol; Achtung: zum Teil steht auch TRIS-Konzentrat mit 3,0 mmol/ml zur Verfügung!)

Wirkungsweise

TRIS (**Tris**hydroximethyl**amino**methan = THAM, Trometamol; TRIS, THAM) bindet H^+-Ionen. Es kann bei einer metabolischen oder respiratorischen Azidose eingesetzt werden.

Das H^+-beladene THAM wird über die Niere ausgeschieden und verursacht eine osmotische Diurese. TRIS ist bei einer Oligurie und Anurie kontraindiziert. Es ist eine natriumfreie Lösung, die zu einem Anstieg des pH-Wertes, einer Bildung von Bikarbonat und gleichzeitig zu einem Abfall des CO_2-Partialdrucks führt (CO_2-verbrauchender Puffer). Bei schneller Infusion größerer Dosen kann es daher zu einer Atemdepression oder zu einem Atemstillstand kommen. Es sind Kontrollen der Blutzuckerkonzentration notwendig, da es zu einer Hypoglykämie kommen kann. TRIS diffundiert leichter als Bikarbonat durch Zellmembranen und soll eine bessere intrazelluläre Pufferung als Bikarbonat bewirken. Nachteilig ist eine arterielle Vasodilatation mit Verminderung des peripheren Widerstandes. Trotz einiger theoretischer Vorteile konnte bisher kein Vorteil in klinischen Studien nachgewiesen werden. Bisher ist Bikarbonat immer noch der Puffer der ersten Wahl.

Detailwissen: Anionen-Lücke

Eine metabolische Azidose kann dadurch bedingt sein, dass entweder fixe Säuren (z.B. Laktat) vermehrt anfallen oder Bikarbonat verloren geht (z.B. bei Durchfall). Diese beiden Formen einer metabolischen Azidose können mithilfe der sog. Anionen-Lücke differenziert werden. Bei eine Azidose durch Anhäufung fixer Säuren ist die Anionen-Lücke vergrößert, bei einer Azidose durch Verlust von Bikarbonat bleibt die Anionen-Lücke dagegen normal.

Das Modell der Anionen-Lücke beruht auf der Überlegung, dass sich negativ geladene Anionen und positiv geladene Kationen des Serums das Gleichgewicht halten. Dadurch wird die elektrische Neutralität aufrechterhalten. Normalerweise werden an **Anionen** lediglich Chlorid (ca. 109 mval/l) und Bikarbonat (ca. 24 mval/l) routinemäßig gemessen. Weitere wichtige, allerdings nicht gemessene Anionen sind:

- Protein: ca. 15 mval/l
- PO_4^-: ca. 2 mval/l
- SO_4^-: ca. 1 mval/l
- organische Säuren: ca. 5 mval/l

Es liegen also 23 mval/l nicht gemessene Anionen vor.

Insgesamt liegen (109 + 24) + 23 mval/l = 156 mval Anionen pro Liter Plasma vor.

Zu den routinemäßig gemessenen **Kationen** gehören Natrium (ca. 145 mval/l) und Kalium (ca. 4,5 mval/l). Zu den nicht gemessenen Kationen gehören:

- Ca_2^+: ca. 5,0 mval/l
- Mg_2^+: ca. 1,5 mval/l

Es liegen also ca. 6,5 mval/l nicht gemessene Kationen vor.

Insgesamt liegen (145 + 4,5) + 6,5 mval/l = 156 mval Anionen pro Liter Plasma vor.

Die Summe aus gemessenen und nicht gemessenen Anionen entspricht der Summe aus gemessenen und nicht gemessenen Kationen. Als Anionen-Lücke wird die Differenz aus nicht gemessenen Kationen minus nicht gemessenen Anionen bezeichnet. Die Differenz aus nicht gemessene Anionen und nicht gemessenen Kationen (die Anionen-Lücke) entspricht der Differenz aus gemessenen Kationen (Na^+ + K^+ = 149,5 mval/l) minus gemessenen Anionen (Cl^- + HCO_3^- = 133 mval/l) = 16,5 mval/l (manchmal wird bei der Berechnung der Anionen-Lücke das Kalium zu den nicht gemessenen Kationen gerechnet. Dann wird der Normalwert der Anionen-Lücke mit 12 mval/l angegeben). Die Anionen-Lücke besteht in Wirklichkeit nicht, denn Gesamtanionen und Gesamtkationen halten sich das Gleichgewicht.

Es gilt aufgrund der Elektroneutralität:

Gemessene Anionen + nicht gemessene Anionen = gemessene Kationen + nicht gemessene Kationen

$(Cl^- + HCO_3^- = 133 \text{ mval/l}) + \text{nicht gemessene Anionen (23 mval/l)} = (Na^+ + K^+ = 149,5 \text{ mval/l}) + \text{nicht gemessene Kationen (6,5 mval/l)}$

$(133 \text{ mval/l}) + (23 \text{ mval/l}) = 149,5 \text{ mval/l} + 6,5 \text{ mval/l}$

Die Anionen-Lücke ist die Differenz aus nicht gemessenen Anionen minus nicht gemessene Kationen und genauso groß wie die Differenz aus gemessenen Kationen minus gemessene Anionen.

Anionen-Lücke = $(Na^+ + K^+) - (Cl^- + HCO_3^-)$
Anionen-Lücke = 16,5 mval/l

Kommt es im Rahmen einer **primär metabolischen Azidose** zur Anhäufung einer fixen Säure wie Laktat, gibt diese fixe Säure Protonen ab. Die Bikarbonatkonzentration verringert sich aufgrund der Pufferfunktion. Bei einem Abfall der Bikarbonatkonzentration verbreitert sich die Anionen-Lücke. Ist die Anionen-Lücke größer als 20–22 mval/l, wird sie als pathologisch groß bezeichnet. Bei einer Laktazidose liegt häufig eine Anionen-Lücke in der Größenordnung von 30 mval/l oder mehr vor.

Kommt es zu einem **primären Bikarbonatverlust**, wird das fehlende Bikarbonat durch Chlorid ersetzt, damit die elektrische Neutralität aufrechterhalten werden kann (s.o., CO_2-Gehalt). Die Anionen-Lücke bleibt daher normal. Aufgrund des Chloridüberschusses kommt es zu einer hyperchlorämischen metabolischen Azidose (s.o.).
Eine normale Anionen-Lücke (bei Bikarbonatverlust) kann auftreten bei:
- Diarrhö
- Enterostoma
- Gabe von Carboanhydrasehemmer (Acetazolamid; Diamox)

Eine vergrößerte Anionen-Lücke (bei Säureüberschuss) kann auftreten bei:
- endogener Säureproduktion (z.B. Ketoazidose, Laktazidose)
- exogen zugeführten Säuren (z.B. Salicylsäurevergiftung)
- verminderter Säureausscheidung (Niereninsuffizienz)

Inzwischen wurde allerdings auch angezweifelt, ob das Konzept der Anionen-Lücke sinnvoll ist. Es konnte gezeigt werden, dass selbst Laktatkonzentrationen (s.u.) von bis 10 mmol/l evtl. mit einer normalen Anionen-Lücke vergesellschaftet sein können.

Laktazidose

Beim Abbau von Glukose entsteht Pyruvat, das unter aeroben Bedingungen weiter zu Acetyl-Coenzym A abgebaut wird. Unter anaeroben Bedingungen entsteht aus Pyruvat Milchsäure. Das metabolisierbare Anion der Milchsäure ist das Laktat (= Salz der Milchsäure). Häufig werden Milchsäure und Laktat fälschlicherweise synonym verwandt (s.u.). Laktat kann in sämtlichen Organen gebildet werden. Die normale Laktatkonzentration im Blut beträgt ca. 1 mmol/l. Unter körperlicher Belastung kann das Laktat evtl. bis auf ca. 4 mmol/l ansteigen. Laktat wird vor allem in der Leber (ca. 50–70%) – und zum Teil in der Niere und dem Herz – weiter verstoffwechselt. Laktat wird in der Leber im Rahmen der Glukoneogenese (im Cori-Zyklus) verwendet oder zu Kohlendioxid und Wasser metabolisiert. Die Leber ist in der Lage, den üblichen Laktatabbau von ca. 20 mmol/kg KG/Tag auf 50 mmol/kg KG/Tag zu steigern. Beträgt die Laktatkonzentration über ca. 4 mmol/l, kann von einer Gewebsischämie ausgegangen werden. Von einer Laktazidose wird gesprochen, wenn der pH-Wert kleiner als 7,25 und die Laktatkonzentration höher als 5 mmol/ ist. Bei einer Laktazidose besteht eine metabolische Azidose mit einer vergrößerten Anionen-Lücke. Die Anionen-Lücke überschreitet meist 30 mmol/l (oft wird anstatt von Laktazidose fälschlicherweise von Lakt**at**azidose gesprochen; da die Azidose jedoch nicht von Laktat, sondern von den H^+-Ionen der Milchsäure stammt, ist der Begriff Laktazidose [= Milchsäureazidose] korrekt).
Die häufigsten **Ursachen** einer Laktazidose sind:
- Sepsis
- kardiogener Schock
- Multiorganversagen
- Sauerstoffschuld
- Thiaminmangel (Thiamin wird zur Umwandlung von Pyruvat zu Acetyl-Coenzym A benötigt. Bei einem Thiaminmangel wird aus Pyruvat Laktat gebildet. Ein Thiaminmangel kommt häufiger bei intensivpflichtigen Patienten vor)
- Adrenalin-Gabe (Adrenalin stimuliert den Glykogenmetabolismus in der Muskulatur und erhöht die Laktatproduktion; möglicherweise spielt auch eine adrenalinbedingte Vasokonstriktion eine Rolle)
- Nitroprussid (Nitroprussid kann über eine Cyanidintoxikation zu einer Laktazidose führen)

> Ein erhöhter Laktatspiegel ist zumeist Folge sowohl einer erhöhten Laktatproduktion als auch einer verminderten hepatischen Laktatelimination.

Mit einigen modernen BGA-Geräten (z.B. Chiron Diagnostics; 800er Serie) kann auch die Laktatkonzentration gemessen werden. Es besteht eine Korrelation zwischen der Überlebenschance und der Laktatkonzentration. Beträgt die Laktatkonzentration > 5 mmol/l und ist der pH < 7,2, wird eine statistische Mortalität von ca. 60–70% angegeben. In Extremfällen können aber auch Laktatkonzentrationen von 25–50 mmol/l gemessen werden.

Die Laktazidose kann unterteilt werden in einen **Typ A** und einen **Typ B**. Der Typ A ist durch eine inadäquate Gewebeoxygenierung mit anaerobem Metabolismus bedingt. Andere Ursachen werden als Typ B bezeichnet. Der Typ B ist deutlich seltener. Mögliche Ursachen einer Typ-B-Laktazidose sind Diabetes mellitus, Niereninsuffizienz, Leberinsuffizienz, Biguanidtherapie, übermäßige Fructose-, Sorbit-, Xylitinfusionen, Salicylate, Äthanol.

Bei Abnahme einer Blutprobe zur Bestimmung des Laktatwertes ist es wichtig, die Blutprobe sofort zu kühlen und die Laktatmessung möglichst schnell durchzuführen. Der Aussagewert der Laktatkonzentration sollte jedoch kritisch beurteilt werden (Mertzlufft et al. 1999).

20.5.5 Metabolische Alkalose

Bei einer metabolischen Alkalose kommt es zu einem Überschuss an Bikarbonat und einem positiven »base excess« (+BE). Schwere Formen einer metabolischen Alkalose mit einem Bikarbonat über 45–50 mmol/l und einem pH-Wert über 7,6 können zu Herzrhythmusstörungen und evtl. zu zerebralen Krampfanfällen führen.

Die wichtigsten **Ursachen** sind:

- Verlust von Wasserstoffionen, z.B. durch chronische Diuretikaeinnahme, insbesondere von Furosemid (Lasix). Diuretika, die die Rückresorption von Natrium in den proximalen Nierentubuli hemmen, führen auch zu einer vermehrten Ausscheidung von Chlorid. Zur Wahrung der elektrischen Neutralität wird das ausgeschiedene Chlorid durch eine vermehrte Rückresorption von Bikarbonat ersetzt (s.o., CO_2-Gehalt). Diese erhöhte Bikarbonatrückresorption führt zur metabolischen Alkalose. Auch der im Rahmen der forcierten Diurese auftretende Kaliumverlust fördert eine metabolische Alkalose. Ein Kaliummangel begünstigt die Wasserstoffionenausscheidung über die Nieren und verstärkt damit eine Alkalose. Auch Magnesium wird im Rahmen einer forcierten Diurese vermehrt ausgeschieden. Ein Magnesiummangel begünstigt einen weiteren Kaliumverlust. Daher ist es wichtig, vor einem evtl. Kaliumersatz auch Magnesium zuzuführen.
- Verlust von saurem Magensaft durch Erbrechen oder Ableiten von Magensaft über eine Magensonde. Folge des Verlusts an Magensaft ist ein Verlust von Wasserstoffionen und Chlorid. Das Chlorid im Plasma ist meist ungefähr so stark erniedrigt, wie das Bikarbonat erhöht ist. Die Chloridkonzentration im Urin ist vermindert.
- Überdosierung von Puffersubstanzen (z.B. Natriumbikarbonat)
- Antazida-Gabe

> Eine metabolische Alkalose ist vermutlich die häufigste Störung des Säure-Basen-Haushaltes bei Patienten auf einer Intensivstation. Die Ursache ist vor allem in dem meist großzügigen Gebrauch von Diuretika sowie in der kontinuierlichen Ableitung von Magensaft über eine Magensonde zu sehen.

Kompensation

Der Organismus versucht respiratorisch (und renal) zu kompensieren. Es wird weniger CO_2 abgeatmet, und die Ausscheidung von Wasserstoffionen in den Nierentubuli wird gedrosselt. Die respiratorische Kompensation ist jedoch beschränkt, der p_aCO_2 steigt meist maximal bis auf 55 mm Hg an. Dies ist dadurch bedingt, dass bei einer stärkeren kompensatorischen Hypoventilation ein hypoxischer Atemantrieb auftritt. Wird dem Patienten Sauerstoff verabreicht, findet eine stärkere respiratorische Kompensation statt.

Therapie

Metabolische Alkalosen sind metabolisch zu korrigieren. Allerdings müssen erst sehr schwere metabolische Alkalosen (pH-Wert über 7,55) korrigiert werden, z.B. durch Gabe verdünnter (0,1-molarer = 100 mmol/l) Salzsäure (HCl) (nicht mehr als 0,2 mmol pro kg KG und Stunde). Der Säurebedarf in mmol kann anhand folgender Formel errechnet werden:

$$\text{Säurebedarf in mmol} = BE \times 0,3 \times kg\ KG$$

Säuren müssen über einen zentralvenösen Katheter verabreicht werden, eine periphere Injektion kann zu einer Sklerosierung der Venen und zu einer Hämolyse führen. Normalerweise wird verdünnte Salzsäure verwendet.

Arginin- und Lysinhydrochlorid sowie Ammoniumchlorid (NH_4Cl) sind dagegen umstritten, da sie eine intrazelluläre Alkalose verstärken können. Diese Substanzen können bei einer Nieren- oder Leberinsuffizienz zu einer schweren Hyperkaliämie führen. Da diese Substanzen stark hyperosmolar sind, müssen sie über einen zentralen Venenkatheter verabreicht werden.

Therapieziel einer (diuretikabedingten) hypochlorämischen und hypokaliämischen Alkalose ist die **Elektrolytsubstitution**, also die Gabe von Chlorid und Kalium. Erst dann ist die renale Ausscheidung von Bikarbonat wieder möglich. Chlorid kann in Form von Natriumchlorid oder Kaliumchlorid, evtl. auch als Salzsäure zugeführt werden. Natriumchloridlösung bietet sich bei Patienten mit vermindertem extrazellulärem Volumen an. Eine Kaliumchlorid-Gabe ist nur beschränkt möglich. Bei einer schweren metabolischen Alkalose bietet sich die Gabe von 0,1-molarer HCl-Lösung an. 0,1-molare HCl-Lösung enthält 100 mmol/l. Hierbei können evtl. relativ hohe Volumen (3,5 l) benötigt werden. Gegebenenfalls ist eine höherkonzentrierte HCl-Lösung zu verwenden.

Manchmal wird zur Therapie einer metabolischen Alkalose auch Acetazolamid (Diamox) verabreicht. Da Acetazolamid die Rückresorption von Bikarbonat in der Niere hemmt und außerdem die Ausscheidung von Bikarbonat steigert, begünstigt es eine metabolische Azidose. Es werden normalerweise beim Erwachsenen 250–500 mg ein- bis zweimal pro Tag verabreicht. Diamox stellt allerdings keine kausale Therapie dar und sollte daher nur ausnahmsweise und vorübergehend verabreicht werden.

Detailwissen:

Messwerte-Konstellation bei metabolischer Alkalose

Bei einer kompensierten metabolischen Alkalose ist der pCO_2-Wert jeweils um 7 mm Hg erhöht, falls die HCO_3-Konzentration um je 10 mmol/l erhöht ist. Ist der gemessene pCO_2-Wert größer als der errechnete Wert, liegt eine begleitende respiratorische Azidose vor. Ist der gemessene pCO_2-Wert kleiner als der errechnete Wert, liegt eine begleitende respiratorische Alkalose vor. Die im Rahmen einer metabolischen Alkalose auftretende Hemmung der Atmung kann

Tab. 20.7 (Nicht) kompensierter Zustand bei metabolischer Alkalose.

Parameter	nicht kompensiert	kompensiert
Bikarbonat	↑: >26 mmol/l	↑: >26 mmol/l
BE	↑: >+3 mmol/l	↑: >+3
pH	↑: >7,44	leicht ↑, oberer Normbereich: pro Anstieg des p_aCO_2 um 10 mm Hg (bzw. 1 kPa) steigt der pH-Wert um 0,08 (bzw. 0,06) an
p_aCO_2	Normalbereich: 40 ± 5 mm Hg (tCO_2: ⇄)	>45 mm Hg; pro Erhöhung der HCO_3-Konzentration um 10 mmol/l steigt der p_aCO_2 um 7 mm Hg an

stark variieren. Daher sind auch verschiedene Berechnungsvorschläge gemacht worden.

Pro kompensatorischem Anstieg des p_aCO_2 um 10 mm Hg steigt der pH-Wert um 0,08 an.

20.5.6 Kombinierte respiratorische und metabolische Störungen

Die häufigste Ursache für eine kombinierte Störung des Säure-Basen-Haushalts dürfte eine metabolische Azidose sein, die durch eine zusätzliche respiratorische Azidose kompliziert ist. Diese Kombination ist z.B. bei einem Polytrauma mit Volumenmangelschock und gleichzeitiger Ventilationseinschränkung zu erwarten.

20.5.7 Interpretation einer Blutgasanalyse

Bei der Interpretation des Säure-Basen-Haushalts einer Blutgasanalyse empfiehlt es sich, folgende Fragen zu beantworten:
1. **pH-Wert**: Zeigt der pH-Wert eine Azidose (< 7,36) oder Alkalose (> 7,44) an oder ist der pH-Wert in Richtung Alkalose bzw. Azidose verschoben?
2. **p_aCO_2**: Passt der p_aCO_2 zum pH-Wert? Falls der evtl. pathologische p_aCO_2-Wert zum pH-Wert passt, handelt es

sich um eine primär respiratorische Störung (z.B. p_aCO_2 > 45; pH-Wert < 7,36 oder p_aCO_2 < 35; pH-Wert > 7,44). Falls der pathologische pCO_2 nicht zum pH-Wert passt, handelt es sich um eine primär metabolische Störung, die respiratorisch (teilweise) kompensiert ist (z.B. pH-Wert < 7,36; pCO_2 < 35).
3. **Standardbikarbonat (BE)**: Ist bei einer primären *respiratorischen* Störung der Standardbikarbonatwert (bzw. der BE) normal, wird die Störung noch nicht renal kompensiert. Falls bei einer primär respiratorischen Störung der Bikarbonatwert (bzw. der BE) in die gleiche Richtung verändert ist wie der p_aCO_2, liegt eine (teilweise) Kompensation vor. Ist bei einer primär metabolischen Störung mit hohem bzw. niedrigem Standardbikarbonat (bzw. BE) der p_aCO_2 normal, hat keine respiratorische Kompensation stattgefunden (selten). Ist bei einer primär *metabolischen* Störung der p_aCO_2 in die gleiche Richtung wie der Standardbikarbonatwert (bzw. der BE) verändert, liegt eine (teilweise) respiratorische Kompensation vor. Ist trotz einsetzender Kompensation der pH-Wert noch pathologisch, liegt eine Teilkompensation vor. Ist der pH-Wert wieder im Normbereich (und sind sowohl p_aCO_2 und Standardbikarbonat bzw. BE gleichsinnig außerhalb des Normbereiches), wird von einer voll kompensierten Störung gesprochen.

20.6 Literatur

Kleen M, Zwissler B. Die Alveolargasgleichung. Anaesthesist 2000; 49: 153–4.

Mertzlufft F, Biedler A, Bauer C. Klinische Einordnung und methodische Spezifika der Laktatkonzentration. Anästhesiol Intensivmed Notfallmed Schmerzther 1999; 34: 226–33.

Risch A, Biedler A, Mertzlufft F. Auswirkung präanalytischer Fehler bei der Bestimmung des arteriellen Sauerstoffpartialdrucks auf Größe und Aussagekraft des AaDO₂. Anästhesist 2000; 49: 29–33.

Striebel HW, Steinhoff U, Kretz FJ. Die pulsoximetrische Überwachung der arteriellen Sauerstoffsättigung. Anästhesiol Intensivmed 1988; 29: 8–16.

Weiterführende Literatur

Adrogué HJ, Madias NE. Management of life-threatening acid-base disorders. First of two parts. N Engl J Med 1998; 338: 26–34.

Adrogué HJ, Madias NE. Management of life-threatening acid-base disorders. Second of two parts. N Engl J Med 1998; 338: 107–11.

Shapiro BA, Harisson RA, Walton JR (eds). Clinical application of blood gases. 2. ed. Chicago, London: Year Book Medical Publishers 1980.

Spezielle Narkosevorbereitungen

Echokardiographie

Spezielle
Narkosevorbereitungen

21.1 Allgemeine Bemerkungen

Die Echokardiographie wird in den letzten Jahren zunehmend im Rahmen der Herz-Kreislauf-Diagnostik eingesetzt und liefert Online-Informationen. Inzwischen wird sie auch von Anästhesisten und Intensivmedizinern angewandt, um vor allem bei solchen Patienten Informationen zu erhalten, bei denen die Ursache einer hämodynamischen Instabilität unklar ist, bei denen eine unklare intravasale Volumensituation besteht oder um den Erfolg einer pharmakologischen Herz-Kreislauf-Stützung zu beurteilen.

Mittels Echokardiographie können zahlreiche Fragestellungen in der Anästhesiologie, Intensiv- und Notfallmedizin untersucht werden (Tab. 21.1).

Probleme der Echokardiographie sind darin zu sehen, dass die sachgerechte Anwendung der Methode und die korrekte Interpretation der Ergebnisse eine große Erfahrung voraussetzen und dass die Geräte noch relativ teuer sind.

Tab. 21.1 Fragestellungen für echokardiographische Untersuchungen.

Fragestellung	mögliche Befunde/Bemerkungen
Größe der Vorhöfe und Ventrikel?	Dilatation?
Herzklappen?	Beweglichkeit, Klappenfunktion, Klappengröße, endokarditische Auflagerungen? (es sind bereits Klappenauflagerungen ab ca. 2 mm Größe nachweisbar)
Wandbeweglichkeit?	regionale Wandbeweglichkeitsstörungen: Akinesie, Dyskinesie, Hypokinesie, Asynchronie? (Wandbeweglichkeitsstörungen sind Hinweis auf Infarktnarbe oder myokardiale Ischämie)
Wanddicke?	Myokardhypertrophie
Vorhof-, Ventrikelseptum?	Septumdicke, Verlagerung
Luft in den Herzbinnenräumen?	empfindlichste Methode zum Nachweis einer Luftembolie; einzige Nachweismethode für stattfindende paradoxe Luftembolie
Herztumor?	z. B. Vorhofmyxom
Darstellung der linken proximalen Koronararterie?	Stenose
Kontraktilität?	Herzinsuffizienz
kongenitaler Herzfehler?	
Aortendissektion?	
Vorhof-, Herzohrthromben?	
Perikarditis? Perikarderguss?	Nachweisgrenze bereits bei ca. 50 ml, radiologische Nachweisgrenze bei ca. 250 ml
Herzwandaneurysma?	
Lungenarterienembolie?	hämodynamisch wirksame Lungenembolien verursachen: Vergrößerung des rechten Ventrikels, Erweiterung der A. pulmonalis, abnorme Bewegungen des Ventrikelseptums
intrakardiale Shunts?	Untersuchung ggf. nach Injektion einer kontrastgebenden Lösung

Detailwissen: Funktionsprinzip der Echokardiographie

Schallwellen mit einer Frequenz von mehr als 20000 Hertz (Hz) werden als Ultraschall bezeichnet. In der medizinischen Ultraschalldiagnostik werden Schallwellen im 1–10 Mega-Hz-Bereich verwendet. Diese Schallwellen werden technisch durch Nutzung elektromechanischer Eigenschaften bestimmter Kristalle generiert. Bei äußerer Krafteinwirkung erzeugen einige Kristalle elektrische Spannung. Dieser Vorgang wird als piezoelektrischer Effekt bezeichnet. Umgekehrt ändert sich die Geometrie einiger Kristalle beim Anlegen einer Spannung (inverser piezoelektrischer Effekt). Durch diese beiden Piezoeffekte werden Aussendung und Empfang von Ultraschallwellen möglich. Wesentlicher Bestandteil eines modernen Ultraschallkopfes (Transducers) ist ein elektronisches Bauteil mit einem solchen Kristall.

Werden Ultraschallwellen in den Körper geleitet, so werden diese an Organoberflächen sowie von Innenstrukturen der Organe – je nach deren Strukturdichte – mehr oder weniger stark reflektiert bzw. absorbiert. Die Absorption ist gewebespezifisch und frequenzabhängig. Die reflektierten Schallwellen werden vom Schallkopf wieder registriert. Damit ist es möglich, (ein- oder) zweidimensionale Bilder der inneren Organe zu erstellen. Das Auflösungsvermögen moderner Echokardiographiegeräte beträgt inzwischen 1–2 mm.

Mit zunehmender Eindringtiefe reduziert sich die Intensität des Ultraschallsignals exponentiell. Luft führt zu einer Totalreflexion und Knochen zu einer Totalabsorption der Ultraschallsignale. Aufgrund der Totalreflexion durch die Luft muss der Ultraschallkopf mittels Ultraschallgel an die Haut »angekoppelt« werden.

Eindimensionaler A-Mode

Die Ultraschalltechnik begann eindimensional nach Art eines Echolotes. Es wurden die Reflexionen an Oberflächen und Binnenstrukturen als Ausschlag (Amplituden; engl.: peaks) dargestellt. Die Amplituden wurden gegen die Eindringtiefe aufgetragen (Abb. 21.1a). Es entsteht dabei ein stehendes Bild, wobei die schallkopfnahen Strukturen oben im Bild dargestellt werden.

Die Amplitudenhöhe wird durch die Dichte der durchloteten Strukturen und deren Reflexionen bestimmt. Je höher die Dichte, desto stärker die Amplitude (Abb. 21.1a). Es wird vom sog. **A-Mode** (Amplitude) gesprochen. Da sich der Schall mit zunehmender Eindringtiefe abschwächt, ist die Amplitudenhöhe tieferer Strukturen niedriger als vergleichbarer oberflächlicherer Strukturen.

Brightness-Scan (B-Scan; B-Mode)

Wenn die Reflexionsintensitäten des Gewebes nicht als unterschiedlich hohe Amplituden (peaks), sondern als Bildschirmpunkte mit unterschiedlicher Bildschirmhelligkeit kodiert werden, wird von **B-Mode** (brightness) gesprochen (Abb. 21.1b). Dadurch ist eine wesentlich bessere graphische Darstellung möglich.

Time-motion-Verfahren (TM-Verfahren; M-Mode)

Wird ein eindimensionaler B-Mode zeitlich kontinuierlich dargestellt, ergibt sich ein sog. M-Mode (motion, Abb. 21.1c). Mit diesem **M-Mode** sind laufende Bänder unterschiedlicher Helligkeit darstellbar, womit er sich gut für Bewegungsabläufe eignet (z.B. die der Herzklappen).

2D-Verfahren

Während normalerweise ein Schallstrahl verwendet wird, werden beim 2D-Verfahren Schnittebenen durch die Organe gelegt. Um einen Schnitt zu erhalten, werden die Strukturen mit einem Schallstrahl zeilenweise abgetastet. Die Darstellung des Bildes erfolgt nach dem B-Mode-Verfahren in Form von Graustufen.

Die zweidimensionale Echokardiographie (2D-Echokardiographie) stellt inzwischen das Standardverfahren dar.

Doppler-Effekt

Während unbewegte Grenzflächen von den Organen den Ultraschall lediglich reflektieren, führen bewegte Grenzflächen dazu, dass sich zusätzlich die Fre-

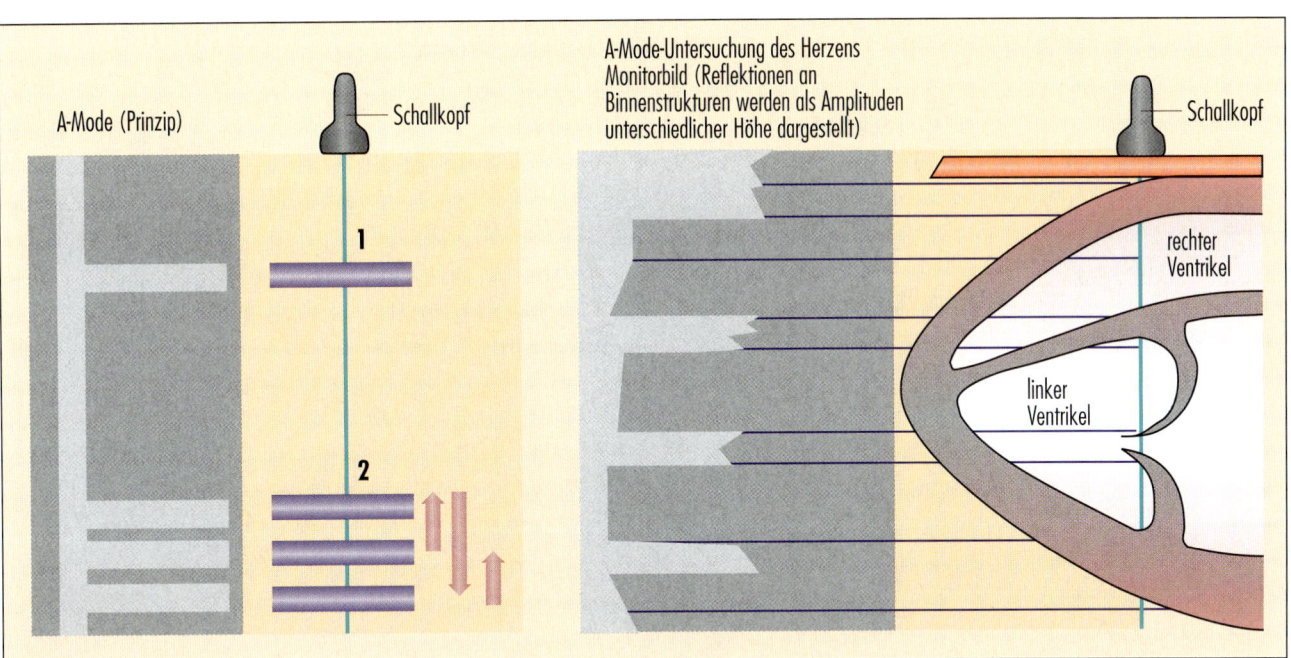

Abb. 21.1 Echokardiographie; **α:** A-Mode (nähere Erklärungen s. Text); 1 = stationäre, nicht bewegte Struktur, 2 = sich auf und ab bewegende Struktur;

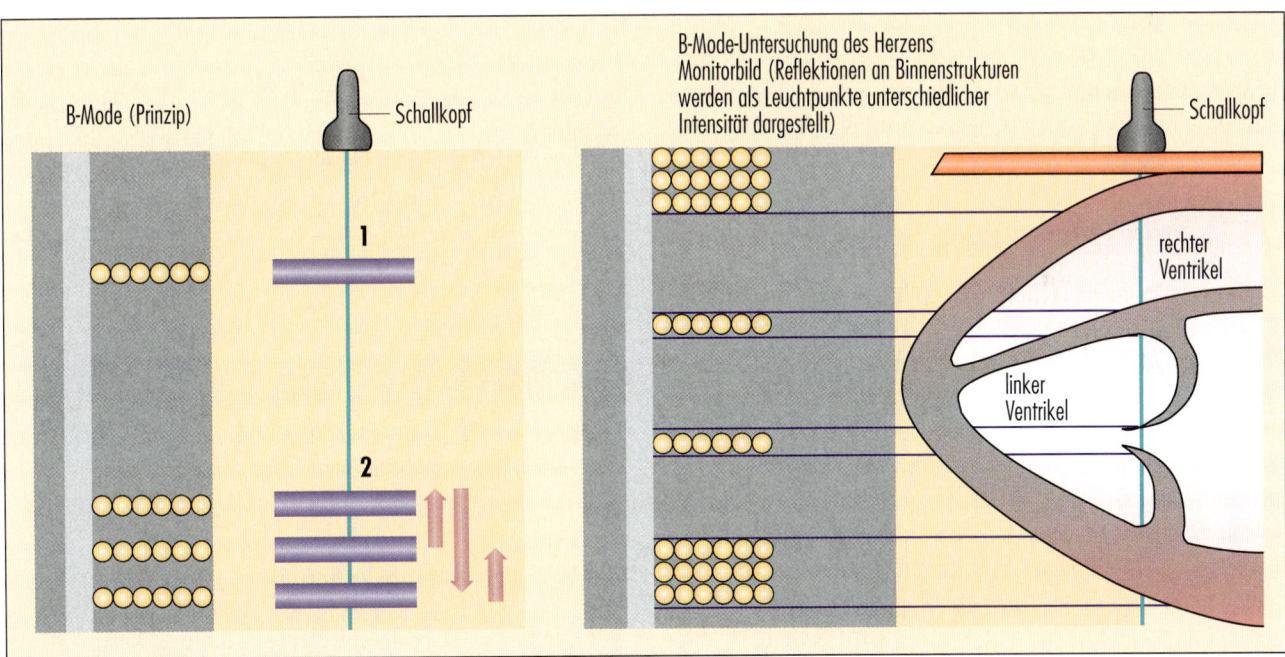

Abb. 21.1 b B-Mode (nähere Erklärungen s. Text); 1 = stationäre, nicht bewegte Struktur, 2 = sich auf und ab bewegende Struktur;

quenz der reflektierten Ultraschallwellen ändert. Dieser Frequenzunterschied zwischen ausgesendeten und empfangenen Ultraschallwellen ist proportional zu der Geschwindigkeit der Organbewegungen (Abb. 21.2).

Dieses Phänomen ist als Doppler-Effekt bekannt (benannt nach dem österreichischen Physiker C. Doppler; 1803–1853). Aufgrund dieses Doppler-Effektes ist es möglich, die Fließgeschwindigkeit von Blut z. B. im Bereich der Herzklappen darzustellen. Technisch realisiert sind **c**ontinuous-**w**ave (CW-) Doppler, **p**ulse-**w**ave (PW-) Doppler (Abb. 21.2) und Farbdoppler.

Das Doppler-Verfahren sowie die 2D-Echokardiographie können kombiniert werden. Es wird von Doppler-Echokardiographie gesprochen. Wird hierbei die Richtung des Blutstroms farbkodiert, wird von Farbdoppler-Echokardiographie gesprochen. Blutfluss zur Sonde hin wird bei fast allen Geräten mit roter Farbe, Blutfluss von der Sonde weg wird normalerweise mit blauer

Farbe kodiert. Um die zu bestimmende Blutflussgeschwindigkeit genau ermitteln zu können, muss ein entsprechender Winkel zwischen Dopplerstrahl (Transducerachse) und Richtung des Blutflusses beachtet werden.

Die Echokardiographie kann transthorakal oder transösophageal erfolgen.

21.2 Transthorakale Echokardiographie

Die transthorakale Echokardiographie (TTE) kann als nicht invasive Technik bezeichnet werden. Bei der TTE wird der Schallkopf entweder subkostal im Bereich des Xyphoids (im

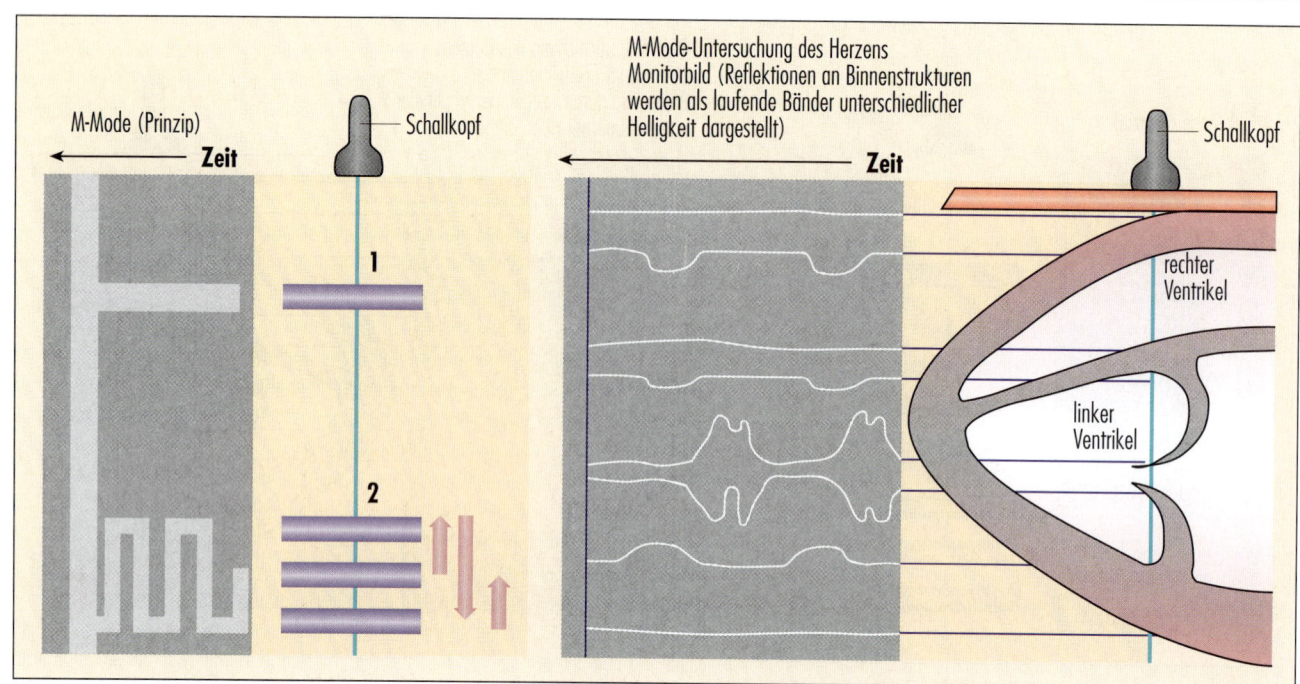

Abb. 21.1c M-Mode (nähere Erklärungen s. Text); 1 = stationäre, nicht bewegte Struktur, 2 = sich auf und ab bewegende Struktur.

Rippenwinkel), suprasternal im Bereich des Jugulum sternae oder er wird im Rippenzwischenraum auf die Haut aufgesetzt.

21.3 Transösophageale Echokardiographie

Bei der 1976 in die Klinik eingeführten transösophagealen Echokardiographie (Frazin et al. 1976) wird ein kleiner Schallkopf, der in einem gastroskopähnlichen, steuerbaren Schlauch integriert ist, durch den Mund in den Ösophagus eingeführt. Das unmittelbar ventral des Ösophagus liegende Herz kann bei der TEE ohne störende Zwischenstrukturen gut beurteilt werden.

Die **t**rans**o**esophageale **E**chokardiographie (TEE) mit modernen, sog. multiplanen Schallköpfen (Abb. 21.3b) findet zunehmend auch in der Anästhesiologie und Intensivmedizin Verbreitung. Die TEE kann als semiinvasive Technik bezeichnet werden. Sonden für Erwachsene haben einen Durchmesser von < 9 mm, Sonden für Kinder sind < 5 mm stark.

Indikationen

Die häufigsten Indikationen sind vor allem die Überwachung während kardiochirurgischer Eingriffe, die Überwachung neurochirurgischer Patienten in sitzender Position, bei denen das erhöhte Risiko einer Luftembolie besteht, sowie anästhesiologische oder intensivmedizinische Patienten mit hohem kardialem Risiko. Indikationen zur transösophagealen Überwachung in der Anästhesiologie, Intensiv- und Notfallmedizin

bestehen vor allem bei den in Tabelle 21.2 dargestellten Krankheitsbildern oder operativen Eingriffen. Inzwischen sind von der Deutschen Gesellschaft für Anästhesiologie, Intensiv- und Notfallmedizin (DGAI) Richtlinien für ein DGAI-Zertifikat »TEE in der Anästhesiologie« erarbeitet worden (Loick et al. 1999).

Kontraindikationen

Bei der Durchführung einer TEE sind die in Tabelle 21.3 angegebenen Kontraindikationen zu beachten.

Vorbereitung/Komplikationen

Vor Beginn der TEE-Untersuchung ist auf eine Vertiefung der Narkose bzw. bei Intensivpatienten auf eine Vertiefung der Analgosedierung zu achten. Falls bei dem Patienten eine Magensonde liegt, sollte über diese das Magensekret abgesaugt und anschließend sollte die Magensonde entfernt werden. Bei beatmeten Patienten kann der Endotrachealtubus das Einführen der TEE-Sonde erschweren. Gegebenenfalls muss die Sonde unter direkter Führung zweier Finger in den Ösophagus dirigiert werden. Evtl. kann von außen der Kehlkopf umfasst und die Sonde indirekt geführt werden. Unter Umständen muss die Sonde unter direkter Laryngoskopie eingeführt werden.

Stets ist darauf zu achten, dass bei einer TEE ein zirkulärer Beißring zwischen die Zahnreihen eingeführt wird, durch den die TEE-Sonde eingeführt wird. Hierdurch kann eine Beschädigung des Gerätes verhindert werden, falls der Patient die Zähne zusammenbeißen sollte.

Da es bei einer TEE evtl. zu einer Schleimhautverletzung im oberen Gastrointestinaltrakt mit Bakteriämie kommen kann, ist zu klären, ob es sich um einen Patienten handelt, der in diesem Falle eine Endokarditisprophylaxe benötigt (Kap. 42.5.2, S. 696).

Die Komplikationsrate bei einer TEE-Untersuchung ist gering. Mögliche Komplikationen sind in Tabelle 21.4 dargestellt.

Praktische Durchführung der TEE

Um den Einstieg in die intraoperative TEE zu erleichtern, wurde ein rationaler Untersuchungsablauf vorgeschlagen (Tab. 21.5; Lutz et al. 1999), an dem sich die folgenden Ausführungen orientieren. Für die Position der TEE-Sonde sind folgende 3 Schallkopfpositionierungen wichtig (Abb. 21.3):
- hohe ösophageale Sondenpositionen
- tiefe ösophageale Sondenpositionen
- transgastrische Sondenpositionen

Hohe ösophageale Sondenpositionen

Aorta in kurzer Achse (Abb. 21.4)

Die TEE-Sonde muss hierzu ca. 28–33 cm über die obere Zahnreihe eingeführt werden. Die dreizipfelige Aortenklappe kann relativ leicht an ihrer »Mercedes-Stern«-artigen Form erkannt werden. Der Schallsektor der multiplanen Sonde muss dazu um ca. 30–55° rotiert werden.

Die Segel der Aortenklappen sind gut beurteilbar. Mittels farbkodierter Doppler-Sonographie kann auch gut eine Regurgitation oder Stenose im Bereich der Aortenklappe erkannt werden. Wird die Sonde aus dieser Position leicht zurückgezogen, können die Abgänge der Koronararterien aus der Aorta ascendens beurteilt werden. Bei weiterem Zurückziehen der Sonde kann das Herzohr des linken Vorhofs eingesehen werden. Bei dieser Einstellung können evtl. Vorhofthromben erkannt werden. Wird die TEE-Sonde noch etwas weiter zurückgezogen, kann meist der Truncus pulmonalis und seine Aufteilung in die beiden Pulmonalarterien beurteilt werden. Diese Sondenpositionierung ist zur Beurteilung eines zentralen pulmonalarteriellen Embolus sowie zur Abschätzung von Schlagvolumen und Herzminutenvolumen sinnvoll.

Aorta in langer Achse (Abb. 21.5)

Ausgehend von der Sondenpositionierung für die »Aorta in kurzer Achse« (s.o.) wird der Schallsektor der multiplanen Sonde von seinen 30–55° um 90° weiter bis auf ca. 120–155°

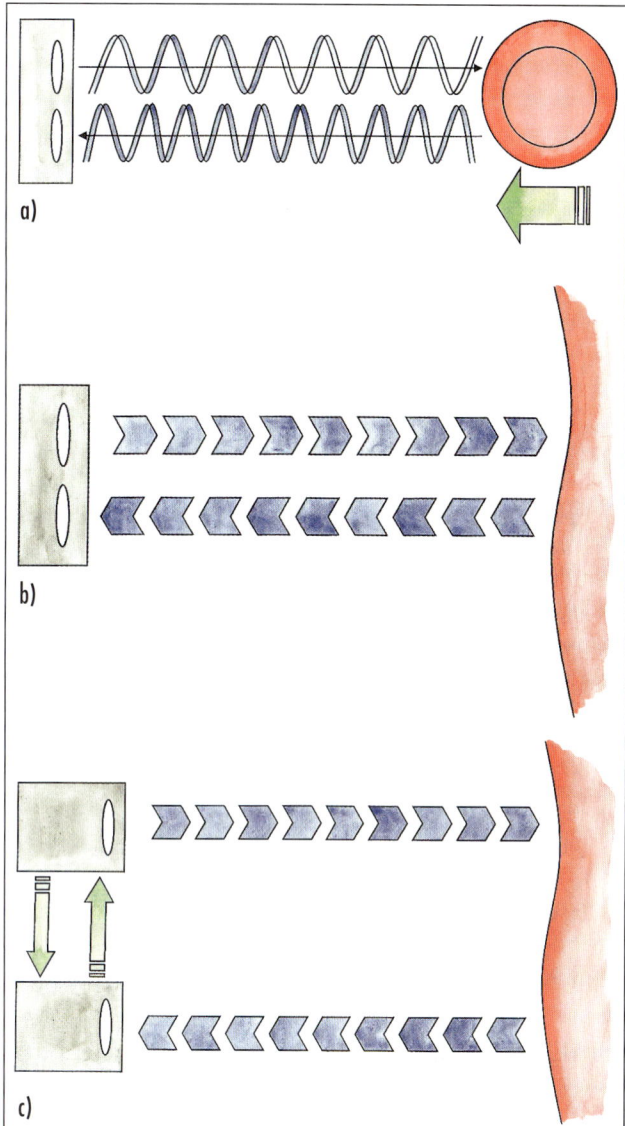

Abb. 21.2 Doppler-Effekt;
a: Frequenzänderung an bewegten Objekten. Der sich auf den Transducer zu bewegende Erythrozyt reflektiert die auftretende Ultraschallwelle (oben) mit einer höherer Frequenz (unten).
b: continuous-wave (= CW)-Doppler. Beim CW-Doppler wird kontinuierlich gesendet und empfangen
c: pulse-wave (= PW)-Doppler. Beim PW-Doppler wird abwechselnd gesendet oder empfangen.

rotiert. Bei guter Einstellung sind normalerweise der linksventrikuläre Ausflusstrakt im Längsschnitt mit angeschnittenen Aortenklappensegeln und ein Teil der Aorta ascendens darstellbar. Sondenfern, d.h. unten im Schallsektor, sind Anteile des rechtsventrikulären Ausflusstraktes erkennbar. Es können evtl. atheromatöse Plaques im Bereich der Aortenklappe und der Aorta ascendens erkannt werden. Bei Verwendung der farbkodierten Doppler-Sonographie können eine Regurgitation oder eine Stenose im Bereich der Aortenklappe erkannt werden.

Tab. 21.2 Wichtige Indikationen für die transösophageale Echokardiographie in Anästhesiologie, Intensiv- und Notfallmedizin (nach Loick et al. 1999).

TEE-Indikationen in der Anästhesie

I Anästhesie

- Patienten mit erhöhtem kardialem Risiko
- chirurgische Eingriffe, die mit dem erhöhten Risiko einer hämodynamischen Entgleisung einhergehen
- embolieträchtige Eingriffe (z.B. Neurochirurgie, Orthopädie)

II Kardioanästhesie

- Überprüfung des Operationserfolges bei:
  - Klappenrekonstruktionen
  - Korrektur kongenitaler Vitien
- Klappenprothetik:
  - intraoperative Detektion intrakavitärer Luft
  - Nachweis einer paravalvulären Leckage
  - Evaluierung der Klappenfunktion
  - perioperative Beurteilung der Klappenfunktion bei ungeklärter instabiler Hämodynamik
- Verdacht auf myokardiale Ischämien (z.B. durch insuffizienten Bypass, DD: Stunning)
- bei bekannter Atherosklerose: Graduierung der Atherosklerose, ggf. Indikationsstellung zur epivaskulären Echokardiographie
- Überprüfung des Operationserfolges bei intrakardialen Raumforderungen
- Kontrolle der Anastomosen in der Transplantationschirurgie (Herz, Lunge)

Sonstige Indikationen zur TEE (Beispiele)

- Defi-Implantationen (z.B. in der Schwangerschaft)
- Stent-Implantationen bei Aorta-descendens-Aneurysmen
- Detektion kardialer Ischämien in der minimalinvasiven Bypass-Chirurgie
- Lage-/Funktionskontrolle von links- bzw. rechtsventrikulären Unterstützungssystemen (z.B. IABP)

TEE-Indikationen in der Intensivmedizin

- Evaluierung/Funktionsdiagnostik bei allgemeiner Kreislaufinstabilität (DD der Hypotonie)
- Beurteilung der Klappenfunktion
- Verdacht auf kardiale Ischämie
- Beurteilung der rechts- und linksventrikulären Füllung
- Verdacht auf embolisches Geschehen
- Verdacht auf Perikardtamponade
- Diagnostik spezieller Fragestellungen (insbesondere hier in enger Kooperation mit der Kardiologie)
  - Beurteilung der Klappenfunktion
  - Endokarditis
  - kardiale Pathologien (ASD, VSD, etc.)
- »Bedside-Monitoring«: kontinuierliche Überwachung kardialer Parameter
  - Kontraktilität
  - kardialer Volumenstatus
  - HMV (grobe Abschätzung; diskontinuierlich)

TEE-Indikationen in der Notfallmedizin

- ungeklärte Kreislaufinstabilität
- Primärdiagnostik (insbesondere hier in enger Kooperation mit der Kardiologie)
- Verdacht auf Aortenverletzung: Ausmaß und Lokalisation einer(s) möglichen Dissektion (Aneurysmas)
- Verdacht auf Perikardtamponade
- Verdacht auf ein kardiales Trauma

Tab. 21.3 Kontraindikationen für die transösophageale Echokardiographie (nach Loick et al. 1999).

absolute Kontraindikationen	relative Kontraindikationen
■ unzureichende Ausbildung des Untersuchers ■ Tumoren des oberen Gastrointestinaltrakts (Pharynx, Larynx, Ösophagus, Magen)	■ anatomische Malformationen des oberen Verdauungstraktes ■ Z.n. chirurgischen Eingriffen am oberen Verdauungstrakt ■ schwierige Intubation des Ösophagus ■ Ösophagusvarizen ■ klinisch relevante Blutungen im Bereich des oberen Verdauungstraktes ■ hämorrhagische Diathese (z.B. bei Thrombozyten <30 000/μl, Hepato-Quick <20%)

Tab. 21.4 Mögliche Komplikationen einer TEE-Untersuchung.

- Stimmbandverletzungen
- Ösophagusverletzung; Ösophagusperforation
- Aspiration
- Bronchospasmus
- Herzrhythmusstörungen

Rechter Vorhof in langer Achse (Abb. 21.6)

Wird – ausgehend von der Sondenpositionierung für die »Aorta in langer Achse« – der Schallsektor auf ca. 90°-Position gebracht und die gesamte Sonde nach rechts (im Uhrzeigersinn) rotiert, kann der rechte Vorhof eingesehen werden. Sondennah – also in der Spitze des Schalldreiecks – ist der linke Vorhof, sondenfern ist der rechte Vorhof darstellbar. Zwischen beiden kommt das Vorhofseptum zur Darstellung. In dieser Position lassen sich z.B. Vorhofseptumdefekte (ASD, offenes Foramen ovale) gut nachweisen. Durch entsprechende Links- und Rechtsrotation der Sonde kann der gesamte rechte Vorhof auf Thromben untersucht werden. Ein evtl. Luftübertritt (paradoxe Luftembolie, z.B. bei sitzender Lagerung und Operation in der hinteren Schädelgrube) lässt sich mit dieser Einstellung gut nachweisen. Meist wird hierfür aber der Vierkammerblick (s.u.) vorgezogen. Wird die Sonde weiter vorgeschoben, kommt zusätzlich die V. cava superior und/oder V. cava inferior zur Darstellung.

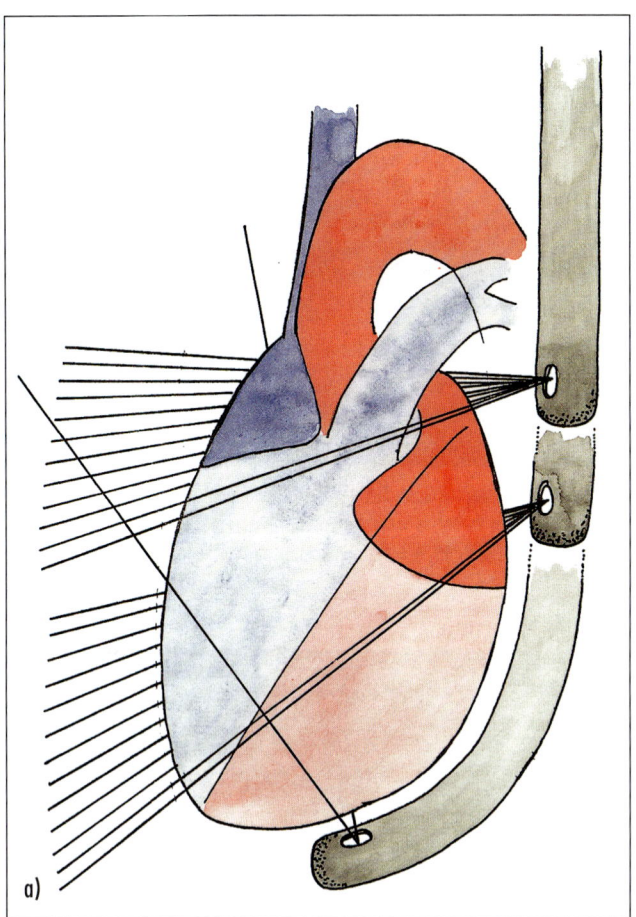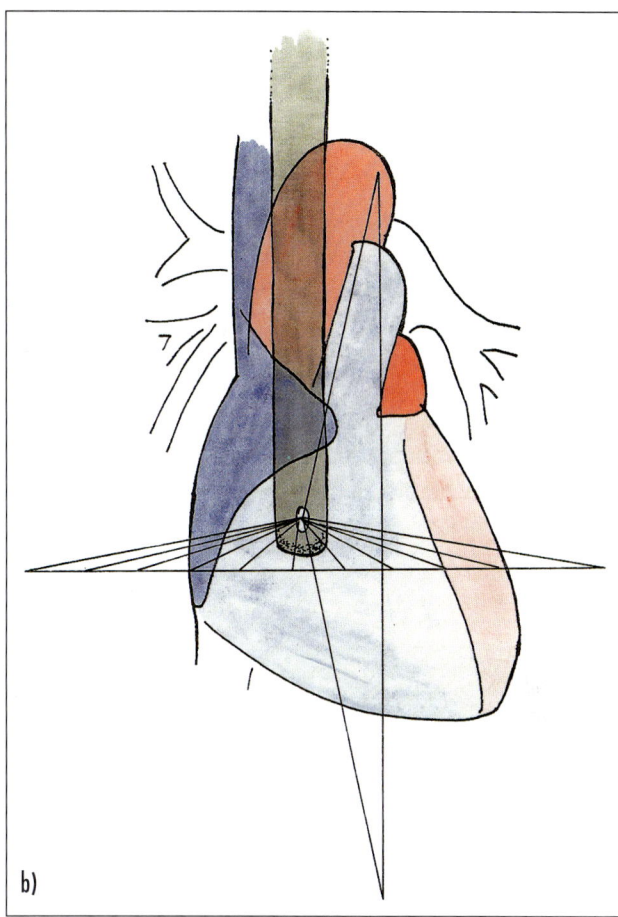

Abb. 21.3 Schallkopfpositionen bei der transösophagealen Echokardiographie (TEE);
a: standardisierte Schallkopfposition und quere Schnittebenen durch das Herz, 1 = hohe ösophageale, 2 = tiefe ösophageale, 3 = transgastrische Sondenposition
b: die Schnittebenen können mit modernen, sog. multiplanen Sonden nicht nur in Querrichtung (0°), sondern auch in Längsrichtung (90°) sowie in allen Zwischenebenen (0–180°) eingestellt werden.

Rechtsventrikulärer Ausflusstrakt und Pulmonalklappe (Abb. 21.7)

Ausgehend von vorherigen Sondenpositionierungen wird der Schallsektor auf ca. 70–90° eingestellt und der TEE-Sondenschaft nach links (gegen den Uhrzeigersinn) rotiert. Dadurch können der rechtsventrikuläre Ausflusstrakt, die Pulmonalklappe und der Anfang des Truncus pulmonalis dargestellt werden. Bei dieser Einstellung können Veränderungen der Pulmonalklappe beurteilt werden.

Tiefe ösophageale Sondenpositionen

Vierkammerblick (Abb. 21.8)

Die TEE-Sonde wird auf 0°-Position gebracht und im aortalen kurzen Achsenblick ausgerichtet. Nun wird die TEE-Sonde weiter (ca. 40 cm über die obere Zahnreihe) vorgeschoben und etwas retroflektiert. Der Ultraschallsektor wird nun auf linken Vorhof und Herzspitze eingestellt. Zunächst ist der sog. Fünfkammerblick einzustellen, bei dem als 5. Kammer die tan-

gential angeschnittene Aortenklappe noch erkennbar ist. Bei weiterem Vorschieben ist dann der Vierkammerblick einstellbar, in dem die beiden Ventrikel und die beiden Vorhöfe erkennbar sind.

Mit dem Vierkammerblick können gut Durchmesser, Querschnittsfläche und Quantifizierung des Volumens des linken Ventrikels sowie Klappeninsuffizienzen, Thromben, Septumdefekte und Kontraktilitätsstörungen erkannt werden.

Der Vierkammerblick ermöglicht es, intraoperativ neu auftretende regionale Wandbewegungsstörungen, die durch eine aktuelle myokardiale Ischämie bedingt sind, zu erkennen. Für diese Fragestellung bietet sich zusätzlich noch die »transgastrische kurze Achse« an (s. u.).

Zweikammerblick (Abb. 21.9)

Wird, nachdem der Vierkammerblick eingestellt ist, der Schallsektor auf das linke Herz zentriert und anschließend der Schallsektor um ca. 90° rotiert, ist der Zweikammerblick sichtbar. Es sind linker Vorhof mit linkem Herzohr sowie der

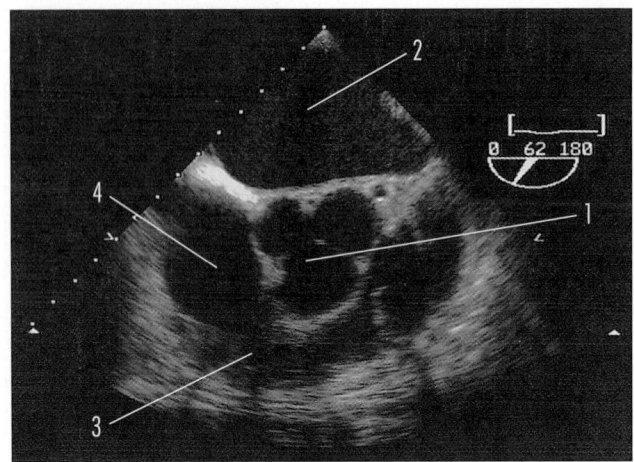

Abb. 21.4 Aorta in kurzer Achse. 1 = Aortenklappe, 2 = linker Vorhof, 3 = rechter Ventrikel, 4 = rechter Vorhof.

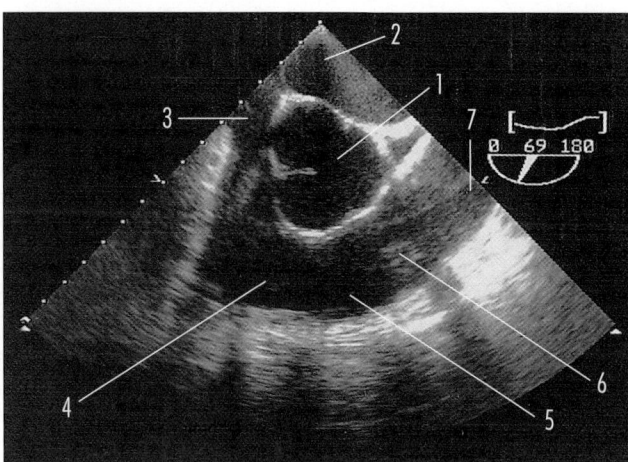

Abb. 21.7 Rechtsventrikulärer Ausflusstrakt und Pulmonalklappe. 1 = Aortenklappe, 2 = linker Vorhof, 3 = rechter Vorhof, 4 = rechter Ventrikel, 5 = rechtsventrikulärer Ausflusstrakt, 6 = Pulmonalklappe, 7 = A. pulmonalis.

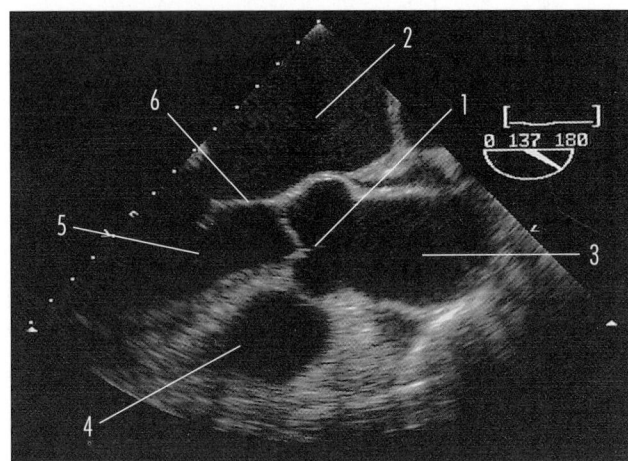

Abb. 21.5 Aorta in langer Achse. 1 = Aortenklappe, 2 = linker Vorhof, 3 = Aorta ascendens, 4 = rechtsventrikulärer Ausflusstrakt, 5 = linker Ventrikel, 6 = Mitralklappe.

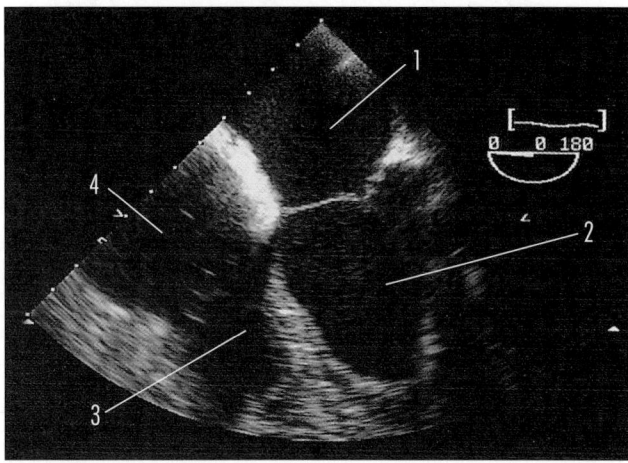

Abb. 21.8 Vierkammerblick. 1 = linker Vorhof, 2 = linker Ventrikel, 3 = rechter Ventrikel, 4 = rechter Vorhof.

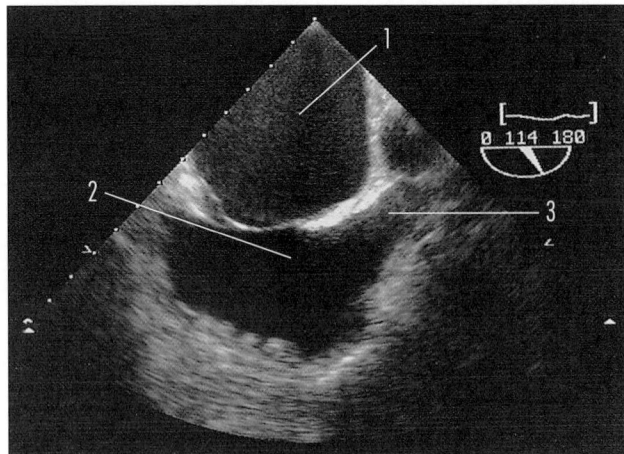

Abb. 21.6 Rechter Vorhof in langer Achse. 1 = linker Vorhof, 2 = rechter Vorhof, 3 = V. cava superior.

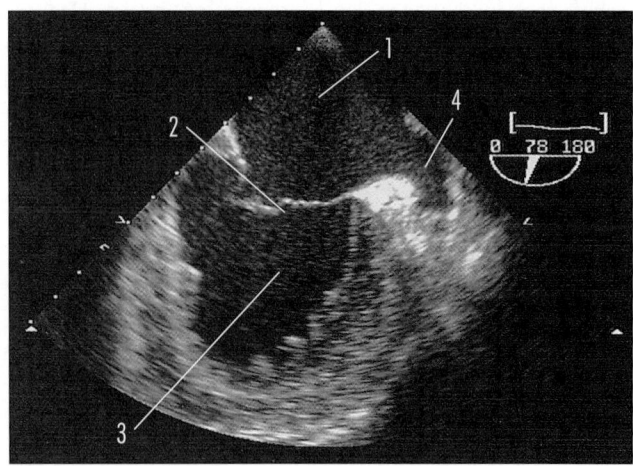

Abb. 21.9 Zweikammerblick. 1 = linker Vorhof, 2 = Mitralklappe, 3 = linker Ventrikel, 4 = linkes Vorhofohr.

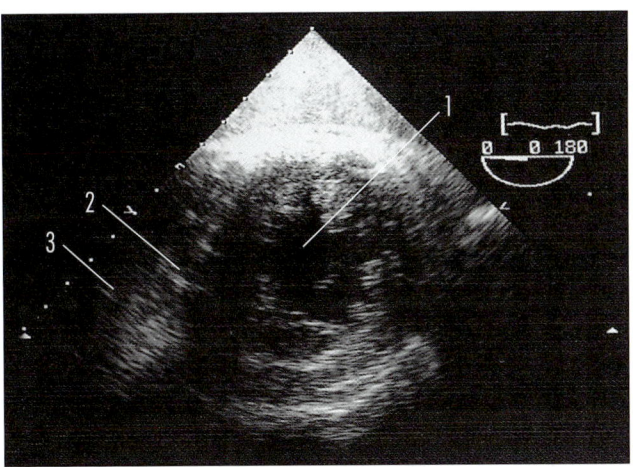

Abb. 21.10 Transgastrische kurze Achse. 1 = linker Ventrikel, 2 = interventriku-läres Septum, 3 = rechter Ventrikel.

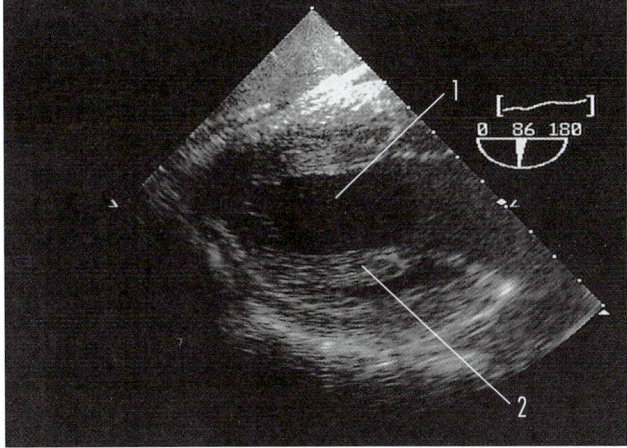

Abb. 21.11 Transgastrische lange Achse. 1 = linker Ventrikel, 2 = vorderer Papillar-muskel.

linke Ventrikel mit der Herzspitze erkennbar. Beim Zwei-kammerblick kann das linke Herzohr gut eingesehen werden. Auch eventuelle Thromben im Bereich der Herzspitze können gut nachgewiesen werden.

Transgastrische Sondenpositionen

Transgastrisch kurze Achse (mittlere Papillarmuskelebene, Abb. 21.10)

Ausgehend vom Zweikammerblick wird der Schallsektor in die 0°-Position zurückrotiert und bis in den Magen vor-geschoben. Die TEE-Sonde wird etwas anteflektiert, um di-rekten Kontakt mit der Magenvorderwand herzustellen. Bei der transgastrischen kurzen Achse können der (kreisförmige) linke Ventrikel, das Ventrikelseptum und der (sichelförmige) rechte Ventrikel in Höhe der Ventrikelmitte beurteilt werden. Die beiden Papillarmuskeln sollten ca. bei 13:00 Uhr und bei 17:00 Uhr im Lumen des linken Ventrikels erkennbar sein, sonst liegt der Schnitt zu weit oben (im Bereich der Sehnen-fäden) oder zu tief (die Papillarmuskeln sind nicht mehr von der Ventrikelwand abgrenzbar). Bei der transgastrischen kur-zen Achse können segmentale Wandbewegungsstörungen am besten erkannt werden. Auch kann ein evtl. Perikarderguss gut erkannt werden.

> Bei notfallmäßiger TEE-Untersuchung sollten vor allem der Vierkammerblick und die transgastrische kurze Achse beurteilt werden, um Füllungszustand und Kontraktilität beurteilen und einen Perikarderguss ausschließen zu können.

Wird die Sonde etwas weiter vorgeschoben und der Schall-kopf stark anteflektiert, erlaubt die sog. »tiefe transgastrische kurze Achse« eine gute Beurteilung der Aorta und der A. pul-monalis. Da der Schallstrahl von unten direkt in die großen

Gefäße läuft und Schallstrahl und Blutfluss die gleiche Rich-tung haben, kann bei diesem Blick mittels Doppler-Sono-graphie die Blutflussgeschwindigkeit über den Aortenklappen ermittelt werden. Es können Druckgradienten über der Klappe und Schlagvolumen abgeleitet werden.

Transgastrische lange Achse (mittlere Papillarmuskelebene, Abb. 21.11)

Ausgehend von der transgastrischen kurzen Achse wird der Schallsektor um 90° rotiert. Es ist ein Längsschnitt durch den linken Ventrikel erkennbar, wobei die inferiore Wand des lin-ken Ventrikels in der Spitze des Schallsektors liegt. Im Lumen des linken Ventrikels ist meist nur ein längs verlaufender Pa-pillarmuskel darstellbar. Bei dieser Einstellung können evtl. Wandbewegungsstörungen im Bereich der linksventrikulären Vorder- und/oder Hinterwand erkannt werden.

Soll intraoperativ längere Zeit eine bestimmte TEE-Son-denposition eingestellt bleiben, werden vor allem die trans-gastrische kurze Achse (transgastraler Kurzachsenblick) auf Höhe der Papillarmuskelmitte (zur Beurteilung der linksven-trikulären Globalfunktion und der endsystolischen und end-diastolischen Volumendifferenzen) oder der Vierkammerblick (z.B. zur Erfassung von Luftembolien oder zur Beurteilung bei AV-Klappenersatz) eingestellt.

Anhand der echokardiographisch erhobenen Daten können die in Tabelle 21.6 aufgelisteten Parameter ermittelt und dar-aus weitere Größen abgeleitet werden.

Mit der transösophagealen 2D-Echokardiographie können Myokardischämien sehr gut beurteilt werden. Die TEE ist bei intraoperativ auftretenden Myokardischämien sensitiver als das EKG. Neu auftretende regionale Wandbewegungsstö-rungen sind früher zu erwarten als entsprechende EKG-Ver-änderungen oder ein Anstieg des pulmonal-kapillären Ver-schlussdrucks bzw. pektanginöse Beschwerden. Bei einer

Tab. 21.5 Empfohlener Untersuchungsablauf für die intraoperative TEE-Untersuchung (nach Lutz et al. 1999).

Position der TEE-Sonde	Rotation	Darstellung
hohe ösophageale Sondenpositionen (28–33 cm von oberer Zahnreihe)		
Aorta in kurzer Achse	30–55°	Aortenklappe
Aorta in langer Achse	120–155°	Aorta, Aortenklappe, links- und rechtsventrikuläre Ausflussbahn
rechter Vorhof in langer Achse	90°	rechter Vorhof, V. cava superior und inferior
rechtsventrikulärer Ausflusstrakt und Pulmonalklappe	70–90°	rechtsventrikuläre Ausflussbahn, Pulmonalklappe
tiefe ösophageale Sondenpositionen (ca. 40 cm von oberer Zahnreihe)		
Vier- und Fünfkammerblick	0°	Kontraktilität, Thromben, Klappenvitien, Septumdefekte, Perikarderguss
Zweikammerblick	90°	Ergänzung zum Vierkammerblick
transgastrische Sondenpositionen (ca. 50 cm von oberer Zahnreihe)		
transgastrische kurze Achse (mittlere Papillarmuskelebene)	0°	Wandbewegungsstörungen, Perikardtamponade (Ermittlung der Flächeninjektionsfraktion)
transgastrische lange Achse (mittlere Papillarmuskelebene)	90°	Wandbewegungsstörungen

Tab. 21.6 Mittels Echokardiographie ermittelbare Größen.

- Schlagvolumen (SV)
  das Schlagvolumen lässt sich anhand der Klappenöffnungsfläche vor allem der Aortenklappe (oder der Mitral- bzw. Pulmonalklappe) und der Fläche unter der Flussgeschwindigkeit über der Zeit (Geschwindigkeits-Zeit-Intervall; VTI = velocity time interval) errechnen
- Herzminutenvolumen (HF × SV)
  das mittels TEE ermittelte Herzminutenvolumen ist weniger zuverlässig als das mittels Thermodilutionsmethode (vgl. Pulmonalarterienkatheter; Kap. 19.4.2, S. 432) ermittelte HMV (Keyl 1996)
- Ejektionsfraktion
  bei der transgastrischen kurzen Achseneinstellung ist die Berechnung der Flächenejektionsfraktion (EFa) des linken Ventrikels möglich. Die EFa wird anhand der linksventrikulären enddiastolischen Fläche (LVEDA) und der linksventrikulären endsystolischen Fläche (LVESA) ermittelt:

  EFa = ([LVEDA − LVESA] / LVEDA) × 100 [%]

  Die Ejektionsfraktion (Normalwert: 55–75%) stellt einen Anhaltswert für die myokardiale Kontraktilität dar (Kap. 40.1.3, S. 668)
- Abschätzung der Vorlast
  (anhand des enddiastolischen Ventrikelvolumens)
- Abschätzung der Nachlast
  (anhand der Zunahme der Ventrikeldicke während der Systole)
- Druckgradienten
- Klappenöffnungsfläche
- Regurgitationsvolumen

Myokardischämie tritt innerhalb von Sekunden eine nachweisbare Hypokinesie, in schweren Fällen eine Akinesie des betroffenen Myokardareals auf. Eine Dyskinesie spricht für einen kompletten Durchblutungsstopp.

Stress-Echokardiographie

Zur präoperativen Beurteilung von Patienten mit einer koronaren Herzerkrankung kann eine Stress-Echokardiographie durchgeführt werden. Sie ist vor allem bei solchen Patienten indiziert, bei denen aufgrund von Nebenerkrankungen kein Belastungs-EKG durchgeführt werden kann. Zur pharmakologischen Belastung des Myokards werden meist Dobutamin oder Dipyridamol eingesetzt (Übersicht bei Scherhag et al. 1996; Nixdorf et al. 1997). Es kann aber auch ein Phosphodiesterasehemmer (z. B. Milrinon, Enoximon) verwendet werden. Die Sensitivität der Stress-Echokardiographie liegt beim erfahrenen Untersucher bei über 80%.

Dobutamin-Stress-Echokardiographie

Bei der Dobutamin-Stress-Echokardiographie werden normalerweise 5 µg/kg KG/min Dobutamin über 3 Minuten verabreicht. Anschließend wird die Dosierung in 3-minütigen Schritten auf 10, 20, 30 bzw. 40 µg/kg KG/min erhöht bis zu einer Maximaldosis von 40 µg/kg KG/min Dobutamin in der 12.–15. Minute. Falls keine neuen Wandbewegungsstörungen auftreten, können nach einer ca. einminütigen Pause 0,25 mg Atropin in 1-minütigen Abständen verabreicht werden, bis eine altersabhängige Ziel-Herzfrequenz oder eine Gesamtdosis von 1 mg Atropin erreicht ist. Es wird nach Änderungen der Wandbewegungen, des arteriellen Blutdrucks sowie nach Änderungen in der 12-Kanal-EKG-Ableitung gesucht.

Dipyridamol-Stress-Echokardiographie

Dipyridamol führt zu einer starken koronaren Vasodilatation mit Anstieg des Blutflusses um den Faktor 4–5 in den gesunden Myokardarealen. Aufgrund von Steal-Phänomenen (Kap. 2.9, S. 24) kommt es zu einer Minderperfusion mit Ischämie distal von Koronarstenosen. Hierdurch kann es zu nachweisbaren, neu auftretenden Wandbewegungsstörungen kommen. Zusätzlich zu Dipyridamol kann noch Atropin verabreicht werden. Hierdurch nimmt zusätzlich der myokardiale Sauerstoffbedarf zu. Dadurch kann die Sensitivität der Methode erhöht werden. Normalerweise wird folgendes Vorgehen gewählt: Es werden 0,56 mg/kg KG Dipyridamol über 4 Minuten verabreicht. Nach einer Infusionspause von 4 Minuten wird nochmals die Hälfte dieser Dosierung über 2 Minuten verabreicht. Nach einer erneuten Pause von 2–3 Minuten werden 0,25 mg Atropin in 1-minütigen Abständen verabreicht, bis eine altersabhängige Ziel-Herzfrequenz oder eine Gesamtdosis von 1 mg Atropin erreicht ist. Es wird nach Störungen der Wandbewegungen, des arteriellen Blutdrucks sowie nach Änderungen in der 12-Kanal-EKG-Ableitung gesucht.

21.4 Literatur

Frazin L, Talano JV, Stephanides L, Loeb HS, Kopel L, Gunnar RM. Esophageal echocardiography. Circulation 1976; 54: 102–8.

Keyl C, Rödig G, Lemberger P, Hobbhahn J. A comparison of the use of transoesophageal doppler and termodilution techniques for cardiac output determination. Eur J Anaesthesiol 1996; 13: 136–42.

Loick HM, Greim CA, Roewer N, Van Aken H. Richtlinien zur Weiterbildung in der transösophagealen Echokardiographie für Anästhesisten: Indikationen – Ausbildung – Zertifizierung »TEE in der Anästhesiologie«. Anasthesiol Intensivmed 1999; 40: 67–71.

Lutz J, Bangert K, Franzen O, Höppner R, von Knobelsdorff G. Ein rationaler Untersuchungsablauf für die intraoperative transösophageale Echokardio-

graphie erleichtert den Einstieg in diese Methode. Anästhesiol Intensivmed Notfallmed Schmerzther 1999; 34: 597–602.

Nixdorf U, Mohr-Kahaly S, Wagner S, Meyer J. Klinischer Stellenwert der Stressechokardiographie. Dtsch Ärztebl 1997; 94B: 1376–81.

Scherhag A, Pfleger S, Kirschstein W, Saur J, Schreckenberger AA, Staedt U. Pharmakologische Stressechokardiographie in der Diagnostik der koronaren Herzerkrankung. Vergleichende Beurteilung von Dipyridamol- und Dobutaminbelastungsechokardiographie. Med Welt 1996; 47: 111–8.

Übersichtsarbeiten

Béique F, Joffe D, Kleiman S. An intruduction to transoesophageal echocardiography: I. Basic principles. Can J Anaesth 1996; 43: 252–7.

Loick HM, Kehl G, Schmidt C. Transösophageale Echokardiographie (TEE) in der Anästhesie und Intensivmedizin – Grundlagen und Indikationen. Anästhesiol Intensivmed 1998; 39: 288–98.

Loick HM, Poelaert J, Van Aken H. TEE in Anästhesie und Intensivmedizin. Anaesthesist 1997; 46: 504–14.

Oxorn D, Edelist G, Smith MS. An introduction to transoesophageal echocardiography: II. Clinical application. Can J Anaesth 1996; 43: 278–94.

Spezielle Narkosevorbereitungen

Neuromonitoring

Spezielle
Narkosevorbereitungen

22.1 Allgemeine Bemerkungen

Um z. B. bei Patienten mit einer Schädel-Hirn-Verletzung eine optimale Therapie durchführen zu können und um sog. sekundäre Hirnschädigungen z. B. durch einen unerkannt hohen intrakraniellen Druck zu vermeiden, ist ein adäquates Neuromonitoring notwendig. Inzwischen stehen hierfür eine ganze Reihe apparativ-technischer Überwachungsmöglichkeiten zur Verfügung.

Der in der Schädelkalotte herrschende Druck wird als intrakranieller Druck (intracranial pressure; ICP) bezeichnet. Er entspricht dem Liquordruck in den Hirnventrikeln. Beim Erwachsenen beträgt der ICP normalerweise 10–15 mm Hg, beim Kind beträgt er maximal 10 mm Hg. Der ICP kann z. B. bei einem Hirntumor oder nach einem Schädel-Hirn-Trauma erhöht sein. Die möglichen Ursachen eines erhöhten ICP, dessen Auswirkungen sowie die mögliche Therapie werden ausführlich im Kap. 69.1.1, S. 962 beschrieben.

Der ICP weist **physiologische Schwankungen** auf. So sind z. B. zirkadiane oder positionsabhängige Veränderungen beschrieben. Außerdem sind atemsynchrone Schwankungen zu beachten. Unter Spontanatmung nimmt der ICP während der aktiven Inspiration ab und während der Exspiration zu. Bei der maschinellen Beatmung kommt es dagegen – aufgrund umgekehrter Druckverhältnisse in der Lunge – inspiratorisch zu einem Anstieg und exspiratorisch zu einem Abfall des ICP.

Der ICP stellt z. B. bei Patienten mit einem Schädel-Hirn-Trauma (SHT) den wichtigsten **prognostischen Faktor** dar. Die Letalität nach einem SHT korreliert mit der Höhe des ICP. Übersteigt der ICP den Schwellenwert von 20 mm Hg, ist mit einer Verschlechterung der Prognose zu rechnen. Bei einem ICP über 60 mm Hg beträgt die Letalität 100%.

Die neurologische Symptomatik bzw. die Komatiefe korreliert relativ schlecht mit der Höhe des intrakraniellen Drucks. Daher kann anhand der klinischen Symptome kaum auf die Höhe des intrakraniellen Drucks geschlossen werden. Es ist deshalb wichtig, bei Verdacht auf einen erhöhten ICP, z. B. bei Patienten mit Schädel-Hirn-Trauma, den intrakraniellen Druck zu messen und daran die Therapie zu orientieren. Es ist stets eine verletzungsnahe ICP-Messung zu empfehlen. In verletzten Hirnarealen kann der ICP bis zu 30 mm Hg höher sein als in nicht verletzten Hirnbereichen.

22.2 Messung des intrakraniellen Drucks

Der ICP kann mittels Ventrikelkatheter, epiduraler Drucksonde (z. B. Gaeltec-Sonde), subduraler Sonde oder intraparenchymatöser Sonde (z. B. Camino-Sonde) gemessen werden (Übersicht bei Morgalla u. Grote 1999).

22.2.1 Messmethoden

Ventrikelkatheter

Die ICP-Messung mittels Ventrikelkatheter stellt die Standard- und Referenzmethode dar. Ein Ventrikelkatheter wird über ein Trepanationsbohrloch in den Seitenventrikel der nicht dominanten Hirnhälfte eingeführt wird. Zur Druckmessung wird meist (ähnlich wie bei der konventionellen Messung des ZVD; Kap. 18.6, S. 423) ein Steigrohr nach dem Prinzip der kommunizierenden Röhren verwendet. Es kann evtl. auch ein üblicher elektronischer Druckwandler (wie z. B. bei der arteriellen Druckmessung; Kap. 17.2, S. 404) verwendet werden. Hierbei ist ein intermittierender Nullpunktabgleich möglich (während diese Rekalibration bei anderen Messmethoden nicht möglich ist). Drift und Übertragungsfunktion des Systems können jederzeit überprüft werden. Über eine Ventrikeldrainage kann auch Liquor abgelassen werden, z. B. um einen erhöhten ICP zu senken oder um die Eiweiß- oder Laktatkonzentration zu bestimmen oder um eine bakteriologische Liquoruntersuchung durchzuführen.

Epidural oder subdural platzierte Drucksonde

Zur Messung des ICP kann über ein Trepanationsbohrloch ein entsprechender Druckaufnehmer zwischen Dura und Schädelkalotte (epidural) oder zwischen Dura und Gehirn (subdural) platziert werden. Nachteil dieser Verfahren ist, dass nach der Platzierung dieser Drucksonden der Nullpunkt sowie der Verstärkungsfaktor nicht mehr kontrolliert werden können (keine Rekalibration möglich). Dadurch sind deutliche Fehlmessungen möglich. Solche epi- oder subdural platzierte Sonden arbeiten zumeist pneumatisch (z. B. Spiegelberg-Sonde) oder hydrodynamisch, d. h. sie übertragen den Druck mittels Luft oder Flüssigkeit auf einen Druckwandler. Bei epiduralen Drucksonden ist die Infektionsgefahr aufgrund der noch intakten Dura geringer, die Signalqualität ist jedoch schlechter. Die abgeleitete Kurve ist zumeist gedämpft.

Die subdurale Messung wird meist nur durchgeführt, wenn andere Messorte nicht möglich sind.

Intraparenchymatöse ICP-Messung

Inzwischen werden zunehmend elektronische und fiberoptische Mess-Systeme (Camino-Sonde) verwendet, die zumeist ins Hirnparenchym platziert werden (aber auch in den Seitenventrikel – extradural oder subdural – eingeführt werden können). Die Messgenauigkeit dieser Methode ist hoch, Komplikationen scheinen selten zu sein. Die Systeme sind relativ teuer.

22.2.2 ICP-Kurvenverlauf

Bei Patienten mit einem erhöhten ICP können charakteristische pathologische Druckwellen auftreten. Beschrieben sind z. B. sog. A- und B-Wellen.

A-Wellen (Plateauwellen)

Bei den A-Wellen (Plateauwellen) steigt der ICP über 2 bis 15 Minuten auf Werte bis 50 mm Hg an, um dann innerhalb weniger Minuten bis fast auf den Ausgangswert wieder abzufallen.

Plateau-Wellen sind durch eine plötzliche Vermehrung des intravasalen Blutvolumens (Vasoparalyse und hirnvenöse Stauung) bedingt.

B-Wellen

Evtl. B-Wellen treten mit einer Frequenz von 0,5- bis 2,0-mal pro Minute auf. Der ICP-Anstieg beträgt ca. 5–10 mm Hg, er steigt dabei nicht über 30 mm Hg an. Ursächlich werden rhythmische Veränderungen des p_aCO_2-Wertes mit Änderung des zerebralen Blutvolumens diskutiert (Kap. 69.2.1, S. 967). Vor dem Auftreten von A-Wellen kommt es oft zu einer Serie von B-Wellen.

22.3 EEG-Monitoring
22.3.1 Standard-EEG

Mit dem Elektroenzephalogramm (EEG) kann die Aktivität der Hirnrinde überwacht werden. Die EEG-Elektroden werden entsprechend einem international gültigen System (sog. 10-20-System) platziert. Es werden hierbei Frequenz und Amplitude sowie die Symmetrie der Signale über beiden Großhirnhälften untersucht. Außerdem können evtl. typische Graphoelemente (z. B. Spikes) festgestellt werden. Die **EEG-Frequenzen** werden unterteilt in β-, α-, ϑ- und δ-Frequenzen. Die Grenzen der Frequenzbänder sind nicht verbindlich definiert (mögliche Grenzen sind: α 8–12 Hz; β 13–30 Hz; δ 0,5 bis 3,5 Hz; ϑ 4–7 Hz). Bei Erwachsenen liegt im Wachzustand (bei geschlossenen Augen) zumeist ein Alpha-Rhythmus vor. In flacher Narkose tritt ein schnellerer Beta-Rhythmus auf. Im physiologischen Schlaf kommt es zur Synchronisation der Hirnströme und damit zum Delta- und Theta-Rhythmus. In tiefer Narkose dominieren Delta-Wellen. Bei weiterer Vertiefung der Narkose tritt ein sog. Burst-Suppression-Muster auf. Dies ist gekennzeichnet durch Phasen hirnelektrischer Stille (Suppression), die mit mehr oder minder kurzen Ausbrüchen hirnelektrischer Aktivität (»bursts«) abwechseln (vgl. Barbituratkoma; Kap. 70.1.4, S. 999). Bei

weiterer Narkosevertiefung kommt es zum kortikalen elektrischen Funktionsstillstand.

EEG in der Praxis: Bereits Ende der 20er-Jahre wurden von H. Berger, dem Begründer der EEG-Ableitung, EEG-Veränderungen während der Narkose untersucht. Es ist allerdings zu beachten, dass eine Reihe perioperativer Ereignisse wie Veränderungen von Körpertemperatur, Anästhetikakonzentration oder Kohlendioxidpartialdruck zu EEG-Veränderungen führen können. Außerdem sind EEG-Ableitungen für den »Nicht-Fachmann« relativ schwierig zu interpretieren, sodass die Anwesenheit eines EEG-Experten im Operationssaal notwendig wäre. Daneben sind viele EEG-Geräte sehr anfällig gegenüber Artefakten (wie sie z. B. durch den Elektrokauter ausgelöst werden). Auch die Tatsache, dass EEG-Geräte sehr groß und sehr teuer sind und eine EEG-Ableitung viel Zeit für die Vorbereitung benötigt, hat den Einsatz des EEG in der Anästhesie behindert. Die routinemäßige Überwachung des EEG zur Beurteilung der Narkosetiefe hat sich deshalb bisher nicht durchgesetzt.

EEG-Indikationen: Nach einem Schädel-Hirn-Trauma scheint eine Kontrolle des EEG sinnvoll zu sein (Kap. 70.1.3, S. 997). Bei ca. 20% der Patienten kommt es nach einem SHT zu Krampfanfällen. Auch auf Intensivstationen wird öfters ein EEG vor allem zum Nachweis von Krampfpotenzialen eingesetzt. Die EEG-Ableitung hat sich z. B. im Rahmen der Hirntoddiagnostik bewährt. Mittels ergänzender EEG-Untersuchung kann eine klinische Hirntodfeststellung bestätigt werden. Bei Neugeborenen, Säuglingen und Kleinkindern unter 3 Jahren muss die EEG-Ableitung nach 72 Stunden (bei primärem Hirnschaden) bzw. nach 24 Stunden (bei sekundärem Hirnschaden) wiederholt werden (Kriterien 1991). Damit kann auf eine weitere Beobachtungszeit verzichtet werden. Die Bundesärztekammer verlangt hierfür ein für 30 Minuten auf Papier geschriebenes EEG mit mindestens 8 Kanälen (Kriterien 1991). In diesem EEG darf (auch bei maximaler Verstärkung) keine hirnelektrische Aktivität mehr nachweisbar sein.

Wichtiger **Schwachpunkt des EEG-Monitorings** sind die Übergangswiderstände zwischen Haut und Elektroden. Dieser Widerstand sollte möglichst weniger als 5 kOhm betragen.

Ein Fortschritt scheinen die neuen Zipprep TM-Elektroden (Fa. Aspect Medical Systems USA; Vertrieb in Deutschland durch Fa. Space Labs; Kaarst) darzustellen. An der Kontaktfläche sind diese Elektroden mit kontaktgelgetränkten kleinen Häkchen versehen, die das Stratum corneum penetrieren und bis in die elektrisch besser leitende Epidermis reichen. Eine Abradierung der Haut ist dabei nicht mehr nötig.

22.3.2 Bispektral-Index

Mit dem A-2000 BIS-Monitor (Abb. 22.1a) können EEG-Signale des Patienten abgeleitet werden. Der BIS-Monitor

Spezielle
Narkosevorbereitungen

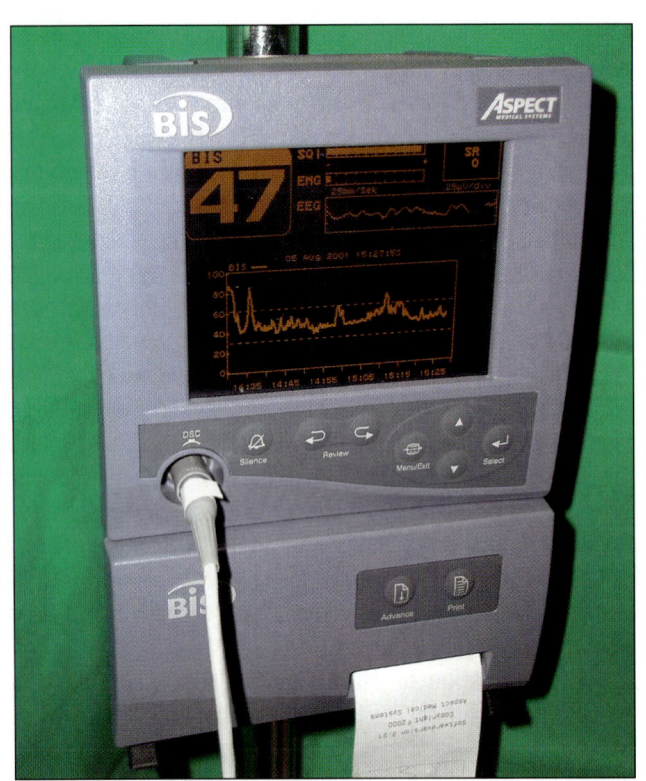

Abb. 22.1 Bispektral-Index; **a:** Gerät zur Ableitung des Bispektral-Index (A-2000 BIS-Monitor; Firma Aspect Medical Systems International B.V. 2332 KG Leiden; Niederlande);

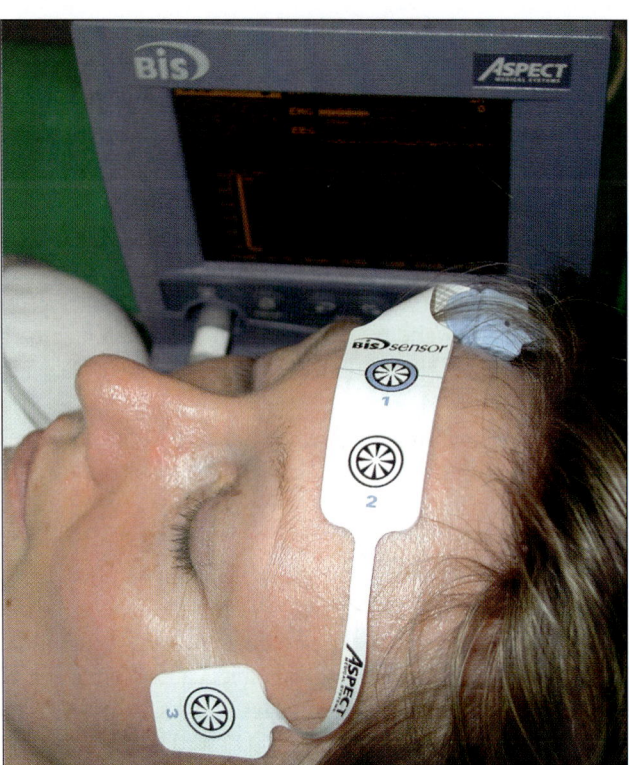

Abb. 22.1 b Elektrodenplatzierung.

verarbeitet die Roh-EEG-Signale und fasst sie zu einem Zahlenwert zusammen, dem sog. Bispektral-Index (BIS). Der Bispektral-Index korreliert mit dem Wachheits- bzw. Sedierungsgrad des Patienten (Glass 1997), d.h., es ist damit möglich, den Sedierungsgrad bzw. die Narkosetiefe einzustufen.

> Während der wache Patient eine BIS-Zahl von 100 aufweist, liegt bei einer BIS-Zahl von ca. 70 bzw. ca. 50 eine tiefe Sedierung bzw. eine mittlere Narkosetiefe und bei <40 eine tiefe Narkose vor (Abb. 22.2).

Elektroden: Die selbstklebenden Ein-Sensor-BIS-Elektroden werden, wie in Abbildung 22.1b dargestellt, auf die Stirn geklebt. Während der Sensor 1 stets über der Nasenwurzel zu fixieren ist, kann der Sensor 3 sowohl links- als auch rechtstemporal angelegt werden. Das Gerät prüft die Elektroden automatisch. Es wird dann die Impedanz in Kilo-Ohm sowie der jeweilige Elektrodenstatus (idealerweise: »gut«) angezeigt. Aufgrund der sog. Zipprep-Elektroden-Technologie (vgl. EEG-Monitoring) stellen Impedanz und Signalqualität normalerweise kein Problem mehr dar.

Monitor: Auf dem A-2000 BIS-Monitor werden Bispektral-Index als aktuelle Zahl (BIS; 0–100), Trendgrafik von verarbeiteten EEG-Parametern (u.a. BIS), Signalqualitätsindex (SQI; Maßeinheit für die Signalqualität der EEG-Welle), Elektromyogramm-Indikator (EMG; Muskelaktivität; ein hohes EMG-Niveau kann EEG-Artefakte verursachen) und Elektroenzephalogramm (EEG; 25 mm/s) sowie Burst-Suppressions-Verhältnis (BSV; 0–100%; prozentualer Anteil der Zeit während der letzten 63 Sekunden, in denen das EEG unterdrückt, d.h. isoelektrisch war) dargestellt.

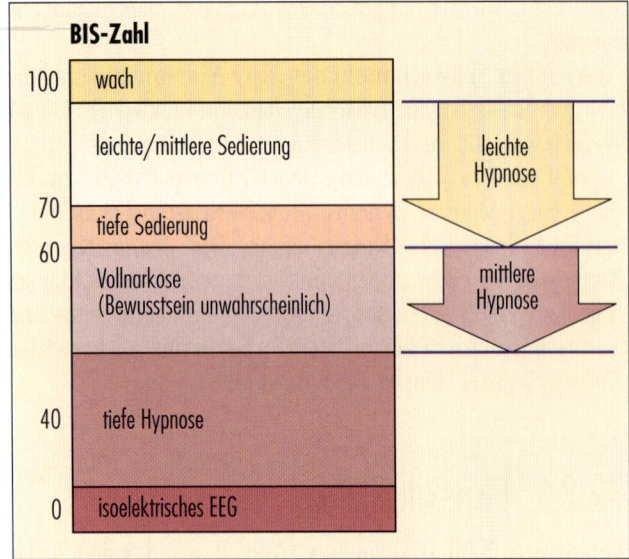

Abb. 22.2 Bispektral-Index: Korrelation zwischen Narkosetiefe und BIS-Zahl.

Indikationen: Der Bispektral-Index soll eine Entscheidungshilfe zur Steuerung der Narkosetiefe darstellen. Der BIS ist stets zusammen mit anderen Parametern wie dem Blutdruckverhalten und vegetativen Zeichen zu interpretieren. Mithilfe des BIS sollen auch intraoperative Wachheitszustände (awareness; Kap. 39, S. 661) frühzeitig erkennbar bzw. vermeidbar sein. Auch das Erwachen aus der Narkose kann unter BIS-Kontrolle erfolgen. Der BIS eignet sich schließlich auch zur Überprüfung der Sedierungstiefe z. B. bei Intensivpatienten.

22.4 Evozierte Potenziale

22.4.1 Allgemeine Bemerkungen

Bei der Ableitung evozierter Potenziale (EP) werden periphere Nerven oder Hirnnerven mit definierten, repetitiven Reizen stimuliert und die dadurch ausgelösten (evozierten) Hirnstromänderungen (Potenziale) registriert und beurteilt. Je nachdem, welche peripheren Stimulationsreize verwendet werden, können **s**omatosensorisch **e**vozierte **P**otenziale (SEP), **a**kustisch **e**vozierte **P**otenziale (AEP) und visuell evozierte Potenziale (VEP) unterschieden werden. Evozierte Potenziale weisen sehr kleine Amplituden (0,3–1,0 µV) auf. Die jeweils zeitgleich nach den repetitiven Reizen wiederkehrenden konstanten evozierten Potenziale können aus dem zufallsverteilten EEG, das eine wesentlich größere Amplitude aufweist, mithilfe computergestützter Summations- und Mittelungsverfahren (»averaging«) herausgefiltert werden. Es wird beurteilt, ob EP vorhanden sind, wie ihre Latenz (d. h. Zeit von der Stimulation bis zur Reizantwort) und die Amplitude der typischen Wellen (»peaks«) ist.

Durch EP kann überprüft werden, ob die notwendigen Leitungsbahnen des zentralen Nervensystems intakt sind. Wird z. B. der N. medianus stimuliert und werden die ausgelösten Hirnströme abgeleitet, können die entsprechenden Leitungsbahnen im Rückenmark und Gehirn auf Intaktheit überprüft werden.

Indikationen für evozierte Potenziale

Karotis-Chirurgie

Gesicherte Indikationen für SEP sind Operationen an hirnversorgenden Gefäßen (z. B. Karotis-TEA; Kap. 73.2.6, S. 1048). Beim versuchsweisen Abklemmen z. B. der A. carotis kann bei starker Änderung der Medianus-SEP (Amplitudenreduktion N20/P25; Abb. 22.3) eine drohende Minderperfusion erkannt und das operative Vorgehen ggf. geändert werden, z. B. ein Shunt (der in ca. 7% der Fälle notwendig ist) angelegt werden. Zum Teil wird von einer insuffizienten Kollateralver-

sorgung ausgegangen, wenn die SEP beim versuchsweisen Abklemmen verschwinden; zum Teil wird bereits eine 50%ige Amplitudenverminderung als ausreichender Hinweis gewertet. Medianus-SEP stellen zur Zeit das beste Überwachungsverfahren bei diesen Operationen dar.

Aortenchirurgie

Mittels der SEP sind die (im Rückenmarkhinterhorn verlaufenden) aufsteigenden afferenten Bahnen, nicht dagegen die ventral verlaufenden, absteigenden motorischen (efferenten) Bahnen des Vorderseitenstranges überwachbar. Bei der Aortenchirurgie sind jedoch insbesondere die absteigenden motorischen Bahnen ischämiegefährdet. Inwieweit die SEP bei Skolioseoperationen, bei denen das Risiko einer Rückenmarkschädigung besteht, daher den sog. intraoperativen »Aufwachtest« (Kap. 76.2.5, S. 1085) ersetzen können, ist noch nicht sicher geklärt. Möglicherweise ist in Zukunft durch die transkranielle elektrische oder magnetische Stimulation des motorischen Kortex (tcMEP; transkranielle **m**otorische **e**vozierte **P**otenziale) und Registrierung motorischer Antwortzuckung eine Überwachung der Vorderseitenstränge möglich (Van Dongen et al. 1999; Übersicht bei Sansome u. Norman 1999).

Komaprognose

Zur Beurteilung der Prognose von komatösen Patienten wird die SEP-Antwort über dem somatosensorischen Rindenareal (N20) beurteilt. Es ist zu klären, ob die N20-Antwort erhalten oder erloschen ist. Bei erhaltener N20-Antwort ist deren Amplitude bzw. deren Latenz zu überprüfen. Auch die zentrale Überleitungszeit wird als Kriterium herangezogen.

Bei beidseitigem Verlust der kortikalen Komponente N20 überlebt der Patient meist nicht. Falls er überlebt, kann normalerweise höchstens ein vegetativer Zustand erwartet werden. Mithilfe der somatosensorisch evozierten Potenziale (SEP) gelingt es in ca. 90% der Fälle einer Hirnschädigung, die Prognose (günstige/ungünstige Prognose) richtig vorauszusagen. Die Prognosesicherheit früher SEP wurde mit ca. 90% ermittelt, während die Prognose anhand klinischer Kriterien nur eine ca. 60%ige Treffsicherheit aufweist (Schwarz et al. 1994).

Hirntoddiagnostik

AEP-Ableitungen sind im Rahmen der Hirntoddiagnostik zum Nachweis des irreversiblen Verlustes der Hirnstammfunktion etabliert. Auch die EEG-Ableitung kommt im Rahmen der Hirntoddiagnostik zur Anwendung (Kap. 66.2.13, S. 923).

22.4.2 Formen der evozierten Potenziale

SEP

Prinzip

Zumeist wird eine periphere perkutane Stimulation des **N. medianus** am distalen Unterarm mit kurzen elektrischen Stimuli (0,1 msec) durchgeführt. Die dadurch evozierten Potenziale können über afferenten Leitungsbahnen und über zentralnervösen Strukturen abgeleitet werden. Entsprechend den Leitungsbahnen können die SEP über dem homolateralen Plexus axillaris (Erb-Punkt; 3 cm oberhalb der Klavikula und 1–2 cm lateral des M. sternocleidomastoideus), zervikal (über Dornfortsatz C7 und C2) sowie dem kontralateralen sensorischen Rindenfeld mithilfe entsprechender Oberflächenelektroden abgeleitet werden.

SEP können auch durch Stimulation des N. ulnaris, N. peroneus communis (am Knie) oder des **N. tibialis** ausgelöst werden. Der N. tibialis wird z. B. stimuliert, wenn die Rückenmarkfunktion bei Operationen im Bereich des Rückenmarks, bei Skolioseoperationen oder bei Eingriffen an der thorakoabdominalen Aorta überwacht werden soll.

Potenzialkomponenten

Die einzelnen somatosensorisch evozierten Potenzialkomponenten werden nach ihrer Latenz (Zeit in Millisekunden zwischen Reizimpuls und höchstem Amplitudenwert) sowie der Polarität (dem negativen [N] oder positiven [P] Ausschlag) bezeichnet (Abb. 22.3b). Des Weiteren wird z. B. die Amplitudenhöhe einer Welle (Abstand zwischen positiver und negativer Spitze) bestimmt. Über dem Erb-Punkt kann das Potenzial N9 abgeleitet werden. Dessen Ausfall weist auf eine periphere Nervenschädigung hin. Die über C7 bzw. C2 ableitbaren Potenziale werden als N13a bzw. N13b bezeichnet, da der negative Ausschlag hier normalerweise mit einer Latenz von 13 msec auftritt. Über dem kontralateralen somatosensorischen Hirnrindenareal (C3' bzw. C4', Kap. 73.2.6, S. 1051) wird als erste kortikale Komponente N20 abgeleitet (Abb. 22.3b). Die Ableitepunkte C3' bzw. C4' werden nach dem offiziellen 10-20-System zur Ableitung von Hirnströmen aufgesucht. Die Mitte zwischen Nasion (Nasenwurzel) und Inion (Protuberantia occipitalis) wird als Cz bezeichnet. Hiervon wird eine Linie zum präaurikulären Punkt (vor dem äußeren Gehörgang) gezogen (A₁ = links, A₂ = rechts). Von Cz ausgehend 40% der Strecke Cz nach A1 ergibt C3 (linksseitig). Der korrespondierende Punkt rechts ist C4. Von C3 bzw. C4 jeweils 3 cm nach dorsal ergibt C3' bzw. C4', den links- bzw. rechtskortikalen Ableitepunkt für die SEP.

Außerdem wird die **zentrale Überleitungszeit** (central conduction time = CCT) bestimmt. Diese entspricht bei den SEP dem Zeitintervall zwischen Auftreten der zervikalen SEP (N13)

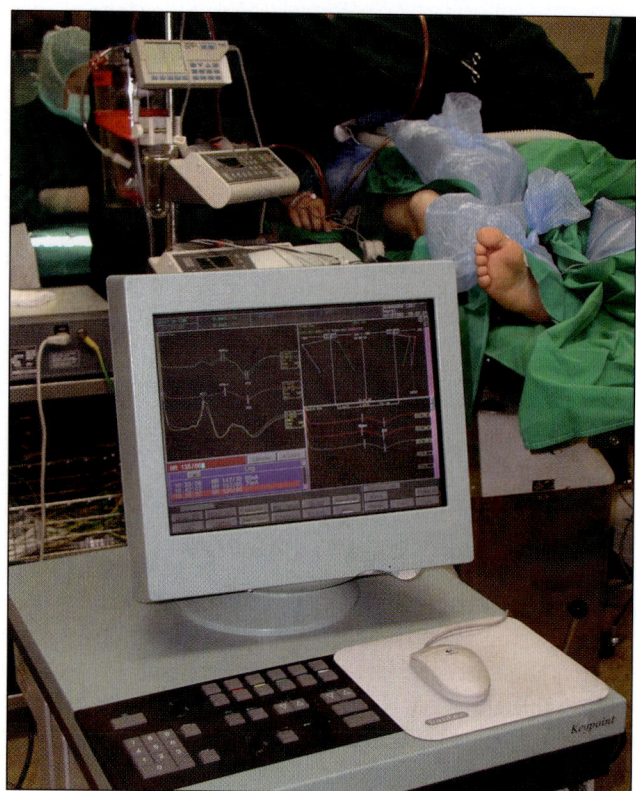

Abb. 22.3 Ableitung somatosensorisch evozierter Potenziale (SEP); a: SEP-Ableitung mittels Keypoint-Gerät, Fa. Medtronic, Düsseldorf;

und dem Auftreten der primären kortikalen Reizantwort (N20). Auch dem Amplitudenquotienten der zervikalen und kortikalen SEP-Amplitude sowie einem evtl. Seitenunterschied bei Betrachtung beider Hemisphären wird prognostische Bedeutung beigemessen. Liegen supratentorielle Läsionen vor, sprechen weitgehend normale SEP für eine günstige Prognose.

Latenzen und klinische Bedeutung

Bei den über dem sensorischen Kortex abgeleiteten Potenzialen wird – entsprechend ihrem zeitlichen Auftreten nach der Reizapplikation – zwischen Potenzialen früher, mittlerer und später Latenz unterschieden (frühe **Latenz** < 30 msec; mittlere Latenz 31–100 msec; späte Latenz > 100 msec). Potenziale später Latenz sind meist diffus über dem Schädel verteilt. Die späten Potenziale sind Folge komplexer kortikaler Signalverarbeitung in den Assoziationsfeldern der primär sensorischen Projektionsfelder. Sie weisen eine große intra- und interindividuelle Variabilität auf. Weil sie durch Narkotika leicht unterdrückt werden, ermöglichen sie den Nachweis diskreter Veränderungen, z.B. einer Narkoserestwirkung. Sind sie nach einer Hirnschädigung nachweisbar, sprechen sie für eine gute Prognose. SEP mittlerer Latenz werden in den primären sensorischen Projektionsfeldern und den damit verbundenen Assoziationsfeldern generiert. SEP mittlerer Latenz werden durch Veränderungen physiologischer Größen sowie Narko-

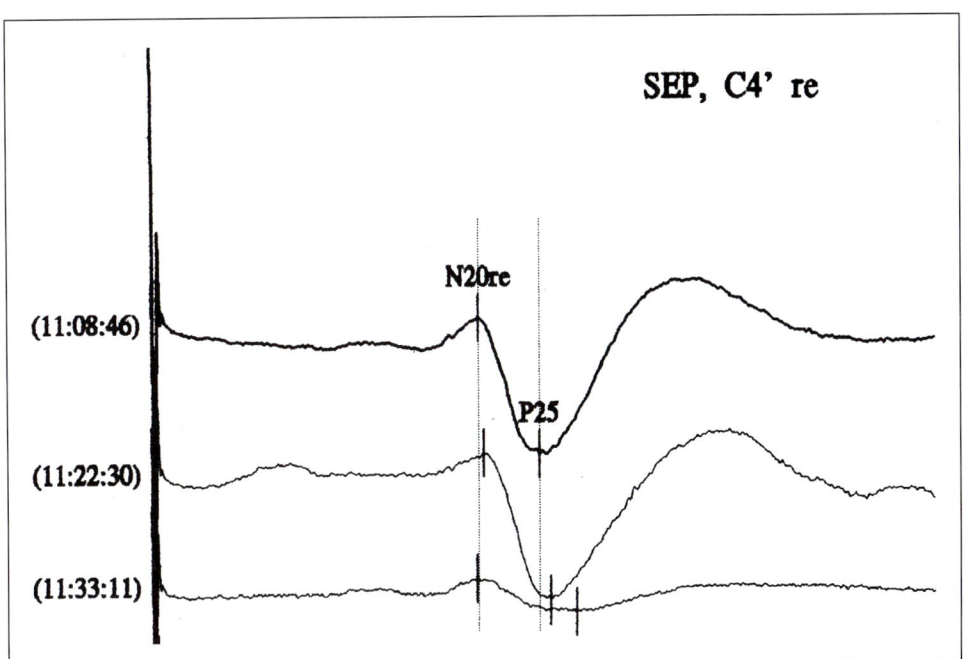

Abb. 22.3b abgeleitete SEP-Kurven: nach versuchsweisem Abklemmen der A. carotis interna fällt die Potenzial-amplitude um 80% (untere Kurve).

tika beeinträchtigt. Potenziale früher Latenz weisen dagegen geringe Variabilitäten auf und werden durch Anästhetika kaum beeinflusst. Die frühen Komponenten weisen eine große interindividuelle Konstanz auf und werden durch Körpertemperatur, pCO_2, Blutdruck, Hämatokrit und andere physiologische Parameter nur minimal beeinflusst.

Volatile Inhalationsanästhetika verlängern dosisabhängig die Latenzen und verkleinern die Amplituden. Diese Veränderungen sind bei Desfluran, Sevofluran und Isofluran vergleichbar stark ausgeprägt (Rehberg et al. 1998). Sevofluran und Desfluran sind für Narkosen mit SEP-Überwachung besser geeignet als Isofluran, da sie zu einer geringeren Amplitudenabnahme führen (Rehberg et al. 1998). Bis 0,5 bis 1,0 MAC eines volatilen Inhalationsanästhetikums sind jedoch vertretbar. Lachgas führt ebenfalls zu einer geringen Amplitudenverkleinerung.

Da die Signale der SEP große Teile des Gehirns durchqueren müssen, kann anhand pathologischer Veränderungen der SEP evtl. auf die **zugrunde liegende Hirnschädigung** geschlossen werden. Mittels SEP können z. B. periphernervöse, spinale, subkortikale, aber auch kortikale Funktionen überwacht werden. Mithilfe von Medianus-SEP kann eine kritische Minderperfusion im Bereich der A. cerebri media (z. B. bei einer Karotis-TEA; Kap. 73.2.6, S. 1051) erkannt werden (s. u.). Kommt es bei einem komatösen Patienten (z. B. nach einem Schädel-Hirn-Trauma) zu einem ein- oder beidseitigen Verlust der kortikalen SEP, spricht dies für eine schlechte Prognose. Sind dagegen späte SEP nachweisbar, spricht dies für eine zu erwartende Restitutio ad integrum (s. u.). SEP stellen den besten Prognosefaktor nach einem Schädel-Hirn-Trauma dar (Kap. 70.1.3, S. 997).

Evozierte Potenziale (AEP, SEP, VEP) sind nicht geeignet, um den ICP nicht invasiv abzuschätzen (Engelhardt 1997). EP-Veränderungen treten oft erst bei kritisch erhöhtem ICP auf.

AEP

Prinzip

Bei den akustisch evozierten Potenzialen (AEP) werden mittels Kopfhörer bzw. Miniaturohrhörer Klicktöne (60–70 dB über der Hörschwelle) über das Ohr appliziert. Aufgrund dieser akustischen Stimulation entstehen 25–30 kortikal ableitbare Wellen, die je nach ihrer Latenz in frühe (<10 msec), mittlere (10–100 msec) und späte (>100 msec) AEP unterteilt werden. Die frühen Komponenten weisen sehr kleine Amplituden auf, sodass bei den AEP mindestens 1000 Reizantworten aufsummiert werden müssen.

Potenzialkomponenten

Die frühen AEP (FAEP, <10 msec) weisen fünf charakteristische positive »peaks« auf. Die Wellen I und II werden in der Cochlea und dem VIII. Hirnnerv generiert, die Wellen III–V in verschiedenen Hirnstammstrukturen). AEP früher Latenz werden deshalb als Hirnstammpotenziale bezeichnet.

Die Ableitung früher AEP ist dann sinnvoll, wenn der Hörnerv und/oder der Hirnstamm beeinträchtigt sind oder eine entsprechende Beeinträchtigung droht.

Latenzen und klinische Bedeutung

Beurteilt werden vor allem der evtl. Verlust der im Hirnstamm generierten Wellen (III–V), eine Abnahme des Amplitudenverhältnisses V/I sowie eine Zunahme der absoluten Latenzen sowie der Latenzen zwischen den einzelnen Wellen (sog. Interpeaklatenzen), z. B. I–V (central conduction time; CCT), I–III (präpontine Überleitungszeit) und III–V (pontine Überleitungszeit). AEP früher Latenz werden durch Hypnotika kaum beeinflusst, während AEP mittlerer Latenz durch viele Anästhetika stark verändert werden und daher auch zur Erkennung eines intraoperativen Wachseins (»awareness«) untersucht werden können (Kap. 39, S. 661). Fallen nach einem Schädel-Hirn-Trauma die Wellen III–V aus, spricht dies bei Vorliegen einer supratentoriellen Schädigung für eine infauste Prognose. Auch eine Verlängerung der I-V-Interpeaklatenz von >4,5 ms spricht für eine schlechte Prognose – ebenso ein Amplitudenquotient V/I von <0,5. Dennoch stellen AEP früher Latenz (im Gegensatz zu den SEP) kein etabliertes Prognosekriterium nach einem Schädel-Hirn-Trauma dar. AEP früher Latenz können bei der Hirntoddiagnostik als ergänzende Untersuchung eingesetzt werden (Kriterien 1991). Im Rahmen der Hirntoddiagnostik spricht ein Ausfall der Wellen III–V für einen irreversiblen Ausfall des Hirnstamms. Der nachgewiesene Ausfall der FAEP erlaubt es, auf eine weitere Beobachtungszeit zu verzichten.

VEP

Bei Auslösung der visuell evozierten Potenziale (VEP) wird über eine auf die geschlossenen Augen gesetzte Blitzbrille monokulär stimuliert. Okzipital wird über dem visuellen Kortex das relativ große Potenzial P100 abgeleitet. Visuell evozierte Potenziale weisen eine hohe intra- und interindividuelle Variabilität auf. Außerdem bestehen relativ wenige optische Leitungsbahnen mit Verbindungen zum Hirnstamm, sodass VEPs z.B. im Rahmen der Beurteilung eines Komas wenig geeignet sind.

22.4.3 Störquellen bei Ableitung evozierter Potenziale

Ein Problem bei der Ableitung evozierter Potenziale ist, dass es viele biologische und technische Störquellen gibt:
- EKG-Artefakte
- Muskelartefakte
- Schwitzartefakte
- elektrostatische Interferenzen
- Wechselstromartefakte
- Hochfrequenzartefakte

Aufgrund zahlreicher Störmöglichkeiten muss der Anwender über gewisse Grundkenntnisse der EEG- und Potenzialinterpretation verfügen. Bei der Beurteilung von SEP müssen z. B. schwere periphere Nervenschädigungen oder eine zervikale Querschnittsymptomatik ausgeschlossen werden. Bei Verlust der kortikalen SEP sollte daher zumindest die zervikale Komponente ableitbar sein, um einen sicheren Input-Nachweis zu haben. Entsprechend sollten bei Verlust der AEP zumindest die Wellen I und II (die in der Cochlea und im N. acusticus generiert werden) nachweisbar sein.

22.5 Transkranielle Doppler-Sonographie

Mit starken, gepulsten Ultraschallimpulsen kann an bestimmten Knochenfenstern (Temporalschuppe, Orbita, Foramen magnum) in das Schädelinnere gedrungen werden. Durch die Temporalschuppe (unmittelbar über dem Jochbeinfortsatz) ist eine Beschallung der basal verlaufenden großen Hirnarterien möglich. Mittels der nicht invasiven **t**ranskraniellen **D**oppler-Sonographie (TCD) ist es möglich, die Flussgeschwindigkeit in den basalen Hirnarterien zu bestimmen. Zumeist wird (in ca. 50 mm Tiefe) die Flussgeschwindigkeit in der A. cerebri media gemessen, denn über dieses Gefäß fließen ca. 70% des Blutes einer Hirnhemisphäre. Bei ca. 10–30% der Patienten gelingt es allerdings nicht, die A. cerebri media zu beschallen. Unter der Voraussetzung, dass der Gefäßdurchmesser (d) sich nicht ändert, ist die mittels TCD messbare Flussgeschwindigkeit (V) direkt proportional zur Hirndurchblutung (F) (F ~ d × V). Eine TCD-Untersuchung bietet sich z.B. bei Patienten nach der Operation eines zerebralen Aneurysmas an, um einen drohenden Vasospasmus erkennen zu können. Gemessen werden die maximalen systolischen (Vs) und die enddiastolischen (Vd) Blutflussgeschwindigkeiten, und hieraus kann der sog. **Pulsationsindex** (PI = [Vs – Vd]/Vm ermittelt werden (Normalwert: PI ~ 0,9 ± 0,2). Der dimensionslose Pulsationsindex wird von manchen Autoren zur Einschätzung des zerebrovaskulären Widerstandes verwendet. Zum Teil wird dessen Interpretation auch abgelehnt. Vm entspricht der mittleren Maximalgeschwindigkeit. Der Normalbereich von Vm wird mit ca. 60 cm/sec (38–86 cm/sec) angegeben.

Eine **erhöhte Flussgeschwindigkeit** bei Patienten mit Schädel-Hirn-Trauma kann entweder durch einen zerebralen Vasospasmus oder durch eine posttraumatische Hyperämie bedingt sein. TCD-Untersuchungen legen nahe, dass nach einem Schädel-Hirn-Trauma in 25–40% der Fälle zerebrale Vasospasmen auftreten. Fehlt in der TCD-Kurve die typische frühdiastolische Inzisur, kann eine Hyperämie vermutet werden. Eine sichere Differenzierung zwischen Vasospasmus oder Hyperämie ist jedoch nur mittels invasiver Verfahren möglich. Bei einem Anstieg des intrakraniellen Drucks oder einem Abfall des mittleren arteriellen Drucks kommt es zuerst zu einer Abnahme von Vd und damit zu einem Anstieg des Pulsationsindex. Fällt der zerebrale Perfusionsdruck (CPP, Kap. 69.1.2, S. 962) unter 60 mm Hg ab, steigt der Pulsationsindex über 1,5 an. Mittels TCD ist bisher jedoch keine zuverlässige Aussage über den intrakraniellen Druck (ICP; Kap. 69.1.1, S. 962) oder den zerebralen Perfusionsdruck möglich.

> Mit der TCD kann der zerebrale Blutfluss nicht quantitativ bestimmt werden, jedoch können Änderungen des zerebralen Blutflusses gut erfasst werden.

22.6 Transmissionsspektroskopie im nahen Infrarotbereich (Nah-Infrarot-Spektroskopie)

Seit einigen Jahren ist es möglich, die regionale Oxygenierung des Hirngewebes mittels optischer Messmethoden durch die Schädelkalotte (im Bereich der frontalen Kopfschwarte) zu bestimmen. Dieses nicht invasive Verfahren, die sog. Nah-Infrarot-Spektroskopie (near infrared spectroscopy; NIRS) ermöglicht es, die regionale Oxygenierung im durchstrahlten Gehirnareal zu bestimmen. Dabei wird Licht des nah-infraroten Bereichs (ca. 650–900 nm) verwendet, da solches Licht besonders tief (bis zu ca. 8 cm) ins Gewebe eindringen kann. Bei dieser Messmethode muss – im Gegensatz zur pulsoximetrischen Messung (Kap. 8.1.2, S. 239) – kein pulsatiler Blutfluss vorhanden sein. Mit diesem Verfahren kann ein Globalparameter erfasst werden, der über die O_2-Verfügbarkeit im arteriellen Blut und im venösen Blut und in den Geweben Auskunft gibt. Allerdings wird hierbei nicht nur Gehirngewebe, sondern es werden auch die durchstrahlten extrakraniellen Strukturen erfasst. Außerdem wird die Aktivität des oxidierten Enzyms Cytochromoxidase C (Cyt aa3) erfasst. Die Cytochromoxidase C stellt das letzte Glied in der Atmungskette dar und seine Aktivität soll an das Sauerstoffangebot gekoppelt sein. Mit der NIRS werden also oxygeniertes sowie reduziertes Blut sowie die Aktivität der Cytochromoxidase erfasst (Übersicht bei Krauskopf u. Brandt 1996; Owen-Reece et al. 1999). Hierzu wird ein Sensor auf die Kopfschwarte aufgeklebt. Kopfschwarte, Schädelknochen und kalottennahes Hirnparenchym werden von Licht (4 verschiedene Wellenlängen im nah-infraroten Bereich von 770–910 nm) durchdrungen, das von der Lichtquelle des Sensors ausgesandt wird. Das nicht absorbierte Reflexionslicht wird mit Detektoren für unterschiedliche Gewebetiefe gemessen und daraus die regionale Sauerstoffsättigung errechnet. Die transkranielle regionale O_2-Sättigung ermöglicht es, die Suffizienz der lokalen Hirndurchblutung zu beurteilen.

> Die normale transkranielle Sauerstoffsättigung wurde bei wachen Patienten mit knapp über 70% angegeben. Bei narkotisierten Patienten wurde ein Wert von ca. 57% bestimmt (Levy et al. 1995). Die Schwelle zur Ischämie wurde bei narkotisierten Patienten bei einer transkraniellen Sättigung von 47% oder weniger vermutet (Levy et al. 1995). Eine Messung von Absolutwerten ist hierbei nicht zuverlässig möglich. Es sind vor allem Sättigungsänderungen entscheidend.

Bisher ist jedoch noch nicht endgültig geklärt, inwieweit diese Sonden tatsächlich zuverlässig die arterielle Sauerstoffsättigung von Gehirnarealen messen bzw. inwieweit die Messung durch das Blut der Schädelkalotte beeinflusst wird. Der routinemäßige Einsatz der NIRS wird zur Überwachung der zerebralen Oxygenierung beim SHT-Patienten derzeit noch nicht empfohlen (Sarrafzadeh et al. 1997).

22.7 Jugularvenöse Sauerstoffsättigung

In den letzten Jahren wird zunehmend die Sauerstoffsättigung im Bereich des Bulbus venae jugularis ($SvjO_2$) gemessen. Die Sauerstoffsättigung des aus dem Gehirn abfließenden Blutes erlaubt evtl. einen Rückschluss darauf, ob das Gehirnparenchym gut oxygeniert ist. Der Bulbus venae jugularis befindet sich unmittelbar an der Schädelbasis. Das venöse Blut des Gehirns fließt fast vollständig über die beiden Vv. jugulares internae und damit über den Bulbus venae jugularis ab. In diesen Bereich der V. jugularis interna münden noch keine venösen Zuflüsse aus Knochen, Muskulatur oder anderen Geweben, sodass hier lediglich venöses Blut aus dem Gehirn vorliegt.

Zur **Einlage eines Bulbus-venae-jugularis-Katheters** muss die V. jugularis interna retrograd in Höhe des Schildknorpelunterrandes punktiert werden, bei möglichst flacher Oberkörperlage und leicht (ca. 5°) zur kontralateralen Seite gedrehtem Kopf. Die Punktion erfolgt mittels Seldinger-Technik mit einer ca. 30° zur Hautoberfläche geneigten Kanüle. Der Katheter wird nach kranial bis zum Auftreten eines deutlichen Widerstandes eingeführt. Nun liegt die Katheterspitze normalerweise im Bulbus jugularis an der Schädelbasis. Die Lage des Katheters ist röntgenologisch zu überprüfen. Bei der seitlichen Aufnahme des zervikokraniellen Übergangs sollte die Katheterspitze oberhalb des zweiten Halswirbelkörpers liegen.

Zur $SvjO_2$-Messung wird ein spezieller fiberoptischer Katheter oder – wie bisher zumeist noch üblich – ein Pulmonalarterienkatheter (Kap. 19.1, S. 428) verwendet. Mithilfe der $SvjO_2$ kann auch der Sauerstoffverbrauch des Gehirns errechnet werden (Kap. 69.1.4, S. 963).

Der Sauerstoffverbrauch des Gehirns errechnet sich ähnlich dem Sauerstoffverbrauch des Gesamtkörpers (s. auch Tab. 19.2).

Für den O_2-Verbrauch des Gesamtkörpers ($\dot{V}O_2$) gilt entsprechend dem sog. Fick-Prinzip:

$\dot{V}O_2$ (Gesamtkörper) = (arterieller O_2-Gehalt [CaO_2] × Blutfluss [HMV]) – (venöser O_2-Gehalt [CvO_2] × Blutfluss [HMV])

= arteriovenöse O_2-Gehaltsdifferenz – HMV

= (CaO_2 – CvO_2) × HMV

= (20 ml/100 ml – 15 ml/100 ml) × 5 l/min

= 5 ml/100 ml × 5000 ml/min = 250 ml/min

Bei einem 70 kg schweren Patienten ergibt sich ein Sauerstoffverbrauch ($\dot{V}O_2$) für den Gesamtkörper von 3,5 ml/kg KG/min = 0,35 ml/100 g/min. Wird anstatt des HMV der CI-Wert (2,5–4,0 l/min/m²) verwendet (Tab. 22.1), ergibt sich ein $\dot{V}O_2$I (Gesamtkörper) von 125–200 ml/min/m².

Soll der **Sauerstoffverbrauch des Gehirns** berechnet werden, müssen der Sauerstoffgehalt des arteriellen Blutes (CaO_2), der Sauerstoffgehalt des aus dem Gehirn über die Vv. jugularis internae abfließenden Blutes ($CvjO_2$) sowie der zerebrale Blutfluss bekannt sein. Der CaO_2 kann anhand obiger Formel errechnet werden. Zur Bestimmung der $CvjO_2$ muss die Sauerstoffsättigung im Bulbus venae jugularis ($SvjO_2$) gemessen werden. Der cerebrale Blutfluss (CBF) beträgt normalerweise 50 ml/100 g Hirngewebe pro Minute (Kap. 69.1.3, S. 963).

Die jugularvenöse Sättigung beträgt normalerweise ca. 55–75%. Der Mittelwert wird mit ca. 65% angegeben.

Der Sauerstoffverbrauch des Gehirns (**c**erebral **m**etabolic **r**ate of **o**xygen; $CMRO_2$) errechnet sich damit aus der Sauerstoffgehaltsdifferenz zwischen dem arteriellen und jugularvenösen Blut und dem zerebralen Blutfluss (s. auch Tab. 22.1). Es gilt folgende Beziehung:

$\dot{V}O_2$ (Gehirn) = $CMRO_2$ = (CaO_2 – $CvjO_2$) × CBF

= ($CavjO_2$) × CBF

Werden die Normalwerte für den CBF (50 ml/100 g × min) und die $CavjO_2$ (7 ml/100 ml) in obige Formel eingesetzt, ergibt sich ein $CMRO_2$ von 35 ml/kg KG × min = 3,5 ml/100 g/min (der Sauerstoffverbrauch des Gesamtkörpers (ca. 70 kg) beträgt ungefähr 250 ml/min = ca. 3,5 ml/kg KG/min = 0,35 ml/100 g/min. Dies ist ca. ein Zehntel des zerebralen Sauerstoffverbrauchs von 3,5 ml/100 g/min).

Die $SvjO_2$ spiegelt das Verhältnis von Sauerstoffangebot an das Gehirn und Sauerstoffverbrauch des Gehirns ($CMRO_2$) wieder. Fällt die $SvjO_2$ ab und nimmt damit die $CavjO_2$ zu, kann dies an einer Steigerung der $CMRO_2$ oder an einem Abfall des CBF liegen.

Es gilt:

$CavjO_2$ = $CMRO_2$/CBF

Tab. 22.1 Ermittlung des arteriellen, gemischtvenösen und jugularvenösen Sauerstoffgehaltes (vgl. Text), a = arteriell, v = gemischtvenös, vj = jugularvenös, P = Partialdruck; HMV = Herzminutenvolumen, C = Sauerstoffgehalt (Content); DO_2 = Sauerstoffangebot (Delivery); $\dot{V}O_2$ = Sauerstoffverbrauch (oxygen consumption); CBF = zerebraler Blutfluss (cerebral blood flow).

Parameter	Wert
SaO_2	97%
SvO_2	75%
$SvjO_2$	65(–70%)
p_aO_2	100 mm Hg
PvO_2	40 mm Hg
$PvjO_2$	35 mm Hg
CI	2,5–4,0 l/min/m₂
HMV	5 l/min (beim Erwachsenen)
Hüfner-Zahl	1,37 ml/g Hämoglobin
CaO_2	(Hb × SaO_2 × Hüfner-Zahl) + paO_2 × 0,0032 (15 × 0,97 × 1,37) + 100 × 0,0032 ca. 20 ml/10 ml
CvO_2	(Hb × SvO_2 × Hüfner-Zahl) + PvO_2 × 0,0032 (15 × 0,75 × 1,37) + 40 × 0,0032 ca. 15 ml/10 ml
$CvjO_2$	(Hb × SvO_2 × Hüfner-Zahl) + $PvjO_2$ × 0,0032 (15 × 0,65 × 1,37) + 35 × 0,0032 ca. 13 ml/10 ml
$CavO_2$	CaO_2 – CvO_2 = 5 ml/100 ml
$CavjO_2$	CaO_2 – $CvjO_2$ = 7 ml/100 ml
CBF	50 ml/100 g/min
$\dot{D}O_2$ (Gesamtkörper)	CaO_2 × HMV (bzw. CI) = 900–1400 ml/min
$\dot{D}O_2$ I	500–800 ml/min/m²
$\dot{D}O_2$ (Gehirn)	CaO_2 × CBF = 10 ml/100 g/min
$\dot{V}O_2$ (Gesamtkörper)	(CaO_2 – $CvjO_2$) × HMV (bzw. CI) = 250 ml/min (bzw. 125–200 ml/min/m², ca. 70 kg KG) = ca. 0,35 ml/100 g/min
$\dot{V}O_2$ (Gehirn)	(CaO_2 – $CvjO_2$) × CBF = 3,5 ml/100 g/min

Ein Abfall des CBF kann durch eine Hypotonie (RR_{sys} <90 mm Hg) oder einen Anstieg des ICP (>20 mm Hg) bedingt sein. Weitere Ursachen für einen Abfall der $SvjO_2$ können ein erniedrigtes CaO_2 (vor allem aufgrund eines Abfalls der arteriellen Sauerstoffsättigung oder des Hb-Wertes; Tab. 22.1) sein.

Die $SvjO_2$ ist also ein Maß dafür, ob sich das Sauerstoffangebot an das Gehirn einerseits (CBF; CaO_2) und der Sauerstoffbedarf des Gehirns ($CMRO_2$) andererseits die Waage halten. Sind der CaO_2 sowie die $CMRO_2$ konstant, bedeutet ein Abfall der $SvjO_2$ einen Abfall des CBF.

Spezielle Narkosevorbereitungen

Die SvjO$_2$ lässt nur eine globale Beurteilung zu; regionale Störungen werden hierbei meist nicht erfasst. Außerdem ist zu beachten, dass ca. ein Drittel des durch den Bulbus venae jugularis abfließenden Blutes aus der kontralateralen Hirnhälfte stammt. Auch bei einer normalen SvjO$_2$ können regionale zerebrale Ischämien vorliegen.

Fallen die Werte unter 50–55% (insbesondere bei gleichzeitiger Zunahme der arteriojugularvenösen Laktatdifferenz auf >3 mg/dl, >0,33 mmol/l), kann von einer zerebralen Ischämie oder einer zerebralen Hypoxie ausgegangen werden. Bei einem Abfall der SvjO$_2$ unter 50–55% konnte ein Anstieg der arteriojugularvenösen Laktatdifferenz als Ausdruck einer zerebralen Minderperfusion gemessen werden. Bei Patienten mit **Schädel-Hirn-Trauma** konnte während der intensivmedizinischen Betreuung relativ häufig ein Abfall der jugularvenösen Sättigung auf unter 55% gemessen werden. Zumeist war dies durch einen Abfall des zerebralen Perfusionsdrucks (CPP; cerebral perfusion pressure) auf unter 70 mm Hg und oft auch durch eine zu starke Hyperventilation auf einen paCO$_2$ unter 30 mm Hg (Murr et al. 1996) oder durch eine Kombination beider Ursachen bedingt. Durch eine Korrektur von CPP und paCO$_2$ konnte die SvjO$_2$ wieder normalisiert werden.

Nachteil der bisher verfügbaren Kathetersysteme zur Messung der SvjO$_2$ ist, dass häufig **Artefakte und Fehlmessungen** auftreten. Die sog. »time of good data quality« wird mit lediglich ca. 55–75% angegeben (Murr et al. 1996; Sarrafzadeh et al. 1997). Bereits Kopfbewegungen können zu Artefakten führen. Daher ist diese Methodik lediglich bei tief sedierten oder komatösen Patienten sinnvoll. Die häufigste Ursache für solche Artefakte ist ein Anliegen der Katheterspitze an der Gefäßwand (was dadurch begünstigt wird, dass die Katheterspitze gegen die Blutflussrichtung zeigt) bzw. durch Koagel an der Katheterspitze (Murr et al. 1996). Die Sensitivität auf Abfälle des CPP wird zum Teil mit nur 44% angegeben (Sarrafzadeh et al. 1997).

Die Sättigungsmessung im Bulbus venae jugularis ist inzwischen in etlichen Kliniken vor allem zur Steuerung einer stärkeren, kontrollierten Hyperventilation (Kap. 69.2.1, S. 967) etabliert. Die Sättigungsmessung wird zum Teil auch als neuroanästhesiologisches Standard-Monitoring propagiert bzw. durchgeführt (Murr et al. 1996; Werner 1997). Diese Empfehlung ist allerdings nicht unwidersprochen (Jantzen 1997). Zur Überwachung einer suffizienten Kollateralversorgung während der Abklemmphase im Rahmen von Karotisthrombendarteriektomien (Kap. 73.2.6, S. 1048) hat sich die SvjO$_2$-Messung im zerebralen Karotisstumpf nicht bewährt.

Inzwischen wurde auch die kontinuierliche Messung des Sauerstoffpartialdrucks im Bulbus der V. jugularis interna beschrieben (Menzel et al. 1997). Über eine Multisensorsonde können kontinuierlich der Sauerstoffpartialdruck (und zusätzlich Kohlendioxidpartialdruck, pH-Wert und Bluttemperatur) gemessen werden. Da diese pO$_2$-Messung in der V. jugularis interna wesentlich weniger störanfällig zu sein scheint, könnte dieses Verfahren eine sinnvolle zukünftige Alternative zur SvjO$_2$-Messung sein.

22.8 Intraparenchymatöse Messung des Sauerstoffpartialdrucks im Hirngewebe (PtiO$_2$)

Zur Zeit findet sich die direkte Messung des Sauerstoffpartialdrucks (pO$_2$) im Hirngewebe (PtiO$_2$; ti = tissue; Gewebe) in klinischer Erprobung. Mit diesem invasiven Verfahren wird mittels miniaturisierter O$_2$-Elektroden (Clark-Elektroden) der Sauerstoffpartialdruck im Gehirn gemessen, und zwar in gesundem Gewebe (normalerweise rechts frontal). Weil es sich um ein lokal messendes Verfahren handelt, ist die Aussagemöglichkeit über die zerebrale Oxygenierung begrenzt. Der Normalwert des PtiO$_2$ wird mit ca. 25–40 mm Hg angegeben. Bei einem Abfall unter 10 mm Hg ist eine zerebrale Minderperfusion oder eine schwere Hypoxämie anzunehmen. Das abgeleitete Signal ist wesentlich stabiler als bei der SvjO$_2$-Messung (Sarrafzadeh et al. 1997). Die »time of good data quality« wird oft mit ca. 90–95% angegeben. Inzwischen werden in ersten Studien für die PtiO$_2$-Messung auch Multifunktionssensoren verwendet, wie sie zur kontinuierlichen intraarteriellen pO$_2$-Messung manchmal verwendet werden (Gupta et al. 1999). Mit solchen Sensoren können pO$_2$, pCO$_2$, pH-Wert und Temperatur gemessen werden.

22.9 Literatur

Engelhardt W. Evozierte Potenziale – Nicht invasive Indikatoren des intrakraniellen Drucks? Anästhesiol Intensivmed Notfallmed Schmerzther 1997; 32: 250–4.

Glass PS, Bloom M, Kearse L, Rosow C, Sebel P, Manberg P. Bispectral analysis measures sedation and memory effects of Propofol, Midazolam, Isoflurane and Alfentanil in healthy volunteers. Anesthesiology 1997; 86: 836–47.

Gupta AK, Hutchinson PJ, Al-Rawi P, Gupta S, Swart M, Kirkpatrick PJ, Menon DK, Datta AK. Measuring brain tissue oxygenation compared with jugular venous oxygen saturation for monitoring cerebral oxygenation after traumatic brain injury. Anesth Analg 1999; 88: 549–53.

Jantzen JP. Die Bulbus-jugularis-Oxymetrie – Ein neues neuroanästhesiologisches Standardmonitoring? Contra. Anästhesiol Intensivmed Notfallmed Schmerzther 1997; 32: 453–4.

Krauskopf KH, Brandt L. Die Spektroskopische Messung des intrazerebralen Cytochrom-Systems. Anästhesiol Intensivmed Notfallmed Schmerzther 1996; 31: 374–8.

Kriterien des Hirntodes – Entscheidungshilfen zur Feststellung des Hirntodes. Wissenschaftlicher Beirat der Bundesärztekammer. Dtsch Ärztebl 1991; 88B: 2855–60.

Spezielle Narkosevorbereitungen

Levy WJ, Levin S, Chance B. Near-infrared measurement of cerebral oxygenation. Correlation with electroenceophalographic ischemia during ventricular fibrillation. Anesthesiology 1995; 83: 738–46.

Menzel M, Soukup J, Rieger A, Roth S, Radke J, Burkert W. Kontinuierliche Messung der jugularvenösen Blutgase. Anaesthesist 1997; 46: 329–34.

Morgalla MH, Grote EH. Messtechnik. Systematik und Methoden der intrakraniellen Druckmessung. Anaesthesist 1999; 48: 630–8.

Murr R, Schürer L, Polasek J. Kontinuierliche fiberoptische Überwachung der hirnvenösen Sauerstoffsättigung bei schwerem Schädel-Hirn-Trauma – Erfahrungen und Ergebnisse. Anästhesiol Intensivmed Notfallmed Schmerzther 1996; 31: 29–36.

Owen-Reece H, Smith M, Elwell CE, Goldstone JC. Near infrared spectroscopy. Br J Anaesth 1999; 82: 418–26.

Rehberg B, Rüschner R, Fischer M, Ebeling BJ, Hoeft A. Konzentrationsabhängige Veränderungen der Latenz und Amplitude somatosensorisch evozierter Potenziale durch Desfluran, Isofluran und Sevofluran. Anästhesiol Intensivmed Notfallmed Schmerzther 1998; 33: 425–9.

Sansome AJ, Norman J. Monitoring spinal cord function during aortic surgery: can we reduce the risks? Br J Anaesth 1999; 82: 315–8.

Sarrafzadeh AS, Kiening KL, Bardt TF, Härtl R, Schneider GH, Unterberg AW. Monitoring der zerebralen Oxygenierung: Ein Methodenvergleich. Anästhesiol Intensivmed Notfallmed Schmerzther 1997; 32: 224–39.

Schwarz G, Litscher G, Jobstmann R, Pfurtscheller G, Matzer C. Beurteilung der zerebralen Prognose durch neurophysiologisches Monitoring. Anästhesiol Intensivmed Notfallmed Schmerzther 1994; 35: 376–80.

Van Dongen EP, ter Beek HT, Schepens MA, Morshuis WJ, Langemeijer HJ, de Boer A, Boezeman EH. Within-patient variability of myogenic motorevoked potenzials to multipulse transcranial electrical stimulation during two levels of partial neuromuscular blockade in aortic surgery. Anesth Analg 1999; 88: 22–7.

Werner C. Die Bulbus-jugularis-Oxymetrie – Ein neues neuroanästhesiologisches Standardmonitoring? Pro. Anästhesiol Intensivmed Notfallmed Schmerzther 1997; 32: 455–7.

Spezielle
Narkosevorbereitungen

23 Spezielle anästhesierelevante Medikamente

Die für eine »Standardnarkose« notwendigen Medikamente sind ausführlich im Teil A beschrieben. In diesem Kapitel sollen solche anästhesierelevanten Medikamente beschrieben werden, die bei anästhesiologischen Risikopatienten u. U. notwendig werden können. Antihistaminika sind bei »Anaphylaktoide Reaktionen« (Kap. 30, S. 611), Antiemetika bei »Postoperative Übelkeit und postoperatives Erbrechen« (Kap. 31, S. 619) ausführlich beschrieben.

23.1 Clonidin

Clonidin (z. B. Catapresan) gehört chemisch zu den Imidazolinderivaten. Es wirkt an den α_2-Rezeptoren als Agonist (es ist ein sog. α_2-Adrenozeptoragonist) und verursacht dadurch eine sympathikolytische Wirkung (Wirkungsmechanismus s. u.). Außerdem wirkt es über spezifische Imidazolin-Rezeptoren. Mitte der 60er-Jahre wurde Clonidin (Catapresan) eingeführt und wurde jahrzehntelang als klassisches zentral wirkendes Antihypertensivum eingesetzt. Nach dem heutigen Kenntnisstand hat Clonidin neben seiner Blutdruck senkenden und allgemein sympathikolytischen Wirkung auch sedierende und analgetische Eigenschaften. Inzwischen konnte auch gezeigt werden, dass Clonidin bei Regionalanästhesien, der Schmerztherapie, der Therapie von postoperativem Kältezittern (»shivering«) oder bei der Behandlung eines Opioid- bzw. Alkoholentzugs sinnvoll eingesetzt werden kann (Übersicht bei Striebel et al. 1993). Bei gefäßchirurgischen und kardiochirurgischen Patienten kann durch einen gezielten Einsatz evtl. die Inzidenz von Tachykardien, Hypertensionen, Ischämien und Infarkten vermindert werden (Europe Research Group 1997, Übersicht bei Kulka et al. 1997).

Inzwischen werden noch selektivere und damit nebenwirkungsärmere α_2-Agonisten wie z.B. das Dexmedetomidine untersucht ($\alpha_2 : \alpha_1 = 1600 : 1$).

Wirkungsmechanismus

Clonidin ist sehr lipophil, weist eine geringe Plasmaeiweißbindung (ca. 20%) sowie einen mittleren Ionisierungsgrad (72%) auf und kann daher die Blut-Hirn-Schranke schnell passieren. Im Gegensatz zu anderen Imidazolinderivaten besitzt Clonidin eine wesentlich (ca. 200fach) höhere Affinität

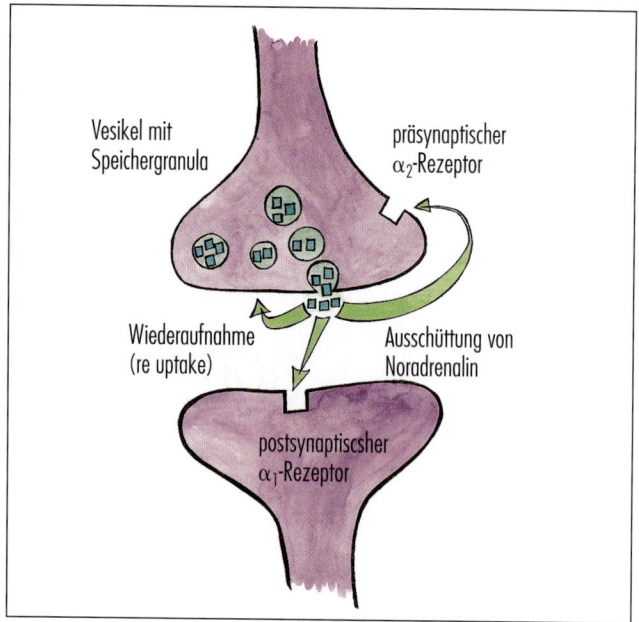

Abb. 23.2 Negative Rückkopplung an den noradrenergen Synapsen.

zu den α_2-Rezeptoren als zu den α_1-Rezeptoren (Kap. 23.2.1, S. 485). α_1-Rezeptoren sind postsynaptisch an Zellen von sympathisch innervierten Organen lokalisiert. Sie vermitteln die Wirkung des Neurotransmitters Noradrenalin, insbesondere eine Konstriktion der glatten Gefäßmuskulatur. α_2-Rezeptoren wurden zuerst präsynaptisch an den postganglionären sympathischen Neuronen nachgewiesen.

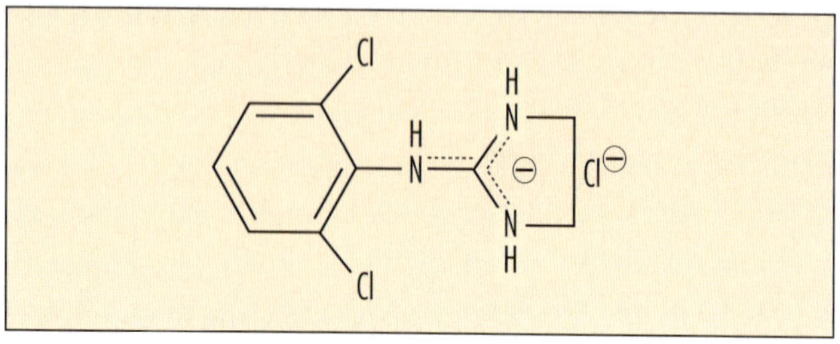

Aus den postganglionären sympathischen Nervenendigungen wird Noradrenalin als Neurotransmitter freigesetzt. Noradrenalin bindet primär an die postsynaptischen α_1-Rezeptoren und überträgt damit die sympathische Stimulation auf das Erfolgsorgan. Werden hohe Konzentrationen von Noradrenalin freigesetzt, bindet Noradrenalin auch an die präsynaptischen α_2-Rezeptoren. Deren Stimulation hemmt die weitere Noradrenalin-Freisetzung im Sinne einer negativen Rückkopplung.

α_2-Agonisten wie Clonidin stimulieren die präsynaptischen α_2-Rezeptoren und hemmen dadurch die weitere Freisetzung von Noradrenalin. Sie vermindern so den Sympathikuseinfluss auf die Erfolgsorgane und wirken damit antisympathikoton.

α_2-Rezeptoren wurden inzwischen auch postsynaptisch an Neuronen des Zentralnervensystems nachgewiesen. Auch die Stimulation postsynaptischer α_2-Rezeptoren wirkt antisympathikoton.

Wirkungen des Clonidins

Wirkungen am kardiovaskulären System

Clonidin verringert die Noradrenalin-Freisetzung aus peripheren postganglionären sympathischen Neuronen, senkt dadurch

Abb. 23.1 Struktur von Clonidin.

den peripheren Gefäßwiderstand und damit den arteriellen Blutdruck. Die Blutdruck senkende Wirkung scheint aber vor allem auf einen zentralnervösen Wirkungsmechanismus zurückführbar zu sein. Die clonidinbedingte Stimulierung zentraler postsynaptischer α_2-Rezeptoren hemmt das Kreislaufzentrum im Hirnstamm und erregt die Vaguskerne. Clonidin vermindert also den Sympathikotonus und steigert gleichzeitig die vagale Aktivität. Clonidin kann zu Hypotension und Bradykardie führen.

Hypotension

Bei Patienten mit einer arteriellen Hypertonie senkt Clonidin den Blutdruck stärker als bei normotensiven Patienten. Auch bei vorbestehender Hypovolämie ist mit einem stärkeren Blutdruckabfall zu rechnen. Das Ausmaß des Blutdruckabfalls ist abhängig von der Applikationsform und der Clonidin-Dosierung. Der Blutdruckabfall ist nach intrathekaler Applikation stärker als nach periduraler Gabe und am geringsten nach systemischer Clonidin-Gabe. Nach periduraler Gabe ist bei einer mittleren Clonidin-Dosierung (400–600 µg) die maximale Blutdrucksenkung zu erwarten. Bei weiterer Dosissteigerung (700–900 µg) ist wieder eine geringere Blutdruck senkende Wirkung zu erwarten. Dieser scheinbar paradoxe Effekt ist dadurch zu erklären, dass bei hohen Dosierungen die Affinität des Clonidin auch zu den postsynaptischen α_1-Rezeptoren der Gefäßmuskulatur zunimmt, sodass es auch vasokonstriktorisch wirkt. Für die antihypertensive Wirkung des Clonidins ist auch dessen Wirkung an spezifischen Imidazolin-Rezeptoren wichtig.

Bradykardie

Unter Clonidin tritt häufiger eine Bradykardie auf. Sie bedarf im Allgemeinen keiner Therapie. Bei Patienten mit vorbestehender Bradykardie, kardialer Reizleitungsstörung oder bei Einnahme von Medikamenten, die die Reizleitung beeinflussen, sind jedoch nach Clonidin-Gabe schwere bradykarde Herzrhythmusstörungen beschrieben. Solche bradykarden Herzrhythmusstörungen sprechen normalerweise gut auf Parasympatholytika (z.B. Atropin) oder β-Sympathikomimetika an.

Als **Kontraindikationen für Clonidin** gelten daher Hypovolämie, Hypotonie, Bradykardie und Herzrhythmusstörungen wie AV-Block oder Sick-Sinus-Syndrom.

Während es beim plötzlichen Absetzen einer chronischen Clonidin-Therapie zu den Symptomen einer überschießenden sympathikotonen Reaktion (mit Hypertonie und Tachykardie) kommen kann (in bis 5% der Fälle), ist dies nach Beendigung einer kurzfristigen perioperativen Gabe unwahrscheinlich.

Sedierung

Die sedierende Wirkung von Clonidin ist als mögliche Nebenwirkung aus der Hypertoniebehandlung schon lange bekannt.

Als Wirkmechanismus wird eine Interaktion mit zentralen α_2-Rezeptoren vor allem im Locus coeruleus angenommen. Der Locus coeruleus enthält einen hohen Prozentsatz noradrenerger Neurone, die in zahlreiche Kerngebiete wie Groß- und Kleinhirnrinde, Hippocampus, Thalamus, Hypothalamus und Rückenmark projizieren. Clonidin senkt über die Stimulation inhibitorischer α_2-Rezeptoren die Aktivität dieser noradrenergen Neurone und scheint so die Funktion verschiedener nachgeordneter Hirnareale zu dämpfen.

Abschwächung sympathikoadrenerger Reaktionen

Clonidin wirkt dämpfend auf das sympathische Nervensystem. Durch Clonidin-Gabe können daher überschießende sympathikoadrenerge Reaktionen mit Blutdruckanstieg und Tachykardie unterdrückt werden. Weiterhin können die Plasmakonzentrationen von Noradrenalin und Adrenalin signifikant vermindert werden. Diese antisympathikotone Wirkung ist vor allem durch Stimulation zentraler postsynaptischer α_2-Rezeptoren bedingt.

Analgesie

Sowohl nach systemischer als auch nach intrathekaler bzw. periduraler Gabe konnte eine dosisabhängige analgetische Wirkung des Clonidins nachgewiesen werden. Dieser analgetische Effekt ist vor allem durch eine Stimulation der α_2-Rezeptoren bedingt und ist unabhängig von Opioid-Rezeptoren, denn diese analgetische Wirkung kann durch α_2-Rezeptorenblocker, nicht jedoch durch den Opioidantagonisten Naloxon aufgehoben werden. Im Unterschied zu Opioiden verursacht Clonidin keine Atemdepression.

Die analgetische Wirkung von Clonidin ist vermutlich durch eine Stimulation von α_2-Rezeptoren auf spinaler Ebene (vor allem im Bereich der Substantia gelatinosa des Rückenmarks) vermittelt. Wahrscheinlich werden hierbei hemmende Bahnen des schmerzleitenden Systems aktiviert. Zum Teil wird auch ein supraspinaler Angriffsort für diese analgetische Wirkkomponente diskutiert.

Bei periduraler Gabe scheinen Clonidin-Boli bis 400 µg relativ ineffektiv. Dosen von 400–800 µg Clonidin erzeugen dagegen eine Schmerzlinderung für 4–5 Stunden.

Wird Clonidin in Kombination mit einem Opioid (z.B. 150 µg Clonidin und 100 µg Fentanyl) peridural verabreicht, kann eine länger anhaltende bzw. bessere Schmerzlinderung erzielt werden als durch eine entsprechende Opioidmonotherapie (vgl. auch postoperative Schmerztherapie; Kap. 83.2.2, S. 1197).

Auch nach intravenöser bzw. nach intramuskulärer Clonidin-Gabe (ca. 2–5 µg/kg KG) konnte in einigen Studien eine Linderung postoperativer Schmerzen nachgewiesen werden. Diese Ergebnisse wurden aber nicht in allen Studien bestätigt.

Verlängerung der Wirkungsdauer von Lokalanästhetika

Clonidin verlängert die Wirkungsdauer von Lokalanästhetika. Wird bei einer Spinalanästhesie zusätzlich Clonidin (50 bis 150 µg) verabreicht, können sowohl die Anästhesiedauer als auch die motorische Blockade um bis zu 150% verlängert werden. Die clonidinbedingte Verlängerung der Spinalanästhesie wird u. a. auf dessen analgetische Wirkung auf spinaler oder supraspinaler Ebene zurückgeführt. Zum Teil wird auch eine lokale, direkt am Nerven angreifende Wirkung diskutiert.

Durch Zusatz von Clonidin (150 µg) kann die analgetische Wirkung einer Blockade des N. femoralis oder einer Blockade des Plexus brachialis stärker verlängert werden als durch Zusatz von Adrenalin (250 µg). Die clonidinbedingte Blockadeverlängerung ist dosisabhängig. Die minimale effektive Clonidin-Dosis beträgt ca. 0,5 µg/kg KG.

Bei einem Clonidin-Zusatz zum Regionalanästhesieverfahren ist mit einem Blutdruckabfall und/oder einer Bradykardie zu rechnen. Eine engmaschige Kreislaufüberwachung ist daher angezeigt. Die sedierende Nebenwirkung von Clonidin ist im Zusammenhang mit einer Regionalanästhesie meist erwünscht. Die rückenmarknahe Clonidin-Gabe ist bisher jedoch nicht zugelassen.

Erniedrigung des Anästhetikabedarfs

Je stärker die zentrale noradrenerge Neurotransmission ist, desto höher ist der Anästhetikabedarf. Durch eine Reduktion der zentralen Noradrenalin-Konzentration mittels Clonidin kann der Anästhetikabedarf erniedrigt werden. Durch systemische Clonidin-Gabe kann z. B. der Halothan-Bedarf (MAC) um ca. 45% reduziert werden. Durch Gabe eines α-Rezeptorblockers kann diese Wirkung wieder aufgehoben werden. Ob diese Erniedrigung des Anästhetikabedarfs nur durch die clonidinbedingte Verminderung der zentralen noradrenergen Neurotransmission bedingt ist oder ob auch die analgetische Wirkung des Clonidins hierbei eine Rolle spielt, ist ungeklärt.

Therapie von postoperativem Kältezittern

In der frühen postoperativen Phase klagen viele Patienten über Kältezittern (»shivering«). Shivering wird nicht nur als unangenehm empfunden, es steigert auch den Sauerstoffverbrauch deutlich (Kap. 37.3, S. 651) und kann dadurch vor allem Patienten mit einer Koronarsklerose gefährden.

Durch eine unmittelbar postoperative Clonidin-Gabe (75 [–150] µg i. v.) kann die Shivering-Aktivität um ca. 95% vermindert werden.

Wirkung im Rahmen des Alkoholentzugssyndroms

Typisch für ein Alkoholentzugssyndrom sind Störungen in vier wichtigen Neurotransmittersystemen, dem noradrenergen, glutaminergen, dopaminergen und cholinergen System.

■ Die **vegetativen** Initialsymptome des Alkoholentzugssyndroms (Hypertonie, Tachykardie und Hyperhidrosis) sind durch eine gesteigerte noradrenerge Neurotransmission bedingt.

■ Für entzugsbedingte Krampfanfälle ist die exzitatorische Aminosäure Glutamat (die **glutamaterge** Neurotransmission) verantwortlich. Alkohol hemmt die exzitatorische Wirkung dieses Transmitters. Im Alkoholentzugssyndrom kommt es daher an den überempfindlich gewordenen glutamatergen Rezeptoren zu überschießender Aktivität. Dadurch wird die Krampfneigung erhöht.

■ Exzitatorische Imbalancen im **dopaminergen** Neurotransmittersystem verursachen psychische Störungen wie Halluzinationen und Verwirrtheitszustände.

■ Zu Beginn des Alkoholentzugssyndroms kommt es zunächst zur **cholinergen** Hyperaktivität, dann jedoch schnell zu einer reduzierten cholinergen Funktion. Die klinischen Symptome sind Verwirrtheit, Desorientiertheit und Bewusstseinstrübung.

Im Alkoholentzug kommt es zu einer Hyperaktivität im Bereich der noradrenergen Neurotransmission. Um diese zu bremsen, können die α_2-Adrenozeptoren mit Clonidin (Paracefan) stimuliert werden. Dadurch wird die gesteigerte noradrenerge Impulsrate gesenkt, und die vegetative Entzugssymptomatik kann dadurch gedämpft werden.

Vorteile des Clonidins beim Alkoholentzugssyndrom sind, dass es im Vergleich zu anderen verwendeten Medikamenten weder suchterzeugend noch atemdepressiv wirkt und auch die Bronchialsekretion nicht stimuliert. Bei einer initialen vegetativen Entzugssymptomatik wird ein Clonidin-Bolus von 150–300 µg i. v. empfohlen. Als anschließende Erhaltungsdosis werden 0,5–2,0 µg/kg KG/Stunde angegeben. Aufgrund der kardiovaskulären Nebenwirkungen (vor allem Hypotonie, Bradykardie) ist eine entsprechende Überwachung der Herz-Kreislauf-Funktion obligat. Da Clonidin die im Alkoholentzugssyndrom drohenden zerebralen Krampfanfälle nicht unterdrückt, ist dessen Kombination mit einem Benzodiazepin ratsam.

Wirkung am respiratorischen System

Eine klinisch relevante Beeinträchtigung der Spontanatmung lässt sich unter Clonidin nicht feststellen. Wird Clonidin mit einem Opioid kombiniert, ist keine Verstärkung einer opioidbedingten Atemdepression zu erwarten.

Darreichungsform für Clonidin (z.B. Catapresan)

- Tabletten à 0,075, 0,150, 0,3 mg
- Kapseln à 0,25 mg
- Amp. Catapresan à 1 ml = 0,15 mg
- Amp. Paracefan = 1 ml = 0,15 mg bzw. 0,75 mg

23.2 Positiv inotrope Substanzen

Während einer Anästhesie, insbesondere während kardiochirurgischer Eingriffe, sind zur Herz-Kreislauf-Unterstützung evtl. positiv inotrope Medikamente notwendig, um Myokardkontraktilität und Blutdruck zu steigern. Die wichtigsten positiv inotropen Substanzen sind

- Sympathikomimetika
- Phosphodiesterasehemmer
- Digitalis-Präparate
- Calcium

23.2.1 Sympathikomimetika

Allgemeine Bemerkungen

Zu den Sympathikomimetika gehören körpereigene Katecholamine, halbsynthetische und synthetische Katecholamine sowie sonstige Sympathikomimetika.

Wirkung

Sympathikomimetika wirken:
- positiv inotrop (d.h. sie steigern Kontraktionskraft und Kontraktionsgeschwindigkeit des Myokards)
- positiv chronotrop (d.h. sie steigern die Herzfrequenz)
- positiv bathmotrop (d.h. sie senken die Reizschwelle von Sinusknoten, AV-Knoten, His-Bündel und Purkinje-Fasern)
- positiv dromotrop (d.h. sie steigern die Leitungsgeschwindigkeit im Bereich von Vorhöfen, AV-Knoten, His-Bündel und Purkinje-Fasern)

Da Sympathikomimetika u.a. Herzfrequenz, Schlagvolumen und Herzminutenvolumen steigern, erhöhen sie den myokardialen Sauerstoffbedarf. Außerdem können sie Herzrhythmusstörungen begünstigen.

Stoffwechsel: In zahlreichen Nervenzellen und im Nebennierenmark wird aus der Aminosäure L-Tyrosin über mehrere Zwischenstufen Dopamin gebildet. In verschiedenen Gehirnarealen, vor allem im extrapyramidalen System, wird Dopamin als Transmitter freigesetzt. In den postganglionären Nervenzellen des sympathischen Nervensystems wird Dopamin weiter zu Noradrenalin umgewandelt. Noradrenalin wird dann als Transmitter freigesetzt. Nur im Nebennierenmark wird Noradrenalin noch weiter bis zum Adrenalin umgewandelt. Dopamin, Noradrenalin und Adrenalin werden als körpereigene (= physiologische) Katecholamine bezeichnet. Katecholamine kommen physiologischerweise als Transmitter im sympathischen Nervensystem vor. Alle sympathischen Nerven bestehen aus jeweils zwei hintereinander geschalteten Neuronen (Abb. 3.1, S. 39). Das erste Neuron wird als präganglionäres, das zweite Neuron als postganglionäres Neuron bezeichnet. Die Impulsübertragung vom ersten auf das zweite Neuron erfolgt sowohl im sympathischen als auch im parasympathischen Nervensystem durch die Überträgersubstanz Acetylcholin (ACh). Die Übertragung vom zweiten Neuron auf das Erfolgsorgan, z.B. auf die Gefäßmuskulatur oder das Herz, erfolgt im sympathischen Nervensystem durch den Transmitter Noradrenalin. Das von diesen postganglionären sympathischen Neuronen freigesetzte Noradrenalin wirkt nur lokal, also nur an dem von diesen sympathischen Nerven versorgten Erfolgsorgan.

Nebennierenmark: Zum sympathischen Nervensystem wird auch das Nebennierenmark gezählt. Es kann als eine Anhäufung von sympathischen, postganglionären Neuronen aufgefasst werden. Bei einer Stimulierung des Sympathikus wird daher aus dem Nebennierenmark die Überträgersubstanz Adrenalin freigesetzt und ins Blut abgegeben. Adrenalin entfaltet daher keine lokalen, sondern systemische Wirkungen.

Rezeptoren

Katecholamine wirken an den Erfolgsorganen über spezifische Rezeptoren. Es wird meist zwischen α_1- und α_2-Rezeptoren, β_1- und β_2-Rezeptoren (Adrenozeptoren) sowie dopaminergen Rezeptoren (DA_1, DA_2) unterschieden (Tab. 23.1). In den letzten Jahren wurden durch Gentypisierung diese Rezeptoren weiter (sub)klassifiziert (α_{1A}, α_{1B}, α_{1C}, α_{2A}, α_{2B}, α_{2C}, β_3, DA_3, DA_4, DA_5). Adrenozeptoren sind in die Zellmembran eingelagerte Rezeptoren. An der Zellaußenseite bindet der Agonist und stimuliert den Rezeptor. Eine Stimulation der β-Rezeptoren führt unter Vermittlung eines sog. stimulierenden G-Proteins (Guaninnukleotid bindendes Protein) zur Auslösung einer intrazellulären Wirkung (Aktivierung des Enzyms Adenylatcyclase und damit Anstieg der intrazellulären Konzentration an cyclo-3', 5'-Mono-Phosphat (= cAMP), welches als »second messenger« wirkt).

α-Rezeptoren

Die α-Rezeptoren werden zumeist in α_1- und α_2-Rezeptoren subklassifiziert. Eine weitere Subklassifizierung durch Gentypisierung ist möglich (s.o.). Eine Stimulation der postsynaptischen α_1-Rezeptoren führt vor allem zu einer Gefäßkonstriktion und damit zu einem Anstieg des systolischen und

Tab. 23.1 Adrenerge Rezeptortypen, deren Lokalisation sowie Hauptwirkungen bei Stimulation.

adrenerger Rezeptortyp	Lokalisation	Hauptwirkung bei Stimulation
α_1	▪ vor allem postsynaptisch an glatter Gefäßmuskulatur ▪ (Myokard, zum Teil auch präsynaptisch)	▪ Vasokonstriktion ▪ (positiv inotrop, Noradrenalin-Freisetzung ↓)
α_2	▪ vor allem präsynaptisch an Nerven, die die glatte Gefäßmuskulatur innervieren ▪ postsynaptisch an glatter Gefäßmuskulatur	▪ Feed-back-Hemmung (Hemmung der Noradrenalin-Freisetzung) ▪ Vasokonstriktion
β_1	postsynaptisch am Myokard	▪ positiv inotrope Wirkung ▪ positiv chronotrope Wirkung ▪ positiv dromotrop
β_2	postsynaptisch an ▪ glatter Gefäßmuskulatur ▪ Bronchien/Uterus ▪ Herz ▪ Leber	▪ Vasodilatation ▪ Bronchodilatation, Uterusrelaxation ▪ (positiv inotrope Wirkung) ▪ (positiv chronotrope Wirkung) ▪ Glukoneogenese, Glykogenolyse
dopaminerge Rezeptoren Typ 1 (DA$_1$)	postsynaptisch an ▪ Magen-Darm-Gefäßen, Lebergefäßen ▪ Nierengefäßen ▪ peripheren Gefäßen	▪ Vasodilatation ▪ Hemmung der Natriumrückresorption, vermehrte Urinausscheidung ▪ Vasodilatation
dopaminerge Rezeptoren Typ 2 (DA$_2$)	präsynaptisch an Nerven, die die glatte Gefäßmuskulatur versorgen	Hemmung der Noradrenalin-Freisetzung

diastolischen Blutdrucks. Die zumeist präsynaptisch lokalisierten α_2-Rezeptoren vermitteln eine negative Feedbackregulation. Ist genügend Noradrenalin von der postsynaptischen Nervenzelle freigesetzt worden, bindet Noradrenalin auch an die präsynaptischen α_2-Rezeptoren, die eine weitere Freisetzung von Noradrenalin drosseln (ausführliche Beschreibung vgl. Clonidin).

β_1-Rezeptoren

Eine Stimulation der β_1-Rezeptoren führt vor allem zu einer Steigerung der Inotropie mit Zunahme von Schlagvolumen und Herzminutenvolumen sowie zu einer Erhöhung der Herzfrequenz.

β_2- (und β_3-)Rezeptoren

Eine Stimulierung der β_2-Rezeptoren wirkt vor allem an der glatten Muskulatur und verursacht vor allem eine Weitstellung der Bronchien sowie eine Dilatation der arteriellen Gefäße mit Blutdruckabfall. Außerdem hat die Erregung der β_2-Rezeptoren eine positiv inotrope Wirkung und stimuliert Glykogenolyse, Lipolyse und Glukoneogenese. Gleichzeitig wird die Histamin-Freisetzung aus Mastzellen gehemmt (β_3-Rezeptoren befinden sich an den Fettzellen sowie an der glatten Muskulatur des Magen-Darm-Trakts).

Dopamin-Rezeptoren

Die Dopamin-Rezeptoren werden meist in Dopamin-1- und Dopamin-2-Rezeptoren subklassifiziert (DA$_1$, DA$_2$). Inzwischen sind bereits drei weitere Dopamin-Rezeptortypen bekannt (DA$_3$, DA$_4$, DA$_5$), die allerdings eine untergeordnete Bedeutung haben (Kap. 5.2.3, S. 126). Eine Stimulation der postsynaptischen Dopamin-1-Rezeptoren (DA$_1$) führt zu einer Gefäßweitstellung vor allem in den Nieren und im Darm (aber auch im Bereich der Koronar- und Hirngefäße). Folge sind z. B. eine vermehrte Nierendurchblutung sowie eine Zunahme der renalen Natrium- und Wasserausscheidung. Eine Stimulation der (präsynaptischen) Dopamin-2-Rezeptoren (DA$_2$) hemmt die Freisetzung von Noradrenalin und vermittelt dadurch eine Vasodilatation.

Die sog. direkten Sympathikomimetika können die adrenergen Rezeptoren direkt stimulieren, indem sie sich an diese Rezeptoren binden und eine Wirkung (intrinsic activity) entfalten. Die sog. indirekten Sympathikomimetika können die adrenergen Rezeptoren indirekt stimulieren, indem sie zu einer vermehrten Freisetzung von körpereigenem Noradrenalin aus den sympathischen Nervenendigungen führen. Bei Patienten mit einem chronisch erhöhtem Sympathikotonus (z. B. einer schweren, lange bestehenden Herzinsuffizienz) können die körpereigenen Noradrenalin-Reserven weitgehend erschöpft sein, sodass indirekt wirkende Katecholamine eine geringere Wirkung entfalten als direkt wirkenden Sympathikomimetika.

Schon nach einer mehrstündigen, stärkeren endogenen oder exogenen Stimulation von adrenergen Rezeptoren kann es zu einer sog. **Down-Regulation** kommen. Hierbei nehmen die Anzahl sowie die Empfindlichkeit der Rezeptoren ab. Nach einer mehrstündigen Blockade der adrenergen Rezeptoren kann es dagegen schon zu einer Zunahme der Rezeptorenzahl und der Rezeptorenempfindlichkeit kommen. Es wird von einer Up-Regulation gesprochen.

Alle Sympathikomimetika erhöhen am Herz den Sauerstoffbedarf des Herzmuskels – vor allem über eine Steigerung von Inotropie, Herzfrequenz und Blutdruck. Deshalb können bei Patienten mit einer Koronarsklerose durch Anwendung von Sympathikomimetika u. U. pektanginöse Beschwerden ausgelöst werden.

Die **klinisch wichtigsten Sympathikomimetika** sind Noradrenalin, Adrenalin, Dopamin, Dobutamin und Dopexamin (Tab. 23.2, Abb. 23.3). Die Wirkungen der einzelnen Sympathikomimetika auf die hämodynamischen Parameter sind in Tabelle 23.3 dargestellt.

Das zur Therapie kurzfristiger Blutdruckabfälle häufig eingesetzte Akrinor stellt ein Substanzgemisch dar (Theodrenalin, Cafedrin), das ein Katecholamin-Derivat enthält.

Noradrenalin

Wirkung

Noradrenalin (Arterenol) wirkt vor allem auf die α_1- und β_1-Rezeptoren. Durch die deutliche Stimulation wird eine starke Vasokonstriktion mit einer ausgeprägten Blutdrucksteigerung vermittelt. Auch im Bereich des venösen Systems kommt es zu einer Konstriktion, wodurch der zentrale Venendruck »falsch hoch« sein kann. Die Affinität von Noradrenalin zu den β_2-Rezeptoren ist ca. 20-mal schwächer als zu den β_1-Rezeptoren. Die Herzfrequenz ist unter Noradrenalin normalerweise nicht gesteigert, da es aufgrund der Blutdrucksteigerung oft zu einer Reizung der Barorezeptoren mit einer reflektorischen Bradykardie kommt. Die deutliche Steigerung des peripheren Gefäßwiderstandes behindert eine Zunahme des Herzminutenvolumens. Evtl. nimmt das Herzminutenvolumen sogar ab.

Dosierung

Als Dosierungsempfehlung für Noradrenalin werden 0,015–0,25 µg/kg KG/min angegeben (s. auch Tab. 23.2), es

Spezielle Narkosevorbereitungen

Tab. 23.2 Sympathikomimetika und die entsprechenden Rezeptortypen, über die sie ihre Hauptwirkungen entfalten, sowie übliche Dosierungen.

Sympathikomimetikum	Dosierung [µg/kg KG/min]	stimulierte Rezeptortypen					
		β_1	β_2	α_1	α_2	DA_1	DA_2
Noradrenalin	0,015–0,25(–1,0)	+++	+	+++	+++	0	0
Adrenalin	0,015–0,05	++	+++	++	++	0	0
	0,05–0,15						
	>0,15	+++	+++	+++	+++	0	0
Dopamin	0,5–3	+	0	0	0	++	++
	3–8	++	+	++	+	+++	+++
	>8	++	+	++	+	+++	+++
Dobutamin	1–10	+++	++	+	0	0	0
Dopexamin	0,5–4	+	+++	0	0	++	+
Orciprenalin	meist nur Bolusgaben	+++	++	0	0	0	0
Isoproterenol	meist nur Bolusgaben	+++	++	0	0	0	0

Tab. 23.3 Wirkungen der Sympathikomimetika auf hämodynamische Parameter. HMV = Herzminutenvolumen, SVR = systemischer Gefäßwiderstand, PVR = pulmonalvaskulärer Widerstand, PCWP = Wedge-Druck.

Sympathikomimetikum	HMV	Kontraktilität	Herzfrequenz	SVR	PVR	PCWP
Dobutamin	↑↑↑	↑	↑	↓	↓	⇆
Noradrenalin	↑	↑	⇆ (↓↑)	↑↑	⇆	⇆
Dopamin						
0,5–3 µg/kg KG/min	↑	↑	↑	↓	↓	↓
3–8 µg/kg KG/min	↑↑	↑	↑	↓	↓	↑
>8 µg/kg KG/min	↑↑	↑	↑ (↓)	↑	⇆ (↑)	↑
Adrenalin	↑↑	↑	↑	↑		
Dopexamin	↑↑	↑	↑	↓	↓	

kann jedoch im Extremfall (bei Vorliegen einer Sepsis) auch deutlich höher dosiert werden. Die Dosierung muss streng nach Wirkung erfolgen. Zur Therapie eines stärkeren Blutdruckabfalls können beim Erwachsenen ggf. Boli à 10–20 µg i. v. verabreicht werden.

Indikationen

Indikationen für Noradrenalin sind vor allem ein deutlich erniedrigter peripherer Gefäßwiderstand mit stark erniedrigtem Blutdruck und drohender Mangeldurchblutung von z. B. Herz und Gehirn (z. B. im Rahmen einer Sepsis).

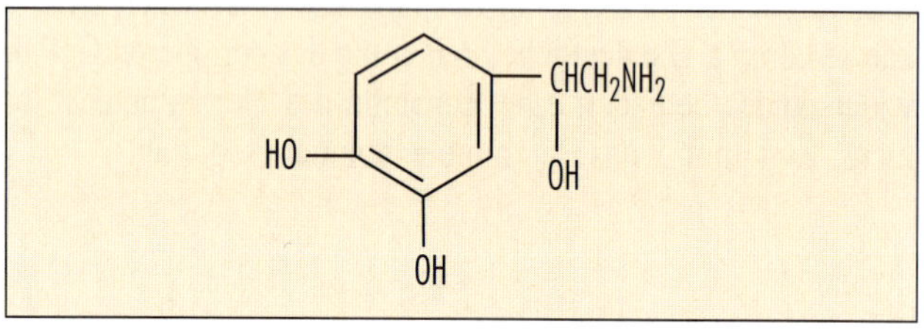

Abb. 23.3 Struktur der Katecholamine; a: Noradrenalin

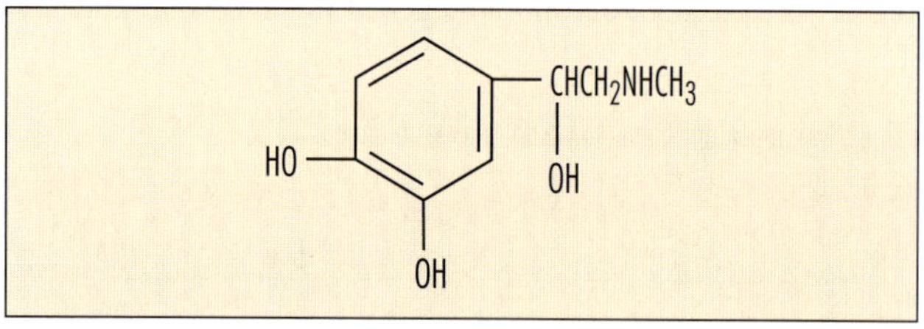

Abb. 23.3 b Adrenalin.

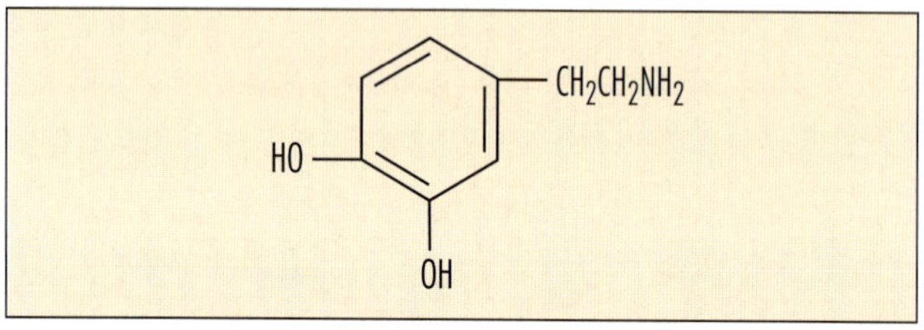

Abb. 23.3 c Dopamin.

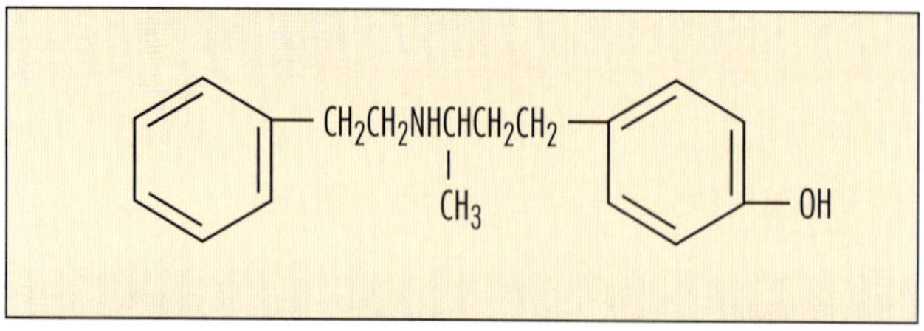

Abb. 23.3 d Dobutamin.

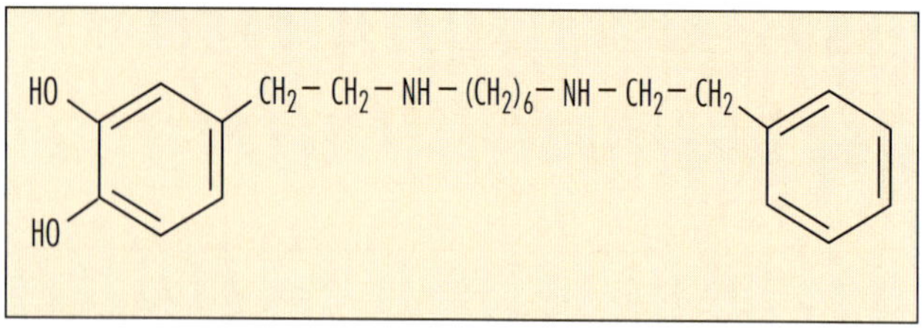

Abb. 23.3 e Dopexamin.

Risiko und Nebenwirkungen

Risiko einer längerfristigen Noradrenalin-Gabe ist eine massive Vasokonstriktion, die u. U. eine Mangeldurchblutung vor allem der Nieren, aber auch von Leber-, Pankreas und Splanchnikusgebiet zur Folge haben kann. Zur Verbesserung der Nierendurchblutung wird eine Noradrenalin-Infusion oft mit einer niedrig dosierten Dopamin-Zufuhr kombiniert. Der myokardiale Sauerstoffbedarf steigt unter Noradrenalin an.

Darreichungsform

Darreichungsform für Noradrenalin (Arterenol): Amp. à 1 ml, 1 ml = 1 mg.

Adrenalin

Wirkung und Dosierung

Adrenalin (z. B. Suprarenin) wirkt sowohl auf die α_1- als auch auf die β_1- und β_2-Rezeptoren (s. auch Tab. 23.2). Welche Wirkung überwiegt, hängt von der Dosierung ab. In niedrigen Konzentrationen (0,015–0,03 µg/kg KG/min) überwiegen die β_1- und β_2-Wirkungen. Die β_1-Stimulation bewirkt eine Steigerung von Herzfrequenz und Herzminutenvolumen mit Anstieg des systolischen Drucks, die β_2-Wirkung verursacht eine Gefäßdilatation vor allem in der Muskulatur mit Abnahme des diastolischen Drucks. Der arterielle Mitteldruck bleibt oft konstant. Bei mittlerer Dosierung (0,05–0,15 µg/kg KG/min) kommt es sowohl zu einer Stimulierung der α_1- als auch der β-Rezeptoren. In hoher Dosierung (>0,15–1,0 µg/kg KG/min) überwiegt die vasokonstriktorische Wirkung der α_1-Rezeptoren mit Blutdrucksteigerung. Zur Therapie eines akuten Blutdruckabfalls oder einer starken Bradykardie bieten sich beim Erwachsenen Adrenalin-Boli von 10–20 µg intravenös an. Durch Stimulation der β_2-Rezeptoren wirkt Adrenalin auf das Bronchialsystem erweiternd. Auf den Stoffwechsel wirkt Adrenalin über die β_2-Erregung stimulierend und steigert den Fett- und Glykogenabbau. Da Blutdruck, peripherer Gefäßwiderstand, Kontraktilität und Herzminutenvolumen unter Adrenalin zunehmen, steigt auch der myokardiale Sauerstoffbedarf an.

Indikationen

Adrenalin wird im Rahmen der Kardioanästhesie manchmal (anstelle des häufiger verwendeten Dobutamins; s. u.) zur Behandlung des Low-cardiac-output-Syndroms eingesetzt (Kap. 79.4.7, S. 1136). Adrenalin wird häufig im Rahmen der medikamentösen Reanimation verabreicht (Kap. 87.2, S. 1236). Aufgrund seiner vasokonstringierenden, positiv inotropen und bronchodilatierenden Wirkung sowie der gleichzeitigen Hemmung der Histamin-Freisetzung scheint Adrenalin besonders geeignet für die kardiopulmonale Reanimation.

Darreichungsform

Darreichungsform für Adrenalin (z. B. Suprarenin): Amp. à 1 ml, 1 ml = 1 mg.

Dopamin

Wirkung und Dosierung

Dopamin (z. B. Dopamin Giulini) stellt die Vorstufe von Noradrenalin dar. Dopamin bewirkt eine Stimulierung der α- und β-Rezeptoren. Außerdem führt Dopamin in einer Dosierung über 5 µg/kg KG/min zur Freisetzung von Noradrenalin aus sympathischen Nervenendungen. Daneben wirkt es an spezifischen dopaminergen Rezeptoren (DA_1-/DA_2-Rezeptoren), die sich vor allem im Bereich der Nieren- und der Darmgefäße (aber auch im Bereich der Koronar- und Zerebralgefäße) befinden (s. auch Tab. 23.2). Im Bereich der Nierentubuli hemmt Dopamin die Natriumrückresorption und steigert auch dadurch die Urinausscheidung. In niedriger Dosierung (0,5 bis 3 µg/kg KG/min, sog. »Nierendosis«) führt Dopamin vor allem zu einer Stimulierung dieser dopaminergen Rezeptoren und steigert so die Darm- und Nierendurchblutung. Es kommt zu einer vermehrten Urinproduktion. Ob durch Dopamin in »Nierendosis« bei Patienten mit einem Risiko für die Entstehung eines akuten Nierenversagens die Inzidenz eines dialysepflichtigen Nierenversagens oder die Letalität signifikant vermindert werden kann, scheint nicht belegt (Kindgen-Milles 1997). Außerdem ist bei einer längerfristigen Zufuhr innerhalb von ca. 48 Stunden mit einer Desensibilisierung auf Rezeptorenebene zu rechnen. Die routinemäßige Anwendung niedriger Dopamin-Dosen wird von manchen Autoren bei diesen Patienten daher als nicht gerechtfertigt bezeichnet (Kindgen-Milles u. Tarnow 1997). Ob Dopamin in »Nierendosis« die Diurese stärker steigern kann als eine andere Substanz, die den Perfusionsdruck gleich stark erhöht, scheint inzwischen fraglich.

Bei mittlerer Dopamin-Dosierung imponiert über eine zusätzliche Stimulierung der β_1-Rezeptoren vor allem eine Steigerung von myokardialer Kontraktilität und Herzfrequenz sowie eine Zunahme des Herzminutenvolumens mit leichtem Blutdruckanstieg. Bei hoher Dosierung (über 8 µg/kg KG/min bis maximal 20(–30) µg/kg KG/min) kommt es über eine zunehmende Stimulierung der α-Rezeptoren zu einer Vasokonstriktion (auch im Nieren- und Darmbereich) mit deutlicher Blutdrucksteigerung. Dopamin kann dadurch die Schleimhautdurchblutung im Gastrointestinaltrakt verschlechtern und eine Mukosaischämie begünstigen. In höheren Dosierungen führt Dopamin auch zu einer Steigerung des pulmonalarteriellen Drucks.

Indikationen

Dopamin eignet sich zur akuten Behandlung einer Herzinsuffizienz. Gegebenenfalls muss Dopamin mit einem anderen Sympathikomimetikum oder einem Vasodilatator (s. u.) kombiniert werden bzw. sogar durch Adrenalin ersetzt werden, das eine stärkere β-Stimulation bewirkt. Weitere Indikationen von Dopamin sind die volumenrefraktäre Hypotension und – im Rahmen der Kardioanästhesie – das Low-cardiac-output-Syndrom. Inzwischen hat die Popularität von Dopamin deutlich nachgelassen und es wurde schon festgestellt: »It might be time to say good-bye to an historically significant old friend« (Möllhoff 2000).

Da Dopamin-Lösungen Natriumdisulfit enthalten, ist Dopamin bei bekannter Sulfitallergie kontraindiziert.

Darreichungsform

Darreichungsform für Dopamin (z. B. Dopamin Giulini):
- Amp. à 5 ml = 50 mg
- Amp. à 10 ml = 200 mg
- Amp. à 50 ml = 250 mg
- Amp. à 50 ml = 500 mg

Dobutamin

Wirkung

Dobutamin (z. B. Dobutrex) ist ein synthetisches Katecholamin. Es verursacht eine ausgeprägte β_1-Stimulation (s. auch Tab. 23.2). Die positiv inotrope Wirkung mit Steigerung des Herzminutenvolumens steht deutlich im Vordergrund. Die Herzfrequenz nimmt ebenfalls zu. Die Wirkung auf die β_2-Rezeptoren ist in niedriger Dosierung nur gering. Vor allem in hohen Dosierungen kann es jedoch zu einer Vasodilatation durch stärkere Stimulierung der β_2-Rezeptoren kommen. Die Vasodilatation wird zumeist über eine deutliche Steigerung des Herzminutenvolumens kompensiert, sodass der Blutdruck meist leicht ansteigt. Bleibt der Anstieg des Herzminutenvolumens jedoch aus, droht ein Abfall des Blutdrucks. Mit einer Steigerung der Herzfrequenz ist vor allem bei hohen Dosierungen zu rechnen. Dobutamin führt auch zu einer geringen Stimulation der α_1-Rezeptoren. Die β_2-Wirkung mit Vasodilatation überwiegt jedoch normalerweise.

Dosierung

Als Dosierung wird die Gabe von 2 bis maximal 15 µg/kg KG/min empfohlen. Dobutamin eignet sich vor allem zur akuten Therapie einer Herzinsuffizienz mit hohen linksventrikulären Füllungsdrücken. Bei Patienten mit niedrigem arteriellem Blutdruck ist es weniger geeignet. Es bietet sich vor allem bei hohem Gefäßwiderstand und weitgehend normalem Blutdruck zur Steigerung der Inotropie an. Dobutamin führt zu einer Steigerung des myokardialen Sauerstoffverbrauchs. Im Gegensatz zu Dopamin fällt unter Dobutamin der pulmonalarterielle Druck ab.

Darreichungsform

Darreichungsform für Dobutamin (z. B. Dobutrex): Injektionsflasche à 250 mg Trockensubstanz; zumeist wird es in 25 ml (1 ml = 10 mg) oder 50 ml (1 ml = 5 mg) Lösungsmittel aufgelöst.

Dopexamin

Wirkung

Dopexamin (Dopacard) ist ein neuer, synthetischer Dopamin-Abkömmling, also ein synthetisches Sympathikomimetikum. Dopexamin stimuliert vor allem die β_2-Rezeptoren (mit Gefäßweitstellung und Abfall des peripheren und pulmonalen Gefäßwiderstandes) und die DA_1-Rezeptoren sowie – in geringerem Maße – auch die DA_2-Rezeptoren mit verbesserter Durchblutung vor allem im Nieren-, Leber- und Darmbereich. Die Urinausscheidung wird gefördert. Es kommt zu einer nur relativ geringen indirekten Stimulation der β_1-Rezeptoren, die dadurch zu erklären ist, dass Dopexamin die Wiederaufnahme (den sog. reuptake) von freigesetztem Noradrenalin in die sympathischen Nervenendigungen hemmt. Es verstärkt damit dessen Wirkung und verursacht dadurch (sowie durch seine direkte β_2-stimulierende Wirkung) leichte positiv inotrope Effekte. Dopexamin führt zu einer Steigerung des Herzminutenvolumens vor allem aufgrund einer Verminderung des peripheren Widerstandes. Das Schlagvolumen nimmt zu, die Herzfrequenz wird gesteigert. Dopexamin führt aufgrund dieser Veränderungen zwar zu einer Steigerung des Sauerstoffangebotes ($\dot{D}O_2$), aufgrund der tachykarden Wirkung muss es jedoch bei koronarsklerotischen Patienten mit Vorsicht eingesetzt werden. Die α-Rezeptoren werden durch Dopexamin nicht stimuliert.

Dosierung und Indikationen

Die Dosierung wird ab ca. 0,5 µg/kg KG/min gesteigert. Es sollte hierbei frühestens alle 15 Minuten in Schritten von maximal 0,5(–1) µg/kg KG/min gesteigert werden. Eine Dosierung von über ca. 4 µg/kg KG/min sollte vermieden werden, da sonst eine ausgeprägte Tachykardie droht. Meist wird es nur mit 0,5–1,0 µg/kg KG/min dosiert. Dopexamin wird zur Behandlung der schweren Herzinsuffizienz dann empfohlen, wenn gleichzeitig eine Verminderung des Afterloads (Kap. 19.4.2, S. 434; 79.2.2, S. 1117) erwünscht ist.

Dopexamin führt über eine Steigerung von Schlagvolumen, Herzminutenvolumen und Herzfrequenz zu einer Zunahme des myokardialen Sauerstoffbedarfs. Aufgrund des gleichzeitigen Blutdruckabfalls kann es bei Patienten mit koronarer Herzerkrankung zu einer Myokardischämie kommen. Soll lediglich die Durchblutung im Nieren-, Leber- und Darmbereich stimuliert werden, wird (ähnlich wie bei Dopamin) eine niedrige Dosierung von Dopexamin empfohlen. Dopexamin sollte hierbei mit ca. 0,5, maximal mit 1,0 µg/kg KG/min dosiert werden. Die regionale Durchblutung im Gastrointestinaltrakt kann dadurch gesteigert werden (Bach et al. 1999). Ob die »low-dose«-Dopexamin-Gabe effektiver als eine »low-dose«-Dopamin-Gabe ist, wird kontrovers diskutiert. Im Rahmen von leberchirurgischen Eingriffen konnte unter Dopexamin (im Vergleich zu Dopamin) kein Unterschied in der Sauerstoffsättigung des durch die Leber geströmten Blutes und den Leberfunktionsparametern nachgewiesen werden (Höltje et al. 1999).

Nebenwirkungen

Nebenwirkungen von Dopexamin können reversibler Abfall der Thrombozyten und neutrophilen Granulozyten sowie Angina pectoris bei koronarsklerotischen Patienten sein. Dopexamin wird eine zusätzliche antiinflammatorische Eigenschaft zugeschrieben. Eine endgültige Wertung von Dopexamin ist zurzeit aufgrund der noch geringen Studienergebnisse nicht möglich.

Darreichungsform

Darreichungsform für Dopexamin (Dopacard): Amp. à 5 ml = 50 mg, 1 ml = 10 mg. Dopexamin wird vor Gebrauch verdünnt; z. B. 200 mg auf 250 ml (= 800 µg/ml) oder 200 mg auf 500 ml (= 400 µg/ml).

Orciprenalin und Isoproterenol

Wirkung

Orciprenalin und Isoproterenol sind nahezu wirkungsgleiche Strukturanaloga. In Deutschland wird normalerweise Orciprenalin bevorzugt. Orciprenalin und Isoproterenol stimulieren vor allem β_1-Rezeptoren, aber auch β_2-Rezeptoren (s. auch Tab. 23.2). α-Rezeptoren und Dopamin-Rezeptoren werden nicht stimuliert.

Indikationen

Die auftretende Tachykardie und der meist gleichzeitig abfallende Perfusionsdruck begünstigen – stärker als bei anderen Katecholaminen – eine myokardiale Ischämie. Indikationen sind daher fast nur noch atropinresistente Bradykardien und AV-Blöcke. Als Dosierung werden 0,01–0,5–1 µg/kg KG/min empfohlen. Als Boli werden beim Erwachsenen meist 10–50 µg empfohlen.

Darreichungsform

Darreichungsform für Orciprenalin (Alupent): Amp. à 1 ml bzw. 10 ml. 1 ml = 0,5 mg.

Akrinor

Wirkung

Akrinor ist ein Mischpräparat, das die beiden Substanzen Theodrenalin und Cafedrin im Mischungsverhältnis 1:20 enthält. Theodrenalin besteht aus Theophyllin und Noradrenalin, die über eine Ethylbrücke miteinander verbunden sind. Cafedrin besteht aus Koffein (Methyltheophyllin) und Ephedrin. Theodrenalin und Cafedrin stellen Methylxanthinderivate dar, die das Enzym Phosphodiesterase unselektiv hemmen (s. u., Phosphodiesterase-III-Hemmer). Dadurch wird die intrazelluläre Konzentration von zyklischem Adenosinmonophosphat (cAMP) erhöht und es wird vor allem eine positiv inotrope Wirkung vermittelt. Beim Abbau von Theodrenalin entsteht Noradrenalin. Dieses wirkt direkt sympathikomimetisch durch Stimulation der α- und β-Rezeptoren. Das aus Cafedrin entstehende Abbauprodukt Ephedrin wirkt indirekt sympathikomimetisch, indem es die Noradrenalin-Freisetzung stimuliert.

Akrinor bewirkt vor allem eine Zunahme des Herzminutenvolumens und dadurch eine Steigerung des Blutdrucks (Müller et al. 1985). Die Blutdruck steigernde Wirkung ist hauptsächlich durch eine Stimulation der β_1- und β_2-Rezeptoren bedingt. Der periphere Gefäßwiderstand wird nur gering erhöht (Müller et al. 1985). Eine etwas verzögert auftretende Steigerung des Venentonus bedingt einen vermehrten venösen Rückstrom (Müller et al. 1985). Die Herzfrequenz verändert sich in üblicher Dosierung kaum. Nach hoher Dosierung mit deutlichem Blutdruckanstieg kann es reflektorisch (über den Karotissinusreflex) zu einer Verlangsamung der Herzfrequenz kommen.

Indikationen

Die Wirkungsdauer von Akrinor beträgt ca. 20 Minuten. Es ist in Deutschland wohl das am häufigsten eingesetzte Medikament zur Therapie eines akuten perioperativen Blutdruckabfalls. Auch im Rahmen der Geburtshilfe wird es zumeist anstatt des offiziell empfohlenen Ephedrins verwendet, denn Ephedrin ist in Deutschland nicht im Handel.

Dosierung

Zumeist Verdünnung einer Amp. à 2 ml mit NaCl 0,9% auf 10 ml. Fraktionierte Gabe von z. B. jeweils 2 ml beim Erwachsenen.

Darreichungsform

- Akrinor Injektionslösung: Amp. à 2 ml = 200 mg Cafedrin und 10 mg Theoadrenalin
- (Akrinor pro infusione Lösung: Amp. à 10 ml = 1000 mg Cafedrin und 50 mg Theoadrenalin)

23.2.2 Phosphodiesterase-III-Hemmer

Wirkung

Katecholamine wirken über die an den Zellmembranen sitzenden Katecholamin-Rezeptoren (adrenerge Rezeptoren, s. o.). Durch die Stimulation der β-Rezeptoren wird in der Zelle zyklisches Adenosinmonophosphat (cAMP) gebildet, das über eine Erhöhung der intrazellulären Calciumkonzentration seine Wirkungen entfaltet. Zyklisches Adenosinmonophosphat wird durch Phosphodiesterasen (PDE) inaktiviert. Phosphodiesterasen vom Typ I und Typ II (PDE-I, PDE-II) führen zu einem unselektiven Abbau aller zyklischen Nukleotide. Die membrangebundene Phosphodiesterase vom Typ III (PDE-III) baut dagegen spezifisch das cAMP ab. Phosphodiesterasehemmer blockieren die PDE-III, hemmen also den Abbau von cAMP und führen daher (wie β-Mimetika, S. 485) zu einer Konzentrationssteigerung von intrazellulärem cAMP und letztlich über eine Zunahme der Calciumfreisetzung im sarkoplasmatischen Retikulum und eine vermehrte Calciumaufnahme in die Zelle zu einer Steigerung der Myokardkontraktilität. Phosphodiesterasehemmer wirken also über die gleiche Endstrecke wie Katecholamine, die die β-Rezeptoren stimulieren, gehören aber nicht zu den Katecholaminen.

Sie bewirken neben einer Steigerung der Inotropie auch eine periphere und pulmonale Vasodilatation, sie werden daher oft auch als »Inodilatatoren« bezeichnet.

Phosphodiesterasehemmer verursachen eine Steigerung des Herzminutenvolumens, die Herzfrequenz nimmt nur leicht zu und der periphere Gefäßwiderstand fällt ab. ZVD, pulmonalkapillärer Verschlussdruck und pulmonalarterieller Druck nehmen ab, der arterielle Blutdruck bleibt meist konstant oder fällt nur leicht ab.

Indikationen

Phospodiesterasehemmer werden vor allem bei einer schweren, therapierefraktären Herzinsuffizienz mit niedrigem

Herzminutenvolumen empfohlen, falls aufgrund einer Down-Regulation der β-Rezeptoren Katecholamine keine ausreichende Wirkung erzielen. In der Kardioanästhesie werden sie z. B. öfters eingesetzt, wenn es beim »Abgang« von der Herz-Lungen-Maschine nach einer Herzoperation zu einem therapierefraktären Low-cardiac-output-Syndrom kommt. PDE-III-Hemmer führen zu einer Dilatation zu der A. mammaria interna, was im Rahmen einer aortokoronaren Bypass-Operation von Vorteil sein kann. Unter Phospodiesterasehemmern nimmt der myokardiale Sauerstoffverbrauch normalerweise nicht zu, meist fällt er sogar ab. PDE-III-Hemmer können zu komplexen Arrhythmien und Thrombozytopenie (vor allem Amrinon) führen. PDE-III-Hemmer sollten nur kurzfristig (maximal 4–5 Tage) verabreicht werden.

Zu den Phosphodiesterasehemmer gehören z. B. Amrinon (Abb. 23.4a, Wincoram), Enoximon (Abb. 23.4b, Perfan) und Milrinon (Abb. 23.4c, Corotrop).

Tab. 23.4 Dosierung von Amrinon, Enoximon und Milrinon.

Dosis	Amrinon	Enoximon	Milrinon
Initialdosis	0,5–1,5(–3,0) mg/kg KG als Bolus langsam über mehrere (ca. 5) Minuten	0,5(–1,0) mg/kg KG als Bolus langsam über mehrere (ca. 5) Minuten	50 µg/kg KG langsam als Bolus i.v. über ca. 10 Minuten
Erhaltungsdosis	5–10(–20) µg/kg KG/min	2–10(–20) µg/kg KG/min	0,375–0,75 µg/kg KG/min
Bemerkung	kann ggf. mit einem Katecholamin kombiniert werden	scheint stärker positiv inotrop und stärker vasodilatierend zu wirken als Amrinon	bei Niereninsuffizienz droht eine Kumulation

Darreichungsform

- Darreichungsform für Amrinon (Wincoram): Amp. à 20 ml = 100 mg, 1 ml = 5 mg
- Darreichungsform für Enoximon (Perfan): Amp. à 20 ml = 100 mg, 1 ml = 5 mg
- Darreichungsform für Milrinon (Corotrop): Amp. à 10 ml = 10 mg, 1 ml = 1 mg

23.2.3 Digitalis

Wirkung

Digitalis-Präparate binden an den sog. Digitalis-Rezeptor, der sich im Bereich der α-Untereinheit der Na^+-K^+-Pumpe befindet. Die Na^+-K^+-Pumpe wird durch Digitalis gehemmt, wodurch die intrazelluläre Natriumkonzentration ansteigt. Die erhöhte intrazelluläre Natriumkonzentration stimuliert den Na^+-Ca^{2+}-Austausch, wodurch die intrazelluläre Ca^{2+}-Konzentration ansteigt. Die erhöhte intrazelluläre Ca^{2+}-Konzentration verursacht die positiv inotrope Wirkung der Digitalis-Präparate. Digitalis-Präparate führen zu einer Steigerung der myokardialen Inotropie (positiv inotrope Wirkung). Die Herzfrequenz nimmt beim digitalisierten Patienten ab (negativ chronotrope Wirkung), da der Sympathikotonus vermindert und der Parasympathikotonus erhöht wird. Die Reizleitung in AV-Knoten und Purkinje-System wird verlangsamt (negativ dromotrope Wirkung). Die Spontanautomatie des Reizleitungssystems wird erhöht (positiv bathmotrope Wirkung). Die pharmakodynamischen Wirkungen sind bei den einzelnen Digitalis-Präparaten vergleichbar. Digitalis-Präparate unterscheiden sich lediglich in ihren pharmakokinetischen Größen (z. B. Ausscheidungsgeschwindigkeit). Prototyp der Digitalis-Präparate ist Digoxin (z. B. Lanicor, Abb. 23.5a).

Indikationen

Digitalis ist perioperativ vor allem bei supraventrikulärer Tachyarrhythmie mit schneller Überleitung indiziert, z. B. bei

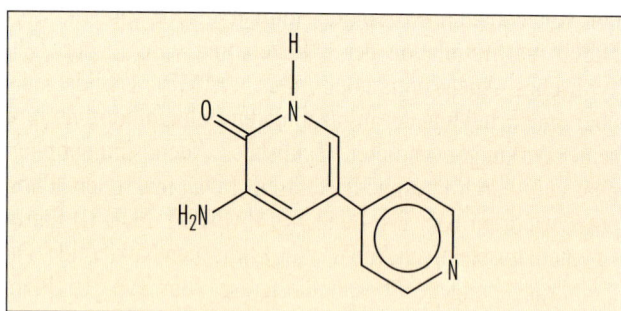

Abb. 23.4 Struktur von a: Amrinon;

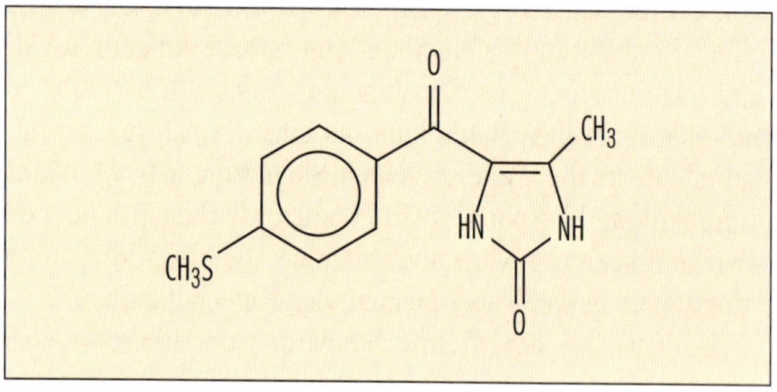

Abb. 23.4b Enoximon;

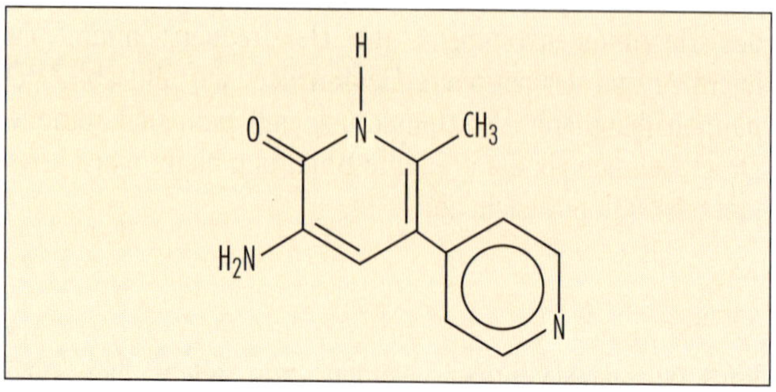

Abb. 23.4c Milrinon.

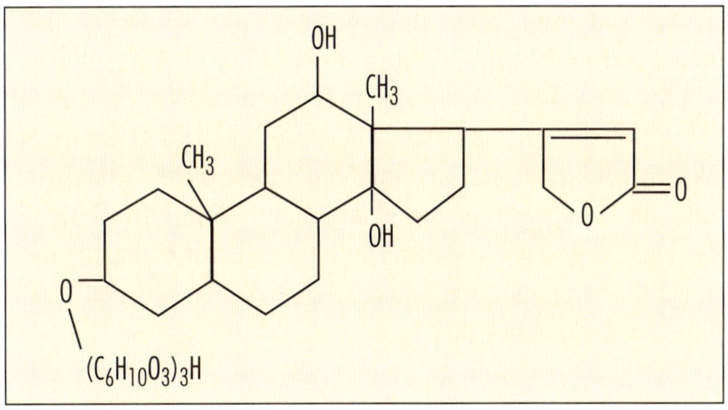

Abb. 23.5 Struktur von **a**: Digoxin;

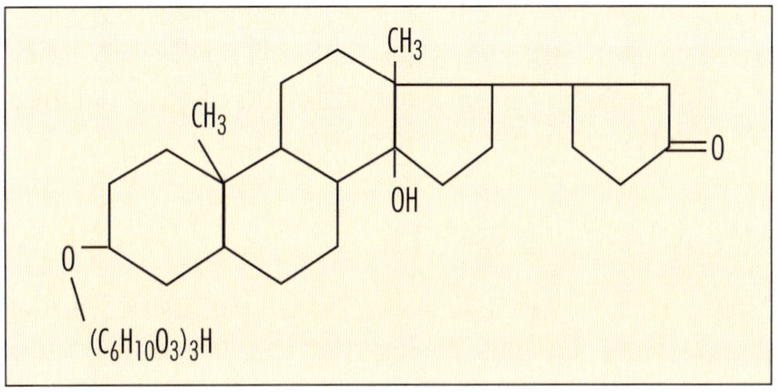

Abb. 23.5 b Digitoxin.

Vorhofflimmern mit schneller Überleitung. Die früher häufig durchgeführte perioperative Digitalisierung wird inzwischen abgelehnt.

Zur akuten Therapie einer Herzinsuffizienz werden im Rahmen der Anästhesie, Intensiv- und Notfallmedizin inzwischen Sympathikomimetika (s.o.) den Digitalis-Präparaten vorgezogen. Die Sympathikomimetika werden oft auch als die »Digitalis-Präparate der Notfallmedizin« bezeichnet.

Risiko und Nebenwirkungen

Die therapeutische Breite der Digitalis-Präparate ist gering. Gefahren einer Digitalis-Therapie sind eine Digitalis-Intoxikation mit AV-Block II. oder III. Grades, ventrikulären Extrasystolen, supraventrikulärer oder ventrikulärer Tachykardie

oder einer Flimmerarrhythmie. Eine Digitalis-Intoxikation wird z. B. durch eine Hypokaliämie (bedingt durch Hyperventilation, Diuretika-Gabe) begünstigt. Diese Zustände können perioperativ leicht auftreten. Dass eine Hypokaliämie eine Digitalis-Intoxikation begünstigt, ist dadurch zu erklären, dass die Bindung von Digitalis an den Digitalis-Rezeptor durch Kalium behindert und durch einen Kaliummangel begünstigt wird. Auch durch die gleichzeitige Gabe einiger anderer Medikamente (z.B. Verapamil, Kap. 23.5.2, S. 501) kann eine Intoxikation begünstigt werden.

Außer bei einer Hypokaliämie ist eine Digitalis-Intoxikation auch bei Hyperkalzämie, Hypoxie und Niereninsuffizienz häufiger. Auch bei Operationen unter Einsatz der Herz-Lungen-Maschine ist eine Digitalis-Intoxikation begünstigt. Vor einer kardiochirurgischen Operation im extrakorporalen Bypass sollte Digitalis abgesetzt werden, um das Risiko solcher digitalisbedingter Herzrhythmusstörungen zu vermindern.

Dosierung

In der Anästhesie werden (zur intravenösen Schnelldigitalisierung) aufgrund der relativ kurzen Halbwertszeit zumeist Digoxin (Lanicor) oder dessen methylierte (β-Methyldigoxin, Lanitop) bzw. acetylierte (β-Acetyldigoxin, Novodigal) Derivate verwendet. Die sog. Vollwirkdosis von β-Methyldigoxin beträgt ungefähr 1 mg beim Erwachsenen (ca. 0,015 mg/kg KG, Tab. 23.5). Bei einer Schnellaufsättigung wird diese Vollwirkdosis meist in 3–4 Dosen innerhalb eines Tages verabreicht. Die tägliche Erhaltungsdosis beträgt beim Digoxin (bei uneingeschränkter Nierenfunktion) ca. $^1/_5$ der Vollwirkdosis.

Darreichungsform

Darreichungsform für Digoxin und Digitoxin (Lanicor, Lanitop, Novodigal und Digimerck):
- Lanicor: Amp. à 1 ml = 0,25 mg
- Lanitop: Amp. à 2 ml = 0,2 mg
- Novodigal: Amp. à 1 ml, 2 ml = 0,2 mg, 0,4 mg
- Digimerck: Amp. à 1 ml = 0,1 mg, 0,25 mg

Tab. 23.5 Pharmakokinetische Größen wichtiger Digitalis-Präparate.

Medikament	enterale Resorption	Wirkungseintritt (i.v.)	Vollwirkdosis	Abklingquote pro Tag	tägliche Erhaltungsdosis	therapeutische Plasmakonzentration
β-Methyldigoxin (Lanitop)	90%	5–10 min	ca. 1,1 mg	20%	0,2 mg	0,7–1,8 ng/ml
β-Acetyldigoxin (Novodigal)	80%	10–20 min	ca. 1,8 mg	20%	0,3 mg	0,7–1,8 ng/ml
Digitoxin (Digimerck)	100%	30 min	ca. 1,4 mg	7%	0,1 mg	8–25 ng/ml

Spezielle Narkosevorbereitungen

23.2.4 Calcium

Wirkung

Calcium spielt bei Muskelkontraktionen, Blutgerinnung, Knochenaufbau und neuromuskulärer Übertragung eine wichtige Rolle. Außerdem nimmt Calcium eine Schlüsselposition bei der Kontraktion des Myokards ein. Calcium wirkt positiv inotrop. Exogen zugeführtes Calcium wirkt jedoch nur wenige Minuten lang. Der Normalwert für das Gesamtcalcium im Serum beträgt ca. 2,2–2,65 mmol/l, der des ionisierten Calciums beträgt ca. 1,12–1,32 mmol/l. Bei einer Calciumgesamtkonzentration <2,2 mmol/l wird von einer Hypokalzämie, bei einer Calciumkonzentration >2,65 mmol/l wird von einer Hyperkalzämie gesprochen (Kap. 56.4.1, S. 808).

Indikationen

Calcium wird z. B. im Rahmen von Massivtransfusionen (falls gleichzeitig eine eingeschränkte Leberfunktion vorliegt) zur Vermeidung einer Citratintoxikation eingesetzt (Kap. 24.2.7, S. 526). Auch im Rahmen einer Hyperkaliämie kann es verabreicht werden, da hierdurch die Nebenwirkungen einer Hyperkaliämie vermindert werden können (s. u.). Im Rahmen der Kardioanästhesie wird es häufig unmittelbar nach dem Ende des kardiopulmonalen Bypasses verabreicht, um die evtl. Nachwirkungen der hyperkaliämischen Kardioplegie-Lösung zu minimieren oder um die im Rahmen des kardiopulmonalen Bypasses evtl. auftretende Hypokalzämie zu therapieren.

Dosierung

Calcium wird normalerweise in Form von Calciumgluconat 10% bzw. 20% (1 ml = 0,225 mmol bzw. 0,45 mmol) intravenös verabreicht. Calciumchlorid 10% enthält ca. doppelt so viel Calciumionen pro Milliliter wie Calciumgluconat 10%. Als Dosierung werden normalerweise ca. 7,5 mg/kg KG Calciumgluconat (ca. 0,5 g = 4–10 ml Calciumgluconat 10% beim Erwachsenen) empfohlen. Die intravenöse Gabe muss langsam erfolgen.

Darreichungsform

Darreichungsform für Calciumgluconat (z. B. Calcium-Sandoz 10%): Amp. à 10 ml 10% = 500 mg Calciumgluconat, 1 ml = 50 mg, 1 ml = 0,225 mmol Calcium.

23.3 Vasodilatatoren

Wirkung

Vasodilatatoren wirken gefäßerweiternd und damit Blutdruck senkend. Arterieller Blutdruck sowie systolische myokardiale Wandspannung nehmen ab. Aufgrund einer zusätzlichen Venendilatation kommt es zum venösen Pooling mit Abfall von »preload« und enddiastolischer myokardialer Wandspannung. Aufgrund der verminderten enddiastolischen und systolischen Wandspannung ist der myokardiale Sauerstoffbedarf reduziert und das Myokard besser durchblutet. Beim insuffizienten Herzen steigt das Herzminutenvolumen unter Gabe eines Vasodilatators an. Vasodilatatoren führen auch zu einer Dilatation der Koronararterien.

Indikationen

Vasodilatatoren spielen u. a. in der Herzchirurgie eine wichtige Rolle und werden vor allem zur Erniedrigung eines erhöhten Blutdrucks sowie (in Kombination mit Katecholaminen) zur Therapie einer Herzinsuffizienz eingesetzt.

Risiko und Nebenwirkungen

Verursachen sie einen zu starken Abfall des arteriellen Blutdrucks, kann allerdings die koronare Perfusion beeinträchtigt werden. Der ausgelöste Blutdruckabfall kann evtl. auch zu einer Reflextachykardie mit Steigerung des myokardialen Sauerstoffverbrauches führen. Fällt der venöse Rückfluss zu stark ab, kann das Herzminutenvolumen abnehmen.

In der (Kardio-)Anästhesie werden als Vasodilatatoren vor allem Nitroglycerin, Nifedipin (Beschreibung bei den Calciumantagonisten), Urapidil und Nitroprussid-Natrium verwendet, da sie sich durch einen schnellen Wirkungseintritt und eine gute Steuerbarkeit auszeichnen. Zumeist werden diese Medikamente per Spritzenpumpe intravenös verabreicht. Selten kommen zur Blutdrucksenkung auch Prostaglandine oder Stickstoffmonoxid zur Anwendung.

23.3.1 Glyceroltrinitrat (Nitroglycerin)

Wirkung

Glyceroltrinitrat (früher zumeist als Nitroglycerin bezeichnet, z. B. Trinitrosan, Abb. 23.6a) wirkt vor allem auf die venösen Kapazitätsgefäße dilatierend, wodurch das Blut in den venösen Kapazitätsgefäßen versackt (sog. venöses Pooling). Dadurch nimmt der venöse Rückstrom zum Herzen ab. Folge ist eine verminderte Füllung des Herzens in der Diastole, also eine Abnahme von enddiastolischem Füllungsdruck und enddiastolischer Wandspannung (Vorlast = »preload«, Kap. 79.2.2, S. 1117). Die rechts- und linksventrikulären Füllungsdrücke, also ZVD und Wedge-Druck fallen ab. Eine Abnahme der Vorlast bedeutet eine Entlastung und damit eine Abnahme des Sauerstoffbedarfs des Herzens.

Nitroglycerin wirkt auch in geringem Maße auf die arteriellen Gefäße dilatierend, wodurch der arterielle Blutdruck

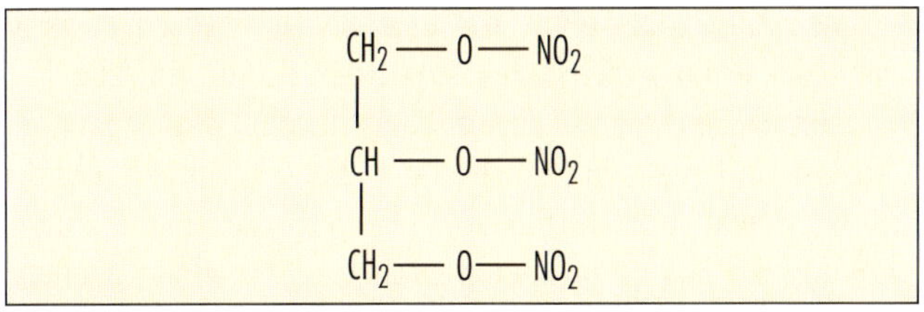

Abb. 23.6 Struktur von **a**: Nitroglycerin;

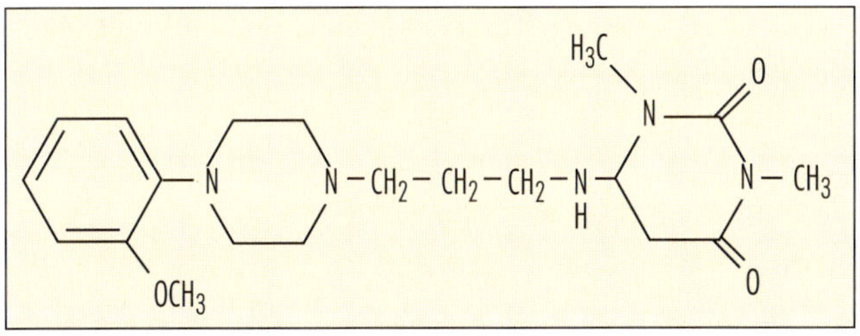

Abb. 23.6 b Urapidil;

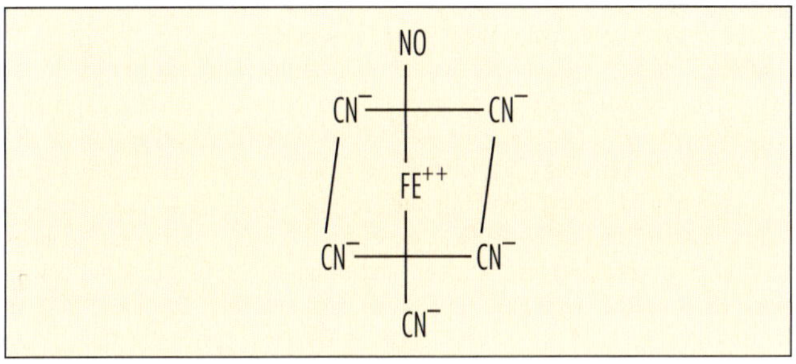

Abb. 23.6 c Nitroprussid-Natrium (NPN).

Tab. 23.6 Wichtige Wirkungen von Nitroglycerin und Indikationen für dessen Einsatz.

Wirkungen	Indikationen
Abfall des systolischen und diastolischen Blutdrucks	Senkung des (erhöhten) Blutdrucks, z.B. bei der kontrollierten Hypotension
Abfall des ZVD	Senkung eines erhöhten ZVD, z.B. bei Rechtsherzinsuffizienz
Abfall des Wedge-Drucks	Senkung eines erhöhten Wedge-Drucks, z.B. bei Linksherzinsuffizienz
Abnahme des Sauerstoffbedarfs des Herzens	Senkung des Sauerstoffbedarfs bei ischämischer Herzerkrankung, z.B. bei Koronarsklerose, Angina pectoris, Herzinfarkt, relevanter Senkung der ST-Strecke im EKG (>1 mm)
Dilatation der Koronararterien	Koronarspasmen

Dosierung

Nitroglycerin muss streng nach Bedarf dosiert werden. Initial wird eine Dosierung von ca. 0,5–1 µg/kg KG/min (ca. 2 bis 4 mg/h beim Erwachsenen; 1 ml = 1 mg) empfohlen. Es ist eine bedarfsadaptierte Dosissteigerung vorzunehmen. Die notwendige Dosierung kann bis ca. 3–5 µg/kg KG/min (ca. 12 bis 20 mg/h beim Erwachsenen) betragen. Wird Nitroglycerin verwendet, um den Blutdruck kontrolliert zu senken (Kap. 69.3.2, S. 977), reicht dessen Wirkung oft nicht aus. Nitroglycerin muss zu diesem Zwecke oft mit einem anderen Blutdruck senkenden Medikament, z.B. einem volatilen Inhalationsanästhetikum, kombiniert werden.

Darreichungsform

Darreichungsform für Nitroglycerin (z.B. Trinitrosan): Amp. à 1/10 ml = 5/50 mg, 1 ml = 5 mg; normalerweise empfiehlt sich eine Verdünnung auf 1 ml = 1 mg.

und damit die Nachlast (»afterload«, Kap. 79.2.2, S. 1117) abfällt. Auch der pulmonalarterielle Druck fällt ab. Eine hypoxisch bedingte pulmonale Vasokonstriktion (Kap. 78.4, S. 1108) kann durch Nitroglycerin aufgehoben werden, wodurch der intrapulmonale Rechts-links-Shunt zunehmen und die arterielle Sauerstoffsättigung abfallen kann. Ein Abfall der Nachlast bedeutet ebenfalls eine Verminderung des myokardialen Sauerstoffbedarfs. Die Wirkung von Nitroglycerin entsteht dadurch, dass aus dem Molekül das stark vasodilatierende Stickstoffmonoxid (NO) freigesetzt wird.

Indikationen

Nitroglycerin ist das Mittel der Wahl bei der Therapie der Angina pectoris. Hierfür wird es normalerweise sublingual verabreicht (Nitrolingual Kapseln, Spray). Es vermindert zuverlässig den myokardialen Sauerstoffverbrauch. Die Wirkungsdauer von sublingual verabreichtem Nitroglycerin beträgt ca. 30 Minuten. Nach Nitroglycerin-Gabe kann selten eine reflektorische Tachykardie auftreten. Nitroglycerin wirkt auch dilatierend auf die zerebralen Gefäße. Es kann dadurch zu Kopfschmerzen und bei Patienten mit einem erhöhten intrakraniellen Druck (Kap. 69.3.2, S. 977) zu einer weiteren Drucksteigerung führen. In Tabelle 23.6 sind wichtige Wirkungen und Indikationen für Nitroglycerin aufgeführt.

23.3.2 Urapidil

Wirkung

Urapidil (Ebrantil, Abb. 23.6b) bewirkt durch eine Blockade der α_1-Rezeptoren vor allem eine Dilatation der arteriellen Gefäße mit Verminderung des peripheren Gefäßwiderstandes und des Blutdruckes. Die venösen Gefäße werden weniger dilatiert. Zusätzlich wirkt es auch über eine Stimulation der zentralen α_2-Rezeptoren. Ein Vorteil von Urapidil ist darin zu sehen, dass der Blutdruckabfall von keiner Reflextachykardie begleitet wird. Außerdem droht bei Infusionsbeendigung keine Rebound-Hypertension.

Indikationen

Indikationen sind vor allem akute Steigerungen des arteriellen Blutdrucks in der perioperativen Phase, auch z.B. ein stark erhöhter Perfusionsdruck während kardiochirurgischer Eingriffe im extrakorporalen Kreislauf (Kap. 79.4.6, S. 1131). Es kann auch für die kontrollierte Blutdrucksenkung (Kap. 69.3.2, S. 977) eingesetzt werden. Hierzu sollte es jedoch möglichst mit einem anderen Blutdruck senkenden Medikament, z.B. einem volatilen Inhalationsanästhetikum, kombiniert werden. Inzwischen ist Urapidil auch zur Therapie einer Hypertonie im Rahmen einer Präeklampsie (Kap. 67.1.3, S. 937) zugelassen. Urapidil scheint keine zerebrale Vasodilatation und keine Steigerung des intrakraniellen Drucks zu verursachen (Sicking et al. 1986).

Dosierung

Bei Bolusgabe werden 10–25(–50) mg langsam intravenös verabreicht. Bei ausbleibender Blutdrucksenkung kann nach fünf Minuten die Dosis wiederholt werden. Bei nochmaligem Ausbleiben der Wirkung können nach fünf Minuten bis 50 mg langsam intravenös nachinjiziert werden. Anschließend kann Urapidil bis zur Stabilisierung des Blutdrucks infundiert werden.

Bei Gabe per Spritzenpumpe empfiehlt es sich, 20 ml = 100 mg mit NaCl 0,9% auf 50 ml zu verdünnen (1 ml = 2 mg). Die Dosierung hat streng nach Wirkung zu erfolgen. Initial können bis zu 2 mg/min verabreicht werden. Danach ist die Dosis entsprechend zu reduzieren. Die Erhaltungsdosis beträgt im Mittel 9 mg/h. Eine kontinuierliche Gabe ist maximal über sieben Tage zugelassen.

Darreichungsform

Darreichungsform für Urapidil (Ebrantil): Amp. à 5/10 ml = 25/50 mg. 1 ml = 5 mg.

23.3.3 Nitroprussid-Natrium

Wirkung

Nitroprussid-Natrium (NPN; $Na_2Fe(CN)_5NO \times 2H_2O$, nipruss, Abb. 23.6c) bewirkt eine Dilatation vor allem der Arteriolen. Die Wirkung setzt innerhalb weniger Sekunden ein und ist nach Stopp der Infusion ähnlich schnell wieder beendet. Die Wirkung ist damit gut steuerbar. Sie entsteht dadurch, dass aus dem Molekül das stark vasodilatierende Stickstoffmonoxid (NO) freigesetzt wird. Der arterielle Blutdruck und damit die Nachlast des linken Ventrikels fallen ab. Die Herzarbeit und der myokardiale Sauerstoffbedarf werden gesenkt. NPN führt außerdem zu einer relativ geringen Dilatation der venösen Kapazitätsgefäße mit einem sog. venösen Pooling. Der Rückstrom zum Herzen sinkt, der enddiastolische Füllungsdruck und damit die enddiastolische Wandspannung (Vorlast) fallen ab. Folge ist eine weitere Verminderung des myokardialen Sauerstoffbedarfs. Die Verbesserung der Pumpfunktion bei Herzinsuffizienz beruht also auf einer mechanischen Entlastung des Herzens. Nach NPN-Gabe tritt oft eine ausgeprägte reflektorische Tachykardie auf, die eine zusätzliche Gabe eines β-Rezeptorenblockers (s. u.) notwendig machen kann.

Detailwissen: Cyanidgruppen/Cyanidintoxikation

Nitroprussid (NPN) enthält 5 Cyanidgruppen (CN, Abb. 23.6c). Beim Abbau von NPN werden in einem ersten, nicht enzymatischen Schritt in Anwesenheit von Hämoglobin die fünf giftigen Cyanidgruppen freigesetzt. Eine bindet sich an das Hämoglobin unter Bildung des ungiftigen Cyanmethämoglobin. Die vier anderen freigesetzten Cyanidgruppen bilden mit Schwefel – falls dieser in ausreichender Konzentration vorliegt – das Thiocyanat.

Für die Bindung von Schwefel an die Cyanidgruppen ist das Enzym Rhodanase notwendig. Das dabei entstehende Thiocyanat ist ca. 100-mal weniger toxisch und wird renal ausgeschieden. Stehen jedoch nicht genügend Schwefeldonatoren zur Verfügung und wird Nitroprussid in höherer Dosierung längere Zeit verabreicht, läuft diese Entgiftungsreaktion nicht mehr ausreichend ab, und Cyanid diffundiert in die Zelle, wo es das dreiwertige Eisen des Atmungsenzyms Cytochromoxidase blockiert und dadurch die Atmungskette hemmt. Eine Blockade der Atmungskette führt zu einer zellulären Hypoxie. Bei einer Überdosierung kann daher eine tödliche Cyanidvergiftung auftreten. Um genügend Schwefeldonatoren verfügbar zu haben, wird möglichst primär zusätzlich zum Nitroprussid (über getrennte Spritzenpumpe) die gleichzeitige Gabe des Schwefeldonators Thiosulfat 10% (Milligramm-Verhältnis: 1:10) empfohlen. Ab einer Gesamtdosis von über 0,5 mg/kg KG/h Nitroprussid-Natrium droht eine Cyanidintoxikation. Folge einer Cyanidintoxikation sind metabolische Azidose (durch Steigerung der anaeroben Glykolyse), Zunahme der gemischt-(zentral-)venösen Sauerstoffsättigung (aufgrund einer geringeren Sauerstoffausschöpfung), Tachykardie und Schock. Bei einer Cyanidintoxikation werden ca. 150 mg/kg KG Thiosulfat (ca. 10 g beim 70 kg schweren Erwachsenen) langsam i.v. empfohlen.

Dosierung

Nitroprussid muss ausschleichend und streng bedarfsadaptiert dosiert werden. Es ist initial eine niedrige Dosierung von ca. 0,2 µg/kg KG/min zu verabreichen. Die Dosis ist bis zum gewünschten Erfolg zu steigern. Die maximale Dosierung sollte 8–10 µg/kg KG/min nicht überschreiten. Die empfohlene Dosierung in der Herzchirurgie wird mit 0,3–3 µg/kg KG/min angegeben. Akute Druckspitzen können evtl. durch Gabe von NPN-Boli à 50–100 µg therapiert werden. Um die erwünschte Blutdrucksenkung zu erzielen, wird zumeist eine kontinuierliche Infusion von Nitroprussid (über eine Infusionspumpe) eingesetzt.

Indikationen

NPN wird z.B. im Rahmen der kontrollierten Blutdrucksenkung (Kap. 69.3.2, S. 977) eingesetzt. Insbesondere während des Freipräparierens und Klippens eines zerebralen Aneurysmas (Kap. 69.5.2, S. 984) wurde früher häufiger eine kontrollierte Blutdrucksenkung mit NPN durchgeführt. Aufgrund der verbesserten mikrochirurgischen Operationstechnik wird eine aggressive Blutdrucksenkung aber immer seltener gewünscht. Es ist aber weiterhin das Mittel der Wahl bei intraoperativer Aneurysmaruptur und muss daher sofort einsatzbereit sein.

Wird durch volatile Anästhetika eine adäquate Narkosetiefe gewährleistet, übersteigt die notwendige Nitroprussid-Dosierung nur selten 3 μg/kg KG/min. Falls die hypotensive Wirkung des Nitroprussids durch eine reflektorische Tachykardie wieder aufgehoben wird, kann ein β-Rezeptorenblocker, z. B. Esmolol eingesetzt werden, um damit die Herzfrequenz zu senken.

Während einer ein- bis dreistündigen Zufuhr sollten insgesamt nicht mehr als 1–1,5 mg/kg KG NPN verabreicht werden. Wenn die Nitroprussid-Infusion diese Dosierungsbereiche erreicht, muss der arterielle pH-Wert in mindestens einstündigen Abständen kontrolliert werden.

> Kommt es bei Patienten, die hohe Dosierungen von Nitroprussid erhalten, zu einer metabolischen Azidose, ist dies ein Hinweis auf eine sich entwickelnde Cyanidvergiftung. In diesem Fall muss die NPN-Infusion sofort unterbrochen werden und es sollte Natriumthiosulfat (150 mg/kg KG) intravenös verabreicht werden.

Natriumthiosulfat stellt einen Schwefeldonator dar und führt zur Umwandlung des Cyanids in Thiocyanat. Natriumthiosulfat sollte möglichst von Anfang an zusätzlich zum Nitroprussid verabreicht werden (s. o.). Unter NPN kann es relativ schnell zu einer Tachyphylaxie kommen (zur Erzielung einer bestimmten Wirkung werden immer höhere Dosierungen notwendig). Nach Ende einer NPN-Infusion kann evtl. eine Rebound-Hypertension auftreten. Durch ausschleichende Dosierung lässt sich diese Gefahr vermindern. Meist wird 1 Amp. = 60 mg NPN mit 6 ml Wasser für Injektionszwecke oder Glukose 5% aufgezogen. Danach wird 1 ml verworfen = 50 mg/5 ml. Diese Lösung wird mit 45 ml Wasser für Injektionszwecke oder Glukose 5% in einer Perfusorspritze auf 50 mg NPN pro 50 ml aufgezogen. 1 ml dieser Lösung entspricht 1 mg NPN. Die Dosierung muss einschleichend und streng nach Bedarf erfolgen. Der Dosierungsbereich beträgt ca. 0,2–10 μg/kg KG/min (= ca. 1–40 ml/h beim 70 kg schweren Erwachsenen). NPN-Lösung ist lichtempfindlich und muss daher vor Lichteinfall geschützt werden (schwarze Spritzen, Infusionsleitungen). NPN ist nur ca. 12 Stunden haltbar.

Darreichungsform

Darreichungsform für Nitroprussid-Natrium (nipruss): 1 Amp. à 60 mg Trockensubstanz, zumeist Verdünnung mit Glukose 5% auf 1 ml = 1 mg.

23.3.4 Prostaglandine

Prostaglandine führen zu einer pulmonalen Vasodilatation mit Abfall des pulmonalvaskulären Widerstandes und des pulmonalarteriellen Drucks. Sie werden vor allem in der Anästhesie für kardiochirurgische Eingriffe eingesetzt, z. B. bei pulmonalvaskulärer Hypertension und Rechtsherzversagen. Durch Gabe von Prostaglandin E_1 ist es möglich, einen postpartalen Verschluss des Ductus arteriosus Botalli zu verhindern. Durch Gabe eines Prostaglandinsynthesehemmers (vor allem Indometacin) kann dagegen ein Verschluss des Ductus arteriosus Botalli provoziert werden.

Prostaglandin E_1 (Minprog) und Prostazyklin (Flolan) werden intravenös (5–50 μg/kg KG/min) oder inhalativ (10–100 μg/kg KG/min) verabreicht.

23.3.5 Stickstoffmonoxid (NO)

Stickstoffmonoxid wirkt stark vasodilatierend. Beispielsweise wirken Nitroprussid-Natrium und Glyceroltrinitrat durch NO-Freisetzung vasodilatierend. Durch inhalative Gabe von NO kann eine pulmonale Vasodilatation erreicht werden, ohne dass die hypoxische pulmonale Vasokonstriktion (Kap. 78.4, S. 1109) beeinträchtigt wird. Indikationen für NO sind pulmonalarterielle Hypertonie und Rechtsherzversagen in der Kardioanästhesie (Kap. 79.4.7, S. 1137). Die inhalative Dosierung beträgt 5–40 ppm.

23.4 β-Rezeptorenblocker

Wirkung

β-Rezeptorenblocker (Betaadrenozeptorenblocker, β-Blocker) binden sich an die β-adrenergen Rezeptoren, ohne jedoch eine Wirkung (intrinsic activity) zu entfalten. β-Rezeptorenblocker und β-adrenerge Agonisten (z. B. Dobutamin) können sich gegenseitig aus der (kompetitiven) Rezeptorbindung verdrängen. Die meisten β-Rezeptorenblocker wirken sowohl an β_1- als auch an β_2-Rezeptoren. Angestrebt wird jedoch zumeist eine selektive Blockade der β_1-Rezeptoren. Überwiegt die Wirkung an den β_1-Rezeptoren deutlich, wird von einem kardioselektiven β-Rezeptorenblocker gesprochen. Unter einer selektiven β_1-Blockade kommt es vor allem zum Abfall der Depolarisationsgeschwindigkeit von Sinus- und AV-Knoten, der Reizleitungsgeschwindigkeit in AV-Knoten und Vorhof, der Herzfrequenz sowie des arteriellen Blutdrucks, der Kontraktilität und des Herzminutenvolumens. Von einer suffizienten β-Rezeptorenblockade wird normalerweise dann gesprochen, wenn die Ruhefrequenz des Herzens zwischen 50 und 60 Schlägen pro Minute beträgt. Bei normaler körper-

Tab. 23.7 Vergleich verschiedener β-Rezeptorenblocker bezüglich Plasmahalbwertszeit und Angriffspunkt an Rezeptortypen.

β-Rezeptorenblocker	Plasmahalbwertszeit	Rezeptorblockierung
Esmolol (Brevibloc)	9 min	β_1
Metroprolol (Beloc, Lopresor)	3–4 h	β_1, β_2
Propranolol (Dociton)	3–4 h	β_1, β_2
Sotalol (Sotalex)	5–6 h	β_1, β_2
Pindolol (Visken)	3–4 h	β_1, β_2
Acebutolol (Prent)	2–4 h	β_1

Spezielle Narkosevorbereitungen

licher Aktivität kommt es unter einer β-Rezeptorenblockade üblicherweise zu einer Steigerung der Herzfrequenz um 10–20 Schläge pro Minute. Kommt es aufgrund einer β-Rezeptorenblockade perioperativ zu einem übermäßig starken Abfall der Herzfrequenz, ist Atropin (0,05–0,01 mg/kg KG i.v.) das Mittel der Wahl. Eine übermäßige negativ inotrope Wirkung durch die β-Blockade kann durch Gabe eines Katecholamins (z.B. Dobutamin) aufgehoben werden. Da β-Blocker zu einer deutlichen Verminderung des myokardialen Sauerstoffbedarfs führen, sind sie bei Patienten mit einer Koronarsklerose vorteilhaft einsetzbar. Bei Patienten mit koronarer Herzerkrankung, die sich einer nicht kardiochirurgischen Operation unterziehen müssen, kann durch die perioperative Gabe eines β-Blockers die Morbidität signifikant vermindert werden (Kap. 40.3, S. 678, Mangano 1996, Wallace 1998).

Risiko und Nebenwirkungen

Die meisten β-Blocker wirken auch (unerwünschterweise) an den β_2-Rezeptoren und blockieren die über diese Rezeptoren vermittelte Bronchodilatation. Folge ist eine (Neigung zur) Bronchokonstriktion. Zusätzlich blockieren β-Blocker die über die β-Rezeptoren vermittelte und durch Katecholamine stimulierte Glykolyse und Lipolyse.

Kontraindikationen gegen eine Blockade der β-Rezeptoren sind AV-Blockbilder, Neigung zur Bronchokonstriktion wie beim Asthma bronchiale und zumeist auch eine Herzinsuffizienz (Kap. 41.5, S. 686).

> Bei einem plötzlichen Absetzen eines β-Rezeptorenblockers ist mit einem sog. Rebound-Phänomen, d.h. mit Tachykardie und Hypertension zu rechnen. Um ein solches Rebound-Phänomen zu vermeiden, sollten β-Rezeptorenblocker präoperativ nicht abgesetzt werden.

Indikationen

Indikationen für (kardioselektive) β-Rezeptorenblocker sind Hypertension, Tachykardie, koronare Herzerkrankung und

obstruktive Kardiomyopathie. Auch bei perioperativ auftretender supraventrikulärer Tachykardie und Hypertension werden β-Rezeptorenblocker (insbesondere in der Kardioanästhesie) relativ häufig eingesetzt. Weitere Indikationen sind Vorhofflimmern oder -flattern mit schneller Überleitung. β-Rezeptorenblocker verstärken möglicherweise die negativ inotrope Wirkung von (Inhalations-)Anästhetika, außerdem verstärken sie die kardiovaskulären Wirkungen von Calciumantagonisten (Kap. 23.5, S. 501) sowie von Antihypertensiva, sodass diese Medikamente ggf. vorsichtig zu dosieren sind. Insbesondere bei eingeschränkter kardialer Leistungsfähigkeit ist eine vorsichtige Dosierung wichtig.

Im Rahmen der Anästhesie, insbesondere der Kardioanästhesie, wird inzwischen zumeist der gut steuerbare β-Blocker Esmolol (s.u.) bevorzugt, falls eine kurzfristige β-Blockade gewünscht wird.

23.4.1 Esmolol

Wirkung

Esmolol (Brevibloc, Abb. 23.7) ist ein β_1-selektiver (kardioselektiver) β-Blocker, der nach intravenöser Gabe einen sehr schnellen Wirkungseintritt sowie eine ultrakurze Wirkungsdauer aufweist (Tab. 23.7).

Nach intravenöser Gabe ist der maximale Abfall der Herzfrequenz nach ca. 1 Minute und der maximale Abfall des Blutdrucks nach ca. 2 Minuten zu erwarten. Die Erniedrigung der Herzfrequenz ist deutlich stärker ausgeprägt als die Erniedrigung des Blutdrucks. Da die Eliminationshalbwertszeit nur ca. 9 Minuten beträgt, ist die Wirkungsdauer sehr kurz.

Innerhalb von 10–20 Minuten nach Infusionsende ist die β-Blockade beendet. Die kurze Wirkungsdauer ist durch eine schnelle hydrolytische Spaltung der Esterbindung des Esmolol in den Erythrozyten (durch die dort befindlichen Esterasen) bedingt. Die echte Cholinesterase (Kap. 3.2.6, S. 41) und die Plasmacholinesterase beeinflussen die Metabolisierung nicht.

Die Wirkung auf die β_2-Rezeptoren ist geringer als bei anderen β-Rezeptorenblockern. Eine klinisch relevante Bronchokonstriktion tritt relativ selten auf.

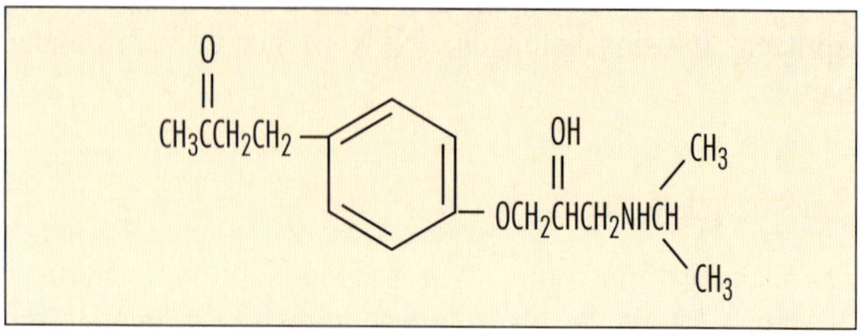

Abb. 23.7 Struktur von Esmolol.

Aufgrund des schnellen Wirkungseintrittes von Esmolol ist es zur bedarfsadaptierten Dosistitration gut geeignet. Gegebenenfalls ist auch eine kontinuierliche Gabe über eine Spritzenpumpe möglich. Treten Nebenwirkungen auf, sind diese nach Stopp der Infusion sehr schnell wieder reversibel.

Vor Gabe von Esmolol sind stets kausal angehbare Ursachen einer sympathikoadrenergen Reaktion (wie z.B. Schmerzen) auszuschließen.

Der Wirkungsbeginn und vor allem die Wirkungsdauer anderer β-Rezeptorenblocker sind im Vergleich zu Esmolol wesentlich länger (Tab. 23.7).

Indikationen

Indikationen für Esmolol sind perioperative supraventrikuläre Tachykardien/Tachyarrhythmien, einschließlich Vorhofflimmern, Vorhofflattern und Sinustachykardie, vor allem bei begleitender arterieller Hypertension (mit drohender myokardialer Ischämie). Insbesondere während der endotrachealen Intubation (Fuhrman et al. 1992; Miller et al. 1991; Helfman et al. 1991) sowie während der Narkoseausleitung (Korpinen et al. 1997; Schäffer et al. 1994) ist die Unterdrückung unerwünschter Tachykardien beschrieben. Indikationen sind vor allem bei kardialen Risikopatienten zu sehen (Kap. 40.3, S. 678). Auch im Rahmen von aortokoronaren Bypass-Operationen kann es vorteilhaft eingesetzt werden (Newsome et al. 1986). Am häufigsten wird Esmolol vermutlich in der Kardioanästhesie eingesetzt.

Dosierung

Falls perioperativ eine rasche Wirkung zur Therapie einer Tachykardie und eines Hypertonus notwendig ist:
- initial 500 µg/kg KG/min über 2–3 min
- Erhaltungsdosis: 100–200 µg/kg KG/min
  Falls eine größere Titrationsflexibilität gewünscht wird:
- initial 500 µg/kg KG über 1 min
- Erhaltungsdosis: initial 50 µg/kg KG/min
  Bei Erfolglosigkeit kann nach 4 Minuten die Initialdosis repetiert und die Erhaltungsdosis auf 100 µg/kg KG/min gesteigert werden. Gegebenenfalls ist nochmals eine Wiederholung der Intitialdosis und nach 4 Minuten eine nochmalige Steigerung der Erhaltungsdosis um 50 µg/kg KG/min möglich usw. Die maximale Erhaltungsdosis beträgt 200 µg/kg KG/min.

Eine Erhaltungsdosis von 50, 100 bzw. 200 µg/kg KG/min entspricht beim 70 kg schweren Patienten einer Infusionsrate von 21, 42, bzw. 84 ml/h.

Kontraindikationen

Schwere Bradykardie, höhergradige SA- oder AV-Blockierung (> I. Grades; Kap. 26.1.4, S. 564), manifeste Herzinsuf-

fizienz. Vorsicht ist geboten bei Hypotension, bronchospastischer Erkrankung und linksventrikulärer Funktionseinschränkung. Bei supraventrikulärer Tachykardie aufgrund eines Präexzitationssyndroms ist Esmolol nicht indiziert.

> Eine paravenöse oder intraarterielle Injektion ist aufgrund des hohen Alkoholgehaltes (24 Vol%) der Lösung unbedingt zu vermeiden.

Darreichungsform

- Durchstechflaschen mit 10 ml à 100 mg (10 mg/ml) zur Bolusapplikation
- Amp. mit 10 ml à 2,5 g (250 mg/ml) zur kontinuierlichen Infusion. Diese Lösung muss vor Gebrauch auf 10 mg/ml verdünnt werden

23.4.2 Sotalol

Wirkung

Sotalol (Sotalex) ist ein β-Blocker und gehört außerdem zu den Klasse-III-Antiarrhythmika (K^+-Kanalblocker; s. u.). Sotalol blockiert $β_1$- und $β_2$-Rezeptoren. Die Halbwertszeit wird mit 5–6 Stunden angegeben.

Indikationen

Indikationen sind supraventrikuläre Tachykardien.

Dosierung

Die Initialdosierung beträgt 10–20(–40) mg i.v.

Darreichungsform

- Amp. à 4 ml = 40 mg
- Tbl. à 40 mg

23.4.3 Metoprolol

Wirkung

Metoprolol (Beloc) ist ein $β_1$-selektiver β-Blocker. Die Halbwertszeit wird mit 3–4 Stunden angegeben.

Dosierung

Die Initialdosierung beträgt 5–10 mg i.v. Gegebenenfalls Wiederholungsdosis bis maximal ca. 20 mg.

Darreichungsform

- Amp. à 5 ml = 5 mg
- Tbl. à 100 mg
- Tbl. à 50 mg (mite)

23.5 Calciumantagonisten

Wirkung

Calciumantagonisten (oder besser Calciumkanalblocker) behindern den Calciumeinstrom durch »langsame« Calciumkanäle nach intrazellulär und vermindern das intrazellulär vor allem in der Gefäßmuskulatur und den Myokardzellen verfügbare Calcium. Sie verursachen dadurch eine Vasodilatation vor allem der Arterien mit Abfall des arteriellen Blutdrucks. Es kommt auch zu einer Dilatation der Koronararterien. Calciumantagonisten haben daneben eine negativ inotrope

Abb. 23.8 Struktur von α: Nifedipin;

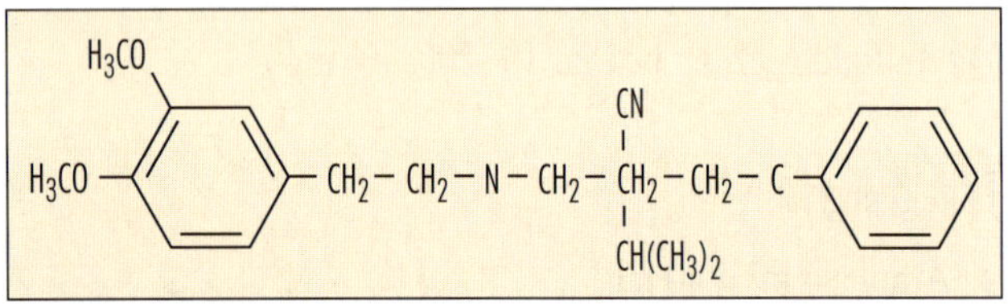

Abb. 23.8b Verapamil;

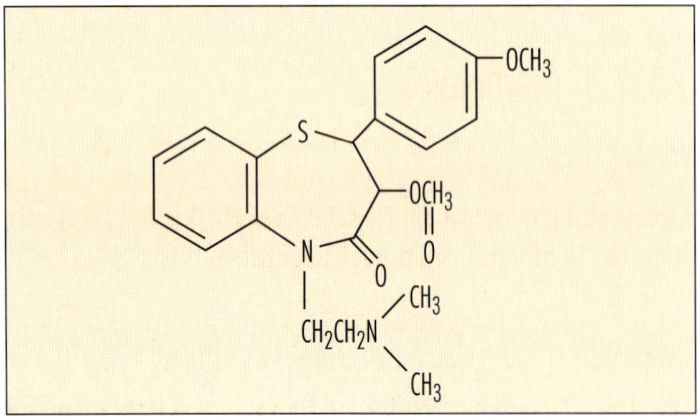

Abb. 23.8c Diltiazem.

Wirkung mit Abfall des Herzminutenvolumens. Außerdem vermindern sie die Automatie des Sinusknotens und die Erregungsleitung im AV-Knoten. Die Herzfrequenz kann erniedrigt oder aufgrund eines Blutdruckabfalls mit reflektorischer Tachykardie erhöht sein. Die negativ inotrope Wirkung und die negativ chronotrope Wirkung der Calciumantagonisten wird durch β-Rezeptorenblocker verstärkt. Auch Inhalationsanästhetika verstärken die negativ inotrope Wirkung.

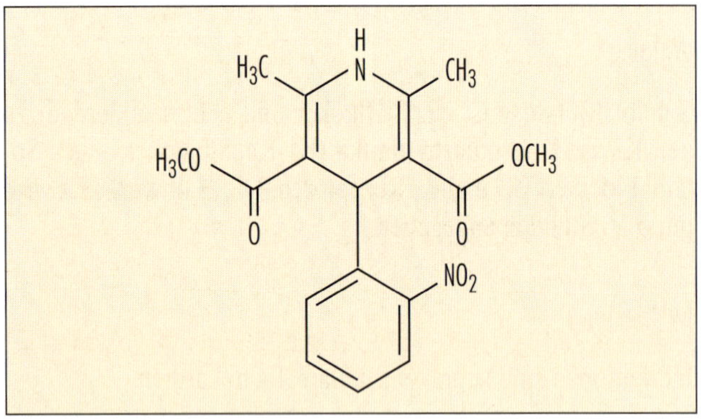

Indikationen

Indikationen für Calciumantagonisten sind arterielle Hypertonie sowie koronare Herzerkrankung oder frischer Myokardinfarkt, da sie den myokardialen Sauerstoffbedarf aufgrund einer Blutdrucksenkung (Afterload-Senkung) und einer Koronardilatation vermindern. Calciumantagonisten sollen unmittelbar präoperativ nicht abgesetzt werden.

Wechselwirkungen

Die negativ inotropen Wirkungen der Calciumantagonisten können durch Gabe von Calcium oder Sympathikomimetika aufgehoben werden. Die negativ chronotrope Wirkung ist z.B. durch Atropin-Gabe therapierbar. Durch Calciumkanalblocker kann die Wirkung depolarisierender und nicht depolarisierender Muskelrelaxanzien verstärkt werden. Auch bei Erkrankungen, die mit einer Muskelschwäche einhergehen, muss mit einer Wirkungsverstärkung gerechnet werden.

Die anästhesiologisch wichtigsten Calciumantagonisten sind Nifedipin, Verapamil und Diltiazem.

23.5.1 Nifedipin

Wirkung und Indikationen

Nifedipin (z.B. Adalat, Abb. 23.8a) führt sowohl nach sublingualer als auch nach intravenöser Gabe innerhalb weniger Minuten zu einem Abfall des Blutdrucks und zu einer Dilatation der Koronararterien. Nifedipin stellt den Calciumkanalblocker mit der stärksten vasodilatierenden Wirkung dar. Nifedipin wird daher zur kontrollierten Blutdrucksenkung und zur Therapie einer Angina pectoris eingesetzt. Auch zur Therapie von Koronarspasmen (Prinzmetal-Angina) ist es geeignet.

Aufgrund der vasodilatierenden Wirkung kann evtl. eine hypoxische Vasokonstriktion in der Lunge (Kap. 78.4, S. 1109) aufgehoben werden. Bei koronarsklerotischen Patienten muss ein stärkerer Blutdruckabfall vermieden werden, ebenso eine evtl. auftretende Reflextachykardie. Die sublinguale Applikation von Nifedipin zur raschen Blutdrucksenkung ist nach neueren Erkenntnissen häufiger mit stärkeren Blutdruckabfällen verbunden und wird daher inzwischen nur noch als

Medikation der zweiten Wahl bezeichnet (Wichtige Mitteilungen 1997). Perioperativ (z. B. im Aufwachraum) wird inzwischen anstatt Nifedipin häufig der Calciumantagonist Nitrendipin verwendet (s. auch Kap. 82.2.4, S. 1175).

Dosierung

Zur intravenösen Infusion kommt das Adalat pro infusione (5 mg/50 ml) zur Anwendung. Die Dosierung beträgt 0,4–1,7 mg/h beim erwachsenen Patienten (= 0,1–0,4 µg/kg KG/min). Bei Bolusgaben empfehlen sich Dosen von ca. 0,4 mg. Zum Schutz vor Lichteinfall (und dadurch bedingtem Zerfall) sind möglichst eine schwarze Perfusorleitung sowie eine schwarze Spritze zu verwenden.

Darreichungsform

Darreichungsform für Nifedipin (z.B. Adalat pro infusione bzw. Adalat 5/10/20):
- Infusionsflasche à 50 ml, 1 ml = 0,1 mg
- Kapseln à 5/10/20 mg

23.5.2 Verapamil

Wirkung und Indikationen

Verapamil (z. B. Isoptin, Abb. 23.8 b) kann im Prinzip bei vergleichbaren Indikationen wie Nifedipin verabreicht werden (s.o.). Zumeist wird es jedoch wegen seiner antiarrhythmischen Wirkungen eingesetzt. Verapamil setzt die Reizleitung im AV-Knoten stärker herab als andere Calciumkanalblocker. Indikationen sind daher vor allem Vorhofflimmern, -flattern und supraventrikuläre Tachykardien. Bei Präexzitationssyndromen wie dem WPW-Syndrom (Kap. 26.4.9, S. 576) ist es jedoch nicht geeignet. Bei Patienten, die Digitalis-Präparate oder β-Rezeptorenblocker einnehmen, sollte Verapamil nur mit besonderer Vorsicht eingesetzt werden, da es hierbei zu einem AV-Block kommen kann.

Dosierung

Als Bolusinjektion werden zumeist ca. 5 mg langsam über mehrere Minuten empfohlen. Diese Dosierung kann ggf. nach 5–10 Minuten wiederholt werden. Für die kontinuierliche Infusion werden beim Erwachsenen 5–10 mg/h empfohlen (max. 100 mg/d). Auf die Gefahr stärkerer Blutdruckabfälle sowie Bradykardien oder Blockierungen der AV-Überleitung ist zu achten.

Darreichungsform

Darreichungsform für Verapamil (z.B. Isoptin): Amp. à 2 ml, 1 ml = 2,5 mg.

23.5.3 Diltiazem

Wirkung und Indikationen

Diltiazem (z. B. Dilzem) ist in seinen Wirkungen und Indikationen dem Verapamil sehr ähnlich. Diltiazem hat sich bei der Behandlung der vasospastischen und klassischen Angina pectoris bewährt.

Darreichungsform

Darreichungsform für Diltiazem (z. B. Dilzem, Abb. 23.8c):
- Tbl. à 60/90/120/180 mg
- Injektionsflasche à 10/25/100 mg Trockensubstanz mit 2/5/20 ml Lösungsmittel

23.6 Antiarrhythmika

Antiarrhythmika sind Substanzen, die eine gesteigerte Reizbildung und/oder Reizleitung dämpfen. Es werden 5 verschiedene Gruppen von Antiarrhythmika unterschieden:
- Klasse-I-Antiarrhythmika: Na^+-Kanalblocker (z. B. Lidocain, Propafenon, Abb. 23.9a)
- Klasse-II-Antiarrhythmika: β-Rezeptorenblocker (z. B. Esmolol, Sotalol)
- Klasse-III-Antiarrhythmika: K^+-Kanalblocker (z. B. Amiodaron, Abb. 23.9b)
- Klasse-IV-Antiarrhythmika: Ca^{2+}-Kanalblocker (z. B. Verapamil)
- Sonstige Antiarrhythmika: Digitalis, Adenosin (Abb. 23.9c)

23.6.1 Natriumkanalblocker

Lidocain

Wirkung und Indikationen

Das Lokalanästhetikum Lidocain (z. B. Xylocain, Abb. 14.1c) kann aufgrund seiner membranstabilisierenden Wirkung auch am Reizleitungssystems des Herzen vor allem zur Therapie ventrikulärer Herzrhythmusstörungen eingesetzt werden (Kap. 35.2.2, S. 645). Die Verabreichung von Lidocain bei Patienten mit frischem Myokardinfarkt wird inzwischen allerdings eher skeptisch beurteilt (Kap. 40.2.4, S. 676). Der Einsatz von Lidocain im Rahmen der kardiopulmonalen Reanimation wird im Kap. 87.2, S. 1238 diskutiert. Bezüglich möglicher Nebenwirkungen s. Kap. 14.2, S. 302.

Dosierung

Als initiale Bolusgabe werden meist 1–1,5 mg/kg KG Lidocain empfohlen. Für eine Verabreichung per Spritzenpumpe wird eine Dosierung von 1–4 mg/kg KG/h empfohlen.

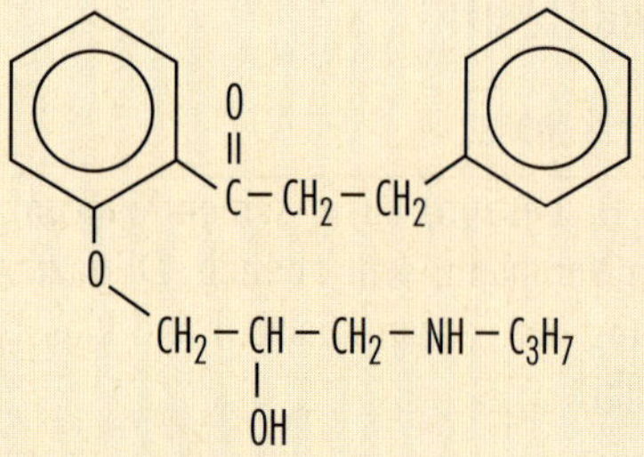

Abb. 23.9 Struktur von **a**: Propafenon;

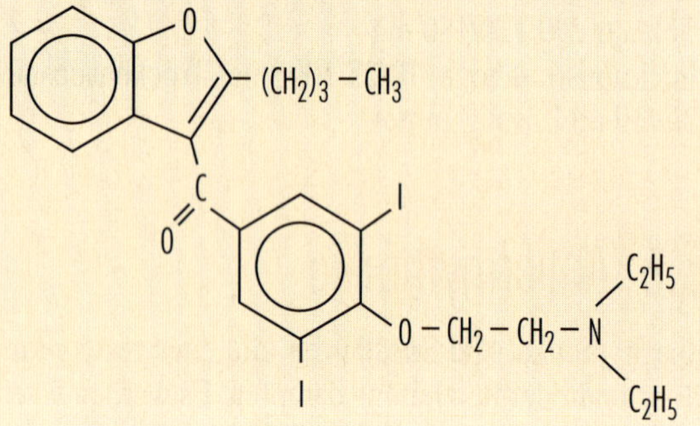

Abb. 23.9b Amiodaron;

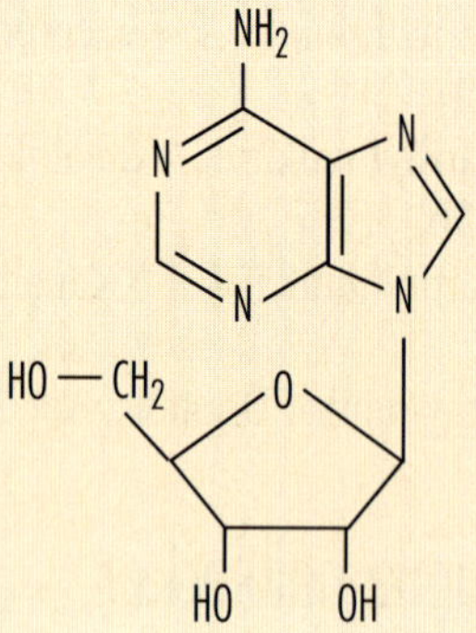

Abb. 23.9c Adenosin.

Darreichungsform

Darreichungsform für Lidocain (z. B. Xylocain 0,5%, 1% bzw. 2%): Injektionsflasche à 50 ml, 1 ml bzw. 20 mg.

Propafenon

Wirkung und Indikationen

Propafenon (z. B. Rytmonorm) gehört zu den Klasse-I-Antiarrhythmika (s. o.). Es weist nicht nur lidocainartige Wirkungen auf, sondern wirkt auch blockierend an den Calciumkanälen und den β-Rezeptoren. Es bietet sich zur Therapie tachykarder ventrikulärer Rhythmusstörungen, aber auch bei supraventrikulären Rhythmusstörungen sowie bei Präexzitationssyndromen wie dem WPW-Syndrom (Kap. 26.4.9,

S. 576) an. Als intravenöse Dosierung werden 0,5–1,0 mg/kg KG empfohlen.

Darreichungsform

Darreichungsform für Propafenon (z. B. Rytmonorm):
- Amp. à 20 ml, 1 ml = 3,5 mg
- Tbl. à 150/300 mg

23.6.2 Kaliumkanalblocker

Amiodaron (z. B. Cordarex)

Wirkung und Indikationen

Amiodaron (Abb. 23.9b) kann sowohl bei ventrikulären als auch bei supraventrikulären Rhythmusstörungen eingesetzt werden. Auch bei Versagen anderer Antiarrhythmika kann es noch wirksam sein. Es hat eine sehr lange Halbwertszeit von 14–28 Tagen und ist daher schlecht steuerbar. Es kann zu einer Erhöhung der Digitalis-Plasmakonzentration führen. Aufgrund zahlreicher denkbarer Nebenwirkungen (z. B. Veränderungen von Schilddrüsenfunktionsparametern; Heufelder et al. 1999) ist Amiodaron kein Mittel der ersten Wahl.

Dosierung

Als Dosierung werden 5 mg/kg KG langsam intravenös empfohlen. Eine Repetitionsdosis darf frühestens nach 15 Minuten vorgenommen werden. Für die kontinuierliche Infusion werden 10–20 mg/kg KG pro 24 Stunden angegeben.

Darreichungsform

Darreichungsform für Amiodaron (z. B. Cordarex):
- Amp. à 3 ml, 1 ml = 50 mg
- Tbl. à 200 mg

23.6.3 Sonstige Antiarrhythmika

Digitalis-Präparate s. Kap. 23.2.3, S. 492

Adenosin

Wirkung und Indikationen

Adenosin (Adrekar, Abb. 23.9c) ist zur Therapie paroxysmaler supraventrikulärer Tachykardien (mit engem Kammerkomplex) geeignet, insbesondere wenn andere Substanzen wie z. B. Verapamil nicht infrage kommen. Adenosin führt über eine Stimulation von Adenosin-Rezeptoren (A_1; A_2) zur Öffnung von Kaliumkanälen im Sinusknoten und AV-Knoten. Dadurch nimmt das Ruhemembranpotenzial zu und die Frequenz des Sinusknotens ab. Außerdem blockiert es Calciumkanäle im Bereich des AV-Knotens, wodurch es negativ dromotrop wirkt, also die Reizleitung im AV-Knoten verzögert. Auf Ventrikelebene hat Adenosin keine Wirkung. Durch höhere Adenosin-Boli (12–45 mg) kann für einen kurzen Zeitraum (ca. 20 Sekunden) auch ein kurzfristiger, kontrollierter Herzstillstand erzeugt werden (Abb. 23.10), was in speziellen Situationen erwünscht sein kann (Weigand et al. 1999, Kap. 73.2.3, S. 1044).

Kontraindikationen und Nebenwirkungen

Kontraindikationen für Adenosin sind AV-Block II. oder III. Grades. Auch eine obstruktive Lungenerkrankung stellt eine Kontraindikation dar. Mögliche Nebenwirkungen sind u. a. Flush, Dyspnoe, Bronchospasmus, Schmerzen im Brustbereich, Übelkeit und Schwindel. Wird Adenosin per infusionem verabreicht (100–140 µg/kg KG/min), wirkt es stark vasodilatierend auf die arteriellen Widerstandsgefäße. Es kommt hierbei zu einer reflektorischen Tachykardie.

Dosierung

Adenosin muss rasch (innerhalb ca. 2 Sekunden) als Bolus intravenös injiziert werden, da es eine Plasmahalbwertszeit von weniger als 10 Sekunden aufweist. Initial werden 3 mg intravenös empfohlen. Bei unzureichender Wirkung ist eine Dosissteigerung bis auf 12 mg möglich.

Darreichungsform

Darreichungsform für Adrekar: Injektionsflasche à 2 ml, 1 ml = 3 mg.

23.7 Physostigmin

Wirkung und Indikationen

Physostigmin (Anticholium) gehört zu den Cholinergika (Kap. 3.2.6, S. 41). Direkt wirkende Cholinergika binden sich an Acetylcholin-Rezeptoren (ACh-Rezeptoren) und erregen diese. Indirekt wirkende Cholinergika hemmen das Enzym Cholinesterase, das den Neurotransmitter ACh im synaptischen Spalt abbaut (Kap. 3.2.6, S. 41). Die zur Antagonisierung von nicht depolarisierenden Muskelrelaxanzien verwendeten reversiblen Cholinesterasehemmer Pyridostigmin und Neostigmin (Kap. 5.3.4, S. 163) enthalten eine quartäre Ammoniumgruppe, also eine polare Gruppe. Sie sind daher nur schlecht fettlöslich und können Lipidmembranen – wie z. B. die Blut-Hirn-Schranke – kaum durchdringen. Der reversible Cholinesterasehemmer Physostigmin (der chemisch zu den pflanzlichen Alkaloiden gehört) stellt dagegen ein tertiäres Amin dar, ist damit sehr gut fettlöslich und kann Membranen wie die Blut-Hirn-Schranke leicht durchdringen. Er führt daher auch im ZNS zu einer Erhöhung der ACh-Konzentration.

Zentrales anticholinerges Syndrom (ZAS)

Physostigmin wird zur Therapie des sog. zentralen anticholinergen Syndroms (ZAS) eingesetzt, das vor allem postoperativ auftreten kann. Wie der Name besagt, liegt ihm eine absolute oder relative Acetylcholin-Verarmung im ZNS zugrunde. **Auslösend** sind vor allem Anticholinergika wie Atropin oder Scopolamin oder Medikamente mit anticholinergen Nebenwirkungen wie Antidepressiva, Neuroleptika oder Antihistaminika. Ein ZAS ist aber nach Gabe fast jeden Medikaments bereits beschrieben worden, auch nach Propofol. Die Inzidenz eines ZAS nach Allgemeinnarkosen wird meist mit 1% angegeben.

Beim ZAS können zentrale und periphere **Symptome** unterschieden werden. Zentrale Symptome können eine sonst unerklärliche postoperative Schläfrigkeit, verlängerte postoperative Somnolenz oder gar verlängertes Koma, aber

Tab. 23.8 Zentrale und periphere Symptome eines zentralen anticholinergen Syndroms (ZAS).

zentrale Symptome	periphere Symptome
Angst	Tachykardie
Erregungszustand	Mydriasis
Desorientierung	Hyperthermie
Delir	Hautrötung
Halluzinationen	trockene Haut
Sprachstörungen	Myoklonien
emotionale Labilität	
Schläfrigkeit	
Koma	
Krämpfe	

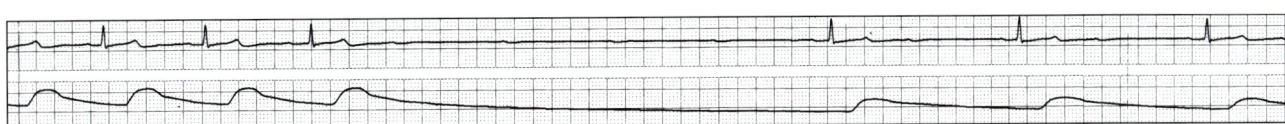

Abb. 23.10 Kurzfristige Asystolie nach Gabe von Adenosin.

auch Exzitation, Unruhe, Halluzination oder Agitation sein (Tab. 23.8). Für die Diagnose »ZAS« werden oft mindestens ein zentrales und zwei periphere Symptome verlangt. Die peripheren Symptome sind vergleichbar denen nach Atropin-Gabe, z.B. treten Tachykardie und Mydriasis auf.

> Wegen des vielfältigen Erscheinungsbildes ist die Abgrenzung des zentralen anticholinergen Syndroms gegen z.B. einen Narkoseüberhang, gegen eine Hypoxie oder andere Ursachen sehr schwierig. Bevor ein ZAS vermutet werden darf, müssen stets andere (und wesentlich häufigere) Ursachen ausgeschlossen werden. Das ZAS stellt eine Ausschlussdiagnose dar.

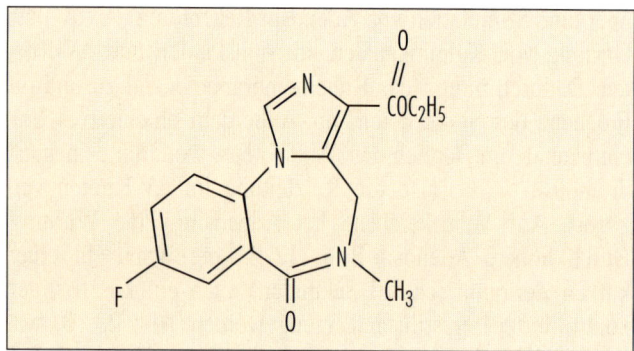

Abb. 23.11 Struktur von Flumazenil.

Die **Therapie** eines ZAS besteht in der intravenösen Gabe von ca. 0,03–0,04 mg/kg KG Physostigmin (ca. 2–2,8 mg beim Erwachsenen). Physostigmin muss langsam (ca. 1 mg/min) injiziert werden, um muscarinartige cholinerge Symptome wie Bradykardie, Speichelfluss, Bronchokonstriktion, Übelkeit usw. zu minimieren. Die Wirkung von Physostigmin kann sofort (innerhalb von ca. 30 Sekunden), aber auch erst nach ca. 20 Minuten eintreten. Gegebenenfalls kann nach 20 Minuten eine Nachinjektion von 1–4 mg vorgenommen werden. Die Wirkung des Physostigmins ist jedoch relativ kurz (ca. 30–60 Minuten), sodass es ggf. wiederholt verabreicht werden muss. Die Patienten sollten für mindestens 2 Stunden überwacht werden, um ein nach Wirkungsende von Physostigmin evtl. erneut auftretendes ZAS zu erfassen. In Einzelfällen kann eine längerfristige, kontinuierliche Infusion notwendig sein. Die erfolgreiche Therapie mit Physostigmin spricht für das Vorliegen eines ZAS.

Kontraindikationen

Physostigmin ist bei Patienten mit Asthma bronchiale oder Koronarsklerose kontraindiziert.

Darreichungsform

Darreichungsform für Physostigmin (Anticholium): Amp. à 5 ml = 2 mg.

23.8 Flumazenil

Wirkung

Flumazenil (Anexate, Abb. 23.11) stellt den bisher einzigen Benzodiazepin-Antagonisten dar. Die zentralnervösen Wirkungen der Benzodiazepine können durch Flumazenil aufgehoben werden. Flumazenil ist ein kompetitiv (Kap. 5.3.4, S. 163) wirkender Benzodiazepin-Antagonist, der bei entspre-

chender Dosierung das Benzodiazepin aus seiner Bindung am GABA-A-Rezeptor verdrängt (Kap. 5.2.3, S. 116). Flumazenil weist nur eine minimale eigene Wirkung (»intrinsic activity«) am Rezeptor auf.

Die Wirkung setzt nach intravenöser Gabe innerhalb von 60 Sekunden ein. Es sind keine relevanten Veränderungen der hämodynamischen Parameter zu erwarten. Flumazenil wird schnell in der Leber metabolisiert. Die Eliminationshalbwertzeit wird aufgrund einer hohen hepatischen Clearance mit 1 Stunde angegeben und ist damit kürzer als bei allen Benzodiazepinen. Die Wirkungsdauer ist daher relativ kurz und beträgt ca. 2 Stunden, sodass danach meist mit einer erneuten Wirkung des antagonisierten, länger wirkenden Benzodiazepins zu rechnen ist.

Indikationen

- Komatöse Patienten mit Verdacht auf eine Benzodiazepin-Überdosierung. Wird der Patient nach Flumazenil wach, kann eine andere Ursache des Komas ausgeschlossen werden
- Antagonisierung von Benzodiazepinen bei Intensivpatienten, um vorübergehend den Patienten beurteilen zu können (Erzeugung eines sog. »diagnostischen Fensters«)
- Antagonisierung eines postoperativen Benzodiazepin-Überhangs. Dies kann jedoch aufgrund dessen kurzer Wirkungsdauer (mit der Gefahr der Rückkehr der Benzodiazepin-Wirkung) und des relativ hohen Preises des Flumazenils nur ausnahmsweise empfohlen werden

Dosierung

Initial 0,2 mg i.v., ggf. Wiederholungsdosis von 0,1 mg; evtl. bis zu einer Gesamtdosis von ca. 3 mg beim Erwachsenen.

Darreichungsform

Darreichungsform für Flumazenil (Anexate): 1 Amp. = 5 bzw. 10 ml = 0,5 bzw. 1,0 mg.

Spezielle Narkosevorbereitungen

23.9 Medikamente mit Wirkung auf die Blutgerinnung

23.9.1 Heparin

Heparin wird vor allem zur perioperativen Thromboembolie-Prophylaxe (Kap. 16.2.1, S. 325) sowie in der Gefäßchirurgie (Kap. 73.1, S. 1035) und Kardioanästhesie (Kap. 79.3, S. 1123) eingesetzt. Heparin wird ausführlich im Kapitel Regionalanästhesie (Kap. 16.2.1, S. 325) sowie im Kapitel Kardioanästhesie (Kap. 79.3, S. 1123) beschrieben.

23.9.2 Protamin

Wirkung

Durch Protamin kann die Heparin-Wirkung antagonisiert werden. Protamin liegt als Protaminsulfat und als Protamin-HCl vor. Mit ca. 100 IE Protamin-HCl können 100 IE Heparin antagonisiert werden (Kap. 79.4.6, S. 1135). Mit 1–1,5 ml (= 10 bis 15 mg) Protaminsulfat können 1000 IE Heparin antagonisiert werden. Nach Protamin-Gabe können schwere anaphylaktoide Reaktionen aufgrund einer häufiger stattfindenden Histamin-Freisetzung auftreten (Kindler et al. 1996; Campbell et al. 1984).

Risiko und Nebenwirkung

Protamin wird aus Lachssperma gewonnen. Es kommt auch im menschlichen Sperma vor. Es ist ein Protein, wodurch sein allergenes Potenzial erklärbar ist. Patienten mit einer Allergie auf Fischeiweiß oder Patienten, die Kontakt mit Protamin-Zink-Insulin hatten, sowie vasektomierte Männer sind besonders gefährdet. Bei Patienten, die eine bekannte Allergie auf Protamin haben, ist eine erfolgreiche Vorbehandlung mit Antihistaminika/Steroiden bzw. ein evtl. Verzicht auf eine Heparin-Antagonisierung beschrieben (Campbell et al. 1984).

Darreichungsform

Darreichungsform für Protamin (z.B. Protamin 1000/5000 »Roche«): Amp. à 5 ml. 1 ml antagonisiert 1000 IE bzw. 5000 IE Heparin.

23.9.3 Antithrombin III

Wirkung

Das physiologischerweise vorkommende Antithrombin III (AT III) bindet an verschiedene aktivierte Gerinnungsfaktoren (Kap. 16.2.1, S. 325) und hemmt sie in ihrer Wirkung. Heparin beschleunigt die Bindung von AT III an diese Gerinnungsfaktoren (Kap. 16.2.1, S. 325). Heparin kann nur antithrombotisch wirken, wenn AT III (der sog. Heparin-Cofaktor) vorhanden ist. Bei einem AT-III-Mangel (< 80% der Norm) wird oft eine AT-III-Substitution (z.B. Kybernin, Atenativ) empfohlen.

Dosierung

1 IE/kg KG führt zu einem Anstieg der Konzentration um 1%. Bei einem 75 kg schweren Patienten ist nach Gabe von 1500 IE AT III mit einem Anstieg der Plasmakonzentration um 20% zu rechnen.

Darreichungsform

Darreichungsform für Antithrombin III (z.B. Kybernin): Flasche Trockensubstanz à 500/1000/1500 IE plus 10/20/30 ml Aqua. 1 ml = 50 IE.

23.9.4 Fibrinolytika (Thrombolytika)

Wirkung

Kommt es zu einer Thrombenbildung im venösen (z.B. Beckenvenenthrombose) oder arteriellen System (z.B. Koronararterienverschluss), kann ein solcher Thrombus durch ein Fibrinolytikum (Thrombolytikum) evtl. wieder aufgelöst werden (s. auch Kap. 40.2.3, S. 674, Kap. 49.2, S. 743).

Indikationen

Durch Gabe eines Fibrinolytikums kann bei einem akuten Herzinfarkt innerhalb von 4 Stunden in 70–75% eine Rekanalisation erreicht werden (Kap. 40.2.3, S. 674). Vergleichbares gilt, wenn eine Arterie durch die Embolisation eines solchen Thrombus verschlossen wird (Lungenembolie, akuter peripherer Gefäßverschluss in einer Extremität, s. auch Kap. 49.2, S. 743).

Kontraindikationen und Nebenwirkungen

Da Thrombolytika nicht nur Thromben (z.B. in den Koronararterien) auflösen, sondern eine mehr oder weniger generelle thrombolytische Wirkung haben, gelten folgende absolute Kontraindikationen (Heintzen et al. 1996):

- ischämischer Hirninfarkt in den letzten 2 Monaten
- Hirnblutung
- intrakranieller Tumor
- zerebrale arteriovenöse Malformation sowie zerebrales arterielles Aneurysma

- ZNS-Operation (< 2 Monate zurückliegend) oder Schädeltrauma (< 1 Monat zurückliegend)
- persistierende unkontrollierte therapierefraktäre Hypertonie (> 180/110 mm Hg)
- aktive innere, gastrointestinale oder urogenitale Blutung oder Blutung aus nicht kompressiblen Gefäßen wie Neoplasien sowie hämorrhagische Diathese
- Aortendissektion und protrahierte kardiopulmonale Wiederbelebung (> 10 min) mit Sternum- und/oder Rippenfraktur

Bei 0,5–1% der lysierten Patienten kommt es zu einer intrazerebralen Blutung. Entsteht im Rahmen einer Thrombolyse eine bedrohliche Blutung, kommt evtl. die Gabe eines Antifibrinolytikums infrage (z.B. Aprotinin; s.u., s. auch Kap. 79.4.3, S. 1130).

Substanzen

Es wird zwischen unspezifischen (im gesamten Körper wirkenden) Fibrinolytika (Streptokinase, Urokinase) und thrombusspezifischen (v.a. im Bereich von Thromben wirkenden) Fibrinolytika unterschieden (Kap. 40.2.3, S. 674). Bei den thrombusspezifischen Fibrinolytika ist zusätzlich Heparin zu verabreichen (Kap. 40.2.3, S. 674). Fibrinolytika (Kap. 40.2.3, S. 674) sind meist Plasminogenaktivatoren. Zu diesen Substanzen gehören Streptokinase, Urokinase, Alteplase, Tenecteplase.

Streptokinase

Streptokinase wird von β-hämolysierenden Streptokokken gebildet.

Dosierung

Dosierung der Streptokinase (z.B. Streptase, Kabikinase) beim akuten Myokardinfarkt: 1,5 Mio IE in 60 Minuten; zur Lyse bei peripheren arteriellen Embolien 250000 IE als Bolus über 30 Minuten, danach 1,5 Mio IE über 6 Stunden (Kap. 40.2.3, S. 675).

Kontraindikationen

Akuter Streptokokkeninfekt während der letzten 6 Monate. Es treten sonst relativ häufig allergische Reaktionen auf.

Darreichungsform

Darreichungsform für Streptase: Flasche mit 250000 IE, 750000 IE, 1500000 IE Streptokinase als Trockensubstanz.

Urokinase

Dosierung

Die Dosierung für Urokinase (z.B. Corase, Urokinase HS medac) beim akuten Myokardinfarkt beträgt initial 1–1,5 Mio IE, anschließend weitere 1–1,5 Mio IE über 1–1,5 Stunden (s. auch Kap. 40.2.3, S. 675).

Darreichungsform

Darreichungsform für Urokinase HS medac: Durchstechamp. à 10000 IE, 50000 IE, 100000 IE, 250000 IE, 1000000 IE Urokinase als Trockensubstanz.

rt-PA (= Alteplase)

rt-PA = recombinant tissue plasminogen activator wird gentechnisch (= recombinant) hergestellt; entspricht dem körpereigenen t-PA, der vom Gefäßendothel freigesetzt wird und Fibrin (Thromben) auflösen kann. rt-PA muss in Kombination mit Heparin verabreicht werden (s. auch Kap. 40.2.3, S. 674).

Dosierung

Gesamtdosis für rt-PA (z.B. Actilyse): z.B. 100 mg über 90 Minuten (s. auch Kap. 40.2.3, S. 674).

Darreichungsform

Darreichungsform für rt-PA (Actilyse): Durchstechamp. à 10 mg/20 mg/50 mg Alteplase.

Tenecteplase

Tenecteplase (Metalyse) ist ein neues Fibrinolytikum, das seit 2001 klinisch verfügbar ist. Tenecteplase ist gentechnisch hergestellt. Es ist ein Derivat der rt-PA.

Dosierung

Es kann als Bolusinjektion (über 10 Sekunden) intravenös verabreicht werden. Tenecteplase muss in Kombination mit Heparin verabreicht werden.
Dosierung: ca. 0,5 mg/kg KG (s. auch Kap. 40.2.3, S. 675).

Darreichungsform

Darreichungsform für Tenecteplase (Metalyse): Durchstechamp. à 8000 U (40 mg) bzw. 10000 U (50 mg) Tenecteplase.

23.9.5 Antifibrinolytika

Eine gesteigerte Fibrinolyse (Kap. 66.2.3, S. 918) kann z.B. bei verschiedenen Schockformen oder bei Operationen im Urogenitalbereich mit Freisetzung von Gewebsurokinase auftreten. Zum Beispiel enthält das Prostatagewebe reichlich Substanzen, welche die Fibrinolyse steigern. Bei operationsbedingter Einschwemmung dieser Substanzen in den Kreislauf kann es über eine gesteigerte Fibrinolyse zu einer verstärkten Blutungsneigung kommen. Durch Gabe von Antifibrinolytika (Substanzen, die eine übermäßige Fibrinolyse hemmen) können solche Störungen behandelt werden. An synthetischen Antifibrinolytika kommen vor allem Aprotinin oder Tranexamsäure zum Einsatz. Diese Substanzen hemmen die Wirkung von Plasmin und damit die Fibrinolyse.

Aprotinin

Wirkung

Aprotinin (z.B. Trasylol, Antagosan) wird aus Rinderlunge hergestellt. Es stellt einen Proteaseninhibitor dar. Es hemmt als Enzyminhibitor vor allem die Aktivität von Plasmin und Kallikrein durch Bildung reversibler Enzym-Inhibitor-Komplexe und vermindert das fibrinolytische Potenzial. Für Aprotinin konnte bei kardiochirurgischen Operationen eine signifikante Verminderung des perioperativen Blutverlustes nachgewiesen werden (Blauhut et al. 1991; Ray et al. 1997; Carrel et al. 1991; Dietrich et al. 1990). Häufig wird eine ca. 50%ige Reduktion des Blutverlustes beschrieben (Blauhut et al. 1991; Dietrich et al. 1990). Die gute Wirkung des Fibrinolysehemmers Aprotinin ist bei Operationen im kardiopulmonalen Bypass dadurch erklärt, dass es im Bereich der Herz-Lungen-Maschine durch Oberflächenkontakt des Blutes zur Aktivierung der Fibrinolyse kommt. Zum Teil wird auch eine positive Beeinflussung der Thrombozytenfunktion durch Aprotinin vermutet. Diese Beeinflussung der Thrombozytenfunktion scheint nach neueren Studien bei der blutungsvermindernden Wirkung jedoch keine Rolle zu spielen (Ray et al. 1997).

Dosierung

Als Dosierung werden in der **Kardiochirurgie** bei Erwachsenen oft 2 Mio. Kallikrein-Inaktivator-Einheiten (KIE) bei Beginn der kardiochirurgischen Narkose (über ca. 30 Minuten) empfohlen. Zusätzlich werden 1–2 Mio. Einheiten in das »priming«-Volumen der Herz-Lungen-Maschine gegeben, und anschließend werden 500 000 Einheiten pro Stunde empfohlen (Blauhut et al. 1991). Auch wenn eine deutlich geringere Aprotinin-Dosierung in das »priming«-Volumen gegeben wird, kann anscheinend der Blutverlust reduziert werden

(Carrel et al. 1991). Bei nicht kardiochirurgischen Blutungen werden initial 300 000–500 000(–1 000 000) KIE und anschließend 50 000(–500 000) KIE pro Stunde empfohlen. Auch bei großen **orthopädischen Eingriffen** wurde unter hoch dosierter Aprotinin-Gabe eine signifikante Reduktion des Blutverlustes beschrieben (Capdevila et al. 1998; Janssens et al. 1994; Murkin et al. 1995). Als Dosierung wird hierbei oft eine Initialdosis von 2 Mio. Einheiten zu Beginn der Operation (über ca. 15 Minuten) und eine anschließende Infusion von 500 000 IE pro Stunde (während der Operation oder bis 1 Stunde postoperativ) empfohlen (Murkin et al. 1995; Janssens et al. 1994). Um das Risiko schwerer allergischer Reaktionen zu vermindern, sollte vor Wiederholungsanwendungen von Aprotinin oder bei allergischer Diathese 1 ml Aprotinin (= 10 000 IE) vorweggegeben und der Patient mindestens 10 Minuten beobachtet werden. Das Risiko postoperativer Thrombosen scheint nach Aprotinin nicht erhöht zu sein.

Darreichungsform

Darreichungsform für Aprotinin (z.B. Trasylol):
- Injektionslösung: Amp. à 5/10 ml; 1 ml = 20 000 KIE (Kallikrein-Inaktivator-Einheiten) pro ml
- Infusionslösung: Flasche à 50 ml; 1 ml = 10 000 KIE

Tranexamsäure

Dosierung

Als Dosierung für werden in der Kardioanästhesie bei Tranexamsäure (z.B. Ugurol) ca. 10 mg/kg KG empfohlen. Die anschließende Infusion sollte pro Stunde ca. 10% der Initialdosis betragen.

Darreichungsform

Darreichungsform für Tranexamsäure (z.B. Ugurol): Amp. à 5 ml = 500 mg Tranexamsäure.

23.10 Literatur

Bach F, Silomon M, Grundmann U, Stürner J, Graeter T, Larsen R. Splanchnikusperfusion unter Dopexamin bei kardiochirurgischen Eingriffen. Anaesthesist 1999; 48: 713–7.

Blauhut B, Gross C, Necek S, Doran JA, Späth P, Lundsgaard-Hansen P. Effects of high-dose aprotinin on blood loss, platelet function, fibrinolysis, complement and renal function after cardiopulmonary bypass. J Thorac Cardiovasc Surg 1991; 101: 958–67.

Campbell FW, Goldstein MF, Atkins PC. Management of patient with protamine hypersensitivity for cardiac surgery. Anesthesiology 1984, 61; 761–4.

Capdevila X, Calvet Y, Biboulet P, Biron C, Rubenovitch J, d¿this F. Aprotinin decreases blood loss and homologous transfusions in patients undergoing major orthopedic surgery. Anesthesiology 1998; 88: 50–7.

Carrel T, Bauer E, Laske A, von Segesser L, Turina M. Low-dose aprotinin also allows reduction of blood loss after cardiopulmonary bypass. J Thoracic Cardiovasc Surg 1991; 102: 801–2.

Dietrich W, Spannagl M, Jochum M, Wendt P, Schramm W, Barankay A, Sebening F, Richter JA. Influence of high-dose aprotinin treatment on blood loss and coagulation patterns in patients undergoing myocardial revascularization. Anesthesiology 1990; 73: 1119–26.

Europe Research Group – McSpI. Perioperative sympatholysis. Beneficial effects of the α_2-adrenoceptor agonist mivazerol on hemodynamic stability and myocardial ischemia. Anesthesiology 1997; 86: 346–63.

Fuhrmann TM, Ewell CL, Pippin WD, Wearer JM. Comparison of the efficacy of esmolol and alfentanil to attenuate the hemodynamic responses to emergence and extubation. J Clin Anesth 1992; 4: 444–7.

Heintzen MP, Michel CJ, Strauer BE. Thrombolyse beim akuten Myokardinfarkt. Internist 1996; 37: 585–96.

Helfman SM, Gold MI, DeLisser EA, Herrington CA. Which drug prevents tachycardia and hypertension associated with tracheal intubation: lidocaine, fentanyl, or esmolol? Anesth Analg 1991; 72: 482–6.

Heufelder AE, Wiersinga WM. Störungen der Schilddrüsenfunktion durch Amiodaron. Dtsch Ärztebl 1999; 96A: 853–60.

Höltje W, Mahr KH, Bornscheuer A, Marx G, Stamme C, Rueckoldt H, Piepenbrock S. Kreislaufverhalten und Oxygenierung während Hemihepatektomien. Dopamin versus Dopexamin. Anaesthesist 1999; 48: 224–30.

Janssens M, Joris J, David JL, Lemaire R, Lamy M. High-dose aprotinin reduces blood loss in patients undergoing total hip replacement surgery. Anesthesiology 1994; 80: 23–9.

Kindgen-Milles D, Tarnow J. Niedrig dosiertes Dopamin verbessert die Nierenfunktion: Derzeitiger Kenntnisstand und Bewertung einer kontroversen Diskussion. Anästhesiol Intensivmed Notfallmed Schmerzther 1997; 32: 333–42.

Kindler C, Bircher A, Stulz P. Protamine-induced fulminating non-cardiogenic pulmonary edema following cardiopulmonary bypass. Eur J Cardiothorac Surg 1996; 10: 463–6.

Korpinen R, Simola M, Saarnivaara L. Effects of esmolol on the heart rate, arterial pressure and electrocardiographic changes during laryngomicroscopy. Acta Anaesthesiol Scand 1997; 41: 371–5.

Kratzer MAA, Azad SC, Groh J, Welte M, Haller M, Pratschke E. Die Wirkung von Aprotinin. Anaesthesist 1997; 46: 294–302.

Kulka PJ, Tryba M, Jäger D, Fantini M, Zenz M. Stellenwert des α_2-Adrenozeptor-Agonisten Clonidin in der Kardioanästhesie. Anästhesiol Intensivmed 1997; 38: 71–86.

Mangano DT, Layug EL, Wallace A, Tateo I for the multicenter study of perioperative ischemia research group. Effect of atenolol on mortality and cardiovascular morbidity after noncardiac surgery. N Engl J Med 1996; 335: 1713–20.

Miller RE, Martineau RJ, Wynands JE, Hill J. Bolus administration of esmolol for controlling the haemodynamic response to tracheal intubation: the Canadian multicentre trial. Can J Anaesth 1991; 38: 849–58.

Möllhoff T. Einsatz hämodynamisch aktiver Substanzen bei Erwachsenen in der Kardiochirurgie, Anästhesiol Intensivmed 2000; 41: 577–84.

Müller H, Brähler A, Börner U, Boldt J, Stoyanov M, Hempelmann G. Hämodynamische Veränderungen nach der Bolusgabe verschiedener Vasopressive zur Blutdruckstabilisierung bei Periduralanästhesie. Reg Anaesthesie 1985; 8: 43–9.

Murkin JM, Shannon NA, Bourne RB, Rorabeck CH, Cruickshank M, Wyile G. Aprotinin decreases blood loss in patients undergoing revision or bilateral total hip arthroplasty. Anesth Analg 1995; 80: 343–8.

Myles PS, Buckland MR, Weeks AM, Bujor MA, McRae R, Langley M, Moloney JT, Hunt JO, Davis BB. Hemodynamic effects, myocardial ischemia, and timing of tracheal extubation with propofol-based anesthesia for cardiac surgery. Anesth Analg 1997, 84: 12–9.

Newsome LR, Roth JV, Hug CC, Nagle D. Esmolol attenuates hemodynamic responses during fentanyl-pancuronium anesthesia for aortocoronary bypass surgery. Anesth Analg 1986, 65: 451–6.

Ray MJ, Marsh NA, Just SJE, Perrin EJ, O`Brien MF, Hawson GAT. Preoperative platelet dysfunction increases the benefit of aprotinin in cadiopulmonary bypass. Ann Throrac Surg 1997, 63: 57–63.

Schäffer J, Karg C, Piepenbrock S. Esmolol als Bolus zur Prophylaxe der sympathicoadrenergen Reaktion während der Narkoseausleitung. Anaesthesist 1994; 43: 723–9.

Wallace A, Layung B, Tateo I, Li J, Hollenberg M, Browner W, Miller D, Mangano DT for the McSPI Research Group, Prophylactic Atenolol Reduces Postoperative Myocardial Ischemia. Prophylactic atenolol reduces postoperative myocardial ischemia. Anesthesiology 1998; 88: 7–17.

Sicking K, Puchstein Ch, Van Aken H. Blutdrucksenkung mit Urapidil: Einfluss auf die Hirndurchblutung. Anästhesiol Intensivmed 1986; 27: 147–51.

Striebel HW, Koenigs D, Heil Th. Clonidin – Stellenwert in der Anästhesie. Anaesthesist 1993; 42: 131–41.

Weigand MA, Schumacher H, Allenberg JR, Bardenheuer HJ. Adenosin-induzierter Herzstillstand zur endovaskulären Rekonstruktion von thorakalen Aortenaneurysmen. Anästhesiol Intensivmed Notfallmed Schmerzther 1999; 34: 372–5.

Wichtige Mitteilungen der Arzneimittelkommission der Deutschen Apotheker. Änderung der Zulassung. Calciumantagonisten vom 1,4-Dihydropyridin-Typ. Dtsch Apotheker Zeitung 1997; 137: 8–155.

Perioperative Blutverluste

Perioperativ können geringe, mäßige oder starke Blutverluste auftreten. Geringe Blutverluste sind klinisch kaum relevant und können problemlos mit kristalloiden Lösungen ersetzt werden, wie im Teil A (Kap. 9.2, S. 264) beschrieben wurde. Zur Therapie mäßiger Blutverluste reicht normalerweise die Gabe künstlicher kolloidaler Plasmaersatzmittel aus. Diese Infusionslösungen (kristalloide Lösungen wie z. B. Elektrolytlösungen und synthetische kolloidale Lösungen wie z. B. Hydroxyäthylstärkelösungen (Kap. 9.3, S. 265) werden im Teil A beschrieben. Auch der Ersatz von Basis- und Nachholbedarf sowie der Ersatz des intraoperativen Verlustbedarfs – soweit er vor allem durch Verdunstung und Sequestration bedingt ist – durch Kristalloide oder künstliche Kolloide sind in Teil A dargestellt (Kap. 10, S. 271).

Im Folgenden sollen die für die Therapie eines starken Blutverlustes verfügbaren Transfusionslösungen sowie die bei deren Gabe möglichen Risiken und auch die Fremdblut sparenden Maßnahmen besprochen werden. Außerdem werden Empfehlungen für die Therapie relevanter perioperativer Blutverluste gegeben, und es wird auf Besonderheiten bei Zeugen Jehovas hingewiesen.

24.1 Transfusionslösungen (Plasmaderivate und Blutkomponenten)

24.1.1 Plasmaderivate

Zu den aus Plasma hergestellten Plasmaderivaten gehören die körpereigenen kolloidalen Plasmaersatzmittel wie Humanalbuminlösungen und Serumeiweißkonserven (SEK) sowie Gerinnungspräparate (z. B. PPSB-Konzentrate, Faktor VIII, Faktor IX, Faktor VIII/von-Willebrand-Faktor-Konzentrat), Präparate zur Gerinnungshemmung (Antithrombin [AT] III, Kap. 23.9.3, S. 505), Fibrinolytika (Kap. 23.9.4, S. 505) und Immunglobuline. Plasmaderivate werden durch Fraktionierung aus einigen tausend Litern Pool-Plasma hergestellt.

Körpereigene kolloidale Plasmaersatzmittel

Die synthetisch hergestellten kolloidalen Plasmaersatzmittel sind in Teil A dargestellt (Kap. 9.3, S. 265). Sie stehen in fast unbegrenzter Menge zur Verfügung.

Körpereigene kolloidale Plasmaersatzmittel sind dagegen nur begrenzt verfügbar, da sie aus menschlichem Plasma hergestellt werden. Sie werden daher zu den Plasmaderivaten gerechnet. Die Kosten für körpereigene kolloidale Plasmaersatzmittel sind sehr hoch. Sie können blutgruppenunabhängig (universell) verabreicht werden.

Die wichtigsten körpereigenen kolloidalen Plasmaersatzmittel sind Humanalbuminlösungen, pasteurisierte Plasmaproteinlösung (PPL) und Serumeiweißkonserven (SEK).

Humanalbuminlösungen

> **Detailwissen: Albumin**
>
> Die Gesamteiweißkonzentration des menschlichen Plasmas beträgt 6,5–7,5 g/dl. Ca. 50–60% davon sind Albumin. Die normale Albuminkonzentration beträgt 3,5–4,5 g/dl. Ca. 40% des Gesamtalbumins des Körpers befinden sich intravasal, ca. 60% befinden sich extravasal, vor allem in der Haut (dies erklärt, warum z. B. Verbrennungspatienten sehr viel Albumin verlieren).
>
> Albumin weist ein Molekulargewicht von 66000 Dalton auf. Da Albumin ca. 10% der Syntheseaktivität der Leber darstellt, ist die Albuminkonzentration ein guter Indikator für die Syntheseleistung der Leber. Die Syntheserate für Albumin beträgt ca. 0,2 g/kg KG/d. Täglich werden ca. 10% des Plasmaalbumingehaltes metabolisiert. Die biologische Halbwertszeit von Albumin wird mit ca. 18 Tagen angegeben.
>
> Das Albumin des Plasmas ist für ca. 80% des **kolloidosmotischen (onkotischen) Drucks (KOD**, Kap. 9.3, S. 265) im Plasma verantwortlich. Daneben hat Albumin noch wichtige Transportfunktionen (z. B. für Vitamine, Spurenelemente, Toxine, Hormone, Medikamente, Ionen). Diese Transportfunktion scheint nach aktuellem Kenntnisstand allerdings weniger relevant als bisher angenommen. Bei niedriger Albuminkonzentration kann evtl. die freie, nicht eiweißgebundene Fraktion von injizierten Medikamenten erhöht sein.

Humanalbuminlösungen werden mittels alkoholischer Fällungsverfahren aus humanem Pool-Plasma hergestellt. Der Eiweißanteil von Humanalbuminlösungen besteht zu mindestens 95% aus Albumin. Sie sind frei von Immunglobulinen und Isoagglutininen. Durch eine spezielle Hitzebehandlung (Erhitzung über mindestens 10 Stunden auf + 60 °C) sind die Humanalbuminlösungen hepatitissicher. Humanalbuminlösungen sind vor allem als 4–5%ige (isoonkotische) und 20–25%ige (hyperonkotische) Lösungen im Handel. Eine 5%ige Albuminlösung weist einen kolloidosmotischen Druck von 20 mm Hg (s. o.) auf, der Volumeneffekt beträgt 1:1. 20%iges Albumin hat einen kolloidosmotischen Druck von 70 mm Hg, der Volumeneffekt beträgt 3,5:1. 20%ige Albuminlösungen werden zu den Plasmaexpandern (Kap. 9.3, S. 266) gerechnet. Die intravasale Volumenwirksamkeit von 4–5%iger Albuminlösung hält (bei normaler Kapillarpermeabilität) ca. 4 Stunden an. Die Halbwertszeit von 5%igem Humanalbumin beträgt ca. 10–15–20 Tage. Der Natriumgehalt verfügbarer Präparationen beträgt 130–160 mmol/l, die Kaliumkonzentration liegt bei < 2 mmol/l. Als Stabilisatoren werden Natriumoctanoat und Acetyltryptophan verwendet. Nachteil der Albuminlösungen ist auch der relativ hohe Preis.

Humanalbuminlösungen werden aus gepoolten Spenderplasmen durch Fraktionierung gewonnen. Da keine Isoagglutinine und Blutgruppensubstanzen mehr enthalten sind, kann Humanalbumin *unabhängig von der Blutgruppe* des Empfängers (universell) verabreicht werden. Eine Humanalbuminlösung enthält keine aktiven Gerinnungsfaktoren. Die Inzidenz **anaphylaktoider Reaktionen** wird nach Albumin-Gabe mit 0,011% angegeben. Lebensbedrohliche Reaktionen sind in 0,003% zu erwarten. Die Indikationen für Humanalbuminlösungen werden im Kap. 24.3.2, S. 534 ausführlich diskutiert. Humanalbuminlösungen können bei Raumtemperatur

5 Jahre gelagert werden. Bei Raumtemperaturen > 25 °C wird die Lagerungsfähigkeit mit 3 Jahren angegeben.

Serumeiweißkonserven (SEK)

Serumeiweißkonserven (z. B. Biseko) entsprechen in ihrer Proteinzusammensetzung weitgehend dem menschlichen Serum. Neben Albumin sind z. B. auch die Immunglobuline darin enthalten. Serumeiweißkonserven enthalten jedoch keine aktiven Gerinnungsfaktoren, Isoagglutinine oder Komplementfaktoren. Der Eiweißgehalt der Serumeiweißkonserven beträgt 5%. Der Albuminanteil am Eiweiß beträgt ca. 70%. Serumeiweißkonserven gelten als virussicher und sind *blutgruppenunabhängig* einsetzbar.

Gerinnungspräparate

PPSB

PPSB-Konzentrate enthalten die Gerinnungsfaktoren II (Prothrombin), VII (Prokonvertin), IX (antihämophiles Globulin B) und X (Stuart-Prower-Faktor) sowie den Inhibitor von Faktor VIII, das sog. Protein C, seinen Kofaktor Protein S und den Gerinnungsregulator Protein Z, der sowohl inhibitorisch als auch prokoagulatorisch wirken kann. PPSB enthält also die Proenzyme der Faktoren des Prothrombin-Komplexes. Die Synthese der Faktoren des Prothrombin-Komplexes ist Vitamin-K-abhängig. In PPSB-Konzentraten ist lediglich die Faktor-IX-Konzentration standardisiert. Die anderen Faktorenkonzentrationen können stark schwanken.

PPSB kann bei Mangel an Faktor II, VII, IX oder X angewandt werden. Weitere **Indikationen** sind Vitamin-K-Mangelzustände oder eine Überdosierung von Antikoagulanzien vom Cumarin-Typ. Bei einer Hämophilie A (Faktor-VIII-Mangel) oder Hämophilie B (Faktor-IX-Mangel) sind – wenn irgend möglich – Einzelfaktorenkonzentrate vorzuziehen. In Fällen einer komplexen Gerinnungsstörung ist PPSB kein Mittel der ersten Wahl. Als hohe initiale PPSB-Dosierung werden 40 E/kg KG (z. B. bei Hirnblutungen, retroperitonealen Blutungen), als niedrige initiale Dosierung werden 20 E/kg KG empfohlen (z. B. bei Hämaturie, Gelenkblutungen).

> Durch 1 E PPSB/kg KG kann die Aktivität der Faktoren VII und IX um 0,5–1% und die Aktivität der Faktoren II und X um 1–2% angehoben werden. Bei kleineren Verletzungen oder Operationen genügen Faktorenaktivitäten von 20–40%. Dies entspricht einem Quickwert von 30–50% (INR: ca. 2,6–1,65). Bei schweren Verletzungen oder größeren Operationen sind Faktorenaktivitäten von 50–60% (INR: ca. 1,65–1,45) sinnvoll. Dies entspricht einem Quickwert von 60–80% (INR: ca. 1.45–1,15).

Eine iatrogene Gerinnungsstörung aufgrund einer Cumarin-Therapie kann meist dadurch therapiert werden, dass das Antikoagulans abgesetzt wird und 10–20 mg Vitamin K verabreicht werden. Bei Phenprocoumon (z. B. Marcumar) ist jedoch dessen Halbwertszeit von 7 Tagen (bei Warfarin dessen Halbwertszeit von 48 Stunden) zu beachten. Bei akuten und bedrohlichen Blutungen oder nicht aufschiebbaren Operationen ist die sofortige Behebung des Gerinnungsdefektes durch PPSB-Gabe indiziert. Falls weiterhin ein Thromboseschutz erforderlich ist, sollte eine Low-dose-Heparin-Therapie (Kap. 16.2.1, S. 325) weitergeführt werden. PPSB ist langsam (initial < 1 ml/min) zu verabreichen.

Wird statt PPSB Fresh frozen Plasma (FFP) verabreicht, werden meist sehr hohe Volumina (meist 2–3 Liter) FFP notwendig (Kap. 24.1.2, S. 513). Außerdem ist FFP nicht so virussicher wie PPSB.

Faktor-VIII-Konzentrate

Diese enthalten Faktor VIII in hoher Konzentration (Faktor VIII wird oft auch als Faktor VIII;C bezeichnet, was für Faktor-VIII-clotting-activity steht). Faktor-VIII-Konzentrate sind indiziert bei Patienten mit Hämophilie A. Etwa 15% der Patienten entwickeln Alloantikörper gegen verabreichten Faktor VIII. Es wird von einer *Hemmkörperhämophilie* gesprochen. Dosierung von Faktor-VIII-Konzentraten s. Kap. 60.2.2, S. 828.

> **Detailwissen: Hämophilie A**
>
> Die Hämophilie A wird X-chromosomal rezessiv vererbt. Die Prävalenz beträgt 1 : 10 000–25 000 Knabengeburten.
> Bei Patienten mit Hämophilie A ist die Faktor-VIII-Aktivität vermindert. Bei einer schweren Hämophilie (mit ausgeprägter spontaner Blutungsneigung, vor allem Gelenkblutungen) beträgt die Faktor-VIII-Aktivität ≦ 2%. Bei einer mittelschweren Hämophilie A (mit weniger starker Blutungsneigung) beträgt die Faktor-VIII-Aktivität > 2 bis ≦ 5%. Bei der milden Hämophilie A (mit Blutungsneigung nur bei schweren Verletzungen und Operationen) beträgt die Faktor-VIII-Aktivität > 5 bis ≦ 15%. Die Hämophilie A wird ausführlich im Kap. 60.2.2, S. 828 beschrieben.

Faktor-IX-Konzentrate

Diese Konzentrate enthalten Faktor IX in hoher Konzentration. Sie sind indiziert bei Patienten mit Hämophilie B. Dosierung von Faktor-IX-Konzentraten s. Kap. 60.2.3, S. 830.

> **Detailwissen: Hämophilie B**
>
> Bei Patienten mit Hämophilie B ist die Faktor-IX-Konzentration vermindert. Der Vererbungsmodus ist X-chromosomal rezessiv. Die Prävalenz beträgt 1 : 200 000 Geburten. Die Einteilung der Schweregrade entspricht der Hämophilie A (s. o.). Die Ausbildung von Hemmkörpern (s. o.) ist selten (ca. 0,5%).

Faktor-VIII-/von-Willebrand-Faktor-Konzentrat

Diese Konzentrate (z.B. Haemate HS) enthalten Faktor VIII und den von-Willebrand-Faktor (vWF). Sie sind indiziert beim von-Willebrand-Jürgens-Syndrom (s. auch Kap. 60.2.1, S. 828).

Der vWF ist für die Bindung der Thrombozyten an subendotheliale Strukturen und für die Plättchenaggregation wichtig. Außerdem stellt er ein Trägerprotein für den Faktor VIII im Plasma dar, mit dem er einen Komplex eingeht, sodass dessen Halbwertszeit verlängert wird. Durch Infusion oder subkutane Injektion von Desmopressin (DDAVP; Minirin parenteral: 0,3–0,4 µg/kg KG i.v.; 1 Amp. = 4 µg) werden vWF und Faktor VIII aus körpereigenen Speichern freigesetzt und deren Plasmakonzentration für 2–4 Tage auf das ca. 3fache gesteigert. Bei mildem vWF-Syndrom (Typ 1; s.u.) und milder Hämophilie A wird Desmopressin therapeutisch eingesetzt.

Dosierung: Initialdosierung von Faktor VIII/von-Willebrand-Faktor: 1 E/kg KG bewirkt einen Faktorenanstieg im Plasma um 1–2%.

- Gelenkblutungen: 20–40 E/kg KG
- Operationen mit hoher Blutungsgefahr (z.B. Tonsillektomie): 50–80 E/kg KG
- Operationen mit geringer Blutungsgefahr (z.B. Herniotomie): 25–40 E/kg KG

Bei Kinder sind ggf. die höheren Dosierungen notwendig, bei Erwachsenen genügen meist die niedrigeren Dosierungen. Bei Patienten mit Hemmkörpern (Inhibitoren) – vor allem gegen Faktor VIII – können höhere Dosierungen notwendig werden.

Detailwissen: Formen des von-Willebrand-Jürgens-Syndroms

- **Typ 1**: Die Aktivität von vWF und Faktor VIII ist auf 10–50% vermindert. Mit einer Prävalenz von 1:100 stellt diese Form das häufigste Blutungsleiden dar.
- **Typ 2**: Die Konzentration des vWF ist höchstens leicht vermindert, dessen Funktion ist jedoch gestört.
- **Typ 3**: vWF fehlt, Faktor VIII ist auf wenige Prozent vermindert. Prävalenz: 1:100000. Die Ausbildung von Hemmkörpern (s.o.) ist selten.

Präparate zur Gerinnungshemmung

Antithrombin III (AT III)

Antithrombin **III** ist der wichtigste Inhibitor von Thrombin und Faktor Xa. Auch eine Reihe anderer Gerinnungsfaktoren werden in geringem Ausmaß durch AT III irreversibel gehemmt (s. auch Kap. 23.9.3, S. 505). Diese Inaktivierung durch Komplexbildung findet jedoch nur sehr langsam statt. Durch Anwesenheit von Heparin kann diese Bindung stark beschleunigt werden. Heparin hat hierbei Katalysatorfunktion. Nach Bildung des Komplexes diffundiert Heparin wieder ab und steht für weitere Katalysationen zur Verfügung. Antithrombin III befindet sich im Plasma, ein Teil ist an Endothelzellen gebunden.

Antithrombin besitzt auch entzündungshemmende Eigenschaften.

Die normale Aktivität von Antithrombin III im menschlichen Plasma beträgt 80–120%. Die Halbwertszeit des in der Leber synthetisierten Inhibitors beträgt ca. 1,5 Tage.

Dosierung: Durch 1 E/kg KG kann die AT-III-Aktivität um ca. 1–2% angehoben werden.

Detailwissen: AT-III-Mangel

Patienten mit einem **angeborenen AT-III-Mangel** (Prävalenz 1:5000 – 1:40000) weisen eine AT-III-Konzentration von ca. 50% auf und neigen zu thromboembolischen Komplikationen (Beckenvenenthrombosen, Lungenembolie). Die Therapie dieser Patienten besteht in der oralen Dauertherapie mit Antikoagulanzien. Die Gabe von AT III ist bei diesen Patienten nur ausnahmsweise notwendig. Es ist dann eine Aktivität von 80% anzustreben.

Erworbene AT-III-Mangelzustände können Folge einer verminderten Syntheseleistung der Leber sein. Hierbei sind jedoch normalerweise Gerinnungsfaktoren sowie Inhibitoren in gleichem Maße erniedrigt. Bei einem ausgeglichenen Hämostasepotenzial auf niedrigem Niveau ohne Anzeichen einer disseminierten intravasalen Gerinnung (DIC) ist keine AT-III-Gabe indiziert. Bei manifester Thrombose oder DIC ist die Gabe von AT III indiziert, um eine wirksame Heparin-Therapie zu ermöglichen. Es wird dann eine Aktivität von ca. 80% angestrebt.

Ein erworbener Mangel an AT III kann auch Folge eines erhöhten Verbrauchs sein, insbesondere im Rahmen einer DIC (Kap. 60.3.1, S. 830). Eine DIC führt zu Abfall von AT III, Thrombozytensturz, Anstieg von D-Dimeren und Fibrinmonomeren. Die Therapie besteht primär in der Therapie des der DIC zugrunde liegenden Problems. Dass durch die Gabe von AT III eine DIC positiv beeinflusst werden kann, ist nicht sicher belegt. Es wird ggf. eine Aktivität von ca. 80% angestrebt. Während manche Autoren empfehlen, in der Anfangsphase einer DIC nur zu heparinisieren und erst später zusätzlich AT III zu geben, propagieren andere eine sofortige hoch dosierte Gabe von AT III. Thrombozytenkonzentraten müssen im Rahmen einer DIC sehr restriktiv gegeben werden, da hierdurch einem Verbrauch Vorschub geleistet wird. Ein erworbener Mangel an AT III kann auch durch einen erhöhten Verlust im Rahmen eines nephrotischen Syndroms bedingt sein.

24.1.2 Blutkomponenten

Allgemeine Bemerkungen

Die folgenden Ausführungen sind streng an den »Richtlinien zur Gewinnung von Blut und Blutbestandteilen und zur Anwendung von Blutprodukten (Hämotherapie)«, aufgestellt vom wissenschaftlichen Beirat der Bundesärztekammer und vom Paul-Ehrlich-Institut, neu bearbeitete Fassung 2000 (Richtlinien 2000) sowie an den »Leitlinien zur Therapie mit Blutkomponenten und Plasmaderivaten«, herausgegeben vom Vorstand und wissenschaftlichen Beirat der Bundesärztekammer (Leitlinien 2001), orientiert.

Die Transfusion von Vollblut ist inzwischen obsolet. Vollblut wird in Blutkomponenten aufgetrennt, die dann je nach Bedarf einzeln oder in entsprechender Kombination verabreicht werden. Zu den Blutkomponenten werden gefrorenes Frischplasma sowie Erythrozyten-, Granulozyten- und Thrombozytenpräparate gerechnet.

Grundlagenwissen: Blutkomponenten und Transfusionswesen

Stabilisatoren: Von Blutspendern abgenommenes Blut wird mittels bestimmter Stabilisatoren (ca. 70 ml pro 500 ml Vollblutkonserve) ungerinnbar und durch Lagerung bei ca. 4 °C (2–6 °C) haltbar gemacht. Als Stabilisator kommen *ACD* (Acidum citricum, Dextrose, Natriumcitricum) und *CPD* (Citrat, Phosphat, Dextrose) bzw. *CPD-A$_1$* (zusätzlich Adenin) zur Anwendung. Sie ermöglichen eine Lagerung von bis zu 21 bzw. 35 Tagen. Durch Zusatz von Additivlösungen zum Erythrozytenkonzentrat (s.u.) wie SAG-M-(Sodium[NaCl], Adenosin, Glukose, Mannit) oder PAGGS-M-Additivlösung (Phosphat, Adenin, Glukose, Guanosin, Sodium [NaCl], Mannit) kann die Lagerungsdauer auf 42 Tage oder 49 Tage verlängert werden. Für die Lagerungszeit gelten die Angaben des Herstellers. Der Stabilisator enthält zur Gerinnungshemmung Citrat. Citrat bindet das für den Gerinnungsprozess wichtige Calcium. Dextrose dient als Energielieferant für die Erythrozyten. Das im Stabilisator enthaltene Phosphat ist wichtig, um den pH-Wert im Normbereich zu halten und so den Konzentrationsabfall des 2,3-Diphosphoglycerat (2,3-DPG) zu verzögern.

Blutgruppenmerkmale: Um bei einer Bluttransfusion schwere Unverträglichkeitsreaktionen zu vermeiden, darf normalerweise nur AB0-gleiches Blut transfundiert werden. Die wichtigsten Blutgruppenmerkmale (des *AB0*-Systems sowie des *Rhesus*systems) müssen normalerweise identisch sein.

Da *AB0*-Antigene in der Natur weit verbreitet sind (z.B. auf Bakterien des Gastrointestinaltrakts), bilden sich schon beim Säugling Antikörper gegen die bei dem betreffenden Individuum nicht vorhandenen AB0-Blutgruppenmerkmale. Anti-A- bzw. Anti-B-Antikörper werden also immer dann gebildet, wenn auf den Erythrozytenmembranen keine A- bzw. B-Antigene vorhanden sind (Tab. 24.1). Diese sog. *Isoagglutinine* werden auch als reguläre Antikörper bezeichnet. Da diese Isoagglutinine also immer vorhanden sind, kommt es bereits bei der ersten blutgruppenunverträglichen Transfusion (ohne dass eine Sensibilisierung durch schon früher transfundiertes Blut stattgefunden hat) zu einem möglicherweise schweren Transfusionszwischenfall (s. auch Kap. 24.2.7, S. 525).

Menschen, die das *Rhesusantigen D* nicht besitzen, also rhesusnegativ (rh-negativ) sind, besitzen primär keine Antikörper gegen das Erythrozytenmerkmal D. Erst wenn ihr Immunsystem mit rhesuspositiven (Rh-positiven) Erythrozyten in Berührung kommt, z.B. bei Transfusion einer Rh-positiven Blutkonserve, werden Antikörper gegen das Merkmal D gebildet (*irreguläre Antikörper*). Wird dem gleichen Menschen später nochmals Rh-positives Blut übertragen, kann eine schwere Transfusionsreaktion die Folge sein.

Voraussetzungen für eine Blutspende: Voraussetzung dafür, dass jemand Blut spenden kann, sind ein Hb-Wert von mindestens 12,5 g/dl bei Frauen und 13,5 g/dl bei Männern und ein Hkt-Wert von mindestens 38% bzw. 40% (Richtlinien 2000).

Infektionsrisiko: Durch eine Bluttransfusion können evtl. Infektionserreger (z.B. Hepatisviren, HIV; Kap. 24.2.7, S. 527) übertragen werden. Um das Infektionsrisiko einer Bluttransfusion zu minimieren, werden z.B. Personen, die anhand anamnestischer Angaben ein erhöhtes Risiko für Infektionen (HBV, HCV, HIV) haben bzw. bei denen z.B. eine HCV-, HIV oder eine Creutzfeldt-Jakob-Erkrankung nachgewiesen wurde, auf Dauer von der Blutspende ausgeschlossen (Richtlinien 2000). Daneben muss nach jeder Spende die abgenommene Konserve vom Spender schriftlich freigegeben werden oder von

der Transfusion ausgeschlossen werden (sog. vertraulicher Selbstausschluss). Durch den vertraulichen Selbstausschluss soll es einem Spender möglich sein, an einer für ihn möglicherweise moralisch verpflichtenden Spendeaktion teilnehmen zu können, obwohl er ein Infektionsrisiko bei sich vermutet.

Blutkonserven werden vor ihrer Freigabe auf HBs-Antigen-(Hepatitis-B-surface-Antigen), HIV-1- und HIV-2-Antikörper (human immundeficiency virus), HCV-Antikörper (Hepatits-C-Virus) und Treponema-pallidum-Antikörper untersucht. Die Befunde müssen eindeutig negativ sein. Außerdem darf bei Frauen die GPT nicht höher als 45 U/l und bei Männern nicht höher als 68 U/l sein (Richtlinien 2000).

Trotz sorgfältiger Untersuchung von Blutkonserven und Blutbestandteilen lässt sich bei Fremdblutgaben eine Übertragung von z.B. Hepatisviren, HIV, Malaria und Lues nicht mit absoluter Sicherheit ausschließen (Kap. 24.1.2, S. 527).

Gefrorenes Frischplasma (FFP)

Durch Zentrifugieren einer einzelnen Vollblutspende und anschließende Separation kann Frischplasma gewonnen werden. Durch sofortiges Tiefgefrieren (Schockgefrieren) kann ein gefrorenes Frischplasma (**g**efrorenes **F**risch**p**lasma = GFP; **F**resh **f**rozen **P**lasma = FFP) hergestellt werden. FFP kann aber auch aus einem Pool von Plasmen einiger hundert Blutspender hergestellt werden. Das zur FFP-Herstellung benötigte Plasma kann auch durch Aphereseverfahren (z.B. durch maschinelle Plasmapherese, ca. 600 ml in 3er-Pack à 200 ml) oder durch Multikomponentenspende gewonnen werden. Bei der Plasmapherese werden die bei der Blutentnahme gewonnenen zellulären Anteile des Blutes sofort retransfundiert, sodass sich die Spende nur auf das Plasma beschränkt. Plasmapheresegeräte (Zellseparatoren) arbeiten nach dem Prinzip eines extrakorporalen Kreislaufs. Je früher das Plasma schockgefroren wird, desto höher ist der Gehalt an Gerinnungsfaktoren. Die Herstellung des FFP sollte vorzugsweise innerhalb von 6–8 Stunden, jedoch nicht später als 24 Stunden nach der Vollblutspende abgeschlossen sein. Ein gutes Qualitätskriterium für FFP ist die Faktor-VIII-Konzentration, da Faktor VIII eine kurze biologische Halbwertszeit von 8–12 Stunden aufweist und besonders empfindlich auf vielerlei Konservierungseinflüsse reagiert. Die Faktor VIII-Konzentration muss $\geq$ 0,7 E/ml bzw. $\geq$ 70% des Ausgangswerts betra-

Tab. 24.1 Wichtige Merkmale der ABO-Blutgruppen und des Rhesus-Faktors D.

Genotyp	Blutgruppe	Antigene auf den Erythrozyten	reguläre Antikörper (Isoagglutinine) im Plasma	Häufigkeit in Mitteleuropa
AA AO	A	A	Anti-B	48%
BB BO	B	B	Anti-A	9%
AB	AB	AB	keine	4%
00	0	keine	Anti-A + Anti-B	39%
	Rhesus-Faktor positiv	D	keine	85%
	Rhesus-Faktor negativ	keine	keine	15%

Tab. 24.2 Blutgruppenkompatible Plasmatransfusion.

Blutgruppe des Patienten	kompatibles Plasma
A	A oder AB
B	B oder AB
AB	AB
0	0, A, B oder AB

gen. Im FFP ist lediglich ein Restgehalt an < 6 000 Erythrozyten/µl, < 500 Leukozyten/µl und < 20 000 Thrombozyten/µl zulässig (Richtlinien 2000, Leitlinien 2001).

Lagerung

- Lagerungstemperatur: bei mindestens –30 ± 3 °C
- Lagerungszeit nach Angaben des Herstellers

Die Aktivität der Gerinnungsfaktoren und Inhibitoren in aufgetautem FFP muss mindestens 70% der ursprünglichen Aktivität betragen.

Dosierung

Ein Milliliter FFP enthält ca. 1 Einheit (E) an allen Gerinnungsfaktoren und deren Inhibitoren. Ein FFP-Beutel mit 200–250 ml enthält also maximal 200–250 E eines Gerinnungsfaktors. Durch 1 ml FFP/kg KG kann der Gehalt an Gerinnungsfaktoren um etwa 1–2% gesteigert werden. Auch der Quickwert kann durch 1 ml FFP/kg KG um ca. 1–2% erhöht werden.

Infektionsrisiken

Die Anwendung von FFP ist grundsätzlich mit den gleichen Infektionsrisiken verbunden wie die Erythrozytentransfusion (Kap. 24.2.7, S. 524). Um diese Risiken zu minimieren, werden Quarantänelagerung und die Virusinaktivierung eingesetzt:

Quarantänelagerung: Bei der Quarantänelagerung müssen Plasma- und Vollblutspender 6 Monate nach der Spende in einem erneuten Test immer noch negativ auf Infektionsmarker sein. Erst dann darf das Einzelspenderplasma für die klinische Anwendung freigegeben werden. Hierdurch soll die diagnostische Lücke geschlossen werden, während der ein Spender bereits infiziert, aber in Tests noch seronegativ sein kann.

Virusinaktivierung: Bei Pool-Plasma werden Viren (mittels Solvent/Detergent-Verfahren) inaktiviert. Bei der Solvent/Detergent-(SD-)Virusinaktivierung wird die Lipidhülle der Viren durch ein Lösungsmittel (Solvent) und ein Detergens (grenzflächenaktives Netzmittel) zerstört. Mit hoher Sicherheit werden z.B. Hepatitis-B-, Hepatitis-C- und HI-Viren inaktiviert. Folge der Virusinaktivierung ist eine gewisse Verminderung der Gerinnungsaktivität (auf ca. 80% des Normalwertes). In-

zwischen wird auch eine Virusinaktivierung von FFP durch Pasteurisierung untersucht (Übersicht zur Virusinaktivierung bei Williamson u. Allian 1995).

Transfusion

Eine FFP-Konserve hat ein Volumen von 200–250 ml. In einer FFP-Konserve sind sämtliche humanen Plasmaproteine einer Einzelblutspende und Stabilisatorlösung enthalten. Die Aktivität der Gerinnungsfaktoren beträgt in der aufgetauten Konserve mindestens 70% der Ausgangsaktivität. FFP sollte *ABO-blutgruppengleich* transfundiert werden, im Notfall kann auf blutgruppenungleiches, aber kompatibles Plasma ausgewichen werden (Tab. 24.2). Der Rhesus-Faktor braucht jedoch nicht berücksichtigt zu werden. Nach dem Auftauen bei 37 °C ist es zur sofortigen Transfusion bestimmt. Für die Transfusion sind Standardfilter (DIN 58360, Porengröße 170–230 µm) zu verwenden.

Indikationen

Indikationen für eine FFP-Transfusion sind vor allem:
- Notfallbehandlung klinisch manifester Blutungen oder akute Blutungen aufgrund komplexer Gerinnungsstörungen (z.B. bei schwerem Leberparenchymschaden)
- Verlust- und/oder Verdünnungskoagulopathien bei Massivtransfusion, d.h. Gabe von mehr als 10 Erythrozytenkonzentraten innerhalb von 24 Stunden.

Dosierung

- Notfallbehandlung: initial 15–20 ml/kg KG
- Verlust- und/oder Verdünnungskoagulopathie im Rahmen von Massivtransfusionen: bei Bedarf (klinisch manifeste Blutungsneigung) jeweils nach Transfusion von (6–)8 Erythrozytenkonzentraten 3(–4) Einheiten FFP rasch infundieren. Bei Gabe von mehr als 50 ml/min FFP kann die zusätzliche Gabe von Calcium notwendig werden (Kap. 24.2.7, S. 526).

Korpuskuläre Blutbestandteile

Vollblutkonserve

Eine Humanblutkonserve (Vollblutkonserve) enthält Blut einer einzelnen Blutspende mit Stabilisatorlösung. Das Volumen beträgt ca. 450 ml bzw. 500 ml mit 63 ml bzw. 70 ml Stabilisator. Die gebräuchlichsten Stabilisatoren sind CPD und CPD-A$_1$ (s.o., Leitlinien 2001). Vollblutkonserven sollten möglichst innerhalb von 24 Stunden in einzelne Komponenten aufgetrennt werden (Richtlinien 2000). Die Transfusion von Vollblutkonserven ist inzwischen obsolet (Lanzer u. Mayr 1995).

Erythrozytenkonzentrate (EK)

Humanerythrozytenkonzentrate (Tab. 24.3) enthalten den größten Teil der Erythrozyten einer einzelnen Blutspende. Nach Zentrifugation von frischen Vollblutkonserven wird der »buffy coat« (Überstand aus Leukozyten und Thrombozyten) sowie das Plasma aseptisch von den Erythrozyten getrennt. Die Erythrozyten werden in 80–100 ml Additivlösung resuspendiert. Additivlösung (z.B. PAGGS-M, SAG-M, Adsol, Nutricel, Optisol) enthalten neben Natriumchlorid, Glukose und Purinnukleosiden (Adenin, Inosin) zumeist auch Mannitol. Es sind verschiedene EK-Präparate verfügbar. Bereits beim Herstellungsprozess des Erythrozytenkonzentrates müssen seit dem 1.10.2001 (Paul-Ehrlich Institut 2000) Leukozyten entfernt (sog. »pre-storage« Leukozytendepletion) und ein sog. leukozytendepletiertes Erythrozytenkonzentrat in Additivlösung hergestellt werden. Es sollten weniger als 1×10^6 Restleukozyten verbleiben (Richtlinien 2000). Da die in Konserven enthaltenen Restleukozyten für zahlreiche Nebenwirkungen einer Transfusion verantwortlich gemacht werden, kann durch die prinzipielle Verwendung leukozytendepletierter Erythrozyten- (und Thrombozyten-)konzentrate z.B. das Risiko einer nicht hämolytischen febrilen Transfusionsreaktion, einer Immunmodulation, einer posttransfusionellen Thrombopenie, einer transfusionsinduzierten akuten Lungeninsuffizienz, einer Graft-versus-Host-Reaktion und einer Übertragung einer Cytomegalievirus-Infektion vermindert werden (Übersicht bei Sharma et al. 2000; s. auch Kap. 24.2.7, S. 524).

Erythrozytenkonzentrate können inzwischen auch selektiv (unter Verwendung von Zellseparatoren) durch Erythrozytenapherese gewonnen werden.

Leukozytendepletierte Erythrozytenkonzentrate in Additivlösung

Leukozytendepletierte Erythrozytenkonzentrate wurden früher nur bei Patienten eingesetzt, die bereits Antikörper gegen leukozytäre und/oder thrombozytäre Alloantikörper gebildet haben sowie bei CMV-negativen immunsupprimierten Patienten, wenn CMV-negative EK nicht verfügbar waren. Auch bei Neugeborenen und Säuglingen sowie bei Schwangeren sollten schon früher, falls keine CMV-sero-negativen Konserven vorhanden waren, leukozytendepletierte Erythrozytenkonzentrate verwendet werden (Kap. 24.2.7, S. 528). Leukozytendeple-

tierte Erythrozytenkonzentrate sind möglicherweise bei immungeschwächten Patienten, z.B. HIV-positiven Patienten oder Tumorpatienten, von Vorteil (Kap. 24.2.7, S. 528). Dadurch sollen z.B. postoperative infektiöse Komplikationen oder Tumorrezidive evtl. positiv beeinflusst, der Krankenhausaufenthalt verkürzt und Kosten möglicherweise gesenkt werden können (Übersicht bei Jensen 1998).

Inzwischen dürfen nur noch leukozytendepletierte Erythrozytenkonzentrate verwendet werden. Das Volumen eines leukozytendepletierten Erythrozytenkonzentrates in Additivlösung beträgt ca. 200–350 ml. Der Hämatokrit beträgt 50–70%, der Gesamt Hb 40 g/Konserve und die Restleukozytenzahl ist $< 1 \times 10^6$/Konserve.

Die additive Lösung (z.B. bestehend aus Natriumchlorid, Glukose, Adenin und meist Mannitol) verbessert die Aufrechterhaltung des Energiehaushaltes und die Membranstabilität der Erythrozyten und ermöglicht daher eine längere Lagerung des Blutes.

Lagerungstemperatur bei $4 \pm 2\ °C$, Lagerungszeit bis maximal 49 Tage, je nach verwendeter Additivlösung.

Gewaschene Erythrozytenkonzentrate

Gewaschene EK werden durch mehrmaliges Aufschwemmen und Zentrifugieren eines leukozytendepletierten EK in Additivlösung in geeigneter Waschlösung hergestellt. Dadurch wird der größte Teil von Plasma, Leukozyten und Thrombozyten entfernt. Anschließend erfolgt eine Resuspension in isotonischer Kochsalzlösung oder Additivlösung. Nachteile sind waschbedingte Schädigungen der Zellen und fehlende Lagerungsfähigkeit. Indikationen bestehen nur bei Unverträglichkeitsreaktionen gegen Plasmaproteine trotz Gabe leukozytendepletierter EK in additiver Lösung bzw. wenn Antikörper gegen IgA oder andere Plasmaproteine nachgewiesen wurden.

Kryokonservierte Erythrozytenkonzentrate

Durch entsprechendes Waschen von leukozytendepletierten Erythrozytenkonzentraten in Additivlösung innerhalb von 7 Tagen nach der Spende, durch Zusatz eines Gefrierschutzmittels (meistens Glycerin) und Tiefgefrieren bei mindestens –80 °C kann ein bis über 10 Jahre lagerungsfähiges kryokonserviertes Erythrozytenkonzentrat hergestellt werden. Nach dem Auftauen muss das EK (in der Regel) erneut gewaschen

Tab. 24.3 Wichtige Merkmale verschiedener Erythrozytenkonzentratpräparate (EK).

Präparat	Volumen [ml]	Hämatokrit [%]	Gesamt-Hb [g (bzw. mmol) pro Einheit]	Restleukozyten	Restplasma [ml]	Hämolyse [%]
leukozyten-depletiertes EK	200–350	50–70	> 40 (bzw. > 24,8)	$< 1 \times 10^6$	< 25	< 0,8
gewaschenes EK	200–300	50–75	> 36 (bzw. > 22,32)	$< 1 \times 10^6$	< 1	< 0,8

werden. Nach Auftauen bzw. Rekonditionierung ist es zur sofortigen Transfusion bestimmt. Bis dahin ist es bei 4 ± 2 °C zu lagern.

Kryokonserviertes EK ist praktisch frei von Plasma sowie von intakten Leukozyten und Thrombozyten. In wenigen nationalen und internationalen Blutbanken werden kryokonservierte EK mit seltenen Blutgruppenmerkmalen vorrätig gehalten. Aufgrund der beschränkten Verfügbarkeit sollten sie nur bei Patienten mit komplexen Antikörpergemischen oder mit Antikörpern gegen ubiquitäre Antigene, die anders nicht versorgt werden können, zur Anwendung kommen.

Gerichtete Blutspende

Unter einer »gerichteten« Blutspende wird eine Blutkonserve verstanden, die von einem Verwandten oder Freund gezielt für einen bestimmten Patienten gespendet wurde. Gerichtete Blutspenden haben ein eher erhöhtes Infektionsrisiko, da der Verwandte oder Freund möglicherweise unter einem hohen psychologischen Druck zur Blutspende steht und daher evtl. Infektionsrisiken verschweigt. Die Transfusion von Blut naher Verwandter kann insbesondere bei immungeschwächten Patienten zu einer Graft-versus-Host-Reaktion (Kap. 24.2.7, S. 525) führen. Außerdem ist zu beachten, dass evtl. auftretende Transfusionsfolgen zu erheblichen familiären Belastungen führen können. Es ist ratsam, im Rahmen der Transfusionsaufklärung auf diese Problematiken hinzuweisen. Außerdem sollte der Wunsch, Blut von einem bekannten Spender zu erhalten, schriftlich festgehalten werden. Für eine gerichtete Blutspende gelten die üblichen gesetzlichen Richtlinien (z. B. Mindestabstand zwischen 2 Blutspenden: 12 Wochen)

Thrombozytenkonzentrate (TK)

Thrombozytenkonzentrate werden entweder aus frisch abgenommenem Vollblut (durch Zentrifugieren, anschließende Abtrennung von Plasma und Erythrozyten und erneutes Zentrifugieren des »buffy coats«) oder durch Apherese (unter Verwendung von Zellseparatoren; s. o.) gewonnen. Die Thrombozyten werden entweder in autologem Plasma oder in einem Gemisch aus Plasma und Additivlösung für Thrombozyten resuspendiert. Genauso wie bei den Erythrozytenkonzentraten ist seit dem 1.10.2001 auch für Thrombozytenkonzentrate eine sog. »pre-storage« Leukozytendepletion vorgeschrieben (s. o.). Die Spender dürfen keine thrombozytenaggregationshemmenden Medikamente (insbesondere Acetylsalicylsäure) eingenommen haben.

Einzelspender-Thrombozytenkonzentrat: Ein Einzelspender-TK enthält 60–80 × 10^9 Thrombozyten in ca. 40–80 ml Plasma. Der Leukozytengehalt liegt unter 1 × 10^6 bzw. 0,5 × 10^9 pro Thrombozytenkonzentrat.

Leukozytendepletiertes Pool-Thrombozytenkonzentrat

Ein Pool-Thrombozytenkonzentrat wird durch Zusammenführen (sog. »Poolen«) von 4–6 AB0-blutgruppengleichen »buffy coats« oder Einzelspender-Thrombozytenkonzentraten hergestellt. Die Thrombozytenzahl beträgt > 60–80 × 10^9 (in

Abhängigkeit von der Anzahl der gepoolten Einheiten, also 240–360 × 10^9 Thrombozyten). Die Thrombozyten sind in ca. 200–350 ml Plasma suspendiert. Die Restleukozytenzahl wird mit < 1 × 10^6 pro gepoolter Einheit angegeben.

Das Konzentrat sollte bei 22 ± 2 °C unter ständiger Agitation möglichst kurz gelagert und maximal 5 Tage nach Herstellung verwendet werden.

Leukozytendepletiertes Apherese-Thrombozytenkonzentrat

Die Herstellung erfolgt durch Apherese mit anschließender Leukozytendepletion oder durch ein Aphereseverfahren mit integrierter Leukozytendepletion. Das Volumen beträgt 200–300 ml, der Thrombozytengehalt wird mit 200–400 × 10^9/Einheit angegeben. Die Restleukozyten betragen < 1 × 10^6/Einheit.

Das Konzentrat sollte bei 22 ± 2 °C unter ständiger Agitation möglichst kurz gelagert und maximal 5 Tage nach Herstellung (abhängig vom Herstellungsverfahren und dem verwendeten Blutbeutel) verwendet werden. Nach Abgabe durch die Blutbank ist es zur sofortigen Transfusion bestimmt.

Thrombozytentransfusion

Humanthrombozytenkonzentrate sind möglichst *AB0-blutgruppenidentisch* zu übertragen. Wegen der geringen, aber stets vorhandenen Kontamination der TK mit Erythrozyten, sollte nach Möglichkeit auch der *Rhesus-Faktor (D)* berücksichtigt werden, um eine Immunisierung zu vermeiden. Bei Frauen ist ggf. eine Anti-D-Prophylaxe durchzuführen. Die Transfusion soll nach Auslieferung durch die Blutbank schnell (möglichst innerhalb von 30 Minuten) über einen Standardfilter (DIN 58360; Porengröße 170–230 µm) oder ein spezielles Thrombozytenbesteck erfolgen. Wegen des geringen Erythrozytengehaltes ist eine serologische Verträglichkeitsprobe (Kreuzprobe) nicht notwendig.

Die Gabe von 4–6 Einzelspender-Thrombozytenkonzentraten oder einem Pool-TK bzw. einem Apherese-TK wird als therapeutische Einheit angesehen (200–400 × 10^9 Thrombozyten). Dadurch kann die Thrombozytenzahl im Blut um ca. 30000/µl gehoben werden. Falls die Thrombozyten nach der Transfusion nur unzureichend ansteigen, wird von einem sog. **Refraktärzustand** gesprochen. Ursachen eines Refraktärzustandes können nicht immunologischer Art (Fieber, disseminierte intravasale Gerinnung, Sepsis, Splenomegalie u. Ä.) oder immunologischer Art (plättchenreaktive Alloantikörper gegen Antigene der transfundierten Thrombozyten) sein. Im Falle eines immunologisch bedingten Refraktärzustandes kann durch eine HLA-Typisierung von Empfänger und Spender und Transfusion entsprechend kompatibler Thrombozytenkonserven dieses Problem meist gelöst werden.

Spezielle Narkosevorbereitungen

Indikationen

- Eine prophylaktische Gabe von Thrombozyten ist bei hämostaseologisch stabilen Patienten erst bei einem Abfall der Thrombozytenzahl auf unter 10000/μl indiziert (Leitlinien 2001; Contreras 1998).
- Bei Vorliegen von Risikofaktoren wie Fieber, Infektionen, Blutungszeichen oder plasmatischen Gerinnungsstörungen sollte die Thrombozytenzahl > 20000/μl betragen.
- Bei ernsthaften Blutungen oder Blutungen infolge eines chirurgischen Eingriffs können höhere Thrombozytenzahlen erforderlich sein. Bei einer Thrombozytopenie infolge einer starken Blutung mit Massivtransfusion – meist nach Austausch von mehr als dem 1,5fachen Blutvolumen – sind bei einem Abfall der Thrombozytenzahl auf < 50000/μl und einer sich entwickelnden Blutungsneigung Thrombozytentransfusionen notwendig.
- Bei chirurgischen Eingriffen mit großen Wundflächen und/oder hoher Blutungsgefahr, einer Lumbal- oder Epiduralpunktion bzw. Organbiopsie sollte die Thrombozytenzahl über 50000/μl betragen (Kap. 16.2.1, S. 330), und bei neurochirurgischen Operationen, bei Eingriffen am Auge oder nach Massivtransfusionen sollte eine Thrombozytenzahl > 80000/μl sichergestellt sein (Leitlinien 1995; Contreras 1998).

Transport und Lagerung von Blutkomponenten

Bei Transport und Lagerung muss die für das jeweilige Präparat empfohlene Lagerungstemperatur eingehalten werden. Zur **Lagerung** sind geeignete Blutkonservenkühlschränke bzw. Tiefkühlschränke mit laufender Temperaturmessung und -registrierung sowie einer Alarmeinrichtung notwendig. Bei **Transport** und nachfolgender Lagerung ist die Einhaltung der Kühlkette sicherzustellen. Eine Erwärmung auf > 10 °C muss vermieden werden. Bei einer einmaligen Unterbrechung der empfohlenen Lagerungstemperatur von mehr als 120 Minuten ist eine Rücknahme ins Blutdepot und eine Weiterverwertung nur nach einer geeigneten Qualitätssicherung zulässig. Thrombozytenpräparate dürfen nicht gekühlt werden.

24.2 Transfusion von Blutkomponenten und Plasmaderivaten

24.2.1 Allgemeine Bemerkungen

Gesetzliche Vorgaben

Nach dem Transfusionsgesetz vom 1. Juli 1998 muss in jeder Einrichtung, in der Blutprodukte angewandt werden, ein Arzt als Transfusions*verantwortlicher*

benannt werden. Dies ist zumeist der Leiter der Blutbank. Er hat für die Einhaltung der entsprechenden Vorgaben zu sorgen. In jeder transfusionsmedizinisch tätigen Krankenhausabteilung ist zusätzlich ein Transfusions*beauftragter* zu ernennen, der in Zusammenarbeit mit dem Transfusionsverantwortlichen bzw. der Transfusions*kommission* die Durchführung der erforderlichen Maßnahmen sicherstellt. Der einzurichtenden Transfusionskommission gehören der Transfusionsverantwortliche, die Transfusionsbeauftragten und ggf. weitere Personen (z.B. leitende MTA, Herstellungs- und Kontroll-Leiter der Blutspendeeinrichtung, Krankenhausapotheker, ein Vertreter der Krankenpflegeleitung) an. Die Federführung übernimmt der Transfusionsverantwortliche (Gesetz 1998; Richtlinien 2000; Hanfland et al. 1995).

> Blutkomponenten und Plasmaderivate sind verschreibungspflichtige Arzneimittel. Die Indikation zur Bluttransfusion ist eng zu stellen und kann nur vom Arzt vorgenommen werden. Aufklärung über Risiken bzw. Alternativverfahren sowie die Einleitung und Überwachung der Transfusion fallen in den Verantwortungsbereich des transfundierenden Arztes.

24.2.2 Blutanforderung und Konservenbereitstellung

Beträgt die Wahrscheinlichkeit einer Bluttransfusion unter 10%, genügt es, präoperativ die Blutgruppe zu bestimmen und den Antikörpersuchtest durchzuführen. Beträgt die Transfusionswahrscheinlichkeit über 10%, sind zusätzlich Kreuzproben durchzuführen (s.u.). Normalerweise sind dann so viele Konserven auszukreuzen, wie in der Regel benötigt werden (Regelbedarf). Liegen irreguläre Antikörper vor (s.u.), was die Beschaffung geeigneter Konserven deutlich erschwert, ist auch der potenzielle Mehrbedarf an Konserven (Komplikationsbedarf) bereitzustellen.

Konserven werden schriftlich bei der Blutbank angefordert unter Angabe von Diagnose, Transfusionsanamnese, blutgruppenserologischen Untersuchungsergebnissen, zeitlicher Dringlichkeit sowie des vorgesehenen Transfusionstermins. Die Anzahl der präoperativ angeforderten Blutkonserven sollte sich nach einem krankenhauseigenen Regelbedarfskatalog richten. In diesem ist die Anzahl der bereitzustellenden Konserven für Standardoperationen festzulegen. Stehen Eigenblutkonserven (Kap. 24.2.8, S. 529) bereit, hat der zuständige Arzt dafür Sorge zu tragen, dass diese zuerst angefordert werden.

24.2.3 Blutuntersuchungen vor Transfusion

Blutentnahme beim Patienten

Zur Bestimmung der Blutgruppe sowie zur Durchführung von Antikörpersuchtest und Kreuzprobe wird dem Patienten eine Blutprobe entnommen. Auf ein korrektes Beschriften von

Blutprobengefäß und Blutanforderungsschein ist unbedingt zu achten.

> Vorsicht Verwechslungsgefahr! Der Arzt ist für die Identitätssicherung bei der Probenentnahme verantwortlich. Verwechslungen sind häufiger als Fehlbestimmungen in der Blutbank! Es wird davon ausgegangen, dass es bei 1 pro 20000–30000 Transfusionen zu einer Verwechslung kommt (Seyfert 2001).

Das Blut muss anschließend in die Blutbank geschickt werden. Der Anforderungsschein für Blutpräparate muss vom Arzt unterschrieben werden. Auf dem Anforderungsschein sind transfusionsrelevante Informationen einzutragen wie Diagnose, Angaben über Vortransfusionen, Schwangerschaften, bekannte irreguläre Antikörper (z.B. aus Blutspende- oder Mutterpass), evtl. durchgeführte Rhesus-Prophylaxe u.Ä. Die Gabe eines Plasmaexpanders oder eine hoch dosierte Heparin-Therapie können zu Fehlbestimmungen führen und sind daher ebenfalls zu vermerken.

Bestimmung von Blutgruppe und Durchführung von Antikörpersuchtest sowie Kreuzprobe

Bestimmung der Blutgruppe

In der Blutbank werden von der Blutprobe des Patienten die AB0-Blutgruppenmerkmale untersucht. Hierzu werden außer den Erythrozytenmerkmalen auch die Serumeigenschaften (Vorhandensein regulärer Antikörper: Anti-A bzw. Anti-B) untersucht. Es werden dazu Testreagenzien (Anti-A und Anti-B) sowie Testblutkörperchen (A_1 und A_2, B und 0) benötigt. Zur Bestimmung der Untergruppen A_1 und A_2 werden die Testreagenzien Anti-A_1 und Anti-H benötigt.

Zusätzlich muss das **Rhesus-Merkmal D** untersucht werden. Probanden, die dieses Merkmal nicht besitzen, werden als rhesusnegativ (Rh-negativ, D-negativ oder dd) bezeichnet, Träger dieses Merkmals werden als rhesuspositiv (Rh-positiv, D-positiv) bezeichnet. Patienten mit schwacher D-Form (weak D pos; früher als D^u bezeichnet), gelten inzwischen als rhesuspositiv und können mit rhesuspositivem Blut transfundiert werden. Der Buchstabe »d« zeigt dabei lediglich das Fehlen des Antigens »D« an, ein Antigen d oder der korrespondierende Antikörper Anti-d konnten bisher nicht nachgewiesen werden. Das Rhesus-System umfasst 2 weitere Genorte, die die serologisch nachweisbaren Antigene C und c sowie E und e kodieren. Diese Merkmale werden autosomal kodominant vererbt. Die gesamte Rhesus-Formel kann also z.B. lauten: CcD.ee, ccD.Ee, ccddee usw.

Der Rhesus-Faktor D ist ein sehr starkes Antigen. Nach der Transfusion Rh-positiven Blutes auf einen Rh-negativen Empfänger wird mit 80%iger Wahrscheinlichkeit **Anti-D** ge-

bildet. Würde der gleiche Patient Tage, Wochen oder Jahre später wieder Rh-positives Blut transfundiert bekommen, so würden die Anti-D-Antikörper die übertragenen Erythrozyten hämolysieren und zu einer schweren, möglicherweise tödlichen hämolytischen Transfusionsreaktion führen. Nur im lebenswichtigen Notfall darf ein Rh-negativer Empfänger Rh-positives Blut erhalten, und dies selbstverständlich nur dann, wenn keine Anti-D-Antikörper bei ihm nachweisbar sind. Die Übertragung von Rh-negativem Blut auf einen Rh-positiven Patienten ist dagegen unproblematisch. Eine Anti-D-Bildung ist auch möglich, wenn während der Geburt Rh-positive kindliche Erythrozyten in den Kreislauf der Rh-negativen Mutter gelangen. Bei der nächsten Schwangerschaft mit der gleichen Blutgruppenkonstellation treten mütterliche Anti-D-Antikörper in den fetalen Kreislauf über und bewirken dort eine Hämolyse. Eine schwere intrauterine Anämie oder postpartale Hyperbilirubinämie (Morbus haemolyticus fetalis/ neonatorum) kann die Folge sein (Anti-D-Prophylaxe; Kap. 24.2.7, S. 528). Rhesus-Antikörper entstehen wie fast alle anderen Erythrozytenantikörper in der Regel erst nach einer Exposition gegenüber immunisierenden Erythrozyten. Da sie also normalerweise nicht vorhanden sind, werden sie als *irreguläre* Antikörper bezeichnet.

Neben den AB0-Blutgruppen und dem Rhesus-System gibt es noch viele weitere Blutgruppensysteme wie das Kell-(K), das Duffy-(Fy), Lewis-(Le), Lutheran-(Lu) oder Kidd-System (Jk). Von diesen Systemen ist vor allem das **Kell-System** relevant. Das Kell-Merkmal K ist das wichtigste Antigen in diesem System. Anti-K-Antikörper können schwere hämolytische Transfusionszwischenfälle auslösen. Das Kell-Antigen sollte daher neben dem AB0- und dem Rhesus-System bestimmt werden. Bei Mädchen sowie gebärfähigen Frauen sollte Kell berücksichtigt werden (Leitlinien 2001).

Antikörpersuchtest

Neben der Blutgruppenbestimmung wird stets der sog. Antikörpersuchtest durchgeführt. Er dient dem Nachweis von irregulären **Erythrozytenantikörpern**. Lassen sich im Serum des Probanden transfusionsrelevante irreguläre Blutgruppenantikörper feststellen (ca. 2%), muss deren Spezifität geklärt werden. Bei der Transfusion ist die Spezifität dieser Antikörper zu berücksichtigen, d.h. es müssen Erythrozyten transfundiert werden, die das entsprechende Antigen nicht besitzen. Hat ein Patient mehrere Antikörper, kann es extrem schwierig sein, geeignetes Blut zu finden.

Zum Nachweis von Antikörpern gegen Erythrozytenantigene wird zumeist der Antihumanglobulintest (sog. **Coombs-Test**) verwendet. Der Antihumanglobulintest (AHG-Test) wird in den direkten und indirekten AHG-(Coombs-)Test unterteilt. Mit dem direkten AHG-Test werden Antikörper (und Komplementfaktoren) nachgewiesen, die sich (in vivo) an die Erythrozyten gebunden haben (z.B. Alloantikörper gegen Erythrozyten bei Transfusionsreaktionen, mütterliche Antikörper bei Morbus haemolyticum neonatorum, Autoantikörper bei einer autoimmunhämolytischen Anämie). Der indirekte AHG-(Coombs-)Test dient zum Nachweis nicht gebundener Antikörper gegen Erythrozytenantigene.

Kreuzprobe (serologische Verträglichkeitsprobe)

Bei der Kreuzprobe handelt es sich um eine In-vitro-Prüfung der serologischen Blutgruppenverträglichkeit von Spender- und Empfängerblut. Es ist die Verträglichkeit zwischen Empfängerserum und Spendererythrozyten (früher als Major-Test bezeichnet) zu überprüfen (unter dem früher als Minor-Test bezeichneten Test wurde die Verträglichkeit zwischen Empfängererythrozyten und Spenderplasma verstanden). Stimmen Empfänger- und Spenderblut im AB0- und Rhesus-System überein, wird von blutgruppengleichem Blut gesprochen.

Durch eine Bluttransfusion kann die Neubildung eines schon vorher vorhandenen aber wegen zu geringer Konzentration nicht nachweisbaren irregulären Antikörpers innerhalb von Tagen massiv stimuliert werden (Boosterung). Um solche Effekte nicht zu übersehen, ist die Gültigkeit einer Kreuzprobe (und des Antikörpersuchtests) prinzipiell auf maximal 72 Stunden ab dem Zeitpunkt beschränkt, zu dem die erste Erythrozytenkonserve transfundiert wurde. Wird nach Ablauf dieser Frist für den gleichen Patienten erneut eine Blutkonserve angefordert, muss wieder eine Kreuzprobe durchgeführt werden, ggf. auch mit schon einmal gekreuzten, bisher aber noch nicht transfundierten EK.

24.2.4 Blutauslieferung

Die Blutbank liefert das angeforderte Blut in Kühltaschen aus. Während des Transportes soll die Temperatur zwischen +1 und +10° C liegen (Kühlkette). Jeder Konserve wird ein Begleitschein angeheftet, der die Personalien des Empfängers sowie das Ergebnis der Kreuzprobe enthält und die Unterschrift des Untersuchers trägt. Dieser **Konservenbegleitschein** darf bis zur Transfusion nicht von der Konserve abgetrennt werden. Bezüglich der Verwendungsdauer müssen die Angaben des Herstellers auf dem Präparateetikett beachtet werden.

24.2.5 Vorbereitung der Transfusion

Erwärmung von Blutkonserven

Das Aufwärmen von EK (auf maximal 37 °C) soll auf spezielle Indikationen beschränkt sein (z.B. Massivtransfusionen mit Gabe von > 50 ml EK/min, bereits vor Transfusion unterkühlte Patienten, Transfusionen bei Neugeborenen, Transfusion bei Patienten mit hochtitrigen Kälteantikörpern). Zur An-

wärmung bedarf es zertifizierter Anwärmegeräte (Abb. 24.1, S. 520). Behelfsmäßige Maßnahmen zum Auftauen und Anwärmen von Blutkomponenten (Wasserbad o.Ä.) sind nicht erlaubt. Durch Erwärmen kann die Viskosität von Blut um mehr als 50% vermindert werden.

Anschluss des Transfusionsbestecks

Für den Anschluss des Transfusionsbestecks ist die Konserve so zu halten, dass die 2 Anschluss-Stutzen nach oben zeigen. Die Verschlusskappe eines Anschluss-Stutzens wird abgedreht und der Dorn des Transfusionsfilters unter sterilen Bedingungen mit einer drehenden Bewegung in den Stutzen eingesteckt (Abb. 24.2a). Die Rollerklemme wird geöffnet. Durch leichten Druck auf die Konserve steigt das Blut durch den Filter in die Tropfkammer hoch (Abb. 24.2b). Ist die Tropfkammer etwa zur Hälfte mit Blut gefüllt, wird die Konserve mitsamt dem Transfusionsbesteck rasch umgedreht (Abb. 24.2c). Durch dieses Manöver kann ein Flüssigkeitsspiegel in der starren Tropfkammer erreicht werden. Es ist ein spezielles Transfusionsbesteck ohne Belüftung mit Standardfilter (Porengröße 170–230 μm) notwendig. Sog. Mikrofilter mit einer Porengröße von 10–40 μm sollten nicht mehr routinemäßig verwendet werden, denn die inzwischen verwendeten buffy-coat-freien und leukozytendepletierten EK enthalten nur geringe Mengen an Mikroaggregaten, deren klinische Bedeutung nicht gesichert ist. Mikrofilter können allenfalls noch bei Massivtransfusionen sinnvoll sein. Nur im Rahmen der maschinellen Autotransfusion (Kap. 24.2.8, S. 532) müssen Mikrofilter verwendet werden, falls es sich um knochenchirurgische Eingriffe handelt (sichere Elimination von Fett-Tröpfchen).

Identitätssicherung

Vor Transfusionsbeginn muss der transfundierende Arzt Folgendes persönlich überprüfen:

- Ist das Blutpräparat für den betreffenden Empfänger bestimmt bzw. stimmt die Patientenidentität mit den Personalien auf dem Blutpräparatebegleitschein überein?
- Stimmt die Blutpräparatenummer mit der Nummer auf dem Blutpräparatebegleitschein überein?
- Stimmt der Blutgruppenbefund des Patienten mit der Blutgruppe des Blutpräparates überein?
- Ist der Blutpräparatebeutel unversehrt?
- Hat eine zu lange Verweildauer, eine unsachgemäße Lagerung oder eine schädigende Vorbereitung (falsches Aufwärmen) der Konserve nach Ausgabe aus der Blutbank die Qualität der Konserve beschädigt (Hämolyse, Koagelbildung)?
- Ist das Verfallsdatum des Blutpräparates überschritten?
- Ist die Kreuzprobe noch gültig?

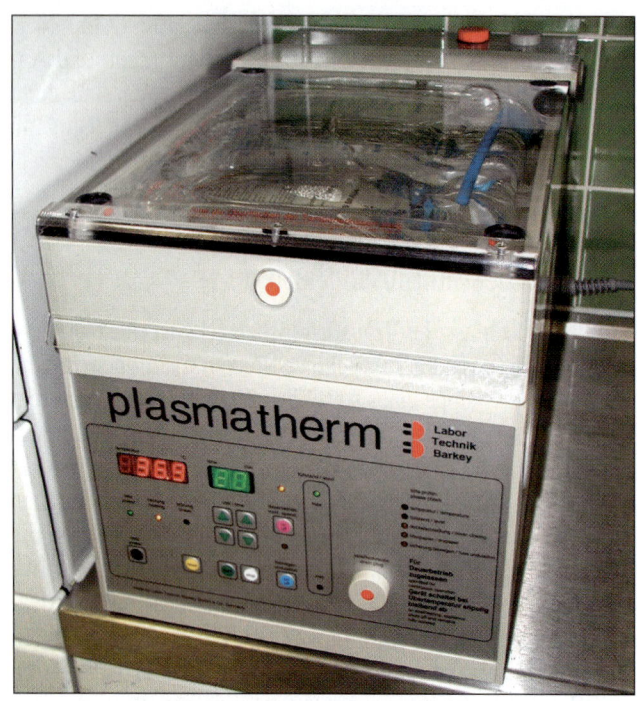

Abb. 24.1 Wärmegeräte; **a:** Wärmegerät (Plasmatherm, Fa. Barkey);

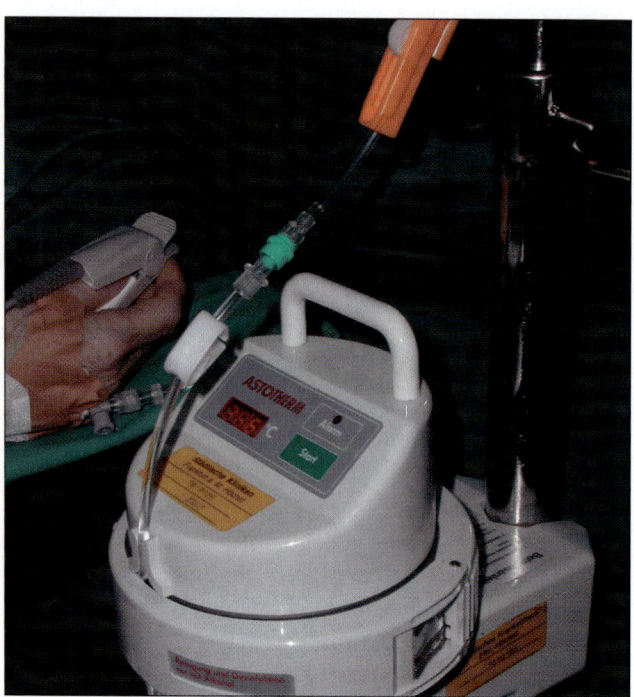

Abb. 24.1b Durchlauferhitzer (Astrotherm, Fa. Stihler Electronic GmbH);

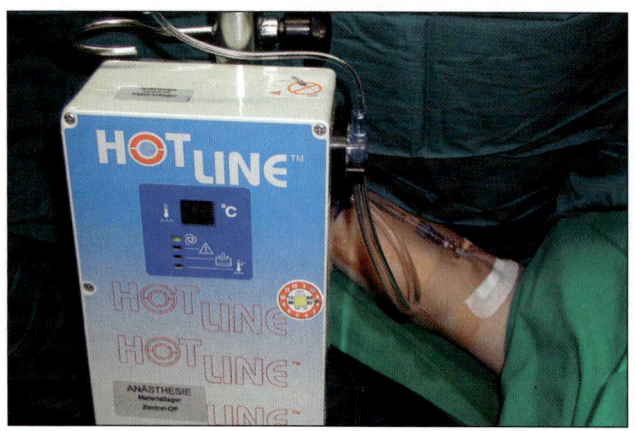

Abb. 24.1c Durchlauferhitzer (Hotline, Fa. Level 1 Technologies Inc.);

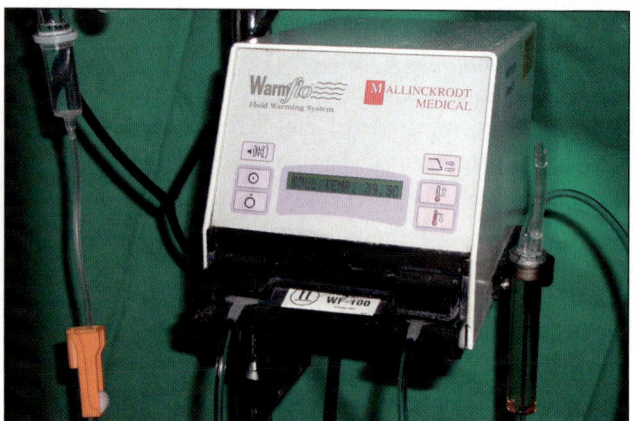

Abb. 24.1d Durchlauferhitzer (Warm-Flo; Fa. Mallinckrodt Medical).

Diese Punkte gelten sowohl für Erythrozytenkonzentrate als auch für Thrombozytenkonzentrate und Plasmapräparate. Bei Thrombozyten- und Plasmapräparaten wird jedoch keine Kreuzprobe durchgeführt. Der Blutpräparatebegleitschein darf bis zur Transfusion nicht vom Blutpräparat getrennt werden. Nach der Identitätssicherung müssen die Blutpräparate beim Patienten verbleiben.

ABO-Identitätstest (Bedside-Test)

Direkt vor Beginn der Transfusion von Blutkomponenten ist vom transfundierenden Arzt oder unter seiner direkten Auf-sicht am Patientenbett (bedside!) der ABO-Identitätstest (Bedside-Test) mithilfe z.B. einer Testkarte am Empfänger vorzunehmen. Das Ergebnis des Bedside-Tests ist schriftlich zu dokumentieren. Die Testkarten müssen nach der Dokumentation nicht archiviert werden. Mit dem Bedside-Test müssen nochmals die ABO-Blutgruppenmerkmale des Patienten überprüft werden, um Verwechslungen aufzudecken. Die zu transfundierenden Erythrozytenkonserven können(!) mitgetestet werden. Bei der Retransfusion von Eigenblut müssen dagegen sowohl Patientenblut als auch Konservenblut mittels Bedside-Test überprüft werden. Falls ein und derselbe Arzt bei einem Patienten im zeitlichen Zusammenhang eine Serie von Blutpräparaten transfundiert, muss der Bedside-Test nur vor Transfusion des ersten Blutpräparates durchgeführt werden.

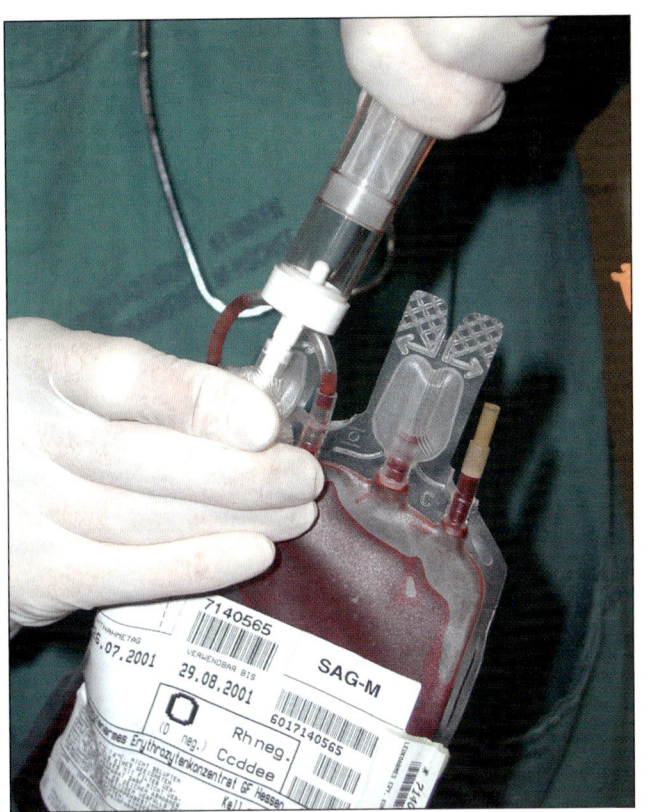

Abb. 24.2 Anschluss und korrektes Befüllen des Transfusionsbestecks; **a:** der Dorn des Transfusionsbesteckes wird steril in einen der beiden Anschluss-Stutzen gedreht;

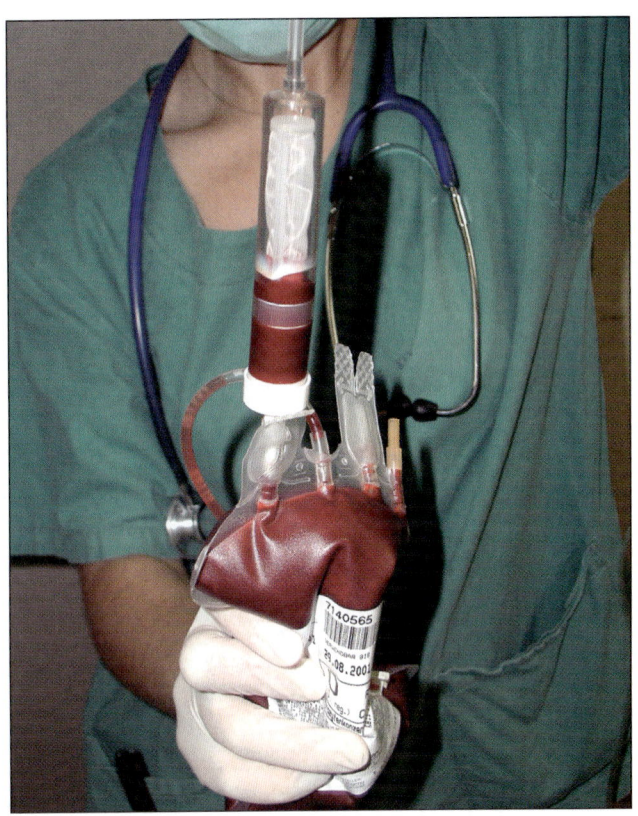

Abb. 24.2b das Transfusionsbesteck wird nach oben gehalten und die Konserve wird leicht komprimiert, sodass das Blut langsam in die Tropfkammer hochsteigt;

Wechselt jedoch der transfundierende Arzt, muss der weiter transfundierende Arzt vor der ersten Einleitung einer Transfusion bei diesem Patienten erneut einen Bedside-Test durchführen. Auch bei vitaler Bedrohung darf nie auf den Bedside-Test verzichtet werden.

Für den Bedside-Test wird möglichst wenig(!) Blut des Patienten (bzw. der Konserve) in die entsprechend gekennzeichneten Anti-Serum-Schalen gegeben (Abb. 24.3a). Das Ergebnis des Bedside-Tests ist vom Arzt schriftlich auf dem Krankenblatt zu dokumentieren. In Tabelle 24.4 sind die möglichen Testergebnisse aufgelistet. Bei Unstimmigkeiten ist umgehend die zuständige transfusionsmedizinische Einrichtung zu informieren.

Tab. 24.4 Bestimmung der A- und B-Antigene mit Testserum (Agglutinationsprobe).

Testserum		Blutgruppe
Anti-A	Anti-B	
–	–	0
+	–	A
–	+	B
+	+	AB

+ = sichtbare Agglutination; – = keine sichtbare Agglutination

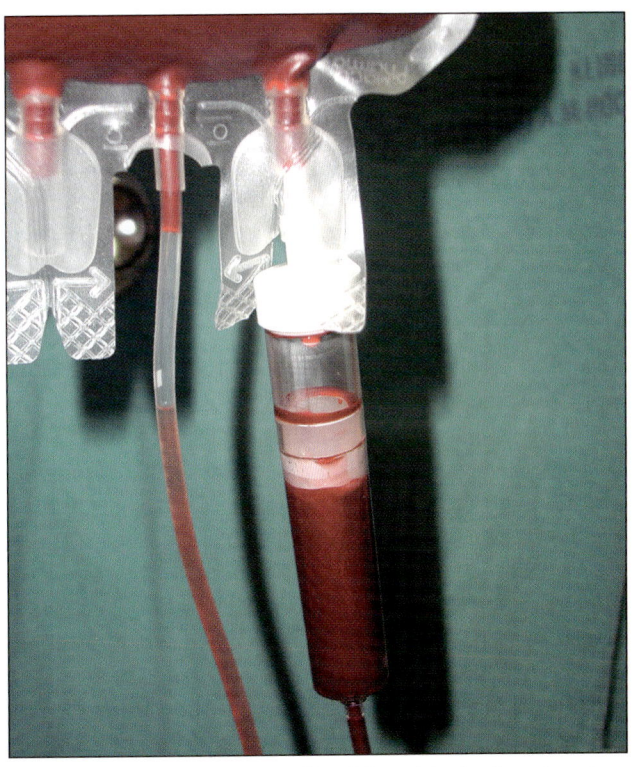

Abb. 24.2c ist die Tropfkammer zur Hälfte gefüllt, wird das Transfusionsbesteck mit der Konserve schnell umgedreht und die Rollerklemme des Transfusionsschlauches wird zugedreht.

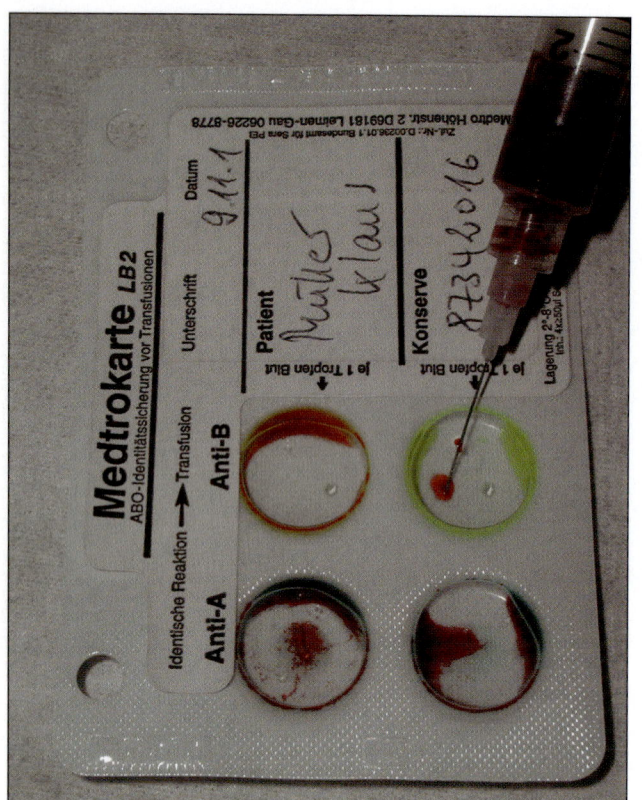

Abb. 24.3 Karte zur Durchführung eines Bedside-Tests (Bestimmung der ABO-Blutgruppen); **a:** Einbringen von (wenig!) Blut in die Anti-Serum-Schalen;

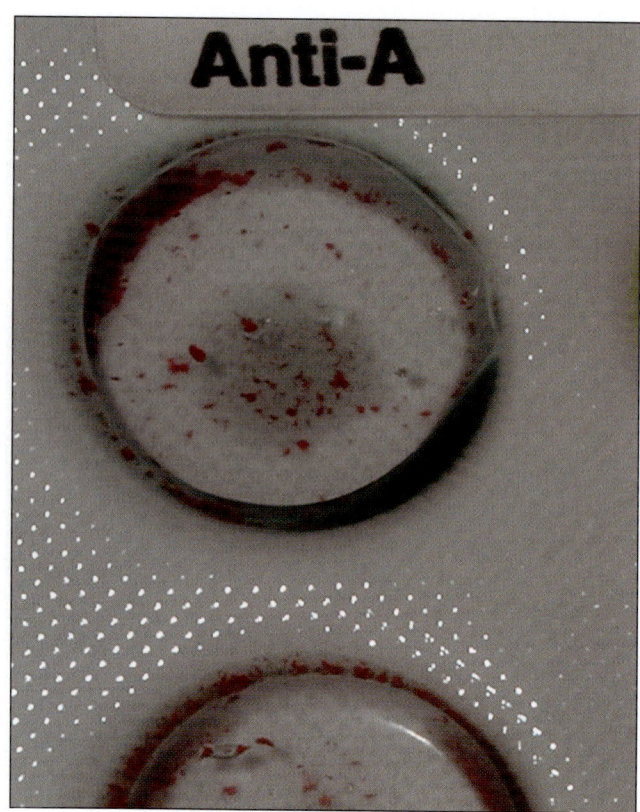

Abb. 24.3b Agglutination mit z. B. Anti-A-Serum.

24.2.6 Durchführung der Transfusion

Allgemeine Bemerkungen

> Die Transfusion von Blut oder Blutbestandteilen ist eine ärztliche Maßnahme und muss vom transfundierenden Arzt eingeleitet werden. Danach muss der Arzt erreichbar sein und die Pflegekraft für den Patienten in Rufnähe bleiben.

Das Wohlbefinden des Patienten muss engmaschig kontrolliert werden. Die Verträglichkeit der Transfusion ist zu dokumentieren. Die Transfusion erfolgt über ein Transfusionssystem mit Standardfilter (DIN 58360; Porengröße 170–230 µm). Das Transfusionssystem darf maximal 6 Stunden verwendet werden. Gegebenenfalls können mehrere Konserven darüber verabreicht werden. »Angestochene« Blutkonserven sind immer innerhalb von 6 Stunden zu transfundieren. Das Behältnis mit dem Restblut ist kontaminationssicher abzuklemmen und 24 Stunden bei 4 ± 2 °C aufzubewahren (Leitlinien 2001). Das Transfusionsbesteck ist hierbei steril abzuklemmen und nicht vom Beutel zu entfernen. Im Falle einer Unverträglichkeit sind dann serologische und bakteriologische Nachuntersuchungen möglich.

> Erythrozyten- bzw. Thrombozytenkonzentraten oder Plasmaderivaten dürfen keine Medikamente oder Infusionslösungen zugesetzt werden. Die früher häufige Zugabe von physiologischer Kochsalzlösung zum EK (zur Verbesserung der Fließeigenschaften) ist zu unterlassen.

Eine Transfusion sollte möglichst immer über einen periphervenösen Zugang erfolgen und nicht über einen zentralen Venenkatheter. Läuft eine Bluttransfusion über einen Kavakatheter einige Minuten nicht mehr, weil dieser z. B. abgeknickt oder der Transfusionsbeutel leer ist, kann es schnell zu einer Thrombosierung des zentralen Venenkatheters kommen! Außerdem kann über einen großlumigen periphervenösen Zugang ggf. wesentlich schneller transfundiert werden als über einen (dünnlumigen und langen) zentralen Venenkatheter. Bezüglich der Durchflussmenge über einen Katheter und damit der **Transfusionsrate** ist das Hagen-Poiseuille-Gesetz zu beachten. Dieses besagt, dass durch Erhöhung des Drucks (P), durch Verwendung eines großlumigen (r) Katheters mit geringer Länge (L) sowie durch eine Verminderung der Viskosität (µ) die Transfusionsrate ($\dot{Q}$) gesteigert werden kann. Es gilt:

$$\dot{Q} = \Delta P \times \pi/8 \times 1/\mu \times r^4/L$$

Bei der Dosierung der zu transfundierenden EK-Menge ist der Grundsatz zu beachten: »So viel wie nötig, so wenig wie möglich«. Die Transfusion eines einzelnen EK ist beim Erwachsenen grundsätzlich nicht gerechtfertigt. Durch Gabe eines EK steigt beim normalgewichtigen Erwachsenen der Hb-Wert um ca. 1–1,5 g/dl und der Hkt-Wert um ca. 3–4% an (Leitlinien 2001, s. auch kritischer Hb-Wert und Transfusionsindikation; Kap. 24.3.5, S. 537).

Blutgruppenkompatibilität von Erythrozytenkonzentraten

Normalerweise ist Blut AB0- und Rhesus-Faktor-identisch zu transfundieren. Bei Verwendung von plasmaarmen Erythrozytenkonzentraten (buffy-coat-freie EK in additiver Lösung) können – nach entsprechender fachkompetenter Beratung – im Notfall evtl. auch AB0-ungleiche, sog. »majorkompatible« EK (s.u.) transfundiert werden (Tab. 24.5). Die Isoantikörper des AB0-Systems im Spenderplasma brauchen dann nicht berücksichtigt werden.

Rh-negative Erythrozyten können normalerweise Rh-positiven Empfängern übertragen werden. Rh-negative Empfänger sollten jedoch kein Rhesus-(D-)positives Blut erhalten. Patienten mit schwacher D-Form (D^{weak}-positiv, früher als D^u bezeichnet) gelten inzwischen als Rh-positiv. Wegen des Mangels an Rh-negativem Blut lässt sich die Übertragung von Rh-positivem Blut auf Rh-negative, nicht immunisierte Patienten jedoch nicht immer vermeiden. In lebensbedrohlichen Notsituationen (z.B. Massivtransfusion) kann Rh-negativen Patienten evtl. Rh-positives Blut transfundiert werden, falls Rh-negatives Blut nicht zeitgerecht besorgt werden kann. Bei Rh-negativen Kindern und Frauen im gebärfähigen Alter ist dies jedoch möglichst zu vermeiden, um eine Immunisierung evtl. mit Problemen bei einer späteren Schwangerschaft oder Bluttransfusion zu vermeiden (Anti-D-Prophylaxe; Kap. 24.2.7, S. 528).

> Bei Rh-ungleicher Transfusion ist eine serologische Nachuntersuchung 2–4 Monate später zu empfehlen, um evtl. gebildete Antikörper nachzuweisen (Richtlinien 2000).

Bei Mädchen und gebärfähigen Frauen sollten stets Kell-negative EK verabreicht werden, um eine Immunisierung gegen das Merkmal Kell zu vermeiden.

Tab. 24.5 Verträglichkeit AB0-ungleicher (plasmaarmer) Erythrozytenkonzentrate.

Blutgruppe des Patienten	kompatible EK
A	A oder 0
B	B oder 0
AB	AB, A, B oder 0
0	0

Notfalltransfusion

Abweichungen von dem oben beschriebenen Vorgehen sind nur in lebensbedrohlichen Notsituationen erlaubt. Hier kann von der Blutbank u.U. ungekreuztes, aber AB0-blutgruppengleiches(!) Blut angefordert werden. Der behandelnde Arzt muss die Anforderung schriftlich als Notfall deklarieren. Die Bestimmung der Blutgruppe des Patienten dauert nur wenige Minuten, die Kreuzprobe dagegen ca. 45 Minuten.

> Auch im Notfall ist die AB0-Blutgruppenbestimmung beim Patienten (Bedside-Test) durchzuführen!

Das Rhesusmerkmal D kann orientierend in einem Schnelltest bestimmt werden. In Zweifelsfällen sollen zunächst bis zur Klärung Rh-negative Erythrozytenkonzentrate transfundiert werden. Die Kreuzprobe *muss* aber selbst dann angesetzt werden, wenn damit zu rechnen ist, dass das Ergebnis bei Transfusionsbeginn noch nicht vorliegt. Bei vitaler Indikation kann schon vor Abschluss der Kreuzprobe und des Antikörpersuchtests mit der Transfusion begonnen werden. Diese Befunde sind dann sofort nach Erstellen telefonisch durchzugeben. Nach Durchführung der oben beschriebenen Identitätssicherung und des Bedside-Tests kann dieses ungekreuzte, blutgruppengleiche Blut transfundiert werden.

Nur in lebensbedrohlichen Fällen kann – solange das Ergebnis der AB0-Blutgruppenbestimmung des Empfängers nicht vorliegt – das nicht blutgruppengleiche »Universal-Blut« einer Humanerythrozytenkonserve der Blutgruppe 0, möglichst Rh-negativ (ccddee), transfundiert werden (Tab. 24.6).

Dokumentation

Die Dokumentation muss bei jeder Transfusion von Blutprodukten in den Patientenakten Folgendes umfassen (Richtlinien 2000):

- die Aufklärung des Patienten über die Transfusion und die Einwilligungserklärung
- das Ergebnis der Blutgruppenbestimmung und des Antikörpersuchtests
- das Anforderungsformular
- bei zellulären Produkten die Produktbezeichnung/Präparatenummer, den Hersteller (pharmazeutischen Unternehmer), die Blutgruppenzugehörigkeit und bei Erythrozytenpräparaten das Ergebnis der serologischen Verträglich-

Tab. 24.6 Universalspender und Universalempfänger in Notfallsituationen.

Universalspender für Erythrozyten	Blutgruppe 0
Universalspender für Plasma	Blutgruppe AB

keitsprobe (Kreuzprobe) sowie das Ergebnis des AB0-Identitätstests (Bedside-Tests)

■ bei Plasma (z.B. FFP) die notwendigen Angaben über Blutgruppenzugehörigkeit, den Hersteller, die Produktbezeichnung/Präparatenummer, die Packungsgröße und Anzahl der verwendeten Packungen

■ bei Plasmaderivaten und bei gentechnisch hergestellten Plasmaproteinen zur Behandlung von Hämostasestörungen die notwendigen Angaben über Hersteller, Produktbezeichnung, Chargennummer, Packungsgröße und Anzahl der verwendeten Packungen

■ Datum und Uhrzeit der Verabreichung der Blutprodukte

■ die anwendungsbezogenen Wirkungen sind durch geeignete Parameter (z.B. Hämatokrit, Thrombozytenzählung) zu dokumentieren

■ unerwünschte Wirkungen sind mit Datum und Angabe der Uhrzeit im Krankenblatt zu dokumentieren. Die Meldung unerwünschter Wirkungen ist nach geltenden Vorschriften vorzunehmen.

Neben einer **patientenbezogenen Dokumentation**, die in der Praxis keine Probleme bereitet (Vermerk der entsprechenden Daten in dem Anästhesieprotokoll bzw. den Patientenunterlagen), ist auch eine **produktbezogene Dokumentation** notwendig (z.B. Auflistung in einem speziellen Buch – ähnlich einem Betäubungsmittelbuch –, in dem nachvollziehbar ist, welche Blutkomponenten oder Plasmaderivate welchem Patienten transfundiert wurden). Zur praktischen Durchführung gibt es mehrere Empfehlungen, wie z.B. das Einkleben von Produktetiketten und Eintragen der Patientenpersonalien in produktspezifische Erfassungsbögen (Bornmann 1995). Die Dokumentation muss gewährleisten, dass sowohl eine Verfolgung eines inkriminierten Präparates zum Patienten als auch eine Rückverfolgung vom Patienten zum verabreichten Präparat möglich ist (Wissenschaftlicher Beirat 1994).

Neben Blutkomponenten sind alle Präparategruppen, die aus Blutplasma hergestellt werden, dokumentationspflichtig (Wissenschaftlicher Beirat 1994). Die für die Anästhesie wichtigsten **dokumentationspflichtigen Präparategruppen** sind:

■ zellhaltige Blut- und Blutbestandteilskonserven
■ gefrorenes Frischplasma (FFP)
■ Plasmaproteinlösung
■ Humanserum
■ Prothrombinkomplexpräparate
■ Antithrombin III
■ Blutgerinnungsfaktoren VII, VIII, IX, XIII
■ Fibrinogen

Lediglich Humanalbuminpräparate wurden wegen ihrer sicheren Virus-Inaktivierung von der Chargendokumentationspflicht ausgenommen.

Blutlagerung und lagerungsbedingte Veränderungen

Kühlkette

Wird das ausgelieferte Blut nicht sofort benötigt, muss es in einem speziellen Kühlschrank bei 4 ± 2 °C erschütterungsfrei und übersichtlich gelagert werden (Aufrechterhaltung der Kühlkette). Durch Kühlen der Konserve kann der Stoffwechsel des Blutes auf ca. 2,5% des Normalwertes gesenkt werden. Die Kühlkette sollte möglichst nicht unterbrochen werden. Während des Transportes muss eine Temperatur zwischen +1 °C und +10 °C eingehalten werden (Richtlinien 2000). Wurde die Kühlkette unterbrochen, muss die Konserve innerhalb von 6–12 Stunden transfundiert oder verworfen werden. Nicht mehr benötigte Konserven müssen umgehend wieder zur Blutbank zurückgeschickt werden. Eine Rücknahme von nicht angewendeten Blutpräparaten durch die Blutbank ist nur möglich, wenn die entsprechenden Lagerungs- und Transportbedingungen eingehalten wurden.

Veränderungen im Konservenblut

Abhängig von der Lagerungsdauer des Blutes verändert sich das Konservenblut folgendermaßen:

■ Abfall des pH-Werts
■ Abfall der 2,3-Diphosphoglyceratkonzentration (2,3-DPG) in den Erythrozyten, wodurch die Sauerstoffabgabe der Erythrozyten im Gewebe erschwert (Linksverschiebung der Sauerstoffdissoziationskurve) und die osmotische Resistenz verringert ist
■ Austritt von Kalium, Laktatdehydrogenase und Hämoglobin aus den Erythrozyten
■ Auftreten von Mikroaggregaten, die sich vor allem aus Zellfragmenten, Leukozyten, Thrombozyten und Fibrin bilden
■ morphologische Veränderungen der Erythrozyten (Kugelzellen, Stechapfelformen)

24.2.7 Unerwünschte Wirkungen nach Transfusion von Blutkomponenten oder Plasmaderivaten

In den Richtlinien zur Anwendung von Blutprodukten wird gefordert, dass Patienten über die Risiken einer Fremdblutgabe aufgeklärt und auf die Alternative der Eigenblutspende hingewiesen werden müssen, falls von einer Transfusionswahrscheinlichkeit von > 10% auszugehen ist (Kap. 24.2.2, S. 517, Richtlinien 2000, Leitlinien 2001).

Die Transfusion von Blut oder Blutkomponenten erfordert aufgrund der zahlreichen Komplikationsmöglichkeiten eine sehr strenge Indikationsstellung. Treten während einer Transfusion unerwünschte Wirkungen auf, muss die Transfusion je nach Schwere der Symptome unterbrochen bzw. abgebrochen und der transfundierende Arzt sofort benachrichtigt werden. Er entscheidet zusammen mit dem zuständigen Laboratorium über die weiteren Maßnahmen. Es ist eine sofortige sachgerechte Behandlung einzuleiten. Außerdem ist die Untersuchung der Ursachen und ggf. des gesamten organisatorischen Ablaufs notwendig, um bei weiteren Bluttransfusionen ggf. prophylaktische Maßnahmen treffen zu können. Sämtliche Blutproben von Empfänger und Spender sowie die Konserve mit dem restlichen Blut müssen zusammen mit einer frisch entnommenen Blutprobe des Empfängers umgehend in das zuständige Labor geleitet werden, um die erforderlichen Kontrolluntersuchungen durchzuführen.

Akute unerwünschte Nebenwirkungen

Febrile, nicht hämolytische Transfusionsreaktion: Diese kann sich in fieberhafter Reaktion (Temperaturanstieg $>1\,°C$), Schüttelfrost, leichter Dyspnoe, u.U. auch mit klinischen Zeichen einer hämolytischen Transfusionsreaktion vom Soforttyp äußern. Die Transfusionsreaktion vom Soforttyp tritt meist 30–60 Minuten nach Transfusionsende auf und hat ihre Ursache in der Übertragung von freigesetzten leukozytären und/oder thrombozytären Inhaltsstoffen (z.B. Zytokine) oder in präformierten Antikörpern des Patienten gegen Spenderleukozyten, Thrombozyten oder Plasmaproteine (die im Rahmen einer früheren Sensibilisierung, z.B. auch während einer Schwangerschaft erworben wurden). Febrile, nicht hämolytische Transfusionsreaktionen stellen bisher die häufigsten Transfusionszwischenfälle dar (1–7%). Antipyretika können die Symptome unterdrücken. Durch die routinemäßige Verwendung von leukozytendepletierten Erythrozytenkonzentraten seit 1.10.2001 wird eine deutliche Verminderung solcher Reaktionen erwartet. Therapeutisch kann Paracetamol zur Fiebersenkung eingesetzt werden.

Akute hämolytische Transfusionsreaktion: Eine hämolytische Sofortreaktion aufgrund einer AB0-Inkompatibilität oder aufgrund stark hämolytisch wirksamer Alloantikörper anderer Blutgruppensysteme tritt bei ca. 1:6000 Transfusionen auf.

> Ursache ist zumeist (> 80%) eine Verwechslung!

Die Anzeichen eines hämolytischen Transfusionszwischenfalls sind weiter unten ausführlich beschrieben. Eine AB0-Inkompatibilität kann innerhalb kurzer Zeit zur Lyse (sämtlicher) transfundierter Erythrozyten führen. Für tödliche AB0-inkompatible Transfusionsreaktionen wird die Häufigkeit mit 1 pro 1,3–2,0 Millionen transfundierter Einheiten angegeben (Leitlinien 2001). Bereits die Transfusion von 10 ml inkompatiblen Erythrozyten kann zu einem schwersten hämolytischen Transfusionszwischenfall führen.

Verzögerte hämolytische Transfusionsreaktion: Solche Reaktionen können Tage nach einer primär unauffälligen Transfusion von Erythrozyten auftreten. Es imponieren meist ein (unerklärlicher) Hb-Abfall und Zeichen einer Hämolyse, selten disseminierte intravasale Gerinnung und Nierenversagen. Die Ursache ist folgendermaßen zu erklären: Die Konzentration einmal gebildeter Alloantikörper kann im Laufe der Zeit soweit absinken, dass der Alloantikörper nicht mehr nachweisbar ist. Bei erneuter Exposition des immunisierten Empfängers kann es innerhalb weniger Tage zu einer verstärkten Antikörperbildung (gegen die antigentragenden transfundierten Erythrozyten) mit Hämolyse kommen. Die Inzidenz wird mit 1:2000 bis 1:8000 transfundierten Einheiten angegeben. Ein tödlicher Verlauf wird mit 1:1,8 Millionen transfundierter Einheiten angegeben (Diagnostik und Therapie eines hämolytischen Transfusionszwischenfalls s.u.).

Transfusionsreaktion durch bakterielle Kontamination: Das Risiko einer bakteriellen Kontamination eines Erythrozytenkonzentrates wird mit 1:6500 (Seyfert et al. 2001) bis 0,3% oder höher (Leitlinien 2001), das Risiko dadurch bedingter Todesfälle mit 1:6 Millionen angegeben (Seyfert et al. 2001). Die Inzidenz septischer Komplikationen wird mit 1:1 Million geschätzt (Leitlinien 2001). Ursächlich werden Mikroorganismen aus dem Blut oder von der Haut des Spenders, die zur Kontamination der Konserve führen, angenommen. Insbesondere Yersinia enterocolitica, Escherichia coli, Pseudomonas-, Salmonellen-, aber auch Brucella-Spezies sind hierfür verantwortlich (Seyfert et al. 2001). An Symptomen sind Fieber, Schüttelfrost, Erbrechen, Hypotonie und Tachykardie typisch, die oft schon während der Transfusion auftreten.

Posttransfusionelle Purpura: Aufgrund plättchenspezifischer Alloantikörper beim Empfänger kann es etwa 7 Tage nach der Transfusion von einem EK (selten einem Thrombozytenkonzentrat) zu einer akuten, isolierten Thrombozytopenie, evtl. mit Blutungsneigung, kommen. Thrombozytenkonzentrate sollten möglichst nicht verabreicht werden. Außerdem bleibt in diesen Fällen eine Thrombozytentransfusion meist erfolglos.

Allergische Reaktionen: Ursache sind Antikörper im Empfängerserum gegen Plasmaproteine des Spenders. Die Inzidenz wird mit 0,5% angegeben. Bei Patienten mit einem angeborenem IgA-Mangel können hochtitrige Antikörper gegen IgA vorliegen, wodurch allergische Reaktionen ausgelöst werden können.

Graft-versus-Host-Reaktion: Eine posttransfusionelle »Spender-gegen-Empfänger-Reaktion« (Graft-versus-Host-Reaktion, GvHR) ist sehr selten. Sie wird durch proliferationsfähige T-Lymphozyten des Spenders ausgelöst und tritt vor allem bei immuninkompetenten bzw. immunsupprimierten Patienten auf. Auch nach Transfusion von Blut eines engen Verwandten (s. gerichtete Blutspende; Kap. 24.1.2, S. 516) tritt eher eine Graft-versus-Host-Reaktion auf. Hierbei kommt es durch transfundierte, immunkompetente, proliferationsfähige Lymphozyten zu immunologischen Aktivitäten gegen den Empfänger, falls dessen Immunsystem die Spenderzellen nicht als fremd erkennt und nicht zerstört. Tage bis Wochen nach der Transfusion sind Fieber, Hautausschläge, Blasenbildung, Durchfall, Erbrechen, Ikterus und Panzytopenie möglich. Durch Bestrahlung der Blutkonserven kann die Lymphozytenproliferation verhindert werden. Bei immunsupprimierten Patienten sollten (mit 30 Gy) bestrahlte Erythrozytenkonzentrate verwendet werden. Dadurch lässt sich eine GvHR verhindern.

Hypervolämie: Insbesondere bei Patienten mit Herz- oder Niereninsuffizienz kann es im Rahmen einer raschen Gabe größerer Blutvolumina zu einer kardiopulmonalen Dekompensation kommen.

Transfusionsinduzierte akute Lungeninsuffizienz: Eine transfusionsinduzierte akute Lungeninsuffizienz (»transfusion related acute lung insufficiency«; TRALI-Syndrom) ist – obwohl häufig diskutiert – nur sehr selten. Hierfür werden granulozytenspezifische Antikörper des Spenderblutes angeschuldigt, die sich an die Granulozyten des Empfängers binden. Dadurch entstehen Leukozytenaggregate, die im Lungenkapillarbett abgefangen werden, dort Toxine freisetzen und die Kapillaren schädigen. Klinisch entsteht das Bild einer Lungeninsuffizienz mit Lungenödem und pulmonalen Infiltraten. Bereits nach Transfusion einer Blutkonserve kann dadurch ein dem ARDS (Kap. 25.2.2, S. 551) ähnliches Bild entstehen, das jedoch eine relativ günstige Prognose hat. Ca. 70% dieser Patienten werden beatmungspflichtig, ca. 5% der betroffenen Patienten versterben.

Hypothermie: Insbesondere bei einer Massivtransfusion (Kap. 24.3.3, S. 536) droht eine Hypothermie. Durch vorheriges Aufwärmen der EK auf maximal 37 °C lässt sich diese verhindern. Eine perioperative Hypothermie kann die Wundheilung verzögern und Wundheilungsstörungen begünstigen (Kurz et al. 1996).

Citratintoxikation: Durch Bindung von Calcium an das Citrat des Stabilisators (unter Bildung von Calciumcitrat) kann es zu einer Hypokalzämie kommen (Citratintoxikation). Dies scheint jedoch klinisch kein häufiges Problem darzustellen, da der Körper Calcium aus Knochendepots mobilisieren kann und Citrat normalerweise sehr schnell hepatisch metabolisiert wird. Eine Citratintoxikation droht nur bei Früh- und Neugeborenen, bei Patienten mit einer ausgeprägten Leberfunktionsstörung oder bei schnellen Transfusionen mit Übertragung von mindestens 100 ml EK oder 50 ml FFP pro Minute. Therapeutisch ist Calciumgluconat zu verabreichen. Eine metabolische Azidose aufgrund der Transfusion ist selten, eher droht eine verzögerte metabolische Alkalose (Kap. 20.5.5, S. 454), da das Citrat des Stabilisators zu Bikarbonat metabolisiert wird.

Hyperkaliämie: Normalerweise ist nicht mit einer relevanten Hyperkaliämie zu rechnen, da der Kaliumgehalt einer Konserve relativ gering ist. Lediglich bei Frühgeborenen, anurischen Empfängern oder bei Massivtransfusionen kann eine Hyperkaliämie von Bedeutung sein.

Verdünnungs- und Verlustkoagulopathie: Dass die transfusionsbedingte Verdünnung der Gerinnungsfaktoren zu Gerinnungsstörungen führt, ist erst nach Austausch des gesamten Blutvolumens zu befürchten, da ca. 20% der Faktor-V-Konzentration und ungefähr 30% der Faktor-VIII-Konzentration für die Hämostase ausreichen. Aufgrund von Verdünnungsphänomenen (durch thrombozytenfreie Blutkonserven) kann es zu einem Thrombozytenabfall kommen.

Erhöhte Sauerstoffaffinität des Hämoglobins: Die erniedrigte 2,3-Diphosphoglycerat-Konzentration des Konservenblutes führt zu einer erhöhten Affinität des Hämoglobins zum Sauerstoff (Linksverschiebung der O_2-Bindungskurve, erniedrigter P_{50}-Wert) mit verminderter O_2-Abgabe an das Gewebe. Die klinische Bedeutung dieser Veränderung ist noch nicht abschließend geklärt.

Anzeichen eines hämolytischen Transfusionszwischenfalls

Wache Patienten

Häufige Symptome eines Transfusionszwischenfalls beim wachen Patienten:
- Unruhe, Angst, Übelkeit, Erbrechen
- Hitzegefühl, Fieber
- FröstELN, Schweißausbruch, Schüttelfrost, Blässe
- Brennen im Bereich der zuführenden Vene
- Juckreiz, gesichts-/stammbetonte Hautrötung, Kopfschmerz, urtikarielle Exantheme
- Flanken- und Brustschmerzen
- Engegefühl, Atemnot, Bronchospasmus
- Tachykardie, Blutdruckabfall
- in sehr schweren Fällen Vollbild des Schocks mit Kreislaufzusammenbruch

Narkotisierte Patienten

Die Erkennung eines Transfusionszwischenfalls ist beim narkotisierten Patienten relativ schwierig und daher meist erst verzögert möglich, da Allgemeinsymptome wie Flanken- und Brustschmerzen, Unruhe, Juckreiz und Übelkeit fehlen. Exantheme und Zeichen des Schocks können abgeschwächt sein.

Eine **ungeklärte diffuse Blutung** während oder nach der Operation kann das auffallendste Symptom einer hämolytischen Reaktion bei narkotisierten Patienten sein. Nach dem Abflachen der Narkose kann die Symptomatik zunehmen. Ursache transfusionsbedingter Gerinnungsstörungen ist eine durch Hämolyse bedingte disseminierte intravasale Gerinnung (DIC; Kap. 60.3.1, S. 830). Diese äußert sich laborchemisch in Abfall des Quickwertes, Verlängerung der PTT-Zeit,

Abfall der Thrombozytenzahl sowie einem Anstieg der Fibrinspaltprodukte.

Eine auftretende **Hämoglobinurie und Oligurie** sind nur erkennbar, wenn der Patient einen Dauerkatheter hat. Das drohende akute Nierenversagen ist durch Niederschlag von Erythrozytenmaterial aus den hämolysierten Erythrozyten (nicht durch das freie Hämoglobin) bedingt.

Weitere Symptome sind:
- Exantheme
- primär unklarer Blutdruckabfall
- Fieber
- evtl. Bronchospasmus

> Keines der genannten Symptome ist allein pathognomonisch für eine akute hämolytische Transfusionsreaktion!

Maßnahmen bei einem hämolytischen Transfusionszwischenfall

Schon bei Verdacht auf einen hämolytischen Transfusionszwischenfall ist folgendes Vorgehen angezeigt:
- sofortiger Stopp der Transfusion!
- Jede unerwünschte Transfusionsreaktion muss abgeklärt werden. Die Identität von Empfänger und Präparat sind zu überprüfen, der Bedside-Test ist zu wiederholen. Zusätzlich ist der Nachweis bzw. Ausschluss einer intravasalen Hämolyse wichtig. Eine intravasale Hämolyse kann durch den sofortigen Nachweis von freiem Hämoglobin im Plasma bzw. Urin objektiviert werden. Zur Diagnostik einer vermuteten hämolytischen Reaktion sollte eine entnommene Blutprobe zentrifugiert werden. Bei Vorliegen einer Hämolyse ist das Plasma rötlich hämolytisch gefärbt. Außerdem sollte eine Urinprobe auf (sichtbare) Makro- und (unsichtbare) Mikrohämaturie untersucht werden. An Laborbestimmungen eignen sich LDH, Haptoglobin, Bilirubin im Serum, Blutbild (einschließlich der Thrombozytenzahl) sowie Kaliumwert und großer Gerinnungsstatus. An immunhämatologischen Untersuchungen müssen AB0- und Rhesus-Faktor-Kontrolle von Konserven- und Empfängerblut, Verträglichkeitsproben mit Antikörpersuchtest in prä- und posttransfusionellem Empfängerblut sowie der direkte Antiglobulin-(Coombs-)Test (beim Empfängerblut) durchgeführt werden.
- sofortige Information der Blutbank; Versendung des Transfusionsbeutels und -bestecks sowie frisch entnommenen Patientenblutes an die Blutbank
- Behandlung des drohenden Nierenversagens durch Erzwingung einer gesteigerten (forcierten) Diurese mittels:
  - ausreichender Volumenzufuhr (unter Kontrolle des zentralen Venendrucks, ZVD; Kap. 18.6, S. 423)
  - Gabe eines Schleifendiuretikums; ggf. ist zur genauen Urinkontrolle ein Dauerkatheter zu legen
  - Gabe eines osmotischen Diuretikums, z. B. 100 ml Mannitol 20%
  - ggf. Behandlung einer Hyperkaliämie und Azidose
- Therapie einer Hypotension mit Volumengabe und Katecholamin-Zufuhr (Kap. 23.2.1, S. 485)
- Therapie der Verbrauchskoagulopathie mit AT III, FFP, Thrombozytenkonzentraten (Kap. 60.3.1, S. 830)
- in sehr schweren Fällen ggf. Austauschtransfusion
- Alkalisierung des Urins durch Gabe von Natriumbikarbonat (der Wert dieser Maßnahme ist nicht sicher bewiesen)
- Steroid-Gabe, z. B. bis 1000 mg Prednisolon (der Wert dieser Therapie ist nicht sicher belegt)
- genaue Dokumentation des Transfusionszwischenfalls
- postoperative Verlegung des Patienten auf die Intensivstation

Chronische unerwünschte Nebenwirkungen

Übertragung von HIV (Kap. 62.2, S. 838): Mittels HIV-Test werden die gegen das Virus gebildeten Antikörper nachgewiesen. Weltweit ist das HIV-Typ-1-Virus dominierend (HIV-1). In Deutschland handelt es sich nur in ca. 0,5% um das HIV-Typ-2-Virus (HIV-2). Eine HIV-Übertragung durch eine getestete Blutkonserve scheint nur dann möglich, wenn sich ein Blutspender frisch infiziert hat und noch keine nachweisbaren Antikörper gegen HIV gebildet hat. Diese »diagnostische Lücke« beträgt bei einer HIV-Infektion im Mittel 45 Tage. Um dieses diagnostische Fenster erfassen zu können, wurde für die längere Zeit lagerungsfähigen Plasmapräparate eine inzwischen 6-monatige Quarantänelagerung (Kap. 24.1.2, S. 514) eingeführt. Ist der Spender nach Ablauf der Quarantänezeit immer noch seronegativ, wird das Plasma freigegeben. Das Risiko, eine nicht erfasste HIV-positive Blutkonserve zu erhalten, wird in den USA mit 1 : 493 000 angegeben (Schreiber et al. 1996). Für Deutschland wird meist eine Relation von 1 : 1000 000 angegeben. Diese Zahl wurde in einer Erhebung aus den Jahren 1997/1998 bestätigt (Glück 1999). Die neuesten Zahlen der Bundesärztekammer sind Tabelle 24.7 zu entnehmen (Leitlinien 2001).

Übertragung von HBV (Kap. 54.2, S. 795): Das Risiko, eine nicht erfasste Hepatitis-B-Virus-(HBV-)infizierte Konserve zu erhalten, wird in den USA mit 1 : 63 000 angegeben (Schreiber et al. 1996). Für Deutschland wird in einer Erhebung aus den Jahren 1997/98 eine HBV-Übertragung durch Blutprodukte mit 1 : 200 000 beschrieben (Glück 1999). Die neuesten Zahlen der Bundesärztekammer sind Tabelle 24.7 zu entnehmen (Leitlinien 2001). Eine akute Hepatitis-B-Infektion kann ausheilen oder aber in eine chronisch persistierende Hepatitis bzw. eine chronisch aktive (aggressive) Hepatitis übergehen (Kap. 54.2, S. 795). Auch bei der Hepatitis B besteht eine diagnostische Lücke.

Spezielle Narkosevorbereitungen

Übertragung von HCV: Ende der 80er-Jahre wurde das Hepatitis-C-Virus (HCV) als Erreger der seit langem bekannten Hepatitis Non-A-Non-B erkannt. Inzwischen können HCV-Antikörper nachgewiesen werden. Da zwischen Infektionsbeginn und Auftreten der nachweisbaren Antikörper eine gewisse Zeit vergeht, besteht auch hier eine diagnostische Lücke (s.o.). Das Risiko, eine nicht erfasste HCV-infizierte Konserve zu erhalten, wird in den USA mit 1:103 000 angegeben (Schreiber et al. 1996). Für Deutschland wird in einer Erhebung aus den Jahren 1997/98 eine HCV-Übertragung durch Blutpräparate mit 1:100 000 angegeben (Glück 1999). Die neuesten Zahlen der Bundesärztekammer sind Tabelle 24.7 zu entnehmen (Leitlinien 2001). Bei ca. (30–)50% der Patienten mit einer posttransfusionellen Hepatitis C entwickelt sich eine chronische Hepatitis. Diese führt in ca. 25–50% der Fälle zu einer Leberzirrhose.

Übertragung von HAV (Kap. 54.2, S. 795): Eine Übertragung des Hepatitis-A-Virus mittels Blutkonserven ist nur bei Blutabnahme von einem Spender im frühen Inkubationsstadium (im virämisches Stadium, d.h. bis zum 21. Tag der Infektion) möglich. In diesem Stadium ist die GPT erhöht. Durch Ausschluss von Blutspendern mit einem GPT-Wert von > 45 U/l (Frauen) bzw. > 68 U/l (Männer) kann das Risiko einer Übertragung von Hepatitis A durch eine Bluttransfusion auf nahezu Null gesenkt werden. Die Hepatitis A hat praktisch keine Bedeutung für die Transfusionsmedizin.

Übertragung von CMV: Eine Infektion mit dem Cytomegalievirus (CMV) verläuft normalerweise blande, die Leberbeteiligung ist zumeist mild und führt zu keiner Chronifizierung. Ca. 50–60% der über 40-jährigen Blutspender sind CMV-positiv (Anti-CMV-IgG-positiv). Bei Übertragung einer CMV-positiven Konserve tritt mit ca. 2–12% eine CMV-Infektion auf. Vor allem bei immunsupprimierten Patienten (aktuelle Chemotherapie, Z.n. Organtransplantation, HIV-Infektion) oder bei Neugeborenen kann eine CMV-Infektion ausgelöst werden. Bei Neugeborenen kann hierdurch das noch unreife ZNS geschädigt werden. Bei Neugeborenen sowie bei schwangeren Frauen sollten daher CMV-Antikörper-negative bzw. leukozytendepletierte Erythrozytenkonzentrate verwendet werden, die in der Regel nicht länger als 7 Tage, höchstens aber 28 Tage gelagert wurden. Da sich CMV-Viren in Leuko-

zyten befinden, kann durch Transfusion eines leukozytendepletierten Erythrozytenkonzentrates das CMV-Risiko ausgeschaltet werden. Seit dem 1.10.2001 ist eine generelle Leukozytendepletion vorgeschrieben (Kap. 24.1.2, S. 515).

Übertragung von Treponema pallidum: Treponema pallidum, der Erreger der Lues (Syphilis), ist sehr kälteempfindlich. Innerhalb von 3 Tagen sind in kühl gelagertem Blut (4 ± 2 °C) evtl. vorhandene Treponemen abgestorben. Die Übertragung von Treponema pallidum hat – da kein Frischblut (< 72 Stunden Lagerzeit) mehr verwendet wird – keine klinische Relevanz. Auch die Übertragung von Borellien oder Rickettsien ist eine Rarität.

Transfusionsbedingte Immunmodulation (Übersicht bei Landers 1996; Bauer 2001): Durch eine Bluttransfusion wird das Immunsystem unspezifisch gedämpft, was bei Karzinompatienten nachteilig ist (Schriemer et al. 1988). Die Rezidivrate maligner Tumore scheint hierdurch zuzunehmen. Wird dagegen eine Humanblutkonserve einem Organempfänger vor einer Organtransplantation transfundiert, so ist aufgrund der transfusionsbedingten Immunsuppression die Funktion und Überlebenszeit des transplantierten Organs besser. Andererseits kann diese transfusionsbedingte Immunsuppression die postoperative Infektionsrate (Wundinfektionen, intraabdominelle Abszesse, Pneumonien) erhöhen (Jensen et al. 1996). Der genaue Mechanismus dieser transfusionsbedingten Immunsuppression ist nicht geklärt. Möglicherweise waren hierfür die Leukozyten im Transfusionsblut verantwortlich. Durch Filterung des Transfusionsblutes mit Leukozytendepletionsfiltern konnte die postoperative Infektionsrate (im Vergleich zu nicht filtriertem Blut) signifikant gesenkt werden (Jensen et al. 1996). Durch hochwirksame Leukozytendepletionsfilter können mehr als 99% der Leukozyten des Transfusionsblutes eliminiert werden. Mittlerweile sind nur noch leukozytendepletierte Erythrozytenkonzentrate zugelassen.

> Das Risiko eines tödlichen akuten hämolytischen Transfusionszwischenfalls ist größer als alle Infektionsrisiken zusammen!

Anti-D-Prophylaxe

Wurde bei einem Rh-negativen (dd) Patienten Rh-positives (D) Blut transfundiert, kann unter Hinzuziehung eines mit dieser Therapie vertrauten Arztes eine sog. Anti-D-Prophylaxe mit Anti-D-Immunglobulin durchgeführt werden, um eine Immunisierung des Empfängers im Rhesus-System zu verhindern. Dieses Vorgehen ist auch nach Entbindung eines Rh-positiven Kindes (oder einer Fehlgeburt, Amniozentese, einem Schwangerschaftsabbruch oder anderer Maßnahmen, die eine Einschwemmung fetaler Rh-positiver Erythrozyten in den mütterlichen Kreislauf bewirken können) bei einer Rh-negativen Mutter innerhalb von 72 Stunden angezeigt. Hierzu

Tab. 24.7 Frequenz einer Infektionsübertragung durch Transfusion von Erythrozytenkonzentrate laut Bundesärztekammer 2001 (Leitlinien 2001).

Virus	geschätzte Frequenz infektiöser Blutpräparate	Mortalität
HIV	1 : 300 000–3 000 000	100%
HBV	< 1 : 220 000–250 000	5%
HCV	< 1 : 350 000–375 000	10%

HIV = Human immunodeficiency virus; HBV = Hepatitis-B-Virus; HCV = Hepatitis-C-Virus werden 250–300 µg Anti-D-Immunglobulin verabreicht. Auch nach Ablauf von 72 Stunden soll auf eine Anti-D-Gabe nicht verzichtet werden.

24.2.8 Fremdblut sparende Maßnahmen

Allgemeine Bemerkungen

Um die Risiken einer homologen Bluttransfusion (Kap. 24.2.7, S. 524) zu vermeiden, werden inzwischen zunehmend Fremdblut sparende Maßnahmen angewandt. Zu den Fremdblut sparenden Maßnahmen gehören:

- Eigenblutspende
- präoperative Gabe von Erythropoietin
- präoperative Plasmapherese
- akute normo-(hyper-)volämische Hämodilution
- maschinelle Autotransfusion
- sonstige Maßnahmen

Ziel muss es sein, bei geplanten Operationen einen autologen Versorgungsgrad von > 90% zu erzielen, d.h. dass höchstens 10% des perioperativ transfundierten Blutes Fremdblut ist. Bei Fremdblut sparenden Maßnahmen ist die Neu-Übertragung von z.B. Hepatitisviren, HIV, CMV oder Treponema pallidum (Kap. 24.2.7, S. 527) nicht möglich. Auch immunologische Unverträglichkeitsreaktionen oder eine Immunsuppression sind dadurch auszuschließen. Lediglich bei unsterilem Vorgehen während der Eigenblutspende könnte es zu einer späteren bakteriellen Kontamination des vom Patienten gesammelten Blutes mit transfusionsbedingter Bakteriämie kommen.

Eigenblutspende

Allgemeine Bemerkungen

Vor einer geplanten, voraussichtlich blutreichen Operation ist es sinnvoll, dass der Patient präoperativ Eigenblut spendet, das ihm ggf. perioperativ wieder retransfundiert werden kann. Es wird dann von einer **autologen Bluttransfusion** gesprochen. Es wird empfohlen, Eigenblutkonserven möglichst durch Separation in Eigenerythrozytenkonzentrate und Eigen-Fresh-frozen-Plasma aufzutrennen. Um diese Separation durchführen zu dürfen, sind spezielle Kenntnisse in Transfusionsmedizin nachzuweisen. Allerdings gibt es auch Autoren, die bei der Transfusion weniger Einheiten von autologem Blut weiterhin Vollblut als »Eigenblutkonserve der Wahl« bezeichnen (Karger u. Ketschmer 1996). Inzwischen muss Eigenblut, das als Vollblut gelagert werden soll, kurz nach der Spende leukozytendepletiert werden (Richtlinien 2000).

Beträgt die Wahrscheinlichkeit einer perioperativen Bluttransfusion über 10% (Leitlinien 2001), ist der Patient – vor einem Wahleingriff – über die Risiken einer Bluttransfusion, die Möglichkeit einer Eigenblutspende sowie über deren Vor- und Nachteile im Vergleich zu einer Fremdbluttransfusion aufzuklären. Diese **Aufklärungspflicht** besteht vor allem für den Operateur (Verursacherprinzip). Haupteinsatzgebiete für die Eigenblutspende sind große orthopädische Operationen sowie herzchirurgische Operationen.

Dokumentation

Die Einwilligung in die Eigenblutentnahme und die Eigenblut-Retransfusion sind schriftlich zu dokumentieren. Mit dem Eigenblutspender ist schriftlich zu vereinbaren, dass keine Haftung bei Beschädigung oder Verlust der Eigenblutkonserven besteht und dass er einer Vernichtung nicht benötigter Konserven zustimmt. Nicht benötigte Eigenblutpräparate werden mit Ablauf der Lagerungszeit – spätestens nach Entlassung des Patienten aus dem Krankenhaus – entsorgt. Nicht benötigte Eigenblutkonserven dürfen aus Gründen der Sicherheit weder zur homologen Bluttransfusion noch als Ausgangsmaterial für andere Blutprodukte verwendet werden. Die Eigenblutspende ist entsprechend zu dokumentieren.

Kontraindikationen

Für die Eigenblutentnahme werden folgende Kontraindikationen angegeben:

- akute Infektionen mit der Möglichkeit einer hämatogenen Streuung
- Verdacht auf infektiöse Magen-Darm-Erkrankungen
- akute Erkrankungen ungeklärter Genese
- frischer Herzinfarkt ($\leq$ 3 Monate)
- instabile Angina pectoris
- Hauptstammstenose der Koronararterien
- klinisch wirksame Aortenstenose
- dekompensierte Herzinsuffizienz
- Synkopen unklarer Genese
- Verdacht auf fokale Infektionen

> Schwangerschaft und Malignome stellen keine Kontraindikationen für eine Eigenblutspende dar.

Praktische Durchführung

Vorbereitung

Vor der Eigenblutspende ist der aktuelle **Hb-Wert** zu bestimmen. Der nach den Richtlinien der Bundesärztekammer empfohlene Mindest-Hb-Wert ist 11,5 g/dl, von dem jedoch in begründeten Einzelfällen abgewichen werden darf (Leit-linien 2001). Die »American Association of Blood Banks« gibt in ihren Richtlinien von 1993 als Grenze einen Hb-Wert von 11 g/dl und einen Hkt-Wert von 33% an.

Um die Abnahme der Eigenblutkonserven sinnvoll planen zu können, muss die benötigte Zahl der Eigenblutkonserven sowie der Zeitpunkt der Operation bekannt sein, denn davon sowie von der Tatsache, dass Blutkonserven maximal 7 Wochen haltbar sind, hängt der **Zeitpunkt** der ersten Eigenblutabnahme ab. Falls bei einem Erwachsenen z.B. ein Blutverlust von über 1000–1500 ml erwartet wird, ist die Abnahme von 2–4 Eigenblutkonserven sinnvoll.

> Die letzte Eigenblutkonserve sollte normalerweise eine Woche, spätestens jedoch 3–4 Tage vor dem Operationstermin abgenommen werden.

Weitere Konserven sollten davor in 4- bis 7- bis 10-tägigem Abstand abgenommen werden. Insbesondere der Abstand zwischen der ersten und zweiten Entnahme kann ggf. auf 3–4 Tage verkürzt werden, falls terminliche Schwierigkeiten bestehen. Feste Altersgrenzen sind nicht vorgegeben. Kinder mit einem Gewicht unter 10 kg KG sollten kein Eigenblut spenden. Bei Schwangeren und Patienten mit Tumorleiden ist eine sorgfältige Nutzen-Risiko-Abwägung angebracht.

Anlässlich der ersten Eigenblutentnahme ist auf HBs-Antigen sowie auf Antikörper gegen HIV-1/2 und HCV zu untersuchen. Bei positiven Ergebnissen ist nach individueller Nutzen-Risiko-Abwägung über Eigenblutentnahme und Retransfusion zu entscheiden. Hierbei ist auch die Infektionsgefahr für das Krankenhauspersonal zu beachten. Ein Recht auf Eigenblutentnahme gibt es nicht – die individuelle Entscheidung trifft allein der Entnahmearzt.

Wurde in einem begründeten Einzelfall bei Patienten mit positiven Infektionsmarkern Eigenblut entnommen, ist Folgendes zu beachten:

- die Konserven sind als infektiös zu kennzeichnen, dürfen nicht in Blutkomponenten aufgetrennt werden und sind separat zu lagern
- der transfundierende Arzt ist über den infektiösen Status schriftlich zu informieren

Eigenblutentnahme

Anlässlich jeder Eigenblutentnahme ist die Temperatur zu messen, und das Hämoglobin und ggf. die Leukozyten sind zu bestimmen. Während der Eigenblutspende ist der Blutdruck zu überwachen und ein EKG durchzuführen. Häufig wird während der Eigenblutentnahme über eine peripher venöse Verweilkanüle eine Infusion (z.B. 500 ml HAES) vorgenommen. Dadurch kann die hämodynamische Stabilität verbessert werden.

Es ist auf eine sorgfältige Desinfektion der Punktionsstelle und auf steriles Arbeiten zu achten. Die Vene sollte mit der am Konservenbeutel angeschweißten Kanüle punktiert werden.

Vor der Punktion wird der Schlauch des Entnahmebeutels ca. 20 cm vor der Punktionskanüle abgeklemmt, um eine Belüftung des Beutels mit evtl. Keimkontamination beim Entfernen der Schutzkappe zu vermeiden. Es ist auf eine sorgfältige Desinfektion der Punktionsstelle und ein steriles Arbeiten zu achten. Bei Fehlpunktion ist ein neues System zu verwenden. Der Blutbeutel sollte ca. 30–40 cm unterhalb des Patienten auf einer speziellen Blutschaukelwaage gelagert werden, die eine gleichmäßige Durchmischung des Blutes garantiert, um eine Gerinnselbildung zu verhindern. Dies kann auch durch Schwenken der Konserve auf der flachen Hand erreicht werden. Die Blutentnahmemenge sollte 500 ml (minimal 450 ml; maximal 550 ml) betragen, um ein optimales Verhältnis zwischen Blut und Stabilisatorlösung zu gewährleisten. Falls das Mischungsverhältnis von Blutvolumen und Stabilisatorlösung nicht korrekt ist, ist die Lagerungsfähigkeit der Konserve deutlich vermindert.

Nach Abnahme der Eigenblutmenge wird der Schlauch ca. 30 cm vom Beutel entfernt geknickt und abgedrückt, sodass eine kleine Metall-Öse darauf reitend angebracht werden kann. Diese Metall-Öse wird mit einer Plombierzange verplombt. Der Entnahmeschlauch sollte mit drei solchen Clips versehen werden. Die Punktionskanüle ist abzuschneiden.

Nach der Eigenblutentnahme ist dem Patienten eine angemessene Ruhemöglichkeit unter Aufsicht anzubieten. Eine Teilnahme am Straßenverkehr ist frühestens 30 Minuten nach der Eigenblutspende möglich. Der Patient sollte auf eine ausreichende Flüssigkeitszufuhr vor und insbesondere nach der Eigenblutspende achten.

Eigenblutkonserve

Die Eigenblutkonserve ist korrekt zu kennzeichnen. Neben dem Vermerk »Eigenblut« sind die Personalien des Spenders (Name, Vorname, Geburtsdatum) und die übliche Etikettenbeschriftung (Konservennummer, Entnahme- und Verfallsdatum, Bezeichnung der Blutkomponente) dauerhaft zu vermerken. Die Angabe der Blutgruppe (AB0, Rh-Faktor) kann entfallen (Richtlinien 2000, Leitlinien 2001).

Für die Lagerung der Konserven gelten die gleichen Richtlinien wie für Fremdblutkonserven (4 ± 2 °C). Eigenblutkonserven sind getrennt von homologen Blutkomponenten zu lagern.

> Wird der Operationstermin um einige Tage verschoben, dann kann die zuerst abgenommene Eigenblutkonserve evtl. verfallen: Bei Patienten, die Eigenblut gespendet haben, sollte der ursprünglich geplante Operationstermin möglichst nicht verschoben werden!

Eisensubstitution

Für den Anstieg des Hämoglobinwertes um 1 g/dl sind ca. 150 mg Speichereisen notwendig. Pro entnommener Eigenblutkonserve verliert der Köper ca. 250 mg Eisen. Meist wird daher spätestens ab der ersten Eigenblutentnahme – oft schon bereits mit der Indikationsstellung zur Eigenblutspende – eine Eisensubstitution (vorzugsweise [150–]300 mg Eisensulfat pro Tag oral) empfohlen. Die Resorptionsquote nach oraler Eisen-Gabe wird (bei normalen Eisenreserven) mit ca. 5–8% angegeben. Bei erschöpften Eisenreserven kann die Resorptionsquote auf ca. 20% ansteigen. Die Wirksamkeit einer oralen Eisensubstitution ist jedoch nur bei bestehendem Eisenmangel erwiesen. Zum Teil (vor allem bei einer medikamentösen Stimulation der Erythropoese mittels Erythropoietin; s.u.) wird Eisen intravenös substituiert (Fe-Gluconat [z.B. 40–62,5 mg Ferrlecit i.v. pro Tag] in 250 ml NaCl 0,9% über ca. 20–30 Minuten). Diese intravenöse Eisen-Gabe wird oft unmittelbar im Anschluss an die Eigenblutspende durchgeführt.

> Mögliche Komplikationen einer Eigenblutabnahme sind vasovagale Reaktion, Übelkeit, Kopfschmerzen, Tachykardie, Tachypnoe, Hypotension, zerebraler Krampfanfall, Bewusstlosigkeit.

Retransfusion der Eigenblutkonserve

Die Eigenbluttransfusion stellt die sicherste und risikoärmste Form der Blutübertragung dar. Bei der Retransfusion von Eigenblut besteht aber auch das Risiko der Verwechslung wie bei der Fremdblutübertragung (1:20000–1:30000, Seyfert 2001). Unmittelbar vor der Eigenbluttransfusion ist daher eine Identitätssicherung durch Vergleich der Personalien des Patienten und der Kennzeichnung der Konserve notwendig. Der AB0-Identitätstest (Bedside-Test) ist in jedem Fall mit dem Blut des Empfängers, im Fall von erythrozytenhaltigen Präparaten zusätzlich mit dem der autologen Konserve vorzunehmen. Die Kreuzprobe kann entfallen.

Durch die Retransfusion von Eigenblut können keine neuen Infektionserreger auf den Patienten übertragen werden, wenn eine Kontamination der Konserve vermieden wird. Eine bakterielle Kontamination von Eigenblutkonserven mit dadurch bedingter Sepsis nach deren Transfusion ist beschrieben (Dinse u. Deusch 1996). Die Indikation zur Retransfusion sollte daher nach strengen medizinischen Kriterien gestellt werden (Dinse u. Deusch 1996). Der transfundierende Arzt (nicht das Blutdepot) hat dafür Sorge zu tragen, dass zuerst Eigenblutkonserven und ggf. erst danach Fremdblutkonserven angefordert und transfundiert werden. Bei fehlender Indikation dürfen Eigenblutkonserven nicht transfundiert werden. Auch Eigen-Fresh-frozen-Plasma soll nur bei begründeter Indikation, nicht jedoch zum reinen Volumenersatz zurückgegeben werden (Welte 1998).

Präoperative Gabe von Erythropoietin

Nimmt die Sauerstofftransportkapazität ab (Kap. 19.4.2, S. 432), z.B. aufgrund einer Anämie oder einer chronischen Hypoxämie, reagiert die Niere physiologischerweise mit einer vermehrten Synthese von Erythropoietin. Erythropoietin ist ein hämatopoetischer Wachstumsfaktor, der im Knochenmark vor allem die späten Erythrozytenvorläuferzellen zur Differenzierung und Proliferation anregt. Inzwischen kann Erythropoietin gentechnisch (rekombinant) hergestellt werden (**r**ekombinantes **h**umanes **E**rythro**po**ietin; rh-Epo). Dadurch kann die Erythropoese stimuliert werden. Ca. 3–4 Tage nach dessen Gabe steigt die Zahl der Retikulozyten, nach frühestens 1 Woche nehmen Hb- und Hkt-Wert zu. Dies wurde insbesondere bei niereninsuffizienten anämischen Patienten vielfach bestätigt. Durch Erythropoietin kann auch im Rahmen einer Eigenblutspende die Erythrozytenproliferation stark stimuliert, der Hb-Abfall vermindert und präoperativ ein höherer Ausgangs-Hb-Wert erzielt werden. Auch das Intervall zwischen den präoperativen Eigenblutspenden kann verkürzt werden. Damit kann Erythropoietin auch eingesetzt werden, wenn nach Abnahme mehrerer Eigenblutkonserven – trotz Einhalten der empfohlenen Mindestabstände zwischen den einzelnen Spenden – Hb- und Hkt-Wert stark abfallen, wodurch sich weitere Eigenblutspenden verbieten. Dies ist insbesondere bei Frauen häufiger der Fall. Während bei Männern in fast 90% der Fälle 4 Eigenblutkonserven gewonnen werden können, ist dies bei Frauen nur in ca. 45% der Fälle möglich (McVay et al. 1992). Auch von Zeugen Jehovas wird die präoperative Erythropoietin-Gabe akzeptiert und ermöglicht es, einen hohen »Ausgangs-Hb-Wert« zu erzeugen, sodass zusätzlich Fremdblut sparende Maßnahmen genügen, um eine Fremdbluttransfusion zu vermeiden (s. auch Kap. 24.4, S. 538).

Dosierung

Die Dosierungsempfehlungen für rh-Epo reichen von 2- bis 3-mal pro Woche 200(–300) IE/kg KG subkutan bis zu 3-mal 200–300 IE/kg KG subkutan insgesamt. Inzwischen wird oft nur noch eine 3- bis 4-malige Gabe (jeweils nach der Eigenblutspende) empfohlen. Die Dosierung sollte individuell festgelegt werden (Ausgangs-Hb-Wert? Erwarteter Blutverlust?). Zusätzlich zur rh-EPO-Gabe ist eine Eisensubstitution durchzuführen (s.o.).

Indikationen

Erythropoietin ist indiziert, wenn:

- bei Männern präoperativ ≧ 5 Eigenblutkonserven abgenommen werden sollen
- bei Frauen präoperativ ≧ 4 Eigenblutkonserven abgenommen werden sollen
- nur noch ein kurzes Spendeintervall verfügbar ist

■ bei Zeugen Jehovas ein präoperativ hoher »Ausgangs-Hb-Wert« angestrebt werden soll (Soukup et al. 1996)

Präoperative Plasmapherese

Bei einer geplanten, blutverlustreichen Operation können mittels präoperativer Plasmapherese (Kap. 24.1.2, S. 513) pro Sitzung ca. 900 ml Frischplasma (3 Beutel) gewonnen werden. Das autologe Frischplasma wird schockgefroren. Da es bei –40 °C lange lagerungsfähig ist, kann schon weit vor dem OP-Termin die Plasmapherese durchgeführt werden. Insgesamt wird die präoperative Plasmapherese eher selten durchgeführt.

Akute normo-/hypervolämische Hämodilution

Normovolämische Hämodilution

Bei der normovolämischen (isovolämischen) Hämodilution werden unmittelbar vor der Operation (zumeist zwischen Narkoseeinleitung und Operationsbeginn) unter sterilen Bedingungen ca. 10–20 ml/kg KG Blut des Patienten in ein bis drei übliche Blutbeutel (die Stabilisator enthalten) entnommen. Zur Abnahme des Blutes ist eine Vene mit der am Konservenbeutel angeschweißten Kanüle zu punktieren. Gleichzeitig wird über eine periphervenöse Verweilkanüle ein entsprechendes Volumen an kolloidalem Plasmaersatzmittel (z.B. HAES 6%; Kap. 9.3, S. 267) infundiert. Bei danach evtl. intraoperativ auftretenden Blutverlusten geht mit HAES verdünntes Blut verloren. Erst wenn der Hb- bzw. Hkt-Wert blutungsbedingt grenzwertig abfällt, wird die zuvor abgenommene Blutkonserve retransfundiert.

Eine unmittelbar präoperativ durchgeführte akute isovolämische Hämodilution kann sinnvoll sein, wenn ein Blutverlust von mehr als einem Liter erwartet wird. Die Ausschlusskriterien für eine akute normovolämische Hämodilution sind die gleichen wie für eine präoperative Eigenblutspende (s.o., S. 529). Bei der Blutabnahme ist eine gute Vermischung von Blut und Stabilisator sicherzustellen.

Die abgenommene Konserve ist mit Name, Vorname und Geburtsdatum des Patienten sowie mit Datum und Uhrzeit der Entnahme zu kennzeichnen. Die bei Raumtemperatur gelagerten Konserven sind bei Bedarf innerhalb von 6 Stunden nach Beginn der Entnahme zu retransfundieren.

Bei perioperativ gewonnenen Eigenblutkonserven kann auf den AB0-Identitätstest verzichtet werden, wenn diese unmittelbar am Patienten verbleiben und zwischen Entnahme und Rückgabe weder ein räumlicher noch ein personeller Wechsel stattgefunden hat.

Unter der normovolämischen Hämodilution fällt zwar der Sauerstoffgehalt des Blutes (Kap. 19.4.2, S. 433) ab, die Sauerstofftransportkapazität (Kap. 19.4.2, S. 432) des Blutes nimmt jedoch meist bis zu einem Abfall des Hkt-Wertes auf ca. 30% zu, da die Rheologie (Fließeigenschaften) des Blutes verbessert wird. Außerdem führt die erniedrigte Nachlast zu einer kompensatorischen Steigerung des Herzminutenvolumens bei normalerweise konstanter Herzfrequenz. Eine Erhöhung der Herzfrequenz weist darauf hin, dass die übliche hämodynamische Kompensation ausgeschöpft ist. Eine Herzfrequenzsteigerung verursacht einen vermehrten myokardialen Sauerstoffbedarf und ist insbesondere bei koronarsklerotischen Patienten unerwünscht. Bei koronargesunden Patienten kann ein intraoperativer Abfall des Hkt-Wertes auf ca. 25% (evtl. auf 20%) toleriert werden, bevor eine Bluttransfusion notwendig ist. Präoperativ sollte normalerweise der Hämatokrit nicht unter ca. 30%, intraoperativ nicht unter 20–25% abfallen. Unter einer akuten normovolämischen Hämodilution (10–20 ml/kg KG) und Ersatz des abgenommenen Blutvolumens durch HAES (z.B. 6%, 200/0,5) ist weder eine klinisch relevante Erniedrigung von Gerinnungsfaktoren noch eine Erhöhung der perioperativen Blutverluste zu erwarten (Hensel et al. 1996).

Der Fremdblut sparende Effekt der akuten isovolämischen Hämodilution ist zwar signifikant (Kahraman 1997), jedoch relativ gering und kaum steigerbar. Der maximale Einspareffekt beträgt höchstens 1–1,5 homologe Erythrozytenkonzentrate und setzt einen hochnormalen Ausgangs-Hb-Wert voraus. Zusätzlich sollten zur isovolämischen Hämodilution möglichst noch andere Fremdblut sparende Maßnahmen durchgeführt werden.

Hypervolämische Hämodilution

Neben der akuten normovolämischen Hämodilution ist auch eine präoperative hypervolämische Hämodilution beschrieben (Mielke et al. 1997; Trouwborst et al. 1990). Bei diesem relativ einfachen Verfahren werden z.B. ca. 15 ml/kg KG HAES verabreicht, jedoch ohne dass vorher Eigenblut abgenommen wird. Zum Teil werden bis zu 3000 ml Flüssigkeitszufuhr (1500 ml kristalloide und 1500 ml kolloidale Flüssigkeit) als sicher bezeichnet, falls es sich um herzgesunde Patienten handelt.

Maschinelle Autotransfusion

Prinzip

Der Patient ist über die Möglichkeit und die Risiken der maschinellen Autotransfusion (MAT) aufzuklären. Bei der maschinellen Autotransfusion wird das im Operationsbereich abgesaugte Blut unter Antikoagulation mit Heparin gesammelt. Das gesammelte Blut wird filtriert und in einer Zentrifugenglocke zentrifugiert, separiert, gewaschen und konzentriert. Zum Waschvorgang werden normalerweise 700–1000 ml NaCl

0,9% verwendet. Mit modernen Systemen wird der allergrößte Anteil an Leukozyten, Thrombozyten, Zelldetritus, freiem Hämoglobin und Plasma entfernt. Es werden Erythrozytensuspensionen gewonnen. Das Blut muss innerhalb von 6 Stunden retransfundiert werden. Der Hämatokrit des gewonnen Blutes beträgt ca. 50–60%. Durch die maschinelle Autotransfusion (Abb. 24.4) können, je nach Operation und Absaugdisziplin, bis zu 50–80% des Wundblutes aufgearbeitet werden.

> Autotransfusionsblut kann aktivierte Mediatoren- und Komplementfaktoren enthalten.

Indikationen und Kontraindikationen

Die maschinelle Autotransfusion bietet sich vor allem bei orthopädischen und kardiochirurgischen Eingriffen sowie bei Gefäßoperationen an, wenn große Blutverluste erwartet werden. Die maschinelle Autotransfusion verbietet sich bei Operationen in infiziertem Gewebe bei bakterieller Kontamination (z.B. Darmoperation) sowie bei einer Operation in Tumorgewebe.

Tumorchirurgische Eingriffe

In ersten Studien konnte zwar gezeigt werden, dass bei Transfusion von MAT-Blut über Leukozytendepletionsfilter Osteosarkomzellen eliminiert werden (Müller et al. 1996), hierzu sind aber weitere Studien notwendig. Inzwischen gibt es auch Berichte über die Retransfusion von Wundblut bei tumorchirurgischen Eingriffen nach Bestrahlung des Blutes (Hansen u. Taeger 1996). Die Effektivität einer Blutbestrahlung zur Elimination von Tumorzellen sei inzwischen hinreichend belegt (Hansen u. Taeger 1996; Hansen et al. 1999; Hansen 2001). Hierzu ist aber eine gesonderte Zulassung durch das Paul-Ehrlich-Institut erforderlich.

Sonstige Fremdblut sparende Maßnahmen

Sorgfältige Operationstechnik

Eine besonders wichtige Maßnahme zur Einsparung von Fremdbluttransfusionen ist eine sorgfältige chirurgische Technik. Ein versierter Operateur zeichnet sich durch ein schnelles und blutarmes Operieren aus.

Kontrollierte Hypotension

Durch eine kontrollierte Hypotension (Kap. 69.3.2, S. 977) mit einem angestrebten arteriellen Mitteldruck von ca. 50–60 mm Hg kann der intraoperative Blutverlust vermindert werden. Es liegen jedoch kaum Daten zum Nutzen-Risiko-Vergleich dieser Methode vor. Inzwischen muss der Stellenwert der kontrollier-

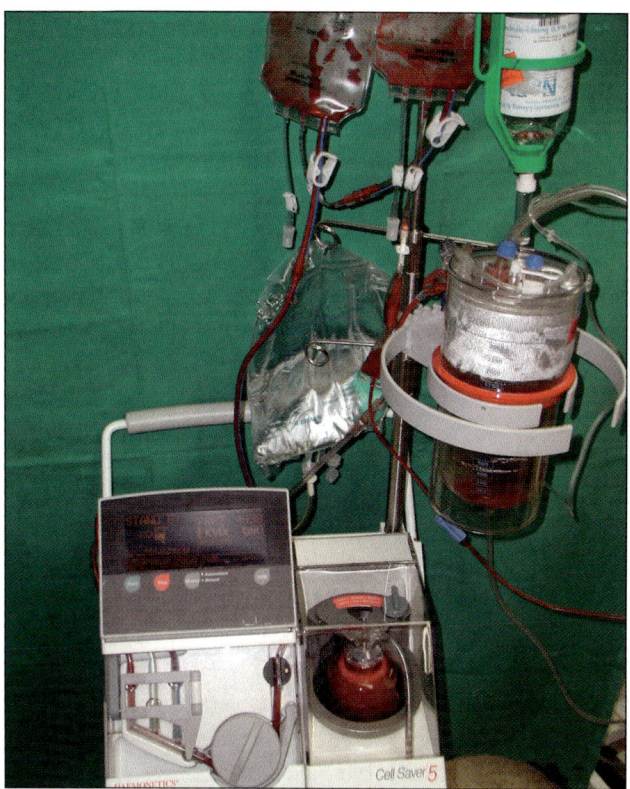

Abb. 24.4 Gerät zur maschinellen Autotransfusion (Cell Saver 5, Fa. Haemonetics).

ten Hypotension als Fremdblut sparende Maßnahme eher zurückhaltend beurteilt werden (Kleinschmidt 2001).

Wahl des Anästhesieverfahrens

Bei Durchführung einer Operation in einem Regionalanästhesieverfahren scheint der Blutverlust geringer zu sein als bei einer Allgemeinanästhesie. Bei einer IVA/TIVA scheint der Blutverlust geringer zu sein als bei einer Narkose unter Verwendung eines volatilen Inhalationsanästhetikums.

Intraoperative Gabe eines Antifibrinolytikums

Durch Gabe eines Antifibrinolytikums (Aprotinin, ϵ-Aminokapronsäure, Tranexamsäure) kann die Fibrinolyse gehemmt werden. Insbesondere für kardiochirurgische Operationen ist dadurch ein deutlich verminderter Blutverlust erzielbar. Auch für andere Operationsarten wurde zum Teil ein verminderter Fremdblutbedarf beschrieben (Übersicht bei Habler u. Messmer 1997, nähere Beschreibung Kap. 23.9.5, S. 507).

Postoperative Wundblutsammlung und Retransfusion

Postoperativ können noch erhebliche Blutmengen über Wunddrainagen verloren gehen. Inzwischen kann Drainageblut in speziellen Auffangbehältern gesammelt werden, die eine

Spezielle Narkosevorbereitungen

Retransfusion des Wund-/Drainageblutes (ohne entsprechende maschinelle Aufbereitung) über Transfusionsfilter ermöglichen. Dieses Vorgehen findet in den letzten Jahren zunehmend Verbreitung und scheint sicher zu sein. Die Notwendigkeit einer Fremdblutgabe kann dadurch vermindert werden (Faris et al. 1991; Healy et al. 1994; Seidel et al. 1993). Allerdings gibt es auch kritische Stimmen, die darauf hinweisen, dass in diesem Blut Gerinnung, Fibrinolyse und Komplementreaktionen aktiviert sind, dass freies Hämoglobin und Zelltrümmer enthalten sind und dass öfters febrile Reaktionen ausgelöst werden. Zum Teil wird daher empfohlen, keine solche Retransfusion von Wundblut durchzuführen (Rosolski et al. 2000).

24.3 Therapie relevanter perioperativer Blutverluste

24.3.1 Allgemeine Bemerkungen

Ein Blutverlust bis ca. 10(–20)% des gesamten Blutvolumens könnte bei gesunden Patienten aufgrund entsprechender Kompensationsmechanismen (vor allem durch Vasokonstriktion) kompensiert werden, ohne dass der systolische Blutdruck relevant verändert wäre. Das Herzminutenvolumen und die Durchblutung nicht vitaler Organe sind jedoch bereits vermindert. Durch viele bei der Narkose eingesetzte Medikamente (z.B. Barbiturate, volatile Anästhetika, Dehydrobenzperidol) bzw. Techniken (z.B. rückenmarknahe Regionalanästhesieverfahren) können diese körpereigenen Kompensationsmechanismen, d.h. Vasokonstriktion und Zentralisation, jedoch negativ beeinflusst werden, sodass schon bei relativ geringem intravasalem Volumenmangel stärkere hämodynamische Probleme auftreten können. Wichtig ist daher, auch geringe perioperative Blutverluste adäquat durch entsprechende Ersatzlösungen zu ersetzen, sodass keine kompensatorische Zentralisation notwendig wird.

Solange akute Blutverluste weniger als ca. 30% des geschätzten Blutvolumens ausmachen, braucht normalerweise kein Erythrozytenkonzentrat gegeben zu werden. Entscheidend ist auch hierbei, dass der intravasale Volumenverlust schnell und adäquat wieder durch entsprechende Ersatzlösungen ersetzt wird und so die Makro- und auch die Mikrozirkulation aufrechterhalten bleiben. Hierzu kommen im Prinzip kristalloide Lösungen (1:5) oder synthetische oder körpereigene kolloidale Plasmaersatzmittel (1:1) infrage.

24.3.2 Ersatz mäßiger Blutverluste: Kristalloide Lösungen, synthetische oder körpereigene kolloidale Plasmaersatzmittel?

Kolloidale oder kristalloide Lösungen?

Häufig stellt sich die Frage, ob bei mäßigem perioperativem Blutverlust, bei dem noch keine Gabe von Erythrozytenkonzentraten notwendig wird, kolloidale oder kristalloide Lösungen verabreicht werden sollen. Durch künstliche kolloidale Lösungen (z.B. HAES) oder körpereigene kolloidale Lösungen (z.B. Albuminlösungen) kann ein intravasaler Volumenmangel schneller aufgefüllt und das Herzminutenvolumen schneller gesteigert werden als durch kristalloide Lösungen. Bei Gabe von kristalloiden Lösungen verlassen ca. 80% des infundierten Volumens sehr schnell den Intravasalraum und diffundieren in den Extrazellulärraum (Kap. 9.2, S. 264), sodass ca. das Fünffache des fehlenden Intravasalvolumens an kristalloiden Lösungen gegeben werden muss. Bei kolloidalen Plasmaersatzmitteln genügt ein Ersatz des fehlenden Blutvolumens in der Relation von ca. 1:1, da sie intravasal verbleiben. Soll vor allem das intravasale Volumen aufgefüllt werden (also z.B. im Rahmen eines akuten Blutverlustes), scheinen kolloidale Lösungen besser geeignet zu sein. Zusätzlich zur Gabe von kolloidalen Lösungen (um den intravasalen Volumenmangel auszugleichen), sollten aber auch kristalloide Lösungen verabreicht werden, um einen zusätzlich zumeist bestehenden Mangel an interstitieller Flüssigkeit auszugleichen. Die Gefahr eines Lungenödems scheint bei der Gabe großer Mengen kristalloider Lösungen größer zu sein als bei der Gabe von kolloidalen Lösungen. Das Outcome der Patienten ist jedoch unbeeinflusst davon, ob Kolloide oder Kristalloide zur Volumentherapie verwendet werden. Bei der Beurteilung von amerikanischen Studien, die die Frage Kristalloide versus Kolloide oft zugunsten von kristalloiden Lösungen beantworten, ist allerdings zu beachten, dass in den USA z.B. nur Stärkepräparate der ersten Generation zugelassen sind (Übersicht bei Dieterich 2001).

Synthetische oder körpereigene Kolloide?

Als kolloidales Plasmaersatzmittel wurde bis vor einigen Jahren noch relativ großzügig Humanalbuminlösung eingesetzt. In klinischen Vergleichsstudien hatten die Humanalbuminlösungen im Vergleich zu künstlichen Kolloiden jedoch keinen Vorteil, was z.B. die Beeinflussung der Lungenfunktion, den operativ bedingten Blutverlust (aufgrund einer evtl. stärkeren Beeinträchtigung der Blutgerinnung durch künstliche Kolloide), die Aufenthaltsdauer im Krankenhaus oder auf der Intensivstation oder was die Mortalität betrifft. Als Indikationen für Humanalbumin werden zum Teil nur noch Situationen angegeben, in denen die Gabe von künstlichen Kolloiden kontraindiziert oder mengenmäßig ausgeschöpft ist (Leitlinien 2001). Einige Autoren sehen überhaupt keine gesicherten Indikationen mehr für Humanalbumin (Engelhardt 1995). Bei intensivpflichtigen Patienten scheint es sogar gewichtige Hinweise darauf zu geben, dass durch die Gabe von Humanalbumin die Mortalität erhöht ist (Offringa 1998; Cochrane 1998).

Die Ödemschwelle wird bei einer Albuminkonzentration von $\leq 2,5$ g/dl oder einer Gesamteiweißkonzentration von ≤ 5 g/dl (bzw. bei einem Abfall des kolloidosmotischen Drucks auf unter [15–] 20 mm Hg) angegeben (s. auch Kap. 9.3, S. 265).

Ein Abfall des kolloidosmotischen Drucks ist aber ebenfalls kein zwingender Grund für die Gabe von Albumin.

> In den Leitlinien zur Therapie mit Blutkomponenten und Plasmaderivaten wird hierzu festgestellt: »Bei Hypalbuminämien mit (Gesamteiweiß)werten unter 4,5 g/dl und einem KOD unter 18 mm Hg bei gleichzeitiger Ausbildung von Gewebsödemen *kann* die Gabe von 20- bis 25%iger Albuminlösung indiziert sein« (Leitlinien 2001).

Indikationen für Humanalbumin sind ein akuter Volumenmangel bei Früh- und Neugeborenen, bei denen aufgrund der noch nicht ausgereiften Stoffwechselfunktion künstliche Kolloide vermieden werden. Auch bei Kindern und Schwangeren wird von vielen Klinikern wegen mangelnder Studien anstatt künstlicher Kolloide 4- bis 5%iges Albumin verwendet (Leitlinien 2001). Es liegen inzwischen aber vereinzelte Studien zum problemlosen Einsatz von HAES bei Kindern vor (Boldt et al. 1993; Hausdörfer et al. 1986). Als relative Indikationen für den Einsatz von Humanalbuminlösungen kann auch ein Kolloidbedarf bei gleichzeitig vorliegendem akutem Nierenversagen angesehen werden. Bei Erkrankungen, bei denen eine Synthesestörung (z. B. Leberparenchymschädigung) oder Schädigung der Kapillarpermeabilität mit chronischer Hypalbuminämie besteht, ist die Gabe von Humanalbumin dagegen nicht indiziert (Leitlinien 2001).

Da die Ausgaben für Humanalbuminlösungen in den meisten Kliniken einen großen Kostenfaktor darstellen, sind die Indikationen dafür auch aus finanziellen Gründen kritisch zu hinterfragen (Engelhardt 1995).

Bei der Diskussion, ob eine kolloidale oder kristalloide Lösung verabreicht werden soll, ist auch zu beachten, dass sich z.B. im ARDS, im Schock, in der Sepsis oder im Multiorganversagen ein kapilläres Leck ausbildet. Aufgrund dieser Zunahme der Gefäßpermeabilität kommt es auch zum Verlust onkotisch wirksamer Substanzen aus dem Intravasalraum ins Interstitium. Durch Verabreichung von Albumin oder kolloidalen Volumenersatzmitteln kann das Ödem verstärkt werden, da diese Substanzen in den extravasalen Flüssigkeitsraum austreten und auch dort Wasser an sich binden.

24.3.3 Ersatz starker Blutverluste: Blutkomponententherapie

> Bei einem Abfall des Hämoglobinwertes auf ca. 7–10 g% bzw. einem Abfall des Hkt-Wertes auf ca. 21–30% ist normalerweise mit einem grenzwertigen Mangel an Sauerstoffträgern, also an Erythrozyten zu rechnen. Diese Situation wird erreicht, wenn ungefähr 25–30% des Blutvolumens, beim Erwachsenen also ca. 1,25–1,5 Liter Blut verloren gingen und durch Gabe von kolloidalen und kristalloiden Lösungen ersetzt wurden. Damit es im Rahmen eines akuten Blutverlustes zu einem Mangel an Plasmaeiweißen kommt, also zu einer grenzwertigen Abnahme des kolloidosmotischen Drucks durch Albuminmangel, müssen dagegen bereits 50% des Blutvolumens verloren gehen und die Plasmaalbuminkonzentration auf unter ca. 2,5 g/dl abfallen. Der kolloidosmotische Druck des Albumins kann problemlos durch die alleinige Verabreichung synthetisch hergestellter kolloidaler Plasmaersatzmittel erreicht werden (Kap. 9.3, S. 265). Selbst im Rahmen sehr starker Blutungen wird die Gabe von körpereigenen Plasmaersatzlösungen (vor allem Albuminlösungen) von den meisten Autoren inzwischen abgelehnt. Erst bei Blutverlusten von über ca. 65% (Gabe von mehr als 10 Erythrozytenkonzentraten) ist normalerweise eine Gabe von Gerinnungsfaktoren (in Form von FFP) zu empfehlen (Leitlinien 2001) (s.o.).

Zur Beurteilung des plasmatischen Gerinnungspotenzials ist die Bestimmung von Quickwert und partieller Thromboplastinzeit (PTT) ausreichend genau. Ist der Quickwert unter 40–50% abgefallen und die PTT bis an den oberen Normbereich verlängert, spricht dies für eine beginnende Erschöpfung des plasmatischen Gerinnungspotenzials. Auch eine Fibrinogenkonzentration <0,8 bis 1,0 g/l zeigt den kritischen Grenzwert an.

> Zur Substitution von Gerinnungsfaktoren wird FFP eingesetzt. FFP sollte zügig transfundiert werden. Um eine hämostyptische Wirkung zu erzielen, sind beim Erwachsenen 3(–4) FFP-Konserven notwendig. Bei Massivtransfusionen wird – je nach klinischer Situation – die Gabe von 3(–4) FFP-Konserven (je 200–250 ml) nach jeweils (6–)8 EK (je 300 bis 350 ml) empfohlen (Leitlinien 2001). Zu einer Blutgerinnungsstörung aufgrund eines **Thrombozytenmangels** kommt es aufgrund von großen, mobilisierbaren Thrombozytenreserven normalerweise erst nach einem akuten Blutverlust von ca. dem 1,5fachen des normalen Blutvolumens (d.h. nach Transfusion von ca. 15 Erythrozytenkonzentraten). Liegt bei einer Thrombozytenzahl von >50000/ml eine schwerwiegende Blutung vor (z. B. Polytrauma mit Massivtransfusion), dann ist eine zwingende Indikation zur Thrombozytentransfusion gegeben (Leitlinien 2001).

Details

An den oben genannten Werten orientiert sich die sog. Blutkomponententherapie. Nach diesem inzwischen anerkannten Therapieschema sollten nur diejenigen Blutbestandteile ersetzt werden, an denen der Patient einen therapiebedürftigen Mangel hat.

Blutverluste, bei denen noch **kein kritischer Mangel an Sauerstoffträgern** anzunehmen ist (bis ca. 30% des Blutvolumens je nach Ausgangs-Hb-Wert), sollten vorzugsweise mit künstlichen Plasmaersatzmittel (z.B. HAES) volumengleich oder (teilweise) mit kristalloiden Lösungen (ungefähr im Verhältnis 1:4) ersetzt werden.

Bei einem akuten **Blutverlust von mehr als ca. 30% des Blutvolumens** sollten Erythrozytenkonzentraten transfundiert werden. Bei Patienten mit kardiovaskulären und pulmonalen Vorerkrankungen, bei kritisch kranken Patienten oder bei Patienten bei denen eine (Nach-)Blutungsgefahr besteht, kann schon bei geringeren Blutverlusten eine Transfusion indiziert sein. In den aktuellen Leitlinien der Bundesärztekammer zur Therapie mit Blutkomponenten und Plasmaderivaten wird festgestellt:

> Für die Indikation zur Erythrozytentransfusion lassen sich keine absoluten und allgemein gültigen kritischen Grenzwerte für Hämoglobin oder Hämatokrit feststellen. Bei der Entscheidung für eine Transfusion müssen außer Laborwerten stets die Dauer, die Schwere und die Ursache der Anämie sowie die Vorgeschichte, das Alter und der klinische Zustand des Patienten berücksichtigt werden (Leitlinien 2001).

Durch Transfusion eines Erythrozytenkonzentrates steigt beim normalgewichtigen Erwachsenen der Hämoglobinwert um ca. 1,0–1,5 g/dl (0,6–0,9 mmol/l) bzw. der Hämatokrit um 3–4% an.

Bei **Blutverlusten von über ca. 65% des Blutvolumens** ist nicht nur von einem Mangel an Erythrozyten, sondern auch von einem zusätzlichen Mangel an Gerinnungsfaktoren auszugehen. Es sind zusätzlich noch Gerinnungsfaktoren in Form von gefrorenem Frischplasma (FFP) zu verabreichen. Eine Verdünnungskoagulopathie ist zu vermuten, falls z.B. innerhalb von 24 Stunden das gesamte intravasale Blutvolumen einmal ausgetauscht wurde. Bei einem ersetzten Blutverlust von ca. 50% bzw. 70% ist von einem Abfall der Faktorenkonzentration auf 60 bzw. 50% des Ausgangswertes auszugehen und bei einem ersetzten Blutverlust von 100, 150 bzw. 200% beträgt die Faktorenkonzentration nur noch ca. $^1/_3$, $^1/_5$ bzw. $^1/_8$ des Ausgangswertes. Bei Massivtransfusionen (mit klinisch manifesten Gerinnungsstörungen) empfiehlt es sich, nach jeweils (6–)8 Erythrozytenkonzentraten 3(–4) FFP rasch zu verabreichen (Leitlinien 2001).

Bei **extremen Blutverlusten**, bei denen außerdem noch ein Thrombozytenmangel anzunehmen ist, müssen neben Erythrozytenkonzentraten und Gerinnungsfaktoren in Form von FFP auch Thrombozytenkonzentrate verabreicht werden. Die Gabe von Thrombozyten wird normalerweise erst notwendig, wenn akut mehr als ca. das 1,5fache des normalen Blutvolumens durch thrombozytenfreie Lösungen ersetzt wurde.

Massivtransfusion

Von einer Massivtransfusion kann gesprochen werden, wenn innerhalb von 24 Stunden beim Erwachsenen mehr als 10 Erythrozytenkonzentrate transfundiert wurden (Leitlinien 2001). Die Substitutionstherapie muss nach den oben beschriebenen Empfehlungen erfolgen.

Nach einer Massivtransfusion kann es durch Umwandlung von Citrat in Bikarbonat zu einer schweren metabolischen Alkalose, evtl. mit ausgeprägter Hypokaliämie kommen (Kap. 20.5.5, S. 454). Eine häufiger befürchtete schwere Hyperkaliämie ist im Rahmen einer Massivtransfusion selten.

24.3.4 Hyperosmolare Kochsalzlösung?

Prinzip

Ein neueres Konzept zur schnellen Therapie von Volumenverlusten besteht darin, hyperosmolare (hypertone) Kochsalzlösung (7,2–7,5%ige NaCl-Lösung) zu verwenden (Übersicht bei Kreimeier 2001). Inzwischen steht z.B. mit HyperHAES (6% HAES 200/0,5 in 7,2% NaCl) eine solche kommerziell erhältliche (hypertone, isoonkotische) Infusionslösung zur Verfügung. Es wird eine Dosierung von ca. 4 ml/kg KG innerhalb von etwa 2–5 Minuten empfohlen (ca. 250 ml beim Erwachsenen). Wird ca. 10% des verlorenen Blutvolumens in Form von hyperosmolarer Kochsalzlösung gegeben, kann innerhalb von Minuten die Makro- und Mikrozirkulation stabilisiert werden (sog. »small-volume«-resuscitation). Die Osmolarität der 7,2%igen NaCl-Lösung beträgt ca. 2450 mosmol. Es besteht damit die Gefahr, eine Hypertonizität des Plasmas zu erzeugen, insbesondere falls größere Volumina verwendet werden. Die Wirkungsdauer der hypertonen NaCl-Lösung ist mit ca. 1–2 Stunden relativ kurz. Aufgrund der plötzlich erhöhten Osmolarität werden größere Mengen an interstitieller Flüssigkeit nach intravasal gezogen, sodass der intravasale Volumeneffekt wesentlich größer ist als das verabreichte Volumen an hyperosmolarer Kochsalzlösung. Außerdem wird die Mikrozirkulation dadurch verbessert, dass Endothelschwellungen sowie Leukozytenadhäsionen am Endothel vermindert werden. Um diese Anleihe aus dem interstitiellen Raum wieder gutzumachen, sollte sobald als möglich auch kristalloide Lösung verabreicht werden.

Indikationen

Die Anwendung von hypertoner Kochsalzlösung wird nicht nur für die prähospitale Behandlung eines Blutungsschocks (Mols et al. 1999; Trimmel 1995; Kröll et al. 1998), sondern auch für die Aortenchirurgie (beim Declamping; Sobczynski et al. 1997; Ragaller et al. 2000; Christ et al. 1977), für die Kardioanästhesie (Bold et al. 1993; Sirieix et al. 1999) und insbesondere auch für Patienten mit einem erhöhten intrakraniellen Druck bzw. einem Schädel-Hirn-Trauma diskutiert (Kempski et al. 1996; Schwarz et al. 1998; s. auch Kap. 70.1.4, S. 1000). Während die Wirksamkeit hyperosmolarer Kochsalzlösungen experimentell gut belegt ist, konnte in keiner der vorliegenden präklinischen Studien eine Verbesserung der Überlebensrate nachgewiesen werden (Übersicht bei Kreimeier et al. 1997).

24.3.5 »Kritischer Hb-Wert«

Das Sauerstoffangebot ans Gewebe hängt vor allem von der Hämoglobinkonzentration, dem Blutfluss und dem arteriellen Sauerstoffpartialdruck ab. Fällt das Sauerstoffangebot unter einen kritischen Wert, droht eine Gewebshypoxie. Unter dem »kritischen Hb-Wert« wird derjenige Wert verstanden, der eine gerade noch ausreichende Sauerstoffversorgung des Gewebes gewährleistet. Hierbei wird vorausgesetzt, dass andere Größen der Sauerstoffversorgung wie Blutfluss (Herzminutenvolumen), arterielle und gemischtvenöse Sauerstoffsättigung ebenfalls an der kritischen unteren Grenze angelangt sind. Dieser kritische Hb-Wert ist abhängig von Lebensalter, Körpertemperatur, arteriellem und venösem pH-Wert, Kohlenmonoxidgehalt des Blutes sowie der Sauerstoffaffinität des Blutes und anderen Parametern. Da also immer individuelle Gegebenheiten berücksichtigt werden müssen, kann kein allgemein gültiger »kritischer Hb-Wert« angegeben werden (Übersicht bei Welte 2001). Dennoch sind Richtwerte sinnvoll.

Gesunde und normovolämische Patienten

Häufiger werden bei sonst gesunden und normovolämischen Patienten folgende Richtwerte für den »kritischen Hb-Wert« angegeben (Linderkamp et al. 1992):

- Erwachsene: 6 g/dl
- Kinder: 6 g/dl
- reif geborene Neugeborene: 11 g/dl
- Frühgeborene: 12 g/dl

Da die Sauerstoffaffinität des Hämoglobins postpartal mit zunehmendem Alter des Neugeborenen abfällt (das fetale Hämoglobin wird durch das adulte Hämoglobin ersetzt; Kap. 64.2.2, S. 856), Sauerstoff also zunehmend leichter ans

Gewebe abgegeben wird, nimmt der »kritische Hb-Wert« von ca. 11 g/dl beim Neugeborenen postpartal um ca. 1 g/dl pro Woche ab, um nach ca. 5–6 Wochen den Wert von Kindern bzw. Erwachsenen zu erreichen (Linderkamp et al. 1992). Bei Patienten mit respiratorischen Problemen (bei denen z. B. eine Sauerstoffgabe oder eine Unterstützung der Atmung notwendig ist) bzw. vor Operationen (mit erwartetem Blutverlust) sollten die oben angegebenen Richtwerte um ca. 2 g/dl höher angesetzt werden (Linderkamp et al. 1992).

Eine Erythrozytentransfusion ist nahezu immer notwendig, wenn der Hb-Wert auf unter 6 g/dl abfällt (Practice guidelines 1996). Zum Beispiel bei Kindern, Jugendlichen und gesunden Erwachsenen kann dieser Grenzwert u.U. noch etwas unterschritten werden. Eine Erythrozytentransfusion ist dagegen nur selten indiziert, wenn der Hb-Wert über 10 g/dl beträgt (Practice guidelines 1996).

In den aktuellen Leitlinien der Bundesärztekammer zur Therapie mit Blutkomponenten und Plasmaderivaten wird festgestellt, dass die Aufrechterhaltung des Sollblutvolumens erste Priorität hat. Bezüglich der kritischen Hämoglobinschwelle wird festgestellt: Patienten mit normaler Herz-Kreislauf-Funktion tolerieren im Allgemeinen einen isovolämischen Abfall des Hämatokrits bis 20% (Hämoglobinwert 7,0–6,0 g/dl = 4,3–3,7 mmol/l) ohne Zeichen einer hypoxischen Schädigung des Herzens oder anderer Organe (Gehirn, Niere, Leber, Leitlinien 2001). Zum Teil wird für diese Patienten der kritische Hb-Wert auch mit 5 g/dl angegeben (Welte 2001).

Besondere Bedingungen

Bei besonderen Bedingungen (z. B. zyanotischen Herzfehlern, koronarer Herzerkrankung [z. B. Myokardinfarkt, instabile Angina pectoris], Zerebralsklerose, ausgeprägter Tachykardie und Hypotension, Zustand nach schwerem Schädel-Hirn-Trauma, zerebraler Mangeldurchblutung) muss bereits bei einem Hb-Wert zwischen 6 und 10 g/dl transfundiert werden.

Die Indikation zur Erythrozytentransfusion muss also aufgrund einer streng individuellen Risikoabschätzung gestellt werden (Leitlinien 2001). In einer aktuellen Multicenterstudie wurde für Intensivpatienten festgestellt, dass eine zurückhaltende Transfusionsstrategie (Transfusion bei Hb-Werten <7 g/dl; Zielgröße: Hb-Wert 7–9 g/dl) zumindest genau so gut ist wie eine großzügigere Transfusionsstrategie (Transfusion bei Hb-Wert <10 g/dl; Zielgröße: Hb-Wert 10–12 g/dl, Hébert et al. 1999). Als mögliche Ausnahme von dieser Feststellung werden lediglich Patienten mit einem akuten Myokardinfarkt genannt (Hébert et al. 1999).

Hypoxische Organschädigungen

Hypoxische Organschädigungen müssten zuerst am Myokard und am Zerebrum erwartet werden. Als Zeichen einer Myokard-Hypoxie sind eine neu auftretende ST-Strecken-Senkung um mehr als 0,1 mV oder eine ST-Strecken-Hebung um mehr als 0,2 mV zu interpretieren. Zeichen einer unzureichenden Oxygenierung und damit eine Indikation zur Transfusion ist eine O_2-Extraktion (arteriovenöse Differenz) von über 50%.

In Kasuistiken insbesondere über Zeugen Jehovas (s. u.), die eine notwendige Bluttransfusion konsequent ablehnten, wurde wiederholt ein Überleben nach extrem niedrigen Hb-Werten (z. B. 1,5 g/dl) berichtet (Teßmann u. von Lüpke 1996, s. u.). Anhand theoretischer Überlegungen scheint eine extreme Anämie mit einem Hb-Wert von 1,5 g/dl hämodynamisch kompensierbar, falls ein intaktes Myokard mit entsprechender Koronarreserve vorliegt und eine konsequente Normovolämie sowie eine FiO_2 von 1,0 mit einem p_aO_2 von ca. 650 mm Hg und einem Sauerstoffgehalt (CaO_2; Kap. 19.4.2, S. 433) von ca. 4 ml/dl sichergestellt wird (Zander 1996). Eine drohende Azidose muss ggf. therapiert werden, um einen dadurch bedingten Abfall des peripheren Gefäßwiderstandes und einen Wirkungsverlust von Katecholaminen zu vermeiden.

24.4 Besonderheiten bei Zeugen Jehovas

Zeugen Jehovas lehnen aus religiösen Gründen die Transfusion von homologem Blut ab. Sie berufen sich dabei auf Bibelstellen wie: Enthaltet euch »von Hurerei und von Erwürgtem und von Blut« (Apostelgeschichte 15: 19–21). Auch eine autologe Bluttransfusion (präoperative Eigenblutspende) wird von ihnen abgelehnt (s. auch Kap. 24.2.8, S. 529). Das religiöse Verständnis der Zeugen Jehovas schließt jedoch den Gebrauch von Blutbestandteilen wie Albumin, Immunglobulinen und Faktoren zur Blutgerinnung nicht völlig aus (Drebinger u. Hüther 1995). Viele Zeugen Jehovas sind mit der Verwendung eines Dialysegerätes, einer Herz-Lungen-Maschine, einer normo- oder hypervolämischen Hämodilution oder einer maschinellen Autotransfusion einverstanden, sofern der Blutkreislauf außerhalb des Körpers nicht unterbrochen wird, das Blut nicht gelagert wird und kein Fremdblut verwendet wird (Drebinger u. Hüther 1995).

> Vor dem Eingriff sollte geklärt werden, ob und welche Fremdblut sparenden Methoden der Zeuge Jehovas akzeptiert (Biermann 1993).

Eine Bluttransfusion gegen die ausdrückliche Weigerung eines voll informierten und willensfähigen Patienten ist nicht zulässig (Biermann 1993). Der Arzt handelt daher rechtmäßig, wenn er unter diesen Bedingungen in einem lebensbedrohlichen Notfall auf eine Bluttransfusion verzichtet, ihm kann keine unterlassene Hilfeleistung (§ 323c StGB) oder fahrlässige Tötung (§ 222 StGB) vorgeworfen werden, falls der

Patient zu Schaden kommt. Eine Ausnahme bilden nicht einwilligungsfähige Minderjährige: Lehnen die Eltern bei ihnen eine Bluttransfusion aus religiösen Gründen ab, ist die Entscheidung des zuständigen Vormundschaftsgerichts – auch gegen den Willen der Eltern – einzuholen (§ 1666 BGB). Ist dies aus Zeitgründen nicht mehr möglich, muss der Arzt entscheiden, sonst droht der strafrechtliche Vorwurf der »unterlassenen Hilfeleistung«.

Für den Arzt besteht auch bei Zeugen Jehovas die Hilfeleistungspflicht, seine Möglichkeiten zur Hilfeleistung sind aber eingeschränkt.

Es können folgende Fallgruppen unterschieden werden (Biermann 1993):

- Eingriffe, bei denen eine Bluttransfusion zwingend notwendig ist. Auf sie muss der Arzt verzichten, sie sind bei Zeugen Jehovas kontraindiziert.
- Dringende, vital indizierte Eingriffe mit hoher Wahrscheinlichkeit einer Bluttransfusion: Der Arzt muss diesen Eingriff durchführen, falls anderweitig ärztliche Hilfe nicht rechtzeitig erreichbar ist.
- Elektiver Eingriff: Es besteht keine Durchführungspflicht für den Arzt. Er sollte einen elektiven Eingriff nur dann durchführen, wenn unter Berücksichtigung der individuellen Umstände des konkreten Falls sowie der persönlichen Erfahrung des Operateurs eine Bluttransfusion nur unter Verkettung ganz ungewöhnlicher Umstände erforderlich werden kann.

Trotz der oben genannten, anscheinend klaren juristischen Verhältnisse wird zum Teil von einem »forensischen Restrisiko« für den Arzt gesprochen, »gleich, ob er den entgegenstehenden Patientenwillen ignorierend eine Bluttransfusion anordnet, den Patientenwillen respektierend eine Therapie ohne Einsatz einer Bluttransfusion – mit tödlichem Ausgang – umsetzt oder sich wegen der vom Patienten von vornherein abgelehnten Durchführung einer Bluttransfusion weigert, eine vital indizierte und dringende Operation vorzunehmen« (Bock 1996).

> Bei Zeugen Jehovas sind sämtliche von ihnen akzeptierten Fremdblut sparenden Maßnahmen voll auszuschöpfen. Im Falle einer Blutung ist die Aufrechterhaltung einer Normovolämie von entscheidender Wichtigkeit!

Von Zeugen Jehovas wurden wiederholt extrem niedrige Hb-Werte von ca. 1,5 g/dl (bzw. einem Sauerstoffgehalt von <4 ml/dl) über längere Zeit toleriert, ohne Organschäden zu erleiden (Teßmann u. von Lüpke 1996). Entscheidend hierfür ist aber, dass eine Normovolämie und ein maximaler Sauerstoffpartialdruck aufrechterhalten werden. Es wurden allerdings auch letale Verläufe (Hb-Werte 1,3–1,6 mg/dl) berichtet (Schweitzer u. Osswald 1996).

24.5 Literatur

Bauer M. Immunmodulation durch Transfusion von Blut und Blutprodukten in der Tumorchirurgie. Anaesthesist 2001; 50(Pt1): 16»-20.

Biermann E. Forensische Gesichtspunkte der Bluttransfusion. Anaesthesist 1993; 42: 187–202.

Bock R-W. Juristischer Kommentar zur Ablehnung von Bluttransfusionen. Anästhesiol Intensivmed Notfallmed Schmerzther 1996; 31: 506–7.

Bold J, Hammermann H, Hempelmann G. Kolloidhaltige hypertone Lösungen in der Kardioanästhesie. Zbl Chir 1993; 118: 250–6.

Boldt J, Knothe C, Schindler E, Hammermann H, Dapper F, Hempelmann G. Volume replacement with hydroxyethylstarch solution in children. Br J Anaesth 1993; 70: 661–5.

Bornmann L. Chargenerfassung von Blutprodukten. Infusionsther Transfusionsmed 1995; 22: 258–63.

Christ F, Niklas M, Kreimeier U, Lauterjung L, Peter K, Messmer K. Hyperosmotic-hyperoncotic solutions during abdominal aortic aneurysm (AAA) resection. Acta Anaesthesiol Scand 1997; 41: 62–70.

Cochrane Injuries Group Albumin Reviewers. Human albumin administration in critically ill patients: systematic review of randomised controlled trials. BMJ 1998; 317: 235–40.

Contreras M. Consensus conference on platelet transfusion: final statement. Vox Sang 1998; 75: 173–4.

Dieterich HJ. Kristalloide versus Kolloide. A never ending story? Anaesthesist 2001; 50: 432–5.

Dinse H, Deusch H. Sepsis nach Eigenbluttransfusion. Anaesthesist 1996; 45: 460–3.

Drebinger K, Hüther H. Behandlungsalternativen zu Bluttransfusionen bei Kindern von Zeugen Jehovas. Sozialpädiatrie und Kinderärztliche Praxis 1995; 17: 710–2.

Engelhardt W. Gibt es gesicherte Indikationen für Humanalbumin in der Anästhesiologie und Intensivmedizin? Anästh Intensivmed 1995; 36: 120–7.

Faris PM, Ritter MA, Keating EM, Valeri CR. Unwashed filtered shed blood collected after knee and hip arthroplasties. J Bone Joint Surg 1991; 73: 1169–78.

Flegel WA, Koerner K, Wagner FF, Kubanek B. Zehn Jahre HIV-Testung in den Blutspendediensten. Maßnahmen zur Vermeidung von Infektionsübertragungen durch Bluttransfusionen. Dtsch Ärzteblatt. 1996; 93A: 816–21.

Gesetz zur Regelung des Transfusionswesens (Tranfusionsgesetz). Bundesgesetzblatt 1998; 1752–60.

Glück D. Risiko der HIV-, HCV- und HBV-Übertragung durch Blutpräparate. Aktuelle Daten 1997 und 1998 aus der Studie zur Epidemiologie von HIV und Hepatitisinfektionen bei Blutspendern in Deutschland. Transfusionsther Transfusionsmed 1999; 26: 335–8.

Habler O, Messmer K. Verfahren zur Reduktion von Fremdbluttransfusionen in der operativen Medizin. Anaesthesist 1997; 46: 915–26.

Hanfland P, Götz E, Kretschmer V. Stellungnahme zum Votum des Arbeitskreises Blut,Empfehlung zu Bestellung und Aufgaben von Transfusionsverantwortlichen, Transfusionsbeauftragten, Transfusionskommissionen und Arbeitskreisen für Hämotherpie«: Erläuterungen und Vorschläge zur Umsetzung. Anästh Intensivmed 1995; 36: 343–7.

Hansen E, Taeger K. Intraoperative Autotransfusion mit Blutbestrahlung bei Tumorpatienten: Grundlagen und Praxis. Anästhesiol Intensivmed 1996; 37: 306–12.

Hansen E, Taeger K, Hofstädter F. Die Retransfusion von Wundblut bei Tumoroperationen. Dtsch Ärztebl 1999; 96A: 2586–94.

Hansen E. Wundblutbestrahlung im Rahmen onkologischer Eingriffe – Sicher und effektiv? Anaesthesist 2001; 50: 30–3.

Hausdörfer J, Hagemann H, Heine J. Vergleich der Volumenersatzmittel Humanalbumin 5% und Hydroxyäthylstärke 6% (40000/0,5) in der Kinderanästhesie. Anästhesiol Intensivther Notfallmed 1986; 21: 137–42.

Healy WL, Pfeifer BA, Kurtz SR, Johnson C, Johnson W, Johnston R, Sanders D, Karpman R, Hallack GN, Valeri CR. Evaluation of autologous shed blood for autotransfusion after orthopedic surgery. Clin Orthop 1994; 299: 53–9.

Hébert PC, Wells G, Blajchman MA, Marshall J, Martin C, Pagliarello G, Tweeddale M, Schweitzer I, Yetisir E. A multicenter, randomized, controlled clinical trial of transfusion requirements in critical care. N Engl J Med 1999; 340: 409–17.

Hensel M, Wrobel R, Volk T, Pahlig H, Kox WJ. Gerinnungsphysiologische und rheologische Veränderungen nach präoperativer normovolämischer Hämodilution. Anästhesiol Intensivmed Notfallmed Schmerzther 1996; 31: 481–7.

Jensen LS, Kissmeyer-Nielsen P, Wolff B, Qvist N. Randomised comparison of leucocyte-depleted versus buffy-coat-poor blood transfusion and complications after colorectal surgery. Lancet 1996; 348: 841–5.

Jensen LS. Clinical importance of leukocyte depletion in surgical patients. Infusionsther Transfusionsmed 1998; 25: 288–94.

Kahraman S, Altunkaya H, Celebioglu B, Kanbak M, Pasaoglu I, Erdem K. The effect of acute normovolemic hemodilution on homologous blood requirements and total estimated res blood cell volume lost. Acta Anaesthesiol Scand 1997; 41: 614–7.

Karger R, Ketschmer V. Die Bedeutung der Qualität von Vollblut und Erythrozytenkonzentraten für die Eigenbluttransfusion. Eine Literaturübersicht und Metaanalyse der Erythrozytenüberlebensraten in vivo. Anaesthesist 1996; 45: 694–707.

Kempski O, Obert C, Mainka T, Heimann A, Strecker U. »Small volume resuscitationî as treatment of cerebral blood flow disturbances and increased ICP in trauma and ischemia. Acta Neurochir 1996; 66(Suppl): 114–7.

Kleinschmidt S. Hat die kontrollierte Hypotension einen Stellenwert im Rahmen fremdblutsparender Verfahren? Anaesthesist 2001; 50: 39–42.

Kreimeier, Christ F, Frey L, Habler O, Thiel M, Welte M, Zwissler B, Peter K. Small-volume Resuscitation beim hypovolämischen Schock. Konzeption, experimentelle und klinische Ergebnisse – eine Standortbestimmung. Anaesthesist 1997; 46: 309–28.

Kreimeier U, Peter K, Meßmer K. Small volume – large benefit? Anaesthesist 2001; 50: 442–9.

Kröll W, Gaßmayr SE, Moser RL. Zielorientierte prähospitale Volumentherapie. Der Notarzt 1998; 14: 110–5.

Kurz A, Sessler DI, Lenhardt R. Perioperative normothermia to reduce the incidence of surgical-wound infection and shorten hospitalization. N Engl J Med 1996; 334: 1209–15.

Landers DF, Hill GE, Wong KC, Fox IJ. Blood transfusion-induced immunomodulation, Anesth Analg 1996; 82: 187–204.

Lanzer G, Mayr WR. Therapiekonzepte in der Transfusionsmedizin. Bericht über die 1. Grazer Konsensustagung »Transfusionsmedizin«. Anaesthesist 1995; 44: 143–6.

Leitlinien zur Therapie mit Blutkomponenten und Plasmaderivaten. Herausgegeben von: Vorstand und Wissenschaftlichem Beirat der Bundesärztekammer. 2. überarbeitete Aufl. Köln: Deutscher Ärzte-Verlag; 2001.

Linderkamp O, Zilow EP, Zilow G. Kritische Hämoglobinwerte bei Neugeborenen, Säuglingen und Kindern. In: Kretschmer V, Stangel W, Wiebecke D (eds). Transfusionsmedizin 1991/1992. Beiträge zur Infusionstherapie. Basel: Karger; 1992, 30: 235–46.

McVay PA, Hoag MS, Lee SJ, Toy PTCY. Factors assiciated with successful autologous blood donation for elective surgery. Am J Clin Pathol 1992; 97: 304–8.

Mielke LL, Entholzner EK, Kling M, Breinbauer BEM, Burgkart R, Hargasser SR, Hipp RFJ. Preoperative acute hypervolemic hemodilution with hydroxyethylstarch: an alternative to acute normovolemic hemodilution? Anesth Analg 1997; 84: 26–30.

Mols P, Robert P, Henry B, Fox A, Gilbert JB, Flamand JP, Bepperling F. Study on the feasibility and hemodynamic effects of intravenous administration of small volume 7,2% NaCl / 6% hydroxyethyl starch 200 / 0,5 in trauma patients during the prehospital period – a pilot study. J Eur d'Urgence et Réanimation 1999; 3: 99–104.

Müller M, Kuhn DF, Hinrichs B, Schindler E, Dreyer Th., Hirsch Ch, Schäffer R, Hemperlamnn G. Ist die Elimination von Osteosarkomzellen durch »maschinelle Autotransfusion« und Leukozytendepletionsfilter möglich? Anaesthesist 1996; 45: 834–8.

Offringa M. Excess mortality after human albumin administration in critically ill patients. BMJ 1998; 317: 223–4.

Paul-Ehrlich-Institut, Bundesamt für Sera und Impfstoffe. Bekanntmachung über die Ergebnisse des Stufenverfahrens zur Einführung der Leukozytendepletion von zellulären Blutprodukten zur Transfusion (vom 10. August 2000). Bundesanzeiger 14.9.2000; 174: 18396.

Practice guidelines for blood component therapy. A report by the American Society of Anesthesiologists Task Force on Blood Component Therapy. Anesthesiology 1996; 84: 732–47.

Regaller M, Müller M, Bleyl JU, Strecker A, Segiert W, Ellinger K, Alöbrecht DM. Hemodynamic effects of hypertonic hydroxyethyl starch 6% solution and isotonic hydroxyethyl starch 6% solution after declamping during abdominal aortic aneurysm repair. Shock 2000; 130: 367–73.

Richtlinien zur Gewinnung von Blut und Blutbestandteilen und zur Anwendung von Blutprodukten (Hämotherapie). Aufgestellt vom Wissenschaftlichen Beirat der Bundesärztekammer und vom Paul-Ehrlich-Institut. Neu bearbeitete Fassung 2000. Köln: Deutscher Ärzte-Verlag GmbH; 2000.

Rosolski T, Mauermann K, Frick U, Hergert M. Direkte Autotransfusionssysteme liefern Blut unzureichender Qualität. Anästhesiol Intensivmed Notfallmed Schmerzther 2000; 35: 21–4.

Schreiber GB, Busch MP, Kleinman SH, Korelitz JJ. The risk of transfusion-transmitted viral infections. N Engl J Med 1996; 334: 1685–90.

Schriemer PA, Longnecker DE, Mintz PD. The possible immunosuppressive effects of perioperative blood transfusion in cancer patients. Anesthesiology 1988; 68: 422–8.

Schwarz S, Schwab S, Bertram M, Aschoff A, Hacke W. Effects of hypertonic saline hydroyethyl starch solution and mannitol in patients with increased intrakranial pressure after stroke. Stroke 1998; 29: 1550–5.

Schweitzer M, Osswald PM. Letaler hämorrhagischer Schock bei einem Zeugen Jehovas. Anästhesiol Intensivmed Notfallmed Schmerzther 1996; 31: 504–6.

Seidel H, Hertzfeldt G, Hallack G. Reinfusion of filtered postoperative orthopedic shed blood: safety and efficacy. Orthopedics 1993; 16: 291–5.

Seyfert UT, Mörsdorf S, Kleinschmidt S. Bakterielle Infektionsrisiken allogener und autologer Blutkomponenten. Anaesthesist 2001; 50(Suppl. 1): 21–3.

Seyfert UT, Mörsdorf S, Kleinschmidt S. Bakterielle Infektionsrisiken allogener und autologer Blutkomponenten. Anaesthesist 2001; 50: 21–3.

Sharma AD, Sreeram G, Erb T, Grocott HP, Slaughter TF. Leukocyte-reduced blood transfusion: perioperative indications, adverse effects and cost analysis. Anesth Analg 2000; 90: 1315–23.

Sirieix D, Hongnat JM, Delayance S, D'Attellis N, Vicaut E, BérrËbi A, Paris M, Fabiani JN, Carpenter A, Baron JF. Comparison of acute hemodynamic effects of hypertonic or colloid infusions immediately after mitral valve repair. Crit Care Med 1999; 27: 2159–65.

Sobczynski P, Camacho E, Szulc R, Paradowsi S. A controlled, randomised study of the effect of 7.5% hypertonic saline / 6% hydroxyethyl starch on haemodynamic, oxygen transport and metabolic parameters in patients undergoing abdominal aortic reconstruction. Clin Intensive Care 1997; 8: 282–6.

Soukup J, Menzel M, Roth S, Radke J. Perioperativer Einsatz von rhEPO bei Angehörigen der Glaubensgemeinschaft »Zeugen Jehovas«. Anaesthesist 1996; 45: 745–9.

Teßmann R, von Lüpke U. Überleben einer schwersten Blutungsanämie bei einer Zeugin Jehovas. Anästhesiol Intensivmed Notfallmed Schmerzther 1996; 31: 501–4.

Trimmel H. Hyperhes in der Primärphase des hypovolämischen Schocks. Rettungsdienst 1995; 8: 590–7.

Trouwborst A, Van Woerkens ECSM, Van Daele M, Tenbrinck R. Acute hypervolaemic haemodilution to avoid blood transfusion during major surgery. Lancet 1990; 336: 1295–7.

Welte M. Eigenblutspende oder Volumenersatz? Anaesthesist 1998; 47: 165–6.

Welte M. Gibt es einen »kritischen Hämatokrit«? Anaesthesist 2001; 50 (Suppl 1): 2–8.

Williamson LM, Allian JP. Virally inactivated fresh frozen plasma. Vox Sang 1995; 69: 159–65.

Wissenschaftlicher Beirat der Bundesärztekammer. Chargendokumentation von Blut und Blutprodukten. Dtsch Ärztebl 1994; 91B: 518.

Zander R. Sauerstoffversorgung und Säure-Basen-Status bei extremer Anämie. Anästhesiol Intensivmed Notfallmed Schmerzther 1996; 31: 492–4.

Pathologische Röntgenbilder

25.1 Allgemeine Bemerkungen

Röntgenaufnahmen

Röntgenstrahlen sind elektromagnetische Wellen, die sich z.B. von Lichtwellen oder Radiowellen durch ihre kürzere Wellenlänge (höhere Frequenz) unterscheiden.

Röntgenstrahlen werden von einzelnen Körpergeweben unterschiedlich stark absorbiert. Die **Absorption** von Röntgenstrahlen nimmt linear mit der Dichte der durchstrahlten Materie zu. Der zu untersuchende Körperteil muss sich zwischen der Röntgenröhre und dem Röntgenfilm, im sog. Strahlengang befinden.

Wie stark der Röntgenfilm durch die Röntgenstrahlen geschwärzt wird, hängt davon ab, wie hoch die Anzahl und die Energie der den Film treffenden Röntgenquanten ist bzw. wie viele Röntgenquanten von dem im Röntgenstrahl befindlichen Körperteil absorbiert werden. Körperstrukturen mit geringer Absorption für Röntgenstrahlen, z.B. das Lungengewebe, werden leicht durchstrahlt und führen dadurch zu einem hohen Schwärzungsgrad (werden also dunkel dargestellt), während Körperstrukturen mit starker Absorption, z.B. Knochen, zu einer geringen Filmschwärzung führen (also hell dargestellt werden).

Röntgenstrahlen werden von dem zu durchdringenden Gewebe zum Teil absorbiert, zum Teil aber auch gestreut. Es kommt zur sog. **Streustrahlung**. Die auf den Röntgenfilm treffende Streustrahlung führt ebenfalls zu einer Schwärzung des Films, sie beeinträchtigt vor allem die Kontrastdarstellung. Um Streustrahlen möglichst zu eliminieren und um eine Kontrastdarstellung und damit die Detailerkennbarkeit zu verbessern, werden sog. Streustrahlenraster eingesetzt. Diese bestehen aus dünnen Bleilamellen, die auf den Brennpunkt der Röntgenröhre fokussiert sind. Dadurch werden nicht abgelenkte Primärstrahlen durchgelassen, während abgelenkte Streustrahlung großteils absorbiert wird (Abb. 25.1).

Um die Filmschwärzung zu verstärken und die notwendige Strahlendosis zu vermindern, wird der Röntgenfilm zwischen zwei Verstärkerfolien gelegt (die Calciumwolframat oder Elemente der »seltenen Erden« enthalten). Diese Verstärkerfolien werden durch Röntgenstrahlen zur Fluoreszenz und Abgabe von Photonen angeregt.

Angiographie

Bei der konventionellen Röntgendarstellung von Gefäßen (Angiographie) werden nach intravasaler Kontrastmittelinjektion übliche Röntgenfilme belichtet. Einen wichtigen Fortschritt stellt die sog. digitale Subtraktionsangiographie (DSA) dar: Das Bild wird nicht auf einen Röntgenfilm gebannt, sondern über einen Analog-Digital-Wandler auf einen Computer übertragen. Im Prinzip werden bei der digitalen Subtraktionsangiographie ein Bild vor der intravasalen Kontrastmittelgabe sowie Bilderserien nach Kontrastmittelgabe angefertigt. Wird bei unverändertem Bildhintergrund das Bild vor Kontrastmittelgabe von den folgenden Bildern (elektronisch) subtrahiert, gelingt eine selektive Gefäßdarstellung. Um bei der digitalen Subtraktionsangiographie Bewegungsartefakte zu vermeiden, sind bei beatmeten Patienten die Aufnahmen im endexspiratorischen Atemstillstand durchzuführen. Außerdem werden die Aufnahmen zumeist mittels EKG-Triggerung in der enddiastolischen Phase des Herzens durchgeführt.

Computertomographie

Bei der Computertomographie rotiert das System Röntgenröhre mit gegenüberliegendem Detektorsystem mit einer Abtastzeit von 1–5 Sekunden um den dazwischen liegenden Patienten. Die einzelnen Abtastschichten können 1–20 mm auseinander liegen. Das Detektorsystem besteht aus 512 bis 1024 Einzeldetektoren. Die von den Detektoren nach einem einzelnen Röntgenimpuls registrierten Werte werden einem Computer zugeführt, der später das Bild rekonstruiert. Mittels Computertomographie werden Querschichtaufnahmen des Körpers angefertigt.

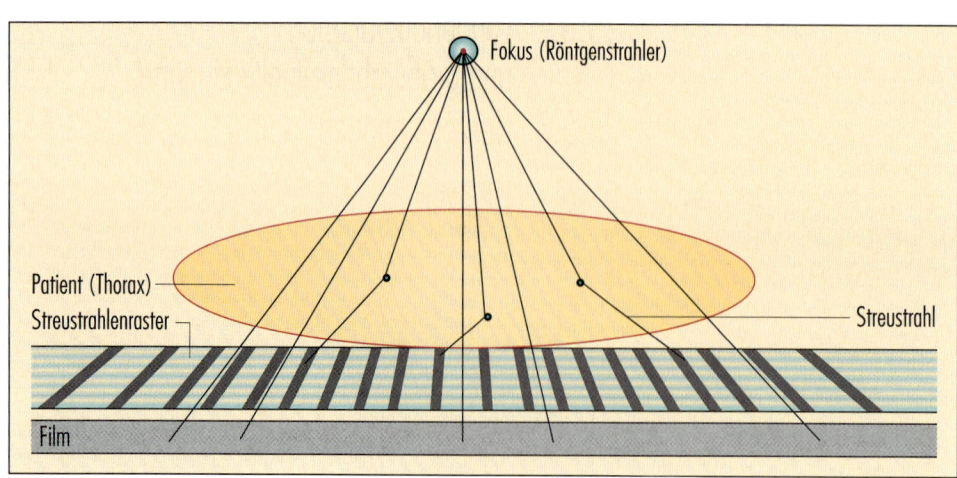

Abb. 25.1 Streustrahlenraster (schematisch).

Zumeist genügen Schichtabstände von 1–1,5 cm. Bei besonderen Fragestellungen (z. B. Suche nach einer Wirbelsäulenfraktur) sind meist dünne Schichten von 1,2–5 mm notwendig.

Szintigraphie

Bei der Szintigraphie wird nach intravenöser Injektion oder nach Inhalation eines Radionuklids die Aktivitätsverteilung im Körper mithilfe einer Gamma-Kamera gemessen. Als Radionuklid wird zumeist das ^{99m}Technetium (^{99m}Tc) verwendet.

Bei Patienten mit Verdacht auf eine Lungenembolie bietet sich die Durchführung einer Lungenperfusionsszintigraphie an. Hierzu werden mit ^{99m}Tc markierte Albuminpartikel (Durchmesser 10–50 μm) intravenös verabreicht. Sie bleiben aufgrund ihrer Größe im Kapillarbett der Lunge stecken, verursachen also Mikroembolisationen. Bei normalem Lungengefäßsystem ist die Aktivität weitgehend homogen über der gesamten Lunge verteilt. Im Versorgungsgebiet einer embolisch verschlossenen Lungenarterie ist die Aktivität dagegen vermindert.

Bei der Lungenventilationsszintigraphie wird ein ^{99m}Tc-markiertes Aerosol inhaliert. Anschließend wird wiederum die Aktivitätsverteilung über der Lunge gemessen. Da dieses Verfahren jedoch eine gute Kooperation des Patienten verlangt und zeitaufwendig ist, wird dieses Verfahren z. B. bei Intensivpatienten nur selten angewandt.

25.2 Thoraxröntgenaufnahme

25.2.1 Allgemeine Bemerkungen zu aufnahmetechnischen Besonderheiten

Wie sich normale Thoraxorgane auf dem Röntgenbild darstellen, ist in Kap. 2.5, S. 15 beschrieben. Im Folgenden soll vor allem auf pathologische Veränderungen und spezielle Probleme bei der Röntgenaufnahme des Thorax eingegangen werden.

Bei einer gut belichteten Thoraxröntgenaufnahme werden sowohl das Lungenparenchym als auch die mediastinalen Strukturen (z. B. Bifurkation der Trachea) gut dargestellt. Zu dunkle (überbelichtete) Aufnahmen müssen evtl. mit einer Punktlampe betrachtet werden, um sie gut beurteilen zu können. Zu helle (unterbelichtete) Aufnahmen führen zu einem Informationsverlust. Bei unterbelichteten Thoraxröntgenaufnahmen werden Strukturen des Lungenparenchyms zu stark dargestellt. Es besteht hierbei z. B. die Gefahr, dass fälschlicherweise eine Lungenstauung diagnostiziert wird. Soll nach Rippenfrakturen gesucht werden, sollten entsprechende Zielaufnahmen mit einer verminderten Röhrenspannung (80 kV) durchgeführt werden, denn auf üblichen Hartstrahlaufnahmen (120–150 kV) sind Rippenfrakturen evtl. schwierig zu erkennen.

Thoraxaufnahmen bei bettlägerigen Intensivpatienten werden meist in einem a.p. Strahlengang mit einem relativ geringen Fokus-Film-Abstand von nur 1–1,5 m durchgeführt. Bei der Untersuchung des stehenden Patienten am Wandstativ wird dagegen ein p.a. Strahlengang und ein größerer Fokus-Film-Abstand von 1,5–2,0 m eingehalten. Bei vermindertem Fokus-Film-Abstand werden filmferne Strukturen vergrößert dargestellt, z. B. stellen sich Herz und Mediastinum breiter und die Lungenhili prominenter dar als bei der oben beschriebenen Standard-Aufnahmetechnik. Dies ist bei der Beurteilung der Herzgröße bzw. der Hili zu beachten.

Die **Herzgröße** sollte nur anhand eines dorsoventralen Bildes beurteilt werden. Bei Bildern, die im ventrodorsalen Strahlengang aufgenommen werden (z. B. bei bettlägerigen Intensivpatienten), kommt es wegen des größeren Abstandes des Herzens zum Film und des kleineren Röhren-Film-Abstandes zu einer Vergrößerung des Herzens (Kap. 2.5, S. 15).

Die **Standardaufnahme** ist die Thoraxaufnahme im posterior-anterioren (p.a.) und seitlichen Strahlengang mit Hartstrahltechnik. Gelegentlich werden auch Schrägaufnahmen durchgeführt. Die Röntgenaufnahme dient vor allem der Dokumentation morphologischer Verhältnisse. Bei bestimmten Indikationen wird der Thorax auch durchleuchtet. Die Durchleuchtung ermöglicht vor allem die Beurteilung funktioneller Aspekte, wie z. B. die der Zwerchfellbeweglichkeit. Um die Strahlendosis zu reduzieren und mehr Informationen zu erhalten, sollten Durchleuchtungen mit digitaler Pulstechnik durchgeführt werden.

25.2.2 Beurteilung einer Thoraxröntgenaufnahme

Wichtig bei der Beurteilung einer Thoraxröntgenaufnahme ist es, den klinischen Befund des Patienten zu berücksichtigen. Eine Thoraxröntgenaufnahme sollte möglichst nach einem festen Schema beurteilt werden. Es empfiehlt sich folgende Reihenfolge:

- knöcherner Thorax
- Zwerchfell
- Lungenstruktur (Belüftungszustand, Gefäßzeichnung)
- Herz und Mediastinum

Beurteilung des knöchernen Thorax

Die normalen Verhältnisse des knöchernen Thorax sind in Kap. 2.5, S. 15 beschrieben. Eine mögliche Anomalie des

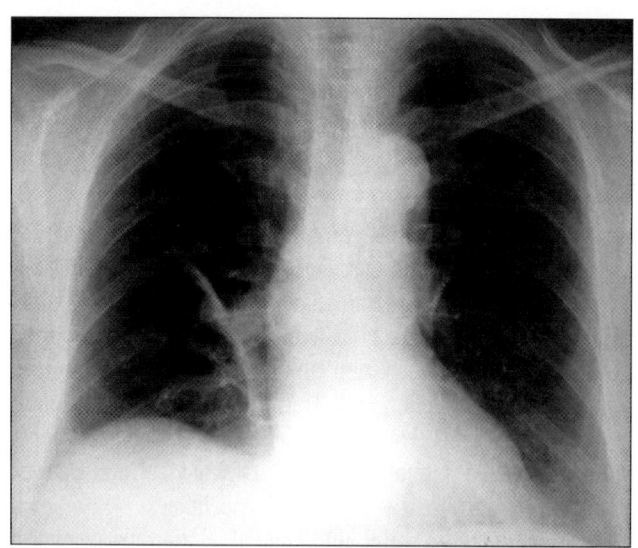

Abb. 25.2 (Teil-)atelektase; **a:** Platten-/Streifenatelektase rechtes Unterfeld;

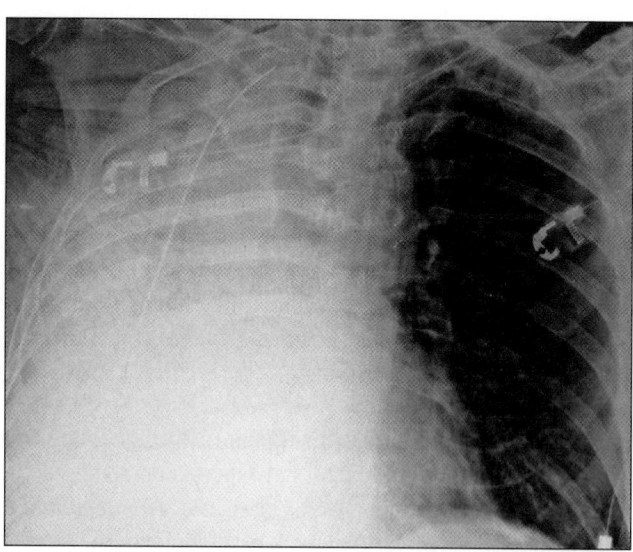

Abb. 25.2b Totalatelektase rechts mit Verziehung von Mediastinum und Trachea nach rechts.

knöchernen Thorax stellt die Halsrippe dar. Diese ist schwächer ausgebildet als die erste Rippe, sie liegt medial von dieser in Höhe der Lungenspitze. Sie kann ein- oder beidseits vorkommen. Verheilte Rippenfrakturen sind an einer spindelförmigen Auftreibung zu erkennen. Sollen die Rippen gut beurteilbar sein (z. B. Suche nach Rippenfrakturen), wird eine Röhrenspannung von ca. 80 kV empfohlen (während normalerweise eine Röhrenspannung von 120–150 kV verwendet wird, um die Lungenstruktur gut darzustellen).

Beurteilung des Zwerchfells

Normalerweise stehen die gegen das transparentere Lungengewebe leicht abgrenzbaren Zwerchfellkuppen in Höhe der 10.–11. hinteren Rippe (Abb. 2.6). Ein beidseitiger Zwerchfellhochstand kann durch einen erhöhten intraabdominellen Druck (z. B. durch Aszites, Meteorismus oder einen intraabdominellen Tumor) bedingt sein. Ursache eines einseitigen Zwerchfellhochstandes kann eine Lebervergrößerung, eine starke Blähung der Magenblase oder auch ein subphrenischer Abszess sein. Eine einseitige oder beidseitige Gassichel unterhalb des Zwerchfells ist durch freie Luft im Abdomen bedingt und weist auf ein Pneumoperitoneum hin. Ursache ist häufig eine intraperitoneale Perforation. Pulmonale Ursachen eines einseitigen Zwerchfellhochstandes können Atelektasen (s. u.) oder eine Phrenikusparese sein. Ein beidseitiger Zwerchfelltiefstand (11.–12. hintere Rippe) findet sich bei einem schweren Lungenemphysem. Auch bei einem Pneumothorax, Pleuraerguss oder einem großen intrathorakalen Tumor kann ein einseitiger Zwerchfelltiefstand vorliegen.

Beurteilung der Lunge

Bei der Beurteilung der Lungenstruktur sind vor allem der Belüftungszustand der Lunge sowie die Gefäßzeichnung zu beurteilen.

Lungenrundherde

Lungenrundherde können zahlreiche Ursachen haben. Solitäre Lungenrundherde sind häufig durch ein Lungenkarzinom (vor allem ein Bronchialkarzinom) bedingt. Bei multiplen Rundschatten muss insbesondere an Metastasen gedacht werden. Lungenmetastasen können in allen Lungenarealen auftreten. Sie sind meist scharf begrenzt. Bei Verlaufskontrollen zeigt sich zumeist eine Zunahme von Größe und Anzahl. Sind im Bereich solitärer Rundherde Kalkeinlagerungen nachweisbar, spricht dies eher für eine tuberkulöse Ursache.

Atelektasen

Atelektasen (Abb. 25.2) stellen die häufigsten Lungenveränderungen bei Intensivpatienten dar. Sie können unterteilt werden in Resorptions-, Kompressions- und Retraktionsatelektasen.

Resorptionsatelektasen entstehen dadurch, dass nach Verschluss eines Bronchus die distal des Verschlusses befindliche Luft resorbiert wird. Ursachen einer Bronchusobstruktion können z. B. ein Malignom, ein aspirierter Fremdkörper oder ein Schleimpfropf sein. Bei Intensivpatienten stellt eine Schleimretention eine häufige Ursache einer Atelektase dar. Kleinere Atelektasen im Bereich der Unterfelder führen häufig zu streifigen Verschattungen (Plattenatelektasen). Kommt

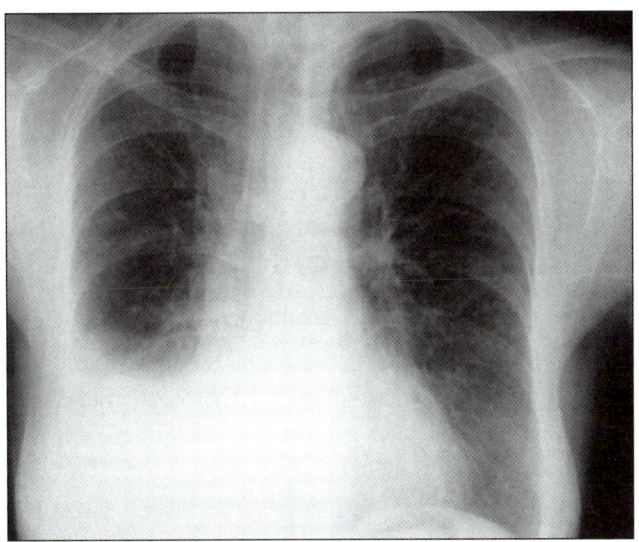

Abb. 25.3 Pleuraerguss; **a:** Pleuraerguss rechts basal;

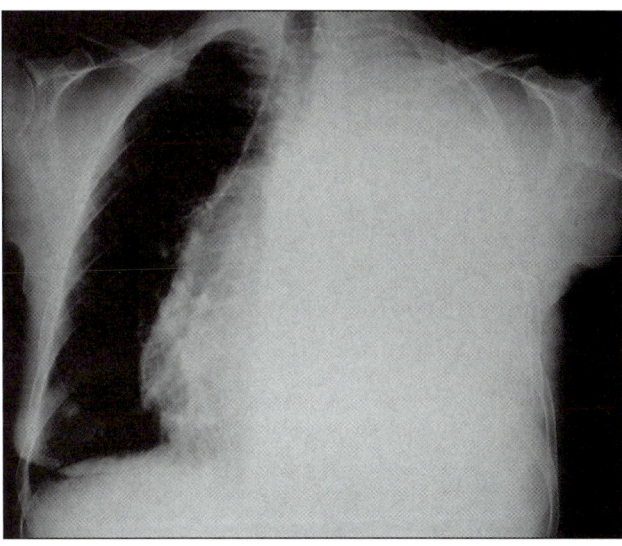

Abb. 25.3b Totalerguss links mit Verdrängung von Mediastinum und Trachea nach rechts.

es zu einer unvollständigen Resorption der Luft, wird von einer Dystelektase gesprochen.

Kompressionsatelektasen sind dadurch bedingt, dass raumfordernde Prozesse wie z. B. ein Pleuraerguss oder ein Pneumothorax dazu führen, dass einzelne Teile des Lungengewebes kollabieren.

Kontraktionsatelektasen sind durch chronische, schrumpfende Lungenprozesse (z. B. Tuberkulose, Lungenfibrosen u. Ä.) bedingt.

Zum Nachweis einer Atelektase sollten Röntgenaufnahmen in zwei Ebenen durchgeführt werden. In einzelnen Fällen ist auch eine computertomographische Untersuchung angezeigt. Die Röntgenaufnahme zeigt im Bereich der Atelektase (aufgrund des verminderten Luftgehaltes) eine Transparenzminderung. Da der Bronchialbaum in dem geschrumpften Lungenlappen noch lufthaltig ist, kann u. U. (möglichst Hartstrahltechnik) ein positives Bronchopneumogramm sichtbar sein.

> Eine Atelektase kann von einer Infiltration dadurch abgegrenzt werden, dass sie das Volumen des Lungenparenchyms verringert. Dadurch werden evtl. angrenzende Strukturen, z.B. Zwerchfell, Trachea oder Lungenhilus, zum atelektatischen Bereich hin verlagert.

Charakteristische röntgenologische Zeichen einer Atelektase sind:
- Verschattung eines anatomisch begrenzten Lungenbereiches
- Verlagerung des gleichseitigen Zwerchfells nach kranial
- Verlagerung der angrenzenden Lungenspalte zur Seite der Atelektase
- Verlagerung von Hili, Mediastinum und Herz zur Seite der Atelektase
- Überblähung angrenzender Lungenbereiche

Bei einer Atelektase im Bereich des mittleren oder unteren Lungenfeldes wird das Zwerchfell nach kranial und der Hilus nach kaudal verlagert. Bei einer Atelektase im Bereich des Oberlappens wird der Hilus nach kranial verlagert.

Liegt eine Atelektase den mediastinalen Strukturen direkt an, ist die Berührungsfläche verwischt (sog. »Silhouettenzeichen«), weil beide Strukturen eine ähnliche Dichte haben. Ist eine gesamte Lungenhälfte verschattet, kommen differenzialdiagnostisch neben einer Totalatelektase auch ein großer Pleuraerguss oder eine ausgedehnte einseitige Pneumonie infrage. Bei einer Atelektase ist das Mediastinum zur betroffenen Seite hin verzogen, während bei einem ausgedehnten Pleuraerguss das Mediastinum auf die Gegenseite verdrängt ist. Bei einer Pneumonie ist das Mediastinum mittelständig. Eine kurzfristige Entstehung spricht gegen eine Pneumonie und für eine Totalatelektase oder einen Pleuraerguss. Ein Pleuraerguss kann ggf. dadurch bestätigt werden, dass eine Aufnahme in Seitenlage bei horizontalem Strahlengang durchgeführt wird.

Pleuraerguss

Ein Pleuraerguss ist ein mögliches Begleitsymptom zahlreicher Erkrankungen, er kann iatrogen bedingt oder Folge eines Traumas (z. B. Punktion der V. subclavia) sein. Wird bei einem Patienten mit einem Pleuraerguss eine Röntgenaufnahme im Stehen oder Sitzen durchgeführt, lässt sich eine kaudale Verschattung mit nach lateral ansteigender Kontur nachweisen (Abb. 25.3 a). Wird eine Röntgenaufnahme in Rückenlage durchgeführt, läuft der Pleuraerguss nach dorsal zur Lungenspitze aus. Dies führt zu einer homogenen Transparenzminderung, die meist nach kranial geringer wird. Dadurch wird das Zwerchfell unscharf oder ist nicht mehr

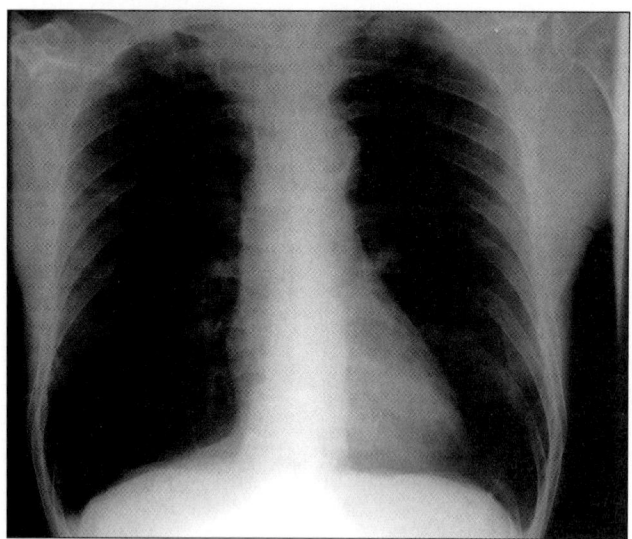

Abb. 25.4 Lungenemphysem.

bedingt ist, ist häufig nur rechts nachweisbar. Bei doppelseitigem Pleuraerguss ist der Erguss rechts häufig größer als links. Oft stellt sich auch ein Erguss lediglich im Bereich eines Lappenspaltes als konvexförmig begrenzte Verschattung dar (interlobärer Erguss).

Mittels Sonographie kann ein Pleuraerguss leicht dargestellt werden. Ebenso kann mit der Computertomographie ein Pleuraerguss nachgewiesen werden.

Lungenemphysem

Typisch für ein Lungenemphysem (Abb. 25.4) sind in der Thoraxröntgenaufnahme:
- vermehrte Strahlentransparenz
- Tiefstand und Abflachung beider Zwerchfelle

Haut-/Mediastinalemphysem

Unter einem Hautemphysem wird eine Luft- oder Gasansammlung in der Unterhaut verstanden. Ursache ist meist eine Verletzung im Bereich des Atemtrakts, z. B. ein Pneumothorax. Weitere Ursachen können ein Pneumoperitoneum (z. B. im Rahmen einer laparoskopischen Operationstechnik) oder aber auch eine Infektion mit Gas bildenden Erregern (z. B. Clostridium perfringens) sein. Klinisch imponiert eine schmerzlose Schwellung, die unter einem typischen knackenden, knisternden Geräusch (»Schneeballknirschen«) wegdrückbar ist. Im Röntgenbild zeigen sich im Bereich der Muskulatur und des subkutanen Fettgewebes typische streifige Zeichnungen (Abb. 25.5).

Dringt Luft aus dem Pleuraraum oder aus dem Bronchialsystem über hiläre Strukturen zum Mediastinum vor, entsteht ein Pneumomediastinum (Mediastinalemphysem).

abgrenzbar. Bei einer Aufnahme in Rückenlage kann ein Pleuraerguss ab einem Volumen von ca. 500 ml nachgewiesen werden. Bei einer Aufnahme im Stehen lässt sich ein Pleuraerguss ab Flüssigkeitsmengen von ca. 300–400 ml nachweisen und bei einer Aufnahme in Seitenlage und horizontalem Strahlengang kann ein Pleuraerguss bereits ab ca. 50 ml röntgenologisch nachgewiesen werden. Ein basaler Pleuraerguss kann durch eine Aufnahme in Seitenlage auch von einem einseitigen Zwerchfellhochstand abgegrenzt werden. Bei der Differenzialdiagnose zwischen linksseitigem Zwerchfellhochstand bzw. linksseitigem basalen Pleuraerguss weist ein vergrößerter Abstand zwischen Magenblase und vermeintlichem Zwerchfellrand auf einen basalen (subpulmonalen) Erguss hin. Ein Pleuraerguss, der durch eine Herzinsuffizienz

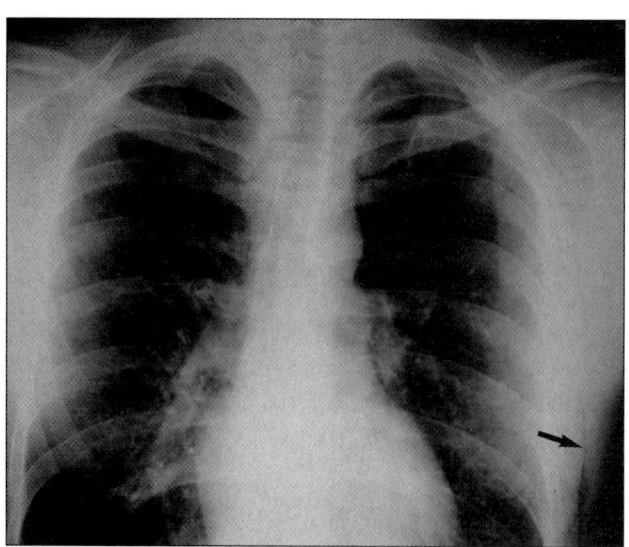

Abb. 25.5 Hautemphysem; **a:** Hautemphysem (→) im Bereich der linken unteren Thoraxwand;

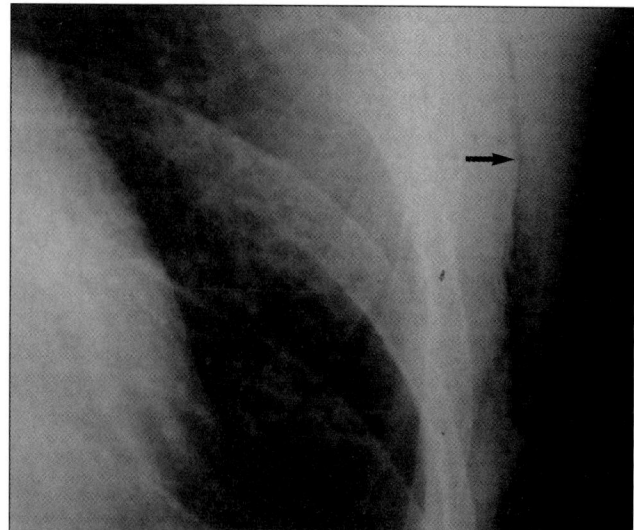

Abb. 25.5 b Detailaufnahme.

Pneumothorax

Ein Pneumothorax (Abb. 25.6, s. auch Kap. 50.5, S. 757) entsteht dadurch, dass über eine Verbindung zwischen Bronchialbaum und Pleuraspalt oder eine Verbindung zwischen Pleuraspalt und Haut Luft in den Pleuraspalt gelangt. Der kapillarartige Pleuraspalt wird aufgehoben, die Lunge zieht sich von der Thoraxwand zurück und kollabiert mehr oder weniger. Folgen eines Pneumothorax sind vor allem Dyspnoe und ein Abfall der arteriellen Sauerstoffsättigung, da sich im Bereich der kollabierten Lungenanteile ein Rechts-links-Shunt (Kap. 50.7.1, S. 761) entwickelt.

Entsteht ein Ventilmechanismus im Bereich der pleurobronchialen bzw. pleurokutanen Verbindung, sammelt sich zunehmend Luft im Pleuraspalt an, sodass dort ein Überdruck entsteht. Folge sind sehr schnell ein vollständiger Kollaps der Lunge und

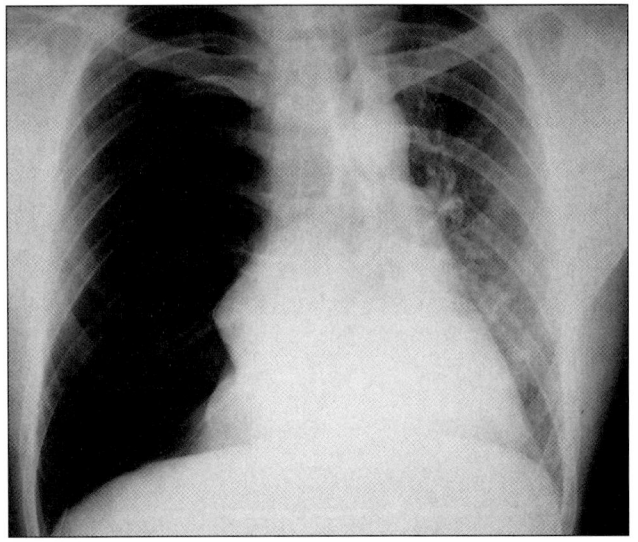

Abb. 25.6 c Totalpneumothorax rechts.

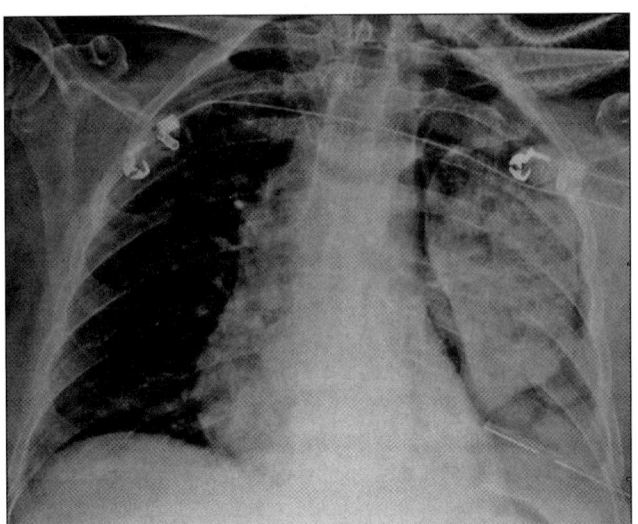

Abb. 25.6 Pneumothorax; **a:** Pneumothorax links;

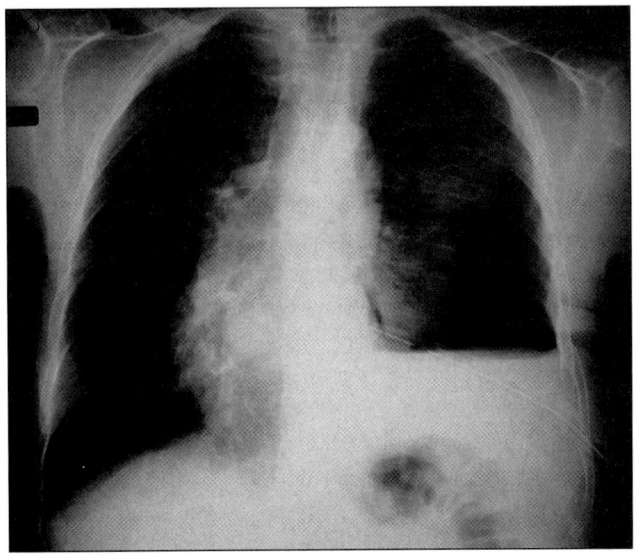

Abb. 25.6 b Hämatopneumothorax rechts;

ein Spannungspneumothorax. Es drohen die Verschiebung der Mediastinalorgane zur kontralateralen Thoraxhälfte und die Behinderung des venösen Rückstroms mit Abnahme des Herzminutenvolumens und Abfall des arteriellen Blutdrucks. Wird bei einem Pneumothorax eine Röntgenaufnahme im Stehen oder Sitzen durchgeführt, lässt sich der Pneumothorax im Bereich des apikalen Pleuraraums nachweisen, da das Lungengewebe nach unten sinkt. In Rückenlage sammelt sich die Luft im ventralen Pleuraraum, da das Lungengewebe entsprechend der Schwerkraft nach dorsal sinkt. Ein ventraler Pneumothorax ist bei einer a. p. Aufnahme im Liegen oft nicht erkennbar.

Wird eine Thoraxröntgenaufnahme beim stehenden oder sitzenden Patienten in Exspiration(!) durchgeführt, kann damit sehr leicht ein Pneumothorax nachgewiesen werden. Eine Röntgenaufnahme in Exspiration ist deshalb wichtig, da hierbei das Lungenvolumen relativ klein und das Pneumothoraxvolumen relativ groß dargestellt werden.

Röntgenologische Zeichen eines Pneumothorax (Abb. 25.6) sind:

- Pleura visceralis ist von der Thoraxwand abgehoben
- keine (periphere) Gefäßzeichnung im Bereich des Pneumothoraxsaums
- mehr oder minder starker Lungenkollaps auf der Seite des Pneumothorax
- es ist evtl. ein nach kaudal verlagerter ventraler Recessus phrenicocostalis (»deep sulcus sign«) nachweisbar
- evtl. sehr scharfe Randmarkierung von Herz, Zwerchfell, Aorta und V. cava durch einen begleitenden (hypodensen) Luftsaum
- Verschiebung des Mediastinums zur Gegenseite und Tiefstand des homolateralen Zwerchfells im Falle eines Spannungspneumothorax
- evtl. Darstellung eines Hautemphysems, eines interstitiellen Lungen- oder eines Mediastinalemphysems

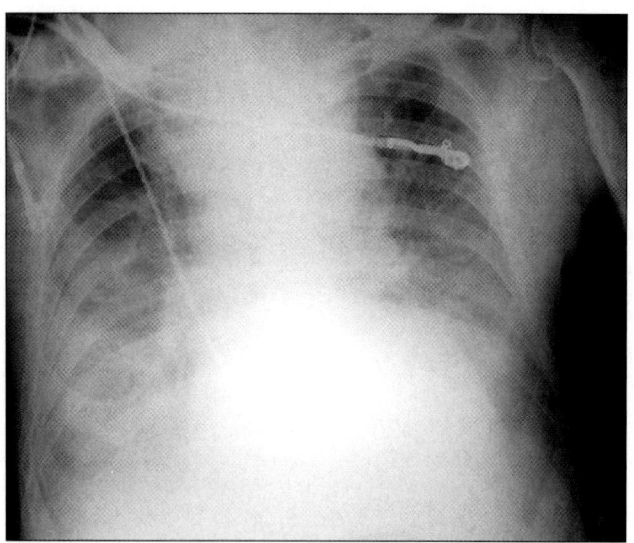

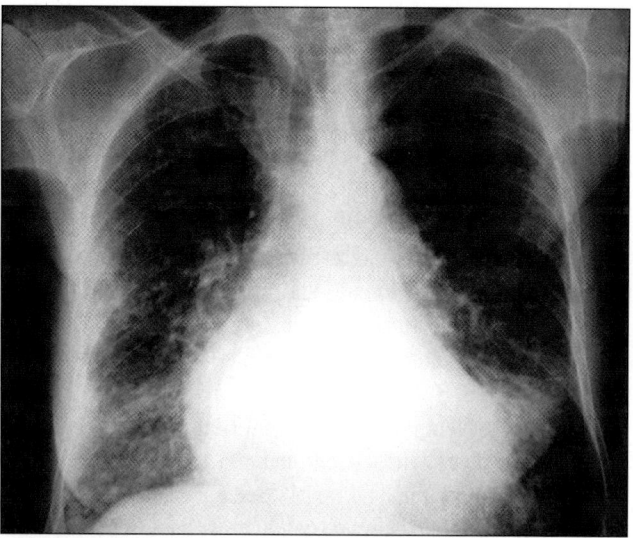

Abb. 25.7 Lungenödem; **a:** interstitielles Lungenödem;

Abb. 25.7 b alveoläres Lungenödem.

Veränderte Lungengefäße

Pulmonalvenöse Hypertonie/Lungenödem

Eine Drucksteigerung in den Lungenvenen (eine pulmonalvenöse Hypertonie) führt zu einer Lungenstauung. Die wichtigsten Ursachen sind eine Linksherzinsuffizienz oder eine Behinderung des Blutabflusses aus der Lungenstrombahn z. B. durch eine Mitralstenose.

Beim lungengesunden Patienten sind in stehender Position – aufgrund der Schwerkraft – die kaudalen Lungenabschnitte stärker durchblutet als die kranialen. Bei den am Wandstativ durchgeführten Thoraxröntgenaufnahmen nimmt daher die pulmonale Gefäßzeichnung von kranial nach kaudal zu. Bei einer pulmonalvenösen Hypertonie sind bei einer Aufnahme in stehender Position die kranialen Lungenbereiche stärker durchblutet als normalerweise üblich. Die Gefäßstruktur ist in den Ober- und Unterfeldern der Lunge ähnlich deutlich.

Eine pulmonalvenöse Hypertonie führt zu einer deutlichen Aufweitung sowohl der zentralen als auch der peripheren Lungenvenen. Aufgrund des erhöhten pulmonalvenösen Drucks

Tab. 25.1 Röntgenologische Merkmale bei pulmonalvenöser Hypertonie.

- verstärkte Gefäßzeichnung in den kranialen Lungenfeldern (bei Aufnahme im Stehen)
- Verbreiterung primär der zentralen venösen Lungengefäße (verbreiterte Hili) und später auch der peripheren venösen Lungengefäße
- unscharfe Gefäßkonturen (perivaskuläres Ödem)
- peribronchiales Ödem
- Dilatation bzw. Hypertrophie von linkem Vorhof und Ventrikel
- Kerley-A-Linien, Kerley-B-Linien
- Pleuraerguss
- markierte Lappenspalten

tritt Flüssigkeit zunächst in den interstitiellen Raum (interstitielles Lungenödem) und später auch in den Alveolarraum (alveoläres Lungenödem) über. Typische **klinische Symptome** eines Lungenödems sind Dyspnoe, Zyanose sowie fein- bis grobblasige Rasselgeräusche und evtl. rötlich-schaumiges Sputum.

Die bei einer pulmonalvenösen Hypertonie auftretenden typischen **röntgenologischen Merkmale** sind in Tabelle 25.1 dargestellt. Bei beginnender Lungenstauung lässt sich die Flüssigkeit röntgenologisch zuerst im perivaskulären und peribronchialen Raum nachweisen. Die Gefäßkonturen erscheinen unscharf begrenzt (verwaschene Hilusgefäße). Typisch für einen Stauungshilus ist auch, dass er beidseits nachweisbar ist und dass sich die erweiterten Lungengefäße strahlenförmig in die Peripherie fortsetzen. Der zentrale Bronchialbaum zeigt verbreiterte und unscharf begrenzte Bronchialwände. Durch eine vermehrte Flüssigkeit in den Interlobulärsepten werden diese röntgenologisch sichtbar– die sog. Kerley-A- und Kerley-B-Linien entstehen. **Kerley-A-Linien** sind bis ca. 4 cm lang und laufen in den Oberfeldern radiär auf den Hilus zu. **Kerley-B-Linien** sind wenige Zentimeter lang und vor allem im lateralen unteren Thoraxbereich zu finden.

Bei zunehmender Lungenstauung entwickelt sich ein interstitielles und später ein alveoläres Lungenödem (Abb. 25.7). Ein **interstitielles Lungenödem** ist in der Thoraxröntgenaufnahme durch erweiterte, unscharf begrenzte Gefäße (besonders zentral), durch Kerley-A- und Kerley-B-Linien und durch eine milchglasartige Trübung der Lungenstrukturen gekennzeichnet, die von zentral nach peripher abnimmt. Ein Flüssigkeitsübertritt in den Alveolarraum (**alveoläres Lungenödem**) äußert sich in fleckigen, teils konfluierenden Verschattungen.

Fleckige Verschattungen können nicht nur durch ein alveoläres Transsudat (Lungenstauung), sondern auch durch ein alveoläres Exsudat (Pneumonie) bedingt sein. Eine röntgenologische Differenzierung ist hier primär nicht möglich. Wird ein Patient für einige Stunden auf die Seite gelegt, sinkt die Ödemflüssigkeit der Schwerkraft folgend nach unten, während ein pneumonisches Infiltrat unverändert bleibt.

Die häufigste Ursache eines Lungenödems ist eine pulmonalvenöse Hypertonie aufgrund einer Linksherzinsuffizienz. Ein Lungenödem kann aber auch durch eine Reihe anderer Dinge verursacht sein (Tab. 25.2).

Pulmonalarterielle Hypertonie

Eine chronische pulmonalarterielle Hypertonie ist vor allem im Rahmen eines ausgeprägten Emphysems zu finden. Eine akute pulmonalarterielle Hypertonie ist typischerweise Folge einer Lungenembolie.

Röntgenologische Zeichen einer pulmonalarteriellen Hypertonie sind:

- prominente Darstellung von Truncus pulmonalis und hilusnahen Lungenarterien
- Rarefizierung der peripheren arteriellen Gefäße (sog. Kalibersprung)
- Dilatation bzw. Hypertrophie des rechten Vorhofs und Ventrikels (Cor pulmonale)
- Verbreiterung der V. cava superior

Bei einer **Lungenembolie** handelt es sich um einen akuten Verschluss von Teilen der Lungenstrombahn. Ursache ist zumeist ein Thrombus aus den tiefen Bein- oder den Beckenvenen (Kap. 49.1, S. 740).

Bei Verdacht auf eine Lungenembolie kommen als diagnostische Verfahren Thoraxröntgenaufnahme, Szintigraphie, Echokardiographie, Pulmonalisangiographie und Bolus-Spiral-CT (und in Zukunft möglicherweise auch Magnetresonanzangiographie; Meany et al. 1997) infrage. Die Thoraxröntgenaufnahme hat hierbei die geringste Aussagekraft.

> Bei einer Lungenembolie ergeben sich in der Thoraxröntgenaufnahme lediglich in ca. 10% der Fälle (meist indirekte) Hinweise auf eine pulmonalarterielle Hypertonie (s.o.).

Mit der **Lungenperfusionsszintigraphie** (Kap. 25.1, S. 543) kann eine größere Lungenembolie in ca. 70% der Fälle nachgewiesen werden. Zusätzlich kann evtl. eine Ventilationsszintigraphie (s.o.) mit ^{99m}Tc-markiertem Aerosol durchgeführt werden (Kap. 25.1, S. 543). Da die Ventilationsszintigraphie jedoch relativ aufwendig ist und eine gute Kooperation des Patienten erfordert, muss auf diese Untersuchung bei Intensivpatienten meist verzichtet werden. Typisch für eine Lungenembolie ist, dass in der Lungenperfusionsszintigraphie ein Perfusionsausfall nachweisbar ist, während die Ventilation in der Lungenventilationsszintigraphie regelrecht ist.

Das empfindlichste Verfahren zum Nachweis einer Lungenembolie ist die **Pulmonalisangiographie**. Nach Vorschie-

Tab. 25.2 Mögliche Ursachen eines Lungenödems.

Entstehungsmechanismus	mögliche Ursachen
erhöhter pulmonalvenöser Druck	<ul><li>Linksherzinsuffizienz</li><li>Behinderung des pulmonalvenösen Abflusses durch Herzvitien (z. B. eine Mitralstenose)</li><li>Hypervolämie</li></ul>
erniedrigter kolloidosmotischer Druck	<ul><li>Albuminmangel</li></ul>
gesteigerte Gefäßpermeabilität	<ul><li>Infektionen</li><li>toxische Schädigung</li><li>vasoaktive Substanzen wie Histamin</li><li>Aspiration von Magensaft oder von Wasser (Beinahe-Ertrinken)</li><li>Behinderung des Lymphabflusses</li></ul>
Abfall des Alveolardrucks	<ul><li>Reexpansionsödem durch rasche Drainage eines großen Pleuraergusses oder eines Spannungspneumothorax</li></ul>

ben eines Katheters über das rechte Herz bis in den Truncus pulmonalis kann nach Kontrastmittelgabe ein entsprechender Perfusionsstopp im arteriellen Lungengefäßbaum nachgewiesen werden. Eine Indikation für eine Pulmonalisangiographie ist jedoch nur gegeben, wenn die szintigraphische Untersuchung nicht eindeutig ist und der Embolus vor einer lokalen oder systemischen Lysetherapie bzw. einer operativen Embolektomie dargestellt werden soll. Anstelle der konventionellen röntgenologischen Angiographie der Lungengefäße kann auch eine digitale Subtraktionsangiographie (DSA; Kap. 25.1, S. 542) durchgeführt werden. Inzwischen wird jedoch statt einer Pulmonalisangiographie zumeist ein sog. Bolus-Spiral-CT durchgeführt. Szintigraphie, Angiographie und Bolus-Spiral-CT sind jedoch alle mit einem erheblichen logistischen und zeitlichen Aufwand verbunden. Außerdem wird der Patient durch den Transport in die Röntgenabteilung u. U. gefährdet. Daher wird primär zumeist eine **echokardiographische Untersuchung** durchgeführt (Kap. 21, S. 457), womit eine Rechtsherzbelastung bei einer hämodynamisch relevanten Lungenembolie nachgewiesen werden kann.

Während kleine Lungenembolien unbemerkt stattfinden können, kann eine fulminante Lungenembolie innerhalb von Sekunden zum Tod führen.

Pneumonie

Unter einer Pneumonie wird eine diffuse oder herdförmige exsudative Entzündung des Lungenparenchyms verstanden. Ätiologisch können Pneumonien in primäre und sekundäre Pneumonien unterteilt werden.

Zu den primären Pneumonien gehören:

- bakterielle Pneumonien durch vor allem Pneumokokken, Staphylokokken, Streptokokken, Klebsiellen

- Viruspneumonien
- Mykoplasmen-Pneumonien
- Pneumozystis-Pneumonien
- Pilzpneumonien
- allergische Pneumonien

Die primären Pneumonien werden unterteilt in bakterielle Pneumonien und nicht bakterielle, sog. atypische Pneumonien (z. B. durch Viren, Mykoplasmen, Pilze, Pneumozystis, Allergene).

Sekundäre Pneumonien sind vor allem bedingt durch:

- Zirkulationsstörungen
- Bronchusveränderungen (vor allem Obstruktionen)
- toxische Einwirkungen (z. B. Nitrosegase)
- Aspiration
- bakterielle Superinfektion bei unterschiedlichen Erkrankungen (z. B. Aspiration)

Patienten einer Intensivstation entwickeln aufgrund häufig vorliegender pulmonaler Vorerkrankungen, der Auswirkungen größerer operativer Eingriffe auf die Atemfunktion und/oder einer häufig länger dauernden maschinellen Beatmung in 10–60% eine im Krankenhaus erworbene (nosokomiale) Pneumonie. Die häufigsten Erreger sind hierbei Klebsiella, Staphylococcus aureus, Pseudomonas aeruginosa, Legionella und E. coli.

Eine beatmungspflichtige Pneumonie führt zu einer Steigerung der Letalität um bis zu 30%. **Prädisponierende Faktoren** für eine nosokomiale Pneumonie sind:

- Alter <1 Jahr und Alter >65 Jahre
- schwere Grunderkrankung mit Schädigung des Immunsystems und/oder Beeinträchtigung des Bewusstseins
- Vorerkrankungen des Atemtraktes

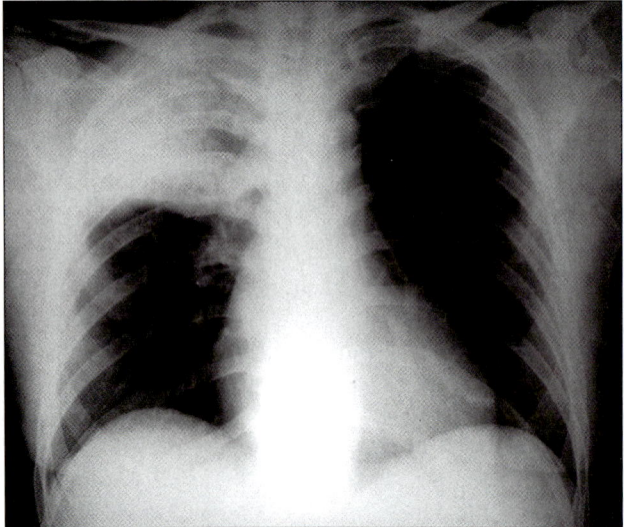

Abb. 25.8 Lobärpneumonie rechter Oberlappen.

- thorakale oder abdominelle Operationen
- maschinelle Beatmung

Durch konsequente Einhaltung hygienischer Basismaßnahmen (z. B. Händehygiene) ist eine bis zu 30%ige Reduktion nosokomialer Infektionen möglich (Übersicht: Robert-Koch-Institut 2000).

Symptome einer Pneumonie sind entsprechende Infiltrate in der Thoraxröntgenaufnahme der Lunge, Fieber (>38,5° C), eitriges Sputum, Leukozytose (oder eine Leukopenie) sowie feinblasige Rasselgeräusche. Zum Erregernachweis bietet sich eine bronchoskopisch durchgeführte Sekretabsaugung und eine bronchoalveoläre Lavage an.

Eine Pneumonie führt zu interstitiellem Ödem und Exsudation in den Alveolarraum. Dies zeigt sich in der **Thoraxröntgenaufnahme** in Form einer Transparenzminderung (Verschattung). Im Bereich pneumonischer Verschattungen können sich (bei Hartstrahlaufnahmen) Anteile des lufthaltigen Bronchialbaumes darstellen (positives Bronchopneumogramm; Kap. 25.2.2, S. 545).

Eine Pneumonie kann radiomorphologisch unterteilt werden in:

- Lobärpneumonie
- Bronchopneumonie
- interstitielle Pneumonie

Lobärpneumonie

Eine Lobärpneumonie (Abb. 25.8) wird in ca. 95% der Fälle durch Pneumokokken verursacht. Dabei ist ein Lungesegment oder -lappen verschattet. Der Entzündungsprozess findet im Alveolarraum statt. Im Einzelfall kann es schwierig sein, eine Lobärpneumonie von einer Lappenatelektase abzugrenzen. Typisch für eine Atelektase ist eine Volumenverminderung mit Verlagerung angrenzender Lungenstrukturen (s. o.). Bei einer Lappenpneumonie ist das Bronchopneumogramm positiv.

Bronchopneumonie

Bei einer Broncho- oder Herdpneumonie (Abb. 25.9) kommt es zu fleckigen, teilweise konfluierenden Infiltraten. Der Entzündungsprozess findet im terminalen Bronchialbaum statt und greift auf die angrenzenden Alveolen über. Eine Bronchopneumonie kann in allen Lungenabschnitten auftreten, bevorzugt sind jedoch die Unterlappen. Die bronchopneumonischen Fleckschatten sind weich und meist unscharf begrenzt.

Interstitielle Pneumonie

Bei der interstitiellen Pneumonie kommt es zu entzündlichen Veränderungen insbesondere im Lungeninterstitium sowie zur

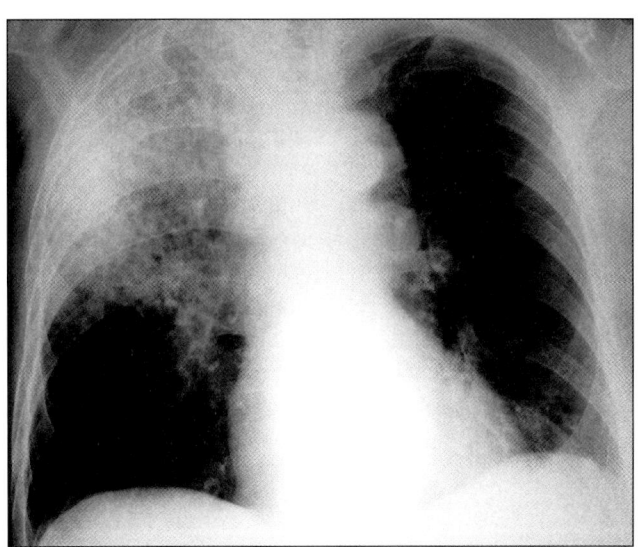

Abb. 25.9 Bronchopneumonie (fleckig, konfluierend) des rechten Oberlappens.

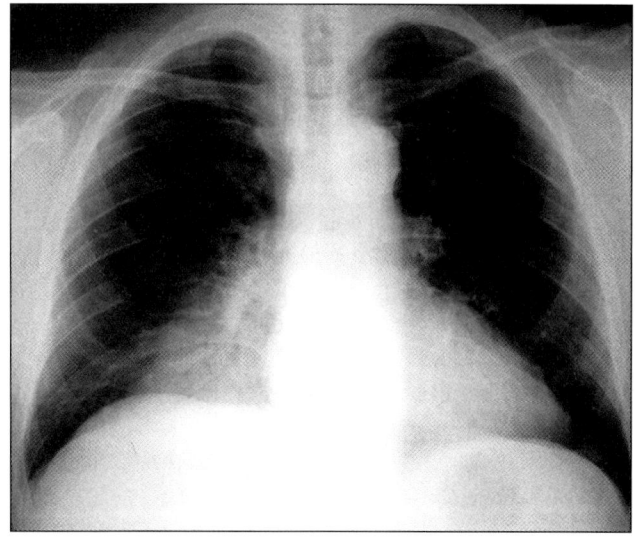

Abb. 25.10 Interstitielle Pneumonie (milchglasartig).

Infiltration des peribronchialen Alveolarraums. Im Röntgenbild zeigen sich milchglasartige Verschattungen (Abb. 25.10). Eine interstitielle Pneumonie ist dadurch bedingt, dass z. B. Viren oder Mykoplasmen durch die Bronchialwand wandern und ein entsprechendes interstitielles Ödem verursachen.

Aspirationspneumonie

Häufige Ursache einer Transparenzminderung in der Thoraxröntgenaufnahme bei Intensivpatienten ist eine Aspirationspneumonie (Abb. 25.11). Bei den normalerweise in Rückenlage liegenden Intensivpatienten fließt ein evtl. Aspirat zumeist in die rechtsdorsalen Lungenabschnitte. Es kann zum Lungenödem (sog. Mendelson-Syndrom; Kap. 29.2, S. 609) und evtl. auch zu einem ARDS (s.u.) kommen. Die bei Aspiration von Magensaft ausgelöste chemische Pneumonitis zieht häufig eine bakterielle Sekundärinfektion nach sich.

Akutes Atemnotsyndrom des Erwachsenen (ARDS)

Das akute Atemnotsyndrom des Erwachsenen (»adult respiratory distress syndrome«; ARDS) ist häufig ein großes intensivmedizinisches Problem. Die Inzidenz wird mit 2–8 pro 100 000 Einwohnern und Jahr, die Letalität meist mit über 50% angegeben. Ein ARDS kann unterschiedlichste Ursachen haben. Wichtige Ursachen sind Sepsis, Schock, schweres Trauma (Lungenkontusion, Fettembolie, Verbrennungen u. Ä.), Aspiration, Pneumonie, Embolie, Massivtransfusion und z. B. Pankreatitis.

Pathophysiologie und Auswirkungen

Am Anfang des ARDS steht häufig eine Aktivierung der Komplementkaskade und anderer Mediatorsubstanzen sowie die Aggregation von Granulozyten und deren Adhäsion an die

Kapillarendothelien im Bereich der Lungenstrombahn. Einerseits thrombosieren die Gefäße dadurch, andererseits setzen diese Granulozyten freie Sauerstoffradikale, Proteasen und andere Substanzen frei. Dadurch wird das Gefäßendothel geschädigt, und die Gefäßpermeabilität nimmt zu. Die erhöhte Gefäßpermeabilität führt zum Flüssigkeitsübertritt in das Lungeninterstitium, evtl. zu einem interstitiellen Lungenödem. Treten Plasma und Leukozyten in die Alveolen über, entsteht aus dem interstitiellen ein alveoläres Lungenödem. In den Alveolen bilden sich aus Epithelresten, eindringendem Fibrinogen und Fibrinmonomeren sog. **hyaline Membranen**. Diese beeinträchtigen den Gasaustausch. Schädigungen der Alveolarzellen führen dazu, dass weniger Surfactant gebildet wird, wodurch leichter Mikroatelektasen entstehen können. Folge all dieser Lungenveränderungen ist eine Einschränkung

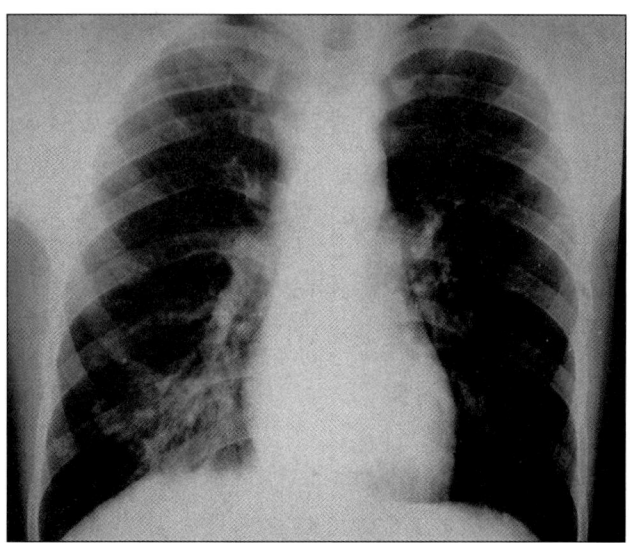

Abb. 25.11 Aspirationspneumonie (Bronchopneumonie).

des pulmonalen Gasaustausches. Nach mehreren Tagen kann es zu einer Fibroplasie des Lungeninterstitiums und damit zu einer irreversiblen Lungenfibrose kommen.

Es entwickeln sich die Zeichen einer **Ateminsuffizienz** mit Dyspnoe, Tachypnoe und Zyanose. Die Blutgase zeigen eine Hypoxämie und als Folge der initialen kompensatorischen Hyperventilation eine initiale Hypokapnie mit respiratorischer Alkalose (Kap. 20.5.3, S. 450). Aufgrund der pulmonalen Flüssigkeitseinlagerung und der Ausbildung von Atelektasen nimmt die funktionelle Residualkapazität ab. Auch die Lungen-Compliance nimmt ab, und die notwendigen Beatmungsdrücke steigen an.

> Typisch für das ARDS ist, dass eine Zunahme der inspiratorischen Sauerstoffkonzentration aufgrund des ausgeprägten Rechts-links-Shunts (oft >30%) nur zu einer geringen Steigerung des arteriellen Sauerstoffpartialdrucks führt.

Da es zu Thrombosierungen im Bereich des Lungenkapillarbettes kommt, steigt der pulmonalarterielle Druck deutlich an. Der PCWP (Kap. 19.4.2, S. 432) bleibt dagegen im Normbereich, während er z.B. bei einem kardiogenen Lungenödem typischerweise ansteigt. Die initiale kompensatorische Hyperventilation kann nicht lange aufrechterhalten werden, es drohen bald Hyperkapnie, respiratorische Azidose und ausgeprägte Hypoxämie.

Patienten mit einem ARDS neigen zu nosokomialen Pneumonien. Häufig entsteht eine von der Lunge ausgehende Sepsis, evtl. mit Multiorganversagen und Todesfolge.

Bei Patienten mit einem ARDS sollte eine sog. protektive Beatmung durchgeführt werden (Kap. 50.4.1, S. 755), um ein Baro- und Volutrauma zu vermeiden. Wichtig ist, dass funktionelle Residualkapazität, Gasaustauschfläche sowie Lungen-Compliance erhöht, das Shunt-Volumen vermindert und der Gasaustausch verbessert werden.

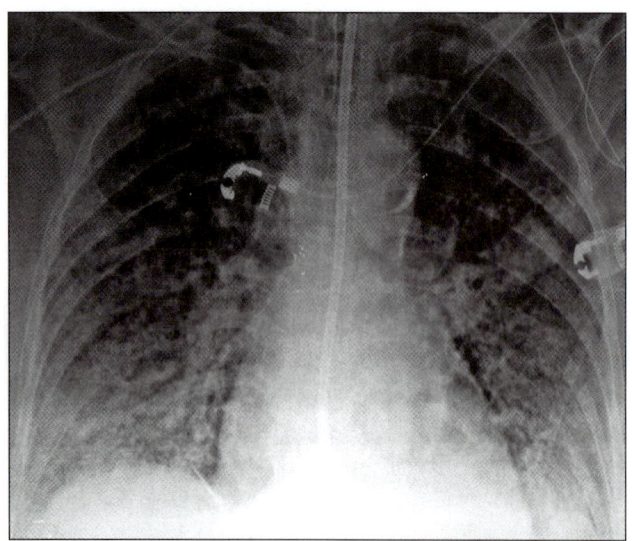

Abb. 25.12 Akutes Atemnotsyndrom (ARDS).

Stadieneinteilung

Das ARDS kann radiomorphologisch in verschiedene Stadien eingeteilt werden. Bewährt hat sich eine Unterteilung in folgende vier Phasen:

Initialphase (1. Stunde): Klinisch zeigen sich eine diskrete Dyspnoe sowie eine Hyperventilation mit respiratorischer Alkalose. Pathologisch-anatomisch kommt es zu einer Kapillarstauung, einem perivaskulären und peribronchialen Ödem und einer geringen Zunahme des extravasalen Lungenwassers. Röntgenologisch können eine Verbreiterung und unscharfe Begrenzung der hilusnahen Gefäßschatten und Bronchialwände auf ein beginnendes perivaskuläres oder peribronchiales Ödem hinweisen. Diese Veränderungen sind jedoch sehr diskret und werden meist erst retrospektiv erkannt.

Frühphase (2.–24. Stunde): Klinisch fällt eine zunehmende respiratorische Insuffizienz mit Dyspnoe, Tachypnoe und Bewusstseinsstörung auf. Pathologisch-anatomisch imponieren aufgrund der erhöhten Gefäßpermeabilität ein perivaskuläres, peribronchiales sowie interstitielles Ödem. Das extravasale Lungenwasser ist stark erhöht. Es kommt zum Granulozytensticking, zu Mikrothromben und Endotheldefekten im Lungenkapillarbereich. Röntgenologisch ist das Lungenparenchym milchglasartig, diffus getrübt. Der Gefäßschatten ist verbreitert.

Intermediärphase (2.–7. Tag): Im Intermediärstadium kann sich das Lungenödem sowohl zurückbilden als auch bis hin zur »weißen Lunge« verschlechtern. Es liegt eine noch reversible respiratorische Insuffizienz vor. Pathologisch-anatomisch geht das interstitielle in ein alveoläres Ödem über. Es bilden sich Mikroatelektasen und hyaline Membranen aus, es beginnt eine Zellproliferation. Das bereits vorher gesteigerte extravasale Lungenwasser bleibt deutlich erhöht, und auch die vorbestehenden Mikrothromben sind weiterhin nachweisbar. Die Beatmungsdrücke sind deutlich erhöht. Aufgrund der Flüssigkeitseinlagerung in das Lungeninterstitium lässt sich meist ein positives Bronchopneumogramm nachweisen. Röntgenologisch sind häufig pneumonische Infiltrate in Form fleckiger, teilweise konfluierender Verschattungen nachweisbar. Sie sind das Zeichen einer zusätzlich auftretenden nosokomialen Infektion, die aufgrund einer Resistenzminderung entsteht.

Bessert sich die Symptomatik, kann die Rückbildung der röntgenologischen Veränderungen deutlich dem klinischen Befund hinterherhinken.

Spätphase (nach der ersten Woche): Klinisch steht eine therapieresistente Ateminsuffizienz im Vordergrund. Pathologisch-anatomisch werden die ödematösen Veränderungen zunehmend durch eine interstitielle Wasservermehrung, eine massive Zellproliferation und eine Lungenfibrose ersetzt. Das extravasale Lungenwasser ist weiterhin deutlich erhöht. Röntgenologisch zeigen sich aufgrund der Fibrose streifige Muster.

Aufgrund der notwendigen hohen Beatmungsdrücke ist das Risiko eines Barotraumas der Lunge deutlich erhöht. Häufig können daher röntgenologisch Komplikationen der maschinellen Beatmung nachgewiesen werden (Pneumothorax, Pneumomediastinum, interstitielles Lungenemphysem). Folge von Alveolarrupturen kann ein interstitielles Lungenemphysem sein, das sich entlang der peribronchialen und perivaskulären Strukturen evtl. bis zum Lungenhilus ausbreiten kann und so zu einem Mediastinal- und Hautemphysem führen kann. Kommt es zur Ruptur der Pleura visceralis, entwickelt sich ein Pneumothorax, im Extremfall sogar ein Spannungspneumothorax.

Differenzialdiagnosen

Die röntgenologischen Veränderungen beim ARDS sind meist nicht spezifisch, und differenzialdiagnostisch müssen z. B. Lungenkontusion, Pneumonie, Aspirationssyndrom (Mendelson-Syndrom), Lungenödem aufgrund einer Herzinsuffizienz oder z. B. Fettembolie in Erwägung gezogen werden.

Beurteilung des Herzens

Röntgenologisch nachweisbare Veränderungen des Herzschattens bezüglich Form und Größe sind vor allem möglich durch:

- angeborene Herzfehler
- erworbene Herzklappenfehler
- Erkrankungen des Myokards
- Erkrankungen des Perikards
- Druckanstiege im Pulmonal- oder Systemkreislauf
- Anomalien des Thoraxskeletts (z. B. Trichterbrust)

> Röntgenologische Befunde müssen stets zusammen mit anamnestischen und klinischen Befunden interpretiert werden. Eine Lungenstauung muss z. B. nicht unbedingt durch eine Herzinsuffizienz bedingt sein, sondern kann auch Folge einer Mitralstenose sein. Die Verminderung einer Lungenstauung kann durch eine Verbesserung der Linksherzinsuffizienz, aber auch durch eine nun auftretende zusätzliche Rechtsherzdekompensation bedingt sein.

Vergrößerung der Herzhöhlen

In Abbildung 25.13 sind die typischen röntgenologischen Veränderungen bei der pathologischen Vergrößerung einer oder mehrerer Herzhöhlen dargestellt.

Vergrößerung des linken Vorhofs

Bei einer Vergrößerung des linken Vorhofs (Abb. 25.13c, d) ist die Herzbucht im a.p. Bild verstrichen oder gar prominent.

Im Extremfall kann der linke Vorhof sogar den rechten Herzrand vorbuchten. Aufgrund der engen Lagebeziehung zwischen Ösophagus und vergrößertem linkem Vorhof ist der Ösophagus im Seitenbild nach dorsal verlagert.

Mögliche Ursachen einer Vergrößerung des linken Vorhofs sind:

- Mitralstenose
- Mitralinsuffizienz

Vergrößerung des linken Ventrikels

Bei einer isolierten Vergrößerung des linken Ventrikels (Abb. 25.13e, f) ist das Herz nach links verbreitert und die Herzbucht betont konkav. Es wird von einer aortalen Konfiguration gesprochen. Im Seitenbild zeigt sich eine verstärkte Ausladung des dorsokaudalen Herzschattens nach dorsal.

Mögliche Ursachen einer isolierten Vergrößerung des linken Ventrikels sind:

- Aortenklappenstenose
- Aortenklappeninsuffizienz
- Hypertonie im Systemkreislauf

Vergrößerung des rechten Vorhofs

Bei einer Vergrößerung des rechten Vorhofs ist der Herzschatten nach rechts verbreitert.

Mögliche Ursachen einer Vergrößerung des rechten Vorhofs sind:

- Trikuspidalinsuffizienz
- Trikuspidalstenose

Vergrößerung des rechten Ventrikels

Bei einer isolierten Vergrößerung des rechten Ventrikels (Abb. 25.13g, h) ist der Herzschatten nach rechts verbreitert. Ein vergrößerter rechter Ventrikel kann auch links randbildend werden. Im Seitenbild wölbt sich der ventrale Herzschatten in den oberen Retrosternalraum vor.

Mögliche Ursachen einer isolierten Vergrößerung des rechten Ventrikels sind:

- Pulmonalklappenstenose
- pulmonalvaskuläre Hypertonie

Herzinsuffizienz

Bei einer Herzinsuffizienz ist der betreffende Ventrikel vergrößert und der vorgeschaltete Kreislauf dilatiert. Bei einer Linksherzinsuffizienz imponieren daher eine Dilatation des linken Ventrikels und des linken Vorhofs sowie eine pulmonalvenöse Druckerhöhung. Es besteht allerdings keine enge Korrelation zwischen der röntgenologisch nachweisbaren Linksherzvergrößerung und der myokardialen Leistungsfähigkeit. Entscheidendes Kriterium für die Insuffizienz des

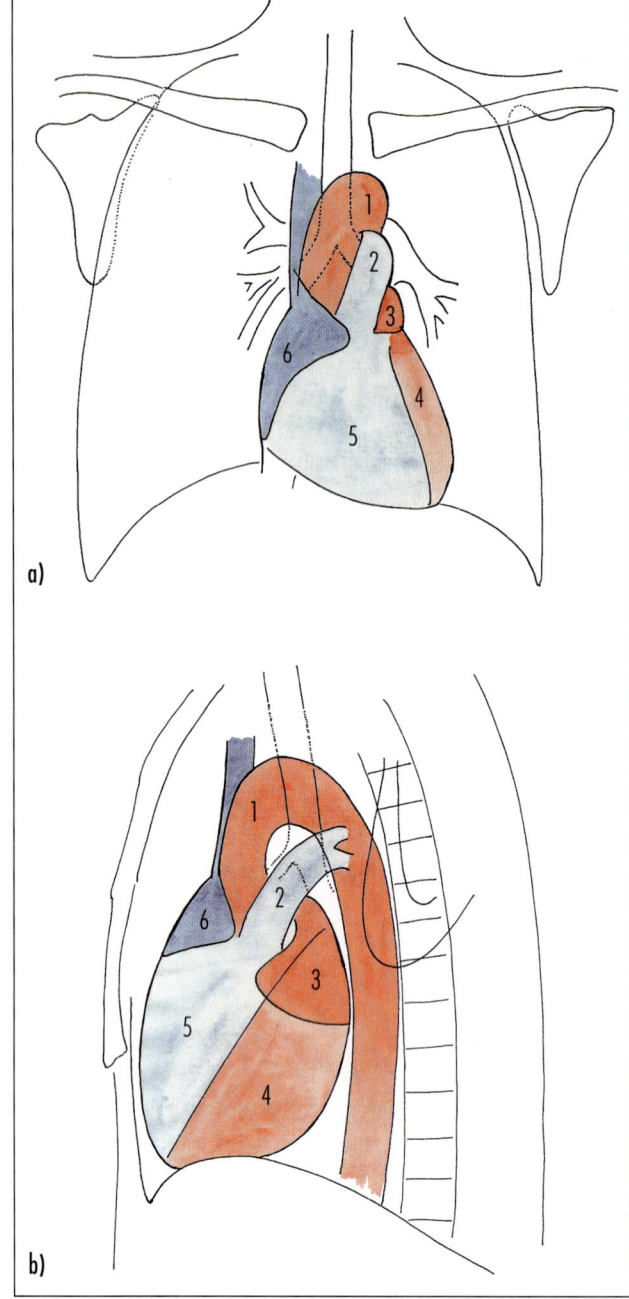

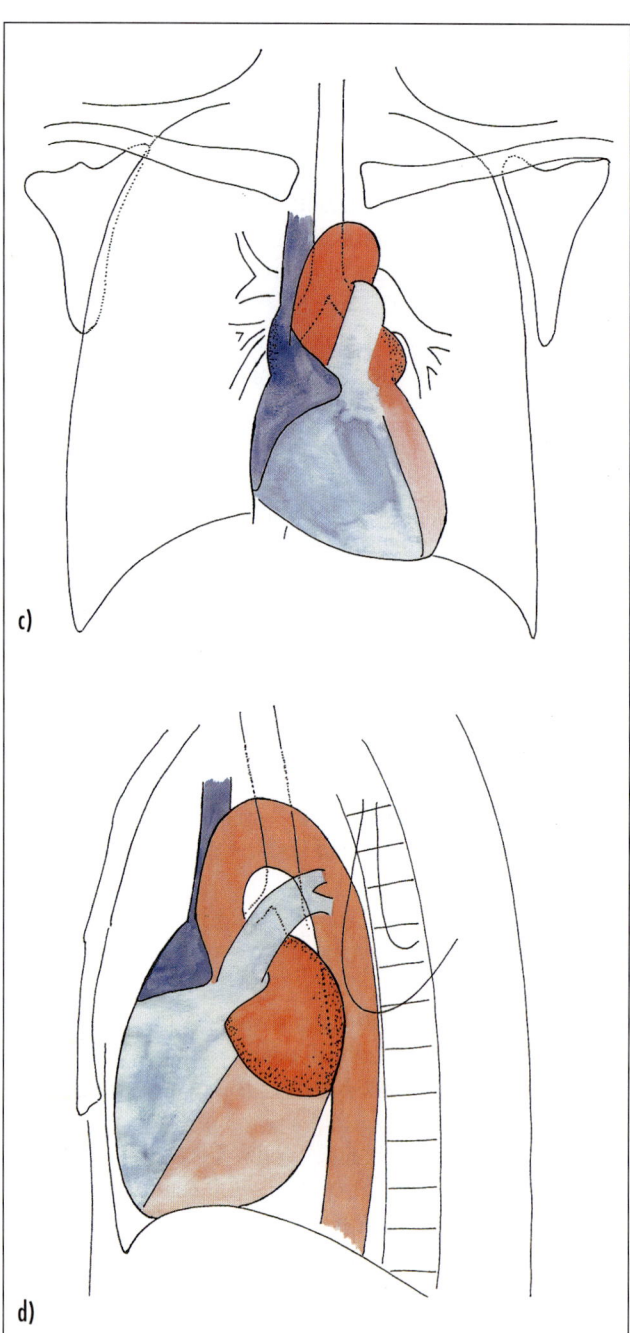

Abb. 25.13 Vergrößerung einzelner Herzhöhlen;
a: Normale Herzkonfiguraton im p.a. Bild (1 = Aortenbogen; 2 = A. pulmonalis;
3 = linker Vorhof; 4 = linker Ventrikel; 5 = rechter Ventrikel; 6 = rechter Vorhof);
b: normale Herzkonfiguration im Seitenbild;

Abb. 25.13c vergrößerter linker Vorhof in p.a. Aufnahme;
d: vergrößerter linker Vorhof in Seitenaufnahme.

linken Ventrikels ist die Rückstauung in den linken Vorhof und den vorgeschalteten Lungenkreislauf. Es zeigen sich erweiterte Lungenvenen, vergrößerte unscharfe Hili, Trübung der Lunge, Kerley-A- und Kerley-B-Linien als Zeichen eines interstitiellen Lungenödems (s.o.). Evtl. sind fleckige, von zentral nach peripher abnehmende Verschattungen (Schmetterlingsform) als Zeichen eines alveolären Lungenödems nachweisbar (s.o., S. 548).

Perikarderguss

Ein Perikarderguss (Abb. 25.14) ist erst ab einer Größe von etwa 250 ml röntgenologisch nachweisbar. Dabei ist der Herzbeutel kugelig, dreieckig oder boxbeutelartig vergrößert. Die übliche Herzkontur geht verloren. Zur Diagnostik eines fraglichen Perikardergusses bietet sich vor allem die Sonographie an.

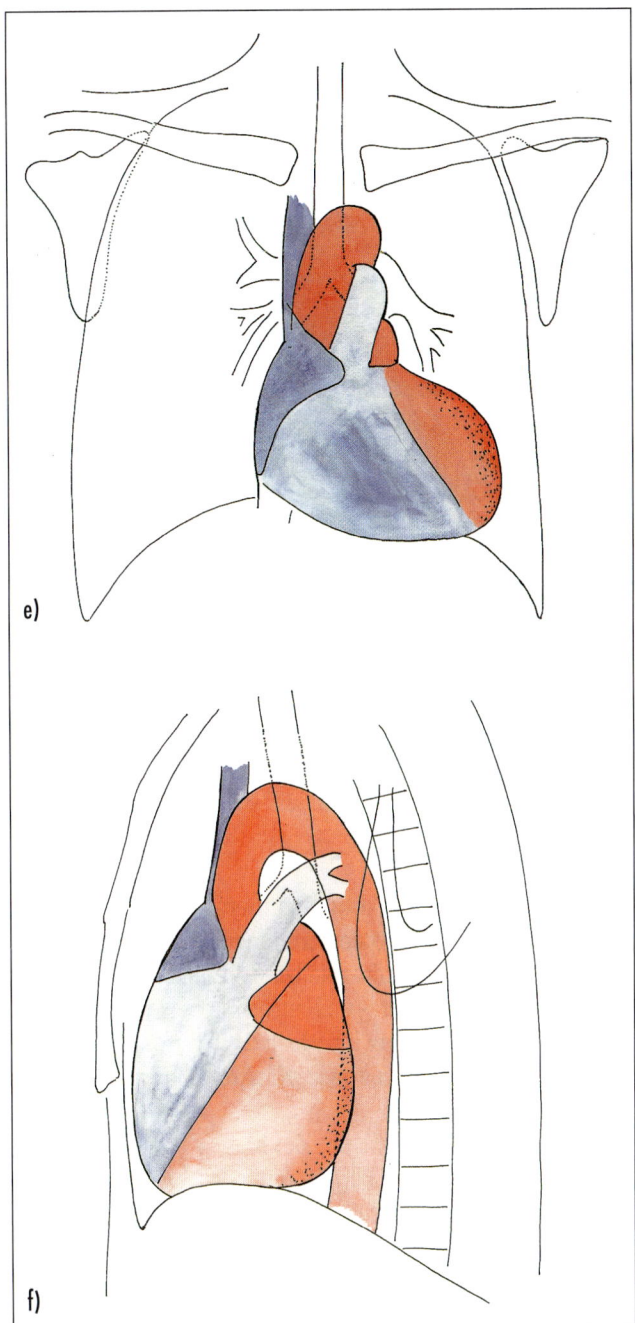

e)

f)

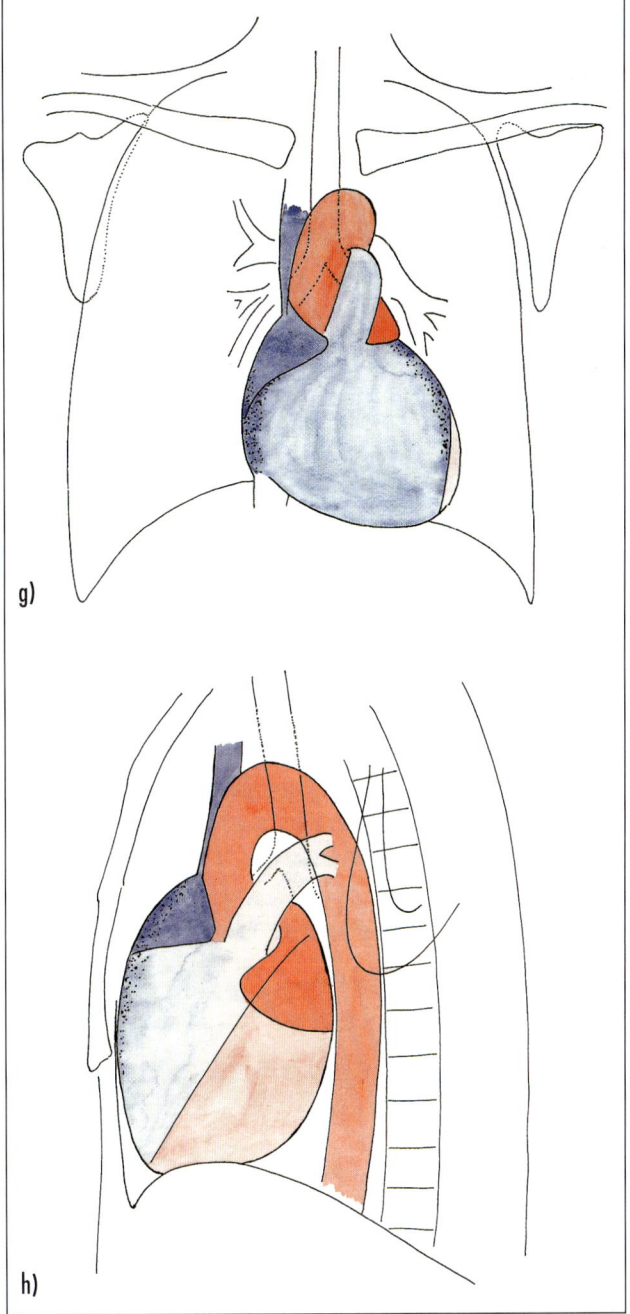

g)

h)

Abb. 25.13e vergrößerter linker Ventrikel in p.a. Aufnahme;
f: vergrößerter linker Ventrikel in Seitenaufnahme;

Abb. 25.13g vergrößerter rechter Ventrikel in a.p. Aufnahme;
h: vergrößerter rechter Ventrikel in Seitenaufnahme.

Mediastinum

Das Mediastinum kann in ein vorderes (den retrosternalen Raum umfassendes), ein mittleres (das Herz und große Gefäße umfassendes) und ein hinteres (den retrotrachealen und retrokardialen Raum umfassendes) Mediastinum unterteilt werden.

Die häufigste Ursache eines **Mediastinaltumors** ist eine intrathorakale oder substernale Struma. Folge ist eine meist ein-seitige, evtl. auch eine doppelseitige Verbreiterung des oberen Mediastinums. Dadurch kann die Trachea verdrängt und manch-mal auch komprimiert werden, was auf härteren Aufnahmen erkennbar ist. Daneben sind z.B. auch Malignome oder vergrö-ßerte Lymphknoten mögliche Ursachen einer Mediastinalver-breiterung. Eine weitere Ursache kann z.B. eine Dilatation oder ein Aneurysma der Aorta sein. Anhand der Lage der Trachea im p.a. Bild kann eine Mediastinalverlagerung gut erkannt werden.

Spezielle Narkosevorbereitungen

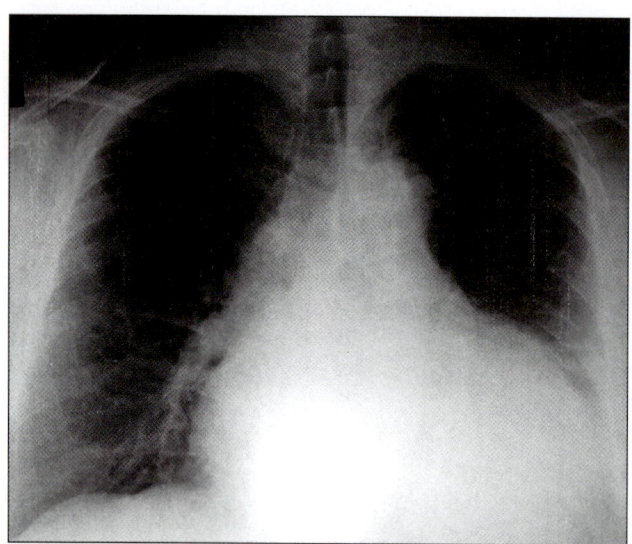

Abb. 25.14 Perikarderguss.

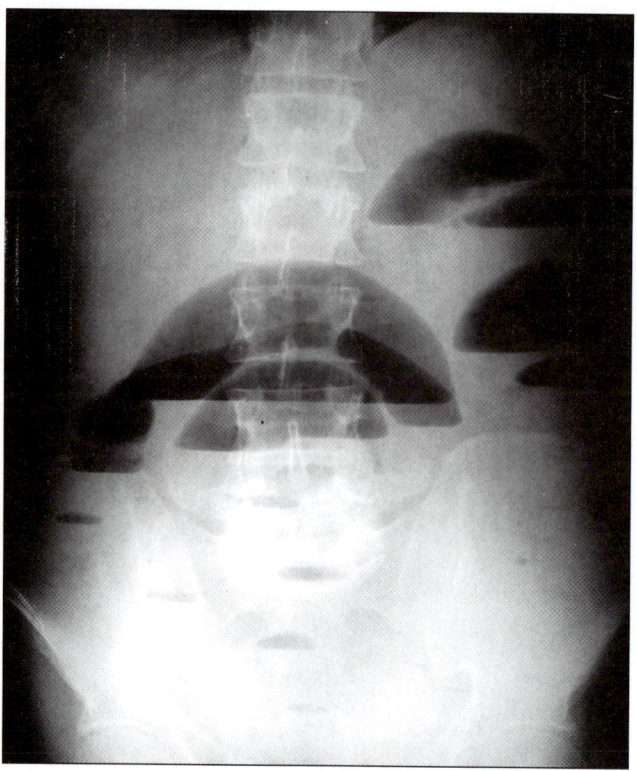

Abb. 25.15c paralytischer Ileus.

25.3 Röntgenaufnahme des Abdomens

Bei Intensivpatienten werden häufiger Röntgenaufnahmen des Abdomens durchgeführt, um gastrointestinale Sonden oder intraabdominelle Drainagen oder um Flüssigkeits- oder Luftansammlungen nachzuweisen. Zur Untersuchung des Abdomens bieten sich **Abdomenübersichtsaufnahme** aber auch Ultraschall und Computertomographie an. Initial wird normalerweise eine Röntgenübersichtsaufnahme durchgeführt. Damit können intra- und retroperitoneale Luftansammlungen, die Luftverteilung innerhalb des Gastrointestinaltrakts oder evtl. Verkalkungen sowie Konkremente nachgewiesen werden.

Zur besseren Kontrastierung des Magen-Darm-Trakts kann bei Verdacht auf eine Perforation oder eine hochgradige Stenose ein wasserlösliches jodhaltiges **Kontrastmittel** oral verabreicht werden. Wasserlösliche jodhaltige Kontrastmittel weisen zwar eine relativ geringe Röntgenabsorption und damit einen geringen Kontrast auf, im Falle einer vorliegenden Perforation werden sie jedoch resorbiert und renal ausgeschieden. Mittels bariumhaltiger Kontrastmittel kann (wegen deren höherer Röntgenabsorption) eine bessere Kontrastierung erzielt werden. Es sind jedoch entsprechende Kontraindikationen (insbesondere Verdacht auf eine Perforation) zu beachten.

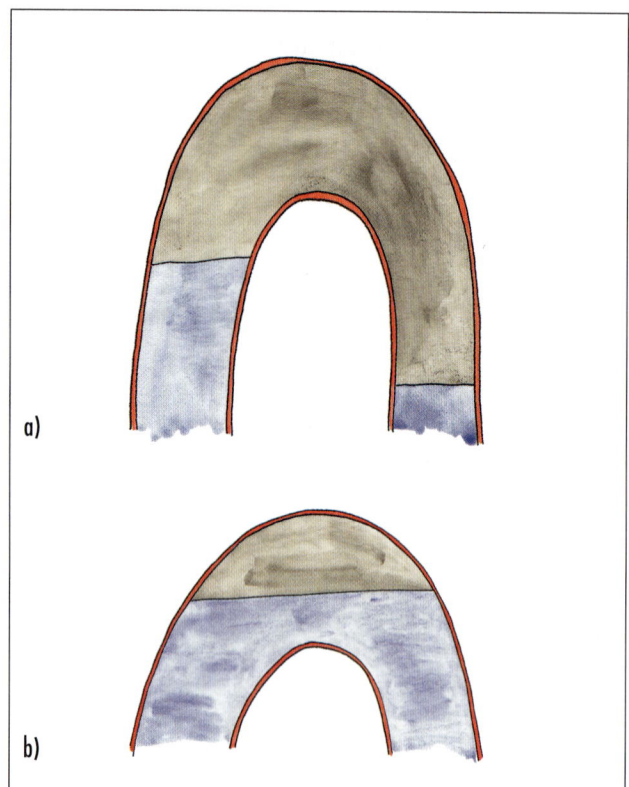

Abb. 25.15 Ileus; **a:** »dynamische« Schlinge beim mechanischen Ileus (schematisch); **b:** Schildkrötenzeichen bei Darmstrangulation (schematisch);

Luftansammlungen in verschiedenen Darmabschnitten ohne entsprechende Dilatation der Darmschlingen treten häufiger auf und sind nicht pathologisch. Dagegen deuten beim Erwachsenen dilatierte Dünndarmschlingen mit einem Durchmesser von mehr als 3 cm mit Spiegelbildung auf einen pathologischen Prozess hin.

Ileus

Häufig soll zwischen einem mechanischen oder paralytischen Ileus unterschieden werden. Bei einem mechanischen Ileus aufgrund eines Darmverschlusses können Gas- und Flüssigkeit nicht weitertransportiert werden. Proximal der Stenose zeigen sich in einer Abdomenübersichtsaufnahme Luftansammlungen mit Spiegelbildungen. Aufgrund der Peristaltik kommt es beim mechanischen Ileus zu Spiegelbildungen in Darmschlingen mit unterschiedlichen Höhen (dynamische Schlingen, Abb. 25.15a, c). Bei einem paralytischen Ileus (adynamischer Ileus) kommt es vor allem zur Flüssigkeitsansammlung im Darm. Häufig fehlen Spiegelbildungen, insbesondere dynamische Schlingen, da die Motilität des Darmes erloschen ist. Bei einer Darmstrangulation kommt es zum sog. Schildkrötenzeichen (Abb. 25.15b, c).

Freie intraperitoneale Luft

Freie intraperitoneale Luft (z. B. bedingt durch eine Perforation im Magen-Darm-Bereich) ist bei einer Aufnahme in stehender Position an subdiaphragmalen Luftsicheln erkennbar. Gegebenenfalls kann auch eine Aufnahme in Seitenlage durchgeführt werden. Es zeigt sich dann eine freie Luftansammlung unterhalb der oben liegenden Flanke. Nach einer laparoskopischen Operation sowie nach einer Laparotomie ist stets für einige Tage freie Luft im Abdomen nachweisbar. Die Ultraschalluntersuchung ist das empfindlichste Verfahren, um Flüssigkeits- oder Luftansammlungen im Abdomen nachzuweisen. Die Computertomographie wird trotz ihrer hervorragenden Detaildarstellung des Abdomens nur relativ selten durchgeführt, da sie mit einem großen organisatorischen Aufwand verbunden ist.

25.4 Röntgenologische Kontrolle von Kathetern und Sonden

Endotrachealtubus

Bei Intensivpatienten ist die korrekte Lage der Tubusspitze auf den häufiger durchgeführten Thoraxröntgenaufnahmen stets zu kontrollieren. Bei erwachsenen Patienten mit neutraler Kopfhaltung sollte die Tubusspitze ca. 5 cm (±2 cm) kranial der Carina zu liegen kommen. Bei einer Beugung bzw. Streckung des Kopfes verlagert sich die Tubusspitze um ca. 2 cm nach unten bzw. nach oben. Eine Seitwärtsdrehung des Kopfes führt zu einer Verlagerung um 1–2 cm.

Zentraler Venenkatheter

Die Spitze eines richtig platzierten zentralen Venenkatheters sollte in der V. cava superior ca. 2 cm vor der Einmündung der

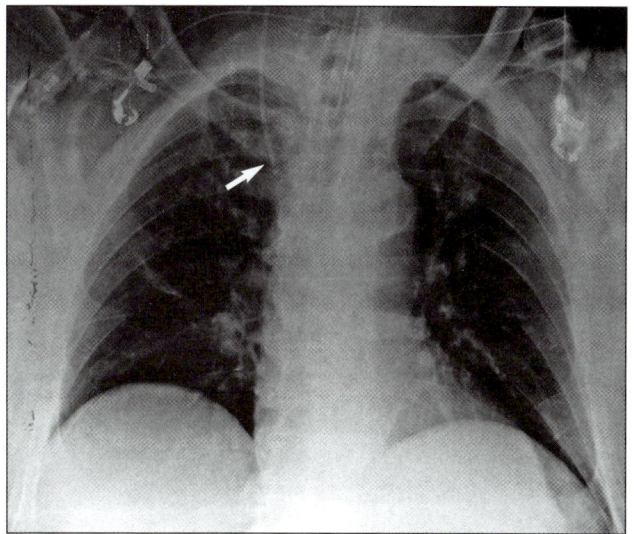

Abb. 25.16 Röntgenologische Lagekontrolle eines zentralen Venenkatheters (Katheterspitze [→] dürfte etwas tiefer liegen).

V. cava superior in den rechten Vorhof, d.h. ca. 4 cm unterhalb des Sternoklavikulargelenks (zwischen dem Ansatz der 1. und 3. Rippe am Sternum) liegen (Abb. 25.16).

Pleuradrainage

Sammelt sich Flüssigkeit oder Luft im Pleuraraum, ist ggf. eine Thoraxdrainage zu legen. Liegt der Patient auf dem Rücken, sammelt sich Flüssigkeit im dorsalen und Luft im ventralen Pleuraraum. Eine Pleuradrainage wird im 2. Interkostalraum in der Medioklavikularlinie oder oberhalb der 6. Rippe in der mittleren oder hinteren Axillarlinie eingeführt (zumeist 4.–5. Interkostalraum, Kap. 50.5, S. 758). Die Spitze der in der Axillarlinie eingeführten Thoraxdrainage wird zur Drainage von Flüssigkeit nach dorsal und zur Drainage von Luft nach ventral vorgeschoben. Falls eine Pleuradrainage nicht fördert, kann dies dadurch bedingt sein, dass die Drainage nicht im Pleuraspalt liegt oder abgeknickt ist bzw. in einem Lappenspalt oder im Weichteilgewebe der Thoraxwand liegt. Zur Überprüfung der richtigen Lage und Funktionstüchtigkeit (erfolgreiche Drainage eines Ergusses, eines Pneumothorax) ist nach Anlage einer Thoraxdrainage eine Röntgenkontrolle notwendig.

Sengstaken-Sonde/Linton-Nachlas-Sonde

Wird zur Tamponade einer Ösophagusvarizenblutung eine Sengstaken-Sonde eingeführt (Kap. 75.2.12, S. 1073), muss deren Lage röntgenologisch überprüft werden. Mögliche Komplikationen einer Sengstaken-Sonde sind eine Lage des distalen Magenballons im Ösophagus oder ein Einriss der Ösophaguswand durch zu starke Blockung des Ösophagusballons. Der Ösophagusballon wird mit einem Druck von ca. 25–45 mm Hg geblockt. Auch eine evtl. platzierte (birnenförmige) Linton-Nachlas-Sonde im Rahmen einer Magenfundusvarizenblutung muss röntgenologisch kontrolliert werden.

25.5 Röntgenologisch nachweisbare Veränderungen bei speziellen Krankheitsbildern

25.5.1 Thoraxtrauma

Bei polytraumatisierten Patienten kommt es in 40–60% zu einer Thoraxverletzung. Häufig sind **Rippenfrakturen**, evtl. auch Rippenserienfrakturen (die zumeist die 4.–8. laterale oder dorsale Rippe betreffen) nachweisbar. Liegt eine Fraktur der 1.–3. Rippe vor, spricht dies für eine massive Gewalteinwirkung, und es muss auch an Verletzungen des Tracheobronchialbaums und der großen herznahen Gefäße gedacht werden. Liegt eine Fraktur der 11. und 12. Rippe vor, müssen mögliche Verletzungen von Leber, Milz und Nieren ausgeschlossen werden.

> Bei einem Thoraxtrauma muss auf der Thoraxröntgenaufnahme stets nach Zeichen einer Wirbelkörperfraktur (z.B. Keilwirbelbildung) gesucht werden.

Ein evtl. **Hautemphysem** geht röntgenologisch mit streifigen Aufhellungen im Bereich der Thoraxwand einher (Abb. 25.5). Stets muss nach Zeichen eines **Pneumothorax** (Kap. 50.5, S. 756) gesucht werden. Liegt dieser ventral, ist er auf einer Aufnahme in Rückenlage evtl. nicht sichtbar. Häufig ist ein Pneumothorax auch mit einem **Hämatothorax** kombiniert, der sich in Rückenlage zumeist in einer homogenen Verschattung der betroffenen Lungenhälfte äußert.

Nach einem stumpfen Thoraxtrauma lässt sich röntgenologisch oft eine **Lungenkontusion** nachweisen. Insbesondere bei jungen Patienten mit elastischem Thoraxskelett sind Lungenkontusionen häufig. Pathologisch-anatomisch liegen kleine Einrisse und Verletzungen des Lungenparenchyms vor, die zu Einblutungen in den Alveolarraum führen. Im umgebenden Lungeninterstitium kommt es zu einem Ödem. Röntgenologisch zeigen sich fleckige und unscharf begrenzte Verschattungen. Sie befinden sich normalerweise auf der Seite der Gewalteinwirkung und können meistens innerhalb der ersten 6 Stunden röntgenologisch nachgewiesen werden.

Ist nach einem stumpfen Thoraxtrauma der Mediastinalschatten verbreitert, ist an eine **Gefäßverletzung**, insbeson-

dere an eine Aortenruptur zu denken. Auf eine Aortenruptur weisen neben einer Mediastinalverbreiterung auch eine unscharfe Begrenzung des Aortenbogens, eine Verlagerung der Trachea nach rechts und des linken Hauptbronchus nach kaudal sowie eine Verlagerung einer liegenden Magensonde nach rechts hin. Auch eine Verschattung der linken Lungenspitze und ein linksseitiger Pleuraerguss können auf eine Aortenruptur hinweisen. Ebenso muss bei einer Fraktur der 1.–2. Rippe an eine mögliche Gefäßverletzung gedacht werden.

> Bei Verdacht auf eine Gefäßverletzung im Mediastinalbereich ist eine weiterführende radiologische Diagnostik (Computertomographie mit intravenöser Kontrastmittelgabe, Angiographie) durchzuführen.

25.5.2 Lungenoperationen und große abdominelle Eingriffe

Bei der operativen Entfernung von Lungengewebe wird unterschieden zwischen Pneumektomie, Lobektomie, Segmentresektion und Keilresektion.

Bei einer **Pneumektomie** wird eine Lungenhälfte operativ entfernt. Unmittelbar postoperativ ist das Mediastinum weitgehend mittelständig. Auf der Seite der Pneumektomie findet sich meist etwas Flüssigkeit. Die verbliebene, kontralaterale Lunge ist leicht überbläht. Im Laufe von Wochen bis etlichen Monaten füllt sich die operierte Thoraxhälfte mit Flüssigkeit, die bindegewebig umgewandelt wird. Die betroffene Thoraxhälfte schrumpft, das Mediastinum verlagert sich zur pneumektomierten Seite, der Rippenabstand verkleinert sich. Das Endstadium eines Fibrothorax ist nach ca. 6–12 Monaten erreicht.

Bei einer **Lobektomie** (der Entfernung eines Lungenlappens) wird der entstandene Hohlraum innerhalb weniger Wochen durch angrenzende Lungenlappen ausgefüllt. Zwerchfell und Mediastinum sind normalerweise nicht verlagert.

Bei einer **Segment- oder einer Keilresektion** kommt es aufgrund der notwendigen Durchtrennung von Lungengewebe und anschließender Naht zu Einblutungen und zur Ausbildung von Atelektasen. In der postoperativen Thoraxröntgenaufnahme zeigen sich daher entsprechende Transparenzminderungen.

Nach Lungenoperationen und großen abdominellen Eingriffen lassen sich häufig **Atelektasen** nachweisen. Oft entsteht nach diesen Operationen ein einseitiger Pleuraerguss, der sich meist symptomlos innerhalb von ca. 2 Wochen zurückbildet. Weitere postoperative röntgenologische Veränderungen können durch Aspiration, Pneumonie, Lungenödem oder Lungenembolie bedingt sein.

25.5.3 Herzoperationen

Für Herzoperationen wird normalerweise – nach Durchführung einer Sternotomie – ein extrapulmonaler Zugang zum Herzen gewählt. Nach Herzoperationen zeigt die postoperative Thoraxröntgenaufnahme zumeist eine Verbreiterung des Mediastinums aufgrund von Einblutungen, Ödembildung und prä- und retrosternal gelegenen Lufteinschlüssen. Innerhalb von ca. 2 Wochen werden die entsprechenden Blut- und Luftansammlungen resorbiert. Postoperativ kann evtl. eine Fraktur der 1. und 2. Rippe nachgewiesen werden. Bei ca. $^1/_3$ der Patienten finden sich postoperativ Atelektasen. Zumeist ist hierbei der linke Unterlappen betroffen.

> Ein nach Herzoperationen evtl. auftretender Perikarderguss oder eine Einblutung in den Herzbeutel sind röntgenologisch häufig nicht nachweisbar. Bei entsprechendem Verdacht ist eine echokardiographische Untersuchung durchzuführen.

25.6 Literatur

Meany JFM, Weg JG, Chenevert TL, Stafford-Johnson D, Hamilton BH, Prince MR. Diagnosis of pulmonary embolism with magnetic resonance angiography. N Engl J Med 1997; 336: 1422–7.

Robert-Koch-Institut. Prävention der nosokomialen Pneumonie. Mitteilung der Kommission für Krankenhaushygiene und Infektionsprävention am Robert Koch-Institut. Intensivmed 2000; 37: 653–61.

Pathologische EKGs

Bezüglich des normalen EKGs sei auf Kap. 2.4, S. 12 verwiesen. Im Folgenden sollen die wichtigsten pathologischen EKG-Veränderungen kurz rekapituliert werden.

26.1 Pathologische EKG-Veränderungen

26.1.1 Veränderungen der P-Zacke

Bei einer Überlastung des linken Vorhofs kommt es zu einer auf >0,11 Sekunden verbreiterten, meist doppelgipfeligen P-Zacke, zu einem sog. P sinistroatriale (Abb. 26.1). Das P sinistroatriale findet sich z.B. bei einer Überdehnung des linken Vorhofs im Rahmen einer Mitralstenose oder Mitralinsuffizienz. Bei einer Überlastung des rechten Vorhofs ist die P-Zacke überhöht (> 0,2 mV). Es liegt ein sog. P dextroatriale vor (Abb. 26.1). Mögliche Ursachen sind chronisches Cor pulmonale, Fallot-Tetralogie oder Trikuspidalstenose.

26.1.2 Veränderungen der ST-Strecke und der T-Welle

Die wichtigsten Veränderungen von ST-Strecke und T-Welle sind in Abbildung 26.2 zusammengestellt. Perioperativ wird das EKG meist nur mit einem Drei-Elektroden-System abgeleitet. Werden perioperative ST-Strecken-Veränderungen vermutet, sollte möglichst eine 5-Elektroden-Ableitung oder zumindest ein modifiziertes Drei-Elektroden-System verwendet werden (s. erweiterte perioperative EKG-Ableitung; Kap. 26.5.2, S. 578).

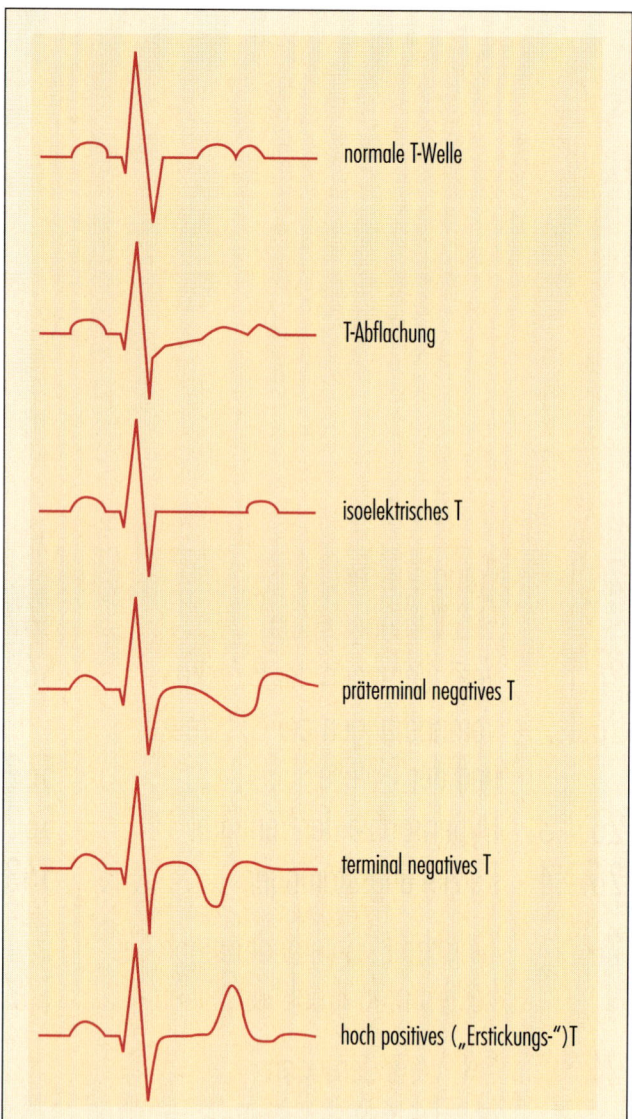

Abb. 26.2 Veränderungen von ST-Strecke und T-Welle.

normale T-Welle

T-Abflachung

isoelektrisches T

präterminal negatives T

terminal negatives T

hoch positives („Erstickungs-")T

26.1.3 Hypertrophie der Ventrikel

Bei einer Ventrikelhypertrophie nimmt die Amplitude des QRS-Komplexes in denjenigen Ableitungen zu, die über der hypertrophierten Kammer liegen. Bei einer massiven Hypertrophie ist zusätzlich der QRS-Komplex verbreitert, außerdem kann die ST-Strecke gesenkt und die T-Zacke negativ sein.

Linksherzhypertrophie

Typisch für eine Linksherzhypertrophie sind Veränderungen in den linkspräkordialen Ableitungen V_5 und V_6. Es zeigen sich hier hohe R-Zacken. R-Zacken in V_5 und V_6 von mehr als 2,6 mV gelten als Zeichen einer Linksherzhypertrophie. Typisch ist auch ein tiefes S in $V_{1/2}$. Häufig wird auch als Kriterium für eine Linksherzhypertrophie der sog. Sokolow-Lyon-Index verwendet. Beträgt die Summe aus S in V_1 und R in V_5 oder V_6 mehr als 3,5 mV, spricht dies für eine Linksherzhypertrophie (Abb. 26.3).

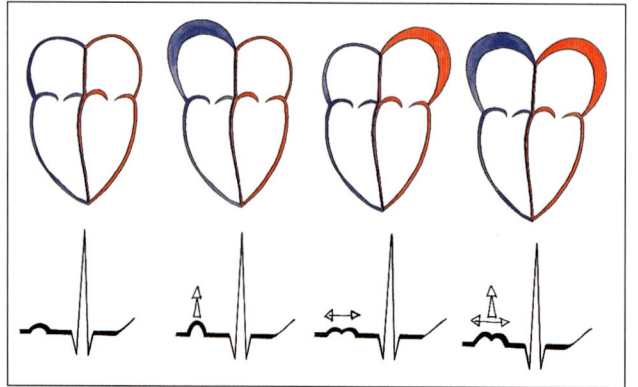

Abb. 26.1 Veränderungen der P-Zacke; von links nach rechts: normale P-Zacke, P dextroatriale, P sinistroatriale, P biatriale.

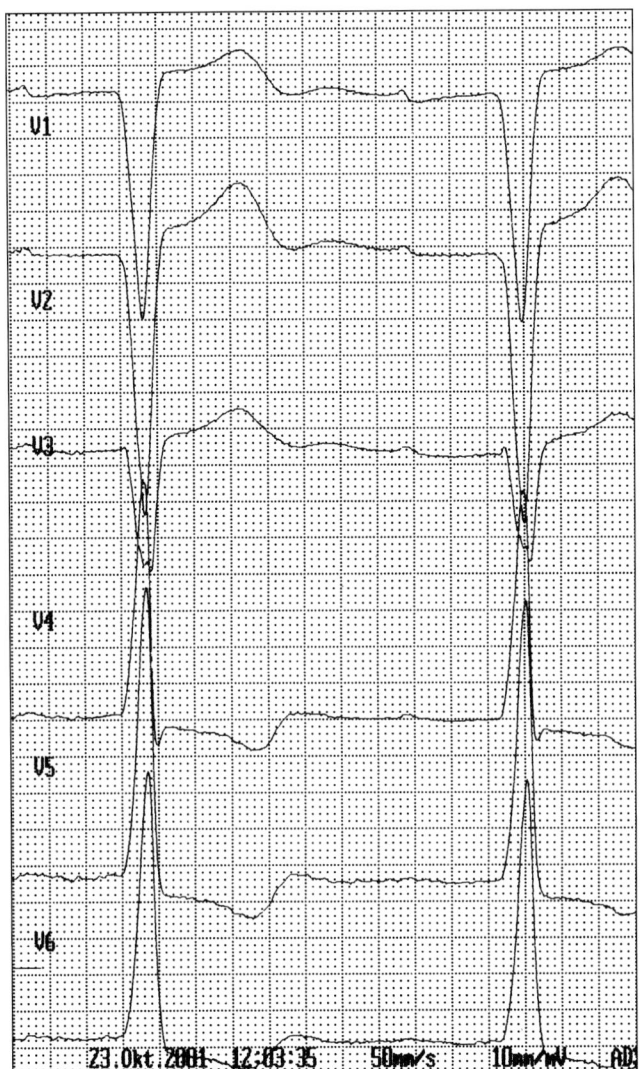

Abb. 26.3 Linksherzhypertrophie.

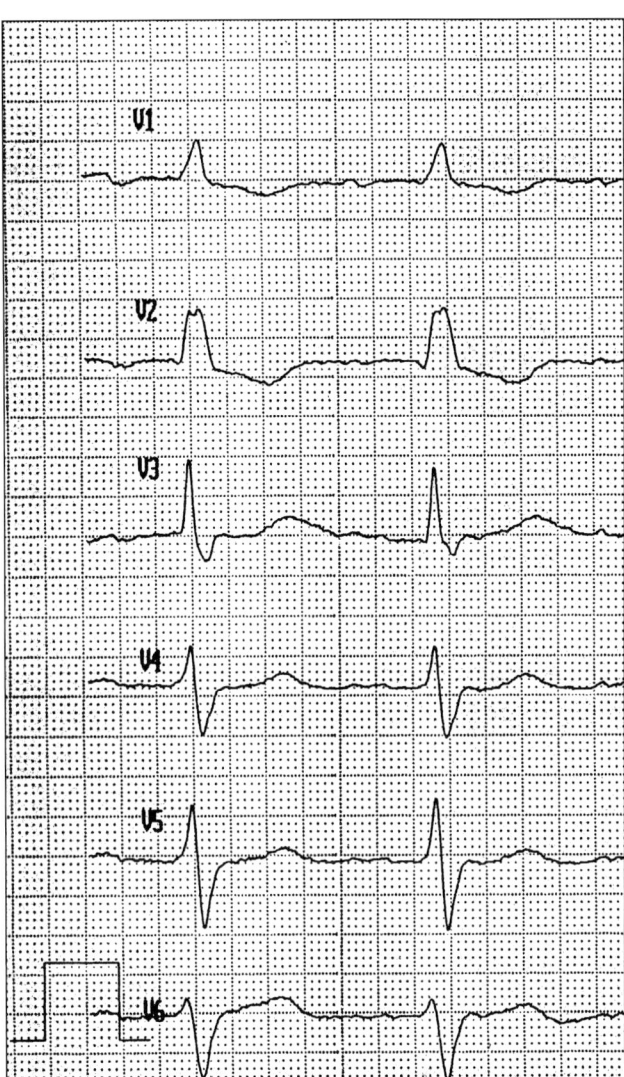

Abb. 26.4 Rechtsherzhypertrophie (bei Ventrikelseptumdefekt mit Shunt-Umkehr und Eisenmenger-Reaktion).

Rechtsherzhypertrophie

Die Frage, ob eine Rechtsherzhypertrophie (Abb. 26.4) vorliegt oder nicht, lässt sich am besten anhand der Thoraxableitungen V_1–V_6 beurteilen. Wichtige Zeichen einer Rechtsherzhypertrophie sind Rechtstyp, R in V_1 >0,7 mV oder R > S in V1 (normalerweise ist die R-Zacke in V_1 klein und die S-Zacke tief; R < S; Kap. 2.4, S. 14) sowie ein P dextroatriale (s.o.). Dagegen finden sich in den linkspräkordialen Ableitungen $V_{5/6}$ tiefe S-Zacken (die normalerweise jedoch klein sind). Typisch für eine Rechtsherzhypertrophie ist, dass die Summe aus R in V_1 und S in $V_{5/6}$ größer als 1,05 ist. Lässt sich ein plötzlicher Wechsel des Lagetyps von links nach rechts feststellen, ist an eine evtl. akute Rechtsherzbelastung, z. B. an eine Lungenembolie, zu denken.

26.1.4 Reizleitungsstörungen

Atrioventrikulärer Block (AV-Block)

Die häufigste Störung der Erregungsleitung sind atrioventrikuläre Blockbilder.

AV-Block I. Grades

Die PQ-Zeit ist auf >0,21 Sekunden verlängert (Abb. 26.5a). Diese Verlängerung kann durch eine altersbedingte, degenerative Überleitungsverzögerung im AV-Knoten bedingt sein. Auch eine Digitalis-Therapie, eine Ischämie im Bereich des AV-Knotens (z. B. bei einem inferioren Myokardinfarkt) oder lediglich eine gesteigerte Aktivität des parasympathischen Nervensystems können die Ursache sein. Ein AV-Block I. Grades ist normalerweise asymptomatisch. Durch intravenöse Atropin-Gabe kann die Reizleitung durch den AV-Knoten beschleunigt werden.

AV-Block II. Grades

Typ I (Wenckebach-Periodik, Mobitz-Typ-I): Die PQ-Zeit verlängert sich zunehmend, bis der QRS-Komplex ausfällt (Abb. 26.5b). Diese Sequenz wiederholt sich regelmäßig. Der Typ I ist auch bei Herzgesunden möglich.

Typ II (Mobitz-Typ-II): Es kommt zu einem intermittierenden Ausfall des QRS-Komplexes nach einer P-Welle. Das PQ-Intervall verändert sich nicht. Es kann normal oder verlängert sein (Abb. 26.5c). Der AV-Block Typ II tritt nur bei Herzkranken auf. Die PQ-Zeit ist konstant. Ein Block vom Typ II hat eine deutlich schlechtere Prognose als ein Typ-I-Block. Er geht häufig in einen AV-Block III. Grades (s.u.) über. Bei einem AV-Block II. Grades Typ II kann die Implantation eines Herzschrittmachers sinnvoll sein (Kap. 44, S. 713).

AV-Block III. Grades (totaler AV-Block mit Kammerersatzrhythmus)

Vorhof und Ventrikel schlagen unabhängig voneinander im eigenen Rhythmus. Dem AV-Block III. Grades liegt meist eine Blockierung der Reizleitung im rechten Tawara-Schenkel und dem Hauptstamm des linken Tawara-Schenkels bzw. den beiden Faszikeln des linken Tawara-Schenkels (trifaszikulärer Block) zugrunde (Abb. 26.5d). Die Ventrikelfrequenz liegt meist unter 40/Minute und der QRS-Komplex ist schenkelblockartig (s.u.) verändert.

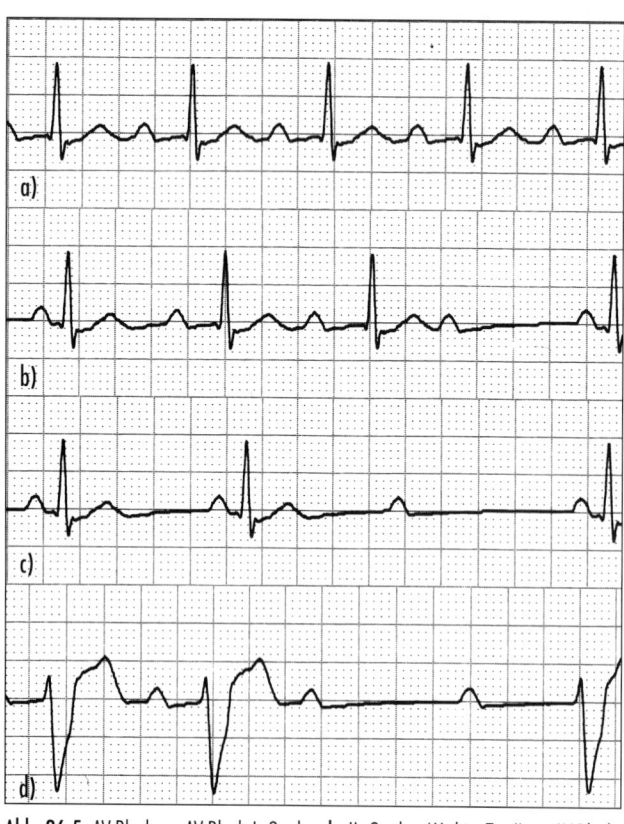

Abb. 26.5 AV-Block; **a:** AV-Block I. Grades; **b:** II. Grades (Mobitz-Typ-I); **c:** AV-Block II. Grades (Mobitz-Typ-II); **d:** AV-Block III. Grades.

Ursache eines totalen AV-Blocks ist meist eine Ischämie des Herzens oder eine altersbedingte Degeneration des Reizleitungssystems. Er kann zu einem Adams-Stokes-Anfall führen (Kap. 26.4.12, S. 577). Bei Patienten mit AV-Bock III. Grades sollte präoperativ ggf. ein passagerer Herzschrittmacher platziert werden (Indikationen s.u.) bzw. die Elektroden eines nicht invasiven transthorakalen Schrittmachers (Kap. 44.3, S. 717) sollten aufgeklebt werden. Da Antiarrhythmika die ektopen Schrittmacherzentren in den Ventrikeln unterdrücken können, sollten sie nicht verabreicht werden. Bei einem AV-Block III. Grades ist ein permanenter künstlicher Herzschrittmacher zu implantieren.

Sinuatrialer Block (SA-Block)

Genauso wie die Überleitung von den Vorhöfen zu den Ventrikeln gestört sein kann, ist auch eine Überleitungsstörung zwischen Sinus- und AV-Knoten möglich. Sie wird als sinuatriale Überleitungsstörung bezeichnet. Die SA-Blöcke können genauso wie die AV-Blöcke unterteilt werden.

SA-Block I. Grades

Ist die sinuatriale Überleitung verzögert, handelt es sich um einen SA-Block I. Grades. Der SA-Block I. Grades ist im EKG nicht erkennbar, da sich der Sinusknotenimpuls nicht nachweisen lässt. Der SA-Block I. Grades hat keine besondere klinische Bedeutung.

SA-Block II. Grades

Typ I: Wegen zunehmender Dauer der SA-Überleitungszeit fällt nach mehreren Schlägen eine Vorhoferregung und nachfolgend auch ein QRS-Komplex aus. Es entsteht eine Pause, diese ist jedoch kürzer als zwei PP-Abstände.

Typ II: Es kommt zu einer intermittierend auftretenden Unterbrechung der sinuatrialen Überleitung. Im EKG fehlen intermittierend ein (oder mehrere) gesamte P-QRS-Komplexe. Das PP-Intervall entspricht dem doppelten (oder mehrfachen) Normalwert.

SA-Block III. Grades (totaler SA-Block)

Für eine bestimmte Zeit fallen die P-QRS-Zacken aus. Es entsteht ein Herzstillstand, bis ein Ersatzrhythmus (gewöhnlich vom AV-Knoten ausgehend) auftritt.

Schenkelblockbilder

Vollständiger Rechtsschenkelblock

Beim vollständigen Rechtsschenkelblock ist in den rechtspräkordialen Ableitungen V₁ (und V₂) der QRS-Komplex

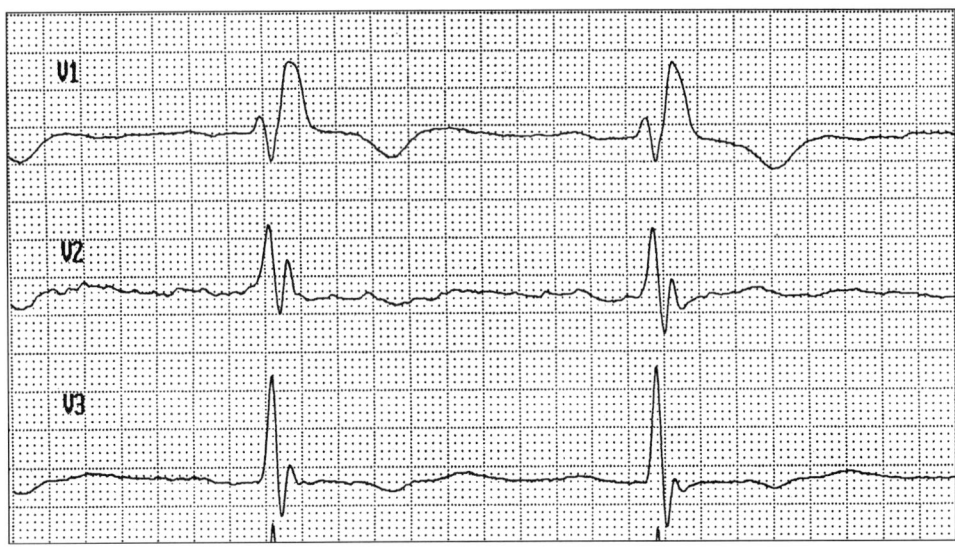

Abb. 26.6 Rechtsschenkelblock;
a: vollständiger Rechtsschenkelblock;

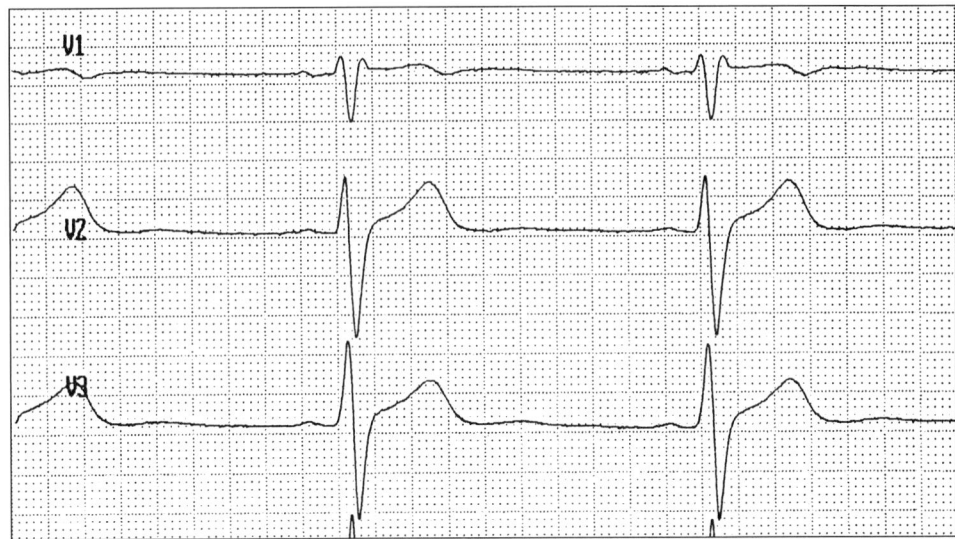

Abb. 26.6 b unvollständiger Rechtsschenkelblock.

M-förmig aufgesplittert, es zeigt sich eine zweite R-Zacke (Abb. 26.6a). Der QRS-Komplex ist breiter als 0,12 Sekunden. Ursache ist eine Reizleitungsstörung im rechten Tawara-Schenkel. Der vollständige Rechtsschenkelblock ist häufiger als der vollständige Linksschenkelblock. Zumeist tritt er bei älteren Patienten mit einer koronaren Herzerkrankung auf. Auch bei einer Rechtsherzhypertrophie oder einem akuten Cor pulmonale kann er auftreten. Dem Rechtsschenkelblock liegt jedoch nicht immer eine Herzerkrankung zugrunde, und er ist oft ohne klinische Relevanz.

Unvollständiger Rechtsschenkelblock

Ein unvollständiger (inkompletter) Rechtsschenkelblock ist die häufigste Form eines Schenkelblocks. Der QRS-Komplex ist in den Extremitätenableitungen grenzwertig verbreitert, die Dauer beträgt 0,1–0,12 Sekunden. In der Brustwandableitung V_1 ist der QRS-Komplex charakteristisch M-förmig aufge-

splittert (Abb. 26.6b). Er kann bei Herzgesunden und bei Herzkranken auftreten. Ursache kann eine Schädigung des rechten Schenkels oder evtl. eine Hypertrophie des rechten Ventrikels mit erhöhten rechtsventrikulären Drücken sein (z. B. bei einer chronischen Lungenerkrankung oder einem Vorhofseptumdefekt). Oft findet sich aber kein pathologischer Befund.

Vollständiger Linksschenkelblock

Der vollständige Linksschenkelblock ist durch eine Reizleitungsstörung im linken Tawara-Schenkel bedingt. Er stellt eine schwere intraventrikuläre Erregungsleitungsstörung dar. Es findet sich in allen EKG-Ableitungen eine deutliche QRS-Verbreiterung von mehr als 0,12 Sekunden. Der QRS-Komplex ist deformiert, die Erregungsrückbildung ist gestört. Typisch für den Linksschenkelblock ist ein tiefes und breites S in V_1 und V_2 (Abb. 26.7). Ein vollständiger Linksschenkel-

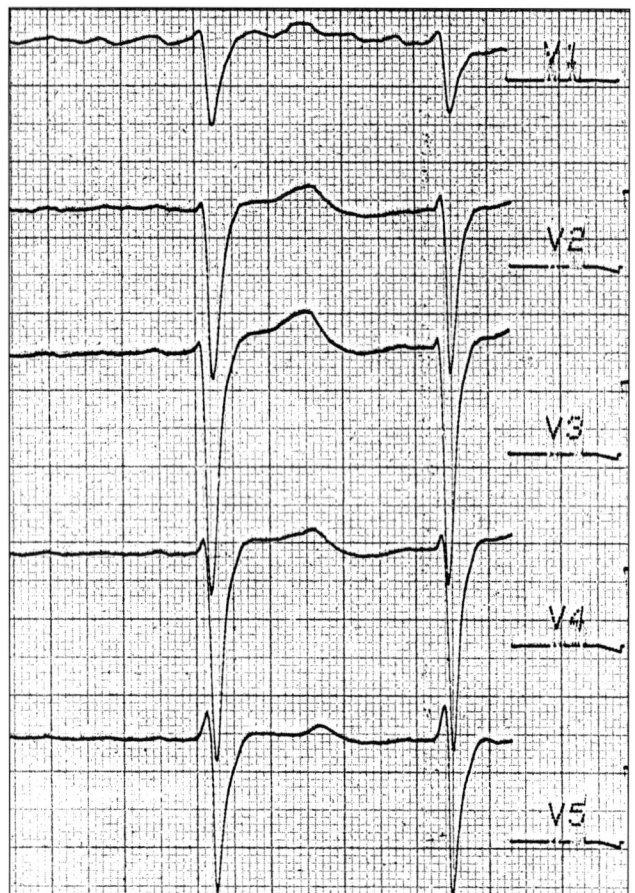

Abb. 26.7 Vollständiger Linksschenkelblock.

block ist meist bei älteren Patienten mit schwerer koronarer Herzerkrankung sowie bei linksventrikulärer Hypertrophie (z. B. im Rahmen einer Hypertonie oder eines schweren Aortenvitiums) zu finden. Beim Vorliegen eines Linksschenkelblocks im EKG ist die Diagnose eines Myokardinfarkts schwer zu stellen.

Unvollständiger Linksschenkelblock

Von einem unvollständigen Linksschenkelblock wird relativ selten gesprochen, da dessen Definition nicht einheitlich ist. Es können alle für einen vollständigen Linksschenkelblock typischen Veränderungen auftreten, der QRS-Komplex ist jedoch schlanker, die QRS-Dauer beträgt zwischen 0,1 und 0,12 Sekunden.

Unifaszikuläre Blöcke (Hemiblöcke)

Obwohl es sich bei den Hemiblöcken um eine intraventrikuläre Reizleitungsblockade handelt, ist die Dauer des QRS-Komplexes normal oder nur gering verlängert.

Linksanteriorer Hemiblock: Es liegt eine Reizleitungsstörung im anterioren Faszikel des linken Tawara-Schenkels

vor. Typisch für den linksanterioren Hemiblock ist ein überdrehter Linkstyp.

Linksposteriorer Hemiblock: Da der linksposteriore Faszikel sowohl über Äste der rechten als auch der linken Koronararterie versorgt wird, kommt es nur extrem selten zu einem Ausfall dieses Faszikels. Typisch für den linksposterioren Hemiblock ist ein Rechtstyp oder ein überdrehter Rechtstyp.

Klassifikation der faszikulären Blockbilder

Die faszikulären Blockbilder können in folgende Gruppen unterteilt werden:

Unifaszikulärer Block: Bei einem unifaszikulären Block handelt es sich entweder um einen linksanterioren oder einen linksposterioren Hemiblock bzw. um einen Rechtsschenkelblock.

Bifaszikulärer Block: Ein bifaszikulärer Block liegt vor, wenn folgende Blockbilder kombiniert sind:

- ein linksanteriorer und ein linksposteriorer Hemiblock
- ein linksanteriorer Hemiblock und ein Rechtsschenkelblock
- ein linksposteriorer Hemiblock und ein Rechtsschenkelblock

Die Kombination linksanteriorer Hemiblock und Rechtsschenkelblock ist relativ häufig (ca. 1% der registrierten EKGs bei Erwachsenen), da beide Schenkel über die linke Koronararterie versorgt werden! Eine Allgemein- oder Regionalanästhesie scheint bei Patienten mit einem vorbestehenden bifaszikulären Block die Ausbildung eines AV-Blocks III. Grades nicht zu begünstigen. Daher braucht bei einem bifaszikulären Block vor Durchführung einer Narkose normalerweise kein (passagerer) Herzschrittmacher gelegt zu werden (Kap. 44.1, S. 715).

Trifaszikulärer Block: Trifaszikuläre Blöcke können unterteilt werden in komplette und inkomplette trifaszikuläre Blöcke. Von einem kompletten trifaszikulären Block wird gesprochen, wenn alle drei Schenkel gleichzeitig blockiert sind. Die Folge ist ein totaler AV-Block (AV-Block III. Grades; s.o., S. 564). Ein inkompletter trifaszikulärer Block ist bei folgenden Blockierungskombinationen anzunehmen:

- Rechtsschenkelblock und linksanteriorer Hemiblock und AV-Block I. Grades bzw. II. Grades Typ I
- Rechtsschenkelblock und linksposteriorer Hemiblock und AV-Block I. Grades bzw. II. Grades Typ I
- Rechtsschenkelblock und linksposteriorer Hemiblock
- Rechtsschenkelblock und Wechsel zwischen linksanteriorem Hemiblock und linksposteriorem Hemiblock
- Rechtsschenkelblock und AV-Block II. Grades Typ II
- Wechsel zwischen Rechtsschenkelblock und Linksschenkelblock
- Linksschenkelblock und AV-Block I. Grades bzw. II. Grades Typ I oder II

Bei diesen inkompletten trifaszikulären Blöcken besteht keine zwingende Indikation zur Schrittmacherimplantation, falls der Patient klinisch beschwerdefrei ist und weder Synkopen noch Schwindel hat. Liegt allerdings ein bifaszikulärer Block in Kombination mit einem AV-Block II. Grades Typ II vor, wird meist (selbst bei klinisch symptomfreien Patienten) eine Schrittmacherimplantation empfohlen. Auch bei einem kompletten trifaszikulären Block ist die Implantation eines Schrittmachers indiziert.

Tab. 26.1 Mindestleistung (in Watt) von gesunden Personen bei der Fahrradergometrie (im Liegen). Unter maximaler Ausbelastung sollte (sofern keine Abbruchkriterien auftreten) eine Herzfrequenz von (220 − Alter in Jahren) × 0,85 Herzschlägen pro Minute erreicht werden.

Alter	Männer	Frauen
20–40	175	125
41–50	150	100
51–60	125	75
61–70	100	50

26.2 Typische EKG-Veränderungen bei bestimmten Krankheitsbildern

Akutes Cor pulmonale

Die häufigste Ursache eines akuten Cor pulmonale ist die Lungenembolie (Kap. 49.2, S. 741). Weitere Ursachen können z. B. eine Luft- oder Fettembolie sein (Kap. 69.3.1, S. 973; Kap. 76.2.2, S. 1083). Typische EKG-Zeichen sind:

- SI/QIII-Typ (tiefe S-Zacke in I, tiefe Q-Zacke in III)
- P dextroatriale (Kap. 26.1.1, S. 562),
- Rechtsschenkelblock (Kap. 26.1.4, S. 564),
- Rhythmusstörungen (Sinustachykardie; Kap. 26.4.2, S. 571)

Koronarinsuffizienz

Die klinische Symptomatik sowie das anästhesiologische Vorgehen bei einem Patienten mit Koronarinsuffizienz ist in Kap. 40.3, S. 677 beschrieben.

Typische EKG-Veränderungen bei Koronarinsuffizienz sind:

- terminal oder präterminal negative T-Zacken (Abb. 26.2)
- horizontale oder deszendierende ST-Strecken-Senkung von mehr als 0,1 mV (= 1 mm). Eine aszendierende ST-Strecken-Senkung (meist im Rahmen einer Tachykardie) ist dagegen nicht pathologisch.

In Abbildung 26.2 sind die für eine Koronarinsuffizienz typischen EKG-Veränderungen dargestellt. Diese EKG-Veränderungen sind mehr über den linksventrikulären Ableitungen I, II, aVL und insbesondere in V_5 und V_6 nachweisbar, da die Koronarinsuffizienz normalerweise den linken Ventrikel betrifft.

Oft (in ca. 25–50 %) kann eine Koronarinsuffizienz im Ruhe-EKG nicht nachgewiesen werden (selbst bei einer 50- bis 70%igen Stenose einer Koronararterie), sondern lediglich im Belastungs-EKG (Fahrradergometrie). Ein Belastungs-EKG wird daher vor allem bei Patienten durchgeführt, die ein normales Ruhe-EKG aufweisen, aber über klinische Symptome von Angina pectoris klagen. Bei gesunden Män-

nern wird meist mit 50 Watt, bei Frauen, älteren Patienten oder kardial geschädigten Patienten wird mit 25 Watt begonnen. Alle 6 Minuten wird um ca. 25 Watt gesteigert. In Tabelle 26.1 sind die Mindestleistungen für die Fahrradergometrie aufgeführt. Abbruchkriterien sind ischämische ST-Strecken-Senkung, Angina pectoris, schwere ventrikuläre Rhythmusstörungen, starker Blutdruckanstieg oder Blutdruckabfall. Bei Vorliegen eines Linksschenkelblocks oder bei Digitalis-bedingten ST-Streckenveränderungen ist das Belastungs-EKG nicht aussagefähig. Kontraindiziert ist ein Belastungs-EKG bei instabiler Angina pectoris, Verdacht auf akuten Myokardinfarkt, Herzinsuffizienz (NYHA IV) und hochgradiger Aortenstenose.

Myokardinfarkt

Beim Myokardinfarkt (Kap. 40.2, S. 670) stirbt ein Herzmuskelareal aufgrund einer Minderperfusion ab. Dieser Myokardbereich wird innerhalb von Wochen bis Monaten durch Bindegewebe ersetzt. Zumeist ist das linksventrikuläre Myokard einschließlich des Ventrikelsystems betroffen. Ist die gesamte Dicke der Ventrikelwand betroffen, wird von einem transmuralen Infarkt gesprochen. Sind lediglich die inneren Wandschichten infarziert, wird von einem subendokardialen (nicht transmuralen) Infarkt gesprochen.

Infarktzeichen

Bei einem Infarkt finden sich meist folgende typische direkte Infarktzeichen: Initial tritt kurzfristig (und nur selten dokumentierbar) eine hoch positive, schmale T-Welle auf (sog. Erstickungs-T). Minuten bis Stunden nach dem Infarktbeginn ist eine deutliche ST-Strecken-Hebung mit positiver T-Welle (sog. monophasische Deformierung) nachweisbar. Die ST-Hebung geht typischerweise aus dem absteigenden Schenkel der R-Zacke ab. Typisch ist eine ST-Strecken-Hebung von >0,1 mV in mindestens 2 Extremitätenableitungen und/oder eine ST-Strecken-Hebung von >0,2 mV in mindestens 3 Brustwandableitungen (oder entsprechende Veränderungen in 2 Brustwandableitungen und 1 Extremitätenableitung).

Tab. 26.2 Stadieneinteilung eines Myokardinfarktes.

EKG-Stadium		typisches Bild	Merkmale	Beginn	Dauer
frischer Infarkt (akutes Stadium)	Stadium 1		▪ deutliche ST-Hebung ▪ T positiv ▪ R klein ▪ Q noch klein	sofort	2 Stunden bis Wochen
	Zwischenstadium		▪ leichte ST-Hebung ▪ T spitz negativ ▪ Q groß ▪ R klein	1.–10. Tag	kurz
alter Infarkt (chronisches Stadium)	Stadium 2		▪ T spitz-negativ ▪ Q groß ▪ R noch klein ▪ keine ST-Hebung	3.–7. Tag	6 Monate bis mehrere Jahre
	Stadium 3		▪ Q pathologisch ▪ T bereits positiv ▪ R normal oder reduziert ▪ keine ST-Hebung		6 Monate bis bleibend

Innerhalb von Stunden bis Tagen wird die R-Zacke kleiner (R-Zacken-Reduktion), die Q-Zacke wird breit und/oder tief, die T-Welle beginnt negativ zu werden. Nach Tagen, Wochen oder noch längerer Zeit kehrt die ST-Hebung zur isoelektrischen Linie zurück und es ist eine tiefe, symmetrische, negative T-Welle (terminal negatives T; Kap. 26.1.2, S. 562) nachweisbar. Monate danach lässt sich immer noch eine pathologische Q-Zacke nachweisen, die symmetrisch negative T-Zacke kann noch bestehen bleiben, sie kann auch abflachen, isoelektrisch oder manchmal positiv werden.

Anhand des Elektrokardiogramms kann zwischen einem frischen Myokardinfarkt (akutes Stadium) und einem alten Infarkt (chronisches Stadium) unterschieden werden. Die zeitliche Zuordnung sowie die typischen EKG-Veränderungen der einzelnen EKG-Stadien sind in Tabelle 26.2 dargestellt.

Tab. 26.3 Einteilung der Herzinfarkte. Nachweis der einzelnen Infarkttypen in den verschiedenen EKG-Ableitungen und betroffene Koronararterie. Einteilung des Herzinfarkts nach der Lokalisation. ++ = deutliche Infarktveränderungen, + = leichte Infarktveränderungen.

EKG-Ableitungen	Infarkttyp				
	Vorderwandinfarkt (betroffene Herzkranzarterie)			Hinterwandinfarkt (diaphragmaler Infarkt)	
	anteroseptaler Infarkt (R. interventricularis anterior)	Vorderwandspitzen-Infarkt (R. interventricularis anterior)	anterolateraler Infarkt (R. circumflexus, R. diagonalis)	hinterer Lateralinfarkt (diaphragmal-lateraler Infarkt, R. circumflexus)	Hinterwandinfarkt (diaphragmaler Infarkt, A. coronaria dextra)
I	++	++	+		
II	(+)	(++)	(+)	++	+
III				++	++
aVR					
aVL	+	++	+	(+)	
aVF				++	++
V$_1$	(+)				
V$_2$	++	++			
V$_3$	++	++			
V$_4$	+	++			
V$_5$		++	++	++	
V$_6$		+	++	++	

Bei ca. 15–30% der Patienten mit frischem Myokardinfarkt ist das initiale EKG nicht eindeutig aussagefähig. Besteht der dringende klinische Verdacht auf einen Myokardinfarkt, sollte der Patient auch dann sofort in die Klinik gebracht werden, wenn das initiale EKG die Verdachtsdiagnose (noch) nicht bestätigt.

Lokalisation eines Myokardinfarktes

Es kann zwischen Vorderwandinfarkten (ca. 55%) und Hinterwandinfarkten (ca. 40%) differenziert werden. In ca. 5% sind sowohl Vorder- als auch Hinterwand betroffen. Die Vorderwandinfarkte können weiter unterteilt werden in anteroseptale Infarkte, anterolaterale Infarkte und Vorderwandspitzeninfarkte (Tab. 26.3). Infarkte im Bereich der Hinterwand können in hinteren Lateralinfarkt (diaphragmal-lateralen Infarkt) und Hinterwandinfarkt (diaphragmalen Infarkt) unterteilt werden. Unabhängig von der Lokalisation des Infarkts treten die gleichen qualitativen Veränderungen auf (Tab. 26.3).

In den über dem infarzierten Herzmuskel liegenden Ableitungen zeigen sich die in Tabelle 26.3 aufgeführten »direkten« Herzinfarktzeichen. In den dem Infarktbezirk gegenüberliegenden Abbildungen treten häufig spiegelbildähnliche Veränderungen auf, insbesondere im akuten Stadium (Abb. 26.8).

Bei einem Herzinfarkt sind neben typischen EKG-Veränderungen die Konzentrationen bestimmter Enzyme charakteristisch verändert. Diese Enzymveränderungen sowie das anästhesiologische Vorgehen bei Patienten mit einem akuten Myokardinfarkt werden im Kap. 40.2, S. 670, Kap. 40.3, S. 677 ausführlich dargestellt.

Perikarditis

Das wichtigste EKG-Zeichen einer Perikarditis ist eine leichte ST-Strecken-Hebung mit positiver T-Zacke in fast allen Ableitungen. Im Gegensatz zum akuten Herzinfarkt geht die ST-Strecken-Hebung nicht vom absteigenden Schenkel der R-Zacke, sondern vom aufsteigenden Schenkel der S-Zacke ab. Falls ein Perikarderguss vorliegt, ist im EKG oft eine Niedervoltage nachweisbar (d. h. der QRS-Komplex weist kleine Ausschläge auf).

26.3 EKG-Veränderungen bei Elektrolytstörungen und Medikamenteneinnahme

EKG-Veränderungen bei Hypo- bzw. Hyperkaliämie

In Abbildung 26.9 und Abb. 26.10 sind die für eine Hypo- bzw. Hyperkaliämie typischen EKG-Veränderungen aufgezeigt.

Tab. 26.4 EKG-Veränderungen bei Elektrolytstörungen.

Elektrolyt-störung	Charakteristika	mögliche Ursachen
Hypokaliämie (<3,5 mmol/l)	▪ häufigste Elektrolyt-störung ▪ große U-Welle	▪ Mangelernährung ▪ gastroenterale Kaliumverluste ▪ renale Kaliumverluste ▪ medikamentös bedingte Kalium-verluste, z.B. durch Diuretika, Steroide ▪ Insulin-Gabe ▪ Alkalose
Hyperkaliämie (>5,5 mmol/l)	▪ PQ verlängert ▪ T-Zacke verändert	▪ Hämolyse ▪ Azidose ▪ Niereninsuffizienz ▪ Kalium sparende Diuretika ▪ ausgedehnte Gewebetraumatisierung ▪ Abnahmefehler (übermäßige Stauung)
Hypokalzämie (<2,2 mmol/l)	verlängerte QT-Zeit (je niedriger die Calciumkonzentration und je niedriger die Herzfrequenz, desto länger)	▪ Tetanie ▪ Hypoparathyreoidismus
Hyperkalzämie (>2,65 mmol/l)	QT-Zeit verkürzt	▪ osteolytische Tumormetastasen ▪ Hyperparathyreoidismus

EKG-Veränderungen bei Hypokalzämie

Typisch ist die verlängerte QT-Zeit. Je niedriger die Calciumkonzentration ist, desto länger ist die QT-Zeit. Die QT-Zeit ist außerdem frequenzabhängig. Sie nimmt mit Abnahme der Herzfrequenz zu.
Ursachen einer Hypokalzämie können sein:
▪ Tetanie
▪ Hypoparathyreoidismus

EKG-Veränderungen bei Hyperkalzämie

Die QT-Zeit ist verkürzt. Ursachen einer Hyperkalzämie können sein:
▪ osteolytische Tumormetastasen
▪ Hyperparathyreoidismus

EKG-Veränderungen bei Digitalis-Einnahme

Eine Digitalis-Therapie führt häufig zu:
▪ muldenförmiger ST-Strecken-Senkung mit negativer T-Zacke

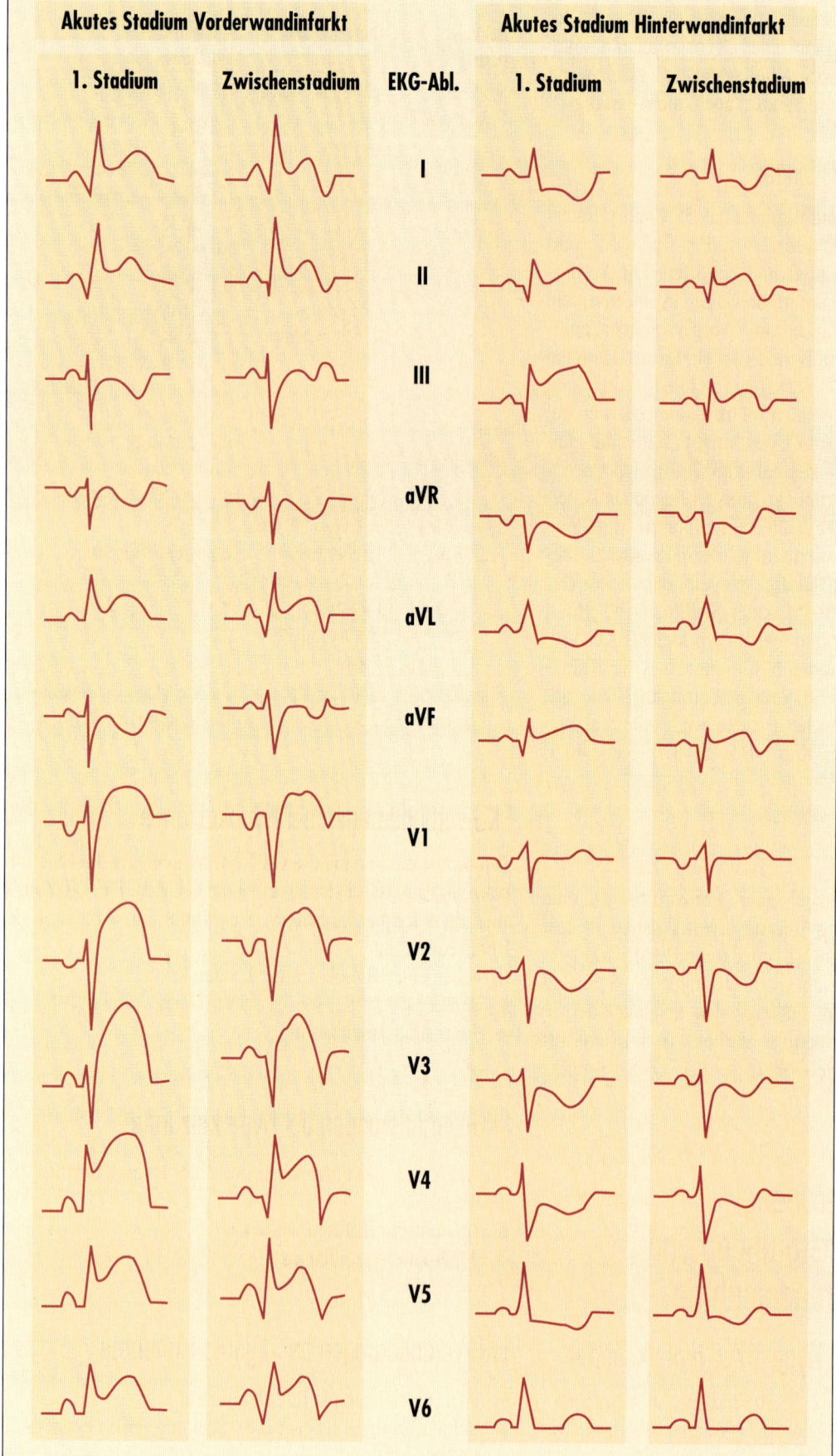

Abb. 26.8 Typische EKG-Veränderungen in den einzelnen EKG-Ableitungen im akuten Stadium eines Vorderwand- bzw. Hinterwandinfarktes.

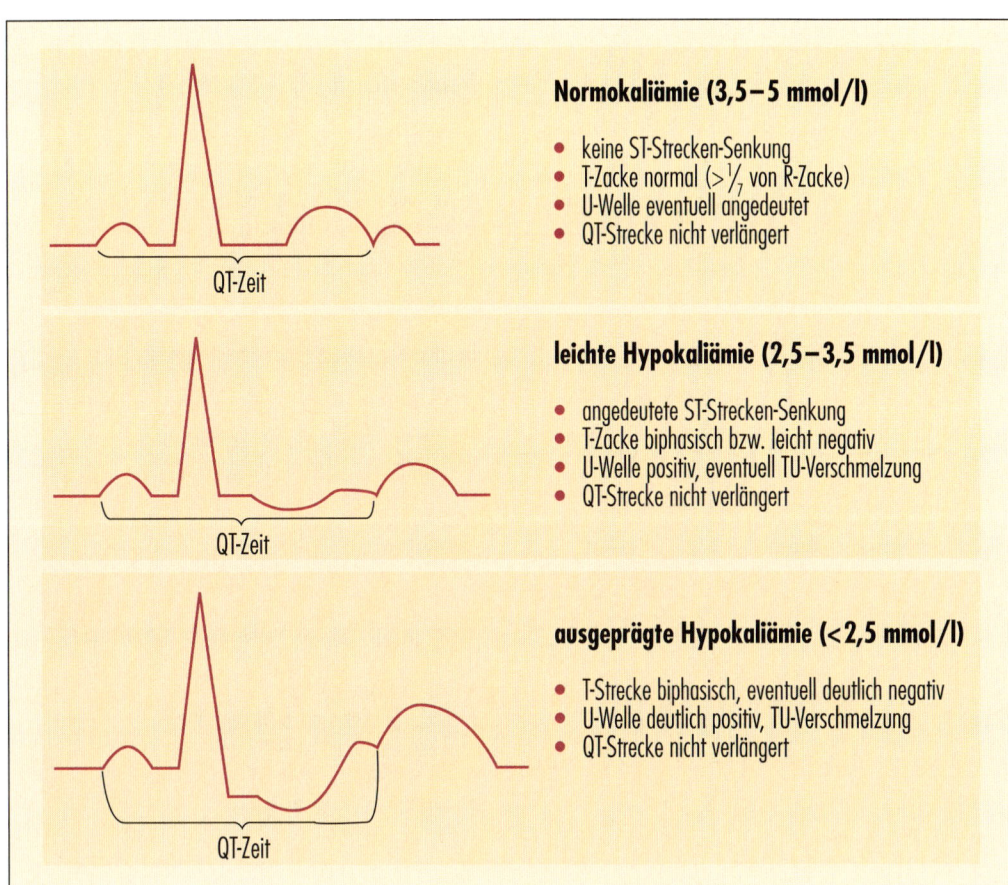

Normokaliämie (3,5–5 mmol/l)

- keine ST-Strecken-Senkung
- T-Zacke normal (> $\frac{1}{7}$ von R-Zacke)
- U-Welle eventuell angedeutet
- QT-Strecke nicht verlängert

QT-Zeit

leichte Hypokaliämie (2,5–3,5 mmol/l)

- angedeutete ST-Strecken-Senkung
- T-Zacke biphasisch bzw. leicht negativ
- U-Welle positiv, eventuell TU-Verschmelzung
- QT-Strecke nicht verlängert

QT-Zeit

ausgeprägte Hypokaliämie (<2,5 mmol/l)

- T-Strecke biphasisch, eventuell deutlich negativ
- U-Welle deutlich positiv, TU-Verschmelzung
- QT-Strecke nicht verlängert

QT-Zeit

Abb. 26.9 Hypokaliämie.

- AV-Block I. oder II. Grades
- (polytopen) ventrikulären Extrasystolen

Ein AV-Block II. oder III. Grades sowie ventrikuläre Extrasystolen können Zeichen einer Digitalis-Intoxikation darstellen. Digitalis ist abzusetzen, eine Kalium-Gabe sowie eine evtl. Gabe von Antiarrhythmika sind indiziert (Digitalis-Plasmakonzentration Kap. 2.9, S. 22).

26.4 Herzrhythmusstörungen

26.4.1 Allgemeine Bemerkungen

Bevor Herzrhythmusstörungen mit einem Antiarrhythmikum therapiert werden, müssen Ursachen von Herzrhythmusstörung wie Hypoxie, Hyperkapnie, Alkalose, Azidose, Störungen der Kalium- und Magnesium-Plasmakonzentration oder Störungen des vegetativen Gleichgewichts beseitigt werden. Zur (symptomatischen) Therapie bieten sich Antiarrhythmika (Kap. 35.2.2, S. 645), elektrische Kardioversion (Kap. 26.4.14, S. 578) oder Implantation eines Herzschrittmachers an (Kap. 44, S. 713). Im Folgenden sollen die wichtigsten Herzrhythmusstörungen dargestellt werden. Bezüglich der Therapie von perioperativ auftretenden Herzrhythmusstörungen wird auf Kap. 35, S. 641 verwiesen.

26.4.2 Sinus(knoten)rhythmus

Ein Sinusrhythmus liegt vor, wenn der vom Sinusknoten ausgehende Impuls ungestört weitergeleitet wird. Von einer Sinustachykardie wird beim Erwachsenen gesprochen, wenn die Herzfrequenz über 100 Schläge pro Minute beträgt. Ursachen können z.B. Angst, Schmerzen, Hypovolämie, Fieber, Sepsis oder eine Herzinsuffizienz sein. Die Behandlung hängt von der Ursache ab. Falls die Sinustachykardie zu einer myokardialen Ischämie führt, sollte die Herzfrequenz mit einem β-Rezeptorenblocker (z. B. Esmolol) gesenkt werden.

Eine Sinusbradykardie liegt vor, wenn die Herzfrequenz unter 60 Schläge pro Minute liegt. Bei körperlich gut trainierten Patienten mit hohem Parasympathikotonus kann eine Sinusbradykardie normal sein (»Sportlerherz«). Ursachen einer Sinusbradykardie können eine Vagusstimulation, β-Rezeptorenblocker, Hypothermie oder Hypothyreose sein. Eine reflektorische Bradykardie kann bei Druck auf den Sinus caroticus, bei Zug an den Augenmuskeln (okulokardialer Reflex) oder während der direkten Laryngoskopie auftreten.

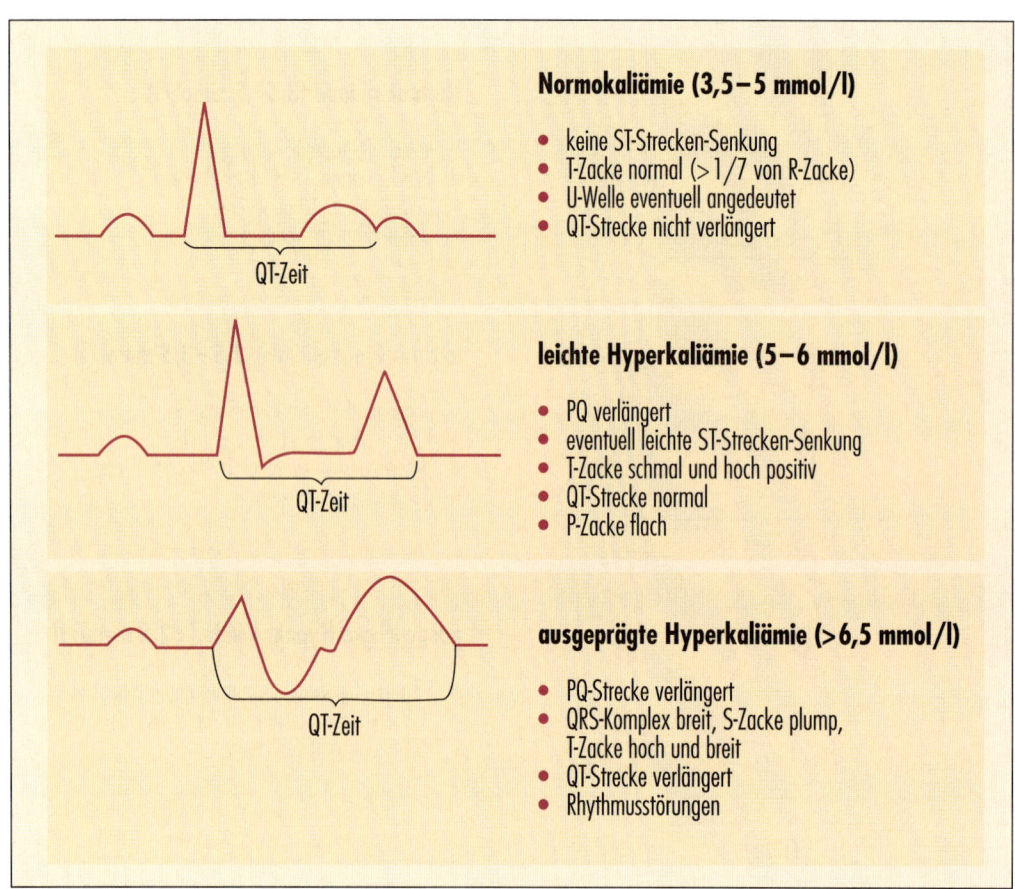

Normokaliämie (3,5 – 5 mmol/l)

- keine ST-Strecken-Senkung
- T-Zacke normal (>1/7 von R-Zacke)
- U-Welle eventuell angedeutet
- QT-Strecke nicht verlängert

leichte Hyperkaliämie (5 – 6 mmol/l)

- PQ verlängert
- eventuell leichte ST-Strecken-Senkung
- T-Zacke schmal und hoch positiv
- QT-Strecke normal
- P-Zacke flach

ausgeprägte Hyperkaliämie (>6,5 mmol/l)

- PQ-Strecke verlängert
- QRS-Komplex breit, S-Zacke plump, T-Zacke hoch und breit
- QT-Strecke verlängert
- Rhythmusstörungen

Abb. 26.10 Hyperkaliämie.

Succinylcholin kann ebenfalls zu einer Bradykardie führen. Bei einer hämodynamisch relevanten Sinusbradykardie sollte intravenös Atropin verabreicht werden.

26.4.3 AV(knoten)rhythmus

Fällt die Frequenz des Sinusknotens (des primären Reizbildungszentrums) unter die Frequenz des AV-Knotens (des sekundären Reizbildungszentrums) ab, schlägt das Herz nach dem Rhythmus des AV-Knotens (mit 40–60 Schlägen pro Minute). Während einer Allgemeinanästhesie – insbesondere wenn Halothan verabreicht wird – kommt es häufiger zu einem AV-Rhythmus. Falls der AV-Rhythmus zu einem Abfall

von Blutdruck und Herzminutenvolumen führt, ist die Gabe eines Parasympathikolytikums (z.B. Atropin) indiziert.

Der AV-Knoten kann in einen oberen, mittleren und unteren AV-Knoten unterteilt werden. Je nach dem, von welchem Teil des AV-Knotens die Reizbildung ausgeht, kann ein oberer, ein mittlerer oder ein unterer AV-Rhythmus unterschieden werden (Tab. 26.5, Abb. 26.11).

26.4.4 Wandernder Schrittmacher

Das Schrittmacherzentrum wandert (je nach Vagotonus) zwischen Sinusknoten, Vorhof und AV-Knoten. Je nach Vagotonus handelt es sich um einen Sinusrhythmus oder um einen oberen, mittleren oder unteren AV-Knoten-Rhythmus (Abb. 26.11).

26.4.5 Extrasystolen

Eine Extrasystole ist die vorzeitige Kontraktion des Herzens. Es kann zwischen supraventrikulären Extrasystolen (SVES; Ursprung im Sinusknoten, Vorhof oder AV-Knoten) und ventrikulären Extrasystolen (VES; Ursprung unterhalb des His-Bündels) unterschieden werden (Abb. 26.12).

Tab. 26.5 Formen des AV-Rhythmus (Abb. 26.11).

AV-Rhythmus	Frequenz	P-Zacke	PQ-Zeit
oberer	leicht erniedrigt	weitgehend normal; in II, III und aVF jedoch negativ	kürzer als normal
mittlerer		nicht erkennbar, da im QRS-Komplex verborgen	
unterer		hinter dem QRS-Komplex sichtbar und negativ	

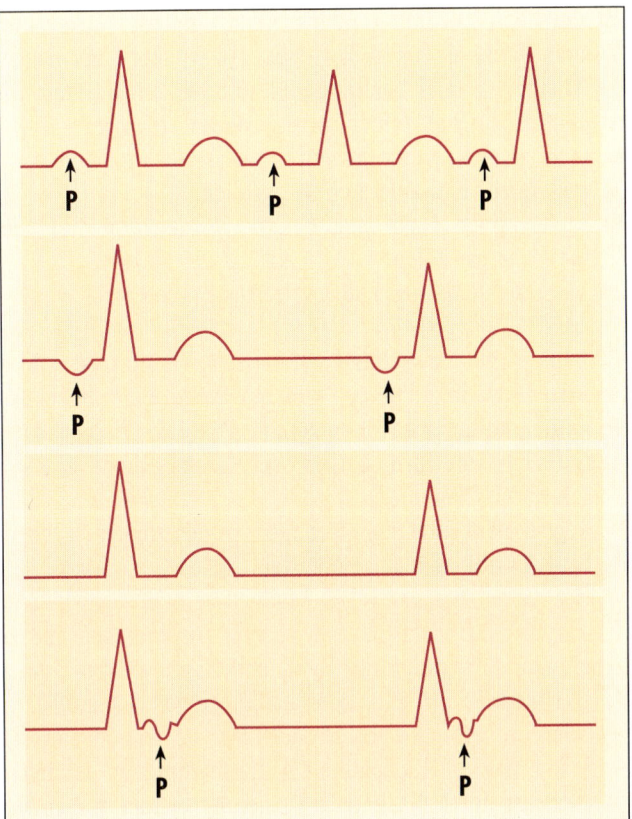

Abb. 26.11 AV(knoten)rhythmus: von oben nach unten normaler Sinusrhythmus, oberer, mittlerer und unterer AV(knoten)rhythmus.

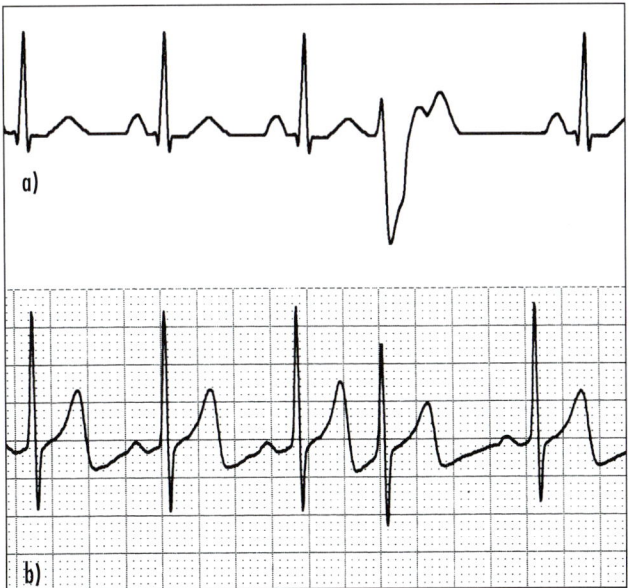

Abb. 26.12 Extrasystolen; **a:** ventrikuläre Extrasystole (VES); **b:** supraventrikuläre Extrasystole (SVES).

Supraventrikuläre Extrasystolen

Supraventrikuläre Extrasystolen können sowohl bei Herzgesunden als auch bei Patienten mit einer Herzerkrankung auftreten. Sie sind in der Regel harmlos. Durch eine Steigerung der Herzfrequenz – z. B. durch die intravenöse Gabe von Atropin – können supraventrikuläre Extrasystolen meist beseitigt werden.

Sinusextrasystolen

- vorzeitiger Einfall
- P-Zacke normal konfiguriert
- QRS-Komplex normal konfiguriert
- PQ-Zeit normal

Vorhofextrasystolen

- vorzeitiger Einfall
- P-Zacke etwas deformiert
- PQ-Zeit verkürzt
- QRS-Komplex normal konfiguriert

- keine kompensatorische Pause (die RR-Abstände vor und nach der Extrasystole sind zusammen kürzer als zwei normale RR-Abstände)
- gehäufte Vorhofextrasystolen sind meist Vorläufer von Vorhofflimmern

AV-Extrasystolen

- frühzeitiger Einfall
- PQ-Zeit verkürzt
- QRS-Komplex normalerweise nicht deformiert
- keine kompensatorische Pause (die RR-Abstände vor und nach der Extrasystole sind zusammen kürzer als zwei normale RR-Abstände)
- P-Zacke wie beim AV-Rhythmus verändert (Tab. 26.5):
  - Entstehung im oberen AV-Knoten: P-Zacke weitgehend normal, in II, III und aVF jedoch negativ
  - Entstehung im mittleren AV-Knoten: P-Zacke in QRS-Komplex verborgen
  - Entstehung im unteren AV-Knoten: P-Zacke nach dem QRS-Komplex und negativ

Ventrikuläre Extrasystolen

Typische Veränderungen sind:
- frühzeitiger Einfall des QRS-Komplexes
- verbreiterter und schenkelblockartiger QRS-Komplex
  - bei Entstehung der VES im rechten Ventrikel: linksschenkelblockartiger QRS-Komplex

Tab. 26.6 Lown-Klassifikation. Einteilung ventrikulärer Rhythmusstörungen.

ventrikuläre Arrhythmie (Typ)	Klasse
keine VES	0
<30 VES/Stunde	I
>30 VES/Stunde	II
polytope VES	IIIa
Bigeminus	IIIa
Couplet (2 aufeinander folgende VES)	IVa
Salven	IVb
R-auf-T-Phänomen (VES)	V
VES = ventrikuläre Extrasystolen	

– bei Entstehung der VES im linken Ventrikel: rechts-schenkelblockartiger QRS-Komplex
■ kompensatorische Pause im Gegensatz zu supraventrikulären Extrasystolen (RR-Abstände vor und nach der Extrasystole entsprechen zusammen zwei normalen RR-Abständen)

Tritt nach jeder normalen Erregung eine ventrikuläre Extrasystole auf, handelt es sich um einen **Bigeminus**. Folgen nach jeder normalen Erregung zwei ventrikuläre Extrasystolen, liegt ein **Trigeminus** vor. Sind die ventrikulären Extrasystolen immer gleich konfiguriert, dann entstehen sie stets an der gleichen Stelle und werden als monotope (unifokale) ventrikuläre Extrasystolen bezeichnet. Sind die einzelnen ventrikulären Extrasystolen aufgrund eines wechselnden Ursprungs unterschiedlich konfiguriert, wird von polytopen (multifokalen) ventrikulären Extrasystolen gesprochen. Vereinzelte ventrikuläre Extrasystolen können auch beim Herzgesunden auftreten, meist liegt jedoch eine Herzschädigung (z.B. Koronarinsuffizienz) vor.

> Gutartige ventrikuläre Extrasystolen verschwinden meist unter Belastung, während eine Zunahme der Extrasystolen unter Belastung auf eine kardiale Erkrankung hinweist.

Bei Patienten mit einer chronischen myokardialen Ischämie ist die Häufigkeit ventrikulärer Extrasystolen mit dem Schwe-

regrad der koronaren Herzerkrankung und der linksventrikulären Funktion positiv korreliert. Auch unter einer Digitalis-Therapie können ventrikuläre Extrasystolen auftreten. Die Indikation zur Behandlung sollte gestellt werden bei
■ mehr als sechs ventrikulären Extrasystolen pro Minute
■ polytopen ventrikulären Extrasystolen
■ salvenartigen ventrikulären Extrasystolen von drei oder mehr Extrasystolen
■ VES, die in die sog. vulnerable Phase fallen

Die vulnerable Phase entspricht der relativen Refraktärphase und liegt etwa im mittleren Teil der T-Welle. Eine ventrikuläre Extrasystole, die in die vulnerable Phase des Herzens fällt, kann ventrikuläre Tachykardien oder Kammerflimmern auslösen (R-auf-T-Phänomen).

Ventrikuläre Rhythmusstörungen werden zumeist nach der Lown-Klassifikation eingeteilt (Tab. 26.6).

Die erste therapeutische Maßnahme bei ventrikulären Extrasystolen besteht darin, Ursachen zu beseitigen, die zu einem starken Anstieg des Sympathikotonus führen können (z.B. eine arterielle Hypoxämie). Bleiben ventrikuläre Extrasystolen weiterhin bestehen oder sind sie hämodynamisch wirksam, wird oft Lidocain als Antiarrhythmikum der ersten Wahl bezeichnet. Die initiale Dosierung beträgt 1–2 mg/kg KG i.v., anschließend kann das Medikament kontinuierlich infundiert werden (1–4 mg/Minute i.v.). Die Gabe von Lidocain im Rahmen eines akuten Myokardinfarktes wird jedoch zunehmend kritisch beurteilt (Kap. 40.2.4, S. 676). Stattdessen wird dann zumeist Amiodaron (Cordarex) empfohlen.

26.4.6 Ventrikuläre Tachykardie

Eine ventrikuläre Tachykardie (Kammertachykardie) liegt vor, falls drei oder mehr ventrikuläre Extrasystolen aufeinander folgen und die Herzfrequenz ca. 150–200 Schläge pro Minute beträgt (Abb. 26.13). Der QRS-Komplex ist verbreitert, P-Wellen sind nicht erkennbar. Ursachen einer ventrikulären Tachykardie können z.B. ein akuter Myokardinfarkt oder eine Digitalis-Intoxikation sein.

Die Therapie der Wahl einer hämodynamisch stärker wirksamen ventrikulären Tachykardie besteht in der elektrischen Kardioversion (Kap. 26.4.14, S. 578). Treten keine stärkeren hämodynamischen Probleme auf, kann initial auch Lidocain injiziert werden (1–2 mg/kg KG i.v.) und eine Dauerinfusion angeschlossen werden (1–4 mg/min).

26.4.7 Kammerflattern/Kammerflimmern

Typisch für ein **Kammerflattern** sind regelmäßige, ventrikuläre Entladungen mit einer Frequenz von 200–300 pro Minute (Abb. 26.14a). Es zeigen sich im EKG gleichförmige, sinus-

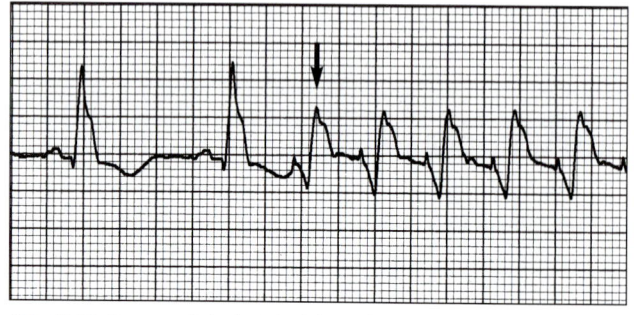

Abb. 26.13 Kammertachykardie (plötzliches Auftreten bei ↓).

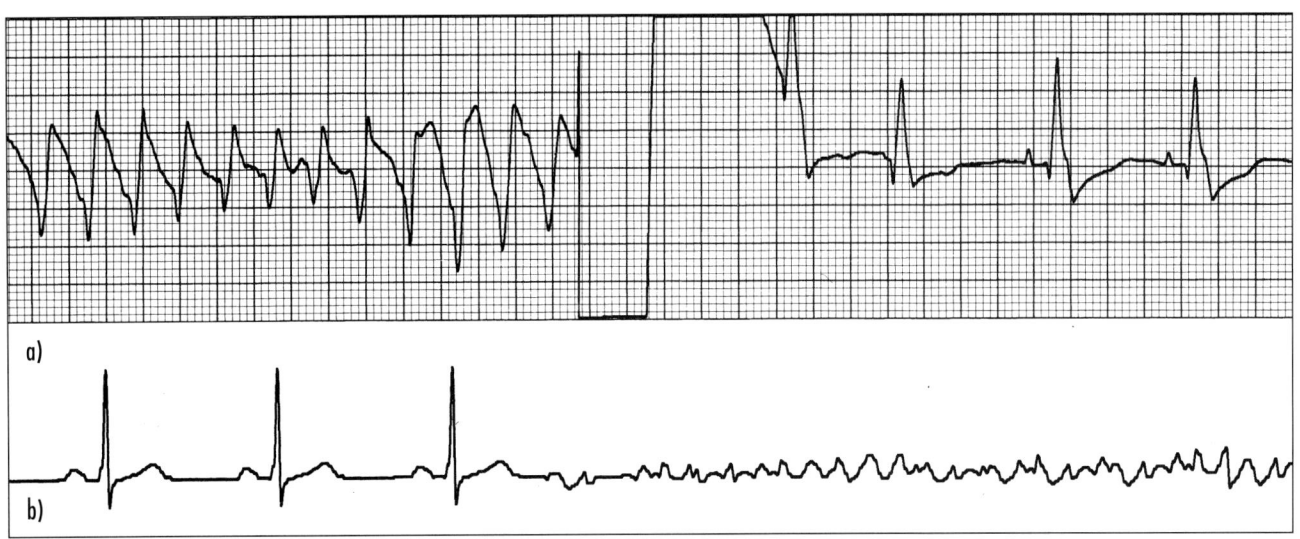

Abb. 26.14 a: Kammerflattern (nach Defibrillation wieder Sinusrhythmus); **b:** plötzlich auftretendes Kammerflimmern.

förmige oder sägezahnartige Schwingungen (schenkelblockartig deformierte QRS-Komplexe), die etwa die Größe des normalen QRS-Komplexes haben. Ohne sofortige Therapie führt Kammerflattern zum Kammerflimmern. Es ist eine sofortige kardiopulmonale Reanimation mit umgehender elektrischer Defibrillation (Kap. 87.2, S. 1233) notwendig.

Typisch für ein **Kammerflimmern** sind völlig unkoordinierte, ventrikuläre Entladungen, die zu unregelmäßigen, kleinen Schwingungen (völlig deformierte QRS-Komplexe) mit einer Frequenz von ca. 300(–500) pro Minute führen (Abb. 26.14b). Kammerflimmern ist die häufigste Ursache für einen plötzlichen Herztod. Ursache ist eine schwere Herzschädigung. Bei dieser Rhythmusstörung wird kein Blut mehr ausgeworfen. Daher ist eine sofortige kardiopulmonale Reanimation notwendig. So schnell wie möglich muss eine elektrische Defibrillation (Kap. 87.2, S. 1233) durchgeführt werden.

26.4.8 Vorhofflimmern/Vorhofflattern

Vorhofflimmern

Vorhofflimmern ist die häufigste chronische Herzrhythmusstörung. Vorhofflimmern liegt bei etwa 10% der über 60-jährigen Menschen vor. Anstatt normaler P-Zacken finden sich unregelmäßige Flimmerwellen (Abb. 26.15a). Die Flimmerfrequenz beträgt 350–600 pro Minute. Es kommt zur unregelmäßigen Überleitung auf die Ventrikel (absolute Arrhythmie). Ursache des Vorhofflimmerns ist zumeist eine Schädigung des Vorhofmyokards (z.B. im Rahmen einer Mitralstenose oder Mitralinsuffizienz mit Vorhofüberdehnung) oder eine koronare Herzerkrankung.

Die Überleitungsgeschwindigkeit im AV-Knoten muss medikamentös verzögert werden, sonst kann die Ventrikelfrequenz auf über 140 Schläge pro Minute steigen, wodurch eine Herzinsuffizienz ausgelöst werden kann. Patienten mit chronischem Vorhofflimmern (und absoluter Arrhythmie) sind normalerweise digitalisiert. Aufgrund der unkoordinierten Vorhofkontraktionen kann es im Vorhof zur Blutstase und zur Ausbildung von Vorhofthromben kommen. Diese können in den Systemkreislauf embolisieren.

Zur Therapie eines akut aufgetreten Vorhofflimmerns mit schneller Überleitung und hoher Ventrikelfrequenz wird Digitalis eingesetzt. Falls die Digitalisierung unzureichend ist, können zur weiteren Senkung der Herzfrequenz Calciumantagonisten oder β-Rezeptorenblocker eingesetzt werden. Es kommen hierbei Digoxin (0,25–0,75 mg i.v.), die schneller wirksamen Calciumantagonisten (z.B. Verapamil; 75 bis 150 µg/kg KG i.v über 5 Minuten oder Diltiazem; Kap. 23.5.3, S. 501) oder an β-Rezeptorenblocker vor allem Esmolol zur Anwendung. Evtl. kann auch eine elektrische Kardioversion durchgeführt werden.

Vorhofflattern

Charakteristika (Abb. 26.15b):
- statt normaler P-Zacken finden sich regelmäßige, gleichmäßig konfigurierte Flatterwellen (Sägezahn-Phänomen)
- Flatterfrequenz 220–350 pro Minute
- meist regelmäßige, intermittierende Überleitung (meist 2:1, manchmal 3:1, 4:1); zum Teil auch wechselnde Überleitung

Die Ursache eines Vorhofflatterns ist stets eine schwere Vorhofschädigung. Initial kann Digoxin (0,25–0,75 mg; Kap. 23.2.3, S. 492) intravenös verabreicht werden. Zusätzlich können ein β-Rezeptorenblocker oder Verapamil verabreicht werden. Falls

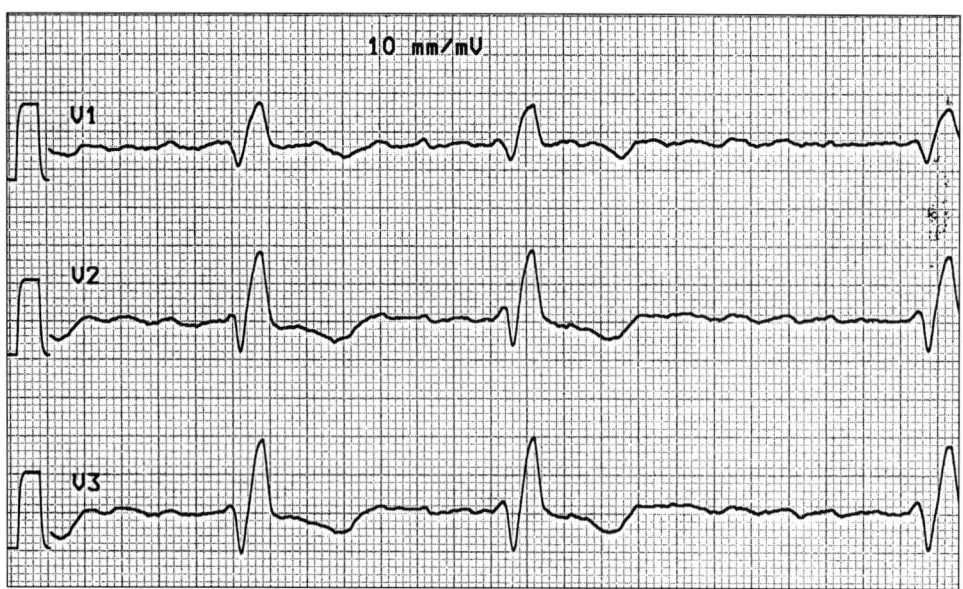

Abb. 26.15a Vorhofflimmern (mit absoluter Arrhythmie und komplettem Rechtsschenkelblock);

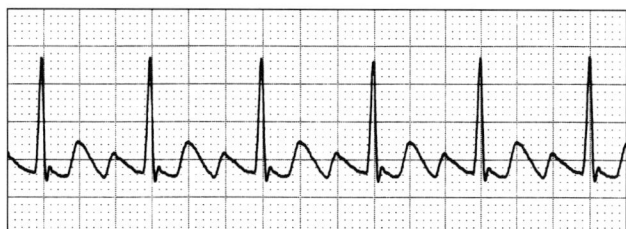

Abb. 26.15b Vorhofflattern.

die medikamentöse Therapie nicht sofort den gewünschten Erfolg bringt, sollte eine elektrische Kardioversion (Kap. 26.4.14, S. 578) durchgeführt werden. Zur Rezidivprophylaxe wird zumeist eine Dauerdigitalisierung durchgeführt.

26.4.9 Paroxysmale supraventrikuläre Tachykardie

Auslöser einer paroxysmalen supraventrikulären Tachykardie ist oft eine supraventrikuläre Extrasystole. Der Herzrhythmus ist absolut regelmäßig. Typisch sind:

- plötzlicher Beginn, abruptes Ende; Dauer von Sekunden bis Stunden
- P-Zacke leicht deformiert, da die Reizbildung nicht im Sinusknoten, sondern normalerweise im Vorhof entsteht
- Herzfrequenz 150–200 pro Minute
- Vorkommen oft bei herzgesunden Jugendlichen mit vegetativer Dystonie (s. auch Präexzitationssyndrome; WPW-Syndrom; s.u.)
- QRS-Komplex meist normal konfiguriert. Bei einem Präexzitationssyndrom (s.u.) kann der QRS-Komplex verbreitert sein

- Therapie: einseitiger Karotissinusdruck (falls keine arteriosklerotische Veränderung der A. carotis vorliegt), Valsalva-Manöver, Trinken von kaltem Wasser, Verapamil (75–150 µg/kg KG), Esmolol (1–2 mg/kg KG) oder Adenosin (3–12 mg) i.v.

In der Regel werden paroxysmale Tachykardien gut toleriert. Während oder nach einer supraventrikulären Tachykardie kommt es häufig zur Polyurie. Verursacht die paroxysmale supraventrikuläre Tachykardie Hypotension oder pektanginöse Beschwerden, sollte primär eine elektrische Kardioversion durchgeführt werden. Für die Langzeitbehandlung kann z. B. Verapamil, Digitalis oder ein β-Rezeptorenblocker eingesetzt werden.

Präexzitationssyndrome

Bei Präexzitationssyndromen werden die im Vorhof entstehenden Impulse zusätzlich über akzessorische (abnormale) Leitungsbahnen am AV-Knoten vorbei zu den Ventrikeln geleitet. Dadurch werden die Ventrikel vorzeitig erregt. Die häufigste akzessorische Leitungsbahn ist das atrioventrikuläre Kent-Bündel. Bei Vorliegen akzessorischer Leitungsbahnen treten häufig eine paroxysmale supraventrikuläre Tachykardie oder ein Vorhofflimmern bzw. Vorhofflattern auf.

Wolff-Parkinson-White-Syndrom

Das häufigste Präexzitationssyndrom ist das Wolff-Parkinson-White-Syndrom (WPW-Syndrom). Die Impulse des Sinusknotens werden sowohl über die normale Leitungsbahn (den AV-Knoten) als auch über das akzessorische Kent-Bündel zu den Ventrikeln geleitet. Die PQ-Zeit ist verkürzt (<0,12 Sekunden) und es ist eine sog. Delta-Welle am Beginn des

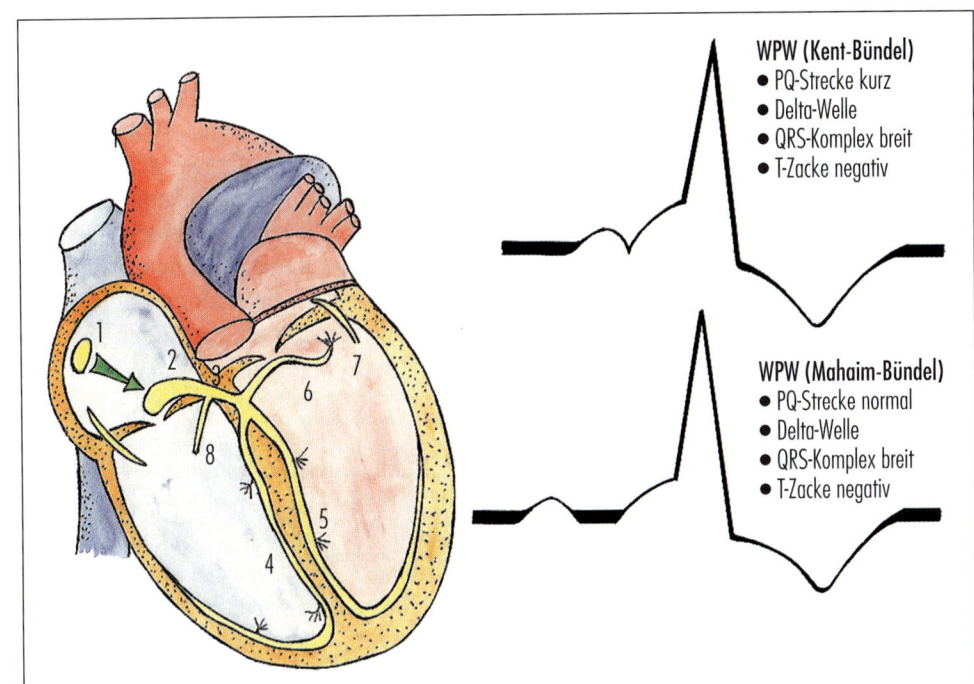

WPW (Kent-Bündel)
- PQ-Strecke kurz
- Delta-Welle
- QRS-Komplex breit
- T-Zacke negativ

WPW (Mahaim-Bündel)
- PQ-Strecke normal
- Delta-Welle
- QRS-Komplex breit
- T-Zacke negativ

Abb. 26.16 WPW-Syndrom;
1 = Sinusknoten, 2 = AV-Knoten,
3 = His-Bündel, 4 = rechter Schenkel,
5 = linksanteriorer Schenkel,
6 = linksposteriorer Schenkel,
7 = Kent-Bündel, 8 = Mahaim-Bündel
(entspringt unterhalb des AV-Knotens
und mündet direkt in die Ventrikelmuskulatur).

QRS-Komplexes nachweisbar (Abb. 26.16). Häufiger tritt bei diesen Patienten eine paroxysmale supraventrikuläre Tachykardie auf. Sehr selten kann es zu Synkopen, Herzinsuffizienz (oder plötzlichem Herztod) kommen.

Therapeutisch können eine Vagusstimulation (Valsalva-Manöver, Karotissinusdruck [s.o.], Auslösen von Würgereflexen), Ajmalin, Propafenon, Procainamid und ggf. (bei hämodynamischer Instabilität) eine Kardioversion (mit zunächst ca. 50 Joule) versucht werden. Verapamil, Digitalis und Esmolol sind nicht geeignet.

Bei der Narkoseführung sollte der Sympathikotonus nicht gesteigert werden, auch eine Hypovolämie sowie die Gabe von Pancuronium, Ketamin (und möglicherweise Atropin) sollten vermieden werden. Es ist eine ausreichend tiefe Narkose zu führen, um eine sympathikoadrenerge Stimulation zu vermeiden.

26.4.10 Sick-Sinus-Syndrom

Unter einem Sick-Sinus-Syndrom (kranker Sinusknoten) werden verschiedene Vorhofrhythmusstörungen verstanden, die durch eine gestörte Funktion des Sinusknotens bedingt sind. Dazu gehören z. B.:
- extreme Sinusbradykardie
- Bradykardie-Tachykardie-Syndrom

Das Sick-Sinus-Syndrom tritt meistens bei älteren Patienten auf. Oft klagen solche Patienten über Herzklopfen und Synkopen. Eine extreme Bradykardie kann zur Herzinsuffizienz füh-

ren, eine evtl. auftretende Tachykardie kann bei Patienten mit koronarer Herzerkrankung pektanginöse Beschwerden verursachen.

Zur Akuttherapie einer Bradykardie bieten sich Atropin oder Orciprenalin an. Es sollte ein permanenter Herzschrittmacher implantiert werden (Kap. 44, S. 713). Die Unterdrückung von Tachyarrhythmien ist dagegen schlechter zu steuern. Digitalis, Chinidin oder β-Rezeptorenblocker sind hierfür geeignet. Es ist jedoch die vorherige Implantation eines Herzschrittmachers zu empfehlen.

26.4.11 AV-Dissoziation

Die Frequenz des Sinusknotens fällt intermittierend etwas unter die Frequenz des AV-Knotens ab. Die Vorhöfe schlagen dann vorübergehend im Rhythmus des Sinusknotens, die Ventrikel im Rhythmus des AV-Knotens. Die P-Zacken sind positiv. Es besteht keine konstante Beziehung zwischen P-Zacke und QRS-Komplex. Die Patienten klagen oft über Schwindelgefühl, manchmal über Synkopen.

26.4.12 Adams-Stokes-Anfall

Bei einem Adams-Stokes-Anfall handelt es sich um eine Herzrhythmusstörung mit akuter zerebraler Mangeldurchblutung und Synkope, evtl. mit zerebralem Krampfanfall. Ursächlich kommen infrage:
- zumeist extreme Bradykardie, vor allem AV-Block III. Grades

■ extreme Tachykardie (selten, z.B. Vorhofflattern mit 1:1-Überleitung)

Therapie: Implantation eines permanenten Herzschrittmachers (Kap. 44, S. 713).

26.4.13 Schrittmacher-EKG

Die Indikation für die Implantation eines Herzschrittmachers sowie das Einführen und Programmieren eines passageren (externen) Herzschrittmachers sind ausführlich in Kap. 44, S. 713 beschrieben.

Typisch für ein Schrittmacher-EKG ist das fast strichförmige Reizpotenzial (Spike). Liegt die Stimulationselektrode (wie normalerweise üblich) im rechten Ventrikel, ist der direkt auf den Spike folgende QRS-Komplex linksschenkelblockartig deformiert, da die Erregung nur verzögert auf den linken Ventrikel übergeleitet wird; bei einem DDD-Schrittmacher wird im rechten Vorhof und Ventrikel stimuliert (Abb. 26.17).

26.4.14 Kardioversion

Prinzip

Bei einer Defibrillation (im Rahmen einer Reanimation; Kap. 87.2, S. 1233) wird mit einem transkutan (über zwei Defibrillatorelektroden) verabreichten Gleichstromimpuls (mit hoher Energie und kurzer Dauer) versucht, alle Herzmuskelfasern zu depolarisieren. Ektope Schrittmacherzentren sollen dadurch kurzfristig unterdrückt werden. Durch diese Synchronisation der Herzmuskelzellen kann z.B. Kammerflimmern durchbrochen werden. Der Sinusknoten kann nun seine Funktion evtl. wieder aufnehmen.

Bei einer Kardioversion wird ein Stromstoß geringerer Energie zu ähnlichem Zweck abgegeben. Der Stromstoß ist jedoch R-Zacken-getriggert (synchronisiert). Der Stromstoß wird während des QRS-Komplexes ausgelöst, sodass er nicht in die relative Refraktärzeit des Herzaktionspotenzials fällt, da sonst eine ventrikuläre Tachykardie oder ein Kammerflimmern (R-auf-T-Phänomen; s.o.) ausgelöst werden kann.

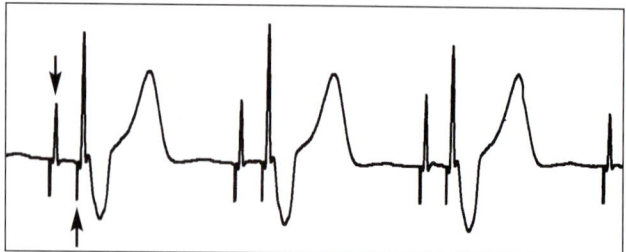

Abb. 26.17 Schrittmacher-EKG. DDD-Schrittmacher (Kap. 44.1, S. 714), d.h. Vorhofstimulation (↓) und Ventrikelstimulation (↑).

Indikationen

Auf die elektrische Kardioversion sprechen am besten Vorhofflattern und -flimmern sowie ventrikuläre Tachykardien an. Auch ektope Tachyarrhythmien, die durch eine medikamentöse antiarrhythmische Therapie nicht zu beeinflussen sind, können oft mittels elektrischer Kardioversion durchbrochen werden. Einzige Ausnahme bilden digitalisinduzierte Herzrhythmusstörungen. Länger bestehendes Vorhofflimmern begünstigt die Bildung von Vorhofthromben. Bei Patienten mit Vorhofflimmern kann daher durch eine Kardioversion ein evtl. vorhandener Vorhofthrombus gelöst werden, der dann in den Systemkreislauf embolisiert. Daher wird vor einer elektiven Kardioversion eine Behandlung mit einem Antikoagulans empfohlen, falls das Vorhofflimmern schon länger als 48 Stunden bestand.

Die elektive elektrische Kardioversion wird normalerweise unter intravenöser Sedierung (z.B. mit Propofol, Etomidat oder Metohexital) durchgeführt. Die für eine evtl. Reanimation erforderlichen Utensilien müssen unmittelbar zur Verfügung stehen. Medikamente wie Atropin und Lidocain müssen sofort einsetzbar sein, denn häufiger treten hierbei ventrikuläre Extrasystolen auf.

Auch die zum Einführen eines temporären Herzschrittmachers nötige Ausrüstung sollte vorhanden sein. Zunächst wird mit einer Energie von 25–50(–100) Joule kardiovertiert, die nötigenfalls in Schritten von 50–100 Joule gesteigert werden kann. Auch bei wiederholten Kardioversionen scheint kein hohes Risiko zu bestehen, dass ein Myokardschaden verursacht wird.

26.5 Erweiterte perioperative EKG-Überwachung

26.5.1 Allgemeine Bemerkungen

Normalerweise wird perioperativ das EKG mittels eines Drei-Elektroden-Systems abgeleitet (Kap. 6.3, S. 177). Die Elektroden werden hierbei wie folgt platziert:
■ rote Elektrode: rechte Schulter
■ gelbe Elektrode: linke Schulter
■ grüne (schwarze) Elektrode: linke Flanke (linkes Bein)

Am EKG-Gerät wird hierbei die Ableitung II eingeschaltet (Kap. 6.3, S. 177).

26.5.2 »Poor-man's-V₅«-Ableitung

Mit der üblichen Drei-Elektroden-Ableitung (s.o.) ist vor allem eine Diagnostik von Herzrhythmusstörungen möglich,

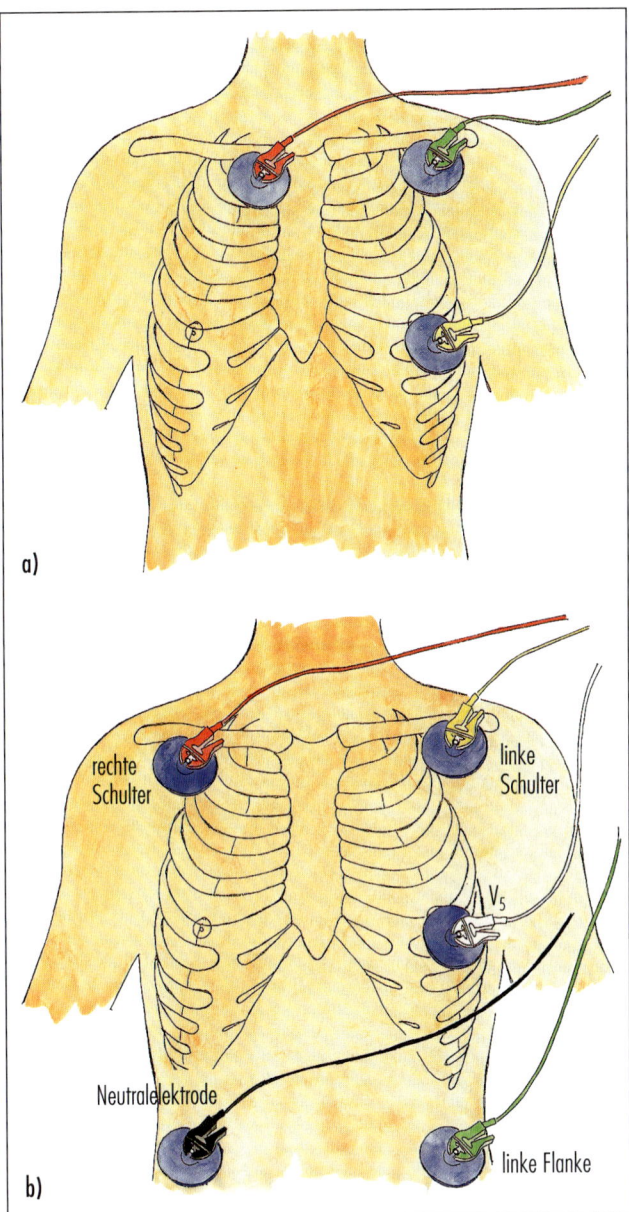

Abb. 26.18 EKG-Überwachung; **a:** Poor-man's-V₅; **b:** 5-polige EKG-Ableitung.

perioperativ zur Ischämiediagnostik mittels des üblichen Drei-Elektroden-Systems die sog. »Poor-man's-V₅«-Ableitung durchgeführt werden. Bei der Poor-man's-V₅-Ableitung wird die rote Elektrode des rechten Arms ausnahmsweise im Bereich des Manubrium sterni, die gelbe Elektrode des linken Arms ausnahmsweise in Position V₅ (im 5. Interkostalraum in der vorderen Axillarlinie; vgl. Abb. 2.2) und die grüne Elektrode der Flanke im Bereich des linken Akromioklavikulargelenks platziert (Abb. 26.18). Am EKG-Monitor wird hierbei die Ableitung I eingeschaltet.

26.5.3 5-Elektroden-Ableitung

Besser als die Poor-man's-V₅-Ableitung mit einem Drei-Elektroden-System ist ein Fünf-Elektroden-System. Die rote, gelbe und grüne Elektrode werden an rechter und linker Schulter und linker Flanke festgeklebt. Die beiden zusätzlichen Elektroden werden in V₅-Position (weiße Elektrode) und an der rechten Flanke (schwarze Elektrode) platziert. Hiermit ist eine gute Ischämiediagnostik möglich. Zumeist wird gleichzeitig eine ST-Segment-Analyse vorgenommen (s.u.).

26.5.4 ST-Segment-Analyse

An modernen EKG-Geräten kann eine kontinuierliche ST-Segment-Analyse durchgeführt und digital angezeigt werden. Das ST-Segment ist definiert als die Strecke zwischen dem sog. »junction point« (J-Punkt), der das Ende des QRS-Komplexes und den Beginn der ST-Strecke markiert und dem Beginn der T-Zacke. Bei einer myokardialen Ischämie sinkt zunächst der J-Punkt ab. Später kommt es zu einer horizontalen Senkung der ST-Strecke. Typisch für eine subendokardiale Ischämie ist eine Erniedrigung der ST-Strecke um >0,1 mV, typisch für eine transmurale Ischämie ist eine Anhebung der ST-Strecke um >0,1 mV in den Extremitäten- oder >0,2 mV in den Brustwandableitungen.

26.6 Literatur

Kaplan JA, King S. The precordial electrocardiographic lead (V₅) in patients who have coronary-artery disease. Anesthesiology 1976; 45: 570–4.

London MJ, Hollenberg M, Wong M, Levenson L, Tubau JF, Browner W, Mangano DT, and the S.P.I. research group. Intraoperative myocardial ischemia: localisation by continuous 12-lead electrocardiography. Anesthesiology 1988; 69: 232–41.

nicht dagegen eine zuverlässige Diagnostik von Ischämien im Bereich der Vorderwand des linken Ventrikels. Zur Ischämiediagnostik sind die unipolaren Brustwandableitungen einer 12-Kanal-EKG-Ableitung (Kap. 2.4, S. 13) besonders geeignet. Insbesondere die V₅-Ableitung wird hierfür empfohlen (Kaplan u. King 1976). In der unipolaren V₅-Ableitung können ca. 75% der Myokardischämien erfasst werden, die mit einer 12-Kanal-Ableitung nachweisbar sind (London 1988). Als Ersatz für eine unipolare V₅-Brustwandableitung kann

Teil D

Typische Narkoseprobleme

27 Intubationsprobleme

Typische Narkoseprobleme

27.1 Allgemeine Bemerkungen

Eine der wichtigsten Aufgaben des Anästhesisten ist es, während der Narkose eine suffiziente Ventilation und Oxygenierung aufrechtzuerhalten. Etwa 30% der anästhesiebedingten Todesfälle sind darauf zurückzuführen, dass ein Offenhalten der Atemwege und eine suffiziente Ventilation und Oxygenierung nicht gelingen. In ca. 35% der in den USA abgeschlossenen Haftpflichtprozesse gegen Anästhesisten waren Atemwegsprobleme Hauptanklagepunkt (Caplan et al. 1990).

Nach einer Literaturzusammenstellung (Benumof 1991) ist von folgenden Inzidenzen auszugehen:

- Bei ca. 1–18% der Patienten sind mehrfache Intubationsversuche oder unterschiedliche Laryngoskopspatel notwendig, bevor die endotracheale Intubation gelingt.
- Bei ca. 1–4% der Patienten gelingt zwar die Intubation, bei der laryngoskopischen Einstellung sind jedoch weder die Glottis noch die Epiglottis sichtbar.
- Bei ca. 0,045–0,35% der Patienten gelingt die endotracheale Intubation nicht (Lyons 1985; Samsoon u. Young 1987), und bei 0,0001–0,02% (1:1000000–1:5000) der Patienten ist weder eine endotracheale Intubation möglich noch eine Beatmung über eine Gesichtsmaske (»cannot ventilate, cannot intubate«).

Bei einer Apnoe (z. B. wegen einer »cannot ventilate, cannot intubate«-Situtation) fällt der Sauerstoffpartialdruck um ca. 58 mm Hg pro Minute ab (Kap. 67.1.2, S. 931). Der CO_2-Partialdruck steigt gleichzeitig in der ersten Minute um ca. 10 bis 13 mm Hg und danach um weitere ca. 3–4 mm Hg pro Minute (Übersicht bei Zander u. Mertzlufft 1994, Kap. 20.3.1, S. 443). Wird das Beatmungsproblem nicht schnell genug gelöst, kommt es zu einer schweren Hypoxie. Bleibende zerebrale Schäden oder gar der Tod des Patienten können die Folge sein.

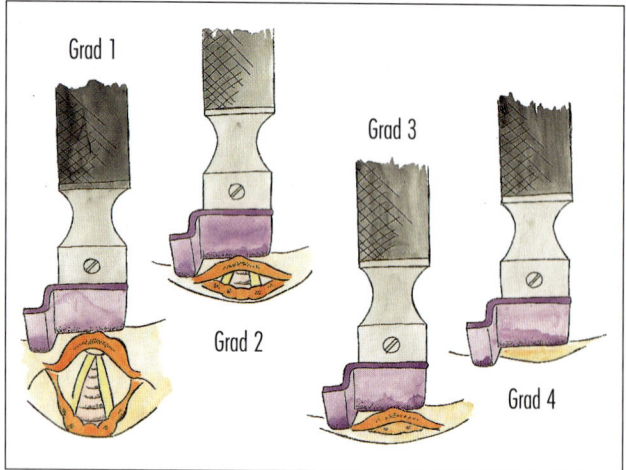

Abb. 27.1 Einteilung (Grad 1–4) der laryngoskopischen Einstellbarkeit der Glottis nach R.S. Cormack und J. Lehane (Cormack u. Lehane 1984).

Tab. 27.1 Einstellbarkeit der Glottis.

Grad	Beschreibung
1	der gesamte Larynxeingang ist einsehbar
2	lediglich der hintere Anteil des Larynxeingangs (die Aryknorpel; Cartilago arytaenoideus) ist erkennbar
3	lediglich die Epiglottis ist erkennbar
4	weder Larynxeingang noch Epiglottis sind sichtbar

Die eigentliche Todesursache nach nicht gelingender Intubation ist meist darin zu sehen, dass frustrane Intubationsbemühungen so lange fortgeführt wurden, bis es aufgrund von Blutung und Schwellung im Rachen-/Kehlkopfbereich letztlich nicht mehr möglich war, den Patienten mittels Maske zu beatmen (»cannot ventilate, cannot intubate«). Gestaltet sich die Maskenbeatmung z. B. aufgrund ungünstiger Gesichtsanatomie sehr schwierig oder liegt eine »cannot ventilate, cannot intubate«-Situation vor, dann kann es sinnvoll sein, die Gesichtsmaske mit zwei Händen fest zu halten, während ein Helfer versucht, über den Beatmungsbeutel zu beatmen.

> Von einer schwierigen Maskenbeatmung kann gesprochen werden, wenn bei einer FiO_2 von 1,0 die arterielle Sauerstoffsättigung unter 90% fällt.

Eine Intubation wird meist dann problematisch, wenn die Glottis nicht oder nur unzureichend direkt laryngoskopisch eingestellt werden kann und daher eine endotracheale Intubation unter Sicht nicht oder nur unter erschwerten Bedingungen möglich ist.

Von einer schwierigen Intubation kann gesprochen werden, wenn zur Intubation

- zusätzliche Hilfsmittel benötigt werden,
- mehr als drei Intubationsversuche notwendig sind,
- ein erfahrenerer Arzt unterstützend hinzugezogen werden muss oder
- die Intubation von einem erfahrenen Anästhesisten als schwierig eingeschätzt wird.

> Beim narkotisierten Patienten können *unerwartete* Intubationsprobleme auftreten.

27.1.1 Einstellbarkeit der Glottis

Die Einstellbarkeit der Glottis mithilfe des Laryngoskops kann nach R.S. Cormack und J. Lehane in vier Grade unterteilt werden (Cormack u. Lehane 1984; Abb. 27.1, Tab. 27.1).

Um unerwartete Intubationsprobleme möglichst zu vermeiden, sollte schon im Rahmen der Prämedikation geklärt werden, ob Intubationsprobleme zu erwarten sind.

27.1.2 Beurteilung möglicher Intubationsprobleme

Um unerwartete Intubationsprobleme möglichst zu vermeiden, sollte vor einer geplanten Intubation – idealerweise schon im Rahmen der Prämedikation – nach Hinweisen gesucht werden, die auf zu erwartende Intubationsprobleme hindeuten. Hierbei sind folgende Punkte wichtig:

- diesbezügliche Anamnese
- Beurteilung der Zungengröße in Relation zum Pharynx (sog. Mallampati-Zeichen)
- Überprüfung der Überstreckbarkeit im Atlantookzipitalgelenk
- Beurteilung der Größe des Mandibularraums

Diese Beurteilungskriterien, anhand derer mögliche Intubationsprobleme abgeschätzt werden können, wurden ausführlich im Kap. 2.7, S. 20 besprochen.

> Durch eine sorgfältige präoperative Beurteilung können ca. 90% aller schwierigen Intubationsverhältnisse erfasst werden.

Falls Intubationsprobleme erwartet werden, ist zuerst zu klären, ob eine Intubation (fiberoptische Intubation Methode der Wahl) notwendig oder eine Regionalanästhesie für die geplante Operation möglich ist. Falls eine Intubation notwendig ist, stellt die fiberoptische Intubation die Methode der Wahl dar.

27.2 Allgemeine Vorbereitungen bei voraussichtlich schwieriger Intubation

Falls abzusehen ist, dass die endotracheale Intubation und/oder die Maskenbeatmung schwierig sein könnten, sollte von Anfang an ein erfahrener Anästhesist zumindest anwesend sein oder den Intubationsversuch primär durchführen. Unbedingt notwendig sind eine suffiziente Präoxygenierung sowie eine Überwachung mittels Pulsoximetrie. Außerdem sollte ein Kapnometer verfügbar sein, um sofort anhand der Kapnometriekurve entscheiden zu können, ob ein evtl. blind vorgeschobener Tubus in der Trachea oder im Ösophagus liegt (Kap. 7.1.2, S. 199).

Falls Probleme bei der Maskenbeatmung oder der Intubation zu erwarten sind, sollte der Intubationsversuch nur am spontan atmenden Patienten durchgeführt werden. Idealerweise ist der Patient hierbei zwar leicht sediert, im Prinzip aber wach und kooperativ. Es wird daher oft auch von »**Wachintubation**« gesprochen. Beim wachen und spontan atmen-

den Patienten lässt sich eine ausreichende Ventilation und Oxygenierung während des Intubationsversuchs sicherer aufrechterhalten als beim narkotisierten Patienten. Beim spontan atmenden Patienten werden aufgrund des noch erhaltenen Muskeltonus die Strukturen der oberen Luftwege besser offen gehalten und können daher (beispielsweise mit einem Fiberbronchoskop; s.u.) leichter beurteilt werden als beim narkotisierten Patienten. Außerdem verlagert sich der Larynx beim anästhesierten Patienten aufgrund des verminderten Muskeltonus weiter nach ventral, wodurch die Intubation schwieriger wird (Sivarajan u. Fink 1990).

Bei der Vorbereitung eines Patienten zur Wachintubation ist eine entsprechende psychologische Patientenführung wichtig, um die Kooperation zu verbessern. Der Patient wird – auch falls eine fiberoptische Intubation geplant ist – wie zur laryngoskopischen Intubation gelagert (Kap. 2.7, S. 192). Es ist auch ein Bauchgurt anzulegen, und die Arme sind auf Armschienen zu fixieren.

> Die entscheidende Maßnahme bei der Vorbereitung eines Patienten zur Wachintubation ist eine suffiziente Lokalanästhesie im Kehlkopfbereich (s.u.). Bei geplanter nasaler Intubation ist zusätzlich im Bereich der Nasengänge, bei geplanter oraler Intubation ist zusätzlich im Bereich des Rachens eine gute Lokalanästhesie wichtig.

Für die **Lokalanästhesie** der Nasenschleimhaut eignet sich insbesondere Lidocain 2(–4)%. Alternativ wird in den letzten Jahren auch häufiger die Betäubung mit Cocain-Lösung (5–10%; 0,5 ml je Nasenöffnung) empfohlen (Kleemann 1995). Die Dosierung von Cocain wird meist mit ca. 1–2 mg/kg KG, die Maximaldosierung mit 3 mg/kg KG angegeben. Cocain ist das einzige vasokonstringierende Lokalanästhetikum (Kap. 14.1.4, S. 302). Zusätzlich sollte eine schleimhautabschwellende Lösung (z.B. Oxymetazolin, Nasivin) in die Nase gegeben werden. In das freie, nicht zu intubierende Nasenloch wird eine Sauerstoffsonde gelegt. Vor Einführung des Tubus in die Nase kann der Nasengang dadurch aufgedehnt werden, dass der behandschuhte und mit Gleitmittel versehene kleine Finger langsam und tief in die Nase eingeführt wird. Durch dieses Vordehnen können Blutungen aus der Schleimhaut beim Einführen des Tubus meist vermindert oder verhindert werden.

Wird die Lokalanästhesie sorgfältig durchgeführt, reicht diese meist alleine aus, damit vom Patienten eine fiberoptische Intubation toleriert wird. Gegebenenfalls ist zusätzlich die titrierende intravenöse Gabe eines Sedativums und/oder eines Opioidanalgetikums notwendig. Zur **Sedierung und Analgesie** haben sich z.B. wiederholte intravenöse Midazolam-Dosen von 0,5–1 mg und/oder Fentanyl-Dosen von 0,025–0,05 mg bewährt. Diese kleinen Dosen müssen meist mehrmals nachinjiziert werden, bis der gewünschte Sedierungsgrad des Patienten erreicht ist (sediert, aber ansprechbar und die Inspektion/Intubation tolerierend). Der Patient muss dabei ggf. aufgrund der atemdämpfenden Wirkung des Fentanyls immer wieder zum tiefen Durchatmen aufgefordert werden. Außerdem empfiehlt sich zuvor die intravenöse Gabe eines Vagolytikums (z.B. Atropin), um die Salivation zu reduzieren und um eventuellen vagalen Reflexen vorzubeugen.

Inzwischen liegen auch erste positive Berichte über die erfolgreiche fiberbronchoskopische Intubation unter einer Remifentanil-Propofol-Sedierung (Remifentanil ca. 0,05 µg/kg KG/min, Propofol ca. 2 mg/kg KG/h) vor (Neidhart et al. 2001).

In Ausnahmefällen kann zusätzlich noch beidseits der linguale Ast des N. glossopharyngeus blockiert werden. Dies ist dadurch möglich, dass nach seitlichem Wegdrücken der Zunge mit dem Zeigefinger an der Basis des vorderen Gaumenbogens (Plica glossopalatina) ca. 1–2 ml Lokalanästhetikum ungefähr 0,5 cm tief injiziert werden (Benumof 1991, Abb. 27.2). Durch diese Nervenblockade können der Würgereflex sowie hämodynamische Reaktionen bei der Laryngoskopie unterdrückt werden. Diese Nervenblockade ist weitgehend nebenwirkungsfrei und einfach durchzuführen sowie wenig belastend für den Patienten. Durch eine Schleimhautanästhesie ist dieser submukös verlaufende Nerv nicht zu blockieren.

27.3 Direkte Laryngoskopie und ggf. Intubation am wachen Patienten

Nach Anlegen einer suffizienten Lokalanästhesie und bedarfsadaptierter Titration eines Sedativums und/oder eines Analgetikums (s.o.) kann ggf. der Rachen und Kehlkopfeingang

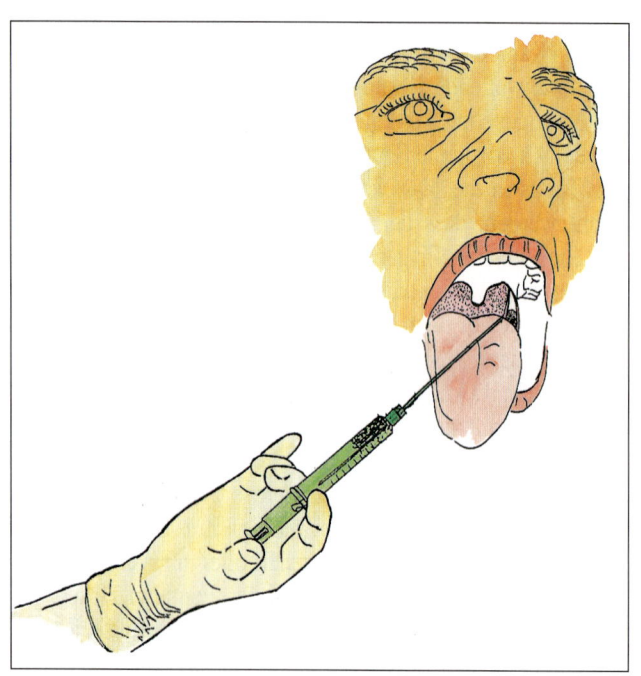

Abb. 27.2 Blockade des Zungenastes des N. glossopharyngeus.

mithilfe eines Laryngoskops näher inspiziert werden. Hiermit lässt sich z.B. abschätzen, ob eine laryngoskopische Intubation am narkotisierten Patienten gewagt werden darf. In Einzelfällen lässt sich hierbei die Glottis bereits relativ gut einstellen. In diesen Fällen kann dann evtl. (mit einem etwas kleineren Tubus) direkt eine Intubation am wachen, lokalanästhesierten, sedierten und/oder analgesierten Patienten versucht werden.

Seit die Möglichkeit zur fiberbronchoskopischen Intubation fast überall gegeben ist, wird dieses Vorgehen nur noch selten durchgeführt, denn es ist meist sehr unangenehm für den Patienten und löst oft Würge- und Hustenreflexe aus.

27.4 Intubation des wachen Patienten unter Verwendung eines flexiblen Fiberbronchoskops

27.4.1 Allgemeine Bemerkungen

Indikationen für eine fiberbronchoskopische Intubation sind gegeben, wenn:

- Intubationsschwierigkeiten zu erwarten sind, z.B. bei Tumoren im Bereich der oberen Luftwege, bei Fehlbildungen (z.B. Klippel-Feil-Syndrom; Kap. 64.5.4, S. 887) oder bei unbeweglicher Halswirbelsäule (z.B. schwerer Morbus Bechterew)
- ein Überstrecken der Halswirbelsäule kontraindiziert ist, z.B. bei Verdacht auf eine Fraktur der Halswirbelsäule
- die direkte Laryngoskopie überraschend nicht gelingt und vom laryngoskopischen auf den fiberbronchoskopischen Intubationsversuch übergegangen werden muss.

Unter einem Fiberbronchoskop (Abb. 27.3) wird ein mit einer Glasfaseroptik ausgerüstetes, flexibles Kaltlichtendoskop verstanden. Das Licht wird dabei über die Mantelfasern transportiert, die Bilder werden durch ein zentrales, parallel angeordnetes »Bildleitbündel« übertragen. Das distale Ende ist flexibel und kann von einem Hebel an der (proximalen) Objektivseite aus in zwei entgegengesetzte Richtungen bewegt werden. Das Fiberbronchoskop sollte primär so gehalten werden, dass die Bewegungen seiner flexiblen Spitze nach ventral bzw. dorsal gerichtet sind. Sind allerdings Bewegungen in einer anderen als der Sagittalebene erforderlich, muss das Instrument entsprechend rotiert werden.

> Die fiberoptische Intubation wird vorzugsweise nasotracheal, selten auch orotracheal durchgeführt.

Für den Erfolg der fiberoptischen Intubation ist es entscheidend, dass deren Notwendigkeit frühzeitig erkannt wird und

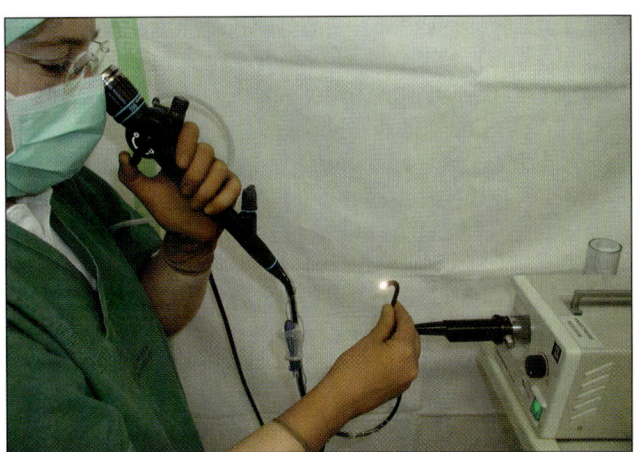

Abb. 27.3 Fiberbronchoskop; **a:** Fiberbronchoskop mit aufgefädeltem Tubus (ID 6,0 mm) und zugehöriger Kaltlichtquelle (Olympus BF Typ B30);

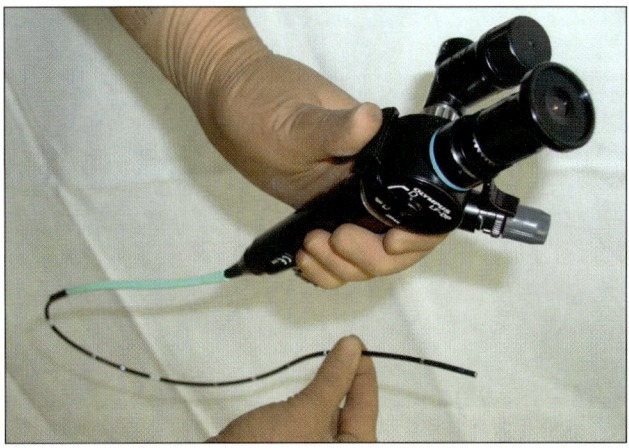

Abb. 27.3b batteriebetriebenes Fiberbronchoskop mit aufgefädeltem Tubus (ID 3,0 mm). Das Fiberbronchoskop benötigt keine Kaltlichtquelle (Olympus LF-DP).

dass entsprechende Vorbereitungen getroffen werden. Wird die fiberoptische Intubation erst nach mehrfachen frustranen konventionellen Intubationsversuchen durchgeführt, dann ist die Erfolgsrate sehr gering.

Während der fiberbronchoskopischen Intubation sollte die Spontanatmung des Patienten aufrechterhalten werden. Eventuelle sichtbehindernde oder störende Sekrete können über den Biopsiekanal, der an die Absaugvorrichtung anzuschließen ist, abgesaugt werden. Zum Teil wird allerdings empfohlen, nicht über den Biopsiekanal Sekrete abzusaugen, da hierdurch die Objektivlinse verlegt und die Sicht beeinträchtigt werden kann. Es sollte dann vielmehr über den Biopsiekanal Sauerstoff insuffliert werden. Hierdurch können Sekrete weggeblasen und eine Verlegung der Objektivlinse meist verhindert werden. Außerdem kann durch die Sauerstoffinsufflation einer Hypoxie vorgebeugt werden. Sekrete sollten dann über einen zusätzlichen, oral eingeführten Katheter abgesaugt werden.

27.4.2 Nasotracheale fiberoptische Intubation

Nach den allgemeinen Vorbereitungen (s. o.) wird bei der fiberbronchoskopischen Intubation meist so vorgegangen, dass der Endotrachealtubus zuerst maximal auf das Fiberbronchoskop aufgefädelt wird (nachdem der Tubusadapter entfernt wurde). Der auf das Fiberbronchoskop aufgefädelte Tubus kann am proximalen Ende mit einem kurzen Pflasterstreifen am Fiberbronchoskop fixiert werden.

Tubus: Es sollte ein ausreichend großer Tubus verwendet werden, damit das Fiberbronchoskop problemlos in den Tubus eingeführt werden kann. In Tabelle 27.2 ist aufgelistet, wie groß der Außendurchmesser eines Fiberbronchoskops sein darf, damit er noch durch einen Endotrachealtubus bestimmter Größe passt. Inzwischen stehen allerdings vielerorts auch (sehr) dünne flexible Fiberbronchoskope zur Verfügung, die

selbst durch 2,5–3,0er Endotrachealtuben eingeführt werden können.

Bei der Durchführung der fiberbronchoskopischen Intubation (Abb. 27.4) steht der Anästhesist (wie bei der laryngoskopischen Intubation) zumeist hinter dem Kopf des Patienten. Er kann aber auch seitlich neben der Schulter des Patienten (mit dem Gesicht zum Kopf des Patienten) stehen.

Einführen des Fiberbronchoskops: Das Fiberbronchoskop – auf das der Endotrachealtubus aufgefädelt wurde und dessen Spitze möglichst zuvor mit einem Antibeschlagmittel versehen wurde – wird nun unter fiberoptischer Kontrolle langsam durch die Nase so weit vorgeschoben, bis dessen Spitze im Rachenraum liegt und der Kehlkopfeingang erkennbar ist. (Abweichend von diesem Verfahren kann auch so vorgegangen werden, dass zuerst der Endotrachealtubus durch die Nase bis in den Epipharynx vorgeschoben wird. Über diesen Tubus wird dann das Fiberbronchoskop eingeführt. Liegt die Tubusspitze im Epipharynx, ist der Abstand zwischen Spitze des Endotrachealtubus und Kehlkopfeingang noch ausreichend groß, um mit dem Fiberbronchoskop entsprechende Bewegungen machen und es durch die Glottis dirigieren zu können.)

Lokalanästhesie: Nachdem das Fiberbronchoskop bis kurz vor die Glottis vorgeschoben worden ist, können der Kehl-

Tab. 27.2 Empfohlene Größen von Endotrachealtuben und der durch sie noch einführbaren Fiberbronchoskope.

Patient	Tubusgröße Innendurchmesser [mm]	Fiberbronchoskop Außendurchmesser [mm]
Erwachsene	≧ 6,0	5,0
Kinder	≧ 4,5	4,0
	4,0	3,7
Säuglinge	3,0–3,5	2,7
Neugeborene	2,5–3,0	2,2 (kein Arbeitskanal)

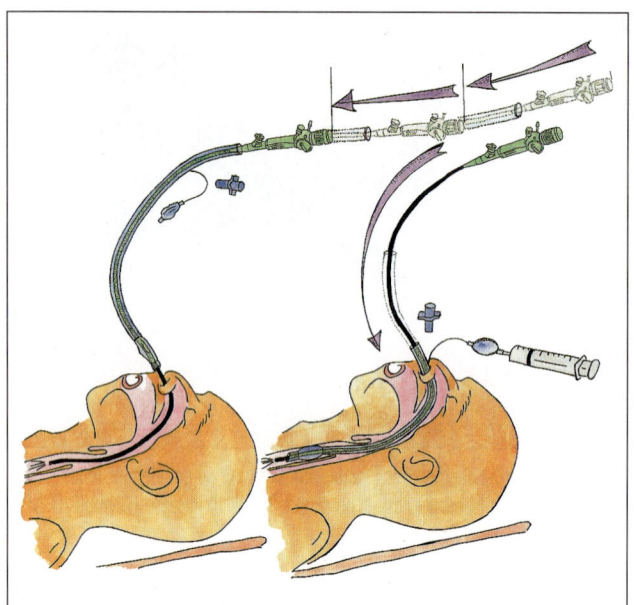

Abb. 27.4 Nasotracheale fiberbronchoskopische Intubation (schematisch); links: das Fiberbronchoskop, auf das ein Endotrachealtubus (ohne Konnektor) aufgefädelt ist, wird unter Sicht vorsichtig bis durch die Stimmritze vorgeschoben; rechts: wenn die Spitze des Bronchoskops sicher in der Trachea liegt, wird der Endotrachealtubus über das (als Führungsschiene dienende) Fiberbronchoskop bis in die Trachea vorgeschoben.

kopfeingang und die Trachealschleimhaut über den Biopsiekanal des flexiblen Fiberbronchoskops mit Lidocain-Lösung besprüht werden. Es empfiehlt sich, hierbei das Lokalanästhetikum relativ zügig zu spritzen, damit es aus dem Biopsiekanal herausgesprüht wird und nicht langsam abtropft und dadurch eine nur fleckförmige Lokalanästhesie verursacht. Sinnvoll ist es, hierzu z.B. 2–3 10-ml-Spritzen jeweils mit 2 ml Lidocain 2% und 8 ml Luft zu füllen und deren Inhalt zügig über den Biopsiekanal zu injizieren. Gegebenenfalls kann auch ein Periduralkatheter über den Biopsiekanal eingeführt werden und über diesen (unter Sicht) das Lokalanästhetikum an die gewünschten Stellen gesprüht werden (Kleemann 1995). Nach dem Besprühen des Kehlkopfeingangs husten die Patienten zuerst kurz. Wenn der Patient wieder ruhig atmet und das Lokalanästhetikum seine Wirkung entfaltet hat, kann fortgefahren werden.

Vorschieben des Fiberbronchoskops: Durch Aufforderung des Patienten zum wiederholten tiefen Einatmen kann der Tracheaeingang besser dargestellt werden. Möglichst während einer Inspiration sollte das Fiberbronchoskop durch die Glottis vorgeschoben werden. Nachdem dies erfolgreich war und die Trachealspangen und die Carina sicher identifiziert wurden, wird der Endotrachealtubus über das als Führungsschiene dienende Fiberbronchoskop weiter bis in die Trachea vorgeschoben. Durch eine rotierende Drehbewegung kann ggf. das Vorschieben des Tubus erleichtert werden. Wenn sichergestellt ist, dass der Tubus in der Tat richtig liegt, d.h. die Trachealspangen und die Carina noch erkennbar sind,

nach Entfernung des Fiberbronchoskops Luftströmungen am Ende des Tubus fühlbar bzw. entsprechende Bewegungen des Volumeters (nach Aufsetzen des Tubusadapters und Anschluss des Narkosegeräts an den spontan atmenden Patienten) erkennbar sind sowie eine entsprechende Kapnographiekurve nachweisbar ist, dann wird die Allgemeinnarkose mittels intravenöser Gabe eines Induktionshypnotikums eingeleitet.

> Damit ein evtl. hustender Patient den Tubus nicht wieder aushusten kann, ist dieser mit der Hand fest zu fixieren, bis der Patient in Narkose ist und der Tubus sorgfältig festgeklebt werden kann.

Ist ein Patient, bei dem Intubationsprobleme zu erwarten sind, nicht nüchtern und muss er notfallmäßig operiert werden, dann scheint eine fiberoptische Intubation ebenfalls sinnvoll. Wird sie von einem Erfahrenen durchgeführt, scheint das Risiko einer hierbei auftretenden Aspiration nicht signifikant erhöht zu sein.

27.4.3 Orotracheale fiberoptische Intubation

Die orotracheale fiberoptische Intubation am wachen, analgosedierten Patienten wird nur sehr selten durchgeführt, da sie schwieriger ist als die nasotracheale fiberoptische Intubation. Sie erfordert mehr Geschicklichkeit als die nasale fiberoptische Intubation (s.o.), da beim Vorschieben des Fiberbronchoskops vom Oro- in den Hypopharynx ein fast rechtwinkliger Knick überwunden werden muss. Wird die orotracheale fiberoptische Intubation ausnahmsweise durchgeführt, ist nach entsprechender allgemeiner Vorbereitung (s.o.) am wachen Patienten ein ringförmiger Beißschutz mittig zwischen die Zahnreihen einzuführen, um eine Beschädigung des Fiberbronchoskops durch eventuelles Zusammenbeißen der Zähne zu verhindern. Nach Entfernung des Konnektors wird der Endotrachealtubus auf das Fiberbronchoskop maximal aufgefädelt. Der aufgefädelte Tubus kann am proximalen Ende mit einem kurzen Pflasterstreifen am Fiberbronchoskop fixiert werden.

Einführen des Fiberbronchoskops und Lokalanästhesie: Fiberbronchoskop und aufgefädelter Tubus werden durch den ringförmigen Beißschutz eingeführt. Über den Biopsiekanal des Fiberbronchoskops kann eine Lokalanästhesie des einsehbaren Kehlkopfeingangs durchgeführt werden (s.o.).

Vorschieben des Fiberbronchoskops: Wenn das Fiberbronchoskop in die Trachea eingeführt wurde und die Trachealspangen und die Carina sicher erkennbar sind, wird der Endotrachealtubus über das nun als Führungshilfe dienende Fiberbronchoskop in die Trachea vorgeschoben. Der Beißschutz kann nach erfolgreicher endotrachealer Intubation belassen werden. Nach Aufsetzen des Konnektors, Anschluss des Beatmungsgerätes und Sicherstellung, dass der Tubus in der Tat endotracheal liegt (fühlbare Luftströmung am Ende

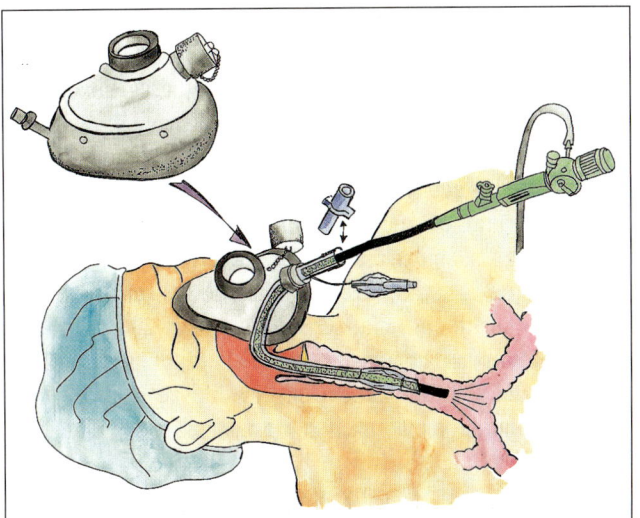

Abb. 27.5 Orale fiberbronchoskopische Intubation bei einem Patienten, der über eine spezielle Gesichtsmaske mit Einführstutzen beatmet wird.

des Endotrachealtubus bzw. Bewegungen des Volumeters bei spontan atmenden Patienten und entsprechende Kapnographiekurve), wird die Allgemeinnarkose durch Injektion eines intravenösen Induktionshypnotikums begonnen.

Die orotracheale fiberoptische Intubation wird zumeist dann durchgeführt, wenn beim bereits narkotisierten Patienten überraschend Intubationsprobleme auftreten und dann eine fiberoptische Intubation durch den Mund vorgenommen werden soll, solange der Patient über eine Gesichtsmaske beatmet wird (s. u.). Durch Verwendung einer speziellen Gesichtsmaske mit Einführstutzen (Abb. 27.5) oder eines »Mainzer Universaladapters« kann eine fiberoptische orotracheale Intubation während der Beatmung über eine Gesichtsmaske durchgeführt werden (Abb. 27.6).

27.5 Retrograde Intubation

Bei unerwarteten Intubationsproblemen kann auch eine sog. retrograde Intubation vorgenommen werden (Abb. 27.7). Hierbei wird beim bereits narkotisierten Patienten mit einer dickeren Kanüle, wie sie z. B. für die Anlage eines Kavakatheters oder einer Periduralanästhesie üblich ist, die Membrana cricothyreoidea in einem Winkel von ca. 30° nach kranial punktiert. Nun wird ein dünner, langer Führungsdraht (z. B. ein Kava- oder Periduralkatheter) durch die Punktionskanüle über den Kehlkopf und den Pharynx bis in den Mund vorgeschoben (King et al. 1987; Freund et al. 1988). Mithilfe der Finger oder einer Zange wird das vorgeschobene Ende des Katheters aus dem Mund herausgeführt. Auf das aus dem Mund ragende Ende dieses Führungsdrahtes wird ein Endotrachealtubus aufgefädelt. Während an beiden Enden des Katheters leicht gezogen wird, um diesen zu straffen, wird der Endotrachealtubus bis in die Trachea vorgeschoben. Bei der retrograden Intubation

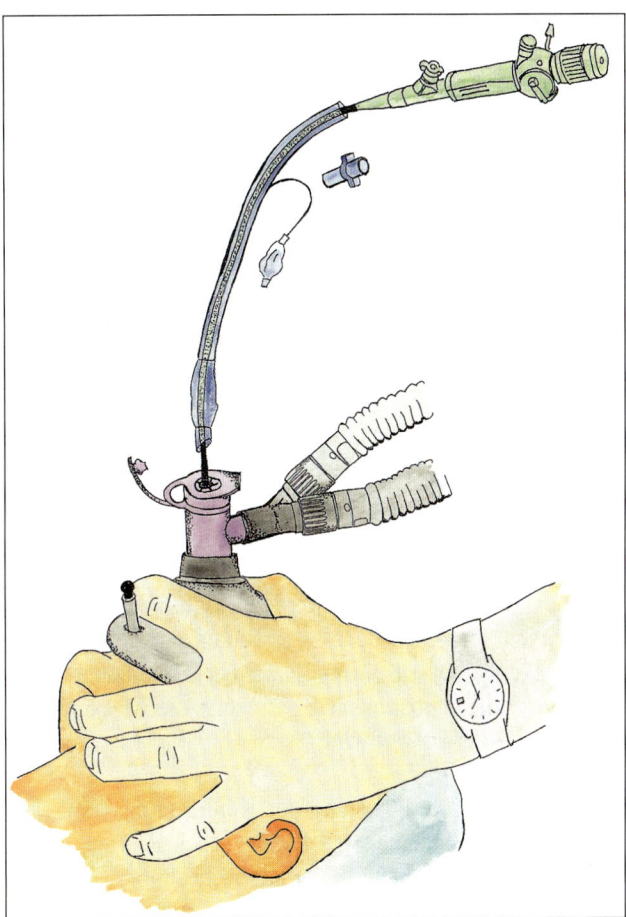

Abb. 27.6 Orale fiberbronchoskopische Intubation bei einem mit Gesichtsmaske beatmeten Patienten. Zwischen Gesichtsmaske und Y-Stück ist ein »Mainzer Universaladapter« geschaltet.

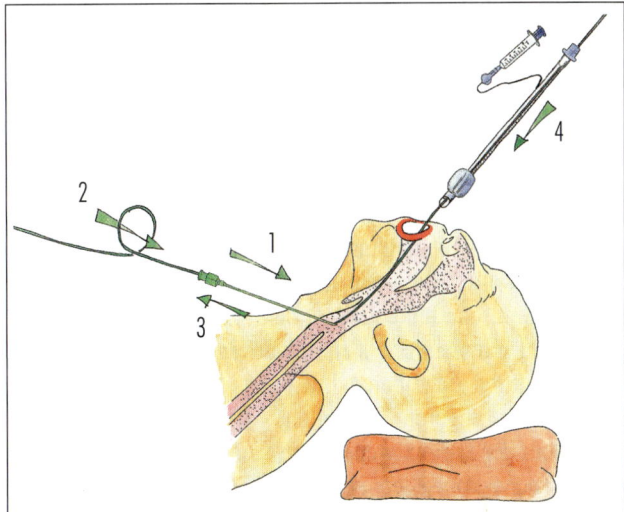

Abb. 27.7 Retrograde Intubation. 1 = Punktion der Membrana cricothyroidea z. B. mit einer Tuohy-Kanüle oder einer Kanüle für die Anlage eines Kavakatheters, 2 = Einführen eines Peridural- oder Kavakatheters und Vorschieben durch die Glottis in den Rachen. Die Katheterspitze wird aus dem Rachen herausgezogen, 3 = Entfernen der Punktionskanüle, 4 = auf das aus dem Mund herausgezogene Katheterende wird der Tubus aufgefädelt, und – während an beiden Katheterenden leicht gezogen und der Katheter gespannt wird, – wird der Tubus nach endotracheal vorgeschoben.

kann der Patient so lange über eine Maske beatmet werden, bis der Führungsdraht aus dem Mund herausgezogen werden muss. Die klinische Relevanz dieses Verfahrens hat seit Einführung der fiberoptischen Intubation stark abgenommen.

27.6 Unerwartete Intubationsprobleme beim bereits anästhesierten Patienten

Sind beim narkotisierten Patienten mehrere laryngoskopische Intubationsversuche notwendig, ist es wichtig, zwischen den einzelnen Versuchen eine suffiziente Maskenbeatmung sicherzustellen.

> Es muss unbedingt beachtet werden, dass es nach mehreren Intubationsversuchen leicht zu Blutungen im Rachenbereich und/oder zu einem Larynxödem kommen kann, wodurch die Intubation und ggf. auch die Maskenbeatmung weiter erschwert wird.

Wenn sich trotz Verbesserung der Kopflagerung, trotz Verwendung einer anderen Spatelgröße, eines Führungsstabes, evtl. eines anderen (kleineren) Endotrachealtubus oder eines anderen Spateltyps und entsprechendem Druck von außen auf den Kehlkopf der Patient mittels konventioneller Laryngoskopie nicht intubieren lässt, sollte bereits nach wenigen (ca. 3–5) frustranen Intubationsversuchen dieses Vorgehen abgebrochen werden.

In Abbildung 27.8 ist der von der American Society of Anesthesiologists 1993 empfohlene Algorithmus (Practice guidelines 1993) in der deutschen Übersetzung wiedergegeben.

Gelingt die konventionelle laryngoskopische Intubation nicht, bieten sich als Alternativen vor allem an:

Fiberbronchoskopische Intubation: Treten beim bereits narkotisierten Patienten unerwartete Schwierigkeiten auf, bietet sich vor allem die orale fiberoptische Intubation an (s.o.). Die fiberoptische Intubation ist beim narkotisierten Patienten jedoch oft schwieriger als beim wachen Patienten, da hierbei die Strukturen der oberen Luftwege durch den anästhesiebedingten geringeren Muskeltonus kollabieren können und außerdem der Larynx weiter nach ventral verlagert wird. Zur fiberbronchoskopischen oralen Intubation wird der Patient z.B. über eine spezielle Gesichtsmaske beatmet, die einen abdichtenden Einführstutzen für das Fiberbronchoskop besitzt. Es kann aber auch zwischen eine Standardgesichtsmaske und das Y-Stück ein sog. Mainzer Universaladapter (Scherhag et al. 1990) konnektiert werden, sodass während der manuellen Maskenbeatmung ohne Zeitdruck eine fiberoptische orotracheale Intubation durchgeführt werden kann (Abb. 27.6).

Eventuell kann zur Erleichterung auch ein spezieller Guedel-Tubus in den Mund-Rachen-Raum eingelegt werden, der ein sehr großes Innenlumen aufweist. Durch dieses Innenlumen können Fiberbronchoskop und Tubus relativ leicht durch den Mund-Rachen-Raum vorgeschoben werden.

Patienten wach werden lassen: Vor allem bei Wahleingriffen ist es ratsam, den Patienten wach werden zu lassen. Er kann später – nach entsprechender Vorbereitung – primär mit einer anderen Technik (vor allem eine fiberoptische Intubation unter Spontanatmung) intubiert werden (Kap. 27.4, S. 586).

Operation in Maskennarkose: Falls die Operation dringend ist und sich der Patient gut mit Maske beatmen lässt, kann die Operation evtl. auch in Maskennarkose durchgeführt werden (Kap. 7.1.1, S. 183).

Einführen einer Larynxmaske: Gelingt die laryngoskopische Intubation nicht oder liegt gar eine »cannot ventilate, cannot intubate«-Situation vor, kann versucht werden, eine Larynxmaske einzuführen. Dies gelingt auch häufig in schwierigen Situationen. Die seit 1997 verfügbare Intubationslarynxmaske scheint hierfür besonders gut geeignet. Intubationslarynxmasken sind so konstruiert, dass nach dem Einlegen der Larynxmaske ein Endotrachealtubus relativ leicht blind über die Larynxmaske nach endotracheal vorgeschoben werden kann (Abb. 27.9). Die Erfolgsquote wird mit ca. 90% angegeben (Langenstein u. Möller 1998a, 1998b). Der Schaft der Intubationslarynxmaske ist nicht mehr flexibel, sondern aus beschichtetem Edelstahl. Er weist eine starke, an die Anatomie angepasste Krümmung auf. Zur besseren Führung wurde ein Handgriff angebracht.

Intubationslarynxmasken liegen in drei Größen vor, die den Standardlarynxmasken der Größe 3, 4 bzw. 5 entsprechen. Der Schaftdurchmesser beträgt jeweils 2 cm. Weitere Unterschiede im Vergleich zur konventionellen Larynxmaske sind, dass der Schaft in einem flacheren Winkel in die Maskenebene übergeht und dass am Eintritt des Schafts in den Maskentrichter kein Gitter, sondern eine Gummiklappe eingeklebt ist (Abb. 27.9c). Inzwischen sind spezielle Woodbridge-Tuben für die Einführung über die Intubationslarynxmaske erhältlich (sog. Euromedical Endotracheal Tube; Innendurchmesser 7,0, 7,5 oder 8,0 mm). Mögliche Anwendungsgebiete der Intubationslarynxmaske sind vor allem schwierige Intubationssituationen (Langenstein u. Möller 1998a).

Wurde eine konventionelle Larynxmaske verwendet, gelingt es allerdings nur bei ca. 20% der Patienten, einen Tubus blind in die Trachea vorzuschieben – unabhängig davon, ob schwierige oder normale Intubationsbedingungen vorliegen (Langenstein 1995).

Über eine eingeführte konventionelle Larynxmaske kann ggf. jedoch relativ leicht fiberbronchoskopisch intubiert werden (Benumof 1992): Hierbei werden Fiberbronchoskop und aufgefädelter Endotrachealtubus durch die Larynxmaske eingeführt (Abb. 27.10). Über eine Larynxmaske der Größe 3 oder 4 kann maximal ein blockbarer Endotrachealtubus mit

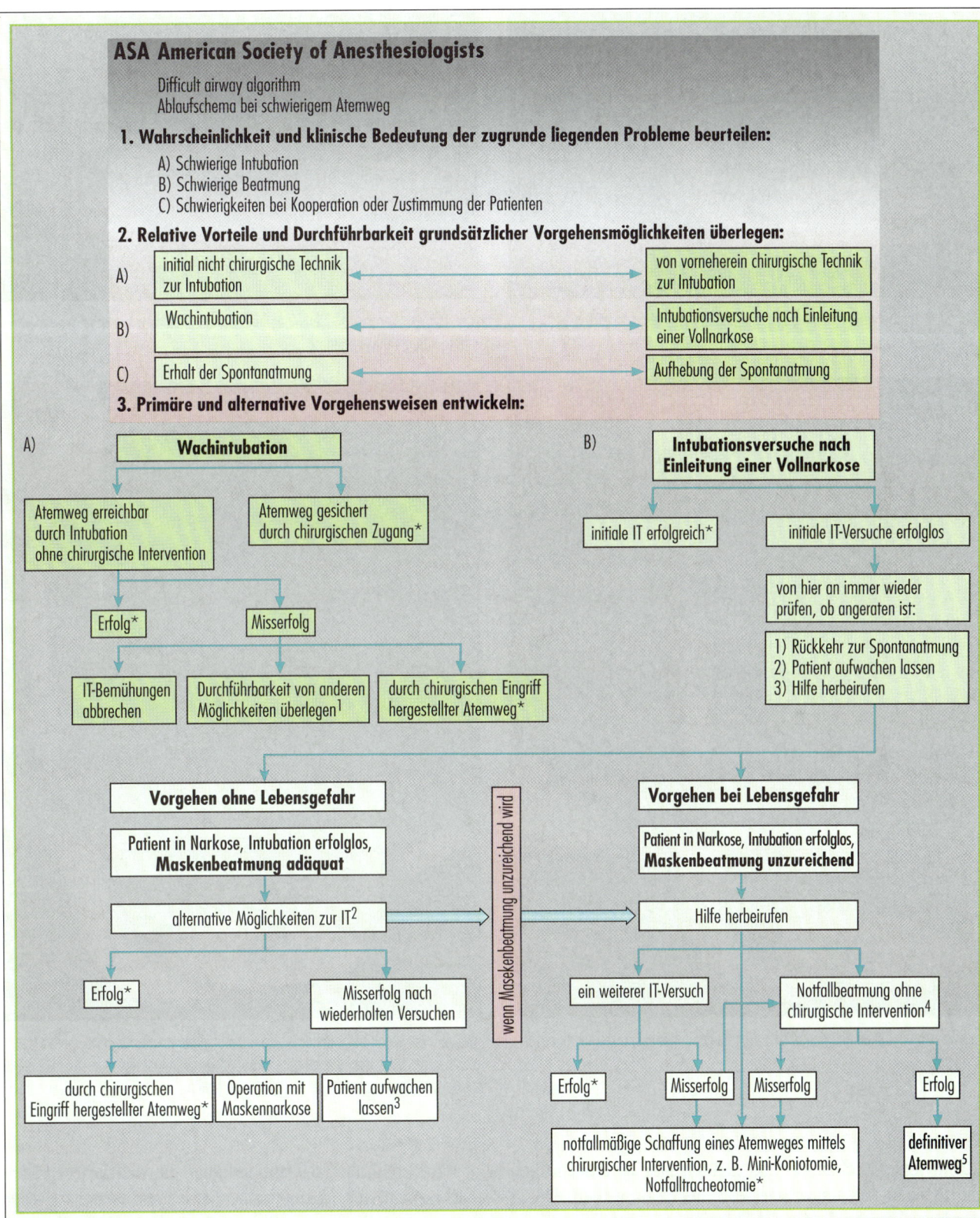

Abb. 27.8 Algorithmus für eine unerwartet schwierige Intubation (Practice guidelines 1993). * = Intubation durch ausgeatmetes CO_2 bestätigen; 1 = andere Möglichkeiten umfassen (sind aber nicht begrenzt auf): Operation in Maskennarkose, Operation in Lokalanästhesie, Regionalanästhesie oder Intubationsversuche nach Einleitung einer Vollnarkose; 2 = alternative Möglichkeiten bei schwieriger Intubation umfassen (sind aber nicht begrenzt auf): Einsatz spezieller Laryngoskopspatel, wache Intubation, blinde orale oder nasale Intubation, fiberoptische Intubation, Intubation mit Führungsstab oder Tubus-Wechselstab, »light wand« (an der Spitze beleuchteter Führungsstab), retrograde Intubation und chirurgisches Vorgehen zur Sicherung der Atemwege; 3 = siehe A) Wachintubation; 4 = Möglichkeiten für Notfall-Beatmung ohne chirurgische Intervention umfassen (sind aber nicht begrenzt auf): transtracheale Jet-Ventilation, Beatmung über Kehlkopfmaske oder ösophagotrachealen Kombitubus; 5 = Möglichkeiten für einen definitiven Atemweg umfassen (sind aber nicht begrenzt auf): Rückkehr zum Wachzustand mit Spontanatmung, Tracheotomie oder endotracheale Intubation; IT = Intubation

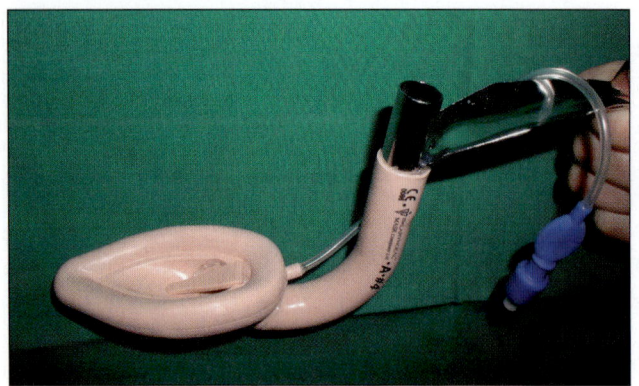

Abb. 27.9 Intubationslarynxmaske; **a:** Haltung der Intubationslarynxmaske;

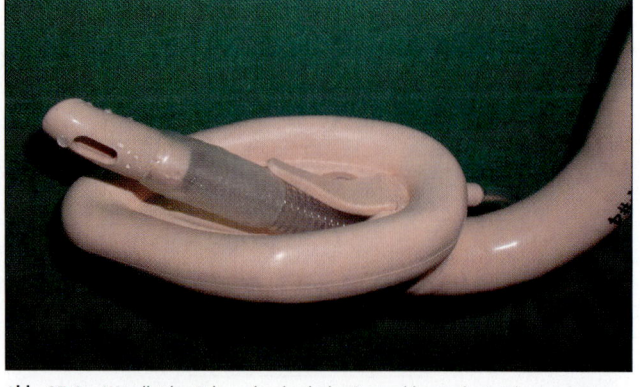

Abb. 27.9c Woodbridge-Tubus, der durch die Gummiklappe der Intubationslarynx-maske vorgeschoben wurde;

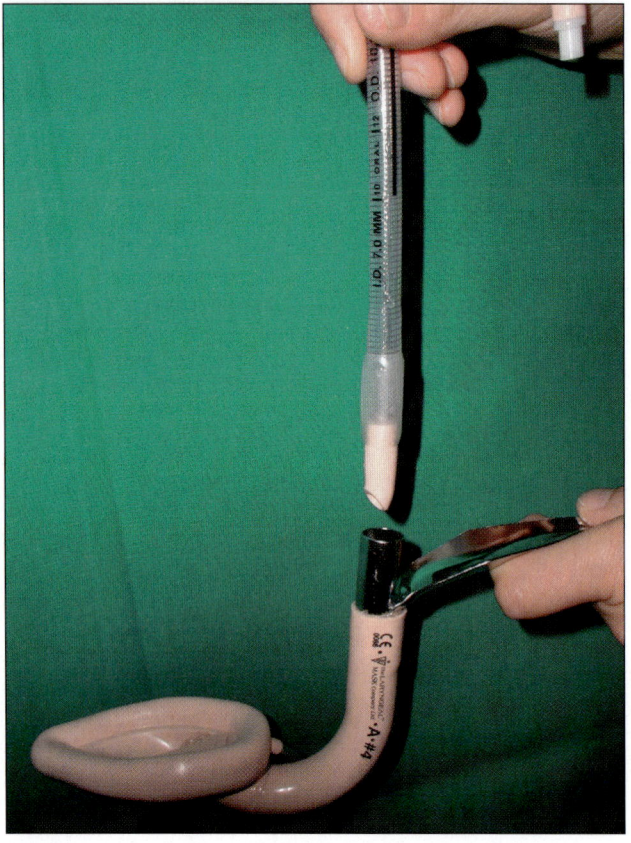

Abb. 27.9b Einführen eines speziellen Woodbridge-Tubus durch die Intubations-larynxmaske;

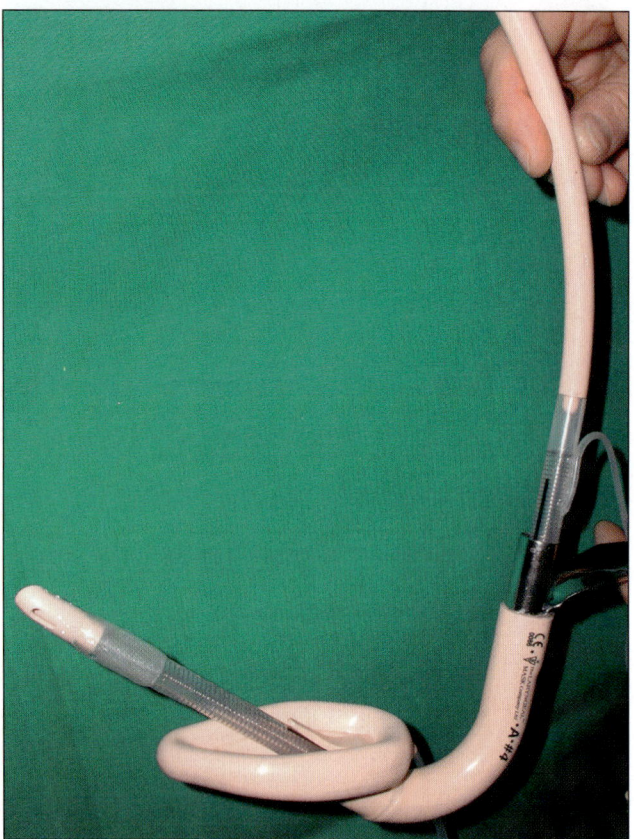

Abb. 27.9d damit beim Entfernen der Intubationslarynxmaske der eingeführte Woodbridge-Tubus nicht wieder mit herausgezogen wird, ist der Tubus mithilfe eines speziellen Gummistabes in seiner Position zu halten.

6,0 mm Innendurchmesser und dadurch ein Fiberbronchoskop mit 5,0 mm Außendurchmesser eingeführt werden. Durch eine Larynxmaske der Größe 2 können maximal ein Endotrachealtubus mit 4,5 mm Innendurchmesser ohne Manschette und ein Fiberbronchoskop mit maximal 4,0 mm Außendurchmesser eingeführt werden. Durch eine Larynxmaske der Größe 1 passen maximal ein nicht blockbarer Tubus mit 3,5 mm Innendurchmesser und dadurch ein Fiberbronchoskop mit maximal 2,7 mm Außendurchmesser (Tab. 27.2).

Wird ein Endotrachealtubus über die platzierte Larynxmaske eingeführt, ist zu beachten, dass der Abstand zwischen der distalen Öffnung des Tubusteils im Bereich des Larynxmaskentrichters und den Stimmbändern bei Männern im Mittel 3,6 cm und bei Frauen im Mittel 3,1 cm beträgt. Es ist daher darauf zu achten, dass der Tubus entsprechend weit über die Larynxmaske vorgeschoben wird.

Nach erfolgreicher endotrachealer Intubation kann der Cuff der Larynxmaske entblockt werden. Nachteilig und limitierend bei diesem Verfahren ist, dass nur ein relativ kleiner Endotrachealtubus durch die Larynxmaske eingeführt werden kann.

Kann ein Patient mit der Gesichtsmaske nicht beatmet werden und lässt sich auch keine Larynxmaske erfolgreich platzieren, bieten sich vor allem ein ösophagotrachealer Kombitubus, eine (Mini-)Koniotomie bzw. eine Tracheotomie oder eine transtracheale Jet-Ventilation an.

Ösophagotrachealer Kombitubus: Ösophagotracheale Kombituben sind spezielle Doppellumentuben, die blind über den Rachen vorgeschoben werden. Je nachdem, ob die Spitze des Tubus (wie normalerweise üblich) in den Ösophagus oder (ausnahmsweise) in die Trachea gleitet, wird der Patient über das eine oder das andere Lumen beatmet. Während ein Tubuslumen bis zur Spitze des Tubus reicht, endet das andere Lumen schon mehrere Zentimeter vor der Tubusspitze. Durch eine distale Blockermanschette können der normalerweise intubierte Ösophagus (oder ggf. die ausnahmsweise intubierte Trachea) abgedichtet werden. Durch eine zweite proximale Blockermanschette (Rachenmanschette) kann der Rachenraum abgedichtet werden. Bei Intubation in den Ösophagus kann über das proximal endende Lumen beatmet werden. Ein Entweichen der Luft aus dem Rachen wird durch die Rachenmanschette verhindert. Ein Eindringen des Beatmungsgemisches in den Magen wird durch den im Ösophagus liegenden Cuff verhindert. Voraussetzung für eine erfolgreiche Beatmung ist hierbei eine offene Glottis (Abb. 27.11). Gleitet der Kombitubus ausnahmsweise primär in die Trachea, wird über das distale, an der Tubusspitze endende Lumen beatmet. **Nachteile** des ösophagotrachealen Kombitubus sind, dass es im Falle eines geblockten ösophagealen Cuffs und eines Erbrechens zu einer Ösophagusruptur kommen kann. Außerdem ist ein endotracheales Absaugen nicht möglich, falls der Tubus im Ösophagus liegt.

(Mini)koniotomie: Bei der Mini-Koniotomie (perkutane dilatative Krikothyreotomie) wird mit einem speziellen Koniotomie-Set (z.B. Melker Katheterset für Notfall-Krikothyreotomie; Fa. Cook) das Lig. cricothyreoideum punktiert (Abb. 27.12). Anschließend wird der Punktionskanal mit einem Dilatator aufgedehnt und es kann ein 4,0er- oder 5,0er- (Kinder)endotrachealtubus eingeführt werden. Hierüber ist eine suffiziente Beatmung (Langenstein 1986) oder auch eine Spontanatmung möglich. Die Erfolgsrate der Mini-Koniotomie wird mit über 90% angegeben.

Neben der Punktion der Membrana cricothyreoidea ist auch deren operative Durchtrennung mittels Skalpell notfallmäßig möglich (Koniotomie). Hierbei wird die darüber liegende Haut von kranial nach kaudal, das Lig. cricothyreoideum dagegen quer durchtrennt.

Tracheotomie: Bei einer Tracheotomie wird die Trachea im oberen Drittel notfallmäßig operativ eröffnet. Es kann oberhalb oder unterhalb des Schilddrüsenisthmus eingegangen werden (Tracheotomia superior oder inferior). Notfall-

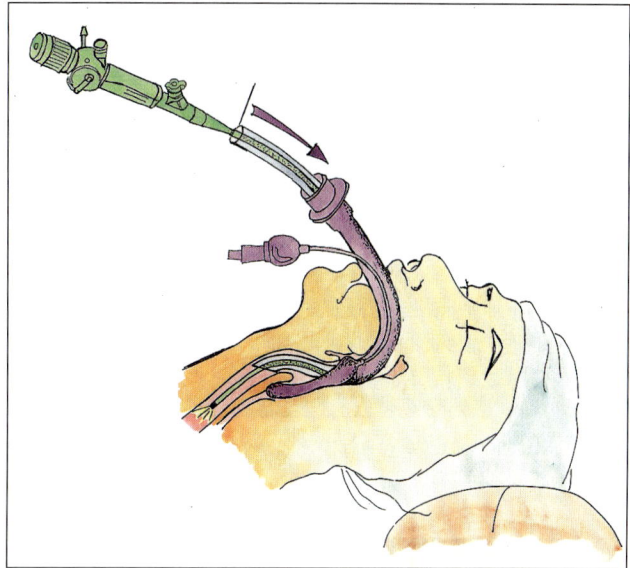

Abb. 27.10 Einführen einer Fiberoptik durch eine Larynxmaske.

mäßige Tracheotomien werden zunehmend seltener vorgenommen. Normalerweise ist in einer »cannot ventilate, cannot intubate«-Situation nicht genügend Zeit für diese Maßnahme.

Wird nach Spaltung des Schilddrüsenisthmus zwischen dem 3. und 4. Trachealring eingegangen, ist die Gefahr einer Chondritis und subglottischen Stenose am geringsten. Dieses Vorgehen wird daher normalerweise bei einer elektiven Tracheostomie gewählt.

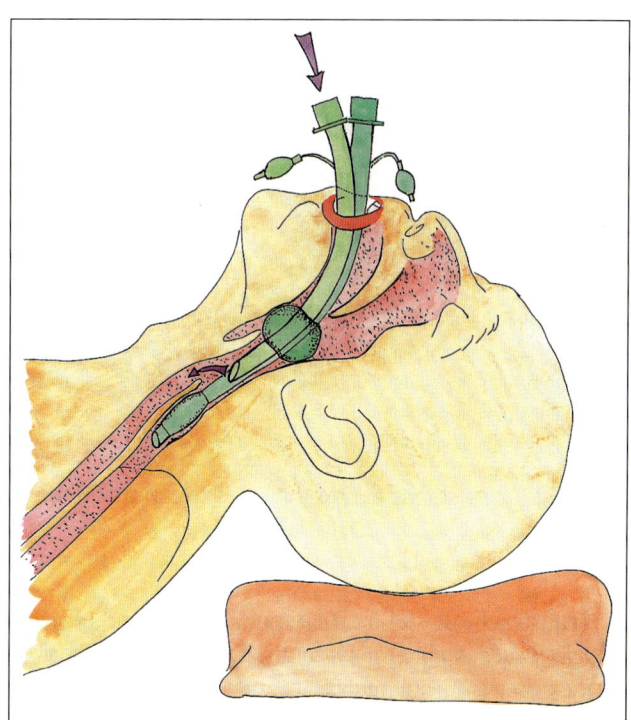

Abb. 27.11 Kombitubus.

Typische Narkoseprobleme

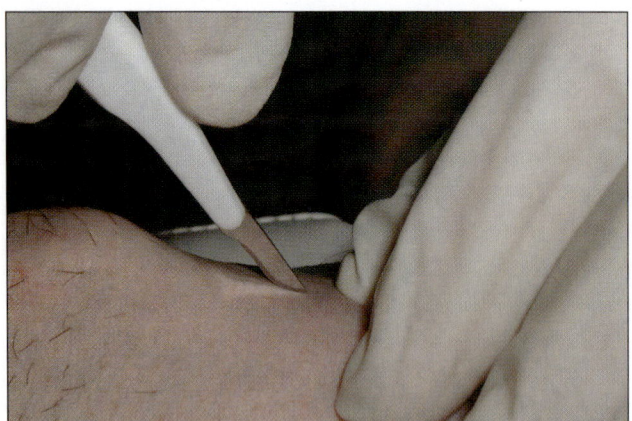

Abb. 27.12 Perkutane dilatative Krikothyreotomie; **a:** Identifizierung der Membrana cricothyreoidea und Längsinzision der Haut;

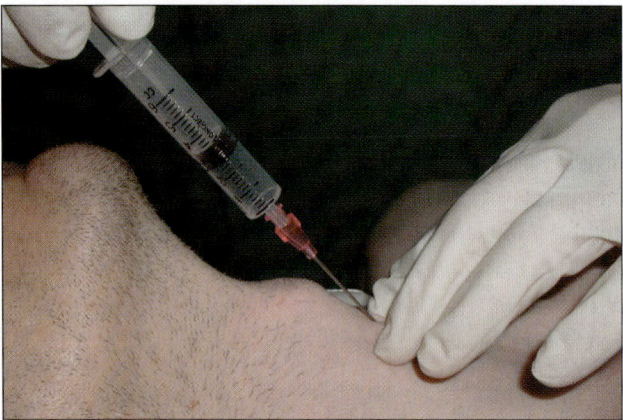

Abb. 27.12b Punktion der Membrana cricothyreoidea und Überprüfung der richtigen Kanülenlage mittels Aspiration;

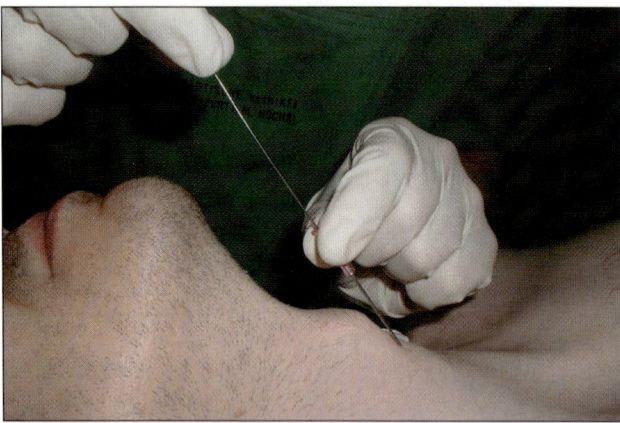

Abb. 27.12c Vorschieben eines Seldinger-(Führungs-)Drahtes durch die Punktionskanüle;

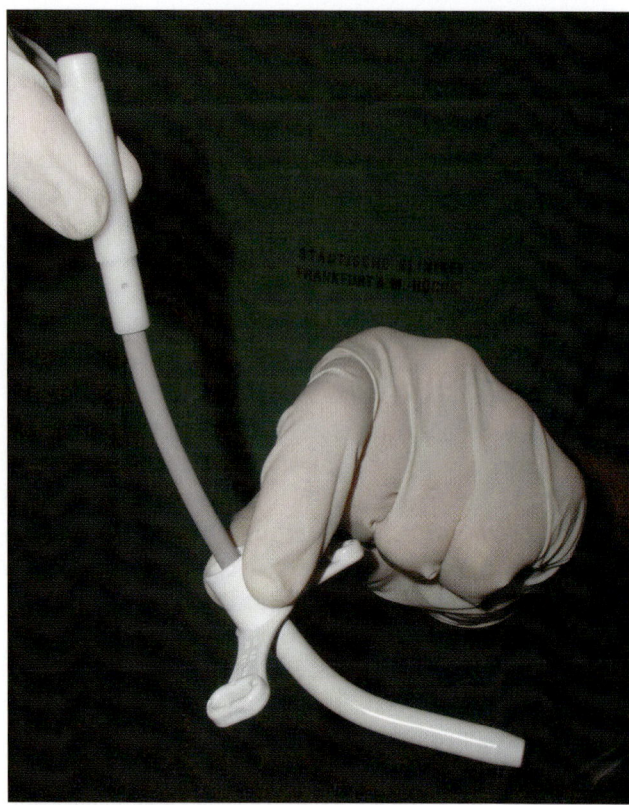

Abb. 27.12d Zusammenstecken der Trachealkanüle und des Dilatatorstabes;

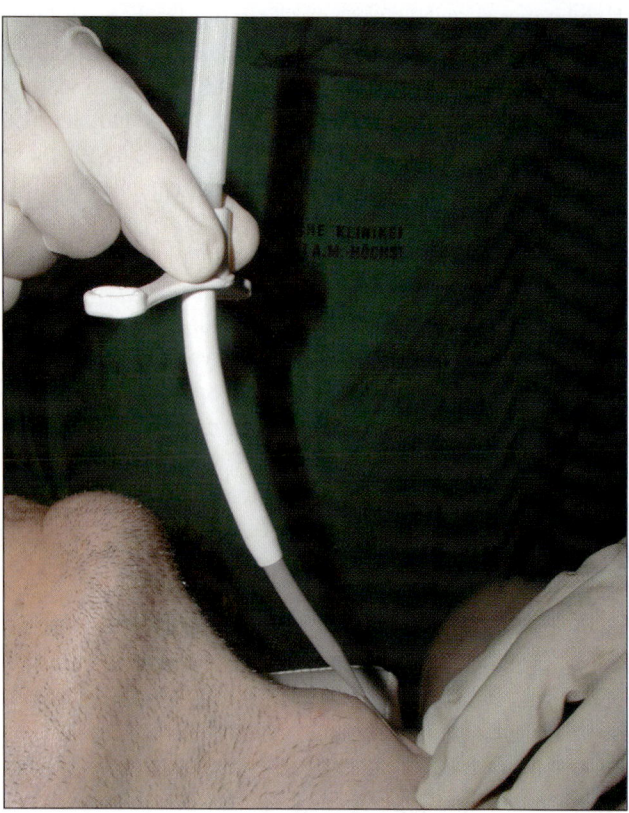

Abb. 27.12e Einführen von Dilatator und aufgefädelter Trachealkanüle über den Führungsdraht;

Transtracheale Jet-Ventilation: Falls ein narkotisierter Patient weder intubiert noch mittels Gesichtsmaske beatmet werden kann (»cannot intubate, cannot ventilate«), bietet sich auch die transtracheale Jet-Ventilation an (Benumof 1989). Hierzu wird eine großkalibrige Verweilkanüle durch das

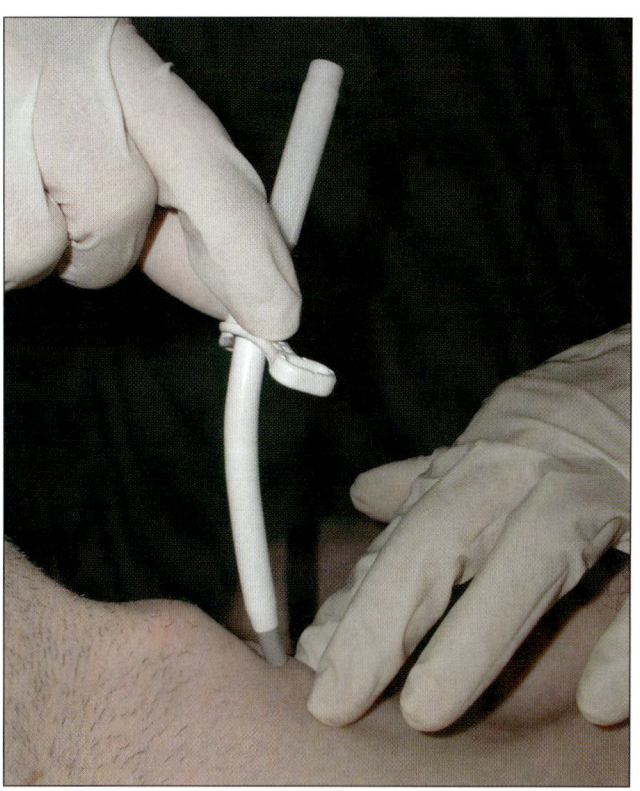

Abb. 27.12f Vorschieben von Dilatator und Trachealkanüle durch die Haut bis in die Trachea;

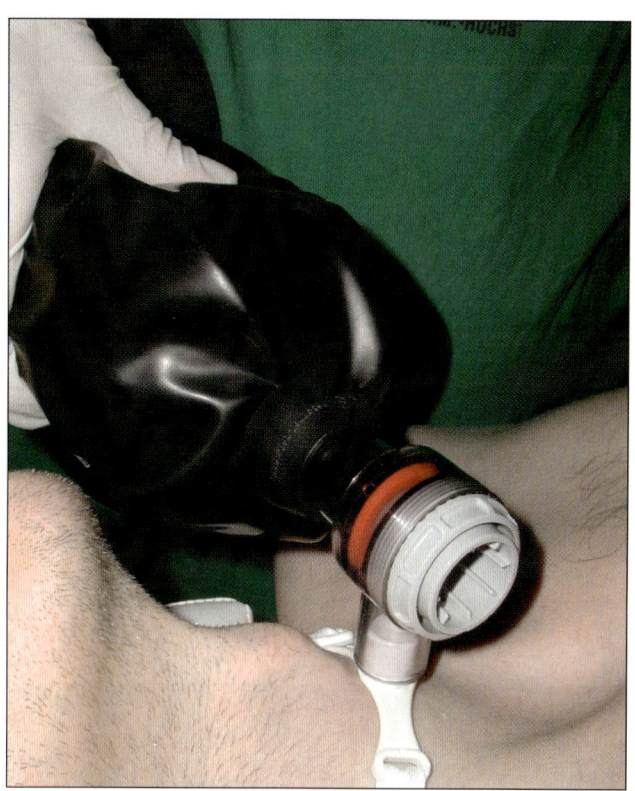

Abb. 27.12h Beatmung mittels Ambubeutel über die fixierte Trachealkanüle (Melker Katheterset für Notfall-Krikothyreotomie; Fa. Cook).

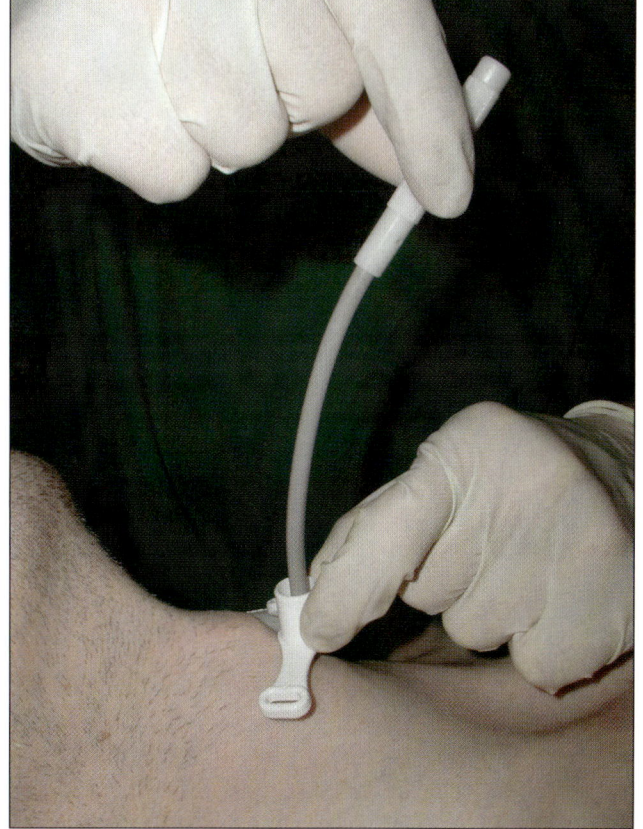

Abb. 27.12g Ganz eingeführte Trachealkanüle und Entfernung des Dilatatorstabes;

Lig. cricothyreoideum eingeführt, über die dann beatmet wird (Benumof 1989, Abb. 27.12).

Die Trachea wird in einem Winkel von ca. 30° nach kaudal punktiert. Um die erfolgreiche Punktion der Trachea zu verifizieren, muss es möglich sein, 20 ml Luft über die intravenöse Verweilkanüle zu aspirieren (Abb. 27.13).

Der Plastikteil der intravenösen Verweilkanüle wird so weit wie möglich vorgeschoben, der Stahlmandrin wird entfernt. Es stehen hierfür auch spezielle Transtrachealkanülen (nach Ravussin) zur Verfügung, die ähnlich einer Trachealkanüle beim tracheostomierten Patienten mit einem um den Hals geschlungenen Band fixiert werden (Abb. 27.13).

Über eine solche intratracheal platzierte Kanüle ist keine manuelle Beatmung mit einem Ambu-Beutel oder einem Beatmungsbeutel des Kreissystems möglich, weil der Querschnitt der Kanüle zu gering ist. Über das O_2-Flush-(Bypass)-Ventil des Beatmungsgerätes soll jedoch ggf. eine solche Jet-Beatmung möglich sein. An diese Verweilkanüle muss normalerweise ein spezielles Jet-System angeschlossen werden. Es sind hierfür geeignete Jet-Pistolen verfügbar, die an die zentrale Sauerstoff- oder Druckluftversorgung konnektiert und von Hand bedient werden können (Manujet III, Abb. 27.13). Solche Jet-Pistolen können auch an mobile Sauerstoff-Flaschen angeschlossen werden. Am Manujet III muss durch Betätigen eines Druckreglerknopfes noch der gewünschte Druck eingestellt werden.

Typische Narkoseprobleme

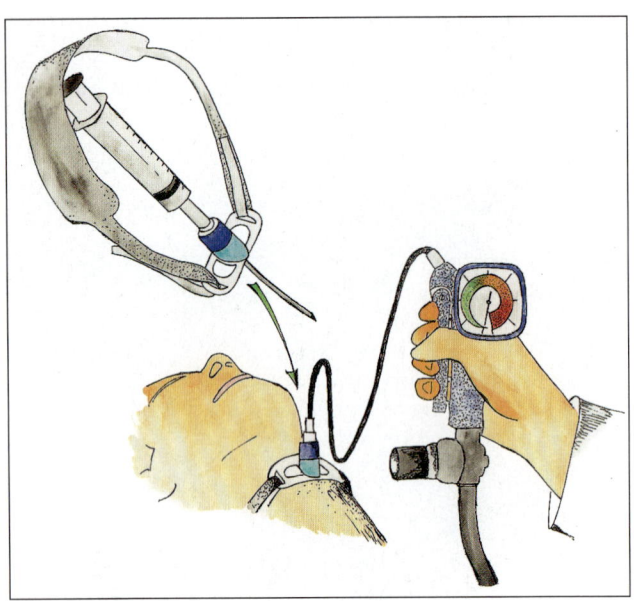

Abb. 27.13 Transtracheale Jet-Ventilation; **a:** schematisch;

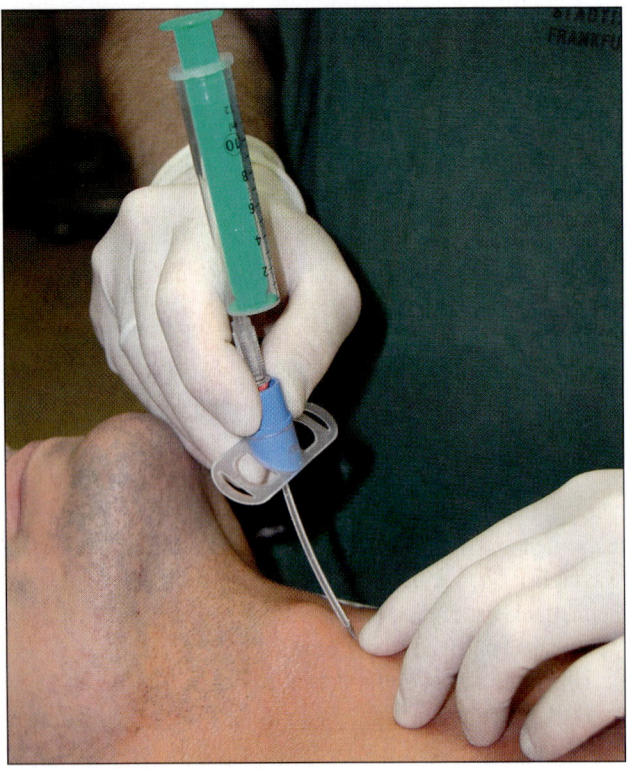

Abb. 27.13b Punktion durch die Membrana cricothyroidea in die Trachea mit einer speziellen Kanüle (nach Ravussin);

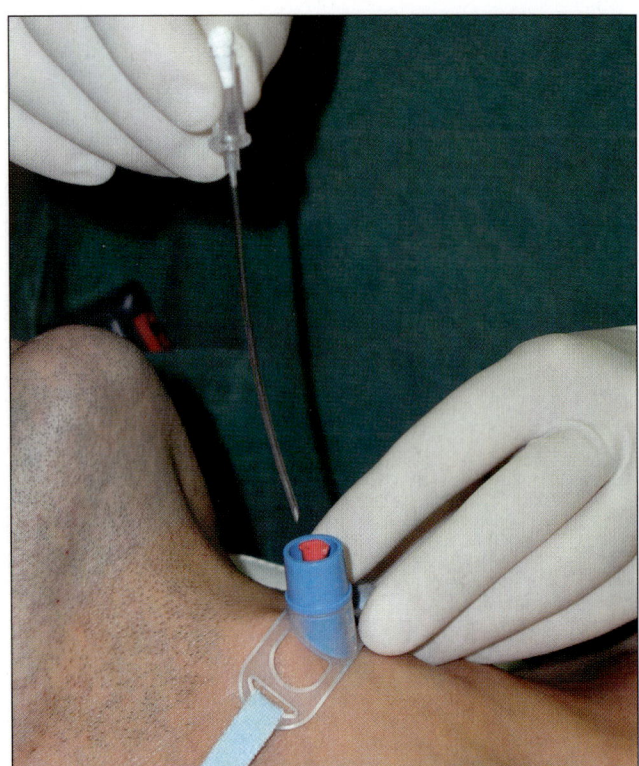

Abb. 27.13c Entfernen des Stahlmandrins, Luftaspiration über Spritze zur Lagekontrolle und Fixierung der Verweilkanüle mittels Band;

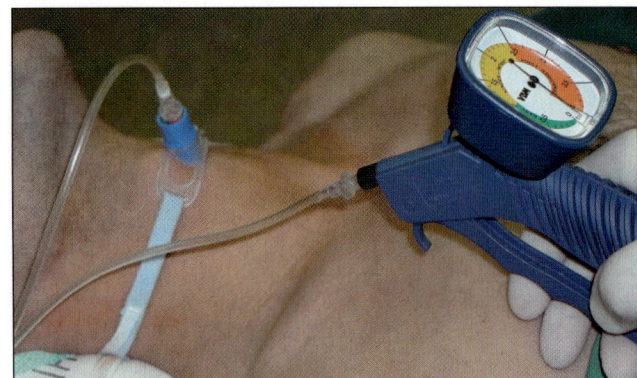

Abb. 27.13d Konnektion der Jet-Pistole (Manujet III).

Tab. 27.3 Beatmungsparameter bei der transtrachealen Jet-Ventilation.

Patient	Katheter	Beatmungs-frequenz	Ausgangs-druck [bar]	Volumen [l/min]
Frühgeborene	18 G	40	0,5	3–3,5
Säuglinge	18 G	40	1	4–6
Kinder	14 G	20–30	2	16–21
Erwachsene	13 G	12–13	3	24–30

Bei dieser transtrachealen Jet-Ventilation muss sichergestellt werden, dass das eingeführte Gas über die Glottis und den Rachen-Mund-Raum nach oben sicher entweichen kann, da sonst eine Überblähung der Lunge mit Barotrauma droht. Da ein Teil des insufflierten Volumens sofort über die oberen Atemwege entweicht, sind höhere Volumina pro Minute zur Beatmung notwendig. Wichtig ist es, dass die Thorax-

bewegungen während der Beatmung beobachtet werden. Die empfohlenen Beatmungsparameter sind in Tabelle 27.3 angegeben. Hierbei wird von einem Inspirations- zu Exspirationsverhältnis von 1:1 ausgegangen. Es wird empfohlen, mit dem niedrigsten Ausgangsdruck zu beginnen und diesen ggf. nach Bedarf zu steigern und anzupassen.

In Notsituationen ist die Komplikationsrate der transtrachealen Jet-Ventilation jedoch relativ hoch. Wird die Luft versehentlich in das paratracheale Gewebe insuffliert, kann es zur definitiven Verlegung der Atemwege kommen. Weitere Komplikationen können subkutanes oder mediastinales Emphysem, Pneumothorax oder z. B. eine Gefäßpunktion sein.

27.7 Extubation von Patienten, die schwierig zu intubieren waren

Bei der Extubation von Patienten, die schwierig zu intubieren waren, sollte das Vorgehen so gewählt werden, dass ggf. eine sichere Re-Intubation möglich ist. Hierfür bietet sich die Extubation unter Verwendung eines sog. Tubus-Wechselstabes an (Bedger u. Chang 1987; Prien 2001). Tubus-Wechselstäbe (»tube exchanger«; Fa. Cook) sind lange und relativ rigide und hohle Stäbe, die in verschiedenen Stärken erhältlich sind. Ein solcher Stab wird vor der Extubation über den oralen oder nasalen Endotrachealtubus bis in die Trachea vorgeschoben. Nun kann der Endotrachealtubus über diesen Tubus-Wechselstab zurückgezogen oder ganz entfernt werden. Der Patient kann nun durch und neben diesem »tube exchanger« atmen. Über einen solchen Tubus-Wechselstab kann Sauerstoff verabreicht werden und auf ihn kann ein üblicher (15 mm) Konnektor aufgesteckt werden, sodass auch ein Beatmungsgerät konnektiert werden kann. Über einen Tubus-Wechselstab kann auch eine Jet-Ventilation (z. B. mittels Manujet-Gerät) durchgeführt werden. Falls notwendig, kann erneut ein Endotrachealtubus über diesen relativ rigiden Stab vorgeschoben werden.

> Vor der Extubation mithilfe eines »tube exchanger« müssen Mund und Rachen sowie eine evtl. liegende Magensonde sorgfältig abgesaugt werden. Der Patient sollte vor der Extubation noch für mindestens 2–5 Minuten 100% Sauerstoff atmen.

Bei Patienten, die schwierig zu intubieren waren, kann kurz vor der Extubation alternativ auch ein Fiberbronchoskop als »Führungsschiene« über den Endotrachealtubus bis in die Trachea eingeführt werden. Nun wird der Tubus über das Fiberbronchoskop zurückgezogen, die Spitze des Fiberbronchoskops bleibt vorerst noch endotracheal liegen. Über den Absaugkanal des Fiberbronchoskops kann ggf. Sauerstoff direkt in die Trachea insuffliert werden. Gegebenenfalls kann bei auftretenden Problemen der Endotrachealtubus über das Fiberbronchoskop wieder nach endotracheal vorgeschoben werden.

Atmet der Patient einige Zeit ausreichend spontan neben und über den noch liegenden »tube exchanger« oder neben dem noch bis endotracheal vorgeschobenen Fiberbronchoskop und kann von einer zufrieden stellenden Spontanatmung ausgegangen werden, kann diese bisher belassene Führungsschiene entfernt werden.

27.8 Literatur

Bedger RC, Chang JL. A jet-stylet endotracheal catheter for difficult airway management. Anesthesiology 1987; 66: 221–3.

Benumof JL. Management of the difficult adult airway, with special emphasis on awake tracheal intubation. Anesthesiology 1991; 75: 1087–110.

Benumof JL. Use of the laryngeal mask airway to facilitate fiberscope-aided tracheal intubation. Anesth Analg 1992; 74: 313–4.

Benumof JL, Scheller MS. The importance of transtracheal jet ventilation in the management of the difficult airway. Anesthesiology 1989; 71: 769–78.

Caplan RA, Posner KL, Ward RJ, Cheney FW. Adverse respiratory events in anesthesia: A closed claims analysis. Anesthesiology 1990; 72: 828–33.

Cormack RS, Lehane J. Difficult tracheal intubation in obstetrics. Anaesthesia 1984; 39: 1105–11.

Freund PA, Rooke A, Schwid H. Retrograde intubation with a modified Eschmann stylet. Anesth Analg 1988; 67: 596–606.

King HK, Wang LF, Khan AK, Wooten DJ. Translaryngeal guided intubation for difficult intubation. Crit Care Med 1987; 15: 869–71.

Kleemann PP. Die fiberendoskopische Intubation: Ausbildung in der Technik. Anästhesiol Intensivmed Notfallmed Schmerzther 1995; 30: 141–5.

Langenstein H. Notfallbeatmung über Ambu-Beutel mit einem neuen Koniotomie-Set. Anaesthesist 1986; 35: 697–9.

Langenstein H. Die Kehlkopfmaske bei schwieriger Intubation. Anaesthesist 1995; 44: 712–8.

Langenstein H, Möller F. Der Stellenwert der Larynxmaske bei schwieriger Intubation und erste Erfahrungen mit der Intubations-Larynxmaske (Intubating Laryngeal Mask Airway – ILMA) – Fastrach®. Anästhesiol Intensivmed Notfallmed Schmerzther 1998a; 33: 771–80.

Langenstein H, Möller F. Erste Erfahrungen mit der Intubationslarynxmaske. Anaesthesist 1998b; 47: 311–9.

Lyons G. Failed intubation. Six years' experience in a teaching maternity unit. Anaesthesia 1985; 40: 759–62.

Neidhart G, Bremerich DH, Kessler P. Bronchoskopische Intubation in Remifentanil-Propofol-Sedierung. Anaesthesist 2001; 50: 242–7.

Practice guidelines for management of the difficult airway. A report by the American Society of Anesthesiologists task force on managment of the difficult airway. Anesthesiology 1993; 78: 597–602.

Prien Th. Extubation nach schwieriger Intubation. Anästhesiol Intensivmed 2001; 42: 686.

Samsoon GLT, Young JRB. Difficult tracheal intubation: a retrospective study. Anaesthesia 1987; 42: 487–90.

Scherag A, Kleemann PP, Jantzen JP, Dick W. Universell verwendbares Maskenansatzstück für die fiberoptische Intubation. »Mainzer-Universaladapter«. Anaesthesist 1990; 39: 66–8.

Sivarajan M, Fink BR. The position and the state of the larynx during general anesthesia and muscle paralysis. Anesthesiology 1990; 72: 439–42.

Zander R, Mertzlufft F. Sauerstoffversorgung trotz Atemstillstand. Anästhesiol Intensivmed Notfallmed Schmerzther 1994; 29: 223–7.

Typische Narkoseprobleme

Der nicht nüchterne Patient

Typische Narkoseprobleme

28.1 Allgemeine Bemerkungen

Der Chirurg Mikulicz (1850–1905) war einer der ersten, der eine 6-stündige präoperative Nüchternheit forderte (zitiert nach Goerig 1996). Für eine geplante Operation wird bei Erwachsenen auch heute noch allgemein eine Nahrungskarenz von mindestens 6 Stunden gefordert (Martin u. Roewer 1996). In den letzten Jahren wurde jedoch häufig propagiert, dass Erwachsene bis zu ca. 3 Stunden präoperativ noch klare Flüssigkeit trinken dürfen, ohne dass sich das Aspirationsrisiko erhöht (Kap. 34, S. 45). Für Säuglinge < 6 Monate wird inzwischen oft empfohlen, dass sie bis 2 Stunden und für Säuglinge > 6 Monaten sowie für Kleinkinder wird inzwischen häufig propagiert, dass sie bis 3 Stunden präoperativ noch klare(!) Flüssigkeit trinken dürfen (Kap. 64.4.1, S. 865). Die Karenzzeit für feste Nahrung blieb dagegen in allen Altersgruppen stets unangetastet. Auch nach einem leichten Krankenhausfrühstück wird eine 6-stündige Nahrungskarenz dringend empfohlen (Soreide et al. 1996).

Nur eine Notoperation erlaubt ein Zuwiderhandeln gegen dieses 6-stündige Nüchternheitsgebot. Liegt der Zeitpunkt der letzten Nahrungsaufnahme weniger als 6 Stunden zurück oder ist der Zeitpunkt der letzten Nahrungsaufnahme nicht bekannt, ist der Patient als nicht nüchtern zu betrachten. Auch jeder Notfallpatient ist als nicht nüchtern zu betrachten, da hierbei eine schmerz- und stressbedingte Störung der Magen-Darm-Tätigkeit anzunehmen ist.

Folgende Patienten gelten prinzipiell als nicht nüchtern:
- Patienten mit einem Ileus
- Patientinnen ab der ca. 12. Schwangerschaftswoche (z. T. wird auch die ca. 20. Schwangerschaftswoche angegeben) (Kap. 67.1.2, S. 931)
- Patienten mit einer Peritonitis
- Patienten mit Blutungen im Nasen-, Rachen- oder Ösophagusbereich (da zumeist Blut verschluckt wird) und Patienten mit Magenblutung
- Patienten mit hoher Nüchternsekretion
- Patienten mit Magenausgangsstenose, Ösophagusdivertikel, Pylorusstenose oder Hiatushernie
- Patienten nach einem Unfall

Bei Patienten nach einem Trauma ist vor allem aufgrund von starken Schmerzen, Stress oder Schocksymptomatik die Magenentleerung verzögert. Anhand der Zeitspanne zwischen letzter Nahrungsaufnahme und Unfallzeitpunkt kann abgeschätzt werden, wie voll oder leer der Magen des Patienten vermutlich ist. Ab dem Unfallzeitpunkt ist von einer Magen-Darm-Trägheit auszugehen. In Einzelfällen konnten bei verunfallten Patienten noch Tage (maximal 10–14 Tage) nach der letzten Nahrungsaufnahme größere Speisereste im Magen nachgewiesen werden (Püschel 1996). Bei verunfallten Patienten, bei denen die Operation nicht absolut dringlich ist,

wird oft versucht, durch die Einhaltung einer 6-stündigen Nahrungskarenz das Aspirationsrisiko zu minimieren. Durch diese Verzögerung kann es jedoch zu einer zunehmenden Schwellung und weiterer Einblutung ins Operationsfeld kommen, wodurch evtl. das operative Vorgehen erschwert und das Operationsergebnis beeinträchtigt wird. Das Abwarten einer 6-stündigen Nüchternheitsperiode ist außerdem für den Patienten psychisch meist stark belastend und z. B. bei Verletzungen meist auch mit starken Schmerzen verbunden. Da trotz eines solchen Abwartens jedoch das Magensekret und damit das Narkoserisiko nicht vorhersehbar reduziert werden kann, wird zum Teil die Meinung vertreten, dass »ein Abwarten bei (solchen) Notfällen nicht anästhesiologisch immer notwendig oder im Interesse der Patienten gerechtfertigt« ist (Abdulla u. Rehwinkel 1997). Zu einer ähnlichen Aussage kommen auch andere Autoren (Kraus et al. 1996).

Unter bestimmten Bedingungen kann trotz einer scheinbaren Nüchternheit ein erhöhtes Aspirationsrisiko vermutet werden. Hierzu zählen:
- extremes Lebensalter
- neurologische Erkrankungen
- deutliches Übergewicht
- Narkosen außerhalb der üblichen Dienstzeiten
- Risikopatienten der ASA-Gruppen III, IV oder V

Bei einem nicht nüchternen Patienten besteht vor allem während der Einleitung einer Allgemeinnarkose die große Gefahr einer **Regurgitation** (d.h. eines passiven Zurücklaufens von Mageninhalt entlang eines Druckgradienten zwischen Magen und Pharynx) oder eines Erbrechens (d.h. eines aktiven, reflektorischen Vorgangs). Ist der schon narkotisierte Patient hierbei noch nicht intubiert, kann – da die Schutzreflexe bei einer Allgemeinnarkose ausgeschaltet sind – Mageninhalt in das Tracheobronchialsystem eindringen, d.h. eine sog. **Aspiration** entstehen. Eine Regurgitation wird durch eine Erschlaffung des unteren Ösophagussphinkters begünstigt. Diese Tonusverminderung kann medikamentös bedingt sein. Sie wird z. B. durch Opioide, Atropin, Thiopental, Halothan, Enfluran u.a. begünstigt (Cotton u. Smith 1984). Auch eine Schwangerschaft führt zu einer Erschlaffung des unteren Ösophagussphinkters. Auch eine Steigerung des intragastralen Drucks begünstigt einen Reflux von Mageninhalt in Ösophagus und Rachen und damit eine Aspiration. Beispiele dafür sind durch Succinylcholin bedingte Muskelfaszikulationen der Bauchdecke mit Erhöhung des intraabdominellen Drucks oder der durch den graviden Uterus hervorgerufene Druck.

Die Aspiration von Magen-Darm-Inhalt stellt auch heute noch eine der schwerwiegendsten Narkosekomplikationen dar. Eine klinisch nicht bemerkte, sog. »stille« Aspiration ist bei ca. 25% der Narkosen nachweisbar. Bei gesunden Patienten bleiben solche Mikroaspirationen zumeist folgenlos. Vor allem bei immunsupprimierten oder schwer kranken Patienten können aber bereits hierdurch Lungenveränderungen (bis hin zu einer letal endenden Pneumonie) verursacht werden. Im Extremfall können bei einer Aspiration große Mengen von flüssigem oder zum Teil auch festem Magen-Darm-Inhalt in den Tracheobronchialbaum eindringen. Zumeist tritt eine Aspiration während der Narkoseeinleitung auf. Die Therapie einer Aspiration von Magen-Darm-Inhalt wird ausführlich im Kap. 29.3, S. 609 beschrieben.

28.2 Narkoseverfahren

Bei nicht nüchternen Patienten sollte – sofern möglich – ein Lokal- oder Regionalanästhesieverfahren vorgezogen werden, da hierbei die Schutzreflexe erhalten bleiben und das Regurgitations- und Aspirationsrisiko minimal ist. Falls eine Allgemeinanästhesie notwendig ist, muss endotracheal intubiert werden, um die Luftwege gegen eine Aspiration zu sichern. Um die Zeitspanne zwischen eintretender Bewusstlosigkeit bei Narkosebeginn mit Ausfall der Schutzreflexe bis zur erfolgten Sicherung der Atemwege durch einen Endotrachealtubus möglichst kurz zu halten, wird eine sog. Ileuseinleitung (s.u.) durchgeführt. Eine Maskennarkose oder der Einsatz einer Larynxmaske sind beim nicht nüchternen Patienten zu vermeiden.

28.3 Medikamentöse Prophylaxe

Um das Risiko zu minimieren, dass es im Falle einer Aspiration zu einer Lungenschädigung durch die Magensäure (zu einer sog. chemischen Pneumonitis) kommt, wird bei Risikopatienten zumeist eine medikamentöse Prophylaxe empfohlen.

Ziel der medikamentösen Prophylaxe ist es, die Azidität des Magensaftes zu verringern (dessen pH-Wert anzuheben) und/oder das Magensaftvolumen zu vermindern.

Hierzu stehen eine Reihe von Substanzgruppen zur Verfügung. Eingesetzt werden vor allem Antazida, H_2-Rezeptorenblocker, Propulsiva, also Substanzen, die die gastrointestinale Mobilität erhöhen (z.B. Metoclopramid) sowie Medikamente, die die Protonenpumpe hemmen. Häufig wird auch die Kombination zweier oder mehrerer dieser Medikamente empfohlen.

28.3.1 Antazida

Wirkung: Antazida reagieren mit der Magensäure unter Bildung eines Salzes. Hierdurch wird die Magensäure neutralisiert, die Wasserstoffionenkonzentration nimmt ab, der pH-Wert steigt an. Nach Gabe eines Antazidums ist dessen gute Durchmischung mit dem Mageninhalt wichtig, daher wird oft empfohlen, den Patienten nach Antazida-Gabe kurz auf die eine und dann auf die andere Seite zu lagern.

Durch die Gabe eines Antazidums (üblicherweise ca. 30 ml beim Erwachsenen) nimmt der Mageninhalt zu. Außerdem verzögert der pH-Wert-Anstieg die Magenentleerung. Dadurch nimmt das Regurgitations- und Aspirationsrisiko im Prinzip zu, im Falle einer Aspiration ist die Lungenschädigung aufgrund des höheren pH-Wertes deutlich geringer.

Substanzen: Die früher verwendeten partikulären Antazida (z.B. Magnesiumtrisilikat) sind inzwischen obsolet. Im Falle einer Aspiration solcher partikulärer Antazida drohen schwere pulmonale Schädigungen. Als Antazidum wird inzwischen zumeist nur noch die flüssige Puffersubstanz *Natriumcitrat* verabreicht. Im Falle einer Aspiration von Natriumcitrat ist keine wesentliche Lungenveränderung zu befürchten. Natriumcitrat muss von der Apotheke hergestellt werden. Die Lösung sollte mindestens 5 Minuten, wenn möglich ca. 10 Minuten vor Narkoseeinleitung per os eingenommen werden. Normalerweise werden 30 ml der 0,3-molaren Lösung verabreicht (pH-Wert: 8,5). Natriumcitrat ist eine klare Flüssigkeit. Es reagiert mit der Magensäure (HCl) unter Bildung von Natriumchlorid und Zitronensäure. Hierdurch steigt der pH-Wert an. Durch Gabe von 30 ml Natriumcitrat können bis 255 ml Magensäuresaft (mit einem pH-Wert von 1) neutralisiert werden (Gibbs et al. 1982). Die Wirkung von Natriumcitrat setzt sofort ein und hält bis ca. 3 Stunden an. Da Natriumcitrat dünnflüssig ist, durchmischt es sich relativ gut mit dem Mageninhalt.

28.3.2 H_2-Rezeptorenblocker

Wirkung: Eine Stimulation der H_2-Rezeptoren führt zu einer Steigerung der Magensäure-(HCl-)Sekretion. H_2-Antagonisten blockieren die H_2-Rezeptoren kompetitiv und drosseln sowohl die Basalsekretion als auch die durch Nahrungsaufnahme stimulierte gastrale HCl-Sekretion.

H_2-Antagonisten sollten bei oraler Gabe idealerweise ca. 12 Stunden und zusätzlich nochmals ca. 2 Stunden vor der Operation verabreicht werden. Bei einem dringenden Eingriff sollte der H_2-Blocker unmittelbar nach der Indikationsstellung zur Operation intravenös verabreicht werden. Bei intravenöser Gabe wird eine Injektion ca. 60 Minuten vor Narkoseeinleitung empfohlen.

> Wird der H_2-Antagonist weniger als 45 Minuten vor der Narkoseeinleitung intravenös verabreicht, ist keine effektive Anhebung des pH-Wertes zu erwarten.

Nachteil einer Therapie mit H_2-Antagonisten ist, dass das zum Applikationszeitpunkt bereits im Magen befindliche Volumen nicht vermindert wird. Lediglich die Menge der noch zusätzlich sezernierten Magensäure kann vermindert werden.

Substanzen: Zu den H_2-Rezeptorenblockern, die sich im Rahmen der präoperativen Säurereduktion bewährt haben, gehören Cimetidin (z.B. Tagamet), Ranitidin (z.B. Sostril) und Famotidin (Pepdul). Cimetidin sollte ca. 12 Stunden und ca. 2 Stunden präoperativ oral oder ca. 60 Minuten präoperativ intravenös (bzw. intramuskulär) verabreicht werden. Üblicherweise werden beim Erwachsenen 300–400 mg oral oder 200 mg intravenös verabreicht. Bei zu rascher intravenöser Gabe von Cimetidin und Ranitidin wurden kardiovaskuläre Nebenwirkungen wie Bradykardie, Blutdruckabfall oder gar ein Kreislaufstillstand beschrieben. Ranitidin sollte ca. 12 Stunden und ca. 2 Stunden präoperativ oral verabreicht werden. Die übliche Dosierung beträgt beim Erwachsenen 150 mg. Eine intravenöse Dosierung sollte ca. 60 Minuten vor Narkosebeginn verabreicht werden und beträgt ca. 50 mg. Für die intravenöse Gabe von Famotidin werden 20 mg empfohlen. Unter Famotidin sind keine relevanten kardiovaskulären Nebenwirkungen zu erwarten.

> Bei ca. 90% der Patienten gelingt es, durch die präoperative Gabe eines H_2-Antagonisten den pH-Wert des Magensaftes über 2,5 anzuheben. Eine effektive Verminderung des Magensaftvolumens ist nur durch eine vorabendliche und eine zusätzliche morgendliche Gabe eines H_2-Antagonisten möglich. Eine einmalige vorabendliche Dosis bietet keinen ausreichenden Schutz.

28.3.3 Propulsiva (z.B. Metoclopramid)

Durch den Dopamin-Antagonisten Metoclopramid (Kap. 31.2.2, S. 623) wird die gastrale Motilität gesteigert und die Magenentleerung beschleunigt, es gehört also zu den sog. Propulsiva. Außerdem erhöht es den Tonus des unteren Ösophagussphinkters, der Pylorussphinkter erschlafft dagegen. Die übliche Dosierung von Metoclopramid (Paspertin) beträgt beim Erwachsenen 10 mg. Es sollte am Vorabend sowie 1–4 Stunden präoperativ oral verabreicht werden. Ca. 30 Minuten vor Narkoseeinleitung können auch 10–20 mg intravenös verabreicht werden. Die Effektivität von Metoclopramid zur Aspirationsprophylaxe ist zum Teil allerdings nicht überzeugend. Durch Metoclopramid konnte z.B. vor einer Sectio caesarea keine signifikante Reduktion des intragastralen Volumens erzielt werden (Stuart et al. 1996).

28.3.4 Hemmstoffe der Protonenpumpe

Durch Hemmung der gastralen Protonenpumpe (H^+-K^+-ATPase) kann die Magensäureproduktion gedrosselt werden. Mit Protonenpumpenhemmern ist die stärkste Hemmung der gastralen Salzsäureproduktion möglich. Im Falle eines Noteingriffs sollte der Protonenpumpenhemmer unmittelbar nach der Indikationsstellung zur Operation verabreicht werden. Zu den Hemmstoffen der Protonenpumpe gehören Omeprazol

(Antra, Gastroloc) und Pantoprazol (Pantozol). Omeprazol sollte idealerweise 12 Stunden sowie ca. 2 Stunden präoperativ oral oder ca. 1 Stunde präoperativ intravenös verabreicht werden. Die übliche orale und intravenöse Dosis von Omeprazol und Pantoprazol beträgt 40 mg.

> Bei ca. 90% der Patienten gelingt es, durch eine präoperative Gabe von Omeprazol den pH-Wert auf über 2,5 anzuheben.

28.3.5 Kombinationen

An Medikamentenkombinationen kommen z.B. ein Antazidum mit einem H_2-Rezeptorenblocker oder ein Antazidum mit einem Protonenpumpenhemmer infrage. Zum Teil wird auch eine Dreierkombination aus H_2-Rezeptorenblocker, Natriumcitrat plus Metoclopramid empfohlen. Durch die Kombination von Natriumcitrat mit einem H_2-Antagonisten kann bei 90–100% der Patienten der pH-Wert über 2,5 angehoben werden.

28.4 Ileuseinleitung

Das Aspirationsrisiko ist bei nicht nüchternen Patienten während der Einleitung einer Allgemeinanästhesie relativ groß. Mit Verlust des Bewusstseins fallen die Schutzreflexe aus, die Luftwege müssen aber erst noch durch den zu platzierenden Endotrachealtubus gesichert werden. Um diesen Zeitraum möglichst kurz zu halten und damit die Gefahr einer Regurgitation (oder eines Erbrechens) zu vermindern, wird eine spezielle Einleitungsform, eine sog. Ileuseinleitung (Blitzeinleitung; Crush-Intubation; englisch: »rapid sequence induction«) durchgeführt. Es hat sich hierfür folgendes Vorgehen bewährt (Abb. 28.1):

■ medikamentöse Vorbereitung bei einem nicht nüchternen Patienten (s.o.; vorzugsweise Natriumcitrat)
■ Legen einer großlumigen Magensonde, Absaugen des Mageninhaltes und Magensonde möglichst wieder entfernen (s.u.)
■ Lagerung (s.u.)
■ eingeschaltete, leistungsstarke und funktionsgeprüfte Absaugvorrichtung griffbereit legen
■ Intubationsutensilien bereitlegen: Endotrachealtuben und Laryngoskopspatel jeweils in unterschiedlichen Größen, Führungsstab (oft wird empfohlen, einen Führungsstab bereits primär in den Endotrachealtubus einzuführen)
■ suffiziente Präoxygenierung (Kap. 7.1.1, S. 184)
■ Präcurarisierung (Kap. 5.3.4, S. 148), um Muskelfaszikulationen nach Gabe von Succinylcholin (mit Anstieg des intraabdominellen Drucks und Erhöhung des Risikos einer Regurgitation) zu vermeiden

- Einleitungshypnotikum (Kap. 7.1.1, S. 184): zumeist Thiopental (in ausreichend hoher Dosierung, um nicht zu riskieren, dass der Patient während eines Intubationsversuchs in unzureichender Narkosetiefe anfängt zu würgen)
- Succinylcholin (s.u.)
- keine(!) Maskenbeatmung (s.u.)
- Sellik-Handgriff
- Blitzintubation (Crush-Intubation), d.h. eine möglichst zügige endotracheale Intubation, sobald eine ausreichende Relaxierung vorhanden ist
- sofortiges Blocken des Tubus unmittelbar nach der gelungenen endotrachealen Intubation (s.u.)
- Lagekontrolle des Tubus (Kap. 7.1.2, S. 198)
- Vertiefung und Fortführung der Narkose als Inhalationsanästhesie, balancierte Anästhesie, IVA oder TIVA (bzw. Neuroleptanästhesie) (s.u.)
- erneut Magensonde legen (s.u.)

Magensonde: Eine Magensonde sollte noch vor der Narkoseeinleitung stets dann gelegt werden, wenn der Patient ausreichende Schluckreflexe aufweist. Als Ausnahme werden oft hochschwangere Patientinnen genannt, weil durch die manchmal sehr belastende Manipulation eine stressbedingte uterine Minderperfusion und damit eine Beeinträchtigung des Feten auftreten könnte. Eine komplette Magenentleerung ist durch eine erfolgreich platzierte Magensonde nicht garantiert. Es gelingt meist nur, den Mageninhalt zu reduzieren. Meist wird empfohlen, unmittelbar vor der Narkoseeinleitung die Magensonde wieder zu entfernen (Loer u. Tarnow 1997), da sie als Leitschiene für eine mögliche Regurgitation während der Narkoseeinleitung dienen könnte (manchmal wird allerdings auch empfohlen, die abgeleitete Magensonde zur Intubation zu belassen). Falls die Magensonde zur Intubation wieder entfernt wurde, muss sie nach der Intubation erneut gelegt und abgeleitet werden. Dadurch kann das Risiko einer Aspiration in der Ausleitungsphase und in der frühen postoperativen Phase vermindert werden. Ca. 50% der Aspirationen treten in dieser Phase auf. Da während der Narkoseausleitung ebenfalls ein Erbrechen oder eine Regurgitation droht, darf die Extubation normalerweise erst durchgeführt werden, wenn die Schutzreflexe wieder voll zurückgekehrt sind und der Patient den Tubus fast »aushustet«.

Seit einiger Zeit sind spezielle Magensonden erhältlich (Abb. 28.2, Aspisafe; Fa. Braun, Melsungen), die am distalen Ende (vergleichbar einem Blasenkatheter) einen aufblasbaren Ballon besitzen (Roewer 1995, 1996). Nach Einführen der Sonde über die Nase wird der Ballon geblockt, anschließend wird die geblockte Magensonde bis zum Auftreten eines Widerstandes zurückgezogen. In dieser Position liegt der geblockte Magensondenballon vor der Ösophaguseinmündung im Magen und soll eine Regurgitation bzw. ein Erbrechen verhindern. Durch einen verstellbaren Ring (Nasenstopper), der bis unmittelbar vor den Naseneingang auf der Magensonde vorgeschoben wird, kann die Sonde in dieser Position gehal-

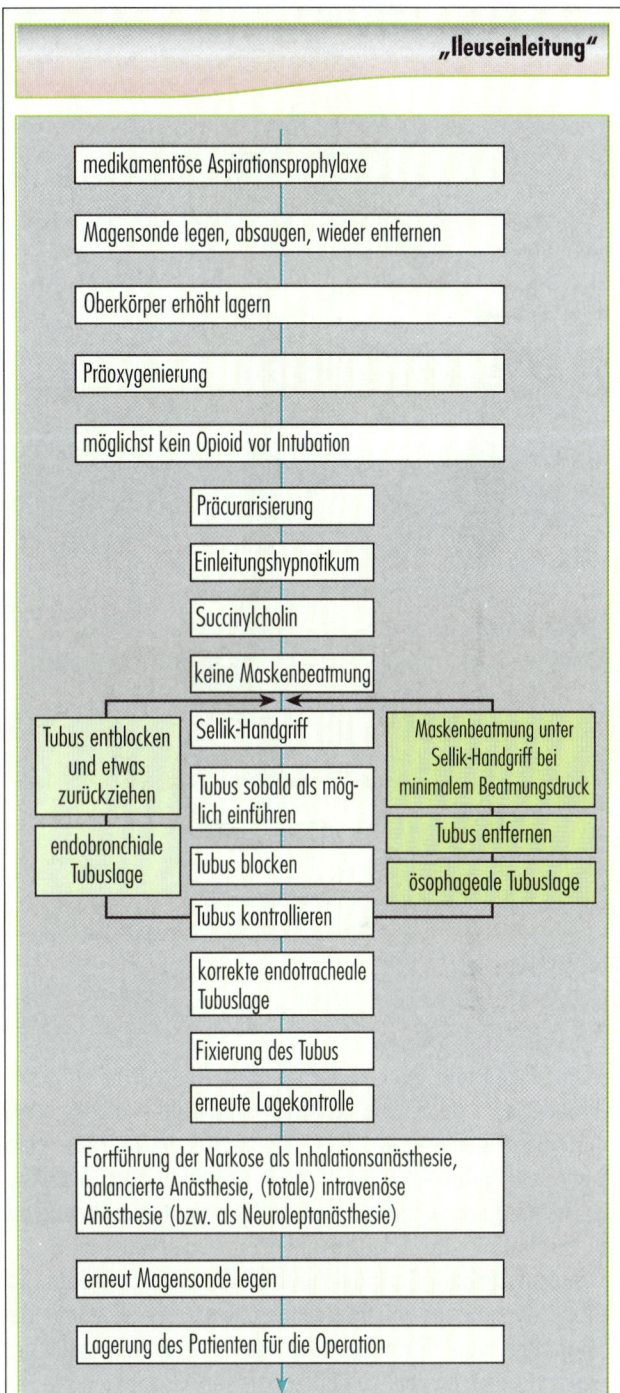

Abb. 28.1 Flussdiagramm zur Ileuseinleitung.

ten werden. Erste tierexperimentelle und klinische Studien waren Erfolg versprechend (Roewer 1995).

Lagerung: Der Patient sollte auf einem Operationstisch gelagert werden, dessen Position ggf. schnell verstellt werden kann. Der Oberkörper wird zumeist ca. 30° erhöht gelagert (halbsitzende Lagerung), um einer Regurgitation vorzubeugen. Dadurch nimmt der intragastrale Druck um bis zu 20 cm H_2O ab und bei einer Regurgitation muss der Höhenunterschied zwi-

Typische Narkoseprobleme

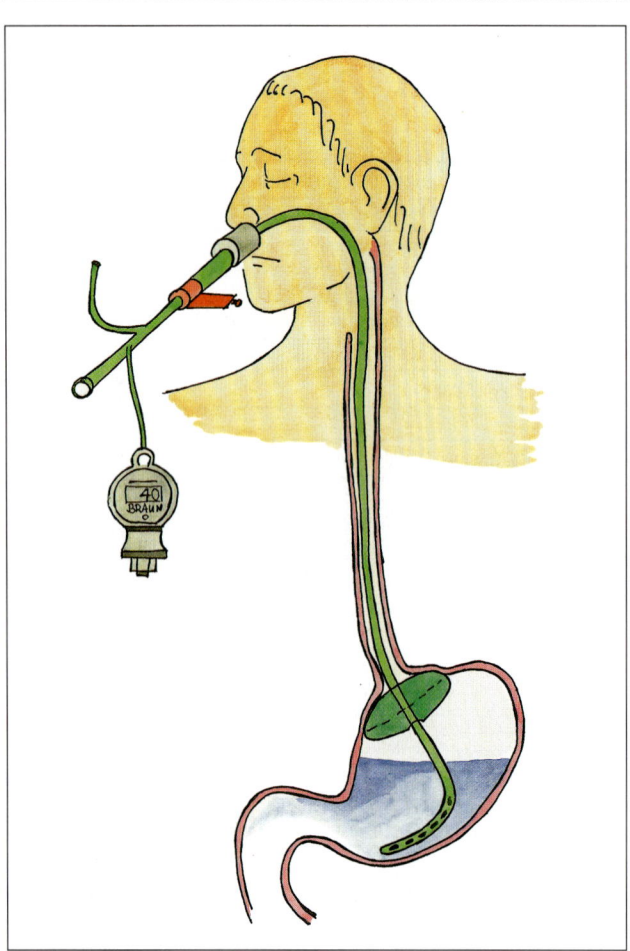

Abb. 28.2 Aspisafe.

schen Magen und Rachen überwunden werden. In einzelnen Kliniken wird auch eine Kopftief- und Linksseitenlagerung empfohlen (Standl et al. 1999). Dadurch kann im Falle einer Regurgitation das Sekret nicht in die Lungen fließen. Weil diese Lagerung aber ungewohnt ist und die Intubationsbedingungen erschwert, wird sie insgesamt nur selten praktiziert.

Succinylcholin: Succinylcholin sollte sofort nach dem Einleitungshypnotikum injiziert werden. Trotz der abnehmenden Popularität von Succinylcholin stellt die Ileuseinleitung weiterhin eine eindeutige Indikation für Succinylcholin dar (Kap. 5.3.5, S. 169), da es von allen Muskelrelaxanzien den schnellsten Wirkungsbeginn aufweist. Das nicht depolarisierende Muskelrelaxans Rocuronium ist bezüglich des Wirkungsbeginns zwar ähnlich schnell, dennoch wird es normalerweise nicht für eine Ileuseinleitung empfohlen, da seine Anschlagszeit deutlich stärker schwankt als die des Succinylcholins (Kap. 5.3.4, S. 154). Falls Rocuronium zur Ileuseinleitung verwendet werden soll, wird zumeist eine höhere Dosierung (ca. 0,6–1,2 mg/kg KG) empfohlen. Dadurch kann die Anschlagszeit verkürzt und es können sehr gute Intubationsbedingungen erzielt werden. Um jedoch mit einer Wahrscheinlichkeit von 90–95% exzellente Intubationsbedingungen be-

reits nach 40 Sekunden erzielen zu können, wären Dosierungen von ca. 2 mg/kg KG notwendig (Heier u. Caldwell 2000). Danach muss jedoch mit einer ca. 2-stündigen Vollrelaxierung gerechnet werden (Heier u. Caldwell 2000).

Falls Succinylcholin kontraindiziert sein sollte, kann zuerst ein nicht depolarisierendes Relaxans (vorzugsweise Rocuronium) verabreicht und kurz danach (entsprechend dem Timing-Prinzip; Kap. 5.3.5, S. 148) das Induktionshypnotikum injiziert werden. Dadurch sind ebenfalls sehr schnell gute Intubationsbedingungen erzielbar.

Sellik-Handgriff: Sobald der Patient bewusstlos wird, drückt ein Helfer auf den Ringknorpel – so lange, bis der Patient endotracheal intubiert bzw. der Tubus geblockt ist. Idealerweise wird ein Druck von ca. 20–30 Newton (ca. 2–3 kg) ausgeübt (Übersicht bei Braun 2001). Daumen und Ringfinger sollten hierbei beiderseits des Ringknorpels, der Zeigefinger auf dem Ringknorpel liegen. Durch dieses »Nach-hinten-Drücken« des Ringknorpels wird der Ösophagus zwischen Ringknorpel und Halswirbelsäule komprimiert und eine Regurgitation verhindert. Der Sellik-Handgriff muss jedoch während eines evtl. auftretenden aktiven Erbrechens unterlassen werden, da sonst der Ösophagus rupturieren kann. Bei aktivem Erbrechen kann der intraabdominelle Druck bis auf ca. 300 mm Hg ansteigen.

Maskenbeatmung: Generell sollte nicht über eine Maske beatmet werden, weil bei einer (schwierigen) Maskenbeatmung Luft in den Magen eingeblasen und eine Regurgitation provoziert werden könnte! Treten jedoch Intubationsprobleme auf, muss bei drohender Hypoxie dennoch eine Maskenbeatmung unter Anwendung des Sellik-Handgriffs (s.o.) durchgeführt werden. Es ist hierbei besonders auf niedrige Beatmungsdrücke zu achten.

Tubus blocken: Dieses erste Blocken erfolgt bei einer Ileuseinleitung nicht wie normalerweise nach Gehör (Kap. 29.3, S. 198), sondern so schnell wie möglich, da der Patient kurz nach der Intubation regurgitieren (oder erbrechen) könn-

Tab. 28.1 Maßnahmen zur Vermeidung einer Aspiration bzw. einer Aspirationspneumonitis.

- Risikopatienten erfassen
- präoperative Nahrungs- und Flüssigkeitskarenz
- medikamentöse Prophylaxe
  - Antazida (z.B. Natriumcitrat)
  - H_2-Antagonisten (z.B. Ranitidin)
  - motilitätssteigernde Substanzen (z.B. Metoclopramid)
  - Protonenpumpenhemmer (z.B. Omeprazol/Pantoprazol)
- Magensonde legen und Magen absaugen
- Oberkörperhochlagerung
- »Ileuseinleitung«
- Krikoiddruck
- zügige endotracheale Intubation
- Extubation erst bei zurückgekehrten Schutzreflexen

te. Etwas später sollte dann die Blockung des Tubus nach Gehör neu vorgenommen werden.

Fortführung der Narkose: Ob das Opioid evtl. schon vor der Intubation verabreicht werden kann, ist umstritten. Da Opioide typischerweise Übelkeit hervorrufen können, scheint die Gabe eines Opioids z.B. bei noch wachen Patienten mit Ileus, die unter Übelkeit und rezidivierendem Erbrechen leiden, eher fragwürdig (Loer u. Tarnow 1997).

In Tabelle 28.1 sind nochmals die Maßnahmen zur Vermeidung einer Aspiration bzw. einer Aspirationspneumonitis aufgelistet.

Kommt es trotz entsprechender Prophylaxemaßnahmen zur Regurgitation (oder zum Erbrechen), dann ist sofort mittels eines leistungsstarken Absaugers der Mund-Rachen-Raum freizusaugen, und so schnell wie möglich sind die Luftwege durch einen Endotrachealtubus zu sichern. Die bei Verdacht auf eine Aspiration durchzuführenden Maßnahmen sind im Kap. 29.3, S. 609 ausführlich beschrieben.

28.5 Literatur

Abdulla W, Rehwinkel R. Vergleichende Untersuchungen zur medikamentösen Säureaspirationsprophylaxe. Anästhesiol Intensivmed 1997; 38: 176–88.

Braun U. Stellenwert des Handgriffs nach Sellik zur Aspirationsprophylaxe. Anästhesiol Intensivmed 2001; 42: 687–9.

Cotton BR, Smith G. The lower oesophageal sphincter and anaesthesia. Br J Anaesth 1984; 56: 37–46.

Gibbs CP, Spohr L, Schmidt D. The effectiveness of sodium citrate as an antacid. Anesthesiology 1982; 57: 44–6.

Goerig M. Ursprünge des Nüchternheitsgebots. Anästhesiol Intensivmed Notfallmed Schmerzther 1996; 31: 245–8.

Heier T, Caldwell JE. Rapid tracheal intubation with large-dose rocuronium: a probability-based approach. Anesth Analg 2000; 90: 175–9.

Kraus GB, Pohl B, Reinhold P. Das Kind mit Bagatelltrauma: Reduziert die Einhaltung einer Nahrungskarenz das Aspirationsrisiko? Anaesthesist 1996; 45: 420–7.

Loer SA, Tarnow J. State-of-the-art: »Crush-Einleitung«. Anaesthesist 1997; 46: 1015–17.

Martin E, Roewer N. Nüchternheitsgebot und Aspiration. Anästhesiol Intensivmed Notfallmed Schmerzther 1996; 31: 244–5.

Püschel K. Nüchternheitsgebot und Aspirationsprophylaxe aus rechtsmedizinischer Sicht. Anästhesiol Intensivmed Notfallmed Schmerzther 1996; 31: 248–9.

Roewer N. Can pulmonary aspiration of gastric contents be prevented by balloon occlusion of the cardia? A study with a new nasogastric tube. Anesth Analg 1995; 80: 378–83.

Roewer N. Konventionelle und neue Maßnahmen der Aspirationsprophylaxe. Anästhesiol Intensivmed Notfallmed Schmerzther 1996; 31: 257–60.

Soreide E, Hausken T, Soreide JA, Steen PA. Gastric emptying of a light hospital breakfast. A study using real time ultrasonography. Acta Anaesthesiol Scand 1996; 40: 549–53.

Standl Th, Wilhelm S, Gnirke A, Hüneke B. Aktuelle Entwicklungen der geburtshilflichen Regionalanästhesie. Anästhesiol Intensivmed Notfallmed Schmerzther 1999; 34: 648–58.

Stuart JC, Kan AF, Rowbottom SJ, Yau G, Gin T. Acid aspiration prophylaxis for emergency cesarean section. Anaesthesia 1996; 51: 415–21.

Typische Narkoseprobleme

29 Aspiration

Typische Narkoseprobleme

29.1 Allgemeine Bemerkungen

Geschichte

Am 16. Oktober 1846 wurde die erste Äthernarkose durchgeführt. Bereits 1848 wurde von J.Y. Simpson zum ersten Todesfall in Narkose Stellung genommen. J.Y. Simpson schrieb, dass seiner Meinung nach dieser erste Todesfall in Narkose nicht durch das Anästhetikum (Chloroform), sondern durch eine Aspiration bedingt war. Es handelte sich hierbei um ein junges Mädchen, bei dem zur Entfernung eines Zehennagels eine Chloroformnarkose verabreicht wurde. Während der Narkose wurde dem Kind wegen auftretender Narkoseprobleme Brandy und Wasser in den Mund gegossen, wodurch es nach Meinung von J.Y. Simpson zur Aspiration mit Todesfolge kam.

Definition

Unter einer Aspiration wird das Eindringen von körpereigenem oder körperfremdem Material in das Tracheobronchialsystem verstanden. Von einer »stillen« Aspiration wird gesprochen, wenn die Aspiration unbemerkt verläuft. Dies ist insbesondere bei älteren Patienten und bei Patienten mit eingeschränkter Vigilanz sowie bei narkotisierten Patienten häufiger der Fall.

Ursachen

Eine Aspiration ist auch bei wachen Patienten mit erhaltenen Schutzreflexen möglich. Insbesondere bei Säuglingen und Kleinkindern kann es z.B. zur Aspiration von Nahrungsmitteln (z.B. einer Haselnuss) oder von Gegenständen (z.B. Spielzeugteilen) kommen. Es werden Husten, Laryngo- und Bronchospasmen ausgelöst. Es droht eine Hypoxie. Während des Schlafs kommt es relativ häufig zu einer »stillen« Aspiration, auch bei gesunden Menschen. Zumeist tritt eine Aspiration aber bei bewusstlosen Patienten auf, z.B. bei schwer Verunfallten oder bei Patienten in Narkose, da bei diesen die laryngealen Schutzreflexe ausgefallen sind. Im Falle einer (passiven) Regurgitation oder eines (aktiven) Erbrechens droht bei ihnen eine Aspiration, falls die Atemwege nicht durch einen endotrachealen Tubus (Kap. 4.1.1, S. 48) vor einer Aspiration geschützt sind. Bei jeder Allgemeinanästhesie, insbesondere aber bei einem nicht nüchternen Patienten (Kap. 7.1.2, S. 188), besteht die Gefahr von Regurgitation oder Erbrechen und damit einer Aspiration. Ca. 50% der perioperativ auftretenden Aspirationen finden während der Narkoseeinleitung und ca. 50% während der Narkoseausleitung statt (Warner et al. 1993). Der zunehmende Einsatz der Larynxmaske hat anscheinend zu keiner Zunahme der Aspirationsinzidenz geführt.

Häufigkeit

Die Inzidenz einer anästhesiebedingten Aspiration wird – gemittelt über alle Patientenalter – mit 4,7 pro 10 000 Narkosen angegeben (Olsson et al. 1986). Bei Kindern im Alter von 0–9 Jahren wird über eine Häufigkeit von ca. 9 pro 10 000 Narkosen berichtet (Olsson et al. 1986). Die meisten Aspirationen traten in Notfallsituationen, bei Intubationsschwierigkeiten oder bei Patienten auf, die eine verzögerte Magenentleerung hatten (Olsson et al. 1986). In 47% kam es nach einer Aspiration zu radiologisch nachweisbaren Veränderungen im Sinne einer chemischen Pneumonitis (Olsson et al. 1986). 1993 wurde in der vermutlich umfangreichsten retrospektiven Studie an ca. 215 000 Allgemeinanästhesien die Aspirationsinzidenz bei elektiven Eingriffen mit ca. 1:3 200 und bei Notfalleingriffen mit ca. 1:900 angegeben (Warner et al. 1993). Bei notfallmäßigen Intubationen im Krankenhaus außerhalb des Anästhesie-/Operationsbereiches wird eine Aspirationshäufigkeit von 1:25 angegeben (Schwartz et al. 1995). Ähnliche Inzidenzen werden auch von anderen Autoren beschrieben (Mellin-Olsen et al. 1996).

Die Mortalität nach Aspiration von Mageninhalt wird mit ca. 5% (Olsson 1986; Warner et al. 1993), zum Teil aber auch mit bis zu 30(–50%) angegeben. Insgesamt werden bis zu 10–25% der anästhesiebedingten Todesfälle auf eine Aspiration von Mageninhalt zurückgeführt. In der geburtshilflichen Anästhesie sind ca. 30–35% der anästhesiebedingten Todesfälle durch eine Aspiration bedingt (Kap. 67.1.2, S. 931). Im Mittel kann davon ausgegangen werden, dass pro 100 000 Allgemeinanästhesien ca. 1–3 Patienten an einer Aspiration versterben.

Bei Patienten, bei denen ein erhöhtes Risiko für eine Regurgitation (oder ein Erbrechen) während der Narkose anzunehmen ist, wird eine entsprechende Aspirationsprophylaxe sowie die Durchführung einer speziellen Narkoseeinleitung empfohlen (Kap. 28.4, S. 602).

29.2 Klinik

Während einer Regurgitation oder eines Erbrechens können saurer Magensaft, nicht saure Flüssigkeiten oder feste Partikel in den Rachen hochtreten und aspiriert werden.

Aspiration von saurem Magensaft

Pathogenese: Bei der Aspiration von saurem Magensaft droht eine Epithelschädigung des Bronchialsystems mit Schleimhautödem, spastischer Bronchitis, Schädigung von Alveolarepithel und Surfactant, Lungenödem und evtl. einem ARDS (in ca. 12–36%). Bei der Aspiration von Magensäure ist davon auszugehen, dass innerhalb weniger als 20 Sekunden das Aspirat auf der Tracheobronchialschleimhaut neutralisiert ist.

Es treten meist Tachypnoe, Zyanose, Hypoxämie, Dyspnoe, pathologische Rasselgeräusche, Zunahme des pulmonalvaskulären Widerstandes sowie Tachykardie und Hypotonie auf. Schon innerhalb weniger Minuten können Atelektasen mit Rechts-links-Shunt (Kap. 50.7.1, S. 761) und eine Hypoxämie entstehen. Die Epithelschädigung führt zur Freisetzung von proinflammatorischen Zytokinen (z.B. Tumornekrosefaktor, Interleukin 8), zur Aktivierung der neutrophilen Granulozyten, zur Freisetzung von z.B. Thromboxan, Sauerstoffradikalen, Leukotrienen und Komplementfaktoren. Die Dehnbarkeit (Compliance) der Lunge und die funktionelle Residualkapazität nehmen ab, die Atemwegswiderstände steigen an und der Gasaustausch verschlechtert sich.

Mendelson-Syndrom: Diese Symptomatik nach Aspiration von saurem Magensaft wurde erstmals 1946 von C. Mendelson beschrieben und wird als sog. Mendelson-Syndrom (Mendelson 1946) bezeichnet. Mendelson berichtete über 66 Aspirationen, die im Rahmen von ca. 44000 vaginalen Entbindungen in Allgemeinanästhesie auftraten. Die genannten Symptome eines Mendelson-Syndroms treten normalerweise innerhalb kurzer Zeit auf, spätestens nach wenigen Stunden. In der Thoraxröntgenaufnahme zeigen sich meist beidseits diffuse Infiltrate. Spätere Probleme können Lungenatelektasen, Lungenentzündung sowie Lungenabszesse sein. Auch nach einer »stillen« Aspiration von saurem Magensaft kann eine ähnlich ausgeprägte Symptomatik auftreten.

Aspirationsrisiko: Als Kriterien für ein erhöhtes Aspirationsrisiko werden zumeist ein Volumen an saurem Magensaft von $\geq$ 0,4 ml/kg KG ($\geq$ 25 ml beim Erwachsenen) sowie ein pH-Wert von $\leq$ 2,5 angegeben. Diese häufig zitierten Grenzwerte gehen auf eine nicht veröffentlichte tierexperimentelle Studie bei Rhesusaffen zurück (Roberts u. Shirley 1974). Bei 17–75% aller zu anästhesierenden Patienten werden diese Grenzwerte überschritten. Die Inzidenz einer Aspirationspneumonitis ist jedoch sehr gering (s.u.), sodass diese Kriterien wenig über das tatsächliche Aspirationsrisiko aussagen (Schreiner 1998).

Aspirationsvolumen: Das Magensaftvolumen kann im Falle eines Erbrechens oder einer Regurgitation sicherlich nicht dem Aspirationsvolumen gleichgesetzt werden. Normalerweise wird das Aspirationsvolumen (deutlich) geringer sein als das Magensaftvolumen. Nach wissenschaftlich fundierten tierexperimentellen Studien scheint der kritische Grenzwert für den pH-Wert in der Tat bei ca. 2,5 zu liegen (James 1984). Der Grenzwert für das kritische Magensaftvolumen von ca. 0,4 ml/kg KG scheint jedoch sehr fragwürdig. Auch kleinere Volumina (0,3 ml/kg KG) mit einem sehr niedrigen pH-Wert (1,0) können im Tiermodell in einem hohen Prozentsatz (90%) tödlich sein (James 1984). Andererseits werden bei einem pH-Wert $\geq$ 2,5 im Tiermodell auch wesentlich höhere Aspirationsvolumina (2,0 ml/kg KG) ohne Behandlung in einem hohen Prozentsatz (80%) überlebt (James 1984).

> Entscheidend ist daher, dass der pH-Wert des Magensekrets angehoben wird, die Menge des Magenvolumens ist weniger wichtig (James 1984).

Aspiration von Blut oder anderen, nicht sauren Flüssigkeiten

Bei der Aspiration von Blut oder anderen, nicht sauren Flüssigkeiten (z.B. Milch) tritt normalerweise keine chemische Reizung auf. Dennoch kann es z.B. zu reflektorischer Bronchokonstriktion, Lungenödem oder Hypoxämie kommen. Sofern es sich nicht um größere Blut- oder Flüssigkeitsmengen handelt, sind die Symptome meist relativ mild und die Symptomatik ist daher schnell wieder rückläufig. Sollte es jedoch (sehr selten) zur Aspiration von Galle kommen, dann sind – obwohl die Galle einen neutralen pH-Wert aufweist – sehr schwere chemische Reizungen (aufgrund der Gallefermente) zu erwarten.

Aspiration von festen Partikeln

Kommt es zur Aspiration von festem Magen-Darm-Inhalt oder von Fremdkörpern (z.B. Spielzeugteilen) kann ein Bronchus teilweise oder vollständig verlegt werden. Eine Bronchusverlegung tritt nur selten bei einer klinisch nachweisbaren Aspiration auf. Je kleiner die Partikel sind, desto weiter können sie in die Peripherie des Bronchialsystems gelangen. Distal einer totalen Bronchusverlegung droht eine Atelektase. Folgen einer teilweisen oder kompletten Bronchusverlegung sind Bronchospasmus, Atemnot, Tachypnoe, Hypoxie und Zyanose. Distal einer kompletten Bronchusverlegung sind die Atemgeräusche abgeschwächt oder aufgehoben. Eine Bronchusverlegung tritt jedoch nur selten im Rahmen einer Aspiration von Magen-Darm-Inhalt auf.

29.3 Therapie

Nach einer Aspiration von Magen-Darm-Inhalt sind folgende wichtige Therapieprinzipien zu beachten:

Intubationsindikation: Die Indikation zur endotrachealen Intubation ist großzügig zu stellen. Spätestens wenn die arterielle Sauerstoffsättigung unter einer FiO_2 von $\geq$ 0,5 unter 90% abfällt, sollte der Patient intubiert werden.

Sauerstoff: Initial sollte die inspiratorische Sauerstoffkonzentration 100% betragen. Aufgrund der Risiken hoher Sauerstoffkonzentrationen sollte jedoch möglichst bald ein FiO_2 von < 0,6 angestrebt werden.

PEEP: Bei der kontrollierten Beatmung sollte der PEEP ca. 5–8 cm H_2O betragen, um die verminderte funktionelle Residualkapazität möglichst wieder zu erhöhen. Das Atemhubvolumen sollte wegen der Gefahr eines Baro-/Volutraumas druckkontrolliert ($\leqq$ 30 cm H$_2$O) verabreicht werden. Außerdem ist ein unter dem Normalbereich liegendes Atemhubvolumen (ca. 6 ml/kg KG statt 10–12 ml/kg KG) zu verabreichen. Gegebenenfalls ist eine permissive Hyperkapnie in Kauf zu nehmen (Kap. 50.4.1, S. 755).

Bronchialtoilette: Aspirierte Flüssigkeiten müssen umgehend so weit wie möglich durch den Endotrachealtubus wieder abgesaugt werden. Eine mehrmalige Spülung mit kleinen Mengen isotoner Kochsalzlösung (5–10 ml) sollte möglichst nur dann durchgeführt werden, wenn der Verdacht besteht, dass feste Partikel aspiriert wurden und wenn eine Bronchialtoilette unter fiberoptischer Kontrolle durchgeführt wird. Besteht der Verdacht auf eine Aspiration von saurem Magensaft, sollte keine Spülung durchgeführt werden. Die durch sauren Magensaft bedingte chemische Schleimhautschädigung tritt innerhalb von wenigen Sekunden auf. Eine Bronchiallavage zur Neutralisierung der Säure bzw. zur Verhinderung der Schleimhautschäden kommt normalerweise zu spät. Durch eine Spülung kann es über Verdünnungseffekte aber evtl. zur weiteren Ausbreitung der Magensäure im Bronchialsystem kommen.

> Stets empfiehlt sich eine gezielte Absaugung mit dem Fiberbronchoskop. Größere feste Partikel müssen auf jeden Fall bronchoskopisch entfernt werden, um die eventuelle Ausbildung von Atelektasen distal des Fremdkörpers zu verhindern.

Medikamente: β$_2$-Mimetika sollten gegeben werden, falls ein Bronchospasmus auftritt. Alternativ kann auch Theophyllin (initial 5 mg/kg KG; ggf. anschließend 0,5–1,0 mg/kg KG/h) verabreicht werden. Die Gabe von Glukokortikoiden wird nicht mehr empfohlen, weil dadurch weder Symptomatik noch Outcome verbessert (Chapman et al. 1974), sondern bakterielle Sekundärinfektionen begünstigt werden können.

Antibiotika-Therapie: Eine prophylaktische Antibiotika-Therapie wird nach Aspiration von saurem Mageninhalt mit chemischer Pneumonitis normalerweise nicht mehr empfohlen. Erst wenn Sekundärinfektionen auftreten, werden Antibiotika entsprechend dem Bronchialabstrich und der Austestung (auf Erreger und Resistenz) empfohlen. Gegen eine routinemäßige Antibiotika-Gabe spricht der zumeist asymptomatische Verlauf sowie die Gefahr einer Selektion multiresistenter Keime. Dennoch wird manchmal bei (sonst gesunden) Patienten mit symptomatischer Aspiration von Magensäure oder einer Aspiration von festen Partikeln z.B. ein Cephalosporin der 2. Generation (Cefotiam, Spizef) in Kombination mit Metronidazol (Clont) empfohlen (Müller 1996). Bei Aspiration von infiziertem Material (Darminhalt oder z.B. Eiter aus einem Peritonsillarabszess) muss eine sofortige Antibiotika-Therapie begonnen werden, z.B. mit einem Carbapenem (z.B. Imipenem/Cilastatin, Zienam).

Überwachung: Die arterielle Sauerstoffsättigung sollte kontinuierlich pulsoximetrisch überwacht werden. Arterielle Blutgasanalysen sind engmaschig durchzuführen – anhand des Ergebnisses der Blutgasanalysen sind inspiratorische Sauerstoffkonzentration und Beatmungsmuster entsprechend zu korrigieren. Die Patienten sollten auf eine Intensivstation verlegt oder im Aufwachraum intensiv überwacht werden. Auch wenn es einem Patienten relativ gut zu gehen scheint und er nicht beatmungspflichtig ist, sollte er bei Verdacht auf eine Aspiration dennoch engmaschig im Aufwachraum oder auf der Intensivstation überwacht werden. Eine ernsthafte Einschränkung der Lungenfunktion kann u.U. noch bis zu 2 Stunden nach der Aspiration auftreten. Bleibt jedoch die arterielle Sauerstoffsättigung unter Atmung von Raumluft für 2 Stunden $\geqq$ 90% des Ausgangswertes und bleiben die Patienten klinisch unauffällig, ist eine weitere Verschlechterung der Lungenfunktion unwahrscheinlich (Warner et al. 1993).

Thoraxröntgenaufnahmen: Sie sind wiederholt durchzuführen, um den Verlauf beobachten zu können, und sollten sofort nach der Aspiration, bei Auftreten klinischer Symptome sowie ca. 4 Stunden nach der Aspiration durchgeführt werden. Radiomorphologische Veränderungen treten meist mit einer mehrstündigen Verzögerung auf. Patienten, die bei Verdacht auf eine Aspiration während eines Überwachungszeitraumes von mindestens 4 Stunden klinisch unauffällig bleiben, können danach auf eine periphere Station oder im Falle einer ambulanten Operation nach Hause entlassen werden.

29.4 Literatur

Chapman RL, Down JB, Modell JH. The ineffectiveness of steroid therapy in treating aspiration of hydrochloric acid. Arch Surg 1974; 108: 858–61.

James CF, Modell JH, Gibbs CP, Kuck EJ, Ruiz BC. Pulmonary aspiration – effects of volume and pH in the rat. Anesth Analg 1984; 63: 665–8.

Mellin-Olsen J, Fasting S, Gisvold SE. Routine preoperative gastric emptying is seldom indicated. A study of 85 594 anaesthetics with special focus on aspiration pneumonia. Acta Anaesthesiol Scand 1996; 40: 1184–8.

Mendelson CL. The aspiration of stomach contents into the lungs during obstetric anaesthesia. Am J Obstet Gynecol 1946; 52: 191–205.

Müller E. Behandlung nach Aspiration von Mageninhalt. Anästhesiol Intensivmed Notfallmed Schmerzther 1996; 31: 265–9.

Olsson GL, Hallen B, Hambraeus-Jonzon K. Aspiration during anaesthesia: A computer-aided study of 185 358 anaesthetics. Acta Anaesthesiol Scand 1986; 30: 84–92.

Roberts RB, Shirley MA. Reducing the risk of acid aspiration during cesarean section. Anesth Analg 1974; 53: 859–68.

Schreiner MS. Gastric fluid volume: is it really a risk factor for pulmonary aspiration? Anesth Analg 1998; 87: 754–6.

Schwartz DE, Matthay MA, Cohen NH. Death and other complications of emergency airway management in critical ill adults. Anesthesiology 1995; 82: 367–76.

Warner MA, Warner ME, Weber JG. Clinical significance of pulmonary aspiration during the perioperativ period. Anaesthesiology 1993; 78: 56–62.

Anaphylaktoide Reaktionen

Typische Narkoseprobleme

30.1 Allgemeine Bemerkungen

Definition

Unter dem Begriff »Allergie« werden definierte immunologische Reaktionen verstanden, die durch Kontakt mit körperfremden Substanzen ausgelöst werden, gegen die eine Sensibilisierung besteht. Unter einer »Anaphylaxie« wird die Maximalvariante einer allergischen Reaktion verstanden.

Unter dem Begriff »Pseudoallergie« werden dagegen Unverträglichkeitsreaktionen verstanden, die klinisch einer allergischen Reaktion gleichen, denen jedoch kein Immunmechanismus zugrunde liegt. Eine pseudoallergische Reaktion kann bereits beim Erstkontakt mit einer bestimmten Substanz auftreten. Bei einer echten allergischen Reaktion ist dagegen immer eine Sensibilisierung vorausgegangen.

Klinisch sind allergische und pseudoallergische Reaktionen nicht zu unterscheiden. Allergische und pseudoallergische Reaktionen werden daher oft unter dem Oberbegriff »anaphylaktoide Reaktionen« zusammengefasst (Ahnefeld et al. 1994; Theissen et al. 1995).

Ursachen

Sowohl bei den allergischen als auch bei den pseudoallergischen Reaktionen kommt es zur Freisetzung einer großen Anzahl von Mediatoren. Einer der bedeutendsten Mediatoren ist das Histamin. Histamin bewirkt eine Vasodilatation und steigert die Gefäßpermeabilität. Die Plasmahalbwertszeit von Histamin beträgt ca. 2 Minuten. Zahlreiche in der Anästhesie eingesetzte Medikamente können eine Histamin-Freisetzung bewirken. Erhöhte Histamin-Konzentrationen können evtl. zu gravierenden Nebenwirkungen führen. Die Induktionshypnotika Althesin und Propanidid wurden aus diesem Grund aus der klinischen Praxis zurückgezogen. Auch das inzwischen obsolete Muskelrelaxans d-Tubocurarin ist durch eine massive Histamin-Freisetzung gekennzeichnet.

Histamin ist ein biogenes Amin. Es ist in Mastzellen sowie auch in basophilen Leukozyten vorhanden und liegt dort in zytoplasmatischen Granula vor. Durch entsprechende Reize kommt es zu einer Entleerung dieser Granula (Degranulation) mit Histamin-Freisetzung.

Histamin übt seine Wirkung durch Bindung an spezifische Membranrezeptoren aus. Es kann zwischen H_1-, H_2- und H_3-Rezeptoren unterschieden werden.

H_1-Rezeptoren vermitteln:

- Vasodilatation
- Zunahme der Gefäßpermeabilität
- pulmonale Bronchokonstriktion
- Konstriktion im Magen-Darm-Trakt

H_2-Rezeptoren vermitteln:

- Tachykardie und Herzrhythmusstörungen
- Steigerung der Magensaftproduktion
- Bronchodilatation
- später auftretende (sekundäre) und länger andauernde Vasodilatation mit »capillary leak«

Für die über H_2-Rezeptoren vermittelte Vasodilatation und das über H_2-Rezeptoren vermittelte »capillary leak« sind allerdings höhere Histamin-Plasmakonzentrationen notwendig als für die initiale, durch die H_1-Rezeptoren vermittelte Wirkung auf die Gefäße. H_3-Rezeptoren scheinen für eine Feed-back-Hemmung wichtig zu sein. Die Stimulation von H_3-Rezeptoren führt dazu, dass die Synthese und Freisetzung von Histamin gehemmt wird.

Neben Histamin werden bei anaphylaktoiden Reaktionen auch eine große Zahl weiterer präformierter Mediatoren freigesetzt, z.B. Serotonin, Chymase, Tryptase, »neutrophil chemotactic factor« und »eosinophil chemotactic factor of anaphylaxis«.

Außerdem kommt es noch zur Neubildung von Mediatoren wie Leukotrienen, Prostaglandinen und Bradykinin.

Allergische Reaktionen

Immunologisch bedingte allergische Reaktionen werden in vier Typen unterteilt:

Typ I (IgE-vermittelte Reaktion): Bei genetisch prädisponierten Individuen kommt es durch Kontakt mit bestimmten Antigenen zur Bildung entsprechender IgE-Antikörper. Diese binden sich an die Oberfläche von Mastzellen und basophilen Granulozyten. Bei erneuter Antigenexposition kommt es durch Bindung der Antigene an die zellgebundenen spezifischen IgE-Antikörper zur Degranulation der Zellen und zur Mediatorfreisetzung. Der Begriff »anaphylaktische Reaktion« wird häufiger nur für solche IgE-vermittelten Reaktionen benutzt (z.B. allergisches Asthma, anaphylaktischer Schock).

Typ II (zytotoxische Reaktion): Bei zytotoxischen Immunphänomenen reagieren Antikörper mit antigenen Bestandteilen von Zell- oder Basalmembranen bzw. mit Antigenen, die in enger Bindung mit solchen Membranstrukturen stehen. Diese Immunvorgänge, die mit oder ohne Beteiligung des Komplementsystems ablaufen, können zu einer direkten Zell- oder Gewebeschädigung führen (z.B. allergische Agranulozytose, Transfusionsreaktion).

Typ III (Immunkomplexreaktion): Hierbei werden Antigen-Antikörper-Komplexe, die normalerweise schnell durch Phagozytose eliminiert werden können, an bestimmten Stellen des Organismus abgelagert. Es kommt zu einer Aktivierung von neutrophilen Granulozyten und beispielsweise des Komplementsystems mit nachfolgender Entzündungsreaktion und Gewebeschädigung (z.B. allergische Vaskulitis).

Typ IV (zelluläre Reaktion): Diese Überempfindlichkeit vom Spättyp wird durch T-Lymphozyten ermittelt. Die lokale

Gewebeschädigung scheint vor allem dadurch bedingt zu sein, dass von den beteiligten Lymphozyten bestimmte Substanzen freigesetzt werden. Die Typ-IV-Reaktion erreicht ihr Maximum meist innerhalb von 24–72 Stunden.

Anästhesiologisch relevant sind vor allem Reaktionen vom Sofort-Typ, also die durch IgE vermittelte Reaktionen (Typ I) sowie pseudoallergische Reaktionen (s.u.).

Pseudoallergische Reaktionen

Pseudoallergische Reaktionen können durch eine direkte Mastzellstimulation (d.h. direkte Reaktion des Antigens mit der Mastzellmembran) bedingt sein, wodurch es zur Freisetzung zahlreicher Mediatoren kommt. Das Muster der freigesetzten Mediatoren kann vom Stimulus abhängig sein. Eine solche unspezifische Histamin-Freisetzung wird durch Angst, Stress und erhöhte Katecholamin-Konzentrationen begünstigt. Bei aufgeregten, schlecht prämedizierten Patienten sind pseudoallergische Reaktionen häufiger.

Die Fähigkeit zur unspezifischen Histamin-Freisetzung ist interindividuell sehr unterschiedlich. In manchen Fällen reagieren auch nur die Mastzellen der Lunge, manchmal nur die der Haut, manchmal sowohl die der Lunge als auch die der Haut.

Inzidenz und Auslöser anaphylaktoider Reaktionen

In ca. 1–5% aller Narkosen kommt es zu einer klinisch nachweisbaren Histamin-Liberation. Die Inzidenz schwerer anaphylaktoider Reaktionen wird mit (1:4600 bis) 1:25000 Narkosen angegeben. In ca. 5% dieser Fälle kommt es trotz entsprechender Therapie zum Tod des Patienten. Lediglich bei ca. 30% der Fälle liegt eine immunologisch vermittelte Allergie zugrunde.

> Die häufigste Ursache für eine schwere anaphylaktoide Reaktion im Rahmen einer Anästhesie sind bei Erwachsenen die Gabe von Muskelrelaxanzien (ca. 60%). Weitere wichtige Auslöser sind Latex (ca. 15%), Kolloide (ca. 5%), Hypnotika oder Antibiotika.

Muskelrelaxanzien

Muskelrelaxanzien sind in 60–80% der Fälle die Ursache für eine anaphylaktoide Reaktion während einer Narkose. Zumeist handelt es sich um immunvermittelte Reaktionen. Anaphylaktoide Reaktionen auf Muskelrelaxanzien verlaufen öfters sehr schwer.

In ca. 85% der Patienten handelt es sich um Frauen: Muskelrelaxanzien sind meist biquartäre Ammoniumverbindungen (Kap. 5.3.3, S. 144). Quartäre Ammoniumverbindungen kommen in Kosmetika, Lösungsmitteln und Che-

mikalien (Haushaltsreinigern) häufig vor, sodass Frauen eher sensibilisiert sind als Männer. Etwa 80% der anaphylaktoiden Reaktionen auf nicht depolarisierende Muskelrelaxanzien treten beim Erstkontakt auf, sodass eine solche Sensibilisierung vermutet werden muss. Dass Muskelrelaxanzien aufgrund ihrer biquartären Ammoniumstruktur leicht zur Histamin-Freisetzung führen, ist dadurch bedingt, dass sie aufgrund ihrer Divalenz leicht Brückenbildungen zwischen IgE-Antikörpern auf den Zelloberflächen basophiler Leukozyten eingehen und massiv Histamin freisetzen können. Die nicht depolarisierenden Muskelrelaxanzien vom Typ der Benzylisochinolinderivate (z.B. Mivacurium; Kap. 5.3.4, S. 149) neigen zur Histamin-Liberation, nicht jedoch die Muskelrelaxanzien vom Typ der Aminosteroide (Kap. 5.3.4, S. 149).

Latex

Etwa 15% aller perioperativ auftretenden anaphylaktoiden Reaktionen sind durch Latex bedingt. Latex stellt nach den Muskelrelaxanzien die zweithäufigste Ursache für intraoperative anaphylaktoide Reaktionen dar. Ungefähr 8,5% des Krankenpflegepersonals und 7,4% der Operateure sind gegen Latex sensibilisiert. Durch Latex können schwere anaphylaktoide Reaktionen auftreten (Muggenthaler et al. 1997; Obenhaus 1995; Wangemann 1995; Kisch et al. 1996). Zumeist handelt es sich hierbei um Typ-I-Reaktionen (s.o.). Latex ist die häufigste Ursache einer Anaphylaxie bei Kindern. Etwa 44% der Kinder mit einer Spina bifida, aber auch überdurchschnittlich viele andere Patienten mit mehrfachen Voroperationen und wiederholter Schleimhautexposition gegenüber Latex weisen eine Latexallergie auf. Bei bekannter Latexallergie ist z.B. auf latexfreies Material für Operationshandschuhe, Blasenkatheter, Endotrachealtuben, Gesichtsmasken, Beatmungsbeutel, Beatmungsschläuche usw. zu achten (Übersicht bei Kisch et al. 1996).

Kolloide

Bei ca. 60% der Bundesbürger lassen sich Dextran-Antikörper nachweisen. Dies ist Folge einer Kreuzsensibilisierung gegen bakterielle Polysaccharide. Die Inzidenz anaphylaktoider Reaktionen nach Gabe von Dextran wird mit 0,054% angegeben; bei den Gelatinepräparaten beträgt sie 0,065% (meist pseudoallergische Reaktionen), bei der Hydroxyäthylstärke 0,019%.

Hypnotika

Schwere anaphylaktoide Reaktionen sind bei Thiopental (ca. 1:20000) und Propofol (ca. 1:45000) selten. Bei Benzodiazepinen ist eine schwere anaphylaktoide Reaktion extrem selten. Falls doch eine auftritt, ist sie meist durch den Lösungsvermittler Benzoesäure bzw. Propylenglycol bedingt, der bei

Flunitrazepam bzw. Diazepam verwendet wird. Droperidol und Ketamin führen extrem selten zu schweren anaphylaktoiden Reaktionen.

Antibiotika

Bei Penicillinen treten in ca. 1% der Fälle anaphylaktoide Reaktionen auf. Eventuell in Lebensmitteln befindliches Penicillin kann zu einer Sensibilisierung und bereits bei der Ersttherapie mit Penicillin zu einer IgE-vermittelten Anaphylaxie führen. In ca. 5–10% treten Kreuzallergien zu Cephalosporinen auf.

Sonstige Medikamente/Substanzen

Opioide: Morphin ist durch eine deutliche Histamin-Liberation gekennzeichnet. Diese ist für den unter Morphin häufig auftretenden Blutdruckabfall mit verantwortlich.

Antipyretische Analgetika: Cyclooxygenasehemmer, insbesondere Acetylsalicylsäure, führen über eine Hemmung der Prostaglandinsynthese und eine kompensatorisch vermehrte Leukotrienbildung oft zu einer Bronchospastik. Insbesondere bei Patienten mit Asthma und Polyposis nasi liegt eine entsprechende Empfindlichkeit vor.

Röntgenkontrastmittel: Schwere anaphylaktoide (zumeist pseudoallergische) Reaktionen treten bei Gabe von Röntgenkontrastmitteln mit einer Inzidenz von ungefähr 1:20000 auf. Die Letalität beträgt ca. 50%. Das Wiederholungsrisiko für

einen erneuten schweren anaphylaktoiden Zwischenfall auf Röntgenkontrastmittel beträgt 10–30%.

Protamin: Protamin führt mit einer Inzidenz von 1:1500 bis 1:5000 zu einer anaphylaktoiden Reaktion. Die hohe Inzidenz scheint dadurch bedingt, dass es aus Lachssperma bzw. Lachshodengewebe gewonnen wird (Kap. 23.9.2, S. 505).

Äthylenoxyd: Das gasförmige Äthylenoxyd wird zur Sterilisation von medizinischen Artikeln verwendet (Kap. 12.1, S. 285). Noch über längere Zeit nachweisbare Rückstände können evtl. zu schweren anaphylaktoiden Reaktionen führen. Die Inzidenz wird mit ca. 1:20000 angegeben.

Knochenzement: Bei der Verwendung von Knochenzement (Palacos) kann es vermutlich durch Einschwemmung von Monomeren des Acrylzements zu einer pseudoallergisch bedingten Histamin-Liberation kommen. Die kardiovaskulären Veränderungen bei Verwendung von Knochenzement sind jedoch multifaktoriell und nicht nur durch eine Histamin-Liberation, sondern vermutlich zusätzlich auch durch Luftembolien, Fettembolisationen, toxische bzw. vasodilatierende Wirkungen der Acrylmonomere sowie durch Reaktionen auf die während der Zementaushärtung auftretende Hitze bedingt.

30.2 Klinik

Die klinischen Symptome anaphylaktoider Reaktionen sind vielfältig. Die anaphylaktoiden Reaktionen lassen sich in mehrere Schweregrade einteilen (Tab. 30.1).

> Die in Tabelle 30.1 dargestellte Stadieneinteilung gibt keineswegs die Reihenfolge wieder, in der die einzelnen Symptome auftreten. Es kann auch initial ein Kreislaufstillstand auftreten, und erst nach erfolgreicher Therapie treten dann Hautsymptome (z.B. Quaddeln) auf.

30.3 Diagnostik

Substanznachweis

Wurde ein anaphylaktoider Zwischenfall vermutet und ist das auslösende Agens unbekannt, können laborchemische Untersuchungen sinnvoll sein. Die Plasmakonzentration des Histamins wird inzwischen meist nicht mehr bestimmt. Das Problem der Histamin-Bestimmung ist dessen kurze Plasmahalbwertszeit von lediglich ca. 2 Minuten. Sinnvoll erscheint dagegen die Bestimmung der Tryptasekonzentration im Serum. Tryptase ist in relativ hohen Konzentrationen in den Mastzellen enthalten und wird bei einer Degranulation ebenfalls freigesetzt. Tryptase stellt einen spezifischen Parameter für die Mastzelldegranulation dar. Von erhöhten Tryptase-Konzentrationen wird gesprochen, falls Werte über 2 ng/ml gemessen

Tab. 30.1 Stadieneinteilung und Symptomatik anaphylaktoider Reaktionen (Ahnefeld et al. 1994).

Stadium		Symptomatik
0	lokal (am Ort des Kontakts mit dem Auslöser)	▪ lokal begrenzte kutane Reaktion
I	leichte Allgemeinreaktion	▪ disseminierte kutane Reaktion (z.B. Flush, generalisierte Urtikaria, Pruritus) ▪ Schleimhautreaktion (z.B. Nase, Konjunktiven) ▪ Allgemeinreaktionen (z.B. Unruhe, Kopfschmerz)
II	ausgeprägte Allgemeinreaktion	▪ Kreislaufdysregulation (Blutdruck-, Pulsveränderung) ▪ Luftnot (leichte Dyspnoe, beginnender Bronchospasmus) ▪ Stuhl- bzw. Urindrang
III	lebensbedrohliche Allgemeinreaktion	▪ Schock (schwere Hypotension, Blässe) ▪ Bronchospasmus mit bedrohlicher Dyspnoe ▪ Bewusstseinseintrübung/-verlust ▪ ggf. mit Stuhl- bzw. Urinabgang
IV	vitales Organversagen	▪ Atem-/Kreislaufstillstand

werden. Tryptase hat den Vorteil, dass sie (im Gegensatz zum Histamin) eine Halbwertszeit von einigen Stunden besitzt.

Neben der Tryptasebestimmung bietet sich auch die Bestimmung von Methylhistamin an. Methylhistamin ist der Hauptmetabolit des Histamins, der größtenteils renal eliminiert wird und sich die ersten 24 Stunden nach einem anaphylaktoiden Zwischenfall im Katheterurin nachweisen lässt. Liegen die Konzentrationen unmittelbar nach einer anaphylaktoiden Reaktion deutlich über dem Normalwert von 140–249 µg/g Kreatinin und kommt es anschließend zu einem Konzentrationsabfall auf Normalwerte, ist dies als Zeichen einer Mastzelldegranulation zu werten. Die Tryptase- sowie Methylhistamin-Konzentrationen sollten unmittelbar sowie 2 und 24 Stunden nach dem vermuteten anaphylaktoiden Zwischenfall bestimmt werden. Durch diese Konzentrationsbestimmungen kann ein anaphylaktoides Geschehen ausgeschlossen oder bestätigt werden.

Zur Bestimmung der Histamin-Plasmakonzentration werden ca. 3 ml EDTA-Blut benötigt. Zur Bestimmung der Tryptase- oder IgE-Konzentration wird jeweils 1 ml (geronnenes) Vollblut benötigt.

Hautteste

Durch Bestimmung der Tryptase- und Methylhistamin-Konzentrationen kann die auslösende Substanz aber nicht identifiziert werden. Um das auslösende Agens zu ermitteln, kann es sinnvoll sein, dass sich der Patient 3–8 Wochen nach dem Ereignis allergologischen Untersuchungen unterzieht. Hier kommen im Rahmen von eventuellen Hauttestungen Reib-, Prick-, Scratch- und Intrakutantestungen zur Anwendung. Im Sinne einer stufenförmigen Diagnostik wird meist mit dem Reib- oder Pricktest begonnen. Der Intrakutantest weist die höchste Sensibilität auf, kann aber evtl. zu einer schweren anaphylaktoiden Reaktion führen. Solche Testungen sind mit einem nicht zu vernachlässigenden Risiko für den Patienten verbunden und sollten daher stationär vorgenommen werden. Die Bewertung von Hauttests ist oft schwierig. Obligate Histamin-Liberatoren wie Morphin führen immer zu einer Reaktion, Röntgenkontrastmittel dagegen fast nie. Eine evtl. vorbestehende Medikation mit Kortikosteroiden, Antihistaminika oder trizyklischen Antidepressiva kann die Hautreaktion unterdrücken.

IgE-Antikörper

Sinnvoll kann auch die Bestimmung spezifischer IgE-Antikörper sein. Für Penicilline, Insulin, Latex und Äthylenoxid stehen verschiedene Verfahren (RAST = **R**adio**a**llergen**s**orbent**t**est; EIA = **e**nzyme **i**mmuno **a**ssay) zur Verfügung. In einigen Ländern stehen auch RIA (**R**adio**i**mmuno**a**ssay) zum Nachweis spezifischer IgE-Antikörper gegen Muskelrelaxanzien zur Verfügung.

30.4 Therapie

Bei Verdacht auf eine anaphylaktoide Reaktion müssen folgende Maßnahmen ergriffen werden:
- sofort die Zufuhr der auslösenden Substanz stoppen
- venöse Zugänge legen und Volumen infundieren
- die Indikation zur eventuellen endotrachealen Intubation prüfen
- medikamentöse Therapie einleiten

Volumengabe

Da Elektrolytlösungen zum großen Teil (ca. 80%) innerhalb kurzer Zeit aus dem Intravasalraum ins Gewebe abdiffundieren (Kap. 9.2, S. 264), sind sie bei anaphylaktoid bedingter Kreislaufdepression schlecht zur Volumensubstitution geeignet. Volumenersatzmittel der Wahl ist HAES (z.B. HAES 200000/0,5; Kap. 9.3, S. 267, Ahnefeld et al. 1994). Volumen sollte großzügig gegeben werden, oft sind 2000–3000 ml innerhalb kurzer Zeit notwendig.

> Gelingt bereits initial eine großzügige Volumenzufuhr, ist eine medikamentöse Therapie oft nicht notwendig.

Medikamentöse Therapie

Für die medikamentöse Therapie anaphylaktoider Reaktionen haben sich nur wenige Medikamente bewährt:

Katecholamine

Adrenalin: Adrenalin (Kap. 23.2.1, S. 488) stimuliert die α- sowie die β_1-Rezeptoren und verursacht dadurch eine Vasokonstriktion sowie eine Steigerung des Herzminutenvolumens. Über eine Stimulation der β_2-Rezeptoren bewirkt Adrenalin zusätzlich eine Bronchodilatation. Ein großer Vorteil des Adrenalins ist darin zu sehen, dass es meist sofort verfügbar ist. Außerdem kann es sowohl intravenös als auch z.B. endotracheal, intraossär oder sublingual verabreicht werden (falls kein intravenöser Zugang verfügbar ist). Adrenalin ist indiziert, wenn eine stärker ausgeprägte Kreislaufdepression und/oder Bronchokonstriktion im Rahmen einer anaphylaktoiden Reaktion auftritt.

Für die intravenöse Therapie empfiehlt es sich, 1 mg Adrenalin auf 10 ml mit NaCl 0,9% zu verdünnen und beim Erwachsenen in 1-ml-Schritten (0,1 mg) im zeitlichen Intervall von ca. 1 Minute ggf. zu repetieren (Ahnefeld et al. 1994).

Normalerweise sollte eine Maximaldosis von 1 mg ausreichend sein (Ahnefeld et al. 1994). Liegt ein Kreislaufstillstand vor, muss sofort mit der kardiopulmonalen Reanimation begonnen werden (Teil H, S. 1215).

Für die endotracheale Gabe sollten zwei- bis dreifach höhere Boli verabreicht werden (Ahnefeld et al. 1994). Ist eine kontinuierliche Adrenalin-Zufuhr notwendig, wird eine Infusion von 0,1–0,3 µg/kg KG/min empfohlen.

Noradrenalin: Falls sich der Kreislauf nicht innerhalb von ca. 10 Minuten ausreichend mit Adrenalin oder Dopamin stabilisieren lässt, bietet sich vor allem das die α-Rezeptoren stimulierende Noradrenalin an. Beim Erwachsenen empfiehlt sich eine ggf. in 1-minütigem Abstand wiederholte Gabe von 0,05–0,1 mg (= 0,5–1 ml) einer verdünnten Lösung (1 mg auf 10 ml NaCl 0,9%, Ahnefeld et al. 1994). Die Maximaldosis wird mit ca. 1 mg pro 10 Minuten angegeben.

Dopamin: Liegen nur Kreislaufprobleme (und keine gleichzeitige Bronchospastik) vor, kann Dopamin evtl. mit Vorteil eingesetzt werden: Seine α-mimetische Wirkung gleicht dem Adrenalin, seine β$_1$- und β$_2$-mimetische Wirkung ist dagegen geringer. Als Anfangsdosierung werden 35–70 µg/kg KG/min empfohlen (Ahnefeld et al. 1994). Allerdings liegen bisher noch relativ wenige klinische Erfahrungen zum Dopamin bei der Therapie anaphylaktoider Reaktionen vor.

Antihistaminika

Die Domäne der Antihistaminika liegt in der Prophylaxe anaphylaktoider Reaktionen sowie in der Therapie kutaner Reaktionen. Es liegen inzwischen auch Berichte vor, nach denen eine akute anaphylaktoide Reaktion durch Gabe von H$_1$- und H$_2$-Antagonisten positiv beeinflusst werden kann. Diese Therapie scheint insbesondere dann gerechtfertigt, wenn die Gabe von Katecholaminen und Volumen nicht innerhalb kurzer Zeit zur Kreislaufstabilisierung führt. In diesem Fall kann eine anhaltende Histamin-Freisetzung vorliegen. Die Dosierung zur Therapie anaphylaktoider Reaktionen sollte ähnlich hoch (oder etwas höher) sein wie bei der oben beschriebenen prophylaktischen Gabe.

Glukokortikoide

Durch Glukokortikoide werden spezifische und unspezifische Wirkungen ausgelöst. Spezifisch wird die Produktion verschiedener Zellproteine beeinflusst. Diese spezifischen Zellantworten, die an eine veränderte Neusynthese von Proteinen gebunden sind, können frühestens nach 1–2 Stunden klinisch nachweisbar werden.

Unter unspezifischen Glukokortikoidwirkungen werden allgemein membranstabilisierende Wirkungen verstanden. Diese können bereits nach 10–30 Minuten klinisch nachweisbar sein.

Im Rahmen anaphylaktoider Reaktionen wird die Gabe von Glukokortikoiden vor allem bei kutanen und pulmonalen Problemen empfohlen. Im Rahmen langsam progredienter kutaner Reaktionen (Stadium I anaphylaktoider Reaktionen; Tab. 30.1) hat sich die Gabe von 50–125 mg Prednisolonäquivalent als sinnvoll erwiesen. Bei pulmonalen Reaktionen kann durch eine Kortikoid-Gabe die Wirkung der zusätzlich verab-

reichten β-Mimetika verstärkt werden. Im Stadium II reichen meist 50–150 mg Prednisolonäquivalent aus.

Kortikosteroide bieten sich auch zur Rezidivprophylaxe an. Beispielsweise kann es nach Kontrastmittelunverträglichkeiten oder nach einer anaphylaktoiden Reaktion (z.B. nach einem Insektenstich) zu einem biphasischen Symptomverlauf kommen. Hier erscheint eine Rezidivprophylaxe mit z.B. dreimal 40–125 mg Prednisolonäquivalent (über 24 Stunden) sinnvoll.

β$_2$-Mimetika

Zur Therapie pulmonaler Reaktionen bieten sich neben Adrenalin auch β$_2$-Mimetika (wie Terbutalin, Fenoterol, Salbutamol) als Dosieraerosol an. Sie sollten jedoch normalerweise höher dosiert werden als bei der Asthmatherapie. Salbutamol (Sultanol) kann auch intravenös in einer Initialdosis von 5 µg/kg KG und einer evtl. anschließenden kontinuierlichen Infusion von 0,1–0,5 µg/kg KG/min verabreicht werden.

Theophyllin

Theophyllin wirkt bronchodilatierend, da es die Adrenalin-Konzentration erhöht (Tobias et al. 1989). Außerdem verstärkt es die Adrenalin-Wirkung, da es die Phosphodiesterase und damit den Abbau von cAMP, dem »second messenger« der Katecholamine hemmt. Zusätzlich drosselt es die Mediatorfreisetzung. Dennoch hat Theophyllin bei der Therapie anaphylaktoider Reaktionen mit bronchopulmonaler Komponente einen engen Indikationsbereich. Theophyllin wirkt deutlich schwächer bronchodilatatorisch als β$_2$-Mimetika und sollte nur dann zum Einsatz kommen, wenn eine Resistenz gegen β$_2$-Mimetika und Glukokortikoide vorliegt. Beispielsweise kann während einer tiefen Halothan-Narkose durch zusätzliche Theophyllin-Gabe keine Erhöhung der endogenen Katecholamin-Konzentration und dadurch keine zusätzlich bronchodilatierende Wirkung erwartet werden (Tobias et al. 1989).

Die Dosierung für Theophyllin beträgt initial 5 mg/kg KG. Gegebenenfalls ist eine anschließende Dosierung von 0,5–1,0 mg/kg KG/h möglich (optimale Plasmakonzentration: 8 µg/ml; toxische Grenze: 20 µg/ml). Um Theophyllin parenteral verabreichen zu können, muss ein Lösungsvermittler zugesetzt werden. Aminophyllin stellt das Salz aus zwei Molekülen Theophyllin und einem Molekül Ethylendiamin dar.

In Tabelle 30.2 ist das therapeutische Vorgehen in Abhängigkeit von der Schwere der anaphylaktoiden Reaktion dargestellt.

30.5 Prophylaxe

Prämedikation

Da Angst und Stress anaphylaktoide Reaktionen auf Anästhetika begünstigen, ist auf eine entsprechende präoperative Aufklärung mit Abbau unnötiger Ängste sowie eine medikamentöse Prämedikation zu achten.

Medikamente mit geringem anaphylaktoidem Risiko

Eventuell bekannte Unverträglichkeiten sind zu erfragen. Sind anaphylaktoide Zwischenfälle anamnestisch bekannt, das auslösende Agens aber unklar, dann sollte diskutiert werden, ob ein Lokal- oder ein Regionalanästhesieverfahren mit einem Amid-Lokalanästhetikum möglich ist. Hierbei sind allergische Reaktionen extrem selten. Wird eine Allgemeinnarkose durchgeführt, sollten Medikamente mit geringem anaphylaktoidem Risiko verwendet werden. Hierzu zählen insbesondere:

- Inhalationsanästhetika
- Etomidat
- Propofol
- Ketamin
- Midazolam
- Sufentanil/Fentanyl/Alfentanil
- Bupivacain ohne Adrenalin
- Rocuronium, Vecuronium

Wichtig ist auch die langsame Injektion möglichst verdünnter Medikamentenlösungen.

H_1- und H_2-Rezeptorantagonisten

In prospektiven kontrollierten Studien an Patienten und Probanden konnte nachgewiesen werden, dass die Prämedikation mit H_1- und H_2-Rezeptorantagonisten sowohl gegen echte allergische als auch gegen pseudoallergische Reaktionen jeden Schweregrades sinnvoll ist.

Da Antihistaminika einen relativ langsamen Wirkungsbeginn aufweisen (sowie bei schneller Injektion selbst zu einer Histamin-Liberation führen können), empfiehlt sich deren Gabe als Kurzinfusion über mindestens 5 Minuten. Die Infusion sollte ca. 15 Minuten vor der Exposition gegenüber dem vermuteten Auslöser durchgeführt werden.

Dosierung

Als Prophylaxe wird der H_1-Blocker Dimetinden (Fenistil) in einer Dosierung von 0,1 mg/kg KG sowie der H_2-Blocker Cimetidin (Tagamet) in einer Dosierung von 5 mg/kg KG ca. 15 Minuten vorher empfohlen (1 Ampulle Tagamet = 200/400 mg = 2/4 ml, 1 Ampulle Fenistil = 4 ml = 4 mg). Zu dieser Kombination liegen die meisten positiven Studien vor. Auch zur Kombination Dimetinden (Fenistil) plus Ranitidin (Sostril: 1 mg/kg KG) oder zur Kombination Clemastin (Tavegil: 0,05 mg/kg KG) plus Cimetidin (Tagamet) liegen erste positive Ergebnisse vor. Es scheinen jedoch nicht alle H_1- und H_2-Antagonisten zur Prophylaxe geeignet zu sein.

Tab. 30.2 Therapeutisches Vorgehen bei anaphylaktoiden Reaktionen.

Stadium	Vorgehen
Stadium 0	keine Therapie
Stadium I	Therapie normalerweise nicht notwendig. Lediglich bei subjektiven Beschwerden kann eine H_1-/H_2-Blockade durchgeführt werden
Stadium II	Sauerstoffgabe, Volumengabe, H_1-/H_2-Blockade, eine pulmonale Komponente kann mit β_2-Mimetika gebessert werden. Wird ein fortschreitendes Geschehen vermutet, kann ein Glukokortikoid verabreicht werden
Stadium III	Volumengabe, Katecholamine, bei pulmonaler Komponente sollten β_2-Mimetika und Kortikosteroide verwendet werden, bei vermuteter Progredienz H_1-/H_2-Blockade
Stadium IV	Vorgehen nach den Richtlinien für die kardiopulmonale Reanimation

H_1-Antagonisten sind auch an anderen Rezeptortypen (z. B. muscarinartigen ACh-Rezeptoren, Serotonin-, Dopamin-Rezeptoren) wirksam. Dadurch lassen sich viele Nebenwirkungen der Antihistaminika, z. B. die evtl. Auslösung eines zentralen anticholinergen Syndroms und deren antiemetische Wirkung erklären.

Indikationen

Eine Prämedikation mit Antihistaminika scheint vor allem unter folgenden Bedingungen sinnvoll zu sein:

- bekannte Überempfindlichkeit gegen Medikamente und Röntgenkontrastmittel
- Risikofaktoren in der Anamnese, wie Atopie (Nahrungsmittelallergie)
- Implantation von Knochenzement (Palacos)

30.6 Literatur

Ahnefeld FW, Barth J, Dick W, Doenicke A, Fuchs T, Gervais H, Laubenthal H, Löllgen H, Lorenz W, Mehrkens HH, Meuret GH, Möllmann H, Piepenbrock S, Przybilla B, Ring J, Schmutzler W, Schultze-Werninghaus G, Schüttler J, Schuster HP, Sefrin P, Tryba M, Zander J, Zenz M. Akuttherapie anaphylaktoider Reaktionen. Anästhesist 1994; 43: 211–22.

Kisch H, Jacobs P, Thiel M. Anästhesiologische Besonderheiten bei Patienten mit Latexallergie. Anästhesist 1996; 45: 587–96.

Muggenthaler KH, Pfeiffer G, Fuchs B, Müller M, Kluger G, Riemer J. Schwerer Narkosezwischenfall bei einem Kind mit Spina bifida durch Latexsensibilisierung. Intensiv- und Notfallbehandlung 1997; 22: 25–6.

Obenhaus T. Intraoperative Anaphylaxie auf Latex während der Schwangerschaft. Anästhesist 1995; 44: 119–22.

Theissen JL, Zahn P, Theissen U, Brehler R. Allergische und pseudoallergische Reaktionen in der Anästhesie. Teil I: Pathogenese, Risikofaktoren, Substanzen. Anästhesiol Intensivmed Notfallmed Schmerzther 1995; 30: 3–12.

Tobias JD, Kubos KL, Hirshman CA. Aminophylline does not attenuate histamin-induced airway constriction during halothane anesthesia. Anesthesiology 1989; 71: 723–9.

Wangemann BU. Latexallergie am Beispiel einer Überempfindlichkeitsreaktion in Narkose. Notfallmedizin 1997; 23: 136–47.

Typische Narkoseprobleme

Postoperative Übelkeit und postoperatives Erbrechen

31.1 Allgemeine Bemerkungen

Geschichte

Zur Zeit der Äther- und Chloroformnarkose war eine lang anhaltende postoperative Übelkeit mit Brechreiz »fester Bestandteil« einer Narkose. Ca. 75–80% der Patienten litten meist lange darunter. Nachdem am 16. Oktober 1846 die erste Äthernarkose durchgeführt wurde, erschien bereits 1848 von John Snow die erste Beschreibung des Problems »Postoperative Übelkeit und postoperatives Erbrechen«. Als Therapie empfahl J. Snow Wein und Opium.

Typische Narkoseprobleme

Tab. 31.1 Häufige Ursachen für postoperative Übelkeit und/oder postoperatives Erbrechen.

Patientenbedingte Faktoren

- Geschlecht (weiblich : männlich = 3 : 1)
- Alter: Kleinkinder > Jugendlicher > Erwachsene > ältere Patienten > Säugling
- Adipositas
- Neigung zu Reisekrankheit
- Übelkeit und/oder Erbrechen nach vorausgegangenen Operationen
- Störungen der gastrointestinalen Motilität (auch z. B. bei Diabetes mellitus), Überdehnung des Magens
- erhöhte Ängstlichkeit

Anästhesiebedingte Faktoren

- Prämedikation mit Opioid
- Allgemeinnarkose > Regionalanästhesie
- Antagonisierung von Muskelrelaxanzien, Gabe von Physostigmin
- intraoperative Opioid-Gabe
- volatile Inhalationsanästhetika
- Lachgasgabe(?)
- stärkerer Blutdruckabfall, Hypoxie
- vagaler Reiz und Hypotension bei Regionalanästhesien
- Maskenbeatmung (vor allem durch weniger Erfahrene mit Überblähung des Magens)

Operationsbedingte Faktoren

- Operationsart:
  - z. B. Schieloperationen (zum Teil bis 80%)
  - Mittelohroperationen
  - abdominalchirurgische Eingriffe (z. B. Gallenblasenoperationen)
  - laparoskopische Eingriffe < Laparotomie
  - Adenotomie, Tonsillektomie
  - gynäkologische Eingriffe
- länger dauernde Operationen

Postoperative Faktoren

- postoperative Schmerzen
- Schmerztherapie (Opioid-Gabe)
- Reizung des (z. B. durch Opioide sensibilisierten) Gleichgewichtsorgans durch Transport, Umlagerung des Patienten

Bedeutung

Postoperative **Ü**belkeit, postoperatives **W**ürgen und **E**rbrechen (PÜWE, engl.: PONV = **p**ostoperative **n**ausea and **v**omiting) stellen auch in der modernen Anästhesie ein häufiges praktisches Problem dar. In der englischsprachigen Literatur wurde der Begriff »the big little problem« geprägt (Kapur 1991): Fast jeder vierte Patient hat Angst davor (Van Wijk u. Smalhout 1990) und ca. 20–30% der Patienten leiden postoperativ unter Übelkeit und Erbrechen (Übersicht bei Watcha u. White 1992). Ca. 93% der befragten Anästhesisten schätzen postoperative Übelkeit und postoperatives Erbrechen als ein relevantes Problem ein (Eberhart et al. 1998). Das Maximum dieser Probleme liegt meist in den ersten zwei postoperativen Stunden. Die Symptomatik klingt zumeist innerhalb von ca. 24 Stunden wieder ab.

Mögliche Folgen von postoperativer Übelkeit und postoperativem Erbrechen sind:

- Beeinträchtigung des Wohlbefindens
- Gefahr der Wunddehiszenz und Beeinträchtigung der Wundheilung z.B. nach abdominellen Operationen, Steigerung des Wundschmerzes bei Würgen und/oder Erbrechen
- Ösophagusverletzung (Mallory-Weiss-Syndrom, Boerhaave-Syndrom)
- bei beeinträchtigter Vigilanz besteht im Falle eines Erbrechens die Gefahr einer Aspiration
- Steigerung des intrakraniellen Drucks sowie des Augeninnendrucks bei Würgen und/oder Erbrechen
- verlängerter Aufenthalt im Aufwachraum, erhöhter Pflegeaufwand
- evtl. stationäre Aufnahme nach ambulant geplanten Operationen
- Entgleisung des Wasser- und Elektrolythaushaltes bei langfristigem Erbrechen
- verzögerte oder keine Resorption oral verabreichter Medikamente

Ursachen

Die Ursachen für postoperative Übelkeit und Erbrechen können vielfältig sein (Übersicht bei Andrews 1992; Korttila 1992; Watcha u. White 1992; Unkel u. Peters 1998). Ursächliche Faktoren können dem Patient, der Anästhesie, der Operation oder der postoperativen Phase zugeordnet werden (Tab. 31.1).

Patientenfaktoren

Frauen sind ca. dreimal häufiger betroffen als Männer. Dies scheint hormonell bedingt zu sein, denn die Inzidenz ist bei Frauen von der Phase des Menstruationszyklus abhängig. Außerdem ist vor der Pubertät sowie nach der Menopause kein geschlechtsspezifischer Unterschied in der Inzidenz von postoperativer Übelkeit und postoperativem Erbrechen nachweisbar. Bei Kindern und Jugendlichen ist die Inzidenz erhöht. Mögliche Ursachen sind die vermehrte Angst in dieser Altersgruppe und die Tatsache, dass häufig Tonsillektomien, Adenotomien, Schieloperationen sowie öfters eine Einleitung per inhalationem oder eine Maskennarkose durchgeführt werden. Bei Säuglingen und älteren Patienten dagegen ist die Häufigkeit von PÜWE erniedrigt. Ob bei einer Adipositas per se die Inzidenz erhöht ist, wird inzwischen angezweifelt. Möglicherweise ist die bei Adipositas oft beschriebene höhere Inzidenz durch Anästhesieprobleme (schwierige Maskenbeatmung mit Überblähung des Magens, Hypoxämie, Hyperkapnie oder durch eine Hypotension) bedingt. Auch ängstliche Patienten leiden häufiger an postoperativer Übelkeit. Ursächlich wurden u.a. eine erhöhte Katecholamin-Konzentration und ein vermehrtes Verschlucken von Luft mit Überblähung des Magens diskutiert.

Anästhesie-Faktoren

Eine Reihe von Medikamenten, die im Rahmen der Anästhesie eingesetzt werden (z.B. Opioide, s.u.), können Übelkeit und Brechreiz provozieren.

Lachgas: Inwieweit die Anwendung von Lachgas Übelkeit und Brechreiz begünstigt, wird kontrovers diskutiert. Da Lachgas auch in die lufthaltigen Därme diffundiert und dort zu einer Volumenzunahme des Gases (um bis zu 500 ml/h) führt, kann es aufgrund einer Überdehnung der Gedärme zu Übelkeit kommen. Außerdem kann sich der Druck im Mittelohr verändern, und das Innenohr kann gereizt werden. Es gibt jedoch auch Arbeiten, in denen die Inzidenz von postoperativer Übelkeit nach einer intravenösen Anästhesie (mit Lachgaszusatz) nicht höher war als nach einer totalen intravenösen Anästhesie (ohne Lachgaszusatz, Standl et al. 1996). Obwohl die Aufrechterhaltung der Narkose mit Propofol als besonders günstig gilt, gibt es auch Studien, in denen nach lachgasfreien Isofluran-/Sufentanyl-Narkosen vergleichbar selten Übelkeit und Brechreiz beobachtet wurde wie nach einer propofolgestützten totalen intravenösen Anästhesie (Krüper et al. 1997). In einer Metaanalyse, in der 27 Studien ausgewertet wurden, die lachgasfreie mit lachgassupplementierten Narkosen verglichen, zeigte sich, dass in 24 der 27 Studien durch Lachgaszugabe die Inzidenz von Übelkeit hoch signifikant höher war (insgesamt: $p < 0,0005$, Hartung 1996). Auch in anderen Metaanalysen wird eine ähnliche Aussage gemacht (Divatia et al. 1996; Tramèr et al. 1996).

Induktionshypnotika: Von den Induktionshypnotika weist Etomidat eine (ca. 3fach) höhere Inzidenz an Übelkeit und Brechreiz auf als Thiopental. Die günstigste Wirkung hat das Hypnotikum Propofol (ca. 1–3%; s.u.). Auch Ketanest scheint häufiger zu Übelkeit und Brechreiz zu führen. Ursächlich wird u.a. auch eine ketaminbedürftige Stimulation der Katecholamin-Sekretion diskutiert. Weitere Ursachen für postoperative Übelkeit sind Hypoxie und Hypotension.

Opioide: Das Vestibularsystem kann auch durch Opioide sensibilisiert werden. Zusätzlich führen Opioide über eine Gastroparese zu einer Magenüberdehnung. Außerdem können sie zu einer Stimulation der Chemorezeptortriggerzone führen. Patienten, die z.B. zu Reisekrankheit neigen bzw. nach früheren Operationen unter Übelkeit und Erbrechen litten, haben ein erhöhtes Risiko. Opioide weisen eine emetische Nebenwirkung auf; dies sollte jedoch auf keinen Fall dazu verleiten, postoperativ schmerzgeplagten Patienten ein Opioid vorzuenthalten. Es konnte gezeigt werden, dass bei Patienten, die postoperativ über Schmerzen und gleichzeitige Übelkeit klagten, durch Gabe eines Opioids in ca. 80% sowohl die Schmerzen als auch die Übelkeit erfolgreich therapiert werden konnten (Andersen u. Krogh 1976).

Anästhesieform: Nach einer Operation in Regionalanästhesie ist die Inzidenz von postoperativer Übelkeit und Brechreiz wesentlich geringer (meist < 10%) als nach einer Allgemeinanästhesie. Nach Spinalanästhesien ist sie höher (ca. 10%) als nach Periduralanästhesien oder peripheren Blockaden (ca. 4%). Ursache ist vermutlich die bei einer Spinalanästhesie häufiger auftretende Hypotension.

Operative Faktoren

Auch operative Manipulationen, insbesondere am Auge (vor allem bei Schieloperationen, bis 85%) oder am Gastrointestinaltrakt (bis 70%) können Übelkeit und Erbrechen auslösen. Auch nach Operationen am Mittelohr kommt es – vor allem aufgrund einer Stimulation des Gleichgewichtsorgans – häufig zu Übelkeit. Nach laparoskopischen Eingriffen ist die Inzidenz von postoperativer Übelkeit und postoperativem Erbrechen etwas geringer als nach einer Laparotomie.

Tritt postoperativ Übelkeit und/oder Erbrechen auf, ist dies zumeist multifaktoriell bedingt. Dadurch wird die Therapie deutlich erschwert.

Brechzentrum/Chemorezeptortriggerzone

Übelkeit und Erbrechen werden über das sog. Brechzentrum kontrolliert, das sich im Bereich der dorsolateralen Formatio reticularis befindet. Das Brechzentrum weist wichtige Verbindungen zum Gleichgewichtsorgan auf. Neurotransmitter in diesen Verbindungen scheint vor allem Acetylcholin (M_1-Rezeptoren) zu sein (Kap. 3.2.6, S. 41). Wichtig sind auch vagale Afferenzen aus dem Magen-Darm-Trakt, die ebenfalls das Brechzentrum aktivieren können. Neurotransmitter in diesen Bahnen ist ebenfalls das Acetylcholin. Das Brechzentrum hat auch eine enge neuronale Verbindung zur übergeordneten Chemorezeptortriggerzone der Area postrema. Diese reagiert auf chemische Stimuli wie Opioide, Chemotherapeutika, Digitalis-Präparate, Serotonin usw. und stimuliert über entsprechende Verbindung das Brechzentrum. Im Bereich der Chemorezeptortriggerzone wurden Bindungsstellen für mehr als

Typische Narkoseprobleme

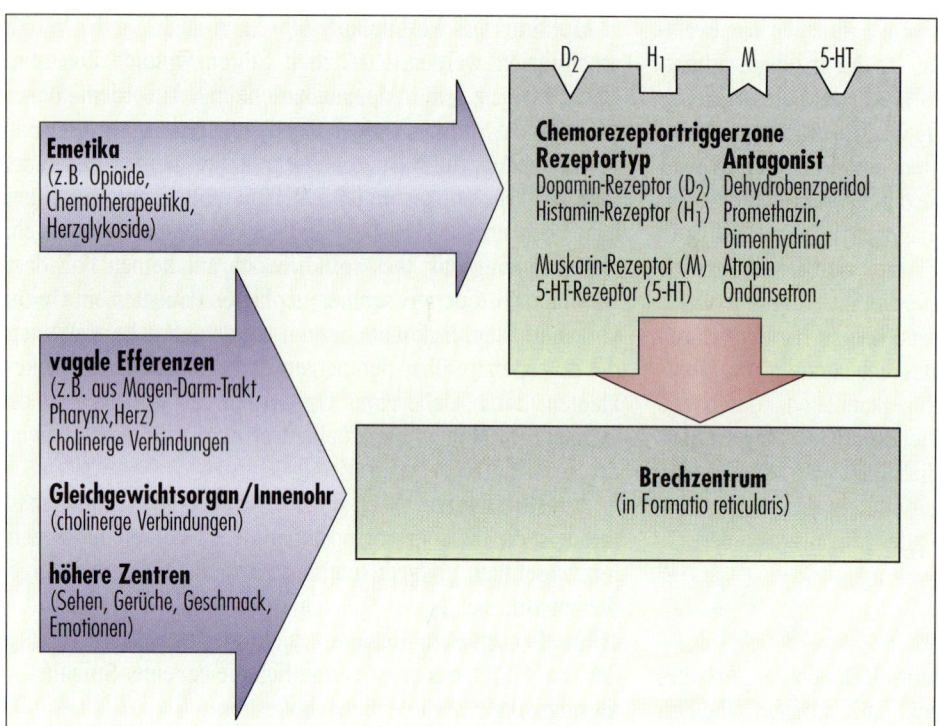

Abb. 31.1 Brechzentrum/Chemorezeptor-triggerzone.

40 verschiedene Substanzen nachgewiesen. Im Bereich der Chemorezeptortriggerzone gibt es keine effektive Blut-Hirn-Schranke, sodass im Blut vorhandene Emetika diese Hirnstruktur leicht stimulieren können. In der Chemorezeptortriggerzone findet vor allem eine dopaminerge Neurotransmission statt.

Die cholinerge und dopaminerge (D_2-Rezeptoren) Neurotransmission spielt also eine entscheidende Rolle bei der Beeinflussung des Brechzentrums. Außerdem sind noch zahlreiche serotoninerge (5-HT-Rezeptoren) und histaminerge (H_1-, H_2-Rezeptoren) Verschaltungen vorhanden (Abb. 31.1). Aus diesem Grund werden als Antiemetika zumeist Parasympathikolytika, Dopamin-Antagonisten, Antihistaminika oder Serotonin-Antagonisten verwendet.

31.2 Therapie durch Antiemetika

Eine routinemäßige prophylaktische Gabe von Antiemetika wird meist nicht befürwortet. Lediglich bei prädisponierenden Faktoren empfiehlt sich eine entsprechende Prophylaxe.

Antiemetika werden oft erst bei Bedarf verabreicht. Im Folgenden werden die wichtigsten Antiemetika diskutiert.

31.2.1 Parasympathikolytika

Anticholinergika, die antagonistisch an den muscarinergen Rezeptoren wirken (= Parasympathikolytika; Kap. 3.2.6,

S. 41) und die die Blut-Hirn-Schranke durchdringen können, besitzen im Prinzip antiemetische Eigenschaften. Sie scheinen vor allem wirkungsvoll bei Seekrankheit und Reisekrankheit zu sein, da die Verbindungen zwischen Gleichgewichtsorgan sowie Kleinhirn und Brechzentrum cholinerger Natur sind und diese blockiert werden.

Therapeutisch bietet sich insbesondere Scopolamin an, da es gut membrangängig ist und die Blut-Hirn-Schranke leicht durchdringt. Scopolamin kann z.B. in Form eines Scopolaminpflasters (Scopoderm-TTS-Pflaster) hinter dem Ohr appliziert werden. Zur Therapie von postoperativer Übelkeit und von Erbrechen hat sich das Scopolaminpflaster jedoch nicht bewährt (Eberhart et al. 1996).

Atropin kann ebenfalls die Blut-Hirn-Schranke überwinden, es ist jedoch weniger antiemetisch wirksam als Scopolamin. Auch wegen seiner kardiovaskulären Nebenwirkungen wird Atropin nicht primär zur Therapie von Übelkeit und Erbrechen eingesetzt. Glycopyrrolat ist hierzu nicht geeignet, da es die Blut-Hirn-Schranke nicht durchdringen kann.

31.2.2 Dopamin-Antagonisten

Die wichtigsten Dopamin-Antagonisten sind die Neuroleptika. Sie besitzen gute antiemetische Eigenschaften. Unter den Butyrophenonen sind insbesondere das Droperidol (und das Haloperidol) gut antiemetisch wirksam. An möglichen Nebenwirkungen können insbesondere extrapyramidale Bewegungsstörungen auftreten.

Droperidol (Dehydrobenzperidol)

Droperidol gehört zu den Butyrophenon-Neuroleptika. In mehreren Studien wurden bei Erwachsenen Droperidol-Dosen von 0,625–1,25 mg (ca. 10–20 µg/kg KG) empfohlen. Die antiemetische Dosis sollte 2,5 mg sicherlich nicht überschreiten. Bei ambulanten Patienten wird als Maximaldosierung oft 1,25 mg empfohlen. Höhere Dosen können zu stärkerer Sedierung, evtl. mit verlängertem Aufenthalt im Aufwachraum oder verzögerter Entlassung ambulant operierter Patienten führen. Droperidol kann extrapyramidalmotorische Störungen verursachen. Nach Droperidol-Gabe können auch vorübergehende Unruhezustände auftreten (Melnick et al. 1989; Foster et al. 1996). Eine routinemäßige Gabe zu jeder Narkose scheint nicht empfehlenswert.

Droperidol ist ein effektives Antiemetikum (Eberhart et al. 1999). 1,25 mg Droperidol wirken meist besser antiemetisch als Metoclopramid (Paspertin) oder Domperidon (Motilium). Droperidol scheint vergleichbar gut zu wirken wie die neuen und teuren Serotonin-Antagonisten (s.u.). Die antiemetische Wirkung von Droperidol kann viele Stunden anhalten. Bei prädisponierten Patienten empfiehlt sich dessen prophylaktische Gabe schon bei Narkosebeginn. Droperidol weist neben seiner antidopaminergen Komponente auch antagonistische Wirkungen an den Histamin- und Serotonin-Rezeptoren auf (Tab. 31.2). Bei Kindern scheinen Dosen < 50 µg/kg KG wenig effektiv zu sein. Zum Beispiel werden bei Schieloperationen ggf. 50–75 µg/kg KG empfohlen. Bei Kindern kann es häufiger zu Angstzuständen führen, sodass es von manchen Autoren in dieser Altersgruppe vermieden wird. Der bisher einzige Droperidol-Hersteller (Fa. Janssen-Cilag) will die Produktion allerdings einstellen.

Metoclopramid (Paspertin)

Metoclopramid gehört in die Gruppe der Benzamide (nicht der Neuroleptika). Metoclopramid entfaltet seine antiemetische Wirkung ebenfalls über seine dopaminantagonistische Wirkung. Typische Nebenwirkungen können extrapyramidale Bewegungsstörungen sein, vor allem bei Mädchen und jungen Frauen. Die Inzidenz wird bei Frauen mit ca. 1 : 5000 angegeben. Bei i.v. Gabe kann der Blutdruck ca. 20% abfallen, die Herzfrequenz kann signifikant ansteigen. Zusätzlich weist Metoclopramid periphere cholinerge Wirkungen auf. Es hat daher einen sog. prokinetischen Effekt im Bereich des oberen Gastrointestinaltrakts: Es beschleunigt die Magenentleerung, lässt den Pylorus erschlaffen, erhöht die Magenperistaltik und steigert den Druck im unteren Ösophagussphinkter. Meist werden bei Erwachsenen 0,15–0,3 mg/kg KG (10–20 mg) und bei Kindern 0,1–0,2 mg/kg KG empfohlen. Nachteilig ist die relativ kurze Wirkungsdauer. Die antiemetische Wirkung wird allerdings in vielen Studien schlechter als die von Droperidol beschrieben. Aufgrund seiner relativ geringen zentralnervösen Nebenwirkungen wird es jedoch häufig eingesetzt.

Domperidon (Motilium)

Domperidon gehört in die Gruppe der Butyrophenon-Neuroleptika. Domperidon ist in seinen Wirkungen und Nebenwirkungen vergleichbar dem Metoclopramid. Zumeist werden beim Erwachsenen (10–)20 mg oral empfohlen. In neueren Studien wurden allerdings keine guten antiemetischen Wirkungen nachgewiesen.

Haloperidol (Haldol)

Haloperidol wird insbesondere zur Therapie von Übelkeit und Brechreiz in der Tumorschmerztherapie eingesetzt (z.B. 3 × 0,5 mg = 3 × 5 Tropfen), nur selten wird es zur Therapie postoperativer Übelkeit angewandt.

31.2.3 Antihistaminika

Einige Antihistaminika (H_1- und H_2-Antagonisten) haben gute antiemetische Wirkungen. Dies ist dadurch bedingt, dass Antihistaminika nicht selektiv an den H_1- bzw. H_2-Rezeptoren, sondern auch an muscarinartigen cholinergen und dopaminergen Rezeptoren antagonistisch wirken (Tab. 31.2). Zum Einsatz kommt häufiger das Antihistaminikum Dimenhydrinat (Vomex). Dimenhydrinat stellt bei Kindern meist das Antiemetikum der Wahl dar. Für Säuglinge mit 6–15 kg KG werden 1–2 × 40 mg/d, für Kleinkinder mit 15–25 kg KG werden 1–2 × 70 mg/d und für Kinder > 25 kg KG werden bis 3 × 70 mg/d rektal empfohlen (ca. 2–5 mg/kg KG). Postoperativ können auch ca. 0,5–1,0 mg/kg KG Dimenhydrinat intrave-

Tab. 31.2 Angriffspunkte wichtiger Antiemetika.

	Dehydrobenz-peridol	Metoclopramid	Dimenhydrinat	Haloperidol	Promethazin	Scopolamin	Ondansetron u.a. Serotonin-Antagonisten
antidopaminerg	++++	+++	+	++++	++	+	–
antimuscarinerg	–	–	++	–	++	++++	–
antihistaminerg	+	+	++++	+	++++	+	–
antiserotoninerg	+	++	–	–	–	–	++++

nös verabreicht werden (1 Amp. = 2 ml = 100 mg Vomex). Dimenhydrinat hat sich z. B. auch nach Schieloperationen bei Kindern als sehr effektiv erwiesen (Vener et al. 1996).

Antihistaminika können über ihre Wirkung an den muscarinartigen Acetylcholin-Rezeptoren anticholinerge Nebenwirkungen wie trockenen Mund, Harnverhalt und Schläfrigkeit verursachen (Kap. 3.2.6, S. 41).

31.2.4 Serotonin-Antagonisten

Ondansetron (Zofran) ist der Prototyp der Serotonin-Antagonisten. Es stellt einen selektiven Serotonin-Antagonisten (**5-H**ydroxy**t**ryptamin-Antagonisten; 5-HT-Antagonisten) dar. Bei den 5-HT-Rezeptoren können 4 Subtypen unterschieden werden, wobei insbesondere der $5-HT_3$-Rezeptortyp Übelkeit und Brechreiz vermittelt. Ondansetron wurde ursprünglich mit großem Erfolg zur Therapie von Übelkeit und Brechreiz im Rahmen von Chemotherapien (und Bestrahlungen) eingesetzt, denn hierbei werden aus (den enterochromaffinen Zellen) der Darmschleimhaut größere Mengen an Serotonin freigesetzt. Ondansetron wirkt nicht nur auf die $5-HT_3$-Rezeptoren, sondern scheint auch an den anderen 5-HT-Rezeptoren anzugreifen. In den letzten Jahren wurde versucht, Ondansetron auch in die Anästhesie einzuführen. Ondansetron wird hierbei zumeist in einer Dosierung von 4 oder 8 mg empfohlen. Bei jeweils 3% der Patienten ist mit Kopfschmerzen bzw. einem Anstieg der Leberwerte durch Ondansetron zu rechnen (Tramèr et al. 1997). Sonstige relevante Nebenwirkungen sind selten. Die prophylaktische Gabe von Ondansetron war perioperativ in mehreren Studien allerdings nicht besser antiemetisch wirksam als Droperidol (Sniadach u. Alberts 1997; Eberhart et al. 1999). Nach einer neuen Metaanalyse könnten Ondansetron und der neuere 5-HT-Antagonist Granisetron zwar effektiver sein als Droperidol, der Unterschied scheint jedoch nicht klinisch relevant zu sein (Eberhart et al. 2001). Bei der Auswertung von 53 Studien zur Therapie von postoperativer Übelkeit und postoperativem Erbrechen mit Ondansetron zeigte sich, dass lediglich bei 20% der Patienten, die Ondansetron (8 mg i.v.) erhielten, postoperatives Erbrechen verhindert werden konnte. Die Erfolgsquote bei der Behandlung von Übelkeit ist noch geringer.

> Der routinemäßige Einsatz von 5-HT-Antagonisten statt Droperidol als Prophylaxe bei prädisponierten Patienten kann momentan nicht empfohlen werden (Eberhart et al. 2001).

Für Ondansetron ist ein Ceiling-Effekt beschrieben. Eine Dosissteigerung über 4–8 mg scheint daher nicht sinnvoll zu sein. Für Kinder wird eine Dosierung von 0,1 mg/kg KG empfohlen.

5-HT_3-Antagonisten scheinen vor allem dann wirksam zu sein, wenn Übelkeit und Erbrechen durch eine Freisetzung von Serotonin bedingt sind. Typische Ursachen hierfür sind Dehnung und mechanische Reizung der Magen- und Darmwand sowie peritoneale Reize, z. B. bei laparoskopischen Eingriffen. Hierdurch kann 5-HT aus (enterochromaffinen) Zellen der Mukosa des oberen Gastrointestinaltrakts freigesetzt werden.

Bei Übelkeit und/oder Erbrechen aufgrund vagaler Reize, einer Opioid-Gabe oder einer Stimulation des Gleichgewichtsorgans sind Serotonin-Antagonisten wenig wirksam, da $5-HT_3$-Antagonisten nicht antidopaminerg, antihistaminerg und nicht parasympathikolytisch wirken.

Beim Einsatz von 4–8 mg Ondansetron sind die beträchtlichen Therapiekosten von ca. 15,00–22,00 € pro Patient zu beachten. Bei vergleichbarer Effektivität betragen die Kosten für 10 mg Metoclopramid bzw. 2,5 mg Droperidol ca. 0,50 € bzw. 2,00 €.

Neben Ondansetron (Zofran) stehen inzwischen an anderen $5-HT_3$-Antagonisten noch Dolasetron (Anemet; Dosierung 12,5 mg i.v. am Ende der Anästhesie bzw. bei Bedarf; evtl. auch eine Filmtablette à 50 mg 1–2 Stunden präoperativ) und Tropisetron (Navoban; Dosierung 0,1–0,2 mg/kg KG bis maximal 2 mg; Hennes 1997; Dillier et al. 2000), Granisetron (Kevatril; Dosierung 3 mg i.v.) zur Verfügung (Übersicht bei Alon u. Biro 1996). Lediglich Zofran und Anemet sind zur Therapie der postoperativen Übelkeit bisher zugelassen. Die anderen Serotonin-Antagonisten sind nur zur Therapie von Übelkeit und Brechreiz im Rahmen der Chemotherapie zugelassen. Bei Dolasetron reicht eine einmalige orale oder intravenöse Gabe pro Tag. Höhere Dosen als 12,5 mg i.v. sind von Dolasetron nicht zu empfehlen, weil dadurch die Wirkung nicht verstärkt werden kann (Kovac et al. 1997). Da 5-HT-Antagonisten nicht an den histaminergen, dopaminergen oder muscarinergen Rezeptoren wirken (Tab. 31.2), sind keine wesentlichen Nebenwirkungen zu erwarten.

31.2.5 Sonstige Antiemetika

Propofol: Wird das Hypnotikum Propofol im Rahmen einer (totalen) intravenösen Anästhesie verwendet, treten postoperativ relativ selten Übelkeit und Erbrechen auf (Kap. 5.2.3, S. 121, Standl et al. 1996). Propofol scheint eigene antiemetische Eigenschaften zu besitzen. Es konnte gezeigt werden, dass durch die Gabe einer subhypnotischen Dosis von Propofol (10 mg) Übelkeit und Brechreiz zumeist gelindert werden können. Allerdings dauert diese antiemetische Wirkung nicht lange. Eine postoperative Propofol-Infusion in subhypnotischen Dosen (0,1 ml/kg KG/h) scheint jedoch nicht Erfolg versprechend (Montgomery et al. 1996).

Glukokortikoide: Auch durch die intravenöse Gabe von Glukokortikoiden (meist 8 oder 10 mg Dexamethason beim

Erwachsenen bzw. 1–1,5 mg/kg KG bei Kindern) kann eine antiemetische Wirkung erzielt werden (Henzi et al. 2000). Der genaue antiemetische Wirkungsmechanismus ist unbekannt.

Entsprechend einer aktuellen Umfrage sprachen sich 70% der Anästhesisten für eine antiemetische Prophylaxe bei Patienten mit Neigung zu postoperativer Übelkeit und postoperativem Erbrechen aus. 78% der Befragten plädierten bei diesen Patienten für Propofol zur Narkoseeinleitung und 44% für Propofol zur Aufrechterhaltung der Narkose. Ca. 10% würden auf Lachgas verzichten (Eberhart et al. 1998).

31.3 Literatur

Alon E, Biro P. Prophylaxe und Behandlung von postoperativer Übelkeit und Erbrechen mit 5-HT$_3$-Rezeptorenblockern. Anästhesiol Intensivmed Notfallmed Schmerzther 1996; 31: 200–4.

Andersen R, Krogh K. Pain as a major cause of postoperative nausea. Can J Anaesth Soc J 1976; 23: 366–9.

Andrews PLR. Physiology of nausea and vomiting. Br J Anaesth 1992; 69 (Suppl 1): 2–19.

Dillier CM, Weiss M, Gerber AC. Tropisetron zur Prophylaxe von postoperativem Erbrechen bei Kindern. Anaesthesist 2000; 49: 275–8.

Divatia JV, Vaidya JS, Badwe RA, Hawaldar RW. Omission of nitrous oxide during anesthesia reduces the incidence of postoperative nausea and vomiting. Anesthesiology 1996; 85: 1055–62.

Eberhart LHJ, Holzrichter P, Roscher R. Transdermales Scopolamin zur Prophylaxe von Übelkeit und Erbrechen in der postoperativen Phase. Anaesthesist 1996; 45: 259–67.

Eberhart LHJ, Morin AM, Felbinger TW, Falkner Y, Georgieff M, Seeling W. Ergebnisse einer Umfrage unter Anästhesisten zum Thema Übelkeit und Erbrechen in der postoperativen Phase. Anästhesiol Intensivmed Notfallmed Schmerzther 1998; 33: 545–51.

Eberhart LHJ, Lindenthal M, Seeling W, Gäckle H, Georgieff M. Dolasetron, Droperidol und die Kombination beider Substanzen zur Prophylaxe von Übelkeit und Erbrechen nach extrakapsulären Kataraktextraktionen in Allgemeinanästhesie. Anästhesiol Intensivmed Notfallmed Schmerzther 1999; 34: 345–9.

Eberhart LHJ, Morin AM, Seeling W, Bothner U, Georgieff M. Metaanalyse kontrollierter randomisierter Studien zum Einsatz von Droperidol zur Prophylaxe von Übelkeit und Erbrechen in der postoperativen Phase. Anästhesiol Intensivmed Notfallmed Schmerzther 1999; 34: 528–36.

Eberhart LHJ, Morin AM, Bothner U, Georgieff M. Droperidol im Vergleich zu 5-HT$_3$-Antagonisten zur Prophylaxe von Übelkeit und Erbrechen in der postoperativen Phase. Anästh Intensivmed 2001; 42: 58–69.

Foster PN, Stickle BR, Laurence AS. Akathisia following low-dose droperidol for antiemesis in day-case patients. Anaesthesia 1996; 51: 491–4.

Hartung J. Twenty-four of twenty-seven studies show greater incidence of emesis associated with nitrous oxide than with alternative anesthetics. Anesth Analg 1996; 83: 114–6.

Hennes HJ. Prophylaxe und Behandlung der postoperativen Übelkeit und des postoperativen Erbrechens mit Tropisetron. Anästhesiol Intensivmed Notfallmed Schmerzther 1997; 32: 628–31.

Henzi I, Walder B, Tramèr MR. Dexamethasone for the prevention of postoperative nausea and vomiting: a quantitative systematic review. Anesth Analg 2000; 90: 186–9.

Kapur PA. The big »little problem«. Anesth Analg 1991; 74: 243–5.

Korttila K. The study of postoperative nausea and vomiting. Br J Anaesth 1992; 69 (Suppl 1): 20–3.

Kovac AL, Scuderi PE, Boerner TF, Chelly JF, et al. Treatment of postoperative nausea and vomiting with single intravenous doses of dolasetron mesylate: a multicenter trial. Anesth Analg 1997; 85: 546–52.

Krüper S, Patzke M, Mohr OE, Jantzen JP. Übelkeit und Erbrechen nach gynäkologischen Laparoskopien: Propofol/Sufentanil versus Thiopental/Isofluran/Sufentanil. Anästhesiol Intensivmed 1997; 38: 292–5.

Melnick B, Sawyer R, Karambelkar D, Phitayakorn P, Lim Uy NT, Patel R. Delayed side effects of droperidol after ambulatory general anesthesia. Anesth Analg 1989; 69: 748–51.

Montgomery JE, Sutherland CJ, Kestin IG, Sneyd JR. Infusions of subhypnotic doses of propofol for the prevention of postoperative nausea and vomiting. Anaesthesia 1996; 51: 554–7.

Sniadach MS, Alberts MS. A comparison of the prophylactic antiemetic effect of ondansetron and droperidol on patients undergoing gynecological laparoscopy. Anesth Analg 1997; 85: 797–800.

Standl T, Wilhelm S, von Knobelsdorff G, Schulte am Esch J. Propofol reduces emesis after sufentanil supplemented anaesthesia in paediatric squint surgery. Acta Anaesthesiol Scand 1996; 40: 729–33.

Tramèr MR, Moore A, McQuay H. Omitting nitrous oxide in general anaesthesia: meta-analysis of intraoperative awareness and postoperative emesis in randomized controlled trials. Br J Anaesth 1996; 76: 186–93.

Tramèr MR, Reynolds JM, Moore RA, McQuay HJ. Efficacy, dose-response, and safety of ondansetron in prevention of postoperative nausea and vomiting. A quantitative systematic review of randomized placebo-controlled trials. Anesthesiology 1997; 87: 1277–89.

Unkel W, Peters J. Postoperative Nausea und Emesis: Mechanismen und Behandlung. Anästhesiol Intensivmed Notfallmed Schmerzther 1998; 333: 533–44.

Van Wijk MG, Smalhout B. A postoperative analysis of the patient's view of anaesthesia in a Netherlands' teaching hospital. Anaesthesia 1990; 45: 679–82.

Vener DF, Carr AS, Sikich N, Bissonnette B, Lerman J. Dimenhydrinate decreases vomiting after strabismus surgery in children. Anesth Anal 1996; 82: 728–31.

Watcha MF, White PF. Postoperative nausea and vomiting. Its etiology, treatment, and prevention. Review Article. Anesthesiology 1992; 77: 168–84.

Weiterführende Literatur, Übersichtsarbeiten

Apfel CC, Roewer N. Einflussfaktoren von Übelkeit und Erbrechen nach Narkosen. Anaesthesist 2000; 49: 629–42.

Koller Ch, Jakob W, Hörauf K. Postoperatives Erbrechen. Pathophysiologie, Inzidenz und Prophylaxe. Anästh Intensivmed 1994; 35: 137–43.

Mayr A, Kerger H. Anatomische und pathophysiologische Grundlagen der postoperativen Übelkeit und des postoperativen Erbrechens. Anästhesiol Intensivmed 1999; 40: 202–6.

Typische Narkoseprobleme

Maligne Hyperthermie

Typische Narkoseprobleme

32.1 Allgemeine Bemerkungen

Bei der **M**alignen **H**yperthermie (MH) handelt es sich um eine sehr seltene, aber gefürchtete Narkosekomplikation. In Einzelfällen kann eine MH auch unabhängig von einer Narkose auftreten (Olthoff u. Vonderlind 1997).

Ursachen

Die Ursache der MH liegt in einer noch nicht ganz geklärten plötzlichen Störung der Skelettmuskulatur. Möglicherweise führen bestimmte (Trigger-)Faktoren (s.u.) dazu, dass die Membranen des sarkoplasmatischen Retikulums die Fähigkeit verlieren, die transmembranösen Calciumionenströme richtig zu kontrollieren. Es strömen dann Calciumionen vermehrt entlang des Konzentrationsgefälles aus den intrazellulären Speichern ins Myoplasma. Das freigesetzte Calcium verursacht eine Muskelkontraktion durch Interaktion der kontraktilen Proteine Aktin und Myosin. Die Calciumfreisetzung aus dem sarkoplasmatischen Retikulum erfolgt nach einer Stimulation der sog. Ryanodin-Rezeptoren. Bei Patienten mit einer Neigung zur MH kann die Stimulation der Ryanodin-Rezeptoren u.U. zu einer vermehrten Calciumfreisetzung mit stärkerer und länger dauernder Muskelkontraktur führen. Bei vielen MH-gefährdeten Patienten konnte eine Punktmutation im Ryanodinrezeptorgen des Chromosoms 19 nachgewiesen werden.

Ionenpumpen im Bereich von sarkoplasmatischem Retikulum, Mitochondrien und Sarkolemm pumpen anschließend die Calciumionen wieder aus dem Myoplasma in die intrazellulären Speicher zurück. Durch die unter bestimmten Umständen plötzlich ausgelöste Störung der intrazellulären Calciumhomöostase der Muskulatur kommt es zu Muskelrigidität und exzessiver Stoffwechselsteigerung in der Muskulatur: Sauerstoffverbrauch und CO_2-Produktion steigen stark an, und es entwickelt sich sehr viel Wärme. Schließlich droht eine Rhabdomyolyse mit Konzentrationsanstieg von Kalium, Myoglobin und **K**reatin**k**inase (CK) im Blut.

Genetische Disposition

Der MH liegt eine autosomal dominant vererbbare Erkrankung zugrunde (Denborough et al. 1962). Die Familienanamnese ist daher sehr wichtig. Es liegen jedoch eine variable Penetranz und Expressivität vor. Wenn in einer Familie eine MH auftrat, dann ist eine entsprechende Diagnostik auch bei den blutsverwandten Familienmitgliedern anzustreben. Für Europa wird die Prävalenz der MH-Veranlagung allgemein mit 1:10000 bis 1:20000 angegeben. Für Deutschland wird zur Zeit von einer Mindestprävalenz von ca. 1:60000 ausgegangen (Hartung et al. 1998). Die Verbreitung der MH ist in Deutschland gleichmäßig und flächendeckend (Hartung et al. 1998). Bei Kindern unter 2 Jahren und bei alten Patienten ist die MH sehr selten.

Bei ca. 30–50% der Patienten mit einer Disposition zur MH (s.u.) können unspezifische pathologische Veränderungen in der Muskulatur gefunden werden. Spezifische Myopathien, die mit einer Disposition zur MH einhergehen, sind z.B. die Muskeldystrophie vom Typ Duchenne und die Central-Core-Disease (CCD, Wappler et al. 1998, Kap. 57.3.1, S. 811). Auch für die Myotonia congenita (Thomson-Syndrom), die Osteogenesis imperfecta und das King-Denborough-Syndrom (seltene Erkrankung mit Kleinwuchs und Skelettdeformitäten) wurde eine enge Assoziation mit der MH beschrieben.

Mögliche auslösende Faktoren

Als auslösende Medikamente für eine MH-Krise sind in erster Linie Inhalationsanästhetika vom Typ der halogenierten Kohlenwasserstoffe (Halothan, Enfluran, Isofluran, Sevofluran, Desfluran) sowie depolarisierende Muskelrelaxanzien (Succinylcholin) zu nennen (Tab. 32.1). Im Tiermodell lässt sich eine MH auch relativ leicht durch Stress auslösen. Vermutlich stellt Stress auch beim Menschen einen möglichen – wenn auch unwahrscheinlichen – Triggerfaktor dar. Am häufigsten traten MH-Krisen unter Halothan (Britt u. Kalow 1970) oder der Kombination von Halothan mit Succinylcholin auf (Mauritz et al. 1986). Es muss aber nicht jeder Kontakt mit einer Triggersubstanz bei prädisponierten Patienten eine MH auslösen (Striebel et al. 1991).

32.2 Klinik

Frühsymptom einer akuten MH-Krise ist sehr häufig eine unzureichende oder fehlende Erschlaffung der Muskulatur nach Gabe von Succinylcholin, die sich vor allem als Masseterspasmus und allgemeine Muskelrigidität äußert. Die Inzidenz an Masseterspasmen scheint insbesondere bei Kindern mit Strabismus relativ hoch zu sein (Carroll 1987). Nach Auftreten eines succinylcholinbedingten Masseterspasmus sollte die Narkose triggerfrei weitergeführt oder – vor allem bei längeren Operationen – abgebrochen werden. Stets ist danach eine engmaschige Überwachung des Patienten notwendig.

Auch der plötzliche CO_2-Anstieg bei relaxierten Patienten ist eines der ersten Symptome des MH-bedingten Hypermetabolismus. Bei nicht relaxierten Patienten kann initial eine

Tab. 32.1 Maligne Hyperthermie: Mögliche auslösende Ursachen.

Mögliche auslösende Faktoren für eine MH
■ verdampfbare Inhalationsanästhetika (Äther, Halothan, Enfluran, Isofluran, Sevofluran, Desfluran)
■ Succinylcholin
■ (Stress)

Tab. 32.2 Maligne Hyperthermie: Wichtige Symptome.

Diagnostik bei Verdacht auf MH
■ Muskelrigidität nach Gabe von Succinyldicholin
■ Steigerung der Spontanatmung beim nicht relaxierten Patienten
■ Tachykardie und Rhythmusstörungen
■ Anstieg des pCO_2
■ schnelle Verfärbung des Absorberkalkes
■ Zyanose, Hypoxie
■ Azidose: exzessive CO_2-Produktion mit respiratorischer Azidose, außerdem metabolische Azidose durch anaerobe Glykolyse und Laktatbildung
■ Hyperkaliämie
■ Fieber (bis über 42 °C) als Spätsymptom
■ Oligurie, Myoglobinurie
■ CK-Anstieg

Zunahme von spontanem Atemzugvolumen und Atemfrequenz auffallen (Tab. 32.2). Mit der kontinuierlichen Registrierung des endexspiratorischen CO_2-Partialdrucks ist daher eine Frühdiagnose der MH möglich (Baudendistel et al. 1984; Verburg et al. 1984; Meier-Hellmann et al. 1990; Schultze-Florey et al. 1998). Bei einer MH-Krise treten in einem hohen Prozentsatz (ca. 80%) frühzeitig kardiale Symptome auf (Mauritz et al. 1986). Verdächtig sind auch eine starke Erwärmung und Verfärbung des CO_2-Absorbers sowie Hypoxie und (fleckige) Zyanose. Spätestens nach Auftreten dieser Symptome sollte die Verdachtsdiagnose MH gestellt und die Therapie eingeleitet werden. Später können auch rapider Temperaturanstieg, Hyperkaliämie, instabile Blutdruckverhältnisse, Rhabdomyolyse mit Myoglobinämie und Myoglobinurie und starker Anstieg der Kreatinkinase (CK) im Plasma auftreten. Eine Rhabdomyolyse (Zerfall von Muskelzellen) kann zu massiver Kaliumfreisetzung mit deutlicher Hyperkaliämie und kaum zu behandelndem Herzstillstand führen (Breucking et al. 2000). Werden Diagnose und Therapie einer MH verschleppt, dann drohen auch Verbrauchskoagulopathie, schweres Hirnödem mit weiten, reaktionslosen Pupillen sowie Herz-Kreislauf- und Nierenversagen. Normalerweise muss nach einer MH-Krise mit einem Anstieg des CK-Wertes auf mehrere tausend U/l gerechnet werden.

Die Blutgasanalyse ergibt eine respiratorische und metabolische Azidose mit einem pCO_2 von meist mehr als 8 kPa und einem BE von mehr als −10 mmol/l. Die Hyperthermie ist Folge der Stoffwechselentgleisung und damit Spätsymptom der MH.

> Eine MH muss nicht immer fulminant verlaufen (nur in ca. 6,5% der Fälle). Wesentlich häufiger scheinen moderate oder abortive Verlaufsformen.

32.3 Therapie

Sofortmaßnahmen

Zur Therapie einer akuten MH-Krise müssen als Sofortmaßnahmen zuerst die Zufuhr der Triggersubstanzen beendet und das Atemminutenvolumen auf das ca. Drei- bis Vierfache erhöht werden. Es ist reiner Sauerstoff mit einem maximal hohen Frischgasfluss (15 l/min) zu verabreichen. Durch den maximal hohen Frischgasfluss soll der Anteil des zurückgeatmeten Beatmungsgases minimiert werden (Rückatmungsvolumen = Atemminutenvolumen − Frischgasvolumen; Kap. 4.5.1, S. 64). Würde bei dem Patienten z.B. ein initiales Atemminutenvolumen von 7 l/min um den Faktor 4 auf 28 l/min erhöht und würden weiterhin – wie während einer Narkose im high-flow normalerweise üblich – lediglich 3 Liter pro Minute Frischgas verabreicht, dann würde der Patient 25 l/min zurückatmen. Bei Erhöhung des Frischgasflusses auf den Maximalwert von 15 Litern kann die Rückatmung immerhin auf ca. 13 l/min vermindert werden.

Anzustreben sind normale arterielle CO_2- und O_2-Partialdrücke.

Dantrolen

Die einzige sinnvolle medikamentöse Therapie besteht in der Gabe von Dantrolen. Damit kann eine MH zuverlässig beherrscht werden (Schulte-Sasse 2000). Dantrolen muss daher in jeder Institution, in der Anästhesien durchgeführt werden, vorrätig sein (> 10 mg/kg KG). Dies gilt auch z.B. für ambulante Anästhesiepraxen (Mückshoff et al. 2000). Dantrolen wurde 1967 ursprünglich als Antibiotikum synthetisiert. Bereits 1975 wurde es zur Therapie der MH empfohlen (Harrison 1975). Eine MH galt vor Einführung von Dantrolen in den USA als die häufigste Todesursache durch die Anästhesie. Die Letalität der MH betrug damals ca. 60%. 1986 wurde noch eine Letalität von 17% angegeben (Mauritz et al. 1986), inzwischen wird von einer Letalität von ca. 8–10% ausgegangen.

Dantrolen sollte initial in einer Dosierung von ca. 2,5 mg/kg KG als Schnellinfusion verabreicht werden (Tab. 32.3). Dies sind beim 70 kg schweren Erwachsenen 175 mg, entsprechen 9 Injektionsflaschen à 20 mg. Gegebenenfalls kann die initiale Dantrolen-Schnellinfusion bis zu einer Tagesgesamtdosis von 10(–20) mg/kg KG gesteigert werden. Mit einem Therapieerfolg durch Dantrolen kann innerhalb von ca. 30 Minuten gerechnet werden. Nach Abklingen einer akuten MH-Krise sollte über 48–72 Stunden noch 1 mg/kg KG Dantrolen alle 6 Stunden verabreicht werden. Tritt ein Rezidiv auf, ist eine erneute Schnellinfusion wie bei der Initialtherapie notwendig. Erst bei eindeutiger Wirkung der Therapie kann die Dantrolen-Infusion verlangsamt werden.

Typische Narkoseprobleme

Dantrolen liegt als Trockenpulver in 20-mg-Ampullen vor, die jeweils mit 60 ml Aqua aufgelöst werden müssen. Das Aufschütteln der Lösung ist recht zeitintensiv, sodass weitere Helfer notwendig sind, um fertige Dantrolen-Infusionslösung möglichst schnell verfügbar zu haben. Da Dantrolen Thrombophlebitiden verursachen kann, sollte es – sofern vorhanden – über einen zentralen Venenkatheter verabreicht werden. Sonst ist es über eine periphervenöse Kanüle zu verabreichen.

Dantrolen wirkt wahrscheinlich auf die beeinträchtigten Calciumkanäle der Muskelzellen. Es senkt die intrazelluläre Ca^{++}-Freisetzung und die intrazelluläre Ca^{++}-Akkumulation und unterbricht dadurch die MH-bedingte Muskelkontraktur und den gesteigerten Metabolismus der Muskelzellen. Der genaue Wirkungsmechanismus des Dantrolen ist allerdings noch nicht ganz aufgeklärt.

Weitere Maßnahmen

Von nachgeordneter Wichtigkeit sind bei der MH-Therapie Maßnahmen wie Kühlung des Patienten und Austausch von Narkosegerät, Beatmungsschläuchen und CO_2-Absorbern gegen Gerätschaften, die sicher frei von volatilem Inhalationsanästhetikum sind (Tab. 32.3).

Für eine eventuelle Blindpufferung der kombinierten respiratorisch-metabolischen Azidose werden ca. 1,5 mmol/kg KG Natriumbikarbonat empfohlen. Weitere Bikarbonat-Gaben sollten dann nach aktuellen Blutgasanalysen erfolgen. Es ist

Tab. 32.3 Therapie der malignen Hyperthermie.

Sofortmaßnahmen
■ entscheidend ist eine frühzeitige Diagnosestellung
■ weitere Zufuhr auslösender Faktoren sofort unterbrechen (volatiles Inhalationsanästhetikum, Succinylcholin)
■ 100% Sauerstoff und maximalen Frischgasflow für Sauerstoff (15 l/min)
■ Erhöhung des Atemminutenvolumens um den Faktor 3–4
■ Dantrolen als Schnellinfusion i.v.: 2,5 mg/kg KG i.v. ggf. bis zu Gesamtdosis von 10(–20) mg/kg KG pro Tag i.v. Erst bei eindeutigem Therapieerfolg Infusionsgeschwindigkeit reduzieren. Nach MH-Krise noch über 48–72 Stunden 1 mg/kg KG Dantrolen alle 6 Stunden

Von nachgeordneter Wichtigkeit sind
■ Korrektur des pH-Wertes durch Gabe von Natriumbikarbonat, initial ca. 1,5 mmol/kg KG, danach entsprechend BGA
■ Austausch aller Gummiteile durch neue Gummiteile, die noch nicht mit Inhalationsanästhetika in Berührung gekommen sind
■ Oberflächenkühlung des Patienten bis ca. 38 °C
■ Furosemid-Gabe
■ engmaschige Laborbestimmungen: BGA, K^+, Na^+, SGOT, SGPT, BZ, LDH, Laktat, CK, Gerinnungsstatus, Myoglobin in Urin und Blut
■ intensivmedizinische Überwachung

ein Blasenkatheter zu legen und – falls es unter der Dantrolen-Therapie zu keiner ausreichenden Diurese kommt (1 Ampulle Dantrolen à 20 mg enthält 3 g Mannit) – sollte zusätzlich Furosemid verabreicht werden, um eine Diurese von mindestens 1,5 ml/kg KG pro Stunde zu erzielen. Tritt eine deutliche Hyperkaliämie auf, kann eine Glukose-Insulin-Infusion (Kap. 55.2, S. 801) sinnvoll sein. Calciumantagonisten dürfen in Kombination mit Dantrolen nicht verabreicht werden, da es hierdurch zu massiven Hyperkaliämien kommen kann.

Zur genauen Überwachung des Patienten sind blutig-arterielle Druckmessung, Pulsoximeter, Kapnometrie, Temperaturmessung und EKG wichtig. Außerdem sollten noch zusätzliche periphervenöse Kanülen sowie ein zentralvenöser Katheter platziert werden. Die Operation ist möglichst bald zu beenden.

Auch nach Abklingen einer MH-Krise kann noch ein Rezidiv der MH-Krise auftreten. Deshalb sollten die Patienten nach einer MH-Krise mindestens 48 Stunden auf einer Intensivstation überwacht werden. Auch nach Überstehen der Akutphase können die Patienten evtl. noch durch ein Nierenversagen aufgrund von Myoglobinurie oder disseminierter intravasaler Gerinnung (DIC-Syndrom) gefährdet sein.

Falls ein Patient während der Akutphase einer MH verstirbt, ist dies meist durch ein zerebrales und kardiales Versagen aufgrund von Hyperkapnie, Hypoxämie, metabolischer Azidose, Elektrolytverschiebungen, Tachykardie und/oder stark erhöhter Katecholamin-Konzentrationen bedingt. Zur Therapie ventrikulärer Herzrhythmusstörungen wurde erfolgreich Lidocain (Antiarrhythmikum, das in die Gruppe der Amid-Lokalanästhetika gehört) eingesetzt. Obwohl früher zumeist die Lokalanästhetika vom Amidtyp als kontraindiziert oder zumindest als sehr fragwürdig bei der MH eingestuft wurden, scheinen Lokalanästhetika sowohl vom Ester- als auch vom Amidtyp (Wingard u. Bobko 1979) problemlos einsetzbar zu sein.

Alle Patienten, die rechtzeitig und in ausreichender Dosierung mit Dantrolen intravenös behandelt wurden, haben ihre MH-Krise schadlos überstanden. Voraussetzung ist jedoch, dass gleichzeitig das Atemminutenvolumen um ca. den Faktor 3–4 gesteigert wird (d.h. die Ventilation dem enorm gesteigerten Stoffwechsel angepasst wird) und dass 100% Sauerstoff verabreicht werden. Bei einer konsequenten und richtigen Therapie einer MH sollte die Überlebensrate 100% erreichen (Britt 1985).

Inzwischen gibt es (auch) in Deutschland einen »Rund-um-die-Uhr-Informationsdienst« bei MH-Fällen (»MH-Hotline«, Schulte-Sasse 2000). Diese MH-Hotline wurde von Prof. Dr. U. Schulte-Sasse am Klinikum Heilbronn GmbH eingerichtet (Tab. 32.4).

Tab. 32.4 Maligne Hyperthermie: MH-Hotline.

»MH-Hotline«: 07131 482050 (Klinik für Anästhesie und Operative Intensivmedizin; Klinikum Heilbronn GmbH; Am Gesundbrunnen; Postfach; 74064 Heilbronn)

Patienten, die eine MH-Krise erlitten, sollten (ebenso wie Blutsverwandte) eine ärztliche Bescheinigung über diesen Vorfall erhalten, die sie bei erneuter Narkose dem Anästhesisten vorlegen sollen.

Tab. 32.5 Diagnostik der malignen Hyperthermie.

Diagnostik bei Verdacht auf MH
■ genaue Familienanamnese
■ Muskelbiopsie (und Halothan-Koffein-in-vitro-Kontraktur-Test)
■ (Bestimmung der CK-Konzentration)

32.4 Diagnostik bei Verdacht auf MH-Prädisposition

Anamnese

Bei allen Patienten ist im Rahmen der präoperativen Visite eine anamnestische Befragung nach früheren Anästhesiekomplikationen beim Patienten selbst oder bei seinen blutsverwandten Familienmitgliedern wichtig (Tab. 32.5). Es ist auch nach Muskelerkrankungen oder unerklärlichen Temperaturerhöhungen zu fragen.

In-vitro-Kontrakturtest

Besteht der Verdacht auf eine MH-Empfindlichkeit, sollte dem Patienten sowie seinen Blutsverwandten eine definitive Abklärung angeraten werden. Lediglich der nach den Richtlinien der European Malignant Hyperpyrexia Group (The European 1984; European 1985) durchgeführte **H**alothan-**K**offein-in-vitro-**K**ontrakturtest (HKKT) lässt eine weitgehend sichere Aussage bezüglich der MH-Empfindlichkeit zu. Dieser Test weist eine Sensitivität von 99% und eine Spezifität von 93,6% auf (Ording 1997). Bei diesen statischen In-vitro-Kontrakturtests werden Muskelbündel des Patienten steigenden Halothan- bzw. Koffein-Konzentrationen ausgesetzt. Hierzu müssen in Lokal- oder Allgemeinanästhesie Muskelbündel aus dem Oberschenkel entnommen werden. Anhand der Richtlinien der European Malignant Hyperpyrexia Group (The European 1984) werden die Patienten eingeteilt in folgende Gruppen:

- MHS (MH susceptible = MH-Anlage gesichert)
- MHE (MH equivocal = MH-Anlage unklar)
- MHN (MH non-susceptible = MH-Anlage ausgeschlossen)

MHE-Patienten müssen wie MHS-Patienten behandelt werden. Sehr selten fällt der HKKT jedoch falsch negativ aus. In die offiziellen MH-Diagnostik-Protokolle wird daher inzwischen auch die Testung mit Ryanodin (Fletcher et al. 1999) aufgenommen. Zusätzlich wird in zahlreichen Testzentren auch eine Testung mit Cresol durchgeführt, da diese Substanz ebenfalls zu einer entsprechenden Muskelkontraktion führt. Ein Patient mit positiver Anamnese und negativem HKKT ist wie ein MHS-Patient zu behandeln. Es wird davon ausgegangen, dass in Deutschland bisher nur ca. 15–25% der Patienten mit einer MH-Veranlagung identifiziert sind (Hartung et al. 1998).

Der In-vitro-Kontrakturtest kann inzwischen in Deutschland an 5 anästhesiologischen Abteilungen (Leipzig, Würzburg, Hamburg, Mainz, Hannover) und 4 nicht anästhesiologischen Laboratorien (Ulm, München, Bochum, Bonn) durchgeführt werden (genaue Adressen: Hartung et al. 1998 oder über die »MH-Hotline«, Tel: 07131 482050 [s.o.]).

Kreatinkinase

Im Rahmen der Diagnostik kann auch die Kreatinkinase-Konzentration bestimmt werden. Bei ca. 60% der Blutsverwandten eines MHS-Patienten ist die CK-Konzentration erhöht. Hierdurch kann ein Verdacht erhärtet werden. Eine normale CK-Konzentration schließt jedoch eine MHS nicht aus.

Weitere Untersuchungen

Da der In-vitro-Kontrakturtest invasiv, teuer und zeitaufwendig ist, wurde nach alternativen, nicht invasiven Diagnoseverfahren gesucht. Es haben sich jedoch weder Scoring-Systeme (von Richthofen et al. 1998) noch elektrophysiologische Untersuchungen oder Blutuntersuchungen zur Beurteilung des Genoms als zuverlässige Alternativen erwiesen. Dass die Diagnostik ausschließlich anhand genetischer Methoden in absehbarer Zeit vermutlich nicht gelingen wird (Steinfath et al. 1996), liegt daran, dass es sich bei der MH um eine genetisch sehr heterogene Erkrankung handelt. Bei ca. 50% der befallenen Familien konnte zwar eine Punktmutation in der Region q13.1–13.2 des Chromosoms 19, die den Ryanodin-Rezeptor kodiert, nachgewiesen werden, in anderen betroffenen Familien wurde dagegen eine Schädigung des Chromosoms 19 ausgeschlossen und ein Defekt am Chromosom 1, 3, 5, 7 oder 17 festgestellt.

32.5 Narkoseführung bei Prädisposition zur MH

Die Narkoseführung von Patienten mit Prädisposition zur MH wird normalerweise zu Unrecht als riskant bezeichnet (Mauritz et al. 1988). Patienten mit Verdacht auf MHS können jederzeit (in fast jedem Krankenhaus) anästhesiert werden, wenn entsprechende Vorsichts- und Überwachungsmaßnahmen beachtet werden. Eine vorherige Diagnostik mittels Halothan-Koffein-Kontrakturtest ist nicht zwingend.

Dantrolen-Prophylaxe

Vor etlichen Jahren wurde bei MH-gefährdeten Patienten von vielen Autoren noch eine präoperative intravenöse Dantrolen-Prophylaxe (von ca. 2,5 mg/kg KG) angeraten (Klein et al. 1987; Schulte-Sasse u. Eberlein 1986; Flewellen et al. 1983; Flewellen u. Nelson 1984), die ca. 45 Minuten vor Narkosebeginn intravenös innerhalb von 20 Minuten verabreicht werden sollte. Bei lange dauernden Eingriffen sollte diese Dosis nach 6 Stunden wiederholt werden. Zahlreiche Autoren verzichten inzwischen auf eine prophylaktische Gabe von Dantrolen (Schultze-Florey et al. 1998; Mauritz et al. 1988, Tab. 32.6). Mögliche Nebenwirkungen einer Dantrolen-Prophylaxe sind vor allem Muskelschwäche (Bernhardt 1982; Watson et al. 1986) und eine evtl. verlängerte Wirkung nicht depolarisierender Muskelrelaxanzien (Driessen et al. 1985) sowie Übelkeit, Erbrechen und migräneartige Kopfschmerzen. Es muss aber auf jeden Fall eine entsprechende Menge an Dantrolen (mindestens 10 mg/kg KG) bereitliegen.

Besondere Maßnahmen

Im Rahmen der Narkosevorbereitung sollten an zusätzlichen Laborparametern möglichst noch Blutgasanalyse, Elektrolyte und CK-Wert bestimmt werden. Stets ist bei diesen Patienten eine stärkere Prämedikation durchzuführen, denn aufgrund des möglichen Triggers »Stress« könnte in Einzelfällen auch eine Anästhesie mit sicheren Anästhetika gefährlich werden (Katz u. Krich 1976).

Bei einer Reihe von Operationsindikationen bietet sich ein Regionalanästhesieverfahren an. Es ist jedoch auch hierbei die Auslösung einer MH-Krise aufgrund des Triggers »Stress« theoretisch denkbar.

Das Narkosegerät muss vor Gebrauch »dekontaminiert« werden, d.h. Absorber und Atemschläuche sind zu erneuern und der Vapor ist zu entfernen. Anschließend ist das Gerät für mindestens 10 Minuten mit einem Frischgasfluss von ca.

Tab. 32.6 Maligne Hyperthermie: Narkoseführung bei Prädisposition zur MH.

Narkoseführung bei bekannter Neigung zur MH
▪ gute präoperative Anxiolyse, um den theoretisch möglichen Auslösemechanismus »Stress« zu vermeiden
▪ Dantrolen-Prophylaxe nicht notwendig
▪ sog. »triggerfreie Narkose« (vgl. sichere Medikamente; Tab. 32.7)
▪ engmaschige Überwachung
▪ Überwachungsmaßnahmen: u.a. kontinuierliche endexspiratorische CO_2-Messung, kontinuierliche Temperaturmessung, wiederholte Bestimmung der CK (möglichst prä-, intra- und postoperativ)
▪ noch nie benutzte oder zumindest frische Beatmungsschläuche, frischen Absorberkalk und gut durchgespültes Narkosegerät ($\geqq$ 10 min mit $\geqq$ 10 l/min O_2) oder frisches Narkosegerät (ohne eingebauten Verdampfer) verwenden

Tab. 32.7 Sichere Medikamente bei maligner Hyperthermie.

Sichere Medikamente bei Prädisposition zur MH
▪ Benzodiazepine, Barbiturate, Propofol, Etomidat
▪ Opioide (z. B. Fentanyl, Alfentanil, Sufentanil)
▪ nicht depolarisierende Muskelrelaxanzien
▪ Lachgas
▪ Droperidol
▪ Lokalanästhetika vom Amid- oder Ester-Typ

10 l/min durchzuspülen. Als Monitoring sollten neben EKG und Blutdruckmessung auch Pulsoximetrie, Kapnometrie sowie die kontinuierliche Messung der Körpertemperatur durchgeführt werden.

Medikamente

Als sichere Medikamente können bei MH-empfindlichen Patienten z.B. Benzodiazepine, Barbiturate, Propofol, Etomidat und Opioide eingesetzt werden (Tab. 32.7). Auch die nicht depolarisierenden Relaxanzien wie z.B. Atracurium (Ording u. Nielson 1986), Vecuronium (Ording u. Fonsmark 1988), Pancuronium und Rocuronium sind als sicher einzustufen, selbst wenn einige von ihnen bereits als Triggersubstanzen diskutiert wurden (Chalstrey u. Edwards 1972). Auch neuere nicht depolarisierende Muskelrelaxanzien wie Mivacurium scheinen sicher zu sein (Sufit et al. 1990). Lachgas (N_2O) kann ebenfalls als sicher gelten (Mauritz et al. 1988), obwohl es bereits als Triggersubstanz angeschuldigt wurde (Ellis et al. 1974). Ebenso können Dehydrobenzperidol (Fletcher et al. 1985), Pyridostigmin in Kombination mit Atropin (Mauritz et al. 1988), Neostigmin, Glycopyrrolat (Ording u. Nielson 1986) sowie Naloxon (Mauritz et al. 1988) als sicher betrachtet werden. Falls notwendig, können auch Katecholamine (Maccani et al. 1996) oder Vasodilatanzien verabreicht werden. Digitalis-Präparate sollten dagegen vermieden werden, da sie zu einer Erhöhung der intrazellulären Calciumkonzentration führen. Die Parasympathikolytika Atropin und Glycopyrrolat sollten ebenfalls – wegen der Hemmung der Schweißsekretion – bei diesen Patienten möglichst vermieden werden. Ein dadurch evtl. bedingtes Fieber könnte differenzialdiagnostische Probleme aufwerfen. Auch Ketamin stellt keine Triggersubstanz für eine MH dar. Da Ketamin aber zu tachykarden Rhythmusstörungen sowie zu einer Steigerung des Muskeltonus führen kann, könnte dies ebenfalls zu differenzialdiagnostischen Problemen führen. Ketamin sollte daher ebenfalls vermieden werden. Auch bestimmte psychotrope Medikamente (Phenothiazine, Monoaminooxidase-Hemmer, trizyklische Antidepressiva) sollten möglichst vermieden werden, da sie ein malignes neuroleptisches Syndrom verursachen können, das der MH sehr ähnlich ist. Eine Verbindung zwischen malignem neuroleptischem Syndrom und MH ist aber inzwischen ausgeschlossen.

Nach kleineren Eingriffen ist der Patient mindestens 4–6 Stunden und nach größeren Operationen ist der Patient mindestens 24 Stunden zu überwachen. Die Indikation zur postoperativen intensivmedizinischen Überwachung ist großzügig zu stellen.

32.6 Literatur

Baudendistel L, Goudsouzian N, Cote C, Strafford M. End tidal CO_2 monitoring. Its use in the diagnosis and management of malignant hyperthermia. Anaesthesia 1984; 39: 1000–3.

Bernhardt D. Temporäre Normalisierung der Serum-CK bei hyperthermiegefährdeten Patienten nach peroraler Applikation von Dantrolen. Anaesthesist 1982; 31: 252–4.

Breucking E, Reimnitz P, Schara U, Montier W. Narkosezwischenfälle. Inzidenz schwerer Narkosezwischenfälle bei Patienten und in Familien mit progressiven Muskeldystrophien vom Typ Duchenne und Becker. Anaesthesist 2000; 49: 187–95.

Britt BA, Kalow W. Malignant hyperthermia: a statistical review. Can Anaesth Soc J 1970; 17: 293–315.

Britt BA. Malignant hyperthermia. Can Anaesth Soc J 1985; 32: 666–77.

Carroll JB. Increased incidence of masseter spasm in children with strabismus anesthetized with halothane and succinylcholine. Anesthesiology 1987; 67: 559–61.

Chalstrey LJ, Edwards GB. Fatal hyperpyrexia following the use of pancuronium bromide in the pig. Br J Anaesth 1972; 44: 91–2.

Denborough MA, Forster JFA, Lovell RRH, Maplestone PA, Villiers JD. Anaesthetic deaths in a family. Br J Anaesth 1962; 34: 395–6.

Driessen JJ, Wuis EW, Mathieu JM, Gielen MD. Prolonged vecuronium neuromuscular blockade in a patient receiving orally administered dantrolene. Anesthesiology 1985; 62: 523–4.

Ellis FR, Clarke IMC, Appleyard TN, Dinsdale RCW. Malignant hyperpyrexia induced by nitrous oxide and treated with dexamethasone. Br Med J 1974; 5: 270–1.

European MH Group. Laboratory diagnosis of malignant hyperpyrexia susceptibility (MHS) (correspondence). Br J Anaesth 1985; 57: 1038.

Fletcher JE, Rosenberg H, Aggarwal M. Comparison of european and north american malignant hyperthermia diagnostic protocol outcomes for use in genetic studies. Anesthesiology 1999; 90: 654–61.

Flewellen EH, Nelson TE, Jones WP, Arens JF, Wagner DL. Dantrolene dose-response in awake man: Implication for management of malignant hyperthermia. Anesthesiology 1983; 59: 275–80.

Flewellen EH, Nelson TE. Prophylactic and therapeutic doses of dantrolene for malignant hyperthermia. Anesthesiology 1984; 61: 477.

Fletcher JE, Rosenberg H, Hilf M. In vitro studies of droperidol for use in human malignant hyperthermia. Anesthesiology 1985; 63: A302.

Harrison GG. Control of the malignant hyperpyrexic syndrome in MHS swine by dantrolene sodium. Br J Anaesth 1975; 47: 62–5.

Hartung E, Anetseder M, Olthoff D, Deutrich C, Lehmann-Horn F, Baur Ch, Mortier W, Tzanova I, Doetsch S, Quasthoff S, Hofmann M, Schwefler B, Jantzen JP, Wappler F, Scholz J. Die regionale Verbreitung der Veranlagung zur Malignen Hyperthermie in Deutschland: Stand 1997. Anästhesiol Intensivmed Notfallmed Schmerzther 1998; 33: 238–43.

Katz JD, Krich LB. Acute febrile reaction complicating spinal anaesthesia in a survivor of malignant hyperthermia. Can Anaesth Soc J 1976; 23: 285–9.

Klein W, Spieß-Kiefer C, Küther G, Pongratz D, Lehmann-Horn F. Diagnose der Anlage zu Maligner Hyperthermie mit Hilfe des in-vitro-Kontrakturtestes. Anaesthesist 1987; 36: 685–91.

Maccani RM, Wedel DJ, Hofer RE. Norepinephrine does not potentiate porcine malignant hyperthermia. Anesth Analg 1996; 82: 790–5.

Mauritz W, Sporn P, Steinbereitner K. Maligne Hyperthermie in Österreich I. Epidemiologie und Klinik. Anaesthesist 1986; 35: 639–50.

Mauritz W, Hackl W, Sporn P, Steinbereitner K. Maligne Hyperthermie in Österreich C. Narkoseführung bei Anlageträgern. Anaesthesist 1988; 37: 522–8.

Meier-Hellmann A, Römer M, Hannemann L, Kersting T, Reinhart K. Früherkennung einer malignen Hyperthermie durch Capnometrie. Anaesthesist 1990; 39: 41–3.

Mückshoff U, Stögbauer R, Hermann C. Maligne Hyperthermie in der ambulanten Anästhesiepraxis. – Ein Fallbericht. Anästhesiol Intensivmed 2000; 41: 885–7.

Olthoff D, Vonderlind C. Anästhesie-unabhängige Auslösung einer tödlichen Maligne Hyperthermie-Krise. Anaesthesist 1997; 46: 1076–80.

Ording H for the European Malignant Hyperthermia Group. In vitro contracture test for diagnosis of malignant hyperthermia following the protocol of the European MH Group: results of testing patients surviving fulminant MH and unrelated low-risk subjects. Acta Anaesth Scand 1997; 41: 955–66.

Ording H, Nielson VG. Atracurium and its antagonism by neostigmine (plus glycopyrrolate) in patients susceptible to malignant hyperthermia. Br J Anaesth 1986; 58: 1001–4.

Ording H, Fonsmark L. Use of vecuronium and doxapram in patients susceptible to malignant hyperthermia. Br J Anaesth 1988; 60: 445–9.

Schulte-Sasse U, Eberlein HJ. Neue Erkenntnisse und Erfahrungen auf dem Gebiet der malignen Hyperthermie. Anaesthesist 1986; 35: 1–9.

Schulte-Sasse U. Diagnose und Therapie der malignen Hyperthermie. »Rund-um-die-Uhr« » Informationsdienst bei MH-Notfällen. Anästhesiol Intensivmed 2000; 41: 873–84.

Schultze-Florey T, Kunellis L, Piepenbrock S. Fallbericht: Die fulminante maligne Hyperthermie. Anästhesiol Intensivmed 1998; 39: 127–31.

Steinfath M, Scholz J, Singh S, Wappler F. Welche Bedeutung haben Genotypveränderungen in der Diagnostik der malignen Hyperthermie? Anästhesiol Intensivmed Notfallmed Schmerzther 1996; 31: 334–43.

Striebel HW, Lechner J, Wiegand C, Hartung E. Fulminante maligne Hyperthermie während der sechsten Vollnarkose mit volatilen Anästhetika. Anästhesiol Intensivmed Notfallmed Schmerzther 1991; 26: 475–80.

Sufit RL, Kreal JF, Bellay YM, Helmers P, Brunson DB, Will J. Doxacurium and Mivacurium do not trigger malignant hyperthermia in susceptible swine. Anesth Analg 1990; 71: 285–7.

The European Malignant Hyperpyrexia Group. A protocol for the investigation of malignant hyperpyrexia (MH) susceptibility. Br J Anaesth 1984; 56: 1267–9.

Verburg MP, Oerlemans FTJJ, van Bennekom CA, Gielen MJM, de Bruyn CHMM, Crul JF. In vivo induced malignant hyperthermia in pigs. I. Physiological and biochemical changes and the influence of dantrolene sodium. Acta Anaesth Scand 1984; 28: 1–8.

von Richthofen V, Wappler F, Scholz J, Fiege M, Schulte am Esch J. Evaluierung von Maligne-Hyperthermie-Episoden mit der Clinical Grading Scale. Anästhesiol Intensivmed Notfallmed Schmerzther 1998; 33: 244–9.

Wappler F, Scholz J, von Richtenhofen V, Fiege M, Köchling A, Matschke J, Winkler G, Schulte am Esch J. Inzidenz der Disposition zur malignen Hyperthermie bei Patienten mit neuromuskulären Erkrankungen. Anästhesiol Intensivmed Notfallmed Schmerzther 1998; 33: 373–80.

Watson CB, Reierson N, Norfleet EA. Clinically significant muscle weakness induced by oral dantrolene sodium prophylaxis for malignant hyperthermia. Anesthesiology 1986; 65: 312–4.

Wingard DW, Bobko S. Failure of lidocaine to trigger porcine malignant hyperthermia. Anesth Analg 1979; 58: 99–103.

Typische Narkoseprobleme

Stridor, Glottiskrampf, Laryngospasmus, Bronchospasmus

Typische Narkoseprobleme

Typische Narkoseprobleme

33.1 Stridor, Glottiskrampf

Unter einem Stridor wird ein pfeifendes Atemgeräusch während der Ein- bzw. Ausatmung verstanden (sog. in- bzw. exspiratorischer Stridor). Ein exspiratorischer Stridor ist zumeist durch eine Verengung der distalen Atemwege bedingt. Häufige Ursache ist ein Asthma bronchiale. Ein inspiratorischer Stridor kann durch eine partielle Verlegung der oberen Atemwege, z.B. durch aspirierte Fremdkörper, bedingt sein. Diese Problematik ist insbesondere im Rahmen von Notarzteinsätzen häufiger anzutreffen. Im Rahmen der Narkoseführung kann insbesondere ein sog. Stridor laryngealis auftreten, vor allem bei Kindern. Bei einem **Stridor laryngealis** legen sich die Stimmbänder mehr oder weniger aneinander, die Stimmritze ist weitgehend verschlossen (»Glottiskrampf«), die Einatmung ist deutlich behindert. Es ist normalerweise ein deutliches inspiratorisches Stridorgeräusch zu hören. In schweren Fällen zeigt sich eine deutliche »Schaukelatmung«. Diese ist dadurch gekennzeichnet, dass der energische Versuch, spontan einzuatmen, suprasternal zu Einziehungen führt, sich die obere Thoraxwand senkt und das Abdomen vorwölbt. Ein solcher Stridor laryngealis kann z.B. während des Exzitationsstadiums bei einer Narkoseeinleitung per inhalationem oder unmittelbar nach der Extubation auftreten. Insbesondere bei Kindern mit einem Atemwegsinfekt ist bei Narkoseein- bzw. -ausleitung ein inspiratorischer Stridor möglich (Kap. 64.4.7, S. 874).

Durch Anwendung des Esmarch-Handgriffes oder durch Vertiefung der Narkose kann ein solcher Stridor meist bald durchbrochen werden. Auch durch geschickte Beatmung über eine Gesichtsmaske (im Rhythmus der spontanen Inspirationsversuche) gelingt es mit einem erhöhten Beatmungsdruck zumeist, den Patienten zu beatmen, bis die Narkose ausreichend vertieft oder das Exzitationsstadium durchschritten ist.

33.2 Laryngospasmus

33.2.1 Allgemeine Bemerkungen

Definition

Unter einem Laryngospasmus wird ein Krampfzustand der gesamten Kehlkopfmuskulatur verstanden. Neben den Stimmbändern verschließen sich auch die Taschenfalten (falsche Stimmbänder) und die aryepiglottischen Falten (Kap. 7.1.2, S. 189). Der Kehlkopfeingang ist zumeist vollständig verschlossen und jegliche Spontanatmung bzw. Beatmung ist unmöglich. Insbesondere bei der Anästhesie von Kindern droht häufiger ein Laryngospasmus.

Mögliche Ursachen eines Laryngospasmus

Ein Intubationsversuch oder das Einführen eines Guedel-Tubus bei zu oberflächlicher Narkose, eine Extubation während des Exzitationsstadiums oder eine Irritation des Kehlkopfeingangs durch Sekret, Blut oder sonstige Fremdkörper können einen Laryngospasmus hervorrufen. Auch während einer Maskennarkose oder einer Narkose unter Anwendung einer Larynxmaske kann ein Laryngospasmus auftreten, wenn sehr schmerzhafte Manipulationen in zu oberflächlicher Narkose vorgenommen werden.

Häufigkeit

Die Inzidenz eines Laryngospasmus während der Narkose wird – unabhängig vom Patientenalter – mit ca. 0,9% angegeben (Olsson u. Hallen 1984). Bei Kindern im Alter von < 9 Jahren wird eine Häufigkeit von ca. 1,7% angegeben (Olsson u. Hallen 1984).

> Ein Laryngospasmus ist oft nur schwer zu durchbrechen, und es kann schnell eine akute Hypoxie entstehen.

33.2.2 Klinik

Bei einem Laryngospasmus ist keine in- oder exspiratorische Luftströmung mehr möglich. Der Patient versucht normalerweise verzweifelt, das Atemhindernis zu überwinden, was an krampfhaften Thorax- und Bauchbewegungen erkennbar wird. Bei der vergeblichen Inspiration kommt es zur Senkung des Brustkorbs und zur Vorwölbung des Bauches, zu einer »Schaukelatmung«. Ein Laryngospasmus kann schnell zu Hypoxie und Zyanose führen. Löst er sich nicht innerhalb weniger Minuten oder kann er nicht durchbrochen werden, drohen hypoxische Hirnschädigung und hypoxiebedingte Bradykardie und Herzstillstand. Insbesondere bei Säuglingen und Kleinkindern kann eine solche Situation sehr schnell kritisch werden (Kap. 64.2.1, S. 854).

33.2.3 Therapie

Der Versuch, den Patienten mit hohem Beatmungsdruck über eine Gesichtsmaske zu beatmen, mag bei einem »Glottiskrampf« (s.o.) meist gelingen, bei einem echten Laryngospasmus ist dies normalerweise nicht(!) möglich. Es besteht hierbei jedoch die große Gefahr, dass das Beatmungsgemisch in den Magen geblasen und eine Regurgitation provoziert wird. Dem Patienten sollte die Maske mit einem hohen Sauerstoff-Fluss jedoch dicht vor das Gesicht gehalten werden. Auch der zumeist unkluge und vergebliche Versuch, sofort einen Tubus durch den spastischen Kehlkopf zu zwängen, sollte vermieden werden. Hierdurch kann der Kehlkopf schwer verletzt werden. Der manchmal empfohlene Versuch, den Laryngospasmus mit Atropin i.v. zu durchbrechen, ist ebenfalls nicht erfolgreich.

Die einfachste Maßnahme, um einen Laryngospasmus zu durchbrechen, besteht oft darin, den auslösenden Stimulus zu entfernen, also den irritierenden Fremdkörper (z.B. Guedel-Tubus) am Kehlkopfeingang zu beseitigen oder die schmerzhafte Manipulation in zu flacher Maskennarkose zu unterbrechen. Durch die energische Anwendung des Esmarch-Handgriffes (Überstreckung des Kopfes und Subluxation des Unterkiefers nach vorne, Kap. 82.2.2, S. 1173) kann es gelingen, den Laryngospasmus zu durchbrechen. Kommt es bei der Narkoseeinleitung zu einem Laryngospasmus, scheint es sinnvoll, den Reflex frühzeitig zu durchbrechen, indem ein intravenöses Hypnotikum gegeben und damit die Narkose vertieft wird. Beim Auftreten eines Laryngospasmus bei der Narkoseausleitung kann es sinnvoll sein, den Reflex frühzeitig peripher zu blockieren, indem eine geringe Dosis Succinyldicholin (z.B. 20 mg beim Erwachsenen) verabreicht wird. Der Patient muss dann kurzfristig mit der Gesichtsmaske beatmet werden.

Zumeist lässt sich der Laryngospasmus durch die beschriebenen Maßnahmen beheben. Selten kann durch einen Laryngospasmus eine hochdramatische Situation entstehen, die z.B. eine Notkoniotomie (Kap. 27.6, S. 593) oder das Einstechen mehrerer großlumiger Stahlkanülen durch das Lig. cricothyroideum notwendig macht.

33.2.4 Prophylaxe

Durch korrektes Vorgehen kann ein Laryngospasmus meistens vermieden werden. Das Einlegen eines Guedel-Tubus oder ein Intubationsversuch in zu flacher Narkose sind zu unterlassen. Vor der Extubation ist der Mund-Rachen-Raum von Blut und Sekreten sorgfältig freizusaugen. Bei Operationen im Mund-Rachen-Bereich oder sonstigem Verdacht auf Fremdkörper im Rachenraum sollte, solange der Patient noch in ausreichender Narkosetiefe ist, unter laryngoskopischer Sicht sorgfältig abgesaugt werden. Eine Extubation während des Exzitationsstadiums muss vermieden werden.

33.3 Bronchospasmus

33.3.1 Allgemeine Bemerkungen

Bei einem Bronchospasmus kommt es zu einer Konstriktion der Bronchialwege, vergleichbar einem akuten Asthma-bron-chiale-Anfall. Typisch sind vor allem ein verlängertes Exspirium sowie Giemen und Brummen.

Mögliche Ursachen

Ursachen eines Bronchospasmus sind häufig operative Manipulationen bzw. Manipulationen im Bereich der Atemwege (z.B. endotracheale Intubation) in zu flacher Narkose. Gefährdet sind insbesondere Patienten mit vorbestehender Neigung zur Bronchokonstriktion (z.B. mit Asthma bronchiale, akutem Atemwegsinfekt, chronisch obstruktiver Lungenerkrankung [COLD], Nikotinabusus, allergischer Rhinitis, Atopie). Selbst bei ca. 10% der asymptomatischen Bevölkerung besteht eine bronchiale Hyperreagibilität. Auch eine Aspiration führt normalerweise zu einem Bronchospasmus (Kap. 29.1, S. 608). Ebenso kann durch die Verabreichung bronchokonstriktorisch wirkender Medikamente (z.B. β-Blocker, Cholinesterasehemmer) ein Bronchospasmus ausgelöst werden. Auch im Rahmen einer anaphylaktoiden Reaktion tritt häufiger ein Bronchospasmus auf.

Differenzialdiagnostisch müssen z.B. ein abgeknickter Tubus, eine Tubusverlegung (Fremdkörper, Cuff-Hernie), Tubusfehllage, Lungenödem, Lungenembolie, Thoraxrigidität durch Opioid-Gabe, Bronchospasmus durch eine anaphylaktoide Reaktion bzw. eine Aspiration oder ein Pneumothorax ausgeschlossen werden.

Häufigkeit

Die Inzidenz eines Bronchospasmus wird – unabhängig vom Patientenalter – mit ca. 1,7:1000 angegeben (Olsson 1987). Bei Kindern im Alter von 0–9 Jahren mit Atemwegsinfekten wird über eine Häufigkeit von 41:1000 berichtet (Olsson 1987).

33.3.2 Klinik und Diagnostik

Ein Bronchospasmus steigert den Atemwegswiderstand deutlich, und erhöht die notwendigen Beatmungsdrücke. Atemzug- bzw. Atemhubvolumen nehmen ab. Im Extremfall ist der Patient (fast) nicht mehr zu beatmen. Es drohen Hyperkapnie und Hypoxie. Die Kapnographiekurve (Abb. 8.12, S. 247) zeigt typischerweise einen verzögerten exspiratorischen CO_2-Anstieg. Es entwickelt sich ein »Auto-PEEP« in der Lunge durch Air-Trapping. Die Exspirationszeit ist zu verlängern. Die Beatmungsdrücke sind möglichst zu minimieren, um das Risiko eines Barotraumas zu reduzieren. Gegebenenfalls ist eine permissive Hyperkapnie zu tolerieren (Kap. 50.4.1, S. 755). Auskultatorisch lassen sich vor allem exspiratorische trockene Rasselgeräusche (Giemen, Brummen und Pfeifen) nachweisen.

Häufig wird allerdings ein schwerer Bronchospasmus nur vorgetäuscht. Mögliche Ursachen hierfür können abgeknickter oder fast verlegter Tubus, Pneumothorax, Aspiration, einseitige Intubation, Lungenödem, Lungenembolie oder anaphylaktoide Reaktion sein.

33.3.3 Therapie

Es empfiehlt sich eine manuelle Beatmung mit einer erhöhten inspiratorischen Sauerstoffkonzentration. Zumeist kann ein Bronchospasmus durch Vertiefung der Narkose (vorzugsweise mit einem der bronchodilatierend wirkenden volatilen Inhalationsanästhetika) durchbrochen werden (Halothan hat den Nachteil, dass es zu einer Sensibilisierung des Myokards gegenüber Katecholaminen führt). Lässt sich der Bronchospasmus durch eine Vertiefung der Narkose nicht überwinden, muss ggf. ein β_2-Mimetikum per inhalationem (Berotec, Bricanyl, Sultanol) verabreicht werden. Es werden z.B. mindestens 2 Hübe alle 10 Minuten empfohlen. Da sich bei Gabe eines β_2-Mimetikums über den Endotrachealtubus ein Großteil der Substanzmenge an der Tubusinnenwand ablagert, werden zum Teil bis zu 10 Sprayhübe empfohlen (Wagner et al. 1998). Die bronchodilatierende Effekte der β_2-Agonisten und der volatilen Anästhetika sind additiv. Theophyllin hat eine geringere Wirkung als die β_2-Mimetika und wird nicht mehr als Mittel der ersten Wahl betrachtet (Kap. 50.3, S. 750). Bei schwerem Bronchospasmus kann evtl. auch die intravenöse Gabe von Ketamin (ca. 1–2 mg/kg KG) erfolgreich sein (Kap. 5.2.3, S. 123). Falls ein Bronchospasmus trotz Therapie mit β_2-Agonisten fortbesteht, kann eine zusätzliche Gabe von Kortikosteroiden (z.B. 1–2 mg/kg KG Methylprednisolon) und Theophyllin (initial bis 5 mg/kg KG langsam i.v.; dann 0,5–1,0 mg/kg KG/h i.v.) indiziert sein. Auch die intravenöse Gabe von Propofol (ca. 2 mg/kg KG) kann zur Vertiefung der Narkose sinnvoll sein. Propofol scheint deshalb besonders geeignet, da es die laryngobronchialen Reflexe besser dämpft als andere Induktionshypnotika (Kap. 5.2.3, S. 121).

Häufiger ist ein Bronchospasmus durch eine anaphylaktoide Reaktion bedingt. Die Therapie einer anaphylaktoiden Reaktion wird ausführlich im Kap. 30, S. 611 beschrieben.

Ein Bronchospasmus kann beim intubierten Patienten in zu flacher Narkose häufig auftreten. Tritt er beim nicht intubierten Patienten auf, sind bei der Intubation keine Intubations-probleme zu erwarten, da der Kehlkopf bei einem Bronchospasmus nicht beeinträchtigt ist. Es ist zu beachten, dass ein Bronchospasmus beim nicht intubierten Patienten sehr selten ist und dass differenzialdiagnostisch häufigere Ursachen wie eine Verlegung der oberen Luftwege durch die zurückfallende Zunge oder ein Laryngospasmus auszuschließen sind. Bei einem Bronchospasmus ist zumeist noch eine gewisse Ventilation möglich, sodass nur relativ selten eine akut bedrohliche Situation auftritt. Unter anästhesiologischen Gesichtspunkten stellt ein schwerer Laryngospasmus (s.o.) das größere praktische Problem dar.

33.3.4 Prophylaxe

Bei Patienten, die für einen Bronchospasmus prädisponiert sind (s.o.), sollte eine suffiziente Prämedikation durchgeführt werden. Prophylaktisch können auch 2–4 Hübe eines β_2-Mimetikums 20–40 Minuten vor der geplanten Intubation verabreicht werden. Bei bekannter bronchialer Hyperreagibilität sollte ein Regionalanästhesieverfahren möglichst vorgezogen werden, da die endotracheale Intubation den wichtigsten Auslösefaktor darstellt. Ist eine Allgemeinanästhesie notwendig, kann eine Maskennarkose oder die Verwendung einer Larynxmaske vorteilhaft sein, da die Atemwege dabei am wenigsten irritiert werden. Falls eine Intubationsnarkose notwendig ist, stellt eine tiefe Narkoseführung zumeist die beste Prophylaxe dar. Als Induktionshypnotikum ist insbesondere Propofol geeignet, da es die Atemwegsreflexe stärker dämpft als andere Hypnotika (Kap. 5.2.3, S. 122). Auch Ketamin ist gut geeignet. Zur Aufrechterhaltung der Narkose bieten sich ein volatiles Inhalationsanästhetikum sowie die Supplementierung mit einem Opioid an. Es sollten Medikamente vermieden werden, von denen bekannt ist, dass sie häufiger eine Histamin-Freisetzung verursachen (z.B. Atracurium, Mivacurium).

33.4 Literatur

Olsson GL, Hallen B. Laryngospasm during anaesthesia. A computer-aided incidence study in 136 929 patiens. Acta Anaesth Scand 1984; 28: 567–75.

Olsson GL. Bronchospasm during anaesthesia. A computer-aided incidence study in 136 929 patiens. Acta Anaesth Scand 1987; 31: 344–52.

Jalowy A, Peters J, Groeben H. Stellenwert der bronchialen Hyperreagibilität in der Anästhesiologie. Anästhesiol Intensivmed Notfallmed Schmerzther 1998; 33: 150–62.

Wagner K, Schell J, Schmucker P. Therapie des akuten Bronchospasmus im OP? Anaesthesist 1998; 47: 1004–5.

34 Singultus

Typische Narkoseprobleme

34.1 Allgemeine Bemerkungen

Intraoperativ tritt manchmal ein hartnäckiger Singultus (Schluckauf) auf. Unter einem Singultus wird eine reflexbedingte, blitzartige Zwerchfellkontraktion verstanden, die zu einer Drucksteigerung im Bauchraum und zu einem Ansaugen von Luft in die Lungen führt.

Meist tritt ein Singultus ohne nachweisbare Ursache auf. Er kann aber auch durch Infektionen (z.B. subphrenischer Abszess), während oder nach einer Laparotomie oder im Rahmen einer Stoffwechselstörung auftreten. Zumeist verschwindet er von selbst wieder, kann aber auch minuten- oder stundenlang und im Extremfall auch tage- oder wochenlang bestehen bleiben.

34.2 Therapiemöglichkeiten

Falls ein Singultus während einer (Bauch)operation auftritt und dies die operativen Maßnahmen beeinträchtigt, kommen therapeutisch folgende Maßnahmen infrage:

- Vertiefung der Narkose
- Relaxation des Patienten
- mäßige Hyperventilation
- Legen einer Magensonde (sowie Absaugen des Magens)
- intravenöse Gabe eines Neuroleptikums, z.B. 10 mg Triflupromazin (Psyquil) oder 25 mg Promethazin (Atosil) beim Erwachsenen. Durch Gabe eines Neuroleptikums kann aber das postoperative Erwachen verzögert werden.

35

Herzrhythmusstörungen

35.1 Allgemeine Bemerkungen

Herzrhythmusstörungen können bereits vorbestehend sein oder erstmals in der perioperativen Phase auftreten. Schon über einen längeren Zeitraum gelegentlich auftretende monotope supraventrikuläre (SVES) oder ventrikuläre (VES) Extrasystolen oder eine normofrequente Arrhythmia absoluta bei Vorhofflimmern oder ein länger bestehender AV-Block I. Grades bedürfen normalerweise keiner speziellen Therapie. Dagegen sind relevante vorbestehende Arrhythmien bereits präoperativ zu therapieren. Gegebenenfalls ist im Rahmen der Prämedikationsvisite ein internistisches Konsil anzufordern und um einen Therapievorschlag zur Behandlung der Herzrhythmusstörungen zu bitten.

Einteilung

Herzrhythmusstörungen können je nach Ätiologie in Störungen der Reizbildung (normotop oder heterotop), Störungen der Reizleitung (SA-, AV- oder Schenkelblock) und in Präexzitationssyndrome (z. B. WPW-Syndrom) unterteilt werden. Andererseits können Herzrhythmusstörungen je nach Frequenz in bradykarde oder tachykarde und je nach Lokalisation in supraventrikuläre oder ventrikuläre Rhythmusstörungen unterteilt werden (Kap. 26.4, S. 571).

Perioperativ feststellbare Herzrhythmusstörungen können nicht nur durch vorbestehende Erkrankungen (vor allem durch Herzerkrankungen, Elektrolytstörungen, endokrinologische Störung, Sick-Sinus-Syndrom), sondern auch durch die Narkoseführung, durch operative Manipulationen oder z. B. durch Fieber, Angst oder Schmerz bedingt sein.

Häufigkeit

Perioperativ treten bei bis zu 70% der Patienten Herzrhythmusstörungen auf. In ca. 2,5% der Fälle handelt es sich hierbei um schwerwiegende Herzrhythmusstörungen, die zu Komplikationen führen.

Ursachen

Operativ bedingte Ursachen

Operativ bedingte Ursachen, die zu bradykarden Herzrhythmusstörungen führen können, sind vor allem Zug am Peritoneum, Zug an den äußeren Augenmuskeln, Druck auf den Hirnstamm oder die A. carotis oder ein erhöhter intrakranieller Druck. Akute Blutungen mit intravasalem Volumenmangel oder operative Manipulationen in zu flacher Narkose führen zu tachykarden Rhythmusstörungen. Auch intrathorakale Operationen, eine Luftembolie oder eine Lungenembolie können Herzrhythmusstörungen verursachen.

Anästhesiebedingte Ursachen

Anästhesiebedingte Ursachen für Herzrhythmusstörungen können unzureichende Narkosetiefe, Hypoxie, Myokardischämie, Hypo- oder Hyperventilation, Medikamentenwirkung (z. B. Katecholamine, Theophyllin, Vagolytika, Ketamin) oder Irritationen durch einen zu tief liegenden zentralen Venenkatheter oder das Einführen eines Pulmonalarterienkatheters sein.

Medikamente: Halothan und in geringerem Maße auch Enfluran können zu einer Sensibilisierung gegen (exogene und endogene) Katecholamine führen (Kap. 5.1.3, S. 97). Werden vor allem während einer Halothan-Narkose Katecholamine verabreicht (z. B. adrenalinhaltige Lokalanästhetika bei HNO- oder kieferchirurgischen Eingriffen, Kap. 71.3.2, S. 1008) oder werden bei zu flacher Narkose stressbedingt Katecholamine vom Nebennierenmark ausgeschüttet, treten leicht Herzrhythmusstörungen auf. Succinylcholin kann bei Wirkungsbeginn zu einer Vagusstimulation mit Bradykardie, und Pancuronium kann zu einer Tachykardie führen.

In- und Extubation: Sowohl Intubations- als auch Extubationsreize können Herzrhythmusstörungen auslösen. Bei Intubation in zu flacher Narkose treten häufiger z. B. ventrikuläre Extrasystolen auf. Ursache ist meist eine stressbedingte vermehrte endogene Katecholamin-Sekretion (s.u.). Auch bei der Narkoseausleitung treten manchmal ventrikuläre Extrasystolen auf, wenn z. B. der noch intubierte, aber wach werdende Patient den Tubus als sehr störend empfindet.

Elektrolytstörungen: Viele Elektrolytstörungen, vor allem ein Kaliummangel, können Herzrhythmusstörungen begünstigen. Eine Hypokaliämie (Kap. 56.3.2, S. 806) ist häufig bei Patienten anzutreffen, die mit Diuretika behandelt werden. Vor allem bei digitalisierten Patienten treten bei einem Kaliummangel besonders leicht Herzrhythmusstörungen auf. Es ist zu beachten, dass durch eine häufige intraoperative Hyperventilation eine respiratorische Alkalose mit Abfall der Kaliumplasmakonzentration verursacht wird. Bei einer deutlichen Hypokaliämie sollte Kalium in Form von Kaliumchlorid intravenös substituiert werden (Kap. 56.3.2, S. 806). Kaliumchlorid sollte möglichst über einen zentralvenösen Zugang verabreicht werden, da es bei Gabe über einen periphervenösen Zugang stark venenreizend (und schmerzhaft) ist. Es sollten nicht mehr als ca. 20 mmol pro Stunde verabreicht werden. Die zu substituierende Kaliummenge kann anhand folgender Formel errechnet werden (ausführliche Beschreibung von Kaliumstörungen Kap. 56.3.2, S. 806).

$$K^+\text{-Defizit in mmol} = (K^+_{soll} - K^+_{ist}) \times 0,6 \times kg\ KG$$

35.2 Therapiemöglichkeiten

35.2.1 Vorgehen in bestimmten Situationen

Intubation in zu flacher Narkose: Die Narkose sollte rasch vertieft werden. Weitere Maßnahmen sind normalerweise nicht notwendig. Falls ventrikuläre Extrasystolen häufiger als fünfmal pro Minute auftreten und nicht kausal therapierbar sind (z. B. durch Vertiefung der Narkose) oder hämodynamische Probleme bereiten, bietet sich zumeist Lidocain (1 mg/kg KG i.v.) an.

AV-Rhythmus: Insbesondere bei Verwendung eines volatilen Inhalationsanästhetikums (vor allem bei Halothan-Narkosen) tritt häufiger ein AV-Rhythmus (Kap. 26.4.3, S. 572) auf. Zumeist ist diese Tatsache harmlos und bedarf keiner Therapie. Ist der Patient jedoch deutlich bradykard (und hypoton) oder muss zur Lagekontrolle eines zentralen Venenkatheters mittels intrakardialer EKG-Ableitung eine P-Zacke vorhanden sein (Kap. 18.4.1, S. 421), kann durch intravenöse Gabe von Atropin (oder Verflachung der Narkose) meist leicht wieder ein Sinusrhythmus provoziert werden.

Intraoperative Tachykardie: Eine intraoperative Tachykardie in Kombination mit einem erhöhten arteriellen Blutdruck ist zumeist Folge einer zu flachen Narkoseführung. Liegt dagegen eine Tachykardie bei gleichzeitig niedrigem Blutdruck vor, ist von einer Hypovolämie oder seltener auch von einer kardialen Dekompensation auszugehen. Kann nicht sicher zwischen einem Volumenmangel oder einer kardialen Dekompensation unterschieden werden, empfiehlt sich ein »Volumenbelastungstest«. Fällt bei Erwachsenen nach zügiger Infusion von ca. 250–500 ml die Herzfrequenz ab und steigt der Blutdruck an, ist von einem Volumenmangel auszugehen. Nimmt die Herzfrequenz dagegen zu und fällt der Blutdruck weiter ab, ist von der Verschlimmerung einer Herzinsuffizienz auszugehen, und es sind vor allem die Gabe einer positiv inotropen Substanz (z. B. Dobutamin) und eines Diuretikums (z. B. Furosemid) notwendig. Außerdem muss die Flüssigkeitszufuhr eingeschränkt werden (Kap. 41.6, S. 687). Eine Tachykardie kann auch durch eine zu schnelle Steigerung der Desfluran-Konzentration oder durch Gabe eines Parasympathikolytikums (z. B. Atropin) oder Katecholamins (z. B. Adrenalin) bedingt sein. Seltene Ursache einer Tachy-

Tab. 35.1 Perioperativ häufiger eingesetzte Antiarrhythmika.

Präparat	Gruppe der Antiarrhythmika (Klasse I–IV, Kap. 23.6, S. 501)	Dosierung	Nebenwirkung	(Indikationen)
Ajmalin (Gilurytmal)	Klasse I	0,5–1,0 mg/kg KG als Kurzinfusion über ca. 30 min (max. 300 mg/d)	stark negativ inotrop	(tachykarde supraventrikuläre und ventrikuläre Rhythmusstörungen, Präexzitationssyndrome, z.B. WPW-Syndrom [Mittel der Wahl])
Lidocain (Xylocain)	Klasse I	1–1,5 mg/kg KG langsam i.v. Erhaltungsdosis: 1–4 mg/min	im Vergleich zu anderen Antiarrhythmika nur gering negativ inotrop	(tachykarde ventrikuläre Rhythmusstörungen [vor allem bei Myokardischämie])
Esmolol (Brevibloc)	Klasse II	(0,2–)0,5 mg/kg KG i.v., danach 50(–200) mg/kg KG/min	Kontraindikationen für β-Blocker beachten (Kap. 23.4, S. 498)	(Sinustachykardie, Vorhofflattern, -flimmern, AV-Knoten-Reentry Tachykardien)
Sotalol (Sotalex)	Klasse III (zusätzlich Klasse-II-Wirkungen)	10–20(–40) mg langsam i.v. (bei Herzinsuffizienz niedrigere Dosis)	starke proarrhythmogene Wirkung	supraventrikuläre und ventrikuläre Tachyarrhythmien
Amiodaron (Cordarex)	Klasse III (auch Klasse-I-, II- und IV-Wirkungen)	5 mg/kg KG (ca. 300 mg) sehr langsam i.v., Repetitionsdosis frühestens nach 15 min; Infusion: 10–20 mg/kg KG/d	Vorsicht bei gleichzeitiger Gabe eines volatilen Inhalationsanästhetikums (evtl. AV-Block, Sinusarrest). Nebenwirkungspalette vgl. Produktinformation	(supraventrikuläre und ventrikuläre Tachyarrhythmien, die nicht anders erfolgreich therapierbar sind)
Verapamil (Isoptin)	Klasse IV	(2,5–)5 mg langsam i.v., ggf. nach 5–10 min Wiederholung Infusion: 5–10 mg/d (max. 100 mg/d)	stark negativ inotrop (Vorsicht: bei gleichzeitiger Gabe von β-Blockern oder Herzglykosiden u.U. schwere Bradykardie, höhergradiger AV-Block)	(supraventrikuläre Tachyarrhythmien [nicht bei Präexzitationssyndromen])
Digoxin (Lanitop)	Erhöhung der intrazellulären-Calciumkonzentration, Steigerung der Inotropie, Erregung der Vaguskerne	0,5–0,75 mg langsam i.v.	Vorsicht bei Hypokaliämie, kontraindiziert bei Präexzitationssyndrom	(Überführung von Vorhofflattern in Vorhofflimmern mit schneller Überleitung)

Typische Narkoseprobleme

Tab. 35.2 Perioperativ mögliche Herzrhythmusstörungen, mögliche Ursachen sowie kausale und medikamentöse (symptomatische) Therapiemaßnahmen.

Rhythmusstörung	kausale und allgemeine Therapie	symptomatische medikamentöse Therapie (Dosierung s.o.)
Sinusbradykardie	kausale Ursachen ausschließen bzw. beseitigen (z.B. weniger tiefe Narkoseführung)	Atropin (Orciprenalin)
Sinustachykardie	kausale Ursachen ausschließen bzw. beseitigen (z.B. Schmerz/Volumenmangel, d.h. Analgetika-Gabe bzw. Narkose vertiefen/Volumengabe)	Esmolol
supraventrikuläre Extrasystolen	kausale Ursachen ausschließen bzw. beseitigen (z.B. Hypokaliämie)	■ meist keine Therapie notwendig ■ u.U. Calciumantagonisten (z.B. Verapamil) oder β-Blocker (z.B. Esmolol)
Vorhofflattern	kausale Ursachen ausschließen bzw. beseitigen (z.B. Elektrolytstörung oder Medikamentenwirkung/Intoxikationen)	■ Esmolol ■ Diltiazem ■ Verapamil ■ Adenosin (Kap. 23.6.3, S. 502) ■ Digitalis, um Vorhofflattern in günstigeres Vorhofflimmern überzuführen
Vorhofflimmern	kausale Ursachen ausschließen bzw. beseitigen (z.B. Elektrolytstörungen)	falls schnelle Überleitung mit (drohender) hämodynamischer Instabilität: ■ Digitalis (bei Herzinsuffizienz) ■ Verapamil (bei suffizienter Herzleistung) ■ Esmolol ■ Ajmalin ■ Sotalol ■ Kardioversion (falls Flimmerdauer <2 Tage)
Sick-Sinus-Syndrom	kausale Ursachen ausschließen bzw. beseitigen	falls noch kein permanenter Schrittmacher liegt, sollte externer Schrittmacher platziert werden (Kap. 44.2, S. 715)
AV-Rhythmus	kausale Ursachen ausschließen bzw. beseitigen (z.B. halogeniertes volatiles Inhalationsanästhetikum)	meist keine Therapie nötig; nur falls starke Bradykardie/Hypotension Atropin oder Orciprenalin
ventrikuläre Extrasystolen	kausale Ursachen ausschließen bzw. beseitigen (z.B. zu flache Narkoseführung/Hypoxie)	bei kardial gesunden Patienten normalerweise keine Therapie nötig; beim kardial kranken Patienten mit Warnarrhythmien (polytope VES, Bigeminus, Couplets, Salven, R-auf-T-Phänomen): ■ Lidocain ■ evtl. β-Blocker ■ evtl. Amiodaron ■ zusätzlich hochnormale K$^+$- und Mg^{++}-Konzentration anstreben ■ falls VES bei Sinusbradykardie vorliegen: Atropin
Kammertachykardie	kausale Ursachen ausschließen bzw. beseitigen (z.B. Digitalis-Intoxikation)	■ Lidocain ■ ggf. Amiodaron ■ bei starker Kreislaufinstabilität: sofort Kardioversion (ggf. kardiopulmonale Reanimation)
Kammerflattern	kausale Ursachen ausschließen bzw. beseitigen	sofort Defibrillation und kardiopulmonale Reanimation (Kap. 87.2, S. 1233)
Kammerflimmern	kausale Ursachen ausschließen bzw. beseitigen	sofort Defibrillation und kardiopulmonale Reanimation (Kap. 87.2, S. 1233)
Asystolie	kausale Ursachen ausschließen bzw. beseitigen (z.B. Reizung des N. vagus)	■ kardiopulmonale Reanimation (Kap. 87.2, S. 1235) ■ Adrenalin ■ Atropin
Arrhythmie bei maligner Hyperthermie	■ Zufuhr von Triggersubstanzen beenden ■ Dantrolen-Gabe (Kap. 32.3, S. 629)	■ Esmolol (Tachykardie) ■ Lidocain (VES) ■ (kein Digitalis, keine Calciumantagonisten, Kap. 32.5, S. 632)

kardie kann z. B. auch eine beginnende maligne Hyperthermie (Kap. 32, S. 627) sein.

Intraoperative Bradykardie: Bei gut trainierten gesunden Erwachsenen tritt in Narkose oft eine Bradykardie (Kap. 26.4.2, S. 571) auf. Sie bedarf normalerweise erst dann einer medikamentösen Therapie, wenn die Herzfrequenz unter ca. 45 Schläge pro Minute abfällt oder wenn sie zu einem relevanten Blutdruckabfall führt. Durch Gabe von z. B. 0,25 bis 0,5 mg Atropin lassen sich die niedrige Herzfrequenz und ggf. auch ein erniedrigter Blutdruck meist leicht steigern. Häufige Ursache einer Bradykardie ist eine zu tiefe Narkoseführung, insbesondere bei fehlender operativer Stimulation. Die Narkose ist abzuflachen, ggf. ist zusätzlich Atropin zu verabreichen. Bei Durchführung einer Narkose unter Verwendung von Remifentanil (Kap. 5.2.4, S. 136) tritt ebenfalls häufiger eine Bradykardie auf, insbesondere wenn bei Narkoseeinleitung eine höhere Initialdosierung verabreicht wird. Manchmal wird deshalb bei Verwendung von Remifentanil Atropin schon prophylaktisch verabreicht. Auch bei Gabe anderer Opioide (vor allem Alfentanil; Kap. 5.2.4, S. 133) kann evtl. eine Bradykardie auftreten. Reflektorische Bradykardien können durch eine vasovagale Synkope (z. B. während der Anlage einer rückenmarknahen Regionalanästhesie), durch Stimulation des N. vagus (z. B. bei der endotrachealen Intubation oder z. B. der operativen Dehnung des Anus in zu flacher Narkose) auftreten. Es ist die Unterbrechung der Manipulationen und die Vertiefung der Narkose bzw. die Gabe von Atropin angezeigt.

Indikationen zur antiarrhythmischen Therapie: Perioperative Herzrhythmusstörungen brauchen nur dann therapiert werden, wenn eine hämodynamische Instabilität auftritt bzw. droht oder falls ein wacher Patient sich dadurch subjektiv stark beeinträchtigt fühlt.

35.2.2 Antiarrhythmika

Perioperativ kommen vor allem die in Tabelle 35.1 aufgeführten Antiarrhythmika zum Einsatz.

Sonstige antiarrhythmisch wirkende Substanzen: Bei z. B. bradykarden Herzrhythmusstörungen können Atropin (z. B. 0,5 mg i.v.) oder Orciprenalin (0,01 mg i.v.) eingesetzt werden.

Elektrotherapie: Falls eine medikamentöse Therapie bei supraventrikulären oder ventrikulären Tachyarrhythmien nicht wirkt und ein kardiogenes Versagen droht, bietet sich eine Kardioversion (initial 50 oder 100 J) an. Bei Kammerflattern oder Kammerflimmern ist eine Defibrillation und eine kardiopulmonale Reanimation notwendig (Kap. 87.2, S. 1233). Bei bradykarden Rhythmusstörungen aufgrund von Sick-Sinus-Syndrom, höhergradigem SA- oder AV-Block oder einem trifaszikulärem Block ist die Indikation für einen (externen oder) permanenten Schrittmacher gegeben (Kap. 44.1, S. 715).

Therapiemaßnahmen: Bevor eine (medikamentöse) Therapie von Rhythmusstörungen durchgeführt wird, ist stets zu klären, ob evtl. zuvor eine kausale Therapie möglich ist. Stets sind kausal therapierbare Ursachen zu beseitigen (Optimierung der Narkosetiefe, Ausgleich von Störungen des Säure-Basen- und Elektrolythaushalts, Therapie eines Volumenmangels). Sonst ist eine medikamentöse (symptomatische) Therapie durchzuführen. In Tabelle 35.2 sind verschiedene Formen von Herzrhythmusstörungen, mögliche Ursachen, allgemeine und medikamentöse Therapiemaßnahmen aufgelistet.

35.3 Literatur

Übersichtsarbeiten

Sogl R, Kerger H. Anästhesiologisches Management perioperativer Herzrhythmusstörungen. Anästhesiol Intensivmed 2001; 42: 659–69.

Typische Narkoseprobleme

Hypotonie/Hypertonie

36.1 Hypotonie

Die Ursachen einer intraoperativen Hypotonie sind häufig in einer Medikamentenüberdosierung (z. B. von Inhalationsanästhetikum, Thiopental, Remifentanil, Propofol) oder in einem nicht adäquat therapierten Volumenmangel zu sehen. Auch nach Anlegen einer rückenmarknahen Regionalanästhesie kommt es häufiger zu einem Blutdruckabfall aufgrund der einsetzenden Vasodilatation. Sofern möglich, ist eine kausale Therapie durchzuführen, d. h. eine zu tiefe Narkose ist abzuflachen, eine zu hohe Medikamentenzufuhr per Infusionspumpe (z. B. von Propofol, Remifentanil) ist zu vermindern. Zusätzlich ist meist eine zügige intravenöse Volumengabe sinnvoll. Symptomatisch kann (vorübergehend) ein Blutdruck steigerndes Medikament (vor allem Akrinor; Kap. 23.2.1, S. 491) verabreicht werden. Ist eine Hypotonie Folge einer kardialen Dekompensation, muss die Herzkreislauffunktion mit einem Katecholamin unterstützt werden (Kap. 23.2.1, S. 485). Manchmal kann auch eine anaphylaktoide Reaktion die Ursache eines plötzlichen Blutdruckabfalls sein. Die entsprechende Therapie wird ausführlich im Kap. 30.4, S. 615 beschrieben. Seltene Ursachen können z. B. auch akuter Myokardinfarkt (Kap. 40.2, S. 670), Lungenembolie (Kap. 49.2, S. 741) oder Luftembolie (Kap. 69.3.1, S. 973) sein. Auch operative Manipulationen (z. B. Kompression der V. cava mit Drosselung des venösen Rückstroms) oder Wiederöffnen der evtl. vorübergehend abgeklemmten Aorta (Kap. 73.2.1, S. 1038) können Ursache eines akuten Blutdruckabfalls sein.

36.2 Hypertonie

Die Ursache einer perioperativen Hypertonie ist meist ein schmerzbedingter Blutdruckanstieg aufgrund zu flacher Narkoseführung oder unzureichender postoperativer Schmerztherapie (Kap. 83.1, S. 1180). Typischerweise ist der Patient gleichzeitig tachykard. Insbesondere bei Patienten, die einen β-Rezeptorenblocker einnehmen, kann jedoch in diesen Situationen eine gleichzeitige Tachykardie fehlen! Die Therapie besteht in einer Vertiefung der Narkose oder einer adäquaten postoperativen Schmerztherapie. Auch bei einer Medikamentenüberdosierung z. B. von Katecholaminen (Kap. 23.2.1, S. 485), Akrinor (Kap. 23.2.1, S. 491) oder Euphyllin (Kap. 50.3, S. 751) kann es zu einem übermäßigen Blutdruckanstieg kommen. Des Weiteren kann es bei der Antagonisierung eines postoperativen Opioidüberhangs zu einer plötzlichen Blutdrucksteigerung kommen (Kap. 5.2.4, S. 141). Diese Medikamente müssen entsprechend vorsichtig bedarfsadaptiert titriert werden. Manchmal kann es sich aber auch um einen Patienten mit einem schlecht eingestellten Hypertonus handeln (Kap. 45, S. 721). Auch durch operative Manipulationen (z. B. Abklemmen der Aorta [Kap. 73.2.1, S. 1037] oder der A. carotis interna [Kap. 73.2.6, S. 1048]) kann es zu einem akuten Blutdruckanstieg kommen.

Perioperative Unterkühlung und postoperatives Kältezittern (Shivering)

37

Typische Narkoseprobleme

37.1 Allgemeine Bemerkungen

Definition

Die Körpertemperatur wird vom Hypothalamus geregelt. Über- bzw. unterschreitet die Körperkerntemperatur den Bereich von 37 ± 0,2 °C, kommt es kompensatorisch zu Schwitzen und Vasodilatation bzw. zu peripherer Vasokonstriktion (Wärmekonservierung) und ggf. zum Kältezittern (Wärmeproduktion durch Steigerung der Stoffwechselrate um das 2- bis 3fache). Neugeborene und Säuglinge entwickeln kein Kältezittern – sie sind aber in der Lage, durch Aktivierung ihres sog. braunen Fettgewebes den Stoffwechsel enorm zu steigern (Wärmeproduktion, Kap. 64.2.3, S. 857). Durch diese Kompensationsmechanismen kann die Körperkerntemperatur normalerweise zwischen 36,5 und 37,5 °C gehalten werden.

Ursachen

Wärmeverluste können durch Abstrahlung (Radiatio), direkte Wärmeleitung (Konduktion), Verdunstung (Evaporation) über Haut und respiratorisches System und durch Wärmeabgabe an die Luft (Konvektion) stattfinden (Kap. 64.2.3, S. 857). Besonders groß sind Wärmeverluste durch Konvektion (vor allem bei Zugluft) sowie durch Abstrahlung an kalte Gegenstände der Umgebung.

Häufigkeit

Bei bis zu 60% aller operierten Patienten, bei denen keine aktiven Erwärmungsmaßnahmen getroffen werden, kann die Diagnose »perioperative Unterkühlung« (= Körperkerntemperatur < 36 °C) gestellt werden. Bei intraabdominellen Eingriffen mit mehr als 2 Stunden Operationszeit tritt dies sogar bei über 70% der Patienten auf.

37.2 Intraoperative Wärmeverluste

Temperaturregulation: Bei anästhesierten Patienten ist die Temperaturregulation im Hypothalamus beeinträchtigt. Der Temperaturbereich, bei dessen Unter- bzw. Überschreiten Kompensationsmechanismen ausgelöst werden, ist beim anästhesierten Patienten deutlich verbreitert. Vasokonstriktion und Kältezittern bzw. Vasodilatation und Schwitzen treten bei anästhesierten Patienten erst oberhalb von ca. 38 °C bzw. unterhalb von ca. 35 °C auf. Je höher die Konzentration der Anästhetika ist, desto höher bzw. niedriger ist dieser Schwellenwert. Auch unter einer rückenmarknahen Regionalanästhesie wird die Thermoregulation beeinträchtigt, allerdings geringer als unter einer Allgemeinanästhesie. Der Schwellenwert für die Vasokonstriktion bleibt unter einer rückenmarknahen Regionalanästhesie weitgehend normal, der Schwellenwert

für Kältezittern ist unter rückenmarknaher Regionalanästhesie erniedrigt und zwar umso stärker, je größer die Ausbreitung der Regionalanästhesie ist. Dies ist vermutlich dadurch bedingt, dass aus dem blockierten Körperareal nicht mehr – wie normalerweise üblich – Kältesignale zum Hypothalamus geleitet werden. Das Temperaturregulationszentrum erhält dadurch weniger Kältesignale als üblicherweise. Dadurch wird eine falsch hohe Körpertemperatur angenommen, und die Schwellengrenze für Kältezittern wird erniedrigt. Die im Rahmen einer Regionalanästhesie auftretende Sympathikolyse mit Dilatation der Hautgefäße führt zu einer vermehrten Wärmeabgabe über die Haut.

Weitere Ursachen: Außer den Anästhetika begünstigt auch die meist niedrigere Raumtemperatur im Operationssaal einen Wärmeverlust. Insbesondere in Operationssälen mit einer Laminar-flow-Anlage ist der konvektive Wärmeverlust enorm. Auch die Desinfektion des Operationsgebietes verursacht durch die (ca. 20 °C) kalten Desinfektionslösungen sowie durch die Verdunstung (vor allem alkoholischer Lösungen) einen Wärmeverlust. Dieser ist allerdings relativ gering. Weitere Ursachen für intraoperative Wärmeverluste sind Verdunstung aus eröffneten Körperhöhlen, die Gabe kalter (meist zimmerwarmer) Infusionslösungen sowie die Beatmung mit trockenen und kalten Atemgasen. Beim 70 kg schweren Erwachsenen bewirkt die Zufuhr von 3,5 Litern zimmerwarmer Infusionslösung (ca. 20 °C), dass die Körpertemperatur um 1 °C fällt.

Verlauf während einer Allgemeinanästhesie: Nach Beginn der Narkose fällt die Körperkerntemperatur innerhalb der ersten Stunde normalerweise um ca. 1,5 °C ab, auch wenn die Wärmeverluste minimal gehalten werden. Diese Tatsache ist vor allem durch eine Umverteilung der Wärme innerhalb des Körpers bedingt. Normalerweise hat der Körperkern eine Temperatur von 37 °C, die Körperperipherie dagegen eine Temperatur von ca. 31–35 °C, und die Haut weist eine Temperatur von ca. 28–32 °C auf. Mit Einleitung der Narkose kommt es medikamentenbedingt zu einer deutlichen Vasodilatation in der Körperperipherie. Die Temperatur in der Körperperipherie steigt dadurch auf ca. 33–35 °C an, die Hauttemperatur steigt auf ungefähr 32–34 °C. Gleichzeitig fällt aufgrund dieser Wärmeumverteilung die Körperkerntemperatur auf ca. 35,5 °C ab. In der ersten Stunde ist der Abfall der Körperkerntemperatur zu ca. 80% durch Wärmeumverteilung und nur zu ca. 20% durch Wärmeverluste bedingt. Danach wird die Wärmeumverteilung weniger wichtig (und macht während der dritten Stunde noch ca. 40% des Temperaturabfalles aus), die Wärmeverluste werden prozentual gewichtiger. Da in Narkose die Vasokonstriktion erst bei einem erniedrigten Schwellenwert auftritt, wird hierdurch ebenfalls ein weiterer schneller Abfall der Körperkerntemperatur begünstigt. Nach ca. 3–5 Stunden stellt sich meist eine Plateauphase ein, die Körpertemperatur fällt nicht mehr weiter ab, die körpereigenen thermoregulatorischen Antworten werden wirksam.

Regionalanästhesie: Nach einer rückenmarknahen Regionalanästhesie fällt die Temperatur nur ca. halb so stark ab wie bei einer Allgemeinnarkose. In der ersten Stunde fällt die Körperkerntemperatur (zu ca. 90% durch Wärmeumverteilung bedingt) um ungefähr 0,8 °C ab. Der geringere Abfall ist u.a. dadurch bedingt, dass in den nicht blockierten Körperarealen eine kompensatorische Vasokonstriktion möglich ist.

37.3 Risiken einer perioperativen Unterkühlung

Mögliche Gefahren einer milden perioperativen Hypothermie (34–36 °C) sind:

Verminderter Metabolismus von Medikamenten: Dadurch kann die Wirkung vieler Anästhetika, auch z.B. von Muskelrelaxanzien, verlängert sein; Folge sind oft verzögertes Wachwerden sowie längerer Aufenthalt im Aufwachraum.

Beeinträchtigung der Blutgerinnung: Der perioperative Blutverlust kann bei einer milden Hypothermie erhöht sein. Ursächlich wird eine Beeinträchtigung der Thrombozytenfunktion angenommen.

Schwächung der Immunabwehr: Eine perioperative Unterkühlung kann Wundinfektionen begünstigen. Ursächlich wird eine verminderte Aktivität der Granulozyten vermutet. Wurde bei Kolonresektionen durch Anwendung von Wärmedecken eine intraoperative Normothermie (36,6 ± 0,5 °C) aufrechterhalten, konnte im Vergleich zu hypothermen Patienten (34,7 ± 0,5 °C) die Rate postoperativer Infektionen signifikant gesenkt werden. Außerdem war die orale Ernährung der »normothermen« Patienten früher möglich und die Patienten konnten fast 3 Tage (ca. 20%) früher entlassen werden (Kurz et al. 1996).

Belastung der Herz-Kreislauf-Funktion: Bei unterkühlten Patienten treten postoperativ myokardiale Komplikationen signifikant häufiger auf (Frank et al. 1997). Ursachen sind erhöhte Katecholamin-Plasmakonzentrationen, erhöhter Sauerstoffverbrauch (s.u.) sowie Erhöhung von Blutdruck und Herzfrequenz.

Postoperatives Kältezittern (Shivering): Bei unterkühlten Patienten ohne Kältezittern ist der Sauerstoffverbrauch nicht erhöht. Mit Auftreten von Kältezittern steigt der Sauerstoffverbrauch um ca. 40% an (Frank et al. 1995). In älteren Studien wurde sogar beschrieben, dass der Sauerstoffverbrauch um fast 400% ansteigt (McIntyre et al. 1987).

Maskierung eines intravasalen Volumenmangels: Ist ein unterkühlter Patient gleichzeitig hypovolämisch, kann die Hypovolämie u.U. durch die Vasokonstriktion verschleiert werden, die aufgrund der Hypothermie auftritt. Wird der Patient nun wieder erwärmt und kommt es dadurch zu einer Vasodilatation, kann die relative Hypovolämie demaskiert werden, und der Blutdruck fällt deutlich ab. Daher ist im Rahmen der Wiedererwärmung ein deutlicher Volumenbedarf möglich.

37.4 Prophylaxe und Therapie einer perioperativen Unterkühlung

Ca. 90% der Wärme geht über die Haut verloren, ca. 10% über die Atmung. Zur Prophylaxe bzw. Therapie der perioperativen Unterkühlung stehen eine Reihe von Maßnahmen zur Verfügung. Dies sind vor allem:

- Warmluftsysteme
- Anwärmen der Infusionslösungen und evtl. zu transfundierender Plasmaderivate und Blutkomponenten
- Anfeuchtung und Anwärmung der Inhalationsgase
- Wärmekonservierung durch Abdecken des Patienten mit Folien oder Baumwolltüchern
- Heizstrahler (vor allem bei Früh- und Neugeborenen; Kap. 64.2.3, S. 858)
- Aufheizen des Operationssaals (vor allem bei Früh- und Neugeborenen; Kap. 64.2.3, S. 858)

Warmluftsystem

Mit einem Warmluftsystem (Abb. 37.1) ist die Wärmekonservierung bzw. Wiedererwärmung am effektivsten. Bei Warm-

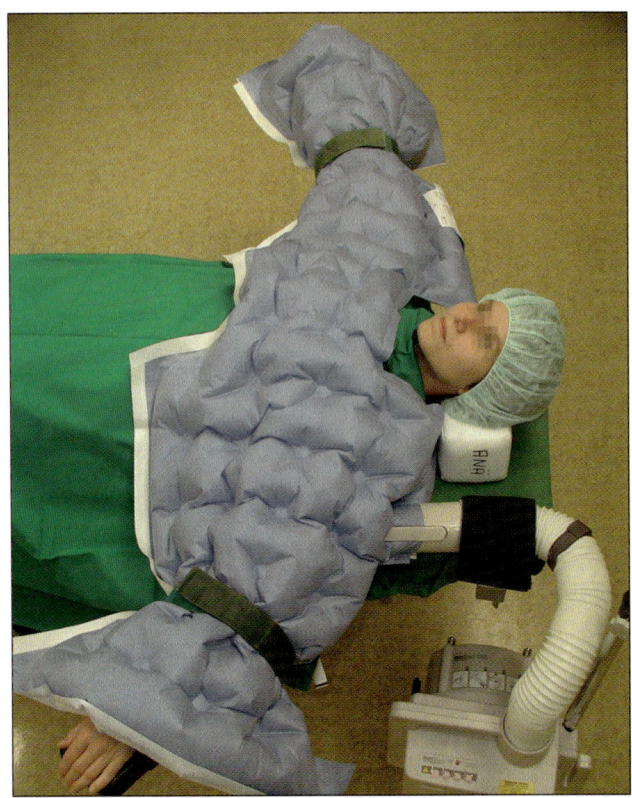

Abb. 37.1 Warmluftsystem mit Oberkörperdecke (Warm Touch; Fa. Mallinckrodt).

Typische Narkoseprobleme

luftsystemen wird von einem fönartigen Gebläse Warmluft (bis maximal 42 °C) in eine aufblasbare Körperdecke geblasen. Die Decke wird normalerweise auf den (Ober-)Körper eines erwachsenen Patienten gelegt; bei Neugeborenen oder Säuglingen dagegen meist unter den ganzen Körper. Die Anwendung der Warmluftdecken während einer Operation ist unter hygienischen Gesichtspunkten bedenkenlos möglich (Zink u. Iaizzo 1993). Mit einem Warmluftsystem gelingt es zumeist, bis zum Operationsende wieder eine Normothermie zu erreichen (Kaudasch et al. 1996). Bei lange dauernden Abdominaleingriffen kann nach 2–3 Stunden wieder Normothermie erzielt werden (Motamed et al. 2000). Aus operationstechnischen Gründen ist oft nur die obere oder untere Körperhälfte für die Anwärmung zugänglich. Auch wenn nur an der oberen Körperhälfte (Thorax, Arme und Kopf) bzw. nur an der unteren Körperhälfte (Becken und Beine) konsequent mittels Warmluftsystem gewärmt wurde, war diese Erwärmung effektiv (Schroeder et al. 1999).

Inzwischen stehen mehrere Warmluftsysteme zur Verfügung (z.B. Warm Touch, Fa. Mallinckrodt).

Trotz Anwendung eines Warmluftsystems sind zusätzliche Maßnahmen wie aktive Anwärmung von z.B. Infusionslösungen (s.u.) sinnvoll, insbesondere wenn die Warmluftdecke aus operationstechnischen Gründen nur einen kleineren Teil des Körpers bedecken kann. Wird ein Warmluftsystem angewandt und werden gleichzeitig angewärmte Infusionslösungen gegeben, ist die Körpertemperatur signifikant höher als bei Anwendung eines Warmluftsystems und gleichzeitiger Gabe von nur zimmerwarmen Infusionslösungen (Camus 1996). Durch Infusion von 1000 ml zimmerwarmer kristalloider Lösung fällt die Körpertemperatur um ca. 0,25 °C ab.

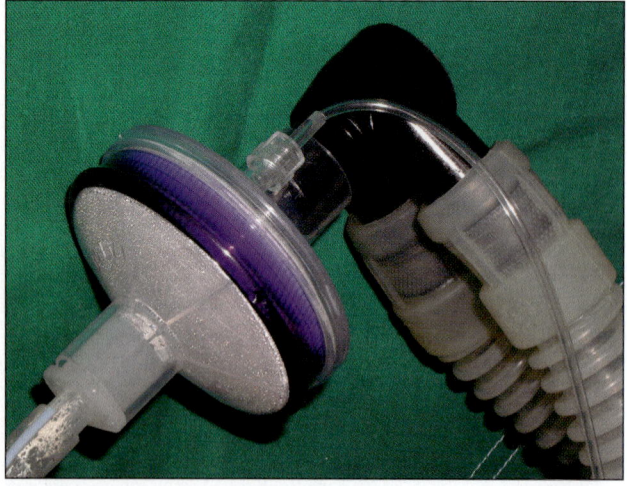

Abb. 37.2 Wärme- und Feuchtigkeitstauscher (Medisize Hygrovent Filter/HME). Auf der patientennahen Filterseite und im Endotrachealtubus ist ein Feuchtigkeitsniederschlag erkennbar. Am HME-Filter ist der Probenabsaugschlauch für die Atemgasmessungen konnektiert.

Anwärmung von Infusionslösungen

Zur Anwärmung von Infusionslösungen, Plasmaderivaten und Blutkomponenten kommen neben zertifizierten Aufwärmgeräten auch verschiedene Durchflusserwärmer (z.B. Hotline HL 90; Fa. Level Technologics; Warmflo; Fa. Mallinckrodt) zum Einsatz (Abb. 24.1, S. 520). Beispielsweise können durch das Hotline-HL-90-Gerät klinisch übliche Infusionsmengen (bis 4700 ml/h einer 20 °C kalten Infusionslösung) auf eine Temperatur von $\geq$ 33 °C aufgewärmt werden (Schmidt et al. 1996).

Werden vorgewärmte Lösungen verwendet oder werden Durchflusserwärmer eingesetzt, ist die Länge des patientennahen, unisolierten Infusionssystems zu beachten. Je niedriger die Flussraten und je länger das unisolierte, köpernahe Infusionssystem ist, durch das die erwärmte Lösung fließt, desto stärker wird die erwärmte Lösung durch die Umgebungstemperatur wieder abgekühlt. Durch Verwendung z.B. des »aktiven Isolationssystems« Autotherm/Autoline (Fa. Labor Technik Barkey) kann das Auskühlen erwärmter Lösungen in der Infusionsleitung effektiv verhindert werden (Schmidt et al. 1996). Vorteil dieses Systems ist, dass kein zusätzliches Einmalmaterial benötigt wird.

Wärme- und Feuchtigkeitstauscher

Durch Verwendung trockener und kalter Beatmungsgase droht der intraoperative Verlust von Wärme und Feuchtigkeit über die Lungen. Durch Verwendung tubusnah (zwischen Endotrachealtubus und Winkelstück) platzierter Wärme- und Feuchtigkeitstauscher (**h**eat and **m**oisture **e**xchanger; HME-Filter; sog. »künstliche Nasen«) kann der Wärme- und Feuchtigkeitsverlust vermindert werden. HME-Filter (Abb. 37.2) speichern die exspiratorisch abgegebene Wärme und Feuchtigkeit und geben sie bei der Einatmung an das Inspirationsgemisch wieder ab. Das Wasserretentionsvermögen der HME-Filter konnte durch Beschichtung des Innenmaterials mit hygroskopischen Substanzen weiter verbessert werden. Aktive Befeuchtungs- und Erwärmungssysteme haben sich in der Intensivmedizin bewährt, nicht jedoch in der Anästhesie. Durch aktive Befeuchtungs- und Erwärmungssysteme (**h**eated **h**umidifier, HH) können perioperative Wärmeverluste nicht kompensiert und unterkühlte Patienten nicht erwärmt werden, auch wenn die Inspirationsgase auf über 37 °C erwärmt werden (Rathgeber et al. 1996b). Aktive Befeuchtungs- und Erwärmungssysteme bieten keinen entscheidenden Vorteil z.B. gegenüber HME-Filtern (Rathgeber et al. 1995; Rathgeber et al. 1996a).

Wird mit einem niedrigen Frischgasfluss von $\leq$ 3 l/min beatmet und wird das Frischgas vor dem Atemkalk in das Kreissystem eingeleitet, kann anscheinend auch bei lange dauernden Narkosen auf einen HME-Filter verzichtet werden, ohne dass negative Auswirkungen auf die mukoziliäre Funktion zu befürchten sind (Unertl 1997). Die Verwendung eines reinen Bakterienfilters wäre dann ausreichend (Unertl 1997).

Abdecken des Patienten

Die Wärmekonservierung durch Abdecken des Patienten mit Folien (reflektierendes Isolationsmaterial) oder Baumwolltüchern hat sich nicht als sehr effektiv erwiesen (Bräuer et al. 2000). Der Wärmeverlust kann zwar um ca. 30% vermindert werden, eine Unterkühlung kann jedoch nicht vermieden, sondern nur hinausgezögert werden.

Falls die Körperkerntemperatur am Ende der Operation unter 35 °C (beim kardialen Risikopatienten unter 36 °C) liegt, wird oft eine vorübergehende postoperative Nachbeatmung bis zur Wiedererwärmung empfohlen.

37.5 Postoperatives Kältezittern (Shivering)

37.5.1 Allgemeine Bemerkungen

Nach Inhalationsanästhesien tritt in ca. 50% postoperatives Kältezittern (Shivering) auf. Nach Narkosen unter Anwendung eines Opioids oder nach total intravenösen Anästhesien wird postoperatives Kältezittern lediglich in ca. 15–20% angegeben. Postoperatives Kältezittern beeinträchtigt das Wohlbefinden der Patienten, es kann die Wundschmerzen verstärken, den Sauerstoffbedarf erhöhen und damit Patienten mit eingeschränkter Koronarreserve gefährden (Frank et al. 1993). Auch intraokularer sowie intrakranieller Druck steigen unter Kältezittern an. Außerdem wird dadurch die Entlassung aus dem Aufwachraum signifikant verzögert (Lenhardt et al. 1997).

> Es lässt sich keine eindeutige Korrelation zwischen dem Grad der Unterkühlung und der Häufigkeit von postoperativem Kältezittern aufzeigen. Die Körperkerntemperatur muss jedoch zumindest auf ca. 36 °C abfallen, damit wache Patienten Kältezittern entwickeln. Bei älteren Patienten tritt Kältezittern seltener auf.

37.5.2 Therapie

Opioide und Clonidin

Zur Therapie von postoperativem Kältezittern wurde häufig Pethidin (ca. 0,3–0,4 mg/kg KG; ca. 25–30 mg bei Erwachsenen) verabreicht. Durch Pethidin konnte in 90–93% der Fälle

ein Kältezittern unterdrückt werden (Alfonsi et al. 1995; Wang et al. 1999). Auch andere Opioide scheinen Erfolg versprechend zu sein. Nalbuphine (0,08 mg/kg KG) scheint vergleichbar effektiv wie Pethidin (0,4 mg/kg KG) zu sein (Wang et al. 1999). Durch Fentanyl konnte Kältezittern zwar in ca. 80% unterdrückt werden, die Wirkung war jedoch wesentlich kürzer, sodass nach etwa 15 Minuten ca. 60% der Patienten wieder anfingen zu »shivern« (Alfonsi et al. 1995). Inzwischen kommt zumeist Clonidin (ca. 1–2 µg/kg KG; bei Erwachsenen ca. 75–150 µg i.v.) zur Anwendung. Dessen gute Wirkung bei postoperativem Kältezittern ist inzwischen mehrfach belegt (Joris et al. 1993). Durch prophylaktische Gabe von 2 µg/kg KG Clonidin bzw. 0,3 mg/kg KG Pethidin kurz vor Narkoseeinleitung konnte die Inzidenz von postoperativem Kältezittern von 55% auf 5 bzw. 25% signifikant gesenkt werden (Grundmann et al. 1997). Die Aufwachzeit wurde dadurch nicht signifikant verlängert (Grundmann et al. 1997). Opioide und Clonidin scheinen (auf noch nicht genau geklärte Art und Weise) das Thermoregulationszentrum zu beeinflussen.

Andere Medikamente

Nach neueren Studien ist die Gabe von Physostigmin (0,04 mg/kg KG i.v.) vergleichbar wirksam wie Pethidin oder Clonidin (Horn et al. 1998). Auch durch die prophylaktische Gabe von Nefopam (Ajan) kurz vor Narkoseausleitung kann postoperatives Shivering wirkungsvoll verhindert werden (Piper et al. 1998). Auch durch Uradipil-Gabe konnte bei 70% der Patienten postoperatives Shivering unterdrückt werden (Fritz et al. 2001).

37.6 Literatur

Alfonsi P, Hongnat JM, Lebrault C, Chauvin M. The effects of pethidine, fentanyl und lignocaine on postanaesthetic shivering. Anaesthesia 1995; 50: 214–7.

Bräuer A, Perl T, Wittkopp E, Braun E, Weyland W. Stellenwert eines reflektierenden Isolationsmaterials (Thermadrape) zur Verhinderung intraoperativer Hypothermie. Anästhesiol Intensivmed Notfallmed Schmerzther 2000; 35: 756–62.

Camus Y, Delva E, Cohen S, Lienhart A. The effects of warming intravenous fluids on intraoperative hypothermia and postoperative shivering during prolonged abdominal surgery. Acta Anaesth Scand 1996; 40: 779–82.

Frank SM, Beattie C, Christopherson R, Norris EJ, Perler BA, Williams M, Gottlieb SO. Unintentional hypothermia is associated with postoperative myocardial ischemia. Anesthesiology 1993; 78: 468–76.

Frank SM, Fleisher LA, Breslow MJ, Higgins MS, Olson KF, Kelly S, Beattie C. Perioperative maintainance of normothermia reduces the incidence of morbid cardiac events. A randomized clinical trial. JAMA 1997; 277: 1127–34.

Frank SM, Fleisher LA, Olson KF, Gormann RB, Higgins MS, Breslow MJ, Sitzmann VJ, Beattie C. Multivariate determinants of early postoperative oxygen consumption in eldery patients. Anesthesiology 1995; 83: 241–9.

Fritz H, Schwarzkopf K, Hoff H, Kurzweg V, Hartmann M, Klein U. Urapidil zur Therapie von postanästhetischem Shivering nach Allgemeinanästhesie. Eine placebokontrollierte Pilotstudie. Anaesthesist 2001; 50: 406–10.

Typische Narkoseprobleme

Grundmann U, Berg K, Stamminger U, Juckenhöfel S, Wilhelm W. Vergleichende Untersuchung von Pethidin und Clonidin zur Prophylaxe des postoperativen Kältezitterns. Anästhesiol Intensivmed Notfallmed Schmerzther 1997; 32: 36–42.

Horn EP, Standl T, Sessler DI, von Knobelsdorff G, Büchs C, Schulte am Esch J. Physostigmine prevents postanesthetic shivering as does meperidine or clonidine. Anesthesiology 1998; 88: 108–13.

Joris J, Banache M, Bonnet F, Sessler DI, Lamy M. Clonidine and ketanserine both are effective treatment for postanesthetic shivering. Anesthesiology 1993; 79: 532–9.

Kaudasch G, Schempp P, Skierski P, Turner E. Einfluss konvektiver Wärmezufuhr während Abdominalchirurgie auf die früh-postoperative Wärmebilanz. Anaesthesist 1996; 45: 1075–81.

Kurz A, Sessler DI, Lenhardt R. Perioperative normothermia to reduce the incidence of surgical-wound infection and shorten hospitalization. N Engl J Med 1996; 334: 1209–15.

Lenhardt R, Marker E, Goll V, Tschernich H, Kurz A, Sessler DI, Narzt E, Lackner F. Mild intraoperative hypothermia prolongs postoperative recovery. Anesthesiology 1997; 87: 1318–23.

McIntyre PE, Pavlin EG, Dwersteg JF. Effect of meperidine of oxygen consumption, carbon dioxide production, and respiratory gas exchange in postanaesthesia shivering. Anesth Analg 1987; 66: 751–5.

Motamed C, Labaille T, Léon O, Panzani JP, Duvaldestin Ph, Benhamou D. Core and thenar skin temperature variation during prolonged abdominal surgery: comparison of two sites of active forced air warming. Acta Anaestesiol Scand 2000; 44: 249–54.

Piper SN, Schmidt CC, Suttner SW, Kumle B, Triem JG, Maleck WH, Boldt J. Prophylaktische Nefopamgabe schützt vor postoperativem Shivering. Anästhesiol Intensivmed Notfallmed Schmerther 1998; 33: 786–9.

Rathgeber J, Züchner K, Kietzmann D, Weyland W. Wärme- und Feuchtigkeitstauscher zur Klimatisierung der Inspirationsluft intubierter Patienten in der Intensivmedizin. Anaesthesist 1995; 44: 274–83.

Rathgeber J, Henze D, Züchner K. Atemgasklimatisierung mit leistungsfähigen HME (Heat and Moisture Exchanger) – eine effektive und kostengünstige Alternative zu aktiven Befeuchtern bei beatmeten Patienten. Anaesthesist 1996a; 45: 518–25.

Rathgeber J, Weyland W, Bettka T, Züchner K, Kettler D. Reduktion intraoperativer Wärmeverluste und Behandlung hypothermer Patienten durch atemgasklimatisierende Maßnahmen? Anaesthesist 1996b; 45: 807–13.

Schmidt JH, Weyland W, Fritz U, Bräuer A, Rathgeber J, Braun U. Experimentelle Untersuchung zur Effektivität verschiedener Infusions- und Blutwärmeverfahren. Anaesthesist 1996; 45: 1067–74.

Schroeder F, Horn EP, Redmann G, Standl Th. Intraoperative Normothermie durch partielle Wärmung von Patienten während orthopädischer Operationen. Anästhesiol Intensivmed Notfallmed Schmerther 1999; 34: 475–9.

Unertl K. Welcher Filter bei der Narkose? Anaesthesist 1997; 46: 724–5.

Wang JJ, Ho ShT, Lee ShCh, Liu Ych. A comparison among nalbuphine, mepiridine and placebo for treating postanesthetic shivering. Anesth Analg 1999; 88: 686–9.

Zink RS, Iaizzo PA. Convective warming therapy does not increase the risk of wound contamination in the operating room. Anesth Analg 1993; 76: 50–3.

Übersichtsarbeiten

Lenhardt R, Spiss CK. Gefahren milder perioperativer Hypothermie. Anaesthesist 1999; 48: 727–32.

Typische Narkoseprobleme

38 Lagerungsschäden

Typische Narkoseprobleme

38.1 Allgemeine Bemerkungen

Die Durchführung der Rückenlagerung, wie sie routinemäßig zur Narkoseeinleitung vorgenommen wird, ist im Kap. 6.3, S. 177 beschrieben. Spezielle Operationslagerungen werden in den entsprechenden Kapiteln der »Speziellen Anästhesie« besprochen (Nierenlagerung Kap. 66.2.1, S. 912; sitzende Lagerung Kap. 69.3.1, S. 973; Steinschnittlagerung Kap. 66.2.2, S. 913; Knie-/Ellenbogenlagerung Kap. 69.5.1, S. 982; Bauchlagerung Kap. 76.1, S. 1080). Wer für die Lagerung zuständig ist und hierfür die Verantwortung hat, wird im Kap. 6.4, S. 178 beschrieben.

Im Folgenden soll auf mögliche Lagerungsschäden eingegangen werden. Insbesondere Nervenschädigungen, Hautschädigungen sowie Augenschädigungen sind möglich. Wird der Patient korrekt gelagert, kann die Inzidenz von Lagerungsschäden zwar minimiert werden, Lagerungsschäden können dadurch jedoch nie sicher ausgeschlossen werden. Je länger die Operation dauert, desto höher ist das Risiko für Lagerungsschäden.

Immer häufiger führen Lagerungsschäden zu haftungsrechtlichen Auseinandersetzungen. Die Anforderungen der Rechtsprechung in Bezug auf die Patientenlagerung verschärfen sich zunehmend (Ullrich et al. 1997).

> Es ist daher empfehlenswert, Patienten auf die Möglichkeit von Lagerungsschäden im Rahmen der Prämedikationsvisite hinzuweisen. In vielen Anamnese- und Aufklärungsbögen für die Anästhesie sind daher inzwischen entsprechende Hinweise aufgenommen.

Routinelagerungen müssen im Narkoseprotokoll nicht notiert werden, Abweichungen von der Standardlagerung sind dagegen zu dokumentieren. Dennoch scheint es empfehlenswert zu sein, die Kontrolle auf ordnungsmäßige Lagerung schriftlich zu fixieren (Ullrich et al. 1997).

38.2 Nervenschädigungen

Lagerungsbedingte Nervenschädigungen entstehen zumeist durch Zug oder Überdehnung, zum Teil auch durch Druck, wobei dann die entstehende Ischämie den Nerv schädigt. Bei einer Minderperfusion eines Nerven von > 30 Minuten droht eine ischämische Funktionsstörung. Lagerungsbedingte Schäden von Nerven sind insbesondere bei relaxierten Patienten zu befürchten. Aber auch bestimmte Vorerkrankungen (z. B. diabetische Neuropathie, eine Halsrippe), Hypothermie, Hypotension oder eine (länger als ca. 2 Stunden angelegte) Blutsperre begünstigen perioperative Nervenschädigungen. Die Prognose von lagerungsbedingten Nervenschädigungen schwankt zwischen »sehr gut« bis »irreversibel« und ist vor

allem von der Schädigungsdauer abhängig. Zumeist sind die Schäden innerhalb von Tagen reversibel.

Folgende Nerven bzw. Nervengeflechte sind besonders durch Lagerungsschäden gefährdet:

38.2.1 Plexus brachialis

Lagerungsbedingte Nervenschäden betreffen am häufigsten den N. ulnaris (s. u.) und am zweithäufigsten den Plexus brachialis. Die Inzidenz einer Schädigung des Plexus brachialis wird mit ca. 0,02–0,06% angegeben. Meist wird derjenige Arm, an dem die Infusion läuft, ausgelagert (abduziert). Um Überdehnungen des Plexus brachialis zu vermeiden, muss bei der Armauslagerung Folgendes beachtet werden:

- Der Arm muss unbedingt an der Armstütze fixiert werden. Fällt der Arm versehentlich von der Armstütze, kann dies beim relaxierten Patienten zu Schulterluxation, Zerrung oder gar Ausriss des Plexus brachialis führen.
- Der Oberarm darf nicht weiter als 90° abduziert werden. Eine zu starke Abduktion scheint die häufigste Ursache eines Plexusschadens zu sein (Abb. 38.1a).
- Der Arm darf (bei einem auf dem Rücken liegenden Patienten) nicht unterhalb des Thoraxniveaus gelagert werden.
- Es sollte auf eine nur leichte Beugung im Ellenbogengelenk geachtet werden. Der Handrücken sollte nach oben zu liegen kommen (Pronation der Hand). Eine stärkere Außenrotation im Schultergelenk ist zu vermeiden.
- Der Kopf sollte leicht auf die Seite des ausgelagerten Arms gedreht werden. Eine Rotation zur Gegenseite und eine stärkere Überstreckung führen zu einer Dehnung des Plexus brachialis.
- Bei einer Oberkörpertieflage ist auf Schulterstützen zu verzichten. Würde der Patient kopfwärts gegen diese am Operationstisch befestigten Schulterstützen rutschen, würde der Plexus brachialis zwischen der nach kaudal gedrückten Klavikula und der ersten Rippe eingeklemmt. Es käme leicht zu einer Plexusschädigung.
- Sonstiges: Bei Punktion der V. jugularis interna zur Anlage eines zentralen Venenkatheters ist eine Verletzung des Plexus brachialis denkbar. Es ist z. B. beschrieben, dass Läsionen des Plexus brachialis häufiger auf der Seite auftreten, auf der die V. jugularis interna punktiert wurde.

38.2.2 N. radialis

Häufig wird nur derjenige Arm ausgelagert, an dem die intravenöse Infusion läuft. Der andere Arm wird dem Körper angelagert. Bei dem am Körper angelagerten Arm besteht die Gefahr, dass er ganz oder nur mit dem Ellenbogengelenk über

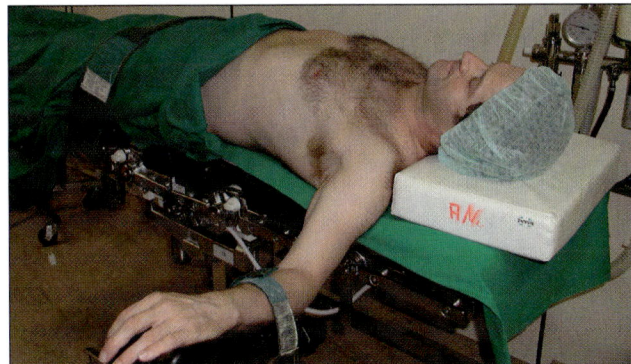

Abb. 38.1 Lagerung des Arms; **a:** der ausgelagerte Arm ist zu weit (>90°) abduziert und unterhalb des Thoraxniveaus gelagert;

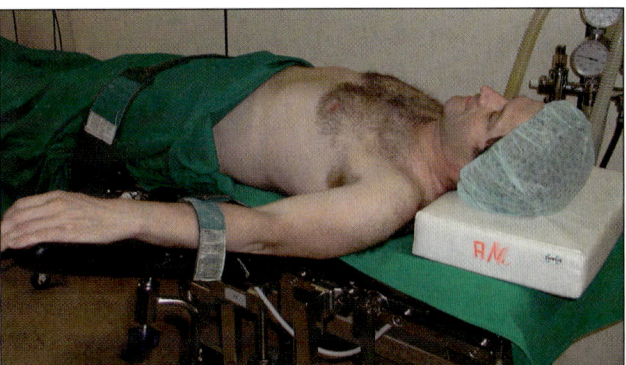

Abb. 38.1 b korrekte Auslagerung des Arms;

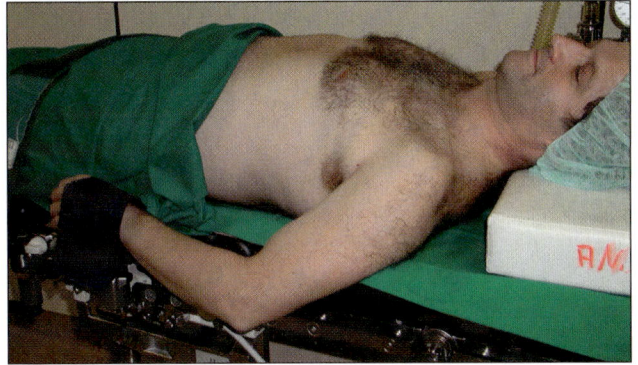

Abb. 38.1 c der angelagerte Arm hängt mit dem Ellenbogengelenk über die OP-Tischkante, wodurch der N. radialis gefährdet ist;

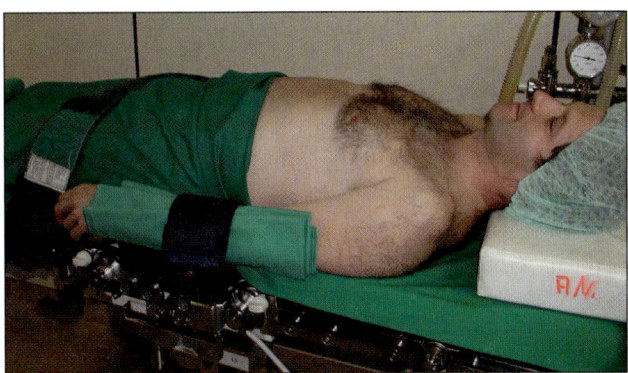

Abb. 38.1 d korrekt angelagerter Arm.

die Kante des Operationstisches hängt (Abb. 38.1c) und durch den Operateur gegen die Operationstischkante gedrückt wird. Dies kann leicht zu einer Schädigung des N. radialis im Bereich der Oberarminnenseite führen. Der dem Körper angelagerte Arm muss deshalb in einer den Ober- und Unterarm umfassenden Polstermanschette dicht dem Körper angelagert und dort fixiert werden. Bei einer Schädigung des N. radialis bestehen Schwierigkeiten, Ellenbogengelenk, Metakarpophalangealgelenke und Handgelenk zu strecken (Fallhand, Kap. 16.2.2, S. 334). Außerdem ist die Abduktion des Daumens geschwächt, und es treten Sensibilitätsstörungen im Dorsalbereich der daumenseitigen 2 ½ Finger auf.

38.2.3 N. medianus

Eine lagerungsbedingte Schädigung des N. medianus ist sehr selten. Der N. medianus kann jedoch evtl. bei einer Fehlpunktion einer Vene (oder Arterie) in der Ellenbeuge oder durch dort versehentlich extravasal injizierte Medikamente (z.B. Thiopental) oder durch eine paravenöse Infusion geschädigt werden. Punktionen in der Ellenbeuge sollten auch aus diesen Gründen möglichst vermieden werden (Kap. 5.2.3, S. 114). Folgen einer Medianusschädigung sind Sensibilitätsstörungen im Bereich der daumenseitigen 3 ½ Finger auf der Hohlhandseite. Die Beugung der Finger I und II (und zum Teil des III. Fingers) ist behindert (»Schwurhand«). Außerdem können Daumen und Kleinfinger der gleichen Hand nicht mehr aneinander geführt werden.

38.2.4 N. ulnaris

Lagerungsbedingte Nervenschäden betreffen am häufigsten den N. ulnaris. Die Gesamtinzidenz wird mit ca. 0,1–0,25% angegeben. Der N. ulnaris kann insbesondere bei Druck im Bereich des Epicondylus medialis des Humerus geschädigt werden. Besonders gefährdet sind Männer sowie Patienten mit Übergewicht oder sehr schlanke Patienten (Warner et al. 1994). Folgen sind Sensibilitätsstörungen im Bereich der kleinfingerseitigen palmaren 1½ Finger und der dorsalen 2½ Finger. Die Finger III bis V können nicht mehr gebeugt und dem Daumen genähert werden. Eventuell kann eine Muskelatrophie zur Ausbildung einer Krallenhand führen. Oft besteht bereits präoperativ eine Ulnarisneuropathie. Ulnarisneuropathien liegen z.B. bei Männern 2- bis 5-mal häufiger vor als bei Frauen. Auch ein Diabetes mellitus oder ein Alkoholabusus prädisponieren für eine Ulnarisschädigung. In diesen Fällen ist auf eine besonders sorgfältige Lagerung zu achten. Eine starke Beugung im Ellenbogengelenk sollte vermieden werden.

Typische Narkoseprobleme

38.2.5 N. peroneus communis

Der N. peroneus communis kann bei Druck im Bereich des Fibulaköpfchens geschädigt werden. Dies ist vor allem bei Verwendung von Beinstützen möglich, falls sie in diesem Bereich Druck ausüben. Eine Peroneuslähmung ist die häufigste Nervenläsion der unteren Extremität und führt zu einem Fallfuß. Die Zehen können nicht mehr überstreckt und der Fuß kann nicht mehr proniert werden.

38.2.6 N. saphenus

Werden die Beine in einer Beinstütze gelagert und übt diese Druck im Bereich des medialen Tibiakondylus aus, kann es zu einer Schädigung des N. saphenus mit Parästhesien im Bereich der medialen und anterolateralen Wade kommen.

38.3 Hautschädigungen

Durch längerfristigen übermäßigen Druck sind insbesondere im Bereich von prominenten Knochen Hautischämien und evtl. Hautnekrosen möglich. Auf eine entsprechende Unterpolsterung (z.B. von Fersen, Os sacrum, Hinterhaupt) ist zu achten.

Wird ein nasotracheal platzierter Tubus z.B. bei kieferchirurgischen Operationen nach kranial abgeleitet, ist auf eine zugfreie Fixierung zu achten. Bei längerfristigem Zug am Tubus (z.B. durch das Gewicht der Beatmungsschläuche) kann es zu Drucknekrosen im Bereich des entsprechenden Nasenflügels kommen.

38.4 Augenschädigungen

Es ist darauf zu achten, dass die Augenlider während der Narkose geschlossen sind. Bei geöffneten Augenlidern kann die Hornhaut austrocknen und ein Hornhautulkus entstehen. Das Auge muss entweder zugeklebt oder es muss eine sterile Augensalbe eingebracht werden. Sind die Augen während der Operation nicht zu sehen, sollte zuerst Augensalbe eingebracht werden, und anschließend sind die Augenlider mit Pflaster zuzukleben. Bei Operationen in Bauchlage sollten die Augen noch mit Polsterwatte oder speziellen Eye-pads abgedeckt werden. Jeder länger dauernde Druck auf das Auge kann zu Durchblutungsstörungen der Netzhaut und damit zur Erblindung führen. Besonders bei einer Bauchlagerung ist darauf zu achten, dass nicht ein Lagerungskissen, ein Lagerungsring oder eine Kopfstütze auf das Auge drückt. Eine irreversible Blindheit wurde bereits nach einer nur 10 Minuten dauernden Bauchlagerung beschrieben. Manchmal kann es aufgrund der Steigerung des Augeninnendrucks zu Bradyarrhythmien und AV-Überleitungsstörungen kommen.

> Die häufigste Ursache für eine postoperative Sehstörung scheint allerdings nicht die kompressionsbedingte Schädigung zu sein, sondern eine Ischämie des N. opticus aufgrund von Hypotonie oder niedrigem Hämatokrit.

38.5 Sonstige lagerungsbedingte Probleme

Lungenveränderungen

In Rückenlage (Kap. 6.3, S. 177) wird das Zwerchfell durch die Baucheingeweide nach kranial verdrängt, insbesondere die abhängigen Zwerchfellanteile. Beim narkotisierten und relaxierten Patienten sind diese Veränderungen noch ausgeprägter. Lungen-Compliance, Vitalkapazität und funktionelle Residualkapazität (FRC) sind vermindert. Eventuell fällt hierbei die FRC unter das »closing volumen« (Kap. 2.9, S. 27) ab, sodass es bereits am Ende der Ausatmung zum Verschluss terminaler Luftwege kommt. Die Atelektasenbildung wird begünstigt. Das Ventilations-Perfusions-Verhältnis wird negativ beeinflusst, das Shunt-Volumen nimmt zu, der p_aO_2 fällt ab. Obwohl durch Anwendung eines PEEP vor allem die nicht abhängigen (gut ventilierten und schlecht perfundierten) Lungenbereiche besser ventiliert werden, weniger dagegen die abhängigen (gut perfundierten und schlecht ventilierten) Lungenbereiche, kann ein PEEP trotzdem vorteilhaft für die Oxygenierung sein (ausführliche Beschreibung Kap. 50.7.3, S. 762).

Bei einer Steinschnittlage sind diese pulmonalen Probleme noch verstärkt. Zusätzlich zu den pulmonalen Problemen sind hierbei noch eventuelle stärkere hämodynamische Veränderungen zu beachten (Kap. 66.2.2, S. 913).

Weitere Probleme

Weitere lagerungsbedingte Probleme können eine Blutstase sein, wodurch das Risiko venöser Thromben und die Gefahr einer Lungenembolie deutlich erhöht sein kann, z.B. bei stärkerer Beugung (> 90 Grad) im Hüftgelenk. Auch ausgeprägte Rückenschmerzen können nach der operativen Lagerung auftreten. Weitere Lagerungsschäden wie eine Schulterluxation oder eine Zerrung der Halswirbelsäule können vor allem bei der Umlagerung anästhesierter Patienten (z.B. von der Rückenlage in die Bauchlagerung; Kap. 76.1, S. 1080) auftreten. Auch ein Kompartmentsyndrom kann durch lagerungsbedingte venöse Stauung, durch Ischämie oder durch Druckschädigung ausgelöst werden. Dies ist z.B. für die Steinschnittlagerung beschrieben worden. Ein solches Kompartmentsyndrom kann eine operative Faszienspaltung notwendig machen.

Tourniquets

Bei Operationen im Bereich der Extremitäten wird aus operationstechnischen Gründen häufiger ein Tourniquet angelegt. Durch ein Tourniquet können Druckschädigungen von Muskeln oder Nerven (vor allem motorischer Nervenfasern, da diese meist in der Peripherie großer gemischter Nerven verlaufen) bzw. Rhabdomyolyse, Kompartmentsyndrom oder ein arterieller Verschluss begünstigt werden. Durch Anlegen einer Blutsperre (eines Tourniquets) scheinen tiefe venöse Thrombosen nicht begünstigt zu werden. In einer solchen ischämischen Extremität fallen p_aO_2 und pH-Wert ab und Laktat- und CO_2-Konzentration steigen an. Beim Öffnen des Tourniquets fällt meist der Blutdruck ab, die Herzfrequenz steigt an und aus der ischämisch gewordenen Extremität werden größere Mengen an CO_2, Kalium und Laktat ausgeschwemmt. Je länger der Tourniquet angelegt war, desto ausgeprägter sind vermutlich diese Veränderungen. Ältere Patienten mit eingeschränkter kardialer Leistungsbreite bzw. Patienten mit erhöhtem intrakraniellem Druck können nach Öffnen des Tourniquets evtl. kardial dekompensieren bzw. mit einem Anstieg des intrakraniellen Drucks (durch den hohen p_aCO_2) reagieren.

Zumeist wird eine Tourniquetdauer von bis ca. 2 Stunden als problemlos bezeichnet. Auch die Höhe des Manschettendrucks ist hierbei wichtig. Zumeist werden Manschettendrücke bis 300 mm Hg an den Armen und 500 mm Hg an den Beinen als noch sicher erachtet. Vermutlich würde aber ein Manschettendruck, der nur ca. 100 mm Hg über dem präoperativen systolischen arteriellen Druck liegt, zur Blutsperre ausreichen.

38.6 Literatur

Ullrich W, Biermann E, Kienzle F, Krier C. Lagerungsschäden in Anästhesie und operativer Medizin (Teil 1). Anästhesiol Intensivmed Notfallmed Schmerzther 1997; 32: 4–20.

Warner MA, Warner ME, Martin JT. Ulnar Neuropathy. Incidence, outcome, and risk factors in sedated or anesthetized patients. Anesthesiology 1994; 81: 1332–40.

Übersichtsarbeiten

Kienzle F, Ullrich W, Krier C. Lagerungsschäden in Anästhesie und operativer Intensivmedizin (Teil 2). Anästhesiol Intensivmed Notfallmed Schmerzther 1997; 32: 72–86.

Typische Narkoseprobleme

Intraoperative Wachheit

Typische Narkoseprobleme

39.1 Allgemeine Bemerkungen

Selten berichten Patienten von einer intraoperativen Wachheit (engl.: awareness), d.h. sie waren nicht in ausreichend tiefer Allgemeinnarkose und können sich spontan(!) an Wortwechsel oder Maßnahmen während der Allgemeinanästhesie erinnern. Oft wird intraoperative Wachheit als schreckliches Ereignis geschildert, das mit Angst und evtl. mit Schmerzen verbunden war. Ein solches Erlebnis führt in ca. 70% zu lange anhaltenden psychischen Störungen wie Schlafstörungen, Alpträumen oder Angstzuständen (Moermann et al. 1993).

39.2 Ursachen und Häufigkeit

Häufigste Ursache für eine intraoperative Wachheit ist eine zu geringe Dosierung der Anästhetika (Übersicht bei Ghoneim 2000). Intraoperative Wachheit tritt häufiger bei Frauen (77%), bei Patienten unter 60 Jahren (89%) und bei Patienten der ASA-Klassifikation I oder II (68%) auf (Domino et al. 1999). Bei Narkosen unter Verwendung von Relaxanzien bzw. Opioiden oder bei Narkosen, bei denen kein volatiles Inhalationsanästhetikum verwendet wurde, war intraoperative Wachheit häufiger (Domino et al. 1999).

Zur Inzidenz von intraoperativer Wachheit können keine verbindlichen Aussagen gemacht werden. Die Inzidenz von intraoperativer Wachheit ohne Schmerzerinnerung wird bei modernen Anästhesieverfahren meist mit ca. 0,2% (1:500) angegeben (Liu et al. 1991). Die Inzidenz von intraoperativer Wachheit mit bewusster Schmerzwahrnehmung wird meist mit ca. 0,01% (1:10000) beziffert (Übersicht bei Jones 1994).

Fast immer sind relaxierte Patienten betroffen. Aufgrund der Relaxation können sie sich nicht bemerkbar machen. Sollte dagegen ein nicht relaxierter Patient intraoperativ wach werden, wird er sich meist durch (Abwehr)bewegungen bemerkbar machen. Beim nicht relaxierten Patienten kommt es schon zu Abwehrbewegungen, bevor der Patient intraoperativ »wach« wird.

> Normalerweise ist eine unzureichende Narkosetiefe an Tachykardie, Blutdruckanstieg, tränenden Augen, Schwitzen oder Abwehrbewegungen des Patienten erkennbar. In Einzelfällen können aber trotz intraoperativer Wachheit diese vegetativen Symptome unauffällig sein. Eine zuverlässige apparative Messung der Narkosetiefe wäre wünschenswert, ist bislang aber nicht sicher in der täglichen Routine möglich (Übersicht bei Daunderer u. Schwender 2001).

Von den Patienten, die eine intraoperative Wachheit erlebten, klagten vor allem diejenigen, die relaxiert waren, über Schmerzen, Angst und postoperative neuropathologische Störungen (Sandin et al. 2000). Aus diesen Gründen wird gefordert, auf eine Muskelrelaxation immer dann zu verzichten, wenn sie nicht absolut zwingend notwendig ist (Spahn et al. 2001).

39.3 Narkoseform und -führung

Zu intraoperativer Wachheit kommt es vor allem in besonderen Situationen wie Kreislaufinstabilität des Patienten mit sehr niedrigem Blutdruck oder bei einer Sectio caesarea vor Abnabelung des Kindes (Schultetus et al. 1986), also in Situationen, in denen manchmal phasenweise bewusst eine relativ flache Narkose angestrebt wird. Auch bei kardiochirurgischen Operationen scheint das Risiko einer intraoperativen Wachheit erhöht zu sein. Insbesondere auch bei der noch vor ca. 10 Jahren sehr populären Neuroleptanästhesie (Kap. 7.4, S. 232) war das Risiko einer intraoperativen Wachheit erhöht, da hierbei die Muskelrelaxanzien relativ hoch dosiert wurden, während die hypnotische Komponente eher gering war und meist nur durch Lachgas in Kombination mit einem Opioid aufrechterhalten wurde. Bei der ursprünglich durchgeführten, reinen Äthernarkose dagegen war eine sehr tiefe Bewusstlosigkeit notwendig, um mit Äther auch eine Schmerzfreiheit und Muskelerschlaffung zu erzielen. Intraoperative Wachzustände waren daher extrem unwahrscheinlich. Erst mit Einführung der Muskelrelaxanzien war es möglich, trotz deutlich flacherer Narkose auch die Muskulatur gut zu relaxieren. Mit Einführung der Muskelrelaxanzien wurde daher das Problem der intraoperativen Wachheit klinisch wesentlich relevanter. Zum Teil wird darauf hingewiesen, dass bei Durchführung der inzwischen zunehmend häufiger angewandten total intravenösen Narkose (bei der auf Lachgas verzichtet wird; Kap. 7.2, S. 223) die hypnotische Komponente des Lachgases wegfällt und das Risiko einer intraoperativen Wachheit erhöht sein könnte.

39.4 Literatur

Daunderer M, Schwender D. Messung der Narkosetiefe, Awareness und EEG. Anaesthesist 2001; 50: 231–41.

Domino KB, Posner KL, Caplan RA, Cheney FW. Awareness during Anesthesia. A closed claims analysis. Anesthesiology 1999; 90: 1053–61.

Ghoneim MM. Awareness during Anesthesia. Anesthesiology 2000; 92: 597–602.

Jones JG. Perception and memory during general anaesthesia. Br J Anaesthesia 1994; 73: 31–7.

Liu WHD, Thorp TAS, Graham SG, Aitkenhead AR. Incidence of awareness with recall during general anaesthesia. Anaesthesia 1991; 46: 435–7.

Moermann N, Bonke B, Oosting J. Awareness and recall during general anesthesia. Anesthesiology 1993; 79: 454–64.

Sandin RH, Enlund G, Samuelsson P, Lennmarken C. Awareness during anaesthesia: a prospective case study. The Lancet 2000; 355: 707–11.

Schultetus RR, Hill CR, Dharamraj CM, Banner TE, Berman LS. Wakefulness during cesarean section after anesthetic induction with ketamine, thiopental, or ketamine and thiopental combined. Anesth Analg 1986; 65: 723–8.

Spahn DR, Gilliard N, Gardaz JP. Messung der Anästhesietiefe: Traum oder Notwendigkeit? Anaesthesist 2001; 50: 229–30.

Teil E

Anästhesie bei Begleiterkrankungen

Koronare Herzerkrankung und akuter Myokardinfarkt

Anästhesie
bei Begleiterkrankungen

40.1 Koronare Herzerkrankung

Absence of proof
does not proof absence

40.1.1 Allgemeine Bemerkungen

Ursachen

Eine **k**oronare **H**erzer**k**rankung (KHK) ist zumeist durch eine arteriosklerotische Verengung der Koronararterien bedingt. Folge einer koronarsklerotischen Stenose ist eine verminderte Durchblutung des Myokards. Die Versorgungsbereiche der einzelnen Koronararterien sowie die Determinanten des myokardialen Sauerstoffverbrauchs werden ausführlich im Kapitel Kardioanästhesie (Kap. 79.2, S. 1116) beschrieben. Eine Koronarstenose vermindert den myokardialen Blutfluss enorm, denn der Blutfluss verhält sich proportional zur 4. Potenz des Gefäßradius. Bei einer verminderten Myokarddurchblutung droht ein Missverhältnis zwischen myokardialem Sauerstoffangebot und myokardialem Sauerstoffverbrauch. Es kommt leicht zur Myokardischämie.

Die wichtigsten Risikofaktoren für die Entwicklung einer Koronarsklerose sind Nikotinabusus, arterieller Hypertonus, Hypercholesterinämie, Diabetes mellitus, Übergewicht, Bewegungsmangel, männliches Geschlecht und höheres Lebensalter.

Häufigkeit

Die KHK ist die häufigste Erkrankungs- und Todesursache bei Männern über 40 Jahren und bei Frauen über 50 Jahren. Etwa 80% der plötzlichen Herztode in der westlichen Welt sind durch eine KHK bedingt. Bei ca. 3,5% der Patienten unter 44 Jahren, bei ca. 50% der Patienten zwischen 45 und 65 Jahren und bei ca. 80% der Patienten über 65 Jahren liegt eine KHK vor. Außerdem ist die KHK diejenige kardiovaskuläre Erkrankung mit der höchsten perioperativen Morbiditäts- und Mortalitätsrate.

40.1.2 Klinik

Erscheinungsformen

Eine Myokardischämie äußert sich in pektanginösen Schmerzen, die typischerweise substernal empfunden werden, aber in linken Arm, Hals, Unterkiefer und linke Schulter ausstrahlen können. **Angina-pectoris-Beschwerden** treten normalerweise unter Belastung auf und bessern sich typischerweise nach Gabe von sublingual verabreichtem Nitroglycerin oder unter körperlicher Ruhe.

> Eine KHK kann sehr lange asymptomatisch bleiben. Oft tritt ein akuter Myokardinfarkt oder ein plötzlicher Herztod aufgrund einer KHK auf, ohne dass der Patient vorher an pektanginösen Beschwerden litt. Selbst bei Patienten mit symptomatischer KHK verlaufen ungefähr 70% der Myokardischämien ohne Angina-pectoris-Beschwerden.

Von einer sog. **stabilen Angina pectoris** wird gesprochen, wenn sich Häufigkeit und Dauer der Anfälle sowie die auslösenden Faktoren in den letzten 2 Monaten nicht verändert haben. Durch körperliche Ruhe und eventuelle Gabe von Nitroglycerin bessert sich diese Symptomatik normalerweise innerhalb von ca. 15 Minuten. Von einer »crescendo«-**Angina pectoris** wird dagegen gesprochen, wenn sich Häufigkeit und Dauer der Anfälle sowie auslösende Faktoren in den letzten Wochen negativ verändert haben. Die »crescendo«-Angina pectoris stellt den Übergang von der stabilen Angina pectoris in die instabile Angina pectoris dar. Die **instabile Angina pectoris** ist – ähnlich wie ein Myokardinfarkt – meist durch Aufbrechen atheromatöser Plaques in den Koronararterien mit Ausbildung von Thromben auf der beschädigten Endotheloberfläche und Einengung des Gefäßlumens bedingt. Dadurch kommt es zu einer weiteren akuten Lumeneinengung der Koronararterie (s.u.). Der Blutstrom ist jedoch noch stark genug, um einen größeren Fibrinthrombus und einen dauerhaften Gefäßverschluss (mit Ausbildung eines Myokardinfarktes) zu verhindern. Eine instabile Angina pectoris stellt eine bedrohliche Situation dar, die leicht zu einem Myokardinfarkt führen kann. Durch körperliche Ruhe und/oder Gabe von Nitroglycerin kann bei der instabilen Angina pectoris die Symptomatik nicht sicher verbessert werden, und die Symptome halten trotz dieser Maßnahmen 30 Minuten oder länger an.

> Akuter Myokardinfarkt und instabile Angina pectoris werden manchmal unter dem Oberbegriff akutes Koronarsyndrom zusammengefasst (manchmal wird der Begriff instabile Angina pectoris allerdings auch für eine instabile [stärker wechselnde] Symptomatik gebraucht).

Häufiger liegen bei Angina-pectoris-Beschwerden auch extrakardiale Auslösemechanismen wie Anämie, hohes Fieber oder Absetzen der Basismedikation vor.

Bei der sog. **vasospastischen Angina pectoris** (Prinzmetal-Angina) entstehen die Schmerzen durch einen Koronarspasmus, der auch in Ruhe auftreten kann. Lediglich bei ca. 3% der Patienten mit einer KHK liegt eine Prinzmetal-Angina vor. Therapeutisch kommen hier vor allem hoch dosierte Calciumantagonisten infrage.

Schweregrade

Zur Beurteilung des Schweregrades einer Angina pectoris bietet sich die Klassifikation der **C**anadian **C**ardiovascular **S**ociety (CCS-Klassifikation) an (Tab. 40.1).

40.1.3 Diagnostik bei Verdacht auf KHK

Bei Patienten mit Verdacht auf KHK sind vor allem Anamneseerhebung und EKG wichtig. Zusätzlich können weiterführende diagnostische Maßnahmen eingesetzt werden.

Anamneseerhebung

Anhand der Anamnese ist bei Patienten mit KHK zu klären, wie ausgeprägt eventuelle pektanginöse Beschwerden sind, wie sich deren Symptomatik im Laufe der Zeit veränderte, wie stark sie zu einer Leistungseinschränkung führen und ob sie Herzrhythmusstörungen verursachen. Klinische Untersuchung und Anamnese weisen eine Sensitivität von ca. 60% auf. Bei der Anamneseerhebung ist jedoch zu beachten, dass eine KHK unter Ruhebedingungen asymptomatisch sein kann, selbst wenn eine 50- bis 70%ige Stenose einer großen Koronararterie vorliegt. Dies ist insbesondere bei solchen Patienten zu berücksichtigen, die sich körperlich nicht belasten (können). In Ruhe treten Angina-pectoris-Beschwerden erst auf, wenn ein Gefäß zu etwa 90% eingeengt ist. Der Patient muss daher nach Belastungssituationen befragt werden bzw. er muss während Belastung untersucht werden (z.B. beim Treppensteigen). Zur Beurteilung der kardialen Belastbarkeit muss nach Symptomen wie Dyspnoe, Angina pectoris und peripheren Ödemen gefragt werden. Kann der Patient ohne größere Mühe 2–3 Stockwerke hochsteigen, dann ist die kardiale Belastbarkeit vermutlich noch ausreichend. Tritt im Rahmen von pektanginösen Beschwerden eine Dyspnoe auf, dann hat die myokardiale Ischämie vermutlich zu einer akuten Linksherzinsuffizienz geführt. Bei solchen Patienten kann es auch im Rahmen von perioperativem Stress und von größeren perioperativen Flüssigkeitsumsätzen zu einer akuten kardialen Dekompensation kommen.

Bei Patienten mit Verdacht auf KHK muss stets nach evtl. erlebten Myokardinfarkten gefragt werden. Es ist jedoch zu beachten, dass ca. 10–15% der Myokardinfarkte stumm, d.h. ohne Auftreten pektanginöser Beschwerden ablaufen und daher dem Patienten möglicherweise nicht bekannt sind.

EKG-Untersuchungen

Bei Verdacht auf eine KHK sollte bei der Beurteilung des präoperativen EKGs nach Hinweisen auf myokardiale Ischä-

Tab. 40.1 Klassifikation der Canadian Cardiovascular Society (CCS-Klassifikation) zur Beurteilung des Schweregrades eine koronaren Herzkrankung.

Grad	Symptome
Grad 1	normale körperliche Aktivität führt nicht zur Angina pectoris
Grad 2	normale körperliche Aktivität leicht eingeschränkt; Angina pectoris tritt z.B. beim Treppensteigen auf
Grad 3	normale körperliche Aktivität stark eingeschränkt; Patient kann lediglich noch die Treppen eines halben Stockwerks hochsteigen
Grad 4	Angina-pectoris-Beschwerden können bei jeder körperlichen Belastung sowie auch in Ruhe auftreten

mien, alte Herzinfarkte, Herzrhythmus- und/oder Reizleitungsstörungen, Ventrikelhypertrophie und durch Elektrolytstörungen bedingte Veränderungen gesucht werden. Es ist jedoch zu beachten, dass im Ruhe-EKG selbst bei hochgradigen Koronarstenosen oft keine Hinweise auf eine Myokardischämie erkennbar sind (s.o.). Bei 25–50% der Patienten mit KHK sind im Ruhe-EKG keine pathologischen Veränderungen nachweisbar. Daher ist ggf. ein Belastungs-EKG durchzuführen. Das Belastungs-EKG weist aber ebenfalls keine 100%ige Sensitivität auf. Bei einer Eingefäßerkrankung wird dessen Sensitivität mit 40–60%, bei einer Dreigefäßerkrankung (wenn rechte Koronararterie und beide Äste der linken Koronararterie stenosiert sind) mit 70–85% angegeben. Die Beurteilung des pathologischen EKGs wird ausführlich im Kap. 26, S. 561 beschrieben.

Weiterführende diagnostische Maßnahmen

Im Zweifelsfall können zur Beurteilung des Koronarkreislaufs und der kardialen Leistungsfähigkeit zusätzlich auch (Stress-)Echokardiographie (Kap. 2.9, S. 23, Kap. 21.3, S. 466), szintigraphische Verfahren, Angiographie und eine Linksherzkatheterisierung durchgeführt werden.

Szintigraphische Verfahren

Bei der Szintigraphie werden Radionuklide (die Gamma-Strahlen emittieren) intravenös verabreicht. Damit kann z.B. das Blutvolumen innerhalb des Herzens (oder auch der Lungen; Kap. 25.1, S. 543) dargestellt werden. Zumeist wird hierfür Thallium intravenös injiziert. Thallium gelangt auch in den Koronarkreislauf. Es wird fast vollständig aus der Koronarzirkulation extrahiert und in die Herzmuskulatur aufgenommen und dort gespeichert. Die Thallium-Myokard-Szintigraphie kann mit einer pharmakologischen Dipyridamol-Belastung kombiniert werden (**D**ipyridamol-**T**hallium-**M**yokard-**S**zintigraphie; DTMS). Dipyridamol führt zu einer vorübergehenden Vasodilatation der gesunden Koronargefäße. Dadurch kann es zu einem nachweisbaren Steal-Phänomen kommen

(Kap. 2.9, S. 24; Kap. 21.3, S. 466). Mithilfe einer Dipyridamol-Gabe kann bei der Thallium-Myokard-Szintigraphie unterschieden werden, ob ein Thallium-Speicherdefekt im Myokard durch eine Infarktnarbe oder durch eine (vorübergehende) Ischämie (aufgrund eines dipyridomolverursachten Steal-Phänomens) bedingt ist (Kap. 2.9, S. 24). Während der dipyridamolbedingten Vasodilatation (mit Steal-Phänomen) kommt es zu einem nur vorübergehenden Speicherdefekt von Thallium im ischämischen Bereich. Bei einer Infarktnarbe ist ein konstanter Speicherdefekt nachweisbar. Die Thallium-Myokard-Szintigraphie weist eine Sensitivität von über 90% auf. Die DTMS wird in den letzten Jahren zugunsten der (Stress)-echokardiographie seltener (Kap. 21, S. 457) durchgeführt.

Radionuklidventrikulographie

Bei der **R**adio**n**uklid**v**entrikulographie (RNV) werden die Herzkammern dargestellt. Die RNV wird im Rahmen einer Myokardszintigraphie (mit Thallium oder Technetium) durchgeführt. Hierdurch können Größe, Kontraktilität der Herzkammern, Wandbewegungsstörungen und **E**jektions**f**raktion (EF, s.u.) bestimmt werden. Die RNV wurde inzwischen zugunsten der Echokardiographie (Kap. 21, S. 457) weitgehend verlassen.

Koronarangiographie

Bei einer Herzkatheteruntersuchung wird eine Koronarangiographie sowie eine Druckmessung in der Aorta und im linken Ventrikel (Linksherzkatheterisierung; s.u.) durchgeführt. Bei der Koronarangiographie wird ein Kontrastmittel in die Koronararterien injiziert. Dadurch können die Koronararterien objektiv beurteilt werden. Die Koronarangiographie liefert von allen Untersuchungsmethoden die meisten Informationen über den Zustand der Koronargefäße, sie ist jedoch teuer und mit einem nicht vernachlässigbarem Risiko verbunden (Mortalität 0,1%). Die Indikation zur Koronarangiographie ist bei Patienten gegeben, die eine medikamentös nicht beherrschbare (instabile) Angina pectoris haben sowie bei Patienten, bei denen eine kardiochirurgische Operation geplant ist.

Linksherzkatheterisierung

Bei der Linksherzkatheterisierung wird ein Katheter (zumeist über die A. femoralis) retrograd bis ins linke Herz vorgeschoben. Es können damit die Druckverhältnisse im linken Herzen gemessen und nach Injektion eines Kontrastmittels die Binnenräume des linken Ventrikels und der Aorta dargestellt werden. Außerdem kann dabei eine Koronarangiographie (s.o.) durchgeführt werden. Die Linksherzkatheterisierung mit Kontrastmittelgabe ermöglicht auch die Berechnung der Ejektionsfraktion (= Schlagvolumen dividiert durch enddiastolisches Volumen) und eine Aussage über den **Kontraktili-**

tätszustand des Myokards (Hypokinesien, Dyskinesien, Akinesien). Die Ejektionsfraktion (EF) und der Kontraktilitätszustand können alternativ auch mithilfe der Echokardiographie (Kap. 21.3, S. 466) bestimmt werden. Ein sich normal kontrahierender linker Ventrikel wirft ca. 55–75% seines enddiastolischen Volumens als Schlagvolumen aus (EF = 0,55–0,75). Ist die myokardiale Kontraktilität z.B. durch einen vorausgegangenen Herzinfarkt vermindert, dann beträgt die EF meist 0,4–0,55. Patienten mit einer EF $\geqq$ 0,4 sind normalerweise asymptomatisch. Liegt die EF dagegen zwischen 0,25–0,4, treten normalerweise während körperlicher Belastung Symptome einer eingeschränkten kardialen Belastbarkeit auf. Liegt die EF unter 0,25, treten Symptome vermutlich bereits in Ruhe auf (NYHA-Klasse IV; Kap. 41.1, S. 682).

Bei der Linksherzkatheterisierung können auch die **Druckverhältnisse** im linken Herzen gemessen werden. Der normale linksventrikuläre enddiastolische Druck (LVEDP) beträgt – wie der PCWP (Kap. 19.4.2, S. 432) – ca. 9 ± 4 mm Hg. Ein LVEDP von mehr als ca. 18 mm Hg weist auf eine stark eingeschränkte linksventrikuläre Kontraktilität hin. Da ein insuffizienter linker Ventrikel nicht mehr in der Lage ist, während der Systole genügend Blut auszuwerfen, sind linksventrikuläres enddiastolisches Volumen und LVEDP (Kap. 19.4.2, S. 432) erhöht. Der LVEDP wird nicht nur durch das enddiastolische Volumen, sondern auch durch die Compliance des linken Ventrikels beeinflusst. Ein erhöhter linksventrikulärer Druck kann somit Ausdruck eines erhöhten enddiastolischen Volumens und/oder einer eingeschränkten Ventrikel-Compliance sein. Nur wenn kein Mitralvitium vorliegt, entsprechen der linksatriale Druck und der pulmonalkapilläre Verschlussdruck dem LVEDP. Der Herzindex beträgt in Ruhe normalerweise ca. 2,5–4,0 l/min pro m². Patienten mit einer linksventrikulären Funktionseinschränkung können zwar in Ruhe ein normales Herzminutenvolumen haben, sind aber u.U. nicht mehr in der Lage, es bei Stress oder körperlicher Belastung entsprechend zu steigern. Bei Patienten mit einer koronaren Herzerkrankung bedeutet ein Herzindex von weniger als 2 l/min pro m² eine schwere linksventrikuläre Funktionseinschränkung. Ein Abfall des Herzminutenvolumens geht mit einer Erhöhung der arteriovenösen Sauerstoffgehaltsdifferenz (Kap. 19.4.2, S. 433) einher, da die Gewebe den gleichen Sauerstoffbedarf haben, diesen aber einem verminderten Blutfluss entnehmen müssen (Kap. 41.1, S. 682).

40.1.4 Therapie

Medikamentöse Therapie

Bei Patienten mit einer KHK wird meist medikamentös versucht, den myokardialen Sauerstoffverbrauch zu erniedrigen, indem

- die ventrikuläre Wandspannung (durch Nitrate, Calciumantagonisten),
- die Herzfrequenz (durch β-Rezeptorenblocker, Calciumantagonisten) und
- die Kontraktilität (durch β-Rezeptorenblocker, Calciumantagonisten)

vermindert werden.

Durch Gabe eines β-Blockers soll vor allem die Herzfrequenz (möglichst unter 60 Schläge pro Minute), aber auch der arterielle Blutdruck gesenkt werden. Durch Gabe eines Nitropräparates oder eines Calciumantagonisten (z. B. Nifedipin) kann zusätzlich versucht werden, die Koronargefäße zu erweitern und den Blutdruck zu senken. Durch Gabe eines Calciumantagonisten können pektanginöse Beschwerden evtl. gemildert werden. Inzwischen werden Calciumantagonisten in schnell freisetzender Darreichungsform nur noch als Medikamente der zweiten Wahl bezeichnet (Kap. 23.5.1, S. 500). Bei Kombination eines Calciumantagonisten mit einem β-Rezeptorenblocker wird meist der Calciumantagonist Nifedipin bevorzugt, da er die durch β-Rezeptorenblocker verursachte Dämpfung des Sinusknotens nicht verstärkt.

KHK-Patienten müssen häufig ein niedrig dosiertes Acetylsalicylsäure-Derivat einnehmen. Hierdurch soll eine Thrombozytenaggregation im Bereich koronarstenotischer Gefäßveränderungen verhindert werden, denn sie könnte einen Myokardinfarkt auslösen.

Invasive, nicht chirurgische Therapie der KHK (Katheterintervention)

Falls eine medikamentöse Therapie der KHK nicht zum Erfolg führt und eine über 70–75%ige Stenose vorliegt, kommen auch Verfahren der koronaren Katheterintervention (z. B. Koronarangioplastie = Aufweitung von Koronargefäßen) infrage. In den letzten Jahren hat sich die perkutane transluminale Coronarangioplastie (PTCA = Ballondilatation) zur Therapie der KHK bewährt. Die Erfolgsquote beträgt 90–95%. Allerdings ist in ca. 1–3% während der PTCA mit einem Myokardinfarkt zu rechnen. Die Mortalitätsrate wird mit 0,3–1% angegeben. An weiteren koronaren Katheterinterventionen kommen Stent-Implantation, Laserangioplastie, Hochfrequenz-Rotationsangioplastie und bidirektionale Atherektomie zur Anwendung. Allerdings muss nach diesen interventionellen Maßnahmen in ca. 30% mit einer Restenosierung gerechnet werden.

Inzwischen wird in Deutschland eine PTCA häufiger durchgeführt (1994: 80 000 Patienten) als eine chirurgische Revaskularisation der Koronararterien (ca. 40 000 Patienten pro Jahr). Eine PTCA wird vor allem bei Patienten mit einer schweren Angina pectoris, zum Teil aber auch bei Patienten mit akutem Myokardinfarkt durchgeführt. Kontraindikationen

für eine PTCA stellen eine Hauptstammstenose und eine Ejektionsfraktion von $\leqq 30\%$ dar. Durch eine PTCA können die Symptome verbessert werden. Es ist jedoch nicht belegt, dass dadurch eine lebensverlängernde Wirkung erzielt werden kann. Es ist auch nicht belegt, dass durch eine präoperative PTCA die perioperative kardiale Komplikationsrate gesenkt werden kann.

Im Folgenden sollen die Verfahren der Koronarangioplastie kurz charakterisiert werden.

PTCA (perkutane transluminale Coronarangioplastie = Ballondilatation): Die Ballondilatation stellt immer noch das Standard-Katheterinterventionsverfahren der 1. Wahl zur Therapie von Koronarstenosen und -verschlüssen dar. Das Verfahren ist einfach, sicher und sehr effektiv. Es wird in Lokalanästhesie durchgeführt. Ein Ballonkatheter wird hierbei (über die A. femoralis) bis in den Bereich der stenosierten Koronararterie vorgeschoben. Anschließend wird der Ballon geblockt und die Stenose aufgedehnt. Von einer erfolgreichen Dilatation wird gesprochen, wenn die Reststenose weniger als 50% des normalen Durchmessers beträgt.

Stent-Implantation: Durch Einbringen eines endoluminalen Stents kann das Koronarlumen offen gehalten werden, die Rezidivrate kann dadurch vermindert werden.

Laserangioplastie: Hierbei wird ein Laserdraht bis vor die Koronarstenose eingeführt, und dann wird mittels Laserstrahl die Stenose weggebrannt. Bei Durchführung im Bereich von Gefäßkrümmungen droht eine Gefäßperforation. Vor allem wegen dieses Risikos sowie hoher Kosten hat sich das Verfahren nicht richtig etabliert.

Hochfrequenz-Rotationsangioplastie: Bei der Hochfrequenz-Rotationsangioplastie (Rotaplation) wird versucht, bei verkalkten oder langstreckigen Stenosen durch Materialabtragung das Gefäß zu erweitern. Mittels eines sich schnell drehenden Rotaplatordrahtes werden Stenosen »weggefräst«. Seit Einführung von Koronar-Stents hat die Indikation für die Rotaplation deutlich abgenommen.

Bidirektionale Atherektomie: Bei diesem Verfahren werden mithilfe eines rotierenden Messers (das in einem Atherektomie-Katheter integriert ist) arteriosklerotische Plaques abgetragen.

Chirurgische Therapie der KHK

Bei schweren Angina-pectoris-Beschwerden kann die Indikation für eine aortocoronare Venen-Bypass-Operation (ACVB, Kap. 79.5.1, S. 1139) gegeben sein. Durch eine ACVB-Operation kann die körperliche Belastbarkeit verbessert werden, die pektanginösen Beschwerden werden meist geringer und die medikamentöse Therapie kann vermindert werden. Es kann also die Lebensqualität verbessert werden. Eine Verlängerung der Lebenserwartung konnte bisher jedoch nicht belegt werden. Die perioperative Letalität bei Anlage eines

Anästhesie bei Begleiterkrankungen

ACVB beträgt bei Patienten mit guter linksventrikulärer Funktion 1–2%. Die chirurgische Therapie der KHK wird im Kap. 79.5.1, S. 1139 ausführlich beschrieben.

Vor größeren, nicht kardiochirurgischen Operationen wird häufiger bei Patienten mit ausgeprägter Koronarsklerose eine revaskularisierende Maßnahme empfohlen. Das perioperative Risiko ist bei Patienten, bei denen zuvor eine Revaskularisation durchgeführt wurde, signifikant geringer. Wird allerdings berücksichtigt, dass die Letalität z.B. einer ACVB-Operation 1–2% beträgt, so ist die Gesamtmortalität nicht mehr signifikant unterschiedlich.

40.2 Akuter Myokardinfarkt

40.2.1 Allgemeine Bemerkungen

Definition

Von einem akuten Herzinfarkt (Myokardinfarkt) wird gesprochen, wenn ein größerer Teil der Herzmuskulatur akut nekrotisch wird. Bei einem transmuralen Infarkt ist die ganze Myokarddicke, bei einem subendokardialen Infarkt sind nur die inneren Wandschichten des Myokards betroffen.

Ursachen und Pathogenese

In ca. 95% liegt ursächlich eine Koronarsklerose vor. Auslösend ist zumeist ein Thrombus, der eine Koronararterie verschließt. Die Infarzierung des Herzmuskels ist nach 3–6 Stunden weitgehend abgeschlossen.

Ein Thrombus entwickelt sich insbesondere im Bereich von arteriosklerotisch verändertem Gefäßendothel, wenn dort Ulzerationen entstehen und die fibrösen Deckplatten atheromatöser Plaques aufbrechen: es bildet sich ein Plättchenaggregat (»weißer Thrombus«), aus dem Thromboxan freigesetzt wird, das eine weitere Plättchenaggregation sowie eine koronare Vasokonstriktion bewirkt. Schließlich kann ein appositioneller fibrinreicher, roter Thrombus entstehen. Führt eine solche Thrombusbildung zu einem plötzlichen mehr oder weniger totalen Verschluss einer großen Koronararterie, kommt es zu einer instabilen Angina pectoris, einem nicht transmuralen Infarkt oder einer transmuralen Myokardinfarzierung.

Ein akuter Myokardinfarkt kann auch durch ein plötzliches Missverhältnis zwischen zu niedrigem myokardialem Sauerstoffangebot (z.B. bei Anämie, Hypotension) und zu hohem myokardialem Sauerstoffbedarf (z.B. bei Tachykardie) bedingt sein. Dieser Pathomechanismus ist insbesondere in der perioperativen Phase zumeist für einen Myokardinfarkt verantwortlich. Auch durch Gabe eines Katecholamins kann ein plötzlicher Anstieg des myokardialen Sauerstoffbedarfs verursacht werden.

Risikofaktoren

> Die wichtigsten vorbestehenden Risikofaktoren für einen perioperativen Myokardinfarkt sind KHK, Hypertonus, Linksherzinsuffizienz und ein vorausgegangener und weniger als 6(–3) Monate zurückliegender Infarkt.

Hatte der Patient bereits einen Myokardinfarkt erlitten, dann hängt das **Risiko eines perioperativen Reinfarktes** stark vom Intervall zwischen früherem Infarkt und Operationstermin ab. In älteren Studien wird angegeben, dass in den ersten 3 Monaten nach einem Myokardinfarkt die Reinfarktrate 36–37% und im 4.–6. Monat 16–26% beträgt (Tarhan et al. 1972). Nach dem 6. Monat pendelt sich die Reinfarktrate bei einem Wert von ca. 4–5% ein, unabhängig davon, wie lange der Myokardinfarkt her ist (Tarhan et al. 1972; Münzer et al. 1996b). Patienten, die noch keinen Herzinfarkt hatten, weisen dagegen eine deutlich niedrigere perioperative Infarktrate von 0,13% auf (Tarhan et al. 1972). Durch besonders engmaschiges hämodynamisches Monitoring und sofortige Therapie eventueller hämodynamischer Entgleisungen konnte die perioperative Reinfarktrate innerhalb der ersten 3 Monate auf 5,7% bzw. während des 4.–6. Monats auf 2,3% gesenkt werden (Rao et al. 1983). Es ist daher ein entsprechendes Vorgehen zu empfehlen. Zumeist wurde bisher empfohlen, einen Elektiveingriff frühestens 6 Monate nach einem Myokardinfarkt durchzuführen. In neueren Empfehlungen wird dieser Zeitraum zum Teil schon auf 3 Monate verkürzt. Ein 6-monatiger Abstand erscheint nicht mehr zwingend erforderlich zu sein. Das Risiko eines perioperativen Reinfarktes bei einer Operation, die während der ersten (3–)6 Monate nach einem Infarkt notwendig wird, ist vor allem bei lang dauernden Operationen (> 3 Stunden) und bei Operationen mit großen Flüssigkeitsverschiebungen, bei großen gefäßchirurgischen Operationen (Aortenoperation) und bei Notfalleingriffen relativ hoch (Strom et al. 1998; American College of Cardiology 1996). Ein mittleres Risiko wird für Karotisoperationen, Thoraxeingriffe, orthopädische oder intraperitoneale Eingriffe angegeben. Relativ niedrig ist das Risiko bei Operationen an der Körperoberfläche (z.B. Mamma-OP, Katarakt-OP) und Endoskopien (s. auch Tab. 2.7, S. 22). Perioperative Reinfarkte treten vor allem in den ersten postoperativen Tagen auf (s.u.). Das Reinfarktrisiko ist besonders dann hoch, wenn eine Stenose des linken Hauptstamms oder eine Dreigefäßerkrankung vorliegt (Kap. 79.5.1, S. 1139). Dagegen ist das Risiko bei einer Ein- oder Zweigefäßerkrankung oder nach einer vorangegangenen aortokoronaren Bypass-Operation relativ gering. Die Mortalität eines perioperativen Reinfarktes wird mit ca. 20–50% angegeben.

Intraoperative hämodynamische Situationen, die einen Myokardinfarkt begünstigen, sind eine Tachykardie und ein arterieller Hypertonus. Riskant scheint auch ein länger als

10 Minuten dauernder (intraoperativer) Blutdruckabfall um mehr als 30% des Ausgangswertes.

Häufigkeit

Pro Jahr erleiden in Deutschland ca. 250000 Menschen (d.h. ca. einer von 300 Einwohnern) einen Herzinfarkt. Auch perioperativ kann ein Myokardinfarkt auftreten. Die Gesamtmortalität innerhalb der ersten 28 Tage beträgt ca. 50%. Etwa 30% der Patienten, die an einem akuten Myokardinfarkt sterben, versterben innerhalb der ersten Stunde (zumeist an Herzrhythmusstörungen; vor allem Kammerflimmern oder einer progredienten Herzinsuffizienz), ca. 50% versterben bis 24 Stunden nach dem akuten Ereignis.

40.2.2 Klinik und Diagnostik

Ein Myokardinfarkt kann normalerweise anhand der folgenden Symptomtrias diagnostiziert werden:
- typische klinische Symptome
- typische EKG-Veränderungen
- charakteristische Konzentrationsveränderungen herzspezifischer Enzyme

Klinische Symptome

Typisch sind schwere Schmerzen (»Vernichtungsschmerzen«) ähnlicher Lokalisation und ähnlichen Charakters wie Angina-pectoris-Schmerzen, die aber wesentlich stärker sind und länger (> 20–30 Minuten) anhalten. Es stellen sich meist Todesangst, kalter Schweiß, Blässe und Übelkeit ein. Die Schmerzen werden retrosternal (ca. 70%), im linken Arm (ca. 20–30%) und/oder im Epigastrium (ca. 20–30%) angegeben.

Bei einem akuten **Vorderwandinfarkt** wird oft (ca. 25%) ein erhöhter Sympathikotonus mit Hypertonie und Tachykardie beobachtet. Dadurch kann initial evtl. Kammerflimmern ausgelöst werden. Bei einem **Hinterwandinfarkt** können auch Sinus- oder AV-Knoten mitgeschädigt werden, wodurch oft (ca. 50%) eine deutliche Bradykardie und Hypotension sowie Reizleitungsstörungen ausgelöst werden können. Eine Hypotension kann aber auch Folge einer ausgeprägten Infarzierung des Herzmuskels mit akutem Linksherzversagen sein. Bei ca. 90% der Patienten mit einem akuten Myokardinfarkt treten ventrikuläre Extrasystolen auf.

In ca. 15% verläuft ein Herzinfarkt (vor allem bei älteren Patienten oder bei Patienten mit Diabetes mellitus) weitgehend symptomlos, d.h. »stumm« ab. Es treten dann typischerweise keine pektanginösen Beschwerden auf. Ein stattgehabter **stummer Infarkt** wird zumeist später zufällig an der für einen alten Infarkt typischen Q-Welle im EKG erkannt. Die Mortalität im Rahmen eines stummen Myokardinfarktes

ist genauso hoch wie bei einem Infarkt mit klassischen Beschwerden (Kannel u. Abbott 1984). Die Therapie entspricht daher der eines Infarkts mit klassischen Angina-pectoris-Beschwerden.

> Treten perioperativ Herzrhythmusstörungen, Blutdruckabfall oder Herzinsuffizienz auf und ist dies anders nicht erklärbar, so ist an einen akuten Herzinfarkt zu denken, insbesondere bei Patienten mit erhöhtem Infarktrisiko. Bei einem postoperativ auftretenden Myokardinfarkt kann die Diagnosestellung durch operationsbedingte Wundschmerzen oder eine perioperative Analgetika-Gabe erschwert sein.

Bei Verdacht auf einen Myokardinfarkt müssen differenzialdiagnostisch z.B. Angina pectoris, Peri-/Myokarditis, Lungenembolie, Pneumothorax, Pleuritis, Interkostalneuralgie, vertebragene Schmerzen, ein Aneurysma dissecans der thorakalen Aorta sowie Erkrankungen des Ösophagus und des Gastrointestinaltrakts ausgeschlossen werden.

EKG-Veränderungen

Die 12-Kanal-EKG-Ableitung ist die wichtigste diagnostische Maßnahme, um einen akuten Herzinfarkt nachweisen zu können. Im Rahmen eines akuten Infarktes treten oft auch (therapiebedürftige) Herzrhythmusstörungen auf. Die für einen Myokardinfarkt typischen EKG-Veränderungen sowie Störungen von Reizbildung und Herzrhythmus werden ausführlich im Kap. 26.2, S. 567 beschrieben.

Veränderungen herzspezifischer Enzyme

Bereits wenige Stunden nach einem akuten Myokardinfarkt treten erste typische Veränderungen herzspezifischer Enzyme auf (Abb. 40.1). Insbesondere die CK-, SLDH-, HBDH-, SGOT- und Troponin-Plasmakonzentrationen sind routinemäßig zu bestimmen. Untersuchungen der Enzymkonzentrationen sind weniger für die Akutdiagnostik, sondern vor allem für die Verlaufsbeobachtung geeignet. Die Infarktdiagnostik mittels herzspezifischer Enzyme weist eine Treffsicherheit von über 90% auf.

Kreatinkinase (CK = Kreatin-Phosphokinase = CPK)

Die CK (Normalwert: <70 U/l) steigt 4–6 Stunden nach dem Infarkt an (>100 U/l). Die CK-Konzentration erreicht ihr Maximum nach 12–24 Stunden und normalisiert sich nach 3–4 Tagen wieder. Bei einem CK-Maximum von <400 U/l kann mit einem komplikationslosen Verlauf gerechnet werden, bei einem CK-Maximum von >1000 U/l ist von einem

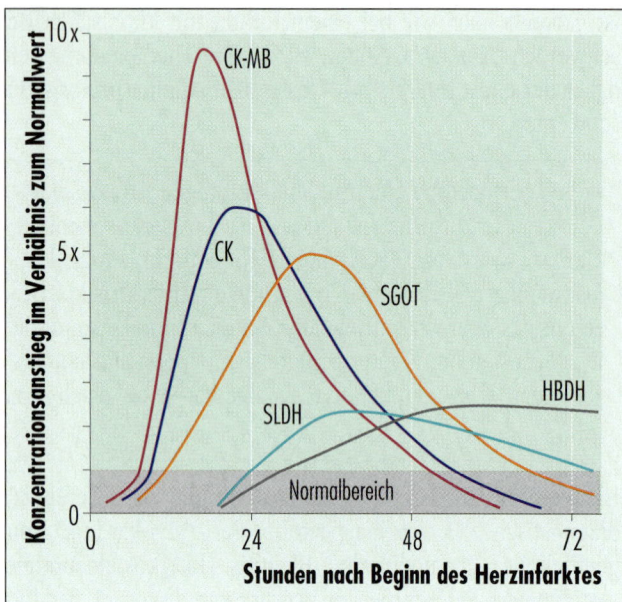

Abb. 40.1 Typische Veränderungen der herzspezifischen Enzyme im zeitlichen Verlauf nach einem Myokardinfarkt. CK = Kreatinkinase; SGOT = Serum-Glutamin-säure-Oxalessigsäure-Transaminase; SLDH = Serum-Laktat-Dehydrogenase; HBDH = Hydroxybutyrat-Dehydrogenase.

riesigen Infarkt auszugehen. Die CK-Konzentration ist jedoch sehr empfindlich, sie kann z. B. auch nach einer intramuskulären Injektion, mechanischen Reanimation oder elektrischen Defibrillation oder nach anders verursachten Muskelverletzungen ansteigen. Die CK kommt in Form von drei Isoenzymen vor, als CK-MM (Muskeltyp), CK-BB (Gehirntyp; brain) und als CK-MB (Herzmuskeltyp). Zur Diagnostik des Herzinfarktes bietet sich die Bestimmung der CK-MB wegen ihrer Spezifität für den Herzmuskel an. Ein CK-MB-Wert von > 6–10% der CK spricht für einen Herzinfarkt. Die CK-MB ist zwar herzspezifisch, aber weniger empfindlich als die CK, sodass kleinere Infarkte evtl. nicht erfasst werden. Die CK-MB beginnt 2–6 Stunden nach dem Infarkt anzusteigen, erreicht ihr Maximum nach 12–24 Stunden und normalisiert sich nach ca. 2 Tagen wieder. Die maximale CK-MB-Konzentration korreliert mit dem Ausmaß des Myokardinfarkts und hat damit prognostische Bedeutung.

Serum-Laktat-Dehydrogenase (SLDH; früher LDH)

Die SLDH (Normalwert < 240 U/l) weist einen langsamen Konzentrationsanstieg mit Maximum nach 72 Stunden auf. Die SLDH liegt in Form fünf verschiedener Isoenzyme vor (SLDH$_{1-5}$).

Hydroxybutyrat-Dehydrogenase (HBDH = SLDH1)

Die HBDH (Normalwert < 140 U/l) ist ein myokardspezifisches Isoenzym der SLDH (= SLDH$_1$). Typisch für einen

Herzinfarkt ist die Erhöhung dieser HBDH bzw. deren prozentualer Anteil an der Gesamt-SLDH. Ein Quotient HBDH/LDH von > 0,9 ist prognostisch ungünstig. Die maximale Höhe des HBDH-Anstiegs ist grob proportional der Infarktausdehnung und hat damit prognostischen Charakter.

Serum-Glutaminsäure-Oxalessigsäure-Transaminase (SGOT; früher GOT)

Die SGOT (Normalwert < 15 U/l) beginnt 4–6 Stunden nach dem Infarkt anzusteigen, erreicht ihr Maximum nach 24–28 Stunden und normalisiert sich nach 4–7 Tagen wieder. Die SGOT kann allerdings auch bei Leber- und Muskelerkrankungen ansteigen.

Myoglobin

Myoglobin steigt (kurz vor dem Troponin-T, s.u.) als erster Parameter an (ab der 3. Stunde nach dem Infarkt). Eine Myoglobinkonzentration > 80 ng/ml gilt als positiv für einen Myokardinfarkt. Bei Patienten ohne ST-Strecken-Hebung ist Myoglobin 4 Stunden nach Aufnahme derjenige Marker mit der höchsten Sensitivität für einen akuten Myokardinfarkt (Störk et al. 2001). Die Myoglobinkonzentration kann allerdings auch z. B. nach einer intramuskulären Injektion, elektrischen Defibrillation oder einer sonstigen Muskelverletzung ansteigen. Die exakte Myoglobinbestimmung ist bisher noch zeitaufwendig und nicht routinemäßig möglich.

Troponin-T/Troponin-I

Die Troponine sind Teil der kontraktilen Apparate der Muskelzelle. Es werden Troponin-C, Troponin-I und Troponin-T unterschieden. Troponin-T und Troponin-I sind (relativ neue) Marker, die ca. 4 Stunden nach Symptombeginn bei ungefähr 90% der Patienten mit einem Myokardinfarkt erhöht sind. Nach ca. 12–24 Stunden ist der Konzentrationsgipfel erreicht, die Konzentration bleibt 7 (Troponin-I) bis 14 Tage (Troponin-T) erhöht. Troponin-T und Troponin-I weisen eine vergleichbare Aussagekraft auf. Konzentrationen ≧ 0,1 ng/ml sind als pathologisch hoch zu bezeichnen (Übersicht bei Walter et al. 1999). Zum Teil wird – je nach Referenzlabor – auch erst ein Wert ≧ 0,2 ng/ml als pathologisch bezeichnet. Troponin-T weist eine vergleichbare Sensitivität wie die CK-MB auf (ca. 50%, Münzer et al. 1996). Troponin-Bestimmungen können inzwischen auch als »bedside«-Tests durchgeführt werden.

Da die einzelnen herzspezifischen Enzyme einen charakteristischen zeitlichen Verlauf aufweisen (Abb. 40.1), kann anhand des aktuellen Enzymmusters auf das Alter des Infarktes geschlossen werden.

Sonstige diagnostische Maßnahmen

Neben den Veränderungen herzspezifischer Enzyme kommt es im Rahmen eines akuten Myokardinfarktes noch zu unspezifischen Entzündungszeichen wie Leukozytose (10000–15000/mm^3), Beschleunigung der Blutsenkungsgeschwindigkeit und Anstieg des **C-r**eaktiven **P**roteins (CRP, Normalwert: < 10 mg/l).

Im Rahmen der Infarktdiagnostik kann auch am Patientenbett eine echokardiographische Untersuchung durchgeführt werden (Kap. 21, S. 457). Damit können evtl. vorliegende linksventrikuläre Wandbewegungsstörungen festgestellt werden.

40.2.3 Therapie

Vorrangige Ziele bei der Therapie eines akuten Myokardinfarktes sind:
- Reduktion des Sauerstoffverbrauches des Herzens
- Erhöhung des Sauerstoffangebotes an das Herz
- antithrombotische Therapie
- Wiederherstellung der Koronardurchblutung (Thrombolyse/PTCA)
- sonstige Maßnahmen

Reduktion des myokardialen Sauerstoffverbrauches

Bettruhe/Immobilisierung und Intensivüberwachung: Initial soll der Patient mit leicht (ca. 30°) angehobenem Oberkörper gelagert werden. Nach einem unkomplizierten Infarkt reicht eine 2- bis 3-tägige Intensivüberwachung meist aus. Für ca. 3 Wochen ist eine stationäre Behandlung notwendig.

Analgetika (insbesondere Morphin): Es empfiehlt sich die Titration von verdünntem Morphin (1 : 10) bis zum individuellen Dosisbedarf (2–5–10 mg i.v.). Morphin wirkt analgetisch, sedierend und euphorisierend. Außerdem wird der Sympathikotonus vermindert. Vor- und Nachlast sowie die Herzfrequenz fallen ab und damit auch der myokardiale Sauerstoffbedarf. Außerdem führt Morphin auch zu einer deutlichen Erniedrigung des pulmonalarteriellen Drucks.

Sedativa/Anxiolytika: z.B. wiederholte Gabe kleinerer Diazepam-Boli (Valium; titriert bis 2–10 mg) oder Midazolam-Boli (Dormicum; titriert bis 2–5 mg) bis zum individuellen Dosisbedarf.

Nitropräparate: Der Infarktschmerz ist – im Gegensatz zum Angina-pectoris-Schmerz – nicht »nitrosensibel«. Bei stabilen Kreislaufverhältnissen (RR$_{sys}$ > 100 mm Hg) kann jedoch durch Gabe von Glyceroltrinitrat eine venöse (in höheren Dosen auch eine arterielle) Vasodilatation mit Erniedrigung der Vor- (und evtl. der Nach)last erzielt werden. Dadurch nimmt der kardiale Sauerstoffverbrauch ab. Außerdem kommt es zu einer Dilatation der Koronararterien mit Verbesserung

von Perfusion und Sauerstoffangebot. Es bieten sich folgende Präparate an:
- Nitrolingual-Pumpspray (0,4 mg/Hub): 1–3 Hübe s.l./ggf. Wiederholung nach 5–10 min
- Nitrolingual-Zerbeißkapseln (0,8 mg/Kps.): 1–2 Kapseln s.l./ggf. Wiederholung nach 10 min
- Aquo-Trinitrosan-Injektionslösung: 10–20 µg/Einzeldosis i.v. titrieren nach RR/HF
  - bedarfsadaptiert 0,1–0,5–1,0–2,0 µg/kg KG/min. i.v.; ca. 0,5–5 mg/h über Spritzenpumpe

Tritt im Rahmen des Myokardinfarktes eine Herzinsuffizienz auf, nimmt das Herzminutenvolumen unter Nitratgabe zu. Nitroglycerin sollte dann per Spritzenpumpe (ca. 5–9 mg/h) verabreicht werden. Es ist jedoch auf dessen blutdrucksenkende Nebenwirkung zu achten. Der systolische Blutdruck sollte nicht unter 90 mm Hg abfallen. Nach einem akuten Infarkt mit Linksherzinsuffizienz, Hypertonie oder persistierender Ischämie bzw. nach einem großen Vorderwandinfarkt wird Nitroglycerin über 1–2 Tage empfohlen, auch wenn nicht bewiesen ist, dass dadurch das Outcome verbessert werden kann.

β-Rezeptorenblocker: β-Blocker können bei tachykarden und hypertensiven Patienten sinnvoll sein und den O$_2$-Bedarf des Myokards vermindern. Ziel ist es, das Produkt aus Herzfrequenz und systolischem Blutdruck auf einen Wert von ca. 6000 zu senken. Wird bei einer Herzfrequenz > 60 pro Minute eine intravenöse Therapie mit einem β$_1$-spezifischen β-Rezeptorenblocker (z.B. Esmolol; Kap. 23.4.1, S. 498 oder 2,5–5[–15] mg Metoprolol) möglichst bald nach Beginn des Myokardinfarktes begonnen, dann kann durch Verminderung des myokardialen Sauerstoffbedarfes u.U. das Ausmaß der Infarzierung vermindert und die Letalität gesenkt werden. Außerdem kann eine antiarrhythmische und antifibrillatorische Wirkung erwartet werden. Durch anschließende langfristige orale Einnahme eines β-Blockers kann möglicherweise die Reinfarktrate günstig beeinflusst werden. β-Rezeptorenblocker stellen inzwischen die Medikation der Wahl in der Postinfarktphase dar. Sie sollten normalerweise lebenslang verabreicht werden. Hierdurch konnte die Langzeitmortalität um ca. 20% gesenkt werden. Kontraindikationen sind Bradykardie (< 60 Schläge pro Minute), AV-Block II. oder III. Grades, QRS-Komplex breiter als 110 ms, systolischer Blutdruck unter 100 mm Hg sowie manifeste Herzinsuffizienz. Die Herzfrequenz sollte unter einer β-Blockade möglichst 60–70 Schläge pro Minute und der Blutdruck sollte nicht unter 100 mm Hg betragen. Es ist eine entsprechende Dosistitration notwendig.

ACE-Hemmer: Inzwischen wird innerhalb von 24 Stunden nach dem Infarkt die orale Gabe eines ACE-Hemmers (Kap. 41.5, S. 685; Kap. 45.2.3, S. 725) zur Reduktion von arteriellem Blutdruck und Nachlast empfohlen. Bei Patienten mit einer linksventrikulären Ejektionsfraktion <40% konnte dadurch die Mortalität signifikant gesenkt werden. Bei fehlenden Kontraindikationen (vor allem Hypotonie) können (als Testdosis) z.B. 6,25 mg Captopril per os verabreicht werden.

Erhöhung des Sauerstoffangebotes

Sauerstoffgabe: Eine Sauerstoffgabe ist sinnvoll, falls der p_aO_2 erniedrigt ist. Zumeist werden routinemäßig 2–6 l O_2/min über Nasensonde oder Sauerstoffmaske verabreicht. Bei Auftreten einer Herzinsuffizienz mit Lungenödem kann eine endotracheale Intubation mit Beatmung und erhöhter FiO_2 notwendig werden.

Andere Maßnahmen: Auch durch eine Senkung der Vor- und Nachlast mittels Nitropräparat und Morphin (s.o.) und einer Sympathikolyse mittels Morphin, Benzodiazepin und β-Blocker (s.o.) kann die Koronarperfusion und damit das Sauerstoffangebot ans Myokard verbessert werden.

Antithrombotische Therapie

Acetylsalicylsäure: Zur Thrombozytenaggregationshemmung sollten initial 500 mg Acetylsalicylsäure i.v. verabreicht werden. Dadurch kann die 35-Tage-Mortalität um ca. 20% gesenkt werden. Danach ist eine (lebenslange) Dosierung von 100–250 mg/d empfehlenswert. Dadurch kann die Rate von Gefäßneuverschlüssen vermindert werden. Kontraindikationen (Magen-Darm-Ulzera, schwere Nierenfunktionsstörung, Blutungsneigung, bekannte Unverträglichkeit) sind zu beachten.

Heparin: Bei Patienten, bei denen keine Thrombolyse (s.u.) durchgeführt wird, sondern nur die oben aufgeführten Therapiemaßnahmen einschließlich ASS-Gabe eingeleitet wurden, kann die Mortalität durch zusätzliches Heparin nicht weiter gesenkt werden.

Bei einer Thrombolyse mit nicht thrombusselektiven Medikamenten (s.u.; z.B. Streptokinase, Urokinase) sollte dagegen Heparin ca. 8 Stunden nach der Thrombolyse verabreicht werden. Initial ist bei diesen Thrombolytika Heparin nicht notwendig, da eine größere Menge an Fibrinspaltprodukten entsteht, die selbst antikoagulatorisch wirken. Die ersten ca. 8 Stunden ist dadurch die PPT über das 1,5–3fache der Norm erhöht. Bei Thrombolyse mit thrombospezifischen Thrombolytika wie t-PA (oder entsprechenden Derivaten, z.B. Tenecteplase) muss parallel Heparin gegeben werden, denn aufgrund der Thrombusselektivität dieser Medikamente entstehen nur geringe Konzentrationen an Fibrinspaltprodukten, wodurch die Reokklusionsrate ohne gleichzeitige Heparin-Gabe relativ hoch ist. Initial werden meist 5 000 IE Heparin i.v. empfohlen. Danach werden dann 1000 IE/h empfohlen. Es ist eine Verlängerung der PTT auf den 1,5- bis 2fachen Normalwert anzustreben. Nach ca. 4 Tagen kann auf subkutane Heparin-Gaben (z.B. 2 × 7500 IE unfraktioniertes Heparin) umgestellt werden.

Wiederherstellung der Koronardurchblutung

Thrombolyse: Da ein Myokardinfarkt zumeist (ca. 80%) durch einen Thrombus bedingt ist, kommt der frühzeitigen Thrombolyse enorme Bedeutung zu. Der beste Effekt wird bei einer Lyse innerhalb von 60–90 Minuten nach dem Gefäßverschluss erzielt. Hierdurch ist oft eine Infarktvermeidung oder eine Infarktlimitierung möglich (Kasper et al. 1999). Inzwischen wird eine sog. präklinische Lysetherapie durch den Notarzt propagiert, falls der Transport des Patienten ins Krankenhaus und die dortige Einleitung der Thrombolyse mehr als 60 Minuten in Anspruch nehmen werden. Wird die Lyse erst im Krankenhaus begonnen, dann bedeutet dies meist einen deutlichen Zeitverlust. Zwischen Aufnahme in die Klinik und Beginn der Lyse (»door-to-needle-time«) vergehen meist mehr als 45 Minuten. Bis zu 6 Stunden nach dem akuten Verschluss profitieren die Patienten sicher von der Thrombolyse. Bei Durchführung einer Thrombolyse innerhalb von 4 Stunden gelingt eine Wiedereröffnung des Gefäßes in bis zu 70–75% der Fälle. Im Gegensatz zur Frühlyse (innerhalb von 6 Stunden) ist der Wert einer Spätlyse (> 12 Stunden nach dem Infarkt) nicht sicher belegt. Durch eine thrombolytische Therapie kann eine verschlossene Koronararterie u.U. rekanalisiert, die Perfusion evtl. wieder hergestellt und das Ausmaß der Herzmuskelnekrose ggf. vermindert werden. Dadurch kann die Myokardfunktion evtl. erhalten und die Lebensqualität verbessert bzw. die Mortalität gesenkt werden. Bei einem in der frühen postoperativen Phase auftretenden Koronarthrombus mit Myokardinfarkt ist eine Thrombolyse aufgrund der dann zu befürchtenden Blutungskomplikationen im Bereich der noch frischen Operationswunden normalerweise auszuschließen. Es sollte dann eine Akut-PTCA (s.u.) vorgezogen werden.

Da sich das Koronargefäß nach einer Thrombolyse relativ häufig wieder verschließt (ca. 20%), wird normalerweise eine zusätzliche antithrombotische Therapie (Acetylsalicylsäure, Heparin) begonnen (s.o.).

Thrombolytika: Als Thrombolytika (Kap. 23.9.4, S. 505) haben sich bewährt:

- rt-PA (**r**ecombinant **t**issue **p**lasminogen **a**ctivator; recombinant = gentechnisch hergestellt; z.B. Alteplase; Actilyse), entspricht der körpereigenen t-PA, die vom Gefäßendothel freigesetzt wird und Fibrin (und damit Thromben) auflösen kann. rt-PA (und entsprechende Derivate) wirken thrombusspezifisch, d.h. vor allem das an den Thrombus gebundene Plasminogen wird in Plasmin übergeführt. Aufgrund dieser Thrombusspezifität (Fibrinspezifität) sind systemische Effekte (Abfall von Fibrinogen, Plasminogen) nur sehr gering. rt-PA sowie andere t-PA-Varianten sind in Kombination mit Heparin zu verabreichen (s.o.). rt-PA stellt bisher das Standard-Thrombolytikum dar. Dosierung: 100 mg über 90 Minuten. Oft wird auch folgendes Schema (sog. GUSTO-Schema) angewandt: 1. Bolus von 15 mg über 1–2 Minuten, danach 50 mg über 30 Minuten und dann 35 mg über 60 Minuten (bei ≧ 65 kg KG).

- Tenecteplase (Metalyse): Tenecteplase ist eine gentechnisch hergestellte Mutante von rt-PA mit längerer Halbwertszeit, höherer Fibrinspezifität und höherer Resistenz gegen den endogenen Inhibitor PAI-1. Systemische Nebenwirkungen (z. B. zerebrale Blutungen) sollen seltener sein als unter rt-PA.

  Tenecteplase kann als Bolus zügig über ca. 10 Sekunden intravenös injiziert werden. Dies wird als ein großer Vorteil z. B. im Rahmen der prähospitalen Lyse bezeichnet (Assent-2 trial 1999). Die Dosierung wird mit ca. 0,5 mg/kg KG angegeben. Die Ergebnisse scheinen vergleichbar gut wie beim Einsatz von Alteplase zu sein (Assent-2 trial 1999). Zusätzlich ist eine Heparin-Therapie notwendig.

- Streptokinase (Streptase; Dosierung: 1,5 Millionen IE in 60 Minuten; Kontraindikation: Streptokokkeninfekt in den letzten 6 Monaten). Aufgrund des allergisierenden Potenzials ist keine Wiederholungslyse möglich. Streptokinase wird öfters bei älteren Patienten über 75 Jahren empfohlen, da es in dieser Patientengruppe unter dem Standard-Thrombolytikum rt-PA (s.o.) häufiger zu zerebralen Blutungen kommt.

- Urokinase (Dosierung: initial 1–1,5 Millionen Einheiten, anschließend weitere 1–1,5 Millionen Einheiten über 1–1,5 Stunden). Urokinase führt zu keinen anaphylaktoiden Reaktionen und ist insbesondere bei Allergisierung gegen Streptokinase sinnvoll.

Bei 0,5–5% der Patienten kommt es aufgrund der Thrombolyse zu Blutungskomplikationen. Das Risiko einer Hirnblutung wird bei nicht vorhandenen Kontraindikationen mit ca. 0,7% angegeben. Die Kontraindikationen für eine Thrombolyse werden ausführlich im Kap. 23.9.4, S. 505 über Fibrinolytika beschrieben. Ein großer Vorteil der Thrombolyse gegenüber der PTCA besteht darin, dass dieses Verfahren fast überall verfügbar ist.

PTCA: Zur Behandlung eines akuten Myokardinfarktes können notfallmäßig eine Koronarangiographie und perkutane transluminale Koronarangioplastie (PTCA) mittels Ballondilatation (und ggf. Stent-Einlage) durchgeführt werden (s.o.). Eine Notfall-PTCA ist zumindest dann indiziert, falls eine Lysetherapie kontraindiziert oder unzureichend ist bzw. sich das Gefäß schnell wieder verschließt. Für einen perioperativ auftretenden Myokardinfarkt wird eine Akut-PTCA empfohlen (Übersicht bei Meierhenrich et al. 2000). Vor allem bei Myokardinfarkt mit kardiogenem Schock, aber auch bei älteren Patienten (> 75 Jahre) scheint eine Akut-PTCA der systemischen Thrombolyse überlegen zu sein. In bis zu ca. 90% der Patienten gelingt mit dieser Methode eine Wiedereröffnung des entsprechenden Gefäßes. Bei 25–35% der behandelten Patienten verschließt sich das Gefäß – meistens innerhalb von

6 Monaten nach der PTCA – erneut. Dies ist häufig eine Indikation für eine erneute PTCA. Durch den zunehmenden Einsatz der PTCA konnte die Mortalität nach einem Herzinfarkt vermindert werden. Nachteil der Methodik ist, dass sie nur in spezialisierten Zentren und oft nur mit zeitlicher Verzögerung (Transportwege, aufwendige Vorbereitung) durchgeführt werden kann. Dadurch kann das ideale Zeitfenster (<60–90 Minuten) oft nicht eingehalten werden.

Sonstige Maßnahmen

Die routinemäßige Gabe von Antiarrhythmika, Calciumantagonisten oder Magnesium im Rahmen eines Myokardinfarktes hat keinen positiven oder sogar einen ungünstigen Effekt auf die Langzeitprognose.

In der Frühphase eines Myokardinfarktes kommt es aufgrund eines erhöhten Vagotonus oft zu Bradykardie und/oder Übelkeit. Es kann dann die vorsichtige Gabe von Atropin (cave: Tachykardie) und/oder eines Antiemetikums (z. B. Metoclopramid) notwendig werden.

Bei einem rechtsventrikulären Infarkt sollten ggf. Infusionslösungen verabreicht werden und ein ZVD von 15–18 mm Hg und ein PCWP von ca. 15 mm Hg angestrebt werden.

40.2.4 Komplikationen im Rahmen eines akuten Myokardinfarktes

Nach einem akuten Herzinfarkt müssen die Patienten auf einer Intensivstation überwacht werden, damit z. B. stets drohende akute Herzrhythmusstörungen sofort erkannt und behandelt werden können. Es sind daher eine kontinuierliche EKG-Überwachung (möglichst mit automatischer Arrhythmieerkennung), ein engmaschiges hämodynamisches Monitoring sowie eine konsequente Therapie (z. B. von Herzrhythmusstörungen oder einer auftretenden Herzinsuffizienz) wichtig.

Herzrhythmus- und Reizleitungsstörungen

Im Rahmen eines akuten Myokardinfarktes treten sehr häufig ventrikuläre Extrasystolen (VES) auf. Treten gehäufte polymorphe ventrikuläre Extrasystolen, R-auf-T-Phänomen, Couplets oder Salven (entsprechend Lown III–IV; Tab. 26.6) auf, dann muss damit gerechnet werden, dass es bei ca. 50% dieser Patienten zum Kammerflimmern kommt.

> Bei ungefähr 15% aller Patienten mit einem akuten Myokardinfarkt kommt es zu Kammerflimmern.

Eine (evtl. diuretikabedingte) Hypokaliämie und z. B. eine erhöhte Katecholamin-Plasmakonzentration können VES begünstigen. Zur **Therapie** von VES ist Lidocain (Kap. 23.6.1, S. 501; Kap. 35.2.2, S. 645) das Mittel der Wahl (Deutsche Gesellschaft für Kardiologie 2000). Initial wird ein Bolus von 1,5 mg/kg KG (maximal 2,5 mg/kg KG) langsam i.v. empfohlen. Anschließend kann evtl. eine kontinuierliche Infusion mit 1–4 mg/min durchgeführt werden. Bei unzureichender Wirkung kommen Ajmalin (Gilurytmal; 10 mg/min; bis maximal 50 mg) oder Amiodaron (Cordarex; 150–300 mg langsam i.v.) und ggf. eine Kardioversion (50[–100] Joule) zur Anwendung. Wird das Klasse-I-Antiarrhythmikum Lidocain in der Frühphase eines Herzinfarktes routinemäßig zur Prophylaxe maligner Herzrhythmusstörungen verabreicht, dann kann hierdurch die Inzidenz von Herzrhythmusstörungen zwar vermindert werden, die Mortalität kann jedoch (genauso wie auch mit den meisten anderen Antiarrhythmika) nicht positiv beeinflusst werden. Es sollten nur symptomatische oder hämodynamisch relevante Herzrhythmusstörungen therapiert werden, die öfters einem drohenden Kammerflimmern vorausgehen (sog. Warnarrhythmien wie gehäufte polymorphe VES, R-auf-T-Phänomen, Couplets oder Salven).

Neuere Studien bei Postinfarktpatienten haben jedoch gezeigt, dass das Klasse-III-Antiarrhythmikum Amiodaron (Cordarex) die Anzahl arrhythmiebedingter Todesfälle signifikant senken kann und dass die Implantation eines automatischen Kardioverter-Defibrillators (AICD; Kap. 44.6, S. 719) zu einer signifikanten Verminderung der Gesamtmortalität führt (Übersicht bei Jung u. Lüderitz 1997).

Tritt nach einem akuten Myokardinfarkt eine **Herzinsuffizienz** auf, dann entstehen häufig supraventrikuläre Extrasystolen, Vorhofflattern bzw. flimmern. Dies ist meist durch eine akute Drucksteigerung im linken Vorhof oder eine Ischämie bzw. Infarzierung auf Vorhofebene bedingt. Hämodynamisch wirksame Vorhofarrhythmien mit zu schneller Herzfrequenz müssen entweder medikamentös (Digoxin, Kap. 23.2.3, S. 492; Verapamil, Kap. 23.5.2, S. 501) oder elektrisch (Kardioversion, Kap. 26.4.14, S. 578, »overpacing«) gesenkt werden.

Kommt es im Rahmen eines akuten Herzinfarktes zu einer **Sinusbradykardie**, dann weist dies meist auf einen erhöhten Parasympathikotonus oder eine Ischämie im Bereich von Sinus- bzw. AV-Knoten hin. Eine Mangeldurchblutung von Sinus- bzw. AV-Knoten ist insbesondere dann zu erwarten, wenn die rechte Koronararterie betroffen ist. Kommt es aufgrund der Bradykardie zu einer Hypotension, dann sollte initial Atropin intravenös verabreicht werden. Ggf. muss ein temporärer transkutaner bzw. transvenöser Schrittmacher platziert werden (vor allem bei AV-Block II. Grades Typ II; Kap. 26.1.4, S. 564) und bei AV-Block III. Grades, Kap. 26.1.4, S. 564).

Bei Kammerflimmern oder schneller Kammertachykardie (Kap. 26.4.6, S. 574) ist eine Defibrillation indiziert. Nach erfolgreicher Therapie kann eine Lidocain-Gabe per infusionem sinnvoll sein.

Perikarditis

Nach einem akuten Myokardinfarkt tritt ungefähr bei einem Drittel der Patienten ein Perikarderguss auf. Zumeist ist keine spezifische Therapie notwendig.

Linksventrikulärer Thrombus

Nach einem akuten Herzinfarkt kann sich im Bereich von akinetischem Endokard ein wandständiger Thrombus ausbilden. Mittels Echokardiographie können solche Thromben nachgewiesen werden. Nur selten kommt es jedoch hierdurch zu einer arteriellen Thromboembolie.

Herzwandaneurysma

Bleibt die für einen akuten Myokardinfarkt typische ST-Streckenhebung länger als 2–4 Tage bestehen, dann muss an ein Aneurysma der Herzwand gedacht werden.

Akute Herzinsuffizienz

Als Folge eines akuten Myokardinfarktes kann eine Linksherzinsuffizienz auftreten (in ca. 20%). Eine Herzinsuffizienz (Kap. 41, S. 681) ist dann zu erwarten, wenn mehr als 20% des linksventrikulären Myokards infarziert sind. Es kann zu Anstieg des linksventrikulären enddiastolischen Drucks, pulmonalvenöser Druckerhöhung, Abfall des p_aO_2 und Auftreten eines dritten Herztones kommen. Eine schwere akute Herzinsuffizienz kann zum kardiogenen Schock führen (bei ca. 8% der Patienten). Aufgrund des stark erniedrigten Herzminutenvolumens werden z.B. Nieren und andere Organe unzureichend perfundiert. Der systolische Blutdruck fällt oft deutlich ab. Falls sich ein kardiogener Schock entwickelt, sind vermutlich mehr als 40% des linken Ventrikels infarziert. Die Mortalität beträgt bei diesen Patienten über 70%.

Der Blutdruck muss kontinuierlich invasiv gemessen, und ZVD und PCWP müssen überwacht werden. Beim kardiogenen Schock muss versucht werden, die **linksventrikuläre Vor- und Nachlast** zu senken. Hierzu werden vor allem eingesetzt:

- Glyceroltrinitrat: 0,4–0,8 mg sublingual, ggf. Wiederholung nach 10 Minuten; Titration von 10–20-μg-Dosen i.v. oder bedarfsadaptierte Infusion mit initial 0,1–0,5 μg/kg KG/min i.v.; ca. 0,5–2 mg/h
- Furosemid (Lasix; 20–80 mg)
- Morphin (2–10 mg i.v. titriert)
- unblutiger Aderlass durch »Herzbettlagerung« (erhobener Oberkörper, gesenkte Beine)

Zur **Steigerung des Herzminutenvolumens** kann die Gabe einer positiv inotropen Substanz notwendig werden. Evtl. kann auch die Kombination eines Vasodilatans mit einer inotropen Substanz sinnvoll sein. An positiv inotropen Substanzen kommen vor allem folgende Präparate zum Einsatz:

- Katecholamine
  - Dobutamin: 2–10 µg/kg KG/min (vor allem β_1-Stimulation); Dobutamin scheint das Katecholamin der ersten Wahl zu sein
  - Dopamin: 2–5 µg/kg KG/min (vor allem β_1-Stimulation); 5–15 µg/kg KG/min (zusätzlich zunehmende α_1-Stimulation, vor allem indiziert bei RR <90 mm Hg)
  - Noradrenalin: 0,05–0,5 µg/kg KG/min (α_1- > β_1-Stimulation); als Ultima Ratio
- Phosphodiesterase-III-Hemmer (Amrinon, Enoximon oder Milrinon; Kap. 23.2.2, S. 491): wegen der deutlichen Gefahr von Arrhythmien nur, falls Dobutamin oder Dopamin erfolglos sind.

Zur **Kreislaufstabilisierung** kann evtl. auch eine intraaortale Gegenpulsation (Kap. 79.4.7, S. 1137) durchgeführt werden. Durch Thrombolyse (s.o.), PTCA (s.o.) oder chirurgische Revaskularisation (Kap. 79.5.1, S. 1139) kann eine solche akute Herzinsuffizienz oft gebessert werden.

40.3 Anästhesie für nicht kardiochirurgische Eingriffe bei Patienten mit KHK bzw. einem Myokardinfarkt

Prämedikation

Bei Patienten mit einer KHK bzw. einem früheren Herzinfarkt ist das deutlich erhöhte Risiko einer perioperativen Myokardischämie bzw. eines perioperativen (Re)infarktes zu beachten (Kap. 40.2.1, S. 670). Das kardiale Risiko ist einzustufen (Kap. 2.8, S. 22; Kap. 40.1.2, S. 666). Neben einer ausführlichen Anamnese sind meist erweiterte Voruntersuchungen (ggf. Belastungs-EKG, Dobutamin-Stress-Echokardiographie, Koronarangiographie) notwendig.

Bei Patienten mit einer KHK (bzw. einem alten oder akuten Myokardinfarkt) müssen durch ein beruhigendes Aufklärungsgespräch und eine suffiziente medikamentöse Prämedikation Angstzustände mit sympathikoadrenerger Steigerung von Blutdruck, Herzfrequenz und myokardialem Sauerstoffbedarf verhindert werden. Zur Prämedikation bietet sich vor allem ein Benzodiazepin an. Die medikamentöse Anxiolyse darf jedoch zu keiner unerwünschten Kreislauf- und/oder Atemdepression führen.

> Die zur Therapie der KHK bereits präoperativ eingenommenen Medikamente sollten perioperativ weiter verabreicht werden, auch am Morgen vor der Operation. Insbesondere β-Rezeptorenblocker, Antihypertensiva und Nitroglycerin-Präparate sollten nicht abgesetzt werden.

In der perioperativen Phase sollten die Patienten sublingual applizierbares Nitroglycerin stets griffbereit bei sich haben. Etwa 20–30% der perioperativen Myokardischämien treten in der unmittelbar präoperativen Phase auf. Parasympathikolytika (z.B. Atropin) sollten aufgrund ihrer frequenzsteigernden Wirkung möglichst vermieden werden.

Narkoseführung

Bei Patienten mit KHK treten prä- und intraoperativ in ca. 25% und postoperativ in ca. 40% der Fälle Myokardischämien auf.

> Bei Patienten mit KHK bzw. einem alten oder akuten Myokardinfarkt ist entscheidend, dass das Gleichgewicht zwischen myokardialem Sauerstoffangebot und -bedarf nicht ungünstig beeinflusst wird, dass perioperativ Tachykardie und Hypotension (> 20% Abweichung vom jeweiligen Ausgangswert) und arterielle Hypoxämie oder Hypertension vermieden bzw. sofort therapiert werden, da hierdurch eine myokardiale Ischämie verursacht werden kann.

Auch eine stärkere Anämie oder Linksverschiebung der Sauerstoffdissoziationskurve (z.B. durch eine respiratorische Alkalose oder Hypothermie) ist zu vermeiden. Eine **Tachykardie** führt eher zu einer Myokardischämie als eine Hypertonie, denn bei einer Tachykardie ist der myokardiale Sauerstoffbedarf erhöht, und aufgrund der verkürzten Diastolendauer ist gleichzeitig die (in der Diastole stattfindende) Myokardperfusion vermindert. Durch einen Anstieg der Herzfrequenz auf über 110 Schläge pro Minute ist bei kardialen Risikopatienten mit einem mehr als doppelt so häufigen Auftreten von Myokardischämien zu rechnen. Dagegen wird im Rahmen einer Hypertonie der erhöhte myokardiale Sauerstoffbedarf dadurch zumindest teilweise kompensiert, dass die druckabhängige Durchblutung distal der arteriosklerotisch verengten Koronararterien verbessert ist (ausführliche Beschreibung Kap. 79.2.3, S. 1117). Eine länger dauernde Tachykardie kann durch intravenöse Injektion eines β-Rezeptorenblockers (z.B. Esmolol, Kap. 23.4.1, S. 498) therapiert werden. Zur Therapie eines erhöhten **Blutdrucks** mit Zeichen einer Myokardischämie ist Glyceroltrinitrat (Kap. 23.3.1, S. 494) geeignet, da es den »preload« vermindert und damit den subendokardialen Blutfluss erhöht. Bei einer Hypotension nimmt die druckabhängige Perfusion distal einer arteriosklerotisch bedingten Koronarstenose ab. Eine Hypotension sollte umgehend therapiert werden. Hierzu eignen sich vor allem solche Sympathikomimetika (Kap. 23.2.1, S. 485), die sowohl positiv inotrop als auch vasokonstriktorisch wirken. Nachteil einer Blutdrucksteigerung durch schnellere Flüssigkeitszufuhr ist, dass der damit bedingte Anstieg der Vorlast evtl. die subendokardiale Perfusion behindert und eine Ischämie begünstigen kann.

Eine stärkere intraoperative **Hyperventilation** ist bei Patienten mit KHK zu vermeiden, da eine deutliche Hypokapnie zu einer Vasokonstriktion auch der Koronararterien führt.

> Die Anwendung eines speziellen Narkoseverfahrens und/oder die Verwendung bestimmter Medikamente kann normalerweise nicht empfohlen werden, da die Inzidenz intraoperativer myokardialer Ischämien hierdurch nicht positiv beeinflusst werden kann. Wichtiger sind die Erfahrung und das Geschick des Anästhesisten (Slogoff u. Keats 1985). Weder die Diskussion über Allgemeinanästhesie versus Regionalanästhesie (Bode et al. 1996) noch die Frage volatiles Anästhetikum oder intravenöse Anästhesie kann abschließend zugunsten eines Verfahrens bzw. einer Substanz beantwortet werden.

Bei Patienten mit KHK können die meisten **intravenösen Induktionsanästhetika** mit gleich gutem Erfolg verwendet werden. Ein stärkerer Blutdruckabfall ist jedoch zu vermeiden (z.B. bei Gabe von Propofol). Ketamin scheint jedoch nicht geeignet, da es über eine Steigerung von Herzfrequenz und Blutdruck meist zu einer Erhöhung des myokardialen Sauerstoffbedarfs führt. Obwohl z.B. für Isofluran ein Coronarysteal-Phänomen (Kap. 5.1.3, S. 101) beschrieben ist, ist es nicht belegt, dass dessen Einsatz die Inzidenz myokardialer Ischämien bei Patienten mit KHK erhöht (Slogoff 1991). Wichtig ist lediglich, dass eine isofluranbedingte Hypotension mit koronarer Minderperfusion vermieden wird.

Bei Patienten mit einer Koronarerkrankung sind auch **Regionalanästhesieverfahren** geeignet. Im Rahmen von rückenmarknahen Regionalanästhesieverfahren muss jedoch ein stärkerer Blutdruckabfall (> 20%) vermieden bzw. sofort therapiert werden.

Da die Rheologie des Blutes bei einem Hb-Wert von ca. 10 g/dl (bzw. einem Hämatokrit von ca. 30%) am besten zu sein scheint, sollte bei **Blutverlusten** in der Regel nur bis zu diesen Werten auftransfundiert werden.

Dämpfung sympathikoadrenerger Kreislaufreaktionen

Um einen intubationsbedingten Anstieg von Blutdruck und Herzfrequenz zu minimieren, sollte die Laryngoskopie möglichst kurz (< 15 Sekunden) dauern. Um solche sympathikoadrenergen Kreislaufreaktionen zu minimieren, empfiehlt sich vor der direkten Laryngoskopie die Gabe eines **Opioids**, z.B. Fentanyl (1–3 µg/kg KG), Alfentanil (10–30 µg/kg KG) oder vorzugsweise Sufentanil (0,2–0,3 µg/kg KG). Auch durch Gabe eines β-Blockers (z.B. Esmolol; Kap. 23.4.1, S. 498) können intubationsbedingte Steigerungen von Herzfrequenz und Blutdruck ggf. abgeschwächt werden. Bei Patienten mit koronarer Herzerkrankung, die noch eine gute linksventrikuläre Leistungsfähigkeit haben, bietet sich oft die Gabe eines

volatilen Anästhetikums an. Die dadurch erzielte leichte Erniedrigung des Blutdrucks sowie die dadurch zumeist verursachte leichte negativ inotrope Wirkung vermindern den myokardialen Sauerstoffbedarf. Zur Aufrechterhaltung der Narkose eignet sich aber genauso gut eine Lachgas-Opioid-Kombination. Zur Therapie unerwünschter Blutdruckanstiege kann dann ggf. zusätzlich ein volatiles Anästhetikum verabreicht werden.

Zur Therapie subendokardialer Myokardischämien kann **Glyceroltrinitrat** (ca. 1 µg/kg KG/min; ca. 4–5 mg/h) mittels Spritzenpumpe verabreicht werden (Kap. 23.3.1, S. 494). Ob eine prophylaktische Gabe von Glyceroltrinitrat sinnvoll ist, wird zum Teil angezweifelt, denn unter einer Nitroglycerin-Infusion tritt sehr schnell eine Tachyphylaxie auf, sodass die Wirkung u.U. bereits unzureichend sein kann, wenn dann wegen einer Myokardischämie eine Glyceroltrinitrat-Wirkung akut notwendig ist.

Nach neueren Studien können auch durch die perioperative prophylaktische Gabe eines **β-Blockers** (Therapiebeginn kurz vor Narkosebeginn, außerdem intraoperative Gabe sowie postoperative Gabe während des Krankenhausaufenthalts bzw. bis zu maximal 7 Tage) postoperative Myokardischämien und die Mortalität signifikant reduziert werden (Mangano et al. 1996). Auch die Langzeitüberlebensrate von nicht herzchirurgischen Patienten konnte dadurch signifikant verbessert werden. Dieser protektive Effekt einer perioperativen β-Blocker-Gabe wurde inzwischen wiederholt bestätigt (Wallace et al. 1998). Die perioperative Gabe eines β-Blockers wird bei Risikopatienten inzwischen auch von offiziellen Institutionen (z.B. American College of Physicians) empfohlen (American College, Part I, Part II 1997). Unter β-Blocker-Schutz nimmt der myokardiale Sauerstoffbedarf durch Verminderung von Inotropie, Herzfrequenz und arteriellem Blutdruck ab. Perioperativ bietet sich z.B. die intravenöse Gabe von Esmolol an. Falls die Herzfrequenz unter 50 Schläge pro Minute oder der systolische arterielle Blutdruck unter 100 mm Hg liegt (bzw. ein AV-Block oder ein Bronchospasmus vorliegt), sollte auf einen β-Blocker verzichtet werden.

In den letzten Jahren wurde zur Dämpfung sympathikoadrenerger Reaktionen wiederholt auch die perioperative Gabe eines α_2-**Agonisten** (vor allem Clonidin) empfohlen (Kap. 23.1, S. 482). Unter der intra- und postoperativen Gabe des neuen α_2-Adrenozeptor-Agonisten Mivazerol (1,5 µg/kg KG/h) treten Tachykardien, Hypertensionen und Myokardischämien bei Hochrisikopatienten seltener auf (Europe Research Group 1997).

Eingeschränkte linksventrikuläre Funktion

Patienten mit stark eingeschränkter linksventrikulärer Funktion (z.B. nach einem frischen Myokardinfarkt) tolerieren eine anästhetikabedingte Myokarddepression nur sehr schlecht. Bei diesen Patienten ist das Induktionshypnotikum Etomidat dem Thiopental oder Propofol vorzuziehen. Zusätzlich ist ein Opioid zu empfehlen. Volatile Anästhetika sind hier aufgrund ihrer negativ inotropen Wirkung weniger gut geeignet. Bereits durch die Kombination eines Opioids mit Lachgas oder einem Benzodiazepin kann es bei Patienten mit einer stark eingeschränkten Ventrikelfunktion zu einer Verminderung von Blutdruck und Herzminutenvolumen kommen (Kap. 41.7, S. 688).

Monitoring

Wie umfangreich das perioperative Monitoring sein sollte, hängt davon ab, wie schwer die koronare Herzerkrankung bzw. wie lange ein evtl. abgelaufener Myokardinfarkt zurückliegt und wie groß der operative Eingriff ist.

EKG-Ableitung

Mittels EKG-Ableitung kann eine Myokardischämie erkannt werden (ausführliche Beschreibung der erweiterten intraoperativen EKG-Überwachung Kap. 26.5, S. 578). Zum Nachweis einer Myokardischämie im Versorgungsbereich des R. interventricularis anterior der linken Koronararterie (des linken Ventrikels) ist perioperativ eine V_5-Ableitung mittels Fünf-Punkt-EKG-Ableitung mit gleichzeitiger ST-Segmentanalyse sinnvoll (Kap. 26.5.4, S. 579). Wird eine Drei-Punkt-EKG-Ableitung durchgeführt, so empfiehlt sich ersatzweise eine »Poor man's V_5« (Kap. 26.5.2, S. 578, Kaplan u. King 1976). Ischämien im Versorgungsbereich der rechten Koronararterie sind mit der Ableitung II besser zu erfassen. Außerdem können mit der Ableitung II P-Wellen und Herzrhythmusstörungen gut beurteilt werden. In Ableitung II können jedoch die zumeist im Bereich der anterioren und lateralen linken Ventrikelwand auftretenden Ischämien nur schlecht erfasst werden.

Ist die ST-Strecke in Brustwandableitungen um mehr als 1 mm unter die isoelektrische Linie abgesenkt oder um mehr als 0,2 mV angehoben, liegt normalerweise eine ausgeprägte subendokardiale Ischämie vor. Die den Veränderungen von Herzfrequenz und/oder Blutdruck zugrunde liegenden Ursachen müssen sofort therapiert werden.

Arterielle Blutdruckmessung und Pulmonalarterienkatheter

Bei Patienten mit ausgeprägter koronarer Herzerkrankung sollte die Indikation zur **blutig-arteriellen Druckmessung** (Kap. 17, S. 401) großzügig gestellt werden. Hierdurch können therapiebedürftige Blutdruckschwankungen sofort erkannt und die Therapie kann gut gesteuert werden.

Bei Patienten mit einer schweren KHK wird öfters die Überwachung mittels **Pulmonalarterienkatheter** empfohlen. Diese Empfehlung ist jedoch umstritten. Sinnvoll scheint ein Pulmonalarterienkatheter vor allem:

- bei Patienten mit einem kurz zurückliegenden Myokardinfarkt
- bei bekannter Myokardinsuffizienz (Ejektionsfraktion < 40%)
- bei erwarteten großen Volumenumsätzen oder einem Abklemmen der Aorta, insbesondere, falls hierbei intraoperativ größere Flüssigkeitsumsätze erwartet werden

Mithilfe eines Pulmonalarterienkatheters ist eine Volumenersatztherapie sowie die Gabe von positiv inotropen Substanzen oder von Vasodilatanzien besser steuerbar. Ein plötzlich nachweisbarer Anstieg des pulmonalkapillären Verschlussdrucks (PCWP) kann durch eine akute myokardiale Ischämie bedingt sein. Weist die pulmonalkapilläre Verschlussdruckkurve eine überhöhte V-Welle auf (Kap. 19.4.2, S. 432), kann dies durch eine Mitralinsuffizienz aufgrund einer Kapillarmuskelischämie bedingt sein. Eine überhöhte A-Welle ist meist durch eine verminderte ventrikuläre Compliance im Rahmen einer myokardialen Ischämie bedingt. Diese Veränderungen des PCWP können bei einer myokardialen Ischämie den typischen EKG-Veränderungen vorausgehen. Diese Veränderungen scheinen allerdings nicht spezifisch für eine Myokardischämie zu sein.

Transösophageale Echokardiographie

Mit der transösophagealen Echokardiographie (TEE, Kap. 21.3, S. 460) kann bei einer Verminderung der Myokardkontraktilität eine Abnahme der Ejektionsfraktion nachgewiesen werden (Normalwert: 55–75%). Außerdem ist mittels TEE eine myokardiale Ischämie anhand neu auftretender Wandbewegungsstörungen oder anhand regionaler Veränderungen der Wanddicke frühzeitig erkennbar (Kap. 21.3, S. 462). Während der Narkose auftretende Myokardischämien sind vor allem im Rahmen der In- oder Extubationsphase zu beobachten. Während dieser Phasen ist eine TEE-Überwachung jedoch nicht durchführbar. Falls das intraoperative Risiko einer akuten ventrikulären Funktionsstörung besteht, z.B. falls die Aorta abgeklemmt wird, kann eine intraoperative TEE sinnvoll sein.

Postoperative Überwachung

Zeitpunkt und Ursachen postoperativer myokardialer Ischämien

Bei ca. 40% der Patienten treten in der postoperativen Phase Myokardischämien auf. Perioperative Reinfarkte treten in ca. 80% in der postoperativen Phase auf, vor allem am 2.–3. postoperativen Tag. Dies ist möglicherweise dadurch bedingt, dass zu diesem Zeitpunkt häufig kein zusätzlicher Sauerstoff mehr verabreicht, die Schmerztherapie und auch das Monitoring oft nicht mehr so konsequent durchgeführt werden und therapeutische Interventionen (z.B. Therapie eines Volumenmangels) weniger schnell erfolgen als intraoperativ. Außerdem ist bekannt, dass erhöhte Katecholamin-Plasmakonzentrationen die Thrombozytenaggregation verstärken. Dadurch kann postoperativ im Rahmen einer sympathikoadrenergen Stressreaktion eine Koronarthrombose begünstigt werden. Auch durch die Tatsache, dass gerinnungsfördernde Substanzen am 2.–4. postoperativen Tag eine maximale Konzentration aufweisen, werden eventuelle Koronarthrombosen begünstigt.

Maßnahmen

Bei Patienten mit KHK oder einem kurz zurückliegenden Myokardinfarkt muss eine **perioperative Auskühlung** (Kap. 37, S. 649) möglichst minimiert werden. Sonst droht in der Aufwachphase Kältezittern (Shivering; Kap. 37.5, S. 653) und damit ein deutlicher Anstieg des myokardialen Sauerstoffbedarfs. Es sind daher wärmekonservierende Maßnahmen notwendig (Kap. 37.4, S. 651). Unmittelbar postoperativ sollte diesen Patienten routinemäßig Sauerstoff verabreicht werden. Die arterielle Sauerstoffsättigung ist pulsoximetrisch zu überwachen. Eine adäquate **postoperative Schmerztherapie** ist bei diesen Patienten besonders wichtig, denn stärkere postoperative Schmerzen können zu einer sympathikoadrenergen Reaktion mit erhöhtem myokardialem Sauerstoffbedarf führen. Folge kann eine Myokardischämie mit Angina pectoris oder Herzinfarkt sein.

Eine routinemäßige Überwachung aller Patienten mit positiver Infarktanamnese für 3 Tage auf einer Intensivstation wäre wünschenswert, ist aber nicht realisierbar. Es ist daher von Fall zu Fall das individuelle Risiko abzuschätzen. Patienten, bei denen der Infarkt weniger als 6(–3) Monate zurückliegt, sollten z.B. regelmäßig postoperativ intensivmedizinisch überwacht werden.

40.4 Literatur

American College of Cardiology (ACC), American Heart Association (AHA). ACC/AHA task force report. Guidelines for perioperative cardiovascular evaluation for noncardiac surgery. Circulation 1996; 93: 1278–317.

American College of Physicians. Clinical guideline, Part I. Guidelines for assessing and managing the perioperative risk from coronary artery disease associateted with major noncardiac surgery. Ann Intern Med 1997; 127: 309–312.

American College of Physicians; Palda VA, Detsky AS. Clinical guideline, Part II. Perioperative assessment and management of risk from coronary artery disease. Ann Intern Med 1997; 127: 313–28.

Assent-2 trial. Single-bolus tenecteplase compared with front-loaded alteplase in acute myocardial infarction: the ASSENT-2 double-blind randomised trial. Lancet 1999; 354: 716–22.

Bode R, Lewis K, Zarich S, Pierce E, Robert M, Kowalchuk G, Satwicz P, Gibbons G, Hunter J, Espanola C, Nesto R. Cardiac outcome after peripheral vascular surgery. Anesthesiology 1996; 84: 3–13.

Deutsche Gesellschaft für Kardiologie » Herz- und Kreislaufforschung. Leitlinien zur Diagnostik und Therapie des akuten Herzinfarktes in der Prähospitalphase. Z Kardiol 2000; 89: 364–72.

Europe Research Group-McSPI. Perioperative sympatholysis. Beneficial effects of the α_2-adrenoceptor agonist mivazerol on hemodynamic stability and myocardial ischemia. Anesthesiology 1997; 86: 346–63.

Jung W, Lüderitz B. Antiarrythmische Therapie bei Postinfarktpatienten. Dtsch Ärztebl 1997; 94: B-1066–72.

Kannel WB, Abbott RD. Indicence and prognosis of unrecognized myocardial infarction. An update on the Framingham Study. N Engl J Med 1984; 311: 1144–7.

Kaplan JA, King SB. The precordial electrocardiographic lead (V_5) in patients who have coronary disease. Anesthesiology 1976; 45: 570–4.

Kasper W, Furtwängler A, Martin U, Ott S, Drexler M. Prähospitale Thrombolyse mit rt-PA. Eine Reperfusionsstrategie im Zeitmanagementkonzept des akuten Herzinfarkts. Med Klinik 1999; 94: 361–6.

Mangano DT, Layug EL, Wallace A, Tateo I for the multicenter study of perioperative ischemia (McSPI) research group. Effect of atenolol on mortality and cardiovascular morbidity after noncardiac surgery. N Engl J Med 1996; 335: 1713–20.

Münzer T, Heim C, Riesen W III. Troponin T - eine sinnvolle diagnostische Alternative beim perioperativen Myokardinfarkt? Anaesthesist 1996b; 45: 225–30.

Münzer T, Stimming G, Brücker B, Geel A, Heim C, Kreienbühl G. Perioperativer Myokardinfarkt und weitere kardiale Komplikationen nach nichtkardialen Wahloperationen bei Patienten nach Myokardinfarkt. Anaesthesist 1996; 45: 213–20.

Rao TLK, Jacobs KH, El-Etr AA. Reinfarction following anesthesia in patients with myocardial infarction. Anesthesiology 1983; 59: 499–505.

Slogoff S, Keats AS. Does perioperative myocardial ischemia lead to postoperative myocardial infarction? Anesthesiology 1985; 62: 107–14.

Slogoff S, Keats AS, Dear WE, Abadia A, Lawyer JT, Moulds JP, Williams TM. Steal-prone coronary anatomy and myocardial ischemia associated with four primary anesthetic agents in humans. Anesth Analg 1991; 72: 22–7.

Störk T, Gareis R, Müller R, Müller-Bardorff M, Koenig W, Both A, Katus H, Möckel M für die Teilnehmer der Nord-Württembergischen Infarktstudie (NOWIS). Diagnostik und Risikostratifizierung bei Patienten mit akutem Koronarsyndrom mittels Myoglobin, Troponin T und CK/CK-MB. Intensivmed 2001; 38: 385–93.

Strom C, Kilger E, von Scheidt W, Peter K. Der Stellenwert der Echokardiographie in der präoperativen Diagnostik bei kardialen Risikopatienten vor nicht-herzchirurgischen Eingriffen. Anaesthesist 1998; 47: 903–11.

Tarhan S, Moffitt EA, Taylor WF, Guiliani ER. Myocardial infarction after general anesthesia. JAMA 1972; 220: 1451–4.

Wallace A, Layug B, Tateo I, Li J, Hollenberg M, Browner W, Miller D, Mangano DT. Prophylactic atenolol reduces postoperative myocardial ischemia. Anesthesiology 1998; 88: 7–17.

Übersichtsarbeiten

Baumert JH, Buhre W. Der kardiale Risikopatient in der Anästhesie. Anaesthesist 2001; 50: 649–60.

Deutsche Gesellschaft für Kardiologie » Herz- und Kreislaufforschung. Leitlinien zur Diagnostik und Therapie des akuten Herzinfarktes in der Prähospitalphase. Z Kardiol 2000; 89: 364–72.

Mangano DT. Perioperative cardiac morbidity. Anesthesiology 1990; 72: 153–84.

Meierhenrich R, Gauss A, Geldner G, Radermacher P, Tebbe U. Bedeutung der Akut-PTCA in der Therapie des perioperativen Myokardinfarkts. Anaesthesist 2000; 49: 140–8.

Tillmanns H. Nicht-invasive Akuttherapie des Herzinfarktes. Anaesthesist 2001; 50: 590–604.

Tonner PH, Scholz J, Schulte am Esch J. Anästhesiologische Aspekte des kardialen Risikopatienten bei extrakardialen Eingriffen. Anästhesiol Intensivmed 1996; 37: 373–85.

Walter S, Carlsson J, Tebbe U. Troponin und Myoglobin. Stellenwert in der Diagnostik akuter koronarer Syndrome. Notfall Rettungsmed 1999; 2: 263–6.

Zaugg M. Kardioprotektion in der perioperativen Phase bei nichtkardialen Eingriffen. Anaesthesist 2000; 49: 570–85.

Anästhesie bei Begleiterkrankungen

Herzinsuffizienz

Anästhesie
bei Begleiterkrankungen

41.1 Allgemeine Bemerkungen

Pathophysiologie

Liegt eine akute oder chronische Herzinsuffizienz vor, dann ist das Herz nicht mehr in der Lage, den Anforderungen bei Belastung (Belastungsinsuffizienz) oder bereits in Ruhe (Ruheinsuffizienz) gerecht zu werden. Das Herzminutenvolumen fällt ab und es kommt zu einer systemischen Hypoperfusion. Es besteht also ein Missverhältnis zwischen Förderleistung des Herzens einerseits und Sauerstoff- und Energiebedarf in der Körperperipherie andererseits.

Kann das Herz das notwendige Herzminutenvolumen nicht mehr auswerfen, drohen Low-output-Syndrom, Hypotonie und letztlich ein kardiogener Schock. Es wird dann von einem vorwärtsgerichteten Herzversagen (Vorwärtsversagen; »forward-failure«) gesprochen. Kann das Herz dagegen den anfallenden Rückfluss nicht mehr ausreichend aufnehmen, so wird von einem Rückwärtsversagen (»backward-failure«) gesprochen. Beim Rückwärtsversagen des linken Ventrikels dilatiert der linke Vorhof und letztlich entsteht ein Lungenödem.

Eine Rechtsherzinsuffizienz ist zumeist Spätfolge einer Linksherzinsuffizienz. Ein Rückwärtsversagen des rechten Herzens führt zur Druckerhöhung im venösen Schenkel des Systemkreislaufs – es bilden sich periphere Ödeme.

Bei einem zu niedrigen Herzminutenvolumen ist die Sauerstoffausschöpfung im peripheren Gewebe verstärkt, die gemischtvenöse Sauerstoffsättigung fällt typischerweise ab (Kap. 19.5, S. 434). Während das Herz normalerweise in der Systole 55–75% seines Blutvolumens auswirft (die Ejektionsfraktion also 0,55–0,75 beträgt), ist die Ejektionsfraktion bei einer Herzinsuffizienz typischerweise vermindert.

Bei einer Herzinsuffizienz sind der enddiastolische Ventrikeldruck und das enddiastolische Ventrikelvolumen erhöht. Bei einer Linksherzinsuffizienz beträgt der pulmonalkapilläre Verschlussdruck, der meist dem linksventrikulären enddiastolischen Druck entspricht, normalerweise > ca. 20 mm Hg.

Typisch für eine Herzinsuffizienz sind:
- erniedrigtes Herzminutenvolumen
- erhöhter enddiastolischer Druck im Ventrikel
- periphere Vasokonstriktion
- metabolische Azidose

Ursachen

Die häufigsten Ursachen einer Herzinsuffizienz sind:
- Verminderung der myokardialen Kontraktilität aufgrund von koronarer Herzerkrankung oder Kardiomyopathie
- Hypertension im System- oder Pulmonalkreislauf. In ca. 80% der Fälle einer manifesten Herzinsuffizienz ist ursächlich von einer chronischen arteriellen Hypertonie und/oder einer KHK auszugehen. Die Herzinsuffizienz betrifft deshalb auch zumeist das linke Herz. Eine Herzinsuffizienz tritt vor allem bei älteren Patienten auf. 70% aller Krankenhausaufnahmen bei über 70-jährigen Patienten erfolgen direkt oder indirekt wegen einer Herzinsuffizienz.
- Stenose einer Herzklappe mit Druckbelastung bzw. Insuffizienz einer Herzklappe mit Volumenbelastung (Kap. 43, S. 701)

In Tabelle 41.1 sind die wichtigsten Ursachen einer Herzinsuffizienz aufgeführt.

Eine verminderte myokardiale Kontraktilität führt über die Verringerung des Herzminutenvolumens dazu, dass sich die Organperfusion und damit die Sauerstoffversorgung verringert. Die verminderte Organperfusion führt zu neuroendokrinen Kompensationsmechanismen. Vor allem wird das sympathische Nervensystem aktiviert, vermehrt Vasopressin freigesetzt (**anti**diuretisches **H**ormon; ADH) und das Renin-Angiotensin-Aldosteron-System aktiviert (s.u.). Hierdurch sollen das intravasale Volumen erhöht und eine Vasokonstriktion erzielt werden. Die Sympathikusaktivierung führt zu erhöhten Noradrenalin-Konzentrationen. Hierdurch werden die kardialen β-Rezeptoren stimuliert. Langfristig hat die erhöhte Konzentration endogener Katecholamine allerdings eine sog. Down-Regulation der β-Rezeptoren zur Folge (Kap. 23.2.1, S. 487).

> Bei einer präoperativ bestehenden Herzinsuffizienz sind die kardial bedingte postoperative Morbidität und Mortalität deutlich erhöht.

Stadieneinteilung

Zur Beurteilung der (eingeschränkten) kardialen Leistungsfähigkeit (Herzinsuffizienz) wird zumeist die Klassifikation der **N**ew **Y**ork **H**eart **A**ssociation (NYHA-Klassifikation) verwendet (Tab. 41.2). Eine Herzinsuffizienz kann dekompensiert (manifest) bzw. kompensiert (latent) sein.

Tab. 41.1 Wichtige Ursachen einer Herzinsuffizienz.

systolische Ventrikelfunktionsstörung wegen	
Kontraktionsschwäche	erhöhter Ventrikelwandspannung
▪ Myokardischämie (KHK, Herzinfarkt)	▪ Myokarditis
▪ dilatative Kardiomyopathie	▪ Hypertonie
▪ Klappenvitien	▪ Shunt-Vitien

diastolische Ventrikelfunktionsstörung
▪ Perikardtamponade
▪ konstriktive Perikarditis
▪ restriktive Kardiomyopathie

Herzrhythmusstörungen
▪ bradykarde Herzrhythmusstörungen
▪ tachykarde Herzrhythmusstörungen (z. B. Vorhofflattern mit schneller Überleitung)

Tab. 41.2 NYHA-Klassifizierung zur Einstufung der kardialen Leistungsfähigkeit (Herzinsuffizienz, nach der New York Heart Association). Allgemein werden die Stadien III und IV als dekompensierte (manifeste) Herzinsuffizienz bezeichnet. Nach der neuesten Modifikation dieser Klassifizierung werden die funktionellen Stadien I–IV jeweils durch eine objektive Befundung (mittels apparativer Untersuchungsverfahren wie Echokardiographie) anhand der Buchstaben A–D erweitert. Bei einer nur leichten körperlichen Leistungseinschränkung mit einem schwersten objektiven Befund liegt z. B. ein Stadium IID vor.

Stadium	Symptome	objektive Befundung
Stadium I	Herzerkrankung ohne Einschränkung der körperlichen Leistungsfähigkeit bei alltäglicher Belastung	A: keine objektiven Befunde
Stadium II	Herzerkrankung mit leichter Einschränkung der körperlichen Leistungsfähigkeit bei alltäglicher Belastung	B: objektive Befunde für eine minimale Herz-Kreislauf-Erkrankung
Stadium III	Herzerkrankung mit deutlich eingeschränkter körperlicher Belastbarkeit, auch bei geringer Belastung	C: objektive Befunde für eine mäßig- bis hochgradige Herz-Kreislauf-Erkrankung
Stadium IV	Herzerkrankung, bei der jede körperliche Belastung eingeschränkt ist. Zeichen der Herzinsuffizienz evtl. auch in Ruhe	D: objektive Befunde für eine schwerste Herz-Kreislauf-Erkrankung

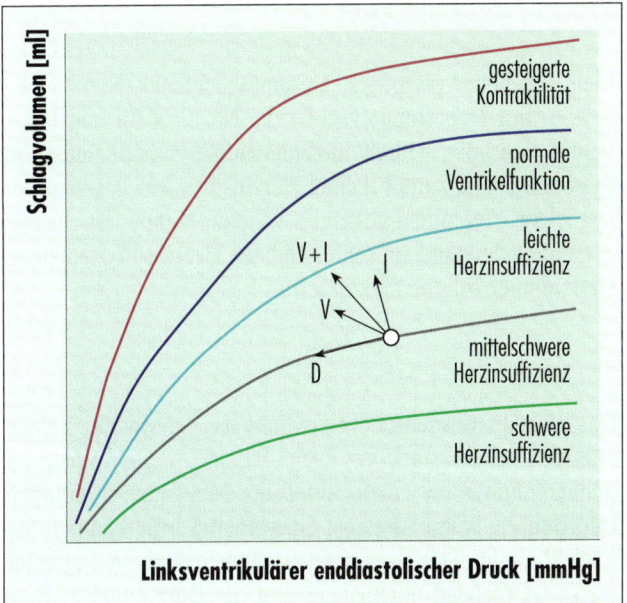

Abb. 41.1 Frank-Starling-Kurven. Sie zeigen, dass das Schlagvolumen direkt vom linksventrikulären enddiastolischen Druck abhängt. Durch Pfeile ist der Therapieerfolg bei Gabe einer positiv inotropen Substanz (I) und/oder eines Vasodilatators (V/V+I) bzw. eines Diuretikums (D) dargestellt.

41.2 Kompensationsmechanismen des Herzens

Um ein adäquates Herzminutenvolumen sicherzustellen, verfügt der Körper vor allem über folgende Kompensationsmechanismen:

- Frank-Starling-Mechanismus
- Änderung der myokardialen Inotropie
- Änderung des systemischen Gefäßwiderstandes
- Änderung der Herzfrequenz
- Fähigkeit zur Hypertrophie bzw. Dilatation des Myokards
- neurohumorale Kompensationsmechanismen

Frank-Starling-Mechanismus

Der Frank-Starling-Mechanismus besagt, dass sich bei einer Zunahme des enddiastolischen Ventrikelvolumens das ventrikuläre Schlagvolumen erhöht (Abb. 41.1). Dies ist dadurch bedingt, dass das sich kontrahierende Myokard einen höheren Druck aufbaut, wenn die Vordehnung der Muskelfasern größer ist. Die Erhöhung des enddiastolischen Ventrikelvolumens und damit die Vordehnung wird normalerweise dadurch erzielt, dass es zu einer Flüssigkeitsretention mit Steigerung des

zentralen Venendrucks und zu einer Kontraktion der venösen Kapazitätsgefäße kommt

Inotropie

Die Inotropie ist ein Maß dafür, mit welcher Geschwindigkeit und Kraft sich die Myokardfasern kontrahieren (Kap. 79.2.2, S. 1117). Die maximale Kontraktionsgeschwindigkeit wird als V_{max} bezeichnet. Die Druckanstiegsgeschwindigkeit im Ventrikel (dp/dt) entspricht ungefähr der V_{max} und wird als Maß für die Inotropie des Herzens herangezogen. Wird die Inotropie des Herzens z.B. durch Gabe eines Katecholamins gesteigert, dann ist V_{max} erhöht. Umgekehrt ist bei verminderter Kontraktilität V_{max} erniedrigt. Volatile Anästhetika beeinflussen die V_{max}, also die Inotropie, negativ. Bei vorbestehender Herzinsuffizienz kann eine verminderte V_{max} durch Gabe eines volatilen Anästhetikums weiter abnehmen. Durch exogene Zufuhr von Digitalis oder eines Katecholamins kann die myokardiale Kontraktilität gesteigert werden.

Bei einer chronischen Herzinsuffizienz kommt es durch Katecholamine zu einer geringeren Steigerung der Inotropie, da die Anzahl der β-Rezeptoren im chronisch insuffizienten Myokard aufgrund einer Down-Regulation vermindert ist (s.o.). Eine Katecholamin-Gabe führt bei einer chronischen Herzinsuffizienz häufiger zu einer stärkeren Tachykardie, da die Down-Regulation vor allem die positiv inotrope Wirkung, weniger die positiv chronotrope Wirkung beeinträchtigt (Übersicht bei Merkel u. Zwissler 2001).

Systemischer Gefäßwiderstand

Liegt ein hoher peripherer Gesamtwiderstand (Kap. 19.4.2, S. 434) mit Hypertonus vor, ist die Nachlast für den linken Ventrikel erhöht. Durch medikamentöse Vasodilatation im Systemkreislauf kann bei einer Herzinsuffizienz das ventrikuläre Auswurfvolumen gesteigert werden. Nimmt der periphere Gefäßwiderstand zu, kann sich beim Herzinsuffizienten das Herzminutenvolumen verringern.

Herzfrequenz

Das gesunde (erwachsene) Herz kann das ventrikuläre Schlagvolumen relativ stark variieren. Beispielsweise nimmt das Schlagvolumen bei einem Abfall der Herzfrequenz kompensatorisch zu, während es bei einer Tachykardie kompensatorisch abnimmt. Das Herzminutenvolumen ist damit normalerweise weitgehend unabhängig von der Herzfrequenz. Beim insuffizienten Herzen ist dagegen das Schlagvolumen kaum veränderbar. Das Herzminutenvolumen kann bei diesen Patienten fast nur noch über eine Steigerung der Herzfrequenz erhöht werden. Bei einer Herzinsuffizienz liegt daher typischerweise eine Tachykardie vor. Diese ist durch einen erhöhten Sympathikotonus bedingt. Bei der Tachykardie des insuffizienten Herzens wird auch die Tatsache genutzt, dass eine Frequenzzunahme zu einer Steigerung der Kontraktionskraft führt (sog. Bowditch-Effekt).

Hypertrophie bzw. Dilatation des Myokards

Eine chronische Drucküberlastung eines Ventrikels (z.B. durch Aortenklappenstenose, arterielle Hypertonie) führt primär zu einer Hypertrophie des Myokards. Eine chronische Volumenüberlastung (z.B. durch eine Aortenklappeninsuffizienz) verursacht dagegen eine Dilatation des Herzens. Eine Myokarddilatation führt aufgrund des Frank-Starling-Mechanismus über eine erhöhte enddiastolische Wandspannung zu einer Zunahme des Herzminutenvolumens.

Neurohumorale Kompensationsmechanismen

Bei einer Herzinsuffizienz kommt es – über eine Steigerung des Sympathikotonus mit Anstieg der Noradrenalin-Konzentration – zur Konstriktion der Arteriolen und Venen. Durch die Arteriolenkonstriktion (mit Erhöhung der Nachlast) sollen ein Abfall des systemischen Blutdrucks verhindert und ein ausreichender koronarer und zerebraler Blutfluss sichergestellt werden. Durch den gleichzeitig erhöhten Venentonus steigen ZVD, Vorlast, enddiastolische Ventrikelfüllung und (entsprechend dem Frank-Starling-Mechanismus; s.o.) das Herzminutenvolumen an. Über eine Aktivierung des Renin-Angiotensin-Aldosteron-Systems werden vermehrt Wasser und Natrium in der Niere rückresorbiert. Außerdem wird mehr antidiuretisches Hormon (ADH) freigesetzt, wodurch ebenfalls Plasmavolumen sowie Vorlast und damit das Herzminutenvolumen weiter zunehmen. Durch die Steigerung des Plasmavolumens können allerdings auch Ödeme ausgelöst werden. Die bei einer Herzinsuffizienz auftretende Steigerung von Vor- und Nachlast führt aber auch zu einer Erhöhung des myokardialen Sauerstoffbedarfs.

41.3 Linksherzinsuffizienz

Eine Linksherzinsuffizienz führt zu schneller körperlicher Ermüdbarkeit, zu Schlaflosigkeit sowie – aufgrund eines interstitiellen Lungenödems mit verminderter Lungen-Compliance – zu Dyspnoe. Die Dyspnoe tritt zunächst nur bei Belastung auf. Die Frage, wie viele Treppen der Patient z.B. noch steigen kann, bevor eine Dyspnoe auftritt, ist zur Beurteilung des Schweregrades der Herzinsuffizienz sehr wichtig. Zur Beurteilung der kardialen Belastbarkeit empfiehlt sich die NYHA-Klassifikation (s.o.).

Häufig tritt auch eine paroxysmale nächtliche Dyspnoe auf, durch die die Patienten erwachen. Bei einer schweren Linksherzinsuffizienz kommt es bereits zu einer Dyspnoe, wenn sich die Patienten auf den Rücken drehen, weil dabei der venöse Rückstrom verstärkt ist. Typisch ist auch ein trockener, nicht produktiver Husten im Liegen. Beim Aufrichten bessern sich die Symptome. Die sitzende Haltung ist oft die einzige Position, in der die Patienten noch genügend Luft bekommen (Orthopnoe). Die Patienten schlafen deshalb meistens halbsitzend.

Das zuletzt auftretende Zeichen einer Linksherzinsuffizienz ist ein Lungenödem. Es lassen sich hierbei feuchte Rasselgeräusche auskultieren, zuerst über den unteren Lungenbereichen, später über der ganzen Lunge. Der Patient ist tachypnoisch, zyanotisch, und aufgrund eines erhöhten Sympathikotonus liegt meist eine kompensatorische Tachykardie vor (s.o.). Besteht eine präoperative Ruhetachykardie, dann sollte bei älteren Patienten stets an eine Herzinsuffizienz gedacht werden. Auch ein dritter Herzton (Galopprhythmus) ist Zeichen einer Herzinsuffizienz. Er entsteht durch den verstärkten Bluteinstrom und die dadurch verursachte Ventrikeldehnung. Die im Rahmen einer pulmonalvenösen Druckerhöhung bzw. eines Lungenödems auftretenden Veränderungen in der Thoraxröntgenaufnahme sind ausführlich im Kap. 25.2.2, S. 548 beschrieben. Es ist zu beachten, dass radiologisch nachweisbare Veränderungen meist erst 12 Stunden nach einem akuten Anstieg des linksatrialen Drucks auftreten. Andererseits normalisiert sich das radiomorphologische Bild erst 1–4 Tage nachdem die kardialen Füllungsdrücke in den Normbereich zurückgekehrt sind.

Der pulmonalkapilläre Verschlussdruck (PCWP) ist bei einer schweren Linksherzinsuffizienz meistens > 20 mm Hg.

41.4 Rechtsherzinsuffizienz

Bei einer Rechtsherzinsuffizienz steigt der (zentrale) Venendruck an, es fallen auch beim sitzenden Patienten prominente Vv. jugulares externae auf. Während sich der venöse Rückfluss beim Herzgesunden in der aktiven Inspiration verbessert und damit die Venenfüllung abnimmt, führt bei einer Rechtsherzinsuffizienz jede Steigerung des venösen Rückstroms zu einem weiteren Anstieg des Jugularvenendrucks. Bei Rechtsherzinsuffizienz treten also während der Inspiration die Halsvenen deutlicher hervor (sog. Kußmaul-Zeichen).

Typisch für eine Rechtsherzinsuffizienz sind stauungsbedingte Überdehnung der Leber mit Druckempfindlichkeit im rechten Oberbauch sowie eindrückbare Ödeme an abhängigen Körperteilen (beim stehenden Patienten an den Knöcheln und prätibial, beim liegenden Patienten am Os sacrum und in den Flanken).

41.5 Therapie der *chronischen* Herzinsuffizienz

Die Therapie der chronischen Herzinsuffizienz besteht darin, entweder die Nachlast (z. B. durch ACE-Hemmer) zu senken, die Inotropie (z. B. durch Digitalis) zu steigern und/oder die Vorlast (z. B. durch Diuretika oder Nitroglycerin) zu vermindern.

Bei der Therapie einer Herzinsuffizienz sollten die auslösenden Ursachen beseitigt werden, z. B. ist ein arterieller Hypertonus oder ein Herzklappenfehler entsprechend zu therapieren bzw. eine Koronarstenose zu beseitigen (z. B. durch Stent-Implantation). Falls eine kausale Therapie nicht möglich ist, dann bietet sich zur Dauertherapie eine medikamentöse Standardtherapie mit ACE-Hemmer, Digitalis-Präparat und Diuretikum an.

> Eine arterielle Vasodilatation – vorzugsweise durch Gabe eines ACE-Hemmers – wird zunehmend als Therapie der Wahl bei der chronischen Herzinsuffizienz propagiert.

ACE-Hemmer

Wirkung

Angiotensin II fördert die Bildung von Aldosteron, das zur Natrium- und Wasserretention und damit zur Blutdrucksteigerung führt. Angiotensin II stimuliert auch die Noradrenalin-Freisetzung aus dem Nebennierenmark sowie den sympathischen Ganglien. ACE-Hemmer blockieren dasjenige Enzym, das Angiotensin I in das sehr stark blutdrucksteigernde Angiotensin II überführt (sog. Angiotensin-Converting-Enzyme).

ACE-Hemmer führen zu einem Abfall des peripheren Gefäßwiderstandes, weil sie die Konzentrationen von Angiotensin II, Aldosteron und Noradrenalin vermindern.

Dosierung

ACE-Hemmer haben bei der Therapie der Linksherzinsuffizienz in den letzten Jahren zunehmend an Bedeutung gewonnen und stellen inzwischen ein Standardpräparat dar. Zur Nachlastsenkung im Rahmen einer Herzinsuffizienz werden sie niedriger dosiert als bei der Therapie einer Hypertonie (Kap. 45.2, S. 725). Bei ACE-Hemmern sollten initial niedrige Anfangsdosen verabreicht werden, um Nebenwirkungen zu minimieren. Initial bietet sich z. B. die orale Gabe von 3 × 6,25 mg Captopril an. Bei Niereninsuffizienz ist eine Dosisreduktion notwendig. Die meisten ACE-Hemmer stellen sog. Prodrugs dar. Erst durch Spaltung (Esterhydrolyse) entsteht daraus die eigentliche Wirksubstanz. Lediglich Captopril und Lisinopril sind direkte Wirksubstanzen (Tab. 41.3). Die meisten ACE-Hemmer werden gut nach oraler Aufnahme resorbiert und weisen eine lange Wirkungsdauer auf, sodass zumeist eine einmalige Dosierung pro Tag genügt.

Risiko und Nebenwirkungen

Mögliche Nebenwirkungen der ACE-Hemmer sind Kopfschmerzen, Reizhusten, Geschmacksstörungen, Übelkeit, Schwindel. Selten kann ein hereditäres Angioödem (angioneurotisches Ödem; Kap. 61.1, S. 834) oder ein akutes Nierenversagen ausgelöst werden. ACE-Hemmer können zu einer Hyperkaliämie führen. Sie sollen daher nicht mit einem Kalium sparenden Diuretikum kombiniert werden. Allgemeine Kontraindikationen sind Aortenstenose, primärer Hyperaldosteronismus, hereditäres Angioödem, Nierenarterienstenose und eine vorausgegangene Nierentransplantation. In Tabelle 41.3 sind häufiger eingesetzte ACE-Hemmer aufgeführt.

Inzwischen konnte in mehreren Studien unter einer Therapie mit ACE-Hemmern bei Patienten mit einer manifesten Herzinsuffizienz eine Verminderung der Letalität um 20–40% gezeigt werden.

Tab. 41.3 Häufig verwendete ACE-Hemmer (Dosierung zur Therapie einer Herzinsuffizienz). Dosisangaben bei normaler Nierenfunktion. Der Dosisaufbau richtet sich nach der klinischen Symptomatik und sollte langsam über Tage bis Wochen erfolgen.

Frei- und Handelsname	mittlere Tagesdosis [mg]
Captopril (Lopirin)	2–3 × 12,5(–50)
Enalapril (Pres, Xanef)	2,5–20
Lisinopril (Acerbon)	1 × 2,5–40
Perindopril (Coversum Cor)	1 × 2–8
Quinapril (Accupro)	1–2 × 2,5–20

Anästhesie bei Begleiterkrankungen

Digitalis

Digitalis-Präparate wirken positiv inotrop durch Erhöhung der intrazellulären Calciumkonzentration. Außerdem erniedrigen sie die Herzfrequenz. Wirkungen, Nebenwirkungen und Dosierung der Digitalis-Präparate sind ausführlich im Kap. 23.2.3, S. 492 beschrieben. Die therapeutische Plasmakonzentration von Digoxin wird mit 0,7–1,8 ng/ml, die von Digitoxin mit 8–25 ng/ml angegeben (Tab. 23.5).

Eine präoperative prophylaktische Digitalis-Gabe bei Patienten, die keine Herzinsuffizienz aufweisen, wird inzwischen allgemein abgelehnt (früher wurde dies häufig praktiziert). Eine Dauertherapie mit Digitalis sollte perioperativ als Antiarrhythmikum nicht unterbrochen werden, falls Digitalis zur Erniedrigung der Herzfrequenz verabreicht wird.

Digitalis-Intoxikation

Klagen Patienten präoperativ über Übelkeit und Erbrechen, sollte – insbesondere im Zusammenhang mit einer Hypokaliämie – an die Möglichkeit einer Digitalis-Intoxikation gedacht werden. Häufig sind Herzrhythmusstörungen (unterschiedlichster Art) erstes Zeichen einer Digitalis-Intoxikation. Oft treten ventrikuläre Extrasystolen (insbesondere ein Bigeminus) sowie verschiedene Grade eines AV-Blocks auf. Eine muldenförmige ST-Streckensenkung und eine Erniedrigung der T-Wellen sind unspezifische Zeichen, die nicht unbedingt durch eine Digitalis-Überdosierung verursacht sein müssen. Kammerflimmern ist die häufigste Todesursache bei einer Digitalis-Intoxikation. Hypokaliämie, Hyperkalzämie, Hypomagnesiämie und eine arterielle Hypoxämie erhöhen die Digitalis-Toxizität und sind daher (perioperativ) unbedingt zu vermeiden. Intraoperativ ist vor allem eine stärkere Hyperventilation zu vermeiden, da durch die dann entstehende respiratorische Alkalose ein unerwünschter Abfall der Plasmakaliumkonzentration verursacht wird (Kap. 56.3.2, S. 806).

Bei digitalisbedingten Herzrhythmusstörungen muss die Digitalis-Therapie vorübergehend abgesetzt und begünstigende Faktoren (insbesondere eine Hypokaliämie) müssen korrigiert werden. Falls ein AV-Block III. Grades auftritt, kann die Implantation eines temporären Herzschrittmachers notwendig werden. Durch die vorsichtige Gabe von Kalium (maximal 10–20 mmol/h beim Erwachsenen) können kardiotoxische Effekte von Digitalis antagonisiert werden.

Bei digitalisbedingten ventrikulären Herzrhythmusstörungen ist die intravenöse Gabe von Lidocain (0,5–1 mg/kg KG i.v.) sinnvoll. Zur Behandlung digitalisbedingter supraventrikulärer Rhythmusstörungen bietet sich dagegen vor allem Phenytoin an (20 mg/min, bis die Herzrhythmusstörungen verschwinden oder bis zu einer Maximaldosis von 1000 mg). Bei digitalisbedingter Bradykardie kann zur Steigerung der Herzfrequenz Atropin oder Orciprenalin verabreicht werden.

Falls trotz Atropin-Gabe die Herzfrequenz nicht zu steigern ist, kann ein temporärer Herzschrittmacher notwendig werden.

Diuretika

Die Diuretika werden ausführlich im Kap. 45.2.2, S. 725 beschrieben. An Diuretika werden zur Therapie einer Herzinsuffizienz häufig Thiazide eingesetzt. Diese können zu einer Hypokaliämie führen und dadurch digitalisbedingte Herzrhythmusstörungen begünstigen. Auch eine Hyperglykämie ist unter Thiaziddiuretika möglich. Schleifendiuretika (Furosemid, Etacrynsäure) können eine Hypovolämie, orthostatische Dysregulation und Hypokaliämie verursachen. Kalium sparende Diuretika wie Spironolacton, Triamteren oder Amilorid können eine Hyperkaliämie provozieren.

β-Rezeptorenblocker

β-Rezeptorenblocker werden ausführlich im Kap. 23.4, S. 497 beschrieben. Bis vor kurzem galten sie aufgrund ihrer negativ inotropen Wirkung als kontraindiziert bei chronischer Herzinsuffizienz. Erste Studien belegen, dass z.B. der β-Rezeptorenblocker Metoprolol bei chronischer Herzinsuffizienz sinnvoll sein kann. Vor allem vasodilatierende β-Blocker (z.B. Carvedilol, Dilatrend) scheinen günstige Effekte zu haben. Es konnte eine eindeutige Prognoseverbesserung nachgewiesen werden. Es ist jedoch große Vorsicht und eine initial niedrige und einschleichende Dosierung notwendig.

41.6 Therapie der *akuten* Herzinsuffizienz

Wenn immer möglich, ist eine **kausale Therapie** durchzuführen (Tab. 41.4). Eine kausale Therapie ist jedoch nur in einem geringen Prozentsatz der Fälle möglich.

Bei der zumeist vorliegenden akuten Dekompensation einer chronischen Linksherzinsuffizienz muss eine **symptomatische Therapie** vorgenommen werden. Diese hängt davon ab, ob ein Vorwärtsversagen (mit erniedrigtem Herzminutenvolumen und evtl. mit Hypotonie) oder ob ein Rückwärtsversagen (mit Lungenstauung und Dyspnoe) vorliegt. Häufig handelt es sich allerdings um eine Kombination aus Rückwärtsversagen und Vorwärtsversagen des linken Ventrikels.

Typisch für eine akut dekompensierte Linksherzinsuffizienz sind:

- systolischer Blutdruck < 80 mm Hg
- Herzindex < 2,0 l/min × m²
- PCWP > 20 mm Hg

- eingeschränkte Organperfusion, die zu
  - Oligurie (Urinmenge < 20 ml/h) und
  - Vasokonstriktion

  führt.

Die Therapie der *akut* dekompensierten chronischen Herzinsuffizienz hängt vor allem davon ab, ob ein Rückwärtsversagen oder ob ein Vorwärtsversagen vorliegt.

Liegt vor allem ein **Rückwärtsversagen** vor, so ist eine **Vorlastsenkung** durch Schleifendiuretika (Furosemid, Etacrynsäure), venöse Vasodilatatoren (z.B. Glyceroltrinitrat) und Volumenrestriktion wichtig. Zur Vorlastsenkung können 40–80 mg Furosemid bzw. 50 mg Etacrynsäure intravenös verabreicht werden. Bei unzureichender Wirkung kann die Dosierung weiter erhöht werden. Zur Vorlastsenkung bietet sich auch Glyceroltrinitrat als Dauerinfusion an, falls eine initiale sublinguale Gabe von ca. 0,8 mg erfolglos blieb. Bei einem linksventrikulären Rückwärtsversagen mit Lungenstauung ist die Gabe von Sauerstoff und Morphin wichtig. Falls der Patient maschinell beatmet werden muss, ist eine Beatmung mit PEEP sinnvoll. Indikationen zur Intubation und Beatmung sind:

- SaO_2 < 80%
- spontane Hyperventilation (> 30 Atemzüge/min)
- drohende körperliche Erschöpfung
- zunehmende Verwirrung
- arterielle Hypotonie (< 70 mm Hg)
- zunehmende Tachykardie bzw. Übergang in Bradykardie
- schwere Arrhythmien oder Hyperkapnie (p_aO_2 > 50 mm Hg)

> Bei Patienten mit einem akuten linksventrikulären Rückwärtsversagen ist in der Regel ein linksventrikulärer enddiastolischer Füllungsdruck im hochnormalen Bereich (von 18–20 mm Hg) anzustreben.

Liegt vor allem ein **Vorwärtsversagen** mit erniedrigtem Herzminutenvolumen und hohem peripherem Widerstand vor, dann sind **arterielle Vasodilatatoren zur Nachlastsenkung** (Calciumantagonisten [z.B. 5 mg Nitrendipin sublingual oder 5–10 mg Nifedipin sublingual]; Glyceroltrinitrat oder Nitroprussid-Natrium) indiziert. Sind Herzminutenvolumen und arterieller Blutdruck erniedrigt, dann sind **Sympathikomimetika** zur Steigerung des Herzminutenvolumens und des Blutdrucks (1. Wahl Dobutamin [1–20 µg/kg KG/min]; 2. Wahl Dopamin, Adrenalin, Noradrenalin) indiziert. Phosphodiesterasehemmer eignen sich zur Steigerung des Herzminutenvolumens und zur gleichzeitigen Senkung der Nachlast (z.B. Amrinon oder Enoximon).

Katecholamine stellen seit Jahren die Basistherapie bei der Therapie des akuten Vorwärtsversagens dar. Soll perioperativ die myokardiale Kontraktilität gesteigert werden, dann werden oft die Sympathikomimetika Dobutamin oder Dopamin per Infusionspumpe verabreicht. Wirkungen, Nebenwirkun-

Tab. 41.4 Kausale Therapie bei akuter Herzinsuffizienz.

Ursache	Therapie
akuter Myokardinfarkt	Rekanalisation der Koronararterien
hypertensive Krise	Blutdrucksenkung
tachykarde Rhythmusstörungen	Frequenzverlangsamung, ggf. auch Implantation eines automatischen, implantierbaren Cardioverter-Defibrillator (AICD; Kap. 44.6, S. 719)
bradykarde Rhythmusstörungen	Schrittmachertherapie oder z.B. Atropin-Gabe
akute Klappeninsuffizienz	akuter operativer Klappenersatz
Perikardtamponade	Perikardpunktion

gen und Dosierungen dieser Substanzen werden ausführlich im Kap. 23.2.1, S. 489 beschrieben. Soll eine positiv inotrope Substanz verabreicht werden, so wird meist nur dann Dopamin dem Dobutamin vorgezogen, wenn gleichzeitig der arterielle Druck grenzwertig erniedrigt ist, da Dopamin auch zu einem Anstieg des peripheren Widerstandes führt. Dobutamin führt dagegen in höherer Dosierung zu einem Abfall des peripheren Gefäßwiderstandes. Da höher dosiertes Dobutamin das Herzminutenvolumen steigert und den peripheren Gefäßwiderstand senkt, bleibt der Blutdruck normalerweise weitgehend konstant. Adrenalin und Noradrenalin sind im Falle einer akuten Herzinsuffizienz dann indiziert, wenn trotz Optimierung von Vor- und Nachlast und Gabe von Dobutamin oder Dopamin der arterielle Druck kritisch erniedrigt bleibt.

Katecholamine haben allerdings den Nachteil, dass sie

- die Herzfrequenz steigern
- den peripheren Widerstand zumeist erhöhen
- den myokardialen Sauerstoffbedarf steigern
- arrhythmogen wirken
- zu einer Down-Regulation der β-Rezeptoren führen

In den letzten Jahren werden zunehmend häufiger **Phosphodiesterase-III-Hemmer** (PDE-III-Hemmer; Kap. 23.2.2, S. 491) zur Therapie der akuten Herzinsuffizienz empfohlen. Diese Substanzen verursachen eine positiv inotrope Wirkung sowie eine Vasodilatation und werden daher oft als Inodilatatoren bezeichnet. Sie scheinen bei einem akuten Vorwärtsversagen einige Vorteile aufzuweisen; sie verursachen:

- Steigerung des Herzminutenvolumens
- Erniedrigung der links- und rechtsventrikulären Füllungsdrucks
- Erniedrigung des peripheren und pulmonalvaskulären Widerstandes
- keine arrhythmogene Wirkung
- keine Steigerung, evtl. sogar eine Verminderung des myokardialen Sauerstoffverbrauches (trotz Steigerung der Ionotropie aufgrund der Verminderung von Vor- und Nachlast)

Anästhesie bei Begleiterkrankungen

Ein Problem bei der Therapie mittels PDE-III-Hemmern ist die damit verbundene Vasodilatation. Es ist daher auf eine ausschließliche Gabe per Spritzenpumpe sowie auf eine ausreichende Volumenzufuhr zu achten. Außerdem ist die (im Vergleich zu den Katecholaminen) deutlich längere Halbwertszeit als ein Nachteil der PDE-III-Hemmer zu bezeichnen. Dadurch kann auf hämodynamische Veränderungen nicht so schnell reagiert werden wie bei Gabe von Katecholaminen. Bei schwerer Herzinsuffizienz können PDE-III-Hemmer vorteilhaft mit einem Katecholamin kombiniert werden.

Ähnlich wie bei der Therapie der chronischen Herzinsuffizienz (s.o.) gibt es Hinweise darauf, dass die vorsichtige Gabe eines **β-Blockers** (in Kombination mit einem β-Mimetikum) u.U. sinnvoll sein kann (Merkel u. Zwissler 2001). Dies scheint vor allem dann sinnvoll, falls aufgrund einer Down-Regulation der β-Rezeptoren v.a. die inotrope Wirkung der Katecholamine deutlich eingeschränkt ist und sie vor allem zu einer Tachykardie führen (Merkel u. Zwissler 2001) (s.o.).

Ist eine akute Herzinsuffizienz medikamentös nicht zu bessern, dann kann vorübergehend eine intraortale Gegenpulsation (Kap. 79.4.7, S. 1137) sinnvoll sein.

Digitalis-Präparate haben bei der Therapie der akuten Herzinsuffizienz zur Steigerung der Inotropie keine Bedeutung. Sie sollten ausschließlich als Antiarrhythmikum eingesetzt werden. Tritt z.B. im Rahmen der akuten Herzinsuffizienz ein Vorhofflimmern mit schneller Überleitung auf, so kann durch eine schnelle Aufdigitalisierung die Herzfrequenz erniedrigt und die hämodynamische Situation deutlich verbessert werden. Hierfür bietet sich z.B. die Gabe von Digoxin (3–4 × 0,25 mg intravenös über 24 Stunden) an. Gegebenenfalls kann zusätzlich die Gabe von Verapamil oder Diltiazem sinnvoll sein, um die Herzfrequenz zu senken. Ist die Gabe eines Antiarrhythmikums notwendig, dann sollten Klasse-I-Antiarrhythmika (wie Lidocain; Kap. 23.6.1, S. 501 und Kap. 35.2.2, S. 645) wegen ihrer negativ inotropen Wirkung und ihrer potenziell letalitätssteigernden Wirkung bei Herzinsuffizienz möglichst nicht verwandt werden. Es sollte Amiodaron (Klasse-III-Antiarrhythmikum; Kap. 23.6.2, S. 502 und Kap. 35.2.2, S. 645) bevorzugt werden.

41.7 Anästhesie bei herzinsuffizienten Patienten

> Bei einer manifesten (dekompensierten) Herzinsuffizienz sollte kein elektiver Eingriff durchgeführt werden, da hierbei die postoperative kardiale Morbidität deutlich erhöht ist.

Bei größeren, nicht kardiochirurgischen Eingriffen wird die perioperative Letalität bei Vorliegen einer dekompensierten Herzinsuffizienz mit ca. 20% angegeben.

Prämedikation

Bei Patienten mit nur grenzwertig suffizienter oder insuffizienter Herzleistung sollten im Rahmen der Prämedikation Sedativa nicht zu hoch dosiert werden. Eine sedierungsbedingte stärkere Verminderung des erhöhten Sympathikotonus kann bereits zu einer Minderperfusion der Organe führen.

Narkoseführung

Zur Narkoseeinleitung bietet sich Etomidat an, da es von den **Induktionshypnotika** die geringste negativ inotrope Wirkung aufweist. Auch Ketamin scheint bei manifester Herzinsuffizienz aufgrund seiner sympathikussteigernden Wirkung geeignet. **Volatile Anästhetika** sollten aufgrund ihrer dosisabhängigen myokarddepressiven Wirkung vermieden werden. Opioide und Benzodiazepine sollten stattdessen bevorzugt werden, da sie nur eine geringe bzw. keine negativ inotrope Wirkung haben. Bei schwerer Herzinsuffizienz kann es bereits durch Kombination von Lachgas mit einem Opioid oder durch Kombination eines Benzodiazepins mit einem Opioid zu einer deutlichen Verminderung von Herzminutenvolumen und Blutdruck kommen. Insbesondere bei diuretisch vorbehandelten Patienten können leicht stärkere Blutdruckabfälle auftreten. Eine maschinelle Beatmung mit PEEP kann sinnvoll sein, um ein Lungenödem zu vermindern und die arterielle Oxygenierung zu verbessern. Eine **blutig-arterielle Druckmessung** sowie die Bestimmung der kardialen Füllungsdrücke (ZVD; ggf. PCWP) ist sinnvoll, um eine differenzierte Katecholamin- und Volumentherapie durchführen zu können. Es ist eine restriktive Volumenzufuhr zu beachten. Gegebenenfalls kann die Gabe eines Schleifendiuretikums (z.B. Furosemid), eines Sympathikomimetikums (z.B. Dobutamin) und/oder eines Vasodilatans (z.B. Nitroglycerin) bzw. eines PDE-III-Hemmers sinnvoll sein.

Bei einer Herzinsuffizienz scheinen rückenmarknahe **Regionalanästhesieverfahren** nicht sinnvoll, da sie zu einer schlecht kontrollierbaren Erniedrigung des systemischen Gefäßwiderstandes führen können. Damit heben sie die kompensatorische periphere Vasokonstriktion plötzlich auf und führen evtl. zu einem starken Blutdruckabfall. Periphere Regionalanästhesieverfahren sind dagegen bei einer Herzinsuffizienz sinnvoll (falls im EKG keine höhergradigen Blockbilder vorliegen).

41.8 Literatur

Merkel M, Zwissler B. Kombination von β-Blockern und β-Mimetika bei Herzinsuffizienz und Schock. Anaesthesist 2001; 50: 617–9.

Angeborene Herzfehler

Anästhesie
bei Begleiterkrankungen

42.1 Allgemeine Bemerkungen

Einteilung der Herzfehler

Herzfehler können in die in Tabelle 42.1 angegebenen drei großen Gruppen unterteilt werden.

Häufigkeit

Die Inzidenz angeborener Herzfehler wird mit ca. 9 pro 1000 Lebendgeburten angegeben (Hoffman u. Christianson 1978). Obwohl mehr als 100 verschiedene angeborene Herzfehler bekannt sind, machen die in Tabelle 42.2 aufgeführten 7 Herzfehler über 80% aller Herzfehler aus.

42.2 Herzfehler mit Behinderung des Blutflusses (Obstruktion)

42.2.1 Pulmonalstenose

Bei einer angeborenen Pulmonalstenose handelt es sich in ca. 90% der Fälle um eine valvuläre und in ca. 10% um eine in-

Tab. 42.1 Unterteilung der Herzfehler in drei große Kategorien.

Typ	Beispiele
Herzfehler mit Behinderung des Blutflusses (= Obstruktion)	■ Pulmonalstenose ■ Aortenstenose ■ Aortenisthmusstenose
Shunt-Vitien	■ Herzfehler mit Links-rechts-Shunt (= azyanotische Vitien) ■ Herzfehler mit Rechts-links-Shunt (= zyanotische Vitien)
kombinierte Herzfehler (= Obstruktion plus Shunt)	■ Fallot-Tetralogie

Tab. 42.2 Häufigste angeborene Herzfehler.

Herzfehler	prozentualer Anteil
Ventrikelseptumdefekt (VSD)	28%
Vorhofseptumdefekt (ASD) ■ vom Secundum-Typ ■ vom Primum-Typ	 10% 3%
persistierender Ductus arteriosus Botalli	10%
Fallot-Tetralogie	10%
Pulmonalstenose	10%
Aortenstenose	7%
Aortenisthmusstenose	5%

fundibuläre Stenose. Infundibuläre Stenosen können variabel sein. Häufig ist eine angeborene Pulmonalstenose mit einem Vorhofseptumdefekt oder einem Ventrikelseptumdefekt kombiniert. Von einer schweren Pulmonalstenose wird gesprochen, wenn der Druckgradient (Druck vor der Stenose minus Druck hinter der Stenose) größer als 80 mm Hg ist. Bei einer schweren Pulmonalstenose kommt es zu einer Hypertrophie von rechtem Vorhof und Ventrikel, es kann auch eine Rechtsherzinsuffizienz auftreten.

42.2.2 Aortenstenose

Eine angeborene Aortenstenose kann subvalvulär (hypertrophe Kardiomyopathie; Kap. 46.3, S. 730), valvulär oder supravalvulär lokalisiert sein. Aufgrund der Druckbelastung des linken Ventrikels kommt es zu einer linksventrikulären Hypertrophie mit Erhöhung des myokardialen Sauerstoffbedarfs. Der arterielle Druck ist normal oder erniedrigt. Die Patienten sind meist bis ins Erwachsenenalter symptomlos. Bei einem Druckgradienten von > ca. 50 mm Hg können bei Anstrengung Synkopen auftreten, da es hierbei zu einer peripheren Vasodilatation kommt, Herzminutenvolumen und peripherer Blutdruck jedoch nicht entsprechend gesteigert werden können. Bei einem hohen Druckgradienten (> ca. 50 mm Hg) kann bei Belastung auch eine ST-Streckensenkung auftreten. Bei supravalvulären Stenosen besteht die Gefahr einer frühzeitig auftretenden Koronarsklerose.

Bei einem Druckgradienten von 40–50 mm Hg scheint eine operative Korrektur notwendig. Aufgrund der hohen Blutflussgeschwindigkeit im Bereich der Aortenstenose werden eine bakterielle Endokarditis sowie eine poststenotische Aortendilatation begünstigt. Lediglich subvalvuläre Stenosen können medikamentös (mit Verapamil oder β-Blockern) erfolgreich therapiert werden (Kap. 46.3, S. 730).

42.2.3 Aortenisthmusstenose

Die Aortenisthmusstenose macht ca. 5% der angeborenen Herzfehler aus. Befindet sich die Aortenisthmusstenose vor dem Ductus arteriosus, dann wird von einem präduktalen (infantilen Typ) gesprochen, liegt sie distal des Ductus arteriosus dann wird von einem postduktalen (Erwachsen)typ gesprochen.

Präduktale Aortenisthmusstenose

Häufig liegen bei Kindern mit einer präduktalen Aortenisthmusstenose zusätzliche Herzfehler wie offener Ductus arteriosus, Ventrikelseptumdefekt oder eine stenosierte bikuspidale Aortenklappe vor. Aufgrund eines evtl. zusätzlich bestehenden **V**entrikel**s**eptum**d**efekts (VSD; s.u.) kann es zu einem Links-rechts-Shunt mit deutlicher Zunahme der Lungendurchblutung kommen. Zum Teil fließt bei diesen Kindern Blut aus der A. pulmonalis über einen evtl. noch offenen Ductus arteriosus Botalli in die poststenotische Aorta. Meist kommt es bei diesen Kindern bereits innerhalb der ersten Lebenswochen zu einer auch röntgenologisch nachweisbaren Herzvergrößerung/Herzinsuffizienz. Ist eine Digitalisierung und Diuretika-Gabe erfolglos, sollte eine operative Korrektur durchgeführt werden.

Postduktale Aortenisthmusstenose

Eine postduktale Aortenisthmusstenose befindet sich zumeist direkt distal des Abgangs der linken A. subclavia. Die Diagnose wird meist zufällig gestellt. Typisch sind eine Hypertension mit gut tastbaren Pulsen an den oberen Extremitäten, eine Hypotension mit schlecht tastbaren Pulsen an den unteren Extremitäten und eine tastbare Pulsverzögerung in der A. femoralis. Das Blut kann über Kollateralkreisläufe, z.B. von den Aa. mammariae internae und Aa. subclaviae über die Interkostalarterien retrograd in die Aorta und in die untere Körperhälfte fließen. Die überdehnten Interkostalarterien können zu röntgenologisch nachweisbaren Rippenusuren an den Rippenunterkanten führen. Im EKG sind Zeichen einer linksventrikulären Hypertrophie nachweisbar.

Falls der systolische Blutdruck über 180 mm Hg oder der Druckgradient über der Stenose mehr als 40 mm Hg beträgt, scheint eine operative Korrektur notwendig. Normalerweise wird eine Resektion der Stenose und eine End-zu-End-Anastomose der Aorta vorgenommen.

Bei der Narkoseführung ist zu beachten, dass während des intraoperativen Abklemmens der Aorta die Perfusion in der unteren Körperhälfte und damit auch die Perfusion des Rückenmarks beeinträchtigt sind. Dies ist insbesondere bei einer inkompletten Stenose der Fall, nicht dagegen bei einer kompletten Stenose, bei der die Umgehungskreisläufe gut ausgebildet sind. Eine abklemmungsbedingte schwere Hypotonie in der unteren Körperhälfte kann u.U. zu einer postoperativen Paraplegie führen. Es ist daher eine arterielle Druckmessung prästenotisch (A. radialis) und poststenotisch (A. femoralis) vorzunehmen. Damit kann überwacht werden, ob die Kollateralkreisläufe ausreichend sind (Versorgung der A. spinalis anterior über die erweiterten Interkostalarterien). Der arterielle Mitteldruck sollte in den unteren Extremitäten nicht unter 40 mm Hg abfallen. Beim intraoperativ notwendigen Abklemmen der Aorta muss (ggf. medikamentös; z.B. mit Nitroprussid) ein massiver Anstieg des arteriellen Drucks in der oberen Körperhälfte vermieden werden, sonst drohen akute Linksherzdekompensation und intrazerebrale Blutung. Ein massiver Druckanstieg droht vor allem bei einer inkompletten Stenose, bei einer kompletten Stenose ist dies unwahrscheinlich

Tab. 42.3 Angeborene Herzfehler mit Links-rechts-Shunt.

- Ventrikelseptumdefekt (VSD)
- Vorhofseptumdefekt (ASD) vom Sekundum-Typ
- Vorhofseptumdefekt (ASD) vom Primum-Typ
- persistierender Ductus arteriosus Botalli

(s.o.). Evtl. können bei diesen Operationen massive Blutverluste auftreten, vor allem aufgrund der Durchtrennung von dilatierten Interkostalarterien im Rahmen der linksseitigen Thorakotomie.

Postoperativ können meist nur kurzfristig dauernde, nur selten auch länger anhaltende, starke Blutdruckanstiege auftreten, die ggf. mittels Nitroprussid, selten mit länger wirkenden Antihypertensiva behandelt werden müssen.

42.3 Shunt-Vitien

Shunt-Vitien können in Herzfehler mit einem Links-rechts-Shunt oder einem Rechts-links-Shunt unterteilt werden.

42.3.1 Herzfehler mit Links-rechts-Shunt (azyanotische Vitien)

In Tabelle 42.3 sind die wichtigsten angeborenen Herzfehler mit einem Links-rechts-Shunt aufgeführt.

Folge eines großen Links-rechts-Shunts ist eine vermehrte Lungendurchblutung. Es imponieren daher Tachypnoe, rezidivierende pulmonale Infekte, evtl. ein Lungenödem. Diese Kinder werden nicht zyanotisch. Der pulmonale Blutfluss ist erhöht. Zeichen eines gleichzeitig verminderten systemischen Blutflusses können evtl. eine verminderte Belastbarkeit, eine Wachstumsverzögerung sowie eine geringere Infektresistenz sein.

Bei einem länger bestehenden erhöhten pulmonalen Blutfluss droht eine Hypertrophie vor allem der Gefäßmedia in den Pulmonalarteriolen und dadurch eine Gefäßverengung mit Anstieg des pulmonalvaskulären Widerstandes. Steigt der pulmonalvaskuläre Widerstand an, nimmt hierdurch die Größe des Links-rechts-Shunts ab. Eventuell kann der pulmonalvaskuläre Widerstand sogar so weit ansteigen, dass es zu einer Shunt-Umkehr mit Rechts-links-Shunt kommt. Dadurch nimmt der pulmonale Blutfluss unter das normale Maß ab. Es wird dann von einer Eisenmenger-Reaktion gesprochen. Es kommt zu Hypoxämie (Zyanose), Rechtsherzhypertrophie, evtl. zur Rechtsherzinsuffizienz. Die Prognose des Krankheitsbildes ist dann schlecht. Ziel muss es stets sein, eine operative Korrektur durchzuführen, bevor sich eine fixierte pulmonalvaskuläre Hypertension ausgebildet hat. Häufig wird

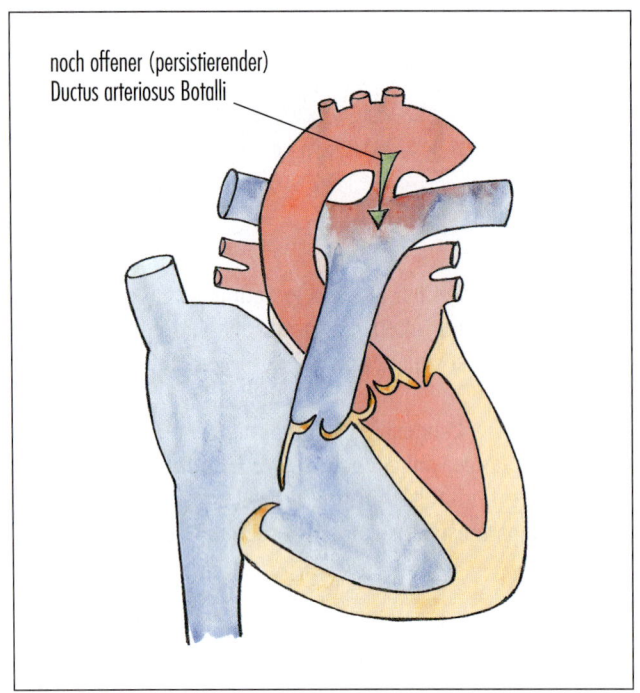

noch offener (persistierender)
Ductus arteriosus Botalli

Abb. 42.1 Persistierender Ductus arteriosus Botalli.

primär eine anatomische Korrektur (s.u.) des Herzfehlers angestrebt. Öfters wird initial auch eine Drosselung der Lungendurchblutung durch Einschnürung (»banding«) der A. pulmonalis durchgeführt. Liegt eine Eisenmenger-Reaktion vor, dann kann ein Herzfehler nicht mehr operativ korrigiert werden.

Ventrikelseptumdefekt

Der **V**entrikel**s**eptum**d**efekt (VSD) ist der häufigste angeborene Herzfehler. Patienten mit einem kleinen VSD sind normalerweise symptomlos. Sie weisen jedoch ein lautes pansystolisches Geräusch auf. Etwa 25% dieser VSD verschließen sich spontan. Bei einem schweren Ventrikelseptumdefekt beträgt der pulmonale Blutfluss aufgrund des Links-rechts-Shunts das Mehrfache des systemischen Blutflusses. Die Kinder werden bereits in den ersten Lebenswochen symptomatisch. Aufgrund der vermehrten Belastung des linken Ventrikels droht eine Herzinsuffizienz. Die operative Versorgung erfolgt über einen Zugang durch den rechten Ventrikel.

Vorhofseptumdefekt vom Sekundum-Typ

Ein Vorhofseptumdefekt (**A**trium-**S**eptum-**D**efekt = ASD) vom Sekundum-Typ ist meist im Zentrum des Vorhofseptums lokalisiert. Ein isolierter ASD vom Sekundum-Typ wird zumeist gut toleriert (geringes Shunt-Volumen aufgrund des

niedrigen Druckgradienten) und oft erst im 2. oder 3. Lebensjahrzehnt klinisch manifest. Falls der pulmonale Blutfluss mehr als doppelt so hoch ist wie der systemische Blutfluss, sollte der Defekt operativ verschlossen werden.

Vorhofseptumdefekt vom Primum-Typ

Bei einem Vorhofseptumdefekt vom Primum-Typ (Endokardkissendefekt) handelt es sich um einen Defekt, der tief im Bereich des Vorhofseptums lokalisiert ist und meist auch die Mitralklappe und die Trikuspidalklappe mit erfasst. Bei ca. 50% der Patienten entsteht dadurch eine Mitralklappeninsuffizienz. Dieser Herzfehler wird meist schon im Säuglingsalter oder frühen Kindesalter symptomatisch. Öfters kann operativ keine ausreichende Suffizienz der Mitral- und Trikuspidalklappe erreicht werden. Evtl. können auch noch Jahre nach der operativen Korrektur Reizleitungsstörungen (aufgrund von Vernarbungen mit Beeinträchtigung des Reizleitungssystems) auftreten.

Persistierender Ductus arteriosus Botalli

Kommt es postnatal nicht zu einem schnellen Verschluss des Ductus arteriosus Botalli (Kap. 64.5.1, S. 881), so stellt sich ein Links-rechts-Shunt von der Aorta zur A. pulmonalis ein (Abb. 42.1). Das Ausmaß des Shunts ist abhängig vom systemischen und pulmonalvaskulären Widerstand sowie von Durchmesser und Länge des Ductus arteriosus Botalli. Von einem großen Shunt wird gesprochen, wenn die Lungendurchblutung mehr als dreimal so groß ist wie die systemische Durchblutung. Die operative Therapie besteht in der Ligatur des Ductus arteriosus Botalli (Kap. 64.5.1, S. 881). Auch durch die Gabe von Indometacin kann ein Ductus arteriosus Botalli beim Frühgeborenen evtl. zum Verschluss gebracht werden (Brash et al. 1981).

42.3.2 Herzfehler mit Rechts-links-Shunt (zyanotische Vitien)

Ein Rechts-links-Shunt ist zumeist Spätfolge eines länger bestehenden Links-rechts-Shunts mit vermehrter Lungendurchblutung. Langfristig droht hierbei eine reaktive Erhöhung des pulmonalvaskulären Widerstandes mit Shunt-Umkehr (Eisenmenger-Reaktion; s.o.). Aufgrund des Rechts-links-Shunts liegt eine Hypoxämie (zentrale Zyanose) vor.

Kommt es perioperativ zu einem akuten weiteren Anstieg des pulmonalvaskulären Widerstandes (PVR), dann kann der Rechts-links-Shunt zunehmen. Es drohen eine Verstärkung der Hypoxämie sowie eine Azidose, evtl. eine Rechtsherz-

Tab. 42.4 Faktoren, die den pulmonalvaskulären Widerstand
(»pulmonary vascular resistance« = PVR) verändern können.

Erhöhung des PVR	Erniedrigung des PVR
▪ Hypoxie	▪ Gabe von 100% Sauerstoff
▪ Hyperkapnie	▪ Hypokapnie
▪ Azidose (respiratorisch oder metabolisch)	▪ Alkalose
▪ Überblähung der Lunge	▪ normale FRC
▪ hoher Hämatokrit (erhöhte Viskosität)	▪ Erniedrigung des Hämatokrits
▪ Stress/Schmerz	▪ Blockade sympathischer Stimuli

insuffizienz. Da eine Steigerung des pulmonalvaskulären Widerstandes bedrohlich schnell und massiv auftreten kann, ist es wichtig, bei der Narkoseführung von Patienten mit einem Rechts-links-Shunt darauf zu achten, die in Tabelle 42.4 aufgeführten Trigger zu vermeiden. Zusätzlich sind auch eine Hypovolämie und periphere Vasodilatation zu verhindern. Auch durch die Anwendung eines hohen PEEP nimmt der pulmonale Gefäßwiderstand und evtl. der Rechts-links-Shunt zu.

Die zur Erniedrigung des pulmonalvaskulären Widerstandes infrage kommenden Maßnahmen sind ebenfalls in Tabelle 42.4 aufgelistet.

42.4 Kombinierte Herzfehler (Obstruktion mit Shunt)

Ein typisches Beispiel für ein kombiniertes Herzvitium ist die Fallot-Tetralogie.

Die Fallot-Tetralogie (Abb. 42.2) ist charakterisiert durch
▪ einen Ventrikelseptumdefekt (VSD)
▪ eine über der pulmonalen Ausflussbahn reitende Aorta
▪ eine Stenose im Bereich der Pulmonalisausflussbahn
▪ eine Rechtsherzhypertrophie

Über den VSD findet normalerweise ein Links-rechts-Shunt statt, der Druck im linken Ventrikel ist höher als im rechten Ventrikel. Da diese Kinder aber gleichzeitig eine meist muskuläre Obstruktion des rechtsventrikulären Ausflusstraktes haben, entsteht ein Rechts-links-Shunt mit Hypoxämie. Bei einer Zunahme der Kontraktilität nimmt die variable muskuläre Pulmonalstenose und damit auch der Rechts-links-Shunt zu. Auch wenn der systemische Gefäßwiderstand abnimmt (z.B. bei körperlicher Belastung), wird der Rechts-links-Shunt größer.

Der p_aO_2 beträgt bei diesen Kindern auch bei Atmung von 100% Sauerstoff meist unter 50 mm Hg. Bei etwa 35% der Kinder mit einer Fallot-Tetralogie verschlimmert sich die Zyanose manchmal akut (sog. »hypercyanotic attacks«,

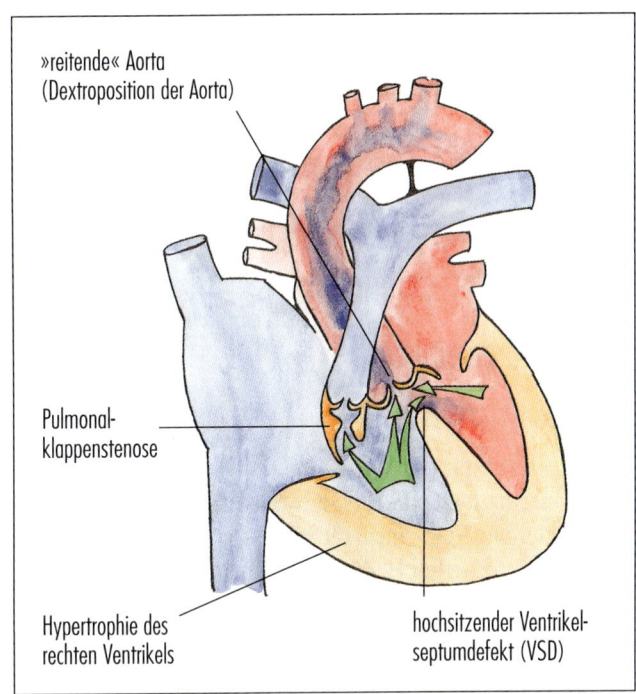

Abb. 42.2 Fallot-Tetralogie.

»reitende« Aorta (Dextroposition der Aorta)

Pulmonalklappenstenose

Hypertrophie des rechten Ventrikels

hochsitzender Ventrikelseptumdefekt (VSD)

»hypercyanotic spells«). Diese evtl. lebensbedrohlichen Attacken treten insbesondere beim Schreien oder bei körperlicher Anstrengung auf, oft aber auch ohne erkennbaren Anlass. Ursache ist meist ein Spasmus im Bereich der pulmonalen Ausflussbahn, z.B. aufgrund einer Zunahme der myokardialen Kontraktilität.

Normalerweise wird bei einer leichten Fallot-Tetralogie im Alter von 3–6 Jahren die (endgültige) **operative Korrektur** vorgenommen. Bei schwerer Fallot-Tetralogie ist eine frühere Operation notwendig. Hierbei wird normalerweise der Ventrikelseptumdefekt mit einem Dacron-Patch verschlossen und die rechtsventrikuläre Ausflussbahn mit einem Patch erweitert. Meist kommt es operationsbedingt zu einer Pulmonalklappeninsuffizienz. Durch die operative Korrektur kann auch ein AV-Block III. Grades auftreten. Manchmal wird bei der Fallot-Tetralogie zuerst eine palliative Korrektur notwendig. Es wird hierbei eine Anastomose zwischen einer großen Arterie des Systemkreislaufs und der A. pulmonalis (zumeist in Form eines Blalock-Taussig-Shunts) angelegt. Ein Blalock-Taussig-Shunt stellt eine Verbindung zwischen einem Ast der thorakalen Aorta und der linken oder rechten Pulmonalarterie dar (häufig wird eine End-zu-Seit-Anastomose zwischen der A. subclavia und der A. pulmonalis vorgenommen). Ein **Blalock-Taussig-Shunt** entspricht einem »künstlichen Ductus arteriosus Botalli«. Dadurch wird die Lungendurchblutung gesteigert und der p_aO_2 steigt an (bei dem ebenfalls durchführbaren Cooley-Waterston-Shunt handelt es sich um eine direkte Anastomose zwischen der aszendierenden thorakalen Aorta und der rechten Pulmonalarterie).

Anästhesie bei Begleiterkrankungen

42.5 Anästhesie bei Patienten mit angeborenem Herzfehler für nicht kardiochirurgische Eingriffe

42.5.1 Narkosevorbereitung und Narkoseführung

Narkosevorbereitung

Anamnese

Wird ein Kind mit einem angeborenen Herzfehler zur Narkose vorgestellt, dann muss geklärt werden, ob es sich um einen unkorrigierten oder einen (anatomisch, physiologisch oder palliativ) korrigierten Herzfehler handelt. Bei einer anatomischen Korrektur wird die normale Anatomie wieder (weitgehend) hergestellt (z.B. Verschluss eines VSD). Von einer physiologischen Korrektur wird gesprochen, wenn z.B. bei einer Transposition der großen Gefäße (die Aorta entspringt hierbei aus dem rechten und die A. pulmonalis aus dem linken Ventrikel) das Blut durch eine Korrekturoperation auf Vorhofebene umgeleitet wird, sodass das venöse Blut der Hohlvenen in den linken Vorhof und das pulmonalvenöse Blut in den rechten Vorhof umgeleitet wird (Mustard-Operation). Unter Palliativoperationen werden vor allem Shunt-Anlagen (z.B. ein Blalock-Taussig-Shunt; s.o.) oder eine Drosselung einer verstärkten Lungendurchblutung (durch Einschnürung [»banding«] der A. pulmonalis verstanden.

> Selbst Patienten, bei denen eine vollständige (anatomische) Korrekturoperation durchgeführt wurde, können noch kardiovaskuläre Probleme wie Rhythmusstörungen, Ventrikelfunktionsstörungen, Klappenstenosen, Klappeninsuffizienzen oder eine pulmonalvaskuläre Hypertension aufweisen.

Bei der präoperativen Visite sollte sich der Anästhesist ein genaues Bild von dem angeborenen Herzfehler sowie dessen pathophysiologischen Auswirkungen machen. Auch sollte er sich genau über evtl. durchgeführte kardiochirurgische Maßnahmen informieren und eine genaue Vorstellung von den dadurch bedingten Verhältnissen haben. Ist das Kind in der Betreuung eines Kardiologen, sollte dieser ggf. konsultiert werden, falls nicht ausführliche Unterlagen vorliegen.

Bezüglich der Anamnese interessieren insbesondere:
- Einschränkung der körperlichen Belastbarkeit?
- Entwicklungs-/Wachstumsverzögerung? Probleme bei der Nahrungsaufnahme?
- Frühere/jetzige Medikation?
- Frühere/aktuelle Herzinsuffizienz?
- Zeitlicher Verlauf der Erkrankung?
- Herzrhythmusstörungen?
- Zyanose/hyperzyanotische Attacken?
- Lungenfunktion/pulmonale Infekte?
- Größe des pulmonalen Blutflusses?
- Pulmonalvaskuläre Hypertension?
- Druckgradient über der rechts- oder linksventrikulären Ausflussbahn?
- Polyzythämie?

Körperliche Untersuchung

Bei der körperlichen Untersuchung sind u.a. Atemfrequenz, Atemmuster, Ernährungszustand, Größe der Leber, Hautfarbe sowie Pulsqualität und Blutdruck (an allen vier Extremitäten) zu beurteilen. Kinder, die einen palliativen Shunt zwischen A. subclavia und A. pulmonalis haben, weisen oft auf der Seite der anastomosierten A. subclavia keinen peripheren Armpuls auf. Besteht ein Rechts-links-Shunt, dann können neben einer Zyanose auch sog. Trommelschlegelfinger vorliegen. Periphere Ödeme oder eine vergrößerte Leber können Zeichen einer Rechtsherzinsuffizienz sein. Bei der Auskultation der Lunge können sich Hinweise auf eine Linksherzinsuffizienz ergeben. Mittels Auskultation des Herzens gelingt es oft nicht, die Art des angeborenen Herzfehlers genau zu erkennen.

Apparative Untersuchungen

Sämtliche apparativen Untersuchungsergebnisse wie z.B. EKG-Ableitungen, Echokardiographie- und Herzkatheteruntersuchung, Blutgasanalysen oder die Plasmakaliumkonzentration (Diuretika-Therapie? Digitalis-Therapie?) oder der Hämatokritwert (Polyglobulie?) sind zu überprüfen.

Prämedikation

Bei Kindern mit einem angeborenen Herzfehler ist eine ausreichende Prämedikation anzustreben. Liegt z.B. ein Rechtslinks-Shunt vor, können Angst und Stress in der präoperativen Phase dazu führen, dass sich der Shunt vergrößert und die Oxygenierung verschlechtert. Eine übermäßige Sedierung mit Atemdepression oder Abfall des peripheren Gefäßwiderstandes ist allerdings auch zu vermeiden. Empfehlenswert ist es, bei diesen Kindern präoperativ auf die voraussichtliche Punktionsstelle EMLA-Creme (Kap. 16.1.1, S. 322) aufzutragen, um eine möglichst stressarme Venenpunktion (ohne Gefahr der kardiopulmonalen Dekompensation) zu ermöglichen. Schreien und Stress sind zu vermeiden. Meist wird eine orale (oder rektale) Prämedikation mit Midazolam durchgeführt.

Narkoseführung

An Überwachungsmaßnahmen scheinen normalerweise notwendig:

- präkordiales Stethoskop
- Pulsoximetrie
- oszillometrische Blutdruckmessung
- Kapnographie
- EKG
- Temperaturmessung

Nur in relativ seltenen Fällen (mit instabilen kardiovaskulären Verhältnissen oder bei sehr großen operativen Eingriffen) sind eine blutig-arterielle Druckmessung (zur genauen Blutdruckkontrolle und/oder wiederholten Abnahme von arteriellen Blutgasproben), ein zentraler Venenkatheter (zur Beurteilung des ZVD und zur herznahen Gabe von vasoaktiven Medikamenten), ein Pulmonaliskatheter oder ein Blasendauerkatheter notwendig.

Die Kapnometrie ist bei Kindern mit einem zyanotischen Herzfehler meist fehlerbehaftet. Es wird ein im Mittel signifikant zu niedriger endexspiratorischer CO_2-Wert gemessen (Burrows 1989), da ein Teil des Blutes über einen Rechts-links-Shunt die Lunge (und damit die Abatmung von CO_2) umgeht und da eine relativ große Totraumventilation vorliegt. Bei azyanotischen angeborenen Herzfehlern korrelieren dagegen die arterielle und endexspiratorische CO_2-Konzentration gut.

> Wichtigstes Ziel bei der Narkoseführung ist, dass Shunt-Volumen, myokardiale Kontraktilität sowie systemischer und pulmonalvaskulärer Widerstand nicht negativ beeinflusst werden.

Bei diesen Risikokindern empfiehlt es sich normalerweise, eine Intubationsnarkose durchzuführen. Es ist eine kontrollierte maschinelle Beatmung anzuraten. Hierdurch können der p_aCO_2, der pulmonalvaskuläre Widerstand und der pulmonale Blutfluss am besten kontrolliert werden.

Narkosemedikamente

Ketamin (1–2 mg/kg KG i.v.) kann z.B. bei einem Rechts-links-Shunt oder auch bei Kindern mit einer Herzinsuffizienz oft mit Vorteil eingesetzt werden. Studien bei Erwachsenen haben zwar gezeigt, dass Ketamin den pulmonalvaskulären Gefäßwiderstand erhöhen kann, dies scheint jedoch dadurch bedingt zu sein, dass in diesen Studien Ketamin bei spontan atmenden Erwachsenen untersucht wurde (Hickey et al. 1985). Der unter Ketamin auftretende atemdepressive Effekt mit Anstieg des p_aCO_2 sowie Abfall von p_aO_2 und pH-Wert schien die entscheidende Ursache für diesen ketaminbedingten Anstieg des pulmonalvaskulären Widerstandes gewesen zu sein (Hickey et al. 1985).

Nach Gabe von 2 mg/kg KG Ketamin bei Kindern mit Herzfehlern (bei denen eine ketaminbedingte Atemdepression mit Hyperkapnie und Hypoxie verhindert wurde), wird nicht von einem Anstieg des pulmonalvaskulären Widerstandes be-

richtet, unabhängig davon, ob er vorher normal oder erhöht war (Hickey et al. 1985). Unter Ketamin scheint es auch zu keiner signifikanten Veränderung von Herzfrequenz, rechts- oder links-atrialem Druck, mittlerem arteriellem bzw. pulmonalarteriellem Druck, Herzminutenvolumen oder Gefäßwiderstand im System- oder Pulmonalkreislauf zu kommen (Hickey et al. 1985).

Da die meisten **volatilen Anästhetika** eine myokarddepressive Wirkung haben sowie zum Teil zu Bradykardie und Hypotension im Systemkreislauf führen können, werden sie von vielen Anästhesisten bei den meisten schweren Herzfehlern vermieden. Insbesondere Kinder mit einer schweren Aortenstenose können unter Gabe eines (negativ inotropen) volatilen Anästhetikums leicht kardial dekompensieren. Bei einem zyanotischen Herzfehler (mit Rechts-links-Shunt und verminderter Lungendurchblutung) kann ein starker Abfall des systemischen Gefäßwiderstandes durch Gabe eines höher-dosierten volatilen Anästhetikums sehr nachteilig sein und evtl. zu einer Shunt-Zunahme mit Verstärkung der Zyanose führen.

Dennoch können auch volatile Anästhetika bei den meisten Kindern mit einem Herzvitium eingesetzt werden. Entscheidend ist, dass mit einer relativ niedrigen Konzentration des volatilen Anästhetikums begonnen und die Dosierung streng nach Wirkung titriert wird. Es ist sinnvoll, zumindest zusätzlich ein Opioid zu verabreichen, um so die notwendige Dosierung des volatilen Anästhetikums zu minimieren.

Wird bei Erwachsenen mit stark erhöhtem pulmonalvaskulärem Widerstand (PVR) **Lachgas** verabreicht, dann steigt der PVR weiter an (Schulte-Sasse et al. 1982). Dagegen wurde bei Kindern (mit vorher normalem bzw. erhöhtem PVR) unter Gabe von 50% Lachgas kein signifikanter Anstieg des PVR gefunden (Hickey et al. 1986). Nach Gabe von 50% Lachgas wurde zwar sowohl bei vorher normalem als auch bei vorher erhöhtem PVR ein signifikanter Abfall von Herzfrequenz, mittlerem arteriellem Druck und Herzindex beschrieben (Hickey et al. 1986) – das Ausmaß dieser hämodynamischen Veränderungen scheint aber normalerweise nicht klinisch relevant zu sein. Bei schwerst herzkranken Kindern (die z.B. eine medikamentöse Blutdruckunterstützung benötigen) könnten diese hämodynamischen Veränderungen im Systemkreislauf aber evtl. relevant werden und gegen den Einsatz von Lachgas sprechen (Hickey et al. 1986). Auch bei herzkranken Erwachsenen konnte gezeigt werden, dass Lachgas – insbesondere wenn zusätzlich ein Opioid verabreicht wurde – myokarddepressiv wirkt und einen Abfall von Herzindex und arteriellem Druck verursacht.

Opioide wie Fentanyl und Sufentanil weisen – sowohl den systemischen als auch den pulmonalen Kreislauf betreffend – eine bemerkenswerte kardiovaskuläre Stabilität auf. Bei schwer kranken Kindern mit einem Herzvitium wird daher meist eine (zumindest zusätzliche) Opioid-Gabe empfohlen.

Bei Kindern mit einer deutlich eingeschränkten myokardialen Reserve werden **Barbiturate** wegen ihrer myokarddepressiven Wirkung meist vermieden. Bei weniger schweren

Herzfehlern werden sie jedoch in reduzierter Dosis meist gut toleriert, sofern die Kinder nicht hypovolämisch sind.

Benzodiazepine wie Midazolam werden oft zur rektalen oder oralen Prämedikation oder bei längeren Eingriffen zur Narkoseeinleitung bzw. Narkoseunterhaltung verwendet. Sie werden gut toleriert.

Narkoseverfahren

Zur Narkoseeinleitung und -aufrechterhaltung bei einer **Fallot-Tetralogie** wird sehr häufig Ketamin in Kombination mit einem Opioid, evtl. auch einem Benzodiazepin, verwendet. Die Gabe eines volatilen Anästhetikums (Halothan) wird bei Kindern mit einem Rechts-links-Shunt von vielen Autoren vermieden, da eine halothanbedingte Verminderung der myokardialen Kontraktilität und eine periphere Vasodilatation mit Hypotension und Zunahme des Rechts-links-Shunts befürchtet wird. Allerdings belegen nicht alle Studien dieses Vorgehen. Zur Narkoseeinleitung bei zyanotischen Kindern mit Rechts-links-Shunt wurden z.B. entweder 6 mg/kg KG Ketanest intramuskulär (und 100% O_2) oder 70% Lachgas in Kombination mit steigenden Halothan-Konzentrationen untersucht (Greeley et al. 1986). Die arterielle Sauerstoffsättigung war in den beiden Gruppen vergleichbar, obwohl der mittlere arterielle Druck unter Halothan signifikant abfiel. Dies schien u.a. dadurch bedingt zu sein, dass unter Halothan der Sauerstoffbedarf abfällt und dass es bei den Patienten mit einer dynamischen Pulmonalstenose (bei Fallot-Tetralogie) aufgrund der negativ inotropen Wirkung des Halothans zu einer Verminderung der Pulmonalstenose und einer Zunahme der Lungendurchblutung kam (Greeley et al. 1986).

Bei Kindern mit einem **Rechts-links-Shunt** liegen weitere Untersuchungen zu unterschiedlichen Narkoseeinleitungsverfahren (Thiopental, Fentanyl, Ketamin, Halothan bzw. Thiopental plus Fentanyl) vor (Laishley et al. 1986). Eine Zunahme des Rechts-links-Shunts aufgrund eines ungünstigen Narkoseeinleitungsverfahrens würde zu einem Abfall der arteriellen Sauerstoffsättigung führen. Die verschiedenen Narkoseeinleitungsverfahren unterschieden sich jedoch nicht signifikant in der arteriellen Sauerstoffsättigung, es kam in keiner Gruppe zu einem Abfall der arteriellen Sauerstoffsättigung (Laishley et al. 1986).

Diese sowie andere Studien bestätigen also die klinische Erfahrung, dass auch bei Kindern mit einem Herzfehler gilt: Es ist meistens weniger wichtig, *welche* Medikamente verwendet werden, sondern es ist vor allem entscheidend, *wie sie* eingesetzt werden.

> Meistens können ganz unterschiedliche Narkoseverfahren eingesetzt werden, wenn sorgfältig darauf geachtet wird, dass die Medikamentendosierung am individuellen Bedarf, an Wirkungen und Nebenwirkungen orientiert wird.

Postoperative Überwachung

Kinder mit einem angeborenen Herzfehler sollten erst extubiert werden, wenn sie eine suffiziente Spontanatmung haben. Eine unzureichende Ventilation mit drohender Hyperkapnie, Azidose und Hypoxämie wird sehr schlecht toleriert. Eine postoperative pulsoximetrische Überwachung der arteriellen Sauerstoffsättigung sowie eine engmaschige Kontrolle der Kreislaufparameter ist wichtig.

42.5.2 Häufige Probleme bei Kindern mit angeborenem Herzfehler

Endokarditisrisiko

Bei den meisten Kindern mit angeborenem Herzfehler ist das Risiko einer Endokarditis erhöht und daher eine entsprechende Prophylaxe durchzuführen.

Die folgenden Empfehlungen zur Endokarditisprophylaxe (Tab. 42.5, Tab. 42.6, Tab. 42.7) sind streng an den aktuellen Richtlinien der American Heart Association (AHA) von 1997 orientiert (Dajani et al. 1997). Falls möglich, sollte perioperativ eine intravenöse Endokarditisprophylaxe vorgezogen werden.

Paradoxe Embolie

Da bei einem Rechts-links-Shunt das Filtersystem der Lunge zum Teil umgangen wird, können bei diesen Patienten Thromben oder andere Partikel wie z.B. Luftblasen oder bakterielle Keime direkt ins arterielle System gelangen und so zu Thrombosierungen von Arterien des Systemkreislaufs mit zerebralen Insulten oder Niereninfarkten und zu Hirnabszessen führen. Es sind daher entsprechende Vorsichtsmaßnahmen zu ergreifen, um z.B. auch die Injektion kleinster Luftmengen zu vermeiden. In Ausnahmefällen kann es auch bei einem Links-rechts-Shunt zu einer paradoxen Embolie kommen (z.B. während eines Valsalva-Manövers, wie es bei der Narkoseeinleitung bei einem weinenden oder hustenden Kind der Fall sein kann).

Änderung eines Links-rechts-Shunts

Bei einem Links-rechts-Shunt muss ein stärkerer Anstieg des systemischen Gefäßwiderstandes vermieden werden, da es hierdurch zu einer Shunt-Zunahme kommen kann. Die Gabe eines volatilen Anästhetikums (mit Erniedrigung des systemischen Gefäßwiderstandes) wird von diesen Patienten gut toleriert. Durch eine Steigerung des pulmonalvaskulären Widerstandes (z.B. durch eine PEEP-Beatmung) kann die

Tab. 42.5 Pathophysiologische Zustände, bei denen eine Endokarditisprophylaxe empfohlen bzw. nicht empfohlen wird (Dajani et al. 1997).

Endokarditisprophylaxe empfohlen bei		Endokarditisprophylaxe nicht empfohlen bei
Patienten mit hohem Endokarditisrisiko	Patienten mit mäßigem Endokarditisrisiko	Patienten mit vernachlässigbar geringem Endokarditisrisiko (Risiko ist nicht größer als in der Allgemeinbevölkerung)
▪ künstliche Herzklappen einschließlich Bioprothesen und homologer Klappensatz ▪ frühere Endokarditis ▪ komplexe zyanotische Herzfehler (z. B. »single ventricle«, Transposition der großen Gefäße, Fallot-Tetralogie) ▪ operativ hergestellte Shunts oder Conduits zwischen System- und Pulmonalkreislauf	▪ die meisten anderen angeborenen Herzfehler (außer den links bzw. rechts angeführten Herzfehlern) ▪ erworbene Klappenfehler (z. B. im Rahmen eines rheumatischen Fiebers) ▪ hypertrophe Kardiomyopathie ▪ Mitralklappenprolaps mit Klappen-insuffizienz und/oder verdickten Klappensegeln	▪ isolierter Vorhofseptumdefekt (ASD) vom Sekundum-Typ ▪ operativer Verschluss eines ASD, eines Ventrikelseptumdefekts (VSD) oder eines offenen Ductus arteriosus Botalli (falls die Operation länger als sechs Monate zurückliegt und ohne Residuen abgeheilt ist) ▪ früherer aortokoronarer Venen-Bypass (ACVB) ▪ Mitralklappenprolaps ohne Klappeninsuffizienz ▪ physiologische oder funktionelle Herzgeräusche ▪ früheres rheumatisches Fieber ohne Klappenfunktionsstörungen ▪ Herzschrittmacher (intrakavitär oder epikardial platzierte Sonde) oder automatischer implantierter Cardioverter/Defibrillator (AICD)

Lungendurchblutung gedrosselt und der Links-rechts-Shunt vermindert werden.

Liegt ein Links-rechts-Shunt vor, so ist die An- und Abflutung von Inhalationsanästhetika nur wenig verändert (Tanner et al. 1985).

Änderung eines Rechts-links-Shunts

Liegt ein Rechts-links-Shunt vor, dann ist die An- und Abflutung von Inhalationsanästhetika verzögert, da der pulmonalvaskuläre Blutfluss erniedrigt und damit auch die Aufnahme volatiler Anästhetika über die Lunge ins Blut vermindert ist (Tanner et al. 1985).

Intravenös injizierte Medikamente fluten bei einem Rechts-links-Shunt relativ schnell und in hoher Konzentration an den Erfolgsorganen an. Daher ist auf eine langsame und niedrig dosierte Injektion zu achten.

Perioperative Faktoren, die den pulmonalvaskulären Widerstand erhöhen bzw. erniedrigen können und damit einen Rechts-links-Shunt erhöhen bzw. erniedrigen können, wurden bereits in Tabelle 42.4 beschrieben. In Tabelle 42.8 sind die wichtigsten Maßnahmen dargestellt, die im Falle einer akuten Zunahme eines Rechts-links-Shunts ergriffen werden können.

Je kleiner das Rechts-links-Shunt-Volumen ist, desto leichter kann durch eine Steigerung der inspiratorischen Sauerstoffkonzentration der arterielle p_aO_2 erhöht werden. Falls der Rechts-links-Shunt jedoch mehr als ca. 35% des Herzminutenvolumens beträgt, kann durch eine Steigerung der inspiratorischen Sauerstoffkonzentration die arterielle Sauerstoffsättigung nicht mehr wesentlich erhöht werden (Lawler u. Nunn 1984).

Polyzythämie (Polyglobulie)

Patienten mit einer chronischen Hypoxämie weisen eine kompensatorische Polyzythämie auf. Dadurch wird die Sauerstofftransportkapazität des Blutes erhöht und die Sauerstoffversorgung des Gewebes bei einem erniedrigten Sauerstoffpartialdruck verbessert. Falls der Hämatokrit allerdings über 60% ansteigt, kann die Sauerstoffversorgung des Gewebes negativ beeinträchtigt sein, da die Blutviskosität hierdurch deutlich zunimmt. Bei Kindern mit einem Hämatokritwert von >60–65% drohen vor allem zerebrale oder renale Thrombosen. Dieses Problem ist insbesondere dann erhöht, wenn die Kinder dehydriert sind. Daher ist es wichtig, dass während der präoperativen Nüchternheit eine adäquate intravenöse Flüssigkeitssubstitution durchgeführt wird. Gegebenenfalls sollte mit dem Kardiologen diskutiert werden, ob präoperativ eine Hämodilution mittels Aderlass sinnvoll ist.

Gerinnungsstörungen

Bei Kinder mit einem zyanotischen Herzvitium liegen gehäuft Blutgerinnungsstörungen vor. Vor allem bei Patienten mit einem hohen Hämatokrit (> 60%) können z. B. die PTT verlängert und der Quickwert erniedrigt sein (Colón-Otero et al. 1987). Außerdem kann eine Thrombozytopenie vorliegen. Auch einzelne Gerinnungsfaktoren wie z. B. Faktor VII oder IX können in ihrer Konzentration vermindert sein (Colón-Otero et al. 1987). Die Ursache dieser Gerinnungsstörung ist nicht genau bekannt.

Zyanotische Kinder mit einem Hämatokrit über ca. 60% können von einem präoperativen Aderlass profitieren, falls entsprechend Volumen substituiert wird (normovolämische Hämodilution). Dadurch kann das Risiko, dass es zu Throm-

Maßnahmen, bei denen eine Endokarditisprophylaxe empfohlen wird (Dajani et al. 1997)	Maßnahmen, bei denen keine Endokarditisprophylaxe empfohlen wird
zahnärztliche Eingriffe	
z. B. Zahnextraktionen; weitere zahnärztliche Indikationen siehe AHA (Dajani et al. 1997)	z. B. Zahnfüllungen; weitere zahnärztliche Indikationen siehe AHA (Dajani et al. 1997)
Maßnahmen im Bereich der Atemwege	
▪ Tonsillektomie und/oder Adenotomie ▪ operative Maßnahmen, bei denen auch die Schleimhaut des Respirationstraktes betroffen ist ▪ Bronchoskopie mit starrem Instrument	▪ endotracheale Intubation ▪ Bronchoskopie mit flexiblem Instrument mit oder ohne Biopsie (*) ▪ Parazentese und Einlage eines Paukenröhrchens
Maßnahmen im Bereich des Gastrointestinaltrakts	
▪ Sklerosierung von Ösophagusvarizen (#) ▪ Dilatation einer Ösophagusstriktur (#) ▪ endoskopisch-retrograde Cholangio-Pankreatikographie (ERCP) bei Verlegung der Gallenwege (#) ▪ Operation im Bereich der Gallenwege (#) ▪ operative Maßnahmen, bei denen die Schleimhaut des Gastrointestinaltrakts betroffen ist (#)	▪ transösophageale Echokardiographie (*) ▪ Endoskopie mit oder ohne gastrointestinale Biopsie (*)
Maßnahmen im Bereich des Urogenitaltraktes	

▪ Prostataoperation
▪ Zystoskopie
▪ Dilatation der Urethra
	▪ vaginale Hysterektomie (*)
	▪ vaginale Entbindung (*)
	▪ Sectio caesarea
	▪ in nicht infiziertem Gewebe:
	   – Blasenkatheterisierung
	   – Kürettage und Dilatation des Muttermundes
	   – therapeutischer Abort
	   – operative Sterilisation
	   – Einbringen bzw. Entfernen von intrauterinen Devices (z. B. Spirale)

Sonstige Maßnahmen	
	▪ Herzkatheterisierung einschließlich Ballondilatation ▪ implantierter Herzschrittmacher, automatischer implantierter Cardioverter/Defibrillator (AICD) ▪ Koronar-Stent ▪ Inzision oder Biopsie im Bereich chirurgisch desinfizierter Haut ▪ Zirkumzision

Tab. 42.6 Therapeutische oder diagnostische Maßnahmen, bei denen eine Endokarditisprophylaxe empfohlen wird bzw. nicht empfohlen wird (Dajani et al. 1997).

bei Patienten mit hohem Endokarditisrisiko (vgl. Tab. 42.5) wird eine Endokarditisprophylaxe empfohlen, bei mäßigem Risiko (vgl. Tab. 42.5) kann eine Endokarditisprophylaxe wahlweise durchgeführt werden
* bei Patienten mit hohem Endokarditisrisiko (vgl. Tab. 42.5) kann evtl. eine Endokarditisprophylaxe durchgeführt werden

bosen und einer Thrombozytopenie kommt, vermindert werden.

Herzinsuffizienz

Aufgrund einer Druck- oder Volumenüberlastung eines Ventrikels kann sich eine Herzinsuffizienz entwickeln. Die häufigste Ursache für eine Herzinsuffizienz bei Kindern ist ein Links-rechts-Shunt mit linksventrikulärer Volumenüberlastung (vor allem aufgrund eines großen Ventrikelseptumdefekts oder eines persistierenden Ductus arteriosus Botalli). Kommt es aufgrund einer Linksherzinsuffizienz evtl. zu einem Lungenödem, vermindert sich die Lungen-Compliance, und die Atemarbeit nimmt zu. Bei einer Rechtsherzinsuffizienz imponieren meist Hepatosplenomegalie und Ödeme.

Tab. 42.7 Durchführung einer Endokarditisprophylaxe bei Maßnahmen im Bereich der Zähne, des Mundes, der Atemwege oder des Ösophagus sowie Durchführung einer Endokarditisprophylaxe bei Maßnahmen im Bereich des Urogenital- oder Gastrointestinaltrakts (mit Ausnahme des Ösophagus) (Dajani et al. 1997).

Typ	Antibiotikum	Dosierungsempfehlung (*)
Endokarditisprophylaxe bei Maßnahmen im Bereich von Zähnen, Mund, Atemwegen oder Ösophagus		
Standardprophylaxe	Amoxicillin	■ Erwachsene: 2,0 g oral ■ Kinder: 50 mg/kg KG oral ■ 1 h vor Beginn der Maßnahme
falls eine orale Medikation nicht möglich ist	Ampillicin	■ Erwachsene: 2,0 g i.m. oder i.v. ■ Kinder: 50 mg/kg KG i.m. oder i.v. ■ bis 30 min vor Beginn der Maßnahme
bei Penicillin-Allergie	Clindamycin oder	■ Erwachsene: 600 mg oral ■ Kinder: 20 mg/kg KG oral ■ 1 h vor Beginn der Maßnahme
	Cefalexin (**) oder Cefadroxil (**) oder	■ Erwachsene: 2,0 g oral ■ Kinder: 50 mg/kg KG oral ■ 1 h vor Beginn der Maßnahme
	Azithromycin oder Clarithromycin	■ Erwachsene: 500 mg oral ■ Kinder: 15 mg/kg KG oral ■ 1 h vor Beginn der Maßnahme
bei Penicillin-Allergie und falls eine orale Medikation nicht möglich ist	Clindamycin oder	■ Erwachsene: 600 mg i.v. ■ Kinder: 20 mg/kg KG i.v. ■ bis 30 min vor Beginn des Eingriffs
	Cefazolin (**)	■ Erwachsene: 1,0 g i.m. oder i.v. ■ Kinder: 25 mg/kg KG i.m. oder i.v. ■ bis 30 min vor Beginn der Maßnahme
Endokarditisprophylaxe bei Maßnahmen im Bereich des Urogenital- oder Gastrointestinaltrakts (mit Ausnahme des Ösophagus, Dajani et al. 1997)		
Patienten mit hohem Endokarditisrisiko	Ampicillin plus Gentamicin (***)	■ Erwachsene: 2,0 g i.m. oder i.v. plus Gentamicin 1,5 mg/kg KG (max. 120 mg) bis 30 min vor Beginn der Maßnahme; 6 h später Ampicillin 1 g i.m./i.v. oder Amoxicillin 1 g oral ■ Kinder: Ampicillin 50 mg/kg KG i.m. oder i.v. (max. 2,0 g) plus Gentamicin 1,5 mg/kg KG bis 30 min vor Beginn der Maßnahme; 6 h später Ampicillin 25 mg/kg KG i.m./i.v. oder Amoxicillin 25 mg/kg KG oral
Patienten mit hohem Endokarditis-risiko, die eine Allergie auf Ampicillin/Amoxicillin haben	Vancomycin plus Gentamicin (***)	■ Erwachsene: Vancomycin 1,0 g i.v. über 1–2 h plus Gentamicin 1,5 mg/kg KG i.v./i.m. (max. 120 mg) ■ Kinder: Vancomycin 20 mg/kg KG i.v. über 1–2 h plus Gentamicin 1,5 mg/kg KG i.v./i.m. ■ Abschluss der Injektion/Infusion bis 30 min vor Beginn der Maßnahme
Patienten mit mäßigem Endokarditisrisiko	Amoxicillin oder Ampicillin	■ Erwachsene: Amoxicillin 2,0 g oral 1 h vor der Maßnahme oder Ampicillin i.m./i.v. bis 30 min vor Beginn der Maßnahme ■ Kinder: Amoxicillin 50 mg/kg KG oral 1 h vor Beginn der Maßnahme oder Ampicillin 50 mg/kg KG i.m./i.v. bis 30 min vor der Maßnahme
Patienten mit mäßigem Endokarditis-risiko, die eine Allergie auf Ampicillin/Amoxicillin haben	Vancomycin (***)	■ Erwachsene: Vancomycin 1,0 g i.v. über 1–2 h ■ Kinder: Vancomycin 20 mg/kg KG i.v. über 1–2 h ■ Abschluss der Infusion bis 30 min vor Beginn der Maßnahme

* die errechnete Dosis für Kinder darf die Erwachsenendosis nicht übersteigen

** Cephalosporine sollten nicht bei Patienten eingesetzt werden, die auf Penicillin eine Überempfindlichkeit vom Soforttyp (Anaphylaxie, Angioödem, Urtikaria) aufweisen

*** es wird keine 2. Dosis von Vancomycin oder Gentamicin empfohlen

Anästhesie
bei Begleiterkrankungen

Senkung des pulmonalen Gefäßwiderstandes	Erhöhung des systemischen Gefäßwiderstandes	Verminderung des Sauerstoffbedarfs
■ Gabe von 100% Sauerstoff ■ Hyperventilation ■ Gabe negativ inotroper Substanzen (z.B. β-Blocker), falls es sich um eine Zyanoseattacke im Rahmen einer Fallot-Tetralogie mit spastischer Obstruktion der pulmonalen Ausflussbahn handelt	■ Vasokonstriktiva ■ manuelle Kompression der Aorta abdominalis	■ Sedierung ■ Allgemeinanästhesie ■ Relaxation

Tab. 42.8 Maßnahmen, die bei einer akuten Zunahme eines Rechts-links-Shunts ergriffen werden können.

Rechtsventrikuläre Ausflussbehinderung

Liegt eine ausgeprägte isolierte Pulmonalstenose vor, dann ist ein Anstieg des rechtsventrikulären Sauerstoffbedarfs (Tachykardie, Steigerung der myokardialen Kontraktilität) zu vermeiden.

Patienten mit einer Pulmonalstenose sind sehr schwierig mechanisch zu reanimieren, da es bei der Herzdruckmassage meist nicht gelingt, genügend Blut durch die Stenose zu pressen. Herzrhythmusstörungen sollten daher sofort therapiert werden. Es sollte stets ein Defibrillator greifbar sein.

Bei Patienten mit einer Fallot-Tetralogie (mit variabler infundibulärer Pulmonalstenose) muss eine Verstärkung der Pulmonalstenose vermieden werden. Durch Verminderung der myokardialen Kontraktilität (z.B. mittels β-Blocker), durch Steigerung des systemischen Gefäßwiderstandes (α-Agonisten, Einnahme der »Hockerstellung«) kann bei diesen Patienten der Rechts-links-Shunt vermindert werden. Bei der »Hockerstellung« werden die großen Arterien in der Leiste abgeknickt, wodurch der periphere Widerstand ansteigt. Dadurch nimmt der Rechts-links-Shunt ab, der p_aO_2 steigt an, die CO_2-Elimination wird verbessert. Diese Kinder nehmen oft spontan eine solche »Hockerstellung« ein.

Linksventrikuläre Ausflussbehinderung

Bei Patienten mit einer Aortenstenose ist darauf zu achten, dass sich weder Herzfrequenz, Blutdruck noch intravasales Volumen zu stark ändern. Ziel muss es sein, die Oxygenierung des Myokards aufrechtzuerhalten und eine Myokarddepression zu vermeiden. Ein Anstieg des peripheren Gefäßwiderstandes kann zu einem Abfall des Schlagvolumens führen. Eine Erniedrigung des peripheren Widerstandes kann bei einer valvulären oder subvalvulären Aortenstenose die koronare Durchblutung beeinträchtigen. Eine unzureichende Oxygenierung des Myokards kann zu Kammerflimmern führen. Stets sollte ein Defibrillator verfügbar sein. Eine Herzdruckmassage im Rahmen einer mechanischen Reanimation ist bei diesen Patienten wenig effektiv, da es meist nicht gelingt, genügend Blut durch die stenosierte Aortenklappe zu pressen.

Zur Narkoseführung bei einer leichten oder mäßigen Aortenstenose werden meist ein Opioid, Lachgas und eine moderate Dosierung eines volatilen Anästhetikums empfohlen. Liegt eine massive Stenose vor, dann kann ein gerade noch kompensierter Ventrikel bei Gabe eines (negativ inotropen) volatilen Anästhetikums leicht dekompensieren. Ein (z.B. halothanbedingter) AV-Knoten-Rhythmus ist zu vermeiden, da dadurch die wichtige Synchronisierung zwischen Vorhof- und Ventrikelkontraktion entfällt.

42.6 Literatur

Brash AR, Hickey DE, Graham TP et al. Pharmacokinetics of indomethacin in the neonate: relation of plasma indomethacin levels to response of the ductus arteriosus. N Engl J Med 1981; 305: 62–72.

Burrows FA. Physiologic dead space, venous admixture, and the arterial to end-tidal carbon dioxide difference in infants and children undergoing cardiac surgery. Anesthesiology 1989; 70: 219–25.

Colón-Otero G, Gilchrist G, Holmcomb GR, Ilstrup DM, Bowie EJW. Preoperative evaluation of hemostasis in patients with congenital heart disease. Mayo Clin Proc 1987; 62: 379–85.

Dajani AS, Taubert KA, Wilson W, Bolger AF, Bayer A, Ferrieri P, Gewitz MH, Shulman ST, Nouri S, Newburger JW, Hutto C, Pallasch TJ, Gage TW, Levison ME, Peter G, Zuccaro G. Prevention of bacterial endocarditis. Recommendations by the American Heart Association. JAMA 1997; 277: 1794–1801.

Greeley WJ, Bushman GA, Davis DP, Reves JG. Comparative effects of halothane and ketamine on systemic arterial oxygen saturation in children with cyanotic heart disease. Anesthesiology 1986; 65: 666–8.

Hickey PR, Hansen DD, Cramolini GM et al. Pulmonary and systemic hemodynamic responses to ketamine in infants with normal and elevated pulmonary vascular resistance. Anesthesiology 1985; 62: 287–93.

Hickey PR, Hansen DD, Strafford M et al. Pulmonary and systemic hemodynamic effects of nitrous oxide in infants with normal and elevated pulmonary vascular resistance. Anesthesiology 1986; 65: 374–8.

Hoffman JIE, Christianson R. Congenital heart disease in a cohort of 19,502 births with long-term follow-up. Am J Cardiol 1978; 42: 641–7.

Laishley RS, Burrows FA, Lerman J, Roy WL. Effect of anesthetic induction regimes on oxygen saturation in cyanotic congenital heart disease. Anesthesiology 1986; 65: 673–7.

Lawler PGP, Nunn JF. A reassessment of the validity of the iso-shunt graph. Br J Anaesth 1984; 56: 1325–35.

Schulte-Sasse U, Hess W, Tarnow J. Pulmonary vascular responses to nitrous oxide in patients with normal and high pulmonary vascular resistance. Anesthesiology 1982; 57: 9–13.

Tanner GE, Angers DG, Barash PG et al. Effect of left-to-right, mixed right-to-left, and right-to-left shunts on inhalational anesthetic induction in children: A computer model. Anesth Analg 1985; 64: 101–7.

Erworbene Herzklappenfehler

Anästhesie
bei Begleiterkrankungen

43.1 Allgemeine Bemerkungen

43.1.1 Klinik

Bei einer Herzklappenerkrankung tritt meist ein typisches **Herzgeräusch** auf. Herzgeräusche entstehen durch Turbulenzen des Blutstromes an veränderten Klappen. Anhand von Klangcharakter, Punctum maximum, Lautstärke und Fortleitung kann auf Lokalisation und Schweregrad des Herzklappenfehlers geschlossen werden (Abb. 2.8, Abb. 2.9). Stets muss zwischen systolischer oder diastolischer Entstehung des Geräusches unterschieden werden. Die Auskultation des Herzens ist in Kap. 2.7, S. 19 ausführlich beschrieben.

Eine lange bestehende Herzklappenerkrankung geht oft mit einer **Herzinsuffizienz** einher. Bei der Anamneseerhebung ist daher nach der körperlichen Belastbarkeit des Patienten zu fragen. Die kardiale Leistungsfähigkeit des Patienten kann anhand der Klassifikation der **N**ew **Y**ork **H**eart Association (NYHA) eingestuft werden (Tab. 41.2). Die Herzinsuffizienz wird ausführlich im Kap. 41, S. 681 beschrieben.

Bei Patienten mit einem Herzklappenfehler können **pektanginöse Beschwerden** auftreten, auch ohne dass eine koronare Herzerkrankung vorliegt. Ursache hierfür kann sein, dass die Herzmuskelmasse aufgrund einer Klappenstenose kompensatorisch so stark vergrößert ist, dass u.U. selbst gesunde Koronararterien nicht mehr in der Lage sind, das Myokard ausreichend mit Sauerstoff zu versorgen. Häufig liegen jedoch sowohl ein Herzklappenfehler als auch eine koronare Herzerkrankung vor.

43.1.2 Diagnostik

Bei Herzklappenerkrankungen sind oft typische **EKG-Veränderungen** wie P pulmonale, Links- oder Rechtsherzhypertrophie, Linksschenkel- oder Rechtsschenkelblockbilder u.Ä. nachweisbar. Eine verbreiterte und doppelgipflige P-Welle spricht für eine Vergrößerung des linken Vorhofs und ist z.B. typisch für eine Mitralstenose. Bei sämtlichen Herzklappenfehlern können Herzrhythmusstörungen auftreten. Störungen von Reizleitung und Herzrhythmus werden ausführlich in Kap. 26, S. 561 beschrieben.

Auf der **Thoraxröntgenaufnahme** sollten Größe und Form des Herzens und es sollten die großen herznahen Gefäße sowie die periphere Lungengefäßzeichnung beurteilt werden. Eine längerfristige Erhöhung des linksatrialen Drucks kann sich bis in die Lungenvenen und u.U. bis ins Lungenparenchym zurückstauen. Hierdurch kann es zur Ausbildung eines Lungenödems mit Abfall des p_aO_2 kommen. Röntgenologisch nachweisbare Veränderung des Herzschattens oder röntgenologische Zeichen einer pulmonalvenösen Druckerhöhung werden ausführlich in Kap. 25.2.2, S. 543 beschrieben.

Mittels **Herzkatheteruntersuchung** kann der Druckgradient über einer erkrankten Herzklappe bestimmt werden. Anhand des Druckgradienten kann der Schweregrad einer Klappenstenose eingestuft werden. Liegt jedoch neben einer Stenose (z.B. einer Aortenklappenstenose) auch eine Herzinsuffizienz vor, weist bereits ein niedrigerer Druckgradient auf eine schwere Klappenerkrankung hin. Der Schweregrad einer Klappeninsuffizienz kann dadurch eingestuft werden, dass beurteilt wird, wie viel Kontrastmittel wieder zurückfließt. Inzwischen wird der Schweregrad von Herzklappenfehlern häufig mittels Echokardiographie eingestuft. Bei der Herzkatheteruntersuchung kann zusätzlich auch eine Koronarangiographie durchgeführt werden, um eine evtl. gleichzeitig vorliegende koronare Herzerkrankung nachzuweisen.

Mithilfe der **Doppler-Echokardiographie** ist es möglich, bei Patienten mit einem Herzklappenfehler Blutflussgeschwindigkeiten im Herzen und in den großen Gefäßen zu bestimmen. Außerdem kann damit die Klappenöffnungsfläche sowie der über einer Klappe herrschende Druckgradient bestimmt werden. Mittels Farbdopplerechokardiographie kann bei einer Herzklappeninsuffizienz regurgitierendes Blut dargestellt werden. Auch die Funktion künstlicher Herzklappen kann damit überprüft werden.

Auch anhand der mittels eines **Pulmonalarterienkatheters** gewonnenen Daten können Aussagen zu bestimmten Herzklappenfehlern gemacht werden. Je höher z.B. die V-Wellen der pulmonalarteriellen Verschlussdruckkurve (Kap. 19.4.2, S. 432) sind, desto ausgeprägter ist eine Mitralinsuffizienz. Bei einer Mitralstenose oder Mitralinsuffizienz kann anhand des pulmonalarteriellen Drucks und des rechtsventrikulären Füllungsdrucks erkannt werden, ob eine pulmonalarterielle Hypertension und eine Rechtsherzinsuffizienz vorliegen.

43.1.3 Therapie

Patienten mit einem Herzklappenfehler nehmen häufig ein Digitalis-Präparat (Kap. 23.2.3, S. 492) ein. Dadurch soll die myokardiale Kontraktilität gesteigert bzw. bei einem Vorhofflimmern die Herzfrequenz gesenkt werden. Durch eine digitalisbedingte Erniedrigung der Herzfrequenz kann die Diastolendauer verlängert werden. Damit werden linksventrikuläre Füllung und Herzminutenvolumen verbessert. Unter **Digitalis-Therapie** sollte die Ventrikelfrequenz in Ruhe unter 80 Schlägen pro Minute liegen. An eine Digitalis-Intoxikation ist zu denken, falls bei digitalisierten Patienten die PQ-Zeit verlängert ist, ventrikuläre Extrasystolen auftreten oder die Patienten über gastrointestinale Beschwerden klagen. Das Risiko einer Digitalis-Intoxikation ist erhöht, falls (z.B. im Rahmen einer Diuretikatherapie oder intraoperativen Hyperventilation) zusätzlich eine Hypokaliämie besteht.

Die Therapie einer schweren Herzklappenerkrankung besteht in einem operativen Klappenersatz (Kap. 79.5.2, S. 1141).

Selten wird eine Klappensprengung, zunehmend häufiger wird eine Klappenrekonstruktion durchgeführt (Kap. 79.5.2, S. 1141).

43.1.4 Endokarditisprophylaxe

Bei erworbenen oder angeborenen Herzklappenfehlern, aber auch z.B. nach Herzklappenoperationen, bei Vorliegen von hypertropher Kardiomyopathie, Mitralklappenprolaps mit Klappeninsuffizienz oder bei vorausgegangener Endokarditis wird perioperativ von der American Heart Association eine Endokarditisprophylaxe empfohlen (Dajani et al. 1997). Wie und bei welchen Indikationen eine Endokarditisprophylaxe durchgeführt werden sollte, wird ausführlich in Kap. 42.5.2, S. 696 beschrieben (Tab. 42.5, Tab. 42.6, Tab. 42.7).

43.2 Wichtige erworbene Herzklappenfehler

Das Spektrum der erworbenen Herzklappenfehler hat sich in den letzten Jahrzehnten deutlich verändert. Während früher erworbene Herzklappenfehler sehr häufig durch rheumatisches Fieber bedingt waren, ist diese Ursache heute nur noch selten anzutreffen. Aufgrund der steigenden Lebenserwartung sind dagegen degenerativ bedingte Herzklappenfehler immer häufiger. Auch solche Herzklappenschädigungen nehmen zu, die Folge eines intravenösen Drogenabusus mit dadurch bedingter Endokarditis sind.

> Erworbene und höhergradige Herzklappenfehler sollten normalerweise vor elektiven Operationen operativ versorgt werden.

43.2.1 Aorten(klappen)stenose

Krankheitsbild

Ursachen

Eine Aortenklappenstenose kann angeboren (Kap. 42.2.2, S. 690) bzw. rheumatisch oder degenerativ bedingt sein. Ist die Aortenstenose Folge eines rheumatischen Fiebers, dann ist auch die Mitralklappe fast immer verändert. Häufigste Ursache einer Aortenklappenstenose ist inzwischen die degenerative Veränderung (Verkalkung und Stenosierung) einer angeborenen Klappenfehlbildung (zumeist einer bikuspidalen Klappe).

Außer einer valvulären Aortenstenose kann evtl. auch eine subvalvuläre oder supravalvuläre Aortenstenose vorliegen.

Auch die hypertrophe obstruktive Kardiomyopathie (Kap. 46.3, S. 730) wird zu den Aortenstenosen gerechnet.

Epidemiologie

15–20% der Patienten mit einer Aortenstenose erleiden einen plötzlichen Herztod. Treten Angina-pectoris-Beschwerden und/oder Synkopen auf, dann beträgt die mittlere Lebenserwartung nur noch ca. 3–5 Jahre.

Klinik

Anamnestisch sind Angina pectoris, Belastungsdyspnoe, leichte Ermüdbarkeit und Synkopen typisch. Eine Aortenstenose kann über ca. 20–30 Jahre asymptomatisch bleiben. Auch schwere Aortenstenosen können oft erstaunlich lange gut kompensiert werden.

Die Öffnungsfläche der Aortenklappe beträgt normalerweise 2,5–3,5 cm^2. Bei einer Reduktion der Klappenöffnungsfläche um mehr als 50% sind hämodynamische Auswirkungen zu erwarten. Bei einer Klappenöffnungsfläche von 1,6–2,5 cm^2 wird von Schweregrad I (Druckgradient < 40 mm Hg), bei einer Öffnungsfläche von 0,7–1,5 cm^2 von Schweregrad II (Druckgradient 40–65 mm Hg) und bei einer Öffnungsfläche von < 0,7 cm^2 wird von Schweregrad III (Druckgradient > 65 mm Hg) oder IV (Abfall des Druckgradienten) gesprochen. Erst wenn die Öffnungsfläche bis auf den kritischen Wert von 0,7 cm^2 vermindert ist (Schweregrad III), muss mit den typischen klinischen Symptomen (wie Angina-pectoris-Beschwerden, Synkopen und Dyspnoe) gerechnet werden. Schweregrad IV ist durch eine Dekompensation und Linksherzinsuffizienz gekennzeichnet, Schweregrad I und II sind ohne klinische Symptome.

Pathophysiologie

Angina-pectoris-Beschwerden sind bei diesen Patienten vor allem dadurch bedingt, dass der **koronare Perfusionsdruck** vermindert ist. Das liegt einerseits am niedrigen diastolischen Aortendruck und andererseits am hohen systolischen und enddiastolischen linksventrikulären Druck (mit Kompression der intramyokardialen Gefäße). Auch aufgrund einer konzentrischen Linksherzhypertrophie mit Zunahme der ventrikulären Muskelmasse droht eine unzureichende myokardiale Sauerstoffversorgung mit pektanginösen Beschwerden. Die linksventrikuläre Muskelhypertrophie führt zur Verminderung der Dehnbarkeit (Compliance) des Ventrikels. Dadurch steigt der linksventrikuläre enddiastolische Druck an.

Synkopen sind bei diesen Patienten dadurch bedingt, dass während körperlicher Belastung eine periphere Vasodilatation auftritt, das **Herzminutenvolumen** (und der systemische Blutdruck) stenosebedingt jedoch nicht gesteigert werden können.

Bei einer Aortenklappenstenose ist der systolische Blutauswurf in die Aorta behindert. Der **systolische linksven-**

trikuläre Druck ist kompensatorisch erhöht. Im linken Ventrikel können Drücke von 200–300 mm Hg für den Blutauswurf notwendig werden. Bei schweren Aortenklappenstenosen imponiert im großen Kreislauf ein niedriger systolischer und ein relativ hoher diastolischer Druck (kleine Amplitude). Liegt allerdings gleichzeitig eine starke Arteriosklerose oder eine Hypertonie vor, dann kann der arterielle Druck normal oder gar erhöht sein.

Der **Druckgradient zwischen Ventrikel und Aorta**, der normalerweise nur wenige mm Hg beträgt (2–4 mm Hg), kann bis über 150–200 mm Hg betragen. Der Druckgradient kann mittels Echokardiographie (Kap. 21, S. 457) abgeschätzt und mittels einer Herzkatheteruntersuchung (Kap. 40.1.3, S. 668) exakt gemessen werden. Die Nachlast für den linken Ventrikel ist aufgrund der Stenose deutlich erhöht. Kompensatorisch kommt es zu einer konzentrischen Hypertrophie des linken Ventrikels. Letztlich sind eine Insuffizienz des linken Herzens, die Überdehnung des linken Vorhofs, ein Lungenödem, evtl. sogar eine Rechtsherzinsuffizienz möglich. Aufgrund der linksventrikulären Hypertrophie nimmt die Ventrikelsteife zu, der LVEDP ist erhöht, der PCWP ist normalerweise im Normbereich. Für eine gute Vordehnung des linken Ventrikels ist eine koordinierte und kräftige Vorhofkontraktion wichtig. Ein Verlust dieser koordinierten Vorhofkontraktionen (durch Vorhofflimmern, AV-Knotenrhythmus) kann sehr negative Auswirkungen haben und ist zu vermeiden bzw. sofort zu therapieren. Bei einer Tachykardie kommt es zu einem weiteren Anstieg der intraventrikulären Drücke, sie ist deshalb zu vermeiden. Um einen ausreichenden peripheren Perfusionsdruck aufrechtzuerhalten, liegt meist eine periphere Vasokonstriktion vor. Eine periphere Widerstandserniedrigung kann daher leicht zu einem Druckabfall mit Minderperfusion von Koronar- und Zerebralkreislauf führen. Auch ein deutlicher Anstieg des peripheren Gesamtwiderstandes ist zu vermeiden.

Diagnostik

Auskultatorisch ist typischerweise ein Systolikum mit Punctum maximum im 2. ICR rechts parasternal nachweisbar, das in die Karotiden fortgeleitet wird. Es ist ein verstärkter, hebender Herzspitzenstoß nachweisbar. Mittels Echokardiographie kann normalerweise eine Verdickung und Verkalkung der Aortenklappe und eine eingeschränkte Beweglichkeit der Klappensegel nachgewiesen werden.

Im **EKG** finden sich aufgrund der Linksherzbelastung meist Linkstyp, Linksherzhypertrophie mit positivem Sokolow-Lyon-Index, evtl. auch eine T-Negativierung. Ein Vorhofflimmern ist Hinweis auf eine schon bestehende Linksherzinsuffizienz.

Im Thoraxröntgenbild zeigen sich meist ein aortal konfiguriertes Herz, Aortenklappenkalk und eine poststenotische Aortendilatation.

Therapie

An medikamentöser Therapie ist evtl. eine Digitalisierung notwendig. Bei Angina pectoris sind β-Rezeptorenblocker kontraindiziert. Eine medikamentöse periphere Vasodilatation ist zu vermeiden.

Ein operativer Aortenklappenersatz ist indiziert, wenn Angina pectoris, Synkopen oder Linksherzinsuffizienz (Schweregrad III, IV; s.o.) auftreten oder ein Druckgradient von mehr als 50 mm Hg über der Klappe nachweisbar ist oder wenn die Klappenöffnungsfläche weniger als $0{,}7\ cm^2$ beträgt. Eine Ballondilatation der stenosierten Klappe sollte nur in Ausnahmefällen versucht werden, da die Langzeitergebnisse hierbei schlecht sind.

Beim operativen Aortenklappenersatz wird unter Anwendung der extrakorporalen Zirkulation die Klappe exzidiert und durch eine Prothese ersetzt. Es kommen Bioprothesen sowie mechanische Prothesen infrage (Kap. 79.5.2, S. 1141). Bioprothesen werden vor allem bei älteren Patienten (da postoperativ keine Antikoagulation notwendig ist), mechanische Prothesen vor allem bei jüngeren Patienten (da sie länger haltbar sind) verwendet. Bei mechanischen Klappen muss postoperativ eine Antikoagulation mit Marcumar durchgeführt werden. Es muss hierbei ein Quickwert von ca. 25–35% (bzw. eine INR von ca. 3,0–2,3) angestrebt werden.

Narkoseführung während nicht kardiochirurgischer Operationen

> Tachykardien sowie Tachyarrhythmien müssen vermieden bzw. sofort therapiert werden.

Auch eine Hypokaliämie, die bei digitalisierten Patienten leicht zu tachykarden Rhythmusstörungen führen kann, ist unbedingt zu korrigieren. Ein Anstieg der Herzfrequenz verkürzt die linksventrikuläre Füllungs- und Auswurfzeit. Es droht hierbei ein Abfall des Herzminutenvolumens. Aufgrund der Ventrikelsteife kann das Schlagvolumen des linken Ventrikels kaum gesteigert werden. Aus diesem Grunde müssen auch deutliche Abfälle der Herzfrequenz verhindert werden.

Bei der Narkoseführung ist ein Abfall des Herzminutenvolumens zu vermeiden. Ein AV-Rhythmus (wie er öfters unter Halothan gesehen wird) oder ein Vorhofflimmern sind ebenfalls zu vermeiden bzw. umgehend zu therapieren, da eine zeitlich richtig koordinierte Vorhofkontraktion für die Ventrikelfüllung wichtig ist. Sonst droht ein Abfall des linksventrikulären enddiastolischen Volumens mit Abfall von Herzminutenvolumen und Blutdruck. Bei einer Tachykardie bietet sich die vorsichtige Gabe eines β-Blockers, vorzugsweise Esmolol, an (Kap. 23.4.1, S. 498) an. Eine evtl. Bradykardie oder ein AV-Knotenrhythmus sind durch Gabe von Atropin zu therapieren. Zur Therapie der häufig auftretenden ventrikulären Herzrhythmusstörungen bietet sich Lidocain an.

> Ein Abfall des peripheren Gesamtwiderstandes kann zu einem starken Blutdruckabfall mit Verminderung des koronaren Blutflusses führen.

Ist die linksventrikuläre Funktion bereits stark vermindert, muss eine weitere Beeinträchtigung der myokardialen Kontraktilität durch ein negativ inotrop wirkendes volatiles Anästhetikum vermieden werden. Höhere Isofluran-Konzentrationen können einen stärkeren Abfall des peripheren Gesamtwiderstandes verursachen und sind zu vermeiden. Ein intravasaler Volumenmangel muss verhindert werden, es ist auf eine eher großzügige Flüssigkeitszufuhr zu achten. Zur Narkoseführung können z.B. eine balancierte Anästhesie oder eine IVA/TIVA eingesetzt werden.

> Da rückenmarknahe Regionalanästhesieverfahren meist zu einem stärkeren Abfall des peripheren Gesamtwiderstandes führen, sollten diese Verfahren nur mit Vorsicht angewandt oder möglichst vermieden werden.

Überwachung: Es empfiehlt sich eine solche EKG-Ableitung, mit der eine linksventrikuläre Ischämie gut erkannt werden kann (z.B. Poor man's V_5 oder 5-polige EKG-Ableitung mit ST-Streckenanalyse; Kap. 26.5, S. 578). Je nach Schweregrad der Aortenstenose und Größe des operativen Eingriffs sollte großzügig die Indikation zur blutig-arteriellen Druckmessung gestellt werden. Auch die intraoperative Echokardiographie kann sinnvoll sein. Der Einsatz eines Pulmonalarterienkatheters wird kontrovers diskutiert, insbesondere wegen der Gefahr, dass evtl. sehr nachteilige tachykarde Herzrhythmusstörungen ausgelöst werden könnten. Daher wird in vielen Kliniken normalerweise kein Pulmonalarterienkatheter eingeschwemmt. Der pulmonalkapilläre Verschlussdruck und der linksventrikuläre enddiastolische Druck sind bei diesen Patienten oft falsch hoch, da die Compliance des linken Ventrikels vermindert ist.

Reanimation: Bei einer kardiopulmonalen Reanimation kann durch eine externe Herzdruckmassage aufgrund der stenosierten Aortenklappe meist kein entsprechendes Blutvolumen in die Aorta gepresst werden. Während der Narkose sollte bei diesen Patienten stets ein Defibrillator greifbar sein.

43.2.2 Aortenklappeninsuffizienz

Krankheitsbild

Ursachen

Eine chronische Aorteninsuffizienz ist meistens Folge eines rheumatischen Fiebers oder einer chronischen arteriellen Hypertonie mit Dilatation der Aortenwurzel. Eine akute Aorteninsuffizienz ist meist durch eine infektiöse Endokarditis mit Klappenschädigung, selten auch z.B. durch die Dissektion eines thorakalen Aortenaneurysmas bedingt. Auch im Rahmen eines Marfan-Syndroms (Kap. 58.6, S. 818) oder eines Ehlers-Danlos-Syndroms tritt häufiger eine Aorteninsuffizienz auf.

Klinik und Schweregrade

Die Patienten leiden meist an leichter Ermüdbarkeit, Herzklopfen und Pulsationen in Kopf und Extremitäten.

Von einer leichtgradigen Aorteninsuffizienz wird gesprochen, falls das Regurgitationsvolumen <30% beträgt, bei einem Regurgitationsvolumen von 30–60% wird von einer mittelgradigen und bei einem Regurgitationsvolumen von >60% wird von einer schweren Aorteninsuffizienz gesprochen. Das Schlagvolumen (normalerweise ca. 40–70 ml) nimmt deutlich zu. Das linke Herz kann bei einer hochgradigen Aorteninsuffizienz evtl. bis zu 30 Liter pro Minute fördern, wobei 20 Liter oder mehr pro Minute wieder regurgitieren. Das linksventrikuläre enddiastolische Volumen kann bis zum 3–4fachen des Normalwertes betragen.

Pathophysiologie

Bei einer Aortenklappeninsuffizienz strömt ein Teil des während der Systole in die Aorta ausgeworfenen Schlagvolumens während der Diastole wieder in den linken Ventrikel zurück. Je langsamer die Herzfrequenz, desto mehr Zeit steht für die Regurgitation zur Verfügung, desto größer ist das Regurgitationsvolumen. Das **Regurgitationsvolumen** ist neben der Herzfrequenz auch vom Druckgradienten über der Aortenklappe und damit vom peripheren Gesamtwiderstand abhängig: je höher der arterielle Druck bzw. der periphere Gefäßwiderstand, desto größer das Regurgitationsvolumen. Durch Steigerung der Herzfrequenz und eine Erniedrigung des peripheren Gesamtwiderstandes kann das Regurgitationsvolumen vermindert werden. Mittels Echokardiographie können endsystolisches Volumen und Ejektionsfraktion abgeschätzt werden.

Bei einer Aorteninsuffizienz kommt es zu einer **linksventrikulären Volumenüberlastung**. Eine chronische Aorteninsuffizienz wird oft jahrzehntelang gut toleriert. Es kommt zu einer starken Zunahme der linksventrikulären Muskelmasse. Da aufgrund der linksventrikulären Hypertrophie der myokardiale Sauerstoffbedarf erhöht ist und andererseits der niedrige diastolische Aortendruck den koronaren Blutfluss vermindert, kann es leicht zu subendokardialen Ischämien und pektanginösen Beschwerden kommen, ohne dass eine koronare Herzerkrankung vorliegt. Kommt es zum Linksherzversagen (mit Zunahme des linksventrikulären enddiastolischen Volumens), dann droht schnell die Ausbildung eines Lungenödems. Eine akute Aorteninsuffizienz kann schnell zu einer linksventrikulären Volumenüberladung und zu einem Abfall des Herzminutenvolumens führen. Mittels Nitroprussid-Infusion kann dann versucht werden, den peripheren Gefäßwiderstand und evtl. das effektive Schlagvolumen zu erhöhen.

Diagnostik

Typisch für eine Aorteninsuffizienz sind ein Diastolikum mit Punctum maximum im 2. ICR rechts, ein niedriger diastolischer Blutdruck sowie eine hohe Blutdruckamplitude (z.B. 170/50 mm Hg). Der systolische Druck kann aufgrund des hohen Schlagvolumens relativ hoch sein.

Im **Thoraxröntgenbild** zeigt sich meist eine Vergrößerung des linken Ventrikels. Die Aorta erscheint dilatiert, oft ist eine Verkalkung der Aortenklappe erkennbar. Bei der Röntgendurchleuchtung sind verstärkte Randpulsationen des Herzens nachweisbar.

Im **EKG** und bei der Echokardiographie sind Zeichen der linksventrikulären Hypertrophie nachweisbar. Das EKG weist oft auch eine Störung der Erregungsrückbildung über dem linken Ventrikel auf. Ein Vorhofflimmern ist nur bei schwerer Linksherzinsuffizienz zu befürchten.

Ein bereits im frühen Krankheitsverlauf auftretendes Vorhofflimmern ist verdächtig auf eine gleichzeitig vorliegende Mitralstenose. Mittels Herzkatheteruntersuchung und Angiographie kann der Schweregrad einer Aorteninsuffizienz am genauesten eingeschätzt werden.

Therapie

> Ein Anstieg des peripheren Widerstandes, eine Bradykardie und die Gabe von negativ inotropen Medikamenten sind zu vermeiden. Eine Tachykardie wird relativ gut toleriert. Es sollte eine Herzfrequenz von ca. 100 Schlägen pro Minute angestrebt werden.

Bei der Gabe von Vasokonstriktiva ist große Vorsicht geboten, da bei einem Anstieg des peripheren Widerstandes eine Zunahme des Regurgitationsvolumens droht. Fällt jedoch der arterielle Druck stärker ab, dann droht andererseits eine Mangeldurchblutung der Koronararterien.

Bei einer akuten Aorteninsuffizienz ist meist ein sofortiger operativer Aortenklappenersatz notwendig. Bei einer chronischen Aorteninsuffizienz sollte ein operativer Klappenersatz durchgeführt werden, bevor eine Herzinsuffizienz auftritt.

Operationstechnisch wird bei Aortenklappenfehlern bei Kindern und Jugendlichen häufiger eine sog. Ross-Operation durchgeführt. Hierbei wird die defekte Aortenklappe entfernt und durch die körpereigene Pulmonalisklappe ersetzt. Anstelle der Pulmonalisklappe wird eine Bioprothese eingesetzt. Der Vorteil bei diesem Vorgehen ist darin zu sehen, dass Klappen

prothesen im Niederdrucksystem länger funktionstüchtig bleiben als im Hochdrucksystem. Die Operationszeit ist bei diesem Vorgehen jedoch relativ lange, zum Teil müssen die Koronararterien neu in die Aortenwurzel eingepflanzt werden.

Narkoseführung bei nicht kardiochirurgischen Operationen

Wichtig ist, dass das effektive linksventrikuläre Schlagvolumen perioperativ nicht abfällt. Da eine Bradykardie zu einer Zunahme des Regurgitationsvolumens und zu einer akuten linksventrikulären Volumenüberlastung führen kann (s.o.), sollte die Herzfrequenz nicht unter 80 Schläge pro Minute abfallen. Auch ein Anstieg des peripheren Gefäßwiderstandes bzw. des arteriellen Blutdrucks begünstigt eine Zunahme des Regurgitationsvolumens und kann zum Linksherzversagen führen. Gegebenenfalls sollte die Nachlast mit einem peripheren Vasodilatator (z.B. Nitroprussid) vermindert werden. Ein zu starker Abfall des peripheren Widerstandes ist allerdings zu vermeiden, da sonst der koronare Perfusionsdruck kritisch abfallen kann.

Es sind also eine leichte Steigerung der Herzfrequenz und ein mäßiger Abfall des peripheren Widerstandes anzustreben. Da meist eine linksventrikuläre Funktionseinschränkung vorliegt, sollte eine anästhetikabedingte Myokarddepression vermieden werden. Die myokardiale Kontraktilität muss ggf. durch eine positiv inotrope Substanz wie Dobutamin gesteigert werden. Die Narkose kann als balancierte Anästhesie, als IVA oder TIVA durchgeführt werden.

> Möglicherweise ist von den volatilen Inhalationsanästhetika Isofluran vorzuziehen, da es den peripheren Gefäßwiderstand stärker erniedrigt, nur eine geringe myokarddepressive Wirkung aufweist und oft die Herzfrequenz etwas steigert.

Bei einer rückenmarknahen Regionalanästhesie kommt es zwar zu einer wünschenswerten Erniedrigung des peripheren Gesamtwiderstandes, dieser ist jedoch schlecht steuerbar. Nach Ketamin-Gabe steigt zwar die Herzfrequenz an, die gleichzeitige Steigerung des peripheren Gesamtwiderstandes könnte jedoch zu einer unerwünschten Erhöhung des Regurgitationsvolumens führen.

Der venöse Rückstrom zum Herzen darf nicht abfallen, weder durch ein entsprechendes Atemmuster (höherer PEEP, kurze Exspirationsphase) noch durch einen Abfall des intravasalen Flüssigkeitsvolumens. Eine Bradykardie oder ein AV-Knotenrhythmus sind durch intravenöse Gabe von Atropin zu therapieren.

Überwachung: Um eine evtl. auftretende Myokardischämie erkennen zu können, ist es sinnvoll, eine solche EKG-Ableitung zu wählen, mit der Myokardischämien gut erfasst wer den können (z.B. Poor-man's-V$_5$; 5-polige EKG-Ableitung mit ST-Segmentanalyse; Kap. 26.5, S. 578). Bei einer schweren Aorteninsuffizienz sind eine blutig-arterielle Druckmessung und evtl. ein Pulmonalarterienkatheter notwendig, um intravenösen Volumenersatz, effektives Herzminutenvolumen und die Wirkung evtl. eingesetzter Vasodilatatoren (z.B. Nitroprussid) genau beurteilen zu können. Bei der arteriellen Druckkurve fehlt typischerweise die Inzisur.

43.2.3 Mitralklappenstenose

Krankheitsbild

Ursachen

Eine Mitralstenose ist fast immer Spätfolge einer vorausgegangenen rheumatischen Endokarditis. Die Mitralstenose war früher wesentlich häufiger als heute. Oft sind heute eingewanderte ausländische Mitbürger betroffen, in deren Heimatland die antibiotische Therapie des rheumatischen Fiebers noch nicht Standard ist.

Klinik und Schweregrade

Bei leichten Stenosen treten unter Belastung Kurzatmigkeit, schnelle Ermüdbarkeit, Hustenreiz und Herzklopfen auf. Bei schweren Stenosen sind starke Dyspnoe, nächtliche Luftnot, Orthopnoe, Hämoptoe, schaumiges Sputum, Rechtsherzinsuffizienz mit Ödemen und Leberstauung möglich. Unter Belastung kann plötzlich ein schweres Lungenödem auftreten.

Symptome einer Mitralstenose treten normalerweise erst auf, wenn die abnehmende Mitralklappenöffnungsfläche (normal 4–6 cm^2) unter 50% des Normalwertes beträgt. Eine Mitralstenose wird meist in 4 Schweregrade unterteilt. Bei Grad I treten normalerweise keine Symptome auf, der Druckgradient über der Klappe ist <5 mm Hg und die Mitralöffnungsfläche (MÖF) ist >3 cm^2. Bei Grad II treten Symptome bei starker Belastung auf, der Druckgradient beträgt 5–10 mm Hg und die MÖF ist 2–3 cm^2. Bei Grad III sind Symptome bei geringer Belastung vorhanden, der Druckgradient beträgt 10–20 mm Hg und die MÖF ist 1–2 cm^2. Bei Grad IV ist der Druckgradient >20 mm Hg und die MÖF <1 cm^2 und es treten Ruhedyspnoe, Orthopnoe, Zyanose, Zeichen der Links- und Rechtsherzinsuffizienz auf.

Das Herzminutenvolumen ist bei einer Mitralstenose zumeist erniedrigt. Häufig ist eine Mitralstenose mit einer Mitralinsuffizienz kombiniert.

Pathophysiologie

Bei der Mitralstenose ist die diastolische Füllung des linken Ventrikels behindert. Druck- und Volumen im linken Vorhof nehmen zu. Bei einer stenosierten Mitralklappe ist die in der Diastole stattfindende Ventrikelfüllung behindert.

> Eine Verkürzung der Diastolenzeit (Steigerung der Herzfrequenz) ist bei einer Mitralstenose unbedingt zu vermeiden. Ideal ist bei einer Mitralstenose eine Ruhefrequenz von ca. 60–65 Schlägen pro Minute.

Um eine relativ gute diastolische Ventrikelfüllung sicherzustellen, ist eine koordinierte Vorhofkontraktion wichtig. Tritt Vorhofflimmern auf, nimmt das Herzminutenvolumen deutlich ab, und der Vorhofdruck steigt an. Der bei einer Mitralstenose typischerweise erhöhte linksatriale Druck führt auch zu Drucksteigerung in den Pulmonalvenen mit Flüssigkeitsansammlung im Lungeninterstitium, verminderter Lungen-Compliance sowie verstärkter Atemarbeit und zunehmender Belastungsdyspnoe. Falls der linksatriale Druck langfristig über ca. 25 mm Hg beträgt, droht auch eine Druckerhöhung in den Pulmonalarterien mit Ausbildung einer pulmonalvaskulären Hypertension mit Rechtsherzbelastung und evtl. einer Rechtsherzinsuffizienz. In der pulmonalvaskulären Verschlussdruckkurve findet sich typischerweise eine überhöhte A-Welle.

Diagnostik

Typisch für eine Mitralklappenstenose sind paukender erster Herzton, frühdiastolischer Mitralöffnungston, protodiastolisches Decrescendo-Geräusch (gießendes, hauchendes, frühdiastolisches Geräusch abnehmender Intensität mit Punctum maximum über der Herzspitze) und präsystolisches Crescendo-Geräusch (mit zunehmender Lautstärke, s. auch Abb. 2.9). Die Patienten weisen oft auffallend rote Wangen (»Mitralbäckchen«) auf. Präkordial sind oft stärkere Pulsationen fühlbar.

Im **Thoraxröntgenbild** zeigt sich eine Vergrößerung des linken Vorhofs mit verstrichener Herztaille, und evtl. sind Zeichen eines Lungenödems nachweisbar. Aufgrund des dilatierten linken Vorhofs kann es zu einer röntgenologisch nachweisbaren Anhebung des linken Hauptbronchus kommen. Im seitlichen Bild ist beim Bariumbreischluck eine Verdrängung des Ösophagus durch den vergrößerten linken Vorhof nachweisbar.

Falls kein Vorhofflimmern besteht, lässt sich aufgrund der Vergrößerung des linken Vorhofs eine verbreiterte, zweigipfelige P-Welle im **EKG** (vor allem in V$_1$) nachweisen. Bei ca. einem Drittel der Patienten mit schwerer Mitralstenose liegt Vorhofflimmern vor, insbesondere dann, wenn der linke Vorhof stark vergrößert ist. Mit zunehmendem Schweregrad der Mitralstenose verändert sich der Lagetyp des Herzens vom Normal- zum Steil- oder gar zum Rechtstyp. Mittels Echokardiographie kann die gestörte Bewegung der Mitralsegel gut erkannt werden.

Therapie

> In einem überdehnten und flimmernden linken Vorhof entwickeln sich oft Vorhofthromben, die zu Embolisationen in den Systemkreislauf führen können. Daher sollten diese Patienten eine Dauertherapie mit Antikoagulanzien erhalten.

Es empfiehlt sich eine körperliche Schonung. Letztlich kann eine operative Kommissurotomie oder ein operativer Mitralklappenersatz notwendig werden. Evtl. kann auch eine Mitralklappensprengung mithilfe eines transvenös und transseptal eingeführten Ballonkatheters durchgeführt werden. Hierbei dürfen keine Vorhofthromben vorhanden sein.

Vorhofflimmern: Bei den meisten Patienten mit Mitralstenose kann ein Vorhofflimmern nicht verhindert werden. Kommt es aufgrund des Vorhofflimmerns zu schneller Überleitung mit Kammertachyarrhythmie, droht die kardiale Dekompensation. Falls bei bisherigem Sinusrhythmus plötzlich ein Vorhofflimmern mit schneller Überleitung auftritt, ist eine sofortige medikamentöse Therapie (Digitalis, β-Rezeptorenblocker oder Calciumantagonisten) oder evtl. eine Kardioversion (mit initial ca. 25–50 Watt) notwendig.

Kardiochirurgische Therapie: Bei einer schweren Mitralstenose kann eine geschlossene, transventrikuläre Kommissurotomie, eine Klappenrekonstruktion oder ein operativer Mitralklappenersatz unter Verwendung der Herz-Lungen-Maschine (Kap. 79.3, S. 1119) durchgeführt werden. Eine Kommissurotomie kann entweder ohne Anschluss an die Herz-Lungen-Maschine mithilfe eines durch die Herzspitze eingeführten Dilatators (geschlossene Kommissurotomie, Klappensprengung) oder unter Anschluss an eine Herz-Lungen-Maschine (offene Kommissurotomie, Inzision) durchgeführt werden. Bestehen Vorhofthromben, muss eine offene Kommissurotomie unter gleichzeitiger Entfernung der Thromben vorgenommen werden. Bezüglich des verfügbaren Prothesenmaterials gilt das gleiche wie für die Aortenstenose (s.o.).

Postoperativ treten öfters Herzrhythmusstörungen auf, die evtl. operativ-technisch bedingt sind (Traumatisierung des Reizleitungssystems) und eine Schrittmachertherapie notwendig machen. Auch ein Low-cardiac-output-Syndrom tritt postoperativ häufiger auf.

Anästhesie bei nicht kardiochirurgischen Eingriffen

Prämedikation

Eine adäquate Prämedikation ist bei Patienten mit Mitralstenose wichtig, um Angstzustände mit einer sehr nachteiligen Tachykardie zu vermeiden. Diese Patienten reagieren jedoch empfindlich auf atemdepressive Nebenwirkungen von Sedativa oder Opioiden. Eine Atemdepression mit der Gefahr von Hyperkapnie, Hypoxie und Azidose ist jedoch unbedingt zu vermeiden (s.u.). Falls ein Parasympathikolytikum notwendig ist, scheinen Scopolamin oder Glycopyrrolat besser geeignet zu sein als Atropin, da sie die Herzfrequenz weniger steigern.

Narkoseführung

Aufgrund der zumeist durchgeführten Diuretika-Therapie kann evtl. auch eine relative Hypovolämie vorliegen. Durch Anästhetika kann diese relative Hypovolämie evtl. demaskiert und eine unerwünschte Reflextachykardie begünstigt werden. Eine evtl. auftretende Tachykardie ist umgehend zu beseitigen. Aufgrund einer evtl. bestehenden Rechtsherzinsuffizienz mit Leberstauung können präoperativ Gerinnungsstörungen vorliegen. Ein akuter perioperativer Anstieg des pulmonalvaskulären Widerstandes (Kap. 19.4.2, S. 434) muss vermieden werden, da es hierdurch zu einer Rechtsherzdekompensation kommen kann.

Auch ein Abfall des Herzminutenvolumens ist zu vermeiden. Tritt plötzlich Vorhofflimmern mit rascher Überleitung auf, kann das Herzminutenvolumen stark abfallen und ein Lungenödem entstehen. An Therapiemaßnahmen kommen eine Kardioversion sowie die intravenöse Gabe eines β-Rezeptorenantagonisten (z. B. Esmolol; Kap. 23.4.1, S. 498) oder Verapamil (Kap. 23.5.2, S. 501) infrage. Mit Digoxin (0,25–0,5 mg i.v.; sehr langsam i.v.) kann eine längerfristige, aber nur verzögert einsetzende Erniedrigung der Herzfrequenz erreicht werden. Eine übermäßige Volumenzufuhr oder z.B. bereits eine Kopftieflagerung mit Zunahme des zentralen Blutvolumens können zu Herzinsuffizienz, Lungenödem oder Vorhofflimmern führen. Ein plötzlicher Abfall des peripheren Gefäßwiderstandes muss vermieden werden, da hierbei eine unerwünschte Zunahme der Herzfrequenz droht. Unter Umständen muss ein Vasokonstriktor gegeben werden. Eine medikamentös bedingte Tachykardie ist hierbei jedoch zu vermeiden.

Durch Hyperkapnie, Hypoxämie, Azidose oder Überblähung der Lungen können u.U. eine Steigerung des pulmonalvaskulären Widerstandes provoziert und eine Rechtsherzinsuffizienz verschlimmert werden. Bei Rechtsherzinsuffizienz kann die Gabe eines Katecholamins (z.B. Dobutamin) sinnvoll sein.

Durch die verwendeten Anästhetika sollten Herzfrequenz, peripherer und pulmonaler Gefäßwiderstand nicht wesentlich verändert werden. Die myokardiale Kontraktilität sollte ebenfalls nicht stärker beeinträchtigt werden. Es eignet sich eine balancierte Anästhesie mit einer niedrigen Konzentration eines volatilen Anästhetikums oder eine IVA bzw. TIVA.

Bei Patienten mit einer schweren pulmonalvaskulären Hypertension kann durch Lachgas allerdings eine weitere Erhöhung des pulmonalen Gefäßwiderstandes verursacht werden (Kap. 42.5, S. 695). Ketamin und Pancuronium sollten vermieden werden, da sie häufiger eine Herzfrequenzsteigerung verursachen.

Eine sympathikoadrenerge Stimulation z.B. durch eine zu flache Narkoseführung oder durch stärkere postoperative Schmerzen ist zu vermeiden. Auch eine Hypoventilation mit respiratorischer Azidose und arterieller Hypoxämie ist zu vermeiden, da hierdurch eine Steigerung von pulmonalvaskulärem Widerstand (evtl. mit Rechtsherzinsuffizienz) provoziert werden kann.

Überwachung: Aufgrund des meist deutlich erhöhten PCWP und der Gefahr eines Lungenödems kann eine Überwachung mittels Pulmonalarterienkatheter sinnvoll sein. Die Ventrikelfüllung kann ggf. mittels Echokardiographie gut überwacht werden. Bei klinisch unauffälligen Patienten sind normalerweise keine erweiterten Überwachungsmaßnahmen notwendig. Falls dagegen bei einem klinisch auffälligen Patienten ein großer operativer Eingriff geplant ist, insbesondere falls der Patient bereits eine Ruhedyspnoe aufweist, dann sind eine kontinuierliche blutig-arterielle Druckmessung und die Überwachung der Füllungsdrücke sinnvoll.

43.2.4 Mitralklappeninsuffizienz

Krankheitsbild

Ursachen

Ursachen einer Mitralinsuffizienz können rheumatisches Fieber, Funktionsstörung eines Papillarmuskels aufgrund eines Herzinfarkts, bakterielle Endokarditis mit Ruptur der Chordae tendineae, Erweiterung des Mitralklappenrings aufgrund einer Linksherzdilatation oder Verkalkung des Mitralklappenrings sein.

Klinik und Schweregrade

Patienten mit einer chronischen Mitralinsuffizienz bleiben meist viele Jahre beschwerdefrei. Treten jedoch Symptome einer Herzinsuffizienz auf, dann ist mit einer rasch zunehmenden Verschlechterung zu rechnen. Nach Eintritt der kardialen Dekompensation beträgt die mittlere Lebenserwartung nur noch 3–4 Jahre. Das Herzminutenvolumen ist vermindert. Es kommt leicht zur Belastungsdyspnoe. In schweren Fällen imponiert ein ausgeprägtes Lungenödem, das in eine Rechtsherzinsuffizienz münden kann. Bei einer akuten Mitralinsuffizienz entwickelt sich meist rasch ein schwerstes Lungenödem. Es wird eine akute Nachlastsenkung notwendig (ggf. mit Nitroprussid-Natrium).

Bei einer Regurgitationsfraktion von <30% wird von einer leichtgradigen, bei einer Regurgitationsfraktion von 30–60% wird von einer mittelgradigen und bei einer Regurgitations-

fraktion von >60% wird von einer hochgradigen Mitralinsuffizienz gesprochen.

Pathophysiologie

Während der Kontraktion des linken Ventrikels wird bei Vorliegen einer Mitralklappeninsuffizienz ein Teil des Volumens anterograd in die Aorta, der andere Teil retrograd durch die insuffiziente Mitralklappe in den linken Vorhof zurückgepresst. Das Regurgitationsvolumen ist umso größer, je ausgeprägter die Klappeninsuffizienz, je höher die linksventrikuläre Nachlast, je niedriger der linke Vorhofdruck, je länger die Systolendauer und je niedriger die Herzfrequenz ist.

Es kommt zu einer chronischen Volumenbelastung und Dilatation des linken Ventrikels, letztlich droht eine Linksherzinsuffizienz. Ein akuter Anstieg des peripheren Gefäßwiderstandes kann zu einem deutlichen Abfall von anterogradem Auswurf und HMV sowie zu einer Zunahme des retrograden Auswurfs führen. Aufgrund der Regurgitation sind auf der pulmonalvaskulären Verschlussdruckkurve erhöhte V-Wellen nachzuweisen. Je größer das regurgitierte Volumen ist, desto größer sind die V-Wellen.

Bei einer schweren Überdehnung des linken Vorhofs kann Vorhofflimmern auftreten. Insgesamt ist Vorhofflimmern aber wesentlich seltener als bei einer Mitralstenose. Arterielle Embolien sind bei der Mitralinsuffizienz (im Vergleich zur Mitralstenose) selten.

Diagnostik

Auskultatorisch imponiert ein hauchendes pansystolisches Geräusch mit Punctum maximum über der Herzspitze (s. auch Abb. 2.8, Abb. 2.9). In leichten Fällen weist das Geräusch einen Decrescendo-Charakter auf, in mittleren und schweren Fällen einen kontinuierlichen Charakter. Es lässt sich typischerweise ein hebender Herzspitzenstoß nachweisen.

Bei einer leichtgradigen Mitralinsuffizienz ist das **EKG** nicht typisch verändert. Bei einer hochgradigen Mitralinsuffizienz zeigen sich im EKG ein Linkstyp sowie eine Hypertrophie von linkem Ventrikel (positiver Sokolow-Lyon-Index; Kap. 26.1.3, S. 562) und linkem Vorhof. Häufig treten auch deszendierende ST-Strecken mit präterminal negativem T auf (z.B. in $V_{4–6}$). Eine schwere Mitralinsuffizienz kann auch in der **Thoraxröntgenaufnahme** nachweisbar sein. Typisch sind erweiterter linker Vorhof und linker Ventrikel, verstrichene Herztaille, Ösophagusverlagerung im Seitenbild, evtl. Zeichen eines Lungenödems und ggf. auch Vergrößerung von rechtem Vorhof und rechtem Ventrikel.

Therapie

Die medikamentöse Therapie der chronischen Mitralinsuffizienz besteht in der Gabe von Digitalis, Diuretika und ACE-

Hemmern. Durch eine medikamentöse Erniedrigung des Afterloads mittels ACE-Hemmer kann der linksventrikuläre Auswurf in die Aorta gesteigert und das Regurgitationsvolumen in den linken Vorhof vermindert werden.

Letztendlich kann ein operativer Ersatz der erkrankten Klappe notwendig werden (Kap. 79.5.2, S. 1141). Es ist eine Mitralklappenrekonstruktion oder ein Mitralklappenersatz möglich. Beim Klappenersatz kommen – wie bei der Aortenstenose – sowohl Bioprothesen als auch mechanische Prothesen infrage (s.o.).

Narkoseführung bei nicht kardiochirurgischen Eingriffen

Bei der Narkoseführung von Patienten mit Mitralklappeninsuffizienz muss darauf geachtet werden, dass das in die Aorta ausgeworfene Herzminutenvolumen nicht abfällt.

> Anstieg des peripheren Gesamtwiderstandes, Abfall der Herzfrequenz sowie medikamentös bedingte Myokarddepression müssen vermieden werden. Durch eine medikamentöse Nachlastsenkung kann das in die Aorta ausgeworfene Herzminutenvolumen erhöht werden.

Durch Verabreichung von z.B. Nitroprussid-Natrium (das vor allem arteriendilatierend wirkt) kann der periphere Gefäßwiderstand ggf. deutlich gesenkt werden, das anterograde Schlagvolumen und das effektive Herzminutenvolumen erhöht und das retrograde Auswurfvolumen vermindert werden. Nitroglycerin ist durch seine vor allem venendilatierende Wirkung weniger gut geeignet. Zusätzlich zur Gabe eines Nachlastsenkers ist eine positiv inotrope Substanz wie Dobutamin zu verabreichen, um die myokardiale Kontraktilität zu steigern. Tachykardien werden bei Mitralinsuffizienz besser toleriert als bei einer Mitralstenose.

Eine Steigerung des peripheren Widerstandes sollte vermieden werden. Ist eine Steigerung des Blutdrucks notwendig, dann sind Vasokonstriktiva zu vermeiden, es sollten hierfür vor allem positiv inotrope Medikamente (z.B. Dobutamin) eingesetzt werden. Da bei einer Mitralinsuffizienz meist eine Linksherzinsuffizienz vorliegt, muss jede medikamentös bedingte Myokarddepressionen vermieden werden. Negativ inotrope Medikamente sind sehr vorsichtig zu dosieren (z.B. volatile Inhalationsanästhetika) oder sind zu vermeiden. Bereits durch eine geringe Steigerung der Herzfrequenz und eine leichte Abnahme des systemischen Gefäßwiderstandes kann das effektive Herzminutenvolumen erhöht werden. Da ein leichter Abfall der linksventrikulären Nachlast sinnvoll ist, könnten rückenmarknahe Regionalanästhesieverfahren eine sinnvolle Alternative darstellen. Allerdings ist ein unkontrollierbarer Abfall des peripheren Widerstandes unerwünscht.

Aus diesem Grund werden rückenmarknahe Regionalanästhesien oft nur zurückhaltend eingesetzt.

Falls die linksventrikuläre Funktion nicht stark eingeschränkt ist, kann vorsichtig ein volatiles Anästhetikum verabreicht werden. Damit können intraoperativ evtl. auftretende Steigerungen von Blutdruck und peripherem Gefäßwiderstand gesenkt werden.

> Möglicherweise ist Isofluran besser geeignet als andere volatile Anästhetika, da es den peripheren Gesamtwiderstand senkt und die Herzfrequenz oft etwas steigert.

Bei schwerer myokardialer Funktionseinschränkung scheint eine IVA oder TIVA meist vorteilhaft, da durch diese Kombination die myokardiale Kontraktilität nur minimal beeinflusst wird.

Eine Hypovolämie ist zu vermeiden, damit linksatriale Füllungsvolumina und linksventrikulärer Blutauswurf in die Aorta nicht abfallen. Die kontrollierte Beatmung sollte so durchgeführt werden, dass der venöse Rückstrom nicht wesentlich beeinträchtigt wird.

Überwachung: Die Überwachung der Patienten mittels Pulmonalarterienkatheter ist oft sinnvoll. Anhand der Höhe der V-Welle (Kap. 19.4.2, S. 432) können Änderungen des Regurgitationsvolumens grob abgeschätzt werden (s.o.). Bei schwerer Mitralinsuffizienz kann mittels Pulmonalarterienkatheter eine myokardiale Kontraktilitätsminderung besser erkannt, der intraoperative Flüssigkeitsersatz besser gesteuert und eine Vasodilatanzien-Therapie besser überwacht werden. Außerdem ist die Möglichkeit zur Bestimmung des Herzminutenvolumens oft sehr hilfreich. Der pulmonalkapilläre Verschlussdruck ist jedoch wenig geeignet, um das linksatriale Volumen oder das linksventrikuläre enddiastolische Volumen zu beurteilen. Mit der transösophagealen Echokardiographie können Änderungen der Mitralklappenfunktion und Änderung der kardialen Füllung erkannt werden.

43.2.5 Mitralklappenprolaps

Krankheitsbild

Ursachen

Häufige Ursache eines Mitralklappenprolapses ist eine degenerative Veränderung der Klappensegel oder der Sehnenfäden. Aufgrund familiärer Häufung ist von einer genetischen Prädisposition auszugehen. Er tritt auch gehäuft im Rahmen angeborener Defekte wie dem Ehlers-Danlos- oder vor allem dem Marfan-Syndrom auf (Kap. 58.6, S. 818). Patienten mit Marfan-Syndrom sind oft groß und schlank. Ein Mitralklappenprolaps kann auch im Zusammenhang mit Kontraktilitätsminderung, Kardiomyopathie, koronarer Herzerkrankung,

Vorhofseptumdefekt, Trikuspidalinsuffizienz oder rheumatischer Herzerkrankung auftreten.

Klinik

Ein Mitralklappenprolaps ist bei ca. 6–8% der Menschen nachweisbar. Beim Mitralklappenprolaps handelt es sich normalerweise um eine harmlose Störung, der Großteil der Patienten (>85%) ist asymptomatisch. Ein Teil der Patienten gibt leichte Ermüdbarkeit, Dyspnoe, Palpitationen oder Schmerzen im Bereich der Herzspitze an. Die Abgrenzung zu funktionellen Beschwerden ist meist schwierig.

Pathophysiologie

Während der Systole prolabiert das hintere Mitralklappensegel oder es prolabieren beide Mitralklappensegel in den linken Vorhof. Das Ausmaß des Mitralklappenprolaps nimmt immer dann zu, wenn das systolische Ventrikelvolumen vermindert ist. Eine Zunahme des endsystolischen Volumens (z.B. durch Gabe eines β-Blockers) vermindert dagegen den Prolaps.

Diagnostik

Auskultatorisch ist ein mesosystolischer Klickton mit Punctum maximum über der Herzspitze charakteristisch. Das Mitralklappenprolaps-Syndrom wird daher auch als »Klicker-Syndrom« bezeichnet. Da die auskultatorische Diagnosestellung relativ schwierig ist, wird die Diagnose meist mittels Echokardiographie gestellt. Damit kann anhand der mesosystolischen Dorsalbewegung des Mitralsegels die Diagnose leicht gestellt werden.

Komplikationen

Ein Mitralklappenprolaps kann zu schwerwiegenden Komplikationen führen. Zum Beispiel ist der Mitralklappenprolaps vermutlich die häufigste Ursache für eine reine Mitralinsuffizienz. Ein Mitralklappenprolaps kann auch eine bakterielle Endokarditis nach sich ziehen. Außerdem können im Bereich der Mitralklappe Thromben entstehen, die zu Embolisationen, zum Teil zu einer **t**ransitorisch **i**schämischen **A**ttacke (TIA) führen können. Insbesondere eine TIA ist – falls sie bei Patienten unter 45 Jahren auftritt – in fast 60% auf einen Mitralklappenprolaps zurückzuführen. Diese Patienten werden daher manchmal mit Antikoagulanzien behandelt. Es können supraventrikuläre und vor allem ventrikuläre Herzrhythmusstörungen auftreten. Therapeutisch sind insbesondere β-Rezeptorenblocker geeignet, denn sie führen zusätzlich zu einer Zunahme des enddiastolischen linksventrikulären Volumens und dadurch zu einer Verminderung des Mitralklappenprolapses. Das Rezidivrisiko von thromboembolischen Komplikationen kann durch Gabe von Thrombozytenaggregationshemmern vermindert werden. Eventuelle paroxysmale supraventrikuläre Tachyarrhythmien sind bei diesen Patienten durch ein öfters gleichzeitig vorliegendes Präexzitationssyndrom bedingt. Es sind auch Synkopen oder plötzliche Todesfälle beschrieben.

Narkoseführung bei nicht kardiochirurgischen Operationen

> Bei einem reinen Mitralklappenprolaps-Syndrom sind bei der Narkoseführung keine Besonderheiten zu beachten. Ist der Mitralklappenprolaps jedoch mit einer Klappeninsuffizienz kombiniert, dann sind die gleichen Dinge zu beachten, wie sie für die Mitralklappeninsuffizienz beschrieben sind (s.o.).

Eine verstärkte systolische Ventrikelentleerung kann zu einer Zunahme des Mitralklappenprolapses und damit zu Herzrhythmusstörungen und/oder einer akuten Mitralinsuffizienz führen. Daher sind erhöhter Sympathikotonus, Hypovolämie oder Abfall des peripheren Gesamtwiderstands zu vermeiden.

Ketamin ist aufgrund seiner Sympathikusstimulation nicht empfehlenswert. Anästhetika sind bedarfsadaptiert zu verabreichen, um einerseits sympathikoadrenerge Reaktionen zu vermeiden und andererseits einen starken Abfall des systemischen Gefäßwiderstandes zu verhindern.

Bei einem unzureichenden venösen Rückfluss verstärkt sich die systolische Ventrikelentleerung und der Mitralklappenprolaps nimmt zu. Dies ist z.B. bei einem Volumenmangel möglich oder wenn in sitzender Position oder mit erhöhtem Kopf und abgesenkten Beinen operiert wird. Hierdurch werden Herzrhythmusstörungen begünstigt. Lidocain und β-Rezeptorenblocker (z.B. Esmolol; Kap. 23.4.1, S. 498) sind für die Therapie dieser Herzrhythmusstörungen gut geeignet. Es muss auf eine großzügige intravenöse Flüssigkeitszufuhr geachtet werden.

43.3 Literatur

Dajana A, Taubert KA, Wilson W et al. Prevention of bacterial endocarditis. Recommendations by the American Heart Association. JAMA 1997; 277: 1794–1801.

Anästhesie bei Begleiterkrankungen

Anästhesie bei Patienten mit Herzschrittmacher

Anästhesie
bei Begleiterkrankungen

44.1 Allgemeine Bemerkungen

1990 wurden in der Bundesrepublik Deutschland ca. 175 000 Patienten mit einem Herzschrittmacher registriert. Die Tendenz ist steigend. Allein 1996 wurden in Deutschland 47 000 Schrittmacher implantiert.

Prinzip

Alle Herzschrittmacher bestehen aus zwei Komponenten, dem Schrittmacheraggregat und dem Elektrodenkabel. Die elektrischen Impulse werden im Schrittmacheraggregat gebildet und über das Elektrodenkabel zum Applikationsort des Reizes (Endokard, ggf. Myokard oder Haut) geleitet. Hierdurch wird eine mechanische Herzkontraktion ausgelöst.

Es gibt inzwischen über 800 verschiedene Schrittmacher-Typen. Sie werden mit einer Lithiumbatterie betrieben, die eine Lebensdauer von 5–10 Jahren hat.

Schrittmachertypen

Die Herzschrittmachersonde wird normalerweise transvenös an das Endokard (oder selten auf operativem Wege auf das Epikard oder in das Myokard) platziert. Eine transvenös zu platzierende Elektrode wird – vergleichbar einem Kavakatheter (Kap. 18, S. 411) – über eine zentrale Vene bis ins Herz vorgeschoben. Hierzu wird meist in Lokalanästhesie normalerweise die V. cephalica vor deren Einmündung in die V. subclavia oder direkt die V. subclavia rechts freipräpariert und die Stimulationselektrode unter Röntgenkontrolle bis in den rechten Ventrikel vorgeschoben. Das Schrittmacheraggregat wird normalerweise im Bereich des rechten M. pectoralis (in einer »Pektoralistasche«) versenkt und fixiert. Bei einem passageren externen Schrittmacher wird das Stimulationskabel nach Punktion einer zentralen Vene eingeführt. Das Schrittmacheraggregat wird nicht in eine Muskelloge oder subfaszial implantiert, sondern verbleibt außerhalb des Körpers (extern).

Seit einiger Zeit stehen auch auf die Haut aufklebbare Schrittmacherelektroden zur notfallmäßigen und vorübergehenden transthorakalen Simulation zur Verfügung (s.u.).

Schrittmacher-Code

Durch einen Fünf-Buchstaben-Code werden die verschiedenen künstlichen Schrittmacheraggregate kodiert. Mit den ersten 3 Buchstaben wird die antibradykarde Funktion definiert. Mit dem 4. Buchstaben wird die Programmierbarkeit sowie die Frequenzmodulation und mit dem 5. Buchstaben wird die antitachykarde Funktion beschrieben. Falls der 4. und 5. Buchstabe keine Information beinhalten (0, 0), werden sie meist weggelassen. Ein VVI-Schrittmacher (s.u.) würde korrekt VVI00 heißen. Der Schrittmacher-Code ist in Tabelle 44.1 aufgeführt.

Bei ca. 80% der Patienten ist ein Herzschrittmacher mit einem sog. **VVI-Stimulationsmodus** implantiert. VVI bedeutet: Der Herzschrittmacher stimuliert im Ventrikel (V), er erkennt die elektrische Eigenaktivität des Herzens (»sensing«, Detektion) ebenfalls im Ventrikel (V), und bei entsprechender Eigenaktivität des Herzens wird die Schrittmacherfunktion inhibiert (I, sog. ventrikulärer Demand-Schrittmacher). Der Begriff Demand-Schrittmacher (Erfordernis-Schrittmacher) bedeutet, dass der Schrittmacher nur dann in Aktion tritt, wenn Bedarf besteht, also die Eigenfrequenz des Herzens unter einen programmierten Grenzwert abfällt. Ein Demand-Schrittmacher wird also ggf. durch die spontane Herzfrequenz, falls sie über der Schrittmacherfrequenz liegt, inhibiert.

Ein atrioventrikulärer Schrittmacher mit zwei Stimulationselektroden (mit denen im Vorhof und im Ventrikel stimuliert, aber nur im Ventrikel detektiert werden kann) wird als **DVI-Schrittmacher** bezeichnet. Ein Zwei-Kammer-Schrittmacher, der in Vorhof und Ventrikel sowohl künstliche Aktionen auslösen kann (»pacing«) als auch Eigenaktionen detektieren kann (»sensing«) wird als DDD-Schrittmacher bezeichnet. Dieser Schrittmachertyp wird durch Vorhofaktionen aktiviert (getriggert) und durch Ventrikelaktionen gehemmt (inhibiert). Solche Herzschrittmacher, die das zeitliche Nacheinander von Vorhof- und Ventrikelkontraktion erhalten, werden »physiologische« (sequenzielle) Herzschrittmacher genannt. Durch die elektrisch ausgelösten Vorhofkontraktionen wird die ventrikuläre Füllung verbessert. Im Vergleich zur

Tab. 44.1 Schrittmacher-Code (nähere Erklärungen siehe Text).

1. Buchstabe	2. Buchstabe	3. Buchstabe	4. Buchstabe	5. Buchstabe
Ort der Stimulation	Ort der Detektion (des »sensing«, der Erkennung)	Antwort auf Detektion (Sensing-Antwort)	programmierbare Funktion (frequenzadaptiver Schrittmacher)	spezifische antitachykarde Funktion
▪ V = Ventrikel ▪ A = Atrium ▪ D = dual (V + A)	▪ V = Ventrikel ▪ A = Atrium ▪ D = dual (V + A)	▪ T = Triggerung ▪ I = Inhibition ▪ D = dual (T + I)	▪ P = einfach programmierbar ▪ M = multipel programmierbar ▪ C = kommunizierend (Telemetrie) ▪ R = frequenz-(rate-)adaptiv	▪ P = »pacing« (Stimulation, antitachykard) ▪ S = Schock (Defibrillation) ▪ D = dual (P + S)
0 = keine Stimulation	0 = kein »sensing« (asynchron)	0 = keine (asynchron)	0 = nicht programmierbar	0 = keine

reinen Ventrikelstimulation führt dies zu einer Steigerung des Herzminutenvolumens um 20–30%.

Moderne Herzschrittmachermodelle sind so konstruiert, dass sie durch äußere elektrische Felder (z.B. Mikrowellen, Elektrokauter, Magnetresonanztomographie) normalerweise nicht mehr blockiert werden, sondern dass sie dadurch ggf. in einen asynchronen (starren) Betriebsmodus umschalten. Die Demand-Funktion ist hierbei ausgeschaltet. Mittels eines von extern aufgelegten Magneten kann ein Demand-Schrittmacher vorübergehend in den (starren) Asynchron-Modus umgeschaltet werden (s.u.).

Inzwischen sind auch sog. **frequenzadaptive Herzschrittmacher** verfügbar. Diese ermöglichen eine Anpassung der Herzfrequenz an die körperliche Belastung. Von diesen Geräten wird mittels eines Sensors ein Parameter erfasst, der als Maß für die körperliche Aktivität gesetzt wird. Zum Beispiel können mithilfe eines piezoelektrischen Kristalls Beschleunigungen und Vibrationen erfasst werden, die als Maß für die körperliche Aktivität interpretiert werden. Auch die intermittierende Messung des Atemminutenvolumens über eine Thoraximpedanzmessung ist möglich. Deren Änderung wird als Aktivitätsänderung mit Steigerung des Atemminutenvolumens interpretiert und mit einer Änderung der Herzfrequenz beantwortet. Außerdem kann z.B. die Körpertemperatur erfasst werden. Daneben sind Sensoren in Erprobung, die den zentralvenösen pH-Wert oder z.B. die zentralvenöse Sauerstoffsättigung messen und entsprechende Änderungen mit einer Frequenzadaptation beantworten. Solche Frequenz-(rate-)adaptiven Schrittmacher werden an der vierten Stelle des Schrittmacher-Codes mit einem »R« gekennzeichnet (Tab. 44.1). Bei solchen Schrittmachern kann z.B. durch eine maschinelle Hyperventilation (Knobelsdorff et al. 1996) oder z.B. durch externe, passive Vibrationen eine Tachykardie ausgelöst werden.

Indikationen für einen Herzschrittmacher

Die folgenden Indikationen für die Implantation eines Herzschrittmachers entsprechen den Empfehlungen der Arbeitsgruppe »Herzschrittmacher« der Deutschen Gesellschaft für Herz- und Kreislaufforschung:
- symptomatische Sinusknotenerkrankung (Sick-Sinus-Syndrom), z.B. extreme Sinusbradykardie oder Bradykardie-Tachykardie-Syndrom
- AV-Blockierungen:
  - symptomatischer AV-Block II. Grades (Typ Wenckebach oder Typ Mobitz II, s. auch Kap. 26.1.4, S. 564)
  - AV-Block III. Grades (ausgenommen angeborene asymptomatische Formen, Kap. 26.1.4, S. 564)
- Vorhofflimmern mit symptomatischen Bradykardien
- hypersensitiver Karotissinus vom kardioinhibitorischen Typ mit symptomatischen Bradykardien
- Indikationen für einen passageren Schrittmacher sind Intoxikationen mit Digitalis oder Antiarrhythmika

Bei asymptomatischen bifaszikulären Blockbildern (Kap. 26.1.4, S. 566) wird inzwischen eine routinemäßige prophylaktische transvenöse Stimulation nicht mehr empfohlen.

44.2 Externer Herzschrittmacher

44.2.1 Allgemeine Bemerkungen

Falls bei einem Patienten im Rahmen der Prämedikation eine Indikation für die Implantation eines internen Schrittmachers festgestellt wird, bei dem aber bisher noch kein Schrittmacher gelegt ist und nun eine dringende Operation und Narkose notwendig werden, sollte perioperativ ein passagerer *externer* Schrittmacher gelegt werden.

In Abbildung 44.1 ist ein externes Schrittmachermodell (EDP-20-Herzschrittmacher; Fa. Biotronik) dargestellt. Die Schrittmachersonde eines externen, passageren Herzschritt-

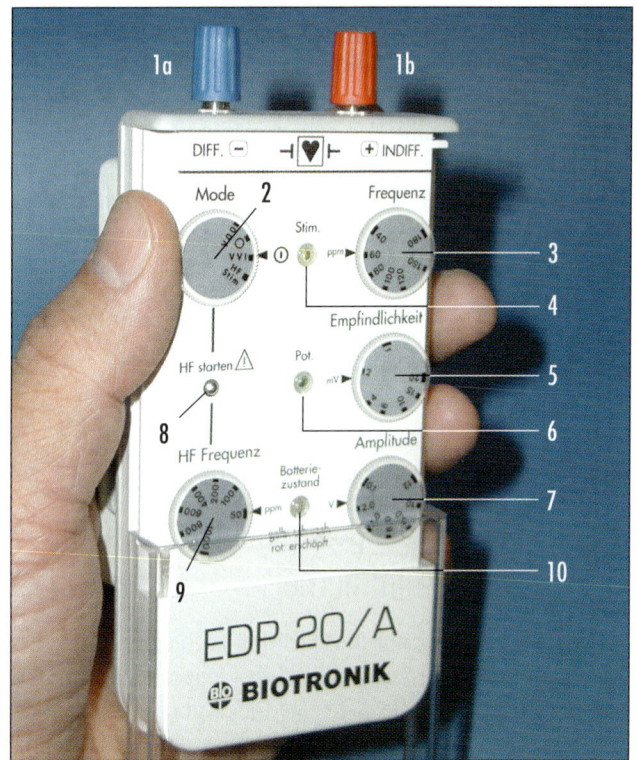

Abb. 44.1 Externes Herzschrittmachermodell (EDP-20-Herzschrittmacher; Firma Biotronik); 1 = Elektrodenanschlussbuchsen (1a = different [minus; blau], 1b = indifferent [plus; rot]), 2 = Funktionsschalter »aus« bzw. Betriebsartenwahlschalter, 3 = Drehknopf zur Einstellung der Impulsfrequenzen, 4 = gelbe Leuchtdiode zeigt Impulsabgabe an, 5 = Drehknopf zur Einstellung der Empfindlichkeit, 6 = grüne Leuchtdiode zeigt detektiertes Vorhof- bzw. Ventrikelsignal an, 7 = Drehknopf zur Einstellung der Impulsamplitude, 8 = Startknopf zur Aktivierung der hochfrequenten Stimulation (aus Sicherheitsgründen ist die Aktivierung nur mit einem spitzen Stift, z.B. Kugelschreiber, möglich), 9 = Drehknopf zur Einstellung der Impulsfrequenz für die hochfrequente Stimulation, 10 = rote Leuchtdiode zur Anzeige eines notwendigen Batteriewechsels.

machers besitzt ein zweiadriges Kabel. Die eine Ader des Kabels ist für den Anschluss der stimulierenden, differenten (distalen) und die andere Ader des Kabels ist für den Anschluss der indifferenten (proximalen) Elektrode der Schrittmachersonde am Schrittmacheraggregat.

Die meisten externen Herzschrittmacheraggregate verfügen über folgende Anzeigen:

- Anzeige für Schrittmacherimpulse (Lichtanzeige)
- Anzeige zur Registrierung der QRS-Komplexe (Lichtanzeige)
- Anzeige für Batteriekontrolle (Lichtanzeige)

44.2.2 Einführen der Schrittmachersonde

Wegen des günstigen anatomischen Gefäßverlaufs sollten transvenöse passagere Schrittmacherelektroden möglichst über die rechte V. jugularis interna (oder die linke V. subclavia) eingeführt werden. Die Schrittmacherelektrode sollte in der Regel unter Bildwandlerkontrolle in den rechten Ventrikel vorgeschoben werden. Die Schrittmachersonde ist korrekt platziert, wenn sie entweder in der Spitze oder am Boden des rechten Ventrikels im Trabekelwerk liegt. Wird eine Schrittmachersonde ausnahmsweise über eine Vene der Ellenbeuge eingeführt, dann sollte der Patient den Arm nur wenig bewegen, da es hierbei – ähnlich wie für einen Kavakatheter beschrieben – zu deutlichen Verlagerungen der Katheterspitze mit eventueller Dislokation und Funktionseinbuße kommen kann.

Beim Legen der Schrittmachersonde ist ein Defibrillator bereitzustellen. Außerdem müssen evtl. an den Patienten angeschlossene elektrische Geräte geerdet sein.

44.2.3 Einstellung der Stimulations- und Steuerparameter eines externen Herzschrittmachers

Ein temporärer Herzschrittmacher gibt nach dem Einschalten Stimulationsimpulse entsprechend den eingestellten Parametern ab. Daher sollte die differente Elektrode erst angeschlossen werden, wenn sinnvolle Erfahrungswerte für Stimulationsart, Impulsamplitude, Empfindlichkeit sowie Impulsfrequenz eingestellt wurden. Die Elektrodenstecker sind dann in die Anschlussbuchsen des Schrittmachers einzuführen und festzuschrauben. Das zum distalen, stimulierenden, differenten Sondenende führende Kabel (für Abgabe der Schrittmacherimpulse und für die Registrierung des QRS-Komplexes) ist am Minuspol (blau, 1a in Abb. 44.1) anzuschließen. Das zum proximalen, indifferenten Elektrodenende des Schrittmacherkabels führende Kabel ist an den Pluspol (rot, 1b in Abb. 44.1) zu konnektieren.

Es hat sich bewährt, Stimulations- und Steuerparameter eines externen Schrittmachers in folgender Reihenfolge einzustellen (Abb. 44.1):

1. Stimulationsart (2) wählen: Es wird normalerweise die VVI-Stimulationsart gewählt. Das Gerät arbeitet dann im sog. Demand-Mode. Es inhibiert bei Detektion eines ventrikulären Potenzials und gibt nur Impulse ab, wenn innerhalb der Impulsperiodendauer, die von der eingestellten Frequenz abhängig ist, keine Eigenaktion des Herzens erkannt wird.

2. Empfindlichkeit (Sensing-Schwelle, 5) bestimmen; bei Verwendung des VVI-Modus (Ventrikel-»pacing«, Ventrikel-»sensing«, inhibierter Modus) ist die Einstellung der Sensing-Schwelle wichtig. Nach Anschluss der Elektrode blinkt die grüne Leuchtdiode (6) synchron zu Eigenaktionen des Herzens. Zur Ermittlung der Sensing-Schwelle ist die Schrittmacherfrequenz unter die Eigenfrequenz des Herzens einzustellen. Nun wird die Empfindlichkeit reduziert (d.h. der Wert in mV erhöht), bis der QRS-Komplex nicht mehr vom Schrittmacher registriert wird. Der Schrittmacher ist nun nicht mehr inhibiert, sodass Schrittmacherimpulse in den Eigenrhythmus einfallen. Die blinkende grüne Leuchtdiode (6; P/R Potenzial) erlischt. Die Sensing-Schwelle entspricht der geringsten Empfindlichkeit (höchster Wert in mV), bei der Eigenaktivität gerade noch vom Schrittmacher erkannt wird. Eine unzureichende Empfindlichkeit des Gerätes führt dazu, dass der Schrittmacher einen festen Rhythmus (asynchrone Stimulation) vorgibt. Eine gute Sensing-Schwelle liegt bei > 8 mV vor. Die Empfindlichkeit wird nun deutlich höher (auf einen kleineren Wert in mV als die ermittelte Sensing-Schwelle) eingestellt. Es empfiehlt sich die Einstellung auf ca. die Hälfte des ermittelten Wertes (Sensing-Schwelle) in mV. Häufig werden 1,5–2 mV eingestellt.

3. Impulsamplitude (7) einstellen: Hierzu muss zuerst die individuelle Reizschwelle bestimmt, also die Impulsamplitude ermittelt werden, bei deren Überschreiten ein Schrittmacherimpuls zu einer Herzaktion führt.
   Die Schrittmacherfrequenz muss hierfür vorübergehend ungefähr 20–30 Schläge/min über die Eigenfrequenz eingestellt werden. Es wird mit der niedrigsten Impulsamplitude begonnen. Die Impulsamplitude wird nun langsam erhöht, bis der Impuls zu einer Kammererregung führt.
   Die kleinste, gerade noch übergeleitete Impulsamplitude entspricht der Reizschwelle. Eine günstige Reizschwelle liegt vor, wenn es bei ≤ 1 V noch zur Impulsweiterleitung kommt. Eine Reizschwelle von < 2 V ist noch akzeptabel.
   Die Impulsamplitude sollte anschließend auf mindestens die doppelte Reizschwelle eingestellt werden. Häufig wird eine Impulsamplitude von ca. 5 V eingestellt.

4. Impulsbreite einstellen: Die Impulsbreite ist bei dem EDP-20-Gerät fest vorgegeben (0,5 msec) und braucht nicht eingestellt zu werden.

5. Nach Einstellung der Empfindlichkeit wird die Sicherheitsfrequenz festgelegt, unterhalb der das Schrittmacheraggregat Impulse abgeben soll.

44.3 Transthorakaler Herzschrittmacher

Eine Alternative zur notfallmäßigen Platzierung eines transvenösen Herzschrittmachers (s.o.) stellt die nicht invasive transthorakale Stimulation dar (Übersicht bei Kelly u. Royster 1989). Hierfür werden zwei großflächige Stimulationselektroden auf Brust und Rücken geklebt (Abb. 44.2). Auf die Brust sollte die negative Elektrode und auf den Rücken die positive Elektrode platziert werden. Oft kann es bei der Stimulation zu kräftigen, den Operateur evtl. störenden Muskelkontraktionen kommen. Durch geschicktes Platzieren der Elektroden über Arealen mit geringer Muskelmasse und durch Anwendung elektrischer Impulse mit relativ geringer Energie (meist ca. 80 mA) kann eine gute Stimulation des Herzens bei nur geringer bzw. fehlender Stimulation der Muskulatur erzielt werden. Die hämodynamischen Ergebnisse sind nach einer transthorakalen Stimulation denen einer herkömmlichen rechtsventrikulären Stimulation vergleichbar. In Situationen, in denen notfallmäßig ein externer Herzschrittmacher platziert werden muss, wird die transthorakale Stimulation sicherlich bald das Therapieverfahren der Wahl sein. Transthorakale Schrittmacherelektroden können z.B. auch prophylaktisch bei Patienten mit bereits vorhandenem Herzschrittmacher eingesetzt werden, bei denen ein Batteriewechsel ansteht oder z.B. bei Patienten mit einem Linksschenkelblock, bei denen ein Pulmonalarterienkatheter eingeschwemmt werden muss (wodurch evtl. noch ein zusätzlicher Rechtsschenkelblock ausgelöst werden könnte). Dieses Verfahren kann auch zum elektiven »overpacing« hämodynamisch stabiler Tachyarrhythmien eingesetzt werden. Die speziellen Klebeelektroden sind jedoch relativ teuer.

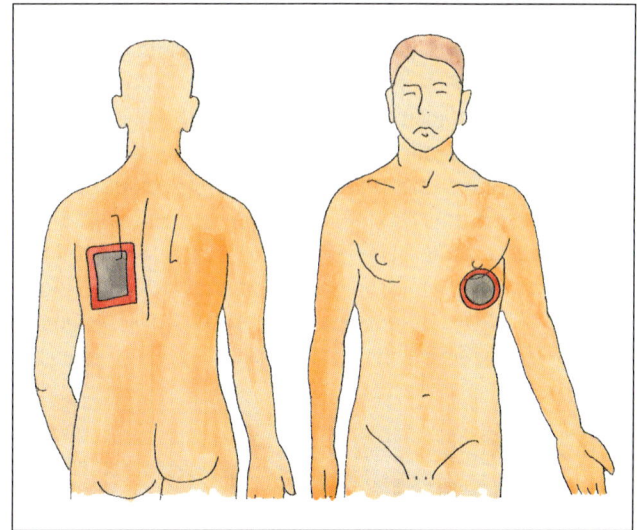

Abb. 44.2 Position der Stimulationselektroden eines transthorakalen Schrittmachers.

44.4 Anästhesie bei Patienten mit einem permanenten Herzschrittmacher

Präoperative Beurteilung der Herzschrittmacherfunktion

Bei der präoperativen Beurteilung von Patienten mit einem künstlichen, implantierten Herzschrittmacher muss geklärt werden, um welchen Schrittmachertyp es sich handelt (Tab. 44.1) und wann er das letzte Mal überprüft wurde. Idealerweise sollte der Schrittmacher auch präoperativ überprüft werden. Anamnestische Hinweise auf Schwindel oder Synkopen können auf eine Funktionsstörung des Schrittmachers

hinweisen. Da es inzwischen eine fast nicht mehr überschaubare Vielfalt an Herzschrittmachern gibt, ist es sinnvoll, nähere Informationen zum Schrittmacher dem Schrittmacher-Ausweis des Patienten zu entnehmen. Ein **Abfall der Herzfrequenz** um 10% unter die ursprünglich eingestellte Frequenz ist Hinweis auf eine erschöpfte Batterie.

Eine **unregelmäßige Herzfrequenz** kann dadurch bedingt sein, dass die Eigenfrequenz des Herzens intermittierend unter die Schrittmacherfrequenz abfällt und der Demand-Schrittmacher sich ein- und ausschaltet. Dies kann aber auch dadurch bedingt sein, dass der Impulsgenerator die R-Zacken nicht mehr erfassen kann (Sensing-Defekt).

Um bei Schrittmacherpatienten sicherzustellen, dass jeder **Schrittmacherimpuls** zu einer Ventrikelkontraktion führt, muss der Puls getastet und gleichzeitig das EKG beobachtet werden. Dies ist jedoch nur aussagefähig, falls die Eigenfrequenz des Herzens niedriger ist als die eingestellte Schrittmacherfrequenz. Ist die Eigenfrequenz des Herzens jedoch höher als die eingestellte Schrittmacherfrequenz, dann können synchron arbeitende ventrikelstimulierende oder sequenzielle Schrittmacher von Kardiologen u.U. dadurch überprüft werden, dass sie durch externes Auflegen eines Umschaltmagneten auf den Impulsgeber in einen starrfrequenten Funktionsmodus umgeschaltet werden. Dem Schrittmacher-Ausweis kann normalerweise entnommen werden, mit welcher Frequenz ein Schrittmacher bei Auflegen des externen Magneten stimuliert. Durch Anwendung des Valsalva-Manövers kann ggf. ein Abfall der Eigenfrequenz des Herzens unter die des Schrittmachers erzielt und so die Funktion des Schrittmachers überprüft werden.

Bei **frequenzadaptiven Schrittmachern** (s.o.) sollte für die Operation die frequenzmodulierende Funktion ausgeschaltet werden. Falls dies nicht möglich ist, sollte zumindest die Funktionsweise bekannt sein. Erfasst ein frequenzadaptiver Schrittmacher Vibrationen, Thoraximpedanzänderungen oder z.B. die Körpertemperatur (s.o.), dann kann es z.B. durch perioperatives Shivering, eine maschinelle Hyperventilation oder eine intraoperative Änderung der Körpertemperatur zu Veränderungen der Schrittmacherfrequenz kommen. Gegebenenfalls kann durch die medikamentöse Durchbrechung eines Shiverings oder durch Änderung des Beatmungsmusters die Schrittmacherfrequenz wieder normalisiert werden.

Präoperativ sollte bei Schrittmacherträgern ein EKG und eine Thoraxröntgenaufnahme durchgeführt sowie die Elektrolytkonzentrationen bestimmt werden. Außerdem sollte geklärt werden, warum der Patient den Herzschrittmacher erhalten hat.

Narkoseführung

Medikamente

Die Auswahl der Anästhetika wird durch die Tatsache, dass ein Patient einen Schrittmacher trägt, kaum beeinflusst. Die Auswahl anästhesierelevanter Pharmaka muss an das vorliegende kardiale Risikoprofil des Patienten angepasst werden. Von Succinylcholin ist bekannt, dass es bei Auslösen von Muskelfaszikulationen zu Funktionsstörungen von Schrittmachern führen kann. Diese Muskelfaszikulationen können vom Schrittmacher als Kammeraktivität detektiert werden. Dadurch kann die Schrittmacheraktivität inhibiert werden und es kann evtl. eine Asystolie auftreten. Ein AICD (s.u.) kann Muskelfaszikulationen als Kammerflimmern fehlinterpretieren und evtl. einen Defibrillationsschock abgeben. Succinylcholin sollte möglichst zugunsten nicht depolarisierender Relaxanzien vermieden werden. Ist dessen Gabe notwendig, so ist auf eine sorgfältige Präcurarisierung zur Unterdrückung von Muskelfaszikulationen zu achten. Von Etomidat ist bekannt, dass es aufgrund der gelegentlich ausgelösten Myokloni zu ähnlichen Funktionsstörungen führen kann wie Succinylcholin.

Überwachung

Bei der Narkoseführung von Patienten mit einem Herzschrittmacher sind das EKG und möglichst auch der periphere Puls kontinuierlich zu überwachen. Außerdem müssen eine entsprechende Ausrüstung (Defibrillator, Magnet) und geeignete Medikamente (z.B. Atropin, Orciprenalin) verfügbar sein, um ggf. intervenieren zu können, falls die Schrittmacherfunktion ausfällt. Wird die EKG-Ableitung durch den Elektrokauter gestört, dann sollte durch Palpation einer peripheren Arterie die Herzaktivität kontinuierlich überwacht werden.

Andere Einflüsse

Elektrokauter

Bei älteren Schrittmachermodellen wurden die elektrischen Artefakte des Elektrokauters als Eigenimpulse des Myokards (R-Zacken) detektiert, was zu einer Inhibition des Herzschrittmachers führte. Durch eine verbesserte elektrische Abschirmung der neueren Schrittmacheraggregate konnten Interferenzprobleme mit dem Elektrokauter weitestgehend ausgeschaltet werden. Das Risiko einer solchen Störung besteht allerdings auch bei modernen Schrittmachern noch zu einem gewissen Grad. Es ist daher stets sinnvoll, die Neutralelektrode des Elektrokauters möglichst weit vom Schrittmacheraggregat entfernt und möglichst nahe am Operationsfeld zu platzieren, um das Risiko solcher Störungen zu minimieren. Außerdem sollte die Stromstärke des Elektrokauters so gering wie möglich eingestellt werden. Falls ein Einsatz des Elektrokauters in kurzen Intervallen nötig ist, sollte er nicht häufiger als etwa alle 10 Sekunden und nicht länger als jeweils 5 Sekunden benutzt werden. Außerdem sollte möglichst das bipolare Kautern vorgezogen werden, da hierbei der Strom vor allem zwischen den beiden Polen der Pinzette fließt.

Magnete

Während der Operation sollte ein externer Magnet nicht routinemäßig auf das Schrittmacheraggregat aufgelegt werden. Durch Auflegen eines Magneten können – falls zusätzlich elektrische Felder (z.B. durch das elektrische Messer) auftreten – einige Schrittmachertypen umprogrammiert werden. Vom Anästhesisten sollte ein Magnet nur aufgelegt werden, wenn bedrohliche schrittmacherinduzierte Tachykardien therapiert werden sollen. Danach ist eine Neuprogrammierung notwendig.

Pulmonalarterienkatheter

Durch Einführen eines Pulmonalarterienkatheters kann eine kurz zuvor transvenös eingeschwemmte (endokardiale) Schrittmacherelektrode dislozieren. Die Dislokation einer endokardialen Elektrode, die bereits länger als vier Wochen lag, ist dagegen eher unwahrscheinlich. Um eventuelle Probleme zu vermeiden, sollte bei diesen Patienten der Pulmonalarterienkatheter möglichst unter Röntgendurchleuchtung eingeschwemmt werden. Muss zentralvenös punktiert werden, dann sollte nicht diejenige Vene gewählt werden, in der die Schrittmachersonde verläuft. Es sollte die zum implantierten Aggregat kontralaterale Seite punktiert werden.

Nervenstimulator

Wird zur Anlage einer Plexusanästhesie ein Nervenstimulator verwendet, dann können die Stimulationsimpulse als myokardiale elektrische Aktivität detektiert werden. Dadurch kann die Schrittmacheraktivität inhibiert werden und evtl. eine Asystolie auftreten. Bei Patienten mit einem Herzschrittmacher kann eine extrakorporale Stoßwellenlithotripsie (ESWL) problemlos durchgeführt werden, da die ESWL-Geräte EKG-getriggert sind, sodass Interferenzen verhindert werden können. Eine Untersuchung eines Patienten mit einem Schrittmacher im Kernspintomographen ist dagegen kontraindiziert, da die hierbei auftretenden Magnetfelder zu einer Dislokation des Aggregates, zu einer Patientenverletzung oder zu einer Umprogrammierung des Schrittmachers führen können. Falls diese Untersuchung zwingend notwendig ist, muss der Schrittmacher vorher ausgeschaltet oder idealerweise explantiert werden.

Defibrillation

Falls ein Patient mit künstlichem Herzschrittmacher (z.B. wegen eines Kammerflimmerns) defibrilliert werden muss, ist dies normalerweise problemlos möglich (Kap. 87.2, S. 1233). Es sollte jedoch beachtet werden, dass keine Defibrillationselektrode direkt über dem Impulsgeber platziert wird. Außerdem sollte das Stromfeld zwischen den beiden Defibrillationselektroden nicht entsprechend dem Verlauf der Schrittmacherelektrode sondern durch entsprechende Platzierung der Defibrillationselektroden möglichst senkrecht dazu ausgerichtet sein. Eine externe Defibrillation kann evtl. zu einem akuten Anstieg der Reizschwelle führen. Schrittmacherimpulse sind dann evtl. nicht mehr von einer Myokardkontraktion gefolgt. Es kann dann notwendig werden, sofort einen transvenösen Herzschrittmacher bzw. nicht invasiv einen transkutanen Herzschrittmacher zu platzieren. Die plötzliche Erhöhung der Reizschwelle ist vermutlich dadurch bedingt, dass es durch die elektrische Defibrillation zu Verbrennungen an der Kontaktfläche von Schrittmacherelektrode und Endokard kommt. Es sollte daher zur Defibrillation keine unnötig hohe Energie verwendet werden. Nach jeder Defibrillation oder Kardioversion sollte die Schrittmacherfunktion überprüft werden.

Myokard-Membranpotenzial

Das Membranpotenzial des Myokards kann durch Sympathikotonus, Sympathikomimetika, Ischämie, Hypoxämie, Hypokaliämie und Hypothermie erniedrigt (stärker negativ) werden. Dadurch wird die Stimulation erschwert. Vagotonus, Hyperkaliämie und Antiarrhythmika erhöhen das Membranpotenzial des Myokards. Volatile Anästhetika haben keinen Einfluss auf das Membranpotenzial.

Sonstiges

Vor allem bei externen oder evtl. neu implantierten internen Schrittmachern kann es durch perioperatives Shivering, Überdruckbeatmung, intraoperative Lagerungsmanöver oder eine perioperative Herzdilatation (z.B. durch eine akute Herzinsuffizienz) evtl. zu einer Elektrodendislokation kommen. Postoperatives Zittern kann aber auch zu ähnlichen Problemen

führen wie succinylcholinbedingte Muskelfaszikulationen (s.o.). Es ist daher möglichst schnell zu durchbrechen.

44.5 Anästhesie zur Implantation eines permanenten Herzschrittmachers

Wird bei einem Patienten eine Narkose zur Implantation eines permanenten Herzschrittmachers durchgeführt, so besteht das Risiko, dass hierbei schwere Herzrhythmusstörungen, z.B. ein Herzstillstand auftreten, bevor der Schrittmacher in Funktion genommen werden kann. Deshalb sollte vor Narkoseeinleitung prophylaktisch transvenös ein passagerer Herzschrittmacher (s.o.) oder ein nicht invasiver transthorakaler Schrittmacher (s.o.) platziert werden.

44.6 Automatische implantierbare Cardioverter-Defibrillatoren (AICD)

Funktionsprinzip und Implantation

Patienten, die bereits ein Kammerflimmern überlebt oder eine längerfristige Kammertachykardie oder andere, nicht konventionell beherrschbare schwere tachykarde Rhythmusstörungen erlitten haben, können durch solche wieder auftretende Rhythmusstörungen evtl. einen plötzlichen Herztod erleiden. Solche Rhythmusstörungen können mittels implantierbarer automatischer Kardioverter bzw. Defibrillatoren (»**a**utomatic **i**mplantable **c**ardioverter **d**efibrillator« = AICD) evtl. erfolgreich behandelt werden. Seit Einführung der AICD 1980 wurden inzwischen in Deutschland über 30000 solcher Geräte implantiert. 1996 wurden in Deutschland nahezu 3000 AICD implantiert. Diese Aggregate können ventrikuläre Tachykardien bzw. Kammerflimmern sowie supraventrikuläre Tachykardien automatisch feststellen und geben dann synchronisiert elektrische Impulse mit einer Energie von meistens 25 Ws (Joule), zum Teil auch 30–35 Ws ab, oder sie führen ein antitachykardes Pacing durch. Außerdem haben sie eine antibradykarde Funktion, die evtl. kurz nach einer internen Defibrillation kurzfristig notwendig wird. Ein AICD-Schrittmacher wird nur implantiert, falls ventrikuläre Tachykardien bzw. Kammerflimmern durch eine medikamentöse antiarrhythmische Therapie nicht zu beeinflussen sind und die Lebenserwartung mehr als 6–12 Monate beträgt. Ein AICD ähnelt inzwischen einem großen, konventionellen Herzschrittmacher. Für die Platzierung und Überprüfung der intrakardialen Elektrode eines AICD-Schrittmachers wird zumeist eine Allgemeinanästhesie durchgeführt. Nur in einzelnen Zentren wird eine Lokalanästhesie mit Analgosedierung vorgezogen. Während der Implantation wird (zur Funktionsüberprüfung) ein Kammerflimmern künstlich ausgelöst, das dann durch den AICD-Schrittmacher beendet werden sollte. Das Schrittmacheraggregat wird normalerweise in eine subkutane Tasche über dem linken M. pectoralis platziert. Nur in speziellen Fällen werden noch epikardiale AICD-Elektroden platziert.

Narkoseführung bei Patienten mit AICD

Muss bei einem Patienten mit einem implantierten AICD eine Narkose durchgeführt werden, so ist zu klären, wie häufig der AICD in letzter Zeit aktiv war. Ein AICD sollte unmittelbar präoperativ deaktiviert werden. Lediglich die antibradykarde Funktion (z. B. VVI) sollte noch aktiv sein. Sonst könnte der AICD z. B. einen Artefakt durch ein elektrisches Messer fehlinterpretieren und sich fälschlicherweise entladen (»schocken«). Wird ein externer Magnet auf einen AICD aufgelegt, dann kann es bei zusätzlicher Anwendung äußerer elektrischer Felder (z. B. durch ein elektrisches Messer) zur Fehlprogrammierung kommen.

Bei Patienten mit einem AICD kann es durch einen Stoßwellenlithotriptor zur Beschädigung des AICD kommen. Bei einer evtl. notwendigen Defibrillation sind die gleichen Dinge zu beachten wie bei einem konventionellen Herzschrittmacher (s.o.). Am Ende der Operation sollte der AICD sofort wieder durch den Kardiologen aktiviert werden.

44.7 Literatur

Kelly JS, Royster RL. Nonivasive transcutaneous cardiac pacing. Review article. Anesth Analg 1989; 68: 229–38.

Knobelsdorff von G, Goerig M, Nägele H, Scholz J. Interaktion von frequenzadaptiven Herzschrittmachern und anästhesiologischem Management. Diskussion der aktuellen Literatur anhand von 2 Fallberichten. Anaesthesist 1996; 45: 856–60.

Weiterführende Literatur

Bourke ME. The patient with a pacemaker or related device. Can J Anaesth 1996; 43: R24–R32.

Kemnitz J, Peters J. Herzschrittmacher und implantierbare Kardioverter-Defibrillatoren in der perioperativen Phase. Anästhesiol Intensivmed Notfallmed Schmerzther 1993; 28: 199–212.

v. Sandersleben A, Dietrich PJ, Wappler F. Der implantierbare Kardioverter-Defibrillator. Indikationen, Funktionen, anästhesiologische Aspekte. Anästhesiol Intensivmed Notfallmed Schmerzther 2001; 36: 608–18.

Wietholt D, Ulbricht LJ, Gülker H (Hrsg). Implantierbare Kardioverter-Defibrilatoren. Von der Indikation bis zur Nachsorge. Stuttgart: Thieme 1997.

45 Hypertonie

Anästhesie bei Begleiterkrankungen

45.1 Allgemeine Bemerkungen

Eine Hypertonie liegt nach der WHO-Definition dann vor, wenn der systolische Blutdruck über 140 mm Hg und/oder der diastolische Blutdruck über 90 mm Hg beträgt. In Tabelle 45.1 ist eine aktuelle Klassifikation der Hypertonie dargestellt. Eine isolierte systolische Hypertonie liegt vor, wenn der systolische Wert über 140 mm Hg und der diastolische Wert unter 90 mm Hg beträgt. Die Hypertonie stellt die häufigste Kreislaufstörung dar. Mit zunehmendem Alter steigt das Risiko, eine Hypertonie zu entwickeln. Nahezu zwei Drittel der Menschen über 65 Jahre leiden an einer Hypertonie. Morbidität und Mortalität nehmen mit dem Ausmaß der Hypertonie zu. Bei Patienten mit Hypertonie ist das Risiko von koronarer Herzerkrankung, Herzinfarkt, Herzinsuffizienz, Niereninsuffizienz oder das Risiko eines zerebralen Insultes signifikant erhöht.

In über 90% handelt es sich um eine sog. essenzielle (primäre) Hypertonie. Die Ursache einer primären Hypertonie ist unbekannt. Bei einer sog. sekundären Hypertonie lässt sich dagegen eine erkennbare Ursache, z.B. eine Nierenerkrankung, nachweisen.

> Risikofaktoren für eine Hypertonie sind Rauchen, Diabetes mellitus, Übergewicht, Dyslipoproteinämie, körperliche Inaktivität, Alter, männliches Geschlecht und positive Familienanamnese.

45.2 Therapie der Hypertonie

Die folgenden Therapievorschläge zur Behandlung einer Hypertonie orientieren sich an den Empfehlungen der Deut-

Tab. 45.1 Klassifikation der Hypertonie.

	systolischer Druck (mm Hg)	diastolischer Druck (mm Hg)
Normalbereich	< 130	< 85
hoch normaler Bereich	130–139	85–89
Hypertonie:		
▪ leichte	140–159	90–99
▪ mittelschwere	160–179	100–109
▪ schwere	≥180	≥110

Tab. 45.2 Medikamentöse Therapie der Hypertonie (Monotherapie).

β-Blocker	oder	Diuretikum	oder	Calcium-antagonist	oder	ACE-Hemmer

schen Liga zur Bekämpfung des hohen Blutdrucks e.V. und der Deutschen Hypertonie Gesellschaft (Empfehlungen 2001).

Falls der Blutdruck über 140 mm Hg ansteigt, werden Allgemeinmaßnahmen empfohlen (Gewichtsreduktion, Beschränkung des Kochsalzkonsums, Senkung des Alkoholkonsums, Abbau von Stressfaktoren, körperliche Aktivität, Aufgabe des Rauchens, Beseitigung von Fettstoffwechselstörungen und konsequente Behandlung eines Diabetes mellitus). Bestehen zusätzliche Risikofaktoren, ist auch eine medikamentöse Therapie durchzuführen. Steigt der Blutdruck über 160/95 mm Hg an, dann ist stets eine medikamentöse Therapie indiziert. Durch eine suffiziente Therapie kann die Inzidenz von Herzinfarkt, Herzinsuffizienz, Schlaganfall und Niereninsuffizienz deutlich gesenkt werden. Der Blutdruck sollte langsam (ca. 10 mm Hg pro Monat) gesenkt werden.

Ziel bei der Behandlung eines Hypertonus ist es, einen Blutdruck von ≦ 140/90 mm Hg zu erreichen. Hierfür wird meist eine medikamentöse Monotherapie (Tab. 45.2), ggf. eine Zweierkombination (Tab. 45.4) oder gar eine Dreierkombination (Tab. 45.5) empfohlen.

45.2.1 Monotherapie

Im Einzelfall lässt sich nicht voraussagen, auf welches Antihypertensivum ein Patient mit erhöhtem Blutdruck am besten anspricht. Wird eine Normalisierung des Blutdrucks mit dem zunächst verordneten Medikament (Tab. 45.2) nicht erreicht, sollte eine Monotherapie mit einer Substanz einer anderen Gruppe eingeleitet werden. In Tabelle 45.3 sind häufig verwendete Antihypertensiva aufgeführt. Bei unzureichender Wirkung einer Monotherapie muss mit einer Kombinationstherapie begonnen werden.

45.2.2 Kombinationstherapie

Eine Kombinationstherapie mit zwei Antihypertensiva ist indiziert, wenn mithilfe einer Monotherapie der Blutdruck nicht auf Werte von ca. 140/90 mm Hg gesenkt werden kann. Die Kombinationstherapie enthält in der Regel als Basissubstanz ein Diuretikum oder einen Calciumantagonisten (Tab. 45.4). Für die Hochdruckbehandlung gibt es auch viele Kombinationspräparate, die zwei oder drei Substanzen, z.B. zwei Diuretika, Diuretikum plus β-Blocker, Diuretikum plus ACE-Hemmer oder andere Kombinationen enthalten (Tab. 45.5).

Wirkt keine der angegebenen Zweierkombinationen ausreichend blutdrucksenkend, dann kann zusätzlich ein zentrales Sympathikolytikum (z.B. Clonidin; Kap. 23.1, S. 482) verabreicht werden oder es kann eine Dreifachkombination angewandt werden (Tab. 45.6).

Bei einer Monotherapie wird die Wirkung des Medikaments über körpereigene Kompensationsmechanismen öfters

Anästhesie bei Begleiterkrankungen

Tab. 45.3 Antihypertensiva zur Langzeittherapie (Einzelsubstanzen).

Freiname	Handelsname	Tagesdosis in mg	wichtige Nebenwirkungen
1. β-Blocker			
a) β₁-selektiv			
Acebutolol	Prent (200/400)	$2 \times 200–400$	**Nebenwirkungen:** Bradykardie, Herzinsuffizienz bei vorgeschädigtem Herzmuskel, Bronchospasmus, Kältegefühl in den Extremitäten
Atenolol	Atendol (50/100)	$1 \times 50–100$	
	Tenormin (25/50/100)	$1 \times 50–100$	**Kontraindikationen:** AV-Block II. oder III. Grades, manifeste Herzinsuffizienz, obstruktive Ventilationsstörung, sinuatrialer Block, Sick-Sinus-Syndrom
Metoprolol	Beloc-Zok mite (47,5)	$1 \times 47,5$	
	Beloc-Zok (95)	1×95	
	Beloc-Zok forte (190)	1×190	
	Lopresor mite (50)	$2 \times 50–2 \times 100$	
	Lopresor (100)		
b) nicht β₁-selektiv			
Pindolol	Visken (5), mite (2,5)	$2–3 \times 5$	Nebenwirkungen und Kontraindikationen: s.o.
	Visken 15	1×15	
Propranolol	Dociton 40/80	$2 \times 40–2 \times 80$	
	Dociton 80 retard	$1 \times 80–2 \times 160$	
	Dociton 160 retard		
2. Diuretika			
a) Thiaziddiuretika			
Clopamid	Brinaldix (20)	10–20	Hypokaliämie (erhöhte Digitalis-Empfindlichkeit), Hyperglykämie, Hyperurikämie, Hyponatriämie, Dehydratation
Hydrochlorothiazid	Esidrix (25)	12,5–50	
b) Schleifendiuretika (Tab. 45.7, bei Niereninsuffizienz mit Serumkreatininwerten > 2 mg/dl)			
Furosemid	Lasix (40)	$1–2 \times 20–80$	Hypokaliämie (erhöhte Digitalis-Empfindlichkeit), Hyponatriämie, Dehydratation, Hyperglykämie, Hyperurikämie
3. Calciumantagonisten			
a) Nifedipin-Typ			
Nifedipin	Adalat Eins 30/60	$1 \times 30/1 \times 60$	**Nebenwirkungen:** Kopfschmerzen, Exanthem, Flush, Ödeme, u.U. Zunahme pektanginöser Schmerzen
	Adalat (retard 20)	$2–3 \times 20$	
Nisoldipin	Baymycard (5)/10	$2 \times 5–10$	**Kontraindikationen:** instabile Angina pectoris, akuter Myokardinfarkt innerhalb der letzten 4 Wochen, Nifedipin in schnell freisetzender Form gilt nur noch als Antihypertensivum der 2. Wahl (Kap. 23.5.1, S. 500)
Nitrendipin	Bayotensin (20) mite (10)	$1–2 \times 20/2 \times 10$	
b) Diltiazem-Typ			
Diltiazem	Dilzem retard 90/120/180	$2 \times 90–180/2 \times 120/$ $2 \times 90–180$	Kopfschmerzen, Exanthem, Ödeme, AV-Überleitungsstörungen (Vorsicht bei Kombination mit β-Blockern)
c) Verapamil-Typ			
Verapamil	Isoptin mite (40)	$3 \times 40–120$	Obstipation, AV-Überleitungsstörungen (Vorsicht bei Kombination mit β-Blockern)
	Isoptin (80/120)		
	Isoptin KHK retard 120	$1–2 \times 120–240$	
4. ACE-Hemmer (Tab. 41.3)			
Captopril	Lopirin-Cor (12,5)	$2–3 \times 12,5–50$	Husten, angioneurotisches Ödem, Exanthem, akute Niereninsuffizienz, Hyperkaliämie, ACE-Hemmer nicht bei bds. Nierenarterienstenose oder primärem Hyperaldosteronismus
	Lopirin (25/50/75)		
5. α₁-Blocker			
a) selektiv			
Prazosin	Minipress (1/2/5)	$1 \times 1–2 \times 6$	orthostatische Hypotonie, insbesondere zu Beginn der Therapie, Herzklopfen, Kopfschmerzen, Müdigkeit
	Minipress retard (1/2/4/6)		

Anästhesie bei Begleiterkrankungen

Tab. 45.3 Fortsetzung.

Freiname	Handelsname	Tagesdosis in mg	wichtige Nebenwirkungen
5. α_1-Blocker			
b) nicht spezifisch			
Urapidil	Ebrantil (30/60/90)	$2-3 \times 30-60$	Nebenwirkungen: s.o.
6. Antisympathikotonika			
Clonidin	Catapresan (75/150/300)	$2 \times 0,075-0,3$	Bradykardie, Sedierung, Potenzstörungen, Mundtrockenheit, Blutdruckkrisen bei plötzlichem Absetzen
α-Methyldopa	Presinol mite (125) Presinol (250/500) Sembrina (250/500)	$3 \times 125-750$	Sedierung, Potenzstörungen, Leberfunktionsstörungen
7. Arterioläre Vasodilatatoren			
Dihydralazin	Nepresol (25) Nepresol forte (50)	$2-3 \times 12,5-50$	Anstieg der Herzfrequenz, Stenokardie, Übelkeit, Kopfschmerzen
Minoxidil	Lonolox (2,5/10)	$2 \times 5-3 \times 10$	Anstieg der Herzfrequenz, Ödem, Hypertrichose

Tab. 45.4 Medikamentöse Therapie der Hypertonie (Zweierkombination).

Diuretikum	bzw.	Calciumantagonist
plus		plus
β-Blocker oder Calciumantagonist oder ACE-Hemmer oder α_1-Blocker		β-Blocker oder ACE-Hemmer

Tab. 45.6 Medikamentöse Therapie der Hypertonie (Dreierkombination).

Diuretikum	oder	Diuretikum	oder	Diuretikum
plus		plus		plus
β-Blocker		ACE-Hemmer		Antisympathikotonikum
plus		plus		plus
Vasodilatator		Calciumantagonist		Vasodilatator

Tab. 45.5 Kombinationspräparate zur Langzeittherapie (Beispiele).

Handelsname und Wirkstoffe	Zusammensetzung einer Tablette
Diuretikum und Kalium sparendes Diuretikum (Beispiele)	
Dytide H	25,0 mg Hydrochlorothiazid plus 50,0 mg Triamteren
(Moduretik mite)/Moduretik	(25,0 mg) 50,0 mg Hydrochlorothiazid plus (2,5 mg) 5,0 mg Amilorid
Diuretikum und β-Blocker (Beispiele)	
Beloc-Zok comp	125 mg Hydrochlorothiazid 95 mg Metoprolol
Concor 50 (10) plus	12,5 (25) mg Hydrochlorothiazid 5 (10) mg Bisoprolol
Thiaziddiuretikum und ACE-Hemmer	
Capozide mite/25/50	12,5 (25/50) mg Hydrochlorothiazid 25 (25/50) mg Captopril
Pres plus	25 mg Hydrochlorothiazid 10 mg Enalapril

teilweise wieder aufgehoben. Bei einer Kombinationstherapie sollen der Blutdruck gesenkt und zusätzlich unerwünschte Kompensationsmechanismen blockiert werden. Mittels Monotherapie kann bei ca. 50% der Patienten mit leichter Hypertonie der Blutdruck auf unter 140/90 mm Hg gesenkt werden,

mit einer Zweifachtherapie kann bei über 90% der Patienten der Blutdruck weitgehend normalisiert werden.

45.2.3 Medikamentenauswahl

Bei der Auswahl der zur Therapie einer Hypertonie eingesetzten Medikamente (Tab. 45.3) sind folgende allgemeine Empfehlungen zu beachten:

- ältere Patienten (> 65 Jahre): Diuretika und Calciumantagonisten bevorzugen
- Linksherzhypertrophie: ACE-Hemmer, Calciumantagonisten, β-Blocker bevorzugen
- koronare Herzerkrankung: β-Blocker oder Calciumantagonisten bevorzugen
- vorausgegangener Myokardinfarkt: ACE-Hemmer oder β-Blocker bevorzugen
- Herzinsuffizienz: ACE-Hemmer und Diuretika bevorzugen
- Niereninsuffizienz: Bei Serumkreatininwerten über 2,0 mg/dl sollte in der Regel ein Schleifendiuretikum bevorzugt werden. Bei Gabe eines ACE-Hemmers müssen die Kreatinin- und Kaliumplasmakonzentrationen kontrolliert werden.
- obstruktive Ventilationsstörungen: β-Blocker wegen der Gefahr einer Bronchokonstriktion vermeiden.

■ Diabetes mellitus: Bei jüngeren Patienten mit Typ-I- oder Typ-II-Diabetes-mellitus sollten ACE-Hemmer, niedrig dosierte β_1-selektive β-Blocker oder Calciumantagonisten bevorzugt werden. Bei älteren Patienten mit Typ-II-Diabetes ist die Medikamentenauswahl an den Begleitkrankheiten zu orientieren. Bei Diabetes mellitus ist eine allgemeine Zurückhaltung mit nicht selektiven β-Blockern ratsam. Sie verstärken die blutzuckersenkende Wirkung von Insulin oder Sulfonylharnstoff.

> Bei langfristig guter Blutdruckeinstellung (unter 140/90 mm Hg) ist versuchsweise eine Dosisreduktion und evtl. auch ein Absetzen der Antihypertensiva (ein sog. Auslassversuch) gerechtfertigt.

Tab. 45.7 Häufig verwendete Diuretika. Thiaziddiuretika s. Tab. 45.3.

Medikamente	Einzeldosis [mg]	Dosierungsbereich [mg]
Schleifendiuretika		
■ Furosemid (Lasix)	40	1–2 × 20–80
■ Bumetanid (Burinex)	0,5	1–2 × 0,5–1
■ Etacrynsäure (Hydromedin)	50	1–3 × 50
■ Piretanid (Arelix)	6	1–2 × 3–6
Kalium sparende Diuretika		
■ Spironolacton (Aldactone)	50	200–300
■ Triamteren (vor allem in Kombinationspräparaten; z.B. Dytide H)	(50)	(50–100)
■ Amilorid (vor allem in Kombinationspräparaten)	(2,5–5)	(2,5–10)

β-Rezeptorenblocker

β-Rezeptorenblocker werden ausführlich im Kap. 23.4, S. 497 besprochen. Bei unter 40-jährigen Patienten scheint die Therapie einer Hypertonie mit einem β-Rezeptorenblocker am wirkungsvollsten zu sein. Bei Verwendung eines kardioselektiven β-Rezeptorenblockers ist eine dadurch bedingte Bronchokonstriktion unwahrscheinlich.

Diuretika

Diuretika führen zu einer vermehrten Harnausscheidung. Die meisten verursachen auch eine vermehrte Salzausscheidung (sog. Saluretika). Diuretika werden unterschieden in Thiazide (sowie Thiazidderivate), Schleifendiuretika und »Kalium sparende« Diuretika. Indikationen für Diuretika sind vor allem akute Ödeme (z. B. Lungenödem), chronische Ödeme, Hypertonie, Herzinsuffizienz und forcierte Diurese (z. B. im Rahmen einer Vergiftung).

Thiaziddiuretika

Thiazide wirken am frühdistalen Tubulus. Sie führen zu einer vermehrten Wasser-, Natrium-, Chlorid-, Kalium- und Magnesiumausscheidung. Die Ausscheidung von Calcium und Phosphat nimmt (im Gegensatz zu Schleifendiuretika) ab. Bei stärker eingeschränkter Nierenfunktion (Kreatininwerte > 1,8 mg/dl) sind Thiaziddiuretika nur eingeschränkt oder nicht mehr wirksam. Es sind dann Schleifendiuretika zu verwenden.

Schleifendiuretika

Schleifendiuretika wirken am aufsteigenden Schenkel der Henle-Schleife. Im Vergleich zu den Thiaziddiuretika wirken Schleifendiuretika kürzer und stärker. Die Ausscheidung von Wasser, Natrium, Chlorid, Kalium, Magnesium, Calcium und Phosphat ist erhöht. Als Schleifendiuretikum wird normalerweise Furosemid (Lasix) eingesetzt.

Diuretika können zu einer Hypokaliämie führen, was insbesondere bei digitalisierten Patienten Herzrhythmusstörungen begünstigen kann.

Kalium sparende Diuretika

Kalium sparende Diuretika steigern die Natrium- und Chloridausscheidung, die Kaliumausscheidung wird jedoch vermindert. Sie greifen am spätdistalen Tubulus und an den Sammelrohren an. Da hier die Natrium- und Chloridausscheidung schon weitgehend abgeschlossen ist, ist die diuretische Wirkung dieser Substanzen relativ beschränkt.

Es wird zwischen Aldosteronantagonisten (Spironolacton) und zyklischen Amidinderivaten (Triamteren, Amilorid) unterschieden. Mit Ausnahme von Spironolacton werden die Kalium sparenden Diuretika zumeist in Kombination mit einem Thiaziddiuretikum oder einem Schleifendiuretikum verabreicht.

Calciumantagonisten

Die Calciumantagonisten Diltiazem und Verapamil werden ausführlich im Kap. 23.5, S. 500 beschrieben. Calciumkanalblocker sind insbesondere zur Hypertoniebehandlung bei älteren Patienten geeignet.

ACE-Hemmer

ACE-Hemmer wie Captopril (Lopirin, s. auch Tab. 45.3) hemmen das »angiotensin-I-converting-enzym« (ACE) und dadurch die Umwandlung von Angiotensin I in das stark blutdrucksteigernde Angiotensin II. Die blutdrucksenkende Wirkung ist durch eine Abnahme des peripheren Gesamtwiderstandes bedingt.

Anästhesie bei Begleiterkrankungen

ACE-Hemmer sind relativ nebenwirkungsarm, sie können allerdings zu einer Hyperkaliämie führen, insbesondere bei Patienten mit einer Niereninsuffizienz oder bei gleichzeitiger Gabe eines Kalium sparenden Diuretikums.

α_1-Blocker

Prazosin (Minipress) hemmt fast ausschließlich die postsynaptischen α_1-Rezeptoren und verursacht dadurch einen Abfall des peripheren Gesamtwiderstandes. Mögliche Nebenwirkungen sind Müdigkeit, Natrium- und Wasserretention sowie reflektorische Tachykardie (vgl. Clonidin).

Urapidil (Ebrantil) wird ausführlich im Kap. 23.3.2, S. 495 beschrieben. Urapidil wird inzwischen auch zur Therapie einer Hypertonie bei Schwangeren mit (drohender) Eklampsie empfohlen (Hochdruck 1999, s. auch Kap.67.1.3, S. 937).

Antisympathikotonika

Clonidin (Catapresan) wird ausführlich im Kap. 23.1, S. 482 beschrieben. α-Methyldopa (Presonol, Sembrina) wird im ZNS großteils zu α-Methylnoradrenalin umgewandelt, das die eigentliche Wirksubstanz darstellt. Die Wirkung erfolgt (vergleichbar dem Clonidin) über eine Stimulierung von präsynaptischen α-Rezeptoren. Dadurch wird die Weiterleitung sympathischer Impulse gehemmt. Wie Clonidin führt auch α-Methyldopa zu einer Sedierung und zu einer ca. 15- bis 30%igen Erniedrigung des MAC-Wertes von Inhalationsanästhetika (Miller et al. 1968). Beim plötzlichen Absetzen droht eine Rebound-Hypertension.

Arterioläre Vasodilatoren

Dihydralazin (Nepresol) führt zu einer Dilatation an den glatten Gefäßmuskeln vor allem der kleinen Arterien. Der genaue Wirkmechanismus ist nicht bekannt. Häufig tritt eine reflektorische Tachykardie sowie eine Natrium- und Wasserretention auf.

45.3 Empfehlungen zur Behandlung hypertensiver Notfälle

Die maligne (bzw. akzelerierte) Hypertonie ist gekennzeichnet durch einen diastolischen Blutdruck >120 mm Hg (bzw. einen schnellen Blutdruckanstieg). Der Blutdruck muss umgehend gesenkt werden, sodass der diastolische Wert innerhalb der ersten Stunde auf ca. 105–110 mm Hg abfällt (bzw. Senkung des arteriellen Mitteldrucks um 10–20% in der ersten Stunde, Kolloch u. Kraft 1997). Eine übermäßige Blutdrucksenkung auf normotensive oder gar hypotensive Blutdruckwerte ist zu vermeiden.

Zur Blutdrucksenkung bieten sich die folgenden Medikamente an:

- Glyceroltrinitrat sublingual 1,2 mg (z.B. Nitrolingual-Pumpspray; 1 Hub = 0,4 mg)
- Nifedipin (Adalat) oral (sublingual, bukkal) 5 mg oder Nitrendipin (Bayotensin akut) oral (sublingual, bukkal) 5 mg in schnell resorbierbarer Form; kontraindiziert bei instabiler Angina pectoris oder Myokardinfarkt
- Urapidil (Ebrantil) 25 mg langsam i.v.
- Clonidin 0,075 mg langsam i.v.

Gegebenenfalls ist von diesen Medikamenten auch eine Wiederholungsdosis möglich.

Bei unzureichender Wirkung oder schnellem Wiederanstieg des Blutdrucks kommt eine intravenöse Dauerinfusion mit Urapidil, Clonidin oder Dihydralazin, in therapieresistenten Fällen kommt auch Nitroprussid-Natrium infrage. Es ist eine Intensivüberwachung der Patienten notwendig.

> Da eindeutige Belege für die Überlegenheit eines bestimmten Medikaments fehlen, kann die Medikamentenauswahl (Tab. 45.8) in erster Linie an den bekannten Indikationseinschränkungen, den Begleitumständen und der persönlichen Erfahrung orientiert werden. Die Infusionsgeschwindigkeit ist an der Wirkung zu orientieren.

Sofern keine Kontraindikation vorliegt (z.B. intravasaler Volumenmangel), empfiehlt sich stets zusätzlich die Gabe von 20–40 mg Furosemid i.v. Insbesondere bei Niereninsuffizienz und Überwässerung sollte eine möglichst intensive Diurese, ggf. durch höhere Dosen von Furosemid, angestrebt werden. Kann ein Phäochromozytom nicht sicher ausgeschlossen werden, empfiehlt sich Urapidil (25 mg i.v.). Ist ein Phäochromozytom nachgewiesen, sollte die Therapie mit Phenoxybenzamin fortgesetzt werden (Kap.51.4.5, S. 781).

45.4 Anästhesie bei Patienten mit Hypertonie

Allgemeine Bemerkungen

In zahlreichen Studien wird beschrieben, dass bei Patienten mit nicht oder unzureichend therapiertem Hypertonus intraoperativ häufiger Blutdruckanstiege und Tachykardien sowie Blutdruckabfälle mit Myokardischämien und Myokardreinfarkte auftreten. Bei Patienten mit einer Hypertonie wurde auch über eine häufigere, ungeplante postoperative Aufnahme auf der Intensivstation berichtet und es wurde eine höhere perioperative Mortalität beschrieben (Rose et al. 1996). Es wird daher meist empfohlen, Patienten mit einer unbehandel-

Tab. 45.8 Antihypertensiva zur Behandlung hypertensiver Notfälle.

Freiname	Handelsname	Applikationsform
Clonidin	Catapresan	Ampullen mit 0,15 mg
Diazoxid	Hypertonalum	Ampullen mit 300 mg
Dihydralazin	Nepresol Inject	Ampullen mit 25 mg
Furosemid	Lasix	Ampullen mit 20, 40 und 250 mg
Glyceroltrinitrat	Nitrolingual	Kapseln mit 0,8 mg
	Nitrolingual-Pumpspray	Spray mit 0,4 mg pro Hub
	Nitro Pohl infus	Ampullen mit 5, 25 und 50 mg
	Trinitrosan	Ampullen mit 5 und 50 mg
Isosorbiddinitrat	Isoket	Ampullen mit 10, 25 und 100 mg
Nifedipin	Adalat	Kapseln mit 5 mg
	Adalat	Infusionsflasche mit 5 mg in 50 ml
Nitrendipin	Bayotensin akut	Phiolen mit 5 mg
Nitroprussid-Natrium	nipruss	Ampullen mit 60 mg
Urapidil	Ebrantil	Ampullen mit 25 und 50 mg

ten Hypertonie vor der Operation entsprechend antihypertensiv zu behandeln.

Eine präoperative optimale Einstellung eines Hypertonus dauert aber Wochen bis Monate. Zum Beispiel scheint es Monate zu dauern, bis sich die beim Hypertoniker nach rechts verschobene zerebrale Autoregulationskurve (s. auch Kap. 69.2.1, S. 969) unter einer antihypertensiven Therapie wieder normalisiert hat. Ob eine unmittelbar präoperative akute Senkung des Blutdrucks bis auf normotensive Werte sinnvoll ist, kann bezweifelt werden. Hierdurch können nachteilige neurohumorale Kompensationsmechanismen ausgelöst werden (z.B. Reflextachykardie, erhöhte Katecholamin- und Renin-Angiotensin-Konzentrationen). Vor allem bei älteren Patienten sollte der Blutdruck sehr vorsichtig gesenkt werden (z.B. bei einem systolischen Blutdruck von 180 mm Hg initial nur auf ca. 160 mm Hg).

Es gibt auch zahlreiche Studien, in denen präoperative Hypertonie und perioperative Morbidität und Mortalität nicht korreliert waren (Übersicht bei Loop u. Priebe 1998). Verschiedene Autoren sehen keine überzeugenden Belege dafür, dass eine präoperative Hypertonie schwere Komplikationen (Myokardinfarkt, Herzinsuffizienz, lebensbedrohliche Arrhythmien, dauerhaftes neurologisches Defizit) begünstigt (Übersicht bei Loop u. Priebe 1998). Eine präoperative Hypertonie sei vermutlich nur ein Prädiktor für leichte Komplikationen (hämodynamische Instabilität, Myokardischämie, Loop u. Priebe 1998). Diese Autoren kommen zu der Feststellung, dass die Narkose bei einem unzureichend eingestellten Hypertoniker nicht notwendigerweise zu einem schlechteren Outcome führen sollte, falls die Pathophysiologie der Hypertonie gut bekannt ist und ein aggressives perioperatives kardiovaskuläres Monitoring und eine frühzeitige pharmakologische Intervention durchgeführt werden (Loop u. Priebe 1998). Eine leichte oder mittelschwere Hypertonie (Tab. 45.1) ver-

langt nach diesen Autoren nicht automatisch eine Verschiebung der Operation, insbesondere wenn kein Anhalt für sekundäre Organschäden oder andere kardiovaskuläre Risikofaktoren vorliegt (Loop u. Priebe 1998). Liegen Hinweise auf sekundäre Organschäden vor, sollte die Entscheidung, ob die Operation verschoben werden soll oder nicht, davon abhängig gemacht werden, ob die diagnostischen Maßnahmen therapeutische Konsequenzen haben (Loop u. Priebe 1998). Bei Patienten mit schwerer Hypertonie sollte ähnlich verfahren werden. Bei sehr schwerer Hypertonie (RRdiast/syst >120/210 mm Hg) scheint es ratsam, die Operation zu verschieben (Loop u. Priebe 1998).

Präoperative Phase

Bei Patienten mit einer Hypertonie sollte präoperativ die antihypertensive Dauertherapie beibehalten werden. Würden zentral wirkende Antihypertensiva oder β-Rezeptorenblocker plötzlich abgesetzt, so könnte es zu einem überschießenden Blutdruckanstieg (einer sog. **Rebound-Hypertonie**) kommen. Antihypertensiva, die nicht über eine Dämpfung des vegetativen Nervensystems wirken (z.B. ACE-Hemmer), führen nicht zu einer solchen Rebound-Hypertonie.

Bei Patienten mit einer Hypertonie sollten präoperativ Elektrolyt-, Harnstoff- und Kreatininwerte bestimmt, ein EKG abgeleitet und nach Zeichen einer Herzinsuffizienz oder einer koronaren Herzerkrankung gesucht werden.

Intraoperative Phase

Bei Patienten mit einer unbehandelten Hypertonie liegt eine Engstellung des Gefäßsystems sowie ein relativer intravasaler

Volumenmangel vor. Kommt es durch Anästhetika zu einer **Vasodilatation** (z. B. bei der Narkoseeinleitung), dann droht ein evtl. starker Blutdruckabfall. Es empfiehlt sich daher vor Narkoseeinleitung eine prophylaktische Volumengabe.

Beim Hypertoniker ist eine engmaschige **Blutdruckmessung** wichtig. Von der blutig-arteriellen Druckmessung (Kap. 17, S. 401) sollte großzügig Gebrauch gemacht werden.

Einfluss der Antihypertensiva

Viele Antihypertensiva dämpfen das sympathische Nervensystem. Bei behandelten Hypertonikern kann der Blutdruck im Rahmen intraoperativer Blutungen stärker abfallen, da die notwendige kompensatorische Vasokonstriktion durch eine medikamentöse Dämpfung des vegetativen Nervensystems evtl. blockiert ist.

Bei einer rückenmarknahen Regionalanästhesie ist zu beachten, dass eine weiter aufsteigende Sympathikusblockade eine oft vorliegende relative Hypovolämie demaskieren und ebenfalls zu einem starken Blutdruckabfall führen kann.

Eventuelle Nebenwirkungen einer antihypertensiven Therapie sind zu beachten. Unter einer Diuretika-Therapie tritt häufig eine Hypokaliämie auf, oft trotz einer Kaliumsubstitution. Normalerweise brauchen jedoch dadurch keine Herzrhythmusstörungen befürchtet zu werden. Unter einer Therapie mit ACE-Hemmern kann jedoch evtl. eine Hyperkaliämie auftreten. Bei einer Therapie mit β-Rezeptorenblockern sind Bradykardie, AV-Blockierungen und Herzinsuffizienz möglich. Insbesondere sedierende Antihypertensiva (wie z. B. Clonidin; Kap. 23.1, S. 482) vermindern den Narkosemittelbedarf.

Intubation

Bei unbehandelten Hypertonikern (aber auch bei behandelten Hypertonikern) steigen Blutdruck und Herzfrequenz während der endotrachealen Intubation häufiger als bei Normotonikern. Dadurch kann es zu einer myokardialen Ischämie kommen. Vor der endotrachealen Intubation wird daher häufig die Gabe eines Opioids (Fentanyl 75–150 µg, Sufentanil 10–25 µg) oder eines volatilen Anästhetikums empfohlen, um eine ausreichende Narkosetiefe sicherzustellen. Außerdem sollte die direkte Laryngoskopie möglichst kurz (< 15 Sekunden) dauern. Sinnvoll ist ggf. die prophylaktische Gabe eines β-Blockers, vorzugsweise von Esmolol (100–200 mg i. v.), kurz vor Narkoseeinleitung. Dadurch können intubationsbedingte Anstiege von Blutdruck und Herzfrequenz vermindert werden (s. auch Kap. 23.4, S. 499). Im Prinzip sind alle ver-

fügbaren Anästhetika und Anästhesietechniken bei Hypertonikern einsetzbar. Lediglich Ketamin ist wegen seiner sympathikotonen Wirkung keine gute Wahl.

Intraoperativer Blutdruckanstieg

Intraoperative Blutdruckanstiege können abgeschwächt werden, indem die Konzentration eines volatilen Anästhetikums erhöht wird. Auch mittels zusätzlicher Gabe eines Opioids kann eine unerwünschte Blutdrucksteigerung vermindert werden. Zur Therapie eines intraoperativen Blutdruckabfalls kann die Narkosetiefe vermindert, die Konzentration des volatilen Anästhetikums erniedrigt, der Patient in Trendelenburg-Lagerung gebracht und eine schnellere Volumengabe vorgenommen werden. Gegebenenfalls kann auch die Gabe eines Sympathikomimetikums notwendig sein (z. B. Akrinor; s. auch Kap. 23.2.1, S. 491). Die Wirkung von Sympathikomimetika ist unter einer antihypertensiven Therapie erhalten, obwohl viele Antihypertensiva sympathikolytisch wirken.

Postoperative Phase

Bei Hypertonikern treten in der postoperativen Phase häufig stärkere Blutdruckanstiege auf. Um das Risiko von myokardialen Ischämien, Herzrhythmusstörungen, Herzinsuffizienz, Schlaganfall und Nachblutungen zu vermindern, ist eine umgehende Therapie indiziert. Schmerzen aufgrund einer unzureichenden postoperativen Schmerztherapie sind jedoch vor einer antihypertensiven Therapie auszuschließen.

45.5 Literatur

Empfehlungen zur Hochdruckbehandlung. Deutsche Hochdruckliga; Deutsche Hypertonie Gesellschaft; Berliner Straße 46, 69120 Heidelberg, 16. Auflage; Stand Juni 2001.

Hochdruck in der Schwangerschaft und während der Stillperiode. Deutsche Liga zur Bekämpfung des hohen Blutdruckes e.V. Deutsche Hypertonie Gesellschaft; Postfach 102040, 69010 Heidelberg, 4. Aufl.; 1999.

Kolloch R, Kraft K. Die Therapie von hypertensiver Krise und hypertensivem Notfall. Intensiv- und Notfallbehandlung 1997; 22: 1–6.

Loop T, Priebe HJ. Die arterielle Hypertonie: Ihre Bedeutung für die perioperative Morbidität und Mortailtät. Anästhesiol Intensivmed Notfallmed Schmerzther 1998; 33: 292–9.

Miller RD, Way WL, Eger EI. The effects of alpha-methyldopa, reserpine, guanethidine, and iproniazid on minimum alveolar anesthetic requirement (MAC). Anesthesiology 1968; 29: 1153–8.

Rose DK, Cohen MM, DeBoer DP. Cardiovascular events in the postanesthesia care unit: contribution of risk factors. Anesthesiology 1996; 84: 772–81.

46 Kardiomyopathie

Anästhesie
bei Begleiterkrankungen

46.1 Allgemeine Bemerkungen

Kardiomyopathien verursachen eine fortschreitende und zuletzt lebensbedrohliche Herzinsuffizienz. Nach dem Vorschlag der WHO sind sie Erkrankungen des Myokards, deren Ursache unbekannt ist. Kardiomyopathien sind damit nicht durch eine koronare Herzerkrankung, eine Widerstandserhöhung im System- oder Pulmonaliskreislauf oder durch einen Herzfehler bedingt. Sie stellen die häufigste Ursache für eine Herztransplantation dar. Kardiomyopathien treten bei Männern ca. 7-mal häufiger auf als bei Frauen.

Es wird zwischen dilatativer, hypertropher und restriktiver Kardiomyopathie unterschieden.

46.2 Dilatative Kardiomyopathie

Krankheitsbild

Bei einer dilatativen (kongestiven) Kardiomyopathie ist die myokardiale Kontraktilität beider Ventrikel typischerweise vermindert, das Herzminutenvolumen ist erniedrigt und die ventrikulären Füllungsdrücke sind erhöht. Aufgrund der Ventrikeldilatation kann es zu einer Mitral- und/oder Trikuspidalklappeninsuffizienz kommen.

Ursachen

Als mögliche Ursachen einer dilatativen Kardiomyopathie werden u.a. virale, bakterielle und parasitäre Infektionen mit Myokarditis und toxische Myokardschädigung sowie chronischer Alkoholabusus diskutiert.

Klinik

Es treten die typischen Zeichen einer Herzinsuffizienz auf (Kap. 41, S. 681). In den dilatierten und hypokinetischen Ventrikeln bilden sich oft wandständige Thromben, wodurch arterielle Embolien verursacht werden können. Die Patienten versterben zumeist an einer fortschreitenden Herzinsuffizienz. Häufig tritt auch ein plötzlicher Herztod aufgrund von Herzrhythmusstörungen auf.

Diagnostik

Auf der Thoraxröntgenaufnahme sind meist eine Herzvergrößerung sowie Anzeichen eines interstitiellen Lungenödems nachweisbar. Mittels Echokardiographie lässt sich normalerweise eine Ejektionsfraktion von unter 0,4, ein dilatierter, hypokinetischer linker Ventrikel und meist eine Mitralklappeninsuffizienz nachweisen.

Therapie

Bei der Therapie sind folgende Grundsätze zu beachten: keine unnötige körperliche Anstrengung, Alkoholabstinenz, Therapie mit Digitalis und Diuretika bei akuter Herzinsuffizienz, evtl. Behandlung mit Vasodilatanzien oder Inodilatatoren (Phosphodiesterasehemmer; z.B. Amrinon; Kap. 23.2.2, S. 491), und bei Herzrhythmusstörungen Gabe von Antiarrhythmika. Bei Thromboembolisationen in den großen Kreislauf wird meist eine Therapie mit Antikoagulanzien (z.B. Phenprocoumon, Marcumar) empfohlen. Die Diagnostik und Therapie der Herzinsuffizienz ist ausführlich im Kap. 41, S. 681 beschrieben. Bei fortgeschrittener Herzinsuffizienz ist letztlich eine Herztransplantation zu erwägen.

Narkoseführung

Das anästhesiologische Vorgehen ist ähnlich wie bei einer dekompensierten Herzinsuffizienz (Kap. 41.7, S. 688).

> Bei der Narkoseführung muss eine medikamentös bedingte myokardiale Depression vermieden werden, der periphere Gefäßwiderstand darf nicht ansteigen, und es ist eine Normovolämie sicherzustellen.

Aufgrund der verlängerten Kreislaufzeit besteht die Gefahr, dass vor allem bei der Narkoseeinleitung aufgrund des verzögerten Wirkungsbeginns zu früh von einer unzureichenden Wirkung ausgegangen wird und ein Medikament nachinjiziert wird, bevor es sein Wirkungsmaximum erreicht hat.

Aufgrund ihrer myokarddepressiven Wirkung sollten volatile Anästhetika möglichst vermieden werden, obwohl die Erniedrigung des peripheren Gesamtwiderstandes (z.B. durch Isofluran) im Prinzip sinnvoll sein kann. Selbst ein Opioid in Kombination mit Lachgas oder einem Benzodiazepin kann bei diesen Patienten zu einer stärkeren myokardialen Depression führen. Für eine optimale Infusionstherapie und/oder optimale Dosierung von Vasodilatanzien bzw. Katecholaminen (z.B. Dopamin, Dobutamin) empfiehlt es sich, Herzminutenvolumen und kardiale Füllungsdrücke mittels Pulmonalarterienkatheter zu bestimmen. Es sollte eine blutig-arterielle Druckmessung durchgeführt werden.

46.3 Hypertrophe Kardiomyopathie

Krankheitsbild

Ursachen

Der hypertrophen Kardiomyopathie liegt eine autosomal dominant vererbte Störung der Herzmuskulatur zugrunde. Die

Anzahl der Calciumkanäle ist erhöht. Es kommt zu einer linksventrikulären Hypertrophie, die insbesondere das Septum betrifft, selten aber den gesamten linken Ventrikel (sog. konzentrische Hypertrophie). Das linksventrikuläre Volumen kann dadurch stark vermindert sein. Die Ejektionsfraktion beträgt zumeist mehr als 0,8. Häufig liegt eine Einengung der linksventrikulären Ausflussbahn vor, es wird dann von hypertropher obstruktiver Kardiomyopathie besprochen. Es gibt aber auch nicht obstruktive Formen. Bei einer Obstruktion der linksventrikulären Ausflussbahn liegt ein variabler Druckgradient über der Ausflussbahn vor.

Klinik

Die Erkrankung tritt meist im jungen Erwachsenenalter auf. Die Patienten klagen typischerweise über Angina-pectoris-Beschwerden, die im Liegen besser werden, da hierbei die Ventrikelfüllung stärker und die Obstruktion der Ausflussbahn vermindert ist. Außerdem treten meist Synkopen, Tachyarrhythmien und eine Herzinsuffizienz auf. Viele dieser Patienten versterben unter Belastung an einem plötzlichen Herztod.

Diagnostik

In der Thoraxröntgenaufnahme und in der EKG-Ableitung sind normalerweise Hinweise auf eine Linksherzhypertrophie zu finden. Aufgrund der septalen Hypertrophie kann im EKG eine Q-Zacke vorhanden sein, wie sie normalerweise für einen alten Infarkt typisch ist. Bei jungen Patienten mit Hinweisen auf einen alten Myokardinfarkt im EKG sollte daher an eine hypertrophe Kardiomyopathie gedacht werden. Allerdings sind bei einem Teil der Patienten mit hypertropher Kardiomyopathie keinerlei Anzeichen einer linksventrikulären Hypertrophie im EKG nachweisbar.

Eine hypertrophe obstruktive Kardiomyopathie kann gut mittels Echokardiographie nachgewiesen werden. Die Patienten weisen häufig auch eine Mitralklappeninsuffizienz auf. Aufgrund der verminderten linksventrikulären Compliance kann die A-Welle erhöht sein (Kap. 19.4.2, S. 432). Der zentrale Venendruck kann sehr hoch sein.

Therapie

Zur Therapie einer hypertrophen Kardiomyopathie wurden bisher zumeist β-Rezeptorenblocker verabreicht. Damit können Herzfrequenz, myokardiale Kontraktilität und eventuelle linksventrikuläre Ausflussbehinderung vermindert werden. Da bei diesem Krankheitsbild vermutlich die Anzahl der myokardialen Calciumkanäle erhöht ist, sind auch Calciumantagonisten (insbesondere Verapamil) Erfolg versprechend. Inzwischen stellt ein hoch dosierter Calciumantagonist vom Verapamil-Typ das Medikament der ersten Wahl dar. Nimmt

die Ventrikelfüllung ab, verschlimmern sich die Symptome. Daher sollte bei pektanginösen Beschwerden kein Glyceroltrinitrat verabreicht werden. Diuretika sind ebenfalls zu vermeiden. Auch eine medikamentöse Steigerung der myokardialen Kontraktilität verstärkt eine eventuelle Obstruktion des linksventrikulären Ausflusstraktes. Da aufgrund eines Vorhofflimmerns eine Thromboembolie-Gefahr besteht, sind die Patienten häufig marcumarisiert. Perioperativ sollte eine Endokarditisprophylaxe durchgeführt werden.

Bei unzureichender Wirkung der medikamentösen Therapie kann operativ (unter Verwendung einer Herz-Lungen-Maschine) hypertrophiertes, vor allem septales Muskelgewebe entfernt werden. Eventuell kann auch ein operativer Mitralklappenersatz notwendig werden. Eine operative Myektomie wird meistens nur bei Patienten empfohlen, bei denen ein Druckgradient über der linksventrikulären Ausflussbahn von mehr als 50 mm Hg vorliegt.

Anästhesie

Das anästhesiologische Vorgehen bei der obstruktiv-hypertrophen Kardiomyopathie ist ähnlich wie bei der valvulären Aortenstenose.

Prämedikation

Bei der Prämedikation ist auf eine ausreichende Anxiolyse zu achten, um eine stärkere sympathikoadrenerge Reaktion zu vermeiden. Auf Atropin sollte möglichst verzichtet werden, da eine Steigerung der Herzfrequenz nachteilig sein kann. Eine Dauertherapie mit Verapamil oder β-Blocker muss perioperativ weitergeführt werden. Vor der endotrachealen Intubation kann evtl. ein β-Rezeptorenblocker (z. B. Esmolol) verabreicht werden. Gegebenenfalls kann auch intraoperativ die intravenöse Gabe dieser Substanzen notwendig werden.

Narkoseführung

Bei der Narkoseführung muss die häufig bestehende linksventrikuläre Ausflussbehinderung vermindert werden. Dies ist dadurch möglich, dass die Kontraktilität vermindert und »preload« und »afterload« erhöht werden. Die Gabe eines (negativ inotrop wirkenden) volatilen Inhalationsanästhetikums scheint sinnvoll. Allerdings sollte der periphere Gefäßwiderstand möglichst nicht abfallen. Auch ein Opioid in Kombination mit Lachgas oder einem Benzodiazepin ist geeignet. Eine hoch dosierte Opioid-Gabe führt nur zu geringen kardiovaskulären Veränderungen, die dabei auftretende leichte Bradykardie ist erwünscht. Eine rückenmarknahe Regionalanästhesie sollte vermieden werden, da ein evtl. stärkerer Blutdruckabfall den venösen Rückstrom drosselt. Dieser Abfall der

Vorlast sowie die gleichzeitig auftretende Verminderung der Nachlast können die Obstruktion der Ausflussbahn evtl. verstärken. Eine Steigerung der myokardialen Kontraktilität muss perioperativ vermieden werden, da dies zu einer Zunahme der Obstruktion des linksventrikulären Ausflusstraktes führt. Ein Anstieg der Herzfrequenz ist ebenfalls zu vermeiden (da es hierdurch zu einer Abnahme der Ventrikelfüllung mit Verengung der Ausflussbahn kommt). Eine Tachykardie sollte ggf. mittels β-Rezeptorenblocker (z.B. Esmolol) therapiert werden. Für eine optimale Füllung der Ventrikel ist eine koordinierte Vorhofkontraktion sehr wichtig. Treten Rhythmusstörungen, z.B. ein AV-Knoten-Rhythmus auf, dann ist eine umgehende Therapie notwendig.

Eine großzügige Volumengabe mit Erhöhung des »preload« ist wichtig. Eine Beatmung mit höherem PEEP kann den venösen Rückstrom und damit die Ventrikelfüllung nachteilig beeinträchtigen. Eine stärkere medikamentös bedingte Histamin-Freisetzung mit drohender Vasodilatation und vermindertem venösem Rückstrom ist unerwünscht. Ein Abfall des systemischen Gefäßwiderstandes ist zu vermeiden. Hierdurch nimmt die Obstruktion der linksventrikulären Ausflussbahn zu. Ketamin ist ungeeignet, da es die Kontraktilität und damit die Obstruktion des linksventrikulären Ausflusstraktes verstärkt. Leicht negativ inotrope Medikamente sind vorzuziehen.

Überwachung

Wichtig ist eine blutig-arterielle Druckmessung und eine Überwachung der kardialen Füllungsdrücke. Ideal ist eine intraoperative transösophageale Echokardiographie. Sinnvoll ist auch die kontinuierliche Messung des zentralen Venendrucks.

Blutdrucktherapie

Zur Therapie eines Blutdruckabfalls sollten überwiegend alphamimetisch wirkende Medikamente verwendet werden; überwiegend betamimetisch wirkende Medikamente wie Dobutamin sollten vermieden werden, da sie myokardiale Kontraktilität und Herzfrequenz steigern und damit zu einer weiteren Obstruktion des linksventrikulären Ausflusstraktes führen können. Zur Therapie einer Hypertension bietet sich die Gabe eines volatilen Anästhetikums an, Vasodilatanzien (z.B. Glyceroltrinitrat) sollten vermieden werden.

46.4 Restriktive Kardiomyopathie

Die restriktive Kardiomyopathie ist in Europa sehr selten. Typisch für eine restriktive (obliterative) Kardiomyopathie sind verminderte Ventrikel-Compliance und verminderte diastolische Ventrikelfüllung. Die Füllungsdrücke und die Herzfrequenz sind erhöht, das Herzminutenvolumen ist vermindert. Da eine restriktive Kardiomyopathie meist den linken Ventrikel stärker betrifft als den rechten, sind die linksventrikulären Füllungsdrücke zumeist höher als die rechtsventrikulären. Ursache einer restriktiven Kardiomyopathie ist eine Infiltration des Myokards durch Bindegewebe oder andere Substanzen, z.B. im Rahmen einer Amyloidose, Hämochromatose oder Glykogenspeicherkrankheiten. Die Patienten versterben zumeist an Herzrhythmusstörungen oder an einer schweren Herzinsuffizienz. Da das Krankheitsbild Ähnlichkeiten mit einer Perikardtamponade hat, sind die dort beschriebenen Besonderheiten zu beachten (Kap. 48, S. 737). Da zusätzlich eine Herzinsuffizienz besteht, wird auch auf das Kapitel »Herzinsuffizienz« (Kap. 41, S. 681) verwiesen.

47 Cor pulmonale

47.1 Allgemeine Bemerkungen

Krankheitsbild

Ein **chronisches Cor pulmonale** liegt vor, wenn eine chronische pulmonalarterielle Hypertension zu einer rechtsventrikulären Hypertrophie geführt hat. Es kann zu einer Rechtsherzinsuffizienz kommen. Ein chronisches Cor pulmonale ist bei Patienten über 50 Jahren relativ häufig. Bei einem Cor pulmonale ist primär der Querschnitt der pulmonalen Gefäßstrombahn vermindert.

Das **akute Cor pulmonale**, das sich in über 90% der Fälle im Rahmen einer schweren Lungenembolie entwickeln kann, wird ausführlich in Kap. 49.2, S. 741 beschrieben.

Ursachen

Ein chronisches Cor pulmonale ist zumeist durch eine chronisch obstruktive Lungenerkrankung bedingt (COLD; Kap. 50.2, S. 746), die ihrerseits meist Folge einer chronischen Bronchitis ist. Ein chronisches Cor pulmonale kann aber auch Folge einer Lungenfibrose sein. Männer sind hiervon wesentlich häufiger betroffen als Frauen.

Pathophysiologie

Patienten mit einer COLD sind oft starke Raucher. Bei ihnen muss normalerweise auch von einer koronaren Herzerkrankung ausgegangen werden. Bei der chronischen Bronchitis sind aufgrund von Entzündungen und Atelektasen bestimmte Lungenbereiche weniger belüftet. Die dadurch entstehende Hypoxie führt zur kompensatorischen Steigerung des Herzminutenvolumens sowie zur hypoxischen pulmonalen Vasokonstriktion (Kap. 78.4, S. 1109). Hierdurch nimmt der pulmonalarterielle Druck zu. Da diese Patienten häufig auch eine Polyglobulie mit Beeinträchtigung der Fließeigenschaften des Blutes haben und emphysematische Veränderungen mit Destruktion von elastischem Lungengewebe aufweisen, wird ein weiterer Anstieg des pulmonalarteriellen Drucks begünstigt. Dagegen bleibt der pulmonalkapilläre Verschlussdruck normal. Es kann eine Pulmonalklappeninsuffizienz auftreten. Eine häufig nachweisbare hohe A-Welle in der rechtsatrialen Druckkurve ist dadurch bedingt, dass sich der rechte Vorhof aufgrund der eingeschränkten rechtsventrikulären Compliance verstärkt kontrahiert.

Klinik

Typisch für ein **chronisches** Cor pulmonale sind zunehmende Belastungsdyspnoe – evtl. treten belastungsabhängige Synkopen auf. Es kann ein Rechtsherzversagen mit prominenten Jugularvenen, stauungsbedingter Hepatosplenomegalie und peripheren Ödemen auftreten.

Bei einem chronischen Cor pulmonale tritt eine Herzinsuffizienz meist erst dann auf, wenn der pulmonalarterielle Mitteldruck > ca. 50 mm Hg beträgt. Während eines pulmonalen Infektes nimmt der pulmonalvaskuläre Widerstand weiter zu, eine Rechtsherzinsuffizienz kann sich dadurch weiter verschlechtern. Auch Azidose oder Hypoxie erhöhen den pulmonalvaskulären Widerstand (Kap. 42.3.2, S. 693) und sind zu vermeiden.

Diagnostik

Im seitlichen Thoraxröntgenbild kann eine rechtsventrikuläre Hypertrophie mit Verkleinerung des retrosternalen Raumes nachgewiesen werden (Abb. 25.13h). Auch prominente Pulmonalarterien und eine verminderte periphere Lungengefäßzeichnung können radiologische Hinweise auf eine pulmonalvaskuläre Hypertonie sein.

Im EKG finden sich Hinweise auf eine Hypertrophie von rechtem Vorhof (erhöhte P-Wellen) und rechtem Ventrikel (z.B. inkompletter oder kompletter Rechtsschenkelblock), und häufig eine Verlagerung der Herzachse nach rechts.

Therapie

Eine (noch reversible) pulmonalvaskuläre Widerstandserhöhung kann dadurch gebessert werden, dass arterieller Sauerstoffpartialdruck, CO_2-Partialdruck und pH-Wert in den Normbereich gebracht werden (s. auch Kap. 42.3.2, S. 693). Eine fixierte pulmonalvaskuläre Widerstandserhöhung kann dadurch jedoch nicht mehr beeinflusst werden.

Patienten mit einem chronischen Cor pulmonale sind aufgrund eines erniedrigten Herzminutenvolumens und eingeschränkter körperlicher Aktivität stärker thrombosegefährdet. Sie werden häufig marcumarisiert oder erhalten Thrombozytenaggregationshemmer. Bereits eine relativ kleine Lungenembolie kann vollends zur Rechtsherzdekompensation führen. Die Patienten nehmen oft Diuretika und Digitalis ein – Vasodilatanzien können dagegen auch unerwünschte Wirkungen haben: Durch Gabe von Vasodilatanzien nimmt der Gefäßwiderstand im systemischen Kreislauf stärker ab als im Pulmonalkreislauf, weshalb der systemische Blutdruck stark abfallen kann. Durch Vasodilatanzien kann außerdem eine arterielle Hypoxämie verschlimmert werden, da sie eine lokale hypoxische Vasokonstriktion (Kap. 78.4, S. 1109) abschwächen und dadurch das Ventilations-Perfusions-Verhältnis verschlechtern können. Bei akuten pulmonalen Infektionen sollte sofort mit Antibiotika therapiert werden.

47.2 Anästhesie

Prämedikation und präoperative Phase

Bei Patienten mit einem chronischen Cor pulmonale sollten akute und/oder chronische pulmonale Infektionen vor einem elektiven Eingriff möglichst beseitigt werden. Es sollte eine präoperative arterielle Blutgasanalyse durchgeführt werden. Bei der Prämedikation sind atemdepressiv wirkende Medikamente zu vermeiden, da eine (respiratorische) Azidose den pulmonalvaskulären Widerstand erhöht. Sympathikoadrenerge Stimulationen müssen vermieden werden, da hierbei sowohl der systemische als auch der pulmonalvaskuläre Widerstand ansteigen kann.

Narkoseführung

Zur Aufrechterhaltung der Narkose wird meist – falls keine Rechtsherzinsuffizienz vorliegt – eine balancierte Anästhesie durchgeführt. Volatile Inhalationsanästhetika schwächen zwar die hypoxische Vasokonstriktion etwas ab, senken dadurch aber den pulmonalarteriellen Druck. Außerdem wirken volatile Inhalationsanästhetika bronchodilatierend. Die bronchodilatierende Wirkung der einzelnen volatilen Inhalationsanästhetika ist vermutlich ähnlich gut. Durch Lachgas kann – insbesondere in schwerwiegenden Fällen – evtl. ein weiterer Anstieg des pulmonalvaskulären Widerstandes verursacht werden (Kap. 42.5.1, S. 695). Liegt eine Rechtsherzinsuffizienz vor, so bietet sich vor allem eine TIVA an. Die Therapie

einer Herzinsuffizienz wird ausführlich im Kap. 41, S. 681 beschrieben. Falls ein Katecholamin notwendig wird, scheint Dobutamin besonders geeignet. Auch Phosphodiesterasehemmer scheinen Vorteile aufzuweisen.

Eine Beatmung mit hohem PEEP kann zu einer weiteren Steigerung des pulmonalvaskulären Widerstandes führen.

Überwachung

Oxygenierung und Ventilation sind engmaschig zu überwachen. Neben einer pulsoximetrischen und kapnographischen Überwachung sollten arterielle Blutgasanalysen durchgeführt werden, um die A-aDCO$_2$ (Kap. 49.1, S. 741; Kap. 69.4.5, S. 980) erfassen zu können. Hypoxie, Hyperkapnie und Azidose sind unbedingt zu vermeiden (Kap. 42.5.1, S. 695). Es sollte eine blutig-arterielle Druckmessung durchgeführt werden. Es empfiehlt sich die Überwachung des ZVDs, um Änderungen der rechtsventrikulären Funktion erkennen zu können. Sinnvoll ist oft auch die Überwachung des pulmonalarteriellen Drucks mittels Pulmonalarterienkatheter. Der Einsatz bronchodilatierend wirkender Substanzen (z.B. Ketanest, β_2-Mimetika) kann sinnvoll sein.

Anästhesie bei Begleiterkrankungen

Perikarderguss, Herzbeuteltamponade, Pericarditis constrictiva

48.1 Allgemeine Bemerkungen

Krankheitsbild

Definition, Ursachen und Pathophysiologie

Eine Flüssigkeitsansammlung im Herzbeutel (Perikard) wird als Perikarderguss bezeichnet. Von einer Herzbeuteltamponade wird gesprochen, wenn sich der Druck im Perikardbeutel – aufgrund eines Perikardergusses so stark erhöht, dass die diastolische Füllung des Herzens und das Schlagvolumen des Herzens vermindert werden. Von einer Pericarditis constrictiva wird gesprochen, wenn es aufgrund einer Perikarditis zu einer fibrinösen Verklebung und später zu Schrumpfung der Perikardblätter kommt.

Entwickelt sich ein **Perikarderguss** z.B. aufgrund einer Perikarditis langsam, dann dehnt sich der Herzbeutel aus. Es kann sich ein großer chronischer Perikarderguss ausbilden, ohne dass es zu einem relevanten Druckanstieg im Perikardbeutel kommt. Bildet sich ein Perikarderguss dagegen schnell aus (z.B. nach einer Herzoperation), kann bereits ein Flüssigkeitsvolumen von 100–200 ml zu einer Herzbeuteltamponade führen.

Bei einer Perikardtamponade kommt es zu einem Abfall von arteriellem Blutdruck und Herzminutenvolumen sowie zu kompensatorischer Tachykardie und peripherer Vasokonstriktion. Der ZVD steigt typischerweise an. Die Herztöne sind leise. Ist der Druck im Perikardbeutel hoch, dann kann während der Inspiration der Blutdruck (um mehr als 10 mm Hg) abfallen, sodass ein sog. Pulsus paradoxus entsteht.

Durch die Pericarditis constrictiva wird die Herzaktion behindert. Die hämodynamischen Veränderungen sind ähnlich wie bei einer Perikardtamponade. Ein Pulsus paradoxus tritt allerdings bei der Pericarditis constrictiva nur sehr selten auf.

Diagnostik

Mittels Echokardiographie (oder Computertomographie) kann auch ein relativ geringer Perikarderguss gut nachgewiesen werden. Auf dem Thoraxröntgenbild lässt sich ein Perikarderguss erst erkennen, wenn sich im Perikardbeutel ca. 250 ml Flüssigkeit befinden. Bei der Perikardtamponade ist im EKG eine Niedervoltage nachweisbar.

Therapie

Bei einer Herzbeuteltamponade kann eine perkutane Perikardpunktion über einen subxyphoidalen Zugang durchgeführt werden. Die Punktion sollte unter echokardiographischer Kontrolle und kontinuierlicher EKG-Ableitung durchgeführt werden. Bis zur Entlastung der Herzbeuteltamponade sollte das intravasale Flüssigkeitsvolumen erhöht und die myokardiale Kontraktilität mittels Katecholamine gesteigert werden. Der

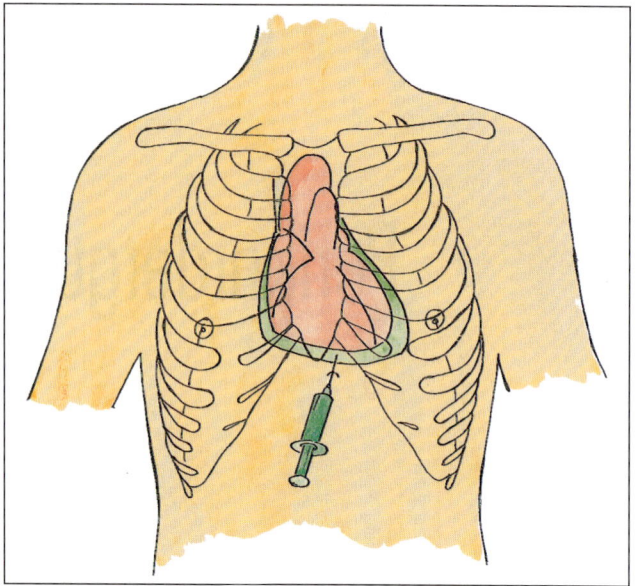

Abb. 48.1 Perikardpunktion.

rechte Vorhofdruck muss evtl. bis auf 25–30 mm Hg angehoben werden. Aufgrund einer Druckerhöhung im Herzbeutel kann es über eine Vagusstimulation zu einer reflektorischen Bradykardie kommen. Gegebenenfalls ist die Gabe von Atropin notwendig.

48.2 Narkoseführung

Soll der Herzbeutel operativ entlastet werden, kann es bei Narkoseeinleitung zu einem bedrohlichen Blutdruckabfall kommen. Ursachen sind anästhetikabedingte periphere Vasodilatation, Myokarddepression und Verminderung des venösen Rückflusses durch Anästhetika und maschinelle Beatmung. Vor Narkoseeinleitung sollte daher eine Perikardpunktion unter Lokalanästhesie erwogen werden, wodurch sich die hämodynamische Situation meist deutlich verbessert.

Für eine Perikardpunktion in Lokalanästhesie bietet sich zur Analgosedierung Ketanest an. Auch falls eine operative Entlastung in Narkose geplant ist, kann Ketanest gut zur Narkoseeinleitung und -aufrechterhaltung verwendet werden.

Zur Einleitung und zur Narkoseweiterführung bietet sich eine IVA oder TIVA an. Der ZVD sollte kontinuierlich überwacht und der Blutdruck möglichst blutig-arteriell gemessen werden. Eine großzügige intravenöse Flüssigkeitszufuhr ist wichtig, damit ein ausreichender venöser Rückfluss ermöglicht wird. Bis zur Entlastung des Perikardbeutels kann die Gabe von Katecholaminen (z.B. Dopamin) notwendig sein, damit ein ausreichendes Herzminutenvolumen aufrechterhalten werden kann. Kommt es nach der Narkoseeinleitung zur kardiopulmonalen Dekompensation, dann muss ggf. eine notfallmäßige Perikardpunktion durchgeführt werden. Hierbei wird normalerweise von infrasternal aus punktiert (Abb. 48.1).

Anästhesie bei Begleiterkrankungen

Tiefe Venenthrombose/Lungenembolie

Anästhesie bei Begleiterkrankungen

49.1 Tiefe Venenthrombose

Krankheitsbild

Postoperativ treten oft Thromben in tiefen Venen auf. Als Ursache sind vor allem intraoperative venöse Stase, postoperative Immobilisation sowie operative oder traumatische Schädigung des Gefäßwandendothels zu nennen.

Nach einer elektiven Hüftoperation muss z. B. bei 50–55% der Patienten mit einer tiefen Beinvenenthrombose gerechnet werden, falls keine Prophylaxe mittels Low-dose-Heparinisierung durchgeführt wird (Kap. 16.2.1, S. 325). Zumeist bleiben venöse Thrombosen symptomlos. In Ausnahmefällen können Thrombusfragmente in die Lungengefäßbahn embolisieren und zu einer akuten Lungenarterienembolie führen. Vor allem Thromben im Bereich der V. iliaca und V. femoralis können zu schweren Lungenembolien führen. Lungenembolien stellen eine der wichtigsten Ursachen für postoperative Morbidität und Mortalität dar. Auch z. B. Luft, Fett oder Fruchtwasser können selten in die Lungenstrombahn embolisieren.

Diagnostik

Zum Nachweis einer tiefen Venenthrombose (Übersicht bei Von Liebe et al. 1998) stehen vor allem die farbkodierte Duplexsonographie und ggf. die Phlebographie zur Verfügung. Als neues und nicht invasives Verfahren kann auch die Kernspinresonanzphlebographie für spezielle Fragestellungen zur Anwendung kommen. An Labortests bietet sich vor allem der D-Dimer-Test an. Der D-Dimer-Test ist u. U. als Bedside-Test durchführbar. D-Dimer ist ein Abbauprodukt von quervernetztem Fibrin. Fällt der D-Dimer-Test negativ aus, dann kann eine bis zu 7 Tage zurückliegende tiefe Venenthrombose ausgeschlossen werden.

Prophylaxe und Therapie

Das Risiko einer perioperativen tiefen Beinvenenthrombose kann durch eine perioperative Low-dose-Heparinisierung (ausführliche Beschreibung Kap. 16.2.1, S. 325) signifikant vermindert werden. Neben einer medikamentösen Prophylaxe sind auch Bewegungsübungen und das Tragen von elastischen Kompressionsstrümpfen wichtig.

Fibrinolyse

Bei einer frischen und noch nicht organisierten Thrombose ist eine operative oder fibrinolytische Therapie sinnvoll. Dadurch kann das Risiko einer Lungenembolie von ca. 5% auf unter 1% vermindert und die Wahrscheinlichkeit eines postthrombotischen Syndroms (mit trophischen Störungen und Ulcus cruris) ungefähr halbiert werden.

Heparin und Phenprocoumon

Wird eine tiefe Beinvenenthrombose oberhalb des Knies vermutet oder festgestellt, dann sollten initial 5000 IE Heparin intravenös als Bolus verabreicht werden. Anschließend ist eine intravenöse Heparin-Infusion durchzuführen (ca. 1000 IE/h). Die partielle Thromboplastinzeit (PTT) sollte auf den 1,5- bis 2fachen Normalwert verlängert sein. Inzwischen ist auch eine Therapie mit niedermolekularem Heparin (ca. 200 anti-Xa-Einheiten pro kg KG/d; Kap. 16.2.1, S. 325) zugelassen. Eine Therapiekontrolle mittels PTT ist hierbei aber nicht möglich. Nach ca. 10-tägiger Heparin-Therapie kann davon ausgegangen werden, dass der Thrombus fest mit der Venenwand verwachsen ist. Es kann dann auf eine orale Antikoagulation mit Phenprocoumon umgestellt werden. Dabei sollte der Quickwert auf ca. 25–35% erniedrigt sein bzw. es sollte eine INR (**i**nternational **n**ormalized **r**atio) von ca. 2,2–3 angestrebt werden. Oft wird eine ca. 3–6-monatige Marcumarisierung durchgeführt. Bei ausgedehnten tiefen Thrombosen im Oberschenkel und/oder Beckenbereich wird meist auch eine Thrombolyse durchgeführt (vgl. Lungenembolie).

Operative Thrombektomie

Bei Vorliegen einer tiefen Venenthrombose kann eine operative Thrombektomie notwendig werden. Hierbei droht vor allem intraoperativ eine (erneute) Loslösung eines Thrombusteils mit Ausbildung einer Lungenembolie. Es ist zu klären, ob bereits präoperativ eine Lungenembolie auftrat (Anamnese, Szintigraphie, Angiographie).

Um die intraoperative Gefahr einer Thromboembolisation zu verringern, sollte der venöse Rückstrom gedrosselt werden. Hierzu sollte ein hoher PEEP eingeschaltet werden und der Patient in Anti-Trendelenburg-Lagerung (Oberkörper mindestens 20° hoch lagern und Beine absenken) gebracht werden (auch wenn diese Maßnahmen wissenschaftlich nicht sicher belegt sind). Die betroffene Extremität sollte nicht angehoben und vor der Operation vom Patienten möglichst wenig bewegt werden.

Befinden sich die Thromben im Bereich der V. cava, wird nach Durchführung einer Laparotomie die V. cava inferior proximal des Thrombus abgeklemmt.

Bei Thromben im Bereich der Beckenvenen wird in beiden Leisten die V. femoralis freigelegt. Über die nicht thrombosierte V. iliaca wird ein Fogarty-Katheter bis in die V. cava hochgeführt und dort geblockt, damit sich evtl. lösende Thrombusteile nicht bis in die Lungenstrombahn embolisieren können. Über die betroffene V. iliaca wird mittels Thrombektomiekatheter versucht, die Thromben zu entfernen. Durch die Kavablockade kann der venöse Rückstrom akut stark abfallen. Dadurch kann ein deutlicher Blutdruckabfall verursacht werden. Außerdem kann es dadurch zu einem akuten Abfall des endexspiratorischen CO_2-Wertes kommen. Dieser Abfall muss von einem Abfall des endexspiratorischen CO_2 aufgrund einer Lungenembolie abgegrenzt werden. Der ZVD (und der pulmonalarterielle Druck) fallen hierbei jedoch ab, während sie bei einer größeren Lungenembolie ansteigen. Die SaO_2 bleibt konstant, während sie bei einer Lungenembolie abfällt.

Bei Beinvenenthrombosen wird die V. femoralis in der Leiste freigelegt (und proximal des Thrombus) abgeklemmt und inzidiert. Mit einem Thrombektomiekatheter sowie durch manuelle Kompression wird versucht, die Thromben über die Inzisionsstelle zu entfernen. Bei diesem Manöver kann es innerhalb kürzester Zeit zu einem erheblichen Blutverlust kommen.

Narkoseführung

Bei den Patienten sind mehrere großlumige periphervenöse Kanülen zu platzieren, an die idealerweise unter Druck stehende, primär jedoch nur langsam laufende Infusionen angeschlossen sind. Im Fall eines akuten Blutverlustes kann dann sehr schnell ein großes Flüssigkeitsvolumen infundiert werden. Ca. 6 Blutkonserven müssen sofort verfügbar (im OP) bereitliegen. Vor Beginn der eigentlichen Thrombektomie sollten durch entsprechende Flüssigkeitsgabe hochnormale Füllungsdrücke angestrebt werden. Es sollte möglichst ein Gerät zur maschinellen Autotransfusion verfügbar sein. Notfallmedikamente (s.o.) sollten bereitgelegt werden.

Zur Überwachung dieser Patienten sind blutig-arterielle Druckmessung, zentralvenöse Druckmessung und Kapnographie wichtig. Oft wird auch empfohlen, bei diesen Patienten einen Pulmonalarterienkatheter zu platzieren. Ein Anstieg des pulmonalarteriellen Drucks ist ein besserer Parameter für eine Lungenembolie als die ZVD-Messung, da der ZVD erst ansteigt, wenn es zu einer starken Rechtsherzbelastung oder gar zu einem Rechtsherzversagen kommt. Typisch für eine Lungenembolie ist eine akute Zunahme der A-aDCO$_2$ (durch akuten Anstieg des p_aCO_2 bei gleichzeitigem Abfall des endexspiratorischen PACO$_2$), da CO_2 im embolisch verschlossenen Bereich der Lungenstrombahn nicht mehr abgeatmet werden kann (Kap. 69.4.5, S. 980). Es kommt hierbei zu einer sog. Totraumventilation. Zur Bestimmung der Ausgangs-A-aDCO$_2$ sind bereits vor dem Thrombektomiemanöver arterielle Blutgasanalysen notwendig. Vor allem bei der Lagerung auf dem OP-Tisch, der Narkoseeinleitung sowie nach dem Öffnen der Gefäßklemmen ist eine Lungenembolie möglich. Als Narkoseform wird zumeist eine balancierte Anästhesie durchgeführt. Es ist eine sehr genaue Überwachung des Patienten notwendig. Die Patienten können am Ende der Operation normalerweise extubiert werden.

49.2 Lungenembolie

Krankheitsbild

Definition und Ursachen

Bei einer Lungenembolie handelt es sich um einen akuten Verschluss von Teilen der Lungenstrombahn. Ursache einer Lungenembolie ist in ca. 95% ein Thrombus, der zumeist (ca. 90%) aus den Venen des Beckens oder Beinbereichs stammt. Seltene Ursachen einer Lungenembolie sind Luft-, Fett-, Fruchtwasserembolie oder die Embolisation von Tumorteilen.

Pathophysiologie

Bei einer Verlegung von mehr als 50% der Lungenstrombahn kommt es zu einer pulmonalvaskulären Hypertonie und Druckbelastung des rechten Herzens (akutes Cor pulmonale). Die pulmonalarterielle Hypertonie kann durch einen emboliebedingten Spasmus der pulmonalarteriellen Gefäßstrombahn (durch Freisetzung von Thromboxan und Serotonin aus aggregierten Thrombozyten) noch verstärkt werden. Die akute Rechtsherzbelastung kann evtl. zu einer akuten Rechtsherzdekompensation führen. Bei einer massiven bzw. fulminanten Lungenembolie (Tab. 49.1) ist der pulmonalarterielle Mitteldruck auf über 25–30 bzw. >30 mm Hg erhöht (Normalwert 15 ± 5 mm Hg). Außerdem treten Hypotension, Tachykardie und Bronchokonstriktion auf, und der zentralvenöse Druck steigt an (auf >20 cm H_2O) auf. Es besteht ein enger Zusammenhang zwischen Größe der Lungenembolie und Ausmaß der hämodynamischen Veränderungen. Bei zuvor kardiovaskulär gesunden Patienten führt ein Anstieg des mittleren pulmonalarteriellen Drucks auf über 40 mm Hg innerhalb von wenigen Stunden zur Dekompensation. Die Rechtsherzdekompensation ist nicht nur Folge der Rechtsherzbelastung, sondern großteils auch durch den abfallenden Systemdruck mit Verschlechterung der Koronarperfusion bedingt. Der Anstieg des mittleren pulmonalarteriellen Drucks ist direkt proportional zur Größe der Lungenembolie. Der PCWP ist dagegen normal.

Klinik und Schweregrade

Klinische Symptome einer Lungenembolie sind plötzliche Atemnot, Tachypnoe, Schmerzen im Brustraum (die pektanginösen Beschwerden sehr ähnlich sind) und Tachykardie. Lungenembolien werden meist in 4 verschiedene Schweregrade unterteilt (Tab. 49.1). In ca. 10–40% der Fälle führt eine akute Lungenembolie nach 12–72 Stunden zu einem Lungeninfarkt. Aufgrund eines Lungeninfarktes können Stunden bis Tage nach einer akuten Lungenembolie Husten, Hämoptoe, pleuritischer Brustschmerz und hämorrhagischer Pleuraerguss auftreten. Ca. 45–90% der Patienten, die letzlich an einer

Tab. 49.1 Schweregradeinteilung der Lungenembolien (nach Grosser 1988).

Schweregrad	I (klein)	II (submassiv)	III (massiv)	IV (fulminant)
klinische Symptomatik	kurzfristige Symptomatik: Dyspnoe, thorakaler Schmerz evtl. Folgezustände: Hämoptoe, Fieber, Pleuraerguss	leichtgradige, anhaltende Symptomatik: akut auftretende Dyspnoe, Tachypnoe, thorakaler Schmerz, Tachykardie evtl. Folgezustände: wie bei I	ausgeprägte, anhaltende Symptomatik: akute schwere Dyspnoe, Tachypnoe, Tachykardie, thorakaler Schmerz, Zyanose, Unruhe, Angst, Synkope	zusätzlich zu III: ausgeprägte Schocksymptomatik (Herz-Kreislauf-Stillstand)
systemischer arterieller Blutdruck	normal	normal (leicht erniedrigt)	erniedrigt	stark erniedrigt mit kleiner Amplitude
mittlerer pulmonal-arterieller Druck (Normalwert: 15 ± 5 mm Hg)	normal	normal (leicht erhöht)	25–30 mm Hg	> 30 mm Hg
p_aO_2	normal	$\geqq$ 80 mm Hg	< 70 mm Hg	< 60 mm Hg
verlegte pulmonalarterielle Strombahn	< 25%	25–50%	$\geqq$ 50%	$\geqq$ 66%

Lungenembolie versterben, sterben innerhalb der ersten zwei Stunden nach Symptombeginn.

Typisch für eine akute Lungenembolie sind ein Anstieg des p_aCO_2 und ein Abfall des p_aO_2. Der Anstieg des arteriellen pCO_2 wird durch die Ventilation von nicht mehr perfundierten Alveolen (sog. Totraumventilation) verursacht.

> Bei beatmeten Patienten fällt neben dem hohen arteriellen pCO_2 ein niedriger endexspiratorischer pCO_2 auf. Typisch ist also eine hohe arterioalveoläre CO_2-Differenz (A-aD-CO_2). Dieses Phänomen ist auch anhand der Luftembolie beschrieben (Kap. 69.4.5, S. 980). Eine normale oder nur leicht erhöhte A-aDCO_2 (<10 mm Hg) schließt eine relevante Lungenembolie aus.

Bei noch spontan atmenden Patienten führt eine auftretende Tachypnoe dazu, dass der p_aCO_2-Anstieg nur gering sein kann. Unter Umständen kann hyperventilationsbedingt sogar ein erniedrigtes p_aCO_2 vorliegen.

Der p_aO_2-Abfall ist durch Ausbildung eines intrapulmonalen Ventilations-Perfusions-Missverhältnisses mit intrapulmonalen Shunts bedingt. Ursache ist eine Umverteilung des Blutstroms mit Hyperperfusion von nicht verlegten Lungenstromgebieten (wodurch Shunts auftreten).

Diagnostik

Entwickelt sich ein akutes Cor pulmonale, dann können im EKG Sinustachykardie, P pulmonale, Vorhofflimmern und Rechtsschenkelblock auftreten (Kap. 26.2, S. 567).

Im Thoraxröntgenbild sind nur in ca. 10% radiologische Zeichen einer Lungenembolie erkennbar (Kap. 25.2.2, S. 549). Eine Thoraxröntgenaufnahme dient eher dem Ausschluss anderer Ursachen einer akuten Dyspnoe, z.B. eines Pneumothorax. Differenzialdiagnostisch müssen insbesondere auch Myokardinfarkt, Perikarditis und Asthma bronchiale stets ausgeschlossen werden.

Zur Diagnosesicherung einer Lungenembolie können eine Ventilations-Perfusions-Szintigraphie, Angiographie der A. pulmonalis oder inzwischen vor allem ein Bolus-Spiral-CT durchgeführt werden (Kap. 25.2.2, S. 549). Diese Untersuchungsmethoden sind jedoch mit einem hohen logistischen und zeitlichen Aufwand verbunden. Hämodynamisch instabile Patienten können durch sie u.U. auch gefährdet werden. Die Ventilations-Perfusions-Szintigraphie ist relativ unspezifisch und wird zunehmend seltener durchgeführt (falsch positive Ergebnisse in bis zu 50%).

Zur initialen Diagnostik bieten sich daher vor allem als rasch durchführbare, nicht invasive Methoden die Echokardiographie sowie der D-Dimer-Test an. Mittels (transösophagealer oder transthorakaler) Echokardiographie ist eine Dilatation von V. cava, rechtem Vorhof, rechtem Ventrikel und Pulmonalarterie erkennbar. Typisch ist auch eine paradoxe Ventrikelseptumbewegung während des Herzzyklus. Oft ist auch eine Trikuspidalklappeninsuffizienz nachweisbar. Durch eine starke Vorwölbung des Ventrikelseptums in den linken Ventrikel kann dessen diastolische Füllung stark behindert werden. Hierdurch kann es u.U. zu einem Linksherzversagen mit Lungenödem kommen. Ein negativer D-Dimer-Test schließt eine Thromboembolie weitgehend aus.

Therapie

Primäre Therapieziele bei einer Lungenembolie sind eine rasche Wiederherstellung der Lungenstrombahn sowie eine ausreichende Oxygenierung und Gewebeperfusion.

Prinzipien

Es sind folgende Therapieprinzipien zu beachten:

- Immobilisierung: Der Patient muss für ca. 7 Tage Bettruhe einhalten. Er ist mit erhöhtem Oberkörper zu lagern.
- O_2-Gabe: Es ist zusätzlicher Sauerstoff zu verabreichen. Nach einer größeren Lungenembolie muss der Patient intubiert und mit PEEP sowie hoher FiO_2 beatmet werden.
- Heparin: Um ein appositionelles Wachstum der venösen Thromben und um die Entstehung weiterer Lungenembolien zu verhindern, ist initial stets Heparin (5000–10 000 E) intravenös als Bolus zu verabreichen. Anschließend ist eine Heparin-Dauerinfusion mit ca. 1000 E/h (ca. 400 E/kg KG/d) über 8 Tage durchzuführen. Unter der Heparin-Therapie sollte die PTT auf ca. den 1,5–2fachen Normalwert (ca. 60–80 Sekunden) verlängert sein.
- Thrombolyse: Beim Schweregrad I oder II reicht normalerweise die alleinige Heparinisierung aus. Bei den Schweregraden III und IV mit progredienter Schocksystematik sollte zusätzlich eine medikamentöse Thrombolyse durchgeführt werden (Kap. 40.2.3, S. 674). Es sind jedoch die für eine Thrombolyse typischen Risikofaktoren bzw. Kontraindikationen zu beachten (Kap. 23.9.4, S. 505). Bei Patienten mit vorangegangenem Trauma oder vorausgegangener Operation ist die Thrombolyse nur bedingt geeignet. Blutungen aus frischen Punktionsstellen sind die häufigsten Komplikationen unter einer Thrombolysetherapie bei diesen Patienten. Hier bedarf es einer genauen Beurteilung des Blutungsrisikos. Insbesondere ist hierbei wichtig, ob eine evtl. auftretende Blutung konservativ oder chirurgisch beherrscht werden kann.

Für die Thrombolyse bei der Lungenembolie wurde bis vor einigen Jahren eine längerfristige Thrombolyse (über ca. 12 Stunden) empfohlen, inzwischen wird zumeist eine Bolus- oder Kurzzeitlyse propagiert. Bei einer Stabilisierung der hämodynamischen Situation sollte eine begonnene Lysetherapie frühzeitig abgebrochen werden.

Thrombolyse

Kurzzeitlyse mit rt-PA (Actilyse)
- 100 mg über 120 min; davon 10 mg als Bolus
- bei Verschlechterung Wiederholung nach 30–60 min. Es wurde auch über Kasuistiken berichtet, in denen deutlich höhere Bolusgaben (100 mg rt-PA als Bolus) erfolgreich verabreicht wurden (Grabner et al. 2001).

Kurzzeitlyse mit Urokinase
- 3 Mio. E über 120 min
- davon 1 Mio. E als Bolus über 5–10 min

Kurzzeitlyse mit Streptokinase (Streptase, Kabikinase)
- 1,5 Mio. E über 30–60 min

- (zusätzlich ist eine prophylaktische Kortikosteroidgabe durchzuführen)

Während der **Lysetherapie** mit unspezifischen Thrombolytika (Kap. 40.2.3, S. 674) kann die kontinuierliche Heparin-Zufuhr in den ersten ca. 8 Stunden ausgesetzt werden, da die anfallenden Fibrinspaltprodukte zu einer Thrombinhemmung führen und die PTT verlängern (wiederholte PTT-Kontrolle notwendig. Die PTT sollte auf das 1,5–2fache des Normalwerts verlängert sein). Kommt es im Rahmen einer Thrombolyse zu bedrohlichen Blutungen (0,5–1,0%), dann ist die Thrombolyse abzubrechen. Es ist ein Antifibrinolytikum (z.B. Aprotinin; 500 000 KIE/10 min, danach 100 000 KIE/h) zu verabreichen. Zusätzlich sollten Fresh frozen Plasma sowie Protamin zur Antagonisierung des Heparins verabreicht werden.

Zur **Rezidivprophylaxe** wird anschließend eine orale Antikoagulation mit Phenprocoumon für ca. 6 Monate durchgeführt. Ist eine prophylaktische Antikoagulation kontraindiziert bzw. treten trotz adäquater Antikoagulation rezidivierende Embolien auf, deren Ursprung im Bereich der unteren Extremitäten liegt, kann ein Schirmfilter in die V. cava inferior eingesetzt werden.

Ob durch die thrombolytische Therapie bei einer Lungenembolie gleichzeitig auch evtl. noch vorhandene tiefe venöse Thromben lysiert werden (und damit die Gefahr eines Embolierezidivs beseitigt wird), ist unklar. Kommt es im Rahmen der Lungenembolie zu einer Hypotension, kann die Gabe eines Katecholamins (z.B. Dobutamin) notwendig sein. Gegebenenfalls kann eine kardiopulmonale Reanimation notwendig werden.

Weitere Maßnahmen

Weitere Therapiemaßnahmen bei einer Lungenembolie sind:
- ggf. medikamentöse Schmerzbekämpfung/Sedierung
- Überwachung (EKG, SaO_2, arterieller Blutdruck (bei instabilem Blutdruck: direkte arterielle Blutdruckmessung), zentraler Venendruck, BGA, Atemfrequenz
- ggf. Kreislaufstabilisierung (Katecholamin-Gabe; z.B. Adrenalin zur Aufrechterhaltung eines ausreichenden Systemdrucks und einer ausreichenden Koronarperfusion)
- ggf. kardiopulmonale Reanimation; aufgrund des volumenüberladenen rechten Herzens ist die Herzdruckmassage normalerweise sehr effektiv; durch die mechanische Kompression kann es auch zu einer Fragmentierung des Embolus mit Verbesserung der hämodynamischen Situation kommen
- ggf. operative Thrombektomie

Eine notfallmäßige **Embolektomie** der A. pulmonalis (Trendelenburg-Operation) wird nur in wenigen Einzelfällen einer fulminanten Lungenembolie durchgeführt (Grundmann et al.

2000). Hierzu ist der Einsatz der Herz-Lungen-Maschine notwendig. Evtl. kann auch mittels Katheter eine Fragmentierung des Thrombus in der Pulmonalarterie versucht werden.

Prognose

Die Prognose nach einer Lungenembolie hängt entscheidend von den hämodynamischen Auswirkungen ab. Sind die Patienten initial kreislaufstabil, so wird eine Sterberate von ca. 1–2% angegeben. Bei katecholaminpflichtigen Patienten wird die Sterberate mit ca. 25% und bei Patienten, die initial reanimationspflichtig sind, wird eine Sterberate von ca. 65% angegeben. Weniger als ca. 20% der tödlich verlaufenden Lungenembolien werden prä mortem diagnostiziert. Zumeist ergibt sich die Diagnose erst post mortem bei der Autopsie.

Narkoseführung

Muss ein Patient mit akuter Lungenembolie anästhesiert werden (z.B. für ein Bolus-Spiral-CT), dann ist zu beachten, dass eine anästhetikabedingte stärkere Myokarddepression vermieden werden muss. Die Patienten sind mit hoher FiO_2 und mit PEEP zu beatmen, es ist eine blutig-arterielle Druckmessung sowie eine Überwachung von ZVD (und evtl. des pulmonalarteriellen Drucks) wichtig. Um ein ausreichendes Herzminutenvolumen und einen ausreichenden arteriellen Blutdruck aufrechtzuerhalten, ist meist eine kontinuierliche Katecholamin-Gabe notwendig (z.B. Dobutamin). Dopamin scheint weniger geeignet, da es in höheren Dosen den pulmonalvaskulären Widerstand erhöhen kann.

Die Gabe von Lachgas scheint wenig sinnvoll, da meist eine hohe inspiratorische Sauerstoffkonzentration notwendig ist (und dadurch eine ausreichende Lachgasgabe nicht möglich ist) und da es durch Lachgasgabe u.U. zu einer weiteren Erhöhung des pulmonalvaskulären Widerstandes kommen kann (Kap. 42.5.1, S. 695).

49.3 Literatur

Grabner Chr, Wahl U, Reineke H. Erfolgreiche kardiopulmonale Reanimation durch hochdosierte Bolusinjektion von rt-PA bei fulminanter Lungenembolie. Anaesthesiol Intensivmed Notfallmed Schmerzther 2001; 36: 306–8.

Grosser KD. Akute Lungenembolie. Behandlung nach Schweregraden. Dtsch Ärztebl 1988; 85; B587–94.

Grundmann U, Bach F, Wendler O, Friedrich M, Ertan AK. Fulminante Lungenembolie nach Sectio caesarea. Anaesthesist 2000; 49: 1034–7.

Von Liebe S, Küffer G, Spengel FA. Diagnostisches Vorgehen bei Verdacht auf Thrombose tiefer Beinvenen. Intensiv- und Notfallbehandlung 1998; 23: 170–7.

Erkrankungen von Lunge und Atemwegen

Anästhesie
bei Begleiterkrankungen

50.1 Allgemeine Bemerkungen

Neben den kardiovaskulären Erkrankungen stellen Erkrankungen von Lunge und Atemwegen die wichtigsten anästhesierelevanten Begleiterkrankungen dar. Die Auskultation der Lunge sowie die Beurteilung der Lungenfunktion werden in Kap. 2.9, S. 24 und die Beurteilung der Lunge anhand der Thoraxröntgenaufnahme wird im Kap. 2.5, S. 15 und Kap. 25, S. 541 beschrieben.

Die wichtigsten Erkrankungen von Lunge und Atemwegen sind:
- chronisch obstruktive Lungenerkrankungen
- akute obstruktive Lungenerkrankungen (Asthma bronchiale)
- restriktive Lungenerkrankungen
- akute Ateminsuffizienz

Anästhesiologisch relevant ist des Weiteren noch das
- obstruktive Schlafapnoesyndrom

Außerdem von Bedeutung ist die
- Beurteilung der Oxygenierung und Ventilation

50.2 Chronisch obstruktive Lungenerkrankungen

Anästhesie bei Begleiterkrankungen

Obstruktive Lungenerkrankungen, die nicht durch ein Asthma bronchiale bedingt sind, werden oft unter dem Oberbegriff einer chronisch obstruktiven Lungenerkrankung (chronic obstructive lung disease; COLD; chronic obstructive pulmonary disease; COPD) zusammengefasst. Die COLD stellt eine weitgehend irreversible, progrediente obstruktive Lungenerkrankung dar. Häufig liegt auch eine Hyperreagibilität der Atemwege vor. Die Atemwegsobstruktion betrifft nicht gleichmäßig alle Lungenabschnitte. Dadurch kommt es zu einer Störung des Ventilations-Perfusions-Verhältnisses mit Abfall des p_aO_2. Die COLD ist ca. doppelt so häufig wie das Asthma bronchiale. Ca. 10% der Erwachsenen und ca. 25% der Raucher leiden an einer COLD. Bei Patienten mit einer COLD treten vor allem postoperativ überdurchschnittlich häufig ernste pulmonale Probleme wie Bronchospasmus, Lungenentzündung oder längere Beatmungspflichtigkeit auf.

Eine COLD (COPD) ist zumeist Spätfolge einer chronisch obstruktiven Bronchitis (mit oder ohne Emphysem) oder eines reinen chronischen Lungenemphysems. Chronische Bronchitis und chronisches Lungenemphysem sind normalerweise durch einen langfristigen Nikotinabusus bedingt, die Luftverschmutzung spielt dagegen eine nur untergeordnete Rolle. Seltenere Ursache einer COLD ist z. B. eine Mukoviszidose (s. u.). Im Rahmen einer COLD treten öfters akute Exazerbationen auf, die sich nur langsam wieder zurückbilden.

50.2.1 Chronische Bronchitis und chronisches Lungenemphysem

Krankheitsbild

Ursachen

Eine chronische Bronchitis ist meist Folge einer langfristigen Inhalation von Atemwegsnoxen (vor allem Zigarettenrauch). Dagegen entsteht das chronische Lungenemphysem normalerweise in der Folge einer chronischen Druckerhöhung in den Alveolen (chronisch destruktives Lungenemphysem). Ursache ist häufig eine chronisch obstruktive Erkrankung, meist eine chronisch obstruktive Bronchitis. Fast alle älteren Raucher entwickeln aufgrund ihrer chronischen Bronchitis ein chronisches Lungenemphysem.

Pathophysiologie

Beim Lungenemphysem schwinden Alveolarwandungen, Lungengewebe und Blutkapillaren. Die terminalen Lufträume sind erweitert. Residualvolumen und funktionelle Residualkapazität (FRC) nehmen zu. Insbesondere kommt es auch zum Verlust elastischer Fasern. Dadurch kollabieren während der Exspiration (vor allem an der Lungenbasis) kleinere Atemwege, es kommt zum Air-Trapping (Kap. 2.9, S. 27). Durch diese Behinderung des exspiratorischen Gasflusses werden die distalen Atemwege überdehnt, Alveolarsepten schwinden weiter und es kann zur Bildung von Emphysemblasen kommen. Die Lunge ist überbläht. Der anterior-posteriore Durchmesser des Thorax nimmt zu. Da die elastischen Fasern des Lungengewebes vermindert sind, ist auch die spontane Exspiration beeinträchtigt, die Atemarbeit ist dadurch deutlich erhöht. Die Patienten leiden an einer Dyspnoe.

Klinik und Diagnostik

Typisch für eine chronische Bronchitis sind übermäßige Schleimsekretion und ein (mehr als 3 Monate in jeweils 2 aufeinander folgenden Jahren) anhaltender und produktiver Husten. Häufig geht sie mit einer bronchialen Obstruktion einher. Es wird dann von chronisch obstruktiver Bronchitis gesprochen. Auskultatorisch sind Giemen und Brummen (= trockene Rasselgeräusche) nachweisbar. Auf dem Boden einer chronischen Bronchitis kann sich ein hyperreagibles Bronchialsystem mit Neigung zu Bronchospasmen entwickeln.

> Häufig treten chronisch obstruktive Bronchitis und chronisches Lungenemphysem gleichzeitig auf.

Bei einer COLD kommt es zu zunehmender Einschränkung der Belastbarkeit und zu chronisch produktivem Husten. Liegt eine

Ruhedyspnoe vor, dann ist von einer FEV_1 von unter ca. 25% auszugehen, tritt eine Dyspnoe nur bei Belastung auf, so beträgt die FEV_1 vermutlich unter 50%. Im fortgeschrittenen Stadium ist der p_aO_2 erniedrigt. Hierdurch (und durch die emphysembedingte Rarefizierung der Pulmonalgefäße) steigt der pulmonalvaskuläre Widerstand an. Eine COLD führt häufig zur Ausbildung eines chronischen Cor pulmonale (Kap. 47, S. 733).

Um Schweregrad und eventuelle Reversibilität einer obstruktiven Atemwegserkrankung beurteilen zu können, sind **Lungenfunktionsprüfungen** sinnvoll (Kap. 2.9, S. 24). Die FEV_1/VC ist typischerweise erniedrigt. Residualvolumen und funktionelle Residualkapazität (FRC) sind oft erhöht. Bei einem Emphysem sind im **Thoraxröntgenbild** meist nur geringe radiomorphologische Veränderungen nachweisbar. Dazu gehören erhöhte Strahlentransparenz der Lungen (wegen peripherer Gefäßrarefizierung und erhöhtem Luftgehalt des Lungenparenchyms), Abflachung der Zwerchfellkuppel, evtl. auch Emphysemblasen, s. auch Kap. 25.2.2, S. 546). Der anterior-posteriore Durchmesser des Thorax ist vergrößert.

Anhand klinischer Parameter und einer arteriellen **Blutgasanalyse** kann bei Patienten mit fortgeschrittener COLD zwischen kachektisch-emphysematischen rosig aussehenden sog. »pink puffern« ($p_aO_2 > 60$ mm Hg; normaler p_aCO_2) und zyanotisch-bronchitisch aussehenden sog. »blue bloatern« ($p_aO_2 < 60$ mm Hg; $p_aCO_2 > 45$ mm Hg, Zeichen eines Cor pulmonale, Hämatokrit > 50%) unterschieden werden.

Ist bei Patienten mit einer COLD der präoperative p_aCO_2-Wert höher als 45–50 mm Hg, dann sollte auf einen Elektiveingriff möglichst verzichtet werden.

Therapie und Prophylaxe

Nikotinabstinenz: Die medikamentöse Therapie ist bei einer COLD nur von sekundärer Wichtigkeit. Entscheidend ist dagegen, dass die Patienten mit dem Rauchen aufhören. Durch Zigarettenrauchen wird die bronchiale Schleimproduktion gesteigert, die mukoziliare Transportkapazität (tracheobronchiale Clearance) vermindert, und die kleinen Atemwege werden eingeengt. Bei stärkeren Rauchern (ohne sonstige Nebenerkrankungen) ist die perioperative pulmonale Morbidität (Atelektasen, Pneumonien) ca. 6-mal so hoch wie bei Nichtrauchern. Selbst gesunde Raucher sind daher der ASA-Gruppe II zuzuordnen. Durch eine 12- bis 24-stündige bzw. 48- bis 72-stündige Nikotinabstinenz können die Kohlenmonoxid- und Nikotinkonzentration vermindert bzw. die Ziliarfunktion verbessert werden. Bei einer 1- bis 2-wöchigen Abstinenz kann die Bronchialsekretion vermindert, bei einer 4- bis 6-wöchigen bzw. 6- bis 8-wöchigen Abstinenz können die Lungenfunktionstests bzw. die Immunlage und der Medikamentenmetabolismus normalisiert werden und bei einer mindestens 8-wöchigen präoperativen Nikotinabstinenz kann die Inzidenz postoperativer pulmonaler Komplikationen vermindert werden (Übersicht bei Gall 1999). Eine kurzfristige Nikotinabstinenz (weniger als mehrere Wochen) vermindert die perioperative Morbidität jedoch nicht.

Medikamente: Bei COLD-Patienten mit einer bronchialen Hypersekretion ist eine Schleimlösung und Expektoration wichtig. Falls eine Hypoxie vorliegt, sollte dem Patienten zusätzlich Sauerstoff verabreicht werden, damit möglichst eine arterielle Sauerstoffsättigung von über 90% (p_aO_2 60–80 mm Hg) erreicht werden kann. Dadurch kann bei diesen Patienten der oft erhöhte pulmonalvaskuläre Widerstand gesenkt werden (Tab. 42.4, S. 693). Diese Patienten verfügen öfters zu Hause über ein Gerät, um zusätzlichen Sauerstoff zu verabreichen. Die Gabe von Bronchodilatatoren sollte bei COLD-Patienten versucht werden, da neben einer irreversiblen Atemwegsobstruktion zum Teil auch eine reversible Obstruktion vorliegen kann. Hierzu sollten β_2-Mimetika, Ipratropiumbromid oder Theophyllin eingesetzt werden (s.u.; Asthma bronchiale). Im Gegensatz zum allergischen Asthma bronchiale scheint die inhalative Gabe von Anticholinergika zumindest eine gleichwertige Bronchodilatation zu bewirken wie β_2-Mimetika. Kortikosteroide können ggf. auch eingesetzt werden, in der Regel sind sie jedoch bei der COLD nicht viel versprechend. Falls Glukokortikoide nach zweiwöchiger Therapie keinen Effekt zeigen, sollte deren Gabe abgebrochen werden. Bei einer akuten Verschlechterung mit eitrigem Auswurf sollte frühzeitig ein Antibiotikum verabreicht werden.

Die Patienten sollten bereits präoperativ Atemgymnastik erlernen, damit sie diese Techniken postoperativ effektiv einsetzen können.

Anästhesie

Präoperative Phase

Bei COLD-Patienten ist präoperativ zu klären, ob sie an Dyspnoe, Husten und/oder Auswurf leiden, wie weit sie körperliche Anstrengung noch tolerieren, ob sie Bronchodilatatoren einnehmen oder auf eine zusätzliche Sauerstoffgabe angewiesen sind, ob ein akuter pulmonaler Infekt vorliegt und ob ein Cor pulmonale besteht. Es sind eine Thoraxröntgenaufnahme, eine Lungenfunktionsprüfung (mit Bronchospasmolysetest), eine arterielle Blutgasanalyse und ein EKG notwendig. Mit dem Patienten sollte das Risiko einer evtl. postoperativ notwendig werdenden Nachbeatmung besprochen werden. Falls der Patient unter einer systemischen Kortikosteroidtherapie steht, ist eine perioperative Substitution zu beachten (Kap. 51.4.4, S. 780).

Narkoseführung

Bei Patienten mit einer COLD können alle Anästhetika und Techniken einer Allgemeinanästhesie mit vergleichbar gutem Erfolg eingesetzt werden.

Häufig wird ein volatiles Anästhetikum verabreicht. Die bronchodilatierende Eigenschaft dieser Medikamente scheint günstig. Inhalationsanästhetika können jedoch eine regionale hypoxiebedingte Konstriktion von Lungengefäßen (eine sog. hypoxische pulmonale Vasokonstriktion; sog. Euler-Liljestrand-Reflex) leicht (ca. 20%) abschwächen (Kap. 78.4, S. 1109). Dadurch können der intrapulmonale Rechts-links-Shunt etwas zu- und der p_aO_2 leicht abnehmen. Bei längeren Operationen sollten die Atemgase befeuchtet werden, um ein Austrocknen der Atemwege zu verhindern.

Bei Patienten mit Emphysemblasen sind höhere Beatmungsdrücke zu vermeiden, um die Gefahr eines Barotraumas zu minimieren. Es empfiehlt sich eine langsame Atemfrequenz mit erhöhtem Atemhubvolumen.

COLD-Patienten reagieren sehr empfindlich auf eine Atemdepression. Höhere Dosen an Opioiden oder z.B. an Midazolam können evtl. zu einer unerwünschten postoperativen Atemdepression führen.

Überwachung

Zur Überwachung der pulmonalen Funktion sollten pulsoximetrische Sättigungsmessung, Kapnographie sowie ggf. intermittierende arterielle Blutgasanalysen durchgeführt werden.

Für Operationen an den Extremitäten sind Regionalanästhesieverfahren besonders geeignet. Bei großen Operationen in Allgemeinanästhesie scheint es sinnvoll, zusätzlich einen Periduralkatheter anzulegen, um eine suffiziente postoperative Schmerztherapie zu ermöglichen. Dadurch kann postoperativ ein gutes Abhusten und Durchatmen ermöglicht werden.

Postoperativ sind bei COLD-Patienten Vibrationsmassage (zur Ablösung von Schleimpfropfen), Drainagelagerung (zum verbesserten Abhusten von Schleim) und sog. »incentive spirometry« (Abb. 50.1) sinnvoll. Bei der »incentive spirometry« atmet der Patient über ein kleines Gerät bewusst tief ein. Seine Atembemühungen werden von dem Gerät angezeigt. Er muss hierbei versuchen, ein vorgegebenes Inspirationsvolumen zu erreichen. Dieses Inhalationsvolumen soll dann für einige Sekunden gehalten werden, um ein Eröffnen kollabierter Alveolen zu ermöglichen.

50.2.2 Mukoviszidose

Krankheitsbild

Ursachen und Pathophysiologie

Die Mukoviszidose ist eine relative seltene Ursache einer COLD. Die (autosomal rezessiv vererbte) Mukoviszidose tritt mit einer Inzidenz von 1 : 2500 auf. Aufgrund eines Defekts des Chromosoms Nr. 7 ist der Chloridionenkanal von Epithelzellen gestört. Dadurch ist die Natrium- und Wasserregulation in den Zellen gestört. Folge ist eine Funktionsstörung aller exokrinen Drüsen: In den Bronchialdrüsen, in Pankreas, Gallenwegen, Schweißdrüsen, Dünndarm und Gonaden wird übermäßig zähes Sekret gebildet. Aufgrund des hoch viskösen Schleims drohen Verstopfung, rezidivierende Entzündung der Drüsengänge sowie fibrotisch-zystische Organveränderungen. Die tracheobronchiale Clearance ist verschlechtert, es drohen Verlegung der Atemwege, bakterielle Superinfektion (zumeist mit Pseudomonas aeruginosa, Staphylococcus aureus, Haemophilus influenzae) und Bronchiektasenbildung.

Klinik

Typisch sind Dyspnoe, chronischer Husten und purulenter Auswurf. Es können auch Blutungen mit Hämoptysen sowie ein Pneumothorax auftreten. Eine Verlegung der Pankreasgänge durch hoch visköses Sekret führt zu progredienter Pankreasinsuffizienz mit insulinpflichtigem Diabetes mellitus. Eine zunehmende Gallenwegsobstruktion führt zu Leberzirrhose mit portaler Hypertension. Bei ca. 25% der Patienten scheint eine Refluxösophagitis vorzuliegen.

Therapie und Prognose

Zur Therapie pulmonaler Infekte werden oft Azidocillin und Tobramycin eingesetzt. Eine routinemäßige medikamentöse Aspirationsprophylaxe scheint jedoch nicht notwendig zu sein (Kumle et al. 2000). Während früher die Patienten meist

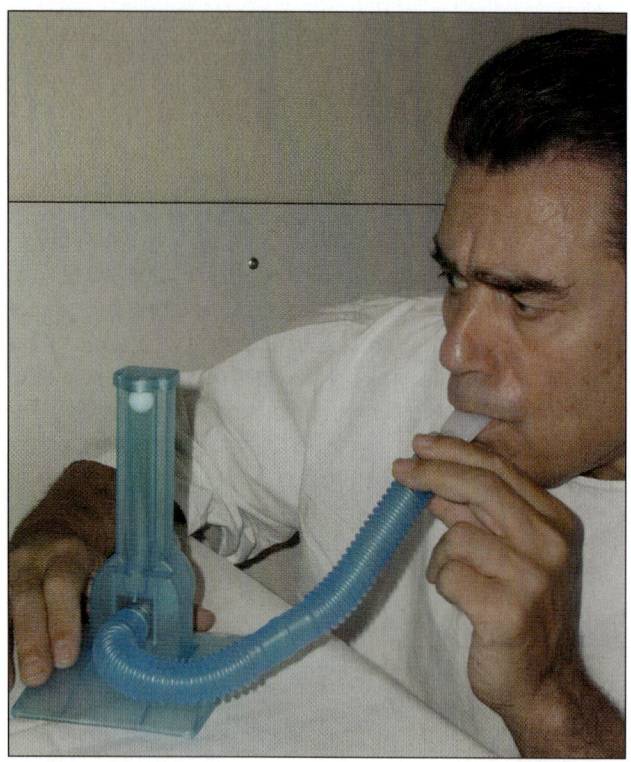

Abb. 50.1 »incentive spirometry«.

schon im Kindesalter verstarben, wird von einigen Zentren bereits eine mittlere Überlebensdauer von ca. 30 Jahren angegeben.

Narkoseführung

Bei der Narkoseführung sind die gleichen Prinzipien zu beachten, die für Patienten mit einer chronisch obstruktiven Lungenerkrankung (COLD) gelten (s.o.). Vor elektiven Operationen sollten keine akuten bronchopulmonalen Infekte vorliegen. Anticholinergika sollten bei diesen Patienten möglichst vermieden werden, da sie die bereits erhöhte Viskosität der Sekrete noch verstärken. Zum Teil wurden allerdings unter einer üblichen intravenösen Atropin-Dosis keine nachteiligen Wirkungen beschrieben (Kumle et al. 2000). Ein »ideales« Narkoseregime scheint es nicht zu geben. Häufig wird ein volatiles Inhalationsanästhetikum verwendet. Die Inspirationsgase sollten angefeuchtet werden, um die Atemwegssekrete dünnflüssig zu halten. Intraoperativ sollte wiederholt endotracheal abgesaugt werden. Intra- und postoperativ tritt häufiger ein Pneumothorax auf.

50.3 Akute obstruktive Lungenerkrankung – Asthma bronchiale

Definition

Ein Asthma bronchiale ist definiert als eine primär entzündliche Atemwegserkrankung mit Hyperreagibilität des Bronchialsystems und variabler, reversibler Atemwegsobstruktion. Typisch für ein Asthma bronchiale sind:

- chronisch eosinophile Entzündung der Bronchialschleimhaut
- erhöhter Tonus der Bronchialmuskulatur und bronchiale Hyperreagibilität
- Einengung der Atemwege durch hochviskösen Schleim (Dyskrinie)

Unter einem Status asthmaticus werden unmittelbar hintereinander auftretende Asthmaanfälle oder eine kontinuierliche (Tage anhaltende) akute schwerste Atemwegsobstruktion verstanden, die auf die Standardtherapie nicht anspricht und lebensbedrohlich sein kann.

> In Deutschland leiden ca. 5% der Erwachsenen und bis ca. 10% der Kinder an Asthma bronchiale.

Ursachen und Formen

Eine bronchiale Entzündung wird inzwischen als primäre Ursache des Asthma bronchiale angesehen. Die chronische Entzündung verursacht die Hyperreagibilität. Aufgrund der hyperreaktiven Atemwege reagieren diese Patienten auf verschiedenste Reize mit einer Verengung der Atemwege. Während bei COLD-Patienten eine nicht reversible Atemwegsobstruktion vorliegt, ist bei Patienten mit einem Asthma bronchiale die exspiratorische Atemwegsobstruktion typischerweise noch reversibel. Nach Gabe eines β_2-Mimetikums nimmt der exspiratorische Atemfluss zu (vgl. Bronchospasmolysetest, Kap. 2.9, S. 27).

Ein Asthma-bronchiale-Anfall kann vor allem ausgelöst werden durch:

- Allergene (Inhalationsallergene)
- stärkere Belastung
- Verminderung des Sympathikotonus
- Acetylsalicylsäure
- Infekte

Das allergeninduzierte (IgE-vermittelte) Asthma stellt die häufigste Form dar. Diese Patienten weisen häufig eine allergische Diathese auf. Berufliche Inhalationsallergene können z.B. Holz- oder Getreidestaub sein. Beim belastungsinduzierten Asthma bronchiale kommt es im Rahmen einer stärkeren körperlichen Belastung (insbesondere bei kalter Luft) zu einer Bronchokonstriktion. Auch stärkere psychische Belastung kann einen Asthmaanfall provozieren. Eine Verminderung des Sympathikotonus im Schlaf ist vor allem für nächtliche Asthma-bronchiale-Anfälle (meist zwischen 4 und 6 Uhr morgens) verantwortlich. 10–20% der Patienten mit Asthma bronchiale entwickeln nach Einnahme von Acetylsalicylsäure eine Bronchokonstriktion. Da Acetylsalicylsäure das Enzym Cyclooxygenase und dadurch die Bildung von Prostaglandinen (aus Arachidonsäure) hemmt, wird nun Arachidonsäure vermehrt zu Leukotrienen umgewandelt. Leukotriene wirken bronchokonstriktorisch. Dieses Problem kann selten auch bei anderen Cyclooxygenasehemmern (z.B. nicht steroidalen Antirheumatika) auftreten. Bei einem infektbedingten Asthma bronchiale kommt es aufgrund einer akuten Bronchitis (durch Viren, Bakterien, Mykoplasmen) zu einer Bronchokonstriktion. Es handelt sich hierbei nicht um immunologische Prozesse.

Pathophysiologie

Ein Asthma-bronchiale-Anfall führt zu einer in- und exspiratorischen Atemwegsobstruktion. Vor allem die Exspiration ist behindert. Der erhöhte inspiratorische Atemwegswiderstand kann durch eine entsprechende Steigerung der Atemarbeit kompensiert werden. Die normalerweise passive Exspiration ist bei einer Atemwegsobstruktion deutlich verlängert. Durch Aktivierung exspiratorischer Atemmuskeln (Bauchmuskulatur, Mm. intercostales interni) wird die Ausatmung unterstützt.

Die Lunge ist akut überbläht (akutes Emphysem), und es entwickelt sich ein erhebliches Air-Trapping (Kap. 2.9, S. 27). Das Residualvolumen kann um ein Mehrfaches zunehmen. Die Atemmittellage wird nach oben verschoben, die FRC ist erhöht. Die intrathorakale Drucksteigerung während der Exspiration begünstigt den Kollaps kleinerer (knorpelloser) Atemwege. Es sind Giemen und Brummen (= trockene Rasselgeräusche), Husten, Dyspnoe und abgeschwächte Atemgeräusche nachweisbar.

Klinik

Ein Asthma-bronchiale-Anfall kann nur wenige Minuten, aber auch mehrere Stunden dauern. Es kann sowohl ein nicht produktiver als auch ein produktiver Husten auftreten. Während eines schweren Asthmaanfalles nehmen die Patienten meist eine sitzende Haltung ein, um sich mit den Armen abzustützen. In dieser Position können sie auch die Atemhilfsmuskulatur gut einsetzen (Orthopnoe).

Beim Status asthmaticus ist die Atemarbeit derart erhöht, dass Hypoxie, Hyperkapnie, Tachykardie, Hypertension und Somnolenz auftreten können. Schließlich droht die respiratorische Erschöpfung und schließlich das Koma.

Diagnostik

Ein Anstieg der eosinophilen Granulozyten auf über $50/mm^3$ deutet auf eine akute Exazerbation hin. Unter einer systemischen Kortikosteroidtherapie bleibt jedoch dieser typische Anstieg der eosinophilen Granulozyten aus.

Die Lungenfunktion von Asthma-bronchiale-Patienten ist zwischen den Anfällen weitgehend normal. An Lungenfunktionsparametern werden vor allem Vitalkapazität (VC), forcierte Vitalkapazität (FVC), forcierte exspiratorische Einsekundenkapazität (FEV_1), FEV_1/VC, der Peak exspiratory Flow (PEF) sowie (anhand der Fluss-Volumen-Kurve) der maximale exspiratorische Fluss (MEF 75, 50, 25) beurteilt. Die Lungenfunktionsprüfung wird ausführlich in Kap. 2.9, S. 24 beschrieben. Vor allem anhand der FEV_1/VC kann der Schweregrad einer exspiratorischen Atemwegsobstruktion gemessen werden. Bei einem schweren Asthmaanfall ist die FEV_1/VC meist unter 35% der Norm erniedrigt. Der Absolutwert der FEV_1 ist bei einer schweren Obstruktion < 1 l und die Totalkapazität der Lunge ist auf über 150% der Norm erhöht. Die funktionelle Residualkapazität kann während eines Asthmaanfalles um einige Liter ansteigen (akutes Lungenemphysem), die Totalkapazität bleibt üblicherweise normal.

Während bei einem leichten Asthmaanfall der p_aO_2 und p_aCO_2 meist im Normbereich liegen, kommt es während eines schweren Asthmaanfalls zum Abfall des p_aO_2 und zum Anstieg des p_aCO_2.

Therapie

Die antientzündliche Therapie hat inzwischen beim Asthma bronchiale einen entscheidenden Stellenwert bei der Therapie erhalten. Primäre Aufgabe der Therapie ist es, die chronisch entzündliche Schwellung und Hyperämie der Bronchialschleimhaut zu vermindern. Hierzu werden primär entzündungshemmende Medikamente, vorzugsweise glukokortikoidhaltige Aerosole empfohlen. Zur Prophylaxe und zur Therapie eines akuten Asthmaanfalles werden auch Bronchodilatatoren und evtl. sonstige Maßnehmen eingesetzt. Der therapeutische Stufenplan bei Asthma bronchiale ist in Tabelle 50.1 dargestellt.

Entzündungshemmende Medikamente

Um die chronische Entzündung der Bronchialschleimhaut zu unterdrücken, werden zur Anfallsprophylaxe vor allem Kortikosteroide und Cromoglicinsäure bzw. Nedocromil verabreicht. Besonders wirksam sind Kortikosteroide als Dosieraerosol (z.B. Beclomethason). Systemische Nebenwirkungen oder eine Hemmung der Nebennierenrindenfunktion sind bei der Kortikosteroidgabe als Aerosol nicht zu erwarten. Typische Nebenwirkungen einer inhalativen Steroidtherapie sind Candidiasis im Mundbereich und Heiserkeit. Im akuten Anfall können 50–100 mg Prednisolon-Äquivalent intravenös verabreicht werden. Glukokortikoide verstärken außerdem die Wirkung der oft gleichzeitig verabreichten β_2-Mimetika, da sie zu einer Zunahme der β_2-Rezeptoren führen.

Bei Kindern wird als entzündungshemmendes Mittel Cromoglicinsäure den Steroiden vorgezogen. Es scheint über eine membranstabilisierende Wirkung die Mediatorfreisetzung aus z.B. Mastzellen und eosinophilen Granulozyten zu hemmen. Die Gabe von Cromoglicinsäure (Intal) und Nedocromil (Halamid) ist allerdings nur zur Prophylaxe sinnvoll. Im akuten Anfall sind diese Substanzen wirkungslos.

Bronchodilatatoren

Als Bronchodilatatoren kommen selektive β_2-Rezeptoragonisten, Theophyllin und Anticholinergika zur Anwendung. (In Zukunft wird möglicherweise auch eine Antileukotrientherapie eine Rolle spielen. Leukotriene werden z.B. von Mastzellen und eosinophilen Granulozyten gebildet. Sie stellen sehr potente Bronchokonstriktoren dar. Inzwischen wurden Leukotrienrezeptoren identifiziert und es sind bereits Leukotrienrezeptorantagonisten entwickelt worden.)

β_2-**Agonisten**: Die Inhalation eines selektiven β_2-Agonisten stellt inzwischen die Medikation der Wahl bei einem akuten Asthmaanfall dar. Auch zur Prävention eines belastungsabhängigen Asthma bronchiale sind β_2-Mimetika sinnvoll. An β_2-Mimetika kommen z.B. Terbutalin (Bricanyl), Salbutamol (Sultanol) und Fenoterol (Berotec) per inhalatio-

Anästhesie bei Begleiterkrankungen

Tab. 50.1 Therapie des chronischen Asthma bronchiale. Stufenplan.

Schweregrad	Beschwerden	Therapie
leichte asthmatische Beschwerden	gelegentlich	Inhalation eines kurz wirksamen β₂-Sympathikomimetikums bei Bedarf, z.B. ■ Terbutalin (Bricanyl) ■ Salbutamol (Sultanol) ■ Fenoterol (Berotec) ■ Reproterol (Bronchospasmin)
leichtes Asthma bronchiale	Beschwerden >3 ×/Woche; Peak flow 60–80%	tägliche Inhalation eines Glukokortikoids, z.B.: ■ Beclomethason (250–1000 µg/d; Sanasthmyl, Sanasthmax) ■ Budesonid (200–800 µg/d; Pulmicort) ■ Flunisolid (250–1000 µg/d; Juhacort) ■ Fluticason (125–500 µg/d; atemur) alternativ: ■ Cromoglicinsäure (Intal) oder ■ Nedocromil (Halamid) zur Prophylaxe in Kombination mit: ■ Inhalation eines kurz wirksamen β₂-Sympathikomimetikums (s.o.) bei Bedarf (ggf. auch in Kombination mit einem Anticholinergikum; Ipratropiumbromid = Atrovent)
mittelschweres Asthma bronchiale	Beschwerden mehrmals täglich, zum Teil auch nachts	■ regelmäßige Inhalation eines Glukokortikoids (s.o.) ■ plus Inhalation eines kurz wirksamen β₂-Sympathikomimetikums (s.o.) bei Bedarf (ggf. in Kombination mit einem Anticholinergikum) ■ plus eine oder mehrere der folgenden Substanzen: – orales, retardiertes Theophyllin-Präparat – regelmäßige Inhalation eines lang wirksamen β₂-Sympathikomimetikums – orales, retardiertes β₂-Sympathikomimetikum (Salmeterol; Serevent; 2 × 50–100 µg/d)
schweres Asthma bronchiale	ständig erhebliche Beschwerden, deutliche Einschränkung der körperlichen Aktivität, Peak flow morgens <50%	■ wie bei mittelschwerem Asthma bronchiale (s.o.), aber höher dosiert (bis doppelte Maximaldosierung) ■ zusätzlich: regelmäßige Einnahme eines oralen Glukokortikoids

nem zur Anwendung. Reproterol (Bronchospasmin) kann intravenös verabreicht werden. Die intravenöse Gabe von β₂-Agonisten scheint jedoch keine Vorteile gegenüber der Inhalation aufzuweisen. Zur Therapie eines akuten Asthmaanfalls sollte ggf. wiederholt ein kurz wirkender β₂-Agonist (z.B. 4 Hübe) verabreicht werden. Seit kurzem ist neben den bisherigen kurz wirksamen β₂-Sympathikomimetika mit Salmeterol (Serevent) ein erstes lang wirksames (ca. 12 Stunden wirkendes) β₂-Sympathomimetikum zur Inhalation zugelassen.

Theophyllin: Theophyllin (ein Methylxanthinderivat) stellt inzwischen kein Mittel der ersten Wahl mehr dar. Die bronchodilatatorische Wirkung von Theophyllin ist geringer als die der β₂-Agonisten. Theophyllin soll über eine Relaxation der glatten Bronchialmuskulatur, eine Steigerung der mukoziliären Clearance, eine Stimulation des Atemantriebs, eine Freisetzung endogener Katecholamine und eine unspezifische Hemmung der Phosphodiesterase wirken. Nach neueren Studien soll es auch entzündungshemmende Eigenschaften haben. Theophyllin (Bronchoparat) wird evtl. zusätzlich zu einem β₂-Agonisten verabreicht. Soll Theophyllin intra-

venös verabreicht werden, dann werden initial 5 mg/kg KG sehr langsam intravenös empfohlen. Anschließend sollte ggf. eine Dauerinfusion mit ca. 0,5–1,0 mg/kg KG/h durchgeführt werden. Theophyllin kann zu Herzrhythmusstörungen führen. Die therapeutische Breite ist relativ gering. Bei längerfristiger Gabe sollte die Plasmakonzentration bestimmt werden. Die therapeutische Plasmakonzentration wird mit ca. 8–13 µg/ml angegeben (die toxische Grenze liegt bei ca. 20 µg/ml).

Anticholinergika: Das Anticholinergikum Ipratropiumbromid (Kap. 2,9, S. 27; Kap. 3.2.6, S. 42) blockiert die muscarinergen Acetylcholin-Rezeptoren und verursacht damit eine Bronchodilatation. Ipratropiumbromid (Atrovent) stellt ein Atropinderivat dar. Es wird als Dosieraerosol verabreicht. Ipratropiumbromid wird aufgrund seiner Struktur (quartäre Ammoniumverbindung) kaum resorbiert und hat kaum systemische Nebenwirkungen (Kap. 3.2.6, S. 42). Die Wirkung ist geringer als die der β₂-Agonisten.

In Tabelle 50.2 ist die Therapie eines schweren akuten Asthmaanfalls dargestellt.

Anästhesie bei Begleiterkrankungen

Tab. 50.2 Therapie eines akuten Asthmaanfalls.

- Sauerstoffzufuhr (2–4 l/min)
- β_2-Sympathikomimetikum per inhalationem
  - z.B. 2–4 Hübe/20 min (z.B. Bricanyl; s. auch Tab. 50.1)
  - (evtl. Terbutalin [Bricanyl] $\frac{1}{2}$ Amp. = 0,5 ml = 0,25 mg s.c.)
  - (evtl. Reproterol [Bronchospasmin] 1 Amp.=1 ml = 0,09 mg langsam über 30–60 Sek. i.v.)
- Glukokortikoide
  - z.B. 100 mg Prednisolon i.v.
    (Wiederholung in 4- bis 6-stündigem Abstand)
  - Erhaltungsdosis: 0,4 mg/kg KG/h
- Theophyllin
  - 5 mg/kg KG sehr langsam i.v.
  - Erhaltungsdosis: ca. 0,5–1,0 mg/kg KG/h
- evtl. Intubation und Beatmung bei schwerem respiratorischem Versagen oder bei Bewusstlosigkeit

Sonstige Maßnahmen

Bei einem therapierefraktären Status asthmaticus kann eine endotracheale Intubation notwendig werden. Evtl. kann die Gabe eines volatilen Inhalationsanästhetikums sinnvoll (erforderlich) sein. Die verschiedenen volatilen Inhalationsanästhetika scheinen hierfür vergleichbar gut geeignet zu sein. Bei der maschinellen Beatmung ist ggf. eine mäßige Hypoventilation zu akzeptieren (vgl. permissive Hyperkapnie; Kap. 50.4.1, S. 755). Die Beatmung sollte mit niedrigem Atemhubvolumen und niedriger Atemfrequenz durchgeführt werden. Der inspiratorische Beatmungsdruck soll möglichst nicht 35 cm H_2O überschreiten.

Anästhesie

Präoperative Phase

Bei Patienten mit Asthma bronchiale sind präoperativ eine ausführliche Anamnese und sorgfältige Auskultation der Lunge notwendig. Eine akute Exazerbation sollte vor einem Elektiveingriff ausgeschlossen werden. Evtl. kann die Bestimmung der Anzahl an eosinophilen Granulozyten sinnvoll sein, da sich deren Anzahl parallel zum Schweregrad der Erkrankung verhält. Bei Asthmapatienten ist es ratsam, präoperativ eine Lungenfunktionsprüfung (FEV_1/VC) sowie einen Bronchospasmolysetest (Kap. 2.9, S. 24) durchzuführen. Reversible Komponenten können durch Atemtherapie, Flüssigkeitszufuhr, Antibiotika-Gabe und eine bronchodilatatorische Therapie meist verbessert werden. Gegebenenfalls sollte präoperativ eine arterielle Blutgasanalyse bestimmt werden. Im anfallsfreien Intervall liegen jedoch oft normale Lungenfunktionswerte und Blutgaswerte vor. Auch die konventionelle Thoraxröntgenaufnahme ist im Intervall wenig aussagekräftig.

Eine Elektivoperation sollte nur im anfallsfreien Intervall durchgeführt werden. Bei asymptomatischen(!) Asthmatikern scheint das perioperative Risiko an respiratorischen Komplikationen mit 1,7% nicht höher als in der Gesamtbevölkerung zu sein. Die antiasthmatische Dauermedikation sollte perioperativ weitergeführt werden. Falls im Rahmen der medikamentösen Dauerbehandlung mit einem systemisch verabreichten Kortikosteroid evtl. eine Suppression der Nebennierenrinde aufgetreten sein könnte, dann ist bei größeren Operationen perioperativ eine zusätzliche intravenöse Kortikosteroidgabe zu empfehlen (Kap. 51.4.4, S. 780). Bei ausschließlicher inhalativer Verabreichung eines Kortikoids ist keine Hemmung der Nebennierenrinde zu erwarten.

Um eine stressbedingte Symptomverschlechterung zu vermeiden, ist eine ausreichende präoperative Anxiolyse, vorzugsweise mit einem Benzodiazepin, wichtig. Die routinemäßige Gabe eines Anticholinergikums im Rahmen der Prämedikation scheint nicht sinnvoll, da hierdurch die Viskosität des Bronchialsekrets erhöht und die Sekret-Clearance erschwert werden können. Obwohl ein Asthma bronchiale häufig eine allergische Ursache hat, wird keine routinemäßige präoperative Gabe eines H_1- und H_2-Rezeptorenblockers (Kap. 30.5, S. 617) empfohlen. Insbesondere bestehen Bedenken gegen die Gabe eines H_2-Rezeptorantagonisten, denn Histamine bewirken über H_1-Rezeptoren eine Bronchokonstriktion, über H_2-Rezeptoren eine Bronchodilatation. Die Gabe eines H_2-Rezeptorenblockers (z.B. Cimetidin, Ranitidin) könnte die Balance zwischen H_1- und H_2-Rezeptorenstimulation ungünstig beeinflussen und eine Stimulation der H_1-Rezeptoren demaskieren und eine Bronchokonstriktion begünstigen.

Narkoseführung

Bei der Narkoseeinleitung und -führung ist auf eine ausreichend tiefe Narkose zu achten, um die gesteigerten Atemwegsreflexe sicher zu unterdrücken. Die Inzidenz perioperativer Bronchospasmen wird mit ca. 0,2–4% angegeben. Schwere perioperative Bronchospasmen können u.U. eine lebensbedrohliche anästhesiologische Komplikation darstellen und zu einer schweren Hypoxie führen.

Induktionshypnotika

Zur Narkoseeinleitung können die üblichen Induktionshypnotika verwendet werden. Besonders geeignet ist **Disoprivan** (Pizov et al. 1995), da es die Atemwegsreflexe besonders stark dämpft (Disoprivan ist aus diesem Grund auch das Induktionshypnotikum der Wahl, falls eine Larynxmaske eingeführt werden soll; Kap. 7.1.3, S. 215).

Voraussetzung für den Einsatz von Disoprivan ist jedoch, dass stabile kardiovaskuläre Verhältnisse vorliegen. Bei schwerem

Asthma bronchiale wird manchmal empfohlen, Thiopental zu vermeiden. Entscheidend ist jedoch vor allem die tiefe Narkose und weniger die Auswahl bestimmter Medikamente. **Ketamin** erhöht über eine zentrale Sympathikusstimulierung die Katecholamin-Konzentrationen und führt damit zur Bronchodilatation. Außerdem wird ein direkter relaxierender Effekt des Ketamins auf die glatte Bronchialmuskulatur diskutiert. Ketamin wird daher bei Asthmatikern immer wieder empfohlen. Allerdings führt es zu einer verstärkten Sekretproduktion. Ketamin sollte jedoch nur eingesetzt werden, falls die konventionelle antiasthmatische Therapie erfolglos bleibt, z.B. zur Behandlung des Status asthmaticus. Von mehreren Autoren wird Ketamin auch als das Induktionshypnotikum für eine Ileuseinleitung bei schweren Asthmatikern betrachtet. Zur Narkoseeinleitung für eine Sectio caesarea bei Asthmatikerinnen liegt reichlich Erfahrung mit Ketamin vor. Für Ketamin wird hierbei eine Dosierung von 1(–2) mg/kg KG intravenös empfohlen. Als Repetitionsdosen können ca. 50% der Initialdosis alle 15–30 Minuten verabreicht werden. Ketamin wird auch zur Intubation während eines Status asthmaticus favorisiert.

Volatile Anästhetika

Nach Gabe des Einleitungshypnotikums wird zur weiteren Vertiefung der Narkose häufig noch ein volatiles Anästhetikum verabreicht. Vor der Intubation muss eine ausreichend tiefe Narkose sichergestellt werden. Zu beachten ist, dass Halothan in Kombination mit Theophyllin häufiger zu Herzrhythmusstörungen führt. Die anderen volatilen Inhalationsanästhetika wirken vermutlich ähnlich gut bronchodilatierend, ohne dass sie Herzrhythmusstörungen begünstigen. Lediglich bei Desfluran sind aufgrund einer atemwegsreizenden Wirkung negative Eigenschaften denkbar. Es liegen aber bisher noch zu wenige Untersuchungen zu Desfluran bei Asthmatikern vor. Steht der Patient unter einer Theophyllin-Dauerinfusion, dann sollte die Infusionsgeschwindigkeit intraoperativ um ungefähr 30% gesenkt werden, da in Narkose der hepatische Blutfluss und damit die hepatische Theophyllin-Metabolisierung ähnlich stark vermindert sind.

> Zur Aufrechterhaltung der Narkose wird immer noch ein volatiles Inhalationsanästhetikum als Mittel der Wahl bezeichnet. Volatile Inhalationsanästhetika führen zu einer guten Bronchodilatation, sie hemmen jedoch die mukoziliare Clearance.

Weitere Medikamente

Zur Relaxierung sind Muskelrelaxanzien ohne relevante Histamin-Freisetzung zu empfehlen. Dennoch wurden Succinylcholin, Atracurium und Mivacurium vielfach problemlos verwendet. Die Antagonisierung eines nicht depolarisierenden Muskelrelaxans sollte möglichst vermieden bzw. (falls unbedingt notwendig) nur mit Vorsicht und nach entsprechender Vorgabe von Atropin vorgenommen werden, denn durch die alleinige Gabe eines Cholinesterasehemmers wird eine Bronchokonstriktion und bronchiale Hypersekretion begünstigt (Kap. 3.2.6, S. 41). Obwohl unter Opioiden die Auslösung eines Asthmaanfalls beschrieben ist, kann dieses Risiko z.B. unter Fentanyl-, Alfentanil- oder Sufentanil-Gabe als relativ gering eingestuft werden. Eine opioidbedingte Bronchokonstriktion scheint lediglich für Morphin relevant zu sein und durch dessen histaminliberierende Eigenschaft bedingt zu sein. β-Rezeptorenblocker sind aufgrund ihrer bronchokonstriktorischen Wirkung zu vermeiden.

Beatmung

Bei der maschinellen Beatmung sollten ein niedriger inspiratorischer Flow und eine lange Exspirationsdauer gewählt werden. Durch den niedrigen inspiratorischen Flow sollen möglichst alle Lungenabschnitte gleichmäßig belüftet werden. Durch Einschalten eines PEEPs kann eine adäquate Ausatmung behindert werden. Ein PEEP ist deshalb nicht zu empfehlen. Asthma-bronchiale-Patienten sollten in noch tiefer Narkose (bei möglichst schon wiedererlangter Spontanatmung in Inhalationsanästhesie) extubiert werden. Gegebenenfalls ist danach noch eine assistierte Beatmung über Gesichtsmaske notwendig. Bei längeren Operationen sollten die Inspirationsgase angefeuchtet und angewärmt werden.

Narkoseform

Die Verwendung einer Larynxmaske kann u.U. Vorteile gegenüber einer endotrachealen Intubation haben. Bei peripheren Operationen kann eine Regionalanästhesie sinnvoll sein, falls eine ausreichende Anxiolyse sichergestellt wird. Hierdurch kann die tracheobronchiale Irritation durch den Endotrachealtubus vermieden werden. Oft wurde empfohlen, bei Asthmatikern – sofern möglich – eine rückenmarknahe Regionalanästhesie einer Allgemeinanästhesie vorzuziehen. Ob diese Empfehlung wirklich korrekt ist, wird in jüngerer Zeit kontrovers diskutiert.

Falls eine rückenmarknahe Regionalanästhesie durchgeführt wird, ist ein zu hohes Aufsteigen (> Th10) mit Beeinträchtigung der Interkostalmuskulatur zu vermeiden. Bei zu hohem Aufsteigen kann ein Bronchospasmus ausgelöst werden.

Bronchospasmus

Insbesondere bei zu flacher Narkoseführung (vor allem während der Intubation) kann ein Bronchospasmus (Kap. 33.3, S. 637) oder gar ein Status asthmaticus ausgelöst werden.

Anästhesie bei Begleiterkrankungen

Handelt es sich tatsächlich um einen Bronchospasmus und wurden andere (und zumeist häufigere) Ursachen einer Atemwegsobstruktion ausgeschlossen, dann bieten sich vor allem eine Beatmung mit 100% O$_2$, ggf. eine manuelle Beatmung, eine Vertiefung der Narkose durch ein volatiles Anästhetikum oder andere Anästhetika sowie die Gabe eines β$_2$-Sympathikomimetikums als Aerosol an. Gegebenenfalls kann zusätzlich noch Propofol, Ketamin, Theophyllin und/oder ein Glukokortikoid verabreicht werden. Die Beatmungsparameter sind so einzustellen, dass möglichst niedrige Beatmungsdrücke entstehen. Gegebenenfalls ist eine permissive Hyperkapnie (Kap. 50.4.1, S. 755) zu tolerieren. Die Exspirationszeit ist zu verlängern (s. auch Kap. 33.3.2, S. 637).

Schwangere

Die häufig z.B. zur Aborteinleitung benutzten Prostaglandine können respiratorische Komplikationen auslösen, sodass daher vor ihrem Einsatz bei schwangeren Asthmatikerinnen zu warnen ist. Bezüglich Theophyllin ist zu beachten, dass es leicht die Plazentaschranke überschreitet und aufgrund der geringen Clearance beim Feten bzw. Neugeborenen leicht zu einer Theophyllin-Intoxikation führen kann. β$_2$-Mimetika sollten bei Schwangeren zur Therapie einer Obstruktion nur nach Rücksprache mit dem Geburtshelfer und Pneumologen eingesetzt werden, da diese Substanzen auch eine tokolytische Wirkung haben.

Postoperative Phase

Auch postoperativ tritt manchmal noch ein Asthma-bronchiale-Anfall auf. Eine entsprechende postoperative Überwachung ist daher wichtig. Im Rahmen der postoperativen Schmerztherapie sollten Acetylsalicylsäure-Präparate und nicht steroidale Antirheumatika vermieden werden, da sie bei vielen Asthma-bronchiale-Patienten (ca. 10%) einen Asthmaanfall auslösen können. Lediglich das antipyretische Analgetikum Paracetamol begünstigt keine Asthmaanfälle.

50.4 Restriktive Lungenerkrankungen

Bei einer restriktiven Lungenerkrankung ist die Elastizität des Lungenparenchyms akut oder chronisch vermindert. Es kommt zu einer Versteifung der Lunge. Typisch für eine restriktive Lungenerkrankung ist eine verminderte Vitalkapazität. Die exspiratorische Strömungsgeschwindigkeit ist ebenfalls vermindert. Das Verhältnis FEV$_1$/FVC bleibt daher im Normbereich (Kap. 2.9, S. 26). Da die Dehnbarkeit (Compliance) der Lunge vermindert ist, ist die Atemarbeit erhöht. Daher klagen die Patienten häufig über Dyspnoe. Die Compliance (C) ist definiert als Volumenänderung (ΔV) pro Druckänderung (ΔP) (C = $\Delta V/\Delta P$). Die Compliance beträgt beim Lungengesunden 0,1–0,2 l/cm H$_2$O. Bei einer restriktiven Lungenerkrankung kann sie bis auf 0,02 l/cm H$_2$O erniedrigt sein.

Patienten mit einer restriktiven Lungenerkrankung atmen schnell und flach. Der p$_a$CO$_2$-Wert ist jedoch erst bei weit fortgeschrittener Erkrankung erhöht.

Es können akute und chronische restriktive Lungenveränderungen unterschieden werden.

50.4.1 Akute restriktive Lungenerkrankung

Eine akute restriktive Lungenerkrankung ist zumeist pulmonal bedingt, z.B. im Rahmen von Lungenödem (Kap. 41.3, S. 684; Kap. 25.2.2, S. 548), Lungenentzündung (Kap. 25.2.2, S. 549), Aspirationspneumonitis (Kap. 25.2.2, S. 551; Kap. 29.2, S. 609) oder ARDS.

Krankheitsbild ARDS

Das ARDS (**A**cute **R**espiratory **D**istress **S**yndrome) wird ausführlich im Kap. 25.2.2, S. 551 beschrieben. Es kann unterschiedlichste Ursachen haben. Typisch für ein ARDS sind u.a. zunehmende Tachypnoe, verminderte Compliance der Lunge mit erhöhten Beatmungsdrücken und Abfall des p$_a$O$_2$. Beim fortgeschrittenen ARDS kann meist trotz maschineller Beatmung und einer FiO$_2$ von 1,0 kein ausreichender p$_a$O$_2$ mehr erreicht werden. Ein ARDS tritt normalerweise akut auf, der Quotient p$_a$O$_2$/FiO$_2$ ist $\leq$ 200 mm Hg (unabhängig vom PEEP-Niveau), in der Thoraxröntgenaufnahme findet sich eine bilaterale Infiltration und der PCWP ist $\leq$ 18 mm Hg (falls keine Hinweise auf eine linksatriale Hypertension vorliegen).

Die Mehrzahl der ARDS-Patienten entwickelt zusätzlich eine nosokomiale Pneumonie. Das ARDS endet auch heute noch häufig im letalen Multiorganversagen.

Narkoseführung

Konventionelle Beatmungskonzepte mit hohen Atemhubvolumina, hohen Beatmungsdrücken und hoher inspiratorischer Sauerstoffkonzentration haben sich als nachteilig erwiesen. Inzwischen ist es nicht mehr oberstes Ziel, Normalwerte für p$_a$O$_2$, p$_a$CO$_2$ und pH-Wert anzustreben, sondern beatmungsinduzierte Lungenschädigungen sollen primär vermieden werden. Dies kann meist durch die folgenden Maßnahmen erreicht werden:

- spezielle Beatmungsmuster (Open-Lung-Konzept; s.u.)
- 4-Seiten-Lagerung
- ggf. Inhalation von Stickstoffmonoxid (NO führt zu einer selektiven Perfusionssteigerung in den ventilierten Lungen-

bezirken, verbessert dadurch die Oxygenierung und ermöglicht eine niedrigere FiO_2 und niedrigere Beatmungsdrucke [Übersicht bei Lewandowski et al. 1996])

- ggf. extrakorporale Membranoxygenierung (Übersicht bei Lewandowski et al. 1996)
- Gabe von Diuretika
- Flüssigkeitsrestriktion

Der p_aO_2 kann durch diese Maßnahmen meist verbessert werden.

Beim noch nicht intubierten Patienten ist der p_aCO_2 initial erniedrigt, später droht – evtl. trotz maschineller Beatmung – eine zunehmende Hyperkapnie. Da bei hohen Beatmungsdrücken die Gefahr eines Barotraumas (z.B. Pneumothorax, Haut-, Mediastinalemphysem) und bei Überdehnung der Alveolen ein sog. Volutrauma (Alveolarschaden, Lungenödem) droht, wird eine sog. **protektive Beatmung** empfohlen (Übersicht bei Engelmann 2000). Hierzu zählen:

- niedriges Atemhubvolumen (6 ml/kg KG)
- initial hoher PEEP (s.u.; danach schrittweise Reduktion um jeweils 2–3 cm H_2O, solange der p_aO_2 dadurch nicht abfällt)
- inspiratorische Druckbegrenzung ($\leqq$ 30–35 cm H_2O)
- umgekehrtes Atemzeitverhältnis (I : E-Verhältnis 1 : 1 bis 3 : 1)
- permissive Hyperkapnie (bewusste Tolerierung eines erhöhten p_aCO_2; hohe Hubvolumina scheinen schädigender zu sein als eine Hyperkapnie)
- druckkontrollierte bzw. druckunterstützte Beatmung (hierdurch können, im Gegensatz zu einer volumenkontrollierten Beatmung, übermäßig hohe Spitzendrücke vermieden werden. Kommt es während der Inspirationsdauer zur Wiedereröffnung atelektatischer Bereiche (sog. Rekruitment) mit Abfall des Drucks unter den eingestellten Inspirationsdruck, dann liefert der Respirator Volumen nach. Dadurch kann eine Überdehnung von Alveolarbereichen verhindert werden).

Beatmungsziel ist es, belüftete Alveolen offen zu halten (Keep-the-Lung-open-Konzept) sowie atelektatische Bereiche wieder zu eröffnen (Open-up-the-Lung-Konzept). Es wird oft vom sog. **Open-Lung-Konzept** gesprochen. Das Open-up-the-lung-Manöver kann z.B. dadurch erzielt werden, dass kurzzeitig ein hoher PEEP verabreicht wird. Das PEEP-Niveau wird hierbei ca. alle 3 Atemzüge um z.B. 5 cm H_2O erhöht, bis der kritische Öffnungsdruck für die kollabierten Alveolen überschritten wurde, was sich an einer plötzlichen Verbesserung der Oxygenierung (»Oxygenierungssprung«) zeigt. Der PEEP kann hierbei bis maximal 40 cm H_2O gesteigert werden, dann bis ca. 1 Minute gehalten und dann wieder schrittweise reduziert werden. Das PEEP-Niveau sollte danach wiederholt um jeweils 2–3 cm H_2O so weit abgesenkt werden, dass der p_aO_2 gerade noch nicht wieder abfällt. Der

Patient sollte dann auf dem so austitrierten und möglichst niedrigen PEEP-Niveau beatmet werden. Das PEEP-Niveau liegt dann knapp über dem Verschlussdruck.

Bei diesem Open-up-Manöver werden initial (je nach Lungenerkrankung) inspiratorische Spitzendrücke von 50–60 cm H_2O toleriert. Dieses Open-up-Manöver ist initial durchzuführen, aber auch später ggf. intermittierend zu wiederholen. Die Beatmung nach dem Open-Lung-Konzept (nach Lachman) ist auch z.B. bei polytraumatisierten Patienten mit Lungenschädigung sehr effektiv (Knothe et al. 2000).

Im Rahmen eines ARDS wird oft auch vom sog. Baby-Lungen-Modell gesprochen (weil die gesunden Areale so klein wie bei einer »Baby-Lunge« sind). Hierbei werden drei unterschiedliche Lungenbereiche unterschieden:

- Zone H (**h**ealthy): gesunde Lungenbezirke mit normaler Lungen-Compliance, normalem Ventilations-Perfusions-Verhältnis
- Zone R (**r**ecruitable): Lungenbezirke, die im Prinzip noch für den Gasaustausch rekrutierbar sind: atelektatische, aber gesunde und durch entsprechende Beatmung wiedereröffnungsfähige Lungenbezirke
- Zone D (**d**iseased): geschädigte Lungenbezirke, in denen kein Gasaustausch mehr stattfindet; Dort liegt eine alveoläre oder vaskuläre Okklusion vor, die zu Shunt- oder Totraumzunahme führt.

Ziel der Beatmungsstrategie muss es sein, die Zone R in Zone H zu überführen.

Aufgrund der PEEP-Beatmung ist der pulmonalkapilläre Verschlussdruck meist falsch hoch, denn der intraalveoläre Druck wird auf die Lungenkapillaren übertragen. Es sollte ein möglichst niedriger pulmonalkapillärer Verschlussdruck angestrebt werden, sodass gerade noch ein ausreichend hoher arterieller Blutdruck sichergestellt ist.

50.4.2 Chronisch restriktive Lungenerkrankung

Krankheitsbild

Chronisch restriktive Lungenerkrankungen sind zumeist primär pulmonal bedingt. Häufigste Ursache ist eine Lungenfibrose z.B. aufgrund von Sarkoidose, Sklerodermie, allergischer Pneumonie, Alveolitis oder Strahlenfibrose. Mit fortschreitender Lungenfibrosierung kommt es zu einer Rarefizierung der Pulmonalgefäße, zu pulmonalvaskulärer Hypertension und evtl. zu einem Cor pulmonale. Komplizierend tritt häufiger ein Pneumothorax auf.

Selten sind chronisch restriktive Lungenerkrankungen extrapulmonal bedingt. Zum Beispiel kann durch eine Pleurafibrose oder eine Erkrankung des Brustkorbes die Ausdehnung der Lungen behindert sein. Auch große mediastinale Tumoren (z.B. Lymphome, Thymome, Teratome oder retrosternale Strumen) können zu primär extrapulmonal bedingten chronisch restriktiven Lungenveränderungen führen. Zusätzlich treten dann meist auch Atemwegsobstruktion, Lungenverdrängung, Kompression großer Gefäße und des Herzens und obere Einflussstauung auf.

Anästhesie

Präoperative Phase

Präoperativ kann mithilfe von Anamnese, körperlicher Untersuchung, Lungenfunktionstests (vor allem des Fluss-Volumen-Diagramms; Kap. 2.9, S. 27) und einer arteriellen Blutgasanalyse das Ausmaß einer chronisch restriktiven Atemstörung beurteilt werden. Präoperativ müssen Infekte der Atemwege möglichst beseitigt, die Sekretolyse sollte optimiert, kardiale Funktionsstörungen sollten behandelt und Atemgymnastik sollte geübt werden.

Narkoseführung

Bei rückenmarknahen Anästhesieverfahren ist ein Hochsteigen des sensiblen Niveaus auf über Th10 zu vermeiden, um die Atemmuskulatur nicht zu schwächen. Für eine Allgemeinanästhesie können die üblichen Anästhetika und Anästhesietechniken eingesetzt werden. Da die pulmonale Compliance bei Patienten mit chronisch restriktiver Lungenerkrankung vermindert ist, sind meist hohe Beatmungsdrücke notwendig.

Postoperative Phase

Bei Patienten mit chronisch restriktiver Lungenerkrankung treten postoperativ häufiger pulmonale Komplikationen auf, da ein effektives Abhusten von Sekret erschwert ist. Eine postoperative Atemdepression muss vermieden werden.

50.5 Akute Ateminsuffizienz

Allgemeine Bemerkungen

Ursachen

Eine akute Ateminsuffizienz kann durch Störungen von Lungenparenchym, knöchernem Brustkorb, Atemmuskulatur oder durch zentrale Störungen bedingt sein.

Die wichtigsten Ursachen einer akuten Ateminsuffizienz sind Lungenödem, Pneumonie, ARDS, Pneumothorax, Rippenserienfraktur sowie zentrale und periphere Atemlähmung

durch z.B. Opioid- oder Anästhetika-Überdosierung bzw. durch Überhang an Muskelrelaxanzien.

Pathophysiologie

Bei einer akuten Ateminsuffizienz fällt der arterielle Sauerstoffpartialdruck trotz zusätzlicher Sauerstoffgabe auf unter 60 mm Hg. Eine akute Ateminsuffizienz ist häufig auch mit einem relativ schnellen Anstieg des CO_2-Partialdrucks verbunden – der arterielle Kohlendioxidpartialdruck kann aber auch normal oder gar erniedrigt sein.

Therapie

Bei einer akuten Ateminsuffizienz müssen Hypoxämie und eventuelle Hyperkapnie schnell beseitigt werden. Wann immer möglich, ist eine kausale Therapie durchzuführen, z.B. die Entlastung eines Pneumothorax oder die Antagonisierung eines Relaxans- bzw. eines Opioid-Überhangs. Um bei Patienten mit einer **Schädigung des Lungenparenchyms** (z.B. aufgrund von ARDS, Pneumonie oder Aspirationspneumonitis) den p_aO_2 zu steigern, muss die inspiratorische Sauerstoffkonzentration (FiO_2) erhöht werden und – falls der Patient beatmet ist – kann ein PEEP eingeschaltet und das Inspirations-Exspirations-Verhältnis (I : E) zugunsten der Inspiration verlängert werden. Eine endotracheale Intubation und maschinelle Beatmung scheint bei einer solchen akuten Ateminsuffizienz spätestens unter den folgenden Kriterien sinnvoll:

- der arterielle Sauerstoffpartialdruck bleibt trotz einer FiO_2 von > 0,5 unter 60 mm Hg
- der CO_2-Partialdruck steigt an
- eine Erschöpfung des Patienten tritt auf
- die Schutzreflexe der oberen Luftwege fehlen
- der Patient kann nur unzureichend abhusten

Falls der p_aO_2 trotz einer FiO_2 von 0,5 unter 60 mm Hg bleibt, dann ist von **Rechts-links-Shunts** auszugehen. Es ist eine Beatmung mit PEEP sinnvoll. Dadurch können kollabierte, aber noch perfundierte Alveolen wieder aufgedehnt werden, wodurch der intrapulmonale Rechts-links-Shunt abnimmt. Der p_aO_2 steigt dadurch an (ist dagegen die funktionelle Residualkapazität normal und liegt kein Rechts-links-Shunt vor, kann ein PEEP den p_aO_2 nicht verbessern). Durch einen PEEP kann auch alveoläre Ödemflüssigkeit in das Lungeninterstitium zurückgedrängt werden. Damit können die Ventilation der Alveolen und auch der p_aO_2 verbessert werden. Durch Anwendung eines hohen PEEP kann jedoch der venöse Rückstrom gedrosselt werden und dadurch das HMV abfallen (vor allem wenn ein intravasaler Volumenmangel vorliegt). Trotz Anstieg des p_aO_2 kann dadurch die Sauerstofftransportkapazität (Sauerstoffgehalt × HMV; Kap. 19.4.2, S. 432) vermindert sein. Der sog. best-PEEP liegt meist bei < 15 cm H_2O.

Eine akute Ateminsuffizienz ist oft durch eine **Flüssigkeitsüberladung** in den Lungen bedingt (s. auch Kap. 41.3, S. 684). Anhand des PCWP (und ZVD) kann die intravasale Volumensituation abgeschätzt werden. Zur Therapie einer Flüssigkeitsüberladung in den Lungen sind eine medikamentöse Diuresesteigerung (z.B. mit Furosemid) und die Anwendung eines PEEP sinnvoll. Ist eine akute Ateminsuffizienz durch eine pulmonale Infektion bedingt, dann ist eine Antibiotika-Therapie (entsprechend der Erreger- und Resistenzbestimmung) wichtig.

Pneumothorax

Ein Pneumothorax stellt eine relativ häufige Ursache einer akuten Ateminsuffizienz dar. Im Pleuraspalt herrscht normalerweise ein negativer Druck, der während der Exspiration ca. -5 cm H_2O und während tiefer Inspiration ca. -10 cm H_2O beträgt. Das innere Pleurablatt (Pleura visceralis) liegt der Lunge an, das äußere Pleurablatt (Pleura parietalis) liegt dem inneren Brustkorb an. Dazwischen befindet sich der kapilläre Pleuraspalt. Tritt Luft in diesen Pleuraspalt ein, dann zieht sich die elastische Lunge von der Brustwand zurück, an der sie durch den Negativdruck im Pleuraspalt normalerweise gehalten wird. Ein Pneumothorax entsteht, der offen, geschlossen oder als Spannungspneumothorax möglich ist.

Offener Pneumothorax

Beim offenen Pneumothorax besteht eine offene, sich nicht spontan sofort wieder verschließende Verletzung der Thoraxwand. Es kann beliebig Luft in den Pleuraspalt ein- und austreten, die betroffene Lunge kollabiert. Bei der spontanen Inspiration verschiebt sich das Mediastinum zur gesunden Seite, da die elastischen Rückstellkräfte der gesunden, sich entfaltenden Lunge das Mediastinum zur gesunden Lunge ziehen. Bei der Ausatmung verschiebt sich das Mediastinum wieder zur verletzten Seite, es kommt zum atemsynchronen »Mediastinalflattern«. Typisch ist auch eine Pendelluft, d.h. ein Teil des Exspirationsvolumens aus der gesunden Lunge strömt entsprechend des geringsten Widerstandes nicht über die Trachea in die Umgebung, sondern in die kollabierte andere Lungenhälfte. Bei der Inspiration wird dieses Luftvolumen wieder aus der kollabierten Lunge in die gesunde Lunge gesaugt (Abb. 50.2).

> Beim spontan atmenden Patienten muss ein offener Pneumothorax durch entsprechendes Abdichten des Thoraxlecks in einen geschlossenen Pneumothorax übergeführt werden, um Mediastinalflattern und Pendelluft zu verhindern.

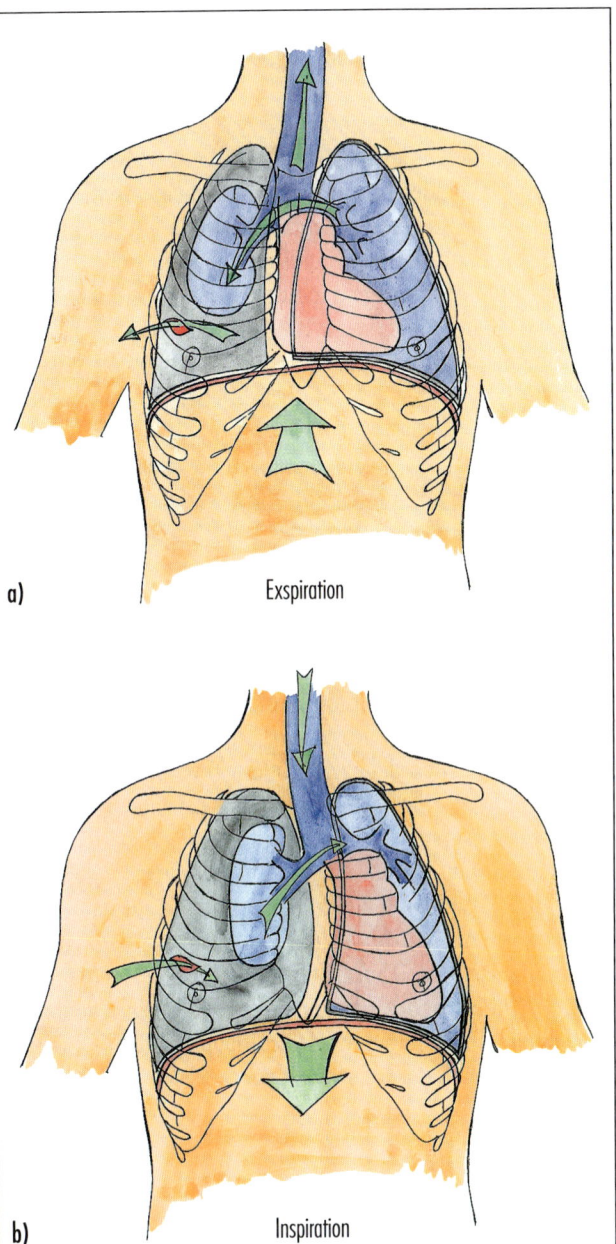

Abb. 50.2 Offener Pneumothorax; **a**: bei Exspiration; **b**: bei Inspiration. Es treten Mediastinalflattern und Pendelluft auf (nähere Erläuterungen siehe Text).

Geschlossener Pneumothorax

Ein geschlossener Pneumothorax kann dadurch entstehen, dass Luft durch eine Verletzung der Thoraxwand oder eine Verletzung der Lunge (z.B. bei einem Spontanpneumothorax) in den Pleuraspalt eintritt. Dadurch kollabiert die entsprechende Lunge. Nachdem die Lunge mehr oder weniger kollabiert ist, verschließt sich das Leck in der Thoraxwand bzw. der Lunge wieder spontan. Es tritt keine weitere Luft in den Pleuraspalt ein, der Pneumothorax nimmt nicht weiter zu. Ein solcher Pneumothorax kann traumatisch oder spontan auftreten. Häufiger ist ein solcher Pneumothorax auch iatrogen bedingt (z. B. durch Punktionsverletzungen bei der Anlage eines Kavakatheters).

In der Thoraxröntgenaufnahme (die idealerweise im Stehen angefertigt werden sollte) lässt sich ein typischer »Randsaum« mit fehlender Lungenzeichnung nachweisen. Je nachdem, ob sich ein Pneumothorax lediglich im Bereich der Lungenspitze, ob sich ein Randsaum oder ob sich ein totaler Zusammenfall der Lunge nachweisen lässt, wird von einem Spitzen-, Mantel- oder einem Totalpneumothorax gesprochen. Der röntgenologische Nachweis eines Pneumothorax ist ausführlich im Kap. 25.2.2, S. 547 beschrieben.

> Typisch für einen Totalpneumothorax sind insuffiziente Atmung, erhöhte Atemarbeit, Schmerzen, hypersonorer Klopfschall und aufgehobenes oder zumindest abgeschwächtes Atemgeräusch auf der betroffenen Seite, fehlender Stimmfremitus und oft auch Atemnot.

Ist ein spontan atmender Patient asymptomatisch oder sind weniger als ca. 20% der Lunge kollabiert, dann kann normalerweise eine spontane Resorption des Pneumothorax abgewartet werden. Sind dagegen größere Teile der Lunge kollabiert, dann muss eine Thoraxdrainage (s. u.) angelegt werden.

Ein Spontanpneumothorax tritt zumeist bei jüngeren Männern durch Ruptur einer meist subpleural gelegenen Emphysemblase (vor allem im Bereich der Lungenspitze) auf. Falls hierbei nur ein Mantelpneumothorax vorliegt, braucht normalerweise keine Thoraxdrainage (s. u.) gelegt werden. Bei rezidivierendem Spontanpneumothorax kann eine Pleurodese notwendig sein. Hierbei wird die Pleura parietalis operativ entfernt, wodurch der Pleuraspalt verklebt.

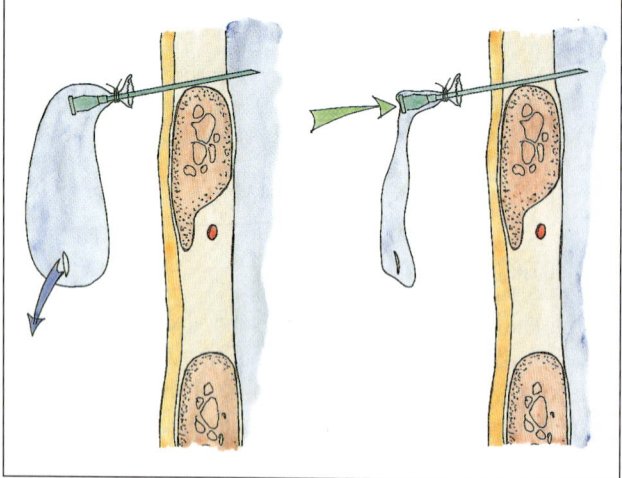

Abb. 50.3 Entlastungspunktion bei Spannungspneumothorax. Beim spontan atmenden Patienten kann z.B. mittels eines eingeschnittenen Fingerlings, der auf der Kanüle festzubinden ist, ein Ventilmechanismus erzeugt werden, der den Eintritt von Luft verhindert, den Austritt von Luft aber ermöglicht.

Spannungspneumothorax

Ein Spannungspneumothorax (Ventilpneumothorax) entsteht, wenn während jeder Inspiration Luft in den Pleuraspalt eintritt und wenn die Luft in der Exspiration nicht wieder entweichen kann, wenn also ein Ventilmechanismus vorliegt. Ein Spannungspneumothorax kann sowohl spontan, punktionsbedingt als auch nach einer Verletzung auftreten. Bei maschinell beatmeten Patienten mit Rippenfrakturen, schwerer Pneumonie oder ARDS tritt häufiger ein Spannungspneumothorax auf (Barotrauma).

Aufgrund des Ventilmechanismus steigen das eingeschlossene Luftvolumen und der intrapleurale Druck von Atemhub zu Atemhub an. Es kommt zum Totalkollaps der Lunge, zum Verdrängen des Mediastinums zur Gegenseite mit Kompression auch der gesunden Lunge, zu Hypoxämie, zum Tiefertreten des gleichseitigen Zwerchfelles, zur Kompression der V. cava mit Einflussstauung, zur Verlagerung des Herzens, zu Rhythmusstörungen, zu Blutdruckabfall und Tachykardie. Häufig tritt auch ein Hautemphysem auf. Es entwickelt sich schnell eine lebensbedrohliche Situation.

Entlastungspunktion/Thoraxdrainage

Bei Verdacht auf einen Spannungspneumothorax ist eine notfallmäßige **Entlastungspunktion** notwendig. Hierzu wird im 2. ICR in der Medioklavikularlinie mit einer intravenösen Verweilkanüle auf den Oberrand der entsprechenden Rippe punktiert, danach wird das Ende der Kanüle kaudalwärts gesenkt und die Kanüle dann am Oberrand der Rippe leicht nach kranial vorgeschoben. Eine Punktion am Unterrand einer Rippe ist zu vermeiden, da hier A. und V. sowie der N. intercostalis verlaufen. Nach erfolgreicher Punktion wird der Stahlmandrin der Kanüle entfernt. Beim spontan atmenden Patienten ist auf die Kanüle ein Fingerling oder ein abgeschnittener Finger eines Latex-Handschuhs aufzubringen und festzubinden. Der Fingerling muss an der Spitze etwas eingeschnitten werden, damit Luft entweichen kann. Dass während der Inspiration Luft eindringt, wird dadurch verhindert, dass sich der nach unten fallende Fingerling vor die Kanülenöffnung legt (Abb. 50.3). Inzwischen stehen hierfür auch entsprechende Fertigventile zur Verfügung. Bei beatmeten Patienten braucht nicht sofort ein solcher Ventilmechanismus angeschlossen werden, da durch die Überdruckbeatmung ein Kollaps der Lunge verhindert wird. Die Kanüle kann (bis zum Anbringen eines »Wasserschlosses«) vorübergehend offen bleiben.

Nach der notfallmäßigen Entlastungspunktion eines Spannungspneumothorax ist eine **Thoraxdrainage** anzulegen. In weniger dramatischen Fällen wird auf eine initiale Entlastungspunktion verzichtet und primär eine Thoraxdrainage angelegt.

Eine Thoraxdrainage kann im 2. (oder 3.) ICR in der Medioklavikularlinie oder im 4.–5. ICR in der mittleren oder hinteren Axillarlinie angelegt werden. Für das Ablassen von Luft, also bei der Entlastung eines reinen Pneumothorax, empfiehlt sich die Punktion im 2. (oder 3.) ICR in der Medioklavikularlinie, da beim liegenden Patienten die Lunge unten zu liegen kommt und die Luft sich ventral befindet. Muss dagegen vor allem Flüssigkeit, z. B. ein Hämatothorax oder ein Erguss abgelassen werden, dann sollte beim liegenden oder besser beim halbsitzenden Patienten vorzugsweise im 4.–5. ICR in der mittleren oder hinteren Axillarlinie punktiert werden, da sich die Flüssigkeit dorsal bzw. kaudal ansammelt. Bei diesem Vorgehen ist die Gefahr einer Lungenverletzung minimiert.

Empfehlenswert ist es, zur Anlage einer Thoraxdrainage eine **Mini-Thorakotomie** durchzuführen, d.h. eine ca. 3–4 cm lange Inzision am Oberrand der entsprechenden Rippe vorzunehmen, den Kanal mit der Schere zu spreizen und zu erweitern und mit dem Finger vollends den Kanal bis in den Pleuraspalt zu eröffnen. Eventuelle Verwachsungen der Pleura können ertastet und ggf. gelöst werden. Die Thoraxdrainage kann nun unter digitaler Führung ohne Metallmandrin bis in die Pleurahöhle eingeführt werden. Anschließend muss die Mini-Thorakotomie mit mehreren Hautnähten wieder verschlossen werden. Wird dagegen die Thoraxdrainage mit dem Metallmandrin durch den Interkostalraum vorgestochen, dann kommt es oft zu einem plötzlichen Widerstandsverlust, wenn die Thoraxwand durchstochen ist und es droht dann ein unkontrolliert weites Vorstechen, evtl. mit Verletzung von Lunge, selten auch von Zwerchfell, Milz oder Leber.

An eine Thoraxdrainage ist eine Saugvorrichtung mit Wasserschloss (z. B. Bülau-Drainage oder Einwegsysteme wie das Pleur-evac-System) anzuschließen (Abb. 50.4). In Abbildung 50.4 ist das Prinzip einer Bülau-Drainage dargestellt. Das System besteht aus einem Auffanggefäß, einer Saugregulierung und einer Vakuumpumpe. Die Eintauchtiefe des Steigrohrs entspricht dem negativen Druck (Sog) in cm H_2O. Normalerweise wird ein Sog von –4 bis –20 cm H_2O (4–20 cm Eintauchtiefe des Steigrohrs) eingestellt.

Bei einem (Spannungs-)Pneumothorax kann in Einzelfällen auch eine Thorakotomie mit Lungen- oder Bronchusnaht notwendig werden.

Narkoseführung

Besteht bei einem narkotisierten Patienten der Verdacht auf einen kleinen Spitzen- oder Mantelpneumothorax (z. B. nach operativer Verletzung des Zwerchfells und sofortigem Verschluss der Verletzung unter Blähung der Lungen), dann muss auf eine Lachgaszufuhr verzichtet werden, denn Lachgas führt zu einer schnellen Volumenzunahme eines Pneumothorax (Kap. 5.1.3, S. 95).

Muss ein Patient mit liegender Thoraxdrainage **maschinell beatmet** werden, dann sollte die Drainage idealerweise über ein Saugvorrichtung mit Wasserschloss (z. B. Bülau-Drainage) abgeleitet werden. Gegebenenfalls kann die Thoraxdrai-

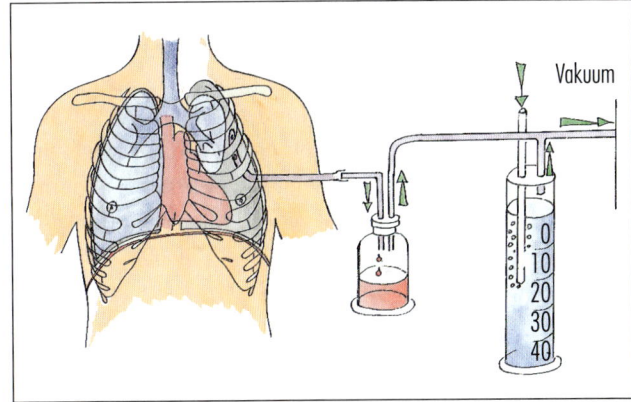

Abb. 50.4 Thoraxdrainage mit Saugvorrichtung und Wasserschloss (Bülau-Drainage). Die Thoraxdrainage wird in ein Sekretauffanggefäß (linkes Gefäß) geleitet, an dem mittels Vakuumsauger gesaugt wird. In die Saugleitung ist eine Saugregulierung (rechtes Gefäß) integriert (nähere Erklärung siehe Text).

nage auch vorübergehend offen bleiben und nur steril abgedeckt werden (z. B. während eines Transportes; Kap. 78.4, S. 1111). Auf keinen Fall darf die Thoraxdrainage beim beatmeten Patienten abgeklemmt werden.

Beim **spontan atmenden Patienten** sollte die Thoraxdrainage ebenfalls idealerweise über eine Saugvorrichtung mit Wasserschloss (z. B. Bülau-Drainage) abgeleitet werden. Gegebenenfalls kann die Thoraxdrainage auch vorübergehend abgeklemmt werden (z. B. während eines Transportes). Auf keinen Fall darf die Thoraxdrainage beim spontan atmenden Patienten offen bleiben.

Muss ein Patient, bei dem aus der Anamnese ein Spontanpneumothorax bekannt ist, maschinell beatmet werden, dann ist auf eine druckbegrenzte Beatmung mit möglichst niedrigem Beatmungsdruck zu achten. Dadurch kann die Gefahr eines Barotraumas mit erneutem Pneumothorax minimiert werden. Auch bei Lungenschädigungen mit erhöhter Pneumothoraxgefahr (z. B. ARDS) ist ein unnötig hoher Beatmungsdruck zu vermeiden (Kap. 50.4.1, S. 755).

50.6 Obstruktives Schlafapnoesyndrom

Krankheitsbild

Definition und Ursachen

Bei einem Schlafapnoesyndrom treten während des Schlafes pro Stunde mehr als 5 Schlafapnoephasen von jeweils mehr als 10 Sekunden Dauer auf. Folge der Apnoephasen ist ein evtl. stärkerer Abfall des p_aO_2. Außerdem kann der p_aCO_2-Wert deutlich ansteigen und der pH-Wert deutlich abfallen.

In über 85% der Schlafapnoen ist eine Verlegung der oberen Atemwege (eine Obstruktion) die Ursache. Es wird daher von **o**bstruktivem **S**chlaf**a**pnoe**s**yndrom (OSAS) gesprochen.

Männer sind ca. doppelt so häufig betroffen wie Frauen. Auch bei Kindern und vor allem bei Frühgeborenen tritt häufiger eine obstruktive Schlafapnoe auf. Die obstruktive Schlafapnoe wird auch mit als eine Ursache für den plötzlichen Kindstod angeschuldigt. Die Inzidenz der obstruktiven Schlafapnoe wird bei Erwachsenen im mittleren Alter mit ca. 1–4% angegeben. Begünstigend wirken z.B. Übergewicht, Einnahme von Schlafmitteln (insbesondere Benzodiazepine; cave Midazolam), Alkohol, Drogen, Nikotinabusus, Nasenseptumdeviation, Makroglossie, Mikrognathie, Retrognathie, Nasenpolypen, Hypertrophie von Tonsillen und/oder Adenoiden sowie Rückenlage während des Schlafes.

Von der obstruktiven Schlafapnoe sind zentral bedingte Schlafapnoen (ca. 10%) abzugrenzen.

Pathophysiologie und Klinik

Die Verlegung der oberen Atemwege ist durch einen verminderten Muskeltonus bedingt. Da die zentrale Atemregulation jedoch unbeeinträchtigt ist, führt der Patient mehrere frustrane Atembewegungen durch – aufgrund der Atemwegsverlegung bleibt eine Luftströmung jedoch aus. Der p_aO_2 fällt ab, der pCO_2 steigt an. Über eine Sympathikusaktivierung steigen gegen Ende der Apnoephase Herzfrequenz und Blutdruck an. Danach kommt es zu einer Weckreaktion und unter lauten Schnarchgeräuschen öffnen sich die Luftwege, und die Luftströmung setzt wieder ein. Diese Weckreaktion nimmt der Patient nicht wahr. Alle Patienten mit einem obstruktiven Schlafapnoesyndrom schnarchen. Die Schlafqualität ist jedoch hierdurch beeinträchtigt. Der Schlaf wird nicht mehr als erholsam empfunden, die Patienten leiden morgens oft an Kopfschmerzen und sind müde. Die Patienten können eine pulmonalarterielle Hypertonie (evtl. ein chronisches Cor pulmonale; Kap. 47, S. 733), eine systemische Hypertonie und Arrhythmien entwickeln.

Therapie

Begünstigende Faktoren wie z.B. Adipositas, Genussmittel- und Schlafmittelkonsum sollten möglichst reduziert werden, eine Nasenseptumdeviation oder hypertrophierte Tonsillen sollten operativ beseitigt werden.

Besonders effektiv ist die Anwendung eines Nasen-CPAP (**c**ontinous **p**ositive **a**irway **p**ressure; CPAP) von 5–15 cm H_2O mittels einer speziellen Nasenmaske. Zur medikamentösen Therapie kann evtl. die Gabe von Theophyllin versucht werden. Während des Schlafs sollte der Patient möglichst nicht auf dem Rücken liegen. Bei starken Sättigungsabfällen kann nachts auch Sauerstoff gegeben werden. An operativen Maßnahmen wird zumeist ein Anteil des weichen Gaumens, Zäpfchens und der Rachenwand reseziert (sog. Uvulopalatopharyngeoplastik; Kap. 71.5.12, S. 1020). Dadurch werden die Atemwege erweitert. Die operative Therapie tritt jedoch

zugunsten der Nasen-CPAP-Therapie zunehmend in den Hintergrund.

Anästhesie

Präoperative Phase

Bei Patienten mit einem obstruktiven Schlafapnoesyndrom ist eine eher zurückhaltende Dosierung der oralen Prämedikation bzw. ein Verzicht auf eine medikamentöse Prämedikation sinnvoll, um nicht eine obstruktive Atemwegsverlegung zu begünstigen. Bei der Narkoseeinleitung kann es bei diesen Patienten häufiger Probleme bei der Maskenbeatmung geben, da die oberen Atemwege leicht komplett verlegt sind (Ostermeier et al. 2000). Auch die Intubation ist aufgrund öfters vorliegender anatomischer Veränderungen evtl. erschwert (größerer Halsumfang, geringere Reklinierbarkeit des Kopfes, höherer Mallampati-Score). Gegebenenfalls sollte eine fiberoptische Intubation am spontan atmenden Patienten in Erwägung gezogen werden.

Narkoseführung

Intraoperativ sollten möglichst kurz wirksame und gut steuerbare Anästhetika verwendet werden. Als Hypnotikum bietet sich z.B. Propofol an, als volatiles Inhalationsanästhetikum scheint Desfluran vorteilhaft. Die Extubation sollte relativ spät beim bereits wieder wachen Patienten durchgeführt werden. Bei Operationen in der Körperperipherie scheint es sinnvoll zu sein, ein Regionalanästhesieverfahren (möglichst ohne zusätzliche Gabe von Sedativa) durchzuführen.

Postoperative Phase

In der frühen postoperativen Phase treten bei diesen Patienten häufiger Atemwegsverlegungen mit Hypoxämie und Hyperkapnie auf. Ein Anästhetika-Überhang ist daher in der frühen postoperativen Phase möglichst zu vermeiden. Bereits niedrige (Rest-)Konzentrationen an Sedativa, Hypnotika, volatilen Inhalationsanästhetika können eine Atemwegsobstruktion begünstigen. Wird im Rahmen der postoperativen Schmerztherapie ein Opioid verabreicht, dann können leicht obstruktive Apnoephasen begünstigt werden, sodass zur postoperativen Schmerztherapie möglichst antipyretische Analgetika (z.B. Diclofenac) sowie Lokal- bzw. Regionalanästhesieverfahren verwendet werden sollten.

Verfügen die Patienten über eine Nasen-CPAP-Maske, dann sollte diese auch perioperativ eingesetzt werden. Postoperativ ist eine längerfristige Überwachung wichtig. Gegebenenfalls sollte bei den Patienten am ersten postoperativen Tag die Atemfunktion z.B. mittels Pulsoximetrie (auf einer Wachstation) überwacht werden.

50.7 Beurteilung der Oxygenierung und Ventilation

Anhand der Oxygenierung und der Ventilation kann die Lungenfunktion beurteilt werden.

50.7.1 Oxygenierung

Der p_aO_2 ist ein Maß für die Oxygenierung des Patienten.

Wie suffizient der Sauerstoffaustausch in der Lunge tatsächlich funktioniert, lässt sich anhand der Differenz zwischen dem (errechenbaren) Sauerstoffpartialdruck in den Alveolen (PAO_2, Tab. 50.3; Kap. 20.3.1, S. 442) und dem im arteriellen Blut anhand einer BGA gemessenen Sauerstoffpartialdruck (p_aO_2; Kap. 20.3.1, S. 442) genau ermitteln. Diese Differenz wird als alveoloarterielle Sauerstoffpartialdruckdifferenz ($A\text{-}aDO_2$) bezeichnet. Die $A\text{-}aDO_2$ beträgt beim jungen Erwachsenen bei Atmung von Raumluft nur wenige mm Hg (Kap. 20.3.1, S. 442) und beim älteren Menschen ca. 15 mm Hg. Bei einer FiO_2 von 1,0 wird die $A\text{-}aDO_2$ meist mit ca. 50–70 mm Hg angegeben (Kap. 20.3.1, S. 442). Die bei 100% O_2 gemessene hohe $A\text{-}aDO_2$ scheint durch präanalytische Fehler (bei Probeabnahme, durch Probenlagerung, Aspiration von Luftblasen) bedingt zu sein. Werden diese präanalytischen Fehler ausgeschaltet, dann sei die $A\text{-}aDO_2$ bei 100% vergleichbar niedrig wie bei der Atmung unter Raumluft (Risch et al. 2000).

Um die Lungenfunktion abzuschätzen, wird oft auch der Quotient aus dem alveolären und dem arteriellen Sauerstoffpartialdruck gebildet. Bei einem alveoloarteriellen Sauerstoffpartialdruckverhältnis von z. B. 0,75 beträgt der arterielle Sauerstoffpartialdruck nur ca. 75% des alveolären Sauerstoffpartialdrucks. Ist dieses alveoloarterielle Sauerstoffpartialdruckverhältnis kleiner als 0,75, ist von einem beeinträchtigten Sauerstoffaustausch in der Lunge auszugehen.

> Eine hohe $A\text{-}aDO_2$ bzw. ein niedriges alveoloarterielles Sauerstoffpartialdruckverhältnis ist zumeist durch intrapulmonale Rechts-links-Shunts bedingt.

Intrapulmonale Shunts, Shunt-Fraktion

Ein intrapulmonaler Rechts-links-Shunt tritt auf, wenn Blut vom rechten zum linken Herzen fließt, ohne dass es oxygeniert wird. Es kann zwischen physiologischem (anatomischem) und funktionellem Shunt unterschieden werden. Normalerweise liegt ein physiologischer Shunt von 2–8% des Herzminutenvolumens vor, da pulmonalarterielles Blut über die Vv. bronchiales (Vasa privata) und die Vv. Thebesii unter Umgehung der Lungenkapillaren direkt in den großen Kreislauf münden. Bei einem funktionellen Shunt fließt Blut

vom rechten Herzen durch die Lungenkapillaren zum linken Herzen, ohne dass es oxygeniert wird (Rechts-links-Shunt). Durch Vermischung des Shunt-Blutes mit dem oxygeniertem Blut fällt die arterielle Sauerstoffsättigung ab. Häufigste Ursache eines funktionellen Rechts-links-Shunts sind Atelektasen. Im Bereich nicht ventilierter Alveolen wird das kapilläre Blut nicht oxygeniert. Wird die Shunt-Fraktion berechnet, kann damit das Ventilations-Perfusions-Missverhältnis beurteilt werden. Anhand der sich evtl. verändernden Shunt-Fraktion kann der Erfolg von Therapiemaßnahmen beurteilt werden.

Wird die $A\text{-}aDO_2$ bei einer FiO_2 von 1,0 bestimmt, kann davon ausgegangen werden, dass eine $A\text{-}aDO_2$ von jeweils 20 mm Hg ungefähr einem Rechts-links-Shunt von 1% entspricht. Bei einer $A\text{-}aDO_2$ von ca. 200 mm Hg kann also von einem Rechts-links-Shunt von ca. 10% ausgegangen werden.

Bei einem »echten« (anatomischen) Shunt fehlt jeglicher Gasaustausch zwischen Blut und Alveolarluft. Eine Steigerung der FiO_2 führt zu keiner nennenswerten Erhöhung des p_aO_2. Liegt dagegen ein unvollständiger Gasaustausch vor (ein intrapulmonaler, funktioneller Shunt), wird von venöser Beimischung gesprochen Durch Steigerung der FiO_2 kann der p_aO_2 evtl. erhöht werden. Je höher die intrapulmonale Shunt-Fraktion, desto weniger kann jedoch der p_aO_2 durch Erhöhung der FiO_2 gesteigert werden. Der funktionelle Shunt verhält sich dann immer mehr wie ein anatomischer Shunt. Bei einer intrapulmonalen Shunt-Fraktion > ca. 30% führt die Steigerung der FiO_2 zu fast keiner Erhöhung des p_aO_2 mehr.

Der intrapulmonale Rechts-links-Shunt kann anhand der in Tabelle 50.4 dargestellten Formel genau berechnet werden. Die Berechnung des hierfür notwendigen Sauerstoff-Contents (C) wird ausführlich im Kap. 20.3.1, S. 444 beschrieben.

Damit die in Tabelle 50.4 angegebene Formel zur Shunt-Berechnung angewandt werden kann, muss bei dem Patienten ein Pulmonalarterienkatheter liegen, damit gemischtvenöses und pulmonalkapilläres Blut abgenommen und bestimmt werden kann. Anhand einer arteriellen, gemischtvenösen und pulmonalkapillären Blutprobe wird die jeweilige Sauerstoffsättigung mittels Blutgasanalyse bestimmt (um den arteriellen [a], gemischtvenösen [v] und pulmonalkapillären [c] Sauerstoff-Content errechnen zu können). Die nun errechenbare

Tab. 50.3 Sauerstoffkaskade.

$PAO_2 = (760 - 47\ mm\ Hg) \times FiO_2 - (paCO_2/RQ)$
$PAO_2 = (713\ mm\ Hg) \times 0{,}21 - (40\ mm\ Hg/0{,}8)$
$PAO_2 = 150\ mm\ Hg - 50\ mm\ Hg = 100\ mm\ Hg$
(PAO_2 = Sauerstoffpartialdruck in den Alveolen; 47 mm Hg = Wasserdampfdruck der im Tracheobronchialsystem angefeuchteten Einatmungsluft; FiO_2 = inspiratorische Sauerstoffkonzentration; RQ = respiratorischer Quotient. Der RQ besagt, dass an der Alveolarmembran Sauerstoff gegen Kohlendioxid nicht 1 : 1 ausgetauscht wird, sondern pro 100 ml Sauerstoffaufnahme nur 80 ml CO_2 abgegeben werden (Kap. 20.3.1, S. 442); RQ normalerweise = 0,8)

Anästhesie bei Begleiterkrankungen

Tab. 50.4 Berechnung der intrapulmonalen Shunt-Fraktion.

$$\dot{Q}s/\dot{Q}T = (CcO_2 - CaO_2)/(CcO_2 - CvO_2) \; [\%]$$
Normalwert: 2–8%

Shunt-Fraktion $\dot{Q}s$ = Anteil der Lungendurchblutung, der nicht durch ventilierte Alveolen fließt; $\dot{Q}T$ = gesamte Lungendurchblutung; $\dot{Q}s/\dot{Q}T$ = Shunt-Fraktion. CcO_2 = Sauerstoffgehalt (content) im pulmonalkapillaren Blut. CaO_2 = Sauerstoff-Content im arteriellen Blut (Kap. 20.3.1, S. 444). CvO_2 = Sauerstoff-Content im gemischtvenösen Blut. 0,003 = Löslichkeitskoeffizient für Sauerstoff im Plasma (ml/mm Hg)

Shunt-Fraktion ergibt den echten Shunt. Normalerweise beträgt die Shunt-Fraktion 2–8%. Shunts in der Größenordnung von 20–30% sind klinisch relevant, Shunt-Mengen > 30% sind bedrohlich (s.o.).

Kompensationsmechanismen bei Hypoxämie

Bei einem Abfall des arteriellen p_aO_2 auf unter ca. 60 mm Hg setzen vor allem folgende Kompensationsmechanismen ein:

- regionale pulmonalarterielle Vasokonstriktion (sog. Euler-Liljestrand-Reflex; hypoxische pulmonale Vasokonstriktion; Kap. 78.4, S. 1109) im Bereich minderbelüfteter Alveolen, wodurch die Shunt-Fraktion abnimmt
- Stimulation des sympathischen Nervensystems mit Steigerung des Herzminutenvolumens und damit der Sauerstofftransportkapazität (Kap. 19.4.2, S. 432)
- Erhöhung der Erythrozytenzahl (Polyglobulie, Polyzythämie; Kap. 42.5.2, S. 697) und damit der Sauerstofftransportkapazität des Blutes (Kap. 19.4.2, S. 432) im Falle einer chronischen Hypoxämie
- Steigerung der alveolären Ventilation durch hypoxische Stimulation des Glomus caroticum. Eine deutliche Steigerung der alveolären Ventilation führt zu einer leichten Erhöhung des PAO_2 und damit auch des p_aO_2 (Kap. 20.3.1, S. 442).

50.7.2 Ventilation

Der p_aCO_2 ist ein Maß für die alveoläre Ventilation. Bei einem arteriellen CO_2-Partialdruck von über 45 mm Hg wird von einer Hyperkapnie gesprochen. Ab einem p_aCO_2 von ca. 80 mm Hg können neurologische Funktionsstörungen oder gar zerebrale Krampfanfälle auftreten. Eine Erhöhung des p_aCO_2 führt zu einer Steigerung des zerebralen Blutflusses (Kap. 69.2.1, S. 967). Normalerweise sind ca. 30% des Atemzugvolumens (tidal volume; V_T) sog. Totraumvolumen (dead space volume, V_D). Der Quotient V_D/V_T beträgt daher normalerweise 0,3. Falls die Totraumventilation zunimmt, wird $V_D/V_T > 0,3$. Die Totraumventilation ist z.B. bei einer akuten Lungenembolie (Kap. 49.2, S. 742) oder Luftembolie (Kap. 69.3.1, S. 973) erhöht. Bei einer Totraumventilation ist der Anteil der Alveolar-

bereiche, die zwar ventiliert, aber nicht perfundiert sind, erhöht. Der p_aCO_2-Wert steigt an.

50.7.3 Atelektasenbildung beim narkotisierten Patienten

Perfusionsverhältnisse

Beim wachen, spontan atmenden Patienten strömen in Rückenlage ca. 45% des pulmonalen Blutflusses durch die linke Lunge. Dass dies nicht 50% sind, liegt an der Aussparung des linksseitigen Lungenparenchyms für das Herz. Durch die rechte Lunge fließen ca. 55% des pulmonalen Blutflusses. Beim narkotisierten, beatmeten Patienten verhalten sich diese Perfusionsverhältnisse in Rückenlage genauso wie beim wachen Patienten, d.h. 45% des pulmonalen Blutflusses fließen durch die linke, 55% fließen durch die rechte Lunge. Die unten liegenden (abhängigen) Lungenanteile werden sowohl beim wachen als auch beim narkotisierten Patienten in Rückenlage schwerkraftbedingt stets stärker durchblutet als die oben liegenden Lungenanteile.

Ventilationsverhältnisse

Die Ventilationsverhältnisse sind jedoch beim spontan atmenden Patienten (egal ob er dabei wach oder in Narkose ist) deutlich anders als beim relaxierten und künstlich beatmeten Patienten. Beim spontan atmenden, auf dem Rücken liegenden Patienten werden die unten liegenden (dorsalen) Zwerchfell- und Lungenanteile durch die ebenfalls unten liegenden Baucheingeweide während der passiven Ausatmung stärker nach kranial gedrückt als die ventralen Zwerchfell- und Lungenanteile. Diese stärkere Vordehnung des dorsalen Zwerchfellanteils führt dazu, dass sich der dorsale Zwerchfellbereich bei der Inspiration stärker kontrahiert, die unten liegende Lungenanteile werden damit stärker ventiliert. Da die dorsalen (abhängigen) Lungenbereiche also nicht nur stärker ventiliert sondern auch stärker perfundiert sind (s.o.), sind unter erhaltener Spontanatmung die Ventilations-Perfusions-Störungen in Rückenlage relativ gering.

Bei relaxierten und künstlich beatmeten Patienten ist dagegen in Rückenlage die Ventilation der unten liegenden (dorsalen) Lungeanteile geringer, die der oben liegenden (ventralen) Lungenanteile höher als unter Spontanatmung. Dies hängt vor allem damit zusammen, dass die stärkere Vordehnung der abhängigen Zwerchfellhälfte relaxationsbedingt nicht mehr zu einer stärkeren Kontraktion und damit zu keiner stärkeren Belüftung führt. Bei der Überdruckbeatmung in Rückenlage wird vor allem der nicht abhängige, ventrale Zwerchfellanteil stärker bewegt, da dessen Exkursionen weniger durch die vor allem unten liegenden Eingeweide behindert werden als die

Anästhesie bei Begleiterkrankungen

dorsalen Zwerchfellanteile. Die Perfusion ist jedoch auch bei der künstlichen Beatmung in den abhängigen Lungenbereichen schwerkraftbedingt stärker. Die nicht abhängigen Lungenanteile werden also gut ventiliert und schlecht perfundiert, die unten liegenden, abhängigen Lungenanteile werden dagegen gut perfundiert, aber schlecht ventiliert. Das Ventilations-Perfusions-Verhältnis wird dadurch negativ beeinflusst, der Rechts-links-Shunt und die A-aDO$_2$ sind daher beim relaxierten und beatmeten Patienten wesentlich ausgeprägter als beim spontan atmenden Patienten.

Funktionelle Residualkapazität

Ein weiteres Problem beim narkotisierten Patienten ist die deutlich verminderte funktionelle Residualkapazität (FRC) (mit gleichzeitiger Abnahme der Gasaustauschfläche und der Lungen-Compliance). Wenn ein Erwachsener sich aus der aufrechten Position auf den Rücken legt, nimmt die FRC um ungefähr 20% (ca. 500 ml beim Erwachsenen) ab. Wird der auf dem Rücken liegende Patient noch narkotisiert und relaxiert, dann fällt die FRC um weitere ca. 15–20% ab. Die Abnahme der FRC ist vor allem durch eine Verminderung des transversen (ventral-dorsalen) Durchmessers des Thorax aufgrund einer Tonusverminderung der Atemmuskulatur und durch die Verdrängung des Zwerchfells nach kranial (durch die Eingeweide) bedingt. Die FRC fällt oft so weit ab, dass sie nahezu die Closing Capacity erreicht. Insbesondere während der Ausatmung unterschreitet die FRC bei relaxierten Patienten oft sogar die Closing Capacity (Kap. 2.9, S. 27). Dadurch nimmt der intrapulmonale Rechts-links-Shunt zu, denn hierbei kollabieren Alveolen, d.h. es entstehen Atelektasen. Bei ca. 90% aller Patienten bilden sich während der Narkose Atelektasen. Dies ist bei älteren und übergewichtigen Patienten ausgeprägter. Diese Atelektasen treten unabhängig von den verwendeten Anästhetika oder Narkosetechniken (TIVA/Inhalationsanästhesie) auf. Folge der Atelektasen ist u.a. auch eine Verminderung der Lungendehnbarkeit und der Gasaustauschfläche. Atelektasen treten beim narkotisierten, auf dem Rücken liegenden Patienten vor allem in den dorsobasalen Lungenabschnitten auf, da diese Bereiche besonders gut perfundiert, aber schlecht ventiliert sind.

Sauerstoff

Ein weiteres Problem beim narkotisierten Patienten stellt die eventuelle Gabe von 100% Sauerstoff dar. Zumindest bei Narkoseeinleitung werden (zur Denitrogenisierung) 100% O$_2$ verabreicht. In schlecht ventilierten Lungenarealen droht hierbei eine Resorption des gesamten Sauerstoffs aus den Alveolen, wodurch ein Alveolarkollaps mit sog. Resorptionsatelektasen entstehen kann (bei Atmung von Raumluft wird dagegen die Alveole nach Resorption des Sauerstoffs durch den noch in der Alveole verbleibenden Stickstoff offen gehalten).

Anhand von computertomographischen Untersuchungen konnte gezeigt werden, dass beim lungengesunden Patienten schon wenige Minuten nach Narkoseeinleitung ca. 8–10% des Lungenparenchyms total kollabiert sind. Ein weiterer, ähnlich großer Lungenanteil ist fast kollabiert. Auch wenn der Patient am Ende der Operation sofort wieder extubiert wird, können noch für mehrere Tage Einschränkungen der Lungenentfaltung nachgewiesen werden.

Atelektasenvermeidung

Um während der Narkose Atelektasen möglichst zu verhindern oder um sie ggf. wieder aufzudehnen, wurden verschiedene Maßnahmen empfohlen (Übersicht bei Bein u. Reber 1999). Durch die routinemäßige Anwendung eines PEEP gelang es jedoch bei den meisten Patienten nicht, die Atelektasen zu verhindern bzw. zu beseitigen. Auch die intermittierende Verabreichung eines »Seufzers«, d.h. eines Atemhubes mit ca. dem doppelten üblichen Volumen erwies sich als unwirksam, um kollabierte Bereiche wieder zu eröffnen. In CT-Studien konnte gezeigt werden, dass dagegen durch manuelle Anwendung eines **Atemwegspitzendrucks** von ca. 40 mbar über 15 Sekunden (»Blähen«) eine nahezu vollständige Wiedereröffnung (ein sog. Rekruitment) der atelektatischen Bezirke möglich ist. Dieses Vorgehen ist daher bei länger dauernden Narkosen in ca. 1-stündlichem Abstand zu empfehlen. Auch nach jeder Situation, die eine Atelektasenbildung begünstigt (z.B. Diskonnektion, endobronchiales Absaugen) ist ein solches Rekruitment-Manöver durchzuführen. Bei Patienten mit erhöhtem Risiko für ein Barotrauma der Lunge ist jedoch entsprechende Zurückhaltung geboten.

Eine weitere Möglichkeit, um Atelektasen beim narkotisierten Patienten zu verhindern, besteht darin, unnötig hohe **inspiratorische Sauerstoffkonzentrationen** (FiO$_2$) zu vermeiden. Dies kann dadurch erreicht werden, dass die FiO$_2$ nur so hoch eingestellt wird, dass gerade eine pulsoximetrische Sauerstoffsättigung von 96–98% erreicht wird. Auch dadurch, dass eine unnötige Relaxierung vermieden wird, kann dem Alveolarkollaps vorgebeugt werden. Um eine Atelektasenbildung nicht unnötig zu begünstigen, ist es auch wichtig, jede unnötige Diskonnektion des Patienten vom Beatmungsgerät zu vermeiden.

Auch für Intensivpatienten wurden ähnliche Empfehlungen ausgesprochen, um Atelektasen wieder zu öffnen und um diese Lungenbezirke offen zu halten (s. auch Open-Lung-Konzept; Kap. 50.4.1, S. 755).

Anästhesie bei Begleiterkrankungen

50.8 Literatur

Bein T, Reber A. Atelektasen während Anästhesie und Intensivbehandlung – Entstehungsmechanismen und Therapiemöglichkeiten. Anästhesiol Intensivmed 1999; 40: 477–86.

Engelmann L. Das Open-lung-Konzept. Anaesthesist 2000; 49: 1046–53.

Knothe C, Huber T, Hilt P, Regel G, Bayeff-Filloff M. Beatmung nach dem »open-lung«-Konzept bei polytraumatisierten Patienten. Anästhesiol Intensivmed Notfallmed Schmerzther 2000; 35: 306–15.

Kumle B, Breug R, Boldt J, Münker G. Anästhesiologisches Management bei der Versorgung von Mukoviszidose-Patienten. Anästhesiol Intensivmed Notfallmed Schmerzther 2000; 35: 423–7.

Lewandowski K, Pappert D, Kuhlen R, Rossaint R, Gerlach H, Falke KJ. Klinische Aspekte des akuten Lungenversagens des Erwachsenen (ARDS). Anaesthesist 1996; 45: 2–18.

Ostermeier AM, Hofmann-Kiefer K, Schwender D. Narkoseeinleitung bei einem Patienten mit Schlaf-Apnoe-Syndrom. Anaesthesist 2000; 49: 317–20.

Pizov R, Brown RH, Weiss YS, Baranov D, Hennes H, Baker S, Hirshman CA. Wheezing during induction of general anaesthesia in patients with and without asthma. Anesthesiology 1995; 82: 1111–6.

Risch A, Biedler A, Mertzlufft F. Auswirkung präanalytischer Fehler bei der Bestimmung des arteriellen Sauerstoffpartialdrucks auf Größe und Aussagekraft der AaDO2. Anaesthesist 2000; 49: 29–33.

Übersichtsarbeiten

Dworschak D, Mauer IT, Waschke KF. Die anästhesiologische Bedeutung der obstruktiven Schlafapnoe. Anästhesiol Intensivmed 1997; 38: 9–15.

Gall T. Präoperatives Rauchverbot – medizinische Notwendigkeit oder unbegründete Disziplinierung? Anästhesiol Intensivmed 1999; 40: 79–87.

Schäfer H, Hasper E, Ewig S, Lüderitz B. Schlafbezogene Atmungsstörungen. Dtsch Ärztebl 1996; 93: B1889.

Strollo PJ, Rogers RM. Obstructive sleep apnea. N Engl J Med 1996; 334: 99–104.

Anästhesie bei Begleiterkrankungen

Endokrine Erkrankungen

Anästhesie
bei Begleiterkrankungen

51.1 Diabetes mellitus

51.1.1 Allgemeine Bemerkungen

Die Zahl der Patienten mit Diabetes mellitus hat in den letzten Jahrzehnten ständig zugenommen. In Industrieländern wird die Inzidenz mit 2,5–5% der Bevölkerung angegeben. In Deutschland dürften ca. 3,5 Millionen Menschen an einem Diabetes mellitus leiden. Der Diabetes mellitus stellt damit die häufigste endokrine Erkrankung dar. Ca. 50% aller Diabetiker müssen sich im Laufe ihres Lebens einer Operation und Narkose unterziehen.

Der Diabetes mellitus ist durch eine gestörte Glukoseverstoffwechselung mit pathologisch hoher Blutglukosekonzentration (Hyperglykämie) gekennzeichnet. Eine Blutglukosekonzentration von über 200 mg/dl zwei Stunden nach einer Glukosebelastung spricht für einen Diabetes mellitus. Ursache ist eine absolut oder eine relativ verminderte Insulinsekretion. Insulin steigert die Glukoseaufnahme in die Zellen, die Glykogenbildung, Triglyceridbildung und Proteinsynthese. Glukoneogenese, Glykogenolyse sowie Lipolyse und Proteolyse werden durch Insulin gehemmt. Bei einem Insulinmangel kommt es daher z.B. zur vermehrten Lipolyse mit erhöhtem Anfall von Ketonkörpern (Azetessigsäure, β-Hydroxybuttersäure und Aceton). Im Extremfall kann dadurch eine Ketoazidose (s.u.) ausgelöst werden.

Normalerweise findet eine basale Insulinsekretion aus den Betazellen des Pankreas statt. Dadurch wird die endogene Glukoseproduktion (durch Glykolyse und Glukoneogenese) abgedeckt. Durch eine zusätzliche prandiale (essensabhängige) Insulinsekretion wird die exogene Glukosezufuhr (Kohlenhydrataufnahme) im Rahmen einer Mahlzeit kompensiert. Gesunde Menschen sezernieren am Tag insgesamt ca. 30–50 IE Insulin. Die Plasmahalbwertszeit von Insulin beträgt ca. 10 Minuten, die Wirkhalbwertszeit ca. 40 Minuten.

Formen des Diabetes

Sind die Betazellen des Pankreas zerstört (>90%) und nicht mehr zur ausreichenden Insulinsekretion fähig, dann sind die Patienten auf die exogene Zufuhr von Insulin angewiesen. Es liegt dann ein insulinpflichtiger Diabetes mellitus vor (»insulin-dependent diabetes mellitus« = IDDM). Ein IDDM tritt normalerweise schon in der Kindheit oder im Jugendalter auf und wurde deshalb früher als juveniler oder Typ-I-Diabetes bezeichnet. Bei lediglich ca. 5–10% der Diabetiker liegt ein IDDM vor. Diabetiker, die kein exogenes Insulin benötigen, haben einen nicht insulinabhängigen Diabetes mellitus (»noninsulin-dependent diabetes mellitus« = NIDDM). Der NIDDM tritt meist im mittleren oder höheren Lebensalter auf und wurde daher früher als Erwachsenen-Diabetes oder Typ-II-Diabetes bezeichnet. Zirka 90–95% der Patienten mit einem Diabetes mellitus haben einen NIDDM. Sie sind zumeist (ca. 80%) übergewichtig. Bei Adipositas ist der Insulinbedarf zwei- bis fünffach höher als bei normalgewichtigen Patienten. Durch Gewichtsreduktion könnte daher bei vielen Patienten mit einem NIDDM die Blutzuckerkonzentration normalisiert werden.

Einem IDDM (Typ-I-Diabetes) liegt vermutlich eine Zerstörung der Betazellen des Pankreas vor allem durch einen autoimmunologischen Prozess zugrunde. Auch ein viraler Infekt kann auslösend sein. Häufig leiden Patienten mit einem IDDM an weiteren Autoimmunerkrankungen wie Hypothyreose, Morbus Basedow, Morbus Addison oder Myasthenia gravis. Beim NIDDM (Typ-II-Diabetes) wird Insulin verzögert sezerniert, später nimmt die Aktivität der Betazellen zunehmend ab und es wird auch zu wenig Insulin freigesetzt. Zusätzlich nimmt insbesondere bei adipösen Patienten auch die Wirkung von Insulin ab (sog. periphere Insulinresistenz). Während der Schwangerschaft tritt häufig ein sog. Gestationsdiabetes auf. Auch im Rahmen eines Cushing-Syndroms, Phäochromozytoms oder einer Akromegalie bzw. einer Pankreasschädigung (z.B. Pankreatitis oder Pankreas[teil]resektion) kann es zu einer Hyperglykämie kommen. Auch die perioperative Stresssituation führt zu einem erhöhten Insulinbedarf.

51.1.2 Therapie

Der NIDDM wird mittels Diät und oralen Antidiabetika behandelt, der IDDM wird mit Insulin therapiert. Ist beim NIDDM eine alleinige Diät unzureichend (nur ca. 20%), dann sollten zusätzlich orale Antidiabetika verabreicht werden. Eine erfolgreiche Therapie mit einem oralen Antidiabetikum vom Sulfonylharnstofftyp setzt voraus, dass noch funktionierende Betazellen im Pankreas vorhanden sind, denn diese Substanzen mobilisieren Insulin aus den Betazellen und verbessern das Ansprechen auf Insulin. Als orales Antidiabetikum wird in Deutschland zumeist Euglucon N eingesetzt. In Tabelle 51.1 sind orale Antidiabetika aufgelistet.

Tab. 51.1 Häufig verwendete orale Antidiabetika.

chemische Bezeichnung	Präparat	übliche Tagesdosierung
Sulfonylharnstoffe		
Glibenclamid	Euglucon N	1,75–10,5 mg
Glibornurid	Goburid Glutril	12,5–75 mg 12,5–75 mg
Biguanide		
Metformin	Glucophage	500–2550 mg
α-Glucosidase-Inhibitoren		
Acarbose	Glucobay	150–600 mg

Da **Sulfonylharnstoffe** die Insulinsekretion steigern, können sie bei fehlender Nahrungsaufnahme eine lange anhaltende Hypoglykämie auslösen. **Biguanide** stimulieren die Insulinfreisetzung nicht, sondern sie hemmen die Glukoseresorption und hemmen die hepatische Glukoneogenese aus Laktat. Es kann daher zu keiner Hypoglykämie kommen. Außerdem ist die Gewichtszunahme geringer als bei den Sulfonylharnstoffen. Biguanide führen außerdem zu einer Hemmung der Atmungskette mit vermehrten anaerobem Abbau von Glukose. Dadurch wird eine Laktazidose – vor allem bei einer Überdosierung – begünstigt. Da die Substanz nur renal eliminiert wird, droht bei einer Niereninsuffizienz eine Kumulation! Alle Zustände, die zu einer vermehrten Laktatbildung führen, sind eine klare Kontraindikation für Biguanide. Biguanide erleben zur Zeit eine gewisse Renaissance. Das Biguanidderivat Metformin (Glucophage) muss wegen der Gefahr einer Laktazidose bereits 2 Tage vor einer elektiven Operation abgesetzt werden (Ritter u. Kilger 1998).

Im Dünndarm werden vor allem Disaccharide durch α-Glukosidasen zu Monosacchariden gespalten. Durch **α-Glukosidase-Inhibitoren** wird dadurch der postprandiale Abbau von Stärke verzögert, die postprandiale Blutzuckerkonzentration steigt weniger stark an.

Beim IDDM (Typ-I-Diabetes) sind orale Antidiabetika unwirksam. Es ist **Insulin** zu verabreichen. Hierfür stehen Insulinpräparate vom Schwein, Rind oder Menschen (Humaninsulin) zur Verfügung. Humaninsulin wird gentechnisch hergestellt. Gegen Humaninsulin werden nur selten Antikörper gebildet. Insulinpräparate werden auch nach ihrer Wirkungsdauer unterteilt. Es steht kurz wirksames Normal-(Alt-)Insulin, mittellang wirksames Insulin und lang wirksames Verzögerungsinsulin zur Verfügung. In Tabelle 51.2 sind verschiedene Insulinpräparate aufgeführt.

Bei der **konventionellen Insulintherapie** wird normalerweise morgens und abends subkutan ein Intermediärinsulin – evtl. in Kombination mit Normal-(Alt)-Insulin – verabreicht, um sowohl den Basalbedarf als auch den prandialen Bedarf abzudecken. Es ist hierbei ein strenger Insulin-Diätplan notwendig.

Bei dem inzwischen häufig durchgeführten sog. **Basis-Bolus-Konzept** sollen die physiologischen Verhältnisse simuliert werden. Unabhängig von den Mahlzeiten wird ein- oder zweimal pro Tag ein intermediär wirksames Insulin verabreicht, um die basale Insulinsekretion zu simulieren. Zusätzlich wird vor den Hauptmahlzeiten Alt-Insulin zur Abdeckung des prandialen Bedarfs verabreicht. Hierzu können auch Insulinpumpen verwendet werden, die kontinuierlich eine Basalrate subkutan (z. B. 1–2 IE/h) injizieren. Zusätzlich können per Knopfdruck Boli zur Abdeckung des prandialen Bedarfs (z. B. 1–2–3 IE/BE; BE = Broteinheit; 1 BE = 12 g Glukose) abgefordert werden. Die Basalsekretion beträgt physiologischerweise ca. 1 IE/h und der prandiale Bedarf beträgt ca. 0,7–1,0 IE pro Broteinheit (= 12 g Glukose).

Tab. 51.2 Häufig verwendete Insulinpräparate. Bei den Intermediärinsulinen wird zur Wirkungsverzögerung Protamin (neutrales Protamin Hagedorn; NPH) oder Aminoquinurid (Surfen) zugesetzt. Bei den lang wirksamen Insulinen wird die Resorptionsverzögerung durch Herstellung einer Zink-Insulin-Kristallsuspension erreicht.

Präparat	Wirkungs eintritt	Wirkungsdauer bei subkutaner Injektion
kurz wirksame Insuline = Normal-(Alt-)Insulin (Wirkungsdauer: 5–8 Stunden)		
▪ insuman Rapid	30 min	5–8 h
▪ Huminsulin Normal	10–15 min	6–8 h
intermediärwirksame Insuline (Wirkungsdauer: max. bis 24 Stunden)		
NPH-Insulin		
▪ insuman Basal	60 min	11–20 h
▪ Huminsulin Basal	30–60 min	18–20 h
Surfen-Insulin		
▪ Depot-Insulin Hoechst	60 min	10–16 h
Kombination aus kurz wirksamem und intermediär wirksamem Insulin		
▪ insuman Comb 25 (25% Normal- und 75% NPH-Verzögerungsinsulin)	30–45 min	11–20 h
▪ insuman Comb 50 (50% Normal- und 50% NPH-Verzögerungsinsulin)	30 min	10–16 h
▪ Komb-Insulin S	60 min	9–14 h
lang wirksame Insuline = Zink-Insulin-Suspension (Wirkungsdauer: 24–36 Stunden)		
▪ Insulin Ultratard HM	ca. 4 h	bis 28 h

Bei einer erhöhten Blutzuckerkonzentration kommt es zu einer vermehrten kovalenten Bindung von Glukose an Proteine (sog. Glykosylierung). Durch die Bestimmung der Konzentration an glykosyliertem Hämoglobin (Glykohämoglobin, **H**ämoglo**b**in A_{1c}; HbA_{1c}) kann die Qualität der Blutzuckereinstellung während der letzten 4–6 Wochen rückblickend relativ gut beurteilt werden. Bei einer schweren Hyperglykämie erhöht sich die Konzentration an Glykohämoglobin von normalerweise 5–7% auf bis zu 20%. Eine HbA_{1c}-Konzentration von unter 10% spricht für eine ausreichende Einstellung während der letzten 4–6 Wochen.

Bei Patienten, die protaminhaltige Insulinpräparate (z. B. NPH; Tab. 51.2) erhalten, kann es zur Antikörperbildung gegen Protamin kommen. Diese Patienten können daher bei der Antagonisierung von Heparin mittels Protamin allergische Reaktionen entwickeln.

51.1.3 Komplikationen

Akut auftretende Komplikationen eines Diabetes mellitus können metabolische Ketoazidose oder nicht ketoazidotisches, hyperosmolares, hyperglykämisches Koma sein. Chronische Komplikationen sind Makroangiopathie, Mikroangiopathie, Störungen des Nervensystems und Wundheilungsstörungen.

Anästhesie bei Begleiterkrankungen

Auch wenn die Blutzuckerwerte streng im Normalbereich (75–125 mg/dl) gehalten werden, scheinen typische diabetische Folgeerkrankungen wie Mikroangiopathie, Nephropathie und Neuropathie nicht sicher verhinderbar zu sein.

Ketoazidose

Von einer diabetischen Ketoazidose wird gesprochen, wenn metabolische Azidose und Hyperglykämie vorliegen. Im Urin lassen sich Ketonkörper nachweisen. Die Patienten klagen über Übelkeit, Erbrechen, Schlappheit. Aufgrund einer Glukosurie (bei BZ > ca. 180–200 mg/dl) kommt es zu einer vermehrten (osmotischen) Diurese, oft mit intravasalem Volumenmangel. Aufgrund abdomineller Schmerzen (Pseudoperitonitis diabetica) und einer gleichzeitigen Leukozytose wird öfters die (Fehl-)Indikation für eine Laparotomie gestellt.

Bei Patienten mit einem IDDM droht eine Ketoazidose, falls die exogene Insulinzufuhr wegfällt. Eine Ketoazidose tritt zumeist bei der Erstmanifestation eines IDDM auf oder sie ist durch eine schlechte Patientendisziplin bei der Therapie bedingt. Auch eine plötzliche Insulinresistenz (z. B. aufgrund einer Infektion, Grippe) kann eine Ketoazidose begünstigen. Weitere mögliche Auslöser einer Ketoazidose sind andere akute Erkrankungen (z. B. Myokardinfarkt) sowie Behandlungsfehler und β_2-Rezeptoragonisten, die z. B. zur Hemmung frühzeitiger Geburtswehen verabreicht werden.

Therapie: Die Therapie einer Ketoazidose besteht in intravasaler Flüssigkeitszufuhr (ca. 750–1000–1500 ml Kristalloide i.v. innerhalb von ca. 1,5 Stunden, danach ca. 300 ml/h), Gabe von Alt-Insulin (initial 0,2 IE/kg KG i.v., anschließend eine Insulinzufuhr mit so viel IE/h, wie der aktuellen BZ-Konzentration geteilt durch 100 entspricht) und Kaliumzufuhr (40 mmol/h, möglichst in Form von Kaliumphosphat, da gleichzeitig von einem Phosphatmangel auszugehen ist). Diese Therapie sollte beendet werden, wenn die Blutglukosekonzentration auf ca. 250 mg/dl abgefallen ist. Die Blutzucker-(BZ-)Konzentration darf nicht zu schnell gesenkt werden, da sonst ein größerer osmotischer Gradient entsteht und sich ein Hirn- und Lungenödem entwickeln kann. Die BZ-Konzentration sollte maximal ca. 50 mg/dl pro Stunde abfallen. Fällt die BZ-Konzentration unter ca. 250 mg/dl, dann sollte anstatt Elektrolytlösung Glukose 5% verabreicht werden, um einer drohenden Hypoglykämie vorzubeugen. Nur falls der arterielle pH-Wert unter ca. 7,1–7,2 liegt und die Bikarbonatkonzentration unter 10 mmol/l beträgt, sollte zusätzlich Natriumbikarbonat intravenös verabreicht werden.

Nicht ketoazidotisches, hyperosmolares, hyperglykämisches Koma

Ein nicht ketoazidotisches, hyperosmolares, hyperglykämisches Koma ist durch ausgeprägte Hyperglykämie (>600 mg/dl), Plasmahyperosmolarität (>350 mosmol/l; Normalbereich 285–295 mosmol/l), schwere Dehydratation und

Wesensveränderungen gekennzeichnet. Es liegt aber keine Ketoazidose vor. Bei einem Anstieg der Blutzuckerkonzentration um 100 mg/dl nimmt die Serumosmolarität um ca. 5,5 mosmol/kg zu (Osmolalität [mosmol/kg] = $2 \times$ (Na$^+$) [mmol/l] + Glukose [mg/dl]/18 + Harnstoff [mg/dl]/6). Insbesondere im Rahmen von Operationen unter Verwendung der Herz-Lungen-Maschine kann leicht ein nicht ketoazidotisches, hyperosmolares, hyperglykämisches Koma auftreten. Die auslösenden Faktoren sind ähnlich wie beim ketoazidotischen Koma (s.o.). Auch eine übermäßige Glukosezufuhr kann öfters die Ursache sein. Bei einem Großteil der Patienten, die ein nicht ketoazidotisches, hyperosmolares, hyperglykämisches Koma entwickeln, ist kein Diabetes mellitus bekannt. Dass keine Ketoazidose auftritt, ist vermutlich dadurch bedingt, dass noch genügend Insulin vorhanden ist, um eine vermehrte Lipolyse zu verhindern.

Therapie: Therapieziele sind der Ausgleich von Hypovolämie und Hyperosmolarität. Es sollten initial ca. 1–2 Liter Elektrolytlösung innerhalb von 1–2 Stunden infundiert werden. Insulin muss solange zugeführt werden, bis die Blutzuckerkonzentration auf etwa 250 mg/dl abgefallen ist (s.o.). Die osmotische Diurese sowie die therapiebedingte Glukoseaufnahme in die Zellen begünstigen eine Hypokaliämie. Es ist daher auf eine entsprechende Kaliumzufuhr zu achten. Nach Überstehen des Komas reichen zumeist Diät und Sulfonylharnstoffe aus.

Makroangiopathie

Eine Makroangiopathie tritt vor allem beim NIDDM auf. Folgen der Makroangiopathie wie Angina pectoris, Herzinfarkt oder periphere arterielle Verschlusskrankheit können Erstsymptome eines Diabetes mellitus sein. Bei ca. 60% der Diabetiker liegt eine Koronarsklerose vor. Das Risiko, einen Schlaganfall, einen Myokardinfarkt oder eine periphere arterielle Verschlusskrankheit zu entwickeln, ist bei Diabetikern um den Faktor 2–10 erhöht. Bei ca. 30–60% der Diabetiker liegt auch eine arterielle Hypertonie vor. Ca. 80% der Patienten mit einem NIDDM versterben an den Folgen eines Herz- oder Hirninfarktes.

Mikroangiopathie

Eine Mikroangiopathie tritt vor allem beim IDDM auf. Je häufiger und je ausgeprägter eine Hyperglykämie nachweisbar ist, desto stärker entwickelt sich die Mikroangiopathie. Eine Mikroangiopathie betrifft vor allem Augen und Nieren. Ca. ein Drittel der Patienten mit IDDM entwickelt aufgrund der Mikroangiopathie eine Niereninsuffizienz. Das früheste Zeichen einer Nierenschädigung ist eine Mikroalbuminurie. Bei Diabetikern ist das Risiko eines perioperativen akuten Nierenversagens erhöht. Patienten, die über 20 Jahre einen IDDM haben, weisen in 80–90% eine diabetische Retinopathie auf.

Patienten mit einem Diabetes mellitus entwickeln auch häufiger einen Katarakt oder ein Glaukom. Aufgrund einer diabetischen Retinopathie sind öfters eine Laserung der Netzhaut, operative Eingriffe am Glaskörper oder die Versorgung einer Netzhautablösung notwendig.

Störungen des Nervensystems

Bei über 20–40% der Diabetiker ist die Regulation des autonomen Nervensystems gestört. Bei langjährigen bzw. hypertensiven Diabetikern wird die Inzidenz mit 50%, bei normotensiven Diabetikern mit 10% angegeben. Folge können orthostatische Dysregulation (aufgrund einer unzureichenden Vasokonstriktion), Ruhetachykardie und größere intraoperative kardiovaskuläre Instabilität sein. Atropin und β-Rezeptorenblocker ändern die Herzfrequenz beim Diabetiker nicht so stark wie beim Gesunden. Aufgrund der Dysregulation des vegetativen Nervensystems reagieren Patienten mit einem Diabetes mellitus empfindlicher auf atemdepressive Nebenwirkungen von Medikamenten. Durch eine vegetative Neuropathie können Angina-pectoris-Schmerzen verschleiert werden. Bei diesen Patienten tritt häufig ein stummer, schmerzfreier Myokardinfarkt auf. Folge der vegetativen Neuropathie können auch eine verzögerte Magenentleerung (Gastroparesis; in ca. 20–30%) mit Übelkeit, Erbrechen und Überdehnung des Magen-Darm-Traktes sein. Die Gefahr einer Regurgitation und Aspiration bei Narkoseeinleitung kann erhöht sein. Des Weiteren können Blasenfunktionsstörungen, Dickdarmstörung mit intermittierender Diarrhö sowie Impotenz auftreten. Dadurch kann z.B. postoperatives Wasserlassen erschwert sein. Auch eine verminderte respiratorische Antwort auf Hypoxie und Hyperkapnie ist beschrieben. Im Falle einer Hypoglykämie (Blutzuckerkonzentration unter 50 mg/dl) treten bei diesen Patienten oft keine vegetativen Symptome auf.

Neben einer vegetativen Neuropathie kann auch eine sensible Neuropathie z.B. mit nächtlichen Missempfindungen in den unteren Extremitäten auftreten. Mitverantwortlich scheint die diabetische Angiopathie der die Nerven versorgenden Arterien zu sein.

Wundheilungsstörungen

Weil die Leukozytenfunktion gestört und die Wundheilung verzögert ist, kommt es bei Diabetikern häufiger zu postoperativen Wundheilungsstörungen.

Sonstiges

Insbesondere bei juvenilen Diabetikern kann die Beweglichkeit im Atlantookzipitalgelenk (und im Larynxbereich in ca. 25%) eingeschränkt sein, sodass u.U. die Intubation erschwert ist. Erschwerte Intubationsbedingungen sind bei Diabetikern ca. 10-mal häufiger anzutreffen. Aufgrund einer beeinträch-

tigten Gelenkbeweglichkeit können oft auch die Handflächen nicht mehr flach aufeinander gelegt werden (sog. Prayer's sign; betende Hand). Dieses Zeichen kann als Hinweis auf eine erschwerte endotracheale Intubation gewertet werden.

51.1.4 Perioperative Führung eines Diabetikers

Perioperativ sollte eine Blutglukosekonzentration von 100 bis 150 mg/dl angestrebt werden. Bei Diabetikern ist perioperativ mit einer akuten Entgleisung der Blutzuckerkonzentration zu rechnen. Es können sowohl eine Hypoglykämie als auch eine Hyperglykämie oder eine diabetische Ketoazidose auftreten. Bei Blutzuckerwerten über 180–200 mg/dl (= 10–11,1 mmol/l) wird die Nierenschwelle für Glukose überschritten, es kommt zur Zucker- und gleichzeitig zur Wasserausscheidung über die Nieren (osmotische Diurese). Bei erhöhten Blutzuckerkonzentrationen ist die Wundheilung verzögert und die Infektabwehr geschwächt, sodass postoperative Wundheilungsstörungen begünstigt werden. Eine Hypoglykämie kann durch Glukosezufuhr verhindert werden. Hyperglykämie, Hyperosmolarität, osmotische Diurese, Dehydratation, Ketoazidose, Elektrolytstörungen sowie eine beeinträchtigte Wundheilung können durch Insulinzufuhr vermieden werden.

Bezüglich der perioperativen Therapie eines Diabetikers gibt es keine allgemein akzeptierte Vorgehensweise. Es können daher nur häufig empfohlene Vorgehensweisen vorgestellt werden.

Diätetisch gut eingestellte Patienten

Bei einem diätetisch gut eingestellten Patienten mit einem NIDDM braucht perioperativ keine spezielle Therapie vorgenommen werden. Es ist lediglich die Blutzuckerkonzentration wiederholt zu kontrollieren.

Patienten mit oralen Antidiabetika

Bei Patienten, die ein orales Antidiabetikum einnehmen, kann dieses normalerweise bis zum Abend vor der Operation verabreicht werden. Es ist jedoch zu beachten, dass es bei ausbleibender Kalorienaufnahme noch viele Stunden (bis 36 Stunden) nach der Einnahme vieler oraler Antidiabetika zu einer Hypoglykämie kommen kann (s.o.). Wurde das orale Antidiabetikum nicht rechtzeitig abgesetzt und droht eine Hypoglykämie, dann sind 5–10 g Glukose pro Stunde (s.u.) intravenös zu applizieren.

Steigt die Blutzuckerkonzentration bei einem solchen Patienten dagegen deutlich über den Zielbereich von 100–150 mg/dl an, dann sollten bei kleineren Operationen Insulin-Boli intravenös verabreicht werden. Durch 1 IE Alt-Insulin kann die Blutzuckerkonzentration beim Erwachsenen um ca. 25 mg/dl gesenkt werden. Bei einem Blutzucker von ca.

250 mg/dl können initial ca. 4 IE Insulin, bei einem Blutzucker von ca. 350 mg/dl können ca. 8 IE Insulin intravenös verabreicht werden. Intravenöses Alt-Insulin (Normalinsulin) hat eine Plasmahalbwertszeit von nur ca. 10 Minuten. Daher ist eine kontinuierliche Insulingabe normalerweise sinnvoller. Unterzieht sich ein Patient mit NIDDM einer sehr großen Operation, dann sollte wie bei einem Patienten mit IDDM (s.u.) vorgegangen werden, d.h. Glukose und Insulin sollten kontinuierlich zugeführt werden.

Das Biguanid-Präparat Metformin sollte bei Elektiveingriffen unbedingt schon 2 Tage vorher abgesetzt werden (Ritter u. Kilger 1998), da sonst die Gefahr einer Laktazidose droht (s.o.).

Patienten mit IDDM bei größeren operativen Eingriffen

Patienten mit einem IDDM, die sich größeren operativen Eingriffen unterziehen müssen, sollten perioperativ möglichst mit Insulin behandelt werden. Bei unzureichender Insulinzufuhr droht leicht eine Hyperglykämie, bei unzureichender Glukosezufuhr droht leicht eine Hypoglykämie. Intraoperativ sollten nur reine Glukoselösungen verabreicht werden. Zuckeraustauschstoffe sind zu vermeiden.

> Die früher häufiger durchgeführten subkutanen perioperativen Insulingaben gelten inzwischen als obsolet. Perioperativ ist die Hautdurchblutung (z.B. durch intraoperative Unterkühlung) nicht voraussehbar und damit ist die Resorptionsgeschwindigkeit von subkutan verabreichtem Insulin unkalkulierbar.

Ein mögliches Therapieregime besteht darin, **auf die üblichen Insulingaben zu verzichten** und intraoperativ stündlich die Blutzuckerkonzentration zu bestimmen. Entsprechend der aktuellen Blutzuckerkonzentration wird versucht, durch intravenöse Gabe von Glukose oder Alt-Insulin-Boli (s.o.) die Blutzuckerkonzentration zwischen 100–150 mg/dl einzustellen.

Ein weiteres Therapieregime besteht in der **kombinierten Glukose-Insulin-Infusion**. Ein Vorteil der kombinierten Glukose-Insulin-Infusion besteht darin, dass bei einem Stopp der Infusion sowohl die Glukose- als auch die Insulinzufuhr unterbrochen ist. Zum Teil wird empfohlen, in die gemeinsame Glukose-Insulin-Infusion ca. 5 ml Humanalbumin 20% zu geben, um eine Bindung von Insulin an das Plastikmaterial von Infusionsflasche und -leitung zu verhindern. Aus Kostengründen wird jedoch hierauf zumeist verzichtet. Denkbar ist auch ein prophylaktischer Zusatz von Kalium, um einer leicht drohenden Hypokaliämie (durch Aufnahme von Glukose und Kalium in die Zellen) vorzubeugen.

Zur Ermittlung des Insulinbedarfs für eine Glukose-Insulin-Infusion kann folgendermaßen vorgegangen werden: Es ist der normale Insulinbedarf des Patienten pro Tag zu ermitteln. Außerdem ist zu klären, wie viele **B**roteinheiten (1 BE = 12 g Glukose) er normalerweise zu sich nimmt. Üblicherweise dürfen Diabetiker 12 BE (= 144 g Glukose) pro Tag zu sich nehmen. Injiziert sich der Patient für 12 BE pro Tag normalerweise z. B. 36 IE Insulin, so kann anhand des Dreisatzes leicht errechnet werden, wie viel Insulin z. B. für 500 ml Glukose 10% (= 50 g) benötigt wird [$(36:144) \times 50 = 12{,}5$ IE Insulin]. Die für 500 ml Glukose 10% benötigte Insulinmenge entspricht ungefähr einem Drittel der üblichen Tagesdosis. Eine solche 500-ml-Glukose-Insulin-Infusion sollte über ca. 8 Stunden infundiert werden. In Glukose-Insulin-Infusionslösungen wird ausschließlich Alt-Insulin gegeben. Ist aufgrund der regelmäßig durchzuführenden BZ-Kontrollen eine Änderung des Glukose-Insulin-Verhältnisses notwendig, muss eine neue Glukose-Insulin-Mischung hergestellt werden.

Beim idealen Therapieregime wird **Insulin getrennt von der kontinuierlichen Glukosezufuhr** mittels Spritzenpumpe verabreicht. Dadurch kann die notwendige Insulininfusion leichter an die aktuelle Blutzuckerkonzentration angepasst werden. Morgens zwischen 6:00 und 7:00 Uhr sollte mit der Glukoseinfusion begonnen werden (ca. 100–200 ml Glukose 5% bzw. 50–100 ml Glukose 10% pro Stunde; = 5–10 g/h beim Erwachsenen). Danach ist der Blutzucker regelmäßig zu bestimmen (s. u.). Für die gleichzeitige Insulininfusion empfiehlt sich eine solche Verdünnung der Alt-Insulinlösung, dass 1 ml Lösung 1 IE Insulin enthält (z. B. 1 ml = 40 IE auf 40 ml Glukose 5% = 1 IE pro ml). Um eine Absorption von Insulin an die Plastikmaterialien zu vermeiden, können der Insulinlösung ca. 5 ml Humanalbumin 20% zugesetzt werden. Aus Kostengründen wird auf dieses Vorgehen aber zumeist verzichtet. Pro 1 g Glukose/h werden ca. 0,3–0,4 IE Insulin/h benötigt. Zumeist wird mit einer Insulindosierung von 2 IE/h begonnen. Glukose wird beim Erwachsenen die ganze Zeit mit einer Infusionsrate von 5–10 g/h verabreicht. Überschreitet die **B**lutzuckerkonzentration (BZ-Konzentration) den Zielbereich von 100–150 mg/dl, so sind entsprechende Korrekturen notwendig. Bei einer BZ-Konzentration von 151–220 mg/dl sollte die Insulinzufuhr um 50% gesteigert werden und bei einer BZ-Konzentration von >220 mg/dl sollte sie um 100% gesteigert werden. Bei einer BZ-Konzentration von 80–99 mg/dl ist die Initialdosierung zu halbieren und bei einer BZ-Konzentration <80 mg/dl ist die Insulinzufuhr zu stoppen. Beträgt die BZ-Konzentration unter 40 mg/dl, so sind sofort zusätzlich 40 ml Glukose 50% zu verabreichen. Durch Bolusgabe von 10 g Glukose steigt die BZ-Konzentration beim Erwachsenen um ca. 35 mg/dl an. Die BZ-Konzentration ist nach 15 und 30 Minuten nochmals zu kontrollieren.

Die angegebenen Dosierungen stellen Richtgrößen dar und bedürfen der individuellen Anpassung. Bei kardiochirurgischen Operationen unter Verwendung der Herz-Lungen-Maschine kommt es oft zu einer deutlichen Hyperglykämie (Kap. 79.4.6, S. 1134). Ursachen sind periphere Insulinresistenz, Hypothermie und die antiinsulinäre Wirkung der bei diesen Eingriffen meist verwendeten Katecholamine. Bei kardiochirurgischen Eingriffen kann oft eine intravenöse Insulinzufuhr von bis zu 10 IE/h notwendig sein.

Bei der getrennten Zufuhr von Insulin und Glukose müssen sowohl die Insulin- als auch die Glukoseinfusion kontinuierlich laufen. Bei versehentlichem Stopp der Insulinzufuhr droht eine Hyperglykämie, bei einem Stopp der Glukosezufuhr eine Hypoglykämie.

> Nach welchem Regime die perioperative Diabetesführung vorgenommen wird, scheint nicht so wichtig wie die Forderung, dass der Blutzucker regelmäßig kontrolliert wird und ggf. entsprechende Korrekturen vorgenommen werden (Hall 1994).

In Narkose ist eine Hypoglykämie klinisch nicht erfassbar. Empfehlenswert scheint es bei Diabetikern zu sein, perioperativ alle 60 Minuten die Blutzuckerkonzentration zu bestimmen. Nach einer Änderung der Insulindosierung sollte der BZ bereits nach 30 Minuten kontrolliert werden. Da es durch Glukose-/Insulingabe zu einer Hypokaliämie kommen kann, ist die Kaliumkonzentration zu überwachen. Gegebenenfalls ist Kalium zu substituieren.

51.1.5 Anästhesie

Präoperative Phase

Präoperativ sollten idealerweise die vom Patienten evtl. durchgeführten und notierten Selbstkontrollen der Blutzuckerkonzentration beurteilt werden, es sollte möglichst die HbA_{1C}-Konzentration bekannt sein und es sollten Blutzuckertagesprofile vorliegen:

- Nüchternblutzucker: Beim stoffwechselgesunden Patienten und auch noch bei verminderter Glukosetoleranz beträgt der Nüchternblutzucker typischerweise <115 mg/dl. Ein Nüchternblutzucker >120 mg/dl im Kapillarblut oder >140 mg/dl im venösen Blut spricht für einen Diabetes mellitus.
- Nach Glukosebelastung (75 g Glukose in 300 ml Wasser innerhalb von 5 Minuten getrunken): Zwei Stunden nach einer Glukosebelastung spricht ein Wert von <120 mg/dl für eine gesunde Stoffwechselsituation, eine Blutzuckerkonzentration von 120–200 mg/dl im kapillären oder venösen Blut für eine verminderte Glukosetoleranz und ein Wert >200 mg/dl für einen Diabetes mellitus.

Zusätzlich zur Bestimmung der Blutzuckerkonzentration ist es empfehlenswert, zweimal hintereinander im 12-Stunden-Sammelurin die Glukoseausscheidung zu messen. Außerdem sollte der Urin auf Azeton und eine Mikroalbuminurie überprüft werden.

Präoperativ sollte nach Zeichen einer evtl. vorliegenden Makroangiopathie, Mikroangiopathie, autonomen und/oder sensiblen Neuropathie, nach Elektrolytstörungen oder einer Hypovolämie gesucht werden. Bei einer vegetativen Neuropathie besteht die erhöhte Gefahr einer Aspiration. Außerdem ist eine Tendenz zu kardiovaskulärer Instabilität zu beachten. Eine autonome Neuropathie lässt sich dadurch ermitteln, dass im Liegen und nach dem Aufstehen der Blutdruck gemessen wird. Fällt der Blutdruck mehr als 30 mm Hg ab, so spricht dies für eine orthostatische Hypotonie. Patienten mit einem NIDDM sind meist adipös, wodurch die endotracheale Intubation sowie die Durchführung einer Regionalanästhesie erschwert sein kann.

Narkoseführung

Es gibt keine Anästhetika, die für die Narkoseführung bei Diabetikern besonders geeignet bzw. ungeeignet sind. Entscheidend ist es, die Blutglukosekonzentration engmaschig zu überwachen und weitgehend im Zielbereich (von 100–150 mg/dl) zu halten. Aufgrund einer evtl. verzögerten Magenentleerung scheint eine endotracheale Intubation bei einer Allgemeinanästhesie sinnvoll. Volatile Anästhetika vermindern die durch eine Glukose-Gabe provozierte Insulinfreisetzung. Bei einer rückenmarknahen Regionalanästhesie (mit sensiblem Niveau bis mindestens Th10) bleibt der Blutzuckerhaushalt vermutlich deshalb relativ stabil, da bei diesem Verfahren nur geringe Konzentrationsanstiege der (antiinsulinär wirkenden) Katecholamine auftreten. Aus diesem Grunde werden von manchen Autoren rückenmarknahe Regionalanästhesieverfahren empfohlen. Bei einer peripheren Neuropathie kann es aus juristischen Gründen sinnvoll sein, auf Regionalanästhesieverfahren zu verzichten (denn die Beweisführung, ob eine Nervenschädigung krankheitsbedingt oder punktionsbedingt ist, kann schwierig sein). Bei einer vegetativen Neuropathie können schwer therapierbare Bradykardien und Blutdruckabfälle auftreten. Gegebenenfalls ist an eine frühzeitige Adrenalin-Gabe zu denken.

Patienten mit Diabetes mellitus sollten möglichst am Anfang des Operationsprogramms operiert werden.

51.2 Störungen der Schilddrüsenfunktion

51.2.1 Allgemeine Bemerkungen

Die Schilddrüse produziert Thyroxin (Tetrajodthyronin, T_4; ca. 85%) und Trijodthyronin T_3 (ca. 15%). T_3 wirkt ca. 3- bis 5-mal stärker und hat einen schnelleren Wirkungsbeginn und eine kürzere Halbwertszeit (12–30 h) als T_4 (140–190 h). Ca. 80% des T_3 werden in peripheren Geweben durch Dejodination aus T_4 gebildet.

Anhand einer zu hohen oder zu niedrigen Konzentration der **Schilddrüsenhormone** T_3 und T_4 kann eine Über- oder Unterfunktion der Schilddrüse nachgewiesen werden. Entscheidend ist der nicht gebundene, freie T_3- bzw. T_4-Anteil (fT_3; fT_4). Die Schilddrüsenfunktion kann normal (euthyreot), verstärkt (hyperthyreot) oder vermindert (hypothyreot) sein. Schilddrüsenhormone steigern Wärmeproduktion, Sauerstoffverbrauch, Enzymaktivitäten, Lipolyse, myokardiale Inotropie, Schlagvolumen, Herzfrequenz und vermindern den peripheren Widerstand. Die Durchblutung von Haut, Skelettmuskulatur und Herzmuskulatur wird überproportional gesteigert.

Die häufigste Schilddrüsenerkrankung ist die **Jodmangelstruma**. Sie ist bei Frauen ca. 5-mal häufiger als bei Männern und kommt in Süddeutschland öfters als in Norddeutschland vor. Im Extremfall kann eine Schilddrüsenvergrößerung durch Kompression zu Trachealverlagerung, Luftnot und/oder Schluckbeschwerden führen. Die Schilddrüsenhormone sind hierbei normal oder leicht erniedrigt, TSH (**t**hyroid **s**timulating **h**ormone) ist deutlich erhöht. Die Schilddrüse ist hyperplastisch vergrößert. Bei langfristiger Jodmangelstruma entwickeln sich knotige Bezirke, evtl. autonome Knoten, die nicht mehr der TSH-Regulation unterliegen und ungehemmt T_3 oder T_4 bilden (heißer Knoten). Aufgrund eines dadurch bedingten Abfalls der TSH-Konzentration wird das restliche Schilddrüsengewebe gehemmt. Die T_3- und T_4-Konzentrationen liegen meist im oberen Normbereich. Durch Jodexposition kann (Tage oder Wochen später) eine hyperthyreote Stoffwechsellage oder eine hyperthyreote Krise ausgelöst werden (s.u.).

Bei Verdacht auf eine Schilddrüsenfunktionsstörung sollte aufgrund der hohen Aussagekraft zunächst die T_4-Gesamtplasmakonzentration (Gesamtthyroxin) bestimmt werden. Damit kann in den allermeisten Fällen (ca. 80%) eine Hyper- oder Hypothyreose erfasst werden (Tab. 51.3).

Tab. 51.3 Aussagekraft und Normalwerte von Schilddrüsenfunktionstests (die Normalwerte schwanken in Abhängigkeit von der Bestimmungsmethode).

Test	Aussagekraft	Normalwert
T_4-Gesamtkonzentration	bei Hyperthyreose erhöht	5–12 ng/dl
T_3-Gesamtkonzentration	bei Hyperthyreose erhöht	80–200 ng/dl
freies T_4 (fT_4)	bei Hyperthyreose erhöht	0,8–2,0 ng/dl
freies T_3 (fT_3)	bei Hyperthyreose erhöht	3–6 pg/dl
TSH-Wert	erhöht/erniedrigt bei einer primären Hypo-/ Hyperthyreose	0,25–5 mU/l
Schilddrüsenszintigraphie: Nachweis der Jodspeicherfähigkeit des Schilddrüsengewebes	z.B. kalter, heißer Knoten	homogene Speicherung

Bei einer **primären** Schilddrüsenüber- oder -unterfunktion ist initial die Schilddrüsenfunktion erhöht oder vermindert. Sekundär kommt es zu einer kompensatorischen Erhöhung oder Verminderung der TSH-Sekretion (**t**hyroid **s**timulating **h**ormone) aus dem Hypophysenvorderlappen. Bereits bei einem minimalen Abfall der Plasmakonzentration an T_3 und T_4 wird die Hypothalamus-Hypophysen-Achse stimuliert und die TSH-Ausschüttung erhöht. Bei einer **sekundären** Schilddrüsenüber- oder unterfunktion ist primär die TSH-Sekretion aus dem Hypophysenvorderlappen erhöht oder vermindert und sekundär die T_4-Konzentration erhöht oder erniedrigt. Die Bestimmung der TSH-Konzentration im Serum stellt einen sehr empfindlichen Screening-Test bei der Diagnostik von Hypo- oder Hyperthyreose dar.

51.2.2 Hyperthyreose

Krankheitsbild

Ursachen

Bei einer Hyperthyreose ist die Konzentration an T_3 und/oder T_4 erhöht. Häufigste Ursachen sind ein Morbus Basedow (60–90%) oder eine Schilddrüsenautonomie. Beim Morbus Basedow wird der schilddrüsenstimulierende Faktor LATS (»**l**ong-**a**cting **t**hyroid **s**timulator«) produziert, der die gleichen Wirkungen wie TSH hat, jedoch deutlich länger wirkt. Bei einer Schilddrüsenautonomie liegt ein hormonaktives Schilddrüsenadenom (ein heißer [szintigraphisch mehr speichernder] Knoten) vor. Das autonome Schilddrüsenadenom entsteht auf dem Boden einer langjährigen Jodmangelstruma (s.o.). Bei einer Schilddrüsenautonomie kann es im Rahmen einer Jodexposition (in Abhängigkeit von der Joddosis und dem Volumen des autonomen Schilddrüsengewebes) zu einer thyreotoxischen Krise kommen. Gefährdet sind vor allem ältere Menschen, da bei ihnen das Risiko einer lange bestehenden Jodmangelstruma mit knotiger Veränderung hoch ist und da sie oft zahlreiche (evtl. jodhaltige) Medikamente einnehmen bzw. sich oft diagnostischen Maßnahmen (z.B. mit Gabe jodhaltiger Kontrastmittel) unterziehen müssen. In Deutschland sind zur Zeit mehr als 130 Medikamente, Röntgenkontrastmittel und Desinfektionsmittel mit erheblichem Jodgehalt im Handel. Idealerweise ist vor der Gabe jodhaltiger Substanzen (z.B. Röntgenkontrastmittel) die Schilddrüsenfunktion zu überprüfen und eine Hyperthyreose auszuschließen. Dies ist in der klinischen Routine jedoch oft nicht durchführbar. Es empfiehlt sich dann die Gabe von Perchlorat (Irenat) 2 Tage vor bis 2 Wochen nach der Jodexposition (1. Tag 1200 mg, danach 3 × 600 mg) zur Prophylaxe jodinduzierter Hyperthyreosen. Mit Perchlorat kann die Jodaufnahme in die Schilddrüse blockiert werden. Liegt eine gesicherte

Anästhesie bei Begleiterkrankungen

Hyperthyreose vor, so sollte 2 Tage vor einer Jodexposition (z. B. jodhaltiges Kontrastmittel) eine gleich dosierte Perchlorat-Therapie begonnen werden, die postoperativ noch für 8 Wochen weitergeführt wird (Schumm-Draeger u. Usadel 1997).

Klinik und Diagnostik

Bei einer Hyperthyreose sind biochemische Reaktionen beschleunigt (s. o.). Charakteristisch sind Müdigkeit, Schwitzen, Zittern, muskuläre Erschöpfung, Wärmeintoleranz und Gewichtsverlust. Daneben treten Tachykardie, Tachyarrhythmie und Steigerung des Herzminutenvolumens auf, evtl. auch Angina-pectoris-Beschwerden. Aufgrund einer peripheren Vasodilatation kommt es zu einer relativen Hypovolämie mit Abfall des diastolischen Blutdrucks. Typisch ist auch ein Exophthalmus. Im EKG zeigen sich oft überhöhte P-Welle, ST-Streckensenkung, abgeflachtes T, Sinustachykardie, Extrasystolen und/oder Vorhofflimmern.

Therapie

Therapeutisch kommen vor allem Thyreostatika, subtotale Strumektomie und radioaktives Jod zur Anwendung. Die Symptome Tachykardie, Schwitzen und Zittern können durch einen β-Rezeptorenblocker vermindert werden.

Thyreostatika

Bei einer Hyperthyreose wird zumeist ein Thyreostatikum (Propylthiourazil [Propycil] oder Thiamazol [Favistan] bzw. Carbimazol [Neo-Thyrestat]) verabreicht. Thyreostatika hemmen vor allem die Bildung von Schilddrüsenhormonen (die Kopplung von Mono- oder Dijodthyrosin zum Tri- und Tetrajodthyronin). Nach einer ca. 6-monatigen Therapie sind die Patienten meist wieder euthyreot, dann kann die Thyreostatika-Dosierung reduziert werden und nach ca. 12 Monaten kann die Therapie meist abgesetzt werden. Bei ca. 30% der Patienten kommt es zu einer lange anhaltenden Remission. Evtl. kann eine Hypothyreose auftreten. Häufig wird dann zusätzlich eine geringe orale Dosis eines Thyroxinpräparats verabreicht.

Subtotale Strumektomie

Hyperthyreote Patienten sind vor einer evtl. geplanten therapeutischen subtotalen Strumektomie medikamentös vorzubehandeln (s. u.). Durch eine subtotale Strumektomie können die Symptome einer Hyperthyreose aufgrund eines Morbus Basedow verbessert werden. Nach einer subtotalen Strumektomie kann eine (leichte) Hyperthyreose weiter bestehen, es kann aber auch eine Hypothyreose auftreten. Evtl. kann später erneut eine Hyperthyreose auftreten.

Radioaktives Jod

Eine Hyperthyreose kann auch durch Gabe von radioaktivem Jod in eine Euthyreose überführt werden. Durch diese Therapie kann evtl. auch eine Hypothyreose ausgelöst werden. Bei Patienten über 40 Jahren stellt die Gabe von radioaktivem Jod die Therapie der Wahl bei einer Hyperthyreose dar.

Anästhesie

Präoperative Phase

Zur langfristigen Vorbereitung eines hyperthyreoten Patienten auf eine Operation wird eine mindestens 4- bis 6-wöchige Therapie mit einem Thyreostatikum (in abfallender Dosierung) empfohlen. Thiamazol bzw. Carbimazol wird in einer oralen Dosierung von 20–80 mg/d, Propylthiouracil in einer Dosierung von 200–600 mg/d empfohlen. Zusätzlich kann die Gabe eines β-Blockers (vor allem Propranolol [Dociton] ca. 160 mg/d oral), evtl. auch eines Sedativums und eines Digitalis-Präparates notwendig sein. Zum Zeitpunkt der Operation sollte die Thiamazol- bzw. Carbimazol-Dosierung 5–40 mg/d und die Propylthiouracil-Dosierung noch 50–300 mg/d betragen. Die Gabe eines β-Blockers bzw. eines Sedativums ist nicht mehr erforderlich (Übersicht bei Hermann 1999).

Zur kurzfristigen (<3 Wochen) präoperativen Therapie einer Hyperthyreose wird ein hoch dosiertes Thyreostatikum (z.B. 80 mg/d Thiamazol bzw. Carbimazol per os) verabreicht. Zusätzlich wird für 7–14 Tage Jodid (Deutsche Lugol-Lösung D.A.B. 3 × 60 Tropfen/d) verabreicht (sog. Plummerung), falls eine jodinduzierte Hyperthyreose ausgeschlossen ist. Durch Jodidgabe kann die Hormonsynthese und die Schilddrüsenhormonfreisetzung akut blockiert werden. Nachteil einer Jodid-Therapie ist die Tatsache, dass es nach ca. 14-tägiger Therapie zu einem Wirkungsverlust kommt und dann durch eine Jodbelastung eine thyreotoxische Krise ausgelöst werden kann. Es ist daher eine genaue zeitliche Planung des Eingriffs notwendig. Außerdem ist ein β-Blocker (vor allem Propranolol; ca. 160 mg/d) bis zur Operation zu verabreichen.

Bei einer leichten Hyperthyreose oder einer noch nicht ganz rekompensierten Hyperthyreose kann bei jungen Patienten und bei Symptomarmut evtl. ein Wahleingriff durchgeführt werden (Hermann 1999). Bei einer deutlichen Hyperthyreose sollte jedoch ein Wahleingriff erst durchgeführt werden, wenn der Patient durch eine entsprechende präoperative Therapie (s.o.) wieder euthyreot ist. Die zur Therapie einer Hyperthyreose verabreichten Medikamente (β-Rezeptorenblocker, Thyreostatika) müssen perioperativ (einschließlich am Morgen des Operationstages) weiter verabreicht werden. Postoperativ muss die Therapie mit Thyreostatika und β-Blockern möglichst bald fortgeführt werden.

Müssen hyperthyreote Patienten notfallmäßig operiert werden, dann ist auf eine ausreichende Prämedikation (Anxiolyse) zu achten, um eine Steigerung des Sympathikotonus zu verhindern. Da Parasympathikolytika die Temperaturregulation beeinträchtigen und die Herzfrequenz erhöhen, sollten sie möglichst vermieden werden. Bei einem Noteingriff muss mittels β-Rezeptorenblocker (z. B. Esmolol, Kap. 23.4.1, S. 498) die hyperdyname Kreislaufsituation akut therapiert werden.

Narkoseführung

Als Induktionshypnotikum können fast alle üblichen Medikamente verwendet werden. Lediglich Ketamin sollte vermieden werden, da es zu unerwünschter Stimulation des sympathischen Nervensystems führt. Auch Pancuronium scheint aufgrund seines sympathikomimetischen Effektes nicht günstig zu sein.

> Entscheidend scheint nicht die Anwendung eines bestimmten Narkoseverfahrens oder die Verwendung bestimmter Anästhetika zu sein, wichtig ist vor allem, dass der Sympathikus – z. B. durch zu flache Narkoseführung – nicht stimuliert wird.

Da bei einer Hyperthyreose der Medikamentenabbau beschleunigt ist, kann hierdurch eine Organtoxizität begünstigt werden, denn es fallen hohe Konzentrationen an (evtl. toxischen) Metaboliten an. Hierdurch kann evtl. eine halothanbedingte Leberschädigung begünstigt werden. Beispielsweise Desfluran oder Isofluran scheinen in Kombination mit Lachgas gut geeignet zu sein, da diese Substanzen nur gering metabolisiert werden. Bei Desfluran ist allerdings zu beachten, dass es eine Tachykardie begünstigen kann, und durch Isofluran kann es – bei einer evtl. vorliegenden Hypovolämie (s. u.) – zu einem stärkeren Blutdruckabfall kommen.

Während einer Hyperthyreose ist der Anästhetikabedarf (MAC) erhöht. Hierbei ist auch zu beachten, dass eine Erhöhung der Körpertemperatur um 1 °C die Stoffwechselaktivität um ca. 7% steigert und dadurch der Anästhetikabedarf ähnlich stark ansteigt.

Bei hyperthyreoten Patienten sind rückenmarknahe Regionalanästhesieverfahren gut geeignet, da sie zu einer guten Sympathikusblockade führen. Adrenalinhaltige Lokalanästhetika sind jedoch hierbei zu vermeiden.

Überwachung

Um eine eventuelle thyreotoxische Krise (s. u.) erfassen zu können, ist neben einer engmaschigen klinischen Überwachung auch eine Kontrolle der Körpertemperatur notwendig.

Der Relaxationsgrad sollte mithilfe eines peripheren Nervenstimulators überwacht werden, denn bei hyperthyreoten

Patienten liegt oft eine muskuläre Schwäche, manchmal eine begleitende Myasthenia gravis vor. Falls die Antagonisierung eines nicht depolarisierenden Muskelrelaxans unbedingt notwendig erscheint, dann sollte zur Blockade cholinerger Nebenwirkungen Glycopyrrolat dem Atropin vorgezogen werden, da es die Herzfrequenz wesentlich weniger steigert als Atropin (Kap. 3.2.6, S. 42). Es ist auf eine ausreichende perioperative Flüssigkeits- und Elektrolytsubstitution zu achten, da eine meist vorliegende stärkere Diarrhö, eine verstärkte Perspiratio sowie eine Vasodilatation eine Hypovolämie begünstigen.

Hyperthyreote Patienten reagieren vermutlich empfindlicher auf endogene und exogene Katecholamine. Dies ist bei der evtl. notwendigen Therapie eines Blutdruckabfalls zu beachten.

Postoperative Phase

Postoperativ kann nach einer subtotalen Strumektomie eine Rekurrensparese (Kap. 75.3.2, S. 1077) und bei versehentlicher Entfernung aller Nebenschilddrüsenkörperchen eine Hypokalzämie (mit Tetaniegefahr; Kap. 51.3.3, S. 777) auftreten.

Thyreotoxische Krise

Bei einer plötzlichen schweren Exazerbation einer Hyperthyreose wird von thyreotoxischer Krise gesprochen. Die Mortalität wird mit ca. 20–30% angegeben. Typische Symptome sind Tachykardie, Herzinsuffizienz (»high cardic output failure«), Hyperthermie, Dehydratation. Eine thyreotoxische Krise kann intraoperativ auftreten, häufiger tritt sie in der frühen postoperativen Phase auf. Insgesamt ist sie vor allem bei solchen Patienten zu erwarten, deren Hyperthyreose schlecht behandelt war. Die Abgrenzung zu einer malignen Hyperthermie (Kap. 32, S. 627) kann schwierig sein. Therapeutisch ist die Gabe eines β-Blockers (z. B. Infusion von Esmolol [Kap. 23.4, S. 497] oder Propranolol [Dociton, 1 mg/min bis maximal 10 mg; danach 1–3 mg/h i. v.]) wichtig. Die Herzfrequenz sollte unter ca. 100 Schläge pro Minute gesenkt werden. Zusätzlich sind Thyreostatika zu verabreichen (initial z. B. 80 mg Thiamazol [Favistan] i. v.; danach 3–4 ×/d 40 mg). Außerdem sollte eine Sedierung/Anxiolyse mittels Benzodiazepin (z. B. Diazepam) durchgeführt werden. Ca. 1–2 Stunden nach Gabe des Thyreostatikums sollte bei einer nicht durch Jod ausgelösten Hyperthyreose noch zusätzlich eine hoch dosierte Natriumjodidgabe (Plummerung; s.o.) begonnen werden. Bei Jodallergie oder jodbedingter Hyperthyreose kann stattdessen Lithiumchlorid (1–1,5 g) verabreicht werden. Da häufig von einer relativen Nebenniereninsuffizienz ausgegangen werden muss und da Glukokortikoide außerdem die periphere Umwandlung von T_3 zu T_4 vermindern, kann bei längerfristigem Blutdruckabfall eine Kortikosteroidgabe (250 mg Prednisolon/d) sinnvoll sein. Der Nutzen einer solchen Kortikosteroidgabe ist allerdings nicht sicher bewiesen. Zur Fiebersenkung sollte Acetylsalicylsäure vermieden werden, da es Thyroxin aus seiner Proteinbindung verdrängt. Eine weitere Neubildung bzw. Freisetzung der Schilddrüsenhormone kann durch das Thyreostatikum Propylthiouurazil und durch Jodidgabe (s. o.) verhindert werden.

Bei einer (jodinduzierten) thyreotoxischen Krise mit Beeinträchtigung der zerebralen Funktion sollte die Schilddrüse sofort reseziert werden (Hermann 1999). Durch diese Maßnahme konnte die Letalität dieser thyreotoxischen Krisen deutlich gesenkt werden. Durch die operative Manipulationen braucht keine Freisetzung von Schilddrüsenhormonen befürchtet werden. Bis vor wenigen Jahren wurde diese Maßnahme noch abgelehnt.

51.2.3 Hypothyreose

Krankheitsbild

Ursachen

Bei einer Hypothyreose ist die Konzentration der Schilddrüsenhormone T_3 und T_4 vermindert. Die Inzidenz einer Hypothyreose wird mit bis zu 5% der Bevölkerung angegeben. Ursache der *primären* Hypothyreose ist eine Zerstörung von Schilddrüsengewebe, die TSH-Konzentration ist hierbei erhöht. Bei einer *sekundären* Hypothyreose liegt eine verminderte Schilddrüsenstimulation wegen unzureichender TSH-Freisetzung vor. Bei einer chronischen Thyreoiditis (Hashimoto-Thyreoiditis) kommt es aufgrund einer Autoimmunerkrankung zur fortschreitenden Zerstörung der Schilddrüse mit Hypothyreose. Eine Hypothyreose ist oft auch Folge einer radikalen Strumektomie oder einer Radiojodtherapie bei Schilddrüsenkarzinom.

Klinik und Diagnostik

Bei einer Hypothyreose laufen sämtliche Körperprozesse verlangsamt ab. Typisch sind körperliche und geistige Verlangsamung, Kälteintoleranz, Abfall von Schlagvolumen und Herzminutenvolumen, Bradykardie und periphere Vasokonstriktion mit kalter und trockener Haut, Obstipation und Heiserkeit. Da meist Kardiomegalie, Pleuraerguss, Aszites und periphere Ödeme auftreten, ist die Abgrenzung zur Herzinsuffizienz oft schwierig. Oft ist bei einer Hypothyreose gleichzeitig auch die Cortisolsynthese der Nebenniere vermindert. Im EKG zeigen sich oft Sinusbradykardie, periphere Niedervoltage, QT- und QRS-Verlängerungen und/oder ein AV-Block.

Therapie

Die Therapie besteht in der oralen Gabe von Thyroxin (ca. 2 µg/kg KG/d). Die Wirkung setzt erst nach mehreren Tagen ein. Bei intravenöser Gabe von Trijodthyronin beginnt die Wirkung dagegen schon nach ca. 6 Stunden.

Anästhesie

Präoperative Phase

Bei einer milden Hypothyreose braucht ein Wahleingriff nicht verschoben zu werden. Bei einer deutlichen Hypothyreose sollte ein Wahleingriff dagegen so lange verschoben werden, bis wieder eine euthyreote Stoffwechsellage vorliegt. Ist bei deutlich hypothyreoten Patienten eine Notoperation notwendig, dann sollte normalerweise auf eine sedierende Prämedikation verzichtet werden, um eine prämedikationsbedingte Atemdepression zu vermeiden. Da oft auch die Nebennierenrindenfunktion beeinträchtigt ist, kann aufgrund des perioperativ erhöhten Cortisolbedarfs eine zusätzliche Cortisolsubstitution sinnvoll sein. Zumindest bei einer sonst unerklärlichen Hypotension ist an eine Glukokortikoidsubstitution zu denken. An Überwachungsmaßnahmen empfehlen sich eine zusätzliche arterielle und zentralvenöse Druckmessung.

Narkoseführung

Zur Narkoseeinleitung (in Form einer Ileuseinleitung aufgrund der Magen-Darm-Trägheit) wird oft Ketamin empfohlen, da es den Sympathikus stimuliert. Aber auch andere Induktionshypnotika sind möglich. Es ist eine entsprechende Dosistitration wichtig. Es sollten möglichst kurz wirksame Medikamente wie Remifentanil, Propofol, Desfluran oder Sevofluran verwendet werden.

Bei hypothyreoten Patienten scheint der Anästhetikabedarf vermindert zu sein. Mögliche Ursachen können sein, dass mit Abfall der Körpertemperatur um je 1 °C die Stoffwechselaktivität um ca. 7% abnimmt und dass das Gehirn bei hypothyreoten Patienten einen relativ hohen Prozentsatz des Herzminutenvolumens erhält. Zur Aufrechterhaltung der Narkose reicht oft Lachgas aus. Gegebenenfalls kann zusätzlich ein Benzodiazepin oder Ketamin bzw. ein Opioid in niedriger Dosierung verabreicht werden. Volatile Anästhetika sollten nur mit Vorsicht verwendet werden. Sie können eine vorbestehende myokardiale Depression verstärken und eine Vasodilatation mit stärkerem Blutdruckabfall begünstigen. Hypothyreote Patienten reagieren auf exogen zugeführte Katecholamine normal. Aufgrund der verminderten Stoffwechselrate ist die CO_2-Produktion vermindert. Bei der kontrollierten Beatmung droht daher leicht eine deutliche Hyperventilation.

Regionalanästhesieverfahren sind bei hypothyreoten Patienten gut geeignet. Auf eine zusätzliche Sedierung sollte jedoch wegen der erhöhten Gefahr einer Atemdepression verzichtet werden. Bei rückenmarknahen Verfahren ist jedoch ein therapierefraktärer Blutdruckabfall möglich.

Überwachung

Die Ventilation sollte stets kapnometrisch kontrolliert werden. Außerdem sind eine kontinuierliche Temperaturmessung sowie eine Relaxometrie wichtig. Intraoperativ drohen Hypothermie und kardiovaskuläre Dekompensation. Wärmekonservierende Maßnahmen sind wichtig (Kap. 37.4, S. 651). Bei größeren Eingriffen sollten die kardialen Füllungsdrücke überwacht werden. Bei einer übermäßigen Flüssigkeitszufuhr droht schnell eine kardiale Dekompensation.

Postoperative Phase

Die Ausleitungsphase sowie die Dauer eines postoperativen Narkoseüberhangs können bei hypothyreoten Patienten deutlich verlängert sein. Die Gefahr einer opioidbedingten Atemdepression ist bei hypothyreoten Patienten erhöht.

Myxödemkoma

Das Myxödemkoma stellt eine seltene Komplikation bei hypothyreoten Patienten dar. Es ist der Endzustand nach einer meist lange bestehenden schweren Hypothyreose. Meist wird es durch eine schwerwiegende Zweiterkrankung ausgelöst. Die Letalität wird mit 50–80% angegeben. Typische Symptome sind Hypothermie (32–35 °C), Bewusstseinseintrübung bis Koma, Bradykardie, Bradypnoe, Hyponatriämie, Perikard- und Pleuraergüsse. Therapeutisch bietet sich die Gabe von Tetrajodthyronin an (initial 500 µg i.v., danach über 10 Tage je 100 µg i.v.). Zusätzlich sollten 100 mg Prednisolon verabreicht werden. Es ist auf eine langsame Wiedererwärmung (maximal 1 °C/h) zu achten.

51.3 Hyper-/Hypoparathyreoidismus

51.3.1 Allgemeine Bemerkungen

Die vier Nebenschilddrüsen (Epithelkörperchen) produzieren Parathormon. Eine niedrige Calciumkonzentration stimuliert die Parathormonfreisetzung. Dadurch wird die Resorption von Calcium im Gastrointestinaltrakt, die Calciumrückresorption in den Nierentubuli und die Mobilisierung von Calcium aus dem Knochen gefördert. Ist die Sekretion an Parathormon

erhöht, dann wird von einem Hyperparathyreoidismus gesprochen.

51.3.2 Hyperparathyreoidismus

Krankheitsbild

Definition und Ursachen

Ursachen eines primären Hyperparathyreoidismus können Nebenschilddrüsenadenom (in ca. 90%), Nebenschilddrüsenkarzinom (ca. 5%) oder eine Hyperplasie der Epithelkörperchen sein. Auch bei einer sog. multiplen endokrinen Neoplasie (MEN) liegt ein primärer Hyperparathyreoidismus vor.

Von einem sekundären Hyperparathyreoidismus wird gesprochen, wenn die Epithelkörperchen im Rahmen einer chronischen Hypokalzämie kompensatorisch vermehrt Parathormon sezernieren. Es kommt zu einer kompensatorischen Hyperplasie der Epithelkörperchen. Häufigste Ursache eines sekundären Hyperparathyreoidismus ist eine Hypokalzämie im Rahmen einer chronischen Niereninsuffizienz.

Klinik

Bei einem primären Hyperparathyreoidismus liegt typischerweise eine Hyperkalzämie vor. Diese führt zu muskulärer Schwäche, Nierensteinen, Polyurie, Polydipsie, Bluthochdruck, verlängertem PR-und verkürztem QT-Intervall im EKG, Ulkusleiden (Calcium steigert die Magensäureproduktion), akuter oder chronischer Pankreatitis, Ostitis fibrosa generalisata cystica (aufgrund einer gesteigerten Osteoklastenaktivität), generalisierter Rarefizierung der Knochenstruktur, Auftreten von Knochenzysten, Knochenschmerzen, pathologischen Frakturen, Verminderung der zerebralen Leistungsfähigkeit und Stimmungsschwankungen.

Therapie

Therapeutisch kommen bei einem primären Hyperparathyreoidismus forcierte Diurese (z.B. gleichzeitige Gabe von kristalloider Lösung und Furosemid), evtl. Hämodialyse, Calcitonin-Gabe und Verabreichung von Clodronsäure in Betracht. Calcitonin-Präparate (Karil) sind im Calciumhaushalt Gegenspieler des Parathormons und senken die Blutcalciumkonzentration durch Hemmung der Calciumresorption. Außerdem steigern sie die Calciumausscheidung und vermindern die Osteoklastenaktivität. Clodronsäure gehört zu den Diphosphaten und hemmt den osteoklastischen Knochenabbau, z.B. im Rahmen von Knochenmetastasen, eines Plasmozytoms oder auch eines primären Hyperparathyreoidismus.

Die kausale Therapie des primären Hyperparathyreoidismus besteht darin, die hyperaktiven Epithelkörperchen operativ zu entfernen. Nach einer Parathyreoidektomie normalisiert sich die Plasmacalciumkonzentration innerhalb weniger Tage. Postoperativ droht initial die Gefahr einer Hypokalzämie mit hypokalzämischer Tetanie.

Narkoseführung

> Es scheinen keine speziellen Anästhetika oder Narkoseverfahren besonders geeignet bzw. ungeeignet zu sein.

Bei Patienten mit einem primären Hyperparathyreoidismus ist auf eine ausreichende perioperative Flüssigkeitszufuhr und Diurese zu achten. Im EKG sollte nach Zeichen einer Hyperkalzämie (Verkürzung der QT-Dauer) gesucht werden. Da bei den Patienten leicht pathologische Frakturen auftreten können, ist auf eine besonders sorgfältige Lagerung zu achten. Ist der Patient aufgrund einer Hyperkalzämie somnolent, dann ist der Bedarf an Anästhetika erniedrigt. Liegt aufgrund einer Hyperkalzämie eine Muskelschwäche vor, dann ist der Bedarf an Muskelrelaxanzien vermindert. Es scheint sinnvoll, unter relaxometrischer Überwachung eine Dosistitration des Relaxans vorzunehmen.

51.3.3 Hypoparathyreoidismus

Bei einem Hypoparathyreoidismus wird zu wenig Parathormon sezerniert. Typisch für einen Hypoparathyreoidismus ist eine verminderte Plasmacalciumkonzentration von <2,2 mmol/l. Wird gar kein Parathormon mehr freigesetzt, dann wurden zumeist alle vier Nebenschilddrüsen während einer totalen Strumektomie versehentlich mit entfernt.

Bei einer **akuten Hypokalzämie** (z. B. nach einer operativen Parathyreoidektomie) kommt es meist zu perioralen Parästhesien, Unruhe und neuromuskulärer Übererregbarkeit. Typisch sind positives Chvostek-Zeichen (bei Beklopfen des N. facialis treten Zuckungen im Bereich des Mundwinkels auf) und positives Trousseau-Zeichen (durch Stauung einer Armmanschette wird ein Karpopedalspasmus, eine sog. Pfötchenstellung provoziert). Es kann auch ein Spasmus der Kehlkopfmuskulatur, evtl. mit inspiratorischem Stridor auftreten.

Bei einer akuten Hypokalzämie sollte intravenös Calcium (z. B. 10 ml Calciumgluconat 10% i.v.) verabreicht werden. Gegebenenfalls ist die Dosis zu steigern, bis die neuromuskuläre Übererregbarkeit verschwindet.

Bei einer **chronischen Hypokalzämie** sind Müdigkeit, verminderte geistige Leistungsfähigkeit und Krämpfe der quer gestreiften Muskulatur typisch. Im EKG ist das QT-Intervall verlängert. Eine chronische Hypokalzämie ist zumeist durch eine chronische Niereninsuffizienz bedingt.

51.4 Funktionsstörungen der Nebennieren

51.4.1 Allgemeine Bemerkungen

Die Nebennieren setzen sich aus der Nebennierenrinde und dem Nebennierenmark zusammen. Die Nebennierenrinde macht ca. 80–90% des Organgewichtes aus. Eine Nebenniere wiegt ca. 5 g.

Nebennierenrinde

In der Nebennierenrinde werden Glukokortikoide, Mineralokortikoide und Androgene synthetisiert.

Das wichtigste physiologische Glukokortikoid der Nebennierenrinde ist das Cortisol (Hydrocortison). Das aus dem Hypophysenvorderlappen sezernierte ACTH (**a**dreno**c**orticotropes **H**ormon) stimuliert die Glukokortikoidsynthese in der Nebennierenrinde. Täglich werden ca. 20 mg Cortisol in der Nebennierenrinde produziert. Cortisol führt zu einer Erhöhung der Blutzuckerkonzentration, indem es die Glukoneogenese steigert und die Insulinwirkung hemmt (periphere Glukoseverwertungsstörung). Außerdem verstärkt Cortisol den Eiweißabbau. Über eine geringe mineralokortikoide Wirkung steigert es die Natriumrückresorption und die Kalium- und Calciumausscheidung über die Nieren. Der Blutdruck ist bei einer langfristig erhöhten Glukokortikoidsekretion meist (ca. 85%) erhöht. Daneben hat Cortisol entzündungshemmende Wirkungen, steigert die Thrombozytenzahl im Blut und wirkt normalerweise euphorisierend. Cortisol ist im Nebennierenmark auch für die Umwandlung von Noradrenalin zu Adrenalin wichtig (s. u.). Ein Cortisolmangel kann dadurch (verminderte Adrenalin-Sekretion) zu einem Blutdruckabfall führen. Eine übermäßige Produktion an Kortikosteroiden führt zu einem Cushing-Syndrom.

Das wichtigste physiologische **Mineralokortikoid** der Nebennierenrinde ist das Aldosteron. Es führt zur Erhöhung des extrazellulären Flüssigkeitsvolumens, indem es die Rückresorption von Natrium und Wasser in den Nierentubuli steigert. Aldosteron begünstigt die renale Kalium- und Wasserstoffionenausscheidung. Die Synthese und Sekretion von Aldosteron wird vor allem durch das Renin-Angiotensin-Aldosteron-System reguliert. Hypotension, Hypovolämie oder Hyponatriämie führen zur Freisetzung von Renin aus den Zellen des juxtaglomerulären Apparates der Nieren. Renin führt zur Umwandlung von Angiotensinogen in Angiotensin I, das in Angiotensin II umgewandelt wird. Angiotensin II stimuliert die Aldosteronfreisetzung. Auch eine hohe Plasmakaliumkonzentration stimuliert die Aldosteronsekretion, eine Hypokaliämie hemmt die Aldosteronsekretion.

Eine übermäßige Produktion an Mineralokortikoiden führt zu einem Hyperaldosteronismus.

Nebennierenmark

Das Nebennierenmark kann als Anhäufung postganglionärer sympathischer Nervenfasern betrachtet werden (Kap. 3.2.6, S. 39). Im Nebennierenmark werden **Noradrenalin** und **Adrenalin** synthetisiert. Der Großteil des im Nebennierenmark synthetisierten Noradrenalins wird zu Adrenalin methyliert. Das in der Nebennierenrinde synthetisierte Cortisol reguliert die Aktivität des Enzyms, das Noradrenalin zu Adrenalin methyliert.

Die ins Blut freigesetzten Substanzen Adrenalin und Noradrenalin haben eine Halbwertszeit von <60 Sekunden, da sie durch die **M**ono**a**min**o**xidase (MAO) und die Katechin-O-Methyltransferase (COMT) sofort abgebaut werden (Kap. 63.1.3, S. 843). Vanillinmandelsäure stellt den wichtigsten Metaboliten von Adrenalin/Noradrenalin dar, der über den Urin ausgeschieden wird.

51.4.2 Cushing-Syndrom

Krankheitsbild

Ursachen

Ein Cushing-Syndrom ist durch eine übermäßige endogene Produktion an Glukokortikoiden (>30 mg Cortisol/d) oder durch eine übermäßige exogene Glukokortikoidzufuhr bedingt. Wichtige Ursachen sind eine übermäßige Produktion von ACTH (**a**dreno**c**ortico**t**ropes **H**ormon) im Hypophysenvorderlappen (vor allem aufgrund eines basophilen Adenoms) bzw. eine ektope (paraneoplastische) ACTH-Produktion, wodurch die Glukokortikoidsynthese sekundär gesteigert wird. Weitere wichtige Ursachen sind eine übermäßige Cortisolproduktion durch primäre Nebennierenrindenadenome oder -tumore. Auch bei langfristiger exogener Kortikoidzufuhr ist mit einem Cushing-Syndrom zu rechnen, falls die sog. Cushing-Schwelle von ca. 7,5 mg Prednisolon-Äquivalent pro Tag (z. B. ca. 30 mg Hydrocortison) überschritten wird (Tab. 51.4).

Klinik

Typisch für ein Cushing-Syndrom sind Adipositas (Stammfettsucht), Vollmondgesicht, Stiernacken, Osteoporose, Hypertonie, Hyperglykämie, Hypokaliämie, Muskelschwund mit verminderter Muskelkraft, gesteigerte Hautpigmentierung, verzögerte Wundheilung, Neigung zu Infektionen und Menstruationsstörungen. Häufig liegt eine koronare Herzerkrankung vor. Ist das Cushing-Syndrom Folge einer übermäßigen ACTH-Sekretion, dann tritt auch eine vermehrte Behaarung (Hirsutismus) auf, denn ACTH stimuliert neben der Cortisol- auch die Androgenfreisetzung in der Nebennierenrinde.

Therapie

Ist das Cushing-Syndrom Folge einer erhöhten ACTH-Sekretion (in ca. 75%), dann besteht die Therapie in der transsphenoidalen Hypophysektomie (Adenomektomie, Kap. 69.5.3, S. 985). Im Rahmen dieser Operation kann selten (durch Ausfall der ADH-Sekretion) ein Diabetes insipidus auftreten. Es sollten bei diesen Operationen ein Blasenkatheter und ein ZVK gelegt werden, um den Volumenhaushalt gut überwachen und bilanzieren zu können. Ist das Cushing-Syndrom Folge eines Nebennierenrindenadenoms oder -karzinoms (ca. 15%), so besteht die Therapie ebenfalls in deren operativer Entfernung.

Anästhesie

Präoperativ ist nach eventuellen Störungen von Elektrolythaushalt, Blutzuckerkonzentration und Blutdruck zu suchen. Bei der Lagerung des Patienten ist zu beachten, dass aufgrund der Osteoporose eine erhöhte Frakturgefahr besteht. Im Rahmen der Prämedikation, Narkoseeinleitung und -führung müssen keine speziellen Medikamente vermieden bzw. bevorzugt werden. Aufgrund des perioperativen Stresses ist die Cortisolsekretion gesteigert. Handelt es sich um ein Cushing-Syndrom aufgrund einer chronischen Kortikosteroidzufuhr, dann ist perioperativ eine erhöhte Kortikoidsubstitution (s. u.) durchzuführen. Wegen der oft bestehenden Muskelschwäche sollten Muskelrelaxanzien initial niedrig dosiert werden. Es empfiehlt sich eine relaxometrische Überwachung. Aufgrund der verminderten Infektabwehr ist auf ein besonders hygienisches Arbeiten zu achten. Wird eine Hypophysektomie bzw. eine ein- oder beidseitige Nebennierenentfernung (Adrenalekto-

Anästhesie bei Begleiterkrankungen

Tab. 51.4 Prednisolon-Äquivalenzdosen, Cushing-Schwelle.

Kortikosteroid-Freiname	Handelsname (Beispiele)	relative antiphlogistische Wirksamkeit	Cushing-Schwelle [mg/d]
Hydrocortison (Cortisol)	Hydrocortison	1	30
Cortison	Cortison Ciba	0,8	37,5
Prednison	Decortin	4	7,5
Prednisolon	Decortin H	4	7,5
Methyl-prednisolon	Urbason	5	6
Triamcinolon	Delphicort	6	5
Dexamethason	Fortecortin	30	1

mie) vorgenommen, dann ist eine Cortisolsubstitutionstherapie durchzuführen (s.u.). Bei einer operativen Adrenalektomie kommt es relativ häufig zu einer Pleuraverletzung mit Pneumothorax.

51.4.3 Hyperaldosteronismus

Krankheitsbild

Ursachen und Pathophysiologie

Wird aus einem endokrin aktiven Tumor übermäßig Aldosteron freigesetzt, dann wird von einem primären Hyperaldosteronismus (einem sog. Conn-Syndrom) gesprochen. Meist liegt hierbei ein einseitiges, in ca. einem Drittel der Fälle ein beidseitiges Adenom der Nebennierenrinde vor. Ist eine exzessive Aldosteronfreisetzung dagegen durch eine übermäßige Reninsekretion bedingt, dann wird von sekundärem Hyperaldosteronismus gesprochen. Ein Hyperaldosteronismus verursacht eine Natriumretention mit gleichzeitiger Zunahme des extrazellulären Flüssigkeitsvolumens (Hypervolämie) und begünstigt die renale Kaliumausscheidung mit Ausbildung einer hypokaliämischen metabolischen Alkalose. Liegen Hypertonie und gleichzeitig Hypokaliämie vor, dann sollte an einen Hyperaldosteronismus gedacht werden. Aufgrund der Hypokaliämie kann es zu einer Muskelschwäche kommen.

Therapie

Therapeutisch kommen die Gabe von Kalium, kompetitiven Aldosteronantagonisten (z.B. Spironolacton; Kap. 45.2.3, S. 725) und Antihypertensiva (Kap. 45.2, S. 722) zur Anwendung. Die kausale Therapie besteht darin, den Tumor zu exstirpieren. Unter Umständen ist eine beidseitige Adrenalektomie notwendig.

Anästhesie

Präoperativ sollte die Hypokaliämie ausgeglichen und eine Hypertonie behandelt werden. Falls bei einer Hypokaliämie eine Narkose durchgeführt werden muss (Kap. 56.3.2, S. 806), sollte eine stärkere Hyperventilation vermieden werden, um einen weiteren Abfall der Plasmakaliumkonzentration zu vermeiden. Es scheinen keine speziellen Anästhetika besonders geeignet. Zur Überwachung des intravasalen Volumenstatus sollte der ZVD und/oder der PCWP gemessen werden. Bei unbehandelten Patienten liegt eine Hypervolämie, bei behandelten eher eine Hypovolämie vor. Es sollten wiederholt der Säure-Basen-Status und die Elektrolytkonzentrationen bestimmt werden. Wird eine beidseitige Adrenalektomie durchgeführt, dann muss Cortisol substituiert werden. Nach der Exstirpation eines iso-

lierten Adenoms ist dies normalerweise nicht notwendig. Wird aufgrund der operativen Manipulationen jedoch eine vorübergehende Nebennierenrindeninsuffizienz vermutet, dann sollten ca. 100 mg/d Cortisol infundiert werden.

51.4.4 Unterfunktion der Nebennierenrinde

Krankheitsbilder

Eine Nebennierenrindenunterfunktion kann durch Zerstörung der Nebennierenrinde (primäre Insuffizienz), ACTH-Mangel (sekundäre Insuffizienz) oder längerfristige exogene Kortikosteroidzufuhr mit Suppression der Hypophysen-Nebennierenrinden-Achse bedingt sein.

Eine **primäre Nebennierenrindeninsuffizienz** wird als Morbus Addison bezeichnet. Die wichtigsten Ursachen sind Nebennierenblutung (z.B. unter einer Marcumar-Therapie), Verletzungen, vorausgegangene Tuberkulose, Autoimmunprozesse, infektiöse Zerstörung im Rahmen einer AIDS-Erkrankung, operationsbedingte Schädigung oder Sepsis. Es kommt zu Cortisol- und Aldosteronmangel. Typische Symptome einer primären Nebenniereninsuffizienz sind aufgrund des Cortisol- und Aldosteronmangels Gewichtsverlust, Muskelschwäche, Hypotension, Hypovolämie, evtl. Volumenmangelschock, verminderte Nierendurchblutung, erhöhte Blutharnstoffkonzentration, Hyponatriämie, Hyperkaliämie, Hypoglykämie, Hämokonzentration, Bauch- oder Rückenschmerzen und Hyperpigmentierung (insbesondere in den Handinnenflächen aufgrund einer vermehrten Freisetzung von melanozytenstimulierendem Hormon; MSH). In Stresssituation droht leicht ein nur schwer therapierbarer Kreislaufschock, da die kompensatorische Cortisolsekretion entfällt. Der Cortisolmangel führt zu einer Hemmung der Adrenalin-Bildung (s.o.) und begünstigt somit eine Hypotension.

Eine **sekundäre Nebennierenrindeninsuffizienz** kann Folge einer Insuffizienz des Hypophysenvorderlappens (Panhypopituitarismus) mit ACTH-Mangel sein. Es kommt zu einem Cortisolmangel, während die Aldosteronsekretion hierbei normal ist (da die Renin-Angiotensin-Aldosteron-Achse noch funktioniert). Bei einer sekundären Nebenniereninsuffizienz tritt daher wesentlich seltener eine schwere Hypovolämie oder Elektrolytentgleisung auf. Häufigste Ursache einer sekundären Nebennierenrindeninsuffizienz ist jedoch eine längerfristige exogene Glukokortikoidzufuhr, die zu einer Suppression der hypothalamisch-hypophysären Regulation der Nebennierenrinde mit deren Hypoplasie führt.

Anästhesie

Bei einer Unterfunktion der Nebennierenrinde sind perioperativ exogene Kortikosteroide (s.u.) zu substituieren. Eine intraoperativ auftretende Hypotension kann Folge einer Nebennierenrindeninsuffizienz sein. Etomidat ist bei diesen Patienten nicht sinnvoll, da es die Cortisolsynthese hemmt. Sonst sind keine speziellen Medikamente zu vermeiden.

Kortikoidsubstitution

Bei einer chronischen Nebennierenrindenunterfunktion ist eine orale Substitutionstherapie mit Hydrocortison durchzuführen (morgens 15 mg, nachmittags 10 mg Cortison). Solange der Patient sich wohl fühlt, kann ggf. die Tagesdosis auf 20–15 mg reduziert werden. Zusätzlich sollte Fludrocortison (Astonin; 0,05–0,2 mg/d oral) gegeben werden, um eine mineralokortikoide Wirkung zu erzielen (Oelkers 1996).

Zur Therapie einer akuten Nebennierenrindeninsuffizienz werden initial 100 mg Hydrocortison und anschließend 100–200 mg Hydrocortison intravenös über 24 Stunden empfohlen (Oelkers 1996). Zur Normalisierung eines intravasalen Flüssigkeitsmangels und der Hypoglykämie sollten glukosehaltige Elektrolytlösungen und kolloidale Lösungen verabreicht werden. Die Hyperkaliämie lässt sich normalerweise schon durch die Volumensubstitution beseitigen. Nach Kreislaufstabilisierung kann die Hydrocortison-Dosis über mehrere Tage langsam auf die Erhaltungsdosis von ca. 30 mg/d reduziert werden.

Bei Patienten, die primär eine intakte Hypophysen-Nebennierenrinden-Achse aufweisen, aber längerfristig eine Kortikoidsteroidmedikation erhalten haben, kann sich eine **sekundäre Nebennierenrindenunterfunktion** eingestellt haben. Dies kann bereits nach einer 2-wöchigen Kortikoidtherapie mit einer Dosierung über der Cushing-Schwelle der Fall sein. Bis zu 9–12 Monate nach Absetzen einer Kortikosteroiddauertherapie kann die Hypophysen-Nebennierenrinden-Achse noch gestört bleiben. Unter Stressbedingungen kann bei diesen Patienten die Cortisolproduktion unzureichend sein und bei ungenügender Substitution kann eine addisonartige Krise drohen (s.o.). Wie bei Patienten vorzugehen ist, die möglicherweise eine Suppression der Hypophysen-Nebennierenrinden-Achse haben, ist umstritten. Um eine Beeinträchtigung der Hypophysen-Nebennierenrinden-Achse nachzuweisen bzw. auszuschließen, könnte präoperativ ein ACTH-Test durchgeführt werden. Da dies jedoch nur sehr selten geschieht, wird normalerweise perioperativ die Kortikosteroiddosis vorsichtshalber erhöht. Häufig werden am Operationstag 3 × 100 mg Hydrocortison (Cortisol) über jeweils 8 Stunden, am 1. postoperativen Tag werden 2 × 100 mg und am 2. postoperativen Tag wird 1 × 100 mg Hydrocortison empfohlen. Diese hohen Dosierungen scheinen jedoch nicht nötig zu sein. Diese Dosierungsempfehlung ist an den maximal möglichen Cortisolproduktionsraten (von 200–300 mg/d) orientiert. Allerdings werden auch bei großen Operationen nur deutlich geringere Cortisolproduktionsraten von ca. 50–150

mg/d gemessen. In den ersten postoperativen Tagen fällt die Cortisolsekretion langsam wieder auf den Normalwert von ca. 20 mg pro Tag ab. Daher wird auch bei großen Operationen inzwischen empfohlen, in den ersten 24 Stunden nur ca. 150 mg Hydrocortison zu verabreichen (Briegel 1997). Lediglich für kardiochirurgische Operationen scheint es sinnvoll zu sein, ca. 200 mg/Tag zu verabreichen, da hierbei durch die Herz-Lungen-Maschine das Verteilungsvolumen für Hydrocortison vergrößert ist. Die Initialdosis kann an den Folgetagen jeweils halbiert werden und ab dem 4. postoperativen Tag kann die Dauermedikation wieder verabreicht werden. Bei kleineren Operationen oder Eingriffen unter Periduralanästhesie reichen geringere Cortisoldosierung aus. Für kleinere Operationen werden inzwischen nur 100 mg in den ersten 24 Stunden empfohlen. Am ersten postoperativen Tag genügt die Hälfte der Dosierung und am 2. postoperativen Tag kann bei kleinen Operationen schon wieder die Erhaltungsdosis verabreicht werden (Briegel 1997).

Auch bei Patienten, die wegen einer **primären Unterfunktion der Nebennierenrinde** mit Cortison therapiert werden, sollte perioperativ die Kortikosteroiddosis gesteigert werden, da aufgrund des perioperativen Stresses der Cortisolbedarf erhöht ist, die endogene Cortisolsekretion jedoch nicht gesteigert werden kann.

51.4.5 Überfunktion des Nebennierenmarks: Phäochromozytom

Krankheitsbild

Definition

Ein Phäochromozytom ist ein katecholaminsezernierender Tumor. Phäochromozytome gehen entweder vom Nebennierenmark (in ca. 85%) oder von paravertebralen sympathischen Ganglien aus. Phäochromozytome sind nur selten (ca. 10%) maligne. Auch im Rahmen einer multiplen endokrinen Neoplasie (MEN) kann ein Phäochromozytom auftreten.

Pathophysiologie

Die vermehrte Katecholamin-Sekretion wird nur relativ selten neurogen kontrolliert. In diesen wenigen Fällen werden unter einem erhöhten Sympathikotonus deutlich mehr Katecholamine sezerniert. Zumeist ist die Katecholamin-Sekretion jedoch weitgehend unabhängig von der neuronalen Innervation. Eventuell können durch mechanische Kompression des Tumors (z. B. Palpation des Bauches) vermehrt Katecholamine ausgeschüttet werden.

Klinik

Zu den Symptomen eines Phäochromozytoms gehören attackenartig auftretende (und Minuten bis Stunden dauernde) massive Blutdruckanstiege, die von Schwitzen, Tachykardie, Zittern und Kopfschmerzen begleitet sind. Diese klinischen Zeichen sind aussagekräftiger als sämtliche Laborparameter. Weitere Symptome sind Hyperglykämie (da die Stimulation der α-Rezeptoren die Insulinfreisetzung hemmt), orthostatische Hypotension und hoher Hämatokrit (aufgrund einer hypertoniebedingten, intravasalen Hypovolämie mit Hämokonzentration). Hypertensive Phasen können zu Herzinsuffizienz, Myokardinfarkt, intrazerebraler Blutung oder zum Tod des Patienten führen.

Diagnostik

Um die Verdachtsdiagnose Phäochromozytom zu erhärten, muss die exzessive Katecholamin-Produktion (von Adrenalin, Noradrenalin) nachgewiesen werden. Die **Bestimmung des freien Adrenalins** (Normalwert 4–20 μg) bzw. Noradrenalins (Normalwert: 10–70 μg) im 24-Stunden-Urin ist aussagekräftiger (95% Sensitivität) als die Bestimmung von Katecholamin-Metaboliten wie Vanillinmandelsäure (Normalwert: 1,8–9,0 mg) (oder Metanephrin, Normalwert: 1,3 mg), bei der die Sensitivität nur bei 60% liegt. Sind die Konzentrationsbestimmungen normal, obwohl klinisch der Verdacht auf ein Phäochromozytom besteht, kann ggf. durch Glukagongabe eine Katecholamin-Sekretion provoziert werden. Zur Tumorlokalisation kann neben einer CT-/MRT-Untersuchung evtl. ein **M**eta**j**od**b**enzyl**g**uanidin-Scan (**MIBG-Scan**) durchgeführt werden. Die hierbei verabreichte radioaktiv markierte Substanz wird in die chromaffinen Tumorzellen aufgenommen. Dadurch kann der Tumor mittels Szintigraphie lokalisiert werden. Vor allem bei extrarenal lokalisierten Tumoren ist diese Methode ratsam.

Normalerweise ist bei Patienten mit einem Phäochromozytom der Blutdruck erhöht. Aufgrund einer sog. Down-Regulation (Kap. 23.2.1, S. 487) der peripheren α-Rezeptoren kann der Blutdruck aber auch normal sein. Durch Gabe von **Clonidin** kann eine essenzielle Hypertonie von einer Hypertonie aufgrund eines Phäochromozytoms unterschieden werden, denn Clonidin kann die Katecholamin-Freisetzung aus Nervenendigungen vermindern, nicht jedoch die aus einem (normalerweise nicht neurogen kontrollierten; s.o.) Phäochromozytom.

Da bei einem Phäochromozytom von einer genetischen Disposition auszugehen ist, sollte auch nahen Verwandten des Patienten eine eingehende Untersuchung angeraten werden.

Therapie

Die Therapie der Wahl ist die offene operative Exstirpation des Phäochromozytoms. Auch die laparoskopische Adrenalektomie ist beschrieben. Durch die Anlage des Pneumoperitoneums sowie die laparoskopische Manipulation an der Nebenniere ist jedoch eine Katecholamin-Freisetzung zu befürchten (Joris et al. 1999).

Anästhesie

Präoperative Phase

Präoperativ müssen die α-Rezeptoren blockiert und der intravasale Volumenmangel ausgeglichen werden. Zur Blockade der α-Rezeptoren ist präoperativ Phenoxybenzamin (Dibenzyran) zu verabreichen. Phenoxybenzamin führt zu einer irreversiblen Alkylierung der α-Rezeptoren (nicht zu einer kompetitiven Blockade). Die initiale Dosierung von Phenoxybenzamin beträgt beim Erwachsenen ca. 10 mg/d. Sie wird in 4- bis 7-tägigen Schritten jeweils um ca. 20 mg bis auf eine durchschnittliche Dosierung von ca. 100 mg/d (maximal 250 mg/d) gesteigert. Zumeist ist eine mindestens 1,5–2(–3)-wöchige Vorbehandlung notwendig. Eine typische Nebenwirkung von Phenoxybenzamin ist ein Zuschwellen der Nase mit Behinderung der Nasenatmung. Klagt der Patient nicht über diese Nebenwirkung, ist vermutlich die Vorbehandlung unzureichend. Mindestens während der letzten 24 präoperativen Stunden sollte der Blutdruck auf unter 160/90 mm Hg gesenkt sein. Außerdem sollte der Patient unter Therapie eine orthostatische Hypotension entwickeln, d.h. bei plötzlichem Aufstehen sollte der Blutdruck abfallen (jedoch nicht unter ca. 80/45 mm Hg). Im EKG sollte präoperativ über 1 Woche keine ST-Streckenveränderung mehr nachweisbar sein und es sollten weniger als 5 ventrikuläre Extrasystolen pro Minute vorliegen.

Unter einer erfolgreichen Therapie kommt es zur Aufhebung der katecholamininduzierten Vasokonstriktion mit Abfall des Blutdrucks. Gleichzeitig ist eine entsprechende Volumengabe zur Vergrößerung des intravasalen Flüssigkeitsvolumens wichtig. Anhand des abfallenden Hämatokrits kann überprüft werden, ob das intravasale Volumen zunimmt. Der Hämatokrit sollte unter Therapie um ca. 5 g/dl abnehmen.

Falls unter einer α-Blockade eine Tachykardie vorliegt, kann zusätzlich auch eine **β-Blockade** (z.B. mit Propranolol) durchgeführt werden. Eine isolierte β-Blockade ist jedoch zu vermeiden, da aufgrund der negativ inotropen Wirkung bei weiterhin erhöhter Nachlast eine Herzinsuffizienz begünstigt wird.

> Falls die präoperative Vorbehandlung unzureichend ist, muss mit einer erhöhten perioperativen Mortalität gerechnet werden. Durch Einführung der präoperativen α-Blockade konnte die perioperative Mortalität von ca. 40–60% auf unter ca. 3% reduziert werden. Bis zu 50% der Patienten, die im Krankenhaus an einem Phäochromozytom versterben, sterben während der Narkoseeinleitung oder intraoperativ.

Prämedikation

Es ist eine gute anxiolytische Prämedikation wichtig. Hierfür scheint z.B. Flunitrazepam gut geeignet. Die medikamentöse α-Blockade ist bis zum Operationstag fortzusetzen. Eine eventuelle Blockade der β-Rezeptoren sollte ebenfalls bis zum Operationstag fortgeführt werden. Trotz suffizienter Blockade der α-Rezeptoren kann der Blutdruck z.B. während operativer Manipulationen am Tumor stark ansteigen.

Narkoseführung

Als Induktionshypnotikum eignen sich Barbiturate, Benzodiazepine, Etomidat oder Propofol. Die Intubation sollte in ausreichend tiefer Narkose durchgeführt werden, da sonst evtl. überschießende Blutdruckanstiege drohen. Zur Narkosevertiefung sollte vor der Intubation ein Opioid (z.B. Fentanyl oder Sufentanil) zusätzlich intravenös verabreicht werden. Anschließend sollte die Narkose durch Beatmung mit Lachgas/Sauerstoff und einem volatilen Anästhetikum vertieft werden. Durch ein volatiles Anästhetikum können Blutdruckschwankungen oft besser abgefangen werden als durch ein Opioid. Als volatiles Anästhetikum bietet sich Isofluran, Sevofluran oder Desfluran an. Sie sensibilisieren das Myokard nicht gegenüber Katecholaminen (Kap. 23.2.1, S. 485) und sind gut steuerbar. Pancuronium kann aufgrund seiner vagolytischen Wirkungen und der Tatsache, dass es die präsynaptische Noradrenalin-Freisetzung leicht stimuliert und den Noradrenalin Re-uptake vermindert (Kap. 5.3.4, S. 152), zu deutlichen Blutdruckanstiegen führen und ist daher zu vermeiden. Auch Medikamente, die zu einer stärkeren Histamin-Liberation führen (z.B. Atracurium) sind zu vermeiden, denn Histamin kann eine Stimulation der Katecholamin-Sekretion verursachen. Unter Succinylcholin-Gabe könnte es aufgrund von Muskelfaszikulationen zu einer Erhöhung des intraabdominellen Drucks evtl. mit Kompression des Phäochromozytoms und Begünstigung einer Katecholamin-Ausschüttung kommen. Droperidol ist zu vermeiden, da nach Droperidol-Gabe Blutdruckanstiege beschrieben wurden, obwohl es die α$_1$-Rezeptoren blockiert. Droperidol wirkt auch an präsynaptischen Dopamin-Rezeptoren (D$_2$-Rezeptoren) antagonistisch (Kap. 5.2.3, S. 126), deren Stimulation normalerweise die Katecholamin-Freisetzung über eine Feedback-Regulation unterdrückt (Kap. 23.2.1, S. 486). Dadurch kann es zu einer vermehrten Katecholamin-Freisetzung mit Blutdruckanstieg kommen. Die rückenmarknahe Gabe eines Lokalanästhetikums kann nicht empfohlen werden, da die dadurch bedingte Vasodilatation vor allem nach der Tumorexstirpation einen stärkeren Blutdruckabfall begünstigen kann.

Zur Therapie evtl. auftretender starker Blutdruckanstiege sollte eine Nitroprussid-Natrium-Infusion verfügbar sein (NPN, Kap. 23.3.3, S. 496). Entscheidender Vorteil von NPN ist dessen extrem kurze Halbwertszeit und damit gute Steuer-barkeit. Alternativ kann auch z.B. Glyceroltrinitrat verabreicht werden. Eine evtl. unter NPN auftretende Reflextachykardie kann durch eine Infusion von Esmolol (Kap. 23.4.1, S. 498) therapiert werden. Nach Unterbinden der Tumorgefäße fällt die Katecholamin-Plasmakonzentration ab. Dies kann zu einem starken Blutdruckabfall führen, insbesondere falls die präoperative α-Blockade nicht ausreichend war und noch ein relativer Volumenmangel besteht. Die Narkosetiefe ist zu vermindern und es ist entsprechend Flüssigkeit zu substituieren. Eventuell kann die Gabe von Noradrenalin, Adrenalin oder Dopamin per Infusionspumpe vorübergehend notwendig werden. Da bei einer Hypotension zumeist von einem intravasalen Volumenmangel ausgegangen werden muss, ist intraoperativ eine suffiziente Volumengabe wichtig. Dadurch können stärkere Blutdruckabfälle oft verhindert werden.

Kurz nach der Tumorexstirpation kann eine Hypoglykämie auftreten, da die Stimulation der α-Rezeptoren mit Hemmung der Insulinsekretion (s.o.) beendet ist. Wird eine bilaterale Adrenalektomie durchgeführt, dann ist eine Cortisolsubstitution notwendig. Diese sollte bereits präoperativ begonnen werden.

Überwachung

Bereits vor Narkoseeinleitung müssen unter entsprechender Sedierung und Lokalanästhesie eine blutig-arterielle Druckmessung (und ein zentraler Venenkatheter) angelegt werden, um eventuelle Blutdruckanstiege bei der Narkoseeinleitung sofort erkennen und therapieren zu können. In Einzelfällen (z.B. bei einer Kardiomyopathie) ist die Anlage eines Pulmonalarterienkatheters sinnvoll. Zur Überwachung des intravasalen Flüssigkeitsstatus scheint die Messung des ZVD und/oder des PCWP sinnvoll zu sein.

Intraoperativ ist eine enge Kommunikation zwischen Operateur und Anästhesist notwendig.

Postoperative Phase

Postoperativ ist weiterhin mit Blutdruckschwankungen zu rechnen. Eine Hypotension kann Folge von intravasalem Volumenmangel, operativer Blutung oder kardialer Dekompensation sein. Häufig (ca. 50%) bleiben die Patienten jedoch noch für einige Tage (bis zwei Wochen) hypertensiv. Die Plasmakatecholamin-Konzentrationen fallen oft nur verzögert ab. Eine Hypertension kann auch Folge einer inkompletten Tumorexstirpation mit fortbestehender Katecholamin-Sekretion, einer Hypervolämie oder z.B. von postoperativen Schmerzen sein. Es ist daher eine engmaschige Überwachung notwendig. Postoperativ ist auch engmaschig die Blutzuckerkonzentration zu überwachen (s.o.).

51.5 Störungen der Hypophyse

51.5.1 Allgemeine Bemerkungen

Der Hypophysenvorderlappen sezerniert verschiedene Hormone, z. B. **a**dreno**k**ortikotropes **H**ormon (ACTH), Thyreotropin (**t**hyroid **s**timulating **h**ormone; TSH), **f**ollikel**s**timulierendes **H**ormon (FSH) und **s**omato**t**ropes **H**ormon (STH). Er wird vom Hypothalamus über Gefäßverbindungen gesteuert.

Der Hypophysenhinterlappen sezerniert **a**nti**di**uretisches **H**ormon (ADH) und Oxytocin. Im Hypophysenhinterlappen enden Neurone, die im Hypothalamus entspringen. ADH und Oxytocin werden im Hypothalamus gebildet und über einen axonalen Transport in den Hypophysenhinterlappen transportiert, dort gespeichert und bei Bedarf von dort sezerniert.

Aufgrund eines Adenoms des Hypophysenvorderlappens kann vermehrt ACTH freigesetzt werden und ein Morbus Cushing entstehen (s.o.). Bei einem totalen Aktivitätsausfall des Hypophysenvorderlappens droht ein sog. Panhypopituitarismus. Ein Panhypopituitarismus (z. B. aufgrund eines Tumors oder einer operativen Hypophysektomie) führt u. a. zu einem ACTH-Mangel mit Abfall der Glukokortikoidkonzentration und zu einem TSH-Mangel mit Unterfunktion der Schilddrüse.

51.5.2 Akromegalie

Krankheitsbild

Die Akromegalie ist eine seltene Erkrankung, die vor allem im mittleren Lebensalter auftritt. Sie ist Folge einer exzessiven Sekretion an Wachstumshormon (**s**omato**t**ropes **H**ormon; STH). Ursache ist meist ein (eosinophiles) Adenom des Hypophysenvorderlappens. Typische Symptome sind Kopfschmerzen, Sehstörungen, Vergrößerung von Zunge und Epiglottis, Vergrößerung des Unterkiefers, übermäßiges Wachstum von Knochen, Binde- und Weichteilgewebe, Nervenkompressionen (z. B. Karpaltunnelsyndrom), Glukoseintoleranz, Diabetes mellitus, arterieller Hypertonus und koronare Herzerkrankung.

Therapeutisch ist eine transsphenoidale Entfernung des Hypophysenvorderlappenadenoms zu empfehlen (Kap. 69.5.3, S. 985).

Narkoseführung

Aufgrund der vergröberten Gesichtsanatomie kann die Beatmung über eine Gesichtsmaske erschwert sein. Da Unterkiefer, Zunge und Epiglottis vergrößert sind, kann auch die endotracheale Intubation schwieriger sein. Die Glottisöffnung

kann verkleinert, der subglottische Trachealdurchmesser vermindert sein. Daher ist evtl. ein kleinerer Endotrachealtubus notwendig. Aufgrund einer Vergrößerung der Nasenmuscheln können die Nasenwege verkleinert sein. Werden Intubationshindernisse vermutet, dann sollte eine fiberoptische Intubation am wachen, spontan atmenden Patienten durchgeführt werden. Da viele dieser Patienten einen Diabetes mellitus aufweisen, sollte die Blutzuckerkonzentration überwacht werden. Falls eine Muskelschwäche vorliegt, ist eine bedarfsadaptierte Titration der nicht depolarisierenden Muskelrelaxanzien und eine relaxometrische Überwachung wichtig. Falls eine blutig-arterielle Druckmessung angelegt werden soll, ist zu beachten, dass die Kollateralversorgung der Hand häufig insuffizient ist.

51.5.3 Diabetes insipidus

Krankheitsbild

Ein Diabetes insipidus ist durch eine Schädigung des Hypophysenhinterlappens mit verminderter Sekretion an antidiuretischem Hormon (ADH) oder durch ein vermindertes Ansprechen der Nierentubuli auf sezerniertes antidiuretisches Hormon bedingt. Nach Gabe von Desmopressin (ADH-Derivat; Minirin Nasenspray: Dosierung: 2×10–40 µg/d intranasal, 1 Sprühstoß $= 0,1$ ml $= 10$ µg; Kap. 16.2.1, S. 330; Kap. 24.1.1, S. 512), kommt es bei einem zentral bedingten Diabetes insipidus zu einer Konzentrierung des Urins, bei einem renal bedingten Diabetes insipidus ist Desmopressin dagegen wirkungslos. Ein Diabetes insipidus führt zu Polyurie und Polydipsie. Es werden große Mengen eines wasserklaren Urins (mit einem spezifischen Gewicht < 1004) ausgeschieden.

Narkoseführung

Nach einer Hypophysenoperation oder einer Kraniotomie tritt häufiger ein meist nur vorübergehend vorhandener Diabetes insipidus auf. Beim neurogenen Diabetes insipidus wird Vasopressin (alle 2–4 Tage) i.m. oder Desmopressin intranasal verabreicht. Die Serumelektrolyte sind wiederholt zu bestimmen. Gegebenenfalls ist eine entsprechende Elektrolytsubstitution durchzuführen. Die Urinausscheidung ist genau zu überwachen. Zur Aufrechterhaltung einer Normovolämie ist eine adäquate (intravenöse) Zufuhr von elektrolythaltigen Lösungen wichtig.

Anästhesie bei Begleiterkrankungen

51.6 Literatur

Breivik H. Perianaesthetic management of patients with endocrine disease. Acta Anaesthesiol Scand 1996; 40: 1004–15.

Briegel J. Perioperative Gabe von Nebennierenrinden-Hormonen. Anaesthesist 1997; 46: 57–9.

Hall GM. Insulin administration in diabetic patients - return of the bolus? Editorial Br J Anaesth 1994; 72: 1–2.

Hermann J. Operative anästhesiolgische Probleme bei Hyperthyreose aus der Sicht des Internisten. Anästhesiol Intensivmed Notfallmed Schmerzth 1999; 34: 39–43.

Joris JL, Hamoir EE, Hartstein GM, Meurisse MR, Hubert BM, Charlier CJ, Lamy ML. Hemodynamic changes and catecholamine release during laparoscopic adrenalectomy for pheochromocytoma. Anesth Analg 1999; 88: 16–21.

Oelkers W. Adrenal insufficiency. NEJM 1996; 335: 1206–12.

Ritter MM, Kilger E. Biguanide und elektive Anästhesien. Anaesthesist 1998; 47: 522.

Schumm-Draeger PM, Usadel KH. Thyreotoxikose. Notfallmedizin 1997; 23: 550–9.

Angeborene Störungen des Stoffwechsels

Anästhesie
bei Begleiterkrankungen

52.1 Allgemeine Bemerkungen

Zu den angeborenen Stoffwechselstörungen gehören z. B. Glykogenspeicherkrankheiten, Störungen des Aminosäurestoffwechsels (wie die Phenylketonurie), familiäre Hyperlipoproteinämien, Morbus Wilson, Gicht und die Porphyrien. Anästhesiologisch wichtig sind vor allem die verschiedenen Porphyrieformen.

52.2 Porphyrie

Die Porphyrie ist eine angeborene Stoffwechselstörung. Charakteristisch ist eine Störung eines der acht Enzyme, die für die verschiedenen Schritte der Häm-Biosynthese notwendig sind (z. B. Aminolävulinsäure-Synthetase, Aminolävulinsäure-Dehydratase). Folge einer solchen Enzymstörung ist eine Überproduktion von Porphyrinkörpern bzw. deren Vorstufen. Porphyrinkörper werden zur Bildung von Häm benötigt. Häm ist Bestandteil des Hämoglobins, des Myoglobins und des Cytochroms (z. B. des Cytochrom-P450-Enzyms, das eine zentrale Bedeutung bei der Arzneimittelmetabolisierung hat). Da die Häm-Synthese vor allem in Leber und Knochenmark stattfindet, werden »hepatische« und »erythropoietische« Porphyrien unterschieden. Das in der Leber gebildete Häm wird vor allem zur Cytochromsynthese, das von den erythropoietischen Zellen gebildete Häm vor allem zur Hämoglobinsynthese verwendet. Porphyrien treten zumeist erst nach der Pubertät und in Form akuter Porphyrieattacken auf. Zwischen einzelnen Attacken liegen meist lange Remissionsphasen. Es werden verschiedene Prophyrieformen unterschieden.

52.2.1 Akute intermittierende Porphyrie

Krankheitsbild

Ursachen und Auslöser

Die autosomal dominant vererbte akute intermittierende Porphyrie stellt die schwerste Form einer hepatischen Porphyrie dar. Die Inzidenz wird in Europa mit ca. 1 : 15 000 angegeben. Diese Störung der Häm-Biosynthese führt zu einer Beeinträchtigung des zentralen und peripheren Nervensystems.

> Klinischer Phänotyp und Penetranz können bei diesem Krankheitsbild sehr stark variieren. Äußere Einflüsse oder z. B. Exposition gegenüber bestimmten Substanzen (z. B. Medikamenten) sind die wichtigsten Auslöser einer akuten Attacke.

Da Frauen häufiger und stärker betroffen sind, und da sich die Symptome während Schwangerschaft sowie Menstruation oft verschlechtern, scheinen weibliche Geschlechtshormone (Östrogene) einen Einfluss zu haben. Auch Hunger, Dehydratation, Alkohol, Infektionen oder Stress sind mögliche Auslöser einer akuten Attacke.

Barbiturate (z. B. Thiopental) führen zu einer Stimulation des Cytochrom-P450-Systems und zu einer Synthesesteigerung der Cytochrom-P450-Enzyme. Sekundär wird dadurch die Aktivität der Aminolävulinsäure-Synthetase gesteigert, wodurch die Porphyrinsynthese stimuliert wird. Insbesondere durch Barbiturate, möglicherweise auch durch Etomidat kann eine Porphyrieattacke ausgelöst werden. Weitere Auslöser können bestimmte Benzodiazepine (vor allem Diazepam, Flunitrazepam, Clonazepam), Lidocain, Pancuronium, Phenytoin, Nifedipin, Spironolacton, Furosemid, Diclofenac, Metoclopramid und Pentazocin sein. Auch Ketanest wurde oft angeschuldigt, zum Teil aber auch als sicher beschrieben. Volatile Inhalationsanästhetika werden zumeist als sicher bezeichnet (vor allem Isofluran und Halothan), es gibt aber auch Berichte, in denen sie als nicht sicher beschrieben wurden (vor allem Enfluran).

Als **sichere Medikamente** werden angesehen:

- Neuroleptika (z. B. Dehydrobenzperidol, Promethazin)
- Morphin, Fentanyl, Sufentanil, Buprenorphin
- Paracetamol, Acetylsalicylsäure
- Lachgas
- Succinylcholin (wahrscheinlich sind die neuen, mittellang wirkenden nicht depolarisierenden Relaxanzien Cis-Atracurium, Mivacurium und Rocuronium ebenfalls sicher)
- Bupivacain
- Propofol
- (Isofluran und Halothan sind wahrscheinlich sicher)
- Atropin, Cholinesterasehemmer
- Propanolol
- Nitroglycerin, Nitroprussid-Natrium
- Penicilline, Cephalosporine

Normalerweise wird Propofol als sicher bezeichnet, auch wenn in einer Kasuistik Propofol als Ursache für einen Anstieg der Porphobilinogenkonzentration im Urin angeschuldigt wurde (Elcock u. Norris 1994). Durch Fasten kann eine Porphyrieattacke ausgelöst werden, während die Zufuhr von Glukose die Stoffwechselstörung positiv beeinflusst.

Pathophysiologie

Bei der akuten intermittierenden Porphyrie ist aufgrund eines Enzymdefekts die Häm-Biosynthese gestört. Normalerweise drosselt das entstehende Häm über einen negativen Feedback-Mechanismus die weitere Häm-Synthese durch Hemmung des für den zweiten Syntheseschritt notwendigen Enzyms Aminolävulinsäure-Dehydratase. Durch Wegfall dieser negativen Rückkopplung kommt es zu einer übermäßigen Aktivität der Aminolävulinsäure-Dehydratase und damit zur Anhäufung von Häm-Vorstufen. Während des Krankheitsschubes ist die renale Ausscheidung von Aminolävulinsäure und Porphobilinogen erhöht. Typisch ist, dass sich der Urin aufgrund der erhöhten Porphobilinogenausscheidung schwarz verfärbt, wenn er länger in einem Gefäß stehen gelassen wird.

Klinik

Typische Symptome während einer akuten intermittierenden Porphyrieattacke sind kolikartige Bauchschmerzen (90%), Übelkeit und Brechreiz (was meist als akutes Abdomen, z. B. als Appendizitis, Cholezystitis oder Nierenkolik fehlgedeutet wird und oft zu wiederholten erfolglosen Operationen Anlass gibt). Diese Bauchschmerzen sind Folge einer porphyriebedingten autonomen Neuropathie. Zusätzlich können noch andere neurologische Wirkungen (Psychosen, Bulbärparalyse mit Schluckstörungen, Bluthochdruck, neuropathische Schmerzen, zerebrale Krampfanfälle, Lähmungen, Atemlähmung) auftreten. Als Folge der autonomen Neuropathie treten während einer Attacke zumeist (75%) auch Tachykardie und Hypertension auf. Bis die neurologischen Probleme nach einer akuten Attacke ganz abgeklungen sind, können Tage, Wochen oder gar Monate vergehen. Führen auftretende Nervenlähmungen zu Schluckstörungen oder Ateminsuffizienz, dann kann eine Intubation und Beatmung notwendig werden.

Therapie

Zur Therapie werden Hämin (= Normosang; 3 mg/kg KG i.v. über 20–30 Minuten pro Tag an bis zu 4–7 aufeinander folgenden Tagen; ggf. über den 24-Stunden-Notfallservice der Fa. Orphan Europe GmbH, Dietzenbach zu beziehen; Tel: 0049 6074 812160; Fax: 0049 6074 812166) und Glukose (400–500 g/24 Stunden beim Erwachsenen; ca. 2 Liter einer 20%igen Glukoselösung) eingesetzt. Hämin und Glukose hemmen die Aminolävulinsäure-Dehydratase. Zur Therapie der Schmerzen können Paracetamol, Acetylsalicylsäure oder ein als sicher eingestuftes Opioid verwendet werden. Zur Therapie eventueller zerebraler Krampfanfälle bietet sich vor allem Magnesiumsulfat an (Kap. 67.1.3, S. 936). Übelkeit und Brechreiz sollten z. B. mit Dehydrobenzperidol oder Promethazin behandelt werden.

Narkoseführung

Zur Narkoseführung sind nur sichere Medikamente (s.o.) zu verwenden. Eine längere perioperative Nüchternheit ist zu vermeiden. Es ist eine ausreichende Glukosezufuhr wichtig (beim Erwachsenen ca. 400–500 g Glukose pro Tag). Falls eine Prämedikation notwendig ist, um den möglichen Auslösefaktor Stress auszuschalten, bietet sich ein Neuroleptikum (z. B. Promethazin) an. Werden Regionalanästhesieverfahren angewandt, so könnten juristische Probleme auftreten, denn die evtl. durch die Porphyrie verursachten neurologischen Störungen könnten dem Anästhesieverfahren angelastet werden. Abgesehen von dieser Problematik werden Regionalanästhesieverfahren (unter Verwendung von Bupivacain) oft sogar als Methoden der Wahl bezeichnet. Ist das vegetative Nervensystem beeinträchtigt und der Sympathikotonus erhöht, kann die Gabe eines β-Rezeptorenblockers sinnvoll sein. Ist eine Blutdruckinstabilität bekannt, dann ist eine engmaschige Blutdruckmessung wichtig. Liegen Störungen der Hirnnerven vor, ist vor der Extubation sicherzustellen, dass die Schluckreflexe ausreichend sind. Die Indikation zur blutig-arteriellen Druckmessung und zur Anlage eines zentralen Venenkatheters sollte ggf. großzügig gestellt werden.

52.2.2 Andere Porphyrieformen

Porphyria variegata

Typisch für die Porphyria variegata sind Photosensibilität, neurologische Störungen und leicht verletzliche Haut. Die klinische Symptomatik ist ähnlich wie bei der akuten intermittierenden Porphyrie. Bezüglich der Narkoseführung und der Therapie sind die gleichen Dinge zu beachten wie bei der akuten intermittierenden Porphyrie.

Hereditäre Koproporphyrie

Die klinische Symptomatik ist der akuten intermittierenden Porphyrie vergleichbar. Bei der hereditären Koproporphyrie sind bezüglich der Narkoseführung und der Therapie die gleichen Dinge zu beachten wie bei der akuten intermittierenden Porphyrie. Typisch sind neurologische Störungen.

Porphyria cutanea tarda

Bei der Porphyria cutanea tarda ist die Aktivität der Aminolävulinsäure-Synthetase normal. Durch die in der Anästhesie gebräuchlichen Medikamente werden keine akuten Schübe ausgelöst. Es treten keine neurotoxischen Lähmungen auf. Typisch ist eine Photosensibilität. Häufig findet sich ein Alkoholabusus. Die Haut der Patienten ist leicht verletzlich. Ultraviolettes Licht und stärkerer Druck/Zug im Bereich der Haut (z.B. mittels Gesichtsmaske, Pflaster) sind zu vermeiden. Bei der Auswahl der Anästhetika ist lediglich die evtl. vorliegende Leberzellschädigung zu beachten.

Erythropoietische Protoporphyrie

Für die erythropoietische Protoporphyrie sind Photosensibilität, Blasenbildungen der Haut, Urtikaria und Ödeme typisch. Bei der Narkoseführung sind keine speziellen Medikamente zu vermeiden.

52.3 Literatur

Elcock D, Norris A. Elevated porphyrins following propofol anaesthesia in acute intermittent porphyria. Anaesthesia 1994; 49: 957–8.

Übersichtsarbeiten

Böhrer H, Schmidt H, Martin E. Anästhesie und akute hepatische Porphyrien. Anästhesiol Intensivmed Notfallmed Schmerzther 1992; 27: 131–41.

53

Adipositas

Anästhesie
bei Begleiterkrankungen

Anästhesie
bei Begleiterkrankungen

53.1 Allgemeine Bemerkungen

Definition

Eine Adipositas liegt vor, wenn die Körperfettmasse bei Frauen mehr als 25% und bei Männern mehr als 20% über der Norm liegt.

Broca-Index und Body Mass Index (BMI)

Die Bestimmung der Körperzusammensetzung und damit der Körperfettmasse ist schwierig. Daher werden stattdessen häufig Gewichts-Längen-Indizes ermittelt wie z.B. der in Deutschland häufig angewandte Broca-Index. Beim Broca-Index wird zur Abschätzung des Normalgewichtes in kg KG die Differenz aus Körpergröße (in cm) minus 100 errechnet. Ein 190 cm großer Mann hat ein Normalgewicht von 90 kg. Zur Ermittlung des Idealgewichtes sind bei Männern noch 15% und bei Frauen noch 10% abzuziehen. Von einer Adipositas per magna wird oft gesprochen, wenn das Körpergewicht mehr als das Doppelte des Idealgewichtes beträgt. Der **Broca-Index** stellt jedoch ein schlechtes Maß für die Fettmasse dar. Besser – und international üblich – ist die Ermittlung des sog. **B**ody **M**ass **I**ndex (BMI). Der BMI ist folgendermaßen definiert:

$$BMI\ [kg\ KG/m^2] = \frac{Körpergewicht\ [kg]}{(Körpergröße\ [m])^2} = z.B. =$$

$$= \frac{80\ [kg]}{1,9 \times 1,9\ [m^2]} = 22,16\ [kg/m^2]$$

Ein BMI von 20–25 wird als Normalgewicht, von 25–30 als Übergewicht, >30 als Adipositas und >40 als Adipositas per magna bezeichnet. Die Grenzwerte werden zum Teil in einzelnen Ländern etwas unterschiedlich angegeben. Für Kinder ist der BMI allerdings nicht sinnvoll anwendbar.

Folgeerkrankungen

Während Übergewicht evtl. zu Folgeerkrankungen führen *kann*, verursacht eine Adipositas *regelmäßig* Folgeerkrankungen. Die wichtigsten durch eine Adipositas bedingten Folgeerkrankungen sind in Tabelle 53.1 aufgelistet.

Häufigkeit

In Deutschland ist jeder Zweite übergewichtig und jeder Sechste adipös. Die Tendenz ist steigend. Je höher der BMI, desto größer ist die Wahrscheinlichkeit von Folgeerkrankungen. Zum Beispiel weisen Übergewichtige 6-mal häufiger und Adipöse 12-mal häufiger eine Hypertonie auf als normalgewichtige Menschen. Bei 25- bis 34-Jährigen mit einer Adipositas per magna ist die Sterblichkeit ca. 12-mal höher als bei Normalgewichtigen (Drenick 1980). Durch adipositasbedingte Folgeerkrankungen entstehen in Deutschland Kosten in Höhe von ca. 17,5 Milliarden Euro pro Jahr.

53.2 Anästhesie

> Die perioperative Komplikationsrate ist bei Adipösen deutlich erhöht. Unter anästhesiologischen Gesichtspunkten sind insbesondere kardiovaskuläre und pulmonale Probleme zu befürchten.

Präoperative Phase

Präoperative Visite

Bei der präoperativen Visite muss nach eventuellen anästhesierelevanten Folgeerkrankungen der Adipositas gesucht werden (Tab. 53.1). Es sind die voraussichtlichen Intubationsverhältnisse genau abzuschätzen. Es kann sinnvoll sein, präoperativ eine Lungenfunktionsprüfung durchzuführen (Kap. 2.9, S. 24).

Tab. 53.1 Häufige Folgeerkrankungen und Veränderungen bei Adipositas.

System	häufige Folgeerkrankung
kardiovaskuläres System	<ul><li>Hypertonie</li><li>Arteriosklerose</li><li>koronare Herzerkrankung</li><li>Herzinsuffizienz</li><li>Linksherzhypertrophie</li><li>Varikosis</li></ul>
Stoffwechsel	<ul><li>Diabetes mellitus (NIDDM)</li><li>Hyperlipidämie</li><li>Hyperurikämie</li></ul>
respiratorisches System	<ul><li>Dyspnoe</li><li>Schlafapnoe</li><li>Pickwick-Syndrom</li><li>chronisch obstruktive Lungenerkrankung</li><li>verminderte Lungen-Compliance</li><li>erhöhter Sauerstoffverbrauch</li><li>verminderte funktionelle Residualkapazität (FRC)</li><li>vermindertes exspiratorisches Reservevolumen (ERV)</li></ul>
Leber-Gallen-System	<ul><li>Fettleber</li><li>Cholezystolithiasis</li></ul>
Bewegungsapparat	<ul><li>Arthrosen</li></ul>
Malignome	<ul><li>erhöhtes Risiko für Mamma-, Zervix-, Endometrium-, Gallenblasen-, Prostatakarzinom (aufgrund hormoneller Veränderungen)</li></ul>
sonstiges	<ul><li>Thromboembolien</li><li>Präeklampsie</li></ul>

Regionalanästhesieverfahren

Regionalanästhesieverfahren können bei Adipösen technisch deutlich erschwert sein. Evtl. sind überlange Spinal- oder Periduralkanülen notwendig. Dennoch scheint eine Regionalanästhesie häufig empfehlenswert. Bei größeren Operationen kann die Anlage eines Periduralkatheters zur postoperativen Schmerztherapie sehr sinnvoll sein. Bei Adipösen wird für eine Spinal- oder Periduralanästhesie ein geringeres Volumen (ca. 75–80% der üblichen Dosis) an Lokalanästhetikum benötigt. Dies ist durch den erhöhten intraabdominellen Druck bedingt, wodurch vermehrt venöses Blut über die Periduralvenen umgeleitet wird und der verbliebene Periduralraum verkleinert wird. Bei zu hohem Aufsteigen einer rückenmarknahen Leitungsanästhesie können allerdings leicht respiratorische Probleme auftreten.

Narkoseführung

Einleitung

Bei Einleitung einer Allgemeinnarkose ist zu beachten, dass bei Adipösen ein erhöhtes **Aspirationsrisiko** besteht. Die Magenentleerung ist verzögert, die Magensaftmenge ist oft erhöht und der pH-Wert des Magensaftes ist oft erniedrigt. Da außerdem die Maskenbeatmung meist erschwert ist, kommt es leichter zur Insufflation von Beatmungsgemisch in den Magen. Die präoperative Gabe z. B. eines H_2-Blockers kann sinnvoll sein (Kap. 30.5, S. 601).

Zur Narkoseeinleitung kann es sinnvoll sein, den Patienten in eine leichte **Oberkörperhochlage** zu bringen. Bei ausgeprägter Adipositas können bereits in flacher Rückenlage respiratorische und/oder kardiovaskuläre Probleme auftreten. Eventuell kann es dann notwendig sein, den Operationstisch etwas zur (linken) Seite zu kippen oder den Patienten auf einer Seite zu unterpolstern.

Die Anlage eines intravenösen Zugangs kann u. U. deutlich erschwert sein. Zur Blutdruckmessung am Arm kann eine überbreite Blutdruckmanschette (z. B. Beinmanschette) notwendig sein. Bei sehr adipösen Patienten sollte großzügig eine arterielle Kanüle platziert werden, um eine genaue Blutdrucküberwachung und um wiederholte arterielle Blutgasanalysen zu ermöglichen. Bereits vor Narkoseeinleitung ist eine pulsoximetrische Überwachung notwendig. Eine Kapnographie sollte verfügbar sein, um bei den oft schwierigen Intubationsbedingungen anhand der Kapnographiekurve (Kap. 8.1.3, S. 244) sofort entscheiden zu können, ob die endotracheale Intubation gelungen ist oder nicht.

Medikamente

Bei adipösen Patienten sollte Halothan möglichst vermieden werden. Die normalerweise schon hohe Metabolisierungsrate (ca. 20%) ist bei adipösen Patienten noch höher (aufgrund der hohen Speicherung im Fettgewebe). Außerdem ist bei Adipösen oft die Leber geschädigt, und eine Hypoxie tritt leichter auf. Unter hypoxischen Bedingungen kommt es bei der Halothan-Metabolisierung in der Leber vermehrt zum reduktiven Halothan-Metabolismus (Kap. 5.1.3, S. 96), wodurch Leberschädigungen begünstigt werden. Auch Enfluran und Sevofluran scheinen bei diesen Patienten weniger geeignet. Es wird diskutiert, ob durch deren höhere Speicherung im Fettgewebe größere Mengen hepatisch metabolisiert werden und dadurch größere Mengen an potenziell nierenschädigenden Fluoridionen auftreten. Besonders geeignet scheinen bei Adipösen die volatilen Inhalationsanästhetika Desfluran und Isofluran. Ob die stärkere Speicherung von volatilem Inhalationsanästhetikum im Fettgewebe dazu führt, dass Adipöse nach einer Inhalationsanästhesie nur verzögert wach werden, wird allerdings bezweifelt (Cork et al. 1981).

Adipöse Patienten reagieren oft empfindlich auf Relaxanzien. Durch Gabe einer üblichen Präcurarisierungsdosis können u.U. schon eine Muskelschwäche sowie Atmungsprobleme auftreten. Da intraoperativ zur Erleichterung der Operationsbedingungen oft eine tiefe Relaxierung notwendig ist, tritt postoperativ häufiger ein Relaxansüberhang auf. Es ist daher eine Relaxometrie sinnvoll. Gegebenenfalls muss das Relaxans vor der Extubation antagonisiert werden, um einen postoperativen Relaxansüberhang sicher zu vermeiden.

Respiratorisches System

Da bei adipösen Patienten der p_aO_2 sowohl bei Intubation als auch intraoperativ leicht abfallen kann, ist eine erhöhte FiO_2 sinnvoll. Bei adipösen Patienten ist der Sauerstoffverbrauch erhöht und die Sauerstoffreserven sind aufgrund der erniedrigten FRC vermindert. Daher sind eine suffiziente Präoxygenierung und eine zügige **Intubation** wichtig. Aufgrund des erhöhten Aspirationsrisikos sollte bei sehr adipösen Patienten der Krikoiddruck angewandt werden. Häufig wird allein aufgrund einer stärkeren Adipositas eine klassische Ileuseinleitung empfohlen. Bei Patienten mit Adipositas per magna muss in ca. 13% mit Intubationsproblemen gerechnet werden. Bei Adipositas per magna kann daher (falls von keinen einfachen Intubationsverhältnissen ausgegangen werden kann) eine fiberoptische Intubation am spontan atmenden Patienten sinnvoll sein. Ratsam scheint es auch zu sein, dass zwei Anästhesisten anwesend sind, da oft Probleme auftreten.

Adipöse Patienten sind stets durch eine **Hypoxie** gefährdet. Die bei ihnen erniedrigte FRC kann in Rückenlage und nach Narkoseeinleitung noch weiter bis unter die Closing Capacity abfallen, sodass es während des normalen Atemzyklus (insbesondere in den abhängigen Lungenarealen) zum Verschluss der distalen Atemwege (Airway Closure) und damit zum Rechts-links-Shunt (Kap. 50.7.1, S. 761) kommt. Bei Patienten mit Adipositas per magna konnte nach Narkoseeinleitung und Relaxierung ein Abfall der FRC um knapp über 50% nachgewiesen werden (Damia et al. 1988). Durch Einschalten eines PEEP von 10–15 cm H_2O können kollabierte Alveolarbereiche evtl. wieder eröffnet, die FRC vergrößert und der p_aO_2 erhöht werden. Unter **PEEP** kann sich bei Patienten mit Adipositas per magna die Oxygenierung aber auch deutlich verschlechtern. Durch PEEP werden möglicherweise die nicht abhängigen, schlecht perfundierten und gut ventilierten Areale (aufgrund der relativ guten Compliance) noch stärker überbläht, während die gut perfundierten und schlecht ventilierten Areale aufgrund ihrer schlechten Compliance weniger vom PEEP profitieren. Hierdurch können Ventilations-Perfusions-Störungen unter PEEP-Beatmung noch zunehmen. Die Auswirkungen eines PEEP auf die Oxygenierung sind daher anhand von arteriellen Blutgasanalysen und der pulsoximetrischen Überwachung wiederholt zu überprüfen. Durch einen höheren PEEP kann auch der venöse Rückfluss gedrosselt und dadurch können HMV und Sauerstofftransportkapazität abnehmen (Salem et al. 1978). Eine zusätzliche Steinschnittlagerung und Trendelenburg-Lagerung kann durch die Kranialverlagerung des Zwerchfells die pulmonale Situation weiter verschlechtern. Dies scheint insbesondere in Kombination mit großen Atemhubvolumina der Fall zu sein. Bei sehr adipösen Patienten sollte die FiO_2 mindestens 0,5 betragen.

Stets sollte bei diesen Patienten eine **kontrollierte Beatmung** einer Spontanatmung vorgezogen werden. Als Atemminutenvolumen sollten primär 70–80 ml/kg KG eingestellt werden. Anschließend sind Korrekturen entsprechend des arteriell oder endexspiratorich gemessenen pCO_2 vorzunehmen. Aufgrund der oft erhöhten A-aDCO_2 ist eine alleinige endexspiratorische CO_2-Messung meist unzureichend, eine vergleichende arterielle pCO_2-Messung ist wichtig.

Da bei Adipösen öfters die Gefahr eines Relaxansüberhangs besteht, von einer hohen Empfindlichkeit auf atemdepressive Medikamente auszugehen ist und das Risiko einer Aspiration erhöht ist, sollte die Extubation erst bei sicher zurückgekehrten Schutzreflexen am wachen Patienten durchgeführt werden.

Postoperative Phase

Adipöse Patienten sollten postoperativ in halbsitzender Position gelagert werden und es ist routinemäßig Sauerstoff zu verabreichen. Eine pulsoximetrische Überwachung ist notwendig. Da postoperativ das Risiko von Atelektasen und thrombembolischen Komplikationen deutlich erhöht ist, sind eine frühe Mobilisierung und suffiziente postoperative Schmerztherapie (ohne stärkere Sedierung oder Atemdepression) sehr wichtig. Eine peridurale Gabe eines Lokalanästhetikums und/oder eines Opioids kann im Rahmen der postoperativen Schmerztherapie sehr vorteilhaft sein. Es ist zu beachten, dass adipöse Patienten häufiger ein obstruktives Schlafapnoesyndrom haben (Kap. 50.6, S. 759), das durch Restwirkungen von Anästhetika verschlimmert werden kann.

53.3 Literatur

Cork RC, Vaughan RW, Bentley JB. General anesthesia for morbidly obese patients – an examination of postoperative outcomes. Anesthesiology 1981; 54;310–3.

Damia G, Mascheroni D, Croci M, Tarenzi L. Perioperative changes in functional residual capacity in morbidly obese patients. Br J Anaesth 1988; 574–8.

Drenick EJ, Bale GS, Seltzer F, Johnson DG. Excessive mortality and causes of death in morbidly obese men. JAMA 1980; 243: 443–5.

Salem MR, Dalal FY, Zygmunt MP, Mathrubhutham M, Jacobs HK. Does PEEP improve intraoperative arterial oxygenation in grossly obese Patients? Anesthesiology 1978; 48: 280–1.

Erkrankungen der Leber und der Gallenwege

54

Anästhesie
bei Begleiterkrankungen

54.1 Allgemeine Bemerkungen

Leberfunktionen

Die Leber nimmt aufgrund ihres hohen Enzymgehaltes eine zentrale Stellung im Stoffwechsel des Körpers ein. Zahlreiche Stoffe werden in der Leber metabolisiert. Wasserunlösliche Metabolite werden anschließend über die Galle, wasserlösliche Metabolite werden dann über die Nieren ausgeschieden. In der Leber werden auch Hormone inaktiviert oder Prohormone in die aktive Form umgewandelt. Daneben werden in der Leber zahlreiche Blutgerinnungsfaktoren und Albumin gebildet. In der Leber laufen auch unspezifische Abwehrfunktionen (in den Kupffer-Zellen) ab.

Bei einer Leberzellschädigung treten **Leberenzyme** ins Blut über, wodurch eine gute Enzymdiagnostik von Lebererkrankungen möglich ist. Typische Leberenzyme sind die Transaminasen SGOT (**S**erum-**G**lutamat-**O**xalacetat-**T**ransaminase) und SGPT (**S**erum-**G**lutamat-**P**yruvat-**T**ransaminase). Bei einer Hepatitis (s. u.) sind die SGOT und die SGPT erhöht (SGPT > SGOT). Normale Transaminasenwerte schließen eine Hepatitis aus. Bei einer alkoholbedingten Leberschädigung sind die Transaminasen ebenfalls erhöht (SGOT > SGPT). Die **a**lkalische **P**hosphatase (AP) ist erhöht, falls die biliäre Exkretionsfunktion beeinträchtigt ist. Die γ-GT (γ-**G**lutamyl-**T**ranspeptidase) steigt ebenfalls bei einer Cholestase an. Sie steigt allerdings auch bei einer Leberschädigung an, insbesondere auch bei einer alkoholisch bedingten Leberschädigung.

Da **Albumin** ausschließlich in der Leber synthetisiert wird, kann eine Hypalbuminämie durch eine Störung der hepatischen Syntheseleistung bedingt sein. Allerdings führen auch Veränderungen des Verteilungsvolumens, chronische Entzündungen oder zum Teil auch Tumorleiden zu einem Abfall der Albuminkonzentration. Falls die Plasmaalbuminkonzentration unter 2,5 g/dl liegt, kann dadurch der ungebundene und pharmakologisch aktive Anteil von stark eiweißgebundenen Medikamenten (z. B. Thiopental) zunehmen.

Auch die meisten **Gerinnungsfaktoren** werden in der Leber synthetisiert. Bei einer Lebererkrankung kann es daher zu einer hepatischen Synthesestörung von Gerinnungsfaktoren kommen. Bei den meisten Gerinnungsfaktoren reichen jedoch 20–30 % der normalen Konzentration noch für eine normale Blutgerinnung aus, sodass manifeste Gerinnungsstörungen erst bei einer schweren Leberschädigung zu erwarten sind. Bei einer schweren Leberfunktionsstörung ist der Quickwert erniedrigt. Insbesondere der Quickwert (der die Faktoren I, II, V, VII und X umfasst) stellt ein gutes Kriterium für die Syntheseleistung der Leber dar. Allerdings kann auch z. B. ein Mangel an Vitamin K die Synthese der Faktoren II, VII, IX und X beeinträchtigen und damit zu einem erniedrigten Quickwert führen. Bei einer schweren Leberfunktionsstörung

ist auch die Konzentration der ebenfalls in der Leber gebildeten **Plasmacholinesterase** (Pseudocholinesterase) erniedrigt. Die Plasmacholinesterase ist für die Hydrolyse von Esterverbindungen z. B. Succinylcholin, Mivacurium und Ester-Lokalanästhetika verantwortlich. Dadurch kann die Wirkung dieser Medikamente verlängert sein.

Eine wichtige Funktion der Leber ist auch die **Entgiftung** des im Stoffwechsel (beim Aminosäurenabbau) anfallenden Ammoniums (NH_4^+; = in Wasser gelöstes und protoniertes Ammoniak; NH_3) zu Harnstoff ($H_2N\text{-}CO\text{-}NH_2$). Diese Entgiftungsfunktion kann bei schwerer Leberschädigung (z. B. Leberzirrhose) gestört sein und zu Hyperammoniämie mit hepatischer (ammoniakalischer) Enzephalopathie führen. Die Ammoniumkonzentration beträgt normalerweise bei Männern 25–95 µg/dl (= 14,5–55 µmol/l).

Ikterus

Ein häufiges Symptom einer Lebererkrankung ist ein Ikterus. Unter einem Ikterus (einer »Gelbsucht«) wird eine gelbliche Verfärbung von Haut, Schleimhäuten, Körperflüssigkeiten und inneren Organen verstanden. Zuerst ist die gelbliche Verfärbung an den Skleren zu erkennen (bei Gesamtbilirubin > ca. 2,5 mg/dl; Normalwert: 0,2–1,0 mg/dl = 3,4–17,1 µmol/l). Ursache eines Ikterus ist die Zunahme des Bilirubins im Blut und dessen Übertritt in die Gewebe.

Bilirubin entsteht beim Abbau des (vor allem aus dem Hämoglobin aber auch z. B. aus dem Myoglobin) stammenden Häms. Häm kann in verschiedenen Organen, insbesondere in den Zellen des **r**etikuloendothelialen **S**ystems (RES), zu unkonjugiertem oder indirekt reagierendem Bilirubin abgebaut werden. Konjugiertes Bilirubin wird im Blut an Albumin gebunden und zur Leber transportiert. Beträgt die Bilirubingesamtkonzentration über ca. 4–5 mg/dl, dann ist die Transportkapazität des Albumins überschritten. Das unkonjugierte Bilirubin ist nicht wasserlöslich und kann daher nicht über die Nieren ausgeschieden werden. In der Leber wird das unkonjugierte Bilirubin an Glukuronsäure gekoppelt. Es wird nun von konjugiertem oder direkt reagierendem Bilirubin gesprochen. Das konjugierte Bilirubin wird über die Gallenwege ausgeschieden. Die Exkretion des konjugierten Bilirubins in die Gallengänge ist der geschwindigkeitslimitierende Schritt des Bilirubinstoffwechsels. Ein Teil des konjugierten Bilirubins kann aus den Leberzellen, möglicherweise auch aus den Gallenkapillaren in die Blutbahn übertreten.

Die Normalkonzentration des direkten Bilirubins im Blut beträgt 0,05–0,3 mg/dl = 0,8–5,1 µmol/l. Direktes und indirektes Bilirubin werden zusammen als Gesamtbilirubin bezeichnet (Normalwert s. o.). Insbesondere bei einer Cholestase, Leberparenchymschädigung (z. B. Hepatitis) oder einer Leberzirrhose (s. u.) bzw. bei einer Sepsis kann direktes Bilirubin vermehrt ins Blut übertreten. Dieses nicht an Proteine gebundene, konjugierte Bilirubin ist wasserlöslich und wird nun über die Nieren ausgeschieden. Dadurch verfärbt sich der Urin braun.

Störungen der Bilirubinbildung und -ausscheidung können zu einem Ikterus führen. Es kann unterschieden werden zwischen prähepatischem Ikterus, intrahepatischem Ikterus und posthepatischem Ikterus. Daneben gibt es auch Kombinationsformen sowie seltene sonstige Ikterusformen.

Prähepatischer Ikterus: Ein prähepatischer Ikterus ist zumeist durch eine Hämolyse bedingt. Es kommt zu einer Konzentrationszunahme des unkonjugierten Bilirubins im Blut.

Intrahepatischer Ikterus: Auch bei einer Leberparenchymschädigung kommt es normalerweise noch zur Bilirubinglukuronidierung. Die Ausscheidung des konjugierten Bilirubins in die Gallenkapillaren ist dagegen leicht störanfällig. Bei einer beeinträchtigten Ausscheidung tritt konjugiertes Bilirubin ins Blut über. Das konjugierte Bilirubin wird nun über die Nieren ausgeschieden, der Urin verfärbt sich braun. Es wird von einem intrahepatischen (hepatozellulären) Ikterus gesprochen.

Posthepatischer Ikterus: Bei einer Behinderung des Gallenabflusses mit Rückstau von Galle tritt konjugiertes Bilirubin aus den Gallenkapillaren und den Leberzellen vermehrt ins Blut über. Konjugiertes Bilirubin wird vermehrt renal ausgeschieden. Es kommt zu einer Braunverfärbung des Urins.

54.2 Hepatitis

Akute Hepatitis

Unter einer Hepatitis wird eine Leberentzündung verstanden, die zumeist durch spezifische Viren (Hepatitis-A-, B-, C-, D- oder E-Virus) verursacht ist. Typischerweise kommt es zu Appetitverlust, Störung des Allgemeinbefindens, Lebervergrößerung und (vor allem bei akuten Verlaufsformen) zum Konzentrationsanstieg der Transaminasen, zu Gelbsucht und Fieber. Anästhesiologisch relevant ist insbesondere die durch das **H**epatitis-**B**-**V**irus (HBV) bedingte Hepatitis. Das HBV besteht aus einer Hülle (surface: S; HB_s-Antigen) und einem Kern (core: C; HB_c-Antigen). Aus dem HB_c-Antigen entsteht durch Proteolyse das HB_e-Antigen. Gegen HB_s-Antigen (HB_s-Ag), HB_c-Ag und HB_e-Ag werden Antikörper (Anti-Hb_s; Anti-HB_c, Anti-Hb_e) gebildet. Der zeitliche Verlauf der Antigen- und Antikörperkonzentrationen ist in Abbildung 54.1 dargestellt.

Die Hepatitis beginnt mit dem (wenige Tage bis 3 Wochen dauernden) Prodromalstadium, das durch Abgeschlagenheit, gastrointestinale Symptome, Muskel- und Kopfschmerzen gekennzeichnet ist. Anschließend folgt die eigentliche 2- bis 6-wöchige Krankheitsphase. In ca. 50% der Fälle kommt es zu Ikterus (Gesamtbilirubin meist bis ca. 10 mg/dl), Braunverfärbung des Urins, tastbarer Lebervergrößerung und Juckreiz. In

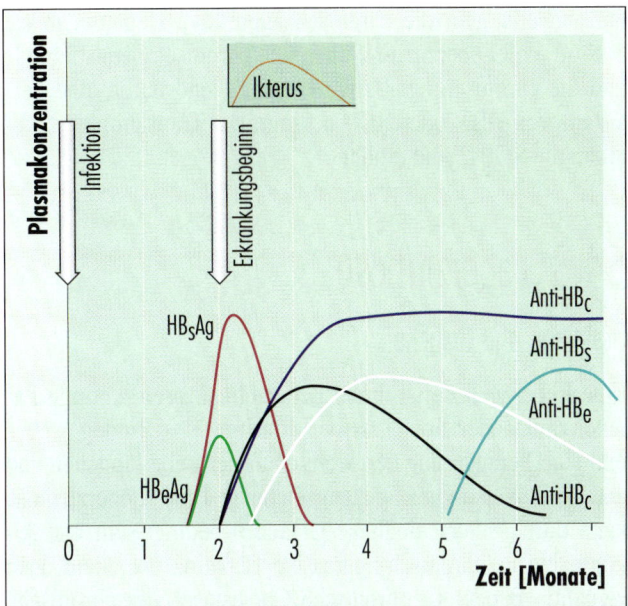

Abb. 54.1 Zeitlicher Konzentrationsverlauf der bei einer akuten Hepatitis B auftretenden Hepatitis-B-Antigene und Hepatitis-B-Antikörper. Anti-HB_c wird bei ca. 100% der Patienten nachweisbar, Anti-HB_s bei 80–90% und Anti-HB_e bei ca. 70–90% der Patienten (nähere Erläuterungen s. Text).

der anschließenden Rekonvaleszenzphase imponieren noch verminderte Leistungsfähigkeit und Appetitlosigkeit. Laborchemisch steigen die Transaminasen bereits während des Prodromalstadiums obligat an (SGPT > SGOT). Die Bilirubinkonzentration muss nicht erhöht sein (anikterische Hepatitis), die Cholestaseparameter (AP, γ-GT) bleiben meist noch normal, ebenso die Syntheseparameter (Gerinnungsfaktoren, Albumin, Cholinesterase).

Bei der Hepatitis B erlischt die Infektiosität mit dem Verschwinden von HB_s-Ag und HB_e-Ag. Eine Persistenz von HB_s-Ag spricht für eine chronische Hepatitis und weiter bestehende Infektiosität. Die Persistenz von HB_e-Ag spricht für eine hohe Infektiosität.

Nach abgeklungener Infektiosität und Erkrankung bleibt Anti-HB_c lebenslang nachweisbar. Anhand der serologischen Diagnostik kann zwischen den einzelnen Hepatitisformen differenziert und auch entschieden werden, ob noch eine Infektiosität besteht.

Bei chronischen Lebererkrankungen kommt es häufig zu einer fibrotischen, knotigen Umwandlung der Leber, zu einer Leberzirrhose.

Chronische Hepatitis

Bleibt eine entzündliche Lebererkrankung länger als 6 Monate bestehen, dann wird von einer chronischen Hepatitis gesprochen. Es werden die chronisch persistierende und die chronisch aggressive Hepatitis unterschieden. Während die chronisch persistierende Hepatitis gutartig verläuft und spontan ausheilt, geht die chronisch aggressive Hepatitis in ca. 50% in eine Leberzirrhose über. Die chronisch persistierende und die chronisch aggressive Hepatitis sind durch eine Persistenz von HBV oder HCV bedingt. Die Transaminasen, vor allem die SGPT, sind erhöht.

54.3 Leberzirrhose

Definition und Ursachen

Eine Leberzirrhose ist durch Leberzellnekrosen, knotige Parenchymdegeneration, massive Zunahme des Bindegewebes und eine Veränderung der Architektur der Leberläppchen und der Gefäßversorgung gekennzeichnet. Eine Leberzirrhose kann durch unterschiedliche Ursachen bedingt sein wie Alkoholabusus, chronisch aggressive Hepatitis vor allem nach Hepatitis B oder C, chronische Cholestase oder chronische Cholangitis, Drosselung des hepatovenösen Abflusses (z. B. bei Pericarditis constrictiva, Budd-Chiari-Syndrom, chronischer Herzinsuffizienz), Stoffwechselerkrankungen (Mukoviszidose, Morbus Wilson, Hämochromatose). In Deutschland sind ca. $^2/_3$ aller Leberzirrhosen alkoholtoxisch bedingt.

Pathophysiologie

Folge der zirrhotischen Regenerationsknoten ist ein erhöhter intrahepatischer Gefäßwiderstand mit Anstieg des Drucks in der Pfortader. Aufgrund der portalen Hypertension bilden sich Umgehungskreisläufe, Aszites, gastrointestinale Blutungen und Splenomegalie aus. Zum Beispiel fließt Blut aus dem Pfortadersystem über gastroösophageale Venen, die V. azygos und V. hemiazygos zur V. cava superior. Dadurch können sich sog. gastroösophageale Varizen entwickeln.

Klinik und Diagnostik

Symptome: Typisch für eine Leberzirrhose sind verminderte Leistungsfähigkeit, Gewichtsabnahme, Oberbauchbeschwerden, Verdauungsprobleme, Blutungsneigung, Hepatomegalie, Leberverhärtung, evtl. Ikterus und Aszites. Ursachen der Blutungsneigung sind eine verminderte Bildung von Gerinnungsfaktoren in der Leber, eine Thrombozytopenie sowie eine Störung der Gefäßpermeabilität. Typische Hautzeichen sind (venöse) Teleangiektasien, (arterielle) Gefäßsternchen (Spider naevi), Parotisschwellung, Feminisierung (mit z. B. Gynäkomastie und Hodenatrophie), Palmarerythem, Dupuytren-Kontraktur, Ikterus, glatte rote Zunge, Striae, Kollateralvenen im Bauchbereich und Weißfleckung der Haut bei Abkühlung.

Laborwerte: Die Transaminasen sind oft normal oder nur leicht erhöht. Die Bilirubinkonzentration ist meist nur leicht erhöht (<3 mg/dl). Die alkalische Phosphatase ist zumeist deutlich, die γ-GT fast immer erhöht. Aufgrund der vermin-

derten Syntheseleistung ist die plasmatische Gerinnung bereits frühzeitig beeinträchtigt (erniedrigter Quickwert). Die Aktivität der Cholinesterase wird später auch erniedrigt. Eine verminderte Albuminkonzentration ist dagegen kein verlässlicher Parameter für das Ausmaß der Leberschädigung, da die Albuminkonzentration auch von dessen Verteilungsvolumen und Abbaurate abhängt. Im Rahmen einer Leberzirrhose kommt es meist auch zu einer Hyponatriämie (aufgrund eines vergrößerten Verteilungsvolumens; sog. Verdünnungshyponatriämie). Der Gesamt-Natriumgehalt des Körpers ist dagegen erhöht. Die Therapie der Hyponatriämie besteht deshalb nicht in der Gabe von Natrium sondern in der Restriktion von Flüssigkeit und der Gabe von Diuretika (Spironolacton = Aldosteronantagonist). Bedingt durch einen sekundären Hyperaldosteronismus kommt es zumeist auch zu einer Hypokaliämie.

Gastrointestinale Blutungen: Patienten mit einer Leberzirrhose entwickeln häufiger gastrointestinale Blutungen. Ursachen sind meist Ösophagusvarizen, Ulcus ventriculi oder Ulcus duodeni und hämorrhagisch erosive Gastritis.

Bei Verdacht auf eine gastrointestinale Blutung sollte eine Ösophagogastroduodenoskopie durchgeführt werden, um die Blutungsquelle zu orten. Die Therapie von Ösophagusvarizenblutungen wird ausführlich im Kap. 75.2.12, S.1074 beschrieben.

Aszites: Im Rahmen einer Leberzirrhose tritt oft ein Aszites auf. Er wird durch portalvenöse Druckerhöhung, eine erniedrigte Plasmaalbuminkonzentration und eine gesteigerte Sekretion des antidiuretischen Hormons begünstigt. Die Patienten erhalten meist das Diuretikum Spironolacton.

Sonstige: Bei Patienten mit einer Leberzirrhose liegt öfters eine Kardiomyopathie vor. Da Alkohol die Folsäurewirkungen antagonisiert, ist auch eine megaloblastäre Anämie häufig. Oft liegt auch eine Thrombozytopenie vor. Bei Patienten mit einer Leberzirrhose ist der p_aO_2-Wert oft deutlich erniedrigt. Mögliche Ursachen sind eingeschränkte Zwerchfellbewegungen aufgrund eines Aszites, vermehrte intrapulmonale Rechts-links-Shunts sowie eine häufig vorliegende chronisch obstruktive Lungenerkrankung aufgrund eines zusätzlichen Nikotinabusus.

54.4 Anästhesie bei Patienten mit Lebererkrankungen

Hepatitis

Während einer akuten Hepatitis sollten Elektiveingriffe nicht durchgeführt werden. Wird eine Notoperation notwendig, dann sind potenziell leberschädigende Medikamente (z.B. Halothan; Kap. 5.1.3, S. 96) sowie Situationen, die die Leberdurchblutung oder Leberoxygenisierung beeinträchtigen können, zu vermeiden. Es sollten Medikamente vorgezogen werden, die nur einen geringen hepatischen Metabolismus aufweisen (z.B. Isofluran, Desfluran) oder die unabhängig von der Leber (z.B. Atracurium, Cis-Atracurium) metabolisiert werden. Für das betreuende Personal ist es aus Gründen des Selbstschutzes stets wichtig zu wissen, ob ein Patient mit vorausgegangener Hepatitis noch ansteckend ist. Falls eine noch bestehende Infektiosität nachgewiesen ist, muss besonders streng auf entsprechenden Selbstschutz geachtet werden, um z. B. Stichverletzungen mit kontaminierten Kanülen zu vermeiden. Da jedoch – ähnlich wie bei HIV-positiven Patienten – Hepatitis-Antigen-positive Patienten klinisch meist unauffällig sind und es u.U. nicht bekannt ist, dass der Patient infektiös ist, muss bei allen Patienten so umsichtig gearbeitet werden, als ob sie infektiös wären (Kap. 12.2, S. 287).

Leberzirrhose

Bei einer Leberzirrhose sind perioperativ ein Blutdruckabfall oder ein Abfall der arteriellen Sauerstoffsättigung zu vermeiden. Eine ausreichende Sauerstoffversorgung der Leber ist von entscheidender Wichtigkeit. Volatile Anästhetika sind bei einer Leberzirrhose nicht kontraindiziert, solange die Leberfunktion noch einigermaßen ausreichend ist. Vorzuziehen sind jedoch solche volatilen Inhalationsanästhetika, die nur geringfügig in der Leber metabolisiert werden (Isofluran, Desfluran).

Bei einer schweren Lebererkrankung kann es aufgrund einer verminderten Plasmacholinesterasekonzentration zu einer (meist nur leichten) Wirkungsverlängerung von Succinylcholin und Mivacurium kommen. An nicht depolarisierenden Muskelrelaxanzien sollten Atracurium und Cis-Atracurium verwendet werden, da deren Metabolisierung unabhängig von der Leberfunktion ist. Die zumeist bestehenden Gerinnungsstörungen können stärkere perioperative Blutverluste begünstigen. Die Gabe von FFP ist ggf. großzügig zu handhaben. Wird die zügige Transfusion mehrerer Blutkonserven (>100 ml/min) oder FFP-Konserven (>50 ml/min) notwendig, dann kann die zusätzliche Gabe von Calcium notwendig werden (Kap. 23.2.4, S. 494; Kap. 24.2.7, S. 526; Kap. 56.4.2, S. 494).

Bei schwerer Leberschädigung droht eine Hypoglykämie. Es sollte Glukose infundiert und wiederholt die Blutzuckerkonzentration gemessen werden.

54.5 Cholelithiasis/Cholezystitis

Charakteristika

Durch Ablagerungen in Gallenblase oder Gallenwegen können Gallensteine und damit ein Gallensteinleiden (**Chole-**lithiasis) entstehen. Je nachdem, ob die Gallensteine in der Gallenblase bzw. im Ductus choledochus liegen, wird von Cholezystolithiasis bzw. Choledocholithiasis gesprochen. Je nach Zusammensetzung der Steine sind diese röntgenpositiv (Pigmentsteine) oder röntgennegativ (Cholesterinsteine). Insbesondere Adipositas, mittleres Lebensalter und weibliches Geschlecht (»fat, fourty, female«) prädisponieren zur Cholelithiasis. Ca. 20% der Frauen über 40 Jahren haben eine Cholelithiasis. Gallensteine bleiben häufig symptomlos und werden zufällig bei einer sonographischen Untersuchung festgestellt. Ein symptomatischer Gallenstein (Cholezystolithiasis) führt zu Schmerzen im rechten Oberbauch, die bei Nahrungsaufnahme an Intensität zunehmen. Die laborchemischen Parameter sind unauffällig. Liegt ein Stein in den ableitenden Gallenwegen, kommt es typischerweise zu kolikartigen Schmerzen, zu Fieber, (leichtem) Ikterus und Entfärbung des Stuhles. Die Cholestaseparameter AP und γ-GT sind, zumindest in der ersten und zweiten Woche, erhöht. Meist ist initial für wenige Tage auch ein leichter Anstieg der Transaminasen nachweisbar.

Eine **Cholezystitis** ist durch Cholestase, Ikterus, Drucksteigerung im Gallensystem, Infektion mit Fieber, Leukozytose, beschleunigter Blutsenkungsgeschwindigkeit und erhöhtem C-reaktiven Protein (CRP) und kolikartigen Schmerzen im rechten Oberbauch gekennzeichnet. Eine Cholezystitis entwickelt sich zumeist aufgrund einer bakteriellen Entzündung bei vorbestehender Cholezystolithiasis. Die Cholestaseenzyme AP und γ-GT sind meist leicht erhöht. Die Transaminasen sind meist nicht oder nur leicht erhöht.

Therapie

Die Therapie der Wahl bei symptomatischen Gallensteinen ist die (laparoskopische oder konventionelle) Cholezystektomie (Kap. 75.2.5, S. 1071). Alternativ kann evtl. auch eine Steinzertrümmerung mittels extrakorporaler Stoßwellenlithotripsie (ESWL) durchgeführt werden (Kap. 66.2.4, S. 919).

Narkoseführung bei Patienten mit Gallenwegserkrankungen

Die anästhesiologischen Besonderheiten bei der Durchführung einer Cholezystektomie bzw. einer ESWL sind im Kap. 75.2.5, S. 1071 bzw. Kap. 66.2.4, S. 919 beschrieben.

54.6 Literatur

Übersichtsarbeiten

Puccini M, Nöldge-Schomburg G. Anästhesie und Leber. Anästhesiol Intensivmed 2001; 42: 895–907.

Niereninsuffizienz

Anästhesie
bei Begleiterkrankungen

55.1 Akute perioperative Oligurie

Auf Intensivstationen erleiden ca. 4–20% der Patienten ein akutes Nierenversagen. In der operativen Intensivmedizin tritt ein akutes Nierenversagen vor allem im Rahmen von Sepsis, ausgeprägtem Trauma oder großem operativem Eingriff auf. Auch perioperativ kommt es häufiger zu einem akuten Nierenversagen.

Minderperfusion der Niere

Die häufigste Ursache eines perioperativ auftretenden akuten Nierenversagens ist eine längerfristige (> 30- bis 60-minütige) Minderperfusion der Nieren. Zumeist ist hierfür eine Hypovolämie anzuschuldigen. Eine perioperativ akut auftretende Oligurie (< 0,5 ml/kg KG/h) ist umgehend zu therapieren. Bei der Beurteilung der Urinausscheidung ist jedoch zu beachten, dass eine Diuretika-Gabe die Beurteilung der Nierenfunktion verschleiern kann.

Insbesondere bei älteren Patienten mit einer vorbestehenden Nierenfunktionsstörung sind im Falle einer akuten perioperativen Oligurie aggressive Therapiemaßnahmen notwendig. Kommt es nach entsprechender Flüssigkeitszufuhr zu einer Diuresesteigerung, dann lag eine Hypovolämie vor. Ist dies nicht der Fall, kann eine Herzinsuffizienz vorliegen. Es sind die Vorhoffüllungsdrücke (ZVD, PCWP) zu kontrollieren. Ist der PCWP normal oder erniedrigt, kann weitere Flüssigkeit zugeführt werden. Ist der PCWP erhöht, dann kann die Oligurie durch eine Herzinsuffizienz bedingt sein. Es bietet sich dann z.B. die Infusion von Dobutamin evtl. in Kombination mit Furosemid an. Die Therapie der Herzinsuffizienz wird ausführlich im Kap. 41, S. 681 beschrieben.

Vermehrte ADH-Freisetzung

Während einer Narkose und Operation kann es zur Beeinträchtigung der Nierenfunktion mit Abnahme von renalem Blutfluss, **g**lomerulärer **F**iltrations**r**ate (GFR) und Urinausscheidung kommen. Eine perioperativ verminderte Urinausscheidung ist zumeist durch eine vermehrte Freisetzung des **anti**diuretischen **H**ormons (ADH) bedingt. Der operative Schmerzreiz führt zu einem signifikanten Anstieg der ADH-Plasmakonzentration. Dieser Anstieg kann durch eine entsprechende Flüssigkeitszufuhr und die Vermeidung einer Hypertension abgeschwächt werden. Außerdem können bestimmte Anästhetika (z.B. Inhalationsanästhetika), die das Herzminutenvolumen und den Blutdruck vermindern, zu einem Abfall von GFR, renalem Blutfluss und Urinausscheidung führen.

Beeinträchtigung der Nierenfunktion durch Anästhetika

Des Weiteren wird eine Beeinträchtigung der Nierenfunktion durch Anästhetika diskutiert. Zum Beispiel werden bei der Metabolisierung von Enfluran oder Sevofluran Fluoridionen freigesetzt. Fluoridionen sind nephrotoxisch und können die Fähigkeit zur Urinkonzentrierung beeinträchtigen. Ob die bei der Metabolisierung von Sevofluran oder Enfluran frei werdenden Fluoridionen allerdings schon toxische Konzentrationen erreichen, wird zumeist bezweifelt (Kap. 5.1.3, S. 100). Da die Fluoridausscheidung von der GFR abhängig ist, weisen Patienten mit einer verminderten GFR über einen längeren Zeitraum höhere Plasmafluoridkonzentrationen auf. Je länger die Nierentubuli einer bestimmten Fluoridkonzentration ausgesetzt sind, desto eher ist mit einer Nephrotoxizität zu rechnen. Vor allem bei vorbestehender Nierenschädigung kann es sinnvoll sein, eine lang dauernde Exposition gegenüber möglicherweise nephrotoxischen Substanzen zu vermeiden. Bei adipösen Patienten wurden bei Enfluran-Gabe höhere Fluoridkonzentrationen nachgewiesen, da Enfluran stärker im Fettgewebe gespeichert wird. Dennoch scheinen enfluranbedingte Nierenfunktionsstörungen bei diesen Patienten nicht häufiger zu sein.

55.2 Chronisches Nierenversagen

Bei einer chronischen Niereninsuffizienz nehmen die Zahl funktionsfähiger Nephrone und die GFR immer weiter ab. Sind nur noch 10–40% der Nephrone funktionsfähig, dann ist die renale Kompensationsbreite deutlich eingeschränkt, es liegt eine kompensierte Niereninsuffizienz vor. Liegen nur noch weniger als 10% funktionsfähige Nephrone vor, dann ist eine dekompensierte Niereninsuffizienz (Urämie) entstanden. Während die Plasmakreatininkonzentration einen guten Parameter für die glomeruläre Filtrationsrate darstellt, ist die Harnstoffkonzentration im Blut ein guter Parameter für den Schweregrad einer Urämie.

Hypertonie

Mehr als $^3/_4$ aller Patienten mit einer terminalen Niereninsuffizienz entwickeln eine Hypertonie. Ursächlich kommen vor allem intravasale Volumenüberladung und vermehrte Aktivierung des Renin-Angiotensin-Aldosteron-Systems infrage. Durch eine Hämodialyse und Entwässerung lässt sich diese Hypertonie meist erfolgreich therapieren. Gegebenenfalls kann eine antihypertensive Therapie (Kap. 45.2, S. 722) notwendig werden.

Renale Anämie

Bei einer chronischen Niereninsuffizienz kommt es aufgrund einer verminderten Erythropoietinproduktion in der Niere zu einer renalen Anämie mit einem Hb-Wert von ca. 6–7 g/dl. Durch die Gabe von rh-Epo (Erythropoietin, Kap. 24.2.8, S. 531) kann eine solche Anämie inzwischen erfolgreich therapiert werden.

Metabolische Azidose

Über die Nieren werden täglich ca. 50–80 mmol H^+-Ionen ausgeschieden. Bei einer chronischen Niereninsuffizienz mit unzureichender H^+-Ionen Ausscheidung kommt es daher typischerweise zu einer metabolischen Azidose. Die Patienten entwickeln eine kompensatorische Hyperventilation (Kap. 20.5.4, S. 450).

Blutungsneigung

Im Rahmen einer chronischen Niereninsuffizienz (vor allem einer Urämie) tritt oft eine Blutungsneigung auf, obwohl die Laborparameter Quickwert, partielle Thromboplastinzeit und Thrombozytenzahl normal sind.

Hyperkaliämie

Typisch für eine chronische Niereninsuffizienz ist auch eine Hyperkaliämie (s. auch Kap. 56.3.1, S. 805). Eine elektive Operation sollte nur durchgeführt werden, falls die Kaliumplasmakonzentration nicht mehr als ca. 5,5 mmol/l beträgt. Wurde kurz vor der Operation eine Hämodialyse durchgeführt, sollte vor Narkoseeinleitung nochmals die Plasmakaliumkonzentration kontrolliert werden. Ist bei einer Hyperkaliämie eine Notoperation notwendig, kann durch eine Hyperventilation ein Abfall der Plasmakaliumkonzentration provoziert werden: Pro Erniedrigung des p_aCO_2 um 10 mm Hg fällt die Plasmakaliumkonzentration um ca. 0,5 mmol/l (Kap. 56.3.1, S. 805). Auch durch eine Glukose-Insulin-Infusion (ca. 2[–3] g Glukose pro 1 IE Alt-Insulin) kann die Kaliumplasmakonzentration vermindert werden, da zusammen mit Glukose auch Kalium nach intrazellulär aufgenommen wird. Hyperkaliämisch bedingte Reizleitungsstörungen können durch intravenöse Gabe von Calcium therapiert werden.

Calciumstoffwechsel

Eine chronische Niereninsuffizienz führt typischerweise zu einem Anstieg der Phosphatkonzentration und zu einem Abfall der Calciumkonzentration (Kap. 56.4.2, S. 808). Die Hypokalzämie stimuliert die Freisetzung von Parathormon. Langfristig kommt es dadurch zu einem Knochenabbau. Bei chronisch niereninsuffizienten Patienten treten daher leicht pathologische Frakturen auf. Dies ist bei der Lagerung der Patienten zu beachten.

Sonstige

Bei Patienten mit einer chronischen Niereninsuffizienz treten häufiger Infektionen auf. Es ist daher bei invasiven Maßnahmen streng auf aseptisches Vorgehen zu achten.

Bei einer Urämie kann es auch zu einer urämischen Perikarditis mit Perikarderguss sowie zu einer urämischen Neuropathie und Enzephalopathie kommen.

Eine Hämodialyse wird in folgenden Situationen empfohlen:
- die Harnstoff-Stickstoffkonzentration (= die dem Harnstoffgehalt entsprechende Stickstoffmenge; blood urea nitrogen = BUN; Normalwert: 4,5–23 mg/dl) steigt im Blut auf über 100 mg/dl an
- die Harnstoffkonzentration (Normalwert: 10–50 mg/dl bzw. 1,64–8,18 mmol/l) steigt auf ca. 200 mg/dl bzw. 33 mmol/l an
- die Plasmakreatininkonzentration steigt auf ca. 6–8 mg/dl an
- es liegen schwere Überwässerung, metabolische Azidose oder eine starke Hyperkaliämie vor

55.3 Anästhesie bei Patienten mit Niereninsuffizienz

Präoperative Phase

Bei der präoperativen Visite ist zu klären, welche **Medikamente** der Patient einnimmt, wie der Volumenstatus ist, wann die letzte Dialyse war und ob – wie häufig der Fall – zusätzliche Erkrankungen wie Diabetes mellitus, Hypertonie oder koronare Herzerkrankung vorliegen. Bei digitalisierten Patienten muss nach Zeichen einer Digitalis-Überdosierung gesucht werden (denn Digitoxin wird zu ca. 35% und Digoxin wird bis zu ca. 60% renal ausgeschieden).

Anhand der Plasmakreatininkonzentration kann abgeschätzt werden, wie stark die **glomeruläre Filtrationsrate** eingeschränkt ist. Eine eventuelle antihypertensive Therapie muss perioperativ fortgesetzt werden. Bei dialysepflichtigen Patienten ist zu klären, ob sie noch Resturin haben und wie hoch ihre erlaubte Trinkmenge pro Tag ist. Auch bei Anurie beträgt der tägliche Volumenbedarf bei Erwachsenen ca. 8 ml/kg KG pro Tag. Hierdurch werden Verluste über den Stuhl und die Perspiratio insensibilis ausgeglichen. Darüber hinausgehende Infusionsmengen sind an der Restdiuresemenge zu orientieren.

Hat der Patient einen **Dialyse-Shunt**, muss der entsprechende Arm gut gepolstert gelagert werden. Am »Shunt-Arm« darf keine Infusionstherapie und keine Blutdruckmessung vorgenommen werden. Falls eine blutig-arterielle Druckmessung sinnvoll erscheint, sollte die A. radialis möglichst nicht punktiert werden – es könnte ggf. noch eine spätere operative Shunt-Anlage an diesem Arm notwendig werden –, sondern die Punktion der A. dorsalis pedis oder A. femoralis sollte bevorzugt werden.

Zumeist kommen die Patienten hypovolämisch zur Operation, da sie kurz vorher nochmals dialysiert wurden und ihnen meist eine größere Menge an Flüssigkeit entzogen wurde. Falls eine Ileuseinleitung notwendig ist und der Kaliumwert im Normbereich liegt, kann Succinylcholin verwendet werden. Falls präoperativ die Kaliumplasmakonzentration erhöht ist, kann es nach Gabe von Succinylcholin zu einem übermäßigen Anstieg der Kaliumplasmakonzentration mit gefährlicher Hyperkaliämie kommen (Kap. 5.3.5, S. 167). Bei diesen Patienten sollte Succinylcholin vermieden werden. Bei nüchternen Patienten empfiehlt sich zur Relaxation die Verwendung von Atracurium oder Cis-Atracurium, da deren Metabolisierung unabhängig von der Nierenfunktion ist. Bei der Narkoseeinleitung tritt oft eine Hypertension auf.

Bei einer Urämie muss von einer verzögerten Magenentleerung ausgegangen werden.

Narkoseführung

Narkoseform

> Die Narkose wird häufig als balancierte Narkose mit Isofluran bzw. Desfluran aufrechterhalten.

Enfluran und Sevofluran sollten möglichst vermieden werden, da sie zu einer Freisetzung von Fluoridionen führen, bei denen eine eventuelle Nierenschädigung diskutiert wird (s.o.). Es kann aber auch eine IVA oder TIVA zur Anwendung kommen.

Falls ein Gefäß-Shunt angelegt werden muss, bietet sich hierfür oft eine Blockade des Plexus brachialis an. Hierbei ist zu beachten, dass bei niereninsuffizienten Patienten Lokalanästhetika oft schneller aus dem Gewebe resorbiert werden (Kap. 14.4.2, S. 310).

Hyperventilation

Eine stärkere Hyperventilation (mit dadurch bedingter Gefäßengstellung) sollte bei Patienten mit einer chronischen Niereninsuffizienz vermieden werden, da bei diesen Patienten häufig auch eine Koronar- und Zerebralsklerose vorliegt und da eine respiratorische Alkalose außerdem zu einer Linksverschiebung der Sauerstoffbindungskurve mit Verschlechterung

der Sauerstoffabgabe ans Gewebe führt, was insbesondere bei stärker anämischen Patienten unerwünscht ist.

Anurie

Bei anurischen Patienten sollten kaliumhaltige Infusionen möglichst vermieden und kaliumfreie Lösungen vorgezogen werden. Eine perioperativ neu auftretende Oligurie ist zumeist durch ein unzureichendes intravasales Volumen bedingt. Durch zügige Infusion von Elektrolytlösungen sollte dann die Urinausscheidung gesteigert werden. Falls eine Oligurie durch eine vermehrte ADH-Sekretion bedingt ist, sollte durch Gabe einer kleinen Dosis Furosemid (ca. 5 mg i.v.) die Urinausscheidung stimuliert werden.

> Es ist zu beachten, dass eine der häufigsten Ursachen einer akuten perioperativen Anurie die mechanische Verlegung des Blasenkatheters ist!

Falls bei einer akuten Oligurie trotz entsprechender Flüssigkeitszufuhr die Urinausscheidung nicht zunimmt, kann eine Herzinsuffizienz vorliegen. Zur Steigerung von renalem Blutfluss und Urinausscheidung wird oft Dopamin in »Nierendosis« eingesetzt, obwohl der Nutzen dieser Maßnahme umstritten ist (Kap. 23.2.1, S. 489). Es bietet sich die Gabe von Dobutamin zur Steigerung von Inotropie, Herzminutenvolumen und Blutdruck an (Kap. 23.2.1, S. 489). Zusätzlich ist ein Diuretikum indiziert (Kap. 45.2.3, S. 724).

Bei anurischen oder oligurischen Patienten sollten perioperative Blutdruckabfälle vor allem durch Gabe eines Vasokonstriktors (z.B. Akrinor) und weniger durch Flüssigkeitsgabe therapiert werden.

Postoperative Phase

Postoperativ treten häufig hypertone Blutdruckwerte auf. Falls ursächlich eine Überwässerung vermutet wird, ist eine Hämodialyse sinnvoll.

Niereninsuffiziente Patienten reagieren oft außergewöhnlich stark auf Opioide. Es ist daher entsprechende Vorsicht im Rahmen der postoperativen Schmerztherapie geboten. Postoperativ ist eine zusätzliche Sauerstoffgabe – insbesondere bei anämischen Patienten – ggf. über einen längeren postoperativen Zeitraum zu erwägen.

Störungen des Wasser- und Elektrolythaushaltes

Anästhesie
bei Begleiterkrankungen

Die Diagnostik sowie Interpretation von Störungen des Säure-Basen-Haushaltes mithilfe einer Blutgasanalyse wird ausführlich im Kap. 20.3.1, S. 441 beschrieben.

56.1 Störungen des Körpergesamtwassers

Ca. 60% des Körpergewichtes sind durch Wasser, 40% durch intrazelluläre Flüssigkeit und 20% durch extrazelluläre Flüssigkeit bedingt. Die Extrazellulärflüssigkeit befindet sich zu $^4/_5$ im Interstitium, zu $^1/_5$ intravasal. Die Verteilung des Körpergesamtwassers auf die einzelnen Flüssigkeitsräume sowie allgemeine Bemerkungen zum Wasser-Elektrolyt-Haushalt werden ausführlich in Kap. 9.1, S. 264 beschrieben.

Der Körper versucht primär das intravasale Flüssigkeitsvolumen im Normalbereich zu halten. Nimmt das intravasale Flüssigkeitsvolumen akut ab, werden u.a. **anti**diuretisches **H**ormon (ADH) freigesetzt und das Renin-Angiotensin-Aldosteron-System aktiviert. Hierdurch wird die renale Wasserrückresorption gefördert. Bei einem intravasalen Volumenmangel kann kompensatorisch auch interstitielles Flüssigkeitsvolumen nach intravasal diffundieren.

Die Elektrolyte sind nicht gleichmäßig auf die einzelnen Flüssigkeitskompartimente des Körpers verteilt. Das wichtigste Kation im intravasalen Raum ist das Natrium. Bei der Interpretation der Plasmanatriumkonzentration ist zu beachten, dass plötzliche Änderungen der Natriumplasmakonzentration meistens durch eine Veränderung des Flüssigkeitsgehaltes (z.B. Verdünnungsphänomene) und nicht durch Änderungen des Natriumgehaltes bedingt sind.

56.1.1 Zu viel Körpergesamtwasser

Liegt zu viel Körpergesamtwasser vor, dann fällt die Plasmanatriumkonzentration unter 135 mmol/l ab. Fällt die Plasmanatriumkonzentration gar unter 120 mmol/l ab, so können zentralnervöse Symptome wie Verwirrung oder gar Eintrübung auftreten (Kap. 66.2.3, S. 918). Bei einem Abfall auf unter 110 mmol/l droht ein Hirnödem mit zerebralen Krampfanfällen und Bewusstlosigkeit. Ursache des Hirnödems ist das Konzentrationsgefälle durch die erniedrigte intravasale und (normal) hohe intrazelluläre Osmolarität (Kap. 9.1, S. 264). Bei einer Plasmanatriumkonzentration von unter 100 mmol/l können Herzrhythmusstörungen wie Kammerflimmern auftreten.

Bei einem Überschuss an Körpergesamtwasser sind Plasmaosmolarität und Hämatokrit erniedrigt, Blutdruck und zentraler Venendruck sind erhöht. Es kann ein Lungenödem auftreten.

> Das Körpergesamtwasser ist z.B. bei Patienten mit Herzinsuffizienz aufgrund einer verminderten renalen Wasserausscheidung erhöht. Es können periphere Ödeme auftreten.

Postoperativ ist eine Hyponatriämie sehr häufig. Diese Hyponatriämie ist zumeist durch eine akute Vergrößerung des intravasalen Flüssigkeitsvolumens aufgrund einer hormonell gesteigerten Wasserrückresorption in den Nierentubuli bedingt, denn in den ersten ca. 4 postoperativen Tagen kommt es normalerweise zu einer vermehrten Freisetzung von antidiuretischem Hormon. Diese überschießende Freisetzung von ADH wird meist dadurch ausgelöst, dass während großer Operationen oft ein erniedrigtes intravasales Flüssigkeitsvolumen vorliegt.

Zur vermehrten Wasserausscheidung kann Mannitol oder Furosemid verabreicht werden. Mannitol führt zu einer osmotischen Diurese und »zieht« außerdem Wasser aus dem Gewebe (Kap. 69.2.1, S. 965). Bei einer ausgeprägten Hyponatriämie kann evtl. die langsame Zufuhr hypertoner Kochsalzlösung sinnvoll sein (s.u.; s. auch Kap. 24.3.4, S. 536), um eventuelle zerebrale Krämpfe zu durchbrechen.

> **Detailwissen: Schwartz-Bartter-Syndrom**
>
> Beim sog. Schwartz-Bartter-Syndrom liegt eine »inadäquate ADH-Sekretion« mit Wasserretention, Hypervolämie, Hyponatriämie und verminderter Serumosmolarität im Plasma vor (syndrome of inapropriate ADH-secretion, Syndrom der inadäquaten ADH-Sekretion; SIADH). Im Urin sind dagegen eine hohe Natriumkonzentration und Osmolarität nachweisbar. Das Schwartz-Bartter-Syndrom kann als neoplastisches Syndrom im Rahmen von Tumoren (z.B. Hirntumor) oder einer Enzephalitis, eines Alkoholentzugssyndroms bzw. durch Medikamente (z.B. Zytostatika, Carbamazepin) bedingt sein. Es ist entweder eine kausale Therapie oder eine Verminderung der Wasserzufuhr auf <1000 ml/d beim Erwachsenen vorzunehmen. Dadurch nimmt die Freisetzung des antidiuretischen Hormons wieder ab. Nur in schweren Fällen kann die (langsame!) kontinuierliche Infusion von 3%iger NaCl-Lösung notwendig sein.

56.1.2 Zu wenig Körpergesamtwasser

Bei einem Mangel an Körpergesamtwasser sind die Schleimhäute trocken und der Hautturgor ist vermindert. Bei einer schweren Dehydratation sind Blutdruck, zentraler Venendruck und Urinausscheidung erniedrigt, die Herzfrequenz ist erhöht. Es kann eine orthostatische Hypotension und in schweren Fällen können Störungen des zentralen Nervensystems (Eintrübung, Koma) auftreten. Bei normaler Nierenfunktion kommt es zu einer maximalen Konzentrierung des Urins. Der Urin weist eine hohe Osmolarität (über ca. 800 mosmol/l) und ein hohes spezifisches Gewicht (über ca. 1,030) auf.

Bei einem Defizit an Körpergesamtwasser ist die Plasmanatriumkonzentration über 145 mmol/l erhöht. Die Therapie besteht darin, freies Wasser (z.B. 5%ige Glukoselösung) zu infundieren. Die Infusionsmenge und -geschwindigkeit muss an den Veränderungen von Blutdruck, zentralem Venendruck, Urinausscheidung und an wiederholten Bestimmungen der Plasmanatriumkonzentration orientiert werden.

Bei Patienten mit vermindertem Körpergesamtwasser und damit einem intravasalen Flüssigkeitsmangel droht vor allem bei Einleitung einer Narkose ein Blutdruckabfall durch eine medikamentös bedingte periphere Vasodilatation.

56.2 Störungen des Natriumhaushaltes

56.2.1 Hypernatriämie

Von einer Hypernatriämie wird gesprochen, wenn die Plasmanatriumkonzentration über 145 mmol/l beträgt. Bei übermäßiger Aldosteronsekretion z.B. im Rahmen eines primären Hyperaldosteronismus (Conn-Syndrom; Kap. 51.4.3, S. 799) kommt es aufgrund einer übermäßigen Natriumrückresorption in den Nieren zu einer Hypernatriämie und Zunahme des Körpergesamtnatriums. Typisch für ein erhöhtes Körpergesamtnatrium sind Hypervolämie, Hypertonie und Ödeme. Auch im Rahmen einer Herzinsuffizienz kann es zu einer übermäßigen Aldosteronsekretion kommen.

Die häufigste Ursache einer Hypernatriämie ist jedoch kein Überschuss an Körpergesamtnatrium, sondern ein vermindertes Körpergesamtwasser (s.o.). Die Therapie besteht in der Gabe von freiem Wasser (z.B. Glukose 5%).

56.2.2 Hyponatriämie

Von einer Hyponatriämie wird gesprochen, wenn die Plasmanatriumkonzentration weniger als 135 mmol/l beträgt.

Ein übermäßiger Natriumverlust kann z.B. durch Durchfall, Erbrechen, Schwitzen oder Verabreichung von Thiaziddiuretika bedingt sein.

Ist das Körpergesamtnatrium erniedrigt, dann sind auch das intravasale Flüssigkeitsvolumen und das Herzminutenvolumen vermindert. Blutdruck, zentraler Venendruck und glomeruläre Filtrationsrate sind erniedrigt, die Herzfrequenz ist erhöht. Ein erniedrigtes interstitielles Flüssigkeitsvolumen und ein gleichzeitiger Natriummangel des Körpers vermindern den Hautturgor.

Die häufigste Ursache einer Hyponatriämie ist jedoch nicht ein erniedrigtes Körpergesamtnatrium, sondern ein Überschuss an Körpergesamtwasser (s.o.). Bei einer Hyponatriämie aufgrund eines Überschusses an Körpergesamtwasser ist das intravasale Flüssigkeitsvolumen erhöht. Zur vermehrten Wasserausscheidung kann Mannitol oder Furosemid verabreicht werden.

Hypertone Kochsalzlösungen sollten trotz ausgeprägter Hyponatriämie nur dann verabreicht werden, wenn entsprechende Symptome auftreten (bei < ca. 110–120 mmol/l; Kap. 56.1.1, S. 804; Kap. 66.2.3, S. 918).

56.3 Störungen des Kaliumhaushaltes

Kalium ist das wichtigste intrazelluläre Kation. Ca. 98% des Gesamtkaliumgehaltes befinden sich intrazellulär. Im Intravasalraum ist Kalium nur in geringen Konzentrationen vorhanden. Laborchemisch wird nur die extrazelluläre Kaliumkonzentration bestimmt.

56.3.1 Hyperkaliämie

Charakteristika

Definition

Von einer Hyperkaliämie wird gesprochen, wenn die Plasmakaliumkonzentration über 5,5 mmol/l beträgt.

Ursachen und Pathophysiologie

Ursache kann eine Zunahme des Kaliumgesamtgehaltes oder eine Verteilungsstörung des Kaliums zwischen Intra- und Extrazellulärraum sein.

Der Kaliumgesamtgehalt des Körpers kann z.B. erhöht sein, falls im Rahmen einer Niereninsuffizienz nicht mehr genügend Kaliumionen ausgeschieden werden können (Therapie s. Kap. 55.2, S. 801). Auch durch Kalium sparende (aldosteronantagonistische) Diuretika wie Spironolacton oder Triamteren kann die renale Kaliumausscheidung vermindert und eine Hyperkaliämie verursacht werden.

Eine Störung der Kaliumverteilung zwischen intra- und extrazellulärem Volumen kann – auch bei normalem Körpergesamtkalium – zu einer Hyperkaliämie (im Plasma) führen. Zum Beispiel begünstigt eine Azidose die Kaliumverschiebung von intra- nach extrazellulär. Bei einem Abfall des arteriellen pH-Wertes um ca. 0,1 (z.B. durch eine Erhöhung des CO_2-Partialdrucks um ca. 10 mm Hg) kommt es zu einem Anstieg der Plasmakaliumkonzentration um ungefähr 0,5 mmol/l.

Bei Patienten mit z.B. Verbrennungstrauma oder Querschnittsymptomatik kann Succinylcholin eine verstärkte Freisetzung von intrazellulärem Kalium auslösen und zu extrazellulärer Hyperkaliämie führen (Kap. 5.3.5, S. 167).

Während ein plötzlicher Anstieg der Plasmakaliumkonzentration relativ leicht zu Nebenwirkungen führen kann, kommt es bei einer chronischen Hyperkaliämie meist zu einer weitgehenden Normalisierung des extra-/intrazellulären Kaliumgradienten, wodurch das Ruhemembranpotenzial erregbarer Zellen fast normal bleibt. Bei einer chronischen Hyperkaliämie treten daher Nebenwirkungen erst bei einer wesentlich höheren Kaliumkonzentration auf (ca. 7 mmol/l) als bei einer akuten Hyperkaliämie. Eine akute Hyperkaliämie kann zu verlängertem PQ-Intervall, zunehmender Abflachung der

P-Welle, verbreitertem QRS-Komplex und evtl. zu (spitz-) hoher T-Welle führen (Abb. 26.10). Kammertachykardie und Kammerflimmern sind möglich, und bei einer schweren Hyperkaliämie droht vor allem ein diastolischer Herzstillstand.

Therapie

Falls aufgrund einer Hyperkaliämie EKG-Veränderungen auftreten oder falls eine Plasmakaliumkonzentration von über ca. 6,5 mmol/l vorliegt, dann sollten Therapiemaßnahmen ergriffen werden. Durch intravenöse Calciumgabe (10–20 ml einer 10%igen Calciumgluconatlösung) kann die Kaliumwirkung ggf. »antagonisiert« werden.

Glukose wird zusammen mit Kalium in die Zellen aufgenommen. Diese Tatsache kann therapeutisch genutzt werden. Durch intravenöse Gabe von Glukose und Insulin (Glukose in Gramm : Insulin in IE = 2[–3] : 1; z.B. 50 g Glukose [500 ml Glukose 10%] und 20 IE Alt-Insulin) können Glukose und gleichzeitig auch Kalium in die Zellen aufgenommen werden. Dadurch fällt die Kaliumplasmakonzentration ab. Auch durch Gabe von Natriumbikarbonat (ca. 50–100 ml intravenös beim Erwachsenen) oder durch eine Hyperventilation kann eine alkalosebedingte Verschiebung von Kalium (s.o.) nach intrazellulär erzwungen werden. Durch eine Hyperventilation mit Abfall des arteriellen CO_2-Partialdrucks um 10 mm Hg fällt, wie bereits oben erwähnt, die Plasmakaliumkonzentration um ungefähr 0,5 mmol/l ab. Mit diesen Maßnahmen kann allerdings nur eine vorübergehende »Antagonisierung« bzw. Verschiebung von Kalium erreicht werden. Eine beschleunigte Ausscheidung von Kalium ist durch Gabe eines Kationenaustauschers (z.B. Einlauf mit Resonium A), oder durch eine Peritoneal- oder eine Hämodialyse möglich.

Narkoseführung

Vor elektiven Operationen in Narkose sollte die Plasmakaliumkonzentration nicht mehr als 5,5 mmol/l betragen. Muss bei Kaliumwerten >5,5 mmol/l eine Narkose durchgeführt werden, dann darf die Plasmakaliumkonzentration nicht weiter ansteigen. Eine respiratorische oder metabolische Azidose ist zu vermeiden, da hierdurch der Übertritt von intrazellulärem Kalium nach extrazellulär begünstigt wird. Sinnvoll scheint eine leichte respiratorische Alkalose. Nach Gabe von Succinylcholin kommt es normalerweise zu einem Anstieg der Plasmakaliumkonzentration um ca. 0,5 mmol/l. Dies bleibt in der Regel symptomlos. Bei bereits erhöhter Plasmakaliumkonzentration kann die Kaliumplasmakonzentration aber wesentlich stärker ansteigen und es können hierdurch evtl. hyperkaliämiebedingte Probleme auftreten. Daher ist Succinylcholin bei Hyperkaliämie kontraindiziert (Kap. 5.3.5, S. 167).

Bei einer Hyperkaliämie sind kaliumfreie Infusionslösungen zu verabreichen.

56.3.2 Hypokaliämie

Charakteristika

Definition

Von einer Hypokaliämie wird gesprochen, falls die Plasmakaliumkonzentration unter 3,5 mmol/l beträgt.

Ursachen und Pathophysiologie

Eine Hypokaliämie kann durch einen verminderten Kaliumgesamtgehalt des Körpers oder durch eine Verteilungsstörung des Kaliums zwischen Intra- und Extrazellulärraum verursacht sein. Bei einer akuten Hypokaliämie liegt eine Verschiebung von extrazellulärem Kalium nach intrazellulär vor, der Kaliumgesamtgehalt des Körpers ist hierbei normal. Bei einer chronischen Hypokaliämie sind Kaliumgesamtgehalt und Plasmakaliumkonzentration vermindert. Geht extrazelluläres Kalium verloren, dann wandert intrazelluläres Kalium entlang des Konzentrationsgradienten nach extrazellulär. Der Körper versucht, den Quotienten aus intrazellulärer zu extrazellulärer Kaliumkonzentration im Normbereich zu halten. Bei einer chronischen Erniedrigung der Plasmakaliumkonzentration um 1 mmol/l mit ausgeglichenem Kaliumgradienten kann der Kaliumgesamtgehalt des Körpers bereits um 600–800 mmol/l vermindert sein.

Ursache eines erniedrigten Kaliumgesamtgehalts des Körpers ist meist ein chronischer Kaliumverlust über den Magen-Darm-Trakt (z.B. durch Erbrechen, Diarrhö, Laxanzienabusus, Absaugung von Magensekret. Kaliumverluste sind auch über die Nieren möglich (durch Gabe osmotischer Diuretika, Thiaziddiuretika, Schleifendiuretika). Bei Kaliumverlusten über den Magen-Darm-Trakt wird renal vermehrt Kalium rückresorbiert. Die Kaliumausscheidung über den Urin beträgt dann weniger als 10 mmol/l. Auch eine exzessive Aldosteron- oder Cortisolsekretion begünstigen einen Kaliumverlust. Bei primär renalem Kaliumverlust ist die Kaliumkonzentration im Urin zumeist höher als 40 mmol/l. Eine diuretikabedingte Hypokaliämie ist meist harmlos.

Bei einem Anstieg des arteriellen pH-Wertes wandert Kalium nach intrazellulär. Aufgrund dieser Umverteilung kommt es zu einer Hypokaliämie. Bei einer respiratorischen Alkalose mit Abfall des arteriellen CO_2-Partialdrucks um 10 mm Hg fällt die Plasmakaliumkonzentration um ungefähr 0,5 mmol/l ab. Auch eine Insulingabe (s.o.) führt zu einer Kaliumverschiebung nach intrazellulär.

Auch eine stressinduzierte Katecholamin-Freisetzung (z.B. präoperative Angst) führt über eine Stimulation der β_2-Rezeptoren zu einer Verlagerung von Kalium nach intrazellulär. Auch eine Therapie mit β_2-Agonisten (z.B. beim Asthma bronchiale oder frühzeitigen Wehen) kann eine Hypokaliämie verursachen.

Klinik und Diagnostik

Eine deutliche Hypokaliämie kann zu Schwäche der quer gestreiften Muskulatur, zu Ileus und kardialen Reizleitungsstörungen führen. Reizleitungs- und Herzrhythmusstörungen werden vor allem durch eine weitere akute Verschlimmerung einer vorbestehenden chronischen Hypokaliämie ausgelöst. Im EKG tritt bei einer deutlichen Hypokaliämie typischerweise eine U-Welle nach der T-Welle auf. Mit Zunahme der Hypokaliämie kommt es zu einer Senkung des ST-Segments, zu einer biphasischen oder leicht negativen T-Welle und zu einer Vergrößerung der U-Welle. T- und U-Welle können verschmelzen (Abb. 26.9). Bei einer schweren Hypokaliämie kann es letztlich zum Kammerflimmern kommen. Die Nieren reagieren auf eine Hypokaliämie mit einer verminderten Konzentrationsfähigkeit. Oft kommt es hierdurch zu einer Polyurie. Bei extremen Kaliummangelzuständen kann es aufgrund einer Muskelschwäche zu einer Hypoventilation kommen.

> Bei einer stärkeren Hypokaliämie können z.B. durch Digitalis, Adrenalin oder Calcium leicht Herzrhythmusstörungen ausgelöst werden. Daher sollten z.B. adrenalinhaltige Lokalanästhetika vermieden werden. Bei Patienten, die Digitalis-Präparate erhalten, besteht die erhöhte Gefahr einer Digitalis-Intoxikation.

Therapie

Ist eine Hypokaliämie durch eine akute Kaliumverschiebung nach intrazellulär bedingt, dann sollte kausal therapiert werden, d.h. z.B. eine zugrunde liegende stärkere Hyperventilation beendet werden. Ist die Hypokaliämie durch eine Erniedrigung des Kaliumgesamtgehaltes des Körpers bedingt, so ist Kalium(-chlorid) zu verabreichen. Ein akutes Kaliumdefizit kann anhand folgender Formel abgeschätzt werden:

akutes K^+-Defizit (in mmol) = $(K^+_{soll} - K^+_{ist}) \times 0,6$ kg KG

Um beispielsweise einen akuten Abfall der Kaliumplasmakonzentration um 1 mmol/l korrigieren zu können, werden beim Erwachsenen ca. 40 mmol Kalium benötigt.

Bei einer chronischen Hypokaliämie kann der Kaliumgesamtgehalt des Körpers um evtl. bis 1000 mmol erniedrigt sein. Ein solches Defizit kann unmittelbar präoperativ nicht vollständig ausgeglichen werden. Dennoch scheint die präoperative intravenöse Infusion von Kaliumchlorid (ca.

0,2 mmol/kg KG/h = 10–20 mmol/h beim Erwachsenen) über einige Stunden bei schwerem chronischen Kaliummangel sinnvoll zu sein. Kalium(-chlorid) sollte in glukosefreier Lösung verabreicht werden, um eine Hyperglykämie mit vermehrtem Eintritt der Glukose zusammen mit Kalium nach intrazellulär (s.o.) zu vermeiden.

Narkoseführung

Welcher Minimalwert der Plasmakaliumkonzentration für eine elektive Operation noch akzeptabel ist, wird kontrovers diskutiert. Häufig wird relativ willkürlich eine minimale Kaliumkonzentration von 3,5 mmol/l gefordert. Bei asymptomatischer chronischer Hypokaliämie (von 2,6–3,5 mmol/l) konnten jedoch während elektiver Operationen keine gehäuften Herzrhythmusstörungen festgestellt werden (Hirsch et al. 1988; Vitez et al. 1985). Es ist nicht belegt, dass bei asymptomatischen Patienten eine präoperative chronische Hypokaliämie behandelt werden muss und dass dies sinnvoll ist. Bei chronisch hypokaliämischen Patienten muss jedoch intraoperativ eine akute weitere Erniedrigung der Plasmakaliumkonzentration vermieden werden, da hierdurch Herzrhythmusstörungen begünstigt werden können. Eine akute Erniedrigung der Plasmakaliumkonzentration kann bei stärkerer Hyperventilation, Gabe einer Insulininfusion, Stimulation der β_2-Rezeptoren (z.B. durch Gabe von Adrenalin) verursacht werden.

Soll intraoperativ Kalium verabreicht werden (z.B. 20 mmol beim Erwachsenen), dann sollte es möglichst über Spritzenpumpe verabreicht und nicht einer laufenden Infusion zugesetzt werden. Falls eine kaliumhaltige Infusion versehentlich zu schnell einläuft, drohen entsprechende kardiale Nebenwirkungen.

56.4 Störungen des Calciumhaushaltes

Calcium ist vor allem wichtig für Muskelkontraktionen, Blutgerinnung, Nervenleitung, elektrochemische Kopplung an Synapsen, Hormonfreisetzung aus Zellen, Membranpermeabilität und den Wasserelektrolythaushalt. Die Plasmacalciumkonzentration wird in erster Linie durch Parathormon, Calcitonin und der aktiven Form des Vitamin D (Cholecalciferol) reguliert. Der Normbereich für das Gesamtcalcium beträgt 2,2–2,65 mmol/l.

Calcium macht ca. 2% des Körpergesamtgewichts aus. Ungefähr 98% des Gesamtcalciums befinden sich im Skelettsystem, ca. 2% in Körperflüssigkeiten. Das Plasmacalcium liegt zu ca. 45% in ionisierter, aktiver Form vor. Der Normalbereich für das ionisierte Calcium wird mit ca. 1,12–1,32 mmol/l angegeben. Das restliche Plasmacalcium ist komplex- oder säuregebunden (z.B. als Citrat, Phosphat) oder an Eiweiß gebunden.

Der ionisierte Calciumanteil nimmt bei einem Abfall des arteriellen pH-Wertes zu und bei einer Alkalose ab.

56.4.1 Hyperkalzämie

Eine Hyperkalzämie (Plasmacalciumkonzentration >2,65 mmol/l) ist zumeist durch einen Hyperparathyreoidismus (Kap. 53.3.2, S. 776) oder durch osteolytische Knochenmetastasen bedingt. Eine ausgeprägte Hyperkalzämie kann auch Reizleitungsstörungen am Herzen mit verkürzter QT-Strecke verursachen (Kap. 26.3, S. 569). Eine Hyperkalzämie führt u.a. zu Sedierung und Erbrechen. Eine lang dauernde Hyperkalzämie beeinträchtigt die Fähigkeit der Niere, den Urin zu konzentrieren, es kommt zur Polyurie. Außerdem werden Nierensteine begünstigt. Bei einer Hyperkalzämie muss daher großzügig Flüssigkeit zugeführt werden. Dadurch fällt – verdünnungsbedingt – die Plasmacalciumkonzentration. Durch zusätzliche Furosemid-Gabe (bis ca. 80 mg alle 1–2 Stunden i.v.) kann die renale Ausscheidung von Calcium begünstigt werden.

Eine intraoperative Hyperventilation vermindert zwar den ionisierten Calciumanteil, was bei einer Hyperkalzämie sinnvoll wäre, eine respiratorische Alkalose verursacht allerdings auch eine Hypokaliämie, die wiederum die Wirkung von Calcium verstärkt. Eine therapeutische Hyperventilation scheint daher weniger sinnvoll zu sein.

56.4.2 Hypokalzämie

Charakteristika

Ursachen und Pathophysiologie

Mögliche Ursachen einer Hypokalzämie mit einer Plasmacalciumkonzentration unter 2,2 mmol/l können z.B. akute Pankreatitis, Hypoparathyreoidismus (vor allem nach Schilddrüsenoperationen), Magnesiummangel (aufgrund von Mangelernährung, Sepsis, Aminoglykosid-Therapie), Vitamin-D-Mangel und Niereninsuffizienz sein. Durch Hyperventilation oder Gabe von Natriumbikarbonat kann es zu einer weiteren Erniedrigung des ionisierten Calciumanteils kommen, denn eine Alkalose führt zu einer verstärkten Proteinbindung des Calciums. Eine Abnahme der Calciumkonzentration erhöht die Natriumpermeabilität, das Schwellenpotenzial wird erniedrigt, die Erregbarkeit nimmt zu.

Klinik und Diagnostik

Fällt die Plasmacalciumkonzentration sehr schnell ab, z.B. nach der operativen Entfernung sämtlicher Nebenschilddrüsenkörperchen, dann kann es zu Taubheitsgefühl, perioralen Parästhesien, Verwirrung, zu Spasmen quer gestreifter Muskeln (Karpopedalspasmen) und zu einem Laryngospasmus kommen. Bei einem plötzlichen Abfall der Plasmakonzentration an ionisiertem Calcium ist eine Abnahme der Myokardkontraktilität mit Hypotension und Zunahme der linksventrikulären Füllungsdrücke möglich.

> Bei anästhesierten Patienten kann der einzige Hinweis auf eine Hypokalzämie ein sonst nicht erklärbarer Blutdruckabfall sein. Eine solche Myokarddepression kann z.B. durch die Gabe eines negativ inotrop wirkenden volatilen Anästhetikums weiter verstärkt werden.

Eine chronische Hypokalzämie führt zu verminderter neuromuskulärer Übertragung, zu Muskelschwäche und leichter Ermüdbarkeit.

Bei bekannter Hypokalzämie ist nach typischen EKG-Veränderungen zu suchen (Tab. 26.4, S. 569). Ein akuter weiterer Abfall des ionisierten Calciums ist zu vermeiden. Daher sind perioperativ respiratorische oder metabolische Alkalose zu vermeiden.

Therapie

Treten hypokalzämische Symptome (Tetanie, Hypotension) auf oder ist die Plasmacalciumkonzentration unter 1,75 mmol/l abgefallen, dann sollte (z.B. 10%iges Calciumchlorid oder besser) Calciumgluconat (ca. 7,5 mg/kg KG) sehr langsam intravenös verabreicht werden (Kap. 23.2.4, S. 494).

Narkoseführung

Der in Blutkonserven enthaltene citrathaltige Stabilisator bindet Calcium. Dennoch fällt das Plasmacalcium nach Transfusion von Konservenblut normalerweise nicht ab, da Citrat von einer gesunden Leber rasch wieder metabolisiert werden kann. Falls jedoch eine sehr schnelle Erythrozyten- bzw. FFP-Transfusion (> ca. 100 bzw. 50 ml/min) durchgeführt wird, oder falls die Metabolisierung des Citrats aufgrund einer deutlichen Leberfunktionsstörung (z.B. Leberzirrhose) oder Hypothermie eingeschränkt ist, kann die Plasmakonzentration des ionisierten Calciums abfallen. Folge kann ein Abfall von Inotropie, Schlagvolumen und Herzminutenvolumen sein.

Bei Patienten, die durch eine Hypokalzämie gefährdet sind, sollten intraoperativ arterielle Blutgase, pH-Wert und Plasmacalciumkonzentrationen (möglichst des ionisierten Calciumanteils) kontrolliert werden.

56.5 Literatur

Hirsch IA, Tomlinson DL, Slogoff S, Keats AS. The overstated risk of preoperative hypokalemia. Anesth Analg 1988; 67: 131–6.

Vitez TS, Soper LE, Wong KC, Soper P. Chronic hypokalemia and intraoperative dysrhythmias. Anesthesiology 1985; 63: 130–3.

Neuromuskuläre Erkrankungen

Anästhesie
bei Begleiterkrankungen

57.1 Allgemeine Bemerkungen

Bei Patienten mit einer neuromuskulären Erkrankung stellen sich fast immer folgende Fragen:

- Wie ist die Reaktion auf nicht depolarisierende Muskelrelaxanzien?
- Wie ist die Reaktion auf depolarisierende Muskelrelaxanzien bzw. ist eine Succinylcholin-Gabe erlaubt?
- Besteht eine Neigung zur malignen Hyperthermie?
- Darf ggf. eine Antagonisierung mit einem Cholinesterasehemmer durchgeführt werden?

Neuromuskuläre Erkrankungen können je nach Lokalisation des Defektes unterteilt werden in:

- Denervierungserkrankungen
- primäre Myopathien

57.2 Denervierungserkrankungen

Bei den Denervierungserkrankungen beeinträchtigt eine neuronale Schädigung sekundär die Muskulatur. Es wird auch von Neuromyopathien gesprochen. Denervierungserkrankungen können in akute und chronische Denervierungserkrankungen unterteilt werden.

57.2.1 Akute Denervierungserkrankungen

Akute Denervierungserkrankungen können z. B. durch Querschnittslähmung, Immobilisierung (z. B. sog. »Langlieger« auf der Intensivstation) oder großflächige Verbrennungen ausgelöst werden. Aufgrund der bei diesen Krankheitsbildern fehlenden oder verminderten neuronalen Innervation bilden sich auf den Muskelzellmembranen cholinerge Rezeptoren außerhalb der motorischen Endplatte (sog. extrajunktionale Rezeptoren; Kap. 5.3.2, S. 143). Wegen dieser nun auf der gesamten Muskelzellmembran vorhandenen Acetylcholin-Rezeptoren bewirkt die Verabreichung des depolarisierenden Muskelrelaxans Succinylcholin, dass sich sowohl an den motorischen Endplatten als auch an den zahlreichen extrajunktionalen Rezeptoren entsprechende Ionenkanäle öffnen, intrazelluläres Kalium massiv ausströmt, und eine Hyperkaliämie entsteht. Die Ausbildung dieser extrajunktionalen Rezeptoren beginnt ca. 2 Tage nach einer akuten Denervierung oder Minderinnervation. Aufgrund dieser verzögerten Ausbildung extrajunktionaler Rezeptoren kann Succinylcholin z. B. unmittelbar nach einer Querschnittslähmung bzw. einem Verbrennungstrauma (z.B. im Rahmen der notfallmäßigen Primärversorgung) noch verabreicht werden.

Bei einer Verbrennungserkrankung scheint sich die Ausbildung solcher extrajunktionalen Rezeptoren nicht nur auf die verbrannten Bereiche zu beschränken. Auch nach einer Verbrennung von nur ca. 10% der Körperoberfläche wurde schon ein bedrohlich hoher Kaliumanstieg nach Succinylcholin-Gabe beschrieben. Die Ausbildung dieser extrajunktionalen Rezeptoren scheint nach 10–14 Tagen ihr Maximum zu erreichen. Obwohl sich bei einer Verbrennungskrankheit die extrajunktionalen Rezeptoren ca. einen Monat nach Abheilung der Wunden zurückbilden, wird dennoch meist empfohlen, Succinylcholin noch über einen längeren Zeitraum (von 1–2 Jahren) nicht zu verwenden.

Während bei einer akuten Denervierungserkrankung eine erhöhte Sensibilität auf depolarisierende Muskelrelaxanzien besteht, scheint gleichzeitig eine gewisse Resistenz gegen nicht depolarisierende Muskelrelaxanzien vorzuliegen. Um einen bestimmten Relaxationsgrad zu erzielen, kann evtl. eine Dosis notwendig sein, die bis zu fünfmal höher ist als die üblicherweise notwendige Dosierung. Als Erklärung wird vermutet, dass sich die nicht depolarisierenden Muskelrelaxanzien auch an die extrajunktionalen Rezeptoren binden, ohne dass sie jedoch dort eine relaxierende Wirkung verursachen können. Außerdem kann es aufgrund des bei Verbrennungspatienten vorliegenden Hypermetabolismus zu einer vermehrten renalen und hepatischen Elimination der Muskelrelaxanzien kommen.

57.2.2 Chronische Denervierungserkrankungen

Bei einer chronischen Denervierung liegt eine dauerhafte Schädigung des ersten oder zweiten Motoneurons vor. Die ersten Motoneurone ziehen in der Pyramidenbahn vom motorischen Kortex zum Rückenmark, die zweiten Motoneurone (sie entsprechen den Aα-Motoneuronen) ziehen vom Rückenmarkvorderhorn zu den Muskeln. Die durch eine chronische Denervierung bedingte sekundäre Muskelschädigung führt dazu, dass es ebenfalls zur Ausbildung extrajunktionaler Acetylcholin-Rezeptoren kommt. Depolarisierende Muskelrelaxanzien sind daher bei diesen Patienten zu vermeiden.

Die Reaktion auf nicht depolarisierende Muskelrelaxanzien kann bei Patienten mit einer chronischen Denervierungserkrankung sehr unterschiedlich sein. Bei einer Schädigung des zentralen (ersten) Motoneurons, wie dies z. B. im Rahmen eines länger zurückliegenden apoplektischen Insults der Fall ist, kann es nach Gabe eines nicht depolarisierenden Muskelrelaxans zur Lähmung der nicht paretischen Körperhälfte kommen, während in der paretischen Extremität (mittels Relaxometrie; Kap. 8.2, S. 247) eine Resistenz gegen das nicht depolarisierende Muskelrelaxans nachweisbar ist. Die Relaxometrie muss daher an der nicht betroffenen Muskulatur vorgenommen werden.

Bei einer chronischen Denervierung aufgrund einer Schädigung des peripheren (zweiten) Aα-Motoneurons (z. B. aufgrund einer amyotrophen Lateralsklerose), ist die betroffene Muskulatur gegenüber nicht depolarisierenden Muskelrelaxanzien stark sensibel. Es können evtl. 10% der üblichen Intubationsdosis ausreichend sein.

Bei einer chronischen Denervierung aufgrund einer diabetischen Polyneuropathie kann eine gewisse Resistenz gegenüber nicht depolarisierenden Muskelrelaxanzien vorliegen.

57.3 Primäre Myopathien

Primäre Myopathien können unterteilt werden in:
- Erkrankungen der Muskeln
- Erkrankungen der motorischen Endplatte

57.3.1 Erkrankungen der Muskeln

Unter den Erkrankungen der Muskeln sind insbesondere die Muskeldystrophien (vor allem Typ Duchenne) und die myotonen Dystrophien anästhesiologisch wichtig. An sonstigen Muskelerkrankungen ist z.B. die Central Core Disease zu nennen.

Krankheitsbilder

Muskeldystrophie Typ Duchenne

Muskeldystrophien sind erbliche Erkrankungen, bei denen es zu einer schmerzlosen, nicht neurogen bedingten Degeneration und Atrophie der quer gestreiften Muskulatur mit zunehmender Muskelschwäche kommt. Die progressive Muskeldystrophie vom Typ Duchenne wird X-chromosomal rezessiv vererbt. Sie betrifft Knaben und wird zwischen dem 2. und 5. Lebensjahr klinisch manifest (s. auch Kap. 5.3.5, S. 169). Die Mütter sind in ca. 65% Konduktorinnen, die genotypisch heterozygot und phänotypisch zumeist gesund sind. In ca. 35% handelt es sich um Neumutationen. Die progressive Muskeldystrophie Typ Duchenne stellt die häufigste (3–5 : 10000) und schwerste Form der genetisch bedingten Muskeldystrophien dar. Typisch sind eine Muskelschwäche im Beckenbereich, z.B. Schwierigkeiten beim Treppensteigen. Insbesondere im Bereich der Wadenmuskulatur kommt es zu einer Pseudohypertrophie (Muskelschwäche trotz scheinbarer Muskelvergrößerung, die in Wirklichkeit durch eine Zunahme von Fett- und Bindegewebe bedingt ist). Beim Aufrichten stützen sich die Patienten typischerweise mit den Armen an den Oberschenkeln ab. Durch die fortschreitende Muskelschwäche sind die Kinder nach 3- bis 10-jähriger Krankheit normalerweise an einen Rollstuhl gebunden. Die Kreatin-(phospho)kinase ist meist massiv erhöht. Auch SGOT, SGPT und LDH sind erhöht. Die Patienten versterben zumeist zwischen dem 15. und 25. Lebensjahr an einer Kardiomyopathie und/oder Pneumonie.

Bei ca. $^2/_3$ der Patienten liegen eine Schädigung des Herzmuskels mit verminderter Kontraktilität, mit Klappeninsuffizienz, Mitralklappenprolaps und/oder Reizleitungs- und Reizbildungsstörungen vor.

Eine Schwäche der Atemmuskulatur führt zu einer Verminderung von inspiratorischem Reservevolumen und Vitalkapazität. Es wird eine Sekretansammlung im Tracheobronchialsystem und damit eine Pneumonie begünstigt. Die deutlich eingeschränkte pulmonale Reserve kann durch eine sich öfters entwickelnde Kyphoskoliose mit restriktiver Lungenstörung weiter verstärkt werden.

Myotone Dystrophien

Bei den myotonen Dystrophien handelt es sich um erbliche, degenerative Erkrankungen der quer gestreiften Muskulatur, bei denen es nach Muskelstimulation zu einer überlang dauernden Muskelkontraktion kommt. Der intrazelluläre Rücktransport von Calcium ins sarkoplasmatische Retikulum ist gestört, Calcium verbleibt intrazellulär verfügbar und unterhält die Muskelkontraktion. Weder durch eine Allgemeinnarkose noch durch eine Regionalanästhesie oder durch Gabe eines Muskelrelaxans kann die Kontraktur verhindert oder abgeschwächt werden. Durch Infiltration des Muskels mit z.B. Procain oder Phenytoin kann die Symptomatik jedoch verbessert werden. Zum Teil wird Procain auch oral oder intravenös verabreicht. Procain kann allerdings die Reizleitung im Herzen dämpfen und wird daher oft gemieden. Durch Erhöhung der Umgebungstemperatur (z.B. im Operationssaal) kann die Symptomatik verbessert werden. Postoperatives Shivering ist zu vermeiden, da es eine myotone Reaktion auslösen kann. Cholinesterasehemmer sind ebenfalls zu vermeiden.

Myotonia dystrophica (Curshmann-Steinert-Syndrom): Die autosomal dominant vererbte Dystrophia myotonica (Curshmann-Steinert) ist die häufigste (1:20000) und schwerste Form der myotonen Dystrophien. Nach aktiver Muskelkontraktion oder mechanischer Stimulation des Muskels (Beklopfen, mechanische Reizung durch den Operateur, Elektrokauter, Intubationsreiz, Kältereiz) löst sich die Muskelkontraktion nur verzögert. Die Krankheit wird zwischen dem 2. und 4. Lebensjahrzehnt klinisch manifest. Typisch sind zusätzlich geistige Retardierung, Stirnglatze und Katarakt. Der langsam fortschreitende Befall der quer gestreiften und glatten Muskulatur führt zu Atemstörungen (meist mit Pneumonie), Herzinsuffizienz, Schluckstörungen sowie reduzierter Ösophagus- und Magen-Darm-Motilität. Die Beteiligung des Herzmuskels kann zu Reizleitungs- und Reizbildungsstörungen führen, vor allem zu Verlängerung des PR-Intervalles, zu Vorhofflimmern, Bradykardie oder AV-Block III. Grades. Neben der Muskulatur können auch endokrine Drüsen (Pankreas, Schilddrüse, Nebennieren) beeinträchtigt sein. Perioperativ sind vor allem kardiopulmonale Komplikationen zu befürchten.

Central Core Disease

Die Central Core Disease (CCD) ist eine seltene, autosomal dominant vererbte Muskelerkrankung, die durch eine symmetrische, nicht progrediente, vor allem proximale Muskelhypotonie gekennzeichnet ist. Sie betrifft die unteren Extremitäten stärker als die oberen Extremitäten. Die Patienten haben öfters Schwierigkeit beim Aufstehen oder beim Treppen hochsteigen. Es besteht eine Prädisposition zur malignen Hyperthermie (Wappler et al. 1998).

Anästhesie

Muskeldystrophie Typ Duchenne

Bei Patienten mit einer Muskeldystrophie Typ Duchenne ist von einer Neigung zur Entwicklung einer malignen Hyperthermie (Kap. 32, S. 627) auszugehen. Es ist eine triggerfreie Narkose durchzuführen (Kap. 32.5, S. 631). Dies gilt auch für manifest erkrankte Konduktorinnen. Auch bei genotypisch gesunden Konduktorinnen scheint es ratsam, auf Triggersubstanzen zu verzichten (Breucking et al. 2000). Bei diesen Patienten ist ein erhöhtes Aspirationsrisiko zu beachten, da die Magenentleerung verzögert ist und die laryngealen Reflexe vermindert sind. Die kardiale und pulmonale Leistungsreserve ist jeweils eingeschränkt. Durch Triggersubstanzen (Succinylcholin, volatile Inhalationsanästhetika) kann es zu einer Rhabdomyolyse mit massiver Kaliumfreisetzung aus der Muskulatur mit lebensbedrohlichen Herzrhythmusstörungen (vor allem Asystolie) kommen (Breucking et al. 2000). Die Rhabdomyolyse ist eines der Symptome einer malignen Hyperthermie. Nicht depolarisierende Muskelrelaxanzien können dagegen verabreicht werden. Bei einer ausgeprägten Muskelschwäche empfiehlt sich allerdings eine Dosistitration unter relaxometrischer Überwachung. Wegen der Gefahr einer malignen Hyperthermie müssen volatile Inhalationsanästhetika vermieden werden (Kap. 32, S. 627). Es sollte eine Kapnometrie und Temperaturmessung durchgeführt werden. Dantrolen muss verfügbar sein. Ein Relaxans- oder Anästhetika-Überhang mit postoperativer Atemdepression ist unbedingt zu vermeiden. Eine entsprechende Atemtherapie ist bereits präoperativ zu erlernen und postoperativ konsequent durchzuführen.

Durch ein Regionalanästhesieverfahren können die möglichen Risiken einer Allgemeinanästhesie vermieden werden.

Myotone Dystrophien

Präoperativ sollte eine Lungenfunktionsprüfung durchgeführt werden (Kap. 2.9, S. 24). Eine Kardiomyopathie kann durch volatile Anästhetika verstärkt werden. Intraoperativ können therapiebedürftige Herzrhythmusstörungen auftreten. Es ist eine genaue Überwachung des EKG notwendig, auch in der postoperativen Phase. Zum Teil wird sogar eine 24-stündige postoperative EKG-Überwachung empfohlen. Durch Succinylcholin können für einige Minuten andauernde Muskelkontraktionen ausgelöst werden, die eine ausreichende Ventilation unmöglich machen. Es ist deshalb zu vermeiden. Die Empfindlichkeit auf nicht depolarisierende Muskelrelaxanzien ist anscheinend normal. Es empfiehlt sich die Gabe mittellang oder kurz wirksamer nicht depolarisierender Relaxanzien. Es besteht eine starke Empfindlichkeit gegenüber atemdepressiv wirkenden Substanzen. Insbesondere auch in der frühen postoperativen Phase kann es aufgrund eines Anästhetika-Überhangs leicht zu einer Atemdepression kommen. Eine Prädisposition zur Entwicklung einer malignen Hyperthermie wurde vermutet, aber nicht sicher bewiesen. Perioperativ sind wärmekonservierende Maßnahmen (Kap. 37.4, S. 651) wichtig, um postoperatives Kältezittern zu vermeiden, da hierdurch Muskelkontrakturen ausgelöst werden können. Zur postoperativen Schmerztherapie scheinen Lokal- oder Regionalanästhesieverfahren sinnvoll zu sein. In der frühen postoperativen Phase ist das erhöhte Risiko einer Aspiration zu beachten. Bei einem Relaxansüberhang sollte ggf. nachbeatmet werden. Cholinesterasehemmer sollten möglichst vermieden werden, da hierdurch evtl. eine Muskelkontraktur ausgelöst werden könnte.

57.3.2 Erkrankungen der motorischen Endplatten

Zu den Erkrankungen der motorischen Endplatten gehören insbesondere die Myasthenia gravis und das Lambert-Eaton-Syndrom.

Krankheitsbilder

Myasthenia gravis

Die Myasthenia gravis ist eine (in der Regel nicht ererbte sondern erworbene) Erkrankung der quer gestreiften Muskulatur, bei der die neuromuskuläre Übertragung im Bereich der motorischen Endplatten vermindert ist.

Die Anzahl der postsynaptischen Acetylcholin-Rezeptoren im Bereich der motorischen Endplatten ist vermutlich aufgrund autoimmunologischer Prozesse (mit Antikörperbildung gegen die postsynaptischen nikotinergen ACh-Rezeptoren) vermindert (Übersicht bei Sieb et al. 2000). Die (in ca. 85–90% nachweisbaren) Antikörper führen zur Schädigung von postsynaptischen nikotinergen ACh-Rezeptoren. Die Aktivität der Cholinesterase ist zusätzlich erhöht. Es kommt zu einer im Laufe des Tages langsam zunehmenden Ermüdungslähmung. Nach einer Ruhephase erholt sich die Muskulatur teilweise, durch Anstrengung verstärkt sich die Muskelschwäche. Die Muskelschwäche beginnt zumeist im Bereich von Augen und Pharynxmuskulatur. Die Augenlider können nicht mehr ausreichend geöffnet werden, und die Patienten sehen Doppelbilder. Durch Beeinträchtigung der von Hirnnerven versorgten Muskeln können Bulbärsymptome, z.B. Verminderung des Mienenspiels, Schluckstörungen und nasale Sprache auftreten. Es können aber alle Muskelgruppen betroffen sein. Die Inzidenz der Myasthenia gravis wird mit 1 : 30000 Erwachsenen angegeben. Zumeist tritt die Erkrankung im 2. und 3. Lebensjahrzehnt auf. Frauen sind ca. 3-mal so häufig betroffen wie Männer.

Die Erkrankung ist durch Exazerbationen und Remissionen gekennzeichnet. Wegen der bestehenden muskulären Schwäche ist das Aspirationsrisiko erhöht. Aufgrund einer Myokarditis können Kardiomyopathie, Reizbildungs- und Reizleitungsstörungen auftreten. Die Myasthenia gravis ist oft mit anderen Autoimmunerkrankungen (wie Hyperthyreose, rheumatoider Arthritis, systemischem Lupus erythematodes, perniziöser Anämie) vergesellschaftet. Es scheint eine Beziehung zur Erkrankung der Thymusdrüse zu bestehen, denn nach einer Thymektomie kommt es in ca. 75% der Fälle zu einer Symptombesserung. Andererseits weisen bis zu 50% der Patienten mit einem Thymom eine Myasthenia gravis auf. Die Thymektomie ist inzwischen die Therapie der Wahl.

Bei einer akuten Symptomverschlechterung mit Beeinträchtigung der Atemmuskulatur wird von einer **myasthenischen Krise** gesprochen. Sie tritt inzwischen nur noch bei <5% der Patienten auf. Zumeist ist sie Folge eines Therapiefehlers oder einer Infektion. Es wird hierbei oft eine Beatmung notwendig. Neugeborene kranker Mütter können aufgrund übertragener mütterlicher Antikörper für ca. 2–4 Wochen eine vorübergehende Muskelschwäche aufweisen. Aminoglykosid-Antibiotika können die Muskelschwäche verstärken. Insbesondere die drohende Ateminsuffizienz kann zu perioperativen Problemen führen. An medikamentösen Therapiemaßnahmen kommen vor allem Cholinesterasehemmer, aber auch hoch dosierte Kortikosteroide sowie andere Immunsuppressiva (z.B. Ciclosporin A, Azathioprin) zum Einsatz. Unter Umständen kann auch eine Plasmapherese durchgeführt werden.

Zur **Therapie** der Myasthenia gravis mittels Cholinesterasehemmern (Kap. 3.2.6, S. 41) kommen vor allem Pyridostigmin oder Neostigmin (Kap. 5.3.4, S. 164) zur Anwendung. Neostigmin (oral ca. 5–10 mg; i.v. ca. 0,5–1,0 mg) und Pyridostigmin (oral ca. 30–60 mg; i.v. ca. 1–2 mg) müssen oral wesentlich höher als bei intravenöser Gabe dosiert werden (denn es handelt sich um schlecht membrangängige quartäre Verbindungen; Kap. 23.7, S. 503). Pyridostigmin scheint besser geeignet, da es eine längere Wirkungsdauer (3–6 Stunden) aufweist. Zur Therapie der Myasthenie werden geringere intravenöse Dosen als zur Antagonisierung von Relaxanzien verabreicht (z. B. ca. 1–2 mg Pyridostigmin i.v.). Bei einer

Überdosierung kann es zu einer **cholinergen Krise** mit Muskelschwäche kommen.

> Die Symptomatik einer cholinergen Krise ist sehr ähnlich der einer myasthenischen Krise. Zur Unterscheidung können z.B. 10 mg Edrophonium gegeben werden: bessern sich die Symptome, spricht dies für eine myasthenische Krise, verschlechtern sie sich, spricht dies für eine cholinerge Krise.

An Kortikosteroiden wird zumeist Prednison (ca. 50–100 mg pro Tag) eingesetzt. Dadurch kann vermutlich die Synthese der Antikörper gehemmt werden.

Durch eine Plasmapherese können zirkulierende Antikörper eliminiert werden. Die Plasmapherese kann zur kurzfristigen Verbesserung z.B. bei einer myastenischen Krise eingesetzt werden.

Pseudo-myasthenisches Syndrom (Lambert-Eaton-Syndrom)

Beim (pseudo-)myasthenischen Syndrom (Lambert-Eaton-Syndrom) handelt es sich um eine seltene Autoimmunerkrankung, die zu einer Störung der neuromuskulären Überleitung mit (beinbetonter) Muskelschwäche führt und die der Myasthenia gravis (s.o.) ähnelt (Übersicht bei Sieb et al. 2000). Im Unterschied zur Myasthenia gravis kann bei körperlicher Tätigkeit die Muskelkraft aber zunehmen. Bei diesen Patienten liegen auch Störungen der cholinergen Synapsen des autonomen Nervensystems (mit Harnverhalt, trockenen Mund, orthostatischer Hypotonie, Erektions- und Akkumulationsstörungen) vor. Diese Erkrankung kann bei Patienten mit einem Karzinom (vor allem kleinzelliges Bronchialkarzinom, aber auch bei anderen Tumorarten) und auch bei Patienten, bei denen (noch?) kein Tumor nachweisbar ist (ca. 30%), auftreten. Es liegen IgG-Antikörper gegen präsynaptische Calciumkanäle vor. Folge ist eine verminderte Acetylcholin-Freisetzung im Bereich der cholinergen Synapsen. Durch Cholinesterasehemmer kann die Muskelschwäche nicht gebessert werden. Leidet ein Patient an einem Karzinom (insbesondere einem Lungenkarzinom) oder an Muskelschwäche, dann sollte an ein (pseudo-)myasthenisches Syndrom gedacht werden. Durch Gabe von 3,4-Diaminopyridin (einem Calciumkanalblocker) kann die präsynaptische ACh-Freisetzung gesteigert und die Symptomatik gebessert werden.

Anästhesie

Myasthenia gravis

Im Rahmen der Prämedikation sind evtl. atemdepressiv wirkende Substanzen möglichst zu vermeiden. Benzodiazepine scheinen aufgrund ihrer zentral muskelrelaxierenden Wirkung fragwürdig. Eine Dauermedikation mit einem Cholinesterasehemmer sollte bei Patienten mit ausgeprägter Symptomatik auch am Morgen des Operationstages eingenommen werden (Blobner u. Mann 2001).

Bereits 10–50% der üblichen Relaxansdosierung können bei diesen Patienten zu einer kompletten neuromuskulären Blockade führen. Es empfiehlt sich, eine initiale »Testdosis« von 10–20% der ED_{95} zu verabreichen und dann ggf. bedarfsadaptiert (unter peripherer Nervenstimulation) zu titrieren. Inzwischen sind diese Patienten oft medikamentös (meist mit dem Cholinesterasehemmer Pyridostigmin; Kap. 5.3.4, S. 164) so gut eingestellt, dass eine fast normale Reaktion auf nicht depolarisierende Relaxanzien vorliegt. Bei schlecht eingestellten Patienten reicht jedoch evtl. diese »Testdosis« für eine Vollrelaxierung aus. Es muss beachtet werden, dass der Muskel, an dem die Reizantwort auf eine periphere elektrische Nervenstimulation registriert wird, nicht repräsentativ für die gesamte Muskulatur sein muss. Es empfiehlt sich ein neuromuskuläres Monitoring an verschiedenen Nerven-Muskel-Einheiten (z. B. N. ulnaris, N. facialis, N. peroneus; Kap. 8.2, S. 247). Ein eventueller Relaxansüberhang sollte möglichst nicht antagonisiert werden.

Es bietet sich der Einsatz des kurz wirksamen Mivacuriums an. Durch die Dauereinnahme eines Cholinesterasehemmers kann es zu einer leichten Wirkungsverlängerung von Mivacurium und Succinylcholin kommen, da diese Medikamente durch die Pseudocholinesterase abgebaut werden, die Pseudocholinesterase aber durch Cholinesterasehemmer zum Teil blockiert wird (Kap. 5.3.5, S. 166).

Oft können diese Patienten auch ohne Gabe eines Muskelrelaxans unter Verabreichung von Hypnotikum, Opioid und volatilem Anästhetikum intubiert werden. Succinylcholin ist bei diesen Patienten erlaubt. Es ist jedoch eine etwas erhöhte Dosierung notwendig, die ED_{95} ist bei diesen Patienten von 0,3 auf 0,8 mg/kg KG erhöht. Bei diesen Patienten tritt jedoch häufiger nach Succinylcholin ein Phase-II-Block auf, auch nach relativ geringen Dosierungen.

Zur Aufrechterhaltung der Narkose kann eine balancierte Anästhesie oder eine IVA/TIVA durchgeführt werden. Bei Verwendung eines volatilen Anästhetikums kann die Dosis des Muskelrelaxans vermindert bzw. es kann ganz darauf verzichtet werden. Inhalationsanästhetika weisen den Vorteil der guten Steuerbarkeit auf. Opioide können aufgrund ihrer evtl. länger wirkenden Atemdepression ungünstig sein. Auch wenn die Patienten zur Extubation eine ausreichende Spontanatmung aufweisen, kann es in der frühen postoperativen Phase noch zu einer Verschlechterung der Atmung kommen. Es ist daher eine engmaschige Überwachung in der postoperativen Phase wichtig. Die Patienten sollten postoperativ auf eine Intensivstation verlegt und zumindest bis zum nächsten Tag entsprechend überwacht werden (Blobner u. Mann 2001).

Wenn möglich, sollten periphere Operationen in Regionalanästhesie durchgeführt werden (Blobner u. Mann 2001).

Pseudo-myasthenisches Syndrom (Lambert-Eaton-Syndrom)

Die Patienten sind sehr empfindlich gegenüber nicht depolarisierenden Muskelrelaxanzien. Es ist eine strenge Dosistitration notwendig, wobei initial ca. 10% der üblichen Dosis verabreicht werden sollten. Es kann eine tagelang anhaltende Schwächung der Muskulatur nach Gabe eines Relaxans bestehen bleiben. Ein neuromuskulärer Block kann mit Cholinesterasehemmern meist kaum antagonisiert werden. Auch auf depolarisierende Muskelrelaxanzien liegt eine deutlich erhöhte Empfindlichkeit vor. Sinnvoll scheint eine Inhalationsanästhesie unter Vermeidung einer Relaxation, falls dies möglich ist.

Erkrankungen von Haut und Bindegewebe

Anästhesie
bei Begleiterkrankungen

58.1 Sklerodermie

Krankheitsbild

Die Sklerodermie gehört zu den Kollagenosen. Sie befällt zuerst symmetrisch die Haut und später auch die inneren Organe. Es kommt zu Entzündung, Gefäßsklerose und fibrotischer Umwandlung von Haut und inneren Organen. Die Krankheit beginnt meist zwischen dem 30. und 50. Lebensjahr und betrifft überwiegend Frauen.

Die **Haut** weist zuerst eine leichte Verdickung und ein diffuses, teigiges Ödem auf, später wird sie lederartig und straff, es kommt zu Bewegungseinschränkungen, z. B. zu Beugekontrakturen im Bereich der Finger. Es entwickeln sich Amimie und Mikrostomie. Es bildet sich eine Schwäche der proximalen Muskelgruppen aus. Die Kreatin(phospho)kinasekonzentration ist erhöht.

Im Bereich des **Myokards** können Sklerosierungen kleinerer Koronararterien und des Reizleitungssystems sowie ein fibrotischer Umbau des Myokards auftreten. Dadurch kann es zu Reizleitungs- und Reizbildungsstörungen kommen. **Gefäßfibrosierungen** (vor allem im Intimabereich) können eine Erhöhung des pulmonalvaskulären sowie peripheren Widerstandes verursachen. Aufgrund der pulmonalvaskulären Widerstandserhöhung und der Myokardschädigung kann es zu einer Rechtsherzinsuffizienz kommen. Meist tritt bei diesen Patienten (vor allem zu Krankheitsbeginn) ein Raynaud-Phänomen auf.

Es entwickelt sich oft eine diffuse interstitielle **Lungenfibrose** mit Abnahme der pulmonalen Compliance. Es können relativ hohe Beatmungsdrücke notwendig werden. Häufig liegt ein erniedrigter arterieller Sauerstoffpartialdruck vor.

Durch fibrotische Veränderungen der Nierenarteriolen ist der renale Blutfluss oft vermindert. Meistens liegt eine renale Hypertension oder Niereninsuffizienz vor.

Aufgrund von Bindegewebsverdickungen kann es zu Nervenkompressionen mit Neuropathien (z. B. einer Trigeminusneuralgie) kommen. Es können Gewebsverkalkungen und Teleangiektasien auftreten.

Im Bereich des **Gastrointestinaltrakts** imponieren Motilitätseinschränkungen, Schluckstörungen, Stenosen und Refluxösophagitis. Eine mangelnde Resorption von Vitamin K kann Gerinnungsstörungen begünstigen.

Häufig tritt ein sog. **CREST-Syndrom** auf, das durch **C**alcinose, **R**aynaud-Phänomen, **Ö**sophagusveränderungen, **S**klerodaktylie und **T**eleangiektasien gekennzeichnet ist. Therapeutisch werden vor allem Steroide (mit meist geringem Erfolg) eingesetzt.

Narkoseführung

Eine eingeschränkte Beweglichkeit des Unterkiefers sowie eine Verkleinerung der Mundöffnung können die Intubation erschweren und eine fiberoptische Intubation notwendig machen. Auch die Punktion peripherer Venen kann erschwert sein, ebenso die Punktion einer Arterie. Aufgrund der oft bestehenden Hypertonie und dem meist gleichzeitig verminderten intravasalen Flüssigkeitsvolumen kann der Blutdruck bei Narkoseeinleitung stärker abfallen. Da von einer erhöhten Gefahr der Regurgitation und Aspiration auszugehen ist, kann eine Aspirationsprophylaxe (Kap. 28.3, S. 601) sinnvoll sein.

Häufig sind ein erhöhter Beatmungsdruck sowie eine erhöhte inspiratorische Sauerstoffkonzentration notwendig. Faktoren, die eine evtl. vorbestehende pulmonalvaskuläre Hypertension verstärken können – wie z.B. eine respiratorische Azidose oder eine Hypoxämie (Kap. 42.3.2, S. 693) – sind zu vermeiden. Eine periphere Vasokonstriktion, z. B. aufgrund einer Unterkühlung, sollte vermieden werden. Regionalanästhesieverfahren können vorteilhaft sein. Deren Durchführung ist jedoch technisch schwierig.

58.2 Polymyositis

Krankheitsbild

Die Polymyositis (Dermatomyositis) gehört zu den Kollagenosen. Hauptmerkmale der Polymyositis sind eine (nicht eitrige) Entzündung der quer gestreiften Muskulatur sowie Ödeme und Dermatitis. Die Erkrankung betrifft Frauen etwas häufiger als Männer und beginnt meist im 4. Lebensjahrzehnt. Sie kann akut oder chronisch verlaufen. Oft tritt sie als paraneoplastisches Syndrom auf. An Hautveränderungen sind Verfärbungen der Augenlider, periorbitale Ödeme, schuppendes Erythem im Bereich der Wangen und atrophische Veränderungen, vor allem an den Streckseiten der Gelenke typisch. Der äußere Aspekt dieser Patienten hat Ähnlichkeit mit Patienten, die an einer Sklerodermie leiden (s.o.). Innere Organe sind jedoch selten betroffen. Ursache der Polymyositis ist vermutlich eine immunologische Störung. Typisch ist auch eine Schwäche der quer gestreiften Muskulatur. Aufgrund einer Schwäche der Kehlkopf- und Atemmuskulatur können Schluckbeschwerden sowie Ateminsuffizienz auftreten. Bei diesen Patienten ist ein erhöhtes Aspirationsrisiko zu beachten. Die Kreatin(phospho)kinasekonzentration ist erhöht.

An kardialen Problemen können Linksherzinsuffizienz, Myokarditis sowie Reizleitungsstörungen (z.B. ein AV-Block) auftreten. Häufig sind auch intermittierendes Fieber, Unwohlsein und Gewichtsverlust. Bei ca. 15% der Patienten mit einer Dermatomyositis liegt ein Karzinom vor.

Zur Therapie werden hoch dosiert Kortikosteroide eingesetzt. Evtl. können auch Methotrexat, Azathioprin oder Ciclosporin A verabreicht werden.

Narkoseführung

Präoperativ liegen häufiger pulmonale Infekte (aufgrund einer Aspiration) vor. Bei vielen Patienten ist es daher sinnvoll, eine präoperative Blutgasanalyse abzunehmen. Des Weiteren ist die oft geschwächte Atemmuskulatur zu beachten. Manchmal wird empfohlen, Triggersubstanzen für eine maligne Hyperthermie zu vermeiden. Die Empfindlichkeit auf nicht depolarisierende Muskelrelaxanzien kann erhöht sein. Es empfiehlt sich eine Überwachung des Relaxierungsgrads mittels Relaxometer. Die erhöhte Aspirationsgefahr muss beachtet werden.

58.3 Systemischer Lupus erythematodes

Krankheitsbild

Der systemische Lupus erythematodes gehört zu den Autoimmunerkrankungen. Aufgrund von Antigen-Antikörper-Komplexen kommt es zu einer Immunkomplexvaskulitis. Auch mehrere Medikamente können nach langfristiger Gabe einen systemischen Lupus erythematodes auslösen, z. B. Hydralazin, Procainamid oder Isoniazid. Meist sind Frauen im gebärfähigen Alter betroffen. Zu den Symptomen eines systemischen Lupus erythematodes gehört ein symmetrischer, entzündlicher Gelenkbefall. Typischste Effloreszenz ist ein schubweiser Hautausschlag im Bereich von Nase und Wangen (sog. Schmetterlingserythem). Bei mehr als 50% der Patienten ist das Herz beteiligt. Am kardiovaskulären System können Perikarditis, Myokarditis, Reizleitungsstörungen, Tachykardie und Herzinsuffizienz auftreten.

An der Lunge sind oft Infiltrate, Pleuraergüsse, unproduktiver Husten, Dyspnoe und restriktive Lungenveränderungen nachweisbar. Der p_aO_2 ist meist erniedrigt. Durch eine Nierenbeteiligung kann es zu Glomerulonephritis mit Proteinurie und Hypalbuminämie sowie zu Hämaturie und letztlich zu einem oligurischen Nierenversagen kommen. Eine Leberbeteiligung führt zu erhöhten Leberwerten, es können auch Leberentzündung, Ikterus sowie Hepatomegalie auftreten. Bei den Patienten liegt manchmal ein erniedrigter Quickwert und eine verlängerte partielle Thromboplastinzeit vor. Oft tritt auch eine Anämie und Thrombozytopenie auf.

Eine ZNS-Beteiligung kann zu zerebralen Krampfanfällen und peripheren Neuropathien (in 10%) führen. Die Patienten sind oft stimmungslabil. Die Kreatin(phospho)kinasekonzentration ist meist erhöht.

Therapeutisch werden Kortikosteroide und Acetylsalicylsäure eingesetzt, gelegentlich auch Immunsuppressiva. Bei einer Kortikosteroiddauermedikation ist eine entsprechende perioperative Steroidsubstitution (Kap. 51.4.4, S. 780) zu beachten.

Narkoseführung

Bei der Narkoseführung sind evtl. bestehende Organschädigungen (z.B. eine Herzinsuffizienz) und die zur Therapie der Grundkrankheit eingesetzten Medikamente zu beachten. Bei Verdacht auf Gerinnungsstörungen sind rückenmarknahe Regionalanästhesieverfahren zu vermeiden.

58.4 Rheumatoide Arthritis

Krankheitsbild

Bei der rheumatoiden Arthritis (**p**rimär **c**hronischen **P**olyarthritis, PCP) handelt es sich um eine relativ häufige, meist chronisch progrediente Erkrankung, die primär das Bindegewebe betrifft. Anfangs imponieren symmetrische Gelenkentzündungen. Es können nahezu alle Gelenke – aber auch andere Organsysteme (s.u.) – betroffen sein. Frauen sind 3- bis 5-mal häufiger betroffen als Männer. Die Krankheit kann in jedem Alter beginnen, auch im Kindesalter. Zumeist beginnt sie jedoch im 4. Lebensjahrzehnt.

Typischerweise kommt es zu spindelförmigen Schwellungen der proximalen Finger- und Zehengelenke. Die befallenen Gelenke sind morgens angeschwollen, überwärmt und schmerzhaft (Morgensteifigkeit). Es kommt zu entzündlichen Wucherungen der Gelenkinnenhaut (Synovitis). Knorpel- und Knochendestruktionen im Bereich der Gelenke sind möglich. Bei Befall des Kiefergelenks können die Kaubewegungen stark eingeschränkt sein. Häufiger ist die Halswirbelsäule mitbefallen. Dabei ist evtl. eine Subluxation des Dens axis möglich, was im seitlichen Röntgenbild nachweisbar ist. Dadurch kann der Dens axis ins Foramen magnum dislozieren und das Rückenmark komprimieren oder dessen Durchblutung drosseln. Der Dens axis kann evtl. vermehrt frakturgefährdet sein.

Durch die entzündungsbedingte Schwellung kann es zu Nervenkompressionen (z. B. einem Karpaltunnelsyndrom) kommen. Auch aufgrund einer Vaskulitis der die Nerven versorgenden Arterien ist eine Neuritis möglich. Eine Arthritis im Krikoarytenoidgelenk kann evtl. zu Schwellung, Heiserkeit, Schmerzen und Atemnot führen. Dadurch kann die endotracheale Intubation erschwert sein. Vermutlich durch Einlagerung von Immunkomplexen in Gefäßwände und Auslösung einer Vaskulitis kann es in schweren Fällen zu entzündlichen Reaktionen zahlreicher Organe kommen. Im Bereich des Herzens können Perikarditis, Myokarditis und Fibrosierung von Herzklappen und Reizleitungssystem auftreten. Relativ häufig tritt ein Perikarderguss auf. Im Bereich der Lunge können Pleuraergüsse, röntgenologisch nachweisbare Rheumaknoten und selten eine progrediente Lungenfibrose mit Dyspnoe auftreten. Wenn die Thoraxbeweglichkeit eingeschränkt ist, können sich restriktive Lungenstörungen sowie Ventilations-Perfusions-Störungen mit Abfall des arteriellen Sauerstoffpartialdrucks entwickeln.

Therapeutisch werden vor allem hoch dosiert nicht steroidale Antirheumatika (z.B. Indometacin, Diclofenac, Piroxicam) sowie Acetylsalicylsäure (wodurch oft gastrointestinale Blutungen und Thrombozytenfunktionsstörungen verursacht werden) und zusätzlich evtl. Antimalariamittel und Kortikosteroide (wodurch Nebenniereninsuffizienz, Wundheilungsstörung, Infektionsanfälligkeit, gastrointestinale Blutungen und Osteoporose begünstigt werden) eingesetzt.

Des Weiteren werden u.U. Goldsalze (die zu Leukopenie und Thrombozytopenie führen können) oder Penicillamin bzw. Zytostatika (wie Cyclophosphamid, Azathioprin und Methotrexat) verabreicht.

Bei den Patienten sind häufig Operationen indiziert, z.B. Synovektomien, Implantationen von Gelenkprothesen, Gelenkversteifungen oder Nervendekompressionen (z.B. bei einem Karpaltunnelsyndrom).

Narkoseführung

Die endotracheale Intubation kann aufgrund einer Beeinträchtigung von Halswirbelsäule, Kiefergelenken und Krikoarytenoidgelenken problematisch sein.

Bei atlantoaxialer Subluxation kann eine stärkere Überstreckung des Kopfes z.B. im Rahmen der endotrachealen Intubation den Dens axis verschieben und dadurch das Rückenmark komprimieren. Es sollte die Beweglichkeit der Halswirbelsäule erfragt werden und geklärt werden, ob bei bestimmten Bewegungen Durchblutungsstörungen oder neurologische Störungen auftreten. Ist die Beweglichkeit der Kiefergelenke oder der Halswirbelsäule eingeschränkt, kann eine primäre fiberoptische Intubation sinnvoll sein.

Bei über 30% der Patienten liegt eine Herzbeteiligung vor, die zu Herzinsuffizienz oder Angina pectoris führt. Wird eine Lungenbeteiligung vermutet, dann sollten präoperativ eine Lungenfunktionsprüfung und eine arterielle Blutgasanalyse durchgeführt werden.

Die Patienten sind oft (ca. 25%) anämisch. Außerdem ist zu beachten, dass sie zumeist Acetylsalicylsäure oder ein nicht steroidales Antirheumatikum einnehmen, wodurch die Blutgerinnung beeinträchtigt werden kann (Kap. 16.2.1, S. 327). Nimmt der Patient Kortikosteroide ein, so ist an eine mögliche Hemmung der Hypophysen-Nebennierenrinden-Achse zu denken (Kap. 51.4.4, S. 780).

58.5 Spondylarthritis ankylopoetica

Krankheitsbild

Bei der Spondylarthritis ankylopoetica (Morbus Bechterew) treten typischerweise Rückenschmerzen, Morgensteifigkeit

und eine Sakroiliitis auf. Leichte Verlaufsformen sind bei Männern und Frauen etwa gleich häufig. Schwere Verlaufsformen treten dagegen vor allem bei Männern auf. Es liegt eine genetische Disposition vor. Ca. 90% dieser Patienten sind HLA-B27 (»human-leucocyte«-Antigen) positiv. Die paravertebrale Muskulatur ist verspannt, die Lendenlordose ist aufgehoben und die Bewegung der Wirbelsäule deutlich eingeschränkt. In der Spätphase können die einzelnen Wirbelkörper knöchern zusammenwachsen. Im Röntgenbild zeigt sich dann eine typische bambusstabartige Veränderung der Wirbelsäule. Auch die Iliosakralfuge ist typischerweise befallen. Bei einer Lungenbeteiligung kann es zu einer Lungenfibrose (vor allem in den Oberlappen) kommen. Sind Thorax und Brustwirbelsäule betroffen (fixierte Brustkyphose), dann ist von einer restriktiven Lungenveränderung auszugehen. Die Vitalkapazität der Patienten ist meist deutlich eingeschränkt. Die Patienten weisen oft eine reine Zwerchfellatmung auf. Therapeutisch werden meist Indometacin (oder Phenylbutazon) verabreicht.

Narkoseführung

Falls eine stärkere und fixierte Brustkyphose vorliegt, kann eine fiberoptische Intubation notwendig werden. Ein gewaltsames Überstrecken der versteiften Halswirbelsäule ist zu unterlassen. Es könnte hierdurch zu einer Rückenmarkverletzung kommen. Häufiger ist bei den Patienten das Atlantookzipitalgelenk subluxiert. Aufgrund der eingeschränkten Thoraxbeweglichkeit kann ein höherer Beatmungsdruck notwendig sein. Für Operationen in der Körperperipherie können Regionalanästhesieverfahren sinnvoll sein. Bei einer rückenmarknahen Regionalanästhesie sind aufgrund der meist verknöcherten Bandstrukturen häufig technische Schwierigkeiten zu erwarten.

58.6 Marfan-Syndrom

Krankheitsbild

Dem Marfan-Syndrom liegt eine Erkrankung des Bindegewebes (Kollagens) zugrunde. Die Erkrankung wird autosomal dominant vererbt. Die Inzidenz beträgt 1–6:100 000 Geburten. Die Patienten sind groß, schlank, die Gelenke sind überstreckbar. Es liegen meist auch hoher Gaumenbogen, Trichterbrust und Kyphoskoliose vor. Die Patienten entwickeln frühzeitig ein Lungenemphysem, und häufig tritt ein Spontanpneumothorax auf. Im jungen Erwachsenenalter (häufig am Anfang des 4. Lebensjahrzehnts) versterben die Patienten meistens an kardialen Problemen. Die angeborene Bindegewebsschwäche begünstigt eine Dilatation von Aorta und

Herzklappen, eine Dissektion und Ruptur der Aorta und einen Prolaps der Herzklappen (vor allem einen Mitralklappen-prolaps; Kap. 43.2.5, S. 710). Liegt ein Herzklappenfehler vor, ist ein erhöhtes Endokarditisrisiko zu beachten und eine Endokarditisprophylaxe durchzuführen (Kap. 42.5.2, S. 696). Häufig treten Reizleitungsstörungen (vor allem Schenkel-blockbilder) auf. Ist die thorakale Aorta dilatiert, wird oft eine prophylaktische Therapie mit einem β-Rezeptorenblocker durchgeführt. Öfters wird ein Ersatz von Aortenklappe und aszendierender Aorta empfohlen.

Narkoseführung

Stärkere Blutdruckanstiege sind bei diesen Patienten zu ver-meiden. Es besteht hierbei z. B. die Gefahr einer Aortenruptur. Negativ inotrop wirkende volatile Anästhetika können daher mit Vorteil eingesetzt werden. Bei der Beatmung ist stets an die Gefahr eines Barotraumas mit Pneumothorax zu denken. Eine blutig-arterielle Druckmessung kann sinnvoll sein.

58.7 Klippel-Feil-Syndrom

Krankheitsbild

Beim Klippel-Feil-Syndrom ist die Halswirbelsäule verkürzt und deutlich bewegungseingeschränkt. Dies ist dadurch be-dingt, dass die Anzahl zervikaler Wirbelkörper vermindert oder dass mehrere Wirbelkörper miteinander verschmolzen sind. Häufig liegen weitere Deformitäten im Kopfbereich vor (z.B. Gaumenspalte, Deformitäten von Ober- und Unterkie-

fer). Zusätzlich liegt oft eine Stenose des Spinalkanals, evtl. auch eine Kyphoskoliose vor. Häufig kommt es durch diese Anomalien zur Kompression des Rückenmarks, des Hirn-stamms und zum Zug an Hirnnerven. Durch Kopfrotationen kann evtl. auch eine Minderperfusion im Bereich der A. basi-laris mit Synkopen ausgelöst werden. Es kann auch eine Fehl-bildung des Unterkiefers und eine Mikrognathie vorliegen. Auch Herzfehler treten bei diesen Patienten gehäuft auf.

Narkoseführung

Eine gewaltsame Überstreckung der Halswirbelsäule bei der Intubation ist zu vermeiden. Hierdurch könnten neurologische Ausfälle verursacht werden. Aufgrund oft schwieriger Intuba-tionsverhältnisse bietet sich meist eine fiberbronchoskopische Intubation an.

58.8 Literatur

Blobner M, Mann R. Anästhesie bei Patienten mit Myasthenia gravis. Anaes-thesist 2001; 50: 484–93.

Breucking E, Reimnitz P, Schara U, Mortier W. Narkosezwischenfälle. Inzi-denz schwerer Narkosezwischenfälle bei Patienten und in Familien mit progressiven Muskeldystrophien vom Typ Duchenne und Becker. Anaes-thesist 2000; 49: 187–95.

Le Corre F, Plaud B. Neuromuscular disorders. Curr Opin Anaesthesiol 1998; 11: 333–7.

Sieb JP, Kraner S, Köhler W, Schalke B, Steinlein OK. Myasthenia gravis und myastene Syndrome. Dtsch Ärztebl 2000; 97: A3496–500.

Wappler F, Scholz J, von Richthofen V, Fiege M, Köchling A, Matschke J, Winkler G, Schulte am Esch J. Inzidenz der Disposition zur Malignen Hyperthermie bei Patienten mit neuromuskluären Erkrankungen. Anäs-thesiol Intensivmed Notfallmed Schmerzther 1998; 33: 373–80.

Anästhesie bei Begleiterkrankungen

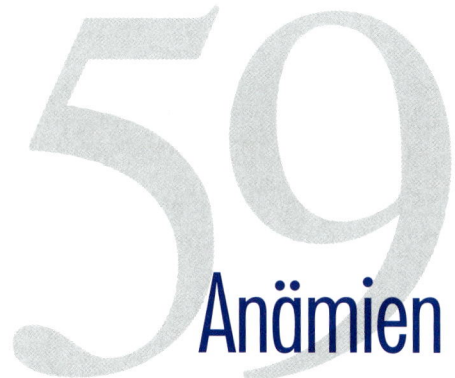

Anämien

Anästhesie
bei Begleiterkrankungen

Die Symptomatik und Therapie einer akuten Blutungsanämie wird ausführlich im Kap. 24.3.3, S. 535 und Kap. 77.1.4, S. 1092 beschrieben.

59.1 Allgemeine Bemerkungen

Bei einer Anämie liegt normalerweise ein Mangel an Erythrozyten vor. Von einer Anämie wird nach den WHO-Kriterien dann gesprochen, wenn bei Frauen der Hämoglobin-(Hb-)Wert <12,0 g/dl und bei Männern <13,0 g/dl beträgt (zur Ermittlung des entsprechenden Hämatokrit-[HK-]Wertes ist zu beachten, dass der Hkt-Wert ungefähr dem 3fachen Hb-Wert entspricht). Die wichtigsten Ursachen einer Anämie sind Eisenmangel, Entzündungen, Tumorleiden, akute Blutung, Hämolyse und Knochenmarkverdrängung.

Der Hb-Wert ist jedoch kein uneingeschränkt zuverlässiges Maß für die Menge an Erythrozyten. Bei einem unbehandelten akuten Blutverlust ist z.B. der Hb-Wert oft noch normal, obwohl die absolute Zahl der Erythrozyten deutlich vermindert ist (Kap. 75.2.9, S. 1072). Bei einer Schwangeren ist dagegen der Hb-Wert normalerweise erniedrigt, obwohl die absolute Zahl der Erythrozyten erhöht ist (Kap. 67.1.2, S. 928).

Eine Anämie führt zu einem Abfall des arteriellen Sauerstoffgehaltes (des CaO_2) und bei unzureichenden Kompensationsmechanismen auch zu einem Abfall der Sauerstofftransportkapazität (Kap. 19.4.2, S. 433). Um eine Anämie zumindest teilweise zu kompensieren, steigt das Herzminutenvolumen an, wodurch die Sauerstofftransportkapazität gesteigert wird. Außerdem kommt es zu einer Rechtsverlagerung der Sauerstoffdissoziationskurve, wodurch die Sauerstoffabgabe des Hämoglobins an das Gewebe erleichtert wird. Bei einer chronischen Anämie ist auch die Konzentration an 2,3-Diphosphoglycerat in den Erythrozyten erhöht, wodurch die Sauerstoffabgabe ans Gewebe ebenfalls begünstigt wird. Eine Anämie führt auch zu einer verbesserten Fließeigenschaft (Rheologie) des Blutes. Bei einem Hb-Wert von ca. 10 g/dl bzw. einem Hämatokrit von etwa 30% sollen die rheologischen Eigenschaften optimal sein (diese seit vielen Jahren immer wieder zu lesende Feststellung wurde jedoch inzwischen bezweifelt, Zander 1999). Das Optimum der Sauerstofftransportkapazität soll dagegen bei physiologischen Normalwerten von Hämatokrit bzw. Hb-Wert vorliegen.

> Während früher bei einem Hämoglobinwert von ≦ 10 g/dl zumeist eine präoperative Bluttransfusion empfohlen wurde, werden inzwischen bei kardiovaskulär gesunden jüngeren Patienten Hb-Werte bis ca. 6 g/dl meist noch toleriert (Kap. 24.3.5, S. 537). Ein allgemein gültiger Grenzwert kann jedoch nicht angegeben werden. Bei Patienten mit einer Koronar- oder Zerebralsklerose sollte z.B. frühzeitiger Blut transfundiert werden (Kap. 24.3.5, S. 537).

Bei Patienten mit einer Anämie sind ein Abfall des Herzminutenvolumens und eine Linksverschiebung der Sauerstoffbindungskurve (z.B. aufgrund einer hyperventilationsbedingten Alkalose oder eines Abfalls der Körpertemperatur) zu vermeiden. Postoperativ sollte ein Kältezittern verhindert werden, da hierdurch der Sauerstoffbedarf des Körpers ansteigt. Auch Fieber führt zu vermehrtem Sauerstoffbedarf und ist daher ungünstig.

59.2 Eisenmangelanämie

Ursache einer Eisenmangelanämie ist zumeist ein chronischer Blutverlust, z.B. eine gastrointestinale Sickerblutung oder eine überstarke Menstruationsblutung. Typisch für eine Eisenmangelanämie sind mikrozytäre und hypochrome Erythrozyten. Hb- und Hkt-Werte sind dadurch vermindert. Die Erythrozytenzahl ist nur in schweren Fällen erniedrigt. Die Therapie besteht vor allem in der Gabe von zweiwertigem Eisen (z.B. als Eisensulfat; ca. 100 mg/d).

59.3 Hämolytische Anämien

59.3.1 Allgemeine Bemerkungen

Ursachen einer hämolytischen Anämie können z.B. pathologische Hämoglobinstrukturen (z.B. Thalassämie, Sichelzellanämie) und Enzymdefekte in den Erythrozyten (z.B. Glukose-6-Phosphat-Dehydrogenase-Mangel) sein. Die Überlebensdauer dieser Erythrozyten ist aufgrund einer geringeren mechanischen Resistenz stark verkürzt, es tritt eine Anämie auf. Der Hämatokritwert fällt ab und die Bilirubinkonzentration steigt an.

59.3.2 Sichelzellanämie

Krankheitsbild

Ursachen

Bei einer Sichelzellerkrankung liegt anstatt des normalen, adulten **H**ämoglo**b**in **A** (HbA) eine unterschiedlich große Menge an **H**ämoglo**b**in **S** (HbS) vor (Übersicht bei Frietsch et al. 2000). Hämoglobin S enthält im Unterschied zum HbA im Bereich der β-Kette des Hämoglobinmoleküls an einer Stelle eine falsche Aminosäure. Die Sichelzellanämie ist vererblich. Es sind insbesondere schwarzhäutige Menschen betroffen.

Patienten, die homozygot für die Sichelzellanämie (HbSS) sind, enthalten in den Erythrozyten mehr als 70% HbS. Ist ein Patient lediglich heterozygot für eine Sichelzellanämie (HbS), dann wird von einem Sichelzell-Stigma (Sichelzellanlage) gesprochen. In den Erythrozyten liegt neben normalem HbA weniger als 50% HbS vor. Diese Patienten sind meist asymptomatisch. Manchmal tritt bei ihnen eine Hämaturie auf.

Pathophysiologie und Klinik

Wenn HbS Sauerstoff abgibt, kommt es zur **sichelförmigen Deformierung** der Erythrozyten, außerdem lagern sich dann die Erythrozyten aneinander und bilden lange Aggregate. Dadurch erhöht sich die Viskosität des Blutes, es drohen Blutstase und Thromboseneigung. Hierdurch werden Gefäßverschlüsse begünstigt, evtl. mit Organinfarzierungen. Die Erythrozytenmembranen können im Rahmen einer solchen Sichelung auch platzen. Dadurch kann eine hämolytische Krise entstehen. Je niedriger der Sauerstoffpartialdruck ist, desto größer ist das Risiko der sog. Sichelung. Bei homozygoten Patienten muss bei einem arteriellen Sauerstoffpartialdruck unter 40 mm Hg mit einer Sichelung gerechnet werden. Auch Azidose, Abfall der Körpertemperatur, starke Anämie und Dehydrierung begünstigen eine Sichelung. Sichelzellkrisen können auch durch Verletzungen oder Infektionen ausgelöst werden.

Die Patienten entwickeln eine chronische **Hämolyse**, die normalerweise gut toleriert wird. Die Erythrozytenüberlebenszeit ist auf ca. 20% des Normalwertes vermindert. Typisch sind Anämie (Hb ca. 5–10 g/dl) und Ikterus (Kap. 54.1, S. 794). Zusätzlich treten aber akute Hämolyseattacken auf, die zu Gefäßverschlüssen und Organversagen führen können. Hierbei klagen die Patienten oft über Muskelschmerzen. Aufgrund zahlreicher solcher Gefäßverschlüsse mit Schädigung unterschiedlichster Organe (vor allem Leber, Niere, Lunge) ist die Lebenserwartung dieser Patienten deutlich verkürzt. Lungeninfarkte führen zu einer Zunahme der A-aDO$_2$ (Kap. 50.7.2, S. 762). Infarzierungen im Nierenmark führen zu Hämaturie und letztendlich zum dialysepflichtigen Nierenversagen. Auch Infarzierungen der Leber treten relativ häufig auf. Die chronische Hämolyse führt zu einer Hyperbilirubinämie und häufiger zu einer Cholelithiasis. Öfters werden Bluttransfusionen notwendig. Aufgrund meist zahlreicher Milzinfarkte verliert die Milz bei betroffenen Kindern oft schon im Schulkindalter ihre Funktion. Dadurch ist das Risiko bakterieller Infektionen erhöht. Eine Pneumokokkensepsis ist die häufigste Todesursache bei diesen Kindern. Häufig treten auch neurologische Symptome auf. Oft klagen die Patienten auch über Bauchschmerzen, wodurch eine chirurgisch therapierbare Erkrankung vorgetäuscht wird.

> Durch konsequente Behandlung von Infektionen und Sichelzellkrisen konnte die Lebenserwartung in den letzten 30 Jahren mehr als verdreifacht werden. Inzwischen wird die Lebenserwartung für Männer mit ca. 42 Jahren und für Frauen mit ca. 48 Jahren angegeben.

Therapie

Bei einer schmerzhaften Sichelzellkrise mit Infarzierungen kommen therapeutisch Flüssigkeitszufuhr, leichte Alkalisierung des Blutes, Schmerztherapie (evtl. mittels Opioid oder Periduralanästhesie) und ggf. eine partielle Austauschtransfusion mit HbA-haltigen Erythrozytenkonzentraten infrage (der HbS-Anteil sollte hierbei auf <30% vermindert werden). Zusätzlich sind eine prophylaktische Breitspektrumantibiotika-Therapie (die Streptokokken mit abdeckt) sowie eine Fokussuche wichtig. Zum Teil wird zusätzlich ein Kortikosteroid verabreicht.

Die gesteigerte Erythropoese führt zu einem Folsäuremangel. Die Patienten werden daher im symptomfreien Intervall meist mit Folsäure, zum Teil auch mit Erythropoietin behandelt. Außerdem erhalten sie u.U. Hydroxyharnstoff (ein Zytostatikum zur Verminderung von Frequenz und Schwere der Sichelzellanfälle). Alkoholexzesse und Drogenkonsum können bei diesen Patienten besonders schwerwiegende Folgen haben, da hierdurch eine Dehydratation oder Atemdepression ausgelöst werden kann und eine Sichelzellkrise begünstigt wird. Außerdem ist eine großzügige Antibiotika-Gabe (zum Teil werden Kindern jahrelang prophylaktisch Antibiotika gegeben) wichtig. Oft werden auch Psychopharmaka zur Vermeidung stressinduzierter Sichelzellkrisen verabreicht.

Anästhesie

Präoperative Phase

Bei Patienten mit einer Sichelzellanämie sollten die häufiger vorliegenden Infektionen therapiert, unbedingt ein normaler Hydratationszustand angestrebt und bei einer stärkeren Anämie ggf. präoperativ Blut transfundiert werden. Bei einer eventuellen präoperativen Auftransfusion sollte eine HbA-Konzentration von mindestens 50% angestrebt werden. Es sollte ggf. bis zu einem Hämatokrit von 30–35% auftransfundiert werden. Ein deutlich höherer Hb-Wert ist wegen evtl. negativer Auswirkungen auf die rheologischen Eigenschaften des Blutes nicht erwünscht. Eine Übertransfusion mit stärkerer Erhöhung der Blutviskosität ist genauso zu vermeiden wie eine Hypovolämie. Zur Volumentherapie sollte vor allem isotone Elektrolytlösung verwendet werden.

> Perioperativ sind Hypotonie, Hypothermie, Azidose, Hypoxie sowie Blutstase (z.B. aufgrund ungünstiger Körperlagerung oder Anlage einer Blutsperre) zu vermeiden.

Regionalanästhesieverfahren können eingesetzt werden. Es muss jedoch ein stärkerer Blutdruckabfall im Rahmen einer rückenmarknahen Regionalanästhesie vermieden werden, da es hierbei im nicht blockierten Gebiet zu einer stärkeren Vasokonstriktion kommt.

Anästhesie bei Begleiterkrankungen

Postoperative Phase

Postoperativ kann eine Sichelung durch stärkere Schmerzen, Infektionen oder einen Abfall des arteriellen Sauerstoffpartialdrucks begünstigt werden. Eine zusätzliche Sauerstoffgabe und die Sicherstellung eines ausreichenden intravasalen Flüssigkeitsvolumen sind wichtig. Im Rahmen der Schmerztherapie ist eine Atemdepression mit respiratorischer Azidose und/oder Hypoxie zu vermeiden. Bewährt hat sich der Einsatz eines Geräts zur patientenkontrollierten Analgesie. Patienten, die lediglich ein Sichelzellstigma aufweisen, scheinen perioperativ nicht gefährdet.

59.3.3 Thalassämie (Mittelmeeranämie)

Krankheitsbild

Ursachen

Bei einer Thalassämie handelt es sich um die weltweit häufigste genetisch bedingte Erkrankung. Es liegt eine genetisch bedingte Störung der Hämoglobinsynthese vor. Die Synthese einer oder mehrerer Hämoglobinketten ist vermindert oder findet überhaupt nicht statt. Folge ist eine mikrozytäre Anämie sowie eine Verkürzung der Überlebenszeit der Erythrozyten.

Formen

Die Thalassämien werden danach benannt, welche Hämoglobinkette vermindert oder nicht produziert wird. Es werden α-, β-, $\delta\beta$- und $\gamma\delta\beta$-Thalassämien unterschieden. Bei der **Alpha-Thalassämie** können die α-Ketten des fetalen und des adulten Hämoglobins nicht ausreichend gebildet werden. Patienten mit einer heterozygoten Alpha-Thalassämie entwickeln eine leichte hypochrome und mikrozytäre Anämie. Die homozygote Form führt bereits zum Versterben des Feten oder des Neugeborenen. Die Alpha-Thalassämie kommt häufiger bei Menschen mit schwarzer Hautfarbe vor (Übersicht bei Born et al. 1999).

Von besonderer klinischer Relevanz sind vor allem die schweren Verlaufsformen der Beta-Thalassämie. Bei der **Beta-Thalassämie** können die β-Globulinketten des Hämoglobins nicht gebildet werden. Die heterozygote Minor-Form der Beta-Thalassämie ist relativ häufig und führt nur zu einer leichten oder zu keiner Anämie. Bei der homozygoten Majorform der Beta-Thalassämie entwickelt sich bereits während des ersten Lebensjahres eine Anämie (Hb ca. 3–5 g/dl), da das fötale Hämoglobin (zwei α- und zwei γ-Ketten) zwar verschwindet, das adulte Hämoglobin A (HbA: 2 α-, 2 β-Ketten; Kap. 64.2.2, S. 856) aber nicht gebildet wird. Das HbA_2 (2 α-, 2 δ-Ketten) kann jedoch noch gebildet werden. Es

werden zahlreiche Bluttransfusionen notwendig. Die Beta-Thalassämie kommt vor allem in den Mittelmeerländern (insbesondere in Italien und Griechenland) sowie in Arabien und bei Menschen schwarzer Hautfarbe vor (Talassa = griechisch für [Mittel-]Meer).

Pathophysiologie und Klinik

> Die klinische Symptomatik kann enorm variieren: Es sind sowohl eine asymptomatische Anämie oder nur leichte klinische Symptome als auch eine so schwere Erkrankung möglich, dass es bereits zum intrauterinen Fruchttod kommt.

Die defekten Erythrozyten hämolysieren schnell bzw. werden frühzeitig in der Milz sequestriert. Es entwickeln sich meist ein Ikterus und Splenomegalie. Die hepatische und extrahepatische Erythropoese wird massiv stimuliert. Hierdurch entstehen Hepatomegalie und Deformierungen der Knochen (z. B. auch im Gesichtsbereich). Die Knochenveränderungen begünstigen pathologische Frakturen. Folgen einer evtl. notwendigen chronischen Transfusionstherapie mit Hämosiderose (Eisenablagerung, vor allem in den parenchymatösen Organen) können Herzinsuffizienz, Leberzirrhose oder Diabetes mellitus sein. Eine myokardiale Hämosiderose mit Herzinsuffizienz und Arrhythmien ist die häufigste Todesursache bei diesen Patienten.

Therapie

Da eine Splenomegalie die Überlebensdauer der Erythrozyten verkürzt, wird bei diesen Patienten eine Splenektomie durchgeführt. Bei schweren Formen wird durch regelmäßige Bluttransfusionen ein Hb-Wert von 9–10 g/dl angestrebt. Dadurch kann die gesteigerte endogene Erythropoese (mit den entsprechenden Knochenveränderungen und einer Splenomegalie) gebremst werden. Um überschüssiges Eisen zu binden und die Hämosiderose zu vermindern, wird eine Therapie mit einem Chelatbildner (vor allem Desferoxamin) durchgeführt. Eine Eisensubstitution ist aufgrund der transfusionsbedingten Eisenüberladung und der erhöhten Eisenresorption stets kontraindiziert.

Anästhesie

Bei einer unkomplizierten Minor-Form einer Thalassämie sind normalerweise keine anästhesiologischen Besonderheiten zu beachten. Bei einer Major-Form kann die endotracheale Intubation u.U. erschwert sein, da durch die enorme Hyperplasie des Knochenmarks auch knöcherne Deformitäten im Bereich der Gesichtsknochen vorhanden sein können. Bei ausgeprägter Anämie ist präoperativ Blut zu transfundieren. Perioperativ ist die kardiale Leistungsfähigkeit zu kontrollieren, eine Hypo- oder Hyperglykämie sind zu vermeiden. Auch die Leberfunktion ist zu kontrollieren.

59.3.4 Enzymdefekte in den Erythrozyten: Glukose-6-Phosphat-Dehydrogenase-Mangel

Ein Glukose-6-Phosphat-Dehydrogenase-Mangel tritt vor allem bei Männern (insbesondere mit schwarzer Hautfarbe) auf. Er ist der häufigste angeborene erythrozytäre Enzymdefekt. Typisch ist eine chronisch hämolytische Anämie. Eine Reihe von Medikamenten können bei diesen Patienten eine Hämolyse auslösen, z.B. Paracetamol, Penicillin (und einige andere Antibiotika) sowie Methylenblau und Vitamin-K-Analoga.

59.4 Aplastische Anämie

Krankheitsbild

Eine aplastische Anämie ist durch eine Knochenmarkinsuffizienz bedingt. Ursachen können zytostatische Therapie, Bestrahlung, bestimmte Medikamente (wie Metamizol), virale Infektionen oder immunologische Erkrankungen sein. Häufig bleibt die Ursache unbekannt. Therapeutisch kommen eine Knochenmarktransplantation oder eine Behandlung mit antilymphozytärem Globulin bzw. Kortikosteroiden oder immunsuppressive Zytostatika infrage.

Anästhesie

Bei einer ausgeprägten Anämie kann präoperativ eine Bluttransfusion notwendig sein. Panzytopenische Patienten sind sehr infektanfällig. Ein streng aseptisches Vorgehen ist sehr wichtig. Bei thrombozytopenischen Patienten kann es bereits bei geringen Verletzungen (z.B. einer »unzarten« Intubation) zu Blutungen kommen. Bei einer aplastischen Anämie sollte möglicherweise Lachgas vermieden werden, da es bei längerfristiger Verabreichung eine knochenmarkdepressive Wirkung hat (Kap. 5.1.3, S. 95).

59.5 Literatur

Übersichtsarbeiten

Born M, Frietsch T, Waschke KF. Anästhesiologisches Management bei Thalassämien. Anästhesiol Intensivmed 1999; 40: 488–96.

60 Gerinnungsstörungen

Anästhesie
bei Begleiterkrankungen

60.1 Allgemeine Bemerkungen

Bei der Verletzung eines Blutgefäßes kommt es zur Anlagerung von Thrombozyten an die Verletzungsstelle. Die angelagerten Thrombozyten setzen **A**denosin**dip**hosphat (ADP) frei, wodurch eine weitere Thrombozytenaggregation ausgelöst wird. Außerdem kommt es zu einer lokalen Vasokonstriktion. Zusätzlich wird durch das subendotheliale Gewebe die Gerinnungskaskade aktiviert. Für eine initiale Blutungsstillung (primäre Hämostase) scheint der Thrombozytenpropf ausreichend zu sein. Für eine dauerhafte Blutstillung ist jedoch die Aktivierung der Gerinnungskaskade und die Bildung von Fibrin erforderlich. Die Gerinnungskaskade sowie die präoperative Beurteilung des Gerinnungsstatus werden ausführlich im Kap. 16.2.1, S. 325 beschrieben. Die verfügbaren Faktorenpräparate werden in Kap. 24.1.1, S. 510 beschrieben.

> Ca. 5% der zu operierenden Patienten weisen präoperativ eine Blutungsneigung auf.

Zumeist handelt es sich um medikamentös bedingte Thrombopathien, seltener um plasmatisch bedingte Gerinnungsstörungen (z.B. angeborener Mangel an von-Willebrand-Jürgens-Faktor) und sehr selten um vaskulär bedingte Blutungskomplikationen (z.B. Morbus Osler).

60.2 Angeborene Gerinnungsstörungen

60.2.1 von-Willebrand-Jürgens-Syndrom

Krankheitsbild

Gerinnungsstörungen aufgrund eines von-Willebrand-Jürgens-Syndroms (s. auch Kap. 24.1.1, S. 512) werden autosomal vererbt, d.h. sie betreffen beide Geschlechter. Aufgrund eines Mangels an von-Willebrand-Jürgens-Faktor (Ristocetin-Cofaktor) ist die Anlagerung von Thrombozyten an subendotheliale Strukturen im Bereich verletzter Gefäße gestört. Nach der Verletzung kommt es sofort zur vermehrten Blutung. Die verschiedenen Typen des von-Willebrand-Jürgens-Syndroms sind in Kap. 24.1.1, S. 512 beschrieben.

Faktor VIII und der von-Willebrand-Jürgens-Faktor bilden einen Komplex. Die schwere (homozygote) Form des von-Willebrand-Jürgens-Syndroms ist vergleichbar selten wie die Hämophilie A (s.u.). Die heterozygote Form betrifft dagegen ca. 1–3% der Bevölkerung und stellt somit die häufigste angeborene Gerinnungsstörung dar. Die Patienten klagen über oft auftretende blaue Flecken und häufigere Schleimhautblutungen. Erst unter einer Operation oder Verletzung wird normalerweise die Gerinnungsstörung offensichtlich. Typisch ist eine verlängerte Blutungszeit bei normaler Thrombozytenzahl. Die PTT kann normal oder verlängert sein.

Anästhesie

Durch Gabe des Vasopressin-Analogons **Desmopressin** (1-Desamino-Cys-8-D-Arginin-Vasopressin = DDAVP) (0,3–0,4 µg/kg KG i.v. in 50–100 ml 0,5% NaCl über ca. 20–30 Minuten als Kurzinfusion) kann die Freisetzung des von-Willebrand-Faktors und des Faktors VIII aus Endothelzellen stimuliert werden. Innerhalb von ca. 30–60 Minuten kommt es ungefähr zu einer Verdreifachung der Konzentration dieser Faktoren. Die Desmopressin-Gabe sollte erst relativ kurz vor der Operation begonnen werden, da die endogenen Reserven schnell erschöpft sind und die in-vivo-Halbwertszeit von vWF nach Desmopressin-Gabe nur 4–5 Stunden beträgt. Die Desmopressin-Gabe sollte alle 12 Stunden wiederholt werden. Maximal soll es bis 6 Tage postoperativ verabreicht werden (Latza et al. 1999). Die Gabe wird bei von-Willebrand-Jürgens-Syndrom Typ 1 (Kap. 24.1.1, S. 512) sowie bei milder Hämophilie (s.u.) empfohlen (sofern es sich nicht um bedrohliche Blutungen oder größere operative Eingriffe handelt). Mögliche Nebenwirkungen von Desmopressin sind leichter Blutdruckabfall, Müdigkeit, Kopfschmerzen, Übelkeit, Hitze- oder Kälteempfinden, Hyponatriämie und Wassereinlagerung.

Zur Substitution des von-Willebrand-Jürgens-Faktors kann präoperativ auch FFP oder ein Faktor VIII;C/von-Willebrand-Faktor-Konzentrat (Haemate HS; 8- bis 12-stündlich, später in größeren Abständen bis zum Wundverschluss) verabreicht werden (Kap. 24.1.1, S. 512). Die Dosierungsempfehlung entspricht derjenigen bei der Hämophilie A. Medikamente, die die Thrombozytenaggregation beeinträchtigen, z.B. Acetylsalicylsäure, Antirheumatika, sind bei diesen Patienten zu vermeiden. Oft führt die Einnahme von Thrombozytenaggregationshemmern erst zur Demaskierung eines von-Willebrand-Jürgens-Syndroms.

60.2.2 Hämophilie A

Krankheitsbild

Bei der Hämophilie A ist die Konzentration des Gerinnungsfaktors VIII (Faktor VIII;C; d.h. Faktor VIII clotting activity) verringert. Dadurch entsteht eine Blutungsneigung. Die Plasmakonzentration an von-Willebrand-Jürgens-Faktor (vWF) ist dagegen normal. Je niedriger die Faktor-VIII-Konzentration ist, desto stärker ist die Blutungsneigung. Bei der schweren Hämophilie mit einer Faktor-VIII-Konzentration von $\leq 2\%$ ist mit spontanen Blutungen (vor allem Gelenkblutungen) zu rechnen. Eine Konzentration von >2 bis $\leq 5\%$ reicht zumeist aus, um Spontanblutungen zu verhindern. Es wird von mittelschwerer Hämophilie gesprochen (Leitlinien 2001). Patienten mit einer Konzentration von ca. > 5 bis ≦15% haben eine milde Hämophilie und sind normalerweise asymptomatisch. Sie werden erst im Rahmen von Verletzungen oder Operationen auffällig. Bei einer Faktor-VIII-Konzentration von 15–50% wird von Subhämophilie A gesprochen.

Die Hämophilie A wird X-chromosomal rezessiv vererbt. Sie tritt bei männlichen Personen mit einer Inzidenz von 1:10000–25000 Männern auf. Weibliche Personen sind fast immer asymptomatische Trägerinnen (Konduktorinnen), die keine oder nur eine geringe Blutungsneigung aufweisen. Bei Patienten mit Hämophilie A können Gewebeeinblutungen, Gelenkblutungen, Hämaturie und Blutungen ins ZNS auftreten. Bei einer Verletzung kommt es oft zu einem initialen Sistieren der Blutung, verzögert tritt dann oft eine Nachblutung auf.

Typisch für die Hämophilie A ist eine verlängerte partielle Thromboplastinzeit (PTT). Bei schwerer Hämophilie ist die PTT um das 2–3fache verlängert. Der Quickwert liegt dagegen im Normbereich.

Anästhesie

Präoperative Phase

Präoperativ muss die Plasmakonzentration des Faktors VIII ggf. angehoben werden. Eine normale Faktorenkonzentration von 100% bedeutet, dass ca. eine Einheit dieses Gerinnungsfaktors pro Milliliter Plasma vorliegt. Das Plasmavolumen beträgt beim Erwachsenen ca. 40 ml/kg KG und beim Kind ca. 45 ml/kg KG. Ein 70 kg schwerer Erwachsener hat demnach 2800 IE Faktor VIII. Weist er eine Aktivität von lediglich 10% auf, dann verfügt er über ca. 280 IE. Vor größeren Operationen sollte die Faktor-VIII-Plasmakonzentration auf ca. 100% angehoben und postoperativ über 3–5 Tage auf über 50% und für eine weitere Woche auf über ca. 35% gehalten werden. Die hierfür nötige Dosis kann anhand folgender Formel genau ermittelt werden:

Notwendige Faktor-VIII-Einheiten = Plasmavolumen × kg KG × gewünschter Konzentrationsanstieg in %.

Soll bei einem 70 kg schweren Patienten die Konzentration um 90% angehoben werden, dann sind 40 × 70 × 90/100 = 2520 IE Faktor VIII notwendig.

Häufig werden allerdings auch etwas höhere Dosierungen empfohlen. Als Anhalt kann nach den Leitlinien der Bundesärztekammer auch gelten, dass 1 IE/kg KG zu einer Steigerung der Faktor-VIII-Konzentration um ca. 1–2% führt (Leitlinien 2001). In den Leitlinien der Bundesärztekammer (Leitlinien 2001) werden die in Tabelle 60.1 zusammengestellten Dosierungsempfehlungen für Erwachsene bei Hämo-

Tab. 60.1 Dosierungsempfehlungen für Erwachsene bei Hämophilie A oder B bzw. bei von-Willebrand-Jürgens-Syndrom (Leitlinien 2001).

Typ der Blutung	Dosierung
Gelenkblutungen	20–40 E/kg KG
lebensbedrohliche Blutungen	40–70 E/kg KG
Operationen mit hoher Blutungsgefahr (z.B. Tonsillektomie)	50–80 E/kg KG
Operationen mit geringer Blutungsgefahr (z.B. Herniotomie)	25–40 E/kg KG

philie A oder B bzw. bei von-Willebrand-Jürgens-Syndrom gegeben (bei Kindern werden etwas höhere Dosierungen empfohlen).

Faktor VIII ist aufgrund seiner relativ kurzen Halbwertszeit (ca. 8–12 Stunden) zweimal pro Tag zu verabreichen.

Zur Faktor-VIII-Substitution wird Faktor-VIII-Konzentrat verabreicht (z.B. Haemate HS, enthält Faktor VIII und von-Willebrand-Jürgens-Faktor). Eventuell kann auch FFP (enthält 1 IE/ml) verwendet werden. Hierzu sind jedoch große Volumina (oft 2–3 Liter) FFP notwendig (s. obige Berechnungsformel), sodass oft die Gefahr einer Hypervolämie besteht. Ca. 10% der Patienten entwickeln bei wiederholter Faktor-VIII-Gabe Antikörper, sodass trotz Substitution die Faktor-VIII-Plasmakonzentration nur relativ gering ansteigt (= Hemmkörperhämophilie). Sie benötigen übermäßig hohe Faktor-VIII-Dosierungen. Mit Faktor-VIII-Konzentraten wurde in der Vergangenheit öfters HIV übertragen.

Durch Gabe von Desmopressin (Minirin; 0,3–0,4 µg/kg KG als Kurzinfusion über 30 Minuten), einem synthetischen Analogon des **anti**diuretischen **H**ormons (ADH) kann von-Willebrand-Faktor plus Faktor VIII aus Speichern (Endothelzellen) freigesetzt werden (s.o.). Diese Therapie sollte erst unmittelbar präoperativ begonnen werden, da die endogenen Speicher bald erschöpft sind. Hiermit sind evtl. kleine Operationen ohne Gabe von Faktorenkonzentraten möglich.

Narkoseführung

Intramuskuläre Injektionen müssen bei Patienten mit Hämophilie A vermieden werden. Bei einer Faktor-VIII-Konzentration von unter ca. 35% kann es hierdurch zu stärkeren Blutungen kommen. Auch Regionalanästhesieverfahren sind bei Patienten mit einer Hämophilie A zu vermeiden. Bereits eine »unzarte« endotracheale Intubation kann zu einer Blutung im Bereich der oberen Luftwege – evtl. mit Atemwegsobstruktion – führen. Es ist auch auf eine vorsichtige Lagerung der Patienten zu achten, um Gewebsblutungen zu verhindern. Falls möglich, sollte die Verwendung einer Larynxmaske einer endotrachealen Intubation vorgezogen werden.

Postoperative Phase

Im Rahmen der postoperativen Schmerztherapie sind Thrombozytenaggregationshemmer (z. B. Acetylsalicylsäure, Antirheumatika) zu vermeiden, da eine zusätzliche Thrombozytenfunktionsstörung die Blutungsneigung verstärken kann. Es bietet sich zur Schmerztherapie z. B. eine intravenöse patientenkontrollierte Analgesie mit einem Opioid an.

60.2.3 Hämophilie B

Die Hämophilie B entspricht bezüglich der klinischen Symptomatik und des Vererbungsmodus der Hämophilie A. Es liegt jedoch ein Mangel an Faktor IX vor. Die Faktor-VIII-Konzentration ist normal. Die partielle Thromboplastinzeit ist typischerweise verlängert.

Die Berechnung der notwendigen Einheiten an Faktor IX entspricht dem Vorgehen wie es bei dem Faktor-VIII-Mangel beschrieben ist (s. o.). Aufgrund der Halbwertszeit von 20–24 Stunden genügt eine einmalige Substitution pro Tag.

60.2.4 Angeborene Thrombozytenstörungen

Thrombozytopenische Gerinnungsstörungen begünstigen vor allem petechiale Einblutungen in Haut und Schleimhäute. Der sog. idiopathischen thrombozytopenischen Purpura (Morbus Werlhof) liegen Autoimmunprozesse zugrunde, die zu einer Thrombozytenschädigung mit Abfall der Thrombozytenzahl führt. Typisch sind petechiale Blutungen. Zur Behandlung der idiopathischen thrombozytopenischen Purpura werden Kortikosteroide wie Prednisolon verabreicht. Gegebenenfalls kann eine Splenektomie indiziert sein.

Wird bei einer Thrombozytenzahl von unter $50\,000/\text{mm}^3$ ein operativer Eingriff notwendig, dann sollten normalerweise zuvor Thrombozytenkonzentrate verabreicht werden und die Thrombozytenzahl sollte auf über $50\,000/\text{mm}^3$ angehoben werden. Bei thrombozytopenischen Patienten ist auf eine atraumatische Intubation zu achten. Regionalanästhesieverfahren sollten vermieden werden. Bei Anlage eines zentralen Venenkatheters ist die Punktion der V. jugularis externa oder der V. basilica zu empfehlen.

60.3 Erworbene Gerinnungsstörungen

60.3.1 Disseminierte intravasale Gerinnung

Ursachen und Pathophysiologie

Bei einer disseminierten intravasalen Gerinnung (disseminated intravascular coagulation; DIC) kommt es zu einer übermäßigen Aktivierung des Gerinnungssystems (Hyperkoagulabilität; s. auch HELLP-Syndrom; Kap. 67.1.3, S. 939). Ursache einer DIC kann z. B. ein länger anhaltender Volumenmangelschock (z. B. im Rahmen eines Polytraumas), eine Sepsis, eine Präklampsie, eine maligne Erkrankung oder z. B. eine schwere Leberschädigung sein. Bei einer DIC werden vermehrt Gerinnungsfaktoren (sowie auch Gerinnungsinhibitoren) verbraucht. Folge dieses erhöhten Umsatzes an Gerinnungspotenzial kann letztlich eine sog. Verbrauchskoagulopathie mit Verbrauch von Thrombozyten und Gerinnungsfaktoren sein. Folge ist eine Hypokoagulabilität. Typisch für eine Verbrauchskoagulopathie sind eine verstärkte Blutungsneigung im Wundbereich und Blutungen aus Einstichstellen. Durch Verbrauch an Thrombozyten und Gerinnungsfaktoren ist der Quickwert vermindert, Blutungszeit und PTT sind verlängert, die Fibrinogenplasmakonzentration und die AT-III-Konzentration fallen ab. Die Konzentration an Fibrinspaltprodukten ist aufgrund einer sekundären Fibrinolyse erhöht.

Therapie

Therapeutisch kommen vor allem folgende Prinzipien zur Anwendung
- Therapie der auslösenden Ursache
- Verminderung des Prokoagulatorenumsatzes
- Wiederauffüllen der Inhibitoren und Prokoagulatoren des Gerinnungssystems

Entscheidend ist eine kausale Therapie des Grundleidens, durch das die DIC ausgelöst wurde. So sind z. B. ein intravasaler Volumenmangel oder eine Sepsis entsprechend zu behandeln. Durch eine erfolgreiche Therapie des auslösenden Pathomechanismus lässt sich die DIC meist beseitigen. Oft ist jedoch die Ursache, z. B. eine schwere Sepsis, kaum unter Kontrolle zu bekommen. Daher ist häufig parallel dazu die zweite Therapiestufe anzuwenden. Hierzu wird eine AT-III-Zufuhr empfohlen, wobei eine AT-III-Konzentration über 80 % angestrebt wird. Durch die AT-III-Gabe sollen Prokoagulatoren (vor allem Faktor VIIa, IIa und Xa) gehemmt, und die Hyperkoagulabilität mit systemischer Thrombenbildung soll durchbrochen werden. Initial werden hierzu ca. 4000–7000 IE, danach wird ca. alle 6–8 Stunden die halbe Initialdosis empfohlen. Durch AT-III-Gabe konnte die Mortalität bei DIC jedoch nicht signifikant reduziert werden (Übersicht bei Scherer et al. 2001).

Als dritte Stufe wird im Rahmen der Hypokoagulabilität die Gabe von Fresh frozen Plasma notwendig werden. Auch in dieser Phase sollte noch eine AT-III-Konzentration > 80 % angestrebt werden. Nur falls durch FFP-Gabe keine ausreichende Wirkung erzielt wird oder eine manifeste Blutung besteht, die durch einen Mangel an Prothrombinkomplexfaktoren (mit-)bedingt ist, sind Faktorenkonzentrate (PPSB;

Kap. 24.1.1, S. 511) indiziert. Vorher muss aber die AT-III-Konzentration normalisiert werden.

Ob die häufig empfohlene Gabe von Heparin im Rahmen einer DIC-bedingten Hyperkoagulabilität sinnvoll ist, bleibt umstritten. Eine Thrombozytentransfusion ist nur bei manifester Blutung indiziert, die auf einem Thrombozytenmangel beruht (Leitlinien 2001).

60.3.2 Blutgerinnungsstörungen bei hoher Volumenzufuhr oder starken Blutungen

Im Rahmen einer massiven Volumenzufuhr kann es zu Verdünnungseffekten mit Gerinnungsstörungen kommen (sog. Dilutionskoagulopathie). Der Quickwert ist hierbei vermindert, die PTT ist verlängert.

Bei starken Blutverlusten droht eine sog. Verlustkoagulopathie. Diese tritt auch dann auf, wenn zum Blutersatz Erythrozytenkonzentrate eingesetzt werden. Da Thrombozyten in gelagertem Blut nach 1–2 Tagen nicht mehr funktionsfähig sind, ist bei der Transfusion zahlreicher Erythrozytenkonzentrate auch mit einer Gerinnungsstörung aufgrund eines Thrombozytenmangels zu rechnen. Da die Konzentration von Gerinnungsfaktoren (vor allem die Faktor-V- und Faktor-VIII-Konzentration) in gelagertem Konservenblut schnell abfällt, droht bei der Transfusion größerer Mengen an Konservenblut auch schnell eine Gerinnungsstörung aufgrund des Mangels an Gerinnungsfaktoren.

Da im Rahmen starker Blutungen meist auch größere Mengen an kristalloiden und kolloidalen Infusionslösungen verabreicht werden, droht neben der Verlustkoagulopathie auch eine Dilutionskoagulopathie.

Gerinnungsstörungen treten im Rahmen stärkerer Blutungen vor allem dann auf, wenn längere Zeit ein stärkerer Volumenmangel bestand. Um im Rahmen einer massiven Blutung das Risiko einer Gerinnungsstörung zu vermindern, ist es entscheidend, den intravasalen Volumenmangel sofort zu ersetzen. Bei länger bestehendem Volumenmangelschock droht eine disseminierte intravasale Gerinnung, die in eine Hypokoagulabilität (Verbrauchskoagulopathie) übergehen kann (s.o.).

Das Konzept der sog. Blutkomponententherapie bei starken bzw. massiven Blutungen wird ausführlich im Kap. 24.3.3, S. 535 beschrieben.

60.3.3 Hepatogene Gerinnungsstörungen

Im Rahmen zahlreicher Lebererkrankungen (z.B. Leberzirrhose) kann die hepatische Synthese von Gerinnungsfaktoren und Gerinnungsinhibitoren beeinträchtigt sein und sich eine entsprechende Gerinnungsstörung und hämorrhagische Diathese entwickeln. Bei Patienten mit einer Leberzirrhose

kommt es meist auch zu einer unterschwelligen Gerinnungsaktivierung (»low-grade« DIC; vgl. disseminierte intravasale Gerinnung; s.o.; s. auch Kap. 67.1.3, S. 939). Die AT-III-Konzentration ist erniedrigt. Bei Patienten mit schwerer Leberzirrhose wurde daher eine perioperative Anhebung der AT-III-Konzentration auf 80–100% empfohlen. Eine statistisch signifikante Verbesserung des Outcomes war dadurch jedoch nicht nachweisbar. Zur Substitution der erniedrigten Konzentrationen an Gerinnungsfaktoren ist bei diesen Patienten perioperativ ggf. eine großzügige Gabe von frisch gefrorenem Plasma (FFP) wichtig.

60.3.4 Vitamin-K-Mangel

Vitamin K ist für die Synthese der Gerinnungsfaktoren II, VII, IX und X in der Leber notwendig. Ein Vitamin-K-Mangel kann z.B. bei Neugeborenen, bei Malabsorptionssyndrom, Antibiotika-Therapie oder Verschlussikterus auftreten. Typischerweise ist der Quickwert erniedrigt, die partielle Thromboplastinzeit (PTT) ist dagegen unverändert. Die Wirkung nach Gabe eines Vitamin-K-Analogons (Konakion) ist erst nach 6–24 Stunden zu erwarten. Durch Gabe von Faktorenkonzentrat (Prothrombinkomplex; PPSB; Kap. 24.1.1, S. 511) oder von Fresh frozen Plasma (Dosisberechnung Kap. 60.2.2, S. 829) kann dagegen eine sofortige Wirkung erzielt werden.

60.3.5 Medikameneninduzierte Störungen der plasmatischen Gerinnung

Orale Antikoagulanzien (**Kumarinderivate**) hemmen Vitamin K und damit die Bildung der Vitamin-K-abhängigen Gerinnungsfaktoren (II, VII, IX, X). Typisch ist ein erniedrigter Quickwert. Eine Überdosierung kann zu Spontanblutungen führen (z.B. intrazerebralen Blutungen). Durch Gabe von Prothrombinkomplex (PPSB; Kap. 24.1.1, S. 511) kann die Wirkung der Kumarinderivate rasch aufgehoben werden. Mit FFP-Gabe kann eine rasche und klinisch effektive Normalisierung der plasmatischen Gerinnung nicht erreicht werden, da hierfür sehr große Volumina (meist > 2–3 Liter FFP) notwendig wären (Leitlinien 2001).

Heparin wird zur perioperativen Thromboembolie-Prophylaxe verwendet (Kap. 16.2.1, S. 325). Bei einer Überdosierung können Blutungen ausgelöst werden. Unter Heparin ist typischerweise die PTT verlängert. Der Quickwert und die Blutungszeit sind dagegen unverändert. Die Heparin-Wirkung kann durch intravenöse Gabe von Protamin (Kap. 23.9.2, S. 505) antagonisiert werden. Unter Heparin kann es auch zu einer heparininduzierten Thrombozytopenie (HIT) kommen (Kap. 16.2.1, S. 329).

Die Problematik der Durchführung einer Regionalanästhesie bei gleichzeitiger Gabe von Heparin, einem Kumarinderivat oder anderer gerinnungshemmender Medikamente wird ausführlich in Kap. 16.2.1, S. 325 beschrieben.

60.3.6 Erworbene Thrombozytenstörungen

Bei Thrombozytenfunktionsstörungen treten zumeist induzierte Blutungen auf, d.h. es kommt typischerweise zu vermehrter diffuser Blutung aus operativen Wunden oder Verletzungen.

Vor allem durch Gabe von Acetylsalicylsäure (aber zum Teil auch durch andere Cyclooxygenasehemmstoffe) können die Thrombozyten in ihrer Funktion und damit die Blutgerinnung beeinträchtigt werden. Diese Problematik ist im Kap. 16.2.1, S. 327 ausführlich beschrieben. Auch β-Laktamantibiotika (z.B. Mezlocillin [Baypen], Piperacillin [Pipril], Cefotaxim [Claforan]) können zu einer dosisabhängigen Thrombozytenfunktionsstörung führen. Auch durch einen Hypersplenismus, einen Verdünnungseffekt (s.o.) oder einen vermehrten Verbrauch kann es zu erworbenen thrombozytären Gerinnungsstörungen kommen. Die bei Schwangeren während einer Präeklampsie oder eines HELPP-Syndroms typischerweise auftretenden Thrombozytopenien sind ausführlich im Kap. 67.1.3, S. 939 beschrieben.

60.3.7 Sonstige erworbene Gerinnungsstörungen

Operationen unter Einsatz der Herz-Lungen-Maschine: Bei Operationen unter Verwendung der Herz-Lungen-Maschine treten nach Abgang von der Herz-Lungen-Maschine öfters Gerinnungsstörungen auf (Kap. 79.4.6, S. 1135).

Antithrombin-III-Mangel: Ein erworbener Antithrombin-III-(AT-III-)Mangel kann durch verminderte Synthese (wegen Leberschädigung), vermehrten Verbrauch (z.B. wegen DIC) oder durch stärkeren Verlust (z.B. wegen nephrotischem Syndrom) bedingt sein. Ein AT-III-Mangel begünstigt thromboembolische Komplikationen. Die Wirkungen von Antithrombin III sowie die Auswirkungen eines Antithrombin-III-Mangels werden im Kap. 24.1.1, S. 512 ausführlich beschrieben. Durch direkte Bestimmung der AT-III-Konzentration kann das Ausmaß eines Antithrombin-III-Mangels nachgewiesen werden. Wird im Einzelfall die Gabe von Antithrombin-III-Konzentrat (Kap. 23.9.3, S. 505) notwendig, ist meist eine Konzentration von 80% aufrechtzuerhalten (s. auch Kap. 24.1.1, S. 512).

60.4 Literatur

Frietsch Th, Born M, Lenz Ch und Waschke KF. Anästhesiologisches Management bei Sichelzellanämie. Anästhesiol Intensivmed 2000; 41: 660–72.

Latza R, Koscielny J, Pruß A, Kiesewetter H. Klinischer Einsatz von Desmopressin und Antifibrinolytika. Anästhesiol Intensivmed 1999; 40: 548–53.

Leitlinien zur Therapie mit Blutkomponenten und Plasmaderivaten. Herausgegeben von Vorstand und Wissenschaftlichem Beirat der Bundesärztekammer. 2. Aufl. Köln: Deutscher Ärzte-Verlag 2001.

Scherer RU, Pulletz S, Ziemer S, Peters J. Antithrombin (AT). Experimentelle und klinische Ergebnisse. Anästhesiol Intensivmed Notfallmed Schmerzther 2001; 36: 628–39.

Zander R. Optimaler Hämatokrit 30%: Abschied von einer Illusion. Infusionsther Transfusionsmed 1999; 26: 186–90.

Anästhesie bei Begleiterkrankungen

Störungen des Immunsystems

Anästhesie
bei Begleiterkrankungen

Allergische und pseudoallergische Reaktionen, die unter dem Oberbegriff anaphylaktoide Reaktionen zusammengefasst werden, sind ausführlich im Kap. 30, S. 611 beschrieben.

61.1 Hereditäres Angioödem

Krankheitsbild

Ursachen und Auslöser

Das hereditäre Angioödem (früher als Quincke-Ödem oder angioneurotisches Ödem bezeichnet) wird autosomal dominant vererbt. Die Inzidenz wird mit ca. 1 : 50 000 angegeben. Ursache des hereditären Angioödems ist eine verminderte Aktivität des C_1-Esterase-Inhibitors. Der C_1-Esterase-Inhibitor hemmt den ersten Schritt des Komplementsystems. Bei einem Mangel an C_1-Esterase-Inhibitor (C_1-INH) kann das Komplement- und Kininsystem unkontrolliert aktiviert werden, wodurch vasoaktive Mediatoren (wie z. B. Bradykinin) freigesetzt werden, die die Gefäßpermeabilität erhöhen und zur Ödembildung führen.

Ein Krankheitsschub kann spontan auftreten, meist wird er jedoch durch eine Gewebstraumatisierung (z. B. Zahnoperation, Laryngoskopie, endotracheale Intubation, Unfall oder eine Operation [Eckert et al. 2000]) ausgelöst. Auch emotionale Erregung, Stress, starke körperliche Anstrengung oder Nahrungsmittel bzw. Medikamente können einen akuten Anfall auslösen.

Klinik und Diagnostik

Typisch für das angeborene Quincke-Ödem sind vorübergehende Ödeme des subkutanen Hautgewebes (z. B. von Gesicht, Hals, Extremitäten, Genitale) und der Schleimhäute (z. B. Atemwege und Gastrointestinaltrakt). Ein Schleimhautödem im Bereich des Larynx kann zur tödlichen Atemwegsverlegung führen. Die unteren Luftwege sind nicht betroffen. Ödeme im Bereich der Dünndarmschleimhaut können zu abdominellen Krämpfen führen. Ein Krankheitsschub dauert 2–3(–5) Tage. Die Schwellungen sind farblos und nicht juckend; Entzündungszeichen fehlen. Die Anfallsstärke nimmt meistens bis zum Erwachsenenalter zu.

Bei Patienten mit einem hereditären Angioödem ist die Plasmakonzentration des C_1-Esterase-Inhibitorproteins zumeist (ca. 85%) vermindert (Typ I). Ca. 15% der Patienten haben zwar eine normale Konzentration an C_1-Esterase-Inhibitor-Protein, das Enzym weist aber keine Aktivität auf (Typ II).

Prophylaxe

Eine **Langzeitprophylaxe** ist nur bei solchen Patienten notwendig, bei denen wiederholte Anfälle mit Gesichts- und Larynxödem auftraten. Zur Langzeitprophylaxe wurden früher Antifibrinolytika (ϵ-Aminocapronsäure [5 g/d] oder Tranexamsäure [20 g/d]; Kap. 23.9.5, S. 507) verwendet, die zu einer Hemmung der C_1-Esterase führen. Inzwischen werden zumeist attenuierte Androgene (anabole Steroide) wie Danazol (Winobanin; 50–400 mg/d) eingesetzt. Dadurch wird die Synthese von C_1-Esterase-Inhibitor stimuliert. Aufgrund stärkerer Nebenwirkungen (Virilisierung, Hirsutismus, irreversible Stimmvertiefung, Akne) der Androgenpräparate werden sie jedoch nur zurückhaltend eingesetzt. In Einzelfällen kann zur Langzeitprophylaxe auch eine Substitution mit C_1-INH notwendig werden (2- bis 3-mal 500–1 000 E pro Woche).

Bei Patienten, die keine Langzeitprophylaxe einnehmen und bei denen z. B. ein Eingriff im Bereich der oberen Atemwege (Zahnoperation, endotracheale Intubation) vorgesehen ist, sollte ca. 10–14 Tage vor der Operation eine perioperative Prophylaxe mit Androgenen oder es sollte eine **Kurzzeitprophylaxe** unmittelbar präoperativ mittels Gabe von C_1-Esterase-Inhibitor-Konzentrat durchgeführt werden. Eventuell kann auch FFP oder ein Antifibrinolytikum verabreicht werden. FFP enthält C_1-Esterase-Inhibitor. Es werden dann meist zwei Einheiten FFP am Tag vor der Operation empfohlen. C_1-Esterase-Inhibitor-Konzentrat sollte ca. 30–60 Minuten präoperativ intravenös verabreicht werden (Berinert HS 500[–1 000] E bei Kindern und 1000[–2 000] E bei Erwachsenen [ca. 15–30 E/kg KG]). Damit kann eine Schwellung der Atemwege verhindert werden.

Zur **Therapie des akuten Anfalls** sind vermutlich weder Suprarenin, Kortikosteroide, Antihistaminika noch Antifibrinolytika oder anabole Steroide Erfolg versprechend. Mittel der Wahl ist die intravenöse Gabe eines gereinigten C_1-Esterase-Inhibitor-Konzentrats (Berinert HS). Die Dosierung von Berinert HS zur Therapie der Attacke bzw. zur Prophylaxe beträgt bei Kindern 500(–1 000) E, bei Erwachsenen 1 000(–2 000) E, in schweren Fällen (z. B. Larynxödem) werden beim Erwachsenen 2000 E empfohlen. Bei Gabe von 1 E/kg KG steigt die C_1-INH-Aktivität um ca. 1–2% an. Die Halbwertszeit des Präparates beträgt ca. 40 Stunden. Nach Gabe des C_1-Esterase-Inhibitors schreitet die Symptomatik nicht weiter fort und in ca. 2–3 Stunden kann von einem Verschwinden der Ödeme ausgegangen werden. Falls ein C_1-Esterase-Inhibitor-Konzentrat nicht zur Verfügung steht, kann auch FFP verabreicht werden (das die normale Konzentration an C_1-Esterase-Inhibitor enthält). Kommt es im akuten Anfall zur Verlegung der Atemwege, dann muss der Patient intubiert werden, bis sich das Ödem zurückgebildet hat. Im Einzelfall kann bei unmöglicher Intubation eine Koniotomie notwendig werden.

Narkoseführung

Die Traumatisierung des Tracheobronchialsystems (z. B. durch Intubation, endotracheales Absaugen, Legen einer Magensonde) sollte so gering wie möglich sein. Falls notwendig (z.B. erhöhte Aspirationsgefahr), sollte dennoch ein blockbarer Endotrachealtubus verwendet werden. Regionalanästhesietechniken können eine sinnvolle Alternative zur Intubationsnarkose sein. Da es trotz entsprechender Prophylaxe zu einem intraoperativen Ödem im Bereich der oberen Atemwege kommen kann, muss die Möglichkeit zur notfallmäßigen Koniotomie bzw. Tracheotomie gegeben sein. Außerdem sollten 500–2000 IE C_1-Esterase-Inhibitor-Konzentrat sofort verfügbar sein.

Unter einer Therapie mit einem ACE-Hemmer (Kap. 41.5, S. 685) kann jederzeit ein Angioödem auftreten (Wernze 1998, Tisch 1997). Die Inzidenz ist vermutlich höher als die oft angegebene Häufigkeit von 0,2–0,3%. ACE-Hemmer verursachen nicht nur eine Hemmung des Angiotensin-Converting-Enzyms, sondern sie hemmen (über eine Blockade der Kinase II) auch den Abbau von freigesetztem Bradykinin und können so die Krankheitssymptome verschlimmern. Ob durch die intravenöse Infusion eines C_1-Esterase-Inhibitor-Konzentrates bei einem durch ACE-Hemmer-bedingten Angioödem ein akuter Abfall der Bradykinin-Konzentration erzielt werden kann (wie dies beim hereditären Angioödem der Fall ist), ist noch nicht sicher belegt.

Östrogenpräparate sind bei diesen Patienten ebenfalls zu vermeiden.

61.2 Literatur

Eckert S, Eifrig B, Standl T. Die perioperative Behandlung von Patienten mit hereditärem Angioödem (HAE) am Beispiel eines Jugendlichen mit Osteosynthese einer Oberschenkelfraktur. Anästhesiol Intensivmed Notfallmed Schmerzther 2000; 35: 776–81.

Tisch M, Maier H. Angioödem der Schleimhaut des oberen Atmungs- und Verdauungstraktes nach Einnahme von ACE-Hemmern. Anästhesiol Intensivmed Notfallmed Schmerzther 1997; 32: 122–3.

Wernze H. ACE-Hemmer-induziertes Angioödem: Beachtenswerte neue Perspektiven für die Intensiv-/Notfallmedizin. Anästhesiol Intensivmed Notfallmed Schmerzther 1998; 33: 637–41.

Krebserkrankungen und AIDS

Anästhesie
bei Begleiterkrankungen

62.1 Krebserkrankungen

62.1.1 Allgemeine Bemerkungen

Karzinome stellen nach Herzerkrankungen die zweithäufigste Todesursache dar. Durch die zunehmende Überalterung der Bevölkerung steigt die Zahl der an Krebs Erkrankten stetig an. Die häufigsten Krebsformen bei Erwachsenen sind Lungen-, Mamma-, Kolon- und Prostatakarzinom. Im Rahmen eines Karzinomleidens kommt es häufig zu Gewichtsverlust, Appetitlosigkeit, Anämie, Fieber, neuromuskulären Störungen mit Muskelschwäche (pseudo-myasthenisches Syndrom; Kap. 57.3.2, S. 813), Hyperkalzämie (bei osteolytischer Knochenmetastasierung), respiratorischen Komplikationen (z. B. durch pulmonale Metastasierung), akuten kardialen Komplikationen (z. B. durch Chemotherapeutika), tumorbedingter Kompression von Rückenmark oder peripheren Nerven oder zu erhöhtem intrakraniellem Druck (durch Hirnmetastasen).

Präoperativ sollten die Auswirkungen der Krebserkrankung sowie eventuelle Folgen einer durchgeführten Chemotherapie beurteilt werden. Da die meisten Chemotherapeutika eine Immunsuppression verursachen, muss streng auf eine aseptische Arbeitsweise geachtet werden.

Es gibt Hinweise dafür, dass bei krebskranken Patienten durch eine perioperative Bluttransfusion das Tumorwachstum begünstigt wird. Die Ursache scheint eine Immunsuppression durch das transfundierte Blut zu sein (Kap. 24.2.7, S. 528). Im Röntgenbild ist stets nach verdächtigen Rundherden (Metastasen) zu suchen. Bei Verdacht auf eine Lungenbeteiligung sollte präoperativ eine arterielle Blutgasanalyse durchgeführt werden.

62.1.2 Leukämien und Knochenmarktransplantation

Eine sonst therapierefraktäre Leukämie oder aplastische Anämie kann evtl. mit einer Knochenmarktransplantation erfolgreich behandelt werden. Bei der allogenen Transplantation wird zumeist Knochenmark von HLA-identischen Geschwistern übertragen. Bei der autologen Knochenmarktransplantation wird Patienten mit z. B. einem malignen Lymphom oder einer akuten Leukämie eigenes Knochenmark entnommen. Danach wird eine ultrahohe Chemotherapie und/oder Ganzkörperbestrahlung durchgeführt, wodurch das Knochenmark irreversibel geschädigt wird. Anschließend wird dem Patienten sein eigenes (autologes) Knochenmark retransfundiert. Evtl. kann nach einer solchen Therapie auch fremdes, immunkompetentes (allogenes) Spenderknochenmark transfundiert werden.

Eine Knochenmarkspende (bis zu 1 500 ml) wird meist unter Allgemeinanästhesie durch zahlreiche Punktionen des vorderen und hinteren Beckenkamms und des Sternums gewonnen. Lachgas wird bei diesen Narkosen meist vermieden, da

es zu einer Knochenmarkdepression führen kann. Es ist jedoch nicht sicher belegt, dass während der Knochenmarkgewinnung evtl. verwendetes Lachgas nachteilig ist. Durch die Knochenmarkgewinnung kommt es zu einem deutlichen intravasalen Volumenmangel. Es ist eine entsprechende Volumenzufuhr notwendig.

Nach Aufbereitung des gewonnenen Knochenmarks wird dem Empfänger das kondensierte Knochenmarkaspirat (ca. 200 ml) über einen zentralen Venenkatheter transfundiert. Knochenmarkstammzellen gelangen nach der Transfusion in das Knochenmark. Es dauert normalerweise 2–4 Wochen, bis das Knochenmarktransplantat »angewachsen« ist.

62.2 AIDS

Allgemeine Bemerkungen

Definition und Kennzeichen

Ein Patient kann ein asymptomatischer Träger des Immundefizienzvirus (human immundeficiency virus; HIV) sein. Es wird dann von einem HIV-positiven Patienten gesprochen. Das HI-Virus schädigt vor allem das Lymphozyten-/Makrophagensystem und führt dadurch zu einer Immunschwäche mit Begünstigung von lebensbedrohlichen Infektionen und von Tumorerkrankungen. Typisch für eine HIV-Infektion ist eine langsame Abnahme der CD4-Zellen und T-Lymphozyten. Wird die HIV-Infektion nicht therapiert, dann treten im Median nach 10 Jahren die ersten AIDS-bedingten Krankheitssymptome auf, die nach durchschnittlich ca. 1,5 Jahren zum Tod führen. Ist es zum Ausbruch der AIDS-Erkrankung gekommen, dann wird von einem AIDS-Kranken gesprochen.

Häufigkeit

Das erworbene Immundefizienzsyndrom (**a**quired **i**mmun**de**ficiency **s**yndrome; AIDS) hat in den letzten Jahren stark an Häufigkeit zugenommen. In Europa ist vor allem der HIV-Typ 1 verbreitet. Der HIV-Typ 2 kommt vor allem in einigen Regionen Afrikas und Asiens vor. 2001 wurde angenommen, dass weltweit ca. 40 Millionen Erwachsene HIV-positiv sind. In den USA ist AIDS inzwischen die Hauptxodesursache bei 24- bis 44-Jährigen. In Südafrika sind ca. 13% der Bevölkerung HIV-positiv. Nach Angaben des Robert-Koch-Instituts betrug die Anzahl HIV-positiver Patienten in Deutschland Ende 1999 ca. 37000, die Anzahl der gemeldeten AIDS-Erkrankten wurde mit ca. 6 800 angegeben.

Infektionsrisiko

Besonders hohe Konzentrationen an HI-Viren sind in Blut, Samenflüssigkeit und Vaginalsekreten enthalten. Diese Sekrete sind als Übertragungsquelle sicher nachgewiesen. Dagegen ist die Konzentration an HI-Viren in Speichel, Tränenflüssigkeit, Urin und Stuhl gering. Übertragung durch diese Sekrete ist bisher nicht bewiesen. Auch eine Übertragung durch Insektenstich oder Tropfeninfektion ist nicht anzunehmen. Bei der Betreuung von HIV-positiven Patienten müssen zum Selbstschutz die entsprechenden Hygienevorschriften streng eingehalten werden. Bei Beachten der Hygienevorschriften ist das Infektionsrisiko gering. Die empfohlenen Maßnahmen bei Verdacht auf eine HIV-Exposition (z.B. bei Stichverletzungen mit infizierter Kanüle) werden ausführlich im Kap. 12.2.2, S. 287 beschrieben.

> Beim Umgang mit HIV-positiven Patienten sind – falls es zu einem möglichen Kontakt mit HIV-haltigen Sekreten kommen kann – Schutzhandschuhe und ggf. Mund- und Nasenschutz sowie eine Schutzbrille zu tragen.

Therapie

Die effektivste Therapie besteht in einer Dreifachtherapie (sog. highly active antiretroviral therapy; HAART), wie sie auch im Rahmen der Postexpositionsprophylaxe empfohlen wird (Kap. 12.2.2, S. 287). Dadurch kann der Ausbruch der AIDS-Erkrankung deutlich verzögert werden. Eine Heilung ist dadurch jedoch nicht möglich. Es steht bisher weder ein heilendes Medikament noch ein Impfstoff zur Verfügung. Ca. 20–25% aller HIV-Infizierten müssen sich einer Operation und Narkose unterziehen.

Krankheitsbild

Bei einer AIDS-Erkrankung können nahezu alle Organsysteme beeinträchtigt sein. Ursache einer Organstörung kann eine zytotoxische Schädigung durch das HI-Virus, eine Infektion durch opportunistische Erreger (vor allem Pneumocystis-carinii-Pneumonie), durch AIDS begünstigte Tumoren (vor allem Kaposi-Sarkom) oder Nebenwirkungen der medikamentösen AIDS-Therapie sein. Beim Kaposi-Sarkom handelt es sich um vor allem an Händen und Füßen symmetrisch auftretende schmerzhafte Knötchen und Knoten, evtl. mit Geschwürsbildung. Viele HIV-Infizierte werden erstmals durch eine opportunistische Infektion – zumeist mit Pneumocystis carinii – klinisch auffällig.

Kategorien der HIV-Erkrankung

Die HIV-Erkrankung wird in die folgenden Kategorien eingeteilt:

- A (A_1–A_3): asymptomatisch
- B (B_1–B_3): Symptome ohne AIDS; vor allem Haut- und Schleimhauterkrankungen (z.B. Candidainfektionen, Herpes zoster), Thrombozytopenie, Diarrhö, Karzinome in situ

- C (C_1–C_3): Symptome mit AIDS. Typische AIDS-definierte Symptome sind z.B. Pneumonie, Cytomegalieinfektion, Kaposi-Sarkom, Tuberkulose u.a.

AIDS-definierte Erkrankungen

An **pulmonalen Problemen** tritt zumeist die Pneumocystis-carinii-Pneumonie auf. Es imponieren hierbei Fieber, Husten und Dyspnoe. Auffällig ist oft eine ausgesprochene Diskrepanz zwischen der ausgeprägten klinischen Symptomatik und den nur geringen radiomorphologischen Zeichen im Thoraxröntgenbild. Meist findet sich nur eine beidseitige, hilär betonte, streifig-netzige Zeichnungsvermehrung. Der Auskultationsbefund ist häufig unauffällig. Durch die heutige Therapie (HAART) konnte die Letalität der Pneumocystis-carinii-Pneumonie von 30% auf 10% gesenkt werden.

Zunehmend häufiger findet sich bei AIDS-Patienten auch eine pulmonale Infektion mit Mycobacterium tuberculosis oder typischen bakteriellen Erregern (Pseudomonas aeruginosa, Streptokokken). Evtl. kann es aufgrund eines Kaposi-Sarkoms im Bereich des Pharynx zu Intubationsproblemen kommen.

Kardiale Probleme lassen sich bei ca. 60% der AIDS-Patienten nachweisen. Häufig treten Herzrhythmusstörungen, Herzinsuffizienz, Myokarditis, Perikarditis und/oder Perikarderguss oder z.B. dilatative Kardiomyopathie auf.

Neurologische Veränderungen sind bei AIDS-Patienten fast die Regel. Diese können von leichten kognitiven Störungen über eine HIV-Meningoenzephalitis bis zu einer HIV-assoziierten Enzephalopathie (AIDS-assoziierte Demenz) reichen. Es können auch symmetrische periphere Neuropathien mit Lähmungen, eine Polyneuropathie oder z.B. eine autonome Neuropathie auftreten. Ursächlich ist u.a. an eine vaskuläre Schädigung mit Befall der Vasa vasorum sowie an neurotoxische Nebenwirkungen der AIDS-Medikation zu denken. Neben unspezifischen Veränderungen des ZNS können auch neurolytische Veränderungen, primäre intrazerebrale Lymphome oder zerebrale Metastasen systemischer Lymphome (Non-Hodgkin-Lymphome) oder opportunistische zerebrale Infektionen auftreten. Eine intrazerebrale Toxoplasmose scheint bei AIDS-Patienten die häufigste Ursache für zerebrale Krampfanfälle oder eine Enzephalitis zu sein.

An **Nierenproblemen** können u.U. eine schwere Proteinurie, evtl. sogar ein nephrotisches Syndrom auftreten. Auch durch die AIDS-Medikation, durch opportunistische Infektionen oder Neoplasien kann eine Nierenschädigung begünstigt werden.

An **endokrinologischen Veränderungen** kann es vor allem zu einer Nebennierenrindeninsuffizienz (Kap. 51.4.4, S. 779) mit entsprechenden Elektrolytstörungen (vor allem Hyponatriämie) kommen. Eine Nebennierenschädigung ist vor allem durch Infektionen, durch Tumorinfiltration oder medikamententoxische Nebenwirkungen möglich.

Anästhesie bei Begleiterkrankungen

Gastrointestinale Störungen sind bei einem Großteil der AIDS-Patienten zu erwarten. Eine Ösophagitis mit Schluckstörungen, Sodbrennen und evtl. Stenosen ist häufig. Ursächlich kommen vor allem Candidiasis, Virusinfektionen, Kaposi-Sarkome (s.o.) oder eine Infektion mit Mykobakterien infrage. Häufiger auftretende chronisch rezidivierende Durchfälle können zu schweren Störungen des Wasser- und Elektrolythaushaltes führen.

An **hämatologischen Störungen** imponieren oft Anämie, Leukopenie und Thrombopenie. Die Thrombozytenzahl liegt oft im Bereich von 40000–100000/µl.

Schmerzen treten bei über 90% der Patienten mit AIDS im Verlauf der Erkrankung auf. Schmerzen sind eine der häufigsten Gründe für die stationäre Aufnahme dieser Patienten. Als wichtigste Schmerzarten werden Kopfschmerzen (46%), Gelenkschmerzen (31%), Schmerzen aufgrund einer Polyneuropathie (28%) und Muskelschmerzen (27%) angegeben (Hewitt et al. 1997).

Ursache der Schmerzen sind sehr häufig Infektionen durch opportunistische Keime (Zech et al. 1994) sowie entstehende Tumoren.

> Ca. 15% der AIDS-Patienten sind drogenabhängig. Auch wenn eine Opioid-Substitution mit Methadon durchgeführt wird, können die Patienten unter Schmerzen leiden, denn zur Unterdrückung von Entzugssymptomen werden deutlich niedrigere Opioid-Dosen benötigt als für eine effiziente Schmerztherapie.

Anästhesie

Präoperative Phase

Präoperativ ist eine genaue Anamneseerhebung wichtig. Der Flüssigkeits- und Elektrolythaushalt ist genau zu überprüfen. Eventuelle Gerinnungsstörungen sind vor einer Regionalanästhesie auszuschließen. Bei Verdacht auf eine Pneumonie sollte präoperativ eine arterielle Blutgasanalyse abgenommen werden. Bei Verdacht auf eine Nebennierenrindeninsuffizienz ist eine entsprechende perioperative Kortikosteroidsubstitution durchzuführen (Kap. 51.4.4, S. 780). Bei einer schweren Ösophagitis kann eine medikamentöse Prophylaxe gegen eine Aspirationspneumonie (Kap. 28.3, S. 601) diskutiert werden.

Narkoseführung

Narkoseführung und Auswahl der Anästhetika sind an den vorliegenden Begleiterkrankungen sowie an Interaktionen der Anästhetika mit der retroviralen Therapie zu orientieren. Die retrovirale Therapie führt zu einer Hemmung des Cyto-chrom-P450-Systems. Bei Medikamenten, die über das **Cytochrom-P450-System** abgebaut werden, muss mit erhöhten Plasmakonzentrationen gerechnet werden: Dies betrifft Benzodiazepine (z.B. Midazolam, Diazepam), Opioide (z.B. Alfentanil, Fentanyl, Sufentanil, Pethidin) und Inhalationsanästhetika (Halothan, Enfluran, Isofluran, Sevofluran) sowie Antiarrhythmika (z.B. Lidocain) und Antihistaminika. Zum Beispiel sind bei der oralen Gabe von 7,5 mg Dormicum Spitzenkonzentrationen zu erwarten, die mehr als den doppelten Normalwert betragen. Von einer oralen Prämedikation mit Midazolam wird daher zum Teil abgeraten. Besser scheint eine intravenöse, bedarfsorientierte Dosistitration von z.B. einem Barbiturat. Da auch die Wirkung von Relaxanzien verändert sein kann, empfiehlt sich eine Relaxometrie. Besonders **geeignete Anästhetika** für Patienten, die unter einer retroviralen Therapie stehen, scheinen Etomidat, Cis-Atracurium, Remifentanil und Desfluran, da diese Substanzen unabhängig vom Cytochrom-P450-System metabolisiert werden. Bei neurologischen Störungen sind Regionalanästhesieverfahren aus juristischen Gründen eher zu vermeiden. Gegebenenfalls ist präoperativ ein genauer neurologischer Status zu erheben und zu dokumentieren. Infektionen im Punktionsbereich sind auszuschließen. Regionalanästhesieverfahren unter Anwendung einer Kathetertechnik sollten nur zurückhaltend angewandt werden. Aufgrund der geschwächten Immunabwehr treten leichter Infektionen im Bereich von Kathetern auf. Liegen neurologische Störungen mit Muskelparesen vor, dann sollte auf Succinylcholin wegen der Gefahr einer verstärkten Kaliumfreisetzung verzichtet werden. Patienten mit HIV-assoziierten zentralneurologischen Störungen reagieren oft besonders empfindlich auf Opioide und Benzodiazepine.

Da AIDS-Patienten aufgrund der beeinträchtigten Immunabwehr anfällig für Infektionen sind, ist besonders bei allen invasiven Maßnahmen auf ein steriles Vorgehen zu achten.

62.3 Literatur

Hewitt DJ, McDonald M, Portenoy RK, Rosenfeld B, Passik St, Breitbart W. Pain syndromes and etiologies in ambulatory AIDS patients. Pain 1997; 70: 117–23.

Zech D, Radbruch L, Grond S, Heise W. Schmerz und Schmerztherapie bei AIDS-Patienten. Eine Umfrage an deutschen AIDS- und Schmerztherapie-Einrichtungen. Schmerz 1994; 8: 119–24.

Übersichtsarbeiten

Eichler A, Eiden U, Kessler P. Aids und Anästhesie. Anaesthesist 2000; 49: 1006–17.

Jalowy A, Flesche CW, Lorenz Ch. Der AIDS-Patient in der Anästhesie. Anästhesiol Intensivmed Notfallmed Schmerzther 1997; 32: 87–97.

Psychiatrische und neurologische Erkrankungen sowie Drogenmissbrauch

63

Anästhesie
bei Begleiterkrankungen

63.1 Endogene Depression

63.1.1 Allgemeine Bemerkungen

Die endogene Depression ist die häufigste psychiatrische Erkrankung. Frauen sind öfters betroffen als Männer. Patienten mit ausgeprägter Depression weisen eine hohe Suizidrate auf. Als Ursache der Depression wird ein Noradrenalin- und Serotonin-Mangel an spezifischen Rezeptoren des zentralen Nervensystems angenommen. Die medikamentöse Therapie der endogenen Depression besteht vor allem in der Gabe eines Antidepressivums. Zu den Antidepressiva zählen vor allem trizyklische und tetrazyklische Antidepressiva und Monoaminooxidase-Hemmer, aber auch selektive Serotonin-Wiederaufnahmehemmer und Hydroxytryptophan. Zumeist werden trizyklische Antidepressiva und relativ selten Monoaminooxidase-Hemmstoffe (MAO-Hemmer) verabreicht. Falls Antidepressiva erfolglos oder kontraindiziert sind, kann als Ultima Ratio evtl. eine Elektrokrampftherapie (s.u.) durchgeführt werden.

63.1.2 Trizyklische Antidepressiva

Charakteristika

Die Gabe eines trizyklischen Antidepressivums stellt die »Standardtherapie« der endogenen Depression dar.

Antidepressiva hemmen die neuronale Wiederaufnahme (den Re-uptake) der Neurotransmitter Noradrenalin und Serotonin in die präsynaptischen Nervenendigungen. Dadurch nimmt die Neurotransmitterkonzentration im synaptischen Spalt zu, die Symptome der Depression (die durch einen Mangel dieser Neurotransmitter bedingt sind) werden gebessert.

Aufgrund der erhöhten Konzentration an Noradrenalin und Serotonin kann unter einer Therapie mit Antidepressiva der Bedarf an Anästhetika erhöht sein (vgl. Clonidin; Kap. 23.1, S. 482). Die Wirkung indirekt wirkender Vasopressoren, die zu einer vermehrten Noradrenalin-Freisetzung aus den Nervenendigungen führen, kann bei Einnahme von Antidepressiva verstärkt sein (Ephedrin ist ein indirektes Sympathikomimetikum, das in Deutschland allerdings nicht als Monosubstanz im Handel ist. Zu den indirekten Sympathikomimetika gehören auch die manchmal missbräuchlich eingenommenen Amphetamine). Insbesondere am Anfang der Therapie mit trizyklischen Antidepressiva kann es dadurch nach Gabe eines indirekt wirkenden Sympathikomimetikums evtl. zu einer hypertensiven Krise kommen. Bei längerfristiger Therapie kommt es jedoch zur Down-Regulation der Rezeptoren, das Risiko exzessiver Blutdruckanstiege nach Gabe eines indirekten Sympathikomimetikums ist dann vermindert. Die Wirkung direkt wirkender Sympathikomimetika kann unter der Gabe eines trizyklischen Antidepressivums ebenfalls verstärkt

sein. Falls nötig, sind jedoch direkt wirkende Sympathikomimetika (z.B. Dopamin) vorzuziehen.

Trizyklische Antidepressiva führen auch zu einer Hemmung cholinerger Rezeptoren. Dadurch erklären sich viele ihrer typischen Nebenwirkungen, z.B. die anticholinergen (atropinartigen) Wirkungen (wie trockener Mund, verzögerte Magenentleerung, Harnretention, Tachykardie, AV-Überleitungsstörungen, verschwommenes Sehen). Vor allem bei Patienten mit einem Glaukom oder einer Prostatahypertrophie können diese Nebenwirkungen zu Problemen führen. Die anticholinergen Nebenwirkungen sind z.B. bei Amitriptylin (z.B. Saroten) stark ausgeprägt. Trizyklische Antidepressiva können auch eine orthostatische Hypotension verursachen.

Narkose-Relevanz

Vor einer elektiven Operation braucht bei Patienten ohne kardiovaskuläre Begleiterkrankungen eine Behandlung mit trizyklischen Antidepressiva nicht unterbrochen werden (Hansen et al. 1993). Ein früher häufiger empfohlenes **Absetzen des Antidepressivums** ca. 3 Tage vor der Narkose ist normalerweise nicht sinnvoll. Bei Therapiebeginn stellen sich Veränderungen an den Synapsen und damit die antidepressiven Wirkungen erst nach einer ca. zweiwöchigen Therapie ein. Auch beim Absetzen ist eine Normalisierung auf Synapsenebene erst nach einer ca. zweiwöchigen Pause zu erwarten. Eine präoperative, ca. zweiwöchige Unterbrechung der Medikation könnte evtl. mit einer erhöhten Suizidgefahr einhergehen. Höchstens bei kardiovaskulär kranken Patienten kann nach entsprechender Rücksprache mit dem Psychiater ggf. ein rechtzeitiges Absetzen der Antidepressiva diskutiert werden.

Die Inzidenz perioperativer **Blutdruckanstiege, Tachykardien oder Herzrhythmusstörungen** ist bei Patienten, die unter einer Therapie mit Antidepressiva stehen, nicht erhöht (Hansen et al. 1993). Unter einer Therapie mit trizyklischen Antidepressiva kann es nach Gabe von Pancuronium oder Ketamin zu Tachyarrhythmien kommen, da diese Substanzen gewisse indirekte sympathikomimetische Wirkungen aufweisen. Unter trizyklischen Antidepressiva wurde eine erhöhte Sensibilität gegenüber Parasympatholytika vermutet. Dies konnte jedoch für Atropin nicht bestätigt werden (Hansen et al. 1993).

Die Gabe von Enfluran ist bei Patienten, die trizyklische Antidepressiva einnehmen, umstritten, denn bei beiden Medikamenten sind im EEG Hinweise auf eine erhöhte Krampfbereitschaft nachweisbar. Stärkere Sympathikusstimulationen sind perioperativ zu vermeiden. Halothan sollte vermieden werden, da es zu einer deutlichen Sensibilisierung gegenüber Katecholaminen führt. Trizyklische Antidepressiva begünstigen ein postoperatives zentrales anticholinerges Syndrom (Kap. 23.7, S. 503). Lokalanästhetika mit Adrenalin-Zusatz, eine Antagonisierung von Muskelrelaxanzien sowie eine Hypovolämie sollten bei Patienten, die Antidepressiva einnehmen, möglichst vermieden werden. Zur Therapie einer Hypertonie empfiehlt sich ein α-Blocker (z. B. Urapidil), zur Therapie einer Hypotonie Volumengabe und/oder die Verabreichung eines direkt wirkenden Sympathikomimetikums. Es ist ein sorgfältiges hämodynamisches Monitoring wichtig.

63.1.3 Monoaminooxidase-Hemmer (MAO-Hemmer)

Charakteristika

Patienten, die auf eine Therapie mit trizyklischen Antidepressiva nicht ansprechen, können mit sog. MAO-Hemmern evtl. erfolgreich behandelt werden. MAO-Hemmer blockieren das (an den Mitochondrienmembranen lokalisierte) Enzym **M**ono**a**min**o**oxidase, das in zwei Formen, nämlich als MAO-A und MAO-B vorliegt. Dadurch wird der Abbau von Monoaminen blockiert. In den neuronalen Speichervesikeln erhöht sich daher die Konzentration von Noradrenalin und Serotonin. Bei einem Nervenimpuls werden mehr Neurotransmittermoleküle freigesetzt. Die dadurch bedingte Konzentrationssteigerung von Noradrenalin und Serotonin im synaptischen Spalt führt zu einer Besserung der Depression (s. o.).

Während MAO-A den Abbau von Adrenalin, Noradrenalin und Serotonin bewirkt, wird z. B. Tyramin, das vor allem in bestimmten Käse- bzw. Weinsorten enthalten ist und die Eigenschaften eines indirekt wirkenden Sympathikomimetikums hat, von MAO-A und MAO-B metabolisiert (Übersicht bei Tolksdorf et al. 1992). Unselektive MAO-Hemmer (in Deutschland ist nur Tranylcypromin [Parnate, Jatrosom N] zugelassen) blockieren sowohl MAO-A als auch MAO-B irreversibel. Nach Absetzen eines unselektiven MAO-Hemmers dauert es ca. 2 Wochen, bis wieder ausreichend neue, aktive MAO synthetisiert ist. Unselektive MAO-Hemmer scheinen auch andere Enzymsysteme zu hemmen, wodurch der hepatische Abbau vieler Medikamente beeinträchtigt sein kann.

Unter einer Therapie mit einem unselektiven MAO-Hemmer kann es bei Gabe eines indirekt wirkenden Sympathikomimetikums (wie Ephedrin, s. o.) zu einer schweren Hypertension kommen, da die Vesikel mit ihrem vermehrten Neurotransmittergehalt freigesetzt werden. Direkt wirkende Sympathikomimetika führen dagegen zu keiner übermäßigen Wirkung. Falls Sympathikomimetika benötigt werden, müssen daher direkt wirkende Substanzen verwendet werden. Falls der Patient unter der Therapie mit einem unselektiven MAO-Hemmer mit der Nahrung Tyramin zu sich nimmt, können evtl. lebensbedrohliche kardiovaskuläre Entgleisungen und zentralnervöse Regulationsstörungen drohen. Bei der Therapie mit einem unselektiven MAO-Hemmer ist daher eine tyraminfreie Ernährung wichtig. Durch diese notwendige diäteti-

sche Einschränkung bleibt die Anwendung der unselektiven MAO-Hemmer auf wenige Patienten beschränkt.

Durch Verwendung neuerer, reversibler und selektiver MAO-A-Hemmer (**r**eversible **I**nhibitoren der **MAO-A** = RIMA; in Deutschland bisher nur Meclobemid; Aurorix zugelassen) können schwerwiegende Interaktionen z. B. mit Tyramin verhindert werden, da Tyramin noch über die nicht blockierte MAO-B metabolisiert werden kann. Es resultiert eine wesentlich geringere Empfindlichkeit gegen Tyramin. Die Patienten brauchen dadurch keine spezielle Diät einzunehmen. Auch bei Gabe von indirekt wirkenden Sympathikomimetika sind wesentlich geringere kardiovaskuläre Reaktionen zu erwarten. 24 Stunden nach Absetzen der Medikation ist die MAO-Aktivität wieder hergestellt. Durch selektive MAO-A-Hemmer werden keine anderen Enzymsysteme blockiert. Die therapeutische Breite dieser Substanzen ist groß.

Narkose-Relevanz

Während früher empfohlen wurde, die MAO-Hemmer mindestens 2–3 Wochen vor einer elektiven Operation abzusetzen (wodurch ein erhöhtes Suizidrisiko provoziert werden kann), wird inzwischen meist die Meinung vertreten, dass die Dauertherapie mit (unselektiven oder selektiven) MAO-Hemmern perioperativ weitergeführt werden kann. Es ist auch zu beachten, dass die Therapie mit einem MAO-Hemmer oft eine Ultima Ratio bei schwer zu therapierender Depression darstellt. Das Absetzen einer solchen Medikation kann zu einer Suizidgefährdung des Patienten führen und ist daher nur nach Rücksprache mit dem Psychiater möglich.

Unter einer Therapie mit MAO-Hemmern können nach Gabe verschiedener Pharmaka exzitatorische oder hemmende Phänomene auftreten. **Exzitatorische Nebenwirkungen** sind nur nach Pethidin-Gabe beschrieben und können Agitation, Hypertension, Hyperthermie und zerebrale Krämpfe umfassen. Fentanyl, Alfentanil und Morphin scheinen dagegen keine solchen Reaktionen zu verursachen. An hemmenden Symptomen können Atemdepression, Hypotension und Koma auftreten. Auch eine verlängerte Wirkung von z. B. Barbituraten ist möglich.

Um eine Sympathikusstimulierung zu vermeiden, ist eine ausreichende Prämedikation mit einem Benzodiazepin wichtig. Zur Narkoseeinleitung sind die üblichen i.v. Hypnotika geeignet. Zur **Aufrechterhaltung der Narkose** scheint eine IVA/TIVA mit z. B. Fentanyl/Propofol oder Lachgas in Kombination mit einem solchen volatilen Inhalationsanästhetikum geeignet, das zu keiner Sensibilisierung des Herzens gegenüber katecholaminbedingten Herzrhythmusstörungen führt (Kap. 5.1.3, S. 105). Ketamin sollte nicht verabreicht werden, da es das sympathische Nervensystem stimuliert. Auch Pancuronium sollte vermieden werden, da es die Noradrenalin-Freisetzung stimuliert (Kap. 5.3.4, S. 152). Es wird empfohlen, möglichst auch auf Anticholinergika zu verzichten.

Rückenmarknahe Regionalanästhesien haben den Nachteil, dass sie möglicherweise eine Hypotension verursachen und die Gabe eines Vasopressors notwendig machen. Adrenalinhaltige Lokalanästhetika sollten vorsichtshalber vermieden werden.

Perioperativ sollten eine stärkere Stimulation des sympathischen Nervensystems (z.B. durch Hypoxämie, Hyperkapnie, Hypotension, Hypovolämie, Schmerz) und die Gabe indirekt wirkender Vasopressoren vermieden werden. Falls Sympathikomimetika notwendig sind, sollten direkt wirkende Vasopressoren in niedriger Dosierung verabreicht werden. Die Gefahr einer hypertensiven Krise scheint während den ersten 2–3 Wochen nach Therapiebeginn mit MAO-Hemmern am größten zu sein (s.o.).

> Falls zur postoperativen Schmerztherapie ein Opioid notwendig ist, wird meist Morphin oder Fentanyl in relativ niedriger Dosierung empfohlen. Pethidin ist zu vermeiden. Alternativ bieten sich periphere Regionalanästhesieverfahren zur postoperativen Schmerztherapie an.

63.1.4 Elektrokrampftherapie

Charakteristika

Indikationen

Falls Patienten mit einer schweren endogenen Depression nicht auf eine medikamentöse Behandlung ansprechen oder akut suizidgefährdet sind, kann eine Elektrokrampftherapie (EKT) versucht werden (Übersicht bei Möllenberg 1997). Weitere Anwendungsindikationen sind akute Manie, akute schizophrene Phasen mit Katatonie oder affektiver Symptomatik sowie schwere Formen eines Morbus Parkinson.

> Die Erfolge der EKT sind zumindest genauso gut wie eine medikamentöse Therapie der entsprechenden Krankheitsbilder. Dennoch wird normalerweise zuerst eine medikamentöse Therapie versucht. Mögliche Nebenwirkungen der EKT können Erinnerungslücken und Merkstörungen sein, die mit zeitlichem Abstand zur EKT wieder geringer werden.

Durchführung

Die Idee der EKT geht auf die Feststellung zurück, dass schizophrene Patienten nach einem epileptischen Anfall oft eine Symptombesserung erfahren. Die EKT erlebte in den letzten Jahren eine gewisse Renaissance. In Deutschland werden zur Zeit ca. 5 000 Behandlungen pro Jahr durchgeführt.

Bei der EKT wird über beiden Schläfen (bitemporal) oder über der nicht dominanten Hemisphäre (unilateral) eine bis 10 Sekunden dauernde Stimulation mit Wechselstrom durchgeführt. Der induzierte Krampfanfall klingt innerhalb von 60 Sekunden wieder spontan ab. Bei modernen EKT-Geräten wird mittels EMG-Ableitung die motorische Krampfaktivität überwacht. Normalerweise wird ein Behandlungszyklus von 6–12 Behandlungen (2- bis 3-mal pro Woche) durchgeführt.

Nebenwirkungen und Kontraindikationen

Wichtigste Kontraindikationen sind erhöhter intrakranieller Druck, weniger als 6 Monate zurückliegender Myokardinfarkt, rupturgefährdete Aneurysmen, Netzhautablösung oder Phäochromozytom. Bei der Elektrokrampftherapie kann eine initial (während der tonischen Krampfphase, s.u.) auftretende zentrale Vagusstimulation zu Bradykardie und Hypotonie führen. Es kann auch zu ventrikulären Extrasystolen oder selten zu einer Asystolie kommen. Insbesondere bei Patienten, die mit einem β-Blocker therapiert werden, sollte vor der EKT Atropin verabreicht werden, um das Risiko einer initial drohenden Asystolie zu minimieren. Mit Beginn der klonischen Krampfphase können aufgrund einer nun auftretenden Stimulation des sympathischen Nervensystems Herzfrequenz und Blutdruck ansteigen. Dabei sind u.U. systolische Blutdruckwerte von 200–300 mm Hg möglich. Außerdem drohen Rhythmusstörungen. Ursache ist eine Steigerung der Katecholamin-Ausschüttung. Vor allem bei kardiovaskulär vorgeschädigten Patienten können nach einer Elektrokrampftherapie evtl. Herzrhythmusstörungen oder gar ein Herzinfarkt drohen.

Während des Krampfanfalls nimmt der zerebrale Sauerstoffverbrauch und damit der zerebrale Blutfluss (Kap. 69.1.3, S. 963) bis zum Siebenfachen des Ausgangswertes zu. Dadurch kommt es zu einem vorübergehenden Anstieg des intrakraniellen Drucks. Eine Elektrokrampftherapie verbietet sich daher bei Patienten mit erhöhtem intrakraniellem Druck. Auch der Augeninnendruck sowie der intragastrale Druck steigen unter einer Elektrokrampftherapie an.

Anästhesie

Präoperative Phase

Falls möglich, sollte bei Patienten mit geplanter EKT auf eine Prämedikation mit einem Benzodiazepin verzichtet werden, da hierdurch die Krampfschwelle erhöht wird. Dadurch wird die Krampfdauer verkürzt, und es werden mehr EKT-Behandlungen notwendig.

Intraoperative Phase

Eine Elektrokrampftherapie wird in Allgemeinanästhesie durchgeführt. In vielen Kliniken werden zur Narkoseführung für die EKT ein kurz wirksames Hypnotikum und Succinylcholin verwendet. Zur Relaxation während der EKT wird öfters auch Mivacurium eingesetzt.

Intubation: Zumeist wird auf eine Intubation verzichtet. Die EKT dauert ca. 5 Minuten. Besteht das erhöhte Risiko einer Aspiration, z.B. bei einer Refluxösophagitis, sollte jedoch eine Intubation durchgeführt werden. Wichtig ist hierbei, dass ein sicherer molarer Beißschutz eingelegt wird, da evtl. während der Stimulation der Tubus durchgebissen werden könnte. Die Kaumuskulatur wird durch die elektrische Reizung direkt stimuliert. Durch Relaxierung lässt sich dieses Problem deshalb nicht unterdrücken.

Narkoseeinleitung: Zur Narkoseeinleitung können Methohexital, Propofol oder Thiopental verwendet werden. Methohexital wird zumeist als Hypnotikum der Wahl bezeichnet. Es hebt die Krampfschwelle am geringsten an, u.U. kann es sogar Krampfanfälle provozieren. Die Dosierung soll möglichst niedrig sein und ca. 1 mg/kg KG nicht überschreiten. Wird Propofol als Induktionshypnotikum verwendet, dann scheint es zu weniger starken Blutdruckanstiegen zu kommen.

Relaxierung: Um die anfallsbedingten Muskelkontraktionen und dadurch bedingte Verletzungen (evtl. Knochenfrakturen) zu vermindern, werden die Patienten leicht relaxiert, sodass die Muskelkontraktionen zwar vermindert sind, aber dennoch eine visuelle Kontrolle des Krampfgeschehens möglich ist. Normalerweise wird vor Relaxansgabe an einer Extremität eine Blutsperre angelegt. Das injizierte Relaxans gelangt dadurch nicht in diese Extremität, dort treten daher gut sichtbare krampfbedingte Muskelkontraktionen auf. Zuerst kommt es zu tonischen (kontinuierlichen), dann klonischen (ruckartigen) Muskelkrämpfen. Der Krampfanfall kann am besten mittels EEG-Aufzeichnung dokumentiert werden. Vor der Krampfauslösung sollte der Patient mit 100% O_2 (über eine Gesichtsmaske) beatmet werden, um das Risiko einer Hypoxämie zu vermindern, denn während der Krampfaktivitäten ist der Patient aufgrund von Muskelkontraktionen kurzfristig nicht zu beatmen. Die arterielle Sauerstoffsättigung sollte mittels Pulsoximeter und der Relaxierungsgrad sollte mittels Relaxometrie überwacht werden.

Kardiovaskuläres System: Vor Auslösung der Krämpfe kann prophylaktisch z.B. Atropin intravenös verabreicht werden, um einer Bradykardie vorzubeugen. Ob dies generell sinnvoll ist, wird kontrovers beurteilt. Durch Gabe von Esmolol (ca. 1–2 mg/kg KG i.v.) unmittelbar vor der Elektrokrampftherapie kann ein Anstieg von Blutdruck und Herzfrequenz vermindert werden. Vor Gabe eines β-Blockers sollte Atropin verabreicht werden. Auch zur Therapie einer eventuellen Hypertonie und Tachykardie während der klonischen Phase kann Esmolol gut eingesetzt werden. Gegebenenfalls kann zur Blutdrucksenkung zusätzlich Urapidil verabreicht werden. Eine Elektrokrampftherapie scheint auch bei Patienten mit einem permanenten Herzschrittmacher möglich. Es sollte jedoch ein entsprechender Umschaltmagnet verfügbar

sein, um im Falle einer Funktionsstörung den Schrittmacher in den asynchronen Modus umschalten zu können (s. auch Kap. 44, S. 713).

> Die EKT wird zumeist in der psychiatrischen Klinik, d.h. außerhalb des Operations- und üblichen Anästhesiebereichs durchgeführt, sodass eine entsprechende Organisation und Infrastruktur (auch für die Therapie eventueller Komplikationen) sicherzustellen ist.

63.2 Manie und Lithiumtherapie

Charakteristika

Unter Manie werden unbegründeter, strahlender Optimismus und überhöhte Triebhaftigkeit mit Selbstüberschätzung (evtl. mit Wahnvorstellungen und Halluzinationen) verstanden. Zur medikamentösen Therapie einer Manie wird Lithium verabreicht. Initial wird Lithium oft mit einem Antipsychotikum (z.B. Haloperidol) kombiniert. Die therapeutische Lithium-Plasmakonzentration sollte bei einer akuten Manie zwischen 1,0–1,2 mmol/l und bei einer Manie-Prophylaxe zwischen 0,6–0,8 mmol/l liegen. Die therapeutische Breite der Lithium-Plasmakonzentration ist relativ gering. Toxische Nebenwirkungen können auftreten, wenn die Lithium-Plasmakonzentration mehr als 2 mmol/l beträgt. Es kann dann u.a. zu zentralnervösen Symptomen (Muskelschwäche, Ataxie, Sedierung, Erniedrigung der Krampfschwelle), zu EKG-Veränderungen (QRS-Verbreiterung, AV-Block) und zu Hypotension, Erbrechen, Durchfall und einer euthyreoten Struma kommen (Übersicht bei Delis u. Eichler 2000).

Lithium wird fast vollständig über die Nieren ausgeschieden. Ein Natriummangel führt zu einer vermehrten Lithium-Rückresorption in der Niere. Wird mittels Diuretika eine erhöhte renale Natriumausscheidung provoziert, dann wird gleichzeitig die renale Rückresorption des Lithiums begünstigt. Die Lithium-Plasmakonzentration kann hierdurch um bis zu 50% ansteigen. Osmotische Diuretika führen dagegen zu einer vermehrten Ausscheidung von Lithium. Eine (präoperative) Dehydratation kann zu einem Anstieg der Lithium-Plasmakonzentration führen. Nicht steroidale Antirheumatika können die Lithium-Plasmakonzentration steigern.

Falls Patienten mit einer Manie auf Lithium nicht ansprechen, kann das Antikonvulsivum Carbamazepin verabreicht werden. In Einzelfällen kann auch eine Elektrokrampftherapie durchgeführt werden (s.o.).

Anästhesie

Oft wird (24–48 Stunden) präoperativ ein Absetzen der Lithium-Therapie empfohlen (Delis u. Eichler 2000). Für manche Lithium-Präparate besteht auch eine Anwendungsbeschränkung für 48 Stunden vor einer Operation und Narkose. Oft wird allerdings auch eine Lithium-Therapie bis zum präoperativen Tag toleriert. Präoperativ sollte eine Lithium-Intoxikation ausgeschlossen werden. Die perioperative Bestimmung der Lithium-Plasmakonzentration sollte eher großzügig gehandhabt werden. Die Lithium-Plasmakonzentration kann im Labor relativ einfach innerhalb von ca. 15 Minuten bestimmt werden. Da Lithium zu einer Sedierung führt, kann der Anästhetikabedarf vermindert sein. Bei toxisch hohen Lithium-Konzentrationen kann z.B. die Wirkung von Barbituraten verstärkt sein. Sämtliche Narkotika sollten streng nach Wirkung dosiert werden. Unter einer Lithium-Therapie kann die Wirkungsdauer von Succinylcholin und Pancuronium verlängert sein. Zu anderen Relaxanzien liegen noch keine Untersuchungen vor. Es ist daher ein neuromuskuläres Monitoring dringend notwendig. Die Wirkung von Katecholaminen kann unter einer Lithium-Therapie abgeschwächt sein.

63.3 Schizophrenie

Typisch für eine Schizophrenie sind Wahnvorstellungen, Spaltung von Denken, Affekt und Erleben (Spaltungsirrsinn). Die Patienten hören in Begleitung zum eigenen Tun häufig Stimmen und Gegenstimmen. Es kommt zu körperlichen und gedanklichen Beeinflussungserlebnissen. Die Erkrankung tritt meist zwischen dem 20. und 40. Lebensjahr auf. Es ist eine familiäre Häufung festzustellen. Die Erkrankung verläuft akut, chronisch oder schubweise und kann bis zur Demenz fortschreiten. Umgekehrt sind aber auch jederzeit ein Stillstand und sogar Heilungen möglich.

Zur medikamentösen Therapie einer Schizophrenie wird ein Neuroleptikum verabreicht. Neuroleptika hemmen die Bindung von Dopamin an die postsynaptischen Dopamin-Rezeptoren. Daneben blockieren viele Neuroleptika auch α_1-noradrenerge, histaminerge und cholinerge Rezeptoren. Mögliche Nebenwirkungen der Neuroleptika sind extrapyramidale Symptome. Vor allem in hohen Dosierungen können Neuroleptika auch eine α-Blockade mit orthostatischer Hypotension verursachen (Kap. 5.2.3, S. 126). Dadurch kann es im Rahmen von intraoperativen Blutverlusten oder maschineller Beatmung zu einem stärkeren Blutdruckabfall kommen. Eine engmaschige Kreislaufüberwachung und eine entsprechende Volumentherapie ist daher notwendig. Neuroleptika können bis zum OP-Tag weiter verabreicht werden. Da Neuroleptika sedierend wirken, kann der Bedarf an Sedativa und Opioiden vermindert sein. Enfluran sollte vermieden werden, da es zu epileptiformen EEG-Veränderungen führt und Neuroleptika die zerebrale Krampfschwelle erniedrigen.

63.4 Morbus Parkinson

Krankheitsbild

Ca. 0,3% der deutschen Bevölkerung leidet an einem Morbus Parkinson. Der Morbus Parkinson (Paralysis agitans; Schüttellähmung) verläuft typischerweise chronisch progredient. Ihm liegt eine Degeneration der Substantia nigra zugrunde. Es kommt zu einer Verarmung des Neurotransmitters Dopamin (mit Akinesie) und dadurch bedingt zu einem Überwiegen cholinerger Erregungen (mit Rigor und Tremor). Die Ätiologie der Erkrankung ist unbekannt. Vermutlich spielen genetische Faktoren eine Rolle.

Klinik

Typisch für die Parkinson-Krankheit sind fehlende Mitbewegungen (z.B. Schwingen der Arme beim Gehen), nach vorne gebeugter Rumpf, kleinschrittiger Gang, fein- bis mittelschlägiger Ruhe- und Haltetremor, der sich bei Willkürbewegung bessert und bei Aufregung verschlimmert. Auch verminderte Mimik (Maskengesicht), monotone Sprache, kleines Schriftbild, vegetative Veränderungen (Hyperhidrose, Salbengesicht), psychische Veränderungen (Apathie, depressive Verstimmung), Verlangsamung von Denken und verminderte Entschlussfähigkeit und Spontaneität sind typisch.

Therapie

Zur symptomatischen Therapie des Morbus Parkinson kommen folgende Prinzipien infrage (Übersicht bei Gasser 2000):

- Erhöhung der Dopamin-Konzentration durch Gabe eines Dopamin-Vorstufenpräparates (Levodopa; L-Dopa), das im Gegensatz zu Dopamin die Blut-Hirn-Schranke überwinden kann. Zumeist werden Levodopa-Präparate verwendet, die zusätzlich einen Dopa-Decarboxylase-Hemmer (z.B. Benserazid oder Carbidopa) enthalten. Diese Präparate stellen den Goldstandard dar. Dadurch kann die Metabolisierung (Decarboxylierung) von Levodopa vermindert und die notwendige Dosierung auf ca. ein Fünftel reduziert werden (z.B. Madopar).
- Stimulation der Dopamin-Rezeptoren durch Dopamin-Agonisten (Bromocriptin; z.B. Pravidel)
- Gabe von Amantadine (z.B. PK-Merz), das die NMDA-Rezeptoren im Striatum stimuliert. Die parenterale Gabe stellt die Therapie der Wahl für die akinetische Krise dar.
- Hemmung cholinerger Rezeptoren durch zentral wirkende Anticholinergika (Biperiden; z.B. Akineton). Da diese Substanzen vor allem bei älteren Patienten zu Verwirrtheitszuständen führen können, werden sie inzwischen zunehmend seltener eingesetzt.
- Hemmung des Dopamin-Abbaus durch Blockade der Monoaminooxidase B (Kap. 63.1.3, S. 843, Selegilin; z.B. Deprenyl)

- Hemmung des Abbaus von L-DOPA durch das Enzym Catechol-O-Methyltransferase (COMT) durch einen COMT-Hemmer (Entacapone, Comtess)

Weitere Therapiemöglichkeiten sind die stereotaktische operative Behandlung (destruktive Thalamotomie), die eine gewisse Renaissance erfährt, sowie die Transplantation fötaler Mittelhirnzellen, die allerdings noch experimentellen Therapiecharakter hat.

Narkoseführung

Die Antiparkinson-Medikation sollte perioperativ nicht unterbrochen werden. Neuroleptika sollten perioperativ vermieden werden (z.B. Droperidol, Promethazin, Metoclopramid), da sie zu extrapyramidalen Symptomen führen können. Halothan ist nicht zu empfehlen, da es in Kombination mit Levodopa gehäuft zu Herzrhythmusstörungen führen kann. Die Patienten sind oft hypovolämisch und hypoton. Oft liegt eine vegetative Dysregulation vor. Die Magenentleerung ist häufig verzögert und kann ggf. durch Domperidon (Motilium) beschleunigt werden.

63.5 Alkohol- und Drogenmissbrauch

63.5.1 Allgemeine Bemerkungen

1998 wurde offiziell davon ausgegangen, dass ca. 6,6 Millionen Deutsche Alkoholprobleme haben und ca. 2,5 Millionen Deutsche als alkoholkrank zu bezeichnen sind. Als medikamentenabhängig wurden offiziell ca. 1,4 Millionen deutsche Bürger eingestuft. Von bis zu 150 000 Mitbürgern wurde offiziell angenommen, dass sie von illegalen Drogen abhängig sind.

Alkohol- oder drogenabhängige Patienten weisen oft eine Persönlichkeitsstörung und auffällige soziale Verhaltensweisen auf. Bei Patienten mit einem chronischen Alkohol- oder Drogenmissbrauch besteht meist ein erhöhter Bedarf an Analgetika und Anästhetika. Liegt dagegen ein akuter Alkohol- oder Drogenmissbrauch mit Intoxikationszeichen vor, dann können additive oder synergistische Wirkungen mit Anästhetika auftreten.

> Sind die laryngealen Schutzreflexe aufgrund einer akuten Alkohol- oder Drogenintoxikation ausgefallen, dann sollte der Patient zum Schutz vor einer Aspiration endotracheal intubiert werden. Eventuelle Zeichen eines perioperativ auftretenden Medikamentenentzugs sollten erkannt werden. In der perioperativen Phase sollte kein akuter Medikamentenentzug angestrebt werden.

63.5.2 Alkoholismus

Krankheitsbild

Alkohol ist die häufigste Suchtdroge in Deutschland. Bei verunfallten Patienten handelt es sich in bis zu 15–20% um alkoholkranke Patienten. Die jährlichen Folgekosten des Alkoholkonsums werden in Deutschland mit ca. 15 Milliarden Euro beziffert. Bei Alkoholkranken ist das Risiko eines Oropharynxkarzinoms ca. 10fach erhöht. Bei gleichzeitigem Alkohol- und Nikotinabusus ist das Risiko eines Ösophaguskarzinoms ca. 44fach erhöht.

Wirkungen

Alkohol wirkt unspezifisch auf Zellmembranen. Viele seiner neurologischen Effekte scheinen durch Wirkung an den Rezeptoren des inhibitorischen Neurotransmitters γ-Aminobuttersäure (GABA) vermittelt zu werden (Kap. 5.2.3, S. 116). Da sowohl Alkohol als auch Benzodiazepine und Barbiturate auf die GABA-Rezeptoren wirken, könnte dadurch die häufiger zwischen diesen Substanzen bestehende Kreuztoleranz und Kreuzabhängigkeit erklärt werden. Die im Rahmen eines chronischen Alkoholabusus bzw. eines Alkoholentzugssyndroms auftretenden Imbalancen im Bereich der zerebralen (noradrenergen, glutamatergen, dopaminergen, cholinergen) Neurotransmission werden im Kapitel über Clonidin (Kap. 23.1, S. 482) beschrieben.

Alkohol wird zu ca. 90% in der Leber metabolisiert (durch die Alkoholdehydrogenase). Die hepatische Abbaurate beträgt maximal 20 ml/h. Bei nicht an Alkohol gewöhnten Konsumenten kommt es ab einer Blutalkoholkonzentration von ca. 0,25‰ zu einer Beeinträchtigung von Wahrnehmung, Koordination und Konzentration. Bei einer Alkoholkonzentration von über ca. 3,0‰ sind die Konsumenten stuporös oder komatös. Es drohen Aspiration und Atemdepression. Alkoholkonzentrationen von mehr als ca. 5‰ sind normalerweise aufgrund einer Atemdepression tödlich. Bei akuter Alkoholintoxikation liegen oft Hypothermie, Hypovolämie, Hypotonie, Hypoglykämie, verzögerte Magenentleerung, beeinträchtigte Schutzreflexe und evtl. eine Störung des Säure-Basen-Haushaltes vor. Häufig verbirgt sich hinter einer scheinbar nur alkoholisch bedingten Bewusstlosigkeit eine (zusätzliche) Medikamentenintoxikation oder eine Schädel-Hirn-Verletzung. Chronischer Alkoholismus kann zu Leberzirrhose, portalvenöser Hypertension mit Ösophagusvarizen, Störungen der hepatischen Syntheseleistung mit plasmatischer Gerinnungsstörung (Kap. 54.3, S. 796), Beeinträchtigung der Thrombozytenfunktion, zu Kardiomyopathie, Mangelernährung, verminderter Immunabwehr, Pankreatitis und psychiatrischen Störungen führen. Initial fallen u.U. nur erhöhte Konzentrationen der Transaminasen und ein erhöhtes mittleres Erythrozytenvolumen (MCV; Normalwert 82–96 μm^3) auf.

Anästhesie bei Begleiterkrankungen

Disulfiram

Abstinente Alkoholkranke nehmen u.U. Disulfiram (Antabus) ein. Dies hemmt die vollständige Verstoffwechselung von Alkohol. Es kommt zur Anhäufung des Metaboliten Acetaldehyd. Dadurch werden bei Alkoholeinnahme Übelkeit, Erbrechen, u.U. auch Bronchokonstriktion und Herzrhythmusstörungen ausgelöst.

Alkoholentzugssyndrom

Wird eine chronische Alkoholzufuhr unterbrochen oder deutlich reduziert, dann droht ein Alkoholentzugssyndrom (AES, Übersicht bei Heil et al. 1992; Sold 1992). Das Stadium I des Alkoholentzugssyndroms (»tremoulous state«; nach ca. 6 Stunden) ist durch allgemeine Unruhe, leichte Reizbarkeit, vegetative Symptome wie Schwitzen und Tachykardie sowie einen feinschlägigen Tremor gekennzeichnet. Der Übergang ins Stadium II (»hallucination state«; Prädelir; nach ca. 8 Stunden) ist durch eine Zunahme der Symptomatik und das Auftreten von vor allem optischer Halluzinationen gekennzeichnet. Die Orientierung ist noch erhalten. Das Stadium III (»delirious state«; Delirium tremens; nach ca. 72–96 Stunden, selten auch erst nach ca. 10 Tagen) ist gekennzeichnet durch Wahnideen, extreme Unruhe und Erregung. Der Patient ist unfähig zu schlafen, sich zu erholen. Er gerät an den Rand der Erschöpfung. Die Körpertemperatur ist erhöht. Die Delirsymptomatik ist oft abends oder bei Nacht stärker ausgeprägt. Zwischen dem Stadium II und III wird ein Punkt erreicht (point of no return), nach dessen Überschreitung das drohende Delir weder durch Medikamente noch durch Alkoholzufuhr aufgehoben werden kann.

Die dämpfende Wirkung einer chronischen Alkoholzufuhr wird vom Körper dadurch kompensiert, dass es zur Stimulation exzitatorischer Neurotransmittersysteme kommt. Bei plötzlichem Wegfall der dämpfenden Alkoholwirkung kommt es zur Imbalance des neuen Gleichgewichtes, zum Überwiegen exzitatorischer Systeme, zur Übererregbarkeit des Zentralnervensystems. Es droht ein Alkoholentzugssyndrom. Im Rahmen der Entzugssymptomatik können auch zerebrale Krampfanfälle auftreten. Je niedriger die Magnesiumkonzentration ist, desto höher scheint das Risiko zerebraler Krampfanfälle. Daher ist die Substitution von Magnesium wichtig (s.u.). Zerebrale Krämpfe drohen vor allem zu Beginn der Entzugssymptomatik.

Therapie

Ein Alkoholentzugssyndrom (AES) kann durch Gabe eines (sedierend und antikonvulsiv wirkenden) **Benzodiazepins** unterdrückt werden. Oft wird hierbei z. B. Diazepam so oft repetiert (z. B. 5–10 mg alle 5 Minuten bis maximal ca. 1 mg/kg

KG), bis der Patient sediert, aber noch erweckbar ist. Es wird auch Midazolam (5–20 mg/h) oder Flunitrazepam (initial 0,2–2 mg, Erhaltungsdosis 0,015–0,08 mg/kg KG/h) verabreicht. Bei Halluzinationen wird oft die Kombination eines Benzodiazepins mit einem antipsychotisch wirkenden Neuroleptikum wie Dehydrobenzperidol (10–25 mg/h) oder **Haloperidol** (Haldol) empfohlen. Haloperidol wird hierbei initial oft bis zu 20 mg i.v., danach in einer Dosierung von 4–6 × 5–10 mg (maximal 100 mg/d) intravenös pro Tag empfohlen. Bei vegetativer Symptomatik wird oft der (antisympathikoton wirkende) α_2-Agonist **Clonidin** (Paracefan; Kap. 23.1, S. 482) zusätzlich verabreicht (initial 150–300 µg i.v.; Erhaltungsdosis: 0,5–3,0 µg/kg KG/h). Da Clonidin nicht antipsychotisch bzw. antikonvulsiv wirkt, ist es stets mit einem Neuroleptikum bzw. einem Benzodiazepin zu kombinieren. Anstatt eines Benzodiazepins kann auch **Gammahydroxybuttersäure** (GHB; Samsonit) verabreicht werden (initial 50 mg/kg KG i.v. über 20 Minuten; anschließend 10–20 mg/kg KG/h i.v., Lenzenhuber et al. 1999). Bei halluzinatorischen bzw. vegetativen Symptomen kann GHB mit einem Neuroleptikum oder mit Clonidin kombiniert werden. Während GHB für psychotische Formen des Alkoholentzugsyndroms weniger geeignet ist, können bei vegetativen Formen gute Wirkungen erzielt werden (Lenzenhuber et al. 1999). Alternativ wird häufig **Clomethiazol** (Distraneurin) eingesetzt. Clomethiazol kann oral (initial 1–1,5 g, dann 6–10 g/24 Stunden in fixen Zeitintervallen als Kapseln oder flüssige Mixtur) oder sehr vorsichtig (über eine Infusionspumpe) auch intravenös verabreicht werden (20–100 ml/h der 0,8%igen Infusionslösung; Cave: Atemdepression, Hypersalivation). Das Vitamin-B$_1$-Derivat Clomethiazol ist die einzige Substanz, die ggf. als Monotherapeutikum verabreicht werden kann.

Zur Therapie einer meist bestehenden Tachykardie wird häufig noch ein β-Rezeptorenblocker verabreicht. Die Herzfrequenz sollte unter 100/min betragen. Gegebenenfalls muss der Patient intubiert werden. Flüssigkeitshaushalt, Elektrolytstörungen (Hypomagnesiämie, Hypokaliämie) und ein Vitaminmangel (Thiaminmangel = B$_1$-Mangel) sind zu korrigieren. Zur Therapie der Hypomagnesiämie werden initial 2 000 mg Magnesiumsulfat (= 16 mmol Mg), anschließend werden 0,1 mmol/kg KG/h intravenös empfohlen. Die Konzentration des Magnesiums ist wiederholt zu bestimmen, und ggf. ist die Dosis anzupassen. Eine Magnesiumsubstitution ist zur Prophylaxe zerebraler Krampfanfälle sehr wichtig. Das Vitamin Thiamin ist stets zu substituieren. Zur Therapie eventueller ventrikulärer Herzrhythmusstörungen eignet sich Lidocain.

Um Selbstverletzungen des Patienten oder Verletzungen anderer Personen zu vermeiden, sind diese Patienten an Armen und Beinen zu fixieren. Da es sich bei einem Delirium tremens um eine lebensbedrohliche Komplikation handelt, muss eine entschlossene Therapie durchgeführt werden. Auch bei konsequenter Therapie eines Delirium tremens versterben etwa 10% der Patienten.

Delirprophylaxe

Zur Delirprophylaxe kommen alle Medikamente infrage, die auch zur Therapie eines Alkoholentzugsyndroms eingesetzt werden. Die Medikamente werden zumeist etwas niedriger dosiert als bei der Therapie eines bestehenden Alkoholentzugdelirs. Im Rahmen der Prophylaxe eines AES wird z.B. Clomethiazol initial mit 1–1,5 g per os und anschließend mit 3–5 g/24 Stunden in festen Zeitintervallen empfohlen. Außerdem kann zur Prophylaxe auch Alkohol oral oder evtl. intravenös (2–4–6–8 g/h) verabreicht werden. Die intravenöse Alkoholgabe im Rahmen der Delirprophylaxe ist jedoch umstritten. Im Rahmen einer perioperativen Alkoholsubstitution verbietet sich Acetylsalicylsäure zur Fiebersenkung, da es hierdurch zu einer deutlichen Verlängerung der Blutungszeit kommen kann.

Anästhesie

Bei einer akuten Alkoholintoxikation mit Bewusstlosigkeit ist immer an ein evtl. gleichzeitig vorliegendes Schädel-Hirn-Trauma zu denken. Gegebenenfalls ist ein zerebrales Computertomogramm durchzuführen. Bei Patienten mit beeinträchtigten Schutzreflexen ist der Patient zum Schutz vor einer Aspiration zu intubieren. Wird eine Notoperation notwendig, so ist eine Ileuseinleitung indiziert. Bei erhaltenen Schutzreflexen und peripherer Operation ist eine Regionalanästhesie vorzuziehen. Wird bei einem alkoholkranken Patienten eine elektive Operation durchgeführt, so sollte möglichst kurz nach der Operation wieder Alkohol angeboten werden, um Alkoholentzugssymptome zu vermeiden. Es kann eine orale (ggf. über Magensonde) oder selten auch eine intravenöse Alkoholzufuhr durchgeführt werden. Perioperativ sollte kein Entzug versucht werden. Präoperativ sollte laborchemisch die Leberfunktion überprüft werden (Kap. 54.1, S. 794). Die Patienten weisen meist nicht nur eine gewisse Alkoholresistenz sondern auch eine verminderte Empfindlichkeit auf Hypnotika und andere zentral dämpfende Medikamente auf. Der Medikamentenmetabolismus ist aufgrund einer Enzyminduktion meist erhöht. Zur Narkoseinduktion sind meist erhöhte Hypnotikadosierungen notwendig. Zur Aufrechterhaltung der Narkose empfiehlt sich die Verwendung eines volatilen Inhalationsanästhetikums. Es muss jedoch von einem erhöhtem MAC-Wert ausgegangen werden. Opioide wirken bei diesen Patienten oft trotz hoher Dosierung nicht zuverlässig.

> Treten postoperativ bei einem Patienten überraschend Unruhezustände, Halluzinationen und eine Hyperaktivität des vegetativen Nervensystems auf, dann muss stets an ein Alkoholentzugssyndrom gedacht werden, auch wenn der Patient einen Alkoholkonsum bei der Anamneseerhebung verneint hatte.

63.5.3 Drogenmissbrauch

Cocain-Missbrauch

Wirkungen

Cocain wurde wegen seiner starken lokalanästhesierenden Wirkung (Blockade der Natriumkanäle) in die Medizin eingeführt (Kap. 13.1, S. 292) und wird zum Teil noch für diese Zwecke verwendet (Kap. 27.2, S. 585). Da Cocain (»crack«; »freebase«) nach intravenöser, oraler oder inhalativer bzw. nasaler Verabreichung jedoch psychische Wirkungen wie Euphorie, erhöhtes Selbstvertrauen, Wohlbefinden (aber auch Aggressivität) verursachen kann, untersteht es dem Betäubungsmittelverschreibungsgesetz. Nebenwirkungen des Cocains sind Tachykardie, Arrhythmien, Hypertonie, Gefäßspasmen (z.B. Koronarspasmen), Kopfschmerzen, Thoraxschmerzen (beim Crack-Rauchen) und weite Pupillen. Cocain-Konsum führt sehr schnell zur Gewöhnung. Für die erwünschten psychischen Wirkungen werden immer höhere Dosierungen benötigt, während die Schwelle für die körperlichen Nebenwirkungen unverändert bleibt, wodurch sich die notwendige Dosis immer mehr der toxischen Dosis annähert. Da Cocain die neuronale Wiederaufnahme (den Re-uptake) von Noradrenalin und Dopamin hemmt, steigert es typischerweise den Sympathikotonus. Trotz dieser sympathikotonen Wirkung tritt eine deutliche negativ inotrope Wirkung auf. Bei Langzeitkonsumenten droht eine dilatative Kardiomyopathie. Durch die globale Vasokonstriktion und Verminderung des Herzminutenvolumens droht eine Organminderperfusion mit Laktazidose. Linksherzinsuffizienz und eine durch das Crack-Rauchen bedingte Lungenschädigung begünstigen ein evtl. akut auftretendes Lungenödem. Außerdem kann eine Hyperthermie und evtl. auch eine Rhabdomyolyse auftreten.

Therapie

Therapeutisch sind bei einer Cocain-Intoxikation eine engmaschige (evtl. direkte) arterielle Blutdruckmessung, ggf. eine medikamentöse Blutdrucksenkung, Sauerstoffgabe, Blutgasanalyse, eine Sedierung mit einem Benzodiazepin (vorzugsweise Diazepam), ggf. die Therapie von Herzrhythmusstörungen (vorzugsweise mit Verapamil) oder die Gabe von Natriumbikarbonat indiziert. Außerdem ist die Körpertemperatur zu kontrollieren und ggf. ist eine physikalische Kühlung vorzunehmen.

Opioid-Missbrauch

Überdosierung und Entzug

Bei einer akuten Opioid-Überdosierung (normalerweise Heroin) fällt eine niedrige Atemfrequenz mit normalem, evtl. sogar erhöhtem Atemzugvolumen auf. Die Pupillen sind eng. Die Patienten sind eingetrübt oder bewusstlos. Bei einer Überdosierung von Heroin tritt öfters ein Lungenödem auf, das vermutlich durch eine Hypoxie, evtl. auch toxisch (durch Heroin oder Verunreinigungen) bedingt ist.

Bei einem akuten Opioid-Entzug beginnt nach ca. 8–12 Stunden eine exzessive Steigerung des Sympathikotonus mit Schwitzen, Mydriasis, Hypertension, Tachykardie, Fieber und Übelkeit. Außerdem treten Angstzustände, Gähnen, Tränenfluss, »laufende Nase«, »Gänsehaut«, Zittern, Muskel- und Knochenbeschwerden, Appetitlosigkeit, Schlaflosigkeit, Bauchkrämpfe, Diarrhö und Hyperthermie auf. Es kann auch zu Muskelkrämpfen und zu einem Kreislaufzusammenbruch kommen. Zerebrale Krampfanfälle sind selten. Danach treten noch über ca. 6 Monate ähnliche Symptome in abgemilderter Form auf (Schlafstörungen, Angst, Drogensucht).

Therapie

Entzugssymptome können durch Verabreichung des missbrauchten Opioids oder durch Substitution mit Methadon (2,5 mg entsprechen ca. 10 mg Morphin) durchbrochen werden. Auch Clonidin kann (ähnlich wie beim Alkoholentzugssyndrom; s.o.) zur Therapie von Opioid-Entzugssymptomen eingesetzt werden (Kap. 23.1, S. 484).

Bei Personen, die einen intravenösen Drogenmissbrauch betreiben, liegt relativ häufig eine HIV-Infektion und/oder eine Hepatitis vor.

> Eine akute Opioid-Intoxikation kann initial durch Gabe von 0,2–0,4 mg Naloxon i.v. therapiert werden. Es sollte möglichst eine Dosistitration angestrebt werden, sodass eine suffiziente Atmung wieder einsetzt und die Patienten wieder vigilant werden, jedoch noch keine Entzugssymptome auftreten. Die Wirkung von Naloxon ist jedoch deutlich kürzer als die von Heroin. Die Patienten sollten daher mindestens 2 Stunden überwacht werden. Bei unkooperativen (fluchtgefährdeten) Patienten sollte zusätzlich noch Naloxon intramuskulär verabreicht werden, um eine längere Wirkungsdauer zu erzielen.

Anästhesie

Bei noch opioidabhängigen Patienten oder bei Patienten, die im Methadon-Substitutionsprogramm sind, sollten Opioide bzw. Methadon auch perioperativ weiter verabreicht werden. Im Rahmen der Narkoseführung sollten reine µ-Agonisten (Kap. 5.2.4, S. 128) verwendet werden. Partialagonisten oder agonistisch/antagonistisch wirkende Opioide (Kap. 5.2.4, S. 128) sollten vermieden werden, da sie zu akuten Entzugssymptomen führen können. Zur Narkoseführung wird häufig ein Inhalationsanästhetikum mit zusätzlichen Opioid-Gaben verabreicht. Aufgrund einer Kreuztoleranz der missbrauchten Drogen mit anderen zentral dämpfenden Medikamenten kann deren Wirkung vermindert sein. Bei Opioid-Abhängigen ist daher der Anästhetikabedarf erhöht. Bei einer akuten Opioid-Intoxikation ist der Anästhetikabedarf dagegen meist vermindert.

Bei ehemaligen (und jetzt »cleanen«) Opioid-Abhängigen sollte perioperativ möglichst kein Opioid und auch kein anderes potenzielles Suchtmittel (z.B. Benzodiazepin) verabreicht werden (Schäfer 1997). Allerdings gibt es keine direkten Belege dafür, dass eine wirklich notwendige Opioid-Gabe bei diesen Patienten zu einer erneuten Abhängigkeit führt. Es bietet sich primär eine Inhalationsanästhesie oder ein Regionalanästhesieverfahren an. Zur postoperativen Schmerztherapie sollten großzügig Regionalanästhesieverfahren – z.B. eine Periduralanästhesie – angewandt werden. Im Rahmen der postoperativen Schmerztherapie wird für eine systemische Schmerztherapie vor allem Metamizol empfohlen.

Sind bei sehr starken Schmerzen alternative Verfahren unzureichend, so scheint auch die Gabe eines Opioids zulässig. Präoperativ sollten mit dem Patienten die Möglichkeiten und Probleme der postoperativen Schmerztherapie sowie das »theoretische« Risiko eines Rückfalls diskutiert und ein entsprechendes Vorgehen gemeinsam festgelegt werden (Schäfer 1997).

63.6 Literatur

Delis A, Eichler F. Gefahren und perioperatives Vorgehen bei einer Patientin unter Lithium-Dauertherapie. Anästhesiol Intensivmed Notfallmed Schmerzther 2000; 35: 173–6.

Gasser T. Moderne medikamentöse Therapie des idiopathischen Parkinson-Syndroms. Anaesthesist 2000; 49: 43–50.

Hansen D, Syben R, Breckwoldt J, Föhring U, Zimmermann J, Eyrich K. Perioperative Kreislaufreaktionen und Noradrenalin-Plasmaspiegel bei antidepressiver Dauermedikation. Anaesthesist 1993; 42: 376–82.

Heil T, Hannemann L, Reinhart K, Eyrich K. Pharmakologische Ansätze zur Prophylaxe und Therapie des postoperativen Alkoholentzugssyndroms. Anästhesiol Intensivmed 1992; 33: 33–7.

Lenzenhuber E, Müller C, Rommelspacher H, Spies C. Gamma-Hydroxybuttersäure zur Therapie des Alkoholentzugssyndroms bei Intensivpatienten. Anaesthesist 1999; 48: 89–96.

Möllenberg O. Elektrokrampftherapie – Anästhesiologisches Vorgehen. Anästhesiol Intensivmed Notfallmed Schmerzther 1997; 32: 593–603.

Schäfer M. Opioidgabe bei Drogenabhängigen. Anaesthesist 1997, 46: 720–1.

Sold M. Das Alkoholentzugssyndrom in der postoperativen Phase – Differentialdiagnose und therapeutische Ziele. Anästhesiol Intensivmed 1992; 33: 38–44.

Tolksdorf W, Baier D, Dingemause J. Monoaminooxydase-Hemmstoffe und RIMA-Substanzen in der Anästhesie. Anästhesiol Intensivmed 1992; 33; 175–85.

Teil F

Anästhesie — Spezieller Teil

64

Anästhesie bei Kindern

64.1 Allgemeine Bemerkungen

Die Anästhesie bei Kindern ist faszinierend, aber auch voller Risiken. Insbesondere wegen anatomischer und physiologischer Besonderheiten vor allem des Neugeborenen und Kleinkinds gestaltet sich die Narkose oft schwierig. Die beste Prophylaxe gegen Narkosezwischenfälle sind ein fundiertes Wissen über mögliche kinderspezifische Probleme sowie ein sorgfältiges, ruhiges und geschicktes Arbeiten.

64.2 Anatomische und physiologische Besonderheiten bei Kindern

Die in der Kinderanästhesie zu unterscheidenden Altersgruppen zeigt Tabelle 64.1. Die auffälligsten Unterschiede zwischen Erwachsenen und Kindern betreffen Größe und Gewicht. Von besonderem Interesse für die Anästhesie ist das Gewicht (Tab. 64.2).

Anästhesiologisch wichtige Besonderheiten im Kindesalter betreffen vor allem:

- das respiratorische System
- das Herz-Kreislauf-System
- die Temperaturregulation
- den Wasser- und Elektrolythaushalt

64.2.1 Respiratorisches System

Anatomie

Säuglinge und Kleinkinder haben einen relativ großen Kopf und einen relativ kurzen Hals. Bei der Intubation fallen eine im Verhältnis zum Oropharynx große Zunge und eine lange U-förmige Epiglottis auf, wodurch die Kehlkopfeinstellung mit dem Laryngoskop erschwert sein kann. Der **Larynx** steht beim Kind höher (C3/C4) als beim Erwachsenen (C4/C5) (Eckenhoff 1951) und weiter ventral. Durch Druck auf den Kehlkopf (Krikoiddruck) kann er bei der Intubation besser sichtbar gemacht werden. Diese anatomischen Besonderheiten erleichtern die Intubation in neutraler Kopfhaltung (Eckenhoff 1951). Bei stark überstrecktem Kopf ist eine Laryngoskopie oft nicht möglich. Hyperplastische Adenoide oder Tonsillen können zusätzlich die Sicht auf die Stimmritze behindern. Die engste Stelle des Kehlkopfs ist nicht wie beim Erwachsenen die Stimmritze, sondern liegt (bis zum Alter von 8–10 Jahren) kurz darunter im Bereich des Ringknorpels. Das zarte Gewebe des Kehlkopfs und der Trachea neigt bei Traumatisierung besonders leicht zur Ödembildung. Bereits ein zirkuläres Ödem von ca. 1 mm im Bereich des Ringknorpels engt beim Neugeborenen und Säugling die Luftwege um mehr als 60–70% ein (Eckenhoff 1951).

Die **Trachea** hat beim reifen Neugeborenen einen Durchmesser von ca. 6–8 mm und ist ungefähr 4 cm, beim 5-Jährigen ca. 5 cm lang. Eine versehentlich einseitige Ventilation durch eine primär endobronchiale Intubation oder durch sekundäres Tiefergleiten des Tubus in einen Hauptbronchus ist daher relativ häufig. Bei zu tiefer Intubation gleitet der Tubus (genauso wie beim Erwachsenen) leichter in den rechten Hauptbronchus. Der rechte Hauptbronchus scheint auch im Kindesalter größer zu sein und stellt richtungsmäßig eher die Fortsetzung der Trachea dar als der linke. Neben diesen anatomischen Ursachen dürfte der Hauptgrund, dass ein zu weit vorgeschobener Tubus eher nach rechtsendobronchial gleitet, aber darin liegen, dass der schräge Anschnitt der Tubusspitze immer nach links zeigt, d. h. dass die Spitze des Endotrachealtubus auf der rechten Seite der Carina liegt (Bloch 1986; Abb. 64.1).

Der **knöcherne Thorax** des Säuglings ist noch sehr elastisch. Eine Obstruktion der Atemwege zeigt sich unter Spontanatmung vor allem durch inspiratorische Einziehungen des Sternums.

Physiologie

Bedingt durch einen nahezu horizontalen Rippenverlauf und eine noch nicht vollständig ausgebildete Interkostalmuskulatur kann das Kind fast nur mit dem Zwerchfell atmen. Jegliche Einschränkung der **Zwerchfellatmung,** z. B. durch Erhöhung des intraabdominellen Drucks, kann daher schnell die Spontanatmung bedrohlich beeinträchtigen und eine mechanische Ateminsuffizienz bedingen.

Der Atemwegswiderstand (Resistance) ist aufgrund der engeren Luftwege deutlich erhöht. Gleichzeitig ist die Dehnbarkeit der Lunge (Compliance) erniedrigt.

Der **Sauerstoffverbrauch** ist bei Neugeborenen aufgrund einer gesteigerten Stoffwechselrate ca. doppelt so hoch wie bei Erwachsenen. Er beträgt beim Erwachsenen ca. 3,5 ml/kg

Tab. 64.1 Altersgruppen in der Kinderanästhesie.

Altersgruppe	Zeitspanne
Neugeborene	bis 28. Lebenstag
Säuglinge	bis Ende des 1. Lebensjahres
Kleinkinder	2.–5. Lebensjahr
Schulkinder	6.–14. Lebensjahr

Tab. 64.2 Altersabhängigkeit des Gewichts.

Alter	Gewicht
Neugeborenes	3,3 kg
1 Jahr	10 kg
1–7 Jahre	jährliche Gewichtszunahme ca. 2 kg

KG/min, beim Neugeborenen ca. 7 ml/kg KG/min (Cross et al. 1966).

Die **alveoläre Ventilation** pro kg KG ist beim Neugeborenen im Verhältnis zum Erwachsenen 2- bis 2,5-mal höher. Während sie beim Erwachsenen ca. 60 ml/kg KG/Minute beträgt, liegt sie beim Neugeborenen bei ca. 150 ml/kg KG/min. Die Größe der funktionellen Residualkapazität (FRC) in ml/kg KG ist über das gesamte Leben relativ konstant (ca. 30 ml/kg KG) und damit beim Kind nicht überproportional groß (s. auch Kap. 2.9, S. 26). Das Verhältnis der alveolären Ventilation zur funktionellen Residualkapazität beträgt somit beim Erwachsenen ca. 2 : 1. Beim jungen Säugling liegt dieses Verhältnis aufgrund der hohen alveolären Ventilation dagegen bei ca. 5 : 1.

Da also im Kindesalter einerseits der Sauerstoffverbrauch erhöht und andererseits die »Pufferfunktion« der funktionellen Residualkapazität erniedrigt ist, wird verständlich, dass Ventilationsstörungen beim Kind viel schneller zur Hypoxämie führen als beim Erwachsenen. Anders als im Erwachsenenalter fehlt die initiale Tachykardie, vielmehr kommt es sofort zu einer Bradykardie und damit zu einem Abfall des Herzminutenvolumens.

> Bei einer unklaren Bradykardie in der Kinderanästhesie ist immer zuerst an eine Hypoxämie zu denken!

Während einer **Hypoxämie** steigt der Gefäßwiderstand im Pulmonalkreislauf an (James u. Rowe 1957) – und zwar dann, wenn die Hypoxämie zu einem Abfall des arteriellen Sauerstoffpartialdrucks (p_aO_2) auf unter ca. 50 mm Hg und die Hypoventilation zu einer Azidose mit einem pH-Wert unter ca. 7,25 führt. Hierdurch können die fetalen Kreislaufkurzschlüsse, der Ductus arteriosus Botalli und das Foramen ovale, wieder eröffnet werden mit der Folge eines Rechts-links-Shunts und einer weiteren Verstärkung der Hypoxämie. Ein Circulus vitiosus beginnt.

Die Closing Capacity, also das noch in der Lunge befindliche Volumen, bei dem es während einer forcierten Ausatmung zum ersten Verschluss der kleinen Atemwege, also zum »**airway closure**« kommt, ist im Kindesalter deutlich erhöht. Bei Kindern unter 6 Jahren ist die Closing Capacity sogar größer als die funktionelle Residualkapazität (Mansell et al. 1972), das heißt, es muss schon am Ende einer normalen Ausatmung mit einem beginnenden Verschluss von terminalen Luftwegen gerechnet werden. Die Tendenz zum vorzeitigen Verschluss der terminalen Luftwege während der Exspiration wird unter Narkosebedingungen noch verstärkt, da die funktionelle Residualkapazität nach der Narkoseeinleitung abnimmt (Hedenstierna et al. 1985; Westbrook et al. 1973). Beim Neugeborenen sind neben dieser hohen Closing Capacity (Mansell et al. 1972) außerdem Ventilations- und Perfusionsstörungen sowie partiell persistierende fetale Kurzschlüsse für einen erniedrigten p_aO_2 verantwortlich zu machen.

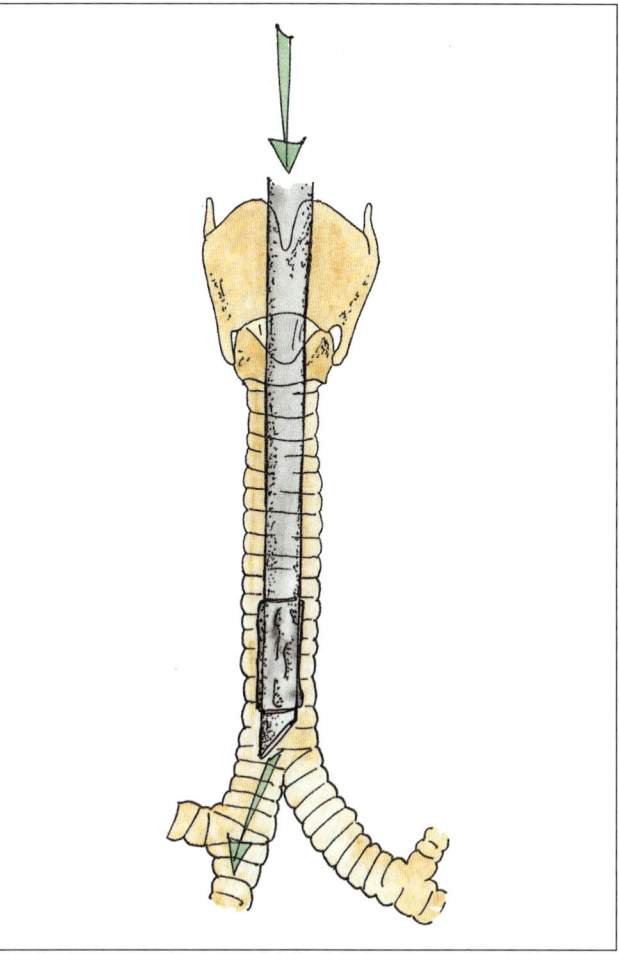

Abb. 64.1 Bifurkation. Die linksseitig angeschnittene Tubusspitze und der steilere Abgang des rechten Hauptbronchus begünstigen beim zu weiten Vorschieben des Tubus eine rechtsendobronchiale Intubation.

> Die **Atemfrequenz** ist stark altersabhängig (Tab. 64.3). Dies ist bei der manuellen Beatmung bzw. bei der Einstellung der Beatmungsparameter am Narkosegerät zu beachten.

Neugeborene sind physiologischerweise Nasenatmer. Eine Schwellung der Nasenschleimhaut kann damit leicht zu respiratorischen Störungen führen. Die Inspirations- und Exspirationsphasen sind noch gleich lang (I : E = 1 : 1) und von keiner endexspiratorischen Pause unterbrochen. Das spontane Atemzugvolumen von Kindern beträgt (genauso wie beim Erwachsenen) ca. 7 ml/kg KG, beim 3000 g schweren Neugeborenen also nur ca. 21 ml. Davon sind ca. $^1/_3$ = 7 ml (= ca. 2 ml/kg KG) Totraumventilation.

Praktische Bedeutung

Jegliche Vergrößerung des **Totraums** geht auf Kosten der alveolären Ventilation. Bereits eine Vergrößerung um 3 ml bedeutet, dass der Totraum nicht mehr 7 ml, sondern 10 ml, al-

Tab. 64.3 Altersabhängigkeit der Atemfrequenz.

Alter	Atemfrequenz
Frühgeborene	ca. 60/min
reife Neugeborene	ca. 40–50/min
6 Monate alte Säuglinge	ca. 30/min
einjährige Säuglinge	ca. 25/min
6-jährige Kinder	ca. 20/min
Erwachsene	ca. 12–16/min

so schon 50% des Atemzugvolumens eines Neugeborenen ausmacht. Bei Verwendung von Anästhesiezubehör – z.B. Gesichtsmaske, Winkel- bzw. Y-Stück oder Messküvette für die Messung des endexspiratorischen Kohlendioxids im Hauptstrom (zwischen Tubus und Winkel- bzw. Y-Stück) – vergrößert sich der Totraum. Es darf daher nur spezielles Kinderzubehör mit minimalem Totraum verwendet werden. Besonders bewährt haben sich die sog. Rendell-Baker-Masken, die sich der kindlichen Gesichtsform optimal anpassen und einen nur minimalen Totraum aufweisen (Kap. 64.3.2, S. 859). Durch die Intubation kann der Totraum reduziert werden.

> Aufgrund der »physiologischen Schwäche« des respiratorischen Systems beim Neugeborenen und Säugling sowie der geringen Kompensationsmöglichkeiten bei einer Behinderung der Spontanatmung sollte die Indikation zur Intubationsnarkose umso großzügiger gestellt werden, je jünger das Kind ist.

Von vielen Autoren wird empfohlen, Kinder im Alter unter ca. 6 Monaten prinzipiell zu intubieren. Bei der kontrollierten Beatmung von intubierten Kindern wird empfohlen, mit einem Atemhubvolumen von 10–12 ml/kg KG und einer im Vergleich zur Spontanatmung etwas niedrigeren Atemfrequenz zu beatmen. Das Verhältnis von Inspirations- zu Exspirationsdauer (I : E; Kap. 7.1.2, S. 207) sollte 1 : 1 oder eher 1 : 2 betragen. Je mehr Erfahrung ein Anästhesist mit Kindernarkosen hat, desto großzügiger wird er normalerweise die Indikation zu einer Maskennarkose oder einer Larynxmaskennarkose stellen.

Detailwissen: Retrolentale Fibroplasie

Vor allem bei Frühgeborenen mit einem Gestationsalter von weniger als 36 Wochen besteht die Gefahr einer retrolentalen Fibroplasie. Jedoch soll selbst bei ca. 19% der Termingeborenen bis zur ca. 44. Gestationswoche noch eine unreife und damit sauerstoffempfindliche Retina vorliegen (Quinn et al. 1981). Als Faktoren, die eine retrolentale Fibroplasie begünstigen sollen, wurden früher vor allem Hyperoxämie sowie niedriges Geburtsgewicht angeführt (Kingham 1977). Bei einem erhöhten p_aO_2 kann es zu Gefäßveränderungen in der unreifen Retina, später zur Neueinsprossung von Gefäßen, zu Blutungen, fibrotischen Veränderungen und Netzhautablösungen kommen, was zur Sehbehinde-

rung und Erblindung führen kann. Sowohl die Dauer einer Hypoxämie als auch die absolute Höhe des p_aO_2, die eine retrolentale Fibroplasie auslösen können, sind nicht genau bekannt und wahrscheinlich interindividuell unterschiedlich. In einer Kasuistik wird sogar eine nur relativ kurzfristige intraoperative Hyperoxämie als Auslöser einer retrolentalen Fibroplasie angeschuldigt (Betts et al. 1977). Aus Sicherheitsgründen sollte in dieser Altersgruppe der p_aO_2 daher (präduktal) im Normbereich zwischen ca. 60 und 80 mm Hg (8,0–10,7 kPa, Orzalesi et al. 1967) oder zwischen 60 und 100 mm Hg (8,0–13,3 kPa, American Academy of Pediatrics 1976) eingestellt werden.

Die Gefahr einer retrolentalen Fibroplasie ist abhängig vom tatsächlichen p_aO_2 und nicht von der inspiratorischen Sauerstoffkonzentration (FiO$_2$).

Inzwischen ist bekannt, dass der retrolentalen Fibroplasie eine multifaktorielle Ätiologie zugrunde liegt (Merritt 1981; Lucey u. Dangman 1984). Sie kann außer durch eine Hyperoxämie auch durch Hypoxämie (Kalina et al. 1972), Sepsis, Hyper- und Hypokapnie (Shohat et al. 1983), Vitamin-E-Mangel, chronische Lungenerkrankungen und Krampfleiden (Biglan et al. 1984), Laktazidose, Bluttransfusionen mit adultem Blut (Adamkin et al. 1977; Merrit 1981) und viele weitere Ursachen ausgelöst werden. Die sich noch entwickelnde Retina scheint hoch empfindlich gegenüber den unterschiedlichsten Noxen zu sein.

64.2.2 Herz-Kreislauf-System

Die Herzfrequenz des Neugeborenen, Säuglings und Kleinkinds ist im Vergleich zum Erwachsenen relativ hoch, der Blutdruck ist relativ niedrig (Tab. 64.4). Eine Steigerung des Herzminutenvolumens ist fast nur über eine Steigerung der Herzfrequenz möglich und nur unwesentlich durch eine Vergrößerung des Schlagvolumens des Herzens.

Bei Neugeborenen ist der Hämoglobinwert mit 18–20 g/dl und der Hkt-Wert mit 45–55% relativ hoch. Bis zum 3. Monat fallen diese Werte im Rahmen der Trimenonanämie auf ein Minimum ab. Das Hämoglobin beträgt dann ca. 10 g/dl, der Hämatokrit ca. 30%. In den folgenden Jahren werden die Erwachsenenwerte erreicht.

> Bei Säuglingen ist die präoperative Bestimmung des Hämoglobin- oder Hämatokritwerts wichtig.

Grundlagenwissen: Fetales Hämoglobin

Hämoglobin, der in den Erythrozyten enthaltene rote Blutfarbstoff, besteht aus 4 Globinketten. Je nach Aminosäuresequenz werden die Globinketten als α-, β-, γ- oder δ-Globinketten bezeichnet. Besteht das Hämoglobin aus 2 α- und 2 β-Globinketten, so wird von HbA$_1$ ($α_2β_2$; adultes Hämoglobin) gesprochen, liegen 2 α- und 2 δ-Globinketten vor, so handelt es sich um HbA$_2$ ($α_2δ_2$). Bei 2 α- und 2 γ-Globinketten spricht man von HbF ($α_2γ_2$; fetales Hämoglobin). Beim Erwachsenen liegt zu 98% HbA$_1$ und zu 2% HbA$_2$ vor. Der Fetus besitzt vor allem fetales Hämoglobin. Kurz vor dem Geburtstermin nimmt im Feten die Produktion an adultem Hämoglobin zu. Beim Neugeborenen liegen dann ca. 80% fetales und ca. 20% adultes Hämoglobin vor. Da postpartal die Bildung von fetalem Hämoglobin schnell reduziert wird, die Bildung des adulten Hämoglobins aber nicht genauso schnell gesteigert werden kann, tritt ca. im 3. Lebensmonat eine vorübergehende Anämie (Trimenonanämie) auf. Der Hämoglobinwert fällt hierbei meist auf knapp unter 10 g/dl ab.

Das fetale Hämoglobin weist eine stärkere Sauerstoffaffinität auf als das adulte, die Sauerstoffbindungskurve (Kap. 8.1.2, S. 244) ist weiter nach links verschoben. Bei einem bestimmten p_aO_2 liegt also beim fetalen Hämoglobin eine höhere Hämoglobinsättigung vor. Dies erleichtert beim Feten den Sauer-

Tab. 64.4 Altersabhängigkeit von Herzfrequenz und Blutdruck.

Alter	Herzfrequenz	Blutdruck	
		systolisch	diastolisch
Neugeborenes	130	75 mm Hg	50 mm Hg
3 Monate	130	80 mm Hg	50 mm Hg
1 Jahr	125	90 mm Hg	50 mm Hg
5 Jahre	100	95 mm Hg	50 mm Hg
10 Jahre	90	100 mm Hg	60 mm Hg

stoffübertritt von der Mutter auf den Feten. Nach der Geburt wird hierdurch jedoch die Sauerstoffabgabe an das Gewebe erschwert. Dies wird durch einen relativ hohen postpartalen Hämoglobinwert kompensiert.

Das Blutvolumen macht beim Neugeborenen ca. 8,5% des Körpergewichts aus; der relative Anteil am Körpergewicht ist damit etwas höher als bei Erwachsenen (ca. 7,5% des Körpergewichts). Ein Neugeborenes mit 3 kg KG hat also nur ca. 250 ml Blut! Bereits scheinbar »geringe« Blutverluste können zu einem bedrohlichen Volumenmangel, Blutdruckabfall und Mangel an Sauerstoffträgern (Erythrozyten) führen.

> Vor einer Volumen- oder Blutgabe sollte immer das normale Blutvolumen des betreffenden Kindes berechnet werden, um die Volumendimensionen richtig einschätzen zu können.

64.2.3 Temperaturregulation

Physiologie

Je kleiner ein Kind, desto größer ist seine Körperoberfläche bezogen auf das Körpergewicht. Hierdurch werden Wärmeverluste und Unterkühlung begünstigt. Beim reifen Neugeborenen ist dieses Verhältnis ca. 2,7-mal, bei einem 1000 g schweren Kind ist es gar 4-mal so groß wie beim Erwachsenen. Das Neugeborene hat außerdem eine sehr dünne subkutane Fettschicht, die die Isolierfunktion nur mangelhaft erfüllt. Außerdem verliert es, bedingt durch sein relativ hohes Atemminutenvolumen, vermehrt Wärme über die Lungen.

Ein gewisser Schutz vor drohender Auskühlung ist beim Neugeborenen und Säugling durch Vasokonstriktion im Hautbereich und durch Zusammenkauern (mit dem Ziel der Verkleinerung der Körperoberfläche) möglich. Blässe und Marmorierung der Haut zeigen eine periphere Vasokonstriktion an.

Neugeborene und junge Säuglinge sind noch nicht in der Lage, durch Muskelzittern Wärme zu produzieren. Eine **Wärmeproduktion** ist nur durch eine Stoffwechselsteigerung über die Aktivierung des braunen Fettgewebes möglich. Das braune Fettgewebe steht ganz im Dienste der Wärmeproduk-

tion und wird selbst bei Unterernährung nicht verbraucht. Es macht beim Termingeborenen ca. 2–3% des Körpergewichts aus und befindet sich vorwiegend zwischen den Schulterblättern, jedoch auch in den Axillen, im Nacken, perirenal und im Mediastinum. In kühler Umgebung wird der Stoffwechsel im braunen Fettgewebe beim Neugeborenen gesteigert. Gleichzeitig wird die Durchblutung des braunen Fettgewebes erhöht. Die im braunen Fettgewebe produzierte Wärme wird an das vorbeiströmende Blut weitergegeben. Ein termingeborenes Kind kann seine Stoffwechselrate um ca. 300% steigern! Die Aktivierung des braunen Fettgewebes erfolgt über das sympathische Nervensystem. Die sympathoadrenerg vermittelte Reaktion führt zu einem gesteigerten Umsatz von Fett und Glukose. Die aufgrund der Lipolyse entstehenden Ketonkörper können zu einer metabolischen Azidose, und der Verbrauch von Glukosereserven kann zu einer Hypoglykämie führen. Eine Hypoglykämie sowie eine Hypothermie (unter ca. 35,5 °C) sind bei Säuglingen typische Ursachen für eine Hypoventilation. Durch diese Hypoventilation bei gleichzeitig gesteigertem Sauerstoffverbrauch kann eine Hypoxämie noch verstärkt werden. Ein Absinken der Körpertemperatur führt außerdem zu einer erheblichen Linksverschiebung der Sauerstoffdissoziationskurve und zu einer verschlechterten Sauerstoffabgabe ans Gewebe.

> Verzögertes Aufwachen aus der Narkose, erniedrigter Blutdruck, erniedrigte Herzfrequenz, erniedrigtes Herzminutenvolumen sowie Muskelhypotonie und die verlängerte Wirkung vieler Narkosemedikamente (insbesondere von Muskelrelaxanzien) können Folge einer Hypothermie sein. Bei hypothermen Patienten ist auch der MAC-Wert von Inhalationsanästhetika erniedrigt.

Ursachen von Wärmeverlusten

Die meisten **Anästhetika** unterdrücken die Regulationsmechanismen, die für die Aufrechterhaltung der Körpertemperatur verantwortlich sind. Die Gefahr einer Auskühlung ist daher perioperativ besonders groß. Halothan führt z. B. zu einer Vasodilatation im Bereich der Haut, wodurch mehr Wärme verloren geht. Ebenso ist das Kältezittern älterer Kinder während der Narkose unterdrückt, und die sympathisch gesteuerte Stoffwechselsteigerung bei Hypothermie wird durch Anästhetika blockiert.

Wärmeverluste sind möglich durch:
- Abstrahlung
- Konvektion
- Konduktion
- Evaporation

Die wichtigsten Mechanismen der neonatalen Wärmeabgabe sind Abstrahlung und Konvektion. Ein Wärmeverlust durch **Abstrahlung** tritt auf, wenn kalte Objekte in der Nähe stehen – selbst dann, wenn die dazwischen liegende Lufttemperatur normal ist! Dies ist z. B. bei einem in kühler Umgebung stehenden Inkubator zu beachten. Sind die Inkubatorwände kalt oder steht der Inkubator bei kalter Außentemperatur neben einem Fenster, kann das darin liegende Neugeborene sehr viel Wärme durch Abstrahlung verlieren. Entscheidend ist die Temperaturdifferenz zwischen Körperoberfläche und umgebenden Gegenständen. Sie beeinflusst die Wärmeabstrahlung in der 4. Potenz (ist die Temperaturdifferenz doppelt so groß, dann ist die Wärmeabstrahlung 16-mal so hoch).

Die Wärmeverluste an die vorbeiströmende Luft (**Konvektion**) sind von der Strömungsgeschwindigkeit abhängig. Insbesondere Zugluft ist zu vermeiden.

Wärmeverluste durch **Konduktion**, also Wärmeleitung an Gegenstände, mit denen der Körper direkten Kontakt hat, können vermieden werden, wenn das Kind z. B. auf einer gut isolierten, warmen Unterlage liegt. Empfehlenswert ist ein Warmluftsystem (z. B. Warm Touch; Kap. 37.4, S. 651). Der Wärmeverlust durch Flüssigkeitsverdunstung (**Evaporation**) ist vor allem zu beachten, wenn die Kinder nass sind, z. B. beim präoperativen Abwaschen mit einer Desinfektionslösung. Um 1 ml Wasser zu verdunsten, werden dem Körper 580 cal entzogen. Evaporativer Wärmeverlust ist auch bei der Beatmung mit kalten, trockenen Narkosegasen zu erwarten. Wärmekonservierende Maßnahmen sind bei Kindern also sehr wichtig (Kap. 37.4, S. 651).

Maßnahmen zum Schutz vor Wärmeverlusten

Neugeborene und Säuglinge sind in der perioperativen Phase der großen Gefahr einer Hypothermie ausgesetzt. Früh- und Neugeborene dürfen erst unmittelbar vor Narkoseeinleitung aus dem Inkubator genommen werden, wenn alle notwendigen Vorbereitungen getroffen wurden. Die wirksamste Maßnahme, um den Wärmeverlust zu verhindern, ist die Aufheizung des Operationssaals. Der Operationssaal sollte bei Früh- und Neugeborenen auf 28–30 °C, bei Säuglingen auf 26–28 °C aufgeheizt sein. Die Türen des Operationssaals sollten möglichst geschlossen sein, um Zugluft zu vermeiden. Zur Ein- und Ausleitung sollten Früh- und Neugeborene in warme Tücher eingewickelt werden. Solange ein Kind aufgedeckt sein muss, ist es mit einem Heizstrahler (ausreichender Abstand wegen Verbrennungsgefahr!) oder einer Wärmelampe (Infrarotlampe) anzustrahlen. Während der Narkoseeinleitung ist die Gefahr einer schnellen Auskühlung am größten, da das Kind in dieser Phase meist unbedeckt ist. Idealerweise sollte eine Warmluftdecke (z. B. Warm Touch; Kap. 37.4, S. 651) verfügbar sein, die bei Kindern unter 10 kg KG immer benutzt werden sollte, bei älteren Kindern zumindest bei längeren und größeren Operationen. Für Neugeborene und Säuglinge gibt es spezielle Warmluftdecken, auf die das Kind gelegt wird. Über das Kind wird zusätzlich eine zugehörige Plastikfolie gelegt, damit die nach oben steigende Wärme nicht entweicht.

Außerdem kommt es beim präoperativen Abwaschen und Desinfizieren des Operationsgebietes sowie über die intraoperative Wundfläche zu einer gesteigerten Verdunstung, wodurch dem Körper Wärme entzogen wird. Werden die Einatmungsgase nicht angewärmt (z. B. mittels HME-Filter; Kap. 37.4, S. 652), so droht über die Atmung, vor allem falls ein hoher Frischgasfluss verwendet wird (Kap. 4.5.1, S. 62), ein weiterer Wärmeverlust. Es ist auch darauf zu achten, dass keine kalten Infusionslösungen oder Transfusionen verwendet werden, und es ist eine möglichst kurze Operationszeit anzustreben.

> Die Körpertemperatur sollte zumindest bei Eingriffen, die länger als 30 Minuten dauern (bei Frühgeborenen auch bei sehr kurzen Operationen), kontinuierlich gemessen werden, vorzugsweise im Rektum oder im unteren Ösophagus.

Da bei jungen Säuglingen eine Hypothermie zur Hypoventilation führt, sollten unterkühlte Kinder (Körpertemperatur unter ca. 35,5 °C) am Ende der Operation bis zur Wiedererwärmung nachbeatmet werden. Postoperativ sollten die Kinder stets in ein vorgewärmtes Bett oder einen vorgewärmten Inkubator gelegt werden.

64.2.4 Wasser- und Elektrolythaushalt

Je kleiner das Kind, desto größer ist der Anteil des Wassers am Gesamtkörpergewicht. Während beim Erwachsenen der Flüssigkeitsanteil ca. 60% des Gesamtkörpergewichts beträgt, liegt dieser Anteil beim Neugeborenen und Kleinkind bei ca. 75%. Insbesondere der extrazelluläre Flüssigkeitsanteil ist relativ hoch (beim Erwachsenen ca. 20%, beim Neugeborenen ca. 40%, Übersicht bei Röper u. Lauven 1999). Da sich hydrophile Medikamente (z. B. Lokalanästhetika, Muskelrelaxanzien) vor allem im Extrazellulärraum verteilen und die Größe des Extrazellulärraums sich parallel zur Körperoberfläche verhält, sind viele Dosierungsempfehlungen für Kinder an der Körperoberfläche orientiert.

Kinder haben einen relativ hohen Basisbedarf an Flüssigkeit (Tab. 64.5). Ursachen für den erhöhten Flüssigkeitsumsatz sind vor allem die erhöhte Perspiratio insensibilis sowie die vermehrte renale Flüssigkeitsausscheidung.

Perspiratio insensibilis: Die Perspiratio insensibilis über die Haut ist aufgrund der großen Körperoberfläche erhöht. Außerdem ist wegen der erhöhten Ventilation der Feuchtigkeitsverlust durch die Atmung gesteigert.

Nierenfunktion: Die Nierenfunktion ist bei Neugeborenen und jungen Säuglingen noch nicht ausgereift. Nach dem 2.–3. Lebensmonat erreicht die glomeruläre Filtrationsrate das Erwachsenenniveau. Von einer komplett ausgereiften Niere kann erst nach dem 6.–8. Lebensmonat ausgegangen werden (Übersicht bei Röper u. Lauven 1999). Die Niere des Neugeborenen kann den Urin kaum über 600–800 mosmol/kg kon-

Tab. 64.5 Altersabhängigkeit des Basisbedarfs an Flüssigkeit.

Alter	Basisbedarf (ml/kg KG × Stunde)
Erwachsener	1,5
14 Jahre	2,0
6 Jahre	3,5
2 Jahre	4,0
1 Jahr	5,0
ab dem 5. Lebenstag	5,5
4. Lebenstag	4,5
3. Lebenstag	3,5
2. Lebenstag	3,0
1. Lebenstag	2,5

zentrieren. Zur Elimination harnpflichtiger Substanzen muss die unreife Niere also einen höheren Anteil an Flüssigkeit ausscheiden. Damit verliert die Niere des Neugeborenen und Säuglings verhältnismäßig viel Natrium, selbst bei einem vorbestehenden Natriummangel.

> Je kleiner das Kind, desto wichtiger ist eine sehr genaue Bilanzierung des Wasser- und Elektrolythaushalts.

64.3 Instrumentarium und Geräte für Anästhesien bei Kindern

64.3.1 Instrumente für die Intubation

Endotrachealtuben

Bei der Intubation müssen der errechnete (Tab. 64.6; Tab. 4.1) sowie der nächstkleinere und der nächstgrößere Tubus bereit-

gelegt werden. Als Anhalt für die Tubusgröße kann auch die Regel dienen, dass der Tubus ungefähr der Dicke des kleinen Fingers des Kindes entsprechen sollte.

Laryngoskope

Neben dem gebogenen Laryngoskopspatel nach McIntosh kann in der Kinderanästhesie der gerade Spatel (z. B. nach Miller) benutzt werden (Kap. 4.1.3; S. 54). In der Kinderanästhesie sollten die Spatelgrößen 0, 1 und 2 vorhanden sein.

64.3.2 Gesichtsmasken

In der Kinderanästhesie haben sich die Rendell-Baker-Masken bewährt. Sie sind der kindlichen Gesichtsform optimal angepasst und haben – im Gegensatz zu Gesichtsmasken für Erwachsene – einen minimalen Totraum (Abb. 64.2b). Sie liegen in 4 Größen vor (Tab. 64.7).

64.3.3 Larynxmasken

Eine Larynxmaske kann auch bei Neugeborenen und Säuglingen eingesetzt werden, ist aber insbesondere bei jungen Säuglingen (Larynxmaske Größe 1) wesentlich häufiger mit Problemen behaftet als bei älteren Kindern oder Erwachsenen (Kap. 4.3, S. 58). Ihre Verwendung sollte in dieser Altersgruppe dem erfahrenen Kinderanästhesisten vorbehalten bleiben.

64.3.4 Narkose- und Beatmungssysteme

Kinder mit einem Körpergewicht über 15–20 kg können mit den in der Erwachsenenanästhesie üblichen Narkosegeräten

Tab. 64.6 Größe des Endotrachealtubus[1] (s. auch Tab. 4.1).

Alter	Körpergewicht	Innendurchmesser	(Außenumfang[2])	Tubustiefe für orale Tuben (nasale Tuben: + ca. 20%)
Frühgeborene	ca. 2,5 kg oder weniger	2,5 mm	12	1 kg KG = 7 cm 2 kg KG = 8 cm 3 kg KG = 9 cm
Neugeborene	3,3 kg	3,0 mm	(14 Charr)	8–9(–10)
6 Monate	8 kg	3,5 mm	(16 Charr)	11
1 Jahr	10 kg	4,0 mm	(18 Charr)	11,5
2–8 Jahre	1.–7. Lebensjahr: jährliche Gewichtszunahme ca. 2 kg	4,5 + (Lebensalter/4) = mm Innendurchmesser	(18 + Alter = Charr Außenumfang)	ca. 2–10 Jahre: Einführtiefe oral in cm = (Alter/2) + 12

[1] Bei Kindern unter 8–10 Jahren sollte immer ein ungeblockter Tubus verwendet werden.
[2] Die Tubusgröße wird inzwischen fast immer als Innendurchmesser (ID in Millimetern) und nur noch sehr selten als Außenumfang in Charrière (Charr) angegeben.

Anästhesie – Spezieller Teil

Tab. 64.7 Rendell-Baker-Masken.

Größe	Altersgruppe	Totraum
0	Frühgeborene	ca. 2 ml
1	Neugeborene	ca. 4 ml
2	1.–3. Lebensjahr	ca. 8 ml
3	4.–8. Lebensjahr	ca. 15 ml

zufrieden stellend beatmet werden. Ein Narkosegerät für Kinder unter 15–20 kg muss dagegen vor allem folgenden Anforderungen gerecht werden:

■ minimaler Atemwegswiderstand
■ minimaler Totraum

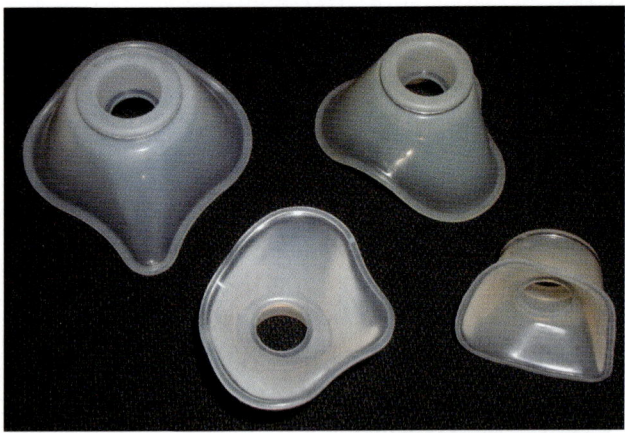

Abb. 64.2 Rendell-Baker-Masken und Totraum. **a**: Rendell-Baker-Masken, Größe 0–3;

Je kleiner das Kind, desto wichtiger ist diese Forderung. Früher weit verbreitete Beatmungssysteme für Kinder mit einem Körpergewicht unter 15–20 kg waren ventillose Spülgassysteme wie das Kuhn-System (Kuhn 1964) oder das Jackson-Rees-System. Inzwischen wird normalerweise eine Modifikation des üblichen (Erwachsenen-)Kreissystems eingesetzt.

Kuhn-System

Das Kuhn-System (Abb. 4.24a, b) wird in Deutschland nur noch selten eingesetzt und ist nur bei Kindern bis zu einem Körpergewicht von 15–20 kg anwendbar. Es gehört zu den Spülgassystemen, die alle auf dem Funktionsprinzip des Ayre-T-Stücks (Kap. 4.5.1, S. 63) aufbauen; somit handelt es sich um ein halboffenes System (Kap. 4.5.1, S. 62). Eine Rückatmung wird in diesem ventillosen System vermieden, indem die Exspirationsluft mit einem hohen Frischgasfluss von ca. dem 2,5- bis 3fachen des Atemminutenvolumens aus dem Exspirationsschlauch ausgespült wird (der Frischgasfluss muss deshalb mindestens das 2,5- bis 3fache des Atemminutenvolumens betragen, da die Inspirationszeit nur ca. $^1/_2$–$^1/_3$ des Atemzyklus ausmacht). Das gesamte Ausatmungsgemisch gelangt normalerweise in die umgebende Raumluft.

Vorteile: Das Kuhn-System ist durch seine unkomplizierte Konstruktion bestechend, kaum störungsanfällig und leicht zu handhaben. Da Inspirations- und Exspirationsventile fehlen, besteht nur ein minimaler Atemwegswiderstand. Das Kuhn-System hat keinen nennenswerten Totraum. Ein weiterer Vorteil ist das geringe Gewicht. Durch den hohen Frischgasfluss wird eine Änderung der Narkosegaskonzentration sehr schnell wirksam.

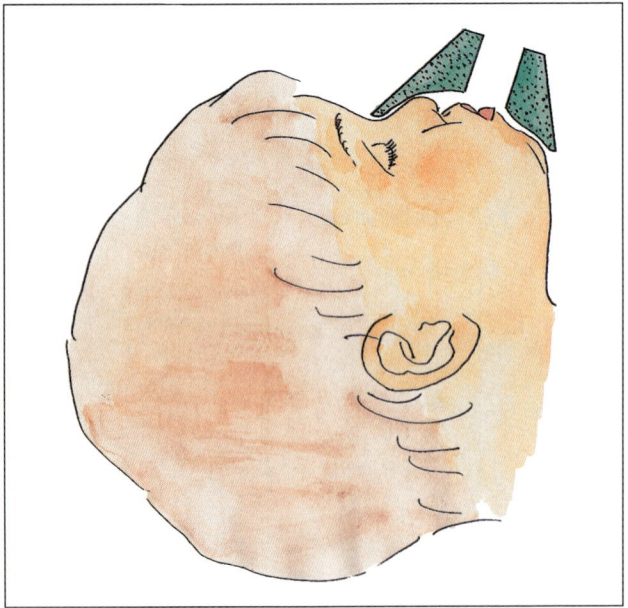

Abb. 64.2b minimaler Maskentotraum bei Rendell-Baker-Maske;

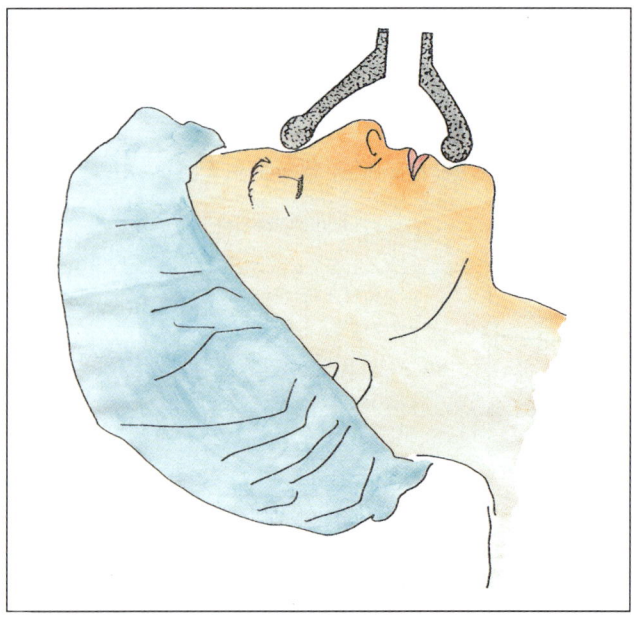

Abb. 64.2c relativ großer Maskentotraum bei normaler Gesichtsmaske für Erwachsene.

Nachteile: Nachteilig ist, dass die Atemvolumina sowie das endexspiratorische Kohlendioxid im halboffenen System nicht zu messen sind. Außerdem führen der hohe Frischgasbedarf und die fehlende Anfeuchtungsmöglichkeit zu großen Wärme- und Flüssigkeitsverlusten über die Atmung. Die Messung der Atemwegsdrücke (Link et al. 1976) sowie eine Absaugung (Link et al. 1976) oder Filterung der Narkosegase (Hofmeister u. Tschelebiew 1974) ist nur bei speziellen Modifikationen möglich. Außerdem ist der hohe Frischgasverbrauch unökonomisch.

Modifiziertes Kreissystem für Kinder

Untersuchungen haben gezeigt, dass das konventionelle Erwachsenenkreissystem (z. B. Kreissystem 8 ISO, Fa. Dräger, Abb. 4.25) auch bei Kindern unter 15 kg KG eingesetzt werden kann, wenn folgende Bedingungen erfüllt sind: Es dürfen

- nur ein einzelner Kalkabsorber,
- nur spezielle Winkel- bzw. Y-Stücke mit besonders kleinem Totraum,
- nur ein kleiner Beatmungsbeutel (0,5 l) sowie ein kleiner Beatmungsbalg und
- beim Einsatz älterer Narkosegeräte nur kleinlumige, glattwandige Spiralschläuche (mit niedriger Schlauch-Compliance von ca. 0,2 ml/mbar) verwendet werden, während
- bei modernen Narkosegeräten, die die Schlauch-Compliance messen und bei der maschinellen Beatmung berücksichtigen (z. B. Cato; Fa. Dräger), auch dünnere Faltenschläuche eingesetzt werden können.

Vorteile: Ein wesentlicher Vorzug bei der Verwendung dieses modifizierten Kreissystems (Abb. 64.3) für Kindernarkosen ist, dass der Anästhesist mit dem Kreissystem gut vertraut ist. Die nötigen Umbaumaßnahmen am Narkosegerät sind außerdem einfach und schnell durchführbar. Vorteilhaft ist, dass Atemvolumina (Volumetrie), Atemwegsdrücke (Manometrie) sowie endexspiratorische Kohlendioxidkonzentrationen (Kapnometrie) gemessen werden können.

> Bei der Kohlendioxidmessung im Hauptstrom, d. h. zwischen Tubus und Winkel- bzw. Y-Stück, muss eine spezielle Kinderküvette mit verkleinertem Totraum verwendet werden.

Aufgrund der partiellen Rückatmung im halbgeschlossenen System sowie der Möglichkeit zur Anwärmung und Befeuchtung der Atemgase sind die Wärme- und Feuchtigkeitsverluste über die Lungen im Vergleich zum Kuhn-System wesentlich geringer. Zur weiteren Verbesserung des Feuchtigkeitsgehaltes im Inspirationsgasgemisch empfiehlt es sich, das Frischgas vor dem Kalkabsorber in das Kreissystem einzuleiten (Berry u. Hughes-Davies 1972).

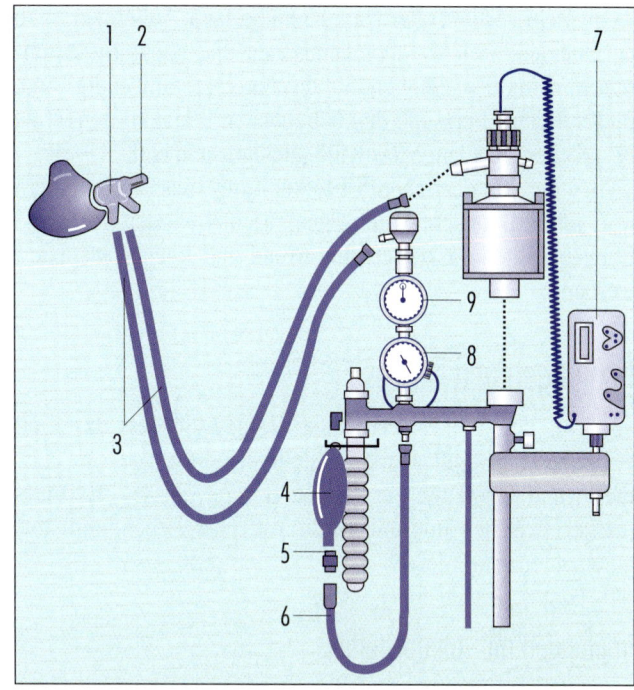

Abb. 64.3 Modifiziertes Erwachsenen-Kreissystem für den Einsatz bei Kindern < ca. 15 kg KG (sog. Ulmer Kinderset); 1 = Winkelstück 90°, 2 = abnehmbare Kappe zum Anschluss einer Kapnometrie im Seitenstrom, 3 = Spiralschläuche, 4 = Atembeutel 0,5 l, 5 = Tülle, 6 = Schlauch für Atembeutel, 7 = Sauerstoffmess- und -überwachungsgerät, 8 = Beatmungsdruckmessgerät, 9 = Kinder-Volumeter.

Respiratoren

Für die intraoperative maschinelle Beatmung werden meist keine speziellen Respiratoren für das Früh- und Neugeborenenalter eingesetzt, sondern es wird nur das Kreissystem der normalen Erwachsenenrespiratoren für Kinder modifiziert. Zu beachten ist jedoch, dass trotz dieser Umrüstungen nicht alle Respiratoren für Neugeborene und Säuglinge unter ca. 5 kg KG geeignet sind. Bei älteren Respiratoren ist eine genaue Einstellung sehr niedriger Atemhubvolumina nicht möglich. Gut geeignet sind jedoch die meisten modernen Narkosegeräte, z. B. das Narkosegerät Cato (Fa. Dräger, Abb. 4.42c).

64.4 Praktische Durchführung von Narkosen bei Kindern

64.4.1 Präoperative Phase

Wenn irgend möglich, sollte die **Anamnese** des Kindes nicht nur aus den Akten, sondern auch durch ein Gespräch mit den Eltern erhoben werden. Hat das Kind kürzlich eine infektiöse Kinderkrankheit durchgemacht, sollte mit einem Wahleingriff mindestens 4–6 Wochen gewartet werden. Es ist auch zu klären, ob das Kind kürzlich geimpft wurde, ob ein akuter Atem-

Anästhesie – Spezieller Teil

wegsinfekt vorliegt oder vor kurzem bestand. Außerdem ist zu entscheiden, welche laborchemischen und apparativ-technischen Voruntersuchungen für die Narkose notwendig sind, und mit den Eltern und den betreuenden Pflegekräften ist zu besprechen, wie lange das Kind nüchtern sein soll.

Bei der **körperlichen Untersuchung** muss bei Kindern u. a. auf evtl. lockere Milchzähne geachtet werden. Herz und Lungen sollten auskultiert und Mund und Rachen inspiziert werden.

Impfungen und Narkose

Wird bei der Anamneseerhebung festgestellt, dass das Kind vor kurzem geimpft wurde, so stellt sich die Frage, ob Anästhesie und Operation verschoben werden müssen. Es muss hierbei zwischen Impfungen mit Tot- oder Lebendimpfstoff unterschieden werden.

Impfungen mit Totimpfstoffen

Zu den Impfungen mit Totimpfstoffen gehören
- die **D**iphtherie-**P**ertussis-**T**etanus-(DPT-)Impfung
- die **D**iphtherie-**T**etanus-(DT-)Impfung
- die Impfung gegen **H**ämophilus **i**nfluenzae Typ **B** (HIB)
- Impfung gegen Hepatitis B
- seit einigen Jahren auch die Polio-Impfung (s. u.)

Inzwischen wird zumeist eine Impfung mit 4 (HIB-DPT) oder 5 verschiedenen Totimpfungen (HIB-DPT + Hepatitis-B-Impfung) gleichzeitig vorgenommen. Diese Kombinationsimpfungen werden meist im frühen Säuglingsalter (ab ca. dem 3. Lebensmonat) begonnen. In Tabelle 64.8 ist der vom Robert-Koch-Institut im Jahr 2000 empfohlene Impfkalender zitiert.

Impfungen mit Lebendimpfstoffen

Zu den Impfungen mit Lebendimpfstoffen gehören
- (Polioimpfungen)
- Mumps-Masern-Röteln-Impfung (MMR-Impfung)

Der **Polio-Lebendimpfstoff** (orale Polio-Vakzine [OPV] nach Sabin) wird wegen des sehr geringen Risikos einer vakzineassoziierten paralytischen Poliomyelitis (VAPP) inzwischen nicht mehr empfohlen. Zum Schutz vor der Poliomyelitis wird nun ein zu injizierender Totimpfstoff (inaktivierte Polio-Vakzine [IPV; s. o.]) mit gleicher Wirksamkeit empfohlen.

Die **MMR-Impfung** wird erstmals im ca. 12.–15. Lebensmonat vorgenommen. Im 5.–6. Lebensjahr wird eine zweite Impfung empfohlen. Gebärfähige junge Frauen ohne entsprechende Rötelnantikörper sollten im Alter von 11–18 Jahren nochmals gegen Röteln geimpft werden.

Bei der Tetanus-, Diphtherie- und Polioimpfung wird in größeren Abständen (ca. 10 Jahre) eine Auffrischimpfung (Boosterung) empfohlen.

Detailwissen: Nebenwirkungen von Impfungen

Sämtliche Impfungen können Nebenwirkungen haben. Sie verlaufen jedoch normalerweise relativ milde und sind von kurzer Dauer. An leichten Impfnebenwirkungen treten neben lokalen Reaktionen an der Impfstelle (z. B. Rötung, Schwellung und Schmerz) auch systemische Reaktionen (z. B. Fieber, Schläfrigkeit, Gereiztheit, Erbrechen und Inappetenz) auf. Schwere Impfkomplikationen sind sehr selten. Beispielsweise wird nach einer Pertussisimpfung die Inzidenz einer Enzephalopathie mit 1 : 140000 und die bleibender zerebraler Schäden mit 1 : 300000 angegeben.

Nebenwirkungen einer DPT-Impfung treten normalerweise innerhalb von Stunden, spätestens nach 2 Tagen auf (Cody et al. 1981). Diese Nebenwirkungen sind vermutlich toxischer Natur.

Die häufigste Impfnebenwirkung nach einer Totimpfung ist vorübergehendes Fieber. Es wäre bei einer Operation kurz nach einer Impfung nicht zu ent-

---

Tab. 64.8 Impfkalender für Säuglinge, Kinder und Jugendliche mit empfohlenem Impfalter und Mindestabstände zwischen den Impfungen (Robert-Koch-Institut 2000).

Impfstoff/Antigenkombinationen	Lebensmonat				Lebensjahr	
	3	4	5	12–15	5–6	11–18
Diphtherie-Tetanus-Pertussis-Antigene*	1	2	3	4		
Pertussis-Antigene					A	
Haemophilus influenzae Typ B	1	2	3			
inaktivierte Polio-Vaccine**	1	2	3		A	
Hepatitis B	1	2	3		G	
Masern-Mumps-Röteln***				1	2	G
Diphtherie-Tetanus/Td****					A	A

A = Auffrischimpfung: Erfolgte die letzte Impfung mit entsprechenden Antigenen vor weniger als 12 Monaten, kann der Termin entfallen. G = Grundimmunisierung für alle Kinder und Jugendlichen, die bisher nicht geimpft wurden bzw. Komplettierung eines unvollständigen Impfschutzes

* = Abstände zwischen erster und zweiter sowie zweiter und dritter Impfung mindestens 4 Wochen; Abstand zwischen dritter und vierter Impfung mindestens 6 Monate;
** = bei Verwendung von IPV-Virelon nur zweimalige Impfung. Siehe Beipackzettel;
*** = die zweite MMR-Impfung ist bereits vier Wochen nach der ersten möglich;
**** = ab 6. bzw. 7. Lebensjahr wird zur Auffrischung ein Impfstoff mit reduziertem Diphtherietoxoid-Gehalt (d) verwendet

scheiden, ob ein eventuelles Fieber durch die Impfung bedingt ist, ob es Ausdruck einer sich anbahnenden Operationskomplikation ist oder ob sich im Moment ein anderer Infekt entwickelt.

Nach einer Lebendimpfung kommt es zu einer vorübergehenden Virämie, die nach Rötelnimpfungen und nach einer Mumps- und Masernimpfung höchstens 14 Tage dauert. Die MMR-Impfung ist normalerweise gut verträglich. Nebenwirkungen einer MMR-Impfung treten im Mittel zwischen dem 2. und 11. Tag auf. Reaktionen, die später als 14 Tage nach der Impfung auftreten, sind ausgesprochen selten (Peltola u. Heinonen 1986). Dass es eine postoperative, stressbedingte Immunsuppression gibt, insbesondere einen Abfall der Lymphozyten und eine Suppression der T_4-Helferzellen, ist unbestritten. Diese Suppression der T-Lymphozyten kann offensichtlich bis zu 10 Tagen andauern. Denkbar wäre, dass durch eine perioperative Schwächung des Immunsystems die Vermehrung der verabreichten attenuierten Impfviren begünstigt würde. Dies scheint jedoch nicht der Fall zu sein, denn es kann davon ausgegangen werden, dass sicherlich Tausende von Kindern kurz nach einer Impfung notfallmäßig operiert werden mussten. Dennoch sind bisher keine Impfkomplikationen in unmittelbarem Zusammenhang mit einer Operation oder Anästhesie beschrieben. Bei dringenden Indikationen kann daher jederzeit nach einer Impfung operiert werden, ohne dass prophylaktische Maßnahmen (z. B. Gabe von Immunglobulinen) notwendig sind.

Sicherheitsabstand nach Impfungen

Es können folgende Empfehlungen bezüglich eines Sicherheitsabstandes nach Impfungen gegeben werden (Michaelis 1992):

- nach Totimpfungen (DPT-HIB) mindestens 3 Tage
- nach Lebendimpfungen (MMR) mindestens 14 Tage

Diese Zeitintervalle ergeben sich aus der Tatsache, dass eventuelle Impfnebenwirkungen normalerweise vor Ablauf dieser Zeitspanne aufgetreten sind. Falls länger dauernde Impfreaktionen nachweisbar sein sollten, muss deren Abklingen erst abgewartet werden.

Narkoserisiko: In der Literatur gibt es bisher keine Hinweise dafür, dass bei frisch geimpften Kindern das Narkose- oder Operationsrisiko erhöht ist.

Impferfolg: Ob bei Durchführung einer Operation unmittelbar nach einer Impfung der Impferfolg beeinträchtigt ist, ist nicht ausreichend untersucht. Für Erwachsene ist gezeigt worden, dass die Antikörper langsamer und nicht so hoch ansteigen, falls die Tetanusauffrischimpfung perioperativ durchgeführt wird. Auch tierexperimentelle Untersuchungen weisen in ähnliche Richtung. Möglicherweise ist der Impferfolg bei einer Impfung in unmittelbarem Zusammenhang mit einer Operation nicht immer gewährleistet. Im Zweifelsfall sollte der Impferfolg serologisch kontrolliert werden.

Atemwegsinfektionen und Narkose

Während einer schweren Atemwegsinfektion, z. B. einem Keuchhusten, ist ein Wahleingriff sicher abzulehnen. Bei einem sog. »banalen Infekt« gibt es dagegen immer wieder Diskussionen zwischen Kinderchirurgen und Anästhesisten, ob eine Operation verschoben werden muss oder nicht. Bana-

le Infekte sind relativ häufig, zum Teil wird angegeben, dass bei ca. 6% der zu operierenden Kinder ein banaler Infekt vorliegt (Cohen u. Cameron 1991).

Definition

> Ein sog. **»banaler Infekt«** liegt dann vor, wenn mindestens 2 (oder ggf. 3) der folgenden Symptome vorliegen (Tait u. Knight 1987):
> 1. Halsschmerzen bzw. Kratzen im Hals
> 2. häufiges Niesen
> 3. »laufende Nase«
> 4. »verstopfte Nase«
> 5. leichtes Krankheitsgefühl bzw. Abgeschlagenheit
> 6. nicht produktiver Husten
> 7. Fieber unter 38 °C
> 8. Laryngitis
>
> Die Symptomkombinationen 1 + 5, 2 + 3, 3 + 6 und 4 + 6 verlangen noch ein drittes Symptom (Tait u. Knight 1987).

Bei einem banalen Infekt wird sich das Kind zwar unwohl fühlen, es könnte aber z. B. weiterhin in den Kindergarten oder die Schule gehen und normalen Aktivitäten nachgehen. Ein banaler Infekt ist nur auf die oberen Luftwege beschränkt (»**u**pper **r**espiratory **t**ract **i**nfection« = URTI). Ursache ist meist eine Infektion mit Rhinoviren, Adenoviren oder **R**espiratory-**s**yncitial-(RS-)Viren. Diese Viren befallen nur selten den unteren Respirationstrakt. Liegt dagegen Fieber über 38 °C oder ein Hinweis auf eine Infektion der unteren Atemwege vor (z. B. produktiver Husten, positiver Auskultationsbefund wie Rasselgeräusche oder verlängertes Exspirium) oder ist das Krankheitsgefühl ausgeprägt, dann wird nicht mehr von einem »banalen« Infekt gesprochen. Abgegrenzt werden muss ein banaler Infekt auch gegen eine allergische oder vasomotorische Rhinitis. Hier zeigt sich meist ein klares, wässriges Nasensekret. Fieber liegt nicht vor. Es ist ein saisonales Auftreten festzustellen.

Detailwissen: Banale Infekte in der Anästhesie

Bei einem banalen Infekt der oberen Luftwege kommt es zu einem entzündlichen Schleimhautödem. Die Reagibilität der Luftwege ist während sowie noch einige Zeit nach dem Infekt deutlich gesteigert. Es konnte gezeigt werden, dass bei gesunden Erwachsenen durch einen Histamin-Provokationstest die Atemwegswiderstände um ca. 30% zunahmen, während der gleiche Test bei einem banalen Infekt zu einer Zunahme der Atemwegswiderstände um ca. 220% führte (Empey et al. 1976). Auch die Auslöseschwelle für einen Hustenreiz – der durch Inhalation von Zitronensäure provoziert wurde – war während eines banalen Infekts signifikant niedriger (Empey et al. 1976). Diese Hyperreagibilität ist bei einzelnen Patienten bis zu 6 Wochen lang nachweisbar (Empey et al. 1976). Auf dieser und ähnlichen Studien begründet sich die manchmal ausgesprochene Empfehlung, Operationen bei Vorliegen eines Atemwegsinfekts 4–6 Wochen zu verschieben.

Anästhesie – Spezieller Teil

Diese Empfehlung scheint jedoch unrealistisch. Kleinkinder haben normalerweise 3- bis 6-mal pro Jahr einen banalen Infekt (Monto u. Ullman 1974). Kinder, deren Mütter z. B. rauchen oder Kinder, die zusammen mit mehreren anderen Menschen eng zusammenwohnen oder einen Kindergarten besuchen, haben noch häufiger einen banalen Infekt. Allein aufgrund dieser hohen Inzidenz ist es u. U. gar nicht möglich, dass ein Kind über einen längeren Zeitraum infektfrei bleibt. Es blieben dann, wenn eine Operation jeweils erst 4–6 Wochen nach einem Infekt durchführbar wäre, nur wenige Wochen im Jahr, in denen eine Narkose und Operation überhaupt denkbar wäre.

In mehreren Kasuistiken wurde wiederholt über ernste Narkosezwischenfälle bei Kindern im Zusammenhang mit einem banalen Infekt berichtet (Williamson et al. 1992; McGill et al. 1979). Es gibt auch Berichte über tödliche Narkosezwischenfälle (Konarzewski et al. 1992). Mögliche Komplikationen sind vor allem Laryngospasmus, Bronchospasmus, Hustenattacken, Luftanhalten oder Neigung zu postoperativer Hypoxämie. Auch Atelektasenbildung ist beschrieben (Williamson et al. 1992). Je kleiner das Kind ist, desto häufiger sind Atemwegsprobleme zu erwarten. Dies ist u. a. dadurch bedingt, dass mit zunehmendem Alter die Atemwege weiter werden und ein entzündliches Schleimhautödem sich zunehmend weniger auf den Querschnitt der Atemwege auswirkt.

Es wird zum Teil eine ca. 10fach höhere Inzidenz an Bronchospasmen und eine ca. 5fach höhere Inzidenz an Laryngospasmen bei Kindern mit einem banalen Infekt beschrieben (Olsson u. Hallen 1984; Olsson 1987). Auch von anderen Autoren wird eine deutlich höhere, z. B. 4,5fach häufigere Inzidenz an respiratorischen Problemen beschrieben (Cohen u. Cameron 1991). Handelte es sich um Intubationsnarkosen, waren respiratorische Probleme sogar 11-mal so häufig (Cohen u. Cameron 1991). Die mechanische Schleimhautirritation durch den Endotrachealtubus scheint also eine wichtige Rolle zu spielen und die Inzidenz respiratorischer Probleme zu erhöhen. Hier kann eine Maskennarkose daher Vorteile haben; der Anästhesist muss jedoch große Erfahrung damit haben. Beim Säugling kann z. B. die Maskennarkose durch eine verstopfte Nase stark behindert werden. Wird eine Intubationsnarkose vorgenommen, sollte ein etwas kleinerer Tubus als der normalerweise übliche verwendet werden und es sollte auf besonders schonendes Vorgehen geachtet werden.

Es gibt allerdings auch eine Reihe von Studien, in denen bei einer Narkose während eines Infekts der oberen Luftwege die intraoperative Komplikationsrate nicht erhöht war (Levy et al. 1992; Tait u. Knight 1987; DeSoto et al. 1988). Bei Maskennarkosen für eine Parazentese und Einlage eines Paukenröhrchens war die Inzidenz anästhesiologischer Probleme während Narkoseeinleitung, -führung und -ausleitung nicht signifikant unterschiedlich (Levy et al. 1992; Tait u. Knight 1987), allerdings traten bei Kindern mit einem akuten oder kurz zurückliegenden Infekt während des Transports in den Aufwachraum häufiger Hypoxämien auf als bei lungengesunden Kindern (Levy et al. 1992). Ähnliche Ergebnisse wurden auch in anderen Studien beschrieben (DeSoto et al. 1988).

Insbesondere Kinder, bei denen eine Adenotomie, Parazentese, Paukendrainage oder die Versorgung einer Lippen-Kiefer-Spalte durchgeführt werden soll, haben meist eine chronische Infektion der oberen Luftwege. Die Eltern können und werden normalerweise sagen, ob der Zustand des Kindes im Moment »normal« (im Sinne des Dauerzustands) oder besonders schlecht ist. Sind die Symptome nicht schlimmer als sonst, können diese Operationen – und Narkosen – normalerweise vorgenommen werden, denn bei einem chronischen Infekt stellen diese Operationen die kausale Therapie dar.

Bei der Entscheidung, ob eine Operation verschoben werden soll, sind z. B. auch die Operationsdauer und die Notwendigkeit einer endotrachealen Intubation wichtig. Bei langen Operationen ist es eher möglich, dass das Tracheobronchialsekret eindickt und die Bronchien verlegt bzw. dass Atelektasen entstehen. Wichtig ist auch die Frage, wie oft das Kind Atemwegsinfekte hat. Auch die Erfahrung des Anästhesisten hat Einfluss auf die Inzidenz respiratorischer Probleme während der Narkose bei einem Atemwegsinfekt (Schreiner et al. 1996).

Auch der organisatorische Aufwand der Eltern im Vorfeld einer Operation ist evtl. zu beachten. Die Tatsache, dass sich die Eltern von der Arbeit haben freistellen lassen, möglicherweise eine Betreuung für ihre anderen Kinder organisiert haben und über eine längere Strecke zum Krankenhaus angereist sind, mag die Entscheidung, ob eine seit Wochen geplante Operation wegen eines »banalen« Schnupfens abgesetzt wird, etwas mit beeinflussen.

Empfehlungen

Folgende Empfehlungen bezüglich einer Narkose während und kurz nach einem banalen Infekt können gemacht werden:

- Bei Kindern unter 1 Jahr sollte bei Vorliegen eines banalen Infektes der Eingriff um ca. 2 Wochen verschoben werden (Cohen u. Cameron 1991).
- Bei Kindern über 1 Jahr sollte eine individuelle Nutzen-Risiko-Abwägung vorgenommen werden (Cohen u. Cameron 1991).
- Während eines chronischen banalen Infekts ist z. B. eine Parazentese und Einlage einer Paukendrainage (Levy et al. 1992; Tait u. Knight 1987) oder die Durchführung einer Adenotomie oder Tonsillektomie meist zu befürworten.
- Die Narkose sollte von einem erfahrenen Anästhesisten vorgenommen werden.
- Eventuell kann es sinnvoll sein, eine Intubation zu vermeiden. Bei einer Intubation ist ein besonders schonendes Vorgehen unter Verwendung eines etwas kleineren Tubus notwendig; bei einer Maskennarkose ist große Erfahrung unerlässlich.
- Eine Narkose bei einem banalen Infekt ist nicht harmlos. Bei diesen Kindern sollte ein sehr engmaschiges perioperatives Monitoring durchgeführt werden (Cohen u. Cameron 1991). In der unmittelbaren postoperativen Phase ist die Sauerstoffsättigung genau zu überwachen, da in diesem Zeitraum gehäuft mit Hypoxämien zu rechnen ist. Eine routinemäßige Sauerstoffgabe ist notwendig.
- Bei Kindern mit z. B. eitrigem Tracheobronchialsekret, erhöhter Leukozytenzahl oder positivem Auskultationsbefund sollten Operation und Narkose verschoben werden.

Apparative Voruntersuchungen

Bei fast 90% der Kinder, bei denen eine Operation aus medizinischen Gründen verschoben wurde (O'Connor u. Drasner 1990), geschah dies aufgrund der Anamnese und klinischen Untersuchung. Lediglich bei ca. 10% der Kinder wurde die Verschiebung des Operationstermins mit präoperativ pathologisch ausgefallenen Laborwerten begründet – wobei sich in Einzelfällen zeigte, dass der spätere Operationstermin nicht nur nicht notwendig war, sondern sogar zu Komplikationen geführt hatte (O'Connor u. Drasner 1990).

Der wichtigste Laborparameter bei anamnestisch gesunden Kindern scheint der Hämoglobin- bzw. Hämatokritwert zu sein. Bei Kindern, die ambulant operiert werden sollten, wurde bei ca. 0,5% ein Hämoglobinwert unter 10 g/dl festgestellt (Hackmann et al. 1991). Ein Hämoglobinwert nur knapp unter 10 g/dl bleibt jedoch zumeist ohne Konsequenzen (O'Conner u. Drasner 1990; Hackmann et al. 1991). Bei Kindern unter 1 Jahr wird die präoperative Bestimmung des Hämoglobinwerts empfohlen (Hackmann et al. 1991). Bei älteren gesunden Kindern scheint dies nicht notwendig zu sein.

> Aus anästhesiologischer Sicht sind bei klinisch und anamnestisch gesunden Kindern keine Laborwerte und keine apparativ-technischen Voruntersuchungen notwendig. Lediglich bei Kindern unter 1 Jahr sollte der Hämoglobin- oder der Hämatokritwert bestimmt werden.

Insbesondere von HNO-ärztlicher Seite wird jedoch vor allem vor Tonsillektomien die Bestimmung von Quickwert, PTT, Blutbild und Blutgruppe gewünscht. Ergibt die Anamnese oder klinische Untersuchung dagegen Anhalte für eine relevante Vorerkrankung, z.B. einen angeborenen Herzfehler oder Ileus, so sind entsprechende Zusatzuntersuchungen notwendig.

Nüchternheitsgebot

Seit langem galt in der Anästhesie das Dogma: präoperativ mindestens 6 Stunden Nüchternheit! Nichts essen, nichts trinken (**n**othing **p**er **o**s = NPO; Kap. 3.4, S. 45). Zum Teil sind die Patienten auch deutlich länger nüchtern. Dies hat insbesondere bei Kindern auch Nachteile:

- Je jünger das Kind, desto höher ist sein Flüssigkeitsumsatz pro kg KG und Stunde und desto schneller droht bei längerer Nüchternheit eine Hypovolämie.
- Je jünger das Kind, desto geringer sind auch seine Glykogenreserven. Im Rahmen einer zu langen Nüchternheit kann evtl. eine Hypoglykämie auftreten.
- Das Durstempfinden ist umso stärker, je länger die Nüchternheit dauert. Darunter leiden insbesondere Kinder.

Inzwischen konnte gezeigt werden, dass bei Kindern, die bis zu 2 Stunden präoperativ klare Flüssigkeit ad libitum zu sich nehmen durften, die Magensaftmenge nach Narkoseeinleitung nicht erhöht und der pH-Wert des Magensafts nicht erniedrigt war im Vergleich zu Kindern, die eine 6- bis 8-stündige präoperative Flüssigkeits- und Nahrungskarenz einhielten (Schreiner et al. 1990). Die Kinder, die bis zu 2 Stunden präoperativ Flüssigkeit erhielten, waren signifikant weniger gereizt, und die präoperative Phase wurde von den Eltern als signifikant angenehmer für die Kinder eingestuft (Schreiner et al. 1990). Inzwischen sind diese Ergebnisse mehrfach bestätigt worden (Splinter u. Schaefer 1991).

Diese Empfehlungen gelten jedoch nur für klare Flüssigkeiten wie (gezuckerten) Tee, Apfelsaft, stilles Wasser (Tab. 64.9). Die Gabe von Muttermilch 2 Stunden präoperativ führt dagegen zu deutlich erhöhtem Magenvolumen (Litman et al. 1994). Bei Muttermilch wird daher eine Karenzzeit von mindestens 3 (Litman et al. 1994), meist sogar von 4 Stunden empfohlen.

Tab. 64.9 Empfehlungen für die präoperative Nahrungs- und Flüssigkeitskarenz.

Alter	feste Nahrung und trübe Flüssigkeit	klare Flüssigkeit
Säuglinge unter 0,5 Jahre	bis 6 h (Muttermilch: 4 h)	bis 2 h
Säuglinge über 0,5 Jahre und Kleinkinder/Kinder	bis 6 h	bis 3 h

Die Halbwertszeit für die Magenentleerung nach Aufnahme von Wasser wird mit ca. 12 Minuten angegeben. Nach 1 Stunde sind ungefähr 95% des Wassers nicht mehr im Magen vorhanden. Die Halbwertszeit für die Magenentleerung von Muttermilch wird mit ca. 25 Minuten angegeben und die von normaler Milch mit ca. 50 Minuten.

Für feste Nahrung und normale Milch gilt weiterhin – sowohl für Kinder als auch für Erwachsene – eine Nüchternheitsspanne von 6 Stunden (Phillips et al. 1994).

> Neugeborene und Säuglinge sollten am Anfang des Operationsprogramms operiert werden, um nicht zu lange Nüchternheitszeiten zu riskieren.

Prämedikation

Bei Kindern unter ca. 6–8 Monaten ist normalerweise eine Prämedikation nicht notwendig, da die Kinder noch nicht »fremdeln« und keine Trennungsängste haben, sofern der Anästhesist die sorgende »Mutterfunktion« übernimmt.

Für die Prämedikation bei älteren Säuglingen oder (Klein-)Kindern kommen verschiedene Applikationswege infrage.

Intramuskuläre Prämedikation

Zum Teil werden jüngere Säuglinge noch mit Atropin (0,01–0,02 mg/kg KG) intramuskulär prämediziert. Empfehlenswerter scheint es jedoch zu sein, hierauf zu verzichten und vor einer geplanten Intubation Atropin ggf. intravenös zu applizieren. Nur durch intravenöse Gabe von Atropin kann ein sicherer Schutz vor vagalen Reflexen erzielt werden (Kap. 3.2.6, S. 42).

Bei Kindern ab 1–2 Jahren wird zum Teil noch die intramuskuläre Prämedikation mit Pethidin (1 mg/kg KG), Promethazin (1 mg/kg KG) und Atropin (0,02 mg/kg KG) durchgeführt. Da die meisten Kinder jedoch große Angst vor einer intramuskulären Injektion haben, sollte sie vermieden werden.

> Eine intramuskuläre Gabe von Medikamenten – sowohl zur Prämedikation als auch beispielsweise zur Schmerztherapie – sollte bei Kindern nur noch in sehr seltenen Ausnahmefällen durchgeführt werden.

Rektale Prämedikation

Die rektale Prämedikation stellte vor einigen Jahren vielerorts das Standardverfahren bei älteren Säuglingen (ab ca. 6–8 Monaten) und bei Kleinkindern dar. Mittel der Wahl hierfür ist Midazolam in einer Dosierung von 0,5–0,75 mg/kg KG. Es empfiehlt sich, die niedrig konzentrierte Injektionslösung (1 ml = 1 mg) zu verwenden. Diese Lösung wird am besten in einer Spritze aufgezogen, auf deren Konus das abgeschnittene distale Ende eines Absaugkatheters oder ein spezieller Applikator aufgesetzt und mit Gleitgel versehen wird. Die Midazolam-Lösung ist kurz hinter dem Analsphinkter zu platzieren, weil diese Region durch die Vv. rectales inferiores drainiert werden, die unter Umgehung der Pfortader in die V. cava inferior münden. Bei Instillation tief ins Rektum erfolgt dagegen eine Resorption im Bereich der Vv. rectales mediales, die über die V. portae drainieren, wodurch ein hepatischer First-pass-Effekt zu beobachten ist.

Nach rektaler Midazolam-Gabe werden die Kinder innerhalb von ca. 5–10 Minuten müde, ohne jedoch einzuschlafen. Sie werden typischerweise ataktisch, sodass darauf zu achten ist, dass sie sich mit dem Kopf nicht am hochgezogenen Bettgitter stoßen. Häufig fallen die Kinder durch verzögertes, lächelndes Verhalten auf. Sie trennen sich leicht von ihren Eltern und tolerieren die Maskeneinleitung normalerweise gut. Zumeist kann auch gut eine venöse Verweilkanüle platziert werden. Die Kinder reagieren meist nur sehr verzögert auf den Punktionsschmerz.

Orale Prämedikation

Großer Vorteil der oralen Prämedikation ist, dass sie schmerzfrei applizierbar ist. Durch die geringe Menge der hierbei applizierten Flüssigkeit wird das Nüchternheitsgebot nicht gebrochen; die Magensekretion wird nicht gesteigert. Die orale Prämedikation stellt auch bei Kindern inzwischen wohl die häufigste Prämedikationsform dar. Bei Kleinkindern empfiehlt sich eine orale Prämedikation mit Midazolam-Lösung (in einer Dosierung von 0,4–0,5 mg/kg KG). Da die reine Injektionslösung von Midazolam sehr bitter ist und kaum akzeptiert wird, ist eine geschmackskorrigierte Lösung zu verwenden (z. B. Geschmackskorrektur mit Sirup). Die geschmackskorrigierte Lösung kann z. B. von der Krankenhausapotheke hergestellt werden. Häufig wird eine Lösung verwendet, bei der einem Milliliter 2 mg Midazolam entspricht. Bei einer Dosierung von 0,5 mg/kg KG ergibt das Körpergewicht in kg geteilt durch 4 das zu applizierende Volumen in Millilitern. Die Kinder schlafen hiervon nicht ein, sondern werden lediglich schläfrig und zeigen ein verzögertes, lächelndes Verhalten.

Bei Schulkindern kann schon meist eine orale Prämedikation mit Midazolam in Tablettenform durchgeführt werden.

Nasale Prämedikation

Inzwischen konnte gezeigt werden, dass mittels nasaler Midazolam-Gabe eine sehr schnell einsetzende Wirkung erzielt werden kann. Als Dosierung werden 0,2–0,3 mg/kg KG empfohlen (Wilton et al. 1988; Walberg et al. 1991). Falls ein Teil des Midazolams allerdings in den Rachen läuft, wird oft über den bitteren Geschmack geklagt. Viele Kinder weinen deshalb kurzfristig nach der intranasalen Applikation.

64.4.2 Narkoseeinleitung

Die Narkoseeinleitung beim Kind verlangt Zeit und Einfühlungsvermögen. Kleinere Kinder weinen oft aufgrund von Trennungsängsten. Ältere Kinder haben außerdem Angst vor Operation und Narkose. Durch gutes Zureden und Ablenkungsmanöver (z. B. indem den Kindern ein aufgeblasener Latexhandschuh oder eine Spritze zum Spielen gegeben wird) kann die Narkoseeinleitung meist erleichtert werden.

Intravenöse Narkoseeinleitung

Die intravenöse Narkoseeinleitung ist als sicherste Einleitungsmethode zu betrachten (Holzki 2001). Sie sollte bei allen Risikokindern zur Anwendung kommen. Bei den anderen Kindern ist sie wünschenswert, kann jedoch in der Praxis beim wachen Kind manchmal an der notwendigen Venenpunktion scheitern. Als Induktionspharmaka kommen vor allem Thiopental (5–7 mg/kg KG), Methohexital (ca. 1 mg/kg KG) oder Propofol (2–3 mg/kg KG) infrage (Tab. 64.10). Während Propofol bisher nur für Kinder ab 3 Jahren zugelassen war, ist Propofol-Lipuro (Firma Braun, Melsungen) schon nach der 4. Lebenswoche zugelassen. Andere Firmen haben zum Teil ebenfalls eine entsprechende Zulassung beantragt. Grund dafür, dass beispielsweise für Propofol relativ hohe Dosierungen für die Einleitung und Aufrechterhaltung der Narkose bei Kindern benötigt werden, sind ein größeres Verteilungsvolumen und eine höhere Clearance in diesem Lebensalter (Übersicht bei Röper u. Lauven 1999). Die Propofol-Injektion wird von wachen Kindern oft als sehr schmerzhaft angegeben, sodass manchmal zur Induktion z. B. Thiopental und anschließend zur Aufrechterhaltung der Narkose Propofol per Spritzenpumpe verabreicht wird.

Falls eine intravenöse Narkoseeinleitung vorgesehen ist, sollte die voraussichtliche Venenpunktionsstelle ca. 45–60 Minuten vorher mit EMLA-Creme und einem Okklusionsverband vorbehandelt werden (Kap. 16.1.1, S. 322). Damit ist eine weitgehend schmerzlose Punktion möglich.

Tab. 64.10 Dosierungsempfehlungen für Medikamente, die bei der Anästhesie von Kindern häufig benutzt werden.

Medikament	Dosierung/Applikationsweg	Indikation
Adrenalin	Neugeborene: 0,01–0,03 mg/kg KG i.v. Säuglinge, Kinder: 0,01 mg/kg KG i.v./intraossär, Folgedosen à 0,1 mg/kg KG	Reanimation
Adrenalin-Inhalationslösung	InfectoKrupp Inhal; 1 ml = 4 mg Adrenalin Säugling: 0,5 ml über Vernebler (Klein-)Kind: 1–2 ml über Vernebler (alternativ: microNEFRIN [Adrenalin-Razemat; nur über internationale Apotheke zu beziehen])	Ödem der oberen Luftwege
Alfentanil	10–40 µg/kg KG i.v.	Anästhesie (für Kinder unter 1 Jahr nicht zugelassen)
Aminophyllin	6 mg/kg KG i.v. (»loading-dose«) 1 mg/kg KG/h i.v. (Erhaltungsdosis)	Bronchospasmus
Ampicillin	50 mg/kg KG i.v.	Endokarditisprophylaxe
Atracurium	0,5–0,6 mg/kg KG i.v.	Vollrelaxierung
Atropin	0,01–0,02 mg/kg KG i.v.	Bradykardie
Bupivacain	2 mg/kg KG perineural	Maximaldosierung für Regionalanästhesie
Calciumgluconat 10%	ca. 10 mg/kg KG i.v.	Hypokalzämie
Cis-Atracurium	0,1–0,15 mg/kg KG	Vollrelaxierung (ab einem Lebensalter von 2 Jahren zugelassen)
Chloralhydrat	50 mg/kg KG oral/rektal	Sedierung für Diagnostik
Cimetidin	7,5 mg/kg KG i.v./oral	Anhebung des Magen-pH-Wertes
Codein	0,25 mg/kg KG oral	zur Hustendämpfung (viele Codein-Präparate sind für kleine Kinder nicht zugelassen)
	0,5–1,0 mg/kg KG oral	zur Analgesie
Dantrolen	2,5 mg/kg KG i.v., bis maximal 10 mg/kg KG i.v.	maligne Hyperthermie
Dexamethason	0,5–1,0 mg/kg KG i.v.	Stridor post extubationem
Diazepam	0,1(–0,2) mg/kg KG i.v. 0,2–0,5 mg/kg KG oral/rektal, oft auch nach Körpergewicht: ■ 3–5 kg: 2,5 mg rektal ■ 5–15 kg: 5 mg rektal ■ > 15 kg: 10 mg rektal	Sedierung (bei Säuglingen < 6 Monate vermeiden)
Dopamin	2–15 µg/kg KG/min i.v.	Herzinsuffizienz
Dobutamin	2–15 µg/kg KG/min i.v.	Herzinsuffizienz
Esmolol	0,5 mg/kg KG (Kap. 23.4.1, S. 498)	Tachykardie, Hypertension
Etomidat	0,3 mg/kg KG i.v.	Narkoseinduktion
Fentanyl	0,005–0,01 mg/kg KG i.v. (Initialdosis) 0,001–0,002 mg/kg KG i.v. (Wiederholungsdosis)	Analgesie
Flumazenil	1–3 µg/kg KG i.v.	Antagonisierung von Benzodiazepinen
Furosemid	0,5–1,0 mg/kg KG i.v.	Diurese
Gentamicin	1,5 mg/kg KG i.v.	Endokarditisprophylaxe
Glycopyrrolat	0,005–0,01 mg/kg KG i.m.	Antisialogikum
Hydrocortison	2–4 mg/kg KG i.v.	Asthma, Suppression der Nebennierenrinden
Ibuprofen	10 mg/kg KG oral	Analgesie, Antiphlogistikum (nicht bei Kindern < 6 Jahre)
Insulin	0,1 IE/kg KG i.v.	Hyperglykämie
Ketamin	1–3 mg/kg KG i.v. (Initialdosis)	

Tab. 64.10 Fortsetzung

Medikament	Dosierung/Applikationsweg	Indikation
Ketamin	0,5 mg/kg KG i.v. (Wiederholungsdosis)	Anästhesie
	5–10 mg/kg KG i.m.	Anästhesie
	3 mg/kg KG i.m.	Sedierung
Lidocain	1 mg/kg KG i.v. 15–50 µg/kg KG/min i.v.	ventrikuläre Extrasystolen
Methohexital	1–2 mg/kg KG i.v. 25 mg/kg KG (rektale Narkoseeinleitung)	Narkoseinduktion (bei Neugeborenen keine ausreichenden Erfahrungen) (rektale Gabe nicht bei < 18. Lebensmonat)
Metoclopramid	0,1–0,2 mg/kg KG i.v./oral	Antiemetikum
Midazolam	(0,05–0,1 mg/kg KG i.v.)	(zur Sedierung, < 4. Lebensmonat nicht anwenden)
	(0,2 mg/kg KG i.v.) 0,5–0,75 mg/kg KG rektal 0,4–0,5 mg/kg KG oral	(zur Einleitung) zur Prämedikation zur Prämedikation
Mivacurium	(0,15–)0,2(–0,25) mg/kg KG	i.v. Vollrelaxierung (ab einem Lebensalter von 2 Monaten zugelassen)
Nalbuphin	0,1–0,2 mg/kg KG i.v.	Analgesie
Naloxon	ca. 0,003 mg/kg KG i.v. (bei unzureichender Wirkung: als Wiederholungsdosis ca. die Hälfte der Initialdosis)	Opioid-Antagonisierung
Natriumbikarbonat	BE x $\frac{1}{3}$ × kg KG = ml Natriumbikarbonat 8,4% (Natriumbikarbonat sollte 1:1, z. B. mit Glukose 5%, verdünnt werden)	metabolische Azidose (initial die Hälfte der errechneten Dosis)
	nur bei dringender Indikation: 2–3 mmol/kg KG	Blindpufferung beim Säugling
Neostigmin	ca. 0,05 mg/kg KG i.v.	Antagonisierung eines Relaxansüberhangs
Nitroglycerin	0,5–2 µg/kg KG/Minute i.v.	Vorlastsenkung, Venodilatation
Ondansetron	0,05–0,1 mg/kg KG i.v.	Antiemese
Pancuronium	0,08–0,1 mg/kg KG (Initialdosis) 0,02 mg/kg KG i.v. (Wiederholungsdosis)	Vollrelaxierung
Paracetamol	15–25 mg/kg KG rektal/oral (Maximaldosis: 60–90 mg/kg KG pro Tag)	Analgesie
Pethidin	1 mg/kg KG i.m. 0,5 mg/kg KG i.v.	Analgesie (Gegenanzeige bei Kindern < 1 Jahr)
Piritramid	0,05–0,1 mg/kg KG i.v 0,1–0,2 mg/kg KG i.m.	Analgesie
Phenytoin	15–20 mg/kg KG ganz langsam i.v.	zerebraler Krampfanfall
Phenobarbital	5–10 mg/kg KG i.v.	Sedierung
Physostigmin	ca. 0,02 mg/kg KG i.v. (evtl. Wiederholungsdosis)	zentrales anticholinerges Syndrom
Prednisolon	10 mg/kg KG i.v.	(anaphylaktoider Schock)
Promethazin	0,25–0,5 mg/kg KG i.v. 1 mg/kg KG i.m.	Sedierung
Propofol	2–3 mg/kg KG i.v. 5–15 mg/kg KG/h i.v.	Narkoseinduktion Narkoseaufrechterhaltung
Propranolol	0,05–0,1 mg/kg KG langsam i.v.	Tachykardie
Pyridostigmin	0,1 mg/kg KG i.v.	Antagonisierung von Muskelrelaxanzien
Ranitidin	1 mg/kg KG i.v. 2 mg/kg KG oral	Anhebung des Magensaft-pH-Werts

Anästhesie – Spezieller Teil

Tab. 64.10 Fortsetzung

Medikament	Dosierung/Applikationsweg	Indikation
Remifentanil	0,2–0,3(–0,4) µg/kg KG/min	Anästhesie, Analgesie
Rocuronium	0,6–1,0 mg/kg KG i.v.	Vollrelaxierung
Scopolamin	10 µg/kg KG i.v.	Antisialogikum
Sufentanil	0,3(–0,5) µg/kg KG i.v.	Analgesie
Succinylcholin	1,5–2 mg/kg KG i.v. (2 mg/kg KG i.m.)	Vollrelaxierung
Thiopental	5–7 mg/kg KG i.v.	Hypnose
Tolazolin	1–2 mg/kg KG langsam i.v. (Initialdosis) 2–6 µg/kg KG/Minute i.v. (Erhaltungsdosis)	Senkung des pulmonal-arteriellen Drucks
Verapamil	0,1–0,3 mg/kg KG i.v.	supraventrikuläre Tachykardie
Vecuronium	0,08–0,1 mg/kg KG i.v.	Vollrelaxierung
Volumenzufuhr	3–5 ml/kg KG Humanalbumin 5% im Bolus, bei Bedarf wiederholen	Hypovolämie und Schock

Detailwissen: EMLA

Die übliche galenische Zubereitung von Lokalanästhetika ermöglicht nur eine Wirkungsentfaltung an den Schleimhäuten, nicht dagegen an der intakten Haut. Der für die Diffusion durch das Gewebe zur Verfügung stehende Anteil an nicht protoniertem (basischem) Lokalanästhetikum ist zu gering, als dass eine Penetration durch die intakte Haut möglich wäre. EMLA 5% ist eine Öl-in-Wasser-Emulsion mit gleichen Teilen von Lidocain- und Prilocain-Base (je 25 mg/ml). Während der Schmelzpunkt von Lidocain bei 67 °C liegt, beträgt der Schmelzpunkt der EMLA-Emulsion nur 18 °C. Es wird von einer eutektischen Mischung beider Lokalanästhetika (»eutectic mixture of local anaesthetics«; EMLA) gesprochen. Der für die Diffusion entscheidende, nicht ionisierte (Basen-)Anteil (Kap. 14.1.3, S. 299) in dieser Mischung beträgt 80%, während in einer reinen Lidocain- bzw. Prilocain-Präparation der nicht ionisierte (Basen-)Anteil lediglich ca. 20% beträgt. Dieser hohe Anteil an der diffusionsfähigen Basenform ist entscheidend für die Wirkung an der intakten Haut, es kommt innerhalb von 30–60 Minuten zu einer guten Betäubung.

Der schmerzlindernde Effekt ist auch nach 300 Minuten noch unvermindert erhalten (Hopkins et al. 1988). Nennenswerte Nebenwirkungen wurden nicht gesehen. Die zu erwartenden Prilocain- und Lidocain-Plasmakonzentrationen sind sehr niedrig. Nach Aufbringen von EMLA auf die beabsichtigte Venenpunktionsstelle sind signifikant geringere Schmerzen bei der Venenpunktion zu beobachten (Hopkins et al. 1988). Außerdem wird durch EMLA die Venenpunktion oft erleichtert (Cooper et al. 1987). Mehrere Autoren empfehlen, bei allen Kindern, bei denen eine intravenöse Einleitung geplant ist, gleichzeitig mit der Prämedikation die voraussichtliche Punktionsstelle mit EMLA zu versehen (Hopkins et al. 1988). Hierzu ist es empfehlenswert, dass der Anästhesist die voraussichtliche Punktions- und damit Applikationsstelle bei der präoperativen Visite mit einem Stift markiert. Bei Frühgeborenen (die vor der 37. Schwangerschaftswoche geboren wurden) sollte EMLA nicht angewandt werden.

Rektale Narkoseeinleitung

Die rektale Narkoseeinleitung wird nur noch selten durchgeführt. Auf eine Prämedikation wird hierbei verzichtet.

Vorgehen: Die Medikamente für die rektale Einleitung werden in einer Spritze aufgezogen, auf deren Konus z. B. das abgeschnittene und mit Xylocaingel versehene Ende eines Absaugkatheters aufgesetzt wird. Es stehen aber auch spezielle, auf den Spritzenkonus aufsteckbare Applikatoren zur Verfügung. Hiermit wird das Medikament rektal (kurz hinter den Analsphinkter) injiziert. Bei manchen Kindern kommt es nach der rektalen Applikation zum Absetzen von Stuhl. Der große Vorteil der rektalen Narkoseeinleitung liegt in der Schmerzfreiheit. Sie wird von den Kindern meist gut toleriert, da ihnen diese rektalen Maßnahmen vom Fiebermessen oder von »Fieber- und Schmerzzäpfchen« her bekannt sind.

Medikamente: Zur rektalen Narkoseeinleitung hat sich Methohexital in einer Dosierung von 25 mg/kg KG bewährt. 500 mg Methohexital (Trockenpulver) werden hierzu in 20 ml Aqua ad injectionem aufgelöst. 1 ml dieser Lösung enthält 25 mg Methohexital (Dosierung: 1 ml/kg KG). Eventuell können zusätzlich zum Methohexital noch 0,02 mg Atropin/kg KG rektal verabreicht werden (0,4 mg Atropin/500 mg Methohexital).

> Sobald das Kind nach ca. 6–8 Minuten eingeschlafen ist, muss es in Seitenlage gebracht werden, um eine Verlegung der Atemwege durch die in Rückenlage evtl. zurückfallende Zunge zu vermeiden!

Die Narkose kann nun problemlos als Inhalationsnarkose weitergeführt werden. Bei der rektalen Gabe von Methohexital handelt es sich nicht um eine Prämedikation, sondern um eine Narkoseeinleitungsform.

Einschränkungen: Die rektale Narkoseeinleitung zwingt – wie jede Narkoseeinleitung – zu einer intensiven Überwachung des Kindes. Bei nicht nüchternen Kindern ist eine rektale Narkoseeinleitung kontraindiziert. Da die Kinder nach einer rektalen Narkoseeinleitung mit Methohexital oft nur verzögert wach werden, ist diese Form der Narkoseeinleitung bei Adenotomien oder Tonsillektomien wenig geeignet. Nach

Anästhesie – Spezieller Teil

diesen Operationen sollten die Kinder möglichst schnell erwachen und wieder über sichere laryngopharyngeale Reflexe verfügen, um Speichel und Blut sicher abhusten zu können.

Einleitung per inhalationem (»Maskeneinleitung«)

Eine Einleitung per inhalationem sollte nur zur Anwendung kommen, falls die Platzierung einer Venenverweilkanüle beim wachen Kind nicht möglich ist und damit keine intravenöse Narkoseeinleitung durchgeführt werden kann (Holzki 2001; Kretz 2001). Voraussetzung für eine Einleitung per inhalationem ist zumeist eine sedierende Prämedikation oder eine vertrauensvolle Beziehung zwischen Kind und Anästhesist.

Vorgehen: Nach Einstellen eines Frischgasflusses von z. B. 2 1 O_2/min und 4 1 Lachgas/min sollte dem Kind die Maske leicht auf das Gesicht aufgesetzt werden. Sobald das Kind infolge des Lachgases benommen reagiert, kann die Maske fest auf das Gesicht aufgesetzt und z. B. Sevofluran bzw. Halothan in steigender Dosierung (bis 4–5 [–7] Vol% bzw. 1,5–2,5 [–3,5] Vol%) zugesetzt werden (Kap. 7.1.1, S. 183). Bei diesem Vorgehen kann auch die durch Lachgas hervorgerufene Hyposmie ausgenutzt werden.

Ängstliche Kinder können durch Ablenken meist dennoch per Maske »eingeleitet« werden. Das Kind kann ggf. aufgefordert werden, die »Stinkeluft« kräftig wegzublasen oder dem Kind kann der Handbeatmungsbeutel gezeigt werden und es kann gebeten werden, durch kräftiges Pusten diesen »Luftballon« aufzublasen. Wehrt sich ein Kind allerdings energisch, so sollte zugunsten einer anderen Einleitungsform, z. B. einer rektalen Narkoseeinleitung, darauf verzichtet werden. Die Einleitung per inhalationem erfolgt bei Kindern schneller als bei Erwachsenen. Grund ist vor allem die höhere alveoläre Ventilation sowie die im Verhältnis zur alveolären Ventilation erniedrigte funktionelle Residualkapazität (5:1, beim Erwachsenen 2:1). Zu beachten ist, dass bei Kindern der MAC-Wert für volatile Inhalationsanästhetika etwas erhöht ist und daher meist höhere inspiratorische Konzentrationen der verdampfbaren Inhalationsanästhetika benötigt werden. Bei älteren Säuglingen ist der MAC-Wert am stärksten erhöht (Kap. 5.1.2, S. 93). Während z. B. der MAC-Wert von Halothan bei Erwachsenen mit 0,75 Vol% angegeben wird, beträgt er bei 6-monatigen Säuglingen 1,08 Vol%. Die Empfindlichkeit des Neu- und Frühgeborenenmyokards auf halogenierte Kohlenwasserstoffe ist jedoch gesteigert, sodass es z. B. bereits bei relativ niedrigen Halothan-Dosierungen zu ausgeprägten Blutdruckabfällen und Bradykardien kommen kann.

Eine sachgerechte Maskenbeatmung kann beim Kind relativ schwierig sein. Es empfiehlt sich, sie folgendermaßen durchzuführen: Der Kleinfinger liegt hinter dem Unterkieferwinkel und zieht den Unterkiefer nach vorne. Hierdurch wird der Mund des Kindes geöffnet. Gleichzeitig sollte der Mund mit dem unteren Pol der Gesichtsmaske und mit dem Zeige-

finger offen gehalten werden (Abb. 64.4). Damit die oberen Luftwege nicht komprimiert und verlegt werden, dürfen Mittel- und Ringfinger nicht fest auf dem Hals liegen.

Medikamente: Das meistverwendete Inhalationsanästhetikum ist in der Kinderanästhesie weltweit immer noch das Halothan. In den letzten Jahren wird allerdings zunehmend Sevofluran (Kap. 5.1.3, S. 102) eingesetzt, das sich durch eine bessere hämodynamische Stabilität auszeichnet. Während es bei einer Überdosierung von Halothan leicht zu einem stärkeren Blutdruckabfall kommen kann, sind solche Probleme unter Sevofluran sehr selten. Unter einer Inhalationseinleitung mit Sevofluran scheinen auch Atemwegsprobleme (z. B. Laryngospasmus) seltener als unter Halothan. Die Nachteile von Sevofluran sind vor allem in der frühen postoperativen Phase (Exzitationsphänomene) und in eventuellen epileptiformen EEG-Veränderungen zu sehen (Kap. 5.1.3, S. 103).

Einschränkungen: Bei der Einleitung per inhalationem besteht die Gefahr, dass es wegen des relativ langsam zu durchlaufenden Exzitationsstadiums z. B. zu Atemwegsproblemen (wie Laryngospasmus) kommen kann, dass bei Verwendung höherer Anflutungskonzentrationen an Halothan evtl. Bradykardie und Hypotension auftreten können und dass bei schwierigen Venenverhältnissen evtl. die Maskenbeatmung in dieser oft schwierigen Situation an die Assistenzperson abgegeben werden muss, damit der Arzt sich persönlich um die Venenpunktion bemühen kann (Holzki 2001).

Venöser Zugang

Stets sollte ein venöser Zugang gelegt werden – spätestens vor der Intubation bzw. dem Operationsbeginn. Wird ausreichend früh auf die voraussichtliche Punktionsstelle ein EMLA-Pflaster zur Lokalanästhesie aufgebracht (s. o.) und verfügt der Anästhesist über entsprechendes manuelles Geschick und die Fähigkeit zur psychologisch versierten Patientenführung, dann wird die Anlage einer Verweilkanüle vor Narkoseeinleitung zumeist möglich sein. Hierzu werden meist die Handrückenvenen bevorzugt. Auch an der Handgelenkinnenseite (Abb. 64.5) sowie an den Füßen, insbesondere im Bereich des Innenknöchels, finden sich oft sehr gute Venen. Bei Säuglingen muss manchmal auf die Schädelvenen zurückgegriffen werden. Ist die Venenpunktion gelungen, so ist auf eine sorgfältige Fixierung des venösen Zugangs zu achten. Soll der Zugang auch noch postoperativ liegen bleiben, empfiehlt es sich, die entsprechende Extremität auf einer Schiene ruhig zu stellen oder den Zugang am Schädel einzugipsen.

64.4.3 Intubation

Die Indikation zur Intubation sollte bei Neugeborenen und Säuglingen aufgrund der altersphysiologischen »Schwäche« des respiratorischen Systems eher großzügig gestellt werden.

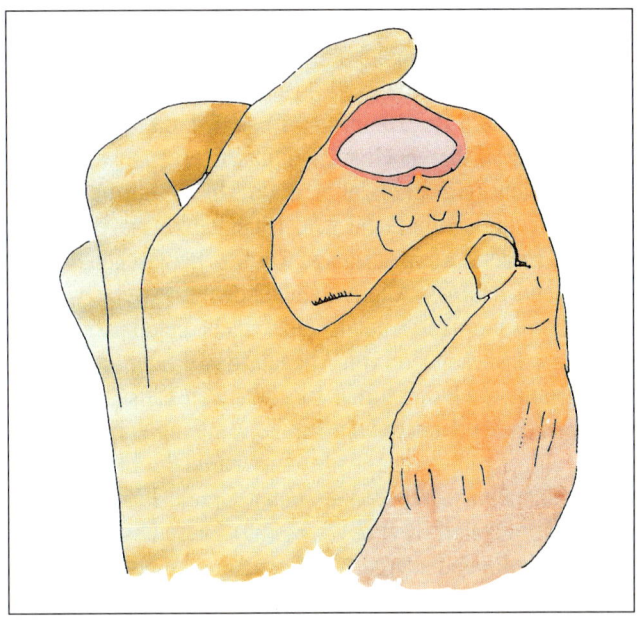

Abb. 64.4 Maskenbeatmung beim Kind. **a:** der Mund sollte möglichst geöffnet sein, und Druck auf den Hals ist zu vermeiden;

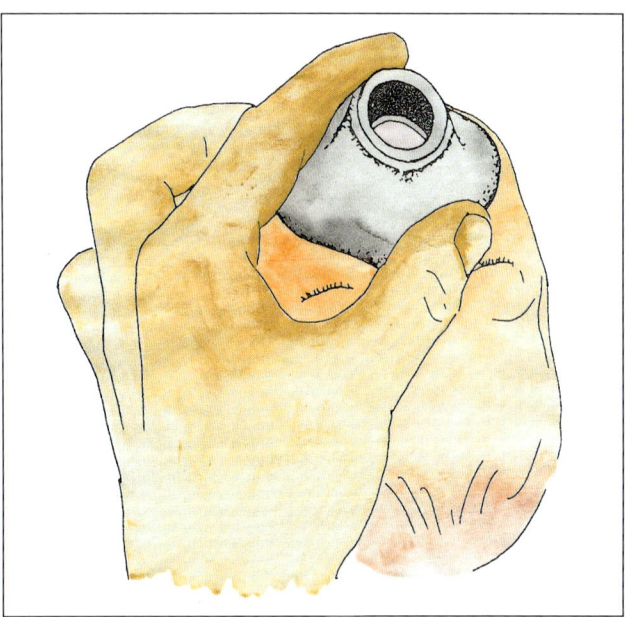

Abb. 64.4b Position und Fixieren der Maske.

Risikokinder sollten stets intubiert wurden. Meist wird auch empfohlen, Neugeborene und Säuglinge unter 6 Monaten prinzipiell zu intubieren.

Tubusblockung: Bei Kindern unter 8–10 Jahren sollte im Allgemeinen auf eine Tubusblockung verzichtet werden. Daher muss durch die Wahl der richtigen Tubusgröße eine gute Abdichtung im Bereich des Ringknorpels erzielt werden. Es sollte der (größtmögliche) Tubus verwendet werden, der gerade noch problemlos einzuführen ist. Falls der Beatmungsdruck über ca. 20 mbar ansteigt, sollte noch etwas Luft am Tubus vorbei entweichen. Ist dies nicht der Fall, sollte ein ungeblockter Tubus gegen einen kleineren ausgetauscht werden. Andererseits darf auch nicht gezögert werden, einen undichten Tubus sofort gegen den Nächstgrößeren auszutauschen.

In einer neueren Studie wurde der Einsatz sowohl von ungeblockten als auch geblockten Endotrachealtuben bei Kindern unter 8 Jahren untersucht (Khine et al. 1997). Die Autoren kommen überraschenderweise zu dem Ergebnis, dass bei kontrolliert beatmeten Neugeborenen und Kindern bis 8 Jahren auch routinemäßig geblockte Tuben verwendet werden können (Khine et al. 1997).

Im Prinzip sind Tuben mit Blockung ab einem Innendurchmesser von 2,5 mm erhältlich. Als mögliche Nachteile werden potenzielle Schäden wegen zu hohem Cuff-Druck, meist kleinerer Innendurchmesser mit höherem Atemwegswiderstand bei Spontanatmung, schwierige Platzierung des Tubus, höherer Preis, Lachgasdiffusion in die Blockermanschette und Notwendigkeit zur sehr genauen Kontrolle des Cuff-Drucks aufgeführt (Erb u. Frei 2001). Der Einsatz von geblockten Tuben zwingt sich jedoch in der Kinderanästhesie nicht auf (Kretz 2001).

Vorgehen: Bei der Intubation ist darauf zu achten, dass steriles Material benutzt wird. Es sollte besonders zart vorgegangen werden. Eventuell verwendete Führungsstäbe dürfen auf keinen Fall aus der Tubusspitze herausragen.

Der Kopf des Kindes wird zur Intubation in die verbesserte Jackson-Position gebracht, d. h. etwas hoch gelagert. Hierzu haben sich in der Kinderanästhesie vor allem Ringe oder eine mit einem Loch versehene Schaumstoffplatte bewährt, die unter das Hinterhaupt gelegt werden. Dadurch ist eine gute Fixierung des Kopfes möglich. Der Kopf wird aber kaum überstreckt. Das Laryngoskop wird zart zwischen Daumen,

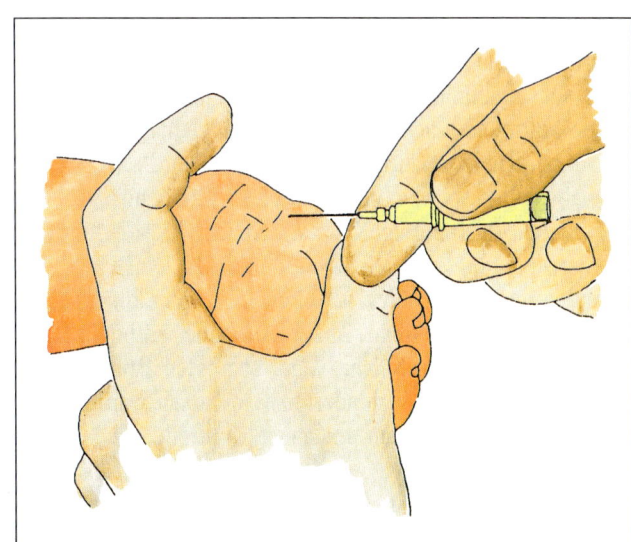

Abb. 64.5 Bewährtes Vorgehen bei der Venenpunktion beim Neugeborenen, Säugling.

Anästhesie – Spezieller Teil

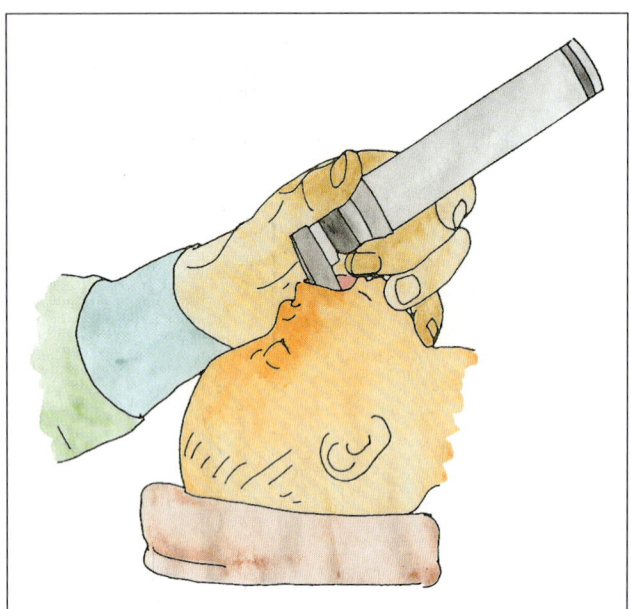

Abb. 64.6 Intubation beim Neugeborenen und kleinen Säugling. Mit dem kleinen Finger kann ggf. vom Anästhesisten je nach Bedarf auf den Kehlkopf gedrückt werden, um die Sicht auf die Glottis zu optimieren.

Zeige- und Ringfinger der linken Hand gehalten. Beim Neugeborenen oder Säugling kann ggf. mit dem kleinen Finger der linken Hand (Abb. 64.6) auf den Kehlkopf gedrückt werden, um die Glottis besser einstellen zu können. Auch bei Kleinkindern sollte im Regelfall eine orotracheale Intubation vorgezogen werden. Bei der nasalen Intubation drohen durch den Tubus eine Keimverschleppung aus der Nase in die Trachea sowie eine Verletzung der Nasenschleimhaut, insbesondere bei evtl. vergrößerten Adenoiden.

Medikamente: Zur Intubation werden Kinder manchmal noch mit **Succinylcholin** (1,5–2 mg/kg KG) relaxiert, vor allem zur Ileuseinleitung. Auf die Präcurarisierung mit einem nicht depolarisierenden Muskelrelaxans kann bei Kindern unter ca. 5 Jahren verzichtet werden, da in dieser Altersgruppe nach Succinylcholin-Gabe keine stärkeren Muskelfaszikulationen auftreten. Nach Gabe von Succinylcholin kommt es jedoch bei Kindern häufiger zu reflektorischen Bradykardien. Deshalb sollte vorweg immer Atropin intravenös gegeben werden (ca. 0,01 mg/kg KG i.v.). Succinylcholin führt als depolarisierendes Muskelrelaxans auch zu einer initialen Stimulierung des N. vagus, wodurch es zu einer kurzfristigen Bradykardie, im Extremfall zur Asystolie kommen kann (Kap. 5.3.5, S. 168). Solche vagal bedingten Bradykardien können durch Atropin verhindert bzw. therapiert werden. Succinylcholin muss langsam und unter Kontrolle der Herzfrequenz injiziert werden.

Häufig wird das 2%ige Succinylcholin (1 ml = 20 mg) folgendermaßen verdünnt: 1 ml Succinylcholin 2% + 1 ml NaCl 0,9%. 1 ml dieser Verdünnung enthält dann 10 mg Succinylcholin.

In den letzten Jahren wurde eine heftige Diskussion darüber geführt, ob Succinylcholin noch routinemäßig zur Intubation verwendet werden soll (Kap. 5.3.5, S. 169). Insbesondere bei Kindern ist dies infrage zu stellen, da bei ihnen das Risiko einer bisher noch nicht klinisch erkennbaren Myopathie besteht (Breucking et al. 2000). In diesem Falle kann durch Succinylcholin-Gabe eine Rhabdomyolyse bzw. eine maligne Hyperthermie ausgelöst werden. Inzwischen werden zunehmend häufiger Alternativmethoden eingesetzt wie die Intubation unter Verwendung eines nicht depolarisierenden Relaxans, insbesondere von Mivacurium, Rocuronium oder Atracurium. Auch durch den zunehmenden Einsatz von Larynxmasken bei Kindern kann die Verwendung von Succinylcholin umgangen werden. Außerdem wurde die Intubation in tiefer Inhalationsnarkose oder unter Opioid-Propofol-Gabe zum Teil propagiert (Kap. 7.1.2, S. 205). Diese Diskussion um Succinylcholin und alternative Methoden wird ausführlich im Kap. 5.3.5, S. 169 beschrieben.

Wird initial mit einem nicht depolarisierenden Relaxans relaxiert, ist für die Vollrelaxierung **Mivacurium** mit ca. 0,2 mg/kg KG, **Rocuronium** mit 0,6–1,0 mg/kg KG, **Atracurium** mit 0,5–0,6 mg/kg KG und **Vecuronium** mit 0,08–0,1 mg/kg KG zu dosieren (Tab. 64.10). Zu beachten ist, dass Vecuronium bei Neugeborenen Eigenschaften eines lang wirksamen Relaxans aufweist. Mivacurium ist bei Säuglingen < 2 Monate nicht zugelassen.

64.4.4 Narkoseführung

Narkoseform und Medikamente: Die Narkoseform der Wahl ist im Kindesalter die Inhalationsnarkose, vorzugsweise mit Sevofluran oder Halothan. Zunehmend häufiger wird bei Kindern auch eine IVA oder TIVA (Kap. 7.2, S. 223) unter Verwendung von Propofol, Opioid, Sauerstoff (Lachgas) und Relaxans durchgeführt. Während bisher noch für die meisten Propofol-Präparate eine Zulassungsbeschränkung für Kinder unter 3 Jahren besteht, ist das von der Firma Braun, Melsungen vertriebene Propofol-Lipuro 1% bereits für Säuglinge nach dem 1. Lebensmonat zugelassen. Da bei der Narkoseeinleitung mit Propofol von Kindern häufig starke Venenschmerzen angegeben werden, kann ggf. zur Induktion Thiopental und erst zur Aufrechterhaltung der IVA/TIVA Propofol per infusionem verabreicht werden. Wird dem spontan atmenden Kind Fentanyl, Sufentanil oder vor allem Alfentanil injiziert, muss häufiger mit einer Thoraxrigidität gerechnet werden (Kap. 5.2.4, S. 129). Inzwischen liegen für Säuglinge, Kleinkinder und Jugendliche auch gute Ergebnisse bei einer TIVA unter Verwendung von Propofol und Remifentanil vor (Schmidt et al. 2001).

Narkosebeatmung: Bei länger dauernden operativen Eingriffen in der Kinderanästhesie sollte die maschinelle Beatmung der Handbeatmung vorgezogen werden. Selbst der erfahrene Kinderanästhesist neigt bei manueller Ventilation zu einer Hyperventilation. Bei maschineller Beatmung hat der Anästhesist dann außerdem die Hände frei für Injektionen, Infusionen, Transfusionen usw. Ausgenommen sind Operationen, bei denen sich die Compliance der Lunge rasch ändert, wie z. B. Thorax- oder Oberbaucheingriffe. In diesen Fällen kann eine manuelle Beatmung von Vorteil sein, da damit die Ventilation der jeweiligen operativen Situation besser angepasst werden kann.

Die maschinelle Beatmung von Neugeborenen und Säuglingen muss stets druckbegrenzt durchgeführt werden. Bei Verwendung des Kreissystems ist eine Druckbegrenzung zumeist dadurch möglich, dass am Überdruckventil eine Grenze von ca. 15 cm H_2O eingestellt wird (Kap. 4.5.2, S. 77). An modernen Narkosegeräten (z. B. Cato; Fa. Dräger) kann eine Druckbegrenzung am Display des Gerätes programmiert werden.

64.4.5 Introperatives Monitoring

Als intraoperatives Monitoring sind bei Kindern sowohl klinische als auch apparativ-technische Überwachungsmaßnahmen ausgesprochen wichtig.

> Der bei weitem wichtigste Monitor ist der aufmerksame Anästhesist, der ein präkordiales Stethoskop im Ohr hat.

Klinische Untersuchungsmethoden

Inspektion

Die Beobachtung des Patienten liefert wichtige und richtungweisende, wenn auch nur grobe Informationen. Kommt es beim Hautschnitt zu einer nur geringen Blutung, sind häufig Blutdruck und Narkose zu tief. Auch an der Rekapillarisierungszeit kann die periphere Perfusion und damit die kardiozirkulatorische Funktion relativ gut abgeschätzt werden.

Die Grenzen der klinischen Überwachung müssen jedoch bekannt sein. Beispielsweise kann eine Hyperoxämie (mit der Gefahr einer retrolentalen Fibroplasie) klinisch nicht erkannt werden. Auch eine mäßige Hypoxämie ist klinisch nicht feststellbar. Die meisten Beobachter erkennen eine Zyanose erst bei einer Sauerstoffsättigung von ca. 80% (Comroe u. Botelho 1947); das entspricht beim Erwachsenen einem p_aO_2 von ca. 50 mm Hg. Beim Neugeborenen ist aufgrund der nach links verschobenen Sauerstoffdissoziationskurve (Kap. 8.1.2, S. 244) eine Zyanose erst bei noch niedrigeren p_aO_2-Werten erkennbar. Sich bei der Beurteilung einer Hypoxämie allein auf die Klinik zu verlassen, ist daher bedenklich. Ebenso ist eine Hyperventilation klinisch kaum diagnostizierbar, und auch die Symptome einer Hypoventilation wie Blutdruck-

anstieg, Tachykardie und Schwitzen treten beim Neugeborenen nicht auf. Die zusätzliche apparativ-technische Überwachung einer adäquaten Oxygenierung und Ventilation ist deshalb notwendig.

Präkordiales Stethoskop

> Das linkspräkordiale Stethoskop (beim intubierten Patienten evtl. ein Ösophagusstethoskop) als einfache Ventilationsüberwachung sollte bei jeder Kindernarkose obligat sein!

Es erlaubt nicht nur die Kontrolle der Ventilation und der Herzfrequenz, sondern auch der Lautstärke der Herztöne. Je leiser die Herztöne sind, desto niedriger ist der Blutdruck. Außerdem ist ein partieller Glottiskrampf, der bei zu flacher Maskennarkose leicht auftritt, sofort akustisch zu registrieren und kann durch eine Vertiefung der Narkose frühzeitig therapiert werden.

Apparativ-technische Untersuchungsmethoden

Als routinemäßiges Monitoring empfehlen sich bei kinderchirurgischen Eingriffen:

- Kontrolle der Atemwegsdrücke (Manometrie, Kap. 4.5.2, S. 74)
- Kontrolle der Atemvolumina (Volumetrie, Kap. 4.5.2, S. 73)
- Kapnographie (Kap. 8.1.3, S. 244)
- Pulsoximetrie (Kap. 8.1.2, S. 239)
- inspiratorische und exspiratorische Messung der Sauerstoffkonzentration (Kap. 8.1.4, S. 246)
- inspiratorische und exspiratorische Messung der Lachgaskonzentration (Kap. 8.1.4, S. 246)
- inspiratorische und exspiratorische Messung der Konzentration des verwendeten volatilen Inhalationsanästhetikums (Kap. 8.1.4, S. 246)
- oszillometrische Blutdruckmessung (Kap. 8.1.1, S. 238)
- EKG (Kap. 6.3, S. 177)
- Temperaturmessung
- Blutzuckerkontrolle

Blutdruckmessung: Die Blutdruckmessung ist auch beim Kind ein sehr wichtiger Parameter für die Kreislaufüberwachung. Der systolische Blutdruck ist ein guter Gradmesser für einen Volumenmangel. Insbesondere Neugeborene reagieren auf einen Volumenmangel nicht immer mit einer entsprechenden Herzfrequenzsteigerung, die alleinige Messung der Herzfrequenz ist bei Neugeborenen und Säuglingen daher nicht korrekt. Die Blutdruckmessung nach Riva-Rocci ist jedoch insbesondere bei Säuglingen und Kleinkindern schwierig und oft unzuverlässig. Bewährt hat sich die Blutdruckmessung mit der oszillometrischen Methode (z. B. mit dem Dinamap-Gerät, Kap. 8.1.1, S. 238). Es ist auf eine korrekte Manschettengröße zu achten (Kap. 8.1.1, S. 239). Nur bei sehr kritischen Operationen mit hohen Volumenumsätzen und bei Kindern mit kardiorespiratorischem Versagen ist eine invasive arterielle Druckmessung notwendig.

Temperaturmessung: Sie sollte rektal oder tief ösophageal vorgenommen werden. Insbesondere bei Früh- und Neugeborenen sind Temperatursonden sehr vorsichtig zu platzieren, um Rektum oder Ösophagus nicht zu verletzen.

Blutzuckerkontrolle: Vor allem bei Frühgeborenen sollte wegen der Gefahr einer Hypoglykämie intermittierend der Blutzucker kontrolliert werden. Bei diesen Patienten wird die Zufuhr niederprozentiger Glukoselösungen empfohlen (s. u.).

64.4.6 Perioperative Infusions- und Transfusionstherapie

Die perioperative Infusionstherapie bei Kindern wird ausführlich im Kap. 10, S. 271 beschrieben. Zur Deckung des Basisbedarfs bietet sich z. B. eine Halbelektrolytlösung mit Glukosezusatz (ca. 2,5 bis maximal ca. 5%) an. Zum Ersatz des Nachholbedarfs und des intraoperativen Verlustes sollte Vollelektrolytlösung verwendet werden. Der perioperative Flüssigkeitsbedarf von Kindern wird oft unterschätzt. Es ist insbesondere bei Neugeborenen und Säuglingen sinnvoll, die perioperative Flüssigkeitsgabe mithilfe einer Spritzenpumpe durchzuführen. Blutverluste müssen bei Kleinkindern sehr genau registriert werden. Blutverluste bis ca. 20% sollten durch (5%iges) Humanalbumin ersetzt werden (Leitlinien 2001). Es liegen aber auch einzelne Studien zum problemlosen Einsatz von HAES bei Kindern vor (Boldt et al. 1993; Hausdörfer et al. 1986). Bei noch größeren Blutverlusten wird meist eine Bluttransfusion notwendig. Blut oder Humanalbumin werden am besten über 10-ml-Spritzen oder eine Spritzenpumpe substituiert, um eine möglichst genaue Dosierung zu garantieren. Als Parameter für eine ausreichende intraoperative Volumensubstitution können vor allem systolischer Blutdruck, Herzfrequenz, Urinausscheidung sowie der ZVD (falls ein Kavakatheter liegt) benutzt werden.

64.4.7 Extubation

Da Kinder zu einer stärkeren Speichelbildung neigen, ist der Mund vor der Extubation sorgfältig abzusaugen. Wurde im Nasen-Rachen-Bereich operiert, so sollte evtl. vorhandenes Blut vor der Extubation gezielt (unter laryngoskopischer Kontrolle) abgesaugt werden. Soll vor der Extubation ausnahms-weise auch beim Kind endobronchial abgesaugt werden, so muss danach noch mehrmals die Lunge gebläht werden.

> Auf keinen Fall darf – wie beim Erwachsenen üblich – während der Extubation endotracheal abgesaugt werden, da hierbei leicht größere Atelektasen entstehen können.

Vorgehen

Bezüglich des Extubationszeitpunkts bestehen zwei Meinungen. Einige Anästhesisten bevorzugen die sehr frühe Extubation bei zurückgekehrter Spontanatmung in noch tiefer Narkose, die meisten extubieren jedoch spät, wenn das Kind fast wach ist und die Reflexe sicher zurückgekehrt sind. Unbedingt zu vermeiden ist der Mittelweg, das heißt die Extubation während des Exzitationsstadiums. Hierbei kann leicht ein Laryngospasmus provoziert werden. Je jünger das Kind ist, desto eher sollte eine Spätextubation angestrebt werden. Eine Extubation in tiefer Narkose bietet sich z. B. bei bekanntem Asthma bronchiale an.

Bei der Extubation hat es sich bewährt, die Lunge am Ende einer Inspiration zusätzlich manuell zu blähen und den Tubus unter Komprimierung des Beatmungsbeutel zügig herauszuziehen. So wird die Lunge maximal gedehnt und eine Sauerstoffreserve geschaffen. Die Kinder sind hierbei unmittelbar nach der Extubation zur Ausatmung gezwungen. Häufig kommt es hierdurch zu einem Hustenstoß, der evtl. noch vorhandenen Restspeichel herausbefördert. Bei diesem Vorgehen in Kombination mit einer Spätextubation wird das Problem des Laryngospasmus nach der Extubation zur Rarität.

Postoperativ sollte das Kind in stabiler Seitenlage in ein vorgewärmtes Bett gelegt werden. Die Seitengitter müssen zum Schutz des Kindes hochgezogen werden.

Überwachung der Atmung beim extubierten Kind

Im Aufwachraum sollte das Kind sauerstoffangereicherte Luft einatmen, um hypoxämische Phasen zu vermeiden.

Auch beim sonst gesunden Neugeborenen liegt häufig eine periodische Atmung vor, deren Ursache in einem noch unreifen Atemzentrum vermutet wird. Nach Tachypnoen mit Abfall des arteriellen Kohlendioxidpartialdrucks (p_aCO_2) kommt es zur kurzfristigen (5–10 sec dauernden) Apnoe. Nach Anstieg des p_aCO_2 setzt die Atmung wieder ein. Die Herzfrequenz bleibt dabei typischerweise konstant. Im Alter von ca. 6 Wochen wird diese periodische Atmung seltener. Längerfristige und u. U. lebensbedrohliche Apnoephasen (länger als ca. 20 sec) mit begleitender Bradykardie können vor allem bei Frühgeborenen (selten auch noch während des gesamten ersten Lebensjahres) auftreten und Ursache für einen plötzlichen Kindstod (**s**udden **i**nfant **d**eath **s**yndrom = SIDS; Kap. 81.2, S. 1159) sein. Vor allem (ehemalige) Mangel- und Frühgeborene neigen nach einer Narkose verstärkt zu apnoischen Attacken. Sie bedürfen daher einer längerfristigen postoperativen Ventilationsüberwachung im Aufwachraum (unter Verwendung einer Apnoematratze oder eines EKG-Geräts mit Atemmonitor). Günstig ist ein Atemmonitoring für die nächsten 24 Stunden auf Station. Eine postoperative Ventilationsüberwachung scheint bei ehemaligen Frühgeborenen bis zur 60.–64. postkonzeptionellen Woche ratsam. Aus diesem Grund verbieten sich in diesen Gruppen auch ambulante Narkosen (Steward 1982; Liu et al. 1983, Kap. 81.2, S. 1158).

Vor allem Vorschulkinder, bei denen eine Inhalationsnarkose mit Sevofluran durchgeführt wurde, sind im Aufwachraum öfters unruhiger. Während nach einer Propofol-Narkose bei Kindern in ca. 9% postoperative Unruhezustände beschrieben wurden, wurde für Sevofluran-Narkosen eine Inzidenz von 46% angegeben (Picard et al. 2000). Diese hohe Inzidenz bei Sevofluran scheint nicht durch das schnelle Abfluten und Wachwerden und auch nicht durch stärkere postoperative Schmerzen als beispielsweise nach Halothan-Narkosen bedingt zu sein. Sind Schmerzen mitursächlich, sollte zuerst eine suffiziente Schmerztherapie durchgeführt werden (z. B. Dipidolor, Nubain). Können Schmerzen ausgeschlossen werden, dann kann u. U. eine kleine Dosis Thiopental (z. B. 1–2 mg/kg KG) oder Propofol Erfolg versprechend eingesetzt werden (Jöhr 1999). Auch durch die prophylaktische Gabe eines kleinen Midazolam-Bolus kann das Problem gemildert (aber nicht verhindert) werden (Kulka et al. 2001).

64.4.8 Postoperative Flüssigkeitszufuhr

Ist aus operativen Gründen eine postoperative Nahrungskarenz nicht erforderlich, können Säuglinge bereits dann wieder klare Flüssigkeit (z. B. Tee) erhalten, wenn sie adäquat wach sind. Häufig können dadurch die Kinder postoperativ beruhigt werden, da Säuglinge nach kleinen Eingriffen wie einer Herniotomie oft mehr unter Durst als unter Schmerzen leiden.

64.5 Kinderchirurgische Eingriffe

64.5.1 Neugeborenenalter

Zwerchfellhernie/Zwerchfelllücke

Pathophysiologie/pathologische Anatomie

Die Inzidenz einer angeborenen Zwerchfellhernie/Zwerchfelllücke (»congenital diaphragmatic hernia« = CDH) beträgt 1 : 4000 Lebendgeborene. Bei einer Zwerchfellhernie/Zwerchfelllücke sind intrauterin mehr oder weniger große Anteile des Abdominalinhalts durch eine Lücke im Zwerchfell in den Thoraxraum hineinverlagert. Ist der intrathorakale Abdo-

minalinhalt von einem Bruchsack (aus Peritoneum parietale und Pleura parietale) überzogen, dann wird von einer Zwerchfellhernie gesprochen. Fehlt ein solcher Bruchsack, dann handelt es sich um eine Zwerchfelllücke. In ca. 80–85% der Fälle handelt es sich um eine linksseitige Zwerchfellhernie im Bereich des (links posterolateralen) Bochdalek-Dreiecks. Bei linksseitigen Zwerchfellhernien ist meist der gesamte Dünndarm in den Thorax herniert (es wird von einer thorakalen Eventeration, einem **Enterothorax** gesprochen). Manchmal sind auch Magen, Teile des Colon descendens, linke Niere oder Milz in den Thorax verlagert. Bei den selteneren retrosternalen Zwerchfellhernien, die im Bereich des retrosternalen Morgagni-Dreiecks auftreten können, kann u. U. auch die Leber teilweise in den Brustraum verlagert sein.

Aufgrund der intrathorakal liegenden Bauchorgane wird die betroffene Lungenhälfte komprimiert und deren embryonale Entwicklung beeinträchtigt. Ein Enterothorax ist daher meist mit einer homolateralen **Lungenhypoplasie** und einer Verlagerung des Mediastinums auf die Gegenseite vergesellschaftet. Bei einer stärkeren Mediastinalverlagerung zur Gegenseite ist oft auch die kontralaterale Lunge hypoplastisch. Das Ausmaß der Lungenhypoplasie gilt als der entscheidende prognostische Faktor für diese Kinder. Die Anzahl der Alveolen ist vermindert. Die pulmonalarteriellen Gefäße sind ebenfalls in geringerer Zahl entwickelt, und deren Muskelschicht ist verdickt. Dies bedingt eine Erhöhung des pulmonalarteriellen Widerstands. Es kommt zur pulmonalvaskulären Hypertension. Dadurch wird evtl. ein postoperativer Verschluss der fetalen Kurzschlüsse verhindert bzw. es droht deren Wiedereröffnung mit Rechts-links-Shunt (Kap. 64.5.1, S. 877).

Die **Pulmonalarterien** sind bei diesen Neugeborenen überreagibel. So können z. B. Manipulationen wie endotracheales Absaugen in unzureichender Analgosedierung zu einem übermäßigen Anstieg des pulmonalarteriellen Widerstands und damit des pulmonalarteriellen Drucks führen.

Eine Zwerchfellhernie ist häufig mit **anderen Fehlbildungen** kombiniert, z. B. einer Malrotation des Darmes (40%) oder einem Herzfehler (15%).

Klinik

Die pulmonalen Funktionsstörungen können bei diesen Neugeborenen verschieden stark sein. Das Ausmaß hängt von der Ausprägung der Lungenhypoplasie ab. Das Neugeborene ist meist durch eine Ateminsuffizienz und durch eine Beeinträchtigung des Herz-Kreislauf-Systems (aufgrund der Mediastinalverlagerung und der persistierenden fetalen Zirkulation) bedroht. Bereits kurz nach der Geburt füllen sich die hernierten Dünndarmschlingen mit Luft. Falls in Unkenntnis der Diagnose eine Maskenbeatmung durchgeführt wird und Beatmungsgasgemisch in den Magen gelangt, kann dies noch verstärkt werden. Aufgrund dieser Volumenzunahme der thorakal gelegenen Magen-Darm-Anteile kommt es zu einer weiteren Verlagerung des Mediastinums zur Gegenseite und zur weiteren Kompression der kontralateralen Lunge. Neugeborene mit einer Zwerchfellhernie entwickeln meist kurz nach der Geburt eine Hypoxämie und Zyanose und in der Folge eine metabolische Azidose. Bei schweren Fällen besteht eine starke Atemnot mit interkostalen Einziehungen. Außerdem fallen ein Fassthorax, ein kahnförmig eingezogenes Abdomen, eine Verlagerung des Herzspitzenstoßes auf die Gegenseite (also meist nach rechts) sowie abgeschwächte oder fehlende Atemgeräusche auf der Seite der Zwerchfellhernie auf.

Kinder mit einer Zwerchfellhernie werden oft in 3 Gruppen unterteilt:

- **Gruppe 1 (»high-risk«)**: Diese Neugeborenen entwickeln meist unmittelbar postnatal eine schwere Asphyxie und sind trotz intensivmedizinischer Maßnahmen nicht zu stabilisieren.
- **Gruppe 2**: Diese Neugeborenen werden meist innerhalb der ersten 6 postnatalen Stunden klinisch auffällig und können intensivmedizinisch stabilisiert werden.
- **Gruppe 3 (»low-risk«)**: Diese Kinder werden erst verzögert klinisch auffällig, evtl. erst nach Jahren.

Diagnostik

Häufig wird ein Enterothorax bereits pränatal bei der Ultraschalluntersuchung diagnostiziert, manchmal aber auch erst postnatal anhand klinischer Symptome. Die Diagnose wird durch den röntgenologischen Nachweis von Abdominalinhalt im Brustraum bestätigt.

Therapie

Chirurgisches Vorgehen

Meist wird die Hernie über einen abdominellen Zugang beseitigt und der Zwerchfelldefekt verschlossen. Der herniierte Abdominalinhalt muss dabei vorsichtig rückverlagert werden: Eventuell kann der intraabdominelle Druck durch die Rückverlagerung in die unterentwickelte Abdominalhöhle deutlich zunehmen, sodass die V. cava inferior komprimiert und der venöse Rückstrom zum Herzen gedrosselt wird. Unter Umständen muss daher die Bauchhöhle durch eine digitale Bauchwanddehnung oder eine Bauchwandplastik erweitert werden. Dies geschieht ebenso wie der Verschluss eines großen Zwerchfelldefekts meist mit Kunstmaterial (normalerweise Goretex). Ob nur auf der betroffenen Seite, auf beiden Seiten oder überhaupt keine Thoraxdrainage gelegt wird, darüber gehen die Meinungen auseinander. Normalerweise wird jedoch eine Thoraxdrainage gelegt. Sie sollte jedoch nicht unter Sog stehen (oder höchstens unter einem sehr geringen von unter 3–5 cm H$_2$O). Unmittelbar postoperativ muss ein Röntgenbild angefertigt werden.

Die Gesamtüberlebensrate wird mit ca. 75% angegeben (Tracy et al. 1994; Nio et al. 1994).

Operationszeitpunkt

Eine sofortige Operation des Neugeborenen wird häufig abgelehnt. Stattdessen wird es als wichtiger erachtet, das Kind sorgfältig auf Operation und Narkose vorzubereiten. Je kränker das Neugeborene ist, desto länger sollte normalerweise diese Stabilisierungsphase dauern. Die hinausgezögerte Operation wird oft erst für den 2.–4. Lebenstag empfohlen. In einer neueren prospektiven Studie konnte jedoch gezeigt werden, dass die Frühoperation (innerhalb von 6 Stunden) vergleichbar gut abschnitt wie ein verzögertes operatives Vorgehen, d. h. später als 96 Stunden nach der Geburt (Nio et al. 1994). Die Autoren empfehlen ein an der jeweiligen Situation orientiertes, individuelles Vorgehen. Klinisch stabile Kinder können ihrer Meinung nach sofort operiert werden. Handelt es sich um ein instabiles Neugeborenes oder besteht der Verdacht auf eine pulmonalvaskuläre Hypertension, dann sollte nicht sofort operiert werden. Gegebenenfalls ist vor der Operation eine extrakorporale Membranoxygenierung (»**e**xtra**c**orporal **m**embrane **o**xygenation« = ECMO; s. u.) indiziert (Nio et al. 1994).

Anästhesie

> Die Behandlung eines Neugeborenen mit einer Zwerchfellhernie gehört zu den schwierigsten anästhesiologischen Herausforderungen.

Erstmaßnahmen

Das Kind sollte mit erhöhtem Oberkörper gelagert werden, um zu verhindern, dass weitere Eingeweide in den Thoraxraum eindringen. Entwickelt das Neugeborene stärkere Atmungsprobleme, kann bereits kurz nach der Geburt eine Intubation notwendig werden. Sofort nach Diagnosestellung sollte dem Neugeborenen Sauerstoff verabreicht werden. Es ist eine Magensonde zu legen, die äußerst vorsichtig vorgeschoben werden muss, da es sonst aufgrund einer evtl. atypischen Lage des Magens zu einer Magenperforation kommen kann. Durch die Magensonde soll Luft aus dem Magen abgeleitet und damit eine weitere Überblähung der intrathorakalen Magen- und Darmabschnitte verhindert werden.

> Eine Beatmung über eine Gesichtsmaske ist kontraindiziert, da es hierbei leicht zum Übertritt von Beatmungsgasgemisch in den Magen kommen kann, was die Zwerchfellbeweglichkeit behindern und die pulmonale Situation weiter verschlimmern würde. Tritt das Beatmungsgasgemisch vom Magen in den intrathorakalen Dünndarmabschnitt über, droht eine Vergrößerung des Enterothorax.

Narkoseführung

Es ist eine intravenöse Ileuseinleitung (Kap. 28.4, S. 602) durchzuführen. Um einen Anstieg des pulmonalarteriellen Widerstands (mit Zunahme des Rechts-links-Shunts) über den Ductus arteriosus Botalli zu vermeiden, ist eine tiefe Narkose sicherzustellen. Zur Weiterführung der Narkose empfehlen sich ein nicht depolarisierendes Relaxans, Fentanyl (20–50 µg/kg KG), Sauerstoff und Luft. Bis zur operativen Entlastung darf kein Lachgas verabreicht werden, da Lachgas in lufthaltige intraabdominelle Darmschlingen diffundiert und über deren Volumenzunahme die Zwerchfellbeweglichkeit behindert. Andererseits führt es zu einer Volumenzunahme des Enterothorax und erhöht damit auch den Beatmungsdruck und die Gefahr eines Barotraumas. Volatile Anästhetika sollten vermieden werden, da deren negativ inotrope und blutdrucksenkende Wirkung unerwünscht ist. Als Infusionsmenge sind ca. 4 ml/kg KG/h als Basisbedarf und ca. 8 ml/kg KG/h als Verlustbedarf zu veranschlagen. Eine Bluttransfusion ist normalerweise nicht notwendig. Bei der Beatmung sollten die Beatmungsdrücke wenn irgend möglich unter 25(–30) cm H_2O gehalten werden. Es sind kleine Atemhubvolumina bei hohen Atemfrequenzen zu verabreichen. Vor allem in der kontralateralen Lunge droht eine Überblähung mit Barotrauma (Pneumothorax). Eine optimale Relaxation ist wichtig, um die Beatmungsdrücke zu minimieren.

> Bei plötzlicher pulmonaler und kardialer Verschlechterung muss stets an einen Pneumothorax gedacht werden!

Es sollten zwei sichere venöse Zugänge (vorzugsweise an der oberen Körperhälfte) sowie (bei Kindern der Gruppe 1 oder 2) eine arterielle Kanüle in der rechten A. radialis (präduktal) angelegt werden. Ein p_aO_2 von 60–100 mm Hg (8–13,3 kPa) ist anzustreben. Die Messung des endexspiratorischen Kohlendioxids ist obligat. Eine sowohl prä- (im Bereich von rechter Hand oder Kopf) wie auch postduktal (im Bereich des Fußes) gemessene Sauerstoffsättigung mithilfe zweier Pulsoximeter ist wünschenswert. Hierdurch kann eine eventuelle Änderung der Shunt-Menge über den Ductus arteriosus Botalli erfasst werden. An Laborwerten sollten Blutgruppe, Kreuzblut, eine Blutgasanalyse, Elektrolyte und die Blutzuckerkonzentration vorliegen. Diese Neugeborenen haben neben einer respiratorischen oft auch eine metabolische Azidose mit einem negativen Basenüberschuss (BE) bis zu –15 bis –20 mmol/l. Perioperativ ist eine Unterkühlung der Kinder unbedingt zu vermeiden. Der Operationssaal ist auf 28–30 °C aufzuheizen. Zusätzlich sind weitere wärmekonservierende Maßnahmen wichtig.

Postoperative Phase

Aufgrund der Lungenhypoplasie müssen viele Kinder auch postoperativ mit einer hohen FiO_2 beatmet werden.

> Hohe Beatmungsdrücke (> ca. 34 cm H_2O), ansteigende Kohlendioxidwerte und eine zunehmende metabolische Azidose sind ungünstige Zeichen. Hypoxämie, Azidose und Hyperkapnie erhöhen den pulmonalvaskulären Widerstand weiter (Kap. 42.3.2, S. 693) und müssen unbedingt vermieden werden.

Übersteigt der **pulmonalarterielle Druck** den systemischen, droht die Gefahr der Wiedereröffnung fetaler Kurzschlüsse (zuerst Ductus arteriosus Botalli, dann Foramen ovale) mit der Folge eines lebensbedrohlichen Rechts-links-Shunts. Für das postoperative Wiederauftreten der fetalen Kreislaufverhältnisse wird zum Teil auch eine zu rasche, iatrogene Aufdehnung von stark hypoplastischen Lungen (z. B. durch Anlegen eines stärkeren Sogs an die Thoraxdrainage) verantwortlich gemacht. Es wird daher auch eine Beatmung mit kleinem Atemhubvolumen und hoher Atemfrequenz empfohlen. Durch eine Hyperventilation mit respiratorischer Alkalose kann der pulmonalvaskuläre Widerstand gesenkt werden (Morray et al. 1988). Eine Hyperventilation sollte daher angestrebt werden, gelingt jedoch oft nicht. Auch durch Gabe von Puffersubstanzen (z. B. Natriumbikarbonat) kann der pH-Wert angehoben und damit der pulmonalvaskuläre Widerstand gesenkt werden. Ein eventueller Rechts-links-Shunt über den Ductus arteriosus Botalli kann durch Erniedrigung des pulmonalarteriellen Drucks oder durch Anhebung des systemischen Drucks vermindert werden. Deshalb sollte ein **systemischer Druck** am oberen Normbereich angestrebt werden. Hierzu sind Volumen und evtl. Katecholamin-Gaben sinnvoll. Benötigen die Kinder eine positiv inotrope Substanz, so scheint Dobutamin (5–10 µg/kg KG/min) oder Dopamin, geeignet. Eventuell kann auch Noradrenalin zur Blutdrucksteigerung notwendig werden.

Vasodilatanzien wie der α-Blocker Tolazolin (Priscol) senken zwar den pulmonalvaskulären, allerdings auch den systemischen Gefäßwiderstand und sind daher umstritten. Tolazolin ist ggf. vorsichtig als Bolus (1–2 mg/kg KG) und anschließend als Infusion (1–2 mg/kg KG/h) unter genauer Kontrolle des arteriellen Blutdrucks und des zentralen Venendrucks (zusätzliche Volumengabe notwendig?) zu applizieren. Andere Autoren versprechen sich von einer hoch dosierten postoperativen Fentanyl- und Relaxansverabreichung (also **Aufrechterhaltung der Narkose** für ca. 1–2 Tage) eine positive Beeinflussung des hohen pulmonalvaskulären Widerstands und der Überlebensrate (Crone et al. 1985).

Weitere Behandlungsstrategien

An neuen Behandlungsstrategien sind die Anwendung der High Frequency Ventilation, der vorübergehende Anschluss an ein ECMO-Gerät zur extrakorporalen Membranoxygenierung (D'Agostino et al. 1995; Tracy et al. 1994; Vazquez u.

Anästhesie – Spezieller Teil

Cheu 1994; Nio et al. 1994) sowie der inhalative Einsatz von Stickstoffmonoxid (NO; Shah et al. 1994) zu nennen. Eine extrakorporale Membranoxygenierung ist indiziert, wenn die konservativen Therapiemaßnahmen versagen und von einer Letalitätswahrscheinlichkeit von über 80% auszugehen ist. Stickstoffmonoxid führt bei inhalativer Gabe zu einer selektiven Vasodilatation der pulmonalen Gefäße und zu einer Erniedrigung des pulmonalvaskulären Widerstands. Aufgrund seiner sehr kurzen Halbwertszeit ist es gut zu steuern. Es führt zu keiner Erniedrigung des systemischen Drucks. In einzelnen Fällen kann auch durch die Verabreichung von Surfactant eine Verbesserung der Lungenfunktion erzielt werden.

Omphalozele und Gastroschisis

Pathophysiologie/pathologische Anatomie

Aufgrund einer fetalen Entwicklungsstörung ist bei der Omphalozele (Exomphalos, Nabelschnurbruch) ein Teil des Abdominalinhalts in die Nabelschnur »herniert«. Die Größe der Omphalozele ist variabel; sie kann bis zu kindskopfgroß sein. Primär ist sie von einer dünnwandigen Hülle, die außen aus Amnion und innen aus Peritoneum besteht, umgeben (Abb. 64.7). Dieser Omphalozelensack kann nach der Geburt noch intakt sein. Er kann aber auch vor, während oder nach der Geburt rupturieren. Die Häufigkeit der Omphalozele beträgt 1 : 5000 bis 1 : 10000 Lebendgeburten. Die Omphalozele ist häufig (ca. 50–75%) mit anderen Fehlbildungen (z. B. Herzfehlern [ca. 20%], Blasenekstrophie) kombiniert.

Bei der **Gastroschisis** tritt Abdominalinhalt durch einen Defekt der Bauchwand nach außen. Der Bauchwanddefekt befindet sich in der Nähe (normalerweise rechts neben) der Nabelbasis. Der austretende Abdominalinhalt ist nicht von parietalem Peritoneum bedeckt. Meist liegen Zeichen einer

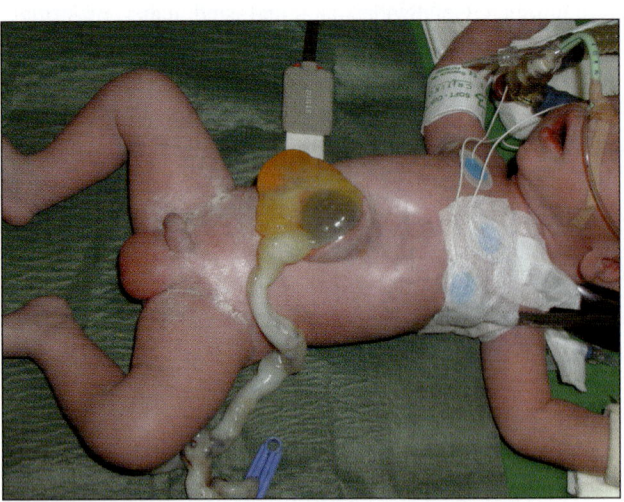

Abb. 64.7 Omphalozele. Die ursprünglich in der Omphalozele enthaltenen Darmschlingen wurden bereits reponiert.

fetalen Peritonitis vor. Wegen der meist engen Bruchlücke ist der Darm chronisch stranguliert und in der späteren Phase der Schwangerschaft (ca. ab der 36. Schwangerschaftswoche) zunehmend wandverdickt. Die Inzidenz der Gastroschisis beträgt 1 : 20000 bis 1 : 30000 Lebendgeburten. Sie ist nur selten mit anderen Fehlbildungen kombiniert.

Diagnostik und Therapie

Omphalozele und Gastroschisis können beim Feten bereits intrauterin mittels Ultraschall diagnostiziert werden.

> Diese Kinder sollten möglichst in einem perinatalen Zentrum entbunden oder spätestens unmittelbar nach der Geburt dorthin verlegt werden. Es handelt sich bei diesen Neugeborenen um kinderchirurgische Notfälle.

Erstmaßnahmen

Die Omphalozele bzw. Gastroschisis muss mit sterilen, kochsalzgetränkten Kompressen bedeckt und das Abdomen mit steriler Plastikfolie umhüllt werden, um einer Infektion sowie einem drohenden Flüssigkeits- und Wärmeverlust vorzubeugen. Den Kindern ist eine Magensonde zu legen. Nabelschnur und Plazenta sollten steril verpackt mit dem Kind in eine kinderchirurgische Abteilung »verlegt« werden. Mithilfe dieser Materialien ist eine evtl. notwendige Bauchwandersatzplastik möglich (Nabelschnurplastik nach Koltai; Koltai 1995).

Chirurgisches Vorgehen

Aufgrund des Missverhältnisses zwischen der unterentwickelten Bauchhöhle und dem oft größeren Volumen der rückzuverlagernden Organe muss präoperativ der Magen entleert und der Darmtrakt (durch Ausspülen des Mekoniums) dekomprimiert werden. Intraoperativ wird das Abdomen durch digitale Bauchwanddehnung erweitert.

War die Omphalozele klein, können meist alle Bauchwandschichten primär verschlossen werden. Bei größeren Omphalozelen muss die Bauchhöhle z. B. mit einer Bauchwandersatzplastik erweitert werden. Unter Umständen kann die Haut – nach großzügiger Mobilisation – primär verschlossen werden. Je nach Operationsergebnis ist später evtl. eine Bauchwand- bzw. Narbenkorrektur notwendig.

Anästhesie

Präoperative Phase

Präoperativ sollten Hämoglobin, Leukozyten, Thrombozyten, Quickwert, Natrium- und Kaliumkonzentration, kapilläre Blutgase, Blutzuckerkonzentration und Blutgruppe kontrolliert werden. Es sollte eine Blutkonserve eingekreuzt werden.

Intraoperative Phase

Es ist eine intravenöse Ileuseinleitung (Kap. 28.4, S. 602) indiziert. Zur Aufrechterhaltung der Anästhesie eignet sich eine Sauerstoff-Lachgas-Relaxans-Narkose in Kombination mit einer niedrigen Dosis eines Inhalationsanästhetikums. Häufig wird allerdings auf Lachgas verzichtet, um eine Darmüberblähung durch Lachgasdiffusion in lufthaltige Darmabschnitte zu vermeiden. Bei schlechten Kreislaufverhältnissen sollte auf das Inhalationsanästhetikum zugunsten eines Opioids (z. B. Fentanyl) verzichtet werden. Eine gute Muskelrelaxation mit einem nicht depolarisierenden Muskelrelaxans ist wichtig. Der Säure-Basen-Haushalt sollte überprüft, eine evtl. bestehende metabolische Azidose ebenso wie eine stets drohende Hypovolämie bereits vor Narkoseeinleitung ausgeglichen werden. Die Hauptprobleme während dieser Narkosen treten auf, wenn die primär extrakorporalen Eingeweide in (die häufig zu kleine) Abdominalhöhle zurückverlagert werden und das Abdomen verschlossen werden soll. Hierdurch wird der intraabdominelle Druck erhöht, die Zwerchfellbeweglichkeit eingeschränkt und damit der Beatmungsdruck erhöht bzw. die (Spontan-)Atmung behindert. Der Beatmungsdruck sollte möglichst nicht über 25 cm H_2O ansteigen. Über eine Magensonde muss der Magen kontinuierlich entleert werden, wodurch die Beweglichkeit des Zwerchfells verbessert werden kann. Durch den erhöhten intraabdominellen Druck kann die V. cava inferior komprimiert und daraus resultierend der venöse Rückfluss zum Herzen gedrosselt werden. Die hämodynamischen Folgen sind ähnlich wie bei Einstellung eines hohen positiven endexspiratorischen Drucks (PEEP; Kap. 7.1.2, S. 207). Die venösen Zugänge sollten deshalb an den oberen Extremitäten gelegt werden, da über die unteren Extremitäten verabreichte Flüssigkeitsvolumina oder Medikamente durch die Behinderung des venösen Rückflusses zum Herzen u. U. nur eine deutlich verzögerte Wirkung entfalten können. Eventuell kann es auch zu einer Kompression der V. cava inferior und der Vv. renales kommen, wodurch eine Oligurie/Anurie verursacht werden kann. Diese Gefäßkompression kann intraoperativ ggf. sonographisch überprüft werden.

Bei einer Gastroschisis (oder einer rupturierten Omphalozele) führt die riesige freiliegende und entzündete Darmfläche zu massiven **Flüssigkeits- und Wärmeverlusten**. Der Operationssaal sollte auf 28–30 °C aufgeheizt sein. Weitere wärmekonservierende Maßnahmen sind wichtig (Kap. 37.4, S. 651). Der intraoperative Flüssigkeitsbedarf beträgt ca. 30 ml/kg KG/h (evtl. bis 50 ml/kg KG/h). Die Eiweißzufuhr (5%iges Eiweiß) sollte ungefähr 25% des zugeführten Volumens ausmachen. Den Kindern sollte (meist am Ende der Operation) für die postoperativ vorübergehend notwendige parenterale Ernährung ein zentraler Venenkatheter gelegt werden.

> Stets drohen Hypothermie, Hypovolämie, Hypoproteinämie.

Postoperative Phase

Gelingt der Verschluss des Abdomens nur unter stärkerem Zug, kann eine Respiratorbeatmung über mehrere Tage notwendig werden, bis sich Atmung und Herz-Kreislauf-System an die neuen Verhältnisse angepasst haben und bis die Urinausscheidung wieder zufrieden stellend ist. Können dagegen die eventerierten Bauchorgane ausnahmsweise ohne größere Spannung rückverlagert werden, kann das Kind evtl. schon bald nach Operationsende extubiert werden. Die Überlebensrate ist bei der Omphalozele vor allem aufgrund der häufig begleitenden Fehlbildungen etwas niedriger als bei der Gastroschisis (für die sie mit ca. 95% angegeben wird). Perioperativ muss eine Antibiotika-Prophylaxe durchgeführt werden.

Ösophagusatresie und ösophagotracheale Fistel

Pathophysiologie/pathologische Anatomie

Eine Ösophagusatresie mit oder ohne ösophagotracheale Fistel tritt bei 1 von 3000 Lebendgeborenen auf. Abbildung 64.8 zeigt die häufigsten Formen der Ösophagusatresien und ösophagotrachealen Fisteln.

Die häufigste Form (Typ IIIB nach Vogt) hat einen blinden oberen Ösophagusstumpf und eine carinanahe Fistel zwischen Trachea und unterem Ösophagusstumpf. Da beim Schreien forciert gegen die erst vollständig und dann partiell verschlossene Glottis ausgeatmet wird, kommt es hierbei zu einer intratrachealen Drucksteigerung mit Übertritt von Luft über eine evtl. vorhandene ösophagotracheale Fistel in den Magen. Umgekehrt droht bei hohem intragastralem Druck ein Reflux von Mageninhalt über die Fistel in die Trachea und damit eine Aspiration mit nachfolgender säureinduzierter Pneumonitis.

Bei ca. 60% der Kinder ist die Ösophagusatresie mit **weiteren Fehlbildungen** kombiniert, meist mit Herzfehlern (in ca. 15% der Fälle; vor allem Ventrikel- oder Vorhofseptumdefekt, offener Ductus arteriosus Botalli, Fallot-Tetralogie, Aortenisthmusstenose), Gefäßanomalien, Tracheafehlbildungen, Skelettfehlbildungen, Intestinal- bzw. Analatresie und anderen. Beim VATER-Syndrom (Kap. 64.5.4, S. 887) handelt es sich um einen variablen Fehlbildungskomplex mit **V**ertebraldefekten (Halb- oder Blockwirbel, Rippenanomalien), **A**nalatresie, tracheoösophagealer Fistel (**t**racheal-**e**sophageal fistula) mit Ösophagusatresie und **r**enaler Dysplasie und **R**adiusdysplasie (Quan u. Smith 1973; Barry u. Auldist 1974).

Die Letalität der Ösophagusatresie hängt entscheidend von evtl. begleitenden Fehlbildungen ab, in wesentlich geringerem Ausmaß vom Geburtsgewicht. Bei Kindern über 1500 g ohne weitere Fehlbildungen beträgt die Überlebensrate inzwischen über 95%.

Klinik und Diagnostik

Während der Schwangerschaft imponiert häufig ein Hydramnion. Sonographisch kann die Atresie bereits pränatal vermutet werden; sie ist außerdem wahrscheinlich, wenn nach einem Hydramnion in der Schwangerschaft postnatal beim Neugeborenen ein 8–10 Charr großer Katheter nicht bis in den Magen vorgeschoben werden kann. Die Kontrastmitteldarstellung ist kontraindiziert, da es bei Übertritt von Kontrastmittel ins Tracheobronchialsystem über eine evtl. vorhandene Fistel oder durch Aspiration zu einer Pneumonie mit fatalen Folgen kommen kann. Durch eine Thoraxröntgenaufnahme mit Luftinsufflation in den proximalen Ösophagusstumpf kann die Verdachtsdiagnose meist bestätigt werden. Ist bei vorhandener Ösophagusatresie auf einer abdominothorakalen Röntgenaufnahme eine Luftblase im Magen zu sehen, muss eine Fistel zwischen Trachea und distalem Ösophagusstumpf bestehen, über die der Luftübertritt möglich war.

Bei unerkannter Atresie treten beim ersten Füttern Hustenattacken sowie eine Zyanose auf. Da die Kinder mit einer Ösophagusatresie ihren Speichel nicht schlucken können, tropft er oft aus dem Mund.

Die isolierte ösophagotracheale Fistel (ohne Ösophagusatresie, H-Form) ist am schwierigsten zu diagnostizieren. Ein luftgeblähtes Abdomen und eine Dyspnoe beim Schlucken sind oft die einzigen Symptome dieser Neugeborenen. Die Diagnose wird meist erst verspätet gestellt, nachdem diese Kinder wiederholt unklare pulmonale Infekte (aufgrund einer Aspiration) durchgemacht haben.

Therapie

Prophylaxe der Speichelaspiration

Vor allem bei unreifen Neugeborenen mit noch unzureichenden pharyngolaryngealen Schutzreflexen droht die Speichelaspiration. Bereits präoperativ sollte deshalb Atropin gegeben werden, um die Speichelproduktion zu vermindern.

> Die Hauptgefahr bei diesen Kindern ist die drohende Aspiration.

Um dieser vorzubeugen, muss die orale Nahrungsaufnahme unterbleiben und der Oberkörper deutlich hoch gelagert werden, um dem Übertritt von Mageninhalt in die Trachea vorzubeugen und den Speichel aus dem Mund fließen zu lassen.

Chirurgisches Vorgehen

Präoperativ ist eine Tracheobronchoskopie obligat, um die tracheoösophageale Fistel nachzuweisen. Angestrebt werden Fistelverschluss und primäre Ösophagusanastomosierung in einer Sitzung.

Die Operation erfolgt über eine rechtsseitige Thorakotomie in Linksseitenlage. Im Normalfall wird ein extrapleuraler Zugang gewählt. Die rechte Lunge wird zeitweise in ihrer Belüftung behindert.

Anästhesie

Um einer Aspiration und pulmonalen Infektion vorzubeugen, muss eine Sonde in den proximalen Ösophagusstumpf eingeführt und abgeleitet sowie intermittierend (ca. alle 10 Minuten) oder besser kontinuierlich (»Schlürfsonde«) abgesaugt werden. Ein zentralvenöser Zugang ist notwendig. Entgleisungen des Glukose-, Wasser- und Elektrolyt- sowie des Säure-Basen-Haushaltes sind auszugleichen. Obwohl es selten benötigt wird, sollte gekreuztes Blut bereitgestellt werden. Präoperativ bestehende pulmonale Störungen sollten durch eine konsequente Tracheobronchialtoilette sowie durch Antibiotika-Gabe therapiert werden. Bei allen Kindern ist eine perioperative Antibiotika-Prophylaxe indiziert.

Anästhesiologisch ist die Ösophagusatresie mit einer Fistel zwischen Trachea und unterem Ösophagussegment (ca. 90%, Typ IIIB nach Vogt; Abb. 64.8) besonders problematisch. Es besteht hierbei die Gefahr, dass bei der Beatmung ein Teil des Beatmungsvolumens über die Fistel in den Magen-Darm-Trakt gelangt. Hierdurch kann der Magen überbläht, das Zwerchfell verdrängt und die Lungenfunktion weiter verschlechtert werden. Auch ein Rückfluss von Mageninhalt in die Trachea ist möglich. Die Anlage eines zentralvenösen Katheters oder einer invasiven arteriellen Druckmessung ist normalerweise nicht notwendig.

Die **Intubation** sollte erst unmittelbar vor Operationsbeginn durchgeführt werden. Nach intravenöser Atropin-Gabe müssen unmittelbar vor Intubation nochmals proximaler Ösophagusstumpf und Oropharynx abgesaugt werden. Bei der Narkoseeinleitung sollte keinesfalls mit Maske beatmet, sondern eine intravenöse Ileuseinleitung (Kap. 28.4, S. 602) durchgeführt werden. Falls irgend möglich, muss die Tubusspitze distal der Fistelmündung, aber proximal der Carina in der Trachea zu liegen kommen. Die Fistel mündet meist nahe der Carina an der dorsalen Trachealwand. Eine sorgfältige Auskultation beider Lungen und des Abdomens zur korrekten **Positionierung der Tubusspitze** ist wiederholt notwendig, insbesondere nach der Seitenlagerung des Kindes. Gegebenenfalls muss der Tubus etwas weiter eingeführt oder gedreht werden, damit die schräge Tubusspitze in einer anderen Richtung zu liegen kommt. Fast immer ist eine Tubusposition zu finden, die eine zufrieden stellende Ventilation ohne Überblähung des Abdomens und ohne einseitige Belüftung erlaubt. Das Kind kann zur Erleichterung der Beatmung relaxiert werden. Nur wenn der Tubus ausnahmsweise nicht zufrieden stellend platziert werden kann und eine Überblähung des Abdomens droht, sollte die Spontanatmung erhalten bleiben und nur eine vorsichtige assistierte Beatmung vorgenommen wer-

Tab. 64.11 Ösophagusatresie. Einteilung nach Vogt und Häufigkeit der einzelnen Typen.

Typ	Häufigkeit
Typ I	selten
Typ II	6–8%
Typ IIIA	0,5%
Typ IIIB	90%
Typ IIIC	0,5%
H-Form	2%

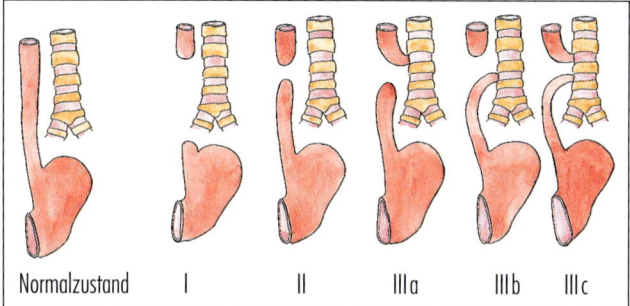

Normalzustand | I | II | IIIa | IIIb | IIIc

Abb. 64.8 Ösophagusatresie und ösophagotracheale Fistel. Einteilung nach Vogt.

den. Hierdurch können dann Beatmungsdruck und fistelnde Gasmenge minimiert werden. In diesen Fällen wird von manchen Operateuren vor der Thorakotomie eine Gastrostomie zur Entlastung des Magens und damit zur Verbesserung der Ventilation vorgenommen.

Es empfiehlt sich eine Sauerstoff-Luft (bzw. Lachgas)-Fentanyl-Relaxans-Narkose mit einer geringen Konzentration eines Inhalationsanästhetikums. Als Fentanyl-Boli empfehlen sich ca. 10 µg/kg KG. Sind Magen und Darm mit Luft überbläht, sollte vorerst auf Lachgas verzichtet werden, da es in die lufthaltigen Därme diffundieren kann, wodurch deren Volumen weiter zunehmen und die **Beatmung** behindert werden kann. Eine manuelle Ventilation ist der maschinellen oft vorzuziehen, da hierbei die Beatmung den operativen Manipulationen angepasst werden kann. Operationstechnisch kann es manchmal vorübergehend zu Myokardirritationen mit Herzrhythmusstörungen oder zu einer Trachealkompression kommen. Aufgrund von eingedicktem Trachealsekret (bedingt durch die Atropin-Gabe) oder von Blut, das bei der Fisteldurchtrennung evtl. ins Tracheobronchialsystem eingedrungen und dort geronnen ist, kann es zu einer partiellen oder kompletten Tubusverlegung kommen, was u. U. eine intraoperative Umintubation notwendig machen kann, falls sich der Tubus nicht freisaugen lässt.

An Infusionsvolumen sind ca. 10–15 ml/kg KG/h notwendig. Häufig ist auch die Gabe von 5%igem Albumin (ca. 5–10 ml/kg KG) erforderlich.

Bei einer Fistel zwischen Trachea und proximalem Ösophagusstumpf (Typ IIIA nach Vogt; Abb. 64.8) besteht keine Gefahr, dass der Magen bei der Beatmung überbläht wird. Über eine bereits zur Narkoseeinleitung gelegte Ösophagussonde kann die Luft kontinuierlich abgesaugt werden.

Normalerweise werden die Kinder postoperativ für einige Tage nachbeatmet.

Persistierender Ductus arteriosus Botalli

Pathophysiologie/pathologische Anatomie

Der Ductus arteriosus Botalli stellt eine für den Feten wichtige Gefäßverbindung zwischen A. pulmonalis und thorakaler Aorta dar (Abb. 42.1). Das Blut fließt beim Feten aus der A. pulmonalis über den Ductus arteriosus Botalli in die Aorta und umgeht dadurch großteils die nicht ventilierte Lunge, in der ein hoher pulmonalvaskulärer Widerstand vorliegt. Unmittelbar postnatal fällt der pulmonalvaskuläre Widerstand mit Einsetzen der Lungenbelüftung ab. Das pulmonalarterielle Blut fließt nun nicht mehr über den Ductus arteriosus Botalli in die Aorta, sondern durch die A. pulmonalis in die Lunge. Innerhalb weniger Stunden nach der Geburt kommt es zum funktionellen Verschluss des Ductus arteriosus durch Muskelkontraktion der Ductuswand (bis zum Ende des 3. Lebensmonats verschließt sich der Ductus anatomisch). Auslösende Ursachen für den Ductusverschluss sind der Anstieg des arteriellen Sauerstoffpartialdrucks sowie die nun wegfallende plazentare Prolaktinproduktion.

> Bleibt der Ductus arteriosus Botalli über den 4. Lebenstag hinaus durchgängig, wird von einem **p**ersistierenden **D**uctus **a**rteriosus (PDA) gesprochen.

Postnatal kommt es im Bereich eines persistierenden Ductus arteriosus Botalli primär (aufgrund der Druckverhältnisse) zu einem Links-rechts-Shunt mit vermehrter Lungendurchblutung, die mehr als das 3fache des systemischen Blutflusses betragen kann. Folge ist eine deutliche Linksherzbelastung, die evtl. zu einer Linksherzinsuffizienz führen kann. Der systolische Druck im großen Kreislauf ist normal bis leicht erniedrigt, der diastolische Druck meist deutlich vermindert, der arterielle Mitteldruck erniedrigt und die Blutdruckamplitude vergrößert. Bei Kindern mit einem persistierenden Ductus arteriosus Botalli handelt es sich meist um Frühgeborene, die zusätzliche Probleme wie ein Atemnotsyndrom, eine nekrotisierende Enterokolitis oder eine intrakranielle Blutung aufweisen.

Therapie

Die Operation kann evtl. auf der neonatologischen Intensivstation durchgeführt werden. Dadurch können bei diesen Risikokindern die Gefahren eines Transports in den Operationssaal vermieden werden. Häufig wird aber die Operation im Operationssaal durchgeführt. Die Operation erfolgt in Rechtsseitenlage. Normalerweise wird im 3. Interkostalraum thorakotomiert. Der freipräparierte Ductus arteriosus Botalli kann u. U. von ähnlich großem Durchmesser sein wie die Aorta.

Anästhesie

Zur Durchführung der Anästhesie ist normalerweise ein **Standardmonitoring** ausreichend. Hierzu zählen Ösophagusstethoskop oder rechtsthorakal geklebtes Stethoskop, oszillometrische Blutdruckmessung, Pulsoximetrie, Kapnographie, Elektrokardiographie und Temperaturmessung. Handelt es sich um schwer kranke Neugeborene, wurden normalerweise bereits im Rahmen der vorausgegangenen neonatologischen Intensivbehandlung ein zentraler Venenkatheter und eine arterielle Kanüle angelegt. Falls dies nicht der Fall war, sind diese erweiterten Überwachungsmaßnahmen für die Operation normalerweise nicht notwendig.

Bei diesen Frühgeborenen liegt häufig eine Hypovolämie vor, da im Rahmen der Intensivtherapie die Flüssigkeitszufuhr eingeschränkt ist und Diuretika gegeben werden. Dies kann evtl. bei der Narkoseeinleitung zu einem Blutdruckabfall führen. Dennoch ist intraoperativ eine **restriktive Flüssigkeitszufuhr** notwendig, da es mit dem operativen Verschluss des Ductus arteriosus Botalli zu einer akuten Volumenzunahme im Systemkreislauf mit entsprechendem Blutdruckanstieg kommt. Es sollten ca. 8 ml/kg KG/h kontinuierlich infundiert werden. Bei Blutdruckproblemen können zusätzliche Boli (5 ml/kg KG) an Elektrolytlösung, 5%igem Albumin oder Blut (falls der Hämatokrit unter 40–45% liegt) gegeben werden.

Zumeist sind diese Früh- oder Neugeborenen bereits intubiert, sediert und analgesiert. Zur **Aufrechterhaltung der Narkose** eignen sich Fentanyl (Boli à 10 µg/kg KG), ein Relaxans (z. B. Atracurium), Sauerstoff und eine niedrige Konzentration eines volatilen Inhalationsanästhetikums. Häufig wird auf die Gabe von Lachgas verzichtet und mit einem Sauerstoff-Luft-Gemisch beatmet. Aufgrund des Risikos einer retrolentalen Fibroplasie sollte bei diesen Kindern eine pulsoximetrische arterielle Sauerstoffsättigung von ca. 90–95% angestrebt werden. Hierdurch lässt sich eine Hyperoxie vermeiden (Kap. 8.1.2, S. 244). Der p_aCO_2 sollte zwischen 35 und 40 mm Hg liegen. Mit Eröffnen des Thorax ist es empfehlenswert, von der maschinellen auf eine manuelle **Beatmung** überzugehen. Damit kann die Beatmung besser dem operativen Vorgehen angepasst werden. Durch operative Reizung des N. vagus kann es u. U. zu Bradykardien kommen. Akute Blutdruckabfälle können durch Kompression großer Gefäße oder des Herzens verursacht werden. Eine enge Kooperation zwischen Operateur und Anästhesist ist daher notwendig. Mit Verschluss des Ductus arteriosus Botalli kommt es zu einem Anstieg des arteriellen Systemdrucks und gleichzeitig öfters zu einem leichten Abfall der Herzfrequenz.

Eine Bluttransfusion ist für diese Operation normalerweise nicht notwendig. Postoperativ bleiben die Patienten intubiert und werden ggf. wieder auf die neonatologische Intensivstation verlegt.

Kongenitale hypertrophe Pylorusstenose

Pathophysiologie/pathologische Anatomie

Die kongenitale hypertrophe Pylorusstenose ist mit einer Inzidenz von 1 : 300 bis 1 : 400 Lebendgeburten eine der häufigsten Fehlbildungen des Verdauungstraktes. Die Erkrankung kommt häufiger bei Jungen (85%) als bei Mädchen vor. Begleitende Fehlbildungen bestehen normalerweise nicht. Pathologisch-anatomisch besteht eine zunehmende Hypertrophie bzw. Hyperplasie der zirkulären Pylorusmuskulatur, die als Tumor rechts neben dem Nabel getastet werden kann. Hierdurch wird die Entleerung des Magens zunehmend behindert. Folgen der Passagebehinderung sind ständiges Erbrechen mit Unterernährung, Exsikkose, Hypoproteinämie, hypochlorämischer und hypokaliämischer metabolischer Alkalose (HCl-Verlust) sowie Hyponatriämie. Der Organismus versucht die metabolische Alkalose zu kompensieren, indem über die Niere vermehrt Bikarbonat (in Kombination mit Natrium) ausgeschieden wird (Normalwert für Standardbikarbonat beim Neugeborenen: 18–25 mmol/l). Gleichzeitig werden weniger Protonen, stattdessen aber mehr Kaliumionen ausgeschieden (Hypokaliämie). Zusätzlich wird durch eine Hypoventilation ein Kohlendioxidanstieg und damit ein kompensatorischer Abfall des pH-Werts angestrebt. Inzwischen werden Diagnose und Operationsindikation meist frühzeitig gestellt, sodass schwerwiegende Entgleisungen des Wasser-, Elektrolyt- und Säure-Basen-Haushalts selten geworden sind.

Klinik

Zwischen der 2. und 5. Lebenswoche führt die Pylorusstenose zum schwallartigen Erbrechen (»Erbrechen im Strahl«). Häufig können vor allem nach dem Füttern kräftige peristaltische Wellen des Magens erkannt werden, bevor es zum explosionsartigen Erbrechen kommt.

Chirurgisches Vorgehen

Der hypertrophierte Pylorusmuskel wird bis auf die Mukosa gespalten und stumpf auseinander gedrängt (Pyloromyotomie). Besteht der Verdacht auf eine Mukosaverletzung, kann probeweise der Magen über die Magensonde mit Luft aufgeblasen und dadurch die Leckagesuche erleichtert werden. Die Operation dauert meist nur ca. 15–20 Minuten.

Anästhesie

Präoperative Phase

Die Operation einer Pylorusstenose ist kein Noteingriff. Die Operation darf erst nach **Ausgleich der Störungen** des Säure-Basen-, Wasser- und Elektrolythaushalts durchgeführt werden, was meist innerhalb von Stunden, manchmal aber nur über Tage möglich ist. Die Chloridkonzentration sollte möglichst über 95 mmol/l, die Natriumkonzentration möglichst über 130 mmol/l und der Base Excess sollte unter +5 mmol/l betragen. In milden Fällen kann auf eine Kaliumsubstitution verzichtet werden, da durch die postoperative Fütterung (mit Milch) der Kaliumhaushalt leicht wieder ausgeglichen werden kann. In schweren Fällen sollten 3(–5) mmol Kalium/kg KG/d verabreicht werden. Zum Ausgleich der Natrium- und der Chloridkonzentration muss dem Kind isotone Natriumchloridlösung infundiert werden. Um den Chloridwert um 1 mmol/l anzuheben, werden ca. 2 ml/kg KG 0,9%ige NaCl-Lösung benötigt.

Die Kinder müssen präoperativ eine **Magensonde** (10–12 Charr) erhalten; der Mageninhalt muss abgesaugt und die Sonde abgeleitet werden. Eine bereits auf Station gelegte Magensonde muss vor Narkoseeinleitung auf ihre korrekte Lage überprüft und abgesaugt werden. Handelt es sich um eine dünne Ernährungssonde, ist sie durch eine großlumige Ablaufsonde zu ersetzen.

Intra- und postoperative Phase

Es muss eine intravenöse Ileuseinleitung (Kap. 28.4, S. 602) durchgeführt werden, um die Gefahr von Regurgitation oder Erbrechen zu vermindern. Vor der Ileuseinleitung ist ggf. die Magensonde zu entfernen (Kap. 28.4, S. 603). Die Extubation darf erst nach vollständiger Rückkehr der Schutzreflexe vorgenommen werden. Manchmal beginnen diese Säuglinge nur verzögert wieder spontan zu atmen und neigen zu apnoischen Phasen. Am ehesten ist die metabolische Alkalose – obwohl präoperativ partiell korrigiert – dafür verantwortlich zu machen. Es ist wahrscheinlich, dass die Äquilibration mit dem Liquor cerebrospinalis erst verzögert auftritt und deshalb das Atemzentrum vermindert auf eine CO_2-Retention anspricht. Bereits 4–6 Stunden postoperativ kann der orale Nahrungsaufbau langsam mit Tee oder Glukoselösung begonnen werden. Nach der Fütterung müssen die Kinder auf die rechte Seite gelegt werden, um die Magenentleerung zu fördern. Bis zur vollständigen oralen Ernährung (12–24 Stunden postoperativ) sollte der Basisflüssigkeitsbedarf (Kap. 10, S. 271) intravenös zugeführt werden.

Blasenekstrophie

Pathophysiologie/pathologische Anatomie

Bei der Blasenekstrophie kommt es aufgrund einer embryonalen Entwicklungsstörung nicht zum Verschluss der unteren Bauchwand. Die Blasenschleimhaut liegt offen ausgebreitet, und die Mündung der Ureteren ist sichtbar. Zusätzlich ist der Beckenring nicht geschlossen. Die Symphyse klafft. Die Inzidenz beträgt 1 : 30000 Lebendgeborenen, wobei Knaben 2,5-mal häufiger betroffen sind als Mädchen.

Chirurgisches Vorgehen

Die operative Versorgung (z. B. Blasenrekonstruktion, Ureterosigmoidostomie, Beckenosteosynthese) sollte in den ersten beiden Lebenstagen vorgenommen werden, bevor es zu einer Veränderung der Blasenschleimhaut kommt.

Anästhesie

Bei diesen ausgedehnten Operationen kann der Blutverlust erheblich sein, falls die Ileosakralfugen aufgemeißelt werden müssen. Ein zentralvenöser sowie mehrere periphervenöse Zugänge sind notwendig. Da das Kind zuerst in Bauchlage (zur Aufmeißelung der Ileosakralfugen und Mobilisierung des Beckens) und anschließend in Rückenlage operiert wird, ist auf eine optimale Fixierung des Tubus sowie aller Zugänge zu achten, damit bei der Umlagerung keine Dislokationen auftreten. Eine adäquate Flüssigkeits- und Blutsubstitution sind wichtig; eine Hypothermie ist zu verhindern.

Spina bifida

Pathophysiologie/pathologische Anatomie

In der 3. Schwangerschaftswoche bildet sich beim Embryo die Neuralrinne, die sich dann zum Neuralrohr schließt. Störungen dieses Entwicklungsablaufes führen zu den verschiedenen Formen der Spina bifida.

Spina bifida occulta

Von einer Spina bifida occulta wird gesprochen, wenn ein oder mehrere knöcherne Wirbelbögen unvollständig geschlossen sind. Hirnhäute und Rückenmark sind dabei intakt. Die Spina bifida occulta ist harmlos und findet sich bei ca. 10% der Bevölkerung.

Spina bifida cystica

Wenn außer den Wirbelbögen auch die Meningen von der Hemmungsfehlbildung betroffen sind, wird von einer Meningozele gesprochen. Ist zusätzlich noch das Rückenmark betroffen, handelt es sich um eine Meningomyelozele. Meningozele und Meningomyelozele werden unter dem Obergriff der Spina bifida cystica zusammengefasst. Die Häufigkeit der Spina bifida cystica schwankt von Land zu Land zwischen 1:300 und 1:3000 Lebendgeburten. Sie betrifft meist den Lumbosakralbereich.

Meningozele: Bei der Meningozele sind die Hirnhäute sackförmig ausgestülpt. Beim Schreien wölbt sich der Meningozelensack vor. Das Rückenmark ist nicht betroffen, und es liegt kein neurologisches Defizit vor. Die Meningozele wird von normaler Haut bedeckt.

Meningomyelozele: Bei der Meningomyelozele ist außer den Wirbelbögen und den Meningen auch das Rückenmark beteiligt. Im schlimmsten Fall liegt das Rückenmark frei und es tropft Liquor ab (Infektionsgefahr). In ca. 20% der Fälle bestehen zusätzliche Fehlbildungen vor allem des Urogenitalsystems bzw. Herzfehler, eine Omphalozele oder Blasenekstrophie. Bei ca. 80% der Kinder kommt es zu einem Hydrozephalus, häufig in Kombination mit einem Arnold-Chiari-Syndrom (Hemmungsfehlbildung des Kleinhirns mit dessen Verdrängung durch das Foramen occipitale magnum, sodass bereits intrauterin ein okklusiver Hydrozephalus entsteht und vielfältige neurologische Störungen möglich sind).

Klinik und Diagnostik

Bei einer Spina bifida occulta weisen oft kleine Haarbüschel, ein Hämangiom oder ein Lipom im Lumbosakralbereich als einzige klinische Zeichen auf die darunter liegende Spaltbildung hin. Die Meningomyelozele ist dagegen immer mit meist schweren neurologischen Defiziten verbunden. Oft imponieren schlaffe Lähmungen der unteren Extremitäten, des Gesäßes sowie Stuhl- und Urininkontinenz. Meningomyelozelen können anhand einer erhöhten α-Fetoprotein-Konzentration in der Amnionflüssigkeit und mittels Ultraschall frühzeitig intrauterin festgestellt werden.

Ca. 50% der Kinder mit einer Meningomyelozele versterben innerhalb des 1. Jahres, vor allem an aufsteigenden Meningitiden oder an begleitenden Fehlbildungen. Ältere Kinder sind vor allem durch aszendierende Harnwegsinfektionen gefährdet. Die geistige Entwicklung der Kinder hängt vom Ausmaß des begleitenden Hydrozephalus ab: Falls kein Hydrozephalus besteht, ist sie normal.

Chirurgisches Vorgehen

Die operative Abtragung einer Meningozele wird meist im Alter von 3–6 Monaten vorgenommen. Manchmal ist jedoch die Haut über der Meningozele membranartig verdünnt, sodass Perforationsgefahr besteht. In diesem Falle muss die Meningozele notfallmäßig abgetragen werden.

Liegt bei einer Meningomyelozele die Neuralplatte frei, muss sie mit einer sterilen, mit Kochsalz angefeuchteten Kompresse bedeckt werden. Das Kind muss anschließend in ein kinderneurochirurgisches Zentrum verlegt werden. Dort ist zu entscheiden, ob ein operatives Vorgehen möglich und sinnvoll ist. Wird die Indikation zur operativen Versorgung gestellt, muss die Meningomyelozele innerhalb von 24 Stunden abgetragen, die Neuralplatte »versenkt« und die Haut darüber verschlossen werden.

Im Falle eines Hydrozephalus ist evtl. die baldige Anlage eines Ventrikelshunts zur Liquorableitung notwendig.

Anästhesie

Besteht bei dem Kind ein Hydrozephalus mit Verdacht auf einen erhöhten intrakraniellen Druck, ist das in Kap. 69, S. 961 empfohlene Vorgehen zu beachten. Besteht kein Anhalt für einen erhöhten intrakraniellen Druck, kann eine Narkose mit einem Sauerstoff-Lachgas-Gemisch und einem Inhalationsanästhetikum durchgeführt werden. Die Kinder müssen bei diesen Operationen manchmal in Seitenlage intubiert werden, um eine große Meningo- oder Myelomeningozele nicht zu beschädigen. Wegen dabei evtl. auftretender Schwierigkeiten empfiehlt sich oft eine Intubation bei erhaltener Spontanatmung (Kap. 27, S. 583). Ein Helfer muss zur Intubation den Kopf des Kindes fixieren. Alternativ kann das Kind in Rückenlage auf ein großes Schaumgummikissen mit einer geeigneten Aussparung gelagert werden. Während der Operation wird das Kind auf den Bauch gelagert und Schulter und Becken werden unterpolstert. Die Augen müssen druckfrei bleiben und mit Pflastern geschützt werden. Wenn der Operateur bei einer Meningomyelozele mit dem Nervenstimulator Nervenwurzeln aufsuchen möchte, muss auf eine intraoperative Muskelrelaxation verzichtet werden. Das Ausmaß des Blutverlusts kann erheblich sein und ist bei diesen Operationen oft schwierig abzuschätzen, da die Neurochirurgen das Operationsgebiet mit einer Spülflüssigkeit häufig anfeuchten und sich außerdem Liquor mit Blut vermischt. Blutkonserven müssen vorhanden sein.

64.5.2 Säuglingsalter

Das anästhesiologische Vorgehen bei einer Hydrozele entspricht dem bei der Leistenhernie.

Leistenhernie (Hernia inguinalis)
Pathophysiologie/pathologische Anatomie

Die operative Versorgung einer Leistenhernie ist einer der häufigsten elektiven Eingriff im Kindesalter. Es handelt sich fast immer um indirekte Leistenhernien. Sie haben ihre Ursache in einer Persistenz des Processus vaginalis, durch den eine Darmschlinge oder ein Ovar prolabieren können. Die Inzidenz wird mit 1–4% angegeben. Insbesondere bei untergewichtigen Neugeborenen ist die Leistenhernie häufig (ca. 5–30%).

Chirurgisches Vorgehen

Da in den ersten 3 Lebensmonaten die Gefahr der Inkarzeration besonders hoch ist, sollte die Operation möglichst bald durchgeführt werden. Im Falle einer Inkarzeration gelingt in diesem Alter jedoch die Reposition meist leicht. Nach Rückbildung des lokalen Ödems soll die Herniotomie beim Jungen nach 1–2 Tagen durchgeführt werden. Beim Mädchen mit inkarzeriertem Ovar ist die sofortige Operation ohne Repositionsversuch angezeigt.

Anästhesie

Für eine nicht inkarzerierte Hernie hat sich (einen erfahrenen Operateur und ein über ca. 6 Monate altes Kind vorausgesetzt) eine Maskennarkose bewährt. Vor einer zu flachen Narkoseführung ist jedoch zu warnen, da durch Zug am Peritoneum ein Laryngospasmus ausgelöst werden kann. Eine Relaxation ist nicht notwendig. Handelt es sich um eine inkarzerierte Hernie, können die Kinder durch Erbrechen dehydriert sein und Elektrolytentgleisungen aufweisen. Präoperativ muss mit einer intravenösen Infusionstherapie begonnen werden. Vor der Narkoseeinleitung ist eine Magensonde zu legen und anschließend eine intravenöse Ileuseinleitung (Kap. 28.4, S. 602) durchzuführen.

Bei ca. 3 Monate alten Säuglingen muss die physiologische Trimenonanämie beachtet werden, wegen der die Sauerstofftransportkapazität erheblich reduziert sein kann (Kap. 19.4.2, S. 432). Beim sonst gesunden Kind kann ein Hämoglobinwert bis 8 g/dl noch toleriert werden. Ein stärkerer Abfall der Herzfrequenz muss vermieden werden, denn bei dem relativ konstanten Schlagvolumen in dieser Altersgruppe ist eine Erniedrigung der Herzfrequenz mit einem Abfall des Herzminutenvolumens verbunden. Die Indikation zur Atropin-Gabe sollte eher großzügig gestellt werden.

Zur postoperativen Schmerztherapie bietet sich eine Wundinfiltrationsanästhesie (Kap. 64.6.3, S. 895) oder ein Ilioinguinalis- und Iliohypogastrikusblock (Kap. 64.6.3, S. 893) an.

Hirschsprung-Krankheit

Pathophysiologie/pathologische Anatomie

Beim Morbus Hirschsprung kommt es aufgrund eines Mangels an Ganglien im distalen Kolon zu einer funktionellen Obstruktion. Die Inzidenz beträgt 1 : 10000 Lebendgeborene. Begleitende Fehlbildungen wie Megaureter und Trisomie 21 treten jeweils in ca. 3% der Fälle auf.

Klinik und Diagnostik

Meist kommt es zu einem verzögerten Mekoniumabgang, zu Obstipation, einer Auftreibung des Abdomens und zu Erbrechen. Die Diagnose wird manchmal erst nach 3–6 Monaten gestellt. Sie kann anhand einer Abdomenübersichtsaufnahme (»stehende Schlingen« und »Spiegelbildungen«), einer anorektalen Manometrie und einer rektalen Biopsie bestätigt werden.

Chirurgisches Vorgehen und Anästhesie

Bei Neugeborenen wird eine vorläufige Kolostomie angelegt. Im Alter von 6 Monaten wird dann das aganglionäre Darmsegment reseziert. Dies sind große, lange dauernde Eingriffe. Genaue Blut- und Volumensubstitution sind notwendig.

64.5.3 Kleinkindesalter

Das anästhesiologische Vorgehen für eine **Orchidopexie** bei Hodenhochstand entspricht dem bei der Leistenhernie (Kap. 64.5.2, S. 884). Die Narkoseführung sowie die speziellen Risiken bei der **Adenotomie** und **Tonsillektomie** sind im Kap. 71.5.1, S. 1011 ausführlich beschrieben. Die Narkoseführung bei einer **Parazentese** wird im Kap. 71.5.5, S. 1016 beschrieben. Das anästhesiologische Vorgehen bei **Lippen-Kiefer-Gaumen-Spalten** wird im Kap. 71.5.9, S. 1018 besprochen.

Zirkumzision

Grund für eine Zirkumzision ist meist eine narbige Verengung der Vorhaut oder eine rituelle Beschneidung (radikale Zirkumzision). Das Abschneiden der vorgezogenen Vorhaut bei Operationsbeginn ist sehr schmerzhaft und verlangt eine ausreichende Narkosetiefe. Die ca. 20-minütige Operation wird oft in Maskennarkose oder unter Verwendung einer Larynxmaske durchgeführt. Bei zu flacher Narkoseführung kann es leicht zu einem Laryngospasmus kommen. Eine intraoperative Erektion ist meist Anzeichen für eine unzureichende Narkosetiefe. Postoperativ haben die Kinder meist starke Schmerzen. Zur postoperativen Schmerztherapie bietet sich vor allem ein Peniswurzelblock an (Kap. 64.6.3, S. 888). Alternativ kann evtl. auch ein subkutaner Ringwall (Kap. 64.6.3, S. 890) oder eine Kaudalanästhesie (Kap. 64.6.3, S. 890) durchgeführt werden.

Anästhesie – Spezieller Teil

Hypospadie

Bei der Hypospadie endet die Urethra nicht an der Glansspitze, sondern an der Unterseite des Penis. Die operative Versorgung wird meist im Alter von 2–3 Jahren durchgeführt. Für die meist länger dauernde Operation sollte das Kind intubiert werden. Bei der Operation einer hochgradigen Hypospadie kann zur postoperativen Schmerztherapie eine Kaudalanästhesie angelegt werden (Kap. 64.6.3, S. 890).

Appendektomie

Im Alter unter 4 Jahren ist eine Appendizitis selten. Wenn sie jedoch in dieser Altersgruppe auftritt, so ist sie häufiger kompliziert durch eine Perforation oder Peritonitis. Die Kinder sind dann schwer krank und müssen bereits präoperativ Flüssigkeit erhalten. Die Intubationsnarkose muss mit einer Ileuseinleitung (Kap. 28.4, S. 602) begonnen werden. Die Extubation darf erst nach völliger Rückkehr der Schutzreflexe erfolgen.

Nabelhernie

Bei fehlendem Verschluss der Nabelschnurlücke kann eine Nabelhernie entstehen. Vor dem 6. Lebensmonat sollte wegen der Möglichkeit eines Spontanverschlusses nicht operiert werden. Nur sehr selten kommt es zur Inkarzeration einer Nabelhernie. Es empfiehlt sich eine Intubationsnarkose. Zum Verschluss der Bruchpforte sollte eine gute Entspannung der Bauchmuskulatur sichergestellt werden.

Wilms-Tumor

Pathophysiologie/pathologische Anatomie

Der Wilms-Tumor (Nephroblastom) gehört zu den häufigsten Malignomen im Kindesalter und ist Ursache von 6–8% der Tumortodesfälle bei Kindern unter 12 Jahren. Ca. 75% werden vor dem 4. Lebensjahr diagnostiziert. Die Inzidenz beträgt 1:13000 Lebendgeburten. Frühzeitig kommt es zu Lungen- und Lebermetastasen. Meist wird bei diesen sonst gesunden Kindern zufällig ein oft großer, harter, schmerzloser Tumor in der Flanke getastet. In 5–10% der Fälle sind beide Nieren befallen. Selten kann es (durch eine Überproduktion von Renin) zu einer extremen Hypertension bis hin zum Linksherzversagen kommen. Bei später Diagnosestellung imponiert meist auch eine Anämie. Falls eine organerhaltende Operation nicht möglich ist, muss die betroffene Niere entfernt werden. Je nach Stadium werden auch eine Bestrahlung und Chemotherapie notwendig.

Anästhesie

Bei vorbestehender Anämie sollte der Hämoglobinwert präoperativ auf wenigstens 10 g/dl angehoben werden. Blutkonserven sowie mehrere großlumige periphervenöse Zugänge müssen vorhanden sein, da massive intraoperative Blutverluste möglich sind. Die venösen Zugänge müssen an den oberen Extremitäten gelegt werden, da manchmal die V. cava inferior aus operationstechnischen Gründen unterbunden werden muss. Eine engmaschige oszillometrische Blutdrucküberwachung (Kap. 8.1.1, S. 238) ist notwendig, selten kann eine invasive arterielle Druckmessung sinnvoll sein. Als Narkoseform empfiehlt sich eine Sauerstoff-Lachgas-Relaxans-Narkose in Kombination mit einem Inhalationsanästhetikum.

64.5.4 Schulkindesalter

Hodentorsion

Eine Hodentorsion ist stets ein Notfalleingriff und muss umgehend operiert werden, um den torquierten, ischämischen und sehr schmerzhaften Hoden evtl. noch zu retten. Die Kinder sind hierbei immer als nicht nüchtern zu betrachten; es ist eine intravenöse Ileuseinleitung (Kap. 28.4, S. 602) durchzuführen.

Trichterbrustoperation

Sie wird selten vor einem Alter von 10 Jahren durchgeführt. Während der Operation müssen aus Gründen der Symmetrie normalerweise beide Arme am Körper angelagert werden. An den venösen Zugängen müssen daher entsprechende Verlängerungen angebracht werden. Mögliche anästhesierelevante Probleme sind eine operative Pleuraverletzung oder vor allem stärkere Blutungen aus durchtrennten Interkostalgefäßen. Mehrere großlumige periphervenöse Zugänge sind deshalb notwendig. Beim Verschluss der evtl. eröffneten Pleura muss die Lunge manuell kräftig gebläht werden. Gekreuztes Blut muss bereitstehen. Postoperativ besteht die Gefahr eines Pneumothorax. Eine entsprechende postoperative Überwachung und Röntgendiagnostik ist notwendig. Eine suffiziente postoperative Schmerztherapie (evtl. mittels intravenöser patientenkontrollierter Analgesie, PCA; Kap. 83.2.1, S. 1188) ist wichtig.

Detailwissen: Seltene Syndrome bei Kindern

Adrenogenitales Syndrom: Nebennieren und die Keimdrüsen betreffendes Syndrom. Angeborener Enzymdefekt (zumeist C_{21}-Hydroxylase-Mangel), der zur stark eingeschränkten Cortisolsynthese führt. Kompensatorisch vermehrte ACTH-Ausschüttung mit Nebennierenrindenhypertrophie. Vermehrte Androgenbildung mit Virilisierung bei Mädchen, Makrogenitosomie bei Knaben. Eventuell ist auch die Aldosteronsynthese vermindert mit Salzverlustsyndrom (Hyponatriämie, Hyperkaliämie). Hydrocortisonsubstitution ist notwendig. Bei Salzverlust ist eine zusätzliche Mineralokortikoidgabe notwendig.

Arnold-Chiari-Syndrom: Hemmungsfehlbildung des Kleinhirns (zerebellomedulläre Dysplasie) mit dessen Verdrängung durch das Foramen occipitale major mit okklusivem Hydrozephalus (wodurch oft die Anlage eines ventrikuloatrialen Shunts notwendig wird) mit Hirnstamm- und Hirnnervenkompression, Lähmungen, zerebralen Krämpfen. Autonome Neuropathien können perioperativ zu kardialen und respiratorischen Störungen führen (Übersicht bei Groth et al. 2001). Da häufig auch knöcherne Fehlbildungen der oberen Wirbelsäule vorliegen, können erschwerte Intubationsbedingungen vorliegen. In schweren Fällen wird eine Dekompression der hinteren Schädelgrube durchgeführt.

Central core disease: Muskelhypotonie, beeinträchtigte Atemfunktion, Neigung zur malignen Hyperthermie.

Cri-du-chat-Syndrom (Katzenschrei-Syndrom): Kehlkopffehlbildung, kleiner Larynx, dadurch »miauende« Stimme, Mikrozephalie, Hypertelorismus, Gaumenspalte (kraniofaziale Dysmorphie), Herzfehler.

Down-Syndrom (Trisomie 21): Geistige Retardierung, Muskelhypotonie, große Zunge, Atemwegsprobleme, Herzfehler, häufig Vorhofseptumdefekt.

Goldenhar-Syndrom: Unilaterale Gesichtshypoplasie, Mandibulahypoplasie, Atemwegsprobleme, Herzfehler, schwierige Intubation.

Klippel-Feil-Syndrom: Kongenitale Verschmelzung von 2 oder mehreren Halswirbeln, schwierige Intubation wegen Nackensteifheit, Gaumenspalte.

Klippel-Trenaunay-Syndrom: Hämangiom einer ganzen Extremität (partieller angiektatischer Gigantismus), Herzfehler, arteriovenöse Fisteln mit hohem Herzminutenvolumen.

(Pierre-)Robin-Syndrom: Gaumenspalte, Mikrognathie, Glossoptosis, schwierige Intubation, Herzfehler.

Prune-belly-Syndrom (Dörrpflaumenbauchsyndrom): Bauchdeckenaplasie, fehlende Bauchmuskulatur, verminderte Atemfunktion, Nierenanomalien, Kryptorchismus.

Reye-Syndrom: Leberfunktionsstörung, Enzephalopathie, Ateminsuffizienz.

Riley-Day-Syndrom (familiäre Dysautonomie): Hypertensive und hypotensive Blutdruckkrisen, Störungen der Schweißproduktion, fehlende Tränenproduktion, fehlendes Schmerzempfinden, Schluckstörungen, häufige Aspirationen.

Treacher-Collins-Syndrom: Mikrognathie, Choanalatresie, schwierige Intubation, Herzfehler, Taubheit.

Turner-Syndrom: XO-Chromosomenkonstellation, Mikrognathie, Aortenisthmusstenose, Aortendissektion, Pulmonalstenose, Nierenfehlbildungen.

VATER-Syndrom: **V**irbelkörperfehlbildungen (**v**ertebral anomalies), **A**nalatresie, tracheoösophageale Fistel (**t**racheal-**e**sophageal fistula) **R**adiusdysplasie, **r**enale Fehlbildungen. Bei zusätzlichen Fehlbildungen von Herz (**c**or) und Extremitäten (**l**imbs) wird vom VACTERL-Syndrom gesprochen.

64.6 Lokal- und Regionalanästhesieverfahren sowie postoperative Schmerztherapie bei Kindern

64.6.1 Allgemeine Bemerkungen

Die früher häufig vertretene Meinung, dass Neugeborene, Säuglinge und Kleinkinder ein relativ geringes Schmerzempfinden haben, ist sicherlich nicht zutreffend. Diese Thematik wird ausführlich im Kap. 83.1.2, S. 1182 diskutiert. Auch bei diesen kleinen Patienten ist daher eine suffiziente Therapie

postoperativer Schmerzen notwendig. In einer neueren Befragung gaben ca. 72% der Anästhesisten an, dass sie die postoperative Schmerztherapie im Kindesalter für »verbesserungswürdig« halten (Bremerich et al. 2001). Für die postoperative Schmerztherapie bieten sich bei Kindern sowohl eine systemische Schmerztherapie mittels eines antipyretischen Analgetikums und/oder eines Opioids als auch ein Lokal- oder Regionalanästhesieverfahren an.

Die systemische postoperative Schmerztherapie wird ausführlich im Kap. 83.2.1, S. 1182 beschrieben.

Insbesondere bei Neugeborenen, Säuglingen und Kleinkindern ist die Beurteilung der postoperativen Schmerzintensität sehr schwierig. Eine bedarfsadaptierte Opioid-Titration ist daher deutlich erschwert und mit einem höheren Risiko einer Überdosierung verbunden (Kap. 83.1.2, S. 1181). Daher sollten Verfahren der Lokal- und Regionalanästhesie bei Kindern möglichst häufig eingesetzt werden. Nach einer neueren Studie nehmen sie jedoch in Deutschland immer noch eine untergeordnete Rolle ein (Bremerich et al. 2001). Wichtig ist, dass den einfachen, leicht erlernbaren und risikoarmen Verfahren (wie z. B. der Wundinfiltration oder dem Peniswurzelblock) der Vorzug gegeben wird. Lokal- oder Regionalanästhesieverfahren bei Kindern werden zumeist nur zum Zwecke der postoperativen Schmerztherapie durchgeführt. Nur sehr selten werden diese Verfahren dazu eingesetzt, um die Operation in alleiniger Lokal- oder Regionalanästhesie beim wachen Kind vorzunehmen.

64.6.2 Besonderheiten

Detailwissen: Besonderheiten der Pharmakokinetik im Kindesalter

Die Pharmakokinetik der Lokalanästhetika unterscheidet sich im Kindesalter zum Teil von der des Erwachsenen (Übersicht bei Röper u. Lauven 1999; Thies et al. 2000). Es ist z. B. zu beachten, dass bei Säuglingen bis mindestens zum 6. Lebensmonat (Mazoit et al. 1988) der freie Anteil der Lokalanästhetika vom Amidtyp, insbesondere des Bupivacains, erhöht ist. Grund ist eine erniedrigte Konzentration vor allem an saurem α_1-Glykoprotein, weniger an Albumin (LeDez et al. 1986; Mazoit et al. 1988). Die geringere Proteinbindung im Kindesalter, d. h. der höhere ungebundene, freie Anteil, scheint allerdings durch das größere Verteilungsvolumen im Kindesalter (Bricker et al. 1989; Rothstein et al. 1986) mehr als ausgeglichen zu werden. Das Extrazellulärvolumen pro kg KG ist beim Säugling etwa 2-mal so groß wie beim Erwachsenen. Die bei Neugeborenen und jungen Säuglingen (LeDez et al. 1986) nach kaudaler Gabe von 2,5 mg Bupivacain/kg KG bestimmten Bupivacain-Plasmakonzentration waren im Mittel niedriger als die bei älteren Kindern nach gleicher Dosierung ermittelten Konzentrationen (Ecoffey et al. 1985). Auch aufgrund pharmakokinetischer Studien bei 1–27 Tage alten Neugeborenen und bei jungen Säuglingen wurde bestätigt, dass im Neugeborenenalter die Bupivacain-Plasmakonzentrationen nicht höher sind als bei Säuglingen (Bricker et al. 1989). Nach Gabe von 3 mg Bupivacain/kg KG im Rahmen einer Kaudalanästhesie bei unter 1-jährigen, 1- bis 3-jährigen, 3- bis 5-jährigen und Kindern über 5 Jahren konnte kein signifikanter Unterschied in den Bupivacain-Plasmakonzentrationen nachgewiesen werden (Eyres et al. 1983). Die Clearance der Lokalanästhetika vom Estertyp ist bei Neugeborenen vermindert, da die Konzentration des metabolisierenden Enzyms, der Plasmacholinesterase, noch vermindert ist. Die für die Metabolisierung von Amidlokalanästhetika benötigten Enzymsysteme

(Cytochrom P450) sind beim Neugeborenen (und jungen Säugling) noch nicht voll entwickelt. Die Metabolisierung von z. B. Bupivacain ist daher in diesem Lebensalter noch beeinträchtigt. Auch die Metabolisierung von Mepivacain scheint beim Neugeborenen eingeschränkt zu sein (DiFazio 1979). Es konnte jedoch gezeigt werden, dass Neugeborene Lidocain vergleichbar gut metabolisieren können wie Erwachsene. Während bei einer Einzelinjektion eines Lokalanästhetikums aufgrund des größeren Verteilungsvolumens beim Neugeborenen (und jungen Säugling) keine höheren Plasmakonzentrationen zu erwarten sind, kann es bei einer kontinuierlichen Gabe aufgrund der zumeist geringeren Clearance und des höheren Verteilungsvolumens leichter zu einer Kumulation kommen. Bei einer längerfristigen kontinuierlichen periduralen Gabe von Bupivacain werden für Säuglinge als maximale Infusionsdosis 0,375 mg/kg KG/h angegeben (Peutrell et al. 1997). Zum Teil wird die maximale Infusionsdosis auch mit 0,25 mg/kg KG/h angegeben.

Aufgrund von tierexperimentellen Untersuchungen (Morishima et al. 1981) kann davon ausgegangen werden, dass Neugeborene nicht schneller toxische Nebenwirkungen auf Lokalanästhetika entwickeln als Erwachsene. Bei Kindern sollten dennoch vorwiegend **niedrigprozentige Lokalanästhetikalösungen** verwendet werden. Meist sind auch diese in der Lage, die noch kaliberschwachen Nervenfasern zu blockieren. Auch die bis zum 2.–4. Lebensjahr noch unvollständige Myelinisierung erleichtert eine Nervenblockade. Die Anschlagszeit der Blockade ist aus diesen Gründen deutlich kürzer als bei Erwachsenen. Aufgrund des im Kindesalter relativ hohen Herzminutenvolumens und der besseren Gewebedurchblutung werden die Lokalanästhetika schneller resorbiert, wodurch die maximalen Plasmakonzentrationen früher auftreten und die Wirkungsdauer meist kürzer ist.

Eine regionalanästhesiebedingte **Sympathikusblockade**, wie sie bei einer Kaudal-, Peridural- oder Spinalanästhesie zu erwarten ist, beeinträchtigt den Blutdruck bei Kindern (unter ca. 8 Jahren) vergleichsweise wenig (McGown 1982; Abajian et al. 1984; Dohi u. Seino 1986; Murat et al. 1987; Payen et al. 1987; Rice et al. 1987; Dalens u. Hasnaoui 1989). Als mögliche Ursachen werden angegeben, dass unter normalen Bedingungen der Sympathikotonus bei Kindern in viel geringerem Maße als beim Erwachsenen an der Stabilisierung der Hämodynamik beteiligt ist und dass das Blutvolumen der im Kindesalter noch unterdimensionierten Extremitäten relativ gering ist (Murat et al. 1987). Vor Anlegen einer rückenmarknahen Regionalanästhesie muss daher nicht großzügig Flüssigkeit gegeben werden (Murat et al. 1987; Rice et al. 1987).

Lokalanästhetikum der Wahl ist das lang wirksame **Bupivacain**. Als übliche »maximale Einzeldosis« gelten wie beim Erwachsenen 2 mg/kg KG, aber auch 3 mg/kg KG werden für Kinder noch als sicher angegeben (Eyres et al. 1983; Rothstein et al. 1986). Der Zusatz von Adrenalin zu Bupivacain verlängert vor allem bei jungen Kindern die Wirkung einer Kaudalanästhesie deutlich (Warner et al. 1987). **Ropivacain** sollte bisher bei Kindern unter 12 Jahren möglichst nicht angewandt werden, da noch zu wenig Erfahrungen bei Kindern vorliegen. **Prilocain** sollte bei Neugeborenen und Säuglingen unter 3 Monaten vermieden werden, da es zu stärkerer

Methämoglobinämie (Met-Hb-Bildung) führen kann (Duncan u. Kobrinsky 1983), denn fetales Hämoglobin ist (durch O-Toluidin, einem Metaboliten des Prilocains; Kap. 14.2.2, S. 305) wesentlich leichter zu Met-Hb oxidierbar als adultes Hämoglobin. Außerdem haben Säuglinge bis zum 3. Lebensmonat noch erniedrigte Konzentrationen an Enzymen, die das Methämoglobin wieder reduzieren.

Die **Faszien** und **Aponeurosen** sind bei Kindern wesentlich dünner als bei Erwachsenen, daher leichter zu perforieren und schwieriger zu identifizieren. Durch Verwendung kurzgeschliffener Kanülen kann daher ein evtl. aufzusuchender Widerstandsverlust besser erfasst werden.

Wegen meist mangelnder Einsicht und Kooperation der Kinder müssen die zur postoperativen Schmerzlinderung **geplanten Lokal- oder Regionalanästhesieverfahren** normalerweise in **Narkose** durchgeführt werden. Werden sie bereits vor Operationsbeginn angelegt, kann der intraoperative Bedarf an Narkotika deutlich reduziert werden. Hierdurch sind die Nebenwirkungen hoher Konzentrationen an volatilen Anästhetika vermindert. Aufgrund einer möglichen flachen Narkoseführung ist die Ausleitungsphase wesentlich verkürzt – nach einer Kaudalanästhesie z. B. ca. 50% kürzer (Conroy et al. 1993). Bei den schmerzfreien Kindern gestaltet sich die Aufwachphase sehr ruhig, weil schmerzbedingtes Strampeln und Schreien mit den entsprechenden nachteiligen Auswirkungen auf die Operationswunde unterbleiben.

> Für die Durchführung eines Lokal- oder Regionalanästhesieverfahrens in Narkose bedarf der Anästhesist allerdings eines versierten Helfers, der die evtl. durchgeführte Maskennarkose des Kindes für diese Zeit zuverlässig übernehmen kann.

Die absoluten **Kontraindikationen** für Regionalanästhesien im Kindesalter unterscheiden sich nicht von denen beim Erwachsenen (Kap. 16.2.1, S. 324).

64.6.3 Häufiger durchgeführte Lokal- und Regionalanästhesieverfahren

Peniswurzelblock

Nach einer Zirkumzision treten vor allem in den ersten postoperativen Stunden sehr starke Schmerzen auf, die eine suffiziente Analgesie notwendig machen. Hierfür bietet sich der Peniswurzelblock an.

Anatomie

Die beiden Corpora cavernosa und das Corpus spongiosum des Penisschafts werden von der Fascia penis profunda

(Buck-Faszie) umgeben. Auf dem Penisschaft liegt mittig unter der Buck-Faszie die V. dorsalis penis profunda zwischen den beiden Aa. dorsales penis. Flankiert werden diese drei Gefäße von den beiden Nn. dorsales penis (Abb. 64.9).

Diese Gefäße und Nerven treten aus dem Becken kommend unmittelbar unterhalb der Symphyse durch das Lig. transversum perinei des Diaphragma urogenitale, ziehen durch den mit Fettgewebe ausgefüllten subpubischen Raum und dann unter die Buck-Faszie des Penisschafts (Abb. 64.10). Der subpubische Raum wird kaudal von der Peniswurzel, kranial von der Symphyse und ventral von der Fascia superficialis begrenzt, die in diesem Bereich aus einem oberflächlichen (leicht zu perforierenden) und einem tiefen (sehr festen und nur schwer zu perforierenden) Blatt besteht. Das tiefe Blatt (Fascia scarpa) geht in die Buck-Faszie des Penisschafts über. Dieser subpubische Raum wird in der Mitte durch das sagittal verlaufende Lig. suspensorium penis unterteilt. Die Nn. dorsales penis sind Endäste der Nn. pudendi (S2–S4). Sie innervieren den größten Teil des Penis. Nur die Peniswurzel wird zusätzlich noch durch Ausläufer der Nn. ilioinguinales (L1), selten auch noch von Ästen des N. genitofemoralis (L1/L2) versorgt. Durch eine Blockade der beiden Nn. dorsales penis kann nach Penisoperationen in 96–100% eine hervorragende Schmerzlinderung erzielt werden (Soliman u. Tremblay 1978; Dalens et al. 1989a).

Vorgehen

Punktionstechnik: Nach Desinfektion wird mit dem Zeige- und Mittelfinger der Unterrand der Symphysis pubis getastet, und die Peniswurzel wird leicht nach kaudal gedrängt. Eine Kanüle wird in einem Winkel von ca. 70–80° zur Haut leicht nach kaudal zwischen den beiden palpierenden Fingern eingestochen. Die Perforation des oberflächlichen und des tiefen Blattes der Fascia superficialis kann als Widerstandsverlust gefühlt werden (Dalens et al. 1989a). Die Kanüle wird bis zum Kontakt mit dem Unterrand der Symphyse vorgeschoben (1 in Abb. 64.10). Danach wird sie etwas zurückgezogen, die Punktionsrichtung nach kaudal korrigiert und je nach Größe des Kindes wenige Millimeter weiter vorgeschoben, sodass die Kanüle an dem Unterrand der Symphyse vorbeigleitet (Bacon 1977). Die Kanülenspitze liegt nun im subpubischen Raum (2 in Abb. 64.10). Die Kanülenspitze dringt hierbei nicht bis zu den Gefäß- und Nervenstrukturen vor. Die Gefahr einer Arterienverletzung ist daher minimal.

Im Gegensatz zu der geschilderten Technik empfehlen manche Autoren ein mehr nach kaudal gerichtetes Vorstechen und eine Perforation der Buck-Faszie im Bereich des Penisschafts (Soliman u. Tremblay 1978). Die Buck-Faszie liegt hier direkt den Corpora cavernosa auf. Dazwischen liegen dorsal die Gefäß- und Nervenstrukturen. Bei einer Punktion der Buck-Faszie im Bereich des Penisschafts besteht die Gefahr (Dalens et al. 1989a), dass zu tief, bis in die Corpora ca-

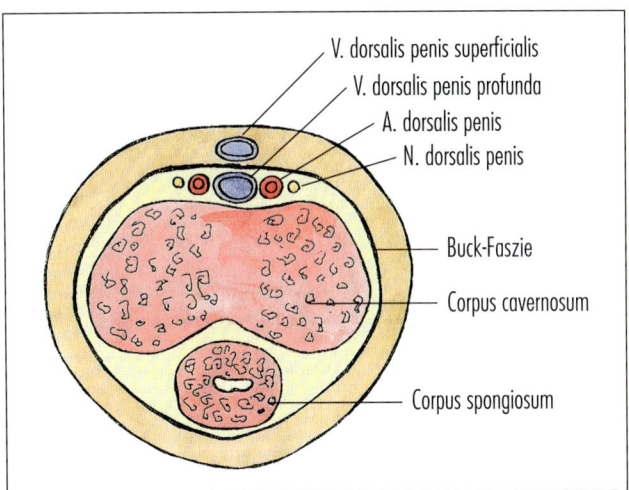

Abb. 64.9 Querschnitt durch den Penisschaft.

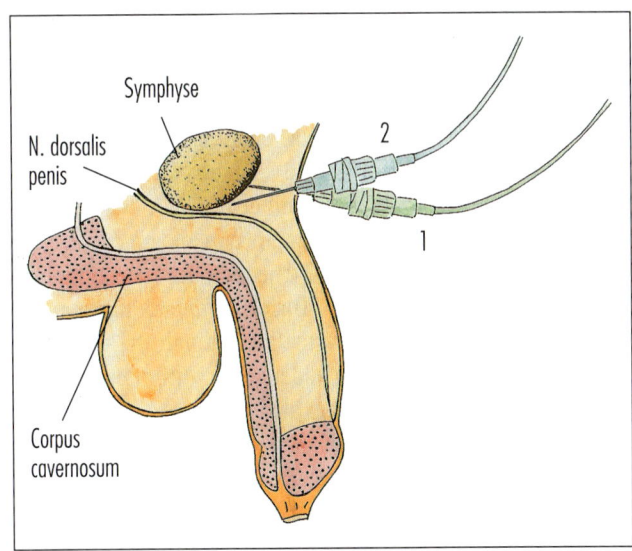

Abb. 64.10 Subpubisches Dreieck; 1 = Punktion bis zum Kontakt mit dem Unterrand der Symphyse, 2 = nach leichtem Zurückziehen wird die Kanülenspitze knapp am Unterrand der Symphyse vorbei noch einige Millimeter vorgeschoben.

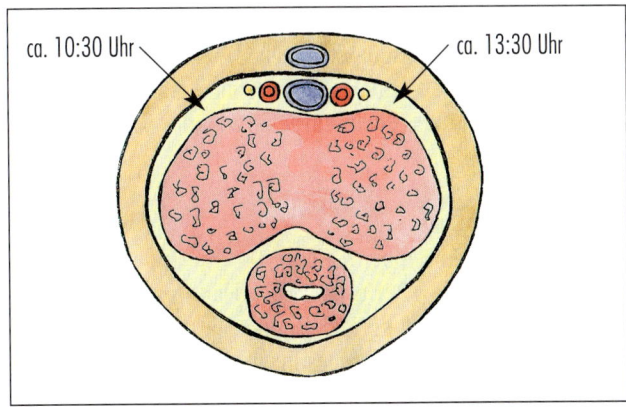

Abb. 64.11 Peniswurzelblock. Beidseitige Punktionstechnik bei ca. 10:30 Uhr und bei ca. 13:30 Uhr.

Anästhesie – Spezieller Teil

Tab. 64.12 Dosierung von Bupivacain 0,5% für den Peniswurzelblock (Bacon 1977)[1].

Alter	Bupivacain 0,5%
0–12 Monate	1 ml
1–5 Jahre	3 ml
6–12 Jahre	4 ml
13–40 Jahre	5–7 ml

[1] Häufig wird auch eine Dosierung von 0,2 ml/kg KG Bupivacain 0,5% empfohlen. Erfahrungsgemäß reicht (insbesondere bei Säuglingen) auch 0,25%iges Bupivacain aus.

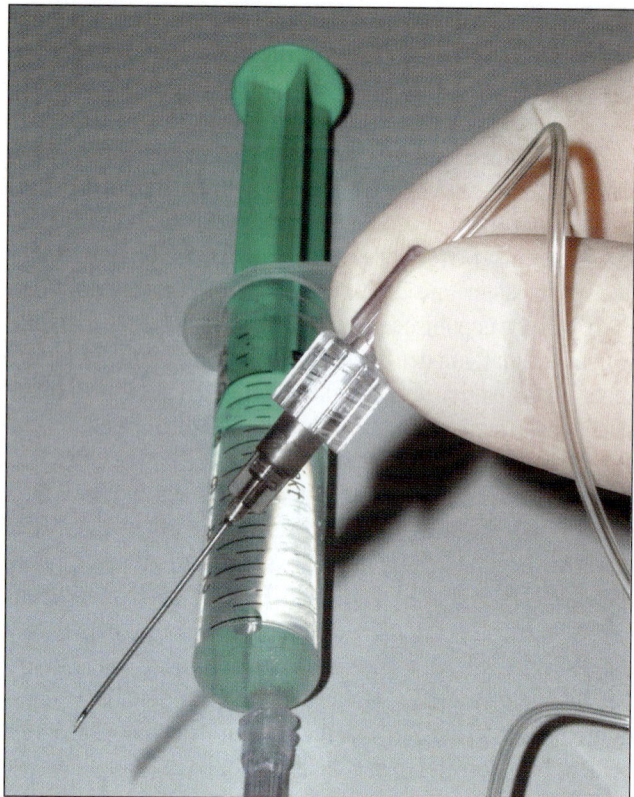

Abb. 64.12 Immobile Nadel zur Durchführung des Peniswurzelblocks.

vernosa punktiert wird oder dass ein Hämatom entsteht, falls eine der unterhalb der Buck-Faszie verlaufenden Aa. dorsales penis punktiert wird. Ein großes Hämatom kann die arterielle Durchblutung drosseln und im Extremfall zu einer Durchblutungsstörung führen (Sara u. Lowry 1984). Diese Punktionstechnik ist daher nicht zu empfehlen (Dalens et al. 1989a).

Beidseitige Punktion: Da der subpubische Raum mittig durch das sagittal verlaufende Lig. suspensorium penis geteilt wird, empfehlen manche Autoren, eine beidseitige Punktion durchzuführen (bei 10:00–10:30 und bei 1:30–2:00 Uhr, Kirya u. Werthmann 1978; Maxwell et al. 1987; Dalens et al. 1989a). Hierbei wird jeweils in einem Winkel von ca. 45° zur Mittellinie punktiert. Häufig wird jedoch nur eine ungefähr mittige Punktion durchgeführt (Bacon 1977), da nachgewiesen wurde, dass das Lokalanästhetikum durch das Lig. suspensorium penis auch auf die andere Seite diffundieren kann (Brown et al. 1989; Chambers et al. 1994).

Injektionskanüle: Zur Punktion wird meist eine normale 22-G-Injektionskanüle verwendet. Es kann evtl. auch eine stumpf angeschliffene Kanüle (z. B. 24 G) eingesetzt werden, wie sie für die Blockade des Plexus axillaris häufig benutzt wird. Es hat sich bewährt, zwischen Punktionskanüle und Injektionsspritze einen kurzen Verbindungsschlauch einzufügen (Abb. 64.12). Dadurch kann gefühlvoller punktiert und nach erfolgreicher Punktion die Kanüle gut fixiert werden, sodass die Kanüle bei der Injektion nicht disloziert. Ein Assistent injiziert nach negativer Aspiration auf Blut das Lokalanästhetikum über den Verbindungsschlauch. Bei hohem Injektionswiderstand liegt die Kanülenspitze vermutlich im Periost bzw. im Knochen und muss etwas zurückgezogen werden.

Medikamente

Als Dosierung werden bei Kindern 1–4 ml Bupivacain 0,5% empfohlen (Tab. 64.12, Bacon 1977). Häufig wird auch eine Dosierung von 0,2 ml/kg KG Bupivacain 0,5% angegeben. Erfahrungsgemäß reicht (insbesondere bei Säuglingen) auch 0,25%iges Bupivacain aus. Beim Peniswurzelblock darf auf keinen Fall Lokalanästhetikum mit Adrenalin-Zusatz verwendet werden (Berens u. Pontus 1990, Kap. 14.3, S. 306).

Für die Zirkumzision bei Neugeborenen wurde auch eine beidseitige Injektion von jeweils 0,4 ml Lidocain empfohlen (Kirya u. Werthmann 1978; Maxwell et al. 1987) – unter Verwendung einer Insulinspritze und einer 27-G-Kanüle.

Beurteilung

Mit dem Peniswurzelblock kann eine ca. 7 Stunden dauernde hervorragende **Schmerzlinderung** erreicht werden (Sfez et al. 1990). Zum Teil wird berichtet, dass ein Großteil der Kinder während der ersten 24 Stunden nach Gabe von Bupivacain nicht mehr über Schmerzen klagte (Dalens et al. 1989a). Von einigen Autoren wird angegeben, dass lediglich 25% der Kinder nach Abklingen des Peniswurzelblocks eine weitere analgetische Therapie benötigen (Carlsson u. Svensson 1984).

Alternativ zum Peniswurzelblock kann auch an der Penisbasis ein subkutaner Ringwall mit Lokalanästhetikum angelegt werden. Diese Blockade erfordert keine speziellen Kenntnisse. Es wird jedoch eine relativ hohe Dosierung an Lokalanästhetikum benötigt (ca. 2 mg/kg KG).

Kaudalanästhesie

Die Kaudalanästhesie ist eine in der Kinderanästhesie relativ häufig durchgeführte Form der Regionalanästhesie (McGown

1982; Dalens u. Hasnaoui 1989). Sie wird vor allem in den englischsprachigen Ländern sehr häufig praktiziert (Thies et al. 2000). Die Erfolgsquote wird mit ca. 95% angegeben (Grosse 1988; Dalens u. Hasnaoui 1989; Gunter 1991). Bei Kindern ist die Kaudalanästhesie – im Gegensatz zum Erwachsenen – einfach und blockiert zuverlässig die untere Körperhälfte. Bei Verwendung von Bupivacain 0,25% kann je nach Alter und Operationstyp eine ca. 5–10 Stunden anhaltende suffiziente Schmerzlinderung erzielt werden (Warner et al. 1987). Bei Verwendung von adrenalinhaltigem Bupivacain konnte die Wirkungsdauer auf ca. 6–23 Stunden verlängert werden (Warner et al. 1987). Empfehlenswert ist es, einen Kaudalblock unmittelbar nach Narkoseeinleitung anzulegen (Grosse 1988). Bei Kindern, die – abgesehen vom operativen Grundleiden – sonst (anhand von sorgfältiger Anamnese und körperlicher Untersuchung) als gesund eingestuft werden, ist vor Anlage einer Kaudalanästhesie keine laborchemische Gerinnungskontrolle notwendig (Sengebusch 2000; Jöhr 2001). Beim Neugeborenen ist zu klären, ob eine Vitamin-K-Prophylaxe durchgeführt wurde, im Zweifelsfalle wird eine nochmalige Vitamin-K-Gabe empfohlen (Jöhr 2001).

Indikationen für eine Kaudalanästhesie sind z. B. ausgedehnte Hypospadieoperationen, Analeingriffe und orthopädische Operationen an den unteren Extremitäten.

Anatomie

Der Bogen des 5. (und oft auch des 4.) Sakralwirbels ist bei Geburt dorsal nicht geschlossen, die dadurch entstehenden beiden Cornua sacralia sind leicht zu tasten (Abb. 64.13). Die Lücke zwischen den beiden Cornua sacralia, der Hiatus sacralis, ist von der Membrana sacrococcygea überspannt. Dieser Hiatus sacralis kann am Beginn der Analfalte leicht getastet werden. Er liegt während der ersten Lebensjahre relativ weit kranial. Hiatus sacralis und die beiden Spinae iliacae posteriores bilden beim Kind ein gleichschenkliges Dreieck (Abb. 64.13). Diese Tatsache kann ausgenutzt werden, wenn der Hiatus sacralis schwierig zu palpieren sein sollte.

Das Rückenmark endet beim Neugeborenen bei L3 und erreicht im Alter von einem Jahr die Position des Erwachsenen bei L1. Der Durasack reicht beim Neugeborenen bis zum 3. Sakralwirbel. Im Alter von ca. 1 Jahr sind Verhältnisse wie beim Erwachsenen erreicht, der Durasack endet dann bei S1 (Yaster u. Maxwell 1989, Abb. 64.14). Der Sakralkanal stellt das kaudale Ende des Periduralraums dar.

Vorgehen

Kanülen: Zur Durchführung der Kaudalanästhesie kann eine normale Stahlkanüle (z. B. 22 G), wie sie zur intramuskulären Injektion benutzt wird, verwendet werden (Dalens u. Hasnaoui 1989). Besser ist jedoch die Verwendung einer speziellen, kurz angeschliffenen Kaudalkanüle (z. B. 23 G, 25 mm

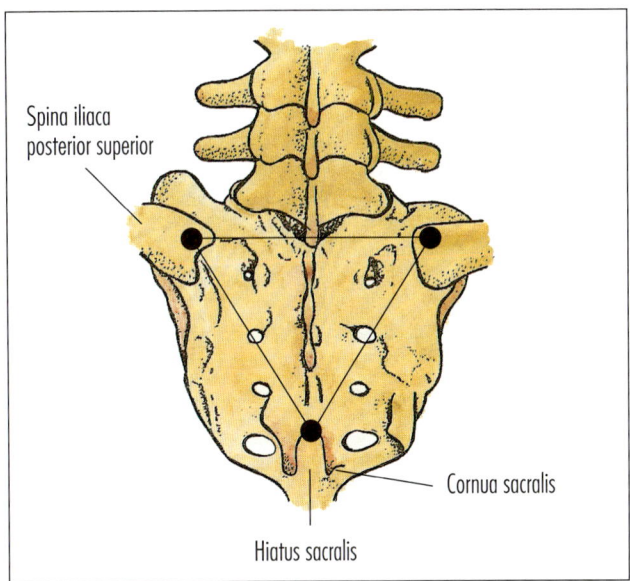

Abb. 64.13 Os sacrum mit Hiatus sacralis und Cornua sacralia.

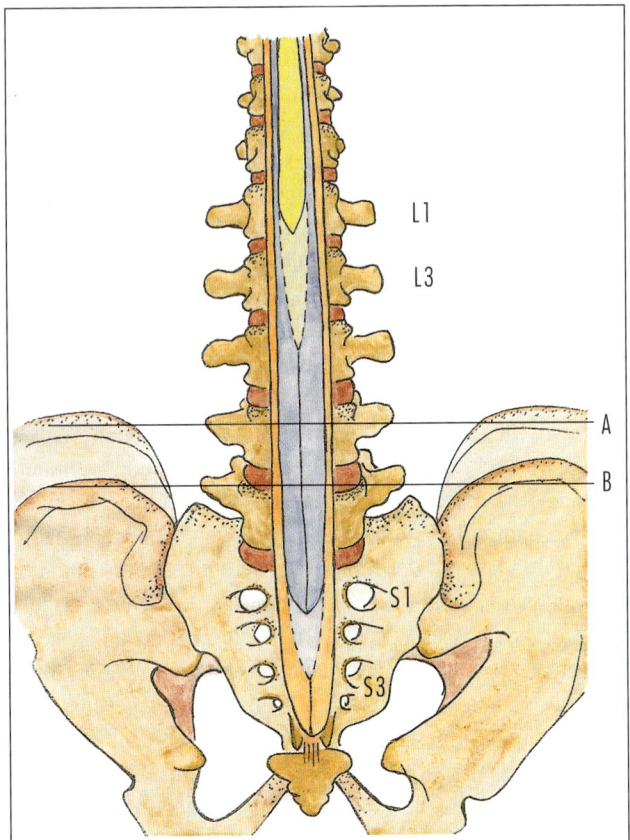

Abb. 64.14 Anatomische Verhältnisse beim Neugeborenen und Erwachsenen. Beim Erwachsenen bzw. beim Neugeborenen endet das Rückenmark bei L1 bzw. bei L3, der Durasack reicht dagegen bis S1 bzw. S3. Die Verbindungslinie der Beckenkämme schneidet beim Erwachsenen (A) die Wirbelsäule im Bereich des Processus spinosus L4, beim Neugeborenen (B) dagegen im Bereich von L5 oder gar L5/S1.

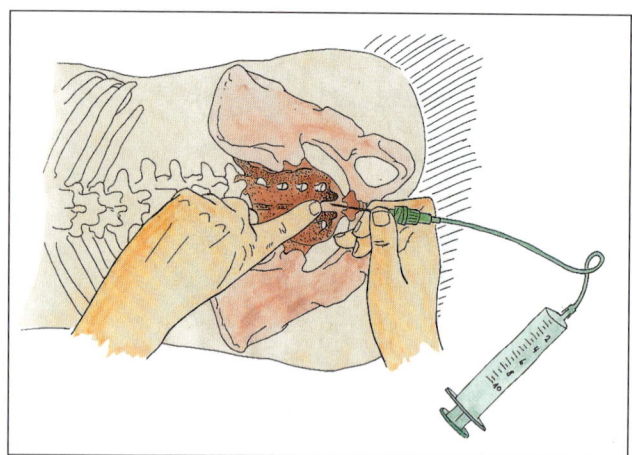

Abb. 64.15 Punktionstechnik bei der Kaudalanästhesie.

lang) (Dalens u. Hasnaoui 1989), wodurch traumatische Punktionen wesentlich seltener werden. Geeignet ist auch die 24 G starke Kanüle der immobilen Nadel (Plexufix; Fa. Braun, Melsungen), die häufig zur Blockade des Plexus axillaris benutzt wird. Bei der Kaudalanästhesie ist auf ein streng aseptisches Vorgehen zu achten.

Punktionstechnik: Häufig wird empfohlen, vor Anlage der Kaudalanästhesie Atropin (0,02 mg/kg KG) intravenös zu verabreichen (Dalens u. Hasnaoui 1989). Die Kaudalanästhesie wird nach Narkoseeinleitung (vom Rechtshänder am besten in Linksseitenlage des Kindes) durchgeführt, wobei Hüft- und Kniegelenke anzuwinkeln sind. Der Hiatus sacralis kann leicht identifiziert und markiert werden, indem mit dem Zeigefinger der linken Hand zuerst die Spitze des Os coccygeum getastet wird. Dann wird der Finger nach kranial geführt, bis die beiden Cornua sacralia und der dazwischen liegende Hiatus sacralis palpierbar sind. Nach mehrfacher Desinfektion (und Abwischen von kranial nach kaudal, also zum Anus hin) wird zwischen den beiden Cornua sacralia in einem Winkel von ca. 60–90° zur Haut in leicht kranialer Richtung punktiert (Abb. 64.15). Es empfiehlt sich eine Vorpunktion der Haut. Der Kanülenschliff sollte nach kaudal-ventral zeigen, damit die Gefahr, dass mit der Kanülenspitze die ventrale Wand des Kaudalkanals punktiert wird, geringer ist. Das Durchstechen der Membrana sacrococcygea wird als Widerstandsverlust und leichter »Klick« erkannt. Nach Perforation der Membran wird die Kanüle von manchen Autoren etwas gesenkt und noch 2–3 mm vorgeschoben (Dalens u. Hasnaoui 1989). Die meisten Autoren sind jedoch der Meinung, nach Perforation der Membran solle die Kanüle beim Kind nicht weiter vorge- schoben werden (Schulte-Steinberg u. Rahlfs 1977; McGown 1982; Vater u. Wandless 1985; Arthur u. McNicol 1986). Sind weder Blut noch Liquor zu aspirieren, wird das Lokalanästhetikum langsam injiziert. Bei korrekter Kanülenlage ist die Injektion ohne wesentlichen Widerstand möglich.

Probleme: Kommt es bei der Injektion zu einer sichtbaren Schwellung, liegt die Kanülenspitze dorsal des Sakralkanals, zumeist im Subkutangewebe. Bietet sich bei der Injektion dagegen ein deutlicher Injektionswiderstand, spricht dies für eine subperiostale Lage. Wurde zu weit kaudal punktiert, kann bei unsachgemäß tiefem Vorstechen die Kanüle u. U. zwischen Os sacrum und Os coccygeum bis ins Rektum vordringen.

Testdosis: Häufig wird die Gabe einer adrenalinhaltigen Testdosis von 1–2 ml empfohlen (Schulte-Steinberg 1984). Bei Kindern unter 5 kg KG wird hierbei meist 1 ml, bei Kindern mit 5–20 kg KG werden meist 2 ml verabreicht. Anschließend müssen für ca. 45–60 Sekunden das Elektrokardiogramm und der Patient beobachtet werden: Bleiben Tachykardie (Anstieg der Herzfrequenz um mindestens 10 Schläge/Minute), Arrhythmien, Blutdruckanstieg und Blässe aus, kann über 60–90 Sekunden die restliche Dosis des (adrenalinhaltigen) Lokalanästhetikums injiziert werden (2,5–5 µg Adrenalin/ml). Die Gabe eines adrenalinhaltigen Lokalanästhetikums als Testdosis kann jedoch falsch negativ sein, und Tachykardie sowie Blutdruckanstieg können nach einer intravasalen Injektion nur sehr kurzfristig nachweisbar sein (Desparmet et al. 1990). Durch eine vorherige Atropin-Gabe mit Blockade des Parasympathikus kann die Zuverlässigkeit einer solchen Testdosis gesteigert werden (Desparmet et al. 1990).

Medikamente

Lokalanästhetika: Das Lokalanästhetikum wird zumeist in der von Armitage (Armitage 1979) empfohlenen Dosierung verabreicht (Tab. 64.13). Bevorzugtes Lokalanästhetikum ist 0,25%iges Bupivacain. Falls das errechnete Volumen 20 ml überschreitet, empfiehlt Armitage, die Bupivacain-Konzentration auf 0,19% zu erniedrigen. Eine 0,19%ige Lösung wird hergestellt, indem 3 Teile 0,25%iges Bupivacain mit 1 Teil NaCl 0,9% verdünnt werden. Öfters wird jedoch empfohlen, eine Dosierung von 1,0 ml/kg KG bzw. ein Gesamtvolumen von 20 ml nicht zu überschreiten. Es gibt jedoch auch andere Dosierungsempfehlungen für die Kaudalanästhesie (Schulte-Steinberg u. Rahlfs 1972; Busoni u. Andreuccetti 1986). Selten wird für die Kaudalanästhesie auch 0,5%iges Bupivacain verwendet (Markham et al. 1986), meist wird 0,25%iges Bupivacain als optimale Konzentration angegeben (Kapsten et al. 1986). Aber auch mit 0,125%igem Bupivacain kann eine suffiziente postoperative Analgesie bei nur minimaler motorischer Blockade erzielt werden (Wolf et al. 1988). Bei Verwendung von 0,125%igem Bupivacain können die Kinder bereits nach ca. 40 Minuten wieder stehen (Rice et al. 1990). Je höher die verwendete Bupivacain-Konzentration, desto stärker ist die postoperative motorische Blockade.

Morphin, Clonidin: In Einzelfällen kann im Rahmen einer Kaudalanästhesie auch Morphin (meist zusätzlich zu Bupivacain) verabreicht werden. Die empfohlene Dosierung beträgt 0,03–0,05 mg/kg KG. Hierdurch kann eine sehr lang anhaltende postoperative Schmerzlinderung erzielt werden (Krane et al. 1987, 1989). Zu beachten ist jedoch das Risiko

Tab. 64.13 Dosierung von Bupivacain 0,25% für den Kaudalblock (Armitage 1979).

Kaudalblock	Beispiel	Bupivacain 0,25%
sakrale Blockade	Zirkumzision	0,5 ml/kg KG
lumbale und untere thorakale Blockade	Inguinalhernie	1 ml/kg KG
mittlere thorakale Blockade	Orchidopexie, Nabelhernie	1,25 ml/kg KG

einer verzögerten Atemdepression (Krane et al. 1989, Kap. 16.2.4, S. 376). Es sind hierbei die gleichen Sicherheitsmaßnahmen und Nebenwirkungen wie bei einer Opioid-Gabe im Rahmen einer Periduralanästhesie (Kap. 16.2.4, S. 377) zu beachten. Auch durch Zusatz von Clonidin (2 µg/ml) zum Lokalanästhetikum kann dessen Wirkung verlängert werden. Clonidin ist jedoch nicht für die peridurale Gabe zugelassen).

Blutkonzentrationen der Lokalanästhetika: Da für eine Kaudalanästhesie relativ hohe Volumina an Lokalanästhetika verwendet werden, stellt sich die Frage, ob die hierbei auftretenden Blutkonzentrationen den toxischen Bereich erreichen. Bei Verwendung von 2 mg/kg KG (0,2%igem) Bupivacain sind die maximalen Plasmakonzentrationen nach durchschnittlich 30 Minuten zu erwarten und liegen im Mittel bei 0,57 µg/ml (Stow et al. 1988). Selbst bei Verwendung von 2,5 mg/kg KG (Ecoffey et al. 1985) bzw. 3 mg/kg KG (Eyres et al. 1983) sind die zu erwartenden Plasmakonzentrationen von Bupivacain deutlich unterhalb des toxischen Bereichs. Bei der einzeitigen Kaudalanästhesie sollte das angestrebte maximale Analgesieniveau allerdings nicht höher als Th10 liegen, da sonst zu große Volumina an Lokalanästhetika benötigt werden.

Beurteilung

Versager: Die häufigsten Ursachen für ein Misslingen des Kaudalblocks sind:

- fehlerhafte Identifizierung des Hiatus sacralis (wodurch es zumeist zu einer subkutanen Injektion kommt, Armitage 1979; Dalens u. Hasnaoui 1989)
- zu geringes Volumen des Lokalanästhetikums (Armitage 1979)

Die meisten »Versager« treten bei Kindern über 7 Jahren auf, da die Identifizierung des Hiatus sacralis mit zunehmendem Alter schwieriger wird (Dalens u. Hasnaoui 1989). Bei schulpflichtigen Kindern wird daher nur selten eine Kaudalanästhesie durchgeführt.

Komplikationen: Die Kaudalanästhesie wird bei kleinen Kindern als ein sicheres Anästhesieverfahren bezeichnet (Dalens u. Hasnaoui 1989; Gunter 1991). Das Blutdruckverhalten ist bemerkenswert stabil (McGown 1982; Payen et al. 1987; Dalens u. Hasnaoui 1989), mögliche schwerwiegende Kom-

plikationen sind selten (Gunter u. Eng 1991). Denkbar ist jedoch eine unbemerkte Duraperforation. Kommt es zu einer intraossären Injektion von Lokalanästhetikum, kann dies zu einem schnellen Anstieg der Plasmakonzentration führen. Ein Harnverhalt ist nach einer Kaudalanästhesie relativ selten. Gegebenenfalls kann die Blase durch suprapubischen Druck (auch bei Jungen) zumeist ausgedrückt werden.

Vergleich mit dem Peniswurzelblock: Wird die postoperative Analgesie mittels Peniswurzelblock bzw. Kaudalanästhesie nach Zirkumzisionen verglichen, so zeigt sich, dass Kinder nach einem Peniswurzelblock signifikant früher wieder Urin lassen können, da die Blasenfunktion hier nicht beeinflusst wird. Bei der Kaudalanästhesie werden hingegen die für die Blasenkontrolle verantwortlichen Sakralsegmente S2–S4 blockiert. Nach einem Peniswurzelblock konnten die Kinder auch signifikant früher wieder ohne Hilfe stehen. Da die Analgesie bei beiden Verfahren gleich lange anhält (Vater u. Wandless 1985; Yeoman et al. 1983), wird der einfachere und nebenwirkungsärmere Peniswurzelblock bei den meisten Penisoperationen vorgezogen.

Detailwissen: Katheterkaudalanästhesie

Vor etlichen Jahren wurde wiederholt die Katheterkaudalanästhesie propagiert (Bösenberg et al. 1988; Rasch et al. 1990; Gunter u. Eng 1991). Hierfür können beispielsweise PDK-Sets für Kinder verwendet werden (z. B. Minipack; Fa. Portex, Kent). Da das peridurale Fettgewebe bei Kindern gelatinös ist, können diese Katheter insbesondere bei jungen Säuglingen angeblich fast beliebig weit nach kranial vorgeschoben werden (Bösenberg et al. 1988). Ein Katheter sollte jedoch keinesfalls gegen Widerstand vorgeschoben werden. In neueren Studien wurde versucht, einen in den lumbalen Periduralraum eingeführten Periduralkatheter bei Kindern bis nach thorakal vorzuschieben. Dies gelang jedoch lediglich in ca. 22% der Fälle (Blanco et al. 1996). Auch wenn der Katheter leicht einzuführen war, bedeutete dies nicht, dass er bis nach thorakal hochging (Blanco et al. 1996). Dieses Hochschieben der Katheter widerspricht dem Grundsatz, Katheter nicht unnötig weit in den Periduralraum vorzuschieben, um Schlingen- oder Knotenbildungen bzw. Fehllagen zu vermeiden. Wegen der unmittelbaren Nachbarschaft der Punktionsstelle zum Anus und des erhöhten Infektionsrisikos müssen solche Katheter kurz nach der Operation wieder entfernt werden.

Blockade der Nn. ilioinguinalis und iliohypogastricus

Zur postoperativen Analgesie nach Herniotomien und Orchidolysen bietet sich eine Blockade der Nn. ilioinguinalis und iliohypogastricus an.

Anatomie

Der N. iliohypogastricus versorgt die Haut der Leistengegend, der N. ilioinguinalis die kraniale Hälfte der Haut des Skrotums (Abb. 64.16). Durch Blockade dieser aus Th12/L1 kommenden Nerven kann nach Herniotomien und Orchidolysen eine 6–8 Stunden andauernde gute Schmerzlinderung gewährleistet werden.

Vorgehen

Punktionstechnik: Für die Blockade des N. ilioinguinalis und iliohypogastricus wird z. B. folgendes Vorgehen empfohlen (Arthur u. McNicol 1986, Abb. 64.16): Eine Kanüle (z. B. 24 G) wird ca. 1 cm medial (und etwas kranial) der Spina iliaca anterior superior eingestochen und dabei nach lateral und kaudal bis zum Kontakt mit der Innenseite des Os ileum vorgestochen. Unter langsamem Zurückziehen der Kanüle wird Bupivacain injiziert (0,5 mg/kg KG, Tab. 64.14). Nun wird die Kanüle wieder durch denselben Einstichpunkt in Richtung des Leistenkanals nach kaudal und medial vorgeschoben. Das Durchstechen der Aponeurose des M. obliquus externus oder des Muskels selbst kann gefühlt werden. Nun wird wiederum Bupivacain injiziert (0,5 mg/kg KG). Während der Injektion sollte die Kanüle einige Millimeter vor- und zurückbewegt werden. Oft wird auch empfohlen, von dem gleichen Einstichpunkt den M. obliquus externus fächerförmig in Richtung Nabel und Leistenkanal zu infiltrieren.

Immobile Nadel: Auch für diese Blockadeform bietet es sich an, zwischen Kanüle und Spritze ein Schlauchstück einzusetzen (Abb. 64.12).

Medikamente

Nach einer Dosierung von 2 mg Bupivacain/kg KG (bei zum Teil beidseitigem Ilioinguinalis-/Iliohypogastrikusblock) wurden relativ niedrige Plasmakonzentrationen nachgewiesen: Die maximalen Plasmakonzentrationen traten nach durchschnittlich 26 ± 10 Minuten auf und lagen im Mittel bei 1,35 ± 0,35 µg/ml (Epstein et al. 1988). Eine Dosis von 2 mg/kg KG sollte jedoch nicht überschritten werden (Epstein et al. 1988). Nach einer Dosierung von 1,25 mg/kg KG Bupivacain 0,5% wurden Bupivacain-Plasmakonzentrationen von im Mittel 0,79 µg/ml bestimmt (Stow et al. 1988).

Beurteilung

Herniotomie: Wird der Ilioinguinalis- und Iliohypogastrikusblock bereits vor Operationsbeginn angelegt, so reicht für die Herniotomie eine flache Narkoseführung aus. Dies wird insbesondere bei ambulanten Patienten als Vorteil beschrieben (Shandling u. Steward 1980). Zu beachten ist jedoch, dass lediglich die Haut anästhesiert ist. Schmerzen aufgrund von Zug am Samenstrang oder am Peritoneum werden nicht blockiert. Als alleinige Analgesieform reicht diese Blockade für die Operation daher nicht aus. Die Blockade kann auch vor Beginn des Wundverschlusses vom oberen Wundwinkel aus durch den Operateur durchgeführt werden.

Vergleich mit der Kaudalanästhesie: Die postoperative Analgesie nach Blockade der Nn. ilioinguinalis und iliohypogastricus scheint bei einer Herniotomie (Markham et al. 1986) bzw. einer Orchidopexie (Hannallah et al. 1987) mit der einer

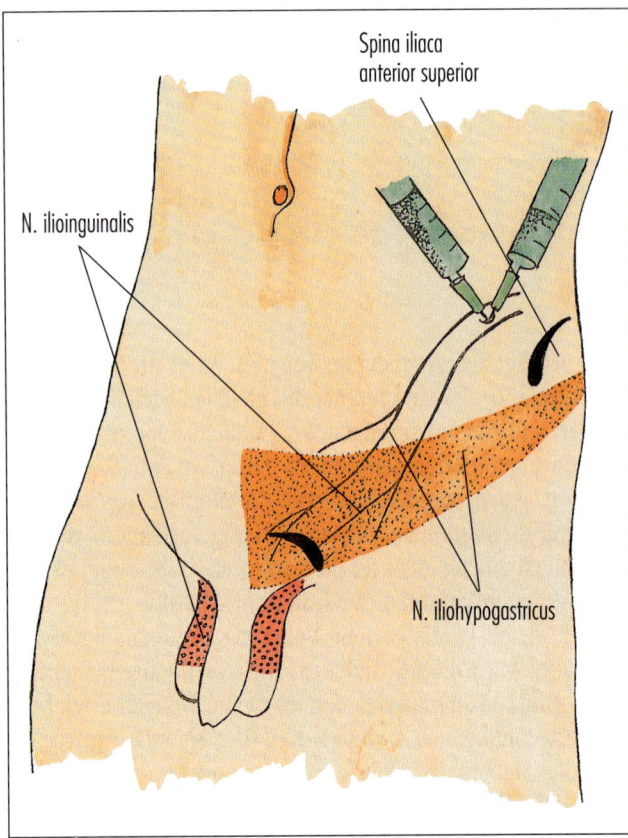

Abb. 64.16 Blockade der Nn. ilioinguinalis und iliohypogastricus. Punktionstechnik.

Kaudalanästhesie vergleichbar zu sein. Nach einem Ilioinguinalis- und Iliohypogastrikusblock können die Kinder signifikant früher Urin lassen als nach einem Kaudalblock (Markham et al. 1986). Die für einen Ilioinguinalis- und Iliohypogastrikusblock verwendete Lokalanästhetikamenge ist außerdem geringer. Dieser Block ist daher einer Kaudalanästhesie zumeist vorzuziehen. Allerdings treten bei dieser Blockadeform häufiger »Versager« auf.

Femoralislähmung: Als seltene, wenngleich mögliche Nebenwirkung eines Ilioinguinalis- und Iliohypogastrikusblocks wurde eine vorübergehende Lähmung des N. femoralis mit Gehschwierigkeiten beschrieben (Shandling u. Steward 1980; Roy-Shapira et al. 1985; Lewis u. Fell 1988; Collier 1989).

Tab. 64.14 Dosierung von Bupivacain 0,5% für den Ilioinguinalis- und Iliohypogastrikusblock.

Bupivacain	Dosierung/Nerv	Menge/Nerv
Bupivacain 0,5%	0,5 mg/kg KG	0,1 ml
Bupivacain 0,25%[1]	0,375 mg/kg KG	0,15 ml

[1] Normalerweise reicht 0,25%iges Bupivacain aus, wobei ein etwas höheres Volumen verwendet wird

Infiltrationsanästhesie

Auch eine Infiltrationsanästhesie eignet sich gut zur postoperativen Schmerztherapie. Die Infiltration sollte vom Operateur vor dem endgültigen Wundverschluss durchgeführt werden. Dieses Verfahren ist vergleichsweise einfach und wenig zeitaufwendig. Die Infiltrationsanästhesie wird in Deutschland bisher noch wesentlich seltener durchgeführt als im englischen Sprachraum.

Beispielsweise kann bei einer **Herniotomie** vom Operateur die Operationswunde mit 0,25%igem Bupivacain umspritzt werden, nachdem er die Aponeurose des M. obliquus externus verschlossen hat. Eine Beeinträchtigung der Wundheilung konnte durch eine Wundinfiltration nicht beobachtet werden (Fell et al. 1988). Nach Herniotomien kann mit der Wundinfiltration eine ähnlich suffiziente Schmerzlinderung wie mit dem Ilioinguinalis- und Iliohypogastrikusblock erzielt werden (Reid et al. 1987; Casey et al. 1990), auch im Vergleich zum Kaudalblock ist die Wundinfiltration (mit 0,5 ml/kg KG 0,25%igem Bupivacain) bei Herniotomien vergleichbar effektiv (Fell et al. 1988), sodass sie als einfachere und sicherere Alternative zu beiden anderen Verfahren weitere Verbreitung finden sollte.

Nach einer **Tonsillektomie** hat sich die Wundinfiltration allerdings nicht bewährt (geringe Wirkung und stark vaskularisiertes Gewebe mit schneller Resorption und hohen Plasmakonzentrationen).

Oberflächenanästhesie

Nach **Zirkumzisionen** wurde durch Auftragen von Lidocain auf die Zirkumzisionswunde eine gute Schmerzlinderung beschrieben (Tree-Trakarn u. Pirayavaraporn 1985). Hierzu wurde 10%iges Lidocain-Spray (10–20 mg), 5%ige Lidocain-Salbe (0,5–1 ml) oder 2%ige Lidocain-Paste (0,5–1 ml) empfohlen. Das jeweilige Präparat wurde am Ende der Operation (noch vor Erwachen des Kindes) auf die Wunde aufgebracht. In 95% erzeugte die lokale Lidocain-Anwendung eine hoch wirksame Schmerzlinderung, die mit 4–5 Stunden ähnlich lange anhielt wie eine intramuskuläre Injektion von Morphin oder ein Peniswurzelblock (Tree-Trakarn u. Pirayavaraporn 1985). Das Lidocain-Spray hat den Vorteil, dass es bei Bedarf ohne direkte Wundberührung erneut aufgetragen werden kann. In späteren Studien erwies sich jedoch der Peniswurzelblock einem lokal applizierten Lokalanästhetikum deutlich überlegen (Lee u. Forrester 1992; Chambers et al. 1994).

Nach **Herniotomien** wurde bei Erwachsenen auch das Einsprühen von Lidocain in die Herniotomiewunde untersucht. Hierdurch konnte für die ersten 24 postoperativen Stunden eine signifikante Schmerzreduktion erzielt werden (Sinclair et al. 1988). Störungen der Wundheilung wurden nicht beobachtet (Sinclair et al. 1988).

Blockade des Plexus brachialis

Supraklavikuläre Blockadetechniken sollten bei Kindern sehr zurückhaltend angewandt werden, da eine häufig begleitend auftretende Blockade des N. phrenicus oder des N. recurrens bei Kindern zu einer deutlichen Beeinträchtigung der Atemfunktion führen kann. Als Ursache hierfür ist zu nennen, dass einerseits insbesondere kleine Kinder auf eine suffiziente Zwerchfellatmung angewiesen sind, andererseits bereits eine einseitige Stimmbandlähmung zu einer evtl. gefährlichen Erhöhung des Atemwegswiderstandes führen kann. Falls bei Kindern eine Blockade des Plexus brachialis durchgeführt werden soll, kommt fast nur die axilläre Blockadetechnik zur Anwendung.

> Eine Blockade des Plexus axillaris für die operative Analgesie bzw. die postoperative Schmerztherapie wird in der Kinderanästhesie insgesamt selten durchgeführt.

Indikationen sind vor allem Notfalloperationen beim nicht nüchternen Kind. Die Erfolgsquote wird mit bis zu 93–94% angegeben (Eriksson 1965; Niesel et al. 1974). Voraussetzung für die Durchführung einer Plexusanästhesie ist die Einsicht und Kooperation des Kindes. Dies kann ab ungefähr dem 8. Lebensjahr der Fall sein. Als Punktionsstelle empfiehlt sich der Kreuzungspunkt von M. pectoralis major und M. coracobrachialis am Oberrand der A. axillaris. Bei Verwendung eines Nervenstimulators sollten im Idealfall Muskelkontraktionen im Bereich von Hand und Finger ausgelöst werden (Kap. 16.2.2, S. 338). Stets zu beachten sind die »Maximaldosierungen« der Lokalanästhetika.

Spinalanästhesie

Die Spinalanästhesie ist in der Kinderanästhesie wenig populär. Die Indikation sollte im Kindesalter zugunsten der Kaudalanästhesie sehr selten gestellt werden. Es gibt allerdings Autoren (Abajian et al. 1984; Harnik et al. 1986; Rice et al. 1987; Gallagher u. Crean 1989; Bang-Vojdanovski 1996), die Operationen bei Neugeborenen und Säuglingen häufig in Spinalanästhesie durchführen. Als Indikationen nennen sie vor allem Herniotomien bei ehemaligen Frühgeborenen mit einem Gestationsalter von unter 60 Wochen, die an einer bronchopulmonalen Dysplasie (BPD; nicht ausgeheiltes IRDS = infant respiratory distress syndrome; s. auch ARDS, Kap. 25.2.2, S. 511) leiden bzw. bis vor kurzem gelitten hatten. Aber auch nach Spinalanästhesien wurden bei solchen ehemaligen Frühgeborenen schwere Apnoen beschrieben (Cox u. Goresky 1990). Dies ist insbesondere bei zusätzlicher Sedierung zu befürchten (Welborn et al. 1990). Alternativ kann in diesen Fällen auch eine Kaudalanästhesie durchgeführt werden.

Anatomie

Da bei Neugeborenen das Rückenmark auf Höhe des 3. Lendenwirbels endet und erst am Ende des 1. Lebensjahres die Position des Erwachsenen bei L1 erreicht (Abb. 64.14), sollte bei Früh- und Neugeborenen bei L4/L5 oder L5/S1 punktiert werden. Während die Verbindungslinie der Darmbeinkämme beim Erwachsenen die Wirbelsäule im Bereich des Processus spinosus L4 schneidet, projiziert sich diese Verbindungslinie bei Kindern auf den 5. Lendenwirbel und bei Neugeborenen sogar auf die Höhe L5/S1.

Vorgehen

Vor Anlage der Spinalanästhesie wird meist eine intravenöse Gabe von Atropin (0,02 mg/kg KG) empfohlen. Es kann in Seitenlage oder in sitzender Position punktiert werden. Beim Festhalten der kleinen Patienten ist stets darauf zu achten, dass der Kopf nicht auf die Brust gedrückt wird. Der Kopf muss leicht überstreckt bleiben, damit es zu keiner Obstruktion der oberen Luftwege kommt. Zur Punktion kann z. B. eine 22- bis 26-G-Kanüle verwendet werden. Je unreifer das Kind ist, desto häufiger ist die Punktion blutig. In dieser Altersgruppe wird das Blutdruckverhalten durch eine Spinalanästhesie nur geringfügig oder gar nicht beeinträchtigt (Abajian et al. 1984; Dohi u. Seino 1986; Rice et al. 1987).

Medikamente

Als Lokalanästhetikum empfiehlt sich 0,5%iges Bupivacain. Bei Kindern mit einem Körpergewicht von unter 5 kg werden 0,5 mg/kg KG (0,1 ml Bupivacain 0,5%/kg KG), bei einem Gewicht von 5–15 kg werden 0,4 mg/kg KG (0,08 ml Bupivacain 0,5%/kg KG) und bei einem Gewicht über 15 kg werden 0,3 mg/kg KG (0,06 ml Bupivacain 0,5%/kg KG) empfohlen. In Amerika kommt häufig 1%iges Tetracain (0,65–0,24 mg/kg KG) zum Einsatz. Je jünger das Kind ist, desto kürzer ist eine Spinalanästhesie wirksam. Bei Frühgeborenen wirkt subarachnoidal appliziertes Bupivacain lediglich ca. 60–75 Minuten.

In wenigen Einzelfällen kann im Rahmen einer Spinalanästhesie auch ein Opioid verabreicht werden. Die Dosierung wird mit 0,01 mg Morphin/kg KG angegeben. Hierbei sind die gleichen Sicherheitsmaßnahmen und Nebenwirkungen wie nach einer periduralen Opioid-Gabe (Kap. 16.2.4, S. 377) zu beachten.

Periduralanästhesie

Obwohl die Periduralanästhesie in der Kinderanästhesie seit langem beschrieben ist, konnte sie sich in Deutschland (im Gegensatz z. B. zu den englischsprachigen Ländern) nicht durchsetzen (Thies et al. 2000). In besonderen Problemfällen, insbesondere bei großen abdominellen, thoraxchirurgischen oder orthopädischen Eingriffen wurden die Single-shot- und Katheterperiduralanästhesie wiederholt als vorteilhafte Erweiterung des anästhesiologischen Spektrums bei Kindern beschrieben (Dalens et al. 1986; Ecoffey et al. 1986; Desparmet et al. 1987; Hoffman u. Franz 1989).

Die Indikationsstellung zur Periduralanästhesie sollte jedoch sehr streng gehandhabt werden. Auch bei größeren Eingriffen erscheint die Nutzen-Risiko-Abwägung zumeist fragwürdig. Die Tatsache, dass eine Periduralanästhesie bei Kindern unter 8–12 Jahren in Narkose angelegt werden muss, stellt sicherlich ein zusätzliches Risiko dar und hatte bereits heftigste Diskussionen ausgelöst (Busoni 1989; Murat 1989; Weis 1989).

Vorgehen

Die Periduralanästhesie bei Kindern sollte nur in entsprechenden Zentren mit ausreichender Erfahrung zur Anwendung kommen. Punktiert wird zumeist bei L3/L4. Bei Kindern unter einem Jahr sollte wegen des noch tiefer reichenden Rückenmarks (Abb. 64.14) vorzugsweise bei L4/L5 oder L5/S1 punktiert werden. Bis zum Alter von 4–8 Jahren wird häufig eine 19- oder 20-G-Tuohy-Kanüle (z. B. Fa. Portex, 19 G, Minipack), nach dem 8. Lebensjahr wird normalerweise eine 18-G-Kanüle verwendet. Für die Entfernung zwischen Haut und Periduralraum kann als Richtwert folgende Formel angewandt werden:

$$\text{Entfernung in Millimeter} = (\text{Alter in Jahren} \times 2) + 10.$$

Bei einem 5-jährigen Kind beträgt diese Distanz also ca. 20 mm. Von anderen Autoren wird diese Distanz mit ca. 1 mm pro kg KG angegeben (Bösenberg 1995). Für ein 20 kg schweres, ca. 5-jähriges Kind ergibt sich damit ebenfalls eine Distanz von 20 mm.

Bei Kindern kann der Periduralraum auch über die noch offenen sakralen Zwischenräume, vorzugsweise S2/S3, erreicht werden. Diese Punktionsstelle befindet sich ca. 0,5–1 cm kaudal der Verbindungslinie zwischen den beiden Spinae iliacae posterior superior und etwas lateral der Mittellinie (Abb. 64.14).

Medikamente

Bei Verwendung von **Bupivacain** 0,25% werden für die lumbale Periduralanästhesie bei Kindern mit einem Körpergewicht unter 20 kg meist 0,75 ml/kg KG, und bei Kindern größer als 100 cm wird 1 ml pro 10 cm Körpergröße empfohlen (Murat et al. 1987). Häufig wird (wie bei der Kaudalanästhesie) die Gabe einer adrenalinhaltigen Testdosis von ca. 1–2 ml empfohlen (Kap. 64.6.3, S. 892). Falls Lokalanästhetika kontinuierlich gegeben werden, ist eine Maximaldosis von 0,4 mg/kg KG/h zu beachten, dies sind bei 0,25%igem Bupivacain 0,16 ml/kg KG/h. Bei Säuglingen empfiehlt sich wegen der verzögerten Elimination der Lokalanästhetika eine Erniedrigung dieser Maximaldosis um 50%. Zur Nachinjektion wird zumeist die Hälfte der initial notwendigen Dosis empfohlen.

Zum Teil wird auch über gute Erfolge einer periduralen **Opioid-Gabe** bei Kindern berichtet (Shapiro et al. 1984; Glenski et al. 1984; Attia et al. 1986). Die empfohlene Morphin-Dosis beträgt 0,03(–0,05) mg/kg KG. Es wurde auch über die Anwendung der kurz wirksamen Opioide Fentanyl (1–2 µg/kg KG) und Sufentanil (0,5 µg/kg KG) berichtet. Nach rückenmarknaher Gabe eines Opioids ist eine mindestens 24-stündige Überwachung der Atmung zu fordern (Attia et al. 1986). Bei einer rückenmarknahen Gabe von Opioiden ist bei Kindern relativ häufig mit einem Harnverhalt und mit stärkerem Juckreiz zu rechnen.

Sonstige Formen der Regionalanästhesie

Die Blockade des **N. femoralis** bzw. **der 3-in-1-Block** (Kap. 16.2.5, S. 381) ist die am häufigsten durchgeführte Blockadeform an der unteren Extremität bei Kindern. Diese Blockade bietet sich bei Femurschaftfrakturen oder Operationen am Femur an (Berry 1977; Ronchi et al. 1986). Die bei Gabe von 2 mg Bupivacain/kg KG auftretenden Plasmakonzentrationen liegen deutlich unterhalb der toxischen Schwellenkonzentration (Ronchi et al. 1986). Der Femoralisblock bietet sich bereits zur Schmerzlinderung für die Röntgendiagnostik bei Femurschaftfrakturen an. Mit einer möglichst stumpf geschliffenen Kanüle wird unterhalb des Leistenbandes neben der A. femoralis punktiert. Bei korrektem Vorgehen ist sowohl das notwendige Durchstechen der Fascia lata und der ebenfalls zu penetrierenden Fascia iliaca aufgrund eines Widerstandsverlustes erkennbar (Khoo u. Brown 1983, Kap. 16.2.5, S. 382). Während A. und V. femoralis auf der Fascia iliaca verlaufen, liegt der N. femoralis unterhalb dieser Faszie (Abb. 16.42, S. 382).

Anstatt des 3-in-1-Blocks bietet sich bei Kindern der sog. **Fascia-iliaca-Kompartmentblock** an (Dalens et al. 1989b). Dieser scheint bei Kindern dem 3-in-1-Block überlegen zu sein. Mit dieser Technik gelingt es fast regelmäßig, sowohl den N. femoralis als auch den N. cutaneus femoralis lateralis zu blockieren. Der N. obturatorius wird ebenfalls häufig (in ca. 75% der Fälle) blockiert.

Punktionstechnisch wird folgendermaßen vorgegangen: Die Verbindungslinie zwischen der Spina iliaca anterior superior und dem Tuberculum pubicum wird in drei gleichlange Abschnitte unterteilt. Etwa 0,5–1,0 cm kaudal des Übergangs vom medialen zum lateralen Drittel (d. h. mindestens 2–3 cm lateral der A. femoralis) wird senkrecht zur Haut

punktiert. Es wird ein zweimaliger Widerstandsverlust (beim Durchstechen der oberflächlichen Fascia lata und der tieferen Fascia iliaca) gesucht. Ziel ist es, das Lokalanästhetikum knapp unter die Fascia iliaca zu injizieren.

Selten wird nach Thorakotomien auch bei Kindern ein **intrapleuraler Katheter** (McIlvaine et al. 1988a; McIlvaine et al. 1988b) eingelegt. Hierbei können jedoch hohe Bupivacain-Plasmakonzentrationen auftreten, und die Analgesiequalität wird nicht von allen Autoren als ausreichend bezeichnet.

Auch die **Interkostalblockade** wurde zur postoperativen Schmerztherapie nach Oberbaucheingriffen und Thorakotomien im Kindesalter propagiert (Shelly 1987). Sinnvoll scheint die Durchführung durch den Operateur bei eröffnetem Thorax kurz vor Operationsende. Zu beachten ist jedoch, dass bei Kindern das Lokalanästhetikum besonders schnell resorbiert wird (Rothstein et al. 1986). Postoperative Interkostalblockaden sollten beim Kind möglichst nur nach Thorakotomien durchgeführt werden, denn hierbei sind entsprechende Thoraxdrainagen platziert. Bereits ein geringgradiger Pneumothorax kann beim Kind die Atmung erheblich beeinträchtigen.

Die **intravenöse Regionalanästhesie** (Kap. 16.2.7, S. 392) sollte bei Kindern nur zurückhaltend eingesetzt werden. Die notwendige Tourniquet-Manschette wird von Kindern nur schlecht toleriert.

64.7 Literatur

Abajian JC, Mellish RWP, Browne AF, Perkins FM, Lambert DH, Mazuzan JE. Spinal anesthesia for surgery in the high-risk infant. Anesth Analg 1984; 63: 359–62.

Adamkin DH, Shott RJ, Cook LN, Andrews BF. Nonhyperoxic retrolental fibroplasia. Pediatrics 1977; 60: 828–30.

American Academy of Pediatrics (AAP). Recommendations on oxygen use. Pediatrics 1976; S57: 635–6.

Armitage EN. Caudal block in children. Anaesthesia 1979; 34: 396.

Arthur DS, McNicol LR. Local anaesthetic techniques in paediatric surgery. Br J Anaesth 1986; 58: 760–78.

Attia J, Ecoffey C, Sandouk P, Gross JB, Samii K. Epidural morphine in children: Pharmacokinetics and CO2 sensitivity. Anesthesiology 1986; 65: 590–4.

Bacon AK. An alternative block for post circumcison analgesia. Anaesth Intens Care 1977; 5: 63–4.

Bang-Vojdanovski B. 10 Jahre Spinalanästhesie bei Säuglingen und Kindern in der orthopädischen Chirurgie. Ein klinischer Erfahrungsbericht. Anaesthesist 1996; 45: 271–7.

Barry JE, Auldist AW. The VATER association. Am J Dis Child 1974; 128: 769–71.

Berens R, Pontus SP. A complication associated with dorsal penile nerve block. Reg Anaesth 1990; 15: 309–10.

Berry FR. Analgesia in patients with fractured shaft of femur. Anaesthesia 1977; 32: 576–7.

Berry FA, Hughes-Davies DI. Methods of increasing the humidity and temperature of the inspired gases in the infant circle system. Anesthesiology 1972; 37: 456–62.

Betts EK, Downes JJ, Schaffer DB, Johns R. Retrolental fibroplasia and oxygen administration during general anesthesia. Anesthesiology 1977; 47: 518–20.

Biglan AW, Brown DR, Reynolds JD, Milley JR. Risk factors associated with retrolental fibroplasia. Ophthalmology 1984; 91: 1504–11.

Anästhesie – Spezieller Teil

Blanco D, Llamazares J, Rincón R, Ortiz M, Vidal F. Thoracic epidural anesthesia via the lumbar approach in infants and children. Anesthesiology 1996; 84: 1312–6.

Bloch EC. Tracheo-bronchial angles in infants and children. Anesthesiology 1986; 65: 236–7.

Bösenberg AT. Skin-epidural distance in children. Anaesthesia 1995; 50: 895–7.

Bösenberg AT, Bland BAR, Schulte-Steinberg O, Downing JW. Thoracic epidural anesthesia via caudal route in infants. Anesthesiology 1988; 69: 265–9.

Boldt J, Knothe C, Schindler E, Hammermann H, Dapper F, Hempelmann G. Volume replacement with hydroxyethylstarch solution in children. Br J Anaesth 1993; 70: 661–5.

Bremerich DH, Neidhart G, Roth B, Kessler P, Behne M. Postoperative Schmerztherapie im Kindesalter. Anaesthesist 2001; 50: 102–12.

Breucking E, Reimnitz P, Schara U, Mortier W. Narkosezwischenfälle. Inzidenz schwerer Narkosezwischenfälle bei Patienten und in Familien mit progressiven Muskeldystrophien vom Typ Duchenne und Becker. Anaesthesist 2000; 49: 187–95.

Bricker SRW, Telford RJ, Booker PD. Pharmacokinetics of bupivacaine following intraoperative intercostal nerve block in neonates and in infants aged less than 6 months. Anesthesiology 1989; 70: 942–7.

Brown TCK, Weidner NJ, Bouwmeester J. Dorsal nerve of penis block – anatomical and radiological studies. Anaesth Intens Care 1989; 17: 34–8.

Busoni P. Bemerkungen zur Arbeit von P. Hoffmann, Franz A: Thorakale Periduralanästhesie im Kindesalter. Reg Anaesth 1989; 12: 134–5.

Busoni P, Andreuccetti T. The spread of caudal analgesia in children: a mathematical model. Anaesth Intens Care 1986; 14: 140–4.

Carlsson P, Svensson J. The duration of pain relief after penile block to boys undergoing circumcision. Acta Anaesthesiol Scand 1984; 28: 432–4.

Casey WF, Rice LJ, Hannallah RS, Broadman L, Norden JM, Guzzetta P. A comparison between bupivacaine instillation versus ilioinguinalis/iliohypogastric nerve block for postoperative analgesia following inguinal herniorrhaphy in children. Anesthesiology 1990; 72: 637–9.

Chambers FA, Lee J, Smith J, Casey W. Post-circumcision analgesia: Comparison of topical analgesia with dorsal nerve block using the midline and lateral approaches. Br J Anaesth 1994; 73: 437–9.

Cody CL, Baraf LJ, Cherry JD, Marcy SM, Manclark CR. Nature and rates of adverse reactions associated with DTP and DT immunizations in infants and children. Pediatrics 1981; 68: 650–60.

Cohen MM, Cameron CB. Should you cancel the operation when a child has an upper respiratory tract infection? Anesth Analg 1991; 72: 282–8.

Collier CB. Femoral nerve block after inguinal hernia repair. Anaesthesia 1989; 44: 169.

Colon-Otero G, Gilchrist GS, Holcomb GR, Ilstrup DM, Bowie EJ. Preoperative evaluation of hemostasis in patients with congenital heart disease. Mayo Clin Proc 1987; 62: 379–85.

Comroe JH, Botelho S. The unreliability of cyanosis in the recognition of arterial anoxemia. Am J Med Sci 1947; 214: 1–6.

Conroy JM, Othersen HB, Dorman B, Gottesman JD. A comparison of wound instillation and caudal block for analgesia following pediatric inguinal herniorrhaphy. J Pediatr Surg 1993; 28: 565–7.

Cooper CM, Gerrish SP, Hardwick M, Kay R. EMLA cream reduces pain of venepuncture in children. Eur J Anaesth 1987; 4: 441–8.

Cox RG, Goresky GV. Life-threatening apnea following spinal anesthesia in former premature infants. Anesthesiology 1990; 73: 345–7.

Crone RK, O'Rourke PP, Vacanti JP, Haugen T, Shamberger R, Reid L. Survival of infants with congenital diaphragmatic hernia treated by perioperative anesthesia. Anesthesiology 1985; 63: A481.

Cross KW, Flynn DM, Hill JR. Oxygen consumption in normal newborn infants during moderate hypoxia in warm und cool environments. Pediatrics 1966; 37: 565–76.

D'Agostino JA, Bernbaum JC, Gerdes M, Schwartz IP, Coburn CE, Hirschl RB, Baumgart S, Polin RA. Outcome for infants with congenital diaphragmatic hernia requiring extracorporal membrane oxigenation: The first year. J Pediatr Surg 1995; 30: 10–5.

Dalens B, Hasnaoui A. Caudal anesthesia in pediatric surgery: Success rate and adverse effects in 750 consecutive patients. Anesth Analg 1989; 68: 83–9.

Dalens B, Tanguy A, Haberer J-P. Lumbar epidural anesthesia for operative and postoperative pain relief in infants and young children. Anesth Analg 1986; 65: 1069–73.

Dalens B, Vanneuville G, Dechelotte P. Penile block via the subpubic space in 100 children. Anesth Analg 1989a; 69: 41–5.

Dalens B, Vanneuville G, Tanguy A. Comparison of the fascia iliaca compartment block with the 3-in-1 block in children. Anesth Analg 1989b; 69: 705–13.

DeSoto H, Patel RI, Soliman IE, Hannallah RS. Changes in oxygen saturation following general anesthesia in children with upper respiratory infection signs and symptoms undergoing otolaryngological procedures. Anesthesiology 1988; 68: 276–9.

Desparmet J, Mateo J, Ecoffey C, Mazoit X. Efficacy of an epidural test dose in children anesthetized with halothane. Anesthesiology 1990; 72: 249–51.

Desparmet J, Meistelman C, Barre J, Saint-Maurice C. Continuous epidural infusion of bupivacaine for postoperative pain relief in children. Anesthesiology 1987; 67: 108–10.

DiFazio CA. Metabolism of local anaesthetics in the fetus, newborn and adult. Br J Anaesth 1979; 51: 29–34.

Dohi S, Seino H. Spinal anesthesia in premature infants: Dosage and effects of sympathectomy. Anesthesiology 1986; 65: 559–60.

Duncan PG, Kobrinsky N. Prilocaine-induced methemoglobinemia in a newborn infant. Anesthesiology 1983; 59: 75–6.

Eckenhoff JE. Some anatomic considerations of the infant larynx influencing endotracheal anesthesia. Anesthesiology 1951; 12: 401–10.

Ecoffey C, Desparmet J, Maury M, Berdeaux A, Giudicelli J-F, Saint-Maurice C. Bupivacaine in children: Pharmacokinetics following caudal anesthesia. Anesthesiology 1985; 63: 447–8.

Ecoffey C, Dubousset A-M, Samii K. Lumbar and thoracic epidural anesthesia for urologic and upper abdominal surgery in infants and children. Anesthesiology 1986; 65: 87–90.

Elman A, Debaene B, Orhant E, Metrot CM, Murciano G. Intrapleural analgesia with bupivacaine following thoracotomy is inefficient: Results of a controlled study and pharmacokinetics. Anesthesiology 1990; 73: A767.

Empey DW, Laitinen LA, Jacobs L, Gold WM, Nadel JA. Mechanisms of bronchial hyperactivity in normal subjects after upper respiratory tract infection. Am Rev Respir Dis 1976; 113: 131–9.

Epstein RH, Larijani GE, Wolfson PJ, Ala-Kokko TI, Boerner TF. Plasma bupivacaine concentrations following ilioinguinal-iliohypogastric nerve blockade in children. Anesthesiology 1988; 69: 773–6.

Erb T, Frei FJ. Die Wahl des endotrachealen Tubus beim Säugling und Kleinkind: Mit oder ohne Cuff? Anaesthesist 2001; 50: 395–400.

Eriksson E. Axillary brachial plexus anaesthesia in children with citanest. Acta Anaesthesiol Scand 1965; Suppl XVI: 291–6.

Eyres RL, Bishop W, Oppenheim RC, Brown TCK. Plasma bupivacaine concentrations in children during caudal epidural analgesia. Anaesth Intens Care 1983; 11: 20–2.

Fell D, Derrington MC, Taylor E, Wandless JG. Paediatric postoperative analgesia. Anaesthesia 1988; 43: 107–10.

Gallagher TM, Crean PM. Spinal anaesthesia in infants born prematurely. Anaesthesia 1989; 44: 434–6.

Glenski JA, Warner MA, Dawson B, Kaufman B. Postoperative use of epidurally administered morphine in children and adolescents. Mayo Clin Proc 1984; 59: 530–3.

Grosse G. Kaudalanästhesie kombiniert mit Allgemeinanästhesie im Vergleich zur Allgemeinanästhesie bei ambulanten Zirkumzisionen. Anaesthesist 1988; 37: 636–41.

Groth G, Tüttenberg J, Waschke KF. Anästhesie bei Patienten mit Arnold-Chiari-Malformation. Anästh Intensivmed 2001; 42: 7–15.

Gunter J. Caudal anesthesia in children: a survey. Anesthesiology 1991; 75: A936.

Gunter J, Eng C. Thoracic epidural anesthesia via the caudal approach in children. Anesthesiology 1991; 75: A1049.

Hackmann T, Steward DJ, Sheps SB. Anemia in pediatric day-surgery patients: Prevalence and detection. Anesthesiology 1991; 75: 27–31.

Hannallah RS, Broadman LM, Belman AB, Abramowitz MD, Epstein BS. Comparison of caudal and ilioinguinal/iliohypogastric nerve blocks for control of post-orchiopexy pain in pediatric ambulatory surgery. Anesthesiology 1987; 66: 832–4.

Harnik EV, Hoy GR, Potolicchio S, Steward DR, Siegelman RE. Spinal anesthesia in premature infants recovering from respiratory distress syndrome. Anesthesiology 1986; 64: 95–9.

Hausdörfer J, Hagemann H, Heine J. Vergleich der Volumenersatzmittel Humanalbumin 5% und Hydroxyäthylstärke 6% (40000/0,5) in der Kinderanästhesie. Anästh Intensivther Notfallmed 1986; 21: 137–42.

Hedenstierna G, Strandberg A, Brismar B, Lundquist H, Svensson L, Tokics L. Functional residual capacity, thoracoabdominal dimensions, and central blood volume during general anesthesia with muscle paralysis and mechanical ventilation. Anesthesiology 1985; 62: 247–54.

Hoffman P, Franz A. Thorakale Periduralanästhesie im Kindesalter. Reg Anaesth 1989; 12: 25–9.

Hofmeister I, Tschelebiew E. Eine neue Methode zur Abgasfilterung beim Kuhn'schen System. Anästhesiologische Informationen 1974; 15: 151–4.

Holzki J. Maskennarkoseeinleitung in der Kinderanästhesie: Kontra. Anästhesiol Intensivmed Notfallmed Schmerzther 2001; 36: 434–6.

Hopkins CS, Buckley CJ, Bush GH. Pain-free injection in infants. Use of a lignocaine-prilocaine cream to prevent pain at intravenous induction of general anaesthesia in 1-5-year-old children. Anaesthesia 1988; 43: 198–201.

James LS, Rowe RD. The pattern of response of pulmonary and systemic arterial pressures in newborn and older infants to short periodes of hypoxia. J Pediatr 1957; 51: 5–11.

Jöhr M. Exzitation nach Sevofluran: Ein Problem in der Kinderanästhesie? Anaesthesist 1999; 48: 917–8.

Jöhr M. Regionalanästhesie bei Kleinkindern: Wann ist ein Gerinnungsscreening erforderlich? Anästh Intensivmed 2001; 42: 23–5.

Kalina RE, Hodson WA, Morgan BC. Retrolental fibroplasia in a cyanotic infant. Pediatrics 1972; 50: 765–8.

Kapsten JE, Broadman LM, Hannallah RS, Norrie JE, Mundy LM, Belman AB, Anderson KD, Guzetta PC. Is there an optimum concentration of bupivacaine for caudal analgesia in outpatient surgery for children? Can Anaesth Soc J 1986; 33: S114.

Khine HH, Corddry DH, Kettrick RG, Martin TM, McCloskey JJ, Rose JB, Theroux MC, Zagnoev M. Comparison of cuffed and uncuffed endotracheal tubes in young children during general anesthesia. Anesthesiology 1997; 86: 627–31.

Khoo ST, Brown TCK. Femoral nerve block – the anatomical basis for a single injection technique. Anaesth Intens Care 1983; 11: 40–2.

Kingham JD. Acute retrolental fibroplasia. Arch Ophthalmol 1977; 95: 39–47.

Kirya C, Werthmann MW. Neonatal circumcision and penile dorsal nerve block – a painless precedure. J Pediatrics 1978; 92: 998–1000.

Koltai JL. Nabelschnurplastik zur temporären Deckung großer kongenitaler Bauchwanddefekte. Zentralbl Kinderchir 1995; 4: 81–4.

Konarzewski WH, Ravindran N, Findlow D, Timmis PK. Anesthestic death of a child with a cold. Anaesthesia 1992; 47: 624.

Krane EJ, Jacobson LE, Lynn AM, Parrot C, Tyler DC. Caudal morphine for postoperative analgesie in children: A comparison with caudal bupivacaine and intravenous morphine. Anesth Analg 1987; 66: 647–53.

Krane EJ, Tyler DC, Jacobson LE. The dose response of caudal morphine in children. Anesthesiology 1989; 71: 48–52.

Kretz FJ. »Cuff« oder »nicht Cuff« – das ist hier die Frage. Anaesthesist 2001; 50: 393–4.

Kretz FJ. Maskennarkoseeinleitung in der Kinderanästhesie: Pro. Anästhesiol Intensivmed Notfallmed Schmerzther 2001; 36: 431–3.

Kuhn F. Vorführung eines Kindernarkosegerätes und eines Endotrachealkatheters. Anaesthesist 1964; 13: 104.

Kulka PJ, Bressem M, Wiebalck A, Tryba M. Prophylaxe des Postsevofluran-delirs mit Midazolam. Anaesthesist 2001; 6: 401–5.

LeDez KM, Swartz J, Strong A, Burrows FA, Lerman J. The effect of age on the serum concentration of (1 acid glycoprotein in newborns, infants and children. Anesthesiology 1986; 65: A421.

Lee JJ, Forrester P. EMLA for postoperative analgesia for day case circumcision in children. A comparison with dorsal nerve of penis block. Anaesthesia 1992; 47: 1081–3.

Levy L, Pandit UA, Randel GI, Lewis IH, Tait AR. Upper respiratory infections and general anaesthesia in children. Anaesthesia 1992; 47: 678–82.

Lewis R, Fell D. A complication of ilio-inguinal block for inguinal hernia repair. Anaesthesia 1988; 43: 249.

Link J, Henneberg U, Hövener B. Kontrolle der Beatmungsdrücke und Ableitung der Narkosegase beim Spülsystem (Kuhnsches Besteck) in der Kinderanästhesie. Anaesthesist 1976; 25: 287–9.

Litman RS, Wu CL, Quinlivan JK. Gastric volume and pH in infants fed clear liquids and breast milk prior to surgery. Anesth Analg 1994; 79: 482–5.

Liu LMP, Coté CJ, Goudsouzian NG, Ryan JF, Firestone S, Dedrick DF, Liu PL, Todres D. Life-threatening apnea in infants recovering from anesthesia. Anesthesiology 1983; 59: 506–10.

Lucey JF, Dangman B. A reexamination of the role of oxygen in retrolental fibroplasia. Pediatrics 1984; 73: 82–96.

Mansell A, Bryan C, Levison H. Airway closure in children. J Appl Physiol 1972; 33: 711–4.

Markham SJ, Tomlinson J, Hain WR. Ilioinguinal nerve block in children. A comparison with caudal block for intra- and postoperative analgesia. Anaesthesia 1986; 41: 1098–103.

Maxwell LG, Yaster M, Wetzel RC, Niebyl JR. Penile nerve block for newborn circumcision. Obstet Gynecol 1987; 70: 415–9.

Mazoit JX, Denson DD, Samii K. Pharmacokinetics of bupivacaine following caudal anesthesia in infants. Anesthesiology 1988; 68: 387–91.

McEllistrem RF, Hurley J, O'Toole DP. Intrapleural bupivacaine versus saline placebo after thoracotomy. Anesthesiology 1990; 73: A759.

McGill WA, Coveler LA, Epstein BS. Subacute upper respiratory infection in small children. Anesth Analg 1979; 58: 331–3.

McGown RG. Caudal analgesia in children. Five hundred cases for procedures below the diaphragm. Anaesthesia 1982; 37: 806–18.

McIlvaine WB, Chang JHT, Jones M. The effective use of intrapleural bupivacaine for analgesia after thoracic and subcostal incisions in children. J Pediatr Surg 1988a; 23: 1184–7.

McIlvaine WB, Knox RF, Fennessey PV, Goldstein M. Continuous infusion of bupivacaine via intrapleural catheter for analgesia after thoracotomy in children. Anesthesiology 1988b; 69: 261–4.

Merritt JC, Sprague DH, Merritt WE, Ellis RA. Retrolental fibroplasia: A multifactorial disease. Anesth Analg 1981; 60: 109–11.

Michaelis G, Hempelmann G. Impfungen und Narkose bei Kindern. Kontraindikationen, Vorsichtsmaßnahmen, Standardvorgehen. Zentrbl Kinderchir 1992; 1: 137–42.

Monto AS, Ullman BM. Acute respiratory illness in an American community. The Tecumseh study. JAMA 1974; 227: 164–9.

Morishima HO, Pedersen H, Finster M, Sakuma K, Bruce SL, Gutsche BB, Stark RI, Covino BG. Toxicity of lidocaine in adult, newborn, and fetal sheep. Anesthesiology 1981; 55: 57–61.

Morray JP, Lynn AM, Mansfield PB. Effect of pH and PCO_2 on pulmonary and systemic hemodynamics after surgery in children with congenital heart disease and pulmonary hypertension. J Pediatr 1988; 113: 474–9.

Murat I. Bemerkungen zur Arbeit von P. Hoffmann, Franz A: Thorakale Periduralanaesthesie im Kindesalter. Reg Anaesth 1989; 12: 133–4.

Murat I, Delleur MM, Esteve C, Egu JF, Raynaud P, Saint-Maurice C. Continuous extradural anaesthesia in children. Clinical and haemodynamic implications. Br J Anaesth 1987; 69: 1441–50.

Niesel HC, Rodriguez P, Wilsmann I. Regionalanaesthesie der oberen Extremität bei Kindern. Anaesthesist 1974; 23: 178–80.

Nio M, Haase G, Kennaugh J, Bui K, Atkinson JB. A prospektive randomized trial of delayed versus immediate repair of congenital diaphragmatic hernia. J Pediatr Surg 1994; 29: 618–21.

O'Connor ME, Drasner K. Preoperative laboratory testing of children undergoing elective surgery. Anesth Analg 1990; 70: 176–80.

Olsson GL, Hallen B. Laryngospasm during anaesthesia. A computer-aided incidence study in 136929 patients. Acta Anaesthesiol Scand 1984; 28: 567–75.

Olsson GL. Bronchospasm during anaesthesia. A computer-aided incidence study in 136929 patients. Acta Anaesthesiol Scand 1987; 31: 244–52.

Anästhesie – Spezieller Teil

Orzalesi MM, Mendicini M, Bucci G, Scalamandrè A, Savignoni PG. Arterial oxygen studies in premature newborns with and without mild respiratory disorders. Arch Dis Child 1967; 42: 174–80.

Payen D, Ecoffey C, Carli P, Dubousset A-M. Pulsed doppler ascending aortic, carotid, brachial, and femoral artery blood flows during caudal anesthesia in infants. Anesthesiology 1987; 67: 681–5.

Peltola H, Heinonen OP. Frequency of true adverse reactions to measles-mumps-rubella vaccine. Lancet 1986;I: 939–42.

Peutrell JM, Holder K, Gregory M. Plasma bupivacaine concentrations associated with continuous extradural infusions in babies. Br J Anaesth 1997; 78: 160–2.

Phillips S, Daborn AK, Hatch DJ. Preoperative fasting for paediatric anaesthesia. Br J Anaesth 1994; 73: 529–36.

Picard V, Dumont L, Pellegrini M. Quality of recovery in children: sevoflurane versus propofol. Acta Anaesthesiol Scand 2000; 44: 307–10.

Quan L, Smith DW. The VATER association. Vertebral defects, Anal atresia, T-E fistula with esophageal atresia, radial and renal dysplasia: A spectrum of associated defects. J Pediatr 1973; 82: 104–7.

Quinn GE, Betts EK, Diamond GR, Schaeffer DB. Neonatal age (human) at retinal maturation. Anesthesiology 1981; S55: A326.

Rasch DK, Webster DE, Pollard TG, Gurkowski MA. Lumbar and thoracic epidural analgesia via the caudal approach for postoperative pain relief in infants and children. Can J Anaesth 1990; 37: 359–62.

Reid MF, Harris R, Phillips PD, Barker I, Pereira NH, Bennet NR. Day-case herniotomie in children. A comparison of ilio-inguinal nerve block and wound infiltration for postoperative analgesia. Anaesthesia 1987; 42: 658–61.

Rice JL, Binding RR, Vaughn GC, Thompson R, Newman K. Intraoperative and postoperative analgesia in children undergoing inguinal herniorrhaphy: A comparison of caudal bupivacaine 0.125% and 0.25%. Anesthesiology 1990; 73: A3.

Rice L, DeMars P, Crooms J, Whalen T. Duration of spinal anesthesia in infants under one year of age: Comparison of three drugs. Anesth Analg 1987; 66: S148.

Röper A, Lauven PM. Pharmakokinetik bei Neugeborenen und Säuglingen. Anästhesiol Intensivmed Notfallmed Schmerzther 1999; 34: 616–25.

Robert Koch-Institut. Mitteilung der Ständigen Impfkommission am Robert Koch-Institut: Impfempfehlungen der Ständigen Impfkommission (STIKO) am Robert Koch-Institut / Stand: Januar 2000. Epidemiologisches Bulletin 14. Januar 2000/Nr. 2.

Ronchi L, Rosenbaum D, Lenormand Y, Lemaitre JL, Guillet JC. Femoral nerve block with bupivacaine in children. Anesthesiology 1986; 65: A430.

Rosenberg PH, Scheinin BM-A, Lepäntalo MJA, Lindfors O. Continuous intrapleural infusion of bupivacaine for analgesia after thoracotomy. Anesthesiology 1987; 67: 811–3.

Rothstein P, Arthur GR, Feldman HS, Kopf GS, Covino BG. Bupivacaine for intercostal nerve blocks in children: Blood concentrations and pharmacokinetics. Anesth Analg 1986; 65: 625–32.

Roy-Shapira A, Amoury RA, Ashcraft KW, Holder TM, Sharp RJ. Transient quadriceps paresis following local inguinal block for postoperative pain control. J Pediatr Surg 1985; 20: 554–5.

Sara CA, Lowry CJ. A complication of circumcison and dorsal nerve block of the penis. Anaesth Intens Care 1984; 13: 79–82.

Schmidt J, Fechner J, Fritsch B, Schmitz B, Carbon R, Rösch W, Albrecht S. Propofol/Remifentanil versus Sevofluran/Remifentanil zur Anästhesie bei Unterbaucheingriffen im Säuglings-, Kindes- und Jugendalter. Anaesthesist 2001; 50: 757–66.

Schreiner MS, Triebwasser A, Keon T. Ingestion of liquids compared with preoperative fasting in pediatric outpatients. Anesthesiology 1990; 72: 593–7.

Schreiner MS, O'Hara I, Markakis DA, Politis GD. Do children who experience laryngospasm have an increased risk of upper respiratory tract infection? Anesthesiology 1996; 85: 475–80.

Schulte-Steinberg O. Regional anaesthesia for children. Ann Chir Gynaecol 1984; 73: 158–65.

Schulte-Steinberg O, Rahlfs VW. Caudal-Anaesthesie bei Kindern und die Ausbreitung von 0,25%iger Bupivacain-Lösung. Eine statistische Untersuchung. Anaesthesist 1972; 21: 94–100.

Schulte-Steinberg O, Rahlfs VW. Spread of extradural analgesia following caudal injection in children. A statistical study. Br J Anaesth 1977; 49: 1027–34.

Sengebusch U. Leserfragen. Gerinnungswerte vor Kaudalanästhesie? Anaesthesist 2000; 49: 476–7.

Sfez M, Mapihan YL, Mazoit X, Dreux-Boucard H. Local anesthetic serum concentrations after penile nerve block in children. Anesth Analg 1990; 71: 423–6.

Shah N, Jacob T, Exler R, Morrow S, Ford H, Albanese C, Wiener E, Rowe M, Billiar T, Simmons R, Motoyama E, Nakayama D. Inhaled nitrid oxide in congenital diaphragmatic hernia. J Pediatr Surg 1994; 29: 1010–15.

Shandling B, Steward DJ. Regional analgesia in postoperative pain in pediatric outpatient surgery. J Pediatr Surg 1980; 15: 447–80.

Shapiro LA, Jedeikin RJ, Shalev D, Hoffman S. Epidural morphine analgesia in children. Anesthesiology 1984; 61: 210–2.

Shelly MP. Intercostal nerve blockade for children. Anaesthesia 1987; 42: 541–4.

Shohat M, Reisner SH, Krikler R, Nissenkorn I, Yassur Y, Ben-Sira I. Retinopathy of prematurity: Incidence and risk factors. Pediatrics 1983; 72: 159–63.

Sinclair R, Cassuto J, Högström S, Lindén I, Faxén A, Hedner T, Ekman R. Topical anesthesia with lidocaine aerosol in the control of postoperative pain. Anesthesiology 1988; 68: 895–901.

Splinter WM, Schaefer JD. Ingestion of clear fluids is safe for adolescents up to 3 h before anaesthesia. Br J Anaesth 1991; 66: 48–52.

Splinter WM, Schaefer JD, Zunder IH. Clear fluids three hours before surgery do not affect the gastric fluid contents of children. Can J Anaesth 1990; 37: 498–501.

Soliman MG, Tremblay NA. Nerve block of the penis for postoperative pain relief in children. Anesth Analg 1978; 57: 495–8.

Steward DJ. Preterm infants are more prone to complications following minor surgery than are term infants. Anesthesiology 1982; 56: 304–6.

Stow PJ, Scott A, Phillips A, White JB. Plasma bupivacaine concentrations during caudal analgesia and ilioinguinal-iliohypogastric nerve block in children. Anaesthesia 1988; 43: 650–3.

Tait AR, Knight PR. The effects of general anesthesia on upper respiratory tract infections in children. Anesthesiology 1987; 67: 930–5.

Thies KC, Hanekop G, Kettler D. Regionalanästhesie im Kindesalter. Anästh Intensivmed 2000; 41: 148–61.

Thies KC, Boos K, Buscher H, Townsend P, Kettler D. Postoperative Schmerztherapie im Kindesalter. Ein internationaler Vergleich. Dtsch Ärzteblatt 2000; 97: A2034–7.

Tracy FT, Bailey PV, Sadiq F, Noguchi A, Silen ML, Weber TR. Predictive capabilities of preoperative and postoperative pulmonary function tests in delayed repair of congenital diaphragmatic hernia. J Pediatr Surg 1994; 29: 265–70.

Tree-Trakarn T, Pirayavaraporn S. Postoperative pain relief for circumcision in children: Comparison among morphine, nerve block, and topical analgesia. Anesthesiology 1985; 62: 519–22.

Vazquez WD, Cheu HW. Hemorrhagic complications and repair of congenital diaphragmatic hernias: Does timing of the repair make a difference? Data from the extracorporal life support organisation. J Pediatr Surg1994; 29: 1002–6.

Vater M, Wandless J. Caudal or dorsal nerve block? A comparison of two local anaesthetic techniques for postoperative analgesia following day case circumcision. Acta Anaesthesiol Scand 1985; 29: 175–9.

Walberg EJ, Wills RJ, Eckhert J. Plasma concentrations of midazolam in children following intranasal administration. Anesthesiology 1991; 74: 233–5.

Warner MA, Kunkel SE, Offord KO, Atchison SR, Dawson B. The effects of age, epinephrine, and operative site on duration of caudal analgesia in pediatric patients. Anesth Analg 1987; 66: 995–8.

Weis KH. Bemerkungen zur Arbeit von P. Hoffmann, Franz A: Thorakale Periduralanaesthesie im Kindesalter. Reg Anaesth 1989; 12: 132.

Welborn LG, Rice LJ, Hannallah RS, Broadman LM, Ruttimann UE, Fink R. Postoperative apnea in former preterm infants: Prospective comparison of spinal and general anesthesia. Anesthesiology 1990; 72: 838–42.

Westbrook PR, Stubbs SE, Sessler AD, Rehder K, Hyatt RE. Effects of anesthesia and muscle paralysis on respiratory menchanics in normal man. J Appl Physiol 1973; 34: 81–6.

Williamson OA, Hill R, Goddard JM. Pulmonary collapse during anaesthesia in children with respiratory tract symptoms. Anaesthesia 1992; 47: 411–3.

Wilton NCT, Leigh L, Rosen DR, Pandit UA. Preanesthetic sedation of preschool children using intranasal midazolam. Anesthesiology 1988; 69: 972–5.

Wolf AR, Valley RD, Fear DW, Roy WL, Lerman J. Bupivacaine for caudal analgesia in infants and children: The optimal effective concentration. Anesthesiology 1988; 69: 102–6.

Yaster M, Maxwell LG. Pediatric regional anesthesia. Anesthesiology 1989; 70: 324–38.

Yeoman PM, Cooke R, Hain WR. Penile block for circumcision? A comparison with caudal blockade. Anaesthesia 1983; 38: 862–6.

Anästhesie – Spezieller Teil

Anästhesie bei älteren Patienten

65.1 Allgemeine Bemerkungen

Nach der **WHO-Definition** werden Patienten im Alter von 65–74 Jahren als »ältere Patienten«, 75- bis 89-jährige werden als alte Patienten und über 90-jährige werden als »hoch betagte Patienten« bezeichnet. Wichtiger als das kalendarische Alter ist jedoch das biologische Alter. Patienten, die älter bzw. jünger als ihr kalendarisches Alter erscheinen, sind auch bezüglich derjenigen physiologischen Größen (s. u.), die sich altersabhängig verändern, so einzustufen, als ob sie älter bzw. jünger wären.

Aufgrund sinkender Geburtenzahlen und gleichzeitig steigender Lebenserwartung kommt es in Deutschland seit Jahren zu einem deutlichen Zuwachs an über 65-jährigen Patienten (zur Zeit ca. 16%). Inzwischen werden ca. 20% der Operationen bei Patienten über 65 Jahren durchgeführt. An Universitätskliniken beträgt die Anzahl der über 80-jährigen Patienten zum Teil fast 9% (Schildberg u. Krämling 1997). Während die durchschnittliche Lebenserwartung um 1900 ca. 30–40 Jahre betrug, beträgt sie inzwischen in Deutschland für Männer über 72 Jahre, für Frauen über 78 Jahre.

Bei älteren Patienten liegen häufiger chronische **Vorerkrankungen** vor, die Einfluss auf die Narkoseführung haben können. Die häufigsten Erkrankungen sind Hypertonus, koronare Herzerkrankung, Herzinsuffizienz, chronisch obstruktive Lungenerkrankung, Nierenerkrankungen, Diabetes mellitus sowie Hör- und Sehstörungen. Solche evtl. vorliegenden Nebenerkrankungen haben einen größeren Einfluss auf das perioperative Risiko als das fortgeschrittene Alter per se.

Bei älteren Patienten ist allein aufgrund des Alters keine höhere Anästhesiemortalität im Rahmen von elektiven Eingriffen zu erwarten. Bei Notfalleingriffen ist jedoch die Mortalität bei älteren Patienten deutlich erhöht.

Da ältere Patienten häufig mehrere Medikamente einnehmen, sind bei ihnen bei der Gabe von Anästhetika häufiger Medikamenteninteraktionen zu erwarten.

65.2 Physiologische Veränderungen im Alter

Mit fortschreitendem Alter ist die Leistungs- und Kompensationsbreite des Körpers zunehmend eingeschränkt (Übersicht bei Lansche et al. 2001). Der Alterungsprozess beginnt bereits am Ende des zweiten oder am Anfang des dritten Lebensjahrzehntes. Nach etwa dem 30. Lebensjahr verlieren die meisten Organsysteme innerhalb von jeweils 10 Jahren ca. 5–10% ihrer Leistungsfähigkeit. Auch körpereigene Schutz- und Reparatursysteme sowie die Immunabwehr werden mit fortschreitendem Alter zunehmend schwächer. Muskelmasse sowie Gesamtkörperwasser nehmen ab, während der Fettanteil des Körpers mit fortschreitendem Alter zunimmt. Dadurch nimmt der Verteilungsraum für lipophile Medikamente zu, für hydrophile dagegen ab.

Unter anästhesiologischen Gesichtspunkten sind insbesondere die altersbedingten Veränderungen des Herz-Kreislauf- und Atemsystems, der Nieren- und Leberfunktion sowie des ZNS wichtig.

65.2.1 Herz-Kreislauf-System

Im Alter entwickelt sich zumeist eine Hypertrophie der linken Herzkammer. Ursache dürfte die im Alter häufig auftretende Hypertonie sein. Außerdem vermindern fibrotische Veränderungen des Myokards die Ventrikeldehnbarkeit (Compliance), entsprechende Veränderungen im Bereich des Reizleitungssystems begünstigen Herzrhythmusstörungen. Das Herzminutenvolumen ist oft vermindert, die Kreislaufzeit kann dadurch deutlich verlängert sein. Ursache des **verminderten Herzminutenvolumens** scheint u. a. eine altersbedingte Abnahme der Herzfrequenz und eine relativ starre Herzfrequenz zu sein. Diese Frequenzabnahme ist vermutlich durch einen verminderten Sympathiko- und einen erhöhten Parasympathikotonus bedingt. Ältere Patienten sind oft latent oder manifest herzinsuffizient. Das Herzminutenvolumen nimmt pro Jahr um ca. 1% ab. Bei Belastung kann die Herzfrequenz nicht mehr so stark gesteigert werden wie beim Jüngeren. Auch die Kontraktilität nimmt unter Druckbelastung weniger zu, sodass der linksventrikuläre enddiastolische Druck relativ bald ansteigen kann und der Ventrikel dilatiert.

Bei älteren Patienten liegt häufiger (in ca. 50%) eine **arterielle Hypertonie** vor. Mit zunehmendem Alter nimmt dabei vor allem der systolische Blutdruck zu (systolische Hypertonie). Der arterielle Mitteldruck bleibt weitgehend unverändert, da der diastolische Blutdruck mit zunehmendem Alter etwas abfällt. Ursache sind vor allem altersbedingte fibrotisch-degenerative Veränderungen der Gefäßwände. Die Windkesselfunktion der Aorta geht dadurch verloren. Bei älteren Patienten finden sich häufig eine Zerebral- und/oder Koronarsklerose. Bei über 65-jährigen Patienten liegt in ca. 80% eine Koronarsklerose vor. Das Gefäßsystem weist oft einen chronischen Volumenmangel auf.

Da ältere Patienten oft Digitalis-Präparate, Antihypertensiva und/oder Diuretika einnehmen, ist auf Elektrolytverschiebungen (vor allem auf einen Kaliummangel) zu achten. Die Herzfrequenz ist meist verlangsamt und nicht selten durch Rhythmusstörungen beeinträchtigt. Das Herz des älteren Patienten reagiert weniger empfindlich auf exogene Katecholamine oder eine Steigerung des Sympathikotonus. Die Stimulierbarkeit der β-adrenergen Funktion ist vermindert, die Anzahl der β-Rezeptoren am Herzen ist erniedrigt. Das Herzminutenvolumen steigt daher weniger durch β-adrenerge Stimulation mit Steigerung von Inotropie und Herzfrequenz, sondern vor allem durch Zunahme von Vorlast und Schlagvolumen. Die kardiovaskulären Reaktionen auf Hypoxie und Hyperkapnie sind abgeschwächt. Die Kompensationsmöglichkeiten bei Vorliegen einer Hypovolämie sind ebenfalls vermindert. Die Barorezeptorenreflexe sind im Alter abgeschwächt. Dadurch ist die reflektorische Herzfrequenzänderung bei Blutdruckschwankungen vermindert.

65.2.2 Respiratorisches System

Ab ca. dem 30. Lebensjahr nehmen die elastischen Kräfte der Lunge ab. Eine zunehmende Thoraxstarre im höheren Alter bedingt eine bevorzugte Bauchatmung. Die notwendige Atemarbeit nimmt altersabhängig zu. Häufig ist eine chronisch obstruktive Lungenerkrankung anzutreffen. Die funktionelle Residualkapazität und vor allem das Residualvolumen sind vergrößert, was ein verzögertes An- und Abfluten der Inhalationsanästhetika bedingt (Kap. 5.1.2, S. 90). Die forcierte Vitalkapazität ist dagegen vermindert. Bei forcierter Ausatmung kommt es frühzeitiger zum Verschluss der terminalen Luftwege (Airway Closure), denn die Closing Capacity (Kap. 2.9, S. 27) ist erhöht. Die Totalkapazität der Lunge bleibt jedoch konstant. Die Alveolaroberfläche nimmt aufgrund degenerativer Umbauvorgänge um 20–30% ab, ebenso die Anzahl der Lungenkapillaren. Der physiologische p_aO_2 fällt mit zunehmendem Alter ab, die alveoloarterielle Sauerstoffpartialdruckdifferenz (Kap. 20.3.1, S. 442) ist erhöht. Ursachen scheinen eine Verminderung der alveolären Oberfläche (Gasaustauschfläche), eine Abnahme der Membranpermeabilität und der Lungenkapillardurchblutung sowie zum Teil auch Ventilations-Perfusions-Störungen zu sein (Kap. 50.7.1, S. 761). Der normale p_aO_2-Wert des älteren Menschen kann anhand der Formel $p_aO_2 = 102 - (Alter/3)$ grob abgeschätzt werden. Die respiratorische Antwort auf eine Hypoxie oder Hyperkapnie ist bei alten Patienten deutlich abgeschwächt. Dies kann durch Restwirkungen von Anästhetika weiter beeinträchtigt werden, wodurch z. B. postoperativ eine Hypoxie und Hyperkapnie weiter begünstigt werden. Die pharyngealen und laryngealen Schutzreflexe sind vermindert, wodurch eine (stille) Aspiration begünstigt wird. Die Atemmuskulatur ist geschwächt und bewirkt zusammen mit der verminderten FVC und der verminderten FEV_1 (Kap. 2.9, S. 26) eine Schwächung des Hustenstoßes. Dadurch werden postoperative pulmonale Komplikationen (Pneumonien, Atelektasen) mit begünstigt.

65.2.3 Nieren- und Leberfunktion

Die glomeruläre Filtrationsrate nimmt um ca. 1% pro Jahr ab. Die Ausscheidung harnpflichtiger Medikamente ist vermindert (z. B. Digoxin). Aufgrund der **eingeschränkten Nierenfunktion** sind ältere Patienten anfälliger gegen eine Volumen-

überladung. Die Kreatininkonzentration steigt bei älteren Menschen trotz eingeschränkter glomerulärer Filtrationsrate (GFR) kaum an, da gleichzeitig die Muskelmasse deutlich abnimmt. Bereits ein geringgradiger Anstieg der harnpflichtigen Substanzen deutet somit auf eine bestehende Niereninsuffizienz hin. Die Fähigkeit zur Konzentrierung des Urins nimmt ab. Zur Ausscheidung harnpflichtiger Substanzen sind zunehmend größere Urinvolumina notwendig. Aufgrund der eingeschränkten renalen Kompensationsmechanismen kann es bei älteren Patienten in der postoperativen Phase leicht zu einem Nierenversagen kommen.

Weil die Leber immer weniger durchblutet wird, ist die **hepatische Metabolisierung** von Medikamenten verzögert (z. B. Lidocain). Insbesondere ist dies bei fettlöslichen Medikamenten zu beachten, da sie vor der Ausscheidung über die Nieren erst in der Leber in eine wasserlösliche Form überführt werden müssen. Bei der hepatischen Metabolisierung wird zwischen Phase-I-Metabolisierung (z. B. oxidative Biotransformation) und Phase-II-Metabolisierung (z. B. Glucuronidierung) unterschieden (Kap. 5.2.2, S. 109). Im Alter scheint lediglich die Phase-I-Metabolisierung beeinträchtigt zu sein.

Die **Eliminationshalbwertszeit** vieler Medikamente ist bei älteren Patienten verlängert. Ursache sind eine verminderte renale und hepatische Clearance oder ein erhöhtes Verteilungsvolumen aufgrund einer Zunahme der Fettdepots. Eine Vergrößerung des Verteilungsvolumens bedeutet eine Verlängerung der Eliminationshalbwertszeit. Gleichzeitig sind bei älteren Patienten das Gesamtkörperwasser (Kap. 9.1, S. 264) sowie die Muskelmasse mit zunehmendem Alter vermindert. Je nachdem, ob es sich um ein fettlösliches oder um ein wasserlösliches Medikament handelt, kann das Verteilungsvolumen daher vergrößert oder verkleinert sein.

65.2.4 ZNS

Mit zunehmendem Alter nimmt die Zahl der Nervenzellen ab. Die Hirndurchblutung fällt bei älteren Patienten unter den Normalwert von 50 ml/100 g/min (Kap. 69.1.3, S. 963) ab. Die Syntheserate bestimmter Neurotransmitter nimmt altersabhängig ab, ebenso ist z. B. die Anzahl der Opioid-Rezeptoren im ZNS reduziert. Die Empfindlichkeit auf zahlreiche zentral wirksame Medikamente ist erhöht. Der MAC für volatile Inhalationsanästhetika ist deutlich erniedrigt (Kap. 5.1.2, S. 93). Die Schmerzempfindlichkeit ist im Alter vermindert. Im höheren Alter sind häufiger neurologische Vorerkrankungen zu beachten; öfters liegen z. B. zerebralsklerotisch bedingte Durchblutungsstörungen vor. Ca. 15–20% der älteren Menschen weisen eine Karotisstenose auf. Eine evtl. stattgehabte TIA (**t**ransitorische **i**schämische **A**ttacke), ein p**ro**longiertes, **r**eversibles, **i**schämisches **n**eurologisches **D**efizit (PRIND) oder ein vorausgegangener apoplektischer Insult sind anamnestisch zu erfragen. Liegt eine symptomatische

Karotisstenose vor, ist das Risiko eines perioperativen Schlaganfalls erhöht. Symptomatische oder asymptomatische Karotisstenosen sind ein wichtiger Hinweis darauf, dass vermutlich auch eine Koronarstenose vorliegt.

Ältere Patienten entwickeln im Rahmen von Erkrankungen oder auch nach einer Operation und Narkose relativ leicht einen Verwirrtheitszustand.

65.2.5 Sonstiges

Die Thermoregulation ist bei älteren, alten und hochbetagten Patienten deutlich eingeschränkt, sodass die Gefahr der perioperativen Unterkühlung erhöht ist. Die Ursachen sind darin zu sehen, dass aufgrund des im Alter abnehmenden Stoffwechsels die Wärmeproduktion geringer ist. Eine Unterkühlung kann jedoch insbesondere bei vorliegender Koronarsklerose zu einer Gefährdung des Patienten führen, denn während des postoperativ evtl. auftretenden Kältezitterns kann der Sauerstoffverbrauch des Körpers deutlich ansteigen (Kap. 37.3, S. 651).

Bei älteren Patienten liegt häufig eine diabetische Stoffwechsellage vor (Diabetes mellitus Typ II; Kap. 51.1.1, S. 766). Durch Diät und orale Antidiabetika kann die Blutzuckerkonzentration jedoch meist normalisiert werden. Perioperativ ist eine entsprechende Überwachung des Blutzucker bei diesen Patienten notwendig.

65.3 Pharmakokinetik und -dynamik von Anästhetika

Prinzipiell können bei älteren, alten und hochbetagten Patienten die gleichen Anästhetika wie in anderen Altersgruppen zur Anwendung kommen. Diese Menschen reagieren allerdings auf Medikamente oft empfindlicher. Ursachen sind vor allem:

- pharmakokinetische Größen, z. B. eine verlangsamte (hepatische und renale) Clearance
- veränderte Verteilungsvolumina (Zunahme der Fettmasse, Abnahme der Muskelmasse)
- die verminderte Plasmaeiweißbindung (durch eine oft erniedrigte Serumalbuminkonzentration)
- veränderte pharmakodynamische Größen wie z. B. eine Verringerung der Anzahl an bestimmten Rezeptoren mit Wirkungsverstärkung

Die gewichtsbezogene Dosierung ist daher zu erniedrigen. Außerdem ist die Wirkung vieler Medikamente im Alter verlängert. Ursachen sind wiederum z. B. größere Verteilungsräume bei fettlöslichen Substanzen und eine verminderte renale und hepatische Elimination.

> Wichtig erscheint eine stets vorsichtige, bedarfsorientierte Dosistitration.

Zu beachten ist, dass der MAC-Wert von **Inhalationsanästhetika** bei alten Patienten deutlich vermindert ist. Der MAC-Wert nimmt bei allen Inhalationsanästhetika pro Alterszunahme um ca. 10 Jahre um ungefähr 6% ab (Mapleson 1996). Auch die üblichen **Hypnotika** müssen beim älteren Patienten deutlich niedriger dosiert werden. Die bei 80-jährigen Patienten benötigten Dosen an Hypnotika (z. B. Propofol, Thiopental) oder Opioiden (z. B. Fentanyl) betragen lediglich ca. 50% der notwendigen Dosierung beim 20-Jährigen. Bei Hypnotika ist dies vor allem durch pharmakokinetische Gründe (langsamere Umverteilung, Änderung der Verteilungsräume und Abnahme der Clearance) bedingt, bei Opioiden ist dies vor allem durch pharmakodynamische Veränderungen (weniger Opioid-Rezeptoren) zu erklären. Die Wirkung einiger nicht depolarisierender **Relaxanzien** (z. B. Pancuronium) ist verlängert, während dies bei Mivacurium, Vecuronium, Rocuronium und Atracurium im höheren Alter nicht zutrifft (Kap. 5.3.4, S. 162). Muskelrelaxanzien müssen bei alten Patienten normal dosiert werden, weil die Anzahl an Acetylcholin-Rezeptoren hochreguliert wird (was Folge eines Wirkungsverlustes des körpereigenen Acetylcholins ist). Die herzfrequenzsteigernde Wirkung von Atropin ist im Alter abgeschwächt.

> Aufgrund der verlängerten Kreislaufzeit tritt die Wirkung intravenös verabreichter Medikamente oft wesentlich verzögert ein. Vor einer voreiligen Nachinjektion wegen vermeintlich zu niedriger Dosierung mit unzureichender Wirkung ist zu warnen.

65.4 Praktische Durchführung von Narkosen bei älteren Patienten

65.4.1 Präoperative Visite

Anamnese: Eine der wichtigsten Punkte bei der Durchführung einer Anästhesie beim älteren, alten bzw. hochbetagten Patienten sind dessen gründliche Voruntersuchung und Vorbereitung auf Operation und Narkose. Im Rahmen der präoperativen Visite ist nach vorbestehenden, anästhesierelevanten Erkrankungen zu fragen. Insbesondere ist an kardiovaskuläre Erkrankungen (Koronarsklerose, Herzinsuffizienz), an Hypertonie und Herzrhythmusstörungen sowie an respiratorische Störungen und Diabetes mellitus zu denken. Anästhesierelevante Vorerkrankungen sind ausführlich im Teil E (Kap. 40–63) beschrieben.

Präoperativ bestehende Entgleisungen eines Diabetes mellitus, eines Hypertonus oder z. B. einer Herzinsuffizienz müssen vor einem Wahleingriff erst medikamentös korrigiert werden.

Medikamentenanamnese: Da ältere Patienten häufig (zahlreiche) Medikamente einnehmen, ist eine entsprechende Medikamentenanamnese wichtig. Das Risiko unerwünschter Arzneimittelinteraktionen dieser Medikamente mit Anästhetika ist zu beachten.

Diagnostik der Atmung: Besonderes Augenmerk ist auf die Atmung zu richten. Bei Verdacht auf eine Lungenerkrankung oder falls eine postoperative Nachbeatmung notwendig sein könnte, sollte präoperativ eine arterielle Blutgasanalyse abgenommen werden, um einen Ausgangswert zu haben. Eventuell kann auch eine Lungenfunktionsprüfung sinnvoll sein. Die Interpretation einer evtl. präoperativ durchgeführten Blutgasanalyse bzw. Lungenfunktionsprüfung ist im Kap. 2.9, S. 24 beschrieben. Besonders wichtig ist, dass die Patienten bereits präoperativ die Techniken der Atemgymnastik erlernen.

Weitere Diagnostik: Bezüglich präoperativ evtl. notwendiger laborchemischer oder apparatetechnischer Untersuchungen sei auf das Kap. 2.9, S. 22 verwiesen. Bei der Auskultation des Herzens sollte nach pathologischen Herzgeräuschen – vor allem aufgrund einer Aortenklappen- oder Mitralklappenstenose – gesucht werden.

65.4.2 Prämedikation

Es ist auf eine niedrige Dosierung der Prämedikationsmedikamente zu achten. Oft muss weniger verordnet werden, als z. B. anhand des Körpergewichtes errechnet wird (Kap. 3.3, S. 44). Nach oraler Gabe von z. B. 7,5 mg Midazolam können manche ältere Patienten u. U. tief sediert und ateminsuffizient werden. Midazolam wird hydroxiliert und glucuronidiert (unterliegt also einer Phase-I- und einer Phase-II-Reaktion). Ursache für die evtl. erhöhte Empfindlichkeit auf Benzodiazepine scheint die verlängerte hepatische Clearance bei denjenigen Benzodiazepinen zu sein, die einer Phase-I-Reaktion (s. o.) unterliegen (z. B. Diazepam).

Benzodiazepine mit relativ kurzer Halbwertszeit, die einer Phase-II-Reaktion (s. o.) unterliegen (z. B. nur glucuronidiert werden) und vermutlich eine normale Clearance haben, sollten vorgezogen werden (z. B. Oxazepam = Adumbran, Lormetazepam = Noctamid).

Ob auch eine erhöhte Rezeptorempfindlichkeit für Benzodiazepine im Alter vorliegt, wird kontrovers diskutiert.

65.4.3 Narkoseführung

Narkoseform

Prinzipiell können bei älteren Patienten die gleichen Narkoseverfahren wie in anderen Altersgruppen zur Anwendung kommen. Es ist nicht bewiesen, dass eine IVA, TIVA, balancierte Anästhesie oder eine reine Inhalationsanästhesie entscheidende Vorteile gegenüber einem der anderen Verfahren hätte. Oft wird jedoch eine balancierte Anästhesie mit niedrigen Dosen eines Opioids durchgeführt, in der Hoffnung, dadurch ein möglichst stabiles Kreislaufverhalten erzielen zu können.

Operationen an der unteren Körperhälfte, wie z. B. ein urologischer Eingriff (TUR-Blase, TUR-Prostata) oder die Operation einer Leistenhernie werden bei älteren Patienten häufig in Spinalanästhesie durchgeführt. Bei alten Patienten mit pulmonalen Problemen kann es vorteilhaft sein, auf eine Allgemeinanästhesie zugunsten einer **rückenmarknahen Leitungsanästhesie** zu verzichten. Gute Ergebnisse lassen sich oft auch durch die Kombination einer Regionalanästhesie mit einer »oberflächlichen« Allgemeinanästhesie erzielen. Der Beweis, dass die Methoden der rückenmarknahen Regionalanästhesie einer Vollnarkose überlegen sind, steht jedoch genauso aus wie der Beweis des Gegenteils (Kap. 13.2, S. 293). Voraussetzung für eine Regionalanästhesie ist ein kooperativer Patient. Bei rückenmarknahen Regionalanästhesien bei älteren Patienten ist die erhöhte Gefahr eines stärkeren Blutdruckabfalls zu beachten. Eine Sedierung während einer Regionalanästhesie (z. B. mittels Midazolam) birgt die im Alter deutlich erhöhte Gefahr einer Atemdepression. Die im Rahmen einer Periduralanästhesie benötigte Menge an Lokalanästhetikum ist deutlich vermindert (Kap. 16.2.4, S. 374). Als Vorteil einer Regionalanästhesie wird oft angegeben, dass postoperative Verwirrtheitszustände seltener seien als nach einer Allgemeinanästhesie. Dies ist jedoch wissenschaftlich nicht belegt (s. u.).

Monitoring

Bei älteren Patienten sollte ggf. das Monitoring erweitert werden. Ist eine engmaschige Blutdrucküberwachung notwendig, sollte großzügig von der direkten arteriellen Blutdruckmessung Gebrauch gemacht werden. Sie sollte bereits vor(!) Narkoseeinleitung angeschlossen werden, da die Einleitungsphase einen besonders kritischen Moment jeder Narkose darstellt. Hierbei sollte stets auch eine arterielle Blutgasanalyse vor(!) der Narkoseeinleitung (also ein »Ausgangswert«) bestimmt werden. Die Extubation darf nicht an einer bereits vorbestehenden, aber unerkannt gebliebenen Gasaustauschstörung scheitern! Bei vermuteter Herzinsuffizienz sollte der zentrale Venendruck großzügig gemessen werden.

Anästhesie – Spezieller Teil

> Stets ist es wichtig, möglichst vor Narkoseeinleitung entsprechende Ausgangswerte (blutiger arterieller Druck, ZVD, zentralvenöse Sättigung, arterielle BGA) zu bestimmen.

Großzügig sollte auch die Indikation zur Relaxometrie, zur Anlage eines Blasenkatheters sowie zur kontinuierlichen Temperaturmessung gestellt werden. Bei Verdacht auf eine Koronarsklerose empfiehlt sich eine fünfpolige EKG-Ableitung (idealerweise mit ST-Segmentanalyse, Kap. 26.5.3, S. 579, oder ersatzweise eine sog. Poor-man's-V_5-Ableitung, Kap. 26.5.2, S. 578), um eventuelle Myokardischämien gut erkennen zu können.

Blutdruckschwankungen/Herzinsuffizienz

Bei der Narkoseeinleitung treten oft stärkere Blutdruckschwankungen auf. Während der Intubation droht ein übermäßiger Blutdruckanstieg und nach Beendigung des Intubationsreizes tritt oft ein stärkerer Blutdruckabfall auf. Mögliche Ursache ist die oft hypertensive Ausgangslage der älteren Patienten. Auch intraoperativ sollte besonderes Augenmerk dem Blutdruckverhalten gelten. Insbesondere stärkere Blutdruckabfälle müssen vermieden werden, um bei einem evtl. arteriosklerotischen Patienten keine Minderperfusion insbesondere des Herzens oder Gehirns zu riskieren. Zur Anhebung des Blutdrucks sollte relativ großzügig ein Vasopressor (z. B. Akrinor; Kap. 23.2.1, S. 485) eingesetzt werden.

Perioperativ sollten Herzfrequenz und Blutdruck im Normbereich gehalten werden. Bei koronarsklerotischen Patienten ist insbesondere eine stärkere Tachykardie zu vermeiden. Bei Verdacht auf eine (vorbestehende oder) sich intraoperativ entwickelnde Herzinsuffizienz sollte auf negativ inotrope Medikamente wie z. B. Thiopental oder Halothan/Enfluran (zugunsten kreislaufneutraler Medikamente wie z. B. Etomidat, Sufentanil) verzichtet werden. Zur Steigerung der Inotropie sollte intraoperativ ggf. ein Katecholamin, z. B. Dobutamin (Dobutrex; Kap. 23.2.1, S. 485), verabreicht werden.

Weitere Maßnahmen

Da ältere Patienten oft Zahnprothesen tragen, ist darauf zu achten, dass diese zur Narkose entfernt werden. Bei zahnlosen Patienten kann eine Maskennarkose u. U. deutlich erschwert sein. Hierbei ist die Einlage eines Guedel-Tubus zumeist zu empfehlen. Bei der Lagerung älterer Patienten ist zu beachten, dass sie leicht Drucknekrosen entwickeln und dass oft vorbestehende Gelenkbeschwerden eine besonders vorsichtige Lagerung verlangen. Gegebenenfalls ist die Lagerung noch im Wachzustand vorzunehmen.

Bei der Respiratoreinstellung sollte eine Normoventilation angestrebt werden. Eine stärkere Hyperventilation ist zu vermeiden, da hierdurch auch eine zerebrale und koronare Vasokonstriktion (Kap. 69.2.1, S. 967) eintritt. Bei bereits vorbe-

stehender Zerebral- oder Koronarsklerose könnte dies zu einer entsprechenden Mangeldurchblutung führen.

Da ältere Patienten perioperativ schneller auskühlen, sind bei ihnen wärmekonservierende Maßnahmen besonders wichtig (Kap. 37.4, S. 651).

65.4.4 Postoperative Phase

Ein größeres Problem der Alterschirurgie ist die postoperative Phase. In der postoperativen Phase sind insbesondere pulmonale Probleme zu befürchten, wie z. B. die Ausbildung einer Pneumonie. Entscheidend ist daher die Fortsetzung der bereits präoperativ geübten Atemgymnastik sowie die möglichst frühzeitige Mobilisation der älteren Patienten. Um einer drohenden **Hypoxämie** vorzubeugen, empfiehlt es sich, zusätzlich großzügig Sauerstoff zu geben und die Oxygenierung mittels Pulsoximetrie zu überwachen. Für die **Schmerztherapie** nach größeren Operationen ist die Katheterperiduralanästhesie gut geeignet. Hierdurch kann eine gute Schmerzlinderung ohne Beeinträchtigung der Vigilanz erzielt werden. Eine PCA (»patient controlled analgesia«, Kap. 83.2.1, S. 1188) scheitert manchmal an der eingeschränkten Kooperationsfähigkeit alter oder hochbetagter Patienten.

In der frühen postoperativen Phase tritt bei älteren, alten oder hochbetagten Patienten auch häufiger eine Hypertonie auf, die ggf. therapiert werden muss. Diese Patienten weisen postoperativ oft Störungen der kognitiven Leistungsfähigkeit auf (**p**ostoperative **c**ognitive **d**ysfunction; POCD; Übersicht bei Dodds u. Allison 1998; Moser 2001). Es handelt sich hierbei zumeist um vorübergehende Veränderungen, denen jedoch im Einzelfall auch eine bleibende geistige Funktionseinschränkung folgen kann. Postoperative Störungen der **kognitiven Leistungsfähigkeit** können von leichten Einschränkungen der kognitiven Funktion bis zum voll ausgeprägten Delirium reichen. Bei bis zu 60% der geriatrischen Patienten wird ein postoperativer Verwirrtheitszustand beschrieben. Eine Woche nach Allgemeinanästhesien konnte bei 26% der über 60-jährigen Patienten und drei Monate postoperativ konnte bei 10% dieser Patienten eine postoperative Störung der kognitiven Leistungsfähigkeit nachgewiesen werden (Biedler et al. 1999). Durch einen solchen Verwirrtheitszustand ist das Risiko, dass sich der Patient eine Verletzung (z. B. durch einen Sturz) zuzieht, erhöht. Auch die Mobilisierung ist dadurch verzögert und damit z. B. das Risiko einer postoperativen Pneumonie oder Thrombosebildung erhöht.

> In nahezu allen Studien war die Inzidenz postoperativer kognitiver Störungen unabhängig davon, ob in Regional- oder Allgemeinanästhesie operiert wurde (Dahn et al. 1999; Übersicht bei Dodds u. Allison 1998). Die Ätiologie postoperativer kognitiver Störungen ist nicht gesichert, aber vermutlich multifaktoriell.

Als mögliche auslösende Faktoren werden u. a. diskutiert:

- vorübergehender Narkoseüberhang sowie später noch evtl. vorhandene Spurenkonzentrationen von Anästhetika
- zentrales anticholinerges Syndrom (ZAS)
- intraoperative, zerebrale Minderperfusion
- stärkere intraoperative Hyperventilation
- Art der Operation (besonders hohe Inzidenz nach orthopädischen oder traumatologischen Operationen mit Prothesenimplantaten vermutlich aufgrund von eventuellen Fettembolisationen in den Zerebralkreislauf [Ozelsel et al. 1998])
- postoperative respiratorische Insuffizienz mit Hypoxie oder metabolische Störungen (z. B. Dehydratation, endokrinologische Störungen, z. B. eine Hypoglykämie)
- perioperativer Stress, operatives Trauma
- inadäquate postoperative Schmerztherapie
- kardiovaskuläre Störungen (z. B. Herzinsuffizienz)
- Infekte (Wundinfekt, Atemwegs- oder Harnwegsinfekte)
- vorbestehende hirnorganische Störungen
- z. B. eine Hyponatriämie im Rahmen eines TUR-Syndroms

In einer aktuellen internationalen Multicenterstudie war die Inzidenz postoperativer kognitiver Störungen eine Woche nach der Operation lediglich abhängig vom Alter sowie der Operations-/Anästhesiedauer, dagegen unabhängig von Geschlecht, Form der Allgemeinanästhesie (balancierte Anästhesie, Inhalationsanästhesie, TIVA, Gabe von Lachgas, Kombination von Allgemein- und Regionalanästhesie), dem Auftreten hypoxämischer oder hypotensiver Phasen oder den zur Narkose eingesetzten Medikamentengruppen (Biedler et al. 1999). Das Maximum für diese kognitiven Störungen wird oft für den 2. postoperativen Tag angegeben. Auch dies spricht dafür, dass weniger nachhängende Narkosemittel, sondern eher die postoperative Phase wie z. B. auch die postoperative Schmerzmedikation dafür hauptverantwortlich sind. In einer neuen prospektiven Studie zum postoperativen Durchgangssyndrom nach gefäßchirurgischen Operationen wurde festgestellt, dass insgesamt bei ca. 39% der Patienten ein solches Durchgangssyndrom auftrat, dass die Häufigkeit bei Patienten mit Eingriffen an der Aorta deutlich häufiger war als bei Patienten mit nicht aortalen Eingriffen (Böhner et al. 2000).

> Patienten mit hohem intraoperativem Blutverlust, niedrigem Hb-Wert oder einer intraoperativen Azidose entwickelten häufiger ein postoperatives Durchgangssyndrom (Böhner et al. 2000). Bei Patienten mit Durchgangssyndrom traten häufiger postoperative Komplikationen auf und sie mussten länger intensivmedizinisch behandelt werden (Böhner et al. 2000).

Eine spezifische Therapie der kognitiven Funktionsstörungen gibt es nicht. Mögliche Ursachen sind zu therapieren, z. B. sind kardiovaskuläre Erkrankungen, Störungen des Säure-Basen- und Wasser-Elektrolyt-Haushaltes oder Infektionsherde zu beseitigen. Eine adäquate postoperative Schmerztherapie ist wichtig.

65.5 Literatur

Biedler A, Juckenhöfel S, Larsen R, Radtke F, Stotz A, Warmann J, Braune E, Dyttkowitz A, Henning F, Strickmann B, Lauven PM. Postoperative Störungen der kognitiven Leistungsfähigkeit bei älteren Patienten. Anaesthesist 1999; 48: 884–95.

Böhner H, Schneider F, Stierstorfer A, Weiss U, Gabriel A, Friedrichs R, Miller C, Grabitz K, Müller EE, Sandmann W. Durchgangssyndrome nach gefäßchirurgischen Operationen. Anaesthesist 2000; 49: 427–33.

Dahn J, Oster M, Möltner A, Wöhrle C, Rätzer-Frey, van Ackern K, Hölzl R, Segiet W. Anästhesie bei geriatrischen Patienten. Anaesthesist 1999; 48: 379–86.

Dodds C, Allison J. Postoperative cognitive deficit in the elderly surgical patient. Br J Anesth 1998; 81: 449–62.

Mapleson WW. Effect of age on MAC in humans: a meta-analysis. Br J Anesth 1996; 76: 179–85.

Moser RL. Postoperative kognitive Dysfunktion des geriatrischen Patienten. Anästhesiol Intensivmed Notfallmed Schmerzther 2001; 36: 174–6.

Ozelsel TJP, Hein HAT, Marcel RJ, Rathjen KW, Ramsay MAE, Jackson RW. Delayed neurological deficit after total hip arthroplasty. Anesth Analg 1998; 87: 1209–10.

Schildberg FW, Krämling HJ. Veränderungen des operativen Patientenguts. Anaesthesist 1997; (Suppl 2) 46: 74–9.

Übersichtsarbeiten

Lansche G, Mittelstaedt H, Gehrlein M, Fiedler F. Physiologische Veränderungen im Alter: Was ist von notfallmedizinischer Relevanz? Anästh Intensivmed 2001; 42: 741–6.

Anästhesie – Spezieller Teil

Anästhesie in der Urologie

66

Zirkumzision, Orchidopexie und Operation bei Hodentorsion sind im Kap. 64.5.3, S. 885, Kap. 64.5.4, S. 886 beschrieben. Das anästhesiologische Vorgehen bei einer Nierentransplantation wird ausführlich im Kapitel über Organtransplantationen (Kap. 80, S. 1149) beschrieben.

66.1 Allgemeine Bemerkungen

Großteils werden in der Urologie ältere Patienten (Kap. 65, S. 903) operiert, die meist entsprechende Begleiterkrankungen aufweisen (s. auch Teil E). Bei ca. 10% der Patienten handelt es sich um Kleinkinder, insbesondere mit Fehlbildungen im Bereich des Urogenitaltraktes. Öfters werden auch querschnittgelähmte Patienten operiert, um deren Blasenentleerung zu verbessern.

Bei urologischen Operationen sind häufig spezielle **Operationslagerungen** notwendig (z. B. »Nierenlagerung«, Steinschnittlagerung; s. u.), die besondere anästhesierelevante Probleme verursachen können. Viele urologische Eingriffe (vor allem transurethrale Operationen) werden oft in rückenmarknaher Regionalanästhesie durchgeführt, insbesondere in Spinalanästhesie (Kap. 16.2.4, S. 355). Die Periduralanästhesie hat bei urologischen Operationen den Nachteil, dass die Sakralsegmente (von denen z. B. die Harnröhre innerviert wird) oft nicht vollständig blockiert sind. Fällt nach Anlage einer rückenmarknahen Regionalanästhesie der **Blutdruck** ab, sollte frühzeitig ein blutdrucksteigerndes Medikament (z. B. Akrinor; Kap. 23.2.1, S. 491) verabreicht werden. Eine übermäßige Volumenzufuhr zur Blutdrucksteigerung sollte bei den meist älteren Patienten aus folgenden Gründen vermieden werden:

- die Blutdruckabfälle sind meist nur kurzfristig
- die kardialen Leistungsbreite ist oft eingeschränkt
- die postoperativen Miktionsprobleme führen dazu – falls postoperativ kein Blasenkatheter liegen sollte –, dass schnell eine überfüllte Blase droht und eine Einmalkatheterisierung notwendig würde

Da die Patienten für die Operation zumeist mehrfach umgelagert werden müssen (Lagerung in Steinschnittlage; s. u., Aufhebung der Steinschnittlage) muss bei einer **Spinalanästhesie** unter Verwendung eines hyperbaren Lokalanästhetikums wiederholt das sensible Niveau ausgetestet werden, denn durch die Lagerungsmanöver kann das sensible Niveau u. U. noch relativ lange nach Anlage einer hyperbaren Spinalanästhesie hochsteigen.

Da Genitalien und Perianalbereich stark sensibel innerviert sind, können bei schmerzhaften Manipulationen in unzureichender Anästhesie leicht **autonome Reflexe** (wie Laryngospasmus, Bradykardie, Tachykardie, Hypertonie) ausgelöst werden. Es ist daher eine tiefe Allgemeinanästhesie notwendig. Durch eine gut sitzende rückenmarknahe Regionalanästhesie können die autonomen Reflexe gut blockiert werden.

Um nach großen urologischen Operationen eine suffiziente postoperative Schmerztherapie zu ermöglichen, kann es sinnvoll sein, bereits präoperativ einen Periduralkatheter anzulegen. Bei großen urologischen Operationen (wie einer radikalen Prostataresektion) können evtl. starke intraoperative Blutverluste auftreten. Bei Operationen im Bereich der Niere kann das Zwerchfell verletzt werden und ein Pneumothorax entstehen.

66.2 Urologische Eingriffe

66.2.1 Nephrektomie

Operation und Komplikationen

Operation

Bei einem Nierentumor ist eine organerhaltende Nierenteilresektion oder eine Nephrektomie indiziert. Bei der Nephrektomie werden nach Unterbindung von Nierengefäßen und Ureter die Niere samt Nebenniere und Fettgewebskapsel entfernt. 1991 wurde erstmals eine laparoskopische Nephrektomie beschrieben. Es ist hierbei sowohl ein transperitonealer als auch ein retroperitonealer Zugangsweg möglich.

»Nierenlagerung«

Nach der Narkoseeinleitung wird der Patient unter Anleitung des Operateurs in eine seitliche Lagerung mit extremer Abknickung des Operationstisches, in die sog. Nierenlagerung gebracht (s. u.).

Bei der Nierenlagerung (seitliche »Taschenmesserlagerung«, Abb. 66.1) ist darauf zu achten, dass der Kopf unterpolstert wird, dass zwischen die beiden Knie ein Kissen gelegt wird, um Druckschädigungen zu vermeiden und dass die unten liegende Schulter nach vorne gezogen wird. Unmittel-

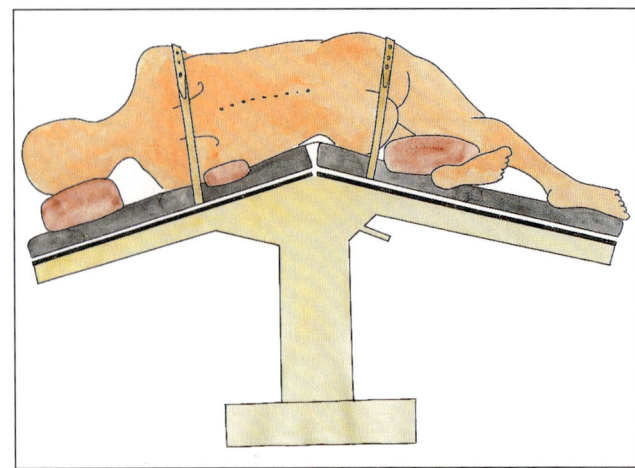

Abb. 66.1 Lagerung für Operationen an der Niere (»Nierenlagerung«).

bar kaudal der unten liegenden Axilla ist der Patient auf eine Lagerungsrolle zu legen, um übermäßigen Druck auf die Schulter mit Kompression des axillären Gefäß-Nerven-Bündels zu vermeiden (Kienzle et al. 1997).

Durch die »Nierenlagerung« werden normalerweise Lungendurchblutung und **Lungenbelüftung** beeinträchtigt. Die unten liegende Lunge wird durch das Gewicht des Mediastinums und die nach kranial drückenden Eingeweide komprimiert; sie ist somit zwar gut perfundiert, aber schlecht ventiliert. In den abhängigen Lungenpartien entstehen durch die schlechte Belüftung leicht Atelektasen. In solchen gut durchbluteten, aber schlecht belüfteten Lungenbezirken fließt das Blut durch das Lungenkapillargebiet, ohne ausreichend mit Sauerstoff aufgesättigt zu werden. Folge ist ein sog. Rechts-links-Shunt mit Verminderung von SaO_2, p_aO_2 und Sauerstoffgehalt im arteriellen Blut. Durch diese Nierenlagerung wird auch die Beweglichkeit des Zwerchfells deutlich eingeschränkt. Des Weiteren kann bei dieser Lagerung u. U. die V. cava inferior komprimiert werden, wodurch der venöse Rückstrom zum Herzen behindert ist. Folge können eine deutliche Verminderung des Herzminutenvolumens sowie ein Blutdruckabfall sein.

> Nach einer Operation in Nierenlagerung sollte eine Thoraxröntgenaufnahme durchgeführt werden, um evtl. entstandene Atelektasen erkennen zu können.

Mögliche operative Komplikationen

Bei Nierenoperationen kann eine Verletzung großer venöser Gefäße (selten auch arterieller Gefäße) zu einem starken, akuten Blutverlust führen. Es sind daher 2–3 großlumige periphervenöse Kanülen notwendig. Gelegentlich kommt es auch zu einer Verletzung der Pleura. Wird hierbei keine Pleuradrainage eingelegt, sondern nach manuellem Blähen der Lungen die Pleurahöhle wieder verschlossen, muss die Narkose ohne Lachgas zu Ende geführt werden (Kap. 5.1.3, S. 95). In bis zu 50% der Fälle kann der Tumor bereits in die Nierenvenen und in bis zu 10% in die V. cava inferior eingebrochen sein. Bei Ablösung eines Tumorzapfens in der V. cava inferior kann es zu einer Tumorembolisation in die Lunge mit typischen Symptomen einer Lungenembolie kommen (Kap. 49.2, S. 741). Manchmal muss die V. cava inferior bei einer Nierenoperation vorübergehend abgeklemmt werden. Durch die dadurch bedingte plötzliche Verminderung des venösen Rückstroms können Herzminutenvolumen und Blutdruck akut stark abfallen.

Narkoseführung

Bei Nierenoperationen ist wegen der beschriebenen Ventilations-Perfusions-Störungen immer eine Intubationsnarkose notwendig, um eine optimale Beatmung zu ermöglichen. Zu-

meist wird eine balancierte Narkose durchgeführt. An erweiterten Überwachungsmaßnahmen sollte eine Magensonde und (je nach Vorerkrankungen des Patienten) evtl. auch ein ZVK gelegt werden. Aufgrund der Nierenlagerung sollte initial mit einer erhöhten inspiratorischen Sauerstoffkonzentration (FiO_2 von ca. 0,5) beatmet werden. Anhand der pulsoximetrisch gemessenen arteriellen Sättigung und anhand von Blutgasanalysen ist die FiO_2 ggf. zu korrigieren. Ob es bei der Nierenlagerung durch eine PEEP-Beatmung (ca. 5 cmH$_2$O) wirklich zu einer gewünschten Verbesserung des p_aO_2 und vor allem der Sauerstofftransportkapazität kommt, ist im Einzelfall stets zu überprüfen. Eventuell kommt es durch einen PEEP lediglich zu einer weiteren Überblähung der oben liegenden Lungenanteile, die leichter dehnbar sind als die abhängigen, stärker perfundierten Lungenareale. Dadurch könnten die Ventilations-Perfusions-Störungen noch verstärkt werden. Durch Anwendung eines höheren PEEP kann es evtl. über eine Drosselung des venösen Rückstroms auch zu einem deutlichen Abfall des Herzminutenvolumens mit Verminderung der Sauerstofftransportkapazität und damit der gemischtvenösen Sauerstoffsättigung kommen (bei maximaler Sauerstofftransportkapazität = best-PEEP). Es empfiehlt sich die wiederholte Kontrolle der zentralvenösen Sauerstoffsättigung (als Ersatz für die gemischtvenöse Sauerstoffsättigung) und der arteriellen Blutgase. Falls die verbleibende Niere in ihrer Funktion eingeschränkt ist, ist eine genaue Volumenbilanzierung wichtig. Bei einer zu großzügigen Volumengabe droht sonst postoperativ leicht ein Lungenödem.

Vor der Extubation muss der Patient erst in Rückenlage gebracht werden, und es sollte mehrmals die Lunge manuell gebläht werden, um vorhandene Atelektasen wieder aufzudehnen.

66.2.2 Transurethrale Resektion eines Blasentumors (TUR-Blase; TUR-B)

Operation und Komplikationen

Steinschnittlagerung

Bei der transurethralen Resektion eines Blasentumors sowie bei einigen anderen urologischen Operationen wird der Patient in Steinschnittlagerung (s. u.) operiert. Auch gynäkologische Operationen (Kap. 68, S. 955) werden häufig in Steinschnittlagerung durchgeführt. Öfters wird die Steinschnittlagerung noch mit einer Kopftieflagerung kombiniert (vor allem bei gynäkologischen laparoskopischen Eingriffen im kleinen Becken), wodurch die beschriebenen kardialen Probleme sowie die Behinderung der Zwerchfellatmung weiter verstärkt werden. Bei Durchführung einer zusätzlichen stärkeren Kopftieflagerung droht die Patientin auf dem OP-

Tisch nach kranial zu rutschen. Um dies zu verhindern, wurden früher oft sog. Schulterstützen kranial der Schultern angebracht. Auf Schulterstützen sollte jedoch möglichst verzichtet werden, da der dabei entstehende Druck den Plexus brachialis schädigen kann (Kap. 38.2, S. 656). Um ein Kopfwärtsrutschen der Patientinnen bei extremer Kopftieflagerung zu verhindern, sollte zwischen OP-Tischplatte und darauf liegendem Abdecktuch eine Gelmatte gelegt werden. Außerdem sind die Knie im Bereich der Beinhalterung stärker anzuwinkeln. Auch dadurch kann ein Kopfwärtsrutschen erschwert werden. Stets ist darauf zu achten, dass die Beine in der Steinschnittlagerung fixiert werden, sodass sie z. B. bei Husten oder bei Bewegungen (vor allem während der Narkoseein- und -ausleitung) nicht aus der Lagerungsschale fallen können.

Bei einer Steinschnittlagerung (Abb. 66.2) ist eine druckfreie Lagerung der Beine wichtig, um Nervenschädigungen (z. B. des N. peroneus communis und des N. saphenus) zu vermeiden. Durch das Anheben der Beine bei der Steinschnittlagerung wird venöses Blut (ca. 600 ml) aus den Beinen nach zentral verlagert. Dies kann bei Patienten mit grenzwertiger Herzleistung evtl. zur kardialen Dekompensation führen. Außerdem kann das Zwerchfell nach kranial verschoben werden, sodass die Atmung behindert wird. Vor allem bei der Rücklagerung der Beine kann sich das Schlagvolumen plötzlich verkleinern, weil der venöse Rückstrom plötzlich abfällt. Folge ist ein deutlicher Blutdruckabfall.

Mögliche operative Komplikationen

Eine eventuelle **Blasenperforation** in die freie Bauchhöhle ist bei einer rückenmarknahen Regionalanästhesie meist an plötzlichen Bauchschmerzen, gespanntem Abdomen, Übelkeit, Blässe und Hypotonie erkennbar. Bei beatmeten, anästhesierten Patienten äußert sich eine Perforation meist nur in

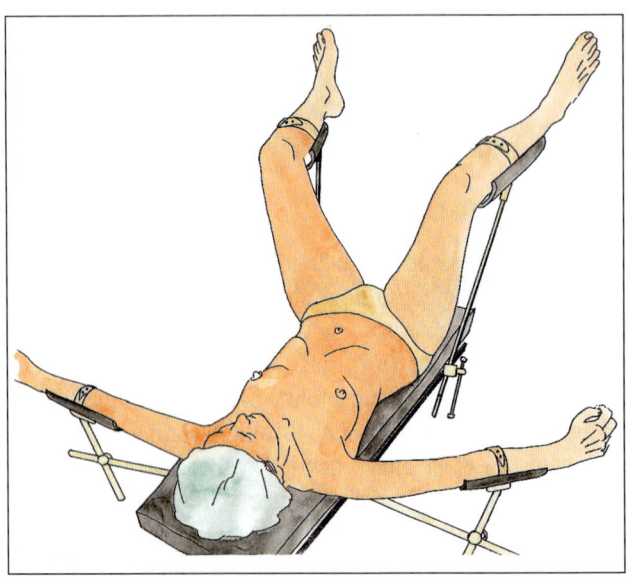

Abb. 66.2 Steinschnittlagerung.

einem Anstieg des Beatmungswiderstandes. Eine Perforation in die freie Bauchhöhle droht vor allem bei einer Resektion im Bereich des Blasendaches und der kranialen Blasenhinterwand. Perforationen im Bereich der seitlichen Blasenwand und des Blasenbodens sind weniger problematisch. Diese Blasenbereiche werden nicht von Peritoneum überzogen. Es kommt dann zu einer Perforation in das umgebende Fettgewebe. Eine solche Perforation bleibt meist folgenlos. Bei einer Perforation in die freie Bauchhöhle droht dagegen eine Unterbauchperitonitis. Postoperative Unterbauchschmerzen können auf eine beginnende Unterbauchperitonitis bei bisher unbemerkter Perforation hinweisen. Bei einer größeren Perforation in die freie Bauchhöhle ist eine umgehende Laparotomie notwendig.

Da die beiden Nn. obturatorii jeweils an der lateralen Blasenwand verlaufen, kann es bei Anwendung der Elektroschlinge (Hochfrequenzdiathermieschlinge) im Bereich der Blasenseitenwand (in der Nähe der Ureterostien) zu einer elektrischen **Reizung des ipsilateralen N. obturatorius** mit Zuckungen der Mm. adductores kommen. Die dadurch bedingten Erschütterungen des Operationsfeldes können dazu führen, dass es zu einer Perforation der Blasenwand mit der Elektroschlinge (dem Resektoskop) kommt. Aus diesem Grunde wird meist – bei einer Operation in rückenmarknaher Regionalanästhesie und entsprechender Tumorlage – die zusätzliche Anlage eines 3-in-1-Blocks (Kap. 16.2.5, S. 381) empfohlen. Da durch einen 3-in-1-Block jedoch die stimulationsbedingten Kontraktionen der Adduktoren nicht sicher ausgeschaltet werden können (Kap. 16.2.5, S. 381), sollte der N. obturatorius idealerweise isoliert in der Leiste blockiert werden, also eine periphere Obturatoriusblockade durchgeführt werden (Kap. 16.2.6, S. 384). Dieser zusätzliche Block sollte möglichst vor der rückenmarknahen Regionalanästhesie angelegt werden. Wird die Operation in Allgemeinanästhesie durchgeführt, so empfiehlt sich bei der Operation im Bereich der lateralen Blasenwand eine Relaxierung des Patienten (z. B. mit dem kurz wirksamen Mivacurium).

Bei einer TUR-Blase ist keine Einschwemmung von Spüllösung in das Gefäßsystem und damit keine dem TUR-Prostata-Syndrom ähnliche Problematik (s. u.) zu erwarten. Am Ende der Operation wird oft ein Dauerkatheter gelegt und eine **Spülvorrichtung** angeschlossen (Zufluss über einen suprapubischen Blasenkatheter, Abfluss über einen transurethralen Blasenkatheter). Im Aufwachraum ist wiederholt zu überprüfen, ob die Blasenspülung funktioniert und ob eine stark blutig verfärbte Spüllösung abfließt, was auf eine relevante Nachblutung hinweisen würde. Es müsste dann der Operateur informiert werden.

Narkoseführung

Häufig wird eine TUR-Blase in rückenmarknaher Regionalanästhesie, insbesondere in Spinalanästhesie durchgeführt

(Kap. 16.2.4, S. 355). Es ist eine sensible Blockade bis Th10 notwendig. Auch eine Allgemeinanästhesie ist eine gute Wahl.

66.2.3 Transurethrale Resektion der Prostata (TUR-Prostata; TUR-P)

Operation und Komplikationen

Operationsmöglichkeiten

Das bei älteren Männern am häufigsten erkrankte Organ ist die Prostata. Insbesondere die gutartige Prostatavergrößerung ist häufig. Hierbei beträgt das Prostatavolumen ≥ 30 ml. Durch die Größenzunahme der Prostata nimmt der Blasenauslasswiderstand zu, der Urinfluss nimmt ab, es droht Restharnbildung.

Zur Verbesserung des Wasserlassens kann eine operative **transurethrale Resektion** von Prostatagewebe (TUR-Prostata) durchgeführt werden. Hierbei wird mit einer Elektroschlinge (Hochfrequenzdiathermieschlinge) transurethral Prostatagewebe abgehobelt. Die Operation wird in Steinschnittlagerung durchgeführt (Abb. 66.2). Inzwischen wird eine transurethrale Prostataresektion zum Teil auch mittels Lasertechnik durchgeführt (s. auch Laser-Operationen; Kap. 71.4, S. 1009).

Beträgt das präoperativ geschätzte Prostatavolumen > 80 ml, dann würde die transurethrale Resektion zu lange dauern und wäre mit zu vielen Risiken verbunden. Es ist dann eine **offene Resektion** (z. B. suprapubisch transvesikal) durchzuführen. Hierbei kann es u. U. zu plötzlichen starken Blutungen kommen.

Medikamentöse Alternativen

In den letzten Jahren werden transurethrale Resektionen der Prostata deutlich seltener durchgeführt, da inzwischen neue und effektive medikamentöse Therapiemaßnahmen zur Verfügung stehen. Insbesondere kommen α_1-Blocker zum Einsatz. Eine Vergrößerung der Prostata beruht fast zur Hälfte auf einer Vermehrung der glattmuskulären Anteile. Der Muskeltonus dieser Gewebsanteile wird adrenerg kontrolliert und ist verantwortlich für die Obstruktion. Durch α_1-Blocker kann dieser Muskeltonus vermindert und der Blasenauslasswiderstand gesenkt werden. Die vergrößerte Prostata wird dabei jedoch nicht verkleinert. Die α_1-Blocker (Doxazosin, Terazosin, Alfuzosin, Tamsulosin) weisen einen raschen Wirkungsbeginn innerhalb von ca. 2 Wochen auf. Die meisten α_1-Blocker können eine Hypotonie verursachen. Es ist daher eine einschleichende Dosierung notwendig.

Vor Einführung der Therapie mit α_1-Blockern stellte die TUR-Prostata die häufigste urologische Operation dar.

Mögliche operative Komplikationen: TUR-Prostatasyndrom

Verwendung von elektrolytfreier Spüllösung

Während der transurethralen Resektion der Prostata mit der Elektroschlinge muss das Operationsfeld laufend mit einer nicht Strom leitenden (daher elektrolytfreien) Spülflüssigkeit klargespült werden. Während der Resektion sammelt sich Spülflüssigkeit in der Blase. Spätestens wenn die Blase ganz gefüllt ist, muss die Elektroschlinge entfernt und die Spülflüssigkeit über den Resektoskopschaft abgelassen werden. Danach wird die Elektroschlinge wieder eingeführt und weiter reseziert.

Um eine stärkere Auskühlung des Patienten durch die Spüllösung zu vermeiden, sollte sie idealerweise auf ca. 30 °C angewärmt werden. Meist werden ca. 6–12 Liter (zum Teil bis 60 Liter) Spüllösung verwendet. Würde als Spüllösung lediglich elektrolytfreies, destilliertes (und damit stark hypotones) Wasser verwendet werden, würde es bei Einschwemmung dieser Lösung in den Kreislauf zu einer stark hypotonen Hyperhydratation mit Aufquellen und Platzen der Erythrozyten, d. h. zur Hämolyse kommen. Der elektrolytfreien Spüllösung werden daher zur Anhebung der Osmolarität hochmolekulare Zucker zugesetzt. Als Spülflüssigkeit wird zumeist Purisole-Lösung verwendet (enthält 27 g Mannit und 5,4 g Sorbit in 1000 ml; Fa. Fresenius) Die Osmolarität ist zwar immer noch deutlich niedriger als die des Plasmas (285–295 mosmol/l), sie beträgt aber immerhin 178 mosmol/l (sorbithaltige Spüllösungen sind jedoch bei Patienten mit Fructoseintoleranz kontraindiziert; Kap. 69.2.1, S. 966).

Entstehung des TUR-Syndroms

Da bei der Elektroresektion der Prostata zahlreiche kapselnahe Venen der Prostata unvermeidbar eröffnet werden, droht ein Einschwemmen von Spülflüssigkeit durch diese eröffneten Venen in den Kreislauf. Werden größere Mengen von Spülflüssigkeit eingeschwemmt, kann es zu einem sog. TUR-Syndrom kommen. Es drohen eine intravasale Volumenüberladung und eine hypotone Hyperhydratation (Wasserintoxikation) mit Ödemneigung (Hirn-, Lungen-, Myokardödem). Durch Verstoffwechselung des Sorbits im Fructosestoffwechsel nimmt die Tonizität des Plasmas weiter ab.

Spontanatmung – Beatmung: Ein TUR-Syndrom tritt bei ca. 2% der Prostataresektionen auf. Bei spontan atmenden Patienten in Regionalanästhesie ist die Inzidenz eines TUR-Prostatasyndroms vergleichbar häufig wie bei beatmeten Patienten mit Inhalationsanästhesie, es kann nach einer neueren Arbeit bei spontan Atmenden jedoch schneller und in größeren Mengen Spülflüssigkeit intravasal eingeschwemmt werden (Gehring 2000). Als mögliche Ursache wird der bei spontan atmenden Patienten niedrigere ZVD genannt (Gehring 2000).

Anästhesie – Spezieller Teil

Menge der Spüllösung: Die Menge der eingeschwemmten Spülflüssigkeit hängt stark von der Operationsdauer ab. Es kann davon ausgegangen werden, dass pro Minute durchschnittlich 10–30 ml Spülflüssigkeit eingeschwemmt wird. Die Resektionszeit sollte daher möglichst nicht mehr als 60 Minuten betragen.

Hydrostatischer Druck: Entscheidend für das eingeschwemmte Volumen ist auch der hydrostatische Druck der Spülflüssigkeit. Je höher der Beutel mit der Spülflüssigkeit über dem Operationsniveau hängt, desto höher ist der hydrostatische Druck im Operationsgebiet. Der Spülbeutel sollte nicht höher als ca. 70 cm über dem Operationsniveau aufgehängt werden. Außerdem muss aus der Blase häufig die Spülflüssigkeit abgelassen werden. Ist die Blase ganz gefüllt und der Druck in der Spülflüssigkeit daher maximal hoch, so wird die Einschwemmung von Spülflüssigkeit begünstigt. Um den hydrostatischen Druck in der Spülflüssigkeit zu minimieren, wird selten vor Operationsbeginn ein suprapubischer Trokar eingeführt, über den die zugeführte Spüllösung kontinuierlich abfließen kann. Alternativ kann auch ein spezieller Resektionsschaft verwendet werden, über den die Spülflüssigkeit trotz eingeführter Resektionsschlinge abfließen kann. Durch diese Verfahren kann der hydrostatische Druck in der Blase erniedrigt, die Gefahr eines TUR-Prostata-Syndroms vermindert und eine kontinuierlich gute Sicht für den Operateur ermöglicht werden. Allerdings kommt es durch reseziertes Gewebe oft zur Verstopfung des Abflusskanals.

Symptome

Ein TUR-Syndrom ist meist durch kardiale, zerebrale und pulmonale Symptome gekennzeichnet. Da die Spülflüssigkeit elektrolytfrei ist, verringert sich die Natriumplasmakonzentration bei Einschwemmung größerer Volumina durch einen Verdünnungseffekt (sog. Verdünnungshyponatriämie). Durch die der Spülflüssigkeit zugesetzten hochmolekularen Zucker (z. B. Mannit) setzt zwar eine osmotische Diurese ein, dennoch droht aufgrund der Einschwemmung meist eine deutliche Hypervolämie. Außerdem kann ein TUR-Syndrom auch zu einer metabolischen Azidose und Hypokaliämie führen. Bei einem Abfall der Natriumkonzentration auf < 120–125 mmol/l wird von einem schweren TUR-Syndrom gesprochen. Es imponieren Verwirrtheit und Unruhe. Bei einem Abfall der Natriumkonzentration auf ca. 110–115 mmol/l drohen Herzrhythmusstörungen (Bradykardie, ventrikuläre Extrasystolen, Kammertachykardie, Kammerflimmern). Bei einem Abfall der Natriumkonzentration auf ca. 110 mmol/l muss mit Bewusstlosigkeit und zerebralen Krampfanfällen gerechnet werden. Durch die eingeschwemmte Spüllösung kann es zu einer deutlichen Volumenbelastung mit initialer Hypertonie und Bradykardie und nachfolgend zu einem Lungenödem und kardialer Dekompensation mit Blutdruckabfall und Tachykardie kommen (Übersicht bei Radakovits u. Welte 1991). Folge des TUR-Syndroms kann auch ein Hirnödem sein, das sich in Unruhe, Verwirrtheit, Brechreiz, Somnolenz und Koma äußern kann. Erstes Zeichen eines beginnenden TUR-Syndroms ist oft ein häufiges Gähnen.

> Zur perioperativen Infusionstherapie sind elektrolytfreie Lösungen (z. B. Glukose 5%) zu vermeiden, um die Verdünnungshyponatriämie nicht zu verstärken. Vollelektrolytlösungen sind zu verwenden. Wegen der stets drohenden Hypervolämie sollten sie jedoch nur zurückhaltend zugeführt werden.

Diagnostik des TUR-Syndroms

Um ein drohendes TUR-Syndrom erkennen zu können, sollte zumindest die Serumnatriumkonzentration bestimmt werden. Sinnvoll ist es, zusätzlich Serumosmolalität, Hb-Wert, Kaliumkonzentration und Gerinnungsstatus zu bestimmen. Herzfrequenz und arterieller Blutdruck erlauben keine frühzeitige Erkennung eines TUR-Syndroms (Zink et al. 1997).

ZVD-Messung: Die ZVD-Messung ist als alleiniges Überwachungsverfahren aus verschiedenen Gründen unzureichend. Nur selten wird für eine TUR-Prostata ein invasives Monitoring (ZVD-Kontrolle, blutig-arterielle Druckmessung) durchgeführt, und nur bei schneller Einschwemmung größerer Mengen an Spülflüssigkeit kommt es normalerweise zu einem akuten Anstieg des ZVD. Eine langsame Einschwemmung führt beim kardial Gesunden meist zu keinem Anstieg des ZVD, denn die erhöhte Vorlast wird vom kardial Gesunden durch eine Steigerung des Schlagvolumens kompensiert. Außerdem kann es blutungsbedingt zu einem Abfall des ZVD-Wertes kommen. Auch ein intraoperativ öfters notwendiges Kippen des OP-Tisches erschwert eine zuverlässige Interpretation des ZVD-Wertes.

Äthanol in der Spülflüssigkeit: Seit einigen Jahren wird immer wieder empfohlen (aber selten praktiziert), der Spülflüssigkeit Äthanol zuzusetzen. Zum Teil werden ca. 2 Gewichtsprozent (Zink et al. 1997; Scherhag et al. 1995), zumeist wird ca. 1 Volumen% (Heide et al. 1997) Äthanol beigemischt (z. B. Somanol mit 1% Äthanol, Sorbitol 2%, Mannitol 1%; Fa. Braun). In der Ausatemluft wird dann die Alkoholkonzentration gemessen. Anhand der exspiratorischen Alkoholkonzentration kann die Äthanolkonzentration im Blut und damit die Menge der in den Kreislauf eingeschwemmten (äthanolhaltigen) Spülflüssigkeit ermittelt werden (Abb. 66.3). Zwischen der endexspiratorisch gemessenen Äthanolkonzentration und dem Abfall der Natriumplasmakonzentration konnte eine positive Korrelation aufgezeigt werden (Abb. 66.3): Bei Einschwemmung von 1 bzw. 3 Litern Spülflüssigkeit ist mit einem Abfall der Natriumkonzentration um ca. 7 bzw. 20 mmol/l zu rechnen. Zur Bestimmung der exspiratorischen Äthanolkonzentration werden ähnliche Geräte verwendet, wie sie von der Polizei zur Alkoholbestimmung in der Ausatemluft von Autofahrern eingesetzt werden.

Inzwischen stehen für die Bestimmung der Äthanolkonzentration in der Atemluft kleine Messgeräte zur Verfügung (z. B. Alcotest 7410; Fa. Dräger; AlcoMed 3010; Biomed 3010; Fa. Biotest). In rückenmarknaher Regionalanästhesie operierte und daher kooperative Patienten werden hierbei wiederholt aufgefordert, in das Gerät zu blasen. Bei bestimmten Geräten besteht inzwischen auch die Möglichkeit zur Probenabsaugung am Endotrachealtubus, d. h. Messung nach dem Seitenstromprinzip (z. B. Biomed 3010, AlcoMed 3010; Fa. Biomed). Diese Geräte ermöglichen die Messung auch bei intubierten Patienten. Bei Geräten mit elektronischem Sensor (z. B. AlcoMed 3010; Fa. Biotest) ist durch Lachgas oder volatile Inhalationsanästhetika keine Messwertverfälschung (Querempfindlichkeit) zu befürchten (Gehring et al. 1996).

> Je höher das Einschwemmvolumen ist, desto höher ist die in der Ausatemluft bestimmte (endexspiratorische) Alkoholkonzentration. Es konnte eine gute Korrelation zwischen der Alkoholkonzentration im Plasma und der Alkoholkonzentration in der Exspirationsluft nachgewiesen werden (Heide et al. 1997; Scherhag et al. 1995). Die endexspiratorisch gemessenen Werte sind jedoch stets etwas niedriger als die im Plasma gemessenen Konzentrationen. Bei beatmeten Patienten werden etwas niedrigere Werte gemessen als bei spontan atmenden Patienten.

Die endexspiratorische Alkoholmessung stellt inzwischen ein einfaches Verfahren dar, das bei spontan atmenden (Heide et al. 1997; Zink et al. 1997; Gehring et al. 1996; Scherhag et al. 1995) und meist auch bei beatmeten Patienten (Heide et al. 1997) von vielen Autoren als ausreichend sensitiv beschrieben wird. Von einigen Autoren wird allerdings bei beatmeten Patienten keine ausreichend gute Korrelation beschrieben (Gehring et al. 1996).

Bei Zumischung von ca. 2 Gewichtsprozent Äthanol kann eine Alkoholkonzentration > 0,2–0,3 % als Warnhinweis auf eine relevante Einschwemmung gewertet werden. Eine Alkoholkonzentration unter 0,2 % scheint (bei kardial stabilen Patienten) unbedenklich zu sein (Zink et al. 1997). Bei Zumischung von ca. 1 Vol% Äthanol wird eine Alkoholkonzentration von > 0,1 % als Hinweis für eine Einschwemmung gewertet (Heide et al. 1997). Das eingeschwemmte Volumen (E) kann anhand folgender Formel aus der endexspiratorisch gemessenen Alkoholkonzentration (AK) abgeschätzt werden (Zink et al. 1997):

$$E = 37,5 \times kg\ KG \times AK\ (\%)$$

Während einer starken Hyperventilation werden niedrigere endexspiratorische Alkoholkonzentrationswerte gemessen, während einer Hypoventilation kommt es dagegen zu einer

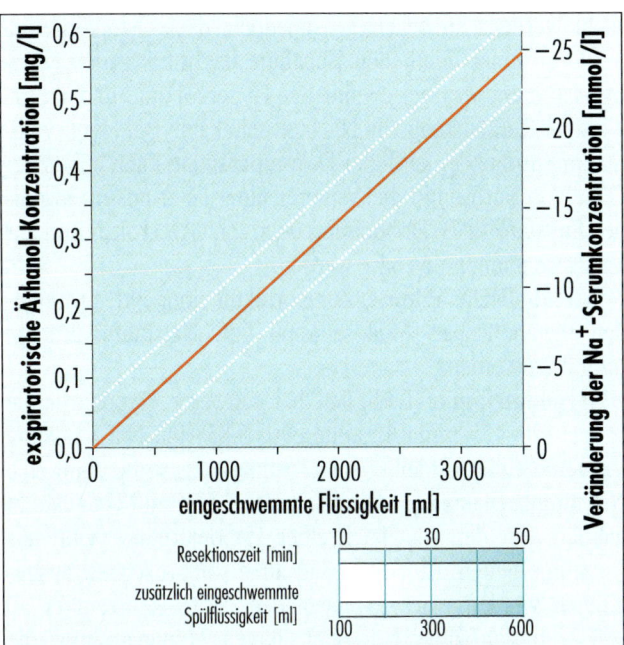

Abb. 66.3 TUR-Syndrom: Korrelation zwischen eingeschwemmtem Volumen an Spülflüssigkeit und endexspiratorisch gemessener Äthanolkonzentration und der Natriumplasmakonzentration (Hahn 1996).

Überhöhung der Werte. Dies ist dadurch bedingt, dass die Geräte auf eine bestimmte Temperatur der Atemluft (ca. 34 °C) geeicht sind. Bei Hyperventilation fällt diese Temperatur ab, es werden dann falsch niedrige Werte gemessen.

Der einschwemmungsbedingte Abfall der Natriumplasmakonzentration korreliert relativ schlecht mit der Blutalkoholkonzentration (Scherhag et al. 1995). Dies ist dadurch zu erklären, dass bei akuten Konzentrationsveränderungen schnell Gegenregulationsmechanismen des Körpers einsetzen. Anhand der endexspiratorischen Alkoholbestimmung kann eine Einschwemmung früher erkannt werden als durch die Kontrolle (der abfallenden) Natriumplasmakonzentration (Rancke et al. 1992).

Therapie eines TUR-Syndroms

Kausale Therapie: Zur Therapie eines TUR-Prostata-Syndroms sollte der Spülbeutel niedriger gehängt werden (um den hydrostatischen Druck zu vermindern), und der Operateur sollte informiert werden, damit er nach offenen Gefäßen sucht und diese koaguliert.

Hypervolämie: Zur Therapie der Hypervolämie kann ein Schleifendiuretikum (z. B. 20–40 mg Furosemid i.v.) verabreicht werden. Furosemid hat jedoch den Nachteil, dass es nicht nur zur Ausscheidung von Wasser, sondern auch von Natrium führt, wodurch der relative Natriummangel (aufgrund der Verdünnungshyponatriämie) kaum verbessert werden kann. Durch Gabe eines Osmodiuretikums (z. B. Mannitol 15%) kann dagegen eine selektive Wasserausscheidung verursacht werden. Zu beachten ist jedoch, dass Osmodiuretika initial zu einer deutlichen Zunahme des intravasalen Volumens führen, was bei eventueller Hypervolämie und grenzwertiger Herzleistung von Nachteil sein kann. Bei Hypervolämie mit drohender kardialer Dekompensation kann neben der Gabe von Furosemid die Verabreichung einer positiv inotropen Substanz (z. B. Dobutamin) oder von Glyceroltrinitrat zur Vorlastsenkung notwendig werden.

Metabolische Azidose: Zur Korrektur einer evtl. auftretenden metabolischen Azidose kann ggf. Natriumbikarbonat infundiert werden.

Hyponatriämie: Lediglich bei schwerer Hyponatriämie (< ca. 120–125 mmol/l) sollte evtl. 5,85%ige NaCl-Lösung i.v. verabreicht werden (1 ml = 1 mmol). Es sollte dann eine Natriumplasmakonzentration von etwa 135 mmol/l angestrebt werden. Für den Ausgleich einer Hyponatriämie sollte als Richtlinie gelten: Eine Hyponatriämie soll so schnell ausgeglichen werden, wie sie entstanden ist (Lobenstein et al. 2001). Initial sollte bei einer akuten Hyponatriämie die Natriumplasmakonzentration zügig wieder auf 125 mmol/l und dann etwas langsamer (ca. 2 mmol/l pro Stunde) weiter auf knapp über 135 mmol/l angehoben werden. Handelt es sich dagegen um eine chronische Hyponatriämie (durch z. B. Diuretikatherapie oder Alkoholkrankheit), kann ein zu schneller Ausgleich einer Hyponatriämie eine sog. zentrale pontine Myelinolyse verursachen. Die Natriumplasmakonzentration sollte dann nicht schneller als ca. 10 mmol/l pro Tag ansteigen).

Das Natriumdefizit kann anhand folgender Formel berechnet werden:

$$\text{Na}^+\text{-Defizit (in mmol): } (\text{Na}^+_{soll} - \text{Na}^+_{ist}) \times 0,2(-0,5) \times \text{kg KG}$$

> Um die Natriumplasmakonzentration um 10 mmol/l anzuheben, werden ca. 4 ml/kg KG 3%ige oder ca. 2 ml 5,85%ige NaCl-Lösung benötigt.

Hypokaliämie: Zur Therapie einer Hypokaliämie kann evtl. die Gabe von Kaliumchlorid (ca. 20 mmol/h) sinnvoll sein. Ein akutes Kaliumdefizit kann nach folgender Formel substituiert werden:

$$\text{K}^+\text{-Defizit (in mmol): } (\text{K}^+_{soll} - \text{K}^+_{ist}) \times 0,6 \times \text{kg KG}$$

> Um einen akuten Abfall der Kaliumplasmakonzentration um 1 mmol/l zu korrigieren, werden beim Erwachsenen ca. 40 mmol Kalium benötigt.

Zur **Prophylaxe** einer Hypervolämie werden öfters nach ca. 20–30 Minuten Resektionszeit 10 mg Furosemid und danach wird ca. alle 20–30 Minuten eine entsprechende Wiederholungsdosis empfohlen. Zusätzlich empfiehlt sich ca. alle 30 Minuten eine Kontrolle der Na$^+$-, K$^+$- und Hb-Werte.

Sonstige operative Komplikationsmöglichkeiten

Perforation der Prostatakapsel: Eine versehentliche Perforation der Prostatakapsel (in ca. 1%) äußert sich bei Patienten, die in rückenmarknaher Regionalanästhesie operiert werden, zumeist in plötzlichen Bauchschmerzen, gespannter Bauchdecke, Schulterschmerzen, Übelkeit und Blutdruckabfall. Unter Allgemeinanästhesie äußert sich eine Perforation meist nur in einer Erhöhung des Beatmungswiderstandes.

Postoperative Sepsis: Liegt eine Infektion des harnableitenden Systems vor, dann kann es durch entsprechende operative Manipulationen zur Einschwemmung gramnegativer Bakterien kommen, wodurch ein – vor allem in der frühen postoperativen Phase beginnender – septischer (Endotoxin)-Schock ausgelöst werden kann. Treten nach einer urologischen Operation postoperatives Zittern, Fieberanstieg und marmorierte Haut auf, dann muss stets an eine beginnende Sepsis gedacht werden. Es ist eine entsprechende Antibiotika-Gabe durchzuführen. Die Differenzierung zwischen septischer Einschwemmung und TUR-Prostata-Syndrom kann u. U. schwierig sein.

Größere Blutverluste: Wegen der permanenten Spülung des Operationsfeldes mit Spülflüssigkeit ist die verlorene Blutmenge oft sehr schwer abzuschätzen. Der Blutverlust kann im Durchschnitt mit ca. 3–5 ml pro Minute Resektionszeit veranschlagt werden. In Einzelfällen kann es zu massiver Blutung mit einem hämorrhagischen Volumenmangelschock kommen. In ca. 2% wird eine Bluttransfusion notwendig. Die Beurteilung des Hb-Wertes wird durch die gleichzeitige Einschwemmung erschwert. Die Einschwemmung bewirkt über Verdünnungseffekte einen übermäßigen Hb-Abfall. Zum Ersatz eines üblichen Blutverlustes bietet sich die Infusion von HAES 6% an.

Nachblutung: Bei stärkerer Nachblutung kann es zu einer Blasentamponade (Ausfüllung der Blase mit Blutgerinnseln) kommen. Es ist eine operative Revision notwendig.

Blutgerinnungsstörungen: Das Prostatagewebe enthält reichlich Substanzen, die die Fibrinolyse steigern (z. B. Urokinase). Bei Einschwemmung solcher Substanzen in den Kreislauf kann es zu einer stärkeren Blutungsneigung kommen. Die Therapie einer solchen Hyperfibrinolyse besteht in der Gabe eines Fibrinolysehemmers wie Tranexamsäure (z. B. 0,5 g Ugurol i.v.; s. auch Kap. 23.9.5, S. 507). Die Gabe eines Fibrinolysehemmers ist jedoch nur sehr selten notwendig.

Hypothermie: Bei Verwendung zimmerwarmer Spülflüssigkeit droht ein stärkerer Wärmeverlust. Idealerweise sollte eine auf Körpertemperatur erwärmte Spülflüssigkeit verwendet werden. Es sind wärmekonservierende Maßnahmen notwendig (Kap. 37.4, S. 651). Falls der Patient postoperatives Kältezittern aufweist, ist eine entsprechende Therapie (z. B. Clonidin-, Pethidin-Gabe; Kap. 37.5.2, S. 653) sinnvoll.

Narkoseführung

Häufig wird die Operation in Spinalanästhesie durchgeführt (Kap. 16.2.4, S. 355). Es ist hierbei eine sensible Blockade bis Th10 notwendig. Falls in Allgemeinanästhesie operiert wird, sollte der Patient bei der Extubation weder husten noch pressen, da hierdurch Nachblutungen begünstigt werden können. Vorteil einer rückenmarknahen Regionalanästhesie ist, dass ein evtl. auftretendes TUR-Prostata-Syndrom (s. o.) früher erkannt werden kann als unter einer Allgemeinanästhesie.

Kontrolle im Aufwachraum

Im Aufwachraum sollten Na^+-, K^+-, Hb-Wert und Säure-Basen-Haushalt kontrolliert werden. Außerdem sollte überprüft werden, ob die (am Ende der Operation vom Operateur stets an einen Blasenkatheter angeschlossene) Blasenspülung funktioniert, ob ein kontinuierlicher Zufluss gewährleistet ist, ob der Ablauf nicht verstopft ist oder ob die ablaufende Spüllösung stark blutig verfärbt ist. Bei stärkerer Blutung ist die Spülung schneller zu stellen, um eine Verstopfung der Katheter durch Blutkoagel zu verhindern. Bei geringem Blutverlust ist die Spülung langsamer zu stellen. Bei Verdacht auf eine stärkere Nachblutung ist der Operateur zu informieren. Im Falle einer stärkeren Nachblutung wird zur Komprimierung des Operationsgebietes manchmal auf den geblockten Dauerkatheter ein Zug ausgeübt (durch Anhängen z. B. einer 250- oder 500-ml-Flasche). Die Urinausscheidung kann bei liegender Spülung nur anhand der eingelaufenen Spülflüssigkeit minus der über den Katheter abgelaufenen Spülmenge ermittelt werden. Dies sollte stets bei Anhängen eines neuen Spülbeutels ermittelt werden.

66.2.4 Extrakorporale Stoßwellenlithotripsie

Eingriff und Komplikationen

Mittels extrakorporaler Stoßwellenlithotripsie (ESWL) können elektromagnetisch erzeugte Stoßwellen (die bei der Zündung eines piezoelektrischen Funkens zwischen den Spitzen zweier Elektroden entstehen) über die Haut in den Körper eingebracht werden. Damit ist es möglich, Konkrementsteine in harnableitenden Wegen, Gallenblase oder Gallenwegen nicht invasiv zu zertrümmern. Bei der Stoßwellenbehandlung muss sich der Konkrementstein im Zentrum der Stoßwelle befinden. Dies macht eine initiale röntgenologische oder sonographische Ortung des Steines und eine entsprechende Justierung des Gerätes notwendig. Um stoßwellenbedingte Herzrhythmusstörungen zu vermeiden, wird die Stoßwellenauslösung mit dem QRS-Komplex des Patienten-EKG synchronisiert. Bei modernen ESWL-Geräten kann inzwischen meist auf eine QRS-Triggerung verzichtet werden. Während früher die Patienten für die ESWL in einer wassergefüllten Wanne gelagert wurden, werden sie heute unter Verzicht auf ein Wasserbad auf einem justierbaren Tisch gelagert.

Die ESWL wird inzwischen zunehmend ambulant durchgeführt. Bei Patienten mit einem Herzschrittmacher sollte keine ESWL durchgeführt werden.

Narkoseführung

Analgosedierung

Zur Schmerzausschaltung während einer ESWL kommen Analgosedierung, Allgemeinanästhesie unter Verwendung einer Larynxmaske, Intubationsnarkose oder rückenmarknahe Regionalanästhesie infrage. In den letzten Jahren wird die ESWL zumeist nur noch in Analgosedierung durchgeführt. Häufig wird hierbei Propofol (Boli à 0,15–0,3 mg/kg KG; ca. 10–20 mg beim Erwachsenen bzw. Infusion à ca. 0,5 mg/kg KG/h) in Kombination mit dem kurz wirkenden Opioid Alfentanil (initial 15–20 µg/kg KG; ca. 1–1,5 mg beim Erwachsenen; Repetitionsdosen ca. 5 µg/kg KG) angewandt. Inzwischen hat sich auch die alleinige Gabe des sehr kurz wirksamen Opioids Remifentanil (ca. 0,05 µg/kg KG/min) bewährt. Es ist jedoch das Risiko einer Thoraxrigidität zu beachten. Vor allem von Nicht-Anästhesisten wird häufiger auch eine Kombination aus Piritramid (Dipidolor) und Promethazin (Atosil) zur Analgosedierung eingesetzt. Manchmal wird der Stein endoskopisch in eine günstigere Lithotripsieposition hochgeschoben (sog. »Push«). Da dies oft als sehr unangenehm empfunden wird und der Patient sich dabei nicht bewegen sollte (wegen Perforationsgefahr), sollte hierzu die Analgosedierung kurzfristig vertieft und der Patient mittels Gesichtsmaske (assistiert) beatmet werden.

> Insbesondere wenn die ESWL-Therapie unterbrochen werden muss (z. B. zur Neuortung des Konkrements oder Nachjustierung des Gerätes) ist die Spontanatmung des Patienten genau zu überwachen. Die anhand des Schmerzniveaus während der ESWL-Therapie austitrierte Opioid-Dosis kann während einer Unterbrechung der Therapie (d. h. akutem Wegfall des Schmerzreizes) zu einer Atemdepression führen, da das vorherige Gleichgewicht zwischen Schmerzintensität und Opioid-Dosis plötzlich gestört ist.

Überwachungsmaßnahmen

An Überwachungsmaßnahmen sind oszillometrische Blutdruckmessung, Pulsoximetrie sowie EKG-Überwachung notwendig. Den Patienten ist routinemäßig Sauerstoff über eine Nasensonde zu verabreichen. Eine Steigerung der Diurese (mittels entsprechender Flüssigkeitszufuhr, ggf. durch Gabe eines Diuretikums) ist erwünscht.

66.2.5 Perkutane Nephrolitholapaxie (PNL)

Eingriff und Komplikationen

Bei der perkutanen Nephrolitholapaxie (PNL; PCN) handelt es sich um ein Verfahren zur endoskopischen Entfernung von großen Nierenbeckensteinen oder hohen Harnleitersteinen. Hierzu wird im Bereich der hinteren Axillarlinie (ca. 3–4 cm kaudal der 12. Rippe oder selten zwischen der 11. und 12. Rippe) das Nierenbecken (unter sonographischer oder röntgenologischer Kontrolle) perkutan sondiert (**perkutane Nephrostomie**). Anschließend wird der Sondierungskanal mehrfach weiter aufbougiert, sodass ein Nephroskop eingeführt werden kann. Bei der Anlage dieses perkutanen Nephrostomas kann es zur Perforation von Nierenbecken oder Ureter bzw. zur Verletzung von Niere, Milz oder Leber mit stärkerer Blutung kommen. Auch eine **Verletzung** einer Interkostalarterie oder eine Darmverletzung ist möglich. Durch Verletzungen im Bereich des Nierenbeckens können große Mengen an Spülflüssigkeit in den Retroperitonealraum gelangen. Dadurch kann die Zwerchfellbeweglichkeit beeinträchtigt und die Atmung behindert werden. Operationsbedingt kann es auch zu einer Pleuraverletzung (mit Pneumothorax, Hämatothorax oder Hydrothorax) kommen.

Zur guten endoskopischen Sicht wird (wie bei der TUR; s. o.) das Operationsfeld mit einer **Spüllösung** klargespült. Da hierbei eine elektrolythaltige Lösung verwendet wird (da keine Elektroschlinge notwendig ist), sind bei einer eventuellen Einschwemmung über traumatisch eröffnete Gefäße keine Elektrolytstörungen und kein Hirnödem wie beim TUR-Syndrom zu erwarten. Es droht »lediglich« eine Hypervolämie.

Durch Verwendung größerer Mengen an nur zimmerwarmer Spülflüssigkeit kann eine stärkere perioperative **Unterkühlung** begünstigt werden.

Narkoseführung

Die perkutane Nephrolitholapaxie wird nur in Allgemeinanästhesie durchgeführt. Der Patient muss hierzu nach der Intubation in Bauchlage (Kap. 76.1, S. 1080) oder Nierenlagerung (Kap. 66.2.1, S. 912) gebracht werden. Es sind die entsprechenden lagerungsbedingten Probleme zu beachten. Bei Operation in Bauchlage sollte ein Woodbridge-Tubus verwendet werden. Die Operation kann oft mehrere Stunden dauern. Bei kardiovaskulären Vorerkrankungen kann ein erweitertes Monitoring mittels ZVK und blutig-arterieller Druckmessung sinnvoll sein.

Wenn Spüllösung in traumatisch eröffnete Gefäße eingedrungen ist, kann die Gabe eines Diuretikums und/oder eines vorlastsenkenden oder positiv inotropen Medikaments notwendig werden.

Es sind wärmekonservierende Maßnahmen wichtig (Kap. 37.4, S. 651). Tritt postoperatives Kältezittern auf, ist eine entsprechende Therapie (mit Clonidin, Pethidin; Kap. 37.5.2, S. 653) sinnvoll. Da bei vorliegenden Nierensteinen häufig eine Infektion im Bereich des Nierenbeckens vorliegt, kann es durch die operativen Manipulationen u. U. zu einer Bakterieneinschwemmung mit postoperativer Sepsis (vgl. TUR-Prostata; s. o.) kommen.

66.2.6 Laser-Operationen

Eingriff und Komplikationen

Tief sitzende Harnleitersteine können mittels Laser zerstört werden. Der Laserstrahl wird über ein entsprechendes Lichtfaserkabel (das über ein Urethroskop eingeführt wird) direkt auf den Stein gerichtet.

Inzwischen wird zum Teil auch die TUR-Prostata mittels Laser durchgeführt. Vorteil ist z. B. der geringere Blutverlust. Außerdem ist keine relevante Einschwemmung von Spülflüssigkeit zu befürchten. Als Spülflüssigkeit wird eine Elektrolytlösung (0,9%ige NaCl-Lösung) verwendet. Alle im Operationssaal tätigen Personen müssen zum Schutze ihrer Augen entsprechende Schutzbrillen tragen (ausführliche Bemerkungen zu Laseroperationen Kap. 71.4, S. 1009). Diese Operationstechnik hat sich bisher jedoch noch nicht durchgesetzt. Nachteile sind die oft wiederholt notwendigen Operationen sowie die postoperativ oft monatelang bestehenden Miktionsbeschwerden.

Narkoseführung

Bei der Narkoseführung sind keine Besonderheiten zu beachten. Als Narkoseform bietet sich eine Spinal- oder Allgemeinanästhesie an.

66.2.7 Ureterorenoskopie (URS)

Eingriff und Komplikationen

Bei Vorliegen eines Steines (oder Tumors) im Bereich eines Ureters oder Nierenbeckens kann mittels eines Endoskops eine Ureterorenoskopie (URS; Harnleiter- und Nierenbeckenspiegelung) durchgeführt werden. Auch eine Stenose im harnableitenden System kann im Rahmen einer URS dilatiert werden. Durch Einführung von entsprechenden Instrumenten oder Lasersonden können die Steine (oder ein Tumor) entfernt bzw. zerstört werden. Je höher ein Stein (oder Tumor) im harnableitenden System lokalisiert ist, desto größer ist die Gefahr, dass es hierbei zu einer operativen Verletzung (Harnleiterperforation) kommt. Bei einer kleinen Verletzung reicht meist eine Harnleiterschienung mittels Pigtail-Katheter aus, bei einer großen Verletzung kann eine operative Harnleiterfreilegung und Revision notwendig werden.

Narkoseführung

Als Narkoseform bietet sich eine Spinal- oder Allgemeinanästhesie an.

66.2.8 Zystektomie und Ileumneoblase bzw. Ileum-Conduit

Eingriff und Komplikationen

Liegt ein Blasenkarzinom vor, das nicht transurethral reseziert werden kann, dann wird beim Mann nicht nur die Blase (Zystektomie), sondern es werden auch Prostata und Samenbläschen entfernt (Zystoprostatovesikulektomie). Zunächst wird eine Lymphadenektomie der pelvinen Lymphknoten durchgeführt. Mittels einer ausgeschalteten Ileumschlinge wird eine Ersatzblase (**Neoblase**) geschaffen, die mit der Harnröhre und den beiden Ureteren anastomosiert wird. Das verbleibende Ileum wird wieder End-zu-End anastomosiert. Bei diesen ca. 6–8 Stunden dauernden Eingriffen ist mit einem hohen Blutverlust zu rechnen.

Da bei Frauen stets die Harnröhre mit entfernt werden muss, ist eine Ileumneoblase nicht möglich. Es wird daher nach Durchführung der Zystektomie ein **Ileum-Conduit** (Harnableitung in eine ausgeschaltete Ileumschlinge mit perkutaner Ableitung) angelegt. Auch falls bei Männern die Harnröhre entfernt werden muss oder falls nur noch eine palliative Zystektomie möglich ist, wird anstatt einer Neoblase nur ein Ileum-Conduit angelegt. Durch die operativen Manipulationen im Bereich des kleinen Beckens mit Irritation großer venöser Gefäße ist das Risiko einer perioperativen Beckenvenenthrombose (und einer postoperativen Lungenembolie) relativ hoch. Aufgrund der ausgedehnten intraoperativen Manipulationen kann es zu einem Eventerationssyndrom (Kap. 75.2.3, S. 1069) kommen. Eine entsprechende Prophylaxe mit einem Cyclooxygenasehemmer (z. B. Diclofenac; Kap. 83.2.1, S. 1183) kann sinnvoll sein.

Narkoseführung

Als Narkoseform wird zumeist eine balancierte Anästhesie durchgeführt. Häufig wird zur Optimierung der postoperati-

ven Schmerztherapie präoperativ ein **Periduralkatheter** angelegt. Wegen der evtl. größeren intraoperativen Blutverluste sollte der Periduralkatheter (PDK) primär nicht mit einem Lokalanästhetikum bedient werden. Durch die medikamentöse Sympathikolyse werden die vaskulären Kompensationsmechanismen im Falle einer akuten Blutung negativ beeinflusst (Kap. 16.2.4, S. 353). Es können dadurch starke Blutdruckabfälle begünstigt werden. Der PDK sollte erst nach endgültiger Blutstillung gegen Ende der Operation mit Lokalanästhetikum bedient werden.

Es sind ca. 6 gekreuzte Erythrozytenkonzentrate bereitzustellen und mehrere großlumige periphervenöse Zugänge zu legen. An erweitertem **Monitoring** sind blutig-arterielle Druckmessung, zentraler Venenkatheter, Magensonde und Dauerkatheter wichtig. Aufgrund großer Wundflächen, hoher Volumenumsätze und langer Operationsdauer droht eine starke Auskühlung der Patienten, sodass wärmekonservierende Maßnahmen erforderlich sind (Kap. 37.4, S. 651). Wiederholt sind arterielle Blutgase, Elektrolytkonzentrationen sowie der Hb-Wert zu kontrollieren. Eine adäquate Volumensubstitution ist wichtig.

> Bezüglich der Urinausscheidung ist zu beachten, dass nach der Zystektomie bis kurz vor Operationsende die Harnleiter abgesetzt sind und der Urin in das OP-Feld fließt. Dadurch ist die Urinausscheidung nicht messbar.

Aufgrund großer Volumenumsätze und oft stärkerer Unterkühlung ist postoperativ häufig eine **Nachbeatmung** notwendig.

66.2.9 Radikale Lymphadenektomie

Eingriff und Komplikationen

Bei Vorliegen eines Hodentumors kann eine radikale Lymphadenektomie durchgeführt werden. Hierbei werden die paraaortalen und die parailiakalen Lymphknoten entfernt. Im Rahmen der präoperativ durchgeführten Chemotherapie wird häufig Bleomycin verabreicht. Von Bleomycin ist bekannt, dass es zu einer Lungenfibrose führen kann. Präoperativ ist daher eine genaue Untersuchung der Lungenfunktion wichtig (Lungenfunktionsprüfung, arterielle BGA, Thoraxröntgenaufnahme, eventuell klinische Zeichen von Dyspnoe oder Tachypnoe).

Narkoseführung

Als Narkoseform wird zumeist eine balancierte Anästhesie durchgeführt. An erweitertem Monitoring sollten blutig-arterielle Druckmessung, ZVK und Magensonde platziert werden. Zur Optimierung der postoperativen Schmerztherapie wird oft ein Periduralkatheter empfohlen. Zur Prophylaxe eines Eventerationssyndroms kann ein Prostaglandinsynthesehemmer (z. B. 75 mg Diclofenac; Voltaren) verabreicht werden. Da es Hinweise darauf gibt, dass eine bleomycinbedingte Lungenschädigung durch eine Hyperoxämie verstärkt werden kann, sollte intraoperativ der p_aO_2 auf einem möglichst niedrigen, gerade noch akzeptablen Niveau gehalten werden. Außerdem sollte Volumen eher zurückhaltend zugeführt werden.

66.2.10 Radikale Prostatektomie

Eingriff und Komplikationen

Bei Vorliegen eines organbegrenzten Prostatakarzinoms wird eine radikale Prostatektomie durchgeführt. Normalerweise wird die nerverhaltende, radikale retropubische Prostatektomie (mit oder ohne Lymphadenektomie) vorgenommen. Es handelt sich um eine ca. 3(–6) Stunden dauernde Operation. Bei der Durchtrennung des venösen Plexus prostaticus kann es zu akuten massiven Blutungen kommen. In bis zu 30% der Fälle wird eine Bluttransfusion notwendig. Es sollten ca. 8 gekreuzte Erythrozytenkonzentrate bereitgestellt werden. Da das Prostatakarzinom nur langsam wächst, bestünde noch die Möglichkeit zur präoperativen Spende von 2–4 Eigenblutkonserven. Um die Operationsbedingungen im kleinen Becken zu verbessern, wird der Kopf des Patienten meist deutlich tief gelagert, damit die Darmschlingen nicht in das OP-Feld drücken. Hierdurch kann das OP-Feld oberhalb des Herzniveaus liegen, wodurch u. U. eine Luftembolie begünstigt werden kann. Aufgrund der operativen Manipulationen im kleinen Becken droht – wie bei einer Zystektomie (s. o.) – leicht eine perioperative Beckenvenenthrombose und evtl. eine postoperative Lungenembolie.

1997 wurde erstmals die laparoskopische radikale Prostatektomie beschrieben. Ob diese Operationstechnik – die Operation dauert zum Teil bis zu 9 Stunden – wirklich Vorteile bezüglich Blutverlust und operativem Ergebnis aufweist, ist noch nicht geklärt. Für kardiovaskuläre Risikopatienten scheint diese lang dauernde laparoskopische Technik (Kap. 74.1, S. 1058) nicht empfehlenswert zu sein.

Narkoseführung

Als Narkoseform wird zumeist eine balancierte Anästhesie durchgeführt. Zur Optimierung der postoperativen Schmerztherapie bietet sich die präoperative Anlage eines Periduralkatheters an. Wie bei einer Zystektomie sollte der Periduralkatheter jedoch frühestens nach der endgültigen Blutstillung mit einem Lokalanästhetikum bestückt werden (s. o.).

An erweitertem Monitoring sollten ZVK, ein Dauerkatheter und ggf. eine blutig-arterielle Druckmessung platziert wer-

den. Außerdem sollten mehrere großlumige periphervenöse Zugänge sowie eine Magensonde gelegt werden. Auch wärmekonservierende Maßnahmen sind wichtig. Wiederholt sind arterielle Blutgase, Elektrolytkonzentrationen und Hb-Wert zu kontrollieren. Solange die Harnröhre durchtrennt ist, fließt der Urin in das OP-Feld und die Urinausscheidung ist nicht beurteilbar. Auf eine adäquate Volumensubstitution ist zu achten. Bei großen Volumenumsätzen und stärkerem Wärmeverlust müssen die Patienten manchmal postoperativ nachbeatmet werden.

66.2.11 Orchiektomie

Eingriff und Komplikationen

Bei einem fortgeschrittenen Prostatakarzinom wird oft eine Orchiektomie durchgeführt, um die Androgenbildung im Hoden auszuschalten, denn Androgene beschleunigen das Wachstum eines Prostatakarzinoms.

Narkoseführung

Bei einer Orchiektomie wird als Anästhesieform (bei den oft älteren Menschen) zumeist eine Spinalanästhesie vorgezogen. Weil die Hoden aufgrund des embryonalen Descensus testis aus Th10 innerviert werden, ist eine ausreichend hohe Ausbreitung der Anästhesie (bis mindestens Th9) anzustreben.

66.2.12 Operation bei Querschnittsgelähmten

Eingriff und Komplikationen

Nach einer akuten Querschnittslähmung treten primär eine schlaffe Lähmung und Areflexie auf. Nach einigen Wochen sind dann wieder spinale Reflexe auslösbar, es kommt zu Muskelspasmen und zu einer Überaktivität des sympathischen Nervensystems. Querschnittsgelähmte Patienten müssen häufiger wegen urologischer Probleme operiert werden. Obwohl hierbei im denervierten Bereich operiert wird, muss eine suffiziente Anästhesie sichergestellt werden. Durch Manipulationen im gelähmten Bereich (vor allem durch kutane oder viszerale Stimulation; z. B. Stimulation im Anogenitalbereich oder durch Überdehnung eines Hohlorgans, z. B. der Blase) kann eine sog. **autonome Hyperreflexie** ausgelöst werden. Hierbei werden über eine Stimulation von afferenten Fasern auf Rückenmarksebene sympathische Fasern erregt. Da solche Erregungen normalerweise durch deszendierende, aus dem Gehirn absteigende, hemmende Bahnen gedämpft werden, diese Bahnen aber bei einer Querschnittslähmung durchtrennt sind und daher nicht wirken können, kann es hierbei zu einer ausgeprägten, sympathikusvermittelten Vasokonstriktion im gelähmten Bereich mit u. U. enormem Blutdruckanstieg kommen. Im Extremfall ist eine hypertensive zerebrale Blutung, ein Linksherzversagen oder der Tod möglich. Normalerweise führt eine starke Blutdrucksteigerung über eine Stimulation des Sinus caroticus zu einer Zunahme der Parasympathikusaktivität mit Bradykardie und Gefäßweitstellung. Eine kompensatorische Gefäßweitstellung ist aber nur noch oberhalb, nicht mehr unterhalb der Querschnittsverletzung möglich. Liegt die Querschnittsverletzung oberhalb von Th4–Th6, dann reicht diese Kompensation im nicht gelähmten Bereich nicht mehr aus. Die Hypertension und Tachykardie bleiben längere Zeit bestehen. Der Schweregrad einer autonomen Hyperreflexie ist dann am größten, wenn die Querschnittslähmung oberhalb der Ursprungssegmente des Sympathikus (C8–L2; Kap. 16.2.4, S. 352) liegt und damit die gesamten spinalen Sympathikusfasern im gelähmten Bereich entspringen. Bei einer Querschnittslähmung unterhalb von Th10 ist eine autonome Hyperreflexie sehr selten. Zur Therapie einer solchen hypertonen Phase bietet sich vor allem Nifedipin (Adalat) an.

Narkoseführung

Als Anästhesieverfahren bietet sich bei Querschnittsgelähmten vor allem eine **Spinalanästhesie** an. Hiermit ist die effektivste Blockade dieses Reflexes möglich. Da das sensible Niveau der Spinalanästhesie aufgrund des lähmungsbedingten Sensibilitätsverlustes nicht überprüft werden kann, muss während der Injektion des Lokalanästhetikums wiederholt Liquor aspiriert werden, um sicherzustellen, dass die Kanülenspitze intraspinal liegt. Im blockierten Bereich werden Muskeln, die zuvor spastisch kontrahiert waren, nun schlaff. Hieran kann die Ausbreitung der Spinalanästhesie grob beurteilt werden. Wird eine Allgemeinanästhesie durchgeführt, kann bei zu flacher Narkose eine autonome Hyperreflexie ausgelöst werden. Bei tiefer Narkose tritt jedoch oft eine deutliche Hypotonie auf. Vor einer übermäßigen Volumengabe ist bei diesen Patienten zu warnen, da von einer eingeschränkten kardialen Leistungsfähigkeit auszugehen ist. Wegen einer bestehenden Magen-Darm-Trägheit sollte stets eine Ileuseinleitung durchgeführt werden, wobei Succinylcholin vermieden werden muss (Kap. 5.3.5, S. 167).

Bei hoher Querschnittslähmung mit grenzwertiger Spontanatmung drohen in der frühen **postoperativen Phase** wegen des schwachen Hustenstoßes leicht pulmonale Probleme. Eine entsprechende atemtherapeutische Behandlung ist wichtig.

66.2.13 Nierenentnahme bei hirntoten Patienten (Hirntodbestimmung, Spenderkonditionierung, Spendernephrektomie)

Hirntod

Der Deutsche Bundestag hat 1997 das Transplantationsgesetz beschlossen, in dem festgelegt wurde, dass der nach den Richtlinien der Bundesärztekammer definierte Hirntod als Tod des Menschen angesehen wird. Hirntod wird von der Bundesärztekammer definiert als »Zustand der irreversibel erloschenen Gesamtfunktion des Großhirns, des Kleinhirns und des Hirnstamms. Dabei wird durch kontrollierte Beatmung die Herz- und Kreislauffunktion noch künstlich aufrechterhalten« (Richtlinien 1998). Zu den klinischen Zeichen des Hintodes gehören Koma, Ausfall der Hirnstammreflexe und der Spontanatmung. Der Eintritt des Hirntodes kann in jeder Intensivstation auch ohne ergänzende apparative Diagnostik durch rein klinisch zu beobachtende Kriterien mit der notwendigen Sicherheit erkannt werden (Richtlinien 1998).

Die Feststellung der Befunde muss durch zwei unabhängige Untersucher (z. B. Anästhesist und Neurochirurg) erfolgen. Die beiden Ärzte müssen über eine mehrjährige Erfahrung in der Intensivbehandlung von Patienten mit schwerer Hirnschädigung verfügen (Richtlinien 1998). Das für die Feststellung des Hirntodes zu verwendende Protokoll ist in Abbildung 66.4 dargestellt.

Voraussetzung für eine klinische Hirntodfeststellung (Abb. 66.5) ist, dass eine akute schwere primäre oder sekundäre Hirnschädigung vorliegt und dass Intoxikationen, dämpfende Medikamente, neuromuskuläre Blockade, primäre Unterkühlung, Kreislaufschock, Koma bei endokriner, metabolischer oder entzündlicher Erkrankung als mögliche Ursache oder wesentliche Mitursache des Ausfalls der Hirnfunktion im Untersuchungszeitraum ausgeschlossen wurden (Richtlinien 1998). Bei primären Hirnschädigungen muss zwischen supra- oder infratentoriellen Schädigungen unterschieden werden. Bei den primären infratentoriellen Schädigungen ist zusätzlich der Nachweis eines Null-Linien-EEGs oder des zerebralen Zirkulationsstillstandes zwingend erforderlich (Richtlinien 1998).

Nach der ersten klinischen Hirntodfeststellung ist der Patient über einen bestimmten Zeitraum zu beobachten, danach muss anhand einer nochmaligen klinischen Hirntoddiagnostik erneut ein Ausfall der Hirnfunktion nachgewiesen werden. Es soll hierdurch die Irreversibilität des Hirntodes festgestellt werden. Bei Erwachsenen und bei Kindern ab dem dritten Lebensjahr beträgt der Beobachtungszeitraum nach einer primären Hirnschädigung mindestens 12 Stunden, nach einer sekun-

Protokoll zur Feststellung des Hirntodes

Name_____Vorname_____ geb.:_____ Alter:_____

Klinik:_____

Untersuchungsdatum:_____ Uhrzeit:_____ Protokollbogen-Nr.:_____

1.   Voraussetzungen

1.1   Diagnose_____

Primäre Hirnschädigung:_____ supratentoriell_____ infratentoriell_____

Sekundäre Hirnschädigung:_____

Zeitpunkt des Unfalls/Krankheitsbeginns:_____

1.2   Folgende Feststellungen und Befunde bitte beantworten mit ja oder nein

Intoxikation   ausgeschlossen:_____

Relaxation   ausgeschlossen:_____

Primäre Hypothermie   ausgeschlossen:_____

Metabolisches oder endokrines Koma   ausgeschlossen:_____

Schock   ausgeschlossen:_____

Systolischer Blutdruck   _____mmHg

2.   Klinische Symptome des Ausfalls der Hirnfunktion

2.1   Koma_____

2.2   Pupillen   weit / mittelweit

                           Lichtreflex beidseits   fehlt_____

2.3   Okulo-zephaler Reflex (Puppenkopf-Phänomen)

                           beidseits   fehlt_____

2.4   Korneal-Reflex beidseits   fehlt_____

2.5   Trigeminus-Schmerz-Reaktion beidseits   fehlt_____

2.6   Pharyngeal-/Tracheal-Reflex   fehlt_____

2.7   Apnoe-Test bei art. $p_a CO_2$ _____mmHg   erfüllt_____

3. Irreversibilitätsnachweis durch 3.1 oder 3.2

3.1   Beobachtungszeit:

Zum Zeitpunkt der hier protokollierten Untersuchungen bestehen die obengenannten Symptome seit _____ Std.

Weitere Beobachtung ist erforderlich   ja_____ nein_____

mindestens 12/24/72 Stunden

3.2.   Ergänzende Untersuchungen:

3.2.1 Isoelektrisches (Null-Linien-) EEG,

30 Min. abgeleitet:	ja	nein	Datum	Uhrzeit	Arzt

3.2.2 Frühe akustisch evozierte Hirnstamm-

potentiale Welle III–V beidseits erloschen	ja	nein	Datum	Uhrzeit	Arzt

Medianus-SEP beidseits erloschen	ja	nein	Datum	Uhrzeit	Arzt

3.2.3 Zerebraler Zirkulationsstillstand beidseits festgestellt durch:

Dopplersonographie:_____Perfusionsszintigraphie:_____Zerebrale Angiographie:_____

Datum_____ Uhrzeit_____ untersuchender Arzt_____

Abschließende Diagnose:

Aufgrund obiger Befunde, zusammen mit den Befunden der Protokollbögen Nr._____, wird

der Hirntod und somit der **Tod des Patienten** festgestellt am:_____ um_____ Uhr.

Untersuchender Arzt:_____ _____

                              Name   Unterschrift

Abb. 66.4 Protokoll zur Feststellung und Dokumentation des Hirntodes.

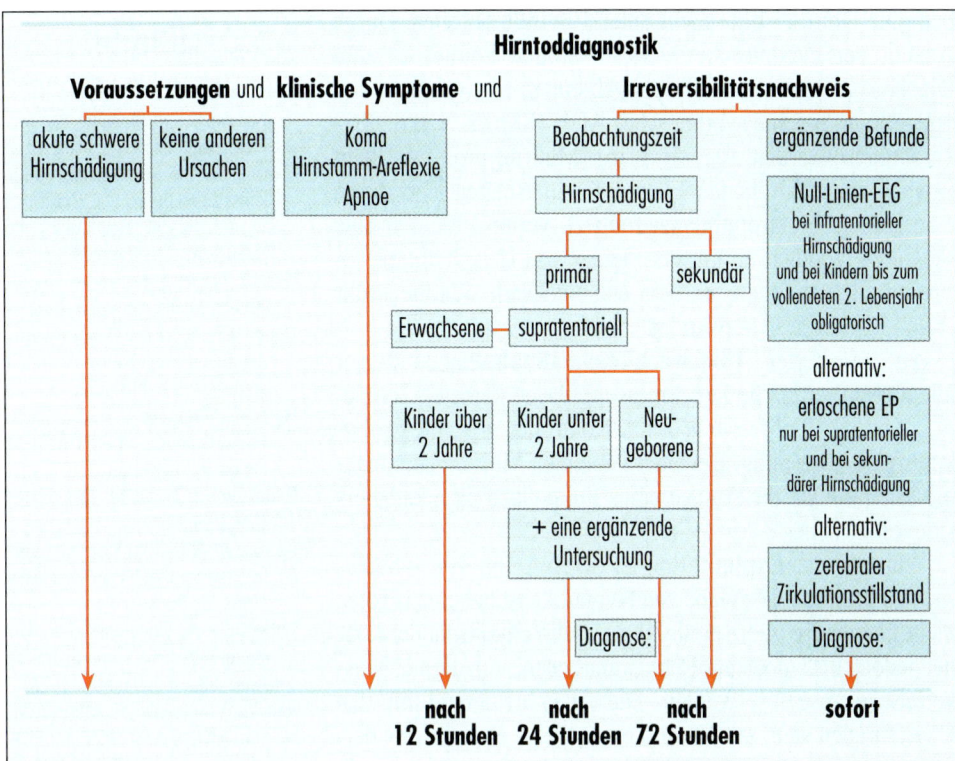

Abb. 66.5 Hirntoddiagnostik (Richtlinien 1998); EP = evozierte Potenziale.

dären Hirnschädigung mindestens drei Tage (Richtlinien 1998).

Ergänzend zur ersten klinischen Hirntodfeststellung können anstatt eines Beobachtungszeitraumes und einer erneuten klinischen Beurteilung fakultativ auch apparativ-technische Methoden angewandt werden. Ein

- Null-Linien-EEG,
- erloschene evozierte Potenziale oder
- ein zerebraler Zirkulationsstillstand

sind beweisend für einen irreversiblen Ausfall der Hirnfunktion (Richtlinien 1998). Für einen zerebralen Zirkulationsstillstand ist z. B. ein nachgewiesener Perfusionsstopp in allen 4 Zerebralarterien (Aa. carotides, Aa. vertebrales) beweisend (Richtlinien 1998). Daneben kann der zerebrale Zirkulationszustand auch mithilfe der Doppler-Sonographie oder der Perfusionsszintigraphie nachgewiesen werden. Weitere ergänzende Untersuchungen sind Null-Linien-EEG über 30 Minuten (Kap. 22.3.1, S. 471) und erloschene frühe akustisch evozierte Potenziale (FAEP; Kap. 22.4.2, S. 475) (Richtlinien 1998; Haupt et al. 1993). Werden durch Anwendung dieser apparativen Methoden die klinischen Zeichen des Todes bestätigt, dann kann die erforderliche klinische Beobachtungszeit und erneute klinische Hirntoddiagnostik entfallen.

Außer dem dokumentierten Hirntod muss für eine Organentnahme ein Organspenderpass des Hirntoten oder die schriftliche Einwilligung der Angehörigen vorliegen. Sind keine Angehörigen bekannt, so ist die Einwilligung der Staats-

anwaltschaft notwendig. Auch bei nicht natürlicher Todesursache ist stets die Zustimmung der Staatsanwaltschaft notwendig.

> Bei Vorliegen einer systemischen Infektion, eines Malignomverdachtes, positivem HIV-Test oder einer Verbrauchskoagulopathie ist grundsätzlich von einer Organentnahme Abstand zu nehmen.

Anästhesie

Durch Ausfall des Gehirns liegen bei hirntoten Organspendern Apnoe, Vasodilatation, Hypotonie, Bradykardie, Poikilothermie (Abhängigkeit der Körpertemperatur von der Umgebungstemperatur) und Diabetes insipidus vor. Zur Aufrechterhaltung der Organfunktionen müssen Organspender durch entsprechende Maßnahmen vor allem kreislaufstabil gehalten werden. Außerdem ist für eine suffiziente Oxygenierung und Diurese zu sorgen. Es wird dann von sog. **Spenderkonditionierung** gesprochen. Durch Volumen- und Katecholamin-Gabe (z. B. Dopamin, ca. 5–10 µg/kg KG/min; Kap. 23.2.1, S. 489) sind die hämodynamischen Parameter zu stabilisieren. Der ZVD sollte ca. 10 cm H_2O betragen. Der Hämatokrit sollte idealerweise bei ungefähr 30% liegen. Die Beatmung sollte bis zur Explantation mit einem PEEP von ca. 5 cm H_2O und einer FiO_2 erfolgen, die einen p_aO_2 von knapp über 100 mm Hg garantiert. Es ist eine Normoventilation anzustreben. Die Diurese sollte nicht unter 100 ml/h abfallen. Durch Ausfall der hypophysären ADH-Sekretion kommt es zum Diabetes insipidus mit Polyurie. Ab einem Urinvolumen von 150–200 ml/h sollte synthetisches ADH (Kap. 51.5.3, S. 783) verabreicht werden (ca. 1–4 µg Minirin pro Tag beim Erwachsenen). Drohende Elektolytentgleisungen sind durch eine genaue Elektrolytbilanzierung zu verhindern. Um eine schwere Hypothermie mit der Gefahr von Herzrhythmusstörungen zu vermeiden, ist eine entsprechende Wärmezufuhr (Kap. 37.4, S. 651) notwendig.

An erweiterten **Überwachungsmaßnahmen** sind vor allem blutig-arterielle Druckmessung, Dauerkatheter, Temperatur- und ZVD-Messung, BGA-Kontrollen und Elektrolytkontrollen notwendig. Bei einer geplanten Multiorganentnahme scheint auch die Anlage eines Pulmonalarterienkatheters sinnvoll zu sein.

Während der **Explantation** ist der Tote mit 100% Sauerstoff zu beatmen. Die Gabe von Hypnotika ist bei einem Toten nicht notwendig (Götz et al. 2001). Beim Organspender können jedoch u. U. noch auf Rückenmarkebene ablaufende Muskelreflexe ausgelöst werden. Dies mag irritierend für den Unerfahrenen sein, ist aber in keiner Weise ein Hinweis darauf, dass zerebrale motorische Zentren des Toten noch intakt sind. Die Gabe von Relaxanzien ist daher sinnvoll. In Absprache mit den Operateuren werden normalerweise Heparin (ca. 100 IE/kg KG) sowie Phenoxybenzamin (Dibencyclin; ca. 100 mg) verabreicht. Phenoxybenzamin führt zu einer starken Alpha-Blockade (Kap. 5.2.3, S. 126) und verursacht einen entsprechenden Blutdruckabfall, der durch großzügige Volumengabe aufzufangen ist.

Nach der Organentnahme wird der Tote extubiert. Bis auf zentralvenöse Katheter sollten alle Zugänge entfernt werden. Als Todeszeitpunkt gilt der Zeitpunkt der Hirntodfeststellung.

66.3 Literatur

Gehring H, Nahm W, Klotz KF, Knipper A, Zimmermann K, Baerwald J, Schmucker P. Messung der Atem-Alkoholkonzentration mit einem neuen elektrochemischen Sensor. Anaesthesist 1996; 45: 154–62.

Gehring H. Die Messung der Atem-Alkoholkonzentration als Monitoring der Einschwemmung von Spülflüssigkeit während endourologischer Eingriffe – Klinische Bedeutung und technische Anforderungen. Anästhesiol Intensivmed Notfallmed Schmerzther. 2000; 35: 82–5.

Götz E, Oppel F, Hacke W, Hoppe JD, Sewing KF. Erklärung zum Hirntod. Anästh Intensivmed. 2001; 42: 618.

Haupt WF, Schober O, Angstwurn H, Kunze K. Die Feststellung des Todes durch den irreversiblen Ausfall des gesamten Gehirns – (»Hirntod«). Dtsch Ärztebl 1993; 90B: 2222–5.

Heide C, Weninger E, Ney L, Sachs M, Niklas M, Schmeller N, Peter K. Die Früherkennung des TUR-Syndroms – Ethanolmessung bei beatmeten Patienten. Anästhesiol Intensivmed Notfallmed Schmerzther 1997; 32: 610–5.

Radakovits I, Welte M. Das TUR-Syndrom. Anästh Intensivmed. 1991; 32: 198–203.

Kienzle F, Ullrich W, Krier C. Lagerungsschäden in Anästhesie und operativer Intensivmedizin (Teil2). Anästhesiol Intensivmed Notfallmed Schmerzther 1997; 32: 72–86.

Lobenstein A, Kougioumtzi E, Honl M, Otterbach A, Moecke H. Massive akute hypotone Hyperhydratation nach arthroskopischer Synovektomie. Anaesthesist 2001; 50: 37–42.

Rancke F, Schmeller N, Albrecht M. Zusatz von Äthylalkohol zur Spülflüssigkeit. Anaesthesist 1992; 41: 324–30.

Richtlinien zur Feststellung des Hirntodes. Dritte Fortschreibung 1997 mit Ergänzungen gemäß Transplantationsgesetz (TPG). Wissentschaftlicher Beirat der Bundesärztekammer. Dtsch Ärztebl 1998; 95B: 1509–16.

Scherhag A, Elich D, Heinrichs W. Kontinuierlicher exspiratorischer Alkoholnachweis. Anaesthesist 1995; 44: 436–41.

Zink M, Waltensdorfer A, Lampel A, Rath M, Lipsky H, Engler J. Über die Berechnung des Einschwemmvolumens bei der Transurethralen Prostataresektion (TURP). Anästhesiol Intensivmed Notfallmed Schmerzther. 1997; 32: 219–25.

Übersichtsarbeiten

Hahn RG. Ethanol monitoring of irrigating fluid absorption. Eur J Anaesth 1996; 13: 102–15.

Hahn RG. Irrigating fluids in endoscopic surgery. Br J Urol 1997; 79: 669–80.

Anästhesie bei Schwangeren/ Anästhesie in der Geburtshilfe

Anästhesie – Spezieller Teil

67.1 Anästhesie bei Schwangeren

67.1.1 Allgemeine Bemerkungen

Bei Schwangeren ist eine Anästhesie mit einem erhöhten Risiko behaftet. Nach einer älteren Studie wären allerdings 48–100% dieser Todesfälle vermeidbar gewesen (Morgan 1987). Für Großbritannien wurde eine mütterliche Gesamtmortalität von 12,2 pro 100 000 ermittelt (Crowhurst u. Plaat 1999). Für die USA wurde eine Inzidenz von 10 pro 100 000 angegeben (Berg et al. 1996). Für die USA wurden die rein anästhesiebedingten mütterlichen Todesfälle mit 2,5% der mütterlichen Gesamtmortalität ermittelt (Berg et al. 1996).

Um eine Schwangere fachgerecht zu betreuen, sollte der Anästhesist vor allem die physiologischen schwangerschaftsbedingten Veränderungen des kardiovaskulären, des respiratorischen und gastrointestinalen Systems kennen und deren Auswirkungen auf die Narkoseführung beachten. Des Weiteren sind bei einzelnen Schwangeren auch pathophysiologische Veränderungen (s. u.) zu berücksichtigen (Übersicht bei Striebel u. Schwagmeier 1994; Engels 2001; Gogarten u. Van Aken 2001).

67.1.2 Physiologische Veränderungen während der Schwangerschaft

Herz-Kreislauf-System

Die wichtigsten kardiovaskulären Veränderungen während der Schwangerschaft betreffen das intravasale Volumen und dessen Zusammensetzung, das Herzminutenvolumen und die Kreislaufparameter.

Intravasales Volumen und dessen Zusammensetzung

Das **mütterliche Blutvolumen** nimmt während der Schwangerschaft um ca. 35% zu (Tab. 67.1). Diese Zunahme des Blutvolumens beginnt bereits in der 8.–12. Schwangerschaftswoche und erreicht in der 30.–34. Woche ein Plateau, welches bis zur Geburt des Kindes relativ konstant bleibt. Das vergrößerte intravasale Flüssigkeitsvolumen ist Folge einer Adaptation an die erhöhte Kapazität des Gefäßsystems insbesondere im Bereich von Uterus, Mammae, Nieren, Skelettmuskulatur und Haut.

Aufgrund des erhöhten Blutvolumens kann der während der Entbindung normalerweise auftretende Blutverlust relativ gut toleriert werden (Ueland 1976). Der **geburtsbedingte Blutverlust** beträgt bei Einzelschwangerschaft ca. 500–600 ml, bei Zwillingsschwangerschaft oder Sectio caesarea ca. 900–1000 ml (Pritchard 1965; Ueland 1976) und wird zum

Teil auch dadurch kompensiert, dass sich bei der Entbindung der Uterus kontrahiert, wodurch es zu einer Autotransfusion von ca. 500 ml Blut aus dem Uterus in den systemischen Kreislauf kommt. Solange der mütterliche Blutverlust nicht mehr als 1500 ml beträgt, ist eine Bluttransfusion im Rahmen der Entbindung normalerweise nicht notwendig.

Das Plasmavolumen nimmt während der Schwangerschaft um ca. 45(–50)%, das Gesamtvolumen der Erythrozyten dagegen lediglich um ungefähr 20% zu. Diese überproportionale Zunahme des Plasmavolumens verursacht eine Abnahme des Hämatokrits und des Hämoglobinwerts (Hb) und ist für die scheinbare **Schwangerschaftsanämie** verantwortlich. Durch diesen Verdünnungseffekt (Hämodilution) fällt der Hb-Wert von normalerweise 14 auf 12 g% ab (obwohl die Absolutzahl der Erythrozyten zunimmt). Erst ein Hb-Wert unter 11 g/dl weist bei der Schwangeren auf eine absolute Anämie hin, die normalerweise durch einen Eisenmangel bedingt ist und eine Eisensubstitution erforderlich macht.

> Gegen Ende der Schwangerschaft weisen ca. 20–40% der Schwangeren eine Eisenmangelanämie auf.

Obwohl durch die Verdünnungsanämie die Sauerstofftransportkapazität des Blutes (Kap. 19.4.2, S. 432) von ca. 19,5 auf 16,0 Vol% abnimmt, werden die Organe in der Schwangerschaft besser mit Sauerstoff versorgt. Die verdünnungsbedingt verbesserte Rheologie, die hormonell verursachte Vasodilatation sowie das erhöhte Herzminutenvolumen führen zu einer verbesserten Gewebeperfusion. Außerdem ist die Sauerstoffdissoziationskurve während der Schwangerschaft nach rechts verschoben. Der P_{50}-Wert (p_aO_2-Wert, bei dem eine 50%ige Sauerstoffsättigung vorliegt) wird von normalerweise 26,7 auf 30,4 erhöht (Kambam et al. 1986), wodurch Sauerstoff besser ans Gewebe abgegeben wird.

Tab. 67.1 Veränderungen kardiovaskulärer Größen während der Schwangerschaft.

Größe	Veränderung
Blutvolumen	+ 35%
Plasmavolumen	+ 45(–50)%
Erythrozytengesamtvolumen	+ 20%
Herzminutenvolumen	+ 40%
Schlagvolumen des Herzens	+ 30%
Herzfrequenz	+ 12%
RRsyst	± 0%
RRdiast	− 15%
totaler peripherer Widerstand	− 30%
zentraler Venendruck	± 0%
Venendruck in der V. femoralis (und damit vermutlich auch in der V. uterina)	+ 15%

Das Plasmagesamteiweiß und insbesondere das Serumalbumin sind zum Zeitpunkt der Entbindung verdünnungsbedingt erniedrigt. Dadurch nimmt der kolloidosmotische Druck um ca. 15% ab.

Die Aktivität des Gerinnungssystems nimmt während der Schwangerschaft zu (Justus et al. 1992). Dieser gerinnungsphysiologische Zustand der Hyperkoagulabilität stellt zwar einen gewissen Schutz vor lebensbedrohlichen Blutungen dar, erhöht aber gleichzeitig das Risiko thromboembolischer Komplikationen.

Während der Schwangerschaft kommt es zu einer physiologischen Zunahme der Anzahl an neutrophilen Granulozyten. Am Ende der Schwangerschaft sind Werte von 10 000–15 000/mm^3 noch als normal zu werten.

Herzminutenvolumen

Das **Herzm**inutenvolumen (HMV) ist bereits ab der 8. Gestationswoche deutlich erhöht und liegt in der 16. Woche ungefähr 40% über dem Wert nicht schwangerer Patientinnen (Tab. 67.1, Capeless u. Clapp 1989). Damit liegt eine hyperdyname Kreislaufsituation vor.

> Die Steigerung des Herzminutenvolumens ist vor allem durch ein um fast 30% erhöhtes Schlagvolumen und weniger durch die um lediglich ca. 12% erhöhte Herzfrequenz bedingt (Capeless u. Clapp 1989).

Die Nachlast fällt während der Schwangerschaft ab, da peripherer Gesamtwiderstand und Blutviskosität vermindert sind.

Verglichen mit den Werten vor Wehenbeginn nimmt das Herzminutenvolumen während der Eröffnungsphase um ca. 30% und während der Austreibungsphase um ca. 45% zu. Außerdem steigert auch jede Uteruskontraktion (die zu einer plazentaren Autotransfusion von 300–500 ml Blut führt) Schlagvolumen und Herzminutenvolumen nochmals. Das maximale Herzminutenvolumen tritt unmittelbar nach der Entbindung auf. Hier liegt das Herzminutenvolumen ca. 60–80% über dem Wert vor Wehenbeginn. Dies ist dadurch bedingt, dass nach Wegfall der uterusbedingten Kompression der V. cava inferior der venöse Rückstrom deutlich zunimmt.

Schwangere mit vorbestehender Herzerkrankung (z. B. einer Mitralstenose; Kap. 43.2.3, S. 707) sind u. U. nicht in der Lage, das Herzminutenvolumen entsprechend zu erhöhen. Da eine Periduralanästhesie die wehenbedingten Steigerungen von Herzminutenvolumen, Herzfrequenz und Blutdruck vermindert, kann sie bei diesen Patientinnen sinnvoll eingesetzt werden.

Kreislaufparameter

Der **systolische Blutdruck** bleibt während der Schwangerschaft normalerweise unverändert, der diastolische Blutdruck ist um ca. 15% erniedrigt. Lediglich unter der Geburt steigt der systolische Blutdruck an. Erhöhte Blutdruckwerte in der Schwangerschaft sind immer pathologisch. Als obere Grenzwerte gelten 140/90 mm Hg. Der arterielle Blutdruck steigt trotz des erhöhten Herzminutenvolumens nicht an, da der systemische Gefäßwiderstand bereits in der 8. Schwangerschaftswoche um ca. 30% vermindert ist (Capeless u. Clapp 1989). Ursachen sind das schwangerschaftsbedingt vergrößerte Gefäßsystem sowie u. a. eine Prostazyklin- und Progesteron-bedingte Gefäßweitstellung. Selbst 12 Wochen nach Entbindung ist der periphere Gefäßwiderstand noch erniedrigt (Capeless u. Clapp 1991).

Der **zentrale Venendruck** (ZVD) ist während der Schwangerschaft nicht wesentlich verändert, da die Dehnbarkeit der Venen während der Schwangerschaft um bis zu 150% zunimmt. Lediglich in der unteren Körperhälfte steigt der Venendruck im Laufe der Schwangerschaft (aufgrund der uterusbedingten Kompression der V. cava inferior) auf bis ca. 20 mm Hg an. Die dadurch bedingte venöse Stase sowie die schwangerschaftsbedingte Hyperkoagulabilität erklären das bei Schwangeren ca. 5- bis 6-mal höhere Thromboembolie-Risiko.

Respiratorisches System

Die wichtigsten anästhesierelevanten Veränderungen des respiratorischen Systems während der Schwangerschaft betreffen die oberen Luftwege, das Atemminutenvolumen und die arteriellen Blutgaswerte sowie die Lungenvolumina.

Obere Luftwege

Die Schleimhäute von Nasopharynx, Kehlkopf, Trachea und Bronchien werden bereits ab dem 1. Trimester vermehrt durchblutet. Diese Kapillarfülle kann die Nasenatmung behindern und Nasenbluten begünstigen. Unzartes Einführen eines endotrachealen Tubus oder Verletzungen während der direkten Laryngoskopie können leichter zu Blutungen und stärkeren Ödemen führen. Es ist ratsam, bei Schwangeren einen etwas kleineren Endotrachealtubus zu wählen (6,5–7 mm I.D.), da falsche Stimmbänder und Aryknorpel oft ödematös geschwollen sind. Bei Schwangeren sind daher häufiger Intubationsprobleme zu erwarten (in 2% sehr schwere Intubationsverhältnisse, Rocke et al. 1992). Bei ca. einer von 300 Schwangeren gelingt die laryngoskopische Intubation nicht (Lyons 1985).

Atemminutenvolumen und arterielle Blutgaswerte

Bereits ab der 10.–12. Schwangerschaftswoche (SSW) ist das **Atemminutenvolumen** (AMV) signifikant erhöht und steigt um 50% über den Ausgangswert an (Tab. 67.2). Ursächlich wird eine erhöhte, atemstimulierende Progesteronkonzentration angenommen. Das hohe Atemminutenvolumen wird vor allem durch eine Zunahme des Atemzugvolumens um ca. 40% erreicht. Die Atemfrequenz ist dagegen relativ gering (um ca. 15%) gesteigert. Da anatomischer und physiologischer Totraum hierbei unverändert bleiben, nimmt die alveoläre Ventilation um ca. 70% zu.

Als Folge der erhöhten alveolären Ventilation ist der arterielle Kohlendioxidpartialdruck bei Schwangeren bereits ab der 12. Schwangerschaftswoche von normalerweise 40 mm Hg auf ungefähr 32–33 mm Hg erniedrigt. Der alveoläre Sauerstoffpartialdruck (p_aO_2) und damit normalerweise auch der arterielle Sauerstoffpartialdruck (p_aO_2) steigen bei einer Hyperventilation um einen ähnlichen Betrag an, wie der p_aCO_2 abfällt, da folgende Beziehung gilt:

p_aO_2 = [Barometerdruck (= 760 mm Hg) – Wasserdampfdruck (= 47 mm Hg)] $\times$ FiO_2 – p_aCO_2/respiratorischer Quotient (= 0,8) (Kap. 20.3.1, S. 442).

Der p_aO_2 beträgt bei Schwangeren daher physiologischerweise ca. 106–108 mm Hg.

Trotz der chronischen Hyperventilation bleibt bei Schwangeren der arterielle **pH-Wert** im Normbereich, da Bikarbonat kompensatorisch vermehrt renal eliminiert wird und von einer Plasmakonzentration von 26 mmol/l auf 22 mmol/l abfällt.

Während der Geburt nimmt das Atemminutenvolumen – abhängig von Frequenz und Stärke der Wehen – weiter zu. Es steigt hierbei um durchschnittlich 65–74% über den Wert während des 3. Schwangerschaftstrimesters an (Hägerdal et al. 1983; Eliasson et al. 1992). Unter stärkeren Wehen kann das Atemminutenvolumen bis zu 300% des Werts einer nicht

Tab. 67.2 Veränderungen lungenphysiologischer Größen während der Schwangerschaft.

Größe	Veränderung
Atemminutenvolumen	+ 50%
Atemzugvolumen	+ 40%
Atemfrequenz	+ 15%
alveoläre Ventilation	+ 70%
p_aCO_2	– 8 mm Hg
p_aO_2	+ 8 mm Hg
pH-Wert	± 0
Standardbikarbonat	– 4 mmol/l
Vitalkapazität	± 0
Totalkapazität	– 5 bis 0%
exspiratorisches Reservevolumen	– 20%
funktionelle Residualkapazität	– 20% (– 500 ml)
inspiratorisches Reservevolumen	+ 5(–10)%
Closing Capacity	± 0
Sauerstoffverbrauch	+ 20(–30)%

schwangeren Frau betragen. Es können im Einzelfall eine deutliche Hypokapnie (p_aCO_2-Abfall bis auf 16 mm Hg) und eine starke Alkalose (pH-Anstieg bis auf 7,68) auftreten (Miller et al. 1974). Aufgrund der wehninduzierten respiratorischen Alkalose hypoventilieren solche Frauen dann in der Wehenpause oft, sodass es zu intermittierender Hypokapnie/Hypoxämie kommt. Durch eine Periduralanästhesie kann das Atemminutenvolumen während der Austreibungsphase um ca. 30% gesenkt werden (Hägerdal et al. 1983).

Lungenvolumina

Mit fortschreitender Schwangerschaft wird das Zwerchfell um etwa 4 cm nach kranial verdrängt. Die abdominelle Atmung wird zugunsten einer thorakalen Atmung vermindert. Dennoch bleiben **Vitalkapazität** und Totalkapazität der Lungen weitgehend unverändert (Russell u. Chambers 1981; Baldwin et al. 1977; Contreras et al. 1991), weil die Rippenstellung abgeflacht wird und der Umfang des Brustkorbs dadurch um etwa 5–7 cm zunimmt.

Am Geburtstermin besteht eine ca. 20%ige Verminderung der **funktionellen Residualkapazität** (FRC) (Tab. 67.2). Dies ist vor allem Folge des von 450 auf ca. 600 ml erhöhten Atemzugvolumens und des signifikant erniedrigten exspiratorischen Reservevolumens (um knapp 20%, Baldwin et al. 1977). Das Residualvolumen ist dagegen nicht signifikant vermindert (Baldwin et al. 1977; Russell u. Chambers 1981). Die Closing Capacity, definiert als das noch verbleibende Lungenvolumen während einer forcierten Exspiration, bei dem sich die kleinen Luftwege in den abhängigen Lungenpartien zu verschließen beginnen (Kap. 2.9, S. 27), verändert sich während der Schwangerschaft nicht (Baldwin et al. 1977; Russell u. Chambers 1981). Durch die schwangerschaftsbedingte Verminderung der funktionellen Residualkapazität (Russell u. Chambers 1981) liegt die Closing Capacity knapp unter der FRC. In Rückenlage oder Steinschnittlagerung fällt die FRC weiter ab, sodass die Closing Capacity evtl. über der FRC liegen kann, wobei es dann bereits am Ende einer normalen Ausatmung zum Airway Closure kommen kann. Am Geburtstermin tritt bei 6 von 20 Schwangeren während normal tiefer Atemzüge in Rückenlage ein Airway Closure auf (Bevan et al. 1974) (Kap. 53.2, S. 791). Nach anderen Untersuchungen ist dies sogar bei mehr als 50% der Hochschwangeren der Fall (Russell u. Chambers 1981). Dadurch kann es über Atelektasen- und Shunt-Bildung zu einer Verminderung der physiologisch erhöhten p_aO_2-Werte (Tab. 67.2) auf »Normalwerte« kommen.

Der **Sauerstoffverbrauch** der Schwangeren ist ab dem 2. Trimenon (= 14. Schwangerschaftswoche) um 20(–30)% erhöht. Ursachen sind vor allem gesteigerter Metabolismus, erhöhter Sauerstoffbedarf der fetoplazentaren Einheit sowie Anstieg von Atem- und Herzarbeit. Während der Wehen steigt der Sauerstoffverbrauch zusätzlich um durchschnittlich 23

(± 28)% über den Wert während des 3. Schwangerschaftstrimesters an (Eliasson et al. 1992). Zum Teil konnte während der Eröffnungswehen sogar eine Steigerung des Sauerstoffbedarfs im Mittel um 63% nachgewiesen werden (Hägerdal et al. 1983). Dieser Anstieg des Sauerstoffbedarfs kann durch eine Periduralanästhesie während der Eröffnungsphase um 30% und während der Austreibungsphase um 25% vermindert werden (Hägerdal et al. 1983).

Aufgrund des erhöhten Atemminutenvolumens und der gleichzeitig erniedrigten FRC ist die An- und Abflutung von Inhalationsanästhetika beschleunigt. Wegen der verminderten FRC bei gleichzeitig erhöhter alveolärer Ventilation sowie der Tatsache, dass der Sauerstoffverbrauch ab dem 2. Trimenon um ungefähr 20% erhöht ist, fallen die pulsoximetrisch gemessene arterielle Sauerstoffsättigung und der arterielle p_aO_2 im Falle eines Atemstillstandes bei Schwangeren signifikant schneller ab (139 ± 13 mm Hg/min) als bei nicht schwangeren Patientinnen (58 ± 8 mm Hg/min, Archer u. Marx 1974; Baraka et al. 1992). Die Schwangere sollte daher vor jeder absehbaren Apnoephase für mehrere Minuten mit reinem Sauerstoff optimal präoxygeniert werden (Zander 1997, s. auch Kap. 7.1.1, S. 184). Ein Intubationsversuch soll auch nach ausreichender Präoxygenierung nicht länger als 30 Sekunden dauern. Bei Intubationsschwierigkeiten muss die Ventilation Vorrang vor der Intubation haben. Komplikationen entstehen fast immer durch zu spät abgebrochene frustrane Intubationsversuche. Intubationsprobleme sind eine häufige Ursache anästhesiebedingter Morbidität und Mortalität bei Schwangeren (Übersicht bei Davies et al. 1989).

---

den in der Schwangerschaft erniedrigten vagalen Tonus wird die **Magenentleerung** verzögert. Auch die erhöhte Progesteronkonzentration vermindert die gastrointestinale Motilität. Außerdem konnten erniedrigte Plasmakonzentrationen an Motilin nachgewiesen werden. Aufgrund der verzögerten Magenentleerung ist das Nüchternsekret insbesondere im letzten Schwangerschaftstrimester meistens erhöht. Das von der Plazenta sezernierte Gastrin stimuliert außerdem die H^+-Ionensekretion im Magen, sodass der pH-Wert des Magensaftes bei Schwangeren normalerweise erniedrigt ist. Am Geburtstermin muss daher oft von einer Nüchternsaftmenge von mehr als 25 ml und einem pH-Wert von unter 2,5 ausgegangen werden (Kap. 29.2, S. 609). Mittels Ultraschalluntersuchungen wurde festgestellt, dass bei fast $^2/_3$ der Schwangeren während der Wehen noch feste Nahrung im Magen nachweisbar ist, unabhängig davon, wie lange die letzte Nahrungsaufnahme zurückliegt (Carp et al. 1992).

Aufgrund dieser Veränderungen im Bereich des Gastrointestinaltrakts müssen Schwangere ab der ca. 12. Schwangerschaftswoche (zum Teil wird hierfür auch die ca. 20. Schwangerschaftswoche angegeben) unabhängig vom Zeitpunkt der letzten Nahrungsaufnahme als nicht nüchtern behandelt werden. Selbst bei kleinen Eingriffen ist eine endotracheale Intubation mit Ileuseinleitung zwingend. Von den meisten Autoren wird eine Aspirationsprophylaxe empfohlen (s. u.). Schwangere Patientinnen sollten erst extubiert werden, wenn sie wach sind und sichere Schutzreflexe haben. Schätzungsweise 30–35% der mütterlichen Todesfälle, die im Zusammenhang mit einer Narkose auftreten, sind durch eine Aspiration von Mageninhalt verursacht.

Gastrointestinaltrakt

Bei Schwangeren ist der Mageninnendruck erhöht (Brock-Utne et al. 1981). Der Ruhetonus des unteren Ösophagussphinkters scheint bei Schwangeren nicht wesentlich erniedrigt zu sein (Fisher et al. 1978; Brock-Utne et al. 1981). Bei Aufnahme einer proteinhaltigen Mahlzeit steigt der Druck des unteren Ösophagussphinkters jedoch signifikant weniger an (Fisher et al. 1978). Hierdurch kommt es häufiger zu einem Versagen des gastroösophagealen Verschlussmechanismus mit Reflux und Refluxösophagitis. Nahezu 70% der Schwangeren weisen am Termin eine **Refluxösophagitis** auf (Vanner u. Goodman 1989). Bei Patientinnen mit Refluxösophagitis ist die Differenz zwischen Mageninnendruck und unterem Ösophagusdruck signifikant erniedrigt (Brock-Utne et al. 1981).

Durch die schwangerschaftsbedingte Verlagerung des Pylorus, durch Schmerz, Angst oder ein im Rahmen der geburtshilflichen Schmerztherapie verabreichtes Opioid und

Sonstige anästhesierelevante Veränderungen

Bedarf an volatilen Anästhetika

Bei trächtigen Tieren ist zum Geburtstermin der MAC-Wert für Halothan um 25% und für Isofluran um 40% erniedrigt (Palahniuk et al. 1974). In tierexperimentellen Studien konnte gezeigt werden, dass durch eine exogene Zufuhr von Progesteron der MAC-Wert für Halothan erniedrigt wird (Datta et al. 1989). Diese Ergebnisse bestätigen die Hypothese, dass die in der Schwangerschaft erniedrigten MAC-Werte für volatile Anästhetika durch den schwangerschaftsbedingt erhöhten Progesteronspiegel bedingt ist. Andere Autoren vermuten jedoch, dass die Progesteronkonzentration höchstens in der Frühschwangerschaft hierfür verantwortlich zu sein scheint, denn es zeigte sich keine Korrelation zwischen der Abnahme des MAC-Wertes und einer Änderung der Progesteronkonzentration (Strout u. Nahrwold 1981). Andererseits wird auch eine schwangerschaftsbedingte Aktivierung des Endorphinsystems als wichtiger Faktor für die Erniedrigung des Anästhestikabedarfs diskutiert, da im Tiermodell der schwangerschaftsbedingte Anstieg der Schmerztoleranz durch Opioid-Antagonisten aufgehoben werden kann (Gintzler 1980).

Bedarf an Lokalanästhetika

Die schwangerschaftsbedingte Blutfülle der periduralen Venengeflechte verursacht eine Verkleinerung des restlichen periduralen Volumens. Dadurch breitet sich ein in den Periduralraum injiziertes Lokalanästhetikum über mehr Segmente aus, als dies bei einer nicht Schwangeren der Fall wäre. Diese Veränderung erklärt, dass kurz vor der Geburt 30% weniger Lokalanästhetikum für die Durchführung einer Periduralanästhesie benötigt werden (Bromage 1962). Für den geringeren Bedarf an Lokalanästhetika scheinen aber auch schwangerschaftsbedingte hormonelle und/oder biochemische Veränderungen verantwortlich zu sein, denn es konnte gezeigt werden, dass sich bereits in der Frühschwangerschaft (8.–12. Schwangerschaftswoche), wenn die periduralen Venengeflechte noch nicht erweitert sind, das Lokalanästhetikum übermäßig ausbreitet, ähnlich wie dies bei Hochschwangeren der Fall ist (Fagraeus et al. 1983). Verschiedene Studien weisen auch darauf hin, dass während der Schwangerschaft Nervenfasern leichter durch Lokalanästhetika blockierbar sind (Flanagan et al. 1987; Butterworth et al. 1990). Es ist jedoch nicht geklärt, ob dies durch eine bessere Diffusion der Lokalanästhetika oder durch eine erhöhte neuronale Empfindlichkeit bedingt ist (Flanagan et al. 1987). Weiterhin wird eine progesteronbedingte Veränderung neuronaler Strukturen diskutiert (Datta et al. 1986).

Uteriner Blutfluss

Ab dem 2. Trimester sind die Uteringefäße maximal dilatiert. Der uterine Blutfluss beträgt zum Zeitpunkt der Geburt ungefähr 500–700 ml/min, dies sind ca. 10% des mütterlichen Herzminutenvolumens. Der uterine Blutfluss besitzt keine Autoregulationsmechanismen. Uteriner Blutfluss und damit die plazentare Durchblutung verhalten sich proportional zum mittleren plazentaren Perfusionsdruck (arterieller minus venöser Druck der Uteringefäße) und umgekehrt proportional zum Gefäßwiderstand in den uterinen Gefäßen (Tab. 67.3).

Tab. 67.3 Determinanten des uterinen Blutflusses.

$$\text{Uteriner Blutfluss} = \frac{\text{arterieller Druck in der A. uterina minus venöser Druck in der V. uterina}}{\text{Gefäßwiderstand in den Uteringefäßen}}$$

Eine mütterliche Hypotension oder eine Steigerung der Uterusaktivität sind die häufigsten Ursachen, die den uterinen Blutfluss akut vermindern.

> Bei einem systolischen Blutdruck von weniger als 100 mm Hg bei einer vorher normotensiven Mutter (bzw. bei einem mehr als 20–30%igem Blutdruckabfall bei zuvor hypertensiven Schwangeren) droht eine fetale Bradykardie (Hon et al. 1960). Falls der systolische Blutdruck unter 80 mm Hg abfällt, muss bereits nach 5 Minuten mit einer fetalen Bradykardie gerechnet werden (Ebner et al. 1960).

Untersuchungen zum Blutdruckabfall nach Spinalanästhesien zur Sectio caesarea zeigten allerdings, dass auch systolische Blutdruckabfälle bis 90 mm Hg oder knapp darunter zu keiner fetalen Azidose führen, falls zuvor eine großzügige Volumentherapie (1,5–2 Liter) durchgeführt wurde (Norris 1987).

Die Gabe verschiedener Sympathikomimetika führt dazu, dass der uterine Gefäßwiderstand steigt und der uterine Blutfluss abnimmt (Ralston et al. 1974). Ebenso kann mütterlicher Stress über eine Freisetzung endogener Katecholamine zu einer Erhöhung des uterinen Gefäßwiderstandes mit Abfall des uterinen Blutflusses führen. In einer tierexperimentellen Studie konnte nach Stressinduktion ein Abfall des uterinen Blutflusses um 32–52% nachgewiesen werden (Shnider et al. 1979). Die wehenbedingt erhöhte mütterliche Adrenalin-Konzentration konnte durch eine lumbale Periduralanästhesie während der Wehen signifikant um 56% gesenkt werden (Shnider et al. 1979).

Welche Auswirkungen niedrige mütterliche Kohlendioxidpartialdrücke auf den uterinen Blutfluss haben, wird kontrovers diskutiert. Denkbar wäre, dass eine stärkere Hyperventilation zu einer Vasokonstriktion im uteroplazentaren Stromgebiet und damit evtl. zu einer Minderperfusion mit fetaler Azidose führt. Bei spontan atmenden Frauen konnte jedoch selbst bei ausgeprägter Hypokapnie keine fetale Azidose nachgewiesen werden (Miller et al. 1974). Wird dagegen während einer maschinellen Beatmung eine Hyperventilation durchgeführt, vermindert sich der uterine Blutfluss (Levinson et al. 1974). Möglicherweise ist der Abfall des uterinen Blutflusses während einer maschinellen Hyperventilation durch die mechanischen Auswirkungen der positiven Beatmungsdrücke (mit Abfall des Herzminutenvolumens und einer kompensatorischen Vasokonstriktion auch im Bereich der Aa. uterinae) und nicht durch den erniedrigten mütterlichen p_aCO_2 oder den erhöhten pH-Wert bedingt (Morishima et al. 1965; Levinson et al. 1974). Es wird normalerweise empfohlen, bei der Beatmung einen Abfall des p_aCO_2 auf unter 30 mm Hg zu vermeiden. Eine Hyperventilation mit mütterlicher Alkalose würde über eine Linksverschiebung der Sauerstoffdissoziationskurve außerdem die Sauerstoffabgabe an den Feten vermindern.

67.1.3 Pathophysiologische Veränderungen während der Schwangerschaft

Zu den wichtigsten möglichen pathophysiologischen Veränderungen während der Schwangerschaft gehören das Kompressionssyndrom von V. cava inferior und/oder Aorta abdominalis, die Präeklampsie und Eklampsie sowie das HELLP-Syndrom.

Kompressionssyndrom der Vena cava inferior

Aufgrund des graviden Uterus kommt es zu einer Obstruktion der V. cava inferior mit Drosselung des venösen Rückstroms aus der unteren Körperhälfte. Dies ist bei allen Hochschwangeren vor allem in Rückenlage der Fall. Aber lediglich bei ungefähr 10% der Hochschwangeren kommt es in Rückenlage durch diese Drosselung des venösen Rückstroms zu einer Erniedrigung von Schlagvolumen, Herzminutenvolumen und arteriellem Blutdruck. Schwitzen, Übelkeit, Erbrechen und zerebrale Beeinträchtigungen können diese Hypotension begleiten. Dieser Symptomenkomplex wird als Kavakompressionssyndrom bezeichnet. Ein Kavakompressionssyndrom kann bereits ab der 20. Schwangerschaftswoche auftreten. Schwangere sollten daher möglichst nicht in Rückenlage gebracht werden. Ab der 20. Schwangerschaftswoche ist deshalb auf eine Linksseitenneigung des Operationstisches zu achten (Ellington et al. 1991), zum Teil wird dies auch schon ab der 16. Woche empfohlen.

Glücklicherweise verfügt die Mehrzahl der Schwangeren (90%) über Kompensationsmechanismen, wodurch die nachteiligen hämodynamischen Auswirkungen des Kavakompressionssyndroms ausgeglichen werden können. Kompensationsmechanismen sind:
- der venöse Abstrom über Kollateralkreisläufe
- ein erhöhter Sympathikotonus mit Vasokonstriktion

Kollateralkreisläufe

Aufgrund des erhöhten Venendrucks distal der Kompressionsstelle der V. cava inferior kommt es zu einer Umleitung von venösem Blut aus der unteren Körperhälfte über paravertebrale Venengeflechte und Periduralvenengeflechte zur V. azygos und über die V. cava superior zum rechten Herzen. Hierdurch werden venöser Rückstrom, HMV und Blutdruck aufrechterhalten. Die dadurch erweiterten Periduralvenen erhöhen bei einer rückenmarknahen Regionalanästhesie die Gefahr einer Gefäßläsion mit versehentlicher intravasaler Injektion des Lokalanästhestikums.

Erhöhter Sympathikotonus mit Vasokonstriktion

Ist der venöse Rückfluss aufgrund einer leichten Kavakompression vermindert und sind das Herzminutenvolumen und der arterielle Blutdruck erniedrigt, dann kann über eine Zunahme des Sympathikotonus mit Erhöhung des systemischen Gefäßwiderstandes der arterielle Blutdruck wieder gesteigert werden. Diese kompensatorische Zunahme des systemischen Gefäßwiderstandes wird z. B. durch eine rückenmarknahe Regionalanästhesie abgeschwächt. Dadurch ist das Risiko eines Kavakompressionssyndroms unter einer Periduralanästhesie erhöht. Es ist daher auf eine ausreichende Volumenzufuhr vor Anlage der Periduralanästhesie (ca. 1000 ml Elektrolytlösung) sowie eine Linksseitenlage besonders zu achten.

Kompression der Aorta abdominalis

Es konnte gezeigt werden, dass der gravide Uterus auch die Aorta abdominalis – vor allem in Höhe des 4. und 5. Lendenwirbelkörpers (dem prominentesten Teil der Lendenlordose) – komprimieren kann, falls Schwangere die Rückenlage einnehmen. Eine solche Kompression kann zu einer arteriellen Hypotension distal der Kompression und damit zu einer verminderten Durchblutung des Uterus evtl. mit fetaler Asphyxie führen.

> Eine Kompression der abdominellen Aorta ist jedoch nicht mit mütterlichen Symptomen oder einem am Arm messbaren Blutdruckabfall verbunden.

Häufig liegt eine kombinierte Kompression von Aorta abdominalis und V. cava inferior vor (aortokavale Kompression). In dem Kreislaufgebiet, das kaudal der aortokavalen Kompression liegt, besteht eine Erhöhung des Drucks im venösen Kreislauf und eine Erniedrigung des arteriellen Drucks. Dies hat eine deutliche Verringerung des arteriovenösen Druckgradienten in den Uteringefäßen zur Folge (Tab. 67.3).

Falls der systolische Blutdruck bei vorher normotensiven Schwangeren unter 100 mm Hg bzw. bei zuvor hypertensiven Schwangeren um 20–30% abfällt, sollte der mütterliche Blutdruck angehoben werden, um einer fetalen Asphyxie vorzubeugen. Hierzu eignen sich Linksseitenlage der Schwangeren, intravenöse Flüssigkeitsgabe, und an medikamentöser Therapie bietet sich vor allem die intravenöse Gabe von Ephedrin an (Ralston et al. 1974). Ephedrin ist jedoch in Deutschland nicht im Handel. Von den in Deutschland verfügbaren Vasopressoren werden Akrinor und Etilefrin (Effortil) empfohlen (Klein u. Dick 1992), da sie den Blutdruck vor allem über eine Erhöhung des venösen Rückflusses und des Herzminutenvolumens steigern, den peripheren Widerstand dagegen nicht wesentlich erhöhen. Wichtiger als die Wahl des Medikaments scheint die bedarfsadaptierte Dosistitration des Vasopressors zu sein.

Anästhesie – Spezieller Teil

Präeklampsie

Allgemeine Bemerkungen

Definition: Von einer Präeklampsie wird gesprochen, falls in der Schwangerschaft folgende Symptome vorliegen:

- Eine **s**chwangerschafts**i**nduzierte **H**ypertension (SIH), d. h. ein Blutdruck von über 140/90 mm Hg bei einer vorher normotensiven Schwangeren. Entscheidend für die Aussage »Hypertension« ist der diastolische Wert von über 90 mm Hg. Es werden innerhalb von 24 Stunden mindestens zwei solche pathologische Blutdruckwerte im Abstand von wenigstens (4–)6 Stunden verlangt.
- Eine Schwangerschaftsproteinurie mit mehr als 0,3 g Eiweiß/l im 24-Stunden-Urin.

Die Präeklampsie beginnt meist mit einem Blutdruckanstieg. Tage oder Wochen später folgt dann eine Proteinurie. Die umgekehrte Reihenfolge ist selten.

Ödeme: Früher wurden für die Diagnose »Präeklampsie« die Trias Ödeme (**e**dema), Proteinurie (**p**roteinuria) und Hypertension (**h**ypertension) gefordert. Deshalb wurde oft von einer EPH-Gestose gesprochen. Generalisierte Ödeme werden jedoch inzwischen nicht mehr für die Diagnose »Präeklampsie« gefordert: Etliche präeklamptische Patientinnen haben keine Ödeme, während andererseits ca. 15% der gesunden Schwangeren generalisierte Ödeme aufweisen. Lediglich bei rascher Gewichtszunahme (≥ 2 kg/Woche) weist das Symptom »Ödeme« auf eine Präeklampsie hin. Für das »outcome« des Feten haben Ödeme keine Bedeutung.

Die Ursachen der Ödeme sind zum Teil umstritten. Diskutiert werden ein ca. 15%iger Abfall des kolloidosmotischen Drucks (aufgrund von renalem Eiweißverlust), ein erhöhter kapillärer Druck sowie eine Zunahme der Kapillarpermeabilität. Die vermehrte Flüssigkeitseinlagerung betrifft sowohl das intrazelluläre als auch das extrazelluläre Kompartiment.

> Die Präeklampsie stellt die häufigste ernsthafte Schwangerschaftskomplikation dar. Ca. 3–10% aller Schwangeren entwickeln eine Präeklampsie. Eine Präeklampsie tritt erst nach der 20. Schwangerschaftswoche auf, zumeist beginnt sie im 3. Trimester. Mindestens 20% der mütterlichen Mortalität und ca. 20% der perinatalen kindlichen Mortalität sind Folge einer Präeklampsie/Eklampsie.

Risikofaktoren: Faktoren, die das Auftreten einer Präeklampsie begünstigen, sind:

- rapide Größenzunahme des Uterus, beispielsweise bei Blasenmole, Mehrlingsschwangerschaft, mütterlichem Diabetes mellitus mit übergroßem Kind oder Hydrops fetalis (schwere Form des Morbus hämolyticus neonatorum mit Ödemen, Aszites, Hydrothorax usw.)

- Präeklampsie bei einer vorausgegangenen Schwangerschaft
- Adipositas
- chronische Hypertonie
- Nierenerkrankungen
- junge Erstgebärende bzw. Spätgebärende (> 35 Jahre)

Zugehörigkeit zu einer bestimmten soziokulturellen Gruppe bzw. Rasse wird nicht mehr als Risikofaktor für eine Präeklampsie angesehen.

Ätiologie von Präeklampsie und Eklampsie

Der auslösende Pathomechanismus der Präeklampsie ist noch nicht sicher geklärt. Möglicherweise steht am Anfang eine **immunologische Inkompatibilität** zwischen mütterlichem und fetalem Gewebe. Möglicherweise handelt es sich auch um die Folgen einer **Erkrankung des Gefäßendothels**. Jedenfalls sind die vasoaktiven Systeme des Endothels (vor allem Stickstoffmonoxid, Prostazyklin, Endothelin) bei der Präeklampsie zugunsten einer Vasokonstriktion verschoben (Übersicht bei Beinder u. Frobenius 2000). Auf jeden Fall ist die Entwicklung der Plazenta gestört, insbesondere der Spiralarterien, welche nicht ausreichend dilatieren. Hierdurch entstehen funktionelle präplazentare Stenosen, die letztlich zu einer Abnahme der Plazentaperfusion um bis zu 30–50% führen. Die plazentare Minderperfusion führt zu einem hypotrophen Kind (»small-for-date-baby«). Durch diese Minderperfusion der Plazenta stellt sich – ähnlich wie bei einer Minderperfusion der Niere – eine generalisierte Vasokonstriktion ein, welche frühzeitig durch Spiegelung des Augenhintergrundes festgestellt werden kann.

Viele Merkmale der Präeklampsie können durch ein Missverhältnis zwischen den auch von der Plazenta gebildeten **Prostaglandinen** Thromboxan A_2 (TxA_2) und Prostazyklin (PgI_2) erklärt werden. Im Laufe einer normalen Schwangerschaft nimmt die Prostazyklin-Synthese zu, es wird letztlich etwa doppelt so viel Prostazyklin wie Thromboxan produziert. Bei einer Präeklampsie ist dagegen die Konzentration des Thromboxans ca. 5- bis 7-mal höher als die Prostazyklin-Konzentration. Durch die vasokonstringierende Wirkung der hohen Thromboxan-Konzentration treten segmentale Vasospasmen mit (ischämischen) Endothelläsionen auf. An diesen Endothelläsionen lagern sich Fibrin und Thrombozyten an. Außerdem kann es evtl. zum Abfall der Thrombozytenzahl kommen.

Detailwissen Prostaglandine

Thromboxan A_2 führt zu Vasokonstriktion, Thrombozytenaggregation, Uteruskontraktion und Verminderung der Uterusdurchblutung. Zusätzlich erhöht es die Empfindlichkeit der Gefäße auf Angiotensin II. Bei der postpartalen Lösung der Plazenta wird physiologischerweise massiv Thromboxan freigesetzt, wodurch es über eine Vasokonstriktion, Uteruskontraktion und Thrombozytenaggregation zur raschen Blutstillung im Bereich der großen Wundfläche des Uterus kommt.

Prostazyklin führt dagegen zur Vasodilatation, Hemmung der Thrombozytenaggregation, Hemmung der Uteruskontraktion und Zunahme der Uterusdurchblutung. Außerdem vermindert es die Empfindlichkeit auf Angiotensin II. Folge ist z. B. eine Gefäßerweiterung mit Abnahme des peripheren Gefäßwiderstandes.

Primär synthetisiert die Plazenta äquivalente Mengen an Prostazyklin und Thromboxan.

Pathophysiologie der Präeklampsie

Die Präeklampsie ist eine Erkrankung, die aufgrund dieser generalisierten Mikroangiopathie fast alle Organsysteme betrifft.

Gerinnungssystem

Aufgrund der Schädigung des Gefäßendothels kommt es zur Auslösung von Gerinnungsprozessen mit Fibrinbildung und Thrombozytenanlagerung. Bei ca. 20% der präeklamptischen Patientinnen entsteht eine meist mäßige Thrombozytopenie. Die üblichen Gerinnungstests wie Quickwert, PTT, Fibrinogenkonzentration und Fibrinogenspaltprodukte (FSP) sind zumeist noch im Normbereich. Mit subtilen Testverfahren kann jedoch bei vielen Patientinnen ein Hinweis auf eine leichte disseminierte intravasale Gerinnung (DIC) nachgewiesen werden. Insbesondere ist häufig eine verminderte AT-III-Konzentration nachweisbar, was auf die latenten Gerinnungsprozesse hindeutet. Auch die Konzentration an Protein C (einem Vitamin-K-abhängigen Protein, das die aktivierten Faktoren V und VIII hemmt) ist häufig erniedrigt. Bei ca. 39% der Patientinnen konnte ein Anstieg des D-Dimers, einem Abbauprodukt des unlöslichen, quervernetzten Fibrins, nachgewiesen werden. Dies ist Hinweis auf eine gesteigerte Fibrinolyse.

Herz-Kreislauf-System

Während bei gesunden Schwangeren das Blutvolumen ca. 35% über dem der nicht Schwangeren liegt, ist es bei präeklamptischen Patientinnen sogar um ca. 10–15% erniedrigt. Mit Anstieg des Blutdrucks, Abwanderung intravasaler Flüssigkeit in den extravasalen Raum und Ausbildung von Ödemen verringert sich das Plasmavolumen; es kommt zur typischen Hämokonzentration mit Anstieg des Hämatokrits. Ein Hämatokrit von über 40% und ein Hb-Wert von über 13,5 g/dl sind pathologisch.

Bei Patientinnen mit schwerer Präeklampsie liegt eine hyperdynamische Kreislaufsituation vor, das Herzminutenvolumen ist normalerweise erhöht. Der totale periphere Gefäßwiderstand (TPR) ist meist normal, denn sowohl Blutdruck als auch Herzminutenvolumen (HMV) sind erhöht [TPR = (MAP – ZVD)/HMV]). Diese Patientinnen reagieren besonders empfindlich auf Angiotensin II sowie auf exogen zugeführte Katecholamine.

Lunge

Die erhöhte Permeabilität der Lungenkapillaren, eine Erniedrigung des kolloidosmotischen Drucks (aufgrund des Eiweißverlustes) sowie eine iatrogene Flüssigkeitsüberladung können bei präeklamptischen Patientinnen zu einem Lungenödem führen. Wird in kurzer Zeit ein größeres Volumen an Elektrolytlösung verabreicht, kann es zu einem weiteren deutlichen Abfall des kolloidosmotischen Drucks kommen, wodurch evtl. die Ausbildung eines Lungenödems noch begünstigt werden kann. Auch postpartal kann noch ein Lungenödem auftreten. Ursachen können sowohl eine iatrogene Flüssigkeitsüberladung als auch die postpartal bald einsetzende Mobilisierung der Ödemflüssigkeit aus dem Gewebe sein.

Niere

Die generalisierte Mikroangiopathie kann sich auf einzelne Organe konzentrieren. Tritt die Mikroangiopathie vorwiegend an der Niere auf, nehmen Nierendurchblutung, glomeruläre Filtration und tubuläre Rückresorption ab. Es kann zur Oligurie, Proteinurie und zum akuten Nierenversagen kommen.

Leber

Im Rahmen der generalisierten Mikroangiopathie kann auch die Leber beteiligt sein. Es können Schmerzen im Epigastrium oder rechten Oberbauch auftreten. Die Leberdurchblutung kann bei Präeklampsie-/Eklampsiepatientinnen auf die Hälfte reduziert sein. Dadurch können Leberfunktionsstörungen auftreten. Die bereits während einer normalen Schwangerschaft erniedrigte Plasmacholinesterase-Konzentration (Evans u. Wroe 1980) ist bei präeklamptischen Patienten noch weiter vermindert (Kambam et al. 1987). Stehen die Leberbeteiligung und die Gerinnungsproblematik im Vordergrund, liegt ein sog. HELLP-Syndrom (s. u.) vor.

Zerebrum

Betrifft die sich entwickelnde Mikroangiopathie auch das Gehirn stärker, kann dies zur Eklampsie führen. Ein eklamptischer Anfall scheint nicht, wie früher vermutet, die Folge eines Hirnödems zu sein, sondern die Folge intravasaler Fibrin- und Thrombozytenablagerungen, petechialer Hirnblutungen, lokaler Nekrosen sowie begleitender Arteriolenspasmen.

Präeklamptische Frauen neigen zu überschießenden Blutdruckanstiegen. Falls der arterielle Mitteldruck über ca. 140 mm Hg ansteigt, z. B. im Rahmen der endotrachealen Intubation, können die Grenzen der zerebralen Autoregulation überschritten werden. Dann ist der zerebrale Blutfluss vom arteriellen Blutdruck abhängig und es drohen Hirnödem und hypertensive Enzephalopathie.

Anästhesie – Spezieller Teil

Klinik

Je nach Schweregrad der Symptomatik wird von Präeklampsie, schwerer Präeklampsie, drohender Eklampsie oder einem eklamptischen Anfall bzw. einer Eklampsie gesprochen.

Schwere Präeklampsie

Insbesondere in der amerikanischen Literatur wird bei einer Verschlimmerung der Präeklampsie-Symptomatik von »schwerer Präeklampsie« gesprochen. Die Kriterien für eine »schwere Präeklampsie« sind gegeben, wenn mindestens eines der folgenden Symptome bei bestehender Präeklampsie vorliegt:

- systolischer arterieller Blutdruck > 160 mm Hg und/oder diastolischer arterieller Druck > 110 mm Hg
- Proteinurie von mehr als 5 g Eiweiß/l im 24-h-Urin
- zerebrale Symptome (wie Kopfschmerzen, Sehstörungen, Erbrechen, Schwindel, Hyperreflexie)
- Oligurie von weniger als 400 ml/d
- epigastrische Schmerzen
- Lungenödem oder Zyanose
- Thrombozytopenie
- HELLP-Syndrom

Drohende Eklampsie

Bei Auftreten neurologischer Probleme (wie z. B. Kopfschmerzen, Sehstörungen, Schwindel oder Hyperreflexie) wird oft auch von drohender Eklampsie gesprochen.

Eklamptischer Krampfanfall/Eklampsie

Treten zusätzlich zerebrale Krampfanfälle auf, liegt ein eklamptischer Krampfanfall vor (Eklampsie = aufblitzen). Zirka $1/3$ der Eklampsieanfälle ereignen sich im 3. Trimester meist während der Geburtsphase. Etwa 30% der Eklampsieanfälle treten nach der Entbindung (zumeist in den ersten 48 postpartalen Stunden) auf. Die Inzidenz der Eklampsie wird mit 0,01–1% der Frauen mit einer Präeklampsie angegeben (Arbeitsgemeinschaft 1993).

Diagnostik

Die Diagnostik bei Patientinnen mit Präeklampsie sollte stets folgende Parameter beinhalten:

- Blutdruck
- Eiweißausscheidung im Urin
- laborchemische Kontrollen der Nieren-, Leber- und Gerinnungswerte

Therapie der Präeklampsie

Therapieziele bei der schweren Präeklampsie sind:

- Verminderung äußerer Reize (ruhiges, abgedunkeltes Zimmer)
- Linksseitenlagerung zur Verbesserung der Uterusdurchblutung
- Krampfprophylaxe
- Senkung des erhöhten Blutdrucks
- Optimierung des intravasalen Flüssigkeitsvolumens

Krampfprophylaxe

Magnesium ist das Mittel der Wahl zur Krampfprophylaxe bei beginnenden zerebralen Irritationen wie Kopfschmerzen, Sehstörungen, Hyperreflexie oder epigastrischen Beschwerden. Magnesium führt zu einer verminderten Acetylcholin-Freisetzung auch an den motorischen Nervenendigungen, außerdem verursacht es eine Sensibilitätsminderung der postsynaptischen Membran. Folge ist eine Dämpfung der neuromuskulären Erregbarkeit. Hohe Magnesiumkonzentrationen hemmen auch die bei der Präeklampsie erhöhte Thrombozytenaggregationsneigung.

> Obwohl Magnesium die Plazenta leicht überschreitet, ist die Gefahr einer toxisch-hohen Plasmakonzentration beim Neugeborenen vernachlässigbar gering, solange die Plasmakonzentration bei der Mutter im therapeutischen Bereich gehalten wird.

Initial werden 4 g Magnesium über 10–15–20 Minuten intravenös verabreicht. Zur Aufrechterhaltung können alle 4 Stunden 5 g Magnesium intramuskulär verabreicht werden. Es ist jedoch eine intravenöse Infusion mit 1(–2) g/h vorzuziehen, u. a. weil intramuskuläre Magnesiuminjektionen schmerzhaft sind. Der therapeutische Plasmabereich wird mit 2,0–4,0 mmol/l angegeben. Unter einer Magnesiumtherapie sollte der Patellarsehnenreflex noch erhalten sein, die Atemfrequenz sollte > 12 Atemzüge pro Minute betragen und im EKG sollten keine Überleitungsstörungen nachweisbar sein. Falls die Magnesiumplasmakonzentration 4–6,5 mmol/l beträgt, leiden die Patienten unter Übelkeit, Erbrechen, Seh- und Sprachstörungen und der Patellarsehnenreflex ist erloschen. Bei 6,5–7,5 mmol/l drohen Muskellähmung und Atemstillstand und bei einer Konzentration von > 10 mmol/l kann ein Herzstillstand auftreten. Die Möglichkeit eines Atemstillstands aufgrund einer Schwächung der Atemmuskulatur ist die gefährlichste Nebenwirkung einer Magnesiumüberdosierung. Therapeutisch wird dann die intravenöse Calciumgabe (zur Steigerung der neuromuskulären Erregbarkeit) empfohlen oder es besteht die Indikation zur Intubation und Beatmung.

Magnesium wird renal eliminiert. Bei vorbestehender oder durch die Präeklampsie entstandener Niereninsuffizienz mit erhöhten Retentionswerten muss die Magnesiumdosis entsprechend angepasst werden.

Die Magnesiumtherapie sollte postpartal noch für ca. 24 Stunden weitergeführt werden.

Magnesium verstärkt etwas die Wirkung der depolarisierenden, vor allem aber der nicht depolarisierenden Muskelrelaxanzien. Falls eine Vollrelaxierung mit einem nicht depolarisierenden Muskelrelaxans vorgenommen wird, sollte die neuromuskuläre Übertragung mittels Nervenstimulator kontrolliert werden.

Zur Krampfprophylaxe können neben Magnesium auch Diazepam oder ein Barbiturat verwendet werden. Diese Substanzen führen jedoch – evtl. schon in therapeutischer Dosierung – zu einer deutlichen Dämpfung der Mutter und evtl. zu Hypothermie, Hypotension oder Atemdepression beim Neugeborenen.

> Zur Therapie akuter eklamptischer Krampfanfälle gehört neben der Sicherung der Atemwege die Gabe von Diazepam (5–10 mg), Midazolam (1–2 mg) oder Thiopental (50–100 mg). Lässt sich der Krampfanfall nicht schnell durchbrechen, empfiehlt sich die Gabe von Succinylcholin und die Intubation der Patientin.

Senkung des erhöhten Blutdrucks

> Ziel bei der antihypertensiven Therapie ist es, einen diastolischen Blutdruck von 90–100 mm Hg zu erreichen. Der systolische Blutdruck sollte dann 140–150 mm Hg betragen. Ein Abfallen des Blutdrucks unter 130/90 mm Hg ist zu vermeiden.

Der Blutdruck sollte maximal 10% pro Stunde gesenkt werden. Mittel der Wahl zur Blutdrucksenkung bei Schwangeren ist **Dihydralazin** (Nepresol-Tabletten z. B. dreimal 25–50 mg oder Nepresol-Injektionslösung). Dihydralazin verringert vor allem den Tonus der präkapillären Arteriolen. Der Widerstand in den Uteringefäßen nimmt ab und der uterine Blutfluss steigt häufig an.

Bei stark erhöhten Blutdruckwerten (170–180/110 mm Hg) ist eine sofortige intravenöse Gabe eines Antihypertensivums, z. B. 5 mg Dihydralazin, angezeigt. Gegebenenfalls kann diese Dosis in Abständen von ca. 20 Minuten repetiert werden. Die maximale blutdrucksenkende Wirkung von Dihydralazin ist nach ca. 20 Minuten zu erwarten. Die Wirkungsdauer beträgt ca. 2–3 Stunden. Bei der Verabreichung über eine Spritzenpumpe (50 mg Dihydralazin/50 ml) empfiehlt sich eine initiale Dosierung von 4,5 mg/h (Arbeitsgemeinschaft 1993). Der Dosierungsbereich beträgt 1–10 mg/h. Bei einzelnen Patientinnen muss wegen einer stärkeren reflektorischen Tachykardie unter Dihydralazin zusätzlich ein β_1-selektiver β-Blocker (z. B. Metoprolol zweimal 50–200 mg oral oder Acebutolol [Prent] dreimal 5 mg i.v.) verabreicht werden.

Inzwischen ist auch **Urapidil** (Ebrantil) bei Schwangeren zur Blutdrucksenkung zugelassen, und von der Deutschen Liga zur Bekämpfung des hohen Blutdrucks e.V. wird zur Behandlung des Hochdrucks während Schwangerschaft und Stillperiode neben Dihydralazin auch Urapidil (in einer Initialdosierung von 12,5 mg) empfohlen. Urapidil hemmt die postsynaptischen α_1-Rezeptoren (Kap. 23.1, S. 482). Bisher liegen zwar nur wenige, aber positive Studien (Wacker et al. 1994) zum Einsatz von Urapidil bei Schwangeren vor. Vorteile des Urapidils sind, dass keine Reboundhypertonie beim Absetzen des Präparates auftritt (und dass der intrazerebrale Druck anscheinend nicht gesteigert wird). Als Dosierungsempfehlung werden ca. 5 mg/h intravenös angegeben. Auch bei unzureichender Blutdrucksenkung unter Dihydralazin kann Urapidil noch erfolgreich sein (Zähringer et al. 1985).

Bei einer Intubationsnarkose zur Entbindung ist es wichtig, evtl. akute Blutdruckanstiege, die vor allem während der Intubation drohen, sofort zu therapieren. Daher ist ein gutes Monitoring (evtl. Anlage einer arteriellen Druckmessung) vor Narkoseeinleitung erforderlich. Ein gut steuerbares Antihypertensivum wie Nitroglycerin sollte bereitgelegt sein.

> Die Narkoseform der Wahl ist jedoch bei diesen Patientinnen normalerweise eine Periduralanästhesie. Voraussetzung ist eine normale Blutgerinnung.

Optimierung des intravasalen Volumens

> Bei einer Oligurie ist zuerst an einen intravasalen Volumenmangel zu denken. In ca. 50% der Fälle lässt sich die Oligurie durch Volumengabe erfolgreich therapieren. Es ist die langsame Zufuhr von Elektrolytlösung (500 ml) zu empfehlen.

Die routinemäßige Gabe von Kolloiden scheint erfolglos zu sein. In Einzelfällen kann die Gabe von Humanalbuminlösungen zur Therapie einer schweren Hypalbuminämie notwendig sein. Bei Patientinnen mit schwerer Präklampsie empfiehlt sich die Anlage eines Kavakatheters (oder ggf. eines Pulmonalarterienkatheters), um eine Hypovolämie bzw. eine evtl. iatrogen Volumenüberladung erfassen zu können. Zentraler Venendruck (ZVD) und pulmonalkapillärer Verschlussdruck (PCWP) sind normalerweise erniedrigt. Steigt die Urinproduktion trotz entsprechender Volumenzufuhr nicht adäquat an oder liegt eine Herzinsuffizienz vor, kann für eine differenzierte Therapie evtl. die Platzierung eines Pulmonaliskatheters sinnvoll sein. Es sollte ein zentraler Venendruck von ca. 7–8 mm Hg (und/oder ein pulmonalkapillärer Verschlussdruck von ca. 10 mm Hg) angestrebt werden. Bei schwerer Präklampsie liegt meist eine schlechte Korrelation zwischen ZVD und PCWP vor.

Die routinemäßige Gabe von Diuretika wird nicht mehr propagiert, weil Diuretika das ohnehin schon geringe intravasale Volumen weiter verringern können. Wichtigste Indikation für Diuretika ist ein evtl. im Krankheitsverlauf aufgetretenes kardiogenes Lungenödem. Auch eine Restriktion der

Natriumzufuhr (Salzzufuhr) wird inzwischen nicht mehr propagiert, da durch eine Entleerung der Natriumspeicher das Renin-Angiotensin-Aldosteron-Mechanismus aktiviert werden kann.

Sonstige therapeutische Maßnahmen

Falls keine Gerinnungsstörungen vorliegen, empfiehlt es sich, zur Geburt eine Periduralanästhesie anzulegen. Das Lokalanästhetikum sollte jedoch vorsichtig titriert werden, z. B. mit Einzeldosen von ca. 3 ml Bupivacain. Bei sorgfältiger Durchführung einer PDA ist kein größerer Blutdruckabfall zu erwarten als bei normotensiven Schwangeren. Falls eine Blockade von Th10 bis L3 erzielt wird, kann es unter einer Periduralanästhesie zu einem signifikanten Anstieg des intervillösen Blutflusses (um ca. 75%) kommen (Jouppila et al. 1982).

Eine Spinalanästhesie zur Durchführung einer Sectio kann bei präklamptischen Patientinnen nicht empfohlen werden, da der Blutdruck dabei schnell und unkontrollierbar abfallen kann.

Detailwissen Acetylsalicylsäure-Prophylaxe

Wichtiger pathologischer Befund bei der Präeklampsie ist die vermehrte Bildung von Thromboxan (s. o.). Vor einigen Jahren wurde daher propagiert, dass durch eine niedrig dosierte Acetylsalicylsäure-Therapie (ASS-Gabe) von 60 mg/d die Thromboxan-Synthese selektiv gehemmt werden kann, während die Prostazyklin-Synthese hierdurch nicht beeinflusst wird (Benigni et al. 1989). Es wurde berichtet, dass durch eine Acetylsalicylsäure-Prophylaxe, beginnend in der 24. Schwangerschaftswoche, bei risikobelasteten Patientinnen die Inzidenz einer Präeklampsie signifikant erniedrigt werden könne (Hauth et al. 1993). Inzwischen besteht weitgehend Einigkeit darüber, dass eine ASS-Prophylaxe keinen positiven Effekt hat.

> Die definitive Therapie einer Präeklampsie besteht darin, das Kind und die Plazenta möglichst bald zu entbinden. Ist die Schwangerschaft schon älter als 34 Wochen, dann wird bei fortschreitender Symptomatik zumeist eine vorzeitige Entbindung durchgeführt.

Da auch in der ersten postpartalen Woche viele Patientinnen hypertensiv bleiben können, sollten die Antihypertensiva auch nach der Entbindung weiter verabreicht werden.

Die wichtigsten mütterlichen Todesursachen bei präeklamptischen Patientinnen sind Krampfanfälle (die zu Hypoxie und Aspiration führen können), intrakranielle Blutungen oder Herzinsuffizienz. Auch diese Komplikationen können noch postpartal auftreten.

HELLP-Syndrom

Allgemeine Bemerkungen

Das HELLP-Syndrom stellt eine für die werdende Mutter und das Kind bedrohliche Schwangerschaftskomplikation dar.

Geburtshelfer, Anästhesist sowie Intensivmediziner sind bei Auftreten eines HELLP-Syndroms vor vielfältige Probleme gestellt.

Der Begriff »HELLP-Syndrom« stellt die Abkürzung dar für:
- »**h**emolysis«
- »**el**evated **l**iver enzymes«
- »**l**ow **p**latelet count«

Häufigkeit: Der Terminus »HELLP«-Syndrom wurde 1982 geprägt (Weinstein 1982). Die Inzidenz des HELLP-Syndroms wird mit 1:150 bis 1:300 der Schwangerschaften angegeben, die in Großkliniken entbunden werden. Ca. 2–12% der präklamptischen Patientinnen entwickeln ein HELLP-Syndrom. In 70% tritt es vor der Entbindung und in 30% danach auf (Sibai et al. 1993). Am häufigsten ist es jedoch in der 34. Schwangerschaftswoche. In Einzelfällen manifestiert es sich aber auch bereits in der 20. Schwangerschaftswoche.

Mortalität: Beim HELLP-Syndrom wird eine mütterliche Mortalitätsrate von 1,1–3,4% angegeben (Sibai et al. 1993; Reubinoff u. Schenker 1991). Die kindliche Mortalität wird mit 9,5–60% beziffert.

Pathophysiologie

Leberveränderungen: Leberfunktions- und Blutgerinnungsstörungen stehen beim HELLP-Syndrom im Vordergrund. Ursächlich ist die für eine Präeklampsie typische generalisierte Mikroangiopathie mit Endothelläsionen und Fibrinablagerungen. Die vor allem intrahepatisch stattfindenden intravasalen Fibrin- und Thrombozytenablagerungen führen zu einer Obstruktion der Lebersinusoide sowie zur intrahepatischen Stase. Der intrahepatische Druck steigt an, die Leberkapsel wird gedehnt. Dadurch entstehen die beim HELLP-Syndrom typischerweise auftretenden rechtsseitigen Oberbauchschmerzen. Es kann zu Infarzierungen von Lebergewebe, zur Ruptur von Lebergefäßen mit intrahepatischen Blutungen und evtl. zur Ausbildung eines subkapsulären Leberhämatoms kommen (mit rechtsseitigen Oberbauchschmerzen, die typischerweise in die rechte Schulter ausstrahlen). Bei 2,5% der Patientinnen konnte mittels Ultraschall ein subkapsuläres Leberhämatom nachgewiesen werden. Sinnvoll sind daher wiederholte Ultraschalluntersuchungen der Leber. Bei der selten durchgeführten vaginalen Entbindung kann es durch manuellen Druck auf den Bauch (zur Unterstützung der Entbindung des Kindes; sog. Kristellern) zu einer weiteren Schädigung der Leber kommen. Daher können auch nach der Entbindung Ultraschalluntersuchungen der Leber diagnostisch sinnvoll sein. Bei 1,8% der Patientinnen tritt eine Leberruptur auf, die mit einer mütterlichen Mortalität von bis zu 70% einhergeht.

Andere Organe: Die beschriebenen intravasalen Fibrinablagerungen können aber auch in anderen Organen (wie Niere, Plazenta, ZNS) ausgeprägt sein. Bei Patientinnen mit einem

HELLP-Syndrom besteht daher das Risiko, dass sich zusätzlich ein akutes Nierenversagen (8%), ein Lungenödem (6%) und/oder eine Ablatio placentae (16%) entwickeln (Sibai et al. 1993).

Klinik

Das HELLP-Syndrom scheint kein eigenständiges Krankheitsbild darzustellen. Vielmehr kann es als besondere Verlaufsform der schweren Präeklampsie (s. o.) bezeichnet werden. Daher ist es meist mit den für eine Präeklampsie typischen Symptomen, also u. a. mit Hypertension und Proteinurie, verbunden. Diese typischen Zeichen der Präeklampsie müssen jedoch nicht zwingend vorhanden sein. Ein HELLP-Syndrom kann sich auch bei vorher unauffälligen Schwangeren perakut entwickeln, ohne dass Hinweise auf eine Präeklampsie bestanden. An klinischen Symptomen imponieren typischerweise (in ca. 90%) plötzlich auftretende rechtsseitige Oberbauchbeschwerden (Sibai 1990). Ca. 50% der Patientinnen leiden unter Übelkeit und/oder Erbrechen.

Diagnostik

Die Diagnose eines HELLP-Syndroms kann anhand der folgenden Symptome gestellt werden:
- Oberbauchbeschwerden
- Übelkeit und/oder Erbrechen
- typische Symptome der Präeklampsie (Hypertonie und Proteinurie)
- pathologische Laborbefunde (Hämolyse, erhöhte Leberwerte, niedrige Thrombozytenzahl, s. u.)

> Beim Auftreten neurologischer Probleme ist an eine intrakranielle Blutung zu denken und ggf. ist ein zerebrales Computertomogramm durchzuführen.

»Hemolysis«

Die intravasalen Fibrinauflagerungen und die dadurch bedingten Gefäßeinengungen führen zu einer mechanischen Schädigung der vorbeiströmenden Erythrozyten, zu einer sog. mikroangiopathischen hämolytischen Anämie.

Im Blutausstrich finden sich Fragmentozyten (Erythrozytenfragmente) sowie deformierte Erythrozyten. Laborchemische Hinweise auf eine Hämolyse sind erhöhtes Gesamtbilirubin (> 1,2 mg/dl) und insbesondere erhöhtes indirektes Bilirubin, erhöhte LDH-Konzentration (> 600 IU/l, Sibai et al. 1993) sowie erhöhtes freies Hämoglobin (Normalwert: 3,1–24,8 μmol/l). Ein sehr empfindlicher Parameter ist die Haptoglobin-Konzentration. Freies Hämoglobin bindet an Haptoglobin, wodurch es bei einer Hämolyse zum Abfall der Haptoglobin-Konzentration kommt (Normalwert: 50–200 mg/dl).

»Elevated liver enzymes«

Folge der Leberschädigung ist ein Anstieg der Enzyme SGOT, SGPT (SGOT > 70 IU/l) und LDH (> 600 IU/l, Sibai et al. 1993).

»Low platelet count«

Zu den klassischen Zeichen einer disseminierten intravasalen Gerinnung (DIC) gehören:
- Thrombozytopenie (< 100 000/mm³)
- erniedrigter Fibrinogenspiegel (< 300 mg/dl)
- Auftreten von **F**ibrinogen-**S**palt**p**rodukten (FSP, > 40 mg/l)

Typisch für das HELLP-Syndrom ist eine Thrombozytopenie von unter 100 000/mm³. Da die Thrombozyten sehr schnell weiter abfallen können, ist bei Patientinnen mit HELLP-Syndrom eine engmaschige Überwachung der Thrombozytenzahl wichtig.

> Es besteht eine direkte Korrelation zwischen dem Ausmaß der Thrombozytopenie und dem Ausmaß der Leberschädigung.

In den ersten zwei postpartalen Tagen kommt es im Rahmen eines HELLP-Syndroms oft noch zu einem weiteren Abfall der Thrombozytenzahl, danach steigt die Thrombozytenzahl wieder an. Im Regelfall normalisieren sich postpartal (innerhalb von ca. 4 Tagen) Thrombozytenzahl, Gerinnungsparameter und Leberfunktionswerte.

Die **Fibrinogenplasmakonzentration** (Normalwert bei Schwangeren: 400–600 mg/dl) fällt jedoch nur selten unter 300 mg/dl. Ein weiterer Abfall ist oft erst dann nachzuweisen, wenn bereits ein Übergang von der DIC zur Verbrauchskoagulopathie vorliegt. Auch Quick- und PTT-Wert sowie FSP sind beim HELLP-Syndrom zumeist noch im Normbereich.

Obwohl sich nur bei ca. 20% der Patientinnen die klassischen Zeichen einer DIC nachweisen lassen (Sibai et al. 1993), wird von einigen Autoren vermutet, dass möglicherweise alle Patienten mit einem HELLP-Syndrom eine gering ausgeprägte DIC haben, diese aber nur mit entsprechend sensitiven Nachweismethoden sicher erfassbar ist (van Dam et al. 1989). Der sensibelste Parameter scheint ein Abfall der **AT-III-Konzentration** zu sein. Häufig sind auch ein Abfall von Faktor VIII, Protein C (einem Vitamin-K-abhängigen Protein, das die aktiven Faktoren V und VIII hemmt) sowie ein Anstieg des D-Dimers (einem Abbauprodukt des unlöslichen quervernetzten Fibrins) nachweisbar. Bisher ist nicht bewiesen, dass eine AT-III-Substitution einen positiven Einfluss auf den Krankheitsverlauf hat.

Therapie

Der Verlauf eines HELLP-Syndroms ist nicht kalkulierbar. In Einzelfällen können sich die Thrombozytopenie und Leberfunktionsstörungen komplett zurückbilden. Zumeist kommt es aber zu einer raschen therapierefraktären Exazerbation innerhalb weniger Stunden. Die Laborparameter scheinen nicht mit der Schwere der Leberveränderungen zu korrelieren. Normalerweise wird eine möglichst umgehende Entbindung, meistens durch Sectio caesarea, erforderlich.

Erstmaßnahmen

Sämtliche Patientinnen mit einem HELLP-Syndrom sollten sofort einer Intensivüberwachung zugeführt werden. Das initiale Vorgehen entspricht der Therapie einer schweren Präeklampsie (Kap. 67.1.3, S. 936):

- ■ Krampfprophylaxe (vgl. Präeklampsie)
- ■ Therapie der Hypertonie (vgl. Präeklampsie)
- ■ Optimierung des Volumenstatus (vgl. Präeklampsie)

Außerdem ist die Stabilisierung einer klinisch entgleisten Blutgerinnung von entscheidender Bedeutung für die Prognose.

Stabilisierung der Blutgerinnung

Bei Patientinnen mit HELLP-Syndrom ist eine engmaschige Überwachung der Thrombozytenzahl wichtig.

Falls eine Blutungstendenz nachweisbar ist oder die Fibrinogenkonzentration < 200 mg/dl beträgt, sollte **FFP** substituiert werden. Obwohl im Anfangsstadium einer DIC öfters eine **Heparin-Gabe** empfohlen wird, sollte beim HELLP-Syndrom erst nach der Entbindung heparinisiert werden (Rathgeber et al. 1990). Auch hier sollte die Dosierung an der PTT orientiert werden.

Tritt keine Spontanblutung auf, kann eine Thrombozytenzahl bis 20 000 meist toleriert werden (van Dam et al. 1989). Für eine vaginale Entbindung sollte mindestens eine Thrombozytenzahl von 20 000 vorliegen (van Dam et al. 1989).

Für eine Sectio wird normalerweise eine Thrombozytentransfusion empfohlen, falls die Thrombozytenzahl unter 50 000 beträgt (Barton u. Sibai 1992; Rathgeber et al. 1990; van Dam et al. 1989). Zum Teil wird eine Transfusion von zehn Einzelspender-Thrombozyten-Konzentraten empfohlen, falls die Thrombozyten unter 50 000 betragen (Barton u. Sibai 1992). Stets sollten Blutkonserven, Thrombozytenkonzentrate und FFP zur Verfügung stehen. Bei ca. 26% der Patientinnen sind Thrombozytentransfusionen und bei ca. 36% ist eine Bluttransfusion notwendig (Crosby 1991). Stets sind mehrere großvolumige periphervenöse Zugänge zu legen.

Postpartale Therapie

Die postpartale Behandlung besteht im Wesentlichen in der Prophylaxe bzw. symptomatischen Behandlung möglicher Komplikationen (z. B. Nierenversagen, Blutungskomplikation, eklamptischer Anfall, weiterer Thrombozytenabfall).

Auf eine konsequente antihypertensive Therapie ist auch in der frühen postpartalen Phase großen Wert zu legen.

Zeitpunkt der Entbindung

Zumeist wird die Meinung vertreten, dass aufgrund des hohen mütterlichen und fetalen Risikos nur dann ein abwartendes Verhalten gerechtfertigt ist, wenn kein Hinweis auf ein DIC-Syndrom besteht oder falls eine Unreife der kindlichen Lunge vorliegt (van Dam et al. 1989).

Da sich ein HELLP-Syndrom zumeist in der 34. Schwangerschaftswoche (SSW) entwickelt (s. o.), also zu einem Zeitpunkt, zu dem die kindliche Lunge normalerweise bereits reif ist, spricht wenig gegen eine sofortige Entbindung. Tritt das HELLP-Syndrom vor der 32. SSW auf und ist die kindliche Lunge unreif, dann wird empfohlen, die Entbindung noch 48 Stunden hinauszuzögern und die Lungenreifung durch Gabe von Steroiden (Betamethason, 12 mg alle 24 Stunden) zu beschleunigen.

Narkoseführung

Periduralanästhesie

Eine Periduralanästhesie kann beim HELLP-Syndrom aufgrund der Gerinnungsstörungen nicht befürwortet werden. Dies gilt auch dann, wenn die Thrombozytenzahl initial noch über 100 000 beträgt. Da die Thrombozyten sehr schnell weiter abfallen können, ist das Risiko eines dadurch ausgelösten periduralen Hämatoms zu groß.

Dennoch ist mehrmals beschrieben, dass bei Patientinnen mit HELLP-Syndrom eine Periduralanästhesie durchgeführt wurde, da die Diagnose »HELLP-Syndrom« zum Zeitpunkt der PDA-Anlage noch nicht erkannt war (Crosby 1991). Für den Anästhesisten ist es wichtig, bei präklamptischen Patientinnen, die über Oberbauchschmerzen, Übelkeit und Erbrechen klagen, an diese Diagnose zu denken.

Allgemeinanästhesie

Da bei den meisten Patientinnen mit HELLP-Syndrom eine Sectio caesarea und nur relativ selten eine vaginale Entbindung durchgeführt wird (Crosby 1991), betreut der Anästhesist den größten Teil dieser Patientinnen mit.

Aufgrund der evtl. starken, generalisierten Ödeme kann die Intubation bei diesen Patientinnen erschwert sein. Wird der zu erwartende Schwierigkeitsgrad der **Intubation** mithilfe des Mallampati-Zeichens abgeschätzt, so zeigt sich, dass bei präeklamptischen Patientinnen doppelt so häufig wie bei gesunden Schwangeren mit Intubationsschwierigkeiten zu rechnen ist. Außerdem kann es aufgrund einer Blutungsneigung leichter zu Schleimhautblutungen kommen.

Als nicht depolarisierendes **Relaxans** bietet sich Atracurium oder Cis-Atracurium an, da die Elimination dieser Relaxanzien unabhängig von der Leberfunktion ist. Bei der Narkose müssen außerdem mögliche Interaktionen zwischen Magnesium und Muskelrelaxanzien bedacht werden (s. o.). Bei Patientinnen mit HELLP-Syndrom muss aufgrund der Magnesiumtherapie auch mit einer erhöhten Aspirationsgefahr gerechnet werden. Volatile **Inhalationsanästhetika**, denen eine mögliche Hepatotoxizität zugeschrieben wird, sollten möglichst vermieden werden. Bei Bedarf sollte als volatiles Inhalationsanästhetikum ggf. Desfluran oder Isofluran bevorzugt werden.

Monitoring

Wie aufwendig das Monitoring bei einem HELLP-Syndrom sein sollte, hängt davon ab, wie schwer die zugrunde liegende Präeklampsie ist. Handelt es sich um eine nur gering ausgebildete Präeklampsie, ist kein invasives Monitoring zwingend. Bei schwerer Präeklampsie (mit z. B. starker Hypertonie [> 160/90 mm Hg], einer Oligurie und/oder einem Lungenödem, s. o.), ist ein Monitoring mittels arterieller Druckmessung und Kavakatheter sinnvoll. Ein Pulmonaliskatheter kann indiziert sein, falls eine therapieresistente Hypertonie, eine therapierefraktäre Oligurie oder ein Lungenödem vorliegt.

Da im Rahmen eines HELLP-Syndroms schwere Hypoglykämien mit Koma beschrieben wurden, sollte bei diesen Patientinnen während der Narkose wiederholt der Blutzucker bestimmt werden.

Auch nach der Entbindung besteht noch für einige Zeit das Risiko von eklamptischem Anfall, Hypertension, Leberruptur oder weiterem Thrombozytenabfall. Daher sind auch postpartal Intensivüberwachung und Intensivtherapie notwendig.

67.1.4 Anästhesie während der Schwangerschaft

Allgemeine Bemerkungen

Bei 0,75–2% aller Schwangeren wird eine Operation in Narkose durchgeführt. Die häufigsten Operationsindikationen sind Ovarialzysten, Appendizitis, Verletzungen und Mammatumoren oder es ist eine Cerclage indiziert.

Die verschiedenen physiologischen Veränderungen während der Schwangerschaft muss der Anästhesist kennen und deren Auswirkungen auf die Narkoseführung beachten (s. o.). Durch eine Operation und Anästhesie während der Schwangerschaft ist die Inzidenz kongenitaler Fehlbildungen nicht erhöht (Duncan et al. 1986; Mazze u. Källen 1989). Allerdings sind Spontanaborte nach Operationen während der Schwangerschaft häufiger (Duncan et al. 1986). Eventuell kann es hierdurch auch zur Geburt eines noch nicht lebensfähigen Kindes und damit zu einer erhöhten fetalen Mortalität kom-

men. Dieses Risiko ist unabhängig von dem verwendeten Anästhesieverfahren.

Medikamentöse Fruchtschädigung (Teratogenität)

Tritt während der ersten 14 Tage nach der Konzeption eine Fruchtschädigung auf, stirbt der Fetus normalerweise ab (Alles-oder-nichts-Gesetz). Zwischen dem 15. und 56. Gestationstag (Embryonalphase) findet die Organbildung (Organogenese) statt. Schädigende Einflüsse während dieser Zeit können daher zu entsprechenden Organbildungsstörungen führen. Im späteren Verlauf der Schwangerschaft findet vor allem das Wachstum und die Reifung der bereits angelegten Organe statt. Schädigende Einflüsse führen dann vor allem zu einer Wachstumsverzögerung.

Das Anästhesie- und Operationspersonal ist langfristig geringen Konzentrationen von **Narkosegasen** ausgesetzt. In mehreren älteren Studien wurde bei diesem Personal eine erhöhte Inzidenz an Aborten und kongenitalen Fehlbildungen beschrieben. Die Inzidenz von angeborenen Fehlbildungen wurde z. B. bei Anästhesistinnen, die während der Schwangerschaft anästhesiologisch tätig waren, als signifikant höher beschrieben als bei nicht anästhesiologisch tätigen Anästhesisten (6,5% versus 2,5%, Knill-Jones et al. 1972). Es bestand jedoch kein signifikanter Unterschied beider Gruppen zu einer Kontrollgruppe aus Ärztinnen anderer Fachdisziplinen (4,9%). In dieser Studie wurde bei den anästhesiologisch tätigen Anästhesistinnen auch eine höhere Abortrate beschrieben. Es bestand aber wiederum kein signifikanter Unterschied der beiden Gruppen zu der Kontrollgruppe (Knill-Jones et al. 1972). Bei vielen Studien zu dieser Thematik wurden jedoch methodische Probleme bemängelt. In neueren, besser kontrollierten Studien konnte keine höhere Abortrate, kein geringeres Geburtsgewicht der Neugeborenen, keine höhere Inzidenz an kongenitalen Fehlbildungen und keine höhere perinatale Mortalität festgestellt werden.

Lachgas hemmt die Aktivität der Methionin-Synthese (Kap. 5.1.3, S. 95). Daher wird diskutiert, ob Lachgas über eine Hemmung der Methionin-Synthetase die DNA-Bildung im schnell wachsenden fetalen Gewebe hemmt. Beim Menschen wird die Methionin-Synthetase nach ca. 45-minütiger Lachgasgabe gehemmt. Bis zur Wiederherstellung der normalen Methioninsynthetase-Aktivität vergehen einige Tage. Eine kürzer dauernde Lachgasgabe (< 45 Minuten) scheint keine klinisch relevante Wirkung zu haben. Dennoch wird zum Teil empfohlen, während des 1. und 2. Trimesters kein Lachgas zu verwenden. Häufig wird jedoch bei Schwangeren eine intraoperative Gabe von 50% Lachgas als bedenkenlos eingestuft. Eine teratogene Wirkung wurde für Lachgas beim Menschen nicht nachgewiesen (Mazze u. Källen 1989).

In tierexperimentellen Studien wurde für viele **Anästhetika** eine teratogene Wirkung aufgezeigt. Beispielsweise wurden Thiopental, Morphin, Pethidin, Diazepam, Halothan oder

Lachgas angeschuldigt, teratogen zu wirken (falls sie in genügend hoher Dosierung, im »richtigen« Zeitraum und ausreichend lange verabreicht werden). Es liegen jedoch keine Beweise dafür vor, dass diese Substanzen beim Menschen fruchtschädigend wären. Enfluran und Isofluran waren auch in tierexperimentellen Studien nicht fruchtschädigend. Für Desfluran und Sevofluran liegen noch nicht ausreichende Studien vor. Propofol ist für Schwangere nicht zugelassen.

Mit Ausnahme des Cocains, das in der Anästhesiologie manchmal als vasokonstringierendes (abschwellendes) Lokalanästhetikum verwendet wird (Kap. 14.1.4, S. 302), können alle üblicherweise in der Anästhesie verwendeten Substanzen als nicht teratogen bezeichnet werden. Dagegen können sowohl Hypoxie, Hyperkapnie als auch Hypotension fetale Fehlbildungen begünstigen.

Jede nicht zwingend notwendige Medikation sollte bei einer Schwangeren vermieden werden.

Aspirationsprophylaxe

Nach der 12. SSW (zum Teil wird hierfür auch die 20. SSW angegeben) ist bei einer geplanten Anästhesie zu beachten, dass die Patientin als nicht nüchtern einzustufen ist (s. o.). Nach einer aktuellen Umfrage wird jedoch meist erst ab der ca. 20. Schwangerschaftswoche eine Säureaspirationsprophylaxe routinemäßig durchgeführt (Schneck et al. 1999). In vielen Kliniken wird eine Prophylaxe mit Natriumcitrat 0,3 mol/l (z. B. 30 ml oral vor Narkoseeinleitung) und/oder einem H_2-Antagonisten (z. B. Ranitidin 150 mg abends oral und 50 mg mindestens 90 Minuten vor Narkoseeinleitung i.v.) durchgeführt (Kuster et al. 1989; Tordoff u. Sweeney 1990, s. auch Kap. 28.3, S. 601). Damit kann der pH-Wert des Magensekrets bei Schwangeren effektiv angehoben werden (Abboud et al. 1984; Thorburn u. Moir 1987; Yau et al. 1992; Rout et al. 1993). Öfters wird zusätzlich noch die Gabe von Metoclopramid (Paspertin) 10 mg i.v. empfohlen. In Deutschland wird nach neueren Umfragen in ca. 65–69% aller Kliniken vor einer Allgemeinanästhesie zur Sectio caesarea eine medikamentöse Aspirationsprophylaxe durchgeführt (Meuser et al. 1998; Schneck et al. 1999). Der Versuch einer Magenentleerung mittels Magensonde wird vor elektiven Sectiones in ca. 6% und vor dringlichen Sectiones in ca. 9% der Kliniken routinemäßig unternommen (Schneck et al. 1999).

Narkoseführung bei schwangeren Patientinnen

Während einer Schwangerschaft sollte die Indikationsstellung für eine Operation sehr streng gehandhabt werden. Dies gilt insbesondere während der Organogenese. Mögliche Risiken während der Organogenese sind Teratogenität und Mutagenität der verwendeten Substanzen. Im 2. und 3. Trimenon sind vor allem erschwerte Intubationsbedingungen, Regurgitations- und Aspirationsgefahr sowie ein drohendes (aorto)ka-

vales Kompressionssyndrom zu beachten. Falls möglich, sollte eine Operation im 2. Trimenon durchgeführt werden, da dann einerseits die Organogenese schon abgeschlossen ist und andererseits das vor allem für das 3. Trimenon bestehende höhere Risiko frühzeitiger Wehen noch gering ist. Genauso wie während der gesamten Schwangerschaft sollte auch perioperativ auf jede nicht dringend notwendige Medikation verzichtet werden. Daher wird normalerweise auch auf eine Prämedikation verzichtet. Es sollte eine mindestens 6-stündige präoperative Nahrungskarenz eingehalten werden. Außerdem empfiehlt sich eine Aspirationsprophylaxe, vorzugsweise mit Natriumcitrat (s. o.). Für eine sichere Narkoseführung bei Schwangeren ist entscheidend, dass hämodynamische und pulmonale Größen im Normbereich gehalten werden. Zumeist wird empfohlen, einem Regionalanästhesieverfahren den Vorzug vor einer Allgemeinanästhesie zu geben, sofern es vom Operationsort her möglich ist. Welche Medikamente im Rahmen einer Allgemeinanästhesie verwendet werden, ist von untergeordneter Wichtigkeit. Zumeist werden Inhalationsanästhetika verwendet, um deren uterusrelaxierende Wirkung auszunutzen. Es ist allerdings nicht bewiesen, dass sie die Inzidenz frühzeitiger Wehen vermindern. Stets sollte eine erhöhte inspiratorische Sauerstoffkonzentration (ca. 50%) verabreicht werden. Während einer Schwangerschaft kann ggf. auch eine laparoskopische Operation durchgeführt werden. Durch das Pneumoperitoneum (Kap. 74.1, S. 1057) braucht anscheinend keine Beeinträchtigung der plazentaren Perfusion und keine fetale Azidose befürchtet werden, falls eine Normo- bis Hypervolämie aufrechterhalten wird und die Operationsdauer nicht über 60 Minuten beträgt.

Bei einer Anästhesie während der Schwangerschaft sollten folgende allgemeine Dinge beachtet werden:

- präoperatives gynäkologisches Konsil anfordern
- während der Organogenese Regionalanästhesie bevorzugen
- Aspirationsprophylaxe (Kap. 28.3, S. 601) vorzugsweise mit Natriumcitrat
- Operationstisch um ca. 15–20° nach links kippen bzw. prä- und postoperativ Linksseitenlage der Patientin, um ein (aorto)kavales Kompressionssyndrom zu vermeiden (das ab der ca. 20. Schwangerschaftswoche auftreten kann)
- suffiziente Oxygenierung (50% O_2 und Normoventilation) sicherstellen
- hohe Lachgaskonzentrationen nicht länger als 45 Minuten verabreichen
- Wehen kontrollieren: Perioperativ sollte – nach entsprechender Rücksprache mit dem Gynäkologen – ein kontinuierlicher externer Wehenschreiber zur Wehenkontrolle (Tokometrie) angeschlossen werden. Der perioperative Einsatz eines Wehenschreibers scheint ab der ca. 26. Schwangerschaftswoche sinnvoll zu sein, wenn also die Uterusgröße knapp über den Nabel reicht. Für die externe Überwachung der Herztöne und der Wehentätigkeit bietet sich eine CTG-Überwachung (Cardiotokographie) an.

- Normotension und Normoglykämie aufrechterhalten
- fetale Herzfrequenz (nach Rücksprache mit dem Gynäkologen) ab der ca. 26. SSW vor, während und bis zu 48 Stunden postoperativ kontinuierlich messen
- evtl. perioperative Tokolyse durchführen (nach Rücksprache mit dem Gynäkologen)
- postoperative Ultraschalluntersuchung
- Sectiobereitschaft: Bei intraabdominellen Eingriffen und fortgeschrittener Schwangerschaft können stärkere Wehen ausgelöst werden. Es sollte daher ggf. eine Sectio caesarea durchgeführt werden können.

> Grundsätzlich muss bei allen Frauen im gebärfähigen Alter vor einer Narkose gefragt werden, ob eine Schwangerschaft vorliegen kann. In Zweifelsfällen ist präoperativ ein Schwangerschaftstest durchzuführen.

67.2 Anästhesie in der Geburtshilfe

67.2.1 Allgemeine Bemerkungen

Wirkung perinatal eingesetzter Medikamente

Substanzen mit niedrigem Molekulargewicht (< 500 Daltons), mit guter Fettlöslichkeit und geringem Ionisierungsgrad passieren gut die Plazentaschranke. Sie treten damit leicht in den kindlichen Kreislauf über. Nahezu alle **zentral wirkenden Medikamente**, die in der Anästhesie verwendet werden, weisen diese Merkmale auf (z. B. Thiopental, Methohexital, Inhalationsanästhetika u. a.) und können daher zu einer Dämpfung des neugeborenen Kindes führen. Da auch Opioide die Plazentaschranke passieren, dürfen Fentanyl oder Sufentanil bei einer Sectio caesarea nicht vor der Abnabelung des Kindes verabreicht werden, da sonst mit einer Atemdepression des Neugeborenen zu rechnen ist. Muss ein Opioid-Überhang beim Neugeborenen antagonisiert werden (z. B. bei einer opioidabhängigen Mutter), wird Naloxon (Kap. 5.2.4, S. 140) in einer Dosierung von 0,005–0,02 mg/kg KG i.v. empfohlen.

Die **Lokalanästhetika** überschreiten in unterschiedlichem Maße die Plazentaschranke. Der transplazentare Transport ist vor allem vom pKa-Wert, der Lipophilie und der Plasmaproteinbindung abhängig (Kap. 14.1.3, S. 299). Bupivacain bzw. Ropivacain sind die Lokalanästhetika der Wahl in der Geburtshilfe, da nur ein relativ geringer Anteil dieser Lokalanästhetika von der Mutter auf das ungeborene Kind übertritt. Der Quotient aus fetaler zu mütterlicher Plasmakonzentration beträgt nur 0,3 bzw. 0,2. Bei Lidocain bzw. Mepivacain oder Prilocain ist der transplazentare Übertritt wesentlich höher. Der Quotient aus fetaler zu mütterlicher Plasmakonzentration beträgt 0,5–0,6 bzw. 0,6–0,7 oder 1,0. Liegt eine fetale Azidose vor, werden die Lokalanästhetika im Feten vermehrt in die ionisierte, kaum diffusionsfähige Form (Kap. 14.1.3, S. 299) überführt, sodass deren Rückdiffusion in den mütterlichen Kreislauf behindert wird (sog. Ionenfalle, »ion trapping«). Dadurch kann u. U. die Plasmakonzentration im Feten höher sein als die Plasmakonzentration bei der Mutter. Treten toxisch hohe Blutkonzentrationen beim ungeborenen Kind auf, drohen Nebenwirkungen vonseiten des Herzens (z. B. bradykarde Herzrhythmusstörungen; Kap. 14.2.1, S. 303) und des zentralen Nervensystems (Kap. 14.2.1, S. 303).

Die gebräuchlichen **Muskelrelaxanzien** sind wasserlöslich, von höherem Molekulargewicht und ionisiert. Sie passieren daher die Plazentaschranke kaum. In üblichen Dosierungen können daher weder depolarisierende noch nicht depolarisierende Muskelrelaxanzien zu einer kindlichen Muskelerschlaffung führen. Auch haben sie keine Wirkung auf die Uterusmuskulatur, da diese aus glatter Muskulatur besteht.

Verdampfbare **Inhalationsanästhetika** führen dosisabhängig zu einer Uteruserschlaffung bis hin zur Uterusatonie. Dies kann nach der Entbindung eine verstärkte Blutung aus dem Uterus begünstigen.

Falls bei Schwangeren eine **Antibiotika-Therapie** notwendig wird, stellen Cephalosporine sowie Penicilline und deren Derivate die Mittel der Wahl dar. Insbesondere Tetrazykline und Aminoglykoside sind unbedingt zu vermeiden.

Das Problem einer evtl. medikamentenbedingten Fruchtschädigung (Teratogenität) wird im Kap. 67.1.4, S. 941 diskutiert.

Allgemeine schmerzlindernde Maßnahmen bei der vaginalen Entbindung

Entgegen dem biblischen Dogma »unter Schmerzen sollst Du Dein Kind gebären« (Bibel; 1. Mos. 3/16) werden zur Erleichterung des Geburtsschmerzes u. a. psychosomatische Geburtsvorbereitung, familienorientierte Geburtshilfe, physikalische Maßnahmen, psychischer Beistand, Akupunktur, Homöopathie, Entspannungsbad in der Eröffnungsperiode oder gesamte Geburt im Wasser (32–37 °C), medikamentöse Therapie oder Regionalanästhesieverfahren (meist Katheterperiduralanästhesie; s. u., selten transvaginale Pudendusblockade) propagiert (Übersicht bei Fiedler 2001). An medikamentöser Therapie kommen vor allem Spasmolytika (vor allem Butylscopalamin; z. B. Buscopan), Spasmo-Analgetika (z. B. Spasmo-Cibalgin) und Opioid-Analgetika (z. B. Tramadol, Tramal; Pethidin; Dolantin) zur Anwendung.

67.2.2 Physiologie der Geburt

Der Geburtsbeginn wird durch verschiedene hormonelle Vorgänge eingeleitet. Besonders wichtig ist hierbei das aus dem

Anästhesie – Spezieller Teil

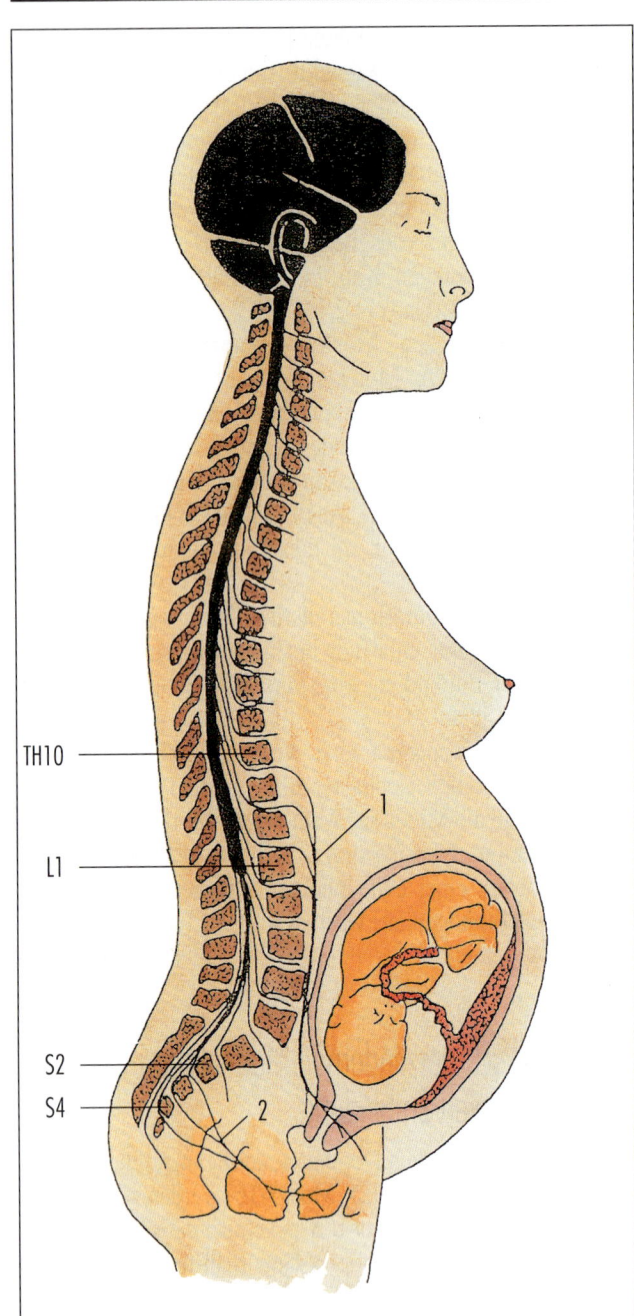

Abb. 67.1 Innervation von Muttermund und Damm. Nähere Erklärung s. Text.

tenden kindlichen Kopf gedehnt wird. Da der Muttermund aus sensiblen Fasern der Thorakalsegmente 10, 11 und 12 sowie des Lumbalsegments 1 (L1) versorgt wird (1 in Abb. 67.1), kann durch Blockade dieser Bahnen mittels einer Periduralanästhesie (Kap. 16.2.4, S. 369) der Eröffnungsschmerz gezielt ausgeschaltet werden.

Austreibungsperiode: Sie ist definiert von der vollständigen Eröffnung des Muttermundes bis zur Geburt des Kindes. Die Aktivität des Uterus erreicht dabei ihr Maximum. Charakteristisch für die Austreibungsperiode ist, dass die Gebärende neben den schmerzhaften Wehen einen starken Zwang zum aktiven Mitpressen verspürt. Während dieser Austreibungsperiode entsteht der Schmerz wiederum durch eine Dehnung des Muttermundes (Th10–L1), zusätzlich aber auch durch die Dehnung von Scheide und Damm, die durch die Sakralsegmente 2 bis 4 (S2–S4) innerviert werden (2 in Abb. 67.1). Durch die Blockade der Segmente Th10 bis S4 (1 und 2 in Abb. 67.1) mittels einer PDA kann der Austreibungsschmerz ausgeschaltet werden.

Nachgeburtsperiode: Die Nachgeburtsperiode beginnt, wenn die Geburt des Kindes abgeschlossen ist, und sie endet mit der Ausstoßung der Plazenta. Während dieser Phase sowie noch einige Zeit danach besteht wegen einer Nachblutungsgefahr aus dem Uterus ein besonders hohes mütterliches Risiko. Um atonischen Uterusblutungen vorzubeugen, wird vom Anästhesisten – auf Verlangen des Operateurs – unmittelbar nach Abnabelung des Kindes zumeist ein synthetisches Oxytocin-Präparat (Syntocinon oder Orasthin) intravenös als Bolus (z. B. 3 IE) oder Infusion (z. B. 9 IE) verabreicht. Zur Therapie einer atonischen Blutung bieten sich Prostaglandine (z. B. Sulproston, Nalador) oder gar Methylergotamin (Methergin, ein Mutterkornpräparat) intravenös an. Diese Medikamente bewirken eine starke Uteruskontraktion und vermindern damit eine Blutung aus dem Uterus.

67.2.3 PDA zur vaginalen Entbindung

Ca. 20% der Schwangeren erhalten für eine geplante Spontanentbindung eine Katheterperiduralanästhesie. Idealerweise sollten die Schwangeren schon im Rahmen der Schwangerschaftsberatung über die Möglichkeit sowie die Risiken einer Periduralanästhesie aufgeklärt werden. Leider erfolgt in ca. 70% der Kliniken Deutschlands die Aufklärung und Einwilligung zur geburtshilflichen Periduralanästhesie erst dann, wenn die Patientin schon stärkste Wehenschmerzen hat (Stamer 2000). Dieses Vorgehen wird formaljuristisch als fragwürdig eingestuft (Goecke et al. 2001). Bezüglich Anatomie, Technik, Vorgehen sowie Komplikationen und Kontraindikationen für die **Peridural**anästhesie (PDA) sei auf Kap. 16.2.4, S. 369 verwiesen. Nachfolgend werden vor allem die Besonderheiten hervorgehoben, die bei der Durchführung einer PDA bei Schwangeren zu beachten sind.

Hypophysenhinterlappen vermehrt freigesetzte Hormon Oxytocin. Es bewirkt eine Kontraktion der Uterusmuskulatur und damit eine Austreibung des Kindes. Bei unzureichender Wehentätigkeit kann mit künstlichen Oxytocin-Präparaten (z. B. Syntocinon, Orasthin) die Geburt eingeleitet oder unterstützt werden (sog. »Wehentropf«).

Der Geburtsablauf wird normalerweise in drei Perioden eingeteilt:

Eröffnungsperiode: Sie ist definiert von den ersten regelmäßigen Wehen bis zur vollständigen Eröffnung des Muttermundes auf 10 cm. In dieser Phase der Geburt entsteht der Schmerz vor allem, weil der Muttermund durch den tiefertre-

TH10
L1
S2
S4
1
2

Anästhesie – Spezieller Teil

Indikationen und (relative) Kontraindikationen

Indikationen für eine geburtshilfliche PDA sind:
- Wunsch der Mutter nach einer schmerzarmen Geburt
- protrahierte Eröffnungsperiode
- Wehenschwäche
- Geburtsstillstand
- Einleitung der Geburt mit einem Wehentropf
- Präeklampsie (s. o.)
- Mehrlingsschwangerschaften
- Frühgeburt
- Beckenendlage
- Zustände, bei denen ein starkes Pressen der Mutter vermieden werden muss (z. B. Ablatio retinae)
- Herzerkrankungen der werdenden Mutter (z. B. NYHA III, IV; Kap. 41.1, S. 682, Aortenstenose mit Druckgradienten > 50 mm Hg, Herzvitien mit Rechts-links-Shunt, pulmonalvaskuläre Hypertension)
- Lungenerkrankungen oder endokrinologische Erkrankungen der Mutter (z. B. Diabetes mellitus mit großem Kind)
- schwierige Intubationsverhältnisse
- neurologische Erkrankungen der Mutter (z. B. zerebrales Aneurysma)

> Durch die im Rahmen einer PDA notwendige Gabe eines Lokalanästhetikums wird das Risiko eines epileptischen Anfalls nicht erhöht (s. auch Kap. 14.2.1, S. 303). Durch die PDA-bedingte Schmerzlinderung kann sogar eine anfallsprovozierende Hyperventilation und respiratorische Alkalose vermindert werden.

Als (relative) **Kontraindikationen** gelten:
- allgemeine Kontraindikationen für eine PDA (Kap. 16.2.4, S. 369)
- vor allem HELLP-Syndrom (s. o.)
- Zustand nach Sectio caesarea (s. u.)
- notfallmäßige Sectio caesarea (»Notsectio«, s. u.)
- erhöhter intrakranieller Druck (s. u.)

Zustand nach Sectio caesarea: Bei Patientinnen, die einmal durch einen Kaiserschnitt entbunden haben, besteht die erhöhte Gefahr einer Uterusruptur an der alten Uterusnaht. Bei einer Uterusruptur ist der Schmerz das führende Symptom. Er besteht auch in der Wehenpause und strahlt oft in den Rücken und bis zur Schultergegend aus. Im Bereich der Ruptur besteht Druckschmerzhaftigkeit. Da dieser Schmerz unter einer gut wirkenden PDA nur schwer zu erkennen ist, wurde eine vorausgegangene Sectio caesarea als eine relative Kontraindikation für eine PDA gesehen. Heute wird davon ausgegangen, dass eine PDA durchgeführt werden kann, wenn eine sorgfältige klinische Überwachung, eine niedrige Dosierung über die PDA und möglichst eine intrauterine Druckmessung (IUD) möglich sind. Eine evtl. persistierende Blutung aus der Ute-

rusruptur äußert sich in einer zunehmenden Hypovolämie und einem Hb-Abfall.

Notsectio: Da hierbei das Kind innerhalb von Minuten entbunden werden muss, ist die schneller durchführbare Intubationsnarkose (oder evtl. eine Spinalanästhesie) vorzuziehen.

Erhöhter intrakranieller Druck: Im Falle einer versehentlichen Duraperforation könnte eine lebensbedrohliche zerebrale Einklemmung (Kap. 69.2.1, S. 964) auftreten. Außerdem könnte durch die peridurale Injektion des Lokalanästhetikums der intrakranielle Druck ansteigen.

Vorgehen

Vorbereitung und Punktion

Zugang: Periphervenösen Zugang legen und großzügige Volumengabe vor Anlage der PDA (ca. 1000 ml kristalloide Lösung), da Schwangere oft mit einem stärkeren Blutdruckabfall nach Einsetzen der sympathischen Blockade reagieren.

Lagerung: Sitzend oder (Links-) Seitenlage.

Punktion: Bedingt durch die hormonellen Veränderungen während der Schwangerschaft kommt es zu einer Wassereinlagerung ins Gewebe und damit auch zu einer Auflockerung der Bandstrukturen im Bereich der Wirbelsäule. Dadurch kann das Auffinden des Periduralraumes mit der Widerstandsverlust-Methode erschwert werden. Die Inzidenz einer versehentlichen Duraperforation wird bei der geburtshilflichen PDA mit ca. 0,5–2% angegeben. Aufgrund dieser Tatsache sollte eine PDA bei einer Schwangeren nur von einem erfahrenen Anästhesisten angelegt werden.

Medikamente

Lokalanästhetika: Durch Verwendung des niederprozentigen 0,25%igen Bupivacains bzw. des 0,2%igen Ropivacains kann eine relativ selektive Blockade der dünnen Nervenfasern, also der sympathischen Fasern, der Temperaturfasern und der Schmerzfasern erzielt werden (Kap. 15.1, S. 314). Zum Teil wird auch nur 0,125%iges Bupivacain verwendet (Chestnut et al. 1988). Bei einem echten sensomotorischen Differenzialblock werden die dicken motorischen Fasern nicht blockiert, d. h. die Patientin kann die Geburt des Kindes durch die Bauchpresse aktiv unterstützen. Ropivacain scheint nach bisherigen Studien aufgrund seiner noch geringeren motorischen Blockade (und seiner geringeren kardiotoxischen Nebenwirkung) gewisse Vorteile aufzuweisen.

> Da bei einer gut wirkenden PDA der Wehenschmerz ausgeschaltet ist, verspürt die Patientin bei einer Wehe auch keinen unwillkürlichen Drang zum Mitpressen. Sie muss dann ggf. von der Hebamme zum Pressen aufgefordert werden.

Opioid: Inzwischen wird häufig empfohlen zusätzlich zum Lokalanästhetikum ein (lipophiles) Opioid (Sufentanil, Fentanyl) rückenmarknah zu verabreichen (Gogarten u. Van Aken 1997). Hierdurch kann die Analgesie verbessert, der Wirkungseintritt beschleunigt und die Wirkungsdauer verlängert werden, ohne dass eine Beeinträchtigung des Neugeborenen befürchtet werden muss (s. u.). Der transplazentare Übertritt von Sufentanil scheint geringer als bei anderen Opioiden zu sein. Die peridurale Gabe von Sufentanil in Kombination mit Bupivacain ist für Wehenschmerzen und vaginale Entbindung zugelassen (Sufenta epidural; 10 µg/2-ml-Ampulle). Bei Kombination mit einem Opioid ist eine niedrigere Konzentration an Bupivacain ausreichend (s. u.).

> Die Kombination von Bupivacain plus Sufentanil hat sich innerhalb der letzten Jahre an zahlreichen Kliniken als Standard etabliert.

Injektion des Lokalanästhetikums (und des Opioids): Das Lokalanästhetikum sollte immer in einer Wehenpause über den Periduralkatheter injiziert werden, da es bei Injektion während einer Wehe durch den Druckanstieg im Periduralraum zu einem unkontrollierbar hohen Aufsteigen der Blockade kommen kann. Es ist eine stets fraktionierte Injektion (Boli ≤ 5 ml) zu empfehlen. Außerdem sollte durch vorherige Aspiration eine versehentliche intravasale Katheterlage ausgeschlossen werden. Schwerwiegende kardiotoxische Probleme (evtl. mit Kammerflimmern) können bereits auftreten, wenn ca. 25 mg Bupivacain (z. B. 10 ml einer 0,25%igen Lösung) versehentlich intravasal verabreicht werden.

Die Gabe einer adrenalinhaltigen Testdosis (Kap. 16.2.4, S. 374) ist in der Geburtshilfe umstritten, da relativ häufig (fast 30%) falsch positive Ergebnisse zu erwarten sind und da bei versehentlicher intravasaler Gabe auch mit einer kritischen Drosselung der uteroplazentaren Durchblutung zu rechnen ist.

Um das unter einer PDA häufiger auftretende (aorto)kavale Kompressionssyndrom (Kap. 67.1.3, S. 933) zu vermeiden, sollte die Patientin die Linksseitenlage einnehmen.

Dosierung des Lokalanästhetikums: Bei nicht schwangeren ca. 20-jährigen Patientinnen müssen normalerweise ca. 1,5 ml Lokalanästhetikum pro auszuschaltendem Segment verabreicht werden (Kap. 16.2.4, S. 374). Für schwangere Patientinnen wird empfohlen, diese Dosis auf $^2/_3$ (entsprechend 1,0 ml/Segment) zu reduzieren (Kap. 16.2.4, S. 374). Zur *Ausschaltung der Eröffnungswehen* genügt die Blockade der Segmente Th10 bis L1 (s. o.). Da dies vier Segmenten entspricht, müsste theoretisch die Gabe von 4 ml Lokalanästhetikum ausreichen. Zumeist werden zur Ausschaltung der Eröffnungswehen jedoch ca. 10 ml Bupivacain (0,125%–)0,25% oder Ropivacain 0,2% (evtl. in Kombination mit einem Opioid; s. o.) benötigt. Der Grund, warum in der Praxis ein höheres als das errechnete Volumen benötigt wird, liegt darin, dass die Katheterspitze meist in Höhe L2/L3 liegt und damit

nicht in der Mitte der auszuschaltenden Segmente, sondern unterhalb davon. Da sich das Medikament jedoch nicht nur nach oben zu den auszuschaltenden Segmenten hin ausbreitet, sondern auch teilweise nach unten abfließt, wird ein größeres Volumen als die errechneten 4 ml benötigt.

Zur *Ausschaltung der Austreibungsschmerzen* müssen die Segmente Th10 bis S4 ausgeschaltet werden (s. o.). Da jetzt die Katheterspitze in der Mitte der zu blockierenden 12 Segmente liegt, reichen hier die theoretisch errechneten 12 ml Bupivacain 0,25% oder Ropivacain 0,2% normalerweise aus. Die mit Bupivacain oder Ropivacain erzielte Analgesie dauert bei einer Schwangeren ca. 2 Stunden. Danach ist ggf. wiederholt eine meist gleichvolumige Nachinjektion notwendig. Neben der Bolusapplikation kann das Lokalanästhetikum – nach einer initialen Bolusgabe – auch kontinuierlich über den PDK gegeben werden. Durch kontinuierliche peridurale Infusion von 12,5 ml/h 0,125%iges Bupivacain konnte in der Eröffnungsphase bei 95% der Patientinnen und in der Austreibungsphase bei 66% der Patientinnen eine gute oder sehr gute Analgesie erzielt werden (Chestnut et al. 1988).

Sufentanil: Inzwischen liegen zahlreiche positive Studien für die Kombination von 0,125%igem Bupivacain und Sufentanil vor. In ersten Studien wurden 10 µg bis maximal 30 µg zu einem Bolusvolumen von 10 ml Bupivacain 0,125% zugemischt (Vertommen et al. 1991). Die Inzidenz instrumenteller Entbindungen konnte hierdurch im Vergleich zur alleinigen Gabe von 0,25%igem Bupivacain signifikant gesenkt werden (Vertommen et al. 1991). Inzwischen werden für eine vaginale Entbindung meist nur noch 10 µg Sufentanil epidural zum niedrig konzentrierten Lokalanästhetikum empfohlen. Es sind zwei Nachinjektionen dieser Kombination möglich (maximal 30 µg Sufentanil). Bei der patientenkontrollierten epiduralen Analgesie (PCEA; Kap. 83.2.2, S. 1196) während der Wehen hat sich die Kombination aus 0,125% Bupivacain und 0,75 bzw. 1 µg Sufentanil/ml Lokalanästhetikum bewährt (Vandermeulen et al. 1995). Die Initialdosis beträgt 10 ml. Als abrufbare Bedarfsboli werden 4 ml, als Sperrintervall 20 Minuten empfohlen. Bei kontinuierlicher periduraler Gabe dieser Lösungen wird eine Infusionsgeschwindigkeit von 4 ml/h empfohlen.

Fentanyl: Vor der Zulassung von Sufenta epidural wurde bei der Bolusapplikation des Lokalanästhetikums oft eine Kombination mit 50–100 µg Fentanyl (ca. 1 µg/kg KG) empfohlen. Durch den Zusatz von 0,1 mg Fentanyl zu 8 ml Bupivacain 0,25% konnte die Analgesie in der Eröffnungs- und besonders auch in der Austretungsphase signifikant verbessert werden (Vettermann et al. 1996). Bei bis zu viermaliger Gabe von Lokalanästhetikum mit Zusatz von 0,1 mg Fentanyl war keine Depression des Neugeborenen zu befürchten (Vettermann et al. 1996). Häufigere Nebenwirkung war jedoch ein (meist wenig störender) Juckreiz (Vettermann et al. 1996). Eine gute bis sehr gute Schmerzlinderung war auch möglich bei intermittierender Gabe einer Kombination von ca. 1 µg/kg KG Fentanyl und einer nur 0,0625%igen bzw. einer

0,125%igen Bupivacain-Lösung oder bei kontinuierlicher Gabe von 12,5 ml/h 0,0625%igem Bupivacain plus 2 µg Fentanyl pro Milliliter (Chestnut et al. 1988).

Die rückenmarknahe Gabe von Fentanyl ist jedoch in Deutschland nicht zugelassen und kommt – seit Sufenta epidural verfügbar ist – nur noch selten zur Anwendung.

Opioid-Nebenwirkungen: Die häufigste Nebenwirkung eines Opioid-Zusatzes ist Juckreiz. Außerdem sind Übelkeit, Erbrechen und Urinretention möglich. Eine alleinige rückenmarknahe Opioid-Gabe ist in der Geburtshilfe nicht ausreichend und nicht zu empfehlen.

Nachteile

Die Eröffnungsphase wird unter einer PDA möglicherweise verlängert und Zangen- (bzw. Saugglocken-)entbindungen sowie die Gabe von Oxytocin (»Wehentropf«) scheinen häufiger notwendig zu werden (Sharma et al. 1997). Da Patientinnen mit einem schwierigen Geburtsverlauf stärkere Wehen haben und daher häufiger eine PDA erhalten, wird die Interpretation der Feststellung, dass unter PDA eine erhöhte Inzidenz instrumenteller vaginaler Entbindungen oder Schnittentbindungen auftritt, oft schwierig. Als Ursache dieser vermutlich erhöhten Inzidenz wird eine leichte motorische Blockade durch das Lokalanästhetikum angeführt. Durch Zusatz eines Opioids bei Verwendung eines niederprozentigen Lokalanästhetikums kann eine nur sehr geringe motorische Blockade bei guter Analgesie erzielt werden. Dadurch kann die Inzidenz instrumenteller Entbindungen vermindert werden (s. o.). Unter periduraler Gabe von 0,25%igem Bupivacain ist die Inzidenz einer Sectio caesarea, einer instrumentellen Entbindung oder Oxytocin-Gabe höher als unter nur 0,125%igem Bupivacain in Kombination mit 10 µg Sufentanil (Olofsson et al. 1998). Unter einer Periduralanalgesie mit 0,125%igem Bupivacain plus 2 µg Fentanyl pro Milliliter ist die Inzidenz einer Sectio caesarea nicht erhöht (Sharma et al. 1997). Da die PDA bei Schwangeren technisch schwieriger ist, sollte sie nur von einem in der Anlage einer PDA erfahrenen Anästhesisten vorgenommen werden (Gefahr der Duraperforation).

Ein evtl. übermäßiger Blutdruckabfall nach Anlage der PDA kann zu einer Verminderung der Uterusdurchblutung und damit zu einer Gefährdung des Kindes führen. Die Therapie eines übermäßigen Blutdruckabfalls besteht in Volumengabe, Hochlagerung der Beine (Autotransfusion) und einer medikamentösen Blutdrucksteigerung (z. B. mit Akrinor, s. auch Kap. 23.2.1, S. 491).

67.2.4 Sectio

Allgemeine Bemerkungen

An Universitätskliniken beträgt die **Sectiorate** ca. 24% (Wulf u. Stamer 1998). Bei einer elektiven Sectio wird in Deutsch-

land – je nach Publikation – in ca. 63–67%, bei dringenden Sectiones wird in 82–91% eine Allgemeinanästhesie durchgeführt (Meuser et al. 1998; Schneck et al. 1998, 1999a, 1999b). Von den ca. 37% der elektiven Sectiones, die in Regionalanästhesie durchgeführt werden, werden ca. 60% in Periduralanästhesie und ca. 40% in Spinalanästhesie vorgenommen (Schneck 1999a, 1999b). Bei einer dringenden Sectio wird – falls ausnahmsweise (bis ca. 18%) eine Regionalanästhesie durchgeführt wird – in 56% eine Spinalanästhesie vorgezogen (Schneck et al. 1996b).

In einer neueren Studie wurden die anästhesiebedingten Todesfälle bei geburtshilflichen Eingriffen in den USA für den Zeitraum von 1979 bis 1990 ausgewertet (Hawkins et al. 1997). Während die Inzidenz an tödlichen Komplikationen bei Allgemeinanästhesien über diesen Zeitraum konstant blieb, fiel die **Mortalitätsrate** in Regionalanästhesie deutlich ab. Vor 1985 war die Mortalitätsrate bei einer Allgemeinanästhesie 2,3-mal höher als bei einer Regionalanästhesie. Im Zeitraum von 1985–1990 war die Mortalitätsrate bei einer Allgemeinanästhesie sogar 16,7-mal höher als bei einem Regionalanästhesieverfahren (Hawkins et al. 1997). Die höhere Mortalität bei den Allgemeinanästhesien war zu über 50% durch Probleme bei der Sicherung der Atemwege bedingt (Hawkins et al. 1997) (Bei der Interpretation solcher Statistiken ist jedoch zu beachten, dass in Notfallsituationen mit hoher Mortalität [z. B. starke Blutung ex utero, eklamptischer Anfall] zumeist eine Allgemeinanästhesie durchgeführt wird). Auch in Deutschland werden in den letzten Jahren Sectiones zunehmend häufiger in rückenmarknaher Regionalanästhesie durchgeführt (Meuser et al. 1998; Wulf u. Stamer 1998). Bei einer Sectio in rückenmarknaher Regionalanästhesie scheint das Neugeborene weniger beeinträchtigt als bei einer Allgemeinanästhesie. Manche Autoren plädieren dafür, eine Sectio nur dann in Allgemeinanästhesie durchzuführen, wenn eine Kontraindikation gegen eine rückenmarknahe Regionalanästhesie besteht. In der Schweiz beispielsweise sind rückenmarknahe Regionalanästhesien in der geburtshilflichen Anästhesie sehr populär. Dort wird bei einer geplanten Sectio caesarea in 77% der Kliniken eine Spinalanästhesie und in 16% der Kliniken eine Periduralanästhesie durchgeführt (Zwetsch-Rast et al. 2002).

Geplante Sectio

Periduralanästhesie

Für eine Sectio caesarea ist eine Blockade von Th5 (knapp unterhalb der Brustwarze) bis S5 anzustreben (= 18 Segmente, Abb. 67.1). Bei einer ca. 20-jährigen Schwangeren wird ein Volumen von ungefähr 1 ml pro auszuschaltendem Segment empfohlen (s. o.), es werden also ca. 18 ml Bupivacain bzw. Ropivacain notwendig. Um neben einer Analgesie auch eine Muskelerschlaffung der Bauchdecke durch eine Blockade der dicken motorischen Nervenfasern zu erreichen, wird 0,5%iges Bupivacain bzw. 0,75%iges Ropivacain benötigt (Kap. 16.2.4, S. 375). Die Injektion sollte stets fraktioniert erfolgen und während einer Wehe vermieden werden (s. o.). Durch Zusatz eines Opioids (z. B. 0,1 mg Fentanyl) kann die Analgesiequalität verbessert werden (Thomas et al. 1996), ohne dass Hinweise auf eine mütterliche oder fetale Gefährdung nachweisbar waren. Inzwischen wird sehr häufig Sufenta epidural (meist 10 µg) zum Lokalanästhetikum zugesetzt (obwohl Sufenta epidural offiziell nur als analgetisches Adjuvans zu epidural appliziertem Bupivacain »während der Wehen und vaginalen Entbindung« zugelassen ist). Die eventuelle Schmerztherapie nach einer Sectio caesarea über den Periduralkatheter wird in Kap. 83.22, S. 1192 beschrieben.

Spinalanästhesie

Insbesondere in England wird eine Sectio caesarea häufig in Spinalanästhesie durchgeführt. Auch in Deutschland hat die Popularität der Spinalanästhesie für eine Sectio caesarea in den letzten Jahren deutlich zugenommen. Bezüglich allgemeiner Anatomie, Technik, Vorgehen sowie Komplikationen und Kontraindikationen der Spinalanästhesie sei auf Kap. 16.2.4, S. 355 verwiesen. Nachfolgend sollen lediglich die Besonderheiten bei Schwangeren hervorgehoben werden.

Es ist eine Blockade der Segmente Th5–S5 anzustreben. Es wird meist 0,5%iges iso- oder hyperbares Bupivacain empfohlen. Aufgrund des erhöhten Drucks im Periduralraum bei Schwangeren (s. o.) ist das Liquorvolumen im Lumbalbereich vermindert. Es genügt daher eine relativ geringe **Dosierung** an Bupivacain 0,5%. Im Mittel werden ca. 3,0 ml (Bereich: 1,8–4 ml) verabreicht (Meuser et al. 1998). Zum Teil werden auch nur 2,0–2,5 ml Bupivacain 0,5% hyperbar (plus 1 µg/kg KG Morphin für die postoperative Analgesie) empfohlen (Hempel 2001). Oft werden auch schematisch 2,5 ml isobares oder hyperbares Bupivacain 0,5% verwendet. Bei Verwendung von 4%igem hyperbarem Meaverin wurden im Mittel ca. 2,25 ml (Bereich: 1,8–3 ml) verabreicht (Meuser et al. 1998). Zum Teil wird auch eine Standarddosis von 1,5 ml Meaverin 4% empfohlen (Bremerich et al. 2001). Manche Autoren verwenden im Rahmen einer Sectio kein hyperbares Lidocain 5% oder Meaverin 4% mehr, da unter diesen Medikamenten (allerdings im Rahmen einer kontinuierlichen Spinalanästhesie; Kap. 16.2.4, S. 368) in seltenen Fällen neurologische Schädigungen beschrieben wurden. Bei Verwendung eines hyperbaren Lokalanästhetikums wird für die Anlage der Spinalanästhesie die Rechtsseitenlage empfohlen (Hempel 2001). Danach soll die Patientin sofort in die ca. 15–20°-Linksseitenlage (zur Verminderung des Kavakompressionssyndroms; s. o.) gebracht werden. Durch diese Lagerung wird während der Injektion vor allem die rechte Seite und nach Umlagerung vor allem die linke Körperseite betäubt. In dieser Lagerung kann dann auch die Operation durchgeführt werden.

Vorteile im Vergleich zu einer PDA sind einfache und schnelle Durchführung, schneller Wirkungsbeginn, gute Muskelrelaxierung sowie die evtl. bessere Analgesie. **Nachteile** sind das Risiko des unkontrollierbaren Blutdruckabfalls und ein zu hohes Aufsteigen der Spinalanästhesie. Stärkere Blutdruckabfälle sind jedoch selten und deren Häufigkeit kann durch ausreichende Volumengabe (ca. 1500 ml Elektrolytlösung) vor Durchführung der Spinalanästhesie oder durch das Auswickeln der Beine vermindert, durch engmaschige Blutdruckkontrollen frühzeitig erkannt und durch Gabe von z. B. Akrinor therapiert werden. Manche Autoren empfehlen eine prophylaktische Akrinor-Gabe (oder Ephedrin-Gabe; s. o.), um die schnell einsetzende Sympathikusblockade abzufangen. Bei ungewollt hohem Aufsteigen der Spinalanästhesie kann bei einer Blockade der Nn. accelerantes eine Bradykardie (Kap. 16.2.4, S. 367) und bei einer Blockade der Interkostalmuskulatur evtl. eine Ateminsuffizienz auftreten. Diese Probleme sind jedoch sehr selten. Durch Verwendung dünner Spinalkanülen kann die Inzidenz postspinaler Kopfschmerzen auch nach geburtshilflichen Spinalanästhesien ausreichend niedrig gehalten werden (zum Teil unter 1%).

Allgemeinanästhesie

Da eine Schwangere ab der ca. 12. Schwangerschaftswoche als nicht nüchtern zu betrachten ist (s. o.), muss ein Kaiserschnitt in Allgemeinnarkose stets als Intubationsnarkose geplant werden. Eine Maskennarkose sowie die Anwendung einer Larynxmaske sollte vermieden werden, da kein Aspirationsschutz besteht. Es wird zumeist eine medikamentöse Aspirationsprophylaxe empfohlen (s. o.; s. auch Kap. 28.3, S. 601). Die Vollnarkose ist durch eine Ileuseinleitung (Kap. 28.4, S. 602) einzuleiten. Der Anästhesist sollte der Schwangeren erklären, dass die Narkose aus Rücksicht auf ihr Kind erst begonnen wird, nachdem der Bauch desinfiziert und steril abgedeckt ist und die Operateure schnittbereit sind. Die Zeit zwischen Narkosebeginn und Abnabelung des Neugeborenen sollte möglichst kurz gehalten werden. Noch wichtiger scheint es aber zu sein, die Zeitspanne zwischen Uterusinzision und Entbindung des Neonaten möglichst kurz zu halten, da ab der Uterusinzision die Plazentaperfusion drastisch vermindert ist.

Es hat sich folgendes anästhesiologisches Vorgehen bei einer Sectio caesarea in Allgemeinanästhesie bewährt:

- Oberkörperhochlagerung zur Verminderung der Regurgitationsgefahr und damit der Aspirationsmöglichkeit
- 15–20°-Linksseitenlage zur Vermeidung eines (aorto)kavalen Kompressionssyndroms
- großlumigen Absaugschlauch der funktionsgepüften, eingeschalteten Absaugvorrichtung griffbereit legen
- suffiziente Präoxygenierung (Kap. 7.1.1, S. 184)
- Präcurarisierung (Kap. 7.1.2, S. 204)
- Einleitungshypnotikum: vorzugsweise Thiopental (ca. 4–5 mg/kg KG) oder Methohexital (ca. 1–1,5 mg/kg KG) i.v.

und sofort danach Succinylcholin (ca. 1–1,5 mg/kg KG) i.v. (Propofol ist zur Einleitung einer Sectio nicht zugelassen)

■ keine Maskenbeatmung

■ Sellik-Handgriff (Krikoiddruck durch Helfer; Kap. 28.4, S. 604)

■ Blitz-Intubation

■ sofortiges Blocken des Tubus und Überprüfung der korrekten Lage (Auskultation, Kapnometrie)

■ sofortiger Operationsbeginn (zur Verbesserung der Operationsbedingungen wird der Operationstisch meist in leichte Kopftieflage gebracht und die Linksseitenlage aufgehoben)

■ manuelle Beatmung

■ $N_2O : O_2 = 1 : 1$; z.B. 2 Liter N_2O und 2 Liter O_2/min

■ Narkoseaufrechterhaltung mit volatilem Anästhetikum mit einer inspiratorischen Konzentration von ca. 0,5–0,8 MAC

■ ggf. Nachinjektion von Methohexital oder Succinylcholin

■ ggf. auf Wunsch des Operateurs z.B. 0,025 mg Partusisten i.v. zur Verminderung von Uteruskontraktionen (1 Amp. Partusisten intrapartal = 1 ml = 0,025 mg. 1 ml wird normalerweise kurz vor Gebrauch mit 4 ml Glukose 5% [oder NaCl 0,9%] aufgezogen)

■ kurz vor Abnabelung des Kindes bzw. bei Beginn der Uterotomie volatiles Anästhetikum abdrehen und Gabe von 100% Sauerstoff

■ nach der Abnabelung des Kindes erneute Zufuhr von volatilem Anästhetikum und Lachgas und ggf. Vollrelaxierung mit einem nicht depolarisierenden Relaxans (in erniedrigter Dosierung, s. u.)

■ Volumensubstitution: Blutverlust (Einzelschwangerschaft 500–600 ml, Zwillingsschwangerschaft 900–1000 ml) durch ein Plasmaersatzmittel (z.B. HAES steril 10%) ersetzen; eine Bluttransfusion ist nur sehr selten notwendig

■ Tonisierung des Uterus (s. u.)

■ Extubation: erst, wenn die Schutzreflexe wieder sicher zurückgekehrt sind und die Patientin den Tubus fast aushustet

Inhalationsanästhetikum und Opioid nach Abnabelung: Die Konzentration des Inhalationsanästhetikums sollte möglichst niedrig gehalten werden, um nicht die Gefahr einer atonischen Nachblutung aus dem Uterus zu erhöhen. Aus diesem Grund empfiehlt sich nach der Abnabelung des Neugeborenen die intravenöse Gabe eines Opioids (z.B. 0,1 mg Fentanyl). Als volatiles Inhalationsanästhetikum kommt häufig Isofluran zum Einsatz. Da nach Verwendung von Desfluran die Patienten schneller als nach Isofluran wieder erweckbar und kooperativ sind, wird Desfluran für die Sectio caesarea als attraktive Alternative bezeichnet (Navarro 2000).

Uterustonisierung: Auf Wunsch des Operateurs werden unmittelbar nach der Abnabelung des Kindes meist 3 IE Oxytocin (Syntocinon oder Orasthin) als Bolus i.v. und anschließend ggf. nach 9 IE Oxytocin in einer Infusion verabreicht. In Einzelfällen ist auch die Gabe von Prostaglandinen (Sulproston, Nadalor) oder gar Methylergotamin (z.B. 1 Amp. Methergin = 0,2 mg = 1 ml) notwendig, um eine anhaltende, intensive Uteruskontraktion zu erzielen und damit eine drohende atonische Nachblutung aus dem Uterus zu vermindern.

Notsectio

Wird dem Anästhesisten eine Sectio caesarea angemeldet, dann ist es wichtig, dass genau die Dringlichkeitsstufe vom Geburtshelfer angegeben wird. Je nachdem, wie viel Zeit

Tab. 67.4 Einstufung der Dringlichkeit einer Sectio caesarea.

Stufe	E-E-Zeit	Kriterien/Maßnahmen
I (perakute Notsectio; »Citosectio«)	so schnell wie irgend möglich (5–15 Minuten)	■ unmittelbar vitale Gefährdung von Mutter und/oder Kind; z.B. Nabelschnurvorfall ■ Herztonabfall des Kindes ohne Erholung oder begründete Aussicht auf Besserung ■ sofortiger Transport der Gebärenden in den OP ■ alle Vorbereitungsmaßnahmen im OP ■ Not-Desinfektion ■ Single-Shot-Antibiotika-Prophylaxe ■ Intubationsnarkose
II (eilige Sectio)	15–30 Minuten	■ keine akute Notsituation, jedoch potenzielle Gefährdung; z.B. Dezelerationen im CTG; mittelgradige pathologische Herzton-Alteration ■ z.B. protrahierte Geburtsdauer, Geburtsstillstand ■ Spinalanästhesie (Intubationsnarkose?) ■ Geburtsstillstand
III (prophylaktische Sectio)	geplante, optimale Vorbereitung ohne Zeitdruck	■ Indikation schon vor Geburtsbeginn gestellt, um eine erkennbare subpartale Gefährdung zu vermeiden (= prophylaktische Sectio) ■ Katheter-PDA; Spinalanästhesie (Allgemeinanästhesie?)

E-E-Zeit = noch verfügbare Zeit zwischen Entscheidung zur Sectio caesarea und Entwicklung des Kindes zwischen der Entscheidung zur Sectio caesarea und der Entwicklung (sog. Entscheidungs-Entwicklungs-Zeit) noch zur Verfügung steht, werden die in Tabelle 67.4 dargestellten Dringlichkeitsstufen unterschieden. Je nach noch verfügbarer Entscheidungs-Entwicklungs-Zeit steht ggf. noch genügend Zeit für die Anlage einer Periduralanästhesie oder nur noch die Zeit für die Anlage einer Spinalanästhesie zur Verfügung bzw. es sollte aus Zeitgründen die schnellstmögliche Form, d.h. eine Allgemeinanästhesie durchgeführt werden.

Für eine Sectio caesarea wird – bis zur Abnabelung des Kindes – meist eine relativ flache Narkose durchgeführt, um anästhetikabedingte Depression des Neugeborenen zu vermeiden. Bei einer zu flachen Narkose drohen jedoch Stressreaktionen mit Hypertension und uteroplazentärer Vasokonstriktion und Minderperfusion sowie intraoperative Wachheitszustände (»awareness«; Kap. 39, S. 661).

Indikationen zur Notsectio

Eine »Notsectio« wird notwendig, wenn es während der Geburt zu einer akuten Gefährdung von Kind und/oder Mutter kommt. Mögliche Ursachen sind:

- Nabelschnurvorfall (Minderperfusion des Kindes!)
- schwere Eklampsie (Kap. 67.1.3, S. 936)
- Tetanus uteri (Rupturgefahr des Uterus)
- vorzeitige Plazentalösung
- blutende Placenta praevia: Bei einer Placenta praevia reicht die Plazenta untypischerweise bis in den Gebärmutterhals (Cervix uteri). Durch Dehnung der Cervix uteri während der Geburt können sich massive Blutungen aus der Placenta praevia entwickeln.

Allgemeinanästhesie

Liegt bei einer Sectio caesarea eine Dringlichkeitsstufe I (Tab. 67.4) vor, wird zumeist eine Intubationsnarkose durchgeführt. Eine Spinalanästhesie ist hierbei zwar möglich, aber u.U. können Punktionsprobleme oder langsamere Ausbreitung den Sectiobeginn verzögern. Bei einem notfallmäßigen Kaiserschnitt (»Notsectio«) in Intubationsnarkose ist der anästhesiologische Ablauf im Prinzip wie bei einem geplanten Kaiserschnitt in Intubationsnarkose (s. o.). Jedoch ist hierbei ein noch schnelleres und zielgerichteteres Arbeiten nötig. Wenige Minuten können für Mutter und/oder Kind entscheidend sein!

Spinalanästhesie

Ein notfallmäßiger Kaiserschnitt (eine Notsectio) sollte in Intubationsnarkose durchgeführt werden. Eine Periduralanästhesie hingegen verbietet sich, da die praktische Durchführung sowie die Anschlagszeit des Medikaments zu lange dau-

ern. (Insbesondere in angelsächsischen Ländern wird aber bei einer Notsectio auch häufig eine Spinalanästhesie durchgeführt. Auch in der Schweiz wird hierfür sehr häufig [75%] eine Spinalanästhesie durchgeführt [Zwetsch-Rast et al. 2002]). Eine Notsectio in Spinalanästhesie verläuft im Prinzip wie ein geplanter Kaiserschnitt in Spinalanästhesie (s. o.). Hierbei ist jedoch ein sehr schnelles und zielgerichtetes Arbeiten nötig. Wenige Minuten können für Mutter und/oder Kind entscheidend sein!

Sonstiges

Stillen nach einer Sectio caesarea bzw. nach einer Narkose

Die im Rahmen einer Sectio caesarea der Mutter verabreichten Anästhetika, vor allem Barbiturat, Inhalationsanästhetikum oder ein nach Abnabelung verabreichtes Opioid treten zwar in einem gewissen Prozentsatz auch in die Muttermilch über, dennoch kann die Entbundene nach einer Sectio in Intubationsnarkose mit üblicher Medikamentendosierung ihr Kind stillen, sobald sie sich physisch und psychisch dazu in der Lage sieht (Deckart u. Funk 1999; Ros 2001). Wesentliche Wirkungen auf das Neugeborene durch die Spuren an Anästhetika, die in der Muttermilch erscheinen, sind nicht zu erwarten.

Wird bei einer stillenden Mutter eine Narkose notwendig, dann muss nicht zwangsläufig eine postoperative Stillpause eingehalten werden. Bei Auswahl geeigneter Medikamente zur Anästhesie kann kurz nach der Operation wieder gestillt werden. In Tabelle 67.5 ist aufgeführt, wie die wichtigsten anästhesierelevanten Medikamente in einer aktuellen Publikation in Bezug auf postoperatives Stillen beurteilt werden (Schneider u. Reinhold 2000).

> Bei stillenden Müttern sollte auf eine Prämedikation mit einem Benzodiazepin verzichtet werden. Die präoperative Nüchternheitsphase sollte möglichst kurz sein, um ungünstige Auswirkungen auf die Milchproduktion zu verhindern.

Falls postoperativ eine Stillpause notwendig wird, kann präoperativ Milch abgepumpt und postoperativ während der Stillpause dem Kind verabreicht werden. Durch ein postoperatives einmaliges Abpumpen der Milch kann kein schnellerer Abfall der Medikamentenkonzentration in der Muttermilch erzielt werden, da im Allgemeinen ein rascher Konzentrationsausgleich zwischen Muttermilch und Plasma stattfindet. Zur postoperativen Analgesie sollte zuerst z.B. Paracetamol (oder Ibuprofen) versucht werden. Bei unzureichender Wirkung kann ein Opioid bedarfsadaptiert titriert werden. Falls möglich, sollte für die Operation ein Lokal- oder Regionalanästhesieverfahren vorgezogen werden.

Tab. 67.5 Anästhesie in der Stillzeit (nach Schneider u. Reinhold 2000).

keine Stillpause empfohlen	empfohlene Stillpause [h]	Substanz nicht empfohlen (Stillpause empfohlen)	keine Daten vorhanden
▪ Thiopenthal	▪ Propofol (12–24)	▪ Diazepam	▪ Ketamin
▪ Methohexital	▪ Etomidat (4)	▪ Dikaliumclorazepat	▪ Sufentanil
▪ Succinylcholin	▪ Midazolam (4)	▪ Oxazepam	▪ Remifentanil (aber wahrscheinlich
▪ nicht depolarisierende Relaxanzien	▪ Morphin (2)	▪ Flunitrazepam	besonders geeignet)
▪ Alfentanil		▪ Acetylsalicylsäure	▪ Piritramid (nach Angabe der
▪ Fentanyl		▪ Naproxen	»Roten Liste« keine Stillpause
▪ Pethidin (keine wiederholten Gaben)		▪ Metamizol	nach einmaliger Gabe empfohlen)
▪ Tramadol		▪ Indometacin	▪ Prilocain
▪ volatile Inhalationsanästhetika		▪ Haloperidol	▪ Ropivacain
▪ Paracetamol			
▪ Ibuprofen			
▪ Atropin			
▪ Glycopyrrolat			
▪ Neostigmin			
▪ Pyridostigmin			
▪ Metoclopramid			
▪ Domperidon			
▪ Lidocain			
▪ Bupivacain			
▪ (Diclofenac) (vermutlich keine Stillpause notwendig)			

Organisatorische Probleme

Da in der Geburtshilfe häufiger Notfälle auftreten (z. B. eine Notsectio) muss sichergestellt sein, dass im Bedarfsfall ein Anästhesist innerhalb von 10 Minuten zur Verfügung steht (Vereinbarung 1996; Kienbaum 2001). Bezüglich der Durchführung von Periduralanästhesien kann zwischen Geburtshelfer und Anästhesieabteilung die Vereinbarung getroffen werden, dass die Geburtshelfer die Periduralanästhesie durchführen (Vereinbarung 1996). Voraussetzung sind eine ausreichende Übung in diesem Verfahren und eingehende Kenntnisse und Erfahrungen in der Erkennung und Behandlung von Zwischenfällen (Vereinbarung 1996). Der Geburtshelfer trägt hierbei die volle ärztliche und rechtliche Verantwortung (Vereinbarung 1996). Es kann aber auch eine Arbeitsteilung dahingehend vereinbart werden, dass der Anästhesist den PDA-Katheter legt, eine erste Volldosis des Anästhetikums appliziert und die Geburtshelfer anschließend die Periduralanästhesie weiterführen (Vereinbarung 1996). Voraussetzung ist u. a., dass der Anästhesist solange anwesend bleibt, bis die volle Wirkung der Anästhesie erreicht ist, mindestens aber 30 Minuten nach der ersten vollen Anästhesiedosis (Vereinbarung 1996). Übernimmt der Geburtshelfer Zuständigkeit und Fortführung des Anästhesieverfahrens, muss er ausreichende Kenntnisse und Erfahrungen in der Behandlung von Zwischenfällen besitzen (Vereinbarung 1996).

Anwesenheit des Kindsvaters im OP

Obwohl in den letzten Jahren die Anwesenheit des Kindsvaters im OP zunehmend gestattet wird, sind einige Autoren der Meinung, dass dieses Vorgehen aufgrund der Berufsordnung sowie aus rechtlichen und medizinischen Gesichtspunkten abgelehnt werden sollte (Paravicini u. Walter 1996). Als Begründung für die Anwesenheit von Vätern bei einer Sectio caesarea wird das gemeinsame Geburtserlebnis und der günstige Einfluss auf die frühzeitige Eltern-Kind-Beziehung genannt. Falls für die Anwesenheit des Vaters bzw. einer Bezugsperson eine ärztliche Begründung besteht und die Patientin zustimmt, dann darf der Arzt diese Person als Zuschauer zulassen, er ist dazu aber nicht verpflichtet (Gemeinsame Empfehlung 1999). Falls ärztlicherseits die Anwesenheit des Vaters/der Bezugsperson befürwortet wird, dann sollte nach offizieller Empfehlung die Zustimmung der werdenden Mutter eingeholt und der Vater bzw. die Bezugsperson über das Verhalten im Operationssaal und die damit verbundenen Risiken aufgeklärt werden. Diese Aufklärung sollte sich der Arzt schriftlich bestätigen lassen (Gemeinsame Empfehlung 1999). Hierfür wurde eine Textformulierung für einen entsprechenden Einwilligungs-/Aufklärungsbogen vorgeschlagen (Gemeinsame Empfehlung 1999).

Reanimation einer Hochschwangeren

Muss eine hochschwangere Patienten kardiopulmonal reanimiert werden, sind die Erfolgsaussichten drastisch verschlechtert. Durch den auf die V. cava drückenden graviden Uterus ist der venöse Blutrückstrom zum Herzen stark reduziert, sodass kaum ein ausreichendes Herzminutenvolumen aufgebaut werden kann. Bleibt die Reanimation länger als 4 Minuten erfolglos, dann ist eine Notsectio unter Reanimationsbedingungen indiziert. Nur dadurch haben die Mutter und das ungeborene Kind noch eine Überlebenschance.

67.3 Literatur

Abboud TK, Curtis J, Earl S, Henriksen EH, Hughes SC, Levinson G, Shnider SM. Efficacy of clear antacid prophylaxis in obstetrics. Acta Anaesthesiol Scand 1984; 28: 301–4.

Arbeitsgemeinschaft Schwangerschaftshochdruck/Gestose. Bericht der Arbeitsgemeinschaft anlässlich der Tagung am 12.12.1992. Bluthochdruck in der Schwangerschaft. Der Frauenarzt 1993; 34: 845–8.

Archer GW, Marx GF. Arterial oxygen tension during apnea in parturient women. Br J Anaesth 1974; 46: 358–60.

Baldwin GR, Moorthi DS, Whelton JA, MacDonnell KF. New lung functions and pregnancy. Am J Obstet Gynecol 1977; 127: 235–9.

Baraka AS, Hanna MT, Jabbour SI, Nawfal MF, Sibai AAN, Yazbeck VG, Khoury NI, Karam KS. Preoxygenation of pregnant and nonpregnant women in the head-up versus supine position. Anesth Analg 1992; 75: 757–9.

Barton JR, Sibai BM. Care of the pregnancy complicated by HELLP syndrome. Gastroenterol Clin North Am 1992; 21: 937–50.

Beinder E, Frobenius W. Die Präeklampsie: Eine Endothelerkrankung? Dtsch Ärztebl 2000; 97A: 2703–6.

Benigni A, Gregorini G, Frusca T, Chiabrando C, Ballerini S, Valcamonico A, Orisio S, Piccinelli A, Pinciroli V, Fanelli R, Gastaldi A, Remuzzi G. Effect of low-dose aspirin on fetal and maternal generation of thromboxane by platelets in women at risk for pregnancy-induced hypertension. N Engl J Med 1989; 321: 357–62.

Berg C, Atrash HK, Koonin LM, Tucker M. Pregnancy-related mortality in the United-States, 1987–1990. Obstet Gynecol 1996; 88: 161–7.

Bevan DR, Holdcroft A, Loh L, MacGregor WG, O'Sullivan JC, Sykes MK. Closing Volume and Pregnancy. Br Med J 1974; 1: 13–5.

Bremerich DH, Kaufmann M, Dudziak R. Geburtshilfliche Anästhesie. Dtsch Ärztebl 2001; 98A: 834–8.

Brock-Utne JG, Dow TGB, Dimopoulos GE, Welman S, Downing JW, Moshal MG. Gastric and lower oesophageal spincter (LOS) pressures in early pregnancy. Br J Anaesth 1981; 53: 381–4.

Bromage PR. Spread of analgesic solutions in the epidural space and their site of action: A statistical study. Br J Anaesth 1962; 34: 161-78.

Butterworth JF, Walker FO, Lysak SZ. Pregnancy increases median nerve susceptibility to lidocaine. Anesthesiology 1990; 72: 962–5.

Capeless EL, Clapp JF. Cardiovascular changes in early phase of pregnancy. Am J Obstet Gynecol 1989; 161: 1449–53.

Capeless EL, Clapp JF. When do cardiovascular parameters return to their preconception values? Am J Obstet Gynecol 1991; 165: 883–6.

Carp H, Jayaram A, Stoll M. Ultrasound examination of the stomach contents of parturients. Anesth Analg 1992; 74: 683–7.

Chestnut DH, Owen CL, Bates JN, Ostman LG, Choi WW, Geiger MW. Continuous infusion epidural analgesia during labor: A randomized, double-blind comparison of 0.0625% Bupivacaine/0.0002% Fentanyl versus 0.125% Bupivacaine. Anesthesiology 1988; 68: 754–9.

Contreras G, Gutiérrez M, Beroíza T, Fantín A, Oddó H, Villarroel L, Cruz E, Lisboa C. Ventilatory drive and respiratory muscle function in pregnancy. Am Rev Respir Dis 1991; 144: 837–41.

Crosby ET. Obstetrical anaesthesia for patients with the syndrome of haemolysis, elevated liver enzymes and low platelets. Can J Anaeth 1991; 38: 227–33.

Crowhurst JA, Plaat F. Why mothers die – report on confidential enquiries into maternal deaths in the United Kingdom 1994–1996. Editorial. Anaesthesia 1999; 54: 207–9.

Datta S, Hurley RJ, Naulty JS, Stern P, Lambert DH, Concepcion M, Tulchinsky D, Weiss JB, Ostheimer GW. Plasma and cerebrospinal fluid progesterone concentrations in pregnant and nonpregnant women. Anaesth Analg 1986; 65: 950–4.

Datta S, Migliozzi RP, Flanagan HL, Krieger NR. Chronically administered progesterone decreases halothane requirements in rabbits. Aesth Analg 1989; 68: 46–50.

Davies JM, Weeks S, Crone LA, Pavlin E. Difficult intubation in the parturient. Can J Anaesth 1989; 36: 668–74.

Deckart M, Funk W. Stillen nach dem Kaiserschnitt. Anaesthesist 1999; 48: 337.

Duncan PG, Pope WDB, Cohen MM, Greer N. Fetal risk of anesthesia and surgery during pregnancy. Anesthesiology 1986; 64: 790–4.

Ebner H, Barcohana J, Bartoshuk AK. Influence of postspinal hypotension on the fetal electrocardiogram. Am J Obstet Gynecol 1960; 80: 569–72.

Eliasson AH, Phillips YY, Stajduhar KC, Carome MA, Cowsar JD. Oxygen consumption and ventilation during normal labor. Chest 1992; 102: 467–71.

Ellington C, Katz VL, Watson WJ, Spielman FJ. The effect of lateral tilt on maternal and fetal hemodynamic variables. Obstet Gynecol 1991; 77: 201–3.

Engels K. Anästhesierelevante physiologische Veränderungen in der Schwangerschaft. Anästhesiol Intensivmed Notfallmed Schmerzther 2001; 36: 39–42.

Evans RT, Wroe JM. Plasma cholinesterase changes during pregnancy. Their interpretation as a cause of suxamethonium-induced apnoea. Anaesthesia 1980; 35: 651–4.

Fagraeus L, Urban BJ, Bromage PR. Spread of epidural analgesia in early pregnancy. Anesthesiolgy 1983; 58: 184–7.

Fiedler G. Schmerzlinderung bei der vaginalen Geburt – ein Überblick. Anästhesiol Intensivmed Notfallmed Schmerzther 2001; 36: 49–53.

Fisher RS, Roberts GS, Grabowski CJ, Cohen S. Altered lower esophageal sphincter function during early pregnancy. Gastroenterology 1978; 74: 1233–7.

Flanagan HL, Datta S, Lambert DH, Gissen AJ, Covino GB. Effect of pregnancy on bupivacaine-induced conduction blockade in the isolated rabbit vagus nerve. Anesth Analg 1987; 66;123–6.

Gemeinsame Empfehlung der Deutschen Gesellschaft für Anästhesiologie und Intensivmedizin und des Berufsverbandes Deutscher Anästhesisten sowie der Deutschen Gesellschaft für Gynäkologie und Geburtshilfe und des Berufsverbandes der Frauenärzte. Anwesenheit der Väter bei Sectio caesarea. Anästhesiol Intensivmed 1999; 40: 153–4.

Gintzler AR. Endorphin-mediated increases in pain threshold during pregnancy. Science 1980; 210: 193–5.

Goecke TW, Bender HG, Lorenz C, Zucker TP, Tarnow J, Beck L, Ulsenheimer K. Periduralanalgesie unter der Geburt. Anaesthesist 2001; 50: 517–21.

Gogarten W, Van Aken H. Rückenmarknaher Einsatz von Opioiden in der Geburtshilfe: Pro. Anästhesiol Intensivmed Notfallmed Schmerzther 1997; 32: 253–55.

Gogarten W, Van Aken H. Anästhesie während der Schwangerschaft (CME 9/01). Anästhesiol Intensivmed 2001; 42: 963–72.

Hägerdal M, Morgan CW, Sumner AE, Gutsche BB. Minute ventilation and oxygen consumption during labor with epidural analgesia. Anesthesiolgy 1983; 59: 425–7.

Hauth JC, Goldenberg RL, Parker CR, Philips JB, Copper RL, DuBard MB, Cutter GR. Low-dose aspirin therapy to prevent preeclampsia. Am J Obstet Gynecol 1993; 168: 1083–93.

Hawkins JL, Koonin LM, Palmer SK, Gibbs CP. Anesthesia-related deaths during obstetric delivery in the United-States; 1979–1990. Anesthesiology 1997; 86: 277–84.

Hempel V. Spinalanästhesie zur Sectio caesarea. Anästhesiol Intensivmed Notfallmed Schmerzther 2001; 36: 57–60.

Hon EH, Reid BL, Hehre FW. The electronic evaluation of fetal heart rate. II Changes with maternal hypotension. Am J Obstet Gynecol 1960; 79: 209–15.

Jouppila P, Jouppila R, Hollmen A, Koivula A. Lumbar epidural analgesia to improve intervillous blood flow during labor in severe preeclampsia. Obstet Gynecol 1982; 59: 158–61.

Justus B, Siegert G, Tiebel O. Veränderungen im Gerinnungs- und Fibrinolyse-system während des Verlaufs der normalen Schwangerschaft. Zentralbl Gynäkol 1992; 114: 165–70.

Kambam JR, Handte RE, Brown WU, Smith BE. Effect of normal and preeclamptic pregnancies on the oxyhemoglobin dissociation curve. Anesthesiology 1986; 65: 426–7.

Kambam JR, Mouton S, Entman S, Sastry BVR, Smith BE. Effect of pre-eclampsia on plasma cholinesterase activity. Can J Anaesth 1987; 34: 509–11.

Kienbaum P. Anästhesiologischer Dienst in der Geburtshilfe. Anaesthesist 2001; 50: 795.

Klein AM, Dick W. Kindliche Komplikationen der geburtshilflichen Anästhe-sie. Anästh Intensivmed 1992; 4: 87–96.

Knill-Jones RP, Rodrigues LV, Moir DD, Spence AA. Anaesthetic practice and pregnancy. Controlled survey of woman anaesthetists in the United Kingdom. Lancet 1972; I: 1326–8.

Kuster M, Naji P, Gabi K, Kreienbühl G. Die intraoperative, direkte und konti-nuierliche pH-Messung im Magen nach Vorbehandlung mit Ranitidin oder Natriumcitrat. Anaesthesist 1989; 38: 59–64.

Levinson G, Shnider SM, deLorimier AA, Steffenson JL. Effects of maternal hyperventilation on uterine blood flow and fetal oxygenation and acid-base status. Anesthesiology 1974; 40: 340–7.

Lyons G. Failed intubation. Six years' experience in a teaching maternity unit. Anaesthesia 1985; 40: 759–62.

Mazze RI, Källen B. Reproductive outcome after anesthesia and operation during pregnancy. A review study of 5405 cases. Am J Obstet Gynecol 1989; 161: 1178–85.

Meuser T, Eichler F, Grond S, Winkler B, Lehmann KA. Anästhesieverfahren zur Sectio caesarea in Deutschland. Anaesthesist 1998; 47: 557–64.

Miller FC, Petrie RH, Arce JJ, Paul RH, Hon EH. Hyperventilation during labor. Am J Obstet Gynecol 1974; 120: 489–95.

Morgan M. Anaesthetic contribution to maternal mortality. Br J Anaesth 1987; 59: 842–55.

Morishima HO, Daniel SS, Adamsons K, James LS. Effects of positive pressure ventilation of the mother upon the acid-base state of the fetus. Am J Obstet Gynecol 1965; 93: 269–73.

Navarro EM. Desfluran-Allgemeinanästhesie zur Sectio caesarea: Vergleich mit Isofluran und Epiduralanästhesie. Anästhesiol Intensivmed Notfallmed Schmerzther 2000; 35: 232–6.

Norris MC. Hypotension during spinal anesthesia for caesarean section: Does it affect neonatal outcome? Regional Anesth 1987; 12: 191–4.

Olofsson Ch, Ekblom A, Ekman-Ordeberg G, Irestedt L. Obstetric outcome following epidural analgesia with bupivacaine-adrenaline 0.25% or bupiva-caine 0.125% with sufentanil - a prospective randomized controlled study in 1000 parturients. Acta Anaesthesiol Scand 1998; 42: 284–92.

Palahniuk RJ, Shnider SM, Eger EI. Pregnancy decreases the requirement for inhaled anesthetic agents. Anesthesiology 1974; 41: 82–3.

Paravicini D, Walter F. Sollen Väter bei der Sectio caesarea im Operationssaal anwesend sein? Anästhesiol Intensivmed 1996; 37: 424–8.

Pritchard JA. Changes in the blood volume during pregnancy and delivery. Anesthesiology 1965; 26: 393–9.

Ralston DH, Shnider SM, deLorimier AA. Effects of equipotent ephedrine, metaraminol, mephentermine, and methoxamine on uterine blood flow in the pregnant ewe. Anesthesiology 1974; 40: 354–70.

Rathgeber J, Rath W, Wieding JU. Anästhesiologische und intensivmedizini-sche Aspekte der schweren Präeklampsie mit HELLP-Syndrom. Anästh Intensivther Notfallmed 1990; 25: 206–11.

Reubinoff BE, Schenker IG. HELLP syndrome – a syndrome of hemolysis, elevated liver enzymes and low platelet count-complicating preeclampsia-eclampsia. Int J Gynecol Obstet 1991; 36: 95–102.

Rocke DA, Murray WB, Rout CC, Gouws E. Relative risk analysis of factors associated with difficult intubation in obstetric anesthesia. Anesthesiology 1992; 77: 67–73.

Ros A. Stillen nach Narkosen. Anaesthesist 2001; 50: 796.

Rout CC, Rocke DA, Gouws E. Intravenous ranitidine reduces the risk of acid aspiration of gastric contents at emergency caesarean section. Anesth Analg 1993; 76: 156–61.

Russell IF, Chambers WA. Closing volume in normal pregnancy. Br J Anaesth 1981; 53: 1043–7.

Schneck H, Wagner R, Scheller M, v. Hundelshausen B, Kochs E. Anästhesie zum Kaiserschnitt in der BRD 1997. Eine Bestandsaufnahme anhand der Ergebnisse einer bundesweiten Umfrage. Anästhesiol Intensivmed Notfall-med Schmerzther 1998; 33: 489–96.

Schneck H, v. Hundelshausen B, Wagner R, Scheller M, Kochs E. Prophylaxe des geburtshilflichen Säureaspirationssyndroms in der Bundesrepublik Deutschland 1997. Anästhesiol Intensivmed Notfallmed Schmerzther 1999a; 34: 204–13.

Schneck H, Scheller M, Wagner R, von Hundelshausen B, Kochs E. Anesthesia for cesarean section and acid aspiration prophylaxis: a german survey. Anesth Analg 1999b; 88: 63–6.

Schneider P, Reinhold P. Anästhesie in der Stillzeit. Anästhesiol Intensivmed Notfallmed Schmerzther 2000; 35: 356–74.

Sharma ShK, Sidawi JE, Ramin SM, Lucas MJ, Leveno KJ, Cunningham FG. Cesarean Delivery. A randomized trial of epidural versus patient-controlled meperidine analgesia during labor. Anesthesiology 1997; 87: 487–94.

Shnider SM, Wright RG, Levinson G, Roizen MF, Wallis KL, Rolbin SH, Craft JB. Uterine blood flow and plasma norepinephrine changes during maternal stress in the pregnant ewe. Anesthesiology 1979; 50: 524–7.

Sibai BM, Ramadan MK, Usta I , Salama M, Mercer BM, Friedman SA. Maternal morbidity and mortality in 442 pregnancies with hemolysis, elevated liver enzymes, and low platelets (HELLP syndrome). Am J Obstet Gynecol 1993; 169: 1000–6.

Sibai BM. The HELLP syndrome (hemolysis, elevated liver enzymes, and low platelets): Much ado about nothing. Am J Obstet Gynecol 1990; 162: 311–6.

Stamer U. Wulf H, Hoeft A, Biermann E. Geburtshilfliche Epiduralanalgesie: Aufklärung und Dokumentation. Anästh Intensivmed 2000; 41: 104–12.

Striebel HW, Schwagmeier R. Physiologie und Pathophysiologie der Schwan-gerschaft aus anästhesiologsicher Sicht. Anästh Intensivmed 1994; 35: 261–8.

Strout CD, Nahrwold ML. Halothane requirement during pregnancy and lactation in rats. Anesthesiology 1981; 55: 322–3.

Thomas H, Asskali F, Vettermann J. Zusatz von Fentanyl zur Bupivacain-Periduralanalgesie bei Sectio Caesarea. Anaesthesist 1996, 45: 635–42.

Thorburn J, Moir DD. Antacid therapy for emergency caesarean section. Anaesthesia 1987; 42: 352–5.

Tordoff SG, Sweeney BP. Acid aspiration prophylaxis in 288 obstetric anaes-thetic departments in the United Kingdom. Anaesthesia 1990; 45: 776–80.

Ueland K. Maternal cardiovascular dynamics. VII. Intrapartum blood volume changes. Am J Obstet Gynecol 1976; 126: 671–7.

van Dam PA, Renier M, Baekelandt M, Buytaert P, Uyttenbroeck F. Disseminated intravascular coagulation and the syndrome of hemolysis, elevated liver enzymes, and low platelets in severe preeclampsia. Obstet Gynecol 1989; 73: 97–102.

Vandermeulen EP, Van Aken H, Vertommen JD. Labor pain relief using bupivacaine and sufentanil: patient controlled epidural analgesia versus intermittent injections. Eur J Obstet Gynecol Reprod Biol 1995; 59 (Suppl.): S47–54.

Vanner RG, Goodman NW. Gastro-oesophageal reflux in pregnancy at term and after delivery. Anaesthesia 1989; 44: 808–11.

Anästhesie – Spezieller Teil

Vereinbarung über die Zusammenarbeit in der operativen Gynäkologie und in der Geburtshilfe der Deutschen Gesellschaft für Anästhesiolgie und Intensivmedizin und des Berufsverbandes Deutscher Anästhesisten mit der Deutschen Gesellschaft für Gynäkologie und Geburtshilfe und dem Berufsverband der Frauenärzte. Anästhesiol Intensivmed 1996; 37: 414–8.

Vertommen JD, Vandermeulen E, Van Aken H, Vaes L, Soetens M, Van Steenberge A, Mourisse P, Willaert J, Noorduin H, Devlieger H, Van Assche AF. The effects of the addition of sufentanil to 0.125% bupivacaine on the quality of analgesia during labor and the incidence of instrumental deliveries. Anesthesiology 1991; 74: 809–14.

Vettermann J, Thomas H, Lischke V, Asskali F. Wiederholter Zusatz von Fentanyl zur peripartalen Bupivacain-Periduralanalgesie. Anaesthesist 1996; 45: 428–36.

Wacker J, Müller J, Grischke EM, Unkels R, Bastert G. Antihypertensive Therapie bei schwangerschaftsinduzierter Hypertonie (SIH) mit Urapidil. Zentralbl Gynäkol 1994; 116: 271–3.

Weinstein L. Syndrome of hemolysis, elevated liver enzymes, and low platelet count: A severe consequence of hypertension in pregnancy. Am J Obstet Gynecol 1982; 142: 159–67.

Wulf H, Stamer U. Aktuelle Praxis der Anästhesie zur Sectio caesarea an den deutschen Universitätsklinika. Anaesthesist 1998; 47: 59–63.

Yau G, Kan AF, Gin T, Oh TE. A comparison of omeprazole and ranitidine for prophylaxis against aspiration pneumonitis in emergency caesarean section. Anaesthesia 1992; 47: 101–4.

Zähringer J, Greif J, Klepzig M, Ludwig B, Strauer B. Peripartale Hochdruckkrise und Multi-Organ-Versagen bei einer 24jährigen Patientin. Der Internist 1985; 26: 177–80.

Zander R. Risikosituationen bei Schwangeren – Maßnahmen zur Früherkennung und Beherrschung. Stellungnahme zum Beitrag von K. Strasser. Anästhesiol Intensivmed 1997; 38: 275–6.

Zwetsch-Rast G, Schneider MC, Siegemund M. Analgesie und Anästhesie zur Geburtshilfe in der Schweiz 1999. Anaesthesist 2002; 51: 103–9.

68

Anästhesie in der Gynäkologie

Anästhesie – Spezieller Teil

68.1 Allgemeine Bemerkungen

In der Gynäkologie werden großteils erwachsene Frauen jüngeren und mittleren Alters operiert, die meist keine wesentlichen Nebenerkrankungen aufweisen. Es sind in diesen Fällen normalerweise keine anästhesiologischen Besonderheiten zu erwarten.

Gynäkologische Operationen werden nur selten in **rückenmarknaher Regionalanästhesie** durchgeführt. Dies ist dadurch bedingt, dass bei jüngeren Patienten z. B. Spinalanästhesien oft generell zurückhaltend durchgeführt werden (Kap. 16.2.4, S. 355), die Anlage einer Periduralanästhesie für die Durchführung z. B. einer nur wenige Minuten dauernden Ausschabung überproportional aufwendig ist und dass eine rückenmarknahe Regionalanästhesie die Mobilisation nach diesen zunehmend ambulant durchgeführten Operationen unnötig verzögert würde. Bei großen gynäkologischen Tumoroperationen (z. B. Wertheim-Meigs-Operation; s. u.) ist jedoch zur postoperativen Schmerztherapie die präoperative Anlage eines Periduralkatheters oft empfehlenswert.

Die meisten gynäkologischen Operationen werden in **Steinschnittlagerung** (Kap. 66.2.2, S. 913; Abb. 66.2) durchgeführt.

Intraoperativ wird häufig eine Gewebsprobe zur **Schnellschnittdiagnostik** in die Pathologie geschickt, um Aussagen über die Dignität des Tumors zu haben und um entscheiden zu können, wie ausgedehnt (radikal) der Eingriff werden soll. Während auf das Ergebnis des Schnellschnitts gewartet wird, wird die Operation meist unterbrochen. Wegen mangelndem Operationsreiz ist für diese Phase eine relativ flache Narkoseführung sinnvoll.

68.2 Gynäkologische Operationen

68.2.1 Kürettage

Eine zumeist nur ca. 10 Minuten dauernde Kürettage (Abrasio) wird normalerweise in Maskennarkose (Kap. 7.1.1, S. 183) – zunehmend häufiger auch unter Einsatz einer Larynxmaske (Kap. 7.1.3, S. 210) – durchgeführt. Häufige Indikationen für eine Abrasio sind Postmenopausenblutung, Abortus incompletus, Schwangerschaftsabbruch (Abruptio) und Verdacht auf eine inkomplette postpartale Plazentalösung. Die vor der Kürettage normalerweise notwendige Dilatation der Cervix uteri mittels sog. Hegarstiften stellt einen erheblichen operativen Reiz dar. Daher ist insbesondere in der ersten Phase dieses Eingriffes auf eine ausreichende Narkosetiefe zu achten. Bei zu flacher Narkose können leicht Bewegungen der Patientin, Husten, vegetative Reflexe wie Laryngospasmus (Kap. 33.2, S. 636) oder Singultus (Kap. 34, S. 640) ausgelöst werden. Husten oder Singultus müssen vermieden werden, um – aufgrund der dadurch bedingten

Erschütterungen des Operationsgebietes – nicht eine versehentliche Uterusperforation bei der Ausschabung (Kürettage) zu riskieren.

Zumeist wird die Maskennarkose in IVA unter Verwendung von Sauerstoff/Lachgas, Alfentanil bzw. Fentanyl (z. B. 1 mg bzw. 0,1 mg) und Propofol (initial 1,5–2 mg/kg KG; danach repetitive Einzelboli à ca. 20 mg bzw. Erhaltungsdosis à ca. 6 mg/kg KG/h) durchgeführt. Kürettagen werden zunehmend häufiger ambulant vorgenommen (Kap. 81, S. 1157).

Bei einer Kürettage nach einem Spätabort oder einer Kürettage unmittelbar nach der Entbindung müssen großlumige perip…venöse Zugänge gelegt werden, da es u. U. zu erheblichen Blutungen kommen kann. Diese Patientinnen gelten stets als nicht nüchtern und müssen intubiert werden (Kap. 67.1.2, S. 931). Bei einer Abruptio kann bis zur ca. 11. Schwangerschaftswoche (zum Teil wird auch die ca. 19. SSW angegeben) anästhesiologisch wie bei einer Kürettage vorgegangen werden. Ab ca. der 12. Schwangerschaftswoche (zum Teil wird auch die ca. 20. SSW angegeben) gilt eine Schwangere als nicht mehr nüchtern (Kap. 67.1.2, S. 931). Es sind daher eine Intubationsnarkose und Ileuseinleitung durchzuführen. Bei einer Abruptio wird normalerweise eine Saugkürettage vorgenommen.

68.2.2 Hysteroskopie/Myomexstirpation

Eingriff und Komplikationen

In den letzten Jahren wird zunehmend häufiger eine Hysteroskopie durchgeführt. Hierbei wird von vaginal aus die Gebärmutter endoskopisch untersucht. Bei einer reinen Hysteroskopie wird anästhesiologisch meist wie bei einer Kürettage vorgegangen (s. o.).

Häufig werden jedoch im Zusammenhang mit einer Hysteroskopie auch eine Myomexstirpation und eine Kürettage durchgeführt. Hierbei wird – ähnlich wie z. B. bei der transurethralen Resektion der Prostata – mit der Elektroschlinge Gewebe ausgeschält (Kap. 66.2.3, S. 915). Hierzu wird (ebenfalls wie z. B. bei der TUR-Prostata) mit einer elektrolytfreien und hypotonen Spüllösung das Operationsfeld frei gespült. Es kann daher über eröffnete venöse Gefäße zur Einschwemmung größerer Mengen von Spülflüssigkeit und zur Ausbildung eines dem TUR-Syndrom entsprechenden Problems kommen (Kap. 66.2.3, S. 915). Es wird vom TCRE-Syndrom (**t**rans**c**ervical **r**esection of the **e**ndometrium; »female TUR-Syndrome«) gesprochen. Überwachung sowie Therapie der Patientinnen entsprechen dem Vorgehen, wie es beim TUR-Syndrom beschrieben ist (Kap. 66.2.3, S. 915). Zwischen dem eingeschwemmten Volumen an Spülflüssigkeit und dem Abfall der Natriumplasmakonzentration (bzw. der evtl. gemessenen endexspiratorischen Äthanolplasmakonzentration bei Verwendung einer äthanolhaltigen Spüllösung) konnte eine positive Korrelation aufgezeigt werden (Abb. 68.1). Bei Einschwemmung eines definierten Volumens fällt die Natriumplasmakonzentration beim TCRE-Syndrom (und steigt die endexspiratorische Äthanolkonzentration) stärker als beim TUR-Syndrom (Abb. 66.3).

Narkoseführung

Zur Durchführung einer (ca. 30–60 Minuten dauernden) Myomexstirpation wird meist eine Allgemeinanästhesie unter Verwendung einer Larynxmaske oder eine Intubationsnarkose durchgeführt.

Es hat sich eine IVA unter Verwendung von (intermittierender oder) kontinuierlicher Propofol-Gabe, intermittierender Opioid-Gabe (Fentanyl- bzw. Sufentanil-Boli à 0,1 mg bzw. 15 µg) und Lachgas gut bewährt. Alternativ wird häufig auch eine Sevofluran- oder Desfluran-Narkose durchgeführt.

68.2.3 Laparoskopische Operationen

Eingriff und Komplikationen

Inzwischen werden viele gynäkologische Operationen vor allem im Bereich der Eierstöcke oder Eileiter laparoskopisch durchgeführt. Um die Bauchspiegelung (Laparoskopie) besser durchführen zu können, wird nach Einführen eines Trokars **Kohlendioxid** in die Bauchhöhle insuffliert, es wird ein sog. Pneumoperitoneum angelegt. Da ein Teil des insufflierten CO_2 resorbiert wird und außerdem die notwendige extreme Kopftieflage die Beatmung behindert, droht ein Anstieg des CO_2-Partialdrucks im Blut. Zur genauen Ventilationskontrolle ist daher eine endexspiratorische CO_2-Messung erforderlich. Für diese Operationen sind endotracheale Intubation, maschinelle Beatmung und gute Relaxierung notwendig. Laparoskopisch durchgeführte Eingriffe können mit vielen hämodynamischen und respiratorischen Beeinträchtigungen vergesellschaftet sein.

Da es sich bei den laparoskopischen Eingriffen in der Gynäkologie zumeist um Operationen im Bereich des kleinen Beckens handelt, wird die Patientin in eine extreme **Kopftieflage** gebracht. Dadurch können die Därme aus dem Operationsgebiet heraus nach kranial verlagert werden. Die Besonderheiten dieser Steinschnittlagerung mit gleichzeitiger stärkerer Kopftieflagerung werden im Kap. 66.2.2, S. 913 beschrieben.

Narkoseführung

Die anästhesiologischen Besonderheiten bei laparoskopischen Eingriffen sind ausführlich im Kap. 74, S. 1057 beschrie-

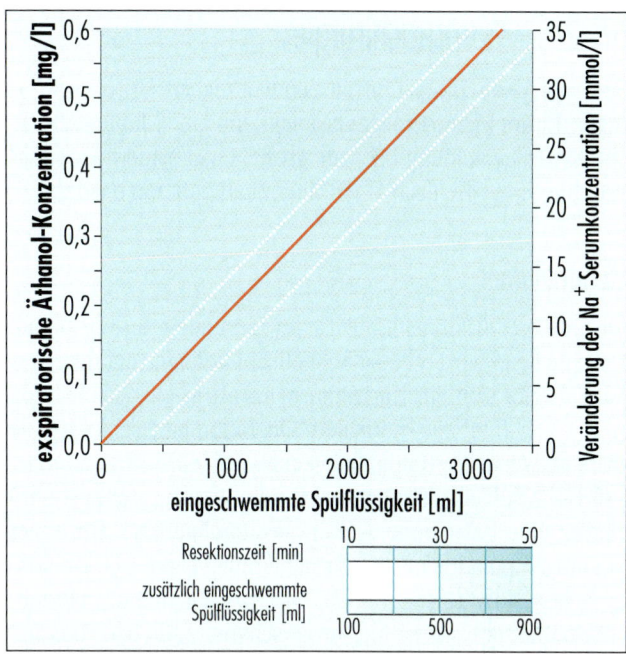

Abb. 68.1 TCRE-Syndrom (transcervical resection of endometrium): Korrelation zwischen eingeschwemmtem Volumen an Spülflüssigkeit und endexspiratorisch gemessener Äthanolkonzentration und Natriumplasmakonzentration (nach Hahn 1996).

ben. Für laparoskopische Eingriffe in der Gynäkologie wird oft eine TIVA unter Verwendung von Propofol, Sufentanil und Mivacurium durchgeführt. Inzwischen wird zum Teil auch Remifentanil und Propofol verwendet. Die Akzeptanz der Patientinnen gegenüber dieser Narkoseform ist bei laparoskopischen Eingriffen sehr hoch (Juckenhöfel et al. 1999).

68.2.4 Uterusexstirpation (Hysterektomie)

Eine Uterusexstirpation kann von vaginal (bei kleinerem, gut beweglichem Uterus) oder auch (nach Durchführung einer Laparotomie) von abdominal durchgeführt werden. Häufig wird gleichzeitig eine Adnexektomie (Entfernung von Eileiter und Eierstöcken) durchgeführt. Bei der vaginalen Hysterektomie wird oft zusätzlich noch eine vordere oder hintere Scheidenplastik durchgeführt. Seit einigen Jahren wird bei vaginalen Hysterektomien oft eine gleichzeitige laparoskopische Überwachung vorgenommen. Es sind hierbei die für eine Laparoskopie typischen Besonderheiten zu beachten (Kap. 74, S. 1057). Den Patientinnen sollte eine Magensonde gelegt werden, wie dies bei laparoskopischen Eingriffen allgemein zu empfehlen ist. Zumeist wird eine balancierte Anästhesie durchgeführt. Nur bei entsprechenden Begleiterkrankungen ist ein erweitertes Monitoring notwendig.

68.2.5 Mammachirurgie

Bei operativen Eingriffen an der weiblichen Brust kann es sich z. B. um kleine Probeexzisionen, um eine Mammaablatio mit Axillaausräumung oder um große, lange dauernde rekonstruktive Eingriffe nach einer Mammaamputation handeln.

Mammatumor

Ein tastbarer Mammatumor ist im Gesunden zu exzidieren. Anschließend wird oft eine Schnellschnittdiagnostik durchgeführt. Ergibt sich ein Karzinom, wird oft in gleicher Sitzung eine weiter führende, radikalere Operation angeschlossen. Je nach notwendiger Radikalität kann evtl. eine Mastektomie, ggf. mit Axillaausräumung, notwendig werden. Zumeist wird hierfür eine balancierte Anästhesie durchgeführt. Bei einer Mammaamputation mit Axillaausräumung kann u. U. ein relativ hoher Blutverlust auftreten. Die Abschätzung des tatsächlichen Blutverlustes ist hier meist schwierig, da bei Mammaoperationen das Wundblut fast ausschließlich mit Tupfern aufgesaugt wird. Es sollten zwei periphervenöse Zugänge platziert werden. Aufgrund der großen und evtl. mehrere Stunden freiliegenden Wundflächen ist ein entsprechender Wärme- und Flüssigkeitsverlust zu berücksichtigen. Es sind entsprechende wärmekonservierende Maßnahmen zu ergreifen. Nach einer Axillaausräumung können u. U. operativ bedingte Nervenschädigungen auftreten.

Mammareduktionsplastik

Bei voraussichtlich blutreicheren kosmetischen Operationen (wie einer ausgedehnten Mammareduktionsplastik) sollten möglichst zwei Eigenblutkonserven bereitgestellt sein. Sinnvoll kann auch der intraoperative Einsatz eines Cell Savers (der maschinellen Autotransfusion; Kap. 24.2.8, S. 532) sein. Bei brustvergrößernden oder brustverkleinernden Operationen ist auf eine seitengleiche Lagerung der Arme zu achten, damit der Operateur intraoperativ die Symmetrie beider Mammae beurteilen kann. Ein symmetrisches Operationsergebnis sollte nicht an einer unsymmetrischen Lagerung scheitern. Zumeist handelt es sich um relativ junge und gesunde Frauen. Es ist normalerweise kein erweitertes Monitoring notwendig. Zumeist wird eine balancierte Anästhesie durchgeführt.

Werden lange dauernde wiederherstellende mammachirurgische Eingriffe (wie ein homo- oder kontralateraler Musculus-latissimus-dorsi-Lappen, ein thorakoepigastrischer Haut-Fett-Lappen oder z. B. ein querer Unterbauchlappen unter Verwendung von Anteilen des M. rectus abdominalis) durchgeführt, dann ist es besonders wichtig, die bestmögliche Mikrozirkulation und Sauerstoffversorgung in gestielten Lappen sicherzustellen. Neben einem guten arteriellen Zufluss und einem suffizienten venösen Abfluss sind ein ausreichender Perfusionsdruck in gestielten Lappen wichtig. Von operativer Seite wird normalerweise ein arterieller Mitteldruck von 80–100 mm Hg gewünscht. Gegebenenfalls kann die Gabe von Dobutamin oder Dopamin notwendig werden. Dopamin sollte möglichst nur in niedrigen Dosierungen eingesetzt werden, um eine Vasokonstriktion zu vermeiden. Postoperativ sollte noch für einige Tage Sauerstoff (z. B. über eine Nasensonde) verabreicht werden, um eine optimale Oxygenierung im Transplantat zu erzielen. Postoperatives Shivering und kältebedingte Vasokonstriktion sind bei diesen Patienten durch präventive Maßnahmen bzw. durch eine entsprechende Therapie zu verhindern.

68.2.6 Wertheim-Meigs-Operation und Operation nach Telinde

Eingriff und Komplikationen

Die Operationstechnik nach **Wertheim-Meigs** wird bei einem noch nicht weit fortgeschrittenen Zervixkarzinom, Endometriumkarzinom oder einem Parametrienbefall durchgeführt. Operationstechnisch wird normalerweise mittels Längsschnitt das Abdomen eröffnet und iliakal und paraaortal eine Lymphknotenausräumung durchgeführt. Anhand des Schnellschnittergebnisses wird entschieden, ob die Operation wegen zu weit fortgeschrittenem Stadium abgebrochen oder ob sie weitergeführt wird. Bei Fortführung der Operation wird eine radikale Lymphonodektomie, eine Hysterektomie, Resektion der Parametrien und des oberen Scheidendrittels durchgeführt.

Im Rahmen der radikalen Lymphonodektomie werden die iliakalen Gefäße skelettiert. Hierdurch kann es zu starkem Blutverlust kommen. Es sollten routinemäßig ca. 6–8 Blutkonserven ausgekreuzt werden. Bei schwierigen Operationsverhältnissen kann es zu Verletzungen von Darm, Harnleiter oder Blase kommen.

Die Operation nach **Telinde** ist ähnlich wie die Operation nach Wertheim-Meigs (s. o.), jedoch weniger radikal. Bei schlechterer Prognose wird diese Operationstechnik der Wertheim-Meigs-Operation vorgezogen.

Narkoseführung

An zusätzlichen Überwachungsmaßnahmen sollten zentraler Venenkatheter, evtl. blutig-arterielle Druckmessung, Magensonde, Temperatursonde sowie mindestens zwei großlumige periphervenöse Zugänge gelegt werden. Zur Optimierung der postoperativen Schmerztherapie empfiehlt sich oft die präoperative Anlage eines Periduralkatheters. Dieser sollte jedoch aufgrund der stärkeren, intraoperativen Blutungen erst nach Stillstand der Blutung, d. h. gegen Ende der Operation mit

Lokalanästhetikum bestückt werden, um im Falle einer akuten Blutung nicht die körpereigene kompensatorische Vasokonstriktion durch eine medikamentöse Sympathikolyse zu blockieren.

Neben einer adäquaten Volumensubstitution (Kap. 24, S. 509) sind auch wärmekonservierende Maßnahmen (Kap. 37.4, S. 651) wichtig. Als Narkoseform wird zumeist eine balancierte Anästhesie durchgeführt.

68.2.7 TVT-Operation

Eingriff und Komplikationen

1997 wurde zur Behandlung der Stressinkontinenz bei Frauen eine Urethraschlingenplastik (TVT = »tension-free vaginal tape«) eingeführt. Über eine vaginale Stichinzision werden zwei (kaliberstarke) TVT-Nadeln rechts und links der Urethra direkt hinter der Symphyse bis durch die Bauchdecke vorgestochen. Es wird also eine Schlinge um die Urethra angelegt und spannungsfrei platziert. Um die richtige Bandspannung des TVT überprüfen und ggf. korrigieren zu können, muss die Patientin auf Aufforderung kräftig husten. Es wird dabei überprüft, ob noch eine Stressinkontinenz beim Husten besteht.

Narkoseführung

Als Anästhesieverfahren bietet sich eine Spinalanästhesie oder – nach entsprechender Lokalanästhesie durch den Operateur, die allerdings trotz hoher Dosierung von ca. 70 ml Xylonest meist inkomplett bleibt – eine gute Analgosedierung mit Propofol plus Fentanyl oder eine Monotherapie mit Remifentanil (0,05–0,25 µg/kg KG/min) an. Bei den beiden letzteren Verfahren ist ggf. eine wiederholte Aufforderung zum tiefen Durchatmen oder zum Teil eine assistierte Beatmung notwendig.

68.3 Literatur

Juckenhöfel S, Feisel C, Schmitt HJ., Biedler A. TIVA mit Propofol/Remifentanil oder balancierter Anästhesie mit Sevofluran/Fentanyl bei laparoskopischen Operationen. Anaesthesist 1999; 48: 807–12.

Hahn RG. Ethanol monitoring of irrigating fluid absorption. Review. Eur J Anaesthesiol 1996; 13: 102–15.

Anästhesie – Spezieller Teil

Anästhesie in der Neurochirurgie

Anästhesie – Spezieller Teil

69.1 Physiologie des Gehirns

In der Neurochirurgie werden zumeist Operationen im Bereich der Wirbelsäule (vor allem Bandscheibenoperationen) sowie Operationen am Gehirn durchgeführt. Insbesondere bei Operationen am Gehirn sind eine Reihe anästhesiologischer Besonderheiten zu beachten.

Voraussetzung für eine sichere Narkoseführung bei einer schädeleröffnenden Operation (= Kraniotomie) ist, dass die folgenden Parameter beachtet werden:

- der intrakranielle Druck (ICP)
- der zerebrale Perfusionsdruck (CPP)
- der zerebrale Blutfluss (CBF)
- der Sauerstoffbedarf des Gehirns (CMRO$_2$)

Es muss z. B. bekannt sein, durch welche Faktoren diese Parameter günstig bzw. nachteilig beeinflusst werden können.

69.1.1 Intrakranieller Druck (ICP)

Das innerhalb der Schädelkalotte befindliche intrakranielle Gesamtvolumen setzt sich zusammen aus:

- Gehirnsubstanz (80–85%)
- Liquorvolumen (5–15%)
- intrazerebralem Blutvolumen (3–10%)

Das Volumen der Gehirnsubstanz kann bei einem intrazerebralen Tumor oder einem Hirnödem zunehmen. Das Liquorvolumen steigt bei einem Hydrocephalus occlusus oder malresorptivus an. Das intrakranielle Blutvolumen nimmt im Falle einer intrakraniellen Blutung oder einer zerebralen Vasodilatation zu. Auch Husten, Pressen, Kopftieflagerung oder die Anwendung eines hohen PEEP-Niveaus können über eine Behinderung des venösen Abflusses aus dem Gehirn ebenfalls zu einer Steigerung des intrakraniellen Blutvolumens führen.

Munro-Kellie-Doktrin: Die Volumenzunahme einer der drei intrakraniellen Volumenkomponenten kann in gewissen Grenzen durch eine entsprechende Volumenreduktion einer anderen Komponente kompensiert werden (sog. Munro-Kellie-Doktrin). Beispielsweise wird die Volumenzunahme des Gehirns aufgrund eines langsam wachsenden Hirntumors initial dadurch kompensiert, dass Liquor cerebrospinalis aus dem Schädel in den spinalen Subarachnoidalraum verdrängt wird. Zusätzlich wird die Liquorresorption gesteigert. Trotz einer Zunahme des Gehirnvolumens kann dadurch über einen gewissen Bereich das intrakranielle Gesamtvolumen und damit der intrakranielle Druck relativ konstant gehalten werden. Sind die Kompensationsmöglichkeiten erschöpft und nimmt das intrakranielle Gesamtvolumen zu, führt dies aufgrund der unnachgiebigen Schädelkalotte bald zu einer Steigerung des intrakraniellen Drucks (**i**ntracranial **p**ressure; ICP).

> Unter dem intrakraniellen Druck wird der supratentorielle Liquordruck (in den Seitenventrikeln und im Subarachnoidalraum über der Großhirnkonvexität) verstanden. Der im Liquorraum herrschende Druck überträgt sich auf das umgebende Gehirngewebe.

Die Messmethoden zur Bestimmung des ICP sind ausführlich im Kap. 22.2, S. 470 beschrieben.

Druck-Volumen-Compliance-Kurve: Wie sich der intrakranielle Druck (ICP) bei einer Volumenzunahme einer der intrakraniellen Komponenten (Gehirn-, Liquor-, Blutvolumen) verhält, wird anhand der sog. Druck-Volumen-Compliance-Kurve beschrieben (Abb. 69.1). Der normale ICP beträgt bei Erwachsenen 10–15 mm Hg, bei Kindern maximal 10 mm Hg. Bei einer Zunahme des intrakraniellen Gehirn-, Liquor- oder Blutvolumens ist bald ein Punkt auf der Druck-Volumen-Compliance-Kurve erreicht, ab dem die Kompensationsmechanismen erschöpft sind und nun selbst eine leichte weitere Zunahme des intrakraniellen Gesamtvolumens zu einem exponenziellen Anstieg des ICP führt. Ist dieser Punkt auf der Druck-Volumen-Compliance-Kurve erreicht, können bereits bestimmte Anästhetika (z. B. Inhalationsanästhetika; Kap. 5.1.3, S. 93) oder Narkosetechniken (z. B. Beatmung mit hohem PEEP) den intrakraniellen Druck abrupt steigern (s. u.).

Es ist nicht möglich, für einen bestimmten Patienten sicher denjenigen ICP zu ermitteln, bei dem es zu einem grenzwertigen Abfall der zerebralen Durchblutung kommt. Aus diesem Grund wird häufig empfohlen, bereits eine konstante Erhöhung des intrakraniellen Drucks über 20–25 mm Hg zu therapieren.

69.1.2 Zerebraler Perfusionsdruck (CPP)

Der Druck, mit dem das Gehirn durchblutet wird, wird als zerebraler Perfusionsdruck bezeichnet (**c**erebral **p**erfusion **p**ressure; CPP). Der zerebrale Perfusionsdruck entspricht der Differenz zwischen demjenigen Druck, mit dem das Blut nach kranial gepumpt wird, also dem mittleren arteriellen Druck (**m**ean **a**rterial **p**ressure; MAP) minus dem Druck, der sich diesem entgegensetzt, also dem intrakraniellen Druck (**i**ntracranial **p**ressure; ICP). Es gilt die folgende Beziehung:

$$CPP = MAP - ICP$$

Bestimmung des CPP: Um den zerebralen Perfusionsdruck sicher ermitteln zu können, muss eine blutig-arterielle Druckmessung und eine ICP-Messung durchgeführt werden. Zur korrekten Bestimmung des CPP ist es wichtig, den Druckaufnehmer der blutig-arteriellen Druckmessung auf Höhe des äußeren Gehörgangs zu platzieren.

Normalerweise beträgt der CPP ca. 70 mm Hg und stellt die Differenz aus einem physiologischen MAP von ca. 80–85 mm Hg und einem normalen ICP von ca. 10–15 mm Hg dar. Ein CPP von 70 mm Hg kann allerdings auch z. B. durch einen MAP von 140 mm Hg und einen ICP von 70 mm Hg bedingt sein. In diesem Falle repräsentiert ein »normaler« CPP-Wert von 70 mm Hg allerdings keine physiologischen Verhältnisse.

CPP-Grenzwerte: Der angestrebte MAP beträgt 80–100, evtl. sind noch Werte von 70–110 mm Hg akzeptabel. Bei intakter zerebraler Autoregulation scheint ein minimaler CPP von 50 mm Hg noch ausreichend zu sein. Der CPP sollte jedoch möglichst ≥ 60 mm Hg betragen. Bei Patienten mit einem Schädel-Hirn-Trauma sollte der CPP möglichst nicht unter 70 mm Hg abfallen (Andrews 1995; Empfehlungen 1998).

Kompensationsmechanismus: Ein bedrohlicher Abfall des CPP ist bei einer Steigerung des ICP oder einer Erniedrigung des MAP möglich. Einen Abfall des CPP versucht der Körper dadurch zu kompensieren, dass die zerebralen Gefäße weitgestellt werden. Dadurch nimmt das zerebrale Blutvolumen und somit auch der ICP zu.

Ist der zerebrale Perfusionsdruck aufgrund eines erhöhten intrakraniellen Drucks deutlich vermindert, reagiert der Körper normalerweise mit einem kompensatorischen Blutdruckanstieg (sog. Cushing-Reflex). Der Körper versucht so, den zerebralen Perfusionsdruck wiederherzustellen und den zerebralen Blutfluss konstant zu halten. Bei Patienten mit einem schweren Schädel-Hirn-Trauma ist daher manchmal ein massiver Blutdruckanstieg zu beobachten.

69.1.3 Zerebraler Blutfluss (CBF)

Entscheidend für die Substratversorgung eines Organs ist weniger der entsprechende Perfusionsdruck als der Blutfluss. Für den zerebralen Blutfluss (**c**erebral **b**lood **f**low; CBF) gilt die nachfolgend dargestellte Beziehung. Da allerdings der zerebrale Gefäßwiderstand (**c**erebral **v**ascular **r**esistance; CVR) nicht bekannt ist, kann der CBF nicht direkt errechnet werden.

$$CBF = \frac{CPP}{CVR} = \frac{MAP - ICP}{CVR}$$

Der zerebrale Blutfluss beträgt normalerweise 50 ml/100 g Hirngewebe pro Minute. Damit kann der Stoffwechsel des Gehirns aufrechterhalten werden. Der zerebrale Stoffwechsel setzt sich zusammen aus dem Strukturstoffwechsel (für zelluläre Integrität) und dem Funktionsstoffwechsel (für neuronale Aktivität).

Funktionsverlust: Wenn der CBF-Wert knapp unter ca. 23 ml/100 g/min abfällt, dann kommt es zum Funktionsverlust

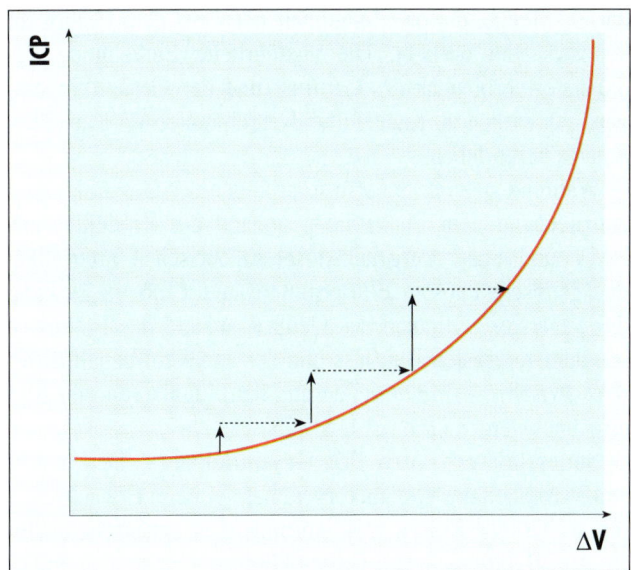

Abb. 69.1 Druck-Volumen-Compliance-Kurve; ICP = intrakranieller Druck.

des Gehirns, der am Auftreten eines isoelektrischen EEGs erkennbar ist. Evozierte Hirnstammpotenziale (Kap. 22.4, S. 473) sind jedoch noch nachweisbar, denn evozierte Potenziale sind bei zerebraler Ischämie, Steigerung des ICP oder Medikamenteneinwirkungen deutlich stabiler als die EEG-Aktivitäten. Bei einem zerebralen Blutfluss von ca. 23–18 ml/100 g/min fallen zwar die Gehirnfunktionen aus, das Gehirn ist jedoch noch nicht strukturell geschädigt. Bei einer Steigerung der Durchblutung kommt es wieder zur zerebralen Funktionsaufnahme. Es wird von »Penlucida« (nahezu Licht) gesprochen.

Strukturelle Schädigung: Bei einem CBF von unter ca. 18 ml/100 g/min wird der minimale Blutfluss zur Sicherstellung des Strukturstoffwechsels unterschritten. Der Strukturstoffwechsel bleibt nur noch kurzfristig erhalten, es wird von einer »Penumbra« (nahezu Schatten) gesprochen. Bald kommt es zu einer strukturellen Schädigung des Gehirns. Im Grenzgebiet zwischen einem Infarktareal und dem umgebenden Gehirnbereich können solche grenzwertigen zerebralen Blutflüsse vorliegen. Bei einem Abfall des CBF auf ca. 12–15 ml/100 g/min können auch keine Hirnstammpotenziale mehr ausgelöst werden.

69.1.4 Sauerstoffverbrauch des Gehirns (CMRO$_2$)

Der zerebrale Sauerstoffverbrauch (**c**erebral **m**etabolic **r**ate of **o**xygen; CMRO$_2$) lässt sich mathematisch ermitteln. Er entspricht der Differenz aus der Sauerstoffmenge, die im arteriellen Blut pro Zeiteinheit zum Gehirn transportiert wird minus

Anästhesie – Spezieller Teil

der O$_2$-Menge, die pro Zeiteinheit noch aus dem Gehirn im venösen Blut abfließt. Die ausführliche Berechnung des Sauerstoffverbrauchs des Gehirns (und des Gesamtkörpers) wird ausführlich im Kapitel über Neuromonitoring (Kap. 22.7, S. 478) beschrieben.

Während sich der Sauerstoffverbrauch des Gesamtkörpers entsprechend dem Fick-Prinzip anhand des Produktes aus HMV und Sauerstoffgehaltsdifferenz zwischen arteriellem und gemischtvenösem Blut ermitteln lässt (Tab. 19.2), kann der Sauerstoffverbrauch des Gehirns anhand des Produktes aus dem zerebralen Blutfluss und der Sauerstoffgehaltsdifferenz zwischen dem arteriellen und dem jugularvenösen Blut errechnet werden (Tab. 22.1, S. 478).

Sauerstoffverbrauch des Gesamtkörpers: Der Sauerstoffverbrauch des Gesamtkörpers beträgt beim Erwachsenen mit ca. 70 kg KG ca. 250 ml/min, dies entspricht einem Sauerstoffverbrauch des Gesamtkörpers von ca. 3,5 ml/kg KG/min (bzw. 0,35 ml/100 g/min).

Zerebraler Sauerstoffverbrauch: Der zerebrale Sauerstoffverbrauch (CMRO$_2$) beträgt ca. 35 ml/kg Hirnmasse/min = 3,5 ml/100 g / min. Der Sauerstoffverbrauch des Gehirns beträgt pro Gewichtseinheit also ca. 10-mal so viel wie der Sauerstoffverbrauch des Gesamtkörpers (0,35 vs. 3,5 ml/100 g/min).

> Die Gehirnmasse macht mit ca. 1,5 kg lediglich ungefähr 2% des Körpergewichts aus. Dennoch erhält das Gehirn ca. 15% des HMV und verbraucht ca. 15–20% des gesamten Sauerstoffbedarfs des Körpers.

69.2 Beeinflussung des ICP

Bei Patienten mit einem erhöhten ICP ist perioperativ eine weitere Steigerung des ICP unbedingt zu vermeiden. Nachfolgend werden Möglichkeiten zur Senkung eines erhöhten ICP besprochen, außerdem werden Faktoren dargestellt, die den ICP (möglicherweise) erhöhen.

69.2.1 Möglichkeiten zur Senkung eines erhöhten ICP

Steigt der ICP längerfristig auf über 20–25 mm Hg an, dann sollten ICP-senkende Maßnahmen eingeleitet werden (Europäische Richtlinien 1997).

> Der ICP kann nur dadurch erniedrigt werden, dass das Volumen mindestens eines der drei intrakraniellen Kompartimente (Liquor-, Gehirn- oder Blutvolumen) verringert wird.

Reduktion des intrakraniellen Liquorvolumens

Eine Reduktion des Liquorvolumens ist dadurch möglich, dass eine Liquordrainage in einen Seitenventrikel (normalerweise auf der nicht dominanten Hirnhälfte) eingelegt wird. Über einen Ventrikelkatheter kann Liquor abgelassen sowie der Liquordruck (und damit der ICP) gemessen werden. Durch Ablassen von Liquor kann der ICP meist nur beschränkt und vorübergehend erniedrigt werden. Meist kommt es schnell zur Erschöpfung dieser Therapiemöglichkeit. Das Ventrikelsystem wird dann durch den weiter ansteigenden ICP ausgequetscht, und die Ventrikelwände legen sich aneinander. Dann ist auch keine sinnvolle Liquordruckmessung mehr möglich. Die Messung des ICP über einen Ventrikelkatheter wird im Kap. 22.2.1, S. 470 beschrieben.

(Eine lumbale Liquordrainage ist bei Patienten mit erhöhtem intrakraniellem Druck prinzipiell nicht zu befürworten, da es hierbei zu einer Kompression von Kleinhirnanteilen in das Foramen occipitale magnum mit Einklemmungssymptomatik [Kap. 70.1.2, S. 993] kommen kann).

Reduktion des Gehirnvolumens

Operative Reduktion des Gehirnvolumens

Eine operative Verminderung des Hirnvolumens ist dadurch möglich, dass z. B. ein intrakranieller Tumor oder Metastasen operativ entfernt werden.

Bei einem Hirnödem kann durch die Entfernung eines Teils der Schädelkalotte (eines »Knochendeckels«) Raum für die Ausdehnung eines Hirnödems geschaffen werden. Später wird der Knochendeckel wieder eingesetzt (Kap. 70.1.4, S. 998). Die Effektivität dieses Verfahrens wird jedoch zum Teil unterschiedlich beurteilt.

Medikamentöse Reduktion des Gehirnvolumens

Kortikosteroide

Ein erhöhter intrakranieller Druck lässt sich durch eine Kortikosteroidgabe dann wirksam senken, falls er durch ein peritumoröses Hirnödem – z. B. im Rahmen eines intrakraniellen Primärtumors oder einer Metastase – bedingt ist. Die am häufigsten angewandten Kortikosteroide sind Dexamethason (Fortecortin) und Methylprednisolon (Urbason). Möglicherweise beruht ihre Wirkung auf einer Stabilisierung der Kapillarmembranen und/oder einer Verminderung der Liquorproduktion. Liegen Symptome eines erhöhten ICP wie Kopfschmerzen, Übelkeit und Erbrechen vor, verbessert sich der neurologische Status häufig 12–36 Stunden nach dem Beginn einer Kortikosteroidtherapie. Vor einer Kraniotomie werden oft über ca. 3–4 Tage 4 × 4 mg Dexamethason verabreicht. 12 Stunden präoperativ werden meist weitere 20–40 mg und am OP-Tag 4 × 8 mg verabreicht. Für die ersten 3–4 postoperativen Tage werden häufig 6 × 8 mg pro Tag verordnet, anschließend wird die Dexamethason-Gabe ausgeschlichen.

Bei einer solch kurz dauernden Kortikosteroidtherapie droht keine erhöhte Inzidenz an Pneumonien oder gastrointestinalen Blutungen.

Osmodiuretika

Osmodiuretika sind hyperosmolare Lösungen. An Osmotherapeutika stehen im Prinzip Mannitol, Harnstoff, Sorbit und Glycerol zur Verfügung. Mannitol wird wegen seiner längeren Wirkungsdauer und geringeren Nebenwirkungsrate bevorzugt.

Wirkungsweise: Osmotherapeutika bewirken nach intravenöser Gabe einen vorübergehenden Anstieg der Serumosmolarität. Aufgrund der medikamentös erhöhten Serumosmolarität bildet sich ein osmotischer Gradient zwischen Blut und Hirnarealen mit intakter Blut-Hirn-Schranke aus. Da Osmotherapeutika die intakte Blut-Hirn-Schranke nicht überwinden können, wird aufgrund ihrer osmotischen Wirkung Wasser aus dem Gehirn entzogen. Dadurch beginnt der ICP meist nach ca. 15–30 Minuten abzufallen. Aufgrund des osmotischen Gradienten wird aber auch anderen Geweben Wasser entzogen. Hierdurch kommt es initial zu einer deutlichen Zunahme des intravasalen Volumens. Bei Patienten mit einer eingeschränkten kardialen Reserve kann durch diese Hypervolämie eine kardiale Dekompensation drohen. Es ist daher eine sorgfältige Überwachung notwendig. Aufgrund einer sofort wirksamen Plasmaexpansion mit Verminderung der Blutviskosität und Steigerung des arteriellen Blutdrucks verbessern sich die zerebrale Perfusion und das zerebrale Sauerstoffangebot. Die verbesserte zerebrale Perfusion führt nachfolgend zu einer zerebralen Vasokonstriktion mit Abfall des ICP.

Diurese: Nach Gabe eines Osmodiuretikums setzt bald eine deutliche, osmotisch bedingte Diuresesteigerung ein. In der ersten Stunde nach Gabe eines Osmodiuretikums kann daher die Urinausscheidung 1–2 Liter betragen. Die im Rahmen einer Osmotherapie über die Nieren ausgeschiedene Flüssigkeit muss wenigstens zum Teil wieder mit kristalloiden und kolloidalen Lösungen ersetzt werden, sonst droht eine Hypovolämie mit Hypotension, was einen nicht mehr ausreichenden zerebralen Perfusionsdrucks zur Folge haben kann. Auch ein Elektrolytverlust über den Urin (vor allem von Kalium) macht eine sorgfältige Überwachung und ggf. Bilanzierung notwendig.

Rebound-Phänomen: Eine intakte Blut-Hirn-Schranke ist Voraussetzung dafür, dass Osmodiuretika ihre volle osmotische Wirkung am Gehirn entfalten können. In den Hirnarealen, in denen die Blut-Hirn-Schranke gestört ist, können Osmodiuretika ins Gehirn übertreten. Hierdurch erhöht sich die Osmolarität auch im Hirngewebe. Da die Steigerung der Osmolarität im Hirngewebe jedoch genauso stark ist wie im Plasma, bleibt das Hirnödem primär unverändert. Zu beachten ist jedoch, dass die Halbwertszeit des Osmodiuretikums im Plasma kürzer ist als im Hirngewebe, d. h. die Konzentration des Osmodiuretikums fällt im Plasma schneller ab als im Gehirn. Sinkt die Plasmaosmolarität unter die des Hirngewebes, wird das Hirngewebe also hyperosmolar im Vergleich zum Plasma, dann kann sich das Hirnödem verstärken, d. h. der ICP kann nach Gabe eines Osmodiuretikums wieder ansteigen. Es wird von einem sog. Rebound-Phänomen gesprochen. Dieses Rebound-Phänomen ist ca. 2–3 Stunden nach einer Bolusgabe zu erwarten. Es tritt bei kontinuierlicher Gabe eher auf als bei diskontinuierlicher Bolusgabe. Als weitere Erklärungsmöglichkeit für solche Rebound-Phänomene wird die starke Osmodiurese und die dadurch bedingte Dehydratation angeschuldigt, die zu einem Abfall des arteriellen Drucks sowie zu einem Wiederanstieg der Blutviskosität mit Verminderung der zerebralen Perfusion führt. Nimmt die Viskosität des Blutes wieder zu und der CPP wieder ab, dann ist zur Aufrechterhaltung einer konstanten Hirndurchblutung eine zerebrale Vasodilatation notwendig. Ein Osmodiuretikum sollte – wegen der Gefahr eines Rebound-Phänomens mit ICP-Anstieg – möglichst nur unter ICP-Kontrolle gegeben werden.

> Ein Osmodiuretikum sollte nur zur Therapie akuter Hirndrucksteigerungen verabreicht werden. Die längerfristige oder routinemäßige Gabe eines Osmodiuretikums scheint nicht sinnvoll zu sein. Vermutlich adaptiert sich das Gehirn an eine lange dauernde Erhöhung der Plasmaosmolarität, sodass die Wirkung hyperosmolarer Lösungen bei längerfristiger Gabe verloren geht.

Mannitol (20 %): Mannitol (Osmofundin) ist das zumeist verwendete Osmodiuretikum. Es ist ein sechswertiger Zuckeralkohol. Mannitol liegt als 15- oder 20%ige Lösung vor. Zur Therapie eines Hirnödems wird meist die 20%ige Lösung verwendet. Mannitol wird nicht verstoffwechselt, verbleibt daher relativ lange im Körper und wirkt länger als die anderen Osmodiuretika. Außerdem vermindert Mannitol die Liquorproduktion und führt nur selten zu einem Rebound-Anstieg des intrakraniellen Drucks.

Mannitol sollte aufgrund seiner hohen Osmolarität über einen zentralen Venenkatheter verabreicht werden. Bei Gabe über eine dünne periphere Vene droht eine Thrombophlebitis. Mannitol wird intravenös in Einzeldosierungen von 0,25–0,5–0,75 (–1,0–1,5) g/kg KG empfohlen. 0,25–0,5 g/kg KG entsprechen beim ca. 70 kg schweren Erwachsenen ca. 90–180 ml Mannitol 20%. Niedrige Dosen werden vor allem bei eventueller repetitiver Gabe in der Intensivmedizin, hohe Dosen werden vor allem in der Notfallmedizin sowie intraoperativ empfohlen. Tagesdosen von mehr als 3–4 × 250 ml sind nicht empfehlenswert. Mannitol sollte in Form einer Kurzinfusion über 15–30 Minuten verabreicht werden. Bei einer längerfristigen Infusion wird weder ein relevanter osmotischer Gradient aufgebaut, noch kommt es zu einer relevanten Plasmaexpansion. Nach intravenöser Gabe kommt es aufgrund osmotischer Wirkungen innerhalb von 15–30 Minuten zu einem Abfall des ICP, die maximale Wirkung ist nach 1–2 Stunden zu erwarten, die Wirkungsdauer variiert zwischen 1,5 und 6 Stunden. Der ICP fällt jedoch bereits wenige Minuten nach Mannitol-Gabe ab, also schon bevor osmotische Prozesse einen relevanten Entzug von Wasser aus dem Hirngewebe verursachen können. Diese schnell einsetzende Senkung des ICP beruht wahrscheinlich auf dem überproportionalen intravasalen Volumeneffekt der hypertonen Mannitol-Lösung. Die Blutviskosität nimmt dadurch ab und aufgrund dessen steigen zerebrale Durchblutung und zerebrale Sauerstoffversorgung. Aufgrund der besseren zerebralen Sauerstoffversorgung kommt es zu einer zerebralen Vasokonstriktion mit Abfall des ICP (s. o.). Des Weiteren wird Mannitol eine Drosselung der Liquorproduktion um ca. 25% zugeschrieben. Mannitol soll außerdem toxische Sauerstoffradikale einfangen.

Vermutlich sind bereits Steigerungen der Serumosmolarität um 6–12 mosmol/kg ausreichend. Bei einer Zunahme der Plasmaosmolarität von 5 mosmol/kg soll es zu einer zerebralen Volumenreduktion um ca. 20 ml, bei einer Zunahme der Osmolarität um ca. 20 mosmol/kg zu einer zerebralen Volumenreduktion um ca. 75 ml kommen. Bei einer Dosierung von ca. 0,5–0,75 g/kg KG Mannitol steigt die Plasmaosmolarität um ca. 15 mosmol/l.

Die Plasmaosmolarität sollte unter einer Osmotherapie nicht über ca. 315 mosmol/l ansteigen (Europäische Richtlinien 1997). Zum Teil wird als obere Osmolaritätsgrenze auch ein Wert von 320 mosmol/l angegeben. Bei einem Anstieg über 320 mosmol/l besteht die Gefahr irreversibler Organschädigungen, insbesondere eine Niereninsuffizienz und evtl. eine Schädigung der Blut-Hirn-Schranke. Wird Mannitol intermittierend in der Intensivmedizin verabreicht, so ist die Plasmaosmolarität zu kontrollieren.

Da Mannitol fast vollständig renal ausgeschieden wird und größere Mengen Wasser bindet, kommt es zu einer osmotischen Diurese (mit erhöhtem Na$^+$- und K$^+$-Verlust). Mannitol führt zu Hyponatriämie, Hypokaliämie und zu einem Abfall von pH-Wert und Bikarbonatkonzentration. Diese Parameter sind daher bei intermittierender Gabe in der Intensivmedizin zu überwachen. Außerdem sind die Urinausscheidung über einen Dauerkatheter sowie der zentrale Venendruck zu kontrollieren.

Sorbit: Sorbit kann ebenfalls als Osmodiuretikum verwendet werden. Es stellt einen 6-wertigen Zuckeralkohol dar. Da Sorbit zu Fructose metabolisiert wird, ist es bei Vorliegen einer Fructosetoleranz kontraindiziert.

Detailwissen Fructoseintoleranz

Die Inzidenz der angeborenen Fructoseintoleranz – die sich in Unverträglichkeit von Obst bemerkbar macht – wird mit ca. 1 : 20 000–1 : 50 000 angegeben. Bei Patienten mit einer Fructoseintoleranz kommt es unter Fructosebelastung (aufgrund verminderter Enzymaktivitäten) zur Hemmung der Glukoneogenese, zu Hypoglykämie, Leberfunktionsstörungen, Azidose, Übelkeit, Brechreiz, Bauchschmerzen und Störungen des Bewusstseins).

Als Dosierung werden für Sorbit ca. 0,25–0,5 g/kg KG einer 40%igen Sorbitlösung empfohlen (ca. 45–90 ml beim Erwachsenen über ungefähr 30 Minuten; 3- bis 5-mal pro Tag). Während Mannitol über die Nieren ausgeschieden wird, wird Sorbit metabolisiert. Es stellt deshalb bei einer Niereninsuffizienz möglicherweise eine Alternative zu Mannit dar. In den Europäischen Richtlinien zur Behandlung des erhöhten intrakraniellen Drucks wird jedoch die Gabe von Sorbit nicht empfohlen (Europäische Richtlinien 1997).

Glycerol: Glycerol (Glycin) kann ebenfalls als Osmodiuretikum eingesetzt werden. Es stellt einen 3-wertigen Alkohol dar. Intravenös verabreichtes Glycerol (10%) muss alle 2 Stunden verabreicht werden und kann bei schnellerer intravenöser Gabe zu Hämolyse führen. Die intravenöse Gabe hat daher langsam zu erfolgen (500 ml in 2 Stunden). Die Dosisempfehlung beträgt ca. 0,4 g/kg KG. Glycerol (80%) kann auch oral (1–1,5 g/kg KG) über eine Magensonde verabreicht werden (3–4 × pro Tag). In ca. 30% kommt es 3–4 Stunden nach der Gabe zu einem Rebound-Phänomen. Glycerol vermindert – wie auch Mannit – die Liquorproduktion. Glycerol wird nicht über die Nieren ausgeschieden, sondern metabolisiert. Deshalb kann es bei Niereninsuffizienz eine Alternative zu Mannit darstellen.

Glycerol wird in den Europäischen Richtlinien zur Behandlung des erhöhten ICP nicht empfohlen (Europäische Richtlinien 1997).

Harnstoff: Harnstoff war das erste, bereits Ende der 20er-Jahre eingesetzte Osmodiuretikum (30–50%ige Lösungen). Es wird heute nicht mehr verwendet. Harnstoff ist kürzer wirksam als Mannitol, ist gewebetoxisch und führt häufiger zu Thrombophlebitiden.

Diuretika

Zur Wirkungsverstärkung des Osmodiuretikums kann zusätzlich zum Osmodiuretikum noch Furosemid (Lasix) verabreicht werden (Europäische Richtlinien 1997). Zum Teil wird eine Dosierung von 0,5–1,0 mg/kg KG Furosemid empfohlen (Empfehlungen 1998).

Reduktion des intrakraniellen Blutvolumens

Ausräumung eines intrakraniellen Hämatoms

Bei Vorliegen eines intrakraniellen epi- oder subduralen Hämatoms ist zumeist eine dringende operative Hämatomausräumung indiziert, um so das intrakranielle Blutvolumen zu verringern.

Lagerung

Durch eine sachgerechte Lagerung des Patienten kann das intrakranielle Blutvolumen vermindert werden. Eine Anhebung des Oberkörpers um etwa 15–30° begünstigt den venösen Abfluss aus dem Gehirn. Dadurch nimmt das intrakranielle Blutvolumen und somit auch der intrakranielle Druck ab.

Der Kopf sollte geradeausblickend gelagert werden. Eine stärkere Beugung oder Rotation des Kopfes kann die Jugularvenen komprimieren und den venösen Abfluss aus dem Gehirn behindern. Der Oberkörper sollte nicht mehr als 30° angehoben werden, da es hierdurch – weil der mittlere arterielle Druck im Gehirn sinkt – zu einer Erniedrigung des zerebralen Perfusionsdrucks kommen kann. Eine Oberkörperhochlagerung um bis 30° vermindert CPP oder CBF dagegen nicht, während der ICP signifikant reduziert wird (Feldman et al. 1992).

> Beträgt der CPP weniger als 70 mm Hg, dann sollte auf eine Oberkörperhochlage verzichtet werden.

Verminderung der Hirndurchblutung

Die Hirndurchblutung wird beeinflusst durch:
- arteriellen Kohlendioxidpartialdruck
- arteriellen Sauerstoffpartialdruck
- arteriellen Blutdruck und zerebrale Autoregulation
- zentralen Venendruck
- Anästhetika

Arterieller Kohlendioxidpartialdruck

Die Hirndurchblutung (und damit das intrakranielle Blutvolumen) ist deutlich vom arteriellen pCO_2 abhängig (Abb. 69.2). Ein p_aCO_2-Anstieg mit Erniedrigung des pH-Wertes verursacht eine starke zerebrale Gefäßerweiterung. Ein p_aCO_2-Abfall mit Erhöhung des pH-Wertes führt zur Gefäßengstellung. Für die Änderung des zerebralen Vasotonus ist nicht der CO_2-Partialdruck im arteriellen Blut, sondern der pH-Wert im Liquor cerebrospinalis verantwortlich. Intravasale CO_2-Partialdruckänderungen führen jedoch sehr schnell zu Änderungen des pH-Wertes im Liquor und im extravasalen Gewebe, da CO_2-Moleküle besonders leicht die Blut-Hirn-Schranke in beiden Richtungen überwinden können.

Hyperventilation: Die durch eine respiratorische Alkalose bedingte zerebrale Gefäßkonstriktion führt zu einer Verminderung der Hirndurchblutung. Die dadurch bedingte Reduktion des intrakraniellen Blutvolumens verursacht eine Abnahme des ICP (s. o.). Die Möglichkeit, über eine Hyperventilation

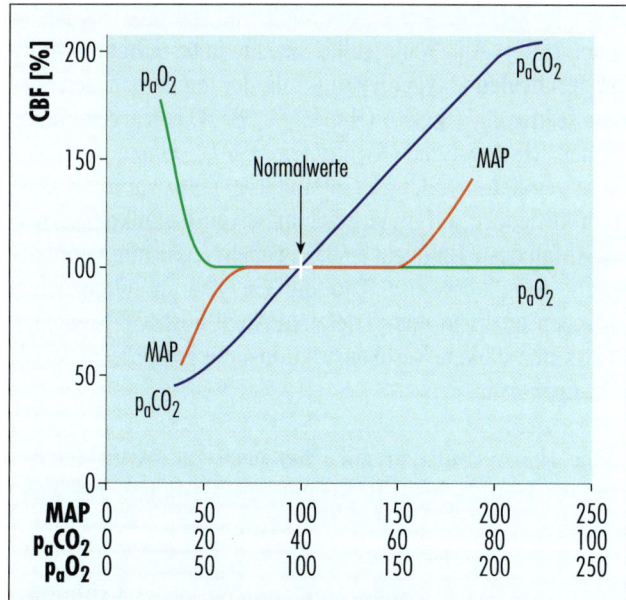

Abb. 69.2 Beeinflussung der Hirndurchblutung (CBF) durch arteriellen Kohlendioxidpartialdruck (p_aCO_2), arteriellen Sauerstoffpartialdruck (p_aO_2) und den mittleren arteriellen Druck (MAP).

(Hypokapnie) die Hirndurchblutung und damit den intrakraniellen Druck zu senken, stellt ein wichtiges Prinzip der Neuroanästhesie dar.

Veränderungen des arteriellen Kohlendioxidpartialdrucks im Bereich von ca. 20–70 mm Hg führen zu gleichsinnigen, linearen Veränderungen der Hirndurchblutung (Abb. 69.2). Als Richtwert gilt, dass die Hirndurchblutung (normalerweise 50 ml/100 g/min) pro Erhöhung des arteriellen Kohlendioxidpartialdrucks um 1 mm Hg über den Normalwert von 40 mm Hg jeweils um 1(–1,5) ml/100 g/min zunimmt. Bei einem Abfall des p_aCO_2 um jeweils 1 mm Hg nimmt die Hirndurchblutung um jeweils ca. 1(–1,5) ml/100 g/min ab. Bei einer Reduktion des arteriellen Kohlendioxidpartialdrucks von beispielsweise 40 auf 20 mm Hg ist der zerebrale Blutfluss von ca. 50 auf ca. 30(–20) ml/100 g/min erniedrigt (Abb. 69.2).

> Die kontrollierte Hyperventilation stellt eine effektive und schnell wirksame Methode dar, um den intrakraniellen Druck zu senken. Dennoch gibt es bisher keine sicheren Belege dafür, dass das neurologische Outcome der Patienten hierdurch signifikant verbessert werden könnte.

Inzwischen wird zumeist keine so starke Hyperventilation mehr empfohlen wie noch vor einigen Jahren. Bei Erwachsenen mit erhöhtem intrakraniellem Druck wird empfohlen, den arteriellen Kohlendioxidpartialdruck auf 30–35 mm Hg (4,0–4,7 kPa) zu senken (Europäische Richtlinien 1997). Es wird hierbei von einer mäßigen Hyperventilation gesprochen. Eine forcierte Hyperventilation (p_aCO_2 28–30 mm Hg; 3,7–4,0 kPa), wird nur noch empfohlen, wenn die anderen

Therapiemöglichkeiten ausgeschöpft sind (Europäische Richtlinien 1997). Außerdem sollte sie nur unter **Überwachung der zerebralen Oxygenierung**, z. B. der jugularvenösen Sauerstoffsättigung (SvjO$_2$) (Kap. 22.7, S. 477) vorgenommen werden (Europäische Richtlinien 1997). Unter forcierter Hyperventilation (p$_a$CO$_2$ 28–30 mm Hg) fällt zwar der ICP ab, es droht jedoch aufgrund einer massiven Gefäßkonstriktion mit Abfall des CBF leicht eine Gewebehypoxie mit Abfall der SvjO$_2$. Möglicherweise sind die Gewebe im Grenzgebiet zwischen intaktem und verletztem Areal noch CO$_2$-reagibel, sodass eine stärkere Vasokonstriktion diese gefährdeten Areale schädigen kann.

> Eine Hyperventilation sollte nur noch kurzfristig durchgeführt werden, bis z. B. Mannit oder Barbiturat gegeben wurde.

Inzwischen konnte gezeigt werden, dass in der **Frühphase nach einem SHT** häufig (25–40%) eine zerebrale Minderperfusion aufgrund eines Vasospasmus vorliegt. Bei einer Hyperventilation in dieser Phase droht eine weitere Verschlechterung der Prognose. Nur bei einem kleineren Anteil der Patienten liegt nach einem SHT aufgrund der gestörten Autoregulation eine zerebrale Hyperämie (»Luxusperfusion«) vor. In diesen Fällen kann eine Hyperventilation sinnvoll sein. Durch Messung der SvjO$_2$ kann differenziert werden, ob nach einem SHT eine Vasokonstriktion mit niedriger SvjO$_2$ oder ob eine Hyperämie mit erhöhter SvjO$_2$ vorliegt und ob eine Hyperventilation gefahrenträchtig oder vorteilhaft ist.

Während vor einigen Jahren z. B. beim SHT-Patienten noch eine prophylaktische Hyperventilation empfohlen wurde, wird inzwischen eine Hyperventilation nur noch dann empfohlen, wenn ein erhöhter ICP akut therapiert werden soll.

Eine langfristige Hyperventilation zur Senkung des intrakraniellen Drucks ist zwecklos, da sich der pH-Wert auch im Liquor cerebrospinalis über Kompensationsmechanismen relativ schnell wieder normalisiert. Auch trotz eines weiterhin niedrigen arteriellen Kohlendioxidpartialdrucks steigt die Hirndurchblutung nun wieder auf Normalwerte an. Im Tierexperiment konnte gezeigt werden, dass sich trotz konstanter Hyperventilation der arterielle pH-Wert nach 20 Stunden und der pH-Wert des Liquor cerebrospinals nach 24 Stunden wieder normalisiert hat (Muizellaar et al. 1988). Auch die vasokonstriktorische Wirkung war damit trotz weitergeführter Hyperventilation nach 24 Stunden wieder verschwunden (Muizellaar et al. 1988). Die **Renormalisierung des pH-Wertes** im Blut ist bei einer längerfristigen Hyperventilation durch renale Kompensationsmechanismen (eine vermehrte Bikarbonatausscheidung) bedingt (Kap. 20.4, S. 448). Die Renormalisierung des pH-Wertes im Liquor ist möglicherweise dadurch bedingt, dass vom Plexus chorioideus weniger Bikarbonat in den Liquor sezerniert wird. Aufgrund der Normalisierung des pH-Wertes im Liquor lässt die Vasokonstrik-

tion wieder nach. Die Pufferkapazität des Liquors ist aufgrund der dort nun erniedrigten Bikarbonatkonzentration allerdings vermindert. Ein eventueller Anstieg des CO$_2$-Partialdrucks kann nun aufgrund unzureichender Pufferkapazität zu einem übermäßigen Abfall des pH-Wertes im Liquor mit einer überproportionalen Vasodilatation und einem übermäßigen ICP-Anstieg führen.

Durch Gabe von **Trometamol** (THAM-Puffer; Kap. 20.5.4, S. 452) kann diese adaptive Vasodilatation (die durch eine Verarmung von Bikarbonat im Liquor bedingt ist) aufgehoben werden. Dies ist dadurch bedingt, dass THAM biologische Membranen gut durchdringen kann und daher zu einer Alkalose im Liquor und im extravasalen Gewebe führt. Dagegen ist Bikarbonatpuffer hierfür nicht geeignet, da es kaum durch biologische Membranen und damit auch kaum über die Blut-Hirn-Schranke diffundieren kann. Häufig wird eine initiale Kurzinfusion von ca. 1 mmol/kg KG und eine anschließende kontinuierliche Infusion von 0,25–0,5 mmol/kg KG/h durchgeführt (Thomas et al. 2000).

Beim Vergleich einer prophylaktischen Hyperventilation über 5 Tage mit einer Normoventilation sowie einer Hyperventilation in Kombination mit THAM-Gabe zeigte sich, dass die prophylaktische Hyperventilation über 5 Tage zu einem schlechteren Outcome führte als Normoventilation oder Hyperventilation plus THAM (Muizelaar et al. 1991). Dennoch wird THAM-Puffer bisher nur im Rahmen klinischer Studien empfohlen (Empfehlungen 1998).

Eine Beeinflussung des zerebralen Gefäßtonus durch Änderungen des p$_a$CO$_2$ ist nur in intakten Hirnbereichen möglich. In **geschädigten Hirnarealen** (z. B. im Randgebiet von intrakraniellen Tumoren) sind die Auswirkungen einer CO$_2$-Partialdruckänderung auf die lokale Hirndurchblutung aufgehoben. Da saure Stoffwechselprodukte des Tumors (vor allem Laktat, das aufgrund einer anaeroben Glykolyse entsteht) in das angrenzende Gewebe diffundieren, kommt es zu einer Azidose. Hierdurch wird eine maximale Gefäßerweiterung mit erhöhter Durchblutung im peritumorösen Bereich verursacht. Die Gefäße in diesem Gebiet sprechen damit gar nicht oder nur sehr geringfügig auf Änderungen des p$_a$CO$_2$-Wertes an, die Vasomotorik ist weitgehend gelähmt. Vergleichbare Verhältnisse liegen in Hirnarealen vor, die durch ein Schädel-Hirn-Trauma verletzt wurden. Im Bereich einer Hirnschädigung liegt normalerweise ebenfalls ein erniedrigter intrazellulärer pH-Wert vor. Ursache ist eine verletzungsbedingte Ischämie mit Hypoxie und anaerober Glykolyse. Aufgrund der entstehenden Laktazidose kommt es im Verletzungsareal zur Vasodilatation und Aufhebung der CO$_2$-Reagibilität.

Eine Hyperventilation (Hypokapnie) führt also zu einer Gefäßengstellung im unverletzten Hirnareal, während Gefäße mit gelähmter Vasomotorik nicht enggestellt werden. Aufgrund der hyperventilationsbedingten Minderperfusion in den gesunden Arealen nimmt die Durchblutung in den geschädigten Arealen, in denen eine Vasodilatation besteht, sogar zu.

Tab. 69.1 Aktuelle Empfehlungen zur kontrollierten Hyperventilation.

- Bei einer mäßigen Hyperventilation sollte ein p_aCO_2 von 30–35 mm Hg (4,0–4,7 kPa), bei einer forcierten Hyperventilation sollte ein p_aCO_2 von 28–30 mm Hg (3,7–4,0 kPa) angestrebt werden.
- Eine prophylaktische Hyperventilation wird nicht mehr propagiert.
- Eine Hyperventilation sollte nur noch kurzfristig vorgenommen werden, bis andere Maßnahmen (Gabe von Mannitol, Barbiturat) möglich sind.
- Eine langfristige Hyperventilation (> 24 Stunden) führt über adaptive Mechanismen zur Aufhebung der Vasokonstriktion, da sich der pH-Wert im Blut und im Liquor cerebrospinalis bald wieder normalisieren.
- Eine Hyperventilation scheint bei vorbestehender zerebraler Vasokonstriktion eine Ischämie weiter zu verstärken. Nach einem SHT liegt häufig eine zerebrale Vasokonstriktion vor.
- Eine Hyperventilation scheint vor allem bei vorbestehender zerebraler Hyperämie sinnvoll zu sein, diese ist jedoch nach einem SHT selten.
- Der Erfolg einer forcierten Hyperventilation (p_aO_2 28–30 mm Hg; 3,7–4,0 kPa) sollte mithilfe der $SvjO_2$ (Kap. 22.7, S. 477) überwacht werden, um eine hyperventilationsbedingte Ischämie (mit Abfall der $SvjO_2$) erkennen zu können.

Das Blut wird also den gesunden (»reichen«) Hirnarealen entzogen und vermehrt den kranken (»armen«) Hirnarealen zur Verfügung gestellt (»inversed steal phenomen« oder sog. **Robin-Hood-Effekt**; Robin Hood bestahl die Reichen, beschenkte die Armen).

> Die bei einer Hypo- oder Hyperventilation auftretende zerebrale Vasodilatation oder Vasokonstriktion wird durch die Gabe eines volatilen Anästhetikums nicht verändert.

Die aktuellen Empfehlungen zur kontrollierten Hyperventilation sind in Tabelle 69.1 nochmals zusammengefasst.

Arterieller Sauerstoffpartialdruck

Falls der arterielle Sauerstoffpartialdruck unter einen Grenzwert von etwa (50–)60 mm Hg abfällt, steigt die Hirndurchblutung signifikant an (Abb. 69.2). Unterhalb dieses Grenzwertes kommt es (aufgrund der entstehenden Hypoxie mit Gewebsazidose) zu einer zerebralen Gefäßerweiterung mit Steigerung der Hirndurchblutung. Bei einer Kombination aus arterieller Hypoxämie und Hyperkapnie steigt die Hirndurchblutung stärker an als durch eine Hyperkapnie oder eine Hyperoxämie alleine.

Arterieller Blutdruck und zerebrale Autoregulation

Normale Grenzwerte der Autoregulation: Im intakten Gehirn wird der zerebrale Blutfluss auch bei Veränderungen des arteriellen Mitteldrucks auf einem relativ konstanten Niveau gehalten. Bei einem Blutdruckanstieg kontrahieren sich die Zerebralgefäße, bei einem Blutdruckabfall kommt es zu zerebraler Vasodilatation. Dieser sog. zerebralen Autoregulation liegen also aktive Gefäßreaktionen zugrunde. Bei normotensiven Patienten liegt die untere Grenze des arteriellen Mitteldrucks, die noch durch eine Autoregulation einen normalen zerebralen Blutfluss erlaubt, ungefähr bei (50–)60 mm Hg (Abb. 69.3). Unterhalb dieses Grenzwertes kommt es zu

einer Verminderung der Hirndurchblutung, die dann direkt vom arteriellen Mitteldruck abhängig wird. Bei normotensiven Patienten liegt die obere Grenze der Autoregulation bei einem arteriellen Mitteldruck von etwa 150 mm Hg. Oberhalb dieses Grenzwertes nimmt die Hirndurchblutung druckabhängig zu. Eine solche druckbedingte Zunahme der Hirndurchblutung führt zu einer Überdehnung der zerebralen Gefäße. Dadurch wird vermehrt Flüssigkeit durch die Gefäßwände ins Hirngewebe gepresst, es droht ein Hirnödem. Bei akuten Hochdruckkrisen – z. B. im Rahmen einer Laryngoskopie oder einer Operation – kann die obere Grenze der zerebralen Autoregulation u. U. überschritten werden.

Verschiebung der Autoregulation: Bei einer chronischen Hypertonie ist die Autoregulationskurve nach rechts verschoben, sodass ein höherer arterieller Mitteldruck toleriert wird, bevor die Hirndurchblutung blutdruckabhängig zunimmt. Die untere Grenze der Autoregulation ist ebenfalls nach oben verschoben, sodass akute Blutdruckabfälle früher zu einer zerebralen Minderperfusion führen. Die Autoregulationskurve ist soweit nach rechts verlagert, wie der arterielle Mitteldruck des Patienten über dem normalen arteriellen Mitteldruck liegt (Abb. 69.3).

Aufgehobene Autoregulation: In Hirnarealen mit pathologischen Veränderungen ist die Autoregulation der zerebralen Gefäße zumeist aufgehoben, d. h. die zerebrale Durchblutung wird in diesen Bezirken direkt durch den systemischen Blutdruck bestimmt. Dies ist z. B. im Bereich einer Hirnkontusion nach einem Schädel-Hirn-Trauma der Fall. Auch in den Blutgefäßen, die sich in der Umgebung eines intrakraniellen Tumors befinden, fallen die Autoregulationsmechanismen aus. Ursache ist jeweils die dort vorliegende Azidose, die zu einer maximalen Gefäßerweiterung führt, sodass in diesen Gebieten der Blutfluss direkt druckabhängig wird.

> Auch durch Verabreichung eines volatilen Anästhetikums kann die zerebrale Autoregulation dosisabhängig mehr oder weniger aufgehoben werden.

Anästhesie – Spezieller Teil

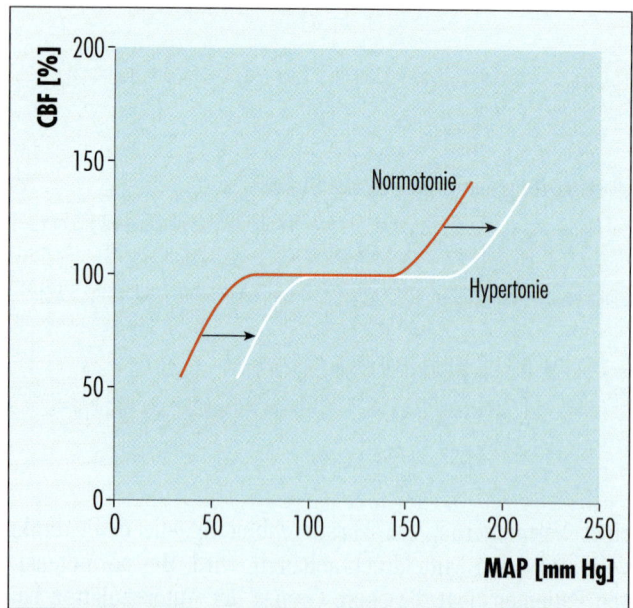

Abb. 69.3 (Veränderte) zerebrale Autoregulation; CBF = zerebraler Blutfluss, MAP = mittlerer arterieller Druck.

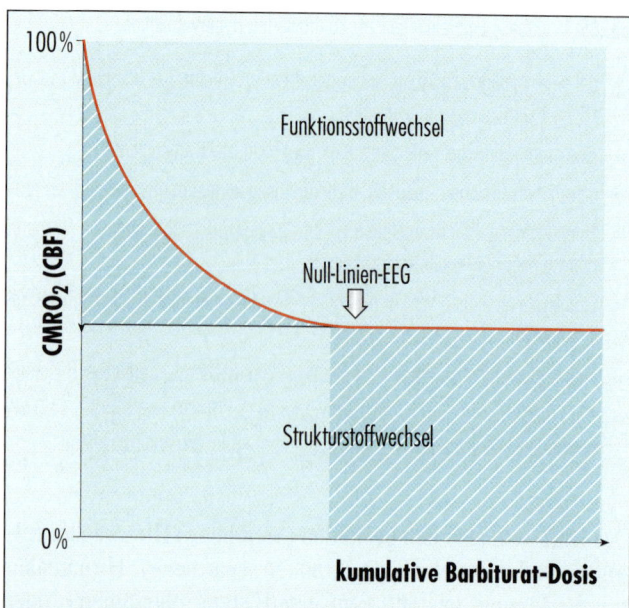

Abb. 69.4 Durch die meisten Anästhetika (z. B. Barbiturate) kann der zerebrale Sauerstoffbedarf ($CMRO_2$) dosisabhängig reduziert werden; CBF = zerebraler Blutfluss.

Zentraler Venendruck

Pathophysiologie: Eine Erhöhung des zentralen Venendrucks überträgt sich auch auf die Vv. jugulares internae und auf die intrakraniellen Venen und behindert den venösen Abfluss, sodass das intrakranielle Blutvolumen zunimmt und der ICP ansteigt. Hierdurch kann der zerebrale Perfusionsdruck (CPP = MAP – ICP) abnehmen. Auch Kopftieflagerungen, Husten bzw. Pressen können über eine Steigerung des ZVD zu einer evtl. deutlichen Abnahme des CPP führen und sind zu vermeiden.

PEEP: Inwieweit eine Beatmung mit einem positiven endexspiratorischen Druck (PEEP) zu einer klinisch relevanten Steigerung des ICP führt, ist umstritten: Während in vielen Studien eine deutliche Steigerung des ICP unter PEEP-Beatmung nachgewiesen wurde, liegen auch Studien vor, in denen der ICP bei einem PEEP von 10 cm H_2O nicht angestiegen war (Cooper et al. 1985). Falls aufgrund einer drohenden Hypoxämie eine Beatmung mit PEEP sinnvoll erscheint, kann unter entsprechendem ICP-Monitoring ein PEEP eingeschaltet werden (Cooper et al. 1985). Nach neueren Empfehlungen sollte ein PEEP auf 5 mm Hg begrenzt bleiben (Empfehlungen 1998). Der Beatmungsdruck sollte unter 30 mm Hg gehalten werden (Empfehlungen 1998).

Anästhetika

Wirkung: Alle intravenös zu verabreichenden Hypnotika (z. B. Barbiturate, Etomidat, Propofol, Benzodiazepine, Opioide) dämpfen die zerebrale Funktion. Bei einer Vermin-

derung der zerebralen Funktion nimmt der zerebrale Stoffwechsel ab. Nachfolgend kommt es auch zu einer Abnahme des zerebralen Blutflusses, denn der CBF orientiert sich am O_2-Bedarf des Gehirns. Es gilt also die Aussage:

> Die zerebrale Aktivität bestimmt den zerebralen Stoffwechsel, der zerebrale Stoffwechsel bestimmt den zerebralen Blutfluss (»function drives metabolism, metabolism drives blood flow«).

Funktionsstoffwechsel: Durch die Gabe von Hypnotika kann jedoch lediglich der Funktionsstoffwechsel, nicht jedoch der Strukturstoffwechsel (s. o.), vermindert werden. Im Extremfall (Nachweis eines Burst-Suppression-Musters im EEG; Kap. 22.3, S. 471) ist der Funktionsstoffwechsel ganz unterdrückt. Da der Funktionsstoffwechsel normalerweise ca. 50% der zerebralen Stoffwechselaktivität ausmacht, kann der $CMRO_2$ (und damit der CBF) medikamentös maximal um ca. 50% vermindert werden (Abb. 69.4).

Opioide

Wirkung: Nach intravenöser Gabe von Fentanyl, Alfentanil oder Sufentanil wurde sowohl eine Zunahme, eine Nichtbeeinflussung als auch eine Abnahme von CBF und/oder ICP beschrieben (Schregel et al. 1994). In den meisten Studien blieben CBF und/oder ICP jedoch unverändert oder fielen ab (Schregel et al. 1994). Diese Opioide führen weder zu einer wesentlichen Histamin-Freisetzung noch verursachen sie eine gesteigerte Liquorbildung oder eine verminderte Liquorresorption, wodurch ein Anstieg des ICP erklärbar wäre. In Einzelfällen kann es jedoch insbesondere bei Narkoseeinleitung oder -vertiefung mit einem Opioid zum Blutdruckabfall mit Verminderung des CPP kommen. Hierdurch sind möglicherweise einige Berichte über ICP-Steigerungen nach Opioid-Gabe zu erklären.

MAP: Ein Abfall des MAP ist vor allem bei Bolusgaben von Opioiden zu erwarten, selten jedoch bei kontinuierlicher Gabe. Ein Abfall des arteriellen Mitteldrucks führt bei erhaltener zerebraler Autoregulation zu einer zerebralen Vasodilatation mit vorübergehender ICP-Steigerung. Ist die zerebrale Autoregulation allerdings aufgehoben, dann fällt mit dem MAP auch der CBF, und es kann eine Ischämie entstehen.

Außerdem muss berücksichtigt werden, dass Opioide beim spontan atmenden Patienten zu einer Atemdepression mit CO_2-Anstieg und dadurch bedingter Vasodilatation und ICP-Steigerung führen können.

> Opioide führen zu einer leichten Reduktion der zerebralen Aktivität und damit des zerebralen Metabolismus. Hierdurch wird eine leichte zerebrale Vasokonstriktion mit tendenziellem Abfall des ICP ausgelöst. Voraussetzung ist, dass ein opioidbedingter Blutdruckabfall oder eine Atemdepression vermieden werden.

Barbiturate

Wirkung: Barbiturate (wie Thiopental) führen zu einer deutlichen Reduktion der zerebralen Aktivität und damit des zerebralen Sauerstoffbedarfs ($CMRO_2$). Sie verursachen dadurch eine starke zerebrale Vasokonstriktion (»function drives metabolism, metabolism drives flow«; s.o.) mit Abnahme des intrazerebralen Blutvolumens. Ein erhöhter ICP kann durch Barbiturate akut gesenkt werden (Shapiro et al. 1973). Außerdem wird Barbituraten eine zellprotektive Wirkung zugeschrieben, da sie anscheinend freie Radikale abfangen können. Liegt ein erhöhter intrakranieller Druck vor, können Barbiturate zur akuten Verminderung des intrakraniellen Drucks eingesetzt werden. Die barbituratbedingte zerebrale Aktivitäts- und Stoffwechselsenkung und die sich daraus ergebenden Auswirkungen auf Hirndurchblutung und intrakraniellen Druck sind dosisabhängig. Allerdings können sowohl der zerebrale Sauerstoffverbrauch als auch die Hirndurchblutung unter normokapnischen Bedingungen maximal um etwa 50% gesenkt werden (s.o.). Tritt ein sog. Burst-Suppression-Muster im EEG auf (Kap. 22.3, S. 471), ist eine weitere Dosissteigerung des Barbiturates sinnlos. Der Funktionsstoffwechsel ist unterdrückt, der Strukturstoffwechsel kann medikamentös nicht erniedrigt werden (Abb. 69.4).

Hoch dosierte Barbiturat-Therapie: Zur Durchführung einer hoch dosierten Barbiturat-Therapie bietet sich Thiopental an. Bei Ansprechen auf eine Initialdosierung von ca. 6–10 mg/kg KG Thiopental können ggf. Boli à 150–200 mg wieder-

holt werden, bzw. 3–5 mg/kg KG Thiopental pro Stunde verabreicht werden, bis der ICP-Wert auf unter 20 mm Hg gesunken ist oder bis ein sog. Burst-Suppression-Muster aufgetreten ist. Eine Barbiturat-Therapie sollte unter ICP- und EEG-Kontrolle sowie einer kontinuierlichen arteriellen Druckmessung durchgeführt werden. Bei einem ICP-Abfall auf < 20 mm Hg ist eine Dosisreduktion zu versuchen. Selten wird für eine hoch dosierte Barbiturat-Gabe auch Pentobarbital (Nembutal) verabreicht (initial 20–30 mg/kg KG; danach ca. 3×8 mg/kg KG = 3×600 mg beim Erwachsenen). Eine hoch dosierte Barbiturat-Therapie verlangt eine Normovolämie und Normotonie. Außerdem scheint sie nur sinnvoll, solange noch eine CO_2-Reagibilität der Hirngefäße (Abfall des ICP bei kurzfristiger Hyperventilation) vorliegt.

> Eine hoch dosierte Barbiturat-Therapie wird nur empfohlen, wenn konventionelle Therapiemaßnahmen versagt haben und eine ausgeprägte ICP-Steigerung vorliegt (30 min > 25 mm Hg; 15 min > 30 mm Hg; 1 min > 40 mm Hg).

Eine hoch dosierte Barbiturat-Therapie wird zum Teil noch als »experimentelle« Therapie bezeichnet. Mögliche Probleme können sein (s. auch Kap. 5.2.3, S. 112):

- arterielle Hypotension ($RR_{sys} < 90$ mm Hg)
- negativ inotrope Wirkung mit Abfall des HMV
- Begünstigung nosokomialer Infektionen
- Darmatonie
- Hypothermie
- Störungen des Elektrolythaushaltes (vor allem Hypokaliämie)
- Suppression der Leukozytenaktivität
- Leber- und Nierenfunktionsstörungen

Propofol

Die kontinuierliche Infusion von Propofol wird im Rahmen neurochirurgischer Operationen zunehmend praktiziert. Es kann damit eine Dämpfung der neuronalen Aktivität und so eine Senkung des $CMRO_2$ erzielt werden. Die Auswirkungen von Propofol auf EEG, CBF, $CMRO_2$ und ICP sind denen von Thiopental vergleichbar. Insbesondere wenn Patienten nach einer Kraniotomie möglichst frühzeitig extubiert werden sollen, wird häufiger Propofol per infusionem verabreicht.

Etomidat

Etomidat verursacht eine deutliche Senkung der zerebralen Aktivität und damit des zerebralen Metabolismus. Über eine dadurch bedingte zerebrale Vasokonstriktion kommt es zu einem Abfall des ICP. Im Gegensatz zu Barbituraten weist es den Vorteil auf, dass der systemische Blutdruck unverändert bleibt und daher den CPP nicht verändert. Zur wiederholten oder langfristigen Gabe ist es jedoch nicht geeignet, weil es die Cortisolsynthese (Kap. 5.2.3, S. 120) hemmt.

Anästhesie – Spezieller Teil

69.2.2 Faktoren, die den ICP (möglicherweise) erhöhen

Der ICP kann nicht nur durch die o. g. Faktoren (Zunahme des Liquor- oder Gehirnvolumens bzw. des intrakraniellen Blutvolumens, durch Hyperkapnie, Hypoxie, Überschreiten der zerebralen Autoregulationsgrenzen, Steigerung des zentralen Venendrucks) erhöht werden, auch andere Faktoren können (möglicherweise) den ICP erhöhen.

Zahlreiche Anästhetika können Einfluss auf intrakraniellen Druck, zerebralen Blutfluss und/oder zerebrale Autoregulation haben. Mögliche medikamentöse Ursachen für eine Steigerung des ICP sind z. B.:

- Steigerung des zerebralen Metabolismus mit nachfolgender Vasodilatation
- medikamentös bedingte Histamin-Liberation mit zerebraler Vasodilatation und zerebraler Ödembildung
- Blutdruckabfall mit Unterschreitung des notwendigen CPP und dadurch bedingte zerebrale Ischämie mit Vasodilatation
- Beeinträchtigung der Liquorresorption
- Steigerung der Liquorproduktion

Volatile Anästhetika

Wird ein volatiles Anästhetikum in einer Konzentration von über ca. 0,6 MAC verabreicht, kommt es zu einer direkten starken Erweiterung der Gehirngefäße und zu einem dosisabhängigen Anstieg der Hirndurchblutung (Abb. 69.5). Hierdurch kann ein erhöhter ICP weiter gesteigert werden. Sämtliche volatilen Anästhetika reduzieren jedoch wieder (in unterschiedlichem Maße) den Hirnstoffwechsel, wodurch die durch die direkte Vasodilatation bedingte Steigerung der Hirndurchblutung (aufgrund der Kopplung von zerebraler Aktivität und zerebraler Durchblutung) *mehr oder weniger* verringert werden kann (Fütterer et al. 2001). Die Reduktion des $CMRO_2$ ist am geringsten bei Halothan, deutlich bei Enfluran und sehr ausgeprägt bei Isofluran. Insgesamt ist die Hirndurchblutung unter Gabe sämtlicher volatilen Inhalationsanästhetika (mehr oder weniger) deutlich erhöht. Volatile Anästhetika heben die Reagibilität der zerebralen Gefäße auf CO_2-Änderungen nicht auf (Fütterer et al. 2001). Dagegen werden die zerebralen Autoregulationsmechanismen dosisabhängig beeinträchtigt.

> Bei Verdacht auf einen erhöhten ICP ist die Gabe eines volatilen Inhalationsanästhetikums kontraindiziert.

Halothan: Halothan steigert die Hirndurchblutung dosisabhängig. Während eine Halothan-Konzentration bis ca. 0,6 MAC nur zu einer geringen Zunahme von CBF und ICP führt, steigert eine Halothan-Konzentration von z. B. 1,1 MAC den CBF um fast das Dreifache (Abb. 69.5).

Halothan vermindert die Liquorproduktion, beeinträchtigt aber auch die Liquorresorption. Etwa 1–2 Vol% Halothan heben die zerebrale Autoregulation fast vollständig auf. Die zerebrale Perfusion folgt dann passiv dem Blutdruck.

Enfluran: Enfluran bewirkt eine dosisabhängige Steigerung der Hirndurchblutung. Ab ca. 0,6 Vol% führt Enfluran zu einem deutlichen Anstieg des CBF (Abb. 69.5). Enfluran steigert die Liquorproduktion und hemmt auch dessen Resorption. Außerdem steigert Enfluran die zerebrale Krampfbereitschaft. Dies ist insbesondere in Kombination mit einer Hyperventilation wahrscheinlich.

Isofluran: Isofluran kann einen erhöhten ICP weiter steigern. Es erhöht die Liquorproduktion nicht, die Liquorresorption wird erleichtert. Isofluran vermindert den zerebralen Stoffwechsel ähnlich stark wie die Barbiturate. Bei äquianästhetischen MAC-Konzentrationen reduziert Isofluran den zerebralen Sauerstoffbedarf deutlich stärker als Halothan oder Enfluran. Dies könnte erklären, warum Isofluran den zerebralen Blutfluss nicht so stark steigert wie Halothan oder Enfluran (s. o.). Bei 2 MAC Isofluran wird eine ca. 50%ige Reduktion der $CMRO_2$ und ein Burst-Suppression-Muster im EEG (Kap. 22.3, S. 471) beschrieben (Übersicht bei Reinstrup u. Uski 1994).

Sevofluran: Sevofluran scheint bezüglich seiner Auswirkungen auf CBF, $CMRO_2$ und ICP dem Isofluran vergleichbar. Mithilfe der transkraniellen Doppler-Sonographie konnte beispielsweise gezeigt werden, dass Sevofluran die zerebrale Perfusion ähnlich gering beeinflusst wie Isofluran (Thiel et al. 1997).

Desfluran: Die Auswirkungen von Desfluran auf $CMRO_2$, CBF und ICP sind noch nicht endgültig geklärt. Die $CMRO_2$

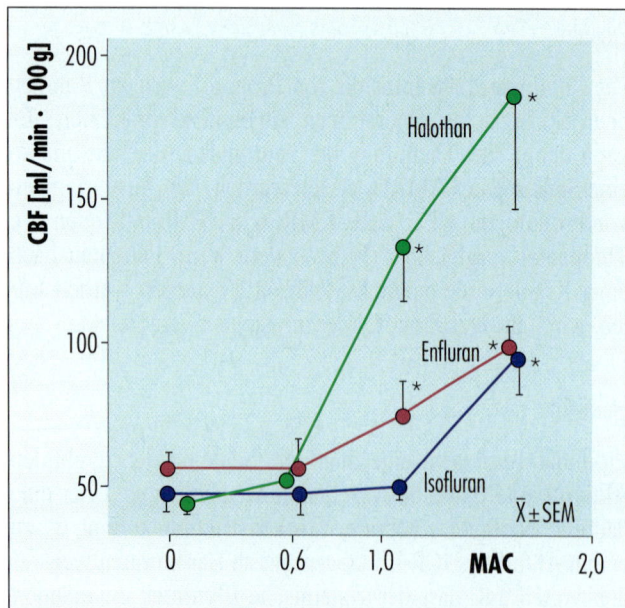

Abb. 69.5 Beeinflussung des zerebralen Blutflusses durch volatile Anästhetika; CBF = zerebraler Blutfluss, MAC = minimale alveoläre Konzentration, $\overline{X}$ = Mittelwert, SEM = Standardfehler des Mittelwerts.

scheint nicht ganz so stark gesenkt zu werden wie unter Isofluran. Möglicherweise steigert Desfluran den ICP etwas stärker als Isofluran. (Zum Teil liegen auch sehr positive Befunde zu Desfluran vor. Für 1,0 MAC wurde z. B. im Vergleich zum wachen Patienten eine signifikante Verminderung des zerebralen Sauerstoffverbrauchs [CMRO$_2$] um ca. 50%, eine Abnahme des CBF um 22% und eine signifikante Zunahme der Sauerstoffsättigung im Bulbus venae jugularis beschrieben [Mielck et al. 1998]. Die CO$_2$-Reagibilität ist bei 1 MAC Desfluran noch erhalten [Mielck et al. 1998])

Lachgas: Lachgas wird – im Gegensatz zu den volatilen Anästhetika – zum Teil eine relativ geringe Steigerung von CBF und ICP nachgesagt. Dies könnte dadurch erklärt werden, dass Lachgas maximal mit ca. 0,7 MAC dosiert werden kann. Zum Teil wird jedoch für Lachgas eine ausgesprochen starke vasodilatierende Wirkung auf die Hirngefäße beschrieben (Thiel et al. 1997; Lam et al. 1994). Zum Teil wird beschrieben, dass die vasodilatierende Wirkung von Lachgas stärker als die von Isofluran ist (Lam et al. 1994). Dies ist möglicherweise dadurch bedingt, dass Lachgas im Gegensatz zu den volatilen Inhalationsanästhetika den zerebralen Stoffwechsel nicht reduziert. Es wird sogar eine Steigerung des zerebralen Stoffwechsels durch Lachgas beschrieben (Lam et al. 1994). Im Gegensatz zu den volatilen Anästhetika beeinflusst Lachgas die zerebrale Autoregulation nicht negativ. Lachgas ist bei Patienten mit Verdacht auf einen erhöhten ICP kontraindiziert.

Ketamin: Nach Ketamin-Gabe wurde zum Teil ein Anstieg, zum Teil ein Abfall (Mayberg et al. 1995) des ICP beschrieben und zum Teil wurde berichtet, dass Ketamin keine Auswirkungen auf den ICP hat. Für Ketamin wurde eine direkte vasodilatierende Wirkung beschrieben. Ketamin kann – ähnlich wie Enfluran – anscheinend stimulierend auf bestimmte Hirnareale wirken. Es scheint eine regionale Zunahme von CMRO$_2$ und CBF zu verursachen, wodurch ein erhöhter ICP weiter ansteigen kann. Dies scheint vor allem bei einer Ketamin-Dosierung von > 1 mg/kg KG i.v. der Fall zu sein. Ein Anstieg des ICP nach Ketamin-Gabe könnte auch dadurch bedingt sein, dass Ketamin zu einer Steigerung des MAP führen kann und dadurch eine Zunahme des CBF verursacht (falls die zerebrale Autoregulation aufgehoben ist).

In vielen Studien war jedoch vermutlich eine ketaminbedingte Atemdepression bei spontan atmenden Patienten für den beschriebenen ICP-Anstieg verantwortlich. Unter leichter Hyperventilation scheint Ketamin normalerweise den ICP nicht zu steigern. Besteht eine Hypotonie mit vermindertem CPP, ist nach Ketamin-Gabe und einer ketaminbedingten MAP-Steigerung sogar ein Abfall des ICP möglich. Dem Ketamin wird seit einigen Jahren eine neuroprotektive Wirkung nachgesagt, da es die sog. NMDA-Rezeptoren blockiert. Dennoch kann seine routinemäßige Anwendung bei Patienten mit SHT nicht befürwortet werden (Empfehlungen 1998).

Droperidol: Droperidol (DHBP; Kap. 5.2.3, S. 125) ist bei Patienten mit einem erhöhten ICP nicht zu empfehlen. Aufgrund seiner vasodilatierenden Wirkung kann es zu einer passageren ICP-Steigerung führen. Wichtiger scheint jedoch zu sein, dass es zu stärkeren, evtl. unkontrollierten Blutdruckabfällen führen kann und hierüber eine verminderte zerebrale Perfusion, Ischämie, Vasodilatation und ICP-Steigerung begünstigt.

Muskelrelaxanzien

Benzylisochinolin-Relaxanzien: Muskelrelaxanzien der Benzylisochinolingruppe (z. B. Atracurium, Mivacurium; Kap. 5.3.4, S. 147) können Histamin freisetzen und dadurch im Prinzip eine Erweiterung der Hirngefäße mit Anstieg von Hirndurchblutung und ICP verursachen. Klinisch scheint dieses Problem jedoch kaum relevant zu sein. Erfahrungsgemäß kann z. B. Atracurium, das relativ viel Histamin freisetzt, zur Muskelrelaxation während neurochirurgischer Operationen eingesetzt werden, ohne dass es zu einer relevanten Beeinflussung des ICP kommt.

Succinylcholin: Die Verabreichung von Succinylcholin hat bei Patienten mit einem intrakraniellen Tumor nur einen geringen und in der Regel nur kurzfristigen Anstieg des intrakraniellen Drucks zur Folge. Dies könnte Ausdruck einer Steigerung des zentralvenösen Drucks und/oder einer Histamin-Freisetzung sein. Ein Anstieg des zentralen Venendrucks ist Folge des gesteigerten intraabdominellen und intrathorakalen Drucks aufgrund succinylcholinbedingter initialer Kontraktionen der quer gestreiften Muskulatur. Werden die succinylcholinbedingten Muskelfaszikulationen durch eine vorhergehende Präcurarisierung verhindert, lassen sich solche succinylcholinbedingten Steigerungen des intrakraniellen Drucks vermeiden.

Auch die nach Succinylcholin-Gabe oft auftretende Histamin-Ausschüttung könnte eine zerebrale Vasodilatation mit ICP-Steigerung begünstigen. Die oft beschriebenen geringen und kurzfristigen ICP-Steigerungen nach Succinylcholin-Gabe wurden in einer neuen Studie nicht bestätigt (Brown et al. 1996). Dennoch empfiehlt sich (auch) bei neurochirurgischen Patienten möglichst eine Intubation unter Verwendung eines nicht depolarisierenden Muskelrelaxans.

69.3 Neurochirurgische Probleme

69.3.1 Luftembolie bei Operation in sitzender Lagerung

Sitzende Lagerung und OP-Vorbereitung

In Deutschland werden Operationen im Bereich von hinterer Schädelgrube, kraniospinalem Übergang sowie oberer Halswirbelsäule (bei dorsalem Zugang) relativ häufig in sitzender Lagerung durchgeführt (Schaffranietz u. Günther 1997;

Anästhesie – Spezieller Teil

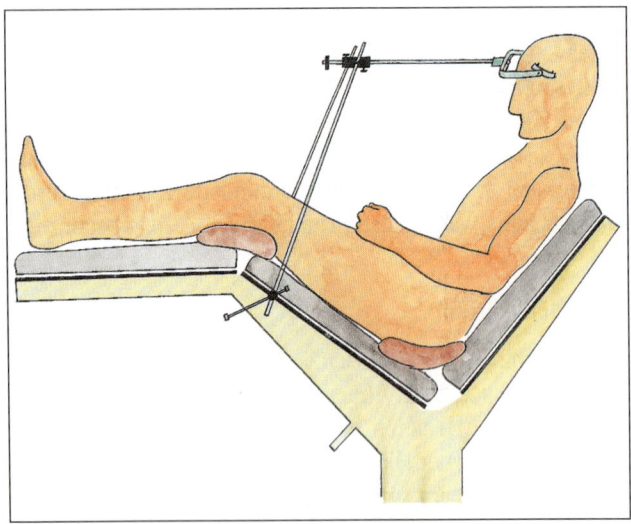

Abb. 69.6 Sitzende Lagerung für neurochirurgische Operationen;
a: schematische Darstellung;

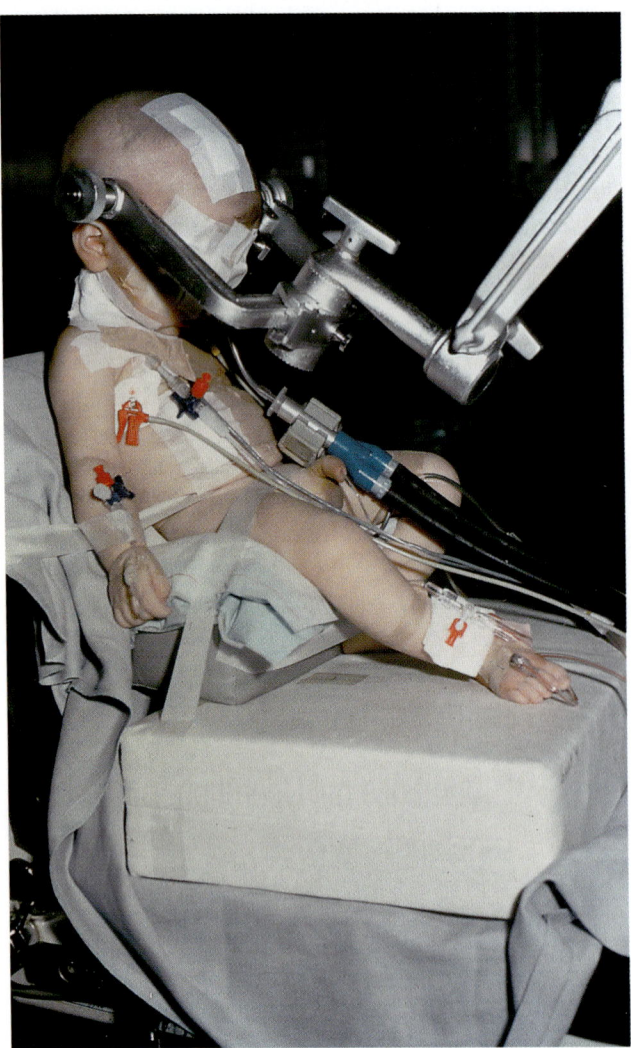

Abb. 69.6 b Kleinkind vor Operation.

Schaffranietz et al. 2000; Abb. 69.6). Vorteile der sitzenden Lagerung sind, dass der Operateur einen relativ leichten Zugang zum Operationsgebiet hat und dass venöses Blut und Liquor gut abfließen können. Durch die sitzende Lagerung können sowohl Blutverluste als auch Anstiege des intrakraniellen Drucks minimiert werden. Diesen Vorteilen der sitzenden Lagerung stehen die drohenden Gefahren von venösen Luftembolien, Lagerungsschäden sowie lagerungsbedingtem Abfall von Blutdruck und Herzminutenvolumen gegenüber.

Die Patienten sollten unter kontinuierlicher Druckmessung nur langsam in die sitzende Position gebracht werden. Die oft gefürchtete Hypotension als Folge des Aufsetzens tritt allerdings nur selten auf. Eine prophylaktische großzügigere Volumengabe scheint nicht notwendig.

Um die Risiken der sitzenden Lagerung zu vermeiden, wird öfters eine alternative Seiten- oder Bauchlagerung gewählt. Die sitzende Lagerung ist inzwischen in manchen Ländern (z. B. auch in den USA) weitgehend verlassen worden.

Nach den Empfehlungen des Arbeitskreis Neuroanästhesie der DGAI ist es wegen der Gefahr einer paradoxen Luftembolie (s. u.) wünschenswert, präoperativ zu klären, ob ein **offenes Foramen ovale** vorliegt (Schregel u. Werner 1995). Hierzu sollte präoperativ eine transösophageale oder transthorakale Echokardiographie (Kap. 21.2, S. 459) durchgeführt werden. Während der Echokardiographie wird eine mit etwas Luft aufgeschüttelte 0,9%ige NaCl-Lösung injiziert und der Patient wird aufgefordert, ein Valsalva-Manöver durchzuführen. Liegt ein funktionell offenes Foramen ovale vor, kann der Übertritt der Lösung anhand der nachweisbaren kleinen Luftbläschen erkannt werden. Diese präoperative Untersuchung wurde vor 1997 jedoch nur in ca. 35% der neuroanästhesiologisch tätigen Institute Deutschlands durchgeführt (Schaffranietz u. Günther 1997).

Bei geplanter sitzender Lagerung ist ein **Kavakatheter** zu platzieren, dessen Spitze (ausnahmsweise) im Bereich des rechten Vorhofs liegt. Die korrekte Lage der Katheterspitze sollte am besten mittels intrakardialer EKG-Ableitung überprüft werden (Kap. 18.4.1, S. 421). Bei maximalem P-Wellen-Ausschlag liegt die Katheterspitze richtig. Bei dieser Platzierung kann eventuelle intrakardiale Luft am besten abgesaugt werden (s. u.). Es ist zu beachten, dass der Katheter nach Aufheben der sitzenden Lagerung bis zur üblichen Position zurückgezogen wird.

Pathophysiologie der Luftembolie

Entstehung: Immer wenn sich der Operationsort oberhalb des Herzens befindet und in den Venen ein negativer Druck herrscht, besteht die Gefahr einer venösen Luftembolie beim Eröffnen von Venen. Die Gefahr einer Luftembolie scheint immer dann zu bestehen, wenn der Druckgradient zwischen dem Operationssitus und dem Herzniveau ≥ -5 cm H_2O beträgt.

Bei Operationen in sitzender Position wird die Inzidenz einer Luftembolie oft mit ca. 40% angegeben.

Ursachen: Obgleich diese Komplikation am häufigsten bei neurochirurgischen Eingriffen in sitzender Lagerung ist, kann es auch bei anderen Operationen zu einer venösen Luftembolie kommen. Während eines intrakraniellen Eingriffs in sitzender Position ist das Risiko nicht nur deshalb erhöht, weil der Operationsort in der Regel deutlich über dem Herzniveau liegt, sondern auch dadurch, dass die intrakraniellen Venen zum Teil mit dem Knochen oder der Dura verwachsen sind und daher meist nicht kollabieren können. Auch an den Schnitträndern der Schädelknochen droht leicht ein Lufteintritt, da hier die Venen durch den Knochen offen gehalten werden. Eine venöse Luftembolie tritt am häufigsten in der Anfangsphase einer Kraniotomie in sitzender Lagerung auf.

Mögliche Folgen: Bei einer Luftembolie kann sich Luft vor allem im Bereich des rechtsventrikulären Ausflusstrakts ansammeln und den Blutfluss in die Pulmonalarterien behindern. Falls die Luft bis in den Lungenkreislauf gelangt, droht die Verlegung von Ästen der A. pulmonalis mit akuter **Rechtsherzbelastung** (akutem Cor pulmonale, Kap. 47, S. 733). Eventuell kann der Patient im akuten Rechtsherzversagen versterben. Zeichen einer venösen Luftembolie sind Blutdruckabfall, Tachykardie und Herzrhythmusstörungen. Im Bereich kleiner Kapillaren kommt es um die das Gefäß verlegenden Luftbläschen herum zur **Leukozytenaggregation**. Diese Leukozyten setzen zytotoxische Mediatoren frei. Es drohen dadurch Endothelschädigung, Extravasation, Ausbildung eines Lungenödems und Hypoxämie (Übersicht bei Booke et al. 1999). Auch eine reflektorische Bronchokonstriktion ist möglich.

Paradoxe (arterielle) Luftembolie: Liegt ein intrakardialer Rechts-links-Shunt vor, z. B. bei einem funktionell offenen Foramen ovale, (was bei ca. 20–30% der erwachsenen Patienten noch der Fall ist), können Luftblasen evtl. auf Vorhofebene direkt in den systemischen Kreislauf übertreten. Akute Todesfälle aufgrund einer solchen paradoxen (arteriellen) Luftembolie sind durch eine Verlegung von Koronararterien mit Luftblasen bedingt. Dadurch können myokardiale Ischämie und Kammerflimmern ausgelöst werden. Gelangen im Rahmen einer paradoxen Luftembolie Luftblasen in den zerebralen Kreislauf, dann können neurologische Defizite entstehen. Patienten mit offenem Foramen ovale sollten daher möglichst nicht in sitzender Lagerung operiert werden. Eine paradoxe (arterielle) Luftembolie scheint u. U. auch dadurch möglich zu sein, dass Luftbläschen transpulmonal (d. h. nach Passage des pulmonalen Kapillarbettes) in den arteriellen Systemkreislauf gelangen (Booke et al. 1999).

Diagnostik

Um eine venöse Luftembolie erfolgreich behandeln zu können, muss sie sofort erkannt werden. Nach Meinung des Wissenschaftlichen Arbeitskreises Neuroanästhesie der DGAI ist zur Diagnostik einer eventuellen Luftembolie die Kapnometrie in Verbindung mit der transösophagealen Echokardiographie (TEE) oder der präkordialen Doppler-Sonographie als obligat anzusehen (Schregel u. Werner 1995). In 100% der Institute wird die Kapnometrie, in ca. 70% die präkordiale Doppler-Sonographie und nur in ca. 4% die TEE durchgeführt (Schaffranietz u. Günther 1997). In einer neueren Befragung wurde die Kapnometrie in 100%, die präkordiale Doppler-Sonographie in ca. 85% und die TEE in ca. 15% der Kliniken eingesetzt (Schaffranietz et al. 2000).

Kapnographie

Bei einer Embolisation von Luftblasen in den Pulmonalkreislauf fällt der endexspiratorische Kohlendioxidpartialdruck plötzlich ab. Dies ist Ausdruck einer akuten Totraumvergrößerung. Der Grund für die erhöhte Totraumventilation ist darin zu sehen, dass nicht mehr perfundierte Alveolen weiterhin ventiliert werden (Kap. 49.2, S. 741). Der plötzliche Abfall des endexspiratorischen Kohlendioxidpartialdrucks ist zwar nicht so empfindlich wie die Doppler-Sonographie, er korreliert jedoch mit dem eingetretenen Luftvolumen.

Präkordiale Doppler-Sonographie

Bei der präkordialen Doppler-Sonographie wird der Schallkopf rechts parasternal im 3.–6. Interkostalraum platziert. Die korrekte Lage wird dadurch überprüft, dass schnell 5–10 ml einer kristalloiden Lösung in den Kavakatheter injiziert werden. Durch diese Flüssigkeitsinjektion entstehen Turbulenzen, wodurch ein fauchendes Geräusch (ähnlich wie bei einer Luftembolie) entsteht.

Luftblasen verändern das Doppler-Signal, denn die Grenzfläche zwischen Luft und Blut reflektiert das Doppler-Signal wesentlich besser als Erythrozyten. Außerdem können anhand des Doppler-Geräuschs auch Veränderungen von Herzfrequenz oder Herzrhythmus sofort erkannt werden. Die rechtspräkordiale Doppler-Sonographie ist ein empfindliches Verfahren, um durch das Herz strömende Luftblasen feststellen zu können. Die mittels Doppler-Sonographie erfassten Luftmengen sind allerdings klinisch oft bedeutungslos. Es können bereits minimale Luftmengen von nur 0,25–0,5 ml erfasst werden. Zum Teil wird die Zuverlässigkeit dieser Methode aber auch angezweifelt, da oft falsch positive, aber auch falsch negative Signale zu erfassen sind. Die Doppler-Sonographie gibt keine Information darüber, wie viel Luft eingetreten ist.

Transösophageale Echokardiographie

Die transösophageale Echokardiographie (TEE; Kap. 21.3, S. 460) stellt inzwischen das spezifischste Verfahren dar.

Anästhesie – Spezieller Teil

Zur Detektion eventueller Luftblasen wird intraoperativ meist der Vierkammerblick (Kap. 21.3, S. 463) auf dem Monitor eingestellt. Bei Verwendung der TEE kann durch frühzeitiges Erkennen eines beginnenden Lufteintritts die Inzidenz schwerer Luftembolien vermindert werden.

Zentralvenöser und pulmonalarterieller Druck

Ein plötzlicher Anstieg der Drücke im rechten Vorhof und in der Pulmonalarterie sind Ausdruck eines akuten Cor pulmonale. Der plötzliche Anstieg des ZVD und des pulmonalarteriellen Drucks ist zwar nicht so empfindlich wie die Doppler-Sonographie, er korreliert jedoch mit dem eingetretenen Luftvolumen.

Prophylaxe

Zu den wichtigsten prophylaktischen Maßnahmen, um einer Luftembolie vorzubeugen, gehört es, sorgfältig zu operieren und eine Hypovolämie (durch adäquate Volumentherapie und präoperatives Auswickeln der Beine) zu vermeiden. Ob die prophylaktische Anwendung eines PEEP sinnvoll ist, bleibt umstritten, auch wenn laut zweier im Jahr 1997 bzw. 2000 publizierten Umfragen in fast 80% bzw. 90% der neuroanästhesiologisch tätigen deutschen Institute ständig oder häufig eine Beatmung mit PEEP durchgeführt wurde (Schaffranietz u. Günther 1997, Schaffranietz et al. 2000). Obwohl die Anwendung eines PEEP theoretisch logisch erscheint, hat sich die prophylaktische Anwendung eines PEEP von z. B. 10 mm Hg zur Vorbeugung gegen venöse Luftembolien nicht bewährt (Giebler et al. 1997). Bei einem PEEP von 10 mm Hg ist jedoch mit einem signifikanten Abfall des Herzminutenvolumens zu rechnen (Giebler et al. 1997). Es ist sogar beschrieben, dass eine PEEP-Beatmung in Kombination mit hohen Atemhubvolumina während sitzender Lagerung das Druckgefälle zwischen linkem und rechten Vorhof umkehrt und das Risiko paradoxer Luftembolien dadurch erhöht wird (Papadopoulos et al. 1996).

Therapie

Operative Maßnahmen

Falls eine Luftembolie vermutet wird, muss dies umgehend dem Operateur mitgeteilt werden. Der Operateur sollte versuchen, den Ort des venösen Lufteintritts zu identifizieren und zu verschließen. Dies ist z. B. dadurch möglich, dass der Operationssitus unter Wasser gesetzt und an allen Knochenrändern okkludierendes Material aufgebracht wird.

Anästhesiologische Maßnahmen

Luft absaugen: Es sollte versucht werden, durch den (mit der Spitze im rechten Vorhof liegenden, Kap. 69.4.5, S. 980) Kavakatheter Luft abzusaugen. Bei einem Vorhofkatheter mit mehreren distalen Öffnungen kann meist ein größeres Luftvolumen abgesaugt werden als bei Kathetern mit nur einer Öffnung. Über einen Pulmonalarterienkatheter kann dagegen Luft nur schlecht abgesaugt werden, denn das entsprechende Lumen ist relativ eng.

Lachgas abstellen: Die Zufuhr von Lachgas muss sofort gestoppt werden, um zu verhindern, dass Lachgas in die Luftblasen diffundiert, wodurch diese noch größer werden (Kap. 5.1.3, S. 95). Zunehmend häufiger wird empfohlen, bei der Gefahr einer Luftembolie prinzipiell auf Lachgas zu verzichten.

PEEP einschalten: Es scheint sinnvoll zu sein, einen höheren PEEP einzuschalten, um den Venendruck möglichst akut zu steigern und einen weiteren Lufteintritt zu erschweren.

Gabe von Sympathikomimetika: Kommt es zu einem starken Blutdruckabfall, kann die Gabe vasokonstriktorischer Medikamente notwendig werden. Bei einem stärkeren Abfall des Herzminutenvolumens ist die Infusion betaadrenerg wirkender Medikamente wie Dopamin oder Dobutamin zu erwägen.

Gabe von Bronchodilatanzien: Ein evtl. durch die Luftembolie provozierter Bronchospasmus sollte mit β_2-Mimetika (oder Aminophyllin) behandelt werden (Kap. 50.3, S. 750).

Sonstiges

Fortsetzung der Operation: Nach der erfolgreichen Behandlung einer venösen Luftembolie kann die Operation meist fortgesetzt werden. Allerdings muss die Entscheidung darüber, ob Lachgas wieder eingeschaltet wird, jeweils individuell getroffen werden. Wird Lachgas wieder eingeschaltet, dann ist es möglich, dass die im Kreislauf evtl. noch verbliebenen Luftblasen aufgrund einer Größenzunahme erneut zu Symptomen führen. Steigt der pulmonalarterielle Druck nach erneuter Lachgaszufuhr wieder an, sollte dies als Hinweis darauf gewertet werden, dass sich noch Luftbläschen im Kreislauf befinden. Inzwischen wird in der Neuroanästhesie bei Kraniotomien zunehmend häufiger eine reine TIVA (z. B. Propofol, Remifentanil, Sauerstoff, Relaxans) unter prinzipiellem Verzicht auf Lachgas propagiert.

Pneumozephalus: Bei Verschluss der Dura mater in sitzender Lagerung wird normalerweise Luft im Schädel eingeschlossen, d. h. es bildet sich ein sog. Pneumozephalus. Mit Verschluss der Dura sollte evtl. verabreichtes Lachgas ausgeschaltet werden, sonst droht eine Volumenzunahme dieser eingeschlossenen Luftblasen. Auch falls innerhalb von ca. 1 Woche nach einer solchen Operation erneut eine Narkose notwendig wird, sollte auf Lachgas verzichtet werden, da dieses sonst in die evtl. noch nicht vollständig resorbierten intrakraniellen Lufträume diffundieren kann, deren Volumen dadurch zunehmen und eine Steigerung des intrakraniellen Drucks hervorrufen kann.

69.3.2 Kontrollierte Blutdrucksenkung

Bei bestimmten neurochirurgischen Operationen wird manchmal eine kontrollierte Blutdrucksenkung (Hypotension) durchgeführt. Während einer kontrollierten Hypotension kann der arterielle Mitteldruck bis auf ungefähr (60–)50 mm Hg gesenkt werden, ohne dass eine Beeinträchtigung der zerebralen Durchblutung befürchtet werden muss. Ein arterieller Mitteldruck von ca. 50 mm Hg entspricht einem systolischen Blutdruck von ungefähr 60–70 mm Hg. Entscheidend für die Hirndurchblutung ist der CPP (CPP = MAP – ICP; s. o.). Für kurze Zeit wird sicherlich auch ein mittlerer arterieller Blutdruck von weniger als 50 mm Hg toleriert. Bei eröffnetem Schädel kann von einem ICP von fast Null ausgegangen werden.

Beispiele: Eine kontrollierte Hypotension kann z. B. im Rahmen einer besonders komplizierten operativen Freilegung und während des Abklemmens eines Aneurysmas einer Zerebralarterie durchgeführt werden. Durch die kontrollierte Hypotension kann die Wandspannung in einem zerebralen Aneurysma und damit die Rupturgefahr vermindert werden. Auch bei voraussichtlich sehr blutreichen Operationen (z. B. Skolioseoperation, gefäßreicher Tumor, zerebrale arteriovenöse Fehlbildung) kann der intraoperative Blutverlust durch eine kontrollierte Blutdrucksenkung um ca. 50 % reduziert werden. Hierzu reicht jedoch oft eine mäßige Hypotension (MAP von 60–65 mm Hg; systolischer Druck von ca. 90 mm Hg) aus. Insbesondere bei mikrochirurgischen Eingriffen (z. B. am Mittelohr) wird vom Operateur eine kontrollierte Blutdrucksenkung gewünscht, damit im Operationsfeld weniger Blutungen auftreten und dadurch die Operationsbedingungen besser sind.

Hypotension bei Hypertonie: Falls bei Hypertonikern eine kontrollierte Hypotension durchgeführt werden soll, muss beachtet werden, dass die Autoregulationskurve des zerebralen Blutflusses nach rechts verschoben ist (s. o.). Die untere Grenze der Autoregulation beträgt bei normotensiven Patienten ca. (50–)60 mm Hg. Bei Hypertonikern ist diese untere Grenze um so viel mm Hg höher, wie der mittlere arterielle Blutdruck über dem Normalwert von ca. 90 mm Hg liegt.

> Der arterielle Mitteldruck sollte bei einer kontrollierten Hypotension nicht mehr als um 30–40 mm Hg unter den Normalwert des wachen Patienten gesenkt werden.

Während einer neurochirurgischen Operation in kontrollierter Hypotension ist es wichtig, dass der Druckwandler exakt, d. h. auf Höhe des Circulus Willisi (des äußeren Gehörgangs) platziert wird.

Im Rahmen einer kontrollierten Hypotension fällt der Sauerstoffpartialdruck häufig ab. Dies ist dadurch bedingt, dass durch die verwendeten Vasodilatanzien intrapulmonale Shunt-Gefäße dilatiert werden und die intrapulmonale Shunt-Menge zunimmt. Deshalb sollte während einer medikamentösen Blutdrucksenkung die arterielle Sauerstoffsättigung überwacht und eine erhöhte inspiratorische Sauerstoffkonzentration (> 0,4) verabreicht werden.

Medikamente zur Blutdrucksenkung

Eine Blutdrucksenkung kann durch Erniedrigung des peripheren Gefäßwiderstandes oder durch Erniedrigung des HMV bzw. durch eine Kombination beider Mechanismen erzielt werden. Um die erwünschte Blutdrucksenkung zu erzielen, kann die Gabe eines volatilen Inhalationsanästhetikums, vorzugsweise Isofluran (falls die Dura eröffnet ist und damit die ICP-steigernde Wirkung der volatilen Inhalationsanästhetika keine Rolle mehr spielt), die Gabe eines Vasodilatators (z. B. Nitroglycerin-, Nitroprussid-Natrium- oder Urapidil-Infusion) oder die Kombination beider Maßnahmen eingesetzt werden. Isofluran, Nitroglycerin und Nitroprussid-Natrium bewirken auch eine zerebrale Vasodilatation. Dadurch kann der zerebrale Blutfluss ansteigen, obwohl der systemische Blutdruck abfällt. Mit der Gabe von Vasodilatanzien wird jedoch normalerweise erst nach Eröffnung der Dura begonnen, sodass die zerebrale Vasodilatation dieser Medikamente zu keiner Steigerung des ICP und damit kein Problem darstellen dürfte.

Isofluran: Von den volatilen Inhalationsanästhetika ist insbesondere Isofluran für eine kontrollierte Hypotension geeignet, da es zu einer stärkeren Erniedrigung des peripheren Widerstandes führt als die anderen volatilen Inhalationsanästhetika.

Urapidil: Urapidil (Kap. 23.3.2, S. 495) wirkt über eine Blockade der α_1-Rezeptoren vor allem im arteriellen, weniger im venösen Gefäßsystem vasodilatierend. Urapidil führt weder zu einer Reflextachykardie noch zu einer Rebound-Hypertonie nach dem Absetzen. Urapidil scheint auch den ICP nicht zu steigern. Normalerweise wird es mit einem Inhalationsanästhetikum kombiniert. Initial werden ggf. wiederholt Einzelboli à 25 mg injiziert, und anschließend kann eine Infusion (initial bis zu 2 mg/min) verabreicht werden. Danach ist eine Dosisreduktion auf eine entsprechende Erhaltungsdosis von ca. 9 mg/h notwendig (Kap. 23.3.2, S. 496).

Glyceroltrinitrat: Glyceroltrinitrat wirkt in niedrigen Dosierungen hauptsächlich auf die venösen Kapazitätsgefäße und senkt den Blutdruck über eine Verringerung des venösen Rückstroms. Deshalb hängt die Blutdrucksenkung durch Glyceroltrinitrat stärker vom intravasalen Flüssigkeitsvolumen ab. In höheren Dosierungen wirkt Glyceroltrinitrat auch auf die Arteriolen. Die notwendige Dosierung von Glyceroltrinitrat liegt zumeist bei 0,5–3,0 µg/kg KG/min (= ca. 2–13 mg/h = 2–13 ml der 1 mg/1-ml-Lösung, Kap. 23.3.1, S. 494). Die blutdrucksenkende Wirkung von Glyceroltrinitrat ist geringer als die von Nitroprussid. Oft reicht die alleinige Glyceroltrinitrat-Gabe nicht aus. Es ist dann die Kombination mit anderen blutdrucksenkenden Medikamenten (z. B. mit Isofluran) notwendig.

Nitroprussid-Natrium: Nitroprussid-Natrium (NPN) muss streng nach Bedarf dosiert werden. Die notwendige Dosierung beträgt 0,5 bis maximal 10 µg/kg KG/min (= ca. 2–40 ml/h einer Lösung aus 50 mg NPN pro 50 ml Glukose 5%, Kap. 23.3.3, S. 496). Wird durch Gabe eines volatilen Anästhetikums eine adäquate Narkosetiefe gewährleistet, dann übersteigt die notwendige Nitroprussid-Dosierung nur selten 3 µg/kg KG/min. Falls die hypotensive Wirkung des Nitroprussids durch eine reflektorische Tachykardie begleitet wird, kann z. B. Esmolol (oder Propranolol) eingesetzt werden, um damit die Herzfrequenz zu senken. Nach Beendigung der NPN-Zufuhr kann evtl. eine Rebound-Hypertension auftreten.

> Aufgrund der verbesserten mikrochirurgischen Operationstechnik wird eine aggressive Blutdrucksenkung immer seltener durchgeführt und die Zahl der Kliniken, in denen eine kontrollierte Hypotension bei elektiven neurochirurgischen Eingriffen durchgeführt wird, hat in den letzten Jahren deutlich abgenommen (Himmelseher u. Pfenninger 2000).

Nitroprussid ist aber weiterhin das Mittel der Wahl bei intraoperativer Aneurysmaruptur und sollte daher sofort einsatzbereit sein. Kommt es zur Aneurysmaruptur, so sollten initial auch ca. 7 mg/kg KG Thiopental verabreicht werden. Hierdurch kommt es zum Blutdruckabfall und zu einer Senkung des CMRO$_2$ mit zerebraler Vasokonstriktion. Zusätzlich ist NPN zu verabreichen.

Risiken und Überwachungsmaßnahmen

> Bei einer kontrollierten Hypotension besteht das Risiko, dass es zu einer Mangelperfusion vitaler Organe (vor allem Herz, Gehirn) kommt. Zum Teil wird die Mortalität einer kontrollierten Hypotension zwischen 0,02–0,06% angegeben. Aus diesem Grund sind die (relativen) Kontraindikationen zu beachten, und es ist ein entsprechendes Monitoring wichtig (s. u.).

Kontraindikationen für eine kontrollierte Hypotension sind:
- koronare Herzerkrankung
- zerebrovaskuläre Insuffizienz
- erhöhter ICP
- manifeste Herzinsuffizienz

Relative Kontraindikationen für eine kontrollierte Hypotension:
- Hypertonie
- Hypovolämie
- Anämie
- Fieber
- extremes Lebensalter

Überwachungsmaßnahmen während einer kontrollierten Hypotension:
- direkte arterielle Druckmessung
- erweiterte EKG-Überwachung (z. B. ST-Segmentanalyse)
- ZVD-Messung
- Temperaturmessung
- Kapnometrie
- Pulsoximetrie
- Urinausscheidung
- Laborkontrollen (BGA, Hb, Elektrolyte)
- (SEP-Ableitung)

69.3.3 Infusionstherapie in der Neuroanästhesie und Neurotraumatologie

In den meisten Körpergeweben sind die Endothellücken der Kapillaren so groß (ca. 65 Angström; Å), dass sowohl Wasser als auch die osmotisch wirksamen kleinen Ionen (z. B. Na$^+$) frei durch diese Endothellücken passieren können. Lediglich große Proteine (kolloidosmotisch wirksame Teilchen) können nicht durch diese Membranporen frei diffundieren. Im Bereich des Gehirns ist aufgrund der Blut-Hirn-Schranke das Kapillarendothel mit ca. 10-mal kleineren Endothellücken versehen als in anderen Körperbereichen (ca. 7 Å). Lediglich Wasser kann die Endothelporen frei passieren, während Proteine und selbst kleine Ionen wie Na$^+$ an der Diffusion gehindert werden. Besteht ein Konzentrationsunterschied der osmotisch wirksamen Teilchen, kann lediglich Wasser auf die Seite der höheren Konzentration diffundieren.

Die **Osmolalität** (bzw. Osmolarität) ist ein Maß für die Anzahl der vorhandenen gelösten Teilchen pro Kilogramm Lösungsmittel (bzw. pro Liter Lösungsmittel). Gelöste Teilchen müssen jedoch nicht osmotisch wirksam sein. Lediglich die Teilchen, die die Membranen nicht passieren können, machen die effektive Osmolalität (= Tonizität) aus. Osmotisch ineffektive Teilchen sind z. B. Alkohol und Harnstoff, da sie Zellmembranen gut penetrieren können. Sie führen zu keiner Flüssigkeitsbewegung. Eine hyperosmolare Lösung muss also nicht hyperton sein, eine hypertone Lösung ist jedoch immer hyperosmolar.

Die effektive Osmolalität (= Tonizität) des Plasmas kann anhand der folgenden Formel grob abgeschätzt werden (Na$^+$ = Natriumplasmakonzentration in mmol/l):

Effektive Osmolalität (mosmol/l)
$$= 2 \times [\text{Na}^+] + \text{Glukosekonzentration in mmol/l}$$

$$= 2 \times [\text{Na}^+] + \frac{\text{Glukosekonzentration in mg\%}}{18}$$

Niederprozentige **Glukoselösungen** (z. B. 5%ige Glukoselösung) sind bei neurochirurgischen Patienten zu vermeiden. Nach der Metabolisierung der Glukose bleibt intravasal freies Wasser (eine hypotone Lösung) zurück. Dadurch nimmt die Plasmaosmolarität ab. Freies Wasser wandert dann aufgrund osmotischer Kräfte (Kap. 9.1, S. 264) in den interstitiellen und intrazellulären Raum und kann ein Hirnödem verstärken. In Hirnbereichen mit einer normalen Blut-Hirn-Schranke wird mehr Wasser eingelagert. In Bereichen einer geschädigten Blut-Hirn-Schranke können bei Gabe von Glukoselösungen sowohl Wasser als auch Glukose ins Interstitium diffundieren. Damit ist die Glukose in diesen Bereichen in Plasma und Interstitium gleich konzentriert, sodass primär kein osmotischer Gradient entsteht und das dort bereits bestehende Ödem nicht übermäßig zunimmt. Fällt allerdings die Glukosekonzentration im Blut schneller ab als im Interstitium, dann entsteht ein Konzentrationsgradient mit Zunahme des Hirnödems (vgl. auch Rebound-Phänomen nach Gabe eines Osmodiuretikums; Kap. 69.2.1, S. 965). Eine Hyperglykämie begünstigt außerdem in geschädigten und grenzwertig durchbluteten und dadurch hypoxischen Hirnarealen eine vermehrte anaerobe Glykolyse mit vermehrter Laktatbildung. Durch die laktatbedingte Azidose wird ein ICP-Anstieg begünstigt. Hyperglykämien sind mit einer Verschlechterung der neurologischen Prognose verbunden.

Auch **Ringer-Laktat-Lösung** sollte bei Hirnoperationen nicht verwendet werden, da es aufgrund einer Osmolarität von 273 mosmol/l im Vergleich zum Plasma (295 mosmol/l) eine leicht hypotone Lösung darstellt und ein Hirnödem begünstigen kann.

Als Infusionslösung eignen sich **isotone oder leicht hypertone Elektrolytlösungen**. Die Infusion einer isotonen Lösung (z. B. NaCl 0,9%) führt zu keinem vermehrten Einstrom von Flüssigkeit ins intakte Gehirn, in Bereichen einer geschädigten Blut-Hirn-Schranke wird das Ödem offensichtlich nicht verstärkt, da keine osmotisch wirksamen Konzentrationsgradienten entstehen.

In der Neuroanästhesie wurde oft eine **restriktive Flüssigkeitstherapie** empfohlen. In kontrollierten Studien konnte jedoch nicht bewiesen werden, dass dadurch Hirnödem oder ICP zu vermindern sind. Da bei einer intakten Blut-Hirn-Schranke Na^+-Ionen nicht aus den Gefäßen durch die engen Endothelporen ins Gewebe diffundieren können, kommt es bei Gabe isotoner Lösungen und Vorliegen einer intakten Blut-Hirn-Schranke weder zum Übertritt von Na^+ noch von Wasser ins Hirngewebe. In anderen Geweben, in denen Natrium durch die größeren Endothelporen ins Gewebe diffundieren kann, wandert sowohl Wasser als auch Na^+ (ca. 80% der infundierten Menge) ins Gewebe ab (Kap. 9.2, S. 264).

In Bereichen einer Schädigung der Blut-Hirn-Schranke mit vorbestehendem Hirnödem scheint sich das Ödem bei Gabe isotoner Lösungen nicht zu verstärken, denn es besteht kein Konzentrationsgradient zwischen Blut und Gehirn. Aus diesem Grunde wird auch die frühere Empfehlung, bei neurochirurgischen Patienten oder Patienten mit einem SHT eine Volumenrestriktion durchzuführen, nicht mehr aufrechterhalten. Es kann damit einem Hirnödem nicht vorgebeugt werden. Häufig wird bei diesen Patientengruppen die Gabe kolloidaler Lösungen empfohlen. Mit diesen Lösungen kann zwar schneller ein evtl. bestehender intravasaler Volumenmangel erfolgreich therapiert werden, sie weisen jedoch keinen Vorteil bei Patienten auf, die ein isoliertes Schädel-Hirn-Trauma mit erhöhtem ICP haben (Zhuang et al. 1995).

69.4 Praktische Durchführung von Narkosen bei Operationen am Gehirn

69.4.1 Präoperative Beurteilung

Bei der präoperativen Beurteilung von Patienten, bei denen eine Kraniotomie geplant ist, sollte geklärt werden, ob Hinweise auf einen erhöhten ICP vorliegen. Symptome eines erhöhten ICP können Übelkeit und Erbrechen, Bewusstseinsveränderungen, einseitige Pupillenerweiterung, verzögerte Pupillenreaktion auf Licht, Bradykardie, Blutdruckanstieg sowie Atemstörungen sein. Patienten mit einem intrakraniellen Tumor und einem erhöhten ICP erwachen morgens häufig mit Kopfschmerzen und Übelkeit und müssen dann oft erbrechen. Ursache ist vermutlich die während des Schlafes auftretende Hypoventilation mit Anstieg des p_aCO_2. Dadurch werden zerebrale Vasodilatation und Anstieg des ICP mit Kopfschmerzen und Übelkeit verursacht. Eine Mittellinienverlagerung des Gehirns (> 0,5 cm) im zerebralen Computertomogramm ist ebenfalls ein Hinweis auf einen erhöhten intrakraniellen Druck.

69.4.2 Prämedikation

Eine Prämedikation, die zu stärkerer Sedierung oder zu Atemdepression führen kann, sollte bei neurochirurgischen Patienten mit eingeschränkter Vigilanz vermieden werden. Patienten mit intrakraniellen Prozessen reagieren meist sehr empfindlich auf ZNS-dämpfende Medikamente wie Opioide. Bereits eine leichte opioidbedingte Hypoventilation kann zu zerebraler Vasodilatation mit Zunahme von Hirndurchblutung und ICP führen. Bei Patienten mit einem intrakraniellen Tumor, die bisher noch wach und adäquat reagierend sind, kann durch die orale Gabe eines Benzodiazepins normalerweise eine Anxiolyse erzielt werden, ohne dass die Gefahr einer stärkeren Atemdepression befürchtet werden muss.

Anästhesie – Spezieller Teil

69.4.3 Narkoseeinleitung

Zur Narkoseeinleitung sollten Medikamente vermieden werden, die negative Auswirkungen auf die Hirndurchblutung haben (s. o.). Während der Patient präoxygeniert wird, ist er zum tiefen Durchatmen aufgefordert. Thiopental ist zur Narkoseeinleitung bei Patienten mit erhöhtem ICP gut geeignet, da es zerebralen Stoffwechsel und Hirndurchblutung stark vermindert.

Zur **Relaxierung** empfiehlt sich eine zwei- bis dreifache ED_{95} (Kap. 5.3.4, S. 146) eines mittellang wirksamen Relaxans wie z. B. Rocuronium. Die endotracheale Intubation sollte erst durchgeführt werden, wenn eine gute Muskelrelaxation vorhanden ist. Es empfiehlt sich eine Überprüfung mittels Relaxometrie (Kap. 8.2, S. 247). Husten und Pressen sind zu vermeiden, da sonst zentraler Venendruck und ICP ansteigen können. Auch stärkere **Blutdruckanstiege**, z. B. während der endotrachealen Intubation, sind zu vermeiden, denn hierbei wird in den Hirnbereichen, in denen die zerebrale Autoregulation gestört ist, die Hirndurchblutung druckabhängig gesteigert. Bei einer Zunahme des CBF droht ein Anstieg des intrakraniellen Drucks sowie die Ausbildung eines Hirnödems. Die Laryngoskopie sollte daher möglichst kurz und schonend gestaltet werden. Zumeist wird vor der Intubation Fentanyl oder Sufentanil verabreicht, um solche Blutdruckanstiege zu minimieren. Auch eine **Hypotension** sollte vermieden werden, denn bei einem erhöhten ICP droht bei Abfall des zerebralen Perfusionsdrucks auf unter 70 mm Hg leicht eine Ischämie des Gehirns (CPP = MAP-ICP). Nach der endotrachealen Intubation wird normalerweise eine Normoventilation oder eine nur mäßige Hyperventilation mit einem p_aCO_2 von 30–35 mm Hg angestrebt (s. o.). Eine **Beatmung** mit höherem PEEP sollte vermieden werden, da hierdurch der venöse Abstrom aus dem Gehirn behindert und ein Anstieg des ICP provoziert werden kann.

69.4.4 Narkoseführung

Die Narkose wird oft mit Lachgas, Opioid, Relaxans und einer Propofol-Infusion weitergeführt. Inzwischen wird zunehmend häufiger das Opioid Remifentanil per Spritzenpumpe verabreicht. Von manchen Autoren wird empfohlen, auf Lachgas zu verzichten, falls die Gefahr einer Luftembolie besteht, wie dies z. B. bei einer Operation in sitzender Position der Fall ist. Zunehmend häufiger wird bei Kraniotomien sogar prinzipiell auf Lachgas verzichtet. Da **volatile Anästhetika** zu einem Anstieg der Hirndurchblutung führen und die zerebrale Autoregulation beeinträchtigen können, sind sie bei Verdacht auf einen erhöhten ICP kontraindiziert, zumindest solange die Dura noch nicht eröffnet ist. Isofluran, Sevofluran und Desfluran scheinen im Vergleich zu den anderen volatilen Anästhetika die geringste Auswirkung auf die Hirndurchblutung zu

haben. Ist die Dura mater eröffnet und damit ein evtl. erhöhter ICP entlastet, dann könnte bei Bedarf ein volatiles Inhalationsanästhetikum verabreicht werden.

Vasodilatanzien wie Nitroprussid-Natrium oder Nitroglycerin führen nicht nur zu einer peripheren Vasodilatation mit Abfall des systemischen Blutdrucks, sondern auch zu einer zerebralen Vasodilatation mit Steigerung der Hirndurchblutung und des intrakraniellen Drucks. Aus diesem Grund sollten sie bei Patienten mit erhöhtem ICP nur dann eingesetzt werden, wenn die Dura mater bereits eröffnet ist.

Das Einspannen des Schädels in einen stereotaktischen Rahmen oder in Halterungsklemmen (Mayfield-Klemmen) sowie die Schädeltrepanation sind die schmerzhaftesten **Operationsphasen**. Daher ist hier eine tiefe Anästhesie notwendig. Dura mater und Hirnsubstanz sind dagegen schmerzunempfindlich und erlauben eine »flachere« Narkoseführung. Dennoch muss absolut sichergestellt sein, dass sich ein Patient während der Operation am Gehirn nicht bewegt. Sinnvoll ist die apparative Überwachung des Relaxierungszustandes (Kap. 8.2, S. 247). Beim Eröffnen des Schädels kann es evtl. stärker bluten. Beim Verschluss des Schädels können wieder deutliche Schmerzreize auftreten.

Eine Hypotension oder Hypertension sind zu vermeiden (s. o.). Auch stärkere Schwankungen der Blutzuckerkonzentration sollten bei neurochirurgischen Patienten vermieden werden. Eine Hyperglykämie führt zu einer Verschlechterung der neurologischen Prognose (s. o.).

69.4.5 Monitoring

EKG: Stets muss eine EKG-Überwachung durchgeführt werden, um Veränderungen von Herzfrequenz oder Herzrhythmus erfassen zu können. Insbesondere bei operativen Manipulationen am Hirnstamm (z. B. bei Operationen in der hinteren Schädelgrube) können Änderungen von Herzfrequenz (vor allem eine Bradykardie), Herzrhythmus oder Blutdruck ausgelöst werden. Die entsprechenden Alarmgrenzen sind eng einzustellen und der EKG-synchrone Ton ist möglichst so laut einzustellen, dass er auch vom Operateur gehört werden kann.

Kapnographie: Mittels Kapnographie kann eine Normoventilation oder eine evtl. notwendige kontrollierte Hyperventilation optimal überwacht und gesteuert werden. Die Differenz zwischen dem endexspiratorischen und dem (anhand einer arteriellen Blutgasanalyse bestimmten und etwas höheren) p_aCO_2 (die sog. A-aDCO$_2$) ist normalerweise relativ konstant. Nach Ermittlung der A-aDCO$_2$ kann daher der arterielle CO_2 anhand des endexspiratorischen CO_2 gesteuert werden. Eine endexspiratorische CO_2-Messung ist insbesondere wichtig, wenn das Risiko einer venösen Luftembolie besteht (s. o.).

Bei der Exstirpation eines Hirntumors in Rückenlage wird nach einer aktuellen Umfrage des Wissenschaftlichen

Arbeitskreises Neuroanästhesie der DGAI in den befragten Instituten inzwischen keine kräftige Hyperventilation mehr praktiziert (Himmelseher u. Pfenninger 2000). In ca. 72% der Kliniken wird hierbei jedoch eine leichte Hyperventilation durchgeführt (Himmelseher u. Pfenninger 2000). Dieses Vorgehen entspricht damit den offiziellen Empfehlungen (s. o.).

Arterielle Druckmessung: Bei einer Kraniotomie ist normalerweise eine blutig-arterielle Druckmessung vorzunehmen (Kap. 17, S. 401). Bei Operationen in sitzender Lagerung oder bei Durchführung einer kontrollierten Hypotension ist darauf zu achten, dass der Druckdom auf der Höhe des Circulus Willisi (d. h. des äußeren Gehörgangs) fixiert wird.

Zentraler Venenkatheter: Bei Kraniotomien wird zumeist der zentrale Venendruck gemessen (Kap. 18, S. 411). Der zentrale Venenkatheter sollte möglichst nicht über die V. jugularis interna gelegt werden: Wird hierbei versehentlich die A. carotis punktiert, kann die V. jugularis interna durch das entstehende Hämatom komprimiert werden, wodurch der venöse Abfluss aus dem Gehirn gedrosselt wird. Vorzuziehen ist die Punktion der V. jugularis externa oder eine Punktion in der Ellenbeuge. Bei einer Operation in sitzender Position ist die Spitze des Kavakatheters ausnahmsweise im rechten Vorhof zu platzieren (s. o.). Im Falle einer venösen Luftembolie kann dann über den Kavakatheter Luft aus dem Herzen abgesaugt werden.

Relaxometrie: Das Monitoring der neuromuskulären Blockade (Kap. 8.2, S. 247) ist bei neurochirurgischen Eingriffen wichtig, um plötzliche Bewegungen des Patienten sicher vermeiden zu können.

Temperaturmessung: Die ösophageale oder rektale Temperatur sollte bei längeren neurochirurgischen Operation stets überwacht werden.

Kontrolle des Blutzuckers: Es sollte eine Blutzuckerkonzentration zwischen 70 und 130 mg/dl angestrebt werden. Eine Hyperglykämie von > 150 mg/dl sollte vermieden werden. Bei stärkeren Schwankungen der Blutzuckerkonzentration kann das Hirnödem zunehmen (s. o.).

Blasenkatheter: Bei Durchführung einer Kraniotomie sollte ein Blasenkatheter gelegt werden, da zur Therapie eines Hirnödems evtl. (ein diuresesteigerndes) Osmodiuretikum, ggf. in Kombination mit einem Schleifendiuretikum (z. B. Furosemid), verabreicht werden muss oder da perioperativ evtl. ein Diabetes insipidus auftreten kann.

Falls eine Polyurie auftritt, ist es sinnvoll, die Konzentration des Urinzuckers zu untersuchen. Es ist zu klären, ob eine osmotische »Zuckerdiurese« vorliegt (Kap. 51.1.3, S. 768).

Bei Ausscheidung großer Mengen eines wasserklaren Urins sollte das spezifische Uringewicht bestimmt werden. Für einen Diabetes insipidus spricht ein spezifisches Gewicht < 1004. Die Therapie besteht in der Gabe von Minirin (Kap. 51.5.3, S. 783).

69.4.6 Extubation

Früher wurde nach Kraniotomien oft routinemäßig auf der Intensivstation postoperativ nachbeatmet. Zunehmend häufiger wird nach Kraniotomien eine Frühextubation empfohlen (Thees et al. 1998), z. B. unmittelbar am Ende der Operation noch auf dem Operationstisch oder z. B. innerhalb der ersten postoperativen Stunde im Aufwachraum. Insbesondere neue mikrochirurgische Operationstechniken sowie neue, sehr gut steuerbare Anästhetika (vor allem Propofol, Remifentanil) erleichtern eine Frühextubation. Nach einer Frühextubation können ödem- oder blutungsbedingte Steigerungen des ICP an einer Vigilanzverminderung oder an einem neu auftretenden neurologischen Defizit leichter erkannt werden als beim noch intubierten und beatmeten Patienten. Außerdem können die möglichen Risiken einer längeren Beatmung verhindert werden. Ob eine Frühextubation angestrebt werden soll, ist jeweils im Einzelfall mit dem Operateur abzusprechen. Während der Narkoseausleitung sind stärkere Blutdruckanstiege zu vermeiden, um das Risiko einer Nachblutung nicht zu erhöhen. Bei der Extubation ist zu beachten, dass intraoperativ evtl. Hirnnervenschädigungen entstanden sein könnten, die sich postoperativ z. B. in Schluckstörungen äußern können.

69.4.7 Postoperative Schmerztherapie

Kopfhautwunden nach Kraniotomien sind postoperativ überraschend wenig schmerzhaft. Dies scheint dadurch bedingt, dass die Wunde meist völlig ruhig gestellt ist. Opioide werden hierfür normalerweise nicht benötigt. Es genügt meist die Gabe eines antipyretischen Analgetikums (Kap. 83.2.1, S. 1182).

69.5 Neurochirurgische Operationen

69.5.1 Bandscheibenoperation

Krankheitsbild und Operation

Bandscheibenvorfälle im Bereich der **Halswirbelsäule** treten zumeist bei C5/C6 oder C6/C7 auf. Typisch sind Schmerzen, Parästhesien und neurologische Ausfälle im Bereich des Arms und der Hand. Die Symptome werden normalerweise durch Husten verschlimmert.

Lumbale Bandscheibenvorfälle treten zumeist zwischen L4/L5 und L5/S1 auf. Operativ wird nach einem Hautschnitt über den Dornfortsätzen und nach einer Durchtrennung der Muskelfaszie die paravertebrale Muskulatur nach lateral abgeschoben. Zumeist reicht eine interlaminäre Fensterung (ILF) aus, bei der das Lig. flavum im entsprechenden Wirbelbogenzwischenraum entfernt wird (Flavektomie) und zusätzlich noch kleinere angrenzende Bogenanteile entfernt werden.

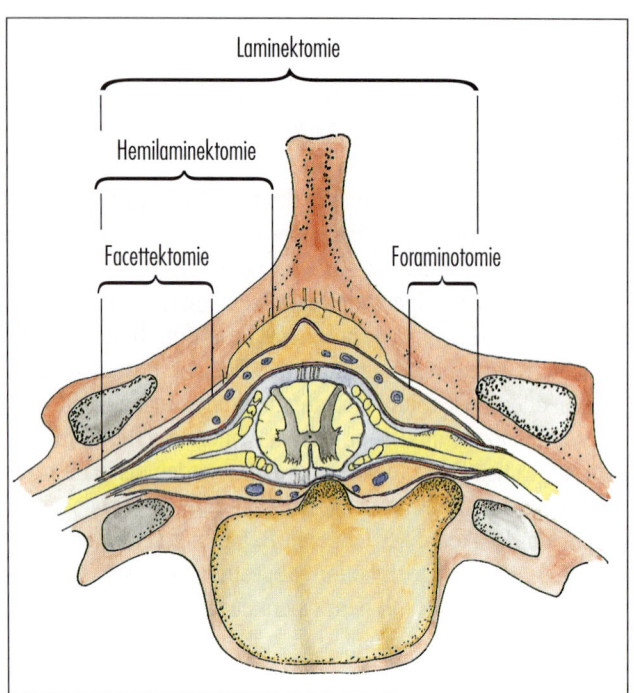

Abb. 69.7 Operatives Vorgehen bei einer Bandscheibenoperation (z. B. Hemilaminektomie).

Unter Umständen kann aber auch eine Foraminotomie, Hemilaminektomie, Laminektomie oder eine Facettektomie notwendig werden (Abb. 69.7). In sehr seltenen Fällen kann es intraoperativ zu einer Verletzung der Aorta (Hönemann et al. 1998) oder der Iliakalgefäße kommen.

Anästhesie

Liegen bei einem **zervikalen Bandscheibenvorfall** neurologische Ausfallerscheinungen vor, dann ist evtl. eine fiberoptische Intubation sinnvoll, denn durch die während der laryngoskopischen Intubation meist notwendige Überstreckung der Halswirbelsäule könnte eine neurologische Verschlimmerung ausgelöst werden. Zervikale Bandscheibenoperationen werden meist in Rückenlage durchgeführt. Wird diese Operation in (halb-)sitzender Lagerung durchgeführt, ist das Risiko einer venösen Luftembolie zu beachten (s. o.).

Lumbale Bandscheibenoperationen werden normalerweise in der sog. Knie-Ellenbogen-Lage durchgeführt (Abb. 69.8). Die Augen sind mit abgepolsterten Augenpflastern abzukleben. Es ist auf eine besonders sorgfältige und gute Tubusfixierung zu achten. Zur Umlagerung des intubierten Patienten in die Knie-Ellenbogen-Lage wird der in Rückenlage auf einem Operationstisch liegende Patient neben einen zweiten, für die Knie-Ellenbogen-Lage vorbereiteten Operationstisch gefahren. Während der Umlagerung sind sämtliche Konnektionen kurzfristig zu lösen. Der Anästhesist

sollte das Kommando zur Umlagerung geben und hierbei den Kopf des Patienten halten. Unmittelbar nach der Umlagerung sind sämtliche Konnektionen (Tubus, EKG, Pulsoximetrie, Infusion) wieder anzuschließen. Bei der Umlagerung kann es zu Blutdruckabfall, Dislokation einer intravenösen Kanüle oder einer Tubusdislokation kommen. Weitere Gefahren sind lagerungsbedingte Schädigungen. Bei der Lagerung des Kopfes in der U-förmigen Kopfschale ist auf eine druckfreie Lagerung der Augen zu achten (Kap. 38.4, S. 658). Unmittelbar nach der Umlagerung ist die Tubuslage erneut zu kontrollieren.

Am Ende der Operation muss der Patient wieder in Rückenlage gebracht werden. Hierzu wird neben dem OP-Tisch ein zweiter ebener OP-Tisch gestellt und der Patient auf diesen umgelagert. Während dieser Rücklagerung und bei der Ausleitung der Narkose in Rückenlage soll der Patient möglichst nicht husten.

Bei Patienten mit Bandscheibenoperationen treten postoperativ meist starke Schmerzen auf, die meistens die Gabe eines Opioids notwendig machen (Kap. 83.2.1, S. 1185).

69.5.2 Operation eines zerebralen Aneurysmas

Krankheitsbild und Operation

Ursachen und Häufigkeit

Aufgrund einer (angeborenen) Schwäche der Gefäßmedia zerebraler Arterien kann es zur Ausbildung (evtl. multipler) zerebraler Gefäßaneurysmen (vor allem im Bereich von Gefäßgabelungen) kommen. Diese betreffen sehr häufig die A. cerebri media (ca. 20%), die A. communicans anterior (ca. 35%) und die A. carotis interna (ca. 25%).

Bei Anstrengung oder auch spontan kann ein solches Aneurysma rupturieren und zu einer Blutung in den Subarachnoidalraum (einer sog. **Su**b**arachnoidalb**lutung; SAB) führen. Ein zerebrales Aneurysma kann in jedem Lebensalter rupturieren, am häufigsten tritt eine Ruptur im 4.–6. Lebensjahrzehnt auf. Je größer das Aneurysma ist, desto höher ist die Rupturgefahr. Bei einem Durchmesser von > 10 mm ist die Inzidenz einer Spontanruptur hoch. Vermutlich sollte eine Operation empfohlen werden, falls der Durchmesser des Aneurysmas > 7 mm ist. Zur operativen Ausschaltung des Aneurysmas wird der Hals des Aneurysmas mit einem Clip abgeklemmt (sog. Clipping).

Klinik der Subarachnoidalblutung

Typisch für eine SAB sind plötzliche, stärkste Nackenschmerzen, häufig auch Übelkeit, Erbrechen oder eine Synkope.

Ein eventueller Vasospasmus ist durch eine Gefäßreizung aufgrund des extravasalen Hämoglobins bedingt. Vor allem zwischen dem 6.–8. Tag droht bei 30–70% der Patienten ein Vasospasmus mit Verschlechterung der neurologischen Symptomatik. 10–20% der Patienten versterben an den Folgen eines Vasospasmus.

Der neurologische Status nach einer SAB wird zumeist anhand der Stadieneinteilung von Hunt und Hess beurteilt (Tab. 69.2).

Diagnostik der Subarachnoidalblutung

Bei anamnestischem und klinischem Verdacht auf eine SAB ist zunächst eine zerebrale Computertomographie durchzuführen. Damit gelingt fast immer der Nachweis einer SAB. In seltenen Fällen ist zur Diagnosesicherung noch eine Liquorpunktion notwendig (xanthochromer bzw. blutiger Liquor). Zur genauen Lokalisierung des Aneurysmas ist eine zerebrale Panangiographie notwendig. Ein Vasospasmus kann ggf. mittels transkranieller Doppler-Sonographie (Kap. 22.5, S. 476) oder besser mittels zerebraler Angiographie festgestellt werden.

Therapie eines zerebralen Aneurysmas

Bei Patienten mit einem zerebralen Aneurysma darf der transmurale Druck nicht stärker ansteigen, sonst droht eine Ruptur des Aneurysmas. Der transmurale Druck (transmural pressure; TMP) ist abhängig von der Differenz aus MAP und dem Gewebedruck, der dem ICP entspricht (TMP = MAP – ICP). Der TMP sollte möglichst nicht über 85 mm Hg ansteigen.

Patienten mit Stadium III–V nach Hunt und Hess haben meist einen deutlich erhöhten ICP. Für Patienten mit Stadium II, III bzw. IV–V wird die perioperative Mortalität mit 4%, 19% bzw. 46% angegeben. Ob eine Frühoperation (innerhalb von 48–96 Stunden) oder eine verzögerte Operation (10–14 Tage nach der Blutung) vorgenommen werden soll, wird kontrovers diskutiert. Für die Frühoperation spricht, dass damit die Gefahr einer Nachblutung gebannt und im Falle eines

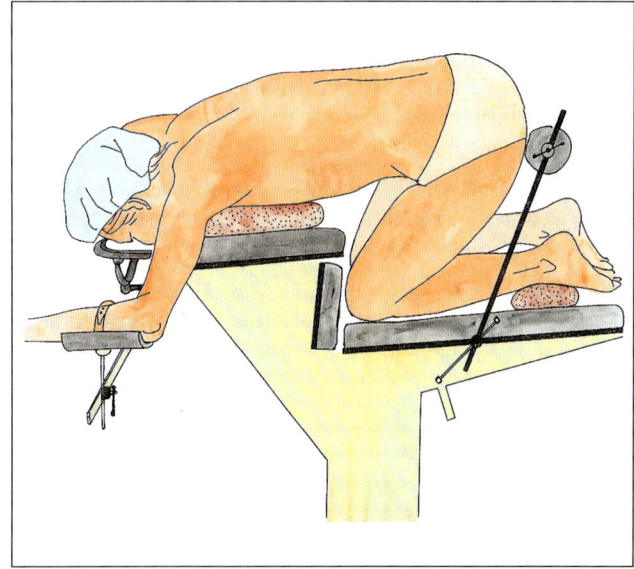

Abb. 69.8 Knie-Ellenbogen-Lage.

Vasospasmus ein wünschenswerter Blutdruck am oberen Normbereich angestrebt werden kann (s. u.).

> Primäres Behandlungsziel muss es sein, eine Nachblutung aus dem Aneurysma zu verhindern.

Zur **Prophylaxe eines Vasospasmus** wird perioperativ häufig der Calciumantagonist Nimodipin verabreicht. Nimodipin (Nimotop) wird präoperativ und unmittelbar vor dem Klippen meist mit 1 mg/h (= 5 ml/h), unmittelbar nach dem Klippen des Aneurysmas und postoperativ meist mit 2 mg/h (= 10 ml/h) per Infusionspumpe zugeführt. Neben der intravenösen Therapie ist auch die orale Gabe von Nimodipin (meist 4 × 60 mg/d) möglich. Die Effektivität von Nimodipin im Rahmen einer Subarachnoidalblutung ist jedoch nicht unumstritten (Mercier et al. 1994). Eventuell kann es unter Nimodipin auch zu einem deutlichen Abfall des systemischen Blutdrucks kommen.

Als **definitive Therapie** kommt neben einem operativen Clipping des Aneurysmahalses auch eine interventionell

Anästhesie – Spezieller Teil

Tab. 69.2 Stadieneinteilung des neurologischen Status nach einer Subarachnoidalblutung (nach Hunt und Hess). Liegen zusätzlich schwerwiegende Begleiterkrankungen (z. B. Hypertonus, Diabetes mellitus, schwere Arteriosklerose, COPD) und/oder schwere angiographisch nachweisbare Vasospasmen vor, ist der Patient in die nächst höhere Gruppe einzustufen.

Stadium	Kennzeichen
0	nicht rupturiertes Aneurysma
I	asymptomatisch oder geringe Kopfschmerzen, leichte Nackensteifheit
II	starke Kopfschmerzen, Nackensteifheit, außer Beeinträchtigung von Hirnnerven (vor allem III und/oder IV) kein neurologisches Defizit
III	Schläfrigkeit, Verwirrung, leichte fokale Ausfälle
IV	Stupor, schwere Hemiparese, vegetative Störungen
V	tiefes Koma, Dezerebrationsstarre

radiologische Behandlung (das sog. Coiling) infrage. Beim Coiling wird mittels superselektiver Angiographie eine kleine Platinspirale in den Aneurysmasack eingebracht, wodurch eine Thrombosierung verursacht werden soll. In Einzelfällen kann das Aneurysma operativ auch mit Muskelfasern, Mull oder Kunstharz umwickelt werden (Wrapping).

An **weiteren Maßnahmen** sind bei wachen, nicht intubierten und noch nicht operierten Patienten eine Stressabschirmung z. B. mittels Benzodiazepin, eine Therapie der Kopfschmerzen und eine Laxanziengabe (um starkes Pressen beim Stuhlgang zu vermeiden) wichtig. Bei Patienten mit erhöhtem intrakraniellem Druck sind ICP-senkende Maßnahmen (s. o.) durchzuführen. An Überwachungsmaßnahmen sind kontinuierliche arterielle Druckmessung, Anlage eines zentralen Venenkatheters sowie eine EKG-Überwachung wichtig. Bei mehr als 50% der Patienten mit SAB treten Herzrhythmusstörungen auf (aufgrund von transienten Ischämien im Bereich des Hypothalamus mit enorm gesteigertem Sympathikotonus). Da die Patienten meist hypovolämisch und hyponatriämisch sind, ist eine ausreichende Gabe von Elektrolytlösungen wichtig. Es ist eine Normovolämie oder leichte Hypervolämie anzustreben. Bei einer Hypovolämie droht schnell ein Abfall des CPP mit Ischämie.

Prognose der Subarachnoidalblutung

Die Patienten können an den Folgen der Primärblutung, den Folgen eines danach drohenden Vasospasmus (mit ischämischer Hirnschädigung) oder an einer eventuellen Nachblutung versterben. In ca. 5% der Fälle kommt es innerhalb von 24 Stunden zu einer Nachblutung. Vom 2.–13. Tag wird das tägliche Risiko mit ca. 1,5% angegeben. Das Gesamtrisiko innerhalb der ersten 2 Wochen beträgt ca. 20%, innerhalb von ca. 4 Wochen wird es mit ca. 30% und in den ersten 6 Monaten wird es mit ca. 50% angegeben. Die Prognose einer SAB ist auch heute noch relativ schlecht. Lediglich bei ca. einem Drittel der Patienten bleiben keine funktionellen Einschränkungen zurück.

Anästhesie

Präoperative Beurteilung/Prämedikation

Präoperativ müssen Bewusstseinsgrad und intrakranieller Druck eingeschätzt und eventuelle neurologische Defizite erfasst werden. Eine präoperative Sedierung ist wünschenswert. Diese Medikation muss jedoch richtig dosiert werden, um einerseits eine Hypoventilation und eine damit verbundene Steigerung der Hirndurchblutung mit ICP-Anstieg zu vermeiden, andererseits muss eine sympathikoadrenerge Stimulation mit Blutdruckanstieg vermieden werden. Durch die orale Gabe eines Benzodiazepins können eine Sedierung und

Angstminderung erreicht werden, ohne dass eine nennenswerte Atemdepression befürchtet werden muss. Durch eine Vorbehandlung mit Nimodipin können diese Patienten vielleicht vor zerebralen Gefäßspasmen geschützt werden.

Narkoseeinleitung

Aufgrund von Fieber, zentralem Salzverlustsyndrom, Kontrastmittelgabe im Rahmen der Diagnostik und erhöhtem Sympathikotonus kommen die Patienten öfters hypovolämisch zur Narkoseeinleitung. Vor Narkoseeinleitung sollte ausreichend (z. B. 10 ml/kg KG) Volumen gegeben werden und eine Normo- oder eine leichte Hypervolämie erreicht sein. Als Einleitungshypnotikum wird oft Thiopental oder Propofol verabreicht. Zusätzlich sind eine höhere Opioid-Dosis (z. B. 5–10 µg/kg KG Fentanyl) und eine ausreichende Relaxansdosis notwendig. Die Laryngoskopie sollte möglichst kurzdauernd (< 15 sec) und schonend sein. Bei der Narkoseeinleitung ist ein stärkerer Blutdruckanstieg (mit Zunahme des TMP) zu vermeiden, ebenso aber auch ein stärkerer Abfall des CPP mit der Gefahr einer zerebralen Ischämie. Die Gefahr, dass es im Rahmen der Narkoseeinleitung zu einer (hypertensiv bedingten) Nachblutung kommt, wird mit 1–2% angegeben. Die Narkoseeinleitung ist unter kontinuierlicher blutig-arterieller Druckmessung durchzuführen. Da es intraoperativ u. U. zu größeren akuten Blutungen kommen kann, sind mehrere großlumige periphere Verweilkanülen und die Bereitstellung eines Gerätes zur maschinellen Autotransfusion wichtig.

Narkoseführung

Zur Aufrechterhaltung der Narkose wird zumeist eine TIVA durchgeführt. Da vor allem beim Einspannen des Schädels in die Mayfield-Klemme und bei der Schädeltrepanation schmerzbedingte Blutdruckanstiege drohen, ist eine tiefe Narkoseführung während dieser Phasen wichtig. Um den operativen Zugang und das Abklemmen des Aneurysmas zu erleichtern, wird intraoperativ in manchen Zentren noch eine kontrollierte Hypotension (Kap. 69.3.2, S. 977) durchgeführt. Sie sollte jedoch möglichst nur für die kurze Phase des Clippings bzw. zur Kontrolle einer intraoperativen Ruptur empfohlen werden. Konnte das Aneurysma durch den Clip ganz ausgeschaltet werden, dann ist ein leicht übernormaler Blutdruck anzustreben. Bei inkomplettem Clipping bzw. falls noch weitere Aneurysmen vorliegen, sollte der systolische Blutdruck im Normbereich (Ausgangswert ± 20%) gehalten werden.

Postoperative Versorgung

Um einen postoperativen Gefäßspasmus zerebraler Arterien zu therapieren bzw. zu verhindern, wird oft eine sog. Dreifach-H(Triple-H; HHH)-Therapie empfohlen. Hierbei werden eine leichte **H**ypertonie, eine **H**ypervolämie sowie eine **H**ämodilution angestrebt. Dadurch soll die zerebrale Perfusion verbessert und das Auftreten von Vasospasmen mit neurologischen Defiziten und einer Infarzierung von Hirngewebe verhindert werden. Im Rahmen der leichten Hypervolämie sollte der ZVD 10–12 cm H_2O und der PCWP ca. 15–18 mm Hg betragen. Der Hämatokrit sollte gesenkt, jedoch nicht unter ca. 30–35% erniedrigt werden. Falls eine alleinige Volumentherapie nicht ausreicht, um Blutdruck und Herzminutenvolumen ausreichend zu erhöhen, sind ggf. zusätzlich vasoaktive Substanzen (z. B. Dobutamin, Dopamin, Noradrenalin) zu verabreichen. Insbesondere falls der Calciumantagonist Nimodipin verabreicht wird, ist häufig die Gabe einer vasoaktiven Substanz notwendig, um einen ausreichenden Blutdruck sicherzustellen.

69.5.3 Operation von Hypophysentumoren

Operation

Bei Hypophysentumoren handelt es sich größtenteils um gutartige Adenome. In ca. 50% der Fälle sind sie hormonaktiv. Präoperativ ist daher der Hormonstatus zu bestimmen. Es ist zu klären, ob endokrine Störungen wie Diabetes insipidus, Nebenniereninsuffizienz, Morbus Cushing, Akromegalie oder sonstige Zeichen einer Hypophysenunter- oder -überfunktion bestehen (Kap. 51.5, S. 783).

Hypophysentumoren werden zumeist (in ca. 90%) transsphenoidal, selten transkraniell operiert. Bei der risikoärmeren transsphenoidalen Operationstechnik wird der Patient entweder in Rückenlage mit überstrecktem Kopf oder bei leicht erhobenem Oberkörper und seitwärts gedrehtem Kopf gelagert. Bei der Operation in halbsitzender Position muss an die Gefahr einer Luftembolie gedacht werden (Kap. 69.3.1, S. 973).

Bei einer Hypophysektomie ist eine perioperative Substitution mit Hydrocortison durchzuführen. Am Abend vor der Operation sollten 100 mg, am Operationstag sowie am 1.–3. postoperativen Tag 100 mg, am 4.–6. Tag 50 mg und danach sollte eine Dauersubstitution mit 30 mg pro Tag durchgeführt werden. Am Operationstag ist eine intravenöse Gabe notwendig, prä- und postoperativ kann meist eine orale Gabe durchgeführt werden.

Anästhesie

Für die orotracheale Intubation sollte ein Spiraltubus (Woodbridge-Tubus) verwendet werden, um eine knickfreie Ableitung des Tubus aus dem Operationsgebiet zu ermöglichen. Es ist auf eine besonders sichere Tubus-Fixierung zu achten. Liegt eine Akromegalie (infolge vermehrter STH-Ausschüttung) vor (Kap. 51.5.2, S. 783), kann die endotracheale

Intubation u. U. schwierig sein. An erweitertem Monitoring sollten eine blutig-arterielle Druckmessung sowie ein zentraler Venenkatheter platziert werden. Zusätzlich sind (wegen selten auftretender stärkerer Blutung) großlumige peripher-venöse Kanülen zu platzieren. Intraoperativ treten häufiger stärkere Schwankungen von Blutdruck und Herzfrequenz auf. Eventuell entwickelt sich intra- und/oder postoperativ vorübergehend ein Diabetes insipidus (Kap. 51.5.3, S. 783). Auch ein Syndrom der inadäquaten ADH-Sekretion (SIADH; Kap. 56.1.1, S. 804) kann auftreten. Bei der Extubation sollten die Patienten möglichst wenig husten.

69.5.4 Arteriovenöse (AV)-Fehlbildung

Aufgrund zerebraler **a**rteriovenöser (AV)-Fehlbildungen können deutliche Shunt-Volumina mit Steigerung des HMV vorliegen. Bei diesen Patienten können intrazerebrale und subarachnoidale Blutungen auftreten. Intraoperativ kann es zu erheblichen Blutungen kommen. Gegebenenfalls muss eine kontrollierte Hypotension durchgeführt werden (Kap. 69.3.2, S. 977). Bei einem operativen Verschluss solcher AV-Shunts kann es plötzlich zu einer massiven Mehrdurchblutung vorher minderperfundierter Hirnareale mit Gefäßüberdehnung, Hirnödem und eventueller Gewebeeinblutung kommen (sog. Hyperperfusionssyndrom; Kap. 73.2.6, S. 1053).

69.5.5 Shunt

Bei Patienten, bei denen aufgrund eines Hydrocephalus malresorptivus oder occlusus ein **v**entrikulo**a**trialer (VA) oder ein **v**entrikulo**p**eritonealer (VP) Shunt angelegt werden soll, ist zumeist von einem erhöhten intrakraniellen Druck auszugehen. Es sind ICP-senkende Maßnahmen durchzuführen (s. o.). Sinnvoll ist die Gabe von z. B. Thiopental, nicht depolarisierendem Relaxans, Opioid und ggf. eine initiale Hyperventilation.

69.5.6 Narkose für Untersuchungen im Kernspintomographen

Untersuchung

Die **M**agnet**r**esonanz**t**omographie (MRT) findet als bildgebendes Untersuchungsverfahren zunehmende Anwendung. Es ist insbesondere zur Weichteildarstellung (z. B. des Gehirns) geeignet. Die gesamte Untersuchung dauert zumeist 30–80 Minuten.

Da bei einer MRT-Untersuchung starke Magnetfelder auftreten (1–2,0 Tesla), stellen folgende Fremdkörper im Patienten eine **Kontraindikation** für eine Untersuchung dar:

Anästhesie – Spezieller Teil

- Herzschrittmacher
- Metallimplantate
- Gefäßklemmen
- künstliche Herzklappen
- Intrauterinpessar
- Verdacht auf Metallsplitter (bei Kriegsopfern)
- Tätowierungen und Kosmetika (können Metallpartikel enthalten und zur Hautreizung und Beeinträchtigung der Untersuchung führen)

Auch für das betreuende Personal ist wichtig, dass sämtliche ferromagnetischen Gegenstände (z. B. Schere, Klemmen, Geldbeutel, Armbanduhr, Pflaster mit Metallrolle) abgelegt werden. Sämtliche Magnetkarten (Scheckkarte, Kantinenkarte usw.) sind ebenfalls abzulegen, da sie durch das starke Magnetfeld gelöscht werden. Belassen werden können z. B. Gürtel mit Metallschnalle, Metallnieten an Hosen oder Schuhen sowie üblicher Schmuck, da diese Dinge üblicherweise nicht aus ferromagnetischem Metall bestehen.

Bezüglich des **Magnetfeldes** müssen verschiedene Bereiche unterschieden werden:

- Magnetfeld in der Röhre: Ein sehr hohes Magnetfeld (1–2,0 Tesla) besteht nur in der Röhre selbst. Hier können bereits kleinste Metallpartikel in Kosmetika(!), Tätowierungen sowie Zahnimplantate, Intrauterinpessare etc. Störungen hervorrufen.
- 20-mT-Zone: Das Magnetfeld nimmt außerhalb der Röhre – ähnlich den Röntgenstrahlen – sehr schnell ab. Ca. 80 cm vom Ausgang der Röhre entfernt ist das Magnetfeld bereits auf 20 mT (Milli-Tesla) abgefallen. In dieser 20-mT-Zone dürfen keine medizinischen Geräte stehen, auch nicht die speziellen MRT-Geräte! Diese 20-mT-Zone sollte vom Fachmann ausgemessen und z. B. mittels eines roten Streifens auf dem Boden markiert werden.
- Bereich außerhalb der 20-mT-Zone: Außerhalb der 20-mT-Zone ist das Magnetfeld (durch die aktive Abschirmung des Gerätes) extrem schwach. In dieser Zone sind Metallimplantate (Hüfte, Mundbereich, IUP, etc.) unproblematisch (selbst Scheckkarten haben diesen Bereich schon ungelöscht überstanden).

Wird z. B. eine Spritzenpumpe verwendet, so ist sie (möglichst weit) außerhalb der 20-mT-Zone aufzustellen (z. B. am Fußende der Patientenliege). Wird sie zu nahe an der Röhre platziert, kann sie aufgrund des magnetischen Feldes in die Röhre gezogen werden und nach mehrmaligem Gebrauch könnte auch eine Funktionsstörung der Perfusorelektronik auftreten.

Anästhesie

Da die Patienten während der Untersuchung in einer Art Röhre liegen müssen (und da während der Untersuchung stärkere klopfende Geräusche auftreten), bekommen viele Patienten »Platzangst« und benötigen eine medikamentöse Anxiolyse. Vor allem bei Kleinkindern und Säuglingen ist während der Untersuchung eine medikamentöse Ruhigstellung notwendig. Im Prinzip ist hierfür eine Sedierung mit Spontanatmung oder eine Vollnarkose möglich. Zur Sedierung kommen orale, rektale, intramuskuläre oder intravenöse Sedierungstechniken infrage.

Die von Radiologen und Pädiatern häufiger angewandten oralen oder rektalen Sedierungstechniken sind oft unzureichend. Daher wird öfters der Anästhesist zur »Ruhigstellung« während einer MRT-Untersuchung gebeten.

Die klinische **Patientenüberwachung** in der MRT-Röhre ist stark erschwert. Es ist daher eine kontinuierliche apparative Überwachung notwendig. Aufgrund der enorm hohen magnetischen Felder sind jedoch lediglich spezielle *MRT-taugliche Gerätschaften* einsetzbar. Häufig kommt der Tesla Plus Monitor (Mammendorfer Institut) zur Anwendung, mit dem EKG, Pulsoximetrie und nicht invasive oder invasive Blutdruckmessung möglich sind. Als kernspintaugliches Beatmungsgerät kommt häufig der Titus (Fa. Dräger) zum Einsatz. Als Atemmonitor hat sich das PM 8050 NMR (Fa. Dräger) bewährt, mit dem in- und exspiratorisches O_2, CO_2 und N_2O sowie Atemminutenvolumen und Atemwegsdrücke gemessen werden können. Werden keine speziellen kernspintauglichen Gerätschaften verwendet, dann muss ein vom Fachmann auszumessender Mindestabstand der Gerätschaften vom MRT-Gerät eingehalten werden. Der einzuhaltende Sicherheitsabstand sollte möglichst als rote Linie auf dem Boden des MRT-Raumes gekennzeichnet werden. Idealerweise werden dann sämtliche Gerätschaften außerhalb des MRT-Raumes platziert und mit entsprechend langen Kabeln bzw. Schläuchen versehen. Zur Überwachung der Ventilation kann ein im Seitenstrom messendes Kapnometer verwendet werden. Ein evtl. mehrere Meter langer Gasprobenschlauch kann beim spontan atmenden Patienten hierzu mit einer bis in den Nasopharynx vorgeschobenen Sonde (z. B. Magensonde) verbunden werden. Hiermit ist eine relativ gute Ventilationsüberwachung möglich (Kessler et al. 1996).

Die intravenöse Gabe eines Sedativums erlaubt eine gute Dosistitration. Zur **intravenösen Sedierung** haben sich Propofol oder Methohexital gut bewährt (Kessler et al. 1996). Eine intermittierende Bolusgabe ist gut möglich (Kessler et al. 1996). Vor allem bei Titrationsbeginn kann es aber evtl. zum Verlust des Muskeltonus der oberen Atemwege kommen, sodass ggf. initial die Anwendung des Esmarch-Handgriffs oder eine Maskenbeatmung notwendig ist. Idealerweise sollte das Sedativum jedoch kontinuierlich mittels einer Spritzenpumpe verabreicht werden. Häufig werden initial wiederholt Propofol-Boli verabreicht, bis ein entsprechender Sedierungsgrad erreicht ist. Anschließend wird dann eine Erhaltungsdosis von ca. 2–3 mg/kg KG/h Propofol verabreicht.

Da bei einer medikamentösen Sedierung und Anxiolyse beim spontan atmenden Patienten das Risiko besteht, dass es zu einer deutlichen Verminderung des Muskeltonus mit Verlegung der Atemwege sowie zu einem Verlust der Schutzreflexe kommen kann und da die Überwachung in der MRT-Röhre deutlich erschwert ist, wird oft zur Sicherstellung einer suffizienten Atemfunktion die MRT-Untersuchung in **Vollnarkose** vorgenommen. Bei Verwendung überlanger Beatmungsschläuche ist bei der Beatmung das erhöhte kompressible Volumen im Bereich der langen Schläuche zu berücksichtigen. Es ist eine endexspiratorische CO_2-Messung im Seitenstrom durchzuführen. Die Monitoring-Kabel müssen schlingenfrei und möglichst ohne Überkreuzung verlegt werden, da sonst Störungen bei der MRT-Untersuchung auftreten können. Die Kabel (Kohlefasern bzw. Glasfasern) sind sehr bruchanfällig. Sie dürfen daher nicht geknickt werden.

Für eine MRT-Untersuchung in Narkose sind sämtliche Narkoseformen möglich.

69.5.7 Narkoseführung bei Patienten mit zerebralem Krampfleiden

Manche Antikonvulsiva haben eine sedierende Nebenwirkung, was bei der Dosierung der Prämedikation ggf. berücksichtigt werden muss. Wird im Rahmen der antiepileptischen Therapie ein Barbiturat verabreicht (z. B. Pentobarbital), dann ist eine eventuelle barbituratbedingte Enzyminduktion zu beachten.

Methohexital sollte bei diesen Patienten vermieden werden, da es einen epileptischen Fokus aktivieren kann. Auch Ketamin ist zu vermeiden, da es evtl. eine Krampfaktivität provozieren kann. Enfluran scheint ebenfalls weniger geeignet, da es im EEG zu Spike- und Wave-Komplexen führen kann, die von sichtbaren Muskelzuckungen begleitet sein können. Dies ist insbesondere bei hohen inspiratorischen Enfluran-Konzentrationen (> 2,5%) und einer gleichzeitig stärkeren Hyperventilation zu befürchten. In extrem seltenen Einzelfällen wurde (bis zu einigen Tagen) nach einer Propofol-Gabe ein zerebraler Krampfanfall beschrieben, zum Teil auch bei Patienten, die bisher keine epileptischen Anfälle hatten (Kap. 5.2.3, S. 122).

Während der perioperativen Phase soll die bisherige antikonvulsive Therapie weitergeführt werden. Zur Prämedikation bietet sich vor allem ein Benzodiazepin und zur Narkoseinduktion Thiopental an, da diese Substanzen die zerebrale Krampfschwelle erhöhen.

69.6 Literatur

Andrews PJD. What is the optimal perfusion pressure after brain injury – a review of the evidence with an emphasis on arterial pressure. Acta Anaesthesiol Scand 1995; 39(Suppl. 105): 112–4.

Booke M, Bone HG, van Aken H, Hinder F, Jahn U, Meyer J. Die venöse paradoxe Luftembolie. Anaesthesist 1999; 48: 236–41.

Braakman R, Schouten HJA, Dishoeck MB, Minderhoud JM. Megadose steroids in severe head injury. Results of a prospective double-blind clinical trial. J Neurosurg 1983; 58: 326–30.

Brown MM, Parr MJA, Manara AR. The effect of suxamethonium on intracranial pressure and cerebral perfusion pressure in patients with severe head injuries following blunt trauma. Eur J Anaesthesiol 1996; 13: 474–7.

Cooper PR, Moody S, Clark WK, J. Kirkpatrick, Maravilla K, Gould AL, Drane W. Dexamethasone and severe head injury. A prospective double-blind study. J Neurosurg 1979; 51: 307–16.

Cooper KR, Boswell PA, Choi SC. Safe use of PEEP in patients with severe head injury. J Neurosurgery 1985; 63: 552–5.

Empfehlungen des wissenschaftlichen Arbeitskreises Neuroanästhesie der DGAI. Innerklinische Akutversorgung des Patienten mit Schädel-Hirn-Trauma. Anästhesiol Intensivmed 1998; 39: 399–412.

Europäische Richtlinien zur Behandlung des erhöhten intrakraniellen Druckes. Anästhesiol Intensivmed 1997; 38: 434–5.

Feldman Z, Kanter MJ, Robertson CS, Contant CF, Hayes C, Sheinberg PA-CMA, Villareal CA, Narayan RK, Grossman RG. Effect of head elevation on intrazerebral pressure, zerebral perfusion pressure, and zerebral blood flow in head-injured patients. J Neurosurg 1992; 76: 207–11.

Fütterer C, Lenz C, Frietsch T, Kuschinsky W, Waschke KF. Inhalationsanästhetika und Hirndurchblutung. Anästhesiol Intensivmed 2001; 42: 559–68.

Giebler R, Kollenberg B, Pohlen G, Peters J. Auswirkung unterschiedlicher PEEP-Niveaus auf die Inzidenz venöser Luftembolien und hämodynamischer Variablen bei neurochirurgischen Operationen in sitzender Position. Anästhesiol Intensivmed Notfallmed Schmerzther 1997; 32: FV.15.7; S117.

Himmelseher S, Pfenninger E. Narkoseverfahren und Anästhetika in der Neuroanästhesie. Anästhesiol Intensivmed 2000; 41: 126–36.

Himmelseher S, Pfenninger E. Beatmung in der Neuroanästhesie. Anästhesiol Intensivmed 2000; 41: 891–900.

Hönemann Ch, Brodner G, Van Aken H, Ruta U, Durieux M, Möllhoff T. Aortic Perforation During Lumbar Laminectomy. Anesth Analg 1998; 86: 493–5.

Kessler P, Alemdag Y, Hill M, Dietz S, Vettermann J. Intravenöse Sedierung von spontanatmenden Säuglingen und Kleinkindern während der Magnetresonanztomographie. Ein Vergleich zwischen Propofol und Methohexital. Anaesthesist 1996; 45: 1158–66.

Lam AM, Mayberg TS, Eng CC, Cooper JO, Bachenberg KL, Mathisen TL. Nitrous oxide – isoflurane anesthesia causes more cerebral vasodilatation than an equipotent dose of isoflurane in humans. Anesth Analg 1994; 78: 462–8.

Mayberg TS, Lam AM, Matta BF, Domino KB, Winn HR. Ketamine does not increase cerebral blood flow velocity or intracranial pressure during isoflurane/nitrous oxide anesthesia in patients undergoing craniotomy. Anesth Analg 1995; 81: 84–9.

Mercier P, Alhayek G, Rizk T, Fournier D, Menei P, Guy G. Are the calcium antagonists really usefull in zerebral aneurysmal surgery? A retrospective study. Neurosurgery 1994; 34: 30–7.

Mielck F, Stephan H, Buhre W, Weyland A, Sonntag H. Effects of 1 MAC desflurane on zerebral metabolism, blood flow and carbon dioxide reactivity in humans. Br J Anaesthesia 1998; 81: 155–60.

Muizelaar JP, van der Poel HG, Li Z, Kontos HA, Levasseur JE. Pial arterial vessel diameter and CO_2 reactivity during prolonged hyperventilation in the rabbit. J Neurosurg 1988; 69: 923–7.

Muizelaar JP, Marmarou A, Ward JD, Kontos HA, Choi SC, Becker DP, Gruemer H, Young HF. Adverse effects of prolonged hyperventilation in patients with severe head injury: a randomized clinical trial. J Neurosurg 1991; 75: 731–9.

Papadopoulos G, Brock M, Eyrich K. Intraoperative Kontrastechokardiographie zum Nachweis eines funktionell offenen Foramen ovale unter Durchführung eines Provokationstests mit PEEP-Beatmung. Anaesthesist 1996; 45: 235–9.

Reinstrup P, Uski TK. Inhalational anaesthetics in neurosurgery. Curr Opin Anaesthesiol 1994; 7: 421–5.

Schregel W, Werner C. Empfehlungen des Arbeitskreises Neuroanästhesie der DGAI zum Monitoring bei neurochirurgischen Operationen in sitzender oder halbsitzender Position. Anaesthesist 1995; 44: 364–7.

Schregel W, Weyerer W, Cunitz G. Opioide, Hirndurchblutung und intrakranieller Druck. Anaesthesist 1994; 43: 421–30.

Schaffranietz L, Günther L. Die sitzende Position bei Operationen in der Neurochirurgie. Ergebnisse einer Umfrage. Anaesthesist 1997; 46: 91–5.

Schaffranietz L, Grothe A, Olthoff D. Anwendung der sitzenden Position in der Neurochirurgie. Anaesthesist 2000; 49: 269–74.

Shapiro HM, Galindo A, Wyte SR, Harris AB. Rapid intraoperative reduction of intracranial pressure with thiopentone. Br J Anaesthesia 1973; 45: 1057–62. Citation classic: in Br J Anaesthesia 1998; 81: 798–803.

Thiel A, Schindler E, Dyckmans D, Hempelmann G. Transkranielle Doppler-Sonographie. Effekte von Sevofluran im Vergleich zu Isofluran. Anaesthesist 1997; 46: 29–33.

Thees C, Schramm J, Frenkel C. Frühe Extubation nach intrakraniellen Eingriffen: Pro. Anästhesiol Intensivmed Notfallmed Schmerzther 1998; 33: 334–7.

Thomas A, Berlinghof HG, Bock KH, Lang L. Outcome-Faktoren des schweren Schädel-Hirn-Traumas. Eine retrospektive Analyse von 228 (161) Patienten. Anästh Intensivmed. 2000; 35: 91–7.

Zhuang J, Shackford SR, Schmoker JD, Pietropaoli JA. Colloid infusion after brain injury: Effect on intracranial pressure, zerebral blood flow, and oxygen delivery. Crit Care Med 1995; 23: 140–8.

Anästhesie in der Neurotraumatologie

Anästhesie – Spezieller Teil

70.1 Schädel-Hirn-Trauma

70.1.1 Allgemeine Bemerkungen

Geschlossenes/offenes SHT

Dem Schädel-Hirn-Trauma (SHT) liegt eine Gewalteinwirkung auf den Kopf mit Schädigung des Gehirns zugrunde. Häufig liegen gleichzeitig Weichteilverletzungen und/oder Frakturen des knöchernen Schädels vor.

Es wird unterschieden zwischen

- geschlossener und
- offener

Schädel-Hirn-Verletzung.

Bei einem geschlossenen (oder gedeckten) SHT ist die Dura mater intakt geblieben, bei einem offenen SHT ist die Dura verletzt, es besteht eine Verbindung zwischen Liquor- und Luftraum, und im Extremfall kommt es zum sichtbaren Austritt von Hirnsubstanz. Beim offenen SHT besteht die erhöhte Gefahr, dass eine bakterielle Liquorinfektion, evtl. mit Hirnabszess, auftritt. Zu den offenen Schädel-Hirn-Traumata gehören z. B. basale Frakturen mit Durazerreißung oder perforierende Schussverletzungen des Schädels. Hinweise auf eine Schädelbasisfraktur mit Durazerreißung im Frontobasisbereich sind Monokel- oder Brillenhämatom, Rhinoliquorrhö sowie isolierte Hirnnervenausfälle (vor allem N. opticus [II], N. oculomotorius [III], N. trochlearis [IV]).

> Die Unterscheidung zwischen geschlossenem und offenem SHT ist am Unfallort häufig schwierig, da der Austritt von Liquor und Hirngewebe beim offenen SHT nicht immer leicht erkennbar ist.

Schweregrade des SHT

Prognostisch entscheidend sind bei einem SHT nicht Weichteil- und/oder Knochenverletzungen, sondern entscheidend ist das Ausmaß der Hirnschädigung.

Klassische Einteilung

Der Schweregrad eines Schädel-Hirn-Traumas wurde klassischerweise unterteilt in Commotio, Contusio und Compressio cerebri:

Commotio cerebri: Es handelt sich um ein SHT ohne nachweisbare Hirnschädigung. Charakteristisch sind primäre (maximal 1 Stunde dauernde) Bewusstlosigkeit, anterograde und insbesondere retrograde Amnesie und posttraumatische vegetative Störungen für einige Tage.

Contusio cerebri: Es liegt eine umschriebene oder diffuse Prellung mit Schäden des Gehirngewebes vor. Diese Schädigung des Gehirns kann klinisch in Erscheinung treten (z. B. durch neurologische Ausfälle oder zerebrale Krampfanfälle) und/oder durch moderne bildgebende Verfahren (zerebrales Computertomogramm; cCT) dargestellt werden.

Compressio cerebri: Es liegt eine intrakranielle Drucksteigerung aufgrund eines zerebralen Hämatoms oder Hirnödems vor. Hierdurch kommt es oft zu einer Verlagerung (Herniation) und evtl. Kompression bzw. Einklemmung (s. u.) von Hirnanteilen.

Gradeinteilung

Diese klassische Schweregradeinteilung eines SHT ist inzwischen zugunsten einer Einteilung in SHT I., II. oder III. Grades verlassen worden.

SHT I. Grades: Das SHT I. Grades ist durch initiale Bewusstlosigkeit bis 1 Stunde, retrograde und anterograde Amnesie sowie vegetative Symptome gekennzeichnet. Es treten keine Spätschäden auf. Das SHT I. Grades entspricht weitgehend der Commotio cerebri (s. o.). Es sind keine Substanzschädigungen des Gehirns nachweisbar. Neurologische Störungen und vegetative Symptome (wie Schwindel, Übelkeit, Erbrechen, Kopfschmerzen, Dämmerzustand) klingen innerhalb von 3–4 Tagen wieder ab.

SHT II. Grades: Bewusstlosigkeit und Bewusstseinseintrübung dauern 1–24 Stunden. Es sind Substanzschäden des Gehirns nachweisbar. Neurologische Ausfallerscheinungen und vegetative Symptome treten bis zu 3 Wochen auf. Bleibende Defekte sind relativ selten. Das SHT II. Grades entspricht ungefähr der Contusio cerebri (s. o.).

SHT III. Grades: Die Dauer der Bewusstlosigkeit beträgt über 24 Stunden (1–7 Tage). Liegen Zeichen einer Hirnstammbeteiligung vor, wird von einem SHT III. Grades bereits dann gesprochen, wenn die Bewusstlosigkeit über 6 Stunden andauert. Neurologische Störungen halten länger als 3 Wochen an, bleibende Defekte sind häufig. Das SHT III. Grades entspricht ungefähr der Compressio cerebri (s. o.).

Manchmal wird auch eine vierstufige Graduierung verwendet: Von einem SHT IV. Grades wird dann gesprochen, wenn die Bewusstseinsstörung länger als eine Woche andauert. Es treten dann in der Regel schwere bleibende zerebrale Schäden auf.

> Bei einem SHT I. Grades wird manchmal auch von einem leichten SHT, bei einem SHT II. bzw. III. Grades wird oft auch von einem mittelschweren bzw. schweren SHT gesprochen.

Inzidenz des Schädel-Hirn-Traumas

Pro Jahr erleiden ca. 300 000 Menschen in Deutschland ein SHT. In 35 000–45 000 Fällen handelt es sich um ein SHT III. Grades. Zumeist sind 15- bis 24-jährige Patienten betroffen, in ca. 75% handelt es sich um Männer. **Hauptursache** sind mit ca. 50% Verkehrsunfälle. 70% der Todesfälle im Straßenverkehr sind Folge eines Schädel-Hirn-Traumas. Durch die Einführung der Anschnall- und Helmpflicht konnte die Häufigkeit der Schädel-Hirn-Traumata im Rahmen von Verkehrsunfällen um 50% gesenkt werden. Die zweithäufigste Ursache für ein Schädel-Hirn-Trauma ist ein Sturz.

Bei Säuglingen liegt die Mortalität im Zusammenhang mit einem SHT zweimal so hoch wie z. B. bei Kindern zwischen dem 1. und 6. Lebensjahr und ca. dreimal so hoch wie bei Kindern zwischen dem 6. und 12. Lebensjahr.

Bei polytraumatisierten erwachsenen Patienten liegt in ca. 65% auch ein Schädel-Hirn-Trauma vor. Bei polytraumatisierten Kindern liegen sogar in 73% auch Schädel-Hirn-Verletzungen vor (Kasperk u. Paar 1991). Die höhere Inzidenz eines SHT bei Kindern ist durch den in diesem Alter relativ großen und schweren Kopf bedingt. Bei erwachsenen Patienten mit einem **Polytrauma** ist in etwa 5–10% auch mit einer Verletzung der HWS zu rechnen. Bei 60–70% dieser polytraumatisierten Patienten hängt die Prognose vom Schweregrad des Schädel-Hirn-Traumas ab.

Bei knapp 50% der Verletzten mit einem SHT handelt es sich um ein isoliertes Schädel-Hirn-Trauma (Hartwig et al. 1993). Bei etwas über 50% der Patienten liegen zusätzliche Verletzungen vor. Durch diese **Begleitverletzungen** können stärkere Blutverluste mit einer Hypotension verursacht werden. Bei einem SHT mit begleitender Schocksymptomatik muss daher immer an zusätzliche Verletzungen, speziell an Becken- oder intraabdominelle Verletzungen gedacht werden. Im Rahmen von Begleitverletzungen treten oft auch Störungen der Atemfunktion (z. B. durch eine Lungenkontusion) auf, wodurch eine Hypoxie droht. Hypotension und Hypoxie sind wichtige Faktoren, die eine sog. sekundäre Hirnschädigung begünstigen können (s. u.).

> Ein Schädel-Hirn-Trauma ist eine häufige Ursache von geistiger Retardierung, körperlicher Behinderung und Anfallsleiden bei Kindern.

70.1.2 Pathophysiologie

Primärer / sekundärer Hirnschaden

Bei einem Schädel-Hirn-Trauma muss zwischen primärem und sekundärem Hirnschaden unterschieden werden.

Primärer Hirnschaden

Ein primärer Hirnschaden ist die unmittelbare Folge der Gewalteinwirkung auf das Gehirn. Am Schädel angreifende Beschleunigungskräfte führen an der Aufprallstelle zu einer Druckbelastung (»coup«) und an der gegenüberliegenden Schädelseite zu einer Unterdruckzone (»contre coup«). Es treten meist mechanische Schäden der Nervenfasern sowie Prellungsherde mit Einblutungen und Gefäßverletzungen auf. Primäre Hirnschädigungen können therapeutisch nicht mehr beeinflusst werden.

Sekundärer Hirnschaden

Zusätzlich zu dem primären, nicht mehr therapierbaren Hirnschaden können nach einem zeitlichen Intervall noch sekundäre, evtl. vermeidbare Folgeschäden des Gehirns hinzukommen. Bei ca. 90% aller Patienten mit einem tödlich endenden SHT lagen zusätzlich sekundäre Hirnschäden vor. Sekundäre Hirnschädigungen können intrakraniellen oder extrakraniellen Ursprungs sein. Zu sekundären Hirnschädigungen mit **intrakraniellem Ursprung** gehören Hirnödem, Vasoparalyse mit Hyperämie, Vasospasmus mit Ischämie und regionaler Laktazidose, Hämatom (epidural, subdural, intrazerebral), Meningitis, zerebrale Krampfanfälle oder z. B. ein Hirnabszess. Zu den sekundären Hirnschädigungen mit **extrakraniellem Ursprung** gehören z. B. Hypotension mit unzureichendem zerebralem Perfusionsdruck, Hyperkapnie, massive Hypokapnie, Hypoxie, Anämie, Azidose und Hyperglykämie.

In der Akutphase eines SHT spielen vor allem extrakranielle Faktoren (insbesondere eine Hypotonie und Hypoxie) eine sehr wichtige und häufig unterschätzte Rolle. Trotz präklinischer Versorgung werden SHT-Patienten in ca. 10–15% mit einer Hypoxämie und in ca. 15–20% mit einer Hypotonie in die Klinik eingeliefert. Es wird angenommen, dass bei ca. 50% der Patienten mit SHT bei Klinikaufnahme ein oder mehrere solcher extrakranieller Faktoren vorliegen. Insbesondere eine Hypotension und/oder eine Hypoxie verschlechtern die Prognose entscheidend (Thomas et al. 2000). Lagen weder Hypotension ($RR_{sys} < 90$ mm Hg) noch Hypoxie ($p_aO_2 < 60$ mm Hg) vor, wurde die Mortalität des SHT in einer Studie mit 27% angegeben. Bei zusätzlicher Hypoxie wurde sie mit 33%, bei Hypotension wurde sie mit 60% angegeben. Lagen gleichzeitig Hypotension und Hypoxie vor, betrug die Mortalität 75% (Chestnut et al. 1993).

Bei Patienten, die nach einem Schädel-Hirn-Trauma verstarben, lagen in einem hohen Prozentsatz (74%) ein oder mehrere weitere Faktoren vor, die mit für den Tod des Patienten verantwortlich gemacht werden mussten, die aber im Prinzip vermeidbar oder therapierbar gewesen wären (54%). Zu den häufigsten vermeidbaren Faktoren gehört auch die verzögerte operative Ausräumung eines intrakraniellen Hämatoms (Rose et al. 1977).

> Nach allgemeiner Auffassung könnten 10–20% der Patienten, die an einem SHT versterben, dadurch gerettet werden, dass die Behandlung am Unfallort, während des Transportes und in der Notfallaufnahme des Krankenhauses optimiert wird.

Hirnödem/zerebrale Hyperämie

Hirnödem

Im Bereich der Blut-Hirn-Schranke und der Zellmembranen der Neurone findet ein reger bidirektionaler Wasseraustausch durch Diffusion statt. Innerhalb weniger Sekunden diffundiert ein Flüssigkeitsvolumen über die Blut-Hirn-Schranke oder über Zellmembranen, das ca. 50% des gesamten Wassergehaltes des Gehirns entspricht. Eine Störung der Blut-Hirn-Schranke oder der Zellmembranen kann daher sehr schnell zu Störungen der Wasserverteilung innerhalb der zerebralen Kompartimente führen.

Als Folge eines SHT droht vor allem eine Schädigung der Blut-Hirn-Schranke sowie der Zellmembranen von Neuronen. Hierdurch droht u. a. ein Hirnödem. Unter einem Hirnödem wird eine Vermehrung des zerebralen Wassergehaltes verstanden. Dadurch kommt es zu einer Expansion des Hirnvolumens mit Anstieg des intrakraniellen Drucks. Es wird vor allem zwischen vasogenem und zytotoxischem Hirnödem unterschieden; manchmal wird auch noch ein interstitielles Ödem abgegrenzt.

Vasogenes Hirnödem

Hirnschädigungen unterschiedlichster Art wie z. B. direktes Hirntrauma, Tumor, Hirnabszess, Meningitis, Enzephalitis oder Freisetzung von Mediatoren führen zu einer Permeabilitätsstörung der Blut-Hirn-Schranke. Flüssigkeit – und auch Makromoleküle – strömen in das Interstitium. Die Ödemflüssigkeit enthält damit typischerweise auch Plasmaproteine. Es kommt zu einer Aufquellung des Interstitiums, vor allem in der weißen Substanz. Durch eine arterielle Hypertension oder durch Anästhetika, die den zerebralen Blutfluss steigern, kann (aufgrund der vorliegenden Schrankenstörung) ein vasogenes Hirnödem stark verschlimmert werden. In der Frühphase nach einem SHT tritt vor allem ein vasogenes Hirnödem auf. Normalisiert sich die Blut-Hirn-Schranke wieder, bildet sich auch das vasogene Hirnödem wieder zurück.

Zytotoxisches Hirnödem

Bei einem hypoxiebedingten oder toxisch bedingten Zusammenbruch der aktiven Ionenpumpen im Bereich der Zellmembranen (z. B. der Natrium-Kalium-ATPase) kommt es zu einem Einstrom von Natrium nach intrazellulär mit nachfolgendem Wassereinstrom in die Zellen. Ein solches zytotoxisches Hirnödem ist in der Frühphase einer Ischämie, bei Leberversagen, Stoffwechselintoxikation oder z. B. beim Reye-Syndrom (Kap. 83.2.1, S. 1183) möglich. Das Wasser stammt aus dem Interstitium sowie aus dem Intravasalraum. Die Gefäßpermeabilität ist hierbei (primär) unverändert. Plasmaproteine treten nicht ins Hirnparenchym über. Durch Ein-

tritt von Wasser nach intrazellulär kommt es zur Schrumpfung des Interstitiums.

Eine fokale oder globale Ischämie oder eine Hypoxie können zu einem zytotoxischen Hirnödem führen. Das zytotoxische Hirnödem tritt auch in der späteren Phase nach einem SHT auf.

(Führt ein deutlicher Abfall der Plasmaosmolarität zu einer Störung des Osmolaritätsgradienten mit Hirnödem, liegt weder ein vasogenes Hirnödem vor [denn die Blut-Hirn-Schranke ist intakt] noch liegt ein zytotoxischer Mechanismus vor).

Interstitielles Hirnödem

Durch eine Abflussbehinderung des Liquors z. B. aufgrund einer Massenverschiebung (Herniation) von Hirnanteilen kann es zu einer interstitiellen Flüssigkeitsvermehrung, einem interstitiellen Ödem, kommen.

> Bei ca. 70–80% der Patienten mit einem schweren SHT steigt der ICP. Dem ICP-Anstieg liegt in ca. 70% der Fälle vor allem ein vasogenes Hirnödem zugrunde. Häufig liegt zusätzlich ein zytotoxisches Hirnödem vor. Das Hirnödem und damit der ICP-Anstieg erreicht ca. 24–96 Stunden nach dem SHT sein Maximum.

In der cerebralen Computertomographie (cCT) ist bereits eine Zunahme des zerebralen Wassergehaltes von mehr als ca. 1,5% an einer Abnahme der CT-Dichte erkennbar. Allerdings ist mittels cCT ein Ödem nur schwer von den bei einem Hirninfarkt auftretenden Veränderungen abzugrenzen.

Zerebrale Hyperämie

Bei einer posttraumatisch bedingten Steigerung des ICP handelt es sich zumeist um ein Hirnödem – also um eine Zunahme des zerebralen Wassergehaltes. Selten kann auch eine Zunahme des intrakraniellen Blutvolumens aufgrund einer zerebralen Hyperämie vorliegen. Ursache einer zerebralen Hyperämie ist der Zusammenbruch der zerebralen Autoregulation. Der manchmal gestellten Diagnose »diffuses Hirnödem« liegt vermutlich zumeist eine generalisierte zerebrale Vasodilatation und Hyperämie zugrunde. Wenn eine zerebrale Hyperämie auftritt, ist von einer Letalität von ca. 50% auszugehen.

In der frühen posttraumatischen Phase liegt jedoch oft (25–40%) eine zerebrale Minderperfusion (aufgrund von Gefäßspasmen) vor. Der zerebrale Blutfluss ist dann meist auf 60–80% des Normalwertes vermindert.

Bei Patienten mit einer zerebralen Hyperämie kann eine kontrollierte Hyperventilation von Vorteil sein, bei Patienten mit einem Vasospasmus und einer verminderten zerebralen Perfusion ist dagegen eine kontrollierte Hyperventilation eher nachteilig (s. u.).

Hirnödem und zerebrale Hyperämie werden unter dem Oberbegriff der Hirnschwellung zusammengefasst. Eine Hirnschwellung kann also entweder durch ein vasogenes, ein zytotoxisches (bzw. ein interstitielles) Hirnödem oder durch eine zerebrale Hyperämie bedingt sein.

Tab. 70.1 Hinweise auf eine intrakranielle Druckerhöhung (Empfehlungen 2000).

Klinische Hinweise	Computertomographische Hinweise
▪ Bewusstseinsstörung	▪ raumfordernde intrakranielle Blutung
▪ Anisokorie	▪ verstrichenes Kortexrelief
▪ Hypertonie bei Bradykardie	▪ Einengung der Ventrikel und/oder der perimesenzephalen Zisternen
▪ Strecksynergismen	▪ Kontusionen mit perifokalem Ödem

Steigerung des intrakraniellen Drucks

Hinweise auf erhöhten ICP

Sowohl durch ein Hirnödem als auch durch eine zerebrale Hyperämie kommt es zu einer intrakraniellen Volumenzunahme, die aufgrund des unnachgiebigen knöchernen Schädels zu einer exponenziellen Steigerung des intrakraniellen Drucks führt (Abb. 69.1). In Tabelle 70.1 sind mögliche Hinweise auf eine intrakranielle Druckerhöhung aufgelistet.

Folgen des erhöhten ICP

Bei erhöhtem ICP können Hirnanteile druckbedingt verlagert werden (Herniation). Lateral gelegene supratentorielle Raumforderungen (z. B. ein epidurales Hämatom) können die unterhalb der Falx cerebri gelegenen Hirnanteile auf die Gegenseite verdrängen (Abb. 70.1).

Bei einer starken ICP-Steigerung können die mediobasalen Temporallappenanteile in den Tentoriumschlitz gedrängt werden (Abb. 70.1). Der N. oculomotorius kann dadurch am Tentoriumrand komprimiert werden. Folge ist eine ipsilaterale Pupillendilatation (Mydriasis) durch Druckschädigung der mit dem N. oculomotorius verlaufenden parasympathischen Fasern (die für die Pupillenverengung verantwortlich sind; Kap. 3.2.6, S. 39). Werden im Bereich des Tentoriumschlitzes Mittelhirn, Hirnnerven und Gefäße auf der Seite der Raumforderung komprimiert, dann droht ein Mittelhirnsyndrom (s. u.), das gekennzeichnet ist durch:

- ungezielte Abwehrbewegungen, Bewusstlosigkeit mit neurologischen Ausfällen
- erhöhten Muskeltonus (evtl. bis Streckkrämpfe aller Extremitäten)
- Störung der Pupillomotorik (im Extremfall beidseits weite und lichtstarre Pupillen) sowie Divergenz der Augäpfel
- evtl. Störung der Okulomotorik (vgl. okulozephaler und okulovestibulärer Reflex (s. u.).

Bei weiterer Drucksteigerung droht eine Verschiebung von Hirnanteilen nach kaudal mit eventueller Einklemmung der Kleinhirntonsillen in das Foramen occipitale magnum mit **Bulbärhirnsyndrom** (s. u.). Die einseitig weite Pupille kann in eine beidseitige Mydriasis übergehen. Die Patienten sind tief bewusstlos und weisen eine Muskelhypotonie auf. Es kann auch zum sog. Cushing-Reflex mit Hypertonie und

reflektorischer Bradykardie kommen. Durch den Hypertonus versucht der Körper den CPP aufrechtzuerhalten. Danach kommt es zu einem Hypotonus.

ICP-Messung

Anhand der klinischen Symptome kann kaum auf die Höhe des intrakraniellen Drucks geschlossen werden, denn neurologische Symptome (Vigilanzminderung, Komatiefe) und Höhe des intrakraniellen Drucks korrelieren nur schlecht. Es ist deshalb wichtig, bei Patienten mit Schädel-Hirn-Trauma großzügig die Indikation zur invasiven Messung des intrakraniellen Drucks zu stellen und die Therapie am ICP zu orientieren. Der ICP kann mittels Ventrikelkatheter, epiduraler, subduraler

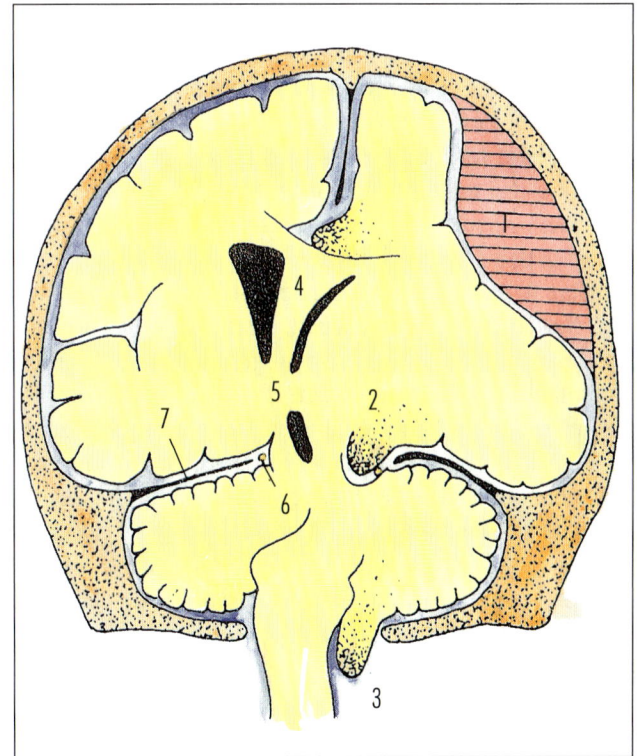

Abb. 70.1 Querschnitt durch den Schädel eines Patienten mit epiduralem Hämatom. Aufgrund des epiduralen Hämatoms kam es zur Verlagerung von Hirnanteilen, es drohen Hirnschädigungen. 1 = epidurales Hämatom; 2 = Einklemmung am Tentoriumschlitz; 3 = Einklemmung ins Foramen occipitale magnum; 4 = verlagerter Seitenventrikel; 5 = 4. Hirnventrikel; 6 = N. oculomotorius; 7 = Tentorium.

Anästhesie – Spezieller Teil

oder intraparenchymatöser Drucksonde gemessen werden (Kap. 22.2.1, S. 470). Es ist stets eine ICP-Messung nahe der Verletzung zu empfehlen. Bei der ICP-Messung sind bei Patienten mit SHT häufiger sog. A- und/oder B-Wellen (Kap. 22.2.2, S. 471) zu beobachten.

> Der erhöhte ICP stellt den wichtigsten prognostischen Faktor beim Schädel-Hirn-Trauma dar. Die Letalität korreliert mit der Höhe des ICP. Übersteigt der ICP längerfristig den Schwellenwert von ca. 20–25 mm Hg, ist mit einer Verschlechterung der Prognose zu rechnen.

Zerebraler Perfusionsdruck

Beim Schädel-Hirn-Verletzten droht bei einer Steigerung des ICP und/oder eines Abfalls des mittleren arteriellen Blutdrucks (MAP) eine Verminderung des zerebralen Perfusionsdrucks (CPP). Es gilt die Beziehung: CPP = MAP – ICP (Kap. 69.1.2, S. 962). Beim gesunden Gehirn kann ein Abfall des CPP bis auf ca. 60 mm Hg toleriert werden. Bei Patienten mit einem Schädel-Hirn-Trauma sollte dagegen ein minimaler CPP von 70 mm Hg sichergestellt werden. Ein deutlich höherer CPP sollte allerdings nicht angestrebt werden, da sonst aufgrund der gestörten zerebralen Autoregulation vor allem im Bereich der gestörten Blut-Hirn-Schranke eine vermehrte Sequestration von Flüssigkeit in den extravasalen Raum mit Ödemzunahme droht. Das Ausmaß der Extravasation ist vom transkapillären Druckgradienten abhängig.

Bei Abfall des CPP droht eine zerebrale Minderperfusion mit Ischämie des Gehirns, mit anaerober Glykolyse und Laktazidose. Eine zerebrale Azidose begünstigt eine lokale Vasodilatation mit weiterem ICP-Anstieg (Kap. 69.2.1, S. 968). Außerdem werden bei einer intrazellulären Azidose auch Kompensationsmechanismen in Gang gesetzt, die die intrazelluläre Azidose ausgleichen sollen. Beispielsweise wird der sog. Na^+/H^+-Antiporter stimuliert, wodurch H^+-Ionen gegen Na^+-Ionen an der Zellmembran ausgetauscht werden. Hierdurch fällt zwar die intrazelluläre H^+-Ionenkonzentration ab, die intrazelluläre Na-Konzentration steigt aber gleichzeitig an, wodurch es zu einem Eintritt von Wasser nach intrazellulär kommt. Im Falle einer Hyperglykämie findet im ischämischen Bereich eine vermehrte anaerobe Glykolyse mit Laktatbildung statt. Dadurch wird eine azidotisch bedingte Vasodilatation verstärkt. Bei SHT-Patienten ist u. a. deshalb eine Hyperglykämie stets zu vermeiden.

70.1.3 Diagnostik bei Patienten mit Schädel-Hirn-Trauma

Jeder verunfallte Patient mit Verdacht auf SHT muss initial kurz neurologisch beurteilt werden. Dieser Ausgangsstatus ist als Referenzwert wichtig, um eventuelle Veränderungen im Verlauf der Zeit erkennen zu können.

Zur initialen neurologischen Beurteilung gehören vor allem:
- Einstufung nach der sog. Glasgow-Koma-Skala
- Beurteilung der Pupillomotorik und Pupillenform
- Beurteilung sonstiger Hirnstammreflexe

Danach sollte dann ggf. eine apparativ-technische Diagnostik durchgeführt werden.

Neurologische Beurteilung

Glasgow-Koma-Skala

Erstes und wichtigstes Zeichen einer Hirnschädigung im Rahmen eines Schädel-Hirn-Traumas ist die Bewusstseinseintrübung.

Das Bewusstseinsniveau wurde früher häufig in die Kategorien Somnolenz, Sopor und Koma eingestuft:
- Somnolenz: Der Patient ist schläfrig, reagiert auf laute Ansprache oder leichte Schmerzreize, befolgt einfache Aufforderungen.
- Sopor: Der Patient ist nur durch starke äußere Reize oder Schmerzreize kurzfristig erweckbar.
- Koma/Bewusstlosigkeit: Der Patient zeigt keine adäquate Reaktion auf äußere Reize, er ist nicht erweckbar.

Bei Patienten mit einem SHT werden inzwischen Bewusstseinslage und eventuelle Veränderungen des neurologischen Status zumeist mithilfe der Glasgow-Koma-Skala (GCS) beurteilt (Teasdale u. Jennet 1974, Tab. 70.2). Hierbei werden die Fähigkeit des Patienten, die Augen zu öffnen, eine verbale Antwort zu geben sowie seine motorischen Fähigkeiten anhand eines Punkteschemas beurteilt.

Zur Beurteilung der Motorik werden die Art der Spontanbewegungen und ggf. die Reaktionen auf Kommandos und Schmerzreize erfasst. Schmerzreize müssen an Gesicht (z. B. Esmarch-Handgriff) und an beiden Körperseiten (z. B. durch Kneifen in der vorderen Achselfalte) gesetzt werden, um Paresen (z. B. Fazialisschwäche) erfassen zu können. Das jeweils beste Ergebnis wird zu einer Gesamtzahl addiert.

> Die minimale GCS-Punktzahl ist 3, die maximale Punktzahl ist 15. Bei einem GCS-Wert von 13–15 Punkten wird oft von einem leichten SHT, bei 9–12 Punkten von einem mittelschweren SHT und bei 3–8 Punkten von einem schweren SHT gesprochen (Leitlinien 1997; Empfehlungen 1998). Bei einem GCS-Wert von 8 oder weniger ist von einem komatösen Patienten auszugehen.

Die Komatiefe kann in 4 Stadien unterteilt werden:
- Komastadium I (Zwischenhirnsyndrom): Es handelt sich um eine Bewusstlosigkeit ohne zentrale neurologische

Ausfälle (GCS = 7–8). Der Patient ist nicht erweckbar, Schmerzreize werden gezielt oder mit Beugesynergismen abgewehrt. Hirnstammreflexe sind auslösbar (Eiswasserspülung des Gehörgangs führt zur Abduktion der Augen zur gespülten Seite, es kommt zur Pupillenverengung auf Licht). Die Atmung ist meist regelrecht.

- Komastadium II (Mittelhirnsyndrom): Es liegt eine Bewusstlosigkeit mit zentralen neurologischen Ausfällen (Paresen, Ausfall von Hirnnerven) vor (GCS = 6–7). Der Muskeltonus ist erhöht. Auf Schmerzreize reagiert der Patient nur mit ungezielten Abwehrbewegungen, Beuge- oder Strecksynergismen. Die Pupillo- und Okulomotorik sind gestört. Meist findet sich eine sog. Maschinenatmung.
- Komastadium III (Bulbärhirnsyndrom = Ausfall des Bulbus medullae, d. h. der Medulla oblongata): Es handelt sich um eine tiefe Bewusstlosigkeit ohne Abwehrreaktion oder sonstige motorische Reaktionen. Die Pupillen sind weit und lichtstarr, Hirnstammreflexe sind nicht mehr auslösbar. Die Atmung ist schwach und unregelmäßig.
- Komastadium IV (Hirntod): Es liegen tiefe Bewusstlosigkeit, Reaktionslosigkeit und weite Pupillen vor (GCS = 3). Die Hirnstammreflexe sind erloschen. Spontanatmung ist nicht mehr vorhanden. Temperatur- und Blutdruckregulation sind ausgefallen.

Bei einem bewusstlosen SHT-Patienten (GCS ≤ 8) wird die endotracheale Intubation gefordert. Weitere Indikationen für eine endotracheale Intubation sind ein Abfall des p_aO_2 auf unter 60 mm Hg und/oder eine auch nur leichte Hyperkapnie, denn Hypoxämie und Hyperkapnie begünstigen eine sekundäre Hirnschädigung.

Die Beatmung kann – falls notwendig – mit einem PEEP von bis ca. 5 mm Hg erfolgen. Hierdurch sind meist keine nachteiligen Folgen auf den ICP zu befürchten (Kap. 69.2.1, S. 970).

Pupillomotorik und Pupillenform

Bei der neurologischen Prüfung ist die Pupillenform zu beurteilen und mithilfe einer Lichtquelle ist die Pupillomotorik zu überprüfen. Es sind folgende Graduierungen üblich:
- Pupillenform rund oder entrundet
- Lichtreaktion sofort, träge oder fehlend
- Pupillenweite maximal weit, mittelweit, eng oder nur »stecknadelkopfgroß«

Es sollte die direkte und die konsensuelle Lichtreaktion überprüft werden. Es können sich folgende Befunde ergeben:
- **Beidseits normale Pupillomotorik:** Dies bedeutet, dass der afferente Schenkel (der II. Hirnnerv; N. opticus) und der efferente Schenkel (der III. Hirnnerv; N. oculomoto-

Tab. 70.2 Glasgow-Koma-Skala (GCS). Entsprechende Reaktionen des Patienten werden mit einer Punktzahl eingestuft; maximale Punktzahl: 15; minimale Punktzahl: 3.

Augen öffnen	
spontan	4
auf Ansprache	3
auf Schmerz	2
kein Öffnen der Augen	1
verbale Antwort	
adäquat	5
verwirrt	4
unangemessene Worte	3
unangemessene Laute	2
keine verbale Antwort	1
Motorik	
kommt Aufforderungen nach	6
gezielte Abwehr auf Schmerz	5
ungezielte Abwehr	4
Beugesynergismen	3
Strecksynergismen	2
keine Abwehrreaktion	1

rius) der entsprechenden Leitungsbahnen sowie der Hirnstamm intakt sind.
- **Verlust der Lichtreaktion** bei direkter Beleuchtung des Auges (direkte Lichtreaktion), während bei Beleuchtung des anderen Auges die Lichtreaktion noch intakt ist (konsensuelle Lichtreaktion). Dies bedeutet, dass der N. opticus (der afferente Schenkel) geschädigt ist.
- **Einseitig weite Pupille**: Dies spricht meist für eine gleichseitige Einklemmung des Gehirns im Bereich des Tentoriumschlitzes mit Kompressionsschädigung des N. oculomotorius an der Klivuskante (sog. Klivuskantensyndrom). Durch druckbedingte Schädigung der mit dem N. oculomotorius verlaufenden parasympathischen Fasern (die die Pupillenverengung vermitteln) tritt eine gleichseitige Mydriasis auf. Da sich die pupillodilatorischen (sympathischen) Fasern erst weiter peripher dem N. oculomotorius (im Bereich des Sinus cavernosus) anschließen, werden diese normalerweise nicht geschädigt. Damit kommt es zu einer maximalen Weitstellung der Pupille. Eine plötzliche einseitige Mydriasis bei Patienten mit SHT ist von größter klinischer Bedeutung und macht eine sofortige Senkung des ICP (Kap. 69.2.1, S. 964) notwendig.

Eine posttraumatisch auftretende einseitige Mydriasis muss jedoch nicht immer Ausdruck eines sehr hohen ICP sein. Sie kann selten auch durch eine direkte Hirnstammschädigung, eine direkte Okulomotoriusschädigung (z.B. bei einer Schädelbasisfraktur) oder durch ein Bulbustrauma bedingt sein.

■ **Beidseits weite und entrundete Pupillen** sprechen für einen (meist) irreversiblen Ausfall der Hirnstammfunktionen. Beidseits weite Pupillen kommen aber selten auch bei Intoxikationen (z.B. hoch dosierter Adrenalin-Gabe, Atropin-Vergiftung), nach generalisierten tonisch-klonischen Krampfanfällen, bei allgemeiner Hypoxie und in tieferen Komastadien (III und IV; s.o.) vor.

Häufiger werden bei der Primärversorgung traumatisierter Patienten anscheinend harmlose Schädelprellungen falsch eingeschätzt. Wird anschließend z.B. eine Osteosynthese durchgeführt, kann sich die neurologische Situation während der dazu notwendigen Anästhesie verschlimmern: Zeichen dafür ist z.B. die einseitig weite Pupille – daher sollte prinzipiell bei traumatisierten Patienten, die anschließend in Allgemeinanästhesie operiert werden, engmaschig die Pupillengröße kontrolliert werden.

Beurteilung sonstiger Hirnstammreflexe

Okulozephaler Reflex/Okulovestibulärer Reflex

Bei Ausfall des okulozephalen Reflexes bleiben beim plötzlichen Seitwärtsdrehen des Kopfes die Augen normalerweise geradeaus blickend stehen (sog. Puppenkopfphänomen). Besteht ein Verdacht auf eine Verletzung der HWS, dann darf ein okulozephaler Reflex, der ein plötzliches Seitwärtsdrehen des Kopfes notwendig macht, nicht ausgelöst werden. Bei Ausfall des okulovestibulären Reflexes kommt es durch Spülung des Ohres mit Eiswasser nicht – wie normalerweise üblich – zu einer nystagmusartigen Bewegung zur gereizten Seite.

Atmung/Schluckreflexe

Atmung, Husten- und Schluckreflexe stellen ebenfalls Hirnstammreflexe dar. Deren Ausfall spricht beim SHT-Patienten für eine infauste Prognose.

Apparativ-technische Diagnostik bei SHT

Röntgen/cCT

Nach einer stärkeren Schädelverletzung ist eine Röntgenuntersuchung des Schädels und der Halswirbelsäule durchzuführen, um evtl. Frakturen ausschließen zu können. Eine typische Schädelfraktur, die öfters nach einem Sturz oder einem Verkehrsunfall mit Gesichtstrauma vorliegt, stellt die frontobasale Schädelbasisfraktur dar. Es handelt sich hierbei um

eine meist offene Fraktur. Es drohen stärkere Blutungen im Nasen-/Mundbereich, evtl. mit Aspiration. Außerdem sind eine Liquorfistel, Meningitis und/oder ein Hirnabszess möglich.

> Bei Patienten mit Verdacht auf eine frontobasale Schädelbasisfraktur muss auf eine nasotracheale Intubation sowie auf eine nasal eingeführte Magensonde verzichtet werden.

Lässt sich eine Schädelfraktur nachweisen, ist in ca. 10–20% mit einer intrakraniellen Blutung zu rechnen. Bei ca. 10% der Patienten mit einer Kalottenfraktur treten zerebrale Krampfanfälle auf. Impressionsfrakturen der Schädelkalotte bedürfen dann einer neurochirurgischen Versorgung, falls fokale zerebrale Anfälle bestehen, die Dura verletzt ist oder die Bruchstücke um mehr als Kalottenstärke in Richtung Schädelinnenraum verschoben sind. Selbst wenn ein Patient mit einer Schädelfraktur wach ist und adäquat reagiert, muss er stationär aufgenommen und engmaschig überwacht werden. Es ist stets ein cCT anzufertigen.

Inzwischen wird bei Verdacht auf ein SHT meist primär ein zerebrales Computertomogramm gefordert. Wird unmittelbar nach einem SHT ein cCT durchgeführt, sind evtl. (noch) keine oder nur sehr kleine intraparenchymatöse Blutungen (zerebrale Kontusionsherde) nachweisbar. Da sich einige Stunden später oft deutlich schwerwiegendere Befunde im cCT nachweisen lassen (vor allem Einblutungen in Kontusionsherde), sollte stets ein Kontroll-cCT nach ca. 24 Stunden – bei neurologischer Verschlechterung schon früher – durchgeführt werden (Empfehlungen 1998). Bei primär unauffälligem cCT, aber persistierender Bewusstlosigkeit ist bereits nach 6 Stunden eine cCT-Kontrolluntersuchung indiziert (Empfehlungen 2000). Ein Patient mit SHT muss daher mindestens für die ersten 24 Stunden überwacht werden, auch wenn die primäre cCT- (oder MRT-)Untersuchung unauffällig war.

Bei bewusstlosen alkoholisierten Patienten wird häufig ein evtl. zusätzlich vorliegendes SHT übersehen. Da alkoholisierte Patienten häufig stürzen, ist stets an ein begleitendes SHT zu denken.

ICP-Messung

Bei allen Patienten mit schwerem SHT (GCS ≤ 8) und pathologischem cCT-Befund ist die ICP-Messung indiziert (Empfehlungen 1998, 2000). Bei schwerem SHT ohne pathologischen cCT-Befund sollte dennoch der ICP gemessen werden, falls der Patient über 40 Jahre alt ist und ein ein- oder beidseitiges motorisches Defizit aufweist oder falls der systolische Blutdruck unter 90 mm Hg beträgt (Empfehlungen 1998). Bei leichtem oder mittelschwerem SHT ist eine ICP-Messung nicht indiziert (Empfehlungen 1998).

Beurteilung der zerebralen Situation mittels Neuromonitoring

Zur Abschätzung der Prognose nach einem SHT wird in den letzten Jahren ein zunehmend aufwendigeres Neuromonitoring empfohlen.

Somatosensorisch evozierte Potenziale

Um die Prognose nach einem SHT abschätzen zu können, stellen somatosensorisch evozierte Potenziale (SEP, normalerweise Medianus-SEP) zur Zeit den besten Prognoseparameter dar (Kap. 22.4, S. 473). Bereits in der Frühphase eines SHT kann mittels einer SEP-Ableitung mit einer Zuverlässigkeit von ca. 80% vorausgesagt werden, ob der Patient eine schlechte Prognose (Tod oder bleibender vegetativer Zustand) oder eine gute Prognose (kein, leichtes oder schweres neurologisches Defizit) haben wird. Zur Beurteilung der Prognose von komatösen Patienten wird die SEP-Antwort über dem somatosensorischen Rindenareal (N20) beurteilt. Es ist zu klären, ob die N20-Antwort erhalten oder erloschen ist. Bei erhaltener N20 ist deren Amplitude bzw. deren Latenz zu überprüfen. Auch die zentrale Überleitungszeit wird als Kriterium herangezogen. Bei beidseitigem Verlust der kortikalen Komponente N20 überlebt der Patient meist nicht. Falls er überlebt, kann kaum ein besseres klinisches Ergebnis als ein vegetativer Zustand erwartet werden.

EEG-Ableitung

Da nach einem SHT ca. 20% der Patienten zerebrale Krampfanfälle entwickeln, kann eine EEG-Kontrolle sinnvoll sein (Kap. 22.3, S. 471). Auch im Rahmen der Hirntoddiagnostik kommt die EEG-Ableitung zur Anwendung.

Transkranielle Doppler-Sonographie

Mit der nicht invasiven transcraniellen Doppler-Sonographie (TCD) ist es möglich, die Flussgeschwindigkeit in den basalen Hirnarterien zu bestimmen (Kap. 22.5, S. 476). Eine erhöhte Flussgeschwindigkeit bei Patienten mit Schädel-Hirn-Trauma kann entweder durch einen zerebralen Vasospasmus oder durch eine posttraumatische Hyperämie bedingt sein. Anhand von TCD-Untersuchungen konnte gezeigt werden, dass nach Schädel-Hirn-Trauma in 25–40% der Fälle Vasospasmen auftreten.

Transkranielle O_2-Sättigung

Seit einigen Jahren ist es möglich, die arterielle Sauerstoffsättigung des Blutes im Bereich des peripheren Hirngewebes mittels optischer Messmethoden (nicht invasiv durch die Schädelkalotte) zu bestimmen (near infrared spectroscopy; NIRS, Kap. 22.6, S. 477).

Allerdings ist bisher noch nicht endgültig geklärt, inwieweit diese Sonden tatsächlich zuverlässig die arterielle Sauerstoffsättigung von Gehirnarealen messen bzw. inwieweit die Messung durch das Blut der Schädelkalotte beeinflusst wird.

Jugularvenöse Sauerstoffsättigung

In den letzten Jahren wird bei Patienten mit einem SHT zunehmend häufiger die Messung der Sauerstoffsättigung im Bereich des Bulbus venae jugularis empfohlen. Hierbei wird in dem aus dem Gehirn über die Vv. jugulares internae abfließenden Blut die Sauerstoffsättigung (sog. $SvjO_2$) gemessen. Hierdurch kann beurteilt werden, wie suffizient die Oxygenierung des Gehirns ist (Kap. 22.7, S. 477).

Die $SvjO_2$ spiegelt das Verhältnis von zerebralem Sauerstoffangebot und zerebralem Sauerstoffverbrauch wider. Der Sauerstoffverbrauch des Gehirns (cerebral metabolic rate of oxygen; $CMRO_2$) errechnet sich aus dem Sauerstoffgehalt des zum Gehirn fließenden arteriellen Blutes (CaO_2) und dem zerebralen Blutfluss (CBF) minus dem Sauerstoffgehalt des aus dem Gehirn abfließenden jugularvenösen Blutes ($CvjO_2$) und dem CBF (s. auch Tab. 22.1). Es gilt folgende Beziehung:

$$CMRO_2 = CaO_2 \times CBF - CvjO_2 \times CBF$$
$$CMRO_2 = (CaO_2 - CvjO_2) \times CBF$$
$$CMRO_2 = (Ca\text{-}vjO_2) \times CBF$$

Sind der arterielle O_2-Content (CaO_2) sowie die $CMRO_2$ konstant, dann muss ein Abfall der $SvjO_2$ durch einen Abfall des CBF bedingt sein. Die $SvjO_2$ ist also ein Maß dafür, ob sich das Sauerstoffangebot an das Gehirn einerseits (CBF; CaO_2) und der Sauerstoffbedarf des Gehirns ($CMRO_2$) andererseits die Waage halten.

> Die SjO_2 lässt nur eine globale Beurteilung zu. Regionale Störungen werden hierbei meist nicht erfasst. Auch bei einer normalen SjO_2 können eventuelle regionale zerebrale Schäden vorliegen.

Durch die Messung der Sättigung im Bulbus venae jugularis können intensivtherapeutische Maßnahmen wie z. B. eine forcierte kontrollierte Hyperventilation überwacht werden (Kap. 69.2.1, S. 967). Für die jugularvenöse Sättigung wird normalerweise ein Mittelwert von ca. 65% angegeben. Fallen die Werte unter 55%, kann von einer zerebralen Ischämie oder einer zerebralen Hypoxie ausgegangen werden. Bei Patienten mit Schädel-Hirn-Trauma ist während der intensivmedizinischen Betreuung ein Abfall der jugularvenösen Sättigung auf unter 55% meist durch einen Abfall des zerebralen Perfusionsdrucks (CPP) auf unter 70 mm Hg oder durch eine zu starke Hyperventilation auf einen p_aCO_2 unter 30 mm Hg bedingt. Durch eine Korrektur von CPP und p_aCO_2 kann die $SvjO_2$ meist wieder verbessert werden.

70.1.4 Therapiemaßnahmen beim Schädel-Hirn-Trauma

Bei einem Patienten mit SHT ist von einem erhöhten ICP auszugehen. Aufgrund der meist bestehenden Vigilanzminderung mit Aspirationsgefahr und wegen der Gefahr einer drohenden Hypoxie und Hyperkapnie mit einer weiteren ICP-Steigerung ist die Indikation zur endotrachealen Intubation großzügig zu stellen. Es wird in der Regel eine orale Intubation in Form einer Ileuseinleitung (Kap. 28.4, S. 602) durchgeführt. Die Intubation sollte erst durchgeführt werden, wenn der Patient richtig relaxiert ist. Zur Relaxierung kommt hierbei zumeist Succinylcholin zur Anwendung (Himmelseher u. Pfenninger 2000a). An eine evtl. begleitende Halswirbelsäulenverletzung muss bei der Intubation gedacht werden. Bei kreislaufstabilen Patienten wird zumeist ein Barbiturat, zunehmend häufiger auch Propofol eingesetzt (Himmelseher u. Pfenninger 2000b).

Tab. 70.3: Stufenplan zur Behandlung eines erhöhten ICP bei schwerem SHT (nach: Stufenplan 1997; Empfehlungen 1998).

Therapieziele
▪ ICP < 20–25 mm Hg (Kap. 69.1.1, S. 962)
▪ CPP > 70 mm Hg (Kap. 69.1.2, S. 962)

Diagnostik
▪ cCT
▪ ICP-Messung

Basistherapie
▪ Oberkörper (bis maximal 30°) hoch lagern (Kap. 69.2.1, S. 967)
▪ Normokapnie (unterer Normbereich; p_aCO_2 ca. 35 mm Hg; $p_{endtidal}CO_2$ ca. 30 mm Hg, Kap. 69.2.1, S. 967)
▪ Normoxämie (SaO_2 > 95%; p_aO_2 > 100 mm Hg)
▪ Normothermie (s. u.)
▪ normales »milieu interne« (z. B. für Hb-Wert, Elektrolyt-, Blutzuckerkonzentration, s. u.)
▪ Normovolämie (ZVD = 5–10 mm Hg plus eventueller PEEP)
▪ Analgosedierung (s. u.)

Erweiterte Therapie
▪ Liquordrainage (Kap. 69.2.1, S. 964)
▪ Osmotherapie; z. B. Mannit 20% (0,3 g/kg KG über 15–30 min bis zu 12-mal pro Tag; maximale Serumosmolarität 320 mosmol/l (Kap. 69.2.1, S. 965)
▪ mäßige Hyperventilation bis p_aCO_2 30–35 mm Hg (Kap. 69.2.1, S. 967)
▪ tiefe Sedierung

Therapieversuche (als Ultima Ratio)
▪ Barbiturat-Therapie? (bis zum Burst-Suppression-Muster, s. u.)
▪ forcierte Hyperventilation? p_aCO_2 = 28–30 mm Hg unter Überwachung der $SvjO_2$ (Kap. 69.2.1, S. 967) oder Pt_iO_2 (Kap. 22.8, S. 479)
▪ milde Hypothermie?
▪ Trometamol (THAM)? (s. u.)
▪ Dekompressionstrepanation?

Bei kreislaufinstabilen Patienten kommt als Einleitungshypnotikum vor allem Etomidat, zum Teil auch ein Barbiturat oder Ketamin zum Einsatz (Himmelseher u. Pfenninger 2000a). Obwohl Ketamin als NMDA-Antagonist wirkt, sind seine neuroprotektiven Eigenschaften nicht sicher belegt. Es kann daher nicht routinemäßig empfohlen werden. Volatile Inhalationsanästhetika sowie Lachgas sind kontraindiziert (Kap. 69.2.2, S. 972). Nach einer aktuellen Umfrage des Wissenschaftlichen Arbeitskreises Neuroanästhesie der DGAI wird jedoch unverständlicherweise in fast 80% der befragten Institutionen im Schockraum bei Patienten mit SHT Lachgas verabreicht (Himmelseher u. Pfenninger 2000b). Entsprechend den aktuellen Empfehlungen wird inzwischen nur noch in wenigen Institutionen routinemäßig eine starke Hyperventilation (< 30 mm Hg p_aCO_2) durchgeführt (Himmelseher u. Pfenninger 2000b). Möglichst frühzeitig ist eine arterielle Kanüle zur exakten Blutdruckmessung sowie zur wiederholten Entnahme von Blutproben (zur Durchführung einer Blutgasanalyse) zu platzieren. Sinnvoll ist es auch, einen Blasenkatheter (sowie ggf. einen zentralen Venenkatheter) zu legen.

In Tabelle 70.3 ist ein aktuell empfohlener Stufenplan zur Behandlung eines erhöhten ICP beim schweren Schädel-Hirn-Trauma dargestellt (Stufenplan 1997).

Optimierung von ICP und CPP

Der **ICP** sollte möglichst unter 20–25 mm Hg gesenkt werden. Bei einer längerfristigen ICP-Steigerung über 20–25 mm Hg droht eine neurologische Schädigung.

Bei Auftreten einer Hirnschwellung kommt es nach Erschöpfung der Reserveräume – die 6–10% des Schädelvolumens ausmachen – zum exponenziellen Anstieg des ICP. Ein ICP von über 50 mm Hg führt in der Regel zum Tod des Patienten.

Nach einem akuten Schädel-Hirn-Trauma sollte ein Abfall des mittleren arteriellen Blutdrucks (MAP) mit Reduktion des zerebralen **Perfusionsdrucks** (CPP) auf unter 70 mm Hg auf keinen Fall toleriert werden. Eine Hypotension wird zumeist dann angenommen, wenn der systolische arterielle Druck für > 30 Minuten auf unter 90 mm Hg abgefallen ist. Andererseits sind auch MAP-Werte von über ca. 110 mm Hg zu vermeiden, weil dann das vasogene Hirnödem im Bereich der geschädigten Blut-Hirn-Schranke (durch vermehrte Flüssigkeitsextravasation) zunehmen kann, denn aufgrund der gestörten zerebralen Autoregulation folgt der zerebrale Blutfluss passiv dem Blutdruck.

Bei Kindern wird als minimaler CPP ein Wert von 40–50 mm Hg angegeben.

Oberkörper maximal 30° hoch lagern

Bei stabilen Kreislaufverhältnissen sollte der Oberkörper ca. 15–30° hoch gelagert werden (Kap. 69.2.1, S. 967). Bei

Hypotonie sollte der Oberkörper jedoch flach gelegt werden (Kap. 69.2.1, S. 967).

Normokapnie

Eine prophylaktische Hyperventilation in der Prähospitalphase wird nicht mehr empfohlen (Leitlinien 1997; Empfehlungen 1998). Lediglich bei Versagen der Basismaßnahmen (Normoventilation im unteren Normbereich; p_aCO_2 ca. 35 mm Hg; Tab. 70.3) wird unter kapnographischer Kontrolle eine mäßige Hyperventilation (p_aCO_2 30–35 mm Hg) empfohlen. Eine forcierte Hyperventilation (p_aCO_2 28–30 mm Hg) wird nur noch in verzweifelten Situationen kurzfristig als Therapieversuch empfohlen. Die Problematik der Hyperventilation wird ausführlich im Kap. 69.2.1, S. 967 beschrieben. Der Beatmungsdruck sollte unter 30 mm Hg gehalten und ein eventueller PEEP auf 5 mm Hg begrenzt werden (Empfehlungen 1998).

Normothermie

Bei Patienten mit erhöhtem ICP sollte ein Temperaturanstieg vermieden werden. Pro Erhöhung der Körpertemperatur um 1° nimmt die Stoffwechselaktivität des Körpers um ca. 7% zu (Kap. 20.2, S. 441). Ein fieberbedingter Anstieg der $CMRO_2$ kann bei grenzwertigem CBF zu einer zerebralen Hypoxie führen.

Normales »milieu interne«

Eine Azidose begünstigt eine zerebrale Vasodilatation (s. o.). Ein zu niedriger Hb-Wert führt dazu, dass der Sauerstoffgehalt des Blutes abfällt, wodurch eine grenzwertig erniedrigte zerebrale Oxygenierung vollends unzureichend werden kann. Eventuelle Schwankungen der Blutzuckerkonzentration (insbesondere eine Hyperglykämie) sind ebenfalls zu vermeiden (s. o.). Es sollte eine Blutzuckerkonzentration zwischen 70 und 130 mg/dl angesetzt werden (Empfehlungen 1998). Auch andere Parameter sollten möglichst im Normbereich liegen: Es ist ein normales »milieu interne« wichtig.

Analgosedierung

Bei unzureichender Analgesie und Sedierung presst oder hustet der Patient evtl. gegen das Beatmungsgerät. Dadurch kann der ICP deutlich ansteigen. Eine stressbedingte Hypertonie kann in Hirnarealen mit aufgehobener Autoregulation zu einer druckabhängigen Zunahme des CBF – evtl. mit Verstärkung eines Hirnödems – führen. Eine entsprechende Analgosedierung ist daher wichtig.

Osmotherapie

Am Unfallort wird eine routinemäßige Osmotherapie zur »blinden« Senkung des intrakraniellen Drucks nicht empfohlen (Leitlinien 1997). Lediglich bei Verschlechterung des neurologischen Status und bei einer Anisokorie sollte ggf. versucht werden, den intrakraniellen Druck durch Gabe hyperosmolarer Lösungen (Mannit 20%; 0,3–1,5 g/kg KG über 15 Minuten; Leitlinien 1997; Empfehlungen 2000) kurzfristig zu senken. Während der intensivmedizinischen Betreuung können unter ICP-Kontrolle ggf. wiederholt kleinere Dosen eines Osmotherapeutikums (Tab. 70.3) verabreicht werden. Eine Osmolarität von maximal 320 mosmol/l sollte nicht überschritten werden. Sonst droht eine Störung der Blut-Hirn-Schranke durch die osmotische Öffnung der »tight junctions«. Gegebenenfalls kann die Osmotherapie mit einer Furosemid-Gabe (0,5–1,0 mg/kg KG) kombiniert werden (Empfehlungen 1998).

Barbiturat-Therapie

Die Barbiturat-Therapie sowie die kontrollierte Hypothermie werden in den Europäischen Richtlinien zur Behandlung des erhöhten intrakraniellen Drucks als »experimentell« bezeichnet (Europäische Richtlinien 1997). Eine Ergebnisverbesserung durch Barbiturate ist nicht belegt (Empfehlungen 2000).

Durch Barbiturat-Gaben kann der zerebrale Sauerstoffbedarf dosisabhängig erniedrigt werden. Es ist jedoch höchstens eine Verminderung bis auf ungefähr 50% des Normalwertes möglich (Kap. 69.2.1, S. 971). Ist dies der Fall, dann ist die EEG-Aktivität fast erloschen, es liegt ein sog. Burst-Suppression-Muster vor (Kap. 22.3.1, S. 471). Weitere Barbiturat-Dosen sind dann nicht mehr sinnvoll. Der zerebrale Funktionsstoffwechsel (Abb. 69.7) ist unterdrückt. Der zur Lebensfähigkeit der zellulären Grundstruktur notwendige Sauerstoffbedarf (der sog. Strukturstoffwechsel) kann durch Barbiturate (und andere Hypnotika) nicht vermindert werden. Er ist lediglich durch eine Hypothermie reduzierbar.

Barbiturate führen zu einer Erniedrigung des intrakraniellen Drucks, da die barbituratbedingte Verminderung des neuronalen Funktionsstoffwechsels zu einer Abnahme des zerebralen Blutflusses und damit zu einer Verminderung des intrakraniellen Blutvolumens führt. Barbiturate sind besonders bei posttraumatischer Hirnschwellung aufgrund einer zerebralen Hyperämie wirksam. Meist reichen wiederholte Boli von 1,5–3 mg/kg KG Thiopental aus. Oft wird auch Phenobarbital (Luminal, z. B. 6×400 mg/d) verabreicht.

Eine hoch dosierte Barbiturat-Therapie (ein »Barbiturat-Koma«; Kap. 69.2.1, S. 971) kann jedoch zu peripherer Vasodilatation und myokardialer Depression führen. Dadurch kann ein adäquater zerebraler Perfusionsdruck gefährdet werden. Insbesondere bei älteren Patienten oder bei einem intravasalen Volumenmangel droht ein Blutdruckabfall. Zur Steigerung des Herzminutenvolumens kann daher unter einer hoch dosierten Barbiturat-Therapie die Gabe einer positiv inotropen Substanz notwendig werden.

Durch Barbiturate können auch zerebrale Krampfanfälle therapiert bzw. es kann ihnen vorgebeugt werden. Während eines zerebralen Krampfanfalls kann es zu einem sehr nachteiligen, fast 100%igen Anstieg des CBF kommen. Zerebrale Krampfanfälle sind daher sofort zu therapieren.

Milde (kontrollierte) Hypothermie

Durch eine Hypothermie können sowohl der zerebrale Funktions- als auch der zerebrale Strukturstoffwechsel reduziert werden (s. o.). Es liegen vereinzelte positive Studien zur Durchführung einer milden (35–32 °C) Hypothermie bei SHT vor. Zumeist wird eine Kühlung auf ca. 32–33 °C Hirntemperatur vorgenommen. Hierdurch konnte eine Erniedrigung des ICP um ca. 10 mm Hg erzielt werden. Da bei einer Unterschreitung einer Körperkerntemperatur von ca. 36,5 °C thermoregulatorische Vorgänge einsetzen, ist zu deren Unterdrückung eine entsprechende vegetative »Blockierung« des Patienten notwendig. Während einer kontrollierten Hypothermie droht eine Hemmung des Immunsystems mit der Gefahr iatrogener Infektionen.

Bei der Bestimmung der Blutgasanalysenwerte bei hypothermen Patienten empfiehlt es sich, nach dem sog. Alpha-stat-Verfahren vorzugehen, wie es in der Kardioanästhesie häufig üblich ist (Kap. 79.4.6, S. 1134). Bei der Wiedererwärmung eines hypothermen Patienten sollte die Körpertemperatur nur langsam wieder angehoben werden (< 1 Grad/h, Übersicht zur Hypothermie bei Spiss et al. 1997).

Trometamol (THAM, Trispuffer)

Zur Therapie eines erhöhten ICP kann Trometamol (THAM; 0,3-molar) in einer Dosierung verabreicht werden, mit der eine Anhebung des arteriellen pH-Wertes bis auf 7,6 möglich ist (Muizelaar et al. 1991). Die dadurch erzielte Liquoralkalose hat vergleichbare Auswirkungen wie eine Hyperventilation (Kap. 69.2.1, S. 967). Häufig wird eine initiale Kurzinfusion von ca. 1 mmol/kg KG und eine anschließend kontinuierliche Infusion von ca. 0,25–0,5 mmol/kg KG/h durchgeführt (Thomas et al. 2000). In mehreren Studien konnte damit eine Senkung des ICP erzielt werden. Das Wirkprinzip von Trometamol (THAM) wird ausführlich im Kap. 69.2.1, S. 968 besprochen. Bisher ist Trometamol (THAM) jedoch nicht zur Therapie eines erhöhten ICP zugelassen. Wiederholt wurde THAM jedoch als Ultima Ratio empfohlen. Eine Ergebnisverbesserung durch Trometamol ist bisher nicht belegt (Empfehlungen 2000).

Volumensubstitution

Die wichtigste Ursache für eine sekundäre Hirnschädigung ist eine Hypotension mit Abfall des CPP auf unter 70 mm Hg. Daher wird zum Teil gefordert, eine eventuelle Hypovolämie nach einem SHT genau so schnell zu therapieren wie einen Herz-Kreislauf-Stillstand. An Infusionslösungen bieten sich isotone Kristalloidlösungen, bei einem stärkeren Volumenmangel bietet sich vor allem Hydroxyäthylstärke an. Eine

Volumenrestriktion wird bei Patienten mit einem SHT nicht mehr befürwortet. Die Infusionstherapie in der Neuroanästhesie und Neurotraumatologie wird ausführlich im Kap. 69.3.3, S. 978 beschrieben. Glukose-5%- und Ringer-Laktat-Lösungen sind zu vermeiden.

Bei Patienten mit erhöhtem ICP wurde wiederholt die Gabe einer **hypertonen Kochsalzlösung** (Kap. 24.3.4, S. 536) empfohlen (Worthley et al. 1988; Kempski et al. 1996; Schwarz et al. 1998). Durch Gabe hypertoner Kochsalzlösung (z. B. 7,5%) oder hypertoner/hyperonkotischer Kochsalzlösung (hypertone Kochsalzlösung in Plasmaexpanderlösung) kann in Hirnbereichen mit intakter Blut-Hirn-Schranke dem Gehirn Wasser entzogen werden. Der Effekt scheint dem von Mannit vergleichbar. Hypertone/hyperonkotische Lösungen scheinen vor allem bei hypovolämischen Patienten mit einem SHT sinnvoll. Da hierbei mit relativ kleinen Volumina oft eine deutliche Zunahme des intravasalen Volumens erreichbar ist, wird meist von einer sog. »small volume resuscitation« gesprochen. Allerdings wird diese Therapie zum Teil noch als »experimentelle Therapie« bezeichnet. Sie wird bisher nur unter Studienbedingungen empfohlen (Empfehlungen 1998). Als Dosierung werden Einzelgaben von ca. 2–4 ml/kg KG bzw. 150–300 ml beim Erwachsenen empfohlen. Eine hierdurch drohende Hypernatriämie ist jedoch zu vermeiden. Bei Na$^+$-Konzentrationen > 170 mmol/l drohen Bewusstlosigkeit und Krampfanfälle. Weiterer Nachteil ist, dass die Wirkungsdauer nur ca. 100 Minuten beträgt und damit kürzer ist als bei Mannit.

Glukokortikoide

Bei Patienten mit einem Schädel-Hirn-Trauma konnte gezeigt werde, dass die Gabe von Glukokortikoiden weder in niedriger noch in hoher Dosierung zu einer signifikanten Verbesserung der Morbidität oder Mortalität führt und auch den ICP nicht erniedrigt (Braakman et al. 1983; Cooper et al. 1979). Kortikosteroidgaben sind beim Schädel-Hirn-Trauma nicht indiziert (Europäische Richtlinien 1997).

Calciumantagonisten

Nach einem SHT wurde die Gabe von Calciumantagonisten propagiert, um Vasospasmen zu durchbrechen. Untersucht wurde vor allem Nimodipin (Nimotop). Aus der Sicht des Wissenschaftlichen Arbeitskreises Neuroanästhesie der DGAI ist die traumatische Subarachnoidalblutung keine allgemein gültige Indikation für die Verabreichung des Calciumantagonisten Nimodipin (Mitteilungen 2000). Nimodipin ist für diese Indikation auch nicht zugelassen.

Dekompressionstrepanation

Falls alle konservativen Bemühungen, einen erhöhten ICP zu senken, versagen sollten, ist auch die Möglichkeit einer operativen Dekompression (dekompressive Kraniektomie; Entfernung eines Knochendeckels aus der Schädelkalotte) zu erwägen. Hierdurch kann das Gehirn entlastet, der ICP gesenkt und der regionale zerebrale Blutfluss gesteigert werden.

Inzwischen wird hierbei die Dura meist nicht mehr entfernt, sondern sie wird durch einen Durapatch erweitert oder durch ein Durascratching dehnbarer gemacht.

70.2 Spezielle neurotraumatologische Verletzungen

70.2.1 Intrakranielle Hämatome

Bei bis zu 40% aller Patienten mit einem mittelschweren oder schweren Schädel-Hirn-Trauma liegt eine intrakranielle Blutung vor. Intrakranielle Blutungen können unterteilt werden in epidurale, subdurale und subarachnoidale Blutungen sowie in intraparenchymatöse Blutungen.

Epidurales Hämatom

Epidurale Hämatome treten bei ca. 5% der Schädel-Hirn-Traumata auf. Ein epidurales Hämatom (Abb. 70.2) ist zumeist durch eine Ruptur einer Meningealarterie mit arterieller Blutung zwischen Kalotte und Dura bedingt. Relativ selten sind epidurale Blutungen Folge venöser Blutungen, z. B. bei einer Verletzung des Sinus sagittalis. Auslösend für ein epidurales Hämatom ist meist eine Schädelfraktur. Bei Erwachsenen gehen ca. 80% und bei Kindern ca. 50% der epiduralen Blutungen mit einer Schädelfraktur einher. Die Frakturlinie überquert meistens die im Röntgenbild sichtbare Furche der A. meningea media. Diese Patienten können nach einer initialen Bewusstlosigkeit (z. B. aufgrund eines SHT I. Grades, s. o.) aufklaren (in ca. 30–50%). Aufgrund der zunehmenden epiduralen Blutung mit Hirnkompression drohen dann einseitige neurologische Ausfallerscheinungen und erneutes »Eintrüben« mit Bewusstlosigkeit. Andere Patienten durchlaufen nach der Verletzung kein solches »freies Intervall«. Falls das Hämatom nicht sofort operativ dekomprimiert wird, kommt es innerhalb von Stunden nach der Verletzung meist zu einer Herniation des mediobasalen Anteils des Temporallappens (des Uncus), zur Kompression des Hirnstamms und zum Tod des Patienten. Eine einseitige Pupillendilatation zeigt die drohende Einklemmung an. Epidurale Blutungen können bei Kleinkindern zu einem bedrohlichen Volumenmangelschock führen.

Falls sowohl ein epidurales Hämatom als auch eine lebensbedrohliche Blutung, z. B. eine Milzruptur, vorliegen, dann hat die Stillung der Blutung (z. B. Splenektomie) den Vorrang, falls ein gleichzeitiges Operieren nicht möglich ist.

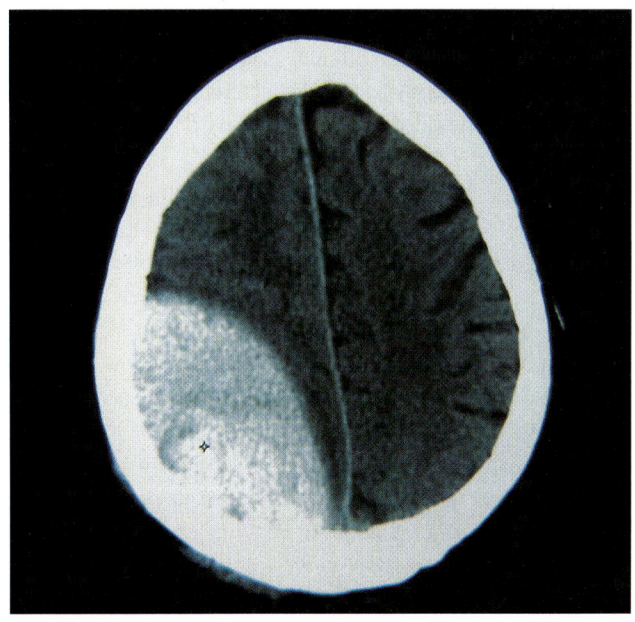

Abb. 70.2 Epidurales Hämatom. Darstellung mittels zerebraler Computertomographie.

Subdurales Hämatom

Ein subdurales Hämatom entsteht durch die Zerreißung von Brückenvenen. Dadurch kommt es zur Einblutung in den Raum zwischen Dura und Arachnoidea. Der Liquor im Subarachnoidalraum bleibt klar. Bei einem sog. **chronisch subduralen Hämatom** bildet sich die Symptomatik typischerweise langsam (innerhalb einiger Tage bis Wochen) aus, da das Hämatom aus schwach blutenden venösen Gefäßen entsteht. Die häufigste Ursache eines subduralen Hämatoms ist ein Schädel-Hirn-Trauma. Insbesondere bei älteren Patienten kann das auslösende SHT u. U. minimal sein.

Bei einem chronischen subduralen Hämatom sind die Patienten präoperativ oft wach. In diesen Fällen kann meist die unmittelbare postoperative Extubation angestrebt werden.

Das **akute subdurale Hämatom** stellt dagegen ein »Polytrauma des Gehirns« dar. Die Primärverletzung des Gehirns ist hierbei sehr schwer. Es liegen meist multiple Kontusionsherde, Verletzungen der Dura und der Sinus sowie arterielle und venöse intrakranielle Blutungen vor. Subdurale Blutungen sind häufiger als epidurale Blutungen. Akute subdurale Hämatome, die aus arteriellen und venösen Blutungen der Hirnrinde entstehen, haben aufgrund der begleitenden Hirnkontusion eine Letalität von 60–80%. Akute subdurale Blutungen liegen meist im Bereich des »contre coup« (an der zur Gewalteinwirkung gegenüberliegenden Hirnkonvexität). Die Patienten sind meist primär bewusstlos.

Traumatische Subarachnoidalblutung

Eine Blutung in den Subarachnoidalraum kann traumatisch im Rahmen eines Schädel-Hirn-Traumas, aber auch z. B. spontan im Rahmen der Spontanruptur eines zerebralen Aneurysmas (Kap. 69.5.2, S. 982) auftreten. Die Blutung stammt aus einer extrazerebralen Arterie. Die operative Versorgung eines rupturierten zerebralen Aneurysmas wird ausführlich im Kap. 69.5.2, S. 982 beschrieben.

Bei der traumatischen Subarachnoidalblutung (SAB) droht aufgrund der Gefäßreizung durch das subarachnoidale Blut ein Vasospasmus, der zu einer weiteren, ischämischen Hirnschädigung führen kann. Bei einer traumatischen SAB mit Vasospasmus scheint – wie nach der operativen Versorgung eines zerebralen Aneurysmas (Kap. 69.5.2, S. 985) – eine sog. Dreifach-H-(Triple-H-)Therapie (**H**ypertonie, **H**ypervolämie, **H**ämodilution) sinnvoll (Empfehlungen 1998). Obwohl die Gabe von Nimodipin (z.B. 1 mg/h = 10 ml/h) bei traumatischer SAB wiederholt empfohlen wurde, scheint die Nimodipin-Therapie nach einer aktuellen internationalen Multicenterstudie hier keinen Nutzen zu bringen. Aus der Sicht des Wissenschaftlichen Arbeitskreises Neuroanästhesie der DGAI ist die traumatische SAB somit keine allgemein gültige Indikation für die Verabreichung von Nimodipin (Mitteilung 2000).

Intrazerebrale Hämatome

Intrazerebrale Hämatome sind meist Folge einer Blutung im Bereich eines zerebralen Kontusionsherdes. Sie weisen eine hohe Letalität von 50–80% auf und treten meist nur im Zusammenhang mit einem schweren SHT auf. Die Ausbildung eines intrazerebralen Hämatoms kann Stunden dauern, sodass in einer unmittelbar posttraumatisch durchgeführten zerebralen Computertomographieaufnahme möglicherweise noch kein intrazerebrales Hämatom nachweisbar ist.

70.2.2 Rückenmarkverletzungen

Bei jedem Polytraumatisierten, insbesondere bei einem SHT, muss auch an eine Verletzung der Wirbelsäule, vor allem der **H**alswirbelsäule (HWS) gedacht werden. Bei Erwachsenen mit einem SHT ist in ca. 5–10% der Fälle mit einer Verletzung der Halswirbelsäule zu rechnen.

Krankheitsbild

Klinik und Diagnostik

Neurologische Untersuchung: Bei der neurologischen Untersuchung eines Patienten mit SHT ist eine fehlende Spontanmotorik der unteren oder gar aller vier Extremitäten auf eine Rückenmarkverletzung verdächtig. Bei einer Querschnittslähmung imponieren an den betroffenen Extremitäten dilatierte Venen, während oberhalb des Querschnittsniveaus eine (kompensatorische) Vasokonstriktion besteht.

Folgen der Lähmung: Bei einer Verletzung des Rückenmarks im unteren Hals- oder oberen Thoraxbereich kommt es zu einer Lähmung der Interkostalmuskulatur. Es imponiert eine Bauchatmung. Oft kann auch eine Bradykardie auftreten, weil die sympathische Innervation des Herzens über die Nn. accelerantes (Kap. 16.2.4, S. 353) ausfällt. Gleichzeitig nehmen dabei auch myokardiale Kontraktilität und Schlagvolumen ab. Es kann sich ein Lungenödem entwickeln. Bradykardie und Gefäßweitstellung im gelähmten Körperbereich führen zu einem Blutdruckabfall. Es ist evtl. eine entsprechende Atropin-Gabe erforderlich. Eine zu großzügige Volumengabe kann aufgrund der verminderten myokardialen Kontraktilität zum Lungenödem führen.

Therapie

Erstversorgung: Bei der Rettung von Patienten mit einem Schädel-Hirn-Trauma muss ein evtl. getragener Motorradhelm unter kontinuierlichem Längszug an der HWS sachgerecht abgenommen werden. Bei allen Patienten mit SHT sollte die HWS immobilisiert werden, bis ihre Verletzung radiologisch ausgeschlossen ist (Leitlinien 1997): Es wird eine »Halskrawatte« (z.B. Stiff-neck) angelegt, und der Patient wird auf einer Vakuummatratze gelagert.

Methylprednisolon: In einer viel zitierten Studie wurde gezeigt, dass Patienten, die innerhalb von 8 Stunden nach einer Rückenmarkverletzung 30 mg/kg KG Methylprednisolon (Urbason; ca. 2 g beim Erwachsenen) und anschließend eine Infusion mit 5,4 mg/kg KG pro Stunde über 23 Stunden erhielten, 6 Monate nach der Verletzung signifikant bessere motorische Funktionen und bessere Ergebnisse im Pin-Prick-Test und auf Berührung aufwiesen (Bracken et al. 1990). Ein besseres neurologisches Outcome war sowohl bei einer kompletten als auch einer inkompletten Querschnittslähmung nachweisbar. Wurde die Gabe von Methylprednisolon später als 8 Stunden nach der Verletzung begonnen, war kein Erfolg mehr zu erwarten (Bracken et al. 1990). In einer neueren Nachfolgestudie wurden diese Ergebnisse bestätigt und gleichzeitig gezeigt, dass die Methylprednisolon-Therapie effektiver ist, falls sie nicht nur über einen Tag, sondern über 40 Stunden durchgeführt wird (Bracken et al. 1997). Allerdings liegen auch zahlreiche negative Studien zur Steroidgabe nach Rückenmarkverletzungen vor (Übersicht bei Himmelseher et al. 1999). Nach einer aktuellen Mitteilung des Wissenschaftlichen Arbeitskreises Neuroanästhesie der DGAI liegen bisher kontroverse Daten zur Steroidgabe nach akuter Rückenmarkschädigung vor (Himmelseher et al. 1999). Aufgrund des außerdem ungeklärten funktionell-neurologischen Endergebnisses, möglicher schwerwiegender Nebenwirkungen und des Mangels eines klaren Beweises für die langfristige klinische Wirksamkeit des medikamentösen Konzeptes der Kortikosteroidtherapie bleibt – laut Arbeitskreis Neuroanästhesie der DGAI – die Entscheidung, Glukokortikoide nach

Rückenmarkschädigung zu applizieren, dem einzelnen verantwortlich Behandelnden überlassen (Himmelseher et al. 1999).

Anästhesie

Intubation: Bei Patienten mit einer akuten Querschnittslähmung droht bei der Narkoseeinleitung ein weiterer Blutdruckabfall, denn durch die Anästhetika wird die kompensatorische Vasokonstriktion im nicht gelähmten Körperbereich medikamentös evtl. aufgehoben. Bei einer vorliegenden Halswirbelsäulenverletzung muss der Kopf des Patienten von einer Hilfsperson während der Intubation fixiert werden. Eine Seitwärtsdrehung oder Ventralflexion (mit möglicher Luxation eines frakturierten Dens axis) ist unbedingt zu vermeiden. Falls möglich, sollte eine fiberoptische Intubation bei leichter Reklination des Kopfes vorgenommen werden.

Succinylcholin: Bereits wenige Tage nach einer traumatischen Querschnittslähmung kommt es zu einer gesteigerten Empfindlichkeit auf Succinylcholin (Kap. 5.3.5, S. 168). Succinylcholin ist dann kontraindiziert. Bei einem frisch Verletzten mit akuter Querschnittslähmung kann Succinylcholin dagegen im Rahmen der notwendigen Ileuseinleitung noch verwendet werden.

Etwa 1–3 Wochen nach einer Querschnittslähmung kann es bei schmerzhaften Manipulationen im gelähmten Körperbereich zur Auslösung einer sog. autonomen Hyperreflexie kommen (Kap. 66.2.12, S. 922). Hierdurch können massive Blutdruckanstiege ausgelöst werden. Auch bei Operationen im gelähmten Körperbereich ist daher eine entsprechende Narkose durchzuführen.

70.3 Literatur

Braakman R, Schouten HJA, Dishoeck MB, Minderhoud JM. Megadose steroids in severe head injury. Results of a prospective double-blind clinical trial. J Neurosurg 1983; 58: 326–30.

Bracken MB, Shepard MJ, Collins WF, Holford TR, Young W, Baskin DS, Eisenberg HM, Leo-Summers L, Maroon J, Mashall LF, Perot PL, Piepmeier J, Sonntag VKH, Wagner F, Wilberger JE, Winn HR. A randomized, controlled trial of methylprednisolone or naloxone in the treatment of acute spinal-cord injury. N Engl J Med 1990; 322: 1405–11.

Bracken MB, Shepard MJ, Holford TR, Leo-Summers L, Aldrich F, Fazl M, Fehlings M, Herr DL, Hitchon PW, Mashall LF, Nockels RP, Pascale V, Perot PL, Piepmeier J, Sonntag VKH, Wagner F, Wilberger JE, Winn HR, Young W. Administration of methylprednisolone for 24 or 48 hours or tirilazad mesylate for 48 hours in the treatment of acute spinal cord injury. JAMA 1997; 277: 1597–1604.

Chestnut RM, Marshall LF, Klauber MR, Blunt BA; Baldwin N, Eisenberg HM, Jane JA, Marmarou A, Foulkes MA. The role of secondary brain injury in determining outcome from severe head injury. J Trauma 1993; 34: 216–22.

Cooper PR, Moody S, Clark WK, J. Kirkpatrick, Maravilla K, Gould AL, Drane W. Dexamethasone and severe head injury. A prospective double-blind study. J Neurosurg 1979; 51: 307–16.

Empfehlungen des Wissenschaftlichen Arbeitskreises Neuroanästhesie der DGAI: Innerklinische Akutversorgung des Patienten mit Schädel-Hirn-Trauma. Anästhesiol Intensivmed 1998; 39: 399–412.

Empfehlungen zur Erstversorgung des Patienten mit Schädel-Hirn-Trauma bei Mehrfachverletzung. Erarbeitet von dem Wissenschaftlichen Arbeitskreis Neuroanästhesie der Deutschen Gesellschaft für Anästhesiologie und Intensivmedizin, der Arbeitsgemeinschaft Intensivmedizin/Neurotraumatologie der Deutschen Gesellschaft für Neurochirurgie und der Sektion Rettungswesen und Katastrophenmedizin der Deutschen Interdisziplinären Vereinigung für Intensiv- und Notfallmedizin zusammen mit der Deutschen Gesellschaft für Unfallchirurgie sowie der Deutschen Gesellschaft für Chirurgie unter Beteiligung der Fachgesellschaften für Ophthalmologie, Urologie, Hals-Nasen-Ohren-Heilkunde und Mund-, Kiefer- und Gesichtschirurgie. Anästhesiol Intensivmed 2000; 41: 39–45.

Europäische Richtlinien zur Behandlung des erhöhten intrakraniellen Druckes. Anästhesiol Intensivmed 1997; 38:434–85.

Hartwig E, Dirks B, Oldenkott P, Pfenninger E, Helm M, Kinzl L. Versorgung der Schädel-Hirn-Verletzten am Unfallort und bei Klinikaufnahme. Unfallchirurg 1993; 96: 564–8.

Himmelseher S, Büttner J, Baethmann A, Piek J, Unterberg AW. Zur Gabe von Kortikosteroiden nach akuter spinaler Traumatisierung. Mitteilung des wissenschaftlichen Arbeitskreises Neuroanästhesie der DGAI. Anästhesiol Intensivmed 1999; 40: 716–26.

Himmelseher S, Pfenninger E. Narkoseverfahren und Anästhetika in der Neuroanästhesie. Anästhesiol Intensivmed 2000a; 41: 126–36.

Himmelseher S, Pfenninger E. Beatmung in der Neuroanästhesie. Ein Vergleich in der Bundesrepublik Deutschland zwischen 1991 und 1997. Anästhesiol Intensivmed 2000b; 41: 891–900.

Kasperk R, Paar O. Das polytraumatisierte Kind. Verletzungsmuster, Besonderheiten des therapeutischen Managements und Prognose. Akt Traumatol 1991; 21:1–4.

Kempski O, Obert C, Mainka T, Heimann A, Strecker U. »Small volume resuscitation« as treatment of cerebral blood flow disturbances and increased ICP in trauma and ischemia. Acta Neurochir 1996; 66: 114–7.

Leitlinien zur Primärversorgung von Patienten mit Schädel-Hirn-Trauma. Arbeitsgemeinschaft Intensivmedizin und Neurotraumatologie der Deutschen Gesellschaft für Neurochirurgie. Wissenschaftlicher Arbeitskreis Neuroanästhesie der Deutschen Gesellschaft für Anästhesiologie und Intensivmedizin. Anästhesiol Intensivmed 1997; 38: 89–93.

Muizelaar JP, Marmarou A, Ward JD, Kontos HA, Choi SC, Becker DP, Gruemer H, Young HF. Adverse effects of prolonged hyperventilation in patients with severe head injury: a randomized clinical trial. J Neurosurg 1991; 75: 731–9.

Mitteilung des Wissenschaftlichen Arbeitskreises Neuroanästhesie der DGAI. Behandlung der traumatischen Subarachnoidalblutung mit Kalziumantagonisten. Anästhesiol Intensivmed 2000; 41: 919.

Rose J, Valtonen S, Jennett B. Avoidable factors contributing to death after head injury. Br Med J 1977; 2: 615–8.

Schwarz S, Schwab S, Bertram M, Aschoff A, Hacke W. Effects of hypertonic saline hydroxyethyl starch solution and mannitol in patients with increased intracranial pressure after stroke. Stroke 1998; 29: 1550–5.

Spiss ChK, Wildling E, Illievich UM. Milde Hypothermie und Neuroprotektion. Anästhesiol Intensivmed Notfallmed Schmerzther 1997; 32: 301–4.

Stufenplan zur Behandlung des erhöhten intrakraniellen Druckes beim schweren Schädel-Hirn-Trauma. Anästhesiol Intensivmed 1997; 38: 433.

Teasdale G, Jennet B. Assessment of coma and impaired consciousness: A practical scale. Lancet 1974; 2: 81–4.

Thomas A, Berlinghof HG, Bock KH, Lampl L. Outcome-Faktoren des schweren Schädel-Hirn-Traumas. Anästhesiol Intensivmed Notfallmed Schmerzther 2000; 35: 91–7.

Worthley LIG, Cooper DJ, Jones N. Treatment of resistant intracranial hypertension with hypertonic saline. J Neurosurg 1988; 68: 478–81.

Übersichtsarbeiten

Allen SJ, Parmley CL. Current concepts in treatment of closed head injury. Curr Opin Anaesthesiol 1998; 11: 141–5.

Anästhesie – Spezieller Teil

71 Anästhesie in der HNO/Mund-, Kiefer- und Gesichtschirurgie

Anästhesie – Spezieller Teil

71.1 Allgemeine Bemerkungen

Ungünstigerweise liegt in der HNO-Chirurgie sowie der Mund-, **K**iefer- und **G**esichts-(MKG-)Chirurgie das Operationsgebiet zumeist im Bereich der Luftwege. Durch operative Maßnahmen kann daher leicht eine Tubusdislokation (endobronchiale Tubuslage, Extubation) verursacht werden. Eine Reintubation während dieser Operationen kann sehr schwierig oder unmöglich sein. Wichtig ist daher eine gute Kommunikation zwischen Operateur und Anästhesist. Das jeweilige Vorgehen sollte stets gut miteinander abgestimmt werden.

In den allermeisten Fällen ist in der HNO/Mund-, Kiefer- und Gesichtschirurgie zur Sicherung der Luftwege eine Intubationsnarkose durchzuführen. Von manchen Autoren wird jedoch bei bestimmten Operationen auch eine Allgemeinanästhesie unter Verwendung einer Larynxmaske beschrieben (s. u.).

In der HNO und der MKG werden relativ häufig Kleinkinder operiert (s. auch Kap. 64, S. 853). Bei diesen Kindern liegen oft chronische Infekte der Luftwege vor. Unter welchen Bedingungen trotz eines Infektes der Luftwege eine Narkose vertretbar ist, wird ausführlich im Kap. 64.4.1, S. 863 diskutiert. In Krankenhäusern, in denen keine MKG-Chirurgie vorhanden ist, werden Mund-, Kiefer-und Gesichtseingriffe oft von »Nachbardisziplinen« wie der HNO-Abteilung durchgeführt.

71.2 Endotrachealtuben

Häufig kommen in der HNO/Mund-, Kiefer- und Gesichtschirurgie spezielle Endotrachealtuben zum Einsatz. Oft werden z. B. flexible, nicht knickbare Woodbridge-Tuben (Abb. 4.6) oder speziell vorgeformte Plastiktuben wie RAE-Tuben (benannt nach den Erfindern **R**ing, **A**dair, **E**lwyn; Abb. 71.1a, b) verwendet. Bei den häufiger durchgeführten laserchirurgischen Operationen müssen spezielle Lasertuben zum Einsatz kommen (Abb. 71.3). Wird im Nasenraum operiert, empfiehlt es sich oft, den Rachen nach der endotrachealen Intubation mit einer feuchten Kompresse auszutamponieren. Bei kieferchirurgischen Operationen im Bereich von Gaumen, Zunge, Mundboden oder Unterkiefer muss meist nasotracheal intubiert werden. Auch wenn die Kieferokklusion überprüft werden muss oder falls postoperativ eine Kieferverdrahtung notwendig wird, ist eine nasale Intubation vorzunehmen.

Für mikrochirurgische Eingriffe im Bereich des Kehlkopfes werden sehr dünne Tuben verwendet, damit der Operateur neben dem liegenden Tubus noch im Bereich des Kehlkopfes operieren kann. Für den Erwachsenen stehen dafür sog. Microlaryngeal-Tuben (MLT) der Größe 4 oder 5 oder 6 mm ID zur Verfügung (Abb. 71.1d). Aufgrund des geringen Quer-

schnitts dieser Tuben können evtl. hohe Beatmungsdrücke auftreten. MLT-Tuben kommen auch zum Einsatz, falls z. B. tumorbedingt die Glottis deutlich eingeengt ist.

Außerdem kommen noch spezielle Laryngektomie-Tuben (zur Beatmung über ein Tracheostoma; Abb. 71.1e) oder Tuben zum Einsatz, deren distales Ende einem konventionellen Plastik-Tubus entspricht, während das proximale Ende den Eigenschaften eines flexiblen Woodbridge-Tubus entspricht (Abb. 71.1c).

71.3 Praktische Durchführung von Narkosen in der HNO/Mund-, Kiefer- und Gesichtschirurgie

71.3.1 Intubation

Intubationsschwierigkeiten: Relativ häufig (in ca. 4%) ist bei HNO-/MKG-chirurgischen Patienten mit Intubationsproblemen zu rechnen, z. B. bei Patienten mit Zungengrund- oder Kehlkopfkarzinom, Dysgnathie, Lippen-Kiefer-Gaumen-Spalte, einer schweren Verletzung des Gesichtsschädels oder bei Patienten, bei denen wegen eines entsprechenden Tumors bereits operiert wurde und bei denen nun atypische anatomische Verhältnisse vorliegen oder z. B. bei Patienten mit einer Kieferklemme oder einer intermaxillären Fixierung (s. u.).

Bei diesen Patienten müssen die oberen Luftwege vor der Intubation sehr genau inspiziert und der zu erwartende Schwierigkeitsgrad bei der Intubation abgeschätzt werden (Kap. 2.7, S. 18), um »unerwartete« Intubationsprobleme möglichst zu vermeiden. Heiserkeit, Schluckbeschwerden, kloßige Sprache oder Atemnot bzw. inspiratorischer Stridor können auf ein Intubationshindernis hinweisen. Manchmal können aber auch ausgedehnte Veränderungen im Pharynx- und Larynxbereich vorliegen, die klinisch völlig symptomlos sind, jedoch massive Intubationsprobleme verursachen können (Georgi et al. 1991). Es ist zu beachten, dass Tumoren des Zungengrundes oder des Hypopharynx aufgrund ihrer hohen Vaskularisierung bei Manipulationen leicht bluten. Das Vorgehen bei erwarteter oder unerwarteter schwieriger Intubation ist ausführlich im Kap. 27, S. 583 beschrieben. Idealerweise wird bei erwarteten Intubationsproblemen nach entsprechender Lokalanästhesie und Analgosedierung eine fiberbronchoskopische Intubation am wachen Patienten vorgenommen (Kap. 27.4, S. 586). In kritischen Fällen sollte der HNO-Arzt dazugebeten werden, damit er ggf. eine Notkoniotomie oder Nottracheotomie durchführt (Kap. 27.6, S. 593). Sind sehr große Intubationsprobleme zu erwarten, dann ist es ggf. ratsam, dass ein HNO-Arzt in Lokalanästhesie primär eine Tracheostomie durchführt. Während der nachfolgenden

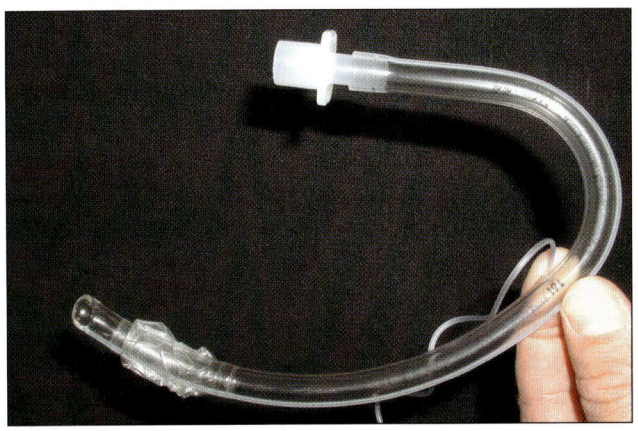

Abb. 71.1 Speziell vorgeformte Tuben für die HNO- und Mund-, Kiefer-, Gesichts-chirurgie; a: RAE-Tubus für die orotracheale Intubation. Durch die Vorformung ist das Risiko des Abknickens minimiert;

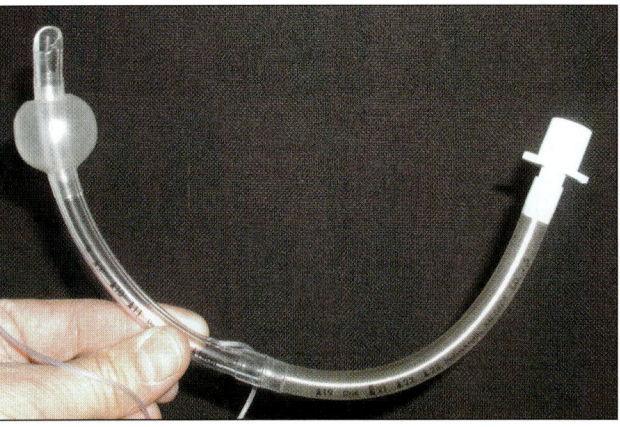

Abb. 71.1 c RAE-Flex-Tubus für die orotracheale Intubation. Durch den flexiblen, spiralverstärkten proximale Tubusteil wird das Risiko des Abknickens minimiert (auch für die nasotracheale Intubation erhältlich);

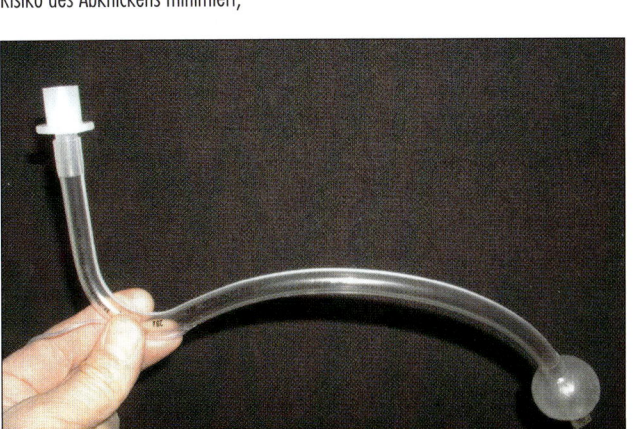

Abb. 71.1 b RAE-Tubus für die nasotracheale Intubation;

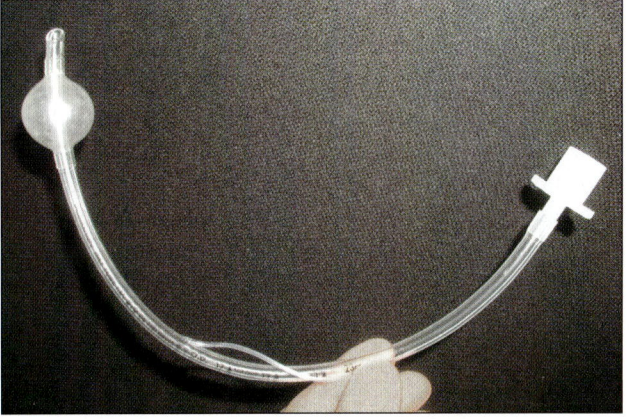

Abb. 71.1 d MLT-Tubus (Mikrolaryngeal-Tubus; besonders dünner Tubus 4,0; 5,0 oder 6,0 mm ID für die oro- oder nasotracheale Intubation für Operationen im Bereich des Kehlkopfeingangs;

Narkose wird der Patient dann über das Tracheostoma beatmet.

Oro-, nasotracheale Intubation: Ein oraler Tubus sollte stets in dem Mundwinkel fixiert werden, der dem Operationsgebiet gegenüberliegt. Bei einer Adenotomie bzw. einer Tonsillektomie ist der Tubus dagegen mittelständig und bei Laryngo-, Broncho- oder Ösophagoskopien sowie bei Naseneingriffen ist er normalerweise im linken Mundwinkel zu fixieren. Häufig wird vom Operateur eine nasotracheale Intubation gewünscht (z. B. Operationen, bei denen intraoperativ die Okklusion überprüft oder eine intermaxilläre Fixierung notwendig ist). Eine nasotracheale Intubation verbessert oft die enoralen Operationsbedingungen und stellt meist auch eine erhöhte Sicherheit vor einer versehentlichen Tubusdislokation dar.

Bei Operationen im Bereich von Nase, Oberkiefer, Orbita, Mittelgesicht oder bei Verdacht auf eine Schädelbasisfraktur ist eine nasotracheale Intubation zu vermeiden und eine orotracheale Intubation durchzuführen. Bei größeren kieferchirurgischen Operationen wird öfters der Tubus vom Operateur festgenäht oder z. B. an einem Zahn festgedrahtet.

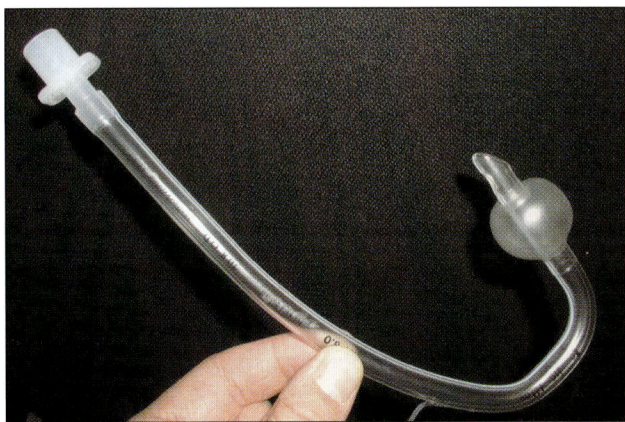

Abb. 71.1 e Laryngektomie-Tubus (LGT) für die Intubation über ein Tracheostoma.

Augenschutz: In die Augen ist Augensalbe einzubringen. Die Augen sind zu verkleben, da sie normalerweise unter den Abdecktüchern nicht einsehbar sind. Ein evtl. offen stehendes Augenlid könnte nicht erkannt und verschlossen werden. Bei Nasenoperationen im Bereich der Siebbeinhöhle sollen die Augen jedoch nicht zugeklebt werden, da der Operateur

Anästhesie – Spezieller Teil

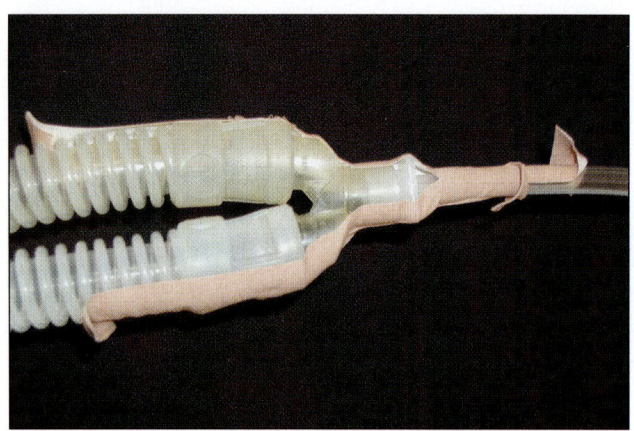

Abb. 71.2 Pflasterfixierung der Steckverbindungen Tubus-Y-Stück-Beatmungsschläuche.

wiederholt die Pupillen (Funktion des N. oculomotorius) überprüfen will. Zumindest in diesen Fällen ist klare Augensalbe zu verwenden, um die Beurteilung der Pupillen nicht zu erschweren.

Schutz der Steckverbindungen: Bei HNO-, mund-, kiefer- und gesichtschirurgischen Narkosen kommt es überdurchschnittlich häufig zum versehentlichen Lösen der Steckverbindungen zwischen Tubus und Beatmungsschläuchen. Da während der Operation diese Steckverbindungen zumeist unter den Abdecktüchern liegen und nicht einsehbar sind, sollten sie fest zusammengesteckt und mit Pflasterstreifen gesichert werden. Die Pflasterstreifen sollten am Ende leicht umgeschlagen sein, damit notfalls das Pflaster sofort gefasst und abgezogen werden kann (Abb. 71.2). Häufig empfiehlt es sich, mittels eines präkordial aufgeklebten Stethoskopes Kontakt zum Patienten zu halten.

Relaxierung: Insbesondere bei kurz dauernden HNO-Eingriffen (z. B. Adenotomien; s. u.) bietet sich zur Relaxierung für eine voraussichtlich unproblematische endotracheale Intubation die Gabe des kurz wirksamen Mivacuriums an. Zur Aufrechterhaltung der Narkose ist eine Nachrelaxation zumeist nicht notwendig.

Trigeminokardialer Reflex: Durch eine Stimulation von Ästen des N. trigeminus kann es im Hirnstamm zu einer Erregung vagaler Efferenzen mit Bradykardie, im Extremfall mit Asystolie kommen (sog. trigeminokardialer Reflex). Die bekannteste Form des trigeminokardialen Reflexes ist der okulokardiale Reflex bei Operationen am Auge (Kap. 72.2, S. 1026). Dieser Reflex wird durch Reizung des N. ophthalmicus, einem Ast des N. trigeminus, ausgelöst. Auch durch Reizung des N. maxillaris oder des N. mandibularis, die ebenfalls Äste des N. trigeminus darstellen, kann ein trigeminokardialer Reflex ausgelöst werden. Gegebenenfalls sind die operativen Reizungen kurz zu unterbrechen und es ist evtl. ein Parasympathikomimetikum (vor allem Atropin) intravenös zu verabreichen.

71.3.2 Narkoseführung

Einsatz eines Lokalanästhetikums: Häufig wird bei HNO-, mund-, kiefer- und gesichtschirurgischen Operationen das Operationsgebiet mit adrenalinhaltiger Lokalanästhetikumlösung unterspritzt. Dadurch sollen eine Analgesie und eine Verminderung der Blutung im Operationsgebiet und somit bessere Operationsbedingungen erzielt werden. Aufgrund der Lokalanästhesie kann eine geringere Narkosetiefe ausreichen. Da es bei Katecholamin-Gabe (z. B. Adrenalin) – vor allem während einer Inhalationsanästhesie mit Halothan – gehäuft zu Herzrhythmusstörungen kommen kann, sollte deshalb bei diesen Eingriffen Halothan zugunsten eines anderen volatilen Inhalationsanästhetikums (Kap. 5.1, S. 97) oder einer IVA bzw. TIVA vermieden werden. Falls beim Erwachsenen (ca. 70 kg KG) innerhalb von 10 bzw. 60 Minuten nicht mehr als 20 bzw. 50 ml adrenalinhaltiges Lokalanästhetikum (1 : 200 000) zur Infiltrationsanästhesie verabreicht werden (Kap. 14.3, S. 305), brauchen bei kardiovaskulär gesunden Patienten keine stärkeren hämodynamischen Veränderungen befürchtet werden, sofern auf Halothan verzichtet und eine versehentliche intravasale Injektion vermieden wird. Bei kardiovaskulären Risikopatienten ist eine entsprechende Dosisreduktion wichtig (Kap. 14.3, S. 306).

Relaxierung: Wird in der Nähe des N. facialis operiert (z. B. bei einer Operation im Bereich der Glandula parotis oder bei einer Exstirpation eines Akustikusneurinoms), dann wünschen die meisten Operateure, dass der Patient nicht relaxiert ist, damit der N. facialis ggf. mittels Elektrostimulation identifiziert werden kann. Es werden hierbei entweder die ausgelösten Muskelzuckungen im Gesicht beurteilt oder es werden Muskelpotenziale (über Nadelelektroden, die in die Gesichtsmuskulatur eingestochen werden) abgeleitet. Zur Relaxierung für die endotracheale Intubation empfiehlt sich dann das kurz wirksame Mivacurium. Es sollte eine Relaxometrie durchgeführt werden, um nachweisen zu können, dass bei der Stimulation des N. facialis die Relaxation bereits wieder sicher abgeklungen ist.

Blutdrucksenkung: Von manchen Operateuren wird bei Durchführung bestimmter HNO- bzw. MKG-chirurgischer Eingriffe (vor allem bei mikrochirurgischen Ohroperationen oder bei bestimmten Nasen- bzw. Nasennebenhöhlenoperationen) eine leichte Senkung des arteriellen Blutdrucks gewünscht (ca. 90 mm Hg systolisch bei kardiovaskulär gesunden jungen Patienten). Dadurch soll die intraoperative Blutung vermindert werden. Zur medikamentösen Senkung des Blutdrucks eignet sich z. B. eine etwas höhere Dosierung von z. B. Propofol in Kombination mit Remifentanil (und ggf. zusätzlich Glyceroltrinitrat [3–6 mg/h beim Erwachsenen]).

Oberkörperhochlage: Zur Verbesserung des venösen Abflusses und zur Verminderung der Blutung wird vom Operateur oft auch eine Lagerung des Patienten mit leicht erhöhtem Oberkörper gewünscht. Durch die leichte Oberkörperhochlage sind Luftembolien denkbar, treten jedoch nur extrem selten auf. Die Spitze eines evtl. zu legenden Kavakatheters braucht deshalb nicht im Vorhof platziert werden (Kap. 69.3.1, S. 974). Blutdruckanstiege sind bei diesen Operationen möglichst zu vermeiden.

71.3.3 Extubation

Absaugen: Bei Operationen im Bereich der oberen Luftwege sollte der Mund-Rachen-Raum vor der Extubation unter laryngoskopischer Sicht abgesaugt werden. Dadurch kann vermieden werden, dass verbliebene Blut- oder Sekretreste oder eine zurückgelassene Rachentamponade nach der Extubation übersehen und versehentlich aspiriert werden könnten oder dass sie zu einer Reizung des Kehlkopfes mit Auslösung eines Laryngospasmus (Kap. 33.2, S. 636) führen könnten.

Extubation: Die Extubation sollte möglichst erst vorgenommen werden, wenn die Schutzreflexe sicher zurückgekehrt sind. Wird die Extubation bereits am noch tief anästhesierten Patienten durchgeführt, dann ist (z. B. nach Nasenoperationen) öfters mit einem Laryngospasmus zu rechnen als bei einer Extubation des bereits wieder wachen Patienten mit guten Schutzreflexen (Webster et al. 1999).

Seitenlagerung: Nach der Extubation sollte der Patient möglichst in Seitenlage gebracht werden, damit im Falle einer leichten Nachblutung das Blut aus dem Mund-Rachen-Raum abfließen kann.

Intermaxilläre Verdrahtung: Wurde z. B. nach einem kieferchirurgischen Eingriff eine Kieferverdrahtung vorgenommen, muss am Bett des Patienten stets eine Drahtschere befestigt sein, sodass im Falle von akuten Atemwegsproblemen die intermaxilläre Verdrahtung sofort gelöst werden kann. Die Extubation bei Patienten mit verdrahtetem Kiefer soll erst vorgenommen werden, wenn die Schutzreflexe sicher zurückgekehrt sind. Der Patient muss so wach sein, dass er eventuelles Sekret oder Blut zwischen den Zähnen herauspressen oder sicher verschlucken kann. Postoperatives Erbrechen ist in diesen Fällen unbedingt zu vermeiden (Kap. 31, S. 619). Auch postoperatives Shivering (Kap. 37, S. 649) ist zu verhindern, falls die intermaxilläre Fixierung z. B. wegen einer Umstellungsosteotomie des Unterkiefers (aufgrund einer korrigierten Bissanomalie) durchgeführt wurde. Bei Kältezittern könnte – durch das damit verbundene feste Zusammenbeißen der Kiefer – die Osteosynthese gefährdet sein.

Postoperative Schwellung: Nach größeren Eingriffen im Bereich von Hals, Mund oder Rachen kann es postoperativ zu einer deutlichen Schwellung, u. U. mit Atemwegsverlegung kommen. Im Zweifelsfalle sollte der Patient so lange auf der Intensivstation nachbeatmet werden, bis die Schwellungsgefahr vorbei ist bzw. die Schwellung wieder abgeklungen ist. Gegebenenfalls sollte die Extubation unter Verwendung eines Tubus-Wechselstabes (Kap. 27.7, S. 597) vorgenommen werden, sodass – falls eine baldige Reintubation notwendig wird – der Tubus über den vorübergehend noch belassenen Tubus-Wechselstab wieder vorgeschoben werden kann.

71.4 Laserchirurgische Operationen

Prinzip: In der HNO-Chirurgie werden häufiger laserchirurgische Operationen durchgeführt, vor allem bei Operationen im Bereich des Larynx. Laserstrahlen (LASER = **l**ight **a**mplification by **s**timulated **e**mission of **r**adiation) sind durch eine definierte Wellenlänge (Monochromasie), durch eine hohe Intensität und durch sehr gute optische Fokussierbarkeit charakterisiert (kohärentes, monochromatisches Licht). Da Laserstrahlen sehr stark fokussierbar sind, kann eine enorm hohe Energiedichte und damit Hitzeentwicklung erzielt werden. Trifft ein energiereicher Laserstrahl Gewebe, dann kommt es zur explosionsartigen Zerstörung von Zellverbänden, da extra- und intrazelluläre Flüssigkeit sofort verdampft. Es entsteht ein sichtbarer Zerstäubungsdampf (»Lasersmog«). Durch die enorme Hitzeentwicklung werden durchtrennte kleine Blutgefäße sofort koaguliert. Dadurch ist die operationsbedingte Blutung deutlich geringer als bei konventioneller Operationstechnik. Mittels Laserstrahlen ist es möglich, Gewebe zu zerschneiden, zu koagulieren, zu verschweißen oder abzutragen.

Laser-Arten: Es können verschiedene Laser-Arten unterschieden werden, vor allem CO_2-Laser, NeodymYAG-Laser, Argon-Laser und Rubin-Laser. CO_2-Laser weisen eine große Wellenlänge auf (ca. 10 000 nm) und können nur wenig (ca. 0,03 mm) ins Gewebe eindringen. NeodymYAG-Laser, Rubin- und Argon-Laser weisen eine geringere Wellenlänge auf (ca. 500–1400 nm) und dringen tiefer ins Gewebe ein. Der NeodymYAG-Laser dringt beispielsweise ca. 2 mm ins Gewebe ein.

In der HNO- und Kieferchirurgie werden CO_2-Laser und NeodymYAG-Laser eingesetzt – in der Augenchirurgie werden dagegen zur Behandlung einer Netzhautablösung bzw. zur Abtragung der oberen Korneaschichten der NeodymYAG-Laser und der Argon-Laser eingesetzt.

Augenschutz: Durch fehlgeleitete CO_2-Laserstrahlen kann es zu Kornealverletzungen und Linsenschäden, durch NeodymYAG-, Argon- oder Rubin-Laser kann es zu Netzhautschädigungen kommen. Falls ein laserchirurgischer Eingriff durchgeführt wird, ist darauf zu achten, dass sämtliche Personen im Operationssaal Laserbrillen tragen, die für die jeweils verwendete Laserwellenlänge undurchlässig sind. Nur so kann eine Augenverletzung durch einen fehlgeleiteten Laserstrahl oder durch reflektierte(!) Laserstrahlen vermieden werden. Aus dem gleichen Grund müssen die Augen des Patienten zugeklebt und mit einer kochsalzgetränkten Kompresse bedeckt werden.

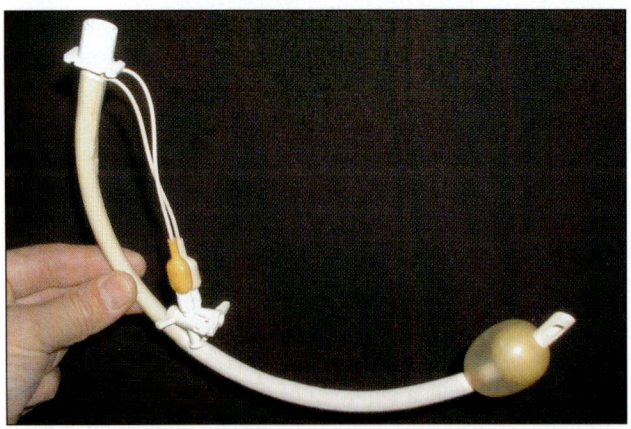

Abb. 71.3 Lasertuben; **a:** Lasertubus der Fa. Rüsch; der proximale Teil ist mit Laserguardfolie versehen, die aus Merocel-Schaum auf gewellter Silberfolie besteht. Der Tubus verfügt über zwei ineinander liegende Blockermanschetten;

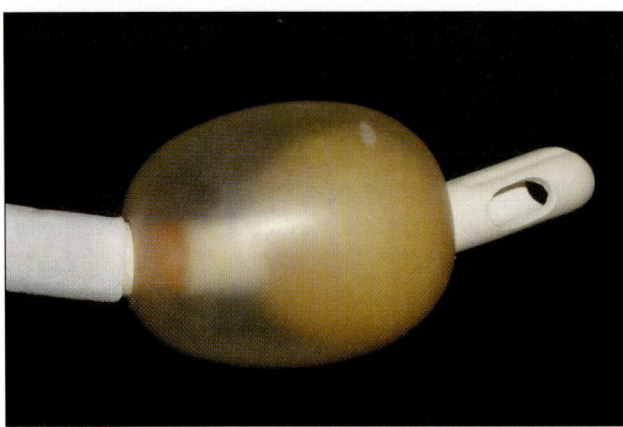

Abb. 71.3b Detailaufnahme der beiden ineinander liegenden Blockermanschetten;

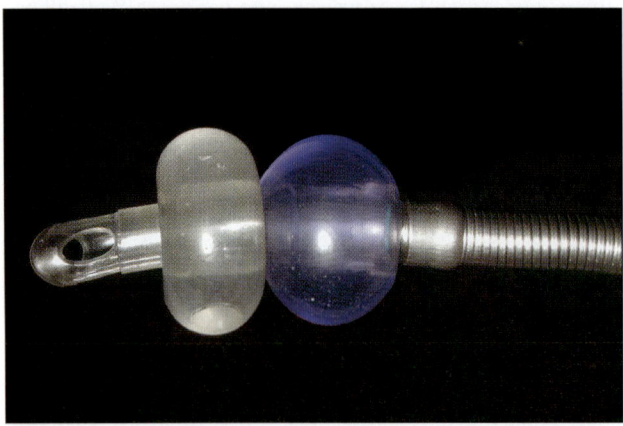

Abb. 71.3c flexibler Metall-Lasertubus (Laserflex; Fa. Mallinckrodt). Die beiden nebeneinander liegenden Blockermanschetten werden mit Aqua gefüllt.

Schutz der Endotrachealtuben: Da alle herkömmlichen Polyvinylchlorid- bzw. Silikon-Endotrachealtuben (oder z. B. Magensonden) durch Laserstrahlen evtl. entflammt werden können, sind bei laserchirurgischen Operationen im Bereich der Luft- und Speisewege spezielle Endotrachealtuben aus Metall oder speziell beschichtete Tuben (s. u.) zu verwenden (oder es ist der Teil des Tubus, der proximal der Glottis zu liegen kommt, mit einer entsprechenden Schutzfolie zu umwickeln). Eine Magensonde ist zu entfernen. Das früher übliche Umwickeln konventioneller Endotrachealtuben mit einer Aluminium- oder Kupferklebefolie führt nur zu einem unzureichenden und außerdem komplikationsträchtigen Schutz und sollte nicht mehr durchgeführt werden. Inzwischen steht mit der sog. Merocel-Laserguard-Folie (Polyacetatschaum) eine bessere Alternative zur Verfügung. Diese Merocel-Laserguard-Folie besteht aus einer Silberfolienschicht (die gut an PVC- und Gummituben haftet) sowie einer synthetischen Schwammoberfläche aus faserfreiem Merocel-Schwamm. Der Merocel-Schwamm wird nach Umwickeln des Tubus mit Wasser getränkt. Diese Merocel-Laserguard-Folie ist für CO_2-, Argon- und Nd-YAG-Laser geeignet.

Bei versehentlichem Kontakt des Laserstrahls mit dem wassergetränkten Merocel-Schwamm kommt es zum Verdampfen des Wassers und dadurch zur Umwandlung der absorbierten Laserenergie in Verdampfungswärme. Wird für die Durchführung einer laserchirurgischen Operation oberhalb der Glottis (z. B. einer Lasertonsillektomie) der Endotrachealtubus mit Merocel-Laserguard-Folie umwickelt, braucht lediglich der supraglottische Tubusanteil umwickelt werden. Das später endotracheal liegende Tubusstück braucht nicht umwickelt zu werden, da es nicht in Kontakt mit dem Laserstrahl kommen kann. Falls jedoch ein endolaryngealer laserchirurgischer Eingriffe durchgeführt wird, dann muss auch das distale Tubusende umwickelt werden. Es ist zu beachten, dass der Tubusaußendurchmesser durch Aufkleben der Folie um etwa 2 mm vergrößert wird. Bei der Laserung kann der sehr vulnerable Tubus-Cuff leicht beschädigt werden. Der Cuff des Tubus kann mit Wasser gefüllt werden. Hierdurch kann eine Entflammung verhindert werden.

Spezielle Lasertuben: Die Firma Rüsch vertreibt einen Lasertubus mit integrierter Merocel-Schicht und zwei ineinander liegenden Blockermanschetten (Abb. 71.3a, b). Er ist für Argon-, Nd-YAG- und CO_2-Laser geeignet. Der äußere Cuff sollte mit methylenblaugefärbtem Aqua destillata geblockt werden. Dadurch kann eine Cuff-Beschädigung an dem auslaufenden Methylenblau sofort erkannt werden. Die äußere Blockermanschette ist aus Latex, das ca. doppelt so laserresistent ist wie PVC. Es liegen auch flexible Metall-Lasertuben (z. B. Laserflex; Fa. Mallinckrodt, geeignet für CO_2-Laser) ohne und mit Blockermanschette vor. Blockbare Metall-Lasertuben enthalten oft zwei nebeneinander liegende, also einen proximalen sowie einen distalen Cuff (Abb. 71.3c). Der glottisferne Cuff wird mit Aqua, der glottisnahe Cuff sollte wiederum mit blau gefärbtem Aqua geblockt werden. Auch bei speziellen Lasertuben kann es – falls es zur starken lokalen Erhitzung kommt – zur Entflammung des im Tubusinneren verlaufenden PVC-Schlauches kommen. Bei Absorption von Laserenergie können sich Metalltuben stark erhitzen und u. U. zu einer Hitzeschädigung von anliegendem Gewebe führen. Bestimmte Lasertuben besitzen auch einen schaumstoffgefüllten Cuff, der beim Auftreten eines Laserstrahls nicht kollabiert und undicht wird. Lasertuben sind im Vergleich zu herkömmlichen Tuben sehr teuer.

Metall-Lasertuben haben eine relativ dicke Wandstärke und damit eine ungünstige Relation von Innen- zu Außendurchmesser. Es ist daher ein Tubus mit einem etwas geringeren Innendurchmesser zu verwenden. Bei Laseroperationen im Bereich des Kehlkopfes ist ein sehr kleiner Metalltubus (Innendurchmesser ca. 4,5 mm für Erwachsene) zu verwenden. Hierdurch können hohe Beatmungsdrücke auftreten. Um bei diesen Tuben eine zunehmende Lungenüberblähung aufgrund unzureichender Ausatmung zu vermeiden, sollte eine verlängerte Exspirationszeit (I : E = 1 : 3; Kap. 7.1.2, S. 207) eingeschaltet werden. Metall-Lasertuben sind nicht für die nasotracheale Intubation geeignet und sollten sobald als möglich gegen einen konventionellen Tubus ausgetauscht werden.

Sauerstoff: Um eine Entflammung von Kunststoffen zu vermeiden, sollte Sauerstoff während einer laserchirurgischen Operation in einer relativ niedrigen Konzentration (möglichst < 40%) verabreicht werden. Anstatt eines Sauerstoff-Lachgas-Gemisches sollte ein Sauerstoff-Luft-Gemisch verabreicht werden, da Lachgas die Entflammung begünstigt. Das Entflammungsrisiko von z.B. einem Endotrachealtubus wird jedoch wesentlich stärker vom Tubusmaterial und von der Wattleistung sowie der Impulsdauer des Lasers beeinflusst als von der inspiratorischen Sauerstoffkonzentration. Bei Verwendung eines Lasertubus sollte geprüft werden, für welchen Lasertyp und bis zu welcher Laserenergie das Tubusmodell zugelassen ist. Während laserchirurgischer Eingriffe sollten stets zwei mit Kochsalzlösung gefüllte 20-ml-Spritzen bereitliegen, um ggf. ein auftretendes Feuer im Bereich der Atemwege sofort löschen zu können. Der während der Laserung auftretende Lasersmog (s. o.) muss unbedingt kontinuierlich abgesaugt werden, denn dieser Lasersmog begünstigt in Verbindung mit Sauerstoff ein Explosionsrisiko.

Apnoetechnik: Während eines laserchirurgischen Eingriffs kann alternativ zu einem speziellen Lasertubus auch eine (Hochfrequenz-)Jet-Beatmung oder die Apnoetechnik durchgeführt werden. Die (Hochfrequenz-)Jet-Beatmung wird im Kapitel Laryngoskopie (s. u.) ausführlich beschrieben. Bei der Apnoetechnik wird der konventionell intubierte Patient mit 100% Sauerstoff hyperventiliert. Anschließend wird der Tubus kurzfristig (für ca. 1,5–2 Minuten) entfernt und solange gelasert. Danach wird der Patient reintubiert und wieder mit 100% O_2 hyperventiliert. Dieses Vorgehen wird ggf. mehrfach wiederholt. Bei der Apnoetechnik besteht jedoch kein Aspirationsschutz.

Narkoseform: Als Narkoseform bietet sich für laserchirurgische Eingriffe vor allem die totale intravenöse Anästhesie

an. Volatile Inhalationsanästhetika sind zwar nicht entflammbar, bei hohen Temperaturen können sie jedoch unter Bildung evtl. toxischer Substanzen zerfallen. Auch durch Reduktion der Laserenergie kann das Entflammungsrisiko minimiert werden. Bei einer Energie von unter 20 Watt scheint (selbst bei Beatmung mit reinem Sauerstoff) kein Entflammungsrisiko mehr zu bestehen.

Nach laserchirurgischen Eingriffen im Bereich der Atemwege ist öfters mit einem Atemwegsödem zu rechnen. Häufig wird den Patienten ein Kortikosteroid (z. B. Dexamethason) verabreicht.

71.5 Spezielle HNO-, kiefer-, mund- und gesichtschirurgische Operationen

71.5.1 Adenotomie und Tonsillektomie

Operation und Komplikationen

Die Entfernung der Rachenmandeln (**A**denotomie; AT) und/oder die Entfernung der Gaumenmandeln (**T**onsillektomie; TE) sind sehr häufig durchzuführende Operationen. Eine AT wird meist bei 3- bis 6-jährigen Kindern, eine TE wird meist bei 6- bis 10-jährigen Kindern (oder bei Erwachsenen) durchgeführt.

Nach Tonsillektomien treten in 5–10% Nachblutungen auf und in ca. 0,1–0,2% der Fälle wird eine operative Revision wegen einer Nachblutung notwendig. Diese Nachblutungen treten zumeist am 3./4. oder aber am ca. 7. postoperativen Tag auf, wenn sich die Fibrinbeläge lösen.

Anästhesie

Präoperative Phase

Bei den sonst meist gesunden Kindern muss gezielt nach aktuellen Infekten der oberen Luftwege (Kap. 64.4.1, S. 863) und nach wackelnden Zähnen gefragt werden. Insbesondere vor einer Tonsillektomie wird vom Operateur häufig routinemäßig eine laborchemische Gerinnungskontrolle gewünscht. Für diese Operationen empfiehlt sich eine Inhalationsnarkose oder eine IVA (bzw. TIVA) mit z. B. Propofol und einem Opioid.

Narkoseform

Manche Kinder, die wegen stark vergrößerter Adenoide durch den Mund atmen, sind manchmal über eine Gesichtsmaske nur nach Einlegen eines Guedel-Tubus oder nur bei geöffnetem Mund zu beatmen. Für die **Intubation** werden oft speziell vorgeformte Plastiktuben (vor allem RAE-Tuben) verwendet (Abb. 71.1a). Der Tubus sollte mittelständig an der Unterlippe fixiert werden, damit er unter dem vom Operateur einzusetzenden Zungenspatel (Boyle-Davis-Spatel) richtig zu liegen kommt.

Zunehmend öfters wird vor allem für eine AT (aber auch bei TE) auch eine Allgemeinanästhesie unter Verwendung einer flexiblen **Larynxmaske** durchgeführt (Wehrle u. Gottstein 1997; Schnurer et al. 1997; Webster et al. 1999; Kretz et al. 2000). Als Vorteile der Larynxmaske wurden der problemlose Verzicht auf jegliche Muskelrelaxanzien und das Erwachen ohne Würgen und Pressen genannt (Wehrle u. Gottstein 1997; Webster et al. 1999). Außerdem wurde beschrieben, dass die Gefahr eines Laryngospasmus geringer sein soll und dass weniger Blut ins Bronchialsystem gelangt (Übersicht bei Kretz et al. 2000). Zum Teil wird nach der endotrachealen Intubation bzw. nach Einführen der Larynxmaske zusätzlich unter Sicht ein feuchter Gazestreifen in den Oropharynx eingebracht, um das Risiko einer Blutaspiration zu minimieren (Webster et al. 1999).

Narkoseführung

Zur Narkoseeinleitung bei einer AT unter Verwendung einer Larynxmaske werden bei Kindern z. B. 3 mg/kg KG Propofol und 10–20 μg/kg KG Alfentanil empfohlen, bei einer TE wird anstatt Alfentanil ein länger wirkendes Opioid empfohlen, vorzugsweise Piritramid (0,1 mg/kg KG, Kretz et al. 2000). Zur Aufrechterhaltung der Narkose werden 5–10 mg/kg KG/h Propofol benötigt. Am Ende der Operation wurde nach gründlichem Absaugen des Pharynx und nach Wiederkehr der Reflexe die Larynxmaske entblockt und entfernt. Zum Teil wird empfohlen, die Larynxmaske ungeblockt zu entfernen (Kretz et al. 2000). Wird für eine TE eine Inhalationsanästhesie durchgeführt, dann empfiehlt sich für die zusätzliche Piritramid-Gabe bei Narkoseeinleitung eine Dosierung von 0,05 (–0,1) mg/kg KG.

Überwachung

Bei der Adenotomie und Tonsillektomie besteht während der Operation die größere Gefahr, dass der Tubus versehentlich aus der Trachea herausrutscht oder zu tief bis in einen Hauptbronchus gleitet (einseitige Intubation, Kap. 64.2.1, S. 855). Dies ist dadurch bedingt, dass der Operateur mehrfach am Tubus und am Kopf des Patienten manipulieren muss, z. B. beim Einsetzen oder Herausnehmen des benötigten Mundspreizers. Außerdem wird für diese Operationen der Kopf des Kindes massiv überstreckt und abgesenkt (»hängender Kopf«). Bei Durchführung bzw. Aufhebung dieser Kopflagerung kann der Tubus dislozieren. Des Weiteren kann der Tubus durch den Mundsperrer abgedrückt werden. Es empfiehlt sich daher eine Überwachung mittels präkordial festge-

klebtem Stethoskop, Kapnographie und eng eingestellten Grenzen für den Beatmungsdruck. Außerdem ist auch wiederholt die Lunge beidseits zu auskultieren. Durch diese Maßnahmen können eine versehentliche Extubation, Diskonnektion oder eine Atemwegsobstruktion sofort erkannt werden.

Extubation

Sinnvoll ist eine späte Extubation bei sicher zurückgekehrten Schutzreflexen. Mund und Rachen sollten unter vorsichtiger laryngoskopischer Einstellung gezielt abgesaugt werden. Öfters ist bei diesen Patienten – vor allem unmittelbar nach der Extubation – mit dem Auftreten eines Glottiskrampfes oder eines Laryngospasmus zu rechnen (Kap. 33.2, S. 636). In der postoperativen Phase muss auf mögliche Nachblutungen geachtet werden. Die Patienten sollten aufgefordert werden, eventuelles Wundblut nicht zu verschlucken, sondern auszuspucken. Hierdurch ist eine bessere Kontrolle der Blutungsmenge möglich.

> Bei einer AT/TE besteht ein relativ hohes anästhesiologisches Risiko vor allem wegen der drohenden Gefahr eines Laryngospasmus und/oder einer Aspiration bei der Extubation.

Nachblutungen

Perioperativ sollten keine Acetylsalicylsäure-Präparate zur Schmerztherapie verabreicht werden, da hierdurch evtl. verstärkte Nachblutungen begünstigt werden könnten.

Muss ein Patient wegen einer Nachblutung nach einer Tonsillektomie nochmals operiert werden, so ist davon auszugehen, dass der Patient bereits größere Mengen Blut verschluckt hat und nicht mehr nüchtern ist. Es muss eine Ileuseinleitung (Kap. 28.4, S. 602) vorgenommen werden. Bei stärkeren Blutungen empfiehlt es sich, während der Intubation über einen nasal eingeführten Absaugkatheter das Blut laufend abzusaugen. Da die Patienten infolge der oft erheblichen Blutungen meist hypovolämisch (im Extremfall im Volumenmangelschock) zur Narkose kommen, muss vor Narkoseeinleitung ein Plasmaersatzmittel oder ggf. Blut verabreicht werden. Es müssen Blutkonserven gekreuzt werden. Bei akuten Blutungen sind der Hb- und der Hkt-Wert falsch hoch! Aussagekräftiger ist ein Blick in die (anämischen) Konjunktiven.

71.5.2 Nasen- und Nasennebenhöhlenoperation

Zu den endonasalen Operationen gehören die Konchotomie (Teilentfernung vergrößerter Nasenmuscheln wegen behinderter Nasenatmung), Septumplastik (bei Septumdeviation mit behinderter Nasenatmung), Rhinoplastik (Formveränderungen der Nase) sowie die endonasale Kiefer-, Siebbein und/oder Stirnhöhlenausräumung (wegen polypöser Schleimhautwucherungen). Patienten mit polypösen Nasenschleimhautwucherungen weisen oft eine allergische Diathese mit Neigung zu Asthma bronchiale auf (Kap. 50.3, S. 749).

Bei Operationen in der Nase (z. B. Septorhinoplastik) bzw. im Bereich der Nasennebenhöhlen muss beachtet werden, dass:

- der orotracheale Tubus (meist RAE-Tubus) mittig im Mund fixiert werden sollte
- der Rachen manchmal austamponiert wird
- ggf. mit einem adrenalinhaltigen Lokalanästhetikum infiltriert wird
- vom Operateur evtl. eine Erniedrigung des arteriellen Blutdrucks zur Verminderung der Blutung im Operationsgebiet gewünscht wird (s. o.)
- es bei länger dauernden Operationen evtl. zu relevanten Blutverlusten kommen kann.

Zunehmend häufiger wird für endonasale Operationen auch eine flexible Larynxmaske empfohlen (Webster et al. 1999). Häufig wird eine IVA unter Verwendung von Propofol, Opioid (oft Remifentanil) und Lachgas durchgeführt. Der Patient sollte erst extubiert werden, wenn die Schutzreflexe sicher zurückgekehrt sind und nachdem eine evtl. gelegte Rachentamponade wieder entfernt und der Rachen sauber abgesaugt wurde. Nach Nasen- und Nasenebenhöhlenoperationen wird vom Operateur die Nase austamponiert. Dadurch ist keine Nasenatmung möglich, wodurch manche Patienten Atemprobleme bekommen.

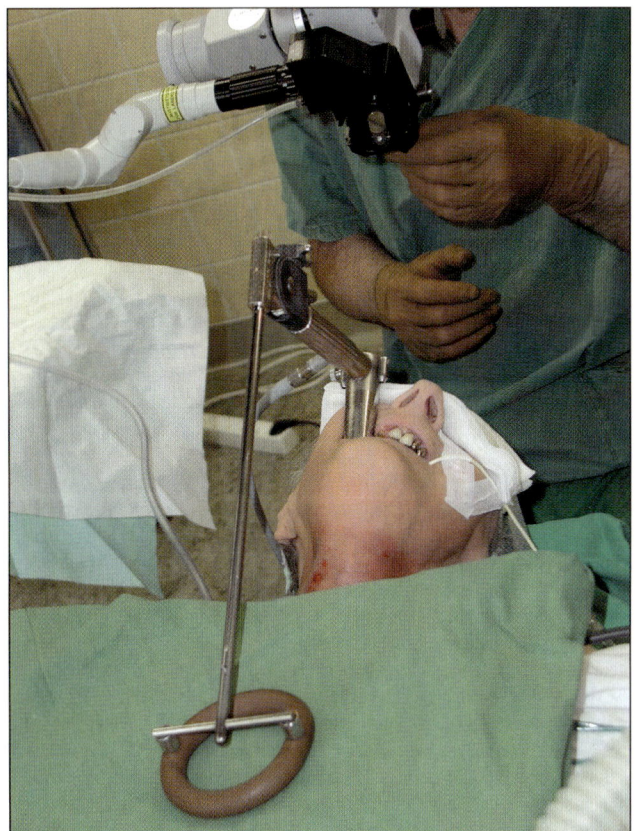

Abb. 71.4 Stützautoskopie nach Kleinsasser.

71.5.3 Untersuchungen bzw. Operationen im Bereich von Kehlkopf und Tracheobronchialsystem

Bei einer geplanten Untersuchung bzw. Operation im Bereich von Kehlkopf und/oder Tracheobronchialsystem ist stets zu klären, ob bei dem Patienten evtl. Intubationsprobleme zu erwarten sind. Gegebenenfalls ist eine fiberbronchoskopische Intubation am spontan atmenden Patienten durchzuführen (Kap. 27.4, S. 586). Manchmal wird bei diesen Patienten auch vom HNO-Arzt eine primäre »Intubation« mit dem starren Bronchoskop durchgeführt.

Bei Patienten, die zu solchen Eingriffen anstehen, liegen oft aufgrund eines meist langjährigen Nikotinabusus häufig bronchopulmonale Erkrankungen sowie arteriosklerotische Veränderungen vor (s. auch Kap. 40, S. 665).

Laryngoskopie

Eine vom HNO-Arzt durchgeführte Laryngoskopie bzw. Mikrolaryngoskopie (unter Verwendung eines Mikroskops)

wird zumeist als sog. Stützautoskopie nach Kleinsasser durchgeführt (Abb. 71.4). Ziel einer Laryngoskopie ist es meist, aus suspekten Gewebspartien Probeexzisionen zu entnehmen (z. B. im Bereich des Kehlkopfes), Stimmbandgranulome abzutragen oder die Ausdehnung eines Larynxkarzinoms zu beurteilen (sog. Tumor-Staging). Für diese meist kurzen Operationen bzw. diagnostischen Eingriffe ist eine tiefe Narkose und gute Relaxation notwendig. Es empfiehlt sich z. B. eine IVA/TIVA unter Verwendung von Remifentanil und Mivacurium. Um vagalen Reflexen und einer Hypersalivation vorzubeugen, empfiehlt sich die prophylaktische intravenöse Gabe eines Anticholinergikums. Der Nutzen einer prophylaktischen Gabe eines Glukokortikoids zur Ödemprophylaxe ist dagegen nicht bewiesen (s. u.). Damit der Operateur neben dem platzierten Endotrachealtubus im Bereich des Kehlkopfes noch inspizieren und ggf. operieren kann, muss ein dünner (Woodbridge-)Tubus (beim Erwachsenen meist ein Tubus mit 4 oder 5 oder 6 mm ID) verwendet werden (Mikrolaryngeal-Tubus; Abb. 71.1d). Da der Operateur das Stützautoskop meist vom rechten Mundwinkel aus einführt, empfiehlt es sich normalerweise, den Tubus am linken Mundwinkel zu fixieren.

Alternativ zur Intubation mit einem sehr dünnen Tubus kann evtl. eine **Hochfrequenz-Jet-Ventilation** (**h**igh-frequency-**j**et-**v**entilation; HFJV) durchgeführt werden.

Detailwissen Hochfrequenz-Jet-Ventilation

Die Hochfrequenz-Jet-Ventilation (HFJV) ist vor allem für Laryngoskopien, Bronchoskopien oder mikrochirurgische Eingriffe im Kehlkopfbereich sowie für Operationen im Bereich der Atemwege bzw. der Lunge geeignet. Bei der Hochfrequenz-Jet-Ventilation wird das Atemgas mit hohem Druck und hoher Beatmungsfrequenz (ca. 60–600 oder mehr Beatmungsimpulsen pro Minute) aber mit niedrigen Hubvolumina (50–250 ml beim Erwachsenen) über einen sehr dünnen, ungeblockten Katheter in die nach außen offene Trachea geleitet. Dieser Katheter (Bard-Sonde) wird über die Nase in die Trachea eingeführt. Zum Einführen der Sonde in die Trachea wird eine direkte Laryngoskopie durchgeführt und normalerweise eine Magill-Zange verwendet. Es gibt auch spezielle Stützautoskope oder starre Bronchoskope, die eine eingebaute Düse und eine Anschlussleitung für die Hochfrequenz-Jet-Ventilation besitzen. Diese sind z. B. auch für laserchirurgische Operationen gut geeignet. Außerdem gibt es inzwischen auch Endotrachealtuben, die über einen zusätzlichen Jet-Kanal verfügen.

Jet-Ventilatoren werden an Hochdruckquellen (z. B. zentrale Gasversorgung) angeschlossen. Sie geben über ein schnell gesteuertes Magnetventil die einzelnen Beatmungsimpulse frei. Von modernen HFJV-Geräten werden abgegebene O_2-Konzentration (FjetO$_2$), abgegebenes Volumen (Vjet), Arbeitsdruck sowie Atemwegsdruck angezeigt. Der **Atemwegsdruck** kann intermittierend zwischen den einzelnen Atemstößen (über die Jetleitung) oder kontinuierlich (über ein zweites Lumen der Jetleitung) gemessen werden. Der in der Trachea gemessene Druck entspricht ungefähr dem Druck im Alveolarbereich. Da bei der HFJV das Beatmungsgas in die nach außen offenen Atemwege geblasen wird und daher leicht entweichen kann, sind bis zu 5-mal höhere Gasumsätze pro Minute notwendig wie bei der konventionellen Beatmung. Das verwendete kalte und trockene Gas der Hochdruckquellen trocknet die tracheobronchialen Schleimhäute schnell aus. Außerdem droht bei der HFJV leicht eine Unterkühlung des Patienten. Nur bei hochmodernen Jet-Ventilatoren ist eine (aufwendige) Gasklimatisierung realisiert.

Da das Beatmungsgas mit hohem Druck durch dünne Leitungen bzw. Düsen gepresst wird, erreicht es sehr hohe Strömungsgeschwindigkeiten und erzeugt ein charakteristisches Strömungsgeräusch, das zu dem Begriff »Jet«-Beatmung geführt hat. Von dem austretenden dünnen Jet-Strahl wird aufgrund des sog. Venturi-Effektes Gasgemisch aus der unmittelbaren Umgebung mitgerissen (»air entrainment«). Je dünner der Jet-Strahl und je höher damit der Gasfluss und je höher der Arbeitsdruck, desto stärker ist dieser **Venturi-Effekt**. Das Beatmungsvolumen ist damit größer als das vom Jet-Gerät abgegebene Volumen. Aufgrund der Vermischung des Jet-Strahls mit dem angesaugten Umgebungsgas kann die inspiratorische Gaskonzentration nicht genau kontrolliert werden. Die **inspiratorische Sauerstoffkonzentration** ist daher um bis zu 20% niedriger als die am Jet-Gerät eingestellte O_2-Konzentration. Das vom Jet-Gerät abgegebene Gasvolumen strömt vor allem im zentralen Bereich der Atemwege nach peripher, während nahezu zeitgleich ein wesentlicher Teil des Exspirationsvolumens entlang der Querschnittsperipherie nach außen abströmt (sog. bidirektionaler Gasfluss). Bei der HFJV muss stets(!) gewährleistet sein, dass das Exspirationsgas oral gut entweichen kann. Der Atemwegsquerschnitt darf auf keinen Fall auf weniger als 20% des normalen Querschnitts eingeengt sein. Sonst droht eine Überblähung der Lunge mit Barotrauma. Eventuell kann zur Jet-Beatmung auch eine perkutane Punktion der Membrana cricothyreoidea oder eine Punktion der Trachea durchgeführt und hierüber die Jet-Sonde eingeführt werden (s. u.).

Bei der Jet-Ventilation kann die entsprechende Kanüle bzw. Sonde postoperativ beim schon wieder spontan atmenden Patienten vorübergehend noch belassen werden. Sollten postoperativ Atmungsprobleme auftreten, kann der Patient erneut mithilfe eines Jet-Beatmungsgerätes beatmet werden.

Eine (Hochfrequenz-)Jet-Beatmung kann auch bei laserchirurgischen Eingriffen oft mit Vorteil eingesetzt werden, da bei dieser Technik auf entflammbares Tubusmaterial verzichtet werden kann. Die Hochfrequenz-Jet-Ventilation wird zumeist in TIVA (normalerweise Propofol, Remifentanil, Relaxans) durchgeführt.

Um eine Hypersalivation und um auch vagale Reflexe zu unterdrücken (die bei Manipulationen im Bereich der Atemwege relativ leicht auftreten können), ist die intravenöse Gabe eines **Anticholinergikums** (z. B. Atropin) sinnvoll. Dass bei Manipulationen im Bereich der Atemwege die prophylaktische Gabe eines Glukokortikoids sinnvoll ist, ist nicht bewiesen.

Während der Operation ist eine ausreichende **Relaxierung** notwendig. Es empfiehlt sich, den Relaxationsgrad mittels Relaxometer zu überprüfen. Falls die Relaxation unzureichend ist und z. B. ein Verschluss der Stimmritze auftritt, wird der Abstrom der Beatmungsgase behindert. Es droht dann schnell ein Barotrauma. Bei einem plötzlichen Abfall der pulsoximetrisch gemessenen arteriellen Sauerstoffsättigung muss stets ein Pneumothorax ausgeschlossen werden.

Für die HFJV empfiehlt sich bei Erwachsenen folgende **Anfangseinstellung am Jet-Ventilator**: Arbeitsdruck ca. 1,5–2 bar (= 150–200 kPa). Bei Kindern sollten initial ca. 0,3–0,4 bar eingestellt werden. Beatmungsfrequenz 100–150/min; Inspirationszeit 50%; FjetO$_2$ initial 1,0. Der Beatmungsspitzendruck sollte 40 mm Hg und der endexspiratorische Druck (intrinsic PEEP; s. u.) sollte 15 mm Hg nicht überschreiten. Eine Steigerung der Beatmungsfrequenz führt aufgrund der abnehmenden Hubvolumina zu einer Verschlechterung der CO_2-Elimination. Da mit zunehmender Atemfrequenz weniger Zeit für das Abströmen des Exspirationsgases verbleibt, entwickelt sich ein frequenzabhängiger intrinsic PEEP (Auto-PEEP). Er beträgt jedoch normalerweise unter 5 mm Hg. Der Arbeitsdruck wird zumeist zwischen 1,5 und 2,5 bar eingestellt. Bei Kindern reichen meist 0,6–1,4 bar aus, bei adipösen Patienten oder bei Vorliegen einer COPD ist meist ein höherer Arbeitsdruck (bis ca. 3,5 bar) notwendig. Das vom Jet-Beatmungsgerät pro Minute abgegebene Gasvolumen hängt von Arbeitsdruck, Inspirationsdauer und dem Widerstand der Gas führenden

Tab. 71.1 Einstellparameter bei der Hochfrequenz-Jet-Ventilation (HFJV) und deren Einfluss auf p_aO_2 und p_aCO_2.

Einstellparameter	p_aO_2	p_aCO_2
Erhöhung der FiO$_2$	↑ ↑ ↑	–
Erniedrigung der FiO$_2$	↓ ↓ ↓	–
Erhöhung des Arbeitsdrucks	↑ ↑	↓ ↓ ↓
Erniedrigung des Arbeitsdrucks	↓ ↓	↑ ↑ ↑
Erhöhung der Beatmungsfrequenz	↑	↑
Erniedrigung der Beatmungsfrequenz	↓	↓
Erhöhung der Inspirationsdauer	↑	–
Erniedrigung der Inspirationsdauer	↓	–
Verstärkung des Venturi-Effekts	↓ ↓	↓ ↓
Verminderung des Venturi-Effekts	↑ ↑	↑ ↑

(↑ = Anstieg, ↓ = Abfall des O_2-bzw. CO_2-Partialdrucks; – = geringe oder keine Veränderung des O_2-bzw. CO_2-Partialdrucks; FiO$_2$ = inspiratorische Sauerstoff-Fraktion)

Leitungen ab und ist daher nur schwer vorauszusagen. Zur Beurteilung der Ventilationsleistung wird daher zumeist – wegen seiner leichten Bestimmbarkeit – der Arbeitsdruck angegeben. Eine Verlängerung der Inspirationsdauer verbessert die Oxygenierung und die Ventilation. Die Inspirationszeit kann meist zwischen 30–70% des gesamten Beatmungszyklus betragen. Welche Auswirkung die Änderung eines Beatmungsparameters auf die p_aO_2- und p_aCO_2-Partialdrücke hat, ist in Tabelle 71.1 dargestellt.

Zur **Überwachung der Oxygenierung** ist eine pulsoximetrische Kontrolle wichtig. Mittels transkutaner CO_2-Elektroden – wie sie in der neonatologischen Intensivmedizin angewandt werden – kann eine Trendbeurteilung des pCO_2 durchgeführt werden. Der Patient ist zusätzlich mithilfe eines präkordialen Stethoskops zu überwachen. Außerdem sind – vor allem zur genauen CO_2-Kontrolle – in ca. 15-minütigen Abständen arterielle Blutgasanalysen durchzuführen. Je nach dem Ergebnis der arteriellen Blutgasanalysen muss die CO_2-Elimination oder die Oxygenierung verändert werden. Für länger dauernde Eingriffe bei kardiopulmonalen Risikopatienten könnte auch ein intraarterieller Blutgassensor eingesetzt werden, der kontinuierlich Blutgase und pH-Wert anzeigt.

Nachteile der Jet-Ventilation sind, dass die Effektivität der Beatmung und damit die Oxygenierung und CO_2-Elimination relativ schlecht vorhersehbar sind, dass die erhöhte Gefahr eines Barotraumas im Falle einer Behinderung des Gasabstromes besteht und dass eine Befeuchtung und Anwärmung der Beatmungsgase nicht gegeben ist bzw. nur mit hohem technischen Aufwand erreicht werden kann. Außerdem können volatile Inhalationsanästhetika nicht verabreicht werden und bei Unterbrechung der Jet-Ventilation ist eine Aspiration möglich, da die Atemwege nicht abgedichtet (geblockt) sind.

Steht kein Gerät für die Hochfrequenz-Jet-Ventilation zur Verfügung, so kann gut auch ein sog. Manujet-Gerät (Kap. 27.6, S. 596) verwendet werden. Bei diesem für Notfallsituationen konzipierten Gerät kann ebenfalls (für kürzere Eingriffe) eine suffiziente (Niederfrequenz-)Jet-Ventilation sichergestellt werden.

> Treten bei der (Hochfrequenz-)Jet-Beatmung Probleme auf, dann ist nach Rücksprache mit dem Operateur ggf. doch eine endotracheale Intubation durchzuführen.

Nach Operationen im Bereich von Kehlkopf und Trachea sollten die Patienten längere Zeit im Aufwachraum engmaschig überprüft werden. Schwellungsbedingt könnten verzögert Atmungsprobleme auftreten. Nach Stimmbandoperationen müssen die Patienten ein vorübergehendes Sprechverbot beachten.

Pan-Endoskopie

Wird nicht nur der Kehlkopf inspiziert, sondern werden zusätzlich noch der Pharynx, der Ösophagus sowie die Trachea und die großen Bronchialwege inspiziert, dann wird von einer Pan-Endoskopie (**P**haryngo-**L**aryngo-**Ö**sophago-**B**ronchoskopie; PLÖB) gesprochen. Bei einer Pan-Endoskopie ist eine tiefe Narkose notwendig, da Stimmbandbewegungen, Husten oder Würgen des Patienten unbedingt zu vermeiden sind. Bei der Pan-Endoskopie kann zuerst endotracheal intubiert werden. Anschließend wird nach Einstellung der Glottis mit dem Bronchoskop der Tubus wieder entfernt und das Bronchoskop durch die Glottis eingeführt. Bei einem einge-

spielten Team kann nach Narkoseeinleitung und kurzfristiger Maskenbeatmung auch primär mit dem starren Bronchoskop »intubiert« werden. Bei eingeführtem starrem Bronchoskop darf der Patient weder husten noch sich bewegen, da sonst die Trachea verletzt werden könnte. Während der Bronchoskopie kann es zu einer Beschädigung der Zähne kommen. Es sollte daher vor und nach der Bronchoskopie der Zahnstatus beurteilt werden.

Das eingeführte Bronchoskop wird über einen ca. 20–30 cm langen Verlängerungsschlauch (»Gänsegurgel«) an das Winkelstück der Beatmungsschläuche konnektiert.

Bei der stets manuell durchzuführenden **Beatmung** ist zu beachten, dass das Bronchoskop nicht dicht der Trachea anliegt und dass daher ein Großteil des Atemhubvolumens neben dem Bronchoskop über Rachen und Mund entweicht. Um dennoch ein ausreichendes Beatmungsvolumen zu erzielen, ist der Frischgas-Flow (normalerweise 100% Sauerstoff) zumeist maximal zu erhöhen (15 l/min). Bei unzureichender Ventilation wegen großer Leckagen kann evtl. durch Kompression des Halses von außen eine bessere Abdichtung erzielt werden. Wichtig ist stets eine kontinuierliche Überwachung der pulsoximetrisch gemessenen Sauerstoffsättigung.

Um das Auslösen **vagaler Reflexe** durch die operativen Manipulationen zu verhindern, empfiehlt sich meist eine prophylaktische Gabe von Atropin i.v.

Das rohrförmige Bronchoskop kann aboral mit einem **Schauglas** verschlossen werden. Wird dieses Schauglas entfernt, damit der Operateur z.B. eine Zange (zur Entnahme einer Probeexzision) oder einen Absaugkatheter einführen kann, dann sollte möglichst nicht beatmet werden, da sonst das gesamte Inspirationsgas dem Operateur ins Gesicht bläst. Gegebenenfalls muss der Operateur wiederholt gebeten werden, das Schauglas kurzfristig aufzusetzen, um eine ausreichende Beatmung zu ermöglichen.

Nach Beendigung der Broncho-Tracheo-Laryngoskopie wird das starre Bronchoskop entfernt und ein dünner Endotrachealtubus (ca. 6,5 mm ID) eingeführt. Anschließend erfolgt noch die **Ösophagoskopie** mit einem starren Rohr. Abschließend werden noch Hypo- und Epipharynx inspiziert. Gegebenenfalls wird hierbei eine **P**robeexzision (PE) aus einem suspekten Bereich entnommen.

Für eine Pan-Endoskopie empfiehlt sich eine **IVA/TIVA** unter Verwendung der kurz wirksamen Substanzen Propofol, Remifentanil und Mivacurium. Wird unmittelbar vor einer Operation – z.B. geplante Resektion eines Lungentumors – noch eine Pan-Endoskopie durchgeführt, dann können primär länger wirksame Anästhetika verwendet werden.

Oft wird bei **Intensivpatienten**, die länger als ca. 14 Tage intubiert sind, eine Laryngoskopie/Tracheoskopie durchgeführt, um zu kontrollieren, ob durch den Endotrachealtubus evtl. Kehlkopf- oder Tracheaschädigungen verursacht wurden. Es ist zu beachten, dass Intensivpatienten häufig einen iatrogenen intravasalen Volumenmangel aufweisen (z.B. im

Rahmen der Therapie eines Lungenversagens) und bei Narkoseeinleitung daher öfters einen Blutdruckabfall erleiden. Wird der Patient zur Laryngoskopie/Tracheoskopie in den Operationssaal gefahren, sind sämtliche kreislaufrelevanten Medikamente, die mittels Spritzenpumpe gegeben werden, weiterhin zu verabreichen. Es ist außerdem ein engmaschiges Monitoring dieser Patienten (vor allem eine blutig-arterielle Druckmessung) durchzuführen. Bei nasal intubierten Patienten soll nach der Laryngoskopie/Tracheoskopie der Tubus über das andere Nasenloch platziert werden, um so Nasenschädigungen vorzubeugen. Die (Um-)Intubation ist bei Intensivpatienten öfters relativ schwierig.

Muss ein Patient tracheoskopiert und bronchoskopiert werden, der aufgrund einer **Fremdkörperaspiration** eine akute Luftnot hat, sollte er unter erhaltener Spontanatmung intubiert werden (Kap. 27.2, S. 585).

Durch die Manipulationen im Bereich der Atemwege kann es zu einer **postoperativen Schleimhautschwellung** – u. U. mit Dyspnoe – kommen. Häufiger wird deshalb ein Kortikosteroid intravenös verabreicht, falls stärkere Manipulationen im Bereich des Kehlkopfes notwendig waren. Durch die prophylaktische Gabe eines Glukokortikoids konnte jedoch bei Mikrolaryngoskopien weder die Schwellungsneigung noch die Inzidenz postoperativer Atemwegskomplikationen vermindert werden (Loick et al. 1991).

71.5.4 Tympanoplastik

Operation und Komplikationen

Bei einer Tympanoplastik wird der Schallleitungsapparat im Mittelohr operativ wiederhergestellt. Da hierbei mithilfe des Operationsmikroskops in unmittelbarer Nähe des N. facialis und des Innenohres gearbeitet wird, darf am Operationstisch nicht gewackelt werden; es ist für eine ruhige Atmosphäre zu sorgen, da der Operateur hoch konzentriert arbeiten muss.

Am Ende einer Tympanoplastik wird – beim noch intubierten Patienten – ein zirkulärer Kopfverband angelegt. Hierbei besteht die Gefahr einer Tubusdislokation.

Bei Operationen im Bereich des Mittelohrs kann es durch Reizung des Gleichgewichtsorgans oft zu postoperativer Übelkeit kommen. Es empfiehlt sich die prophylaktische Gabe eines Antiemetikums (z. B. 1,25 mg Droperidol; Kap. 31.2.2, S. 623).

Anästhesie

Es ist eine ausreichende Narkosetiefe und Relaxation sicherzustellen. Vor dem operativen Verschluss des Trommelfells muss Lachgas abgestellt werden. Bei weiterer Verwendung von Lachgas müsste mit einer Lachgas-Diffusion in die nun verschlossene und luftgefüllte Paukenhöhle gerechnet werden. Da Lachgas einen ca. 34-mal niedrigeren Blut-Gas-Verteilungskoeffizienten aufweist als Stickstoff, diffundiert es wesentlich schneller in luftgefüllte Räume als Stickstoff aus diesen Räumen herausdiffundieren kann (Kap. 5.1.3, S. 95). Dadurch könnte der Druck im Mittelohr schnell ansteigen, falls die physiologische Entlüftung über die Tuba Eustachii behindert sein sollte. Es könnte hierdurch u. U. das frisch eingefügte Trommelfelltransplantat wieder abgehoben werden. Zu einer solchen Entlüftungsstörung mit Drucksteigerung im Mittelohr kann es insbesondere bei einer traumatischen oder infektiösen Schleimhautschwellung, aber auch bei einer evtl. Vernarbung infolge einer früher durchgeführten Adenotomie, kommen. In Extremfällen kann dadurch auch eine Perforation eines vorher intakten Trommelfells verursacht werden. Bei einer Tympanoplastik sollte daher die Lachgaszufuhr 20–30 Minuten vor Verschluss des Trommelfells beendet werden.

71.5.5 Parazentese

Eine akute oder chronische Otitis media kann dadurch therapiert werden, dass seröse/eitrige Flüssigkeit aus dem Mittelohr abgelassen wird, d. h. eine sog. Parazentese durchgeführt wird (operatives Durchstechen des Trommelfells). Zumeist wird hierzu das Operationsmikroskop verwendet. Da eine Parazentese nur einige Minuten dauert, wird meist eine **Maskennarkose** unter Verwendung eines volatilen Inhalationsanästhetikums (z. B. von Sevofluran) oder eine IVA (z. B. mit Propofol) durchgeführt. Da die Parazentese sehr schmerzhaft ist, muss eine ausreichende Narkosetiefe sichergestellt werden. Schmerzbedingte Kopfbewegungen des Kindes sind unbedingt zu vermeiden.

Häufig wird die Parazentese in Kombination mit einer Adenotomie oder einer Tonsillektomie (s. o.) durchgeführt. In diesen Fällen ist eine **Intubationsnarkose** durchzuführen, zum Teil wird hierzu auch eine Larynxmaske verwendet (Kap. 7.1.3, S. 210).

71.5.6 Neck-Dissection

Operation und Komplikationen

Über 90% der Karzinome im Mund- und Rachenbereich sind Plattenepithelkarzinome, die vor allem durch einen Nikotin- und/oder Alkoholabusus bedingt sind. Bei Zungen-, Larynx- oder Hypopharynxtumoren, die in die Halslymphknoten metastasieren, wird meist eine operative Ausräumung der Halsweichteile (Neck-Dissection) durchgeführt. Nach einer Neck-Dissection kann entweder ein primärer Wundverschluss vorgenommen werden oder es kann evtl. eine Rekonstruktion des Wundgebietes durch frei transplantierte und mikrovaskulär reanastomosierte Transplantate notwendig werden. Bei einer Neck-Dissection mit Rekonstruktion des Wundgebietes handelt es sich um eine viele Stunden dauernde Operation.

Delir: Da diese Patienten zumeist einen jahrelangen Nikotin- (und Alkohol-)abusus betrieben haben, liegen oft zusätzlich eine chronisch obstruktive Lungenerkrankung, eine Leberschädigung und öfters auch eine Arteriosklerose vor (Kap. 73.1, S. 1034). Bei diesen Patienten besteht häufig das Risiko, dass sie postoperativ ein Alkoholentzugsdelir entwickeln. Meist ist daher postoperativ eine entsprechende Delirprophylaxe bzw. -therapie notwendig (Kap. 64.5.2, S. 847).

Bradykardie, QT-Syndrom: Da bei der Präparation am Hals der N. vagus oder der Karotissinus gereizt werden kann, treten evtl. bradykarde Herzrhythmusstörungen und/oder ein Blutdruckabfall auf. Die Operateure müssen dann sofort gebeten werden, kurzfristig die Operation zu unterbrechen. Wird hierdurch z.B. eine Bradykardie nicht sofort durchbrochen, sollte Atropin (ca. 0,5 mg beim Erwachsenen) intravenös verabreicht werden. Nach einer rechtsseitigen (nicht jedoch bei einer linksseitigen) Neck-Dissection kann es evtl. zu einem QT-Syndrom (mit Verlängerung der QT-Zeit) kommen. Hierdurch können – vor allem bei gleichzeitiger Störung des Elektrolythaushaltes – ventrikuläre Herzrhythmusstörungen oder gar ein Herzstillstand begünstigt werden.

Blutverlust, Luftembolie: Bei einer Neck-Dissection können intraoperativ erhebliche Blutverluste auftreten. Der Großteil des Wundblutes wird jedoch mit Operationstupfern aufgesaugt, sodass die Blutverluste oft nur schwer abzuschätzen sind. Bei der Eröffnung größerer Venen besteht evtl. die Gefahr einer Luftembolie. Diagnostik und Therapie der Luftembolie sind in Kap. 69.3.1, S. 973 ausführlich beschrieben. Zur Verringerung der Gefahr einer Luftembolie wird meist ein PEEP von ca. 5–8 cm Wassersäule eingestellt.

Anästhesie

Intubation: Bei geplanter Neck-Dissection muss stets eine tumorbedingte Einengung der oberen Luftwege und dadurch u.U. eine erschwerte Maskenbeatmung und/oder eine erschwerte Intubation in Betracht gezogen werden. Präoperativ wird nahezu immer von einem HNO-Kollegen eine (in-)direkte Laryngoskopie durchgeführt. Die hierbei erhobenen Befunde sollten stets beachtet werden, denn sie geben gute Hinweise darauf, ob mit erschwerten Intubationsbedingungen gerechnet werden muss. Gegebenenfalls ist eine fiberoptische Intubation durchzuführen. In besonders schwierigen Fällen ist vor Narkoseeinleitung in Lokalanästhesie zuerst eine Tracheostomie durchzuführen. Nach der Narkoseeinleitung sollte (zur evtl. postoperativen enteralen Ernährung) eine Magen- oder Ernährungssonde gelegt werden.

Überwachung: Bei einer Neck-Dissection mit Rekonstruktion des Wundgebietes sollte ein Dauerkatheter gelegt

werden. Die Patienten benötigen zumeist einen Kavakatheter (Kap. 18, S. 411), der jedoch nicht an derjenigen Halsseite, an der operiert werden soll, gelegt werden darf. Öfters wird auch eine arterielle Blutdruckmessung vorgenommen (Kap. 17, S. 401).

> Wird zur Rekonstruktion des Wundgebietes ein freies Transplantat mit mikrovaskulärer Anastomose durchgeführt, dann ist es besonders wichtig, dass hypotensive Phasen vermieden werden, da sonst die Transplantatperfusion leicht gefährdet sein kann.

Intraoperative Tracheostomie: Oft werden diese meist primär endotracheal intubierten Patienten während der Operation noch tracheostomiert. Hierbei droht eine Beschädigung der Blockermanschette des Endotrachealtubus. Um dies möglichst zu vermeiden, sollte der Tubus maximal weit vorgeschoben werden, sodass die Tubusspitze kurz vor der Carina liegt (und noch keine endobronchiale Tubuslage vorliegt). Dadurch liegt die Blockermanschette zumeist distal des anzulegenden Tracheostomas. Kommt es dennoch zur Beschädigung des Cuffs durch den Operateur, so sollte manuell beatmet und hierbei der Frischgas-Flow deutlich erhöht werden, um trotz der Undichtigkeit des Tubus eine entsprechende Beatmung sicherzustellen. Gelingt jedoch aufgrund großer Gasverluste keine suffiziente Beatmung mehr, muss der Operateur wiederholt gebeten werden, kurzfristig im Bereich des anzulegenden Tracheostomas mit einem Tupfer den Tubus gegen die Trachea abzudichten, um zumindest intermittierend eine suffiziente Ventilation sicherzustellen. Bei beschädigtem Tubus-Cuff kann evtl. Wundblut ins Bronchialsystem gelangen. Das Tracheostoma ist vollends zügig anzulegen. Nach erfolgter Anlage des Tracheostomas sollte der Endotrachealtubus primär nur bis unmittelbar proximal des Tracheostomas zurückgezogen werden. Eine Trachealkanüle wird nun über das Tracheostoma eingeführt. Gelingt das Einführen der Trachealkanüle nicht, weil z.B. das Tracheostoma noch zu eng ist, kann bei Bedarf der Tubus für die operative Revision nochmals vorgeschoben werden. Erst nach sicherer Platzierung der Trachealkanüle sollte der Endotrachealtubus vollends entfernt werden.

Extubation: Falls ein Patient während der Operation nicht tracheostomiert wurde, sollte er normalerweise zur Nachbeatmung auf die Intensivstation verlegt werden. Die Extubation dieser Patienten ist problematisch, da postoperativ die gesamten Halsweichteile oft deutlich angeschwollen sind. Da eine evtl. Reintubation erfahrungsgemäß sehr schwierig sein kann, sollte eine manchmal dennoch beabsichtigte Extubation möglichst im Beisein eines HNO-Arztes (in Koniotomie-Bereitschaft, Kap. 27.6, S. 593) sowie unter Verwendung z.B. eines »tube-exchangers« (Kap. 27.7, S. 597) vorgenommen werden.

Anästhesie – Spezieller Teil

71.5.7 Totale Laryngektomie

Bei einem Larynxkarzinom wird häufig eine totale Laryngektomie durchgeführt. Hierbei werden meist der Larynx, die 1. und 2. Trachealspange und evtl. auch das hintere Drittel der Zunge reseziert. Die Trachea wird als endständiges Tracheostoma mit der Haut vernäht. Der Pharynx wird verschlossen! Nasenatmung und Riechvermögen fallen aus. Luft- und Speiseweg sind getrennt. Eine spätere naso- oder orotracheale Intubation ist wegen des Pharynxverschlusses nicht mehr möglich. Der Patient muss über das Tracheostoma intubiert werden. Während einer totalen Laryngektomie muss nach Anlage des Treacheostomas auf einen Tubus umintubiert werden, der vom Operateur steril über das Tracheostoma eingeführt wurde. Hierzu bieten sich idealerweise spezielle **L**aryngektomie-Tuben (LGT-Tuben) an (Abb. 71.1e). Aufgrund deren U-förmigen Abknickung ist hierbei eine zu tiefe endobronchiale Intubation weitgehend ausgeschlossen. Wird hierfür ein üblicher Woodbridge-Tubus verwendet, kann es leicht zu einer zu tiefen, endobronchialen Intubation kommen.

Neben einer totalen Laryngektomie sind auch eine Hemilaryngektomie oder eine supraglottische Laryngektomie möglich.

71.5.8 Entzündliche Prozesse im Mund- und Halsbereich (z.B. Peritonsillarabszess)

Bei Patienten mit einem Peritonsillarabszess muss immer überprüft werden, ob der Mund noch genügend weit geöffnet werden kann oder ob evtl. eine **Kieferklemme** (Mundöffnung < 2 cm) vorliegt. Die bei einem entzündlichen Prozess schmerzbedingte Kieferklemme löst sich bei Narkoseeinleitung und Relaxierung, während es bei einer schon seit mehreren Tagen bestehenden Kieferklemme zu einer ödembedingten, mechanisch bedingten Kieferklemme kommen kann, die durch Narkose und Relaxation nicht mehr zu beseitigen ist. Besteht bei einem Patienten der Verdacht auf eine mechanisch bedingte Kieferklemme, dann sollte eine Intubation am spontan atmenden Patienten vorgenommen werden, idealerweise eine fiberbronchoskopische Intubation (Kap. 27.4, S. 586). Liegt ein **Abszess** vor, dann ist das Gewebe leicht verletzlich und bei der direkten Laryngoskopie kann es evtl. zu einer Gewebseinreißung mit Abszesseröffnung kommen.

> Bei der Intubation ist darauf zu achten, dass der Abszess nicht aufplatzt und der Patient Eiter aspiriert. Ein großer, reifer Abszess sollte ggf. vorher abpunktiert werden.

71.5.9 Lippen-Kiefer-Gaumen-Spalte

Krankheitsbild und Operation

Bei Kindern mit einer Lippen-Kiefer-Gaumen-Spalte ist die präoperative Diagnostik wichtig, da bei diesen Kindern gehäuft Begleitanomalien vorliegen (z.B. Herzfehler, Kap. 42, S. 689). Manchmal sind bei diesen Kindern noch zusätzliche Fehlbildungen im Kopf-Hals-Bereich vorhanden, z.B. (Pierre-)Robin-Syndrom (Kap. 64.5.4, S. 887), Mikro- oder Retrogenie, Dysostosis mandibulofacialis (Treacher-Collins-Franceschetti-Syndrom).

Die Häufigkeit einer Lippen-Kiefer-Gaumen-Spalte (LKG-Spalte) beträgt in Mitteleuropa ca. 1 : 450 Geburten und macht damit fast 15% der angeborenen Fehlbildungen aus. Ziel der Operation ist es, einen funktionstüchtigen harten und weichen Gaumen zu schaffen. Dies ist die Voraussetzung dafür, dass einerseits der Nasopharynx verschlossen werden und sich andererseits die Sprache normal entwickeln kann. Eine Lippenspalte sollte erst versorgt werden, wenn das Kind mehr als 3500 g wiegt oder älter als ca. 3 Monate ist. Meist erfolgt die Versorgung im Alter von 3–6 Monaten. Gaumenspalten sollten aus operationstechnischen Gründen frühestens im Alter von 9–12 Monaten versorgt werden. Meist werden sie im 15. Lebensmonat vorgenommen. Im Kleinkind- oder im Schulkindalter können noch plastische Korrekturoperationen notwendig werden.

Um eine Aspiration von Blut und Sekret aus dem Operationsgebiet zu verhindern, wird der Pharynx oft mit Kompressen austamponiert. Um die Blutungsneigung im Operationsgebiet zu vermindern und um die Operationsbedingungen und die Übersicht zu verbessern, umspritzt der Operateur bei der Gaumenspalte das Operationsgebiet normalerweise mit einem adrenalinhaltigen Lokalanästhetikum (Kap. 14.3, S. 305).

Anästhesie

Die Narkose muss immer als Intubationsnarkose durchgeführt werden. Die Kinder müssen orotracheal intubiert werden. Empfehlenswert ist die Verwendung eines vorgeformten RAE-Tubus (Abb. 71.1a). Der Tubus ist mittig über die Unterlippe abzuleiten. Es darf zu keiner Verziehung der Gesichtsweichteile durch den Tubus kommen, um das kosmetische Ergebnis nicht zu beeinträchtigen. Bei zusätzlichen Fehlbildungen im Kopf-Hals-Bereich sollte die Intubation unter Spontanatmung durchgeführt werden. Fehlen sonstige Fehlbildungen, kann auch unter Relaxation intubiert werden.

Da Halothan das Herz gegen Katecholamine »sensibilisiert«, ist bei Injektion von adrenalinhaltigem Lokalanästhetikum (s.o.) Halothan kontraindiziert und es sollte dem Sevofluran (bzw. Enfluran oder Isofluran) der Vorzug gegeben werden.

Manchmal sind die Blutverluste so groß, dass eine Bluttransfusion notwendig wird. Die Extubation sollte erst nach sorgfältiger Blutstillung und gründlicher Reinigung des Mund-Rachen-Raumes sowie nach Rückkehr der Schutzreflexe erfolgen. Nach der Extubation sollten die Kinder in Seitenlage gebracht werden, damit Sekret und Blut ggf. ungehindert abfließen können.

> Bei diesen Operationen besteht die erhöhte Gefahr einer versehentlichen Extubation!

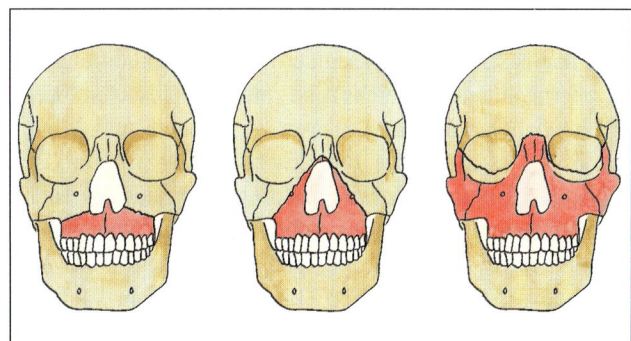

Abb. 71.5 Einteilung der Mittelgesichtsfrakturen nach LeFort: links = LeFort-I-Fraktur, Mitte = LeFort-II-Fraktur, rechts = LeFort-III-Fraktur.

71.5.10 Frakturen des Gesichtsschädels

Verletzung und Operation

Frakturen des Mittelgesichts werden nach LeFort eingeteilt (Abb. 71.5). Bei der LeFort-I-Fraktur liegt eine horizontale Absprengung der basalen Hälfte des Oberkiefers vor. Bei der LeFort-II-Fraktur besteht eine pyramidale Absprengung von gesamter Maxilla und Mittelgesicht und bei der LeFort-III-Fraktur ist das gesamte Viszerokranium vom Neurokranium abgesprengt. Bei einer LeFort-II- oder -III-Fraktur ist in ca. 25% von einer zusätzlichen frontobasalen Schädelfraktur auszugehen. Folge ist eine Rhinoliquorrhö. Ein Problem bei der Versorgung dieser LeFort-II/III-Frakturen ist der Intubationsweg.

Bevor eine evtl. langwierige sofortige operative Versorgung einer Fraktur des Gesichtsschädels begonnen wird, muss ausgeschlossen werden, dass bei dem Patienten zusätzlich ein Schädel-Hirn-Trauma vorliegt. In diesem Falle muss die Frakturversorgung auf einen späteren Zeitpunkt verschoben werden.

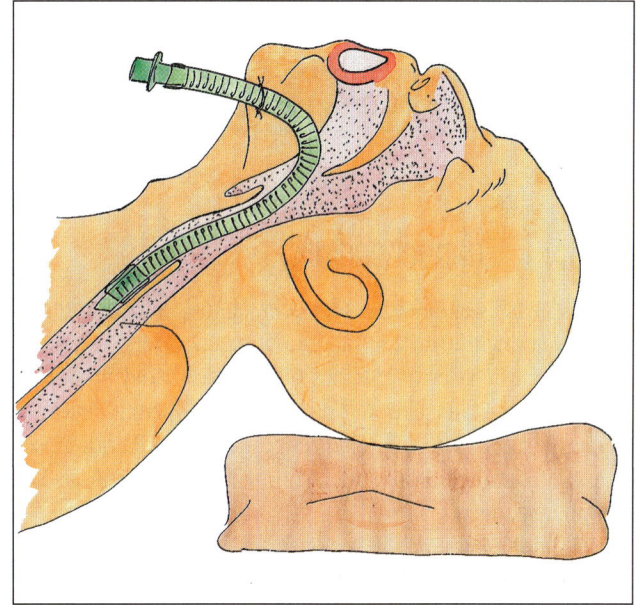

Abb. 71.6 Submentale Ausleitung eines Tubus.

Anästhesie

> Die Patienten sind als nicht nüchtern zu betrachten, da es meist im Bereich der Mund, Nasen- und Rachenhöhle blutet und davon auszugehen ist, dass ein Großteil des Blutes verschluckt wurde.

Intubation: Falls diese Patienten in der Erste-Hilfe-Station notfallmäßig intubiert werden müssen, sind ein leistungsfähiger Absauger sowie verschiedene Laryngoskopspatel und Endotrachealtuben bereitzulegen. Ein Führungsstab sollte greifbar sein bzw. primär in den Tubus eingeführt werden. Bei Patienten mit einer Gesichtsschädelfraktur kann die endotracheale Intubation evtl. sehr schwierig werden. Es ist darauf zu achten, dass gelockerte Zähne nicht vollends ausbrechen und aspiriert werden. Eventuell ausgebrochene Gebissteile sind sicherzustellen. Beim noch wachen Patienten mit einer Mund-Rachen-Blutung kann ggf. eine fiberoptische Intubation oder eine Wachintubation unter Analgosedierung versucht werden. Bei Verdacht auf eine Schädelbasisfraktur (z. B. bei LeFort-II/III-Frakturen) wird eine nasotracheale Intubation, bei der der Tubus blind durch die Nase vorgeschoben wird, als kontraindiziert bezeichnet. Dieses Vorgehen kann zu einer Via falsa führen. Einige Autoren halten jedoch eine fiberoptische nasotracheale Intubation für sicher.

Intermaxilläre Fixierung: Bei der intermaxillären Fixierung werden mit Draht Umschlingungsligaturen an den Zähnen des Ober- und des Unterkiefers angebracht, an denen Schienen oder Häkchen befestigt werden. Mittels Gummibändchen oder Draht können dann z. B. Ober- und Unterkiefer fest okkludiert und fixiert werden (z. B. nach Reposition von Kieferfrakturen oder nach kieferorthopädischen Eingriffen). Ein orotrachealer Tubus kann die suffiziente operative Versorgung einer Gesichtsschädelfraktur verhindern, falls zur Reposition und Stabilisierung der Frakturen eine intermaxilläre Fixierung notwendig wird. Zumeist wird in diesen Fällen jedoch eine Tracheostomie, eine fiberoptische Umintubation auf einen nasalen Tubus (nach der Frakturreposition und vor der intermaxillären Fixierung) und zum Teil auch der submentale Intubationsweg vorgeschlagen. Beim submentalen Intubationsweg wird primär orotracheal mittels Woodbridge-Tubus intubiert und dann wird das proximale Ende des Tubus durch einen im Bereich des Mundbodens (in der Submentalregion) operativ geschaffenen Ausgang ausgeleitet (Abb. 71.6) und mittels Naht fixiert. Nach Lösen der Annaht kann der Tubus ggf. einfach durch die submentale Ausleitung wieder herausgezogen werden.

> Müssen postoperativ Ober- und Unterkiefer verdrahtet bleiben (maxillomandibuläre Fixation), muss am Bett des Patienten stets eine Drahtschere hängen, um bei eventuellen Problemen (z. B. Erbrechen, Blutungen) die Drähte bzw. Gummis sofort durchtrennen zu können.

71.5.11 Zahnbehandlung

Vor allem bei behinderten oder sehr unkooperativen, ängstlichen Patienten werden Zahnsanierungen öfters in Allgemeinanästhesie oder in anästhesiologischem Stand-by durchgeführt. Auch falls alle 4 Weisheitszähne operativ entfernt werden sollen oder z. B. eine lange dauernde Paradontose-Operation durchgeführt werden soll, wird öfters der Anästhesist hinzugezogen.

Behinderte Patienten haben aufgrund mangelhafter Mundhygiene oft einen sehr schlechten Zahnstatus. Die von diesen Patienten häufig eingenommenen Psychopharmaka oder Antiepileptika sollen perioperativ nicht abgesetzt werden. Oft liegen bei diesen Patienten auch begleitende Fehlbildungen (z. B. Herzfehler bei Down-Syndrom) vor und sind entsprechend zu berücksichtigen (z. B. Endokarditisprophylaxe, Kap. 42.5.2, S. 696). Zumeist werden diese Eingriffe ambulant durchgeführt. Die Durchführung einer ambulanten Anästhesie wird ausführlich im Kap. 81, S. 1157 beschrieben. Während der Operation soll der Patient nicht im Zahnarztstuhl »sitzen«, sondern er soll liegend operiert werden, um kardiovaskuläre Probleme durch die sitzende Lagerung (Kap. 69.3.1, S. 975) zu vermeiden. Manchmal wird für zahnärztliche Behandlungen in Narkose die Verwendung einer Larynxmaske propagiert (Hobbensiefken et al. 1998). Voraussetzungen hierfür sind jedoch ein erfahrener Anwender und ein kooperativer Operateur (Hobbensiefken et al. 1998).

71.5.12 Uvulopalatopharyngoplastik

Bei Patienten mit einer obstruktiven Schlafapnoe (Kap. 50.6, S. 759) kann eine **U**vulo**p**alato**p**haryngo**p**lastik (UPPP)

durchgeführt werden. Häufig wird zusätzlich noch eine Adenotomie, Tonsillektomie und eine Nasenseptumoperation oder eine Teilentfernung der Nasenmuscheln (Konchotomie) durchgeführt. Bei diesen Patienten liegen oft Adipositas, Alkohol- und Schlafmittelabusus sowie kardiovaskuläre Risikofaktoren wie Cor pulmonale, Hypertonie, Herzinsuffizienz oder koronare Herzerkrankung vor (Kap. 40, S. 665). Eine sedierende Prämedikation (mit Benzodiazepin, Opioid, Neuroleptikum) ist bei diesen Patienten ebenso zu vermeiden wie ein postoperativer Narkoseüberhang. Der Patient ist mit einem Woodbridge-Tubus zu intubieren.

71.5.13 Nasenbluten

Bei starkem Nasenbluten (Epistaxis) kann eine operative lokale Blutstillung notwendig werden. In Einzelfällen ist das entsprechende arterielle Gefäß zu unterbinden. Da die Patienten oft bereits größere Mengen Blut verschluckt haben, ist eine Ileuseinleitung durchzuführen. Außerdem kann ein relevanter intravasaler Volumenmangel vorliegen.

Bei kontinuierlicher starker Blutung kann es ausnahmsweise notwendig sein, eine Ileuseinleitung in stärkerer Oberkörpertieflagerung durchzuführen, um damit zu verhindern, dass das Blut die laryngoskopische Sicht auf die Glottis verhindert.

Falls zur Therapie der Blutung eine Belocq-Tamponade eingebracht wird, ist zu beachten, dass hierdurch vagale Reflexe (Bradykardie, u. U. Asystolie; Kap. 71.3.1, S. 1008) ausgelöst werden können.

71.5.14 Sonstige Operationen

Glomustumor

Bei einem Glomustumor handelt es sich um eine seltene Tumorart, die von nicht chromaffinen Zellen (Chemorezeptoren) z. B. im Bereich des Bulbus venae jugularis ausgeht. Bei diesen ausgesprochen gefäßreichen Tumoren kann es zu erheblichen intraoperativen Blutverlusten kommen. Etwa 5% dieser Tumoren sind hormonaktiv, wodurch massive Blutdruckanstiege auftreten können. Es sollten mehrere großlumige periphervenöse Zugänge sowie eine blutig-arterielle Druckmessung platziert werden.

Laterofixation der Stimmbänder

Patienten, die eine beidseitige Lähmung des N. recurrens (Rekurrensparese) aufweisen, leiden meist an einer starken

Dyspnoe (Kap. 7.1.2, S. 188). Oft müssen bei diesen Patienten die Stimmbänder seitlich festgenäht werden (Laterofixation), sodass die Glottis wieder offen ist. Obwohl diese Patienten präoperativ meist unter starker Atemnot leiden, gestaltet sich die endotracheale Intubation normalerweise problemlos.

71.6 Literatur

Georgi R, Meyer HJ, Krier C, Terrahe K. Intubationsprobleme bei Anästhesien in der Hals-Nasen-Ohrenheilkunde. Anästhesiol Intensivmed Notfallmed Schmerzther 1991; 26: 258–64.

Hobbensiefken G, Sauermüller G, Arldt Th, Schippers CG, Lehrbach G. Die Anwendung der Larynxmaske in der Mund-, Kiefer- und Gesichtschirurgie. Anästhesiol Intensivmed Notfallmed Schmerzther 1998; 33: 484–8.

Kretz FJ, Reimann B, Stelzner J, Heumann H, Lange-Stumpf U. Die Larynxmaske bei Adenotonsillektomie bei Kindern. Anaesthesist 2000; 49: 706–12.

Loick HM, Höing R, Anger C, Brodner G, Theissen L. Prophylaktische Glukokortikoidgabe vor Mikrolaryngoskopien? Anästhesiol Intensivmed Notfallmed Schmerzther 1991; 26: 156–9.

Schnurer U, Gassner F, El Khatib M, Tolksdorf W. Die Anwendung der Larynxmaske bei Adenotomien im Kindesalter - ein Vergleich zur endotrachealen Intubation. Anästhesiol Intensivmed Notfallmed Schmerzther 1997; 32: 155–63.

Webster AC, Morley-Forster PK, Janzen V, Watson J, Dain SL, Taves D, Dantzer D. Anesthesia for intranasal surgery: a comparison between tracheal intubation and the flexible reinforced laryngeal mask airway. Anesth Analg 1999; 88: 421–5.

Wehrle HJ, Gottstein P. Erfahrungen zur Anwendung der Kehlkopfmaske mit flexiblem, drahtverstärktem Tubus bei HNO-Eingriffen im Kindesalter. Anästhesiol Intensivmed Notfallmed Schmerzther 1997; 32: 151–4.

Anästhesie – Spezieller Teil

72 Anästhesie in der Augenheilkunde

Anästhesie – Spezieller Teil

72.1 Allgemeine Bemerkungen

Operationen am Auge können in extraokuläre und intraokuläre Eingriffe unterteilt werden. Bei den augeneröffnenden intraokulären Operationen ist es wichtig, dass das Auge ruhig steht (Akinesie) und dass der Augeninnendruck (s. u.) nicht unerwünscht ansteigt. Bei den extraokulären Eingriffen ist vor allem die Gefahr des okulokardialen Reflexes (s. u.) zu beachten.

In Abbildung 72.1 ist ein horizontaler Querschnitt durch das Auge dargestellt.

Augenchirurgische Eingriffe werden sehr häufig bei älteren Patienten, selten aber auch bei Säuglingen (meist ehemals Frühgeborenen) mit einer therapiebedürftigen retrolentalen Fibroplasie (Frühgeborenen-Retinopathie; Kap. 64.2.1, S. 856) durchgeführt. Es sei daher auch auf die entsprechenden Kapitel (Kap. 64, S. 853, Kap. 65, S. 903) verwiesen. Häufig sind die älteren, in der Augenheilkunde zu betreuenden Patienten multimorbide. Als Begleiterkrankungen ist beispielsweise an Diabetes mellitus, koronare Herzerkrankung, Zerebralsklerose, Hypertonie und/oder chronisch obstruktive Lungenerkrankung zu denken (Teil E).

Wird der **Anästhesist** zu einem geplanten Stand-by oder zur Durchführung der Anästhesie zugezogen, setzt dies bei stationären Wahleingriffen voraus, dass der Anästhesist spätestens am Nachmittag des präoperativen Tages über den Eingriff informiert wird und Gelegenheit zu Anamnese, körperlicher Untersuchung, Durchsicht der Krankenunterlagen, Anordnung von eventuellen Spezialuntersuchungen, vorbereitenden Behandlungsmaßnahmen und der Prämedikation sowie die Möglichkeit zum Aufklärungsgespräch hat (Gemeinsame Empfehlung 1998).

Führt der Anästhesist das Betäubungsverfahren durch, dann soll er in konkreter Absprache und im Einvernehmen mit dem Ophthalmologen das Betäubungsverfahren (Leitungs-/Lokalanästhesie oder Allgemeinanästhesie) auswählen und er sollte es dann unter voller Berücksichtigung der Erfordernisse des speziellen operativen Eingriffs durchführen (Gemeinsame Empfehlung 1998).

Narkoseform

> Augenoperationen werden zum Teil in Allgemeinanästhesie, meist aber (> 50%) in Regional-/Lokalanästhesie durchgeführt.

Allgemeinanästhesie

Indikationen für eine Allgemeinanästhesie sind vor allem:
- Kinder
- Operationsdauer > 1–2 Stunden

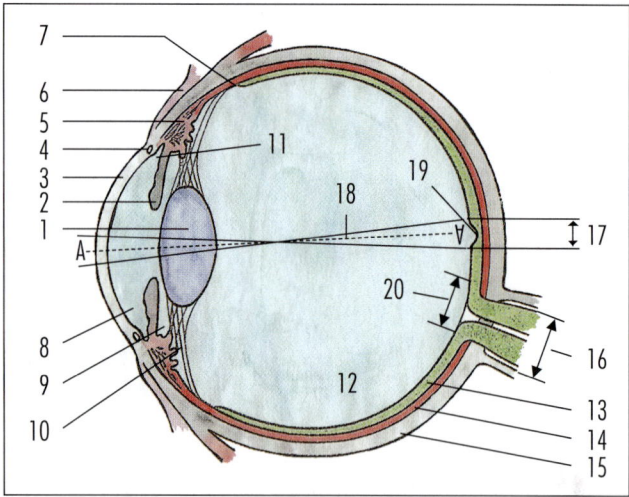

Abb. 72.1 Horizontaler Schnitt durch das rechte Auge; 1 = Linse, 2 = Iris, 3 = Hornhaut (Cornea), 4 = Schlemm-Kanal, 5 = Ziliarkörper mit Ziliarmuskel, 6 = Bindehaut, 7 = Pars plana, 8 = vordere Augenkammer, 9 = hintere Augenkammer, 10 = Zonulafasern, 11 = Kammerwinkel, 12 = Glaskörper, 13 = Retina, 14 = Chorioidea, 15 = Sklera, 16 = N. opticus, 17 = Macula lutea, 18 = Sehachse, 19 = Fovea, 20 = Papille.

- Operation an einem verletzten Auge
- unkooperativer oder unruhiger Patient (z. B. chronischer Husten, Dyspnoe, Tremor, Demenz)
- schwierige Eingriffe im Bereich des hinteren Augenabschnitts
- Wunsch des Patienten

Indikationen für eine Lokal-/Regionalanästhesie sind vor allem Operationen im Bereich des vorderen Augenabschnitts, die voraussichtlich kürzer als 1–2 Stunden dauern.

Para-/Retrobulbärblock

Für Augenoperationen in Regionalanästhesie wird normalerweise ein Para- oder Retrobulbärblock angelegt. Durch einen Para- oder Retrobulbärblock kann eine Analgesie des Auges sowie eine Bewegungslosigkeit des Augapfels erzielt werden. Bei der **Retrobulbäranästhesie** werden (von inferotemporal) ca. 2–4 ml Lokalanästhetikum (z. B. Lidocain 0,5%) hinter den Augapfel (Bulbus) und innerhalb des von den äußeren Augenmuskeln gebildeten Muskelkonus injiziert. Hierdurch wird eine Blockade des III, IV und VI. Hirnnerven (mit Akinesie des Augapfels) sowie des ersten Astes des N. trigeminus (N. V_1) (mit Anästhesie der Konjunktiva und des Bulbus) erreicht. Bei der Parabulbäranästhesie werden (sowohl von inferotemporal als auch von superonasal) insgesamt 6–10 ml Lokalanästhetikum neben den Bulbus und außerhalb des von den Augenmuskeln gebildeten Muskelkonus injiziert.

Mögliche Nebenwirkungen eines Retro- bzw. Parabulbärblocks sind:

- bradykarde Herzrhythmusstörungen bis zur Asystolie durch Auslösung des sog. okulokardialen Reflexes (s. u.)
- Verletzung des N. opticus oder der A. centralis retinae
- Hämatombildung im Retrobulbärraum mit Steigerung des intraokulären Drucks und Kompression der A. centralis retinae
- Hypotension
- Übelkeit/Brechreiz
- intravasale Injektion oder subarachnoidale Injektion mit ZNS-Störungen (z. B. Schluckstörungen, Hypertension, Tachykardie, Asystolie, Atemstillstand, Bewusstlosigkeit, Hirnstammanästhesie)

> Da bei der Parabulbäranästhesie wesentlich seltener als bei der Retrobulbäranästhesie solche Komplikationen auftreten, wird inzwischen meist der Parabulbärblock durchgeführt.

Da das Regional-/Lokalanästhesieverfahren und die Operation unmittelbar am gleichen Organ durchgeführt werden, lässt sich im Falle von Komplikationen meist nicht klären, ob das Lokal-/Regionalanästhesieverfahren oder die Operation ursächlich anzuschuldigen ist. Es liegt deshalb nahe, dass der Operateur die Regional-/Lokalanästhesie selbst übernimmt und der Anästhesist sich auf die intraoperative Sorge um die Vitalfunktionen beschränkt (Weißauer 1998).

Topische Anästhesie

Zunehmender Beliebtheit erfreut sich inzwischen die topische Anästhesie (»Tropfanästhesie«) des Auges. Hierbei werden Augentropfen (z. B. Lidocain 4%) mehrfach in das geöffnete Auge eingebracht. Die »Tropfanästhesie« ist weitgehend risikolos. Leider wird hierbei nur die vordere Augenkammer anästhesiert, und es wird keine Akinesie des Augapfels erzielt. Der Patient muss während der (vor allem Katarakt-)Operation also das Auge bewusst ganz ruhig halten. Für diese Tropfanästhesien sowie für viele andere Operationen, die in lokaler Betäubung durchgeführt werden, wird oft ein anästhesiologischer Stand-by mit Analgosedierung gewünscht (s. u.).

Perioperative Überwachung durch Anästhesisten oder Ophthalmologen

Führt der **Ophthalmologe** die Regional-/Lokalanästhesie selbst durch und wird die Operation in Regional-/Lokalanästhesie vorgenommen (ohne Stand-by durch den Anästhesisten), dann ist der Ophthalmologe auch für die Überwachung und Aufrechterhaltung der Vitalfunktionen während und nach der Operation verantwortlich (Gemeinsame Empfehlung 1998). Kataraktoperationen werden beispielsweise häufig in Lokal-/Regionalanästhesie ohne Stand-by durch den Anästhesisten durchgeführt. Bei der Indikationsstellung zur Operation in Regional-/Lokalanästhesie und der Übernahme der Verantwortung für die Aufrechterhaltung der Vitalfunktionen hat der Ophthalmologe sorgfältig zu prüfen, ob sich dagegen Bedenken wegen der Ausgangssituation des Patienten (z. B. hohes Lebensalter, Vor- und Begleiterkrankungen) und/oder wegen der Art und Dauer des geplanten Eingriffs ergeben (Gemeinsame Empfehlung 1998). In Zweifelsfällen empfiehlt sich eine konsiliarische Einschätzung durch den Anästhesisten oder Internisten (Gemeinsame Empfehlung 1998). Werden während des Eingriffs Komplikationen im Bereich der Vitalfunktionen erkennbar, sollte möglichst frühzeitig ein Anästhesist zur Mitbehandlung zugezogen werden (Gemeinsame Empfehlung 1998). Bei über 1 000 aufeinander folgenden Kataraktoperationen, die in Lokalanästhesie ohne **anästhesiologischen Stand-by** durchgeführt wurden, konnte gezeigt werden, dass in über einem Drittel der Operationen wegen akuter Probleme dennoch eine anästhesiologische Intervention notwendig wurde (Rosenfeld 1999). Die Indikation zum anästhesiologischen Stand-by sollte daher großzügig gestellt werden.

72.2 Pathophysiologie des Auges

Augeninnendruck

Der Augapfel wird von einer relativ festen Umhüllung umgeben, die aus Hornhaut und Sklera besteht. Der Augeninnenraum kann in eine vordere und hintere Augenkammer und den hinter der Linse gelegenen Glaskörper unterteilt werden (Abb. 72.1). Die vordere Augenkammer wird durch die Cornea, die Linse und die Iris begrenzt. Die hintere Augenkammer befindet sich zwischen Iris und der Linsenvorderfläche bzw. den Zonulafasern. Der Raum hinter der Linse enthält den Glaskörper (Corpus vitreum). Pro Minute werden ca. 2 mm^3 Kammerwasser produziert und aktiv ins Auge sezerniert. Für die Produktion des Kammerwassers ist das Enzym Carboanhydrase wichtig. Im Auge herrscht normalerweise ein Augeninnendruck von 15($\pm$ 3) mm Hg. Vor allem eine Störung zwischen Produktion an Kammerwasser (in den Ziliarfortsätzen der hinteren Augenkammer) und dem Abfluss des Kammerwassers über die Schlemm-Kanäle (im iridoziliaren Winkel) beeinflusst den Augeninnendruck. Nimmt das Volumen des Kammerwassers, der chorioidalen Gefäße und/oder des Glaskörpers zu, dann steigt der intraokuläre Druck (**intraocular pressure**; IOP) an (ähnlich dem intrakraniellen Druck; ICP). Auch eine Kontraktion der externen Augenmuskeln steigert den Augeninnendruck. Eine chronische Erhöhung oder Erniedrigung des Augeninnendrucks schädigt das Auge.

Ursachen für erhöhten Augeninnendruck

Eine akute Erhöhung des Augeninnendrucks kann bei plötzlichen Behinderungen des venösen Abstroms, z. B. bei Steigerungen des intrathorakalen Drucks wie bei Husten, Würgen oder Erbrechen bzw. einer Beatmung mit hohem PEEP oder einer Oberkörpertieflage auftreten. Auch durch Hypoventilation, Hypoxie, zu flache Narkose, Druck auf das Auge (z. B. bei unvorsichtiger Maskenbeatmung während der Narkoseeinleitung), retrobulbäre Injektion zur Lokalanästhesie, das Einsetzen eines Lidsperrers durch den Operateur oder die lokale(!) Anwendung von Atropin kann der Augeninnendruck ansteigen. Auch **Ketanest** führt zu einer leichten Steigerung des intraokulären Drucks. Ursache ist vermutlich die Erhöhung des Muskeltonus in den Augenmuskeln. Bereits die Tatsache, dass Ketanest oft zu einem Nystagmus führt, macht es für ophthalmologische Eingriffe wenig geeignet. Auch durch **Succinylcholin** steigt der Augeninnendruck in den ersten Minuten nach Injektion vorübergehend an. Dies ist durch die bei Wirkungsbeginn auftretenden Muskelfaszikulationen sowie eine Volumenzunahme der chorioidalen Gefäße bedingt. Durch vorherige Präcurarisierung kann der succinylcholinbedingte Anstieg des Augeninnendrucks vermindert, aber nicht sicher aufgehoben werden. Trotzdem wird Succinylcholin bei erhöhtem Augeninnendruck oder bei perforierender Augenverletzung (s. u.) zumeist nicht als kontraindiziert angesehen. Bei einer perforierenden Augenverletzung sollte jedoch auf Succinylcholin zugunsten anderer Verfahren verzichtet werden (s. u.). Auch **Lachgas** kann u. U. zu einer Steigerung des IOP führen, z. B. dann, wenn bei einer perforierenden Augenverletzung oder Operation Luftbläschen ins Auge eingeschlossen wurden oder falls im Rahmen der Operation (z. B. Vitrektomie, Netzhautablösung, s. u.) vom Operateur ein Gas (z. B. Luft, Schwefelhexafluorid oder Perfluorocarbone) ins Auge eingebracht werden. Zumindest 15–20 Minuten vor der Gasapplikation ist die Lachgaszufuhr zu unterbrechen. Nach Einbringen von Luft, Schwefelhexafluorid bzw. Perfluorpropan darf im Falle einer Zweitoperation in den ersten 5 Tagen, 10–14 Tagen bzw. 30 Tagen kein Lachgas verwendet werden. Aus diesen Gründen scheint es sinnvoll, bei augeneröffnenden Operationen möglichst prinzipiell auf Lachgas zu verzichten.

> Der Augeninnendruck kann unter ungünstigen Bedingungen akut bis auf 35–50 mm Hg ansteigen. Ist der Augapfel traumatisch oder operativ eröffnet, kann eine solche plötzliche Erhöhung des Augeninnendrucks zum Herauspressen von Augeninhalt und damit zum Verlust der Sehkraft führen.

Ursachen für erniedrigten Augeninnendruck

Eine Senkung des Augeninnendrucks ist (sowohl beim gesunden Auge als auch bei einem Glaukom; s. u.) möglich durch Hypnotika, Neuroleptika, Opioide, Tranquilizer, Inhalationsanästhetika, nicht depolarisierende Muskelrelaxanzien, Hyperventilation, tiefe Narkoseführung und erhöhte Lagerung des Oberkörpers. Mögliche Ursachen sind eine verminderte Produktion an Kammerwasser, eine Verbesserung des Kammerwasserabflusses und eine Tonusminderung der äußeren Augenmuskeln. Auf Wunsch des Augenarztes können noch spezielle, den Augeninnendruck senkende Medikamente verabreicht werden, z. B.:

- Carboanhydrase-Inhibitoren (z. B. Acetazolamid = Diamox, 3–5 mg/kg KG i.v.): Sie vermindern die Produktion von Kammerwasser und sollten ggf. bereits präoperativ verabreicht werden.
- Miotika (z. B. Pilocarpin-Tropfen 2% oder Prostigmin-Tropfen 1–3%), Kap. 3.2.6, S. 41.
- Osmodiuretika (Mannit 20%, 0,5 g/kg KG i.v.): Die Infusion eines Osmodiuretikums sollte möglichst ca. eine Stunde präoperativ schon begonnen werden. Osmodiuretika werden häufig auch bei einem akuten Glaukomanfall verabreicht.

Okulopression

Unmittelbar vor einer augeneröffnenden Operation wird normalerweise für ca. 15 Minuten eine Okulopression durchgeführt. Hierzu wird ein aufblasbarer Ballon auf das betreffende Auge gelegt und mit einem um den Kopf geschlungenen Band fixiert. Nun wird der Ballon – ähnlich einer Blutdruckmanschette – auf ca. 35–40 mm Hg aufgepumpt. Hierdurch wird der Abfluss von Kammerwasser und venösem Blut begünstigt, während die arterielle Durchblutung noch nicht beeinträchtigt wird. Das Auge wird hierdurch etwas »ausgedrückt«. Dadurch können die Operationsbedingungen verbessert werden.

Okulokardialer Reflex

Bei Druck auf den Augapfel oder bei Zug an den äußeren Augenmuskeln (insbesondere bei Schieloperationen), den Konjunktiven oder anderen Strukturen der Augenhöhle oder bei einer Verletzung des Auges kann der sog. okulokardiale Reflex ausgelöst werden. Auch durch Anlage eines (Para- oder vor allem) Retrobulbärblocks ist dies druckbedingt möglich. Hierbei kommt es über eine indirekte Stimulierung des N. vagus zu Bradykardie, Extrasystolen, AV-Blockierung oder gar zu einer (normalerweise nur kurzfristigen) Asystolie. Auch ein AV-Block, ventrikuläre Extrasystolen, eine ventrikuläre Tachykardie oder Kammerflimmern sind möglich. Der afferente Schenkel des okulokardialen Reflexes verläuft über Fasern des N. trigeminus (Ziliarfasern, N. ophthalmicus), der efferente Schenkel über den N. vagus. Der okulokardiale Reflex ist die bekannteste Variante des trigeminovagalen Reflexes (aber auch bei HNO- oder kieferchirurgischen Eingriffen kann über eine Stimulation von Fasern des N. trigeminus ein trigeminovagaler Reflex ausgelöst werden [Kap. 71.3.1, S. 1008]). Dieser Reflex kann durch die intravenöse Gabe von Atropin blockiert werden. Von vielen Anästhesisten wird daher vor Operationen am Auge, insbesondere vor Schieloperationen, schon zur Narkoseeinleitung Atropin intravenös verabreicht. Vor allem bei Kindern scheint die prophylaktische Atropin-Gabe (0,015–0,02 mg/kg KG sinnvoll, da sie einen relativ hohen Vagotonus aufweisen. Bei älteren Patienten wird eine prophylaktische Gabe (0,01 mg/kg KG) wegen der drohenden und oft unerwünschten Tachykardie meist nicht durchgeführt.

> Durch eine intramuskuläre Atropin-Gabe im Rahmen einer intramuskulären Prämedikation kann der okulokardiale Reflex nicht(!) sicher ausgeschaltet werden.

Dieser Reflex tritt vor allem in zu flacher Narkose sowie bei Hypoxämie und bei Hyperkapnie auf. Auch Angst und Aufregung wirken begünstigend. Der Operateur muss bei Auftreten des okulokardialen Reflexes sofort die Manipulationen am Auge kurzfristig unterbrechen. Verschwinden hierdurch die Reflexsymptome nicht umgehend, muss Atropin i.v. (z.B. 0,5 mg beim Erwachsenen) injiziert werden. Bei allen augenchirurgischen Operationen muss deshalb eine kontinuierliche EKG-Ableitung, möglichst mit akustischem Signal und eng eingestellter unterer Alarmgrenze, angebracht werden. Außerdem muss Atropin stets aufgezogen griffbereit liegen.

72.3 Nebenwirkungen von Ophthalmika

Bei lokaler Anwendung von Ophthalmika können manchmal auch systemische, anästhesierelevante Nebenwirkungen verursacht werden. Vor allem bei folgenden Medikamenten ist dies zu beachten:

Mydriatika

An Mydriatika (pupillenerweiternden Medikamenten) kommen vor allem folgende Substanzen zur Anwendung:

Parasympathikolytika: Diese Substanzen wirken antagonistisch an den muscarinartigen cholinergen Rezeptoren (Kap. 3.2.6, S. 41, Scopolamin [0,25%], Atropin [0,5–1,0%], Homatropin [1%], Tropicamid [0,5%], Cyclopentolat [0,5%]).

Durch lokale Gabe (in Tropfenform) der Parasympathikolytika (z.B. Scopolamin oder Atropin) kann eine Pupillendilatation erzielt werden. An systemischen Wirkungen können evtl. trockene, rote Haut, Temperaturerhöhung (vor allem bei Kindern; sog. »Atropinfieber«), Tachykardie und – vor allem nach Scopolamin-Gabe – ein ZAS (Kap. 23.7, S. 503) auftreten. Bei Cyclopentolat können an zentralnervösen Symptomen u.U. psychotische Reaktionen, Dysarthrie oder gar zerebrale Krampfanfälle auftreten. Bei lokaler Gabe dieser Medikamente kann es zu einem Anstieg des Augeninnendrucks kommen, falls bei den Patienten ein Engwinkelglaukom vorliegt.

Phenylephrin: Phenylephrin ist ein α-Rezeptoragonist, der bei Überdosierung Tachykardie, Hypertension, Herzrhythmusstörungen und myokardiale Ischämie verursachen kann.

Miotika

Miotika verengen die Pupille und verbessern den Kammerwasserabfluss, da sie den Kammerwinkel erweitern. Diese Substanzen werden zur Therapie des erhöhten Augeninnendrucks (Glaukoms) eingesetzt:

Cholinergika: Durch lokale Anwendung eines direkt (am muscarinartigen cholinergen Rezeptor) wirkenden Cholinergikums (= Parasympathikomimetikum; z.B. Pilocarpin 2%; Kap. 3.2.6, S. 41) oder eines indirekt wirkenden Cholinergikums (Cholinesterasehemmer; z.B. Neostigmin; Kap. 3.2.6, S. 41) kann eine Miosis mit Vergrößerung der Schlemm-Abflusskanäle und dadurch ein verbesserter Abfluss des Kammerwassers erzielt werden. Indirekt wirkende Cholinergika können bei längerfristiger Anwendung die Aktivität der Plasmacholinesterase vermindern und dadurch die Metabolisierung von Mivacurium und Succinylcholin verzögern.

Sympathikomimetika (Adrenalindipivalat 0,1%, Clonidin 0,125–0,5%): Durch Sympathikomimetika wird die Produktion von Kammerwasser vermindert. Durch Einbringen von adrenalindipivalathaltigen Augentropfen kann eine Mydriasis erzielt werden. Nach der (evtl. während einer Narkose durchgeführten) Verabreichung solcher Augentropfen können u.U. Tachykardie, Arrhythmie und Blutdruckanstieg registriert werden.

β-Blocker: β-Blocker vermindern die Produktion des Kammerwassers. Nach lokaler Applikation des β-Blockers Timolol (zur Therapie eines erhöhten Augeninnendrucks) wurden in Einzelfällen systemische Nebenwirkungen (Bradykardie und Bronchospasmus) beschrieben.

Hemmstoffe der Carboanhydrase (z.B. Acetazolamid)

Acetazolamid hemmt das Enzym Carboanhydrase und vermindert dadurch die Bildung des Kammerwassers und senkt somit den intraokulären Druck. Acetazolamid steigert die Diurese und kann eine metabolische Azidose sowie eine Hypokaliämie verursachen (Kap. 20.5.5, S. 454). Es ist langsam (> 5 Minuten) intravenös zu verabreichen.

72.4 Praktische Durchführung von Narkosen in der Augenheilkunde

72.4.1 Prämedikation

Bei ophthalmologischen Patienten handelt es sich meist um ältere, multimorbide Patienten. Häufig weisen sie einen Diabetes mellitus mit entsprechenden koronar- und zerebralsklerotischen Veränderungen auf. Es wird daher auf die entsprechenden Kapitel im Teil E verwiesen. Vor allem bei Patienten, die um ihr Augenlicht fürchten und daher u. U. sehr aufgeregt sind (z. B. Patienten mit einer Netzhautablösung), ist eine gute Prämedikation wichtig.

> Die intramuskuläre Prämedikation ist auch in der Augenchirurgie weitgehend zugunsten einer oralen Prämedikation mit einem Benzodiazepin verlassen worden.

Wird ausnahmsweise eine intramuskuläre Prämedikation (Kap. 3.3, S. 44) durchgeführt, sollte Pethidin nur bei vorhandenen Schmerzen verabreicht werden, da es zu Übelkeit mit Würge- und Brechreiz und damit einem akuten Anstieg des Augeninnendrucks führen kann. Ein im Rahmen der intramuskulären Prämedikation verabreichtes Neuroleptikum ist dagegen aufgrund seiner antiemetischen Wirkung bei Augenoperationen von Vorteil. Es sollte deshalb ausreichend hoch dosiert werden. Durch eine intramuskuläre Injektion von Atropin im Rahmen der Prämedikation kann der okulokardiale Reflex nicht sicher unterdrückt werden (Kap. 3.3, S. 44).

72.4.2 Endotrachealtubus

Es empfiehlt sich meist die Verwendung eines speziell vorgeformten Plastiktubus (z. B. RAE-Tubus für die orotracheale Intubation; Abb. 71.1a) oder alternativ eines flexiblen Woodbridge-Tubus. Der Tubus sollte in dem zum operierenden Auge kontralateralen Mundwinkel festgeklebt werden. Von einigen Autoren wird bei ophthalmologischen Operationen auch eine (möglichst flexible) Larynxmaske empfohlen (Langenstein et al. 1997). Dies setzt jedoch große Erfahrung mit der Larynxmaske voraus, denn nach Beginn der Operation ist der Kopf des Patienten nicht mehr zugänglich. Als Vorteil der Larynxmaske wird u. a. die schonende Narkoseausleitung angeführt.

72.4.3 Narkoseführung

Stand-by

Wird der Anästhesist zu einem Stand-by für eine ophthalmologische Operation in Regional-/Lokalanästhesie gebeten, so ist auf das übliche Monitoring (EKG, Pulsoximetrie, nicht invasive Blutdruckmessung) zu achten. Gut bewährt hat sich die fraktionierte Dosierung von Fentanyl (und/oder die Gabe kleiner Propofol-Boli). Stets sollte der Patient dabei noch kooperativ und ansprechbar bleiben. Um eine gute Überwachung der Atmung dieser intraoperativ großteils abgedeckten Patienten zu ermöglichen, ist eine Kapnometrie im Seitenstrom sehr

wertvoll. Hierzu wird – wie bei der nasalen Applikation von Sauerstoff – ein kleines Schläuchlein in ein Nasenloch eingelegt, an dem aber der Probenabsaugschlauch der Seitenstromkapnometrie angeschlossen wird. Eine durch die Analgosedierung evtl. bedingte beginnende Dämpfung der Atmung kann hierdurch frühzeitig erkannt werden, sodass die Analgosedativa sicherer dosiert werden können. Jedem Patienten sollten ca. 5 Liter Sauerstoff pro Minute vor das Gesicht geleitet werden. Dadurch kann eine Ansammlung von CO_2-haltiger Exspirationsluft unter den Abdecktüchern (die über das Gesicht des Patienten gelegt werden) verhindert bzw. weggespült werden und eine erhöhte FiO_2 erzielt werden.

Allgemeinanästhesie

Pflasterfixierung: Da während der Narkose die Steckverbindungen Tubus-Konnektor-Y-Stück-Beatmungsschläuche unter den Abdecktüchern nicht einsehbar sind, sollten diese Steckverbindungen durch Pflasterstreifen gut gesichert werden, um einer Diskonnektion vorzubeugen (Abb. 71.2). Die Pflasterstreifen sollten jedoch am Ende umgeschlagen sein, sodass sie notfalls sofort gefasst und abgezogen werden können.

Narkoseform: Falls für eine ophthalmologische Operation eine Allgemeinanästhesie nötig ist, wird bisher noch zumeist eine Intubationsnarkose durchgeführt. Zunehmend häufiger kommt die Larynxmaske zum Einsatz. Da das Auge eine ausgeprägte sensible Innervation aufweist, ist eine relativ tiefe Narkose notwendig. Während ophthalmologischer Operationen – die normalerweise unter dem Operationsmikroskop durchgeführt werden – ist eine Ruhigstellung des Auges Voraussetzung für den Operationserfolg. Es wird meist eine IVA, TIVA oder balancierte Anästhesie durchgeführt werden. Narkoseverfahren der Wahl scheint inzwischen eine TIVA unter Verwendung der kurz wirksamen Medikamente Propofol, Remifentanil und Mivacurium zu sein. Hierdurch ist die Narkose gut steuerbar, was bei den oft kurzen Eingriffen wichtig ist. Durch den möglichst prinzipiellen Verzicht auf Lachgas können lachgasbedingte Probleme (s. o.) vermieden werden. Durch Verwendung von Propofol kann die nach augenchirurgischen Operationen relativ hohe Inzidenz an postoperativer Übelkeit und postoperativem Erbrechen deutlich gesenkt werden. Bei sämtlichen augeneröffnenden Operationen ist streng darauf zu achten, dass sich weder das Auge bewegt noch der intraokuläre Druck ansteigt, da das Auge sonst gefährdet wird.

Relaxierung: Plötzliches Husten oder plötzliche Kopfbewegungen können – wenn Operationsinstrumente ins Auge eingeführt sind – zu Augenverletzungen führen. Um unerwartete Bewegungen wegen unzureichender Relaxation zu vermeiden, empfiehlt es sich, Relaxanzien großzügig zu geben (z. B. das kurz wirksame Mivacurium). Mivacurium scheint zur Relaxierung bei ophthalmologischen Eingriffen besonders geeignet zu sein, da es nicht nur kurz wirksam und gut steuerbar ist, sondern auch den Augeninnendruck signifikant stärker senkt als z. B. Atracurium (Oehmke et al. 2000). Die Überwachung des Relaxationsgrades mithilfe eines Relaxometers sollte routinemäßig durchgeführt werden. Zur Überwachung tiefer Relaxationsgrade (mit sicherer Blockierung auch des Zwerchfells; Kap. 5.3.3, S. 144) empfiehlt sich die relaxometrische Überwachung mittels »post tetanic count« (Kap. 8.2, S. 254). Falls die Antagonisierung eines nicht depolarisierenden Muskelrelaxans notwendig wird, braucht kein Anstieg des intraokulären Drucks befürchtet werden, auch wenn zusammen mit dem Cholinesterasehemmer das Parasympathikolytikum Atropin verabreicht wird.

Hyperventilation: Eine intraoperative Hyperventilation führt zu einem erwünschten Abfall des Augeninnendrucks. Bei zu starker Hyperventilation droht jedoch – vor allem bei koronarsklerotischen Patienten – eine Beeinträchtigung der myokardialen Durchblutung. Daher ist eine kapnographisch kontrollierte und mäßige Hyperventilation empfehlenswert. Vor allem bei längeren Narkosen oder kardiopulmonal vorgeschädigten Patienten sollte ggf. zur Bestimmung der A-aDCO$_2$ (Kap. 69.4.5, S. 980) eine vergleichende arterielle Blutgasanalyse durchgeführt werden.

Extubation: Die Extubation sollte idealerweise ohne stärkeres Husten und Pressen durchgeführt werden. Insbesondere unter diesem Gesichtspunkt bietet der Einsatz der (vor allem flexiblen) Larynxmaske Vorteile und kommt zunehmend häufiger in der Ophthalmologie zum Einsatz.

Postoperative Phase: Postoperativ ist auf eine ausreichende Ruhigstellung und Schmerztherapie der Patienten zu achten, um übermäßige Augenbewegungen, Husten und Pressen zu vermeiden. Die Patienten müssen postoperativ – je nachdem, wo sich der Netzhautdefekt befindet und je nachdem, ob z. B. für eine sog. Endotamponade (s. u.) Gas oder Öl ins Augeninnere eingebracht wird oder nicht – auf Anordnung des Operateurs postoperativ z. B. auf dem Bauch, der Seite oder mit leicht erhöhtem Oberkörper gelagert werden. Insbesondere bei Kindern ist darauf zu achten, dass sie nicht nach dem operierten Auge fassen und den Verband abreißen. Außerdem sollte ein postoperatives Würgen und Erbrechen verhindert werden. Die prophylaktische Gabe eines Antiemetikums, z. B. von 0,625–1,25 mg DHBP bei Erwachsenen, scheint oft sinnvoll (s. auch Kap. 31.2.2, S. 623).

72.4.4 Postoperative Augenschmerzen

Postoperative Augenschmerzen sind zumeist durch operationsbedingte Hornhautschädigungen bedingt. Um Hornhautläsionen zu minimieren, wird intraoperativ das Auge regelmäßig benetzt, und postoperativ wird reichlich Augensalbe eingebracht. Eine lokale Behandlung mit einem Steroid oder einem Lokalanästhetikum sollte nach einer Augenoperation ver-

mieden werden, da hierdurch der Heilungsprozess beeinträchtigt wird.

Durch Gabe von z. B. Metamizol (15–20 mg/kg KG) oder eine bedarfsadaptierte Piritramid-Titration (Kap. 83.2.1, S. 1191) lassen sich die (meist geringeren) Schmerzen normalerweise gut beherrschen.

Nicht beherrschbare postoperative Augenschmerzen können selten auch durch einen akuten Glaukomanfall bedingt sein. Der Augeninnendruck ist erhöht (s. o.), die Sehkraft vermindert, die Pupillen sind erweitert und das Auge erscheint anämisch. Die kausale Therapie besteht darin, dass der Augeninnendruck gesenkt wird. Hierzu wird meist Acetazolamid (500 mg) langsam intravenös verabreicht (s. o.). Außerdem bieten sich β-Blocker- und Apraclonidin-Augentropfen sowie Pilocarpin-Tropfen (2%) an.

72.5 Augenchirurgische Operationen

72.5.1 Strabismusoperation

Strabismus-(Schiel-)Operationen sind eine der häufigsten augenchirurgischen Operationen. Sie werden zumeist bei sonst gesunden (Vorschul-)Kindern in Allgemeinanästhesie durchgeführt. Damit durch eine Strabismusoperation das stereoskopische Sehen noch erhalten werden kann, muss die Operation spätestens bis zum 4. Lebensmonat durchgeführt werden. Eine im späteren Lebensalter durchgeführte Strabismusoperation hat lediglich kosmetischen Effekt. Bei einer Schieloperation besteht bei Zug an den äußeren Augenmuskeln die erhöhte Gefahr, den **okulokardialen Reflex** auszulösen (s. o.). Atropin sollte daher bei Kindern möglichst prophylaktisch verabreicht werden und muss außerdem griffbereit aufgezogen sein.

Die Inzidenz an **postoperativem Erbrechen** ist nach diesen Operationen besonders hoch (50–80%) (Kap. 31.1, S. 620). Durch die prophylaktische Gabe eines Antiemetikums wie z. B. DHBP (Abramowitz et al. 1983), Dimenhydrinat (Vomex, Kap. 31.2.3, S. 623; Welters et al. 2000), Metroclopramid oder Ondansetron (Kap. 31.2, S. 624) oder die Durchführung einer TIVA unter Verwendung von Propofol und durch eine schonende Operationstechnik kann die Inzidenz von postoperativem Erbrechen nach Strabismusoperationen deutlich vermindert werden. Es wird seit langem diskutiert, ob bei Strabismuspatienten das Risiko einer **malignen Hyperthermie** möglicherweise erhöht ist. Als Hinweise darauf werden angeführt, dass bei Kindern mit einem Strabismus relativ häufig nach Gabe von Succinylcholin ein Masseterspasmus auftritt und dass dem Schielen evtl. eine Myopathie zugrunde liegt. Es wird jedoch nicht gefordert, dass bei diesen Patienten eine triggerfreie Narkose durchgeführt werden muss.

72.5.2 Perforierende Augenverletzung

Bei jeder augeneröffnenden Verletzung (und Operation) kann eine akute Steigerung des Augeninnendrucks zum Herauspressen von Augeninhalt mit Verlust der Sehkraft führen.

> Jegliche akute Erhöhung des Augeninnendrucks ist daher zu vermeiden (s. o.).

Patienten mit einer perforierenden Augenverletzung müssen normalerweise notfallmäßig operiert werden, da u. a. eine Infektion des Auges droht. Diese Patienten sind daher normalerweise als nicht nüchtern zu betrachten, es ist eine **Ileuseinleitung** durchzuführen (Kap. 28.4, S. 602). Allerdings darf nicht – wie sonst empfehlenswert – vorher eine Magensonde gelegt werden, denn hierbei würgen und pressen die Patienten meist, und der dann erhöhte Augeninnendruck würde die Sehkraft gefährden. Die Intubation muss in tiefer Narkose durchgeführt werden.

Für die **Relaxation zur Intubation** bei perforierenden Augenverletzungen verzichten viele Autoren auf Succinylcholin und ziehen ein nicht depolarisierendes Muskelrelaxans vor, denn nach Succinylcholin kann es zu einem Anstieg des Augeninnendrucks kommen (Kap. 5.3.5, S. 168). Durch Präcurarisierung kann zwar diese vor allem faszikulationsbedingte intraokuläre Drucksteigerung vermindert (s. o.), aber nicht sicher verhindert werden. Succinylcholin wird jedoch zumeist als nicht kontraindiziert angesehen (Chingmuh 1993). Zur Relaxation für die Intubation dieser Patienten scheint sich die Gabe von Rocuronium (und evtl. die Anwendung des sog. Timing-Prinzips; Kap. 5.3.4, S. 148) zu empfehlen. Wichtiger als die Frage, ob Succinylcholin erlaubt ist oder nicht, scheint die Forderung zu sein, bei der Narkoseeinleitung eine ausreichende Narkosetiefe sicherzustellen (Chingmuh 1993).

Als **Induktionshypnotikum** eignen sich vor allem Thiopental oder Propofol. Etomidat scheint ungeeignet, da es Myoklonien auslösen kann, die auch die Augenmuskeln betreffen (und zu einer Steigerung des intraokulären Drucks führen) können.

Auch während dieser Narkosen sollte eine gute Relaxierung durchgeführt und der Relaxierungsgrad mittels Relaxometer überwacht werden (s. o.).

72.5.3 Glaukomoperation

Unter einem Glaukom wird eine Erhöhung des Augeninnendrucks verstanden, der zur Atrophie des Sehnerven, zu Gesichtsfeldausfällen, zur Minderung der Sehkraft und zu einem grünlichen Reflex der Linse (sog. grüner Star) führen kann. Ursache ist eine Abflussbehinderung des Kammerwassers. In ca. 90% der Fälle handelt es sich um ein Offenwinkelglaukom (chronisches Glaukom). Operationstechnisch wird

bei einem Glaukom eine Trabekulektomie durchgeführt, d. h. es wird etwas peripher der Cornea ein Konjunktivallappen mit den obersten Skleraschichten von der Sklera abgehoben und eine ca. 2 × 2 mm große Fistel zwischen der Augenvorderkammer und dem subkonjunktivalen Raum angelegt, sodass das Kammerwasser einen zusätzlichen Abflussweg hat. Zusätzlich wird eine Iridektomie (Teilresektion der Iris) durchgeführt.

Ein Anstieg des Augeninnendrucks muss während der Narkose vermieden werden. Auch in der präoperativen Phase muss eine medikamentös induzierte Miosis sichergestellt werden, um den Abfluss des Kammerwassers zu verbessern. Eine perioperative systemische Gabe von Atropin ist bei diesen Patienten erlaubt, eine stärkere pupillendilatierende Wirkung mit Anstieg des Augeninnendrucks ist hierdurch nicht zu erwarten. Bei systemischer Gabe von Scopolamin ist dagegen Vorsicht geboten, da es eine stärkere pupillendilatierende Wirkung hat als Atropin. Nur beim anlagebedingten Engwinkelglaukom (akutes Glaukom) sollte Atropin nicht systemisch gegeben werden. Beim Engwinkelglaukom kann schon eine Mydriasis (z. B. durch Medikamente, erhöhten Sympathikotonus, Dunkelheit) einen akuten Glaukomanfall (mit drohender Erblindung) verursachen (Therapie Kap. 72.3, S. 1027).

72.5.4 Kataraktoperation

Unter einem Katarakt wird eine Linsentrübung (sog. grauer Star) verstanden. Die getrübte Linse wird entfernt und durch eine Kunstlinse ersetzt. Die Kataraktoperation ist die häufigste Augenoperation. Häufig handelt es sich hierbei um ältere Patienten mit entsprechenden Nebenerkrankungen. Nach Eröffnung der vorderen Augenkammer am Rand der Cornea wird die Linse mithilfe eines Ultraschallgerätes zerkleinert und abgesaugt (Phakoemulsifikation; oft als Phako abgekürzt). Danach wird eine künstliche Linse eingesetzt.

Bei Kataraktoperationen muss intra- und postoperativ ein Anstieg des Augeninnendrucks vermieden werden. Zumeist wird die Operation in Lokalanästhesie, evtl. mit anästhesiologischem Stand-by, durchgeführt. Häufiger ist eine Hypertension, oder es sind bradykarde Rhythmusstörungen zu therapieren. Falls eine Allgemeinanästhesie durchgeführt wird, ist eine ausreichende Narkosetiefe sicherzustellen. Aufgrund der kurzen Operationszeit bietet sich zur Intubation Mivacurium an. Postoperatives Würgen und Erbrechen sollten vermieden werden.

72.5.5 Netzhautablösung

Bei einer Netzhautablösung (Ablatio retinae, Amotio) ist die Sehkraft des Auges akut gefährdet. Die Patienten sind oft stark besorgt und verängstigt und benötigen eine suffiziente Prämedikation. Bei einer Netzhautablösung wird häufig an der entsprechenden Stelle außen auf den Augapfel eine »Plombe« (aus Silikonschaum) aufgenäht, wodurch die Sklera (Lederhaut) eingedellt und wieder in Kontakt mit der Netzhaut gebracht wird. Es handelt sich hierbei also um einen extraokulären Eingriff. Für die Fixierung der Plombe muss der Augapfel durch Zug an den äußeren Augenmuskeln oft stark rotiert werden, damit die Plombe z.B. am hinteren Anteil des Bulbus aufgenäht werden kann. Durch Zug an den äußeren Augenmuskeln kann der okulokardiale Reflex ausgelöst werden (s.o.). Häufig wird zusätzlich die Netzhaut mittels Kryoapplikation wieder an der harten Augenhaut »festgepunktet« (Kap. 71.4, S. 1009). Da durch die Eindellung der intraokuläre Druck ansteigt, wünscht der Operateur öfters die intravenöse Gabe von z.B. Mannit (ca. 0,5 g/kg KG), um den intraokulären Druck zu senken. In schwierigen Fällen wird eine Vitrektomie durchgeführt und Luft, Schwefelhexafluorid oder Silikonöl in den Glaskörper eingebracht, um durch den erzeugten Druck die abgehobene Netzhaut wieder an die Aderhaut zu drücken (sog. Endotamponade). Hierbei ist es sinnvoll, evtl. verabreichtes Lachgas ca. 15–20 Minuten vor Einbringen des Gases auszuschalten und den Patienten mit O_2-Luft-Gemisch zu beatmen. Da Lachgas einen ca. 34-mal niedrigeren Blut-Gas-Verteilungskoeffizienten hat als Stickstoff, diffundiert es in intraokuläre Luftblasen wesentlich schneller hinein als Stickstoff herausdiffundiert. Dadurch kann der intraokuläre Druck soweit ansteigen, dass die Retina kompressionsbedingt minderperfundiert wird. Zunehmend häufiger wird bei allen augeneröffnenden Operationen prinzipiell auf die Gabe von Lachgas verzichtet.

72.5.6 Sondierung und Spülung des Tränennasengangs

Bei der Spülung des Tränennasengangs von Neugeborenen oder Säuglingen besteht das Problem, dass Spülflüssigkeit in den Rachen läuft und aspiriert werden könnte. Aus diesem Grunde wird für die zumeist nur sehr kurzen Eingriffe normalerweise eine Intubationsnarkose durchgeführt. Bei älteren Kindern kommt inzwischen häufiger eine Larynxmaske zum Einsatz, wobei vor der Entfernung der Larynxmaske ausnahmsweise der Rachenraum freizusaugen ist.

72.5.7 Verletzung des Tränennasengangs

Bei einer Verletzung des Tränennasenganges wird ein dünner Kunststoffschlauch in den Tränennasengang eingeführt, der während des Nähens (mithilfe des Operationsmikroskops) als

Schienung dient. Zu diesem Eingriff muss der Patient intubiert werden.

72.5.8 Vitrektomie

Bei einer (oft 1–3 Stunden dauernden) Pars-plana-Vitrektomie (PPV) wird der Glaskörper teilweise entfernt. Indikationen können irreversible Glaskörpertrübungen, diabetische Retinopathie, Makuladegeneration, Endophthalmitis, perforierende Augenverletzungen oder komplizierte Netzhautablösungen sein. Im Bereich der Pars plana (Abb. 72.1) werden 3 Stichinzisionen am Augapfel angebracht (für einen Lichtleiter mit Glasfaseroptik zur intraokularen Beleuchtung, ein Saug-Schneide-Gerät und ein Infusionsschläuchlein zur intraokulären Spülung mit isotoner Spüllösung). Mittels Mikropinzetten müssen oft epiretinale Membranen vorsichtig abgezogen werden. Hierzu ist eine absolute Ruhigstellung des Auges wichtig. Der intraokuläre Druck und das intraokuläre Flüssigkeitsvolumen können vom Operateur dadurch nach Wunsch variiert werden, dass die Höhe des Infusionsständers für die Spüllösung (und damit der hydrostatische Druck im Auge) über einen Fußschalter verändert werden kann. Während der Operation muss der Operationssaal verdunkelt werden, sodass der anästhesiologische Arbeitsplatz (Narkosegerät, Monitoring) mittels einer separaten Lampe beleuchtet werden muss. Inzwischen wird zur Verflüssigung des Glaskörpers eine Ultraschallsonde ins Auge eingeführt. Das Auge wird gleichzeitig mit einer Elektrolytlösung wieder aufgefüllt. Am Ende der Operation wird eine sog. Endotamponade durchgeführt, d.h. es wird Luft, Schwefelhexafluorid oder Silikonöl in das Auge eingebracht, damit die Netzhaut gegen ihre Unterlage gedrückt wird. Mindestens 15–20 Minuten vorher ist eine eventuelle Lachgaszufuhr zu unterbrechen (s.o.), besser scheint es zu sein, bei intraokularen Eingriffen prinzipiell auf Lachgaszufuhr zu verzichten. Postoperativ wird vom Operateur eine spezielle Lagerung (z.B. Bauchlage) angeordnet. Diese Lagerung ist wichtig, damit das zur sog. Endotamponade ins Auge eingebrachte Gas oder Öl (mittels Auftriebskräften) richtig wirken kann. Aufgrund der relativ langen Operationsdauer und der notwendigen Ruhigstellung des Auges wird meist eine Allgemeinanästhesie notwendig.

72.5.9 Keratoplastik

Vor allem bei einer starken Hornhauttrübung kann eine Keratoplastik (Hornhauttransplantation) durchgeführt werden. Hierbei muss die vordere Augenkammer ganz eröffnet und eine neue (kreisförmige) Hornhaut (eines Organspenders) eingenäht werden. Eine akute Steigerung des intraokulären Drucks ist zu vermeiden. Die Operation wird in tiefer Allgemeinanästhesie durchgeführt.

72.6 Literatur

Abramowitz MD, Oh TH, Epstein BS, Ruttimann UE, Friendly DS. The antiemetic effect of droperidol following outpatient strabismus surgery in children. Anesthesiology 1983; 59: 579–83.

Chingmuh L. Succinylcholine update. Curr Opin Anaesth 1993; 6: 709–14.

Gemeinsame Empfehlung der Deutschen Gesellschaft für Anästhesiologie und Intensivmedizin e.V. (DGAI) und der Deutschen Ophthalmologischen Gesellschaft e.V. (DOG) über die Zusammenarbeit in der operativen Ophthalmologie. Anästh Intensivmed 1998; 39: 309–11.

Langenstein H, Möller F, Krause R, Kluge R, Vogelsang H. Die sichere Handhabung der Larynxmaske bei Augenoperationen. Anaesthesist 1997; 46: 389–97.

Oehmke MJ, Sator-Katzenschlager S, Haslinger-Akramian J, Weinstabl C, Hoerauf K. Effekt von Mivacurium und Atracurium auf den intraocularen Druck. Anästh Intensivmed 2000; 41: 503–6.

Rosenfeld SI, Litinsky SM, Snyder DA, Plosker H, Astrove AW, Schiffman J. Effectiveness of monitored anesthesia care in cataract surgery. Ophthalmology 1999; 106: 1256–61.

Weißauer W. Anmerkungen zur gemeinsamen Erklärung über die Zusammenarbeit in der operativen Ophthalmologie. Anästh Intensivmed 1998; 39: 309–12.

Welters I, Menges Th, Gräf M, Beikirch Ch, Menzebach A, Hempelmann G. Reduction of postoperative nausea and vomiting by dimenhydrinate suppositories after strabismus surgery in children. Anesth Analg 2000; 90: 311–4.

Anästhesie – Spezieller Teil

Anästhesie in der Gefäßchirurgie

73

Anästhesie – Spezieller Teil

Ursache, Symptomatik, Diagnostik und Therapie tiefer Venenthrombosen und einer eventuellen Lungenembolie werden im Kap. 49, S. 739 beschrieben.

73.1 Krankheitsbild der chronisch arteriellen Verschlusskrankheit

Ein Großteil der gefäßchirurgischen Operationen wird dadurch notwendig, dass bei dem Patienten eine chronisch arterielle Verschlusskrankheit vorliegt. Daher sind den gefäß-chirurgischen Operationen im Folgenden allgemeine Bemerkungen, prinzipielle Operationsmöglichkeiten und anästhesiologische Probleme bei Vorliegen einer chronisch arteriellen Verschlusskrankheit vorangestellt.

Allgemeine Bemerkungen

Ursachen und Häufigkeit

Ursache einer chronisch arteriellen Verschlusskrankheit ist zumeist eine Arteriosklerose. Bei einer chronischen AVK droht (vor allem bei Belastung) distal der arteriosklerotisch bedingten Stenose ein Missverhältnis zwischen Sauerstoffbedarf des Gewebes und arteriellem Sauerstoffangebot. Belastungsabhängige und klinisch nachweisbare Ischämiezeichen treten bei einer peripheren AVK erst bei einer über ca. 70%igen Stenose auf. Ruhebeschwerden sind erst bei einer über 90%igen Stenose zu erwarten. Ab einer ca. 70%igen Stenose sind auch Stenosegeräusche auskultierbar. Eine periphere arterielle Verschlusskrankheit (pAVK) betrifft in ca. 80% der Patienten vor allem die unteren Extremitäten. Patienten, die eine pAVK haben, weisen zumeist auch arteriosklerotische Veränderungen im Koronar- und Zerebralkreislauf auf, das gilt vor allem für Patienten mit einem Diabetes mellitus oder bei älteren Patienten. Die häufigste Form einer peripheren segmentalen Arteriosklerose ist der Verschluss der A. femoralis communis oder der A. femoralis superficialis. Zumeist sind davon ältere Patienten befallen. Typisch ist dann eine Claudicatio intermittens im Bereich der Wade oder distal davon. Eine arterielle Verschlusskrankheit kann aber auch auf bestimmte Segmente der großen Arterien beschränkt sein. Es kann z. B. ein segmentaler Verschluss der distalen abdominellen Aorta oder der Aa. iliacae vorliegen. Typisch ist dann eine Claudicatio intermittens (Schaufensterkrankheit) im Bereich von Hüften und Gesäß.

Klinik

Das klinische Beschwerdebild einer **pAVK** wird (nach Fontaine) in folgende Stadien unterteilt:

- AVK Stadium I: Stenosen/Verschlüsse ohne Beschwerden
- AVK Stadium IIa: Claudicatio intermittens, Gehstrecke > 100 m
- AVK Stadium IIb: Claudicatio intermittens; Gehstrecke < 100 m
- AVK Stadium III: Ruheschmerz
- AVK Stadium IV: trophische Störungen

Liegt ein arteriosklerotischer **Verschluss der A. subclavia** oder des Truncus brachiocephalicus proximal der A. vertebralis vor, dann kann evtl. Blut aus dem Circulus Willisi retrograd über die gleichseitige A. vertebralis in die poststenotische A. subclavia fließen. Aufgrund der Strömungsumkehr in der ipsilateralen A. vertebralis kommt es zu einer Durchblutung des Arms auf Kosten der Hirndurchblutung (Subclavian-Steal-Syndrom). Zumeist treten Symptome einer zerebralen Minderdurchblutung (Synkope, Schwindel, Ataxie, Hemiplegie) und/oder eine Minderdurchblutung der oberen Extremität (schwacher oder fehlender Radialispuls, niedrigerer Blutdruck als am anderen Arm) auf. Durch Anstrengungen mit dem betroffenen Arm können neurologische Symptome verstärkt oder ausgelöst werden. Evtl. kann ein Strömungsgeräusch über der A. subclavia nachweisbar sein.

Operationsmöglichkeiten

Eine kurzstreckige periphere arterielle Stenose kann mittels Ballondilatation therapiert werden. Bei peripheren Stenosen können die gleichen interventionellen Angioplastieverfahren wie bei einer Koronarstenose zur Anwendung kommen (z.B. Stent-Einlage, Rotationsangioplastie, Kap. 40.1.4, S. 669). Zumeist wird jedoch eine operative Thrombendarteriektomie (TEA) durchgeführt. Bei der **Thrombendarteriektomie** wird ein Gefäß längs eröffnet und die arteriosklerotischen Plaques intramural ausgeschält. Die TEA der A. carotis wird ausführlich im Kap. 73.2.6, S. 1048 beschrieben.

Bei einer langstreckigen Arterienstenose kann operativ ein permanenter Umgehungskreislauf (ein **Bypass**) mittels Kunststoffprothese angelegt werden. Liegt beispielsweise ein langstreckiger einseitiger Verschluss der A. iliaca vor, kann der stenotische Bereich durch einen femoro-femoralen Bypass überbrückt werden (Abb. 73.1a). Bei der Anlage eines sog. femoro-poplitealen Bypasses wird häufig (anstatt eines synthetischen Bypasses) ein autologer Bypass mittels Veneninterponat (einem Venenstück aus der V. saphena magna) vorgezogen. Bei längerstreckigem Befall einer großen Becken- oder Beinarterie ist eine operative Rekonstruktion dann sinnvoll, wenn die kleineren Arterien unterhalb des Knies noch durchgängig sind. Befindet sich der Gefäßverschluss distal des Knies (der A. poplitea), dann ist ein operatives Vorgehen meist erfolglos. Weitere häufige Bypass-Verfahren sind der aorto-

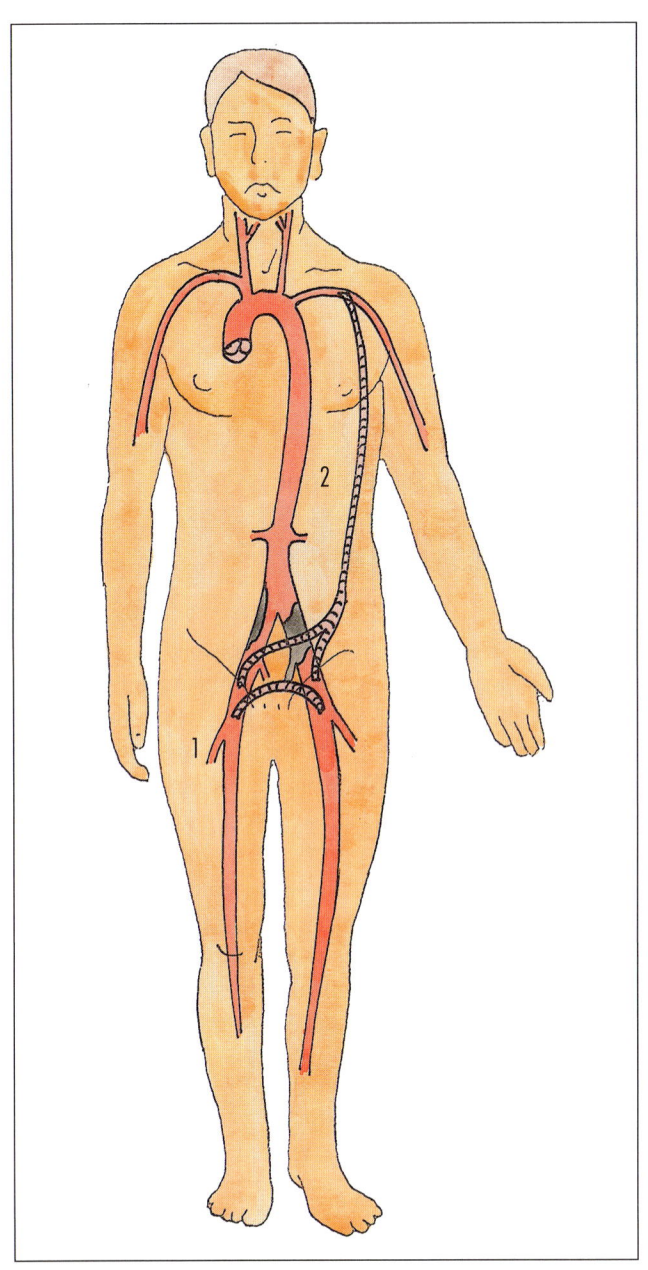

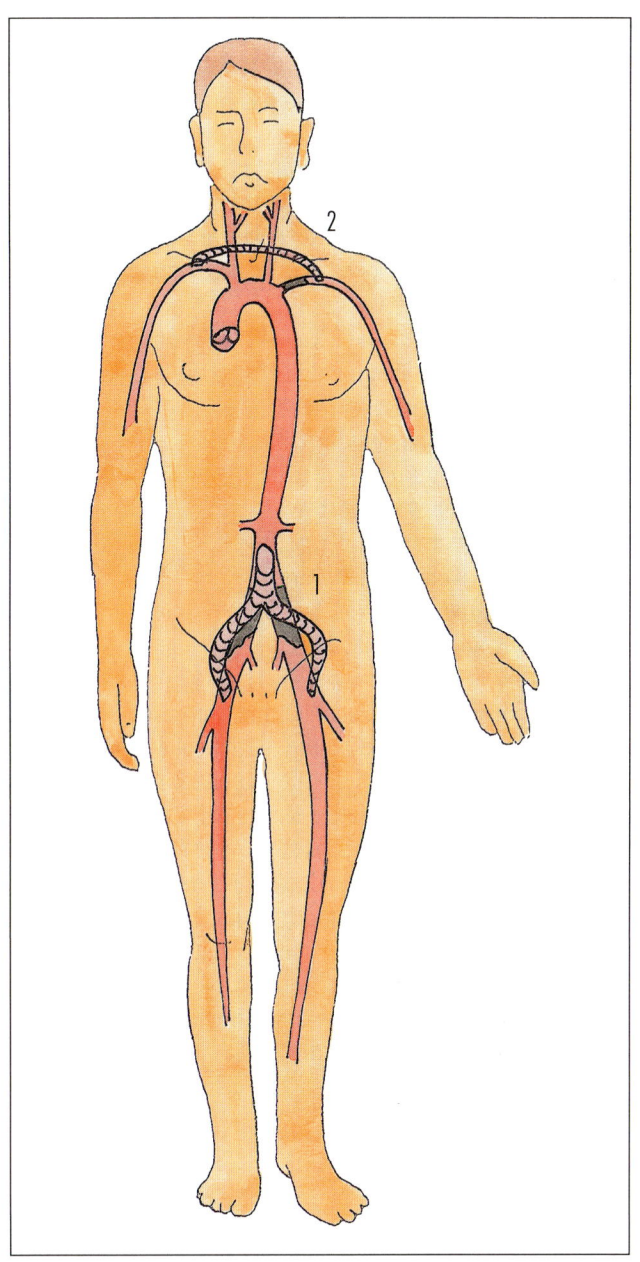

Abb. 73.1 Bypass; **a:** 1 = femoro-femoraler Bypass, 2 = axillo-bifemoraler Bypass;

Abb. 73.1 b 1 = aorto-biiliakale Prothese (Y-Prothese), 2 = Subclavia-Subclavia-Bypass.

bifemorale Bypass (Abb. 73.1b), der axillo-bifemorale Bypass (Abb. 73.1a) und der Subclavia-Subclavia-Bypass (Abb. 73.1b).

Bei der operativen Versorgung einer Gefäßstenose wird das stenosierte arterielle Gefäß proximal und distal des zu versorgenden Abschnitts abgeklemmt. Anschließend wird der entsprechende Gefäßabschnitt eröffnet und z. B. eine Thromb-**end**arteriektomie (TEA) durchgeführt oder ein Kunststoffinterponat eingesetzt bzw. ein Bypass angeschlossen. In Absprache mit dem Operateur ist wenige Minuten vor dem Abklemmen (**Clamping**) des arteriellen Gefäßes Heparin (ca. 75–100 IE/

kg KG; meist ca. 5000 IE beim Erwachsenen) intravenös zu verabreichen. Zum Teil wird vom Operateur auch unmittelbar vor dem Abklemmen Heparin direkt in den distalen Gefäßschenkel injiziert. Durch die Heparin-Gabe soll verhindert werden, dass sich distal der Abklemmung aufgrund des dann vorliegenden Perfusionsstopps (der Stase) Thromben bilden. Gegen Ende der Operation kann auf Wunsch des Operateurs ggf. eine Antagonisierung des Heparin-Effekts mit Protamin durchgeführt werden (Kap. 23.9.2, S. 505). Zumeist wird jedoch keine Heparin-Antagonisierung vom Operateur gewünscht.

Anästhesie

Prämedikation und Operationsrisiko

Patienten, die wegen einer arteriosklerotischen Gefäßveränderung operiert werden müssen, sind meist multimorbide und fortgeschrittenen Alters. Es muss daher im Rahmen der Prämedikationsvisite nach folgenden Begleiterkrankungen bzw. Risikofaktoren gesucht werden:

- koronare Herzerkrankung (Kap. 40.1, S. 666)
- vorausgegangener Herzinfarkt (Kap. 40.2, S. 670)
- Herzinsuffizienz (Kap. 41, S. 681)
- Herzrhythmusstörungen (Kap. 35, S. 641)
- Karotisstenose (s. u.)
- Hypertonie (Kap. 45, S. 721)
- Niereninsuffizienz (Kap. 55, S. 799)
- Nikotinabusus und COLD (Kap. 50.2, S. 746)
- Diabetes mellitus (Kap. 51.1, S. 766)
- Übergewicht (Kap. 53, S. 789)

Bei der Operation eines Patienten mit chronisch arteriellem Gefäßverschluss stellt die häufig begleitende generalisierte Arteriosklerose, insbesondere die koronare Herzkrankheit, das entscheidende perioperative Risiko dar. Liegen gleichzeitig eine schwere Angina pectoris sowie eine Claudicatio intermittens vor, dann wird normalerweise zuerst eine koronare Bypass-Operation und danach die Operation an den peripheren Gefäßen empfohlen. Bei Patienten mit einer Claudicatio intermittens ist die kardiale Belastbarkeit klinisch kaum abschätzbar. Häufig wird daher eine Stressechokardiographie durchgeführt (Kap. 21.3, S. 466).

Narkoseführung

Müssen arteriosklerotische Verschlüsse im Bereich der distalen Aorta bzw. der iliakalen Gefäße revaskularisiert werden, dann entspricht das anästhesiologische Management ungefähr dem, wie es bei der Operation abdomineller Aortenaneurysmata beschrieben ist (Kap. 73.2.2, S. 1040).

Patienten mit einer (peripheren) AVK nehmen zur Hemmung der Thrombozytenaggregation präoperativ oft **Acetylsalicylsäure-Präparate** ein. Dies ist zu berücksichtigen, falls eine rückenmarknahe Regionalanästhesie geplant ist (s. auch Kap. 16.2.1, S. 324).

Patienten, die sich einer arteriellen Gefäßrekonstruktion wegen einer AVK unterziehen müssen, benötigen intraoperativ häufig weit mehr **Flüssigkeit** als durch präoperative Nüchternheit, intraoperative Flüssigkeitsverluste und Beatmung zu erwarten wäre. Ursache scheint ein vermehrter intraoperativer Flüssigkeitsübertritt durch die Gefäßwände ins Gewebe zu sein (Christ 1999). Dies scheint vor allem dadurch bedingt zu sein, dass bei einer chronischen, stenotisch bedingten Minderperfusion distal der Stenose im Laufe der Zeit Gefäßveränderungen auftreten. Hierdurch wird nach Beseitigung der Stenose im distalen Stromgebiet eine vermehrte Flüssigkeitsfiltrationskapazität begünstigt. Verstärkt wird diese Ödembildung auch durch den Ischämie-/Reperfusionsschaden (aufgrund der vorübergehenden intraoperativen Gefäßabklemmung).

73.2 Gefäßchirurgische Operationen

73.2.1 Allgemeines zur Resektion eines Aortenaneurysmas

Allgemeine Bemerkungen

Ein Aneurysma stellt eine umschriebene, krankhafte Wandausbuchtung einer Arterie (oder der Herzwand) dar. Gefäßaneurysmata können angeboren oder erworben sein. Angeborene Aneurysmata kommen vor allem im Bereich der basalen Hirnarterien vor (Kap. 69.5.2, S. 982). Sie sind jedoch relativ selten. Zumeist sind Aneurysmata erworben und durch eine arteriosklerotische Gefäßschädigung bedingt. Arteriosklerotisch bedingte Aneurysmata treten zumeist in der Aorta, seltener in den Aa. femorales, popliteae oder der A. lienalis auf. Etwa 85% der Aortenaneurysmata befinden sich unterhalb des Abgangs der Aa. renales (infrarenal). Infrarenale Aortenaneurysmata treten zumeist zwischen dem 60. und 70. Lebensjahr auf. Männer sind ca. 5-mal häufiger betroffen als Frauen.

Es wird zwischen echten, falschen oder dissezierenden Aneurysmata unterschieden (Abb. 73.2).

Aneurysmata stellen die häufigste Erkrankung der Aorta dar.

Beim **echten Aneurysma** (Aneurysma verum) liegt eine lokale Aufdehnung aller Gefäßwandschichten vor. Das **falsche Aneurysma** (Aneurysma falsum, spurium) ist ein periarterielles Hämatom, das mit der eingerissenen Arterie in Verbindung steht. Dieses Hämatom ist von einer »organisierten« Fibrinmembran umgeben. Bei einem **Aneurysma dissecans** liegt initial ein Riss in der Arterienintima vor. Das Blut wühlt sich durch diesen Riss ein falsches Lumen in die Gefäßwand. Hierdurch wird die Intima über eine unterschiedlich lange Strecke von der Adventitia abgetrennt. Diese Dissektion kann durch einen zweiten Intimariss wieder Anschluss an das eigentliche Gefäßlumen der Aorta erhalten. Durch eine Dissektion können die im betroffenen Bereich aus der Aorta abgehenden Arterien komprimiert (und minderdurchblutet) werden. Bei einer Dissektion im Bereich der aszendierenden Aorta kann auch eine Aortenklappeninsuffizienz oder eine Ruptur in den Herzbeutel bzw. in die linke Pleurahöhle entstehen.

Physiologie des Abklemmens

Bei der operativen Versorgung eines Aortenaneurysmas sind vor allem beim notwendigen Abklemmen (Clamping, Cross-Clamping) der Aorta und dem späteren Lösen der Klemme mit erneuter Perfusionsfreigabe (Unclamping, Declamping) stärkere kardiovaskuläre und metabolische Probleme zu erwarten.

Abklemmen der Aorta

Beim Abklemmen der Aorta wegen eines Aneurysma verum drohen ein u. U. starker Anstieg des peripheren Gefäßwiderstandes und des arteriellen **Blutdrucks** proximal der Abklemmung sowie eine akute Linksherzbelastung, denn das Blut kann nicht über Umgehungskreisläufe abfließen. Wie stark der Blutdruck ansteigt, hängt vor allem davon ab, auf welcher Höhe die Aorta abgeklemmt wird (infrarenal, suprarenal).

Schlagvolumen und Herzminutenvolumen fallen beim Cross-Clamping ab (bei infrarenaler Abklemmung um jeweils 15–35%). Die Herzfrequenz bleibt meist relativ konstant, der venöse Rückstrom zum Herz nimmt ab. Die plötzliche Steigerung der linksventrikulären Nachlast (bei infrarenaler Abklemmung um bis zu 40%) kann zu Myokardischämie und u. U. – vor allem bei beeinträchtigter myokardialer Leistungsfähigkeit – zu einer kardialen Dekompensation führen. Als Ursache wird eine subendokardiale Minderperfusion aufgrund der hohen intraventrikulären Drücke während Systole und Diastole angenommen. Der ZVD sowie der pulmonalkapilläre Verschlussdruck (PCWP) können weitgehend konstant bleiben oder (aufgrund des verminderten venösen Rückstroms) leicht abfallen. ZVD und PCWP können aber auch ansteigen. Mit einem höheren Anstieg von ZVD und PCWP muss vor allem dann gerechnet werden, falls die Patienten eine Myokardischämie entwickeln. Von vielen Autoren wird prinzipiell die Einschwemmung eines **Pulmonalarterienkatheters** empfohlen. Sinnvoller scheint eine individuelle Nutzen-Risiko-Abwägung zu sein. Die Entscheidung kann z. B. davon abhängig gemacht werden, auf welcher Höhe die Aorta abgeklemmt werden muss und wie ausgeprägt die Arteriosklerose ist. Eine Abklemmung oberhalb der A. renalis (suprarenal) spricht für die Einschwemmung eines Pulmonaliskatheters, während bei einer infrarenalen Abklemmung ein Pulmonaliskatheter nur sinnvoll erscheint, wenn zusätzlich schwere kardiale, renale oder pulmonale Probleme vorliegen. Auch bei Patienten mit noch nicht lang zurückliegendem Herzinfarkt sowie bei Patienten mit Angina pectoris und Zeichen einer Herzinsuffizienz kann die Einschwemmung eines Pulmonalarterienkatheters sinnvoll sein. Im Rahmen einer myokardialen Ischämie können Veränderungen der V-Wellen in der pulmonalkapillären Verschlussdruckkurve schon auftreten, bevor im EKG Ischämiezeichen nachweisbar sind (s. auch Kap. 40.3, S. 679).

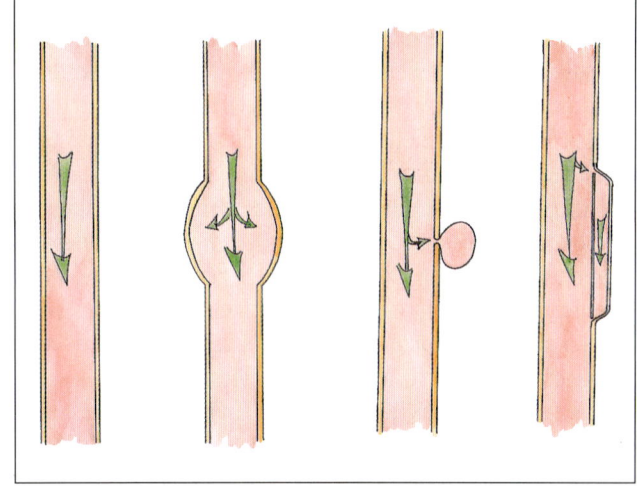

Abb. 73.2 Aneurysmata; **a:** 1 = normale Arterie; 2 = echtes, 3 = falsches, 4 = dissezierendes Aneurysma. Weitere Erklärungen siehe Text;

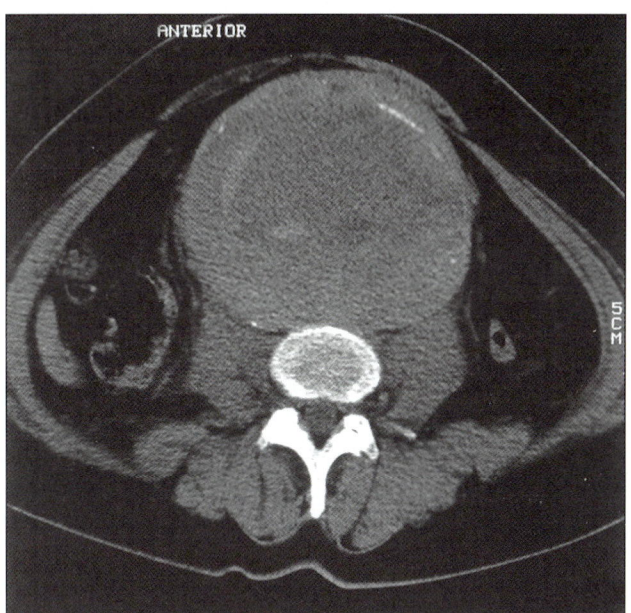

Abb. 73.2b riesiges echtes Aortenaneurysma im Computertomographiebild.

Die Platzierung eines Pulmonalarterienkatheters scheint also nur in begründeten Einzelfällen ratsam und ist prinzipiell nur dann sinnvoll, wenn die Technik gut beherrscht und die damit messbaren Parameter korrekt erhoben und richtig interpretiert werden.

Wird kein Pulmonalarterienkatheter eingeschwemmt, dann muss jedoch ein zentraler Venenkatheter platziert werden.

Für die Phase der Aortenabklemmung ist ein eher niedriges **intravasales Volumen** vorteilhaft. Bis zur Abklemmung sollte nur zurückhaltend Flüssigkeit zugeführt werden. Während der Aortenabklemmung ist oft eine medikamentöse Senkung von Nachlast und/oder Vorlast notwendig (s. u.). Bereits vor dem Abklemmen sollten Nachlast und/oder Vorlast gesenkt und die Narkose vertieft werden, sodass unmittelbar vor dem

Clamping der systolische Blutdruck nur ca. 100–120 mm Hg beträgt. Gegen Ende der Abklemmungsphase ist jedoch eine entsprechende Volumengabe wichtig. Vor dem späteren Wiedereröffnen der Aorta (s. u.) sollte ein hochnormales intravasales Volumen erreicht sein, um einen stärkeren Blutdruckabfall beim Declamping zu vermeiden.

Durch das Abklemmen der Aorta kommt es distal der Abklemmung zu einer Mangeldurchblutung. In minderperfundierten Bereichen entwickeln sich anaerobe Glykolyse, Azidose und Anstieg der **Laktatkonzentration**. Bei einer infrarenalen Abklemmung wird das entstehende Laktat – aufgrund einer Restperfusion über Kollateralkreisläufe – zum Teil in den venösen Kreislauf eingeschwemmt. In der Leber werden diese relativ geringen Laktatmengen meist problemlos metabolisiert. Wird die Aorta dagegen oberhalb des Truncus coeliacus (also thorakal) abgeklemmt, fallen größere Mengen an Laktat an, und durch die gleichzeitige Unterbrechung der Leberperfusion wird auch die hepatische Metabolisierung unterbrochen. Daher steigt z. B. während einer thorakalen Abklemmung die Laktatplasmakonzentration an.

Der **Sauerstoffgesamtverbrauch** des Körpers nimmt während der Abklemmphase ab. Dadurch steigt während der Aortenabklemmung die gemischtvenöse Sauerstoffsättigung an. Außerdem fällt auch weniger CO_2 an. War der Patient vor dem Abklemmen normokapnisch ventiliert, kann es daher – falls das Beatmungsmuster beibehalten wird – nach dem Abklemmen zu einer Hypokapnie kommen.

Auch wenn die Aorta infrarenal abgeklemmt wird, ist postoperativ oft eine vorübergehende Oligurie, manchmal auch eine akute Niereninsuffizienz zu beobachten. Ursächlich sind vor allem Spasmen der Nierenarterien mit Verminderung der Nierendurchblutung. Während der Abklemmung kommt die Urinproduktion oft sogar zum Stillstand. Vor dem Aortenclamping sollte die Urinausscheidung ca. 1 ml/kg KG/h betragen. Die Abklemmzeit sollte möglichst kurz (< 45 Minuten) sein. Eine akute Niereninsuffizienz, die nach einer Bauchaortenaneurysma-(BAA-)Operation auftritt, ist mit einer hohen Mortalität verbunden. Zur Prophylaxe eines akuten Nierenversagens sind vor allem adäquate Volumensubstitution und hämodynamische Stabilität wichtig. Falls nach der Prothesenimplantation die Urinausscheidung – trotz adäquater Volumenzufuhr – weniger als ca. 1 ml/kg KG/h beträgt, sollte die Gabe von Diuretika (z. B. ca. 125 ml 15%iges Mannitol oder 10–50 mg Furosemid) erwogen werden. Zum Teil wird noch niedrig dosiertes Dopamin (0,5–3 μg/kg KG/min i.v.) eingesetzt (ausführliche Diskussion Kap. 23.2.1, S. 489). Gegebenenfalls können diese medikamentösen Maßnahmen (vor allem bei vorbestehender Nierenschädigung) auch prophylaktisch durchgeführt werden. Die beste Prophylaxe in Bezug auf postoperative Nierenstörungen sind jedoch ein stets adäquates intravasales Volumen und weitgehend normale Blutdruckverhältnisse. Bei einer suprarenalen Abklemmung ist das Risiko einer postoperativen Niereninsuffizienz

erhöht – da die Nieren vorübergehend nicht perfundiert werden.

Vor allem bei einer suprarenalen Abklemmung droht u. U. eine ischämisch bedingte **Rückenmarkschädigung**. Aber auch bei einer infrarenalen Abklemmung der Aorta kann es zu einer Mangeldurchblutung des Rückenmarks mit Paraplegie kommen. Das Rückenmark wird über die ventral verlaufende, unpaare A. spinalis anterior und die dorsal verlaufenden beiden Aa. spinalis posteriores versorgt. Diese Gefäße entspringen aus den beiden zum Gehirn ziehenden Aa. vertebrales. Die drei Spinalarterien erhalten noch Zuflüsse aus Ästen einiger Interkostalarterien (Aa. radicularis anteriores [zur A. spinalis anterior] und Aa. radicularis posteriores [zu den Aa. spinalis posteriores] bzw. aus Ästen, die direkt aus der lumbalen Aorta abgehen. Der für die Blutversorgung des kaudalen Rückenmarks kaliberstärkste und wichtigste Gefäßzufluss ist die Adamkiewicz-Arterie (A. radicularis magna), die normalerweise (85%) im Bereich von Th8 bis L1 und nur selten unterhalb von L1 aus der Aorta entspringt. Eine Ischämie des Rückenmarks ist vor allem dann zu befürchten, falls die Adamkiewicz-Arterie sehr weit kaudal (und damit unterhalb der Abklemmhöhe) aus der Aorta entspringt. Es droht dann vor allem eine Schädigung der ventralen Rückenmarkanteile (mit Paraplegie oder Paraparese, Schmerz- und Hitzegefühl).

> Während bei einer infrarenalen Abklemmung die Inzidenz einer Paraplegie oder Paraparese mit ca. 0,1–0,9% angegeben wird, muss beim thorakoabdominellen oder thorakalen Abklemmen dagegen mit einer Inzidenz von > 7% gerechnet werden.

Bei der Operation eines Aortenaneurysmas sind größere Flüssigkeits- und Blutumsätze zu erwarten. Die Volumenzufuhr sollte an den kardiovaskulären Überwachungsparametern und ggf. an der Urinausscheidung orientiert werden. Vor dem Öffnen der Aortenklemme sollten der ZVD und der pulmonalkapilläre Verschlussdruck hochnormal sein. Der PCWP sollte z. B. 3–5 mm Hg über dem Ausgangswert vor Abklemmen der Aorta liegen, der ZVD sollte 12–15 mm Hg betragen. Bereits vor der erneuten Perfusionsfreigabe ist die Narkose abzuflachen, die eventuelle Gabe von Vasodilatanzien ist zu beenden. Dadurch kann nach dem Wiedereröffnen der Aorta der drohende Abfall von Blutdruck und Herzminutenvolumen minimiert werden.

Perfusionsfreigabe der Aorta

Bei erneuter Perfusionsfreigabe (Unclamping) drohen u. U. starke hämodynamische sowie metabolische Veränderungen. Die **hämodynamischen Veränderungen** sind entgegengesetzt zu den beim Clamping (s. o.) beschriebenen Veränderungen. Die Nachlast fällt ab, der Blutdruck sinkt, das Herzminutenvolumen steigt an (sofern ein ausreichendes intravasales

Volumen sichergestellt ist). Das Ausmaß dieser Veränderungen ist ebenfalls davon abhängig, auf welcher Höhe (infrarenal, suprarenal) abgeklemmt wurde, wie lang die Abklemmzeit war und wie der Volumenstatus beim Öffnen der Aortenklemme ist.

Stets wird zuerst die proximale Aortenanastomose und danach die distale Aortenanastomose (bzw. es werden die beiden iliakalen/femoralen Anastomosen) angelegt. Da nach Implantation einer aorto-biiliakalen bzw. aorto-bifemoralen Prothese (Bifurkationsprothese; Y-Prothese, Abb. 73.1b) nach Anastomosierung des ersten Schenkels dieser gleich freigegeben wird, sind bei diesem zweizeitigen Unclamping die hämodynamischen Veränderungen geringer als bei der Freigabe nach Implantation eines aorto-aortalen Interponates (einer Rohr-Prothese), bei der beide Beine gemeinsam wieder reperfundiert werden. Durch langsames, schrittweises Öffnen der Aortenklemme kann der Blutdruckabfall vermindert werden.

> Treten nach dem Unclamping stärkere hämodynamische Probleme auf bzw. ist die Anastomosennaht undicht, sollte der Operateur ggf. nochmals abklemmen und z. B. nach einer entsprechenden Volumengabe bzw. einer operativen Revision der Naht die Perfusion nochmals langsam freigeben.

Dass der nach dem Unclamping auftretende **Blutdruckabfall** vor allem durch Auswaschen saurer Metabolite aus den ischämischen Extremitäten bedingt ist, wird inzwischen zum Teil angezweifelt. Eine wichtige Ursache für diesen Blutdruckabfall scheint die Tatsache zu sein, dass eine während der Abklemmung auftretende Hypoxie und Azidose zu einer maximalen Vasodilatation geführt hat. Nach dem Unclamping kommt es also zur reaktiven Hyperämie der vorher ausgeschalteten Kreislaufbereiche.

Nach Perfusionsfreigabe werden die **sauren Stoffwechselprodukte**, die sich im vorübergehend minderperfundierten (abgeklemmten) Bereich angehäuft haben, in den Kreislauf eingeschwemmt. Der pH-Wert fällt dadurch ab, der p_aCO_2-Wert steigt an und die gemischt-(zentral-)venöse Sauerstoffsättigung sinkt ab. Es kann auch zu einem Anstieg der Plasmakaliumkonzentration kommen. Während früher kurz vor dem Unclamping häufig die Gabe von Natriumbikarbonat empfohlen wurde, wird dies inzwischen meist nicht mehr propagiert. Da durch Bikarbonatgabe CO_2 freigesetzt wird, kann es hierdurch – in Kombination mit dem eingeschwemmten CO_2 – zu einem übermäßigen Anstieg des p_aCO_2 mit vermehrter Diffusion nach intrazellulär kommen. Dadurch kann eine intrazelluläre Azidose sogar verschlimmert werden.

Im Narkoseprotokoll sind Uhrzeit des Clamping und Unclamping sowie die Höhe der Abklemmung (infra-/suprarenal) zu notieren. Beträgt die Abklemmzeit mehr als 45 Minuten, dann scheinen Morbidität und Mortalität erhöht zu sein.

Periduralkatheter

Häufiger wird für die Operation eines Aortenaneurysmas zusätzlich ein Periduralkatheter gelegt. Dadurch kann eine gute postoperative Schmerzlinderung erzielt werden. Ob durch eine solche Kombinationsnarkose die perioperative Morbidität signifikant vermindert werden kann, ist nicht sicher bewiesen. Die Anlage eines Periduralkatheters für diese Operationen ist aus gerinnungsphysiologischen Gründen nicht unumstritten. Da intraoperativ vor dem Clamping eine intravenöse **Heparinisierung** durchgeführt wird, scheint eine unmittelbar präoperative Anlage des Periduralkatheters nicht ideal, denn eine intraoperative intravenöse Gabe von Heparin sollte generell frühestens eine Stunde nach einer spinalen oder periduralen Punktion erfolgen (Empfehlungen 1997; s. auch Kap. 16.2, S. 328). Kommt es bei Patienten, bei denen eine intraoperative Vollheparinisierung geplant ist, bei der unmittelbar präoperativen Periduralpunktion zu einer »blutigen« Punktion, scheint es angebracht, die Operation um mindestens 12 Stunden zu verschieben (Empfehlungen 1997). Dies würde bedeuten, dass die Operation um einen Tag verschoben werden müsste, d. h. dass akute gravierende Umstellungen des Operationsprogramms notwendig wären. Um solche eventuellen **organisatorische Probleme** zu vermeiden, sollten Patienten vor großen gefäßchirurgischen Eingriffen (wie der Resektion eines Aortenaneurysmas) den Periduralkatheter idealerweise schon am Abend vor der Operation erhalten.

Vor bzw. während der Operation eines Aortenaneurysmas sollte über einen **P**eridural**k**atheter (PDK) möglichst keine Volldosis eines **Lokalanästhetikums** verabreicht werden, da die hierdurch bedingte medikamentöse Sympathikolyse die körpereigenen Kompensationsmöglichkeiten des Gefäßsystems stark beeinträchtigt. Bei stärkeren Blutungen oder beim Unclamping kann dadurch der Blutdruckabfall evtl. deutlich verstärkt werden. Erst gegen Ende der Operation, also nach dem Unclamping und nach der erfolgreichen Blutstillung, sollte (fraktioniert) die Volldosis des Lokalanästhetikums über den PDK verabreicht werden.

Postoperativ sind nach Aneurysmaoperationen stärkere Blutdruckanstiege zu vermeiden bzw. umgehend zu therapieren. Sonst können die Gefäßnähte teilweise einreißen, wodurch stärkere Nachblutungen begünstigt würden.

73.2.2 Resektion eines abdominellen Aortenaneurysmas

Krankheitsbild und Operation

Abdominelle Aortenaneurysmata (**B**auch**a**orten**a**neurysmata; BAA) sind meistens durch arteriosklerotische Gefäßwandschädigungen bedingt. Zumeist handelt es sich um echte Aneurysmata (Abb. 73.2a).

Klinisch kann bei einem nicht symptomatischen BAA oft ein pulsierender abdomineller Tumor getastet werden. Bei einem symptomatischen Aortenaneurysma klagt der Patient über Bauch- oder Rückenschmerzen bzw. es können Störungen durch Kompression angrenzender Organe bestehen. Es besteht eine dringliche Operationsindikation. Bei einem gedeckt-rupturierten BAA klagt der Patient über heftige Bauchschmerzen, zum Teil ausstrahlend in Rücken und Flanke. Es liegt ein zunehmender hämorrhagischer Schock vor, und es besteht eine Indikation zur Notoperation.

Mittels Sonographie, Computer- oder Magnetresonanztomographie können Bauchaortenaneurysmata meist gut diagnostiziert und beurteilt werden (Abb. 73.2b).

Die **Inzidenz** abdomineller Aortenaneurysmata beträgt ca. 1–2 : 5000 Einwohner. Bei Patienten im 6. oder 7. Lebensjahrzehnt wird eine Prävalenz von ca. 5% angegeben. Bei einem Bauchaortenaneurysma mit einem Durchmesser von ca. 5 cm muss innerhalb von einem Jahr in ungefähr 4–20% mit einer Spontanruptur gerechnet werden. Bei einem Durchmesser > 7 cm beträgt die Rate der jährlichen Spontanrupturen 20–75%.

> Die Indikation zur Operation ist gegeben, falls bei einem abdominellen Aneurysma der Durchmesser über 5 cm beträgt oder eine rasche Größenzunahme (> 0,5 cm innerhalb von 6 Monaten) feststellbar ist bzw. eine klinische Symptomatik (entsprechende abdominelle Schmerzen oder Rückenschmerzen) besteht. Besteht noch keine Operationsindikation, dann wird eine antihypertensive Therapie empfohlen, und das Aneurysma sollte wiederholt sonographisch beurteilt werden.

Bei der notfallmäßigen Operation eines gedeckt perforierten Aneurysmas ist von einer Krankenhausletalität von ca. 40% (gedeckte Perforation) bis ca. 70% (offene Perforation) auszugehen. Patienten mit einer freien Perforation in die Bauchhöhle sind zumeist schon innerlich verblutet, bevor sie ins Krankenhaus eingeliefert werden. Bei einer elektiven Operation wird dagegen die **perioperative Letalität** mit 1,9% angegeben, falls eine Aortenrohrprothese interponiert wird und mit 4,6%, falls eine Bifurkationsprothese implantiert wird (Teschner u. Dragojevic 1997). Bei semielektiver Operation wird die perioperative Letalität für eine Rohrprothese mit 8,5% und für eine Bifurkationsprothese mit 10,7% angegeben (Teschner u. Dragojevic 1997). Diese relativ hohe perioperative Letalität ist vor allem durch kardiale Komplikationen (insbesondere Myokardinfarkt) bedingt, denn diese Patienten leiden zumeist (auch) an einer Koronarsklerose. 40–70% der perioperativen Todesfälle nach Operation eines BAA sind durch einen Myokardinfarkt bedingt. Kardiale Komplikationen treten meistens in den ersten postoperativen Tagen auf

(s. auch Kap. 40.3, S. 677). An schweren kardialen Komplikationen drohen neben einem Herzinfarkt vor allem auch Lungenödem und schwere Rhythmusstörungen.

Bei der **konservativen operativen Therapie** wird eine mediane Laparotomie durchgeführt. Zur Freilegung der Aorta ist es notwendig, den Dünndarm herauszulagern, in feuchte Tücher einzuschlagen und zur Seite zu lagern. Hierbei kann es zu einem sog. Eventerationssyndrom (Kap. 75.2.3, S. 1069) kommen. Da bis zum Abklemmen der Aorta eine eher restriktive Flüssigkeitszufuhr geboten ist (s. o.), sollte ein Eventerationssyndrom ggf. durch wiederholte Gabe eines Vasokonstriktors und nur zurückhaltend durch Flüssigkeitszufuhr therapiert werden.

Anästhesie bei nicht rupturiertem BAA

Präoperative Phase

Patienten, bei denen ein abdominelles Aortenaneurysma reseziert wird, sind zumeist älter, leiden häufig an koronarer Herzerkrankung (56%), Bluthochdruck (57%), chronisch obstruktiver Lungenerkrankung (24%, wegen Nikotinabusus), Diabetes mellitus (11%) und/oder an Nierenfunktionsstörungen (4,5%) (Teschner u. Dragojevic 1997). Perioperativ drohen vor allem kardiale Komplikationen, aber auch respiratorische und/oder renale Probleme. Es ist daher eine entsprechende präoperative anamnestische, laborchemische und apparativtechnische Einschätzung wichtig (s. o.). Zumeist sind die Patienten vor einer elektiven Operation mit Antihypertensiva und β-Blockern gut vorbehandelt und normotensiv. Da die Patienten oft ein Diuretikum einnehmen, können eine relative Hypovolämie und eine Hypokaliämie vorliegen. Liegt eine ausgeprägte Koronarstenose vor, wird zum Teil vor der Operation des Aortenaneurysmas die Anlage eines aortokoronaren Bypasses (Kap. 79.5.1, S. 1139) empfohlen.

Die Patienten sind mit einem Anxiolytikum (vorzugsweise mit einem Benzodiazepin; z. B. Dikaliumclorazepat am Vorabend und Midazolam am Morgen des OP-Tages) so zu prämedizieren, dass unmittelbar präoperativ sympathikotone Reaktionen vermieden werden können. Aufgrund der stets drohenden Rupturgefahr des Aneurysmas sowie der fast regelmäßig vorliegenden koronaren Herzerkrankung (KHK) sind perioperativ Tachykardie und Hypertension zu vermeiden. Aufgrund der KHK und evtl. bestehender Stenosen der hirnversorgenden Arterien ist aber auch eine Hypotension zu vermeiden.

Präoperativ sind **Notfallmedikamente** in entsprechender Verdünnung aufzuziehen und für eine eventuelle Bolusinjektion bereitzulegen, z. B.:

- Atropin (0,5 mg/ml)
- Nitroglycerin (10 μg/ml)
- Adrenalin (10 μg/ml)

- Noradrenalin (10 µg/ml)
- Lidocain (10 mg/ml)

Zusätzlich sind Dobutamin oder Dopamin und Nitroglycerin (evtl. auch Nitroprussid-Natrium) in einer Spritzenpumpe vorzubereiten.

An **erweiterten Überwachungsmaßnahmen** sind vor allem wichtig:

- blutig-arterielle Druckmessung (die bereits vor Narkoseeinleitung anzulegen ist)
- ZVD-Messung (möglichst kontinuierlich)
- erweiterte EKG-Überwachung (Poor-man's-V_5-Ableitung oder vorzugsweise 5-poliges EKG-Kabel mit ST-Segmentanalyse)
- Pulsoximetrie
- Kapnometrie
- Urinausscheidung
- Temperaturmessung
- Relaxometrie
- wiederholte arterielle (und zentral-/gemischtvenöse) Blutgasanalysen

Außerdem sind wichtig:

- mehrere großlumige periphere Venenkanülen (ggf. ein zentralvenöser Shaldon-Katheter, d. h. ein sehr kaliberstarker Hämodialysekatheter)
- Magenverweilsonde zur Entleerung des Magens und zur Verbesserung der Operationsverhältnisse
- ca. 6–8 Blutkonserven (die im OP-Bereich bereitgestellt sind)
- Gerät für die maschinelle Autotransfusion (Cell Saver, Kap. 24.2.8, S. 532; mittels maschineller Autotransfusion sollte es bei über 90% der elektiven infrarenalen BAA möglich sein, auf Fremdblutgabe zu verzichten)
- Pulmonalarterienkatheter (s. o.)
- Echokardiographie (inzwischen wird die intraoperative Überwachung der Herzfunktion mittels transösophagealer Echokardiographie zunehmend häufiger durchgeführt, Kap. 21, S. 457)
- wärmekonservierende Maßnahmen (Kap. 37.4, S. 651)

Intraoperative Phase

Narkoseverfahren und -einleitung

Es gibt kein Narkotikum und kein spezielles **Narkoseverfahren**, das bei BAA-Operationen eindeutige Vorteile aufweist. Beispielsweise ist die Inzidenz an kardiovaskulären Komplikationen vergleichbar, egal ob bei Hochrisikopatienten eine Allgemeinanästhesie oder eine Kombinationsnarkose (thorakale Periduralanästhesie in Kombination mit einer flachen Allgemeinanästhesie) durchgeführt wird (Baron et al. 1991).

> Wichtig ist dagegen, dass weder stärkere Blutdruckanstiege noch stärkere Blutdruckabfälle auftreten (möglichst Normalwert ± 20–30%). Bei einem semielektiven BAA ist das Risiko, dass das Aneurysma während der Präparation platzt, deutlich erhöht. Ein Blutdruckanstieg muss daher unbedingt vermieden werden.

Bei der **Narkoseeinleitung** müssen Hypertension, Tachykardie, Husten oder Pressen vermieden werden. Häufig wird eine balancierte Narkose (O_2, N_2O, Opioid, volatiles Anästhetikum, mittellang wirkendes Relaxans) durchgeführt. Von den volatilen Inhalationsanästhetika wird meist Isofluran verwendet, da dessen vasodilatierende Wirkung während des Clampings erwünscht ist und auch dessen gute Steuerbarkeit vorteilhaft ist. Zunehmend häufiger wird auch Desfluran eingesetzt. Die Narkoseführung muss an den Begleiterkrankungen des Patienten orientiert werden (s. o.). Liegt beispielsweise eine Herzinsuffizienz vor, sollten volatile Inhalationsanästhetika (in höherer Dosierung) vermieden werden. Besteht dagegen eine deutliche koronare Herzerkrankung ohne Insuffizienzzeichen, dann können volatile Inhalationsanästhetika von Vorteil sein.

Maßnahmen während des Abklemmens

Bei der infrarenalen Aortenabklemmung drohen ein Anstieg von systemischem Gefäßwiderstand (um ca. 30%) und mittlerem arteriellem Blutdruck. Der zentrale Venendruck kann leicht abfallen, aber auch deutlich ansteigen. Der pulmonalarterielle Verschlussdruck kann ebenfalls leicht abfallen, aber auch stärker ansteigen. Ein Anstieg von ZVD und PCWP ist vor allem bei Patienten mit einer Koronarsklerose und auftretender Myokardischämie zu erwarten. Das Herzminutenvolumen fällt ab (ca. 20%). Es drohen linksventrikuläre Wandbewegungsstörungen sowie myokardiale Ischämie. Steigt der Wedge-Druck beim Abklemmen um mehr als ca. 5 mm Hg an, dann sollte die Vorlast mit Nitroglycerin gesenkt werden. Kommt es während des Abklemmens zu Zeichen einer Herzinsuffizienz (übermäßiger Abfall des Herzminutenvolumens), dann sollte eine positiv inotrope Substanz (z. B. Dobutamin oder Dopamin) verabreicht werden.

Um den Blutdruck zu senken, kann es notwendig sein, Vasodilatanzien zu verabreichen. Häufig wird zur **Blutdrucksenkung** Nitroglycerin (Glyceroltrinitrat) verwendet. Nitroglycerin ist jedoch vor allem zur Senkung der Vorlast (und damit des Herzminutenvolumens) geeignet. Zur Blutdrucksenkung beim Cross-Clamping eignet sich vor allem Nitroprussid-Natrium (NPN), da es eine arterielle Vasodilatation verursacht und die erhöhte Nachlast (Afterload) senkt (Dosierung: 0,25–1 µg/kg KG/min). Dennoch wird NPN offensichtlich relativ selten verwendet. Zur Blutdrucksenkung ist zusätzlich eine Vertiefung der Narkose (vorzugsweise mit einem volatilen Inhalationsanästhetikum) notwendig.

Anästhesie – Spezieller Teil

Vor allem bei Patienten mit koronarer Herzerkrankung kann es während des Abklemmens zu myokardialer Ischämie oder **Linksherzinsuffizienz** kommen. Falls Zeichen einer myokardialen Ischämie auftreten, wird häufig eine intravenöse Infusion von Nitrogylcerin durchgeführt.

Intraoperativ können u. U. stärkere **Blutverluste** auftreten. Auch bei abgeklemmter Aorta kann es im Bereich der abgeklemmten Aorta u. U. zu einer arteriellen Blutung kommen. Es handelt sich dann um eine retrograde Blutung aus Arterien, die im ausgeklemmten Aortenstück abgehen. Blutverluste sind umgehend zu ersetzen. Die Aufrechterhaltung eines ausreichenden intravasalen Volumens ist von entscheidender Wichtigkeit. Vor allem dann, wenn das Aneurysma freipräpariert wird, kann es zur Aneurysmaruptur kommen. Um die Zufuhr von Flüssigkeiten und vasoaktiven Substanzen optimal steuern zu können, sollte der ZVD und (evtl. auch der PCWP) wiederholt gemessen werden.

Postoperative Phase

Um eine gute postoperative **Schmerztherapie** zu ermöglichen, kann es bei diesen Patienten sinnvoll sein, eine Periduralanästhesie anzulegen, die jedoch erst kurz vor Operationsende (nach der definitiven Blutstillung) »aufgespritzt« werden sollte (s. o.). Es sind jedoch die o. g. gerinnungsphysiologischen Probleme zu beachten. Eine suffiziente postoperative Schmerzlinderung ist bei diesen kardialen Risikopatienten zur Stressreduktion wichtig und verbessert evtl. die pulmonale Situation.

Je nach Verlauf der Operation (Blutverluste, hämodynamische Stabilität) kann eine unmittelbare postoperative Extubation bzw. eine **Nachbeatmung** auf der Intensivstation angestrebt werden. In der postoperativen Phase drohen öfters Kreislauf-, Lungen- und Nierenprobleme sowie ein paralytischer Ileus. Die Indikation zur postoperativen Nachbeatmung ist ggf. großzügig zu stellen.

Postoperative **Blutdruckanstiege** sind umgehend zu therapieren. Hierzu eignen sich z. B. Nitroglycerin, Urapidil oder Clonidin. Wiederholt sind die peripheren Pulse zu tasten, um die Prothesendurchgängigkeit zu überprüfen und um eine Durchblutungsstörung der unteren Extremitäten frühzeitig erfassen zu können. Außerdem ist auf eine postoperativ oft drohende **Nierenfunktionsstörung** zu achten (s. o.). Nach der Operation eines abdominellen Aortenaneurysmas kann eine **ischämische** Kolitis auftreten. Dies ist vor allem bei einer intraoperativ notwendigen Unterbindung der A. mesenterica inferior zu befürchten. Selten kann sich postoperativ auch eine **Rückenmarkschädigung** zeigen (s. o.).

Anästhesie bei rupturiertem BAA

Zumeist liegt eine Perforation ins Retroperitoneum vor. Der Patient ist möglichst schnell in den Operationssaal zu bringen und es ist unverzüglich mit der Operation zu beginnen. Es müssen so schnell als möglich mehrere großlumige Zugänge platziert werden. Ideal ist die Anlage eines großlumigen zentralvenösen Dialysekatheters (Shaldon-Katheter) oder einer PAK-Schleuse (zumeist über die V. subclavia). Es ist Blut für Laboruntersuchungen, vor allem zur Blutgruppenbestimmung, abzunehmen. Sofort muss eine aggressive Volumensubstitution begonnen werden. Um den Blutverlust nicht weiter zu erhöhen, sollte jedoch bis zum Clamping der Aorta der systolische Blutdruck nicht über ca. 80 mm Hg angehoben werden. Es ist sobald wie möglich mit der Transfusion von Blut (Null negative, ungekreuzte Erythrozytenkonzentrate oder besser blutgruppengleiches, noch ungekreuztes Blut) zu beginnen (Kap. 24.2.6, S. 523).

Die **Intubation** sollte möglichst erst im OP bei desinfiziertem OP-Gebiet und schnittbereiten Operateuren durchgeführt werden, da es mit der Relaxation und dem Erschlaffen der Bauchmuskulatur zu einem verstärkten Blutverlust mit weiterem Blutdruckabfall kommt. Je nach Kreislaufsituation sind für die Intubation evtl. nur niedrig dosierte oder – bei schwerstem Schock – evtl. keine Anästhetika mehr notwendig. Da die Patienten normalerweise nicht nüchtern sind, ist eine Ileuseinleitung durchzuführen. Zur **Narkoseeinleitung** eignen sich Etomidat, Fentanyl und Succinylcholin. Husten, Pressen und Blutdruckanstieg sind bei der Narkoseeinleitung zu vermeiden. Möglichst schnell sollte die Aorta abgeklemmt werden, um eine Kreislaufstabilisierung zu ermöglichen. Erst danach sind meistens die notwendige Zeit und ein ausreichend tastbarer Puls vorhanden, um eine arterielle Kanülierung zur kontinuierlichen Druckmessung durchführen zu können. Erst nach der Narkoseeinleitung ist eine Magensonde zu legen. Bezüglich des weiteren anästhesiologischen Managements sei auf obige Ausführungen beim elektiven BAA verwiesen.

Bei einem **offen rupturierten BAA** ist eine Kreislaufstabilisierung und erfolgreiche Operation schwierig. Die Hospitalletalität wurde mit 67% angegeben (Teschner u. Dragojevic 1997). Meist sind die Patienten jedoch bereits innerlich verblutet, bevor sie ins Krankenhaus eingeliefert werden.

Bei einer **gedeckten Perforation** findet der Blutverlust langsamer statt, und häufig gelingt eine Kreislaufstabilisierung und erfolgreiche Operation. Die Hospitalletalität wurde hierbei mit 42% angegeben (Teschner u. Dragojevic 1997). Bei einer gedeckten Perforation kann es durch Blutdruckspitzen z. B. während der Narkoseeinleitung evtl. vollends zur freien Perforation kommen. Gegebenenfalls ist daher ein Antihypertensivum (Nitroglycerin, Urapidil, Esmolol) zu verabreichen. Zur Narkoseinduktion ist bei noch relativ guter Kreislaufsituation eine sicher ausreichende Medikamentendosierung notwendig. Je nach klinischem Zustand des Patienten und nach entsprechender Absprache mit dem Operateur ist es bei einer gedeckten Perforation evtl. noch möglich, vor der Narkoseeinleitung das Monitoring zu installieren und die hämodynamische Situation zu stabilisieren.

73.2.3 Endovaskuläre Versorgung eines BAA

Operation

Als Alternative zur offenen Resektion eines infrarenalen Aortenaneurysmas mit Interposition einer Kunststoffprothese wird seit einigen Jahren zunehmend häufiger die transvasale Platzierung einer endoluminalen Gefäßprothese durchgeführt. Ca. 30–50% der Patienten mit einem BAA scheinen mit den derzeit verfügbaren Prothesen behandelbar zu sein (Umscheid et al. 1997). Bei diesem minimalinvasiven, radiologisch-interventionellen Verfahren wird über die A. femoralis eine entfaltbare aortale Stentprothese eingebracht, die das Aneurysma überbrückt. Aufgrund der relativ geringen Invasivität des Verfahrens bietet es bei Risikopatienten deutliche Vorteile im Vergleich zu der konventionellen, offenen Aneurysmaoperation.

Kontraindikationen

Eine endoluminale Prothese kann jedoch nicht eingeführt werden, falls sich im Bereich des Aneurysmas größere Gefäßabgänge (z. B. die Nierenarterien) befinden, falls infektiöse Veränderungen im Bereich des Aneurysmas vorliegen oder falls eine allgemeine Kontraindikation gegen Einbringen von Fremdmaterialien besteht. In ca. 2% wird es aus technischen Gründen notwendig, sekundär dennoch eine Laparotomie und eine konventionelle Protheseninterposition durchzuführen (Stelter et al. 1997).

OP-Vorbereitung

Der Patient wird zur transvasalen Platzierung einer endoluminalen Gefäßprothese in Rückenlage auf einem Angiographietisch gelagert. Auf dem Operationstisch muss ein Röntgenlineal angebracht sein. Während der Platzierung des Stents sind vielfach Durchleuchtungen notwendig, sodass auf einen sicheren Selbstschutz vor Röntgenstrahlen zu achten ist. Es sollten eine körperumschließende Röntgenschürze und ein Halsschutz angelegt sowie das Quadratabstandsgesetz beachtet werden.

Prinzip

Nach chirurgischer Freilegung der A. femoralis in der Leiste und Punktion der kontralateralen A. femoralis können entweder aortale Rohrprothesen oder auch Bifurkationsprothesen (Y-Prothesen) transvasal platziert werden. Bei Einführen einer Bifurkationsprothese wird primär ein Aortenstent mit unilateraler Iliakaverlängerung über die freigelegte A. femoralis eingeführt. Der zweite Iliakaschenkel wird dann über die perkutan punktierte kontralaterale A. femoralis eingebracht und unter Röntgendurchleuchtung in den bereits liegenden Prothesenhauptteil eingesetzt. Während der Stent-Implantation soll oft über einen (vom Operateur) transfemoral bis in den Aneurysmasack vorgeschobenen Katheter der Druck im Aneurysma gemessen werden. Hierzu wird vom Operateur die entsprechende Druckleitung dem Anästhesisten angereicht, und die Druckkurve wird zusätzlich zu dem Druck in der A. radialis auf dem Anästhesiemonitor dargestellt. Bei der Entfaltung der Prothese und bei sicherem Ausschalten des Aneurysmas fällt der Druck im Aneurysmasack meist deutlich ab, die Druckkurve wird stark gedämpft und die Amplitude verkleinert sich.

Der Blutverlust ist bei der endovaskulären Stent-Implantation vernachlässigbar gering. Auch entfallen das Cross-Clamping, das Unclamping sowie die damit verbundenen hämodynamischen Probleme.

Anästhesie

Überwachung

Als Monitoring empfehlen sich erweiterte EKG-Überwachung (möglichst mit ST-Segmentanalyse; Kap. 26.5, S. 578), Pulsoximetrie, Kapnometrie, blutig-arterielle Druckmessung, zentrale Venendruckmessung, Temperaturmessung und Relaxometrie. Die blutig-arterielle Druckmessung in der A. radialis ist bereits vor Narkoseeinleitung anzulegen. Dazu ist die rechte A. radialis vorzuziehen, da manchmal vom Operateur die linke A. brachialis freigelegt werden muss, um von dort einen Draht bis in die Aorta einzuführen.

Um ein postoperatives Kältezittern zu vermeiden, sind wärmekonservierende Maßnahmen wichtig (Kap. 37.4, S. 651). Da meist größere Kontrastmittelmengen während der Durchleuchtungskontrollen verabreicht werden, ist eine genaue Überwachung der Urinausscheidung notwendig. Es ist daher ein Dauerkatheter zu legen. Zumeist wird eine Prophylaxe mit einem H_1- und einem H_2-Antagonisten (z. B. 1 mg/kg KG Ranitidin [Sostril], 0,1 mg/kg KG Dimetinden [Fenistil]) durchgeführt, um einem sog. Postimplantationssyndrom (s. u.) vorzubeugen. Außerdem werden in vielen Zentren ca. 2000–3000 IE Antithrombin III (insbesondere bei Patienten der ASA-Gruppen III oder IV) verabreicht. Zusätzlich ist nach Absprache mit dem Operateur eine intravenöse Heparin-Gabe (ca. 5000 IE) sowie eine Antibiotika-Prophylaxe durchzuführen.

Intraoperative Phase

Zur Narkoseeinleitung können z. B. Etomidat plus Sufentanil (oder Fentanyl), und zur Aufrechterhaltung kann ein volatiles Inhalationsanästhetikum (z. B. Desfluran) verwendet werden. Auch eine intravenöse Anästhesie unter Verabreichung von Remifentanil und Propofol per Spritzenpumpe kann mit gutem Erfolg durchgeführt werden, falls die manchmal (vor

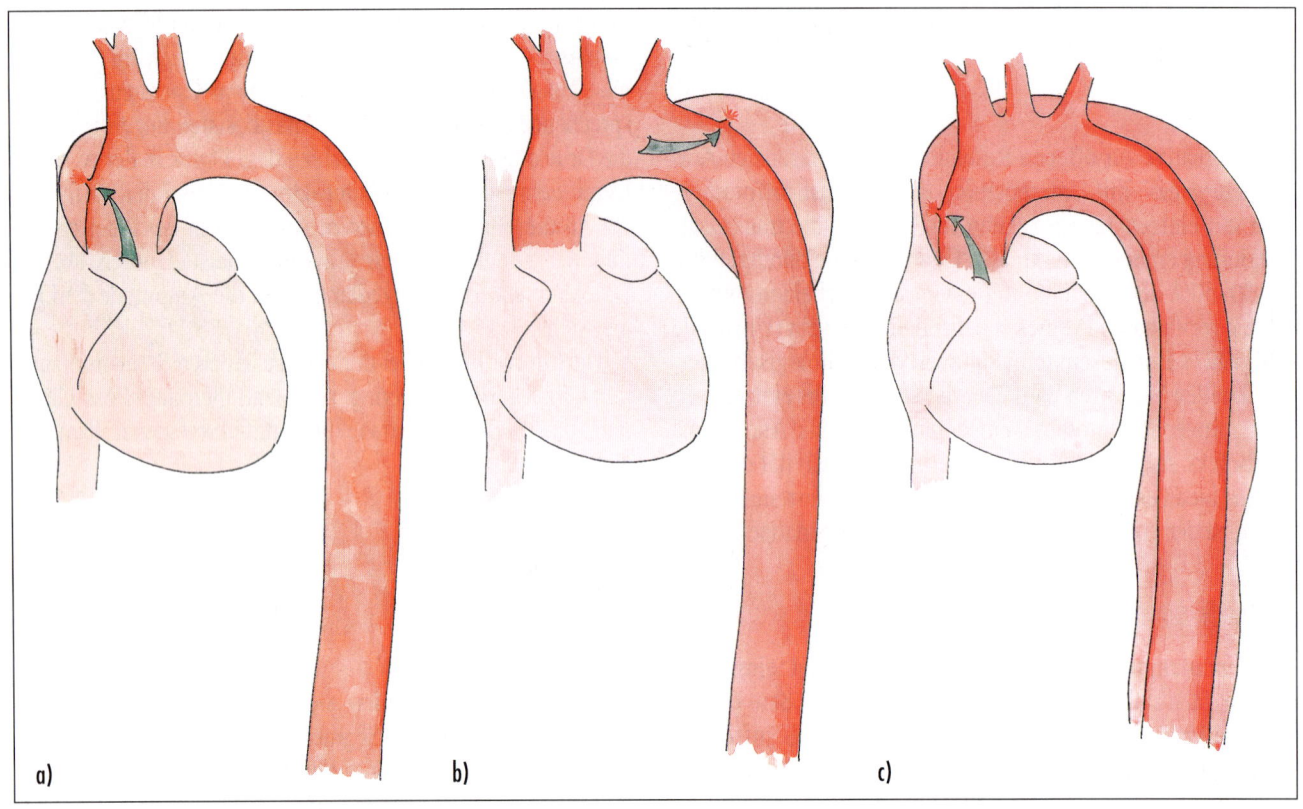

Abb. 73.3 Thorakales dissezierendes Aortenaneurysma; **a:** Typ I; **b:** Typ II; **c:** Typ III nach DeBakey. Bei der neueren Stanford-Klassifizierung werden Typ I und II nach DeBakey als Typ A (Ruptur im Bereich von Aorta ascendens oder Aortenbogen) und Typ III nach DeBakey als Typ B (Ruptur im Bereich der Aorta descendens) bezeichnet.

allem initial) drohenden Blutdruckabfälle und Bradykardien verhindert bzw. umgehend therapiert werden. Die Patienten können normalerweise am Ende der Operation sofort extubiert werden.

Zum Teil wird die transvasale Prothesenplatzierung auch in Periduralanästhesie durchgeführt (Eberle et al. 1996). Die evtl. längere Operationsdauer, die intraoperativ notwendige intravenöse Heparin-Gabe (s. o.) und der ggf. notwendige Wechsel auf eine konventionelle Operationstechnik sprechen jedoch für eine Allgemeinanästhesie.

Selten wird eine Stentprothese auch im Bereich der thorakalen Aorta implantiert. Um während der Expansion der Stentprothese eine Dislokation nach distal zu vermeiden, wird zum Teil ein kurzfristiger (20–30 Sekunden dauernder) kontrollierter Herzstillstand durch intravenöse Adenosin-Gabe (Weigand 1999) oder eine Bolusgabe von Nitroprussid-Natrium in Kombination mit einem provozierten Valsalva-Manöver empfohlen (Toussaint 1998).

Postoperative Phase

In der frühen postoperativen Phase kommt es nach diesen endovaskulären Operationen bei fast allen Patienten zu einem raschen Anstieg der Körpertemperatur. Es lassen sich auch ein Anstieg der laborchemischen Entzündungsparameter und eine Leukozytose nachweisen. Eine Bakteriämie ist dagegen nicht nachweisbar. Diese abakterielle Entzündungsreaktion wird als sog. Postimplantationssyndrom bezeichnet. Es stellt ein kardiopulmonales Risiko dar. Als Ursache werden eine Reaktion auf die Kunststoffprothese und auf die Thrombosierung des Aneurysmarestlumens angeschuldigt.

Die Patienten können postoperativ relativ schnell wieder mobilisiert werden. Die Dauer des Krankenhausaufenthaltes ist mit durchschnittlich 6,3 Tagen (Umscheid et al. 1997) ebenfalls wesentlich kürzer als bei einer konventionellen Protheseninterposition.

73.2.4 Resektion eines thorakalen dissezierenden Aortenaneurysmas

Krankheitsbild

Klassifikationen

Im Bereich der thorakalen Aorta treten vor allem dissezierende Aortenaneurysmata auf. Bei thorakalen Aortenaneurysmata werden zumeist (Klassifikation nach DeBakey) drei Dissektionstypen unterschieden. Eine thorakale Aortendissektion vom **Typ I** beginnt normalerweise einige Zentimeter distal der Aortenklappe im Bereich der Aorta ascendens und reicht meist bis nach lumbal (ca. 70 %, Abb. 73.3a). Bei der seltenen thorakalen Aortendissektion vom **Typ II** endet die Dissektion bereits vor Abgang des Truncus brachiocephalicus wieder (Abb. 73.3b). Am zweithäufigsten beginnt eine thorakale Aortendissektion in der thorakalen Aorta descendens, im Bereich des Ansatzes des Lig. arteriosum (das den bindegewebigen Rest des Ductus arteriosus Botalli darstellt), also unmittelbar distal des Abgangs der linken A. subclavia (**Typ III**) und kann unterschiedlich weit nach distal reichen (Abb. 73.3c). Nach der neueren Klassifikation (Stanford-Klassifikation) werden Typ I und Typ II als Typ A bezeichnet und Typ III nach DeBakey wird als Typ B bezeichnet.

Ursachen

Eine Dissektion der aszendierenden Aorta ist nur selten arteriosklerotisch bedingt, Ursache ist zumeist ein Bluthochdruck. Sie kann auch durch angeborene Bindegewebserkrankungen wie das Marfan-Syndrom (Kap. 58.6, S. 818) oder das Ehlers-Danlos-Syndrom bedingt sein. Ursache kann häufig auch eine Dezelerationsverletzung (vor allem im Rahmen eines Autounfalls) sein. Ein dissezierendes Aneurysma der deszendierenden thorakalen Aorta tritt zumeist bei Patienten mit Bluthochdruck, generalisierter Arteriosklerose oder Nikotinabusus auf.

Klinik

Typisch für eine akute thorakale Aortendissektion sind stärkste Brustschmerzen. Bei Fortschreiten der Dissektion wandert auch die Schmerzlokalisation. Die im Bereich der Aortendissektion evtl. aus der Aorta abgehenden Arterien werden zumeist stark komprimiert. Bei einer dissektionsbedingten Kompression der A. carotis kann ein apoplektischer Insult auftreten, bei Verschluss einer Armarterie droht eine Minderperfusion der Extremität, bei einer Kompression der das Rückenmark mitversorgenden Arterien kann eine Paraparese oder Paraplegie auftreten. Durch eventuellen Verschluss einer Koronararterie kann ein Myokardinfarkt verursacht werden. Typisch für eine Aortendissektion ist, dass die peripheren Pulse der betroffenen Arterienabgänge abgeschwächt sind oder fehlen. Eine akute Aorteninsuffizienz tritt bei $^2/_3$ der Patienten mit einer proximalen Aortendissektion auf. Die häufigste Todesursache in der Frühphase der thorakalen Aortendissektion ist die retrograde Dissektion in den Herzbeutel mit Ausbildung einer Herzbeuteltamponade.

Therapie

Bei einer Aortendissektion muss initial der Blutdruck medikamentös so weit gesenkt werden, dass zerebraler, koronarer und renaler Perfusionsdruck gerade noch ausreichend hoch sind. Außerdem müssen myokardiale Inotropie und Herzfrequenz vermindert und die Schmerzen behandelt werden. Zur kontrollierten Blutdrucksenkung bietet sich eine kontinuierliche Infusion von Nitroprussid-Natrium an. Zur Verminderung von Inotropie und Herzfrequenz bietet sich die Gabe eines β-Blockers (z. B. Esmolol, Kap. 23.4.1, S. 498) an. Der systolische Blutdruck sollte auf etwa 100 mm Hg gesenkt werden. Die Urinausscheidung sollte noch über 25 ml/h betragen.

Bei einer akuten Dissektion der Aorta ascendens sollte – sofern möglich (s. u.) – eine operative Korrektur durch Einsatz einer Gefäßprothese angestrebt werden. Zusätzlich kann auch die Rekonstruktion bzw. der Ersatz der Aortenklappe notwendig sein.

Zur Therapie einer akuten Dissektion der Aorta descendens wird zum Teil eine medikamentöse Therapie, zum Teil eine operative Therapie empfohlen. Eine operative Therapie scheint dann sinnvoll, wenn ein Marfan-Syndrom oder eine dissektionsbedingte Ischämie der Extremitäten vorliegt oder keine ausreichende medikamentöse Blutdruckeinstellung gelingt.

Patienten mit einer schon lange bestehenden Aortendissektion haben die gefährlichste Zeitspanne der Erkrankung bereits überlebt und werden daher normalerweise nicht mehr operativ sondern nur medikamentös (zumeist mit einem β-Blocker und einem Antihypertensivum) therapiert.

Anästhesie bei thorakaler Aortendissektion Typ I und II

Thorakale Aortendissektion Typ I

Da bei der Typ-I-Dissektion der Aortenbogen mit den entsprechenden Gefäßabgängen betroffen ist, gestaltet sich die Operation technisch äußerst schwierig und ist mit einem hohen Risiko behaftet.

Initial wird die A. femoralis vom Operateur kanüliert. Nach venöser Kanülierung des rechten Vorhofs oder der V. femoralis erfolgt die Operation normalerweise unter Anwendung der Herz-Lungen-Maschine (Kap. 79.3, S. 1119) in Kardioplegie und mäßiger Hypothermie. Da sich im abgeklemmten Aortensegment die hirnversorgenden Arterien befinden, müssen der Truncus brachiocephalicus und die linke A. carotis communis kanüliert und ebenfalls arteriell perfundiert werden, um eine Hirndurchblutung sicherzustellen. Auch die Koronararterien müssen perfundiert werden.

Nach Beginn des kardiopulmonalen Bypasses wird die Aorta abgeklemmt und durchtrennt, am Beginn der Dissektion werden innere und äußere Dissektionswände vernäht. Das Dissektionslumen obliteriert hierdurch. Nur selten wird ein prothetischer Ersatz durchgeführt.

Operationen im Bereich des Aortenbogens können auch in tiefer Hypothermie und bei totalem Kreislaufstillstand durchgeführt werden. Im Bereich des Kopfes wird dann eine zusätzliche externe Kühlung durch Eispackungen vorgenommen. Auch eine Rekonstruktion des Aortenbogens ohne Einsatz der Herz-Lungen-Maschine ist möglich. Hierbei werden zuerst Shunts von der Aorta ascendens zu der A. femoralis sowie zu den Karotiden angelegt.

Zur arteriellen Druckmessung ist die linke A. radialis zu kanülieren. Es sind mehrere großlumige periphere Kanülen zu platzieren. Blutkonserven müssen vorbereitet sein, da u. U. akute und starke Blutungen auftreten können. Bei Durchführung der medianen Sternotomie besteht bei einem großen Aneurysma Rupturgefahr. Zur kontrollierten Blutdrucksenkung bietet sich Nitroprussid-Natrium per Spritzenpumpe an. Bei der Narkoseeinleitung sind Blutdrucksteigerungen zu vermeiden, damit die Aortendissektion nicht weiter zunimmt.

Die Besonderheiten bei Operationen unter Verwendung einer Herz-Lungen-Maschine sind ausführlich im Kap. 79.3, S. 1115 beschrieben.

Thorakale Aortendissektion Typ II

Beim Typ II entspricht das anästhesiologische Vorgehen demjenigen bei der Typ-I-Dissektion. Es wird nach einer medianen Sternotomie unter Einsatz der Herz-Lungen-Maschine in Kardioplegie und mäßiger Hypothermie operiert. Operationstechnisch wird die betroffene aszendierende Aorta reseziert und durch eine Gefäßprothese ersetzt. Zumeist erfolgt gleichzeitig auch ein Ersatz der Aortenklappe.

Anästhesie bei thorakaler Aortendissektion Typ III

Bei einer Typ-III-Dissektion wird ohne Kardioplegie (Kap. 79.3, S. 1121), d. h. bei schlagendem Herzen operiert. Es handelt sich um einen anästhesiologisch sehr anspruchsvollen Eingriff. Es wird eine linksseitige Thorakotomie durchgeführt. Operationstechnisch wird die Aorta proximal und distal der Dissektion abgeklemmt. Das betroffene Segment wird reseziert und durch eine Prothese ersetzt. An das Protheseninterponat müssen ggf. größere Gefäßabgänge anastomosiert werden, z. B. die Nierenarterien und der Truncus coeliacus.

Abklemmungsphase

Zum Teil wird die Aorta lediglich abgeklemmt, ohne dass ein Shunt angelegt wird (s. u.). Zur Herzentlastung und zur Verhinderung hypertensiver Blutungen in der oberen Körperhälfte (z. B. Hirnblutungen) sind Vasodilatanzien zu verabreichen (z. B. Nitroprussid-Natrium). Proximal der Abklemmung erfolgt die Perfusion durch das Herz, distal der Abklemmung

ist keine Perfusion vorhanden. Durch die Abklemmung droht eine ischämiebedingte Schädigung von Rückenmark (s. u.), Leber, Nieren und Darm. Vor allem falls die Abklemmzeit länger als 30 Minuten ist, wird meist versucht, die Perfusion distal des abgeklemmten Segments über einen partiellen Bypass oder einen sog. Gott-Shunt sicherzustellen. Beim **partiellen Bypass** (atriofemoraler Bypass) wird ein Katheter über die V. femoralis bis in die untere Holvene vorgeschoben bzw. es wird der rechte Vorhof kanüliert. Es wird zentralvenöses Blut abgesaugt. Dieses wird im Oxygenator der Herz-Lungen-Maschine arterialisiert und dann in die A. femoralis gepumpt (Abb. 73.4a) Es ist auch ein partieller femoro-femoraler Bypass möglich. Beim sog. **Gott-Shunt** wird ein Kunststoffbypass eingesetzt, der Blut zum Teil aus der Aorta ascendens oder der linken A. subclavia in die Aorta distal der Ausklemmung leitet (Abb. 73.4b). Häufig werden diese Operationen auch im **partiellen Linksherzbypass** durchgeführt. Hierbei wird das in der Lunge arterialisierte Blut aus dem linken Vorhof in ein Reservoir abgesaugt und in das arterielle System distal der Abklemmung gepumpt. Das nicht abgesaugte Blut wird vom linken Herzen weitergepumpt und versorgt als »oberer Kreislauf« die Aorta bis zur proximalen Abklemmung. Durch Änderung der abgesaugten Blutmenge kann die Linksherzbelastung und der Blutdruck im »unteren Kreislauf« verändert werden. Der Blutfluss durch die Herz-Lungen-Maschine sollte nicht mehr als ca. $1/3$ des Herzminutenvolumens betragen, um keine zerebrale Minderperfusion zu riskieren. Die Pumpfunktion des rechten Herzens bleibt normal erhalten.

Da über eine linksseitige Thorakotomie operiert wird, ist ein Doppellumen-Tubus zu verwenden und eine Einlungenanästhesie durchzuführen (Kap. 78.3, S. 1101). Um eventuelle akute Blutverluste sofort therapieren zu können, müssen mehrere großlumige periphere Zugänge und vorbereitete Blutkonserven griffbereit sein.

Vor allem falls kein partieller Bypass oder Shunt angelegt wurde, sind beim **Cross-Clamping** sowie beim späteren Unclamping die typischen kardiovaskulären Probleme zu erwarten (s. o.). Aufgrund der hohen Abklemmung drohen dann beim Clamping massive Blutdrucksteigerung und eine enorme Linksherzbelastung (evtl. mit akuter Linksherzdilatation und kardialer Dekompensation). Zur Blutdrucksenkung bietet sich vor allem Nitroprussid-Natrium an.

Vor dem **Unclamping** ist die Zufuhr der Vasodilatanzien und Inhalationsanästhetika zu stoppen, und es ist eine ausreichende Volumenzufuhr wichtig. Kommt es trotz schrittweiser Öffnung der Klemme zu einem stärkeren Blutdruckabfall, dann sind ggf. Vasopressoren vorübergehend notwendig.

Spinale Ischämie

Bei einem Abklemmen oberhalb des Truncus coeliacus besteht das Risiko einer spinalen Ischämie mit Paraplegie, da

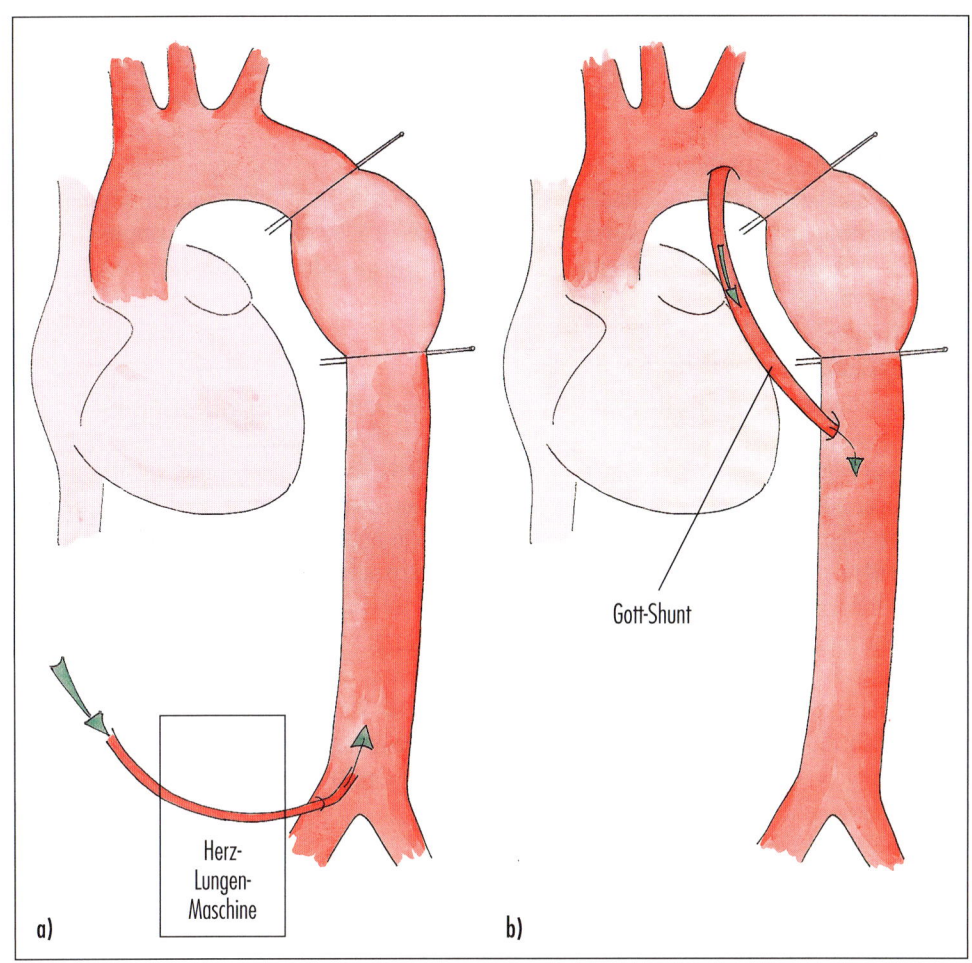

Abb. 73.4 Maßnahmen zur Gewebeperfusion distal des abgeklemmten Segments; **a**: Partieller Bypass; **b**: Gott-Shunt.

die Durchblutung der ventralen Rückenmarksanteile deutlich vermindert ist (s. o.). Während der spinalen Minderperfusion steigt der Liquordruck im Spinalraum an. Dies wird durch die eventuelle Gabe von Vasodilatanzien (Glyceroltrinitat, Nitroprussid-Natrium) noch verstärkt. Um das Risiko einer ischämischen Rückenmarkschädigung zu vermindern, sollte die intraoperative Abklemmzeit der Aorta kurz gehalten werden (unter 30 Minuten). Durch einen evtl. angelegten partiellen Bypass (s. o.) oder eine Shunt-Anlage (zwischen proximaler Aorta und Femoralarterie) kann das Risiko einer Rückenmarkischämie vermindert werden. Ob durch Gabe von Barbituraten, Steroiden oder durch Anlage eines Spinalkatheters (zur Senkung des Liquordrucks und damit zur Verbesserung der Rückenmarkdurchblutung) eine Rückenmarkprotektion möglich ist, ist noch nicht bewiesen.

Überwachung

Bei der Narkose zur Resektion eines Aneurysmas der deszendierenden thorakalen Aorta muss eine kontinuierliche **arterielle Blutdruckmessung** oberhalb (in der A. radialis rechts) und unterhalb (in der A. femoralis) des Aneurysmas durchgeführt werden. Damit ist es möglich, während der Abklemm-phase der Aorta den zerebralen und den renalen Perfusionsdruck beurteilen zu können. Zur kontinuierlichen Messung der Füllungsdrücke sollte möglichst ein **Pulmonalarterienkatheter** platziert werden. Da eine Einlungenanästhesie durchgeführt wird, können die über einen Pulmonalarterienkatheter erhobenen Werte jedoch stark verfälscht sein (vor allem bei Lage des Katheters in der linken Pulmonalarterie, da die linke Lunge intraoperativ von der Ventilation ausgeschaltet wird). Inzwischen wird zunehmend häufiger eine intraoperative transösophageale Echokardiographie (**TEE**) durchgeführt. Damit kann eine Volumen-, Vasodilatanzien- und Sympathikomimetikagabe optimal gesteuert werden. Bei großen Aneurysmata der deszendierenden Aorta sollte die TEE allerdings zurückhaltend eingesetzt werden, da hierdurch u. U. eine Ruptur provoziert werden könnte.

Weitere Maßnahmen

Vor der Clamping-Phase ist eine zurückhaltende Volumengabe wichtig. Zur Überwachung der Urinausscheidung ist ein Blasenkatheter zu legen. Um die Diurese zu steigern, kann ggf. Mannitol (ca. 3 ml/kg KG) und/oder Furosemid verabreicht werden.

Anästhesie – Spezieller Teil

Zur **Aufrechterhaltung einer Allgemeinanästhesie** bietet sich die Gabe eines volatilen Anästhetikums (vorzugsweise Isofluran) in Kombination mit einem Opioid an. Oft wird auch eine TIVA – zunehmend häufiger mit Remifentanil – durchgeführt. Zur Stabilisierung der **hämodynamischen Situation** kann die Gabe von Sympathikomimetika und/oder Vasodilatanzien notwendig sein. Zur Senkung des Blutdrucks (insbesondere bei einer Operation in einfacher Abklemmung ohne Anlage eines partiellen Bypasses oder eines Shunts) wird vor allem Nitroprussid-Natrium (NPN) verwendet. NPN verursacht allerdings häufig eine Reflextachykardie. Gegebenenfalls kann zusätzlich zum NPN noch Esmolol (per Spritzenpumpe) verabreicht werden (Kap. 23.3.3, S. 498). Der mittlere arterielle Blutdruck sollte in der oberen Körperhälfte etwa 100 mm Hg und distal des Aneurysmas über 50 mm Hg betragen. Die Gabe von Vasodilatanzien sollte schon kurz vor der langsamen Abklemmung begonnen werden, um plötzliche enorme Druckanstiege zu vermeiden. Wird der Blutdruck in der oberen Körperhälfte mittels Vasodilatanzien gesenkt, droht auch unterhalb der Abklemmung ein Blutdruckabfall. Durch eine **Laktatanhäufung** (wegen anaerober Glykolyse im ausgeschalteten Körperbereich bei gleichzeitigem Wegfall des Laktatabbaus aufgrund der meist auch nicht mehr perfundierten Leber) droht eine stärkere metabolische Azidose. Diese ist durch entsprechende Bikarbonatgabe zu therapieren. Sind **Bluttransfusionen** notwendig, solange die Leber nicht perfundiert ist, dann kann das Citrat des Stabilisators nicht abgebaut werden. Es ist daher die Gabe von Calcium notwendig (Kap. 24.2.7, S. 526).

Postoperative Phase

Nach Resektion eines thorakalen Aneurysmas können in der unmittelbar postoperativen Phase Herzinsuffizienz, Gasaustauschstörungen und Nierenversagen auftreten. Aufgrund möglicher intraoperativer Luftembolien und Thromboembolien können postoperativ zerebrovaskuläre Störungen vorliegen. Vor allem bei Patienten mit vorbestehender zerebrovaskulärer Insuffizienz drohen solche Komplikationen. Daher ist es wichtig, präoperativ eine genaue neurologische Untersuchung durchzuführen. Aufgrund einer intraoperativen Rückenmarkischämie können postoperativ Paresen oder schlaffe Lähmungen vorliegen. Das Risiko einer Rückenmarkschädigung nimmt bei einer Ischämie > 30 Minuten und einem Aortendruck distal der Abklemmung von < 50 mm Hg deutlich zu. Durch Ableitung von Tibialis-SEP (Kap. 22.4.2, S. 474; s. u.) wird zum Teil versucht, eine Minderperfusion des Rückenmarks mit dadurch bedingter Leitungsverzögerung zu erfassen. Da hierbei die sensiblen Rückenmarkhinterstränge überwacht werden, die Ischämie aber vor allem die motorischen Rückenmarkvorderstränge betrifft, wird die Sensitivität dieser Methode zumeist gering eingeschätzt, obwohl es auch hier positive Beurteilungen gibt (Übersicht bei Dinkel et al. 1994). Mögli-

cherweise können die motorischen Vorderseitenstränge in Zukunft durch motorisch evozierte Potenziale (MEP; Kap. 22.4.1, S. 473) überwacht werden (Übersicht bei Sansome 1999).

Blutdrucksteigerungen sind in der postoperativen Phase umgehend zu therapieren, da sie eine myokardiale Ischämie und evtl. ein Einreißen der Gefäßanastomosen verursachen können. Häufig wird eine antihypertensive Therapie z. B. mit Nitroglycerin, Nitroprussid-Natrium, Hydralazin oder einem β-Blocker notwendig.

73.2.5 Aorten- und Bifurkationsstenose

Liegt eine arteriosklerotisch bedingte chronische Stenose bzw. ein Verschluss der Bauchaorta oder der Aortenbifurkation vor, dann ist – wie bei einem Bauchaortenaneurysma – die Resektion und Interposition einer Kunststoffprothese notwendig. Da aufgrund der chronischen Stenose jedoch zahlreiche Kollateralgefäße ausgebildet sind, führt das Cross-Clamping und das Unclamping zu deutlich geringeren Kreislaufveränderungen als bei der Versorgung einer aneurysmatischen Erweiterung (s. o.). Bezüglich der Narkoseführung gilt sonst das Gleiche wie bei der Operation eines BAA (s. o.).

73.2.6 Thrombendarteriektomie der A. carotis interna

Krankheitsbild

In Westeuropa erleidet ca. einer von 170 Einwohnern im Laufe des Lebens einen Schlaganfall. Zumeist ist eine arteriosklerotische Stenosierung der **A**rteria **c**arotis **i**nterna (ACI-Stenose) die Ursache. Die A. carotis interna ist normalerweise im Bereich des Abgangs aus der Aortengabelung betroffen. Über die beiden Aa. carotis internae fließen ca. 80% der Blutversorgung des Gehirns, ca. 20% des Blutes fließen über die beiden Aa. vertebrales. Patienten mit einer ACI-Stenose weisen meist die für Arteriosklerotiker typischen Risikofaktoren und Begleiterkrankungen auf (s. o.). Therapeutisch kann bei einer ACI-Stenose eine Karotis-**T**hromb**e**nd**a**rteriektomie (Karotis-TEA) durchgeführt werden. Es sollten vor allem symptomatische Karotisstenosen operiert werden.

Von einer symptomatischen Karotisstenose wird gesprochen, falls die Patienten bereits eine **t**ransitorische **i**schämische **A**ttacke (TIA), ein **p**rolongiertes **r**eversibles **i**schämisches **n**eurologisches **D**efizit (PRIND) oder einen progredienten apoplektischen Insult (»stroke in evolution«) mit über Stunden oder Tage zunehmender neurologischer Verschlechterung oder gar einen irreversiblen apoplektischen Insult (»completed stroke«) mit permanentem neurologischem Defizit hatten. Nach einer TIA bilden sich die neurologischen Symptome (vor allem Störungen der Sensibilität und/oder Motorik in Fingern, Arm, Bein oder Sprachstörungen, Sehstörungen [Amaurosis fugax]) innerhalb von Minuten oder Stunden wieder zurück. Spätestens nach einem Tag sind die Symptome verschwunden. TIAs treten öfters im Abstand von Tagen oder Wochen wiederholt auf. Es lässt sich kein morphologischer Defekt im Gehirn nachweisen. TIAs sind vor allem durch eine Embolisation von Plaques, Thrombozytenaggregaten oder Cholesterin-Kristallen aus arteriosklerotischen Gefäßläsionen oder durch hämodynamische Probleme (Blutdruckabfälle) bedingt. Bei einem **PRIND** bilden sich die neurologischen Defizite innerhalb von 2–3 Tagen, spätestens nach ca. 1 Woche wieder zurück. Es können evtl. kleine morphologische Hirndefekte nachgewiesen werden. Bei einer sehr differenzierten neurologischen Untersuchung lässt sich ein bleibendes neurologisches Restdefizit nachweisen. Für einen irreversiblen **apoplektischen Insult** sind bleibende neurologische Defizite typisch.

Operation

Indikationen

Patienten mit einer > 70–99%igen symptomatischen Stenose profitieren statistisch gesehen von der Operation (European 1991; North American 1991). Nach der Operation ist in den ersten zwei postoperativen Jahren die Apoplexinzidenz um 50–66% geringer als unter konservativer Therapie mit Thrombozytenaggregationshemmern (z. B. 100–125 mg Acetylsalicylsäure/d). Für 30- bis 70%ige Stenosen kann noch keine definitive Aussage darüber gemacht werden, ob eine Operation Vorteile bringt. Patienten mit einer unter 30%igen Stenose profitieren von einer Operation nicht (European 1991). Bei asymptomatischen, hochgradigen Karotisstenosen ist die Operationsindikation noch nicht allgemein anerkannt, auch wenn sie an einzelnen Zentren häufig operiert werden. Bei diesen Patienten liegt das jährliche Infarktrisiko ungefähr in der Größe der perioperativen Mortalitäts- und Morbiditätsrate.

Entwickelt sich ein progredienter apoplektischer Insult, kann ggf. innerhalb von 6 Stunden noch eine TEA der A. carotis interna durchgeführt werden. Bei einem bereits abgelaufenen, irreversiblen Insult ist in den ersten ca. 3–6 Wochen danach eine TEA kontraindiziert, da sonst im Rahmen des postoperativen Hyperperfusionssyndroms (s. u.) eine neurologische Verschlechterung der Symptomatik zu erwarten ist, evtl. kann auch eine Hirnblutung auftreten.

> Die Indikation zur Karotis-TEA sollte eng gestellt werden, da die postoperative kardiale und neurologische Morbidität sowie die perioperative Mortalität relativ hoch sind (s. u.). Die Langzeitprognose dieser Patienten wird durch die normalerweise zusätzlich bestehende koronare Herzerkrankung und nicht durch die Karotisstenose bestimmt.

Perioperative Letalität und Komplikationen

Die Letalität aufgrund eines perioperativen Myokardinfarktes wird mit ca. 0,5–4% angegeben. Ca. 50% der perioperativen Todesfälle sind kardial bedingt. Das Risiko eines perioperativen neurologischen Defizits wird mit 5,5–7,5% angegeben (European 1991; North American 1991). Ein neurologisches Defizit kann sich z. B. in Fazialisparese, Sensibilitätsstörungen oder einer motorischen Lähmung äußern. Die wichtigsten Ursachen sind Thromboembolisationen (die von den arteriosklerotischen Plaques der A. carotis ausgehen) sowie Ischämien während des Abklemmens. Das Risiko thromboembolischer Komplikationen (vor allem beim Freipräparieren des Gefäßes oder beim Einlegen eines eventuellen Shunts; s. u.) ist hierbei um ein Vielfaches höher als das Ischämierisiko.

Bei der operativen Entfernung des arteriosklerotischen Materials ist eine vorübergehende Abklemmung (Clamping) der A. carotis proximal und distal der Gefäßstenose notwendig. Einige Minuten vor dem Abklemmen sind ca. 5 000 IE Heparin intravenös zu verabreichen (s. o.). Durch die Abklemmung ist die Hirndurchblutung gefährdet, falls die Kollateraldurchblutung über den Circulus arteriosus cerebri (Circulus Willisi) nicht ausreichend ist.

Technik

Operationstechnisch kann nach Längsinzision des Gefäßes (von der A. carotis communis bis in die A. carotis interna) eine offene Desobliteration (Ausschälung) durchgeführt werden. Normalerweise wird bei dieser Operationstechnik mit **Patch-Plastik** (autologer Venenpatch aus V. saphena magna oder einem Kunststoffpatch) zusätzlich eine Erweiterungsplastik durchgeführt. Gegebenenfalls kann hierbei ein temporärer Bypass durch Einlage eines intraluminären Shunts (eines heparinisierten Teflonröhrchens) angelegt werden (s. u.). Bei der inzwischen zunehmend häufiger durchgeführten **Eversionsplastik** wird die A. carotis interna an der Karotisgabel abgesetzt. Durch Umstülpen der A. carotis interna (wie beim Umdrehen einer Socke) wird die Gefäßintima nach außen verlagert, wodurch die arteriosklerotischen Plaques leichter entfernt werden können. Anschließend wird das Gefäß reanastomosiert. Ein Erweiterungspatch wird hierbei nicht eingenäht. Entscheidender Vorteil der Eversionsplastik ist, dass die Operationszeit und damit die notwendige Abklemmzeit kürzer ist. Bei dieser Technik ist es jedoch nicht möglich, einen intraluminalen Shunt einzulegen. Bei mangelhafter Operationstechnik können sich Stufen im Bereich der Gefäßintima bilden und dadurch kann eine Dissektion begünstigt werden. Die Abklemmphase sollte bei einer TEA möglichst kurz sein (< 30–40 Minuten).

Eine ACI-Stenose könnte im Prinzip auch mit einer perkutanen endoluminalen **Stent-Implantation** (ähnlich wie bei der endovaskulären Versorgung eines Aortenaneurysmas; s. o.) versorgt werden. Obwohl die endoluminale Therapie der Karotisstenose propagiert wurde (Mathias et al. 1999), wird dieses Verfahren bisher nur selten praktiziert und noch heftig und kontrovers diskutiert (Leserbriefe 2000).

Ziel bei der Narkoseführung zur Karotis-TEA muss es sein, die zerebrale und kardiale Perfusion zu optimieren.

Anästhesie

Präoperative Phase

Bei Patienten mit einer Karotisstenose liegen häufig die für Arteriosklerotiker typischen Nebenerkrankungen vor (s. o.). Daher ist es insbesondere wichtig, die Patienten kardial genau zu beurteilen sowie den Blutdruck an beiden Armen zu überprüfen. Bei Patienten mit einem präoperativ schlecht eingestellten Hypertonus sind perioperative neurologische Komplikationen mehr als dreimal so häufig wie bei gut eingestelltem Blutdruck. Anamnestisch ist nach einer TIA, einem PRIND oder Apoplex zu fragen (s. o.). Das Ausmaß der Karotisstenose sowie die Durchgängigkeit der anderen hirnversorgenden Arterien (kontralaterale ACI-Stenose, Stenose der A. vertebralis) sind zu klären. Bei einer Stenose der A. vertebralis kann es bei bestimmten Kopfhaltungen zu Schwindel kommen.

Intraoperative Phase

Narkoseverfahren und -form

Eine TEA kann im Prinzip erfolgreich in **Lokalanästhesie** operiert werden (Nordström et al. 1996). Dazu wird meist der Plexus cervicalis blockiert, ggf. mit zusätzlicher Infiltrationsanästhesie. Hierbei sind sowohl die tiefe als auch die oberflächliche Blockade des Plexus cervicalis gleich gut geeignet (Stoneham et al. 1998). Die Operation kann evtl. auch in reiner Infiltrationsanästhesie durchgeführt werden (zum Teil wurde hierfür auch eine zervikale Periduralanästhesie beschrieben). Als Vorteil der Operation in Lokalanästhesie wird die Möglichkeit zur kontinuierlichen klinisch-neurologischen Überwachung angegeben (Nordström et al. 1996). Nachteile scheinen der geringe Patientenkomfort und die evtl. größere kardiale Belastung zu sein, denn eine starke Sedierung ist während der Operation zu vermeiden, da dies die neurologische Beurteilbarkeit beeinträchtigen würde. Treten neurologische Probleme auf (zerebraler Krampfanfall, apoplektischer Insult), dann muss der Patient während der Operation unter erschwerten Bedingungen intubiert und anästhesiert werden. Die Inzidenz kardialer oder neurologischer Komplikationen konnte bei Operationen in Lokalanästhesie nicht gesenkt werden.

> Eine Karotis-TEA wird in Deutschland normalerweise (ca. 95% der Krankenhäuser) in Allgemeinanästhesie durchgeführt (Thiel u. Ritzka 2001).

Eine **Allgemeinanästhesie** für eine Karotis-TEA kann als Inhalationsanästhesie, balancierte Anästhesie oder IVA bzw. TIVA durchgeführt werden. Die Wahl des Narkoseverfahrens scheint sekundär, sofern Blutdruck (± 20%) und Ventilation (Normoventilation oder nur geringe Hyperventilation) im Zielbereich gehalten werden.

Narkoseeinleitung

Als Induktionshypnotikum scheint eine bedarfstitrierte Thiopental-Injektion gut geeignet zu sein. Der zerebroprotektive Effekt des Thiopentals ist erwünscht. Thiopental kann jedoch zu einem nachteiligen Blutdruckabfall führen. Alternativ bietet sich oft die Gabe von Etomidat an. Zur Narkoseeinleitung sollte stets ein Opioid (z. B. 20 μg Sufentanil) verabreicht werden. Dadurch können sympathikotone Reaktionen bei der Intubation vermindert werden, und es genügt eine geringere Dosis des Einleitungshypnotikums. Blutdruckanstiege oder -abfälle sollten sofort therapiert werden. Zur Therapie einer eventuellen Hypotension sollte z. B. Akrinor bereits aufgezogen bereit liegen. Der Tubus sollte auf der nicht zu operierenden Seite im Mundwinkel fixiert werden.

Narkoseführung

Die Gabe eines **volatilen Anästhetikums** hat den Vorteil der guten Steuerbarkeit. Isofluran senkt den zerebralen Sauerstoffbedarf ($CMRO_2$; Kap. 69.1.4, S. 963) deutlicher als z. B. Halothan oder Enfluran. Es kann aber zu deutlichen Blutdruckabfällen führen. Sevofluran scheint ähnliche Wirkungen auf den $CMRO_2$ zu haben wie Isofluran, hat jedoch geringere Auswirkungen auf den Blutdruck. Bezüglich der intraoperativen **Ventilation** wurden sowohl eine Hypoventilation als auch eine Hyperventilation bereits propagiert. Eine Hypoventilation mit Hyperkapnie führt jedoch nur im gesunden, nicht ischämischen Bereich zu einer Vasodilatation. Im ischämischen Bereich muss bereits von einer maximalen Vasodilatation ausgegangen werden. Durch diese Vasodilatation im gesunden Areal könnte jedoch ein ungünstiges Steal-Phänomen ausgelöst werden. Bei einer Hyperventilation kann im gesunden, nicht ischämischen Bereich eine Vasokonstriktion erwartet werden. Damit könnte dem ischämischen Hirnareal mehr Blutfluss zur Verfügung stehen. Der Effekt ist jedoch im Einzelfall nicht voraussehbar. Bei einer Hyperventilation droht aber auch eine Linksverschiebung der Sauerstoffdissoziationskurve mit verschlechterter Sauerstoffabgabe ans Gewebe. Inzwischen wird normalerweise eine Normoventilation oder eine nur geringe Hyperventilation empfohlen. Die nochmalige Gabe einer (zerebroprotektiven) **Barbiturat-Dosis** vor dem Abklemmen der A. carotis kann wegen evtl. Kreislaufdepression nicht empfohlen werden. Die Gabe von **Glukoselösungen** ist zu vermeiden, da durch eine Hyperglykämie das neurologische Outcome verschlechtert werden kann (Kap. 69.3.3, S. 978).

Während der Abklemmphase sollte der mittlere arterielle Blutdruck um ca. 10–15% erhöht sein. Dadurch kann die **zerebrale Kollateraldurchblutung** verbessert werden. Eine stärkere Blutdrucksteigerung führt evtl. zu einer Myokardischämie und sollte therapiert werden, vor allem durch Vertiefung der Narkose, vorzugsweise mit einem volatilen Inhalationsanästhetikum. Auch durch die Anlage eines Shunts kann eine bessere Hirndurchblutung erzielt werden. Durch Einlage eines intraluminalen Shunts kann die Zeitdauer des Perfusionsstopps signifikant verkürzt werden (Omlor u. Walter 1997). Ein solcher Shunt ist jedoch mit einem eigenen, relativ hohen Risiko verbunden. Durch eine Shunt-Anlage können Mikroembolisationen (atheromatöses Gewebe oder Luft) nach zerebral begünstigt werden. Außerdem kann die Intima verletzt werden, was Rezidivstenosen begünstigt. Daher wird eine Shunt-Anlage zumeist nur dann empfohlen, wenn durch das Abklemmen eine zerebrale Ischämie verursacht wird (in ca. 7% der Fälle; s. u.). Ob die Anlage eines Shunts notwendig ist, kann am besten durch Ableitung von **s**omatosensorisch **e**vozierten **P**otenzialen (SEP, s. u.) entschieden werden.

Von einzelnen Autoren wird allerdings berichtet, dass die Inzidenz intraoperativer zerebraler Embolien unter Verwendung eines Shunts nicht erhöht sei (Omlor u. Walter 1997). Sie empfehlen daher die routinemäßige Anwendung eines intraluminalen Shunts. Nach einer neuen Umfrage wird in einem überraschend hohen Prozentsatz (ca. 45%) der befragten gefäßchirurgischen Abteilungen Deutschlands (fast) immer ein Shunt gelegt (Thiel u. Ritzka 2001).

Um das **Thromboembolie-Risiko** zu minimieren, werden vor dem Abklemmen der A. carotis ca. 75–100 IE/kg KG Heparin (beim Erwachsenen meist ca. 5000 IE) intravenös verabreicht. Die Heparin-Dosierung sollte idealerweise mittels der »**a**ctivated **c**lotting **t**ime« (ACT; Kap. 79.3, S. 1123) überwacht werden. Der präoperative normale ACT-Wert (ca. 105–165 Sekunden) sollte nach Heparin-Gabe um 50–100% (auf ca. 160–300 Sekunden) verlängert sein. Zumeist wird nach Wiederfreigabe der A. carotis das Heparin nicht mit Protamin antagonisiert. Ausnahmsweise kann aber – vor allem bei einer unzureichenden Blutstillung – auf Wunsch des Operateurs eine (Teil-)Antagonisierung des Heparins mit Protamin vorgenommen werden (Kap. 23.9.2, S. 505).

Bei der operativen Freilegung der Karotisgabel kann es durch Manipulationen am **Karotissinus** evtl. zu einer Bradykardie kommen. Die operativen Manipulationen sind dann kurzfristig zu unterlassen, ggf. ist Atropin (oder Orciprenalin, Suprarenin) zu verabreichen. Gegebenenfalls kann ein operativ leicht stimulierbarer Karotissinus auch durch Untersprit-

zung mit einem Lokalanästhetikum blockiert werden. Bei einer Hypotension ist die Narkose zu verflachen (vor allem die Konzentration des volatilen Inhalationsanästhetikums ist zu reduzieren), Volumen ist zu infundieren, und ggf. ist ein blutdrucksteigerndes Medikament zu verabreichen (vor allem Akrinor, selten ein Katecholamin, z. B. niedrig dosiertes Arterenol, per Spritzenpumpe).

Beim intraoperativen **Abklemmen der A. carotis interna** kommt es oft zu einem deutlichen Blutdruckanstieg. Dies ist dadurch zu erklären, dass plötzlich die Stimulation der im Bereich der Karotisgabel liegenden Barorezeptoren wegfällt. Es wird vom Körper ein Blutdruckabfall vermutet, wodurch ein kompensatorischer Blutdruckanstieg verursacht wird.

Nach erneuter Freigabe der A. carotis sollten normotensive Werte angestrebt werden. Bei der Narkoseausleitung sind Tachykardie und Blutdruckanstieg zu vermeiden bzw. umgehend zu therapieren (z. B. mit Nitroglycerin, Esmolol). Bei Blutdruckanstiegen drohen Nahtinsuffizienz und stärkeres Hyperfusionssyndrom (s. u.).

Ob eine suffiziente Kollateralversorgung vorhanden ist, die ein gefahrloses Abklemmen der A. carotis erlaubt, kann präoperativ nicht erfasst werden.

Überwachung

Bereits vor Narkoseeinleitung ist eine blutig-arterielle Druckmessung anzulegen, die auch noch in der frühen postoperativen Phase belassen werden sollte. Es ist ein für den Patienten (hoch-)normaler Blutdruck bei normaler Herzfrequenz anzustreben. Eine Hypotonie ist aufgrund der zumeist eingeschränkten zerebralen Autoregulation unbedingt zu vermeiden. Um perioperativ Myokardischämien gut erfassen zu können, empfiehlt sich eine erweiterte EKG-Ableitung, z. B. eine »poor man's V5«-Ableitung oder eine 5-polige EKG-Ableitung mit ST-Segmentanalyse (Kap. 26.5.4, S. 579). Außerdem empfiehlt sich eine kapnographische Überwachung der Ventilation.

Zur intraoperativen Kontrolle der Kollateralversorgung und damit der zerebralen Funktion bzw. der zerebralen Perfusion kommen folgende Überwachungsmaßnahmen infrage:

Somatosensorisch evozierte Potenziale (SEP): Ableitung und Interpretation der SEPs werden ausführlich im Kap. 22.4.2, S. 474 beschrieben. Die SEP-Ableitung stellt inzwischen den Goldstandard des Neuromonitorings in der Karotis-Chirurgie dar. Oft wird die SEP-Ableitung als Routine-Monitoring empfohlen (Dinkel 1997). Da die Methodik allerdings sehr aufwendig ist, wird sie nur relativ selten durchgeführt. Nach einer neuen Umfrage wird die SEP-Ableitung in knapp 30% der gefäßchirurgischen Abteilungen Deutschlands durchgeführt (Thiel u. Ritzka 2001). Bei einer Karotis-TEA wird, nach transkutaner elektrischer Reizung des kontralateralen N. medianus über dem sog. Erb-Punkt, dem Rückenmark auf Höhe von C7 und C2 und dem zur Operationsseite ipsilateralen Gyrus postcentralis abgeleitet. Es wird vor allem die Amplitudenerniedrigung (zwischen N20 und P25) beurteilt. Daneben kann auch die Verlängerung der zentralen Überleitungszeit beurteilt werden. Eine Verlängerung der zentralen Überleitungszeit um mehr als 20% wird als kritisch betrachtet. Je nachdem, wie stark die SEP-Amplituden nach einem versuchsweisen Abklemmen der A. carotis interna abfallen, kann die Anlage eines Shunts sinnvoll sein oder nicht. Oft wird ein Amplitudenabfall (N20/P25) um mehr als 50%, manchmal auch erst ein SEP-Verlust als Indikation für eine Shunt-Einlage angesehen. Bei ca. 7% der Patienten wurde mittels SEP-Ableitungen eine unzureichende Kollateralversorgung beschrieben (SEP-Verlust, Dinkel 1997). Patienten, die trotz SEP-Verlust ohne Shunt-Einlage operiert wurden, wiesen in ca. 70% ein postoperatives neurologisches Defizit auf, während bei Patienten, bei denen aufgrund eines SEP-Verlusts ein Shunt eingelegt wurde, nur in ca. 30% ein postoperatives neurologisches Defizit auftrat (Dinkel 1997). Da Amplituden und Latenzen der SEPs vor allem durch volatile Inhalationsanästhetika dosisabhängig beeinträchtigt werden (Kap. 22.4.2, S. 475), sollte während der Abklemmungsphase die Narkosetiefe möglichst wenig verändert werden. Die SEP-Überwachung ist sehr aufwendig und erfordert einen zweiten Anästhesisten. Werden die SEP-Ableitungen vom narkoseführenden Anästhesisten überwacht, droht die Gefahr, dass er zu sehr von dieser Überwachungsmethode beansprucht wird und die Narkoseführung darunter leidet. Es ist sicherlich besser, den Blutdruck optimal einzustellen als SEPs abzuleiten und aufgrund der dadurch bedingten Ablenkung einen erniedrigten Perfusionsdruck nicht umgehend zu therapieren.

Transkranielle Doppler-Sonographie (TCD): Bei der transkraniellen Doppler-Sonographie wird die Blutströmungsgeschwindigkeit (durch das Schläfenbein) in der A. cerebri media bestimmt. Voraussetzungen für eine gute Aussagekraft sind eine kontinuierliche Ableitung sowie ein gleich bleibender Gefäßdurchmesser. Falls die mittlere Flussgeschwindigkeit nicht auf unter 40% des Ausgangswerts abfällt, braucht nicht von einer stärkeren Ischämie ausgegangen zu werden. Nimmt die mittlere Flussgeschwindigkeit nach der Wiedereröffnung des rekonstruierten Gefäßes um über 200% zu, spricht dies für ein schweres Hyperperfusionssyndrom (s. u.). Der Stellenwert der TCD im Rahmen der TEA-Chirurgie ist noch nicht genau geklärt. Nachteile sind, dass die Methode in bis zu 30% der Patienten nicht anwendbar ist und dass Artefakte nicht sicher von echten Thromboembolien unterschieden werden können. Die Durchführung und Interpretation der TCD wird ausführlich im Kap. 22.5, S. 476 diskutiert. Lediglich in 10 von 208 gefäßchirurgischen Abteilungen Deutschlands wird eine TCD-Überwachung praktiziert (Thiel u. Ritzka 2001).

Stumpfdruck: Wird die eine A. carotis abgeklemmt, dann fließt Blut der kontralateralen A. carotis über den Circulus Willisi zum Versorgungsgebiet der abgeklemmten A. carotis

interna und auch retrograd in den distalen Karotisstumpf. Beträgt der Druck im distalen Karotisstumpf (sog. Stumpfdruck) unter 50(–60) mm Hg, dann wurde oft von einer insuffizienten Kollateraldurchblutung über den Circulus Willisi ausgegangen und die Anlage eines Shunts empfohlen. Es konnte jedoch gezeigt werden, dass der Stumpfdruck nur ein schlechter Parameter für den Blutfluss ist. Er sollte nicht mehr gemessen werden. Über 50% der Patienten weisen einen Stumpfdruck unter 50 mm Hg auf, ohne dass es zu einem SEP-Verlust oder zu neurologischen Defiziten kommt (Dinkel 1997). Die Stumpfdruckmessung hatte ihre Popularität vor allem ihrer einfachen Durchführbarkeit zu verdanken. Nach einer neuen Umfrage wird sie aber immer noch in 40 von 208 gefäßchirurgischen Abteilungen Deutschlands praktiziert (Thiel u. Ritzka 2001).

Jugularvenöse Sättigungsmessung (SvjO$_2$): Sie hat sich in der Karotis-Chirurgie nicht bewährt (Beschreibung der Methode Kap. 22.7, S. 477).

Transkranielle Sättigungsmessung: Sie hat sich in der Karotis-Chirurgie nicht bewährt (Beschreibung der Methode Kap. 22.6, S. 477).

Blutrückfluss: Falls kein zerebrales Monitoring durchgeführt wird, kann vom Operateur klinisch beurteilt werden, wie der Blutrückfluss aus dem Karotisstumpf ist. Wird dieser Blutrückfluss (nicht Stumpfdruck) als zu gering eingeschätzt, kann dies ein Hinweis auf eine unzureichende Perfusion und eine Indikation für eine Anhebung des arteriellen Blutdrucks sein.

> Nach einer neuen Umfrage wird in ca. 43% der gefäßchirurgischen Abteilungen auf ein Neuromonitoring komplett verzichtet (Thiel 2001).

Postoperative Komplikationen

Blutdruckinstabilität

Postoperativ tritt oft eine Blutdruckinstabilität auf (in > 75% in den ersten 24 postoperativen Stunden). Als Ursache einer häufig auftretenden Hypertonie wird z. B. eine operative Denervierung der Barorezeptoren im Karotissinus angeschuldigt. Die nun fehlenden Impulse aus dem Karotissinus werden vom Körper als Hypotension interpretiert und führen zu einer kompensatorischen Blutdrucksteigerung. Ist dagegen die Innervation der ausgeschälten Karotisgabelung noch intakt, dann melden die nun nicht mehr von arteriosklerotischen Plaques bedeckten Barorezeptoren eine ungewohnt starke Stimulation. Dies wird als falsch hoher Blutdruck interpretiert und führt zu einem kompensatorischen Blutdruckabfall. Eine Hypertension ist postoperativ deutlich häufiger als eine Hypotonie. Bei Patienten mit postoperativ stark erhöhtem Blutdruck treten gehäuft neurologische Defizite auf. Eine Hypertonie sowie eine Hypotension sind auch in der postoperativen Phase umgehend zu therapieren. Bei einer Hypertension drohen Myokardischämie, Herzinfarkt, stärkeres Hyperperfusionssyndrom (s. u.) und Hämatom im Wundbereich. Gegebenenfalls kann die Gabe eines Antihypertensivums (Urapidil, Clonidin, Nitroglycerin) und/oder eines ß-Blockers (z. B. Esmolol) notwendig sein.

Hyperperfusionssyndrom

Bei hochgradiger ACI-Stenose kommt es im entsprechenden Versorgungsgebiet zu einer ischämisch bedingten Vasoparalyse, zur Aufhebung der zerebralen Autoregulation und im Laufe der Zeit zu einer Gefäßwandveränderung. Nach der operativen Beseitigung einer hochgradigen Stenose droht daher eine vorübergehende (einige Tage dauernde) Hyperperfusion (sog. Hyperperfusionssyndrom) mit ipsilateralem Hirnödem, Kopfschmerzen, Gesichts- und Augenschmerzen, evtl. zerebralen Krampfanfällen oder einer Hirnblutung. Hierdurch nimmt der zerebrale Perfusionsdruck normalerweise bis zu 35% zu. In Einzelfällen kann der zerebrale Perfusionsdruck aber auch um über 100% ansteigen. Nach einigen Tagen haben sich die zerebralen Autoregulationsmechanismen wieder eingestellt. Von manchen Operateuren wird zur Prophylaxe eines solchen Ödems die intraoperative Gabe eines Glukokortikoids (z. B. 8–40 mg Fortecortin) gewünscht.

Sonstige Komplikationen

An postoperativen Komplikationen können eine **Verletzung des N. recurrens** (evtl. mit Stimmbandlähmung auf der Operationsseite) sowie eine **Schädigung des N. hypoglossus** (in ca. 5%, mit Abweichen der herausgestreckten Zunge zur geschädigten Seite hin) imponieren. Ursache ist meist eine Druckschädigung durch einen Operationshaken.

Postoperativ ist eine engmaschige neurologische Überwachung notwendig. Tritt in den ersten postoperativen Stunden eine akute Halbseitenlähmung auf, sollte stets an eine **Thrombosierung der A. carotis** gedacht werden. Es ist eine sofortige dopplersonographische Abklärung und ggf. eine operative Revision notwendig.

Postoperativ lässt sich regelmäßig eine deutliche **Weichteilschwellung** im Bereich der oberen Luftwege nachweisen (Carmichael 1996). Ein evtl. postoperativ auftretendes Hämatom im Wundbereich kann zu einer weiteren Kompression der oberen Luftwege, evtl. mit Behinderung der Spontanatmung führen. Dadurch können schwierigste Intubationsbedingungen entstehen. Eine notwendige Reintubation sollte ggf. fiberbronchoskopisch am spontan atmenden Patienten und unter Koniotomiebereitschaft durchgeführt werden. Die Reintubation kann durch eine evtl. massive Schwellung im Larynxbereich extrem erschwert sein. Die Intubation bei erwarteten Intubationsproblemen wird ausführlich im Kap. 27, S. 583

besprochen. Gegebenenfalls ist die Operationsnaht vor Narkoseeinleitung zu eröffnen, um die Entlastung eines großen Hämatoms zu ermöglichen. Dadurch kann sich eine Atemwegseinengung u. U. entscheidend verbessern.

> Aufgrund der hohen postoperativen Komplikationsrate sind Patienten nach einer TEA-Operation die ersten 24 postoperativen Stunden auf einer (Intensiv- oder) Wachstation engmaschig zu überwachen. Es ist eine wiederholte Dokumentation von Blutdruck, neurologischem Status und Wundverhältnissen (Nachblutung?) notwendig.

73.2.7 Gefäßchirurgische Eingriffe wegen peripherer AVK

Allgemeine Bemerkungen

Bei gefäßchirurgischen Eingriffen an peripheren Arterien handelt es sich zumeist um Operationen, bei denen arteriosklerotisch bedingte Gefäßstenosen mittels Venen-Bypass überbrückt oder mittels Thrombendarteriektomie beseitigt werden sollen (z. B. femoro-poplitealer Bypass, A.-femoralis-profunda-Plastik, Abb. 73.1). Diese Patienten haben oft die für Arteriosklerotiker typischen Vorerkrankungen (s. o.). Da es sich zumeist um kardiovaskuläre Risikopatienten mit weit fortgeschrittener peripherer arterieller Verschlusskrankheit, Koronar- und Zerebralsklerose handelt, weisen periphere arterielle Gefäßeingriffe eine relativ hohe perioperative Morbiditäts- und Mortalitätsrate auf. Die Inzidenz perioperativer Myokardinfarkte wird bei diesen Operationen meist mit 4–15% angegeben. Ca. 50% der perioperativen Todesfälle sind durch einen Myokardinfarkt bedingt. Aufgrund der bei diesen Patienten meist deutlich eingeschränkten Gehstrecke (Claudicatio intermittens) kann die kardiale Belastbarkeit klinisch kaum abgeschätzt werden.

Anästhesie

Bei der Operation chronisch arterieller Gefäßverschlüsse stellt die häufig begleitende generalisierte Arteriosklerose, insbesondere die koronare Herzkrankheit, das entscheidende anästhesiologische Risiko dar. Liegen gleichzeitig eine schwere Angina pectoris sowie eine Claudicatio intermittens vor, dann wird häufig vor der Operation an den peripheren Gefäßen eine koronare Bypass-Operation empfohlen.

Narkoseverfahren

Ob bei diesen peripheren arteriellen Gefäßoperationen eine Allgemein- oder eine rückenmarknahe Regionalanästhesie vorzuziehen ist, bleibt umstritten. In der bisher vermutlich größten prospektiven Studie konnte bezüglich kardiovaskulärer Morbidität, Gesamtmortalität und Dauer des Krankenhausaufenthaltes kein signifikanter Unterschied zwischen Allgemeinanästhesie, Spinal- oder Periduralanästhesie nachgewiesen werden (Bode 1996). Die häufig langen Operationszeiten, eine oft vorbestehende Therapie mit Acetylsalicylsäure, Heparin oder Marcumar sowie die intraoperative intravenöse Gabe von Heparin vor dem Abklemmen des Gefäßes müssen bei der Entscheidung, ob eine rückenmarknahe Regionalanästhesie durchgeführt werden soll, bedacht werden und sprechen eher für eine Allgemeinanästhesie. Allerdings konnte gezeigt werden, dass nach Gefäßoperationen an den unteren Extremitäten, die in Periduralanästhesie (mit anschließender postoperativer Periduralanalgesie) durchgeführt wurden, seltener Revisionen zur Rekanalisation notwendig wurden als bei Operationen in Allgemeinanästhesie (mit anschließender patientenkontrollierter Analgesie).

Narkoseführung

Bevor das arterielle Gefäß vorübergehend abgeklemmt wird, wird normalerweise Heparin verabreicht, um das Risiko thrombembolischer Komplikationen zu vermindern. Der Gerinnungsstatus sollte mittels ACT überwacht werden (s. o.). An erweitertem **Monitoring** empfehlen sich zumeist eine blutig-arterielle Druckmessung, erweitertes EKG-Monitoring (s. o.), Kapnometrie und Temperaturmessung. Als Narkoseformen kommen sowohl balancierte Anästhesie, Inhalationsanästhesie als auch IVA bzw. TIVA zur Anwendung. Wärmekonservierende Maßnahmen sind wichtig (Kap. 37.4, S. 651). Häufiger wird die intraoperative und postoperative prophylaktische Gabe von 0,5–1,5 μg/kg KG/min **Nitroglycerin** empfohlen, um einer drohenden Myokardischämie vorzubeugen. Diese Maßnahme ist jedoch nicht unumstritten, da es bei längerfristiger Gabe relativ schnell zu einer Tachyphylaxie kommen kann. Wird dann wegen einer Ischämie Nitroglycerin tatsächlich benötigt, kann die Wirkung aufgrund der Tachyphylaxie bereits unzureichend sein.

73.2.8 Akuter arterieller Verschluss

Ein akuter arterieller Verschluss einer Extremität ist meist durch einen embolisierten Thrombus bedingt, der normalerweise (> 80%) im Bereich des linken Herzens entstand. Eine Thrombenbildung im Herzen wird begünstigt durch:

- einen dilatierten und/oder flimmernden linken Vorhof
- akinetische Myokardbereiche (z. B. Myokardnarbe)
- künstliche Herzklappen
- endokarditische Wucherungen
- Myxom im linken Vorhof

Auch im Bereich arteriosklerotischer Veränderungen von Aorta, A. iliaca oder A. femoralis können Thromben entstehen, die sich lösen und eine Arterie akut verschließen können. Die embolisierten Thromben bleiben meist an einer Arterienbifurkation hängen. Viele Embolien betreffen die Hirnarterien und führen dann oft zu einem tödlichen Schlaganfall. Operativ angehbare Embolisation befindet sich in ca. 75% distal der Aortenbifurkation im Bereich der unteren Extremitäten. Ca. 20% betreffen die Arme, ca. 5% die A. mesenterica superior (mit drohendem Mesenterialinfarkt). Ein akuter arterieller Verschluss einer großen Beinarterie äußert sich typischerweise in plötzlichen Schmerzen, Pulslosigkeit, Blässe der Haut, Parese, Taubheitsgefühl und niedrigerer Hauttemperatur distal des Verschlusses.

Bei persistierender Ischämie ist eine sofortige operative Embolektomie, ggf. eine lokale Fibrinolyse durchzuführen (Kap. 23.9.4, S. 505). Je später die Operation durchgeführt wird, desto größer ist die Gefahr, dass eine Gliedmaßenamputation notwendig wird. Der Thrombus wird zumeist mithilfe eines Fogarty-Katheters entfernt, der ungeblockt über den Thrombus hinweggeschoben und dann nach Blockung wieder zurückgezogen wird. Bei den Patienten wird zusätzlich eine intravenöse Heparinisierung durchgeführt.

Die anästhesiologischen Überwachungsmaßnahmen müssen vor allem von den Begleiterkrankungen des Patienten abhängig gemacht werden.

73.2.9 Amputation wegen Gangrän
Operation

Bei dem peripheren AVK-Stadium IV (s. o.) mit trockener oder feuchter Gangrän wird oft eine sog. Grenzzonenamputation (in der Grenzzone von gut durchblutetem Gewebe zur Nekrose), mit Amputation von Zehen, Vorfuß, Teilen des Unterschenkels bzw. des ganzen Unterschenkels (Exartikulation im Kniegelenk) oder Teilen des Oberschenkels bzw. des ganzen Oberschenkels notwendig.

Anästhesie

Diese Patienten weisen oft die für eine AVK typischen Begleiterkrankungen (s. o.) auf. Als Narkoseform bieten sich vor allem eine balancierte Anästhesie sowie eine rückenmarknahe Regionalanästhesie an. Wird die Amputation in rückenmarknaher Regionalanästhesie durchgeführt, ist eine entsprechende medikamentöse Anxiolyse wichtig, da diese Eingriffe zumeist als stark belastend empfunden werden. Bestehen vor der Amputation starke Schmerzen, dann ist die Inzidenz von postoperativen Stumpf- und Phantomschmerzen signifikant erhöht (Nikolajsen et al. 1997). Die Inzidenz postoperativer Phantomschmerzen kann dadurch vermindert werden, dass den Patienten während der 3 Tage vor der Amputation eine Schmerzfreiheit ermöglicht wird (vor allem mittels Periduralanalgesie) und so das Schmerzengramm gelöscht wird (Bach et al. 1988). Vor einer rückenmarknahen Regionalanästhesie ist jedoch zu klären, ob unter gerinnungsphysiologischen Aspekten Kontraindikationen zu beachten sind (Kap. 16.2.1, S. 325).

73.2.10 Anlage einer arteriovenösen Fistel zur Hämodialyse

Bei Patienten, bei denen regelmäßig eine Hämodialyse durchgeführt werden muss, ist initial eine arteriovenöse Fistel (ein Shunt) anzulegen. Später wird öfters eine Shunt-Revision notwendig. Die Durchflussrate über einen solchen Shunt muss groß genug sein (ca. 0,2–0,5 l/min), damit hierüber ein Hämodialysegerät angeschlossen werden kann. Es kann z.B. ein sog. Cimino-Shunt (einfache Fistel zwischen A. radialis und V. cephalica) am Unterarm angelegt werden. Der Shunt kann auch durch Einnähen eines Kunststoffinterponats (als Schleifen-Shunt am Unterarm oder als gestreckter Shunt am Oberarm) hergestellt werden.

Bei niereninsuffizienten Patienten, die sich einer regelmäßigen Hämodialyse unterziehen müssen, ist die Nierenschädigung häufig durch einen Diabetes mellitus, einen langjährigen Analgetika-Abusus oder eine vorausgegangene Glomerulonephritis bedingt. Typische Begleiterkrankungen sind renal bedingter Hypertonus, pAVK, Koronar- und Zerebralsklerose, renale Anämie, sekundärer/tertiärer Hyperparathyreoidismus, Perikard- oder Pleuraerguss. Präoperativ sind die Restdiuresemenge sowie die tägliche Trinkmenge zu erfragen. Aufgrund des Flüssigkeitsverlustes über die Perspiratio und den Stuhl dürfen Patienten mit Anurie noch ca. 700–800 ml/d trinken.

Bei den Patienten kann auch eine urämisch bedingte Thrombozytopathie vorliegen. Bei dialysierten Patienten sind evtl. Gerinnungsstörungen (verlängerte PTT) möglich, da während der Dialyse eine Heparinisierung notwendig ist. Häufig liegt bei niereninsuffizienten Patienten eine Hyperkaliämie vor. Bei kurz zuvor stattgefundener Dialyse kann aber auch eine Hypokaliämie bestehen. Vor der Operation sollten aktuelle Kalium- und Gerinnungswerte vorliegen. Die Patienten können, je nachdem, ob sie bisher noch nicht dialysiert wurden oder ob sie unmittelbar vor der Revision eines Shunts dialysiert wurden, hyper- oder hypovolämisch sein.

Als Anästhesieform bietet sich häufig eine Plexusanästhesie an. Bei einer Allgemeinanästhesie sollte bei urämischen Patienten eine Ileuseinleitung vorgenommen werden. Es sollten die für eine terminale Niereninsuffizienz typischen Dinge beachtet werden (Kap. 55, S. 799). Insbesondere ist Succinylcholin bei einer Hyperkaliämie zu vermeiden. An nicht

depolarisierenden Relaxanzien bietet sich bei niereninsuffizienten Patienten Atracurium oder Cis-Atracurium an. Während bei der Narkoseeinleitung häufiger eine deutliche Hypertonie, seltener auch eine deutliche Hypotonie droht, tritt im Verlauf der Anästhesie sehr häufig ein Blutdruckabfall auf. Dieser ist vor allem durch Gabe von Sympathikomimetika (z. B. Akrinor) und eher zurückhaltend durch Volumengabe zu therapieren.

73.3 Literatur

Bach S, Noreng MF, Tjéllden NU. Phantom limb pain in amputees during the first 12 months following limb amputation, after preoperative lumbar epidural blockade. Pain 1988; 33: 297–301.

Baron J, Bertrand M, Barré E, Godet G, Mundler O, Coriat P, Viars P. Combined epidural and general anesthesia versus general anesthesia for abdominal aortic surgery. Anesthesiology 1991; 75: 611–8.

Bode RH, Lewis KP, Zarich SW, Pierce ET, Roberts M, Kowalchuk GJ, Satwicz PR, Gibbons GW, Hunter JA, Espanola CC, Nesto RW. Cardiac outcome after peripheral vascular surgery. Anesthesiology 1996; 84: 3–13.

Carmichael FJ, McGuire GP, Wong DT, Crofts S, Sharma S, Montanera W. Computed tomographic analysis of airway dimensions after carotid endarterectomy. Anesth Analg 1996; 83: 12–7.

Christ F, Gamble J, Raithel P, Steckmeier B, Meßmer K. Perioperative Veränderungen der Flüssigkeitsfiltrationskapazität bei gefäßchirurgischen Patienten. Anaesthesist 1999; 48: 9–18.

Dinkel M. Stellenwert des EP-Monitorings für die Gefäßchirurgie. Anästhesiol Intensivmed Notfallmed Schmerzther 1997; 32 (Suppl 2): 215–9.

Dinkel M, Langer H, Schweiger H, Rügheimer E. Risikominimierung in der Gefäßchirurgie durch zentralvenöses Ischämiemonitoring. Anästh Intensivmed 1994; 35: 365–70.

Eberle B, Weiler N, Düber C, Schmiedt W, Wisser G, Tzanova I. Anästhesie zur endovaskulären Therapie aortaler Aneurysmen. Anaesthesist 1996; 45: 931–40.

Empfehlungen der Deutschen Gesellschaft für Anästhesiologie und Intensivmedizin. Rückenmarksnahe Regionalanästhesien und Thromboembolieprophylaxe/Antikoagulation. Anästhesiol Intensivmed 1997; 38: 623–8.

European carotid surgery trialists' collaborative group: MRC european carotid surgery trial: interim results for symptomatic patients with severe (77–99%) or mild (0–29%) carotid stenosis. Lancet 1991; 337; 1235–43.

Leserbriefe. Die endoluminale Therapie der Karotisstenose. Dtsch Ärztebl 2000; 97: B-222–7.

Mathias K, Jäger H, Sahl H, Hennigs S, Gißler HM. Die endoluminale Therapie der Karotisstenose. Dtsch Ärztebl 1999; 40: 36.

Nikolajsen L, Ilkjaer S, Kroner K, Christensen JH, Jensen TS. The influence of preamputation pain on postamutation stump and phantom pain. Pain 1997; 72: 393–405.

Nordström O, Potemkowski A, Johansson R, de Ridder B, Sternlo JE, Larsson L, Sandin R. Local anaesthesia and propofol-fentanyl sedation for carotid artery surgery. Acta Anaesthesiol Scand 1996; 40: 724-8.

North American symptomatic carotid endarterectomy trial collaborators: Beneficial effect of carotid endarterectomy in symptomatic patients with high-grade carotid stenosis. N Engl J Med 1991; 325: 445–53.

Omlor G, Walter P. Shuntanlage bei Karotisoperationen? Anästhesiol Intensivmed Notfallmed Schmerzther 1997; 32 (Suppl 2): 278–9.

Sansome AJ, Norman J. Monitoring spinal cord function during aortic surgery: can we reduce the risks? Br J Anaesth 1999; 82: 315–18.

Stelter W, Umscheid T, Ziegler P. Three-year experience with modular stent-graft devices for endovascular AAA treatment. J Endovasc Surg 1997; 4: 362–9.

Stoneham MD, Doyle AR, Knighton JD, Dorje P, Stanley JC. Prospective, randomized comparison of deep or superficial cervical plexus block for carotid endarterectomy surgery. Anesthesiology 1998; 907.

Anästhesie – Spezieller Teil

Stoneham MD, Knighton JD. Regional anaesthesia for carotid endarteretomy. Br J Anaesth 1999; 82: 910–9.

Teschner M, Dragojevic D. Therapie infrarenaler Bauchaortenaneurysmen. Dtsch Ärztebl 1997; 94: A-2820–7.

Thiel A, Ritzka M. Zerebrale Überwachungsmaßnahmen in der Karotischirurgie. Anästhesiol Intensivmed Notfallmed Schmerzther 2001; 36: 693–7.

Toussaint S, Philippi W, Stelter WJ, Umscheid T, Striebel HW. Anästhesie zur endoluminalen Stentimplantation bei thorakalem Aortenaneurysma – ein Fallbericht. AINS 1998; 33: 243.

Umscheid T, Stelter W, Ziegler P. 3 Jahre Erfahrung mit endovasculären Stentprothesen bei Aortenaneurysmen. Therapeutische Umschau 1997; 54: 545–51.

Weigand MA, Schumacher H, Allenberg JR, Bardenheuer HJ. Adenosin-induzierter Herzstillstand zur endovaskulären Rekonstruktion von thorakalen Aortenaneurysmen. Anästhesiol Intensivmed Notfallmed Schmerzther 1999; 34: 372–5.

Weiterführende Literatur

Gelman S. The pathophysiology of aortic cross-clamping and unclamping. Anesthesiology 1995; 82: 1026–60.

Anästhesie bei laparoskopischen Operationen

74

Anästhesie – Spezieller Teil

74.1 Allgemeine Bemerkungen

Die laparoskopische Operationstechnik ist eine Methode der »**m**inimal**i**nvasiven **C**hirurgie« (MIC). Zur MIC werden auch extraperitoneale Operationen sowie die Thorakoskopie (Kap. 78.5.1, S. 1112) gerechnet, die nach prinzipiell vergleichbarer Technik (s. u.) durchgeführt werden.

Operationstechnik

Bei der laparoskopischen Operationstechnik werden ein starres Endoskop (Laparoskop) sowie zangenartige Arbeitsinstrumente durch die Bauchdecke bis in die Bauchhöhle eingeführt. Unter laparoskopischer Sicht wird mit den zangenartigen Arbeitsinstrumenten im Bauchraum operiert.

Initial wird eine spezielle Kanüle (sog. Verres-Nadel; Kanüle mit gesicherter Spitze) blind durch die Bauchdecke bis in die (normalerweise nur kapillarspaltgroße) Peritonealhöhle eingeführt. Hierbei besteht im Prinzip die Gefahr, dass (selten) der Darm verletzt wird. Nach der Punktion der spaltförmigen Peritonealhöhle mit der Verres-Nadel wird über diese Nadel CO_2 in die Peritonealhöhle insuffliert und diese bis zu einem Druck von ca. 12 bis maximal 15 mm Hg aufgeblasen. Es wird ein sog. Pneumoperitoneum angelegt.

Nun wird ein Laparoskop, das an eine Videokamera und an einen Bildschirm angeschlossen ist, im Bereich des Nabelrings in die nun aufgeblasene Bauchhöhle eingeführt. Anschließend werden unter laparoskopischer Überwachung Trokare durch die Bauchdecke bis in die aufgeblasene Bauchhöhle eingestochen. Über diese dicklumigen Trokare können verschiedene Arbeitsinstrumente eingeführt werden. Das operative Vorgehen wird stets mit dem Laparoskop verfolgt und zeitgleich auf dem Bildschirm dargestellt und dort beobachtet.

Anlage eines Pneumoperitoneums

Zur Anlage des Pneumoperitoneums, d. h. zur Gasinsufflation in die Bauchhöhle wird CO_2 verwendet. (Korrekterweise müsste entgegen der üblichen Nomenklatur nicht von einem Pneumoperitoneum sondern von einem Kapnoperitoneum

gesprochen werden). Die hohe Löslichkeit, die hohe Speicherkapazität im Körper (s. u.) sowie die schnelle Elimination von CO_2 sind Vorteile im Vergleich zu Luft, Lachgas oder Sauerstoff. Durch Verwendung von CO_2 kann ein Explosionsrisiko (das bei Verwendung von Sauerstoff ein größeres Problem darstellen würde) verhindert werden, und aufgrund der schnellen Resorption von CO_2 ist auch die Gefahr von Gasembolien minimiert.

Unter Umständen kann bei laparoskopischen Eingriffen auch auf die Anlage eines Pneumoperitoneums verzichtet werden und es kann über einen Trokar ein sog. Abdominal-Wall-Lift-System eingebracht werden. Dieser Halteapparat kann ähnlich dem Gestänge eines Regenschirms geöffnet werden und damit kann die Bauchdecke angehoben werden. Die hämodynamischen und pulmonalen Beeinträchtigungen sowie postoperative Schulterschmerzen, Übelkeit und Erbrechen sind hierbei geringer als bei Anlage eines Pneumoperitoneums. Die Arbeitsbedingungen sind für den Operateur jedoch schlechter, daher kommt dieses System nur selten zur Anwendung.

Indikationen

Laparoskopische Operationen wurden primär im Bereich der Gynäkologie durchgeführt. Inzwischen werden auch allgemeinchirurgische Eingriffe, z. B. die meisten Cholezystektomien, oft auch Herniotomien und Appendektomien, selten auch größere Eingriffe wie eine Rektumexstirpation, laparoskopisch durchgeführt.

In Tabelle 74.1 sind Indikationen aufgelistet, bei denen oft laparoskopisch vorgegangen wird.

Laparoskopische Eingriffe werden inzwischen zunehmend häufiger auch bei Patienten mit Herz-Kreislauf- oder Lungenerkrankungen durchgeführt. Es sind dann bei der CO_2-Insufflation ggf. niedrigere intraperitoneale Drucke anzustreben (9–10 mm Hg). Sollten während der laparoskopischen Operation größere kardiale bzw. pulmonale Probleme auftreten, dann kann ggf. noch auf eine offene Operationstechnik gewechselt werden. Insbesondere auch (extrem) adipöse Patienten können von einer laparoskopischen OP-Technik profitieren, vor allem in der postoperativen Phase.

Tab. 74.1 Häufige Indikationen für laparoskopische Eingriffe in unterschiedlichen operativen Disziplinen.

Gynäkologie	Chirurgie	Urologie	Pädiatrie
▪ Diagnostik	▪ Diagnostik	▪ Diagnostik	▪ Diagnostik
▪ Sterilisation (Tubenligatur)	▪ Cholezystektomie	▪ Lymphadenektomie	▪ Pylorusstenose
▪ Zystenabtragung	▪ Appendektomie	▪ Varikozelen-OP	▪ Meckel-Divertikel
▪ Adnexektomie	▪ Leistenhernie	▪ Nierenzysten	▪ Fundoplicatio
▪ Ovarektomie	▪ Rektopexie		
▪ Endometriose	▪ Fundoplicatio		
	▪ Gastric Banding		

Vorteile der minimalinvasiven Chirurgie

Obwohl laparoskopische Operationstechniken oft deutlich länger dauern als das konventionelle, offene chirurgische Vorgehen mittels Laparotomie, werden diese Techniken zunehmend häufiger eingesetzt, da sie eine Reihe von Vorteilen haben. Beim laparoskopischen Operieren wird die Muskulatur weniger traumatisiert, der Patient hat geringere postoperative Schmerzen und der Analgetika-Verbrauch ist geringer (Mealy et al. 1992). Die schmerzbedingte postoperative Einschränkung der Atmung ist weniger ausgeprägt und die Patienten sind postoperativ schneller mobilisierbar. Postoperative Hypoxämien sind nach laparoskopischen Eingriffen seltener. So konnte am zweiten postoperativen Tag bei laparoskopisch cholezystektomierten Patienten ein signifikant höherer arterieller Sauerstoffpartialdruck nachgewiesen werden als bei Patienten mit konventionell durchgeführten Cholezystektomien (Joris et al. 1992). Die geringere Inzidenz postoperativer pulmonaler Komplikationen nach z. B. laparoskopischen Cholezystektomien ist vor allem dadurch zu erklären, dass die forcierte Vitalkapazität (FVC) sowie die FEV_1 (Kap. 2.9, S. 26) postoperativ deutlich weniger erniedrigt sind als bei offener Operationstechnik (Joris et al. 1992). Auch die Inzidenz postoperativer Darmatonien, thromboembolischer Komplikationen oder Pneumonien ist nach laparoskopischen Eingriffen geringer als beim offenen Vorgehen. Ebenso sind Krankenhausaufenthalt und Krankheitsdauer bei der minimalinvasiven Technik im Vergleich zum konventionellen, offenen Vorgehen per Laparotomie wesentlich kürzer, und die Behandlungskosten sind damit niedriger (Joris et al. 1992; Mealy et al. 1992).

> Lediglich bei ca. 1% der laparoskopischen Eingriffe muss sekundär wegen operativer Probleme auf eine Laparotomie gewechselt werden.

74.2 Praktische Durchführung von Narkosen bei laparoskopischen Operationen

74.2.1 Monitoring

An Monitoring empfehlen sich für laparoskopische Eingriffe EKG, oszillometrische Blutdruckmessung, pulsoximetrische Sättigungsmessung, Kapnographie und kontinuierliche Temperaturmessung. Bei kardial vorgeschädigten Patienten sollte ggf. eine blutig-arterielle Druckmessung vorgenommen werden.

74.2.2 Beatmung

Um den intraabdominellen Druck zu minimieren, ist vor Operationsbeginn eine Magensonde zu legen. Lachgas diffundiert schnell in lufthaltige Räume (Kap. 5.1.3, S. 95). Bei Beatmung mit 70% N_2O ist das Volumen des zum Teil lufthaltigen Darms daher nach ca. 2–4 Stunden ungefähr verdoppelt. Deshalb wird manchmal diskutiert, ob es sinnvoll ist, Lachgas bei laparoskopischen Operationen zu vermeiden. Ob dadurch die Operationsbedingungen verbessert werden können, scheint nicht sicher belegt. Dennoch wird aufgrund dieser Problematik sowie der Tatsache, dass unter einem laparoskopischen Eingriff der p_aO_2 abfällt (s. u.), öfters empfohlen, nur bis ca. 50% N_2O und eine entsprechend höhere FiO_2 zu verwenden (Gehring 1997).

74.2.3 Anästhesiologisch relevante Probleme bei MIC

Bei laparoskopischen Operationen sind anästhesiologisch relevante Probleme vor allem dadurch bedingt, dass CO_2 in den Peritonealraum insuffliert wird, d. h. ein sog. Pneumoperitoneum angelegt werden muss und dass bei MIC-Eingriffen meist eine deutlich längere Operationsdauer zu beachten ist. CO_2 kann nicht nur in den Peritonealraum insuffliert werden, bei bestimmten Operationstechniken wird CO_2 auch zwischen verschiedene Gewebsschichten insuffliert, um künstliche Hohlräume zu schaffen, in denen die MIC-Technik angewandt werden kann.

Pneumoperitoneum

Durch die Anlage des Pneumoperitoneums sind bei MIC-Eingriffen vor allem folgende anästhesierelevante Probleme zu erwarten:

- Anstieg des p_aCO_2
- Beeinträchtigung der Atemmechanik
- Beeinträchtigung der Hämodynamik
- Abfall der Körpertemperatur

Anstieg des p_aCO_2

Resorption des Kohlendioxids

Ein Teil des zur Anlage des Pneumoperitoneums insufflierten CO_2 wird über das Peritoneum in das Gewebe und das Gefäßsystem resorbiert, wodurch der p_aCO_2 ansteigt. Grund für die rasche Resorption von CO_2 ist dessen hohe Löslichkeit im Blut. Bei Insufflation von CO_2 in künstlich geschaffene Gewebehohlräume, wie dies z. B. bei einer minimalinvasiven

Anästhesie – Spezieller Teil

Herniotomie der Fall ist (oder einer retroperitonealen Lymphadenektomie), wird das Kohlendioxid noch schneller resorbiert (Mullet et al. 1993). Dies ist dadurch bedingt, dass die umgebenden Gefäße hierbei kaum komprimiert werden. Dagegen sind bei der üblichen intraperitonealen CO_2-Applikation die direkt im umgebenden Peritoneum in großer Zahl verlaufenden Gefäße durch den entstehenden Druck von 12–15 mm Hg leicht komprimierbar. Weil durch diese Kompression die Durchblutung des Peritoneums gedrosselt wird, reduziert sich die CO_2-Resorption deutlich. Wie viel CO_2 pro Zeiteinheit resorbiert wird, ist vor allem vom intraabdominellen Druck, von der Resorptionsfläche und von der Perfusion der Peritonealhöhlenwand abhängig. Beim Ablassen des intraperitonealen Drucks (der Desufflation), also bei der Beendigung des Pneumoperitoneums, entfällt diese Gefäßkompression. Daher steigt die CO_2-Resorption und damit auch die pulmonale CO_2-Elimination vorübergehend sogar an.

Atemminutenvolumen

Die mechanische Beeinträchtigung der Atmung (s. u.) sowie die Resorption von insuffliertem CO_2 begünstigen einen Anstieg des p_aCO_2. Wird die alveoläre Ventilation nicht entsprechend gesteigert, steigt der p_aCO_2 langsam an und erreicht z. B. bei Cholezystektomien nach ca. 20 Minuten ein um (nur) ungefähr 10 mm Hg höheres Plateau (Wurst et al. 1995). Die CO_2-Elimination über die Lungen nimmt hierbei um ca. 30% zu (Luiz et al. 1992).

Um eine Hyperkapnie zu vermeiden, muss bei Anlage eines Pneumoperitoneums das Atemminutenvolumen normalerweise um 15–25% gesteigert werden. Zum Teil wird aber angegeben, dass eine Steigerung um 30–40–50% notwendig wird (Luiz et al. 1992; Wurst et al. 1995). In Einzelfällen muss das AMV sogar fast verdoppelt werden. Wird eine extraperitoneale CO_2-Insufflation durchgeführt, muss aufgrund der höheren CO_2-Resorption das Atemminutenvolumen meist noch stärker erhöht werden. Im Extremfall gelingt keine suffiziente CO_2-Abatmung. Dann muss u. U. die CO_2-Insufflation so lange unterbrochen werden, bis CO_2 wieder ausreichend abgeatmet wurde.

Eine Zunahme des arteriellen CO_2-Partialdrucks führt normalerweise zu einer Steigerung des Herzminutenvolumens, wodurch die Elimination des CO_2 verbessert wird. Da unter einem Pneumoperitoneum das HMV aber abfällt, kann u. U. nicht genügend CO_2 abgeatmet werden. Insbesondere bei kränkeren Patienten mit starkem Abfall des HMV und damit eingeschränkter CO_2-Eliminationskapazität steigt unter einem Pneumoperitoneum die A-aDCO_2 oft stark an, d. h. der arterielle pCO_2 kann u. U. deutlich höher sein als der endexspiratorisch gemessene pCO_2-Wert. Anhand einer arteriellen Blutgasanalyse kann die A-aDCO_2 ermittelt und der endexspiratorische CO_2-Wert richtig interpretiert werden (Kap. 20.3.1, S. 446). Bei kardiopulmonal gesunden Patienten nimmt

jedoch die A-aDCO_2 normalerweise nicht signifikant zu (Pelosi et al. 1996).

Kohlendioxidspeicher

Wird das resorbierte CO_2 nicht vollständig abgeatmet, dann wird es teilweise im Körper gespeichert. Es werden – je nach Aufnahmegeschwindigkeit von CO_2 in verschiedenen Geweben – »schnelle«, »mittlere« und »langsame« Speicherkompartimente unterschieden. Die Speicherkapazität für CO_2 wurde pro Anstieg des p_aCO_2 um 1 mm Hg mit 1,2 ml CO_2 pro kg KG angegeben (Wurst et al. 1995). Bei einer Erhöhung des p_aCO_2 um ca. 10 mm Hg kommt es beim 80 kg schweren Patienten zur zusätzlichen Speicherung von fast 1 Liter CO_2 im Körper. Zu den »schnellen« CO_2-Speichern gehören Blut und gut durchblutete Organe wie Gehirn, Herz, Leber und Niere. Als »mittlere« Speicher werden Muskulatur und andere Gewebe mit relativ langsamer Durchblutung bezeichnet. Zum »langsamen« Speicherkompartiment gehören u. a. Fett- und Knochengewebe. Die Zeitkonstanten dieser drei Speicherkompartimente liegen im Bereich von Minuten bzw. wenigen Stunden bzw. Tagen. Während laparoskopischer Eingriffe kommt es zum Auffüllen der »schnellen« und der »mittleren« Speicherkompartimente.

CO_2 liegt im Blut zum kleinen Teil in physikalisch gelöster Form vor, zum Großteil ist es jedoch chemisch in Form von Bikarbonat gebunden. Die Berechnung des CO_2-Gehalts des Blutes wird ausführlich im Kap. 20.3.1, S. 445 beschrieben.

Weitere CO_2-bedingte Probleme

Entwickelt sich eine stärkere Hyperkapnie, dann treten häufiger **ventrikuläre Extrasystolen** auf. Es ist eine kausale Therapie durch Normalisierung des p_aCO_2 (entsprechend einer arteriellen BGA) und möglichst keine symptomatische Therapie mit Antiarrhythmika durchzuführen.

Bei Anlage eines Pneumoperitoneums kann ein **Hautemphysem** entstehen. Da extraperitoneales CO_2 relativ schnell resorbiert wird, droht daher im Falle eines Hautemphysems eine stärkere Hyperkapnie. Ist bei laparoskopischen Operationen eine übermäßige Steigerung des AMV notwendig, um eine Hyperkapnie zu verhindern, dann sollte stets ein Hautemphysem ausgeschlossen werden.

Das unter Druck in den Peritonealraum insufflierte CO_2 kann u. U. auch durch das Zwerchfell (vor allem im Bereich präformierter Schwachstellen wie des Bochdalek-Dreiecks und/oder des Foramen Morgani Kap. 64.5.1, S. 875 bzw. der Durchtrittsstelle von Aorta oder Ösophagus durch das Diaphragma) in den Thoraxraum gelangen. Folgen können (ein- oder beidseitiger) **Pneumothorax**, Pneumomediastinum oder Pneumoperikard sein. Treten hierbei keine wesentlichen Organstörungen auf, kann wegen der schnellen Resorption des CO_2 zunächst abgewartet werden. Wird ein so bedingter

Pneumothorax vermutet, dann ist eine eventuelle Lachgaszufuhr zu unterbrechen, der intraperitoneale Druck sollte minimiert werden und es empfiehlt sich die Anwendung eines PEEP's. Ein so entstandener Pneumothorax ist zumeist ca. 30–60 Minuten nach Ablassen des Pneumoperitoneums wieder resorbiert. Ist der Pneumothorax dagegen Folge eines Barotraumas, dann wird normalerweise die Anlage einer Thoraxdrainage notwendig (Kap. 50.5, S. 757).

In der frühen **postoperativen Phase** muss mit einer stärkeren CO_2-Resorption aus dem Peritonealraum und dem Gewebe gerechnet werden als während der Operation (s. o.). Diese Hyperkapnie führt in den ersten 3 postoperativen Stunden zu einer entsprechenden Steigerung der Ventilation. Um die notwendige Ventilationssteigerung zu ermöglichen und eine respiratorische Azidose zu verhindern, sind in der frühen postoperativen Phase eine intakte Atemregulation und eine möglichst gute Vigilanz der Patienten wichtig. Ein Narkoseüberhang mit Beeinträchtigung der Atemfunktion sollte vermieden werden.

Beeinträchtigung der Atemmechanik

Mechanische Behinderung der Atmung

Aufgrund des Pneumoperitoneums kommt es zu einer Verlagerung des Zwerchfells nach kranial mit einer Beeinträchtigung der Atmung. Diese mechanische Behinderung der Atmung kann evtl. noch dadurch verstärkt werden, dass bei Operationen im Unterbauch oder Becken zusätzlich der Kopf tief und die Beine hoch gelagert werden (Trendelenburg-Lagerung; ca. 10–40°). Dadurch können die Därme schwerkraftbedingt aus dem Operationsfeld heraus nach kranial verlagert werden. Bei Operationen im Oberbauch, z. B. einer Cholezystektomie, wird dagegen aus dem gleichen Grunde der Oberkörper 15–30° hoch- und die Beine werden tiefgelagert. Zusätzlich wird der Operationstisch noch ca. 10–15° nach links gekippt.

FRC und Lungen-Compliance

Mit Narkoseeinleitung fällt die FRC eines Patienten um nahezu 20% ab. Durch Anlage eines Pneumoperitoneums nimmt die FRC weiter ab (Pelosi 1996). Auch die Lungen-Compliance wird durch das Pneumoperitoneum vermindert (Pelosi 1996). Durch die bei laparoskopischen Eingriffen häufig notwendige Trendelenburg-Lagerung werden diese Veränderungen noch verstärkt. Das Ausmaß dieser Veränderungen hängt von der Höhe des intraabdominellen Drucks und dem Ausmaß der Kopf-tief-Beine-hoch-Lagerung ab. Eine ca. 30°-Trendelenburg-Lagerung und ein intraabdomineller Druck von ca. 15 mm Hg führen zu einem Abfall der Lungen-Compliance um ungefähr 40%. Durch Abfall der Lungen-Compliance steigen der Beatmungsspitzendruck und der Plateaudruck um ca.

40% an. Durch die notwendige Steigerung des Atemminutenvolumens kann es zu einem weiteren Anstieg der Beatmungsdrücke kommen. Gelingt keine ausreichende CO_2-Elimination, kann als Ursache ein größeres Hautemphysem, ein Pneumothorax (vor allem wegen eines Barotraumas aufgrund hoher Beatmungsdrücke oder aufgrund des Durchtritts von CO_2 aus dem Abdomen in den Pleuraraum, Braun et al. 1994; Trauner et al. 1994) oder z. B. eine kardiale Dekompensation vorliegen. Im Falle eines Pneumothorax liegt häufig auch ein Hautemphysem vor.

Verlagerung der Carina

Bei laparoskopischen Eingriffen ist auch zu beachten, dass es durch das Pneumoperitoneum sowie durch eine eventuelle Trendelenburg-Lagerung zur Verlagerung der Carina nach kranial (um bis ca. 3 cm) und dadurch sekundär u. U. zur einseitigen endobronchialen Dislokation des Tubus kommen kann. Auch bei Anlage eines Pneumoperitoneums in Anti-Trendelenburg-Lage ist dies beschrieben. Bei einem Abfall der arteriellen Sauerstoffsättigung ist an diese Problematik zu denken.

Kinder

Bei Kindern mit einem Gewicht von ca. 14–30 kg KG sind die gleichen Auswirkungen auf die Atmung zu erwarten wie bei Erwachsenen (Schäfer 1997). Bei noch kleineren Kindern droht aber bei Anlage eines Pneumoperitoneums ein Alveolarkollaps.

> Bei Kindern sollte der intraperitoneale Druck höchstens 8 mm Hg betragen.

Bei Kindern ist vor allem zu beachten, dass durch Zug oder Dehnung im Mesenterialbereich leicht vagale Reflexe ausgelöst werden können. Bei Kindern wird CO_2 besser, schneller und in noch größeren Mengen resorbiert als beim Erwachsenen, da Kinder eine relativ große Peritonealoberfläche haben.

Beeinträchtigung der Hämodynamik

Nach Anlage eines Pneumoperitoneums können unterschiedliche hämodynamische Veränderungen auftreten, die im Einzelfall nicht genau vorhersagbar sind.

Verminderung des venösen Rückflusses

Durch die Druckzunahme im Peritonealraum kommt es typischerweise zu einer Verminderung des venösen Rückflusses mit einem initialen Abfall des Herzminutenvolumens um bis 50% in den ersten 10–15 Minuten (unabhängig davon, ob der Patient in Trendelenburg- oder Anti-Trendelenburg-Lagerung

Anästhesie – Spezieller Teil

liegt). Später ist das HMV meist nur noch ca. 15–20–30% vermindert. Der Abfall des HMV ist proportional zur Höhe des intraperitonealen Drucks. Ursächlich werden für den Abfall des venösen Rückflusses und des HMV eine Kompression der V. cava, ein venöses Pooling in den Beinen und eine Zunahme des venösen Gefäßwiderstandes angenommen.

Peripherer Gefäßwiderstand

Die Zunahme des peripheren Gefäßwiderstandes (s. u.) kann ebenfalls einen Abfall des HMV begünstigen. Der periphere Gefäßwiderstand nimmt um ca. 30–60% zu, und der mittlere arterielle Druck steigt um ca. 10–40%. Die mechanische Gefäßkompression im Abdominalbereich durch ein angelegtes Pneumoperitoneum ist ein Grund für die Steigerung des peripheren Gefäßwiderstandes. Ein weiterer Grund ist der Konzentrationsanstieg von z. B. Adrenalin, Vasopressin und Renin-Angiotensin.

Weitere Folgen

Auch der **pulmonalvaskuläre Widerstand** steigt aufgrund des erhöhten intrathorakalen Drucks an. Die Nachlast für das linke und rechte Herz ist erhöht. Der rechts- und linksatriale Druck sind (trotz des verminderten venösen Rückstroms) aufgrund des erhöhten intrathorakalen Drucks erhöht. Sie sind unter den Bedingungen eines Pneumoperitoneums ohne relevanten Aussagewert. Anästhetika, die negativ inotrop wirken, sind möglichst zu vermeiden. Isofluran kann von Vorteil sein, falls ein erhöhter peripherer Gefäßwiderstand gesenkt werden muss. Unter einer häufig durchgeführten Beatmung mit zusätzlichem PEEP droht eine weitere Verminderung des HMV.

Die Herzfrequenz steigt während des Pneumoperitoneums lediglich um 3–13% an.

Durch Einbringen des Trokars und CO_2-Insufflation in den Bauchraum kann es aufgrund der Dehnung des Peritoneums zu einer vagalen Reizung mit **Reflex-Vagotonie** kommen (ca. 5%). Im Extremfall kann auch eine Asystolie auftreten. Atropin muss stets griffbereit sein. Gegebenenfalls kann eine prophylaktische Gabe durchgeführt werden. **Herzrhythmusstörungen** treten vor allem zu Beginn des Pneumoperitoneums auf, wenn also die kardiovaskulären Veränderungen am stärksten ausgeprägt sind. Auch eine Luftembolie kann zu Herzrhythmusstörungen führen.

Ein akuter **Blutdruckabfall** kann Folge eines Spannungspneumothorax bzw. Pneumoperikards sein.

Abfall der Körpertemperatur

Das bei laparoskopischen Eingriffen insufflierte CO_2 wird in der Regel mit einer Temperatur von weniger als 20° C verabreicht. Obwohl CO_2-Zylinder bei Raumtemperatur gelagert

werden, ist das daraus entnommene und verabreichte CO_2 kälter als 20 °C, da es beim Austritt aus den Gasflaschen zu einer Dekompression und dadurch zu einer Abkühlung des CO_2 kommt. Die Menge des applizierten CO_2 kann interindividuell stark unterschiedlich sein und zwischen wenigen Litern bis zu mehreren hundert Litern betragen. Dies hängt u. a. von der Größe des laparoskopischen Eingriffs und evtl. vorliegenden Leckagen ab.

Je höher die insufflierten CO_2-Mengen sind, desto höher ist das Risiko einer perioperativen Unterkühlung. Wegen der Gefahr einer Unterkühlung ist die Körperkerntemperatur zu überwachen. Es sind wärmekonservierende Maßnahmen durchzuführen, wie sie im Kap. 37, S. 649 ausführlich beschrieben sind.

Sonstige Komplikationsmöglichkeiten bei MIC

Gasembolie

Ursache eines akuten Blutdruckabfalls könnte auch eine hämodynamisch relevante Gasembolie sein, die dadurch bedingt ist, dass unter Druck stehendes CO_2 in das venöse System eindringt. Die Gefahr einer CO_2-Embolie besteht vor allem dann, wenn größere Gefäße eröffnet wurden bzw. falls CO_2 versehentlich in ein Organ bzw. in ein Gefäß insuffliert wird. Gasembolien sind jedoch bei laparoskopischen Eingriffen extrem selten. Typische Hinweise auf eine Gasembolie sind vor allem plötzlicher Abfall der endexspiratorischen CO_2-Konzentration, Anstieg des arteriellen CO_2-Partialdrucks, Abfall der arteriellen Sauerstoffsättigung sowie Blutdruckabfall, Tachykardie, Rhythmusstörungen, Anstieg des ZVD, Zyanose und Veränderung der Herztöne. Liegt ein offenes Foramen ovale vor, dann könnte es zu einer paradoxen Luftembolie u. U. mit Verlegung einer Koronararterie oder Zerebralarterie kommen. Bei Patienten mit einem Shunt-Vitium sollte aufgrund der Gefahr einer paradoxen Luftembolie möglicherweise nicht laparoskopisch operiert werden. Therapeutisch ist bei einer CO_2-Embolie wie bei einer Luftembolie (Kap. 69.3.1, S. 973) vorzugehen. Der Patient sollte ggf. noch in eine steile Kopftieflage sowie Linksseitenlage gebracht werden. Dadurch soll versucht werden, dass der gasbedingte Blutschaum von der Ausflussbahn des rechten Ventrikels weg zur Spitze und lateralen Wand des rechten Ventrikels verlagert wird.

Organverletzungen

Bei laparoskopischen Eingriffen sind – vor allem beim Einstechen der Instrumente – verschiedenste Organverletzungen denkbar, z. B. eine Zwerchfellverletzung (Graf 1994) oder eine Verletzung großer retroperitonealer Gefäße. Durch eine gute Relaxierung in dieser Operationsphase kann dieses Risiko vermindert werden. Durch Anlage eines Pneumoperitoneums kann es – vor allem bei eingeschränkter zerebraler Compliance – zu einem deutlichen Anstieg des ICP kommen, sodass bei diesen Patienten kein CO_2-Pneumoperitoneum angelegt werden soll. Dieser Anstieg des ICP ist vor allem durch die mechanischen Veränderungen bedingt. Auch bei Gerinnungsstörungen oder einer Hypovolämie sollte von einer laparoskopischen Operationstechnik Abstand genommen werden. Nach laparoskopischen Operationen sind im Bereich der Einstichstellen der Trokare öfters Hernien aufgetreten. Nach laparoskopischer Resektion eines Tumors wurden schon öfters Tumormetastasen im Bereich der Einstichstelle der Laparoskopieinstrumente beschrieben.

Postoperative Übelkeit und Schmerzen

Nach laparoskopischen Eingriffen ist die Inzidenz postoperativer Übelkeit relativ hoch. Die Inzidenz wird häufig in der Größenordnung von ca. 50% angegeben. Die Therapie von postoperativer Übelkeit wird ausführlich im Kap. 31, S. 619 diskutiert. Bezüglich der Therapie postoperativer Schmerzen sei auf das Kap. 83, S. 1179 verwiesen. Relativ häufig treten Schulter- und Nackenschmerzen nach laparoskopischen Eingriffen auf, die auf eine Irritation des Zwerchfells zurückgeführt werden. Nach laparoskopischen Cholezystektomien kann auch dadurch eine gute postoperative Schmerzlinderung erzielt werden, dass am Ende der Operation Lidocain (200 mg in 200 ml) in die Peritonealhöhle (rechts subdiaphragmal) instilliert wird (Elhakim et al. 2000). Nach laparoskopischen Cholezystektomien kann vom Operateur auch ein Periduralkatheter durch die Bauchwand eingeführt und dessen Spitze im Bereich der Gallenblasenloge platziert werden. Durch postoperative wiederholte Injektion eines Lokalanästhetikums können dann Schmerzen gelindert werden. Verbleibt am Ende der Operation noch reichlich CO_2 im Peritonealraum, werden hierdurch postoperative Schmerzen begünstigt.

> Durch sorgfältige Desufflation kann die Intensität postoperativer Schmerzen vermindert werden.

74.3 Literatur

Braun R, Jahn UR, Schumacher W, Lang R, Thiele H. Pneumothorax während laparoskopischer Cholezystektomie (II). Anästhesiol Intensivmed Notfallmed Schmerzther 1994; 29: 302–3.

Elhakim M, Elkott M, Ali NM, Tahoun HM. Intraperitoneal lidocaine for postoperative pain after laparoscopy. Acta Anaesthesiol Scand 2000; 44: 280–4.

Gehring H, Schmucker P. Pneumoperitoneum und Lachgas. Anaesthesist 1997; 46: 895–6.

Graf A. Kapnothorax und Hautemphysem bei versuchter laparoskopischer Übernähung eines Ulcus duodeni. Anästhesiol Intensivmed Notfallmed Schmerzther 1994; 29: 304–5.

Joris J, Cigarini I, Legrand M, Jacquet N, de Groote D, Franchi mont P, Lamy M. Metabolic and respiratory changes after cholecystectomy performed via laparotomy or laparoscopy. Br J Anaesth 1992; 69: 341–5.

Luiz T, Huber T, Hartung HJ. Veränderungen der Ventilation während laparoskopischer Cholezystektomie. Anaesthesist 1992; 41: 520–6.

Mealy K, Gallagher H, Barry M, Lennon F, Traynor O, Hyland J. Physiological and metabolic responses to open and laparoscopic cholecystectomy. Br J Surg 1992; 79: 1061–4.

Mullet CE, Viale JP, Sagnard P, Miellet CC, Ruynat LG, Counionx HC, Motin JP, Boulez IP, Dargent DM, Annat GJ. Pulmonary CO_2 elimination during surgical procedures using intra- or extraperitoneal CO_2 insufflation. Anesth Analg 1993; 76: 622–6.

Pelosi P, Foti G, Cereda M, Vicardi P, Gattinoni L. Effects of carbon dioxide insufflation for laparoscopic cholecystectomy on the respiratory system. Anaesthesia 1996; 51: 744–9.

Schäfer R, Gerlach K, Barthel M, Schmucker P. Auswirkungen endoskopischer Operationstechniken bei Kindern auf die Beatmung. Anästhesiol Intensivmed Notfallmed Schmerzther 1997; 32: 343–7.

Trauner K, Wendler G, Kaufmann E. Pneumothorax während laparoskopischer Cholezystektomie (I). Anästhesiol Intensivmed Notfallmed Schmerzther 1994; 29: 300–1.

Wurst H, Schultz-Strimberg H, Finsterer U. Zur Frage der CO_2-Speicherung bei laparoskopischer Cholezystektomie mit Pneumoperitoneum. Anaesthesist 1995; 44: 147–53.

Anästhesie – Spezieller Teil

Anästhesie in der Allgemeinchirurgie

Anästhesie – Spezieller Teil

75.1 Allgemeine Bemerkungen

In der Allgemeinchirurgie werden unterschiedlichste Operationen durchgeführt wie intraabdominelle Eingriffe (z. B. Appendektomie), extraabdominelle Eingriffe (z. B. Strumektomie) oder periphere Operationen wie eine Vorfußamputation. Das Patientengut ist daher bezüglich Alter sowie vorbestehender Begleiterkrankungen ausgesprochen inhomogen. Es wird daher auf die entsprechenden Kapitel (Teil E, Kap. 40–63; Teil F, Kap. 64, 65) verwiesen.

Präoperative Phase

Intraabdominelle Operationen werden vom Allgemeinchirurgen relativ häufig durchgeführt. Bei großen abdominalchirurgischen Eingriffen ist es oft empfehlenswert, unmittelbar vor Narkoseeinleitung einen Periduralkatheter zu legen, vor allem um postoperativ eine suffiziente Schmerztherapie zu ermöglichen und die Magen-Darm-Motilität zu verbessern.

Vor allem diejenigen Patienten, bei denen eine größere Oberbauch-, eine thorakale- oder gar eine abdominothorakale Operation geplant ist, sollten bereits präoperativ Atemgymnastik erlernen. Dies erleichtert den Patienten die Durchführung der postoperativ notwendigen Atemgymnastik. Ist mit postoperativen Lungenproblemen zu rechnen, sollte eine präoperative arterielle Blutgasanalyse abgenommen werden um einen »Ausgangswert« zu haben (Kap. 20, S. 439). Zusätzlich ist bei diesen Patienten evtl. eine Lungenfunktionsprüfung (Kap. 2.9, S. 24) indiziert.

> Stets ist die Frage zu klären, ob der Patient als »nicht nüchtern« zu betrachten ist (z. B. bei Peritonitis), ob also eine Ileuseinleitung notwendig ist.

Bei Operationen, die voraussichtlich länger als 3–4 Stunden dauern oder bei denen größere Flüssigkeitsumsätze erwartet werden, ist meist die Anlage eines Dauerkatheters ratsam. Häufig ist es bei größeren Magen-Darm-Operationen sinnvoll, einen zentralen Venenkatheter (normalerweise erst nach Narkoseeinleitung) zu legen (Kap. 18, S. 411). Dadurch sind der Volumenstatus und der perioperative Volumenbedarf besser überwachbar. Außerdem kann postoperativ ein ZVK notwendig sein, um die evtl. vorübergehend notwendige parenterale Ernährung durchführen zu können.

Intraoperative Phase

Eingriffe im Bereich des Oberbauchs müssen in Intubationsnarkose mit kontrollierter Beatmung durchgeführt werden. Eingriffe im Unterbauch (z. B. Leistenbruchoperationen) können auch in Spinal- oder Periduralanästhesie oder evtl. unter Verwendung einer Larynxmaske durchgeführt werden. Vom Allgemeinchirurgen werden oft auch periphere Eingriffe

durchgeführt. Sofern diese Eingriffe in Rückenlage vorgenommen werden, wird zunehmend häufiger eine Allgemeinanästhesie unter Verwendung einer Larynxmaske eingesetzt.

Bei größeren abdominalchirurgischen Eingriffen wird meist eine balancierte Anästhesie, seltener eine IVA oder TIVA durchgeführt. Auch bei Patienten mit einer leichten Erhöhung der Leberwerte, wie z. B. Patienten mit einer akuten Cholezystitis oder einer kompensierten Leberzirrhose, kann normalerweise ein volatiles Inhalationsanästhetikum verabreicht werden. Remifentanil wird in der Abdominalchirurgie nur sehr selten verwendet, da nach diesen Eingriffen meist mit stärkeren postoperativen Schmerzen zu rechnen ist, sodass dieses ultrakurz wirkende Opioid hier wenig Vorteile aufweist. Intraoperativ ist zu beachten, dass der Zug am Peritoneum oder an inneren Organen – insbesondere an der Mesenterialwurzel – sehr schmerzhaft ist und zur Auslösung vegetativer Reflexe führen kann. Es kann hierdurch z. B. eine Vagusreizung mit Bradyarrhythmie ausgelöst werden.

Bei intraabdominellen Eingriffen muss aufgrund der meist großen operativen Wundflächen von einem hohen Infusionsbedarf ausgegangen werden.

Bei nicht nüchternen Patienten sollte erst nach sicherer Rückkehr der Schutzreflexe extubiert werden.

Postoperative Phase

Vor allem nach Oberbaucheingriffen ist postoperativ eine schmerzbedingte Atemschonhaltung zu beobachten. Die Patienten atmen meist unzureichend durch und husten kaum ab. Eine suffiziente postoperative Schmerztherapie (Kap. 83, S. 1179) sowie eine intensive, bereits präoperativ erlernte Atemgymnastik sind besonders wichtig. Mittels Periduralanalgesie (Kap. 83.2.2, S. 1192) kann meist eine suffiziente Schmerztherapie erzielt werden. Alternativ sollte großzügig eine patientenkontrollierte Analgesie (Kap. 83.2.1, S. 1188) eingesetzt werden.

75.2 Intraabdominelle Operationen

75.2.1 Innervation und Blutversorgung

Innervation des Abdomens

Die Bauchwand wird aus Th6–L1 innerviert. Die **sympathischen Fasern**, die die Eingeweide versorgen, entstammen den Segmenten C8–L2 (Abb. 3.2) und ziehen über Plexus coeliacus, Plexus mesentericus superior und Plexus mesentericus inferior zu den Eingeweiden. Die sympathische Innervation des Magens erfolgt aus Th6–Th10, die des Dünndarms aus Th11–L1. Leber, Gallenblase, Milz und Pankreas werden sympathisch aus Th6–Th10, Nieren, Ureteren und Hoden bzw. Ovarien werden sympathisch aus den Segmenten Th8–L2 versorgt. Um bei bestimmten abdominalchirurgischen Operationen einen Periduralkatheter optimal platzieren zu können, sollte diese Innervation berücksichtigt werden. Die **parasympathischen Fasern** entstammen den zentralen Parasympathikuskernen oder dem sakralen Parasympathikus (den Segmenten S2–S4). Der N. vagus innerviert bis ca. zur linken Kolonflexur, die Innervation von distaleren Darmanteilen sowie von Blase und Genitale erfolgt über sakrale Parasympathikusfasern (Abb. 3.3).

Eine **Stimulation des Parasympathikus** regt die gastrointestinale Motilität und Sekretion an, lässt die Sphinkteren erschlaffen und kontrahiert Gallenblase und Blase. Eine **Stimulation des Sympathikus** führt auch im Gastrointestinaltrakt zur Vasokonstriktion und damit zur Drosselung der Leber-, Nieren- und Magen-Darm-Durchblutung. Die parasympathischen Wirkungen werden hierbei aufgehoben. Durch eine Spinal- oder Periduralanästhesie wird – je nach Blockadehöhe – ein mehr oder weniger großer Anteil der aus C8–L2 entstammenden sympathischen Fasern blockiert. Folge ist ein Überwiegen der Parasympathikuswirkung im Bauchraum mit Stimulation der Magen-Darm-Aktivität. Durch die meist gleichzeitige Blockade des sakralen Parasympathikus (S2–S4) wird die parasympathische Innervation der Beckenorgane blockiert. Dadurch kann z. B. ein Harnverhalt verursacht werden.

> Viszerale Organe sind relativ unempfindlich auf Schneiden und Berühren, dagegen sind diese Strukturen (z. B. Mesenterium) ausgesprochen empfindlich gegen Dehnung und Zug.

Blutversorgung der Abdominalorgane

Der arterielle Truncus coeliacus versorgt mit seinen Ästen Magen, Milz und Leber. Die Aa. mesenterica superior und inferior versorgen die Gedärme mit Blut. Zirka 25–30% des Herzminutenvolumens fließen durch das Splanchnikusgebiet. Die Durchblutung des Splanchnikusgebietes wird über Autoregulationsmechanismen in einem weiten Bereich relativ konstant gehalten. Im Rahmen einer **sympathikoadrenergen Reaktion** mit vermehrter Noradrenalin-Freisetzung kommt es zu einer Vasokonstriktion im Splanchnikusbereich mit Drosselung der Durchblutung. Das Blutvolumen im Abdominalbereich nimmt dadurch ab, das zentrale Blutvolumen steigt dadurch um bis zu 30% an, was z. B. bei einem Volumenmangelschock einen wichtigen Kompensationsmechanismus darstellt. Durch eine Vasokonstriktion im Splanchnikusgebiet kann z. B. der hepatische Blutfluss so stark abnehmen, dass ischämische Lebernekrosen auftreten. Außerdem droht hierbei leicht eine Darmischämie.

Während eines abdominalchirurgischen Eingriffs kommt es zu einer **Verminderung der Splanchnikusdurchblutung**. Mögliche Ursachen sind chirurgisches Trauma, Hypokapnie, hohe Beatmungsdrücke oder die Gabe vasokonstriktorisch wirkender Substanzen. Halothan z. B. führt über eine Verminderung von HMV und Blutdruck zu einer Abnahme der Durchblutung von Leber und Splanchnikusgebiet. Ähnliche Veränderungen treten unter Enfluran auf. Unter Isofluran sind diese Veränderungen geringer und unter Desfluran vernachlässigbar gering. Zu Sevofluran liegen noch zu wenige Studien vor. Auch intravenöse Anästhetika, die zu einem Abfall von HMV und Blutdruck führen, verursachen eine Verminderung der Splanchnikusdurchblutung. Auch bei einer Zunahme des intraluminalen Drucks (z. B. bei einem Ileus) nimmt die Darmdurchblutung deutlich ab. Beträgt beispielsweise der intraluminale Druck im Kolon ca. 60 mm Hg, dann fällt der Blutfluss um ungefähr 75% ab.

75.2.2 Besonderheiten

Intraabdominelle Eingriffe werden nicht nur in der Allgemeinchirurgie sondern auch in der Urologie (Kap. 66, S. 911) oder Gynäkologie (Kap. 68, S. 955) durchgeführt. Bei Patienten, bei denen ein intraabdomineller Eingriff geplant ist, sind häufig Besonderheiten zu beachten. Bereits präoperativ liegen oft ausgedehnte intraabdominelle Funktionsstörungen wie Peritonitis oder Ileus vor (s. u.). Oft handelt es sich um Noteingriffe wegen Perforation, Gangrän oder Blutung im Gastrointestinalbereich. Zum Teil muss mit großen intraoperativen Flüssigkeits- und Blutverlusten gerechnet werden, z. B. bei einer Leberteilresektion oder einer Rektumexstirpation. Bei großen abdominalchirurgischen Eingriffen wie einer Whipple-Operation (s. u.) muss von einer ausgedehnten Gewebetraumatisierung mit Sequestration großer Flüssigkeitsvolumina in den »dritten Raum« ausgegangen werden.

Medikamentenwirkungen

Bei länger dauernden intraabdominellen Eingriffen kann das Volumen lufthaltiger Darmschlingen – falls **Lachgas** verabreicht wird – deutlich zunehmen, da N_2O aufgrund seines niedrigeren Blut-Gas-Verteilungskoeffizienten ca. 34-mal schneller in lufthaltige Hohlräume diffundiert als Stickstoff aus diesen herausdiffundiert. Innerhalb von ca. 2–4 Stunden kann dadurch das Volumen lufthaltiger Darmschlingen verdoppelt sein. Durch eine solche Volumenzunahme der Gedärme kann evtl. der Bauchdeckenverschluss am Ende der Operation erschwert werden. Zum Teil wird daher diskutiert, ob es sinnvoll sein könnte, bei diesen Operationen auf Lachgas zu verzichten.

Durch die meisten **Opioide** kommt es zu einer deutlichen Tonussteigerung des Sphincter Oddi. Unter Pethidin scheint dies allerdings geringer zu sein als unter anderen Opioiden.

Aspirationsrisiko

Bei Patienten mit Erkrankungen im Bereich des Magen-Darm-Traktes ist stets die Frage zu klären, ob die Patienten als nüchtern betrachtet werden können oder nicht, ob also ggf. eine Aspirationsprophylaxe und eine Ileuseinleitung notwendig sind (Kap. 28.4, S. 602). Insbesondere z. B. bei Verdacht auf Ileus, Magenausgangsstenose, Magenblutung, Magen- oder Duodenalulkus, Ösophagusdivertikel oder Peritonitis bzw. wenn die Magenentleerung verzögert oder der Tonus des unteren Ösophagussphinkters vermindert ist, drohen Regurgitation (oder Erbrechen) mit dem Risiko einer Aspiration. Der Tonus des unteren Ösophagussphinkters kann auch durch Medikamente beeinflusst werden, die im Rahmen der Anästhesie verabreicht werden (Kap. 28.1, S. 600). Beispielsweise vermindern Atropin und Opioide den Tonus des unteren Ösophagussphinkters. Bei diesen Patienten sollte vor der Narkoseeinleitung (falls noch nicht vorhanden) eine Magensonde gelegt, Magensekret abgesaugt und eine sog. Ileuseinleitung durchgeführt werden (Kap. 28.4, S. 602).

> Bei einer plötzlichen intraoperativen Verschlechterung der Lungenfunktion sollte stets an die Möglichkeit einer Aspiration gedacht werden. Auch bei sedierten, spontan atmenden Patienten kann evtl. eine Aspiration auftreten.

Intraoperative Flüssigkeitstherapie

Im Rahmen intraabdomineller Operationen kommt es leicht zum deutlichen, ödematösen Aufquellen von z. B. traumatisiertem Darmschlingen. Dadurch können große Mengen an Flüssigkeiten in den »dritten Raum« sequestrieren. Entsprechend hoch ist die notwendige Flüssigkeitszufuhr. Die Infusionsmengen werden zum Teil mit 8–10(–15) ml/kg KG/h angegeben (Kap. 10, S. 271). Zum Ausgleich von Flüssigkeitsverlusten in den »dritten Raum« sind isotone Lösungen (Vollelektrolytlösungen) zu verwenden. Der Blutverlust in der Abdominalchirurgie ist oft schwer abzuschätzen, da große Blutmengen in den Operationstüchern und Operationstupfern verloren gehen. Auch Verluste über Sonden, Drainagen oder das Absaugen größerer Aszitesmengen müssen berücksichtigt werden. Die Anwendung der maschinellen Autotransfusion verbietet sich bei darmeröffnenden Operationen. Parameter für eine adäquate Flüssigkeitszufuhr sind Urinausscheidung sowie arterieller Blutdruck und Herzfrequenz. Gegebenenfalls müssen mittels invasivem Monitoring auch die kardialen Füllungsdrücke ZVD (evtl. auch der PCWP) gemessen werden. Bei der Beurteilung des ZVD ist jedoch zu beachten, dass der gemessene Wert z. B. bei gleichzeitig vorliegender Herzinsuffizienz, bei Oberkörpertieflagerung oder z. B. bei Beatmung mit höherem PEEP, relativ hoch sein kann, obwohl ein Volumenmangel vorliegt. Bei Patienten mit einer Magen-Darm-Operation kann auch aufgrund einer evtl. präoperativ durchgeführten Darmreinigung (s. u.) ein intravasaler Volumenmangel bestehen.

Präoperative Darmreinigung

Da kothaltige und geblähte Darmschlingen ein erhöhtes Kontaminationsrisiko bei darmeröffnenden Operationen darstellen und außerdem durch leere Darmschlingen das operativ-technische Vorgehen erleichtert ist, wird der Darm vor vielen abdominalchirurgischen Operationen gereinigt. Hierzu bieten sich ballaststoffarme Diäten, Laxanziengabe und Einläufe an. Diese können evtl. erhebliche Flüssigkeitsverluste verursachen. Häufig wird auch nach Einführen einer Magensonde eine sog. orthograde Spülung vorgenommen. Hierbei werden erhebliche Flüssigkeitsmengen zur Reinigung des Darms über die Magensonde verabreicht. Je nach Zusammensetzung dieser Spüllösung können unterschiedliche Auswirkungen auf den Elektrolyt- und Wasserhaushalt auftreten. Sinnvoll scheint es zu sein, nach einer orthograden Spülung nochmals die Natrium- und Kaliumkonzentration sowie den Hämatokritwert zu bestimmen.

Ileus

In der Abdominalchirurgie werden häufig Patienten mit einem Darmverschluss (Ileus) operiert. Die wichtigsten Ursachen eines mechanischen Ileus (Kap. 25.3, S. 556) sind postoperative Verwachsungen (Briden), inkarzerierte Hernie, Tumor oder z. B. Invagination und angeborene Darmatresie bzw. -stenose. Die häufigsten Ursachen eines paralytischen Ileus sind Peritonitis (vor allem nach einer Perforation im Magen-Darm-Bereich), postoperative Darmatonie oder z. B. Pankreatitis, Cholezystitis bzw. Darmgangrän.

Störungen der Homöostase: Die Gesamtmenge der täglich sezernierten Magen-Darm-Sekrete beträgt ca. 5–8 Liter. Der Großteil wird jedoch wieder rückresorbiert. Bei Patienten mit einem Ileus können aufgrund einer Resorptionsstörung der Darmschleimhaut diese ins Darmlumen sezernierten Sekrete nicht mehr rückresorbiert werden. Wenn diese Sekrete nicht über eine Sonde abgeleitet werden, droht deren Erbrechen. Bei diesen Patienten muss von Dehydratation und intravasalem Volumenmangel ausgegangen werden. Typischerweise liegt bei diesen Patienten eine Hypokaliämie vor, da die Magen-Darm-Sekrete relativ viel Kalium enthalten. Außerdem tritt bei einem Ileus zumeist eine metabolische Azidose auf. Solche Störungen der Homöostase sollten soweit als möglich vor Narkoseeinleitung ausgeglichen werden.

Luft in Darmschlingen: Zusätzlich ist bei Patienten mit einem Ileus davon auszugehen, dass die Darmschlingen zum Teil mit Luft gebläht sind. Während der Darm bei Erwachsenen normalerweise ca. 100 ml Gas enthält, können dies bei einem Ileus leicht 1 000–2 000 ml sein. Durch die Anwendung von Lachgas nimmt das Gasvolumen zu (s. o.). Insbesondere bei Neugeborenen, Säuglingen und Kleinkindern kann es in diesen Fällen durch Lachgasgabe sehr schnell zu einer deutlichen Behinderung der Zwerchfellexkursionen kommen (Kap. 5.1.3, S. 95).

Peritonitis

Bei Patienten mit Verdacht auf eine Peritonitis – z. B. wegen vermuteter Perforation im Magen-Darm-Trakt – führt die Entzündung der Bauchhöhle oft zur Sequestration großer Flüssigkeitsmengen in den »dritten Raum«. Meist liegen ausgeprägter intravasaler Volumenmangel, Hypotonie, Tachykardie, Störungen des Säure-Basen- und Elektrolythaushaltes und oft auch des pulmonalen Gasaustauschs vor. Zur Stabilisierung der Kreislaufsituation ist neben großzügiger Volumengabe u. U. auch die Zufuhr kardiovaskulärer Medikamente (z. B. Dobutamin) notwendig. Es ist eine Antibiotika-Gabe wichtig (z. B. Metronidazol [Clont]; Mezlocillin [Baypen] und Tobramycin [Gernebcin]).

Bei diffuser Peritonitis sollten an zusätzlichen Überwachungsmaßnahmen ein zentraler Venenkatheter, eine arterielle Druckmessung sowie ein Dauerkatheter gelegt werden.

Aszites

Vor allem bei einer Leberzirrhose mit Druckerhöhung in den Portalvenen (Kap. 54.3, S. 796), bei einer Peritonealkarzinose oder evtl. einer Peritonitis kann ein Aszites entstehen. Bei einem großen Aszitesvolumen mit hohem intraabdominellem Druck werden die Gefäße im Abdominalbereich komprimiert. Nach Eröffnen des Abdomens und Ablassen von (evtl. mehreren Litern) Aszites kann das bisher komprimierte Gefäßsystem des Bauchraums dilatieren, die Gefäßkapazität kann dadurch plötzlich stark zunehmen, der Blutdruck evtl. akut abfallen, und es ist meist eine zügige Volumengabe (möglichst von kolloidalen Lösungen) notwendig. Bei diesen Patienten empfiehlt sich die Überwachung des Volumenstatus mittels ZVD. Vor Ablassen des Aszites ist jedoch der ZVD falsch hoch.

75.2.3 Häufigere perioperative Probleme

Präoperative Ventilationsstörungen

Kommt es aufgrund überblähter Darmschlingen zu einem Zwerchfellhochstand, dann ist mit einer Abnahme der funktionellen Residualkapazität (Kap. 2.9, S. 26), einer verminderten pulmonalen Compliance, mit Ventilations-Perfusions-Störungen, Atelektasen und intrapulmonalen Shunts zu rechnen. Es empfehlen sich größere Atemhubvolumen, erniedrigte Atemfrequenz und PEEP. Außerdem ist eine Magenablaufsonde zu legen.

Eventerationssyndrom

Durch Zug am Mesenterium – z. B. bei der Auslagerung der Därme aus dem eröffneten Abdomen – aber auch bei anderen operativen Manipulationen im Bauchraum, kann im Mesenterium eine überschießende Prostazyklin-Synthese ausgelöst werden. Prostazyklin stellt eine stark vasodilatierende Substanz aus der Gruppe der Prostaglandine dar (Kap. 23.3.4, S. 497). Hierdurch können Blutdruckabfall, Tachykardie und Steigerung des Herzminutenvolumens auftreten. Oft ist bei den Patienten ein Erythem im Bereich von Gesicht und Hals erkennbar. Auch im Pulmonalkreislauf kann eine deutliche Vasodilatation auftreten, evtl. mit Aufhebung der hypoxischen Vasokonstriktion im Bereich minderbelüfteter Alveolarbezirke (vgl. Euler-Liljestrand-Reflex; Kap. 78.4, S. 1109). Hierdurch kann der intrapulmonale Rechts-links-Shunt zunehmen und der p_aO_2 kann vorübergehend (20–30 Minuten) abfallen. Zur Prophylaxe eines Eventerationssyndroms kann ein Cyclooxygenasehemmer (z. B. 75 mg Diclofenac; Kap. 83.2.1, S. 1183) verabreicht werden. Insbesondere bei kardiovaskulären Risikopatienten kann eine Prophylaxe sinnvoll sein. Zur Therapie eines Eventerationssyndroms ist ggf. wiederholt ein Vasokonstriktor zu verabreichen und eine entsprechende Volumenzufuhr durchzuführen.

Singultus

Bei abdominalchirurgischen Eingriffen kann (vor allem bei zu flacher Narkose) evtl. ein störender Schluckauf (Singultus) auftreten (Therapie s. Kap. 34, S. 639).

Auskühlung

Bei großen abdominalchirurgischen Eingriffen drohen meist enorme Wärmeverluste mit Auskühlung der Patienten. Ursachen sind riesige Wundflächen, meist hohe Flüssigkeitsumsätze (die oft nur mit »zimmerwarmen« Infusionslösungen ersetzt werden), oft lange Operationsdauer und die Tatsache, dass normalerweise nur Brustkorb, Arme und Hals des Patienten entsprechend abgedeckt werden können. Wärmekonservierende Maßnahmen sind daher enorm wichtig (Kap. 37.4, S. 651). Bei Anwendung z. B. einer Warmluftmatte am Oberkörper bzw. an Becken und unteren Extremitäten kann nach 2- bis 3-stündiger Operationsdauer wieder eine Normothermie erzielt werden (Motamed et al. 2000).

Anästhesie – Spezieller Teil

Postoperative pulmonale Störungen

Da nach Oberbaucheingriffen meist sehr starke postoperative Schmerzen auftreten, drohen ein insuffizientes Abhusten mit Sekretretention und die Gefahr postoperativer pulmonaler Störungen. Es ist daher eine suffiziente postoperative Schmerztherapie notwendig (vorzugsweise mittels Periduralanästhesie oder patientenkontrollierter Analgesie, Kap. 83.2.1, S. 1188). Wichtig sind auch eine frühe postoperative Mobilisierung. Durch eine günstige operative Schnittführung ist es oft möglich, die postoperative Schmerzintensität zu vermindern.

Postoperative Anastomoseninsuffizienz

Die Heilung einer Darmanastomose wird durch viele Faktoren beeinträchtigt, z. B. Hypovolämie, Anämie, Hypotension, höheres Alter des Patienten, Infektion, lange Operationszeiten, ungünstige Lokalisation der Anastomose oder vorbestehende Darmschädigungen. Früher wurde auch wiederholt die Gabe eines Cholinesterasehemmers (im Rahmen der Antagonisierung eines nicht depolarisierenden Relaxans) angeschuldigt, eine Anastomoseninsuffizienz zu begünstigen. Als Erklärung wurde die nach Injektion eines Cholinesterasehemmers zunehmende Darmmotilität angeführt. Inzwischen ist belegt, dass dadurch Nahtinsuffizienzen nicht begünstigt werden.

Postoperative Magen-Darm-Atonie

Nach abdominalchirurgischen Eingriffen entsteht vorübergehend eine Magen-Darm-Atonie. Sie scheint nicht nur durch die operativen Manipulationen im Bauchraum, sondern auch durch den in der postoperativen Phase erhöhten Sympathikotonus bedingt zu sein. Auch die z. B. im Rahmen der perioperativen Schmerztherapie evtl. eingesetzten Opioide können dazu beitragen. Die postoperative Magen-Darm-Atonie kann je nach Eingriff unterschiedlich lang andauern. Nach einer Laparotomie dauert die Atonie des Magens normalerweise ca. 24 Stunden, die des Dünndarms 12–24 Stunden und die des Dickdarms ca. 2–3 Tage.

> Dauert die zunächst »physiologische« Magen-Darm-Atonie jedoch länger als 4 Tage, dann muss sie als pathologisch verlängert bezeichnet werden.

An **Therapiemaßnahmen** kommen die Anlage einer Magensonde und die Verabreichung von Laxanzien (z. B. Bisacodyl [Dulcolax], z. B. 20–30 Tropfen über Magensonde), die Gabe von Parasympathikomimetika (direkt am muscarinergen Rezeptor wirkendes Cholinergikum; z. B. Carbachol [Doryl] 0,125–0,25 mg s.c. oder i.m.) oder indirekt wirkenden Cholinergika (Cholinesterasehemmer; z. B. Neostigmin; 0,5 mg als Kurzinfusion, Kap. 3.2.6, S. 41) sowie als weitere Stimu-

lanzien z. B. Metoclopramid (Paspertin, 10 mg i.v.) oder Dexpantenol (Bepanthen; 100 mg i.v. oder i.m.) infrage. Ist die Peristaltik in Gang gekommen, dann können unterstützend Einläufe durchgeführt werden. Bei Therapieresistenz wird häufiger ein Therapieversuch mit Ceruletid (Takus [40 µg über 4 h]) durchgeführt. Da unter der Therapie mit Cisaprid (Propulsin) vermehrt EKG-Veränderungen auftraten, ruht zur Zeit die Zulassung aller cispridhaltigen Arzneimittel. Durch die sympathikolytische Wirkung einer Periduralanästhesie (kontinuierliche Gabe von z. B. Bupivacain 0,25%) können inhibitorische Reflexmechanismen (aufgrund eines erhöhten Sympathikotonus) evtl. unterbrochen und eine Magen-Darm-Stimulation erzielt werden (Kap. 16.2.4, S. 375).

Wird wegen der postoperativen Magen-Darm-Atonie längerfristig eine Magenablaufsonde notwendig, dann können hierüber größere Mengen an Magensekret verloren gehen. Es droht ein Verlust an HCl und Kalium mit hypochlorämischer, hypokaliämischer metabolischer Alkalose.

75.2.4 Narkoseführung

Katheter und Überwachung

Bei größeren darmeröffnenden Eingriffen ist postoperativ meist eine mehrtägige parenterale Ernährung notwendig. Aus diesem Grund ist (möglichst bereits bei Narkoseeinleitung) die Anlage eines ZVK sinnvoll. Anhand des ZVK kann dann intraoperativ auch die intravasale Volumensituation und ggf. die Herzleistung (zentralvenöse Sättigung; Kap. 20.3, S. 441) beurteilt werden. Sinnvoll sind auch eine kapnographische und pulsoximetrische Überwachung, eine kontinuierliche Temperaturmessung und die Relaxometrie. Wärmekonservierende Maßnahmen sind wichtig (Kap. 37.4, S. 651). Bei allen intraperitonealen Eingriffen sollte den Patienten eine Magensonde gelegt werden, um evtl. Luft oder Sekret aus dem Magen abzulassen. Dadurch können die Operationsbedingungen evtl. erleichtert werden. Da bei intraabdominellen Eingriffen meist größere Volumenumsätze zu erwarten sind, sollte die Indikation für einen Blasenkatheter großzügig gestellt werden. Sehr häufig wird erst nach Eröffnen des Abdomens unter Sicht ein suprapubischer Blasenkatheter eingelegt. Hierzu muss die Blase reichlich Urin enthalten. Aufgrund der großen Wundflächen ist zumeist eine großzügige Flüssigkeitstherapie (ca. 8–10[–15] ml/kg KG/h; s. o.) notwendig.

Relaxation und Bauchdeckenverschluss

Bei intraabdominellen Operationen ist eine gute Muskelerschlaffung wichtige Voraussetzung für optimale Operationsbedingungen. Ein alltägliches Problem stellt die Muskelrelaxation beim Wiederverschluss der Bauchdecken, insbesondere des Peritoneums, dar. Hierzu ist eine gute Muskelerschlaffung notwendig. Da allerdings mit dem baldigen Ende der Operation zu rechnen ist, droht bei Nachinjektion eines mittellang wirkenden nicht depolarisierenden Muskelrelaxans die Gefahr eines postoperativen Relaxansüberhangs. Daher wird dieses Vorgehen meist abgelehnt. Früher wurde zum Bauchdeckenverschluss oft nochmals eine Dosis des kurz wirksamen depolarisierenden Muskelrelaxans **Succinylcholin** verabreicht. Dieses Vorgehen wird zwar noch manchmal praktiziert, es muss jedoch hierbei die Gefahr von Rhythmusstörungen, insbesondere von reflektorischen Bradyarrhythmien beachtet werden, die insbesondere bei Wiederholungsdosen von Succinyldicholin beschrieben sind (Kap. 5.3.5, S. 168). Inzwischen wird auch aus prinzipiellen Erwägungen zunehmend auf Succinylcholin verzichtet (MH, Rhabdomyolyse; Kap. 32, S. 627). Empfehlenswert ist der Versuch einer kurzfristigen Narkosevertiefung durch Erhöhung oder Zugabe eines volatilen Inhalationsanästhetikums sowie durch manuelle Hyperventilation. Da inzwischen mit **Mivacurium** ein kurz wirksames nicht depolarisierendes Relaxans zur Verfügung steht, kann auch unter Verzicht auf Succinylcholin eine gut steuerbare Relaxierung durchgeführt werden. Hiermit kann eine gute Muskelerschlaffung bis zum Peritonealverschluss erzielt werden. Wird danach die Zufuhr von Mivacurium beendet, kann zum Ende der Operation wieder mit einem ausreichenden Muskeltonus gerechnet werden. Mivacurium ist in diesen Fällen aber für die Relaxation während der gesamten Operation zu verabreichen. Wird nach Gabe eines lang- oder mittellang wirkenden Relaxans wegen abklingender Relaxationstiefe eine On-top-Gabe mit Mivacurium durchgeführt, so ist hierbei die Wirkung von Mivacurium zum Teil enorm verlängert (Lien 1999; Kap. 5.3.4, S. 159). Von diesem Vorgehen ist daher dringend abzuraten.

Der Verschluss des Abdomens wird oft auch dadurch erschwert, dass das Volumen lufthaltiger Darmschlingen während der Operation durch Verwendung von Lachgas zugenommen hat (s. o.). Durch leichtes Einknicken des Operationstisches (leichtes Anheben von Oberkörper und Beinen) kann der Bauchverschluss meist erleichtert werden.

Narkoseformen

Meist wird bei abdominalchirurgischen Eingriffen eine balancierte Anästhesie durchgeführt. Bei der inzwischen nur noch sehr selten durchgeführten Neuroleptanästhesie können die bei starken viszeralen Reizen ausgelösten Blutdruckanstiege öfters nicht sicher unterdrückt werden, während dies bei Zusatz eines volatilen Inhalationsanästhetikums meist gut gelingt. Bei einer TIVA mit Fentanyl/Propofol bzw. Sufentanil/Propofol können sympathikoadrenerge Stressreaktionen (Konzentrationsanstiege des Adrenalins mit Tachykardie, Hypertension) gut unterdrückt werden (Kietzmann et al. 1996). Oft wird in der Abdominalchirurgie auch eine Allgemeinanästhesie mit einer Periduralanästhesie kombiniert.

Intraoperativ sollte die Periduralanästhesie erst dann »hochgespritzt« werden, wenn die Gefahr größerer Blutungen vorbei ist. Da eine gut sitzende PDA die sympathische Innervation blockiert, ist die – im Rahmen einer evtl. auftretenden starken Blutung – sinnvolle kompensatorische Vasokonstriktion nicht mehr möglich. Hierdurch können stärkere Blutdruckabfälle begünstigt werden. Wird die PDA intraoperativ »hochgespritzt«, ist eine sehr genaue Volumenbilanzierung notwendig. Durch postoperative Injektion von niederprozentigem Lokalanästhetikum über den PDK kann eine gute Schmerzlinderung und eine Stimulation der Darmaktivität erzielt werden (Kap. 83.2.2, S. 1192).

75.2.5 Cholezystektomie

Bei Patienten, die sich einer Cholezystektomie unterziehen müssen, liegen oft leicht erhöhte Werte der Transaminasen und deutlich erhöhte Cholestaseparameter (alkalische Phosphatase und γ-GT) vor (Kap. 54.1, S. 794). Dennoch kann ein volatiles Inhalationsanästhetikum (z. B. Isofluran, Desfluran) verabreicht werden. Meist wird eine balancierte Anästhesie durchgeführt. Die durch Opioide bedingte Tonuserhöhung des Sphincter Oddi verursacht keine Probleme.

Inzwischen werden Cholezystektomien zumeist laparoskopisch durchgeführt (ausführliche Beschreibung Kap. 74, S. 1057). Nach konventioneller Operation mittels Laparotomie treten zumeist starke postoperative Schmerzen auf. Häufig klagen die Patienten postoperativ auch über Übelkeit, Brechreiz und Würgen (Therapie Kap. 31, S. 619).

75.2.6 Operation bei Patienten mit Ileus

Bei Patienten mit einem Ileus (s. o.) ist vor allem während der Narkoseeinleitung die Gefahr der Aspiration zu beachten. Es ist eine Ileuseinleitung (Kap. 28.4, S. 602) durchzuführen. Bei diesen Patienten muss mit einem intravasalen Volumenmangel gerechnet werden. Vor Narkoseeinleitung ist deshalb eine entsprechende Volumenzufuhr (möglichst mit isotonen Lösungen) durchzuführen. Sonst droht bei Narkoseeinleitung ein ausgeprägter Blutdruckabfall. Zur Ileuseinleitung sollten sowohl Oberkörper als auch Beine erhöht gelagert werden, um den venösen Rückstrom zu verbessern. Bei einem Dünndarmileus bestehen meist auch Hypokaliämie (s. o.), Hypochlorämie, metabolische Azidose und Hypoproteinämie. Wie stark die Störungen des Wasser-, Elektrolyt- und Säure-Basen-Haushaltes sind, hängt davon ab, wie lange der Ileus besteht und auf welcher Höhe sich ein Darmverschluss befindet. Wichtig ist, dass die Elektrolyt- und Säure-Basen-Störungen möglichst präoperativ entsprechend ausgeglichen werden.

Zur Überwachung des intravasalen Volumenstatus und der postoperativ meist vorübergehend notwendigen parenteralen

Ernährung sollte normalerweise ein zentraler Venenkatheter platziert werden. Bei ausgeprägtem Ileus sollte der ZVK möglichst vor Narkoseeinleitung gelegt und der ZVD kontrolliert werden. Zumeist sollte auch eine blutig-arterielle Druckmessung durchgeführt werden. Falls die Darmschlingen größere Luftmengen enthalten, dann scheint es sinnvoll, auf Lachgas zu verzichten (s. o.).

Je nach Ursache des Ileus braucht z. B. lediglich ein strangulierender Gewebsstrang durchtrennt oder es muss ein unterschiedlich langes Darmsegment reseziert zu werden. Zur Entlastung des Darms werden die überdehnten Darmschlingen nach oral ausgedrückt bzw. abgesaugt. Die Flüssigkeit ist hierbei aus dem Magen abzusaugen. Unmittelbar vor der Extubation ist nochmals der Magen abzusaugen. Der Patient sollte möglichst spät (bei sicher zurückgekehrten Schutzreflexen) extubiert werden. Oft ist auch eine Nachbeatmung und Weiterbehandlung auf der Intensivstation erforderlich.

75.2.7 Leberchirurgie

Da normales Lebergewebe zur Regeneration fähig ist, können u. U. große Teile der Leber (z. B. wegen Karzinom, Echinococcuszyste oder Metastasen) reseziert werden. Bei Leberoperationen müssen eine größere Zahl von Blutkonserven, Gefrierplasmen und ggf. Thrombozytenkonzentraten bereitgestellt und es muss eine ausreichende Zahl großlumiger periphervenöser Zugänge gelegt werden. An erweitertem Monitoring sind blutig-arterielle Druckmessung, ZVK, Dauerkatheter und Temperaturmessung notwendig. Es ist eine Magensonde zu platzieren und wärmekonservierende Maßnahmen sind wichtig. Bei operativ-technischen Problemen kann es zu einem plötzlichen, großen Blutverlust aus dem Leberparenchym oder aus großen Gefäßen der Leberpforte kommen. Durch Anwendung neuer Operationstechniken (Laser oder **C**avitron **u**ltrasonic **s**uction **a**spirator = CUSA) kann der Blutverlust meist relativ gering gehalten werden.

In Einzelfällen ist eine vorbestehende stärkere Leberfunktionsstörung zu beachten. Bei ausgedehnten Lebereingriffen sollte intra- und postoperativ wiederholt die Blutzuckerkonzentration bestimmt werden, da es u. U. zu einer akuten Hypoglykämie kommen kann. Bei Patienten, bei denen die Leber teilreseziert wird, muss präoperativ die Leberfunktion (vor allem anhand des Quickwerts und der Albuminkonzentration) beurteilt werden (Kap. 54.1, S. 794). Zumeist ist die Leberfunktion präoperativ nicht wesentlich beeinträchtigt.

Normalerweise wird eine balancierte Anästhesie unter Verwendung eines solchen volatilen Anästhetikums empfohlen, das nur gering hepatisch verstoffwechselt wird und die Leberdurchblutung nicht relevant vermindert (Isofluran, Desfluran). Empfehlenswert ist die Verwendung von Atracurium oder Cis-Atracurium, da diese Relaxanzien unabhängig von der Leberfunktion metabolisiert werden. Eine Hypotension

und Hypoxie sind perioperativ zu vermeiden, um eine Schädigung der verbleibenden Restleber zu verhindern. Postoperativ treten häufig rechtsseitige Atelektasen und Pleuraergüsse auf. Zur Optimierung der postoperativen Schmerztherapie bietet sich die thorakale Periduralanalgesie oder patientenkontrollierte Analgesie (Kap. 83.2.2, S. 1192) an. Leberfunktion, Blutzuckerkonzentration, Gerinnungsstatus, Nierenfunktion und Vigilanz sind postoperativ genau zu überwachen.

75.2.8 Operationen bei Patienten mit einer Leberzirrhose

Bei Patienten mit einer Leberzirrhose ist von einer gestörten Syntheseleistung der Leber auszugehen. Insbesondere kann die Bildung von Gerinnungsfaktoren, Albumin und der Plasmacholinesterase betroffen sein (Kap. 54.1, S. 794). Folge sind Gerinnungsstörungen bei typischerweise erniedrigtem Quickwert. Bei intraoperativen Blutungen ist eine großzügige Gabe von frisch gefrorenem Plasma (FFP; Kap. 24.1.2, S. 513) durchzuführen. Bei deutlich erniedrigter Albuminkonzentration ist zu beachten, dass u. U. bei stark an Eiweiß gebundenen Medikamenten die Bindungskapazität des Albumins überschritten wird (Kap. 5.2.2, S. 111). Der nicht an Albumin gebundene und damit aktive Medikamentenanteil kann erhöht sein. Eine entsprechende Dosistitration und langsame Injektion stark albumingebundener Medikamente (z. B. Thiopental) ist wichtig. Ist die Plasmacholinesterase (Pseudocholinesterase) deutlich erniedrigt, dann kann es u. U. zu einem verlangsamten Abbau von Succinyldicholin und Mivacurium kommen. Ist bei stärker lebergeschädigten Patienten die Transfusion mehrerer Konserven notwendig, dann sollte (ausnahmsweise) zusätzlich Calcium verabreicht werden, denn die geschädigte Leber ist nicht mehr in der Lage, das in konserviertem Blut enthaltene Citrat schnell genug abzubauen. Durch hohe Citratkonzentrationen wird das körpereigene Calcium gebunden, wodurch es für Gerinnungsvorgänge, für die es zwingend notwendig ist, nicht mehr in ausreichender Menge zur Verfügung steht. Folge wäre eine weitere Verstärkung der bei diesen Patienten zumeist vorbestehenden Blutungsneigung.

75.2.9 Gastrointestinale Blutungen

Eine akute gastrointestinale Blutung stellt eine Indikation für eine Notgastroskopie oder eine Notoperation dar. Der Blutverlust wird hierbei oft unterschätzt. Zu beachten ist, dass bei einer akuten Blutung Hb- und Hkt-Wert keine zuverlässigen Parameter für den Blutverlust darstellen. Sie sind bei akuten Blutungen falsch hoch. Aussagekräftiger ist zumeist ein Blick in die anämische Bindehaut (Konjunktiva) des Patienten. Die umgehende Bereitstellung einer ausreichenden Anzahl (evtl. vorerst noch ungekreuzter) Blutkonserven ist notwendig. Zumeist muss die Transfusion noch vor Narkoseeinleitung begonnen werden. Unter laufender Transfusion ist eine Ileuseinleitung (Kap. 28.4, S. 602) vorzunehmen.

75.2.10 Kolon- bzw. Rektumoperationen

Typische Operationstechniken im Bereich des Dickdarms sind z. B. Hemikolektomie rechts, Resektion des Colon transversums, Hemikolektomie links und Sigmaresektion.

Eine typische Operationstechnik im Bereich des Rektums ist die anteriore **Rektumresektion nach Dixon**. Hierbei werden das Colon sigmoideum und das Rektum bis kurz vor den Analkanal entfernt. Es wird eine den Schließmuskel (die Kontinenz) erhaltende End-zu-End-Anastomose angelegt. Bei einer abdominoperinealen **Rektumexstirpation** werden das gesamte Rektum und das distale Sigma entfernt. Es wird ein Anus praeter naturalis sigmoideus angelegt. Bei der gleichzeitig von abdominal und perineal durchgeführten Rektumexstirpation bzw. bei der anterioren Rektumresektion nach Dixon ist auf einen meist großen Blutverlust zu achten, der allerdings schwer abzuschätzen ist und deshalb oft unterschätzt wird. Große Mengen von Blut können in die Abdecktücher verloren gehen.

An besonderen Überwachungsmaßnahmen ist normalerweise die Anlage eines Kavakatheters und einer arteriellen Druckmessung sinnvoll.

Bei einer **Operation nach Hartmann** werden das Colon sigmoideum und das proximale Rektum entfernt. Der verbleibende Rektumstumpf wird proximal blind verschlossen. Das Colon descendens wird endständig ausgeleitet. Später kann die Darmkontinuität operativ evtl. wiederhergestellt werden.

75.2.11 Pankreasoperationen

Pankreasoperationen stellen meist große operative Eingriffe dar. Sie sind technisch schwierig und können mit größeren Blutverlusten einhergehen. Es können eine subtotale oder eine totale Pankreatoduodenektomie sowie eine sog. Whipple-Operation unterschieden werden.

Die **Whipple-Operation** wird zumeist beim Pankreaskopfkarzinom durchgeführt. Hierbei werden Gallenblase, Pankreaskopf, Duodenum und Magenantrum entfernt. Der Restmagen wird End-zu-Seit mit dem Jejunum anastomosiert (Gastrojejunostomie), das Pankreas bzw. der Choledochus werden ebenfalls End-zu-Seit mit dem Jejunum verschlossen (Pankreatojejunostomie bzw. Choledochojejunostomie, Abb. 75.1). Die Operation dauert meist 4–5 Stunden. Der Blutverlust beträgt durchschnittlich ca. 500–750 ml, es ist jedoch von

hohen Flüssigkeitsumsätzen aufgrund der enorm großen Wundflächen auszugehen. Sinnvoll ist eine blutig-arterielle Druckmessung und die Anlage eines zentralen Venenkatheters sowie eines Dauerkatheters. Es sind wärmekonservierende Maßnahmen (Kap. 37.4, S. 651) durchzuführen.

Wird eine **totale Pankreatektomie** durchgeführt, dann sind die Patienten postoperativ insulinpflichtig, da die Insulinproduktion erlischt. Der Blutverlust beträgt hierbei durchschnittlich ca. 750–1000 ml. Auch bei einer subtotalen Pankreatektomie kann ein Diabetes mellitus auftreten. Die Blutzuckerkonzentration ist engmaschig zu überwachen.

75.2.12 Ösophagusoperationen

Ösophagusoperationen werden vor allem wegen Ösophaguskarzinom, Ösophagusdivertikeln oder Ösophagusvarizen durchgeführt.

Ösophaguskarzinom

Bei einem Ösophaguskarzinom handelt es sich zumeist um ein Plattenepithelkarzinom, nur relativ selten um ein Adenokarzinom. Die betroffenen Patienten haben zumeist einen langjährigen Alkoholabusus betrieben und weisen oft einen deutlich reduzierten Allgemeinzustand auf. Postoperativ muss bei diesen Patienten oft mit einem Alkoholentzugsdelir (Kap. 63.5.2,

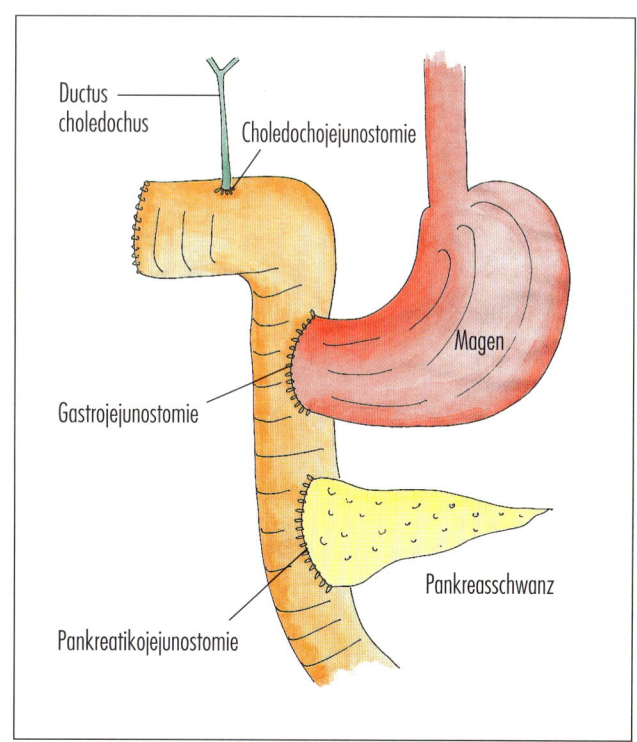

Abb. 75.1 Whipple-Operation.

S. 848) gerechnet werden. Meist liegt eine deutliche Leberzirrhose vor (Kap. 54.3, S. 796). Der Allgemeinzustand ist zumeist deutlich reduziert. Da die Patienten neben einem chronischen Alkoholabusus zumeist auch einen chronischen Nikotinabusus betrieben haben, bestehen oft pulmonale und koronarsklerotische Veränderungen. Präoperativ sind eine Lungenfunktionsprüfung und eine arterielle BGA sinnvoll. Bei Patienten mit einem Ösophaguskarzinom besteht meist ein erhöhtes Aspirationsrisiko, sodass normalerweise eine Ileuseinleitung sinnvoll ist.

Um Lungenfunktion, Hämodynamik und Flüssigkeitshaushalt gut überwachen zu können, sind kontinuierliche blutigarterielle Druckmessung, wiederholte Kontrolle der arteriellen Blutgase, Pulsoximetrie, Kapnometrie, zentrale Venendruckmessung und Blasenkatheter wichtig. Häufig wird vom Operateur ein abdominothorakaler Zugangsweg gewählt. Nach teilweiser oder kompletter Resektion des Ösophagus kann dessen Ersatz durch Magen, Dünndarm oder Kolon vorgenommen werden. Zumeist wird eine Magenhochzugsoperation, alternativ eine Koloninterposition und nur selten eine Dünndarminterposition (subkutan, retrosternal oder mediastinal) durchgeführt. Zur Erleichterung der Operationsverhältnisse sollte ein Doppellumen-Tubus verwendet und während der rechtsseitigen Thorakotomie eine einseitige Ventilation (Kap. 78.3.1, S. 1101) durchgeführt werden. Intraoperativ treten häufiger Tachykardien und Hypertonien, evtl. auch Hypotonien (durch operative Kompression der V. cava) auf. Am Ende der Operation ist der Tubus durch einen Einlumentubus auszutauschen. Die Patienten werden postoperativ auf der Intensivstation nachbeatmet.

Wegen der meist starken postoperativen Schmerzen wird oft präoperativ ein (thorakaler) Periduralkatheter angelegt.

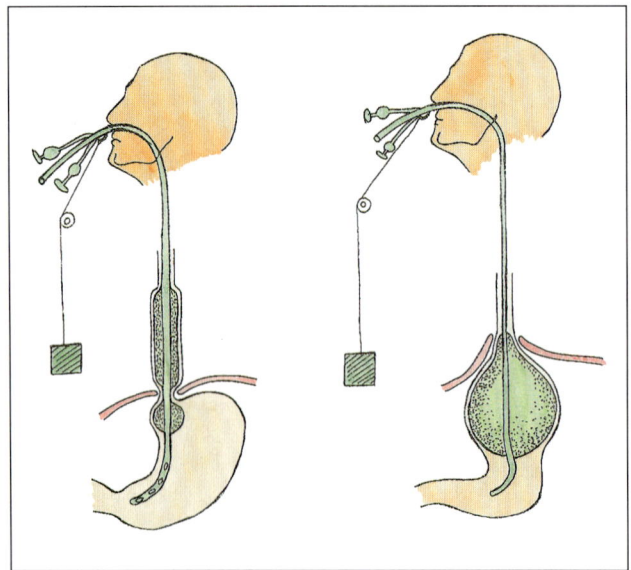

Abb. 75.2 Sengstaken-Sonde (links), Linton-Nachlas-Sonde (rechts).

Ösophagusdivertikel

Ösophagusdivertikel können in Pulsations- und Traktionsdivertikel unterteilt werden. Pulsationsdivertikel entstehen durch einen erhöhten Binnendruck an wandschwachen Stellen. Traktionsdivertikel entstehen vor allem durch Narbenzug von außen. So genannte Zenker-Divertikel befinden sich an der Hinterwand des Hypopharynx dicht oberhalb des Ösophagusmundes (sie machen 62% der Ösophagusdivertikel aus). Zenker-Divertikel und epiphrenische Divertikel zählen zu den Pulsationsdivertikeln. Die Traktionsdivertikel (17%) befinden sich im mittleren Ösophagus, epiphrenale Divertikel (21%) treten nahe des unteren Ösophagussphinkters auf.

In einem Ösophagusdivertikel können trotz längerer Nahrungskarenz noch Nahrungsreste vorliegen. Es ist eine Ileuseinleitung vorzunehmen.

Ösophagusvarizen

Ösphagusvarizen können im Rahmen einer portalvenösen Hypertension (vor allem durch Leberzirrhose bedingt) auftreten (Kap. 54.3, S. 796). Es sind die für eine Leberzirrhose typischen Veränderungen zu beachten (Kap. 54.4, S. 796).

Blutstillung

Aus Ösphagusvarizen kann es u. U. stark bluten. Ösphagusvarizenblutungen werden inzwischen zumeist endoskopisch gestillt. Hierbei wird zur Sklerosierung Äthoxysklerol paravasal injiziert. Eventuell kann auch eine endoskopische Laserkoagulation versucht werden. Gegebenenfalls kann die initiale Blutstillung auch durch Einlage einer Linton-Nachlas- oder Sengstaken-Blakemore-Sonde (Abb. 75.2) erfolgen. Eine geblockte Ösophagussonde muss jedoch nach 12 (bis maximal 24) Stunden wieder entblockt werden. Ist die Blutung zum Stillstand gekommen, dann kann eine endoskopische Blutstillung versucht werden.

Durch Gabe von Vasopressin oder Glycylpressin kann eine arterielle Vasokonstriktion im Splanchnikusgebiet erzielt werden, sodass der Pfortaderdruck abfällt und sich die Blutung aus den Ösophagusvarizen vermindert. Da diese Substanzen allerdings auch zu einer systemischen Gefäßkonstriktion führen, sind sie bei Vorliegen von Koronarsklerose oder Hypertonie kontraindiziert. Durch Somatostatin kann der Pfortaderdruck vergleichbar stark gesenkt werden, ohne dass Nebenwirkungen am Systemkreislauf auftreten. Allerdings ist Somatostatin sehr teuer.

Im blutungsfreien Intervall wird als Standardtherapie eine Sklerosierung durchgeführt. Inzwischen wird zunehmend häufiger auch ein sog. TIPS (transjugulärer intrahepatischer portokavaler Shunt) angelegt. Hierbei wird über die V. jugularis eine Spezialsonde eingeführt, mithilfe derer ein Stent

(Metallröhrchen) eingebracht wird, der eine Verbindung zwischen einem Ast der Portalvene und einer Lebervene herstellt.

Shunt-Anlage

Ist eine Ösophagusvarizenblutung durch obige Verfahren nicht zu beherrschen, kann evtl. eine notfallmäßige operative Umstechung der zuführenden Gefäße und die Anlage eines portokavalen Shunts durchgeführt werden. Die u. U. massive Blutung aus Ösophagusvarizen, die dadurch bedingte Aspirationsgefahr bei der Intubation, die meist vorliegende Hypovolämie sowie die zugrunde liegende Leberzirrhose mit Gerinnungsstörungen können gravierende anästhesierelevante Probleme darstellen.

Normalerweise werden jedoch portokavale Shunt-Anlagen im blutungsfreien Intervall durchgeführt. Die perioperative Letalität wird hierbei mit über 10% angegeben.

Durch die Shunt-Anlage soll der Pfortaderdruck gesenkt und das Risiko einer Ösophagusvarizenblutung vermindert werden. Es kann vor allem ein portokavaler oder splenorenaler Shunt angelegt werden. Da nach Anlage des Shunts ein Großteil des Pfortaderblutes die Leber umgeht, kann aufgrund der nun verminderten hepatischen Clearance u. U. eine hepatische Enzephalopathie entstehen.

Weitere Maßnahmen

Bei Patienten mit Ösophagusvarizen sollte jede unnötige Manipulation im Bereich des Ösophagus vermieden werden. Es sollte z. B. nur dann eine Magensonde gelegt werden, wenn dies zwingend notwendig ist. Um bei diesen Patienten starke intraoperative Blutungen suffizient therapieren zu können, sind mehrere großlumige periphere Zugänge, möglichst eine blutig-arterielle Druckmessung und ein zentraler Venenkatheter zu platzieren. Es ist eine ausreichende Anzahl an Blutkonserven und Gefrierplasmen bereitzustellen. Präoperativ ist eine entsprechende Gerinnungsdiagnostik wichtig. Aufgrund der Leberfunktionsstörung bietet sich die Verwendung eines solchen Inhalationsanästhetikums an, das kaum hepatisch metabolisiert wird (Isofluran, Desfluran). Es sollte eine Relaxometrie durchgeführt werden. Intraoperativ sollten Elektrolyte, Säure-Basen-Haushalt, Blutzucker und Gerinnungsparameter wiederholt laborchemisch kontrolliert werden. Falls innerhalb kurzer Zeit mehrere Konserven transfundiert werden müssen, dann sollte aufgrund der vorliegenden Leberfunktionsstörung (mit verminderter Metabolisierung des in Konservenblut enthaltenen Citrats; Kap. 24.2.7, S. 526) ggf. zusätzlich Calcium intravenös verabreicht werden (Kap. 23.2.4, S. 494). Aufgrund der meist langen Operationsdauer und der oft großen Volumenumsätze droht eine stärkere Auskühlung des Patienten. Es sind wärmekonservierende Maßnahmen wichtig (Kap. 37.4, S. 651). Postoperativ sollten diese Patienten möglichst nicht nachbeatmet werden.

75.2.13 Magenoperationen

SPV, Magen(teil)resektion

Magenoperationen können z. B. aufgrund eines Magenulkus bzw. eines Magenkarzinoms notwendig werden. Insgesamt werden eine Magenteilresektion oder eine Durchtrennung des den Magen versorgenden N. vagus (eine selektiv-proximale Vagotomie; s. u.) wegen Ulzera zunehmend seltener durchgeführt. Inzwischen können Ulzera mittels H_2-Blockern, Protonenpumpenhemmern und/oder Antazida zumeist erfolgreich konservativ therapiert werden. Magenkarzinome haben in den letzten Jahrzehnten ebenfalls deutlich abgenommen. Bei Vorliegen eines Magenulkus wird eine Teilresektion (sog. Billroth-I- oder Billroth-II-Operation), und bei Vorliegen eines Magenkarzinoms wird eine Gastrektomie durchgeführt.

Detailwissen: Operationsverfahren

Selektive proximale Vagotomie

Bei der selektiv-proximalen Vagotomie (SPV) wird der N. vagus freipräpariert, und seine den Magen versorgenden Äste werden durchtrennt. Dadurch wird die parasympathische Innervation des Magens und damit die Magensaftproduktion ausgeschaltet.

Billroth-Operation

Bei der Operationstechnik nach Billroth I ($^2/_3$-Resektion) werden Pylorus und Antrum des Magens reseziert und der Magenstumpf und das Duodenum werden End-zu-End anastomosiert (termino-terminale Gastroduodenostomie). Eventuell wird zur Vergrößerung des Magenreservoirs noch eine ca. 20 cm lange Jejunumschlinge interponiert. Bei der Operationstechnik nach Billroth II werden drei Viertel des Magens einschließlich des Pylorus reseziert. Der Duodenalstumpf wird blind vernäht. An der Magenvorderwand wird eine End-zu-Seit-Anastomose zwischen Magen und einer antekolisch hochgezogenen oberen Jejunumschlinge (Gastroenterostomie) angelegt. Zusätzlich wird hierbei eine Enteroanastomose nach Braun (Braun-Fußpunktanastomose) durchgeführt. Alternativ ist auch eine Rekonstruktion mit Roux-Y-Gastroenterostomie und End-zu-End- oder End-zu-Seit-Anastomose zwischen Restmagen und Jejunum (Gastrojejunostomie) möglich.

Gastrektomie

Bei einer Gastrektomie werden neben dem Magen auch das große Netz und die regionalen Lymphknoten mit entfernt. Je nach Tumorlokalisation wird eine subtotale Magenresektion (orale Resektionsgrenze 2–3 cm distal des Mageneingangs; = $^4/_5$-Magenresektion) oder totale Magenresektion (Resektionsgrenze liegt im Ösophagus) durchgeführt. Bei der subtotalen Gastrektomie wird anschließend eine antekolische Gastrojejunostomie mit Braun-Fußpunktanastomose durchgeführt. Nach einer totalen Gastrektomie gibt es viele Rekonstruktionsverfahren. Bei einer erweiterten Gastrektomie werden zusätzlich noch benachbarte Organe (z. B. Milz, Pankreasschwanz, Querkolon, linker Leberlappen) entfernt.

Bei Patienten, bei denen eine Magenoperation notwendig ist, kann eine akute oder chronische Magenblutung mit Anämie, evtl. auch ein intravasaler Volumenmangel vorliegen. Unter Umständen kann auch eine Magenperforation mit Peritonitis bestehen. Für die postoperativ vorübergehend notwendige parenterale Ernährung muss ein zentraler Venenkatheter platziert werden. Intraoperativ kann es durch Verletzung von Gefäßen zu stärkeren Blutungen kommen. Zumeist wird eine

Anästhesie – Spezieller Teil

balancierte Anästhesie sowie eine Ileuseinleitung durchgeführt. Zur Optimierung der postoperativen Schmerztherapie bieten sich die Anlage eines thorakalen Periduralkatheters oder die patientenkontrollierte Analgesie an (Kap. 83.2.1, S. 1182).

Chronische Refluxösophagitis/Hiatushernie/ Fundoplicatio

Patienten mit einer chronischen Refluxösophagitis klagen meist über Sodbrennen. Die Refluxösophagitis ist dadurch bedingt, dass der Ruhetonus des unteren Ösophagussphinkters deutlich vermindert ist. Eine Refluxösophagitis kann auch durch eine Hiatushernie bedingt sein. Bei einer Hiatushernie treten Teile des Magens, der ganze Magen oder selten auch andere Abdominalorgane durch den Hiatus oesophageus nach thorakal. Häufig leiden die Patienten aufgrund eines gestörten unteren Ösophagussphinkters an Refluxösophagitis und evtl. an Dysphagie. Auf eine Maskennarkose oder die Verwendung einer Larynxmaske ist bei diesen Patienten zugunsten einer endotrachealen Intubation zu verzichten. Es ist eine Ileuseinleitung durchzuführen. Insbesondere geistig behinderte Kinder werden öfters wegen eines gastroösophagealen Reflux (mit rezidivierenden Aspirationspneumonien) operiert. Es wird hierbei zumeist eine Fundoplicatio nach Nissen durchgeführt. Ziel der transabdominellen Fundoplicatio nach Nissen ist es, den His-Winkel des gastroösophagealen Überganges zu rekonstruieren und damit den Reflux zu verhindern. Hierbei wird der Magenfundus mit einigen Nähten manschettenartig um die distale Speiseröhre fixiert. Bei einer paraösophagealen Hiatushernie wird wegen der drohenden Einklemmungsgefahr meist eine abdominelle Gastropexie (Fixierung des Magens an der vorderen Bauchwand und am Zwerchfell) durchgeführt. Fundoplicatio und Gastropexie werden inzwischen zum Teil auch endoskopisch durchgeführt.

75.2.14 Weitere Operationen

Milzexstirpation

Bei einer Milzexstirpation kann es u. U. innerhalb kurzer Zeit zu einem massiven Blutverlust kommen, sodass eine ausreichende Anzahl periphervenöser Verweilkanülen notwendig ist. Es sind Blutkonserven bereit zu stellen. Oft ist der Einsatz der maschinellen Autotransfusion möglich.

Appendizitis

Da bei einer akuten Appendizitis eine lokale Peritonitis mit Störung der Magen-Darm-Aktivität vorliegt, sollte eine Ileuseinleitung durchgeführt werden (Kap. 28.4, S. 602).

Leistenhernie

Es kann eine Intubationsnarkose, eine Allgemeinanästhesie unter Verwendung einer Larynxmaske oder eine Spinalanästhesie durchgeführt werden. Bei der Narkoseausleitung sollte stärkeres Husten des Patienten vermieden werden (s. auch Kap. 7.1.2, S. 209).

Ileus/Invagination/Volvulus

Da die Patienten als nicht nüchtern zu betrachten sind, ist eine Ileuseinleitung durchzuführen (Kap. 28.4, S. 602). Es wird auf den Abschnitt »Ileus« (s. o.) verwiesen (s. auch Kap. 28, S. 599).

75.3 Extraabdominelle Eingriffe

75.3.1 Operationen in der Analregion (z. B. Analfissuren, Analfisteln, Hämorrhoiden)

Bei Operationen in der Analregion kommen als Narkoseform sowohl rückenmarknahe Regionalanästhesien (Spinalanästhesie, Sattelblock) als auch eine Allgemeinanästhesie (Maskennarkose, Intubationsnarkose, Allgemeinanästhesie unter Verwendung einer Larynxmaske) infrage. Aufgrund der starken sensiblen Versorgung der Analregion sind Operationen in diesem Bereich sehr schmerzhaft. Bei der Analspreizung können vor allem in zu flacher Narkose vegetative Reflexe (Bradykardie, Laryngospasmus) ausgelöst werden. Die Operationen werden meist in Steinschnittlagerung durchgeführt. Falls gleichzeitig eine Trendelenburg-Lage vom Operateur gewünscht wird, sind die hierdurch möglichen pulmonalen und kardiovaskulären Auswirkungen zu beachten.

75.3.2 Strumaoperation

Präoperative Phase

Präoperativ ist die Schilddrüsenfunktion zu kontrollieren und es ist zu klären, ob der Patient euthyreot ist oder nicht. Bezüglich der Schilddrüsenfunktionswerte, einer eventuellen Hypo- und Hyperthyreose und der hierbei zu beachtenden Besonderheiten sei auf das Kap. 51.2, S. 771 verwiesen. Es sollte in der Vorbereitungsphase möglichst eine euthyreote Stoffwechsellage angestrebt werden. Bestehen Zeichen einer nur leichten Hypo- oder Hyperthyreose, kann normalerweise ein Wahleingriff dennoch durchgeführt werden. Die Größe der Struma ist zu beurteilen und auf der Thoraxröntgenaufnahme ist nach einer eventuellen Trachealverlagerung oder Trachealeinengung durch eine (retrosternale) Struma zu suchen. Präoperativ liegt normalerweise ein HNO-Konsil (Beurteilung des Kehlkopfes) vor. Im präoperativen EKG ist nach Hinweisen auf eine Hypothyreose (z. B. Sinusbradykardie, Niedervoltage-EKG, QT- und QRS-Verlängerung, AV-Block) oder Hyperthyreose (z. B. Sinustachykardie, ST-Streckensenkung, Extrasystolen, Vorhofflimmern) zu suchen (Kap. 51.2.3, S. 775).

Bei einer Hyperthyreose darf eine Therapie mit Thyreostatikum und β-Blocker perioperativ nicht abgesetzt werden. Nimmt der Patient dagegen ein Schilddrüsenhormonpräparat ein (z. B. Thyroxin), braucht dies – aufgrund der langen Halbwertszeit – am Morgen der Operation nicht verabreicht zu werden. Während bei hyperthyreoten Patienten eine ausreichende Sedierung und Anxiolyse wichtig ist, ist bei einer Hypothyreose eine zurückhaltende Prämedikation wichtig (Kap. 51.2.3, S. 775). Intra- und postoperativ kann es sehr selten auch zu einer hyperthyreoten Krise kommen. Die dann notwendigen Maßnahmen sind ausführlich im Kap. 51.2.2, S. 774 beschrieben.

Intraoperative Phase

Zur Narkoseeinleitung für eine Strumektomie können nahezu sämtliche Hypnotika oder Anästhetika verwendet werden. Falls eine Hyperthyreose vorliegt, sollte jedoch möglichst auf Halothan (wegen seiner arrhythmogenen Wirkung und einer erhöhten Lebertoxizität bei Hyperthyreose) sowie auf Ketamin verzichtet werden. Falls aufgrund einer großen Struma Intubationsprobleme erwartet werden, kann eine fiberbronchoskopische Intubation (Kap. 27.4, S. 586) sinnvoll sein.

Wird bei einer Strumaoperation der Kopf des Patienten vollständig abgedeckt, dann empfiehlt sich die Verwendung eines flexiblen Woodbridge-Tubus. Die Augen müssen dann zugeklebt und abgepolstert werden. Bleiben Kopf und Gesicht für den Anästhesisten dagegen weiterhin zugänglich, dann müssen die Augen nicht abgepolstert werden und es kann meist mit einem normalen Plastiktubus intubiert werden. Stets ist auf eine sehr gute Tubusfixierung zu achten. Der Oberkörper des Patienten wird üblicherweise um ca. 30° aufgerichtet und der Kopf wird überstreckt gelagert.

Bei Schilddrüsenerkrankungen scheint kein Narkoseverfahren Vorteile gegenüber anderen Verfahren aufzuweisen. Es kann sowohl eine Inhalationsanästhesie als auch eine balancierte Anästhesie oder (T)IVA durchgeführt werden. Bei stärkeren Störungen der Schilddrüsenfunktion kann ein erweitertes, invasives Monitoring (arterielle Druckmessung, ZVD-Messung) sinnvoll sein. Liegt eine Schilddrüsenüber- oder -unterfunktion vor, dann ist die Körpertemperatur zu messen, und es sind ggf. Maßnahmen zu ergreifen, um die Körpertemperatur im Normalbereich zu halten.

Postoperative Phase

Schädigung des N. recurrens: Bei einer Strumaoperation kann es operationsbedingt zu einer Schädigung des N. recurrens mit postoperativer Heiserkeit, Phonationsstörung oder Atemnot kommen. Nach Operation einer Knotenstruma wurde die Inzidenz einer Recurrenslähmung mit 0,86%; nach Operation einer Rezidivstruma mit 5,7%, nach Karzinomen mit 1,7% und nach Operation bei Vorliegen einer Hyperthyreose wurde die Inzidenz mit 1,6% angegeben (Thermann et al. 1999). Bei einer einseitigen Recurrenslähmung tritt Heiserkeit auf, das gelähmte Stimmband nimmt eine intermediäre Position (Kap. 7.1.2, S. 189) ein. Tritt eine beidseitige Recurrensläsion auf, kommt es zur Aphonie. Während der Inspiration können sich dann die gelähmten Stimmbänder aneinander legen und die Glottis verlegen. Sind lediglich die adduzierenden Fasern des N. laryngeus recurrens geschädigt, ist von einer erhöhten Aspirationsgefahr auszugehen. Zum Teil wird vom Operateur gewünscht, dass unmittelbar nach der Extubation die Stimmbänder beurteilt werden, um eine operative Schädigung des N. recurrens sofort erkennen zu können. Obwohl hierzu oft eine direkte Laryngoskopie durchgeführt wird, ist dies beim bereits extubierten und wach werdenden Patienten oft mit Würgen und Husten und sympathikotonen Reaktionen verbunden. Gelegentlich wird hierzu eine transnasale fiberoptische Stimmbandkontrolle empfohlen. Um später die Phonation beurteilen zu können, sollte der extubierte Patient zum »A«-sagen aufgefordert werden.

Tracheomalazie: Durch den chronischen Druck einer großen Struma können die Trachealspangen dünner und weicher werden. Bei Vorliegen einer solchen Tracheomalazie kann es trotz normaler Stimmbandbeweglichkeit postoperativ zu einer Atemwegsverlegung kommen.

Weitere Probleme: An weiteren operativen Problemen sind Lufteintritt durch eröffnete größere Venen mit einer Luftembolie, eine Verletzungen von A. carotis oder Trachea sowie die versehentliche Mitentfernung der Epithelkörperchen (s. u.) möglich. Bei der Resektion einer größeren Struma kann es zu einem relevanten **Blutverlust** kommen. Erhebliche Blutungen sind vor allem bei einer hyperthyreoten Struma aufgrund der sehr starken Vaskularisation möglich. Wegen der Gefahr einer postoperativen Weichteilschwellung oder Hämatomentwicklung mit Einengung der Atemwege ist postoperativ eine engmaschige Überwachung notwendig. Falls es postoperativ zu einer **Nachblutung** mit starker Hämatombildung kommt, kann eine starke Atembehinderung auftreten, u. U. mit äußerst schwierigen Reintubationsbedingungen. Gegebenenfalls ist es hierbei sinnvoll, die Operationsnaht vor der Intubation zu eröffnen, wodurch sich eine akute Atemnot u. U. deutlich bessert. In solchen Fällen sollte ein Intubationsversuch unter erhaltener Spontanatmung vorgenommen werden (Kap. 27.4, S. 586).

Um das Risiko einer **Luftembolie** zu minimieren, ist ein intravasaler Volumenmangel zu vermeiden, und es empfiehlt sich eine Beatmung mit einem PEEP von ca. +5 cm H$_2$O. Es ist außerdem eine gute Relaxierung sicherzustellen und spontane Atembewegungen des Patienten sind zu unterdrücken, da hierdurch der ZVD intermittierend abfällt und die Gefahr einer Luftembolie erhöht wird. Schwere Luftembolien wurden vor allem in älteren Studien beschrieben, in denen die Operation in Lokalanästhesie beim spontan atmenden Patienten durchgeführt wurde.

Durch operative Reizung des N. vagus im Halsbereich kann u. U. eine **Bradykardie** oder gar eine Asystolie provoziert werden. Eine eventuelle **Tachykardie** mit Blutdruckanstieg ist Folge einer unzureichenden Narkosetiefe und nicht durch eine vermehrte Ausschüttung von Schilddrüsenhormonen bedingt.

Werden bei einer Strumektomie alle Nebenschilddrüsen geschädigt oder mitentfernt, so droht nach ca. 18–24 Stunden ein **Hypoparathyreoidismus** mit Somnolenz und Hypokalzämie (Kap. 51.3.3, S. 777). Die Kehlkopfmuskulatur reagiert auf eine Hypokalzämie besonders empfindlich. Es kann dadurch ein inspiratorischer Stridor, evtl. auch ein Laryngospasmus ausgelöst werden. Um einen solchen Stridor zu durchbrechen, muss intravenös Calcium verabreicht werden. Nach einer Strumektomie kommt es in ca. 3–5% der Fälle zu einem Hypoparathyreoidismus (Kap. 51.3.3, S. 777). Wurden die Nebenschilddrüsenkörperchen nur subtotal exstirpiert, so tritt der Hypoparathyreoidismus nur vorübergehend auf.

75.4 Literatur

Kietzmann D, Hahne D, Grozier TA, Weyland W, Gröger P. Vergleich einer Sufentanil-Propofol-Anästhesie mit Fentanyl-Propofol bei großen abdominalchirurgischen Eingriffen. Anästhesist 1996; 45: 1151–7.

Lien CA. Combining non-depolarizing neuromuscular blocking agents: synergism, addition or antagonism? Curr Opin Anaesthesiol 1999; 12: 467–71.

Motamed C, Labaille T, Leon O, Panzani JP, Duvaldestin Ph, Benhamou D. Core and thenar skin temperature variation during prolonged abdominal surgery: comparison of two sites of active forced air warming. Acta Anaesthesiol Scand 2000; 44: 249–54.

Thermann M, Kappel F, Lehmann L. Die Hyperthyreose aus der Sicht des Chirurgen. Anästhesiol Intensivmed Notfallmed Schmerzther 1999; 34: 38–9.

Anästhesie in Traumatologie und Orthopädie

Anästhesie – Spezieller Teil

76.1 Allgemeine Bemerkungen

Von Traumatologen werden primär verletzungsbedingte Schädigungen des Bewegungsapparates versorgt. Orthopäden operieren vor allem angeborene, entwicklungsbedingte, entzündliche oder degenerative Schädigungen des Bewegungsapparates. In der Orthopädie müssen deshalb häufig Kinder, ältere oder adipöse Patienten betreut werden. Es sei daher auf die entsprechenden Kapitel verwiesen (Kap. 64, S. 853, Kap. 65, S. 903, Kap. 53, S. 789).

Die **Operationsspektren** der Traumatologen und der Orthopäden überlappen sich deutlich, sodass beispielsweise von beiden ein prothetischer Hüft- oder Kniegelenksersatz vorgenommen wird. In vielen Kliniken ist keine orthopädische Abteilung vorhanden, sodass dann von der meist vorhandenen Traumatologieabteilung das orthopädische Spektrum zum Teil mit abgedeckt wird.

Bei traumatologischen bzw. orthopädischen Operationen am knöchernen Bewegungsapparat können größere **Blutverluste** auftreten. Bei elektiv durchgeführten Operationen (z. B. einer Hüftendoprothese) ist den Patienten daher eine präoperative Eigenblutspende (Kap. 24.2.8, S. 529) dringend anzuraten. Für Hüftgelenksprothesen scheinen 3–4 Eigenblutkonserven ausreichend, für Kniegelenksprothesen scheinen 2 Eigenblutkonserven adäquat (Adams et al. 1997). Durch eine präoperative Eigenblutspende konnte bei prothetischem Hüftgelenksersatz in ca. 85% der Fälle auf eine perioperative Fremdblutgabe verzichtet werden, während bei Patienten, die kein Eigenblut spendeten, in 100% Fremdblut gegeben werden musste (Adams et al. 1997). Auch sonstige Fremdblut sparende Maßnahmen wie die maschinelle Autotransfusion sollten in diesen Disziplinen wichtige Routinemaßnahmen darstellen (Kap. 24.2.8, S. 532). Postoperativ können noch erhebliche Blutmengen über Wunddrainagen verloren gehen. Inzwischen kann Drainageblut in speziellen Auffangbehältern gesammelt werden, die eine Retransfusion des Wund-/Drainageblutes (ohne entsprechende maschinelle Aufbereitung) über Transfusionsfilter ermöglichen (Kap. 24.2.8, S. 533). Dieses Vorgehen wurde in den letzten Jahren vielfach propagiert. Die Inzidenz einer Fremdblutgabe kann dadurch vermindert werden (Faris u. Ritter 1991; Healy et al. 1994; Dalén et al. 1995). Allerdings gibt es zu dieser Fremdblut sparenden Methode auch kritische Stimmen (Kap. 24.2.8, S. 534).

In vielen Krankenhäusern werden traumatologische oder orthopädische Operationen in einer **Laminar-flow-Kammer** durchgeführt. Hierbei strömt kühle Luft von oben nach unten durch eine spezielle Operationskabine. Damit soll das Risiko von Wundinfektionen minimiert werden. Entscheidender Nachteil ist, dass hierbei die Patienten relativ schnell und stark auskühlen. Wärmekonservierende Maßnahmen sind daher wichtig (Kap. 37.4, S. 651). Außerdem sind in einer Laminar-flow-Kammer Patient und Operationsfeld für den Anästhesisten häufig schlecht einsehbar.

Das Risiko **thromboembolischer Komplikationen** ist bei Hüft- und vor allem bei Knieoperationen überdurchschnittlich hoch (Kap. 16.2.1, S. 325) und macht eine entsprechende Thromboembolie-Prophylaxe zwingend notwendig. Zum Teil werden hierbei im Rahmen der Thromboembolie-Prophylaxe auch erhöhte Dosen an (fraktioniertem) Heparin verabreicht, was ggf. bei der Diskussion, ob eine rückenmarknahe Regionalanästhesie durchgeführt werden kann, zu berücksichtigen ist. Auch die Tatsache, dass viele orthopädische Patienten regelmäßig ein nicht steroidales Antirheumatikum oder Acetylsalicylsäure einnehmen, muss bei der Frage, ob von einer intakten Blutgerinnung ausgegangen werden kann, berücksichtigt werden (Kap. 16.2.1, S. 325).

Für traumatologische und orthopädische Operationen werden die Patienten meist auf dem Rücken gelagert (Kap. 6.3, S. 177). Insbesondere Schulteroperationen werden aber oft in halbsitzender Position durchgeführt. Manchmal wird – z. B. bei Wirbelsäulenoperationen – auch eine Bauchlagerung des Patienten notwendig.

Bauchlagerung

In der Traumatologie und Orthopädie werden manchmal Operationen in Bauchlage durchgeführt (z. B. Operation an der Achillessehne, Operation einer Baker-Zyste). Nachdem die Narkose in Rückenlage eingeleitet, der Patient intubiert und ggf. ein ZVK, eine arterielle Druckmessung und ein Dauerkatheter platziert wurden, wird er in Bauchlage gebracht. Vor dem **Drehen des Patienten** sollten alle Verbindungen (wie EKG-Kabel, Infusionsleitung, Beatmungsschläuche) kurzfristig diskonnektiert werden. Der Anästhesist sollte den Kopf des Patienten halten und das Kommando zum Drehen des Patienten geben. Nach der Umlagerung ist zu überprüfen, ob die Tubuslage noch korrekt ist. Bei der **Lagerung des Kopfes** ist zu beachten, dass bereits bei einer Seitwärtsdrehung des Kopfes um ca. 60° (bei eventueller Kopflagerung auf dem flachen Operationstisch) der Blutfluss in der kontralateralen A. vertebralis vermindert ist, bei einer Rotation um ca. 80° ist das Gefäß meist verschlossen. Ist keine ausreichende Kollateralversorgung über den Circulus Willisi vorhanden, droht eine zerebrale Minderperfusion. Besteht eine Karotisstenose oder eine Stenose der Aa. vertebrales, dann ist eine Seitlagerung des Kopfes zu vermeiden. Eine zu starke Seitwärtsdrehung des Kopfes sollte prinzipiell vermieden werden. Eine Lagerung des Kopfes z. B. in einer hufeisenförmigen Kopfhalterung mit nach unten zeigendem Gesicht ist zumindest bei Stenosen der Zerebralarterien vorzuziehen. Druck auf die Augen muss hierbei stets ausgeschlossen sein (Kap. 38.4, S. 658).

Bei einer Bauchlagerung sind Thorax und Becken zu unterpolstern. Der Bauch muss frei sein, sonst kann die Zwerchfellatmung behindert und ggf. können die V. cava inferior sowie die Aorta komprimiert werden. Die distalen Unterschenkel sind zu unterpolstern, damit Zehen und Fuß druckfrei liegen. Nur selten müssen die Arme dem Körper angelagert werden. Meist können sie nach kranial ausgelagert werden, wobei auf eine etwa rechtwinklige Beugung im Schulter- und Ellenbogengelenk zu achten ist. Die Ellenbogen und Unterarme sollten unterhalb der Oberkörperebene zu liegen kommen. Der Ellenbogen ist zu unterpolstern, um eine Kompression des N. ulnaris zu vermeiden.

Operationsdringlichkeit

Notfalleingriffe in der Traumatologie oder Orthopädie

Traumatologische Patienten werden häufig notfallmäßig ins Krankenhaus aufgenommen und müssen umgehend operiert werden. Bei der sofortigen Versorgung z.B. von kleineren Schnittwunden kommen vor allem die verschiedenen Formen der Lokalanästhesie, wie z.B. eine **Infiltrationsanästhesie** (Kap. 16.1.2, S. 323) zur Anwendung. Solche Infiltrationsanästhesien werden vom versorgenden Operateur selbst vorgenommen. Bei größeren Operationen wie z.B. der sofortigen Versorgung einer Fraktur am Bein oder Arm, einer Sehnennaht an der Hand oder der Replantation eines abgetrennten Fingers bieten sich vor allem die Methoden der **Regionalanästhesie** wie z.B. Spinal-, Periduralanästhesie bzw. (axilläre) Blockade des Plexus brachialis an (Kap. 16.2, S. 331). Entscheidender Vorteil der Regionalanästhesieverfahren ist, dass die Schutzreflexe dieser als »nicht nüchtern« zu betrachtenden Notfallpatienten erhalten bleiben. Die erhöhte Gefahr einer Aspiration bei Ein- und Ausleitung einer Allgemeinanästhesie dieser nicht nüchternen Patienten kann damit umgangen werden. Ist eine Allgemeinanästhesie notwendig, muss eine Intubationsnarkose mit sog. Ileuseinleitung (Kap. 28.4, S. 602) durchgeführt werden. Selbst falls der Patient nach dem Unfall über 6 Stunden nüchtern bleibt, kann aufgrund der schmerz- und stressbedingten Motilitätshemmung des Magen-Darm-Trakts nicht davon ausgegangen werden, dass sich der Magen entleert hat. Bezüglich der Patienten mit Mehrfachverletzungen sei auf das Kap. 77, S. 1087 verwiesen. Bezüglich der Behandlung von Patienten mit Schädel-Hirn-Verletzungen bzw. Verdacht auf einen erhöhten intrakraniellen Druck sei auf die Kap. 69, S. 961, Kap. 70, S. 989 hingewiesen.

Geplante traumatologische oder orthopädische Operationen

Bei Eingriffen in der Traumatologie und Orthopädie handelt es sich vor allem um Operationen an den Extremitäten. Oft werden Osteosynthesen, Umstellungsosteotomien, **M**etallentfernungen (ME), Bänder- oder Sehnennähte, **A**rthro**s**kopien (ASK) usw. durchgeführt. Häufig kommt für diese Operationen eine Allgemeinanästhesie unter Verwendung einer Larynxmaske zur Anwendung. Immer öfter werden solche Operationen auch ambulant durchgeführt (Kap. 81, S. 1157). Bei Operationen an den unteren Extremitäten eignen sich auch eine Spinal- oder Periduralanästhesie (Kap. 16.2.4, S. 355), bei Operationen an den oberen Extremitäten bietet sich auch z.B. eine axilläre Blockade des Plexus brachialis an.

76.2 Häufige traumatologische oder orthopädische Operationen

76.2.1 Oberschenkelhalsfraktur

Operation

Die Versorgung einer Oberschenkelhalsfraktur stellt eine häufige Operation dar. Die Schenkelhalsfraktur ist eine typische Fraktur des älteren Menschen. Es sei deshalb auch auf das Kap. 65, S. 903 verwiesen.

Oberschenkelfrakturen können in Schenkelhalsfrakturen, pertrochantäre Frakturen, subtrochantäre Frakturen, Oberschenkelschaftbrüche und distale Oberschenkelfrakturen unterteilt werden. Bei den Schenkelhalsfrakturen können lediglich stabile Abduktionsfrakturen (eingestauchte Frakturen) konservativ versorgt werden. Alle Adduktionsfrakturen stellen Operationsindikationen dar. Schenkelhalsfrakturen bzw. pertrochantäre Frakturen können entweder durch mehrere Schrauben, durch eine sog. dynamische Hüftschraube, einen proximalen Femurnagel oder selten noch durch eine sog. Winkelplatte oder durch Endernägel versorgt werden. Insbesondere bei älteren Patienten wird bei einer Schenkelhalsfraktur oft auch eine Hüftkopfresektion und dessen Ersatz durch eine Kopfprothese durchgeführt.

Anästhesie

Eine Schenkelhalsfraktur kann in Allgemeinanästhesie oder in Spinalanästhesie operiert werden. Bei hüftkopferhaltenden Osteosynthesen sind oft länger dauernde Repositionsversuche unter Durchleuchtung notwendig. Häufig werden die Patienten auf einem speziellen Extensionstisch gelagert. Insbesondere bei älteren oder kardiovaskulär instabilen Patienten scheint hierbei eine halbseitige Spinalanästhesie aufgrund der geringeren hämodynamischen Auswirkungen Vorteile gegenüber einer beidseitigen Spinalanästhesie zu haben. Um Patienten mit einer Oberschenkelfraktur z.B. zur Röntgendiagnostik oder zur Anlage einer rückenmarknahen Regionalanästhesie besser lagern zu können, ist zur Schmerzlinderung ggf. zuerst die Anlage eines sog. 3-in-1-Blocks sinnvoll (Kap. 16.2.5, S. 381).

Anästhesie – Spezieller Teil

76.2.2 Endoprothetischer Hüftgelenkersatz

Operation und Komplikationen

Bei schweren degenerativen Veränderungen der Hüfte (Koxarthrose) oder bei einer Schenkelhalsfraktur bei älteren Menschen muss oft eine künstliche Oberschenkelkopfprothese eingesetzt werden. Meist wird zusätzlich auch eine künstliche Hüftgelenkpfanne eingesetzt. Es wird dann von einer totalen Endoprothese (= TEP) gesprochen. In Deutschland werden pro Jahr über 60 000 künstliche Hüftgelenke implantiert, zumeist handelt es sich hierbei um adipöse oder ältere Patienten (Kap. 53, S. 789, Kap. 65, S. 903). Bei einer Hüft-TEP werden die Hüftpfanne sowie der Oberschenkelmarkraum (nachdem der Femurkopf abgesägt wurde) aufgebohrt. Danach werden die Hüftpfanne bzw. die Oberschenkelkopfprothese passgenau ins Azetabulum eingeschraubt bzw. in den Femurschaft eingeschlagen (sog. zementfreie Prothesen). Alternativ können Oberschenkelkopfprothese und Hüftpfanne mithilfe von Knochenzement einzementiert werden (sog. zementierte Prothesen). Daneben gibt es noch eine Mischform, die sog. Hybrid-TEP. Hierbei wird die Pfanne zementfrei eingesetzt, der Schaft dagegen einzementiert.

Bei Patienten, die noch eine Lebenserwartung von >20 Jahren haben, werden **zementfreie Prothesen** bevorzugt. Bei zementfreien Prothesen kann es zu stärkeren Blutungen aus der Spongiosa kommen, auch noch in der frühen postoperativen Phase. Da die primäre Stabilität bei unzementierten Prothesen geringer ist, ist die Mobilisierung und Rehabilitation dieser Patienten verzögert. Bei **zementierten Prothesen** ist der Blutverlust geringer, da der Knochenzement die Blutung aus der Knochenspongiosa tamponiert. Durch Verwendung eines antibiotikahaltigen Knochenzements kann hierbei auch die Infektionsgefahr verringert werden, und außerdem erlauben zementierte Prothesen eine sofortige Mobilisierung und eine frühzeitige volle Belastung, was für die Rehabilitation vor allem älterer Patienten wichtig ist. Die Verwendung von Knochenzement kann jedoch u. U. zu ausgeprägten kardiopulmonalen Problemen führen (s. u.). Falls eine zementierte Prothese ausgetauscht werden muss, sind bei einem solchen **TEP-Wechsel** oft erhebliche Blutverluste (zum Teil >3 000 ml) zu erwarten. Inzwischen kann der Femurmarkraum für die Femurprothesen auch mit einem **Operationsroboter** (eine Art Präzisionsfräsmaschine) ausgefräst und die Prothese sehr passgenau eingefügt werden. Hierzu sind zuvor computertomographische Aufnahmen des Femurs notwendig. Diese mittels Operationsroboter (z. B. Robodoc) durchgeführten TEP-Operationen dauern relativ lange. Ob die Langzeitergebnisse besser als bei der konventionellen Methode sind, ist bisher nicht bewiesen.

> Wird eine hüftprothetische Versorgung wegen einer Schenkelhalsfraktur notwendig, dann handelt es sich zumeist um ältere, oft geschwächte und kränkere Patienten, die aufgrund der Dringlichkeit der Operation auch nicht optimal vorbereitet werden konnten. Das Risiko bei diesen Operationen ist erhöht. Um den Blutverlust zu minimieren und die Operationszeit zu verkürzen, wird oft auf die Hüftpfannenprothese verzichtet und lediglich die Femurkopfprothese implantiert (z. B. sog. Duokopfprothese).

Anästhesie

Narkoseverfahren

Zumeist wird eine balancierte Anästhesie durchgeführt, öfters aber auch eine rückenmarknahe Regionalanästhesie. Eine Spinalanästhesie ermöglicht hierbei eine ausgezeichnete Muskelerschlaffung, während unter einer Periduralanästhesie die Muskelerschlaffung oft nicht ganz befriedigend ist. Ein »ideales Anästhesieverfahren« scheint es nicht zu geben.

> Regionalanästhesieverfahren bieten sich eher an, wenn die Operationszeit kurz, der Blutverlust voraussichtlich nicht groß und der Patient kooperativ ist. Ist mit einem großen Blutumsatz zu rechnen, wie z. B. bei dem Auswechseln einer lockeren Totalendoprothese (sog. TEP-Wechsel), so ist eine alleinige rückenmarknahe Leitungsanästhesie nicht zu empfehlen. Falls hierbei eine Kombination aus Allgemeinanästhesie und Periduralanästhesie durchgeführt wird, sollte die Periduralanästhesie erst gegen Ende der Operation (nach der endgültigen Blutstillung) mit einem Lokalanästhetikum »hochgespritzt« werden.

Die nach rückenmarknaher Gabe eines Lokalanästhetikums auftretende medikamentöse Sympathikolyse blockiert die im Falle einer stärkeren Blutung wichtige kompensatorische Vasokonstriktion, wodurch bei unzureichender Volumensubstitution stärkere Blutdruckabfälle begünstigt werden.

Blutverluste

Vor einer elektiven TEP sollten die Patienten ca. 3–4 Eigenblutkonserven gespendet haben. Fremdblut sparende Maßnahmen sind konsequent einzusetzen, da stärkere Blutverluste möglich sind. Bei einer TEP-Operation ist zu beachten, dass oft größere Blutmengen in die Abdecktücher und auf den Fußboden verloren gehen können. Es sind mehrere periphervenöse Zugänge zu platzieren. Bei älteren oder kardiopulmonalen Risikopatienten kann es sinnvoll sein, einen ZVK und/oder eine blutig-arterielle Druckmessung anzulegen. Für einen TEP-Wechsel sollten ca. 6 Konserven bereitgestellt werden.

Muss wegen einer Prothesenlockerung oder wegen einer Fraktur im Prothesenbereich ein TEP-Wechsel durchgeführt werden, ist von einer längeren, komplizierten und blutreichen Operation auszugehen. Manchmal wurde hierfür die Gabe von **Aprotinin** empfohlen (Kap. 23.9.5, S. 507), denn in einigen Arbeiten konnte gezeigt werden, dass hierdurch der perioperative Blutverlust verringert werden könne (Capdevila et al. 1998; Janssens et al. 1994; Murkin et al. 1995). Es sind meist blutig-arterielle Druckmessung, ZVK und Blasenkatheter zu empfehlen. Wärmekonservierende Maßnahmen sind wichtig.

Embolien

Um eine Oberschenkelkopfprothese im Femurschaft verankern zu können, muss der Schenkelhals abgesägt und der Oberschenkelmarkraum aufgebohrt und ausgeraspelt werden. Hierbei kann Knochenmarkmaterial in geöffnete Gefäße eindringen. Eine dadurch evtl. verursachte Fettembolie kann zu Lungenfunktionsstörungen (Kap. 49.2, S. 741) und zu postoperativen neurologischen Störungen (Kap. 65.4.4, S. 908) führen.

Beim Einbringen des Knochenzementes und vor allem dem anschließenden Einhämmern der Prothese kann es – begünstigt durch zum Teil sehr hohe intramedulläre Druckanstiege (auf über 500 mm Hg) – zur Einschwemmung von Fettpartikeln oder Luftbläschen in offene Gefäße mit Mikroembolien in der Lungenstrombahn kommen.

Knochenzement

Wird bei Hüftoperationen zur Verankerung der Endoprothese ein Knochenzement aus Polymethylacrylat (z. B. Palacos) verwendet, kann dieser bewirken, dass der arterielle Blutdruck fällt, die arterielle Sauerstoffsättigung sinkt und Herzrhythmusstörungen auftreten. Es kann eine höhere FiO_2 notwendig werden, um einen Abfall der arteriellen Sauerstoffsättigung zu verhindern. Oft wird auch empfohlen, schon einige Minuten, bevor Knochenzement (z. B. Palacos) eingebracht wird, Lachgas vorübergehend auszuschalten und den Patienten mit 100% Sauerstoff zu beatmen. Da für diese kardiopulmonalen Veränderungen zum Teil auch histaminvermittelte Reaktionen angenommen werden, wird normalerweise die vorherige intravenöse Gabe eines H_1- und eines H_2-Rezeptorenblockers empfohlen (z. B. 1 mg/kg KG Sostril und 0,1 mg/kg KG Fenistil; Kap. 30.5, S. 616).

Bestandteile des Knochenzementes (Monomerpartikel) können, falls sie ins Gefäßsystem eingeschwemmt werden, zu einer toxischen Myokarddepression führen. Mittels TEE konnten – vor allem beim Einzementieren der Femurprothese – myokardiale Wandbewegungsstörungen nachgewiesen werden. Auch eine direkte vasodilatierende Wirkung wird

diesen Polymerresten zugeschrieben. Die ausgeprägte Hitzeentwicklung (bis ca. 60 °C) beim (4–8 Minuten dauernden) Aushärten des Knochenzements wird als Mitursache für Blutdruck- und Sättigungsabfälle angeschuldigt. Durch die Hitzeentwicklung können kleine Luftbläschen, die sich an der Grenze zwischen Knochen und Zement stets finden, deutlich vergrößert werden und im Falle einer Embolisation gravierende Folgen haben. Die Indikation zur blutig-arteriellen Blutdruckmessung wird daher bei diesen Operationen oft großzügig gestellt. Zum Teil ist auch die Anlage eines ZVK sinnvoll. Stets sind eine Kapnometrie und Pulsoximetrie durchzuführen.

Weitere Probleme

Um den Sitz der Prothese zu überprüfen, wird meist mehrfach das Hüftgelenk ein- und ausgerenkt. Hierzu wird vom Operateur meist kräftig am Bein des Patienten gezogen. Damit der Patient nicht deutlich nach kaudal gezogen und evtl. **versehentlich extubiert** wird, muss er dann vom Anästhesisten am Oberkörper festgehalten werden. Da manche Operateure ohne Ankündigung am Bein des Patienten ziehen, muss der Anästhesist das operative Vorgehen genau verfolgen.

Selten (ca. 1 : 1500) kommt es im Rahmen einer TEP zu einer **Verletzung großer Gefäße** (A. iliaca externa, A. femoralis communis, V. iliaca externa). Insbesondere falls gleichzeitig eine Beinverlängerung bei Beinlängendifferenz durchgeführt wird, können postoperativ Nervenschäden (N. femoralis, N. ischiadicus) auftreten. Im Rahmen von Hüft- oder Knieoperationen ist ein deutlich erhöhtes **Thromboserisiko** zu beachten, weshalb eine entsprechende Thromboembolie-Prophylaxe sehr wichtig ist (Kap. 16.2.1, S. 325).

76.2.3 Endoprothetischer Kniegelenkersatz

Operation

Insbesondere bei übergewichtigen (Kap. 53, S. 789) und/oder älteren Patienten (Kap. 65, S. 903) wird öfters wegen einer Gonarthrose ein endoprothetischer Kniegelenkersatz notwendig. Die Operation wird zumeist in Blutsperre durchgeführt, sodass hierbei intraoperativ keine stärkeren Blutverluste zu erwarten sind. Postoperativ können aber noch zum Teil erhebliche Blutmengen über die Wunddrainagen verloren gehen. Häufig werden spezielle Auffangbehälter verwendet, die eine Retransfusion (ohne maschinelle Aufbereitung) ermöglichen (s. o.). Die bessere Alternative besteht darin, das Sammelgefäß eines maschinellen Autotransfusionsgerätes (Cell Saver) an die Wunddrainagen anzuschließen. Falls eine größere Menge an Wundblut abfließt, kann es maschinell aufbereitet und retransfundiert werden.

Anästhesie

Zumeist wird bei endoprothetischem Kniegelenkersatz eine Allgemeinanästhesie, nur selten eine rückenmarknahe Regionalanästhesie (vor allem Spinalanästhesie) durchgeführt, da das hierbei notwendige Sägen und Hämmern vom wachen Patienten oft als sehr störend empfunden wird. Nach einer **K**nie**e**ndo**p**rothese (KEP) sind die postoperativen Schmerzen meist sehr stark. Durch präoperative zusätzliche Anlage eines 3-in-1 Blocks oder eines 3-in-1 Katheters (Kap. 16.2.5, S. 381) kann eine meist gute postoperative Schmerzlinderung erzielt werden.

76.2.4 Arthroskopie

Arthroskopische Eingriffe werden zunehmend häufiger ambulant durchgeführt (Kap. 81, S. 1157). Oft handelt es sich hierbei um sonst gesunde junge Menschen mit z. B. einer Meniskusschädigung aufgrund einer Sportverletzung. Häufig wird eine Allgemeinnarkose unter Verwendung einer Larynxmaske durchgeführt. In sehr seltenen Einzelfällen wurde hierbei die Einschwemmung größerer Mengen an Spülflüssigkeit mit Entwicklung einer hypotonen Hyperhydratation (ähnlich wie bei einem TUR-Syndrom; Kap. 66.2.3, S. 915) beschrieben (Lobenstein et al. 2001).

76.2.5 Skolioseoperationen

Krankheitsbild und Operation

Krankheitsbild

Unter einer Skoliose wird eine dauerhafte seitliche Krümmung der Wirbelsäule mit gleichzeitiger Rotation und Torsion verstanden. Zumeist kommt es zu einer Kyphose im thorakalen Wirbelsäulenbereich, oft ist auch die lumbale Wirbelsäule betroffen. Eine Skoliose kann C- oder S-förmig sein. Der Schweregrad der Skoliose wird durch den sog. Cobb-Winkel (Skoliosewinkel) angegeben. Beträgt der Cobb-Winkel > 50°, dann ist eine operative Versorgung angezeigt. Die Skoliose ist meist angeboren (ca. 75–90%), selten erworben. Erworbene Formen können z. B. durch Lähmungen (Poliomyelitis) bedingt sein. Folge einer Skoliose können z. B. Beckenschiefstand, Rippenbuckel sowie Funktionsbeeinträchtigung innerer Organe wie Lunge, Herz oder Mediastinalorgane sein. Ausgeprägte restriktive Lungenveränderungen (mit verminderter Vital- und Totalkapazität und erniedrigter FRC) sind möglich. Aufgrund von Ventilations-Perfusions-Störungen und einer Hypoxie drohen eine hypoxische pulmonale Vasokonstriktion

(Kap. 78.4, S. 1109) mit pulmonalvaskulärer Hypertension und u. U. einem Cor pulmonale. Aufgrund der Ventilations-Perfusions-Störungen ist der p_aO_2 meist erniedrigt, der p_aCO_2 ist zumeist noch normal, in Spätstadien aber oft auch erhöht. Bei Kindern mit einer Skoliose liegt öfters ein Mitralklappenprolaps vor (Kap. 43.2.5, S. 710). Ist eine Skoliose durch eine neurogene oder muskuläre Erkrankung bedingt, liegt oft eine Muskelschwäche mit beeinträchtigter In- und Exspirationskraft und vermindertem Hustenstoß vor. Eventuell sind auch die Schutzreflexe beeinträchtigt und das Aspirationsrisiko ist erhöht. Es ist zu klären, ob eine evtl. vorliegende muskuläre Erkrankung mit einer Prädisposition zur malignen Hyperthermie oder Rhabdomyolyse verbunden ist (Kap. 32, S. 627).

Wird eine ausgeprägte Skoliose nicht behandelt, versterben die Patienten meist im Alter von ca. 45 Jahren an den Folgen der respiratorischen Störungen (Ateminsuffizienz, Cor pulmonale).

Operation

Es gibt zahlreiche Skolioseoperationstechniken, z. B. die Operation nach Harrington oder nach Dwyer. Zum Teil wird von ventral operiert (Dwyer), zumeist von dorsal (Harrington). Bei der operativen Korrektur einer Kyphoskoliose kann ein erheblicher Blutverlust auftreten. Es sind Fremdblut sparende Maßnahmen notwendig (Kap. 24.2.8, S. 529). Den Patienten sollte zur präoperativen Eigenblutspende geraten werden. Aufgrund der langen Operationszeiten und der großen Operationswunden unterkühlen die Patienten leicht. Es sind daher wärmekonservierende Maßnahmen wichtig (Kap. 37.4, S. 651).

Wird eine **ventrale Operationstechnik** (nach Dwyer) durchgeführt, dann wird der Patient seitlich gelagert. Sinnvoll ist meist die Verwendung eines Doppellumentubus, sodass ggf. (bei thorakolumbalem Zugangsweg) eine »Ein-Lungen-Anästhesie« (Kap. 78.4, S. 1108) durchgeführt werden kann. Die Blutverluste sind bei ventralen Operationstechniken normalerweise nicht sehr hoch. Aufgrund der stabilen operativen Fixation benötigen die Patienten postoperativ keine Gipseinbettung. Nach einer nur wenige Stunden dauernden Nachbeatmung können die Patienten meist schon extubiert werden.

Die zumeist durchgeführten **dorsalen Operationstechniken** (nach Harrington) stellen eine größere anästhesiologische Herausforderung dar (s. u.). Nach Narkoseeinleitung und sehr sorgfältiger und sicherer Fixierung des Tubus wird der Patient auf einem sog. Skolioserahmen in Bauchlage gebracht. Am Kopf sowie an den Beinen wird – im Gegensatz zu den ventralen Operationstechniken – eine Zugextension angebracht. Da die Wirbelsäule über große Bereiche operativ freigelegt wird, treten erhebliche Blutverluste auf. Die Blutverluste sind nur schwer messbar, da ein Großteil nicht mit dem Operationssauger abgesaugt werden kann, sondern in Tupfer und Tücher verloren geht. Der Blutverlust beträgt oft einige Liter.

Anästhesie

Präoperativ ist die Lungenfunktion genau zu beurteilen. Es sind Lungenfunktionsprüfung, arterielle Blutgasanalyse, Thoraxröntgenaufnahme in 2 Ebenen sowie ggf. eine computertomographische Untersuchung des Thorax durchzuführen. Ob ein Patient operationsfähig ist, hängt entscheidend von der Lungenfunktion ab. Im Rahmen der Prämedikation ist eine medikamentöse Atemdepression zu vermeiden, da hierdurch der pulmonalvaskuläre Widerstand weiter ansteigen kann (Kap. 42.5.2, S. 696). An erweiterten Überwachungsmaßnahmen sind blutig-arterielle Druckmessung, ZVK, Urinkatheter, Relaxometrie, wiederholte Blutgasanalysen und Temperaturmessung wichtig.

Zur Verminderung der Fremdblutgabe wird bei den dorsalen Operationstechniken meist eine leichte, **kontrollierte Hypotension** (MAP beim normotensiven Patienten ca. 60 bis 70 mm Hg) durchgeführt und die Muskulatur mit adrenalinhaltiger Lösung unterspritzt. Da das Operationsfeld über dem Herzniveau liegt, besteht die Gefahr einer Luftembolie (Kap. 69.3.1, S. 973).

Ein besonderes Problem stellt die bei dorsalen Operationstechniken durchgeführte **Zugextension** (Distraktion) der Wirbelsäule dar. Durch den hierbei erzeugten mechanischen Zug können sowohl neuronale Strukturen beeinträchtigt werden – sodass Nervenlähmungen entstehen – als auch die Rückenmarkdurchblutung vermindert werden (durch ein sog. Spinalis-anterior-Syndrom, in ca. 1%). Auch durch ein operationsbedingtes Hämatom kann das Rückenmark geschädigt werden. Um solche neurologischen Ausfälle frühzeitig erkennen und um die Zugkräfte ggf. zu vermindern und die Symptome zu bessern, bietet sich vor allem der sog. intraoperative Aufwachtest oder ggf. die Überwachung mittels evozierter Potenziale an.

Beim **Aufwachtest** wird intraoperativ die Narkose so geführt, dass der noch intubierte Patient zu einem gewünschten Zeitpunkt (nach dem Einbringen des Implantates) ansprechbar und kooperativ, aber schmerzfrei ist. Um einen solchen Aufwachtest zu ermöglichen, muss eine (modifizierte) Neuroleptanästhesie (Kap. 7.4, S. 232) durchgeführt werden. Für ca. 30 Minuten wird kein Opioid oder Relaxans mehr verabreicht. Danach wird eine Relaxansrestwirkung antagonisiert und der Patient ohne Lachgas, d. h. mit 100% O_2, beatmet. Der Patient wird aufgefordert, die Hände und dann die Füße zu bewegen. Kann der Patient nur noch die Hände aber nicht mehr die Füße bewegen, so müssen die Zugkräfte an der Wirbelsäule vermindert werden. Nach Durchführung des Tests wird die Narkose wieder vertieft. Die Durchführung dieses Aufwachtests muss im Rahmen der Prämedikationsvisite mit dem Patienten besprochen werden.

Die Überwachung der neuronalen Integrität mittels **somatosensorisch evozierter Potenziale** (SEP) wird ausführlich im Kap. 22.4, S. 473 beschrieben. Um die SEP-Ableitung möglichst wenig durch Anästhetika zu beeinträchtigen, sollten volatile Anästhetika entweder gar nicht oder nur in niedriger Konzentration (bis 0,5–1,0 MAC) verabreicht werden, denn sie führen zu einer dosisabhängigen Beeinträchtigung der SEP. Um eine medikamentöse Beeinflussung der SEP möglichst konstant zu halten, empfiehlt sich eine gleich bleibende Narkosetiefe z. B. durch Gabe eines Opioids mittels Infusionspumpe. Bei der SEP-Überwachung werden die Reize im Bereich der Füße (N. tibialis) appliziert. Da die Reizimpulse über die sensiblen Rückenmarkhinterstränge nach zentral geleitet werden, bei einer Ischämie aber vor allem die motorischen Rückenmarkvorderstränge gefährdet sind, wird die Aussagekraft der SEP-Überwachung bei Skolioseoperationen zum Teil angezweifelt (Kap. 22.4.1, S. 473).

Im Anschluss an eine Harrington-Operation wird bei dem noch auf dem Bauch liegenden Patienten eine dorsale Gipsschale angepasst. Postoperativ ist eine genaue neurologische Überwachung wichtig. Da häufiger ein Pneumothorax auftritt, ist die Röntgen-Thoraxkontrolle genau zu beurteilen, und bei pulmonalen Problemen ist stets an diese mögliche Komplikation zu denken.

76.2.6 Beckenfrakturen

Frakturen im Beckenbereich betreffen häufig die Symphyse, das Ileosakralgelenk oder das Azetabulum. Hierbei handelt es sich zumeist um aufwendige und lange dauernde Osteosynthesen, die mit erheblichen Blutverlusten einhergehen können. Die Blutverluste sind oft schwierig abzuschätzen, da größere Blutmengen in die Operationstücher verloren gehen können. Unter Umständen kann es zu Verletzungen größerer Beckengefäße oder anderer Strukturen (z. B. Blase, Darm, Nerven) kommen. Es sind mehrere großlumige periphere Venenkanülen zu platzieren. Insbesondere ist auf eine adäquate Volumensubstitution zu achten. Zumeist wird eine balancierte Anästhesie durchgeführt. An erweitertem Monitoring sind häufig blutig-arterielle Druckmessung, zentraler Venenkatheter, Temperaturmessung und Blasenkatheter notwendig. Wärmekonservierende Maßnahmen sind wichtig. Es müssen eine ausreichende Anzahl an Blutkonserven und FFP verfügbar sein.

76.2.7 Spondylodese (Wirbelsäulenversteifung)

Bei einer Fraktur oder einem Tumor im Bereich eines Wirbelkörpers kann von ventral oder von dorsal das verletzte oder tumoröse Knochengewebe ausgeräumt und der Defekt dann mit einem Knochenspan (Fraktur) oder mit einem Metallplatzhalter bzw. mit Knochenzement (Tumor) aufgefüllt werden. Die Wirbelsäule wird zusätzlich durch eine Plattenosteosynthese oder einen Fixateur interne stabilisiert. Ein eventueller Knochenspan wird in der Regel aus dem Beckenkamm entnommen. Bei ventralem Zugang wird normalerweise in Rechtsseitenlage operiert. Wird eine Spondylodese im Bereich der thorakalen Wirbelsäule von ventral operiert, ist ein Doppellumentubus zu verwenden und eine Einlungenbeatmung (Kap. 78.4, S. 1108) durchzuführen. Diese Operationen können mit erheblichen Blutverlusten einhergehen. Es sind mehrere periphervenöse Zugänge zu platzieren. An erweitertem Monitoring sind blutig-arterielle Druckmessung, ZVK, Dauerkatheter und Temperaturmessung sinnvoll. Wärmekonservierende Maßnahmen sind wichtig (Kap. 37.4, S. 651). Falls keine Kontraindikationen bestehen (Tumor, Infektion), ist eine maschinelle Autotransfusion sinnvoll. Ca. 6 Blutkonserven sollten bereitgestellt sein. Zumeist wird eine balancierte Anästhesie durchgeführt.

76.2.8 Handchirurgische Eingriffe

Bei vielen handchirurgischen Eingriffen (z. B. Dupuytren-Operation, Sehnennähte, Osteosynthesen) bietet sich eine axilläre Plexusblockade an. Falls ein axillärer Block nicht komplett wirkt, wird zumeist durch den Handchirurgen eine zusätzliche lokale Infiltrationsanästhesie durchgeführt. Gegebenenfalls können auch die nicht ausreichend blockierten Nerven des Plexus brachialis distal der Axilla (z. B. im Ellenbogen- oder im Handgelenksbereich; Kap. 16.2.2, S. 340) nachblockiert werden. Bei kleineren Eingriffen (z. B. Ganglionexstirpation, Metallentfernung, Karpaltunnelspaltung) kann oft auch eine intravenöse Regionalanästhesie (Kap. 16.2.7, S. 389) vorgenommen werden.

Muss ein Knochenspan (z. B. aus dem Beckenkamm) entnommen werden, dann ist eine Allgemeinanästhesie notwendig. Handchirurgische Operationen werden zunehmend häufiger ambulant durchgeführt (s. auch Kap. 81, S. 1157).

Bei sehr lange dauernden Replantationseingriffen wird oft eine Allgemeinanästhesie durchgeführt. Zur Verbesserung der postoperativen Transplantatdurchblutung sowie zur Optimierung der postoperativen Schmerztherapie sollte (ggf. postoperativ) zusätzlich ein Plexuskatheter gelegt werden.

76.2.9 Schulteroperationen

Schulteroperationen werden meist in halbsitzender Position durchgeführt. Theoretisch sind hierbei Luftembolien möglich (Kap. 69.3.1, S. 973), sie scheinen jedoch extrem selten zu sein. Zumeist wird hierzu eine Intubationsnarkose durchgeführt. Es ist auf eine sorgfältige Fixierung des Tubus zu achten. Zur postoperativen Schmerztherapie bietet sich oft die zusätzliche Anlage eines interskalenären Katheters an (Kap. 16.2.2, S. 391). Im Prinzip können Schultereingriffe auch in alleiniger interskalenärer Blockade durchgeführt werden. Da bei Schulteroperationen allerdings Nervenschädigungen verursacht werden können, könnten diese fälschlicherweise dem Regionalanästhesieverfahren angelastet werden.

76.3 Literatur

Adams HA, Wittschier G, Fuhr R, Baltes-Götz B: Ergebnisse der Eigenblutspende bei orthopädischem Hüft- und Kniegelenkersatz. Anästhesiol Intensivmed Notfallmed Schmerzther 1997; 32: 283–90.

Capdevila X, Calvet Y, Biboulet P, Biron C, Rubenovitch J, dÀthis F. Aprotinin decreases blood loss and homologous transfusions in patients undergoing major orthopedic surgery. Anesthesiology 1998; 88: 50–7.

Dalén T, Broström L, Engström K. Cell quality of salvaged blood after total knee arthroplasty. Drain blood compared to venous blood in 32 patients. Acta Orthop Scand 1995; 66(4): 329–33.

Faris PH, Ritter M., Keating EM, Valeri CR. Unwashed filtered shed blood collected after knee and hip arthroplasties. Journal Bone Joint Surg 1991; 73: 1169–78.

Healy WL, Pfeifer BA, Kurtz SR, Johnson Ch, Karpman R, Hallack GN, Valeri CR. Evaluation of autologous shed blood for autotransfusion after orthopaedic surgery. Clin Orth Rel Res 1994; 299: 53–9.

Janssens M, Joris J, David JL, Lemaire R, Lamy M. High-dose aprotinin reduces blood loss in patients undergoing total hip replacement surgery. Anesthesiology 1994; 80: 23–9.

Lobenstein A, Kougioumtzi E, Honl M, Otterbach A, Moecke H. Massive akute hypotone Hyperhydratation nach arthroskopischer Synovektomie. Anaesthesist 2001; 50: 37–42.

Murkin JM, Shannon NA, Bourne RB, Rorabeck CH, Cruickshank M, Wyile G. Aprotinin decreases blood loss in patients undergoing revision or bilateral total hip arthroplasty. Anesth Analg 1995; 80: 343–8.

Weiterführende Literatur

Ullrich W, Holz U, Krier C. Hüfttotalendoprothesen – Besonderheiten aus anästhesiologischer Sicht. Anästhesiol Intensivmed Notfallmed Schmerzther 1994; 29: 385-99.

Anästhesie bei Patienten mit Polytrauma oder Verbrennungstrauma

Anästhesie – Spezieller Teil

77.1 Polytrauma

77.1.1 Allgemeine Bemerkungen

Unter einem polytraumatisierten (mehrfachverletzten) Patienten wird ein Patient verstanden, bei dem gleichzeitig entstandene Verletzungen mehrerer (mindestens zweier) Körperregionen vorliegen, wobei wenigstens eine Verletzung oder die Kombination mehrerer Verletzungen lebensbedrohlich ist. Bei polytraumatisierten Patienten liegt also stets eine akute Lebensbedrohung vor.

Ein polytraumatisierter Patient kann die unterschiedlichsten Verletzungsmuster aufweisen. In Tabelle 77.1 ist das statistisch zu erwartende Verletzungsmuster bei Polytraumatisierten aufgeführt.

Bei Erwachsenen, die als Fußgänger verletzt wurden, liegen oft Schädelverletzungen und Verletzungen der unteren Extremität vor. Für Fahrradunfälle sind vor allem Schädel-Hirn-Verletzungen typisch. Bei Motorradunfällen treten oft schwere Verletzungen der unteren Extremitäten, des Beckens, der Unterarme (Abstützversuch) und des Schädels auf und bei PKW-Unfällen erleiden die Fahrer oft Thorax-, Bauch- und Beckenverletzungen. Bei einem Sturz aus größerer Höhe kommt es oft zu Frakturen im Bereich der Brust- oder Lendenwirbelsäule und der unteren Extremitäten (Übersicht bei Wick et al. 1997). Bei polytraumatisierten Kindern treten Schädel-Hirn-Verletzungen aufgrund des relativ großen und schweren Schädels häufiger auf als bei Erwachsenen. Thoraxverletzungen sind dagegen bei Kindern aufgrund des elastischen Brustkorbes seltener, während Abdominalverletzungen (z.B. Verletzungen durch Fahrradlenker) häufiger als bei Erwachsenen sind.

> Bei Menschen unter 40 Jahren ist das Polytrauma mit ca. 50% die häufigste Todesursache. In ca. 60–80% handelt es sich um männliche Patienten.

Tab. 77.1 Verletzungsmuster bei polytraumatisierten, erwachsenen Patienten (prozentuale Häufigkeit einzelner Verletzungen). Meist liegen mehrere Verletzungsarten vor.

Verletzungen	prozentualer Anteil
Extremitätenverletzungen	ca. 85%
Schädel-Hirn-Traumen	ca. 65%
Thoraxverletzungen	ca. 45%
Abdomenverletzungen	ca. 25%
Beckenverletzungen	ca. 31%
Verletzungen der Halswirbelsäule	ca. 5–10%
Verletzungen der Brustwirbelsäule	ca. 6%

Tab. 77.2 Orientierungswerte für innere Blutverluste bei geschlossenen Extremitäten- und Beckenfrakturen beim Erwachsenen.

Verletzungsmuster	möglicher Blutverlust bis ca.
Unterarmfraktur	400 ml
Oberarmfraktur	800 ml
Unterschenkelfraktur	1000 ml
Oberschenkelfraktur	2000 ml
Beckenfraktur	5000 ml

Die bei einem polytraumatisierten Patienten auftretenden pathophysiologischen Veränderungen enden immer in einem Volumenmangelschock.

77.1.2 Pathophysiologie des Volumenmangelschocks

Der Volumenmangelschock (hämorrhagischer, hypovolämischer Schock) ist neben dem kardiogenen Schock die häufigste Schockform.

> Der hämorrhagische Schock ist durch akuten intravasalen Volumenmangel und akute Abnahme der Sauerstofftransportkapazität gekennzeichnet.

Ursache eines traumatisch-hämorrhagischen Schocks können sowohl äußere als auch innere Blutungen sein. Insbesondere Blutverluste nach innen, wie sie z.B. bei einem stumpfen Bauchtrauma auftreten können, werden meist deutlich unterschätzt. Hierbei liegt oft eine stark blutende Milz- oder Leberverletzung vor. Bei intraabdominellen oder intrathorakalen Verletzungen von parenchymatösen Organen oder Gefäßen kann der Patient innerlich verbluten. Ein Verbluten ist natürlich auch bei Blutungen nach außen möglich. Hierbei werden jedoch die Blutverluste wesentlich seltener unterschätzt. Bei geschlossenen Extremitätenverletzungen kommt es meist zur Selbsttamponade der Blutung. In Tabelle 77.2 sind Orientierungswerte angegeben, wie hoch bei Erwachsenen der Blutverlust bei geschlossenen Extremitätenverletzungen angesetzt werden sollte.

Da bei Polytraumatisierten neben Kreislaufproblemen zumeist auch Ventilationsstörungen vorliegen, (z.B. eine schmerzbedingte Atemschonhaltung oder eine verletzungsbedingte Ventilationseinschränkung), droht ein CO_2-Anstieg mit respiratorischer Azidose. Außerdem liegt bei einem Mehrfachverletzten fast immer auch eine Hypoxie vor, die zumeist durch Aspiration, Thorax- und Lungenverletzungen oder Hypoventilation bedingt ist.

An klinischen Zeichen imponieren bei Polytraumatisierten Blässe, Kaltschweißigkeit, Unruhe, Tachykardie, Hypotonie, verzögerte Kapillarfüllung, anämische Bindehaut, Tachypnoe und Oligurie oder Anurie. Bei Patienten, die einen β-Blocker einnehmen, kann eine kompensatorische Steigerung der Herzfrequenz allerdings ausbleiben, wodurch das Ausmaß des intravasalen Volumenmangels evtl. fehlgedeutet wird. Laborchemisch zeigen sich evtl. Gerinnungsstörungen und eine Hyperkaliämie (durch Azidose und Zellzerfall).

Typische Folgen eines Volumenmangelschocks sind Blutdruckabfall, erniedrigtes Herzminutenvolumen, sympathikoadrenerge Stimulation (Tachykardie, erhöhter peripherer Gefäßwiderstand und erhöhte Katecholamin-Ausschüttung) und Zentralisation mit Minderperfusion vor allem von Haut, Niere und Splanchnikusgebiet. Folgen eines Volumenmangelschocks sind u. a. eine Steigerung der Inotropie, eine Stimulation des Renin-Angiotensin-Aldosteron-Systems sowie eine vermehrte Freisetzung von antidiuretischem Hormon. Der Volumenmangelschock ist (genauso wie andere Schockformen) dadurch definiert, dass lebenswichtige Organe unzureichend durchblutet sind. Aufgrund des dadurch bedingten Missverhältnisses zwischen Sauerstoffangebot und Sauerstoffbedarf entwickelt sich eine Gewebshypoxie. Es kommt zu anaerober Glykolyse und Laktazidose. Eine schwere Gewebsazidose führt jedoch zu einer Vasoparalyse, wodurch die zentralisationsbedingte Vasokonstriktion wieder aufgehoben werden kann. Dadurch kann der Blutdruck weiter abfallen. Eine schwere Hypotension mit länger als ca. 30 Minuten dauernder Minderperfusion des Darms führt dazu, dass Darmbakterien und Endotoxine in die Blutbahn gelangen (sog. Translokation). Dadurch wird ebenfalls ein weiterer Blutdruckabfall begünstigt. Obwohl Schwerstverletzte u. U. sehr viel Blut verlieren können, fallen Hb- und Hkt-Wert initial kaum ab, denn Kompensationsmechanismen mit Übertritt von extravasaler Flüssigkeit nach intravasal (mit verdünnungsbedingtem Abfall von Hb- und Hkt-Wert) finden nur verzögert statt. Bei akutem Blutverlust (und unzureichender Gabe kristalloider oder kolloidaler Lösungen) ist der Hb- bzw. Hkt-Wert dadurch falsch hoch. Aussagekräftiger als die Bestimmung des Hb- oder Hkt-Werts ist ein Blick in die meist stark anämische Bindehaut des Patienten. Durch den akuten Volumenmangel kommt es zu Blutdruckabfall und Vasokonstriktion. Hierdurch werden weitere Blutverluste gedrosselt. Durch den verminderten Kapillardruck strömt außerdem mehr interstitielle Flüssigkeit nach intravasal, wodurch ein (verzögerter) Kompensationsmechanismus zum Ausgleich des Blutverlustes einsetzt.

77.1.3 Diagnostik bei einem Polytraumatisierten

Nach einer kurzen Anamneseerhebung durch Befra... Patienten, falls dieser noch ansprechbar sein sollte oder... begleitenden Notarztes bzw. nach Einsicht in das Notarztprotokoll (empfohlen: DIVA-Notarztprotokoll; DIVI 2000; Empfehlungen 2000) muss noch in der Notfallaufnahme sofort mit einer (nur kurz dauernden) klinischen Untersuchung begonnen werden. Es sind anästhesiologisch, neurologisch und chirurgisch/traumatologisch relevante Kriterien zu untersuchen. Normalerweise ist anschließend noch eine apparative Diagnostik durchzuführen.

Anästhesiologische Untersuchung

Es sind vor allem die Vitalfunktion... ...nd Herz-Kreislauf zu beurteilen.

Atmung

- Normale Atmung?
- Ateminsuffizienz (besteht ... auf Pneumothorax, Hämatothorax, Aspir... ...kturen)?
- Apnoe?

Kreislauf

- Normale Kreislaufv...
- Kreislaufzentralis... ...otonie, Tachykardie)?
- Volumenmangels...

Während der An... ...mit der Sicherung und Stabilisierung von A... ...z-Kreislauf beginnt, sollte der Patient idealer... ...n einem Neurochirurgen und einem Chirur... ...gen kurz untersucht werden.

Neurologis... ...ung

Bei der ... ...n neurologischen Untersuchung ist die Vi... ...weise mittels Glasgow-Koma-Skala; Kap. 7... ...u überprüfen und es ist zu klären, ob ein Schä... ...a, eine Rückenmarkverletzung oder periphe... ...igungen vorliegen. Diagnostik und Therapi... ...auf ein Schädel-Hirn-Trauma werden f... ...70, S. 989 besprochen. Bei Verdacht auf ... ...lenverletzung sind eventuelle Umlagerungen ...g unter stetigem Längszug durchzuführen ..., S. 1002).

...n/traumatologische Untersuchung

...u klären, ob das knöcherne Skelett noch stabil ist, ob ...eumo- oder Hämatothorax oder ob ein Bauchtrauma ...gt.

...parative Diagnostik

Bei jedem Polytraumatisierten sollten in der Akutphase folgende apparativen Untersuchungen durchgeführt werden (Empfehlungen 2000):

- Röntgenaufnahme des Thorax (a.p.)
- Röntgenaufnahme der gesamten Wirbelsäule (in 2 Ebenen)
- Röntgenaufnahme des Beckens (a.p.)
- Sonographie des Abdomens

Bei Verdacht auf ein begleitendes Schädel-Hirn-Trauma zusätzlich

- Computertomographie des Schädels einschließlich des kraniozervikalen Übergangs (günstig: Spiral-CT).

77.1.4 Therapie eines Polytraumatisierten

Entscheidend für den Behandlungserfolg eines polytraumatisierten Patienten sind die optimale Organisation und die gute Koordination der mitwirkenden Helfer bei Diagnostik und Behandlung. Ein **Schockraum-Basisteam** scheint dann optimal zusammengestellt zu sein, wenn 1–2 Anästhesisten, 1–2 Chirurgen/Unfallchirurgen, ein Neurochirurg (Neurologe), 3–4 Pflegekräfte (davon 1–2 Anästhesiepflegekräfte) sowie Röntgenassistent und sonstiges Personal (z. B. für Transportaufgaben, Reinigung) verfügbar sind (Empfehlungen 2000). Bei Bedarf ist ein erweitertes Team (z. B. zusätzlich Augenarzt, Urologe usw.) hinzuzuziehen. Die Aufgaben der jeweiligen Teammitarbeiter müssen im Voraus festgelegt sein. Entscheidend ist die Koordination durch einen **Teamleiter**. Dieser ruft ggf. weitere Spezialisten zu Hilfe und koordiniert Diagnostik und Behandlung nach Absprache mit den konsultierten Ärzten. Er muss Prioritäten bei der Diagnostik und Therapie setzen. Gegebenenfalls muss er auch verhindern, dass Spezialisten zu viel Aufmerksamkeit auf ihr Fachgebiet lenken und dadurch schwerwiegendere Befunde evtl. übersehen oder zu spät therapiert werden.

Unmittelbar nach Durchführung der diagnostischen Maßnahmen, idealerweise aber schon parallel dazu, sollte mit der Therapie eines polytraumatisierten Patienten begonnen werden.

Sicherung der Vitalfunktionen Atmung und Kreislauf – Reanimationsphase

Atmung

Eine Reihe von Gründen spricht für die umgehende **endotracheale Intubation** jedes polytraumatisierten Patienten: Häufig ist bei diesen Patienten beispielsweise der knöcherne Thorax verletzt (z. B. eine Rippenserienfraktur) oder es liegt eine Lungenkontusion vor bzw. es besteht die Gefahr einer Aspiration (Kap. 28, S. 599), da der Patient z. B. aufgrund eines Schädel-Hirn-Traumas bewusstlos ist (ca. 70%). Oft haben die Patienten bereits am Unfallort Blut oder erbrochenen Ma-

geninhalt aspiriert (in ca. 30%). Polytraumatisierte Patienten haben meist schmerzbedingt eine deutliche Atemschonhaltung. Außerdem ist aufgrund der meist starken Schmerzen eine Opioid-Gabe notwendig, wodurch eine Atemdepression verursacht werden kann. Durch die Frühintubation von polytraumatisierten Patienten kann die Mortalität im Vergleich zur Spätintubation signifikant reduziert werden.

Zumeist werden die Patienten konventionell unter laryngoskopischer Sicht intubiert. Gegebenenfalls müssen vorher Fremdkörper aus Mund und Rachen entfernt werden. Bei der Intubation ist stets davon auszugehen, dass diese Patienten nicht nüchtern sind. Es muss deshalb eine Ileuseinleitung (Kap. 28.4, S. 602) durchgeführt werden. Hierbei muss wegen der meist besonderen Dringlichkeit zur Intubation, der oft stark eingeschränkten Vigilanz und vor allem wegen des häufig bestehenden Verdachtes auf einen erhöhten intrakraniellen Druck normalerweise darauf verzichtet werden, vor der Intubation eine Magensonde zu legen. In Einzelfällen, z. B. bei Verdacht auf eine Halswirbelsäulenverletzung, ist eine fiberoptische Intubation empfehlenswert (sofern diese Methode gut beherrscht wird). Wird bei Verdacht auf eine Halswirbelsäulenverletzung unter laryngoskopischer Sicht intubiert, muss der Kopf stabilisiert und ein Überstrecken des Kopfes vermieden werden (Kap. 70.2.2, S. 1002).

Falls der Patient eine Halsschienung (Stiff-neck) trägt, ist diese zur Intubation kurzfristig zu öffnen. Polytraumatisierte Patienten sollten normalerweise mit **PEEP** beatmet werden. Liegt neben pulmonalen Problemen auch ein Schädel-Hirn-Trauma vor, sollte aber nur ein leichter PEEP eingeschaltet werden. Es braucht hierbei kein relevanter Anstieg des ICP befürchtet werden (Kap. 69.2.1, S. 970).

Im Rahmen eines Polytraumas tritt in ca. 45% eine **Thoraxverletzung** auf. Zumeist handelt es sich hierbei um ein stumpfes Thoraxtrauma. In ca. 50% dieser Fälle entsteht jedoch ein Hämatothorax, in ca. 20% eine Lungenkontusion und in knapp 20% ein Pneumothorax. Sind drei oder mehr benachbarte Rippen frakturiert, so ist von einer Thoraxinstabilität auszugehen. Das instabile Thoraxsegment bewegt sich während der aktiven Inspiration einwärts, während der passiven Ausatmung auswärts.

Bei einer direkten Schädigung des Lungenparenchyms (**Lungenkontusion**) kommt es zu Blutungen, Ödembildung und Steigerung der Kapillarpermeabilität. Folge einer solchen Lungenkontusion sind ein Ventilations-Perfusions-Missverhältnis. Es kommt zur Ausbildung intrapulmonaler Shunts und zum Abfall des arteriellen p_aO_2.

Im Rahmen von Rippenfrakturen kann die Pleura visceralis durchspießt werden und ein **Pneumothorax** oder ein Spannungspneumothorax entstehen (Kap. 50.5, S. 757). Folgen eines Spannungspneumothorax sind Anstieg des Beatmungsdrucks, abnehmende Lungendehnbarkeit, aufgehobenes Atemgeräusch auf der betroffenen Seite, Abfall von p_aO_2 und SaO_2, Hypotension und obere Einflussstauung. Diagnostik und Therapie des Pneumothorax werden ausführlich im Kap. 50.5, S. 757 beschrieben.

Bereits bei einem Mantelpneumothorax muss eine Thoraxdrainage gelegt werden, falls der Patient beatmet werden muss. Bei Verdacht auf einen Hämatothorax ist eine großlumige Thoraxdrainage anzulegen. Fördert eine Thoraxdrainage mehr als 500 ml Blut pro Stunde, dann ist eine Thorakotomie indiziert.

Seltener treten bei Polytraumatisierten Myokardkontusion (ca. 15%), Aortenruptur (ca. 2%), Bronchialruptur (ca. 0,5%) oder Perikardtamponade (ca. 0,3%) auf. Liegen Frakturen der ersten drei Rippen vor, kann von einer enormen Gewalteinwirkung ausgegangen werden, da diese Rippen normalerweise durch den Schultergürtel gut geschützt sind. Bei Fraktur dieser Rippen ist häufiger auch von einer Verletzung von Aorta, Herz, Bronchien oder großen intrathorakalen Gefäßen auszugehen. Sind die kaudalen Rippen (9.–12. Rippe) verletzt, dann muss stets an eine Verletzung von Leber oder Milz gedacht werden.

Kreislauf

Die wichtigste symptomatische Therapie einer vorerst nicht stillbaren Blutung und eines Volumenmangelschocks ist die zügige Volumengabe. Nur damit kann erreicht werden, dass sich der Kreislauf normalisiert, die metabolische Azidose zurückbildet und die Urinausscheidung wieder einsetzt.

Es wurde allerdings beschrieben, dass unter einer aggressiven präklinischen Volumentherapie mit Steigerung des Blutdrucks eine Blutung verstärkt werden kann. In den USA gibt es daher zum Teil ernsthafte Diskussionen, ob eine aggressive präklinische Volumengabe sinnvoll und empfehlenswert ist (Bickell et al. 1994). Eine Erklärungsmöglichkeit für diese schwer nachvollziehbare Diskussion mag in dem meist anderen Verletzungsmuster (häufig Schussverletzungen mit Gefäßzerreißungen), in den großen Entfernungen und langen Rettungswegen in den USA und der Tatsache begründet sein, dass in den USA meist Paramedics im Rettungsdienst tätig sind.

> Unter europäischen Verhältnissen (kurze Entfernungen, Versorgung durch erfahrene Notärzte und frühzeitige operative Blutstillung) stellt dagegen die aggressive präklinische Volumentherapie weiterhin den unangefochtenen Standard dar.

Bei polytraumatisierten Patienten mit einem **Schädel-Hirn-Trauma** ist eine Hypotonie umgehend zu beseitigen, da sich die zerebrale Situation sonst verschlechtern kann (Kap. 70.1.2, S. 991). Die einzige kausale Therapie einer massiven **Blutung** ist die Unterbrechung der Blutung. Dies ist jedoch nur bei äußeren Blutungen wie z. B. einer offenen Extremitätenverletzung durch Anlegen eines lokalen Druckverbands

möglich. Zumeist gelingt bei polytraumatisierten Patienten die Blutungsstillung nur chirurgisch.

Im Rahmen eines Polytraumas und Volumenmangelschocks drohen auch **Gerinnungsstörungen**. Solchen Gerinnungsstörungen kann am besten dadurch vorgebeugt werden, dass der Volumenmangelschock schnell durchbrochen wird. Zumeist wird das bestehende Volumendefizit allerdings deutlich unterschätzt. Es sind Druckinfusionen bzw. -transfusionen durchzuführen.

Möglichst noch vor bzw. parallel zur Narkoseeinleitung sollte eine adäquate Volumentherapie begonnen werden, um stärkere Blutdruckabfälle bei oder nach der Narkoseeinleitung vermeiden zu können. Für die Durchführung der Narkose sollten zunächst keine Medikamente verwendet werden, die einen erhöhten ICP weiter steigern können (z. B. volatile Inhalationsanästhetika, Lachgas) – zumindest so lange nicht, bis ein erhöhter ICP ausgeschlossen ist. Die Narkose wird meist mit einem Hypnotikum wie Thiopental oder Etomidat in Kombination mit Succinylcholin eingeleitet und mit Sauerstoff, Opioid, nicht depolarisierendem Relaxans und einem Hypnotikum (z. B. Midazolam) aufrechterhalten. Bei Patienten mit ausgeprägter Hypotonie kann zur Narkoseinduktion auch Ketanest intravenös verabreicht werden. Hierdurch kann ein weiterer Blutdruckabfall normalerweise verhindert werden (Ketanest und Schädel-Hirn-Trauma; Kap. 69.2.2, S. 973).

Sonstige Sofortmaßnahmen

Sofort EKG und Pulsoximeter anschließen: Aufgrund der meist starken Zentralisation und der oft vorliegenden Hypothermie lässt sich allerdings häufig kein pulsoximetrisches Signal am Finger ableiten. Öfters gelingt dann noch die Signalableitung am Ohrläppchen.

Sofort Blutdruck messen.

Sofort mehrere, großlumige periphervenöse Zugänge legen: Liegt eine massive Blutung vor, empfiehlt es sich, möglichst umgehend einen Shaldon-Katheter in die V. femoralis, V. subclavia oder V. jugularis interna zu platzieren. Durch einen solchen dicklumigen Katheter kann sehr schnell Volumen substituiert werden (bis 1 500 ml/min). Ein üblicher zentralvenöser Katheter (ZVK) sollte bei der Primärversorgung eines Polytraumatisierten möglichst nicht gelegt werden. Die Durchflussrate eines üblichen ZVK ist zumeist geringer als die einer peripheren Kanüle. Außerdem ist zu bedenken, dass die punktionsbedingte Komplikationsrate (z. B. Pneumothorax) unter Notfallbedingungen relativ hoch ist. Gelingt bei Kindern die Anlage eines periphervenösen Zugangs nicht, sollte eine intraossäre Infusion (Kap. 88.2, S. 1245) durchgeführt werden.

Sofort Beginn der Volumensubstitution: Die Volumengabe sollte auch dann begonnen werden, wenn der Blutdruck (die Makrozirkulation) bei einem polytraumatisierten Patien-

Anästhesie – Spezieller Teil

ten noch scheinbar ausreichend ist oder wenn keine großen äußeren Blutungen erkennbar sind. Es handelt sich dann meist um einen durch maximale Kreislaufzentralisation gerade noch kompensierten Schockzustand, der jederzeit dekompensieren kann. Die Mikrozirkulation ist meist schon deutlich beeinträchtigt.

Bezüglich der Volumentherapie und der hierfür zur Verfügung stehenden Lösungen wird auf Kap. 9.2, S. 264 verwiesen. Bis zur Bereitstellung von Blutkonserven sollten vor allem Plasmaersatzmittel wie Hydroxyäthylstärke oder Gelatinepräparate zur Anwendung kommen.

Small-Volume-Resuscitation

Wiederholt wird im Rahmen der Primärtherapie eines Volumenmangels bei Polytraumatisierten auf die Gabe hypertoner-hyperonkotischer Lösungen hingewiesen (7,5%ige hypertone NaCl-Lösung in HAES; ca. 4 ml/kg KG). Da von diesen Lösungen bereits relativ kleine Volumina ausreichen, wird oft von der sog. Small-Volume-Resuscitation gesprochen. Praktische Bedeutung hat diese Therapie allerdings noch nicht erlangt (ausführliche Beschreibung Kap. 24.3.4, S. 536).

Vasopressoren sollten im Rahmen eines Volumenmangelschocks nur zurückhaltend verwendet werden. Sie sollten höchstens kurzfristig verabreicht werden, bis eine ausreichende Volumensubstitution möglich ist. Sie dürfen eine aggressive Volumengabe nicht ersetzen.

Sofort Abnahme von Kreuzblut: Die Blutgruppe muss bestimmt und mindestens 6–8 vorerst noch ungekreuzte Blutkonserven müssen angefordert werden. Nur in akut lebensbedrohlichen Situationen sollte das »Universal-Spenderblut« (0, rhesusnegative Erythrozytenkonzentrate) transfundiert werden (Kap. 24.2.6, S. 523). Zumeist kann solange abgewartet werden, bis die Blutgruppe bestimmt und ungekreuztes, blutgruppengleiches Blut bereitgestellt ist. Dies ist bei guter Organisation innerhalb weniger Minuten möglich. Transfusionen müssen mithilfe eines Druckbeutels vorgenommen werden. Bezüglich einer evtl. notwendigen Massivtransfusion sei auf Kap. 24.3.3, S. 535 verwiesen. Zielgröße ist ein Hb-Wert von ca. 7–10 g/dl bzw. ein Hkt-Wert von ca. 20–30 %. Hierbei wird meist von idealen rheologischen Bedeutungen ausgegangen. Bei anhaltender Blutung oder bei kardiovaskulär vorgeschädigten Patienten sollten höhere Werte (Hb-Wert von 10–12 g/dl) angestrebt werden.

Sofort Abnahme von Laborwerten: Es sollten Natrium, Kalium, Hämoglobin, Hämatokrit, Quick, PTT, Fibrinogen, Thrombozyten, Blutzucker und Laktat bestimmt werden. Bei polytraumatisierten Patienten kann oft (trotz vorliegender Azidose) eine Hypokaliämie nachgewiesen werden. Diese ist durch die zumeist enorm hohen Adrenalin-Konzentrationen mit entsprechender Stimulation der β-Rezeptoren bedingt (Kap. 56.3.2, S. 806).

Möglichst bald arterielle Blutdruckmessung (Kap. 17, S. 401) **und arterielle Blutgasanalyse**: Zentralisationsbedingt ist die A. radialis oft nur schlecht zu palpieren und zu punktieren. Alternativ kann dann ggf. die leichter zu punktierende A. femoralis kanüliert werden. Bei hypovolämischen Patienten zeigt die arterielle Druckkurve typischerweise stärkere atemabhängige Druckschwankungen mit einem Abfall während der maschinellen Inspiration (Kap. 17.5, S. 408). Fällt der Druck während der Inspiration um ca. 10 mm Hg, kann beim Erwachsenen von einem Volumenmangel von ca. 500 ml ausgegangen werden.

Anhand einer arteriellen Blutgasanalyse sollte ggf. das eingestellte maschinelle Atemminutenvolumen korrigiert werden. Bei Beurteilung des endexspiratorischen CO_2 ist zu beachten, dass aufgrund des evtl. stark erniedrigten Herzminutenvolumens mit verminderter Lungendurchblutung eine erhöhte Totraumventilation mit großer A-aDCO_2 vorliegen kann. Bei Verbesserung der Perfusion sollte die A-aDCO_2 langsam abnehmen.

Möglichst bald Dauerkatheter: Damit kann die Urinausscheidung kontrolliert und die Suffizienz der Volumentherapie abgeschätzt werden. Besteht jedoch der Verdacht auf eine Beckenfraktur, muss an eventuelle Verletzungen von Blase und Harnröhre gedacht werden. Die Anlage eines Dauerkatheters sollte dann vom Urologen versucht werden.

Therapie eines evtl. erhöhten intrakraniellen Drucks: Da die Therapie eines erhöhten ICP bei polytraumatisierten Patienten ein häufiges und wichtiges Problem darstellt, wird auf die ausführliche Beschreibung im Kap. 69.2, S. 964 verwiesen.

Therapie einer Wirbelsäulenverletzung: Wirbelsäulenverletzungen liegen bei Polytraumatisierten ebenfalls relativ häufig vor. Es muss daher an dieses Verletzungsmuster gedacht werden. Die Therapie bei Verdacht auf eine Verletzung der Wirbelsäule wird ausführlich im Kap. 70.2.2, S. 1002 beschrieben.

Überwachung der Körpertemperatur: Polytraumatisierte Patienten sind aufgrund der oft längeren Rettungsdauer, der Unterkühlung am Unfallort, oft bestehender Alkoholisierung, länger dauernder Diagnostik beim weitgehend unbedeckten Patienten und aufgrund der Verabreichung meist größerer Mengen unzureichend angewärmter Infusions- und Transfusionslösungen normalerweise deutlich unterkühlt. Es sind wärmekonservierende Maßnahmen (Kap. 37.4, S. 651) zu ergreifen, denn eine stärkere Hypothermie begünstigt u. a. Gerinnungsstörungen.

Sonstige Maßnahmen: Gegebenenfalls kann ein Kavakatheter (Kap. 18, S. 411) gelegt werden. Es ist hierbei besonders streng auf steriles Arbeiten zu achten, da bei Polytraumatisierten von einer passageren Immunschwäche auszugehen ist. Liegt eine einseitige Lungenverletzung vor, sollte eine zentralvenöse Venenpunktion immer auf der Seite des Thoraxtraumas vorgenommen werden, damit im Falle einer Fehlpunktion nicht noch eine punktionsbedingte Verletzung der »gesunden« Lunge verursacht wird. In schweren Schocksituationen bietet die Punktion der V. subclavia die besten

Erfolgsaussichten (Kap. 18.3.2, S. 417). Anhand des ZVDs können das Ausmaß des intravasalen Volumenmangels und der Therapieerfolg relativ gut beurteilt werden. Bei erhöhtem intrathorakalem Druck, bei Herzinsuffizienz oder bei einer Herzbeuteltamponade ist allerdings von einem falsch hohen ZVD auszugehen. Da es sich bei polytraumatisierten Patienten zumeist um jüngere, primär herzgesunde Menschen handelt, kann jedoch die Volumensituation normalerweise auch ohne ZVD-Messung anhand von arteriellem Blutdruck, Herzfrequenz und Urinausscheidung beurteilt werden.

Es ist auch zu klären, ob der Patient noch eine wirksame Tetanusimpfung hat, ggf. ist eine Simultanprophylaxe mit Tetanol und Tetagam N (250 IE Immunglobulin) zu verabreichen. Möglichst frühzeitig ist ggf. eine Antibiotika-Therapie zu beginnen.

Lebensrettende Notoperationen – Erste Operationsphase

Liegen Verletzungen vor, die eine endgültige Stabilisierung der Vitalfunktionen Atmung und Kreislauf nicht erlauben, z. B. Pneumothorax, Hämatothorax oder Milzruptur, müssen entsprechende lebensrettende Eingriffe (Thoraxdrainage bzw. Milzexstirpation) ohne jegliche Verzögerungen durchgeführt werden. Liegen mehrere lebensbedrohliche Verletzungen vor, z. B. Milzruptur und epidurales Hämatom, haben die kreislaufstabilisierenden Maßnahmen – falls ein gleichzeitiges Operieren von zwei Operationsteams nicht möglich ist – den Vorrang.

Im Anschluss an diese lebensrettenden Notoperationen sollte eine ausführliche röntgenologische Diagnostik durchgeführt werden. Besteht der Verdacht auf ein Schädel-Hirn-Trauma, muss, sobald die Vitalfunktionen einigermaßen stabilisiert sind, eine kranielle Computertomographie (cCT) durchgeführt werden. Die Frage nach einem therapiebedürftigen Hirnödem oder nach einer operativ angehbaren intrakraniellen Blutung muss beantwortet werden. Das knöcherne Skelett sowie die Lunge müssen geröntgt werden. Ergeben sich hieraus keine neuen operativen Konsequenzen, ist der Patient auf eine operative Intensivstation zur Stabilisierung seines Zustands zu verlegen.

Stabilisierungsphase

Nicht unmittelbar lebensbedrohliche Verletzungen sollten erst versorgt werden, wenn sich der Zustand des Patienten durch eine entsprechende intensivmedizinische Therapie stabilisiert hat (Stabilisierungsphase). In dieser Phase droht das Versagen verschiedener Organsysteme. Es stehen hierbei oft die Probleme eines Schädel-Hirn-Traumas oder eines Lungenversagens

bzw. Gerinnungsprobleme oder eine ausgeprägte Hypothermie im Vordergrund. Wiederholte Kontrollen der Laborparameter sowie Bilanzrechnungen von Ein- und Ausfuhr sind notwendig. In den ersten Tagen nach einem Polytrauma ist zumeist eine positive Flüssigkeitsbilanz notwendig, da sich große Ödeme bilden. Nach wenigen Tagen werden diese Ödeme wieder ausgeschwemmt, es ist dann eine negative Flüssigkeitsbilanz möglich.

Bei diesen Patienten ist eine hyperdyname Kreislaufsituation aufrechtzuerhalten, um eine hohe Sauerstofftransportkapazität und ein hohes Sauerstoffangebot zu ermöglichen. Bei zu niedrigem Sauerstoffangebot ($\dot{D}O_2$) kann der Sauerstoffverbrauch ($\dot{V}O_2$) direkt vom $\dot{D}O_2$ abhängig sein (es wird von Supply-Dependency gesprochen). Die O_2-Extraktionsrate und die Laktatkonzentration sind hierbei erhöht. Das Sauerstoffangebot ($\dot{D}O_2$) sollte so hoch sein (bzw. so weit erhöht werden), dass die $\dot{V}O_2$ unabhängig vom $\dot{D}O_2$ wird (Supply-Independency). O_2-Extraktionsrate und Laktatkonzentration sollten nicht erhöht sein. Dieser Schwellenwert, ab dem $\dot{V}O_2$ unabhängig vom $\dot{D}O_2$ ist (Anaerobic Threshold), ist bei Patienten nach Polytraumatisierung höher als beim Gesunden.

Bei Polytraumatisierten kommt es häufig zur Ausbildung eines Lungenversagens. Ursachen sind vor allem Thoraxtrauma und Aspiration, die zu Diffusionsstörungen und Ventilations-Perfusions-Störungen führen und eine deutlich erhöhte FiO_2 und einen PEEP notwendig machen. Eventuell kann eine Verlängerung der Inspirationszeit (im Extremfall ein umgekehrtes Atemzeitverhältnis, eine »inversed ratio ventilation«; Kap. 50.4.1, S. 755) notwendig werden. Zur Verbesserung der Oxygenierung kann neben PEEP-Anwendung und Physiotherapie auch eine intermittierende Bauchlagerung notwendig werden.

Zweite Operationsphase

Hat sich der Zustand des Patienten auf der Intensivstation stabilisiert, dann können evtl. noch ausstehende Operationen durchgeführt werden. Als Narkoseform bietet sich eine IVA oder TIVA an, wobei meist ein enormer Medikamentenbedarf auffällt. Zumeist wird als hypnotische Komponente Midazolam verwendet. Aufgrund der inzwischen längeren Immobilisation und der oft großen Muskelverletzungen verbietet sich die Anwendung von Succinylcholin (Kap. 57.2.1, S. 810).

Erholungsphase

Diese Phase umfasst das Ausschleichen der intensivmedizinischen Therapie sowie die Entwöhnung von der maschinellen Beatmung.

Anästhesie – Spezieller Teil

77.2 Verbrennungstrauma

77.2.1 Allgemeine Bemerkungen

Schwere Verbrennungen führen nicht nur zu lokalen Schäden, sondern auch zu generalisierten Veränderungen im Körper. Es wird von Verbrennungskrankheit gesprochen.

Einteilung

Verbrennungen der Körperoberfläche können in vier Schweregrade unterteilt werden:

- Verbrennung I. Grades: gerötete, schmerzhafte und trockene Haut ohne Blasenbildung. Die Verbrennung betrifft die Epidermis und ist schmerzhaft. Typisches Beispiel ist ein Sonnenbrand.
- Verbrennung II. Grades: schmerzhafte Haut mit Blasenbildung und feuchtem Wundgrund. Die Verbrennung reicht bis in die Dermis. Bei einer oberflächlichen zweitgradigen Verbrennung (obere Dermisschichten) ist die Rötung gut wegdrückbar, es treten sehr starke Schmerzen auf. Bei einer tiefen zweitgradigen Verbrennung (bis in die tiefen Dermisschichten) ist die Rötung kaum wegdrückbar, die

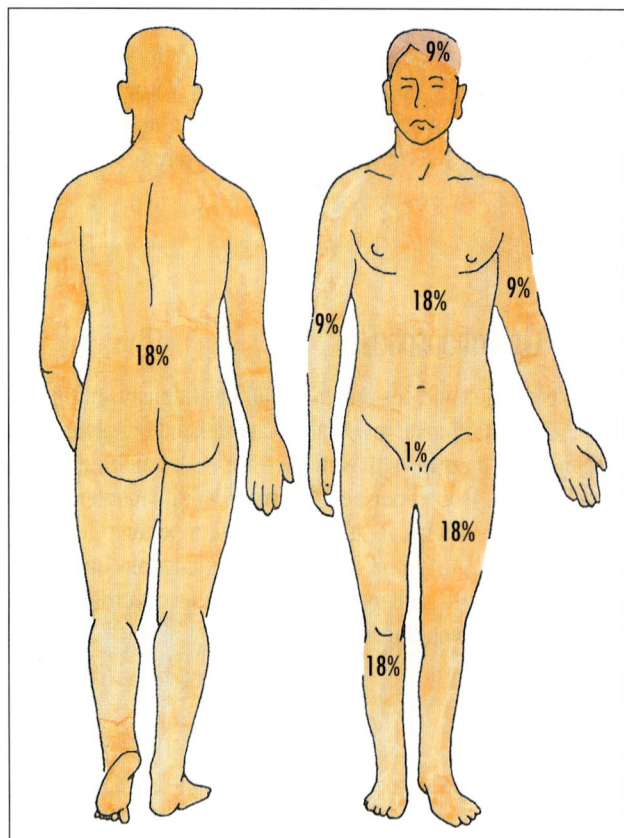

Abb. 77.1 9er-Regel zur Abschätzung der verbrannten Körperoberfläche in Prozent beim Erwachsenen.

Schmerzen sind deutlich geringer, da viele Schmerzrezeptoren schon zerstört sind. Während eine erstgradige und eine oberflächliche zweitgradige Verbrennung spontan abheilen, ist ab einer tiefen zweitgradigen Verbrennung eine operative Versorgung indiziert.

- Verbrennung III. Grades: die Verbrennung reicht bis in die Subcutis. Bei der knapp drittgradigen Verbrennung entstehen Blasen mit trockenem Wundgrund. Nägel und Haare fallen aus. Da bei einer drittgradigen Verbrennung die Schmerzrezeptoren zerstört sind, ist sie nicht schmerzhaft (schmerzhaft sind aber die erst- und zweitgradig verbrannten Randbezirke). Bei der tief drittgradigen Verbrennung bilden sich trockene Hautfetzen, der Wundgrund ist gelblich verfärbt. Durch Eiweißdenaturierung schrumpft die Haut und es bildet sich ein harter Verbrennungspanzer.
- Verbrennung IV. Grades: Verkohlung. Diese Gewebsbereiche sind nicht mehr schmerzhaft.

Zeitlicher Verlauf eines schweren Verbrennungstraumas

Bei einem Verbrennungstrauma können folgende drei Krankheitsphasen unterschieden werden: Initialphase, Behandlungsphase und Rekonstruktionsphase. Die Initialphase umfasst die ersten Stunden nach dem Trauma. Die anschließende Behandlungsphase dauert bis zur Abheilung der Verbrennungswunde. In dieser Phase werden viele Wundsäuberungen, Verbandswechsel, Deckungen der Verbrennungswunden mit künstlicher oder patienteneigener Haut (s. u.) o. Ä. notwendig.

Während der Rekonstruktionsphase werden Eingriffe zur Verbesserung von Funktion und Kosmetik durchgeführt. Häufig müssen auch sich entwickelnde Kontrakturen operativ versorgt werden. Bestehen Narbenzüge oder Kontrakturen im Gesichtsbereich, kann die konventionelle Intubation erschwert sein. Während in der Behandlungsphase typischerweise ein Hypermetabolismus (s. u.) vorliegt, ist in der Rekonstruktionsphase der Metabolismus wieder im Normbereich.

Ausdehnung der Verbrennung

Ein Verbrannter ist – genauso wie z. B. ein polytraumatisierter Patient – initial vor allem bezüglich Atmung, Kreislauf, Neurologie und Verletzungsmuster zu untersuchen (s. o.). Zusätzlich müssen die Ausdehnung der Verbrennung (ausgedrückt in Prozent der Körperoberfläche) sowie der Schweregrad der Verbrennung festgestellt werden. Von der Ausdehnung der Verbrennung hängt die Berechnung des Flüssigkeitsbedarfs ab (s. u.)! Vom Schweregrad der Verbrennung hängt ab, wie therapeutisch vorzugehen ist.

Zur Abschätzung der verbrannten Körperoberfläche gilt folgende Richtschnur: Die Handfläche des Patienten (ohne Finger) entspricht ca. 1% seiner Körperoberfläche. Beim

Erwachsenen wird meist die sog. **9er-Regel** (Abb. 77.1) zur Abschätzung der prozentual verbrannten Körperfläche angewandt.

Beim Kind ist der prozentuale Anteil des Kopfes an der Körperoberfläche relativ hoch und derjenige der unteren Extremität relativ gering. Beim einjährigen Säugling bzw. 5-jährigen Kleinkind wird die Kopfoberfläche mit 18% bzw. 14% und die Oberfläche eines Beins mit 14% bzw. 16% veranschlagt. Rumpfvorder- und -rückseite sowie die Arme werden bei Kindern genauso wie bei Erwachsenen mit jeweils 18% bzw. 9% der Körperoberfläche angegeben. Da Kinder noch eine sehr dünne und zarte Haut haben, führen Verbrennungen und Verbrühungen meist gleich zu tiefen, drittgradigen Verbrennungen.

Bezüglich der Prognose einer Verbrennung gilt folgende Faustregel: Falls die Summe aus Prozentzahl an verbrannter Körperoberfläche plus Lebensalter größer als 100 ist, dann ist die Prognose des Patienten sehr ernst.

> Erwachsene mit einer >15–20%igen Verbrennung und Kinder mit einer >10%igen Verbrennung sind stationär zu behandeln.

Komplikationen

Die häufigsten Komplikationen einer Verbrennungskrankheit sind:

- Sepsis
- Niereninsuffizienz
- Ateminsuffizienz
- Magen-Darm-Ulzera

Die häufigste Todesursache bei Verbrennungspatienten ist die **Sepsis**. Es lassen sich vor allem gramnegative Bakterien (häufig Pseudomonas aeruginosa) auf den Wunden nachweisen. Bei bestätigter bakterieller Wundinfektion bzw. bei positiven Blutkulturen ist eine entsprechende Antibiotika-Therapie durchzuführen. Eine prophylaktische Antibiose ist dagegen umstritten.

Akute Ulzerationen im Magen und Duodenum (sog. **Curling-Ulzera**) sind gefürchtete und u.U. lebensbedrohliche gastrointestinale Komplikationen. Die Immunglobuline IgG und IgM sind erniedrigt, die Leukozytenfunktion ist gehemmt.

77.2.2 Pathophysiologie

Eine Verbrennung von mehr als ca. 25% der Körperoberfläche führt zur systemischen **Freisetzung von Entzündungsmediatoren** (z.B. Zytokinen, Prostaglandinen, Sauerstoffradikalen, NO). Dadurch kommt es (nicht nur im geschädigten Areal) zu Kapillardilatation, Sequestration von Flüssigkeit ins Gewebe und Ausbildung eines interstitiellen Ödems.

Bei großflächigen Verbrennungen kommt es innerhalb der ersten 24 Stunden zu massiven **Flüssigkeits- und Eiweißverlusten**. Der entstehende intravasale Flüssigkeitsverlust ist proportional der Ausdehnung der verbrannten Körperoberfläche. Durch Brandblasen können bis zu 3 l/m²/d plasmaähnliche Flüssigkeit exsudieren. Im Bereich von verbrannter Haut können aufgrund der geschädigten/fehlenden Epidermis durch Verdunstung bis zu 4 l/ m²/d Flüssigkeit verdunsten. Es drohen daher vor allem während der ersten 24 Stunden Hypovolämie und Hypotension mit Volumenmangelschock, Oligurie oder Anurie. Eine evtl. stärkergradige Hämolyse kann über eine Hämoglobinurie die Nierenfunktion noch zusätzlich beeinträchtigen. Außerdem werden respiratorische Insuffizienz, Darmischämie und Translokation von Darmbakterien begünstigt. Das Risiko, dass ein Multiorganversagen auftritt, ist deutlich erhöht. Das Immunsystem ist stark geschwächt.

Ab dem 2. Tag nach dem Verbrennungstrauma kommt es zu einem **Hypermetabolismus** mit erhöhtem Sauerstoff- und Kalorienbedarf, mit Steigerung des Herzminutenvolumens (sog. hypermetabolische »flow-phase«) und Abfall des peripheren Gesamtwiderstandes. Typisch sind gesteigerte Lipolyse, Proteindegradation und Glukoneogenese. Aufgrund des Hyperkatabolismus werden beim normalgewichtigen Erwachsenen zumeist 5 000–6 000 kcal/d notwendig.

77.2.3 Diagnostik

Inhalationstrauma

Bei Gesichts- und Halsverbrennungen muss stets auch an ein Inhalationstrauma sowie an ein toxisches Lungenödem gedacht werden. Husten, Heiserkeit, Stridor, starke Sekretproduktion, rauchiges Sputum sind wichtige Hinweise auf ein Inhalationstrauma. Bei einem Brand können (vor allem durch brennende Kunststoffe) zahlreiche Reizstoffe entstehen, die bei Inhalation die Schleimhaut im Respirationstrakt und die Lungen schädigen (bis hin zum ARDS). Die Lungenfunktion ist mittels arterieller Blutgasanalyse zu beurteilen. Bei Verdacht auf eine **Kohlenmonoxidvergiftung** (CO-Vergiftung) muss mit einem CO-Oximeter die COHb-Konzentration und die sog. fraktionelle Sättigung (HbO_2) bestimmt werden (Kap. 20.3.1, S. 444). Es ist zu beachten, dass bei erhöhtem COHb-Wert mittels üblichem Blutgasanalysegerät (z.B. ABL-Gerät) oder Pulsoximeter falsch hohe Sättigungswerte gemessen werden! Bei erhöhter COHb-Konzentration ist die Verabreichung einer hohen inspiratorischen Sauerstoffkonzentration wichtig, um Kohlenmonoxid schneller aus seiner festen Hämoglobinbindung zu verdrängen. Während Kohlenmonoxid bei Atmung von 21% O_2 eine Halbwertszeit von ca. 4 Stunden aufweist, kann diese durch Gabe von 100% O_2 auf ca. 50 Minuten vermindert werden. Im Extremfall kann durch eine hyperbare Sauerstofftherapie (in einer Überdruck-/HbO-Kammer) die CO-Elimination weiter beschleunigt werden. Die Indikation zur fiberbronchoskopischen Beurteilung, ob ein Inhalationstrauma der oberen Luftwege vorliegt, sollte großzügig gestellt werden. Auch die Indikation zur endotrachealen Intubation und maschinellen Beatmung ist ggf. großzügig zu stellen.

Monitoring

An Überwachungsmaßnahmen sind nicht invasive Blutdruckmessung, EKG, Pulsoximetrie, Blasenkatheter sowie mehrere großlumige periphervenöse Zugänge wichtig. Bei über ca. 20%iger Verbrennung ist ein mehrlumiger zentraler Venenkatheter notwendig. Die ZVD-Messung stellt bei Verbrennungspatienten einen sehr wichtigen Parameter zur **Beurteilung der intravasalen Volumensubstitution** dar. Wichtig ist das tägliche Wiegen der Patienten. Bei adäquater Volumentherapie sollte das Körpergewicht am ersten Tag – je nach Ausdehnung der Verbrennung – um 10–20% zunehmen. Gegebenenfalls ist auch eine arterielle Blutdruckmessung indiziert. Die Anlage eines Pulmonalarterienkatheters wird meist nur bei Patienten mit kardialer Vorschädigung propagiert.

77.2.4 Therapie der Verbrennungskrankheit

Volumentherapie

Für eine adäquate Volumentherapie ist eine ausreichende Anzahl großlumiger Kanülen notwendig. Die **Zugänge** sollten festgenäht werden. Tage oder Wochen später, nachdem sich die Patienten evtl. schon mehreren Operationen unterziehen mussten, kann es sehr schwierig werden, einen venösen Zugang zu legen. Manchmal muss dann auf Venen von Kopfhaut, Stamm oder Schulter zurückgegriffen werden.

Zumeist wird empfohlen, in den ersten 24 Stunden nach dem Verbrennungstrauma nur kristalloide Lösungen (z.B. Ringer-Laktat) zu infundieren und auf Kolloide zu verzichten, da zu befürchten ist, dass aufgrund der anfänglich erhöhten Kapillarpermeabilität die Kolloide ins Gewebe abwandern und evtl. noch weiter Wasser mit ins Gewebe ziehen. Als **Infusionsmenge** werden **beim Erwachsenen** als Orientierungswert 4 ml/kg KG/% verbrannter Körperoberfläche in den ersten 24 Stunden zusätzlich zum Grundbedarf empfohlen. Die Hälfte davon sollte in den ersten 8 Stunden infundiert werden (**Parkland/Baxter-Schema**). Weitere Flüssigkeitsverluste durch Erbrechen, Durchfall oder Fieber müssen zusätzlich adäquat ersetzt werden. **Die Infusionsmenge bei Kindern** wird oft an der Formel von Carrajal orientiert. Hiernach werden als normaler Flüssigkeitsbedarf des Kindes

2000 ml/m²/d angegeben, der in Form von Glukose 5% zu ersetzen ist. Zusätzlich werden pro m² verbrannter Körperoberfläche 5000 ml Ringer-Laktat empfohlen, wovon die Hälfte wiederum in den ersten 8 Stunden und der Rest in den folgenden 16 Stunden zu infundieren ist.

Durch den initial enormen intravasalen Flüssigkeitsmangel kommt es zu einer Hämokonzentration. Unter der Volumensubstitution sollte ein Hämatokritwert von < 60% angestrebt werden.

Bereits am zweiten posttraumatischen Tag normalisiert sich die Permeabilität der Kapillarmembranen wieder weitgehend, und die Infusionsmenge an Kristalloiden kann im Vergleich zum ersten Tag drastisch, zum Teil bis auf den Erhaltungsbedarf reduziert werden. Zusätzlich können nun kolloidale Lösungen verabreicht werden, um den kolloidosmotischen Druck im Gefäßsystem anzuheben. Gegebenenfalls müssen auch Gerinnungsfaktoren in Form von FFP verabreicht werden. Mit Normalisierung der Kapillarpermeabilität setzt ein Flüssigkeitsrückstrom aus dem Gewebe ins Gefäßsystem ein. Dies kann zur intravasalen Volumenüberladung führen.

Falls die Verbrennung mehr als 20% der Körperoberfläche beträgt, tritt fast immer eine **Magen-Darm-Atonie** auf. Zur Ableitung des Magensekrets sollte eine Magensonde platziert werden. Sobald als möglich sollte mit der oralen Flüssigkeitszufuhr begonnen werden, wobei die Menge vorsichtig zu steigern ist. Zur Überwachung der **Nierenfunktion** ist bei Verbrennungen von über 20% der Körperoberfläche ein Blasenkatheter zu legen, wobei die Urinausscheidung nicht unter (0,5–)1 ml/kg KG/h abfallen sollte. Bei Kindern muss eine Urinausscheidung > 1 ml/kg KG/h angestrebt werden. In der Regel sollten Patienten mit ausgedehnten Verbrennungen polyurisch gehalten werden.

Durch die erhöhte Flüssigkeitsverdunstung im Wundbereich entsteht ein ausgeprägter Wärmeverlust (580 cal pro Gramm verdunstetes H_2O), der zu einem erhöhten Energieverbrauch führt und eine gesteigerte Kalorienzufuhr erforderlich macht. Aufgrund der Stress-Situation kommt es zu einer länger dauernden Erhöhung der Kortikoidkonzentration (s. u.).

Wundversorgung

Die Verbrennungswunden sind täglich ein- bis zweimal oberflächlich zu reinigen und mit einem Salbenverband zu bedecken. Als Salbe kommt zumeist Silbersulfadiazin zur Anwendung. Diese bakterizid und bakteriostatisch wirkende Salbe wirkt im gramnegativen Bakterienspektrum besser als bei grampositiven Bakterien. Durch solche Salbenverbände soll eine bakterielle Besiedelung der Wunden erschwert werden, außerdem sollen der Flüssigkeitsverlust durch Verdunstung vermindert und der Wärmeverlust im Bereich der verbrannten Hautareale erschwert werden. Außerdem wird das Auftragen der Salbe von den Patienten als angenehm kühlend und schmerzlindernd empfunden. Die Zimmertemperatur sollte auf 28–32 °C angehoben werden, um die Wärmeverluste zu reduzieren.

Am dritten Tag nach dem Verbrennungstrauma sind die einzelnen Wundflächen definitiv demarkiert. Nun sollte in Narkose ein ausgedehntes **Debridement** durchgeführt werden, d. h. die nekrotischen Hautbezirke sollten abgetragen werden. Erst danach kann entschieden werden, in welchen Bereichen eine Spontanheilung möglich und in welchen Bereichen eine operative Versorgung notwendig ist. In den folgenden Wochen werden ca. wöchentlich ein erneutes Debridement und eine vorübergehende Deckung von Nekrosen mit künstlicher »Haut« (z. B. Epigard) oder mit Mesh-Transplantat durchgeführt (Mesh-Transplantat, Meshgraft = freies Hauttransplantat aus einem dünnen Spalthautlappen, der mithilfe eines Meshdermatoms mit feinsten regelmäßigen Schnitten versehen wird, sodass es wie ein Maschengitter auseinander gezogen werden kann und so auf die Wunde aufgelegt und dort festgenäht wird). Ob die vorübergehende Deckung mit künstlicher »Haut« oder die primäre Deckung mit Meshgraft sinnvoller ist, bleibt umstritten.

Bei einer verzögert durchgeführten Nekrektomie (erst nach 8–10 Tagen) ist die Infektionsgefahr erhöht. Es ist zu beachten, dass bei einer Nekrektomie evtl. massive Blutverluste auftreten können. Gegebenenfalls kann die Spaltung eines Verbrennungspanzers (eine Escharotomie) oder bei tiefen zirkulären Extremitätenverbrennungen kann eine Spaltung von Muskellogen (Fasziotomie) notwendig werden.

Weitere Maßnahmen

Aufgrund der großen Wundflächen besteht bei Verbrennungspatienten eine starke **Infektionsgefährdung**. Regelmäßige Abstriche vom Wundgebiet sind durchzuführen. Häufige Händedesinfektion, aseptisches Vorgehen bei allen Maßnahmen, Verwendung von sterilen Handschuhen, Mundschutz und Überkittel sind die wichtigsten Voraussetzungen, um eine Wundinfektion zu vermeiden. Um die hohe Infektionsgefahr zu verringern, werden Verbrennungspatienten in Einzelzimmern isoliert. Eine Tetanusprophylaxe ist notwendig.

Brandwunden verursachen einen Dauerschmerz, der vor allem im Bereich der Wundränder, also im Bereich der zweitgradigen Verbrennungsbereiche entsteht. Zusätzlich sind während der häufigen Verbandwechsel oder während Bewegungsübungen akute Schmerzverstärkungen zu erwarten. Idealerweise wird den Patienten ein Gerät zur patientenkontrollierten Analgesie angeboten (Kap. 83.2.1, S. 1188). Zusätzlich zu dem mittels PCA verabreichten Opioid wird meist noch ein antipyretisches Analgetikum und ein Antidepressivum empfohlen.

77.2.5 Narkose bei Verbrennungspatienten

Um das Risiko von Wundinfektionen zu minimieren, sind sehr strenge Hygienevorschriften bei Pflege sowie operativer und anästhesiologischer Versorgung von schwer verbrannten Patienten zu beachten. Der Anästhesist sowie die Anästhesiepflegekraft müssen sich genauso steril anziehen und sie müssen genauso steril arbeiten wie der Operateur bei der Wundversorgung.

Für Verbandswechsel und kleinere Wundsäuberungen kommt oft eine **Analgosedierung** (z. B. Ketanest plus Propofol oder Midazolam) zur Anwendung. Bei größeren Eingriffen ist eine Intubationsnarkose durchzuführen, wobei vor allem eine IVA/TIVA oder eine balancierte Anästhesie zum Einsatz kommt. Bei einer Anästhesie ist zu beachten, dass bei diesen Patienten aufgrund von Ödemen, eventuellen Kopfverbänden oder aufgrund von Narbenkontrakturen die endotracheale Intubation erschwert sein kann und ggf. eine fiberbronchoskopische Intubation vorzuziehen ist. Aufgrund der oft deutlich **erniedrigten Plasmaalbuminkonzentration** kann nach intravenöser Medikameninjektion der Anteil an nicht proteingebundenem und damit aktivem, freiem Pharmakon deutlich erhöht und damit dessen Wirkung verstärkt sein. Es ist eine bedarfsadaptierte Dosistitration wichtig. Außerdem ist zu beachten, dass bei diesen Patienten relativ häufig eine Niereninsuffizienz, u. U. auch eine Leberinsuffizienz vorliegt.

Bei Verbrennungspatienten kommt es – ähnlich wie bei Patienten mit einer Denervierungserkrankung – zur Ausbildung **extrajunktionaler Acetylcholin-Rezeptoren** (Kap. 57.2.1, S. 810). Daher ist die Gabe von Succinylcholin wegen einer drohenden massiven Hyperkaliämie (ab ca. 2 Tage nach dem Verbrennungstrauma bis ca. 1–2 Jahre nach Abheilung der Wunden) kontraindiziert (Kap. 57.2.1, S. 810). Der Bedarf an nicht depolarisierenden Relaxanzien kann aufgrund der zahlreichen extrajunktionalen Acetylcholin-Rezeptoren mehrfach (bis 5fach) erhöht sein. Während ausgedehnter Debridements kann es zu erheblichen Blutverlusten kommen. Außerdem sind Flüssigkeitsverluste durch Verdunstung und durch Sequestration zu beachten, sodass oft sehr hohe Volumenumsätze zu beachten sind. Die Patienten benötigen zumeist ein relativ hohes Atemminutenvolumen, da die CO_2-Produktion aufgrund des Hypermetabolismus deutlich gesteigert ist. Da bei diesen Patienten sobald als möglich eine enterale Ernährung angestrebt wird, ist auf eine entsprechende Nüchternheitsspanne vor einer Allgemeinnarkose zu achten. Nach einem ausgedehnten Debridement ist es meist sinnvoll, die Patienten noch einige Stunden nachzubeatmen. Oft kommt es durch das Debridement auch zu einer ausgedehnten Bakteriämie, in deren Folge es auch zu einer akuten Verschlechterung der Lungenfunktion kommen kann.

Anästhesie – Spezieller Teil

77.3 Literatur

Bickell WH, Wall MJ, Pepe PE, Martin RR, Gringer VF, Allen MK, Mattox KL. Immediate versus delayed fluid resuscitation for hypotensive patients with penetrating torso injuries. N Engl J Med 1994; 331: 1105–9.

DIVI-Notarzteinsatzprotokoll – Version 4.0 – korrigierte Fassung. Anästh Intensivmed 2000; 41: 46-9.

Empfehlungen zur Erstversorgung des Patienten mit Schädel-Hirn-Trauma bei Mehrfachverletzung. Erarbeitet von dem Wissenschaftlichen Arbeitskreis Neuroanästhesie der Deutschen Gesellschaft für Anästhesiologie und Intensivmedizin, der Arbeitsgemeinschaft Intensivmedizin/Neurotraumatologie der Deutschen Gesellschaft für Neurochirurgie und der Sektion Rettungswesen und Katastrophenmedizin der Deutschen Interdisziplinären Vereinigung für Intensiv- und Notfallmedizin zusammen mit der Deutschen Gesellschaft für Unfallchirurgie sowie der Deutschen Gesellschaft für Chirurgie unter Beteiligung der Fachgesellschaften für Ophthalmologie, Urologie, Hals-Nasen-Ohren-Heilkunde und Mund-, Kiefer- und Gesichtschirurgie. Anästh Intensivmed 2000; 41: 39–45.

Wick M, Ekkernkamp A, Muhr G. Epidemiologie des Polytraumas. Chirurg 1997; 68: 1053–8.

Anästhesie in der Thoraxchirurgie

78

Anästhesie – Spezieller Teil

78.1 Allgemeine Bemerkungen

Vorerkrankungen der Patienten

Thoraxchirurgische Eingriffe werden vor allem bei Patienten mit einem Lungentumor durchgeführt. Zumeist handelt es sich hierbei um ca. 60- bis 70-jährige Patienten mit chronischem Nikotinabusus und chronisch obstruktiver Lungenerkrankung (COPD; Kap. 50.2, S. 746). Die Patienten leiden oft schon an Gewichtsverlust, Schwäche, Husten, Thoraxschmerzen und Dyspnoe. Aufgrund der häufig vorliegenden COPD weisen viele dieser Patienten eine pulmonalvaskuläre Hypertension mit Rechtsherzhypertrophie auf. Durch die Resektion von Lungengewebe kann ein vorher schon erhöhter pulmonalvaskulärer Widerstand akut weiter ansteigen und postoperativ u. U. zur Rechtsherzinsuffizienz führen. Bei vielen Patienten, die sich einem thoraxchirurgischen Eingriff unterziehen müssen, besteht aufgrund des meist vorliegenden chronischen Nikotinabusus auch eine koronare Herzerkrankung (Kap. 40, S. 665).

Konsequenzen der Lagerung

Die meisten Eingriffe in der Thoraxchirurgie werden in Seitenlage durchgeführt. Oft wird zusätzlich noch der Operationstisch abgeknickt, ähnlich wie bei der Nierenlagerung. Hierdurch können stärkere Ventilations-Perfusions-Störungen auftreten.

Änderungen der Ventilation und Perfusion beim spontan atmenden, wachen Patienten

Bereits beim spontan atmenden, noch wachen Patienten mit geschlossenem Thorax ist, falls er die Seitenlage einnimmt, die unten liegende Lunge stärker perfundiert als die oben liegende Lunge. Außerdem wird das Zwerchfell der abhängigen Lunge durch die Baucheingeweide stärker nach kranial gedrängt (und damit stärker vorgedehnt). Während der Inspiration wird daher die weiter vorgedehnte Zwerchfellhälfte stärker kontrahiert, d. h. die abhängige Lunge wird besser ventiliert. Hierdurch werden beim wachen Patienten in Seitenlage Ventilations-Perfusions-Störungen minimal gehalten.

Änderungen der Perfusion beim beatmeten Patienten

Beim narkotisierten, beatmeten Patienten verhalten sich die *Perfusions*verhältnisse der Lunge wie beim wachen, spontan atmenden Patienten. In Rückenlage strömen durch die linke Lunge (wegen der Aussparung des Lungenparenchyms für das Herz) ca. 45% und durch die rechte Lunge ca. 55% des pulmonalen Blutflusses. In Seitenlage erhält die unten liegende Lunge jeweils ca. 10% mehr, die oben liegende Lunge jeweils ca. 10% weniger vom gesamten pulmonalen Blutfluss. In

Linksseitenlage erhält die unten liegende linke Lunge also 55% und die rechte Lunge 45%, in Rechtsseitenlage erhält die unten liegende rechte Lunge ca. 65% und die oben liegende linke Lunge ca. 35% des gesamten pulmonalen Blutflusses. Hierdurch sind deutliche Ventilations-Perfusions-Störungen mit Rechts-links-Shunt (Kap. 50.7.1, S. 761) und eine entsprechende Verminderung des arteriellen Sauerstoffpartialdrucks zu erwarten.

Änderungen der Ventilation beim beatmeten Patienten

Beim narkotisierten, beatmeten Patienten sind die *Ventilations*verhältnisse jedoch deutlich anders als beim spontan atmenden Patienten. Bei narkotisierten, relaxierten und beatmeten Patienten nimmt die Ventilation der abhängigen Lunge ab, die der nicht abhängigen Lunge zu. Dies hängt u. a. damit zusammen, dass die stärkere Vordehnung der abhängigen Zwerchfellhälfte relaxationsbedingt nicht mehr zu einer stärkeren Kontraktion und damit zu keiner stärkeren Belüftung führt und dass die narkosebedingte Abnahme der FRC in der abhängigen Lunge stärker ausgeprägt ist als in den nicht abhängigen Gebieten. Bei der passiven Beatmung wird vor allem der nicht abhängige Zwerchfellanteil stärker bewegt, da dessen Exkursionen weniger durch die Eingeweide behindert sind. Das Ventilations-Perfusions-Missverhältnis und damit der Rechts-links-Shunt und die AaDO$_2$ nehmen daher mit der Relaxation des Patienten deutlich zu.

> Bei beatmeten, seitlich gelagerten Patienten mit noch geschlossenem Thorax ist also die abhängige Lunge stärker perfundiert und geringer ventiliert als normalerweise, die nicht abhängige Lunge ist geringer perfundiert, aber stärker ventiliert.

Änderungen nach Thoraxeröffnung

Ist der Thorax eröffnet und wird hierbei ausnahmsweise nicht eine Ein- sondern eine Zweilungenanästhesie (beidseitige Ventilation) durchgeführt, dann wird dieses Ventilations-Perfusions-Missverhältnis noch stärker. Dies ist dadurch zu erklären, dass die Entfaltung der oben liegenden (nicht abhängigen), noch beatmeten Lunge bei eröffnetem Thorax nur noch von der Compliance der Lunge, jedoch nicht mehr von der Compliance der Thoraxwand abhängt. Die freigelegte Lunge weist dadurch große in- und exspiratorische Volumenschwankungen auf. Während der Exspiration kollabiert die oben liegende Lunge teilweise. Die abhängige Lunge weist dagegen gesondert kleine in- und exspiratorische Volumenschwankungen auf, denn bei eröffnetem Thorax sinkt das Mediastinum weiter zur abhängigen Lunge hin ab und komprimiert diese. Komprimiert allerdings der Operateur die freigelegte oben liegende Lunge und vermindert er dadurch deren inspiratorische Entfaltung teilweise, dann wird die Belüftung der abhängigen

Lunge wieder verbessert. Normalerweise wird jedoch bei intrathorakalen Eingriffen mithilfe eines Doppellumentubus eine sog. Einlungenbeatmung durchgeführt. Die dabei auftretenden Veränderungen des Ventilations-Perfusions-Verhältnisses werden weiter unten ausführlich diskutiert.

78.2 Präoperative Visite

Vor einem thoraxchirurgischen Eingriff ist eine ausführliche Beurteilung der Lungenfunktion wichtig. Es sollten eine **Lungenfunktionsprüfung** (Kap. 2.9, S. 24) und eine arterielle Blutgasanalyse durchgeführt werden (Kap. 20, S. 439). Wird im Rahmen der Lungenfunktionsprüfung ein zusätzlicher Bronchospasmolyse-Test durchgeführt, kann damit geklärt werden, ob eine obstruktive Ventilationsstörung medikamentös verbesserungsfähig ist (Kap. 2.9, S. 27). Vielfach wurde versucht, anhand der Lungenfunktionsprüfung abzuschätzen, ob ein Patient noch operationsfähig ist bzw. wie viel Lungengewebe gefahrlos reseziert werden kann. Anhand der Lungenfunktionsprüfung kann jedoch das individuelle perioperative Risiko des einzelnen Patienten nicht zuverlässig genug vorausgesagt werden. Grenzwerte, bei deren Überschreitung eine Operation bzw. Narkose kontraindiziert ist, können daher zwar für das statistische Mittel (Kap. 2.9, S. 28), jedoch nur schwer für den einzelnen Patienten angegeben werden.

> Die sorgfältige klinische Beurteilung durch einen erfahrenen Arzt stellt das wichtigste Kriterium für die präoperative pulmonale Risikoeinschätzung eines Patienten dar.

Um das Ausmaß der zugrunde liegenden Lungenerkrankung abschätzen zu können, sollte eine **Thoraxröntgenaufnahme** in zwei Ebenen vorliegen. Bei deren Beurteilung muss nach Tumoren, Pleuraergüssen, Atelektasen, großen Emphysemblasen (Bullae), Abzesshöhlen usw. gesucht werden (Kap. 25.2.2, S. 543).

Um das Risiko postoperativer pulmonaler Komplikationen zu vermindern, sollten die Patienten präoperativ aufhören zu rauchen. Eine signifikante Verminderung pulmonaler Komplikationen konnte jedoch erst nach einer mindestens 8-wöchigen präoperativen Nikotinabstinenz nachgewiesen werden (Warner et al. 1984). Präoperativ sollten ggf. eine Bronchospasmolyse (z.B. mittels Inhalation eines β_2-Mimetikums; Kap. 2.9, S. 27), eine Sekretolyse (z.B. mittels Sekretolytika wie Acetylcystein oder Anfeuchtung der Atemluft) und eine Physiotherapie (zum besseren Abhusten des Bronchialsekrets; z.B. mittels Vibrationsmassage) durchgeführt werden. Außerdem sollten die Patienten bereits präoperativ eine sinnvolle Atemgymnastik erlernen (z.B. »incentive spirometry«; Kap. 50.2.1, S. 748), deren Anwendung postoperativ enorm wichtig für sie ist.

Eine zu starke **medikamentöse Prämedikation** mit der Gefahr einer Atemdepression ist insbesondere bei Patienten mit einer schweren COPD zu vermeiden. Unter einer respiratorischen Azidose kann der oft vorher schon erhöhte pulmonalvaskuläre Widerstand deutlich weiter ansteigen. Da thoraxchirurgische Patienten häufig einen Nikotinabusus betreiben, liegt bei ihnen oft eine begleitende Koronarsklerose vor. Eine unzureichende Prämedikation mit sympathikotoner Reaktion ist daher bei diesen Patienten ebenfalls zu vermeiden. Gegebenenfalls ist eine intravenöse Dosistitration im Vorbereitungsraum durchzuführen.

78.3 Spezielle Tuben und Intubation

78.3.1 Doppellumentubus

Aufbau, Typen und Indikationen

> Bei intrathorakalen Operationen wird meist ein sog. **D**oppellumentubus (DLT) verwendet. Hierbei handelt es sich um einen speziellen Tubus, der z.B. nur die Beatmung einer Lungenhälfte ermöglicht, während die andere Lungenhälfte nicht beatmet ist. Es ist aber auch eine beidseits gleiche Beatmung über einen solchen Tubus möglich.

Vor allem auf der Intensivstation können ggf. über einen Doppellumentubus die beiden Lungenhälften auch seitengetrennt verschieden, d.h. mit differenten Beatmungsmustern beatmet werden (mit zwei Beatmungsgeräten). Eine solche seitengetrennte Beatmung kann z.B. sinnvoll sein, falls einseitig große Lungenzysten oder Lungenbullae mit Rupturgefahr bestehen oder falls der Bronchialbaum einseitig verletzt ist. Auch wenn eine bronchopleurale Fistel vorliegt, kann eine seitengetrennte Beatmung notwendig werden.

Das eine Lumen des Doppellumentubus reicht bis in den linken (bzw. rechten) Hauptbronchus und dient zur selektiven Beatmung nur der linken (bzw. rechten) Lunge. Das andere Lumen endet kurz vor der Carina und dient zur Beatmung der anderen Lungenhälfte. Ein DLT besitzt zwei Blockermanschetten, eine kommt in der Trachea, die andere kommt endobronchial, d.h. im linken oder rechten Hauptbronchus zu liegen (Abb. 78.1, Abb. 78.2). Der endo**bronchial** liegende distale Cuff (Abb. 78.2), die entsprechende Blockerzuleitung sowie das zugehörige Tubusansatzstück (Abb. 78.3) sind bei modernen Modellen normalerweise aus blauem Kunststoff. Die endotracheal liegende proximale Manschette (Abb. 78.2), die entsprechende Blockerzuleitung sowie das zugehörige Tubusansatzstück (Abb. 78.3) sind zumeist aus weißem Plastik.

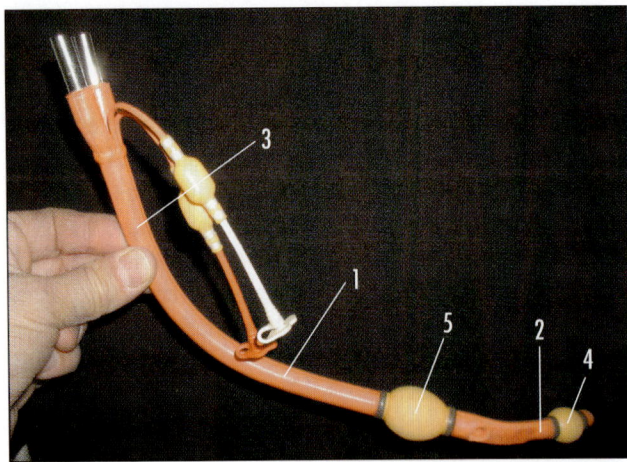

Abb. 78.1 Doppellumentubus, linksläufig aus rotem Gummi mit »low-volume-high-pressure«-Cuff (inzwischen werden solche Modelle nur noch selten verwendet). Vom geraden Mittelteil, das in der Trachea zu liegen kommt (1) geht die ca. 45° nach links lateral abweichende und endobronchial liegende distale Spitze (2) sowie das ca. 45° nach ventral zeigende und aus dem Mund ragende proximale Stück (3) ab, 4 = endobronchialer Cuff, 5 = trachealer Cuff.

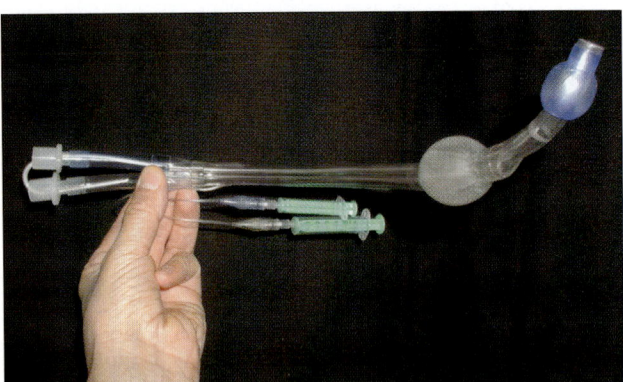

Abb. 78.2 Doppellumentubus, linksläufig. Kunststoffmodelle aus PVC mit »low-pressure«-Cuff. Inzwischen werden zumeist solche Kunststoffmodelle den Gummi-modellen mit »low-volume-high-pressure«-Cuff (Abb. 78.1) vorgezogen.

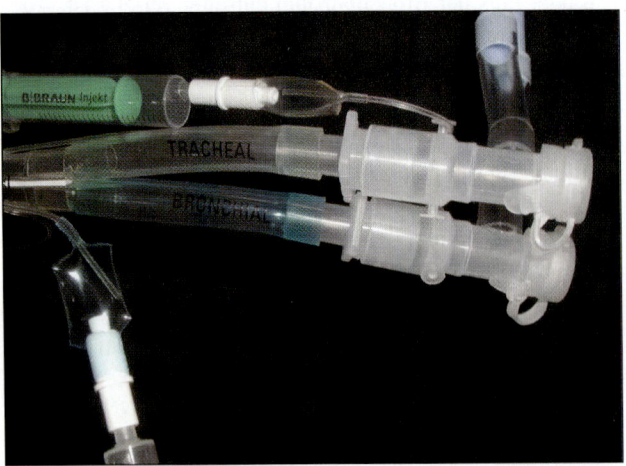

Abb. 78.3 Proximaler Teil eines modernen Doppellumentubus. Die Blockerzuleitung zum endobronchialen Cuff sowie das Tubusansatzstück für den endobronchialen Schenkel sind zumeist blau, die Blockerzuleitung zum endotrachealen Cuff sowie das Tubusansatzstück für den trachealen Schenkel sind zumeist weiß.

Moderne DLT werden mit einem bereits eingeführten speziellen (doppelläufigen) Führungsstab geliefert (Abb. 78.4). Nachdem die Tubusspitze durch die Glottis eingeführt wurde, ist dieser Führungsstab zu entfernen. Erst danach ist der Tubus weiter vorzuschieben. Nach Platzierung des Tubus sind die mitgelieferten speziellen Konnektoren aufzustecken (Abb. 78.5a, b). DLT liegen in den Größen 26, 28, 35, 37, 39 und 41 French (entsprechend einem Innendurchmesser des Einzel-

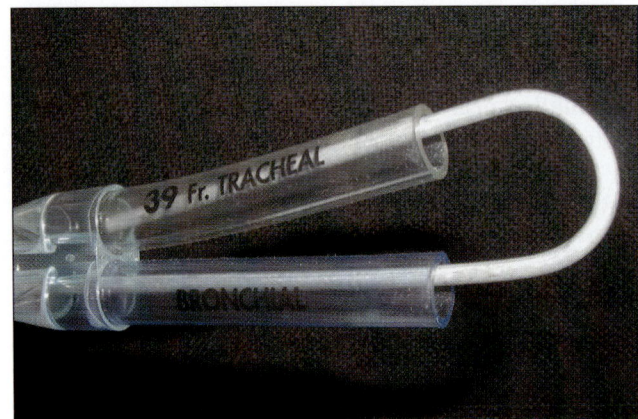

Abb. 78.4 Doppellumentubus mit eingeführtem, doppelläufigem Führungsstab.

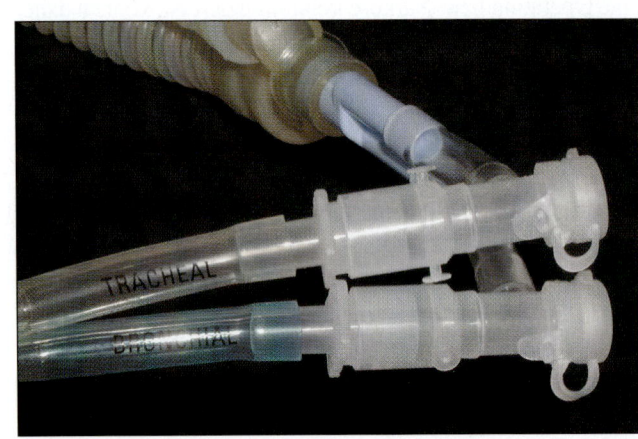

Abb. 78.5 Konnektor für Doppellumentubus; **a:** aus Kunststoff;

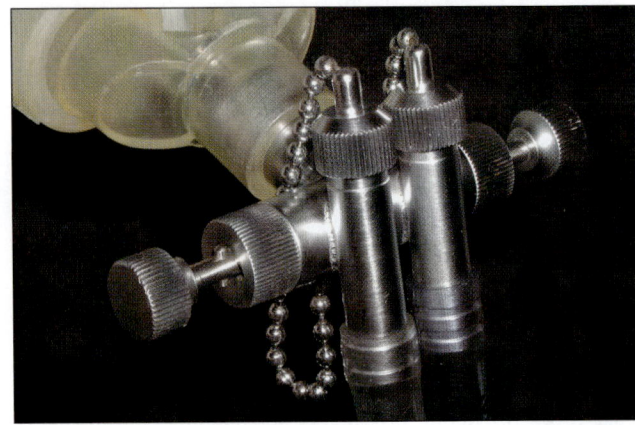

Abb. 78.5b aus Metall.

lumens von 4,0, 4,5, 5,0, 5,5, 6,0 und 6,5 mm) vor. Für Männer wird meist ein 39 oder 41 French (F) und für Frauen meist ein 37 F oder 39 F großer DLT verwendet. Es sollte stets der größtmögliche Doppellumentubus verwendet werden, da hierdurch z. B. das endotracheale Absaugen erleichtert und der Beatmungswiderstand geringer ist. Außerdem wird hierdurch während einer fiberoptischen Lagekontrolle (s. u.) eine bessere Beatmung möglich.

Es gibt linksläufige DLT (deren Spitze im linken Hauptbronchus zu liegen kommt) und rechtsläufige DLT (deren Spitze im rechten Hauptbronchus zu liegen kommt). Die Spitze des sog. Carlens-Tubus liegt im linken Hauptbronchus, die Spitze des sog. White-Tubus wird im rechten Hauptbronchus

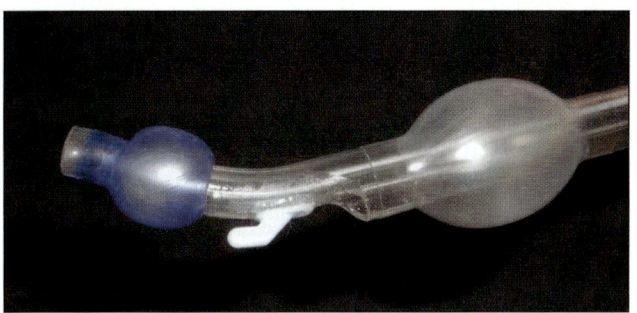

Abb. 78.6 Doppellumentubus; **a:** linksläufiger Doppellumentubus mit Carinasporn (= Carlens-Tubus);

platziert. **Carlens- und White-Tuben** besitzen einen Sporn (Abb. 78.6a), der auf der Carina zu liegen kommt (Carinasporn; Abb. 78.6b, c).

Der **Robertshaw-Tubus** (Abb. 78.7a–d) ist ein dem Carlens- und White-Tubus sehr ähnlicher doppelläufiger Tubus. Er besitzt jedoch keinen Carinasporn. Der Robertshaw-Tubus ist dadurch leichter zu platzieren als ein doppelläufiger Tubus mit Sporn (s. u.) und die Verletzungsgefahr für Glottis und Trachealschleimhaut ist geringer. Der Robertshaw-Tubus liegt sowohl für die linksseitige als auch für die rechtsseitige endobronchiale Intubation vor. Ursprünglich waren die Doppellumentuben aus rotem Gummi und besaßen »low-volume-high-pressure«-Cuffs (Abb. 78.1). Inzwischen werden zumeist PVC-Einwegtuben mit »low-pressure«-Cuffs verwendet. Zumeist werden Doppellumentuben ohne Carinasporn bevorzugt.

Doppelläufige Tuben weisen zwei Abknickungen auf. Von dem geraden, in der Trachea liegenden Mittelteil weicht der endobronchial liegende Teil um ca. 45° nach links (bzw. rechts) ab und das später aus dem Mund ragende Teil weist ca. 45° nach ventral (Abb. 78.1).

Sofern operationstechnisch möglich, sollte immer ein **linksläufiger Doppellumentubus** verwendet werden, denn der linke Oberlappenbronchus geht relativ weit distal der Carina vom Hauptbronchus ab und wird daher durch eine linksendobronchial liegende Tubusspitze normalerweise nicht ver-

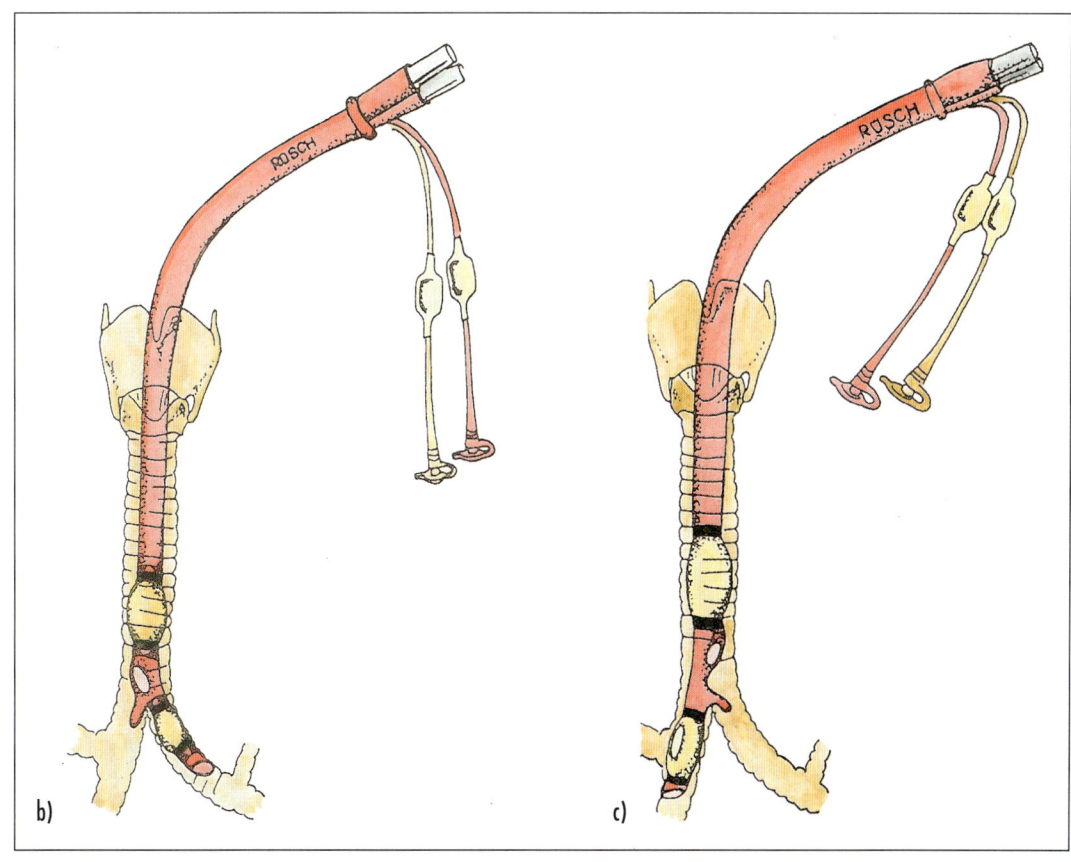

Abb. 78.6 b in den linken Hauptbronchus eingeführter Carlens-Tubus; **c:** in den rechten Hauptbronchus eingeführter White-Tubus.

b)

c)

Anästhesie – Spezieller Teil

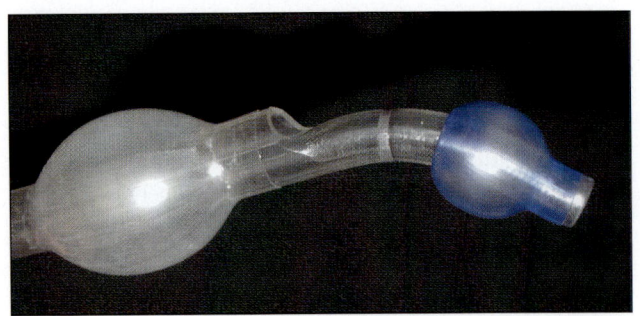

Abb. 78.7 Robertshaw-Tuben. Inzwischen werden Robertshaw-artige Tuben von mehreren Herstellern angeboten (z. B. Bronchocath; Fa. Mallinckrodt); **a:** Spitze eines linksläufigen Doppellumen-Tubus;

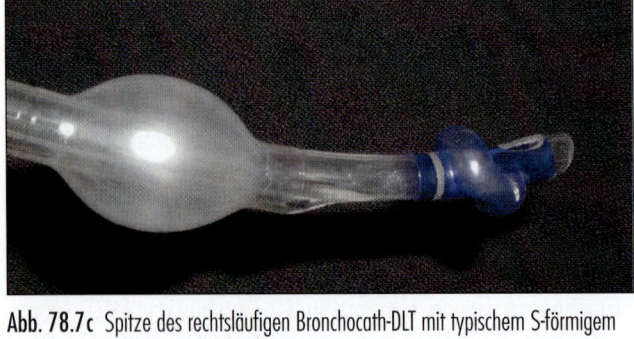

Abb. 78.7c Spitze des rechtsläufigen Bronchocath-DLT mit typischem S-förmigem bronchialem Cuff (Fa. Mallinckrodt);

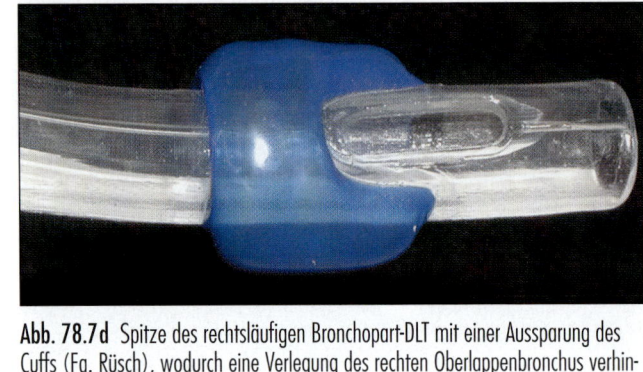

Abb. 78.7d Spitze des rechtsläufigen Bronchopart-DLT mit einer Aussparung des Cuffs (Fa. Rüsch), wodurch eine Verlegung des rechten Oberlappenbronchus verhindert werden soll;

Abb. 78.7b platzierter linksläufiger DLT;

legt. Der rechte Oberlappenbronchus geht dagegen kurz hinter der Carina vom rechten Hauptbronchus ab, sodass er leicht durch eine rechts-endobronchial liegende Tubusspitze verlegt werden könnte. Die Distanz zwischen gerade noch akzeptabler proximalster und gerade noch akzeptabler distalster Platzierung wird als Sicherheitsbereich eines DLT bezeichnet. Während dieser Sicherheitsbereich bei linksläufigen DLT ca. 20 mm beträgt, sind dies bei rechtsläufigen DLT nur ca. 5 mm. Wegen dieses geringen Sicherheitsbereichs wird – falls möglich – meist die *linksendobronchiale Intubation* vorgezogen.

Falls eine linksseitige Pneumonektomie durchgeführt wird und dabei der linke Hauptbronchus kurz hinter der Carina operativ abgesetzt wird oder falls eine linksseitige Oberlappenresektion durchgeführt wird, dann würde eine im linken Hauptbronchus liegende Tubusspitze stören. In diesen Fällen kann ausnahmsweise ein rechtsläufiger **D**oppel**l**umen**t**ubus (DLT) verwendet werden. Aber selbst in diesen Fällen kann meist ein linksläufiges Modell verwendet werden, das dann kurz vor dem Absetzen des linken Hauptbronchus bis in die Trachea zurückgezogen und nur proximal geblockt wird.

Indikationen für die Verwendung eines Doppellumentubus sind vor allem thoraxeröffnende Operationen oder Thorakoskopien. Durch die seitengetrennte Beatmung kann auch verhindert werden, dass z. B. während einer Lungenoperation infektiöses Material, Tumorgewebe oder Blut von der kranken Lunge in die gesunde Lunge verschleppt wird. Weitere Indi-

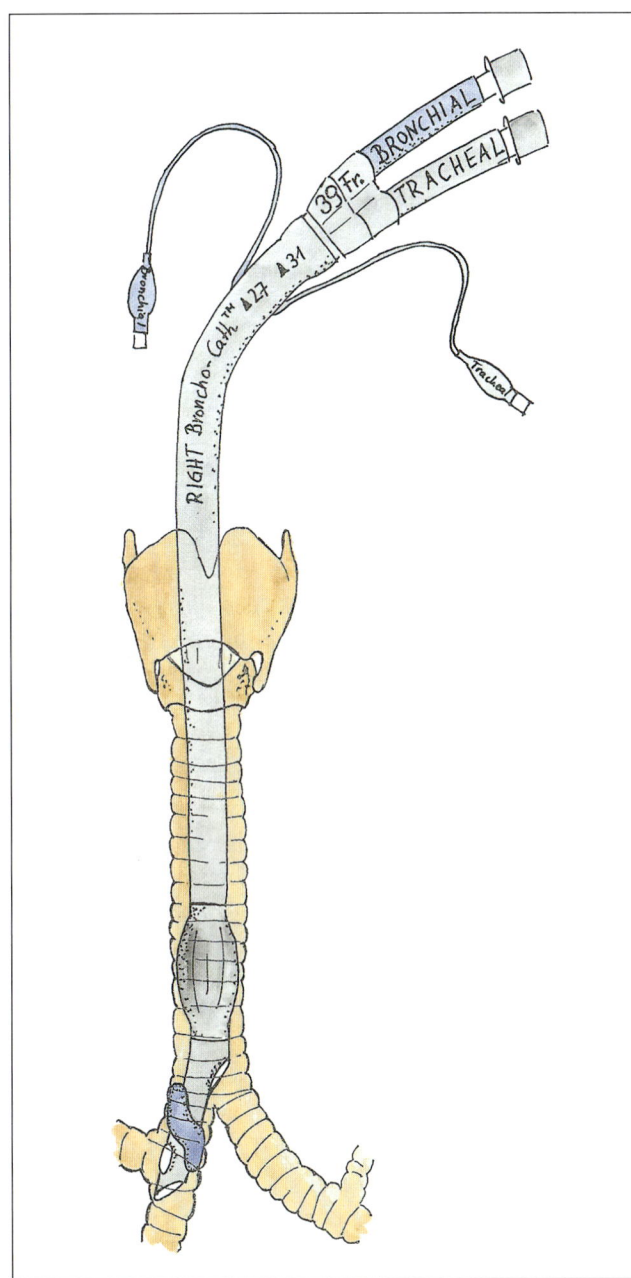

Abb. 78.7 e platzierter rechtsläufiger DLT (Bronchocath).

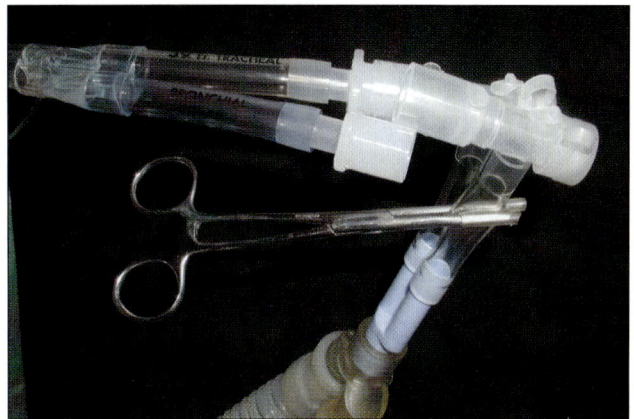

Abb. 78.8 Einlungenbeatmung (die zu operierende Lungenseite ist abgeklemmt und diskonnektiert).

kationen sind bronchopleurale Fistel, Abriss des Bronchialbaums oder die Indikation zur Beatmung mit seitendifferentem Beatmungsmuster (z. B. in der Intensivmedizin).

Im Zweifelsfall ist stets mit dem Operateur zu besprechen, ob ein Doppellumentubus notwendig ist oder nicht. Bei intrathorakalen Eingriffen muss vor Eröffnen des Thorax der entsprechende Schenkel des Doppellumentubus, der die zu operierende Seite ventiliert, abgeklemmt werden (Abb. 78.8). Während der Einlungenanästhesie wird der nicht zu ventilierende Tubusschenkel öfters nur abgeklemmt. Besser ist es, zusätzlich den entsprechenden Tubusschenkel vom Konnektor zu lösen, sodass das Beatmungsgemisch aus der auszuschal-

tenden Lunge entweichen und die Lunge gut kollabieren kann (Abb. 78.8).

Nur die Lunge der nicht eröffneten Thoraxhälfte wird belüftet (sog. Einlungenanästhesie). Dadurch kann das operative Vorgehen im Bereich der nicht belüfteten Lungenhälfte deutlich erleichtert werden.

Bei Doppellumentuben nach Robertshaw liegen die halbkreisförmigen Lumina mit dem Rücken aneinander. Tubusmodelle mit Carinasporn (Carlens- bzw. White-Tubus) besitzen zwei ovale Lumina, wodurch das endobronchiale Absaugen oft erschwert wird.

Platzierung eines Doppellumentubus

Vorschieben des DLT

Die Tuben werden mit einem doppelläufigen Führungsstab geliefert (Abb. 78.4), und mit diesem Führungsstab wird die Tubusspitze bis knapp unterhalb der Glottis eingeführt. Nach der Passage der Glottis wird der doppelläufige Führungsstab entfernt und der Tubus wird weiter vorgeschoben, bis ein Widerstand auftritt. Tuben ohne Carinasporn (Robertshaw-Tuben) werden so durch die Stimmritze geführt, dass das später noch aus dem Mund ragende Stück bei linksläufigen Tuben primär nach rechts, bei rechtsläufigen Tuben primär nach links zeigt, bzw. dass die (später links- oder rechtsendobronchial zu liegen kommende) Tubusspitze primär jeweils nach ventral zeigt. Dadurch wird das Einführen der Tubusspitze durch die Glottis erleichtert. Nachdem die Tubusspitze durch die Glottis eingeführt wurde, wird ein linksläufiger (bzw. rechtsläufiger) Tubus um ca. 90° gegen den (bzw. im) Uhrzeigersinn rotiert, sodass z. B. die Spitze eines linksläufigen (bzw. rechtsläufigen) Tubus beim weiteren Vorschieben nach links (bzw. nach rechts) und das distale Ende nach ventral zeigt.

Wird (ausnahmsweise) ein Doppellumentubus mit Carinasporn verwendet, dann ist die Tubusspitze mit nach dorsal zeigendem Carinasporn etwas durch die Stimmbänder einzuführen. Nun ist der Tubus um 180° zu rotieren und der Tubus wird dann mit nach ventral zeigendem Sporn durch die Glottis vorgeschoben. Nachdem auch der Sporn die Glottis passiert hat, ist der Tubus noch um 90° zu rotieren (sodass bei einem linksläufigen Tubus das endobronchiale Ende nach links zeigt) und bis zur endgültigen Positionierung der Spitze im entsprechenden Hauptbronchus vorzuschieben.

Wenn ein Doppellumentubus weit genug vorgeschoben und der endobronchiale Anteil richtig platziert wurde, ist ein leichter Widerstand beim weiteren Vorschieben zu verspüren. Die proximale Krümmung kommt im Mund-/Rachenbereich zu liegen. Das distale Tubusende ragt nur noch einige Zentimeter aus dem Mund. Bei 170, 180 bzw. 190 cm großen Erwachsenen sollte der DLT ca. 29, 30 bzw. 31 cm tief über die Zahnreihe eingeführt werden. Beim korrekt platziertem linksläufigem (bzw. rechtsläufigem) Tubus muss das blaue, nach links (bzw. rechts) führende Tubusrohr links (bzw. rechts) im Mund liegen.

Blocken und Lagekontrolle eines DLT

Zum Blocken des bronchialen Cuffs sollte möglichst nur eine 2-ml-Spritze verwendet werden, um Verletzungen durch zu starkes Blocken zu vermeiden. Normalerweise braucht nur mit ca. 2–3 ml Luft geblockt werden. Für den trachealen Cuff sollte möglichst nur eine 5-ml-Spritze verwendet werden. Normalerweise werden nur ca. 5–10 ml Luft zum Blocken benötigt. Sinnvoll ist es, zuerst den endobronchial liegenden Cuff nach Gehör zu blocken und hierbei nur über das endobronchiale Lumen zu beatmen, d. h. das andere Lumen kurzfristig abzuklemmen. Beim beidseitigen Auskultieren sollten nun z. B. bei einem linksläufigen Tubus nur über der linken Lunge Atemgeräusche auskultierbar sein. Anschließend empfiehlt sich die Blockung des trachealen Cuffs nach Gehör, während nur über das tracheal endende Lumen beatmet wird, d. h. das andere Lumen kurzfristig abgeklemmt ist. Beim beidseitigen Auskultieren sollten z. B. bei einem linksläufigen Tubus nun lediglich über der rechten Lunge Atemgeräusche auskultierbar sein. Wird anschließend über beide Lumina beatmet, sollten beidseitig Atemgeräusche auskultierbar sein. Kann von einer richtigen Tubusplatzierung ausgegangen werden, dann ist der Tubus sorgfältig mittels Pflasterstreifen zu fixieren. Anschließend ist nochmals die korrekte Tubuslage zu überprüfen.

Wird nur über den endobronchialen Schenkel beatmet und sind dennoch auf beiden Seiten Atemgeräusche auskultierbar, dann ist die Tubusspitze vermutlich nicht bis nach endobronchial vorgeschoben. Die Tubuslage ist entsprechend zu korrigieren. Kann dagegen nach der Blockung des Tubus über das tracheale Ende nicht oder nur mit hohem Beatmungsdruck beatmet werden, dann wurde der Tubus vermutlich zu tief eingeführt und die tracheale Blockermanschette liegt nun vermutlich ebenfalls endobronchial. Eventuell wurde aber der Tubus auch nicht weit genug eingeführt und die bronchiale Blockermanschette liegt in der Trachea. Wird nun der bronchiale Cuff entblockt und sind dann bei beidseitiger Beatmung nur einseitige Atemgeräusche hörbar, dann lag der Tubus zu tief, sind dagegen beidseits Atemgeräusche auskultierbar, dann war der Tubus nicht weit genug eingeführt. Die Tubuslage ist entsprechend zu korrigieren.

Bei der Auskultation ist es wichtig, insbesondere auch über der Lungenspitze sorgfältig zu auskultieren. Bei Verwendung eines rechtsläufigen Tubus muss ein eventueller Verschluss des rechten Oberlappenbronchus durch die Blockermanschette mit Minderbelüftung erfasst werden. Da der rechte Oberlappenbronchus kurz nach der Carina abgeht, ist eine solche Verlegung relativ häufig, wenn ein rechtsläufiger DLT verwendet wird (s. o.). Ein Verschluss des linken Oberlappenbronchus durch die Manschette eines linksläufigen Tubus ist wesentlich unwahrscheinlicher, da der Bronchus relativ weit distal der Carina abgeht.

Auch wenn anhand der Auskultation eine richtige Platzierung des Tubus angenommen wird, lässt sich fiberoptisch dennoch häufiger eine Fehlplatzierung nachweisen (Cheong u. Koh 1999). Daher empfiehlt sich idealerweise eine routinemäßige **fiberoptische Kontrolle** (Abb. 78.9). Zumindest aber bei Verdacht auf eine unsichere Positionierung sollte diese durchgeführt werden. Wird bei einem linksläufigen Doppellumentubus durch den trachealen Schenkel mit dem Fiberbronchoskop inspiziert, sollte die Carina gut sichtbar vor dem Tubusende liegen. Das tracheale Lumen sollte ca. 1–2 cm kranial der Carina enden. Die blaue Blockermanschette des linksendobronchialen Lumens darf sich nicht bis in die Trachea zurückwölben. Sie sollte knapp hinter der Carina in der Tiefe des Hauptbronchus noch erkennbar sein. Bei einem linksläufigen DLT braucht das links-endobronchiale Lumen normalerweise nicht fiberoptisch kontrolliert werden. Bei einem rechtsläufigen Tubus ist zusätzlich das endobronchiale Lumen genau zu überprüfen und es ist zu kontrollieren, ob der Abgang des rechten Oberlappenbronchus frei oder verlegt ist. Hierbei muss ggf. mit dem Fiberbronchoskop durch das seitliche Tubusauge der abgehende rechte Oberlappenbronchus inspiziert werden.

Bei **Umlagerung des Patienten** in für die eine Lungenoperation notwendige Seitenlage sollten stärkere Kopfbewegungen verhindert werden und der Tubus sollte hierbei kurzfristig diskonnektiert und am Austritt aus dem Mund gut festgehalten werden, um eine Dislokation möglichst zu vermeiden. Nach Umlagerung des Patienten in die Operationslage muss nochmals auskultatorisch überprüft werden, ob der Tubus immer noch korrekt liegt. Wird nach Lagerung des Patienten in die Seitenlage eine Tubusdislokation vermutet, dann sollte eine Tubuskorrektur möglichst unter fiberoptischer Kontrolle durchgeführt werden.

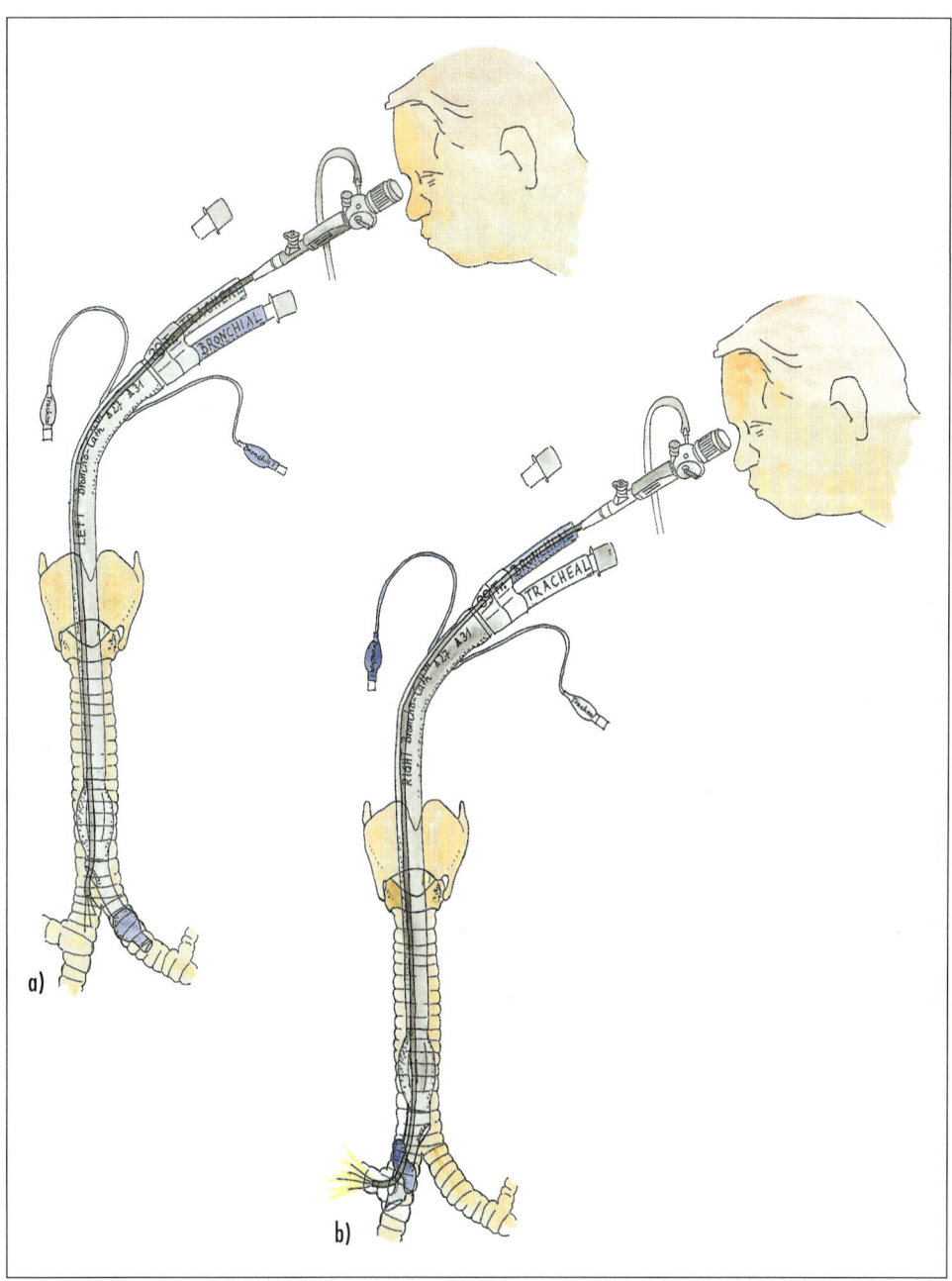

Abb. 78.9 Fiberbronchoskopische Lagekontrolle; **a**: beim linksläufigen DLT genügt die Kontrolle durch das tracheale Ende; **b**: bei einem rechtsläufigen DLT ist zusätzlich über das bronchiale Ende zu kontrollieren, ob der Abgang des rechten Oberlappenbronchus frei ist.

78.3.2 Bronchusblocker

Prinzip

Bei kleineren Kindern kann anstatt eines Doppellumentubus ein sog. Bronchusblocker verwendet werden. Bronchusblocker sind blockbare Katheter, die in den zu blockierenden Hauptbronchus eingebracht und dort geblockt werden (Abb. 78.10). Über das dünne Lumen kann ggf. Sauerstoff insuffliert werden. Ein Absaugen von Sekret ist nicht möglich. Zusätzlich wird noch ein konventioneller Einlumentubus endotracheal platziert, über den die Beatmung der nicht blockierten kontralateralen Lunge durchgeführt wird. Die Lage eines Bronchusblockers muss stets fiberoptisch kontrolliert werden. Der kleinste Doppellumentubus ist 26 French stark und für ca. 6- bis 8-jährige Kinder gedacht. Als Bronchusblocker kann ersatzweise ein Fogarty-Katheter verwendet werden, der normalerweise für Embolektomien benutzt wird (Kap. 73.2.8, S. 1054). Es kann auch z. B. ein Foley-Katheter benutzt werden (der normalerweise in der Urologie verwendet wird). Auch ein Pulmonalarterienkatheter (Kap. 19, S. 427) ist als Bronchusblocker einsetzbar.

Platzierung

Ein Bronchusblocker kann z. B. folgendermaßen platziert werden: Der Patient wird primär mit einem konventionellen

Einlumentubus intubiert (falls bei älteren Kindern ein blockbarer Tubus verwendet wird, sollte hierzu möglichst ein Tubus mit »high-volume-low-pressure«-Cuff verwendet werden). Danach wird das Fiberbronchoskop durch den Endotrachealtubus vorgeführt. Hierfür wird auf den Tubus z. B. ein Mainzer Universaladapter (Kap. 27.4.3, S. 589) aufgesetzt. Unter Beatmung kann durch die abdichtende Membran des Mainzer Universaladapters ein flexibles Fiberbronchoskop eingeführt werden. Unter Beatmung und fiberbronchoskopischer Kontrolle kann nun der Bronchusblocker vorgeschoben und richtig platziert werden. Der Bronchusblocker wird nun am kurzfristig entblockten Endotrachealtubus außen vorbeigeschoben und unter fiberbronchoskopischer Kontrolle in den entsprechenden Hauptbronchus platziert und dort geblockt (Abb. 78.10).

Vor- und Nachteile

Bei Bronchusblockern ist die korrekte Platzierung schwieriger als bei einem Doppellumentubus. Außerdem ist der wiederholte Wechsel zwischen Zwei- und Einlungenventilation wesentlich schwieriger als bei einem Doppellumentubus. Auch intraoperative Dislokationen sind häufiger. Außerdem besteht keine Möglichkeit zum endobronchialen Absaugen. Vorteile der Kombination eines konventionellen Trachealtubus mit einem Bronchusblocker sind, dass auch bei schwierigen Intubationsbedingungen die Platzierung möglich ist (ggf. unter fiberoptischer Hilfe; ggf. auch nasal) und dass das Verletzungsrisiko relativ gering ist. Dagegen gelingt die Platzierung eines Doppellumentubus bei schwierigen Intubationsverhältnissen u. U. nicht und die Verletzungsgefahr ist relativ groß.

Inzwischen sind auch spezielle Endotrachealtuben für den kombinierten Einsatz mit einem Bronchusblocker verfügbar. Solche speziellen Endotrachealtuben enthalten einen Kanal, durch den der Bronchusblocker vorgeschoben werden kann (z. B. Univent-Tubus; Fuji Systems Corporation, Tokyo Japan). Der kleinste Univent-Tubus ist jedoch erst ab dem 6.–8. Lebensjahr einsetzbar (6 mm ID). Während der Bronchusblocker über den Führungskanal bis nach endobronchial

vorgeschoben wird, ist auch hierbei eine fiberoptische Überwachung durchzuführen.

Kommt es zur Dislokation des Bronchusblockers nach endotracheal, kann es schnell zu einer deutlichen Beeinträchtigung der Ventilation kommen. Es ist daher stets eine genaue Überwachung der Ventilationsparameter notwendig.

78.3.3 Endobronchiale Intubation mit einem Einlumentubus

Eine Einlungenanästhesie kann ausnahmsweise auch dadurch erzielt werden, dass ein konventioneller Einlumentubus bis nach endobronchial vorgeschoben wird. Zumeist gleitet der Tubus hierbei in den rechten Hauptbronchus (Kap. 7.1.2, S. 200). Bei der rechtsendobronchialen Lage besteht die große Gefahr, dass der Abgang des rechten Oberlappenbronchus hierbei verlegt wird. Soll der linke Hauptbronchus intubiert werden, so sollte der Tubus nach Einführen durch die Glottis um 180° gedreht werden (sodass die Anschrägung der Tubusspitze [Abb. 64.1] nach rechts zeigt). Dadurch gelingt es eher, den Tubus in den linken Hauptbronchus zu schieben. Auch durch Drehung des Kopfes nach rechts kann die Wahrscheinlichkeit deutlich erhöht werden, dass der Tubus beim Vorschieben in den linken Hauptbronchus gleitet. Eine Positionierung des Tubus in den gewünschten Hauptbronchus ist auch mithilfe eines Fiberbronchoskops möglich. Das Fiberbronchoskop wird am sichersten über den endotracheal liegenden Tubus bis nach links- oder rechtsendobronchial eingeführt. Über das als Führungsschiene dienende Fiberbronchoskop kann nun der Tubus nach links- bzw. rechtsendobronchial vorgeschoben werden.

Die endobronchiale Intubation mit einem konventionellen Endotrachealtubus scheint allerdings nur dann gerechtfertigt, wenn z. B. wegen einer starken einseitigen Lungenblutung eine Abtrennung und Beatmung der noch intakten Lunge sehr schnell notwendig erscheint und sich sofort eine operative Therapie anschließt. Ein wiederholter Wechsel von Ein- auf Zweilungenanästhesie ist hierbei kaum möglich.

78.4 Anästhesie

Narkoseführung bei Einlungenanästhesie

Monitoring

An Monitoring sind bei intrathorakalen Eingriffen Pulsoximetrie, Kapnographie, wiederholte arterielle Blutgasanalysen, blutig-arterielle Druckmessung, erweiterte EKG-Ableitung,

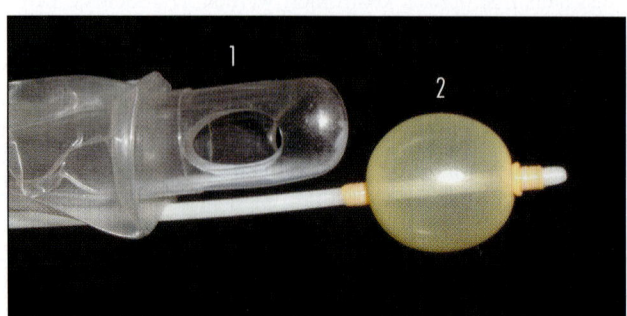

Abb. 78.10 Bronchusblocker. Anstatt eines Doppellumentubus kann ggf. ein konventioneller Endotrachealtubus (1) und zusätzlich ein bis nach endobronchial vorgeschobener Bronchusblocker (2) verwendet werden.

ZVD-Messung, Temperaturmessung und Relaxometrie zu empfehlen. Die intraarterielle Kanüle ist außer für die kontinuierliche Druckmessung auch für die wiederholte Abnahme von Blutgasanalysen wichtig.

Einstellungen

Über den Doppellumentubus wird – nur so lange dies operationstechnisch dringend notwendig ist – lediglich die nicht operierte, d. h. unten liegende Lunge belüftet. Die zu operierende und oben liegende Lungenseite wird bei Bedarf von der Belüftung abgeschaltet. Bei der Einlungenanästhesie sollte das Atemhubvolumen etwas niedriger (≤10 ml/kg KG) und die Atemfrequenz etwas höher eingestellt werden als bei der beidseitigen Lungenbeatmung. Es sollten eine relativ lange Exspirationszeit (≥66%; möglichst I:E = 1:3) und eine Druckbegrenzung auf ca. 25–30 cm H_2O gewählt werden, um den Intrinsic (Auto-)PEEP (durch unzureichendes Abströmen des Beatmungsgases während der Exspirationsphase) zu minimieren. Es ist ein p_aCO_2 von ca. 40 mm Hg anzustreben. Um überhöhte Beatmungsdrücke und ein Air-Trapping mit hohem intrinsic-PEEP während der Einlungenbeatmung zu vermeiden, kann es notwendig werden, einen erhöhten p_aCO_2-Wert zu tolerieren (Hyperkapnie; Kap. 50.4.1, S. 755).

Bei der Einlungenanästhesie bilden sich in der kollabierten Lunge große Atelektasen, wodurch der Rechts-links-Shunt zunimmt. Der p_aO_2 fällt ab (Watanabe et al. 2000; Bardoczky et al. 2000). Es muss deshalb auf eine entsprechend hohe inspiratorische Sauerstoffkonzentration geachtet werden. Die FiO_2 sollte mindestens 50% betragen.

Auswirkung der Lagerung

Wird die Einlungenbeatmung in Seitenlage durchgeführt, ist der Abfall des p_aO_2 geringer als bei einer Einlungenbeatmung in Rückenlage (Watanabe et al. 2000; Bardoczky et al. 2000). Dies ist dadurch bedingt, dass in Seitenlage zwar nur die unten liegende Lunge beatmet wird – schwerkraftbedingt ist aber auch die Durchblutung der unteren Lunge besonders hoch. Das Ventilations-Perfusions-Missverhältnis ist dann geringer als bei einer Einlungenbeatmung in Rückenlage, bei der die nicht ventilierte Lunge ähnlich gut durchblutet ist wie die ventilierte Lunge (Bardoczky et al. 2000). Wird eine stark vorgeschädigte und nur noch schlecht perfundierte Lunge atelektatisch, dann fällt der p_aO_2 durch diese Atelektasenbildung nur relativ geringfügig ab, während diese Atelektasenbildung bei einem zuvor gut funktionierenden Lungenparenchym zu einem deutlichen Abfall des p_aO_2 führt.

Hypoxische pulmonale Vasokonstriktion

In atelektatischen Lungenbereichen kann es kompensatorisch zur sog. **h**ypoxischen **p**ulmonalen **V**asokonstriktion (HPV)

kommen (sog. Euler-Liljestrand-Reflex; Kap. 50.7.1, S. 761). Hierdurch kann der auftretende Rechts-links-Shunt in einer zuvor gesunden Lunge wieder um ca. 50% vermindert werden (Übersicht bei Benumof 1985). Die $AaDO_2$ nimmt dadurch ab und der p_aO_2 steigt wieder an.

Liegen primär normale Lungenfunktionsverhältnisse vor und liegt der Patient in Rechtsseitenlage, erhält die unten liegende rechte Lunge bei noch geschlossenem Thorax ca. 65%, die linke Lunge ca. 35% des pulmonalen Blutflusses (s. o.). Nach Eröffnen der linken Thoraxhälfte mit Ausbildung einer linksseitigen Totalatelektase kann daher ein ca. 35%iger Shunt auftreten. Durch die hypoxische pulmonale Vasokonstriktion ist eine bis 50%ige Reduktion des Shunts (auf bis ca. 17,5%) möglich.

Durch die HPV steigt der pulmonalvaskuläre Widerstand. Diese Zunahme des pulmonalvaskulären Gefäßwiderstandes ist normalerweise relativ gering. Bei vorbestehendem, hohem pulmonalvaskulärem Widerstand und bei einem Cor pulmonale kann es hierdurch aber zu einer Rechtsherzdekompensation kommen.

Bei Verabreichung eines volatilen Inhalationsanästhetikums kann die hypoxische pulmonale Vasokonstriktion etwas (ca. 20%) abgeschwächt werden. Bei einer exspiratorischen Konzentration von < 1,0 MAC scheint dieser Effekt jedoch klinisch nicht relevant zu sein. Durch Vasodilatanzien wie Nitroprussid-Natrium, bestimmte Calciumantagonisten oder Nitroglycerin kann die hypoxische pulmonale Vasokonstriktion ebenfalls deutlich abgeschwächt oder gar aufgehoben werden. Intravenöse Anästhetika beeinflussen dagegen die hypoxische pulmonale Vasokonstriktion nicht.

Inhalationsanästhetika

Obwohl Inhalationsanästhetika die hypoxische pulmonale Vasokonstriktion dosisabhängig leicht abschwächen können, sind sie für thoraxchirurgische Eingriffe relativ gut geeignet. Sie führen zu einer Bronchodilatation, bewirken eine gute Dämpfung der Atemwegsreflexe und ermöglichen eine gute Steuerbarkeit der Narkosetiefe. Bisher wurde zumeist Isofluran für thoraxchirurgische Eingriffe verwendet, da es die hypoxische pulmonale Vasokonstriktion geringer beeinflusst als Halothan oder Enfluran. Sevofluran ist jedoch hierfür vergleichbar gut geeignet (Abe et al. 1998a, 1998b; Wang et al. 1998). Unter Propofol scheint die Shunt-Fraktion geringer und der p_aO_2 höher zu sein als unter einer Sevofluran- oder Isofluran-Gabe (Abe et al. 1998b). Propofol beeinträchtigt die hypoxische pulmonale Vasokonstriktion nur relativ gering.

Beatmung

Bei thoraxeröffnenden Operationen kann es zeitweise sinnvoll sein, eine kontrollierte manuelle Ventilation der maschinellen Beatmung vorzuziehen. Hierdurch kann die Beatmung u. U.

besser der aktuellen Operationssituation angepasst werden. Eine **Spontanatmung** des Patienten ist intraoperativ (bei eröffnetem Thorax) jedoch unbedingt zu vermeiden. Bereits bei geschlossenem Thorax verlagert sich das Mediastinum in Seitenlage (gewichtsbedingt) zur abhängigen Lunge hin. Bei eröffnetem Thorax ist diese Verlagerung des Mediastinums noch wesentlich deutlicher ausgeprägt, da die Retraktionskraft der oben liegenden und nun kollabierten Lunge entfällt. Bei spontaner Einatmung würde das Mediastinum noch weiter zur abhängigen Lunge hin verlagert werden. Hierdurch könnte es zur Kompression großer, herznaher Gefäße mit Kreislaufproblemen kommen.

Ist bei der Einlungenanästhesie der p_aO_2 zu niedrig, so ist die FiO_2 ggf. bis auf 1,0 zu steigern. Das Einschalten eines höheren **PEEP** kann evtl. nachteilige Folgen haben. Der unter PEEP-Beatmung erhöhte Atemwegsdruck wird auf die Gefäße der beatmeten, unten liegenden Lunge übertragen. Der pulmonale Gefäßwiderstand nimmt dadurch in der beatmeten, unten liegenden Lunge u. U. deutlich zu und es fließt mehr Blut durch die nicht beatmete und ruhig gestellte Lunge. Dadurch kann das Ventilations-Perfusions-Missverhältnis in der oben liegenden, nicht ventilierten Lunge zunehmen, der p_aO_2 kann daher bei Einstellen eines höheren PEEP-Niveaus weiter abfallen. Ein vergleichbarer Mechanismus ist auch bei einer Steigerung des Atemhubvolumens zu erwarten. Leidet der Patient allerdings an einer vorbestehenden schlechten Lungenfunktion, können im Einzelfall die positiven Wirkungen eines PEEPs auf die vorbestehende Lungenerkrankung die oben beschriebenen negativen Auswirkungen mehr als ausgleichen, wodurch es ggf. zu einem Anstieg des p_aO_2 kommen kann. Der Erfolg eines PEEPs ist mittels intermittierender Blutgasanalysen und kontinuierlicher pulsoximetrischer Sättigungsüberwachung zu kontrollieren. Falls ein PEEP eingeschaltet wird, dann empfiehlt sich ein niedriges PEEP-Niveau von ca. 5(–10) cm H_2O.

Um den p_aO_2 bei der Einlungenanästhesie zu verbessern, kann die nicht beatmete und kollabierte Lunge mit einem kontinuierlichen Sauerstoff-Fluss leicht gebläht werden. Hierzu kann z.B. über einen Sauerstoffsprudler ein Frischgasfluss von 4–6 l/min in den entsprechenden Schenkel des Doppellumentubus geleitet werden. In die Zuleitung sind ein Beatmungsbeutel (als Ausgleichsbeutel) sowie ein Überdruckventil (z.B. PEEP-Ventil) einzubauen (Abb. 78.11a). An dem PEEP-Ventil sollte eine Überdruckgrenze von ca. 5–10 cm H_2O eingestellt werden (Benumof 1985). Es wird also ein **kontinuierlicher positiver Atemwegsdruck** (CPAP; **c**ontinuous **p**ositive **a**irway **p**ressure) erzeugt. Die nicht beatmete Lunge wird dadurch leicht gebläht, der Rechts-links-Shunt nimmt ab, der p_aO_2 steigt an. Anhand des Blähungszustandes des Ausgleichsbeutels kann der Druck im System grob abgeschätzt werden. Idealerweise wird in das System noch ein Manometer integriert, um den aktuellen Druck genau ablesen zu können. Diese Konstruktion stellt eine sehr effektive Methode bei der Einlungenanästhesie dar, um den p_aO_2 zu steigern. Diese leichte Lungenblähung behindert das operative Vorgehen normalerweise nicht. Inzwischen sind hierfür auch komplette Sets (Abb. 78.11b) erhältlich.

Arterielle Hypoxämie

Fällt der p_aO_2 während der Einlungenanästhesie trotz entsprechender Maßnahmen (s. o.) intraoperativ zu weit ab, sollte ggf. der Operateur informiert und eine intermittierende Zweilungenanästhesie durchgeführt werden. In Einzelfällen kann es notwendig werden, dass der Operateur die Lungenwurzel

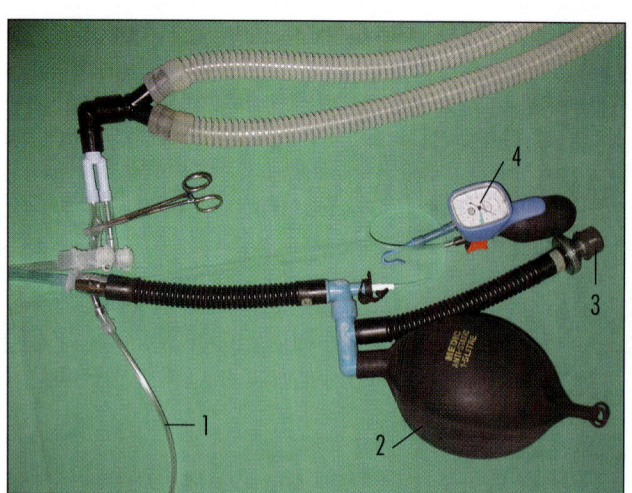

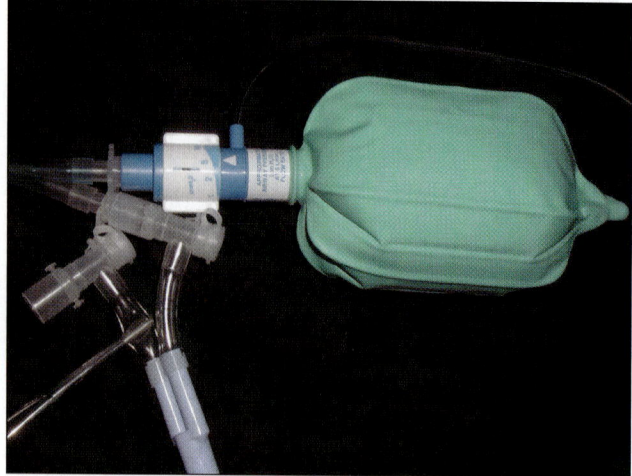

Abb. 78.11 Blähung der nicht ventilierten Lungenhälfte mit einem leichten PEEP; **a:** Eigenkonstruktion: 1 = Schlauch für Frischgaszufuhr, 2 = Beatmungsbeutel (Ausgleichsbeutel), 3 = PEEP-Ventil, 4 = Manometer (hier: Cuffdruck-Messgerät);

Abb. 78.11b kommerziell erwerbbares Modell. Der Frischgasfluss ist bei diesem Modell (Fa. Mallinckrodt Medical) auf 5 l/min einzustellen, damit der erreichte PEEP-Wert ungefähr den angegebenen Werten entspricht.

der nicht beatmeten Lunge abklemmt. Da nun die nicht ventilierte Lunge weder perfundiert noch ventiliert wird, tritt in dieser Lunge auch kein Rechts-links-Shunt mehr auf und der p_aO_2 steigt an. In Tabelle 78.1 sind die wichtigsten Maßnahmen zusammengefasst, die bei einer Hypoxämie während einer Einlungenanästhesie zu empfehlen sind. Es ist jedoch zu beachten, dass eine häufige Ursache für eine unzureichende Oxygenierung während der Einlungenanästhesie eine Fehllage des Doppellumentubus (bzw. des Bronchusblockers) ist.

Thoraxdrainage

Am Ende eines intrathorakalen Eingriffs wird zumeist eine, manchmal werden auch mehrere Thoraxsaugdrainagen in den Pleuraspalt eingelegt. Über diese kann die aus der operierten Lunge evtl. noch in den Pleuraspalt entweichende Luft oder ein abfließendes Sekret bzw. Blut abgesaugt werden. Vor dem definitiven Verschluss des Thorax sollte die Lunge mehrfach manuell gebläht werden. Hierdurch soll die kollabierte Lunge wieder entfaltet und der Thoraxwand angelegt werden. An die Thoraxdrainagen ist ein Absaugsystem anzuschließen (Abb. 50.4). Bewährt hat sich auch z.B. das Einmalgerät PLEUR-EVAC. Meist wird mit einem Sog von −15 bis −20 cm Wassersäule gesaugt.

> Wurde jedoch eine Lungenhälfte total entfernt, darf an der Thoraxdrainage nicht gesaugt werden, da sich hierdurch das Mediastinum zur resezierten Seite verziehen könnte. Folge einer starken Mediastinalverlagerung könnte eine Abquetschung herznaher Gefäße mit schwerer Kreislaufdepression sein. Nach einer Pneumektomie dürfen daher die Drainagen nur über ein Wasserschloss abgeleitet werden.

Unter der Einlungenanästhesie nimmt die $AaDO_2$ deutlich zu, während die $A-aDCO_2$ kaum vergrößert wird, da die CO_2-Elimination nicht wesentlich beeinträchtigt wird. Dies ist dadurch bedingt, dass in hypoventilierten Arealen weniger O_2 aufgenommen und weniger CO_2 abgegeben wird. In hyperventilierten Arealen dagegen kann vermehrt CO_2 abgegeben werden, aber nicht vermehrt O_2 aufgenommen werden (S-förmige Sauerstoffdissoziationskurve; Kap. 8.1.2, S. 244).

Transport eines thorakotomierten Patienten auf die Intensivstation

Ob unmittelbar am Ende einer intrathorakalen Operation die Extubation angestrebt werden soll oder ob eine postoperative Nachbeatmung auf der Intensivstation sinnvoll ist, sollte mit dem Operateur abgesprochen werden. Meist wird vom Opera-

Tab. 78.1 Maßnahmen bei einer arteriellen Hypoxämie während einer Einlungenanästhesie.

Schritt	Maßnahme
1	manuelle Beatmung
2	Blähen der ventilierten Lunge (Atelektasenrekrutierung), Einschalten eines leichten PEEP (ca. 4 cm H_2O)
3	Erhöhung der FiO_2
4	fiberoptische Lagekontrolle des Doppellumentubus (Bronchusblockers)
5	Verbesserung der hypoxischen pulmonalen Vasokonstriktion (Dosisreduktion von Vasodilatanzien, volatilen Inhalationsanästhetika)
6	CPAP im Bereich der kollabierten Lunge
7	intermittierende beidseitige Ventilation
8	Abklemmung der Lungenwurzel auf der kollabierten Lungenseite

teur eine Extubation am Ende der Operation gewünscht, denn bei längerer Nachbeatmung kann – aufgrund des intermittierenden Überdrucks – eine Bronchus- oder Lungennaht insuffizient werden. Um die Chance einer unmittelbar postoperativen Extubation zu erhöhen, empfehlen sich kurz wirksame und gut steuerbare Anästhetika. Wird die Extubation am Ende der Operation angestrebt, dann kann es gelegentlich sinnvoll sein, dass der Patient vor Beginn der Spontanatmung auf einen Einlumentubus umintubiert wird. Hierdurch kann die Spontanatmung des Patienten erleichtert werden, da der Querschnitt eines Einlumentubus größer ist als der eines Doppellumentubus. Vor der Extubation ist es wichtig, die Lunge nochmals kräftig zu blähen (Rekrutierung von atelektatischen Bereichen) sowie sorgfältig endobronchial abzusaugen.

Soll der Patient am Ende der Narkose nicht direkt extubiert werden, dann sollte vor dessen Verlegung auf die Intensivstation der Doppellumentubus gegen einen üblichen Einlumentubus ausgetauscht werden. Während des Transports kann an der Thoraxdrainage nicht gesaugt werden. Es ist jedoch unbedingt zu beachten, dass bei **beatmeten Patienten** eine Thoraxdrainage nicht abgeklemmt werden darf. Falls nach der Lungenoperation eine kleine Fistel im Lungengewebe vorliegt, über die bei der maschinellen Inspiration Luft in den Pleuraspalt entweicht, dann könnte diese Luft nicht über die abgeklemmte Thoraxdrainage aus dem Pleuraspalt entweichen. Es würde sich schnell ein Spannungspneumothorax entwickeln. Deshalb muss die Thoraxdrainage während des Transports eines beatmeten Patienten entweder steril abgedeckt werden und offen bleiben oder sie sollte idealerweise über ein Wasserschloss (z. B. ein PLEUR-EVAC-System) abgeleitet werden. Hiermit ist die Thoraxdrainage steril abgeschlossen und über das Wasserschloss kann ein im Pleuraspalt evtl. auftretender Überdruck entweichen. Es kann jedoch bei Unterdruck im Pleuraspalt keine Luft über die Thoraxdrainage in den Pleuraspalt eintreten. Sobald als möglich sollte auf der Intensivstation wieder die Saugung angeschlossen werden. Atmet der Patient dagegen **spontan**, dann sollte die Thoraxdrainage während des Transports über ein Wasserschloss abgeleitet werden, alternativ kann sie abgeklemmt werden. Sie darf jedoch nicht offen bleiben, da sonst während der spontanen Einatmung Luft über die Drainage in die Pleurahöhle eindringen und sich ein Pneumothorax ausbilden würde.

Postoperative Nachbehandlung

Postoperativ besteht nach intrathorakalen Operationen die große Gefahr, dass sich eine Atelektase, eine Pneumonie oder gar ein Lungenversagen entwickelt. Dies ist vor allem durch die meist vorbestehende Lungenschädigung, die operative Lungentraumatisierung und die schmerzbedingte Atemschonhaltung bedingt. Das Risiko einer postoperativen Pneumonie ist bei Rauchern ca. doppelt so hoch wie bei Nichtrauchern. Weitere Komplikationsmöglichkeiten sind die Ausbildung einer bronchopleuralen Fistel oder eine Rechtsherzinsuffizienz bei Resektion größerer Lungenbereiche (da hierdurch die rechtsventrikuläre Nachlast deutlich zunehmen kann).

Ca. 2–4 Tage nach einem thoraxchirurgischen Eingriff tritt manchmal ein nicht kardiogenes **Lungenödem** auf. Die Ursachen scheinen multifaktoriell zu sein. Eine früher öfters angeschuldigte großzügige Volumengabe ist sicherlich nicht der entscheidende Grund. Ursächlich werden inzwischen akute endotheliale Permeabilitätsstörungen angenommen. Auch eine Überblähung der Lunge sowie die Reexpansion der Lunge nach längerem Kollaps können begünstigende Faktoren sein. Auch eine intraoperative Erhöhung des pulmonalarteriellen Drucks (s. o.) scheint begünstigend zu wirken (Übersicht bei Slinger 1999). Außerdem wird eine Aktivierung neutrophiler Granulozyten mit Zytokinfreisetzung angeschuldigt.

Eine suffiziente **postoperative Analgesie** ist bei Thoraxeingriffen sehr wichtig, um einer schmerzbedingten Atemschonhaltung mit mangelhafter Sekretabhustung vorzubeugen. Bei einer Atemschonhaltung drohen Atelektasen und Pneumonie (Kap. 50.7.1, S. 761). Zur postoperativen Schmerztherapie hat sich vor allem eine thorakale PDA (Kap. 83.2.2, S. 1193), die möglichst schon am präoperativen Tag angelegt werden sollte oder eine patientenkontrollierte Analgesie bewährt (Kap. 83.2.1, S. 1188). Mit beiden Verfahren kann nach Thorakotomien eine effektive Schmerzlinderung erzielt werden (Azad et al. 2000). Obwohl die thorakale PDA bezüglich Analgesie und Inzidenz von Sedierung und Übelkeit der PCA überlegen scheint, konnte damit die pulmonale Komplikationsrate nicht gesenkt werden (Azad et al. 2000, Kap. 83.2.2, S. 1193). In einzelnen Fällen wird nach Thorakotomien auch eine intrapleurale Analgesie (Kap. 16.2.7, S. 391) durchgeführt.

78.5 Spezielle Operationen in der Thoraxchirurgie

78.5.1 Thorakoskopische Operationen

Operation

Seit Mitte der 90er-Jahre werden zunehmend häufiger videoassistierte Thorakoskopien sowie videoassistierte thorakoskopische Operationen durchgeführt. Zumeist wird hierbei eine Lungenbiopsie, eine Teilresektion, ein Tumorstaging, eine thorakale Sympathektomie bei Hyperhidrosis der Hände, eine Pleurodese bei (rezidivierendem) Spontanpneumothorax oder eine Splanchniektomie zur Schmerztherapie bei z. B. einem Pankreaskarzinom durchgeführt.

Ähnlich wie bei laparoskopischen Operationen wird bei thorakoskopischen Operationen mit speziellen Instrumenten (unter Sicht über eine Videokamera) in der Thoraxhöhle operiert. Zumeist wird im Bereich des 6. Interkostalraums eingegangen.

Vorteil der thorakoskopischen Operation ist u. a. auch eine deutlich geringere postoperative Schmerzintensität. Bei der **video-assistierten Thoraxchirurgie** (VATC) können evtl. schwer stillbare akute Blutungen auftreten. In diesen Fällen ist meist eine sekundäre Thorakotomie notwendig. Bei thorakoskopischen Eingriffen sind erhebliche Ventilations-Perfusions-Störungen mit ausgeprägtem Rechts-links-Shunt möglich (s. o.).

Anästhesie

Für eine Thorakoskopie sind eine Intubation mit einem Doppellumentubus sowie eine Einlungenanästhesie zu empfehlen. Durch Eintritt von Luft im Bereich der Punktionsstelle kollabiert die Lunge und erlaubt eine gute Sicht in die Pleurahöhle. Eine übliche endotracheale Intubation mit Einlumentubus und beidseitiger Beatmung und gleichzeitiger Anlage eines Überdruckkapnothorax (vergleichbar einem Pneumoperitoneum; Kap. 74.1, S. 1058) ist nicht notwendig, außerdem kann es hierbei zu schweren Kreislaufdepressionen (aufgrund von Mediastinalverschiebung und Drosselung des venösen Rückflusses) und zu Gasembolien kommen. Dieses Vorgehen sollte daher nicht mehr gewählt werden.

Aufgrund der Blutungsgefahr sind stets mehrere peripher-venöse Zugänge zu platzieren. Ob bei geplanter thorakoskopischer Operation ein erweitertes Monitoring (blutig-arterielle Druckmessung, zentraler Venenkatheter) notwendig ist, hängt von den Begleiterkrankungen des Patienten ab. Bei kürzeren Eingriffen ist dies meist nicht nötig. Insbesondere die Indikation zur blutig-arteriellen Druckmessung sollte ggf. großzügig gestellt werden.

78.5.2 Operative Lungenvolumenreduktion

In den letzten Jahren wird bei Patienten mit schwerem Lungenemphysem häufiger eine operative Lungenvolumenreduktion empfohlen. Hierbei werden ca. 20–30% des emphysematösen Lungengewebes reseziert. Ziel ist es hierbei, Thoraxwand und Zwerchfell aus der maximalen Inspirationsstellung in eine atemphysiologische Neutralstellung zurückzuversetzen. An zusätzlichem Monitoring wird die Anlage einer blutig-arteriellen Druckmessung und ein zentraler Venenkatheter empfohlen. Zusätzlich wird eine thorakale Periduralanästhesie (zwischen Th4 und Th7) empfohlen (Grundmann et al. 1999). Damit sind meist eine frühzeitige Extubation und eine suffiziente postoperative Schmerztherapie möglich. Die Operation wird normalerweise in Einlungenanästhesie durchgeführt. Der Entwicklung eines nachteiligen Intrinsic PEEP (s. o.) ist vorzubeugen.

78.6 Literatur

Abe K, Mashimo T, Yoshiya I. Arterial oxygenation and shunt fraction during one-lung ventilation: a comparison of isoflurane and sevoflurane. Anesth Analg 1998a; 86: 1266–70.

Abe K, Shimizu T, Takashina M, Shiozaki H, Yoshiya I. The effects of propofol, isoflurane, and sevoflurane on oxygenation and shunt fraction during one-lung ventilation. Anesth Analg 1998b; 87: 1164–9.

Azad SC, Groh J, Beyer A, Schneck D, Dreher E, Peter K. Kontinuierliche Periduralanalgesie versus patientenkontrollierte intravenöse Analgesie. Anaesthesist 2000; 49: 9–17.

Bardoczky GI, Szegedi LL, d'Hollander AA, Moures J-M, de Francquen Ph, Yernault J-C. Two-lung and one-lung ventilation in patients with chronic obstructive pulmonary disease: the effects of position and FiO$_2$. Anesth Analg 2000; 90: 35–41.

Benumof JL. One-lung ventilation and hypoxic pulmonary vasoconstriction: implications for anesthetic management. Anesth Analg 1985; 64: 821–33.

Cheong KF, Koh KF. Placement of left-sided double-lumen endobronchial tubes: comparison of clinical and fibreoptic-guided placement. Br J Anaesth 1999; 82: 920–1.

Grundmann U, Demertzis S, Bach F. Anästhesie bei Lungenvolumenreduktion. Anaesthesist 1999; 48: 121–8.

Slinger P. Post-pneumonectomy pulmonary edema: is anesthesia to blame? Curr Opin Anaesthesiol 1999; 12: 49–54.

Wang JYY, Russell GN, Page RD, Jackson M, Pennefather SH. Comparison of the effects of sevoflurane and isoflurane on arterial oxygenation during one lung ventilation. Br J Anaesth 1998; 81: 850–3.

Warner KA, Divertie MB, Tinker JH. Preoperative cessation of smoking and pulmonary complications in coronary artery bypass patients. Anesthesiology 1984; 60: 380–3.

Watanabe S, Noguchi E, Yamada Sh, Hamada N, Kano T. Sequential changes of arterial oxygen tension in the supine position during one-lung ventilation. Anesth Analg 2000; 90: 28–34.

Anästhesie – Spezieller Teil

79

Anästhesie in der Herzchirurgie

Anästhesie – Spezieller Teil

79.1 Allgemeine Bemerkungen

Patienten, die zu einer herzchirurgischen (kardiochirurgischen) Operation anstehen, weisen häufig z. B. eine Koronarsklerose mit grenzwertiger Sauerstoffversorgung des Myokards oder eine Herzinsuffizienz, einen Herzklappenfehler oder einen angeborenen Herzfehler auf.

Bei Patienten mit einer **Koronarsklerose** darf der myokardiale Sauerstoffbedarf (z. B. durch Tachykardie und/oder Hypertension) nicht ansteigen. Auch eine stärkere Hypotension mit drohender koronarer Mangeldurchblutung muss verhindert werden. Erwünscht sind bei vorliegender Koronarsklerose eine Erniedrigung des Sympathikotonus und eine Verminderung der myokardialen Kontraktilität.

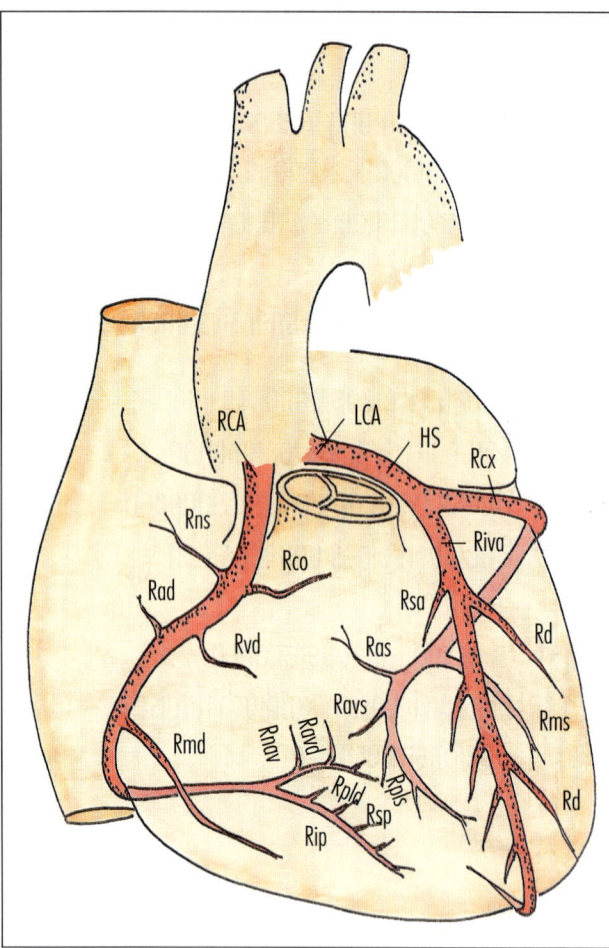

Abb. 79.1 Koronararteriensystem beim ausgeglichenen Versorgungstyp. RCA = A. coronaria dextra (right coronary artery), Rns = R. nodi sinutrialis, Rco = R. coni arteriosi, Rvd = R. ventricularis dextris, Rad = R. atrialis dexter, Rmd = R. marginalis dexter, Rip = R. interventricularis posterior, Rsp = R. septalis posterior, Rpld = R. posterolateralis dexter, Rnav = R. nodi atrioventricularis, Ravd = R. atrioventricularis dexter, LCA = A. cororaria sinistra (left coronary artery), HS = Hauptstamm, Riva (Ria) = R. interventricularis anterior (LAD; left anterior descending coronary artery), Rd = R. diagonalis, Rsa = R. septalis anterior, Rcx = R. circumflexus, Rms = R. marginalis sinister, Ras = R. atrialis sinister, Rpls = R. posterolateralis sinister, Ravs = R. atrioventricularis sinister.

Bei Patienten mit einer **Herzinsuffizienz** darf dagegen der erhöhte Sympathikotonus nicht wesentlich vermindert werden. Der erhöhte Sympathikotonus ist notwendig, um ein ausreichendes Herzminutenvolumen aufrechtzuerhalten. Auch die Myokardkontraktilität darf bei diesen Patienten nicht negativ beeinträchtigt werden, ggf. muss sie medikamentös gesteigert werden.

Welche **Anästhetika bzw. Anästhesietechniken** bei kardiochirurgischen Patienten am besten geeignet sind, lässt sich nicht verbindlich festlegen. Auch in der Kardioanästhesie hängt die Inzidenz von Komplikationen (z. B. von myokardialen Ischämien) weniger davon ab, welche Anästhetika bzw. Anästhesietechniken verwendet werden, sondern vielmehr vom Geschick des Anästhesisten (Slogoff u. Keats 1985), also z. B. davon, ob die verwendete Anästhetika bedarfs- und erfolgsorientiert verabreicht werden und ob hämodynamische Störungen umgehend therapiert werden.

Bei kardiochirurgischen Patienten ist neben dem Einsatz üblicher Anästhetika meist auch der Einsatz spezieller herzkreislaufwirksamer Medikamente notwendig. Bezüglich der üblichen Anästhetika sei auf die entsprechenden Kapitel über die Inhalationsanästhetika (Kap. 5.1, S. 88) sowie die intravenösen Anästhetika (Kap. 5.2, S. 108) verwiesen. Die speziellen herzkreislaufwirksamen Medikamente werden ausführlich im Kapitel über spezielle anästhesierelevante Medikamente (Kap. 23, S. 481) beschrieben.

Voraussetzung zur Durchführung der Kardioanästhesie sind u. a. auch Kenntnisse bezüglich der arteriellen Blutversorgung des Myokards (Koronararterien), des myokardialen Sauerstoffbedarfs, der Koronardurchblutung und des Funktionsprinzips einer Herz-Lungen-Maschine.

79.2 Anatomische und physiologische Grundlagen

79.2.1 Koronararterien

Die Herzmuskulatur wird von zwei **Koronararterien** mit Blut versorgt. Beide, sowohl der Hauptstamm der linken Koronararterie (**l**eft **c**oronary **a**rtery; LCA) als auch die rechte Koronararterie (**r**ight **c**oronary **a**rtery; RCA) entspringen aus der Aortenwurzel unmittelbar oberhalb der Aortenklappe. Der Hauptstamm der linken Koronararterie teilt sich in den **R. c**ircumflexus (RCX) und den **R. i**nterventricularis **a**nterior (RIVA; zum Teil auch als RIA bezeichnet) auf und versorgt vor allem die Muskulatur des linken Ventrikels und der Herzscheidewand. Die genaue Anatomie des Koronargefäßsystems ist in Abbildung 79.1 dargestellt. Patienten mit einer arteriosklerotischen Hauptstammstenose sind besonders gefährdet. Die rechte Koronararterie (RCA) verläuft um das rechte Herz zur Herzhinterwand, wo sie zur Herzspitze absteigt. Die rechte Koronararterie versorgt den größten Teil der Muskulatur des rechten Herzens. Bei Patienten mit einer Ischämie im Versorgungsbereich der RCA treten häufiger (vor allem bradykarde) Herzrhythmusstörungen auf, da die RCA Sinusknoten und AV-Knoten versorgt.

Das venöse Blut des Myokards fließt größtenteils über die **Koronarvenen** ab. Diese verlaufen ungefähr parallel zu den Koronararterien. Die Koronarvenen münden über eine erweiterte Sammelvene, den sog. Sinus coronarius, in den rechten Vorhof. Nur das Blut der Vv. cordis minimae (= Vv. thebesii), das vor allem den Subendokardbereich versorgt, drainiert direkt in die Hohlräume des Herzens. Dies sind knapp über 30% des koronaren Blutflusses.

79.2.2 Myokardialer Sauerstoffbedarf

> Der myokardiale Sauerstoffbedarf wird vor allem von den drei Faktoren Herzfrequenz, Kontraktilität und Wandspannung beeinflusst, die als sog. Hauptdeterminanten des myokardialen Sauerstoffbedarfs bezeichnet werden.

Herzfrequenz: Eine Beschleunigung der Herzfrequenz erhöht die Arbeit des Herzmuskels und damit den myokardialen Sauerstoffbedarf.

Kontraktilität des Herzmuskels (= Inotropie): Unter Kontraktilität wird die Verkürzungsgeschwindigkeit der Herzmuskulatur verstanden. Ein Maß für die Kontraktilität ist die maximale Druckanstiegsgeschwindigkeit (dp/dt; [mm Hg/s]) im linken Ventrikel (oder der Aorta). Je schneller sich der Herzmuskel kontrahiert und je schneller damit während der Systole der Druck im Herzen ansteigt, desto höher ist die Kontraktilität, aber auch der myokardiale Sauerstoffbedarf. Negativ inotrope Medikamente führen zu einem Abfall dieses Kontraktilitätsparameters. Sie führen außerdem dazu, dass das Schlagvolumen abfällt und somit der linksventrikuläre enddiastolische Druck (left ventricular enddiastolic pressure; LVEDP) und der linke Vorhofdruck steigen. Eine Myokardinsuffizienz ist durch eine verminderte Kontraktilität des Herzens gekennzeichnet. Bei einer verminderten Kontraktilität verkürzen sich entweder die Muskelfibrillen weniger oder die sich entwickelnde Kraft ist vermindert. Folge ist eine Abnahme des Schlagvolumens bei gleichen Vor- und Nachlastbedingungen.

Unter klinischen Gesichtspunkten scheint die (echokardiographische) Ermittlung der Ejektionsfraktion ein Anhaltsparameter zur Einschätzung der Kontraktilität zu sein (Kap. 21.3, S. 466). Die normale Ejektionsfraktion beträgt 55–75%.

Wandspannung des Herzmuskels: Für die Wandspannung des Ventrikels ist (vereinfachend) das Laplace-Gesetz anwendbar (T = aktuelle Wandspannung; p = Druck im Ventrikel; r = Radius des Ventrikellumens; h = Wanddicke):

$$T = p \times (r/2h)$$

Nach dem Laplace-Gesetz ist die Wandspannung (T) abhängig:

- vom Druck im Ventrikel (p)
- vom intraventrikulären Volumen (r)
- von der Muskelmasse (Wanddicke) des Ventrikels (h)

Während der systolischen Kontraktion des Herzmuskels steigt der Druck im Ventrikel (P) und gleichzeitig steigt die Wandspannung (T) des Herzmuskels an. Am Ende der Systole – wenn sich die Aortenklappe öffnet und Blut in die Aorta ausgeworfen wird – ist der endsystolische Druck (P) erreicht. Die mittlere Muskelspannung der Ventrikelmuskulatur, die für den systolischen Auswurf des Blutes aufgebracht werden muss, wird als **Nachlast (= Afterload)** bezeichnet. Je höher die Nachlast, desto höher ist die notwendige Wandspannung, die aufgebracht werden muss, damit sich die Aortenklappe öffnet und Blut aus dem Herzen ausgeworfen werden kann. Je höher die notwendige Wandspannung ist, desto höher ist der Sauerstoffbedarf. Die Nachlast des linken Ventrikels hängt normalerweise entscheidend vom diastolischen Aortendruck ab. Liegt jedoch beispielsweise eine Aortenklappenstenose vor, erhöht dies die Nachlast deutlich, obwohl der arterielle Druck evtl. erniedrigt ist.

Während der diastolischen Ventrikelfüllung steigt (gegen Ende der Diastole, also vor Beginn der Systole) die Wandspannung der Ventrikelmuskulatur. Diese enddiastolische Wandspannung wird als **Vorlast (= Preload)** bezeichnet. Die Vorlast des linken Ventrikels kann unter bestimmten Voraussetzungen vereinfachend mit dem linksventrikulären enddiastolischen Druck (LVEDP) (oder dem enddiastolischen linksventrikulären Volumen) gleichgesetzt werden. Der LVEDP kann normalerweise nicht direkt gemessen werden. Der linksventrikuläre enddiastolische Druck entspricht jedoch normalerweise (falls z. B. keine Mitralstenose vorliegt), weitgehend dem pulmonalkapillären Verschlussdruck (= PCWP; Kap. 19.4.2, S. 432). Eine Steigerung der Vorlast führt zu einer Zunahme der Wandspannung des Herzmuskels und damit zu einem vermehrten Sauerstoffbedarf.

79.2.3 Koronardurchblutung

> Die Koronardurchblutung macht beim Erwachsenen in Ruhe ungefähr 4–5% des Herzminutenvolumens (ca. 220 ml/min) aus.

Die Sauerstoffausschöpfung des Koronararterienblutes beträgt ca. 70% und ist damit höher als in allen anderen Orga-

Anästhesie – Spezieller Teil

nen. Steigt der myokardiale Sauerstoffbedarf unter Belastung an, ist eine stärkere Sauerstoffausschöpfung des Blutes kaum noch möglich. Bei einer Zunahme des Sauerstoffbedarfs muss daher die Koronardurchblutung gesteigert werden. Bei gesundem Koronarsystem kann (durch Vasodilatation) die Durchblutung auf das 5- bis 7fache der Ruhedurchblutung gesteigert werden (sog. Koronarreserve).

Die Koronardurchblutung des gesunden Koronarsystems hängt vor allem von Koronarwiderstand, koronarem Perfusionsdruck und Herzfrequenz ab.

Koronarwiderstand

Die Koronardurchblutung weist eine sog. Autoregulation auf, d. h. bei gesunden Koronararterien bleibt die Koronardurchblutung auch bei größeren Blutdruckschwankungen (MAP ca. 60–130 mm Hg) weitgehend unabhängig vom arteriellen Blutdruck (ähnlich der Autoregulation der Zerebraldurchblutung; Kap. 69.2.1, S. 969). Eine Erniedrigung bzw. Erhöhung des mittleren arteriellen Blutdrucks führt bei gesunden Koronararterien zu einer kompensatorischen Vasodilatation bzw. Vasokonstriktion. Dadurch kann der koronare Blutfluss (ähnlich wie der zerebrale Blutfluss) über einen weiten Blutdruckbereich konstant gehalten werden. Eine notwendige Änderung des koronaren Blutflusses wird beim gesunden Koronarsystem vor allem über den myokardialen Sauerstoffbedarf (und damit über humorale Faktoren) gesteuert (ähnlich wie der zerebrale Blutfluss vor allem über den zerebralen Sauerstoffbedarf reguliert wird; Kap. 69.2.1, S. 970; s. auch Barbiturat-Therapie; Kap. 69.2.1, S. 971). Nimmt der myokardiale Sauerstoffbedarf durch eine Steigerung der myokardialen Belastung zu, dann kommt es zur sofortigen Dilatation der Koronararterien.

Die bedarfsorientierte Anpassung der Koronardurchblutung ist also beim Koronargesunden weitgehend unabhängig vom koronaren Perfusionsdruck, sie ist jedoch stark abhängig vom Koronarwiderstand, d. h. der Weite der Koronargefäße.

Der Koronarwiderstand hängt von extravasalen Faktoren und von intravasalen Faktoren ab. **Extravasale Faktoren** sind vor allem die Stärke und die Frequenz, mit der die durch das Myokard ziehenden Koronargefäße während der Systole komprimiert werden. Aufgrund der Architektur des Myokards nimmt die systolische Wandspannung – und damit die Kompression der intramuralen Koronararterien – von außen (subepikardial) nach innen (subendokardial) zu. Die subendokardialen Gefäße werden während der Systole zusätzlich noch durch den hohen intraventrikulären Druck komprimiert. Der subendokardiale Bereich ist daher der am stärksten durch eine Ischämie gefährdete Myokardbereich. Die Myokarddurchblutung im Subendokardbereich des linken Ventrikels kommt während der Systole fast zum Stillstand. Im rechten Ventrikel sind die intramyokardialen und intraventrikulären systolischen Drucke geringer, die systolische Drosselung der rechts-

ventrikulären Koronardurchblutung ist geringer ausgeprägt. Die Koronardurchblutung erfolgt dadurch vor allem während der Diastole, wenn also der intramurale Druck sehr gering ist. Während der Diastole steigt der intraventrikuläre Druck aufgrund der diastolischen Ventrikelfüllung, bis dann am Ende der Diastole der sog. ventrikuläre enddiastolische Druck (im linken Herzen = LVEDP) erreicht ist. Dieser diastolische intraventrikuläre Druckanstieg führt über eine Kompression der subendokardialen Gefäße zu einer im Laufe der Diastole abnehmenden Koronardurchblutung.

Als **intravasaler Faktor**, der die Koronardurchblutung beeinflusst, wird die autoregulative Gefäßeng- oder -weitstellung der Koronararterien bezeichnet. Auch eine Gefäßverengung durch eine Koronarstenose erhöht den Koronarwiderstand und drosselt die Koronardurchblutung.

> Koronarstenosen liegen in ca. 80–95% im Bereich der extramuralen Koronararterien und nur in ca. 5–20% im Bereich der intramuralen Koronararterien.

Ab einer ca. 40%igen Stenose einer Koronararterie nimmt die Koronarreserve distal der Stenose ab, denn distal der Stenose kommt es schon unter Ruhebedingungen zu einer kompensatorischen Vasodilatation. Liegt eine Koronarstenose von über 85% vor, ist die Koronarreserve ausgeschöpft, die Koronargefäße distal der Stenose sind schon in Ruhe maximal dilatiert und können bei Bedarf nicht mehr weiter dilatieren (aufgehobene Autoregulation). Bei einer sehr schweren Koronarstenose kann schon unter körperlicher Ruhe distal der Stenose eine myokardiale Mangelperfusion bestehen.

Koronarer Perfusionsdruck

Der diastolische koronare Perfusionsdruck der linksventrikulären Subendokardregion ergibt sich (falls keine Koronarstenose vorliegt) aus der Differenz des mittleren diastolischen Aortendrucks (MAP_{diast}) und dem linksventrikulären enddiastolischen Druck. Dem linksventrikulären enddiastolischen Druck (LVEDP) kann normalerweise der über einen Pulmonalarterienkatheter messbare pulmonalkapilläre Verschlussdruck (PCWP; Kap. 19.4.1, S. 430) gleichgesetzt werden (Kap. 19.4.2, S. 432).
Es gilt:

koronarer Perfusionsdruck = MAP_{diast} – LVEDP (bzw. PCWP)

Bei gesundem Koronarsystem (ohne stenotische Verengung) sollte der koronare Perfusionsdruck ca. 50–70 mm Hg betragen. Bei einer Koronarstenose sind die Autoregulationsmechanismen des Koronarsystems (s. o.) mehr oder weniger aufgehoben und die Durchblutung distal der Stenose wird vor allem direkt abhängig vom koronaren Perfusionsdruck. Distal einer Stenose fällt der Perfusionsdruck ab. Liegen Koronarstenosen vor, dann ist also ein höherer koronarer Perfusionsdruck notwendig (s. o.). Da ein Abfall des Perfusionsdrucks nun nicht mehr durch eine Vasodilatation kompensiert werden kann, kann die Koronardurchblutung bei einem Blutdruckabfall schnell vermindert werden und eine myokardiale Ischämie entstehen.

Herzfrequenz

Die Koronararterien werden vor allem während der Diastole durchblutet (s. o). Da bei einer Steigerung der Herzfrequenz vor allem die Dauer der Diastole verkürzt wird, bedeutet dies eine Verkürzung der diastolischen Koronardurchblutung. Bei einer Herzfrequenz von ca. 60/min beträgt der Anteil der koronarwirksamen Diastole am Herzzyklus ca. 60 %, bei einer Herzfrequenz von ca. 100/min sind dies nur noch ca. 40 % des Herzzyklus.

79.3 Herz-Lungen-Maschine

Bei den meisten Herzoperationen muss das Herz aus operationstechnischen Gründen vorübergehend völlig ruhig gestellt werden. Das Herz darf also seiner Pumpfunktion während der Operation am Herzen nicht mehr nachkommen. Deshalb wird hierbei eine sog. **Herz-Lungen-Maschine (HLM)** verwendet, also eine Apparatur, welche die Pumpfunktion des Herzens und die Gasaustauschfunktion der Lunge vorübergehend übernimmt (Abb. 79.2).

Anschluss der Herz-Lungen-Maschine

Vor Anschluss des Patienten an eine Herz-Lungen-Maschine werden die obere und untere Hohlvene mit je einem Band angeschlungen und es wird dann über den rechten Vorhof sowohl die V. cava inferior als auch die V. cava superior (sog. bikavaler Zugang) mit entsprechenden **Hohlvenenkanülen** kanüliert. Es kann auch nur der rechte Vorhof kanüliert werden (sog. atrialer Zugang; einfachste Methode). Das venöse Blut wird dann über ein Schlauchsystem in die Herz-Lungen-Maschine geleitet. Das Blut fließt hierbei passiv in die tiefer liegende Herz-Lungen-Maschine ab. Zusätzlich wird – nach Beginn der extrakorporalen Zirkulation – über einen sog. Vent (Ventrikelsauger) dasjenige venöse Blut aus dem linken Ventrikel kontinuierlich abgesaugt, das über die Vv. thebesii und die Bronchialvenen zum Teil direkt ins linke Herz fließt (s. u.). Würde kein Vent verwendet, dann käme es durch dieses venöse Blut langsam zu einer Überdehnung des linken Ventrikels. Der Vent wird zumeist über die Ventrikelspitze in den linken Ventrikel eingeführt. Alternativ kann der Vent auch über eine Pulmonalvene durch den linken Vorhof in den linken Ventrikel eingeführt werden. Außerdem wird noch mit einem sog. Koronarsauger Wundblut aus dem Operationsgebiet abgesaugt.

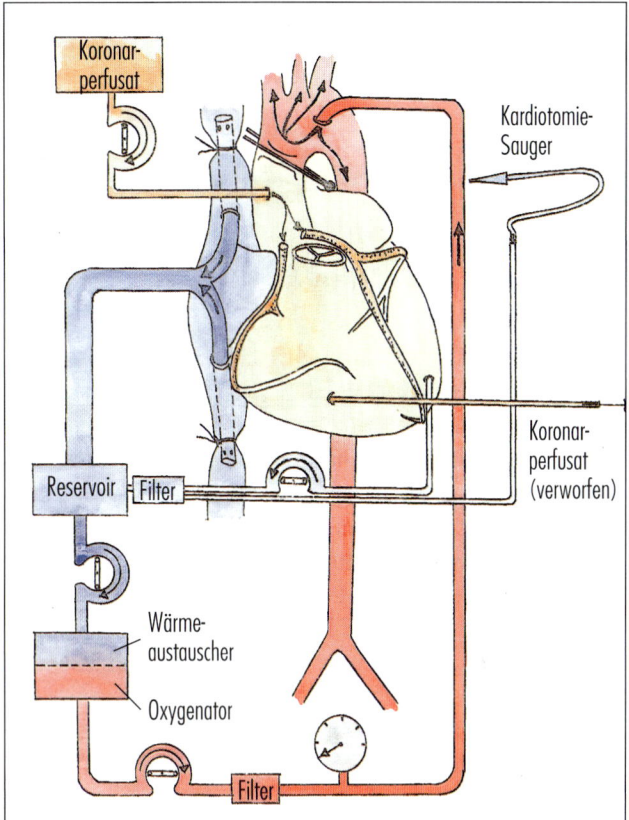

Abb. 79.2 Herz-Lungen-Maschine.

Detailwissen Erythrozytenschädigung

Insbesondere beim Absaugen von Blut kann es aufgrund der Sogwirkung zur mechanischen Schädigung der Erythrozyten – evtl. mit Hämolyse – kommen. Falls die Erythrozyten geschädigt, aber nicht zerstört werden, ist von einer Verkürzung der Erytrozytenüberlebenszeit auszugehen. Die verkürzte Überlebenszeit kann in der frühen postoperativen Phase dazu führen, dass der Hb-Wert abfällt, ohne dass eine Blutungsquelle vorliegt. Durch das Absaugen von Wundblut kann es auch zu einer mechanischen Schädigung der Thrombozyten kommen, wodurch evtl. postoperative Nachblutungen begünstigt werden können.

Vor Anschluss an die HLM ist auch die Aorta ascendens (oder selten die A. femoralis, z. B. bei einem Aortenbogenersatz) zu kanülieren. Das durch die Herz-Lungen-Maschine geleitete Blut wird dann wieder in die kanülierte Aorta (oder die A. femoralis) zurückgepumpt. Bei der Kanülierung der Aorta (oder der A. femoralis) können u. U. arteriosklerotische Plaques von der Gefäßwand abgelöst werden, wodurch eine arterielle Embolisation verursacht werden kann.

Beim Anschluss an die Herz-Lungen-Maschine wird normalerweise in folgender Reihenfolge vorgegangen:
- Anschlingung der oberen und unteren Hohlvene
- Antikoagulation mit Heparin (s. u.)
- Kanülierung der Aorta ascendens (selten der A. femoralis)

Anästhesie – Spezieller Teil

- Kanülierung der oberen und unteren Hohlvene
- Beginn der extrakorporalen Zirkulation im partiellen Bypass (s. u.)
- Einbringen des Vent
- totaler Bypass

Bestandteile der Herz-Lungen-Maschine

Oxygenatoren

In dem sog. **Oxygenator** der HLM werden die Gasaustauschfunktion der Lunge, also die Oxygenierung des Blutes mit Sauerstoff, sowie die Elimination von Kohlendioxid übernommen. Es kann zwischen Bubble-(Blasen-)Oxygenatoren und Membran-Oxygenatoren unterschieden werden.

Beim **Bubble-Oxygenator** werden meist ca. (4–)6 Liter Sauerstoff pro Minute direkt über die Poren einer sog. Diffusorplatte in das Blut eingeblasen. Damit in einem Bubble-Oxygenator ein ausreichender Gasaustausch stattfindet (und ein p_aO_2 von ca. 100–150 mm Hg erreicht wird), muss der Sauerstofffluss ungefähr so groß sein wie der Blutfluss (ca. [4–]6 l/min). Beim Bubble-Oxygenator blubbern kleine Sauerstoffbläschen mit einem Durchmesser von ca. 2–6 mm schäumend durch das Blut. Es entsteht ein direkter Sauerstoff-Blut-Kontakt. Die Kontaktoberfläche ist hierbei relativ groß, vor allem wenn kleinvolumige Bläschen eingeleitet werden. Der Gasaustausch findet statt, während die Sauerstoffbläschen durch das Blut aufsteigen. Sauerstoff diffundiert aus den Gasbläschen ins Blut und CO_2 diffundiert aus dem Blut in die Gasbläschen. Der CO_2- und O_2-Transfer können nicht getrennt gesteuert werden. Falls der p_aCO_2 stark abfällt, muss ggf. anstatt reinem Sauerstoff ein Gemisch von 95% O_2 und 5% CO_2 (Carbogen) in den Bubble-(Blasen-)Oxygenator geleitet werden. In einem sog. Entschäumer werden später die Gasbläschen wieder aus dem Blut entfernt. Die Gefahr der Embolisation von Gasbläschen ist dennoch vorhanden. In einem Bubble-Oxygenator wird das Blut relativ stark mechanisch geschädigt, sodass Bubble-Oxygenatoren bei längeren kardiochirurgischen Operationen möglichst nicht eingesetzt werden sollten. Insgesamt werden Bubble-Oxygenatoren zunehmend seltener eingesetzt, in vielen Kliniken werden sie nicht mehr verwendet.

Bei einem **Membran-Oxygenator** sind Blut- und Gasphase durch eine semipermeable Membran getrennt. Sauerstoff strömt durch die Membran in das venöse Blut, Kohlendioxid diffundiert aus der Blutphase durch die Membran in die Gasphase. Membran-Oxygenatoren können aus mehreren Plattenmembranen oder zahlreichen röhrenförmigen Kapillarmembranen (in deren Innerem die Blutphase strömt) bestehen. In einem Membran-Oxygenator wird das Blut relativ wenig mechanisch geschädigt, sodass Membran-Oxygenatoren bei längeren kardiochirurgischen Operationen Vorteile bieten. Membran-Oxygenatoren werden daher z. B. auch bei der **e**xtrakorporalen **M**embran-**O**xygenierung (ECMO) eingesetzt, die im Rahmen eines längerfristigen isolierten Lungenersatzes zur Anwendung kommt (z. B. bei Neugeborenen mit einer Lungenhypoplasie aufgrund einer Zwerchfellhernie oder einer ausgeprägten Lungenschädigung aufgrund einer schweren Mekoniumaspiration bzw. bei der Behandlung eines schwersten ARDS bei Erwachsenen). Beim Membran-Oxygenator können der CO_2- und der O_2-Transfer getrennt gesteuert werden. Da die Blut- und die Gasphase (im Gegensatz zum Bubble-Oxygenator; s. o.) getrennt sind, ist die Gefahr einer Embolisation kleiner Gasbläschen (s. o.) deutlich geringer.

> Im Oxygenator kann es zur mechanischen Schädigung von Erythro-, Thrombo- und Leukozyten sowie zur Beeinträchtigung der Blutgerinnung und zur Bildung von Thromben (evtl. mit Auslösung von Mikroembolisationen) kommen.

Rollerpumpe und Filter

Bei einer Herz-Lungen-Maschine übernimmt eine sog. **Rollerpumpe** die Funktion des Herzens und pumpt das Blut über eine Filtereinrichtung zurück in die kanülierte Aorta. Ausnahmsweise kann das Blut auch über die A. femoralis zurückgeleitet werden. Hierbei wird die Aorta retrograd perfundiert. Dieses Vorgehen wird z. B. gewählt, wenn an der Aorta operiert wird oder Probleme bei der Sternotomie wegen möglicher Verwachsungen mit dem Herzen vermutet werden. In diesen Fällen erfolgt die Kanülierung der A. femoralis bereits vor der Sternotomie.

Durch Verwendung einer üblichen Rollerpumpe wird ein kontinuierlicher (nicht pulsatiler Blutfluss) erzeugt. Oft wird versucht, einen pulsatilen Blutfluss (ähnlich wie bei einer normalen Herzaktion) zu erzeugen. Durch einen entsprechenden Steuerungsmechanismus der Rollerpumpe (abwechselnd schneller Anlauf der Rollerpumpe und kurz danach kurzfristiger Stillstand) kann ein pulsatiler Flow erzeugt werden. Ob durch einen pulsatilen Flow die Komplikationsrate bei Anwendung der HLM vermindert werden kann, ist allerdings weiterhin umstritten.

Beim Vorwärtspumpen vom Blut droht – im Unterschied zum Absaugen von Blut – keine wesentliche mechanische Beschädigung der Erythrozyten.

Durch die in den extrakorporalen Kreislauf integrierten Filter sollen fragmentierte Erythrozyten, Aggregate aus Erythro-, Thrombo- und/oder Leukozyten sowie Luftbläschen, Fettpartikel u. Ä. herausgefiltert werden. Luftembolien drohen vor allem bei Verwendung eines Bubble-Oxygenators (s. o.).

Bypass-Prinzip

> Fließt nach Kanülierung des Patienten sein zentralvenöses Blut anstatt durch Herz und Lungen durch die Herz-Lungen-Maschine und wird es von dort in eine große Körperarterie zurückgepumpt, dann wird von **extra**korporaler **Z**irkulation (= EKZ) bzw. von kardiopulmonalem Bypass (**Cardio**pulmonary **b**ypass; CPB) gesprochen.

Wird das gesamte venöse Blut über die Herz-Lungen-Maschine geleitet, dann handelt es sich um einen **totalen Bypass**. Hierbei sind die zuvor um die obere und untere Hohlvene geschlungenen Bänder um die Hohlvenenkanülen zugezogen, das gesamte venöse Blut fließt über die Hohlvenenkanülen in die Herz-Lungen-Maschine (Abb. 79.2). Lediglich das venöse Blut der Vv. thebesii und der Bronchialvenen fließt nicht direkt in die Herz-Lungen-Maschine, da diese Venen direkt in die Herzhöhlen, zum Teil in das linke Herz drainieren (Vv. thebesii = Vv. cordis minimae; kleine, direkt in die Hohlräume des Herzens einmündende Venen). Aus dem linken Ventrikel wird dieses venöse Blut über den sog. Vent (Ventrikelsauger) abgesaugt.

Während des totalen Bypasses wird die Lungenfunktion von der HLM übernommen. Die Lunge wird nicht mehr durchblutet. Der Patient braucht nicht beatmet zu werden. Die Beatmung würde den Operateur außerdem stören.

Vor Beginn (und nach Beendigung) des totalen Bypasses wird für einige Minuten ein sog. teilweiser (= partieller) Bypass vorgenommen. Bei einem **partiellen Bypass** wird nur ein Teil des venösen Blutes durch die Herz-Lungen-Maschine geleitet, der andere Teil wird noch vom rechten Herzen durch die Lungen zum linken Herzen gepumpt. Die venösen Kanülen sind zwar schon in die V. cava superior und inferior eingeführt, die um die Hohlvenen geschlungenen Bänder sind jedoch noch nicht zugezogen (Abb. 79.2). Während des partiellen Bypasses, der zu Beginn der Operation durchgeführt wird und meist nur wenige Minuten dauert, wird zumeist eine Unterkühlung des Patienten begonnen (auf ca. 32–28 °C; s. u.). Außerdem wird in dieser Phase der Vent eingebracht. Während des partiellen Bypasses wird der Patient mit 100% Sauerstoff beatmet, evtl. zuvor zugeführtes Lachgas ist nun abzuschalten.

Myokardprotektive Maßnahmen

Da während einer Herzoperation unter Einsatz der HLM die Koronararterien nicht durchblutet sein dürfen, wird die Aortenwurzel mit einer sog. Aortenklemme abgeklemmt (Abb. 79.2). Das von der HLM in die kanülierte Aorta zurückgepumpte Blut kann damit nicht retrograd in die Aortenwurzel und in die dort entspringenden Koronararterien fließen. Aufgrund dieser Nichtdurchblutung der Koronararterien droht allerdings eine ischämische Schädigung der Herzmuskulatur. Um die Ischämietoleranz des Herzens zu erhöhen, müssen sog. myokardprotektive Maßnahmen durchgeführt werden. Hierzu wird das Herz mit eisgekühlter Ringer-Laktat-Lösung oder mit eisgekühlter 0,9%iger NaCl-Lösung übergossen (Myokardhypothermie auf ca. 15 °C).

Kardioplegische Lösung

Außerdem wird noch eine spezielle, ebenfalls eisgekühlte, sog. kardioplegische Lösung über die Aortenwurzel ins Koronarsystem gepresst (= Koronarperfusat). Besteht allerdings eine deutliche Insuffizienz der Aortenklappe, muss die kardioplegische Lösung direkt in die aus der Aortenwurzel abgehenden Koronararterien infundiert werden, da das Koronarperfusat sonst in den linken Ventrikel zurückfließen würde (und über den Vent mit abgesaugt werden müsste; s. o.). Normalerweise werden ca. 2–3 Liter kardioplegische Lösung über mindestens 8 Minuten infundiert. Während hierzu initial ein Perfusionsdruck von ca. 110 mm Hg verwendet wird, wird dieser Druck nach Eintritt des Herzstillstandes auf ca. 50 mm Hg reduziert. Die Kardioplegie-Lösung fließt über den Sinus coronarius in den rechten Vorhof ab und wird dort über die Kanülen der HLM mit abgesaugt. Falls es sich um eine lange Bypass-Zeit handelt, muss die Infusion der Kardioplegie-Lösung ggf. wiederholt werden. Diese kardioplegische Lösung erzeugt (innerhalb von ca. 30–60 Sekunden) einen schlaffen, diastolischen Herzstillstand (= Kardioplegie) und senkt den Stoffwechsel der Herzmuskulatur. Welche **Zusammensetzung** eine kardioplegische Lösung haben soll, ist nicht verbindlich geklärt. Zumeist wird eine hyperkaliämische Lösung (zur Erzeugung eines diastolischen Herzstillstandes) verwendet. Der Kardioplegie-Lösung werden zur Aufrechterhaltung des (aeroben und anaeroben) Myokardstoffwechsels Substrate zur Energiegewinnung sowie Puffersubstanzen zur Abpufferung der entstehenden Azidose zugemischt. Um das drohende Myokardödem zu minimieren, ist die kardioplegische Lösung hyperton (s. auch Kap. 24.3.4, S. 536). Häufig wird die Kardioplegie-Lösung nach »Bretschneider« eingesetzt.

Obwohl die Einführung der hyperkaliämischen Kardioplegie-Lösung einen Meilenstein in der Myokardprotektion darstellte, wird immer wieder versucht, deren Zusammensetzung, deren Verabreichungstemperatur und Applikationsform weiter zu optimieren. Während hyperkaliämische Kardioplegie-Lösungen zu einem Depolarisationszustand der Membranen führen, werden inzwischen auch Lösungen untersucht, die zu einer Hyperpolarisation der Membranen führen (Cohen et al. 1995). Daneben werden z. B. auch nifedipinhaltige Kardioplegie-Lösungen geprüft (Trubel 1994). Seit einigen Jahren wird auch intensiv untersucht, ob eine warme Kardioplegie (35–37 °C) möglich ist. Hierbei wird das Herz mit Blut (das einen gewissen Prozentsatz an Kardioplegie-Lösung enthält) perfundiert. Erste Studien scheinen viel versprechend (Mauney u. Kron 1995; Tönz et al. 1995; Lichtenstein et al. 1991). Allerdings gibt es auch kritische Stimmen (Birdi et al. 1995; Mora et al. 1996) – insbesondere wird argumentiert, dass hierbei das Risiko postoperativer neuropsychologischer Defizite erhöht sein könnte.

Normalerweise wird eine sog. **anterograde Kardioplegie** durchgeführt (s. o.), d. h. die in die Aortenwurzel injizierte Kardioplegie-Lösung gelangt von dort in die Koronararterien. Die Kardioplegie-Lösung fließt also in gleicher Flussrichtung wie der normale koronare Blutstrom. Gegebenenfalls kann auch eine sog. **retrograde Kardioplegie** durchgeführt werden. Hierbei wird die Kardioplegie-Lösung über den Sinus coronarius entgegen der normalen koronaren Blutflussrichtung in die Koronararterien eingebracht. Die retrograde Kardioplegie wird vor allem dann zusätzlich empfohlen, wenn die anterograde Kardioplegie nicht alle Koronarbereiche erreicht, z. B. bei schwerer Koronarsklerose. Zum Teil wird inzwischen auch die alleinige retrograde Kardioplegie empfohlen.

Zusätzlich zur Kardioplegie und zur lokalen Kühlung des Herzens wird normalerweise das in die Aortenwurzel (oder die A. femoralis) zurückgepumpte Blut in der Herz-Lungen-Maschine noch unterkühlt. Dadurch wird eine allgemeine Hypothermie erzeugt (s. u.).

> Trotz dieser myokardprotektiven Maßnahmen droht während der extrakorporalen Zirkulation eine Myokardschädigung. Sie entsteht insbesondere bei Kammerflimmern, unzureichender Perfusion des Myokards, Embolisationen in das Koronarsystem sowie einer schlechten Steuerung des Vent mit Überdehnung oder Kollaps des linken Ventrikels während der extrakorporalen Zirkulation. Ein Kammerflimmern steigert den myokardialen Sauerstoffbedarf und erhöht die myokardiale Wandspannung, sodass vor allem die subendokardiale Myokardperfusion gedrosselt wird. Kammerflimmern ist daher so schnell wie möglich entweder in einen Herzstillstand, z. B. durch Perfusion mit kardioplegischer Lösung (zu Operationsbeginn) oder in einen Sinusrhythmus durch interne Defibrillation (am Operationsende) zu überführen.

Weitere Maßnahmen und Einstellungen bei Verwendung einer HLM

Priming-Volumen und Hämodilution

Die Herz-Lungen-Maschine muss – vor Anschluss an den Patienten – mit einem sog. Priming-Volumen vorgefüllt werden. Normalerweise beträgt das Priming-Volumen bei Erwachsenen ca. 2–4 Liter Flüssigkeit. Während früher die Herz-Lungen-Maschine mit Fremdblut vorgefüllt wurde, werden inzwischen hierfür unterschiedliche isotone Elektrolytlösungen verwendet, evtl. mit Zusatz von Hydroxyäthylstärke, Albumin

(5%), Glukose (5%), Natriumbikarbonat, Mannitol o. Ä. Hierdurch kommt es zu einer Hämodilution des Patientenblutes (mit Verbesserung der rheologischen Eigenschaften, was insbesondere bei einer Hypothermie erwünscht ist). Der Hkt-Wert kann hierbei meist problemlos bis auf einen Wert von 25–20 g/dl abfallen.

> Damit es jedoch nicht zu einer zu starken Hämodilution kommt, sollte das Priming-Volumen maximal 30–40% des körpereigenen Blutvolumens ausmachen.

Lediglich bei Patienten, die bereits präoperativ einen relativ niedrigen Hkt-Wert aufweisen, wird dem Priming-Volumen Blut zugesetzt, um eine zu starke Hämodilution zu vermeiden. Auch bei Kleinkindern, bei denen das körpereigene Blutvolumen im Verhältnis zum notwendigen Priming-Volumen relativ gering ist, muss Blut zugesetzt werden.

Die erzielte Hämodilution verbessert die Fließeigenschaften (Rheologie) des Blutes und damit die Organdurchblutung. Dies ist insbesondere bei einer Hypothermie von Vorteil, denn unter zunehmender Hypothermie verschlechtert sich die Rheologie des Blutes. Aufgrund dieser Hämodilution mit blutfreiem Priming-Volumen, aber auch aufgrund des perioperativen Einsatzes der maschinellen Autotransfusion (Kap. 24.2.8, S. 532) sowie der inzwischen häufig durchgeführten präoperativen Eigenblutspende (Kap. 24.2.8, S. 530) und der postoperativen Aufbereitung und Retransfusion von Drainageblut (Kap. 24.2.8, S. 533) ist es möglich, viele Herzoperation unter Verwendung der Herz-Lungen-Maschine ohne Fremdblutgabe durchzuführen. Zusätzlich wird zum Teil auch eine präoperative isovolämische Hämodilution durchgeführt. Beispielsweise wurde vor koronaren Bypass-Operationen eine erfolgreiche isovolämische Hämodilution (Abnahme von 12 ml/kg KG Blut, Abfall des Hb-Wertes bis auf ca. 10 g/dl) beschrieben (Spahn et al. 1996).

Blutfluss

Von der Herz-Lungen-Maschine muss der Patientenkreislauf mit einem Blutfluss perfundiert werden, der so hoch ist, dass die Organe suffizient mit Sauerstoff versorgt werden. Der normale Sauerstoffbedarf des Körpers beträgt in Ruhe ca. 4 ml/kg KG/min, beim Erwachsenen also ca. 250–300 ml/min. Nicht mit allen modernen Oxygenatoren ist es problemlos möglich, diese Sauerstoffmenge pro Zeiteinheit sicherzustellen. Da außerdem durch das zumeist blutfreie Priming-Volumen eine Hämodilution (Abfall des Hkt-Wertes auf ca. 25 g/dl mit Erniedrigung der Sauerstofftransportkapazität) zu beachten ist, droht bei Normothermie u. U. eine ungenügende Sauerstoffversorgung des Patienten. Aus diesen Gründen wird normalerweise während der EKZ die Körpertemperatur gesenkt und damit der Sauerstoffbedarf verringert (s. u.). Bei Normothermie sollte die übliche Blutflussrate der Herz-Lungen-Maschine 2,2–2,6 l/min/m^2 betragen. Die Blutflussrate der HLM kann je nach Körpertemperatur und arteriellen Blutgasen variiert werden. Bei Hypothermie kann sie deutlich vermindert werden. Eine Steigerung des Blutflusses der Herz-Lungen-Maschine ist jedoch nur bedingt möglich.

Wärmeaustauscher und Hypothermie-Einstellung

Während einer Operation unter Verwendung einer Herz-Lungen-Maschine wird normalerweise das Blut (und damit der Patient) mithilfe eines in die Herz-Lungen-Maschine integrierten **Wärmeaustauschers** zusätzlich auf eine gewünschte Temperatur gekühlt (und später wieder erwärmt). Wärmeaustauscher stellen (normalerweise) in den Oxygenator integrierte Metallspiralen dar, die mit Wasser durchspült werden. Durch Änderung dieser Wassertemperatur kann das an den Metallspiralen des Wärmeaustauschers vorbeifließende Blut initial ggf. schnell abgekühlt und später auch wieder erwärmt werden und es ist so möglich, die gewünschte Bluttemperatur einzustellen. Wärmeaustauscher und Oxygenator stellen also eine Konstruktionseinheit der HLM dar. Da beim späteren Wiedererwärmen des Blutes die Löslichkeit von O_2 und CO_2 abnimmt, können sich u. U. kleine Gasbläschen im Blut bilden. Deshalb muss der Entschäumer [s. o.] stets hinter dem Wärmeaustauscher eingebaut sein. Bei einer Unterkühlung des Patienten nimmt der Sauerstoffbedarf des Körpers ab. Pro Erniedrigung der Körpertemperatur um 1 °C nimmt der Sauerstoffverbrauch um ca. 7% ab. Daher kann auch der Blutfluss der HLM pro Abkühlung um 1 °C um ca. 7% vermindert werden. Bei einer Erniedrigung der Körpertemperatur um 7 °C (auf 30 °C) nimmt der Sauerstoffbedarf des Körpers um ca. 50% des Normalwertes bei Normothermie (37 °C) ab.

> Bei einer Körpertemperatur von 37–32 °C wird von einer milden (leichten) Hypothermie, bei einer Körpertemperatur von 32–28 °C wird von einer mäßigen (moderaten, mittleren) Hypothermie, bei einer Temperatur von 28 bis 18 °C von einer tiefen Hypothermie und bei einer Temperatur von 4–18 °C wird von einer ausgeprägten (profunden) Hypothermie gesprochen. Kardiochirurgische Operationen unter Verwendung der Herz-Lungen-Maschine werden meist in mäßiger Hypothermie (32–28 °C) durchgeführt.

Inzwischen wird in manchen Zentren nur noch in milder Hypothermie (ca. 34 °C) oder gar in Normothermie operiert. Eine Operation bei Normothermie scheint mit einem vergleichbaren oder sogar geringeren Risiko verbunden zu sein als eine Operation in Hypothermie (The warm 1994; Wong et al. 1992; McLean et al. 1994; Singh et al. 1995; Vaughn 1993; Martin et al. 1992). In wenigen Studien wird diese Aussage allerdings nicht bestätigt (Martin et al. 1994).

Abhängig vom durchzuführenden Eingriff kann eine kardiochirurgische Operation auch unter totalem Herz-Kreis-lauf-Stillstand durchgeführt werden. Hierbei ist eine profunde Hypothermie notwendig. Mit zunehmender Unterkühlung des Körpers wird die Ischämietoleranz länger. Bei einer Körpertemperatur von beispielsweise 18–20 °C kann ein bis zu 60 Minuten dauernder totaler Herz-Kreislauf-Stillstand toleriert werden (während z. B. bei einer mäßigen Hypothermie ggf. ein 10- bis 15-minütiger Kreislaufstillstand toleriert wird).

Bei zunehmender Unterkühlung nimmt zwar der Sauerstoffbedarf des Körpers ab, gleichzeitig verschiebt sich aber die Sauerstoffdissoziationskurve nach links und die O_2-Abgabe ans Gewebe verschlechtert sich. Außerdem verschlechtert sich die Rheologie des Blutes. Die Löslichkeit von O_2 und CO_2 nimmt zu, die entsprechenden Partialdrücke fallen ab. Der pH-Wert nimmt aufgrund der geringeren Dissoziation von Wassermolekülen (mit H^+-Bildung) zu (Kap. 20.2, S. 441).

Antikoagulation

In der Herz-Lungen-Maschine kommt das Blut mit Fremdoberflächen in Kontakt. Um hierdurch evtl. bedingte Gerinnungsprozesse mit Thrombenbildung und Embolisationen und um letztlich auch einen Verbrauch des Gerinnungspotenzials zu verhindern, muss der Patient vor der Kanülierung der Gefäße und kurz vor Anschluss an die Herz-Lungen-Maschine ein Antikoagulans erhalten. **Heparin** ist hierfür weiterhin das am besten geeignete Antikoagulans (Rinder 1996). Initial sollte der Patient mit ca. 300 (200–400) IE/kg KG Heparin antikoaguliert (vollheparinisiert) werden. Ist wegen initial niedrigem Hb-Wert ausnahmsweise ein Blut-Priming notwendig, dann sind je Blutkonserve, die dafür benötigt wird, zusätzlich ca. 2 000–2 500 IE Heparin zuzusetzen. Auch falls während der EKZ eine Bluttransfusion notwendig wird, sind pro Konserve ca. 2 000–2 500 IE Heparin zu verabreichen. Bei zu geringer Heparinisierung droht eine überschießende Aktivierung des Gerinnungssystems, eine disseminierte intravasale Gerinnung mit Verbrauch des körpereigenen Gerinnungspotenzials und anschließender, unkontrollierter Blutungsneigung aufgrund einer Verbrauchskoagulopathie. Bei zu hoher Heparinisierung kann die Gerinnungsfunktion beeinträchtigt werden und es können Blutungen auftreten (vor allem Hirnblutungen). Da die individuell notwendige Heparin-Dosierung deutlich schwanken kann, wird die Wirkung der Heparinisierung mithilfe des sog. **ACT-Tests** (der **A**ctivated **C**lotting **T**ime) kontrolliert. Hierzu wird zumeist das automatische Hemochron-Gerät verwendet (Abb. 79.3). Hierbei müssen 2 ml Vollblut luftblasenfrei in ein Spezialröhrchen injiziert werden. Sofort danach wird die Zeitmessung des Hemochron-Gerätes gestartet, das Röhrchen wird nun ca. 5 Sekunden lang geschüttelt und anschließend in die Messkammer des Hemochron-Gerätes gesteckt. In dem Spezialröhrchen befindet sich ein kleiner Stabmagnet. Im Messgerät wird das Röhrchen um die eigene Achse rotiert, während ein externes Magnetfeld den

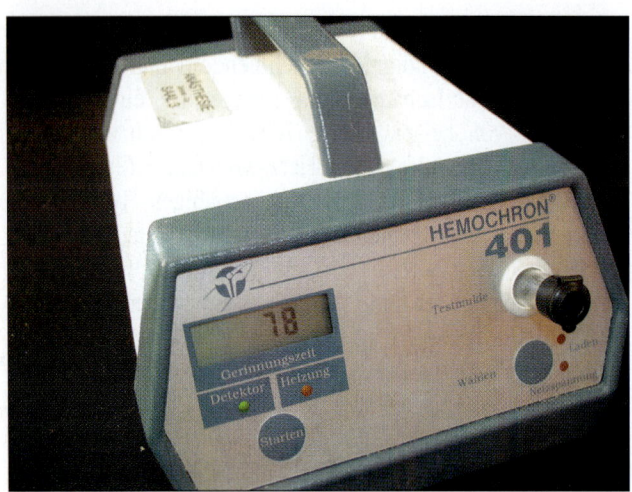

Abb. 79.3 Hemochron-Gerät zur Bestimmung der Activated Clotting Time (ACT), nähere Erklärungen s. Text.

kleinen Stabmagneten im Röhrchen in fester Position ausrichtet. Haben sich genügend Fibrinfädchen gebildet, wird der im Magnetfeld ausgerichtete Magnet bei den Rotationen des Röhrchens mitgezogen. In diesem Moment wird die Zeitmessung gestoppt. Bei Beendigung der Messung zeigt das Gerät den entsprechenden ACT-Wert in Sekunden an. Inzwischen stehen auch andere vergleichbare Messgeräte zur Verfügung.

> Der Normalwert der ACT liegt bei ca. 105–165 Sekunden. Der ACT-Wert muss bereits vor Anschluss an die Herz-Lungen-Maschine bestimmt werden und muss (abhängig vom Hersteller des Oxygenators) meist über (400–)480 Sekunden betragen, bevor der extrakorporale Bypass begonnen werden darf. Während der EKZ sollte ein Wert von ca. 500(400–600) Sekunden angestrebt werden.

Der ACT-Wert sollte ungefähr alle 30 Minuten kontrolliert, und bei Abfall unter (400–)480 Sekunden muss Heparin (ca. $^1/_3$ der Initialdosis) nachinjiziert werden (meist nach 60–90 Minuten). Die Halbwertszeit von Heparin beträgt ca. 1,5 Stunden. Es ist jedoch zu beachten, dass die Wirkungsdauer von Heparin durch eine Hypothermie verlängert wird. Durch Unterkühlung wird der ACT-Wert erhöht. Während der späteren Aufwärmphase wird der ACT-Wert dagegen temperaturbedingt etwas verkürzt. Insbesondere Patienten, die schon präoperativ unter einer Dauertherapie mit Heparin standen, sprechen möglicherweise geringer auf Heparin an, sodass eine Dosierung bis zum Doppelten der üblichen Heparin-Dosis notwendig sein kann, um die gewünschte ACT-Zeit zu erzielen. Ist trotz ausreichender Heparin-Gabe keine zufrieden stellende Verlängerung der ACT-Zeit zu erreichen, dann kann ggf. die Gabe von AT-III (Kap. 23.9.3, S. 505) erwogen werden. Bei Patienten mit bereits präoperativ erniedrigten AT-III-Werten sollte routinemäßig AT-III substituiert werden.

Nach Beendigung der EKZ und nach Entfernung der Kanülen wird die Heparin-Wirkung durch die Gabe von **Protaminsulfat** (Kap. 23.9.2, S. 505) antagonisiert und ein dem Ausgangswert entsprechender ACT-Wert angestrebt. Mit dem ACT-Wert kann die Heparin-Antagonisierung lediglich grob orientierend überprüft werden. Wird zu wenig Protamin verabreicht, dann sind die ACT (sowie die partielle Thromboplastinzeit [PTT] und die Thrombinzeit [TZ]) verlängert. Wird zu viel Protamin verabreicht, dann ist die PTT verlängert, nicht jedoch die TZ. Bei der Protamin-Gabe (insbesondere bei Wiederholungsdosen) ist auf eine langsame Injektion und Kreislaufüberwachung zu achten. Protamin sollte möglichst als Kurzinfusion verabreicht werden. Durch Protamin können öfters anaphylaktoide Reaktionen ausgelöst werden (Kap. 23.9.3, S. 505). Vor allem bei schneller Verabreichung drohen Blutdruckabfall und Tachykardie. Außerdem kann es zu einem Anstieg des pulmonalvaskulären Widerstands, evtl. mit Anstieg des ZVD oder gar einer Rechtsherzinsuffizienz kommen.

Spezielle Bypassformen

Neben dem oben beschriebenen totalen Bypass und dem partiellen Bypass kann in bestimmten Situationen auch ein isolierter Linksherz-Bypass, ein isolierter Rechtsherz-Bypass, ein linker atriofemoraler Bypass oder ein femoro-femoraler Bypass durchgeführt werden.

Ein **Linksherz-Bypass** kann bei einem isolierten Pumpversagen des linken Ventrikels eingesetzt werden. Das arterialisierte Blut des linken Vorhofs wird über eine entsprechende Pumpe (unter Umgehung des linken Ventrikels) in die Aorta ascendens oder die A. femoralis gepumpt.

Ein **Rechtsherz-Bypass** kann bei einem isolierten Pumpversagen des rechten Ventrikels eingesetzt werden. Das venöse Blut des rechten Vorhofs wird über eine entsprechende Pumpe in den Stamm der A. pulmonalis (oder nach maschineller Oxygenierung in den linken Vorhof) zurückgepumpt.

Ein **linker atrio-femoraler Bypass** kann bei einer Operation an der Aorta descendens eingesetzt werden. Ein Teil des arterialisierten Blutes des linken Vorhofs wird über eine entsprechende Pumpe in die A. femoralis (distal des ausgeklemmten Aortenabschnitts) gepumpt. Dadurch wird die Perfusion des Körpers in der unteren Körperhälfte aufrechterhalten. Die Perfusion oberhalb der Aortenabklemmung erfolgt durch das vom linken Herzen noch ausgeworfene Herzminutenvolumen.

Beim sog. **femoro-femoralen Bypass** wird ein Teil des venösen Blutes der kanülierten V. femoralis durch die Herz-Lungen-Maschine geleitet und in die A. femoralis zurückgepumpt. Ein femoro-femoraler Bypass kann z.B. zur vorübergehenden Entlastung des Herzens bei einem Low-cardiac-output-Syndrom (z.B. beim schwierigen Abgang von der HLM oder im Rahmen eines akuten Myokardinfarkts) zur

Entlastung des Herzens durchgeführt werden. Auch bei einer massiven Dilatation der Aorta ascendens oder bei einer vorausgegangenen Herzoperation mit starken Verwachsungen zwischen Sternum und Herz kann ein femoro-femoraler Bypass angelegt werden, um so das Risiko zu vermindern, dass es bei der medianen Sternotomie zu Verletzungen von Aorta ascendens oder Herz mit massiven Blutungen kommt.

79.4 Praktische Durchführung von Narkosen bei herzchirurgischen Patienten

79.4.1 Präoperative Visite und Prämedikation

Untersuchungen

Im Rahmen der präoperativen Visite (Kap. 2, S. 7) ist ein kardiochirurgischer Patient vom Anästhesisten sorgfältig körperlich zu untersuchen. Besondere Aufmerksamkeit muss der zugrunde liegenden Herzerkrankung gelten (Kap. 40, S. 665). Es sollten die in Tabelle 79.1 aufgeführten laborchemischen und apparatetechnischen Untersuchungen bereits vorliegen. Diese müssen eingehend bewertet werden. Da es sich bei den meisten Herzoperationen um geplante Eingriffe handelt (die mittlere Wartezeit auf eine Herzoperation beträgt zumeist mehrere Wochen), besteht genügend Zeit, alle geforderten Voruntersuchungen durchzuführen.

Anamnese und medikamentöse Einstellung

Bei der Anamneseerhebung ist detailliert nach den aktuellen Herzbeschwerden, der kardialen Belastbarkeit sowie nach der **medikamentösen Dauertherapie** zu fragen. Die Patienten sind häufig mit einem Digitalis-Präparat, einem Diuretikum, einer Hochdruckmedikation und/oder z.B. einem Antiarrhythmikum eingestellt. Auf eine eventuelle diuretikabedingte Hypokaliämie ist zu achten, da (vor allem digitalisierte) Patienten bei einer Hypokaliämie zu Herzrhythmusstörungen neigen. Nimmt der Patient einen β-Blocker oder ein Antihypertensivum ein, sollten diese Medikamente vor der Operation nicht abgesetzt werden. Bei plötzlichem Absetzen z.B. einer **Hochdruckmedikation** kann es zu unerwünschten, überschießenden Blutdruckanstiegen (einem Rebound-Phänomen) kommen. Auch **Nitroglycerin-Präparate** (z.B. Nitrolingual), die diese Patienten wegen ihrer pektanginösen Beschwerden zumeist einnehmen, müssen bis zum Operationstermin verabreicht und perioperativ weitergeführt werden. Diese Patienten sollten Nitrokapseln oder ein Nitrospray auch in der unmittelbar präoperativen Phase stets griffbereit haben, auch beim Transport in den Operationsbereich, sodass sie sich

Tab. 79.1 Untersuchungen, die vor einer Herzoperation zu fordern sind.

- Blutbild (Hb/Hkt, Leukozyten)
- Elektrolytwerte (Na$^+$, K$^+$, Cl$^-$, Ca^{++})
- Blutzuckerkonzentration
- Harnstoff/Kreatinin
- Gesamteiweiß
- Gerinnungsstatus (einschließlich Thrombozyten, AT-III-Konzentration)
- Leberwerte
- arterielle Blutgasanalyse
- Blutgruppe/Kreuzblut
- EKG
- Thoraxröntgenaufnahmen in 2 Ebenen
- Echokardiographie
- Koronarangiographie (Befund und Film; vor allem EF? [vgl. Tab. 21.6], Wandbeweglichkeitsstörungen? [vgl. Tab. 21.1], Koronarstenosen?)
- ggf. Herzenzyme
- Lungenfunktionsprüfung
- dopplersonographische Untersuchung der Aa. carotis
- neurologisches Konsil
- HNO-/zahnärztliches Konsil (zum Ausschluss von Eiterherden, vor allem vor einer Herzklappenoperation wichtig)
- Urinstatus

bei pektanginösen Beschwerden sofort Nitroglycerin verabreichen können. Auch eine Therapie mit einem Calciumantagonisten oder einem Antiarrhythmikum sollte nicht unmittelbar präoperativ abgesetzt werden. Dagegen muss eine eventuelle **Marcumar-Therapie** ausreichend lange vor der Operation unterbrochen werden. Ist eine Therapie mit Antikoagulanzien jedoch unbedingt notwendig, muss auf Heparin umgestellt werden. **Thrombozytenaggregationshemmer** wie Acetylsalicylsäure (bzw. nicht steroidale Antirheumatika) sollten >3 Tage (bzw. 1–2 Tage) präoperativ abgesetzt werden, um das perioperative Blutungsrisiko nicht zu erhöhen. Ist wegen einer Notfalloperation ein rechtzeitiges Absetzen nicht möglich, sollte ggf. ein Thrombozytenfunktionstest durchgeführt werden. Bei gestörter Thrombozytenfunktion empfiehlt sich die Gabe von Desmopressin (Minirin) in einer Dosierung von ca. 0,3(–0,4) μg/kg KG alle 12 Stunden (Kap. 16.2.1, S. 330). Falls vertretbar, sollten **Digitalis-Präparate** ca. 2 (Digoxin) bis 5 Tage (Digitoxin) vor der Operation abgesetzt werden. Bei einer Digitalisierung besteht das erhöhte Risiko perioperativer Rhythmusstörungen, da im Rahmen eines kardiopulmonalen Bypasses oft eine Hypokaliämie auftritt. Bei digitalisierten Patienten muss eine niedrige Kaliumplasmakonzentration (präoperativ < 4,0 mmol/l) unbedingt vermieden werden, da hierdurch toxische Digitalis-Wirkungen begünstigt werden. Bei manifester Herzinsuffizienz oder Vorhofflimmern sollte eine Digitalisierung aber bis zum Operationstermin fortgeführt werden. Um eine Überdosierung sicher vermeiden zu können, ist die Digitalisplasmakonzentration zu bestimmen.

Auch **Diuretika** sollten, falls vertretbar, einige Tage vor einer Herzoperation abgesetzt werden. Bei einer Diuretikatherapie droht die Gefahr von Hypokaliämie und Hypovolämie mit Begünstigung von Herzrhythmusstörungen und hypotensiven Phasen.

Infektionsprophylaxe

Um das Risiko perioperativer Infektionen zu minimieren (insbesondere bei einer Herzklappenoperation), müssen mögliche Infektionsherde erkannt und therapiert werden. Insbesondere müssen superinfizierte Mykosen (vor allem submammär bei Frauen, inguinal bei Männern) oder kariöse Zähne zuvor saniert werden. Auch Entzündungen im Bereich der Nasennebenhöhlen sind vorher zu sanieren. Bei Routineeingriffen wird normalerweise zum Hautschnitt sowie 8 und 16 Stunden danach ein Antibiotikum (z. B. 2 g Cefotiam; Spizef) verabreicht.

Prämedikation

Bei der Verordnung der Prämedikation ist insbesondere bei aufgeregten Patienten mit guter Ventrikelfunktion (Kap. 41.1, S. 682) auf eine adäquate anxiolytische und sedierende Wirkung zu achten. Bei unzureichender Dosierung droht eine stressbedingte Herzfrequenz- und Blutdrucksteigerung in der unmittelbaren präoperativen Phase, wodurch die engen kardialen Reserven u. U. überschritten werden könnten. Insbesondere bei Patienten mit schwerer Koronarsklerose oder schwerer Mitralstenose könnte dies evtl. fatale Folgen haben. Andererseits muss bei Patienten mit schlechter Ventrikelfunktion (Kap. 41.1, S. 682) eine zu starke Sedierung mit Beeinträchtigung von Kreislauf und Atmung vermieden werden. Zum Teil wird bei prämedizierten Patienten ein signifikanter Abfall der arteriellen Sauerstoffsättigung beschrieben. Öfters traten hierunter auch neue EKG-Veränderungen auf (Marjot u. Valentine 1990).

Als Schlafmedikation für die präoperative Nacht hat sich ein **Benzodiazepin** wie z. B. Flunitrazepam (Rohypnol; [0,015–]0,03 mg/kg KG = [1–]2 mg beim Erwachsenen oral, Kap. 5.2.3, S. 119) bewährt. Auch zur Prämedikation unmittelbar vor der Operation hat sich der anxiolytische Effekt eines Benzodiazepins gut bewährt. Bei Erwachsenen werden hierzu oft z. B. (1–)2 mg Flunitrazepam oral verabreicht. Auf Atropin sollte im Rahmen der Prämedikation wegen der dadurch drohenden Tachykardie verzichtet werden. Nur im Ausnahmefall, z. B. bei einer Bradykardie im Rahmen der Narkoseeinleitung, sollte bei kardiochirurgischen Patienten Atropin verabreicht werden. Bei kardiochirurgischen Patienten wird öfters im Rahmen der Prämedikation auch **Clonidin** (z. B. 2 µg/kg KG subkutan) empfohlen (Kap. 23.1, S. 482). Dadurch kann der intraoperative Anästhetikabedarf gesenkt, die präoperative sympathikotone Reaktion vermindert und pektanginösen Beschwerden kann vorgebeugt werden. Allerdings ist nach perioperativer Gabe von α_2-Agonisten (z. B. Dexme-

detomidin) auch eine erhöhte Neigung zu Blutdruckabfällen während des kardiopulmonalen Bypasses beschrieben (Jalonen et al. 1997).

> Bei Patienten mit schlechter Ventrikelfunktion (schwerer Herzinsuffizienz; Kap. 41, S. 681) muss die Prämedikation vorsichtig dosiert werden bzw. es muss ganz darauf verzichtet werden, um jegliche negative Beeinträchtigung der engen kardiopulmonalen Reserven zu vermeiden.

Klassifikation

Im Rahmen der präoperativen Visite sollte der Patient anhand von Anamnese, klinischer Untersuchung und vorliegenden Befunden noch klassifiziert werden. Für die Einschätzung des Gesundheitszustandes bietet sich die ASA-Klassifikation (Tab. 2.3; S. 10), für die Beurteilung der kardialen Leistungsfähigkeit die NYHA-Klassifikation (Tab. 41.2; S. 683) und zur Beurteilung des Schweregrades einer Angina pectoris bietet sich die CCS-Klassifikation (Tab. 40.1, S. 682) an. Daneben gibt es noch eine Reihe weitere Klassifikationssysteme (Scoringsysteme), mit denen versucht wird, das perioperative kardiochirurgische Risiko zu quantifizieren.

Eigenblutspende

Im Rahmen der Prämedikation ist auch zu klären, ob der Patient präoperativ Eigenblut gespendet hat. Vor kardiochirurgischen Operationen wird zunehmend öfters eine Eigenblutspende durchgeführt (Kap. 24.2.8, S. 529). Es konnte beispielsweise gezeigt werden, dass bei Männern, die sich einer koronaren Bypass-Operation unterziehen müssen, durch eine präoperative Eigenblutspende eine signifikante Einsparung von Fremdbluttransfusionen möglich ist (Kulka et al. 1997). Die Indikation zur Eigenblutspende wird allerdings in verschiedenen Herzkliniken noch sehr unterschiedlich gehandhabt und schwankte zwischen 0,5% und 23% und betrug im Mittel 7,5% aller Patienten (Dietrich et al. 1999). Vor kardiochirurgischen Routineoperationen werden zumeist 6 Erythrozytenkonzentrate sowie gefrorenes Frischplasma und bei bestehenden Gerinnungsstörungen oder absehbar langer Perfusionszeit auch Thrombozytenkonzentrate bereitgestellt.

Weitere OP-Vorbereitungen

Präoperativ sollten die Patienten Atemgymnastik durchführen und bestimmte Atemtechniken (z. B. kontrollierte Zwerchfellatmung) und spezielle Hustentechniken (z. B. Anräuspern) üben. Die Patienten sollten hoch motiviert zur Operation kommen und möglichst im Vorfeld das Rauchen aufgeben und ggf. Gewicht abgenommen haben.

79.4.2 Narkoseformen in der Kardioanästhesie

In der Kardioanästhesie sind verschiedene Narkoseformen mit gutem Erfolg möglich. Als Relaxans werden vor allem die nicht depolarisierenden Relaxanzien Rocuronium, Vecuronium, Pancuronium oder Cis-Atracurium verwendet. Während der EKZ darf Lachgas nicht verabreicht werden. Ob es nach Narkoseeinleitung vorübergehend (bis zum Beginn der EKZ) verabreicht werden soll, wird kontrovers diskutiert. Zu beachten ist, dass Lachgas einen evtl. bereits erhöhten pulmonalvaskulären Widerstand weiter steigern kann und dass es bei vorbestehender Herzinsuffizienz negativ inotrope Eigenschaften zeigt. Vielerorts wird deshalb in der Kardioanästhesie prinzipiell auf Lachgas verzichtet.

Balancierte Anästhesie

Häufig wird in der Kardioanästhesie ein potentes Opioid (Sufentanil, Fentanyl, Remifentanil) mit einem volatilen Inhalationsanästhetikum (z. B. Isofluran) und Lachgas kombiniert.

Zur Narkoseeinleitung wird meist eine relativ hohe Opioid-Dosis (z. B. ca. 1–1,5 µg/kg KG Sufentanil; 7–10 µg/kg KG Fentanyl) verabreicht, um eine ausreichende Aufsättigung der Opioid-Rezeptoren zu erzielen. Als Erhaltungsdosis werden ca. 0,4–0,8 µg/kg KG/h Sufentanil oder ca. 3–6 µg/kg KG/h Fentanyl bzw. 0,2–0,3 µg/kg KG/min Remifentanil benötigt. Bei Remifentanil sollte kein Initialbolus verabreicht werden. Gegebenenfalls sollte initial die Infusionsgeschwindigkeit etwas höher (maximal 0,5 µg/kg KG/h) gewählt werden. Als Induktionshypnotikum können z. B. Etomidat (ca. 0,2 bis 0,3 mg/kg KG), Midazolam (ca. 0,1 µg/kg KG) oder Propofol (ca. 2 mg/kg KG) verwendet werden. Zusätzlich zum Opioid wird eine niedrige Konzentration eines volatilen Inhalationsanästhetikums (z. B. 0,5 MAC inspiratorisch) verabreicht. Von Patienten mit einer deutlich eingeschränkten Ventrikelfunktion (Kap. 41.1, S. 682) werden allerdings Inhalationsanästhetika und Lachgas schlecht toleriert (praktische Durchführung einer balancierten Anästhesie bei kardiochirurgischen Operationen s. u.).

»Modifizierte Neuroleptanästhesie«

Eine klassische Neuroleptanästhesie (Kap. 7.4, S. 232) unter Verwendung von Dehydrobenzperidol wird – auch in der Kardioanästhesie – kaum noch durchgeführt. Dehydrobenzperidol ist aufgrund einer Blockade der α-Rezeptoren und einem dadurch evtl. bedingten Blutdruckabfall sowie einer dann häufig auftretenden kompensatorischen Tachykardie in der Kardioanästhesie wenig geeignet. Häufig wird jedoch eine modifizierte Neuroleptanästhesie durchgeführt, bei der anstatt Droperidol ein Benzodiazepin (vor allem Midazolam oder Flunitrazepam) mit einem potenten Opioid (vor allem Sufentanil, Fentanyl) und mit Lachgas kombiniert wird. Eine solche Narkoseform sollte inzwischen nicht mehr als modifizierte NLA sondern besser als eine mögliche Form einer intravenösen Anästhesie (IVA) bezeichnet werden. Bei einer »modifizierten NLA« gelingt es häufig nicht, kardiovaskuläre Reaktionen ausreichend zu blockieren. Im Vergleich zu einer Narkose unter Supplementierung mit einem volatilen Inhalationsanästhetikum können daher bei einer »modifizierten NLA« häufiger zusätzlich noch vasoaktive Substanzen (z. B. Vasodilatator, β-Blocker) zur Stabilisierung der hämodynamischen Parameter notwendig sein (Parsons et al. 1994). In Phasen starker chirurgischer Stimulation wird zur Therapie eines eventuellen Blutdruckanstiegs oft kurzfristig eine niedrige Konzentration eines volatilen Inhalationsanästhetikums zugemischt. Bei einer »modifizierten NLA« werden als Initialdosis (loading-dose) oft ca. 0,1 mg/kg KG Midazolam plus 1–1,5 µg/kg KG Sufentanil (oder 7–10 µg/kg KG Fentanyl) und als Erhaltungsdosis ca. 0,07–0,15 mg/kg KG/h Midazolam plus 0,7–1,0 µg/kg KG/h Sufentanil (oder 5–7 µg/kg KG/h Fentanyl) empfohlen.

IVA/TIVA

Bei Patienten mit guter ventrikulärer Funktion können zur Aufrechterhaltung der Narkose Propofol (per Spritzenpumpe) plus ein Opioid verabreicht werden. Die zusätzlich benötigte Opioid-Dosis ist bei einer Propofol-Dauerinfusion meist niedriger als bei einer zusätzlichen Benzodiazepin-Gabe (s. o.; »modifizierte NLA«). Bei geringer operativer Stimulation droht jedoch leicht ein Blutdruckabfall. Wird Propofol bereits als Einleitungshypnotikum verwendet, droht hierbei ebenfalls häufiger ein Blutdruckabfall. Es ist wichtig, die Einleitungsdosis an Propofol langsam zu injizieren. Gegebenenfalls kann die Narkoseeinleitung auch mit Etomidat durchgeführt und erst nach der Narkoseeinleitung mit der Propofol-Gabe per infusionem begonnen werden. Unter kontinuierlicher Propofol-Gabe sind während des EKZ die Plasmakonzentrationen an Adrenalin und Noradrenalin signifikant niedriger und der Bedarf an Vasodilatanzien (z. B. Nitroprussid) ist geringer. Bei einer IVA/TIVA werden als loading-dose für das Opioid oft ca. 1–1,5 µg/kg KG Sufentanil (oder 7–10 µg/kg KG Fentanyl) empfohlen. Als anschließendes Induktionshypnotikum werden z. B. 0,2–0,3 mg/kg KG Etomidat (oder 2 mg/kg KG Propofol) empfohlen. Als Erhaltungsdosis werden ca. 3 mg/kg KG/h Propofol plus 0,4–1,0 µg/kg KG/h Sufentanil (oder ca. 5–7 µg/kg KG/h Fentanyl) empfohlen. Zunehmend häufiger wird in der Kardioanästhesie als Opioid Remifentanil (Einleitung 0,2–03 µg/kg KG/min, maximal 0,5 µg/kg KG/min, Erhaltungsdosis ca. 0,3 µg/kg KG/min) verabreicht, insbesondere falls eine frühe postoperative Extubation angestrebt wird. Bei sehr schmerzhaften Operationsphasen wie Hautschnitt, Sternotomie oder Präparation der großen Gefäße ist die

Opioid-Dosierung zu erhöhen (z. B. ca. 0,5 µg/kg KG/h Remifentanil; ca. 1–2 µg/kg KG/h Sufentanil). Wird als Opioid Fentanyl oder Sufentanil verwendet, muss während sehr schmerzhafter Operationsphasen oft auch die Propofol-Dosierung erhöht werden (auf ca. 6 mg/kg KG/h). Bei Remifentanil ist dies normalerweise nicht nötig. Eventuell kann Lachgas bis zum Beginn der EKZ verabreicht werden (s. o.). Die Durchführung einer (lachgasfreien) TIVA wird zunehmend häufiger empfohlen.

Bei minimalinvasiven kardiochirurgischen Eingriffen (s. u.) bietet sich auch eine Kombination aus Remifentanil plus Propofol-Infusion plus zusätzlicher thorakaler Periduralanästhesie an.

Reine Opioid-Anästhesie (»stress-free anesthesia«)

Bei der »stress-free anesthesia« wird die Narkose mit sehr hohen Dosierungen eines potenten Opioids (Sufentanil, Fentanyl) in Kombination mit Sauerstoff und Luft durchgeführt. Auf Lachgas wird verzichtet. Oft wird sogar auf die zusätzliche Gabe eines Hypnotikums verzichtet. Nach der initialen loading-dose wird das Opioid meist per Spritzenpumpe langsam verabreicht. Sufentanil weist eine fast 10fach größere therapeutische Breite bezüglich der kardiovaskulären Parameter auf als Fentanyl. Außerdem ist es stärker sedierend, sodass intraoperative Wachzustände (awareness) seltener sind als z. B. bei Fentanyl. Weitere Vorteile sind der etwas schnellere Wirkungsbeginn sowie die etwas kürzere Wirkungsdauer. Nachteil der »stress-free anesthesia« ist, dass trotz enorm hoher Opioid-Dosen oft keine zufrieden stellende Unterdrückung sympathikoadrenerger Reaktionen erreicht wird. Daher ist oft eine Kombination mit vasoaktiven Substanzen wie einem Vasodilatator oder einem β-Blocker notwendig. Weiterer Nachteil sind die oft nicht sichere Ausschaltung des Bewusstseins und die meist deutlich verlängerte Nachbeatmungszeit aufgrund der enorm hohen Opioid-Dosen. Als loading-dose werden oft 5–8–15 µg/kg KG Sufentanil (oder 35–100 µg/kg KG Fentanyl) und als Erhaltungsdosis je nach Bedarf 0,15–0,25 µg/kg KG/h Sufentanil (oder ca. 20 µg/kg KG/h Fentanyl) empfohlen. Als zusätzliche Einzelboli werden 25–50 µg Sufentanil (oder 0,4–0,5 µg/kg KG Fentanyl) empfohlen.

Bei Verwendung von Sufentanil verlaufen die Narkoseeinleitung und das Erwachen aus der Narkose schneller als nach Fentanyl-Gabe und auch die Extubation ist früher möglich (Sanford et al. 1986).

Die reine Opioid-Anästhesie zeichnet sich durch eine meist gute hämodynamische Stabilität aus. Eine reine Opioid-Anästhesie wird jedoch nur selten durchgeführt.

79.4.3 Narkoseeinleitung bei kardiochirurgischen Eingriffen

Medikamente

Vor Beginn einer kardiochirurgischen Anästhesie sind nicht nur Routine-, sondern auch Notfallmedikamente vorzubereiten. Häufig werden folgende Medikamente aufgezogen:

- Opioid (z. B. Sufentanil, Fentanyl, Remifentanil oder Alfentanil)
- Hypnotikum (Etomidat, Thiopental, Propofol oder Midazolam)

- Muskelrelaxans (Rocuronium, Vecuronium, Pancuronium oder Atracurium)
- Adrenalin (10 ml à 10 µg/ml)
- Atropin
- Akrinor (1 Ampulle à 2 ml auf 10 ml verdünnt)
- Glyceroltrinitrat (10 ml à 10 µg/ml)
- Lidocain
- Kalium in Spritzenpumpe
- Adrenalin in Spritzenpumpe
- Glyceroltrinitrat in Spritzenpumpe

Patientenvorbereitung

Unmittelbar nach Übernahme des Patienten in den Narkoseeinleitungsraum ist eine EKG-Ableitung anzulegen, um eventuelle behandlungsbedürftige Rhythmusstörungen oder Ischämiezeichen sofort erkennen zu können. Es sollte eine erweiterte EKG-Überwachung, möglichst eine Fünf-Elektroden-Ableitung mit ST-Segmentanalyse (Jopling 1996), durchgeführt werden (Kap. 26.5, S. 578). Zusätzlich sind kurz nach Übernahme des Patienten eine nicht invasive Blutdruckmessung sowie eine pulsoximetrische O_2-Sättigungsmessung anzuschließen, und (nach Anlegen einer Lokalanästhesie) ist eine intravenöse Verweilkanüle zu legen.

Ist der Patient, wenn er in den Narkosevorbereitungsraum kommt, noch ängstlich-aufgeregt und ist er tachykard und/oder hyperton, dann empfiehlt sich zuerst eine intravenöse Gabe von z. B. Midazolam (1–2–3 mg beim Erwachsenen), Flunitrazepam (0,5 –1 mg beim Erwachsenen) oder auch eine bedarfsadaptierte Opioid-Titration (z. B. 0,05–0,1 mg Fentanyl), um eine stärkere Anxiolyse und Sedierung zu erzielen. Die Dosierung muss streng nach Wirkung erfolgen. Klagt ein Patient gar über pektanginöse Beschwerden, dann muss ein Nitrospray (z. B. 1–3 Hübe Nitrolingual-Pumpspray; 1 Hub = 0,4 mg; ggf. Wiederholung nach 5–10 Minuten oder eine Nitrolingual-Kapsel verabreicht werden. Zusätzlich empfiehlt sich die intravenöse Titration eines Anxiolytikums oder evtl. eines Opioids.

Empfehlenswert ist es, vor der Narkoseeinleitung ggf. über entsprechende Hautklebeelektroden einen externen, transkutanen Defibrillator anzuschließen (Kap. 44.3, S. 717).

Überwachungsmaßnahmen

Da die Narkoseeinleitung eine besonders kritische Phase der Narkose darstellt, muss bereits vorher eine blutig-arterielle Druckmessung angelegt werden (Kap. 17, S. 401). Nach deren Anlage ist eine arterielle Blutprobe zur Bestimmung der ACT (s. o.) und einer BGA (Kap. 20, S. 439) abzunehmen. Die Platzierung eines (meist 3-lumigen) zentralen Venenkatheters kann auch nach der Narkoseeinleitung vorgenommen werden.

Er wird zur herznahen Applikation von Medikamenten und zur Kontrolle des zentralen Venendrucks benötigt. Bei besonderen Indikationen muss evtl. auch ein Pulmonalarterienkatheter eingeführt werden (Kap. 19, S. 427), um Herzminutenvolumen, pulmonalarteriellen Druck sowie pulmonalkapillären Verschlussdruck messen zu können. Ein Pulmonal**a**rterien**k**atheter (PAK) ist z. B. bei schweren Formen einer Mitralstenose indiziert. Weitere Indikationen für die Anlage eines PAK sind bei kardiochirurgischen Operationen vor allem ein Myokardinfarkt, der weniger als 3 Monate zurückliegt, ausgeprägte Störungen der Herzwandbewegungen oder z. B. eine Ejektionsfraktion unter ca. 0,4 sowie eine PCWP von > 18 mm Hg. In manchen Kliniken wird grundsätzlich ein Pulmonalarterienkatheter für Herzoperationen gelegt. Allgemein wird jedoch die Indikation für die Anlage eines Pulmonalarterienkatheters auch in der Kardioanästhesie zunehmend seltener gestellt.

Werden ZVK und Pulmonalarterienkatheter ausnahmsweise (bei kardiovaskulären Risikopatienten) bereits vor Narkoseeinleitung gelegt, so sind bei der Narkoseeinleitung optimale Überwachungsmöglichkeiten gegeben. Bereits vor Narkoseeinleitung sind dann ZVD, HMV sowie Wedge-Druck zu messen. Diese Ausgangswerte ermöglichen wichtige Vergleichsmöglichkeiten für intraoperativ gemessene Werte.

Vorgehen bei der Narkoseeinleitung

> Bei der Narkoseeinleitung müssen alle Medikamente stets langsam (unter Zeitkontrolle; Wanduhr mit Sekundenzeiger) bedarfsgerecht und unter engmaschiger Kontrolle der hämodynamischen Parameter titriert werden. Die Einleitungsphase (Präoxygenierung, Medikamentengabe, Abwarten der Medikamentenwirkung vor Beginn der Intubation) sollte nicht weniger als 5–6 Minuten dauern.

Die Narkoseeinleitung kann z. B. folgendermaßen durchgeführt werden:

Anxiolytikum/Sedativum: Falls der Patient noch nicht ausreichend angstfrei und sediert ist, sollte er intravenös ein Anxiolytikum/Sedativum erhalten, z. B. 1–3 mg Midazolam bzw. 0,5–1 mg Flunitrazepam beim Erwachsenen. Es sind mehrere kleine Einzeldosen à ca. 0,5 mg Midazolam bzw. 0,25 mg Flunitrazepam zu repetieren, bis der Patient müde und angstfrei wird. Eventuell kann auch eine niedrige Dosis eines Opioids (z. B. 0,05–0,1 mg/kg KG Fentanyl) verwendet werden. Es ist eine bedarfsadaptierte Dosistitration wichtig.

Präoxygenierung: Es sollte über mindestens 3 Minuten präoxygeniert werden (Kap. 7.1.1, S. 184).

Priming-Dosis: Das Priming-Prinzip bei Verwendung eines nicht depolarisierenden Relaxans ist in Kap. 7.1.2, S. 204 beschrieben.

Großzügige Opioid-Gabe: Ca. 1–1,5 µg/kg KG Sufentanil (meist 70–100 µg) bzw. 7–10 µg/kg KG Fentanyl (meist ca. 0,5–0,7 mg) beim Erwachsenen. Es ist auf eine langsame Injektion über mehrere Minuten zu achten, dadurch sind Thoraxrigidität, Bradykardie oder Blutdruckabfall meist zu vermeiden. Der Patient ist zum tiefen Durchatmen aufzufordern (sog. Kommando-Atmung, die auch durch ein leichtes Rütteln an der Schulter unterstützt werden kann). Inzwischen wird zunehmend häufiger (vor allem falls eine frühzeitige postoperative Extubation angestrebt wird) das Opioid Remifentanil per Spritzenpumpe verabreicht. Initial werden 0,2–0,3 µg/kg KG/min, maximal 0,5 µg/kg KG/min verabreicht. Unter Remifentanil können aber u. U. deutliche Blutdruckabfälle und/oder Bradykardien auftreten. Gegebenenfalls ist eine entsprechende Dosisanpassung notwendig.

Hypnotikum: Als Hypnotikum werden z. B. Etomidat (ca. 0,2–0,3 mg/kg KG), Propofol (ca. 2,0 mg/kg KG) oder Midazolam (ca. 0,1 mg/kg KG) verabreicht. Propofol ist aufgrund seiner negativ inotropen und blutdrucksenkenden Wirkung bei Patienten mit eingeschränkter Ventrikelfunktion (Kap. 41.1, S. 682) zur Narkoseinduktion nicht geeignet. Die Barbiturate Thiopental und Methohexital sind bei kardiovaskulären Risikopatienten nur mit großer Vorsicht und unter strenger Dosistitration einzusetzen. Deren Nachteile sind Abfall von Kontraktilität, HMV, MAP, Anstieg der Herzfrequenz, ausgeprägte Venendilatation und relativ schlechte Dämpfung des Intubationsreizes.

Maskenbeatmung: Wenn der Patient der verbalen Aufforderung zur Spontanatmung nicht mehr nachkommt, ist eine assistierte und danach eine kontrollierte Maskenbeatmung mit 100% Sauerstoff durchzuführen.

Relaxierung: Vollrelaxierung mit einem nicht depolarisierenden Muskelrelaxans, z. B. (ca. 0,6 mg/kg KG) Rocuronium (oder ca. 0,1 mg/kg KG Vecuronium bzw. Pancuronium).

Lokalanästhesie: Öfters wird nun eine Lokalanästhesie der Kehlkopf- und Trachealschleimhaut unter vorsichtiger laryngoskopischer Einstellung (mit z. B. Lidocainspray 4%) durchgeführt. Bei Verwendung des Opioids Remifentanil kann hierauf meist problemlos verzichtet werden.

Intubation: Es ist eine schonende orotracheale Intubation durchzuführen.

Hypnotikum per Spritzenpumpe: Bei einer IVA/TIVA wird inzwischen zur Aufrechterhaltung der Hypnose bei Patienten mit guter Ventrikelfunktion (Kap. 41.1, S. 682) häufig Propofol per Spritzenpumpe verabreicht. Bei Kombination mit einer Remifentanil-Infusion reichen zumeist ca. 3 mg/kg KG/h aus. Bei sehr schmerzhaften Operationsphasen (z. B. Hautschnitt, Sternotomie, Präparation der großen Gefäße) genügt es zumeist, nur die Remifentanil-Dosierung zu erhöhen. Wird Fentanyl oder Sufentanil verwendet, dann muss während sehr schmerzhafter Operationsphasen neben der Opioid-Dosis auch die Propofol-Dosierung erhöht werden (auf ca. 6 mg/kg KG/h).

Anästhesie – Spezieller Teil

Opioid-Nachinjektionen: Bei Gabe von Remifentanil per Spritzenpumpe reicht meist eine Erhaltungsdosis von ca. 0,3 μg/kg KG/min aus. Für Sufentanil wird eine Infusionsdosis von ca. 0,4–1,0 μg/kg KG/h und für Fentanyl werden ca. 5–7 μg/kg KG/h empfohlen. Bei sehr schmerzhaften Operationsphasen (z. B. Hautschnitt, Sternotomie, Präparation der großen Gefäße) ist die Opioid-Dosierung zu erhöhen (z. B. auf 0,5 μg/kg KG/min Remifentanil; 1–2 μg/kg KG/h Sufentanil). Die Propofol-Dosierung braucht bei Gabe von Remifentanil meist nicht erhöht werden; bei Gabe von Fentanyl oder Sufentanil sollte sie normalerweise zusätzlich erhöht werden (ca. 6 mg/kg KG/h). Unter einer Remifentanil-Infusion können normalerweise Anstiege von Herzfrequenz und/oder Blutdruck verhindert werden, während dies (auch unter einer hoch dosierten Sufentanil- oder Fentanyl-Infusion) nicht sicher gelingt. Bei Anstieg von Herzfrequenz und/oder Blutdruck kann ggf. die zusätzliche Gabe eines β-Blockers und/oder eines Inhalationsanästhetikums notwendig werden.

Volatiles Inhalationsanästhetikum: Falls keine IVA/TIVA sondern eine balancierte Anästhesie durchgeführt werden soll, kann nun ggf. noch ein volatiles Inhalationsanästhetikum (z. B. Isofluran) eingeschaltet werden. Es ist eine bedarfsorientierte Dosistitration (ca. 0,5 MAC) wichtig.

Lachgas: Gegebenenfalls kann Lachgas bis zum Beginn der EKZ verabreicht werden (s. o.). Bei Patienten mit eingeschränkter Ventrikelfunktion sollte jedoch auf Lachgas verzichtet werden.

Weiteres Monitoring: Nach der Narkoseeinleitung sind noch ein 3-lumiger ZVK und evtl. ein PAK (über die rechte V. jugularis interna), ggf. eine transösophageale Echokardiographie sowie ösophageale und rektale Temperatursonden, Magensonde, Blasenkatheter sowie eine ausreichende Anzahl venöser Zugänge zu platzieren.

Blutungsprophylaxe: Für Aprotinin (Trasylol; Kap. 23.9.5, S. 507) konnte bei kardiochirurgischen Operationen eine ca. 50%ige Verminderung der perioperativen Blutungsmenge nachgewiesen werden (Blauhut et al. 1991; Dietrich et al. 1990). Als Dosierung werden bei Erwachsenen oft 2 Millionen Kallikrein-Inaktivator-Einheiten bei Beginn der Narkoseeinleitung (über ca. 30 Minuten) und anschließend 500 000 Einheiten pro Stunde empfohlen. Außerdem wird empfohlen, 1–2 Millionen Einheiten in das Priming-Volumen der Herz-Lungen-Maschine zu geben (Blauhut et al. 1991; Dietrich et al. 1990). Zum Teil wird anstatt Aprotinin auch Tranexamsäure verwendet. Tranexamsäure scheint hierfür jedoch weniger gut geeignet. Während Aprotinin sowohl die Fibrinolyse als auch die Thrombinbildung hemmt und damit eine Balance zwischen Blutgerinnung und Lyse herstellt, hemmt Tranexamsäure zwar die Fibrinolyse, ohne jedoch gleichzeitig die Thrombinbildung zu vermindern (Risch et al. 2000). Dadurch könnte eine hyperkoagulatorische Situation mit Begünstigung thrombotischer Komplikationen entstehen.

Antibiotika-Prophylaxe: In vielen Kliniken wird hierfür zum Hautschnitt sowie 8 und 16 Stunden danach ein Antibiotikum, vor allem ein Cephalosporin (z. B. beim Erwachsenen 2 g Cefotiam; Spizef) verabreicht.

> Die Narkoseeinleitung ist besonders schonend und mit möglichst konstantem Verhalten von Blutdruck und Herzfrequenz durchzuführen. Es ist eine Normoventilation anzustreben.

79.4.4 Narkoseführung bis zum Anschluss an die Herz-Lungen-Maschine

Nach der Narkoseeinleitung droht bei kardiochirurgischen Patienten häufiger ein Blutdruckabfall. Therapeutisch kommen z. B. Kopftieflagerung und die Reduktion blutdrucksenkender Medikamente (z. B. volatiles Inhalationsanästhetikum, Infusion eines Vasodilatators) infrage. Zur Steigerung des Blutdrucks sollte die Narkose jedoch nicht zu stark abgeflacht werden. Gegebenenfalls notwendig werdende Vasopressoren/Sympathikomimetika (z. B. Akrinor, Dobutamin) müssen vorsichtig nach Wirkung dosiert werden.

> Bis zum Anschluss an die Herz-Lungen-Maschine kann die Narkose als balancierte Anästhesie, »modifizierte NLA« oder als IVA/TIVA (evtl. auch als reine Opioid-Anästhesie) durchgeführt werden (s. o.).

Die Ventilationsparameter sind frühzeitig anhand einer arteriellen Blutgasanalyse zu überprüfen und ggf. zu korrigieren. Eine Hyperventilation ist zu vermeiden. Die Patienten werden meist mit 50% Sauerstoff in Luft (oder in Lachgas) beatmet.

5–10 Minuten vor dem Hautschnitt sollte nochmals eine Opioid-Dosis nachinjiziert bzw. eine kontinuierliche Gabe erhöht werden (s. o.). Bis zum Hautschnitt werden meist ca. 120 μg Sufentanil (oder ca. 1,0 mg Fentanyl) verabreicht. Vor allem zum Hautschnitt, zur Sternotomie und beim Freipräparieren der herznahen großen Gefäße ist eine tiefe Narkose erforderlich (s. o.). Während der Sternotomie kann der Endotrachealtubus ggf. kurzfristig dekonnektiert werden, um die Gefahr einer Lungenverletzung zu minimieren. Bei der Sternotomie kann es u. U. auch zu einer Verletzung von Herz oder herznahen Gefäßen mit massiver Blutung kommen. Es kann dann eine umgehende Bluttransfusion notwendig werden. Treten bei Operationsbeginn trotz großzügiger Opioid-Gabe und tiefer Narkose Blutdrucksteigerungen auf, muss der Blutdruck ggf. kontrolliert gesenkt werden (Kap. 69.3.2, S. 977), z. B. mittels Vasodilatanzien (wie Glyceroltrinitrat) oder einem volatilen Inhalationsanästhetikum.

79.4.5 Anschluss an die Herz-Lungen-Maschine

Nach Freilegung des Herzens über eine mediane Sternotomie werden die V. cava superior und inferior mit einem Band angeschlungen. Anschließend wird eine Heparinisierung (mit ca. 300[200–400] IE/kg KG; Kap. 79.3, S. 1123) über den zentralen Venenkatheter durchgeführt. Danach ist die ACT zu kontrollieren (s. o.). Nun wird der Vorhof, oder es werden durch den rechten Vorhof die beiden Hohlvenen, und anschließend die Aorta ascendens (oder die A. femoralis) kanüliert. Bei der Kanülierung der herznahen Gefäße treten gelegentlich Herzrhythmusstörungen auf. Therapeutisch kann dann z. B. Kaliumhydrogenaspartat (Trophicard) mit oft gutem Erfolg verabreicht werden. Das Blut aus dem rechten Vorhof bzw. den beiden Hohlvenen fließt nach der Kanülierung passiv in die Herz-Lungen-Maschine und wird dann in die Aorta (bzw. A. femoralis) zurückgepumpt. Es beginnt die extrakorporale Zirkulation (zunächst als partieller, dann als totaler Bypass).

79.4.6 Narkoseführung während der extrakorporalen Zirkulation

Partieller Bypass

Nach der Kanülierung (s. o.) wird mit der extrakorporalen Zirkulation begonnen. Zunächst wird für einige Minuten ein partieller Bypass durchgeführt (s. o.).

Eventuell verabreichtes Lachgas wird jetzt abgestellt, der Patient wird mit 100% O_2 beatmet. Die Narkose wird als balancierte Anästhesie, als modifizierte NLA oder als IVA/TIVA (evtl. auch als reine Opioid-Anästhesie) weitergeführt. Der Patient ist nochmals tief zu relaxieren, um spontane Inspirationsbewegungen mit der Gefahr einer Luftembolie zu vermeiden. Ein ggf. verwendetes Inhalationsanästhetikum wird nun über den Oxygenator der Herz-Lungen-Maschine verabreicht. Während des partiellen Bypasses wird mit der eventuellen Kühlung des Patienten begonnen, und der Vent wird in den linken Ventrikel eingeführt.

Totaler Bypass

Beim Übergang auf den totalen Bypass werden die beiden Hohlvenenbänder zugezogen, das gesamte Blut der V. cava superior und inferior gelangt nun in die Herz-Lungen-Maschine (s. o.).

Das Herz fängt meist nach Einführen des Vents und der nun durchzuführenden systemischen Blutkühlung und der zusätz-lichen lokalen Kühlmaßnahmen (durch Übergießen des Herzens mit kalter Elektrolytlösung) spontan an zu flimmern. Die Aorta wird abgeklemmt, die Aortenwurzel mit Kardioplegie-Lösung perfundiert (s. o.). Durch die Kardioplegie-Lösung geht das Kammerflimmern in eine schlaffe diastolische Asystolie über. Das Beatmungsgerät wird nun abgestellt. Gegebenenfalls kann die Lunge mit einer evtl. erhöhten Sauerstoffkonzentration (bei einem Druck von wenigen cm H_2O) leicht gebläht werden. Am effektivsten scheint eine Blähung mit 21% O_2 unter gleichzeitiger Verwendung eines PEEP von ca. 5 cm H_2O zu sein (Boldt et al. 1990; Cogliati et al. 1996). Die laufenden Infusionen sind abzustellen. Die weiteren Medikamente und die Flüssigkeitszufuhr sollten nun über den venösen Schenkel der Herz-Lungen-Maschine und nicht über die zentralen Venenkatheter appliziert werden, weil so der Applikationsweg sicherer ist.

> Mit Beginn der extrakorporalen Zirkulation addiert sich zum Blutvolumen des Patienten das Priming-Volumen der Herz-Lungen-Maschine. Dadurch nimmt das »Gesamtblutvolumen« plötzlich zu und die bisher lediglich in dem relativ kleinen körpereigenen Blutvolumen vorhandenen Medikamentenkonzentrationen fallen durch diese plötzliche Zunahme des »Gesamtblutvolumens« akut etwas ab.

Während der extrakorporalen Zirkulation wird die Narkose zumeist mit einem Opioid (z. B. Sufentanil, Fentanyl, Remifentanil), einem Relaxans (z. B. Rocuronium, Vecuronium, Pancuronium) und einem Hypnotikum (z. B. Propofol, Midazolam, Flunitrazepam, Propofol) aufrechterhalten. Eventuell kann auch ein verdampfbares Inhalationsanästhetikum (z. B. Isofluran) über den Oxygenator verabreicht werden. Während der extrakorporalen Zirkulation sind also die Anästhetika weiterhin zu verabreichen. Lachgas darf während der extrakorporalen Zirkulation nicht verabreicht werden, da es zu einer Volumenzunahme von evtl. vorhandenen Luftblasen führt und damit das Risiko relevanter Luftembolien erhöhen würde (Kap. 5.1.3, S. 95). Der Bedarf an Narkosemitteln ist individuell recht unterschiedlich und umso geringer, je tiefer der Patient gekühlt wird (Hypothermie; s. o.). Wird eine tiefe Hypothermie erreicht, dann sind keine Anästhetika mehr notwendig. Das volatile Inhalationsanästhetikum wird über den Oxygenator eliminiert.

Wichtig ist stets eine gute Kommunikation zwischen dem Anästhesisten und dem Kardiotechniker, der die HLM bedient. Der Kardiotechniker darf keine medikamentöse Therapie durchführen, sodass der Anästhesist auch während der EKZ für die Vitalfunktionen des Patienten verantwortlich ist. Während der EKZ ist die Beurteilung der Narkosetiefe äußerst schwierig und es besteht – ähnlich wie bei einer Narkose für eine Sectio caesarea – die erhöhte Gefahr einer intraoperativen Wachheit (»awareness«; Kap. 39, S. 661).

Anästhesie – Spezieller Teil

Zu überwachende Parameter

Vor allem während der extrakorporalen Zirkulation, aber auch prä- und postoperativ müssen vor allem folgende Parameter (engmaschig) überwacht werden.

Arterieller Druck/Perfusionsdruck

Bei kardiochirurgischen Eingriffen wird stets eine blutig-arterielle Druckmessung durchgeführt (Kap. 17, S. 401). In Abb. 17.6 sind der Aortendruck sowie die physiologischen Druckschwankungen des zentralen Venendrucks, des links-ventrikulären Drucks sowie des EKG und des Phonokardiogramms dargestellt.

Punktionsort der Wahl bei der Anlage einer arteriellen Druckmessung ist auch in der Kardioanästhesie normalerweise die A. radialis der nicht dominanten (meist linken) Hand. Gelegentlich wird auch die A. femoralis kanüliert.

Während der EKZ ist die **Überwachung des Perfusionsdrucks** besonders wichtig. Für den Perfusionsdruck gilt die Beziehung (MAP – ZVD) = HMV × TPR (Tab. 17.2, S. 409). Da während der EKZ ein ZVD von Null angestrebt wird (s. u.), wird oft vereinfachend der Perfusionsdruck dem mittleren arteriellen Druck gleichgesetzt und es wird oft folgende Formel verwendet: MAP ≈ HMV × TPR. Anhand des isolierten Wertes für den mittleren arteriellen Druck kann jedoch keine verbindliche Aussage zum Blutfluss, der eigentlich wichtigen Größe gemacht werden. Bei normalem Herzminutenvolumen (HMV) und normalem peripheren Gefäßwiderstand (TPR) liegt auch der Perfusionsdruck (mittlerer arterieller Druck [MAP] – zentraler Venendruck [ZVD] im Normalbereich. Ein relativ normaler Perfusionsdruck ist aber z. B. auch dann zu erwarten, falls der TPR sehr hoch, das HMV aber sehr niedrig ist (oder umgekehrt) (Kap. 17.5, S. 408). Während der extrakorporalen Zirkulation sollte der Perfusionsdruck (MAP – ZVD) zwischen ca. 60 und 100 mm Hg liegen.

> Bei einem konstanten Perfusionszeitvolumen der Herz-Lungen-Maschine hängt der arterielle Perfusionsdruck nur vom peripheren Widerstand ab. Der periphere Gefäßwiderstand wird vor allem durch Sympathikotonus, Anästhetika, Temperatur, pH-Wert und vasoaktive Medikamente beeinflusst.

Ein mittlerer arterieller Blutdruck von mehr als 100 mm Hg spricht bei einem normalen Perfusionszeitvolumen der Herz-Lungen-Maschine für einen hohen peripheren Gefäßwiderstand. Durch Vertiefung der Narkose, durch Gabe von Vasodilatanzien (z. B. Nitroprussid-Natrium) oder zusätzliche Gabe eines volatilen Inhalationsanästhetikums kann der periphere Widerstand und damit der arterielle Druck gesenkt werden. Auch durch Verminderung der Blutviskosität (Hämodilution;

cave: dadurch verminderter Sauerstoffgehalt) und durch eine Erniedrigung des Perfusionsflows (cave: Hypoxiegefahr) kann dies erzielt werden. Falls der arterielle Perfusionsdruck trotz eines normalen oder erhöhten Perfusionszeitvolumens mit der Herz-Lungen-Maschine unter 60 mm Hg abfällt, ist eine Drucksteigerung durch Vasopressoren (z. B. Noradrenalin) notwendig oder eine Senkung der Körpertemperatur anzustreben, da hierbei niedrigere Perfusionsdrücke ausreichen. Hypotensive Phasen können auch durch Steigerung des Perfusionszeitvolumens und durch Erhöhung der Blutviskosität (Blutgabe) behandelt werden.

Myokard (Ischämie/Stunning)

Während des extrakorporalen Bypasses droht eine Schädigung des kardioplegischen, asystolischen Herzens. Dies ist vor allem bei unzureichender Myokardprotektion zu befürchten. Ursache eines Myokardschadens ist normalerweise eine myokardiale Hypoxie. Folgen einer myokardialen Hypoxie können Low-cardiac-output-Syndrom, Herzrhythmusstörungen oder ischämisch bedingte Myokardkontraktur sein. Vor allem beim Abgang von der Herz-Lungen-Maschine tritt häufiger ein Low-cardiac-output-Syndrom auf. Ihm liegt zumeist ein »stunned myokardium« (stunning: englisch für »Betäubung«) zugrunde. Unter Stunning wird eine verlängerte myokardiale Dysfunktion mit eingeschränkter Kontraktilität nach einer Myokardischämie verstanden, die jedoch voll reversibel ist. Es liegen keine Zellschädigungen vor. Ursache ist z. B. eine globale Myokardischämie aufgrund unzureichender Kardioplegie. Ein Stunning kann aber auch nach einer regionalen Myokardischämie auftreten (z. B. einem akuten Koronarverschluss, der mittels PTCA beseitigt werden konnte, ohne dass es zu einem Myokardinfarkt kam). Die Therapie des Stunnings besteht in der Reperfusion des ischämischen Areals. Gegebenenfalls ist die Gabe von vasoaktiven Substanzen notwendig. Im Extremfall kann ein Low-cardiac-output-Syndrom beim Abgang von der HLM auch durch eine irreversible ischämische Myokardkontraktur (ein sog. »stone heart«) bedingt sein.

Neurologie

Ursachen: Nach Herzoperationen unter Verwendung der Herz-Lungen-Maschine kann es vor allem durch Embolisationen von Luftbläschen oder Partikeln in den Zerebralkreislauf oder aufgrund einer intraoperativen zerebralen Mangeldurchblutung zu zerebralen Komplikationen kommen. Große Luftblasen stammen zumeist aus der HLM bzw. aus unzureichend entlüfteten Herzhöhlen. Mikrobläschen treten bei Anwendung der HLM immer auf. Auch durch zerstörte und aggregierte Blutzellen werden Mikroembolien verursacht. Embolisierte Partikel entstammen zumeist den Einwegartikeln der HLM oder wurden von arteriosklerotischen Plaques abgelöst. Während Mikroembolisationen unvermeidbar sind, hängt die Inzidenz von Makroembolisationen vor allem vom Geschick des Operateurs ab.

Inzidenz: Die Inzidenz postoperativer neurologischer Probleme wird häufig mit ca. 30–40% angegeben. Meist handelt es sich jedoch nur um diskrete Störungen (Merkstörungen, Desorientierung, psychomotorisches Durchgangssyndrom). Ernste neurologische Störungen sind nach ACVB-Operationen in ca. 2%, nach Eingriffen, bei denen die Herzhöhlen eröffnet werden müssen, in ca. 10% zu befürchten. Besonders gefährdet sind ältere Patienten mit arteriosklerotischen Veränderungen in der Aorta, mit zerebralvaskulärer Erkrankung, mit vorbestehenden neurologischen Störungen bzw. mit länger dauernder Bypass-Zeit. Falls der kardiochirurgische Eingriff nicht in Hypo-, sondern in Normothermie durchgeführt wird, scheint die Inzidenz neurologischer postoperativer Probleme nicht erhöht zu sein.

> Da ca. 20–50% der Patienten mit einer KHK auch eine Karotisstenose aufweisen, ist eine präoperative Abklärung (Doppler-Sonographie) des zerebralen Gefäßstatus wichtig.

Überwachung: Sinnvoll ist intraoperativ die wiederholte Kontrolle und Dokumentation der Pupillenweite, die unter Sufentanil- oder Fentanyl-Gabe beidseits eng sein sollte. Die Überwachung der zerebralen Funktion mittels EEG oder evozierter Potenziale hat sich nicht als Routinemaßnahme durchsetzen können. Postoperativ können an neurologischen Defiziten auch z. B. Symptome eines zerebralen Schlaganfalls oder ein Koma imponieren. Bei Patienten mit arteriosklerotischen Veränderungen der A. carotis oder einer vorbestehenden Hypertonie ist die Gefahr deutlich erhöht, dass intraoperativ der zerebrale Perfusionsdruck unzureichend ist und Symptome einer zerebralen Mangeldurchblutung auftreten. Zum Teil wird empfohlen, unmittelbar vor Beginn der EKZ in der gleichen Sitzung eine Desobliteration der A. carotis interna durchzuführen. Zumeist wird aber eine zweizeitige Operation empfohlen.

Einfluss der Anästhesie: Während die Inzidenz postoperativer neurologischer Komplikationen durch die Dauer des kardiopulmonalen Bypasses sowie die Operationstechnik beeinflusst wird, scheinen die Art der Narkoseführung, die verwendeten Anästhetika oder das eingesetzte Neuromonitoring keinen relevanten Einfluss zu haben. Es gibt zwar Berichte, dass durch die prophylaktische Gabe hoher Dosen an Thiopental die neurologischen Defizite, die im Rahmen der EKZ durch Luftembolien ausgelöst werden, vermindert werden können (Nussmeier et al. 1986), zumeist wird jedoch die Meinung vertreten, dass die protektive Wirkung einer routinemäßigen Barbiturat-Gabe während des kardiopulmonalen Bypasses wissenschaftlich nicht bewiesen ist und dass dadurch mögliche Nebenwirkungen (wie Hypotension und verzögertes Wachwerden) nach Ende der Bypass-Phase drohen (Scheller 1992). Daher ist dieses Vorgehen nicht zu empfehlen.

ZVD/PCWP/linker Vorhofdruck

Der zentrale Venendruck (= ZVD) sollte während der extrakorporalen Zirkulation bei Null oder nur knapp über Null liegen. Dann kann von einem guten Abfluss des zentralvenösen Blutes in die HLM ausgegangen werden. Es ist darauf zu achten, dass die Spitze des Kavakatheters in der V. cava superior oberhalb der Hohlvenenkanüle liegt. Auch der PCWP sollte ungefähr Null betragen. In einigen Zentren wird ein ggf. platzierter Pulmonalarterienkatheter vor der Vollheparinisierung zurückgezogen, da eine eventuelle Verletzung der A. pulmonalis mit Blutung befürchtet wird. Oft wird der Pulmonalarterienkatheter allerdings in normaler Position belassen. Unter der EKZ sollten dann aber keine Manipulationen am Pulmonalarterienkatheter vorgenommen werden.

Anstelle eines Pulmonalarterienkatheters kann bei kardiochirurgischen Eingriffen ausnahmsweise auch ein »linker Vorhof-Katheter« vom Operateur gelegt werden. Dieser wird transkutan abgeleitet und erlaubt auch in der postoperativen Phase die Messung des linken Vorhofdrucks. Der Katheter wird später durch einfachen Zug transkutan wieder entfernt. Aufgrund der relativ hohen Komplikationsrate (z. B. Blutung nach dem Entfernen des Katheters) ist die Indikation allerdings streng zu stellen. Während der extrakorporalen Zirkulation sollte der linke Vorhofdruck ebenso wie der PCWP ungefähr Null sein. Deutlich positive Drucke weisen auf eine ungenügende Funktion des Vent mit Überdehnung des linken Ventrikels hin. Postoperativ wird bei vorhandenem Spontankreislauf ein Normalwert des PCWP angestrebt (ca. 9 ± 4 mm Hg).

Urinausscheidung

Die Urinproduktion sollte nicht unter 1 ml/kg KG/h abfallen. Eine unzureichende Urinausscheidung kann durch eine Steigerung von intravasalem Volumen, Perfusionsdruck, Pumpleistung der HLM oder durch Gabe von Diuretika (z. B. Furosemid) erhöht werden. Kommt es zu einer starken Hämolyse (zumeist aufgrund einer mechanischen Schädigung der Erythrozyten durch das Absaugen des Blutes) mit Verfärbung des Urins, sollte die Diurese mit Lasix oder einem Osmodiuretikum wie Mannit gesteigert werden. Zum Teil wird auch noch empfohlen, den Urin zu alkalisieren, um den bei azidotischem Urin begünstigten Niederschlag von Hämoglobin zu vermindern. Die während des extakorporalen Kreislaufs meist deutlich beeinträchtigte Nierenfunktion normalisiert sich nach Einsetzen eines suffizienten Spontankreislaufs meist schnell wieder. In ca. 1–5% der Patienten tritt nach einer Operation unter Verwendung einer HLM jedoch ein akutes Nierenversagen auf (Mortalität ca. 50–70%).

Laborwerte

Die Laborwerte sollten zumindest ca. 5 Minuten nach Beginn, spätestens alle ca. 20 Minuten während und ca. 5 Minuten nach Beendigung der EKZ kontrolliert werden. Die **Elektrolyte** Natrium, Kalium und Calcium müssen mehrfach kontrolliert werden. Sie sollten im Normbereich liegen. Die Kaliumplasmakonzentration fällt häufig ab. Oft muss Kalium intraoperativ substituiert werden, insbesondere bei Patienten, die präoperativ mit Diuretika therapiert wurden. Es ist eine Anhebung in den Normalbereich zu empfehlen. Während des kardiopulmonalen Bypasses kann auch die Calciumkonzentration abfallen. Spätestens vor Abgang von der HLM sollte der Calciumwert im Normbereich sein, um keine Beeinträchtigung der myokardialen Kontraktilität zu riskieren. Außerdem ist der **Hkt-Wert** regelmäßig zu überprüfen. Während der extrakorporalen Zirkulation liegt der Hkt-Wert meist zwischen 20 und 30%, er sollte jedoch nicht unter 20% abfallen. Bei kardiochirurgischen Eingriffen wird aufgrund stärkerer Blutverluste oft eine Bluttransfusion notwendig. Nach einer neueren Umfrage erhielten 27% der kardiochirurgischen Patienten intraoperativ eine Fremdbluttransfusion (Dietrich et al. 1999). Die Inzidenz der intraoperativen Fremdblutgaben scheint jedoch in erster Linie vom Zentrum und nicht von der zugrunde liegenden Erkrankung abhängig zu sein (Dietrich et al. 1999). Auch sonstige Fremdblut sparenden Maßnahmen wie die normovolämische Hämodilution (Entnahme von Blut über die HLM zu Beginn der Operation und isovolämischer Ersatz durch z. B. HAES) sowie die maschinelle Autotransfusion kommen zum Einsatz (Kap. 24.2.8, S. 532). Nach einer neueren Umfrage wird in Deutschland in 67% der kardiochirurgischen Abteilungen eine intraoperative Hämodilution und in 53% der Kliniken eine präoperative Eigenblutspende durchgeführt (Schulz u. Abel 2000). Auch auf der Intensivstation gesammeltes Wundblut kann über entsprechende Filter- und Infusionssysteme ggf. retransfundiert werden.

Während der extrakorporalen Zirkulation wird meist dann eine Bluttransfusion empfohlen, wenn der Hb-Wert unter ca. 7(–8) g% bzw. der Hämatokrit unter ca. 20(–25)% abfällt. Postoperativ wird bei kardiochirurgischen Patienten eine Transfusion meist bei einem Hb-Abfall auf unter ca. 9–10 g% empfohlen. Während des kardiopulmonalen Bypasses, vor allem aber während der Wiedererwärmungsphase (s. u.), kann es zu einem Anstieg der **Blutzuckerkonzentration**, evtl. mit einer osmotischen Diurese kommen. Eine Therapie scheint erst notwendig, falls die Blutzuckerkonzentration bis auf ca. 300 mg% ansteigt.

p_aO_2, p_aCO_2, pH-Wert

Während der EKZ wird ein p_aO_2 von ca. 100–150 mm Hg und ein p_aCO_2 von ca. 40 mm Hg angestrebt. Bei einem Abfall (bzw. Anstieg) der Körpertemperatur nimmt jedoch die Lös-

lichkeit der Gase zu (bzw. ab), die Partialdrucke p_aO_2 und p_aCO_2 fallen ab (bzw. steigen an) und der pH-Wert wird höher (bzw. niedriger) (Kap. 20.2, S. 441).

Ob eine entsprechende Temperaturkorrektur vor allem für die p_aO_2- und p_aCO_2-Werte während der Hypothermie im Rahmen einer extrakorporalen Zirkulation angestrebt werden sollen, wird unterschiedlich beurteilt. Es wird zum Teil noch die sog. pH-stat-, zumeist aber die sog. alpha-stat-Regulation empfohlen.

Bei der **pH-stat-Regulation** werden – unabhängig von der aktuellen Körpertemperatur – stets ein pH-Wert von 7,4 und ein p_aCO_2 von 40 mm Hg angestrebt. Bei der pH-stat-Regulation werden die bei 37 °C analysierten Blutgasproben anhand entsprechender Nomogramme auf die aktuelle Bluttemperatur korrigiert. Für diese erniedrigte aktuelle Körpertemperatur werden stets ein pH-Wert von 7,4 und ein p_aCO_2 von 40 mm Hg angestrebt. Gegebenenfalls wird eine entsprechende Korrektur vorgenommen, um diese Werte zu erreichen. Da mit abfallender Körpertemperatur die Löslichkeit von Gasen im Blut zunimmt, d. h. der Partialdruck von CO_2 abfällt (und auch weniger CO_2 produziert wird) und da mit abfallender Körpertemperatur außerdem die Dissoziation von Wasser abnimmt und damit der pH-Wert ansteigt (Kap. 20.2, S. 441), muss oft zur Ansäuerung und Anhebung des pCO_2 Kohlensäure in die Herz-Lungen-Maschine eingeleitet werden. Folge der pH-stat-Regulation ist eine CO_2-Akkumulation mit intrazellulärer Azidose und einer CO_2-bedingten Vasodilatation der Hirngefäße (Kap. 69.2.1, S. 967).

Inzwischen wird zumeist die **alpha-stat-Regulation** vorgenommen. Hierbei wird davon ausgegangen, dass bei veränderter Körpertemperatur veränderte Normalwerte gelten. Bei einer Hypothermie wird von einem erniedrigten Normalwert für den p_aCO_2-Wert und einem erhöhten Normalwert für den pH-Wert ausgegangen (s. o.). Bei der alpha-stat-Regulation werden für die bei 37 °C gemessenen Parameter die für 37 °C normalen Größen für den pH-Wert (7,4) und den pCO_2 (40 mm Hg) angestrebt. Liegen bei einer Hypothermie nach einer alpha-stat-Regulation Normalwerte vor und werden nun pCO_2 und pO_2 bei der aktuellen Körpertemperatur gemessen, dann sind eine Hypokapnie und eine Alkalose nachweisbar.

Die Tatsache, dass es bei Hypothermie zu einer Verschiebung des Neutralitätspunktes in den alkalischen Bereich kommt, wird also bei der alpha-stat-Regulation berücksichtigt, nicht jedoch bei der pH-stat-Regulation. Bei der pH-stat-Regulation kommt es dagegen zu einer H^+-Anhäufung, wodurch die Wirkung zahlreicher Enzyme beeinflusst werden kann.

> Die Inzidenz kognitiver Funktionsstörungen scheint postoperativ seltener zu sein, wenn die alpha-stat-Regulation vorgenommen wird (Murkin 1997).

Ca. 5 Minuten nach Beginn der EKZ, alle ca. 20 Minuten während der EKZ sowie ca. 5 Minuten nach Ende des Bypasses sollten die arteriellen und zentral-(gemischt-)venösen **Blutgase kontrolliert** werden.

Tritt während des kardiopulmonalen Bypasses eine metabolische Azidose (BE ≥ –6) auf, ist dies zumeist durch eine anaerobe Glykolyse aufgrund einer unzureichenden Organperfusion bedingt. Es ist dann die Perfusion (vor allem durch Steigerung des Blutflusses) zu verbessern.

Gerinnung

Durch Kontakt des Blutes mit der Herz-Lungen-Maschine (besonders ausgeprägt bei Verwendung eines Bubble-Oxygenators) werden Gerinnungsprozesse aktiviert. Gerinnungsfaktoren und Thrombozyten werden verbraucht. Das Absaugen von Blut (über den Kardiotomiesauger) stellt jedoch die wichtigste Ursache für die Aktivierung von Gerinnungsprozessen und für auftretende Gerinnungsstörungen dar.

> Die Gerinnung sollte (zusammen mit den Laborwerten) ca. 5 Minuten nach Beginn, alle ca. 20 Minuten während und ca. 5 Minuten nach Beendigung der EKZ kontrolliert werden.

Während der EKZ sollte ein ACT-Wert (s. o.) von ca. 500 (400–600) Sekunden angestrebt werden. Der ACT-Wert sollte hierzu ungefähr alle 30 Minuten kontrolliert werden. Bei einem Abfall unter ca. 400 Sekunden muss Heparin (ca. $1/3$ der Initialdosis) nachinjiziert werden. Nach Beendigung der EKZ wird die Heparin-Wirkung durch die Gabe von Protamin-HCl oder Protaminsulfat (Kap. 23.9.2, S. 505) antagonisiert und ein dem Ausgangswert entsprechender ACT-Wert angestrebt. Mit ca. 100 IE Protamin-HCl können 100 IE Heparin antagonisiert werden (Kap. 23.9.2, S. 505). Mit 1–1,5 ml (= 10 bis 15 mg) Protaminsulfat können 1 000 IE Heparin antagonisiert werden (Kap. 23.9.2, S. 505). Bei unzureichender intraoperativer Antikoagulation können Gerinnungsfaktoren übermäßig verbraucht werden und postoperative Blutungen begünstigt werden. Nach Beendigung des kardiopulmonalen Bypasses kommt es trotz Antagonisierung der Heparin-Wirkung relativ häufig zu einer postoperativen Gerinnungsstörung (s. u.). Mögliche Ursachen sind z. B. operativ bedingte Blutungsursachen, ein Heparin-Überhang oder eine übermäßige Protamin-Gabe.

Beatmung

Direkt nach Beginn der EKZ müssen O_2- und CO_2-Partialdrücke, pH-Wert sowie Sauerstoffsättigung sowohl im arteriellen als auch im zentral- oder gemischtvenösen Blut kontrolliert werden. Der arterielle pO_2 liegt meist bei 150 bis 300 mm Hg (= 20–40 kPa), der gemischtvenöse pO_2 (Kap. 20.3.2, S. 446) sollte 40–45 mm Hg (= 5,3–6 kPa) betragen. Eine Hyperventilation ist zu vermeiden. Der arterielle

pCO_2 sollte bei ca. 40 ± 4 mm Hg (= 5,3 kPa) liegen. Die arterielle O_2-Sättigung muss mindestens 95% betragen, der arterielle pH-Wert sollte im Normbereich von 7,4 ± 0,04 liegen. Eine metabolische Azidose (pH-Wert < 7,36, Standardbikarbonat < 22 mmol/l) ist meist Folge einer ungenügenden Perfusion.

Relaxierung

Um den für die Operation notwendigen Stillstand des Zwerchfells sicherzustellen, ist auf eine ausreichende Relaxierung zu achten. Falls während des extrakorporalen Bypasses Atembewegungen auftreten, kann hierdurch (aufgrund der Sogwirkung) der Eintritt von Luft in eröffnete Gefäße begünstigt werden.

Temperatur

Die Temperatur ist mittels einer ösophagealen und einer rektalen Temperatursonde zu überwachen. Die ösophageale Temperatur entspricht weitgehend der Perfusattemperatur. Besser als die rektale Temperaturmessung scheint jedoch die Verwendung eines speziellen Blasenkatheters mit der Möglichkeit zur Temperaturmessung. Zusätzlich wird mit der HLM die Bluttemperatur gemessen. Über die HLM wird der Patient ggf. gekühlt. Ca. 10 Minuten vor Beendigung des extrakorporalen Kreislaufs wird die Bluttemperatur mit der HLM ggf. wieder angehoben (ungefähr 1 °C pro Minute), sodass vor Abgang von der Herz-Lungen-Maschine wieder eine Normothermie erreicht ist.

79.4.7 Beendigung der extrakorporalen Zirkulation

Vorbereitung

Gegen Ende der Herzoperation wird mit der Wiedererwärmung des Patienten begonnen. Die Wiedererwärmungsphase scheint eine sympathikoadrenerge Reaktion auszulösen. Die Adrenalin- und Noradrenalin-Plasmakonzentrationen steigen deutlich an, ebenso die Plasmaglukosekonzentration, die ggf. (falls > ca. 300 mg/dl) medikamentös gesenkt werden muss. Auch der Anästhetikabedarf ist in der Wiedererwärmungsphase deutlich erhöht. Es ist auf eine ausreichende Narkosetiefe zu achten. Bei einer zu schnellen Erwärmung kann es zu einer starken Gefäßdilatation mit Abfall des arteriellen Drucks kommen, was den Einsatz vasokonstringierender Medikamente erforderlich machen kann.

Vor dem Abgehen von der HLM sollte die Bluttemperatur auf 37 °C und die Rektaltemperatur auf mindestens 35 °C angehoben werden und Blutgase, pH-Wert sowie Elektrolyte

Anästhesie – Spezieller Teil

(insbesondere Kalium und Calcium) sollten im Normbereich liegen. Die Kaliumplasmakonzentration sollte nicht unter 4,0 mmol/l betragen. Sympathikomimetika, Vasodilatanzien sowie Blutkonserven sollten verfügbar sein. Wurde während der extrakorporalen Zirkulation ein verdampfbares Inhalationsanästhetikum verwendet, so sollte dieses – je nach Verabreichungsdauer und nach verabreichter Konzentration – ca. 15–20 Minuten vor Abgang von der HLM abgestellt werden. Sonst kann das noch nicht ganz abgeflutete Inhalationsanästhetikum die Myokardfunktion beeinträchtigen. Auch nach dem Abgang von der HLM ist die Narkose aufrechtzuerhalten. Hierzu sind nur intravenöse Anästhetika zu verwenden. Wie niedrig der Hämatokrit vor Abgang von der HLM sein darf, wird kontrovers diskutiert. Zum Teil wird ein Hämatokrit von 20 hierfür akzeptiert (Martineau 1996), zum Teil wird vor einem so niedrigen Hämatokrit gewarnt (Mossad u. Estafanous 1996). Oft wird ein Hb-Wert von mindestens 9 g% bzw. ein Hkt-Wert von 27% verlangt.

Reperfusionsphase

Nachdem der Operateur das Herz sorgfältig entlüftet hat, wird die Aortenklemme (Abb. 79.2) entfernt (»aortic declamping«). Das aus der HLM in die Aorta gepumpte Blut strömt nun auch retrograd in die Aortenwurzel, und die Koronararterien werden wieder durchblutet. Die sog. Reperfusionsphase beginnt. Meist stellt sich innerhalb weniger Minuten wieder ein normaler Herzrhythmus ein. Bleibt jedoch ein Kammerflimmern bestehen, muss das Herz durch direktes Auflegen von Defibrillatorelektroden mit ca. 10–30–50 Wattsekunden (= Joule) defibrilliert werden. Tritt wiederholt Kammerflimmern auf, empfiehlt sich vor einer erneuten Defibrillation die intravenöse Gabe von 1–2 mg/kg KG Lidocain.

Die Entwöhnung (der »Abgang von der Maschine«) beginnt mit dem schrittweisen Übergang zum partiellen Bypass. Der venöse Rückfluss in die Herz-Lungen-Maschine wird gedrosselt, das Herz soll nun wieder beginnen, Blut auszuwerfen. Ist das Herz wieder in der Lage, einen adäquaten Blutdruck aufzubauen, dann wird der Blutfluss zur HLM schrittweise weiter reduziert, das Herz muss nun einen zunehmend größeren Anteil des Minutenvolumens wieder übernehmen. Im partiellen Bypass muss der Patient mit 100% Sauerstoff beatmet werden, die Lungen sollten hierbei mehrfach deutlich gebläht werden. Ist der vollständige Abgang von der HLM gelungen und sind sowohl die venösen Kanülen als auch die arterielle Kanüle entfernt, dann ist nach Rücksprache mit dem Operateur das Heparin mittels langsamer Protamin-Infusion zu antagonisieren (s. o.).

Mögliche Probleme

Der Abgang von der HLM kann je nach Myokardfunktion wenige Minuten bis einige Stunden dauern. Während der »Ent-

wöhnung« können u. U. erhebliche hämodynamische Probleme auftreten. Während der »Entwöhnung« von der HLM sollte der PCWP ca. 10–12–15 mm Hg, der ZVD ca. 6–10 mm Hg betragen. Besonders wichtig ist während der Entwöhnung der direkte Blick auf das schlagende Herz. Anhand von arteriellem Druck, Herzminutenvolumen sowie ZVD und Wedge-Druck sowie anhand eines »hämodynamischen« Profils (Kap. 19.4.2, S. 431) ist ggf. eine gezielte **Unterstützung des Kreislaufs** in dieser Situation mit hämodynamisch aktiven Substanzen möglich. Sind z. B. nach einer Bypass-Operation bei zuvor guter Ventrikelfunktion positiv inotrope Substanzen notwendig, dann bietet sich Dobutamin (4–10 µg/kg KG/h) oder Adrenalin (0,05–0,1 µg/kg KG/h) plus Nitroglycerin (0,5–1 µg/kg KG/h) an. Handelt es sich um einen Patienten mit schon präoperativ eingeschränkter Ventrikelfunktion (Ejektionsfraktion < 0,4), dann bieten sich Phosphodiesterasehemmer in Kombination mit Noradrenalin und/oder Adrenalin an. Oft wird bei diesen Patienten schon intraoperativ während der HLM ein Phosphodiesterasehemmer empfohlen. Bei großen Entwöhnungsproblemen von der HLM ist ggf. zur Entlastung des Herzens der **partielle Bypass** mit der Herz-Lungen-Maschine noch für einige Zeit (im Extremfall für mehrere Stunden) aufrechtzuerhalten. Es kann auch der Einsatz der intraaortalen Gegenpulsationspumpe (s. u.) notwendig werden (z. B. bei EF < 0,3). Handelte es sich um eine Bypass-Operation, dann ist ggf. auch eine Bypass-Revision zu diskutieren. Im Folgenden sind einige typische hämodynamische Konstellationen beim »Abgang von der Maschine« sowie die notwendigen therapeutischen Konsequenzen zusammengefasst.

Low-cardiac-output-Syndrom

Ein Low-cardiac-output-Syndrom kann vor allem beim Abgang von der Herz-Lungen-Maschine auftreten. Es ist charakterisiert durch:
- niedriges HMV (CI < 2,2 l/min × m^2)
- periphere Vasokonstriktion mit erhöhtem SVR
- erhöhte Herzfrequenz
- Hypotension
- Oligurie (Diurese < 20 ml/h)
- metabolische Azidose
- zyanotische und kalte Haut
- Unruhe, Verwirrtheit

Tritt nach dem Abgang von der Herz-Lungen-Maschine ein Low-output-Syndrom auf, kann zur Entlastung des Herzens vorübergehend wieder ein **partieller Bypass** durchgeführt werden.

Bleibt beim Abgang von der Herz-Lungen-Maschine (oder bei einem akuten perioperativen Myokardinfarkt) trotz einer differenzierten medikamentösen Therapie (vorzugsweise mit Dobutamin oder Adrenalin, evtl. in Kombination mit einem Vasodilatator wie Nitroglycerin zur Verminderung der myokardialen Wandspannung) ein Low-cardiac-output-Syndrom bestehen, kann zur Unterstützung des insuffizienten Herzens über die (zu punktierende) A. femoralis ein aufblasbarer Ballon bis in die thorakale Aorta eingeführt werden. Abhängig vom EKG und/oder der arteriellen Druckkurve wird dieser Ballon während der frühen Diastole aufgepumpt (mit CO_2 oder Helium) und während der Systole entleert (leergesaugt). Dieser Ballon pulsiert entgegengesetzt zur Herzaktion. Das Prinzip wird daher als **intraaortale Ballongegenpulsation** (**i**ntra**a**ortic **b**alloon **p**ulsation; IABP) bezeichnet. Der in der frühen Diastole aufgepumpte Ballon verhindert den schnellen Abfluss des in die Aorta ausgeworfenen Blutes, der Aortendruck steigt an und verbessert damit die koronare und zerebrale Durchblutung. Kurz vor der Systole wird der Ballon schlagartig entleert (Abb. 79.4), wodurch der Druck in der Aorta plötzlich abfällt und die Nachlast (Kap. 79.2.2, S. 1117) und damit auch der Sauerstoffbedarf für das sich jetzt kontrahierende linke Herz reduziert und das Schlagvolumen des Herzens (um ca. 10%) erhöht wird.

> Kontraindikationen der intraaortalen Ballongegenpulsation stellen z. B. ein Aortenaneurysma, eine Aortenklappeninsuffizienz sowie eine schwere periphere arterielle Verschlusskrankheit dar.

Weitere hämodynamische Probleme

Pulmonalvaskuläre Hypertonie: Als Primärmaßnahmen eignen sich moderate Hyperventilation (p_aCO_2: 30–33 mm Hg), suffiziente Oxygenierung ($p_aO_2 > 100$ mm Hg; $FiO_2 > 0,5$; PEEP: 5 cm H_2O), Rekrutierung nicht ventilierter Lungenbezirke (durch wiederholtes Blähen, intensive Bronchialtoilette) sowie Ausgleich einer Azidose an. Medikamentös bietet sich die Gabe von Glyceroltrinitrat (ca. 1 μg/kg KG/min) und Dobutamin (3–12 μg/kg KG/min) an oder die Gabe von Dopexamin (ca. 0,65 μg/kg KG/min). Falls diese Maßnahmen nicht ausreichen sollten, scheint Milrinon (Kap. 23.2.2, S. 492), ggf. in Kombination mit PGE_1 intravenös oder inhalativ (Kap. 23.3.4, S. 497) sinnvoll. Auch die Gabe von Stickstoffmonoxid (NO; Kap. 23.3.5, S. 497) ist zu diskutieren.

Rechtsherzinsuffizienz: Es bieten sich die gleichen Primärmaßnahmen wie bei der pulmonalvaskulären Hypertonie (s. o.) an. Medikamentös werden Dobutamin (3–12 μg/kg KG/min) oder Adrenalin (0,05–0,1 μg/kg KG/min) plus Glyceroltrinitrat (ca. 1 μg/kg KG/min) oder Dopexamin (ca. 0,65 μg/kg KG/min) oder Prostaglandin E_1 (Kap. 23.3.4, S. 497) plus Noradrenalin (0,01–0,1 μg/kg KG/min) empfohlen. Auch eine Pharmakotherapie per inhalationem mittels Stickstoffmonoxid (Kap. 23.3.5, S. 497) oder PGE_1 (Kap. 23.3.4, S. 497) ist zu diskutieren.

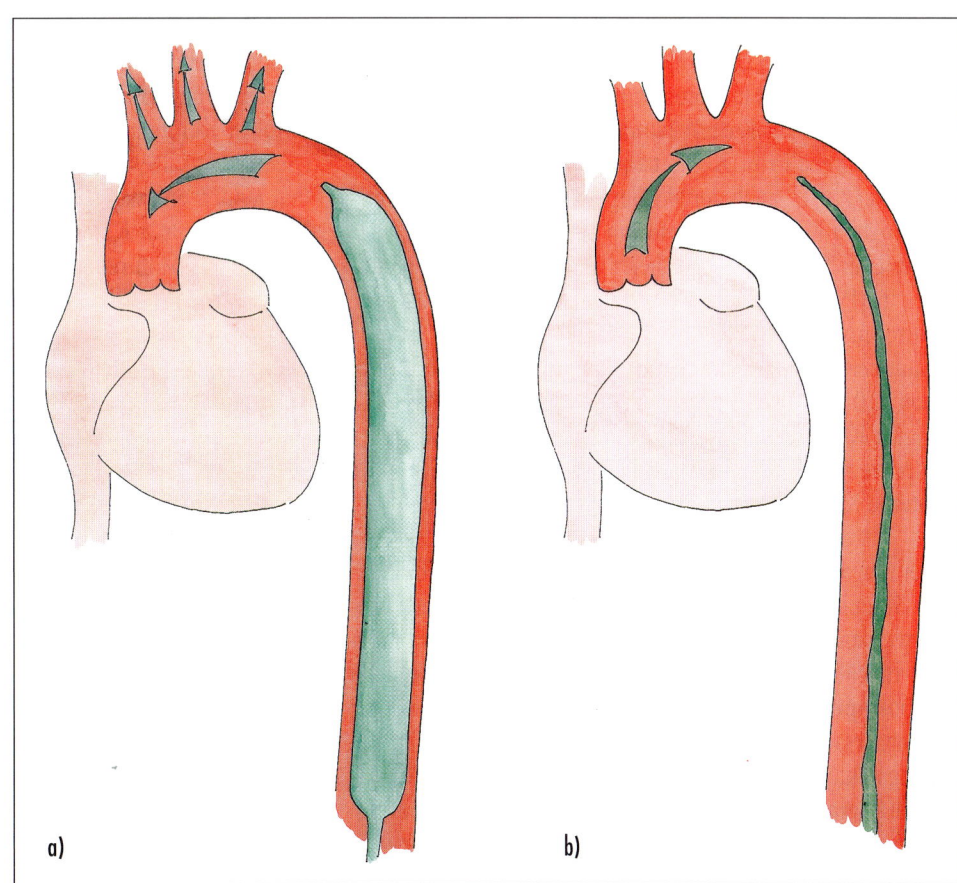

Abb. 79.4 Intraaortale Ballongegenpulsation; **a:** der in der frühen Diastole geblockte Ballon verbessert die koronare und zerebrale Perfusion; **b:** kurz vor der Systole wird der Ballon entblockt, um die linksventrikuläre Nachlast zu vermindern.

a)

b)

Anästhesie – Spezieller Teil

AV-Block III. Grades: Bei schwerwiegenden bradykarden Rhythmusstörungen kann die Gabe von Atropin, Orciprenalin oder eine Herzschrittmacherstimulation notwendig werden (Kap. 35, S. 641). Die elektrische Stimulation ist hierbei der medikamentösen Stimulation vorzuziehen. Zumeist werden bei kardiochirurgischen Operationen routinemäßig epikardiale Schrittmacherelektroden im Bereich des Vorhofs und des linken Ventrikels platziert, die später wieder »gezogen« werden. Über diese Elektroden ist eine Stimulation möglich. Es sollte möglichst ein sequenzieller Schrittmacher verwendet werden, um ein DDD-Pacing zu ermöglichen; Kap. 44, S. 713).

Asystolie: Adrenalin, Schrittmacherstimulation (s. o.; Kap. 23.2.1, S. 488; Kap. 44, S. 713). Besteht der Verdacht, dass die Ursache in der Nachwirkung der kardioplegischen Lösung bedingt ist, bietet sich zur Therapie der Hyperkaliämie die Gabe von Calcium (30–60 mg/kg KG Calciumgluconat), Natriumbikarbonat (1 mmol/kg KG) und/oder einer Glukose-Insulin-Infusion (2–3 g Glukose pro 1 E Insulin; Kap. 55.2, S. 801) an.

Sonstige Problemkonstellationen und ihre Therapie sind:

- Blutdruck, ZVD, Wedge-Druck und linker Vorhofdruck erniedrigt: Volumenzufuhr bis ZVD, PCWP und linker Vorhofdruck im oberen Normbereich sind
- HMV und Blutdruck erniedrigt, ZVD/PCWP erhöht, peripherer Gefäßwiderstand (TPR) normal (bzw. erniedrigt): Sympathikomimetika (z. B. Dopamin, Adrenalin) und evtl. Calcium zur Steigerung der Inotropie (falls der TPR erniedrigt ist, Phosphodiesterasehemmer plus Noradrenalin)
- HMV niedrig, ZVD und Wedge-Druck hoch, Gefäßwiderstand hoch: Vasodilatatoren (z. B. Nitroprussid-Natrium) in Kombination mit Katecholaminen (z. B. Dobutamin, Dopamin, Adrenalin in Kombination mit Phosphodiesterasehemmer); u. U. auch aortale Gegenpulsation bei ischämiebedingtem Low-output-Syndrom (s. o.)
- arterieller Druck und peripherer Widerstand hoch, niedriges HMV: Gabe von Vasodilatanzien (Glyceroltrinitrat, Nitroprussid-Natrium)
- Kammerflimmern/Kammertachykardie: interne Defibrillation (10–50 Wsec), zusätzlich ggf. Lidocain-Bolus (1–2 mg/kg KG) und evtl. anschließende Lidocain-Infusion
- supraventrikuläre Tachykardie: β-Blocker (Esmolol), interne Kardioversion (10 Wsec), Verapamil

Ist der Abgang von der HLM gelungen und hat sich die kardiale Situation stabilisiert, kann Lachgas ggf. wieder zugesetzt werden. Eventuelle Blutverluste sind adäquat mit möglichst frischem Blut zu ersetzen. Die häufigste Ursache für eine **postoperative Nachblutung** ist eine operativ bedingte Blutungsursache. Selten können aber auch ein Mangel an Gerinnungsfaktoren (vor allem Fibrinogen und Faktoren V, VIII und XIII), ein Thrombozytenmangel oder eine Thrombozytenfunktionsstörung, eine Hyperfibrinolyse oder eine Aktivierung des Komplementsystems bzw. eine Verbrauchskoagulo-

pathie die Ursache für Gerinnungsstörungen sein. Nur in Ausnahmefällen ist es notwendig, Gerinnungsfaktoren (FFP) oder Thrombozytenkonzentrate zu verabreichen.

Zur Prophylaxe von Blutungskomplikationen wird in der Kardioanästhesie häufig ein Antifibrinolytikum, insbesondere Aprotinin eingesetzt (Kap. 23.9.5, S. 507).

Durch die prophylaktische Gabe von Aprotinin kann bei kardiochirurgischen Operationen der perioperative Blutverlust signifikant vermindert werden (s. o.). Die Volumentherapie sollte an den Füllungsdrücken orientiert werden.

79.4.8 Verlegung auf die Intensivstation

Transport: Hat sich die kardiale Funktion nach Abgang von der HLM stabilisiert, wird der Patient unter kontinuierlichem Monitoring von zumindest arteriellem Druck, EKG und pulsoximetrischer Sauerstoffsättigung auf die Intensivstation transportiert. Während des Transports sind die Anästhetika weiter zu verabreichen (z. B. 0,2 μg/kg KG Remifentanil und 2–3 mg/kg KG/h Propofol).

Extubation: Während früher meist eine Nachbeatmung bis zum Morgen des 1. postoperativen Tags durchgeführt wurde, gibt es inzwischen zahlreiche Studien, die nach kardiochirurgischen Routineeingriffen eine Frühextubation innerhalb der ersten postoperativen Stunden empfehlen (Shapiro u. Lichtenthal 1993; Butler et al. 1992; Cheng et al. 1996) (vgl. Fast track; s. u.). Um eine frühzeitige postoperative Extubation zu ermöglichen, wird intraoperativ und zur postoperativen Analgosedierung zunehmend häufiger das kurz wirksame Propofol in Kombination mit einem potenten Opioid verwendet (Sherry et al. 1996). Hämodynamisch instabile Patienten werden jedoch erst dann von der Beatmung entwöhnt, wenn die Dosierungen der Katecholamine und Vasodilatanzien auf ein vertretbares Maß reduziert werden konnten. In der Aufwachphase können durch Stress-Situationen erhebliche Kreislaufbelastungen auftreten.

> Bei unkompliziertem Verlauf können die Patienten bereits am ersten postoperativen Tag die Intensivstation wieder verlassen.

Herzrhythmusstörungen: Nach Herzoperationen treten relativ häufig Herzrhythmusstörungen auf. *Supraventrikuläre* Rhythmusstörungen (Tachykardien, Vorhofflimmern oder Vorhofflattern) sind meist medikamentös (z. B. mit Digitalis, Verapamil, Propranolol) therapierbar. Sind die Herzrhythmusstörungen kreislaufwirksam, kann eine Kardioversion notwendig werden. Bei AV-Blockierungen oder Bradykardien ist evtl. eine passagere Schrittmacherstimulation indiziert. Die Stimulation erfolgt über die intraoperativ routinemäßig epikardial platzierten (und transkutan ausgeleiteten) Elektroden. Bleiben die Herzrhythmusstörungen länger als ca. 7–10 Tage bestehen (länger als die postoperative kardiale Ödemphase), wird meist die Implantation eines permanenten Schrittmachers notwendig (Kap. 44, S. 713). *Ventrikuläre* Rhythmusstörungen sind in der frühen postoperativen Phase als ernste Alarmsignale zu interpretieren. Sie können leicht zu ventrikulären Tachykardien oder zu Kammerflimmern führen. Mögliche Ursachen sind Hypoxie, Myokardischämie, Azidose, Hypotension oder Hypokaliämie. Es ist eine umgehende kausale Therapie wichtig.

Pulmonale Probleme: Nach kardiochirurgischen Operationen treten auch relativ häufig pulmonale Probleme auf. Der p_aO_2 ist oft erniedrigt, es liegen vermehrt atelektatische Bereiche vor, der intrapulmonale Rechts-links-Shunt ist erhöht, die Atemarbeit ist erschwert und es besteht ein interstitielles Ödem. In ca. 1–2% entwickelt sich postoperativ sogar ein ARDS (**a**cute **r**espiratory **d**istress **s**yndrome). Die Ursache scheint multifaktoriell zu sein:

- die bei starken Rauchern oft vorbestehenden Lungenprobleme
- mangelnde Lungenperfusion während des extrakorporalen Bypasses
- Steigerung der Gefäßpermeabilität in den Pulmonalgefäßen (Messent et al. 1997) nach der EKZ mit Zunahme des interstitiellen Lungenwassers
- allgemeine Entzündungsreaktion aufgrund einer starken Stimulation von Blutzellen (durch Kontakt mit der Herz-Lungen-Maschine und durch das operative Trauma) mit Freisetzung von Mediatoren (hier scheinen vor allem die neutrophilen Granulozyten eine wichtige Rolle zu spielen [Tönz et al. 1995])

Durch diese allgemeine Entzündungsreaktion kann u. U. ein Organversagen ausgelöst werden. Die Freisetzung leukozytärer Mediatoren und Enzyme scheint bei Durchführung einer kardiochirurgischen Operation in Normothermie nicht ausgeprägter zu sein als bei einer Operation in Hypothermie (Boldt et al. 1996).

79.5 Häufige Herzoperationen

79.5.1 Koronare Bypass-Operationen

Allgemeine Bemerkungen

Die häufigsten kardiochirurgischen Eingriffe sind Operationen an arteriosklerotisch stenosierten Koronararterien.

Liegt eine relevante Stenose einer großen (epikardialen) Koronararterie vor, dann ist die Koronardurchblutung gedrosselt, eine Gefäßdilatation ist nicht mehr möglich. Die maximal noch durch eine Koronarstenose fließende Blutmenge reicht bei Belastung nicht mehr aus, um die Herzmuskulatur hinter der Stenose mit genügend Sauerstoff zu versorgen. Die Koronardurchblutung ist vor allem abhängig vom Koronarwiderstand (Stenose), vom koronaren Perfusionsdruck (MAP-LVEDP) und von der Herzfrequenz (Diastolendauer) (s. o.). Folge einer koronaren Mangelperfusion mit myokardialer Ischämie sind anaerober Stoffwechsel, pektanginöse Beschwerden, evtl. auch ein Myokardinfarkt (Kap. 40, S. 665).

Bei einer rasch progredienten Angina-pectoris-Symptomatik wird von crescendo Angina pectoris und bei pektanginösen Beschwerden aufgrund eines Koronarspasmus wird von Prinzmetal-Angina gesprochen (Kap. 40.1.2, S. 666). Da der Sauerstoffbedarf der Herzmuskulatur bei einer Blutdrucksteigerung und vor allem bei einer Beschleunigung der Herzfrequenz erhöht ist (s. o.), sind bei diesen Patienten stärkere Blutdruckanstiege und insbesondere Frequenzsteigerungen zu vermeiden. Außerdem ist ein deutlicher Abfall des MAP zu vermeiden, da die Perfusion distal einer Koronarstenose (aufgrund der aufgehobenen Autoregulationsmechanismen) druckabhängig ist.

Angina-pectoris-Beschwerden werden normalerweise medikamentös therapiert (mit einem Glyceroltrinitrat-Präparat, β-Blocker und/oder Calciumantagonisten).

Operation und Komplikationen

Koronarstenosen können ggf. im Rahmen einer Herzkatheteruntersuchung dilatiert (Kap. 40.1.4, S. 669) oder aber operativ dadurch behandelt werden, dass mit einem körpereigenen (= autologen) Venentransplantat (meist aus der V. saphena magna) ein künstlicher Umgehungskreislauf (= Bypass) von der Aortenwurzel zur poststenotischen Koronararterie hergestellt wird. Mit einer solchen (ca. 2–3 Stunden dauernden) Operation wird also ein **aortokoronarer Venen-Bypass** (= **a**orto **c**oronary **v**ein **b**ypass = ACVB) angelegt. Außer einem aortokoronaren Bypass kann auch eine direkte Anastomosierung zwischen der linken A. mammaria interna (**l**eft **i**nternal **m**ammary **a**rtery; LIMA; auch als linke A. thoracica interna bezeichnet), bzw. selten der rechten A. mammaria interna (**r**ight **i**nternal **m**ammary **a**rtery; RIMA; auch als rechte A. thoracica interna bezeichnet) und der betroffenen Koronararterie durchgeführt werden. Hierbei ist lediglich eine einzige Gefäßanastomose notwendig.

Wann bei Koronarstenosen eine **Operationsindikation** gegeben ist, wird zum Teil kontrovers diskutiert. Eine Dreigefäßerkrankung (Stenosen im Bereich des R. interventricularis anterior und des R. circumflexus der linken Koronararterie sowie der rechten Koronararterie) oder eine linke Hauptstammstenose scheinen dagegen klare OP-Indikationen darzustellen. Eine klinisch relevante Koronarstenose liegt vor, wenn der Hauptstamm der linken Koronararterie über 50% oder wenn der R. interventricularis anterior, der R. circumflexus oder die rechte Koronararterie über ca. 75% eingeengt sind. Durch eine koronare Bypass-Operation kann die Symptomatik einer Angina pectoris deutlich verbessert und damit die Lebensqualität des Patienten erhöht werden. Eine eindeutige Verlängerung der Lebenserwartung und eine Verminderung des Infarktrisikos konnte allerdings bisher nicht nachgewiesen werden.

Zunehmend häufiger werden Bypass-Operationen auch minimalinvasiv durchgeführt (Kap. 79.5.5, S. 1143).

Die unmittelbar **perioperative Mortalität** beträgt bei einer ACVB-Operation wenige Prozent. Bei Reoperationen aufgrund eines Bypass-Verschlusses oder aufgrund neuer Koronarstenosen ist die perioperative Mortalität deutlich erhöht.

Im späteren Verlauf nach der Operation droht ein **Verschluss des Bypasses**, wobei frühe Verschlüsse auf einer Gefäßthrombosierung beruhen, während spätere Verschlüsse vor allem durch eine langsam im Venentransplantat stattfindende Intimaproliferation bedingt sind. Bypässe, die unter Verwendung der A. mammaria interna angelegt wurden, führen relativ selten zu einem Verschluss. Allerdings treten bei einem A.-mammaria-interna-Bypass in der perioperativen Phase häufiger **Gefäßspasmen** auf, denen aber meist erfolgreich vorgebeugt werden kann (Liu et al. 1993). Zur Prophylaxe und Therapie solcher Koronarspasmen wird zumeist eine intra- und postoperative Gabe von Diltiazem empfohlen (initial: 0,3 mg/kg KG über mehrere Minuten, anschließende Dauerinfusion: 3–10 µg/kg KG/min).

10 Jahre nach einer ACVB-Operation sind ca. 50% der Bypässe wieder verschlossen. Dies ist durch eine Wucherung glatter Gefäßmuskelzellen bedingt. Auslösend sind plasmatische und thrombozytäre Wachstumsfaktoren. Als Prophylaxe hat sich nach einer ACVB-Operation eine Low-dose-Therapie mit Acetylsalicylsäure (z. B. 100 mg/d) gut bewährt.

Diagnostik

Koronarstenosen sind im Ruhe-EKG oft nicht nachzuweisen, da eine ST-Streckensenkung > 1 mm – die als Zeichen einer subendokardialen Mangeldurchblutung gilt – erst auftritt, wenn eine ca. 75%ige Hauptstammstenose vorliegt und das Herz gleichzeitig belastet wird oder falls während der EKG-Ableitung Angina-pectoris-Beschwerden bestehen. Unter Ruhebedingungen treten Angina-pectoris-Beschwerden erst auf, wenn das Gefäßlumen um mindestens 80–90% eingeengt ist. Bei einer Koronarsklerose ist die Myokardreserve sowie die Autoregulation des Koronarsystems deutlich eingeschränkt (s. o.). Eine myokardiale Ischämie beeinträchtigt sehr früh die Wandbewegung, die bei der Echokardiographie (oder Ventrikulographie) in Form einer Hypokinesie (verminderte systolische Einwärtsbewegung), Akinesie (fehlende systolische Einwärtsbewegung) oder einer Dyskinesie (systolische Aus-

wärtsbewegung) erkennbar ist. Folge sind ein Abfall der Ejektionsfraktion, ein Anstieg des enddiastolischen Volumens und des enddiastolischen Ventrikeldrucks mit einer Erhöhung des PCWP. Die Ejektionsfraktion (Normalwert ca. 55–75%) kann – je nach Lokalisation der Koronarstenose – mehr oder weniger stark abnehmen. Bei einer akuten myokardialen Ischämie treten diese (mittels Echokardiographie nachweisbaren) Wandbewegungsstörungen und Anstieg des PCWP meist früher auf als die von Patienten empfundenen pektanginösen Beschwerden.

Patienten mit einer koronaren Herzerkrankung, die sich einer ACVB-Operation unterziehen müssen, werden oft nach ihrer Ventrikelfunktion unterschieden: Bei Patienten mit **guter Ventrikelfunktion** liegen keine Zeichen einer Herzinsuffizienz vor, die Ejektionsfraktion ist > 0,55, der LVEDP ist < 12 mm Hg, das HMV ist normal, es ist keine Dyskinesie des Ventrikelmyokards nachweisbar. KHK-Patienten mit **schlechter Ventrikelfunktion** weisen Zeichen einer Herzinsuffizienz auf, die Ejektionsfraktion ist < 0,4, der LVEDP ist > 18 mm Hg, das HMV ist vermindert und es sind Dyskinesien des Ventrikelmyokards nachweisbar. Diese Patienten haben zumeist mehrere Myokardinfarkte in der Anamnese. KHK-Patienten mit schlechter Ventrikelfunktion haben ein deutlich erhöhtes perioperatives Morbiditäts- und Mortalitätsrisiko.

Die Herzfrequenz sollte bei Patienten mit einer Koronarsklerose in Ruhe idealerweise ca. 50–60 Schläge pro Minute betragen, der systolische arterielle Blutdruck sollte bei ca. 110 mm Hg liegen. Hierbei ist der myokardiale Sauerstoffbedarf relativ niedrig. Die Hauptdeterminanten des myokardialen Sauerstoffbedarfs (Herzfrequenz, Kontraktilität, Wandspannung; s. o.) sollten nicht negativ beeinflusst werden. Außerdem sollte der arterielle Blutdruck nicht stärker abfallen, da bei einer Koronarsklerose die koronare Autoregulation aufgehoben und die Durchblutung distal der Stenose druckabhängig ist (s. o.).

Zur genauen Beurteilung der koronaren Herzerkrankung wird vor jeder koronaren Bypass-Operation eine Koronarangiographie durchgeführt. In Abbildung 79.1 ist das Koronararteriensystem dargestellt.

Patienten mit einer Koronarsklerose werden häufig mit einem Glyceroltrinitrat-Präparat, einem β-Blocker und/oder Calciumantagonisten therapiert (Kap. 40.1.4, S. 668).

Anästhesie

Prämedikation

Bei Patienten mit guter Ventrikelfunktion (s. o.) und anstehender koronarer Bypass-Operation ist zumeist eine stärkere Prämedikation (z. B. 2 mg Rohypnol) sinnvoll (sofern die Ventrikelfunktion nicht deutlich beeinträchtigt ist), um eine aufregungsbedingte Steigerung von Herzfrequenz und Blutdruck mit Zunahme des myokardialen Sauerstoffbedarfs zu vermeiden. Bei Patienten mit schlechter Ventrikelfunktion ist eine entsprechende Dosisreduktion zu beachten, in Einzelfällen ist deshalb sogar auf eine Prämedikation zu verzichten. Zur Einstufung der pektanginösen Beschwerden eignet sich die Klassifizierung nach der Canadian Cardiovascular Society (Tab. 40.1, S. 667). Bei den Patienten bestehen oft auch Gefäßstenosen in anderen Gefäßbereichen, insbesondere ist an eine zusätzliche Karotisstenose zu denken (Kap. 73.2.6, S. 1048). Gegebenenfalls ist abzuklären, ob eine schwere Karotisstenose vor dem kardiochirurgischen Eingriff operiert werden sollte, um das Risiko neurologischer Komplikationen während des kardiopulmonalen Bypasses zu vermindern. Des Weiteren ist bei den zumeist starken Rauchern nach vorbestehenden Lungenveränderungen, vor allem einer chronisch obstruktiven Lungenerkrankung (Kap. 50.2, S. 746) zu suchen.

Narkoseführung

Bei der Narkoseführung ist es entscheidend, dass sich die Hauptdeterminanten des myokardialen Sauerstoffbedarfs (Herzfrequenz, Kontraktilität, Wandspannung; s. o.) nicht verschlechtern und auch der arterielle Druck (druckabhängige Perfusion distal der Stenose) nicht abfällt. Da insbesondere während und unmittelbar nach der Narkoseeinleitung eine Gefährdung dieser Parameter zu erwarten ist, muss während dieser Phase ein sehr engmaschiges Monitoring durchgeführt werden. Gegebenenfalls sollte nicht nur die arterielle Druckmessung, sondern es sollte auch der ZVK und evtl. ein PAK bereits vor Narkoseeinleitung (unter ausreichender Analgosedierung des wachen Patienten) gelegt werden. Bei unerwünschten hämodynamischen Veränderungen sind ggf. sofort geeignete Maßnahmen zu ergreifen. Eine erhöhte Herzfrequenz ist zu senken (Narkose vertiefen, ggf. Esmolol, Kap. 23.4.1, S. 498), ein Hypertonus ist zu therapieren (Narkose vertiefen; ggf. Vasodilatanzien, vor allem Glyceroltrinitrat) und bei einem Blutdruckabfall sind blutdrucksteigernde Maßnahmen zu ergreifen (Volumengabe, Kopftief- und Beinehochlagerung, Vasopressor; Narkose abflachen).

Bezüglich der Narkoseeinleitung, -führung und -ausleitung sei auf die obigen Ausführungen verwiesen. Was für eine Narkoseform durchgeführt wird, scheint keinen signifikanten Einfluss auf die Morbidität und das Outcome nach ACVB-Operationen zu haben (Tuman et al. 1989; Slogoff u. Keats 1989). Die hämodynamischen Veränderungen sind z. B. auch unabhängig davon, ob Isofluran oder Desfluran verabreicht wird (Thomson et al. 1991). Entscheidend sind bedarfsadaptierte Dosistitration, optimale Überwachung und sofortige Therapie eventueller hämodynamischer Abweichungen. Sowohl intra- als auch postoperativ treten bei diesen Patienten häufiger hypertone Blutdruckwerte auf. Bei unzureichender Narkosetiefe sind dann Anästhetika, bei ausreichender Narko-

setiefe sind Vasodilatanzien, vor allem Nitroglycerin (alternativ Urapidil, Nifedipin) zu verabreichen.

Postoperative Phase

Nach einer ACVB-Operation werden die Patienten zumeist nur noch kurz (ca. 2–6 Stunden) nachbeatmet (vgl. fast track; Kap. 79.5.5, S. 1143). Wird eine frühe postoperative Extubation angestrebt, dann wird inzwischen zur Aufrechterhaltung der Narkose häufig eine TIVA mit Remifentanil und Propofol durchgeführt.

79.5.2 Operationen an den Herzklappen

Operation und Komplikationen

Operationen an veränderten Herzklappen, insbesondere an der Aortenklappe oder der Mitralklappe, stellen häufige kardiochirurgische Eingriffe dar. Bezüglich der Pathophysiologie bei angeborenen oder erworbenen Herzklappenfehlern sei auf die entsprechenden Kap. 42, S. 689 und Kap. 43, S. 701 verwiesen. Häufig müssen diese veränderten Klappen entfernt und durch Klappenprothesen ersetzt werden. Inzwischen werden zunehmend klappenerhaltende Rekonstruktionstechniken angewandt.

Bei den **Herzklappenprothesen** kann zwischen mechanischen Prothesen und Bioprothesen unterschieden werden. Bei den mechanischen Klappenprothesen kommen vor allem Kugelklappen oder (Kipp-)Scheibenklappen zum Einsatz. Bioklappen sind zumeist vom Schwein. Mechanische Herzklappen begünstigen thromboembolische Komplikationen, sodass postoperativ eine lebenslange Antikoagulanzientherapie (normalerweise mit Marcumar; angestrebter Quickwert 15–25%) notwendig ist. Mechanische Klappen begünstigen auch eine chronische Hämolyse, deren Häufigkeit durch Verwendung von Kippscheibenprothesen allerdings deutlich vermindert werden konnte. Funktionsstörungen von mechanischen Herzklappen treten nur sehr selten auf. Bioklappen weisen ein geringeres thromboembolisches Risiko auf, es reicht normalerweise postoperativ die Gabe von Acetylsalicylsäure aus, eine Marcumarisierung ist lediglich in den ersten 3 Monaten erforderlich.

Bei Aortenklappenfehlern wird bei Kindern und Jugendlichen häufiger eine sog. **Ross-Operation** durchgeführt. Hierbei wird die defekte Aortenklappe entfernt und durch die körpereigene Pulmonalisklappe ersetzt. Anstelle der Pulmonalisklappe wird eine Bioprothese eingesetzt. Der Vorteil bei diesem Vorgehen ist darin zu sehen, dass mechanische Klappenprothesen im Niederdrucksystem länger funktionstüchtig bleiben als im Hochdrucksystem. Die Operationszeit ist bei diesem Vorgehen jedoch relativ lange, zum Teil müssen die Koronararterien auch neu in die Aortenwurzel eingepflanzt werden.

Anästhesie

Bei den klappenerhaltenden Rekonstruktionstechniken ist eine intraoperative Überwachung mittels transösophagealer Echokardiographie (TEE) erforderlich. Bei einem versuchsweisen Abgang von der HLM kann die Klappenfunktion mittels TEE überwacht werden. Gegebenenfalls kann hierdurch sofort die Indikation zur operativen Revision gestellt werden.

79.5.3 Operation eines angeborenen Herzfehlers

Operation

Die wichtigsten angeborenen Herzfehler sind ausführlich im Kap. 42, S. 689 dargestellt. Inzwischen wird zumeist angestrebt, einen angeborenen Herzfehler so früh wie möglich – zumeist schon im Säuglings- oder Kleinkindalter (u. U. auch schon im Neugeborenenalter) – primär durch eine Korrekturoperation zu behandeln. Palliative Operationen (z. B. Anlage eines aortopulmonalen Shunts oder eines Bandings der A. pulmonalis; Kap. 42.3.1, S. 692) werden nur noch selten durchgeführt.

Anästhesie

Nach einer neueren Umfrage in den kardioanästhesiologisch tätigen Anästhesieinstituten Deutschlands wird vor der Operation eines angeborenen Herzfehlers zumeist eine orale Prämedikation mit einem Benzodiazepin durchgeführt (Tassani et al. 1998). Zur Narkoseeinleitung werden als Opioid zumeist Fentanyl oder Sufentanil und als Hypnotikum vor allem Benzodiazepin, Ketamin oder Etomidat verabreicht. Häufig wird aber auch eine Einleitung per inhalationem durchgeführt (Tassani et al. 1998). Zur Aufrechterhaltung der Anästhesie wurden in 58% eine intravenöse Anästhesie und in 42% eine balancierte Anästhesie durchgeführt. Hierzu wird ein Opioid (100%), zusätzlich zumeist auch ein Benzodiazepin (74%) oder ein volatiles Inhalationsanästhetikum (68%) und seltener (36%) Propofol verwendet (Tassani et al. 1998). Als volatiles Anästhetikum kamen vor allem Isofluran oder Sevofluran zur Anwendung. Als Relaxans wurde zumeist Pancuronium verwendet. Zur Vorfüllung der Herz-Lungen-Maschine wurden in der Regel Erythrozytenkonzentrate und FFP oder Humanalbumin 5% verwendet (Tassani et al. 1998). An erweitertem Monitoring wurde inzwischen schon in 39% der Kliniken regelmäßig eine transösophageale Echokardiographieüberwachung durchgeführt (Tassani et al. 1998).

79.5.4 Sonstige Herzoperationen

Inzwischen werden relativ häufig Herztransplantationen durchgeführt (Kap. 80.3.3, S. 1154). Alternativ ist eine Operation nach Batista oder eine Kardiomyoplastie möglich bzw. es wird vorübergehend ein ventrikuläres Unterstützungssystem bzw. ein Kunstherz implantiert.

Bei der **Operation nach Batista** wird eine Streifenmyektomie durchgeführt, d. h. bei dilatiertem Myokard werden Myokardanteile streifenförmig reseziert. Dadurch wird versucht, die Ventrikelgeometrie wieder zu normalisieren. Diese Patienten erhalten (normalerweise ca. 2 Wochen postoperativ) wegen der Gefahr von Rhythmusstörungen alle einen AICD (Kap. 44.6, S. 719) implantiert.

Bei der **Kardiomyoplastie** wird linksseitig ein Latissimus-dorsi-Lappen mobilisiert. Dieser wird mit Gefäß- und Nervenstrang von linksthorakal um das Herz gelegt und mit einem speziellen Elektrodenaggregat (erstmalig 14 Tage postoperativ) EKG-getriggert gereizt, um die Herzaktionen synchron zu unterstützen.

Bei der Implantation eines **ventrikulären Unterstützungssystems** kann die linke oder die rechte bzw. es können beide Herzkammern gleichzeitig unterstützt werden. Hierbei wird ein externes oder ein intraabdominell implantiertes Aggregat als Pumpe verwendet. Das Blut aus dem Vorhof wird in das Unterstützungssystem geleitet und von dort in die Aorta bzw. die A. pulmonalis gepumpt. Bei einem linksventrikulären Unterstützungssystem wird von LVAD (**l**eft **v**entricular **a**ssist **d**evice) gesprochen. Dieses Assist-System wird so lange eingesetzt, bis eine Herztransplantation möglich ist (sog. Überbrückung bis zur Transplantation; »bridging to transplantation« oder bis sich die Ventrikelfunktion wieder gebessert hat (»recovery«). Bei »bridging to transplantation« wird zunehmend häufiger ein implantiertes Assist-System verwendet. Inzwischen kann bei Bedarf die Herzfunktion vorübergehend auch vollständig durch ein künstliches Herz (**t**otal **a**rtificial **h**eart, TAH) übernommen werden. Hierbei wird nach Explantation des kranken Herzens das TAH orthotop implantiert. Das Assist-System wird entweder pneumatisch (z. B. Thoratec-System) oder elektromechanisch (z. B. Novacor-System) angetrieben.

> Probleme all dieser Unterstützungssysteme sind die schlechte Biokompatibilität, thromboembolische Probleme und die Aktivierung von Mediatorsystemen.

Nach kardiochirurgischen Risikoeingriffen wird in bis zu 2% wegen eines Low-output-Syndroms ein Assist-System notwendig.

79.5.5 Minimalinvasive kardiochirurgische Operationstechniken

Operation und Komplikationen

Möglichkeiten

Seit Einführung der Herz-Lungen-Maschine im Jahr 1953 wurden kardiochirurgische Operationen am still stehenden, kardioplegischen Herzen vorgenommen. Seit 1994 kommen in der Kardiochirurgie zunehmend sog. minimalinvasive Techniken zum Einsatz (Übersicht bei Kessler et al. 2000). Hierbei wird zumeist am schlagenden Herzen ohne Einsatz der Herz-Lungen-Maschine operiert. Operationen ohne HLM am schlagenden Herzen sind jedoch nur in der Koronarchirurgie möglich. Von minimalinvasiver Herzchirurgie wird aber auch dann gesprochen, wenn eine HLM eingesetzt, aber auf eine komplette Sternotomie verzichtet und der Thorax nur minimal eröffnet wird. Unter einer nur minimalen Eröffnung des Thorax wird z. B. eine partielle Sternotomie oder eine (ca. 7–9 cm lange) Mini-Thorakotomie (vor allem eine linksanteriore Mini-Thorakotomie; left-anterior small thoracotomy; LAST; zumeist im 4. oder 5. Interkostalraum links) verstanden. Nur noch selten wird bei minimalinvasiven Eingriffen eine anteriore Mini-Thorakotomie (bei der der sternale Ansatz der 4. und 5. Rippe abgelöst wird) durchgeführt. Bei minimalinvasiven Eingriffen unter Verwendung der HLM ist das gesamte Spektrum der kardiochirurgischen Operationen möglich.

Inzwischen stehen auch erste **Operationsroboter** (»Da Vinci«; »Zeus«) zur Verfügung, die (vom Operateur telemetrisch gesteuert) totalendoskopische herzchirurgische Operationen durchführen können. Damit können Operationen an den Koronararterien (sog. TECAB = **t**otally **e**ndoscopic **co**ronary **a**rtery **b**ypass) bzw. Operationen an der Mitralklappe bei geschlossenem Thorax (nur über entsprechende Arbeitskanäle, sog. Ports) durchgeführt werden.

Insgesamt wird jedoch bisher erst ein geringer Prozentsatz der kardiochirurgischen Operationen minimalinvasiv durchgeführt. Die Tendenz ist jedoch steigend. In mehr als 75% der Fälle handelt es sich hierbei um koronarchirurgische Eingriffe. Zu den minimalinvasiven kardiochirurgischen Eingriffen gehören vor allem:

- koronarchirurgische Eingriffe
  - **m**inimalinvasive **d**irekte **co**ronar-**a**rterielle **B**ypässe (minimally invasive direct-(vision) coronary artery bypass; MIDCAB) am schlagenden Herzen; Zugang über LAST (left anterior small thoracotomy; s. o.)
  - **o**ff-**p**ump **co**ronary **a**rtery **b**ypass (OPCAB) am schlagenden Herzen; Zugang über mediane Sternotomie

- Operationen an Aortenklappe, Mitralklappe oder Vorhofseptum unter Verwendung der HLM bei Vermeidung einer kompletten Sternotomie (über eine Mini-Sternotomie)
- thorakoskopische Präparation der A. mammaria

Vor- und Nachteile

Vorteil der minimalinvasiven kardiochirurgischen Techniken am schlagenden Herzen ist u. a., dass die Risiken der EKZ (z. B. zerebrale Mikroembolien, systemische inflammatorische Reaktionen durch Aktivierung von Mediatorenkaskaden aufgrund von Zellkontakt mit den inneren Oberflächen der Herz-Lungen-Maschine, postoperative Beeinträchtigung der pulmonalen und renalen Funktion) vermieden werden können. Bei minimalinvasiven kardiochirurgischen Operationen sind jedoch zum Teil deutlich längere Operationszeiten zu beachten. Da der Zugang zum Herzen bei diesen Techniken begrenzt ist, müssen neue, herzferne Kanülierungstechniken zum Anschluss an die HLM eingesetzt werden (Zugang über die Femoralgefäße durch den Chirurgen, zum Teil transjugulärer Zugang durch den Anästhesisten). Lediglich bei der partiellen Sternotomie ist noch eine direkte Kanülierung der Aorta möglich. Bei minimalinvasiven Operationen am schlagenden Herzen wird die Überwachung der Herzaktionen mittels transösophagealer Echokardiographie notwendig. Zumeist können die Patienten am Ende einer minimalinvasiven koronarchirurgischen Operation am schlagenden Herzen früh extubiert werden (vgl. Fast Track; s. u., S. 1145). Als Vorteile der minimalinvasiven herzchirurgischen Eingriffe, vor allem derjenigen am schlagenden Herzen (d. h. unter Umgehung der HLM), werden neben einer geringeren peri- und postoperativen Morbidität und Mortalität eine kürzere Krankenhausverweildauer, geringerer Blutverlust, kürzere Nachbeatmungszeiten und eine Kosteneinsparung genannt.

MIDCAB- und OPCAB-Operation

Operatives Vorgehen

Bei einer **MIDCAB**-Operation wird über eine LAST eingegangen. Für eine MIDCAB eignen sich vor allem Patienten mit einer Stenose des R. interventricularis anterior der linken Koronararterie. Auch schwer kranke Patienten, denen eine Operation unter Einsatz der EKZ nicht mehr zugemutet werden kann, können evtl. von einer solchen minimalinvasiven Revaskularisation profitieren. Operationstechnisch wird so vorgegangen, dass die LIMA (**l**eft **i**nternal **m**ammary **a**rtery; = linke A. thoracica interna) (oder die RIMA) ca. 4–6 cm weit freipräpariert und dann abgesetzt wird. Die LIMA kann thorakoskopisch über 3 Ports (3. Interkostalraum [= ICR] dorsolateral, 4. ICR anteromedial, 6. ICR dorsolateral) oder unter direkter Sicht über eine LAST präpariert werden. Das Ende der LIMA (oder RIMA) wird dann End-zu-Seit mit dem R. interventricularis anterior (Ri[v]a) der linken Koronararterie anastomosiert. Bei der Anastomosennaht am schlagenden Herzen ist ein blutfreies Operationsfeld notwendig. Deshalb muss die Koronararterie proximal und distal der beabsichtigten Anastomose vorübergehend abgeklemmt werden. Vor der Gefäßokklusion müssen ca. 100–200 IE Heparin/kg KG verabreicht werden. Die ACT sollte auf mehr als 250 Sekunden verlängert sein. Während des Abklemmens können Herzrhythmusstörungen, ST-Streckenveränderungen und/oder Wandbewegungsstörungen auftreten. Falls innerhalb weniger Minuten nach Abklemmen der Gefäße schwere ST-Streckenveränderungen, linksventrikuläre Wandbewegungsstörungen und/oder ein Abfall der linksventrikulären Ejektionsfraktion auftreten, muss die Abklemmung aufgehoben und ggf. ein Shunt gelegt werden. In ca. 5% der Fälle muss auf eine Operation unter Einsatz der HLM übergegangen werden. Nach Anlage der Koronaranastomose sollten ca. $^2/_3$ des verabreichten Heparins antagonisiert werden.

Ruhigstellung des Operationsgebiets

Um während der Gefäßanastomose gute Operationsbedingungen zu ermöglichen, wurde vor allem in der Anfangszeit dieser minimalinvasiven Operationen am schlagenden Herzen eine Herzfrequenz von nur 40–50 Schlägen pro Minute angestrebt. Gegebenenfalls wurde durch Gabe von Esmolol die Herzfrequenz gesenkt (initial ca. 0,5 mg/kg KG über 2–3 Minuten; anschließend ca. 0,05–0,2 mg/kg KG/min). Unter Umständen wurde auf Wunsch des Operateurs auch ein kurzfristiger Herzstillstand durch Gabe von Adenosin (z. B. 6–12 mg innerhalb von ca. 2 Sekunden; Kap. 23.6.3, S. 502) provoziert. Da eine solche »medikamentöse Ruhigstellung« des Operationsgebietes häufig zu hämodynamischen Problemen führte, werden seit 1977 mechanische Haltesysteme verwendet, die im Bereich der Anastomosennaht eine »mechanische Ruhigstellung« ermöglichen.

Port-Access-Technik

Bei minimalinvasiven Eingriffen unter Verwendung der HLM, aber nur minimaler Eröffnung des Thorax, kann eine externe Abklemmung der Aorta ascendens (über eine Inzision im 2. oder 3. ICR mittels Spezialklemme nach Chitwood) oder eine endovaskuläre Aortenokklusion (spezieller Ballonkatheter, der über die Femoralgefäße bis kurz [2–3 cm] vor die Aortenklappe vorgeschoben und dann mit Flüssigkeit geblockt wird; sog. Port-Access-Technik) durchgeführt werden. Über ein zentrales Lumen dieses Okklusionskatheters kann Kardioplegie-Lösung verabreicht werden. Die korrekte Platzierung des Okklusionskatheters ist mittels TEE zu überprüfen. Gefürchtet ist eine Verschiebung des Okklusionskatheters nach distal mit Verlegung des Truncus brachiocephalicus und Minderperfusion des Gehirns und des rechten Arms. Daher ist eine Überwachung des blutig-arteriellen Drucks an beiden Armen notwendig. Zusätzlich wird bei der Port-Access-Technik – unter Durchleuchtung oder TEE-Kontrolle – präoperativ (über die V. jugularis oder V. subclavia) ein 3-lumiger Koronarsinuskatheter zur retrograden Kardioplegie ca. 3–5 cm in den Koronarsinus eingeführt. Außerdem ist präoperativ vom Anästhesisten normalerweise ein Pulmonalisvent in den Hauptstamm der A. pulmonalis (zur Volumenentlastung) einzuschwemmen. Die venöse Drainage des Herzens erfolgt über einen durch die V. femoralis bis in den rechten Vorhof eingeführten Katheter. Die anästhesiologischen Vorbereitungen sind bei dieser Port-Access-Technik also erheblich und zeitaufwendig. Ein zweiter Anästhesist ist für die Bedienung der TEE notwendig.

Anästhesie

Aufgaben des Anästhesisten

Bei minimalinvasiven Herzoperationen hat der Anästhesist eine besonders große Verantwortung und muss einen wichtigen Beitrag zum Gelingen der Operation leisten. Dem Operateur ist eine direkte Beurteilung und Befühlung des Herzens deutlich erschwert. Der Anästhesist muss hämodynamische Störungen oder myokardiale Ischämien sofort richtig erkennen, therapieren und dem Operateur mitteilen. An zusätzlichem erweitertem Monitoring ist bei minimalinvasiven kardiochirurgischen Eingriffen vor allem die transösophageale Echokardiographie zu nennen. Während die TEE beispielsweise bei der konventionellen Klappenchirurgie *wünschenswert* ist, ist sie bei minimalinvasiver Klappenchirurgie *zwingend*, um Volumenstatus, Kontraktilität und eventuelle Luftblasen erkennen zu können.

Im Rahmen der operationstechnisch bedingten Herzdislokation und beim Einsatz mechanischer Stabilisationssysteme kann eine hämodynamische Instabilität auftreten. Zum Teil wird auch eine Einlungenanästhesie (z. B. bei MIDCAB-Operationen) zwingend notwendig. Eine entsprechende präoperative Überprüfung der Lungenfunktion (Beurteilung von Lungenfunktionstests, Blutgasanalyse, Röntgenthorax, pulmonale Anamnese) ist wichtig. Die Lage des zumeist verwendeten linksläufigen Robertshaw-Tubus sollte fiberbronchoskopisch kontrolliert werden.

Prämedikation

Vor einem minimalinvasiven kardiochirurgischen Eingriff hat sich als Schlafmedikation am Vorabend sowie als Prämedikation die Gabe eines Benzodiazepins bewährt. Eventuell kann im Rahmen der Prämedikation zusätzlich Clonidin (ca. 2 µg/kg KG s.c.; s. o.) verabreicht werden.

Monitoring

Bei MIDCAB-Eingriffen ist ein **erweitertes Monitoring** wichtig, um eine myokardiale Ischämie gut erfassen zu können. Hierzu sind neben den üblichen Überwachungsmaßnahmen eine erweiterte EKG-Überwachung mittels 5-poliger EKG-Ableitung und kontinuierlicher, automatischer ST-Segmentanalyse wichtig. Außerdem ist eine kontinuierliche, intraoperative transösophageale Echokardiographie (TEE) durchzuführen. Mittels TEE können evtl. neu auftretende Wandbewegungsstörungen frühzeitig erkannt werden. Die TEE ist inzwischen die wichtigste Überwachungsmaßnahme bei minimalinvasiven kardiochirurgischen Eingriffen. Außerdem sollte bei Risikopatienten ein Pulmonalarterienkatheter eingeschwemmt werden, idealerweise ein solches Modell, über das ein Schrittmacherdraht eingeführt werden kann (Pace-Port-Swan-Ganz-Katheter; Kap. 19.6, S. 436) oder es sollte alternativ ein übliches Schrittmacherkabel platziert werden (Kap. 44.2.2, S. 716). Unter Umständen kann während des Eingriffs – aufgrund einer Bradykardie – ein Pacing notwendig werden (Kap. 44.2.3, S. 716). Zusätzlich sind vor diesen Eingriffen Defibrillatorklebeelektroden auf dem Thorax zu fixieren, um ggf. sofort eine externe Defibrillation durchführen zu können. Eine interne Defibrillation ist bei dem LAST-Zugang nicht möglich.

Bei einer **OPCAB**-Operation wird – im Gegensatz zur MIDCAB – nicht über eine LAST, sondern über eine mediane Sternotomie eingegangen. Sonst gilt weitgehend das für die MIDCAB beschriebene Vorgehen.

Narkoseführung

Zur Narkoseeinleitung empfiehlt sich z. B. die Gabe von Sufentanil, Etomidat sowie eines nicht depolarisierenden Relaxans (häufig Atracurium oder Vecuronium, Kap. 5.3.4, S. 152). Öfters wird für Operationen am schlagenden Herzen inzwischen auch Remifentanil (0,1–0,3 μg/kg KG/h) verwendet. Die Narkose wird oft als IVA/TIVA weitergeführt. Zur Aufrechterhaltung der Narkose werden häufig auch 50% O_2, 50% N_2O, Propofol plus eine thorakale PDA (Punktion vor allem bei Th5/6) empfohlen. Die thorakale PDA ist bereits am Vortag anzulegen, da intraoperativ Heparin verabreicht wird oder u. U. bei operationstechnischen Problemen auf eine Operation unter Einsatz der Herz-Lungen-Maschine gewechselt werden muss und damit eine Vollheparinisierung notwendig werden kann (Kap. 79.3, S. 1123). Vor Narkoseeinleitung wird über einen solchen Periduralkatheter die Gabe von z. B. 6 ml Bupivacain 0,5% plus 20 μg Sufentanil empfohlen (Müllejans et al. 1997). Intraoperativ wird öfters eine kontinuierliche Infusion von 0,175%igem Bupivacain mit 1 μg/ml Sufentanil (ca. 5 ml/h) empfohlen. Die Anwendung der thorakalen Periduralanästhesie in der Herzchirurgie ermöglicht eine Reduktion der intraoperativen Katecholamin-Plasmakonzen-

tration mit Verminderung des Sauerstoffbedarfs, eine Vasodilatation auch der Koronararterien und häufig auch eine frühzeitige Extubation, evtl. mit Verkürzung der Liegezeit auf der Intensivtherapiestation (Übersicht bei Lange et al. 1999) (s. u.; Fast Track).

Postoperative Phase

Schmerztherapie

Zur postoperativen Schmerztherapie bieten sich bei liegendem Periduralkatheter entsprechende Nachinjektionen an. Ansonsten ist eine übliche bedarfsadaptierte Opioid-Titration (vorzugsweise mittels PCA) zu empfehlen (Kap. 83.2.1, S. 1188). Bei MIDCAB-Operationen scheint durch Anlage von Interkostalblockaden sogar eine suffiziente Schmerzlinderung und bessere Vigilanz möglich als durch eine i.v. PCA (Behnke 2002).

Fast Track

Verfahren: In den letzten Jahren wurde stetig versucht, die früher nach kardiochirurgischen Operationen meist routinemäßige postoperative Nachbeatmung bis zum nächsten Morgen zu verkürzen und die Patienten früh zu extubieren (innerhalb von ca. 1–6 Stunden nach Operationsende). Die zunehmend häufigeren minimalinvasiven kardiochirurgischen Eingriffe sowie Änderungen des perioperativen anästhesiologischen Managements (Verwendung von Propofol plus Sufentanil oder Remifentanil) begünstigen ein solches Vorgehen. Dieses Vorgehen wird in der Literatur als sog. Fast Track (»Schnellspur-Verfahren«) bezeichnet (Übersicht bei Gerlach et al. 1999).

Vor- und Nachteile: Durch eine frühzeitige Extubation können Risiken einer Nachbeatmung vermieden werden (z. B. pulmonale Infekte) und es kann ein Beitrag zur Effektivitätssteigerung geleistet werden. Ziel des Fast Track ist es auch, die Verweildauer des Patienten auf der Intensivstation (auf < 24 h) sowie die gesamte Krankenhausverweildauer (auf < 7 Tage) zu verkürzen. Eine zu frühzeitige Extubation kann aber auch zu einer nachteiligen Stress-Situation mit erhöhtem myokardialem Sauerstoffbedarf führen. Wichtig ist daher eine richtige Patientenselektion, d. h. es müssen diejenigen Patienten erfasst werden, die für eine Frühextubation ohne Risikoerhöhung geeignet sind bzw. diejenigen Patienten erkannt werden, bei denen keine Frühextubation zu empfehlen ist.

Patientenselektion: Eine Frühextubation ist meist möglich, falls der Patient hämodynamisch stabil ist, die Körpertemperatur > 36,0 °C beträgt, keine hämodynamisch wirksamen Arrhythmien bestehen, die FiO_2 < 0,4 und der Blutverlust über die Thoraxdrainagen < 100 ml/h beträgt, die Ejektionsfraktion > 50%, der linksatriale enddiastolische Druck < 13 mm Hg, der Kreatininwert < 120 mmol/l ist und falls nur eine 1- oder 2-Gefäß-Erkrankung vorliegt. Als Kriterien, die gegen eine frühzeitige Extubation sprechen, wurden z. B. eine erniedrigte gemischtvenöse Sauerstoffsättigung (< 60%) und ein erhöhter enddiastolischer linksatrialer Druck (> 20 mm Hg) genannt.

Maßnahmen: Wird eine Frühextubation angestrebt, dann ist es auch wichtig, die Patienten rechtzeitig wieder zu erwärmen, um postoperatives Shivering mit erhöhtem Sauerstoffbedarf zu vermeiden. Wichtig sind auch eine frühzeitige Mobilisierung dieser Patienten und eine baldige orale Nahrungsaufnahme. Eine suffiziente postoperative Schmerztherapie ist eine wichtige Komponente des Fast-Track-Konzepts. Eine laterale Thorakotomie für eine MIDCAP ist postoperativ zumeist schmerzhafter als eine mediane Sternotomie. Auch die zunehmende Verwendung kurz wirksamer Anästhetika (z. B. Remifentanil) macht eine suffiziente postoperative Analgesie sehr wichtig. Empfehlenswert ist die (ggf. schon intraoperativ begonnene) postoperative Analgesie mit Piritramid plus Paracetamol- oder Ibuprofen-Suppositorien. In einzelnen Zentren wird auch eine thorakale Periduralanalgesie für die postoperative Schmerztherapie genutzt. Zum Teil wird auch die Anlage eines intrapleuralen Katheters (Kap. 16.2.7, S. 391) empfohlen.

79.6 Literatur

Behnke H, Geldner G, Cornelissen J, Kahl M, Möller F, Cremer J, Wulf H. Postoperative Schmerztherapie bei minimal-invasiver direkter koronararterieller Bypass-Chirurgie (MIDCAB). Anaesthesist 2002; 51: 175–9.

Birdi I, Regragui IA, Izzat MB, Bryan AJ, Angelini GD. Effects of cardiopulmonary perfusion temperatur: a randomized, controlled trial. Ann Thorac Surg 1995; 60: 747–8.

Blauhut B, Gross Ch, Necek S, Doran JE, Späth P, Lundsgaard-Hansen P. Effects of high-dose aprotinin on blood loss, platelet function, fibrinolysis, complement, and renal function after cardiopulmonary bypass. J Thorac Cardiovasc Surg 1991; 101: 958–67.

Boldt J, King D, Scheld HH, Hempelmann G. Lung management during cardiopulmonary bypass: Influence on extravascular lung water. J Cardiothor Anesth 1990; 4: 73–9.

Boldt J, Osmer C, Linke LC, Görlach G, Hempelmann G. Hypothermic versus normothermic cardiopulmonary bypass: influence on circulation adhesion molecules. J Cardiothor Vasc Anesth 1996; 10: 342–7.

Butler J, Chong GL, Pillai R, Westaby S, Rocker GM. Early extubation after coronary artery bypass surgery: effects on oxygen flux and haemodynamic variables. J Cardiovasc Surg 1992; 33: 276–80.

Cheng DCH, Karski J, Peniston Ch, Asokumar B, Raveendran G, Carroll J, Nierenberg H, Roger S, Mickle D, Tong J, Zelovitsky J, David T, Sandler A. Morbidity outcome in early versus conventional tracheal extubation after coronary artery bypass grafting: a prospective randomized controlled trial. J Thorac Cardiovasc Surg 1996; 112: 255–64.

Cohen NM, Damiano J, Wechsler AS. Is there an alternative to potassium arrest? Ann Thorac Surg 1995; 60: 858–63.

Cogliati AA, Menichetti A, Tritapepe L, Conti G. Effects of three techniques of lung management on pulmonary function during cardiopulmonary bypass. Acta Anaesth Belg 1996; 47: 73–80.

Dietrich W, Lüth JU, Kormann J, Wick S, Kaiser W, Eberle B, Karlicek F, Junger A, Gille A, Schwerdt M, Eleftheriadis S, Jaschik M. Intraoperativer Fremdblutverbrauch und Eigenbluttransfusion in der Kardioanästhesie. Anaesthesist 1999; 48: 876–83.

Dietrich W, Spannagl M, Jochum M, Wendt P, Schramm W, Barankay A, Sebening F, Richter JA. Influence of high-dose Aprotinin treatment on blood loss and coagulation patterns in patients undergoing myocardial revascularization. Anesthesiology 1990; 73: 1119–26.

Gerlach K, Uhlig T, Neumann G, Kuppe H. Fast Track » Konzepte in der Kardiochirurgie. Anästhesiol Intensivmed Notfallmed Schmerzther 1999 (Suppl. 3); 34: S193–9.

Jalonen J, Hynymen M, Kuitunen A, Heikkilä H, Perttilä J, Salmenperä M, Valtonen M, Aantaa R, Kallio A and participating investigators. Dexmedetomidine as an anesthetic adjunct in coronary artery bypass grafting. Anesthesiology 1997; 86: 331–45.

Jopling MW. Pro: Automated electrocardiogram ST-segment monitoring should be used in the monitoring of cardiac surgical patients. J Cardiothor Vasc Anesth 1996; 10: 678–80.

Kessler P, Lischke V, Westphal K. Anästhesiologische Besonderheiten bei minimalinvasiver Herzchirurgie. Anaesthesist 2000; 49: 592–608.

Kulka PJ, Tryba M, Welsch P, Zenz M. Die Effektivität der Eigenblutspende in der Koronarchirurgie – eine retrospektive Analyse. Anästhesiol Intensivmed Notfallmed Schmerzther 1997; 32: 291–7.

Lichtenstein SV, Ashe KA, El Dalati H, Cusimano RJ, Panos A, Slutsky AS. Warm heart surgery. J Thorac Cardiovasc Surg 1991; 101: 269–74.

Liu JJ, Johnston CI, Buxton BF. Synergistic effect of nisoldipine and nitroglycerin on human internal mammary artery. J Pharmacol Exp Ther 1993; 268: 434–40.

McLean RF, Wong BI, Naylor CD, Snow WG, Harrington EM, Gawel M, Fremes SE. Cardiopulmonary bypass, temperature, and central nervous system dysfunction. Circulation 1994; II-250–5.

Marjot R, Valentine SJ. Arterial oxygen saturation following premedication for cardiac surgery. Br J Anaesth 1990; 64;737–40.

Martin TD, Xudong T, Weintraub WS, Craves JM, Guyton RA. Warm blood versus cold crystalloid cardioplegia: A case matched comparison. Circulation 1992 (Suppl. I); 86: I-104.

Martin TD, Craver JM, Gott JP, Weintraub WS, Ramsay J, Mora CT, Guyton RA. Prospective, randomized trial of retrograde warm blood cardioplegia: myocardial benefit and neurologic threat. Ann Thorac Surg 1994; 57: 298–304.

Martineau RJ. Pro: A hematocrit of 20% is adequate to wean the patient from cardiopulmonary bypass. J Cardiothor Vasc Anesth 1996; 10: 291–3.

Mauney MC, Kron IL. The physiologic basis of warm cardioplegia. Ann Thorac Surg 1995; 60: 819–23.

Messent M, Sinclair DG, Quinlan GJ, Mumby SE, Gutteridge JMC, Evans TW. Pulmonary vascular permeability after cardiopulmonary bypass and its relationship to oxidative stress. Crit Care Med 1997; 25: 425–9.

Mora ChT, Henson MB, Weintraub WS, Murkin JM, Martin TD, Craver JM, Gott JP, Guyton RA. The effect of temperature management during cardiopulmonary bypass on neurologic and neuropsychologic outcomes in patients undergoing coronary revascularization. J Thor Cardiovasc Surg 1996; 112: 514–22.

Mossad E, Estafanous F. Con: A hematocrit of 20% is not adequate for separation from cardiopulmonary bypass. J Cardiothor Vasc Surg 1996; 10: 294–5.

Müllejans B, Rolf N, Möllhoff T, Tjan D, Scheld HH, Van Aken H, Loick HM. Anästhesie zur minimal invasiven Koronarchirurgie ohne Einsatz der extrakorporalen Zirkulation. Anästhesiol Intensivmed Notfallmed Schmerzther 1997; 32: 708–14.

Murkin JM. Alpha-stat acid-base regulation during cardiopulmonary bypass. J Thorac Cardiovasc Surg 1997; 113: 619–20.

NG A, Tan SSW, Lee HS, Chew SL. Effect of propofol infusion on the endocrine response to cardiac surgery. Anaesth Intens Care 1995; 23: 543–7.

Nussmeier NA, Arlund C, Slogoff S. Neuropsychiatric complications after cardiopulmonary bypass: cerebral protection by a barbiturate. Anesthesiology 1986; 64: 165–70.

Parsons RS, Jones RM, Wrigley SR, MacLeod KGA, Platt MW. Comparison of desflurane and fentanyl-based anaesthetic techniques for coronary artery bypass surgery. Br J Anaesth 1994; 72: 430–8.

Rinder CS. Heparin is the best anticoagulant for cardiopulmonary bypass. J Cardiothor Vasc Anesth 1996; 10: 816–8.

Risch A, Dorscheid E, Stein G, Seyfert U, Grundmann U. Auswirkung von Aprotinin und Tranexamsäure auf die Fibrinolyse und Thrombinbildung bei extrakorporaler Zirkulation. Anaesthesist 2000; 49: 279–85.

Sanford TJ, Smith NT, Dec-Silver H, Harrison WK. A comparison of morphine, fentanyl and sufentanil anesthesia for cardiac surgery: induction, emergence, and extubation. Anesth Analg 1986; 65: 259–66.

Scheller MS. Routine barbiturate brain protection during cardiopulmonary bypass cannot be recommended. J Neurosurg Anesthesiol 1992; 4: 60–3.

Schulz K, Abel HH. Anaesthesiologisches Management bei herzchirurgischen Operationen im Erwachsenenalter. Ergebnisse einer Umfrage. Anästhesiol Intensivmed 2000; 41: 25–30.

Shapiro BA, Lichtenthal PR. Inhalation-based anesthetic techniques are the key to early extubation of the cardiac surgical patient. J Cardiothor Vasc Anesth 1993; 7: 135–6.

Sherry KM, McNamara J, Brown JS, Drummond M. An economic evaluation of propofol/fentanyl compared with midazolam/fentanyl on recovery in the ICU following cardiac surgery. Anaesthesia 1996; 51: 312–7.

Singh AK, Bert AA, Feng WC, Rotenberg FA. Stroke during coronary artery bypass grafting using hypothermic versus normothermic perfusion. Ann Thorac Surg 1995; 59: 84–9.

Slogoff S, Keats AS. Randomized trial of primary anesthetic agents on outcome of coronary artery bypass operations. Anesthesiology 1989; 70: 179–88.

Slogoff S, Keats AS. Does perioperative myocardial ischemia lead to postoperative myocardial infarction? Anesthesiology 1985; 62: 107–14.

Spahn DR, Schmid ER, Seifert B, Pasch Th. Hemodilution tolerance in patients with coronary artery disease who are receiving chronic β-adrenergic blocker therapy. Anesth Analg 1996; 82: 687–94.

Tassani P, Barankay A, Richter JA. Anästhesie bei Operationen angeborener Herzfehler: Ergebnisse einer Umfrage in Deutschland. Anästhesiol Intensivmed 1998; 39: 229–34.

The warm heart investigators: Randomised trial of normothermic versus hypothermic coronary bypass surgery. Lancet 1994; 343: 559–63.

Thomson IR, Bowering JB, Hudson RJ, Frais MA, Rosenbloom M. A comparison of desflurane and isoflurane in patients undergoing coronary artery surgery. Anesthesiology 1991; 75: 776–81.

Tönz M, Mihaljevic T, von Segesser LK, Schmid ER, Joller-Jemelka HI, Pei P, Turina MI. Normothermia versus hypothermia during cardiopulmonary bypass: a randomized, controlled trial. Ann Thorac Surg 1995; 59: 137–43.

Tönz M, Mihaljevic T, von Segesser LK, Fehr J, Schmid ER, Turina MI. Acute lung injury during cardiopulmonary bypass. Are the neutrophils responsible? Chest 1995; 108: 1551–6.

Trubel W, Zwoelfer W, Moritz A, Laczkovics A, Haider W. Cardioprotection by nifedipine cardioplegia during coronary artery surgery. Eur J Anaesthesiol 1994; 11: 101–6.

Tuman KJ, McCarthy RJ, Spiess BD, DaValle M, Dabir R, Ivankovich D. Does choice of anesthetic agent significantly affect outcome after coronary artery surgery? Anesthesiology 1989; 70: 189–98.

Vaughn CC, Opie JC, Florendo FT, Lowell PA, Austin J. Warm blood cardioplegia. Ann Thorac Surg 1993; 55: 1227–32.

Wong BI, McLean RF, Naylor CD, Snow WG, Harrington EM, Gawel MJ, Woods RB, Fremes SE. Central-nervous-system dysfunction after warm or hypothermic cardiopulmonary bypass. Lancet 1992; 339: 1383–4.

Übersicht

Lange V, Van Aken H, Loick HM. Die thorakale Periduralanästhesie in der Herzchirurgie. Anästhesiol Intensivmed Notfallmed Schmerzther 1999; 34: S200–4.

Anästhesie – Spezieller Teil

Anästhesie und Organtransplantationen

80.1 Allgemeine Bemerkungen

Voraussetzung für eine Organtransplantation ist eine Organentnahme bei einem Hirntoten (Kap. 66.2.13, S. 923). Nur sehr selten wird ein paariges Organ (z. B. eine Niere) von z. B. einem Verwandten gespendet. 1995 wurden in Deutschland ca. 2100 Nieren-, 600 Leber- und 500 Herztransplantationen durchgeführt. 1996 standen in Deutschland mehr als 10 000 Patienten auf den Wartelisten für eine Organtransplantation, nahezu 90% der Patienten warteten auf eine Nierentransplantation, ca. 7% auf eine Herz- oder Herz-Lungen-Transplantation und ca. 2% warteten auf eine Lebertransplantation. Die 5-Jahres-Überlebensrate beträgt inzwischen nach einer Nierentransplantation über 90%, nach einer Herz-Transplantation ca. 70% und nach einer Lebertransplantation ca. 60%. Da postoperativ nach einer Organtransplantation eine immunsuppressive Therapie durchgeführt werden muss, stellen Erkrankungen, die durch eine Immunsuppression verschlimmert werden (z. B. Tumorleiden), eine Kontraindikation dar.

Inzwischen müssen immer häufiger organtransplantierte Patienten anästhesiologisch versorgt werden. Es ist daher für den Anästhesisten wichtig, allgemeine Probleme der Organtransplantation, die Besonderheiten der Narkoseführung bei transplantierten Patienten sowie das anästhesiologische Vorgehen bei den wichtigsten Organtransplantationen zu kennen.

80.2 Spezielle Probleme einer Organtransplantation

Abstoßungsreaktion und Immunsuppression

Nach einer Organtransplantation droht vor allem eine chronische, selten eine akute oder hyperakute Abstoßung des Transplantates. Folge ist eine zunehmende Funktionsverschlechterung des Transplantates. Diese Abstoßungsreaktion ist primär durch eine Unverträglichkeit der Histokompatibilitätsantigene (HLA-Antigene) von Spender und Empfänger bedingt. Hierbei kommt es zur Proliferation von Gefäßendothelzellen und glatten Gefäßmuskelzellen. Folge können z. B. Gefäßeinengungen, Gefäßverschlüsse und Gewebesklerosierung sein. Nach einer Herztransplantation droht dadurch z. B. eine beschleunigte Koronarsklerose mit Verschluss von Koronargefäßen und Myokardinfarkt. Nach einer Nierentransplantation drohen Hypertonie sowie Nierenschädigung mit Proteinurie und Erhöhung der Serumkreatininkonzentration.

Um Abstoßungsreaktionen zu unterdrücken, muss eine lebenslange Immunsuppression durchgeführt werden. Für eine Basisimmunsuppression wird normalerweise eine Kombination aus Ciclosporin A plus Prednison eingesetzt. Selten kommt auch Azathioprin zur Anwendung. Diese Basisimmuntherapie wird normalerweise oral durchgeführt. Muss eine akute Abstoßungsreaktion therapiert werden, wird die Dosierung der Basistherapeutika höher dosiert und zusätzlich müssen noch weitere Medikamente (s. u.) verabreicht werden.

Ciclosporin A (z. B. Sandimmun)

Ciclosporin A weist nephrotoxische Eigenschaften auf. Außerdem kann es zu einer therapiebedürftigen arteriellen Hypertonie, zu Leberfunktionsstörungen (mit z. B. Hyperbilirubinämie), zu Gingivahyperplasie, zu Elektrolytstörungen und aufgrund einer Neurotoxizität zu Parästhesien und Tremor führen. Besonders bei Kindern können unter Ciclosporin A auch generalisierte zerebrale Krampfanfälle auftreten. Außerdem kann Ciclosporin A über die Hemmung der Insulinsekretion zu einem Diabetes mellitus führen.

Prednison (z. B. Decortin)

Die Prednisonerhaltungsdosis beträgt ca. 0,1 mg/kg KG/d (ca. 7–10 mg bei einem Erwachsenen). Eine Prednisondauertherapie kann evtl. zum Cushing-Syndrom (Kap. 51.4.2, S. 778) führen. Die sog. Cushing-Schwelle liegt bei ca. 7,5 mg Prednison pro Tag (Kap. 51.4.2, S. 778). Aufgrund der Mineralokortikoidwirkung von Prednison drohen Natrium- und Wasserretention sowie ein Kaliumverlust. Da unter Kortikosteroiden eine periphere Insulinresistenz besteht, kann auch eine Hyperglykämie entstehen. Bei einer kontinuierlichen exogenen Kortikosteroidzufuhr ist innerhalb weniger Wochen aufgrund der Unterdrückung der körpereigenen Kortikosteroidsynthese mit einer Nebenniereninsuffizienz zu rechnen. Wird diese exogene Glukokortikoidzufuhr akut unterbrochen, ist eine Addison-Krise möglich (Kap. 51.4.4, S. 779). Weitere mögliche Nebenwirkungen einer Kortikosteroiddauermedikation sind Hemmung entzündlicher Reaktionen, Hypertonie, Leukozytose, Osteoporose, aseptische Knochennekrosen, Magen-Darm-Ulzera sowie Wachstumsverzögerungen bei Kindern.

Azathioprin (z. B. Imurek)

Azathioprin wird zur Basistherapie vor allem dann verwendet, wenn Ciclosporin A oder Prednison nicht eingesetzt werden können. Es kann auch zusätzlich im Rahmen einer Dreifachtherapie eingesetzt werden. Als wichtigste Nebenwirkung kann Azathioprin eine Knochenmarkdepression mit Leukopenie, Thrombopenie und Anämie auslösen.

Sonstige Medikamente

Im Falle einer akuten Abstoßungsreaktion werden neben einer höher dosierten Basistherapie evtl. auch Tacrolimus (Prograf), **A**nti-**T**-**L**ymphozyten-**G**lobulin (ATLG) und monoklonale

(Anti-CD$_3$-)Antikörper (Orthoclone Okt$_3$) eingesetzt. Tacrolimus weist nephrotoxische, neurotoxische und diabetogene Wirkungen (durch eine periphere Insulinresistenz) auf. Außerdem kann es zu einer Hypertonie, Hyperkaliämie und Kardiomyopathie führen.

Infektionsrisiko

Aufgrund der chronischen Immunsuppression sind transplantierte Patienten erhöht infektionsgefährdet. Bei diesen Patienten treten nach einer Bluttransfusion häufiger Infektionen durch **Cyto**megalieviren (CMV) auf. Da im Konservenblut Cytomegalieviren intrazellulär in den T-Zellen und Monozyten vorliegen können, mussten bei transplantierten Patienten schon früher Leukozytendepletionsfilter (Kap. 24.2.7, S. 528) oder CMV-freie Blutkonserven verwendet werden. Seit dem 1.10.2001 dürfen prinzipiell nur noch leukozytendepletierte Blutkonserven verwendet werden (Kap. 24.1.2, S. 515). Auch andere virale sowie bakterielle Infektionen treten unter Immunsuppression relativ leicht auf. Unter Immunsuppression treten z. B. vermehrt Infektionen durch Candida albicans im Gastointestinalbereich oder Herpes-simplex-Infektionen auf. Nach längerfristiger Behandlung mit Immunsuppressiva (insbesondere bei Mehrfachkombinationen) muss mit einem vermehrten Auftreten von Malignomen gerechnet werden. Bei sämtlichen invasiven Maßnahmen wie Platzierung eines Kavakatheters oder Anlage einer Regionalanästhesie ist besonders genau auf ein hygienisch korrektes Vorgehen zu achten. Katheter sollten möglichst bald wieder entfernt werden.

80.3 Wichtige Organtransplantationen

80.3.1 Nierentransplantation

Krankheitsbild und Operation

Bei einer Nierentransplantation wird die Niere eines Hirntoten oder eines lebenden Verwandten heterotop in die Fossa iliaca des Empfängers eingepflanzt. Die V. bzw. A. renalis der Transplantatniere wird mit der V. bzw. A. iliaca des Empfängers End-zu-Seit anastomosiert. Der Transplantat-Ureter wird in die Blase eingepflanzt. Nach der Transplantation nimmt die Niere meist ihre Funktion sofort auf. Bei ca. 30% der Patienten besteht jedoch für ca. ein bis zwei Wochen ein dialysepflichtiges Nierenversagen, bis das Transplantat seine Funktion aufnimmt.

Für Nierenempfänger gibt es inzwischen keine Altersbeschränkung mehr. Nierenempfänger sind meist seit vielen Jahren nierenkrank und dialysepflichtig. Daher liegen bei ihnen oft folgende Nebenerkrankungen vor:

- Hypertonus
- chronische renale Anämie (da inzwischen häufiger eine Behandlung mit Erythropoietin [Kap. 24.2.8, S. 531] durchgeführt wird, sind schwere Anämien bei chronisch niereninsuffizienten Patienten inzwischen seltener geworden)
- Störungen des Wasser-Haushaltes: Hypo- oder Hypervolämie, je nachdem, ob der Abstand zur letzten Dialyse sehr kurz oder eher lang ist
- Störungen des Elektrolyt-Haushaltes: meist Hyperkaliämie, unmittelbar nach der Dialyse auch erniedrigter Kaliumwert möglich
- Störungen des Säure-Basen-Haushaltes: zumeist metabolische Azidose
- Gerinnungsstörungen
- deutlich reduzierter Allgemeinzustand
- koronare Herzerkrankung oder latente Herzinsuffizienz
- Eiweißmangel

12–36 Stunden vor der Operation werden die Patienten normalerweise nochmals dialysiert. Nach der Dialyse müssen die Elektrolytwerte (vor allem K$^+$-Konzentration) sowie die Blutgerinnungswerte (vor allem die PTT wegen eventueller Restwirkung des für die Dialyse notwendigen Heparins) kontrolliert werden.

Anästhesie

Vorbereitung

Periphervenöse Zugänge sowie die Blutdruckmanschette dürfen nicht an dem Arm angelegt werden, an dem sich der Dialyse-Shunt (Kap. 55.3, S. 801) befindet. Der »Shunt-Arm« muss gut gepolstert und geschützt werden. Als zusätzliche Überwachungsmaßnahmen sind zur exakten Flüssigkeitsbilanzierung ein zentraler Venenkatheter sowie ein Dauerkatheter unverzichtbar. Eine arterielle Druckmessung sollte dagegen nur im Ausnahmefall vorgenommen werden (falls wegen einer Transplantatabstoßung noch ein Shunt angelegt werden muss).

> Da diese Patienten immunsuppressiv behandelt werden (s. o.), sind sie besonders infektionsgefährdet. Bei allen Maßnahmen, z. B. Gabe von Injektionen oder Infusionen, beim Anlegen von Zugängen usw. ist auf ein steriles Vorgehen zu achten.

Narkoseführung

Als Anästhesieverfahren wird meist eine balancierte Anästhesie durchgeführt. Als volatiles Inhalationsanästhetikum kann z. B. Isofluran, aber auch Sevofluran zum Einsatz kommen

(Conzen u. Roth 2001). Die Intubation sollte normalerweise unter einer Vollrelaxierung mit einem nicht depolarisierenden Muskelrelaxans durchgeführt werden. Als nicht depolarisierende Relaxanzien bieten sich Cis-Atracurium oder Atracurium an. Deren Metabolisierung ist unabhängig von der Nierenfunktion. Auch Mivacurium kann gut verwendet werden. Andere nicht depolarisierende Muskelrelaxanzien müssen vorsichtig dosiert oder vermieden werden, da sie zu einem unterschiedlich hohen Prozentsatz renal eliminiert werden. Zur Intubation (eines nicht nüchternen Patienten) kann bei normaler Kaliumplasmakonzentration Succinylcholin verwendet werden. Bei einer Hyperkaliämie ist Succinylcholin dagegen kontraindiziert (Kap. 5.3.5, S. 167). Falls bei dem Patienten ein Diabetes mellitus vorliegt und eine Störung des autonomen Nervensystems mit gastrointestinaler Mobilitätsstörung vermutet wird (Kap. 51.1.3, S. 769), kann ggf. bei dem sonst nüchternen Patienten eine Ileuseinleitung erwogen werden. Eine routinemäßige Ileuseinleitung scheint jedoch in diesen Fällen nicht zwingend notwendig (Conzen u. Roth 2001).

> Intraoperativ können evtl. schwer therapierbare Blutdruckabfälle oder -anstiege auftreten.

Volumensubstitution

Der ZVD sollte bis zur Perfusionsfreigabe auf ca. 10 cm H_2O angehoben sein, um eine gute Diurese zu ermöglichen. Bei Perfusionsfreigabe der anastomosierten Nierengefäße werden meist 125 ml Mannit 20% (Kap. 69.2.1, S. 965) intravenös empfohlen. Dadurch soll eine osmotische Diurese provoziert werden.

Da die Patienten an ihre chronische Anämie gut adaptiert sind, sollte eine Bluttransfusion nur zurückhaltend durchgeführt werden. Wird eine Bluttransfusion notwendig, dann muss eine CMV-Übertragung vermieden werden (s. o.). Als kristalloide Lösung kommt idealerweise eine kaliumfreie Lösung (z. B. Normofundin; Kap. 9.2, S. 266) zur Anwendung. Allerdings enthält eine Vollelektrolytlösung nur ca. 4 mmol/l Kalium, sodass öfters auch solche Lösungen verwendet werden. Die Gabe von Hydroxyäthylstärke (HAES) bleibt bei Nierentransplantationen umstritten. Falls eine metabolische Azidose therapiert werden muss, sollte nur bis zu einem BE von ca. –6 mmol/l ausgeglichen werden.

80.3.2 Lebertransplantation

Krankheitsbild und Operation

Eine Lebertransplantation (LTX) stellt die einzige kurative Therapiemöglichkeit bei Leberversagen dar. Häufige Indikationen für eine LTX sind viral bedingte Zirrhose (HBV-, HCV-Infektion), primär biliäre Zirrhose, Alkoholzirrhose oder Autoimmunzirrhose. Eine LTX wird nur bei Patienten mit einem (biologischen) Alter von unter 65 Jahren durchgeführt.

Aufgrund des chronischen Organmangels wird oft das sog. **Splitverfahren** (»split-liver-TX«) angewandt. Hierbei wird entweder ex-situ (nach Entnahme auf einem Nebentisch) oder in-situ (bei erhaltenem Kreislauf des hirntoten Spenders) die Leber geteilt, sodass zwei transplantable Organe zur Verfügung stehen. Bei der in-situ-Technik ist eine genauere Kontrolle der Durchblutung beider Organteile möglich. Bei der »split-liver-TX« kann der größere rechte Leberlappen einem Erwachsenen und der kleinere linke Leberlappen einem Kind transplantiert werden. Es ist auch eine sog. **Lebersegmenttransplantation** (»reduced-size-TX«) möglich. Hierbei wird zur Größenanpassung bei kleineren Empfängern nicht die vollständige Leber transplantiert. Die Dauer einer Lebertransplantation kann zwischen ca. 5–10 Stunden betragen.

Die Leber wird orthotop transplantiert. Nach der Hepatektomie werden die notwendigen **Anastomosen** beim Empfänger in folgender Reihenfolge durchgeführt:

- V. cava suprahepatisch
- V. portae
- V. cava infrahepatisch
- A. hepatica
- Gallengang

Die transplantierte Leber nimmt meist gleich ihre Funktion auf. In den ersten postoperativen Tagen kann es zu einem vorübergehendem Anstieg von Transaminasen und Bilirubin kommen. Da eine Lebertransplantation bei plötzlich verfügbarer Transplantatleber meist dringend durchgeführt werden muss, steht normalerweise nicht ausreichend Zeit zur Verfügung, beim Empfänger die präoperativ bestehenden Störungen ausreichend zu optimieren.

Bei Leberempfängern liegen oft eine hyperdyname Kreislaufsituation mit hohem Herzminutenvolumen (8–10 l/min) und eine Hypotension vor. Auch eine Hypoxämie (aufgrund intrapulmonaler Shunts), Gerinnungsstörungen (mit niedrigem Quick- und AT-III-Wert) sowie niedrige Thrombozytenzahl (aufgrund einer Splenomegalie) liegen zumeist vor. Häufig ist bei diesen Patienten die Gabe von FFP, PPSB und Thrombozytenkonzentraten notwendig. Oft bestehen auch portale Hypertension, Aszites, Hypoalbuminämie, Ösophagusvarizen(-blutungen), Anämie, Oligurie, Elektrolytstörungen (Hypokaliämie, Hypokalzämie), hepatische Enzephalopathie und respiratorische Azidose.

Anästhesie

Präoperative Phase

Patienten mit anstehender Lebertransplantation werden normalerweise im Vorfeld von Ärzten unterschiedlicher Fachdisziplinen intensiv untersucht. Die zahlreichen Befunde sind einzusehen und es ist vor allem zu klären, ob seit Erstellen dieser Befunde wesentliche Veränderungen eingetreten sind.

Präoperativ ist nochmals eine ausführliche Labordiagnostik wichtig. Außerdem müssen eine ausreichende Anzahl an Erythrozytenkonzentraten, Gefrierplasmen und Thrombozytenkonzentraten angefordert werden.

Narkoseführung

Arterieller Blutdruck und kardiale Füllungsdrücke müssen invasiv überwacht werden. Die arterielle Druckmessung sollte in der A. radialis vorgenommen werden. Eine Punktion der A. femoralis oder der A. dorsalis pedis sollte vermieden werden, da während der Anastomosierung der A. hepatica die abdominelle Aorta manchmal abgeklemmt werden muss. Zur Überwachung der Urinausscheidung ist ein Dauerkatheter zu platzieren. Aufgrund meist großer intraoperativer Volumenumsätze sind eine ausreichende Anzahl großkalibriger intravenöser Zugänge notwendig. Die venösen Zugänge sollten an der oberen Körperhälfte platziert werden, da die V. cava inferior suprahepatisch abgeklemmt wird.

Oft werden zur **Narkoseeinleitung** Etomidat und Sufentanil verabreicht. Aufgrund der oft vorliegenden Kreislaufdepression kann zur Narkoseeinleitung auch Ketamin sinnvoll sein. Zur Relaxation sind Atracurium oder Cis-Atracurium besonders geeignet, da sie unabhängig von Leber- oder Nierenfunktion eliminiert werden. Häufig wird eine balancierte Anästhesie unter Verwendung von Isofluran in Kombination mit einem Opioid (z. B. Sufentanil) durchgeführt. Große Dosen eines hepatisch metabolisierten Opioids sollten vermieden werden. Auf Lachgas wird verzichtet, da eine hierdurch bedingte Blähung der Darmschlingen (Kap. 5.1.3, S. 95) unerwünscht ist und da evtl. während der Operation in das Gefäßsystem eingeschwemmte Luftblasen (s. u.) hierdurch an Volumen zunehmen würden.

Bei der Freipräparation der Leber (**prähepatische Phase**) können evtl. erhebliche Blutverluste auftreten. Zur Minimierung der notwendigen Fremdblutmenge sollte möglichst eine maschinelle Autotransfusion durchgeführt werden. Kontraindikationen stellen maligne Tumore oder eine bakterielle Infektion dar. Aufgrund der unzureichenden Metabolisierung des in Konservenblut enthaltenen Citratstabilisators droht eine Citratintoxikation. Da Citrat Calcium bindet, kann eine Hypokalzämie (mit Myokarddepression) auftreten. Die Plasmakonzentration des ionisierten Calciums sollte intraoperativ wiederholt kontrolliert werden. Zur Therapie einer citratinduzierten Hypokalzämie wird oft die Gabe von Calciumchlorid notwendig (Kap. 23.2.4, S. 494). Calciumgluconat ist zu vermeiden, da Gluconat während der anhepatischen Phase (s. u.) nicht abgebaut werden kann.

Vor der Explantation der zu ersetzenden Leber werden beim zukünftigen Empfänger alle zu- und abführenden Gefä-

ße der Leber abgeklemmt. Es beginnt die sog. **anhepatische Phase**. Während dieser Phase ist der Bedarf an Anästhetika vermindert, es können sowohl eine Hyperglykämie als auch eine Hypokalzämie entstehen. Beim Absetzen der Lebervenen wird oft die V. cava inferior oberhalb der einmündenden Lebervenen abgeklemmt. Dadurch kann der venöse Rückfluss um bis zu 50 % vermindert werden, und HMV und arterieller Blutdruck fallen ab. Es kann der Einsatz von Sympathikomimetika (z. B. Dopamin) notwendig werden. Während dieser anhepatischen Operationsphase wird in vielen Kliniken ein extrakorporaler, pumpengetriebener Bypass eingesetzt. Hierbei wird das Blut der V. cava inferior und der V. portae in die V. axillaris oder V. subclavia zurückgeleitet. Die anhepatische Phase gestaltet sich dadurch unter hämodynamischen Gesichtspunkten wesentlich unproblematischer. Auch wenn ein solcher veno-venöser Bypass verwendet wurde, kann der Blutdruck deutlich abfallen, wenn die abgeklemmte V. cava inferior wieder freigegeben wird.

Perioperativ können bei einer Lebertransplantation **Gerinnungsstörungen** aufgrund von Thrombozytopenie, verminderter Konzentration an Gerinnungsfaktoren und gesteigerter Fibrinolyse entstehen. Dies macht eine genaue Überwachung der Gerinnungsparameter (z. B. auch ein Thrombelastogramm) und eine differenzierte Blutkomponententherapie (Kap. 24.3.3, S. 535) notwendig. Ob die häufig durchgeführte großzügige Gabe von FFP zur Korrektur der Gerinnungsstörung sinnvoll ist, wird zum Teil angezweifelt. Dadurch lässt sich nachgewiesenermaßen der Blutverlust nicht vermindern. Es wird inzwischen angenommen, dass bei leberinsuffizienten Patienten eine Beeinträchtigung der Thrombozytenfunktion und eine Thrombozytopenie eine wesentlich wichtigere Rolle spielen als die eingeschränkte Syntheseleistung der Gerinnungsfaktoren. Meist werden ca. 5–15 Blutkonserven benötigt. In Ausnahmefällen können auch bis 100 Erythrozytenkonzentrate notwendig werden. Intraoperativ tritt meist eine metabolische Azidose auf. Wiederholt sind Hb-Wert, Blutgase, Elektrolyte und Blutzuckerkonzentration zu bestimmen.

Mit dem Wiedereröffnen der abgeklemmten Gefäße beginnt die **Reperfusionsphase**. Diese stellt oft die problematischste Phase einer Lebertransplantation dar. Durch Ausschwemmung des kaliumreichen Perfusats aus der implantierten Leber kann eine deutliche Hyperkaliämie auftreten. Daneben drohen eine metabolische Azidose sowie starke Blutungen und Herzrhythmusstörungen. Blutgase und Elektrolyte sind meistens wiederholt zu kontrollieren und evtl. müssen Katecholamine, Calciumchlorid und Natriumbikarbonat eingesetzt werden. Zur Therapie einer Hyperkaliämie kann evtl. eine Glukose-Insulin-Infusion (Kap. 55.2, S. 801) notwendig werden. Es sind ausreichende Füllungsdrücke sicherzustellen – eine zu großzügige Volumengabe ist jedoch zu vermeiden, da durch eine Hypervolämie sowie durch hohe Beatmungsdrücke in der Reperfusionsphase die hepatische

Durchblutung vermindert wird. Eine evtl. nun auftretende Hyperfibrinolyse (mit Blutungen aus sämtlichen Stichkanälen) ist ggf. durch Gabe eines Antifibrinolytikums (Kap. 23.9.5, S. 507) zu therapieren.

Außerdem ist zu beachten, dass in der zu transplantierenden Leber Luftblasen eingeschlossen sein können. Bei Perfusion der Leber werden diese ausgewaschen. Bei Lachgasgabe würde das Volumen dieser Luftblasen zunehmen, und die Emboliesymptomatik würde sich verschlimmern (Kap. 69.3.1, S. 976). Auch während der Explantation der kranken Leber kann es zu venösen Luftembolien kommen.

Innerhalb einer halben Stunde nach Beginn der Reperfusion stabilisiert sich mit Funktionsaufnahme der transplantierten Leber meist die Hämodynamik und der Säure-Basen-Haushalt, und die erhöhten Blutzucker- und Kaliumkonzentrationen fallen ab.

Postoperative Phase

Perioperativ können sowohl eine Hypo- als auch eine Hyperglykämie auftreten. Daher muss die Blutzuckerkonzentration regelmäßig bestimmt werden. Eine nachlassende Urinausscheidung ist verdächtig auf einen intravasalen Volumenmangel. Um eine Unterkühlung des Patienten zu vermeiden, sollten wärmekonservierende Maßnahmen ergriffen werden (Kap. 37.4, S. 651).

Postoperativ müssen die Patienten auf der Intensivstation noch nachbeatmet werden.

Mögliche Komplikationen

In der frühen postoperativen Phase können die Patienten an einer Thrombose der Transplantatgefäße, an einer Cholangitis oder an Luftembolien versterben. Eine Abstoßungsreaktion äußert sich in pathologischen Leberfunktionstests. Die Abgrenzung einer Abstoßungsreaktion von viraler Hepatitis, Cytomegalieinfektion oder medikamentös-toxischer Leberschädigung (z. B. durch Ciclosporin A) kann schwierig sein. Am aussagekräftigsten ist eine Leberbiopsie. Da Ciclosporin A hepatisch metabolisiert wird, muss häufig die Ciclosporin-Konzentration bestimmt werden.

80.3.3 Herztransplantation

Krankheitsbild und Operation

Bei einer medikamentös oder operativ nicht beherrschbaren Herzerkrankung (mit einer Lebenserwartung < 2–6 Monaten) kann eine orthotope Herztransplantation (HTX) sinnvoll sein. Häufig handelt es sich um Patienten mit einer schwersten Herzinsuffizienz, z. B. aufgrund einer dilatativen Kardiomyopathie, einer terminalen koronaren Herzerkrankung oder eines Herzklappenfehlers. Die Herztransplantation stellt inzwischen eine Routineoperation mit einer ca. 70%igen 5-Jahres-Überlebensrate dar. Allerdings ist die Anzahl der verfügbaren Transplantate bei weitem zu gering. Die Spenderselektion und Spenderkonditionierung werden im Kap. 66.2.13, S. 912 beschrieben. Eine Kontraindikation für eine HTX ist z. B. eine fixierte pulmonalvaskuläre Hypertension sowie ein Alter von > ca. 60 Jahren.

Bei der Explantation des geschädigten Empfängerherzens wird häufig ein Teil der Hinterwand der Vorhöfe – und damit der Sinusknoten – in situ belassen. Dieser Sinusknoten wird weiterhin vegetativ beeinflusst und bleibt aktiv. Das implantierte Herz enthält einen eigenen, aber denervierten Sinusknoten. Dieser bestimmt die Schlagfrequenz des transplantierten Herzens. Das EKG eines Herztransplantierten weist daher zwei P-Wellen auf. In den letzten Jahren wird allerdings zunehmend häufiger der Schrittmacher des Empfängers reseziert.

Da die Funktion des transplantierten Herzens stark von der Ischämiedauer abhängt, ist eine optimale Organisation von Explantation und anschließender Transplantation enorm wichtig. Während die Explantation des Herzens beim Hirntoten noch nicht abgeschlossen ist, wird (meist anderenorts) bereits mit der Operation des Empfängers begonnen und das Herz per Sonderflug umgehend dorthin gebracht.

Anästhesie

Allgemeine Bemerkungen

Bei den meisten Patienten liegt präoperativ eine schwerste Herzinsuffizienz (Kap. 41, S. 681) mit niedriger Ejektionsfraktion vor. Negativ inotrope Medikamente sind daher zu vermeiden. Meist sind die Patienten aufgrund einer hoch dosierten Diuretika-Therapie hypovolämisch.

> Ein zentralvenöser Katheter sollte nicht über die rechte V. jugularis interna platziert werden, da über dieses Gefäß postoperativ wiederholt Myokardpunktionen vorgenommen werden (s. u.).

Bei sämtlichen invasiven Maßnahmen ist aufgrund der Immunsuppression des Patienten ein streng aseptisches Vorgehen wichtig (sterile Handschuhe, Mundschutz usw.).

Narkoseführung

Aufgrund der negativ inotropen Wirkung wird normalerweise auf volatile Anästhetika und auch Lachgas verzichtet. Meist wird eine Kombination aus Opioid (Fentanyl oder Sufentanil), Relaxans (z. B. Pancuronium) und Benzodiazepin (z. B. Flunitrazepam) verwendet. Als Induktionshypnotikum empfiehlt sich Etomidat. Die Narkose sollte so geführt werden, dass der Patient einige Stunden postoperativ extubationsfähig ist.

Das transplantierte Herz ist denerviert. Es weist eine Ruhefrequenz von ca. 100/min auf. Aufgrund der Denervierung kommt es bei Hypovolämie, Hypotension oder einer Sympathikusstimulation nur zu einer deutlich verzögerten Frequenzsteigerung. Diese wird neurohumoral durch vermehrte Freisetzung von Katecholaminen ins Blut vermittelt. Aufgrund der Herzdenervierung treten bei herztransplantierten Patienten trotz einer evtl. vorliegenden KHK keine Angina-pectoris-Beschwerden auf (s. u.). Die Herzfrequenz kann durch Gabe von Parasympatholytika (z. B. Atropin) nicht gesteigert werden. Auch Pancuronium, Cholinesterasehemmer, Valsalva-Manöver oder Karotissinusdruck führen zu keiner Frequenzzunahme. Eine Frequenzmodulation ist nur durch direkt wirkende Medikamente wie Katecholamine oder β_1-Rezeptorenblocker möglich. Eine Steigerung des »preloads« führt zu einer Zunahme des Schlagvolumens, da der Frank-Starling-Mechanismus (Kap. 41.2, S. 683) beim transplantierten Herzen intakt ist.

Beim Abgang von der Herz-Lungen-Maschine wird oft eine Katecholamin-Gabe, zumeist eine Adrenalin-Infusion (initial ca. 0,1 µg/kg KG/min) begonnen. Dadurch sollen die Frequenz des denervierten Herzens und die Inotropie verbessert werden. Es kann auch eine vorübergehende externe Schrittmacherstimulation notwendig sein. Das HMV des denervierten Herzens wird von der Herzfrequenz bestimmt. Die Füllungsdrucke des Herzens sind genau zu beobachten.

Postoperative Phase

Am Ende der Operation sowie in der postoperativen Phase drohen Blutungskomplikationen. Auf eine genaue Antagonisierung des Heparins sowie eine sorgfältige Kontrolle der Gerinnungsparameter ist zu achten. Gegebenenfalls sind FFP, Thrombozytenkonzentrat und Aprotinin zu verabreichen. In den ersten postoperativen Tagen drohen bradykarde Herzrhythmusstörungen. Die Katecholamin-Infusion ist über einige Tage weiterzuführen.

Postoperativ tritt häufiger eine pulmonalvaskuläre Hypertension auf, die zu einem Rechtsherzversagen führen kann. Gegebenenfalls ist ein rechtsventrikuläres Assist-System notwendig (Kap. 79.5.4, S. 1142). Faktoren, die den pulmonalvaskulären Widerstand erhöhen können (Kap. 42.3.2, S. 693), sind zu vermeiden.

Um zu überprüfen, ob eventuelle Abstoßungsreaktionen ablaufen, werden z. B. wiederholt Endo- und Myokardbiopsien (über die V. jugularis interna rechts) sowie echokardiographische und immunzytologische Untersuchungen durchgeführt. Aufgrund des zur Immunsuppression verwendeten Ciclosporin A kann es zu einer therapiebedürftigen Ciclosporin-Hypertonie sowie zu Nieren- oder Leberschädigungen kommen. Daher sind entsprechende Kontrollen der Plasmakonzentration notwendig.

80.4 Narkoseführung bei Patienten, die organtransplantiert sind

Allgemeine Bemerkungen

Bei transplantierten Patienten kann normalerweise auch außerhalb eines Transplantationszentrums ein Notfalleingriff oder ein Wahleingriff durchgeführt werden. Perioperativ sollte bei diesen Patienten die orale Immunsuppression weitergeführt werden, auch am Morgen des Operationstages. Nur falls dies nicht möglich ist, sollte der Patient in ein Transplantationszentrum verlegt werden, denn die Umstellung der oralen auf eine intravenöse Gabe von z. B. Ciclosporin A ist schwierig.

Liegt die Dosis des verabreichten Kortikosteroids oberhalb der Cushing-Schwelle (7,5 mg Prednisonäquivalent), dann empfehlen manche Autoren eine zusätzliche perioperative Kortikosteroidsubstitution. Am Operationstag können z. B. 100 mg Hydrocortison intravenös, am 1., 2. bzw. 3. postoperativen Tag können ausschleichend 75, 50 bzw. 25 mg Hydrocortison verabreicht werden (Kap. 51.4.4, S. 780). Zumeist wird jedoch keine zusätzliche perioperative Steroiddosis empfohlen. Stets ist eine perioperative Antibiotika-Prophylaxe durchzuführen. Die Antibiotika-Prophylaxe sollte am präoperativen Tag begonnen und über 5 Tage weitergeführt werden.

Präoperativ sollte geklärt werden, ob Hinweise auf eine relevante Funktionseinschränkung des Transplantates vorliegen, ob eine Abstoßungsreaktion zu vermuten ist, ob andere Organsysteme beeinträchtigt sind bzw. ob möglicherweise eine Infektion vorliegt. Bedingt durch die Immunsuppression treten häufig Infektionen auf (z. B. durch Cytomegalievirus). Aufgrund der Immunsuppression drohen bei einer Infektion deletäre Folgen. Infektionen stellen die wichtigsten Morbiditäts- und Mortalitätsfaktoren dar. Bluttransfusionen sollten bei transplantierten Patienten möglichst vermieden werden. Falls eine Transfusion notwendig ist, mussten bereits früher leukozytendepletierte Konserven oder Leukozytendepletionsfilter verwendet werden (Kap. 24.2.7, S. 528). Inzwischen darf seit dem 1.10.2001 prinzipiell nur noch leukozytendepletiertes Blut transfundiert werden (Kap. 24.1.2, S. 515). Im Rahmen z. B. der postoperativen Schmerztherapie sollten nicht steroidale Antirheumatika vermieden werden, da sie die Nephrotoxizität von Ciclosporin A verstärken und in Kombination mit der meist durchgeführten Steroidtherapie leicht zu Gastroduodenalulzera führen.

Anästhesie

Narkoseführung bei nierentransplantierten Patienten

Aufgrund der nephrotoxischen Wirkungen des zur Immunsuppression verwendeten Ciclosporin A sollte bei der Narkose-

Anästhesie – Spezieller Teil

führung von einer (zumeist ca. 20%igen) Einschränkung der Nierenfunktion ausgegangen werden. Da die Niere im Bereich der Leiste implantiert wird, sind Punktionen von Femoralgefäßen (möglichst) zu unterlassen. Bei den Patienten liegt zumeist eine Hypertonie vor. Mögliche Ursachen sind eine Stenose im Bereich der anastomosierten A. renalis, die immunsuppressive Therapie (Kortikosteroid, Ciclosporin A) sowie die primäre Erkrankung (z. B. ein Diabetes mellitus), die letztlich zur Nierentransplantation führte.

> Kardiovaskuläre Komplikationen sind bei diesen Patienten die häufigste Todesursache. Diese Patienten sind auch perioperativ als kardiovaskuläre Risikopatienten zu betrachten.

Präoperativ sollten auch die Elektrolyte sowie der Blutzucker überprüft werden. Im Prinzip können sämtliche Anästhesieverfahren bei diesen Patienten angewandt werden. Die meisten Berichte liegen zu einer balancierten Anästhesie vor.

Nephrotoxische Medikamente, Diuretika sowie eine Hypovolämie sind zu vermeiden. Als Induktionshypnotikum der Wahl wird Propofol und als Relaxans wird (cis-)Atracurium propagiert. Medikamente, die zum Teil renal eliminiert werden, sind niedriger zu dosieren, da normalerweise von einer leicht eingeschränkten Nierenfunktion auszugehen ist.

Narkoseführung bei lebertransplantierten Patienten

Bei Lebertransplantierten sollte von einer eingeschränkten Leberfunktion ausgegangen werden. Präoperativ sind die Blutgerinnung (Quickwert, PTT, AT-III-Konzentration, Thrombozytenzahl) sowie die Transaminasen (SGOT, SGPT) und die Albuminkonzentration zu kontrollieren. Während in den ersten Wochen bis Monaten nach der Lebertransplantation erhöhte Bilirubinkonzentrationen, eine Thrombozytopenie und eine Beeinträchtigung der Blutgerinnung nachweisbar sind, sollten diese Parameter später weitgehend im Normbereich liegen. Im Prinzip können sämtliche Anästhesieverfahren bei diesen Patienten angewandt werden. Die meisten Berichte liegen zu einer balancierten Anästhesie vor. Von den Inhalationsanästhetika sollte lediglich auf Halothan verzichtet werden.

Narkoseführung bei herztransplantierten Patienten

Patienten, bei denen die Herztransplantation länger als ca. 1 Jahr zurückliegt, können in ca. 85% der NYHA-Klassifikation I (Kap. 41.1, S. 682) zugerechnet werden. Von einer stärker beeinträchtigten Myokardfunktion braucht normaler-

weise nur ausgegangen werden, wenn eine Abstoßungsreaktion vorliegt.

Langfristig droht nach einer Herztransplantation eine koronare Herzerkrankung im transplantierten Herzen. Anamnestisch ist diese jedoch nicht ermittelbar, da aufgrund der Denervierung des Herzens keine Angina-pectoris-Beschwerden auftreten. Fünf Jahre nach der Herztransplantation liegt bei ca. 50% der Patienten eine Koronarsklerose vor. Die Herzfrequenz beträgt bei Herztransplantierten in Ruhe ca. 90–100 Schläge pro Minute, da beim denervierten Herzen die vagale Dämpfung fehlt. Bei einer sympathikoadrenergen Stimulation kommt es vermutlich über eine Katecholamin-Freisetzung aus der Nebennierenrinde zu einer verzögerten Steigerung der Herzfrequenz. Eine zu flache Narkoseführung ist nicht so einfach – wie normalerweise üblich – an Veränderungen der Herzfrequenz zu erkennen. Eine Adaptation des Herzminutenvolumens an geänderte Belastungszustände ist über den noch intakten Frank-Starling-Mechanismus gegeben. Dadurch ist eine Variation des Schlagvolumens möglich. Außerdem ist eine, wenn auch nur verzögert einsetzende Frequenzänderung möglich, da das denervierte Herz neurohumeral gesteuert werden kann (s. o.). Eine Frequenzsteigerung des denervierten Herzens ist durch Gabe eines Parasympathikolytikums (z. B. Atropin) nicht möglich. Zur Frequenzsteigerung sind direkt wirkende β-Sympathikomimetika notwendig. Das EKG eines Herztransplantierten weist zumeist 2 P-Wellen auf (Kap. 80.3.3, S. 1154). Perioperativ ist es wichtig, eine ausreichende Vorlast sicherzustellen, sonst droht z. B. bei der Narkoseeinleitung schnell ein deutlicher Blutdruckabfall.

Im Prinzip können sämtliche Anästhesieverfahren bei diesen Patienten angewandt werden. Die meisten Berichte liegen zu einer balancierten Anästhesie vor. Bei größeren Eingriffen wird eine blutig-arterielle Druckmessung empfohlen. Wichtig ist, dass die Vorlast auf normalem Niveau gehalten wird, da das Schlagvolumen und damit das Herzminutenvolumen stark von der Vorlast abhängen. Ein evtl. notwendiger Kavakatheter sollte möglichst nicht über die rechte V. jugularis interna gelegt werden, da dieses Gefäß für öfters notwendige Myokardpunktionen geschont werden sollte. Zur Überwachung der kardialen Leistung bietet sich ggf. die Echokardiographie an.

80.5 Literatur

Beck OJ. Was nun? Gedanken zu Aspekten des neuen Transplantationsgesetzes vom 1.11.1997. Anaesthesist 1997; 46: 988–91.

Conzen P, Roth U. Anästhesie bei Nierentransplantation. Anaesthesist 2001; 50: 371–4.

Anästhesie bei ambulanten Operationen

81

Anästhesie – Spezieller Teil

81.1 Allgemeine Bemerkungen

1992 wurde vom Bundesrat beschlossen, dass in den Krankenhäusern mehr ambulant operiert werden soll und dass dies kostendeckend durchzuführen sei. Am 01.01.1993 trat dann der entsprechende § 115b SGB V des Gesundheitsstrukturgesetzes in Kraft, der die ambulante und teilstationäre Behandlung im Krankenhaus fördert. Dadurch soll ein wesentlicher Beitrag zur Reduktion der Kosten im Gesundheitswesen erbracht werden. Erklärtes Ziel der Kostenträger ist es, mehr als 40% der bisher im Krankenhaus durchgeführten Operationen ambulant vorzunehmen. In den USA wurden bereits 1994 66% aller operativer Eingriffe ambulant durchgeführt.

Die Anzahl der ambulant durchgeführten Operationen wird in Deutschland in den nächsten Jahren vermutlich weiter zunehmen. Außer ökonomischen Gesichtspunkten spricht auch das zunehmende Anspruchsdenken der Patienten, die die Unannehmlichkeiten eines längeren stationären Aufenthaltes umgehen möchten, für die Durchführung einer Operation auf möglichst ambulanter Basis.

> Trotz Wunsch nach Ökonomie und Patientenkomfort haben jedoch die Qualität der Anästhesieleistung und die Patientensicherheit absolute Priorität. Auch für ambulante Operationen sowie für ambulante Anästhesien ist der Facharztstandard vorgeschrieben.

81.2 Ein- und Ausschlusskriterien für ambulante Narkosen

Operationen sind dann für die Tageschirurgie geeignet, wenn nur ein minimales Risiko einer Nachblutung und nur ein minimales Risiko für postoperativ auftretende respiratorische Komplikationen besteht, wenn keine spezielle postoperative Pflegebedürftigkeit zu erwarten ist und von einer raschen Flüssigkeits- und Nahrungsaufnahme auszugehen ist (Leitlinien 1998). Zumeist handelt es sich bei ambulanten Eingriffen um Operationen im Bereich der Körperoberfläche. Folgende Operationen werden beispielsweise oft ambulant durchgeführt: Kürettage, Metallentfernung, Frakturreposition, Hydrozelenoperation, Orchidopexie, Herniotomie, Zirkumzision, CT-, MRT-Untersuchung, Adenotomie, Biopsien. Bei ambulanten Operationen handelt es sich fast ausnahmslos um elektive Eingriffe. In Einzelfällen kann auch ein Noteingriff (z. B. eine Frakturreposition) auf ambulanter Basis durchgeführt werden.

> Wichtige Vorteile des ambulanten Operierens sind, dass die Patienten postoperativ sehr schnell wieder in ihre gewohnte häusliche Umgebung zurückkehren können und dass weniger kostenintensive Krankenhausbetten zur Verfügung gestellt werden müssen.

Voraussetzungen für die Durchführung einer ambulanten Operation sind, dass der Patient mit der ambulanten Operation einverstanden ist, dass eine verantwortliche Person für den Heimtransport sowie eine verantwortliche Person zur postoperativen Überwachung während der ersten 24 Stunden vorhanden ist, dass eine telefonische Verbindung gegeben ist, dass es sich um einen körperlich und psychisch stabilen Patienten handelt (ASA I oder II) und dass keine Adipositas per magna vorliegt (Leitlinien 1998). Bei ASA-III-Patienten (chronische Erkrankung wie z. B. Asthma bronchiale, Diabetes mellitus) ist jeweils eine anästhesiologische Konsultation und Einzelentscheidung vorher notwendig (Leitlinien 1998).

Ältere Patienten können von einer ambulanten Operation profitieren, da ihnen die Umstellung auf eine fremde Umgebung meist sehr schwer fällt.

Auch z. B. bei **immunsupprimierten Patienten**, bei denen das Risiko einer nosokomialen Infektion möglichst gering gehalten werden sollte, kann eine ambulante Operation von Vorteil sein.

Insbesondere Kinder profitieren oft von einer ambulant durchgeführten Operation, denn bei ihnen liegen normalerweise keine ernsthaften Nebenerkrankungen vor, und die meisten kinderchirurgischen Eingriffe dauern nicht lange und sind nur wenig invasiv. Außerdem ist bei **Kindern** die postoperative Rekonvaleszenzzeit relativ kurz und problemarm. Auch unter psychologischen Aspekten profitieren insbesondere Kinder von einer ambulanten Operation, da z. B. Trennungsängste minimiert werden können. Aus diesen Gründen hat u. a. bei Kindern das ambulante Operieren in den letzten Jahren enorm zugenommen. Für die typischen kinderchirurgischen Operationen (z. B. Zirkumzision, Herniotomie, Orchidopexie, Adenotomie, Einlage von Paukenröhrchen) konnte gezeigt werden, dass kein Qualitätsunterschied zwischen ambulant oder stationär durchgeführten Operationen besteht.

Säuglinge mit normalem Geburtsgewicht können, wenn sie älter als 3 Monate sind, ambulant anästhesiert werden (Leitlinien 1998). Bei Säuglingen unter 3 Monaten ist jeweils eine vorherige anästhesiologische Konsultation und Einzelentscheidung notwendig (Leitlinien 1998). **Frühgeborene**, die vor der 37. Schwangerschaftswoche geboren wurden, sind aufgrund des altersspezifisch erhöhten Narkoserisikos keine geeigneten Kandidaten für eine ambulante Operation. Sie sollten frühestens nach der 60. postpartalen Woche und nur nach entsprechender anästhesiologischer Konsultation und Einzelentscheidung ambulant anästhesiert werden (Leitlinien 1998). Dies ist vor allem aufgrund ihrer Neigung zu Apnoephasen (insbesondere innerhalb der ersten 6 Lebensmonate) bedingt. Auch Kinder mit einer **Disposition zur malignen Hyperthermie** sollten ebenfalls von einer ambulanten Anästhesie ausgeschlossen werden (Kretz u. Wörle 1995). In den USA werden inzwischen solche Patienten nach einer unauffälligen, triggerfreien Narkose oft noch am gleichen Tag entlassen (Marshall u. Chung 1999). Kinder, die ein eindeutiges oder ein mögliches Risiko für einen **plötzlichen Kindstod** (SIDS; **s**udden **i**nfant **d**eath **s**yndrome; s. u.) aufweisen, sollten nicht innerhalb des ersten Lebensjahres ambulant operiert werden (Kretz u. Wörle 1995). Ein *eindeutiges SIDS-Risiko* besteht, falls zwei oder mehrere Geschwister am plötzlichen Kindstod verstorben sind, falls **a**kut **l**ebensbedrohliche **E**reignisse (acute lifethreatening events; ALE) vorausgingen, falls es sich um ehemalige Frühgeborene mit Apnoephasen, Bradykardien oder bronchopulmonaler Dysplasie handelt oder falls Störungen der Atemregulation vorliegen. Ein akut lebensbedrohliches Ereignis (ALE) ist so definiert, dass die Eltern den Eindruck hatten, das Kind würde sterben. Mögliche Ursachen hierfür können angeborene Herzfehler, zerebrale Krampfanfälle, Herzrhythmusstörungen, Hypoglykämie u. Ä. sein. Ein *mögliches SIDS-Risiko* kann bei Kindern, bei denen ein sehr niedriges Geburtsgewicht (< 1500 g) vorlag oder bei denen ein Geschwister an SIDS verstorben ist, vorliegen. Wie lange ehemalige Frühgeborene postoperativ Apnoe- (und damit SIDS-)gefährdet sind, wird kontrovers diskutiert. Zum Teil wird empfohlen, bis zur 60.–64. postkonzeptionellen Woche eine postoperative engmaschige Überwachung sicherzustellen (Kretz u. Wörle 1995). Es wird hierbei zum Teil ein 24-stündiges kontinuierliches Atemmonitoring empfohlen (Kretz u. Wörle 1995). SIDS macht ca. 25 % der Todesfälle bei Säuglingen aus (Inzidenz in Deutschland: ca. 2 pro 1000 Lebendgeburten).

> Kinder mit einem SIDS-Risiko sowie einem bekannten akuten lebensbedrohlichen Ereignis sollten nicht im 1. Lebensjahr ambulant operiert werden (Kretz u. Wörle 1995).

Ein **Fieberkrampf** in der Anamnese scheint keine Kontraindikation für eine ambulante Anästhesie beim Kind darzustellen (Kretz u. Wörle 1995). Möglicherweise ist es bei Kindern mit Fieberkrämpfen sinnvoll, Substanzen zu vermeiden, denen bereits epilepsiebegünstigende Eigenschaften nachgesagt wurden (z. B. Ethrane, Ketamin, Disoprivan).

81.3 Anästhesie

81.3.1 Anästhesiologische Vorbereitung

Bei ambulant zu operierenden Patienten sind die gleichen präoperativen Anforderungen bezüglich zu bestimmender Laborwerte, Durchführung einer Thoraxröntgenaufnahme und Ableitung eines EKGs zu stellen wie bei stationär zu operierenden Patienten (Kap. 2.3, S. 8). Bei klinisch und anamnestisch gesunden Patienten unter 40 Jahren braucht z. B. vor einer ambulanten (oder stationären) Narkose keine apparativtechnische Untersuchung routinemäßig durchgeführt werden (Hesse et al. 1999, Kap. 2.3, S. 8). Vom operativen Kollegen

ist sicherzustellen, dass die notwendigen Laborwerte, ggf. ein EKG und eine Thoraxröntgenaufnahme durchgeführt werden. Bei normalen ambulanten Eingriffen kann die Aufklärung u. U. noch am Tage des Eingriffs erfolgen (Urteil 1994, ausführliche Diskussion Kap. 2.12, S. 30). Aus juristischen Gründen (Weißauer u. Biermann 1994), aber auch aus medizinischen Gründen, sollte der Erstkontakt des Anästhesisten mit dem Patienten jedoch möglichst nicht erst am Operationstag erfolgen, sondern bereits im Rahmen eines vorherigen Vorstellungstermins beim Operateur. Falls eine Anästhesieambulanz bzw. Anästhesiesprechstunde etabliert ist, sollte die Prämedikation hierüber abgewickelt werden.

> Der Patient sollte den üblichen Einwilligungsbogen für die Narkose unterzeichnen. Außerdem muss er ausdrücklich darauf hingewiesen werden, dass er während der ersten 24 Stunden nach der Operation nicht aktiv am Straßenverkehr teilnehmen darf, keine Maschinen bedienen darf, offiziell nicht geschäftsfähig ist, keinen Alkohol konsumieren soll (wegen möglicher Wechselwirkungen mit Narkotika) nicht kochen, rauchen oder mit offenem Feuer hantieren soll (insbesondere nach Teilnarkose am Arm, da es hierbei zu unbemerkten Verletzungen kommen kann), nicht für die Versorgung anderer Personen (z. B. Kinder) alleine zuständig sein soll. Außerdem hat der Patient sicherzustellen, dass eine erwachsene, verantwortungsvolle Person für seine Betreuung zur Verfügung steht. Des Weiteren sind dem Patienten eine Telefonnummer und Adresse mitzugeben und er sollte darauf hingewiesen werden, dass er im Falle evtl. auftretender Komplikationen sich umgehend telefonisch melden oder ggf. persönlich vorstellen soll.

Etwa 1–3 % der ambulant operierten Patienten müssen dennoch stationär aufgenommen werden. Eine häufige Ursache hierfür sind starke Übelkeit oder Erbrechen (s. u.). Bei der präoperativen Untersuchung ist es daher wichtig, die Patienten danach zu befragen, ob sie im Rahmen vorausgehender Operationen an stärkerer postoperativer Übelkeit und an Erbrechen gelitten haben. In diesem Fall ist der Patient kein idealer Kandidat für eine ambulante Operation.

Falls zwischen der Vorstellung beim Anästhesisten und dem Operationstermin mehrere Tage vergangen sind, sollte der Patient nochmals untersucht und danach befragt werden, ob inzwischen beispielsweise ein Atemwegsinfekt oder andere neue Probleme aufgetreten sind. Dies ist insbesondere bei Kindern wichtig. Außerdem muss festgestellt werden, ob der Patient das ihm auferlegte Nüchternheitsgebot eingehalten hat. Es wird eine mindestens 6-stündige Nahrungskarenz und eine mindestens 2-stündige Karenz von klarer Flüssigkeit (z. B. Tee, Mineralwasser) gefordert (Leitlinien 1998, s. auch Kap. 3.4, S. 45).

81.3.2 Prämedikation

Bei ambulant operierten Patienten wird meist auf eine Prämedikation verzichtet (Wulf et al. 1995), um die postoperative Entlassung nicht zu verzögern. Auch bei Kindern kann manchmal auf die pharmakologische Prämedikation verzichtet werden, wenn die Eltern bei der Narkoseeinleitung anwesend sind. Überängstliche Eltern sind allerdings bei der Narkoseeinleitung eher von Nachteil. Bei Verzicht auf eine medikamentöse Prämedikation müssen eine entsprechende verbale Beruhigung und Anxiolyse durchgeführt werden. Normalerweise empfiehlt sich jedoch bei Kindern vor allem eine orale Gabe von Midazolam (0,5 mg/kg KG; maximal 15 mg), manchmal kann eine rektale Gabe (0,5–1 mg/kg KG) sinnvoll sein. Auch bei stärker aufgeregten Erwachsenen kann nach Eintreffen eine orale Prämedikation durchgeführt werden. Alternativ kann im Vorbereitungsraum eine intravenöse »Prämedikation« (»preinduction«) mit einem kurz wirksamen Medikament (z. B. Fentanyl) durchgeführt werden (s. u.).

81.3.3 Narkoseverfahren

Sinnvoll ist es, solche Narkoseverfahren anzuwenden, die eine baldige Entlassung der Patienten und eine möglichst geringe Inzidenz an postoperativer Übelkeit erwarten lassen. Postoperativ sollte die Vigilanz der Patienten so schnell wie möglich wiederhergestellt sein. Häufig werden ambulante Operationen in Lokalanästhesie durchgeführt, oft werden auch periphere Nervenblockaden oder Regionalanästhesie verfahren – insbesondere eine Blockade des Plexus brachialis – eingesetzt. Zumeist werden jedoch auch ambulante Operationen in Allgemeinanästhesie durchgeführt.

Sinnvoll ist es, kurz wirksame Medikamente wie beispielsweise Propofol einzusetzen. **Propofol** bietet sich sowohl zur Narkoseeinleitung als auch zur Narkoseunterhaltung einer IVA oder TIVA an. Propofol wird zum Teil als Goldstandard bei ambulanten Anästhesien bezeichnet (Raeder 1995). Bei sachgerechtem Einsatz ermöglicht Propofol ein schnelles Erwachen und ein rasches Wiedererlangen der kognitiven Fähigkeiten. Des Weiteren erweist sich die antiemetische Wirkung des Propofols als vorteilhaft. **Etomidat** ist trotz seiner kurzen Wirkung wegen der postoperativ häufiger auftretenden Übelkeit in der ambulanten Anästhesie weniger beliebt. Zum Teil wird darauf hingewiesen, dass **Succinylcholin** (auch) bei ambulanten Anästhesien nicht eingesetzt werden sollte (Schulte-Sasse 1995). Dies ist mit dadurch zu begründen, dass häufig Kinder ambulant operiert werden. Bei Kindern kann u. U. eine noch nicht klinisch manifeste Muskelerkrankung vorliegen, die zu Rhabdomyolyse bzw. maligner Hyperthermie prädisponiert. **Benzodiazepine** sollten aufgrund ihrer längeren Wirkung ebenfalls möglichst selten eingesetzt werden. Die unter Midazolam ausgeprägte Amnesie kann auch dazu führen, dass postoperativ gegebene Instruktionen später nicht mehr erinnerbar sind.

Die neuen Inhalationsanästhetika **Desfluran und Sevofluran** finden in der ambulanten Anästhesie zunehmend größeren Einsatz. Aufgrund ihres niedrigen Blut-Gas-Verteilungskoeffizienten weisen sie eine gute Steuerbarkeit und schnelle An- und Abflutung auf. Sevofluran ist auch zur Maskeneinleitung bei Kindern (und ggf. Erwachsenen) gut geeignet. Mit Sevofluran anästhesierte Kinder werden zwar signifikant schneller wieder wach als Kinder, die mit Halothan anästhesiert wurden, aufgrund des nach einer Sevofluran-Narkose häufiger zu beobachtenden Exzitationsphänomens im Aufwachraum können sie jedoch nicht früher nach Hause entlassen werden (Lerman et al. 1996).

Im Rahmen von ambulanten **Allgemeinanästhesien** wird häufig die Verwendung einer Larynxmaske einer Intubation vorgezogen. Auch bei ambulanten Operationen kann aber problemlos eine Intubationsnarkose durchgeführt werden. Auf eine atraumatische Intubation ist jedoch zu achten, damit nicht postoperativ das Risiko einer traumatisch bedingten Schwellung im Bereich der oberen Luftwege besteht. Wird Mivacurium für die Relaxation bei der endotrachealen Intubation verwendet, dann kann auch bei kurzen Eingriffen ein Relaxansüberhang meist zuverlässig verhindert werden. Bei der intraoperativen Gabe von Remifentanil über eine Spritzenpumpe kann ein postoperativer Opioid-Überhang verhindert werden. Remifentanil ist vor allem bei Eingriffen mit geringer postoperativer Schmerzintensität sinnvoll (Kap. 5.2.4, S. 137).

Bei Operationen an den oberen Extremitäten bieten sich insbesondere die intravenöse Regionalanästhesie oder eine Blockade des Plexus brachialis an. Es sollte kein lang wirksames, sondern ein mittellang wirkendes Lokalanästhetikum (z. B. Prilocain) verwendet werden. Sonst besteht aufgrund der postoperativ lang anhaltenden Nervenblockade die erhöhte Gefahr, dass sich der Patient zu Hause den noch betäubten Arm verletzt. Bei **Regionalanästhesieverfahren** wie beispielsweise einer Blockade des Plexus axillaris muss der Patient ausdrücklich darauf hingewiesen werden, dass die Motorik und insbesondere auch die Sensibilität vorübergehend ausgeschaltet sind. Kochen, Rauchen oder das Hantieren mit offenem Feuer sind daher zu unterlassen, da es bei noch ausgeschalteter Sensibilität leicht zu Verletzungen kommen kann.

Rückenmarknahe Regionalanästhesieverfahren eignen sich bei ambulanten Patienten nur schlecht (Bachmann-Mennenga 1996). Nur in wenigen Publikationen wird für Spinalanästhesien im Rahmen ambulanter Operationen plädiert (Hempel 1996). In einer Patientenbefragung gaben allerdings über 90% der Patienten, die für eine ambulante Operation eine Spinalanästhesie hatten, an, dass sie im Falle einer erneuten Operation wieder eine Spinalanästhesie wünschen würden (Fritz u. Seidlitz 1997). Falls ein rückenmarknahes Verfahren erwogen wird, sollte möglichst die Periduralanästhesie der Spinalanästhesie vorgezogen werden. Ein Problem der rückenmarknahen Regionalanästhesie ist die oft noch für längere Zeit bestehende Sympathikusblockade mit dem Risiko einer orthostatischen Hypotension. Dadurch kann die postoperative Entlassung der Patienten um viele Stunden verzögert werden. Die Patienten können erst entlassen werden, wenn die rückenmarknahe Blockade vollständig abgeklungen ist. Auch das Risiko eines postspinalen Kopfschmerzes spricht gegen die Durchführung einer ambulanten Operation in Spinalanästhesie. Es gibt jedoch keine Belege dafür, dass die Inzidenz des spinalen Kopfschmerzes nach ambulanten Operationen tatsächlich höher ist.

81.3.4 Perioperative Schmerztherapie

Allgemeine Bemerkungen

In einer Untersuchung an fast 10000 erwachsenen Patienten, bei denen eine ambulante Operation geplant war, wurde bei ca. 1,0% der Patienten dennoch postoperativ eine stationäre Aufnahme notwendig (Gold et al. 1989). Die wichtigsten Gründe für diese ungeplanten stationären Aufnahmen waren stärkere Schmerzen, Blutungen sowie unbeherrschbares Erbrechen (Gold et al. 1989). Stärkere postoperative Schmerzen sowie Übelkeit und Erbrechen stellen auch nach anderen Studien die häufigsten Gründe für eine stationäre Aufnahme nach ambulant geplanten Eingriffen dar (Meridy 1982). Übelkeit und Brechreiz, die nach ambulanten Operationen häufig eine frühzeitige Entlassung verhindern (Green u. Jonsson 1993), können ihre Hauptursache auch in stärkeren Schmerzen haben. Durch die intravenöse Verabreichung eines Opioids konnten bei 80% der Patienten, die sowohl über Schmerzen als auch Brechreiz klagten, beide Symptome beseitigt werden (Andersen u. Krohg 1976). Persistierende Übelkeit bei guter Schmerzlinderung wurde nach Opioid-Gabe nur bei 9,5% der Patienten beobachtet (Andersen u. Krohg 1976).

In einer anderen großen Studie an über 6000 Patienten stellten sich ca. 3% der Patienten, die nach einer ambulanten Operation bereits entlassen waren, wieder vor (Twersky et al. 1997). Häufigster Anlass waren Nachblutungen im Operationsgebiet. Ca. 5,3% der ambulant operierten Patienten gaben 24 Stunden postoperativ noch starke Schmerzen an (Chung et al. 1997).

Praktische Durchführung

Bei ambulant operierten Patienten sind bei der Therapie postoperativer Schmerzen einige Besonderheiten zu beachten: Vor allem aus ökonomischen Gründen wird nach ambulanten Operationen eine möglichst baldige Entlassung der Patienten angestrebt.

> Eine wichtige Voraussetzung für die Entlassung eines ambulant operierten Patienten ist jedoch, dass keine stärkeren Schmerzen mehr bestehen (Korttila 1990, 1995) und dass die Schmerzen in der späteren postoperativen Phase voraussichtlich durch oral verabreichte Analgetika beherrscht werden können.

Die Schmerztherapie in der späteren postoperativen Phase muss mit dem Patienten besprochen und so geplant werden, dass sie vom Patienten zu Hause in eigener Regie weitergeführt werden kann. Dem Patienten oder seinen Angehörigen muss erklärt werden, welche Medikamente zu welchen Zeitpunkten und in welchen Dosierungen oral oder rektal eingenommen werden sollten. Zumindest für den 1. postoperativen Tag sollte dem Patienten eine Schmerztherapie vorgeschlagen werden (s. u.). Erforderliche Arzneimittel sind zunächst für bis zu 3 Tage mitzugeben bzw. zu rezeptieren. Den Patienten ist auch zu erklären, was sie im Falle einer unzureichenden Schmerzlinderung tun sollten (z. B. Steigerung der Dosis oder Einnahme einer Zusatzmedikation).

Um eine möglichst suffiziente Schmerztherapie nach ambulanten Operationen zu erzielen, bieten sich vor allem folgende Möglichkeiten (evtl. in Kombination) an:

- Operation in Lokal- oder Regionalanästhesieverfahren
- bei Operation in Allgemeinanästhesie zusätzlich z. B. Wundinfiltration (oder entsprechende Nervenblockaden)
- perioperative systemische Schmerztherapie durch orale oder rektale Gabe eines antipyretischen Analgetikums und/oder intravenöse Gabe eines kurz wirkenden, starken Opioids
- in der späteren postoperativen Phase vorzugsweise orale Gabe eines antipyretischen Analgetikums – evtl. in Kombination mit einem schwächeren Opioid

Intra- und postoperative Schmerztherapie mittels Lokal- oder Regionalanästhesieverfahren

Einfache Lokal- oder Regionalanästhesieverfahren (wie z. B. die Wundinfiltration nach einer Herniotomie oder der Peniswurzelblock bei einer Zirkumzision) sollten bei ambulanten Patienten, die in Allgemeinanästhesie operiert wurden, großzügig eingesetzt werden. Es empfiehlt sich hierbei die Verwendung eines lang wirkenden Lokalanästhetikums (Bupivacain, Ropivacain). Mit diesen Verfahren ist eine länger anhaltende und suffiziente Schmerzlinderung ohne Gefahr einer Atemdepression möglich. Diese Verfahren werden ausführlich im Teil B beschrieben.

Perioperative systemische Schmerztherapie

Die perioperative Schmerztherapie mittels systemisch wirkender Analgetika ist bei ambulanten Patienten sicherlich die am häufigsten durchgeführte Form der Schmerztherapie. Hierfür kommen vor allem ein antipyretisch/antiphlogistisches Analgetikum oder ein Opioid bzw. eine Kombination beider infrage.

Antipyretische Analgetika

Vorteil der antipyretischen Analgetika (Tab. 81.1, Kap. 83.2.1, S. 1182) ist die fehlende atemdepressive Wirkung. Zu beachten sind beim Einsatz von antipyretischen Analgetika jedoch Kontraindikationen wie z. B. Asthma bronchiale, Nierenschädigung, gastrointestinale Erosionen oder Gerinnungsstörungen in der Anamnese des Patienten.

Antipyretische Analgetika müssen aufgrund ihres relativ langsamen Wirkungsbeginns frühzeitig verabreicht werden. Bei Erwachsenen wird deren orale Gabe bereits im Rahmen der Prämedikation empfohlen (Lysak et al. 1994; Steffen et al. 1993; van Ee et al. 1993). Bei Kindern empfiehlt sich deren rektale Gabe unmittelbar nach Narkoseeinleitung (Warth et al. 1994).

Zur postoperativen Schmerztherapie werden bei Erwachsenen häufig die Antipyretika/Antiphlogistika Paracetamol, Diclofenac, Ibuprofen oder Rofecoxib eingesetzt (Tab. 81.1).

Bei Kindern ist Paracetamol das antipyretische Analgetikum der ersten Wahl. Zumeist wird es in Form von Suppositorien eingesetzt. Als Dosierung werden 15(–25) mg/kg KG pro Applikation angegeben. Es ist eine maximale Tagesdosis von 60–90 mg/kg KG zu beachten (Kap. 83.2.1, S. 1183). Wichtigste Nebenwirkung des Paracetamols ist eine mögliche Leberschädigung im Falle einer deutlichen Überdosierung (bei > 150 mg/kg KG pro Tag; Antidot: Acetylcystein oder Methionin). Paracetamol liegt auch in Form eines Saftes (Enelfa Saft: 1 ml = 20 mg) vor. Bei Kindern wird manchmal auch Diclofenac verabreicht (Moores et al. 1990). Als Dosierung werden 0,5–2 mg/kg KG/d angegeben. Für Kinder liegen Diclofenac-Suppositorien à 12,5, 25 (und 50) mg vor. Auch Ibuprofen wurde für Kinder empfohlen (Maunuksela et al. 1992). Für Kinder (ab 6 Monate) kann Ibuprofen als Saft (Nurofen für Kinder; 5 ml = 100 mg) verabreicht werden. Die Tagesmaximaldosis dieses Safts wird mit 20–30 mg/kg KG angegeben (in 3–4 Einzeldosen). Die meisten Ibuprofen-Tabletten sind bei Jugendlichen ab ca. dem 14. Lebensjahr zugelassen. Die Tagesdosis wird mit ca. 10–15 mg/kg KG (in 3–4 Einzeldosen) angegeben.

Acetylsalicylsäure (10–15 mg/kg KG pro Dosis) sollte bei Kindern möglichst nicht eingesetzt werden, da diskutiert wird,

Präparat	Erwachsenendosis [mg]	Applikationsform	Dosierungsintervall [h]	Maximaldosierung beim Erwachsenen [mg/d]
Anilinderivate				
Paracetamol (z. B. Ben-u-ron)	500–1000	oral (Tbl., Saft), rektal	4–6	4 000
Saure Antipyretika				
Acetylsalicylsäure (z. B. Aspirin)	500–1000	oral	4–6	4 000
Diclofenac (z. B. Voltaren)	50–75–100	oral, rektal	8–12	150
Ibuprofen (z. B. ibuprof von ct)	200–400–500–600–800	oral, rektal	8	2 400
Piroxicam (z. B. Felden)	20	oral, rektal	24	40
Naproxen (z. B. Proxen)	250	oral	6–8	1 250
Pyrazolonderivate				
Metamizol (z. B. Novalgin)	500–1000	oral (Tbl., Saft), rektal	4–6	4 000
Cyclooxygenase-2-Hemmer				
Rofecoxib (Vioxx)	12,5–25 mg	oral (Tbl. Suspension)	24	25
Celecoxib (Celebrex)	100(–200)	oral (Hartkapseln)	12	200(–400)

Tab. 81.1 Erwachsenendosis, Applikationsform, Dosierungsintervall und Tagesmaximaldosierung wichtiger antipyretischer Analgetika (Kap. 83.2.1, S. 1182).

ob es bei Kindern – falls es im Rahmen eines fieberhaften Infektes verabreicht wird – zu einem lebensbedrohlichen Reye-Syndrom führen kann.

Pyrazolonhaltige Präparate werden im Rahmen der postoperativen Schmerztherapie bei Kindern eher selten verwendet.

Opioide

Schmerzen in der unmittelbar postoperativen Phase können mit wirkstarken Opioiden in der Regel effektiv therapiert werden. Opioide können im Rahmen der Prämedikation, der Narkoseführung und/oder der postoperativen Phase verabreicht werden.

Opioide im Rahmen der Prämedikation: Falls bei ambulant zu operierenden Patienten eine Prämedikation durchgeführt werden soll, bietet sich bei Erwachsenen die orale, bei Kindern meist die orale oder rektale Gabe von Midazolam an. Eine häufiger propagierte Alternative ist die titrierte intravenöse »Prämedikation« (»preinduction«) mit einem kurz wirksamen Opioid, z. B. Fentanyl (0,75–1–2 µg/kg KG) oder Sufentanil (0,15–0,25 µg/kg KG). Wird beispielsweise 15–30 Minuten vor Narkosebeginn intravenös Sufentanil verabreicht, kann hierdurch die Angst des Patienten vermindert werden (Pandit u. Kothary 1989). Eine solche »Prämedikation« erfordert aber eine engmaschige Überwachung der Atmung des Patienten.

Opioid-Gabe im Rahmen der Narkose(-einleitung): Durch die Gabe eines kurz wirksamen Opioids zu Beginn der Narkoseeinleitung kann eine Reduktion des zur Einleitung benötigten Hypnotikums sowie des zur Narkoseunterhaltung verwendeten Inhalationsanästhetikums erzielt und die postoperative Aufwachphase kann verkürzt werden (Horrigan et al. 1980). Außerdem kann hierdurch (bei kurzen Eingriffen) in der frühen postoperativen Phase noch eine gewisse Schmerzreduktion erzielt werden. Durch dieses Vorgehen scheint die Inzidenz an postoperativer Übelkeit nicht erhöht zu sein. Welches Opioid für ambulante Anästhesien am besten geeignet ist, lässt sich nicht eindeutig beantworten. Insbesondere Fentanyl (1–3 µg/kg KG), Sufentanil (0,15–0,4 µg/kg KG) oder Alfentanil bzw. Remifentanil scheinen aufgrund ihrer relativ kurzen Wirkungsdauer und damit guten Steuerbarkeit besonders geeignet.

Postoperative Opioid-Gabe: Wird ein Opioid in der frühen postoperativen Phase wegen stärkerer Schmerzen notwendig, sollten kleine Boli (beim Erwachsenen z. B. 0,025 mg Fentanyl, 5 µg Sufentanil oder 3 mg Piritramid) unter wiederholter Erfragung der subjektiven Schmerzintensität ggf. so oft intravenös repetiert werden, bis die gewünschte Schmerzlinderung erzielt wurde (Kap. 83.2.1, S. 1191). Bei Verwendung länger wirksamer Opioide wie Piritramid oder Pethidin ist auf eine ausreichend lange Nachbeobachtung zu achten.

> Bei Kindern ist die Schmerztherapie mit einem wirkstarken Opioid nicht unproblematisch (Kap. 83.1.2, S. 1181), da die Beurteilung der Schmerzintensität oft sehr schwierig ist. Daher sollten bei Kindern möglichst Lokalanästhesieverfahren (z. B. Peniswurzelblock oder Wundinfiltration) zur Anwendung kommen.

Antipyretisches Analgetikum in Kombination mit einem Opioid

In den letzten Jahren wurde wiederholt eine sog. balancierte Analgesie propagiert (Kap. 7.3, S. 230). Hierunter ist beispielsweise die Kombination eines Opioids mit einem antipyretisch/antiphlogistischen Analgetikum zu verstehen. Hauptziel einer Analgetikakombination im Rahmen der postoperativen Schmerztherapie ist es zumeist, die normalerweise notwendige Dosierung eines wirkstarken Opioids und die damit verbundene Sedierung und Gefahr einer Atemdepression zu reduzieren.

Nach schmerzarmen Eingriffen wie z. B. einer Herniotomie beim Kind kann durch alleinige Paracetamol-Gabe häufig eine zufrieden stellende postoperative Schmerzlinderung erzielt werden (Warth et al. 1994). Bei schmerzhafteren Operationen reicht diese Art der Schmerztherapie häufig nicht aus (Warth et al. 1994). In diesen Fällen sollte auch in der späteren postoperativen Phase evtl. zusätzlich ein Opioid verabreicht werden. Es bietet sich hierbei die zusätzliche Gabe eines schwachen, nicht betäubungsmittelpflichtigen Opioids (z. B. Tilidin-Naloxon oder Tramadol) an (Tab. 81.2). Diese Kombination eines antipyretisch/antiphlogistischen Analgetikums mit einem schwachen Opioid nach dem individuellen Bedarf scheint Vorteile gegenüber fixen Kombinationspräparaten (z. B. Talvosilen) zu haben (Tab. 81.2). Tramadol ist bereits bei Kindern ab einem Jahr, Tilidin-Naloxon bei Kindern ab dem 2. Lebensjahr zugelassen.

81.3.5 Postoperative Übelkeit

Zur Prophylaxe von postoperativer Übelkeit und postoperativem Erbrechen wird bei prädisponierten Patienten häufiger Dehydrobenzperidol in antiemetischer Dosierung (0,625–1,25 mg) empfohlen. Die routinemäßige Gabe von Droperidol wird wegen eventueller Nebenwirkungen oft nicht empfohlen (Foster et al. 1996; Melnick et al. 1989). Insgesamt tritt Übelkeit nach ambulanten Eingriffen seltener auf als nach stationären Eingriffen, da es sich häufig um kleinere, kürzere und meist extraperitoneale Operationen handelt und da häufig (totale) intravenöse Anästhesien unter Verwendung von Propofol durchgeführt werden. Die Therapie von postoperativer Übelkeit wird ausführlich im Kap. 31.2, S. 622 besprochen.

Anästhesie – Spezieller Teil

Medikament	Kleinkinder-/Kinderdosis	Erwachsenendosis
Schwache Opioide		
Tramadol (Kap. 83.2.1, S. 1185, Tramal)	ab 1 Jahr (bis 4 × 1–2 mg/kg KG)	bis 4 × 50–100 mg
Tilidin-Naloxon (Valoron N)	ab 2 Jahre bis 4 × 1 Tropfen/Lebensjahr (mindestens 3 Tropfen)	bis 4 × 50–100 mg
Kombinationspräparate		
Talvosilen Supp. (= Paracetamol und Codeinphosphat) Nedolon P Tbl. (= 500 mg Paracetamol und 30 mg Codein)	1–3 × 125–250–500 mg und 2,5–5–10 mg (Supp.)	bis 4 × 500 mg und 20 mg (Tbl., Kps.) bis 4 × 500–1000 mg und 30–60 mg Codein
Talvosilen Saft (5 ml = 200 mg Paracetamol und 5 mg Codein)	Kleinkinder: 1–3 × 2,5–5 ml Schulkinder: 1–3 × 5–10 ml	bis 4 × 7,5–20 ml

Tab. 81.2 Häufiger eingesetzte schwache Opioide bzw. Kombinationspräparate und deren Dosierungen pro Tag.

81.3.6 Entlassung ambulant operierter Patienten

Checkliste

Vor Entlassung der Patienten muss sichergestellt werden, dass die Nachwirkungen der Anästhetika weitgehend abgeklungen sind. Hierfür bietet sich die Anwendung einer entsprechenden Checkliste (Tab. 81.3) an. Unter juristischen Gesichtspunkten ist es sinnvoll, den Zustand des Patienten vor Entlassung beispielsweise anhand einer solchen Checkliste zu dokumentieren. Atmung und Kreislauf sollten stabil, der Patient sollte vigilant und weitgehend schmerzfrei sein und nicht unter stärkerer Übelkeit oder unter Erbrechen leiden. Der Patient sollte wieder Flüssigkeit zu sich nehmen können.

Sinnvoll ist es, ambulante Patienten genauso wie stationäre Patienten primär im Aufwachraum zu überwachen. Danach sollten sie noch auf eine Nachsorgestation für tageschirurgische Patienten verlegt werden. Dort können die Angehörigen bzw. Eltern anwesend sein. Es ist dort eine weniger intensive krankenpflegerische Nachsorge notwendig.

Von der Deutschen Gesellschaft für Anästhesiologie und Intensivmedizin wurden 1998 die in Tabelle 81.3 dargestellten Leitlinien für die Entlassungskriterien nach ambulanten Anästhesien aufgestellt (Leitlinien 1998).

Dokumentation

Anweisungen zum perioperativen Verhalten sollten den Patienten stets in schriftlicher Form mitgegeben werden. Wie wichtig es ist, Anordnungen zum postoperativen Verhalten schriftlich zu fixieren, verdeutlicht eine Nachuntersuchung an 100 ambulant operierten Patienten, die keine schriftlichen Anweisungen erhielten: 31% der Patienten gingen ohne Begleitung nach Hause, 73% derjenigen Patienten, die ein Auto

Tab. 81.3 Kriterien für die Entlassung nach ambulanten Anästhesien (nach Leitlinien 1998).

Entlassungskriterien

- stabile vitale Zeichen für mindestens 1 Stunde*
- Orientierung nach Zeit, Ort und bekannten Personen
- eine ausreichende Schmerztherapie mit oralen Analgetika
- die Fähigkeit, sich anzuziehen und herumzugehen entsprechend dem präoperativen Zustand
- Übelkeit, Erbrechen oder Benommenheit sollten minimal sein
- Aufnahme oraler Flüssigkeit ohne Erbrechen sollte toleriert werden**
- minimale Blutung bzw. Wunddrainageverlust
- die Fähigkeit, die Harnblase zu entleeren, sollte gesichert sein***
- der verantwortliche Erwachsene zur Begleitung nach Hause sollte feststehen
- die Entlassung muss grundsätzlich von dem Operateur und dem Anästhesisten vorgenommen werden
- eine schriftliche und mündliche Instruktion muss für alle relevanten Aspekte der postnarkotischen und postoperativen Nachsorge dem Patienten übermittelt sowie auch der Begleitperson mitgegeben werden
- eine notfallmäßige Kontaktadresse (Person und Telefonnummer) muss mitgegeben werden
- eine geeignete Analgesietherapie für mindestens den 1. Tag nach der Operation sollte vorgeschlagen werden
- grundsätzlich müssen Ratschläge einer Dauermedikation mitgeteilt werden
- der Patient muss prä- und postoperativ sowohl mündlich als auch schriftlich davor gewarnt werden, innerhalb der ersten 24 Stunden postoperativ einen Wagen zu fahren, Abschlüsse jeglicher Art vorzunehmen oder Alkohol bzw. Sedativa zu nehmen (außer den ihm empfohlenen Medikamenten)
- eine telefonische Nachfrage am 1. postoperativen Tag sollte möglichst erfolgen

* zum Teil wird allerdings eine 3- bis 4-stündige oder längere postoperative Überwachung empfohlen
** zum Teil wird allerdings die Meinung vertreten, dass die problemlose orale Aufnahme von Flüssigkeit (insbesondere bei Kindern) nicht unbedingt als Entlassungskriterium gefordert werden soll (Lerman 1995; Korttila 1995; Stuth 1995; Wiesenack et al. 1997; Marshall u. Chung 1999)
*** zum Teil wird allerdings die Meinung vertreten, dass nach einer Allgemeinanästhesie die Fähigkeit, wieder Wasser lassen zu können, nicht unbedingt gefordert werden sollte (Korttila 1995; Marshall u. Chung 1999); nach einer rückenmarknahen Regionalanästhesie (Korttila 1995) oder nach urologischen Eingriffen bzw. nach einer perioperativen Katheterisierung sollte dies jedoch gefordert werden

Tab. 81.4 Post Anesthesia Discharge Scoring System (PADS) nach Chung. Bei Erreichen einer Gesamtpunktzahl von 8, 9 oder 10 Punkten kann ein Patient sicher nach Hause entlassen werden (NIBP = nicht invasiv gemessener arterieller Blutdruck, HF = Herzfrequenz, AF = Atemfrequenz, Temp = Temperatur) (Chung et al. 1991).

Post Anesthesia Discharge Scoring System (PADS) nach Chung	
Vitalparameter (z. B. NIBP, HF, AF)	
2	± 20% des präoperativen Ausgangswertes
1	bis ± 20–40%des präoperativen Ausgangswertes
0	> ± 40% des präoperativen Ausgangswertes
Bewusstsein und Gehfähigkeit	
2	Pat. ist zu Person, Ort und Zeit orientiert *und* kann ohne Unterstützung gehen
1	Pat. ist zu Person, Ort und Zeit orientiert *oder* kann ohne Unterstützung gehen
0	weder Orientierung noch Gehfähigkeit
Schmerz, Übelkeit oder Erbrechen	
2	minimal
1	mäßig, Therapie war notwendig
0	stark, Therapie ist noch notwendig
Nachblutung	
2	minimal
1	mäßig
0	stark
orale Flüssigkeitsaufnahme und Ausscheidung	
2	tolerierte orale Flüssigkeitsaufnahme und hatte Spontanmiktion
1	tolerierte orale Flüssigkeitsaufnahme oder hatte Spontanmiktion
0	weder orale Flüssigkeitsaufnahme noch Spontanmiktion

besaßen, fuhren innerhalb von 24 Stunden wieder Auto, 30% sogar innerhalb von 12 Stunden; 9% fuhren sogar nach der Operation selbst nach Hause (Ogg 1972). Es wird auch von einem Patienten berichtet, der noch am gleichen Tag einen vollbesetzten Omnibus fuhr (Ogg 1972). In einer anderen Befragung gaben 20% der ambulanten Patienten an, innerhalb der ersten 24 Stunden selbst ein Kraftfahrzeug gelenkt zu haben, in 8% sogar innerhalb der ersten 4 Stunden (Lichtor et al. 1990).

Auch zur Absicherung des Arztes sollte die durchgeführte Aufklärung schriftlich vermerkt werden, indem z. B. das unterschriebene Merkblatt in die Patientenunterlagen abgeheftet und dem Patienten ein zweites Exemplar mitgegeben wird.

> Der Patient ist auch darüber zu informieren, dass er sich nach der Entlassung zu Hause weiter ausruhen soll. Die Erfüllung der genannten Entlassungskriterien (s. o.) bedeutet nicht, dass der Patient sofort wieder zu normalen Aktivitäten zurückkehren kann.

Insbesondere in den USA werden für die Beurteilung der Entlassungskriterien nach ambulanten Narkosen Checklisten eingesetzt, z. B. der PADS (**p**ost **a**nesthesia **d**ischarge **s**coring system; Tab. 81.4, Chung et al. 1991). Solche Checklisten können die Beurteilung standardisieren und vereinfachen, sie können jedoch die ärztliche Beurteilung nicht ersetzen.

> Die häufigsten medizinischen Ursachen, die eine frühzeitige Entlassung der Patienten verzögern, sind stärkere postoperative Schmerzen, Müdigkeit, Übelkeit und Erbrechen (Pavlin et al. 1998).

81.4 Literatur

Andersen R, Krohg K. Pain as a major cause of postoperative nausea. Canad Anaesth Soc J 1976; 23: 366–9.

Bachmann-Mennenga B. Spinalanästhesie für ambulante Eingriffe – Contra. Anästhesiol Intensivmed Notfallmed Schmerzther 1996; 31: 573–4.

Chung F, Ong D, Seyone C, Mati N, Powell BA, Chan V. A new postanesthetic discharge scoring system for ambulatory surgery. Anesth Analg 1991; 72: S42.

Chung F, Ritchie E, Su J. Postoperative pain in ambulatory surgery. Anesth Analg 1997; 85: 808–16.

Foster P, Stickle B, Laurence A. Akathisia following low-dose droperidol for antiemesis in day-case patients. Anaesthesia 1996; 51: 491–4.

Fritz K-W, Seidlitz P. Die Spinalanästhesie zu ambulanten Arthroskopien. Anaesthesist 1997; 46: 430-3.

Gold BS, Kitz DS, Lecky JH, Neuhaus JM. Unanticipated admission to the hospital following ambulatory surgery. JAMA 1989; 262: 3008–10.

Green G, Jonsson L. Nausea: the most important factor determining length of stay after ambulatory anesthesia. A comparative study of isoflurane and/or propofol techniques. Acta Anaesthesiol Scand 1993; 37: 742–6.

Hempel V. Spinalanästhesie für ambulante Eingriffe – Pro. Anästhesiol Intensivmed Notfallmed Schmerzther 1996; 31: 575–6.

Hesse S, Seebauer A, Schwender D. Ambulante Anästhesie: Welche Voruntersuchungen sind notwendig? Anaesthesist 1999; 48: 108–15.

Urteil des BGH vom 14.06.1994 – Az.: VIZR 178/93. Hessische Krankenhausgesellschaft: Zeitpunkt der ärztlichen Aufklärung bei ambulanten Operationen. Rundschreiben 1994; 175.

Horrigan RW, Moyers JR, Johnson BH, Eger EI, Margolis A, Goldsmith S. Etomidate vs. thiopental with and without fentanyl – a comparative study of awakening in man. Anesthesiology 1980; 52: 362–4.

Korttila K. Home-readiness after day surgery. Acta Anaesthesiol Scand 1995; 39 (Suppl. 105): 95–6.

Korttila K. Recovery and home readiness after anesthesia for ambulatory surgery. Seminars in Anesthesia 1990; 9: 182–9.

Kretz F-J, Wörle H. Besonderheiten bei Kindern – Sudden Infant Death Syndrome (SIDS) oder Fieberkrämpfe: Ein Problem der ambulanten Anästhesie. In: Lawin. Jahrbuch der Anästhesiologie. Zülpich: Biermann Verlag. 1995/96; S23–32.

Leitlinie für ambulantes Operieren bzw. Tageschirurgie (in der vom Engeren Präsidium der DGAI autorisierten Fassung). Arbeitsgemeinschaft der Wissenschaftlichen Medizinischen Fachgesellschaften (AWMF): Anästh Intensivmed 1998; 4: 201–6.

Lerman J. Anaesthesia for day surgery in children. Acta Anaesthesiol Scand 1995; 39(Suppl. 105): 93–4.

Lerman J, Davis P, Welborn L, Orr R, Rabb M, Carpenter R, Motoyama E, Hannallah R, Haberkern C. Induction, recovery, and safety characteristics of sevoflurane in children undergoing ambulatory surgery. Anesthesiology 1996; 84: 1334–40.

Lichtor JL, Sah J, Apfelbaum J, Zacny J, Coalson D. Some patients may drink or drive after ambulatory surgery. Anesthesiology 1990; 73: A1083.

Lysak SZ, Anderson PT, Carithers RA, DeVane GG, Smith ML, Bates GW. Postoperative effects of fentanyl, ketorolac, and piroxicam as analgesics for outpatient laparoscopic procedures. Obstet Gynecol 1994; 83: 270–5.

Marshall SI, Chung F. Discharge criteria and complications after ambulatory surgery. Anesth Analg 1999; 88: 508–17.

Maunuksela E-L, Ryhänen P, Janhunen L. Efficacy of rectal ibuprofen in controlling postoperative pain in children. Can J Anaesth 1992; 39: 226–30.

Melnick B, Sawyer R, Karambelkar D, Phitayakorn P, Lim Uy N, Patel R. Delayed side effects of droperidol after ambulatory general anesthesia. Anesth Analg 1989; 69: 748–51.

Meridy HW. Criteria for selection of ambulatory surgical patients and guidelines for anesthetic management: a retrospective study of 1553 cases. Anesth Analg 1982; 61: 921–6.

Moores MA, Wandless JG, Fell D. Paediatric postoperative analgesia. A comparison of rectal diclofenac with caudal bupivacaine after inguinal herniotomy. Anaesthesia 1990; 45: 156–8.

Ogg TW. An assessment of post-operative outpatient cases. Br Med J 1972; 4: 573–6.

Pandit SK, Kothary SP. Intravenous narcotics for premedication in outpatient anaesthesia. Acta Anaesthesiol Scand 1989; 33: 353–8.

Pavlin DJ, Rapp SE, Polissar NL, Malmgren JA, Koerschgen M, Keyes H. Factors affecting discharge time in adult outpatients. Anesth Analg 1998; 87: 816–26.

Raeder JC. General anaesthesia in day surgery. Acta Anaesthesiol Scand 1995; 39(Suppl. 105): 89–90.

Schulte-Sasse U. Anästhesie für Operationen bei ambulanten Patienten: Organisatorische Aspekte des Krankenhausarztes. Anästhesiol Intensivmed Notfallmed Schmerzther 1995; 30: 77–85.

Steffen P, Opderbeck S, Seeling W. Reduktion des postoperativen Opioidbedarfs durch die perioperative Gabe von Naproxen. Eine randomisierte Doppelblindstudie an 86 unfallchirurgischen Patienten mittels der intravenösen On-Demand-Analgesie. Schmerz 1993; 7: 167–73.

Stuth E, Böhrer H. Aktueller Stand der ambulanten Kinderanästhesie. Anästhesiol Intensivmed Notfallmed Schmerzther 1995; 30: 86–95.

Twersky R, Fishman D, Homel P. What happens after discharge? Return hospital visits after ambulatory surgery. Anesth Analg 1997; 84: 319–24.

van Ee R, Hemrika DJ, van der Linden TM. Pain relief following day-case diagnostic hysteroscopy – laparoscopy for interfility: a double-blind randomized trial with preoperative Naproxen versus placebo. Obstet Gynecol 1993; 82: 951–4.

Warth H, Astfalk W, Walz GU. Schmerztherapie nach Leistenbruch- und Leistenhodenoperationen mit Paracetamol im Kindesalter. Anästhesiol Intensivmed Notfallmed Schmerzther 1994; 29: 90–5.

Wiesenack C, Wiesner G, Hobbhahn J. Verlegungs- und Entlaßkriterien bei tageschirurgischen Patienten nach Allgemeinnarkose. Anästh Intensivmed 1997; 2: 61–8.

Wulf H, Klose R, Hempel V. Praxis des Monitorings und Entlassungskriterien bei ambulanter Regionalanästhesie. Ergebnisse einer Umfrage des Wissenschaftlichen Arbeitskreises Regionalanästhesie der DGAI. Anästh Intensivmed 1995; 36: 211–5.

Übersichtsarbeiten

Groh J, Ney L. Entlassung nach ambulanter Anästhesie. Anästhesiol 1997; 46 (Suppl. 2): SI–SVII.

Teil G

Der Aufwachraum

Überwachung im Aufwachraum

82.1 Allgemeine Bemerkungen

Nach Ausleitung der Narkose wird der Patient vom Operationstisch in ein frisches Bett gelegt und darin in den **Aufwachraum** (AWR) gefahren. Der Aufwachraum sollte sich in enger räumlicher Verbindung zum Operationstrakt befinden. Ein in der Randzone des Operationsbereiches gelegener Aufwachraum kann als sog. »grünweiße« Zone geführt werden. Das Anästhesiepersonal, das den Patienten dorthin begleitet, braucht sich unter hygienischen Gesichtspunkten vor der Rückkehr in den Operationsbereich nicht umkleiden (Hauer et al. 2000).

Personelle und apparative Ausstattung

Der Aufwachraum steht unter anästhesiologischer Leitung. Es wird empfohlen, dass normalerweise eine Pflegekraft pro 3 Patienten verfügbar sein sollte. Werden im Aufwachraum intensivüberwachungspflichtige Patienten betreut, dann sollte für 2 solche Patienten eine Pflegekraft verfügbar sein. Außerdem muss jederzeit eine ärztliche Betreuung abrufbar sein. Jeder Aufwachraumplatz sollte mit EKG, manueller oder automatischer Blutdruckmessung, Pulsoximetrie, Sauerstoffanschluss und Absauggerät ausgestattet sein. Im Aufwachraum müssen auch folgende Möglichkeit gegeben sein:

- Messung des arteriellen bzw. zentralvenösen Blutdrucks
- notfallmäßige Intubation
- maschinelle Beatmung
- Defibrillation und Reanimation

Außerdem sollte zumindest in unmittelbarer Nähe ein Blutgasanalysengerät zur Bestimmung von Hb, pO_2, pCO_2, Blutzucker und Elektrolytkonzentration vorhanden sein.

Notwendigkeit der Überwachung

> Im Aufwachraum sollten die Patienten so lange überwacht werden, bis sie wach und wieder im Vollbesitz ihrer Schutzreflexe sind und bis eine Gefährdung durch eine narkose- oder operationsbedingte Atmungs- oder Kreislaufproblematik ausgeschlossen werden kann (Kap. 85, S. 1207).

Eine allgemeine Überwachung von Patienten nach einer Operation wurde erstmals 1863 von der Engländerin Florence Nightingale (1820–1910) gefordert. Sie wies auch bereits darauf hin, dass dieser postoperative Überwachungsraum in räumlichem Zusammenhang zur Operationseinheit liegen sollte. In Deutschland wurde die Notwendigkeit von Aufwachräumen erst um 1970 allgemein anerkannt.

In einer 1986 publizierten großen prospektiven Studie zum Narkoserisiko in Frankreich (n = 198103 Narkosen) traten 42% der schweren perioperativen Komplikationen in den ers-

ten 24 Stunden nach der Narkose auf (Tiret et al. 1986). Die Hälfte dieser postoperativen Komplikationen ereignete sich während der ersten postanästhesiologischen Stunde. Dass in dieser Untersuchung ein so hoher Prozentsatz der schweren Komplikationen in der ersten postoperativen Stunde auftrat, wurde u.a. darauf zurückgeführt, dass ca. 50% dieser Patienten postoperativ nicht zuerst in den Aufwachraum, sondern sofort auf eine periphere Station verlegt wurden. Postoperative Komplikationen hatten in dieser Studie öfters einen letalen Ausgang, falls sie auf einer peripheren Station auftraten. Diese Studienergebnisse verdeutlichen, wie wichtig eine sorgfältige Überwachung der Patienten in der frühen postoperativen Phase im Aufwachraum ist.

> Wie gefahrenträchtig die frühe postoperative Phase ist, belegt auch eine weitere prospektive Studie (Gewolb et al. 1987), bei der 3,6% von 3244 untersuchten Patienten im Aufwachraum eine bedrohliche Verlegung der oberen Luftwege hatten.

82.2 Verlegung des Patienten in den Aufwachraum

Bei der Verlegung eines Patienten in den Aufwachraum muss eine »**Übergabe**« des Patienten stattfinden, d.h. der für die Narkose verantwortliche Anästhesist muss dem für den Aufwachraum zuständigen Arzt bzw. der zuständigen Aufwachraum-Pflegekraft berichten, welche Operation und welches Narkoseverfahren bei dem Patienten durchgeführt wurden und ob und ggf. welche Probleme während der Narkose aufgetreten sind. Wichtig ist auch zu berichten, an welchen Begleiterkrankungen der Patient leidet bzw. welche Medikamente er regelmäßig einnimmt und ob eine Medikamentenallergie besteht. Besonders erwähnt werden muss z.B. auch, ob bei dem Patienten während der Narkoseausleitung ein Opioid oder ein nicht depolarisierendes Muskelrelaxans antagonisiert werden musste, ob der Verdacht auf einen Medikamentenüberhang besteht und ob der Patient im Aufwachraum eine Schmerzmedikation und evtl. weitere Infusionen oder Transfusionen erhalten soll und was sonst bei diesem Patienten im Aufwachraum noch besonderes zu beachten ist. Auch der intraoperative Blutverlust, das infundierte bzw. transfundierte Volumen sowie die Urinausscheidung sind mitzuteilen.

Nach der Übernahme des Patienten muss sich der für den Aufwachraum zuständige Arzt bzw. die Aufwachraum-Pflegekraft selbst einen Eindruck vom Patienten verschaffen. Wiederholt müssen vor allem

- Wachheitsgrad,
- Atmung,
- Hautfarbe,

- Kreislaufsituation,
- Verbände, Drainagen sowie
- der Allgemeinzustand des Patienten kontrolliert werden.

82.2.1 Überprüfung des Wachheitsgrades

Bei der Beurteilung des Wachheitsgrades (Vigilanz) ist folgende Graduierung möglich:

- Wach: Der Patient ist orientiert und kommt Aufforderungen korrekt nach.
- Erweckbar: Ein *leicht* erweckbarer Patient ist in einem schlaftrunkenen, d.h. somnolenten Zustand. Er kann jedoch leicht erweckt werden. Wird er in Ruhe gelassen, so schläft er wieder ein. Ein *schwer* erweckbarer Patient versucht nur auf lautes Zurufen sich kurz zu orientieren. Auf Schmerzreize reagiert er mit gezielten Abwehrbewegungen. Er ist aber unfähig zu spontanen Aktivitäten. Ein schwer erweckbarer Patient wird auch als soporös bezeichnet.
- Nicht erweckbar: Ein *nicht* erweckbarer Patient ist bewusstlos (komatös), d.h. auch bei Anrufen oder Rütteln kann er keinen Aufforderungen nachkommen. Auf Schmerzreize reagiert er höchstens mit gezielten Abwehrbewegungen.

Eine postoperative Vigilanzstörung kann Folge einer nachwirkenden Prämedikation (z.B. Benzodiazepin-Nachwirkung), Folge eines Narkosemittelüberhangs (z.B. eines Opioids, volatilen Inhalationsanästhetikums; Injektionshypnotikums, Relaxans), einer (zumeist vorübergehenden) postoperativen Störung der kognitiven Leistungsfähigkeit (Kap. 65.4.4, S. 908) oder selten eines zentralen anticholinergen Syndroms (Kap. 23.7, S. 503) sein.

> Die Antagonisierung einer Benzodiazepin-Restwirkung mit dem Benzodiazepin-Antagonisten Flumazenil (Kap. 23.8, S. 504) oder die Gabe von Physostigmin (zur Therapie eines ZAS) bleibt begründeten Ausnahmefällen vorbehalten.

82.2.2 Überprüfung der Atmung

Sauerstoffzufuhr

Normalerweise sollten jedem Patienten nach Ankunft im Aufwachraum ca. 2 l Sauerstoff/min (z.B. über eine Nasensonde) verabreicht werden. Werden beispielsweise 1 bzw. 3 l Sauerstoff/min über eine Nasensonde verabreicht, kann die inspiratorische Sauerstoffkonzentration auf ca. 25 bzw. 30% erhöht werden. Der Sauerstoff sollte über einen Sprudler angefeuch-

tet werden (Abb. 82.1). Ein zu hoher Sauerstofffluss ist für den Patienten unangenehm und trocknet sehr schnell die Luftwege aus. Mehr als ca. 6 l O_2/min über eine Nasensonde sind sinnlos, denn ein Großteil des Sauerstoffs entweicht dann wieder über Mund und Nase. Eine Nasensonde wird korrekterweise so weit in die Nase eingeführt, wie der Abstand zwischen Ohr und Nasolabialfalte des Patienten beträgt. Bei zu tiefem Einführen kann die Sonde bis in den Ösophagus gelangen und der Sauerstoff würde den Magen aufblasen. Bei ungenügend tiefem Einführen der Sonde wird ein großer Teil des Sauerstoffs wieder über die Nasenlöcher entweichen.

Manche Nasensonden besitzen an der Sondenspitze einen Schaumstoffwulst, damit die Nasenöffnung nach Einführen der Sonde abgedichtet ist. Hierdurch hält die Sonde besser in der Nase und muss nicht so tief eingeführt werden (was angenehmer ist) – der zugeführte Sauerstoff kann kaum noch aus der Nase entweichen, sondern strömt in den Rachen. Bei manchen dieser Nasensonden sind diese Schaumstoffwülste verschiebbar, d.h. nicht mit der Sonde fest verschweißt. Nasensonden mit solchen losen Schaumgummischwämmchen sollten möglichst nicht verwendet werden. Wiederholt sind solche Schaumgummis versehentlich in der Nase verblieben und wurden Tage später vom konsultierten HNO-Arzt entfernt.

Bei Patienten, die aufgrund eines schweren chronischen Lungenleidens eine Globalinsuffizienz (mit erhöhtem p_aCO_2 und erniedrigtem p_aO_2) aufweisen, ist bei der Sauerstoffgabe Vorsicht geboten. Diese Patienten haben sich evtl. an ihren pathologisch hohen CO_2-Partialdruck gewöhnt, und der Atemantrieb erfolgt nicht mehr über einen erhöhten p_aCO_2-Wert, sondern über den gleichzeitig erniedrigten p_aO_2-Wert. Erhalten solche Patienten Sauerstoff, wird ihnen der hypoxiebedingte Atemantrieb genommen, und es kann eine Atemdepression entstehen. Es ist eine besonders genaue und engmaschige Überwachung dieser Patienten notwendig.

Ursachen einer Hypoxämie

Es ist wiederholt zu überprüfen, ob die Atmung des Patienten beeinträchtigt ist. Häufige Ursache einer beeinträchtigten postoperativen Spontanatmung des Patienten ist ein **Opioid- oder Relaxansüberhang** oder ein unzureichend abgeatmetes volatiles Inhalationsanästhetikum (s.u.). Dadurch kommt es leicht zu einer Hypoventilation. Bei schwer erweckbaren oder gar bewusstlosen Patienten kann in Rückenlage die Zunge zurückfallen und die oberen Luftwege können mehr oder weniger verlegt werden (s.u.). Auch dadurch kann sehr schnell eine Hypoventilation entstehen. Diese Hypoventilation hat schnell eine Hypoxämie mit Abfall der pulsoximetrisch gemessenen arteriellen Sauerstoffsättigung zur Folge. Diese hypoventilationsbedingte Hypoxämie kann zwar durch Gabe von Sauerstoff oft verbessert werden, wichtiger ist jedoch, dass die Ventilationsstörung kausal therapiert wird, dass also eine partielle Verlegung der Atemwege beseitigt (z.B. durch

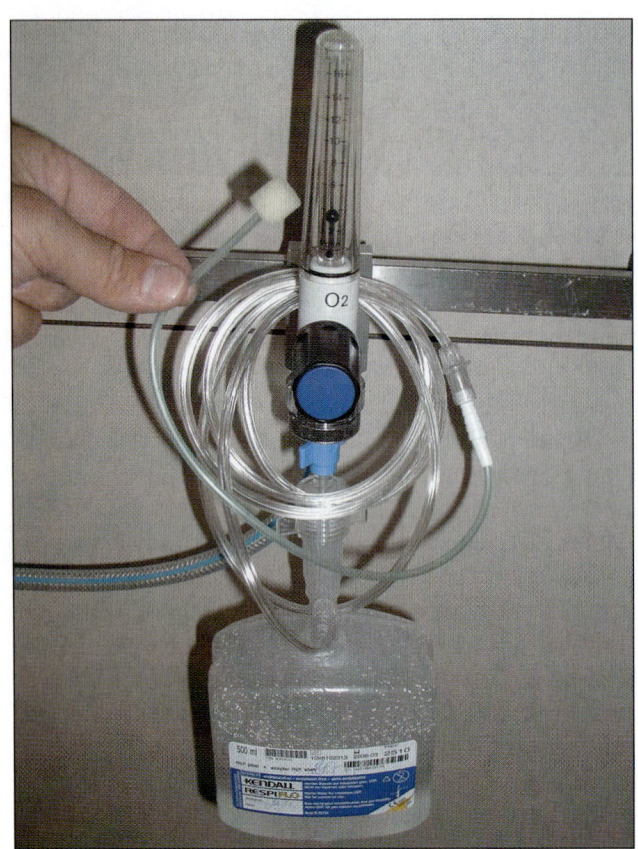

Abb. 82.1 Sauerstoffsprudler zur Anfeuchtung des bei einem spontan atmenden Patienten zusätzlich verabreichten Sauerstoffs.

Esmarch-Handgriff, Wendl-Tubus; s.u.) oder dass ein Opioid- bzw. Relaxansüberhang ggf. antagonisiert wird.

Aber auch bei postoperativ bereits wieder wachen Patienten droht häufiger eine Hypoxämie, insbesondere nach Oberbauch- oder Thoraxeingriffen. Die wichtigste Ursache für eine Hypoxämie in der (frühen) postoperativen Phase ist eine **Atelektasenbildung mit Rechts-links-Shunt**. Die Patienten müssen wiederholt zum tiefen Durchatmen aufgefordert werden.

> Da die klinische Beurteilung der Oxygenierung sehr ungenau ist (Kap. 8.1.2, S. 242), sollte die arterielle Sauerstoffsättigung im Aufwachraum routinemäßig pulsoximetrisch gemessen werden. Im Zweifelsfall sollte eine arterielle Blutgasanalyse durchgeführt werden.

Als mögliche Ursache für eine postoperative Hypoxämie ist auch an einen **Pneumothorax** zu denken, insbesondere nach Operationen im Bereich von Thorax, Oberbauch oder z. B. der Nieren. Auch nach laparoskopischen Eingriffen oder Punktion einer zentralvenösen Vene für die Anlage eines ZVK ist dies möglich. Durch beidseitige Auskultation und Perkussion kann die Diagnose normalerweise leicht gestellt werden. Diagnostik und Therapie eines Pneumothorax werden ausführlich im

Kap. 50.5, S. 757 besprochen. Eine weitere Ursache einer postoperativen Hypoxämie kann eine prä-, intra- oder postoperativ aufgetretene Aspiration sein. Diagnostik und Therapie einer Aspiration werden ausführlich im Kap. 29, S. 607 besprochen. Auch eine Lungenembolie kommt als seltene Ursache einer postoperativen Hypoxämie infrage (Kap. 49.2, S. 741).

Überhang eines Opioids

Das Aufwachraum-Personal muss sich stets darüber informieren, wann der Patient zuletzt ein Opioid erhalten hat. An die Möglichkeit einer Atemdepression muss z.B. dann gedacht werden, falls die letzte Fentanyl- bzw. Sufentanil-Gabe weniger als ca. 30 Minuten zurückliegt und die letzte Fentanyl- bzw. Sufentanil-Dosis $\geq 0{,}1$ mg bzw. ≥ 15 µg betrug oder falls während der Operation eine relativ hohe Gesamtdosis an Fentanyl bzw. Sufentanil verabreicht wurde. Nach Gabe von Alfentanil ist ein postoperativer Opioid-Überhang deutlich seltener, nach Gabe von Remifentanil ist er weitgehend ausgeschlossen. Auf direkte Aufforderung atmen Patienten mit einem Opioid-Überhang kurzfristig tief durch. Wird der Patient jedoch in Ruhe gelassen, stellt sich eine sehr langsame Atemfrequenz mit relativ großem Atemzugvolumen ein oder der Patient »vergisst« ganz zu atmen. Die Pupillen des Patienten sind typischerweise eng (stecknadelkopfgroß). Der Patient gibt auf Nachfrage an, keine Schmerzen zu haben.

Ist der Aufwachraum nicht ärztlich besetzt, muss die Aufwachraum-Pflegekraft bei Verdacht auf einen Opioid-Überhang den verantwortlichen Anästhesisten informieren, der darüber entscheidet, ob das Opioid mit einem Antagonisten (z.B. Naloxon) antagonisiert werden muss (Kap. 5.2.4, S. 140). Patienten, bei denen ein Opioid-Überhang antagonisiert wurde, sollten mindestens noch 2 Stunden im Aufwachraum verbleiben, denn in seltenen Fällen kann nach Wirkungsende des Naloxons der Opioid-Überhang erneut auftreten.

Überhang eines Relaxans

Ein Patient, der noch anrelaxiert ist, hat meist nicht genügend Kraft, um ausreichend zu atmen. Der Muskeltonus ist erniedrigt und deshalb kann in Rückenlage die Zunge leicht zurückfallen und die oberen Atemwege verlegen. Der Aufforderung, die Augen ganz zu öffnen, kann ein noch anrelaxierter Patient nur andeutungsweise nachkommen. Er runzelt hierbei die Stirn, denn er versucht mithilfe der Stirnmuskulatur die Augen zu öffnen. Der Aufforderung, die Hand zu drücken, den Kopf hochzuheben oder die Zunge herauszustrecken, kann der Patient nur andeutungsweise nachkommen (Kap. 7.2, S. 226). Der Atemtypus ist tachypnoisch mit kleinen Atemzugvolumina. Zumeist sind die Patienten sehr unruhig und führen ungezielte, unkoordinierte Bewegungen durch. Falls der Aufwachraum nicht ärztlich besetzt ist, muss die zuständige Aufwachraum-Pflegekraft bei Verdacht auf einen Relaxansüberhang den verantwortlichen Anästhesisten informieren, der über eine evtl. notwendige Antagonisierung mit z. B. Pyridostigmin plus Atropin (Kap. 5.3.4, S. 163) entscheidet. Wird intraoperativ der Relaxierungsgrad mittels Relaxometrie überprüft (Kap. 8.2, S. 247), kann ein Relaxansüberhang schon bei der Narkoseausleitung erkannt und ggf. sofort therapiert werden.

Überhang eines volatilen Inhalationsanästhetikums

Patienten, bei denen ein Überhang eines volatilen Inhalationsanästhetikums vorliegt, sind soporös oder komatös. Der Atemtypus ist eher tachypnoisch mit kleinen Atemzugvolumina. Die Ausatemluft riecht nach dem Inhalationsanästhetikum. Oft liegen Hypoventilation und Hypoxämie vor. Bereits eine niedrige Restkonzentration eines volatilen Anästhetikums vermindert den normalerweise atemstimulierenden Reiz einer Hyperkapnie. Bei diesen Patienten droht in Rückenlage aufgrund des noch verminderten Muskeltonus auch leicht eine Verlegung der oberen Luftwege durch die evtl. zurückfallende Zunge.

Verlegung der oberen Luftwege

Bei bewusstlosen Patienten oder bei Patienten mit einem Medikamentenüberhang (z. B. volatiles Inhalationsanästhetikum) kann es in Rückenlage leicht zu einem Zurückfallen der Zunge mit teilweiser oder totaler Verlegung der oberen Luftwege kommen (Abb. 82.2). Durch Anwendung des sog. Esmarch-Handgriffs kann die Zunge von der Rachenhinterwand abgehoben werden (Abb. 82.3) und der Patient kann wieder frei durchatmen. Beim Esmarch-Handgriff wird mit den am Unterkieferwinkel angreifenden Zeige- und Mittelfingern der Unterkiefer hochgezogen und hierdurch gleichzeitig der Kopf überstreckt(!). Zusätzlich wird mit den Daumen auf das Kinn gedrückt und dadurch der Mund geöffnet. Häufig ist der Esmarch-Handgriff auch wirksam, wenn die ungenügende Atmung nicht durch eine Verlegung der oberen Luftwege, sondern z. B. durch eine opioidbedingte Atemdepression verursacht ist. Da der Esmarch-Handgriff bei kräftiger Anwendung sehr unangenehm ist, führt er in diesem Falle zu einer schmerzbedingten Ventilationssteigerung.

Auch durch Einführen eines Wendl-Tubus (eines Nasopharyngeal-Tubus; Abb. 82.4) können die oberen Luftwege offen gehalten werden. Der Wendl-Tubus muss über den unteren Nasengang, also streng nach dorsal (und nicht nach kranial-dorsal) eingeführt werden. Er sollte ungefähr so viele Zentimeter weit vorgeschoben werden, wie der Abstand zwischen Nasolabialfalte und Ohr des Patienten beträgt. Dann liegt die Tubusspitze im oberen Pharynxbereich. Bei korrekter Lage des Wendl-Tubus kann bei Spontanatmung eine deutliche Luftströmung am Ende des Wendl-Tubus gehört und gefühlt

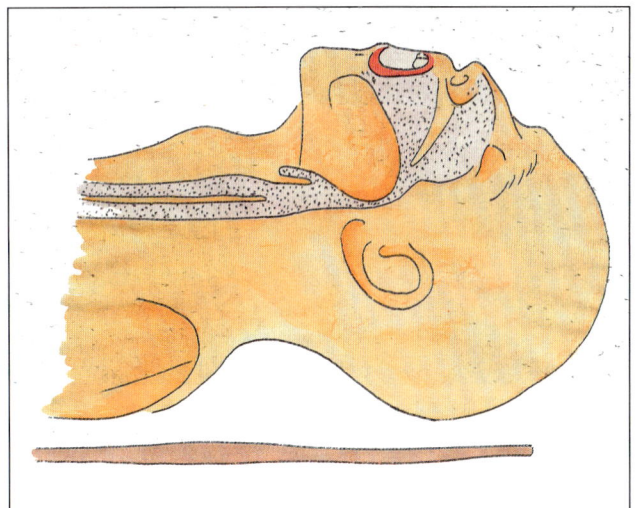

Abb. 82.2 Verlegung der Atemwege durch die zurückfallende Zunge.

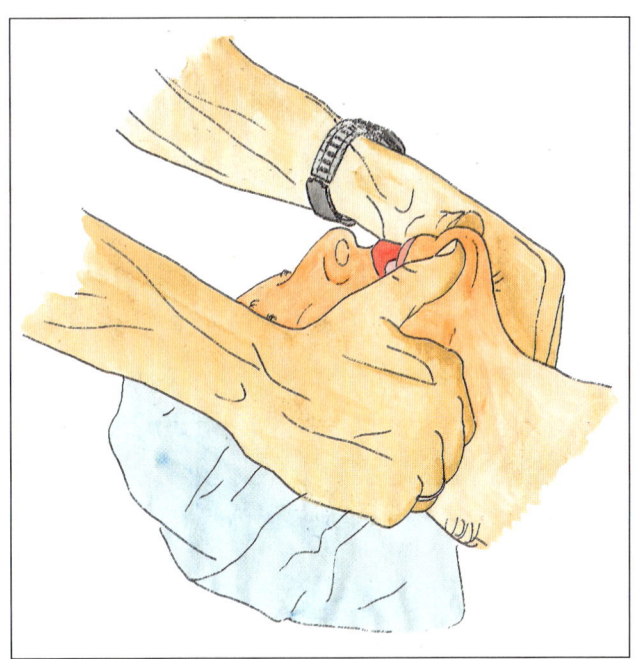

Abb. 82.3 Esmarch-Handgriff.

werden. Durch einen verstellbaren Ring kann der Wendl-Tubus in dieser Position fixiert werden.

Ein Guedel-Tubus (ein oropharyngealer Tubus; Kap. 4.1.5, S. 56) sollte in der postoperativen Phase vermieden werden, da dieser Zungengrund und Rachenwand wesentlich stärker reizt als ein Wendl-Tubus und evtl. einen Würge- und Brechreiz auslösen kann.

Sind die **Schutzreflexe** eines Patienten noch nicht zurückgekehrt, sollte er, falls es die Operation erlaubt, in eine flache Seitenlage gebracht werden. Hierdurch kann einer Verlegung der oberen Luftwege durch die zurückfallende Zunge verhindert sowie einer Aspiration (Kap. 29, S. 607) im Falle von Regurgitation oder Erbrechen (Kap. 31, S. 619) vorgebeugt

Der Aufwachraum

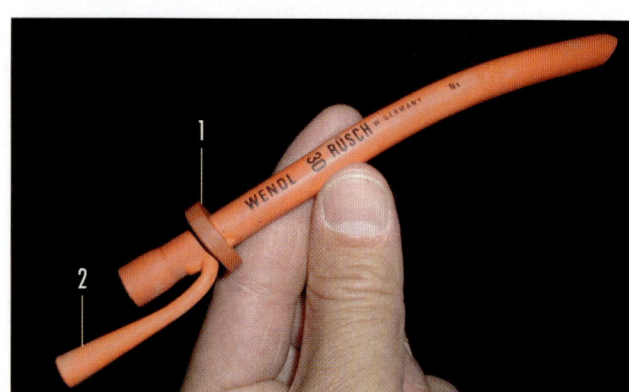

Abb. 82.4 Wendl-Tubus (Nasopharyngeal-Tubus); **a:** Wendl-Tubus Größe 30 Charr mit beweglicher Arretierungsscheibe (1) und Sauerstoffzuführschlauch (2) für die eventuelle zusätzliche Verabreichung von Sauerstoff;

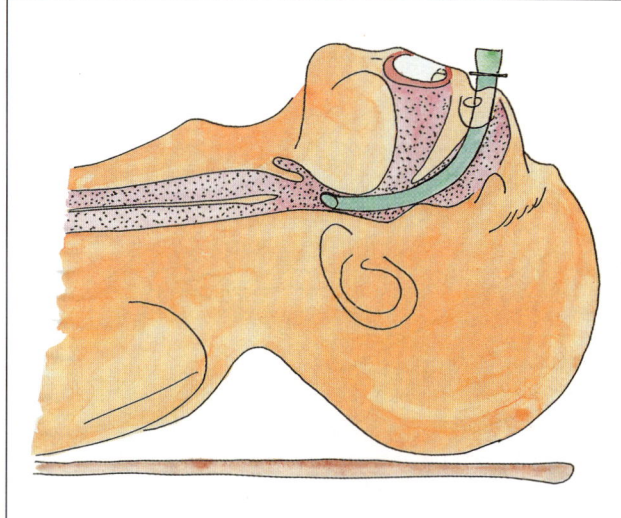

Abb. 82.4b Eingeführter Wendl-Tubus (richtige Größe).

werden. Patienten, die aufgrund eines Narkoseüberhangs noch schwer erweckbar oder gar komatös sind, sollten so lange unter engmaschiger ärztlicher Überwachung bleiben, bis die Schutzreflexe sicher zurückgekehrt sind.

Bei Patienten, bei denen eine Operation im Halsbereich durchgeführt wurde (z.B. Strumaresektion, Thrombendarteriektomie der A. carotis interna, Neck-Dissection) kann die Atmung aufgrund intraoperativer Nervenverletzung, postoperativer Hämatombildung oder Schwellung postoperativ behindert sein, und ein **Stridor** auftreten. Bei einer solchen Atmungsbehinderung müssen umgehend der Operateur und der Anästhesist informiert werden. Klinisch können inspiratorischer Stridor, Nasenflügeln, suprasternale und interkostale Einziehungen sowie Schaukelatmung (d.h. paradoxe Bewegungen von Thorax und Abdomen) imponieren.

Eventuell kann eine **Reintubation des Patienten** notwendig werden. Es können hierbei größte Intubationsprobleme

auftreten. Meist empfiehlt sich dann eine fiberbronchoskopische Intubation (Kap. 27.4, S. 586) des spontan atmenden Patienten. Gegebenenfalls muss der Intubationsversuch in Koniotomie-Bereitschaft (Kap. 27.6, S. 593) durchgeführt werden. Ist eine Atemwegseinengung durch ein größeres Halshämatom (z.B. nach einer Strumektomie oder einer Thrombendarteriektomie der A. carotis) bedingt, kann es sinnvoll sein, vor der Intubation die Wundnähte zu eröffnen und das Hämatom zu entlasten. Dadurch kann die Luftnot oft entscheidend verbessert, und die Intubationsbedingungen können meist wesentlich erleichtert werden.

Bei einem stärkeren Ödem ist u.U. die Gabe eines abschwellenden Medikaments notwendig (z.B. 250 mg Solu-Decortin-H i.v.). Eine postoperative Dyspnoe kann auch durch eine **Schwellung im Bereich des Kehlkopfes** bedingt sein. Vor allem nach einer sehr schwierigen oder traumatischen Intubation ist hieran zu denken. Es wird dann meist die Gabe eines Kortikosteroids (s.o.) empfohlen. Vor allem bei Kindern wird in solchen Situationen (z.B. nach schwierigen Tracheobronchoskopien) oft auch angefeuchteter und mit vernebeltem Adrenalin versetzter Sauerstoff (über eine Maske) zugeführt (Tab. 64.10, S. 867).

82.2.3 Beurteilung der Hautfarbe

Durch die klinische Beurteilung der Hautfarbe kann eine grobe Aussage über die Oxygenierung gemacht werden. Bei rosiger Haut wird meist von einer guten Oxygenierung ausgegangen, während eine Zyanose für eine ausgeprägte Hypoxämie spricht. Es ist jedoch zu beachten, dass trotz rosiger Haut eine Hypoxämie vorliegen kann.

> Eine Zyanose wird meist erst dann klinisch erkannt, wenn die arterielle Sauerstoffsättigung 80% oder weniger beträgt (Comroe u. Botelho 1947).

Aus diesem Grunde sollte die arterielle Sauerstoffsättigung postoperativ möglichst immer pulsoximetrisch überwacht werden (Kap. 8.1.2, S. 239).

82.2.4 Überprüfung der Kreislaufsituation

Die Kreislaufsituation wird normalerweise anhand der auskultatorischen oder oszillometrischen Blutdruckmessung (Kap. 8.1.1, S. 238) sowie der Herz- und/oder Pulsfrequenz abgeschätzt. Bei kritisch kranken Patienten sollte eine bereits intraoperativ vorgenommene blutig-arterielle Druckmessung oder ZVD-Überwachung postoperativ vorübergehend weitergeführt werden. Im Folgenden sollen kurz die im Aufwachraum häufiger auftretenden kardiovaskulären Probleme besprochen werden.

Anstieg von Herzfrequenz und Blutdruck

Ein Anstieg von Herzfrequenz und arteriellem Blutdruck ist in der unmittelbaren postoperativen Phase meist durch Wundschmerzen bedingt und macht eine entsprechende postoperative Schmerztherapie notwendig (Kap. 83, S. 1179). Auch überfüllte Blase, Hypervolämie sowie Ventilationsstörungen mit Hypoxie und Hyperkapnie können einen Anstieg von Blutdruck und Herzfrequenz verursachen und sind vor der Gabe eines Analgetikums stets auszuschließen.

Anstieg der Herzfrequenz und Abfall des Blutdrucks

Herzfrequenzanstieg und gleichzeitiger Blutdruckabfall sind meist Ausdruck eines intravasalen Volumenmangels. Ursache kann eine ungenügende intraoperative Volumenzufuhr oder eine postoperative Nachblutung sein. Weitere Hinweise auf einen intravasalen Volumenmangel können niedriger ZVD, geringe Urinproduktion (< 1 ml/kg KG/h), schnelles Volllaufen der Redon-Flaschen, Zunahme des Bauchumfangs nach Bauchoperationen, Durchbluten des Wundverbandes, anämische Bindehaut sowie niedriger Hb-Wert sein. Falls der Aufwachraum nicht ärztlich besetzt ist, muss in diesen Fällen der zuständige Anästhesist und ggf. auch der Operateur benachrichtigt werden. Eine Volumengabe und ggf. eine Revisions-Operation sind notwendig.

Blutdruckanstieg

Manchmal tritt postoperativ ein Blutdruckanstieg auf, ohne dass Schmerzreaktionen, Ventilationsstörungen, überfüllte Blase, Hypervolämie oder Ähnliches als Ursache infrage kommen. Meist handelt es sich hierbei um Patienten mit bereits präoperativ bestehendem (labilem) Hypertonus. Es kann eine medikamentöse Blutdrucksenkung notwendig werden. Dazu eignen sich folgende Medikamente:

Urapidil: Urapidil (Ebrantil; Kap. 23.3.2, S. 495) ist ein α-Rezeptorenblocker und senkt den arteriellen Blutdruck durch Verminderung des peripheren Gefäßwiderstandes (Kap. 23.3.2, S. 495). Urapidil wird relativ häufig zur Therapie perioperativer Hypertonien eingesetzt.
- Darreichungsform für Ebrantil: Ampullen à 5 bzw. 10 ml = 25 bzw. 50 mg. 1 ml = 5 mg.
- Dosierung: Bolus à 10–25(–50) mg i.v. Bei ausbleibender Blutdrucksenkung sollte nach 5 Minuten eine Wiederholungsdosis verabreicht werden. Bei nochmaligem Ausbleiben der Wirkung können frühestens nach 5 Minuten bis 50 mg langsam i.v. nachinjiziert werden. Anschließend kann zur Stabilisierung des Blutdrucks evtl. eine Urapidil-Infusion durchgeführt werden. Bei Gabe per Spritzenpumpe sollten 20 ml = 100 mg Urapidil mit NaCl 0,9% auf 50 ml verdünnt werden. 1 ml = 4 mg. Urapidil ist streng nach Wirkung zu dosieren; die Erhaltungsdosis beträgt im

Mittel 9 mg/h; Urapidil soll maximal über 7 Tage gegeben werden (Kap. 23.3.2, S. 495). Wird die Dosis initial nicht durch Gabe intravenöser Boli titriert, können bei primärer Gabe per Spritzenpumpe initial bis 2 mg/min verabreicht werden. Nach Wirkungsbeginn ist dann auf die Erhaltungsdosis zu reduzieren.

Nitrendipin: Nitrendipin (Bayotensin akut) ist ein Calciumantagonist (Kap. 23.5, S. 500), der sich vor allem bei älteren Patienten zur Hypertoniebehandlung eignet. Da die sublinguale Applikationsform von Nifedipin (Adalat) seit 1997 nur noch eine Medikation der zweiten Wahl darstellt (Kap. 23.5.1, S. 500), wird inzwischen in vielen Kliniken alternativ Nitrendipin sublingual verabreicht.
- Darreichungsform für Bayotensin akut: Phiole à 1 ml = 5 mg.
- Dosierung: 1 Phiole = 5 mg beim Erwachsenen. Bei Bedarf Wiederholungsdosis nach 30–60 Minuten. Die Wirksubstanz wird auf die Mundschleimhaut und sublingual verabreicht und dort relativ schnell resorbiert.

β-Blocker: β-Blocker (Kap. 23.4, S. 497) z.B. Acebutolol (Prent) eignen sich vor allem bei jüngeren Patienten zur Hochdruckbehandlung. Sie sind kontraindiziert bei Herzinsuffizienz, AV-Block II. oder III. Grades, obstruktiver Lungenerkrankung (z.B. Asthma bronchiale) oder Vorliegen einer Bradykardie (Kap. 23.4, S. 498).
- Darreichungsform für Prent: 1 Ampulle à 5 ml = 25 mg. 1 ml = 5 mg.
- Dosierung: 5 mg beim Erwachsenen. Gegebenenfalls Wiederholungsdosen.

Zur kurzfristigen Senkung von Herzfrequenz und Blutdruck mittels eines β-Blockers wird inzwischen zumeist Esmolol (Brevibloc; Kap. 23.4.1, S. 498) verwendet.
- Darreichungsform für Brevibloc: 1 Durchstechampulle à 10 ml = 100 mg; 1 ml = 10 mg.
- Dosierung: Bolusgaben von 500 µg/kg KG über 2–3 Minuten. Dauerinfusion von 50–200 µg/kg KG/min.

Nitroglycerin: Nitroglycerin (z.B. Trinitrosan, Kap. 23.3.1, S. 494) eignet sich vor allem bei koronarsklerotischen Patienten zur Blutdrucksenkung.
- Darreichungsform für Trinitrosan: 1 Ampulle à 1 ml = 10 mg.
- Dosierung: Es hat sich eine Verdünnung 1 : 100 bewährt, die folgendermaßen hergestellt wird: 1 ml = 10 mg wird mit 9 ml NaCl 0,9% verdünnt. 9 ml dieser Mischung werden verworfen. Der verbleibende 1 ml = 1 mg wird wiederum mit 9 ml NaCl 0,9% verdünnt. 1 ml enthält nun 0,1 mg Nitroglycerin. Dosierung: 0,05–0,1 mg i.v. (0,5–1 ml der 1 : 100-Verdünnung). Gegebenenfalls mehrere Wiederholungsdosen.

Dihydralazin: Dihydralazin (Nepresol) bewirkt eine Tonusverminderung vor allem der Arteriolen und damit einen Abfall des peripheren Gesamtwiderstandes mit Blutdrucksenkung. An Nebenwirkungen kann eine reflektorische Tachykardie auftreten.

- Darreichungsform für Nepresol: 1 Ampulle à 25 mg Trockensubstanz.
- Dosierung: ¼–½ Ampulle (6,25–12,5 mg) i.v.; ggf. eine Wiederholungsdosis.

Diazoxid: Diazoxid (Hypertonalum) bewirkt eine Tonusverminderung vor allem der Arteriolen und damit einen Abfall des peripheren Gesamtwiderstandes mit Blutdrucksenkung. An Nebenwirkungen kann eine reflektorische Tachykardie auftreten.

- Darreichungsform für Hypertonalum: 1 Ampulle à 20 ml = 300 mg.
- Dosierung: ½ Ampulle = 10 ml = 150 mg beim Erwachsenen zügig intravenös; ggf. eine Wiederholungsdosis.

Herzrhythmusstörungen

Treten in der frühen postoperativen Phase erstmals Herzrhythmusstörungen (Kap. 35, S. 641) auf, muss ursächlich an respiratorische Störungen (z.B. Hypoxämie), an Elektrolytstörungen (z.B. Hypokaliämie), aber auch an stärkere Schmerzen und an eine Hypertonie gedacht werden. Tritt eine Tachykardie in der frühen postoperativen Phase auf, dann ist dies meist durch Schmerzen, Hypovolämie oder eine intraoperative Atropin-Gabe (insbesondere bei Kindern) bedingt.

> Zumeist können (und müssen) perioperativ auftretende Herzrhythmusstörungen kausal(!) therapiert werden, z.B. durch Beseitigung der Hypoxämie, durch adäquate Schmerztherapie oder ausreichende Volumengabe.

Zur vorübergehenden symptomatischen Therapie ventrikulärer Extrasystolen bietet sich Lidocain (1–1,5 mg/kg KG), zur Therapie supraventrikulärer Rhythmusstörungen Verapamil (75–150 µg/kg KG) und zur Therapie einer Bradykardie bietet sich Atropin (3–6 µg/kg KG) an. Bei bradykarden Herzrhythmusstörungen ist stets auch an Hypoxie, intrazerebralen oder intraokularen Druckanstieg, vagotone Kreislaufreaktion oder die Nebenwirkung einer Antagonisierung des Muskelrelaxans mit einem Cholinesterasehemmer oder einer Opioid-Gabe zu denken. Die Therapie von Herzrhythmusstörungen wird ausführlich im Kap. 35, S. 641 beschrieben.

Pektanginöse Beschwerden

Bei ca. 0,3% der Patienten treten während des Aufenthaltes im Aufwachraum pektanginöse Beschwerden auf. Zumeist ist eine unzureichende Schmerztherapie als Ursache zu vermuten.

Wichtig sind eine Optimierung der Schmerztherapie, die Gabe von Sauerstoff und ggf. die (möglichst kausale) Therapie einer zusätzlich bestehenden Tachykardie, Hypertension oder Hypotension sowie die Reduktion des myokardialen Sauerstoffbedarfs (z.B. Nitrolingual-Pumpspray; 0,4 mg/Hub; 1–3 Hübe; ggf. Wiederholung nach 5–10 Minuten; Kap. 40.2.4, S. 676). Zusätzlich ist es sinnvoll, ein 12-Kanal-EKG zu schreiben und bei Verdacht auf einen Myokardinfarkt die herzspezifischen Enzyme (Kap. 40.2.2, S. 671) abzunehmen.

82.2.5 Überprüfung von Verbänden, Drainagen und Allgemeinzustand des Patienten sowie sonstige Maßnahmen

Sind Wachheitszustand, Atmung, Hautfarbe und Oxygenierung sowie die Kreislaufsituation des Patienten überprüft und als zufrieden stellend befunden worden, dann ist dem Patienten ein frisches Flügelhemd anzuziehen. Außerdem muss er warm zugedeckt werden. Hierbei sollte der Arm, an dem ein (intravenöser) Zugang liegt, sichtbar auf(!) der Bettdecke liegen, damit eine eventuelle Diskonnektion mit Blutung aus der Kanüle sofort erkannt werden kann. Die Kreislaufparameter Herzfrequenz und Blutdruck müssen nun mindestens im 10-minütigen Abstand kontrolliert und im Narkoseprotokoll dokumentiert werden (Kap. 84, S. 1205). Gleichzeitig müssen auch Atmung und Wachheitszustand des Patienten wiederholt überprüft werden, und der Patient muss häufiger zum tiefen Durchatmen aufgefordert werden.

Zu den weiteren Aufgaben des Aufwachraumpersonals gehört es, die angeordnete Infusionstherapie durchzuführen, regelmäßig den Verband des Patienten zu kontrollieren und zu klären, ob der Verband aufgrund einer stärkeren Nachblutung durchgeblutet ist. Außerdem müssen eventuelle Sonden, Drainagen und Redon-Flaschen korrekt abgeleitet und regelmäßig kontrolliert bzw. gewechselt werden. Gegebenenfalls ist von der Pflegekraft im Aufwachraum der verantwortliche Anästhesist oder Operateur auf Auffälligkeiten hinzuweisen.

Im Aufwachraum klagen Patienten oft über einen trockenen Mund. Dies ist Folge der Insufflation von trockenem Sauerstoff über eine Nasensonde oder z.B. Folge der perioperativen Verabreichung eines Parasympathikolytikums. Da die Patienten unmittelbar postoperativ noch nichts trinken sollten, kann ihnen z.B. künstlicher Speichel in den Mund gesprüht werden (Abb. 82.5) oder es können die Lippen angefeuchtet werden.

Des Weiteren ist zu überprüfen, ob der Patient sonstige Probleme hat:

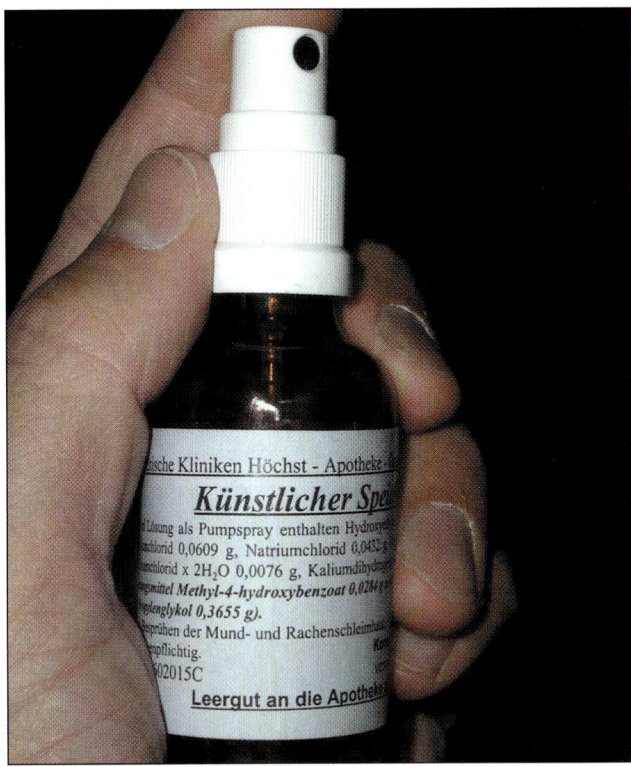

Abb. 82.5 Künstlicher Speichel.

- Übelkeit und/oder Brechreiz
- Kältegefühl
- Unruhe
- stärkere postoperative Schmerzen

Übelkeit und/oder Brechreiz: Ein häufigeres Problem im Aufwachraum sind postoperative Übelkeit und Brechreiz. Ursachen und Therapie von postoperativer Übelkeit und/oder Brechreiz werden ausführlich im Kap. 31, S. 619 beschrieben.

Kältegefühl: Häufig klagen Patienten im Aufwachraum über ein ausgeprägtes Kältegefühl sowie über postoperatives Zittern (Shivering). Ursachen, Prävention und Therapie von Unterkühlung und postoperativem Zittern werden ausführlich im Kap. 37, S. 649 beschrieben.

Unruhe: Fällt ein Patient im Aufwachraum durch besondere Unruhe auf, kommen vor allem folgende Ursachen infrage:

- Postoperative Schmerzen: Die Beurteilung und Therapie postoperativer Schmerzen wird ausführlich im Kap. 83, S. 1179 besprochen.

- Eine überfüllte Blase: Eine postoperativ häufiger auftretende Blasenentleerungsstörung (z. B. nach einer rückenmarknahen Regionalanästhesie) kann zur Unruhe des Patienten führen. Der Patient muss einmalkatheterisiert werden, falls eine spontane Blasenentleerung nicht möglich ist.
- Pulmonale Probleme: Hypoxie und Hyperkapnie sind häufigere Gründe einer postoperativen Unruhe des Patienten. Ursachen sind z. B. ein Relaxansüberhang oder ein beginnendes Lungenödem aufgrund von Hypervolämie oder kardialer Dekompensation.
- Exzitationsstadium nach einer Inhalationsnarkose: Wird ein Patient nach einer Inhalationsanästhesie früh extubiert und noch komatös oder somnolent in den Aufwachraum gebracht, dann kann evtl. erst dort ein Exzitationsstadium (Kap. 7.1.2, S. 210) durchlaufen werden. Falls ein Patient frühzeitig extubiert wird, sollte er unter Sicherheitsaspekten noch so lange vom zuständigen Anästhesisten (idealerweise im Bereich eines Anästhesiearbeitsplatzes) überwacht werden, bis das Exzitationsstadium durchschritten ist, die Schutzreflexe sicher zurückgekehrt sind und der Patient leicht erweckbar ist.
- Zentrales anticholinerges Syndrom: In seltenen Fällen kann eine postoperative Unruhe oder Verwirrung auch durch ein sog. zentrales anticholinerges Syndrom (ZAS) bedingt sein. Mögliche Ursachen sowie die Therapie eines ZAS sind ausführlich im Kap. 23.7, S. 503 beschrieben.
- Sonstiges: Kinder sind postoperativ häufig sehr unruhig. Damit ein Sturz aus dem Bett verhindert werden kann, müssen Kleinkinder stets in einem Gitterbett gelagert werden. Es muss darauf geachtet werden, dass die Gitter stets hochgezogen sind! Bei größeren Kindern hat es sich bewährt, die Bettdecke quer zu legen und rechts und links unter die Matratze zu stecken. Dies erschwert ein Wegstrampeln der Decke und bietet einen gewissen Schutz vor einem Sturz aus dem Bett, ggf. sind ebenfalls Gitter am Bett anzubringen.

82.3 Literatur

Gewolb J, Hines R, Barash PG. A survey of 3.244 consecutive admissions to the post-anesthesia recovery room at a university teaching hospital. Anesthesiology 1987; 67: A471.

Hauer T, Dziekan G, Krüger WA, Rüden H, Daschner F. Sinnvolle und nicht sinnvolle Hygienemaßnahmen in der Anästhesie und auf Intensivstationen. Anaesthesist 2000; 49: 96–101.

Tiret L, Desmonts JM, Hatton F, Vourc'h G. Complications associated with anaesthesia – a prospective survey in France. Can Anaesth Soc J 1986; 33: 336–44.

83

Therapie postoperativer Schmerzen

Der Aufwachraum

83.1 Allgemeine Bemerkungen

»For nearly 30 years I have studied the reasons for inadequate management of postoperative pain, and they remain the same…
Inadequate or improper application of available information and therapies is certainly the most important reason for inadequate postoperative pain relief.« (Bonica 1990)

Folge postoperativer Schmerzen: Eine unzureichende postoperative Schmerztherapie ist nicht nur unangenehm für den Patienten, sondern kann auch zu einer Bedrohung für den Organismus führen. Bei starken Schmerzen droht eine Hyperaktivität des sympathikoadrenergen Systems mit Tachykardie, Vasokonstriktion, vermehrter Herzarbeit und Zunahme des myokardialen Sauerstoffbedarfs. Nach Bauch- und Thoraxeingriffen kommt es schmerzbedingt auch zu Atemschonhaltung mit eingeschränkter Ventilation und Gefahr der Retention von Bronchialsekret. Eine schmerzbedingte Immobilisierung kann außerdem thromboembolische Komplikationen begünstigen.

Häufigkeit postoperativer Schmerzen: Obwohl auf das Problem der unzureichenden postoperativen Schmerztherapie schon vor vielen Jahren wiederholt hingewiesen wurde (Harmer 1991; Lehmann 1993) und ein erschreckend hoher Prozentsatz der Patienten über stärkere postoperative Schmerzen (Donovan et al. 1987; Mather u. Mackie 1983; Owen et al. 1990) klagte, wird die postoperative Schmerztherapie aus verschiedensten Gründen häufig immer noch vernachlässigt (Thies et al. 2000; Bremerich et al. 2001). Nach Operationen geben ca. 30–70% der Patienten mäßige bis heftige Schmerzen an (Literaturübersicht bei Wiebalck et al. 1995).

Problembewusstsein: Zumindest scheinen sich die Anästhesisten des Problems bewusst zu sein. In einer 1991 publizierten Umfrage zur postoperativen Schmerztherapie in England und Wales gaben 64% der Anästhesisten an, dass sie mit der in ihrem Institut durchgeführten postoperativen Schmerztherapie unzufrieden oder sehr unzufrieden sind (Semple u. Jackson 1991). In einer 2001 publizierten Umfrage in Deutschland gaben ca. 72% der Anästhesisten an, dass die postoperative Schmerztherapie bei Kindern »verbesserungswürdig« sei (Bremerich et al. 2001).

Rechtspflicht zur Schmerztherapie: Eine der wichtigsten Aufgaben im Aufwachraum ist die Therapie postoperativer Schmerzen. Neben einer moralischen Verpflichtung besteht auch eine Rechtspflicht des Arztes zu ausreichender postoperativer Schmerztherapie (Ulsenheimer 1997; Uhlenbruck 1993; Weißauer 1993a). Wird eine standardgemäße postoperative Schmerzlinderung vorenthalten, kann es sich nach § 223 des StGB um eine Körperverletzung durch Unterlassung und nach § 323c des StGB um den Tatbestand der unterlassenen Hilfeleistung handeln (Uhlenbruck 1993). Außerdem können aus einer nicht standardgemäß durchgeführten Schmerztherapie nach § 847, Abs. 1 des BGB Schmerzensgeldansprüche begründet werden (Uhlenbruck 1993).

Zuständigkeit: Primär war nach dem sog. »Verursacherprinzip« der Chirurg für die postoperative Schmerztherapie zuständig. Auf dem 95. Ärztetag 1992 wurde jedoch das Fachgebiet der Anästhesiologie um »die Schmerztherapie in Zusammenarbeit mit den für das Grundleiden zuständigen Ärzten« erweitert. Inzwischen gibt es Vereinbarungen zur Organisation der postoperativen Schmerztherapie zwischen dem Berufsverband Deutscher Anästhesisten und dem Berufsverband der Deutschen Chirurgen (Vereinbarung 1993; Weißauer 1993b). Auf chirurgisch geleiteten Bettenstationen und Intensiveinheiten kommen folgende Organisationsmodelle bezüglich der interdisziplinären Kooperation bei der Therapie postoperativer Schmerzen in Betracht:

1. die Zuziehung des Anästhesisten von Fall zu Fall
2. Übernahme eines begrenzten Teils der schmerztherapeutischen Maßnahmen durch den Anästhesisten (entsprechend einer interdisziplinären Absprache)
3. die Übertragung der gesamten postoperativen Schmerztherapie auf den Anästhesisten (der die Methoden seines Fachgebietes anwendet)
4. Einrichtung eines gemeinsamen, fachübergreifenden Schmerzdienstes, dem Anästhesisten, Chirurgen und evtl. Vertreter anderer operativer Fächer angehören – Leitung und Organisation wird einem Arzt eines dieser Fachgebiete übertragen (Vereinbarung 1993, Weißauer 1993b)

Voraussetzung für eine suffiziente Schmerztherapie ist eine wiederholte Einschätzung der Schmerzintensität, eine Schmerzmessung.

83.1.1 Schmerzmessung bei Erwachsenen

Beurteilung der Schmerzintensität

Medizinisches Personal verlässt sich bei der Frage, ob ein Patient an Schmerzen leidet oder nicht, oft auf die eigene Einschätzung der Schmerzintensität. Eine solche Fremdbeurteilung der Schmerzintensität ist jedoch sehr unzuverlässig (Weldon et al. 1991). Bei der Fremdbeurteilung der Schmerzintensität werden im Mittel signifikant niedrigere Schmerzintensitäten angenommen als der Patient bei der Selbstbeurteilung angibt (Forrest et al. 1989; Striebel u. Hackenberger 1992; Rundshagen et al. 1999). Eine objektive Beurteilung der Schmerzintensität anhand von z.B. Blutdruck oder Herzfrequenz ist nicht möglich (Striebel u. Hackenberger 1992).

Bei der Beurteilung der Schmerzintensität (Schmerzevaluation) ist es daher wichtig, dass der Patient selbst die Stärke seine Schmerzen beurteilt.

Es muss davon ausgegangen werden, dass die vom Patienten angegebenen Werte die wahre Schmerzintensität darstellen. Lediglich der Patient selbst kann entscheiden, wie groß seine Schmerzintensität ist, wie viel Schmerzen er ertragen kann und will.

Schmerz-Skalen

Zur Schmerzmessung müssen daher subjektive Skalen verwendet werden, z.B.:
- die visuelle Analogskala
- die 101-Schätzskala
- eine verbale Schätzskala

Visuelle Analogskala: Bei der visuellen Analogskala (VAS) werden die Patienten aufgefordert, auf einer 10 cm langen horizontalen Skala ihre aktuelle Schmerzintensität zu markieren. Dabei ist das linke Ende der Skala mit »keine Schmerzen« und das rechte Ende der Skala mit »die schlimmsten vorstellbaren Schmerzen« definiert. Eine weitere Unterteilung der Skala erfolgt nicht. »Keine Schmerzen« wird als 0, »die schlimmsten vorstellbaren Schmerzen« werden als 100 (bei Ablesen in mm) gewertet. Der vom Patienten markierte Wert wird als Zahl zwischen 0 und 100 notiert. Die VAS wurde primär zur Evaluation chronischer Schmerzen entwickelt. Die damit erhobenen Werte korrelieren relativ gut mit den auf einer nummerischen Schätzskala (s.u.) erhobenen Werten (Striebel u. Hackenberger 1992; DeLoach et al. 1998).

101-Schätzskala: Bei der nummerischen »101-Schätzskala« werden die Patienten gebeten, eine Zahl zwischen 0 und 100 anzugeben, die ihrer momentanen Schmerzintensität am ehesten entspricht. Null bedeutet »keine Schmerzen«, 100 bedeutet »die schlimmsten vorstellbaren Schmerzen«. Die mittels nummerischer »101-Schätzskala« erhobenen Werte korrelieren gut mit den mittels der VAS erhobenen Werten (Striebel u. Hackenberger 1992).

Verbale Schätzskala: Bei der verbalen Schätzskala werden den Patienten Adjektive vorgegeben, anhand derer sie ihre Schmerzintensität einstufen sollen. Es können z.B. folgende Möglichkeiten vorgegeben werden: keine, geringe, mäßige, starke oder die schlimmsten vorstellbaren Schmerzen.

Schmerzverlauf

Normalerweise nimmt innerhalb weniger Tage die Intensität postoperativer Schmerzen und auch der Analgetikabedarf deutlich ab. Nimmt dagegen die Schmerzintensität und/oder der Analgetikabedarf im postoperativen Verlauf (wieder) zu, dann sind dies wichtige Warnhinweise für operationstechnische Komplikationen (z.B. Nahtinsuffizienz, Peritonitis, Abszess) (Empfehlungen 1997). Eine Schmerzmessung sollte – genauso wie z.B. die Körpertemperatur- und Blutdruckmes-sung – mindestens zweimal pro Tag sowohl in Ruhe als auch bei Bewegung (z.B. Husten, Aufstehen) gemessen werden (Empfehlungen 1997). Eine regelmäßige Schmerzmessung und Schmerzdokumentation bewirkt, dass dem Problem »Schmerz« vermehrt Beachtung geschenkt und die Schmerztherapie verbessert wird.

83.1.2 Schmerzmessung bei Kindern

Beurteilung der Schmerzintensität

Bei der Schmerztherapie von Kindern stellt die Beurteilung der Schmerzintensität ein erhebliches Problem dar. Während der Erwachsene sein subjektives Schmerzempfinden verbal äußern kann, ist das Kind unter ca. (4–)6 Jahren dazu noch nicht in der Lage. Die Anwendung von Schätz-(Rating-)Skalen zur Erfassung der Schmerzintensität ist erst bei älteren Kindern ab ca. 6 Jahren sinnvoll möglich. Bei Kindern unter ca. (4–)6 Jahren kann normalerweise keine sinnvolle Selbstbeurteilung der Schmerzintensität erfragt werden. Bei ihnen ist daher zumeist eine Fremdbeurteilung der Schmerzintensität notwendig. Eine Fremdbeurteilung der Schmerzintensität ist jedoch stark fehlerbehaftet (s.o.).

Säuglinge und Kleinkinder äußern ihre Schmerzen lediglich durch Mimik, Motorik, Schreien und/oder Weinen. Weinen und Schreien können jedoch nicht nur durch Schmerzen sondern beispielsweise auch durch Furcht, Hunger, Durst, Trennung von der Mutter, ungewohnte Umgebung, fremdes Bett oder anderes bedingt sein. Eine Differenzierung ist oft nicht möglich. Für die Fremdbeurteilung der Schmerzintensität bei Säuglingen und Kleinkindern wurden mehrere Evaluations-Checklisten entwickelt (Übersicht bei Denecke u. Hünseler 2000), bei denen Blutdruckverhalten, Schreien, motorisches Verhalten, verbale Schmerzäußerungen oder Körpersprache sowie allgemeines Verhalten (schlafend bis hysterisch) beurteilt werden (z.B. sog. **O**bjective **P**ain **S**cale; OPS) (Broadman et al. 1988).

> Eine Beurteilung des Analgetikabedarfs lediglich anhand physiologischer Parameter wie Blutdruck, Atem- und Herzfrequenz ist bei Kindern (genauso wie bei Erwachsenen) ungeeignet (Finke et al. 1999).

Opioid-Therapie

Das Problem der unzuverlässigen Beurteilbarkeit der Schmerzintensität macht insbesondere eine Opioid-Gabe bei Kindern schwierig, denn Voraussetzung für eine sichere Opioid-Therapie ist eine an der Schmerzintensität orientierte Dosistitration (s.u.). Im Falle einer Opioid-Überdosierung droht die Gefahr einer Atemdepression.

Die Schwierigkeiten bei der Schmerzevaluation und damit der Opioid-Dosierung dürfen jedoch nicht als Vorwand genommen werden, um Kindern eine adäquate Therapie opioidpflichtiger Schmerzen vorzuenthalten.

Schmerzempfindung bei Säuglingen

Unter der Vorstellung, dass Neugeborene und junge Säuglinge schmerzhafte Reize von anderen Reizen nicht unterscheiden könnten und dass sie keine Erinnerung an erlittene Schmerzen hätten, wurden bei ihnen zum Teil operative Zirkumzisionen ohne jegliche Schmerztherapie durchgeführt. Die erst Ende des zweiten Lebensjahres abgeschlossene Myelinisierung der Nervenfasern wurde mit als Grund für das angeblich fehlende/geringe Schmerzempfinden in dieser Altersgruppe angeführt. Der Myelinisierungsgrad bestimmt jedoch lediglich die Nervenleitgeschwindigkeit, nicht(!) die Intensität der Schmerzwahrnehmung. Selbst bei Erwachsenen werden ca. 75% der Schmerzimpulse über nicht myelinisierte Nervenfasern vermittelt.

Es ist bekannt, dass bereits Feten ab ca. der 20.–24. Schwangerschaftswoche über die anatomischen und physiologischen Voraussetzungen zur Schmerzempfindung verfügen (Brosch u. Rust 1989; Reimann u. Kretz 2001). Dass auch Früh- und Neugeborene Schmerzen empfinden, zeigen typische (endokrine und metabolische) Stressparameter bei Operationen unter ungenügender Analgesie (Anand et al. 1985; Anand et al. 1987; Wiliamson u. Williamson 1983). Es muss daher für Patienten jeder Altersklasse eine suffiziente (postoperative) Schmerztherapie verlangt werden. Dies gilt besonders auch für Früh- und Neugeborene (Benrath u. Sandkühler 2000).

Durch die großzügige Anwendung von Lokal- oder Regionalanästhesieverfahren kann bei Säuglingen und Kleinkindern das Problem der schwierigen Schmerzevaluation und der bedarfsadaptierten Opioid-Titration oft umgangen werden. Die postoperative Schmerztherapie bei Kindern mittels Lokal- und Regionalanästhesieverfahren wird ausführlich im Kap. 64.6, S. 887 beschrieben. Bezüglich der postoperativen Schmerztherapie nach ambulanten Operationen wird auf das Kap. 81.3.4, S. 1161 verwiesen.

83.2 Verfahren zur postoperativen Schmerztherapie

Nach einer Operation in Inhalationsanästhesie treten meist kurz nach dem Erwachen des Patienten schon Schmerzen auf, sodass frühzeitig ein stärkeres Analgetikum notwendig wird. Wird eine (totale) intravenöse Anästhesie unter Verwendung von Remifentanil (Ultiva) durchgeführt, so ist aufgrund dessen ultrakurzer Wirkungsdauer besonders früh mit postopera-

tiven Schmerzen zu rechnen. Wurde hierbei nicht bereits kurz vor Narkoseausleitung oder mit dem Erwachen des Patienten mit der Titration eines länger wirkenden Opioids (meist Piritramid; s.u.) begonnen, muss spätestens im Aufwachraum bei Schmerzäußerungen umgehend mit einer entsprechenden Schmerztherapie begonnen werden. Nach einer balancierten Anästhesie sichert das hierbei verwendete Opioid (meist Sufentanil, Fentanyl) normalerweise noch über einige Zeit eine gewisse Analgesie. Nach einer Operation in Lokal- oder Regionalanästhesie treten postoperative Schmerzen zumeist erst deutlich verzögert auf.

Für die Therapie postoperativer Schmerzen kommen
- eine systemische Pharmakotherapie oder
- verschiedene Formen der Lokal- und Regionalanästhesie infrage (s. auch Kap. 81.3.4, S. 1161; postoperative Schmerztherapie nach ambulanten Operationen).

83.2.1 Systemische postoperative Schmerztherapie

Nach einer 1987 publizierten Umfrage »Zur Lage der postoperativen Schmerztherapie in der Bundesrepublik Deutschland« (Lehmann u. Henn 1987) wurde in 94,2% der ausgewerteten Krankenhäuser zur postoperativen Schmerzlinderung vorwiegend eine systemische Pharmakotherapie durchgeführt. Die Verhältnisse dürften sich inzwischen nicht wesentlich verändert haben.

Medikamente für eine systemische postoperative Schmerztherapie

Für eine systemische Schmerztherapie stehen folgende Medikamente zur Verfügung:
- antipyretische Analgetika
- Opioide
- die Kombination eines antipyretischen Analgetikums mit einem Opioid
- »sonstige« Medikamente

Antipyretische Analgetika

Antipyretische Analgetika werden oft (fälschlicherweise) auch als »periphere« oder »schwache« bzw. »kleine« Analgetika bezeichnet. Gemeinsames Merkmal dieser Analgetika ist die Fieber senkende (antipyretische) Wirkung.

Antipyretische Analgetika blockieren vor allem im Wundgebiet die Bildung von Prostaglandinen. Prostaglandine sensibilisieren die Schmerzrezeptoren (Nozizeptoren) gegen Schmerzreize. Antipyretische Analgetika wirken jedoch nicht nur im peripheren Verletzungsgebiet, sondern sie haben großteils auch zentrale antinozizeptive Wirkungen (Übersicht bei Jurna 1993). Die Bildung der Prostaglandine wird dadurch blockiert, dass antipyretische Analgetika das für deren Synthese notwendige Enzym, die Cyclooxygenase, hemmen. Antipyretische Analgetika werden daher oft auch als Cyclooxygenasehemmer bezeichnet. Der große Vorteil der antipyretischen Analgetika besteht darin, dass sie (im Gegensatz zu den Opioiden) nicht atemdepressiv wirken.

Die antipyretischen Analgetika können unterteilt werden in:
- Derivate der schwachen Carbonsäuren. Zu diesen sog. sauren antipyretischen Analgetika gehören die **nicht s**teroidalen **A**ntirheumatika (NSAR; nonsteroidal antiinflammatory drugs; NSAID), (z.B. Diclofenac) sowie die Salicylate (z.B. Acetylsalicylsäure).
- Pyrazolonderivate (z.B. Metamizol)
- Anilinderivate (z.B. Paracetamol, das insbesondere bei Kindern häufig eingesetzt wird)
- selektive Cyclooxygenase-2-Hemmer (z.B. Celecoxib, Rofecoxib)

Zur Schmerztherapie im Aufwachraum haben sich vor allem folgende antipyretische Analgetika bewährt:

Diclofenac (Voltaren)

- Darreichungsform für Voltaren: Suppositorien à 25, 50, 100 mg; Dragees à 25, 50 mg. Retarddragees à 100 mg. (Ampulle à 3 ml = 75 mg zur intramuskulären Gabe).
- Dosierung: Kleinkinder ab 1. Lebensjahr 0,5–2 mg/kg KG/d rektal. Ältere Kinder: 2–3 mg/kg KG/d rektal. Suppositorien à 12,5 mg sollten nicht bei Kindern unter 1 Jahr, Suppositorien à 25 mg nicht bei Kindern unter 6 Jahren verabreicht werden. Erwachsene: initial 150 mg, Erhaltungsdosis 50–75–100 mg/d oral oder rektal. Diclofenac weist – wie andere nicht steroidale Antirheumatika – auch gute entzündungshemmende (antiphlogistische) Wirkungen auf.

Ibuprofen (z.B. ibuprof von ct)

- Darreichungsform für ibuprof von ct: Filmtabletten à 200, 400, 600–800 mg, Brausetabletten à 200 mg, Retardtabletten à 400–800 mg, Zäpfchen à 500 mg. Für Kinder ab 6 Monate kann Ibuprofen als Saft (Nurofen für Kinder; 5 ml = 100 mg) verabreicht werden.
- Nebenwirkungen: Ibuprofen scheint weniger Nebenwirkungen am Magen-Darm-Trakt zu verursachen als andere nicht steroidale Antirheumatika. Ibuprofen hat vermutlich das günstigste Verträglichkeitsprofil der nicht steroidalen Antirheumatika.
- Dosierung:
  - Erwachsene: 200–400–600 mg oral oder rektal 3-mal/d; Tagesmaximaldosis 2 400 mg

  - Kinder: Ibuprofen-Saft (Nurofen für Kinder) ist ab dem 6. Lebensmonat zugelassen; Tagesmaximaldosis 20–30 mg/kg KG (in 3–4 Einzeldosen)
  - Jugendliche: Zulassung der meisten Ibuprofen-Tabletten ab dem ca. 14. Lebensjahr; Tagesdosis ca. 10–15 mg/kg KG (in 3–4 Einzeldosen)

Acetylsalicylsäure (DL-Lysinmonoacetylsalicylat; Aspisol)

- Darreichungsform für Aspisol: 1 Stechampulle à 500 mg Trockenwirksubstanz sowie 5 ml Lösungsmittel
- Nebenwirkungen: u.U. Auslösung eines Asthmaanfalls bei prädisponierten Patienten. Bei bekanntem Asthma bronchiale ist Aspisol daher kontraindiziert. Nach Operationen mit erhöhtem Nachblutungsrisiko (z.B. einer Tonsillektomie) sollte kein Aspisol verabreicht werden, da es zu einer Thrombozytenaggregationshemmung führt (Kap. 16.2.1, S. 327), wodurch u.U. eine Nachblutung begünstigt werden könnte. Bei Kindern sollte Acetylsalicylsäure prinzipiell vermieden werden, da es in dieser Altersgruppe zu einem lebensbedrohlichen Reye-Syndrom (Kap. 64.5.4, S. 887) führen kann, falls das Kind zur Zeit an einem fieberhaften Infekt leidet.
- Dosierung: 1–2 Ampullen (500–1000 mg Wirksubstanz; ca. 10–15 mg/kg KG pro Dosis) i.v. bei Erwachsenen

Metamizol (Novalgin, Novaminsulfon)

Metamizol weist im Gegensatz zu den anderen antipyretischen Analgetika (sowie im Gegensatz zu den Opioiden) auch eine gute spasmolytische Wirkung auf und ist daher bei kolikartigen Schmerzen meist erfolgreich einsetzbar.
- Darreichungsform für Novalgin: 1 Ampulle à 2 oder 5 ml, 1 ml = 500 mg, Tropfen: 1 ml = 20 Tropfen = 500 mg
- Dosierung:
  - Erwachsene: 1–2 ml = 500–1000 mg (10–15 mg/kg KG) langsam i.v., möglichst als Kurzinfusion; evtl. bis 5 g als Infusion über 24 Stunden
  - Kinder: selten indiziert; ca. 10 mg/kg KG langsam i.v.; für eine kontinuierliche Infusion ca. 30–75 mg/kg KG/d
- Nebenwirkungen: Blutdruckabfall (vor allem bei schnellerer intravenöser Injektion), selten allergische Reaktionen, extrem selten Blutbildungsstörungen (Agranulozytose)

Paracetamol (Ben-u-ron)

Die maximalen Plasmakonzentrationen nach rektaler Paracetamol-Gabe sind nach ca. 2–3 Stunden zu erwarten. Daher ist (insbesondere auch bei Kindern) eine sehr frühzeitige Gabe (spätestens unmittelbar nach Narkoseeinleitung; idealerweise bereits präoperativ) wichtig. Paracetamol weist nur minimale entzündungshemmende Eigenschaften auf. Rektal appliziertes Paracetamol stellt das Standardanalgetikum in der postoperativen Schmerztherapie im Kindesalter dar (Bremerich et al. 2001).

Der Aufwachraum

- Darreichungsform für Ben-u-ron: Suppositorien zu 125, 250, 500 oder 1 000 mg
- Dosierung (entsprechend einer häufigen Empfehlung):
  - 1. Lebensjahr: 125 mg rektal
  - 1.–6. Lebensjahr: 250 mg rektal
  - Schulkinder: 500 mg rektal
  - Erwachsene: 1 000 mg rektal; besser ist eine gewichtsadaptierte Dosierung von ca. 15(–25) mg/kg KG pro Dosis; nicht mehr als 60–90 mg/kg KG/d; ab ca. 150 mg/kg KG/d drohen toxische Nebenwirkungen!
- Nebenwirkungen: toxische Leberschädigung (evtl. Leberversagen) bei Überdosierung

Seit 2002 liegt Paracetamol auch für die intravenöse Kurzinfusion vor (Perfalgan; 1 ml = 10 mg; 1 Flasche à 100 ml = 1 000 mg Paracetamol).

Selektive Cyclooxygenase-2-(COX-2-)Hemmer

Seit einigen Jahren ist bekannt, dass das Enzym Cyclooxygenase 2 Isoenzymformen aufweist, die Cyclooxygenase 1 (COX-1) und die Cyclooxygenase 2 (COX-2) (Übersicht bei Hinz u. Brune 2000; Brune et al. 2000). Die oben beschriebenen antipyretischen Analgetika (Cyclooxygenasehemmer) blockieren sowohl die COX-1 als auch die COX-2.

- Die Cyclooxygenase 2 wird durch verschiedene Entzündungsmediatoren hochreguliert. Sie ist daher bei Infektionen, Fieber, Verletzungen, Entzündungen und Schmerzgeschehen wichtig. Außerdem ist die COX-2 für eine Reihe physiologischer Adaptationsvorgänge wie Ovulation, Nidation des befruchteten Eies, Wehentätigkeit, renale Steuerung des Wasser- und Salzhaushaltes und den Knochenumbau relevant. Die Hemmung der COX-2 wird vor allem für die analgetische, antipyretische und antiinflammatorische Wirkung verantwortlich gemacht.
- Die COX-1 kommt in allen Geweben vor. Der Hemmung der COX-1 werden eine Reihe von Nebenwirkungen der antipyretischen Analgetika (gastrointestinale Erosionen, Thrombozytenfunktionsstörungen; s.u.) zugeschrieben.

Seit kurzem stehen die ersten selektiven COX-2-Hemmer zur Verfügung. Selektive COX-2-Hemmer führen auch bei maximaler Dosierung zu keiner klinisch relevanten Hemmung der COX-1. Der COX-2-Hemmer Celecoxib z.B. scheint den konventionellen antipyretischen Analgetika vergleichbare analgetische Wirkungen zu besitzen (Dougados et al. 2001; McKenna et al. 2001; Emery et al. 1999; Zhao et al. 1999), aber gastrointestinal besser verträglich zu sein (McKenna et al. 2001; Silverstein 2000; Emery et al. 1999; Simon 1999). Zum Teil werden euphorische Erwartungen in die COX-2-Hemmer gesetzt. Eine unüberlegte und generalisierte Überverwendung ist jedoch zu vermeiden (Brune et al. 2000). An Nebenwirkungen sind vor allem mögliche Nierenfunktions-

störungen sowie eine eventuelle Beeinflussung physiologischer Adaptionsmechanismen (s.o.) zu beachten.

Celecoxib (Celebrex): Celecoxib ist ein selektiver COX-2-Hemmer. Die Bioverfügbarkeit nach oraler Gabe wird mit 60–80%, die Proteinbindung mit 94–98% angegeben. Die maximale Plasmakonzentration ist bei oraler Gabe nach ca. 2–4 Stunden zu erwarten. Celecoxib ist zur Behandlung der chronischen Polyarthritis und der Osteoarthrose zugelassen.

- Darreichungsform für Celebrex: Hartkapseln à 100/200 mg
- Dosierung: 2 Dosen/d
  - Osteoarthrose: 100 bis maximal 200 mg/d
  - Chronische Polyarthritis: 200 bis maximal 400 mg/d
  - Maximaldosierung: 400 mg/d
- Sonstiges: Bei gleichzeitiger Gabe von Phenprocoumon (Marcumar) kann der Quickwert erniedrigt werden. Bei gleichzeitiger Gabe von Lithium kann die Lithiumplasmakonzentration erhöht werden.

Rofecoxib (Vioxx): Rofecoxib ist ein selektiver COX-2-Hemmer. Die Bioverfügbarkeit nach oraler Gabe wird mit ca. 100%, die Proteinbindung mit ca. 98% angegeben. Die maximale Plasmakonzentration ist bei oraler Gabe nach ca. 2–4 Stunden zu erwarten. Rofecoxib ist für die Behandlung von Osteoarthrose und von Schmerzen bei Erwachsenen zugelassen.

- Darreichungsform für Vioxx: Tabletten à 12,5/25 mg, orale Suspension à 12,5mg/5 ml; 25 mg/5ml
- Dosierung: 1 Dosis/d
  - Osteoarthrose: 12,5 bis maximal 25 mg/d
  - Maximaldosierung: 25 mg/d
- Sonstiges: Bei gleichzeitiger Gabe von Phenprocoumon (Marcumar) kann der Quickwert erniedrigt werden.

In zahlreichen Untersuchungen konnte gezeigt werden, dass durch den perioperativen Einsatz eines antipyretischen Analgetikums eine signifikante Einsparung an Opioiden erzielt werden kann (Gillies et al. 1987; Hodsman et al. 1987; Owen et al. 1986). Als alleiniges Analgetikum reicht ein antipyretisches Analgetikum in der frühen postoperativen Phase nach größeren Operationen jedoch meistens nicht aus (Gillies et al. 1987; Hodsman et al. 1987). Antipyretische Analgetika werden inzwischen oft als Basisanalgetikum im Rahmen einer sog. balancierten (kombinierten) Analgesie (s.u.) eingesetzt. Bei der rektalen Gabe eines antipyretischen Analgetikums ist der langsame Wirkungsbeginn zu beachten. Wird z.B. ein Paracetamol-Suppositorium erst am Ende der Operation verabreicht, dann ist keine signifikante Schmerzlinderung in den ersten 60 postoperativen Minuten zu erwarten (Hein et al. 1999).

> Ein antipyretisches Analgetikum sollte spätestens zu Beginn der Operation rektal, idealerweise aber schon im Rahmen der Prämedikation oral oder rektal verabreicht werden.

Der Aufwachraum

Opioide

Zur Therapie stärkerer postoperativer Schmerzen eignen sich insbesondere Analgetika vom Opioid-Typ (Kap. 5.2.4, S. 127). Für die Schmerztherapie im Aufwachraum haben sich vor allem folgende Opioide bewährt:

Piritramid

Piritramid (Dipidolor, Kap. 5.2.4, S. 139) wirkt als reiner Agonist an den μ-Opioid-Rezeptoren (Kap. 5.2.4, S. 128). Es weist daher ein hohes analgetisches Wirkungsmaximum auf. Es wirkt mit ca. 6 Stunden relativ lange. Kreislaufveränderungen sind nicht zu erwarten. Die Inzidenz von Übelkeit und Brechreiz scheint etwas geringer zu sein als bei anderen Opioiden. Piritramid scheint für die postoperative Schmerztherapie somit besonders geeignet zu sein. In Deutschland stellt es das Standardpräparat zur postoperativen Schmerztherapie dar.

- Darreichungsform für Dipidolor: 1 Ampulle = 1 ml = 15 mg
- Dosierung: Mittlere Erfolgsdosis ca. 0,05–0,1(–0,2) mg/kg KG i.v.; 0,1–0,2 mg/kg KG i.m. Im Aufwachraum sollte stets eine bedarfsadaptierte intravenöse Dosistitration durchgeführt werden (s.u., S. 1191; simulierte intravenöse PCA). Initial werden oft 0,05–0,075 mg/kg KG intravenös empfohlen (= 3–5 mg beim Erwachsenen). Bei Kindern empfiehlt sich auch eine eher niedrige intravenöse Initialdosierung von z.B. 0,05 mg/kg/KG. Intravenöse Repetitionsdosen sollten ca. ½–⅓ der Initialdosis betragen.
- Nebenwirkungen: evtl. Atemdepression, manchmal Übelkeit

Buprenorphin

Buprenorphin (Temgesic) hat mit 6–8–10 Stunden eine lange Wirkungsdauer. Zu beachten ist jedoch die langsame Anschlagszeit. Bis zum Auftreten der maximalen Wirkung können selbst nach i.v. Gabe 25 Minuten oder mehr vergehen. Somit ist eine bedarfsadaptierte Dosistitration auch bei intravenöser Gabe sehr zeitaufwendig. Da Buprenorphin nur als Partialagonist an den μ-Rezeptoren wirkt (Kap. 5.2.4, S. 128), kann bei sehr starken Schmerzen dessen Wirkungsmaximum u.U. nicht ausreichend sein.

- Darreichungsform für Temgesic: 1 Ampulle = 1 ml = 0,3 mg i.v. oder Temgesic sublingual (0,2 mg) bzw. Temgesic forte sublingual (0,4 mg)
- Dosierung: Mittlere Erfolgsdosis 0,15–0,3 mg i.v. oder 0,2–0,4 mg sublingual beim Erwachsenen. Es sollte im Aufwachraum eine bedarfsadaptierte intravenöse Dosistitration durchgeführt werden (Kap. 83.2.1, S. 1191; simulierte intravenöse PCA).
- Nebenwirkungen: Müdigkeit bzw. Schlaf, evtl. Atemdepression, manchmal Übelkeit

- Sonstiges: Eine Überdosierung ist durch den Opioid-Antagonisten Naloxon nicht sicher aufhebbar, denn Buprenorphin bindet extrem fest an Opioid-Rezeptoren (Kap. 5.2.4, S. 128).

Pethidin

Pethidin (Dolantin, Kap. 5.2.4, S. 138) ist ein reiner Agonist an den μ-Opioid-Rezeptoren (Kap. 5.2.4, S. 128). Die Wirkungsdauer ist mit 2–3 Stunden relativ kurz. Ein weiterer Nachteil des Pethidins ist, dass es häufiger zu Blutdruckveränderungen und zu einer Zunahme von Herzfrequenz und myokardialem Sauerstoffverbrauch führt. Es wird inzwischen zunehmend seltener eingesetzt.

Vorteil des Pethidins ist, dass sich sowohl der Tonus der Darmmuskulatur als auch der Druck in den Gallen- und Pankreasgängen weniger stark erhöht als bei den meisten anderen Opioiden. Dies scheint möglicherweise mit der strukturellen Ähnlichkeit der Pethidins mit Atropin zusammenzuhängen (Kap. 3.2.6, S. 43).

- Darreichungsform für Dolantin: Ampulle à 1 ml = 50 mg. Tropfen (1 ml = 21 Tropfen = 50 mg)
- Dosierung: Mittlere Erfolgsdosis ca. 0,5–1,0 mg/kg i.v., ca. 1,0 mg/kg KG i.m. Es sollte jedoch im Aufwachraum eine bedarfsadaptierte intravenöse Dosistitration durchgeführt werden (Kap. 83.2.1, S. 1181; simulierte intravenöse PCA). Als Initialdosis sollten bei Erwachsenen ca. 0,5 mg/kg KG intravenös verabreicht werden. Intravenöse Repetitionsdosen sollten ca. ⅓–½ der Initialdosis betragen.
- Nebenwirkung: Atemdepression, Übelkeit

Pentazocin

Pentazocin (Fortral, Kap. 5.2.4, S. 139) wird zu den Opioid-Agonisten/Antagonisten gerechnet (Kap. 5.2.4, S. 128). Insbesondere in hoher Dosierung kann es (über die zusätzliche Bindung an σ-Rezeptoren) zu Dysphorie, Angst, Halluzinationen, zu Tachykardie und Hypertonie führen. Für Patienten mit Koronarsklerose oder Myokardinfarkt ist Pentazocin daher nicht geeignet. Pentazocin wird inzwischen zunehmend seltener eingesetzt. Die Wirkungsdauer beträgt ca. 3 Stunden.

- Darreichungsform für Fortral: 1 Ampulle = 1 ml = 30 mg
- Dosierung: Mittlere Erfolgsdosis 15–30 mg i.v. oder i.m. bei Erwachsenen. Es sollte im Aufwachraum eine bedarfsadaptierte intravenöse Dosistitration durchgeführt werden (Kap. 83.2.1, S. 1191; simulierte intravenöse PCA)
- Nebenwirkungen: evtl. Atemdepression, selten Übelkeit, Tachykardie, Blutdruckanstieg, Dysphorie

Tramadol (Tramal)

Tramadol ist ein schwächer wirkendes Opioid, das sich durch eine nur geringe atemdepressive Nebenwirkung auszeichnet

Der Aufwachraum

(Alon et al. 1992; Houmes et al. 1992; Jellinek et al. 1990; Paravicini et al. 1982; Schäffer et al. 1989; Seitz et al. 1985; Vickers et al. 1992). Tramadol weist eine nur schwache Affinität zu den Opioid-Rezeptoren auf und zeigt keine besondere Selektivität zu einem bestimmten Opioid-Rezeptortyp (Hennies et al. 1988). Tramadol scheint allerdings nicht nur über Opioid-Rezeptoren (Carlsson u. Jurna 1987), sondern auch dadurch analgetisch zu wirken, dass es die Wiederaufnahme der Neurotransmitter Noradrenalin und Serotonin in die synaptischen Nervenendingungen hemmt (Driessen u. Reimann 1989). Dadurch wird die Wirkung der körpereigenen, schmerzdämpfenden (deszendierenden) Hemmbahnen verstärkt, denn in diesen Bahnen wirken Noradrenalin und Serotonin als Neurotransmitter. Die relativ geringe atemdepressive Wirkung des Tramadols ist mit einem vergleichbar geringen analgetischen Wirkungsmaximum verbunden. Tramadol kommt häufiger im Rahmen der Schmerztherapie bei Kindern zur Anwendung, da im Falle einer Überdosierung (aufgrund der bei Kindern nur unsicher zu ermittelnden Schmerzintensität und damit des Opioid-Bedarfs; s.o.) ein geringeres Risiko einer Atemdepression besteht. Tramadol ist nicht betäubungsmittelpflichtig. In der späteren postoperativen Phase wird Tramadol häufiger eingesetzt. Es liegt in zahlreichen Applikationsformen vor.

- Darreichungsform für Tramal: 1 Amp. à 1 oder 2 ml = 50 oder 100 mg. Retardtabletten à 100, 150, 200 mg; Suppositorien à 100 mg, Tabletten à 50 mg und Tropfen (20 Tropfen = 0,5 ml = 50 mg).
- Dosierung: Mittlere Erfolgsdosis 1–2 mg/kg KG i.v. Als intravenöse Initialdosis empfehlen sich bei Erwachsenen und Kindern 0,5–1,0 mg/kg KG. Intravenöse Repetitionsdosen sollten ca. $^1/_3$–$^1/_2$ der Initialdosis betragen. Bei oraler Gabe wird eine Dosierung von 20–40 Tropfen beim Erwachsenen und ca. 0,5 Tropfen/kg KG bei Kindern angegeben.
- Sonstiges: Bei schnellerer intravenöser Gabe tritt sehr häufig Übelkeit und Brechreiz auf. Es empfiehlt sich die Gabe als Kurzinfusion. Tramadol wird postoperativ häufiger in Kombination mit Metamizol (sog. Würzburger Schmerztropf; s.u.) verabreicht.

Nalbuphin (Nubain)

Nalbuphin wird zu den Opioid-Agonisten/Antagonisten gerechnet (Kap. 5.2.4, S. 140). Das analgetische Wirkungsmaximum ist relativ niedrig. Es führt zu einer stärkeren Sedierung, was insbesondere bei Kindern meist erwünscht ist. Nalbuphin wird öfters zur postoperativen Schmerztherapie bei Kindern eingesetzt, da im Falle einer Überdosierung (aufgrund der bei Kindern nur unsicher zu ermittelnden Schmerzintensität und damit des Opioidbedarf; s.o.) ein geringeres Risiko einer Atemdepression besteht.

- Darreichungsform für Nubain: Ampulle à 1 bzw. 2 ml = 10 bzw. 20 mg

- Dosierung: Mittlere Erfolgsdosis 0,1–0,25 mg/kg KG. Als Initialdosis empfehlen sich bei Erwachsenen 0,1–0,15 mg/kg KG intravenös; bei Kindern 0,1 mg/kg KG. Intravenöse Repetitionsdosen sollten ca. $^1/_3$–$^1/_2$ der Initialdosis betragen.

Sonstige Medikamente

Insbesondere bei Kindern ab 1 Jahr kommen öfters auch codeinhaltige Präparate zum Einsatz. Vor allem Talvosilen findet Anwendung (Codein plus Paracetamol). Es liegen Suppositorien à 5, 10 bzw. 20 mg Codein plus 250, 500 bzw. 1 000 mg Paracetamol vor. Daneben ist noch Talvosilen-Saft verfügbar (5 ml = 5 mg Codein plus 200 mg Paracetamol, Kap. 81.3.4, S. 1164). Die Dosierung sollte an der Paracetamol-Dosierung (ca. 15[–25] mg/kg KG pro Dosis) orientiert werden (s.o.).

Auswahl des Opioids

Bei postoperativen und posttraumatischen Schmerzen sind wirkstarke Opioide im Normalfall sehr gut wirksam. Bei der Auswahl des Opioids sind vor allem die Wirkungsdauer sowie die Inzidenz von Nebenwirkungen von ausschlaggebender Bedeutung. Unter diesen Gesichtspunkten scheint Piritramid besonders geeignet zu sein. Grundsätzlich ist es sinnvoll, sich in der täglichen Praxis auf den Einsatz weniger Opioide zu beschränken. Nur so ist eine gute Erfolgs- und Risikobeurteilung möglich und nur so können Dosierungsfehler und Verwechslungen weitgehend vermieden werden.

Bei einer (systemischen oder rückenmarknahen) Opioid-Gabe im Rahmen der postoperativen Schmerztherapie tritt gelegentlich ein Juckreiz auf. Therapeutisch kommen vor allem Antihistaminika (z.B. Fenistil, Tavegil; Kap. 30.5, S. 616) oder Neuroleptika (z.B. Atosil, Kap. 3.2.3, S. 37) zum Einsatz.

Kombination eines antipyretischen Analgetikums mit einem wirkschwachen Opioid

Würzburger Schmerztropf

Häufiger wurde die Kombination eines antipyretischen Analgetikums mit einem Opioid propagiert. Insbesondere die gleichzeitige Infusion von Metamizol mit dem schwach wirkenden Opioid Tramadol wurde wiederholt empfohlen (Köhler 1986; Krimmer et al. 1986; Sprotte 2000) (sog. Würzburger Schmerztropf).

Detailwissen Würzburger Schmerztropf

Diesem Infusionsgemisch wurde ursprünglich auch das Neuroleptikum Haloperidol und das Antidepressivum Clomipramin beigemischt (Krimmer et al. 1986). Haloperidol wurde zugesetzt, um der unter Tramadol häufig auftretenden Übelkeit vorzubeugen. In der Erstpublikation wurde beschrieben, dass ein solches Infusionsgemisch aus 300 mg Tramadol, 5 g Metamizol, 25 mg Clomipramin und 1–2 mg Haloperidol für einen Zeitraum von 16–28 Stunden zumeist eine »gute bis sehr gute« Schmerzlinderung garantiert (Krimmer et al. 1986). Die Empfehlung dieses »Würzburger Schmerztropfes« beruhte allerdings auf einer teilweise retrospektiven Aktenauswertung und war wissenschaftlich kaum fundiert. In einem zu dieser Arbeit erschienen Kommentar wurde daher auch darauf hingewiesen, dass diese Aussagen anhand der präsentierten Daten nicht nachvollziehbar seien (Kilian u. Bowdler 1986). In einer weiteren Arbeit (einem Abstract) wurde berichtet, dass sich mit einem Infusionsgemisch von nur 2,5 g Metamizol und 200 mg Tramadol plus 50 mg Imipramin nach orthopädischen Operationen über 24 Stunden eine signifikant bessere Schmerzlinderung mit geringerer Nebenwirkungsrate als mittels periduraler Opioid-Analgesie mit 3 mg Morphin erzielen lässt (Köhler 1986). Auch diese Aussagen waren schlecht belegt.

Inzwischen wurde der von Krimmer und Mitarbeitern empfohlene »Würzburger Schmerztopf« modifiziert. Normalerweise wird inzwischen auf das Antidepressivum und auch auf das Neuroleptikum Haloperidol verzichtet (Stamper 2000) und die Dosierung für Tramadol auf 300–400 mg erhöht (Köhler 1986). Zusätzlich wird meist noch ein Antiemetikum, z.B. Dimenhydrinat, Metoclopramid oder Droperidol verabreicht.

Unter den Bedingungen einer randomisierten prospektiven Doppelblindstudie trat die mit diesem Infusionsgemisch erzielbare Schmerzlinderung trotz hoher Dosierung (von 400 mg Tramadol plus 5 g Metamizol in 500 ml) nur sehr langsam ein und war oft unzureichend (Striebel u. Hackenberger 1992). Bei fast 30% der Patienten musste zusätzlich Piritramid i.v. gegeben werden, weil die Schmerzreduktion zu langsam einsetzte. Selbst vom Mitautor der Erstpublikation wurde inzwischen berichtet, dass 55% der Patienten am Operationstag mindestens einmal um eine Supplementierung mit Piritramid baten (Sprotte 2000). Ein ähnlich langsamer Wirkungseintritt wird auch nach alleiniger Gabe von Tramadol beschrieben (Alon et al. 1992). Auch von anderen Autoren wird festgestellt, dass trotz Tramadol-Metamizol-Infusion (400 mg Tramadol plus 5 g Metamizol/24 h) nach mittelgroßen und großen chirurgischen Eingriffen bei Bedarf bis zu 60 mg Piritramid pro Tag appliziert werden müssen (Dauber et al. 1993). Diese Autoren schreiben, dass die von ihnen mittels Metamizol-Tramadol-Gemisch durchgeführte Routinetherapie offensichtlich unzureichend sei und optimiert werden müsse (Dauber et al. 1993).

Kritikpunkte an diesem häufiger angewandten Infusionsgemisch sind, dass dessen Effektivität wissenschaftlich nicht sicher belegt ist, dessen Wirkungsbeginn relativ langsam einsetzt und dass die kontinuierliche Infusion dem individuell wechselnden Dosisbedarf nicht gerecht wird (Stamper 2000; Striebel u. Hackenberger 1992).

Falls dieses Infusionsgemisch verabreicht wird, sollte es vor allem in der späteren postoperativen Phase bei nachlassender Schmerzintensität angewandt werden, nachdem initial eine Schmerzlinderung durch intravenöse Titration eines wirkstarken Opioids (möglichst eines reinen μ-Agonisten) erzielt wurde. Möglicherweise kann durch Erhöhung der Tramadol-Dosierung und/oder durch eine bereits intraoperativ begonnene Tramadol-Metamizol-Infusion auch in der frühen postoperativen Phase eine zufrieden stellende Schmerzlinderung erzielt werden. Zum Teil wurde bei alleiniger Tramadol-Gabe (mittels PCA) eine initiale Dosierung von bis 3,0 mg/kg KG durchgeführt (Jellinek et al. 1990).

Ein Nachteil dieses Infusionsgemischs ist auch das zwar geringe, aber zum Teil schon leidenschaftlich diskutierte Risiko einer metamizolbedingten Agranulozytose.

Ein häufiges Problem bei der intravenösen Gabe von Tramadol ist eine hohe Inzidenz an Übelkeit (Alon et al. 1992;

Striebel u. Hackenberger 1992). Ein prinzipielles Problem eines »Schmerztropfes« (d.h. einer Infusionsflasche mit zugesetztem Analgetikum) besteht in der versehentlichen schnellen Schwerkraftinfusion. Die Gabe von Analgetika mittels Schmerztropf sollte daher obsolet sein. Es ist eine Gabe per Spritzenpumpe vorzuziehen.

Andere Analgetikakombinationen

Es liegen auch vereinzelte Studien zu anderen Analgetikakombinationen vor, z.B. der Gabe von Diclofenac plus Codein (Albrecht 1992).

Während die Gabe eines antipyretischen Analgetikums in Kombination mit einem wirkschwachen Opioid in der frühen postoperativen Phase meist unzureichend ist, ist die Kombination eines antipyretischen Analgetikums mit einem wirkstarken Opioid Erfolg versprechend. Die Kombination eines antipyretischen Analgetikums mit einem wirkstarken Opioid wird im Abschnitt über »balancierte Analgesie« ausführlich diskutiert (Kap. 7.3, S. 230).

Sonstige Medikamente

Spasmolytika

Zur Therapie kolikartiger Schmerzen sind vor allem Metamizol (s.o.) sowie Butylscopolamin (z.B. Buscopan, Kap. 67.2.1, S. 943) geeignet. Für die intravenöse Bolusgabe werden 20–40 mg Butylscopolamin, für eine intravenöse Dauerinfusion werden 50–100 mg pro 24 Stunden empfohlen.

Clonidin

Detailwissen Clonidin

Vor einigen Jahren wurde der α₂-Agonist Clonidin auch zur Therapie postoperativer Schmerzen wiederholt empfohlen (ausführliche Beschreibung Kap. 23.1, S. 482). Insbesondere bei intrathekaler oder periduraler Clonidin-Gabe ist seit langem (Eisenach 1989; Mendez et al. 1990) eine gute Schmerzlinderung belegt (Kap. 23.1, S. 483; 83.2.2, S. 1197). Eine erfolgreiche systemische Clonidin-Gabe zur Therapie postoperativer Schmerzen hätte den Vorteil, dass hierbei keine Atemdepression zu befürchten wäre, denn der analgetische Effekt von Clonidin wird nicht über Opioid-Rezeptoren vermittelt.

Es gibt einige wenige Studien, in denen eine analgetische Wirkung des Clonidins nach systemischer Applikation untersucht wurde. Viele dieser Studien waren jedoch nicht placebokontrolliert bzw. wiesen lediglich zu einem Messzeitpunkt eine signifikante Schmerzreduktion auf (Bonnet et al. 1990; Bernard et al. 1991). Zum Teil wurde Clonidin über eine PCA-Pumpe intravenös verabreicht (Bolus 30 μg; Sperrintervall 5 min) (Sümpelmann et al. 1996). Nach Operationen in der Mund-Kiefer-Gesichtschirurgie konnten die Schmerzen hierbei signifikant reduziert werden. Auch bei Patienten, die mit Clonidin oral prämediziert wurden (5 μg/kg KG) und bei denen diese orale Dosierung 12 und 24 Stunden postoperativ wiederholt wurde, konnte eine signifikante Reduktion des PCA-Opioidbedarfs ermittelt werden (37%) (Park et al. 1996). In einer randomisierten prospektiven Doppelblindstudie bei konventionell (per Laparotomie) cholezystektomierten Patienten konnte eine postoperative intravenöse Clonidin-Infusion den zusätzlichen PCA-Pethidin-Bedarf jedoch nicht signifikant reduzieren (Striebel 1993b). Diese fehlende signifikante Schmerzlinderung war vielleicht dadurch bedingt, dass nach konventionellen Gallenoperationen typischerweise starke und länger anhaltende Schmerzen auftreten. Hier ist möglicherweise die analgetische Wirkung von Clonidin unzureichend.

Bei der Gabe von Clonidin müssen mögliche Nebenwirkungen wie Blutdruckabfall, Bradykardie und Rhythmusstörungen beachtet werden, die den klinischen Einsatz von Clonidin im Rahmen der Schmerztherapie deutlich einschränken. Während einer Studie zur perioperativen oralen Clonidin-Gabe war beispielsweise der mittlere arterielle Blutdruck während des 36-stündigen Untersuchungszeitraumes stets hochsignifikant erniedrigt (10–26 mm Hg) (Park et al. 1996).

> Eine routinemäßige postoperative systemische Clonidin-Gabe zur Therapie postoperativer Schmerzen kann derzeit nicht empfohlen werden (Empfehlungen 1997). Für eine suffiziente systemische postoperative Schmerztherapie stellen vor allem wirkstarke Opioide die wichtigste und am häufigsten eingesetzte Medikamentengruppe dar (Lehmann u. Henn 1987; Semple u. Jackson 1991).

Applikationsformen für systemisch wirkende Analgetika

Allgemeine Bemerkungen

Die Ursache der häufig unzureichenden postoperativen Schmerztherapie ist nicht darin zu sehen, dass für die zumeist durchgeführte systemische Analgetikagabe keine ausreichend wirkstarken Opioide zur Verfügung stehen. Die Ursache ist vielmehr darin zu sehen, dass Opioide häufig in falscher Art und Weise und falscher Dosierung verabreicht werden. Beispielsweise besteht bei einer schematischen intramuskulären Verabreichung einer üblichen Erfolgsdosis im Einzelfall die Gefahr einer Opioid-Unter- oder Überdosierung, denn der interindividuelle Opioidbedarf weist enorme Schwankungen auf. Eine Unterdosierung führt zu unzureichender Schmerzlinderung, bei einer Überdosierung droht aufgrund der geringen therapeutischen Breite der Opioide (Austin et al. 1980b) eine (u.U. tödlich endende) Atemdepression. Durch eine bedarfsadaptierte Opioid-Titration lässt sich die Gefahr einer Überdosierung mit opioidbedingter Atemdepression am sichersten vermeiden. Als Applikationsformen für systemisch wirkende Analgetika kommen in der frühen postoperativen Phase vor allem infrage:

- (intramuskuläre Applikation)
- patientenkontrollierte intravenöse Analgesie (PCA)
- simulierte intravenöse PCA

Intramuskuläre Applikation

Zur postoperativen Schmerzlinderung wurden Opioide früher überwiegend intramuskulär injiziert (Lehmann u. Henn 1987; Semple u. Jackson 1991). Intramuskuläre Opioid-Applikationen sind jedoch aus **pharmakokinetischen Gesichtspunkten** problematisch: Nach Gabe einer intramuskulären Standarddosis können die maximalen Plasmakonzentrationen um bis zu 500% schwanken (Austin et al. 1980a). Außerdem ist der Wirkungseintritt relativ langsam (Rice et al. 1991) und auch der Zeitraum bis zum Auftreten der maximalen Plasmakonzentrationen kann um bis zu 700% variieren (Austin et al. 1980a).

Eine unzureichende Wirkung nach einer intramuskulären Applikation muss nicht durch eine zu niedrige Opioid-Dosierung bedingt sein. Grund kann z.B. eine postoperativ bestehende schlechte Gewebsperfusion aufgrund einer Zentralisation wegen Hypothermie oder Hypovolämie sein. Dadurch kann die Resorption verzögert sein. Wird in diesem Fall wegen angeblich zu niedriger Dosierung eine intramuskuläre Nachinjektion durchgeführt und verbessert sich dann die Gewebedurchblutung, wird diese »Überdosis« nun schneller resorbiert und führt möglicherweise zu Komplikationen. Diese Problematik ist insbesondere in der frühen postoperativen Phase zu befürchten.

> Eine intramuskuläre Dosistitration ist aus diesen Gründen sowie der Tatsache, dass intramuskuläre Injektionen schmerzhaft sind und u.U. zu einem Injektionsschaden (z.B. Abszessbildung, Nervenverletzung) führen können, nicht unproblematisch.

Sollen auf der peripheren Station Opioide intramuskulär gegeben werden (was vor einigen Jahren in den meisten Kliniken noch das Standardverfahren darstellte) (Butscher et al. 1995), sollte die **Dosis der i.m. Gabe** am initialen (austitrierten) Opioid-Bedarf im Aufwachraum orientiert werden (s.u.; simulierte intravenöse PCA) (Butscher et al. 1995). Die intramuskuläre Analgetikagabe stellt in der postoperativen Schmerztherapie kein empfohlenes Standardverfahren dar (Empfehlungen 1997). Bei Kindern ist eine intramuskuläre Analgetikagabe generell »abzulehnen« (Sittl et al. 2000).

Patientenkontrollierte Analgesie

Prinzip

Für eine bedarfsadaptierte Dosistitration sollten wiederholt kleine Opioid-Boli intravenös verabreicht werden. Da bei der intravenösen Gabe die Wirkung schnell einsetzt, kann der Erfolg relativ bald beurteilt und ggf. kann die Dosis wiederholt werden.

Für eine bedarfsadaptierte intravenöse Opioid-Titration haben sich Geräte zur patientenkontrollierten Analgesie (»**p**atient **c**ontrolled **a**nalgesia« = PCA) bestens bewährt. Der Patient kann sich hierbei per Knopfdruck von einer mittels Mikroprozessoren gesteuerten Infusionspumpe – die an einen intravenösen Zugang angeschlossen ist – so oft kleine intravenöse Opioid-Boli abverlangen (Abb. 83.1), bis er sich an seinen individuellen Opioidbedarf herantitriert hat und weitgehend schmerzfrei ist. Aus Sicherheitsgründen kann an diesen PCA-Geräten programmiert werden, wie viele Milligramm Opioid sich der Patient pro Bolus abverlangen kann und wie lange das sog. Sperrintervall ist, also die Zeitspanne, bis die PCA-Maschine auf einen erneuten Knopfdruck wieder mit der Abgabe eines Opioid-Bolus reagiert und wie hoch z. B. eine meist 4-Stunden-Maximaldosis sein darf.

Indikation

PCA-Geräte kommen vor allem bei Patienten zum Einsatz, die voraussichtlich länger anhaltende und starke postoperative Schmerzen haben werden. Ob ein Patient ein PCA-Gerät erhält oder nicht, wird zumeist (ca. 85%) im Aufwachraum entschieden (Stehr-Zirngibl et al. 1995). In einem kleineren Prozentsatz (ca. 15%) wird das PCA-Gerät noch nachträglich auf Station installiert (Stehr-Zirngibl et al. 1995). Nach Anschluss des PCA-Gerätes sollte der Patient möglichst ca. 6–8 Stunden unter genauer Überwachung (z. B. im Aufwachraum) verbleiben. Ca. 2–4 Stunden nach Beginn der PCA-Therapie sollte eine Beurteilung und ggf. Optimierung der PCA-Therapie vorgenommen werden. Nach thorakalen Operationen sollten die Patienten eine PCA-Pumpe ca. 5 Tage, nach anderen Eingriffen ca. 3 Tage nutzen können.

Einstellungen und Medikamente

Initial sollten die Schmerzen der Patienten durch eine intravenöse Dosistitration per Hand (s. u.) weitgehend reduziert werden. Erst danach sollten die Patienten an die nun programmierte PCA-Maschine konnektiert werden.

Vor Inbetriebnahme des PCA-Gerätes müssen die in Tabelle 83.1 dargestellten Parameter einprogrammiert werden.

Für die intravenöse PCA hat es sich gut bewährt, Piritramid (Dipidolor) zu verwenden. Meist wird eine Lösung von 1 ml = 2 mg empfohlen. Bei Piritramid-Gabe empfehlen sich eine Bolusgröße von 1,5–2 mg und ein Sperrintervall von z. B. 10 Minuten (Stehr-Zirngibl et al. 1995; Jage et al. 1996; Brodner et al. 1997b, Tab. 83.1). Das Sperrintervall muss mindestens so lang sein wie die Zeitspanne, die ein zuvor verabreichter Bolus benötigt, bis er seine maximale Wirkung entfaltet hat. Als 4-Stunden-Maximaldosis werden häufig z. B. 25 mg Piritramid angegeben (Stehr-Zirngibl et al. 1995; Azad et al. 2000). Bei Verwendung von Morphin werden meist Boli à 1–3 mg und ein Sperrintervall von 10 Minuten verwendet (Rockemann et al. 1997; Jage et al. 1996). Im Prinzip können alle Opioide für die PCA verwendet werden. Als äquipotente Demandboli werden angegeben: 6 μg Sufentanil, 34 μg Fentanyl, 40 μg Buprenorphin, ca. 0,2 mg Alfentanil, ca. 2 mg Piritramid, ca. 2 mg Morphin, ca. 10 mg Pethidin, ca. 10 mg Tramadol (Lehmann et al. 2001).

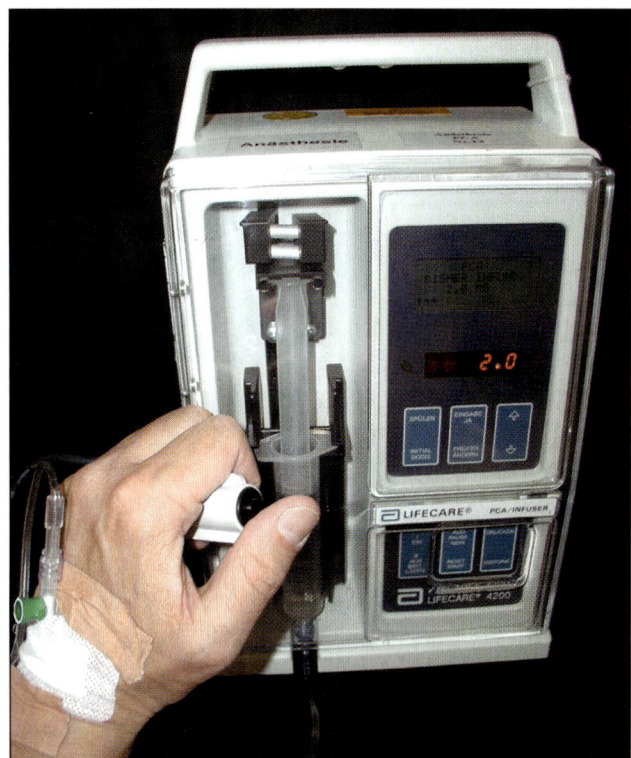

Abb. 83.1 PCA-Gerät.

> Im Prinzip ist mit allen wirkstarken Opioiden eine vergleichbar gute Analgesie mittels PCA-Gerät erzielbar. Beispielsweise konnte zwischen Morphin, Pethidin und Fentanyl kein signifikanter Unterschied in der Patientenzufriedenheit gezeigt werden (Woodhouse et al. 1996).

Bezüglich der Basalinfusion setzte sich schon vor einigen Jahren die Ansicht durch, dass hierauf verzichtet werden soll. Durch eine Basalinfusion wird der Opioid-Verbrauch erhöht, die Analgesiequalität jedoch nicht verbessert, die Nebenwirkungsrate aber um ein Vielfaches erhöht. Außerdem widerspricht eine Basalinfusion dem Grundgedanken der PCA.

Zur Verminderung einer opioidbedingten Übelkeit können dem Piritramid evtl. 0,1 mg/ml Droperidol (Kap. 31.2.2,

Tab. 83.1 Zu programmierende Parameter eines PCA-Gerätes sowie empfehlenswerte Einstellungen für Erwachsene.

Parameter	Beispiel
Konzentration des zu verabreichenden Opioids	Dipidolor, 2 mg/ml
Bolusgröße	2 mg Dipidolor
Sperrintervall (sog. »lookout-time«)	10 Minuten
Maximaldosis pro Zeitintervall (meist 4-Stunden-Maximaldosis)	25 mg Dipidolor
Basalinfusion (»Hintergrundinfusion«)	keine

Der Aufwachraum

Patientengruppe		Bolus (Piritramid 2 mg/ml)	Sperrintervall
Erwachsene		1 ml = 2 mg	10 min
Kinder	> 50 kg KG	1 ml = 2 mg	10 min
	30–50 kg KG	0,5–1 ml = 1–2 mg	20 min
	< 30 kg KG	0,1–0,5 ml = 0,2–1,0 mg	20 min

Tab. 83.2 Basiseinstellung für die intravenöse patientenkontrollierte Analgesie (i.v. PCA) bei unterschiedlichen Patientengruppen. Infusionslösung: 2 mg Piritramid pro ml (nach Brodner et al. 1997b).

S. 622) zugemischt werden. Um den Opioid-Bedarf zu senken, sollte möglichst noch ein antipyretisches Analgetikum, z.B. Paracetamol in regelmäßigen Abständen (z.B. als Tablette oder Suppositorium) verabreicht werden (vgl. balancierte Analgesie; Kap. 83.3.2, S. 1198).

Verwendung bei Kindern

Inzwischen wird die PCA auch zunehmend bei Kindern eingesetzt (Till et al. 1996). Kinder, die schulpflichtig sind, können zumeist ein PCA-Gerät sinnvoll bedienen (Till et al. 1996). Oft wird darauf hingewiesen, dass Kinder, die »Gameboy« spielen können, auch in der Lage sind, eine PCA-Pumpe korrekt zu bedienen. Bei kleineren Kindern wird mithilfe von PCA-Geräten evtl. auch eine elternkontrollierte Analgesie durchgeführt, obwohl die Sicherheit dieses Vorgehens wissenschaftlich nicht belegt ist. Bei Kindern wird ebenfalls häufig Piritramid verwendet. Als Bolusdosierung werden meist 25–30 µg/kg KG empfohlen. Manchmal kommt auch Morphin zur Anwendung, wobei meist Boli von 15–20 µg/kg KG empfohlen werden. In Tabelle 83.2 sind empfohlene Bolusgrößen und Sperrintervalle für Piritramid bei unterschiedlichen Patientengruppen zusammengestellt.

Komplikationen

Insgesamt sind Komplikationen bei der PCA seltener als z.B. bei intermittierender intramuskulärer Opioid-Gabe (Kap. 83.4.1, S. 1199). Dennoch ist die PCA nicht risikolos. Es können anwenderbedingte Komplikationen auftreten (z.B. durch falsche Programmierung). Außerdem sind durch den Patienten Fehlbedienungen möglich (z.B. wenn Opioid-Anforderungen nicht wegen Schmerzen erfolgen, sondern z.B. um schlafen zu können). Außerdem sind technische Probleme (durch Gerätefehlfunktionen) denkbar. Um die Inzidenz von anwenderbedingten Komplikationen zu minimieren, sollte möglichst nur ein PCA-Geräte-Typ in einer Klinik eingesetzt werden und es sollte möglichst stets das gleiche Analgetikum in der gleichen Konzentration verwendet werden.

Selbst ein Patient, der wegen sehr starken Schmerzen hohe Opioid-Dosierungen von der PCA-Maschine abfordert, bekommt normalerweise keine Atemdepression. Eine Atemdepression tritt nur dann auf, wenn ein Opioid überdosiert ist. Um eine Überdosierung zu vermeiden, werden an der PCA-Maschine nur kleine Einzelboli programmiert. Diese können jedoch so oft abverlangt werden, bis sich der Patient an seinen individuellen Bedarf herantitriert hat.

Opioid-Bedarf

Ein entscheidender Grundgedanke der patientenkontrollierten Analgesie besteht darin, die Latenzzeit zwischen Anforderung eines Opioids und dessen Verabreichung so kurz wie möglich zu gestalten. Wenn der Patient therapiebedürftige Schmerzen hat, drückt er auf den Anforderungsknopf und vom PCA-Gerät wird ein vorbestimmter Bolus verabreicht. Dieser Bolus wirkt außerdem sehr schnell, da er intravenös verabreicht wird. Der zweite Grundgedanke der PCA besteht darin, dem Patienten so viel Analgetikum zu verabreichen, wie er braucht. Wie viel Analgetikum der Patient braucht, bestimmt er selbst, da er selbst am besten weiß, wie stark seine Schmerzen sind und ob er ggf. noch einen Opioid-Bolus benötigt, um ein subjektiv erträgliches Schmerzniveau zu erreichen.

Anhand zahlreicher Untersuchungen mittels der patientenkontrollierten Analgesie wurde wiederholt nachgewiesen, dass der interindividuelle Opioid-Bedarf zum Teil enorm variiert. Der interindividuelle Unterschied im Opioid-Verbrauch kann selbst nach der gleichen operativen Maßnahme um bis den Faktor 10 variieren (Striebel u. Wilker 1993c).

> Lässt sich postoperativ ein steigender PCA-Opioidbedarf nachweisen, so kann dies ein früher Hinweis auf eine sich anbahnende operative Komplikation sein (Wulf u. Maier 1994). Andererseits kann z.B. bei einer akuten Verschlechterung des Allgemeinzustandes (z.B. einer akuten Nachblutung) der Opioid-Bedarf vermindert sein, wodurch eine Opioid-Überdosierung begünstigt wird.

Dokumentation

Bei Durchführung einer PCA ist eine engmaschige Überwachung des Patienten und eine entsprechende Dokumentation zu fordern. Mithilfe eines standardisierten Dokumentationsbogens sollten mehrfach pro Tag vom Pflegepersonal subjektive Schmerzintensität, Sedierungsgrad, Atemfrequenz, Nebenwirkungen (wie z.B. Übelkeit), bisheriger Opioid-Verbrauch und idealerweise auch die pulsoximetrische arterielle

Institut für Anästhesiologie INTENSIV- UND NOTFALLMEDIZIN Akademisches Lehrkrankenhaus der J.W. Goethe-Universität Frankfurt a.M. Gotenstraße 6–8; 65929 Frankfurt a.M. Chefarzt: Prof. Dr. H. W. Striebel	**Patientenkontrollierte Analgesie** i.v. PCA, peridurale PCA (= PCEA) Dokumentationsbogen	Patientenaufkleber	Station	Alter
			Größe	Gewicht

OP-Datum:	Eingriff:	Nebenerkrankungen:	Anästhesist

Datum	Uhr-zeit	PCA-Pumpe							Medikament:					PCA-Beginn:		
		Füll-volu-men	Konz. mg/ml	Initial-bolus	Re-pet.-bolus	Basalrate nur bei PCEA	Sperr-inter-vall	4-Std.-Max.	Verbrauch bisher mg	SaO₂	AF	Sedie-rung (0–3)	Schmerzintensität (0–10) in Ruhe / beim Husten, Belastung	Nebenwirkungen/Bemer-kungen	Unterschrift

(Hinweis: SaO₂ = SaO_2)

Sedierungsgrad	Übelkeit	Schmerzintensität	Bromage-Skala (bei periduraler PCA)
0 = wach	0 = keine	Skala von 0–10	0 = beugt Hüfte, Knie, Fuß
1 = müde	1 = leichte Übelkeit	0 = kein Schmerz	1 = beugt Knie, Fuß
2 = schläft/erweckbar	2 = starke Übelkeit	10 = schlimmste vorstellbare Schmerzen	2 = beugt Fuß
3 = nicht erweckbar	3 = sehr starke Übelkeit/starkes Erbrechen		3 = keine Beugung, weder Hüfte, Knie, noch Fuß

Achtung: bei stärkerem Sedierungsgrad (2–3) oder bei drohender Ateminsuffizienz (AF < 10; SaO₂ < 90%) Patienten zum tiefen Durchatmen auffordern. Pumpe ausschalten, Stationsarzt und Anästhesie informieren. Zusätzliche Analgetika, Fieber senkende Medikamente oder Schlaf- und Beruhigungsmittel bitte nur nach Rücksprache! **Bei Problemen/Fragen: Anästhesie-Pieper (642–2000–0)**

Abb. 83.2 Überwachungsbogen für eine patientenkontrollierte intravenöse (i.v. PCA) und patientenkontrollierte peridurale (PCEA; s.u.) Analgesie.

Sauerstoffsättigung dokumentiert werden. Mindestens zweimal pro Tag sollte der Patient von einem Mitglied des »akuten Schmerzdienstes« (»acute pain service«, Kap. 83.3.4, S. 1199) aufgesucht werden.

Patientenakzeptanz

Der Patient kann sich mit einem PCA-Gerät auf ein individuell erträgliches Schmerzniveau einstellen. Es verwundert daher nicht, dass die erzielte Patientenakzeptanz sehr gut ist. Etwa 75% der Patienten ziehen die PCA einer früher erlebten konventionellen Schmerztherapie vor (Lehmann 1999). In einer Metaanalyse von 15 randomisierten Studien, die die intermittierende intramuskuläre Analgetikagabe mit der PCA verglichen, ergab sich, dass mittels PCA eine signifikant bessere Analgesie zu erzielen ist und dass die Patientenakzeptanz signifikant besser ist (Ballantyne et al. 1993). Als Vorteile der PCA werden von den Patienten oft genannt: Möglichkeit, die Schmerztherapie selbst zu steuern, Unabhängigkeit von Arzt bzw. Pflegepersonal, schneller Wirkungsbeginn, Möglichkeit zur Dosistitration und Wegfall von Injektionen (Kluger u. Owen 1990).

Simulierte intravenöse PCA (»nurse controlled analgesia«)

Prinzip

Die patientenkontrollierte Analgesie (s.o.) kann als Goldstandard der postoperativen Schmerztherapie bezeichnet werden. Dennoch kann ein Patient auch ohne PCA-Gerät genauso gut und sicher analgesiert werden, falls die Grundprinzipien der PCA beachtet werden. Ein PCA-Gerät ermöglicht letztlich nur eine perfekte Rückkopplung. Der Patient teilt per Knopfdruck mit, wann er eine Schmerzreduktion haben möchte und erhält dann umgehend einen schnell wirkenden Opioid-Bolus intravenös. Er könnte auch – anstatt wiederholt auf den Knopf zu drücken – jedes Mal die Pflegekraft oder den Arzt informieren. Wenn diese sofort erreichbar sind und umgehend einen kleineren Bolus intravenös per Hand injizieren, dann ist diese Opioid-Titration und Schmerzlinderung genauso gut und sicher wie mit einer PCA-Pumpe. Eine solche schwesternkontrollierte Analgesie (»nurse-controlled analgesia«; NCA) sollte das Standardverfahren im Aufwachraum sein. Die intravenöse Opioid-Titration scheint auch auf peripheren Stationen möglich, falls die PCA-Prinzipien beachtet werden (Lehmann 1994).

Der Aufwachraum

Vorgehen

Für die postoperative Schmerztherapie im Aufwachraum mittels schwesternkontrollierter PCA hat sich folgendes Vorgehen bestens bewährt: 1 Ampulle Dipidolor = 2 ml = 15 mg werden mit NaCl 0,9% auf 15 ml verdünnt. 1 ml entspricht 1,0 mg Dipidolor. Der Anästhesist protokolliert z.B. auf dem Narkosebogen: »Dipidolor bitte nach Bedarf titrieren. Initial (z.B.) 3–4,5 mg, Repetitionsdosen 2 mg«. Die Pflegekraft im Aufwachraum verabreicht bei Bedarf die verordnete und relativ niedrige Initialdosis. Sollte diese nicht ausreichen, kann eine erfahrene Pflegekraft beauftragt werden, in eigener Regie alle 10 Minuten ca. ⅓–½ der verordneten Initialdosis ggf. so oft nachzuinjizieren, bis der Patient weitgehend schmerzfrei ist. Falls eine zweite Ampulle Dipidolor benötigt wird, sollte die Pflegekraft vorher den zuständigen Anästhesisten informieren.

Vorgehen bei Kindern

Bei Kleinkindern ist im Prinzip das gleiche Vorgehen zu empfehlen. Aufgrund der schwierigen Beurteilung der Schmerzintensität und damit des Opioid-Bedarfs (s.o.) empfehlen sich besonders kleine Boli, z.B. initial 0,05 mg/kg KG Piritramid. Gegebenenfalls sind entsprechende Repetitionsdosen (s. o.) so oft zu wiederholen, bis sich das schmerzgeplagte Kleinkind beruhigt bzw. das ältere Kind eine entsprechende Schmerzlinderung angibt.

Dosierung für die i.m. Opioid-Gabe

Sollen auf der peripheren Station Opioide intramuskulär gegeben werden, empfiehlt es sich, die intramuskuläre Opioid-Dosierung an dem initial im Aufwachraum nach obigem Verfahren austitrierten Bedarf zu orientieren (Butscher et al. 1995). Empfehlenswert ist es, bei der ersten i.m. Gabe auf Station ca. 50% der im Aufwachraum für die initiale Dosis-Titration benötigten Menge zu verabreichen und für weitere (regelmäßige) i.m. Dosen ca. ⅓ dieser initialen Titrationsdosis (Butscher et al. 1995).

83.2.2 Lokal- und Regionalanästhesieverfahren zur postoperativen Schmerztherapie

Allgemeine Bemerkungen

Zur Therapie postoperativer Schmerzen kommen an Lokal- und Regionalanästhesieverfahren bei Erwachsenen vor allem folgende Verfahren infrage:

- (kontinuierliche) Periduralanästhesie (s.u.)
- (kontinuierliche) Blockade des Plexus brachialis (Kap. 16.2.2, S. 331): bei kontinuierlicher Infusion eines Lokalanästhetikums werden meist ca. 6–8 ml/h 0,25%iges Bupivacain empfohlen
- (kontinuierliche) 3-in-1-Blockade (Kap. 16.2.5, S. 383): bei kontinuierlicher Infusion eines Lokalanästhetikums werden meist ca. 10–15 ml/h 0,125%iges Bupivacain empfohlen

Wenn möglich, sollten die risikoärmeren peripheren Blockaden einer rückenmarknahen Blockade vorgezogen werden (Übersicht bei Beland et al. 2000).

Bei Kindern werden häufig auch folgende Verfahren durchgeführt:

- Peniswurzelblock (Kap. 64.6.3, S. 888)
- Blockade der Nn. ilioinguinalis und iliohypogastricus (Kap. 64.6.3, S. 893)
- Kaudalanästhesie (Kap. 64.6.3, S. 890)
- Wundinfiltration (Kap. 64.6.3, S. 895)

Periduralanalgesie zur postoperativen Schmerztherapie

Allgemeine Bemerkungen

Über einen Periduralkatheter ist die effektivste postoperative Schmerztherapie möglich. Werden starke postoperative Schmerzen erwartet, dann sollte die Anlage eines Periduralkatheters (PDK) erwogen werden (Empfehlungen 1997). Wird ein Periduralkatheter jedoch nicht zum Zwecke der Narkoseführung, sondern zur Durchführung der postoperativen Schmerztherapie verwendet, dann sollte korrekterweise nicht von Periduralanästhesie sondern von Periduralanalgesie gesprochen werden. Anlage, Kontraindikationen und Risiken eines Periduralkatheters werden ausführlich im Kap. 16.2.4, S. 369 beschrieben.

Indikationen

Die Anlage eines Periduralkatheters zur postoperativen Schmerztherapie bietet sich insbesondere bei Thoraxeingriffen, großen Oberbaucheingriffen (z.B. Gastrektomie, Pankreasresektion; Leberteilresektion) aber auch bei ausgedehnten Operationen im Mittel- oder Unterbauch (z.B. abdominoperineale Enddarmresektion) und z.B. nach großen urologischen oder gynäkologischen Eingriffen (wie radikale Prostatektomie, Zystektomie mit Neoblase, Wertheim-Meigs-Operation) an.

Die Anlage eines Periduralkatheters zur postoperativen Schmerztherapie scheint jedoch nur dann sinnvoll, falls darüber für mindestens 3 Tage eine konsequente Periduralanalgesie durchgeführt wird.

Da es im Rahmen einer (lumbalen oder auch thorakalen) Periduralanalgesie sehr häufig zu Miktionsstörungen kommt, sollte ein Periduralkatheter zur postoperativen Periduralanalgesie möglichst nur gelegt werden, falls auch die Anlage eines Blasenkatheters geplant ist.

Vorteile

Als Vorteile der Periduralanalgesie gegenüber einer systemischen Schmerztherapie werden genannt (Empfehlungen 1997):
- häufig bessere Schmerzlinderung
- segmental begrenzte Wirkung der Lokalanästhetika
- geringere Beeinträchtigung der Vigilanz infolge Opioid-Einsparung
- Sympathikolyse (bei Verwendung von Lokalanästhetika) mit Verbesserung der Perfusion und Darmmotilität
- möglicher präventiver Effekt bezüglich chronischer Schmerzsyndrome (insbesondere Deafferentierungssyndrome; z.B. Phantomschmerzen)

Thorakale Periduralanalgesie zur postoperativen Schmerztherapie nach Thorax- und/oder Oberbaucheingriffen

Detailwissen: Pulmonale Veränderungen nach Thorax- und/oder Oberbaucheingriffen

Nach peripheren Operationen ist – selbst bei längerer Operationsdauer – mit keiner wesentlichen postoperativen Beeinträchtigung der Lungenfunktion zu rechnen. Dagegen treten nach Oberbaucheingriffen relativ häufig postoperative pulmonale Probleme auf. Je näher sich das Operationsgebiet am Atemsystem befindet, desto größer ist das postoperative pulmonale Risiko. Besonders gefährdet sind daher Patienten, die sich einem Oberbauch-, Thorax- oder thorakoabdominellen Eingriff unterziehen. Beispielsweise stellen nach einer Ösophagusresektion pulmonale Komplikationen neben der Anastomoseninsuffizienz den wichtigsten Morbiditäts- und Mortalitätsfaktor dar (Postlethwait u. Durham 1983; Heinrichs 1988; Hopt et al. 1987). Die Inzidenz pulmonaler Komplikationen wird nach Ösophagusresektionen zwischen 15 und 50% angegeben. 20–50% der Patienten mit solchen pulmonalen Komplikationen überleben die Operation letztlich nicht.

Nach einem Oberbauch-, Thorax- oder Zweihöhleneingriff lässt sich postoperativ im Ventilations- und Perfusionsszintigramm ein ausgeprägter Ventilationsausfall nachweisen. Die Perfusion ist dagegen weniger beeinträchtigt. Die postoperative pulmonale Funktionseinschränkung ist in erster Linie durch eine drastische Reduktion des inspiratorischen Reservevolumens gekennzeichnet. Die Vitalkapazität nimmt zumeist bis auf ca. 40% (oft bis auf 25%) des präoperativen Wertes ab. Es handelt sich daher vor allem um eine akute restriktive Lungenveränderung.

Die funktionelle Residualkapazität fällt postoperativ meist auf ungefähr 75% des präoperativen Wertes ab. Die funktionelle Residualkapazität fällt dabei unter die sog. Verschlusskapazität (Closing Capacity, Kap. 2.9, S. 27). Damit verschließen sich bereits bei normaler Ausatmung die kleinen Luftwege (Air-Trapping), der Rechts-links-Shunt nimmt zu, der arterielle Sauerstoffpartialdruck fällt ab (Craig 1981) und die $AaDO_2$ vergrößert sich.

Neben diesen restriktiven Veränderungen treten auch Veränderungen der dynamischen Lungenfunktionsparameter auf, in erster Linie kommt es zu einer Reduktion des exspiratorischen Spitzenflusses und damit auch zu einem Abfall des FEV_1-Wertes (Kap. 2.9, S. 26). Der FEV_1-Wert kann bis auf ca. 25% des Ausgangswertes abnehmen. Dadurch kommt es zu einer Einschränkung des Hustenstoßes mit Gefahr der Sekretverhaltung. Die Lungenfunktions-

größen erreichen zumeist am Ende des ersten postoperativen Tages ihren Minimalwert.

Die wesentlichen Ursachen für diese pulmonalen Veränderungen nach intrathorakalen Operationen sind vor allem das operativ bedingte Trauma, die intraoperative Lagerung, die nach Thoraxeingriffen normalerweise sehr starken postoperativen Schmerzen sowie eine reflektorische postoperative Hemmung der Zwerchfellbeweglichkeit (Maeda et al. 1988; Pansard et al. 1987). Komplizierend kann noch eine Verschlechterung vorbestehender Lungenerkrankungen (z.B. durch Nikotinabusus) hinzukommen. Um solche pulmonalen Veränderungen zu minimieren, ist neben schonender, Blut sparender Operationstechnik, eher restriktiver intraoperativer und postoperativer Flüssigkeitszufuhr, adäquatem intraoperativem Beatmungsmuster und möglichst früher Extubation insbesondere eine suffiziente postoperative Schmerztherapie wichtig. Es ist jedoch zu beachten, dass auch bei sehr guter postoperativer Schmerzlinderung die beschriebenen postoperativen pulmonalen Veränderungen nur abgeschwächt werden können, auf keinen Fall können sie dadurch verhindert werden.

Es stellt sich aber die Frage, durch welches Analgesieverfahren diese pulmonalen Veränderungen am geringsten gehalten werden können. In mehreren Studien konnte gezeigt werden, dass sich die Lungenfunktionswerte bei einer Schmerztherapie über einen thorakalen Periduralkatheter (mittels Opioid- oder Lokalanästhetikumgabe) weniger stark veränderten als unter einer systemischen Schmerztherapie (Azad et al. 2000; Bromage et al. 1980; Rawal et al. 1984). Zum Teil waren unter einer thorakalen periduralen Schmerztherapie pulmonale Komplikationen auch seltener (Rawal et al. 1984; Hasenbos et al. 1987; Yaeger et al. 1987).

Häufig wird jedoch beschrieben, dass postoperative Mortalität, Pneumonierate, Wundkomplikationen, kardiovaskuläre Komplikationen sowie die Inzidenz an Thromboembolien bei einer Periduralanalgesie im Vergleich zu einer systemischen Schmerztherapie nicht signifikant erniedrigt sind (Seeling et al. 1991; Miguel u. Hubbel 1991; Hjortso et al. 1985; Tsui et al. 1991; Jayr et al. 1993; Azad et al. 2000).

Auch wenn eine signifikante Verbesserung der Lungenfunktionsparameter unter einer thorakalen Periduralanalgesie zum Teil nicht bestätigt wird, so wird aber nahezu in allen Arbeiten beschrieben, dass sich mittels thorakaler Periduralanästhesie eine suffizientere postoperative Schmerzlinderung erzielen lässt als mit einer systemischen Schmerztherapie (Azad et al. 2000; Miguel u. Hubbel 1991; Hjortso et al. 1985; Seeling et al. 1991; Tsui et al. 1991; Benzon et al. 1993; Jayr et al. 1993).

Um bei der periduralen Gabe eines Lokalanästhetikums Nebenwirkungen wie Blutdruckabfall oder motorische Blockade zu minimieren, sollte der Periduralraum idealerweise im Zentrum der zu blockierenden Dermatome punktiert werden. In Tabelle 83.3 sind entsprechende Empfehlungen zum Punktionsniveau angegeben.

Bei zahlreichen großen Operationen scheint die Anlage eines thorakalen Periduralkatheters sinnvoll. Wird ein Lokal-

Tab. 83.3 Empfohlene Punktionshöhe bei Anlage eines Periduralkatheters in Abhängigkeit vom operativen Eingriff.

Operationsort	Punktionshöhe	angestrebte Anästhesieausbreitung
Thorakotomie	Th6/7	Th2–8
thorakoabdominelle OP	Th7/8, Th8/9	Th4–12
Oberbauch-OP	Th8/9; Th9/10	Th6–12
Unterbauch-OP	Th10/11, Th11/12	Th8–L2
abdominelle Aorten-OP	Th10/11, Th11/12	Th8–L2
untere Extremität	L3/4	Th12–S1

Der Aufwachraum

anästhetikum oder eine Kombination aus Lokalanästhetikum plus Opioid (s.u.) für thorakale Schmerzen nicht über einen thorakal sondern über einen lumbal platzierten Katheter verabreicht, dann werden große Mengen an Lokalanästhetikum benötigt und es sind hierbei häufiger motorische Blockaden zu befürchten. Beispielsweise war die Beinmotorik am 1. postoperativen Tag in ca. 24% beeinträchtigt, wenn Bupivacain 0,175% plus 1 µg/ml Sufentanil über einen lumbalen Periduralkatheter verabreicht wurde, während dies bei einer thorakalen Gabe nur in ca. 4% der Fall war (Brodner et al. 1997c). Obwohl die Anlage eines thorakalen Periduralkatheters nach Thorax- und Oberbaucheingriffen Vorteile gegenüber einem lumbalen Periduralkatheter hat, bestehen in vielen Kliniken – vor allem falls relativ wenig Erfahrung mit der Anlage eines thorakalen Periduralkatheters vorhanden ist – oft prinzipielle Bedenken gegen dieses Verfahren (Kap. 16.2.4, S. 378). Insgesamt kommt die thorakale Periduralanästhesie eher selten zur Anwendung, auch wenn sie in einzelnen Kliniken (Wulf u. Maier 1994; Rockemann et al. 1996; Stehr-Zirngibl et al. 1997) häufiger praktiziert und wieder zunehmend propagiert wird (Brodner et al. 1997c; Brodner et al. 1997a; Wiebalck et al. 1997; Azad et al. 2000).

Da gezeigt werden konnte, dass auch durch die Gabe von Morphin über einen lumbal eingeführten Periduralkatheter thorakale Schmerzen, z.B. nach einer Thoraxoperation, suffizient therapiert werden können (Brodsky et al. 1988; Bell et al. 1988; Patrick et al. 1991; Shulmann 1984; Tsui et al. 1991; Arendt-Nielsen et al. 1991), wird dieses Vorgehen zum Teil der Anlage eines thorakalen Periduralkatheters vorgezogen.

Peridurale Bolusgaben

> Über einen Periduralkatheter kann eine intermittierende Bolusgabe eines Lokalanästhetikums, eines Opioids bzw. einer Kombination aus Lokalanästhetikum plus Opioid (und selten auch Clonidin) erfolgen. Besser scheint die kontinuierliche Gabe dieser Medikamente über Spritzenpumpe zu sein.

Peridurale Bolusgabe eines Lokalanästhetikums

Falls im Rahmen der postoperativen Schmerztherapie über einen Periduralkatheter ein Lokalanästhetikum verabreicht werden soll, wird hierfür fast ausschließlich das lang wirksame Lokalanästhetikum Bupivacain oder Ropivacain eingesetzt (Kap. 16.2.4, S. 374). Werden Lokalanästhetika in Form repetitiver Einzeldosen verabreicht, dann werden im lumbalen Bereich meist ca. 1–1,5 ml (pro zu blockierendem Segment) benötigt (Tab. 16.6). Für eine hochthorakale Periduralanästhesie werden bei einer Bolusinjektion ca. 50% weniger und bei einer tiefthorakalen Blockade werden ca. 30% weniger Lokalanästhetikum pro auszuschaltendem Segment als bei

einer lumbalen Periduralanästhesie empfohlen (Kap. 16.2.4, S. 374). Nach einer Bolusinjektion von zumeist Bupivacain 0,25% oder Ropivacain 0,2% ist der Patient ca. 30 Minuten zu überwachen (Kreislauf, Motorik, Vigilanz, sensibles Niveau). Auch auf mögliche toxische Nebenwirkungen (Kap. 14.2.1, S. 302) ist zu achten. Diese sind vor allem im Falle einer versehentlichen intravasalen Injektion zu befürchten. Da bei der Gabe von Einzelboli relativ häufig eine Nachinjektion notwendig ist, wird vielerorts die kontinuierliche Infusion (Seeling et al. 1996) bevorzugt (s.u.).

> Wird über einen Periduralkatheter lediglich ein Lokalanästhetikum verabreicht, dann sind die dabei häufig auftretende motorische Schwäche sowie eine oft auftretende Hypotension (Conacher et al. 1983) jedoch von Nachteil. Aus diesen Gründen wird häufig die Kombination eines niedrig konzentrierten Lokalanästhetikums mit einem Opioid oder die alleinige Gabe eines Opioids vorgezogen.

Peridurale Bolusgabe eines Opioids

Im Rahmen der postoperativen Schmerztherapie war für die peridurale Gabe lange Zeit lediglich das Opioid Morphin zugelassen. Erst seit dem Jahr 2000 ist auch die peridurale Gabe von Sufentanil im Rahmen der postoperativen Schmerztherapie (in Kombination mit Bupivacain) offiziell zugelassen (Brodner u. Van Aken 2000). Obwohl auch Fentanyl und Buprenorphin im Rahmen der postoperativen Schmerztherapie häufig rückenmarknah verabreicht wurden, sind sie für die peridurale Applikation nicht zugelassen.

Für die peridurale Morphin-Gabe wird eine Dosierung von ca. 0,05 mg/kg KG pro Applikation empfohlen (Seeling et al. 1996). Die errechnete Dosis (von ca. 3–4 mg) sollte beim Erwachsenen mit NaCl 0,9% auf z.B. (3–)5 ml verdünnt werden. Zum Teil wird auch eine stärkere Verdünnung auf ein Volumen von 10–15 ml empfohlen (Seeling et al. 1996). Aufgrund seiner geringen Lipophilie (Kap. 16.2.4, S. 376) ist das Wirkungsmaximum von Morphin erst nach ca. 40–50 Minuten zu erwarten. Die Wirkungsdauer wird meist mit ca. 12 Stunden angegeben, kann aber zwischen ca. 8 und 24 Stunden variieren. Wird das hydrophile Opioid Morphin über einen lumbal platzierten Periduralkatheter verabreicht, kann damit auch nach Oberbauch- und Thoraxeingriffen eine gute Schmerzlinderung erzielt werden (Kap. 16.2.4, S. 376).

> Bei der periduralen Gabe von Morphin kann es selten (neben einer sog. »frühen« auch) zu einer sog. »späten« Atemdepression kommen (Kap. 16.2.4, S. 376). Daher ist eine peridurale Gabe von Morphin im Rahmen der postoperativen Schmerztherapie nur auf einer Intensiv- oder einer Wachstation zu empfehlen und nicht auf einer normalen peripheren Station.

Der Aufwachraum

Bei den sehr lipophilen und relativ kurz wirksamen Opioiden Fentanyl und Sufentanil ist dagegen die Gefahr einer späten Atemdepression wesentlich geringer (Kap. 16.2.4, S. 376). Ein rostrales Aufsteigen dieser Opioide im Liquor cerebrospinalis ist unwahrscheinlich. Sufentanil und Fentanyl werden jedoch normalerweise nur in Kombination mit einem Lokalanästhetikum peridural verabreicht (s.u.).

Bei der periduralen Gabe von **Buprenorphin** werden beim Erwachsenen zumeist 0,1–0,15 mg verabreicht. Es ist eine vergleichbare Verdünnung mit NaCl 0,9% wie beim Morphin (s.o.) zu empfehlen. Die Wirkungsdauer wird zumeist mit ca. 8–10(–20) Stunden angegeben.

Wird ein Opioid ohne die (zusätzliche) Gabe eines Lokalanästhetikums verabreicht, dann braucht keine motorische Blockade befürchtet werden, es kann aber auch keine Stimulation der Magen-Darm-Aktivität erzielt werden.

Peridurale Bolusgabe einer Kombination aus Lokalanästhetikum und Opioid

Ein Lokalanästhetikum und ein Opioid werden im Rahmen der postoperativen Schmerztherapie nur selten für eine peridurale Bolusgabe kombiniert. Zumeist wird postoperativ eine *kontinuierliche* Gabe eines niedrig konzentrierten Lokalanästhetikums plus eines (vor allem lipophilen) Opioids propagiert (s.u.). Bolusgaben von Lokalanästhetikum plus Opioid werden vor allem in der Geburtshilfe (Bupivacain plus Sufentanil; Kap. 67.2.3, S. 946) oder intraoperativ eingesetzt. Bezüglich des Wirkungsbeginns und der Wirkungsdauer bei periduraler Opioid-Gabe gelten folgende Richtwerte:

- Nach periduraler Bolusgabe von **Sufentanil** (meist ca. 10–20 µg; 0,15–0,3 µg/kg KG) ist nach ca. 15 Minuten der Wirkungseintritt zu erwarten. Die Wirkungsdauer beträgt ca. 3–5 Stunden.
- Bei einer periduralen Gabe von **Fentanyl** (meist ca. 0,1 mg) ist ebenfalls nach ca. 15 Minuten der Wirkungseintritt zu erwarten. Die Wirkungsdauer beträgt ca. 2–4 Stunden.
- Nach periduraler Gabe von **Morphin** (3–4 mg) ist der Wirkungseintritt nach ca. 30–40 Minuten zu erwarten. Die Wirkungsdauer wird meist mit 12 (zum Teil 8–24) Stunden angegeben.

Peridurale kontinuierliche Medikamentengabe

Kontinuierliche peridurale Medikamentengaben sind einfacher zu betreuen als intermittierende peridurale Bolusgaben und werden daher meist vorgezogen. Außerdem scheint die kontinuierliche Gabe risikoärmer zu sein. Nachdem anfangs stündlich Kreislauf, Vigilanz, sensibles Niveau und Motorik überprüft wurden, genügen bei kontinuierlicher Gabe später ca. 3- bis 4-stündliche Kontrollen.

Lokalanästhetikum

Für die kontinuierliche Gabe einer Lokalanästhetikalösung wird öfters 0,25%iges Bupivacain in einer Dosierung von 7–10 ml/h beim Erwachsenen (0,15 ml/kg Idealgewicht/h) verabreicht (Seeling et al. 1996). Häufiger wird auch 0,125%iges oder 0,1875%iges Bupivacain für die kontinuierliche Gabe empfohlen (Jage et al. 1996). Bei Verwendung von lediglich 0,125%igem Bupivacain ist beim Erwachsenen ca. ein doppelt so hohes Volumen wie bei Gabe von 0,25%igem Bupivacain, es sind also ca. 15–20 ml/h notwendig (Seeling et al. 1996). Tritt eine motorische Blockade auf, dann ist ca. alle 8 Stunden die kontinuierliche Infusion so lange zu unterbrechen, bis die Motorik wieder zurückkehrt. Nur so könnte z.B. ein neurologisches Defizit aufgrund eines periduralen Hämatoms erkannt werden. Idealerweise wird aber die Konzentration des Lokalanästhetikums so gewählt, dass eine Analgesie erzielt wird, aber keine motorische Lähmung auftritt. Als Maximaldosierung im Rahmen einer kontinuierlichen Gabe werden für Bupivacain bei Erwachsenen 25(–30) mg/h angegeben (Seeling et al. 1996; Kap. 14.4.3, S. 310). Vor einer kontinuierlichen Gabe sollte stets eine initiale Bolusgabe (s.o.) durchgeführt und die Periduralanalgesie bis zum gewünschten Niveau »aufgespritzt« werden.

Opioid

Die kontinuierliche peridurale Gabe einer reinen Opioid-Lösung wird normalerweise nicht durchgeführt. Zumeist wird ein (vor allem lipophiles) Opioid in Kombination mit einem niedrigprozentigen Lokalanästhetikum kontinuierlich verabreicht (s.u.).

Lokalanästhetikum plus Opioid

Da seit dem Jahr 2000 das Opioid Sufentanil für die peridurale Gabe im Rahmen der Schmerztherapie offiziell zugelassen ist, bietet sich vor allem die häufiger propagierte Mischung aus 0,125–0,175%igem Bupivacain plus 0,75 µg/ml oder plus 1 µg/ml Sufentanil an (vgl. auch PCEA; s.u.). Hierbei wird meist eine Infusion von 6 bis maximal 10 ml/h empfohlen. Eine kontinuierliche Infusion von 5–10 µg/h Sufentanil wird als sicher bezeichnet (Janson u. Kopf 1999). Nach mehrtägiger Gabe von 0,125%igem Bupivacin plus 1 µg Sufentanil/ml (z.B. 8–12 ml/h) wurde allerdings bei einigen Patienten eine Atemdepression beobachtet (Broekema et al. 1996).

Vor Beginn einer kontinuierlichen rückenmarknahen Gabe wird eine initiale Beladungsdosis (ein Hochspritzen der PDA) empfohlen. Hierzu wird häufig z.B. Bupivacain 0,25% (1,0–1,5 ml/Segment bei lumbalem Katheter) empfohlen (Jage et al. 1996; Jage 1993).

Bei Verwendung eines Opioids in Kombination mit sehr niedrig konzentriertem Lokalanästhetikum (z.B. 0,06%igem

Bupivacain) tritt meist keine motorische Blockade auf, sodass keine intermittierenden Unterbrechungen der Infusion (bis zum Wiedereinsetzen der Motorik; s.o.) notwendig sind.

Bevor Sufentanil für die peridurale Gabe im Rahmen der postoperativen Schmerztherapie zugelassen war, wurde häufig Bupivacain 0,06% plus **Fentanyl** (2 µg/ml) mit einer Infusionsgeschwindigkeit von 10–25 ml/h empfohlen (Jage et al. 1996). Es wurde auch oft Bupivacain 0,25% plus Fentanyl (2 µg/ml) (Seeling et al. 1996) mit einer Infusionsgeschwindigkeit von 0,1 ml/kg Idealgewicht/h (5–8 ml/h beim Erwachsenen) als kontinuierliche Infusion über eine Spritzenpumpe empfohlen. Eine Fentanyl-Dosis 20–50 µg/h wird als sicher eingestuft (Janson u. Kopf 1999).

Anstelle von Sufentanil (oder Fentanyl) wird selten auch **Morphin** (60 µg/ml) dem Lokalanästhetikum zugesetzt. Von manchen Autoren wird die Kombination eines Lokalanästhetikums mit Morphin jedoch nicht empfohlen (Seeling et al. 1996), da hierbei ein deutlich höheres Risiko einer opioidbedingten Atemdepression zu beachten ist.

Von verschiedenen Autoren wird die Gabe einer Mischung aus niedrigprozentigem Lokalanästhetikum plus niedrig dosiertem Sufentanil oder Fentanyl (Dosierung s.o.) auch auf peripheren Stationen eingesetzt (Brodner et al. 1997c; Jage et al. 1996).

Patientenkontrollierte peridurale Analgesie

In den letzten Jahren wurde wiederholt die patientenkontrollierte peridurale Analgesie (**p**atient **c**ontrolled **e**pidural **an**algesia; PCEA) propagiert. Der Periduralkatheter sollte bei Durchführung einer PCEA möglichst im Zentrum der zu blockierenden Segmente liegen (Tab. 83.3). Intraoperativ ist eine initiale Aufsättigung des Periduralkatheters mit Lokalanästhetikum (z.B. 10–15 ml Bupivacain 0,25%) zu empfehlen (Brodner et al. 1997c).

Medikamente

Postoperativ wird der Periduralkatheter an ein konventionelles PCA-Gerät (Kap. 83.2.1, S. 1188) angeschlossen. Als Medikation wurde für die PCEA insbesondere die Kombination

aus Bupivacain 0,175% plus 1 µg/ml Sufentanil empfohlen (Brodner et al. 1997b, 1997c, Tab. 83.4). Öfters wird auch die Kombination aus 0,2%igem Ropivacain und 0,75 µg/ml Sufentanil empfohlen. Nach Gabe eines PCEA-Bolus wirkt Sufentanil bereits nach ca. 15 Minuten. Richtwerte für kontinuierliche Infusionsrate, Bolusgröße sowie Sperrintervall können Tabelle 83.4 entnommen werden. Bei unzureichender Wirkung soll die basale Infusionsrate bei Erwachsenen um 2 ml/h erhöht werden (Wiebalck et al. 1995).

Häufiger wird auch die Kombination aus Bupivacain (0,25%) und Sufentanil (2 µg/ml) propagiert (Rockemann et al. 1996; Rockemann et al. 1997; Seeling et al. 1996). Es werden hierbei Boli von 3–4 ml beim Erwachsenen (0,05 ml/kg KG) empfohlen. Als Sperrintervall werden hierbei ca. 10–30 Minuten empfohlen.

Bei Durchführung einer i.v. PCA wurde die ursprünglich meist durchgeführte Basalrate inzwischen aufgrund von Sicherheitsaspekten zugunsten reiner Demand-Boli verlassen (s.o.; Tab. 83.1). Auch zur PCEA gibt es erste Studien, die lediglich peridurale Demand-Boli (2–3 ml Bupivacain 0,25% plus 2 µg/ml Sufentanil; Sperrintervall 10–15 min; 4-Stunden-Maximaldosis 20 ml) ohne Basisinfusion untersuchten (Stehr-Zirngibl et al. 1997). Die damit erzielte Schmerzlinderung war tendenziell besser als die mittels i.v. PCA erzielte Analgesie.

> Die Schmerzintensität in Ruhe sowie bei Husten scheint unter PCEA niedriger und die Patienten scheinen zufriedener zu sein als unter intravenöser PCA (Rockemann et al. 1996; Rockemann et al. 1997; Mann et al. 2000). Hämodynamik, motorische Kraft sowie O_2- und CO_2-Partialdrücke scheinen dagegen vergleichbar (Rockemann et al. 1997).

Zusätzlich zu einer PCEA kann der Patient evtl. noch Paracetamol erhalten, um Schmerzen zu therapieren, die von der PCEA nicht erreicht werden (vgl. balancierte Analgesie; s.u.).

Überwachung

Jeder Patient mit PCEA sollte nach Anschluss des PCEA-Gerätes über ca. 6–8 Stunden engmaschig überwacht werden

Patientengruppe	kontinuierliche Infusionsrate von Bupivacain 0,175%	Bolus	Sperrintervall
Erwachsener	5 ml/h (*)	2 ml	20 min
Kind (> 50 kg KG)	5 ml/h	2 ml	20 min
Kind (30–50 kg KG)	3–5 ml/h	2 ml	20 min
Kind (< 30 kg KG)	0,1 ml/kg KG/h	1 ml	30 min
Kind (< 15 kg KG)	bis 0,2 ml/kg KG/h	kein	kein

Tab. 83.4 Basiseinstellung für die patientenkontrollierte peridurale Analgesie.

* Infusionslösung: Bei Erwachsenen < 70 Jahre und Kindern > 30 kg KG wird zum Bupivacain 0,175% 1 µg Sufentanil/ml zugesetzt (nach Brodner et al. 1997b, 1997c)

(z. B. im Aufwachraum), bevor er auf eine periphere Station verlegt wird. Ca. 2–4 Stunden nach Therapiebeginn ist die Therapie zu überprüfen und ggf. zu optimieren. Die Durchführung einer PCEA scheint auch auf einer Normalstation vertretbar, falls eine suffiziente Überwachung durch geschultes Pflegepersonal sichergestellt ist. Ein häufigeres Problem bei der PCEA kann eine Harnretention sein, die eine Katheterisierung notwendig macht. Meist erhalten jedoch Patienten, bei denen eine PCEA durchgeführt wird, aufgrund der Größe der Operation routinemäßig einen Dauerkatheter.

PCEA in der Geburtshilfe

Zur PCEA für die Wehen während einer vaginalen Entbindung hat sich die Kombination aus 0,125%igem Bupivacain und 0,75 bzw. 1,0 µg Sufentanil/ml Lokalanästhetikum bewährt (Vandermeulen 1995). Als Initialdosis werden 10 ml, als abrufbare Bedarfsboli werden 4 ml und als Sperrintervall werden 20 Minuten empfohlen. Bei kontinuierlicher periduraler Gabe dieser Lösungen wird eine Infusionslösung von 4 ml/h empfohlen. Zur PCEA nach einer Sectio caesarea wurden die in Tabelle 83.5 dargestellten Parameter empfohlen (Brodner et al. 1997b).

Peridurale Gabe von Clonidin

Es konnte vielfach gezeigt werden, dass durch die rückenmarknahe Gabe des α_2-Agonisten Clonidin eine gute Schmerzlinderung erzielt werden kann (Kap. 23.1, S. 482). Bisher ist Clonidin allerdings nicht für die peridurale Applikation zugelassen. Daher wird es meist nur für Problempatienten empfohlen (Seeling et al. 1996).

Wird Clonidin als alleinige Substanz rückenmarknah verabreicht, dann wird meist eine Dosierung von ca. 5–8 µg/kg KG propagiert (Seeling et al. 1996). Die Wirkungsdauer einer solchen Einzeldosis beträgt ca. 3–4 Stunden. Gegebenenfalls empfiehlt sich beim Erwachsenen eine anschließende kontinuierliche Gabe über Spritzenpumpe mit ca. 20–50 µg/h (Seeling et al. 1996). Häufig wird Clonidin in Kombination mit einem Opioid (z. B. ca. 4 µg/kg KG Clonidin plus 2[–3] mg Morphin beim Erwachsenen) für die Bolusgabe empfohlen (Seeling et al. 1996). Clonidin (6 µg/ml) kann auch in Kombination mit einem Lokalanästhetikum (Bupivacain 0,25%) für die kontinuierliche Gabe (3–5 ml/h) verabreicht werden (Seeling et al. 1996). Auch die Kombination von Bupivacain 0,25% (3–4[–5] ml/h) plus Clonidin (6 µg/ml) plus Fentanyl (2 µg/ml) (Seeling et al. 1996) oder Bupivacain 0,125% plus 1 µg/ml Sufentanil plus 3 µg/ml Clonidin (ca. 5–8 ml/h) (Hering et al. 1996) wurde empfohlen. Eventuelle Nebenwirkungen des Clonidins sind Blutdruckabfall und/oder Bradykardie, die ggf. durch Akrinor und/oder Atropin meist erfolgreich therapiert werden können.

Tab. 83.5 Basiseinstellung für die patientenkontrollierte peridurale Analgesie nach Sectio caesarea (Infusionslösung: Bupivacain 0,03% plus 1 µg/ml Sufentanil, nach Brodner et al. 1997b).

Patientengruppe	kontinuierliche Infusionsrate	Bolus	Sperrzeit
nach Sectio caesarea	10 ml/h	2 ml	20 min

83.2.3 Sonstige Verfahren zur postoperativen Schmerztherapie

Detailwissen: Verfahren zur postoperativen Schmerztherapie

Patientenkontrollierte orale Schmerztherapie

Wiederholt wurde darauf hingewiesen, dass Analgetika möglichst oral verabreicht werden sollten (Moote 1993; Moote 1994). Mittels regelmäßiger oraler Gabe von wässriger Morphin-Lösung wurde eine bessere postoperative Schmerztherapie beschrieben als mit intramuskulärer Opioid-Gabe nach Bedarf (Moote 1994). Die orale Gabe von wässriger Morphin-Lösung ist in der Tumorschmerztherapie seit langem als sehr effektive Therapieform bekannt (Therapie 1988). Da viele Patienten (z. B. nach peripheren extraperitonealen Eingriffen, orthopädischen Operationen) bereits wenige Stunden nach der Operation wieder Flüssigkeit zu sich nehmen können, wäre bei ihnen auch eine orale Analgetikagabe möglich. In neuen Studien konnte gezeigt werden, dass postoperative Schmerzen durch die orale, bedarfsadaptierte Titration von wässriger Morphin-Lösung genauso gut gelindert werden können wie bei Anwendung einer intravenösen PCA (Striebel et al. 1998). Hierfür ist inzwischen ein elektronisch gesteuertes, kleines PCA-Fläschchen in klinischer Erprobung.

Peripher-lokale Opioidgabe

Ursprünglich wurde davon ausgegangen, dass sich Opioid-Rezeptoren nur im Bereich des ZNS befinden. Inzwischen konnten Opioid-Rezeptoren auch in der Körperperipherie, vor allem im Bereich primär afferenter Nervenfasern nachgewiesen werden (Fields et al. 1980). Die Idee einer möglichen peripher-lokalen Opioid-Therapie fand vor einigen Jahren größeres wissenschaftliches Interesse (Übersicht bei Stein 1993). Von verschiedenen Arbeitsgruppen wurde gezeigt, dass durch die peripher-lokale Applikation eines Opioids u.U. eine lokale Schmerzlinderung erzielt werden kann (Stein et al. 1988; Stein et al. 1991). Insbesondere bei der Injektion eines Opioids in entzündetes Gewebe wurde dies wiederholt nachgewiesen (Stein et al. 1989; Stein et al. 1988; Joris et al. 1987). Bei peripher-lokaler Injektion eines Opioids in nicht infizierte Gewebe war dagegen in mehreren Studien keine analgetische Wirkung nachweisbar (Stein et al. 1988). Als Erklärung hierfür wird vermutet, dass im Bereich von entzündetem Gewebe die Opioid-Rezeptoren primär afferenter Neurone aktiviert und damit erst für Opioide zugänglich werden (Stein et al. 1989).

In klinischen Studien wurde eine periphere Morphin-Gabe vor allem nach arthroskopischen Knieoperationen (Khoury 1992; Amand et al. 1992; Stein et al. 1991; Reuben u. Connelly 1996) untersucht. Opioide wurden auch neben periphere Nerven oder Nervengeflechte injiziert (Kayser et al. 1990). Bei der peripher-lokalen Gabe von Opioiden wird – ähnlich wie bei der rückenmarknahen Applikation von Opioiden – oft eine lange Wirkungsdauer beschrieben (Kayser et al. 1990; Mays et al. 1987). Es wurde gezeigt, dass nach arthroskopischen Knieeingriffen durch eine intraartikuläre Gabe von 1 mg Morphin eine erst nach ca. 2 Stunden auftretende, dafür aber lang anhaltende postoperative Schmerzlinderung erzielbar ist (Khoury 1992). Zu ähnlichen Ergebnissen kamen auch andere Autoren (Amand et al. 1992). Da diese lokal begrenzte Analgesie durch lokale Injektion von Naloxon antagonisiert werden kann (Kayser et al. 1990), scheint diese analgetische Wirkung in der Tat über Opioid-Rezeptoren vermittelt zu sein.

Vorteil einer erfolgreichen peripher-lokalen Opioid-Applikation wäre, dass hierbei nur sehr niedrige Opioid-Dosierungen notwendig sind. Dadurch sind

Der Aufwachraum

nur geringe Opioid-Plasmakonzentrationen zu erwarten und zentral vermittelte Opioid-Nebenwirkungen könnten dadurch weitgehend vermieden werden.

Die positiven Ergebnisse zur peripher-lokalen Opioid-Gabe ins Kniegelenk sind allerdings nicht unwidersprochen (Christensen et al. 1996). Bei der Auswertung von 22 klinischen Studien zur peripher-lokalen Opioid-Gabe im Rahmen von Plexusblockaden, intravenösen Regionalanästhesien, perineuralen Gaben und sonstiger Applikationsarten (die intraartikuläre Gabe wurde hierbei nicht berücksichtigt) konnten allerdings nach Meinung der Autoren keine Beweise für eine klinisch relevante Schmerzlinderung im Rahmen akuter Schmerzen aufgezeigt werden (Picard et al. 1997). Bei der Auswertung von 36 Studien, die zur intraartikulären Morphin-Gabe vorlagen, wurde geschlussfolgert, dass die intraartikuläre Morphin-Gabe einen gewissen positiven Effekt haben könnte, dass aber die vorliegenden Studien großteils entscheidende Schwächen im Studiendesign aufweisen und dass daher weitere, aussagekräftige Studien notwendig sind (Kalso et al. 1997). Auch nach Schulterarthroskopien konnte durch periartikulär appliziertes Morphin (5 mg) keine klinisch relevante Schmerzreduktion erzielt werden (Henn et al. 2000).

Patientenkontrollierte intranasale Schmerztherapie

Es liegen Studien vor, dass mittels bedarfsadaptierter nasaler Gabe von Opioiden eine vergleichbar suffiziente postoperative Schmerztherapie möglich ist wie mittels i.v. PCA (Striebel et al. 1996). Inzwischen sind kleine Nasensprühfläschchen in klinischer Erprobung, die elektronisch gesteuert werden und vergleichbare Sicherheitsvorkehrungen besitzen wie elektronisch gesteuerte i.v. PCA-Geräte.

Sonstige Methoden

In ersten Studien wurde gezeigt, dass durch die intraartikuläre Gabe von 0,5 mg Neostigmin eine mäßige, aber signifikante Reduktion der Schmerzintensität sowie eine signifikante Verminderung des zusätzlichen Opioid-Bedarfs erzielt werden kann (Yang et al. 1998). Auch nach intraartikulärer Gabe eines nicht steroidalen Antirheumatikums wurde eine signifikante Schmerzreduktion beschrieben (Reuben u. Connelly 1996).

83.3 Praktische Durchführung der postoperativen Schmerztherapie

83.3.1 Analgetische Monotherapie

Selbst bei Durchführung einer optimalen analgetischen Monotherapie, z.B. der Anlage einer gut wirkenden lumbalen Periduralanästhesie, ist zu beachten, dass die Nervenblockade im operierten Bereich zwar komplett sein kann, der Patient aber z.B. aufgrund der Bettlägerigkeit Rückenschmerzen hat und deshalb mit der Schmerztherapie nicht zufrieden ist.

Durch die Kombination verschiedener schmerztherapeutischer Maßnahmen (balancierte Analgesie; s.u.) ist die Schmerzlinderung meist wirksamer als mit einer analgetischen Monotherapie.

83.3.2 Kombination verschiedener Schmerztherapiemaßnahmen (balancierte Analgesie)

Prinzip

Vor einigen Jahren wurde wiederholt eine multimodale oder sog. balancierte Analgesie (»balanced analgesia«) propagiert (Dahl et al. 1990; Jage 1993; Kehlet u. Dahl 1993). Unter multimodalen schmerztherapeutischen Maßnahmen ist beispielsweise die Kombination eines Regionalanästhesieverfahrens mit der systemischen Gabe eines Opioids zu verstehen. Möglich ist auch die Kombination verschiedener systemisch wirkender Analgetika, z.B. die Applikation eines Opioids plus eines antipyretischen Analgetikums. Bei der Kombination zweier oder mehrerer analgetisch wirkender Substanzen ist zu beachten, dass die einzelnen Präparate über einen jeweils unterschiedlichen Mechanismus in die Schmerzleitung bzw. Schmerzverarbeitung eingreifen sollten. Die Gabe zweier oder mehrerer Medikamente, die über den gleichen Wirkmechanismus analgetisch wirken (z.B. die gleichzeitige Verabreichung zweier Opioide oder zweier antipyretischer Analgetika) ist sinnlos.

Bei einer multimodalen Schmerztherapie können in Bezug auf die analgetische Wirkung möglicherweise additive oder gar supraadditive (synergistische) Wirkungen erwartet werden. Hauptziel einer Analgetikakombination im Rahmen der postoperativen Schmerztherapie ist es zumeist, die normalerweise notwendige Dosierung eines wirkstarken Opioids und die damit verbundene Sedierung und Gefahr einer Atemdepression zu reduzieren.

Medikamente

Antipyretische Analgetika (z.B. NSAR, Paracetamol, Metamizol, Kap. 83.2.1, S. 1182) haben gegenüber Opioiden den großen Vorteil, dass sie keine Atemdepression verursachen. Bei kurzfristiger Gabe eines antipyretischen Analgetikums (Ausnahme: Acetylsalicylsäure) braucht normalerweise keine klinisch relevante Beeinflussung von Blutgerinnung und perioperativem Blutverlust erwartet werden. Da bei kurzfristigem, perioperativem Einsatz auch sonstige klinisch relevante Nebenwirkungen selten sind (sofern nicht ein NSAR bei Patienten mit Hypovolämie, Nierenschädigung, gastrointestinalen Ulzerationen oder Gerinnungsstörungen verabreicht wird), können antipyretische Analgetika bei vielen Patienten auch prophylaktisch eingesetzt werden.

In der frühen postoperativen Phase nach größeren Operationen reichen antipyretische Analgetika alleine normalerweise nicht aus. In zahlreichen Studien konnte jedoch durch Gabe eines antipyretischen Analgetikums der zusätzliche Bedarf an Opioiden meist signifikant reduziert werden (Gillies et al. 1987; Hodsman et al. 1987; Laitinen u. Nuutinen 1992; Owen et al. 1986; Pavy et al. 1990; Perttunen et al. 1992; Reasbeck et al. 1982; Segstro et al. 1991). Es scheint sinnvoll, die Therapie mittels antipyretischem Analgetikum möglichst frühzeitig, im Idealfall bereits präoperativ, spätestens kurz nach Narkoseeinleitung, zu beginnen. Dies scheint auch aufgrund des langsamen Wirkungseintritts dieser Analgetika sinnvoll. Durch eine bereits präoperativ (im Rahmen der Prämedikation) begonnene und postoperativ weitergeführte Basisanalgesie mit einem nicht steroidalen Antirheumatikum (Naproxen) konnte der zusätzliche PCA-Opioid-Verbrauch in den ersten 24 postoperativen Stunden um fast 50% vermindert werden (Steffen et al. 1993).

Viele Patienten leiden postoperativ trotz einer suffizienten Periduralanästhesie oder Opioid-Gabe aufgrund des langen Liegens unter zum Teil starken Rückenschmerzen. Solche Schmerzen lassen sich durch zusätzliche Gabe eines antiphlogistischen Analgetikums (z.B. Diclofenac) meist gut therapieren.

Leidet ein Patient postoperativ an Darmkrämpfen – was z.B. einige Tage nach einer Darmoperation mit Wiedereinsetzen der Darmtätigkeit häufig der Fall ist –, dann können solche Schmerzen durch zusätzliche Gabe von Butylscopolamin (Buscopan) oder Metamizol (Novalgin) meist gut therapiert werden.

Indikation

Zum Teil wird die Meinung vertreten, dass im Rahmen der postoperativen Schmerztherapie möglichst jeder Patient, sofern keine Kontraindikationen vorliegen, eine Basisanalgesie mit einem antipyretischen Analgetikum oder einem nicht steroidalen Antirheumatikum erhalten sollte (Moote 1993; Wiebalck et al. 1995). Zusätzlich ist noch eine bedarfsadaptierte Opioid-Titration oder eine Periduralanalgesie durchzuführen. Die Frage sollte also nicht lauten: antipyretisches Analgetikum oder Opioid? Sondern die Forderung sollte heißen: möglichst antipyretisches Analgetikum plus Opioid! Eine solche kombinierte Gabe systemisch wirkender Analgetika (antipyretisches Analgetikum plus Opioid) gehört im Rahmen der Tumorschmerztherapie seit langem zur Standardmedikation (Therapie 1988).

83.3.3 Prophylaktische Schmerztherapie (»preemptive analgesia«)

In tierexperimentellen Studien konnte gezeigt werden, dass eine länger anhaltende, schmerzbedingte Sensibilisierung der neuronalen Aktivität auf Rückenmarksebene mit nachfolgender Hyperalgesie dadurch vermindert werden kann, dass eine prophylaktische Schmerztherapie (z.B. Anlage einer Lokal-

oder Regionalanästhesie vor Setzen eines Schmerzreizes) durchgeführt wird. In klinischen Studien konnte allerdings dieses Therapieprinzip der sog. prophylaktischen (präemptiven) Schmerztherapie (»preemptive analgesia«) bisher nicht ausreichend belegt werden.

83.3.4 Akuter Schmerzdienst

Eine unzureichende postoperative Schmerztherapie ist oft Folge organisatorischer Mängel. Daher wurde 1988 erstmals die Etablierung eines sog. akuten Schmerzdienstes (»acute pain service«; APS) beschrieben (Ready et al. 1988). Bereits 1993 gab es in Kanada in ca. 53% der akademischen Lehrkrankenhäuser einen solchen akuten Schmerzdienst und in weiteren ca. 35% dieser Krankenhäuser war einer geplant (Zimmermann u. Stewart 1993). Aufgabe des akuten Schmerzdienstes kann es normalerweise nicht sein, alle frisch operierten Patienten persönlich zu betreuen. Eine der wichtigsten Aufgaben des akuten Schmerzdienstes ist es dagegen, regelmäßig ärztliches und pflegerisches Personal in Fragen der postoperativen Schmerztherapie zu schulen und das entsprechende Problembewusstsein zu schärfen. Vom akuten Schmerzdienst sollten jedoch alle Patienten mit speziellen Therapieverfahren (z.B. PCA; rückenmarknahe Medikamentengabe) betreut werden. Nach Einführung eines akuten Schmerzdienstes wurde eine Verminderung der Komplikation im Rahmen der postoperativen Schmerztherapie beschrieben, z.B. eine Verringerung von Dislokationen von Periduralkathetern (Wulf u. Maier 1994).

83.4 Vorteile und Risiken der postoperativen Schmerztherapie

83.4.1 Risiken der postoperativen Schmerztherapie

Atemdepression: Die Risiken einer sorgfältig durchgeführten postoperativen Schmerztherapie sind gering (Übersicht bei Baird u. Schug 1996). Die Gefahr einer Atemdepression bei Opioid-Gaben wird bei intermittierenden intramuskulären Applikationen mit ca. 0,9% angegeben, während sie bei einer PCA (ohne Hintergrundinfusion) ca. 0,2% beträgt (Baird u. Schug 1996; Looi-Lyons et al. 1996). In einer anderen Untersuchung in Krankenhäusern mit einem akuten Schmerzdienst wurde die Inzidenz einer schweren Atemdepression bei der i.v. PCA mit 0,03% angegeben (Zimmermann u. Stewart 1993). Bei Verwendung einer Hintergrundinfusion ist das Risiko einer Atemdepression bei der PCA mit 1,65% deutlich höher (Baird u. Schug 1996).

In Deutschland wird für die Durchführung einer i.v. PCA oft eine lückenlose Überwachung gefordert, obwohl das Risiko – sofern auf eine Basalrate verzichtet wird – geringer ist als bei der konventionellen Schmerztherapie mittels intermittierender i.m. Injektionen. In den angelsächsischen und skandinavischen Ländern – in denen die PCA sehr weit verbreitet ist – wird auf eine apparative Überwachung zumeist verzichtet.

Späte Atemdepression: Wird im Rahmen der Periduralanalgesie Morphin verabreicht, ist mit einer späten Atemdepression (Kap. 16.2.4, S. 376) in 0,1–0,15% der Fälle zu rechnen. Nach periduraler Gabe von Fentanyl oder Sufentanil ist dagegen eine späte Atemdepression fast ausgeschlossen. In Krankenhäusern mit einem akuten Schmerzdienst wurde über eine Inzidenz an schwerer Atemdepression bei periduraler Opioid-Gabe von 0,13% berichtet (Zimmermann u. Stewart 1993). Zumeist tritt dieses Problem bei Patienten auf, die zusätzlich eine systemische Opioid-Gabe erhalten.

PDA-Katheter: Bei Durchführung einer postoperativen Schmerztherapie über einen Periduralkatheter besteht das Risiko, dass bei einem länger liegenden PDA-Katheter die Katheterspitze sekundär in den Subarachnoidalraum oder in ein Gefäß dislozieren kann. Diese Inzidenz wird mit ca. 0,1–0,18% angegeben. Durch eine sorgfältige Aspiration vor Durchführung einer Repetitionsdosis kann dieses Problem meist erkannt werden. Das Risiko eines periduralen Abszesses wird mit ca. 1 : 500 000 Periduralanästhesien angegeben.

Nebenwirkungen von Lokalanästhetika: Wird ein Lokalanästhetikum in niedriger Konzentration kontinuierlich über den lumbalen Periduralkatheter verabreicht, muss in ca. 2,5–8% mit einem deutlichen Blutdruckabfall gerechnet werden. Die Gefahr eines zerebralen Krampfanfalls wird bei der Verwendung von Bupivacain für die Periduralanästhesie mit 1 : 10 000 angegeben. Bei Gabe von 0,125%igem Bupivacain ist in ca. 3,5% der Fälle mit einer unerwünscht starken motorischen Blockade zu rechnen. Durch Verwendung von Ropivacain kann dieses Problem deutlich vermindert werden.

83.4.2 Vorteile einer suffizienten postoperativen Schmerztherapie

Eine suffiziente postoperative Schmerztherapie trägt wesentlich zum Wohlbefinden des Patienten bei. Die Frage, ob mit einer suffizienten postoperativen Schmerztherapie die postoperative Gesamtmortalität signifikant vermindert werden kann, wird zwar in einigen Studien bejaht, in der Großzahl der Studien ließ sich dies jedoch nicht nachweisen (Übersicht bei Seeling u. Rockemann 1993; Pogatzki et al. 1997). In wenigen Studien wird unter einer suffizienten postoperativen Schmerztherapie die Verbesserung einzelner Parameter, z. B. von respiratorischen Parametern (Rawal et al. 1984), eine Reduktion pulmonaler Komplikationen (Hasenbos et al. 1987; Rawal

et al. 1984) oder eine frühere Entlassung aus dem Krankenhaus (Wasylak et al. 1990; Yaeger et al. 1987) beschrieben. Inzwischen wird darauf hingewiesen, dass durch eine multimodale Therapie, d.h. durch entsprechende präoperative Aufklärung, Stressminderung, optimale Schmerztherapie, suffiziente Physiotherapie und frühzeitige Mobilisierung der Patienten die postoperative Komplikationsrate vermutlich gesenkt werden kann (Kehlet 1997). Beispielsweise konnte bei Ösophagusresektionen durch Optimierung der Schmerztherapie (thorakale PDA mittels postoperativer PCEA), frühzeitige Extubation und forcierter Mobilisierung die postoperative Verweildauer auf der Intensivstation verkürzt werden (Brodner et al. 1998).

83.5 Literatur

Albrecht J. Die Kombination von Diclofenac und Codein in der Behandlung postoperativer Schmerzen. Med Welt 1992; 43: 515–9.

Alon E, Atanassoff PG, Biro P. Intravenöse postoperative Schmerzbehandlung mit Nalbuphin und Tramadol. Kombination von kontinuierlicher Infusion mit patientengesteuerter Applikation. Anaesthesist 1992; 41: 83–7.

Amand MS, Allen GC, Lui A, Johnson DH, Heard M. Intra-articular morphine and bupivacaine for analgesia following outpatient arthroscopic knee surgery. Anesthesiology 1992; 77: A817.

Anand KJS, Brown MJ, Causon RC, Christofides ND, Bloom SR, Aynsley-Green A. Can the human neonate mount an endocrine and metabolic response to surgery? J Pediat Surg 1985; 20: 41–9.

Anand KJS, Sippell WG, Aynsley-Green A. Randomised trial of fentanyl anaesthesia in preterm babies undergoing surgery: Effects on the stress response. Lancet I 1987: 243–7.

Arendt-Nielsen L, Oberg B, Bjerring P. Hypoalgesie following epidural morphine: a controlled quantitative experimental study. Acta Anesth Scand 1991; 35: 430–5.

Austin KL, Stapleton JV, Mather LE. Multiple intramuscular injections: a major source of variability in analgesic response to meperidine. Pain 1980a; 8: 47–62.

Austin KL, Stapleton JV, Mather LE. Relationship between blood meperidine concentrations and analgesic response: a preliminary report. Anesthesiology 1980b; 53: 460–6.

Azad SC, Groh J, Beyer A, Schneck D, Dreher E, Peter K. Kontinuierliche Periduralanalgesie versus patientenkontrollierte intravenöse Analgesie. Anaesthesist 2000; 49: 9–17.

Baird MA, Schug SA. Safety aspects of postoperative pain relief. Review article. Pain Digest 1996; 6: 219–25.

Ballantyne JC, Carr DB, Chalmers TC, Dear K, Angelillo IF, Mosteller F. Postoperative patient-controlled analgesia: meta-analyses of initial randomized control trials. J Clin Anesth 1993; 5: 182–93.

Beland B, Prien T, Van Aken H. Differentialindikation zentraler und peripherer Leitungsanästhesien. Anaesthesist 2000; 49: 495–504.

Bell SD, Berman R, Ensalada L. The use of continuous lumbar epidural fentanyl for postoperative pain relief in thoracotomies. Can J Anaesth 1988; 35: S112–3.

Benrath J, Sandkühler J. Nozizeption bei Früh- und Neugeborenen. Schmerz 2000; 14: 297–301.

Benzon HT, Wong HY, Belavic AM, Goodman I, Mitchell D, Lefheit T, Locicero J. A randomized double-blind comparison of epidural fentanyl versus patient-controlled analgesia with morphine for postthoracotomy pain. Anesth Analg 1993; 76: 316–22.

Bernard JM, Hommeril J-L, Passuti N, Pinaud M. Postoperative analgesia by intravenous clonidine. Anesthesiology 1991; 75: 577–82.

Bonica JJ. Postoperative Pain. In: Bonica JJ. The management of pain. Second Ed. Lea & Febiger. 1990: 461–80.

Bonnet F, Boico O, Rostaing S, Loriferne JF, Saada M. Clonidine-induced analgesia in postoperative patients: epidural versus intramuscular administration. Anesthesiology 1990; 72: 423–7.

Bremerich DH, Neidhart G, Roth B, Kessler P, Behne M. Postoperative Schmerztherapie im Kindesalter. Anaesthesist 2001; 50: 102–12.

Broadman LM, Rice LJ, Hannallah RS. Testing the validity of an objective pain scale for infants and children. Anesthesiology 1988; 69: A770.

Brodner G, Meißner A, Rolf N, Van Aken H. Die thorakale Epiduralanästhesie - mehr als ein Anästhesieverfahren. Anästhesist 1997a; 46: 751–62.

Brodner G, Pogatzki E, Van Aken H. Ein modernes Konzept zur postoperativen Schmerztherapie. Anaesthesist 1997b; 46: 124–31.

Brodner G, Pogatzki E, Van Aken H, Buerkle H, Goeters C, Schulski C, Nottberg H, Mertes N. A multimodal approach to control postoperative pathophysiology and rehabilitation in patients undergoing abdominothoracal esophagectomy. Anesth Analg 1998; 86: 228–34.

Brodner G, Pogatzki E, Wempe H, Van Aken H. Patientenkontrollierte postoperative Epiduralanalgesie. Prospektive Befunde von 1799 Patienten. Anaesthesist 1997c; 46(Suppl. 3): S165–71.

Brodner G, Van Aken H. Durchbruch in der postoperativen Schmerztherapie. Sufentanil in der Bundesrepublik Deutschland für die postoperative Epiduralanalgesie zugelassen. Anästhesiol Intensivmed 2000; 41: 808–10.

Brodsky JB, Kretschmar KM, Mark JBD. Caudal epidural morphine for postthoracotomy pain. Anesth Analg 1988; 76: 409–10.

Broekema AA, Gielen MJM, Hennis PJ. Postoperative analgesia with continuous epidural sufentanil and bupivacaine: a prospective study in 614 patients. Anesth Analg 1996; 82: 754–9.

Bromage PR, Camporesi E, Chestnut D. Epidural narcotics for postoperative analgesia. Anaesth Analg 1980; 59: 473–80.

Brosch R, Rust M. Schmerz und Anästhesie bei Früh- und Neugeborenen. Teil I. Anästh Intensivmed 1989; 30: 287–91. Teil II: Anästh Intensivmed 1989; 30: 334–8.

Brune K, Kalden J, Zacher J, Zeilhofer HU. Selektive Inhibitoren der Cyclooxygenase 2. Evolution oder Revolution? Dtsch Ärzteblatt 2000; 97: A1540–7.

Butscher K, Mazoit JX, Samii K. Can immediate opioid requirements in the post-anaesthesia care unit be used to determine analgesic requirements on the ward? Can J Anaesth 1995; 42: 461–6.

Carlsson KH, Jurna I. Effects of tramadol on motor and sensory responses of the spinal nociceptive system in the rat. Eur J Pharmacol 1987; 139: 1–10.

Christensen O, Christensen P, Sonnenschein C, Nielsen PR, Jacobsen S. Analgesic effect of intraarticular morphine. A controlled, randomised and double-blind study. Acta Anaesthesiol Scand 1996; 40: 842–6.

Comroe JH, Botelho SC. The unreliability of cyanosis in the recognition of arterial anoxemia. Am J Med Sci 1947; 214: 1–6.

Conacher ID, Paes ML, Jacobson L, Philipps PD, Heaviside DW. Epidural analgesia following thoracic surgery. A review of two years experience. Anesthesia 1983; 38: 546–51.

Craig DB. Postoperative recovery of pulmonary fuction. Anesth Analg 1981; 60: 46–52.

Dahl JB, Rosenberg J, Dirkes WE, Morgensen T, Kehlet H. Prevention of postoperative pain by balanced analgesia. Br J Anaesth 1990; 64: 518–20.

Dauber A, Ure BM, Neugebuer E, Schmitz S, Troidl H. Zur Inzidenz postoperativer Schmerzen auf chirurgischen Normalstationen. Ergebnisse unterschiedlicher Evaluierungsverfahren. Anaesthesist 1993; 42: 448–54.

Denecke H, Hünseler C. Messen und Erfassen von Schmerz. Schmerz 2000; 14: 302–8.

Dejonckheere M, Desjeux L, Deneu S, Biermann D, Ewalenko P. Intravenous tramadol compared to propacetamol for postoperative analgesia following thyroidectomy. Anesth Analg 1998; 86: S267.

DeLoach LJ, Higgins MS, Caplan AB, Stiff JL. The visual analog scale in the immediate postoperative period: intrasubject variability and correlation with a numeric scale. Anesth Analg 1998; 86: 102–6.

Denecke H, Hünseler C. Schwerpunkt: Schmerztherapie bei Kindern. Schmerz 2000; 14: 302–8.

Donovan M, Dillon P, McGuire L. Incidence and characteristics of pain in a sample of medical-surgical inpatients. Pain 1987; 30: 69–78.

Dougados M, BÈhier JM, Jolchine I, Calin A, van der Heijde D, Olivieri I, Zeidler H, Herman H. Efficacy of Celecoxib, a cyclooxygenase 2-specific inhibitor, in the treatment of ankylosing spondylitis. A six-week controlled study with comparison against placebo and against a conventional nonsteroidal antiinflammatory drug. Arthritis Rheum 2001; 44: 180–5.

Driessen B, Reimann W. Effects of tramadol on noradrenaline release from rat brain cortex slices. Naunyn-Schmiedeberg¥s Arch. Pharmacol. 1989; 339(Suppl.): R89.

Eisenach JC, Rauck RL, Buzzanell C, Lysak SZ. Epidural clonidine analgesia for intractable cancer pain: Phase I. Anesthesiology 1989; 71: 647–52.

Emery P, Zeidler H, Kvien TK, Guslandi M, Naudin R, Stead H, Verburg KM, Isakson PC, Hubbard RC, Geis GS. Celecoxib versus diclofenac in longterm management of rheumatoid arthritis: randomised double-blind comparison. Lancet 1999, 354: 2106.

Empfehlungen einer interdisziplinären Expertenkommission. Die Behandlung akuter perioperativer Schmerzen. Wulf W, Neugebauer E, Maier C (Hrsg.). Im Auftrag der DGAI, der DGCh, des BDA, der DIVS. Stuttgart: Thieme Verlag; 1997.

Fields HL, Emson PC, Leigh BK, Gilbert RFT, Iversen LL. Multiple opiate receptor sites on primary afferent fibers. Nature 1980; 284: 351–3.

Finke W, Büttner W, Reckert S, Vsianska L, Schröer C, Brambrink V. Atem- und Kreislaufparameter als Indikatoren des postoperativen Analgetikabedarfs bei Neugeborenen und Säuglingen. Anästhesiol Intensivmed Notfallmed Schmerzther 1999; 34: 747–57.

Forrest M, Hermann G, Andersen B. Assessment of pain: a comparison between patients and doctors. Acta Anaesthesiol Scand 1989; 33: 255–6.

Gillies GWA, Kenny GNC, Bullingham RES, McArdle CS. The morphine sparing effect of keterolac tromethamine. Anaesthesia 1987; 42: 727–31.

Hasenbos M, van Egmond J, Gielen M, Crul JF. Post-operative analgesia by high thoracic epidural versus intramuscular nicomorphine after thoracotomy. Part III. Acta Anaesthesiol Scand 1987; 31: 608–15.

Harmer M. Postoperative pain relief – time to take our heads out of the sand? Editorial Anaesthesia 1991; 46: 167–8.

Hein A, Jakobsson J, Ryberg G. Paracetamol 1 g given rectally at the end of minor gynaecological surgery is not efficacious in reducing postoperative pain. Acta Anaesthesiologica Scandinavica 1999; 43: 248–51.

Heinrichs W, Duda D, Rothmund M, Halmagyi M. Veränderungen der pulmonalen Hämodynamik, des Gasaustausches und des extravaskulären Lungenwassers während Ösophagusresektion. Anaesthesist 1988; 37: 97–104.

Henn P, Fischer M, Fischer A. Wirksamkeit von periartikulär appliziertem Morphin nach Schulterarthroskopien. Anaesthesist 2000; 49: 721–4.

Hennies HH, Friderichs E, Schneider J. Receptor binding, analgesic and antitussive potency of tramadol and other selected opioids. Arzneimittel-Forschung/Drug Res. 1988; 38: 877–80.

Hering R, Schumacher T, Müller H. Kontinuierliche intra- und postoperative Periduralanalgesie mit Kombinationen aus niedrig dosiertem Sufentanil, Clonidin und Bupivacain. Anästhesiol Intensivmed Notfallmed Schmerzther 1996; 31: 550–5.

Hinz B, Brune K. Spezifische Cyclooxygenase-2-Inhibitoren. Anaesthesist 2000; 49: 964–71.

Hodsman NBA, Blyth A, Kenny GNC, McArdle CS, Rotman H. The morphine sparing effects of diclofenac sodium following abdominal surgery. Anaesthesia 1987; 42: 1005–8.

Hopt UT, Klöss T, Bockhorn H. Wertigkeit und Ursache pulmonaler Komplikationen nach Oesophagusresektion. Langenbecks Arch Chir 1987; 372: 165–8.

Hjortso NC, Neumann P, Frosing F, Andersen T, Lindhard A, Rogon E, Kehlet H. A controlled study on the effect of epidural analgesia with local anaesthetics and morphine on morbidity after abdominal surgery. Acta Anaesthesiol Scand 1985; 29: 790–6.

Houmes RJM, Voets MA, Verkaaik A, Erdmann W, Lachmann B. Efficacy and safety of tramadol versus morphine for moderate and severe postoperative pain with special regard to respiratory depression. Anesth Analg 1992; 74: 510–4.

Jage J, Faust P, Strecker U, Hartje H, Jage B, Heinrichs W, Baldinger HJ. Untersuchungen zum Ergebnis der postoperativen Schmerztherapie mit einer i.v.PCA oder einer kontinuierlichen epiduralen Analgesie. Anästhesiol Intensivmed 1996; 37: 459–75.

Jage J. Perioperative Schmerztherapie beim Erwachsenen. Ausführungen zum Konzept der balancierten Analgesia. Der Schmerz 1993; 7: 140–53.

Jayr C, Thomas H, Rey A, Farhat F, Lasser P. Postoperative pulmonary complications. Epidural analgesia using bupivacaine and opioids versus parenteral opioids. Anesthesiology 1993; 78: 666–76.

Janson W, Kopf A. Verbindliche Dosisempfehlung für Sufentanil und Fentanil? Anaesthesist 1999; 48: 188–9.

Jellinek H, Haumer H, Grubhofer G, Klappacher G, Jenny T, Weindlmayr-Goettel M, Fitzal S. Tramadol zur postoperativen Schmerztherapie. Patientenkontrollierte Analgesie versus kontinuierliche Infusion. Anaesthesist 1990; 39: 513–20.

Jöhr M. Postoperative Schmerztherapie bei Kindern. Anaesthesist 1998; 10: 889–99.

Joris JL, Dubner R, Hargreaves KM. Opioid analgesia at peripheral sites: a target for opioids released during stress and inflammation? Anesth Analg 1987; 66: 1277–81.

Jurna I. NSAR bei postoperativen Schmerzen? Schmerz 1993; 7: 15–7.

Kalso E, TramÈr MR, Carroll D, McQuay H, Moore RA. Pain relief from intra-articular morphine after knee surgery: a qualitative systematic review. Pain 1997; 71: 127–34.

Kayser V, Gobeaux D, Lombard MC, Guilbaud G, Besson JM. Potent and long lasting antinociceptive effects after injection of low doses of a mu-opioid receptor agonist, fentanyl, into the brachial plexus sheath of the rat. Pain 1990; 42: 215–25.

Kehlet H, Dahl JB. The value of «multimodalî or «balanced analgesiaî in postoperative pain treatment. Anesth Analg 1993; 77: 1048–56.

Kehlet H. Multimodal approach to control postoperative pathophysiology and rehabilitation. Br J Anaesth 1997; 78: 606–17.

Kilian J, Bowdler I. Kommentar auf Anforderung der Schriftleitung. Chirurg 1986; 57: 329–1990; 300: 1687–90.

Khoury GF, Chen ACN, Garland DE, Stein CH. Intraarticulare morphine, bupivacaine and morphine/bupivacaine for pain control after knee videoarthroscopy. Anesthesiology 1992; 77: 263–6.

Krimmer H, Pfeiffer H, Arbogast R, Sprotte G. Die kombinierte Infusionsanalgesie – Ein alternatives Konzept zur postoperativen Schmerztherapie. Chirurg 1986; 57: 327–9.

Köhler G, Lanz E, Theiss D. Epidurale Morphinapplikation oder kontinuierliche intravenöse Analgesie – Eine klinische Untersuchung zur postoperativen Analgesie. Anaesthesist 1986; 35: 123.

Kluger MT, Owen H. Patients¥ expectations of patient-controlled analgesia. Anaesthesist 1990; 45: 1072–4.

Laitinen J, Nuutinen L. Intravenous diclofenac coupled with PCA fentanyl for pain relief after total hip replacement. Anesthesiology 1992; 76: 194–8.

Lehmann KA. Patient-controlled analgesia with opioids. In: Stein C. Opioids in pain control. Basic and clinical aspects. Cambridge: University Press 1999: 270–94.

Lehmann KA. Postoperative Schmerztherapie – eine dringliche interdisziplinäre Aufgabe. Anaesthesist 1993; 42: 421–2.

Lehmann KA. Patientenkontrollierte Analgesie. In: Lehmann KA (Hrsg) Der postoperative Schmerz. Bedeutung, Diagnose und Behandlung. 2. Aufl. 1994. Heidelberg: Springer: 317–55.

Lehmann KA, Henn C. Zur Lage der postoperativen Schmerztherapie in der Bundesrepublik Deutschland. Ergebnisse einer Repräsentativumfrage. Anaesthesist 1987; 36: 400–6.

Lehmann KA, Paral F, Sabatowski R. Postoperative Schmerztherapie mit Hydromorphon und Metamizol. Anaesthesist 2001; 50: 750–6.

Looi-Lyons LC, Chung FF, Chan VW, McQuestions M. Respiratory depression: an adverse outcome during patient controlled analgesia therapy. J Clin Anesth 1996; 8: 151–6.

Mann C, Pouzeratte Y, Boccara G, Peccoux Ch, Vergne Ch, Brunat G, Domergue J, Millat B, Colson P. Comparison of intravenous or epidural patient-controlled analgesia in the elderly after major abdominal surgery. Anesthesiology 2000; 92: 133–41.

Mays KS, Lipman JJ, Schnapp M. Local analgesia without anesthesia using peripheral perineural morphine injections. Anesth Analg 1987; 66: 417–20.

Mather LE, Mackie J. The incidence of postoperative pain in children. Pain 1983; 15: 271–82.

Maeda H, Nakahara K, Ohno K, Kido T, Ikeda M, Kawashima Y. Diaphragm function after pulmonary resection. Am Rev Respir Dis 1988; 137: 678–81.

McKenna F, Borenstein D, Wendt H, Wallemark C, Lefkowith JB, Geis GS. Celecoxib versus diclofenac in the management of osteoarthritis of the knee. A placebo-controlled, randomised, double-blind comparison. Scand J Rheumatol 2001; 30: 11–8.

Mendez R, Eisenach JC, Kashtan K. Epidural clonidine analgesia after cesarean section. Anesthesiology 1990; 73: 848–52.

Miguel R, Hubbel D. Postthoracotomy pain relief: does the technique really make a difference. Anesthesiology1991, 75: A1091.

Moote C. Techniques for post-op pain management in the adult. Can J Anaesth 1993; 40: R19–24.

Moote CA. The prevention of postoperative pain. Can J Anaesth 1994; 41: 527–33.

Owen H, McMillan V, Rogowski D. Postoperative pain therapy: a survey of patients' expectations and their experiences. Pain 1990; 41: 303–7.

Owen H, Glavan RJ, Shaw NA. Ibuprofen in the management of postoperative pain. Br J Anaesth 1986; 58: 1371–5.

Pansard JL, Philip Y, Bahnini A, Brichant JF, Delima M, Mankikian B, Viars P. Effects of thoracic extradural block on diaphragmatic activity after upper abdominal surgery. Anesthesiology 1987; 67: A537.

Paravicini D, Zander J, Hansen J. Wirkung von Tramadol auf Hämodynamik und Blutgase in der frühen postoperativen Phase. Anaesthesist 1982; 31: 611–4.

Park J, Forrest J, Kolesar R, Bhola D, Beatti S, Chu Ch. Oral clonidine reduces postoperative PCA morphine requirements. Can J Anaesth 1996; 43: 900–6.

Patrick JA, Meyer-Witting M, Reynolds F. Lumbar epidural diamorphine following thoracic surgery. Anaesthesia 1991; 46: 85–9.

Pavy T, Medley C, Murphy DF. Effect of indomethacin on pain relief after thoracotomy. Br J Anaesthesia 1990; 65: 624–7.

Perttunen K, Kalso E, Heinonen J, Salo J. I.v. diclofenac in post-thoracotomy pain. Br J Anaesth 1992; 68: 474–80.

Picard PR, Tramèr MR, McQuay HJ, Moore RA. Analgesic efficacy of peripheral opioids (all except intra-articular): a qualitative systematic review of randomised controlled trials. Pain 1997; 72: 309–18.

Pogatzki E, Brodner G, Van Aken H. Qualitätsverbesserung durch multimodale postoperative Therapie. Anaesthesist 1997; 46(Suppl. 3): S187–93.

Postlethwait RW, Durham NC. Complications and deaths after operations for esophageal carcinoma. J Thorac Cardiovasc Surg 1983; 85: 827–31.

Rawal N, Sjöstrand U, Christoffersson E, Dahlström B, Arvill A, Rydman H. Comparison of intramuscular and epidural morphine for postoperative analgesia in the grossly obese: influence on postoperative ambulation and pulmonary function. Anesth Analg 1984; 63: 583–92.

Ready LB, Oden R, Chadwick HS, Benedetti C, Rooke GA, Caplan R, Wild LM. Development of an anesthesiology-based postoperative pain manangement service. Anesthesiology 1988; 68: 100–6.

Reasbeck PG, Rice ML, Reasbeck JC. Double-blind controlled trial of indomethacin as an adjunct to narcotic analgesia after major abdominal surgery. Lancet 1982; 2: 115–7.

Reimann B, Kretz FJ. Ontogenese anästhesierelevanter Rezeptoren. Anästhesiol Intensivmed Notfallmed Schmerzther 2001; 36: 664–82.

Reuben SS, Connelly NR. Postarthoscopic meniscus repair analgesia with intraarticular ketorolac of morphine. Anesth Analg 1996; 82: 1036–9.

Reyle-Hahn M, Kuhlen R, Schenk D. Komplikationen im Aufwachraum. Anaesthesist 2000; 49: 236–51.

Rice ASC, Miller LCG, Bullingham RE, O'Sullivan GM. A double-blind study of the speed of onset of analgesia following intramuscular administration of keterolac tromethamine in comparison to intramuscular morphine and placebo. Anaesthesia 1991; 46: 541–4.

Rockemann MG, Seeling W, Schirmer U, Steffen P, Georgieff M. Vergleich zweier postoperativer Analgesieverfahren nach abdominellen Eingriffen: Epidurale und intravenöse patientenkontrollierte Analgesie. Anästhesiol Intensivmed 1996; 37: 332–8.

Rockemann MG, Seeling W, Goertz AW, Konietzko I, Steffen P, Georgieff M. Wirksamkeit, Nebenwirkungen und Kosten postoperativer Schmerztherapie: intravenöse und epidurale patientenkontrollierte Analgesie (PCA). Anästhesiol Intensivmed Notfallmed Schmerzther 1997; 32: 414–9.

Rundshagen I, Schnabel K, Standl T, Schulte am Esch J. Patients' vs nurses' assessments of postoperative pain and anxiety during patient- or nurse-controlled analgesia. Br J Anaesth 1999; 82: 374–8.

Schäffer J, Hagemann H, Holzapfel S, Panning B, Piepenbrock S. Untersuchung zur postoperativen Schmerztherapie bei Kleinkindern mit Tramadol. Fortschr Anästh 1989; 3: 42–5.

Scott DA, Emanuelsson BM, Mooney PH, Cook RJ, Junestrand C. Pharmacokinetics and efficacy of lang-term epidural ropivacaine infusion for postoperative analgesie. Anesth Analg 1997; 85: 1322–30.

Seeling W, Rockemann M. Beeinflußt die Schmerztherapie postperative Morbidität und Letalität? Schmerz 1993; 7: 85–96.

Seeling W, Rockemann M, Steffen P. Postoperative Schmerztherapie mit Epiduralkathetern nach abdomniellen und thorakalen Operationen. Klinikarzt 1996; 25: 1–10.

Seeling W, Bothner U, Eifert B, Rockemann M, Schürmann W, Steffen P, Zeininger A. Patientenkontrollierte Analgesie versus Epiduralanalgesie mit Bupivacain oder Morphin nach großen abdominellen Eingriffen. Kein Unterschied in der postoperativen Morbidität. Anaesthesist 1991; 40: 614–23.

Seitz W, Lübbe N, Fritz K, Sybrecht G, Kirchner E. Einfluß von Tramadol auf die ventilatorische CO2-Antwort und den Mundokklusionsdruck. Anaesthesist 1985; 34: 241–6.

Segstro R, Morley-Forster PK, Lu G. Indomethacin as a postoperative analgesic for total hip arthroplasty. Can J Anaesth 1991; 38: 578–81.

Semple P, Jackson IJB. Postoperative pain control. A survey of current practice. Anaesthesia 1991; 46: 1074–6.

Silverstein FE, Faich G, Goldstein JL, Simon LS, Pincus T, Whelton A, Makuch R, Eisen G, Agrawal NM, Stenson WF, Burr AM, Zhao WW, Kent JD, Lefkowith JB, Verburg KM, Geis GS. Gastrointestinal toxicity with Celecoxib vs nonsteroidal anti-inflammatory drugs for osteoarthritis and rheumatoid arthritis. The CLASS Study: a randomized controlled trial. JAMA 2000; 284: 1247.

Simon LS, Weaver AL, Grahan DY, Kivitz AJ, Lipsky PE, Hubbard RC, Isakson PC, Verburg KM, Yu SS, Zhao WW, Geis GS. Anti-inflammatory and upper gastrointestinal effects of celecoxib in rheumatoid arthritis. A randomized controlled trial. JAMA 1999; 282: 1921.

Sittl R, Grießinger N, Koppert W, Likar R. Postoperative Schmerztherapie bei Kindern und Jugendlichen. Schmerz 2000; 14: 333–9.

Sprotte G. »Ist der Würzburger Schmerztropf eine Alternative zur i.v. PCA?«: Pro. Anästhesiol Intensivmed Notfallmed Schmerzther 2000; 35: 32–4.

Stamper U, Henn P. »Ist der Würzburger Schmerztriopf eine Alternative zur i.v. PCA«: Kontra. Anästhesiol Intensivmed Notfallmed Schmerzther 2000; 35: 30–4.

Steffen P, Opderbeck S, Seeling W. Reduktion des postoperativen Opioidbedarfs durch die perioperative Gabe von Naproxen. Eine randomisierte Doppelblindstudie an 86 unfallchirurgischen Patienten mittels der intravenösen On-Demand-Analgesie. Schmerz 1993; 7: 167–73.

Stehr-Zirngibl S, Zirngibl H, Angster R, Taeger K. Patientenkontrollierte Analgesie (PCA) auf Allgemeinstationen: Ein Erfahrungsbericht. Anästh Intensivmed 1995; 36: 128–34.

Stehr-Zirngibl S, Doblinger L, Neumeier S, Zirngibl H, Taeger K. Intravenöse versus thorakale-epidurale patientenkontrollierte Analgesie bei ausgedehnten Oberbauch und Thoraxeingriffen. Anaesthesist 1997; 46(Suppl. 3): S172–8.

Stein C, Comisel K, Haimerl E, Yassouridis A, Lehrberger K, Herz A, Peter K. Analgesic effect of intraarticular morphine after arthroscopic knee surgery. N Engl J Med 1991; 325: 1123–6.

Stein C, Millan MJ, Shippenberg TS, Herz A. Peripheral effect of fentanyl upon nociception in inflamed tissue of the rat. Neuroscience Letters 1988; 84: 225–8.

Stein C, Millan MJ, Shippenberg TS, Peter K, Herz A. Peripheral opioid receptors mediating antinociception in inflammation. Evidence for involvement of mu, delta and kappa receptors. J Pharmacol Exp Ther 1989; 248: 1269–75.

Stein C. Peripheral mechanisms of opioid analgesia. Anesth Analg 1993; 76: 182–91.

Striebel HW, Hackenberger J. Vergleich einer Tramadol-/Metamizol-Infusion mit der Kombination Tramadol-Infusion plus Ibuprofen-Suppositorien zur postoperativen Schmerztherapie nach Hysterektomien. Anästhesist 1992; 41: 354–60.

Striebel HW, Koenigs D, Heil T. Clonidin – Stellenwert in der Anästhesie. Anästhesist 1993a; 42: 131–41.

Striebel HW, Koenigs DI, Krämer JA. Intravenous clonidine fails to reduce postoperative meperidine requirements. J Clin Anesth 1993b; 5: 221–5.

Striebel HW, Oelmann T, Spies C, Rieger A. Patient-controlled intranasal analgesia: a method for noninvasive postoperative pain management. Anesth Analg 1996; 83: 548–51.

Striebel HW, Scheitza W, Philippi W, Behrens U, Toussaint S. Quantifying oral consumption using a novel method and comparison with patient-controlled intravenous analgesic consumption. Anesth Analg 1998; 86: 1051–3.

Striebel HW, Wilker E. Postoperative Schmerztherapie nach totalendoprothetischen Operationen an der Hüfte mittels kontinuierlicher 3-in-1-Blockade. Anästhesiol Intensivmed Notfallmed Schmerzther 1993c; 28: 168–73.

Shulman M, Sandler AN, Bradley JW, Young PS, Brebner J. Postthoracotomy pain and pulmonary function following epidural and systemic morphine. Anesthesiology 1984; 61: 569–75.

Sümpelmann R, Büsing H, Schröder D, Rekersbrink M, Krohn S, Strauß JM. Patienten-kontrollierte Analgesie mit Clonidin und Piritramid. Anaesthesist 1996; 45: 88–94.

Therapie tumorbedingter Schmerzen. München: AMV AV-Kommunikation- und Medizin-Verlag 1988 (Herausgegeben von der Weltgesundheitsorganisation 1986 unter dem Titel «Cancer pain relief»)

Thies KCh, Boos K, Buscher H, Townsend P, Kettler D. Postoperative Schmerztherapie im Kindesalter. Dtsch Ärztebl 2000; 30: B1727–30.

Till H, Lochbühler H, Lochbühler Ha, Kellnar St, Böhm R, Joppich I. Patient controlled analgesia (PCA) in paediatric surgery: a prospective study following laparoscopic and open appendectomy. Paediatr Anaesthesia 1996; 6: 29–32.

Tsui SL, Chan CS, Chan ASH, Wong SJ, Lam CS, Jones RDM. Postoperative analgesia for oesophageal surgery: A comparison of three analgesic regimens. Anaesth Intens Care 1991; 19: 329–37.

Uhlenbruck W. Die Rechtspflicht des Arztes zu ausreichender postoperativer Schmerztherapie. MedR 1993; 8: 296–9.

Ulsenheimer K. Die rechtliche Verpflichtung zur postoperatiaven Schmerztherapie. Anästhesist 1997; 46(Suppl. 3): S138–142.

Vandermeulen EP, Van Aken H, Vertommen JD. Labor pain relief using bupivacaine and sufentanil: patient controlled epidural analgesia versus intermittent injections. Eur J Obstet Gynecol Reprod Biol 1995; 59(Suppl.): S47–54.

Vickers MD, O'Flaherty D, Szekely SM, Read M, Yoshizumi J. Tramadol: pain relief by an opioid without depression of respiration. Anaesthesia 1992; 47: 291–6.

Vereinbarung zur Organisation der postoperativen Schmerztherapie des Berufsverbandes Deutscher Anästhesisten und des Berufsverbandes der Deutschen Chirurgen. Anästh Intensivmed 1993; 34: 28–32.

Wasylak TJ, Abbott FV, English MJM, Jeans M-E. Reduction of postoperative morbidity following patient-controlled morphine. Can J Anaesth 1990; 37; 726–31.

Wiebalck A, Brodner G, Van Aken H. The effects of adding Sufentanil to Bupivacaine for postoperative patient-controlled epidural analgesia. Anesth Analg 1997; 85: 124–9.

Woodhouse A, Hobbes AFT, Mather LE, Gibson M. A comparison of morphine, pethidine and fentanyl in the postsurgical patient-controlled analgesia environment. Pain 1996; 64: 115–21.

Wulf H, Maier C. Postoperative Schmerztherapie auf allgemeinen Krankenpflegestationen. Praxis und Organisation eines anästhesiologischen postoperativen Schmerzdienstes (APS). Schmerz 1994; 8: 111–8.

Wulf H, Neugebauer E, Maier C. Empfehlungen einer interdisziplinären Expertenkommission. Die Behandlung akuter perioperativer und posttraumatischer Schmerzen. Stuttgart: Thieme; 1997.

Weißauer W. Juristische Aspekte der postoperativen Schmerzbehandlung. Anästh Intensivmed 1993a; 34: 361–5.

Weißauer W. Anmerkungen zur Vereinbarung über die Organisation der postoperativen Schmerztherapie. Anästhesiol Intensivmed 1993b; 34: 30–2.

Weldon BC, Connor M, White PF. Nurse-controlled vs patient-controlled analgesia following pediatric scoliosis surgery. Anesthesiology 1991; 75: A935.

Wiebalck A, Vandermeulen E, Van Aken H, Vandermeersch E. Ein Konzept zur Verbesserung der postoperativen Schmerzbehandlung. Anaesthesist 1995; 44: 831–42.

Wiliamson PS, Williamson ML. Physiologic stress reduction by a local anesthetic during newborn circumcision. Pediatrics 1983: 71: 36–40.

Yaeger MP, Glass DD, Neff RK, Brink-Johnsen T. Epidural anesthesia and analgesie in high-risk surgical patients. Anesthesiology 1987; 66: 729–36.

Yang LCH, Chen L-M, Wang CH-J, Buerkle H. Postoperative analgesia by intra-articular neostigmine in patients undergoing knee arthroscopy. Anesthesiology 1998; 88: 334–9.

Zhao SZ, McMillen JI, Markenson JA, Dedhiya SD, Zhao WW, Osterhaus JT, YU SS. Evaluation of the functional status aspects of health-related quality of life of patients with osteoarthritis treated with Celecoxib. Pharmacotherapy 1999; 19: 1269–78.

Zimmermann DL, Stewart J. Postoperative pain management and acute pain service activity in Canada. Can J Anaesth 1993; 40: 568–75.

Weiterführende Literatur

Lehmann KA. Der postoperative Schmerz. Diagnose und Behandlung. 2. Aufl. Berlin: Springer; 1994.

84

Dokumentation im Aufwachraum

Der Aufwachraum

Bei Übernahme des Patienten in den Aufwachraum sind seine Vigilanz, Atmung, Hautfarbe, Kreislaufparameter sowie sonstigen Probleme wie Übelkeit, Brechreiz, Schmerzintensität, ein eventuelles Kältezittern oder motorische Unruhe zu dokumentieren. In modernen Narkoseprotokollen werden diese Dinge anhand einer Checkliste abgefragt (Abb. 84.1).

Im Aufwachraumprotokoll sind – ähnlich wie im Narkoseprotokoll (Kap. 11, S. 275) – die überwachten Parameter zu dokumentieren. Normalerweise werden Blutdruck, Herzfrequenz, pulsoximetrisch gemessene arterielle Sauerstoffsättigung, Ein- und Ausfuhr sowie evtl. verabreichte Medikamente und der zumeist zugeführte Sauerstoff (ca. 2 l/min über Nasensonde) zu dokumentieren (Abb. 84.1). Bei Patienten, die in rückenmarknaher Regionalanästhesie operiert werden, ist die Höhe (das sensible Niveau) der Blockade wiederholt zu überprüfen und zu dokumentieren. Auch eventuelle Auffälligkeiten (z.B. Nachblutung, Luftnot) sind zu notieren und ggf. sind entsprechende therapeutische Konsequenzen daraus abzuleiten.

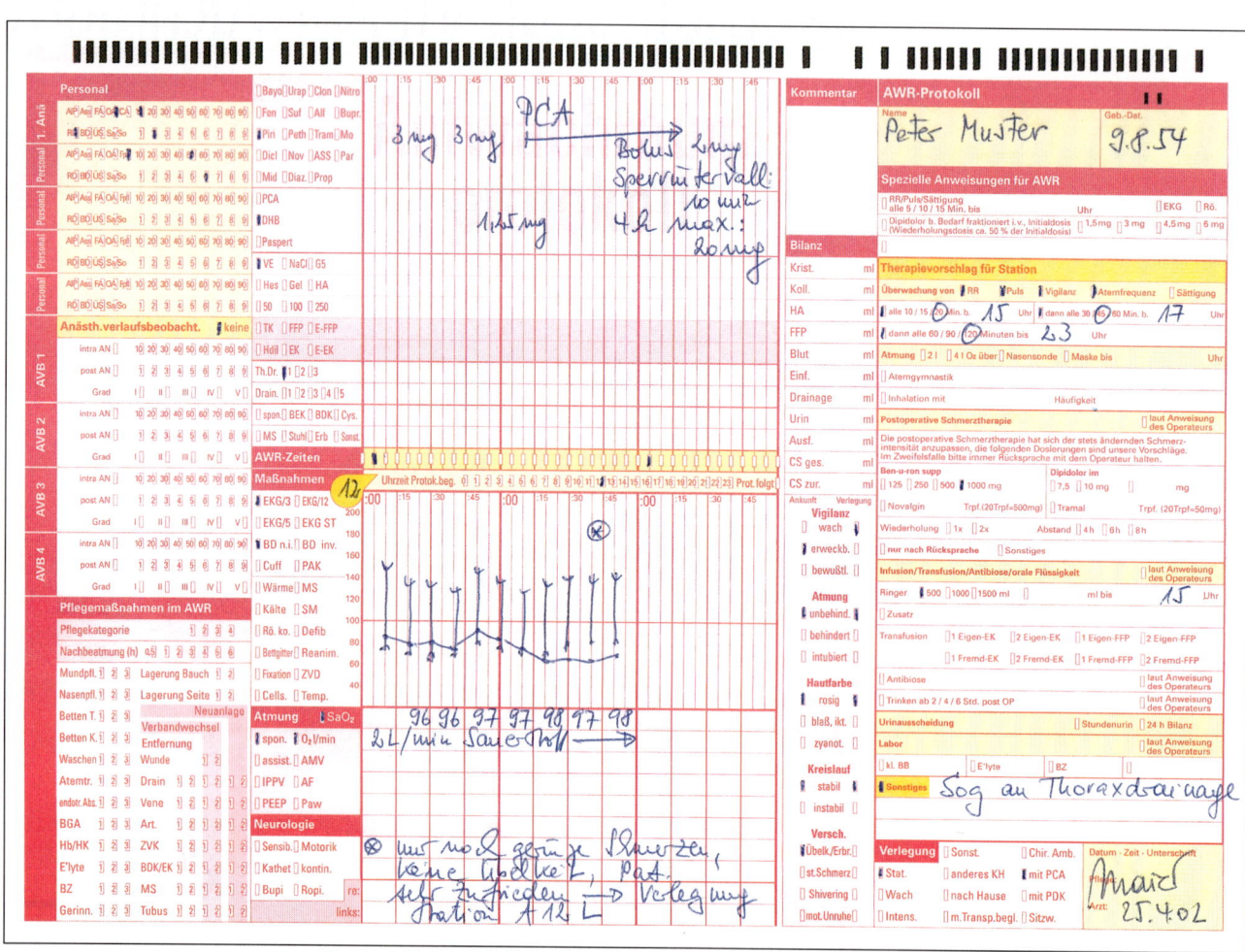

Abb. 84.1 Narkoseprotokoll AWR.

Entlassung aus dem Aufwachraum

Der Aufwachraum

85.1 Allgemeine Bemerkungen

Damit ein Patient aus der Überwachung des Aufwachraums entlassen werden kann, müssen folgende Punkte erfüllt sein:

- der Patient muss wach sein
- die Spontanatmung darf nicht behindert sein
- die Hautfarbe muss rosig sein (es sei denn, sie war bereits präoperativ pathologisch, z. B. ikterisch)
- die Kreislaufverhältnisse müssen stabil sein
- es sollten möglichst keine Übelkeit und kein Brechreiz, keine stärkeren Schmerzen, kein Shivering und keine motorische Unruhe vorliegen (Abb. 84.1)

Die beabsichtigte Verlegung eines Patienten auf die periphere Station ist vom verantwortlichen Anästhesisten zu bestätigen. Der Zeitpunkt der Verlegung sollte im Narkoseprotokoll vermerkt werden. Im Aufwachraumprotokoll können ggf. Anordnungen bzw. Empfehlungen für die postoperative Weiterbehandlung und Überwachung des Patienten notiert werden (Abb. 84.1). Bei Übergabe des Patienten an eine Pflegekraft der weiter betreuenden Station müssen intraoperative und postoperative Probleme des Patienten mitgeteilt werden. Außerdem müssen eventuelle Anordnungen weitergegeben werden.

85.2 Hauptkriterien für die Entlassung aus dem Aufwachraum

Bedingungen

In vielen Anästhesieabteilungen gibt es keine klar definierten Kriterien dafür, wann ein Patient aus dem Aufwachraum entlassen werden kann. Wünschenswert wäre eine Art Checkliste, anhand derer der Zustand des Patienten objektiv und reproduzierbar eingestuft werden kann. Bei Erreichen einer bestimmten Punktzahl müsste dann die Verlegungsfähigkeit gegeben sein.

Wichtige Bedingungen an eine solche postanästhesiologische Checkliste sind, dass sie einfach und in allen Situationen schnell anwendbar ist, unabhängig davon, ob es sich z. B. um die Beurteilung eines Patienten nach einer Allgemeinnarkose oder nach einer Regionalanästhesie handelt.

Die Idee solcher Checklisten ist alt. Bereits 1953 beschrieb Virginia Apgar einen Score zur Beurteilung des Neugeborenen. Hierbei werden Herzfrequenz, Atmung, Muskeltonus, Reflexe beim Absaugen und Hautfarbe mit jeweils 0, 1 oder 2 Punkten bewertet. Werden 8–10 Gesamtpunkte innerhalb von 5 Minuten erreicht, kann von einem lebensfrischen Neugeborenen ausgegangen werden. Der Apgar-Score ist allgemein akzeptiert und trotz seiner Einfachheit vermutlich immer noch der beste Maßstab, um den Zustand eines Neugeborenen rasch zu beurteilen. Daneben werden in der Medizin noch andere

Checklisten wie z. B. die Glasgow-Koma-Skala (zur Beurteilung der Vigilanz; Kap. 70.1.3, S. 994) mit Erfolg eingesetzt.

Aldrete-Score

Bereits 1970 wurde in Analogie zum Apgar-Score (s. o.) ein sog. »**p**ost**a**nesthetic **r**ecovery **s**core« (PARS) propagiert, mit dem der Zustand von Patienten nach der Narkose beurteilt werden kann (Aldrete u. Kroulik 1970). Inzwischen ist dieser Score aktualisiert worden und die damalige rein klinische Beurteilung der Hautfarbe ist durch die pulsoximetrische arterielle Sättigungsmessung (SaO_2) ersetzt worden (Aldrete 1995). Die Anwendung dieses einfachen Scores (Tab. 85.1) ist in den USA seit langem weit verbreitet.

In diesem Score werden beurteilt:

- Motorik
- Atmung
- Kreislauf
- Bewusstseinslage
- SaO_2

Motorik: Bezüglich der Motorik wird beurteilt, ob der Patient alle 4 (2 Punkte), nur 2 (1 Punkt) oder keine Extremität (0 Punkte) spontan oder auf Aufforderung zielgerichtet bewegen kann. Hiermit können z. B. auch Patienten erfasst werden, bei denen die rückenmarknahe Regionalanästhesie noch nicht abgeklungen ist. Bei Wiedererlangung der Motorik auch in den unteren Extremitäten steigt dann die Punktzahl von 1 auf 2 an.

Atmung: Falls ein Patient auf Aufforderung tief durchatmen und husten kann, werden 2 Punkte vergeben. Dies belegt, dass die Reflexe der oberen Atemwege intakt sind. Falls die Atmung unzureichend oder behindert ist, wird 1 Punkt vergeben. Liegt eine Apnoe vor, werden 0 Punkte vergeben.

Kreislauf: Falls der systolische Blutdruck höchstens 20% vom präanästhetischen Wert abweicht, werden 2 Punkte und bei Abweichung zwischen 20 und 50% wird 1 Punkt vergeben. Falls der Blutdruck mehr als 50% vom Ausgangswert abweicht, werden 0 Punkte angerechnet.

Bewusstseinslage: Wache Patienten, die Fragen adäquat beantworten, werden mit 2 Punkten benotet. Falls Patienten durch namentliche Ansprache erweckbar sind, wird 1 Punkt und falls Patienten auf Ansprache nicht reagieren, werden 0 Punkte vergeben.

SaO_2: 2 Punkte werden erteilt, falls die SaO_2 bei Raumluft > 92% ist. Beträgt sie unter Sauerstoffgabe > 90%, dann wird 1 Punkt vergeben. Bei einem SaO_2-Wert von < 90% trotz Sauerstoffgabe werden 0 Punkte vergeben.

Bei diesem Score können maximal $5 \times 2 = 10$ Punkte erzielt werden. 8, 9 oder 10 Gesamtpunkte werden als »hohe« oder »sichere« Punktzahlen bezeichnet (Aldrete u. Kroulik 1970). Damit ein Patient sicher aus dem Aufwachraum verlegt werden kann, sollte er möglichst 10 Gesamtpunkte haben, er kann aber auch mit 9 oder 8 Gesamtpunkten sicher verlegt werden (Aldrete u. Kroulik 1970). Eine Punktzahl von 7 oder weniger wird als »niedrige« oder »gefährliche« Punktzahl bezeichnet, die eine engmaschige Überwachung des Patienten notwendig macht (Aldrete u. Kroulik 1970).

In einer Untersuchung an einer Universitätsklinik wurden 100 aufeinander folgende Patienten bei Aufnahme in den Aufwachraum mithilfe dieses »postanesthetic recovery scores« (PARS) beurteilt. 51% der Patienten wiesen eine Punktzahl von 7 oder weniger auf (Striebel et al. 1995).

Die Anwendung einer postanästhetischen Checkliste hat z. B. auch den Vorteil, dass objektive Anweisungen an das Aufwachraumpersonal gegeben werden können. Der Anästhesist kann als Anweisung auf dem Narkoseprotokoll z. B. vermerken: Verlegung falls PARS = 10.

85.3 Weitere Kriterien für die Entlassung

Anhand des oben beschriebenen »postanesthetic recovery score« kann eingeschätzt werden, ob der Patient sicher verlegt werden kann. Vor Verlegung eines Patienten sollte jedoch außerdem geklärt werden, ob sich der Patient auch einigermaßen wohl fühlt. Hierbei ist vor allem wichtig, dass

- keine stärkeren Schmerzen (Kap. 83, S. 1179),
- keine stärkere Übelkeit und kein Brechreiz (Kap. 31, S. 619),
- kein Kältezittern (Kap. 37.5, S. 653) und
- keine motorische Unruhe
  vorliegen.

Daneben muss vor Verlegung eines Patienten auf eine periphere Station davon auszugehen sein, dass

- keine chirurgischen Probleme vorliegen,
- keine Probleme mit Drainagen oder Kathetern bestehen und
- keine Komplikationen zu erwarten sind.

Chirurgische Probleme: Nach Anlage eines Dialyse-Shunts muss beispielsweise wiederholt die Shunt-Funktion kontrolliert werden, nach Operationen an arteriellen Gefäßen sind die peripheren Pulse zu überprüfen. Falls die Pulsationen schwächer werden, muss der Operateur informiert und die Frage nach einer operativen Revision geklärt werden. Um Hinweise auf eine mögliche Nachblutung zu erhalten, müssen die Wundverbände und Wunddrainagen wiederholt kontrolliert werden; ggf. ist der Operateur zu informieren.

Drainagen und Katheter: Bei evtl. liegenden Kathetern (z. B. Blasenkatheter, zentraler Venenkatheter) ist deren Funktionstüchtigkeit zu kontrollieren und die damit messbaren Größen (z. B. Urinausscheidung, zentraler Venendruck) sind zu überprüfen und müssen im angestrebten Bereich liegen.

Tab. 85.1 Postanästhesiologische Checkliste (»postanesthetic recovery score«; PARS) nach Aldrete (Aldrete 1995).

Motorik	
4 Extremitäten zielgerichtet bewegbar	2 Punkte
2 Extremitäten zielgerichtet bewegbar	1 Punkt
0 Extremitäten zielgerichtet bewegbar	0 Punkte
Atmung	
auf Aufforderung tiefes Durchatmen, ausreichender Hustenstoß	2 Punkte
Luftnot oder eingeschränkte Atmung	1 Punkt
Apnoe	0 Punkte
Kreislauf	
RR systolisch: Ausgangswert ± 20%	2 Punkte
RR systolisch: Ausgangswert ± 20–50%	1 Punkt
RR systolisch: Ausgangswert ± > 50%	0 Punkte
Bewusstseinslage	
adäquate Reaktion auf Ansprache	2 Punkte
erweckbar durch Ansprache	1 Punkt
keine Reaktion auf Ansprache	0 Punkte
SaO_2 (pulsoximetrische Sauerstoffsättigung)	
SaO_2 > 92% bei Raumluft	2 Punkte
SaO_2 > 90% mit Sauerstoffgabe	1 Punkt
SaO_2 < 90% trotz Sauerstoffgabe	0 Punkte

Komplikationen: Wurde ein Patient am Ende der Narkose beispielsweise mit einem Opioid- oder Benzodiazepin-Antagonist antagonisiert, besteht die Gefahr, dass die **Wirkung dieser Antagonisten** nach ca. 45–60 Minuten wieder nachlässt und dann die Wirkung des Opioids oder Benzodiazepins erneut auftritt. Eine zu frühzeitige Verlegung solcher Patienten könnte entsprechende Probleme auf der peripheren Station provozieren. Ein antagonisierter Patient sollte daher so lange im Aufwachraum überwacht werden, bis diese kritische Phase überschritten ist. Es empfiehlt sich in diesen Fällen eine ca. zweistündige Überwachung im Aufwachraum (Kap. 5.2.4, S. 141).

Bei Gabe eines Opioids im Rahmen der postoperativen Schmerztherapie muss beachtet werden, dass es selbst bei intravenöser **Opioid-Gabe** relativ lange dauert, bis die maximale Hirnkonzentration des Opioids und damit dessen maximale Wirkung und Nebenwirkung erreicht ist. Selbst bei dem sehr schnell wirkenden Fentanyl dauert es ca. 6,4 Minuten, bis im EEG die maximalen Veränderungen nachweisbar sind (Scott et al. 1985). Bei dem zur postoperativen Schmerztherapie zumeist eingesetzten Piritramid ist das Wirkungsmaximum noch deutlich später zu erwarten. Aus diesem Grunde wird bei einer PCA-Pumpe das Sperrintervall bei Verwendung von Piritramid auf (mindestens) 10 Minuten gestellt. Um si-

Der Aufwachraum

cher zu sein, dass Wirkungs- und Nebenwirkungsmaximum des Opioids bei Verlegung des Patienten bereits deutlich überschritten wurden, sollten zwischen der letzten Opioid-Gabe und der Entlassung aus dem Aufwachraum aus Sicherheitsgründen mindestens 30 Minuten vergangen sein.

85.4 Verlegung von Patienten nach Anlage einer rückenmarknahen Regionalanästhesie

Bei Patienten, die eine rückenmarknahe Leitungsanästhesie hatten, muss im Aufwachraum mehrmals die Höhe der Blockade z.B. mit einem Eiswürfel kontrolliert werden (Kap. 16.2.4, S. 364).

Nach einer rückenmarknahen Regionalanästhesie sollte (laut Empfehlung der Deutschen Gesellschaft für Anästhesiologie und Intensivmedizin) ein Patient zumindest so lange nachbeobachtet werden, bis die Wirkung der Regionalanästhesie deutlich rückläufig ist, z.B. die sensible Analgesieausdehnung um 2 Segmente abgestiegen ist (Gogarten et al. 1997). Zum Teil wird ein Abfall des sensiblen Niveaus auf mindestens Th10 (Nabelhöhe, Abb. 16.22) und eine beginnende Motorik in der unteren Extremität (Bewegung der Zehen) gefordert (Alexander et al. 1989).

Zumeist wird davon ausgegangen, dass nach einer rückenmarknahen Regionalanästhesie zuerst die Motorik, dann die Sensibilität und zuletzt die sympathische Innervation zurückkehrt. Es wurde jedoch beschrieben, dass diese Reihenfolge bei Periduralanästhesie zutrifft, nach Spinalanästhesien jedoch lediglich bei ca. 50% der Patienten (Daos u. Virtue 1963).

85.5 Literatur

Aldrete JA, Kroulik D. A postanesthetic recovery score. Anesthesia and Analgesia Current Researches 1970; 49: 924–34.

Aldrete JA. The post anesthesia recovery score revisited. J Clin Anesth 1995; 7: 89–91.

Alexander CM, Teller LE, Gross JB, Owen D, Cunningham C, Laurencio F. New discharge criteria decrease recovery room time after subarachnoid block. Anesthesiology 1989; 70: 640–3.

Daos FG, Virtue RW. Sympathetic-block persistence after spinal or epidural analgesia. JAMA 1963; 183: 285–7.

Gogarten W, Van Aken H, Wulf H, Klose R, Vandermeulen E, Harenberg J. Rückenmarksnahe Regionalanästhesien und Thromboembolieprophylaxe/Antikoagulation. Anästhesiol Intensivmed 1997; 12(38): 623–8.

Scott JC, Ponganis KV, Stanski DR. EEG quantitation of narcotic effect: The comparative pharmacodynamics of fentanyl and alfentanil. Anesthesiology 1985; 62: 234–41.

Striebel HW, Malewicz J, Hölzl M. Kriterien für die Entlassung aus dem Aufwachraum. In: Piepenbrock S, Schäffer J (Hrsg.). Die Aufwachphase. Bibliomed Medizinische Verlagsgesellschaft 1995: S143–52.

Teil H

Lebensrettende Sofortmaßnahmen

Allgemeine Bemerkungen zu den lebensrettenden Sofortmaßnahmen

86

86.1 Definitionen

Vitalfunktionen: Eine der Grundvoraussetzungen für ein normales Funktionieren des Organismus ist die ausreichende Versorgung der Organe mit Sauerstoff. Die für die Sauerstoffaufnahme und den Sauerstofftransport zu den Organen absolut notwendigen Organfunktionen sind das respiratorische System und das Herz-Kreislauf-System. Diese Organfunktionen werden als Vitalfunktionen bezeichnet. Sind diese Vitalfunktionen bei einem Menschen plötzlich bedroht, handelt es sich um einen Notfallpatienten. Bei allen Notfallpatienten müssen durch lebensrettende Sofortmaßnahmen die Vitalfunktionen wiederhergestellt und stabilisiert werden.

Die Vitalfunktionen der Atmung und des Herz-Kreislauf-Systems sind eng miteinander verknüpft. Tritt z. B. ein primärer Atemstillstand auf, verursacht die entstehende Hypoxie spätestens nach 5–10 Minuten einen hypoxischen Herzstillstand. Tritt dagegen zuerst ein Kreislaufstillstand auf, wird der Patient aufgrund des zerebralen Kreislaufstillstandes bereits nach ca. 10 Sekunden bewusstlos, und innerhalb einer Minute fallen alle wesentlichen zerebralen Funktionen einschließlich der Spontanatmung aus. Nach einem einminütigen Kreislaufstillstand sind auch die Pupillen schon weit und lichtstarr.

Tod und Wiederbelebungszeit: Bei Eintritt eines Atem- und Herz-Kreislauf-Stillstandes wird vom zunächst noch reversiblen klinischen Tod gesprochen. Nach kurzer Zeit kommt es zu irreversiblen Schädigungen der Organe und damit zum unwiderruflichen, zum biologischen Tod. Die Zeitspanne zwischen Eintritt des klinischen Todes und Eintritt des biologischen Todes wird als Wiederbelebungszeit bezeichnet. Innerhalb dieser Zeitspanne können Herz-Kreislauf-Funktion und Atmung wiederhergestellt werden, ohne dass bleibende Organschäden eintreten. Diese Wiederbelebungszeit ist für die einzelnen Organe unterschiedlich lang. Am kürzesten ist sie für das Gehirn und beträgt ca. 3–5 Minuten. Da ein Mensch als tot definiert ist, wenn sein Gehirn unwiderruflich ausgefallen ist (Kap. 66.2.13, S. 923), entspricht die Wiederbelebungszeit des Gehirns der Wiederbelebungszeit des Gesamtorganismus.

> Die Wiederbelebungsmaßnahmen müssen möglichst frühzeitig, auf jeden Fall sollten sie innerhalb von ca. 3–4 Minuten nach Beginn des Kreislaufstillstands begonnen werden. Selbst im gut organisierten deutschen Rettungsdienst beträgt die realistische Hilfsfrist (bis zum Eintreffen des alarmierten Rettungsdienstes) 8–10 Minuten. Daher sind initial in der Regel Wiederbelebungsmaßnahmen durch anwesende Personen (Laien) notwendig.

Reanimation: Jeder Helfer kann durch Sehen, Hören und Fühlen eine Störung der Vitalfunktionen feststellen. Die Therapie eines Atem- und/oder Herz-Kreislauf-Stillstandes muss sofort (innerhalb von Sekunden) begonnen werden.

Für die anfänglichen Basismaßnahmen zur Aufrechterhaltung bzw. Wiederherstellung der Atmungs- und Herz-Kreislauffunktion sind keinerlei(!) Hilfsmittel nötig. Wird wegen eines Atemstillstandes eine Beatmung und wegen eines Kreislaufstillstandes eine Herzdruckmassage notwendig, wird von Herz-Lungen-Wiederbelebung oder kardiopulmonaler Reanimation (**c**ardio-**p**ulmonary **r**esuscitation; **CPR**) gesprochen.

86.2 Reanimationsrichtlinien

Nur dann, wenn die an einer Reanimation beteiligten Personen reibungslos und strukturiert zusammenarbeiten, ist es möglich, die evtl. noch bestehenden Chancen zur Wiederherstellung der Vitalfunktionen optimal zu nutzen. Aus diesem Grunde wurden Handlungsalgorithmen zur Reanimation erstellt. In einer 1999 publizierten Arbeit wurde allerdings beschrieben, dass die Kenntnisse bezüglich der Reanimationsalgorithmen erschreckend gering sind und dass sich z. B. ca. 24% der Notärzte an keinem Reanimationsschema orientierten (Sefrin u. du Prell 1999).

Detailwissen: Reanimationsrichtlinien

Von der **A**merican **H**eart **A**ssociation (**AHA**) wurden 1974 erstmals »Standards für die kardiopulmonale Reanimation« veröffentlicht. 1980, 1986 und zuletzt 1992 (American 1992) wurden diese Standards aktualisiert. Vom **E**uropean **R**esuscitation **C**ouncil (**ERC**) wurden 1992 (Guidelines 1992a, b) und 1996 Richtlinien (Guidelines 1996a, b) zum Vorgehen bei der kardiopulmonalen Reanimation veröffentlicht. Die Empfehlungen dieser verschiedenen Gesellschaften differierten in mehreren wichtigen Detailfragen, z. B. zu welchem Zeitpunkt ein Einzelhelfer den Patienten ggf. kurzfristig verlassen soll, um selbst Hilfe zu organisieren. Auch zu der Frage, ob zuerst Atmung *und* Kreislauf überprüft und erst danach mit den Maßnahmen begonnen werden soll oder ob nach Feststellung eines Atemstillstandes zuerst zweimal beatmet werden soll und erst dann der Puls kontrolliert werden soll, existierten von diesen beiden Organisationen unterschiedliche Empfehlungen.

1997 erschienen dann von dem **I**nternational **L**iaison **C**ommittee **on R**esuscitation (**ILCOR**) neue Richtlinien vor allem zu den Basismaßnahmen der kardiopulmonalen Reanimation (Single-Rescuer 1997). Das ILCOR stellt eine weltweite Dachorganisation für Fragen von Reanimationsstandards dar. Ihr gehören inzwischen American Heart Association (AHA), Australian and New Zealand Resuscitation Council, European Resuscitation Council (ERC), Heart and Stroke Foundation of Canada, die Resuscitation Councils of Southern Africa sowie die InterAmerican Heart Foundation an. Ziel der dort empfohlenen Richtlinien war es, die damaligen Handlungsabläufe (Algorithmen) zu vereinfachen und zu vereinheitlichen (Single-Rescuer 1997). Dennoch wurde von dem ILCOR 1997 auf die Eigenständigkeit der entsprechenden nationalen Committees und die Möglichkeit der nationalen Modifikation dieser Empfehlungen hingewiesen. Das **E**uropean **R**esuscitation **C**ouncil (**ERC**) hat 1998 neue europäische Leit- und Richtlinien publiziert (Richtlinien 1998; Leitlinien 1998a, b, c). Im Jahr 2000 sind auch aktualisierte Empfehlungen der Bundesärztekammer erschienen, die weitgehend mit den ERC-Empfehlungen übereinstimmen (Bundesärztekammer 2000). Gegenüberstellungen dieser einzelnen Richtlinien wurden ebenfalls publiziert (Weißmann u. Sefrin 2000; Schrod 2000; Dirks 2000).

In den Jahren 1999 und 2000 wurden durch Experten aus aller Welt im Rahmen von 3 Konferenzen die damals vorliegenden verschiedenen Reanimationsrichtlinien ausführlich diskutiert, revidiert, ergänzt und zum Teil neu erstellt. Hierdurch sind nun tatsächlich international gültige Richtlinien entstanden, die dann zeitgleich in Amerika und Europa (Guidelines 2000a, b) publiziert wurden. Während es früher zum Teil erhebliche Unterschiede bei den Reanimationsrichtlinien der einzelnen Gesellschaften gab, ist dies nun nicht mehr der Fall. Die wichtigsten Änderungen dieser neuen Reanimationsrichtlinien wurden inzwischen auch kommentiert und analysiert (Adams u. Krier 2001; Gervais 2001; Wenzel et al. 2001; Rupp 2000).

Die nachfolgenden Ausführungen sind streng an den neuen internationalen Richtlinien von 2000 orientiert (Guidelines 2000a, b). Die Tabellen, Schemazeichnungen und Abbildungen sind ebenfalls diesen Richtlinien entnommen bzw. streng an ihnen ausgerichtet.

Diese neuen Reanimationsrichtlinien wurden anhand von »evidence-based« Kriterien erarbeitet. Die einzelnen Reanimationsmaßnahmen bzw. Handlungsempfehlungen wurden – je nach vorhandenen wissenschaftlichen Belegen – in verschiedene Klassen eingestuft. Die Klassen (Tab. 86.1) reichen von Klasse-1-Empfehlung (d.h. eindeutig bewiesener Vorteil und eindeutig bewiesene Sicherheit) bis Klasse-3-Empfehlung (d.h. kein bewiesener Vorteil, mögliche Nachteile). Eine Klasse-1- oder 2-Empfehlung musste durch prospektive, randomisierte klinische Studien mit eindeutig positivem Ergebnis belegt sein.

Nach den neuen internationalen Reanimationsrichtlinien ist der Notfallpatient einer der folgenden 3 altersbezogenen Patientengruppen zuzuordnen (Guidelines 2000a, b):

- Erwachsene und Kinder ≧ 8 Jahre (≧ ca. 25 kg KG; Kap. 87, S. 1217)
- Neugeborene, Säuglinge und Kinder ≦ 8 Jahre (Kap. 88, S. 1239)
- Neugeborene unmittelbar nach der Geburt (Kap. 89, S. 1249)

Da sich die Reanimationsempfehlungen für diese 3 Patientengruppen zum Teil deutlich unterscheiden, wird in den folgenden Kapiteln das entsprechende Vorgehen nach diesen 3 Patientengruppen getrennt dargestellt (die Neugeborenenperiode reicht von der Geburt bis zum 28. Lebenstag, das Säuglingsalter umfasst den Zeitraum nach dem 28. Lebenstag bis zum Ende des 1. Lebensjahres).

86.3 Literatur

Adams HA, Krier C. Kardiopulmonale Reanimation – alles neu, alles beim Alten oder öfter mal was neues? Anästhesiol Intensivmed Notfallmed Schmerzther 2001; 36: 133.

American Heart Association. Emergency Cardiac Care Commitee and Subcommittees. Guidelines for cardiopulmonary resuscitation and emergency cardiac care. JAMA 1992; 268: 2171–229.

Bundesärztekammer (Hrsg.). Reanimation – Empfehlungen für die Wiederbelebung. Bearbeitet vom Deutschen Beirat für Erste Hilfe und Wiederbelebung. 2. Aufl. Köln: Ärzteverlag; 2000.

Dirks B. Spezielle Aspekte der Notfallmedizin. Notarzt 2000; 16 (Suppl Reanimation): 22–3.

Gervais HW. CPR-Guidelines 2000. Neue internationale Richtlinien für die kardiopulmonale Reanimation. Anästhesiol Intensivmed Notfallmed Schmerzther 2001; 36: 154–7.

Guidelines for advanced life support. A Statement by the Advanced Life Support Working Party of the European Resuscitation Council, 1992. Resuscitation 1992a; 24: 111–21.

Guidelines for basic life support. A statement by the Basic Life Support Working Party of the European Resuscitation Council, 1992. Resuscitation 1992b; 24: 103–10.

Guidelines 2000 for cardiopulmonary resuscitation and emergency cardiovascular care. International consensus on science. Circulation 2000a; 102(Suppl): 1–384.

Guidelines 2000 for cardiopulmonary resuscitation and emergency cardiovascular care. International consensus on science. Resuscitation 2000b; 46: 1–447.

Leitlinien des European Resuscitation Council 1998. Erweiterte lebensrettende Sofortmaßnahmen beim Erwachsenen. Notfall Rettungsmedizin 1998a; 1: 199–207. Originalpublikation: The 1998 European Resuscitation Council guidelines for adult advanced life support. Resucitation 1998; 37: 81–90. Diese Leitlinien wurden außerdem publiziert in: Anaesthesist 2000; 49: 121–9.

Leitlinien des European Resuscitation Council 1998. Lebensrettende Sofortmaßnahmen bei Kindern. Notfall Rettungsmedizin 1998b; 1: 262–7.

Leitlinien des European Resuscitation Council 1998. Wiederbelebung von Neugeborenen bei der Geburt. Notfall Rettungsmedizin 1998c; 1: 338–46. Diese Leitlinien wurden außerdem publiziert in: Notfallmedizin 1999; 25: 88–95. ERC-Empfehlungen: Wiederbelebung von Neugeborenen bei der Geburt.

Richtlinien des European Resuscitation Council 1998. Einfache lebensrettende Sofortmaßnahmen beim Erwachsenen; Herz-Lungen-Wiederbelebung: Aktionsplan. Notfall Rettungsmedizin 1998; 1: 134–42. Diese Richtlinien wurden außerdem publiziert in: Notfallmedizin 1998; 24: 398–403. European Resuscitation Council: Einfache lebensrettende Sofortmaßnahmen beim Erwachsenen. Aktionsplan.

Rupp P. Aktuelle Änderungen der Reanimationsrichtlinien: »Die Zweitausender«. Rettungsdienst 2000: 23: 1187–9.

Schrod L. Kinderreanimation – neue Aspekte. Notarzt 2000; 16(Suppl. Reanimation): 24–30.

Sefrin P, du Prell J.-B, Brandt M. Praxis der kardiopulmonalen Reanimation. Notarzt 1999; 15: 119–25.

Tab. 86.1 Klassifikation der therapeutischen Maßnahmen im Rahmen einer kardiopulmonalen Reanimation (Guidelines 2000a, b).

Klasse	Datenlage	Klinische Empfehlung	Beispiel
1	exzellente Beweise	eindeutig bewiesener Vorteil und eindeutig bewiesene Sicherheit	Defibrillation bei Kammerflimmern
2a	gute bis sehr gute Beweise	sehr gut bewiesener Vorteil	Mund-zu-Mund-Beatmung bei Atemstillstand
2b	mäßige bis gute Beweise	gut bewiesener Vorteil	Vasopression bei Kammerflimmern
X	Datenlage ist für eine Empfehlung nicht ausreichend	Gegenstand weiterer Untersuchungen	Adrenalin-Gabe
3	nicht empfohlen, kein dokumentierter Nutzen, möglicherweise schädlich	kein bewiesener Vorteil, mögliche Nachteile	Lifestick CPR

Lebensrettende Sofortmaßnahmen

Single-Rescuer Adult Basic Life Support. An advisory Statement from the Basic Life Support Working Group of the International Liaison Committee on Resuscitation. Circulation 1997; 95: 2174–9. Deutsche Übersetzung dieser Leitlinien: Einfache lebensrettende Sofortmaßnahmen beim Erwachsenen. Eine Rahmenempfehlung des Internationalen Committee on Resuscitation (ILCOR). Notfallmedizin 1997; 23: 208–15.

Weißmann A, Sefrin P. Kardiopulmonale Reanimation 2000. Eine Gegenüberstellung aktueller Richtlinien. Notarzt 2000; 16(Suppl. Reanimation): 15–21.

Wenzel V, Voelckel WG, Krismer AC, Mayr VD, Strohmenger HU, Baubin MA, Wagner-Berger H, Stallinger A, Lindner KH. Die neuen internationalen Richtlinien zur kardiopulmonalen Reanimation. Anaesthesist 2001; 50: 342–57.

Lebensrettende Sofortmaßnahmen bei Erwachsenen und Kindern ≥ 8 Jahren

Bei der kardiopulmonalen Reanimation können einfache lebensrettende Sofortmaßnahmen, sog. Basismaßnahmen (**Ba**sic **L**ife **S**upport; **BLS**) und erweiterte lebensrettende Sofortmaßnahmen (**A**dvanced **L**ife **S**upport; **ALS**) unterschieden werden.

> Für die einfachen lebensrettenden Sofortmaßnahmen (BLS) werden keinerlei Hilfsmittel benötigt. Sie sind für die Anwendung durch Laien konzipiert. Für die erweiterten lebensrettenden Sofortmaßnahmen sind dagegen spezielle Hilfsmittel notwendig. Sie sind für professionelle Helfer konzipiert.

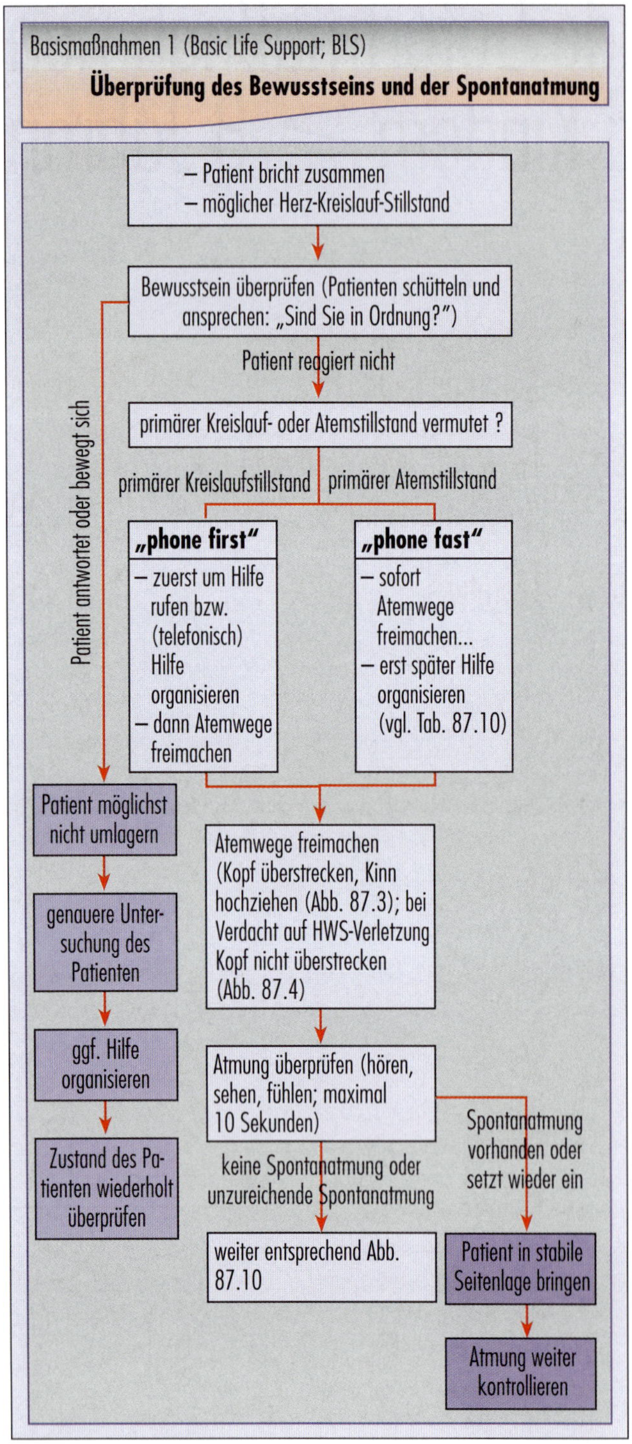

87.1 Einfache lebensrettende Sofortmaßnahmen

Bei einem Notfallpatienten muss zuerst überprüft werden, ob der Patient auf Ansprache bzw. auf einen externen Reiz reagiert oder ob er bewusstlos ist (Abb. 87.1). Anschließend sind (ohne Hilfsmittel) die Vitalfunktionen Atmung und Kreislauf zu beurteilen, und danach müssen (ohne Hilfsmittel) ggf. Therapiemaßnahmen durchgeführt werden.

Reaktion des Patienten überprüfen

Wird ein möglicherweise vital bedrohter Patient angetroffen, dann muss zuerst geklärt werden, ob der Patient noch bei Bewusstsein ist oder ob er bewusstlos ist (Abb. 87.1). Der Patient sollte vorsichtig an der Schulter gerüttelt und laut angerufen werden: »Sind Sie in Ordnung?« (Abb. 87.2).

Patient antwortet oder bewegt sich: Falls der Patient antwortet oder sich bewegt, sollte er möglichst nicht umgelagert werden, es sei denn, dass er durch seine aktuelle Lagerung gefährdet ist. Der Zustand des Patienten sollte näher überprüft werden. Falls notwendig, sollte nun Hilfe organisiert werden. Der Zustand des Patienten sollte in regelmäßigen Abständen erneut kontrolliert werden.

Patient reagiert nicht: Falls der Patient auf Ansprache und Rütteln nicht reagiert, ist von einer Bewusstlosigkeit auszugehen. Von einem Laienhelfer ist nun sofort Hilfe zu rufen bzw. er sollte nun sofort Hilfe (vorzugsweise per Telefon) organisieren (»**phone first**«). Sind zwei oder mehr Helfer anwesend, dann sollte einer mit den einfachen lebensrettenden Sofortmaßnahmen beginnen und der andere sollte Hilfe organisieren. Die Empfehlung, dass ein einzelner Laienhelfer nach Feststellung einer Bewusstlosigkeit einen erwachsenen Patienten sofort kurzfristig verlassen soll, um selbst Hilfe zu organisieren (»phone first«; Guidelines 2000a, b), beruht darauf, dass bei bewusstlosen erwachsenen Notfallpatienten zumeist ein primäres Kammerflimmern vorliegt, das eine möglichst frühzeitige Defibrillation notwendig macht. Nur falls es sich um einen Patienten handelt, bei dem von einem primären Atemstillstand auszugehen ist, also einen beinahe Ertrunkenen, um einen verunfallten Patienten, einen Patienten

Abb. 87.1 Basismaßnahmen 1. Algorithmus für einfache lebensrettende Sofortmaßnahmen bei Erwachsenen (und Kindern ≧ 8 Jahren) entsprechend den neuen international gültigen Richtlinien (Guidelines 2000a, b). Überprüfung des Bewusstseins und der Spontanatmung.

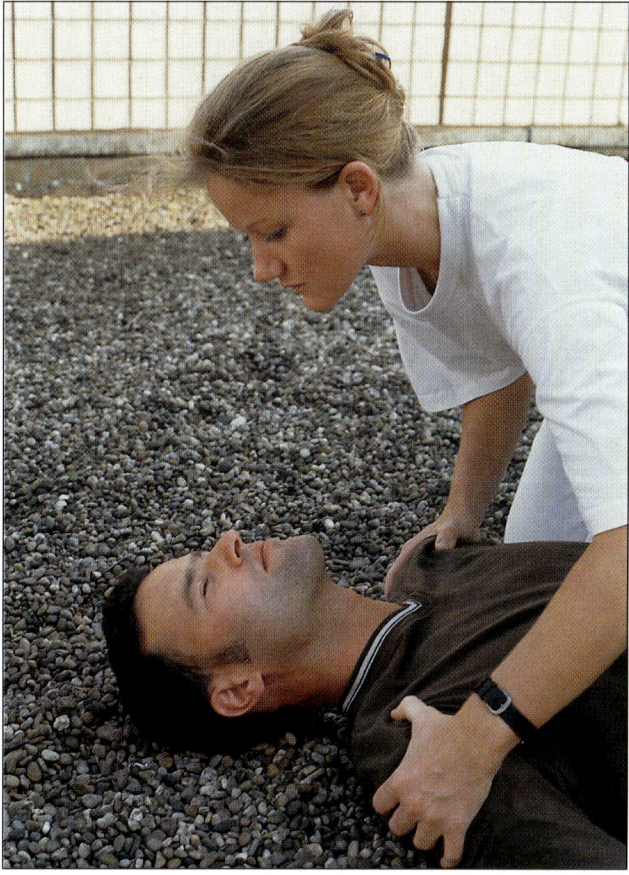

Abb. 87.2 Überprüfung des Bewusstseins. Patienten leicht an der Schulter rütteln und anrufen: »Sind sie in Ordnung?!«.

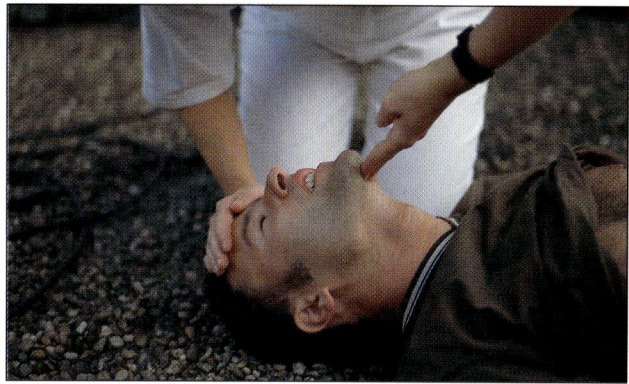

Abb. 87.3 Überstrecken des Kopfes und Öffnen der Atemwege.

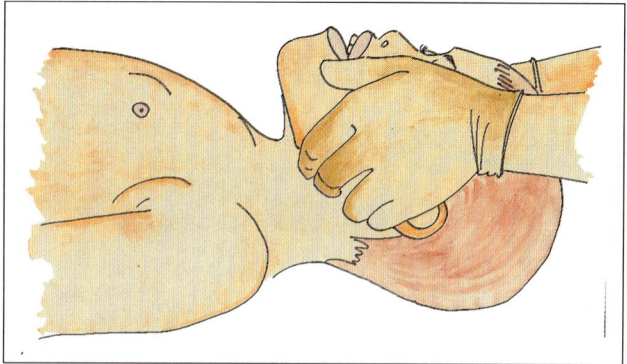

Abb. 87.4 Öffnen und Freihalten der Atemwege bei Verdacht auf Verletzung der Halswirbelsäule. Der Kopf sollte nicht überstreckt, sondern es sollte nur der Unterkiefer angehoben werden.

mit einer (Medikamenten- oder Drogen-)Intoxikation (oder um ein Neugeborenes, einen Säugling oder um ein Kind), sollte ein Einzelhelfer den Patienten erst dann ggf. kurz verlassen, um Hilfe zu organisieren, nachdem er bereits 1 Minute lang Reanimationsmaßnahmen, insbesondere eine Notfallbeatmung, durchgeführt hat (»**phone fast**«; Klasse-X-Empfehlung; Guidelines 2000a, b).

Spontanatmung vorhanden?

Atemwege freimachen

Um feststellen zu können, ob ein nicht mehr ansprechbarer Patient noch atmet oder nicht, ist der Kopf des Patienten zu überstrecken und das Kinn ist anzuheben/vorzuziehen. Um das Kinn anzuheben/vorzuziehen und damit die Luftwege zu öffnen, sollte die eine Hand auf die Stirn des Patienten gelegt und der Kopf vorsichtig überstreckt werden. Gleichzeitig sollte das Kinn des Patienten mit den Fingerspitzen der anderen Hand angehoben werden (Abb. 87.3). Hierdurch wird eine beim Bewusstlosen nach hinten fallende und die Atemwege verlegende Zunge vom Rachen abgehoben, und die Luftwege

können dadurch freigemacht werden. Besteht allerdings der Verdacht auf eine Verletzung der Halswirbelsäule, sollte der Kopf nicht überstreckt werden. Es sollte lediglich das Kinn am Kieferwinkel angehoben werden (Abb. 87.4).

Wenn möglich, sollte der Patient in derjenigen Lage belassen werden, in der er aufgefunden wurde. Bestehen jedoch Schwierigkeiten, dann sollte der Patient auf den Rücken gedreht werden.

Nun muss der Helfer sein Ohr dem Mund und der Nase des Patienten annähern und gleichzeitig muss er den Brustkorb des Patienten beobachten (Abb. 87.5). Es sollte überprüft werden, ob sich der Brustkorb des Patienten hebt und senkt und ob eine Luftströmung an Mund und Nase des Patienten gehört oder gefühlt werden kann (also: hören, sehen, fühlen!; Abb. 87.1). Diese Überprüfung, ob eine Atmung vorhanden ist oder nicht, sollte maximal 10 Sekunden dauern. Es ist mehr als nur eine gelegentliche Schnappatmung zu fordern.

Falls Fremdkörper im Mund-Rachen-Raum erkannt werden, sind diese mit den Fingern zu entfernen (Abb. 87.6).

Häufig tritt nach Überstrecken des Kopfes eine ausreichende Spontanatmung auf. Dann muss die Atmung jedoch weiter kontrolliert werden. Die Atemwege müssen weiterhin freigehalten werden (s.u.).

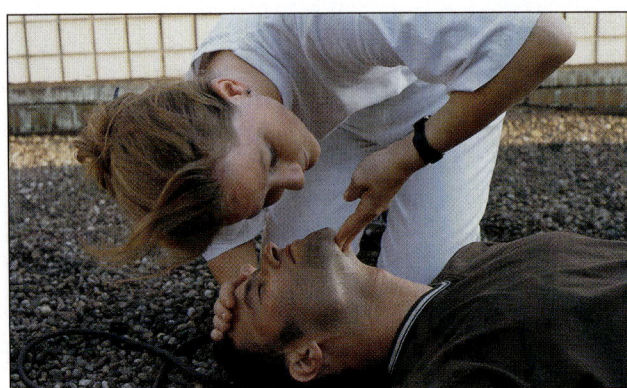

Abb. 87.5 Überstrecken des Kopfes und Öffnen der Atemwege sowie Hören und Fühlen, ob eine Spontanatmung vorhanden ist.

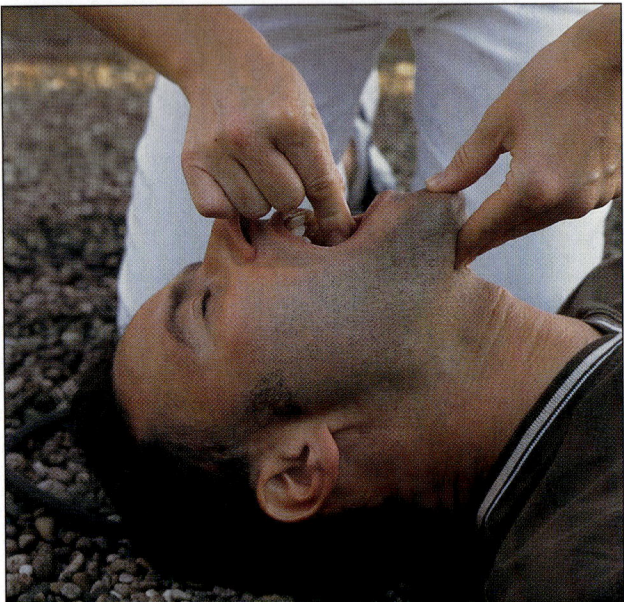

Abb. 87.6 Falls Fremdkörper im Mund-Rachen-Raum erkannt werden, sind diese zu entfernen.

> Lässt sich nach dem Freimachen der Atemwege und bei der Überprüfung der Atmung keine Spontanatmung feststellen, so ist sofort mit der Atemspende (s.u.) zu beginnen.

Atemwege freihalten

Häufig führt das Freimachen der Atemwege bei bewusstlosen Patienten zu einer ausreichenden Spontanatmung (Abb. 87.1). Es muss nun dafür gesorgt werden, dass die Atemwege frei bleiben. Zum Freihalten der Atemwege soll der Patient normalerweise in die **stabile Seitenlage** gebracht werden. Die stabile Seitenlage wird für bewusstlose, aber spontan atmende Patienten empfohlen. Dadurch soll verhindert werden, dass die Zunge zurückfällt und die Atemwege verlegt werden. Außerdem kann hiermit einer Aspiration von Schleim und Erbrochenem vorgebeugt werden. In den aktuellen Richtlinien

wird darauf hingewiesen, dass es mehrere Empfehlungen für die Durchführung der stabilen Seitenlage gibt, die alle ihre Vor- und Nachteile haben (Guidelines 2000a, b).

Forderungen: An eine stabile Seitenlagerung werden lediglich folgende Forderungen gestellt:

- der Patient soll so weit wie möglich auf der Seite liegen und der Kopf soll nach unten geneigt sein, sodass eventuelle Flüssigkeit frei aus dem Mund abfließen kann
- die Position sollte stabil sein
- Druck auf den Thorax (mit Behinderung der Atmung) muss vermieden werden
- der Patient sollte leicht und sicher vom Rücken in die stabile Seitenlage und ggf. wieder zurück gelagert werden können
- die Atemwege sollten gut einsehbar und leicht zugänglich sein
- die Lagerung sollte keine Verletzungsgefahr für den Patienten darstellen (stets sollte eine Verletzung der Halswirbelsäule ausgeschlossen werden)

Durchführung: In den Europäischen Richtlinien (Guidelines 1992b) wird die in Abbildung 87.7 dargestellte und im Legendentext ausführlich beschriebene Form der stabilen Seitenlagerung empfohlen. Falls der Patient eine Brille trägt, ist diese zuerst zu entfernen. Nachdem der Patient in die stabile Seitenlage gebracht wurde, ist die Atmung des Patienten regelmäßig zu überprüfen.

Atemspende

Zeigt sich bei der Überprüfung einer Spontanatmung (s.o.), dass keine oder nur eine unzureichende Spontanatmung vorliegt, dann ist eine Atemspende notwendig. Hierzu wird eine **Mund-zu-Mund-Beatmung** empfohlen. Diese ist folgendermaßen durchzuführen:

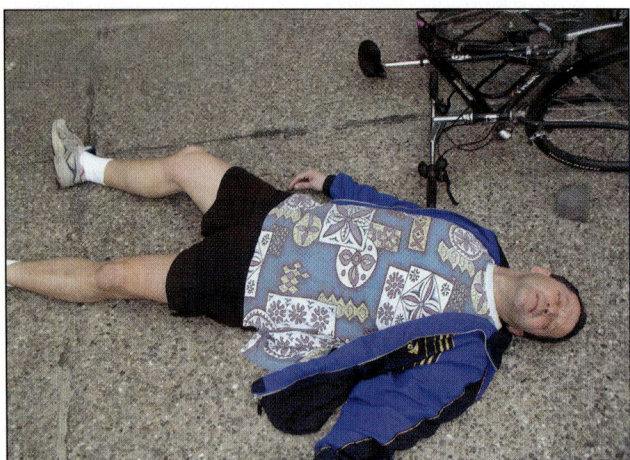

Abb. 87.7 Durchführung der stabilen Seitenlage (eine von mehreren Möglichkeiten); **a**: bewusstloser, auf dem Rücken liegender Patient;

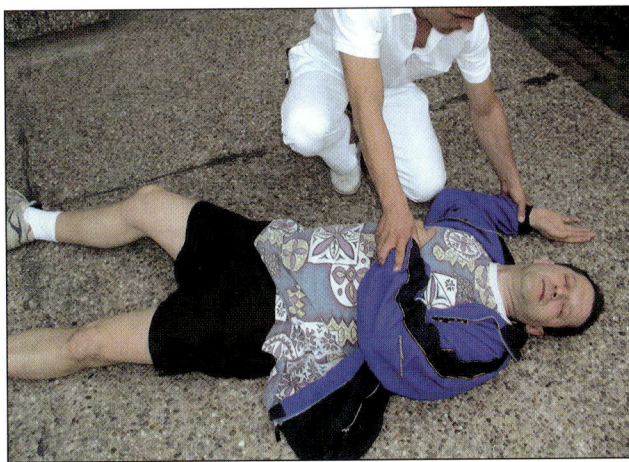

Abb. 87.7 b der neben dem Patienten kniende Helfer abduziert den auf seiner Seite liegenden Arm des Patienten ca. 90° im Schultergelenk und legt den im Ellenbogengelenk rechtwinklig gebeugten Arm so, dass der Unterarm nach kranial zeigt und die Handfläche nach oben zu liegen kommt. Der andere Arm des Patienten wird auf seinen Thorax gelegt. Die Handfläche soll dabei auf der (helferseitigen) Brust des Patienten liegen;

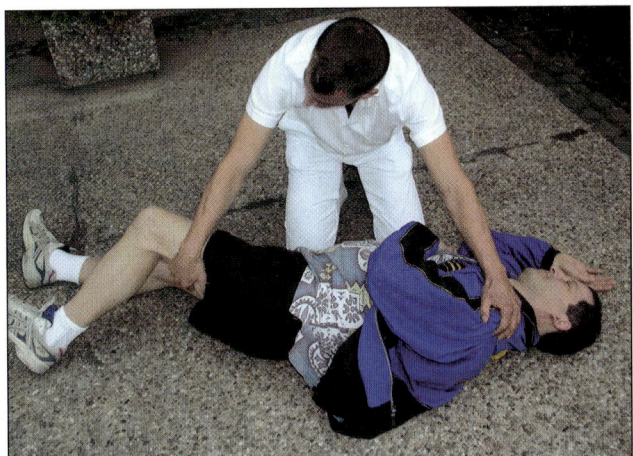

Abb. 87.7 c der Helfer greift nun mit der einen Hand das gegenüberliegende Bein des Patienten knapp oberhalb der Kniekehle und mit der anderen Hand die gegenüberliegende Schulter des Patienten;

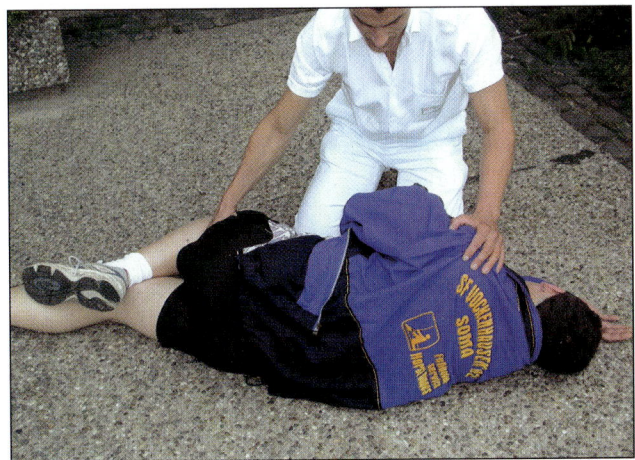

Abb. 87.7 d dann wird der Patient unter vorsichtigem Zug auf die Seite gedreht; das oben liegende Bein soll in der Endposition in Hüfte und Knie rechtwinklig gebeugt sein;

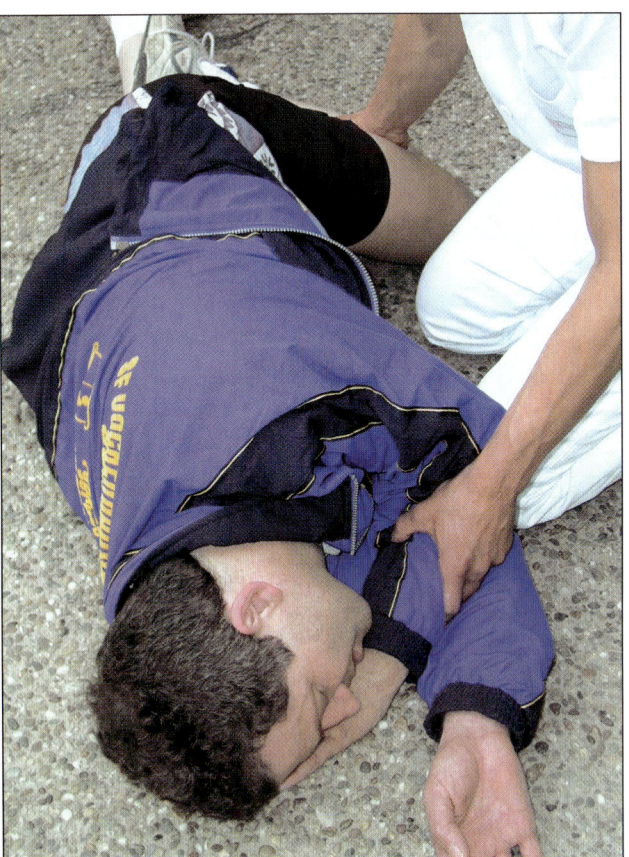

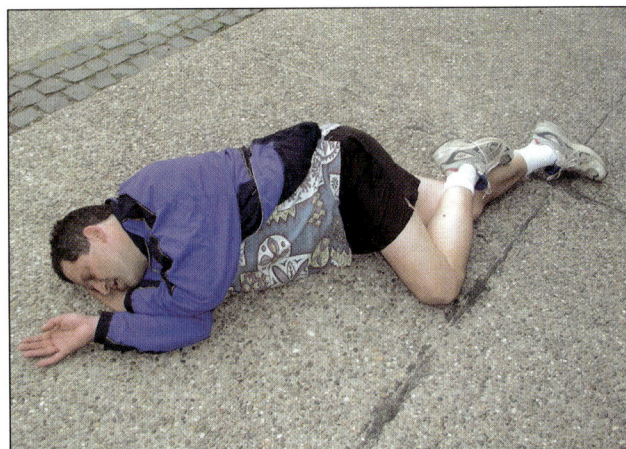

Abb. 87.7 e, f der Kopf soll leicht überstreckt und die Hand des oben liegenden Armes sollte so unter die unten liegende Gesichtshälfte gelegt werden, dass die Position des Kopfes stabilisiert wird und eventuelle Sekrete aus dem Mund abfließen können.

- Freimachen der Atemwege
- Kopf überstrecken und Kinn hochziehen
- Insufflation
- Kontrolle der Ausatmung

Freimachen der Atemwege: Der Patient wird auf den Rücken gelagert. Eventuell im Mundraum erkennbare Fremdkörper sollten zuvor entfernt werden (Abb. 87.6), auch z. B. eine verrutschte Zahnprothese. Gut sitzende Zahnprothesen sollten dagegen belassen werden.

Kopf überstrecken und Kinn hochziehen: Eine Hand wird an die Stirn-Haar-Grenze gelegt, mit der anderen Hand wird der Unterkiefer leicht hochgehalten (Abb. 87.3). Der Kopf wird überstreckt. Mit dem Daumen und Zeigefinger der an der Stirn-Haar-Grenze liegenden Hand wird die Nase zusammengedrückt (um zu verhindern, dass die in den Mund geblasene Luft durch die Nase entweicht; Abb. 87.8). Der Mund des Patienten muss etwas geöffnet sein.

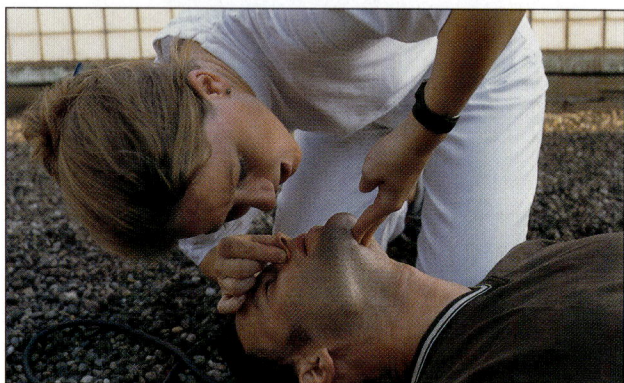

Abb. 87.8 Lagerung für die Mund-zu-Mund-Beatmung (Kopf überstrecken, Kinn hochziehen, Nase zudrücken).

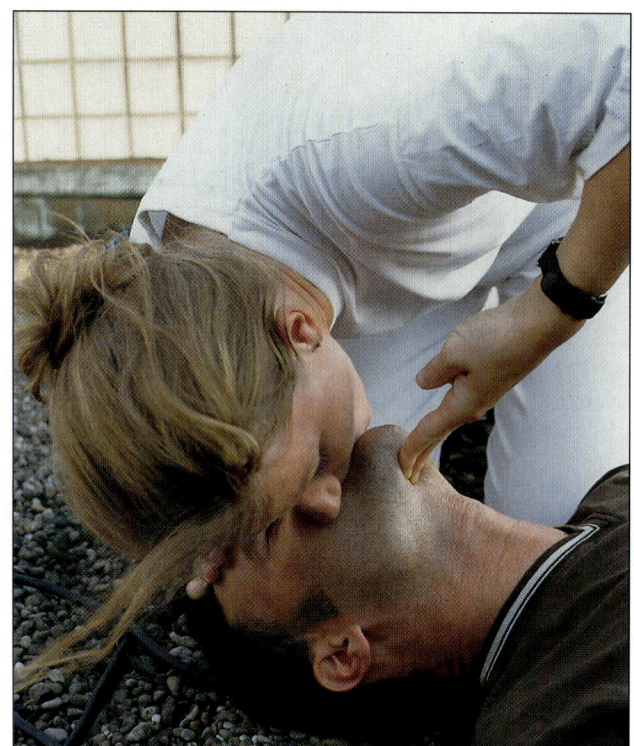

Abb. 87.9 Mund-zu-Mund-Beatmung.

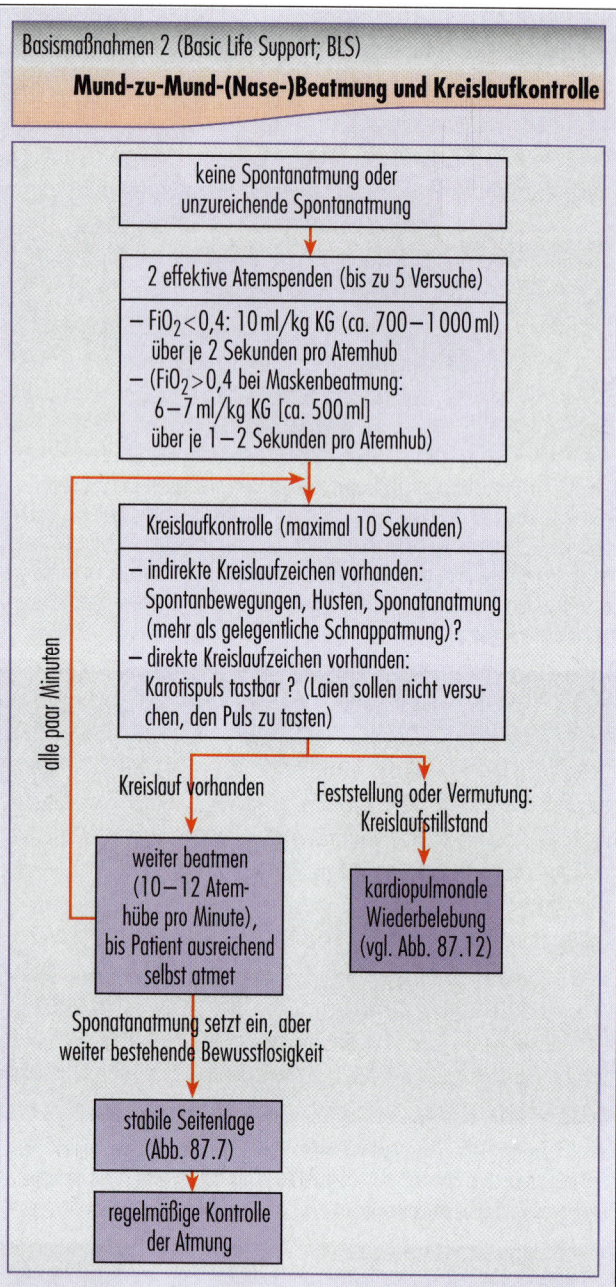

Basismaßnahmen 2 (Basic Life Support; BLS)
Mund-zu-Mund-(Nase-)Beatmung und Kreislaufkontrolle

keine Spontanatmung oder unzureichende Spontanatmung

2 effektive Atemspenden (bis zu 5 Versuche)
– FiO₂ < 0,4: 10 ml/kg KG (ca. 700–1 000 ml) über je 2 Sekunden pro Atemhub
– (FiO₂ > 0,4 bei Maskenbeatmung: 6–7 ml/kg KG [ca. 500 ml] über je 1–2 Sekunden pro Atemhub)

Kreislaufkontrolle (maximal 10 Sekunden)
– indirekte Kreislaufzeichen vorhanden: Spontanbewegungen, Husten, Sponatanatmung (mehr als gelegentliche Schnappatmung)?
– direkte Kreislaufzeichen vorhanden: Karotispuls tastbar? (Laien sollen nicht versuchen, den Puls zu tasten)

alle paar Minuten

Kreislauf vorhanden

Feststellung oder Vermutung: Kreislaufstillstand

weiter beatmen (10–12 Atemhübe pro Minute), bis Patient ausreichend selbst atmet

kardiopulmonale Wiederbelebung (vgl. Abb. 87.12)

Sponatanatmung setzt ein, aber weiter bestehende Bewusstlosigkeit

stabile Seitenlage (Abb. 87.7)

regelmäßige Kontrolle der Atmung

Abb. 87.10 Basismaßnahmen 2. Algorithmus für einfache lebensrettende Sofortmaßnahmen bei Erwachsenen (und Kindern ≦ 8 Jahren) entsprechend den neuen international gültigen Richtlinien (Guidelines 2000 a, b). Mund-zu-Mund-(Nase-)Beatmung und Kreislaufkontrolle.

Eine **Mund-zu-Nase-Beatmung** wird dann empfohlen, wenn eine Mund-zu-Mund-Beatmung nicht möglich ist, der Mund des Opfers nicht geöffnet werden kann, der Mundbereich schwer verletzt ist oder bei der Mund-zu-Mund-Beatmung keine ausreichende Abdichtung gelingt.

Insufflation: Der Helfer soll den Patienten initial zweimal effektiv beatmen (Abb. 87.10). Jeder Atemhub (Abb. 87.9) sollte bei der Mund-zu-Mund-(Nase-)Beatmung ca. 2 Sekunden dauern. Beim Erwachsenen sollten hierbei üblicherweise ca. 10 ml/kg KG (ca. 700–1 000 ml) insuffliert werden (Klasse-2a-Empfehlung). Bei richtiger Beatmung ist zu erkennen, wie sich der Thorax – ähnlich wie bei der Spontanatmung – entsprechend hebt und senkt. Werden zu große Insufflationsvolumina verwendet und entstehen zu hohe Beatmungsdrücke, kann der Magen des Patienten aufgeblasen werden. Dadurch ist das Risiko einer Regurgitation erhöht, denn während eines Kreislaufstillstandes nehmen Lungen-Compliance und Ösophagusverschlussdruck immer weiter ab.

Falls Probleme bei der Beatmung auftreten, sollten die Kopflagerung und ggf. die Technik korrigiert werden. Die Mundhöhle des Patienten ist zu überprüfen und evtl. erkennbare und obstruierende Gegenstände im Mund sind zu entfernen. Um 2 effektive initiale Atemhübe zu verabreichen, kann ggf. bis 5-mal eine Insufflation versucht werden. Gelingt die Beatmung trotz wiederholter Optimierung der Kopflagerung nicht, dann ist an eine komplette Verlegung der Atemwege zu denken (s.u., S. 1227).

Kontrolle der Ausatmung: Ist die Insufflation beendet, hebt der Helfer seinen Mund etwas vom Mund des Patienten ab, dreht seinen Kopf leicht zur Seite, um den Thorax des Patienten zu beobachten und nähert dabei Ohr und Wange dem Mund des Patienten (Abb. 87.8). Die passive Ausatmung des Patienten kann nun daran erkannt werden, dass sich der Thorax wieder senkt und dass die aus dem Mund strömende Luft gehört und gefühlt wird.

Aus hygienischen Gründen kann vor Beginn der Mund-zu-Mund-Beatmung z.B. ein Taschentuch über den Mund des Patienten gelegt werden. Inzwischen sind spezielle »Einmaltücher« mit Ventilfunktion erhältlich – deren Anwendung erfordert jedoch einige Übung, um eine komplette Abdichtung der Atemwege zwischen Helfer und Patient zu erreichen.

Nach den initialen 2 Beatmungen (bzw. bis 5 Beatmungsversuchen) ist nun der Kreislauf zu kontrollieren (s.u.; Abb. 87.10), selbst dann, wenn keine effektiven Beatmungshübe gelungen sein sollten.

Kreislaufkontrolle (Abb. 87.10)

Überprüfung: In mehreren Untersuchungen konnte gezeigt werden, dass selbst Rettungsdienstpersonal zum Teil Schwierigkeiten hat, mit hinreichender Sicherheit festzustellen, ob ein Puls vorhanden ist oder nicht. Ca. 10% dieser professionellen Helfer hatten z.B. bei Patienten, die an eine Herz-Lungen-Maschine mit nicht pulsatilem Blutfluss angeschlossen waren, nicht erkannt, dass kein(!) Puls nachweisbar war. Nach den neuen Richtlinien sollen daher Laien keine Zeit für eine schwierige Pulssuche vergeuden.

> Laien sollen lediglich nach indirekten Zeichen einer Zirkulation, d.h. nach Spontanbewegungen, Husten oder Spontanatmung (mehr als gelegentliche Schnappatmung) suchen (Guidelines 2000a, b). Professionelle Helfer sollten weiterhin auch nach direkten Zeichen eines Kreislaufs suchen, d.h. sie sollen auch überprüfen, ob ein tastbarer Puls vorhanden ist oder nicht (Guidelines 2000a, b).

Zur Pulskontrolle ist normalerweise die A. carotis (etwas lateral des Kehlkopfes) zu tasten (Abb. 87.11).

Beim bereits entkleideten Patienten kann auch die A. femoralis palpiert werden. Eine periphere Pulsdiagnostik (z.B. an der A. radialis) ist nicht zulässig, da die A. radialis manchmal trotz guter Kreislaufverhältnisse nur schwierig (oder nicht) zu palpieren ist. Da das Blutdruckmessen nach Riva-Rocci eine zeitraubende und nicht absolut zuverlässige Methode ist, darf sie bei Verdacht auf einen Herz-Kreislauf-Stillstand nicht zur Diagnosestellung herangezogen werden. Das Blutdruckverhalten kann nur bei Intensivpatienten oder während einer Operation verwertet werden, wenn der Patient bereits eine kontinuierliche, blutig-arterielle Druckmessung hat. Da das Ableiten eines EKGs ebenfalls zeitraubend ist, kann es zur Diagnosestellung eines Kreislaufstillstandes nicht herangezogen werden, es sei denn, dass bereits vorher eine EKG-Ableitung angeschlossen war, wie z.B. bei einem Patienten, der sich auf der Intensivstation oder im Operationssaal befindet.

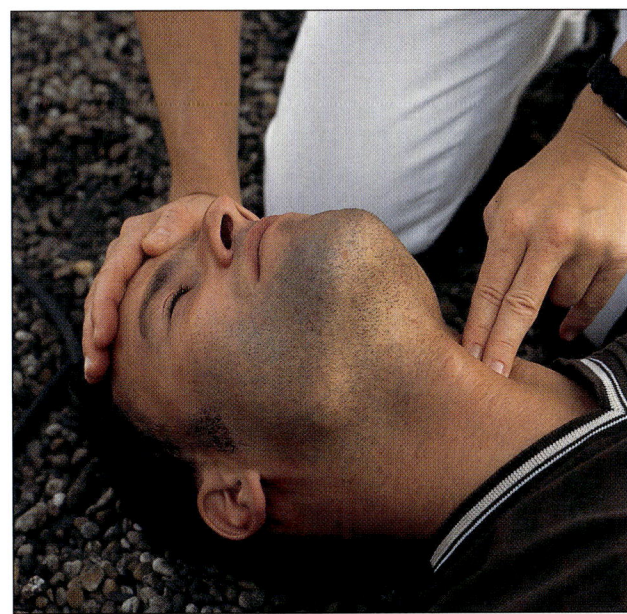

Abb. 87.11 Pulskontrolle an der A. carotis durch einen professionellen Helfer. Laienhelfer sollen nur nach indirekten Kreislaufzeichen (Spontanbewegungen, Husten, Spontanatmung) suchen.

> Die Überprüfung, ob eine Herz-Kreislauf-Aktion vorhanden ist oder nicht, sollte maximal 10 Sekunden dauern.

Herz-Kreislauf-Aktion nachweisbar: Ist zwar eine Herz-Kreislauf-Aktion, aber keine oder nur eine unzureichende Spontanatmung nachweisbar, dann ist die Beatmung so lange fortzusetzen, bis der Patient selbst zu atmen beginnt (Abb. 87.10). Bei alleiniger Beatmung sollte ca. 10- bis 12-mal pro Minute ein Atemhub verabreicht werden. Alle paar Minuten soll überprüft werden, ob noch Kreislaufzeichen vorhanden sind. Diese Überprüfung soll maximal 10 Sekunden dauern (s.o.).

Meist kann schon nach wenigen Insufflationen ein Rückgang einer vorher bestehenden Zyanose beobachtet werden. Setzt die Spontanatmung ein, bleibt der Patient aber weiterhin bewusstlos, dann ist der Patient in die stabile Seitenlage zu bringen. Regelmäßig ist nun seine Atmung zu kontrollieren. Hört der Patient wieder auf, spontan zu atmen, muss er sofort wieder auf den Rücken gedreht und beatmet werden.

Keine Herz-Kreislauf-Funktion: Lassen sich keine Anzeichen einer spontanen Herz-Kreislauf-Funktion feststellen oder besteht darüber Unsicherheit, dann ist von einem dringend therapiebedürftigen Kreislaufstillstand auszugehen. Es ist mit der Herzdruckmassage zu beginnen (Abb. 87.12). Folge eines Kreislaufstillstandes ist der Zusammenbruch der Organperfusion. Die häufigste Ursache eines plötzlichen Kreislaufstillstandes ist bei Erwachsenen Kammerflimmern. Deutlich seltener sind Asystolie oder elektromechanische Entkoppelung (s.u.). Bei all diesen Zuständen wirft das Herz kein Blut aus. Der Kreislauf steht funktionell still, daher wird von einem funktionellen oder einem hämodynamischen Herzstillstand gesprochen.

Pupillen: Innerhalb von 10 Sekunden nach einem Kreislaufstillstand wird der Patient aufgrund des zerebralen Kreislaufstillstandes bewusstlos. Spätestens 60 Sekunden nach Eintritt eines Kreislaufstillstandes tritt auch ein Atemstillstand auf und die Pupillen des Patienten werden weit (s.o.). Bei der Beurteilung der Pupillengröße ist jedoch zu beachten, dass beim schädelhirntraumatisierten Patienten z.B. eine weite Pupille vorliegen kann, ohne dass ein Kreislaufstillstand vorliegt (Kap. 70.1.3, S. 995). Andererseits wird z.B. bei einem Patienten mit einer E-605-Vergiftung oder mit einem Glasauge die Pupille trotz eines Kreislaufstillstandes nicht weit. Beim Beurteilen der Pupillen müssen immer beide(!) Augen überprüft werden. Die Pupillen können auch im Rahmen einer suffizient durchgeführten Reanimation weit werden. Ursache ist in diesen Fällen zumeist eine hoch dosierte Adrenalin-Gabe (s.u.).

Hautfarbe: Bei einem primären Kreislaufstillstand ist die Haut zumeist »leichenblass«. Besteht jedoch zuerst ein Atemstillstand, dem ein hypoxischer Kreislaufstillstand folgt, ist die Haut normalerweise tief zyanotisch. Die Hautfarbe ist jedoch vor allem bei Patienten mit Kohlenmonoxidvergiftung, schwerer Anämie, schwarzer Hautfarbe oder schweren Verbrennungen oft nicht verwertbar.

Therapie des Kreislaufstillstandes

Allgemeine Bemerkungen

Hat die Diagnostik einen funktionellen Kreislaufstillstand ergeben (oder bestehen Unsicherheiten darüber, ob ein Spontankreislauf vorhanden ist), muss unverzüglich mit einer sog. externen Herzdruckmassage begonnen werden (Abb. 87.12).

Prinzip: Bei der externen Herzdruckmassage wird durch rhythmischen Druck auf das Sternum das Herz zwischen Sternum und Wirbelsäule komprimiert, wodurch ein Blutauswurf aus dem Herzen erzeugt und ein Minimalkreislauf aufrechterhalten werden kann. Bei einem ausgeprägten Emphysemthorax gelingt es sicherlich nicht, das Herz zwischen Sternum und Wirbelsäule effektiv zu komprimieren. Dennoch wurden wiederholt Patienten mit starkem Lungenemphysem erfolgreich reanimiert. Deshalb muss für den Blutfluss während der

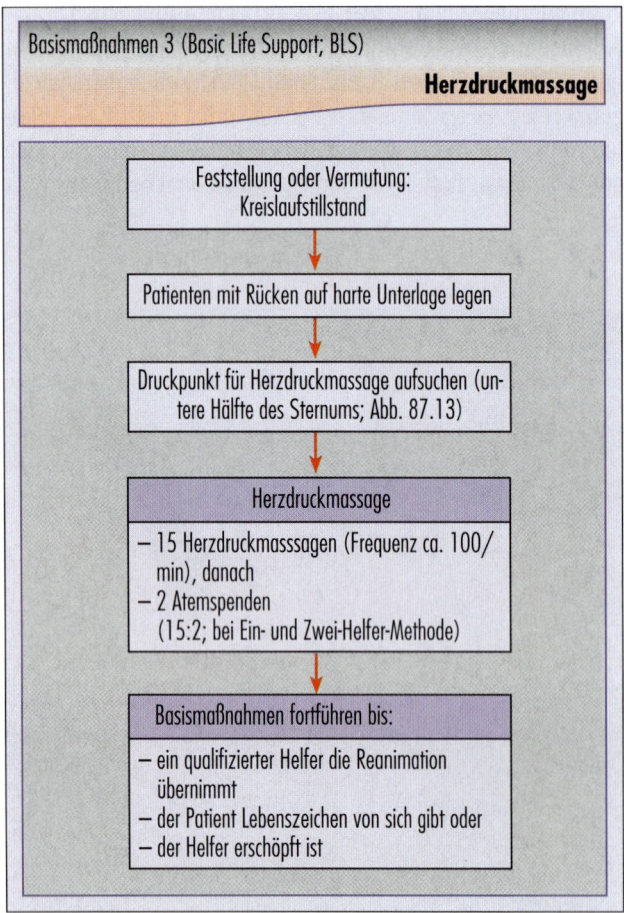

Abb. 87.12 Basismaßnahmen 3. Algorithmus für einfache lebensrettende Sofortmaßnahmen bei Erwachsenen (und Kindern ≧ 8 Jahren) entsprechend den neuen international gültigen Richtlinien (Guidelines 2000 a, b). Herzdruckmassage.

Herzdruckmassage neben der direkten Herzkompression auch ein sog. Thoraxpumpmechanismus verantwortlich sein. Aufgrund der kompressionsbedingten generalisierten Steigerung des intrathorakalen Drucks werden die intrathorakalen Gefäße komprimiert. Aufgrund der Venenklappen entsteht eine gerichtete Blutströmung vom venösen ins arterielle System.

> Beim Erwachsenen sind für den Blutfluss während der Thoraxkompressionen sowohl die direkte Herzkompression als auch der Thoraxpumpmechanismus verantwortlich. Bei Kindern kommt es aufgrund ihres elastischen Thorax vor allem zu einer direkten Kompression des Herzens.

Durchführung: Zur Durchführung der Herzdruckmassage wird der Patient sofort flach auf den Rücken gelegt, wobei auf eine harte Unterlage zu achten ist. Im Bett muss eine Reanimationsplatte, z. B. das abnehmbare Fußbrett eines Krankenhausbettes, unter den Thorax geschoben werden (Abb. 87.12). Notfalls ist der Patient auf den Fußboden zu legen. Der Helfer steht oder kniet seitlich neben dem Patienten. Nach Aufsuchen

des Druckpunktes wird mit der Herzdruckmassage begonnen. Druckpunkt für die Herzdruckmassage ist beim Erwachsenen die untere Hälfte des Sternums. Der Druckpunkt kann z. B. folgendermaßen aufgesucht werden: Mit Zeige- und Mittelfinger wird der untere Rippenbogen identifiziert, und dann mit diesen beiden Fingern entlang des Rippenbogens aufwärts bis zu dessen Übergang ins Brustbein gestrichen (Abb. 87.13a–b). Die Handfläche der einen Hand wird nun auf dem Druckpunkt, d.h. auf der Mitte der unteren Sternumhälfte gelegt (Abb. 87.13c). Die andere Hand ist nun auf diese Hand zu legen und die Finger der beiden Hände sollten ineinander verhakt werden (Abb. 87.13d). Der Druck muss senkrecht von oben ausgeübt werden und das Sternum ist ca. 4–5 cm in Richtung Wirbelsäule zu drücken (Guidelines 2000a, b). Der Druck sollte weitgehend durch Beugen des Oberkörpers bei gestreckten(!) Armen erzeugt werden (Abb. 87.13d). Druck und Entlastungsphase sollten von gleicher Dauer sein (Guidelines 2000a, b). Die Handballen müssen auch während der Entlastungsphase auf dem Druckpunkt verbleiben. Es ist jedoch auf eine vollständige Entlastung des Thorax zu achten. Die Kompressionen sollten mit einer Frequenz von ca. 100/Minute erfolgen (dies entspricht einer Taktfrequenz von

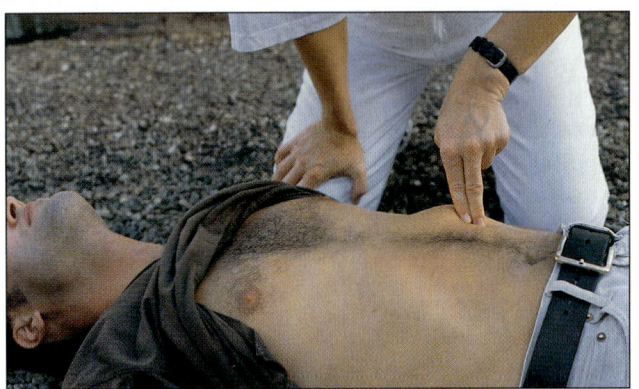

Abb. 87.13 Mögliches Vorgehen beim Aufsuchen des Druckpunktes; **a**: Zeige- und Mittelfinger werden am unteren Rippenbogen aufgesetzt;

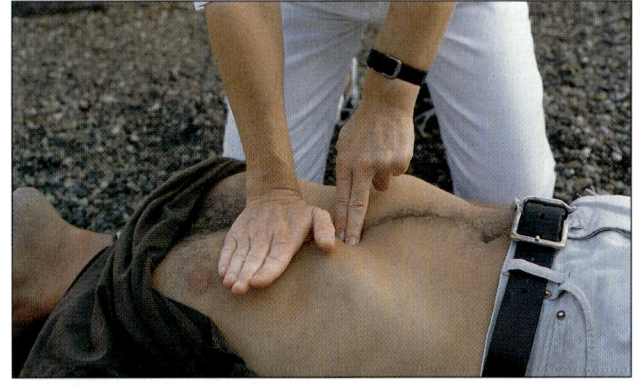

Abb. 87.13c die andere Handfläche wird nun daneben auf den Druckpunkt, d.h. die untere Hälfte des Sternums aufgesetzt;

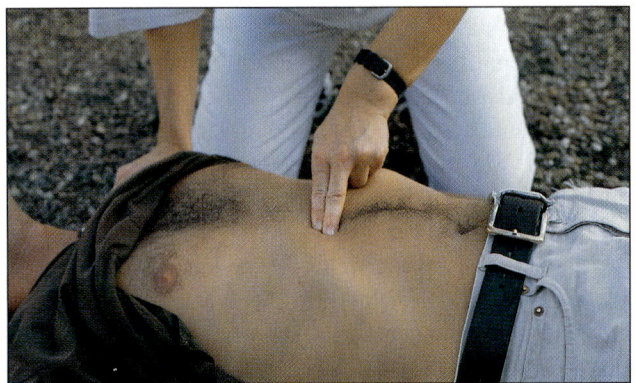

Abb. 87.13b mit den Fingern wird entlang des Rippenbogens aufwärts bis zum Übergang ins Brustbein gestrichen;

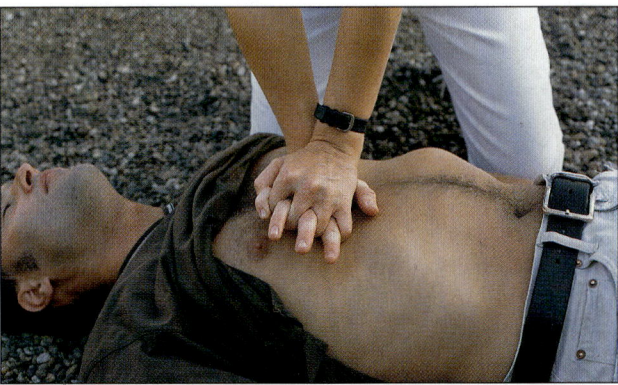

Abb. 87.13d die zweite Hand wird auf die schon auf dem Druckpunkt platzierte Hand gelegt und die Finger beider Hände sollten verhakt werden. Die Thoraxkompressionen sollten bei gestreckten Armen durch Beugen des Oberkörpers erzeugt werden.

etwas weniger als 2 Kompressionen pro Sekunde; die effektive Frequenz ist aufgrund der intermittierenden Beatmungen geringer als ca. 100/Minute).

Je nachdem, ob ein oder zwei Helfer für die kardiopulmonale Reanimation zur Verfügung stehen, wird eine sog. Ein-Helfer-Methode von einer sog. Zwei-Helfer-Methode unterschieden.

Ein-Helfer-Methode

Durchführung: Wird nach den initialen 2 Insufflationen (bzw. bis zu 5 Beatmungsversuchen; s.o.; Abb. 87.12) ein Kreislaufstillstand festgestellt, dann ist die kardiopulmonale Reanimation mit 15 Herzdruckmassagen, gefolgt von jeweils 2 Insufflationen, weiterzuführen (15:2; Abb. 87.12). Die Kompressionen sollen mit einer Frequenz von ca. 100/Minute erfolgen (Guidelines 2000 a, b). Bei der Ein-Helfer-Methode muss der Helfer abwechselnd Beatmung und Herzdruckmassage (Abb. 87.14) durchführen.

Erfolgskontrolle: Ob und wann bei der professionellen Ein-Helfer-Methode eine kurze Unterbrechung der kardiopulmonalen Reanimation zur Erfolgskontrolle empfehlenswert ist, wird nicht verbindlich vorgeschrieben (Guidelines 2000 a, b). Während in den USA nach den ersten 4 Reanimationszyklen (15 : 2) und danach alle paar Minuten eine Erfolgskontrolle für sinnvoll erachtet wird, wird in den anderen Ländern eine Erfolgskontrolle nur dann als sinnvoll erachtet, falls beim Patienten Hinweise auf eine Erholung erkennbar sind (Guidelines 2000a, b). Die Überprüfung, ob ein Spontankreislauf (tastbarer Puls) vorhanden ist, sollte maximal 10 Sekunden dauern (s.o).

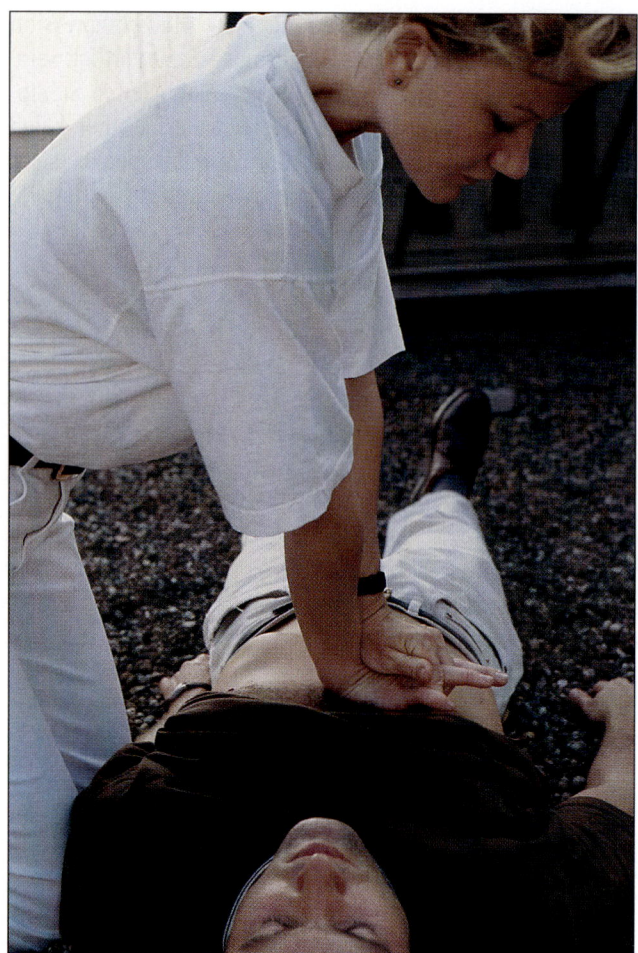

Abb. 87.14b Herzdruckmassage. Der Druck soll bei gestreckten Armen senkrecht von oben kommen, vor allem durch Beugen des Oberkörpers.

Zwei-Helfer-Methode

Durchführung: Bei der Zwei-Helfer-Methode übernimmt der eine Helfer die Herzdruckmassage, der zweite die Ventilation (Abb. 87.15). Die beiden Helfer sollten möglichst auf gegenüberliegenden Seiten des Patienten Platz nehmen. Nach der Feststellung eines Atemstillstandes ist wiederum mit 2 effektiven Insufflationen (s.o.) zu beginnen. Falls bei der anschließenden Überprüfung auf einen Spontankreislauf ein Kreislaufstillstand festgestellt oder vermutet wird, ist die kardiopulmonale Reanimation bei der Zwei-Helfer-Methode – nicht mehr wie bisher viele Jahre empfohlen – mit 5 Herzdruckmassagen gefolgt von jeweils einer Insufflation, fortzuführen (5 : 1), sondern es wird in den neuen Richtlinien (genauso wie bei der Ein-Helfer-Methode) eine Relation von 15:2 (Herzdruckmassage : Beatmung) empfohlen, solange der Patient nicht intubiert ist (Guidelines 2000a, b; Klasse-2b-Empfehlung). Diese Empfehlungen dienen vor allem dazu, die Reanimationsrichtlinien (vor allem für Laien) einfacher und verständlicher zu machen. Am Ende der 15. Kompression sollte der andere Helfer schon vorbereitet sein, den nächsten

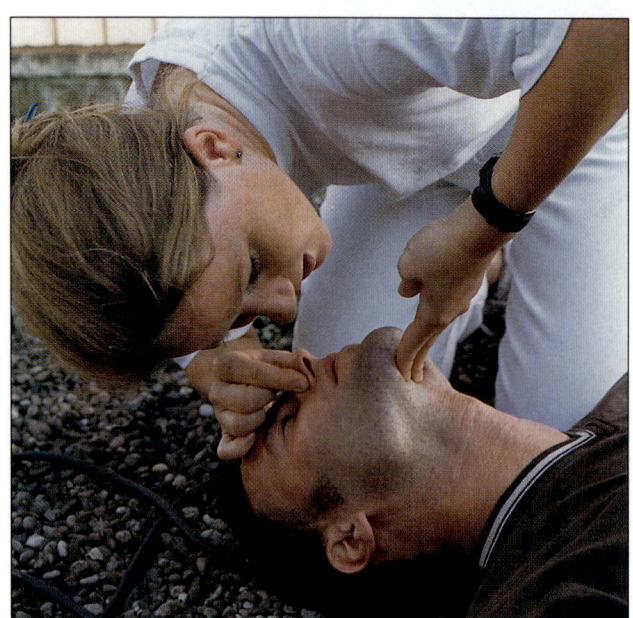

Abb. 87.14 Ein-Helfer-Methode; a: Beatmung;

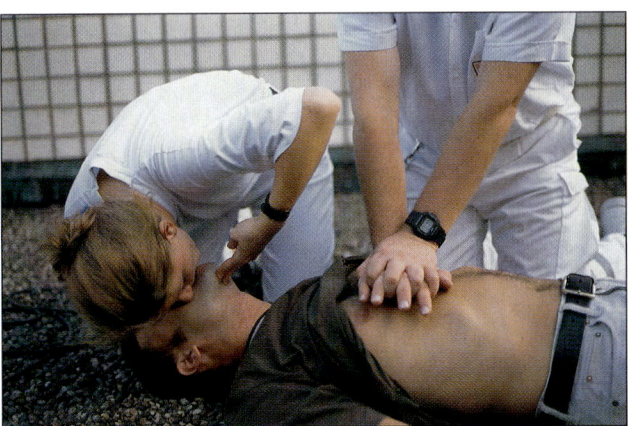

Abb. 87.15 Zwei-Helfer-Methode; **a:** Beatmung;

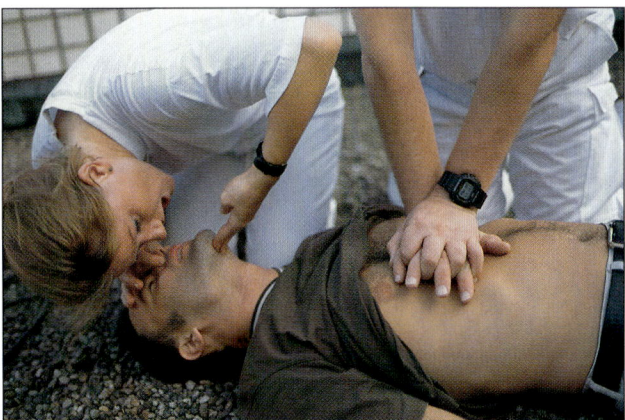

Abb. 87.15b Herzdruckmassage.

Beatmungshub ohne Verzögerung zu beginnen (Abb. 87.15a). Es kann hilfreich sein, wenn derjenige Helfer, der die Kompressionen durchführt, entsprechend mitzählt »1 und 2 und 3 … 10, 11, 12 … 15«. Eine Insufflation sollte ca. 2 Sekunden dauern. Unmittelbar nach der Beatmung – sobald der Helfer seine Lippen vom Gesicht des Patienten entfernt hat – ist mit den Thoraxkompressionen wieder zu beginnen (Abb. 87.15b). Der Kopf des Patienten sollte die ganze Zeit rekliniert bleiben und der Unterkiefer stets vor- bzw. hochgezogen werden. Die Brustkorbkompressionen sollten mit einer Frequenz von ca. 100 pro Minute erfolgen.

Methodenwechsel: Die Zwei-Helfer-Methode ist deutlich weniger ermüdend als die Ein-Helfer-Methode. Soll bei Eintreffen eines weiteren Helfers von der Ein-Helfer-Methode zur Zwei-Helfer-Methode übergegangen werden, dann sollte der hinzukommende Helfer die Brustkompressionen übernehmen, nachdem der erste Helfer zweimal beatmet hat.

Platztausch: Falls die beiden Helfer ihre Plätze tauschen wollen, dann sollte derjenige, der bisher die Herzdruckmassage durchgeführt hat, sofort danach auch die Beatmungshübe durchführen. In dieser Zeit soll der andere Helfer seine neue Position einnehmen und nun die Thoraxkompressionen durchführen. Ein Platztausch der Helfer wird zumeist dadurch notwendig, dass derjenige Helfer, der die Thoraxkompressionen durchführt, früher ermüdet.

Erfolgskontrolle

Falls die Reanimation durch professionelle Helfer durchgeführt wird, dann sollte der Helfer, der die Mund-zu-Mund-Beatmung durchführt, durch Pulskontrolle die Effektivität der Herzdruckmassage überprüfen. Nach einer Minute Reanimation und danach alle paar Minuten sollte bei der professionellen Zwei-Helfer-Methode (über maximal 10 Sekunden) kontrolliert werden, ob der Patient wieder einen Spontankreislauf oder eine Spontanatmung aufweist.

Die einfachen lebensrettenden Sofortmaßnahmen sollten durch Laienhelfer so lange durchgeführt werden, bis ein qualifizierter Helfer die Reanimation übernimmt oder der Patient Lebenszeichen von sich gibt oder der Helfer erschöpft ist.

Drohendes Ersticken

Partielle oder komplette Atemwegsverlegung

Eine akute Atemwegsverlegung mit drohendem Ersticken ist meist durch Aspiration von Speiseresten bedingt. Zumeist tritt diese in Anwesenheit anderer Personen auf, vor allem beim Essen. Der Patient äußert plötzlich Erstickungsgefühl.

Partielle Verlegung der Atemwege: Sind die Atemwege teilweise verlegt, kann der Patient meist noch mehr oder weniger gut atmen. Bei relativ guter Atmung bleibt er bei Bewusstsein und kann auch noch kräftig husten. Zwischen den Hustenstößen kann oft ein inspiratorisches Stridorgeräusch auftreten. Falls der Patient bei Bewusstsein ist und atmet und kräftig hustet, soll er lediglich zum kräftigen Husten aufgefordert und beobachtet werden (Guidelines 2000a, b). Bei einer partiellen Atemwegsverlegung gelingt es dem Patienten meist, den Fremdkörper wieder abzuhusten. Falls der Fremdkörper jedoch nicht abgehustet werden kann, soll medizinische Hilfe gerufen werden. Tritt bei einer partiellen Verlegung nur noch ein schwacher, ineffektiver Atemstoß mit geringer Luftströmung, mit nur noch hochfrequentem inspiratorischem Stridor und stärkeren inspiratorischen Problemen und tritt evtl. auch eine Zyanose auf, dann ist der Patient wie bei einer kompletten Atemwegsverlegung zu behandeln (s.u.).

Komplette Verlegung der Atemwege: Bei einer kompletten Verlegung der Atemwege kann der Patient weder atmen noch husten noch sprechen und verliert rasch das Bewusstsein. Meist gelingt es dem Patienten in diesen Fällen nicht,

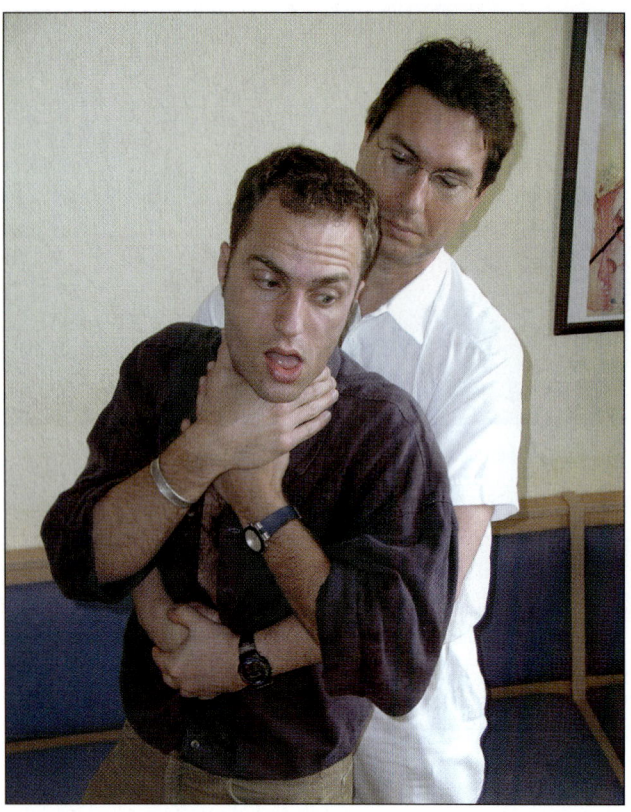

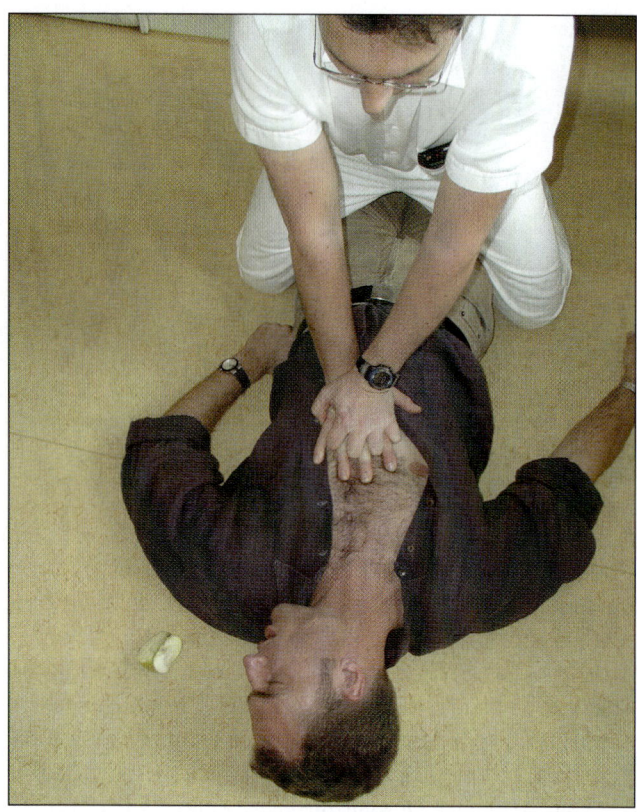

Abb. 87.16 Heimlich-Handgriff bei Fremdkörperaspiration; **a**: beim stehenden Patienten;

Abb. 87.16 b beim liegenden, bewusstlosen Patienten.

den Fremdkörper abzuhusten. Bei einer drohenden Erstickung greift sich der Patient oft mit der Hand an den Hals (Abb. 87.16a).

Maßnahmen bei Atemwegsverlegung

Laienhilfe

Nach den neuen Richtlinien (Guidelines 2000a, b) sollen in der Laienausbildung keine spezifischen Maßnahmen mehr bei drohendem Ersticken gelehrt werden. Falls der Patient bewusstlos wurde, sollen Laien den Rettungsdienst aktivieren und mit den üblichen kardiopulmonalen Reanimationsmaßnahmen beginnen. Durch die hierbei durchgeführten Thoraxkompressionen gelingt es evtl., den Fremdkörper aus den Atemwegen herauszuschleudern. Zusätzlich sollte zu den üblichen mechanischen Reanimationsmaßnahmen jedoch jedes Mal, wenn der Mund geöffnet ist, kurz geschaut werden, ob im Rachen vielleicht ein Fremdkörper zu erkennen ist, der dann ggf. entfernt werden muss.

Professionelle Hilfe bei ansprechbarem Patient

Findet ein professioneller Helfer einen noch ansprechbaren Patienten mit Verdacht auf akute Atemwegsverlegung vor,

sollte der Patient gefragt werden, ob er keine Luft bekommt und zu ersticken droht. Wenn der Patient nickt, ist er zu fragen, ob er sprechen kann. Kann der Patient nicht sprechen, weist dies auf eine komplette Atemwegsverlegung hin und es muss sofort gehandelt werden. Der Patient droht schnell bewusstlos zu werden und zu ersticken.

Sind die Atemwege des Patienten komplett verlegt oder hat er nur noch eine geringe Atmung und schwache Hustenstöße, dann wird für professionelle Helfer empfohlen, den sog. **Heimlich-Handgriff** anzuwenden. Mithilfe des Heimlich-Handgriffs (Abb. 87.16a) wird versucht, einen aspirierten Fremdkörper nach oben aus den Luftwegen herauszuschleudern. Ein stehender oder sitzender Erwachsener wird hierzu von hinten »umarmt«. Eine zur Faust geballte Hand sollte zwischen Nabel und Processus xyphoideus zu liegen kommen, mit der anderen Hand wird diese Faust umfasst. Faust und umgreifende Hand werden kraftvoll und schnell nach dorsal und kranial gezogen (Abb. 87.16a). Aufgrund dieser Oberbauchkompressionen und des dadurch nach kranial verdrängten Zwerchfells wird ein Hustenstoß simuliert und Luft aus der Lunge gepresst. Dieses Manöver ist ggf. so oft zu wiederholen, bis der Fremdkörper aus den Luftwegen geschleudert wurde oder der Patient bewusstlos ist. Bei sehr adipösen Patienten oder bei hoch schwangeren Patientinnen soll nicht der Oberbauch, sondern der Brustkorb umfasst werden und Faust sowie umgreifende Hand sollen auf der Mitte des Sternums zu liegen kommen. Faust und umgreifende Hand sollen dann ruckartig und kräftig nach dorsal gezogen werden.

Professionelle Hilfe bei bewusstlos werdendem Patient

Falls ein Patient mit Verdacht auf akute Atemwegsverlegung im Beisein eines professionellen Helfers das Bewusstsein verliert, dann sollte folgendermaßen vorgegangen werden:
1. Mit der einen Hand sollen (zwischen Daumen und Finger) die Zunge und der Unterkiefer des Patienten gegriffen und kräftig hochgezogen werden (Abb. 87.17) und mit dem Zeigefinger der anderen Hand soll versucht werden, den Fremdkörper aus dem Rachen herauszuangeln. Unter Umständen wird schon durch kräftiges Hochziehen von Unterkiefer und Zunge die Obstruktion der Atemwege beseitigt. Der Zeigefinger sollte streng entlang der Innenseite einer Wange bis zur Zungenbasis eingeführt werden und der Fremdkörper mit einer hakenförmigen Bewegung herausgeangelt werden. Ein vorsichtiges Vorgehen ist wichtig, damit der Fremdkörper nicht tiefer in die Luftwege vorgeschoben wird.
2. Nun ist der Kopf des Patienten zu überstrecken und es ist eine Beatmung zu versuchen. Falls die Beatmung nicht gelingt, ist die Kopflagerung zu optimieren und ein zweiter Beatmungsversuch durchzuführen. Gelingt die Beatmung wiederum nicht, dann ist von einer kompletten Obstruktion der Atemwege auszugehen.
3. Es ist nun bei dem auf dem Rücken liegenden Patienten das Heimlich-Manöver durchzuführen. Der Helfer soll, wie in Abbildung 87.16b dargestellt, über dem Patienten knien. Die eine Handfläche soll zwischen Nabel und Processus xyphoideus platziert werden. Die zweite Hand soll auf die erste Hand gelegt werden und beide Hände sollen kräftig nach dorsal und kranial drücken, ohne jedoch einen Druck auf die Rippen auszuüben. Mittels dieses Manövers soll versucht werden, den Fremdkörper aus den Atemwegen herauszuschleudern. Dieses Manöver kann ggf. bis zu 5-mal wiederholt werden.

Falls notwendig, soll nun wiederholt die oben beschriebene Handlungssequenz (1.) Zunge und Unterkiefer hochziehen, 2.) mit dem Finger versuchen, den Fremdkörper herauszuangeln, 3.) 2 Beatmungsversuche, 4.) bis 5-mal Heimlich-Manöver) so oft nacheinander wiederholt werden, bis die Atemwege frei sind oder andere Möglichkeiten verfügbar sind (z. B. Magill-Zange und Laryngoskop, Koniotomie), um die Atemwege zu öffnen bzw. die Beatmung zu ermöglichen. Konnte der Fremdkörper entfernt werden, dann ist zu kontrollieren, ob der Patient noch eine Spontanatmung hat. Bei fehlender Spontanatmung ist der Patient 2-mal zu beatmen. Danach ist der Kreislauf zu kontrollieren. Bei fehlendem Spontankreislauf ist mit der Herzdruckmassage zu beginnen (s.o).

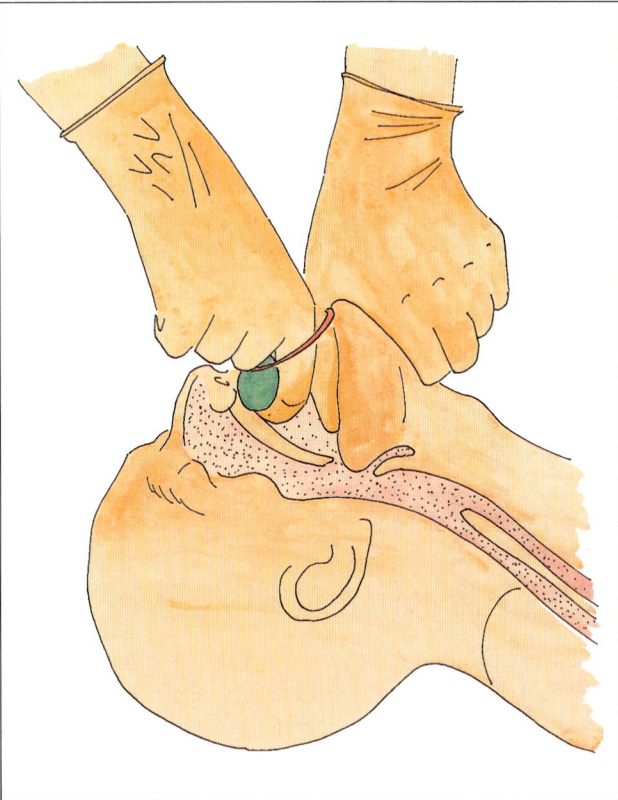

Abb. 87.17 Fremdkörperaspiration. Hochziehen von Unterkiefer und Zunge und Versuch, den Fremdkörper mit dem Zeigefinger herauszufischen.

Professionelle Hilfe bei bewusstlosem Patient

Falls von einem professionellen Helfer ein bewusstloser Patient angetroffen wird, bei dem die Beatmung auch nach einer entsprechenden Korrektur der Kopflagerung nicht gelingt, dann sollte eine Atemwegsverlegung durch einen Fremdkörper vermutet und folgendermaßen vorgegangen werden:
1. Beatmungsversuch; falls frustran, Optimierung der Kopflagerung und zweiten Beatmungsversuch
2. bis zu 5 Heimlich-Manöver
3. Unterkiefer und Zunge kräftig hochziehen und versuchen, den Fremdkörper herauszuangeln

Danach ist die Sequenz aus 2 Beatmungsversuchen, Heimlich-Manövern und Unterkiefer und Zunge hochziehen und Versuch, den Fremdkörper herauszuziehen, so oft zu wiederholen, bis die Atemwege frei sind oder andere Möglichkeiten verfügbar sind (z.B. Magill-Zange und Laryngoskop, Koniotomie), um die Atemwege zu öffnen bzw. die Beatmung zu ermöglichen. Konnte der Fremdkörper entfernt werden, dann ist zu kontrollieren, ob der Patient noch eine Spontanatmung hat. Bei fehlender Spontanatmung ist der Patient 2-mal zu beatmen. Danach ist der Kreislauf zu kontrollieren. Bei fehlendem Spontankreislauf ist mit der Herzdruckmassage zu beginnen (s.o.)

Lebensrettende Sofortmaßnahmen

87.2 Erweiterte lebensrettende Sofortmaßnahmen

Sobald wie möglich sollten die einfachen lebensrettenden Sofortmaßnahmen (Basismaßnahmen; **B**asic **L**ife **S**upport; BLS-Maßnahmen) durch erweiterte lebensrettende Sofortmaßnahmen (**A**dvanced **L**ife **S**upport; ALS-Maßnahmen) ersetzt werden. Die Advanced-Life-Support-Maßnahmen sind für professionelle Helfer konzipiert. Zu den erweiterten lebensrettenden Sofortmaßnahmen gehören:

- EKG-Diagnostik
- elektrische Defibrillation
- endotracheale Intubation
- Einsatz von Medikamenten
- sonstige Maßnahmen

EKG-Diagnostik und elektrische Defibrillation

Sobald ein Defibrillator oder ein EKG-Gerät verfügbar ist, sollte über die aufgesetzten Defibrillatorpaddles bzw. über das EKG-Gerät das Elektrokardiogramm (EKG) abgeleitet werden, um ggf. ein Kammerflimmern, eine Asystolie oder eine elektromechanische Entkoppelung als Ursache eines hämodynamischen Kreislaufstillstandes differenzieren und um eine wiedereinsetzende Herzaktion frühzeitig erkennen zu können. Zeigt das abgeleitete EKG eine Asystolie-Linie, sollte stets ein sog. Cross-Check durchgeführt werden. Hierzu wird entweder am Monitor eine andere EKG-Ableitung gewählt oder die Ableitungsebene über die beiden Defibrillatorelektroden ist um 90° zu versetzen.

> Eine indizierte Defibrillation stellt neben der korrekt durchgeführten Herzdruckmassage die einzige CPR-Maßnahme dar, die bewiesenermaßen die Krankenhausentlassungsrate signifikant erhöht.

Es wird empfohlen, bei einem (funktionellen) Herzstillstand den ursächlichen Herzrhythmus nur in die folgenden 2 Gruppen zu unterteilen:

- Kammerflimmern/pulslose Kammertachykardie (**v**entricular **f**ibrillation [VF]/pulseless **v**entricular **t**achykardia [VT] = **VF/VT**)
- kein Kammerflimmern/keine pulslose Kammertachykardie (Non-VF/VT); dazu gehören Asystolie und elektromechanische Entkoppelung (»**p**ulsless **e**lectrical **a**ctivity«; PEA; elektromechanische Entkoppelung)

Der entscheidende therapeutische Unterschied zwischen VF/VT bzw. Non-VF/VT besteht darin, dass bei Kammerflimmern/pulsloser Kammertachykardie (VF/VT-Rhythmus) defibrilliert werden soll, bei einem Non-VF/VT-Rhythmus dagegen nicht (Abb. 87.18).

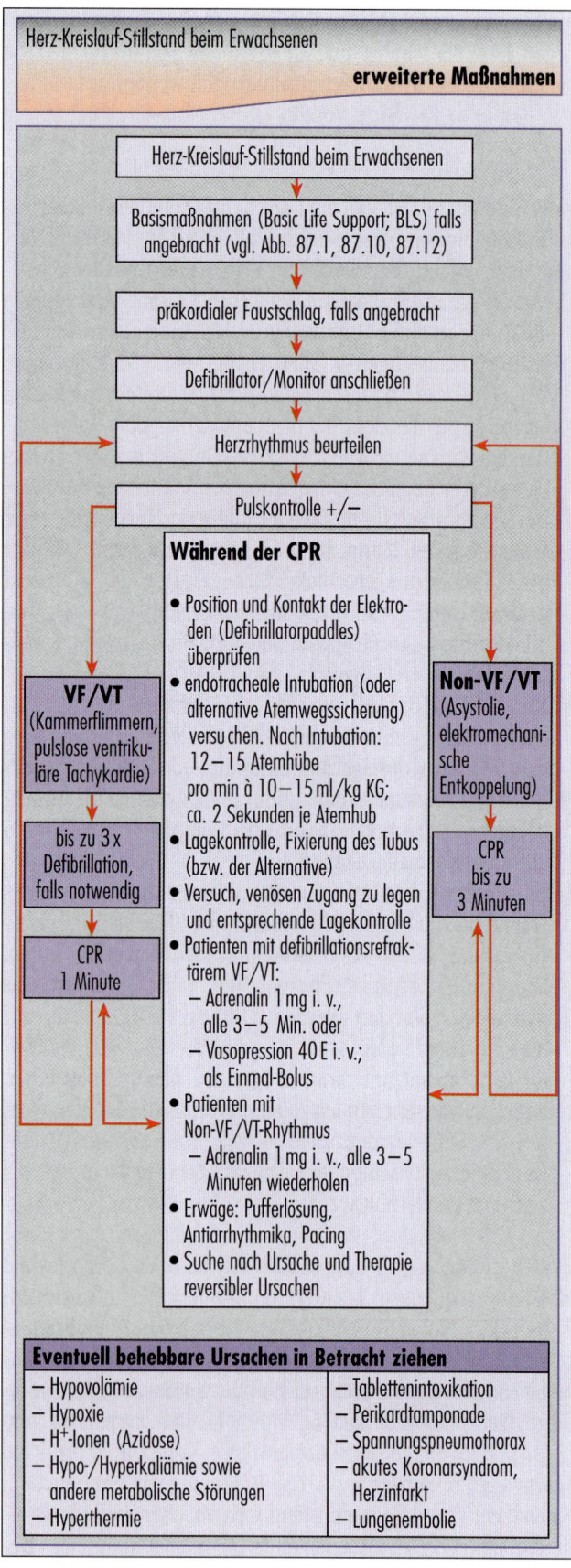

Abb. 87.18 Algorithmus für erweiterte lebensrettende Sofortmaßnahmen bei Erwachsenen (und Kindern ≧ 8 Jahren) entsprechend den neuen internationalen Richtlinien (Guidelines 2000 a, b).

Kammerflimmern/pulslose Kammertachykardie

Elektrische Defibrillation: Ein Kammerflimmern ist die häufigste Ursache eines plötzlichen Kreislaufstillstandes bei Erwachsenen. Das EKG zeigt hierbei schnelle, unregelmäßige Ausschläge (Abb. 23.10). Die Therapie der Wahl bei einem Kammerflimmern ist die möglichst baldige elektrische Defibrillation (Abb. 87.19, Abb. 87.20). Die frühzeitige elektrische Defibrillation sowie die einfachen lebensrettenden Sofortmaßnahmen sind die einzigen Reanimationsmaßnahmen, von denen wissenschaftlich bewiesen ist, dass sie das Langzeitüberleben verbessern (Guidelines 2000a, b; Leitlinien 1998a). Die Überlebenschance nimmt jedoch nach Eintritt eines Kammerflimmerns oder einer pulslosen Kammertachykardie pro Minute, in der nicht defibrilliert wird, um ca. 10% ab. Es ist daher enorm wichtig, dass versucht wird, das Intervall zwischen Beginn des Kammerflimmerns bzw. der pulslosen Kammertachykardie und der Defibrillation so kurz wie möglich zu halten (Guidelines 2000a, b). Im Krankenhaus sollte ein Intervall von < 3 Minuten zwischen Kollaps und Defibrillation angestrebt werden (Klasse-1-Empfehlung). Im Rettungsdienst sollte angestrebt werden, dass die Zeitspanne zwischen Eintreffen des Notrufs und Defibrillation < 5 Minuten beträgt (vgl. Frühdefibrillation; s.u.).

Durchführung der Defibrillation: Zur Defibrillation sollte die mit Gel bestrichene eine Defibrillatorelektrode ungefähr an der Herzbasis (idealerweise direkt rechts neben dem oberen Sternumanteil und direkt unterhalb der rechten Klavikula) und die andere Defibrillationselektrode ungefähr an der Herzspitze (idealerweise etwas links von der Mamille, wobei der Mittelpunkt der Defibrillatorelektrode im Bereich der mittleren Axillarlinie zu liegen kommt) aufgesetzt werden. Zur Defibrillation wird bei Erwachsenen eine Sequenz von 3 Schocks mit Energien von 200 Joule, 200–300 Joule und 360 Joule empfohlen (Abb. 87.19). Falls nach dem ersten Schock ein Kammerflimmern oder eine Kammertachykardie mit gleicher Kurvenform bestehen bleibt, dann sollte – ohne vorher den Puls zu tasten – sofort der nächste Schock verabreicht werden. Zwischen den einzelnen Schocks sollte das EKG über die Defibrillationselektroden abgeleitet werden.

> Nur falls nach dem ersten oder zweiten Schock eine EKG-Kurvenform erzielt wurde, die mit einem messbaren Auswurfvolumen einhergehen kann, sollte nicht sofort die nächste Defibrillation durchgeführt, sondern erst der Puls kontrolliert werden.

Moderne Defibrillatoren haben eine so kurze Wiederaufladungszeit, dass 3 Schocks innerhalb von einer Minute verabreicht werden können. Bei Erfolglosigkeit sollten dann wieder Herzdruckmassage und Beatmung fortgeführt werden. Nach einer einminütigen mechanischen Reanimation (CPR) ist eine erneute Rhythmusdiagnostik durchzuführen

Algorithmus für VF/pulslose VT

Primäre ABCD-Regel (Basismaßnahmen und Defibrillation)

- Bewusstsein überprüfen
- medizinische Hilfe organisieren („phone first“)
- Defibrillator anfordern

A Atemwege: Atemwege freimachen
B Beatmung: Beatmung durchführen
C Circulation: Herzdruckmassage
D Defibrillation: beurteilen, ob VF/pulslose VT vorliegt; falls ja, bis 3 x defibrillieren, falls nötig (200 J, 200–300 J, 360 J) oder entsprechende biphasische Defibrillation

↓

Rhythmus nach den ersten 3 Defibrillationen

↓

persistierendes oder wieder auftretendes VF/VT

↓

Sekundäre ABCD-Regel (weiterführende Einschätzungen und Maßnahmen)

A Atemwege: sobald wie möglich Endotrachealtubus (oder ggf. Alternative) platzieren
B Beatmung: Endotrachealtubus (bzw. Alternative) auf richtige Platzierung überprüfen (klinisch und ggf. apparativ)
Endotrachealtubus (bzw. Alternative) fixieren; kommerzielle, spezielle Fixierungsmöglichkeiten bevorzugen
Überprüfung auf effektive Oxygenierung und Ventilation
C Circulation: i. v. Zugang platzieren
Rhythmusdiagnostik → Monitor
je nach Rhythmus bzw. Zustand entsprechende Medikation verabreichen
D Differenzialdiagnose: nach Ursachen forschen und reversible Ursachen therapieren

↓

- Adrenalin 1 mg als Bolus i. v.; alle 3–5 min wiederholen
- Vasopressin 40 E i. v.; als einmaliger Bolus

↓

nochmalige Defibrillation 3 x 360 J (oder entsprechende biphasische Defibrillation) innerhalb von 30–60 sec.

↓

- Einsatz von Antiarrhythmika erwägen:
  Amiodarone (II b), Lidocain (X), Magnesium (II b, nur falls Hypomagnesiämie vorliegt), Procainamid (II b, bei intermittierendem/wieder auftretendem VF/VT)
- Gabe von Puffersubstanzen erwägen

↓

nochmalige Defibrillation

Abb. 87.19 Therapie-Algorithmus für VF/VT-Rhythmus; VF = Kammerflimmern; VT = pulslose ventrikuläre Tachykardie) entsprechend den neuen internationalen Richtlinien (Guidelines 2000 a, b).

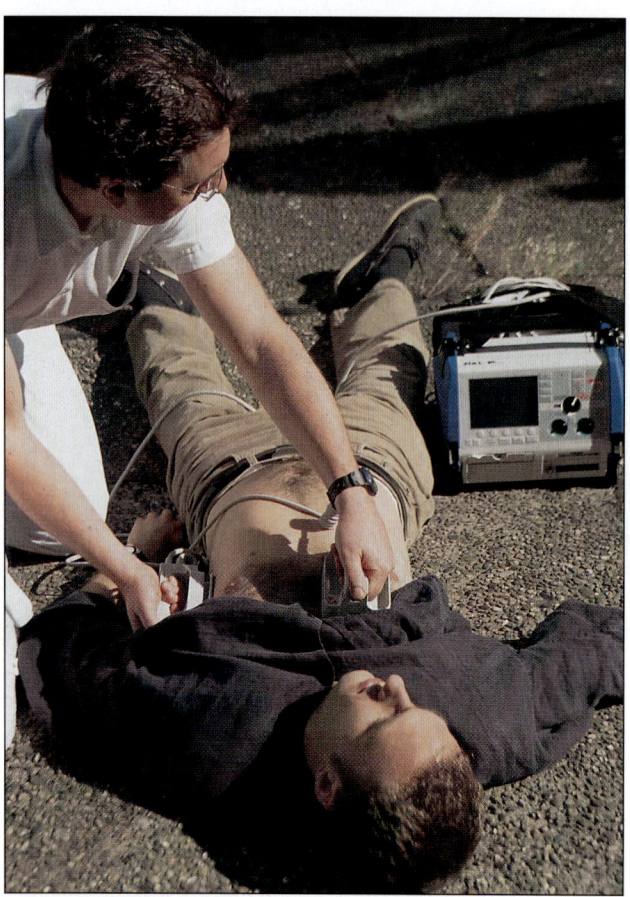

Abb. 87.20 Defibrillation. Die Helfer dürfen den Patienten während der Defibrillation nicht berühren.

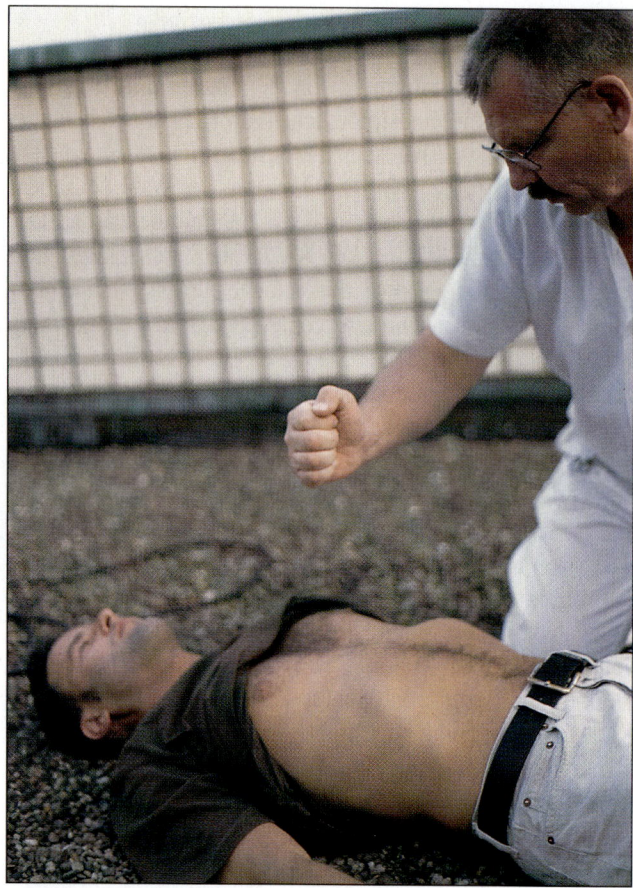

Abb. 87.21 Präkordialer Faustschlag.

und ggf. sind erneut 3 aufeinander folgende Defibrillationen (à 360 Watt) vorzunehmen (Abb. 87.19; Guidelines 2000a, b).

> Eine Therapieschlaufe umfasst also Rhythmusdiagnostik, 3 Defibrillationen und eine Minute mechanische Reanimation und sollte insgesamt nur ca. 2–3 Minuten dauern (Abb. 87.18, Abb. 87.19). Bei jeder Therapieschlaufe sollte während der mechanischen CPR-Phase 1 mg Adrenalin verabreicht werden.

Zwischen der 3. und 4. Defibrillation sollten nicht mehr als 2 Minuten vergehen. Bei maschinell beatmeten Patienten sollte eine Defibrillation idealerweise in der Exspirationsphase durchgeführt werden, denn der Stromfluss durch das Herz ist vom Gesamtwiderstand des Thorax abhängig. Trägt der Patient einen implantierten Schrittmacher, dann sollten die Defibrillatorpaddles nicht auf oder direkt neben dem Schrittmacheraggregat angelegt werden.

Während der Defibrillation darf niemand Kontakt zum Patienten oder dessen Bett haben. Bevor defibrilliert wird, muss dies laut angekündigt werden, indem z.B. das Kommando »Wegtreten« gegeben wird. Außerdem ist sicherzustellen, dass alle das Kommando beachtet haben, bevor die Defibrillation ausgelöst

wird. Die Sicherheit des Reanimationsteams hat oberste Priorität!

Eventuell kann zusätzlich die Gabe von Antiarrhythmika (z.B. Amiodaron; Lidocain) in Betracht gezogen werden (Abb. 87.19).

Biphasische Defibrillation: Bisher wurde für die Defibrillation eine monophasische Impulskurvenform verwendet (= positiver Stromimpuls ohne nachfolgenden negativen Stromimpuls). In den letzten Jahren wurden auch andere Impulskurvenformen wie biphasische Entladungskurven untersucht (Schneider et al. 1998; Cansell 1998). In den neuen Reanimationsrichtlinien wird festgestellt, dass bei einer biphasischen Defibrillation mit ≦200 J (positiver Strom mit nachfolgendem negativem Strom) im Vergleich zu der bisher üblichen monophasischen Defibrillation mit eskalierender Energie eine gleich hohe oder sogar höhere Chance bestehen, einen Spontankreislauf wiederherzustellen (Klasse 2a; Guidelines 2000a, b). Da bei der biphasischen Defibrillation niedrigere Energien ausreichen (≦ 200 J), sind in der Postreanimationsphase geringere myokardiale Dysfunktionen zu erwarten. Außerdem sind diese biphasischen Defibrillatorgeräte kleiner und kostengünstiger.

Präkordialer Faustschlag: Wird z.B. auf der Intensivstation am angeschlossenen EKG-Monitor das plötzliche Auftreten von Kammerflimmern beobachtet, sollte die Reanimation primär mit einer elektrischen Defibrillation oder evtl. mit einem sog. präkordialen Faustschlag (s.o.) begonnen werden. Dabei wird kräftig mit der Faust auf die Mitte des Sternums geschlagen (Abb. 87.21). Durch die mechanische Irritation kann die Herzaktion u.U. wieder einsetzen. Ist dies nicht sofort der Fall, dann muss unmittelbar mit der kardiopulmonalen Reanimation begonnen werden. Wurde der Kreislaufstillstand nicht beobachtet oder handelt es sich um ein Kind, dann wird der präkordiale Faustschlag nicht empfohlen.

Detailwissen: Frühdefibrillation

Die häufigsten Ursachen für einen plötzlichen Herzstillstand beim Erwachsenen sind Kammerflimmern oder pulslose Kammertachykardie. Auslösend ist in den »Industrieländern« zumeist eine ischämische Herzerkrankung. Die wichtigste Therapiemaßnahme ist hierbei die möglichst frühzeitige Defibrillation. Die meisten Patienten, die erfolgreich reanimiert wurden, hatten einen funktionellen Herz-Kreislauf-Stillstand aufgrund maligner Herzrhythmusstörungen erlitten – und wurden frühzeitig erfolgreich defibrilliert. Bei mehr als 80% der Patienten, die erfolgreich defibrilliert wurden, war bereits eine der ersten 3 Defibrillationen erfolgreich.

Inzwischen stehen für die Defibrillation auch halbautomatische Defibrillatoren zur Verfügung. Das Bedienen eines solchen Halbautomaten wird als leichter erlernbar eingestuft als das Erlernen der BLS-Maßnahmen (Single-Rescuer 1997). Nach Aufkleben der Elektroden macht das Gerät eine sehr zuverlässige EKG-Diagnostik und zeigt an, ob eine Defibrillation empfohlen wird oder nicht. Gegebenenfalls braucht dann nur noch die Defibrillation per Knopfdruck ausgelöst zu werden. Es sollten z.B. Polizisten, Feuerwehrleute, Personal von Fluggesellschaften, Sicherheitsbeamte und Bademeister darin ausgebildet werden. Die entsprechenden Geräte sollten möglichst weit verbreitet werden, z.B. auf Bahnhöfen, Flughäfen, im Flugzeug usw. (Guidelines 2000a, b; Klasse 2a).

Dieser sog. Frühdefibrillation wird ein großer Stellenwert eingeräumt (Guidelines 2000a, b; Early defibrillation 1997). Die halbautomatische Defibrillation bei Erwachsenen und Kindern ≥ 8 Jahren wird als Klasse-2b-Empfehlung eingestuft. Bei Kindern unter 8 Jahren werden halbautomatische Defibrillatoren nicht empfohlen (Klasse-X-Empfehlung).

Non-VF/VT-Rhythmus (= Asystolie, elektromechanische Entkoppelung)

Bei einer Asystolie ist bei der EKG-Ableitung keine elektrische Aktivität nachweisbar. Die Grundlinie ist hierbei leicht wellenförmig. Bei einer vollkommen geraden, strichförmigen Null-Linie handelt es sich dagegen um einen Ableitungsfehler! Die Elektroden müssen dann überprüft werden. Während bei einem Kammerflimmern oder einer pulslosen Kammertachykardie eine Defibrillation dringend indiziert ist, sollte umgekehrt, wenn Kammerflimmern oder eine pulslose Kammertachykardie definitiv ausgeschlossen werden können, eine Defibrillation nicht durchgeführt werden.

Asystolie: Bei einer Asystolie (oder einer elektromechanischen Entkoppelung, s.u.) besteht die Therapie der Wahl in der Gabe von Adrenalin (Boli à 1 mg) (Abb. 87.18, Abb. 87.22). Nach den internationalen Richtlinien wird ggf. ca. alle 3–5 Minuten eine Repetitionsdosis empfohlen (Guidelines 2000a, b).

> Bei einer Asystolie sollte nach einer 3-minütigen kardiopulmonalen Reanimation erneut eine Rhythmusdiagnostik durchgeführt werden (Abb. 87.18). Anschließend ist ggf. wiederum 3 Minuten mechanisch zu reanimieren. Während der Phase der mechanischen Reanimation ist jeweils 1 mg Adrenalin zu verabreichen.

Bei einer Asystolie wird auch die Gabe von Atropin (1 mg beim Erwachsenen alle 3–5 Minuten maximal 0,04 mg/kg KG; d.h. ca. 3 mg beim Erwachsenen) empfohlen (Abb. 87.22; Guidelines 2000a, b). Während eine Schrittmacherstimulation bei einer extremen Bradyarrhythmie sehr wertvoll sein kann, ist eine Schrittmacherstimulation bei einer Asystolie wenig sinnvoll. Eine Ausnahme sind Patienten mit einem trifaszikulären Block, bei denen evtl. noch P-Wellen nachweisbar sind.

Pulslose elektrische Aktivität: Liegt eine Pulslosigkeit vor, obwohl im EKG elektrische Herzaktionen nachweisbar sind, dann wird von pulsloser elektrischer Aktivität oder elektromechanischer Entkoppelung (Dissoziation) gesprochen (**p**ulseless **e**lectrical **a**ctivity; PEA). Die Therapie ist genauso wie bei einer Asystolie durchzuführen (s.o.). Bei dieser Form des funktionellen Herz-Kreislauf-Stillstandes kommt der Erkennung und sofortigen Behandlung möglicher Ursachen besondere Bedeutung zu (Abb. 87.23).

Prognose: Bei einer Asystolie oder elektromechanischen Entkoppelung ist die Prognose schlechter als bei Kammerflimmern/Kammertachykardie. Die Gesamtüberlebensrate dieser Patienten beträgt lediglich ca. 15–20% derjenigen Patienten, die wegen Kammerflimmern/Kammertachykardie reanimiert werden müssen.

Geht der Non-VF/VT-Rhythmus in einen VF/VT-Rhythmus über, dann soll bereits nach einminütiger kardiopulmonaler Reanimation der Herzrhythmus und die Kreislaufsituation nochmals überprüft werden und bei weiter bestehendem VF/VT-Rhythmus sollte bis 3-mal defibrilliert werden (Abb. 87.18; linksseitiger Algorithmusweg).

Endotracheale Intubation

Intubation und Beatmung: Ein reanimationspflichtiger Patient sollte möglichst bald endotracheal intubiert werden (Kap. 7.1.2, S. 192). Hierdurch können die Atemwege freigehalten und Sauerstoff kann in hoher Konzentration zugeführt werden. Vor der Intubation wird oft kurzfristig eine Maskenbeatmung durchgeführt.

Algorithmus für Asystolie

Primäre ABCD-Regel
(Basismaßnahmen und Defibrillation)

– Bewusstsein überprüfen
– medizinische Hilfe organisieren („phone first")
– Defibrillator anfordern

A Atemwege: Atemwege freimachen
B Beatmung: Beatmung durchführen
C Circulation: Herzdruckmassage
überprüfen, ob wirklich eine Asystolie vorliegt
D Defibrillation: beurteilen, ob VF/pulslose VT vorliegt; falls ja, defibrillieren; bei Asystolie: keine Defibrillation

Sekundäre ABCD-Regel
(weiterführende Einschätzungen und Maßnahmen)

A Atemwege: sobald wie möglich Endotrachealtubus (oder ggf. Alternative) platzieren
B Beatmung: Endotrachealtubus (bzw. Alternative) auf richtige Platzierung überprüfen (klinisch und ggf. apparativ) Endotrachealtubus (bzw. Alternative) fixieren; kommerzielle, spezielle Fixierungsmöglichkeiten bevorzugen
Überprüfung auf effektive Oxygenierung und Ventilation
C Circulation: überprüfen, dass wirklich eine Asystolie vorliegt
i. v. Zugang platzieren
Rhythmusdiagnostik → Monitor
je nach Rhythmus bzw. Zustand entsprechende Medikation verabreichen
D Differenzial-diagnose: nach Ursachen forschen und reversible Ursachen therapieren

transkutanes Pacing (falls es sinnvoll erscheint, sollte es umgehend durchgeführt werden)

Adrenalin 1 mg i. v. als Bolus; alle 3–5 Minuten wiederholen

Atropin 1 mg i. v.; alle 3–5 Minuten wiederholen; bis zu einer Gesamtdosis von 0,04 mg/kg KG

Persistierende Asystolie: Reanimationsmaßnahmen einstellen?

– Effektiviät der Reanimationsmaßnahmen beurteilen
– liegen atypische klinische Umstände vor?
– gibt es Hinweise, die dafür sprechen, die Reanimationsmaßnahmen einzustellen?

Abb. 87.22 Therapie-Algorithmus für Asystolie entsprechend den neuen internationalen Richtlinien (Guidelines 2000 a, b).

Algorithmus für PEA

Primäre ABCD-Regel
(Basismaßnahmen und Defibrillation)

– Bewusstsein überprüfen
– medizinische Hilfe organisieren („phone first")
– Defibrillator anfordern

A Atemwege: Atemwege freimachen
B Beatmung: Beatmung durchführen
C Circulation: Herzdruckmassage
überprüfen, ob wirklich eine Asystolie vorliegt
D Defibrillation: beurteilen, ob VF/pulslose VT vorliegt; falls ja, defibrillieren; bei **elektromechanischer Entkoppelung** (pulslose elektrische Aktivität; „pulseless electrical activity" = PEA; Rhythmus am Monitor erkennbar, aber kein Puls tastbar) **keine Defibrillation**

Sekundäre ABCD-Regel
(weiterführende Einschätzungen und Maßnahmen)

A Atemwege: sobald wie möglich Endotrachealtubus (oder ggf. Alternative) platzieren
B Beatmung: Endotrachealtubus (bzw. Alternative) auf richtige Platzierung überprüfen (klinisch und ggf. apparativ) Endotrachealtubus (bzw. Alternative) fixieren; kommerzielle, spezielle Fixierungsmöglichkeiten bevorzugen; Überprüfung auf effektive Oxygenierung und Ventilation
C Circulation: i. v. Zugang platzieren
Rhythmusdiagnostik → Monitor
je nach Rhythmus bzw. Zustand entsprechende Medikation verabreichen
D Differenzial-diagnose: nach Ursachen forschen und reversible Ursachen therapieren

Übersicht über die häufigsten Ursachen

– Hypovolämie
– Hypoxie
– H+-Ionen (Azidose)
– Hypo-/Hyperkaliämie
– Hypothermie

– Tablettenintoxikation
– Perikardtamponade
– Spannungspneumothorax
– akutes Koronarsyndrom, Herzinfarkt
– Lungenembolie

Adrenalin 1 mg i. v. als Bolus; alle 3–5 Minuten wiederholen

Adrenalin 1 mg i. v. (falls PEA-Frequenz langsam ist); Dosis alle 3–5 Minuten wiederholen, falls notwendig; bis zu einer Gesamtdosis von 0,04 mg/kg KG

Abb. 87.23 Therapie-Algorithmus für pulslose elektrische Aktivität entsprechend den neuen internationalen Richtlinien (Guidelines 2000 a, b).

Der erwachsene Patient sollte während einer Maskenbeatmung, falls die FiO$_2$ <40% beträgt (z. B. Beatmung mit Raumluft) genauso beatmet werden wie bei einer Mund-zu-Mund-Beatmung, d. h. mit einem Atemhubvolumen von ca. 10 ml/kg KG (ca. 700–1 000 ml) über jeweils 2 Sekunden. Bei einer Maskenbeatmung mit zusätzlicher Sauerstoffgabe (bei einer FiO$_2$ von >0,4) sollte nur mit einem Atemhubvolumen von 6–7 ml/kg KG (ca. 500 ml) über jeweils 1–2 Sekunden beatmet werden. Nach erfolgreicher Intubation soll der Patient mit einer Atemfrequenz von 12–15 Atemhüben pro Minute und einem Atemhubvolumen von ca. 10–15 ml/kg KG (über jeweils 2 Sekunden) beatmet werden (Guidelines 2000a, b)

Beim intubierten Patienten braucht die Beatmung nicht mehr streng mit der Herzdruckmassage synchronisiert werden, d. h. während der Beatmung braucht die Herzdruckmassage nicht kurzfristig unterbrochen zu werden, wie dies beim nicht intubierten Patienten empfohlen wird (15 : 2; s. o.).

Beim intubierten erwachsenen Patienten sollte mit einer Frequenz von 12–15 Atemhüben pro Minute (ca. 1 Atemhub alle 4–5 Sekunden) und einem Hubvolumen von 10–15 ml/kg KG beatmet werden. Die Herzdruckmassage sollte mit einer Frequenz von ca. 100 pro Minute durchgeführt werden. Die Relation Atemhub zu Herzdruckmassage sollte beim intubierten Patienten damit ca. 1 : 5 betragen.

Wegen der endotrachealen Intubation sollte jedoch die Beatmung nicht länger als 30 Sekunden unterbrochen werden. Sofern ein Helfer verfügbar ist, sollte während der endotrachealen Intubation der Sellik-Handgriff (Kap. 28.4, S. 602) angewandt werden, um einer Regurgitation und Aspiration vorzubeugen.

Überprüfung der Tubuslage: In den neuen internationalen Reanimationsrichtlinien wird erstmals eine Überprüfung der endotrachealen Tubuslage nicht nur mittels Auskultation sondern zusätzlich apparativ, z. B. mittels kontinuierlicher Kapnometrie oder mittels kolorimetrischer CO$_2$-Messung in der Exspirationsluft (Kap. 8.1.3, S. 244) oder mittels Ösophagusdetektor (Tube Check) empfohlen (Guidelines 2000a, b). Bei Verwendung eines sog. Ösophagusdetektors wird nach der Intubation am Konnektor des Endotrachealtubus mit einer Spritze oder einem Ballon aspiriert. Bei endotrachealer Lage lässt sich hierbei Luft aus der Lunge aspirieren, bei ösophagealer Lage wird dagegen die Ösophagusschleimhaut das Lumen des Tubus verlegen, und es kann keine Luft aspiriert werden (= Ösophagusdetektor). Bei der Kapnometrie ist zu beachten, dass die endexspiratorische CO$_2$-Konzentration bei reanimationspflichtigen Patienten mit sehr niedrigem Herzminutenvolumen (und damit sehr geringem pulmonalem Blutfluss) manchmal sehr niedrig ist, was eine Fehldeutung zur Folge haben kann. Bei Notfallpatienten mit Spontankreislauf wird die Kapnometrie als Klasse-2a-Empfehlung und bei reanimationspflichtigen Patienten als Klasse-2b-Empfehlung eingestuft (Guidelines 2000a, b). Kann bei reanimationspflichtigen Patienten kein endexspiratorischer CO$_2$ nachgewiesen werden, dann sollte zur Überprüfung der Tubuslage noch der Ösophagusdetektor verwendet werden.

Empfehlungen: Der intubierende Arzt sollte über eine entsprechende regelmäßige Erfahrung in der Technik der endotrachealen Intubation verfügen. Als Alternative zur endotrachealen Intubation werden der Einsatz einer Larynxmaske und die Anwendung des ösophagotrachealen Kombitubus genannt (Guidelines 2000a, b; Abb. 27.11).

Einsatz von Medikamenten

Zugänge

Periphervenöser vs. zentralvenöser Zugang: Die mechanischen Wiederbelebungsversuche sollten sobald wie möglich durch eine gezielte medikamentöse Therapie ergänzt werden. Es sollte möglichst bald eine intravenöse Medikamentenapplikation angestrebt werden. Hierfür muss ein möglichst periphervenöser Zugang gelegt werden. Häufig bietet sich hierfür die Punktion der V. jugularis externa an. Wird ein Medikament periphervenös injiziert, dann dauert es ca. 1–2 Minuten, bis es das zentrale Blutkompartiment erreicht hat. Die periphervenöse Injektion eines Medikaments sollte im Rahmen einer Reanimation mittels rascher Bolusinjektion durchgeführt werden. Anschließend sollten ca. 20 ml isotone Kochsalzlösung (NaCl 0,9%) verabreicht werden. Dadurch kann der Transport des Medikamentenbolus in den Zentralkreislauf beschleunigt werden. Außerdem sollte die entsprechende Extremität nach der Injektion für 10–20 Sekunden nach oben gehalten werden. Für die Anlage eines zentralen Venenkatheters müsste die Herzdruckmassage kurz unterbrochen werden. Außerdem wären die bei einer zentralen Venenpunktion möglichen Komplikationen zu bedenken (Kap. 18.5, S. 422). Auch eine evtl. noch notwendig werdende medikamentöse Thrombolyse (z. B. bei Patienten mit einem Myokardinfarkt oder einer Lungenembolie) spricht dafür, eine zentrale Venenpunktion möglichst zu vermeiden (Guidelines 2000a, b). Die Anlage eines zentralen Venenzugangs sollte erst in Erwägung gezogen werden, wenn trotz Defibrillation und periphervenöser Medikamentengabe kein Spontankreislauf herstellbar ist, keine Kontraindikationen für eine zentralvenöse Punktion bestehen und Erfahrungen mit zentralvenösen Punktionen vorliegen (Guidelines 2000a, b). Es bietet sich dann die Punktion der V. subclavia oder V. jugularis interna an.

Alternative Zugänge: Bei Neugeborenen können Medikamente notfalls in die Nabelvene injiziert werden (Kap. 89.2, S. 1254). Falls der Patient intubiert wurde, bevor ein intravenöser Zugang vorhanden war, können Adrenalin, Lidocain und/oder Atropin bei Erwachsenen auch in 2–2,5facher i.v. Dosis über den Endotrachealtubus verabreicht werden. Die endotracheale Applikation stellt jedoch einen Applikationsweg der zweiten Wahl dar. Die Medikamente sind mit 0,9%iger NaCl-Lösung oder Aqua destillata auf mindestens 10 ml zu verdünnen. Hierzu sollte idealerweise ein Katheter durch den Endotrachealtubus bis über dessen Spitze vorgeschoben werden und über diesen Katheter sollte das Medikament schnell appliziert werden. Nach der endotrachealen Applikation sollte der Patient mehrmals schnell beatmet werden, um so eine Verteilung bis in den distalen Bronchialbaum (und damit eine Optimierung der Resorption) zu erreichen.

> Freimachen und Offenhalten der Atemwege, adäquate Beatmung und Oxygenierung sowie Herzdruckmassage und Defibrillation (s.u.) haben erste Priorität und damit auch Vorrang vor der Anlage eines intravenösen Zugangs und der Injektion von Pharmaka.

Infusionslösungen

Glukosehaltige Infusionslösungen sollten im Rahmen der Reanimation nicht verwendet werden, da eine Hyperglykämie nachteilige Effekte auf das Gehirn hat (Kap. 69.3.3, S. 978). Es sollten Vollelektrolytlösungen oder kolloidale Plasmaersatzmittel verwendet werden.

Adrenalin (= Suprarenin) / Vasopressin

Adrenalin: Bei Erwachsenen werden für Adrenalin Boli à 1,0 mg i.v. empfohlen. Gegebenenfalls sollte diese Dosierung alle ca. 3–5 Minuten wiederholt werden (Guidelines 2000a, b; Abb. 87.18). Nach jeder periphervenösen Adrenalin-Gabe sollten ca. 20 ml intravenöse Flüssigkeit nachinjiziert werden, damit das Adrenalin schnell im zentralen Blutvolumen ankommt. Höhere Adrenalin-Dosen scheinen nicht erfolgreicher zu sein, sodass sie nicht routinemäßig empfohlen werden (Guidelines 2000a, b). Höhere Adrenalin-Dosen können jedoch gegeben werden, falls die 1-mg-Dosis erfolglos bleibt. Der Nutzen bzw. der mögliche Schaden eskalierender Adrenalin-Gaben ist jedoch unklar (Klasse-X-Empfehlung). Adrenalin scheint noch ein gewisses »Verbleiberecht« im Rahmen der Reanimation zu haben. Die Gabe von 1 mg Adrenalin wird weiterhin empfohlen, aber nicht klassifiziert (Guidelines 2000a, b). Es gibt allerdings bisher keinen klinischen Beweis dafür, dass eine Adrenalin-Gabe die Überlebensrate und die neurologische Erholung beim Menschen verbessern könnte und zwar unabhängig davon, ob Adrenalin in der Standarddosis von 1 mg oder in höheren Dosen verabreicht wird. Adrenalin kann – falls kein intravenöser Zugang vorhanden ist – bei Erwachsenen ggf. in der 2–2,5fachen i.v. Dosierung auch

intratracheal verabreicht werden (Guidelines 2000a, b). Besondere Vorsicht ist bei der Gabe von Adrenalin bei Patienten geboten, deren Herzstillstand möglicherweise durch Lösungsvermittlermissbrauch, Cocain-Missbrauch oder einen Missbrauch anderer sympathikomimetischer Medikamente verursacht wurde. Nachteile einer Adrenalin-Gabe können die Steigerung des myokardialen Sauerstoffverbrauchs (durch enorme Stimulation der β-Rezeptoren), ein Abfall der subendokardialen Myokardperfusion und die Begünstigung ventrikulärer Herzrhythmusstörungen sein.

Vasopressin: In den neuen Reanimationsrichtlinien wird bei der Therapie des defibrillationsresistenten Kammerflimmerns die einmalige Gabe von 40 mg Vasopressin (= Arginin-Vasopressin; AVP) intravenös (oder in gleicher Dosis intratracheal bzw. intraossär) als gleichberechtigt zu der 1-mg-Adrenalin-Gabe empfohlen (Klasse-2b-Empfehlung; Übersicht bei Wenzel et al. 2002). Für eine Empfehlung zur Gabe von Vasopressin bei Asystolie oder pulsloser elektrischer Aktivität sowie bei Kindern fehlen zur Zeit noch entsprechende klinische Daten. Von Vasopressin (dem in der Hypophyse gebildeten antidiuretischen Hormon; ADH) konnte gezeigt werden, dass es im Tierversuch – falls es in wesentlich höherer Dosierung verabreicht wird als für die antidiuretische Wirkung notwendig ist – eine starke periphere Vasokonstriktion vermittelt und dadurch einen höheren myokardialen und zerebralen Blutfluss ermöglicht als eine maximal wirksame Adrenalin-Dosis. Die Halbwertszeit von Vasopressin ist mit 10–20 Minuten länger als die von Adrenalin.

Antiarrhythmika

Obwohl Lidocain sehr häufig im Rahmen einer Reanimation verabreicht wurde, gibt es jedoch keine wissenschaftlichen Belege dafür, dass durch Lidocain-Gabe der Defibrillationserfolg verbessert werden könnte (von Planta u. Chamberlain 1992). Es gibt allerdings einige negative Berichte zur Lidocain-Gabe im Zusammenhang mit einer Defibrillation (von Planta u. Chamberlain 1992). In den neuen Reanimationsrichtlinien wird die Lidocain-Gabe (1–1,5 mg/kg KG) bei defibrillationsrefraktionärem Kammerflimmern und pulsloser Kammertachykardie als eine Klasse-X-Empfehlung bezeichnet (Guidelines 2000a, b). Antiarrhythmika werden nicht ausdrücklich empfohlen, ihr Einsatz kann aber erwogen werden (Guidelines 2000a, b). Scheint bei einem defibrillationsrefraktären Kammerflimmern ein Antiarrhythmikum indiziert, dann sollte inzwischen statt Lidocain (Klasse-X-Empfehlung) zuerst das Antiarrhythmikum Amiodaron (300 mg; Klasse-2b-Empfehlung) injiziert werden. Bei ventrikulärer Tachykardie und stabilem Kreislauf wird Amiodaron (Klasse-2a-Empfehlung) oder Sotalol (1–1,5 mg/kg KG; langsame Injektion: 10 mg/min; Klasse-2a-Empfehlung) empfohlen. Bei Patienten mit einer Tachykardie mit breiten EKG-Komplexen sowie stabilem Kreislauf sollte zuerst Amiodaron (Klasse-2b-Empfehlung) oder evtl. Procainamid (17 mg/kg KG; 1,2 g für den ca. 70 kg schweren Erwachsenen; langsame Injektion/Infusion: 20 mg/min; Klasse-2b-Empfehlung) eingesetzt werden. Lidocain kann als Medikament der 2. Wahl eingesetzt werden. Als Nachteile von Amiodaron sind vor allem schwere, teilweise therapierefraktäre Blutdruckabfälle und Bradykardien (insbesondere bei einer schnellen Injektion) sowie eine lange Halbwertszeit zu nennen.

Atropin

Bei einer vagal bedingten Sinusbradykardie hat sich Atropin bestens bewährt (Klasse-1-Empfehlung). Auch bei einer ventrikulären Asystolie kann eine Atropin-Gabe sinnvoll sein, da ein erhöhter Vagotonus zur Entwicklung der vorliegenden Asystolie vielleicht beigetragen haben könnte. Wissenschaftliche Daten liegen hierzu kaum vor. Bei einer Asystolie wird beim Erwachsenen eine Einzeldosis à 1 mg Atropin empfohlen, die bei persistierender Asystolie nach 3–5 Minuten ggf. zu wiederholen ist (maximale Dosierung: 0,04 mg/kg KG = ca. 3 mg beim Erwachsenen).

Bei einer Bradykardie wird eine Dosierung von 0,5–1 mg (nach 3–5 Minuten ggf. eine Wiederholungsdosis) empfohlen (Guidelines 2000a, b; maximale Dosierung 0,03 mg/kg KG; bei schwerer Bradykardie – wie bei einer Asystolie – bis maximal 0,04 mg/kg KG). Eine Dosierung < 0,5 mg sollte bei Erwachsenen nicht verabreicht werden, da es hierdurch sogar zu einer Verlangsamung der Herzfrequenz aufgrund einer Zunahme des Parasympathikotonus kommen kann. Bei Patienten mit einem akuten Myokardinfarkt sollte Atropin nur vorsichtig eingesetzt werden, da eine dadurch bedingte stärkere Tachykardie unerwünscht ist (Guidelines 2000a, b; s.o.).

Natriumbikarbonat

Während eines Kreislaufstillstandes entwickelt sich eine metabolische Azidose. Dennoch wird die Gabe von Natriumbikarbonat zum Ausgleich einer solchen hypoxisch bedingten metabolischen Laktazidose (Kap. 20.5.4, S. 453) aufgrund der Reanimationssituation inzwischen sehr kritisch gesehen (Guidelines 2000a, b). Wird Bikarbonat im Tierversuch gegeben, kann weder die Erfolgsrate bei der Defibrillation noch die Überlebensrate verbessert werden, es ist jedoch möglich, dass sich die Koronardurchblutung verschlechtert, die Sauerstoffkurve nach links verschiebt und dadurch die Sauerstoffabgabe erschwert wird, dass eine Hyperosmolarität und eine Hypernatriämie entsteht, mehr CO_2 produziert wird (mit Diffusion von CO_2 nach intrazellulär und dadurch Verstärkung der intrazellulären Azidose) und schließlich, dass die Wirkung von gleichzeitig verabreichten Katecholaminen abgeschwächt wird. Die wichtigsten Maßnahmen, um die metabolische Azidose im Rahmen einer Reanimation zu therapieren, sind eine adäquate alveoläre Ventilation und Wiederherstellung einer ausreichenden Gewebeperfusion. Es gibt keine Belege, dass ein niedriger pH-Wert den Defibrillationserfolg oder die Chance, einen Spontankreislauf wiederherzustellen bzw. die Kurzzeitüberlebensrate verschlechtern würde. Eine Bikarbonatgabe sollte nur dann in Erwägung gezogen werden, falls Defibrillation, Herzdruckmassage, Intubation und Beatmung sowie die Gabe eines Vasopressors unwirksam waren. Als initiale Dosierung werden dann beim Erwachsenen 1 mmol/l einer 8,4%igen Lösung empfohlen. Weitere Dosierungen sollten von der klinischen Situation und von wiederholten Blutgasanalysen abhängig gemacht werden. Die Azidose sollte jedoch nie ganz ausgeglichen werden. Eine Überkorrektur mit Alkalose sollte auf jeden Fall vermieden werden.

Eine Bikarbonatgabe kann jedoch unter bestimmten Bedingungen (vorbestehende metabolische Azidose, Hyperkaliämie oder Überdosierung von z.B. trizyklischen Antidepressiva sinnvoll sein (Guidelines 2000a, b).

Sonstige Medikamente/Lyse

Calcium: Obwohl Calcium bei der myokardialen Kontraktion eine wichtige Rolle spielt, hat die Gabe von Calcium bei der Therapie eines Herz-Kreislauf-Stillstandes keinen positiven Effekt. Es können sogar negative Effekte auftreten. Calcium sollte daher nur dann verabreicht werden, wenn zusätzlich eine Hypokalzämie (z.B. im Rahmen einer Massivtransfusion) oder eine Hyperkaliämie vorliegt.

Lyse bei Myokardinfarkt: In den neuen Reanimationsrichtlinien wird bei einem akuten Myokardinfarkt eine prähospitale Lyse empfohlen, falls ein Notarzt am Unfallort anwesend ist oder die Transportzeit mehr als 60 Minuten beträgt (Guidelines 2000a, b; Klasse-2a-Empfehlung; Kap. 40.2.3, S. 674).

Lyse bei Schlaganfall: Ein Schlaganfall (apoplektischer Insult) ist in ca. 70–80% der Fälle durch thromboembolische Stenosierungen bzw. Verschlüsse bedingt. Falls innerhalb von ca. 3 Stunden eine intravenöse Fibrinolyse durchgeführt wird, kann die Morbidität und Letalität reduziert und die Lebensqualität verbessert werden. Daher ist es wichtig, dass diese Patienten schnellstmöglich in eine entsprechende Klinik transportiert werden. Die Disponenten in Rettungsleitstellen sollten diesen Patienten die gleiche Priorität einräumen wie Patienten mit einem akuten Myokardinfarkt (Klasse-2b-Empfehlung). Eine Lysetherapie innerhalb des optimalen Zeitfensters von 3 Stunden wird als Klasse-1-Empfehlung bezeichnet (Guidelines 2000a, b).

Reanimation innerhalb des Krankenhauses

Eine kardiopulmonale Reanimation innerhalb eines Krankenhauses sollte dadurch ausgezeichnet sein, dass frühzeitig erfahrenes Personal vorhanden ist, dass frühzeitig mit der (erweiterten) kardiopulmonalen Reanimation (**A**dvanced **L**ife **S**upport; ALS) und – falls notwendig – mit der Defibrillation begonnen wird (In-hospital 1997). Der Zeitraum zwischen Auftreten von Kammerflimmern und Durchführung der elektrischen Defibrillation sollte < 3 Minuten betragen (Guidelines 2000a, b; außerhalb des Krankenhauses sollte diese Zeitspanne < 5 Minuten betragen). Von der American Heart Association wird empfohlen, dass (Krankenhaus-)Personal, das häufiger mit einer Reanimation konfrontiert wird, alle 2–3 Jahre ein entsprechendes Trainingsprogramm durchlaufen sollte (In-hospital 1997).

Bei manchen schwerstkranken stationären Patienten kann es richtig sein, in den Unterlagen festzulegen, dass keine Wiederbelebungsversuche im Falle einer Notsituation durchgeführt werden sollen (»**d**o **n**ot **a**ttempt **r**esuscitation«; DANR; Guidelines 2000a, b).

87.3 Literatur

Cansell A. Wirksamkeit und Sicherheit der Impulskurvenformen bei transthorakaler Defibrillation. Notfall und Rettungsmedizin 1998; 1: 372–80.

Early Defibrillation. An Advisory Statement from the Advanced Life Support Working Group of the International Liaison Committee on Resuscitation. Circulation 1997; 95: 2183–4.

Guidelines for basic life support. A statement by the Basic Life Support Working Party of the European Resuscitation Council, 1992. Resuscitation 1992b; 24: 103–10.

Guidelines 2000 for cardiopulmonary resuscitation and emergency cardiovascular care. International consensus on science. Circulation 2000a; 102(Suppl): 1–384.

Guidelines 2000 for cardiopulmonary resuscitation and emergency cardiovascular care. International consensus on science. Resuscitation 2000b; 46: 1–447.

In-Hospital Resuscitation. A statement for Healthcare Professionals from the American Heart Association Emergency Cardiac Care Committee and the Advanced Carduiac Life Support, Basic Life Support, Pediatric Resuscitation, and Program Adminsitration Subcommittees. Circulation 1997; 95: 2211–2.

Leitlinien des European Resuscitation Council 1998. Erweiterte lebensrettende Sofortmaßnahmen beim Erwachsenen. Notfall Rettungsmedizin 1998a; 1: 199–207. Originalpublikation: The 1998 European Resuscitation Council guidelines for adult advanced life support. Resuscitation 1998; 37: 81–90. Diese Leitlinien wurden außerdem publiziert in: Anaesthesist 2000; 49: 121–9.

Planta von M, Chamberlain D. Drug treatment of arrhythmias during cardiopulmonary resuscitation. A statement for the Advanced Life Support Working Party of the European Resuscitation Council. Resuscitation 1992; 24: 227–32.

Schneider T, Wolcke B, Liebrich A, Kanz K-G, Dick W. Neue Aspekte der elektrischen Defibrillation. Anaesthesist 1998; 47: 320–9.

Single-Rescuer Adult Basic Life Support. An advisory Statement from the Basic Life Support Working Group of the International Liaison Committee on Resuscitation. Circulation 1997; 95: 2174–9. Deutsche Übersetzung dieser Leitlinien: Einfache lebensrettende Sofortmaßnahmen beim Erwachsenen. Eine Rahmenempfehlung des Internationalen Committee on Resuscitation (ILCOR). Notfallmedizin 1997; 23: 208–15.

Wenzel V, Krismer AC, Voelckel WG, Mayr VD, Raeder C, Strohmenger HU, Lindner KH. Der Einsatz von Arginin Vasopressin bei der kardiopulmonalen Reanimation. Eine Analyse der experimentellen und klinischen Erfahrungen sowie ein Ausblick in die Zukunft. Anaesthesist 2002; 51: 191–202.

Lebensrettende Sofortmaßnahmen bei Neugeborenen, Säuglingen und Kindern $\leq$ 8 Jahren

Bei reanimationspflichtigen Neugeborenen, Säuglingen und Kindern ≦ 8 Jahren liegt nur selten ein primärer Kreislaufstillstand vor. Zumeist handelt es sich um primär respiratorische Probleme, die evtl. zu einem sekundären Herz-Kreislauf-Stillstand führen. Unter einem Neugeborenen wird in diesem Kapitel (entsprechend den neuen internationalen Reanimationsrichtlinien) die Altersspanne jenseits der ersten Lebensstunden bis zum 28. Lebenstag verstanden (Kap. 86.2, S. 1215). Für Neugeborene unmittelbar nach der Geburt, also für die ersten Lebensstunden, gelten andere Reanimationsempfehlungen, die in Kap. 89, S. 1249 ausführlich beschrieben sind.

88.1 Einfache lebensrettende Sofortmaßnahmen

Reaktion prüfen

Das Kind sollte vorsichtig gerüttelt und laut gefragt werden: »Geht's Dir gut?« Kinder oder Säuglinge, bei denen der Verdacht auf Verletzungen im Bereich der Halswirbelsäule besteht, sollten jedoch nicht gerüttelt werden.

Reaktion vorhanden: Falls das Kind bzw. der Säugling oder das Neugeborene verbal oder durch entsprechende Bewegungen antwortet, dann soll das Kind bzw. der Säugling oder das Neugeborene in seiner Position belassen werden. Sein Zustand soll näher untersucht werden. Falls nötig, soll nun Hilfe organisiert werden. Danach soll der Zustand des Kindes bzw. des Säuglings/Neugeborenen wiederholt kontrolliert werden.

Keine Reaktion vorhanden: Zeigt das Kind bzw. der Säugling oder das Neugeborene keine Reaktion, dann sollte ein einzelner Helfer um Hilfe rufen und – falls indiziert – mit den Basismaßnahmen der Reanimation beginnen (s.u.). Falls ein zweiter Helfer anwesend ist, soll dieser – sobald die Notsituation erkannt wird – Hilfe organisieren. Da bei Neugeborenen, Säuglingen oder Kindern (im Unterschied zu Erwachsenen; Kap. 87.2, S. 1231) normalerweise kein primäres Kreislaufversagen, sondern fast immer ein primäres respiratorisches Problem vorliegt, soll ein Einzelhelfer erst nach Beginn der Reanimationsmaßnahmen selbst Hilfe organisieren (**»phone fast«**; s.u.).

Spontanatmung vorhanden?

Atemwege freimachen

Die Luftwege des Neugeborenen, Säuglings oder Kindes sind zu öffnen, indem der Kopf leicht rekliniert und das Kinn angehoben wird. Zur Überstreckung des Kopfes sollte eine Hand an die Stirn gelegt werden. Gleichzeitig sollte mit den Fingerspitzen der anderen Hand das Kinn angehoben werden, um so die Atemwege freizumachen. Hierbei muss jedoch darauf geachtet werden, dass nicht unterhalb des Kinns auf die Halsweichteile gedrückt und die Atemwege komprimiert werden. Besteht der Verdacht, dass eine Verletzung im Bereich der Halswirbelsäule vorliegt, dann soll der Kopf des Kindes nicht überstreckt, sondern lediglich der Unterkiefer nach vorne gezogen werden (Abb. 87.4).

Während die Atemwege geöffnet und offen gehalten werden, ist zu überprüfen, ob eine Spontanatmung vorhanden ist, d.h. ob sich der Brustkorb hebt und senkt, ob an Mund und Nase des Kindes mit dem angenäherten Ohr Atemgeräusche gehört oder ob mit der angenäherten Wange ausgeatmete Luft gefühlt wird. Es sollte nicht länger als ca. 10 Sekunden lang beobachtet, gehört und gefühlt werden, um entscheiden zu können, ob eine Atmung vorhanden ist oder nicht.

Atmung vorhanden: Falls das Kind ausreichend spontan atmet und kein Verdacht auf eine Verletzung der Halswirbelsäule vorliegt, dann ist es in eine stabile Seitenlage zu bringen. In den neuen internationalen Richtlinien wird für Kinder und Säuglinge keine spezielle Seitenlagerungsmethode propagiert. Die Seitenlagerung sollte jedoch stabil sein und sicherstellen:

- dass die Atemwege offen bleiben
- dass das Risiko einer Aspiration minimal ist
- dass die Atmung sowie das Aussehen (Hautfarbe, Perfusionsverhältnisse) des Kindes beurteilt werden können
- dass der Druck auf knöcherne Vorsprünge und periphere Nerven gering ist
- dass ein guter Zugang zum Kind möglich ist, falls dies notwendig werden sollte (Guidelines 2000a, b; Abb. 87.7)

Zur Stabilisierung der Seitenlagerung kann es bei Säuglingen sinnvoll sein, eine eingerollte Decke oder ein kleines Kissen in den Rücken zu legen.

Atemwege freihalten

Es ist darauf zu achten, dass das bewusstlose Neugeborene, der Säugling oder das Kind, das nun in die stabile Seitenlage gebracht wurde, auch regelmäßig weiteratmet.

Atemspende

Falls keine Spontanatmung vorhanden ist, sind evtl. erkennbare Hindernisse im Bereich der oberen Luftwege vorsichtig unter Sicht zu entfernen. Anschließend ist 2-mal eine effektive Mund-zu-Mund-Beatmung durchzuführen. Es können ggf. mehrere Beatmungen (maximal 5) versucht werden, um 2 effektive Beatmungshübe zu erzielen. Bei jeder Beatmung soll sich der Brustkorb heben und senken. Die Technik der Mund-zu-Mund-Beatmung entspricht im Prinzip weitgehend dem Vorgehen, wie es bei Erwachsenen beschrieben wurde (Kap.

87.1, S. 1220). Einem Kind ≦ 8 Jahren sollte über eine Dauer von 1–1,5 Sekunden langsam Luft in den Mund geblasen werden. Einem Säugling sollte ebenfalls über eine Dauer von 1–1,5 Sekunden gleichmäßig Luft eingeblasen werden. Die Beatmung sollte aber beim Säugling über Mund und Nase erfolgen (Abb. 88.1). Erst nachdem die Basismaßnahmen ca. 1 Minute lang durchgeführt wurden, sollte nun von einem Einzelhelfer Hilfe organisiert werden (»phone fast«). Falls es aufgrund der Verletzungen möglich ist und das Kind klein ist, sollte es hierbei ggf. mit zum Telefon getragen werden.

Gelingt die Beatmung nicht, so ist zu kontrollieren, ob der Kopf richtig gelagert ist. Bei Neugeborenen, Säuglingen oder Kindern muss die Kopflagerung ggf. wiederholt korrigiert werden, bis die optimale Lagerung gefunden wurde. Bei Verdacht auf eine Verletzung der Halswirbelsäule darf der Kopf nicht überstreckt werden, sondern es ist nur der Unterkiefer anzuheben (Abb. 87.4).

Gelingt es trotz mehrfacher Versuche nicht, effektiv zu beatmen, so ist eine Verlegung der Atemwege durch einen Fremdkörper zu vermuten und es muss entsprechend gehandelt werden (s.u.).

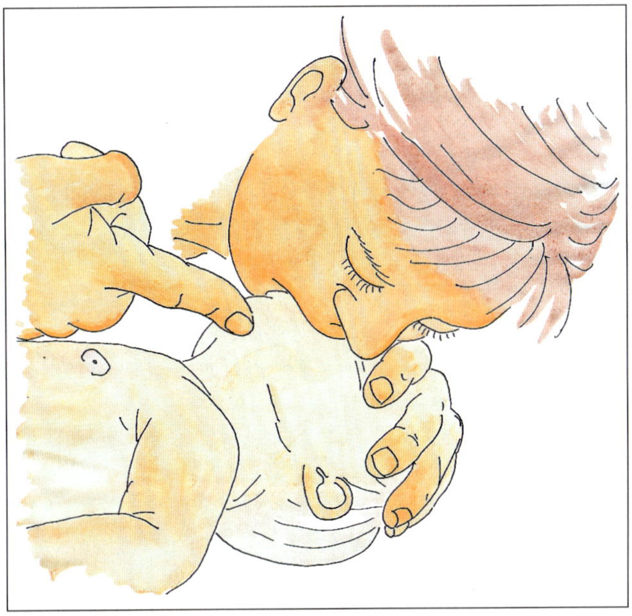

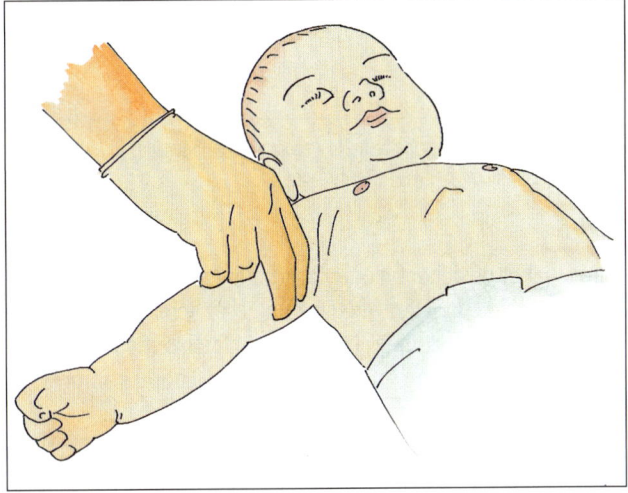

Abb. 88.1 Mund-zu-Mund-und-Nase-Beatmung eines Neugeborenen bzw. Säuglings.

Kreislaufkontrolle

Überprüfung: Nach 2 initialen effektiven Beatmungshüben sollte überprüft werden, ob ein Kreislauf vorhanden ist. Als indirekte Zeichen für einen vorhandenen Kreislauf gelten für den Laienhelfer normale Atmung, Spontanbewegungen oder Husten. Da das Tasten des Pulses bei Kindern auch bei vorhandenem gutem Kreislauf schwierig sein kann, wird für Laienhelfer die Überprüfung, ob ein Puls tastbar ist oder nicht, nicht mehr empfohlen. Professionelle Helfer sollen jedoch nicht nur nach den indirekten Kreislaufzeichen suchen, sondern auch nach dem Puls tasten. Die Kontrolle, ob ein tastbarer Puls vorhanden ist, sollte beim Kind an der A. carotis am Hals und beim Säugling im Bereich der A. brachialis an der Innenseite des Oberarmes (Mitte zwischen Ellenbogen und Schulter) mit Zeige- und Ringfinger durchgeführt werden (Abb. 88.2).

Abb. 88.2 Pulskontrolle beim Neugeborenen bzw. Säugling im Bereich der Oberarminnenseite (durch einen professionellen Helfer).

> Die Überprüfung, ob eine Herz-Kreislauf-Aktion vorhanden ist oder nicht, sollte maximal 10 Sekunden dauern.

Falls diese Zeichen eines Spontankreislaufes fehlen, soll sofort mit der Herzdruckmassage begonnen werden. Auch falls beim Neugeborenen, Säugling oder Kind eine Pulsfrequenz < 60 Schläge pro Minute und zusätzlich Zeichen einer Minderperfusion vorliegen, sollte mit der Herzdruckmassage begonnen werden.

Herz-Kreislauf-Aktion nachweisbar: Falls beim Kind eine Herz-Kreislauf-Aktion nachweisbar ist und es spontan atmet, aber weiterhin bewusstlos ist, soll es in die stabile Sei-

tenlage gebracht werden (s.o.). Ist zwar eine Herz-Kreislauf-Aktion nachweisbar, aber keine Spontanatmung, dann soll die Beatmung (20 Atemhübe pro Minute) fortgesetzt werden, bis das Kind von selbst anfängt, wieder effektiv zu atmen. Nach ca. 20 Atemhüben (nach etwas über 1 Minute) soll ein Einzelhelfer nun Hilfe organisieren. Falls die Spontanatmung wieder einsetzt, sollte das Kind in die stabile Seitenlage gebracht werden (sofern kein Verdacht auf eine Verletzung der Halswirbelsäule vorliegt).

Keine, bzw. eine unsichere oder unzureichende Herz-Kreislauf-Aktion: Falls keine Anzeichen einer spontanen Herz-Kreislauf-Aktion nachweisbar sind oder falls sich der

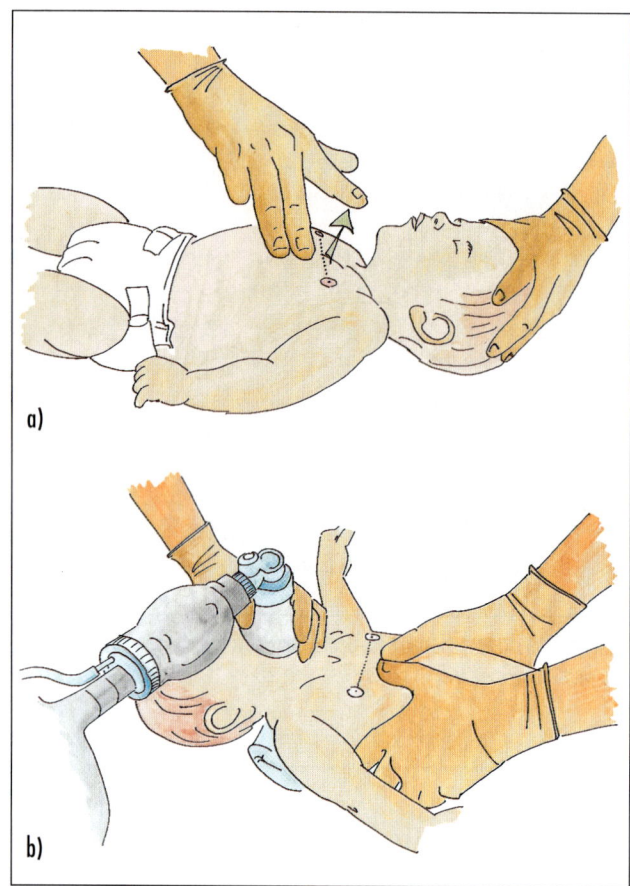

Abb. 88.3 Herzdruckmassage beim Neugeborenen oder Säugling;
a: Ein-Helfer-Methode; **b:** Zwei-Helfer-Methode.

Untersucher unsicher ist oder falls beim Neugeborenen, Säugling bzw. Kind die Herzfrequenz unter 60 Schläge pro Minute (> 1 Schlag pro Sekunde) beträgt und gleichzeitig Zeichen einer Minderperfusion vorliegen (s.o.), sind Thoraxkompressionen und eine Atemspende durchzuführen.

Therapie des Kreislaufstillstandes

Neugeborene und Säuglinge

Bei Neugeborenen und Säuglingen sind die Thoraxkompressionen bei der Ein-Helfer-Methode mit 2 Fingerspitzen (3. und 4. Finger) durchzuführen (Abb. 88.3a). Bei der Zwei-Helfer-Methode wird mit beiden Daumen, die auf die untere Sternumhälfte platziert werden, komprimiert (während die übrigen Finger den Thorax umgreifen und auf dem Rücken zu liegen kommen) (Abb. 88.3b). Die komprimierenden Finger sollten ca. 1 Fingerbreit kaudal der Intermammillarlinie platziert werden. Bei den Kompressionen sollte das Sternum etwa ein Drittel bis zur Hälfte der Thoraxtiefe (ca. 1,5–2,5 cm) eingedrückt werden. Die Kompressionsfrequenz sollte mindestens 100 pro Minute (etwas weniger als 2 Kompressionen pro

Sekunde) betragen. Die Thoraxkompressionen und die Atemspende sollten im Verhältnis 5 : 1 durchgeführt werden (Guidelines 2000a, b) (sowohl bei der Ein- als auch der Zwei-Helfer-Methode). Ist das Neugeborene oder der Säugling intubiert, brauchen Beatmung und Herzdruckmassage nicht mehr streng koordiniert zu werden.

Kinder ≦ 8 Jahre

Beim Kind ≦ 8 Jahre ist während der Thoraxkompressionen der Ballen nur einer Hand auf die untere Hälfte des Sternums zu legen und es ist sicherzustellen, dass nicht auf oder nahe der Brustbeinspitze (des Xyphoids) komprimiert wird (Abb. 88.4). Der Helfer sollte sich mit seinem Oberkörper über die Brust des Kindes beugen und mit gestrecktem Arm das Sternum um ungefähr ein Drittel bis zur Hälfte der Thoraxtiefe senkrecht nach unten drücken. Die Kompressionsfrequenz sollte ca. 100 pro Minute (etwas weniger als 2 Kompressionen pro Sekunde) betragen. Thoraxkompressionen und Atemspende sollen (sowohl bei der Ein- als auch Zwei-Helfer-Methode) im Verhältnis 5 : 1 durchgeführt werden (Guidelines 2000a, b). Ist das Kind intubiert, brauchen Beatmung und Herzdruckmassage nicht mehr streng koordiniert zu werden.

Kinder ≧ 8 Jahre

Bei Kindern ≧ 8 Jahren sollten die Thoraxkompressionen genauso wie bei Erwachsenen mit den beiden übereinander gelegten Händen durchgeführt werden (Abb. 87.13d). Die Kompressionstiefe sollte wiederum ca. einem Drittel der Thoraxtiefe entsprechen. Die Kompressionsfrequenz sollte ca. 100 pro Minute (etwas weniger als 2 Kompressionen pro Sekunde) betragen. Die Thoraxkompressionen und die Atemspende sollten bei nicht intubierten Patienten im Verhältnis 15 : 2 (sowohl bei der Ein- als auch der Zwei-Helfer-Methode)

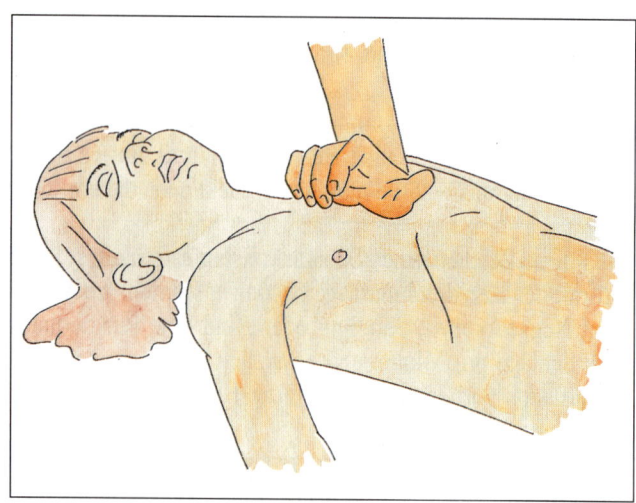

Abb. 88.4 Herzdruckmassage bei Kindern ≦ 8 Jahren (Ein-Helfer-Methode).

durchgeführt werden. Ist der Patient endotracheal intubiert, dann sollte mit einer Relation von 5 : 1 mechanisch reanimiert werden.

Wann Hilfe organisieren?

Stehen zwei oder mehr Helfer zur Verfügung, dann sollte einer mit den Reanimationsmaßnahmen beginnen und ein anderer Helfer sollte Hilfe organisieren. Falls nur ein einzelner Helfer vor Ort ist, sollte dieser bei Neugeborenen, Säuglingen oder Kindern ≦ 8 Jahren wenigstens für 1 Minute Wiederbelebungsmaßnahmen durchführen und erst dann ggf. Hilfe organisieren (»phone fast«; s.o.). Unter Umständen muss er dabei einen Säugling oder ein Kleinkind (z.B. zum Telefon) mitnehmen (s.o.).

Erfolgskontrolle

Bei Kindern sollte nach ca. 20 Reanimationszyklen (d.h. nach einem Zeitraum von etwas länger als ca. 1 Minute) erstmals und danach sollte alle paar Minuten eine Erfolgskontrolle durchgeführt werden. Es ist zu überprüfen, ob wieder ein Spontankreislauf und ggf. auch wieder eine Spontanatmung vorhanden sind.

> Die Wiederbelebungsmaßnahmen sollten so lange durchgeführt werden, bis das Kind Lebenszeichen (Spontanatmung, Husten, Spontanbewegungen und/oder Puls) zeigt, qualifizierte Hilfe eintrifft oder der Helfer erschöpft ist.

Verlegung der Atemwege durch Fremdkörper (Kap. 87.1, S. 1227)

Eine akute Verlegung der Atemwege durch einen Fremdkörper tritt bei Säuglingen oder Kindern zumeist während des Essens oder beim Spielen auf. Zumeist wird die plötzlich auftretende Atemwegsverlegung von der beaufsichtigenden Person erkannt. Liegt eine Fremdkörperverlegung der Atemwege vor, dann sollten ggf. Maßnahmen ergriffen werden, mit denen der intrathorakale Druck plötzlich erhöht werden kann. Ziel soll es sein, hierdurch den Fremdkörper aus den Atemwegen zu schleudern. Es sollte jedoch bei Kindern nicht ohne Sicht in den Rachen gegriffen und nach einem vermuteten Fremdkörper getastet werden. Dadurch könnte der Fremdkörper tiefer in die Atemwege vorgeschoben werden.

Partielle Atemwegsverlegung beim Neugeborenen, Säugling oder Kind ≦ 8 Jahre

Liegt nur eine partielle Atemwegsverlegung vor und hustet das Neugeborene, der Säugling bzw. das Kind noch kräftig,

dann sollte nicht interveniert werden. Aktive Maßnahmen sollten erst ergriffen werden, falls der Husten ineffektiv ist bzw. ineffektiv wird, die Atemprobleme sich verstärken und zusätzlich ein Stridor auftritt bzw. das Neugeborene, der Säugling oder das Kind bewusstlos wird. Dann ist so zu verfahren wie bei einer kompletten Atemwegsverlegung (s.u.).

Komplette Atemwegsverlegung beim noch ansprechbaren Säugling

Es sollte versucht werden, den Säugling bzw. das Neugeborene so (z.B. auf dem Unterarm) in Bauchlage zu halten, dass sich der Kopf unter dem Thoraxniveau befindet (Abb. 88.5a). Nun sollten 5 Rückenschläge mit dem Handballen zwischen die Schulterblätter durchgeführt werden. Falls diese erfolglos bleiben, sollten 5 Brustkorbkompressionen durchgeführt werden (Abb. 88.5b). Hierzu ist das Kind bzw. der Säugling auf den Rücken zu legen und es sind 5 Thoraxkompressionen (auf der unteren Hälfte des Sternums; ca. 1 Querfinger kaudal der Intermammillarlinie) durchzuführen. Es ist hierbei ähnlich wie bei den Thoraxkompressionen im Rahmen der Herzdruckmassage (s.o.) vorzugehen. Die Thoraxkompressionen sollten aber ruckartiger und kräftiger durchgeführt werden. Die Kompressionsfrequenz sollte ca. 1 pro Sekunde betragen. Danach sollte der Mund des kleinen Patienten untersucht und eventuelle Fremdkörper sollten vorsichtig entfernt werden. Anschließend ist der Kopf des Patienten zu überstrecken und das Kinn ist anzuheben. Es ist zu überprüfen, ob das Kind bzw. der Säugling atmet. Sind die Atemwege weiterhin verlegt, dann sind die 5 Schläge und die 5 Thoraxkompressionen so oft zu wiederholen, bis die Atemwege frei sind oder der Säugling bewusstlos ist (s.u.).

Konnte die Atemwegsverlegung beseitigt werden und lässt sich nun eine Spontanatmung feststellen, ist der Säugling bzw. das Neugeborene in die Seitenlage zu bringen (s.o.) und es ist wiederholt zu überprüfen, ob weiterhin eine Spontanatmung besteht.

Komplette Atemwegsverlegung beim noch ansprechbaren Kind ≦ 8 Jahre

Der Helfer sollte sich hinter das Kind stellen oder knien und den Heimlich-Handgriff durchführen (Kap. 87.1, S. 1228; Abb. 87.16a). Hierzu soll der Helfer seine Arme (direkt unter der Achselhöhle) um den Körper des Kindes schließen. Die Faust sowie die sie umklammernde zweite Hand soll knapp über dem Bauchnabel (aber deutlich unterhalb des Xyphoids) zu liegen kommen. Nun sollen 5 schnelle Bauchkompressionen durchgeführt werden, wobei die Hände nach dorsal und kranial gezogen werden sollen. Gegebenenfalls ist eine solche Serie von 5 Kompressionen so oft zu wiederholen, bis der Fremdkörper entfernt oder das Kind bewusstlos ist. Nach den neuen internationalen Reanimationsrichtlinien können bei Kindern neben dem Heimlich-Manöver auch Schläge zwi-

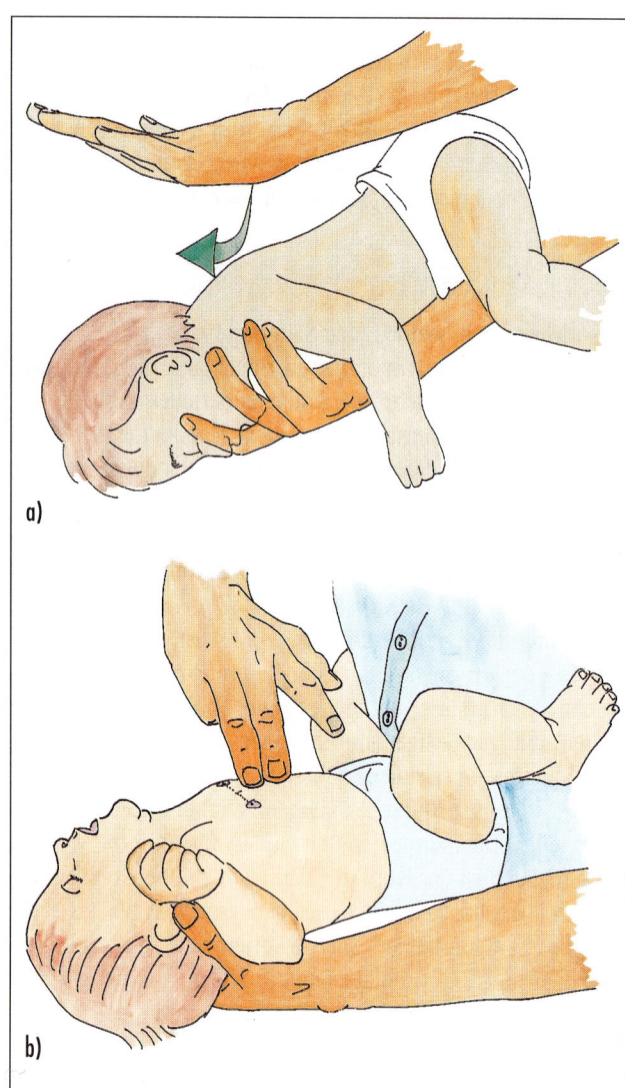

Abb. 88.5 Akute Atemwegsverlegung beim Säugling;
a: 5 Schläge auf den Rücken; **b:** 5 Thoraxkompressionen.

schen die Schulterblätter oder Thoraxkompressionen als gleichwertige Maßnahmen durchgeführt werden.

Komplette Atemwegsverlegung beim bewusstlos gewordenen Säugling

Laienhelfer: Laienhelfer sollten die übliche Herzdruckmassage durchführen und die intermittierende Beatmung versuchen (5 : 1). Einziger Unterschied zu den üblichen CPR-Empfehlungen ist, dass jedes Mal, wenn der Mund für die Beatmung geöffnet ist, geschaut werden sollte, ob ein Fremdkörper im Rachen erkennbar ist. Falls ein Fremdkörper zu erkennen ist, soll er entfernt werden. Durch die übliche Herzdruckmassage wird der intrathorakale Druck erhöht und gehofft, das hierdurch der Fremdkörper herausgeschleudert wird. Nach ca. 1 Minute sind die Maßnahmen von einem Einzelhelfer kurz zu unterbrechen, um Hilfe zu organisieren.

Professionelle Helfer: Professionelle Helfer sollen beim bewusstlosen Säugling:

1. Zunge und Unterkiefer vorziehen (Kap. 87.1, S. 1229; Abb. 87.17) und dabei nach einem Fremdkörper im Rachen schauen. Falls ein Fremdkörper erkennbar ist, soll er mit dem Zeigefinger herausgeangelt werden. Ein blindes Herausangeln eines nicht erkennbaren Fremdkörpers soll nicht versucht werden, da er hierdurch weiter vorgeschoben werden kann.
2. Danach ist der Kopf zu überstrecken und das Kinn ist anzuheben und es sind effektive Atemhübe zu versuchen. Falls keine effektiven Atemhübe gelingen, ist die Lagerung des Kopfes zu optimieren, es sind nochmals Beatmungsversuche durchzuführen.
3. Falls diese Beatmungsversuche ebenfalls erfolglos bleiben, sind 5 Schläge zwischen die Schulterblätter und danach 5 Thoraxkompressionen durchzuführen.
4. Gegebenenfalls sind alle vorstehend aufgeführten Maßnahmen (1.–3.) so oft zu wiederholen, bis der Fremdkörper entfernt werden konnte oder effektive Atemhübe möglich sind. Ist das Neugeborene oder der Säugling nach ca. 1 Minute immer noch bewusstlos, muss ein Einzelhelfer nun selbst kurz Hilfe organisieren (»phone fast«).
5. Falls effektive Atemhübe gelingen, ist zu überprüfen, ob noch ein Kreislauf vorhanden ist. Bei fehlendem Spontankreislauf ist eine kardiopulmonale Reanimation durchzuführen.

Komplette Atemwegsverlegung beim bewusstlos gewordenen Kind ≦ 8 Jahre

1. Zunge und Unterkiefer vorziehen (Kap. 87.1, S. 1229; Abb. 87.17) und dabei nach einem Fremdkörper im Rachen schauen. Falls ein Fremdkörper erkennbar ist, soll er mit dem Zeigefinger herausgeangelt werden. Ein blindes Herausangeln eines nicht erkennbaren Fremdkörpers soll nicht versucht werden, da er hierdurch weiter vorgeschoben werden kann.
2. Danach ist der Kopf zu überstrecken und das Kinn ist anzuheben und es sind effektive Atemhübe zu versuchen. Falls keine effektiven Atemhübe gelingen, ist die Lagerung des Kopfes zu optimieren, es sind nochmals Beatmungsversuche durchzuführen.
3. Falls diese Beatmungsversuche ebenfalls erfolglos bleiben, soll sich der Helfer seitlich neben das Kind oder – wie beim Erwachsenen (Abb. 87.16b) – beidseits der Beine des Kindes knien und 5 Abdominalkompressionen (Heimlich-Manöver) durchführen. Die Handpositionierung und Durchführung entspricht dem Vorgehen, wie es beim Erwachsenen (Kap. 87.1, S. 1228) beschrieben wurde.
4. Gegebenenfalls sind die vorstehend aufgeführten Maßnahmen (1.–3.) so oft zu wiederholen, bis der Fremdkörper entfernt werden konnte oder effektive Atemhübe möglich

sind. Ist das Kind nach ca. 1 Minute immer noch bewusst-los, dann muss ein Einzelhelfer nun selbst kurz Hilfe orga-nisieren (»phone fast«).

5. Falls effektive Atemhübe gelingen, ist zu überprüfen, ob noch ein Kreislauf vorhanden ist. Bei fehlendem Spontan-kreislauf ist eine kardiopulmonale Reanimation durchzu-führen.

88.2 Erweiterte lebensrettende Sofortmaßnahmen

Endotracheale Intubation

Zusätzlich zu den einfachen lebensrettenden Sofortmaßnah-men sollte bei einem Neugeborenen, Säugling oder einem Kind sobald wie möglich mit einer möglichst hohen inspirato-rischen Sauerstoffkonzentration (über eine Beatmungsmaske oder idealerweise über einen Endotrachealtubus) beatmet werden. Bezüglich der Größe des notwendigen Endotracheal-tubus sei auf Tab. 4.1, S. 52 verwiesen. Die richtige Tubuslage sollte mittels Auskultation und möglichst auch mittels konti-nuierlicher Kapnometrie oder kolorimetrischer CO_2-Messung in der Exspirationsluft (Kap. 8.1.3, S. 244) und bei älteren Kindern ggf. mittels Ösophagusdetektor (Kap. 87.2, S. 1235) überprüft werden.

Falls bei einem Kind der Verdacht auf eine Verletzung der Halswirbelsäule (HWS) besteht, dann sollte ein Helfer HWS und Kopf während der Intubation manuell stabilisieren (Abb. 88.6). Wichtig hierbei ist, dass der Kopf in Neutralposi-tion gehalten und die Atemwege nicht komprimiert werden. Auch während des anschließenden Transportes ist für eine entsprechende Stabilisierung und Fixierung von HWS und Kopf zu sorgen (z.B. Stiff-neck; Kap. 70.2.2, S. 1002).

Einsatz von Medikamenten

Zugänge

Intravenöser, intraossärer Zugang: Möglichst bald sollte ein intravenöser oder alternativ ein intraossärer Zugang ange-legt werden. Falls ein intravenöser Zugang nicht (oder nur verzögert) möglich ist, kann auch (vor allem bei Kindern unter 6 Jahren) eine intraossäre Gabe von Medikamenten, kristalloiden oder kolloidalen Lösungen oder von Blut durch-geführt werden (Guidelines 2000a, b). Hierzu ist eine stabile (idealerweise eine spezielle) Stahlkanüle normalerweise in die Spongiosa der proximalen medialen Tibia einzustechen. Alternativ kann auch der distale Femur, der mediale Knöchel oder die Spina iliaca anterior punktiert werden (Guidelines

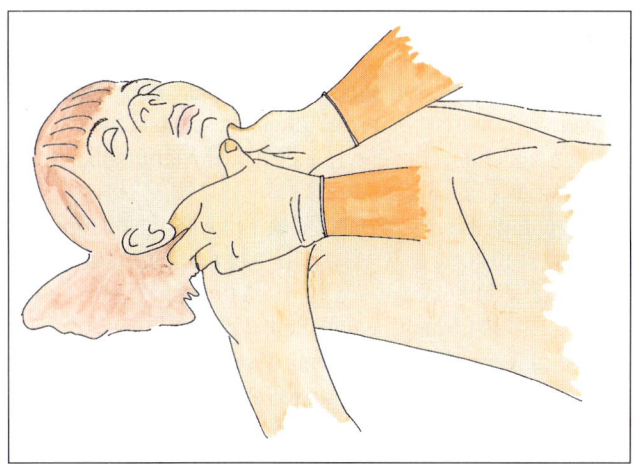

Abb. 88.6 Fixierung und Stabilisierung der Halswirbelsäule während der Intubation bei einem Patienten mit Verdacht auf Halswirbelsäulenverletzung.

2000a, b). Zumeist ist bereits der erste Punktionsversuch erfolgreich. Eine intraossäre Kanüle kann oft innerhalb von 30–60 Sekunden angelegt werden (Helm et al. 1996; Guideli-nes 2000a, b). Für die intraossäre Verabreichung von Medika-menten werden die gleichen Dosen wie für die intravenöse Gabe empfohlen. Die Wirkung tritt ähnlich schnell auf wie nach i.v. Gabe (Guidelines 2000a, b; Helm et al. 1996). Die intravenöse und die intraossäre Medikamentengabe gelten bei Neugeborenen, Säuglingen und Kindern ≦ 8 Jahren als Appli-kationsorte der ersten Wahl.

Alternativen: Falls noch kein intravenöser oder intraossä-rer Zugang vorhanden ist, können Adrenalin, Atropin, Lido-cain und/oder Naloxon über einen evtl. schon platzierten Endotrachealtubus endotracheal verabreicht werden. Bei der Reanimation von Neugeborenen, Säuglingen und Kindern ≦ 8 Jahren wird für diese Medikamente eine 2- bis 10fach hö-here Dosierung als intravenös empfohlen (Guidelines 2000a, b; Tab. 88.1). Ein endotracheal zu verabreichendes Medika-ment sollte in 3–5 ml NaCl 0,9% aufgelöst und dann appliziert werden. Idealerweise sollte das endotracheal zu verabreichen-de Medikament über einen dünnen Schlauch, der durch den Endotrachealtubus eingeführt und bis über dessen Spitze hinaus vorgeschoben wurde, injiziert werden (Kap. 87.2, S. 1236). Anschließend sind 5 manuelle Atemhübe vorzuneh-men, um eine gute Verteilung des Medikaments im Tracheo-bronchialsystem zu erreichen. Für Kinder sind oft in Re-animationssituationen keine entsprechend dünnen Katheter greifbar, sodass dann das auf 3–5 ml verdünnte Medikament direkt in den Endotrachealtubus zu injizieren ist.

> Falls bei einem Kind die üblichen Reanimationsbemühun-gen erfolglos bleiben, sollte auch an einen intravasalen Volumenmangel gedacht werden. Es empfiehlt sich ggf. die entsprechende Gabe von Vollelektrolytlösungen.

Medikamente

An Medikamenten kommt bei Neugeborenen, Säuglingen und Kindern ≦ 8 Jahren vor allem Adrenalin, selten kommen auch Atropin, Calcium, Glukose, Lidocain oder Natriumbikarbonat zum Einsatz (Tab. 88.1).

Adrenalin: Bei symptomatischer Bradykardie oder pulslosem Herzstillstand (z.B. Asystolie) werden bei intravenöser oder intraossärer Gabe 10 µg/kg KG Adrenalin (0,1 ml/kg KG der 1 : 10 000-Lösung) empfohlen. Falls kein intravenöser oder intraossärer Zugang vorhanden ist bzw. sofort geschaffen werden kann, sollten 100 µg/kg KG Adrenalin (0,1 ml/kg KG der 1 : 1000-Lösung) intratracheal verabreicht werden. Bei fortbestehendem pulslosem Herzstillstand (z.B. Asystolie) sollte diese Adrenalin-Dosis alle 3–5 Minuten wiederholt werden. Unter Umständen können bei einer Asystolie auch hoch dosierte Repetitionsdosen à 100–200 µg/kg KG Adrenalin (0,1–0,2 ml/kg KG der 1 : 1000-Lösung) in Erwägung gezogen werden (Klasse-2b-Empfehlung). Falls eine refraktäre Bradykardie besteht, kann Adrenalin per infusionem (0,1–0,2 µg/kg KG/min) verabreicht werden.

Atropin: Bei einer Bradykardie aufgrund eines erhöhten Vagotonus (z.B. durch Intubationsreiz) oder eines AV-Blocks stellt die Gabe von Atropin eine Klasse-1-Empfehlung dar (Dosierung Tab. 88.1).

Calcium: Obwohl Calcium bei der Asystolie oder elektromechanischen Entkoppelung oft empfohlen wurde, steht ein Wirkungsnachweis aus. Calcium sollte daher nicht routinemäßig bei einer Reanimation eingesetzt werden, sondern nur bei nachgewiesener Hypokalzämie oder Hyperkaliämie verabreicht werden (Dosierung Tab. 88.1).

Glukose: Da Kinder einen hohen Glukosebedarf und nur geringe Glukosereserven haben, droht vor allem in Stresssituationen leicht eine Hypoglykämie. Die Glukosekonzentration ist zu kontrollieren und bei nachgewiesener Hypoglykämie ist Glukose zuzuführen (Dosierung Tab. 88.1).

Lidocain: Bei Kindern mit defibrillationsresistentem Kammerflimmern oder pulsloser ventrikulärer Tachykardie kann die Gabe von Lidocain erwogen werden (Klasse-X-Empfehlung; Dosierung Tab. 88.1).

Natriumbikarbonat: In den meisten Studien konnte das Outcome durch eine routinemäßige Gabe von Natriumbikarbonat im Rahmen einer Reanimation nicht verbessert werden. Da bei Kindern eine reanimationspflichtige Situation zumeist aufgrund primär respiratorischer Probleme entsteht und damit eine schwere respiratorische Azidose vorliegt, und da Natriumbikarbonat vorübergehend CO_2 freisetzt, wird die respiratorische Azidose noch verschlechtert. Die Gabe von Natriumbikarbonat sollte bei Kindern nur dann in Erwägung gezogen werden (Klasse-2b-Empfehlung), falls eine effektive Ventilation sichergestellt ist, Adrenalin verabreicht wurde, eine effektive Herzdruckmassage durchgeführt wird und ein längerfristiger Herzstillstand vorliegt. Die Gabe von Natriumbikarbonat

Tab. 88.1 Dosierung von Atropin, Calcium, Adrenalin, Glukose, Lidocain und Natriumbikarbonat bei der Reanimation von Neugeborenen, Säuglingen und Kindern ≦ 8 Jahren.

Medikament	Dosierung
Atropin*	▪ 0,02 mg/kg KG ▪ minimale Dosis: 0,1 mg ▪ maximale Einzeldosis: 0,5 mg bei Kindern ≦ 8 Jahre 1,0 mg bei Jugendlichen; eine Wiederholungsdosis ist möglich
Calciumchlorid 10%	▪ 20 mg/kg KG i.v., intraossär (0,2 ml/kg KG)
Calciumgluconat 10%	▪ 60–100 mg/kg KG (0,6–1,0 ml/kg KG) i.v., intraossär

Adrenalin*	▪ symptomatische Bradykardie
	  – 10 µg/kg KG Adrenalin (1 : 10 000, 0,1 ml/kg KG) i.v. oder intraossär oder
	  – 100 µg/kg KG Adrenalin intratracheal (1 : 1000, 0,1 ml/kg KG)
	▪ pulsloser Herzstillstand, z.B. Asystolie
	  – 10 µg/kg KG Adrenalin (1 : 10 000, 0,1 ml/kg KG) i.v. oder intraossär oder
	  – 100 µg/kg KG Adrenalin (1 : 1000, 0,1 ml/kg KG) intratracheal
	▪ Wiederholungsdosen
	  – Initialdosis wiederholen oder evtl. Dosiserhöhung bis zur 10fachen Dosis (100–200 µg/kg KG, 1 : 1000, 0,1–0,2 ml/kg KG) i.v. oder intraossär
	  – Wiederholungsdosen alle 3–5 Minuten

Glukose	▪ 0,5–1,0 g/kg KG ▪ 1–2 ml/kg KG Glukose 50% ▪ 2–4 ml/kg KG Glukose 25% ▪ 5–10 ml/kg KG Glukose 10%
Lidocain*	▪ 1 mg/kg KG i.v., intraossär oder intratracheal ▪ Infusion (nach Bolusgabe): 20–50 µg/kg KG/min i.v. intraossär

Naloxon*	▪ ≦ 5 Jahre oder ≦ 20 kg KG
	  – 0,1 mg/kg KG
	  – bei einer bedarfsadaptierten Opioidantagonisierung sollten kleine Einzelboli à 0,01–0,03 mg/kg KG bis zum gewünschten Effekt repetiert werden
	▪ (5 Jahre oder > 20 kg KG
	  – 2 mg/kg KG

Natriumbikarbonat	▪ 1 mmol/kg KG pro Dosis i.v., intraossär

* bei endotrachealer Gabe sind 2–10fach höhere Dosierungen als für die intravenöse Gabe zu verabreichen. Das Medikament sollte auf 3–5 ml verdünnt werden und unmittelbar nach der endotrachealen Gabe sollten mehrere Beatmungshübe durchgeführt werden

(1 mmol/kg KG) kann auch bei Kindern mit einem Kreislaufschock und schwerer metabolischer Azidose in Erwägung gezogen werden (Klasse-2b-Empfehlung). Indiziert ist Natriumbikarbonat bei symptomatischen Patienten mit Hyperkaliämie, Hypermagnesiämie, Überdosierung von Calciumkanalblockern oder trizyklischen Antidepressiva (Tab. 88.1). Bei

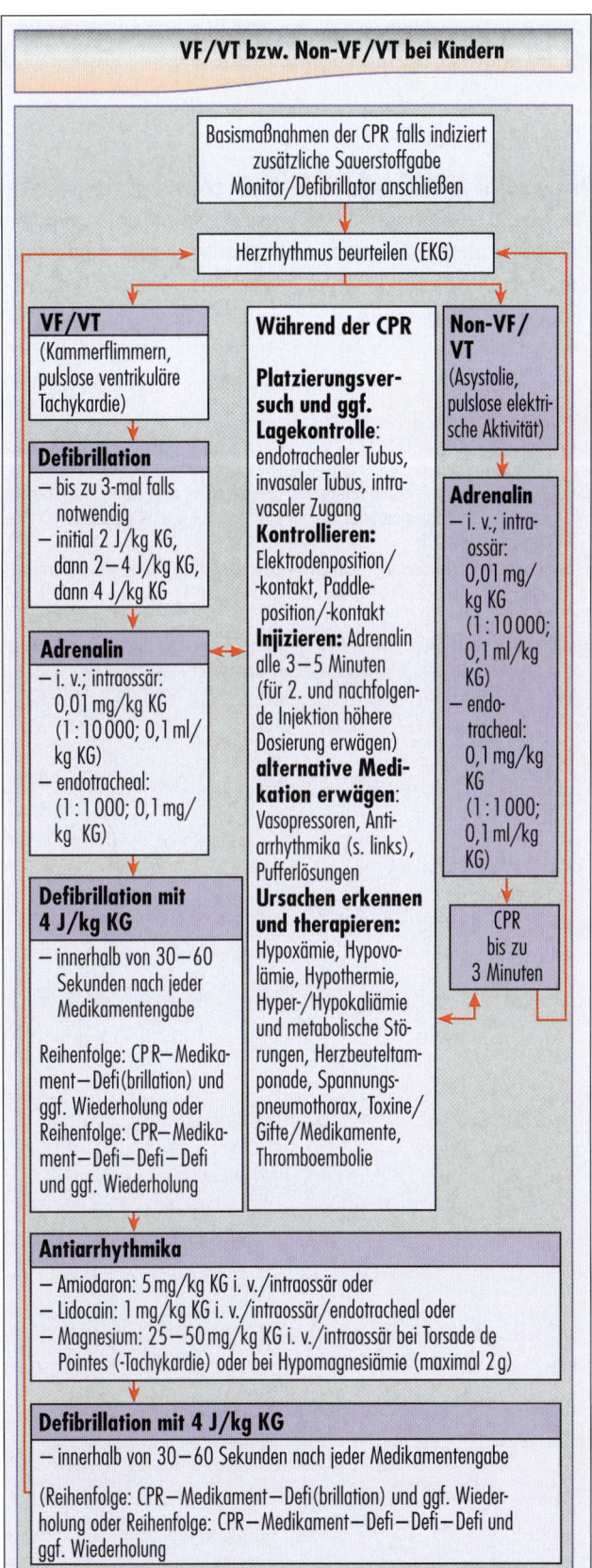

Abb. 88.7 Erweiterte lebensrettende Sofortmaßnahmen bei Neugeborenen, Säuglingen und Kindern ≦ 8 Jahren mit VF/VT (Kammerflimmern/pulslose ventrikuläre Tachykardie) oder Non-VF/VT (Asystolie/elektromechanische Entkoppelung) entsprechend den neuen internationalen Richtlinien (Guidelines 2000a, b).

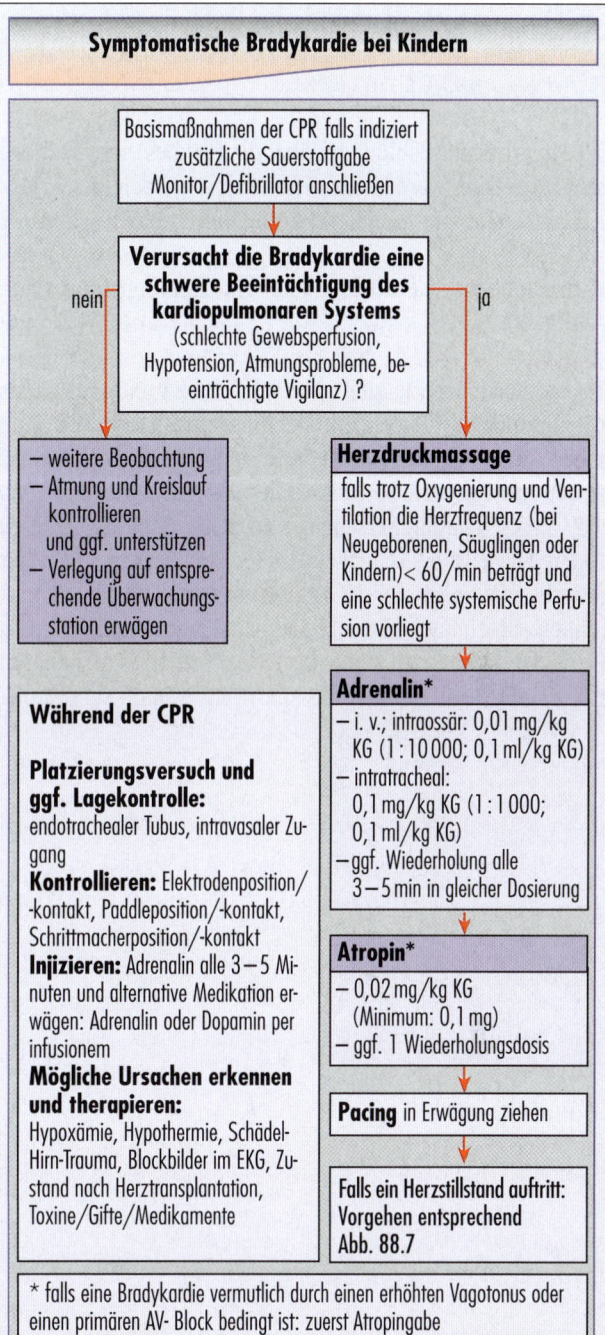

Abb. 88.8 Erweiterte lebensrettende Sofortmaßnahmen bei Neugeborenen, Säuglingen und Kindern ≦ 8 Jahren mit Bradykardie) entsprechend den neuen internationalen Richtlinien (Guidelines 2000a, b).

Neugeborenen kann eine verdünnte Lösung (1 ml = 0,5 mmol; 4,2%ige Lösung) verwendet werden. Dadurch kann eine geringere Osmolarität erreicht werden. Weitere Natriumbikarbonatgaben sollten an dem Ergebnis von Blutgasanalysen orientiert werden. Sind Blutgasanalysen nicht möglich, kann die Wiederholung der initialen Bikarbonatgabe bei fortbestehendem Herzstillstand ca. alle 10 Minuten in Erwägung gezogen werden.

Lebensrettende Sofortmaßnahmen

EKG-Diagnostik und elektrische Defibrillation

VF/VT bzw. Non-VF/VT

Der Herzrhythmus sollte ggf. über die Paddles eines Defibrillators abgeleitet werden und differenziert werden in:

- Kammerflimmern oder pulslose ventrikuläre Tachykardie (VF/VT)
- Asystolie oder elektromechanische Entkoppelung (Non-VF/VT)

Das therapeutische Vorgehen bei VF/VT bzw. Non-VF/VT ist in Abbildung 88.7 dargestellt. Für die Defibrillation von Säuglingen (und Neugeborenen) können bei den meisten Defibrillatoren die üblichen Schockpaddles für Erwachsene abgezogen werden. Darunter erscheinen spezielle Baby-Schockelektroden. Diese Baby-Schockelektroden sind bei einem Körpergewicht von unter ca. 10 kg anzuwenden. Gegebenenfalls können jedoch auch Erwachsenenpaddles verwendet werden. Sie dürfen sich jedoch während der Defibrillation nicht berühren. Zur Defibrillation ist die eine Defibrillator-Schockelektrode auf der rechten oberen Thoraxhälfte, die andere ist lateral der linken Brustwarze zu platzieren.

Bradyarrhythmie

Hypoxie, Hypothermie, Azidose, Hypotension, Hypoglykämie sowie insbesondere starke vagale Stimulation (z. B. bei endotrachealem Absaugen oder endotrachealer Intubation) können zu einer Bradykardie führen. Die Therapie ist in Abbildung 88.8 dargestellt.

88.3 Literatur

Guidelines 2000 for cardiopulmonary resuscitation and emergency cardiovascular care. International consensus on science. Circulation 2000a; 102(Suppl): 1–384.

Guidelines 2000 for cardiopulmonary resuscitation and emergency cardiovascular care. International consensus on science. Resuscitation 2000b; 46: 1–447.

Helm M, Breschinski W, Lampl L, Frey W, Bock KH. Die intraössäre Punktion in der präklinischen Notfallmedizin. Anaesthesist 1996; 45: 1196–202.

Lebensrettende Sofortmaßnahmen bei Neugeborenen unmittelbar nach der Geburt

89.1 Allgemeine Bemerkungen

Ca. 5–10% der Neugeborenen benötigen unmittelbar nach der Entbindung irgendeine Form der aktiven Wiederbelebung (z. B. Stimulation der Spontanatmung).

Personalbedarf und Material

Bei jeder Geburt sollte mindestens eine Person anwesend sein, die mit den Grundzügen der Wiederbelebung von Neugeborenen vertraut ist und die nur für die Versorgung des Neugeborenen zuständig ist. Außerdem sollte bei allen Geburten mit geringem Risiko eine Person ggf. sofort *verfügbar* sein, die auch in den Techniken der erweiterten pädiatrischen lebensrettenden Sofortmaßnahmen beim Neugeborenen ausgebildet ist. Bei allen Geburten mit hohem Risiko sollte eine solche Person zusätzlich *primär anwesend* sein. Bei der Reanimation eines schwer beeinträchtigten Neugeborenen sind mindestens 2 Helfer notwendig: einer, der die Beatmung und ggf. die Intubation durchführt und ein zweiter, der ggf. die Herzdruckmassage übernimmt. Falls bei einer komplizierten Reanimation eines Neugeborenen auch eine medikamentöse Therapie notwendig ist, sind 3 Helfer ausgesprochen wünschenswert. Bei einer bekannten Mehrlingsschwangerschaft sind entsprechend mehrere Teams bereitzustellen.

In Tabelle 89.1 sind die für eine Neugeborenenwiederbelebung empfohlenen Ausrüstungsgegenstände und Medikamente aufgelistet.

Beurteilung des Neugeborenen unmittelbar nach der Geburt

Unmittelbar nach der Geburt ist zu beurteilen, ob Mekonium im Fruchtwasser oder auf der Haut des Neugeborenen erkennbar ist, ob das Neugeborene schreit oder atmet und es ist zu beurteilen, wie der Muskeltonus und die Hautfarbe sind und ob es ein Reif- oder Frühgeborenes ist. Beim lebensfrischen Neugeborenen reichen Routinemaßnahmen (Trocknen, Atemwege säubern, Wärmezufuhr) aus und das Neugeborene kann bei der Mutter belassen werden. Bei Neugeborenen, bei denen Mekonium im Fruchtwasser oder auf der Haut nachweisbar ist, bei denen keine oder nur schwache Reaktionen oder eine persistierende Zyanose vorhanden ist, sind eine weitere Einschätzung und eventuelle Reanimationsmaßnahmen (unter einem Wärmestrahler) notwendig.

Die weitere Einschätzung erfolgt anhand von Atmung, Herzschlag und Hautfarbe.

Atmung: Schreit das Neugeborene unmittelbar nach der Entbindung, liegt eine ausreichende Spontanatmung vor. Die Atmung muss auch anhand von Atemfrequenz, Atemtiefe und Symmetrie der Atembewegungen beurteilt werden. Außerdem ist auf eventuelle pathologische Atemmuster wie »Knorksen«,

Einziehungen usw. zu achten. Die Spontanatmung sollte regelmäßig sein und die Hautfarbe sollte rosig werden.

Tab. 89.1 Empfohlene Ausrüstung und Medikamente für eine Neugeborenenwiederbelebung (Guidelines 2000a, b).

Absaugutensilien
- Ballon-Absaugspritze
- apparative Absaugvorrichtung
- Absaugkatheter 5 French (F) oder 6 F, 8 F sowie 10 F oder 12 F
- 8-F-Ernährungskatheter und 20-ml-Spritze
- Vorrichtung zum Absaugen von Mekonium

Beatmungsutensilien
- Beatmungsbeutel für Neugeborenenreanimation mit Überdruckventil oder Manometer (mit dem Beatmungsbeutel muss es möglich sein, 90–100% Sauerstoff zu verabreichen)
- Gesichtsmasken, Größen für Neugeborene und Frühgeborene
- Sauerstoffquelle mit Flowmeter (bis 10 l/min Flow); zusätzlich tragbare Sauerstoffflasche

Intubationsutensilien
- Laryngoskop mit (geradem) Spatel Nr. 0 (für Frühgeborene) und Nr. 1 (für Reifgeborene) sowie Ersatzbatterien und Ersatzbirnchen für das Laryngoskop
- Endotrachealtuben 2,5, 3,0, 3,5 und 4,0 ID
- Führungsstab (wahlweise)
- Schere
- Pflaster oder sonstiges Fixierungsmaterial für den Endotrachealtubus
- Alkoholtupfer
- CO_2-Detektor (wahlweise)
- Larynxmaske (wahlweise)

Medikamente
- Adrenalin 1 : 10 000 (0,1 mg/ml)
- isotone Elektrolytlösung (NaCl 0,9% oder Ringer-Laktat) zur Volumengabe — 100 oder 250 ml
- Natriumbikarbonat 4,2% (5 mmol/10 ml)
- Naloxon (Narcanti) 0,4 mg/ml — 1 ml Ampullen; Narcanti neonatal: 0,02 mg/ml; 2-ml-Ampullen)
- NaCl 0,9%, 30 ml
- Glukose 10%, 250 ml
- Ernährungssonde 5 F (wahlweise)
- Utensilien zur Nabelkatheterisierung
- Spritzen à 1, 2, 5, 10, 20 und 50 ml
- Kanülen 26, 24, 22, 20 und 18 Gauge (G) oder spezielles Punktionssystem für Blutentnahmen

Sonstiges
- Handschuhe und sonstige Utensilien zum Selbstschutz
- Wärmestrahler oder andere Wärmequelle
- fest gepolsterte Reanimationsfläche
- Uhr (optional mit Stoppuhr)
- angewärmte (Leinen-)Tücher
- Stethoskop
- Pflaster, schmal und mittelbreit
- EKG-Monitor und/oder Pulsoximeter (wahlweise für Entbindungskabine)
- Guedel-Tubus

Herzschlag: Zur Beurteilung des Herzschlags kann der Herzspitzenstoß mittels Stethoskop auskultiert oder der Puls kann auch an der Basis der Nabelschnur palpiert werden. Die Palpation zentraler oder peripherer Arterien kann sehr schwierig sein. Die Herzfrequenz sollte > 100 Schläge pro Minute betragen. Ein Anstieg oder ein Abfall der Pulsfrequenz kann Zeichen einer Verbesserung oder einer Verschlechterung des Gesamtzustands sein.

Hautfarbe: Es ist zu klären, ob das Neugeborene zentral rosig, zyanotisch oder blass ist. Eine periphere Zyanose ist normal nach der Geburt und ist für sich alleine kein Hinweis auf eine Hypoxämie. Ob eine zentrale Zyanose vorliegt, ist anhand der Farbe von Gesicht, Rumpf und Schleimhaut zu beurteilen. Ein nicht deprimiertes Neugeborenes weist ohne zusätzliche Sauerstoffgabe rosige Schleimhäute auf. Eine periphere Zyanose kann auch durch Kälte bedingt sein. Eine blasse Hautfarbe kann Folge von niederem Herzminutenvolumen, schwerer Anämie, Hypovolämie, Hypothermie oder Azidose sein.

89.2 Reanimationsmaßnahmen

Die Maßnahmen zur Reanimation von Neugeborenen unmittelbar nach der Geburt sind in Abbildung 89.1 zusammengefasst.

Wärmezufuhr

Beim Neugeborenen droht unmittelbar nach der Geburt schnell eine Unterkühlung. Da eine Unterkühlung den Sauerstoffbedarf erhöht und die Reanimationsaussichten verschlechtert, sollte das Kind in einem warmen zugfreien Raum entbunden werden. Der Wärmeverlust kann dadurch reduziert werden, dass das Neugeborene unter einen Wärmestrahler gelegt, die Haut schnell getrocknet, feucht gewordene Tücher sofort ausgetauscht und das Kind in vorgewärmte Tücher gewickelt wird.

Atemwege und Spontanatmung

Richtige Lagerung/Atemwege freimachen

Lagerung: Das Neugeborene sollte auf den Rücken oder die Seite gelegt werden und das Köpfchen sollte in Neutralposition gelagert werden oder nur leicht überstreckt sein. Falls das Neugeborene Atemanstrengungen macht, aber eine nur unzureichende Atmung erreicht wird, dann sind oft die Atemwege aufgrund einer übermäßigen Beugung oder Überstreckung des Köpfchens oder durch Sekrete verlegt. Eine Hyperflexion oder Hyperextension ist aufzuheben und Sekrete im Bereich der oberen Atemwege sind abzusaugen.

Freimachen der Atemwege: Um die Atemwege freizusaugen, sollte zuerst vorsichtig der Mund, dann sollte die Nase abgesaugt werden. Ein aggressives pharyngeales Absaugen kann zu einem verzögerten Einsetzen der Spontanatmung,

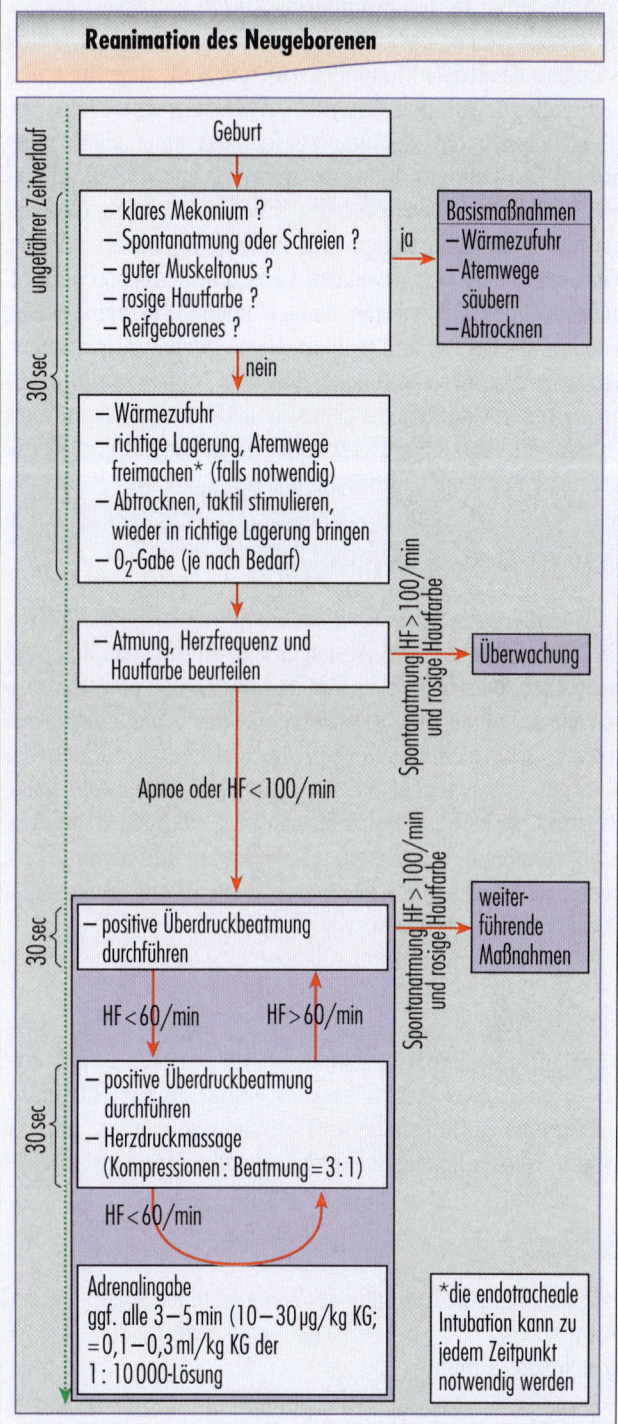

Abb. 89.1 Algorithmus für die Reanimation des Neugeborenen unmittelbar nach der Geburt entsprechend den neuen internationalen Richtlinien (Guidelines 2000a, b).

zu Laryngospasmus oder vagal bedingter Bradykardie führen. Falls kein Mekonium oder Blut abzusaugen ist, dann sollte nicht zu lange und nicht zu tief abgesaugt werden. Der beim Absaugen entstehende Unterdruck sollte nicht über 100 mm Hg (13,3 kPa, 136 cm H_2O) betragen.

Mekonium in der Amnionflüssigkeit: Falls die Amnionflüssigkeit Mekonium enthält, dann sollten schon nach Entwicklung des Kopfs Mund, Pharynx und Nase abgesaugt werden. Falls die Amnionflüssigkeit Mekonium enthält und das Neugeborene nicht oder nur eingeschränkt atmet, einen erniedrigten Muskeltonus oder eine Herzfrequenz < 100 Schläge pro Minute hat, dann sollte das Kind sofort laryngoskopiert und unter Sicht laryngeal und tracheal abgesaugt werden. Zum endotrachealen Absaugen kann das Neugeborene intubiert und der Tubus kann dann – unter direktem Sog am Tubus – wieder entfernt werden. Diese Prozedur (Intubation, Herausziehen des Tubus unter Sog am Tubus) kann ggf. so oft wiederholt werden, bis kaum noch Mekonium abzusaugen ist oder ein Abfall der Herzfrequenz den Beginn von Reanimationsmaßnahmen notwendig macht.

Taktile Stimulation des Neugeborenen

Falls ein Neugeborenes nach der Geburt nicht spontan zufriedenstellend atmet, sind Absaugen und Abtrocknen des Neugeborenen normalerweise Stimulation genug, um eine ausreichende Spontanatmung anzuregen. Gegebenenfalls können weitere taktile Stimulationen wie vorsichtiges Reiben des Rückens und evtl. ein Klaps auf die Fußsohlen angewandt werden. Derbere Stimulationen sollten vermieden werden. Stellt sich beim Neugeborenen nach kurzer Stimulation keine ausreichende Spontanatmung ein, dann ist mit einer Beatmung des Neugeborenen zu beginnen.

Sauerstoffgabe

Spontan atmenden Neugeborenen, die eine Zyanose, eine Bradykardie oder eine sonstige Beeinträchtigung aufweisen, sollte immer 100% Sauerstoff verabreicht werden. Ziel ist eine Normoxämie, die Schleimhäute sollten rosig aussehen.

Beatmung

Indikationen zur Beatmung des Neugeborenen sind:
- Apnoe
- schwere Atmung
- Herzfrequenz < 100 Schläge pro Minute
- persistierende zentrale Zyanose trotz Gabe von 100% O_2

Für die ersten Atemhübe sind (bis die Lunge entfaltet ist) höhere Beatmungsdrücke (30–45 cm H_2O oder höher) und längere Inspirationszeiten notwendig als für die nachfolgenden Beatmungshübe. Bei einer assistierten Beatmung sollte mit einer Frequenz von 40–60 Atemhüben pro Minute beatmet werden. Muss zusätzlich eine Herzdruckmassage durchgeführt werden, ist mit einer Frequenz von 30 Atemhüben pro Minute zu beatmen. Eine adäquate Beatmung ist an entsprechenden Thoraxbewegungen, Atemgeräuschen und einer

Zunahme der Herzfrequenz und einem rosiger werdenden Hautkolorit erkennbar. Gelingt die Beatmung nicht zufrieden stellend, dann muss entweder die Maske dichter gehalten werden oder eine eventuelle Atemwegsverlegung (durch Korrektur der Kopflagerung, Absaugung von Sekreten, Öffnen des Mundes) beseitigt und/oder der Beatmungsdruck gesteigert werden. Nach 30-sekündiger Beatmung mit 100% O_2 sollten die Spontanatmung und die Herzfrequenz kontrolliert werden. Ist eine Spontanatmung vorhanden und die Herzfrequenz $\geqq$ 100 Schläge pro Minute, dann kann die Beatmung schrittweise reduziert und beendet werden. Durch vorsichtige Stimulation kann die Spontanatmung nun evtl. aufrechterhalten oder verbessert werden. Zusätzlich ist Sauerstoff zuzuführen. Falls die Spontanatmung unzureichend ist oder die Herzfrequenz unter 100 Schläge pro Minute beträgt, ist die Beatmung über Gesichtsmaske oder über einen (noch zu platzierenden) Endotrachealtubus weiterzuführen. Falls die Herzfrequenz < 60 Schläge pro Minute beträgt, ist die Beatmung weiterzuführen und zusätzlich mit der Herzdruckmassage zu beginnen. Außerdem ist die endotracheale Intubation zu erwägen.

Falls die Maskenbeatmung und die endotracheale Intubation nicht gelingen, kann durch einen erfahrenen Anwender evtl. eine Larynxmaske eingelegt werden (Klasse-X-Empfehlung).

Endotracheale Intubation

Indikationen für die Intubation des Neugeborenen unmittelbar nach der Geburt sind:
- Mekonium muss endotracheal abgesaugt werden
- die Maskenbeatmung ist unzureichend oder wird längere Zeit notwendig
- eine Herzdruckmassage wird notwendig
- eine endotracheale Medikamentengabe soll durchgeführt werden
- spezielle Situationen wie angeborene Zwerchfellhernie oder extrem niedriges Geburtsgewicht

In der Tabelle 89.2 sind die empfohlenen Tubusgrößen für Neugeborene aufgelistet.

Die Überprüfung der korrekten Tubuslage mittels CO_2-Nachweis im Exspirationsgemisch wird bei Neugeborenen unmittelbar nach der Geburt als Klasse-X-Empfehlung bezeichnet. Insbesondere falls die endotracheale Intubation nicht gelingt und die Beatmung über Gesichtsmaske ineffektiv ist, dann kann die Platzierung einer Larynxmaske durch einen erfahrenen Anwender sinnvoll sein. Die Verwendung einer Larynxmaske stellt eine Klasse-X-Empfehlung dar.

Herzdruckmassage

Hypoxie, Azidose, schlechte myokardiale Kontraktilität, Bradykardie und evtl. Asystolie sind beim Neugeborenen un-

Tab. 89.2 Die Auswahl der richtigen Tubusgröße bei Neugeborenen unmittelbar nach der Geburt (Guidelines 2000a, b).

Geburts-gewicht [g]	Gestationsalter [Wochen]	Tubusgröße [mm Innendurchmesser]	Einführtiefe des Tubus ab Oberlippe [cm]
< 1 000	< 28	2,5	6,5–7
1 000–2 000	28–34	3,0	7–8
2 000–3 000	34–38	3,5	8–9
> 3 000	> 38	2,5–4,0	> 9

mittelbar nach der Geburt normalerweise durch eine unzureichende Ventilation bedingt. Durch eine Ventilation und Oxygenierung können bei den meisten Neugeborenen diese Probleme behoben werden. Bevor die Herzdruckmassage beim Neugeborenen begonnen wird, sollten stets zuvor die Lungen entfaltet und kurzfristig beatmet werden.

> Bei einem Neugeborenen sollte eine Herzdruckmassage immer schon dann durchgeführt werden, wenn die Herzfrequenz unter 60 pro Minute beträgt, obwohl für 30 Sekunden eine adäquate Ventilation mit 100% Sauerstoff durchgeführt wurde (Abb. 89.1).

Idealerweise sollten zur Herzdruckmassage beim Neugeborenen kurz nach der Geburt (sowie bei größeren Kindern, sofern es aufgrund der Größe der Kinder noch gut möglich ist) beide Daumen nebeneinander oder aufeinander auf das untere Drittel des Sternums gelegt werden (Abb. 88.3b). Die übrigen Finger sollten den Thorax umgreifen und auf dem Rücken zu liegen kommen. Beim Reifgeborenen sollte das Sternum um ca. ein Drittel der Thoraxtiefe eingedrückt werden, sodass ein gut tastbarer Puls produziert wird. Die Kompressionen sind nicht ruckartig, sondern weich durchzuführen. Die Kompressionsphase sollte etwas kürzer sein als die Relaxationsphase. Anstatt mit beiden Daumen können die Thoraxkompressionen auch mit Mittel- und Ringfinger einer Hand durchgeführt werden (Abb. 88.3a). Dieses Verfahren ist vermutlich etwas weniger effektiv, der Helfer hat jedoch noch eine Hand für andere Dinge frei.

Kompressionen und Beatmung sind im Verhältnis 3 : 1 durchzuführen (Guidelines 2000a, b; Abb. 89.1). Es sollten ca. 90 Kompressionen pro Minute und ca. 30 Atemhübe pro Minute, d.h. ca. 120 mechanische Reanimationsmaßnahmen pro Minute durchgeführt werden. Für jede Ventilation bzw. Herzdruckmassage steht ca. eine halbe Sekunde Zeit zur Verfügung. Die Herzfrequenz sollte nach jeweils ca. 30 Sekunden kontrolliert werden. Die Thoraxkompressionen sollten so lange fortgeführt werden, bis die spontane Herzfrequenz ≧ 60/min beträgt.

Medikamentöse Therapie

Bei Neugeborenen unmittelbar nach der Geburt ist nur selten eine medikamentöse Therapie notwendig. Eine Bradykardie ist zumeist Folge einer Hypoxie und die Therapie besteht in einer suffizienten Ventilation und Oxygenierung.

Adrenalin

Falls die Herzfrequenz trotz 30-sekündiger suffizienter Beatmung mit 100% O_2 unter 60 pro Minute liegt, ist eine Adrenalin-Gabe durchzuführen. Adrenalin ist insbesondere bei einer Asystolie indiziert. Adrenalin sollte dann in einer Dosierung von 10–30 µg/kg KG (0,1–0,3 ml/kg KG der 1 : 10 000-Lösung) i.v. (oder endotracheal) verabreicht werden. Die Adrenalin-Dosis kann ggf. alle 3–5 Minuten wiederholt werden.

Volumengabe

Bei jedem Neugeborenen, das auf die üblichen Reanimationsmaßnahmen nicht anspricht oder das blass ist bzw. einen schwachen Puls oder eine schlechte Perfusion aufweist, ist an eine Hypovolämie zu denken. Als Volumenersatz sollten initial ca. 10 ml/kg KG (über 5–10 Minuten) verabreicht werden. Gegebenenfalls kann die Dosis wiederholt werden, falls die erneute Beurteilung des Neugeborenen und die Reaktion auf die erste Volumengabe dafür sprechen. Zur Volumensubstitution eignen sich isotone kristalloide Lösungen wie z.B. physiologische Kochsalzlösung oder Ringer-Laktat-Lösung (oder ggf. ungekreuzte Erythrozytenkonzentrate der Gruppe 0 negativ). Albuminhaltige Lösungen werden nicht mehr als Volumenersatz der ersten Wahl bezeichnet (Guidelines 2000a, b).

Natriumbikarbonat

Bikarbonat sollte nicht routinemäßig im Rahmen der Reanimation eines Neugeborenen verabreicht werden. Die Tatsache, dass Bikarbonat hyperosmolar ist und zu einer CO_2-Bildung führt, kann für das Gehirn und das Myokard des Neugeborenen sehr von Nachteil sein. Während einer kurzen Reanimation eines Neugeborenen sollte kein Bikarbonat verabreicht werden. Falls Bikarbonat im Rahmen einer länger dauernden Reanimation verabreicht wird, sollte es erst gegeben werden, wenn eine suffiziente Ventilation und Herzdruckmassage durchgeführt wurden. Als Dosierung werden 1–2 mmol/kg KG einer Lösung mit 0,5 mmol/ml langsam (über > 2 Minuten) intravenös empfohlen. Gegebenenfalls ist eine 8,4%ige Lösung mit einem gleichen Volumen an 5–10%iger Glukose oder mit Aqua injectabile zu mischen. Da Natriumbikarbonat eine hyperosmolare Lösung darstellt, sollte bei Frühgeborenen vor der 32. Schwangerschaftswoche auf eine sehr langsame Infusion geachtet werden, da sonst das Risiko einer

Hirnblutung besteht. Falls sich die Situation nicht verbessert, kann ggf. eine wiederholte Gabe von Natriumbikarbonat in obiger Dosierung erwogen werden. Ein vollständiger Azidoseausgleich ist jedoch nicht anzustreben. Idealerweise sollten die Natriumbikarbonatgaben an aktuellen Blutgasanalysen orientiert werden.

Naloxon

Falls eine werdende Mutter kurz vor der Entbindung ein Opioid erhalten hat, sollte Naloxon in einer Dosierung von 0,1 mg/kg KG intravenös oder endotracheal (bei guter Gewebeperfusion ggf. i.m. oder s.c.) erhalten. War die Mutter bis zur Geburt drogenabhängig, dann sollte kein Naloxon verabreicht werden, da hierdurch akute Entzugssymptome ausgelöst werden können.

Applikationsweg für Medikamente

Adrenalin und Naloxon können bei Neugeborenen ggf. endotracheal verabreicht werden. Sie sollten jedoch nicht höher als bei i.v. Gabe dosiert werden.

Spricht das Neugeborene auf endotracheal verabreichtes Adrenalin nicht an, dann sollte eine intravenöse Injektion angestrebt werden. Besonders leicht zugänglich ist die Umbilikalvene. Hierüber können sämtliche Medikamente und eine eventuelle Volumengabe verabreicht werden. Ein (3,5 F oder 5 F dicker) Nabelvenenkatheter sollte bis knapp unter Hautniveau vorgeschoben werden. Ein zu tiefes Einführen ist zu vermeiden, außerdem ist darauf zu achten, dass keine Luftblasen injiziert werden.

Eine periphere Venenpunktion ist möglich, kann aber aufgrund der oft schwierigen Punktionsverhältnisse scheitern.

Tab. 89.3 Vergleich der Reanimationsbasismaßnahmen in verschiedenen Altersgruppen entsprechend den neuen internationalen Reanimationsrichtlinien (Guidelines 2000a, b).

Maßnahmen	Erwachsene und Kinder ≧ 8 Jahre	Kinder 1–8 Jahre	Säuglinge < 1 Jahr	Neugeborene unmittelbar nach der Geburt
Beatmung				
initial	2 effektive Atemhübe à 2 sec	2 effektive Atemhübe à 1–1,5 sec	2 effektive Atemhübe à 1–1,5 sec	2 effektive Atemhübe à ca. 1 sec
anschließend	ca. 12 Atemhübe pro min	ca. 20 Atemhübe pro min	ca. 20 Atemhübe pro min	ca. 30–60 Atemhübe pro min
Herzdruckmassage				
Kompressionspunkt	untere Sternumhälfte	untere Sternumhälfte	untere Sternumhälfte (1 Querfinger unterhalb der Intermamillarlinie)	untere Sternumhälfte (1 Querfinger unterhalb der Intermamillarlinie)
Kompressionsmethode	mit beiden aufeinander gelegten Handballen	Handballen einer Hand	mit beiden Daumen (während die anderen Finger um den Thorax greifen) oder mit zwei Fingern (Zeige- und Mittelfinger) einer Hand	mit beiden Daumen (während die anderen Finger um den Thorax greifen) oder mit zwei Fingern (Zeige- und Mittelfinger) einer Hand
Kompressionstiefe	ca. 4–5 cm	ca. ⅓–½ der Thoraxtiefe (ca. 2,5–3,8 cm)	ca. ⅓–½ der Thoraxtiefe (ca. 1,3–2,5 cm)	ca. ⅓–½ der Thoraxtiefe
Kompressionsfrequenz	ca. 100/min	ca. 100/min	mindestens 100/min	ca. 120 Maßnahmen (Kompressionen und Beatmungen) pro min (90 Kompressionen/min + 30 Beatmungen/min)
Kompressions-Ventilations-Verhältnis				
nicht intubierter Patient	15 : 2 (Ein- und Zwei-Helfer-Methode)	5 : 1 (Ein- und Zwei-Helfer-Methode)	5 : 1 (Ein- und Zwei-Helfer-Methode)	3 : 1 (Ein- und Zwei-Helfer-Methode)
intubierter Patient	5 : 1 bei Zwei-Helfer-Methode; ca. 100 Kompressionen/min ca. 12–15 Beatmungen/min; für die Beatmung braucht die Druckmassage nicht unterbrochen zu werden			

Über die Nabelarterien sollten keine Reanimationsmedikamente verabreicht werden (Guidelines 2000a, b). Die intraossäre Medikamenten- und/oder Volumengabe wird bei Neugeborenen nur selten durchgeführt, sie ist jedoch möglich, falls die Nabelvenenpunktion oder die periphervenöse Punktion nicht gelingt (Klasse-2b-Empfehlung).

In Tabelle 89.3 sind die Reanimationsbasismaßnahmen in verschiedenen Altersgruppen vergleichend gegenübergestellt.

89.3 Literatur

Guidelines for the basic management of the airway and ventilation during resuscitation. A statement by the Airway Management Working Group of the European Resuscitation Council. Resuscitation 1996b; 31: 187–200.

Guidelines 2000 for cardiopulmonary resuscitation and emergency cardiovascular care. International consensus on science. Circulation 2000a; 102(Suppl): 1–384.

Alternative Techniken und Ende der Reanimation

90

90.1 Mechanische Methoden bzw. Hilfsmittel bei der kardiopulmonalen Reanimation

Alternativen zur Standard-CPR

In den letzten Jahren sind neben den oben beschriebenen Standardtechniken zur mechanischen **k**ardio**p**ulmonalen **R**eanimation (CPR) einige neue, alternative Techniken propagiert worden. Damit sollen ein höherer Blutdruck und ein höheres Herzminutenvolumen erreichbar sein als während der Standardreanimationstechnik. Vor einigen Jahren konnten diese neuen Techniken noch nicht abschließend beurteilt werden, was ihre Suffizienz, das dadurch erzielte Outcome der Patienten und die Nebenwirkungen betraf (Übersicht bei Lindner u. Wenzel 1997; Eleff u. Halperin 1996). Inzwischen haben sie zum Teil Eingang in die neuen internationalen Reanimationsrichtlinien gefunden und werden in bestimmten Situationen als Alternativen zur Standard-CPR empfohlen (Guidelines 2000a, b).

Westen-CPR

Hierbei wird um den gesamten Thorax des Patienten eine große, westenartigen Manschette gelegt (ähnlich einer überdimensionierten Blutdruckmanschette). Durch Verwendung eines pneumatischen Steuergerätes sind rhythmische Kompressionen mit genau einstellbarer Frequenz, Dauer und Stärke möglich. Die alternative Anwendung der Westen-CPR wird als Klasse-2b-Empfehlung eingestuft (Guidelines 2000a, b). Das Verletzungsrisiko ist bei dieser Technik vermindert. Um die Möglichkeit der Defibrillation nicht zu verlieren, sind vor Anlegen der Weste Defibrillationselektroden auf den Thorax aufzukleben. Der Hersteller der Reanimationsweste hat jedoch bisher keine offizielle Zulassung für die Anwendung seiner Weste.

Intermittierende abdominelle Kompression

Zur Verbesserung der konventionellen kardiopulmonalen Reanimation kann beim intubierten Patienten nach der Thoraxkompression, also während der Relaxation des Thorax, eine abdominelle Kompression in der Mitte zwischen Nabel und Xyphoid (**i**nterposed **a**bdominal **c**ompression, **IAC-CPR**) vorgenommen werden (Guidelines 2000a, b; Klasse-2b-Empfehlung). Dazu ist ein weiterer Helfer notwendig. Hiermit kommt es zur intermittierenden Kompression von Aorta und V. cava. Abdominelle Verletzungen sind nicht häufiger als bei der Standard-CPR. Falls genügend Personal vorhanden ist, das Erfahrung mit der IAC-CPR hat, wird diese Technik bei der Reanimation innerhalb des Krankenhauses als Alternative empfohlen (Klasse-2b-Empfehlung).

Aktive Kompressions-Dekompressions-CPR

1990 wurde eine Kasuistik publiziert, in der eine Ehefrau ihren Mann mit einer Abfluss-Saugglocke erfolgreich reanimiert hatte. Mithilfe der auf den Thorax aufgesetzten Abfluss-Saugglocke wurde der Thorax intermittierend komprimiert und aktiv dekomprimiert. Bei dieser Form der **k**ardiopulmonalen **R**eanimation (CPR) durch **a**ktive **C**ompression/**D**ekompression (ACD) wird von ACD-CPR gesprochen. Durch die auf den Thorax aufgesetzte Saugglocke wird der Thorax während der Entlastungsphase aktiv angehoben, und durch den hierbei entstehenden negativen Druck werden der venöse Rückstrom zum Herzen und die linksventrikuläre Füllung verbessert. Dadurch kann eine Steigerung von Blutdruck und Blutfluss erzielt werden. Gleichzeitig wird durch die Thoraxbewegung eine gewisse Beatmung des Patienten erzeugt. Die ACD-CPR wird als Alternative zur konventionellen CPR eingestuft, falls entsprechende Erfahrung und das nötige Equipment vorhanden sind (Klasse-2b-Empfehlung; Guidelines 2000a, b). Es konnte jedoch nicht in allen Studien eine Verbesserung der Langzeitergebnisse der so reanimierten Patienten erreicht werden.

Inspiratory Threshold Valve (ITV)

Während der Thoraxdekompression wird normalerweise Luft über das Bronchialsystem in die Lungen gesaugt. Wird zwischen Beatmungsbeutel und Endotrachealtubus ein Ventil geschaltet, wodurch ein solches passives Entströmen von Luft während der Dekompressionsphase verhindert wird, kann der intrathorakale Druck während der Thoraxdekompressionen vermindert und dadurch der venöse Rückstrom zum Herzen verstärkt werden. Die Verwendung eines solchen Inspiratory Threshold Valve wird jedoch im Rahmen der Standard-CPR als Klasse-X-Empfehlung eingestuft (Guidelines 2000a, b).

90.2 Verzicht auf Beatmung

Ein zunehmender Anteil an Laien und professionellen Helfern scheint nicht mehr bereit, bei einer unbekannten Person eine Mund-zu-Mund-Beatmung vorzunehmen. Grund ist vor allem die Angst vor der Übertragung einer Infektionskrankheit (z. B. AIDS, Tuberkulose; Übersicht bei Wenzel u. Lindner 1997). In diesem Fall ist es sicherlich besser, dass zur Reanimation lediglich Thoraxkompressionen durchgeführt werden (Klasse-2b-Empfehlung), als dass keinerlei Reanimationsbemühungen vorgenommen werden (Übersicht bei Wenzel u. Lindner 1997). In den USA wurde diskutiert, ob bei der mechanischen Laienreanimation eine Herzdruckmassage ausreicht, d.h. ob auf eine Mund-zu-Mund-Beatmung verzichtet werden kann (Hallstrom et al. 2000). Die guten Ergebnisse, die in Seattle (USA) bei alleiniger Herzdruckmassage erzielt wurden, sind durch die sehr kurzen Zeiträume (ca. 3 Minuten) bis zum Eintreffen der gut ausgebildeten Paramedics zu erklären. Bei der in Deutschland geltenden durchschnittlichen Eintreffzeit von ca. 9 Minuten können Wiederbelebungsversuche ohne Beatmung eine vollständige kardiopulmonale Reanimation nicht ersetzen (Sefrin 2000). Außerdem werden ca. 9 von 10 Reanimationen im häuslichen Bereich notwendig, also bei Verwandten oder Bekannten, sodass eine sog. »Ekelbarriere« für die Mund-zu-Mund-Beatmung keine größere Rolle spielen sollte. In den neuen internationalen Reanimationsrichtlinien wurden für Laien, die eine Mund-zu-Mund-Beatmung ablehnen, lediglich Thoraxkompressionen als Klasse-2b-Empfehlung eingestuft.

90.3 Komplikationen der kardiopulmonalen Reanimation

Verletzungen durch eine kardiopulmonale Reanimation treten vor allem bei fehlerhafter Technik oder bei alten Patienten mit brüchigen Knochen auf. Bei Kindern sind Komplikationen bei richtiger Technik relativ selten. Häufige Komplikationen nach kardiopulmonalen Reanimationen sind:

- Sternum- und Rippenfrakturen
- Pneumothorax, Hämatothorax
- Leber- und Milzverletzungen
- Herzkontusion

90.4 Beenden einer kardiopulmonalen Reanimation

Wann eine Reanimation als erfolglos beendet werden kann, hängt davon ab, wie viel Zeit zwischen Herz-Kreislauf-Stillstand Beginn der Reanimation bzw. der Durchführung der Defibrillation vergangen ist, welche Vorerkrankungen der Patient hat und wie sein Zustand vor Beginn der Reanimation war bzw. welcher Herzrhythmus initial nachweisbar war.

> Der wichtigste prognostische Faktor ist die Dauer der Reanimation. Mit zunehmender Reanimationsdauer nimmt die Chance, dass der Patient ohne neurologisches Defizit überlebt, stark ab. Gelingt es bei einem Erwachsenen oder einem Kind trotz erweiterter Wiederbelebungsmaßnahmen nicht, innerhalb von 30 Minuten einen Spontankreislauf herzustellen, dann können die Reanimationsbemühungen eingestellt werden.

Kann während dieser Zeit zum Teil ein Spontankreislauf wiederhergestellt werden, dann kann es sinnvoll sein, eine längerfristige (> 30 Minuten dauernde) Reanimation in Erwägung zu ziehen. Bei der Frage, ob die Reanimationsbemühungen zeitlich ausgedehnt werden sollen, ist auch zu beachten, ob eine Medikamentenüberdosierung oder eine starke Unterkühlung (z. B. Beinahe-Ertrinken in Eiswasser) vorliegt. Bei der Reanimation eines Neugeborenen unmittelbar nach der Geburt scheint es angemessen zu sein, dass die Reanimation nach 15 Minuten eingestellt wird, falls es während dieser Zeit nicht gelang, einen Spontankreislauf herzustellen. Wird ein Neugeborenes > 10 Minuten intensiv ohne jeglichen Erfolg reanimiert, dann ist die Chance für ein Überleben oder ein Überleben ohne neurologische Behinderung extrem schlecht.

Die Beendigung einer Reanimation allein auf der Basis neurologischer Kriterien ist nicht gerechtfertigt, da neurologische Kriterien während der Reanimation nicht zuverlässig und prognostisch nicht eindeutig sind. Weite Pupillen können beispielsweise auch durch hohe Dosen von Adrenalin bedingt sein.

90.5 Behandlung nach der erfolgreichen kardiopulmonalen Reanimation

Mögliche Risiken

Nach einer erfolgreichen Reanimation ist der Patient weiterhin aufgrund drohender kardiovaskulärer Komplikationen wie hypovolämischem oder kardiogenem Schock oder einer starken Vasodilatation aufgrund eines SIRS (»systemic inflammatory response syndrome«) gefährdet. Außerdem drohen eine Störung der zerebralen Autoregulation, eine Abnahme des zerebralen Blutflusses sowie Herzrhythmusstörungen oder ein erneuter Herzstillstand. Vor allem in den ersten 3 Tagen nach einer erfolgreichen Reanimation nimmt die Permeabilität im Intestinalbereich zu. Es kann zu einer Funktionsstörung vor allem von Leber, Pankreas und Nieren und u.U. zu einem Multiorganversagen kommen.

> Ca. 50% der Patienten, die nach einer primär erfolgreichen Reanimation versterben, versterben in den ersten 24 Stunden danach.

Der Patient muss deshalb nach einer primär erfolgreichen Reanimation auf eine Intensivstation verlegt werden. Es sollten alle Maßnahmen getroffen werden, um nach einer Reanimation Hypotension, Hypoxie, Hyperkapnie, Elektrolytstörungen und Hypo- oder Hyperglykämien vermeiden bzw. schnell korrigieren zu können.

Therapieziele

Kreislauf: Stabilisierung des Kreislaufs auf normale (oder leicht übernormale) Werte. Selbst eine mäßige Hypotension ist zu vermeiden. Falls trotz optimierter Füllungsdrücke eine Hypotension vorliegt, kann die Gabe von positiv inotropen Substanzen (z. B. Dobutamin), Vasopressoren (z. B. Dopamin, Noradrenalin) oder Vasodilatanzien (z. B. Nitroglycerin, Nitroprussid-Natrium) notwendig sein. War der primäre Herzstillstand durch einen Myokardinfarkt bedingt, dann sollte – falls es sich um eine kurze Reanimation handelte und von nur geringen mechanischen Verletzungen auszugehen ist – überlegt werden, ob eine Fibrinolyse sinnvoll ist (Kap. 40.2.4, S. 674). Bei Kontraindikationen für eine Fibrinolyse ist eine notfallmäßige Koronarangiographie und -dilatation zu diskutieren (Kap. 40.1.4, S. 669). Es ist wiederholt ein 12-Kanal-EKG zu schreiben und die Herzenzyme sind im Verlauf zu kontrollieren.

Kontrolle der Ventilationsparameter: Es sollte nur eine Normoventilation angestrebt werden und auch der p_aO_2 sollte im Normbereich (ca. 100 mm Hg; 13,3 kPa) liegen. Es ist eine Thoraxröntgenaufnahme anzufertigen (Rippenfrakturen? Pneumothorax? Richtige Tubuslage?) und es sind wiederholt Blutgasanalysen durchzuführen.

Kontrolle der Urinausscheidung: Es ist ein Dauerkatheter zu platzieren und die Urinausscheidung ist stündlich zu kontrollieren.

Optimierung der zerebralen Perfusion: Eine optimale Erholung des Gehirns ist ein wichtiges Primärziel einer Reanimation. Ein Abfall des mittleren arteriellen Drucks und/oder ein Anstieg des ICP führen verschlechtern die zerebrale Perfusion (CPP = MAP – ICP; Kap. 69.1.2, S. 962).

- Der Oberkörper sollte um ca. 30° hoch gelagert werden, um den venösen Abfluss aus dem Gehirn zu optimieren. Zur Therapie zerebraler Krampfanfälle sind z. B. Diazepam, Phenytoin oder Barbiturate (z. B. Phenobarbital) zu verabreichen.
- Verhinderung eines Fieberanstiegs: Es ist eine normale Körpertemperatur anzustreben, denn durch einen Fieberanstieg von 1° C steigt der Sauerstoffbedarf des Gehirns um ca. 7% an. Fieber kann daher sehr nachteilig für die zerebrale Erholung sein. Kommt es dagegen bei hämodynamisch stabilen Patienten spontan zu einem Abfall der Körpertemperatur auf > 33° C, dann sollten keine aktiven Erwärmungsmaßnahmen vorgenommen werden (Klasse-

2b-Empfehlung). Eine aktive Kühlung des Patienten sollte jedoch nicht durchgeführt werden.

Laborwerte: Kontrolle der Laborwerte und Anstreben von Normalwerten vor allem für:
- pH-Wert
- Hämoglobinwert
- Blutzuckerkonzentration (stärkere Blutzuckerschwankungen müssen unbedingt vermieden werden; Kap. 69.3.3, S. 978)
- Serumelektrolyte (Na^+, K^+, Ca^{++}, Mg^{++})

Prognose

Ungefähr ein Drittel derjenigen Patienten, bei denen durch die Reanimationsmaßnahmen wieder ein Spontankreislauf hergestellt werden konnte, sterben einen neurologischen Tod, ein Drittel der Langzeitüberlebenden hat motorische oder kognitive Defizite (Leitlinien 1998a).

90.6 Literatur

Eleff SM, Halperin HR. New techniques in cardiopulmonary resuscitation. Current opinion in Anaesthesiology 1996; 9: 105–9.

Guidelines 2000 for cardiopulmonary resuscitation and emergency cardiovascular care. International consensus on science. Circulation 2000a; 102(Suppl): 1–384.

Guidelines 2000 for cardiopulmonary resuscitation and emergency cardiovascular care. International consensus on science. Resuscitation 2000b; 46: 1–447.

Hallstrom A, Cobb L, Johnson E, Copass M. Cardiopulmonary resuscitation by chest compression alone or with mouth-to-mouth ventilation. New Engl J Med 2000; 342: 1546–53.

Leitlinien des European Resuscitation Council 1998. Erweiterte lebensrettende Sofortmaßnahmen beim Erwachsenen. Notfall Rettungsmedizin 1998a; 1: 199–207. Originalpublikation: The 1998 European Resuscitation Council guidelines for adult advanced life support. Resuscitation 1998; 37: 81–90. Diese Leitlinien wurden außerdem publiziert in: Anaesthesist 2000; 49: 121–9.

Lindner KH, Wenzel V. Neue mechanische Methoden der kardiopulmonalen Reanimation (CPR). Anaesthesist 1997; 46: 220–30.

Sefrin P. Reanimation ohne Beatmung? Notfallmedizin 2000; 26: 356–8.

Wenzel V, Lindner KH. Beatmung während der kardiopulmonalen Reanimation (CPR). Anaesthesist 1997; 46: 133–41.

Abkürzungsverzeichnis

%	Prozent
γ-GT	gamma-Glutamyl-Transpeptidase
2,3-DPG	2,3-Diphosphoglycerat
5-HT	5-Hydroxytryptamin
^{99m}Tc	99m-Technetium-Isotop, gamma-Strahler

A

a	arteriell
A	alveolär; Ampère; Arterie
a.p.	anterior-posterior
$AaDCO_2$	alveolo-arterielle Kohlendioxid-Partialdruck-differenz
Abb.	Abbildung
ABL	acid base laboratory
ACD	Acidum citricum, Dextrose, Natrium citricum; aktive Compression/Dekompression
ACE	Angiotensin-Converting-Enzyme
ACh	Acetylcholin
ACI	Arteria carotis interna
ACT	activated clotting time
ACTH	adrenokortikotropes Hormon
ACVB	aortokoronarer Venenbypass
ADH	antidiuretisches Hormon
ADP	Adenosindiphosphat
AEP	akustisch evozierte Potenziale
AF	Atemfrequenz
AGW	Atemgrenzwert
AHA	American Heart Association
AHG	Antihumanglobulin
AICD	automatischer implantierter Cardioverter/Defibrillator
AIDS	aquired immunodeficiency syndrome
ALE	akut lebensbedrohliches Ereignis
ALS	Advanced Life Support; amyotrophe Lateralsklerose
A-Mode	Amplituden-Mode
AMV	Atemminutenvolumen
APS	acute pain service
ARDS	acute (adult) respiratory distress syndrome, akutes Atemnotsyndrom des Erwachsenen
ASA	American Society of Anesthesiologists
ASD	Atriumseptumdefekt, Vorhofseptumdefekt
ASK	Arthroskopie
ASS	Acetylsalicylsäure
AST	Atemstoßtest
at	Atmosphäre
AT III	Antithrombin III
ATLG	Anti-T-Lymphozyten-Globulin
ATP	Adenosintriphosphat
atü	Atmosphärenüberdruck
AUC	area under the concentration curve

AV	atrioventrikulär
AVB	Anästhesie-Verlaufsbeobachtungen
AVK	arterielle Verschlusskrankheit
AVP	Arginin-Vasopressin
AWR	Aufwachraum
AZV	Atemzugvolumen

B

$Ba(OH)_2$	Bariumhydroxid
BAA	Bauchaortenaneurysma
BAR	block of adrenergic response
BE	base excess; Broteinheit
BE_B	Base excess, Blut
BE_{ecf}	Base excess, Extrazellulärflüssigkeit
BGA	Blutgasanalyse
BGB	bürgerliches Gesetzbuch
BIS	Bispektral
BLS	Basic Life Support
BMI	Body Mass Index
B-Mode	brightness-Mode
BSV	Bandscheibenvorfall
BUN	blood urea nitrogen; Blutharnstoff-Stickstoff
BWK	Brustwirbelkörper
BZ	Blutzucker

C

C	Celsius
C	zervikal; Kohlenstoff
$C_4H_3OF_7$	Sevofluran
Ca	Calcium
$Ca(OH)_2$	Calciumhydroxid
ca.	circa
$CaCO_3$	Calciumcarbonat
cAMP	cyclo-3', 5'-Adenosin-Mono-Phosphat
CBF	zerebraler Blutfluss
CBP	cerebral blood flow; zerebraler Blutfluss
CC	closing capacity
CCD	central core disease
CCO	continuous cardiac output
CCS	Canadian Cardiovascular Society
CCT	central conduction time; zentrale Überleitungszeit
cCT	cerebrale Computertomographie
$CF_2H-O-CF_2-CFHCl$	Enfluran
$CF_2H-O-CFH-CF_3$	Desfluran
$CF_3-CBrClH$	Halothan
Charr	Charrière
$CHF_2-O-CHCl-CF_3$	Isofluran
CI	cardiac index, Herzindex, HMV/m^2

CK	Kreatinkinase
Cl	Chlorid
cm	Zentimeter
cm H_2O	Zentimeter Wassersäule
$CMRO_2$	cerebral metabolic rate of oxygen, zerebraler Sauerstoffverbrauch
CMV	Cytomegalievirus
CO	Kohlenmonoxid
CO_2	Kohlendioxid
COLD	chronisch obstruktive Lungenerkrankung
COMT	Catechol-O-Methyltransferase
COPA	cuffed oropharyngeal airway
COPD	chronic obstructive lung disease, chronisch obstruktive Lungenerkrankung
COX	Cyclooxygenase
CPAP	continuous positive airway pressure
CPB	cardiopulmonary bypass
CPD	Citrat, Phosphat, Dextrose
CPD-A	Citrat, Phosphat, Dextrose – Adenin
CPK	Kreatin-Phosphokinase
CPP	cerebral perfusion pressure, zerebraler Perfusionsdruck
CPR	cardio-pulmonary resuscitation; kardiopulmonale Reanimation
CREST	Calcinose, Raynaud, Ösophagusveränderungen, Sklerodaktylie, Teleangiektasien
CRP	C-reaktives Protein
CSE	combined spinal/epidural anaesthesia
CT	Computertomographie
Ct	Content
CTG	Kardiotokogramm
CtO_2	Sauerstoffkontent
CUSA	Cavitron ultrasonic suction aspirator
CV	closing volume
CVR	cerebral vascular resistance

D

D	Dopamin
d.h.	das heißt
DA	Dopamin
DB	double-burst
DBS	double-burst stimulation
DDAVP	1-Desamino-8-D-Arginino-Vasopressin
DGAI	Deutsche Gesellschaft für Anästhesiologie und Intensivmedizin
DHBP	Dehydrobenzperidol
DIC	disseminierte intravasale Gerinnung
DIN	deutsche Industrienorm
DIVI	Deutsche interdisziplinäre Vereinigung für Intensiv- und Notfallmedizin
DLT	Doppellumentubus

DNA	Desoxyribonukleinsäure
DNAR	do not attempt resuscitation
$\dot{D}O_2$	delivery of oxygen, Sauerstoffangebot
$\dot{D}O_2I$	delivery of oxygen index, Sauerstoffangebotsindex
DPT	Diphtherie, Pertussis, Tetanus (Impfungen)
DSA	digitale Subtraktionsangiographie
DT	Diphterie, Tetanus (Impfungen)
DTMS	Dipyridamol-Thallium-Myokardszintigraphie
DUR	duration of action, klinische Wirkdauer

E

E. coli.	Echerichia coli
ECMO	extracorporal membrane oxygenation, extrakorporale Membranoxygenierung
ED	effective dose, Effektivdosis
EEG	Elektroenzephalogramm
EF	Ejektionsfraktion
EIA	enzyme immuno assay
EK	Erythrozytenkonzentrat
EKG	Elektrokardiogramm
EKT	Elektrokrampftherapie
EKZ	extrakorporale Zirkulation
EMG	Elektromyographie
EMLA	eutectic mixture auf local anaesthetics
EMO	esterase metabolized opioid
EP	evozierte Potentiale
EPO	Erythropoietin
ER	extraction rate; Extraktionsrate
ERC	European Resuscitation Council
ERCP	endoskopische retrograde Cholangio-pankreatikographie
ERV	exspiratorisches Reservevolumen
ESWL	extrakorporale Stoßwellenlithotripsie

F

F_A	alveoläre Konzentration, fraction alveolar
FAEP	akustisch evozierte Potentiale früher Latenz
FCKW	Fluorchlorkohlenwasserstoff
FDA	Food and Drug Administration
FEF	forcierter exspiratorischer Fluss
FEV_1	forciertes Exspirationsvolumen in der 1. Sekunde
FFP	fresh frozen plasma, gefrorenes Frischplasma
F_I	inspiratorische Konzentration, fraction inspiratory
FRC	funktionelle Residulakapazität

FSH	Follikel stimulierendes Hormon		HLA	human-leucocyte-Antigen
FSP	Fibrinspaltprodukte		HLM	Herz-Lungen-Maschine
FVC	forcierte Vitalkapazität		HME	heat and moisture exchanger
			HMV	Herzminutenvolumen
			HNO	Hals-Nasen-Ohren-Heilkunde
			HPV	hypoxische pulmonale Vasokonstriktion
			HS	Hauptstamm
			HTX	Herztransplantation
			HWK	Halswirbelkörper
			Hz	Herz

G

G	Gauge
g	Gramm
GABA	γ-Aminobuttersäure
GCS	Ganglion cervicale superius; Glasgow-Koma-Skala
GFR	glomeruläre Filrationsrate
ggf.	gegebenenfalls
GHB	Gammahydroxybuttersäure
Gl	Glandula
GvHR	Graft-versus-Host-Reaktion

H

H-	Histamin-
h	Stunde
H^+	Wasserstoffionen
H_2CO_3	Kohlensäure
$H_2N-CO-NH_2$	Harnstoff
H_2O	Wasser
HA	Humanalbumin
HAART	highly active antiretroviral therapy
HAES	Hydroxyäthylstärke
HAV	Hepatitis-A-Virus
Hb	Hämoglobin
HbA	adulte Hämoglobin A
HbCO	Kohlenmonoxidhämoglobin
HBDH	Hydroxybutyrat-Dehydrogenase
HbO_2	oxygeniertes Hämoglobin
HbS	Hämoglobin bei Sichelzellanämie
HBV	Hepatitis-B-Virus
HCl	Salzsäure
HCO_3-	Bikarbonat
HCO_3-akt	aktuelles Bikarbonat
HCO_3-Std	Standardbikarbonat
HCV	Hepatitis-C-Virus
HELLP	hemolysis, elevated liver enzymes, low platelet count
HF	Herzfrequenz
HFJV	high frequency jet ventilation
HHH	Hypertonie, Hypervolämie, Hämodilution
HIB	Hämophilus influenzae Typ B
HIT	heparininduzierte Thrombozytopenie
HIV	human immunodeficiency virus
HKKT	Halothan-Koffein-In-vitro-Kontrakturtest
Hkt	Hämatokrit

I

I : E	Inspiration : Exspiration
I	Index (bezogen auf Körperoberfläche)
i.m.	intramuskulär
i.v.	intravenös
IABP	intra-aortic balloon pump; intraaortale Ballongegenpulsation
IAC	interposed abdominal compression
IC	inspiratorische Kapazität
ICP	intracranial pressure, intrakranieller Druck
ICR	Interkostalraum
ID	internal diameter, Innendurchmesser
IDDM	insulin-dependent diabetes mellitus, insulinabhängiger Diabetes mellitus
IE	internationale Einheiten
Ig	Immunglobulin
ILCOR	International Liaison Committee on Resuscitation
ILF	interlaminäre Fensterung
ILM	Intubationslarynxmaske
INH	Inhibitor
INR	international normalized ratio
IOP	intraokulärer Druck
IPV	inaktivierte Polio-Vakzine
IR	infrarot
IRDS	infant respiratory distress syndrome
IRV	inspiratorisches Reservevolumen
ITN	Intubationsnarkose
ITV	inspiratory threshold valve
IUD	intrauterine Druckmessung
IUP	intrauterine pressure
IVA	intravenöse Anästhesie
IVC	inspiratorische Vitalkapazität
IVRA	intravenöse Regionalanästhesie

J

j	Jugularvene betreffend, jugularvenös

K

K	Kalium; Kilo
Kap.	Kapitel
KEP	Knieendoprothese
kg	Kilogramm
KG	Körpergewicht
KHK	koronare Herzerkrankung
KIE	Kallikrein-Inaktivator-Einheiten
KOD	kolloidosmotischer Druck
KOF	Körperoberfläche
KOH	Kaliumhydroxid
kPa	Kilopascal
kV	Kilovolt

L

l	Liter
L	lumbal
LA	Lokalanästhetikum
LA$^+$	Lokalanästhetikum, protoniertes, geladenes, quartäres
LAD	left anterior descending coronary artery
LAH	linksanteriorer Hemiblock
LA°	Lokalanästhetikum, nicht protoniertes, nicht geladenes, tertiäres
LAST	left anterior small thoracotomy
LATS	long-acting thyroid stimulator
LCA	Arteria coronaria sinistra, left coronary artery
LDH	Laktatdehydrogenase
Lig.	Ligamentum
LIMA	left internal mammary artery
LKG	Lippen-Kiefer-Gaumen
LMA	laryngeal mask airway, Larynxmaske
log	Logarithmus
LSB	Linksschenkelblock
LTX	Lebertransplantation
Lufu	Lungenfunktionsprüfung
LV	left ventricular
LVAD	left ventricular assist device
LVEDA	linksventrikuläre enddiastolische Fläche
LVEDP	left ventricular enddiastolic pressure
LVESA	linksventrikuläre endsystolische Fläche
LVSWI	left ventricular stroke work index; linksventrikulärer Schlagarbeitsindex
LWK	Lendenwirbelkörper

M

M	Musculus
M	muskarinartig
mA	Milliampère
MAC	minimale alveoläre (anästhetische) Konzentration
MAC-BAR	minimale alveoläre (anästhetische) Konzentration für die Blockade adrenerger Rezeptoren
MAC-EI	minimale alveoläre (anästhetische) Konzentration für die endotracheale Intubation
MAK	maximale Arbeitsplatzkonzentration
MAO	Monoaminooxidase
MAP	mean arterial pressure
MAT	maschinelle Autotransfusion
mbar	Millibar
MCV	mittleres korpuskuläres (erythrozytäres) Volumen
MEF	maximaler exspiratorischer Fluss
MEFV	maximale exspiratorische Fluss-Volumen-(Kurve)
MEN	multiple endokrine Neoplasie
MEP	motorisch evozierte Potenziale
Met-Hb	Methämoglobin
µg	Mikrogramm
mg	Milligramm
MG	Molekulargewicht
MH	Maligne Hyperthermie
MHE	MH equivocal = MH-Anlage unklar
MHN	MH non-susceptible = MH-Anlage ausgeschlossen
MHS	MH susceptible = MH-Anlage gesichert
MIBG	Metajodbenzylguanidin
MIC	minimalinvasive Chirurgie
MIDCAB	minimally invasive direct-(vision) coronary artery bypass
min	Minute
MKG	Mund-, Kiefer- und Gesichtschirurgie
µl	Milliliter
ml	Milliliter
MLT	Mikrolaryngealtubus
µm	Mikrometer
mm Hg	Millimeter Quecksilbersäule
MMR	Mumps, Masern, Röteln (Impfungen)
MÖF	Mitralöffnungsfläche
mosml	Milliosmol
MPAP	mean pulmonary artery pressure, mittlerer pulmonalarterieller Druck
MPG	Medizinproduktegesetz
MRT	Magnetresonanztomographie
µsec	Millisekunden
MSH	Melanozyten stimulierendes Hormon
MTA	medizinisch technische Assistentin

mV   Millivolt
MVV   maximal voluntary ventilation; Atemgrenzwert

N

n   nano
N   Nervus; Newton; nikotinartig
N_2O Lachgas
Na   Natrium
Na_2CO_3 Natriumcarbonat
NaCl   Natriumchlorid
NaOH   Natriumhydroxid
NCA   Nurse-controlled Analgesie
NH_3 Ammoniak
NH_4^+ Ammonium
NH_4Cl Ammoniumchlorid
NIBP   non invasive blood pressure
NIDDM   noninsulin-dependent diabetes mellitus, nicht insulinabhängiger Diabetes mellitus
NIRS   near infrared spectroscopy
NLA   Neuroleptanästhesie
nm   Nanometer
NMDA   N-methyl-D-Aspartat
NMH   niedermolekulares Heparin
nmol   nanomol
Nn   Nervi
NO   Stickstoffmonoxid
NPN   Nitroprussid-Natrium
NPO   nothing per os
NSAID   non steroidal antiinflammatory drugs, nicht steroidale Antirheumatika
NSAR   nicht steroidale Antirheumatika
NYHA   New York Heart Association

O

o.Ä.   oder Ähnliches
O_2 Sauerstoff
O_2-content Sauerstoffgehalt
O_2ER oxygen extraction rate; Sauerstoffextraktionsrate
OD   outer diameter, Außendurchmesser
OLG   Oberlandesgericht
OPCAB   off-pump coronary artery bypass
OPS   Objective Pain Scale
OPV   orale Polio-Vakzine
ORC   oxygen ratio controller
OSAS   obstruktives Schlafapnoesyndrom

P

p   Partialdruck
p.o.   per os
Pa   Pascal
p_aCO_2 arterieller Kohlendioxidpartialdruck
PADS   post anesthesia discharge scoring system
PAGGS-M   Phosphat, Adenin, Glukose, Guanosin, Sodium [NaCl] – Mannit
PAP   pulmonary artery pressure, pulmonalarterieller Druck
PARS   postanesthetic recovery score
pAVK   periphere arterielle Verschlusskrankheit
PCA   patient controlled analgesia, patientenkontrollierte Analgesie
PCEA   patientenkontrollierte peridurale (epidurale) Analgesie
PCN   perkutane Nephrolitholapaxie
pCO_2 Kohlendioxidpartialdruck
PCP   primär chronische Polyarthritis
PCWP   pulmonary-capillary wege-pressure; pulmonalarterieller Verschlussdruck
PDA   Periduralanästhesie
PDA   persistierender Ductus arteriosus
PDE   Phosphodiesterase
PDK   Periduralkatheter
PEEP   positiver endexspiratorischer Druck
PEF   peak exspiratory flow
PF_4 Plättchenfaktor 4
PFA   Plättchenfunktionsanalysator
PFS   pre-filled syringe
PI   Pulsationsindex
PKW   Personenkraftwagen
PLÖB   Pharyngo-Laryngo-Ösophago-Bronchoskopie
PNL   perkutane Nephrolitholapaxie
pO_2 Sauerstoffpartialdruck
PONV   postoperative nausea and vomiting
ppm   part per million
PPSB   Prothrombinkomplex, Faktoren II, VII, IX, X
PRIND   prolongiertes, reversibles, ischämisches neurologisches Defizit
PTC   post-tetanic-count
PTCA   perkutane transluminale Coronarangioplastie
$PtiO_2$ Sauerstoffpartialdruck im (Gehirn-)Gewebe
PTT   partielle Thromboplastinzeit
PÜWE   postoperative Übelkeit, postoperatives Würgen und Erbrechen
PVC   Polyvinylchlorid
$pVCO_2$ gemischtvenöser Kohlendioxidpartialdruck
pVO_2 gemischtvenöser Sauerstoffpartialdruck
PVR   pulmonal vascular resistance, pulmonalvaskulärer Widerstand

PVRI	pulmonal vascular resistance index, pulmonalvaskulärer Widerstandsindex		StGB	Strafgesetzbuch
			STH	somatotropes Hormon
			SV	Schlagvolumen
			SVI	stroke volume index; Schlagvolumenindex

R

R	Ramus; rot
RAE	Tubustyp/-bezeichnung nach den Erfindern Ring, Adair, Elwyn
RAST	Radioallergensorbentest
RCA	right coronary artery, rechte Koronararterie
RCX	Ramus circumflexus
RES	retikuloendotheliales System
Rh	Rhesus
Rh-Epo	rekombinantes humanes Erythropoietin
RI	recovery index, Erholungsindex
RIVA	Ramus interventricularis anterior
RNV	Radionuklidventrikulographie
RQ	respiratorischer Quotient
Rr	Rami
RR	Riva Rocci
RSB	Rechtsschenkelblock
RS-Viren	Respiratory-syncitial Viren
RT	reinforced tube
rt-PA	recombinant plaminogen tissue activator
RV	Residualvolumen
RVEDP	rechtsventrikulärer enddiastolischer Druck
RVSWI	right ventricular stroke work index; rechtsventrikulärer Schlagarbeitsindex

S

S	sakral; Sättigung; Seite
s.c.	subcutan
SA	sinuatrial
SAG-M	Sodium [NaCl], Adenosin, Glukose – Mannit
SaO_2	arterielle Sauerstoffsättigung
SBc	Standardbikarbonat
SEK	Serumeiweißkonserven
SEP	somatosensorisch evozierte Potentiale
SGB	Strafgesetzbuch
SGOT	Serum-Glutamat-Oxalacetat-Transaminase
SGPT	Serum-Glutamat-Pyruvat-Transaminase
SHT	Schädel-Hirn-Trauma
SIADH	Syndrom der inadäquaten ADH-Sekretion
SIDS	sudden infant death syndrom
SIH	schwangerschaftsinduzierte Hypertension
SIRS	systemic inflammatory response syndrome
SLDH	Serum-Laktat-Dehydrogenase
sog.	so genannt
SPV	selektive proximale Vagotomie
SSW	Schwangerschaftswoche

StGB	Strafgesetzbuch
STH	somatotropes Hormon
SV	Schlagvolumen
SVI	stroke volume index; Schlagvolumenindex
$SvJO_2$	jugularvenöse Sauerstoffsättigung
SvO_2	gemischtvenöse Sauerstoffsättigung
SVR	systemic vascular resistance, systemischer Gefäßwiderstand
SVRI	systemic vascular resistance index; systemischer Gefäßwiderstandsindex

T

$t_{1/2}$	Halbwertszeit
T_3	Trijodthyronin
T_4	Tetrajodthyronin
TC	Totalkapazität
TCD	transkranielle Doppler-Sonographie
TCI	target controlled infusion
tCO_2	Kohlendioxidgehalt; totaler CO_2-Content (Gehalt)
TDC	transkranieller Doppler
TE	Tonsillektomie
TEA	Thrombendarteriektomie
TEE	transösophageale Echokardiographie
TEP	totale Endoprothese
Th	thorakal
THAM	Trishydroximethylaminomethan
ti	tissue; Gewebe
TIA	transitorische ischämische Attacke
TIVA	total intravenöse Anästhesie
TK	Thrombozytenkonzentrat
TM-Mode	time-motion-Mode
TMP	transmural pressure
TOF	Train-of-four
t-PA	tissue plaminogen activator
TPR	total peripheral resistance, totaler peripherer Widerstand
TPRI	total peripheral resistance index, totaler peripherer Widerstandsindex
TRALI	transfusion related acute lung insufficiency
TRGS	Technische Regeln für Gefahrstoffe
TRIS	Trishydroximethylaminomethan
TSH	thyroid stimulating hormone
TTE	transthorakale Echokardiographie
TUR	transurethrale Resektion
TV	Tidalvolumen

U

UFH	unfraktioniertes Heparin
URTI	upper respiratory tract infection
USA	United States of Amerika

V

V	Vene
VA	ventrikuloatrial
VAPP	vakzineassoziierte paralytische Poliomyelitis
VAS	visuelle Analogskala
VATC	videoassistierte Thoraxchirurgie
VC	Vitalkapazität
VD	dead space volume
Vd	Volume of distribution (Verteilungsvolumen)
Vdss	Verteilungsvolumen im Steady State
VEP	visuell evozierte Potentiale
VES	ventrikuläre Extrasystolen
VF	ventricular fibrillation
VIB	vertikaler infraklavikulärer Block
VIP	vertikale infraklavikuläre Plexusblockade
vj	jugularvenöse

$\dot{V}O_2$	oxygen consumption, Sauerstoffverbrauch
$\dot{V}O_2I$	oxygen consumption index, Sauerstoffverbrauchsindex
Vol	Volumen
VP	ventrikuloperitoneal
VSD	Ventrikelseptumdefekt
VT	pulseless ventricular tachykardia
V_T	tidal volume
VWF	von Willebrand Faktor

W

WPW	Wolff-Parkinson-White-Syndrom

Z

z.B.	zum Beispiel
ZAS	zentrales anticholinerges Syndrom
ZEK	Zwischenfälle, Ereignisse, Komplikationen
ZNS	zentrales Nervensystem
ZVD	zentraler Venendruck

Sachverzeichnis

A

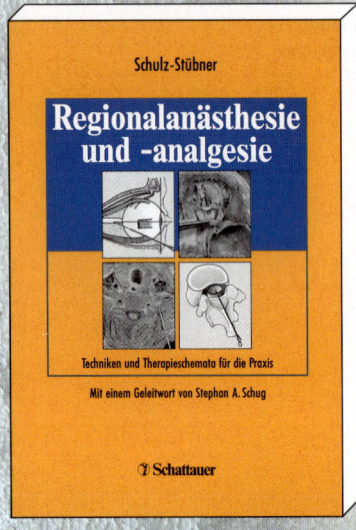
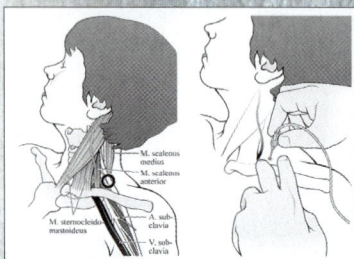
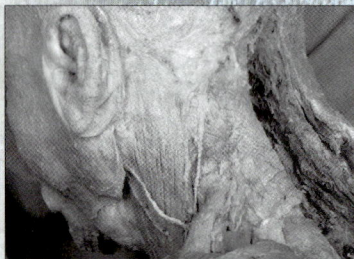
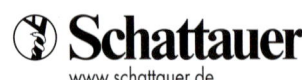